J. Braun, D. Müller-Wieland (Hrsg.)

Basislehrbuch Innere Medizin

AF840036

Gedanken zur ärztlichen Kunst

„Es gibt so manchen Patienten, dem wir nicht helfen können. Aber es gibt keinen einzigen, dem wir nicht schaden können“ (Arthur L. Bloomfield).

„Über legen Sie mal, was der Hochdruck-Patient so alles muss: fettarme Diät, Gewicht abnehmen, wenig Kochsalz, viel Kalium, Magnesium und Ballaststoffe, kein Alkohol, kein Kaffee, stressarme Lebensführung, keine Schichtarbeit, regelmäßiger Urlaub, sportliche Aktivität usw. … Also Hochdruck haben, das ist ein Full-Time-Job!“ (Prof. Dr. med. Richard Rost).

„If you have an apple and I have an apple and we exchange these apples then you and I will still each have one apple. But if you have an idea and I have an idea and we exchange these ideas, then each of us will have two ideas“ (George Bernard Shaw).

„Alles erwogen, ist gute Verdauung wichtiger als Philosophie“ (Friedrich II., genannt „der Große“).

„Der Kopf ist rund, damit das Denken die Richtung ändern kann“ (Francis Picabia, 1879–1953).

Gomers go to ground (Gomer = Abkz. für „Get out of my emergency room“) (S. Shem)

„Diejenigen, die am lautesten die Willenskraft als Allheilmittel beschwören, sind oft die, die im Gen-Poker die guten Karten gezogen haben. Sie wissen einfach nicht, wie es sich anfühlt, das gleiche Spiel mit einem lausigen Blatt zu spielen“ (Prof. Melvin Konner, über Adipositas).

Robert F. Loeb's Laws of Medicine:
„1. If what you're doing is working, keep doing it.
2. If what you're doing is not working, stop doing it.
3. If you don't know what to do, don't do anything.
4. Above all, never let a surgeon get hold of your patient.”
(Hier sei von Herausgeberseite darauf hingewiesen, dass es doch durchaus Ausnahmen gibt).

Stay connected! (S. Shem)

„Gesundheit?“

„Was nützt einem die Gesundheit, wenn man sonst ein Idiot ist?“ (Theodor W. Adorno).

“If there is no problem, don’t fix it” (angelsächsisches Sprichwort).

„A fool with a tool is still a fool“ (Prof. Robert Wood, anlässlich der Vorstellung eines neuen Bronchoskops).

„Wenn in Deutschland alle verschriebenen Medikamente auch genommen würden, gäbe es ein Massensterben“ (Norbert Blüm, ehemaliger Sozialminister der BRD).

„Move your butt and your mind will follow“ (beweg deinen Hintern – dein Geist wird folgen): Kurzform eines erprobten Psychotherapie-Verfahrens.

Jörg Braun Dirk Müller-Wieland (Hrsg.)

Basislehrbuch Innere Medizin

7. Auflage

Herausgeber bis zur 5. Auflage: Dr. med. Herbert Renz-Polster, Dr. Steffen Krautzig

Mit Beiträgen von: Dr. med. Ertunc Altiok, Aachen; Prof. Dr. med. Boris Bätge, Neustadt in Holstein; Prof. Dr. med. Georg Behrens, Hannover; Dr. med. Boris Böll, Köln; Prof. Dr. med. Jörg Braun, Großhansdorf; Dr. med. Matthias Braun, Cuxhaven; Dr. med. Andreas Brüning, Bad Malente; Dr. med. Roswitha Dickerhoff, Düsseldorf; Prof. Dr. med. Christoph Dodt, München; Prof. Dr. med. Viola Hach-Wunderle, Frankfurt; Priv.-Doz. Dr. med. Marco Herling, Leipzig; Prof. Dr. med. Nils Homann, Wolfsburg; Prof. Dr. med. Nikolaus Marx, Aachen; Prof. Dr. med. Dirk Müller-Wieland, Aachen; Dr. med. Roland Preuss, Ratzeburg; Priv.-Doz. Dr. med. Jan-Christian Reil, Lübeck; Dr. med. Herbert Renz-Polster, Vogt; Prof. Dr. Carmen Scheibenbogen, Berlin; Dr. med. Cord Schneuzer, Stade; Dr. med. Kurt Schwabe, Bad Segeberg; Priv.-Doz. Dr. med. Katharina Schütt, Aachen; Prof. Dr. med. Ulrich Stierle, Lübeck; Prof. Dr. med. Matthias Stoll, Hannover; Dr. med. Jens-Peter Wellhöner, Eutin

Autoren der Vorauflage: Prof. Dr. med. Bernhard Schaaf, Dortmund; Dr. Steffen Krautzig, Hameln

ELSEVIER

Elsevier GmbH, Bernhard-Wicki-Str. 5, 80636 München, Deutschland
Wir freuen uns über Ihr Feedback und Ihre Anregungen an kundendienst@elsevier.com

ISBN 978-3-437-41144-1
eISBN 978-3-437-05004-6

Alle Rechte vorbehalten
7. Auflage 2022
© Elsevier GmbH, Deutschland

Wichtiger Hinweis für den Benutzer
Die medizinischen Wissenschaften unterliegen einem sehr schnellen Wissenszuwachs. Der stetige Wandel von Methoden, Wirkstoffen und Erkenntnissen ist allen an diesem Werk Beteiligten bewusst. Sowohl der Verlag als auch die Autorinnen und Autoren und alle, die an der Entstehung dieses Werkes beteiligt waren, haben große Sorgfalt darauf verwandt, dass die Angaben zu Methoden, Anweisungen, Produkten, Anwendungen oder Konzepten dem aktuellen Wissensstand zum Zeitpunkt der Fertigstellung des Werkes entsprechen.
Der Verlag kann jedoch keine Gewähr für Angaben zu Dosierung und Applikationsformen übernehmen. Es sollte stets eine unabhängige und sorgfältige Überprüfung von Diagnosen und Arzneimitteldosierungen sowie möglicher Kontraindikationen erfolgen. Jede Dosierung oder Applikation liegt in der Verantwortung der Anwenderin oder des Anwenders. Die Elsevier GmbH, die Autorinnen und Autoren und alle, die an der Entstehung des Werkes mitgewirkt haben, können keinerlei Haftung in Bezug auf jegliche Verletzung und/oder Schäden an Personen oder Eigentum, im Rahmen von Produkthaftung, Fahrlässigkeit oder anderweitig übernehmen.

Für die Vollständigkeit und Auswahl der aufgeführten Medikamente übernimmt der Verlag keine Gewähr.
Geschützte Warennamen (Warenzeichen) werden in der Regel besonders kenntlich gemacht (®). Aus dem Fehlen eines solchen Hinweises kann jedoch nicht automatisch geschlossen werden, dass es sich um einen freien Warennamen handelt.

Bibliografische Information der Deutschen Nationalbibliothek
Die Deutsche Nationalbibliothek verzeichnet diese Publikation in der Deutschen Nationalbibliografie; detaillierte bibliografische Daten sind im Internet über https://www.dnb.de abrufbar.

22 23 24 25 26 5 4 3 2 1

Für Copyright in Bezug auf das verwendete Bildmaterial siehe

Das Werk einschließlich aller seiner Teile ist urheberrechtlich geschützt. Jede Verwertung außerhalb der engen Grenzen des Urheberrechtsgesetzes ist ohne Zustimmung des Verlages unzulässig und strafbar. Das gilt insbesondere für Vervielfältigungen, Übersetzungen, Mikroverfilmungen und die Einspeicherung und Verarbeitung in elektronischen Systemen.

In ihren Veröffentlichungen verfolgt die Elsevier GmbH das Ziel, genderneutrale Formulierungen für Personengruppen zu verwenden. Um jedoch den Textfluss nicht zu stören sowie die gestalterische Freiheit nicht einzuschränken, wurden bisweilen Kompromisse eingegangen. Selbstverständlich sind **immer alle Geschlechter** gemeint.

Planung: Inga Schickerling, München
Projektmanagement: Martina Gärtner, Karin Kühnel, München
Redaktion: Dr. Nikola Schmidt, Berlin; Doris Tiu, Bonn
Bildrechteklärung: Max Goldschmidt
Herstellung: Dietmar Radünz, Leipzig
Satz: STRAIVE, Puducherry/Indien
Druck und Bindung: Printer Trento S.r.l., Trento/Italien;
Umschlaggestaltung: SpieszDesign, Neu-Ulm
Titelfotografie: Hauptbild ©iStock.com/PeopleImages / Einklinker ©colourbox.com

Aktuelle Informationen finden Sie im Internet unter www.elsevier.de

Vorwort

Liebe Leserinnen und Leser, das Vorwort gibt es diesmal rein digital und als Film, einfach scannen und hineinschauen.
www.else4.de/6ql
Viel Spaß
Prof. Braun und Prof. Müller-Wieland Juni 2022

Danksagung

Unseren Vorgängern als Herausgeber, Herrn Dr. med. Renz-Polster und Herrn Dr. med. Steffen Krautzig, die die letzten fünf Auflagen in so besonderer Weise gestaltet und begleitet haben: Ohne Euch hätte es dieses Buch nicht auf die Welt geschafft und schon gar nicht in diese 7. Auflage.

Unseren Familien, die durch die Arbeit an diesem Buch für viele Stunden auf uns verzichten mussten.

Unseren Redakteurinnen Doris Tiu und Dr. Nikola Schmidt und den Mitstreiterinnen im Verlag Inga Schickerling, Martina Gärtner und Karin Kühnel. Was hätten wir ohne Ihr geduldiges Nachhaken und Hinterfragen, die Präzision und Gewissenhaftigkeit in der Umsetzung gemacht?

Auch danken wir u.a Jonathan Braun für die Erstellung einer Reihe von Lehrvideos und seine kritischen Rückmeldungen zum Buch.

Last but not least danken wir allen Protagonisten, die in den Videos mit Informationen und Antworten zur Verfügung gestanden haben.
Und natürlich: unseren Lesern!

Großhansdorf und Aachen, im Herbst 2017
Jörg Braun und Dirk Müller-Wieland

Das Herausgeberteam

Prof. Dr.med. Jörg Braun
Mein Medizinstudium absolvierte ich in Kiel, Lübeck und Dublin. Schon während des Studiums verfasste ich den Klinikleitfaden Innere Medizin, der mittlerweile in die 14. Auflage geht. Seitdem hat mich das Schreiben nicht mehr losgelassen.

Kein Buch hat mich allerdings so viel Zeit und Mühe gekostet, wie dieses Lehrbuch, welches nun in der 7. Auflage vor Ihnen liegt. Ich konnte noch eine breite Ausbildung mit Rotationen in alle Bereiche der Inneren Medizin wahrnehmen. Dabei seien insbesondere meine klinischen Lehrer Prof. P.C. Scriba, Prof. Klaus Sack und Prof. Klaus Dalhoff (alle UKSH, Campus Lübeck) namentlich genannt. 2002 wurde ich Chefarzt am damaligen Allgemeinen Krankenhaus Wandsbek. Dort leitete ich über 12 Jahre die größte internistische Fachabteilung Hamburgs. Seit 2015 bin ich als Chefarzt Innere Medizin und Ärztlicher Direktor in der Klinik Manhagen (Großhansdorf) tätig. Die studentische Lehre und die ärztliche Fort- und Weiterbildung begleiten mich seit Studentenzeiten und liegen mir besonders am Herzen. 2014 habe ich die Stiftung Arztgesundheit gegründet: Es ist mir sehr wichtig, dass gerade diejenigen, die sich mit Herz und Verstand für andere Menschen engagieren, so gesund wie möglich bleiben können. Zu den wichtigsten Resilienzfaktoren für Ärztinnen und Ärzte und Studierende zahlt der Wunsch, besser zu werden und den Dingen auf den Grund zu gehen: Möge dieses Buch dazu beitragen!

Prof. Dr. med. Dirk Müller-Wieland
Nach meinem Medizinstudium (1979–1985) in Hamburg folgte ein zweijähriger Forschungsaufenthalt am Joslin Diabetes Center (Direktor: Prof. Dr. C.R. Kahn) der Harvard Medical School, in Boston, USA. Meine Weiterbildung zum Facharzt für Innere Medizin mit den Schwerpunkten Endokrinologie, Diabetologie und Stoffwechsel erhielt ich an der Medizinischen Kernklinik und Poliklinik (Direktor: Prof. Dr. H. Greten) des UKE in Hamburg und in der Klinik II und Poliklinik für Innere Medizin (Direktor: Prof. Dr. W. Krone) der Universität zu Köln. Im Jahr 1997 erhielt ich den Ruf auf eine Universitätsprofessur für Innere Medizin/Endokrinologie in Köln, wechselte 2001 auf den Lehrstuhl für Klinische Biochemie der Heinrich- Heine-Universität Düsseldorf und wurde Direktor am Deutschen Diabetes-Zentrum. Von 2006–2015 war ich Chefarzt der I. Medizinischen Klinik an der Asklepios Klinik St. Georg und habe u.a. den Asklepios Campus Hamburg der Semmelweis Universität mit aufgebaut. 2016 wechselte ich an die I. Medizinische Klinik (Direktor: Prof. Dr. N. Marx) des Universitätsklinikums der RWTH Aachen mit dem Schwerpunkt klinische Forschung und Kardiometabolische Prävention.

Autoren und Autorinnen

Dr. med. Ertunc Altiok
Universitätsklinikum RWTH Aachen, Medizinische Klinik I Kardiologie, Angiologie und internistische Intensivmedizin, Aachen

Prof. Dr. med. Boris Bätge
Schön Klinik Neustadt, Klinik für Innere Medizin, Neustadt in Holstein

Prof. Dr. med. Georg M.N. Behrens
Medizinische Hochschule Hannover, Klinik für Rheumatologie und Immunologie, Hannover

Dr. med. Boris Böll
Klinikum der Universität zu Köln, Klinik I für Innere Medizin, Köln

Prof. Dr. med. Jörg Braun
Klinik Manhagen, Großhansdorf

Dr. med. Matthias Braun
HELIOS Klinik Cuxhaven, Abteilung für Internistische Rheumatologie, Cuxhaven

Dr. med. Andreas Brüning
Facharztpraxis für Innere Medizin, Bad Malente

Dr. med. Roswitha Dickerhoff
Praxis Prof. dr. med. Eber, München

Prof. Dr. med. Christoph Dodt
Notfallzentrum, München Klinik Bogenhausen, Städtisches Klinikum München GmbH, München

Prof. Dr. med. Viola Hach-Wunderle
Krankenhaus Nordwest, Gefäßzentrum – Sektion Angiologie und Praxis Innere Medizin und Gefäße, Frankfurt, Frankfurt

Priv.-Doz. Dr. med. Marco Herling
Universitätsklinik Köln, Klinik I für Innere Medizin, Köln
Klinik und Poliklinik für Hämatologie, Zelltherapie und Hämostaseologie, Universitätsklinikum Leipzig

Prof. Dr. med. Nils Homann
Medizincampus Wolfsburg der Universitätsmedizin Göttingen, Medizinische Klinik II, Wolfsburg

Prof. Dr. med. Nikolaus Marx
Universitätsklinikum RWTH Aachen, Medizinische Klinik I Kardiologie, Angiologie und Internistische Intensivmedizin, Aachen

Prof. Dr. med. Dirk Müller-Wieland
Universitätsklinikum RWTH Aachen, Medizinische Klinik I Kardiologie, Angiologie und Internistische Intensivmedizin, Aachen

Dr. med. Roland Preuss
DRK-Krankenhaus, Mölln-Ratzeburg, Abteilung für Innere Medizin, Ratzeburg

Priv.-Doz. Dr. med. Jan-Christian Reil
Universitäres Herzzentrum Lübeck,. Med. Klinik II - Kardiologie, Angiologie, Intensivmedizin, Lübeck

Dr. med. Herbert Renz-Polster
Vogt

Prof. Dr. Carmen Scheibenbogen
Institut für Med. Immunologie, Charité Campus Virchow Klinikum, Berlin

Dr. med. Cord Schneuzer
Nephrologisches Zentrum Stade und Bremervörde

Priv.-Doz. Dr. med. Katharina Schütt
RWTH Aachen Medizinische Klinik I Kardiologie, Angiologie und Internistische Intensivmedizin, Aachen

Dr. med. Kurt Schwabe
Praxis am Landratspark, Bad Segeberg

Prof. Dr. med. Ulrich Stierle
Praxis für Kardiologie, Lübeck

Prof. Dr. med. Matthias Stoll
Hannover, Ehemals: Medizinische Hochschule Hannover, Klinik für Immunologie, und Rheumatologie, Hannover

Dr. med. Jens-Peter Wellhöner
Ameus Klinik Eutin, Klinik für Innere Medizin – Gastroenterologie, Eutin

Fehler gefunden?

An unsere Inhalte haben wir sehr hohe Ansprüche. Trotz aller Sorgfalt kann es jedoch passieren, dass sich ein Fehler einschleicht oder fachlich-inhaltliche Aktualisierungen notwendig geworden sind.
Sobald ein relevanter Fehler entdeckt wird, stellen wir eine Korrektur zur Verfügung. Mit diesem QR-Code gelingt der schnelle Zugriff.

https://else4.de/978-3-437-41144-1

Wir sind dankbar für jeden Hinweis, der uns hilft, dieses Werk zu verbessern. Bitte richten Sie Ihre Anregungen, Lob und Kritik an folgende E-Mail-Adresse: kundendienst@elsevier.com

Abkürzungsverzeichnis

A., Aa.	Arteria, Arteriae
a.-p.	anterior-posterior
a. v.	arteriovenös
ABI	Ankle Brachial Index (Knöchel-Arm-Index)
ACE	Angiotensin-Converting-Enzym
ACTH	adrenokortikotropes Hormon
ACVB	aortokoronarer Venenbypass
ADEM	akute demyelinisierende Enzephalomyelitis
ADH	antidiuretisches Hormon
ADP	Adenosindiphosphat
AFP	α-Fetoprotein
AGS	adrenogenitales Syndrom
AIDS	Acquired Immuno-Deficiency Syndrome
AIHA	autoimmunhämolytische Anämie
AK	Antikörper
ALA	Aminolavulinsäure
ALL	akute lymphatische Leukämie
ALT	Alaninaminotransferase
AMA	antimitochondriale Antikörper
AMI	akuter Myokardinfarkt
AML	akute myeloische Leukämie
ANA	antinukleäre Antikörper
ANCA	antinukleäre zytoplasmatische Antikörper
ANV	akutes Nierenversagen
AP	alkalische Phosphatase
APS	autoimmunes polyglanduläres Syndrom
APUD	Amine Precursor Uptake and Decarboxylation
ARDS	Acute Respiratory Distress Syndrome
ARVC	arrhythmogene rechtsventrikuläre Kardiomyopathie
ASD	Atriumseptumdefekt
ASH	alkoholische Steatohepatitis
ASS	Acetylsalicylsaure
AST	Aspartataminotransferase
AT	Antithrombin
ATP	Adenosintriphospat
AVK	arterielle Verschlusskrankheit
BAL	bronchoalveoläre Lavage
BB	Blutbild
BE	(1) Broteinheit, (2) Basenexzess
BGA	Blutgasanalyse
β-HCG	humanes Choriongonadotropin
BMI	Body-Mass-Index
BSG	Blutkörperchensenkungsgeschwindigkeit
BWK	Brustwirbelkörper
BWS	Brustwirbelsäule
BZ	Blutzucker
C1–C8	Zervikalsegment 1–8
Ca^{2+}	Kalzium
CA	Karzinom
CAH	chronisch aggressive Hepatitis
cAMP	zyklisches Adenosinmonophosphat
CAPD	kontinuierliche ambulante Peritonealdialyse
CCK	Cholezystokinin
cCT	kardiale CT/kraniale CT
CD	Cluster of Differentiation
CDT	kohlenhydratdefizientes Transferrin
CEA	(1) karzinoembryonales Antigen, (2) Karotisendarteriektomie
CETP	Cholesterylestertransferprotein
CF	Zystische Fibrose (Mukoviszidose)
CFRDM	Cystic Fibrosis-Related Diabetes Mellitus
CFS	chronisches Fatigue-Syndrom
cfu	Colony-Forming Unit
CHE	Cholinesterase
CI	Cardiac Index (Herzindex)
Cl^-	Chlorid
CK	Kreatinkinase
CLL	chronisch lymphatische Leukämie
CML	chronisch myeloische Leukämie
CMV	Zytomegalievirus
cMRT	kardiale MRT/kraniale MRT
CNI	chronische Niereninsuffizienz
CO_2	Kohlendioxid
COLD	Chronic Obstructive Lung Disease
COPD	Chronic Obstructive Pulmonary Disease
COVID	Coronavirus disease
CRH	Corticotropin-Releasing-Hormon
CRP	C-reaktives Protein
CT	Computertomogramm
CTA	CT-Angiografie
CVI	chronisch venöse Insuffizienz
CVSS	chronisch venöses Stauungssyndrom
CW	Continuous Wave (Modus der Doppler-Sonografie)
D	Dalton
d	Tag
DCM	dilatative Kardiomyopathie
DD	Differentialdiagnose
DES	Drug-eluting Stent
DHC	Ductus hepaticus communis
DHEA	Dehydroepiandrosteron
DI	(1) Diabetes insipidus, (2) distaler Insuffizienzpunkt
DIC	disseminierte intravasale Koagulation
DIP	distales Interphalangealgelenk
dl	Deziliter
DMARD	Disease-Modifying Antirheumatic Drugs
DNS	Desoxyribonukleinsäure
DRG	Diagnosis-Related Groups
DSA	digitale Subtraktionsangiografie
DSO	Deutsche Stiftung Organtransplantation
EAA	exogen allergische Alveolitis
EBV	Epstein-Barr-Virus
E. coli	Escherichia coli
ECR	Extrazellularraum
eGFR	geschätzte glomeruläre Filtrationsrate
EHEC	enterohämorrhagische E. coli
EIEC	enteroinvasive E. coli
EKG	Elektrokardiogramm
ELISA	Enzyme-Linked Immunosorbent Assay
EM	Elektronenmikroskopie

EMDR	Eye Movement Desensitization and Reprocessing
EPH-Gestose	Edema, Proteinuria, Hypertension
ERC(P)	endoskopische retrograde Cholangio(pan-kreatiko)grafie
ET	essenzielle Thrombozythämie
FAP	familiäre adenomatöse Polyposis
FDC	follikuläre dendritische Zellen
FEV$_1$	Einsekundenkapazitat
FFP	Fresh Frozen Plasma
FFR	fraktionelle Flussreserve
FISH	Fluoreszenz-in-situ-Hybridisierung
fl	Femtoliter
FNH	familiäre noduläre Hyperplasie
FRC	funktionelle Residualkapazitat
FSH	follikelstimulierendes Hormon
FSME	Frühsommermeningoenzephalitis
FSP	Fibrinogenspaltprodukte
fT$_3$	freies Trijodthyronin
fT$_4$	freies Tetrajodthyronin (Thyroxin)
G6PD	Glukose-6-Phosphat-Dehydrogenase
GALT	Gut-Associated Lymphatic Tissue
GAS	Gruppe-A-Streptokokken
GBM	glomeruläre Basalmembran
G-CSF	Granulocyte Colony Stimulating Factor
GFP	gefrorenes Frischplasma
GFR	glomeruläre Filtrationsrate
GvHD	Graft-versus-Host-Disease
γ-GT	γ-Glutamyl-Transferase
GH	Growth Hormone
GHRH	Growth Hormone Releasing Hormone
GI	glykämischer Index
GIP	Gastric Inhibitory Protein (= Glucose-Dependent Insulin Releasing Peptide)
GIST	gastrointestinaler Stromatumor
GIT	Gastrointestinaltrakt
GLDH	Glutamatdehydrogenase
GLP	Glucagon-Like Peptide
GM-CSF	Granulocyte Macrophage Colony Stimulating Factor
GN	Glomerulonephritis
GnRH	Gonadotropin-Releasing-Hormon
GOT	Glutamat-Oxalazetat-Transaminase
GPT	Glutamat-Pyruvat-Transaminase
Gy	Gray (Einheit der Strahlentherapie)
h	Stunde
HAV	Hepatitis-A-Virus
Hb	Hämoglobin
HbA1	glykolysiertes Hämoglobin
HBDH	Hydroxybutyratdehydrogenase
HBc	Hepatitis B Core
HBe	Hepatitis B Envelope
HBs	Hepatitis B Surface
HBs-Ag	Hepatitis-B-Oberflächenantigen
HCC	hepatozelluläres Karzinom
HCL	Hydrochlorid
HCM	hypertrophische Kardiomyopathie
HDL	High-Density-Lipoprotein
HE	Hämatoxilin-Eosin
HHL	Hypophysenhinterlappen
HHV-8	humanes Herpesvirus 8
HIT	Heparin-induzierte Thrombozytopenie
Hkt (Hk)	Hämatokrit
HLA	humanes Leukozytenantigen

HMV	Herzminutenvolumen
HNCM	hypertrophe nichtobstruktive Kardiomyopathie
HNPCC	hereditäres nichtpolypöses Kolonkarzinom
HOCM	hypertrophe obstruktive Kardiomyopathie
HP	Helicobacter pylori
HPT	Hyperparathyreoidismus
HR-CT	High-Resolution Computer Tomography, hochauflösende Computertomografie
HSV	Herpes-simplex-Virus
HAT	Herzton
HUS	hämolytisch-urämisches Syndrom
HVL	Hypophysenvorderlappen
HWI	Harnwegsinfekt
HWK	Halswirbelkörper
HWS	Halswirbelsäule
HWZ	Halbwertszeit
HZV	Herzzeitvolumen
i. a.	intraarteriell
IAP	instabile Angina pectoris
IAPP	Islet Amyloid Polypeptide
i. c.	intrakutan
ICR	Intrazellularraum, Interkostalraum
ICT	intensivierte Insulintherapie
IDL	Intermediate-Density-Lipoprotein
i. m.	intramuskulär
i. S.	im Serum
ICD	(1) Intracardial Cardioverter Defibrillator, (2) Internationale statistische Klassifikation der Krankheiten und verwandter Gesundheitsprobleme
ICR	Interkostalraum
IE	internationale Einheit
IFN	Interferon
IgA	Immunglobulin A
IGF	Insulin-Like Growth Factor
ICH	Immunhistochemie
IKZ	Inkubationszeit
IL	Interleukin
INR	International Normalized Ratio
IP	Interphalangealgelenk
IPD	intermittierende Peritonealdialyse
IPF	idiopathische Lungenfibrose
IPK	intermittierende pneumatische Wadenkompression
ISDN	Isosorbitdinitrat
ISMN	Isosorbitmononitrat
ITP	idiopathische thrombozytopenische Purpura
i. v.	intravenos
IVUS	intravaskulärer Ultraschall
J	Jahre
JÜR	Jahresüberlebensrate
K$^+$	Kalium
KBR	Komplementbindungsreaktion
KH	Kohlenhydrate
KHK	koronare Herzkrankheit
KM	Kontrastmittel
KMT	Knochenmarktransplantation
kPa	Kilopascal
L, l	Liter
L1–L5	Lumbalsegment 1–5

LAD	Left Anterior Descending (Ramus interventricularis anterior)
LADA	Latent Autoimmune Diabetes in Adults
LAMA	Lebermembran-Antikörper
LAST	Lübecker Alkoholabhängigkeits- und -missbrauchs-Screening Test
LCA	linke Koronararterie
LCAT	Lecithin-Cholesterin-Acyltransferase
LDH	Laktatdehydrogenase
LDL	Low-Density Lipoprotein
LGL-Syndrom	Lown-Ganong-Levine-Syndrom
LH	luteinisierendes Hormon
Lig.	Ligamentum
Lj.	Lebensjahr
LKM	Liver Kidney Microsome
LM	Lichtmikroskopie
LPA	Liver Pancreas Antigen
LPAC	Low Phospholipid-associated Cholelithiasis
LRR	Lichtreflexionsrheografie
LSB	Linksschenkelblock
LWS	Lendenwirbelsäule
LZ-EKG	Langzeit-EKG
M., Mm.	Musculus, Musculi
MALT	(1) Mucosa-Associated Lymphatic Tissue, (2) Münchner Alkoholismus-Test
MAO	Monoaminooxidase
MAP	MUTYH-assoziierte Polyposis
MBP	Major Basic Protein
MCHC	mittlere korpuskuläre Hämoglobin-Konzentration
MCL	Medioklavikularlinie
MCP	Metakarpophalangealgelenke
MCTD	Mixed Connective Tissue Disease
MCV	mittleres korpuskuläres Volumen
MDS	myelodysplastische Syndrome
MDT	Magen-Darm-Trakt
ME	myalgische Enzephalomyelitis
MEN	multiple endokrine Neoplasie
MEOS	mikrosomales Ethanol-oxidierendes System
$Mg2^+$	Magnesium
MG	Molekulargewicht
MGUS	monoklonale Gammopathie unklarer Signifikanz
MH	Major Histocompatibility Complex
Min.	Minute
Mio.	Millionen
MMS	Monozyten-Makrophagen-System
MODY	Maturity Onset Diabetes of the Young
MOT	Mitralöffnungston
MPN	myeloproliferative Neoplasien
MRA	Magnetresonanzangiografie
MRT	Magnetresonanztomografie
Ms	Millisekunden
MSH	melanozytenstimulierendes Hormon
MTP	Metatarsophalangealgelenk
MTPS	Medizinische Thromboseprophylaxestrümpfe
MTX	Methotrexat
MUZ	mittlere Überlebenszeit
mV	Millivolt
Na	Natrium
NADPH	Nikotinsäureamiddinukleotidphosphat
NAFL	nichtalkoholische Fettleber
NCCM	Non-Compaction-Kardiomyopathie
NH_3	Ammoniak
NIPD	nächtliche intermittierende Peritonealdialyse
NK	Natural-Killerzellen
NMR	Kernspintomografie
N, Nn.	Nervus, Nervi
NNR	Nebennierenrinde
NO	Stickstoffmonoxid
NSAID	Nonsteroidal Antiinflammatory Drugs
NSAR	nichtsteroidale Antirheumatika
NSTEMI	Nicht-ST-Segment-Elevationsmyokardinfarkt
NTDT	Non-Transfusion-Dependent Thalassaemia
NW	Nebenwirkungen
NYHA	New York Heart Association
OCT	optische Kohärenztomografie
oGTT	oraler Glukosetoleranz-Test
OMF	Osteomyelofibrose
OPSI	Overwhelming Postsplenectomy Infection
p.-a.	posterior-anterior
PAN	Panarteriitis nodosa
PAP	Papanicolaou(-Test)
PAS	Paraaminosalizylsäure
pAVK	periphere arterielle Verschlusskrankheit
PBC	primär-biliäre Zirrhose
pCO_2	Kohlendioxidpartialdruck
PCR	Polymerase Chain Reaction
PCT	Procalcitonin
PDGF	Platelet-Derived Growth Factor
PEEP	Positive Endexpiratory Pressure
PEG	perkutane endoskopische Gastrostomie
PEI	perkutane Ethanolinjektion
PET	Positronenemissionstomografie
PGE	Prostaglandin
PI	proximaler Insuffizienzpunkt
PIP	proximales Interphalangealgelenk
PlGF	plazentarer Wachstumsfaktor
P. m.	Punctum maximum
PMF	primäre Myelofibrose
p. o.	per os
pO_2	Sauerstoffpartialdruck
PPAR	Peroxisom-Proliferator-aktivierter Rezeptor
POEM	perorale endoskopische Myotomie
PRIND	prolongiertes reversibles ischämisches neurologisches Defizit
PSC	primär sklerosierende Cholangitis
PTC	perkutane transhepatische Cholangiografie
PTCA	perkutane transluminale koronare Angioplastie
PTH	Parathormon
PTS	postthrombotisches Syndrom
PTSMA	perkutane transluminale Septummyokardablation
PTT	partielle Thromboplastinzeit
PV	Polycythaemia vera
PVI	Pulmonalvenenisolation
PW-Doppler	gepulster Doppler
R., Rr.	Ramus, Rami
r. A., RA	rheumatoide Arthritis
RAAS	Renin-Angiotensin-Aldosteron-System

RANKL	Receptor Activator of Nuclear Factor κB Ligand
RAST	Radioallergosorbent-Test
RCA	rechte Koronararterie
RCM	restriktive Kardiomyopathie
RCX	Ramus circumflexus
RDW	Red Cell Distribution Width
REM	Rapid Eye Movement
RES	retikuloendotheliales System
RFTA	Radiofrequenz-Thermoablation
RG	Rasselgeräusch
RIA	Radioimmunoassay
RIP	Ramus interventricularis posterior
RIST	Radioimmunosorbent-Test
RIVA	Ramus interventricularis anterior
RNA	Ribonukleinsäure
RÖ	Röntgen
ROS	Reactive Oxygen Species
RPD	Right Posterior Descending (Ramus interventricularis posterior)
RPGN	rasch progrediente Glomerulonephritis
RPL	Ramus posterolateralis
RQ	respiratorischer Quotient
RR	Blutdruck nach Riva-Rocci
RSB	Rechtsschenkelblock
rtPA	rekombinanter Tissue-Plasminogen-Aktivator
s. c.	subkutan
S1–S5	Sakralsegment 1–5
s	Sekunde
SAM	Systolic Anterior Movement
SARS	Schweres akutes respiratorisches Syndrom
SARS-CoV	Severe Acute Respiratory Syndrome Corona Virus
SaO_2	Sauerstoffsättigung im arteriellen Blut
SERM	selektive Östrogenrezeptor-Modulatoren
SGLT	Sodium-Glukose-Transporter
SIADH	Syndrom der inadäquaten ADH-Sekretion
SIRS	Systemic Inflammatory Response Syndrome
SKEZ	Sinusknotenüberleitungszeit
SLA	SLA = Soluble-Liver-Antigen-Antikörper
SLE	systemischer Lupus erythematodes
SMA	Smooth Muscle Antigen
SPECT	Single-Photon-Emissionscomputertomografie
Ssp	Subspezies
SSSS	Staphylococcal Scalded Skin Syndrome
SSW	Schwangerschaftswoche
STEMI	„ST-Segment-Elevation"-Myokardinfarkt
sTfR	Soluble Transferrin Receptors (lösliche Transferrinrezeptoren)
STH	somatotropes Hormon
T3, T4	Trijodthyronin, Thyroxin
Tbc	Tuberkulose
TBG	thyroxinbindendes Globulin
TBI	Toe Brachial Index (Zehen-Arm-Index)
$tcPO_2$	Transkutaner Sauerstoffpartialdruck
TEBK	totale Eisenbindungskapazitat
TG	Triglyzeride
TGF	Transforming Growth Factor
TIA	transiente ischämische Attacke
TIPS	transjugularer intrahepatischer porto-systemischer Shunt
TNF	Tumor-Nekrose-Faktor
tPA	Tissue-Plasminogen-Aktivator
TPH-Test	Treponema-pallidum-Hämagglutinationstest
TPO-Ak	Antikörper gegen thyreoidale Peroxidase
TRAK	TSH-Rezeptor-Antikörper
TRH	Thyreotropin-Releasing-Hormon
TSH	Thyroidea-stimulierendes Hormon
TSS	Toxic-Shock-Syndrom
TZ	Thrombinzeit
TZR	T-Zellrezeptor
UACR	Urin-Albumin/Kreatinin-Ratio
V., Vv.	Vena, Venae
V. a.	Verdacht auf
VEGF	vaskulärer endothelialer Wachstumsfaktor
VES	ventrikulare Extrasystolen
VK (VC)	Vitalkapazitat
VIP	vasoaktives Polypeptid
Vit.	Vitamin
VLDL	Very Low Density Lipoprotein
Vs.	versus
VSD	Ventrikelseptumdefekt
VVP	Venenverschlussplethysmografie
WDT	Wadendekompressionstest
WHO	World Health Organization
WKT	Wadenkompressionstest
Wo	Woche
WPW-Syndrom	Wolff-Parkinson-White-Syndrom
ZNS	zentrales Nervensystem
ZVD	zentraler Venendruck

Abbildungsnachweis

Der Verweis auf die jeweilige Abbildungsquelle befindet sich bei allen Abbildungen im Werk am Ende des Legendentextes in eckigen Klammern. Alle nicht besonders gekennzeichneten Grafiken und Abbildungen © Elsevier GmbH, München.

Kapitelanfangsfotos
Kap. 0: oben W.E. Smith, Black Star, USA; unten iStockphoto.com, Marko Dašić
Kap. 1–15**:** www.colourbox.com

A300	Reihe Klinik- und Praxisleitfaden, Elsevier/Urban & Fischer Verlag, München
A300-190	G. Raichle, Ulm in Verbindung mit der Reihe Klinik- und Praxisleitfaden, Elsevier GmbH, Urban & Fischer Verlag, München
A400	Reihe Pflege konkret, Elsevier/Urban & Fischer Verlag, München
A400-190	G. Raichle, Ulm in Verbindung mit der Reihe Pflege konkret, Elsevier GmbH, Urban & Fischer Verlag, München
A400-215	S. Weinert-Spieß, Neu-Ulm in Verbindung mit der Reihe Pflege konkret, Elsevier GmbH, Urban & Fischer Verlag, München
B159	Ulrich Renz, Lübeck
E143	Recom GmbH, Kassel
E211–100	Katz, D. S./Math, K. R./Groskin, S. A.: Radiology Secrets. 1st ed. Hanley & Belfus Philadelphia, 1998
E273	Mir, M. A.: Atlas of Clinical Diagnosis. 2nd ed. Saunders, 2003
E283	Mettler, F. A.: Essentials of Radiology. 2nd ed. Elsevier Saunders, 2005
E288	Forbes, C./Jackson, W.: Color Atlas and Text of Clinical Medicine. 3rd ed. Mosby, 2003
E325	Kumar, P./Clark. M.: Kumar and Clark's Clinical Medicine. 7th ed. Elsevier/Saunders, 2009
E329-001	Pretorius, E. S./Solomon, J. A./Torigian, D. A.: Radiology Secrets. 2nd ed. Mosby, 2005
E348	Eisenberg, R. L./Johnson, N.: Comprehenisve Radiographic Pathology. 4th ed. Mosby, 2007
E353	Waugh, A./Grant, A.: Ross and Wilson - Anatomy and Physiology in Health and Illness. 11th ed. Elsevier Churchill Livingstone, 2010
E355-026	Goldman, L./Schafer, A. I.: Goldman-Cecil Medicine. 26th ed. Elsevier, 2020
E366	Sanders, M. J.: Mosby's Paramedic Textbook. 3rd ed. Elsevier Mosby, 2006
E367	Hoffbrand, Pettit, Vyas. Color Atlas of Clinical Hematology. 4th ed. Elsevier, 2010
E369	Thibodeau, Patton. The Human Body in Health and Disease. 4th ed. Elsevier, 2005
E385-001	Habif. Clinical Dermatology – A Color Guide to Diagnosis and Therapy. 5th ed. Elsevier Mosby, 2010
E387	Zitelli, B. J./Davis, H. W.: Atlas of Pediatric Physical Diagnosis. 5th ed. Elsevier Mosby, 2007
E393	Adam et al. Grainger & Allison's Diagnostic Radiology – A Textbook of Medical Imaging. 5th ed. Churchill Livingstone, 2008
E394	Yanoff, M./Duker, J.: Ophthalomology. 3rd ed. Elsevier Mosby, 2009
E396	Schapira. Neurology and Clinical Neuroscience. 1st ed. Mosby, 2007
E411	Leonard, P. C.: Building A Medical Vocabulary with Spanish Translations. 6th ed. Elsevier/Saunders, 2005
E414	James, W. D. et al.: Andrew's Diseases of the Skin Clinical Dermatology. 10th ed. Saunders, 2006
E420	Talley, N./O'Connor, S.: Clinical Examination: A Systematic Guide to Physical Diagnosis. 6th ed. Elsevier Churchill Livingstone Australia, 2010
E426	Kanski, J.: Clinical Diagnosis in Ophthalmology, 1st ed., Elsevier Mosby, 2005
E437	Salvo. Mosby's Pathology for Massage Therapists. 2nd ed. Mosby, 2009
E471	Gilbert-Barness. Potter's Pathology of the Fetus, Infant and Child. 2nd ed. Mosby, 2007
E499-001	Colledge, Walker, Ralston. Davidson's Principles and Practice of Medicine. 21st ed. Churchill Livingstone, 2010
E500	Johnson. Encyclopedia of Gastroenterology. 1st ed., Elsevier, 2004
E501	Bonewit-West, K.: Clinical Procedures for Medical Assistants. 7th ed. Saunders. 2007
E503	Kliegman. Nelson Textbook of Pediatrics. 18th ed. Saunders, 2007
E505	Brenner, B. M.: Brenner & Rector's The Kidney. 8th ed. Saunders, 2008
E506	Tosti et al. The nail in systemic diseases. Dermatologic Clinics. 2006; 24 (3): 341–347
E507	Hanno, Wein, Malkowicz. Penn Clinical Manual of Urology: A Clinical Companion to Campbell-Walsh Urology. 1st ed. Saunders, 2007
E508	Swartz. Textbook of Physical Diagnosis – History and Examination. 5th ed. Saunders, 2005
E515	Carey, W. D.: Current Clinical Medicine 2009, 1st ed., Saunders, 2008

E516	McPherson, Picus. Henry's Clinical Diagnosis and Management by Laboratory Methods. 21st ed. Saunders, 2007
E518	Carr, Rodak. Clinical Hematology Atlas. 3rd ed. Saunders, 2008
E523	Haaga, J. R.: CT and MR Imaging of the Whole Body. 4th ed. Mosby, 2003
E530	Frank, Long, Smith. Merill's Atlas of Radiographic Positioning & Procedures. 11th ed. Mosby, 2007
E537	Naish, Revest, Syndercombe Court. Medical Sciences. 1st ed. Saunders, 2009
E540	Mahon, Lehman, Manuselis. Textbook of Diagnostic Microbiology. 3rd ed. Saunders, 2007
E541	Mandell, G. L./Bennett, J. E./Dolin, R.: Madell, Douglas and Bennett's Principles and Practice of Infectious Diseases. 6th ed. Churchill Livingstone, 2004
E543	Scully. Medical Problems in Dentistry. 6th ed. Churchill Livingstone, 2010
E544	Slovis, Haller. Caffey's Pediatric Diagnostic Imaging. 11th ed. Mosby, 2008
E545	Shiland. Mastering Healthcare Terminology. 2nd ed. Mosby, 2006
E546	Thuluvath, M.: Crash Course: Gastroenterology. American edition. Saunders, 2006
E1082	Carter, B.W./Rosado-de-Christenson, M. L./Lichtenberger, J. P.: ExpertDDx: Chest. 2nd ed. Elsevier Canada, 2020
E1084	Cohen, B. A.: Pediatric Dermatology. 5th ed. Elsevier Mosby, 2022
F123-001	Khan, S./Orenstein, S. R.: Eosinophilic Gastroenteritis. In: Gastroenterology Clinics of North America, Vol. 37, Issue 2, Pages 333-348. Elsevier, June 2008
F123-002	Carucci, Levine. Radiographic imaging of inflammatory bowel disease. Gastroenterology Clinics of North America. 2002; 31 (1): 93–117
F210-006	Wells, P.S. et al.: Value of assessment of pretest probability of deep-vein thrombosis in clinical management. In: The Lancet. Volume 350, Issue 9094, Pages 1795-1798. Elsevier, December 1997.
F263	Rosenthal. Carcinoid-associated encephalitis successfully treated with tryptophan. Journal of Clinical Neuroscience. 2004; 11 (1): 66–67
F264	Ahmad et al. Endoscopic ultrasonography and endoscopic retrograde cholangiopancreatoraphy imaging for pancreaticobiliary pathology: The gastroenterologist's perspective. Radiologic Clinics of North America. 2002; 40 (6): 1.377–1.395
F264-003	Hartman et al. Evaluation of renal causes of hypertension. Radiologic Clinics of North America. 2003; 41 (5): 909–929
F265	Ash-Miles et al. More than just stones: A pictorial review of common and less common gallbladder pathologies. Current Problems in Diagnostic Radiology. 2008, 37 (5): 189–202
F266	Helmstaedter, Riemann. Endoscopic ultrasound and early diagnosis of pancreatic cancer. The American Journal of Surgery. 2007; 194 (4) Suppl: S87–S90
F267	Tohya et al. Unsuspected extra-adrenal pheochromocytoma simulating ovarian tumor. European Journal of Obstetrics & Gynecology and Reproductive Biology. 1999; 82 (2): 217–218
F268	Khan, Orenstein. Eosinophilic Gastroenteritis. Gastroenterology Clinics of North America. 2008; 37 (2): 333–348
F271	Pennzazio. Capsule endoscopy: Where are we after 6 years of clinical use? Digestive and Liver Disease. 2006; 38 (12): 867–878
F272	Caprilli et al. Historical evolution of the management of severe ulcerative colitis. Journal of Crohn's and Colitis. 2008; 2 (3). 263–268
F274-001	Cohen et al. Congenital abnormalities of the genitourinary system. Seminars in Roentgenology. 2004; 39 (2): 282–303
F279	Catovsky. Definition and diagnosis of sporadic and familial chronic lymphocytic leukemia. Hematology/Oncology Clinics of North America. 2004; 18 (4): 783–794
F280	Inamdar, Bueso-Ramos. Pathology of chronic lymphocytic leukemia. Annals of Diagnostic Pathology. 2007; 11 (5): 363–389
F282-003	Myoken et al. Early diagnosis and successful management of atypical invasive aspergillus sinusitis in a hematopoeietic cell transplant patient: a case report. Journal of Oral and Maxillofacial Surgery. 2006; 64 (5): 860–863
F284	Isenmann et al. Shock and acute pancreatitis. Best Practice & Research Clinical Gastroenterology. 2003; 17 (3): 345–355
F284-002	Siersema, P. D.: New developments in palliative therapy. In: Best Practice & Research Clinical Gastroenterology, Vol. 20, Issue 5, Pages 959-978. Elsevier, 2006
F346-006	Gordon-Smith. Haemopoiesis – the formation of blood cells. Medicine. 2009; 37 (3): 129–134
F346-007	George, B. D.: Anal and perianal disorders. In: Medicine, Vol. 35, Issue 3, Pages 147-152. Elsevier, March 2007
F603-003	Kistner, R. L. et al: Diagnosis of Chronic Venous Disease of the Lower Extremities: The "CEAP" Classification. In: Mayo Clinic Proceedings, Vol. 71, Issue 4, Pages 338-345, Elsevier, 1996.
F723-004	Aletaha, D. et al.: 2010 Rheumatoid arthritis classification criteria: An American College of Rheumatology/European League Against Rheumatism collaborative initative. In: Arthritis & Rheumatology, Vol. 62, Issue 9, pp. 2569-2581. John Wiley and Sons 2010
F779-002	Kidney Disease: Improving Global Outcomes (KDIGO), CKD Work Group: KDIGO 2012 Clinical Practice Guideline for the Evaluation and Management of Chronic Kidney Disease. In: Kidney International Supplements, Volume 3, Issue 1, 2013.

F813-004	Martin F. Kagnoff: Overview and pathogenesis of celiac disease, In: Gastroenterology, Volume 128, Issue 4, Supplement 1, Pages S10-S18. Elsevier, 2005
F847-007	Landgraf, R. et al.: Therapie des Typ-2-Diabetes. In: Diabetologie und Stoffwechsel 2020; 15 (Suppl 1): S65–S92. Georg Thieme Verlag, 2020
F849-005	Ronco, C. et al.: Cardio-renal syndromes: report from the consensus conference of the Acute Dialysis Quality Initiative. In: European Heart Journal. Vol. 31, Issue 6, pp. 703-711. Oxford University Press, März 2010
F877-004	Merker, L./Bautsch, B. W./Ebert, T. et al.: Nephropathie bei Diabetes. In: Der Diabetologe 17, 175–178 (2021)
F993-001	Wells, Philip S./Anderson, David R.: Excluding Pulmonary Embolism at the Bedside without Diagnostic Imaging: Management of Patients with Suspected Pulmonary Embolism Presenting to the Emergency Department by Using a Simple Clinical Model and d-dimer. Annals of Internal Medicine 2001; Vol. 135, Issue 2.
G077	Wennemuth. Taschenatlas Histologie. München: Elsevier; 2012.
G168	Davison A.J.: Herpesviruses - General Features. In: Encyclopedia of Virology. 3rd ed. Elsevier/Academic Press, 2008
G170	Schartl, M./Gessler, M./ von Eckhardstein, A.: Biochemie und Molekularbiologie des Menschen 1. Aufl. Elsevier Urban & Fischer, 2009
G523	Hochberg, M. C. et al.: Rheumatology. 6th ed. Elsevier Mosby, 2015
G557	Herlihy, B. L.: The Human Body in Health and Illness. 5th ed. Elsevier Saunders, 2013
G924	Wittekind, C./Brierley, J./ Gospodarowicz, M.: TNM classification of malignant tumours. 8th ed. published by UICC. John Wiley & Sons, 2017
G1142	Holcomb, G. W. et al: Holcomb and Ashcraft's Pediatric Surgery. 7th ed. Elsevier, 2020
G1160	Bhanote, M./Hicks, D. G.: Pathology Case Reports - Beyond the Pearls, 1st Edition. Elsevier, 2020
H034-001	Blechacz, Gores: Cholangiocarcinoma. In: Clinics in Liver Disease. Vol. 12 Issue 1, Pages 131-150, Feb 2008, Elsevier
H058-005	Müller-Wieland, D. et al.: Pathophysiologische Prinzipien von Dyslipoproteinämien. In: Dtsch Med Wochenschr 2021; 146(22): Pages 103-111. Thieme, 2021
H263-002	Gaur, P. et al.: COVID-19 disease identification from chest CT images using empirical wavelet transformation and transfer learning. In: Biomedical Signal Processing and Control, Vol. 71, Part A, Article 103076. Elsevier, Jan. 2022
J560-007	picture alliance / ASSOCIATED PRESS (AP Photo)
J741	Fenn, Life Magazine, Time Warner Inc.
J748-090	Adobe Stock, Frantab
J787	www.colourbox.com
J789	Getty Images/Time Life Pictures, USA
J810-038	Pictorial Press Ltd / Alamy Stock Foto
J819-001	RMN – Grand Palais / Hervé Lewandowski
J820	bpk-Bildagentur
K115	A. Walle, Hamburg
K116	G. Kaiser, München
K165	T. Stephan, Munderkingen
K183	E. Weimer, Würselen
K303	G. Westrich, Berlin
L106	H. Rintelen, Velbert
L115	R. Dunkel, Berlin
L138	M. Kosthorst, Borken
L141	S. Elsberger, Planegg
L143	H. Hübner, Berlin
L157	S. Adler, Lübeck
L190	G. Raichle, Ulm
L215	S. Weinert-Spieß, Neu-Ulm
L231	S. Dangl, München
L234	H. Holtermann, Dannenberg
L253	Dr. W. Zettlmeier, Barbing
M103	Prof. Dr. med. B. Bätge, Lübeck
M104	Prof. Dr. med. J. Braun, Großhansdorf
M107	Prof. Dr. med. C. Dodt, München
M108	Dr. med. H. J. Frercks, Bad Malente
M114	Dr. med. M. Braun, Cuxhaven
M123	Prof. Dr. T. Dirschka, Ennepetal
M180	Prof. Dr. V. Hach-Wunderle, Frankfurt
M181	Dr. S. Krautzig, Hameln
M183	Dr. med. V. Kurowski, Lübeck
M185	Dr. med. K. Schwabe, Bad Schwartau
M186	Prof. (em.) H. Goebell, Essen
M187	Prof. Dr. K. J. Klose, Marburg
M305	Prof. Dr. med. G.-P. Meyer, Hannover
M375	Prof. Dr. med. Dr. rer. Nat. U. Welsch, München
M443	Prof. Dr. O. Jansen, Kiel
M466	Dr. R. Sander, München
M467	Prof. Dr. T. Gain, Regensburg
M470	Prof. Dr. M. Düx, Frankfurt
M471	Prof. Dr. C. Röcken, Kiel
M472	Prof. Dr. U. Böcker, Mannheim
M473	Prof. Dr. H. Dancygier, Offenbach
M486	Prof. Dr. E. Giannitsis, Heidelberg
M487	Prof. Dr. P. Schanzenbächer, Würzburg
M488	Dr. P. Wellhöner, Lübeck

M489	Dr. J. Haaga, Ohio, USA
M646	Prof. Dr. M. Freund, Rostock
O177	Dr. med. S. Schmidt, Ulm
O257	Prof. Dr. med. D. Müller-Wieland, Lindlar
O259	Dr. med. M. Sachse, Bremerhaven
O405	S. Schröder, München
O530	Prof. Dr. med. Dr. sci. Nat. C. Klein, München
O542	Dr. P. Mäckel, Bad Münder
O544	PD Dr. T. Jelinek, Berlin
O545	M. Bergmann, Bad Münder
O548	A. Franke, Aachen
O560	A. Brüning, Lübeck
P343	Prof. Dr. med. N. Marx, Aachen
P406	Prof. Dr. med. C. Espinola-Klein, Mainz
P982	Dr. R. Dickerhoff, München
R229	Forbes, Jackson. Farbatlas der Inneren Medizin. 1. Auflage. Elsevier, Urban & Fischer Verlag, 2008
R285	Böcker et al.: Pathologie. 5. Auflage, Elsevier, Urban & Fischer Verlag, 2012
S008–2	Kauffmann, Moser, Sauer. Radiologie. 2. Auflage. Elsevier, Urban & Fischer Verlag, 2001
S008–3	Kauffmann, Moser, Sauer. Radiologie. 3. Auflage. Elsevier, Urban & Fischer Verlag, 2006
S008–4	Kauffmann, Sauer, Weber. Radiologie. 4. Auflage. Elsevier, Urban & Fischer Verlag, 2011
S100	Classen, Meinhard, Diehl, Volker. Differentialdiagnose, Innere Medizin. 1. Auflage. Urban & Schwarzenberg Verlag, 1998
T125	Prof. Dr. U. Stierle, Timmendorf
T127	Prof. Dr. Dr. P. Scriba, München
T170	Dr. med. E. M. Walthers, Marburg
T173	PD Dr. med. U. Vogel, Tübingen
T178	H. Gelderblom, Robert Koch Institut, Berlin
T195	R. Bühler, Giengen/Brenz
T197	Dr. med. B. Danz, Ulm
T209	Gruber, Hansch. Interaktiver Atlas der Blickdiagnostik in der Inneren Medizin. 2. Auflage. Elsevier, Urban & Fischer Verlag, 2005 – CD-Rom
T212	Prof. Dr. G. Gruber, Leipzig
T363	Prof. Dr. U. Helmchen, Hamburg
T409	Fotosammlung des Dr. von Haunerschen Kinderspitals, München
T410	Dr. Constantin Hoch, Viola Duppel, Max-Planck-Institut für Festkörperforschung, Stuttgart
T1238	Informationsportal zur Sozialpolitik (www.sozialpolitik-aktuell.de), Institut Arbeit und Qualifikation, Universität Duisburg-Essen
T1245-001	Fitzgerald, A. et al: Frauen in der Medizin 2021; https://www.kli-hr.at/wp-content/uploads/2022/03/Frauen-in-der-Medizin-2021_%C2%A9-KLI-1.pdf; Karl Landsteiner Institut für Human Factors & Human Resources im Gesundheitswesen (KLI) und Health Care Communication (HCC)
V692	Statista GmbH
W193	Statistisches Bundesamt, Wiesbaden
W814-001	Bundesarchiv: BArch, B145, Bild-F025952-0018 / Gathmann, Jens
W854-006	Deutsche Gesellschaft für Kardiologie – Herz-und Kreislaufforschung e.V. (2018) ESC Pocket Guidelines. Therapie des akuten Herzinfarktes bei Patienten mit ST-Streckenhebung (STEMI), Version 2017. Börm Bruckmeier Verlag GmbH, Grünwald. Kurzfassung der "ESC Guidelines for the management of acute myocardial infarction in patients presenting with ST-Segment elevation" (Eur Heart J; doi:10.1093/eurheartj/ehx393)
W854-008	Deutsche Gesellschaft für Kardiologie – Herz-und Kreislaufforschung e.V. (2019); Deutsche Hochdruckliga e.V.: ESC/ESH Pocket Guidelines. Management der arteriellen Hypertonie, Version 2018. Börm Bruckmeier Verlag GmbH, Grünwald. Kurzfassung der „2018 ESC/ESH Guidelines on the management of arterial hypertension" (Eur Heart J 2018; doi: 10.1093/eurheartj/ehy339)
W854-010	Deutsche Gesellschaft für Kardiologie – Herz-und Kreislaufforschung e.V. (DGK): ESC Pocket Guidelines. Management der akuten Lungenembolie. Börm Bruckmeier Verlag GmbH, Grünwald. Kurzfassung der "2019 ESC Guidelines on the diagnosis and management of acute pulmonary embolism" (Eur Heart J, 2019; doi: 10.1093/eurheartj/ehz405)
W854-011	Deutsche Gesellschaft für Kardiologie – Herz- und Kreislaufforschung e.V., 2020 (DGK): ESC Pocket Guidelines. Chronisches Koronarsyndrom, Version 2019. Börm Bruckmeier Verlag GmbH, Grünwald. Kurzfassung der "2019 ESC Guidelines on the diagnosis and management of chronic coronary syndromes" (Eur Heart J, 2020; doi:10.1093/eurheartj/ehz425)
W854-021	Deutsche Gesellschaft für Kardiologie – Herz-und Kreislaufforschung e.V. 2021 (DGK): ESC Pocket Guidelines. Akutes Koronarsyndrom ohne ST-Strecken-Hebung (NSTE-ACS), Version 2020. Börm Bruckmeier Verlag GmbH, Grünwald. Kurzfassung der "2020 ESC Guidelines for the management of acute coronary syndromes in patients presenting without persistent ST-segment elevation" (Eur Heart J, 2021; doi: 10.1093/eurheartj/ehaa575)
W854-025	Deutsche Gesellschaft für Kardiologie – Herz-und Kreislaufforschung e.V. 2022 (DGK): ESC Pocket Guidelines. Herzinsuffizienz, Version 2021. Börm Bruckmeier Verlag GmbH, Grünwald. Kurzfassung der "2021 ESC Pocket Guidelines for the diagnosis and treatment of acute and chronic heart failure" (Eur Heart J, 2021; doi: 10.1093/eurheartj/ehab368)
W867	Bundesärztekammer (BÄK)

W888-002 Deutsche Gesellschaft für Angiologie - Gesellschaft für Gefäßmedizin e.V. (DGA): S2k-Leitlinie zur Diagnostik und Therapie der Venenthrombose und der Lungenembolie. Oktober 2015

W888-003 Lawall, H. et al.: S3-Leitlinie zur Diagnostik, Therapie und Nachsorge der peripheren arteriellen Verschlusskrankheit (PAVK), 2015. Deutsche Gesellschaft für Angiologie - Gesellschaft für Gefäßmedizin e.V. (DGA)

X221-034 Krebs in Deutschland für 2017/2018. 13. Ausgabe. Robert-Koch-Institut (Hrsg) und die Gesellschaft der epidemiologischen Krebsregister in Deutschland e.V. (Hrsg). Berlin, 2021

X243 H. G. Beer, Oberasbach

Inhaltsverzeichnis

Pharma-Boxen Übersicht

Plus im Web

Filme und Animationen zum Basislehrbuch Innere Medizin

Liebe Leserinnen und liebe Leser,

Texte, Zeichnungen, Fotografien und Vertiefungskästen illustrieren und erläutern den Text. Zur Vertiefung und zur Erweiterung des gelernten Stoffes, bieten euch die Herausgeber, Herr Prof. Braun und Herr Prof. Müller-Wieland noch spannende zusätzliche Inhalte in Form von Videos. Ausgewählte Animationen erleichtern zudem das Verständnis anatomischer Sachverhalte.

Alles online bei Elsevier unter **www.plus-im-web.de**.
Einfach registrieren, den Pin-Code von vorne freirubbeln und streamen.

Film	Zu Kapitel	
Vorwort		else4.de/6ql →
Was fasziniert mich an der kardiovaskulären Medizin?	1 Herz	
Chronische Herzinsuffizienz: neue Therapiestrategien am Fallbeispiel	1 Herz	→ 1.7.5 Chronische Herzinsuffizienz: neue Therapiestrategien
Blutstillung	3 Blut und blutbildende Organe	→ 3.7 Blutstillung
Antigene und Antikörper	4 Immunsystem	
Asthma	6 Lunge	→ 6.3.4 Asthma
COPD- chronic obstructive pulmonary disease	6 Lunge	→ 6.3.2 Chronische Bronchitis und COPD
Fallbeispiel: Ambulant erworbene Pneumonie	6 Lunge	→ 6.4.1 Pneumonie
Typ-2-Diabetes: Konzert verschiedener Organe	10 Stoffwechsel	→ 10.1 Diabetes mellitus
LDL-Cholesterinsenkung: Key Messages einer jungen Assistentin und Wissenschaftlern	10 Stoffwechsel	→ 10.4 Fettstoffwechselstörungen
Digitale Tools: Wird es die klinische Medizin verändern?	10 Stoffwechsel	
Die Niere – Anatomie und Physiologie	11 Niere	→ 11.1.2 Physiologie
Filtration in der Niere	11 Niere	→ 11.1.2 Physiologie
Tipps für die mündliche Prüfung		else4.de/vr6 →

P.S Für Vorwort und Tipps, einfach dem QR-Code folgen …

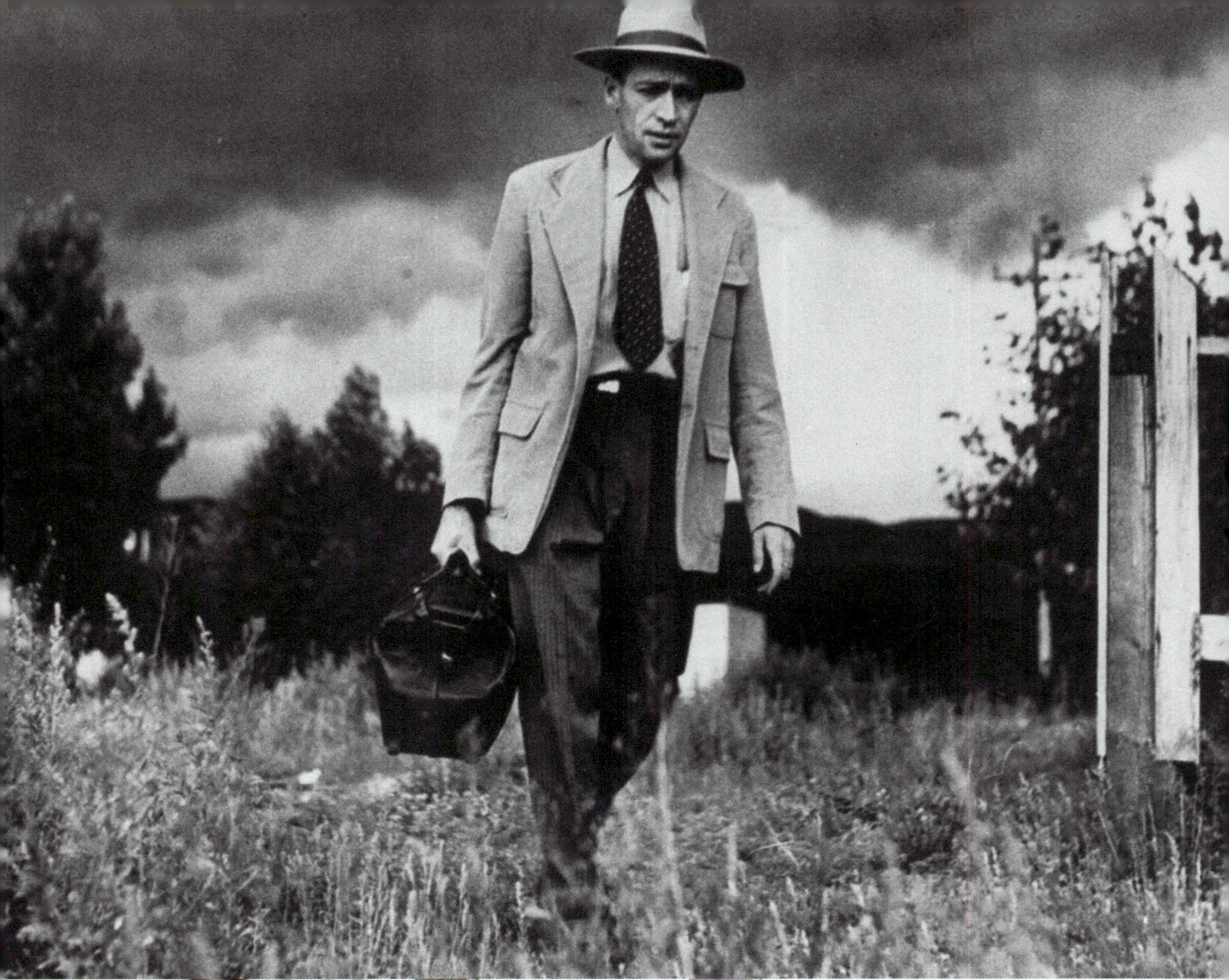
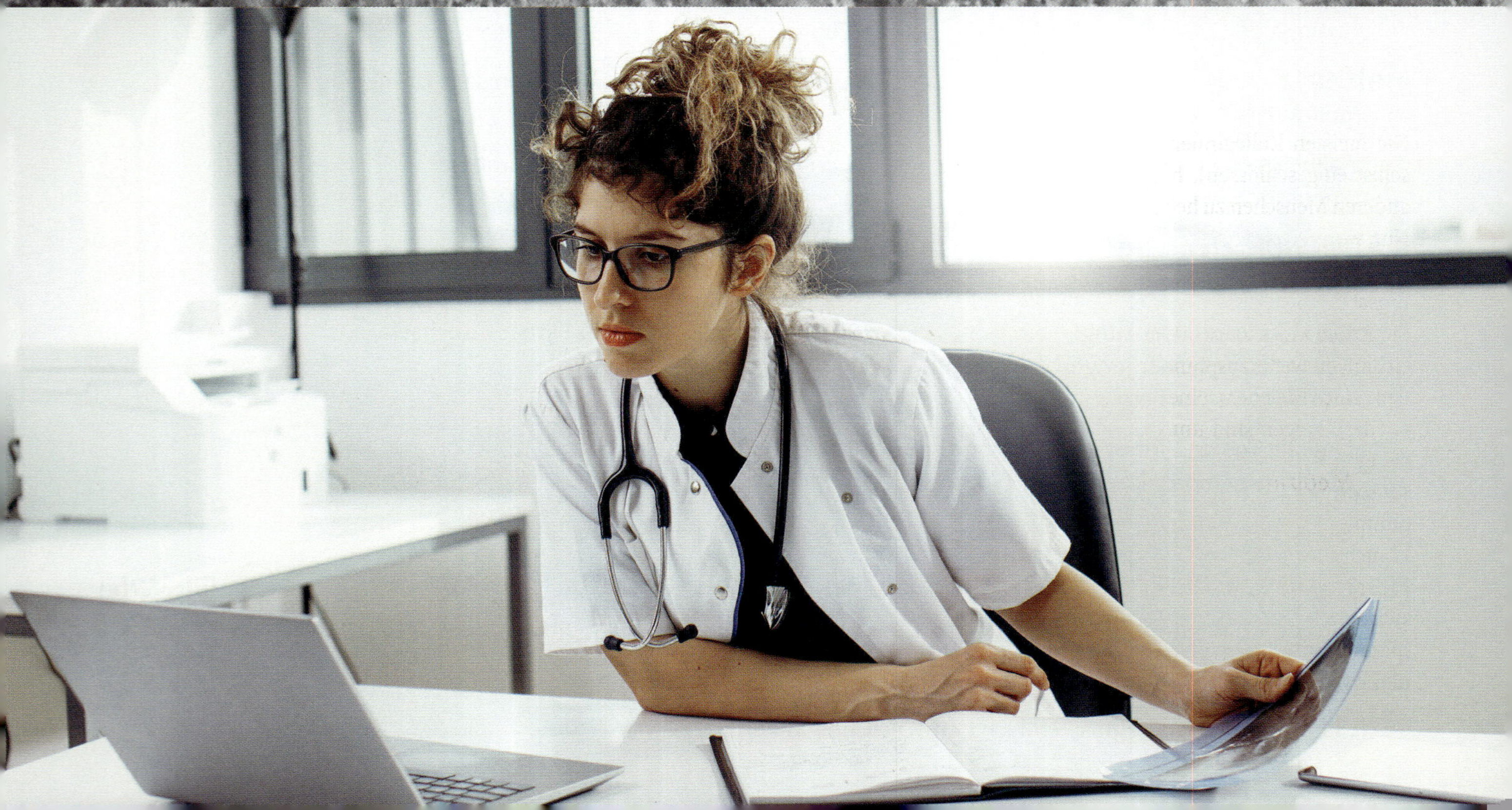

KAPITEL

0

H. Renz-Polster, J. Braun

Helfen und Heilen

Helfen, aber wie?

Die meisten Kolleginnen und Kolllegen die wir kennen (und uns selbst eingeschlossen), haben die ärztliche Laufbahn gewählt, um anderen Menschen zu helfen. Welches Ziel könnte mehr motivieren? Nur, worin besteht diese Hilfe? Wie messen wir den „Erfolg" unserer Arbeit? Wie vergleicht sich die Arbeit einer Herzchirurgin mit dem Einsatz Albert Schweitzers (der uns auf ➤ Abb. 0.1 begegnet)? Wie die Arbeit eines Hausarztes mit der einer Forscherin? Wie, um den Gedanken weiterzuspinnen, die einer durchschnittlichen Ärztin mit dem eines Erziehers, eines Stadtplaners, einer Musikerin?

Diese Fragen sind unmöglich zu beantworten und doch spielen sie eine Rolle, wenn es um die Zuweisung gesellschaftlicher Ressourcen geht: Sollen wir mehr Geld in die Transplantationsmedizin pumpen? Oder in die Gesundheitsvorsorge? Oder in die Bildung, die ja auch gesundheitsrelevant ist? Oder mehr Geld zur Förderung von Fahrradwegen? Während wir uns nur schwer vorstellen können, uns zwischen diesen Zielen entscheiden zu müssen, wird täglich in Politik und Verwaltung über diese Fragen entschieden. Wir Ärztinnen und Ärzte sollten uns an diesem Prozess sachverständig beteiligen.

Helfen hat Grenzen

Wer länger im Krankenhaus oder in einer Praxis gearbeitet hat, weiß, dass Gesundheit zum größten Teil **außerhalb** der Kliniken, **außerhalb** der Praxen und damit unabhängig von ärztlichem Denken und Lenken „passiert". Denn obwohl es an Einsatz und gutem Willen nicht mangelt, liegt nur ein kleiner Teil der Gesundheit unserer Patienten tatsächlich „in unserer Macht". Viele Aspekte von Gesundheit und Krankheit sind in Bereichen angesiedelt, in die wir allenfalls als Bürger, Eltern, Nachbarn, politisch Denkende, im Wirtschaftsleben Handelnde hineinreichen – jedoch nicht als Ärztinnen oder Ärzte.

So sind die USA zwar in der medizinischen Sparte der Neonatologie eindeutiger Klassenprimus, was Forschung, medizinische Erfindungen sowie finanzielle Ausstattung der Neugeborenenintensivstationen angeht, rangieren im internationalen Vergleich der Säuglingssterblichkeit jedoch seit Jahren jenseits der 20. Stelle – selbst innerhalb der USA unterscheidet sich die Säuglingssterblichkeit von Bundesstaat zu Bundesstaat um über 300 %, trotz identischer Standards und Ausstattung der medizinischen

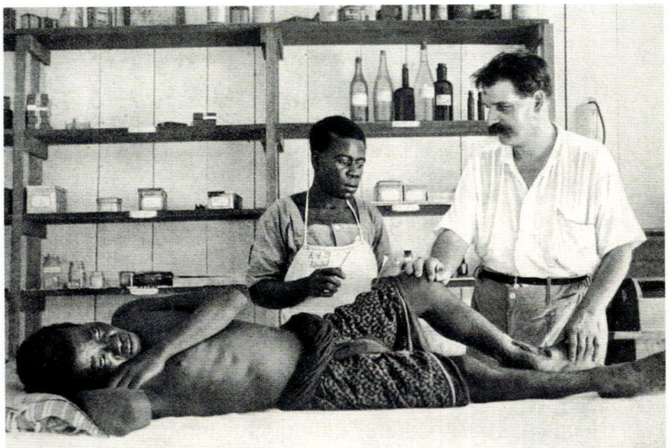

Abb. 0.1 Albert Schweitzer (1875-1965), elsässischer Philosoph, Arzt, Organist. Inspektion eines verletzten Patienten an seinem Hospital in Lambarene, jetzt in Gabun. [J810-038]

Institutionen. Die von außerhalb des Krankenhauses in die Kliniken getragenen Risiken (in diesem Falle Armut, Drogenmissbrauch, Teenager-Schwangerschaften und Gewalt gegen schwangere Frauen) können auch vom besten medizinischen Reparatursystem nicht wettgemacht werden (s. u. „Mehr Medizin – mehr Gesundheit?").

Eine andere Grenze unseres Helfens sind die Wertesysteme unserer Patienten. Nicht alle Patienten teilen die Therapieziele, die ihre Ärztin für sie hat. Oder sie glauben, dass sich das Ziel besser auf anderem Wege erreichen lasse. Nach einschlägigen Studien ist davon auszugehen, dass Patienten in weniger als der Hälfte der Fälle überhaupt den Therapievorschlägen ihrer Ärzte folgen (➤ 15.2.5).

Krankheit und Sinn

Früher wurde Krankheit als **Entgleisung eines Gleichgewichts** („dis-ease") angesehen, das den Menschen an seinem im göttlichen Plan vorgesehenen Platz hält. Die therapeutischen Bestrebungen gingen dahin, das verlorene Gleichgewicht wiederherzustellen. Dabei standen Fragen nach dem Sinn und der spirituellen Bedeutung einer Erkrankung im Vordergrund (und wurden nicht selten durch archaische Schuldzuweisungen beantwortet). Das Wirken des Mediziners hatte damit eine **magische Dimension,** die ihm eine wichtige Aufgabe bei der psychischen Bewältigung von Lebenskrisen, allen voran des Todes, zuwies.
In der modernen Medizin dagegen wird versucht, die **spezifische pathologische Läsion** zu identifizieren und zu lokalisieren. Die Frage nach einem eventuellen sozialen oder metaphysischen „Sinn" der Krankheit ist damit in den Hintergrund geraten. Der Mediziner ist vom Magier zum **Techniker** geworden, Tod und Leiden sind in die Domäne der Pfarrerin oder des Krankenhauspsychologen übergegangen.
Dennoch besteht das Bedürfnis nach dem magischen Aspekt des medizinischen Beistands bis heute fort. Selbst wenn die Verordnungen einer heutigen Ärztin auch dann wirken, „wenn der Patient seinen Doktor nicht kennt, und auch dann, wenn er ihn oder sie nicht leiden kann" – manche ihrer Wirkungen beruhen noch immer auf einem persönlichen Verhältnis zu ihrem Patienten, auf ihrer Kenntnis von dessen Person, seiner familiären Umwelt, der Gemeinschaft, in der er lebt.

Magie und Wissenschaft

Die Medizin als Wissenschaft steht zwar auf über tausend Jahre alten Füßen, das Verständnis von Krankheiten war jedoch bis in die jüngste Neuzeit hinein äußerst begrenzt. Bis in die jüngste Geschichte hinein war der Arzt gegenüber fast allen Krankheiten, zu deren Behandlung er gerufen wurde, machtlos (interessanterweise war das Ansehen der Ärzteschaft zu Zeiten sehr begrenzter Interventionsmöglichkeiten dennoch oft besser als heute) (➤ Abb. 0.2). Über viele Jahrhunderte war das, was wir heute als Kunstfehler ansehen, die medizinische Norm. Unzählige Menschen verloren durch Praktiken wie Aderlässe, gewaltsame Abführmaßnahmen oder toxische „Medizin" ihr Leben. Noch im Jahre 1887 berichtet ein im Süden der USA approbierter Arzt, Dr. D. R. Fox, dass er eine gebärende Frau behandelt habe, indem er ihr *„2¼ Liter Blut gelassen habe, ihr Rizinusöl verabreicht und sie durch einen Einlauf abgeführt habe, wodurch sie alle zwei Stunden erbrochen habe"*. Erst um die Wende vom 19. ins 20. Jahrhundert ergaben sich durch neue Entdeckungen nennenswerte Interventionsmöglichkeiten. Damit begann das goldene Zeitalter der Medizin.

Die ersten Erfolge der Medizin lagen dabei interessanterweise im **präventiven Bereich:** Durch die Entdeckung der mikrobiellen Übertragungskette wurden nicht nur im Krankenhaus antiseptische Maßnahmen eingeführt, sondern auch in der breiten Bevölkerung Infektionsquellen identifiziert und teilweise saniert. Das in dieser Zeit im Krankenhaus eingeführte **Händewaschen** hat bis heute wahrscheinlich mehr Menschenleben gerettet als alle Bypass-Operationen zusammen.[1]

Nach dem Zweiten Weltkrieg setzte sich diese Erfolgsstory im kurativen Bereich mit der Entdeckung von Penicillin, Sulfonamiden und Glukokortikoiden fort. Es begann eine Zeit atemberaubender Fortschritte, die uns Intensivstationen, kardiopulmonale Wiederbelebung, Transplantationen, Gentechnologie und die Methoden der Evidence-based Medicine beschert haben, die aus der heutigen Medizin nicht mehr wegzudenken sind.

Zauberei und Realität

Diese epochalen Erfindungen sollen uns jedoch nicht darüber hinwegtäuschen, dass auch in der Ära der wissenschaftlichen Medizin viele Sackgassen beschritten wurden. Nur ungern erinnern wir uns heute an Therapien, die noch vor kurzer Zeit als Standard galten, wie z. B. Barbiturate als Schlafmittel, Weckamine, „Appetitzügler", Stilbene (für Fehlbildungen des Urogenitaltrakts bei 2 Millionen Menschen verantwortlich), Klasse-I-Antiarrhythmika beim Herzinfarkt,

[1] Leider ist diese Errungenschaft noch immer nicht fest etabliert. Seit Jahren berichten Krankenhauskommissionen, dass das Händewaschen vor jedem Patientenkontakt nicht allgemein üblich sei, was eine Gruppe amerikanischer Infektiologen zu der Drohung veranlasste, mit der Empfehlung an die Öffentlichkeit zu treten, dass sich jeder Patient persönlich bei seinem Arzt vergewissern solle, ob dieser sich die Hände gewaschen habe, bevor er an das Krankenbett vorgelassen werde. Wem diese Drohung überzogen erscheint, möge bedenken, dass in Deutschland jährlich 10–15.000 Todesfälle aus nosokomialen Infektionen resultieren, von denen ein Großteil über „helfende Hände" übertragen wird.

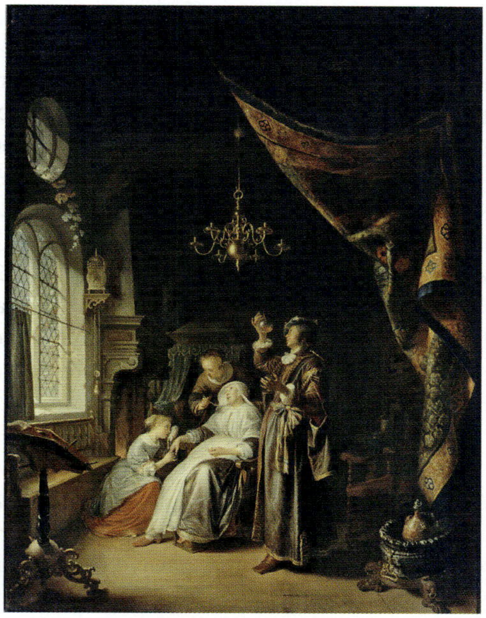

Abb. 0.2 Die Wassersüchtige. Dieses im Louvre ausgestellte Gemälde einer „wassersüchtigen" Patientin von Gerard Dou zeigt nicht nur die bis weit in die Neuzeit hinein fest etablierte Kunst der Urinbeschau, sondern gewährt auch einen Einblick in das Umfeld des ärztlichen Wirkens der damaligen Zeit: Die schwer kranke Patientin leidet zu Hause, umgeben von an der Pflege beteiligten Familienmitgliedern. So sanft die ärztliche Intervention auf diesem Gemälde aussieht, so wenig darf vergessen werden, dass ärztliche Übertherapie durch Abführmaßnahmen, Aderlässe und induziertes Erbrechen in diesem Zeitalter die Regel waren. Neben solchen vor-wissenschaftlichen Verfahren standen bereits im 18. Jahrhundert einige wenige hoch wirksame Medikamente zur Verfügung, wie etwa die in der Laienmedizin schon im Mittelalter in Kräutermischungen verwendete und 1785 von William Withering systematisch erforschte Digitalispflanze. [J820, J819-001]

Bicarbonat zur Pufferung der metabolischen Azidose, Dopamin gegen Schock, Immobilisation bei tiefer Beinvenenthrombose, postmenopausale Östrogentherapie zur Prophylaxe kardiovaskulärer Erkrankungen oder die auch heute noch regelmäßig anzutreffende Übermedikation insbesondere älterer Menschen. Auch die zeitweilig massenhaft durchgeführten Hysterektomien und Tonsillektomien erscheinen uns heute nicht mehr als Ruhmesblatt des operativ Tätigen (die in den letzten Jahrzehnten von 17 auf 33 % angestiegene Rate an Kaiserschnittgeburten dagegen wird vielleicht im Rückblick auch auf einer ähnlichen Liste stehen). ➤ Abb. 0.3.

Schaut man sich Lehrbücher von vor 20 Jahren an, so ist ein guter Teil der vorgeschlagenen Therapien heute obsolet. Wir müssen davon ausgehen, dass nicht wenige der heute angewandten Therapien – das gilt auch für die in diesem Werk empfohlenen – in zehn Jahren genauso überholt sein werden, entweder weil sie sich als unwirksam erwiesen haben, oder weil sie durch bessere bzw. wirtschaftlichere Verfahren oder aber andere Moden ersetzt worden sind.[2]

Medizin als Prozess

Dabei scheint aber nicht nur historischer Irrtum ins System eingebaut. Fakt ist, dass auch die gegenwärtig „nach bestem Wissen" praktizierte Medizin ihren eigenen Standards häufig nicht genügt.

[2] Wir wollen unseren Blick jedoch keineswegs auf obsolete Therapieformen verengen. In diesem Zusammenhang sei vor allem an das Thema „Sterben im Krankenhaus" erinnert. Der ehemals als intim, weihevoll und familiär empfundene Akt des Sterbens findet heute zu einem großen Teil im Krankenhaus statt und oft unter Bedingungen, die ethischen Standards (und den persönlichen Wünschen aller Beteiligten) nicht genügen.

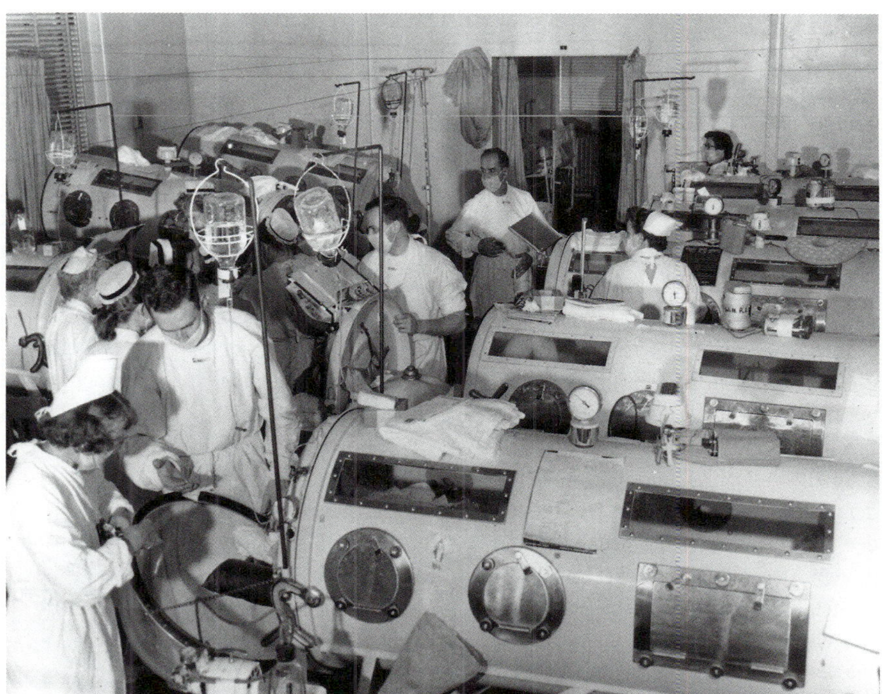

Abb. 0.3 Eiserne Lungen: Ein Blick in das Los Angeles County Hospital auf dem Höhepunkt der Polio-Epidemie im Jahre 1952, drei Jahre bevor der erste Polio-Impfstoff auf den Markt kam (➤ Abb. 0.4). Die „Eisernen 4Lungen" sind vor allem von Kindern bevölkert und die Ateminsuffizienz endete für viele von ihnen tödlich. Der Fotograf dieses Bildes ist unbekannt. Ein anderes Foto mit demselben Motiv entstand auf Drängen des berühmten Arztes, Philosophen und Dichters William Carlos, der als alter Mann seinen Schüler Robert Coles aufforderte, den Saal mit den Eisernen Lungen am Massachusetts General Hospital zu fotografieren, denn *„It will all pass, it will all be gone the time you are my age"*. In der Tat scheint die heute vielfach zu beobachtende Impfmüdigkeit zu belegen, dass die Bilder dieser Zeit weitgehend aus dem öffentlichen Bewusstsein verschwunden sind. [J560-007]

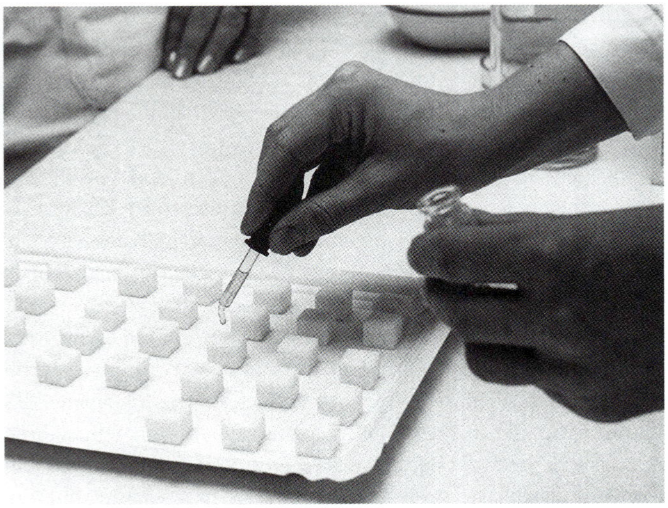

Abb. 0.4 Polio-Impfstoff: Selten war ein Medikament so herbeigesehnt worden wie der im Jahre 1955 auf den Markt gebrachte Polio-Impfstoff. Salk, sein Erfinder, wurde in den Vereinigten Staaten über Nacht zu einem Nationalhelden. Schon für die im Jahre 1954 durchgeführten Feldstudien stellten mehrere Millionen Eltern ihre Kinder als Studienobjekte zur Verfügung, ein Zeichen des Vertrauens, das die Menschen der damaligen Jahre der noch jungen modernen Medizin entgegenbrachten. [W814-001]

Betrachtet man etwa die am häufigsten verordneten Medikamente der Allgemein- und Inneren Medizin, so ist eine ganze Reihe davon, vielleicht sogar mehr als die Hälfte, ohne wissenschaftlich nachweisbaren Wert oder wird für die falschen Indikationen eingesetzt. Das gilt z. B. für die etwa 800 Tonnen an jährlich in Deutschland verordneten Antibiotika, die noch immer häufig für viral bedingte Syndrome wie Schnupfen, Bronchitis oder Pharyngitis verordnet werden (https://www.akdae.de/Arzneimitteltherapie/AVP/Artikel/201803/109h/index.php). Noch immer finden jedes Jahr Millionen von Verordnungen an Sekretolytika ihren Weg in den Magen-Darm-Trakt der Deutschen – eine Medikamentengruppe ohne nachweisbare klinische Wirkung. Ähnliches gilt für Antitussiva, Antidiarrhoika, „Immunstimulanzien" und die inzwischen epidemisch verordneten Antidementiva. Selbst die Verordnung von fiebersenkenden Mitteln ist wissenschaftlich nicht abgesichert, denn nach wie vor ist die Rolle des Fiebers umstritten und klare Indikationen für eine fiebersenkende Therapie sind nicht etabliert (➤ 13.5.1).

Überhaupt geht der Trend immer stärker dahin, dass Ärzte in erster Linie als Verordner pharmazeutischer Produkte auftreten. Ein Patient hat mit praktisch jeder Erkrankung (von Halsschmerzen bis seelischen Schmerzen, von Schnupfen bis Typ-2-Diabetes) eine fast 100-prozentige Chance, dass sein Leiden mit einem oder mehreren Medikamenten behandelt wird – dagegen eine sehr geringe Chance, dass ihm nichtmedikamentöse Alternativen empfohlen oder erklärt werden. Immerhin 10.000 verschreibungspflichtige Präparate sind in Deutschland auf dem Markt, nur ein kleiner Teil davon ist nachgewiesenermaßen für den Patienten nützlich. Pro Jahr bekommen deutsche Patienten aus diesem Arsenal Medikamente im Wert von ca. 40 Milliarden Euro verordnet. Etwa 20 % davon werden nicht in der Apotheke abgeholt, von den abgeholten Medikamenten landen nach Schätzungen 30–50 % auf dem Müll. Zwei Drittel der Patienten über 65 Jahre nehmen in Deutschland täglich über 5 verschiedene Medikamente ein, häufig ohne dass die dabei entstehenden Wechselwirkungen berücksichtigt werden. Ein anderer Teil der Verordnungen dient – von den Verordnern unbeabsichtigt, aber auch nicht wirklich kontrolliert – der Aufrechterhaltung von Suchtkrankheiten: Immerhin etwa 1,5 Millionen Bundesbürger sind medikamentenabhängig. Und mit den oft leichtfertig verordneten Antibiotika verbunden ist ein inzwischen ernstes medizinisches Problem: Pro Jahr sterben etwa in den USA 23.000 Patienten im Zusammenhang mit multiresistenten Keimen[3].

Es ist also an der Zeit, dass Medikamentenverordnungen als das gesehen werden, was sie sind: als potenziell wirksame, aber auch potenziell schädliche Verordnungen, die zudem in ihrer Wirksamkeit nichtpharmakologischen Interventionen durchaus unterlegen sein können.

Welche Faktoren bestimmen das ärztliche Tun?

So wissenschaftlich die moderne Medizin also auf den ersten Blick scheint, so sehr folgt sie in der täglichen Realität auch ganz unwissenschaftlichen Motiven. Da liegt es auf der Hand, die Einflüsse näher zu betrachten, denen der Arzt bei seinem Wirken ausgesetzt ist. Mit anderen Worten: Was bringt die Ärztin Dr. Musterfrau dazu, für eine Krankheit X die Therapie Y zu empfehlen?

Da ist zum einen die Datenlage, also das, was die Ärztin Dr. Musterfrau über die Krankheit X und ihre Therapie weiß. Dieses Wissen unterliegt teilweise überraschenden Begrenzungen:

- Auch im Zeitalter der *Evidence-based Medicine* sind vergleichsweise wenige klinische Strategien durch rigorose Experimente oder Ergebnisanalysen abgesichert und seien die Fragen auch noch so banal (etwa: in welchen Fällen eine Fiebersenkung dem Patienten nutzt und in welchen nicht).
- Vieles von dem, was wissenschaftlich gesichert ist, ist der einzelnen Ärztin nicht bekannt. Dies liegt zum einen an der Menge des in einem Fachgebiet Wissenswerten, hat unter anderem aber auch damit zu tun, dass viele Ärzte – obwohl sie in einem sich rasch wandelnden und anspruchsvollen Beruf arbeiten – keine oder oft von wirtschaftlichen Interessen geprägte Fortbildung betreiben.[4]
- Die Medizin ist – das darf nicht vergessen werden – ein Geschäft mit Milliardenumsätzen. Nicht wenige Medikamente stellen sich im Nachhinein als weit weniger wirksam oder weitaus riskanter heraus, als aufgrund der meist von den Herstellern finanzierten und oft selektiv publizierten Studien zu erwarten war. Knieoperationen etwa werden in wohlhabenden Landkreisen Deutschlands dreimal häufiger durchgeführt, obwohl Gelenk- und Knorpelverschleiß dort seltener vorkommt.

Neben der Datenlage (bzw. -schieflage) sind viele weitere, oft subjektive Faktoren bei der Therapieauswahl entscheidend:

[3] Gelband H, Miller-Petrie M, Pant S et al.: Center for Disease Dynamics, Economics & Policy (Hrsg.): The State of the World's Antibiotics 2015. Washington, D. C.: CDDEP, 2015.

[4] Obwohl die interessensneutrale ärztliche Fortbildung ein erklärtes Ziel der deutschen Ärzteschaft ist, werden 90 % der Fortbildungsveranstaltungen in Deutschland von der pharmazeutischen Industrie organisiert. (Weber W: Sponsored continuing medical education under scrutiny in Europe. Lancet 357(9254): 452)

- Da ist zum Beispiel das **Selbstverständnis des Arztes.** Ärzte sind zum Handeln ausgebildet, zur Beeinflussung physiologischer und biochemischer Parameter. Der Verzicht auf eine Therapie oder die abwartende Begleitung des Patienten erscheinen da oft als persönliches Versagen. Im Vergleich zum Hantieren mit Endoskop und YAG-Laser hat für viele von uns „Machern" das Patientengespräch den Charme des Staubsaugens im Wartezimmer.
- Darüber hinaus unterliegt die ärztliche Kunst denselben – bewussten oder unbewussten – Motiven, Emotionen und Eigengesetzmäßigkeiten wie andere Formen von **zwischenmenschlichen Beziehungen:** Es gibt Patienten, die wir gerne (und deshalb vielleicht auch besser?) behandeln, und es gibt „Problempatienten", um die wir gerne einen großen Bogen machen.
- Bestimmend sind aber auch andere Faktoren wie wirtschaftlicher Druck, das derzeitige Honorierungssystem, juristische Bedenken (z. B. Angst vor Kunstfehlern), ein bisweilen stark ausgeprägter Geschäftssinn, Stress, Überarbeitung und so weiter. Als Beispiel für die finanzielle Dimension einer Therapieempfehlung sei die einfache Bronchitis genannt: Es bedarf persönlicher Überzeugung, überdurchschnittlicher physiologischer Kenntnisse und viel Zeit, um etwa einem Patienten die Nutzlosigkeit eines Hustenmittels bei der Therapie des Hustens zu vermitteln. Unter den gegebenen Bedingungen ist eine solche Beratung für einen Arzt sicherlich nicht kostendeckend, so kosteneffektiv sie insgesamt gesehen auch sein mag. Wir leben in der paradoxen Situation, dass sich der Griff zum Rezeptblock für den Arzt „lohnt", ein Ratschlag zur Selbstbehandlung durch den Patienten jedoch nicht.

Forschung – Chancen und Grenzen

As the radius of knowledge gets longer, the circumference of the unknown expands even more.

(Bartha Knoppers)

Auch wenn es vielleicht etwas kurz gedacht ist, dass erst im naturwissenschaftlichen Zeitalter der „wahre" Kern der Dinge zutage gefördert wurde: Wissenschaftliche Forschung ist zu Recht ein wichtiger Teil der ärztlichen Anstrengung. Sie ermöglicht die rationale Begründung unseres Tuns und hält die Halbwertszeit bloßer Meinungen in einem erträglichen Rahmen. Wie unmittelbar die Forschung zu Heilung und Linderung beitragen kann, demonstrierte John Snow in den Anfangstagen der Epidemiologie – im Jahre 1854 bewies er durch eine Reihe statistischer Vergleiche die Übertragung von Cholera über kontaminiertes Brunnenwasser aus der Broad Street in Londons Golden Square. Eigenhändig beendete er die weitere Verbreitung der Erkrankung, indem er den Griff der Pumpe entfernte.

Auch wenn Wissenschaft heute als Leitidee der Moderne wieder unter Druck gerät (man denke an die weitverbreitete Ablehnung der Evolutionstheorie in den USA, aber auch an die Verharmlosung von COVID-19 während der SARS-CoV-2-Pandemie, an der übrigens auch Ärzte beteiligt waren) – sie hat von ihrer Bedeutung nichts eingebüßt. Auch heute noch kann sie Scheiterhaufen auslöschen: Mütter wurden bis vor wenigen Jahrzehnten für den Autismus ihrer Kinder verantwortlich gemacht, bis Zwillingsstudien die genetische Bedingtheit dieser Erkrankung ins Blickfeld rückten. Eine fettreduzierte Ernährung war so lange **das** Allheilmittel gegen Übergewicht, bis die Wissenschaft ihre eigenen Empfehlungen durch große Studien auf den Prüfstand stellte (➤ 10.3).

Bewertung der Ergebnisse

Und doch hat auch die Wissenschaft ihr Feingedrucktes. Etwa das: Nach welchen Kriterien sollen Forschungsergebnisse bewertet werden? In der Regel wird angenommen, dass ein Verfahren wirkt, wenn es einen Messwert signifikant verändert: Das Medikament Hurramax® verbessert die Lungenfunktion, die Verbesserung ist „signifikant" (d. h. nicht durch Zufall zustande gekommen) – ergo ist es „gut"! Leider ist damit über die **klinische Relevanz,** d. h. die positive Wirkung eines Verfahrens auf den Krankheitsverlauf oder gar die Lebensqualität des Patienten, noch nicht viel ausgesagt. Oder mit anderen Worten: Auch ein wirksames Mittel kann nutzlos sein. So kann der Cholesterin-Spiegel zwar medikamentös bei den meisten Menschen effektiv gesenkt werden, nur wenige haben davon jedoch einen gesundheitlichen Vorteil. Auch muss bei der Bewertung berücksichtigt werden, dass selbst aufwendige Studien oft nicht die Realität des echten Lebens wiedergeben: Während es der praktizierende Arzt vor allem mit alten, multimorbiden Patienten zu tun hat, werden medizinische Studien aus rechtlichen, ethischen und praktischen Gründen fast immer mit jüngeren (unter 60 Jahren) und relativ gesunden Patienten betrieben.

Diese Beispiele zeigen, dass in der komplexen Wirklichkeit selbst „harte" Daten hinterfragt werden müssen und dass nicht jedes Mittel für das Einbringen in den menschlichen Körper geeignet ist, nur weil es in Studien gute Zahlen produziert.

Fetisch Signifikanz

Unterhält man sich mit Pharmavertretern (und auch mit nicht wenigen Kollegen …), so wird der Begriff der Signifikanz oft wie ein Fetisch gebraucht. Eine Studie hat ein „signifikantes" (noch besser: „hochsignifikantes") Ergebnis – damit scheint alles gesagt. Übersehen wird dabei, dass eine Studie ohne ausreichende Signifikanz heute gar nicht mehr veröffentlicht wird: Wer will sich denn über Ergebnisse unterhalten, die genauso gut durch Zufall bedingt sein können? Nur wenige Ärzte scheinen akzeptieren zu wollen, dass mit einem signifikanten Ergebnis die Fragen erst beginnen: Wie groß ist die Effektstärke – ist die Wirkung groß oder klein? Wie übertragbar ist das Ergebnis auf das echte Leben – wirkt das Medikament auch bei meinem Patienten? Wie groß sind die Nachteile? Wie groß ist der Nutzen unter dem Strich? Wie vergleicht sich dieser mit anderen Interventionen? Und last, but not least: Können wir uns das leisten?

Die richtigen Fragen? Und wer stellt sie?

Die entscheidende Frage für die medizinische Forschung kann aber nicht nur die nach den möglichst sauberen Antworten sein. Mindestens genauso wichtig ist: Stellt die Forschung die **richtigen Fragen?** Ist es wirklich von Bedeutung, ob das 35. nichtsteroidale

Antirheumatikum besser wirkt als ein Placebo? Ist es für den Patienten nicht viel entscheidender zu wissen, ob es besser wirkt als etwa das altgediente Aspirin®?

Untrennbar mit der Frage nach der medizinischen Relevanz verbunden ist ein weiterer Punkt: **Wer** stellt die Fragen? Denn auch wenn immer wieder vorgebracht wird, dass es allen Forschern doch irgendwie um das Wohl des Patienten gehe, so sind die Interessen der an der Forschung beteiligten Parteien zwangsläufig unterschiedlicher Natur. Während etwa die öffentliche Hand an kostengünstigen Therapieverfahren mit möglichst großer Wirkung für die Gesamtbevölkerung interessiert ist, geht es der pharmazeutischen Industrie vor allem um den Absatz biotechnologischer Neuerungen und sie sieht ihre Aufgabe verständlicherweise nicht darin, medizinische Fragestellungen aufzuwerfen, die keinen wirtschaftlichen Ertrag versprechen, oder ihre Produkte gar auf das gesellschaftliche Kosten-Nutzen-Verhältnis hin zu überprüfen.[5] Es ist vor dem Hintergrund des in den letzten Jahren deutlich angestiegenen Anteils privatwirtschaftlich getragener Forschung zu befürchten, dass Fragen der Primärprävention, von denen sich meist keine Gewinnerwartungen ableiten lassen, gegenüber kurativen, privatwirtschaftlich profitablen Fragestellungen weiter benachteiligt werden.

Dies gilt auch für die Krankheiten armer Länder – für Tuberkulose etwa, die jedes Jahr 3 Millionen Menschenleben fordert, wird derzeit nur ein Bruchteil der Forschungsgelder aufgebracht, die etwa für die Entwicklung neuer Medikamente gegen Heuschnupfen eingesetzt werden. Vor diesem Hintergrund ist der von Brian McGlynn, Vorstandssprecher der pharmazeutischen Firma Pfizer, geäußerte Satz *„(Unsere Kritiker sagen), wir seien mehr daran interessiert, einem reichen Weißen eine Erektion zu geben, als einem Afrikaner mit AIDS zu helfen"* gar nicht so weit hergeholt.

Helfen und Teamwork

In den Augen der Patienten stehen Ärzte in der vordersten Abwehrlinie gegen Krankheit und Leiden. Geht man jedoch mit wachen Augen durch einen durchschnittlichen Tag im Krankenhaus, so erkennt man, dass die wenigsten ärztlichen Leistungen ohne die Unterstützung durch andere Berufsgruppen möglich wären: Die Erkenntnis, dass auch Ärzte Teil eines großen Teams sind, dessen Aufgabe und Daseinszweck die Versorgung des Patienten ist, hat den Raum für Imagepflege à la „Götter in Weiß" schrumpfen lassen. Sie hat viel Selbstherrlichkeit aus Operationssälen und Krankenhausfluren verbannt. Dennoch dominieren gerade im Medizinsystem auch heute noch steile Hierarchien, die die Produktivität, Arbeitszufriedenheit und auch die beständig notwendige Korrektur von Fehlern innerhalb eines „lernenden Systems" eindeutig behindern.

[5] Wie sehr sich etwa die pharmazeutische Industrie bemüht, das „Marktinteresse" für ihre Produkte zu fördern, wird z. B. daran sichtbar, dass sie doppelt so viel Geld in die Werbung steckt, wie sie für Forschung ausgibt. Pro niedergelassenem Arzt werden in Deutschland in diesem Rahmen pro Jahr etwa 35.000 Euro ausgegeben.

Helfen und Lehren

Die Medizin des Altertums war ein Lehrberuf mit starken persönlichen Beziehungen zwischen dem lehrenden Arzt und seinem Schüler. Dieses Verhältnis, das auch im hippokratischen Eid seinen Ausdruck findet, ist heute nur noch schwer nachzuvollziehen.

Schauen wir Autoren auf unsere eigene Studienzeit zurück, so erscheint uns die Lehre als Stiefkind der Medizin und diese Einstellung wird von den meisten unserer Kollegen geteilt.

In der überaus komplexen und emotional fordernden Welt der Medizin brauchen Lernende Vorbilder, persönliche Anleitung und auch Kritik. Was ihnen jedoch nicht selten begegnet, ist eine Art abwertenden Lehrens, das darin besteht offenzulegen, wie wenig die Studierenden eigentlich können und wissen. Wir haben oft das Gefühl gehabt, dass hier das Ziel, Wissen weiterzugeben, hinter dem Motiv der Selbstglorifizierung zurücktrat.

Wir haben auch Lehrer gehabt, durch die wir wuchsen, die unsere Fähigkeiten fördern wollten und uns nach Kräften halfen, besser zu werden. Da war etwa ein Oberarzt, der seine Ausführungen am Krankenbett mit den Worten kommentierte: *„Das, was ich Ihnen da erklärt habe, habe ich erst gestern Abend von einem Kollegen gelernt."* Ein anderes Mal, als er einem anderen Studenten einen relativ einfachen Zusammenhang erklärte, merkte er an, dass er dieses Phänomen (den Unterschied zwischen peripherer und zentraler Zyanose) *„erst in den letzten Monaten meiner Facharztausbildung begriffen"* habe. Spätestens da war dann klar, dass er (ein hochintelligenter, von Wissen strotzender Intensivmediziner) mit diesen Kommentaren eigentlich nur das Selbstvertrauen seiner Schüler fördern wollte.

Medizin und Gesundheit

Was ist Gesundheit?

Begriffe wie „Gesundheitswesen" sind fest etabliert und doch ist der Begriff der Gesundheit alles andere als klar definiert. Die Römer etwa sahen die Gesundheit größtenteils als eine auf das Wohlergehen von Körper und Geist gerichtete Privattugend („mens sana in corpore sano"). Sigmund Freud verstand Gesundheit als die „Fähigkeit zu lieben und zu arbeiten". Im ausgehenden 20. Jahrhundert wurde zunehmend auch die soziale Komponente der Gesundheit angesprochen. Die 1986 veröffentlichte Ottawa-Charta der WHO rückte die soziale Bedingtheit sogar ganz in den Vordergrund: *„The fundamental conditions and resources for health are peace, shelter, education, food, income, a stable eco-system, sustainable resources, social justice and equity."* Diese Deklaration spiegelt bis heute die quälende Erkenntnis wider, dass die meisten Menschen nicht etwa deswegen krank sind oder sterben, weil sie keine adäquate Krankenversorgung haben, sondern weil sie – grundsätzlich veränderbaren – wirtschaftlichen, sozialen und politischen Faktoren wie Armut, Arbeitslosigkeit, Fehlernährung, Vertreibung, Krieg und fehlenden Bildungsmöglichkeiten ausgesetzt sind. (Wie sich inzwischen herausgestellt hat, ist die in der Erklärung angesprochene „equity", also die in einer Gesellschaft herrschende (Un)gleichheit, tatsächlich ein noch besserer Prädiktor für Krankheit als das absolute Maß an Armut: Je weiter die Schere zwischen Arm und Reich in einer Gesellschaft klafft, desto schlechter ist es um den Gesundheitszustand der Menschen am unteren Ende der Schere bestellt.)[6]

Bleibt die Frage, **worin** nun Gesundheit besteht. Reicht die Abwesenheit von Krankheit oder körperlichen Beschwerden aus, um „gesund" zu sein? Dies wurde in einer weiteren Deklaration der WHO klar verneint, die Gesundheit als *„körperliches, seelisches und soziales Wohlbefinden, nicht nur als Abwesenheit von Krankheit und Gebrechen"* ansieht. Nach diesem Konzept können sich Menschen *„beträchtlicher Gesundheit erfreuen, auch wenn sie einige gesundheitliche Handicaps mit sich tragen."*[7] Kurz, die Lebensqualität und „menschliche Gesundheit" unserer Patienten lassen sich nicht nach ihrer Diagnoseliste bemessen.

Wie entsteht Gesundheit?

Ärzte stehen oft fassungslos vor der Tatsache, dass ihre Patienten ihren Lebensstil so wenig nach Gesundheitskriterien ausrichten: Selbst nach einem Herzinfarkt gelingt es langfristig weniger als 20 %, die entscheidenden Risikofaktoren wie Zigarettenrauchen, Bewegungsmangel und Übergewicht zu vermeiden. Der eine oder andere wird vielleicht durch den Hinweis, dass auch Ärzte nicht gesünder leben als ihre Patienten, etwas sanfter in seinem Urteil gestimmt.

Man kann das philosophisch auf die menschliche Schwäche schieben – die wissenschaftlichere, vor allem von Evolutionspsychologen erarbeitete Erklärung ist die, dass **Gesundheit kein eigenständiges Primärbedürfnis** des Menschen ist. Oder, mit anderen Worten: Gesundheit ist kein eingebautes Programm auf der Festplatte des Menschen. Menschen stehen nicht morgens auf, um gesund zu sein, sondern um ihr Auskommen zu verdienen, Partner zu finden, Status zu gewinnen, soziale Resonanz zu bekommen und um sich schlicht und einfach „gut" zu fühlen. Ob sie dabei gesund bleiben oder nicht, entscheidet sich daran, ob sie diese Ziele auf gesundem oder ungesundem Weg verfolgen und erreichen können. Gesundheit, so gesehen, ist die Fläche unter der Kurve des Lebens. Und das bedeutet: Für ein „gutes" Leben (und das ist für jeden etwas anderes) nehmen wir einige gesundheitliche Risiken auf uns, und das oft mit einem Lächeln auf den Lippen – dem Snowboardfahrer nicht unähnlich, der im Vergleich zum Fernsehzuschauer definitiv höhere Risiken auf sich nimmt (mehr zu den Fragen rund um Lebensstil und Prävention in ➤ Kapitel 15).

Nicht jede Krankheit ist behandelbar

Wir haben weiter oben über die Begrenzungen des ärztlichen Handelns gesprochen, einen Zusammenhang, den ich mit dem folgenden Zitat noch einmal aufgreifen will: *„ ‚Heilen' – die Beseitigung von Krankheit und ihrer Ursachen – macht nur einen Teil der Medizin aus. Sehr viel häufiger können wir nur lindern und trösten."*[8] (➤ Abb. 0.5). Schaut man sich näher an, welche Krankheiten einer „Heilung" zugänglich sind und welche nicht, so kann man drei Gruppen unterscheiden:

Gruppe 1 In diese Gruppe fallen Krankheiten, deren Ätiologie und Pathogenese klar definiert sind und die durch medizinische Interventionen erfolgreich zu behandeln sind. Hier wäre z. B. die ambulant erworbene Pneumonie zu nennen, welche noch vor 75 Jahren selbst gesunde Menschen innerhalb kurzer Zeit zu Tode brachte.

In dieser Gruppe fühlen wir Mediziner und Medizinerinnen uns besonders wohl, denn die Kausalkette von Krankheitsursache zu Krankheitsmanifestation ist geradlinig und kann durch relativ einfache medizinische Interventionen unterbrochen werden.

Gruppe 2 Auch diese Krankheiten sind – zumindest von ihrer Ätiologie her – recht klar definiert und im individuellen Falle auch teilweise gut behandelbar; dennoch sind sie Manifestationsbedingungen unterworfen, die durch medizinische Interventionen nur unzureichend in den Griff zu bekommen sind. In dieser Gruppe ist z. B. das Übergewicht mit seinen metabolischen Folgen wie dem Typ-2-Diabetes zu nennen, über den wir (fast) alles wissen und der durch so simple Mittel wie Gewichtsreduktion und mehr Bewegung

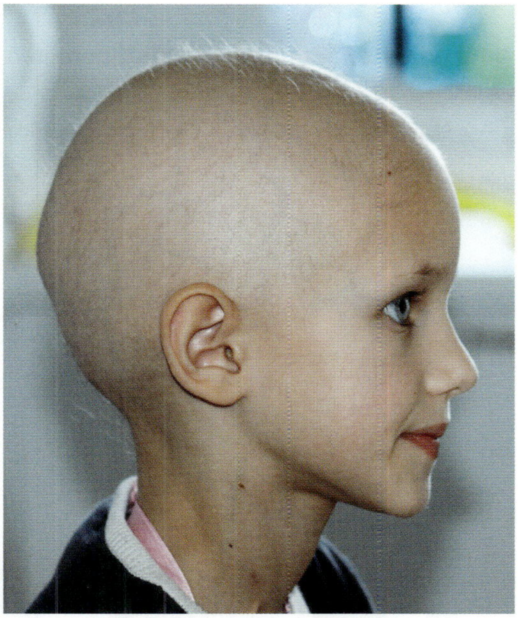

Abb. 0.5 Krebskrankes Kind am Spiegel. Wer im Gesundheitswesen arbeitet, setzt sich dem täglichen Erleben von Leiden und Tod aus. *„Man rückt dem Leiden näher"*, wie eine alte Krankenschwester einem der Autoren einmal erklärte, *„es wird nicht mehr und nicht weniger dadurch, dass du es siehst. Das zu wissen, kann dir an verzweifelten Tagen helfen."* In der Tat: Leiden scheint grausam, wenn wir es mit unseren eigenen Augen sehen, weniger grausam, wenn im Fernsehen darüber berichtet wird, und noch weniger grausam, wenn wir davon lesen (überhaupt nicht grausam, wenn wir nichts davon wissen). [J748-090]

[6] Wilkinson RG, Pickett KE: Income inequality and population health: A review and explanation of the evidence. Social Science & Medicine 2006; 62(7): 1768–1784.

[7] Breslow L: From disease prevention to health promotion. JAMA – Journal of the American Medical Association 1999; 281(11): 1030–1033.

[8] Spranger J, Monatsschrift Kinderheilkunde 1994; 142: 84–89.

im individuellen Falle erfolgreich zu heilen wäre. Trotzdem nimmt seine Häufigkeit im Zuge der immer weiter um sich greifenden Bewegungsarmut in den Industrienationen von Jahr zu Jahr zu. Die Medizin kann hier also zwar mit viel materiellem und menschlichem Einsatz einzelne Krankheitsauswüchse bekämpfen, scheint aber nicht an die (oft in den Alltag eingewobenen) Wurzeln der Krankheitsprozesse zu gelangen. Dasselbe gilt für die Suchterkrankungen. Diese Krankheitsgruppe 2 hält für den Mediziner deshalb einiges an Frustration bereit, denn weder ist der Weg von Krankheitsursache zu Krankheitsmanifestation geradlinig (er ist von vielerlei genetischen, sozialen und psychologischen Faktoren beeinflusst), noch ist die Therapie einfach (und heroisch schon gar nicht), eben weil sie eine Änderung des Lebensstils und der ihn bedingenden Verhältnisse erfordert.

Gruppe 3 In dieser Gruppe seien diejenigen Krankheiten zusammengefasst, für die uns derzeit das ätiologische oder pathogenetische Verständnis fehlt. Hierunter fallen viele Karzinome sowie so beunruhigende Erkrankungen wie das Chronische Fatigue-Syndrom (➤ 15.20) oder auch Autoimmunerkrankungen wie die chronisch-entzündlichen Darmerkrankungen oder der Typ-1-Diabetes (die beiden letztgenannten Diagnosen sind in den Industrienationen auf einem stetigen Vormarsch). Auch die in der westlichen Welt am schnellsten zunehmende Diagnose, nämlich Depressionen, fallen in diese Gruppe, sie haben die ehemals führenden Herz-Kreislauf-Erkrankungen an Häufigkeit und volkswirtschaftlicher Bedeutung längst überholt (➤ Abb. 0.6).

Mehr Medizin – mehr Gesundheit?

Auch wenn das Medizinsystem bei Weitem nicht alle Kranken und alle Krankheiten erreicht – der positive Einfluss der medizinischen Versorgung auf eine Vielzahl von Erkrankungen ist offensichtlich. Die meisten von uns gehen deshalb davon aus, dass eine Verbesserung des medizinischen Angebots automatisch zu mehr Gesundheit führt. Mehrere Gründe sprechen allerdings dagegen (➤ Abb. 0.7).

Pseudokrankheiten

Je höher die diagnostische Ausbeute, desto wahrscheinlicher wird es, dass „Krankheiten" entdeckt werden, die während der Lebensspanne des Betroffenen keinerlei negative Auswirkungen gehabt hätten. Aus großen Autopsieserien von Unfallopfern wissen wir beispielsweise, dass bei 40 % der Frauen im fünften Lebensjahrzehnt ein duktales Mammakarzinom in situ nachzuweisen ist, dass sich bei einem Drittel der Erwachsenen ein papilläres Schilddrüsenkarzinom findet und dass die Hälfte der jungen Erwachsenen einen (nur selten mit Beschwerden assoziierten) Bandscheibenvorfall haben. Etwa 3 % klinisch unauffälliger Erwachsener weist ein zerebrales Aneurysma auf, bei 2 % lässt sich bei (aus anderen Gründen angefertigten) Kernspinaufnahmen ein Hirntumor finden. Diese Liste lässt sich bis hinunter ins Säuglingsalter fortsetzen – so lässt sich z. B. bei einem

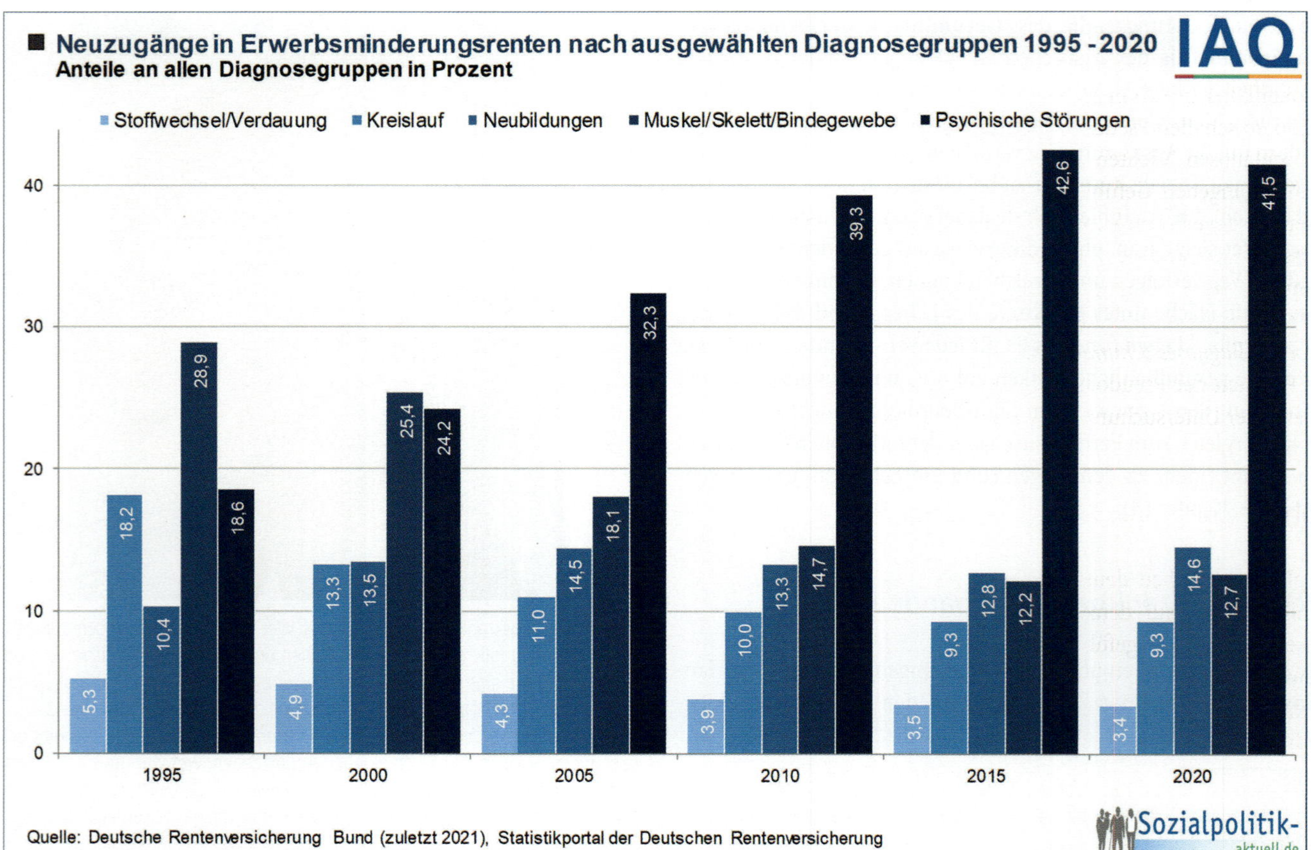

Abb. 0.6 Neuzugänge in Erwerbsminderungsrenten nach ausgewählten Diagnosegruppen 1995 bis 2020. Anteile an allen Diagnosegruppen in Prozent. [T1238]

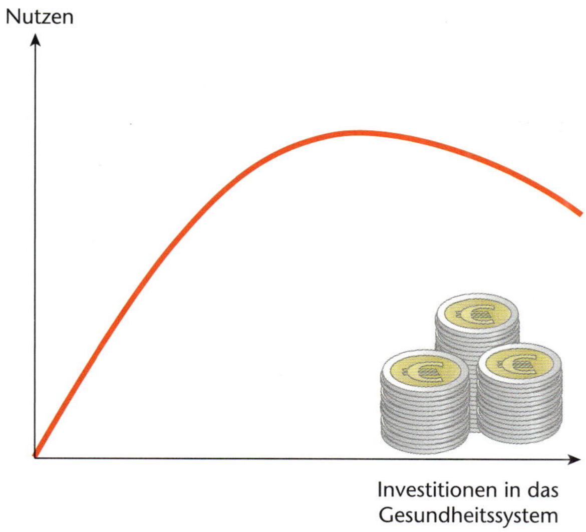

Abb. 0.7 Das Gesetz des rückläufigen Ertrags nach E. S. Fisher und H. G. Welch. Mit ansteigenden Investitionen in das Gesundheitswesen geht der Nutzen zuerst relativ, dann auch absolut zurück. [L231]

von 5.000 Säuglingen im Rahmen von experimentellen Screening-Untersuchungen ein Neuroblastom nachweisen, ein oft bösartiger Tumor des primitiven autonomen Nervengewebes, der sich jedoch offensichtlich in den meisten Fällen spontan zurückbildet.

Nun macht die Entdeckung solcher Befunde einen Patienten nicht per se kränker, zieht jedoch häufig weitere Untersuchungen und „therapeutische" Interventionen nach sich, die jeweils mit einem messbaren, realen Gesundheitsrisiko verbunden sind (z. B. Operationsrisiken, Nebenwirkungen von Medikamenten, Risiko nosokomialer Infektionen).

Zudem schaffen Pseudokrankheiten ganz echte Lebensprobleme, von schlaflosen Nächten bis hin zu Depressionen – von dem verloren gegangenen Gefühl der „Intaktheit" ganz zu schweigen. So „pseudo" diese Erkrankungen also sein können, so real und gesundheitsschädlich sind sie in ihren Auswirkungen. Oder, mit dem Philosophen Ivan Illich gesprochen: *„When a veterinarian diagnoses a cow's distemper it doesn't usually affect the patient's behavior. When a doctor diagnoses a human being it does"*[9] Es ist zu erwarten, dass das Problem der Pseudokrankheiten mit der breiteren Einführung genetischer Untersuchungsmethoden zunehmen wird.

Höheres Angebot kann für Nachteile sorgen

Vergleiche zwischen deutschen Kliniken zeigen, dass in manchen Kliniken selbst auf demselben Versorgungsniveau dreimal mehr Kaiserschnitte durchgeführt werden als in anderen. So effektiv und notwendig Kaiserschnitte oft sein können, so deutlich treten deren Nachteile in Fällen zutage, in denen die Operation aufgrund nichtmedizinischer Gründe durchgeführt werden (sei es Termindruck, Wunsch der Eltern, finanzielle Vorteile für die Klinik, Personalmangel etc.). Dies hat auch damit zu tun, dass das Risiko eines medizinischen Eingriffs oder einer Therapie per se unabhängig von der Schwere der Erkrankung ist, sodass sich das Nutzen-Risiko-Profil mit zunehmender Behandlung leichterer oder gar nicht indizierter Formen naturgemäß in einen immer ungünstigeren Bereich verschiebt.

PRAXISBEZUG

Um einen gangbaren Weg zwischen Über- und Untertherapie auszuleuchten und Behandlungsverfahren bezüglich ihrer Wirkungen und Nebenwirkungen zu vergleichen, wurden von Statistikern mehrere kluge Parameter entwickelt: Zum einen die **number needed to treat (NNT),** also die Anzahl an Patienten, die behandelt werden müssen, um ein bestimmtes Behandlungsergebnis zu erzielen (etwa: um einen Fall eines Herzinfarkts zu verhindern). Liegt die Zahl beispielsweise bei 800, so müssten im Schnitt 799 Menschen sozusagen „umsonst" behandelt werden, um bei einer Person einen Herzinfarkt zu verhindern. Die 799 Menschen setzen sich dabei aber möglicherweise einem Behandlungsrisiko aus.

Letzteres lässt sich dann anhand eines komplementäten Parameters abbilden, nämlich der **number needed to harm (NNH)** – sie besagt, wie viele Menschen behandelt werden müssen, bis ein Fall einer bestimmten unerwünschten Nebenwirkung auftritt. Hat eine Impfung zum Beispiel bezüglich des Auftretens einer Sinusvenenthrombose eine NNH von 500, so heißt das, dass eine von 500 geimpften Personen eine Sinusvenenthrombose entwickelt (die Impfung würde deshalb niemals zugelassen werden – es sei denn, sie würde gegen eine entsprechend riskante Krankheit eingesetzt).

Ähnlich kluge Zahlen sind das mit einer bestimmten Maßnahme oder Verhaltensweise verbundene **absolute bzw. relative Risiko.** Nehmen wir etwa das von einer Kaiserschnittgeburt ausgehende Risiko, später im Leben eine allergische Rhinokonjunktivitis zu entwickeln (der Zusammenhang wird in ➤ Kapitel 5 erklärt). Eine von einem der Autoren an einer Kohorte von 8.700 Säuglingen durchgeführten Studie ergab zum Beispiel ein um 37 % erhöhtes Risiko, wenn die Kaiserschnittkinder mit den vaginal geborenen Kindern verglichen werden.[10] Wegen des Vergleichs zwischen zwei Gruppen wird dieses Risiko auch als **relatives Risiko (RR),** bezeichnet und numerisch auf die Vergleichsgruppe bezogen (hier wäre das RR also 1,37 – als vergleichbarer Wert wird oft auch das **„Odds Ratio"** [OR] verwendet).

Nun hängt die Frage, als „wie hoch" dieses Risiko für den Einzelfall zu bewerten ist, auch von dem für jeden Menschen geltenden Ausgangsrisiko ab. Ein heute geborenes deutsches Kind dürfte insgesamt ein Risiko von etwa 15 % haben, im Laufe seines Lebens eine allergische Rhinokonjunktivitis zu entwickeln. Das mit einer Kaiserschnittgeburt verbundene **absolute Risiko** läge dann (sofern die in dieser Studie erhobenen Zusammenhänge korrekt sind) bei 15 % × 1,37 – also bei 20,5 %

Die Unterscheidung von relativem und absolutem Risiko ist umso wichtiger, je kleiner das Ausgangsrisiko ist. Selbst wenn das Risiko für ein seltenes Ereignis – nehmen wir etwa den Plötzlichen Kindstod – mit einer Häufigkeit von etwa 0,02 % um das 3-Fache zunimmt (etwa weil es sich um ein zu früh geborenes Baby handelt) – so bleibt dieses Ereignis immer noch sehr selten und das Risiko gering (es liegt nämlich bei 0,06 %). Das gilt auch für angebliche Therapieerfolge: Selbst wenn durch eine Maßnahme eine Risikoreduktion von 20 % erreicht werden kann, dann heißt das bei einer Krankheit mit einem niedrigen Ausgangsrisiko vielleicht nicht mehr als: *pissing in the ocean* (damit dies dann niemand merkt, wird dann auf den "signifikanten" Effekt der Maßnahme oder des Medikaments verwiesen; s. Kasten „Fetisch Signifikanz", S. 9).

[9] In: Medical Nemesis: The Expropriation of Health. Harmondsworth, New York, 1977.

[10] Renz-Polster H, David MR, Buist AS, Vollmer WM, O'Connor EA, Frazier EA, Wall MA. Caesarean section delivery and the risk of allergic disorders in childhood. Clin Exp Allergy 2005 Nov; 35(11): 1466–1472.

Am Bedarf vorbei

Einer der Hauptgründe, warum mehr Medizin nicht automatisch zu mehr Gesundheit führt, hat mit dem Gesundheitsmarkt zu tun. Krankheitsrisiken verteilen sich in einer Gesellschaft sehr ungleich und die deutschsprachigen Länder sind dabei keine Ausnahme. Wer eine Aufführung des Schulorchesters an einem Gymnasium besucht, findet dort eher selten ein übergewichtiges Kind, in den städtischen Vierteln mit hohem Migrationsanteil oder an den Hauptschulen dagegen muss man nicht lange suchen (vier von fünf übergewichtigen Kindern und Jugendlichen haben in Deutschland entweder einen Migrationshintergrund oder kommen aus sozial schwachen Familien). Ähnliches gilt für die anderen „großen" Risikofaktoren wie Nikotinkonsum, Bewegungsarmut und Fehlernährung. Die tatsächliche Nutzung des Gesundheitswesens aber folgt einer umgekehrten Dynamik: Wer zu den ärztlichen Vorsorgen kommt, sind vor allem die besser situierten, aber weniger risikobehafteten Menschen. Das Resultat: ein ineffizientes Angebot.

Und dieses wird über Zusatz- und Privatversicherungen (die meist in der Hand von Patienten mit niedrigerem Risiko sind) noch verstärkt: Auf der einen Seite machen informierte, aber relativ gesunde Patienten stark vom Gesundheitsmarkt Gebrauch und drängen diesen dadurch auch zu einem immer breiter gefächerten Angebot für Bagatellerkrankungen.[11]

Die Ärzteschaft selbst kann diese Fehlsteuerung nicht ausgleichen: Wie Ärzte praktizieren und was sie ihren Patienten verordnen, ist immer auch durch den pekuniären Gradienten vorgegeben und trotz viel Idealismus aufseiten vieler Ärzte finden sich – das zeigt die Erfahrung – immer Ärzte, die keine Probleme damit haben, einen Orchideengarten für weniger kranke, dafür aber umso besorgtere Patienten zu unterhalten. Noch für jeden Wunschkaiserschnitt und für jedes fragwürdige Nahrungsergänzungspräparat hat sich eine verordnende Ärztin oder ein verordnender Arzt gefunden.

Die Frage nach den Grenzen

Aus den beschriebenen Zusammenhängen ergeben sich beunruhigende Fragen:

Was ist pathologisch? Wo beginnt die „Behandlung"?

Das genetische Roulette hat die Menschen verschieden gemacht, hat Dicke geschaffen und Dünne, Ängstliche und Draufgänger, Pygmäen und Großwüchsige. In dieses Gewimmel von Normvarianten eingestreut sind Krankheiten, ob sie nun in der Auseinandersetzung mit der Umwelt erworben oder angeboren sind. Je besser unsere Möglichkeiten werden, körperliche und seelische Veränderungen zu diagnostizieren, desto dringlicher stellt sich damit die Frage: Anhand welcher Kriterien wollen wir entscheiden, was als Normvariante, was als Pseudokrankheit und was als „echte" Krankheit anzusehen ist? Mit anderen Worten: Was ist pathologisch?

Noch brisanter wird diese Frage dadurch, dass sich heute für jede mögliche Erkrankung Risikofaktoren identifizieren lassen, die die Wahrscheinlichkeit des Ausbruchs einer Erkrankung erhöhen können. So sind allein für die arteriellen Gefäßerkrankungen über 100 Risikofaktoren bekannt, von einem erhöhten LDL bis zu depressiver Stimmungslage. Nun lässt sich ein Teil der Risikofaktoren (nämlich solche, die sich in biochemischen Normabweichungen zeigen) pharmakologisch „behandeln" – ein rasch wachsender Wirtschaftszweig. In der Euphorie über diesen „präventiven" Ansatz wird leicht vergessen,

- dass zur Verhinderung **eines** Krankheitsfalls oft Hunderte von Menschen jahrelang Medikamente einnehmen müssen, die selbst wieder mit Nebenwirkungen verbunden sind. Durch die Behandlung von Risikofaktoren können also neue Risiken entstehen. Die Einnahme von Statinen zur LDL-Senkung etwa geht mit einem um 9 % gesteigerten Risiko für die Entwicklung eines Typ-2-Diabetes einher[12] – kein kleiner Nachteil für ein Medikament, das etwa in den USA inzwischen 1 von 4 Erwachsenen über 45 Jahren verordnet wird.
- dass die pharmakologische Behandlung von Risikofaktoren, verglichen mit anderen vorbeugenden Strategien, wenig effizient ist. So stellen gerade Lebensstilinterventionen durch ihr niedriges Risikoprofil und ihre meist breitere Wirkung in Fällen eines geringen Ausgangsrisikos eindeutig die überlegene Präventionsstrategie dar.[13] Körperliche Bewegung etwa senkt nicht nur das individuelle Herzkrankheitsrisiko, sondern hat darüber hinaus auch positive Effekte auf Körpergewicht, Blutdruck, Stoffwechselparameter und den allgemeinen Lebensgeist (mehr zum Thema Prävention in ➤ Kapitel 15).

Wo sind die Grenzen der Medizin – wo sollen sie sein?

Egal, nach welchen Kriterien wir diese Frage beantworten: Wir müssen die Grenzen der Medizin erkennen – und ihr womöglich auch Grenzen setzen:

- Die Medizin, auch wenn sie noch so gut ist, erlöst nicht vom Tod. Sie zögert ihn allenfalls hinaus, und ob die gewonnene Zeit ein Geschenk ist oder ein Fluch, hängt von vielen Faktoren ab, medizinischen wie persönlichen. Es besteht die Gefahr, dass der spätere Tod durch chronische Krankheit erkauft wird – die Gefahr also, dass wir, anstatt länger zu leben, lediglich „länger

[11] Dieses Angebot wird immer stärker mit IGeL (= **I**ndividuelle **Ge**sundheits-**L**eistungen) angereichert, das sind vom Gemeinsamen Bundesausschuss der Ärzte und Krankenkassen als nicht ausreichend effektiv oder wirtschaftlich bewertete und deshalb von den Gesetzlichen Krankenkassen nicht erstattete medizinische Leistungen, die dem Patienten aber auf Privatrechnung angeboten werden können. Praxen, die mehr als 20 % ihres Jahresgewinns über IGeL verdienen, sind heute nicht mehr selten.

[12] Beckett RD, Schepers SM, Gordon SK. Risk of new-onset diabetes associated with statin use. SAGE Open Med. 2015 Sep 30; 3: 2050312115605518.

[13] Kolenda KD, Sekundärprävention der koronaren Herzkrankheit. Wirksamkeit von Lebensstilveränderungen im Vergleich zur medikamentösen Therapie. Deutsches Ärzteblatt 2005; 102: A-1889–1895.

Patient“ sind. Wir brauchen dringend eine ethische Diskussion über die Massierung medizinischer Interventionen in ausweglosen Situationen, vor allem am Lebensende.

- Die Medizin beschert uns zunächst lediglich die Abwesenheit von Krankheit. Gesundheit, die positive Gegenseite von Krankheit, unterliegt persönlichen wie auch sozialen Rahmenbedingungen, die weit über medizinische Faktoren hinausgehen. Es wäre deshalb verkehrt, von der Medizin die Schaffung paradiesischer Zustände zu erwarten. Die Medizin kann zwar Heilung, aber nicht Heil bewirken – und auch in einer noch so rosigen Zukunft erhalten wir unsere Lebenskräfte sicher nicht aus Infusionen, Transfusionen oder Transplantationen und sollten unsere gesellschaftlichen Zielsetzungen entsprechend ausrichten.
- Bedingungen, die für die Bekämpfung von Krankheiten gut sind, müssen nicht unbedingt der Gesundheit oder einem besseren Leben dienen. *„Die einzige Möglichkeit, die Lebenserwartung wilder Tiere sprunghaft zu steigern, ist der Zoo“*, schreibt der Literaturwissenschaftler Ulrich Horstmann in einem Essay über die moderne Medizin und will damit zur Diskussion stellen, ob das Bestreben, unsere Lebensspanne quantitativ in die Länge zu ziehen, nicht mit einem Verlust an Lebensqualität – nämlich Tiefe und Intensität – erkauft wird.
- Ressourcen, die für die Behandlung von Krankheiten oder Risikofaktoren für Krankheiten ausgegeben werden, können nicht für andere – ebenfalls für die Gesundheit wichtige – Bereiche ausgegeben werden, wie etwa Familienförderung, Klimaschutz, sozialen Ausgleich oder neue Umwelttechnologien – alles Anstrengungen, von denen die Zukunftsfähigkeit einer modernen Gesellschaft mindestens genauso abhängt wie von der Qualität der medizinischen Versorgung. Auch muss ganz klar gesehen werden, dass die meisten neuen Therapiemöglichkeiten am größten Teil der Menschheit schlichtweg vorbeigehen. Auch innerhalb der reichen Welt stellt sich zunehmend die Frage, ob wirklich alle von den immer teureren Segnungen des biomedizinischen Fortschritts profitieren werden.

Beruf im Wandel

Nach den vorliegenden Daten (und den Erfahrungen vieler Studierender mit profus klagenden Ärzte auf Station oder in der Vorlesung) hält sich die Zufriedenheit der Ärzte mit ihrem Beruf in Grenzen: Nur etwa 58 % der im Erstsemester Studierenden werden tatsächlich in der Patientenversorgung in Deutschland tätig (➤ Abb. 0.8). Derzeit arbeiten rund 12.000 deutsche Ärzte und Ärztinnen außer Landes – Tendenz steigend. Unter den „Aussteigern“ sind überproportional viele Frauen, deren Karrierechancen in der Medizin nach wie vor gering sind (➤ Abb. 0.9). Aber auch die etablierten Ärzte haben ihre Probleme: Trotz ihres nach wie vor hohen Ansehens sind sie mit ihrem Beruf heute weniger zufrieden. Nach einer Studie der Uni Erlangen-Nürnberg stehen 78 % der niedergelassenen bayerischen Ärzte und Ärztinnen ihrer Arbeit „resignativ oder unzufrieden“ gegenüber.

Immer wieder angegebene Gründe für die Unzufriedenheit sind die Arbeitsbelastung, unzureichende Bezahlung, mangelnde Flexibilität und steile Hierarchien. Noch immer ist die Aus- und

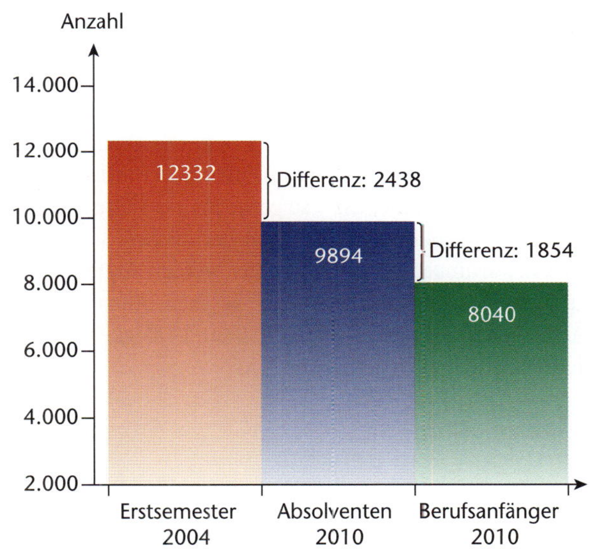

Abb. 0.8 Verlust an Medizinstudierenden im Verlauf des Studiums (nach Daten des Statistischen Bundesamtes und der Bundesärztekammer) [L231]

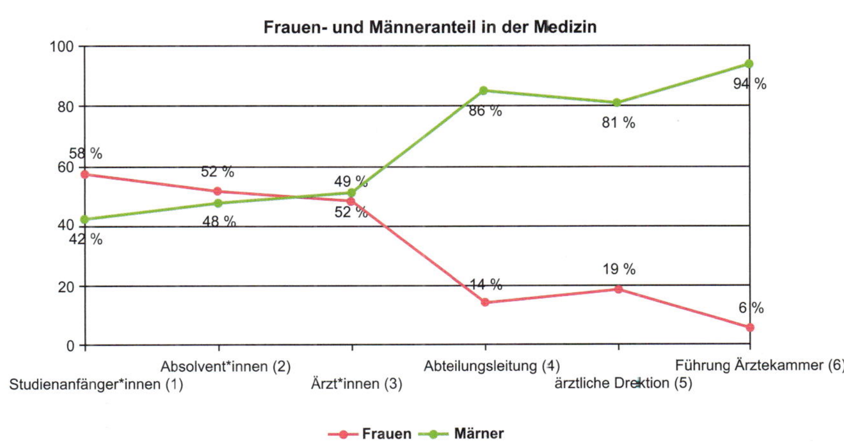

Abb. 0.9 Anteil der Frauen auf den verschiedenen Stufen der Berufskarriere in Österreich. Die Zahlen haben sich bis heute kaum verändert. [T1245-001]

Weiterbildung in Inhalt und Dauer im Einzelfall unvorhersehbar und ein verbindlicher und überprüfbarer Qualitätsstandard insbesondere der fachärztlichen Weiterbildung nicht in Sicht.

Neue Aufgaben

Gleichzeitig unterliegt der ärztliche Beruf einem raschen Wandel, auf den gerade die Berufsanfänger wenig vorbereitet sind: Immer mehr chronische Krankheiten bestimmen den Alltag – das Ziel der Heilung, das das ärztliche Selbstverständnis noch immer prägt, ist bei den meisten Patientenbegegnungen zur Illusion geworden.

Dazu kommt der veränderte Alltag. Die traditionell vor allem durch ihre persönliche Beziehung zum Patienten wirkende Ärztin arbeitet heute als Organisatorin, Case Manager und Koordinatorin – und trägt mangels professioneller Teamstrukturen den damit verbundenen Dokumentations- und Verwaltungsaufwand oft allein. Ausgebildet in Pathophysiologie, Diagnostik und Therapie findet sich so mancher Stationsarzt in der Rolle des glorifizierten Stationssekretärs wieder.

Ein weiteres, zunehmend relevantes Problem ist der Spagat zwischen ärztlicher Tätigkeit und Wissenschaft. Von ihrer Ausbildung her sind Ärzte und Ärztinnen genauso wenig Wissenschaftler wie Lehrer oder Textildesigner es sind. All diesen akademischen Berufen gemeinsam ist, dass eine wissenschaftliche Qualifikation erst durch eine entsprechende weitere Ausbildung erworben wird (eine medizinische Doktorarbeit ist – so gerne man es hätte – keine wissenschaftliche Ausbildung). Nur: Vom beruflichen Selbstbild und von den Erwartungen der Patienten her werden Ärzte oft als eine Art „praktizierender Wissenschaftler“ gesehen. Auch hier werden von Ärztinnen und Ärzten Kompetenzen und Fähigkeiten erwartet, die sie schlichtweg nicht haben können.

Änderungen sind denkbar

Änderungen sind denkbar – ein realistisches Berufsbild ist dafür eine gute Grundlage. Zudem bewegt sich der Markt in eine Richtung, in der zufriedene Ärzte zu einem Wettbewerbsvorteil werden könnten: Die Konkurrenz der Krankenhäuser nimmt zu, die Nachfrage nach Ärzten und Ärztinnen insgesamt ist am Steigen. Zum anderen steht die seit Jahrzehnten teils nach Samariter-, teils nach Gutsherrenart organisierte Aus- und Weiterbildung unter zunehmendem Reform- und Effizienzdruck – und die Änderungen kommen umso schneller, je selbstbewusster die heute Studierenden und ärztlich Tätigen ihre Interessen und Erwartungen einbringen.

Was die persönlichen Chancen in der Medizin angeht, sei uns zum Schluss ein persönliches Wort erlaubt, mit dem wir auch unsere eigenen Erfahrungen weitergeben wollen: In wenigen Berufen gibt es so viele Nischen und auch persönliche Entwicklungschancen wie in der Medizin, die nach wie vor eine Brücke zwischen den Biowissenschaften, den Geisteswissenschaften und den Gesellschaftswissenschaften bilden kann. Patientenversorgung, Public Health, Gesundheitsberatung und Gesundheitsplanung – alles ist „Medizin“ und steht dem Interessierten zur Erkundung offen. Der Druck auf die gegenwärtigen Versorgungsstrukturen ist groß und manche Kruste wird sich unter dem Druck des demografischen Wandels und der veränderten Morbiditätslast in den nächsten Jahren lösen.

Auch wenn sich die Medizin mit vielen Fragen, Bedenken und kritischen Anmerkungen auseinandersetzen muss (die Seiten dieses Kapitels sind davon Zeugnis): Die Medizin – auch wenn sie oft nur lindert und nicht immer heilt – kann auch in der Zukunft ungeheuer Gutes und Wichtiges leisten. Ohne sie wäre ein humanes Gesicht für unsere Gesellschaft undenkbar.

Die Zukunft der Medizin

Gefährlicher als künstliche Intelligenz ist die natürliche Dummheit.
(Alison Gopnik)

Wir leben im Zeitalter des *digital darwinism,* in der Veränderung die einzige Konstante ist. Sicher ist lediglich, dass sich die Medizin und damit unser Berufsalltag in den nächsten Jahren grundsätzlich ändern werden. Dabei kann die Zukunft niemand voraussagen. Und selbst wenn dies gelänge (so wurde die Corona-Pandemie mit hoher Präzision schon vor Dekaden beschrieben), muss man fürchten, dass eine solche Vorhersage keine nachhaltige Veränderung der Entwicklung zur Folge hätte.

Die Globalisierung der Welt gilt auch für Krankheiten. Der Klimawandel wird die Lebensgrundlage von Vielen zerstören. Kriege und Armut machen Medizin in den betroffenen Regionen weitgehend ineffektiv. Die Menschheit versucht, sich durch eine dramatische Beschleunigung nahezu aller Entwicklungen zu retten: Die Welt wird schneller, digitaler und komplexer.

Dies gilt auch für die Medizin, die gleich durch zwei disruptive Technologien verändert wird: zum einen die Biotechnologie (mit einer exponentiellen Zunahme sowohl des Krankheitsverständnisses als auch der Interventionsmöglichkeiten) und zum anderen die Informationstechnologie mit der sprunghaften Entwicklung der „künstlichen Intelligenz“ (Synonym *artificial intelligence,* Maschinenlernen).

Disruptive Technologien

„Bahnbrechende" bzw. „das Vorhergehende zerstörende" Innovationen zeichnen sich dadurch aus, dass zunächst durch eine „Erfindung" ein neuer Markt entsteht, der aufgrund seines initial kleinen Volumens bzw. Kundensegments für etablierte Anbieter uninteressant ist. Im Zeitverlauf können diese Segmente ein so starkes Wachstum aufweisen, dass vorhandene Märkte bzw. Produkte und Dienstleistungen komplett oder teilweise verdrängt werden: Aktuelle Beispiele sind die Einführung des iPhones 2007 (das erste Smartphone gab es bereits 1994) und die Elektromobilität.

Spannende Zeiten für die Medizin

Aktuell realisieren wir biblische Visionen: Blinde werden sehend, Taube hörend, Lahme gehend gemacht. Viele Milliarden gehen in die Erforschung der Unsterblichkeit, mit der der letzte Ausdruck der Göttlichkeit erreicht würde. Diesen schier grenzenlosen Möglichkeiten steht eine schier unfassbare Wirkungslosigkeit gegenüber: Weltweit ist es immer noch jeden einzelnen Tag erschütternd, mit wie wenig Aufwand Leben gerettet werden könnte mit sauberem Wasser, genügend Kalorien, Hygiene, Impfungen und weiteren sehr einfachen medizinischen Maßnahmen. Aber auch in Deutschland leiden nicht nur Ärzte unter dem Spagat zwischen Möglichem und Umsetzbaren. Ebenso sind Patienten wegen der Diskrepanz zwischen den Heilsversprechen und dem selbst erfahrenem Leid unzufrieden: Sie stecken sich immer noch in vollen Wartezimmern an, die Kontaktzeit zu einer Ärztin ist im Vergleich zum durch den Patienten zu betreibenden Aufwand lächerlich gering. Viele Patienten fühlen sich in ihrem Leid nicht wahrgenommen und verstanden.

Welche Krankheiten verschwinden, welche Krankheiten nehmen zu?

Schon heute sind bestimmte früher häufige Erkrankungen in hoch produktiven Ländern nahezu ausgestorben: Dies gilt z. B. für das rheumatische Fieber, Wurmerkrankungen oder Choleraepidemien. Pocken traten zum letzten Mal 1978 auf. Die letzte Patientin hieß Janet Parker. Auch andere Infektionskrankheiten wie Hepatitis C und HIV erscheinen ausrottbar. Die zunehmende Eindämmung des Zigarettenrauchens hat schon jetzt in vielen Ländern einen positiven Einfluss auf Gesundheitsrisiken. Gleichzeitig werden auch in den industrialisierten Ländern durch den Klimawandel bedingt importierte Infektionskrankheiten auftreten.

Während früher der Hungertod die dominierende Gefahr für den Menschen darstellte, nehmen heute bis in die Schwellenländer hinein die Risiken einer Hyperalimentation und qualitativen Fehlernährung zu. Gerade weil Krebserkrankungen durch zielgerichtete Therapien nicht mehr mit dem raschen Tod des Patienten enden, nimmt die Prävalenz zwingend zu, zumal für viele Krebsarten Alter einen Hauptrisikofaktor darstellt. Ähnliches gilt für Autoimmunerkrankungen. Auch Demenzerkrankungen werden durch die steigende Lebenserwartung, verbunden mit Bewegungsmangel, ebenso häufiger wie psychische Erkrankungen wie Depression, Angststörungen und Sucht.

Dies wird zu einem Mangel an ärztlichem und pflegerischem Fachpersonal führen: Die einen werden sie nicht haben können (z. B. weil die Abwanderung von medizinischem Personal von der 3. in die 1. Welt erheblich ist), andere werden sie nicht bezahlen können.

Der krankmachende Faktor Nummer 1 wird in allen hochproduktiven Gesellschaften dieser Erde derselbe bleiben: sozialer Stress, oft gespeist von geringen Möglichkeiten die eigene Lage zu verbessern, Abstiegsängsten und belastenden Arbeitsbedingungen oder (was im Zweifel noch schwerer wiegt) gar keiner Arbeit. Tatsächlich hängt das individuelle Risiko für die meisten der genannten Krankheiten – von Übergewicht, über einen Teil der Krebserkrankungen bis zu den psychischen Erkrankungen – unmittelbar von der sozialen Situation ab.

Das Leitmotiv der Pathogenese wird uns also erhalten bleiben: *The loser takes it all,* und daran werden auch noch so disruptive Technologien nichts ändern. An dieser „eingebauten Wirkungsbremse" werden auch zukünftige Generationen von Medizinern verzweifeln.

Beispiele für aktuelle Entwicklungen der Medizin auf Technologieebene

Hierbei handelt es sich um eine subjektive Auswah !

- Analyse der Stimme zur Diagnostik von Morbus Parkinson, Demenz und Depression
- Analyse von Tränenflüssigkeit (Diabetes mellitus)
- Analyse von Atem und Geruch (z. B. COVID-19)
- Robotik, kognitive virtuelle Assistenten (z. B. Amelia, Ada), Nanosysteme
- Regenerative Medizin: die Wiederherstellung von zerstörten Zellen, Zellstrukturen und Organen z. B. durch Stammzelltherapie
- *multi-omics:* die (meist KI-gestützte) Analyse von oft aus Millionen von Molekülen bzw. Datensätzen bestehenden biologischen Einheiten wie dem Genom, dem Proteom, dem Transkriptom, dem Epigenom, dem Metabolom oder dem Mikrobiom
- Und schließlich: Umprogrammierung von Zellen und -omen (Genom, Mikrobiom etc.), z. B. durch CRISPR/Cas9

Welches Narrativ hat die Medizin heute und in Zukunft?

Aktuell könnte man unser Medizinverständnis auf die Aussage: *„You have got a problem? I am the doctor, I will fix it!"* oder noch kürzer: *„You have a disease, take a pill!"* kondensieren.

In Zukunft werden wir immer häufiger die folgenden beiden Ansätze wählen: *„You've got a problem? Maybe I can find out for you what your options are."* Und natürlich auch – stärker als heute – den präventiven Ansatz: *„You will get a problem: let us find a way to avoid it!"* Gerade für die Krankheitsprävention bieten die Kenntnis genetischer und epigenetischer Risikofaktoren und eine prämorbide Dokumentation von Bewegung, Schlafqualität, Blutdruck und Sauerstoffsättigung neue Ansätze, um Risikopopulationen besser und früher zu erfassen. Mit welchen Problemen wir bei der Prävention konfrontiert sind und warum die stärkere Verantwortung für Patienten in diesem Modell möglicherweise gerade an den Risikogruppen vorbeigehen wird, erläutern wir in ➤ Kapitel 15.

Der Paradigmenwechsel hin zu einem *patient empowerment* ist für uns alternativlos, nicht zuletzt, weil in Zukunft noch mehr in der Medizin zwar machbar, aber nicht mehr bezahlbar sein wird. *Patient empowerment* birgt aber für unseren Stand auch beträchtliche Herausforderungen. So wie die Kirche ihren Anspruch auf den Besitz der absoluten Wahrheit aufgeben musste und damit ihre Macht verlor, werden auch wir damit leben müssen, dass sich Patienten eigene Wege suchen und auch anderen Ratgebern folgen werden. Der positiven Zukunftsvision mit Transparenz und Teilhabe, Mitbestimmung und einer grenzenlosen Kommunikation stehen durchaus dystopische Visionen gegenüber mit Täuschung und Lüge (*deep fake*), irreführenden Narrativen und v. a. einer ethikfreien Kommerzialisierung des „Gesundheitsmarkts" ohne Rücksicht auf den tatsächlich zu erzielenden Nutzen für die Gesundheit.

Für die Zukunft dürfte für die Medizin ein zweites Narrativ an Bedeutung gewinnen. Die Medizin stand schon immer in einem Spagat zwischen der Behandlung (und Vorbeugung) von Krankheiten und der Erhaltung und auch Optimierung „normaler" Lebensfunktionen. Sie kümmert sich um Geschlechtskrankheiten genauso wie um Potenzprobleme, um Gesichtsverletzungen genauso wie um Schönheitskorrekturen. Mit zunehmenden Möglichkeiten zur Beeinflussung biologischer Prozesse wird die „Optimierungsfunktion" der Medizin zunehmen. Medizinische Leistungen werden sich verstärkt auf die **Modulation des Alterungsprozesses und der individuellen Leistungsfähigkeit** konzentrieren, aber auch die **Reproduktionsmedizin** wird stark an Bedeutung gewinnen (so wird zum Beispiel aufgrund der seit Jahrzehnten abnehmenden biologischen Fertilität erwartet, dass innerhalb von 20 Jahren bis zur Hälfte der Schwangerschaften durch medizinische Eingriffe entstehen werden). Diese Ausweitung des medizinischen Marktes wird die Knappheit an medizinischem Personal zusätzlich verschärfen.

Deep fake in der Medizin

Aktuell erleben wir eine Glaubwürdigkeitskrise von Institutionen: Politik, Kirche, Parteien, Banken, Fernsehen. Auch Wissenschaft wird paradoxerweise von manchen als Teil des „Unterdrückungsapparats" wahrgenommen. Die wissenschaftliche Methodik des Erstellens von Hypothesen, die danach experimentell verifiziert oder falsifiziert werden, scheint für manche Menschen eine Bedrohung einer eigenen, möglicherweise psychisch stabilisierenden Weltsicht zu sein. Fälschungen werden immer schwerer zu erkennen: Schauen Sie mal auf die Webseite *„this person does not exist"*! Medizinische Fehlinformationen verbreiten sich noch schneller als Viren und werden durch die aktuellen Algorithmen in den sozialen Medien bevorzugt. Mittlerweile etablieren sich zum Teil extrem gut organisierte *pressure groups,* die im Schutz der Anonymität der sozialen Medien exponierte Ärzte hohen Risiken aussetzen können. Wie die SARS-CoV-2-Pandemie gezeigt hat, sind auch Teile der Ärzteschaft für ein antiwissenschaftliches Narrativ anfällig (tatsächlich waren die öffentlich wahrgenommen Anführer der Corona-Leugner fast alle Ärzte).

Für die Zukunft der Medizin wird entscheidend sein, auf welches Krankheitsverständnis sie gründet (was übrigens der Grund ist, warum wir Ihnen in diesem Kapitel die Reise durch verschiedene Epochen der Medizin zugemutet haben, die eng mit der Entwicklung der Menschheit in den letzten Jahrhunderten verknüpft ist). Im Folgenden seien zwei extreme Positionen dargestellt

Technisiertes Krankheitsverständnis?

Der Körper wird hier zunehmend als *device* betrachtet. Krankheiten sind demnach Fehlfunktionen, die entweder umprogrammiert oder durch Austausch zu behandeln sind, damit die vorher definierte Funktionsfähigkeit wieder hergestellt werden kann. Die Ärztin wird dann zu einem hoch qualifizierten „Servicedienstleiter", der die Reparatur übernimmt. Die Ärztin ist in diesem Modell extrem spezialisiert und trainiert. Sie arbeitet in einem Team von Biowissenschaftlern und IT-Experten mit einer Vielzahl von Unterstützungssystemen. Der Tod würde in diesem Modell dann einer Verschrottung entsprechen, bei der eine Reparatur nicht mehr lohnt. Diesem seelenlosen Modell sei ein Satz von Karl Jaspers entgegengestellt: *„Das Leiden ist etwas dem Menschen Wesenhaftes. Es betrifft den Gesunden (Angst vor Tod, die Sinnlosigkeit des Zufalls und die Unausweichlichkeit der „Daseinsschuld") und den Kranken."*

„Humanes" Krankheitsmodell?

Körper und Geist sind untrennbar verbunden. Leistungsfähigkeit setzt eine Harmonie dieser beiden Komponenten voraus. Lebensziele können Wohlbefinden, Sinnerfüllung und Kreativität sein. Der Mensch ist für die Gesunderhaltung von Leib und Seele verantwortlich und erreicht dies u. a. durch Achtsamkeit nach Innen und Außen.

Was bedeuten diese Änderungen für die zukünftige Rolle der Ärzte?

Ein Patient, der mit einem Problem zur Ärztin kommt, bedarf zunächst eines geduldigen und zugewandten Zuhörers, der darauf lauscht, welche inneren Glocken durch die Worte, den Ausdruck und dem körperlichen Untersuchungsbefund zum Klingen gebracht werden. Es ist ein großes Privileg, Menschen nahekommen und an ihrem Leben teilnehmen zu dürfen. Der Preis für das entgegengebrachte Vertrauen ist die Pflicht zur absoluten Vertraulichkeit und die Pflicht, dem Menschen nach bestem Wissen und Gewissen beizustehen. Diese Grundfähigkeiten selbstkritisch zu entwickeln, wird auch in der Zukunft eine hohe Priorität für Ärzte haben. Sie erfordert eine grundlegende Anerkennung einer menschlichen „Fehlerkultur": Keine noch so gute Ärztin kann alle Fragen ihrer Patienten richtig beantworten (schon sie richtig zu verstehen, ist nicht immer möglich). Je größer das Meer des medizinischen Wissens ist, desto vorsichtiger, bescheidener aber auch offener sollten Ärzte die Vorläufigkeit ihrer Aussagen, Diagnosen und Empfehlungen bedenken. Gleichzeitig dürfen kleine Funktionsabweichungen, die zu erheblichen Sorgen und Verunsicherungen beitragen, nicht pathologisiert werden.

Diese Rolle erfordert auch, dass sich Ärzte ihrer teilweisen kulturellen Blindheit bewusst sind: Die europäischen Gesellschaften sind kulturell und sozioökonomisch vielfältiger geworden, die Ärzteschaft aber rekruitiert sich nach wie vor aus einem kulturell recht homogenen Milieu ohne Verbindung zu den Lebenswirklichkeiten vieler Patienten. Dies lässt sich nur teilweise ändern, aber ist ein weiterer Grund für größtmögliche Offenheit und Bescheidenheit.

Zu den zwingend notwendigen kommunikativen Fähigkeiten gehört auch weiterhin, den patientenindividuellen *sweet spot* zu erfassen, an dem Hebel für eine Lebensveränderung ansetzen können. Wir werden es uns gefallen lassen müssen, dass wir in einer Konkurrenz zu anderen Vermittlern von Gesundheitsbotschaften stehen werden, wie z. B. „Dr. Google", aber auch zu anderslautenden Empfehlungen aus der Ärzteschaft, die inzwischen ähnlich heterogen ist wie die Gesellschaft insgesamt. Die Zahl der Patienten, die ihrer Ärztin vorbehaltlos glauben und brav ihren Empfehlungen folgen, war schon früher geringer, als die „Ärzteschaft" wahrhaben wollte, und wird sicher weiter zurückgehen.

Und wo bleibt die Technologie?

Es ist verlockend zu glauben, dass durch künstliche Intelligenz das mühsehlige Pauken von Fakten entfallen kann. Tatsächlich muss vielleicht nicht mehr alles auf die innere Festplatte. Andererseits sind seltene Erkrankungen in ihrer Gesamtheit recht häufig. Es fällt dem menschlichen Gehirn aktuell noch wesentlich leichter, bei einer Vielzahl von Variablen eine Gewichtung und Bewertung vorzunehmen und so zu einer Diagnose zu kommen.

Ein Krankheitskonzept dann dem Patienten in einer Form zu erklären, dass dieser hieraus Konsequenzen wie der täglichen Einnahme einer Tablette oder aber einer grundlegenden Veränderung seines Verhaltens ableitet und dann auch konsequent umsetzt, bleibt eine der wirklich großen Herausforderungen. Dabei werden Devices helfen können, die ein verloren gegangenes Körpergefühl kompensieren mögen (z. B. eine Bewegungs-App) oder auch nur eine Erinnerungsfunktion bieten. Sie werden die Ärztin aber keinesfalls ersetzen können.

Zwar wird die notwendige Spezialisierung in vielen Bereichen weiter steigen. Dies ist auch gut so, wenn wir die vielfältigen Optionen, die uns die moderne Medizin bringen wird, nutzen wollen. Dieses erhöht aber auch die Notwendigkeit von Instanzen, die die Sinnhaftigkeit des Möglichen überprüfen und auf die Lebensrealität des Patienten zurückführen kann. Diese Instanz sollte aus unserer Sicht auch in Zukunft zunächst die breit qualifizierte Ärztin des Patienten sein.

Wie bisher werden wir also auch in der Medizin der Zukunft Ärztinnen und Ärzte mit sehr unterschiedlichen Fähigkeiten brauchen. Nur wenn diese miteinander kommunizieren und zusammenarbeiten können, werden wir dem Menschen in seiner Verletzlichkeit und letztlich Sterblichkeit auch in Zukunft dienen können.

Damit wir diese Entwicklungen lenken können, wächst die Bedeutung der persönlichen Glaubwürdigkeit der ärztlichen Profession. Hierfür ist es sicher hilfreicher, wenn wir uns auf eine gemeinsame Basis beziehen (die sog. Schulmedizin), als wenn wir aus dem großen Schatz der wissenschaftlich fundierten Medizin Versatzstücke herausziehen und zu einem eigenen Heilsversprechen zusammenfügen.

Und zum Schluss: Die beschriebenen Veränderungen betreffen nicht nur die Ärzteschaft und „die Medizin“, sondern alle Bereiche, die sich professionell mit den Themen Gesundheit und Krankheit befassen. Schon heute ist die Chefärztin, die alles weiß und alles kann und die ihre „Assistenten“ über Jahrzehnte quält, um sie zur Erkenntnis (und materiellem Wohlstand) zu führen, bestenfalls eine Karikatur. Wir werden uns daran gewöhnen müssen, in einem **Netzwerk** von Professionen und Spezialisten das gemeinsame Ziel des möglichst hohen Patientenwohls zu verfolgen. Möglicherweise wird dann auch die Zulassung zum Medizinstudium eher an die Fähigkeit zur Teamarbeit und die zur patientengerechten Kommunikation geknüpft werden als an eine Abiturnote!

Und wie steht es mit unserer eigenen Gesundheit?

Der Arztberuf ist (und war schon immer) besonders gesundheitsgefährdend. Dabei stand über Jahrhunderte eine hohe Exposition gegenüber viralen und bakteriellen Pathogenen im Vordergrund der Gesundheitsgefährdung. Berufsbedingte Hepatitisinfektionen, die während einer Operation oder bei Sektionen akquiriert wurden, waren häufig und verkürzten die Lebenserwartung der Ärzte oft drastisch. Aber auch heute sind wir durch Infektionen stärker bedroht als die Allgemeinbevölkerung. Ein aktuelles Beispiel hierfür ist die Corona-Pandemie, die gerade in der Anfangszeit viele Leben von Mitarbeitern des Gesundheitswesens gekostet hat. Aber auch Infektionen mit Hepatitis kommen weiterhin vor. So hat ein Chirurg, der ca. 300 Operationen pro Jahr durchführt, nach 35 Berufsjahren ein rechnerisches Risiko von ca. 5 %, Antikörper gegen Hepatitis C aufzuweisen. Dabei werden Nadelstichverletzungen häufig durch den betroffenen Arzt nicht gemeldet.

Traumatisierung

Viele Ärzte haben im Rahmen ihrer Berufsausbildung traumatische Erfahrungen machen müssen. Beispiele hierfür sind Notärzte, die mit grausigen Unfällen konfrontiert werden. Trotzdem ist es lange verkannt worden, dass auch Ärzte unter einer posttraumatischen Belastungsreaktion leiden können. In einer Studie stellte sich heraus, dass ca. 15 % der befragten Traumatologen ein posttraumatisches Belastungssyndrom aufwiesen. Gerade in der Ausbildung und am Berufsanfang können Mediziner unter extrem belastenden Erfahrungen leiden. Während in vielen Bereichen (z. B. Bundeswehr, Feuerwehr) ein professionelles Setting vorhanden ist, in dessen Rahmen Hilfsangebote gemacht werden können, fehlt dies bei Ärzten häufig komplett oder muss selbst organisiert werden.

Sucht

Viele Studien weisen darauf hin, dass Suchterkrankungen bei Ärzten häufiger sind als in der Allgemeinbevölkerung und dass ihre Therapie anspruchsvoll ist. Unter amerikanischen Chirurgen betrug der Anteil von Menschen mit einem problematischen Alkoholkonsum über 15 %. Ursache hierfür ist zum einen, dass Ärzte es gewohnt sind, die Befindlichkeit ihrer Patienten mit extern zugeführten Stoffen zu modifizieren („innere Griffnähe“). Zum anderen ist der Zugang zu bestimmten Suchtmitteln (z. B. Opiaten, Propofol, Benzodiazepinen) deutlich einfacher als in der Allgemeinbevölkerung („äußere Griffnähe“). Zudem fällt es Ärzten (aber auch ihrem Umfeld) häufig sehr schwer, eine Abhängigkeit einzugestehen.

Arztsuizide

Leider weisen fast alle Studien, die sich mit der Lebenserwartung von Ärzten beschäftigen, auf eine deutlich erhöhte Selbstmordhäufigkeit bei Ärzten und insbesondere bei Ärztinnen hin: Für Ärzte ist die Suizidrate mindestens verdoppelt, für Ärztinnen in einigen Studien sogar verfünffacht. Wahrscheinlich ist der Arztberuf also der Beruf mit der höchsten Suizidrate überhaupt. Was sind die Gründe dafür?

Offensichtlich ist es für Ärzte schwieriger, im Rahmen einer existenziellen Krise Hilfe einzufordern. In einer Studie wurde darauf hingewiesen, dass fast ein Viertel der ärztlichen Suizidenten vor dem Suizid keinerlei krankheitsbedingte Ausfälle aufwiesen. Hinzu kommt, dass bei Ärzten Suizidversuche überdurchschnittlich häufig „erfolgreich" sind. Leider betrifft die erhöhte Suizidrate bereits Medizinstudenten und Berufsanfänger.

Schwierige Arbeitsbedingungen

Trotz der Verbesserung der Arbeitszeiten in den letzten Jahren hat die Arbeitsverdichtung sowohl im Krankenhaus als auch in der Niederlassung deutlich zugenommen. Aufgrund unserer Sozialisation klagen wir selten über zu viel Arbeit. Gleichzeitig haben sich die Arbeitsbedingungen erschwert: Mittlerweile wird die schon seit Jahrzehnten beklagte Ökonomisierung der Medizin zunehmend durch eine Industrialisierung mit hohem Renditedruck ergänzt. Ärztliche Maßstäbe werden dadurch zunehmend in den Hintergrund gedrängt. Hieraus resultiert eine hohe Verantwortung bei geringen Handlungsspielräumen mit eingeschränkter Belohnung: Dies wird als **Gratifikationskrise** beschrieben. Schließlich gilt es immer noch als heldenhaft, lange zu arbeiten: Eine Wochenarbeitszeit von 60 Stunden ist für viele Kollegen die Norm – dabei gilt nicht nur für Fernfahrer: Nach müde kommt blöd!

Der Arzt als Patient

Leider steht der erhöhten Gesundheitsgefährdung keine adäquate Selbstfürsorge gegenüber. Wir haben Ärzte erlebt, die sich mit Brechdurchfällen durch das Krankenhaus schleppten und sich sogar in der Notaufnahme einen Liter Kochsalzlösung infundieren ließen, um danach wieder auf die Station zurückzukehren. Dass dieses Vorgehen nicht nur für den Betroffenen unverantwortlich ist, versteht sich von selbst. Wie kommt es zu diesem Verhaltensmuster?

Nach einer Phase der reaktiven Hypochondrie, welche wir häufig im Studium durchleben, werden wir aufgrund unserer Sozialisation zu Gesundheit „verdonnert". Das biblische Sprichwort „Arzt, hilf dir selbst" (Lukas 4:23) nehmen wir häufig sehr ernst. Da Kranksein für den Arzt verboten ist (und auch sowohl im Krankenhaus als auch in der Niederlassung durchaus sanktioniert wird), werden Symptome regelhaft verheimlicht und einer Selbstmedikation zugeführt – häufig mit Ärztemustern aus dem Schrank (welche nicht selten abgelaufen sind). Auf eine angemessene Diagnostik wird meist verzichtet.

Durch dieses Vorgehen entstehen erhebliche Risiken, wie z. B. Abhängigkeitsentwicklungen und eine verzögerte Diagnosestellung. Außerdem kann sich Angst entwickeln, sowohl vor einer Krankheit (durch unsere Erfahrung sind bezüglich der möglichen Diagnosen keine Grenzen gesetzt) als auch vor Hypochondrie. Beides kann dazu führen, dass die Hilfe eines ärztlichen Kollegen entweder gar nicht oder in verschleierter Form („einer meiner Patienten hat folgendes Problem") in Form einer hochqualifizierten Fallbesprechung gesucht wird. Sind wir erkrankt, so fehlt uns die „Gnade des Nichtwissens", sodass es für einen Arzt nicht leicht ist, sich in die Hände eines Kollegen zu begeben. Dieser Rollenwechsel vom Arzt zum Patienten ist sowohl für den „Arztpatienten" als auch für den Behandler anspruchsvoll, weshalb Ärzte aus Sicht des Behandlers sicher „schwierige" Patienten sind.

Warum wir uns mit unserer eigenen Gesundheit befassen dürfen

Der Arztberuf ist besonders gesundheitsgefährdend, gleichzeitig ist der Umgang mit der eigenen Gesundheit bei vielen Ärzten verbesserungsfähig. Trotzdem ist ein kranker Arzt zunächst einmal ein Patient wie jeder andere. Welche Gründe gibt es also, sich speziell mit der Gesundheit des Arztes auseinanderzusetzen?

Aktuell wird der Arztberuf entmythologisiert (was aufgrund der gestiegenen therapeutischen Möglichkeiten an sich erst einmal paradox ist): Hierdurch können wir aber über die krank machende Komponente unseres Berufes reden! Dies dient auch (und nicht zuletzt) unseren Patienten: Zahlreiche Studien weisen darauf hin, dass ein Arzt, der sich um seine eigene Gesundheit kümmert, auch die gesünderen Patienten hat. Das gute Vorbild erhöht die Glaubhaftigkeit und verbessert den Behandlungserfolg bei den Patienten. Hinzu kommt, dass der Arztberuf zu einem Mangelberuf wird und wir mit einer verlängerten Lebensarbeitszeit rechnen müssen. Nicht zuletzt sind wir durch den hippokratischen Eid dazu verpflichtet, uns umeinander zu kümmern.

Welche Faktoren können uns gesund halten?

- **Der Umgang mit Patienten ist häufig sinnstiftend.** Der wichtigste Resilienzfaktor für uns Ärzte scheint die gute Beziehungsqualität zum Patienten zu sein. Wir haben also einen Selbstnutzen im Patientenkontakt.
- **Trotzdem müssen wir lernen, uns vom Patienten abzugrenzen („Nein" sagen).** Wir müssen uns nicht entschuldigen, wenn wir Urlaub machen, krank sind oder auf einer Fortbildung sind. Außerdem müssen wir uns abgrenzen von unrealistischen Erwartungen, überzogenen Forderungen (auch von Vorgesetzten) und unfreundlichem und respektlosem Verhalten.
- Je komplexer die Medizin wird, umso wichtiger wird es, **eigene Grenzen zu erkennen und zu kommunizieren.**
- **Guter Umgang mit Komplikationen und Behandlungsfehlern.** Fehler gehören ebenso wie Behandlungserfolge zur ärztlichen Berufsausübung. Häufig belasten sie den Behandler im gleichen Maße wie den betroffenen Patienten und können zu einer akuten Krise bis hin zum Suizid führen. Dies ist gerade dann gefährlich, wenn die eigenen Widerstandskräfte geschwächt sind und keine Wege erlernt wurden, um Unterstützung und Hilfe zu organisieren. Wir empfehlen eine proaktive, offene Kommunikation in Bezug auf Fehler, die allerdings im Gegensatz zu juristischen Empfehlungen steht! Darüber

hinaus sollten Fehler immer als Ausgangspunkt für bewusste Lernprozesse verstanden und beispielsweise in Mortalitäts-/Morbiditätskonferenzen („MoMo-Konferenzen"), im Rahmen eines CIRS-Systems oder im Rahmen eines Faux-Pas-Clubs besprochen werden. Weder eine Selbstzermarterung noch ein Verdrängen sind für den Arzt oder für den Patienten sinnvoll. Mit den Worten von S. Shem: *„Stay connected!"*

- **Fachliches Feuer am Brennen halten.** Unsere moderne Medizin hat fantastische Möglichkeiten hervorgebracht: Wer hätte vor Jahren gedacht, dass Hepatitis C bei fast allen Patienten geheilt werden kann? Es ist sicher ein Privileg, die Entwicklung neuer diagnostischer Verfahren und Behandlungswege zu erleben. Hierzu (nicht wegen der Schnitten!) gehen wir zu Fort- und Weiterbildungen. Wir sollten neugierig bleiben und immer wieder prüfen, was wir ändern und verbessern können.
- **Einen Rahmen schaffen.** Hierzu sollten Urlaube strategisch geplant werden: Wann brauche ich erfahrungsgemäß neue Energie? Auch Pausen im Arbeitsalltag müssen geplant sein, z. B. für eine ausreichende Hydratation und Nahrungszufuhr, ausreichende Frischluftzufuhr oder auch ein „Powernap". Die Toilette darf nicht der einzige Ort sein, an dem man durchatmen kann. **Wir können strukturelle Defizite nicht durch den eigenen Verschleiß kompensieren!**
- **Pflichten angenehmer gestalten.** Das Wie? zählt, wenn das Dass! nicht verhandelbar ist: Auch Ärzte dürfen sich für unangenehme Arbeiten z. B. mit einem Tee oder Musik belohnen. Skeptisch sind wir einer weiteren Verbesserung des Zeitmanagements gegenüber (z. B. durch Standardisieren und Strukturieren nach dem Eisenhower-Prinzip): Viele Ärzte sind hier schon überoptimiert und haben dadurch nur das Hamsterrad weiter beschleunigt. Besonders in Acht nehmen müssen wir uns in Bezug auf moderne Kommunikationsmedien: Diese müssen auch abgeschaltet werden können. Wir müssen und dürfen keineswegs 24 Stunden am Tag, 7 Tage pro Woche erreichbar sein!
- **Investieren in die Welt außerhalb der Medizin.** Freunde, Familie und Hobbys benötigen Zeit und Raum. Gemeinsames zu erleben, ist dabei effektiver als alleine abzuschalten. Wir sollten uns gegenseitig Unterstützung geben – in guten wie in schlechten Zeiten. Ob Musik, Sport, soziales Engagement oder Reisen: Es gehört zur professionellen Berufsausübung, sich um das Aufladen des eigenen Akkus zu kümmern!

In vielen Ländern gibt es professionelle Strukturen, die sich um die Arztgesundheit (*physician health*) kümmern. In Deutschland sind diese Strukturen noch unterentwickelt, das Thema hat leider noch kaum Eingang in unsere Aus- und Weiterbildung gefunden. Deshalb haben wir die Stiftung Arztgesundheit gegründet. Weiterführende Informationen finden Sie unter www.arztgesundheit.de.

Wir tun sicher gut daran, uns mit unseren eigenen Defiziten zu beschäftigen, mit unseren Fantasien, unseren Begrenzungen und unserem Unbehagen. Wir tun gut daran, die Rolle zu überdenken, die uns zugewiesen ist und die uns immer wieder überfordert. Und wir tun schließlich auch gut daran, achtsam mit der eigenen Gesundheit, mit unserem Körper und unserer Seele umzugehen und um Hilfe zu bitten, wenn wir Hilfe brauchen.

In diesem Sinne wünschen wir Ihnen, liebe Leserin und lieber Leser, dass Sie einen für Sie persönlich guten und befriedigenden Weg beim Heilen und Helfen finden. Wir hoffen, dass das vorliegende Lehrbuch hierzu einen Beitrag leisten wird.

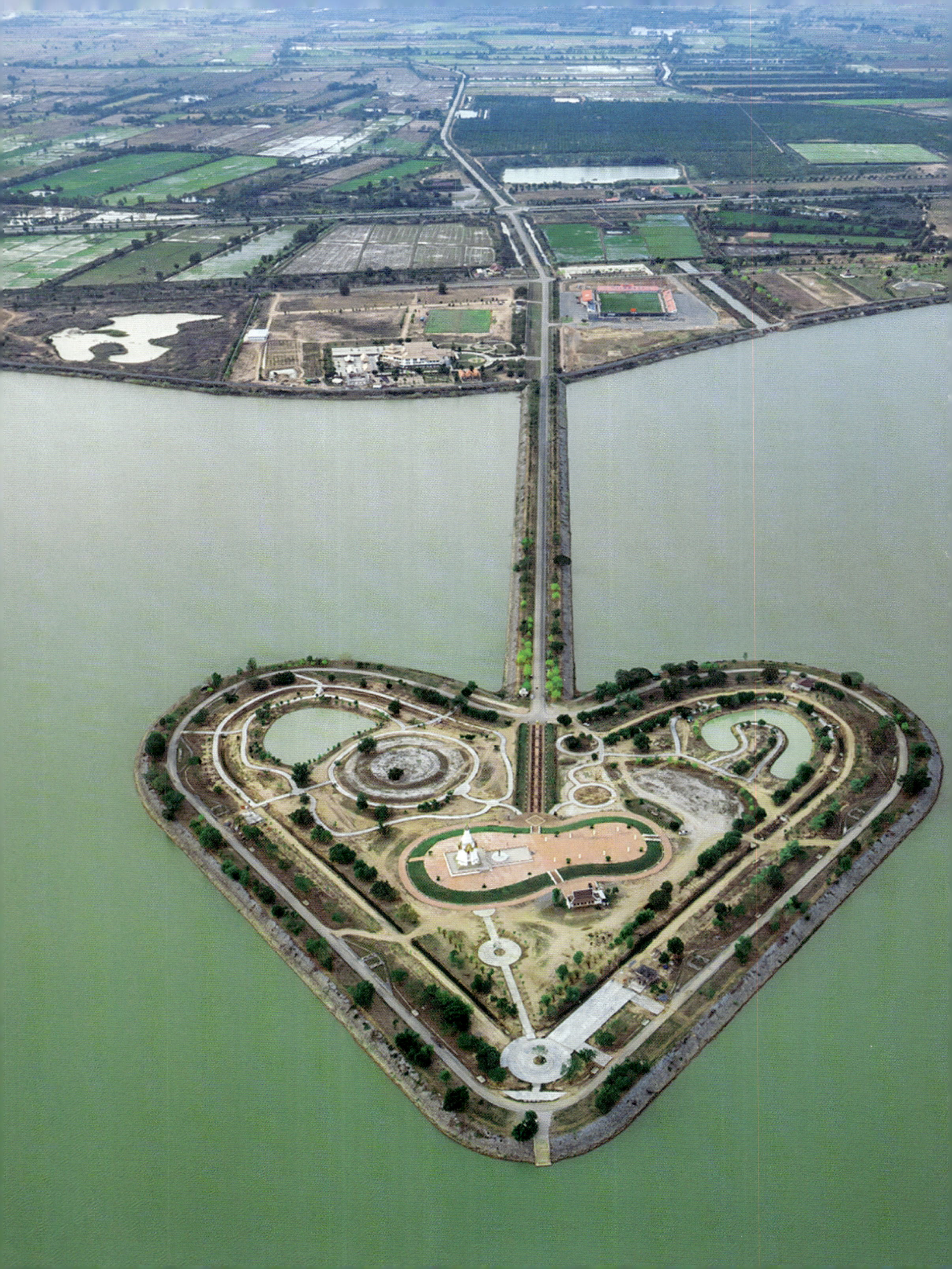

KAPITEL

1 Herz

N. Marx, E. Altiok, J.C. Reil, I. Schneider, K. Schütt, K. Schwabe, U. Stierle

1

Das Herz ist ein recht einfach konstruiertes Organ, das sich im Laufe der Evolution nur wenig verändert hat. Sieht man von seiner untergeordneten endokrinen Funktion ab, ist es vor allem eine Pumpe, die den Transport von Sauerstoff, Nährstoffen und einer Vielzahl von Effektor- und Kommunikationsmolekülen mitsamt ihren zellulären Trägern ermöglicht und damit letzten Endes der Überbrückung räumlicher Distanzen im Körper dient.

Medizinisch betrachtet ist es um die Gesundheit des Herzens in den zivilisierten Ländern nicht gerade gut bestellt: Obwohl Herz- und Gefäßkrankheiten heute weitaus effektiver therapiert werden und die Lebenserwartung nach Diagnosestellung durch eine bessere Sekundärprophylaxe viel höher ist als vor 20 Jahren, hat sich der herz- und kreislaufbedingte Krankenstand in den letzten Jahrzehnten nur wenig geändert: Die Herz- oder Gefäßmanifestationen der Atherogenese stehen in allen „fortschrittlichen" Ländern nach wie vor an oberster Stelle der Morbiditäts- und Mortalitätsstatistiken. Dies wirft ein ernüchterndes Schlaglicht auf die Bemühungen der kardiovaskulären Primärprophylaxe – nach wie vor sind zahlreiche Bewohner der nördlichen Halbkugel der Erde nicht von einem Lebensstil abzubringen, der die Gefäßgesundheit aufs Spiel setzt.

Die in armen Ländern noch immer bedeutsamen infektionsassoziierten Herzerkrankungen (rheumatisches Fieber, Endokarditis, infektiöse Myokarditis) sind hierzulande im Vergleich zu den ischämisch bedingten Herzerkrankungen weit zurückgedrängt. Auch Folgeschäden durch kongenitale Herzfehler sind durch die Möglichkeit der frühzeitigen Korrektur seltener geworden.

Vulnerabilität des Herzens

Warum das Herz im Vergleich zu anderen Organen überproportional häufig von ischämischen Prozessen betroffen ist, wird verständlich, wenn man sich die enorme Stoffwechselleistung vor Augen hält, die der Herzmuskel erbringen muss. Kein anderes Organ extrahiert in Ruhe so viel Sauerstoff aus dem Blut wie der Herzmuskel, sodass jede Steigerung der Herzarbeit nur durch eine Erhöhung des Blutflusses bzw. durch eine Ökonomisierung der Herzleistung erbracht werden kann. Eine Umschaltung auf die anaerobe Glykolyse zur Überbrückung von Mangelsituationen ist dem Herzmuskel im Gegensatz zum Skelettmuskel nicht möglich.

Zudem sind dem Blutfluss viele Hindernisse auferlegt: Das Herz ist ein auf engstem Raum zusammengedrängtes Blutversorgungssystem mit einer Vielzahl von Abzweigungen und Biegungen und entsprechend turbulentem Fluss. Hierdurch ist der Koronarkreislauf äußerst anfällig für Obstruktionen. Zudem zweigt der Koronarkreislauf so dicht am Herzen aus der Aorta ab, dass die druckausgleichende Windkesselfunktion der Körperschlagader noch nicht greifen kann und die Koronarperfusion deshalb über weite Strecken des Herzzyklus auf dem relativ niedrigen diastolischen Druckniveau stattfindet.

So betrachtet ist es ein Wunder, dass das Herz die ihm abverlangte Leistung – immerhin muss es im Laufe eines Lebens etwa 250 Millionen Liter Blut bewegen! – in der Regel so zuverlässig erbringt.

Prüfungsschwerpunkte

+++	Koronare Herzkrankheit (KHK), Myokardinfarkt, Herzinsuffizienz mit den entsprechenden pathologischen Veränderungen in Auskultation, Röntgenthorax und EKG; arterielle Hypertonie (Therapie), AV-Block
++	Aorten-/Mitralstenose/-insuffizienz (Auskultation, EKG-Befund), Herzrhythmusstörungen (Ursachen, Pharmakotherapie), Wolff-Parkinson-White(WPW)-Syndrom, Vorhofflimmern; Indikationen für Herz-Echo, Herz-Szintigramm, Endo-/Myokarditis (Ursachen, Symptome, EKG-Befunde), Perikardtamponade, Differenzialdiagnose Thoraxschmerz
+	Angeborene Herzfehler: Atriumseptumdefekt (ASD), Ventrikelseptumdefekt (VSD), Transposition der großen Arterien, hypertrophe obstruktive Kardiomyopathie (HOCM), Zusammenhang Herz-/Lungenerkrankungen, arterielle Hypotonie, orthostatische Dysregulation

1.1 Anatomie

N. Marx

Lage, Gewicht

Das Herz sitzt im Mediastinum zwischen den Lungenflügeln dem Zwerchfell auf (➤ Abb. 1.1). Die Längsachse verläuft von rechts dorsokranial (Herzbasis) nach links ventrokaudal (Herzspitze, Apex). Dorsal grenzen Ösophagus und Aorta, ventral das Sternum und die linksparasternale Thoraxwand an. Das **Herzgewicht** beträgt bei einem normalgewichtigen, herzgesunden Erwachsenen ca. 300 g.

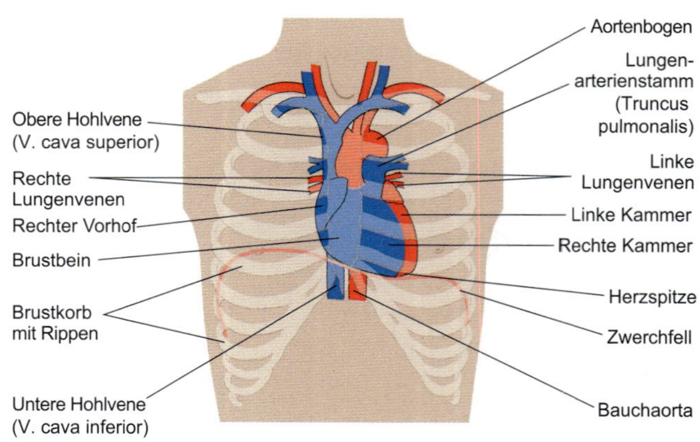

Abb. 1.1 Lage des Herzens im Thorax. Zwei Drittel befinden sich in der linken Thoraxhälfte. [L190]

Wandschichten

Das **Endokard** kleidet als seröse Haut die Herzbinnenräume aus. Ein an elastischen Fasern reiches Bindegewebe verbindet es mit dem Myokard. Das **Myokard** besteht aus quergestreiftem glykogenreichem Muskelgewebe, das sich vom Skelettmuskel funktionell durch seine erheblich langsamere Kontraktionsphase unterscheidet. Strukturell fällt die für den Herzmuskel typische netzartige Verbindung der Muskelzellen untereinander auf (synzytielle Struktur). Die Muskulatur der Vorhöfe ist allerdings von der Kammermuskulatur durch eine Bindegewebsplatte (Herzskelett) vollständig getrennt, die sowohl Ursprung als auch Ansatz der Herzmuskulatur ist.

Als **Epikard** wird das dem Myokard anliegende viszerale Blatt des Herzbeutels bezeichnet. Es bedeckt das Myokard, die Herzkranzgefäße und das Baufett der Herzoberfläche. Das parietale Blatt des Herzbeutels heißt **Perikard** und ist wie das Epikard innen von einer serösen Haut überzogen. Auf diese Weise entsteht zwischen Epi- und Perikard ein extrem gleitfähiger Spaltraum. Außen ist das Perikard durch eine Schicht von Kollagenfasern verstärkt und daher kaum dehnbar. Dies bedeutet, dass akut entstehende Perikardergüsse das Herz rasch komprimieren. Die Umschlagfalte von Epikard zu Perikard liegt über und hinter der Herzbasis auf der Wand von Aorta, Truncus pulmonalis, V. cava und den Vv. pulmonales (➤ Abb. 1.2).

Herzklappen

Die vier Herzklappen sind Endokardduplikaturen, die an den bindegewebigen Ringen des Herzskeletts aufgehängt sind (➤ Abb. 1.3).

- Die **Segelklappen** (atrioventrikuläre oder AV-Klappen) liegen zwischen Vorhof und Ventrikel: im linken Herzen die aus zwei Segeln bestehende **Mitralklappe (Bikuspidalklappe),** im rechten Herzen die **Trikuspidalklappe** mit ihren drei Segeln. Von den freien Rändern beider Segelklappen ziehen Sehnenfäden (Chordae tendineae) zu den Papillarmuskeln in den Ventrikeln.
- Die **Taschenklappen** liegen jeweils am Abgang der arteriellen Ausflusstrakte aus den Herzkammern: die **Aortenklappe** zwischen linkem Ventrikel und Aorta ascendens, die **Pulmonalklappe** zwischen rechtem Ventrikel und Truncus pulmonalis. Beide Taschenklappen bestehen aus je drei halbmondförmigen Endotheltaschen.

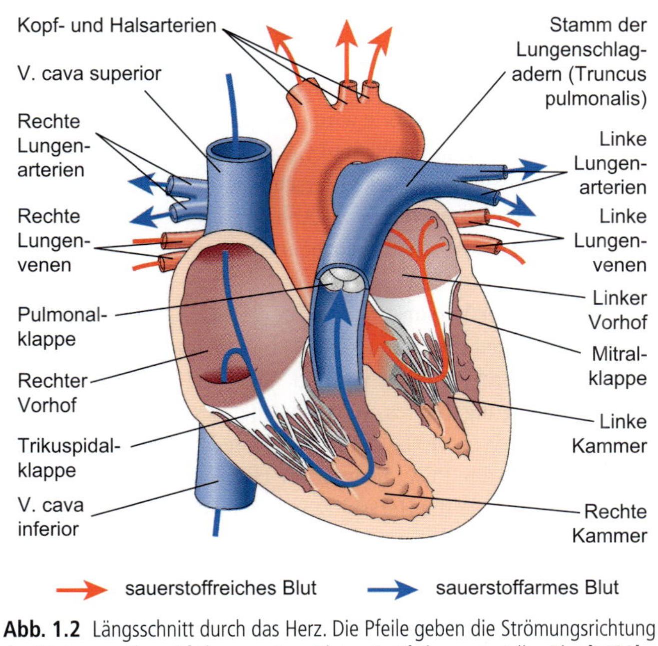

Abb. 1.2 Längsschnitt durch das Herz. Die Pfeile geben die Strömungsrichtung des Blutes an. Blaue Pfeile = venöses Blut, rote Pfeile = arterielles Blut [L190]

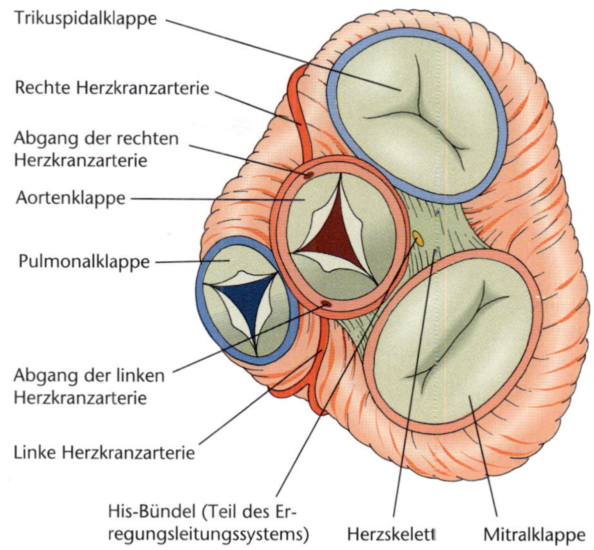

Abb. 1.3 Klappenapparat des Herzens in der Ansicht von oben nach Entfernung der Vorhöfe und Durchtrennung des Truncus pulmonalis und der Pars ascendens aortae [L190]

Der Klappenapparat verhindert einen Rückstrom des Bluts aus den Ventrikeln in die Vorhöfe bzw. aus Pulmonalarterie und Aorta in die Ventrikel. Die AV-Klappen schließen sich während der systolischen Anspannungsphase und öffnen sich in der diastolischen Füllungsphase. Die Taschenklappen sind in der Austreibungsphase der Systole geöffnet und schließen sich in der frühdiastolischen Entspannungsphase (➤ 1.2).

Reizleitungssystem (Erregungsleitungssystem)

In spezifischen, besonders glykogenreichen Herzmuskelfasern können autonome, rhythmische Erregungen entstehen und fortgeleitet werden. Diese spezialisierten Muskelzellen werden als **Erregungsleitungssystem** zusammengefasst (➤ Abb. 1.4). Hierzu gehören in der Reihenfolge der physiologischen Erregungsausbreitung:

- **Sinusknoten:** spindelförmige, 1–2 cm lange Struktur am Übergang von der oberen Hohlvene in den rechten Vorhof
- **Schnelle Leitungsbahnen** im Bereich der Vorhöfe (ihre Existenz ist allerdings umstritten, viele Autoren gehen von einer Erregungsausbreitung über die regulären Muskelzellen aus)
- **Atrioventrikularknoten** (AV-Knoten): als einzige physiologische reizleitende Struktur zwischen Vorhöfen und Kammern direkt vor dem Ostium des Koronarsinus liegend

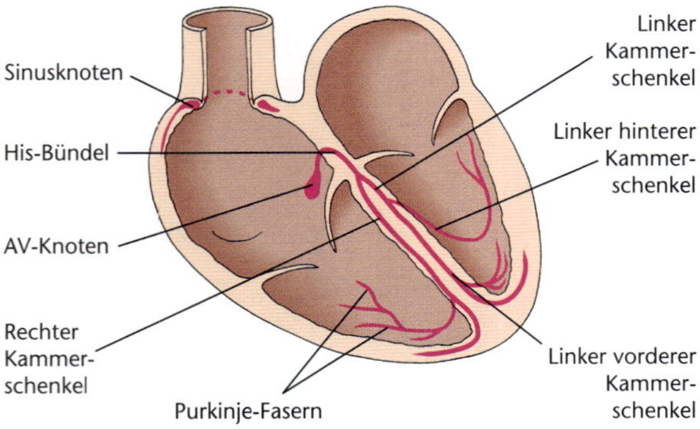

Abb. 1.4 Erregungsleitungssystem des Herzens [L190]

- **His-Bündel:** im Ventrikelseptum gelegen, aufgeteilt in die beiden **Tawara-Schenkel** linksseitiger Tawara-Schenkel verzweigt sich weiter in einen linksanterioren und einen linksposterioren Schenkel; rechter Tawara-Schenkel teilt sich nicht
- **Purkinje-Fasern:** von den Tawara-Schenkeln ausgehend, breiten sich über die gesamte subendokardiale Oberfläche des Herzens aus und erregen die Herzmuskelfasern

Herzkranzgefäße (Koronararterien)

In Ruhe fließen etwa 5 % des Herzminutenvolumens durch die Koronargefäße. Der Blutfluss kann bei Hochleistung um etwa das Fünffache gesteigert werden. Das Herz mit seiner extrem schwankenden Arbeitslast ist aus diesem Grunde auf eine äußerst anpassungsfähige und belastbare Gefäßversorgung angewiesen (> Abb. 1.5).

Die **linke Koronararterie** (LCA, > Tab. 1.1) entspringt in der Tiefe der linken Aortenklappentasche aus dem Sinus aortae und teilt sich nach weniger als 2,5 cm in den Ramus circumflexus (RCX) und den Ramus interventricularis anterior (RIVA, Synonym: LAD). Von der LAD ziehen Diagonaläste (Rami diagonales) zum linken Ventrikel. Aus dem RCX ziehen Marginaläste (Rami marginales) zum lateralen und inferolateralen Bereich des linken Ventrikels.

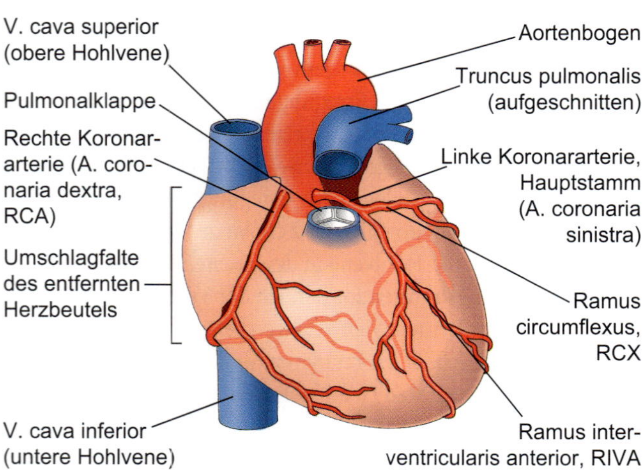

Abb. 1.5 Koronararterien [L190]

Tab. 1.1 Nomenklatur der Koronararterien

LCA	A. coronaria sinistra (linke Koronararterie)
LAD (RIVA)	R. interventricularis anterior (left anterior descending)
D1, D2	Diagonaläste (Rr. diagonales)
RCX	R. circumflexus
M1, M2	Marginaläste (Rr. marginales)
RCA	A. coronaria dextra (right coronary artery)
RPD (RIP)	Right posterior descending (R. interventricularis posterior)
RPL	R. posterolateralis

Die rechte **Koronararterie** (RCA) entspringt in der Tiefe der rechten Aortenklappentasche aus dem Sinus aortae und versorgt mit den Rami anteriores die Vorderwand des rechten Ventrikels. Sie läuft in einen Ramus interventricularis posterior (RIP) und einen Ramus posterolateralis (RPL) aus.

Blutversorgung des Reizleitungssystems

Der **Sinusknoten** wird über die Sinusknotenarterie versorgt. Sie entspringt in 60–70 % aus der proximalen rechten Kranzarterie (RCA), in 30–40 % aus dem R. circumflexus der linken Kranzarterie.

Der **AV-Knoten** wird über Seitenäste von Gefäßen versorgt, die entlang der AV-Grube zum Sulcus interventricularis posterior ziehen.

Dies ist bei normalem Koronarversorgungstyp (s. u.) die rechte Kranzarterie (RCA, 90 %). Lediglich beim sog. linksdominanten Versorgungstyp ist es der R. circumflexus (RCX) der linken Kranzarterie.

Das **His-Bündel** erhält arteriellen Zufluss sowohl über Koronargefäße, die die Herzhinterwand versorgen (RCA, ggf. RCX), als auch über Koronargefäße für die Herzvorderwand (RIVA). Der **rechte Schenkel** sowie der **linksanteriore Schenkel** werden in der Regel vom RIVA versorgt.

Koronare Versorgungsbereiche

Bei den meisten Menschen wird der größere Teil des linken Ventrikels, der viel Sauerstoff benötigt, von der LCA versorgt. Ein vollständiger Verschluss dieser Arterie wird deshalb meist nicht überlebt.

In Abhängigkeit vom Anteil der LCA und der RCA an der Blutversorgung des linken Ventrikels unterscheidet man unterschiedliche **koronare Versorgungstypen** (> Abb. 1.6). Ihre Kenntnis ist vor allem bei der diagnostischen Aufarbeitung einer KHK (> 1.5) bzw. eines Herzinfarkts (> 1.6) wichtig.

- **Ausgeglichener Versorgungstyp** (ca. 75 %): Die diaphragmale (inferiore) Wand des linken Ventrikels wird von der RCA, die posteriore Wand vom RCX versorgt.
- **Linksversorgungstyp** (ca. 10 %): Fast der gesamte linke Ventrikel wird von der LCA, die posteriore Hinterwand und das Septum durch den RCX, die inferiore Hinterwand durch den RCX oder die über die Herzspitze umgeschlagene LAD versorgt.
- **Rechtsversorgungstyp** (ca. 15 %): Die gesamte inferiore und posteriore Hinterwand des linken Ventrikels und die hinteren Teile des Septums werden von der RCA versorgt.

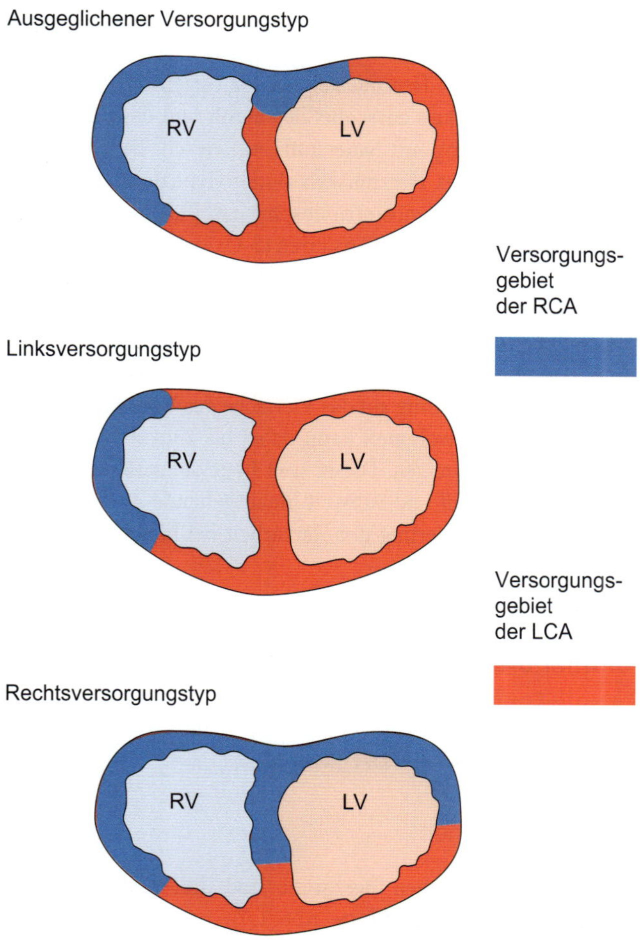

Abb. 1.6 Koronare Versorgungstypen. Die ventrale Seite des Herzens ist in der Abbildung unten. [L157]

1.2 Physiologie

N. Marx

Das Herz hält den Blutstrom im kleinen Kreislauf (Lungenkreislauf) und im großen Kreislauf (Organe und Körperperipherie) durch rhythmische Kontraktionen **(Systole)** mit dazwischen liegenden Phasen der Erschlaffung **(Diastole)** aufrecht.

Die Menge gepumpten Blutes pro Zeiteinheit (meist pro Minute angegeben) wird als **Herzzeitvolumen** bezeichnet und ist die globale Einflussgröße der Gewebeperfusion. Die lokale Gewebeperfusion wird zusätzlich durch Faktoren wie den lokalen Gefäßwiderstand und die Verteilung des Blutflusses auf die einzelnen Kapillargebiete beeinflusst. Die letztgenannten Faktoren sind vor allem im pathologischen Fall – z. B. bei Sepsis, Anaphylaxie, Verbrennung oder Ödem – perfusionsbestimmend.

Schlagvolumen, Herzzeitvolumen, Herzindex

- Das **Schlagvolumen** bezeichnet die pro Herzaktion geförderte Blutmenge. Sie beträgt bei herzgesunden, normalgewichtigen Erwachsenen in Ruhe 70–80 ml.
- Das **Herzzeitvolumen** (HZV; engl.: *cardiac output*, CO) ist die pro Zeiteinheit geförderte Blutmenge, z. B. ausgedrückt als **Herzminutenvolumen** (HMV = Schlagvolumen × Herzfrequenz: Normalwert 4,5 bis 7,0 l/min).
- Der **Herzindex** (engl.: *cardiac* index, CI) ist das Verhältnis des Herzminutenvolumens zur Körperoberfläche und berücksichtigt somit Größen- und Gewichtsunterschiede zwischen den Patienten (Normalwert 2,5–4 l/min/m^2). Durch diesen Wert kann das Herzzeitvolumen verschiedener Patienten verglichen werden.

Herzzeitvolumen und Blutdruck

Ein häufig nicht korrekt verstandenes Prinzip ist der Zusammenhang von Blutdruck und Herzzeitvolumen. Wie bereits angeführt, bezeichnet das Herzzeitvolumen den durch das Gefäßsystem strömenden Blutfluss und ist damit die bestimmende Einflussgröße für die Gewebeperfusion. Der Blutdruck dagegen spiegelt nichts anderes als den in einem Blutgefäß bzw. Gefäßbett herrschenden Druck wider; dieser korreliert mit dem Blutfluss nur bedingt. So kann beim beginnenden Herz-Kreislauf-Schock der Blutdruck durch eine kompensatorische Veränderung des Gefäßwiderstands so lange im normalen Bereich gehalten werden, bis das Herzzeitvolumen um mehr als ⅓ absinkt.

Die Korrelation von Herzzeitvolumen (d. h. Blutfluss) und Blutdruck kann nach dem **Ohm'schen Gesetz** beschrieben werden (➤ Abb. 1.7). Dieses ist am besten zu verstehen, wenn man sich das Gefäßsystem als ein starres Rohr vorstellt. Der durch das Rohr strömende Fluss (Volumen pro Zeiteinheit) hängt von dem Druckgradienten zwischen dem Beginn und dem Ende des Rohrs sowie vom Strömungswiderstand ab (Letzterer korreliert wiederum vor allem mit dem Durchmesser des Rohrs). Betrachtet man den im Rohr herrschenden Druck, so steigt dieser ganz offensichtlich mit steigendem Durchfluss an. Andererseits kann der Druck aber auch erhöht werden, indem der Durchmesser des Rohrs bei unverändertem Durchfluss verkleinert wird.

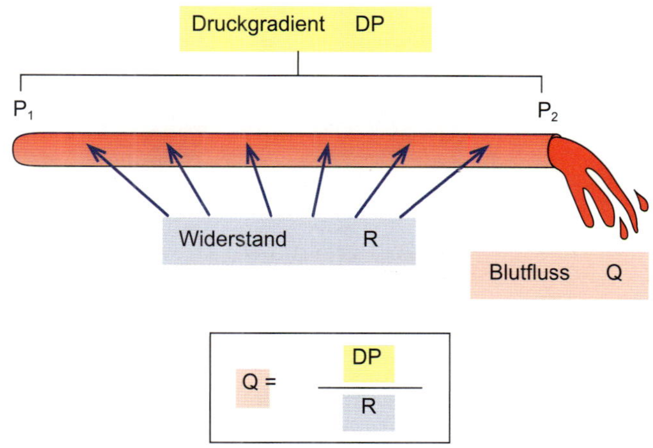

Abb. 1.7 Das Ohm'sche Gesetz erklärt das Verhältnis zwischen Blutfluss (Q), Blutdruck (P) und Gefäßwiderstand (R). Die am Beginn und am Ende des Rohrs gemessenen Drücke P_1 und P_2 entsprechen in vivo dem mittleren systolischen Blutdruck und dem Zentralvenendruck, ΔP somit der Differenz dieser beiden Werte. [L157]

MERKE
Es ist wichtig zu verstehen, dass die Versorgung der Gewebe mit Substrat und Sauerstoff primär mit dem pro Zeiteinheit durch das Transportsystem geförderten Volumen (d. h. Blutfluss) korreliert und nur sekundär mit dem im Transportsystem herrschenden Druck. Da der Körper bei intravaskulären Volumenänderungen kompensatorisch oft auch den Gefäßwiderstand verändert, ist die **Messung des Blutdrucks nur ein grobes Instrument zur Abschätzung der Gewebeperfusion.**

Der **Strömungswiderstand** in biologischen Systemen hängt in erster Linie von der Gefäßweite ab. Darüber hinaus wird er von den Fließeigenschaften der transportierten Flüssigkeit und deren Strömungsprofil (laminare oder turbulente Strömung) beeinflusst. Nach dem **Poiseuille-Gesetz** ist der Gefäßwiderstand bei laminarem Fluss vom Gefäßdurchmesser in der vierten Potenz, von der Viskosität der zirkulierenden Flüssigkeit und von der Länge des Gefäßes abhängig (➤ Abb. 1.8).

Myokardiale Kontraktion

Die Myokardfasern bestehen wie der Skelettmuskel aus einzelnen Muskelfibrillen, welche wiederum Aktin- und Myosinfilamente enthalten, die durch ihre Verzahnung die Muskelkontraktion ermöglichen. Im Gegensatz zum Skelettmuskel sind die einzelnen Herzmuskelzellen jedoch nicht klar gegeneinander abgegrenzt, sie bilden vielmehr durch Aufzweigungen und Fusionen ein zusammenhängendes Netzwerk von Zellen, ein sog. Synzytium (je eines für die Vorhöfe und eines für die Kammern). Beide Systeme sind durch das bindegewebige Herzskelett voneinander getrennt (➤ Abb. 1.3). Durch diese Konstruktion können sich elektrische Impulse auch ohne zwischengeschaltete Nervenzellen rasch über den ganzen Herzmuskel ausbreiten.

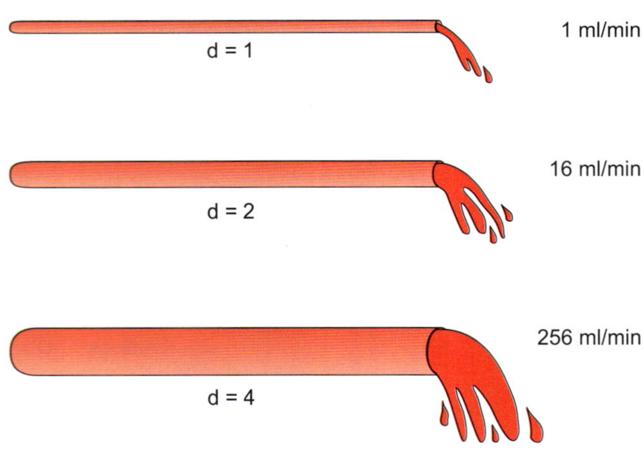

Abb. 1.8 Einfluss des Gefäßdurchmessers auf den Blutfluss. Eine Verdoppelung des Gefäßdurchmessers führt zur Erhöhung des Blutflusses um das Sechzehnfache, da der Gefäßwiderstand entsprechend absinkt (Abhängigkeit in der vierten Potenz, 2^4). Bei turbulentem Fluss (etwa bei atherosklerotisch geschädigten Gefäßen) wird der Gefäßwiderstand noch stärker vom Gefäßdurchmesser abhängig (die vierte Potenz erhöht sich in etwa auf die fünfte Potenz). [L157]

Myokardialer Stoffwechsel

Der Stoffwechsel des Herzmuskels ist im Gegensatz zu dem des quergestreiften Muskels ausschließlich aerob und deshalb auf eine konstante Versorgung mit Sauerstoff angewiesen. Dies begründet die Vulnerabilität des Herzmuskels durch Hypoxie und Ischämie. Energiesubstrat ist Adenosintriphosphat (ATP), das vorzugsweise aus dem Metabolismus von Fettsäuren (β-Oxidation), aber auch aus der Oxidierung von Kohlenhydraten gewonnen wird.

Die Sauerstoffextraktion des Herzmuskels liegt schon in Ruhe bei 70 %. Soll die Herzarbeit erhöht werden, muss deshalb der Fluss im Koronarsystem erhöht werden. Tatsächlich erhöht sich der koronare Blutfluss bei Hochleistung auf das Vierfache des Ruhewertes.

Das Herzminutenvolumen kann dabei bis zum Achtfachen des Ausgangswertes ansteigen. Dieser weit über die gesteigerte Anlieferung von Sauerstoff und Substrat hinausgehende Anstieg spiegelt die starke Ökonomisierung der Herzarbeit bei höherer Arbeitsbelastung wider.

Volumenarbeit des Herzens

Die vom Herzen geleistete Volumenarbeit hängt vom **Herzschlagvolumen** und von der **Herzfrequenz** ab.

Herzschlagvolumen

Neben der anatomischen Herzgröße sind drei Faktoren für das Schlagvolumen bestimmend (➤ Abb. 1.9):

- Die **Kontraktilität,** d. h. Geschwindigkeit und Ausmaß der Muskelkontraktion. Diese ist z. B. bei Hypoxie der Herzmuskulatur (etwa bei Schock oder als Folge einer ischämischen Herzerkrankung), Azidose oder bei Herzmuskelerkrankungen vermindert.
- Die **Nachlast** (Afterload), d. h. die „Last", gegen welche sich der Muskel kontrahieren muss. Das Schlagvolumen fällt mit

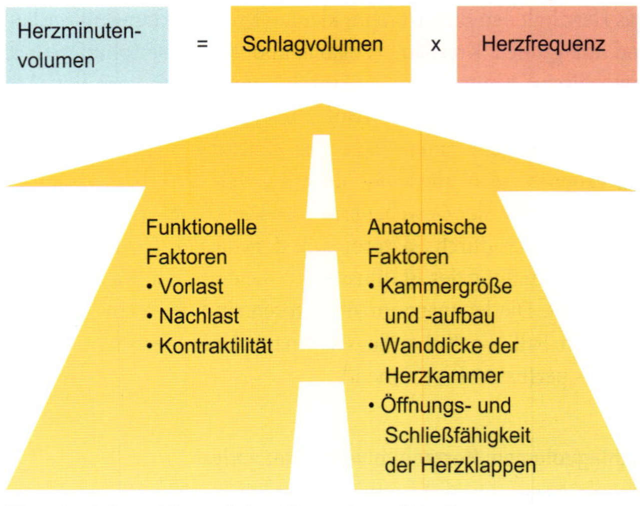

Abb. 1.9 Einflussgrößen auf das Schlagvolumen [L157]

steigender Nachlast ab. Die Nachlast für den linken Ventrikel ist im Normalfall vor allem der systemische Gefäßwiderstand (der in etwa mit dem diastolischen arteriellen Blutdruck korreliert), die Nachlast für den rechten Ventrikel ist der pulmonale Gefäßwiderstand, der im Normalfall nur etwa ein Zehntel des systemischen Gefäßwiderstands ausmacht. Im Krankheitsfall können auch verengte Taschenklappen nachlastbestimmend werden.

- Die **Vorlast** (Preload), d. h. das Ausmaß der Muskelvorspannung am Ende der Diastole. Im gesunden Herzen verbessert eine Vordehnung der Herzmuskelfasern deren Wirkungsgrad, d. h. die relative Kraft der Muskelkontraktion **(Frank-Starling-Mechanismus).** Die dehnungsbestimmende Größe ist dabei das enddiastolische Ventrikelvolumen. Dieses wiederum hängt vom venösen Rückstrom zum Herzen, vom Tonus und Speichervolumen der venösen präkardialen Gefäße sowie von der Fähigkeit des Herzens zur Aufnahme des Blutvolumens während der Diastole ab. Das enddiastolische Ventrikelvolumen kann also nicht nur durch eine Einschränkung des venösen Rückstroms vermindert sein (z. B. bei Hypovolämie), sondern auch durch alle Prozesse, die die diastolische Füllung des Herzens behindern (z. B. eine Herzbeuteltamponade oder ventrikuläre Arrhythmien). Auch ein unzureichender Tonus des venösen Systems, wie er z. B. in der durch Vasodilatation gekennzeichneten Frühphase des septischen Schocks beobachtet wird, kann die Vorlast vermindern.

PRAXISBEZUG

Eine **Erhöhung der Vorlast** (etwa durch die Gabe von isotoner Kochsalzlösung) stellt den effektivsten Weg zur **Steigerung der Herzleistung** dar, da sich der myokardiale Sauerstoffverbrauch dabei nur geringgradig ändert. Auch bei eingeschränkter Kontraktilität kann die Effektivität des Herzmuskels durch Steigerung der Vorlast verbessert werden (dies geschieht auch physiologischerweise im Rahmen der Anpassungsvorgänge bei kompensierter Herzinsuffizienz). Dieser Form der Kompensation sind allerdings natürliche Grenzen gesetzt: Werden die Muskelzellen zu stark vorgedehnt, so büßen sie an Kontraktionskraft ein (➤ Abb. 1.10).

Je höher die Nachlast, desto mehr Sauerstoff muss der Herzmuskel verbrauchen, um dasselbe Schlagvolumen zu erreichen. Gleichzeitig steigt die Wandspannung der Ventrikel während der Systole an, wodurch der koronare Blutfluss beeinträchtigt wird. Eine **hohe Nachlast** (z. B. bei arterieller Hypertonie) ist deshalb **ungünstig für Patienten mit ischämischer Herzerkrankung.**

Herzfrequenz

Die Herzleistung kann durch Veränderung der Schlagfrequenz an die Erfordernisse des Körpers angepasst werden. Diese ist jedoch nur innerhalb bestimmter Grenzen effektiv:

- Mit zunehmender **Tachykardie** wird v. a. die Diastole immer kürzer. Ab etwa 160 Schlägen pro Minute findet keine ausreichende Füllung der Ventrikel mehr statt, und das Schlagvolumen sinkt. Außerdem wird mit kürzer werdender Diastole die effektive Koronarperfusion geringer (die Perfusion des Herzmuskels findet vor allem während der Diastole statt). Hinzu kommt, dass eine Tachykardie mit einem Anstieg des myokardialen Sauerstoffverbrauchs einhergeht, was bei eingeschränkter koronarer Versorgung deletäre Folgen haben kann.

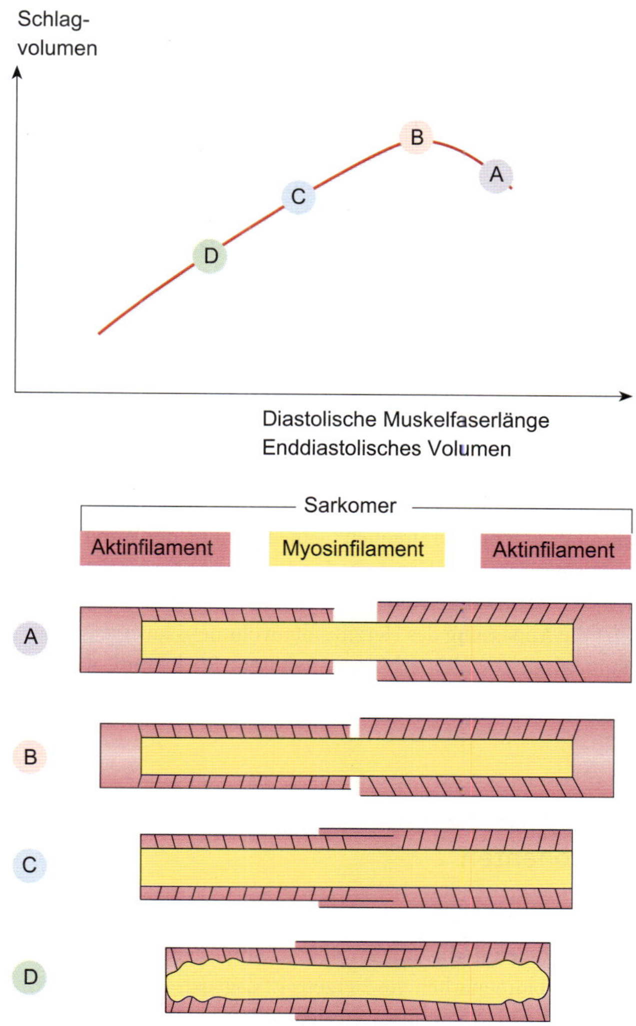

Abb. 1.10 Frank-Starling-Kurve (Arbeitsdiagramm des Herzens). Das Schlagvolumen wird von der diastolischen Muskelfaserlänge (Vordehnung) und somit vom Überlappungsgrad der Aktin- und Myosinfilamente bestimmt. [L157]

- Eine **Bradykardie** geht zunächst mit einer besseren diastolischen Ventrikelfüllung einher, bei höhergradiger Bradykardie kann dies jedoch den frequenzbedingten Abfall des Herzminutenvolumens nicht ausgleichen. Bewusstseinsstörungen bis hin zur Synkope können die Folge sein.

Einfluss der Vorhöfe auf die Volumenarbeit

Die koordinierte Kontraktion der Vorhöfe verbessert die ventrikuläre Füllung während der Diastole und erhöht das Schlagvolumen um etwa 10–20 % im Vergleich zu einer rein ventrikulären Kontraktion. Das macht verständlich, warum bei Vorhofarrhythmien die Herzleistung vermindert ist – z. B. bei Vorhofflimmern/Vorhofflattern (keine oder kaum Vorhofkontraktionen) oder komplettem AV-Block (keine Synchronisation zwischen atrialer Kontraktion und ventrikulärer Füllung).

Frank-Starling-Mechanismus

Der Frank-Starling-Mechanismus reguliert unabhängig vom autonomen Nervensystem die zur Aufrechterhaltung der Strömungskontinuität im großen und kleinen Kreislauf notwendige Auswurfleistung. Wie oben ausgeführt, nimmt die Kontraktionskraft des Herzmuskels mit steigendem enddiastolischem Ventrikelvolumen proportional zur **Vordehnung der Herzmuskelfasern** zu. Nach Überschreiten einer kritischen Dehnung fällt die Auswurfleistung jedoch wieder ab (➤ Abb. 1.10).

Der Frank-Starling-Mechanismus erklärt sich auf zellulärer Ebene dadurch, dass durch die verstärkte Muskelvordehnung eine bessere Verzahnung der Aktin-Myosin-Filamente erreicht wird; der Herzmuskel folgt damit dem vom Skelettmuskel her bekannten Funktionsprinzip.

Die Dehnung der Herzmuskelfasern beeinflusst neben der Kontraktilität auch die Herzfrequenz. Eine Dehnung der Wand des rechten Vorhofs lässt die Herzfrequenz um 10–20 % ansteigen. Dieser auch als **Bainbridge-Reflex** bezeichnete Zusammenhang unterstützt die Anpassung des Herzminutenvolumens an eine gesteigerte Volumenlast, etwa bei erhöhtem venösem Rückstrom, wie er z. B. beim Lagewechsel von der aufrechten in eine liegende Position auftritt.

Messung der Herzfunktion und ihrer Komponenten

Die klinische Beurteilung einer adäquaten Herzleistung folgt einfachen Prinzipien und ist unter ➤ 1.4.2 vorgestellt. Die direkte Messung der Volumenarbeit des Herzens ist dagegen aufwendig und nur invasiv mit einem Pulmonalarterienkatheter möglich; indirekt lässt sie sich jedoch recht zuverlässig aus echokardiografischen Größen ableiten (➤ 1.4.3).

Messung der Vorlast

Die Vorlast korreliert mit dem ventrikulären Volumen, das näherungsweise in der transthorakalen Echokardiografie ermittelt werden kann. Alternativ werden in der Praxis ventrikuläre Drücke gemessen; diese korrelieren jedoch nur dann mit den jeweiligen Ventrikelvolumina, wenn die Dehnbarkeit des Ventrikels im physiologischen Bereich liegt und wenn kein „Druckleck" besteht. Die Korrelation zwischen Drücken und Volumina ist daher z. B. bei Myokardnarben, Myokarditis, Herztamponade oder Taschenklappeninsuffizienz nicht gegeben.

Auch sind die intraventrikulären Drücke in der Praxis nur schwer zu bestimmen, sodass sie gewöhnlich aus der Messung „vorgelagerter" Drücke erschlossen werden. So wird z. B. der Druck im linken Vorhof über den **pulmonalkapillären Verschlussdruck** (Druck im pulmonalen Kapillargefäßbett) mithilfe eines Pulmonalarterienkatheters (➤ 1.4.3) ermittelt. Damit kann in der Intensivmedizin die linksventrikuläre Vorlast gemessen werden. Voraussetzung ist, dass sich die Drücke vom linken Ventrikel frei über den linken Vorhof und die pulmonalvenösen Gefäße in das pulmonalkapilläre Gefäßgebiet (wo die Messung stattfindet) übertragen können. Dies ist z. B. bei einer Mitralstenose nicht der Fall.

Messung der Venendrücke

Katheter in den großen zentralen Venen können zur Druckmessung und damit zur groben Abschätzung der rechtsventrikulären Vorlast verwendet werden und durch kontinuierliche Aufzeichnung des **Druckprofils** wichtige Hinweise auf spezifische Störungen in der „Druckpumpe Herz" geben.

Die normale Form der durch die Herzaktion generierten Druckwelle (➤ Abb. 1.11) zeichnet sich durch drei „Gipfel" (a-, c- und v-Welle) sowie zwei „Drucktäler" (x- und y-Abfall) aus:

- Die **a-Welle** entsteht durch die rechtsatriale Kontraktion.
- Die **c-Welle** gibt die Vorwölbung der Trikuspidalklappe in den rechten Vorhof während der isovolumetrischen Kontraktion wieder.
- Der **x-Abfall** ist auf die ventrikelwärts gerichtete Trikuspidalbewegung während der rechtsventrikulären Auswurfphase zurückzuführen.
- Die **v-Welle** ist durch die weitergehende Füllung des Vorhofs während der späten Systole bedingt.
- Der **y-Abfall** ist die Folge der Trikuspidalklappenöffnung mit raschem Blutabfluss aus dem Vorhof während der frühen Diastole.

Messung der Nachlast

Die Nachlast des linken Ventrikels korreliert mit dem systemischen Gefäßwiderstand, die des rechten Ventrikels mit dem

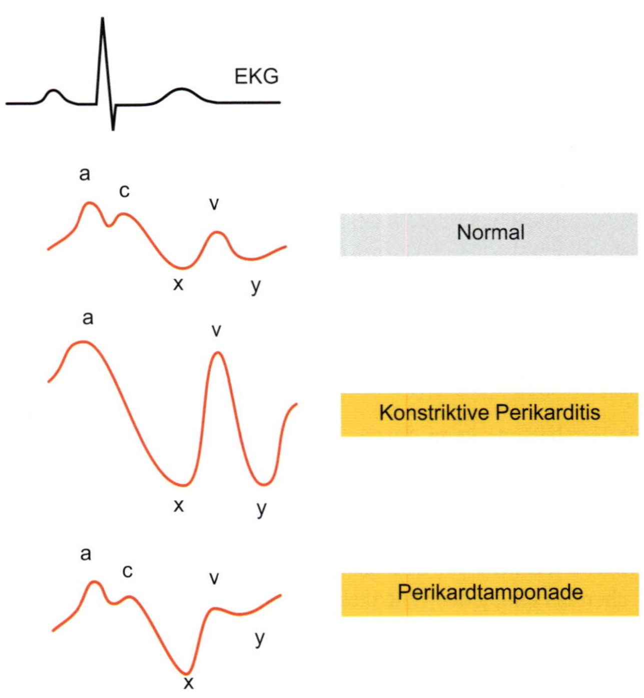

Abb. 1.11 Schematische Darstellung der normalen zentralvenösen Druckkurve sowie einiger pathologischer Wellenformen [L157]

Lungengefäßwiderstand. Die Gefäßwiderstände sind vor allem durch den Gesamtquerschnitt der Gefäße bestimmt und können nicht direkt gemessen werden. Sie können jedoch nach dem Ohm'schen Gesetz (➤ Abb. 1.7) berechnet werden. Hierzu muss allerdings das Herzminutenvolumen bekannt sein, welches z. B. im Thermodilutionsverfahren mithilfe eines Pulmonaliskatheters gemessen werden kann (➤ 1.4.3).

Messung der Kontraktilität

Die Kontraktilität spiegelt die intrinsische Kraft der Muskelfasern unabhängig von ihrer Länge wider. Sie kann für den linken Ventrikel echokardiografisch abgeschätzt werden (Verkürzungsfraktion, Ejektionsfraktion, ➤ 1.4.3).

Erregungsbildung

Die normale Herzaktion entsteht im Sinusknoten. Die für die Herztätigkeit erforderlichen elektrischen Impulse entstehen in spezialisierten Zellen, die die Fähigkeit zur raschen periodischen **Spontandepolarisation** haben und damit kein stabiles Membranpotenzial besitzen. Dieses steigt sofort nach Erreichen eines Tiefstwertes von – 70 mV wieder an und löst mit dem Überschreiten des Schwellenpotenzials eine erneute Depolarisation und damit die Herzaktion aus. Die durch diesen Prozess vorgegebene Herzfrequenz wird permanent den Erfordernissen des Kreislaufs angepasst. Die Steuerung erfolgt im Wesentlichen über das vegetative Nervensystem.

Im Prinzip sind alle Zellen des Reizleitungssystems – also neben dem Sinusknoten auch der AV-Knoten und das ventrikuläre Reizleitungssystem –, aber auch alle Herzmuskelzellen zur Spontandepolarisation befähigt. Physiologischerweise beginnt der Herzschlag jedoch immer im Sinusknoten, da dessen Zellen am raschesten depolarisieren. Die im Sinusknoten als dem **primären Schrittmacher** generierte Herzfrequenz beträgt 60–80/min.

Im AV-Knoten als **sekundärem Schrittmacher** entstehen etwa 30–40 Herzaktionen/Minute, im ventrikulären Reizleitungssystem als **tertiärem Schrittmacher** 20–30 Herzaktionen/Minute. Da die sekundären und tertiären Schrittmacherzellen passiv von jeder vom Sinusknoten ausgehenden Erregung erfasst und depolarisiert werden, kommt es normalerweise nicht zur Interferenz zwischen den verschiedenen Schrittmachern. Im Falle eines plötzlichen Ausfalls des Sinusknotens dauert es in der Regel mehrere Sekunden, bis sekundäre bzw. tertiäre Schrittmacher aktiv werden (präautomatische Pause).

Erregungsleitung

Vom Sinusknoten breitet sich die Erregung über die Vorhöfe aus, kommt jedoch zwischen Herzvorhöfen und Herzkammern an der Isolierschicht des Anulus fibrosus zum Stillstand. Lediglich der im unteren Vorhofseptum gelegene AV-Knoten lässt eine Fortleitung der Erregung zu, verlangsamt diese jedoch erheblich – die Überleitung im AV-Knoten dauert 70–110 ms. Diese Verzögerung stellt sicher, dass die Vorhöfe ihre mechanische Aktion vor Beginn der mechanischen Kammeraktion abgeschlossen haben (➤ Abb. 1.12). Für das Gesamtorgan entsteht dadurch ein optimales Zusammenspiel von Vorhof- und Kammerkontraktion **(AV-Synchronisation).**

Nach Überleitung der Erregung ist der AV-Knoten längere Zeit unerregbar (refraktär – effektive **Refraktärzeit** 250 bis 420 ms). Es können also maximal 2,4 bis 4 Vorhofaktionen in der Sekunde (entsprechend einer Herzfrequenz von 140–240/min) übergeleitet werden. Der AV-Knoten schützt die Herzkammern dadurch vor extrem hohen Vorhoffrequenzen, wie sie etwa beim Vorhofflimmern auftreten.

Vom AV-Knoten wird die elektrische Erregung über His-Bündel, Tawara-Schenkel und das Purkinje-Fasernetz auf das Kammermyokard weitergeleitet. Das Zeitintervall von der Depolarisation des His-Bündels bis zum Beginn der Kammerdepolarisation beträgt 30–55 ms.

Elektromechanische Koppelung

Ähnlich wie beim Skelettmuskel wird auch die Kontraktion des Herzmuskels durch Veränderungen des Membranpotenzials hervorgerufen: Mit Überschreitung des Schwellenpotenzials führt dabei eine veränderte Membranpermeabilität für Ionen zum Ablauf eines Aktionspotenzials (Erregung) (➤ Abb. 1.13). Die im Zuge der elektrischen Erregung in der Herzmuskelzelle ansteigende Ca^{2+}-Konzentration bewirkt eine Verkürzung der kontraktilen Elemente (sog. elektromechanische Koppelung).

Herzzyklus

Am Beginn des Herzzyklus (➤ Abb. 1.14) steht die vom Sinusknoten ausgehende **Vorhofdepolarisation,** durch welche sich zunächst der rechte und kurz darauf auch der linke Vorhof kontrahiert. Hierdurch strömt Blut durch die offen stehenden Segelklappen in die Ventrikel ein. Nach Überleitung der Erregung auf die Kammern kontrahieren sich auch diese, zeitlich minimal versetzt (der linke kontrahiert sich vor dem rechten Ventrikel). Der während der Kammerfüllung zunehmende intraventrikuläre Druck schließt die Segelklappen, sobald die im Vorhof herrschenden Druckwerte überschritten sind; die Mitralklappe schließt sich dabei kurz vor der Trikuspidalklappe.

In der darauffolgenden Phase der **isovolumetrischen Kontraktion** baut sich der intraventrikuläre Druck weiter auf, ohne dass Blutströmungen auftreten. Zum Blutfluss aus den Ventrikeln und damit zur **Austreibungsphase** kommt es erst nach Überschreiten der in den ableitenden Schlagadern herrschenden Drücke und Öffnung der Taschenklappen. Die Pulmonalklappe öffnet sich dabei etwas eher als die Aortenklappe.

Im Zuge der anschließenden ventrikulären Relaxation fallen die intraventrikulären Drücke rasch ab. Sobald sie das Druckniveau der Pulmonalarterie bzw. Aorta erreichen, schließen sich

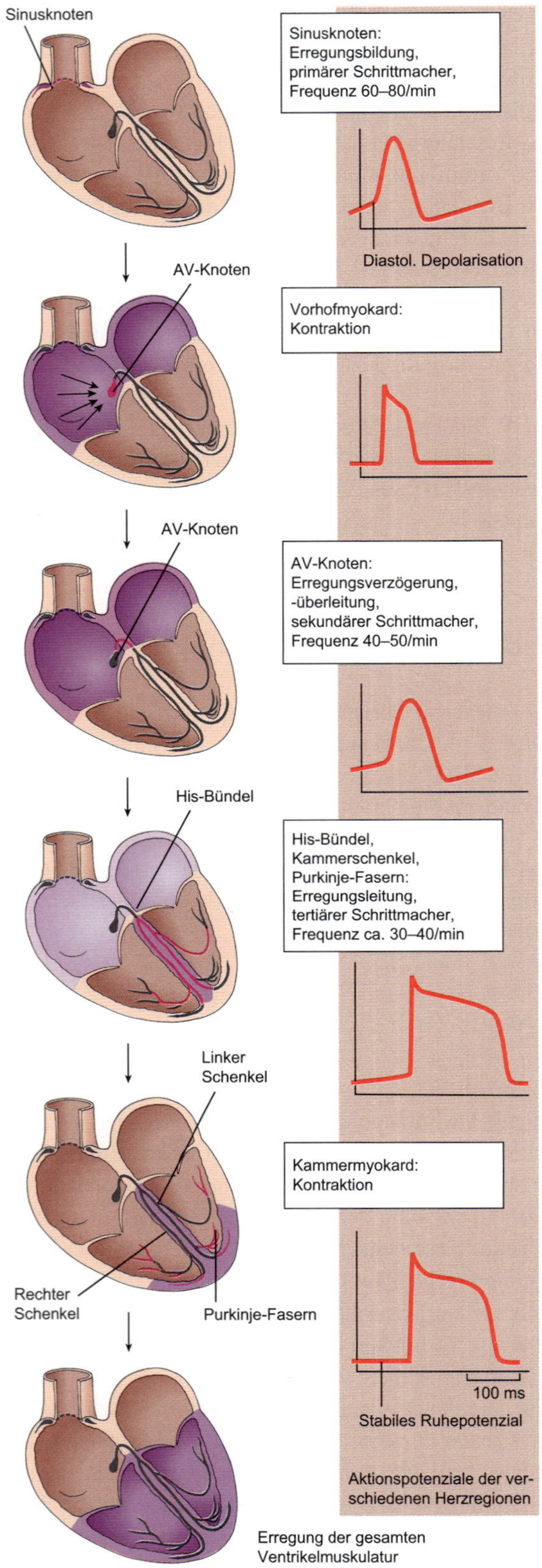

Abb. 1.12 Erregungsausbreitung im Herzen. Die violetten Flächen kennzeichnen die erregten Myokardanteile. [L190]

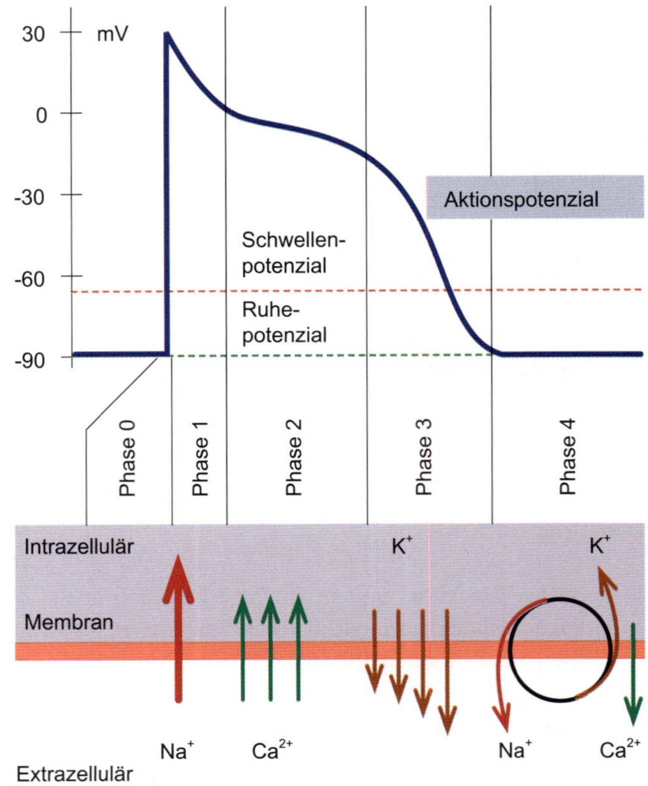

Abb. 1.13 Ablauf des Aktionspotenzials einer Myokardzelle [L157]

die Taschenklappen wieder (die Aortenklappe schließt sich dabei vor der Pulmonalklappe) und die Austreibungsphase ist beendet. Die nachfolgende Phase der **isovolumetrischen Relaxation** endet, sobald die intraventrikulären Drücke unter die Drücke in den Vorhöfen abfallen und sich die Segelklappen öffnen.

Herznerven

Das Herz unterliegt der Kontrolle durch das autonome Nervensystem. Der **Sympathikus** wirkt sowohl auf die Muskelzellen als auch auf das Reizleitungssystem und beeinflusst Vorhöfe und Ventrikel, der **Parasympathikus** wirkt fast ausschließlich auf Sinusknoten und AV-Knoten. Über das autonome Nervensystem wird die Herzfunktion an die Bedürfnisse des Kreislaufs angepasst. Ein Abfall des Blutdrucks wird von Barorezeptoren in Aorta und A. carotis registriert, die diese Information an zentrale Steuerzentren weitergeben. Durch Dämpfung der Wirkung des Parasympathikus auf das Herz sowie Aktivierung der peripheren Wirkung des Sympathikus (Gefäßverengung) werden eine Zunahme der Herzfrequenz und eine Erhöhung der Nachlast erreicht. Umgekehrt wird bei erhöhtem Blutdruck der Parasympathikus **(N. vagus)** stimuliert und über eine Hemmung des peripheren Sympathikus eine Gefäßweitstellung erreicht, sodass die Nachlast abnimmt.

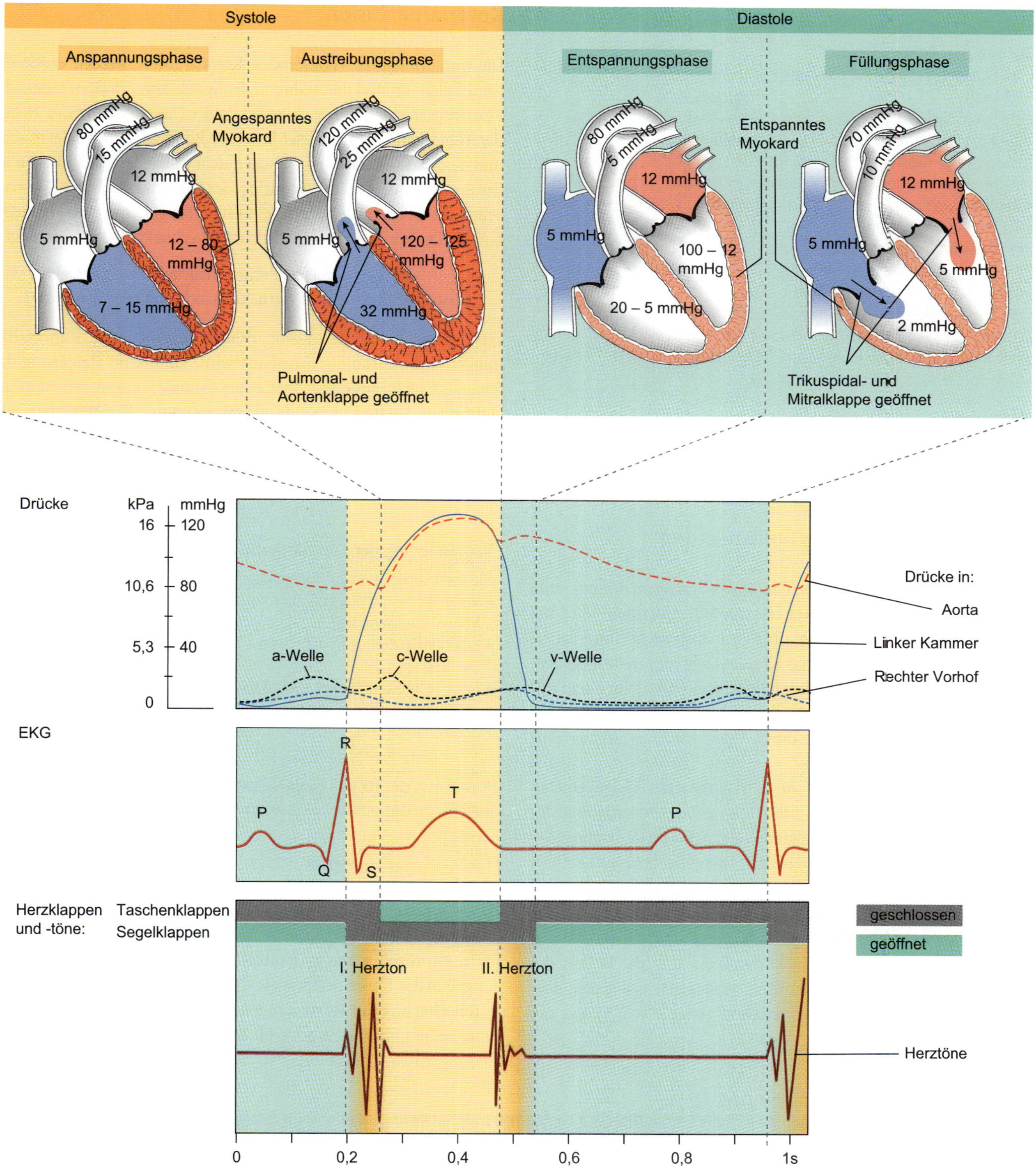

Abb. 1.14 Herzzyklus mit zeitlicher Zuordnung der Herztöne, der Druckverhältnisse im rechten und linken Herzen, der Volumenänderungen m linken Ventrikel und des EKGs sowie Drücke in den Herzhöhlen (Normalwerte) [L190]

Wirkungen von Sympathikus und Parasympathikus

Der Sympathikus steigert
- die Erregungsbildung und damit die Herzfrequenz: positiv-chronotrope Wirkung,
- die Erregungsleitungsgeschwindigkeit: positiv-dromotrope Wirkung,
- das Kontraktionsvermögen: positiv-inotrope Wirkung.

Dadurch kann das Herzminutenvolumen um den Faktor 5 auf ca. 25 l/min gesteigert werden. Die im gesamten Herzmuskel vorhandenen β_1-Rezeptoren werden zudem durch die zirkulierenden Katecholamine Adrenalin und Noradrenalin erregt.

Der Parasympathikus senkt
- die Herzfrequenz durch Hemmung der Erregungsbildung im Sinusknoten: negativ-chronotrope Wirkung,
- die Erregungsleitungsgeschwindigkeit in den Vorhöfen und im AV-Knoten (Atrioventrikularknoten): negativ-dromotrope Wirkung.

Unter Ruhebedingungen überwiegen die hemmenden vagalen Einflüsse, sodass ein langsamer Herzschlag resultiert.

Neben dem autonomen Nervensystem beeinflusst eine Vielzahl weiterer Parameter die Erregungsbildung und -leitung (➤ Tab. 1.2).

Herz-Kreislauf-Funktion bei Belastung

Muskelarbeit stimuliert über von den Muskeln ausgehende afferente Nerven das Kreislaufzentrum im Hirnstamm. Außerdem wird bei Aktivierung von Muskelgruppen über eine zentrale Mitinnervation ein entsprechender Impuls an das Kreislaufzentrum weitergegeben. Dieses beantwortet den gesteigerten Perfusionsbedarf vor allem mit einer adrenergen Stimulation, die die Herzfrequenz erhöht und die Kontraktilität verbessert, sowie durch Unterdrückung vagaler Einflüsse.

Darüber hinaus kommt es in den peripheren Gefäßgebieten durch lokale (metabolische) Einflüsse zu einer Umverteilung des Blutflusses, die mit einer Vasodilatation der Muskelgefäße und einer Vasokonstriktion anderer Gefäßgebiete, wie etwa der Haut, einhergeht. Insgesamt sinkt dadurch der systemische Gefäßwiderstand und damit die Nachlast; der Blutdruck steigt jedoch an, da das Herzminutenvolumen (d.h. der Blutfluss) überproportional ansteigt. Gleichzeitig wird der venöse Rückfluss und damit die Vorlast des Herzens durch mehrere Mechanismen verbessert, u.a. durch eine sympathikusvermittelte Venokonstriktion sowie die Wirkung der Muskelpumpe.

Koronarperfusion

Die intramyokardial verlaufenden Koronargefäße werden durch die ventrikuläre Kontraktion während der Systole komprimiert, sodass die Koronarperfusion fast ausschließlich in der Diastole stattfindet. Neben der Wandspannung hängt der koronare Blutfluss von der Gefäßweite und dem Druckgradienten zwischen dem arteriellen Gefäßostium an der Aorta und dem Sinus coronarius (der Mündungsstelle der Koronarvenen am Übergang von der V. cava superior in den rechten Herzvorhof) ab. Der koronare Perfusionsdruck berechnet sich somit wie folgt:

$$\text{Koronarer Perfusionsdruck} = \text{diastolischer Blutdruck} - \text{Druck im rechten Vorhof} \, [\simeq \text{ZVsD}]$$

Da der Sauerstoff des Koronarblutes bereits unter Ruhebedingungen fast vollständig extrahiert wird, kann eine Steigerung der Sauerstoffversorgung nur über einen erhöhten koronaren Blutfluss stattfinden. Letzterer kann durch das autonome Nervensystem und lokale humorale Faktoren bis um das Fünffache gesteigert werden. Faktoren, die die Koronarperfusion vermindern, sind im folgenden Kasten zusammengefasst.

Verminderung der Koronarperfusion

Die Koronarperfusion kann vermindert sein durch lgende Faktoren:
- Verminderter diastolischer Blutdruck (Schock, Vasodilatation, antihypertensive Medikation)
- Erhöhte Herzfrequenz: je höher die Herzfrequenz, desto kürzer die Diastole
- Erhöhte intraventrikuläre Drücke mit entsprechend gesteigerter Wandspannung* (Herzinsuffizienz, Volumenüberladung)
- Endoluminale Strömungshindernisse (z.B. Stenosen und intrakoronare Thromben bei KHK)

* Nach dem **Gesetz von Laplace** hängt die Wandspannung von der Herzgröße und den intraluminalen Drücken ab.

Das Koronarendothel

Das Koronarendothel verfügt über eine Vielzahl endokriner und parakriner Mechanismen, mit deren Hilfe es die lokale Koronarperfusion regelt sowie eine intravasale Gerinnung verhindert. Die Aufgaben des Koronarendothels sind:

- **Regulierung der Koronarperfusion** durch vasoaktive, teilweise im Endothel selbst gebildete Substanzen, vor allem durch

Tab. 1.2 Einflüsse auf Erregungsbildung und -leitung

Beschleunigung	Verlangsamung
• Sympathikotonus • Hyperthyreose • Hypokaliämie • Hyperkalzämie • Azidose • β-Sympathomimetika • Digitalis (Erregungsbildung) • Tachykardie: Verbesserung der Erregungsleitung, besonders im AV-Knoten • Hypoxie • Hyperkapnie	• Parasympathikotonus • Hypothyreose • Hyperkaliämie • Hypokalzämie, Kalziumkanalblocker vom Verapamil-Typ • Alkalose • β-Rezeptoren-Blocker • Digitalis (Erregungsleitung)

Stickoxid (NO), einen äußerst potenten Vasodilatator. Die Abgabe von NO wird durch einen erhöhten koronaren Blutfluss sowie durch die unmittelbaren Stoffwechselprodukte CO_2, Adenosin, Histamin, Serotonin, Noradrenalin und andere vasoaktive Botenstoffe getriggert.
- **Gerinnungshemmung:** Das Gefäßendothel insbesondere kleinlumiger Gefäße hemmt Blutplättchen (z. B. durch NO und Prostazykline) und Thrombin (z. B. durch Thrombomodulin) und fördert die Fibrinolyse. Hierdurch wird der Gerinnselbildung in dem verzweigten Koronarnetzwerk vorgebeugt.

Darüber hinaus reguliert das Gefäßendothel die Angioneogenese, welche z. B. bei der Ausbildung von Kollateralen nach Herzinfarkt eine Rolle spielt. Das Verständnis der Endothelfunktionen der Koronargefäße stellt einen der wichtigsten Forschungsbereiche der letzten zwei Jahrzehnte zum Thema KHK dar.

1.3 Leitsymptome

K. Schwabe

1.3.1 Thoraxschmerz

Die häufigste Ursache plötzlich auftretender Schmerzen im Brustkorb sind ischämische Herzerkrankungen (kardiale Ursachen ➤ Tab. 1.3). Bevor man Thoraxschmerzen jedoch voreilig auf Erkrankungen des Herzens zurückführt, sollte man sich vor Augen halten, dass in fast einem Fünftel der Fälle den Thoraxschmerzen nichtkardiale Ursachen zugrunde liegen (➤ Tab. 1.4).

1.3.2 Synkope

Eine „Synkope" bezeichnet ein plötzliches, kurzzeitiges Aussetzen des Bewusstseins mit Verlust des Körpertonus und kann zahlreiche kardiale oder extrakardiale Ursachen haben. Allen gemeinsam ist eine vorübergehende Minderperfusion der bewusstseinssteuernden Zentren des Gehirns (Ausfall entweder der Formatio reticularis oder beider Hemisphären). Bewusstseinsverluste durch epileptische Anfälle, metabolische Ursachen oder psychiatrische Erkrankungen und auch Sturzattacken ohne Bewusstseinsverlust zählen deshalb nicht zu den Synkopen.

Synkopen können ätiologisch in vier Klassen eingeteilt werden:
- **Neurogene Synkopen:** Die Durchblutungsstörung ist durch eine Dysregulation im Bereich des peripheren und/oder zentralen autonomen Nervensystems bedingt.
  - **Vasovagale Synkope:** Hierbei kommt es zu einer vagal bedingten Vasodilatation und damit plötzlichen Hypotension. Diese Form wird klinisch von Müdigkeit, Übelkeit, Schwitzen, Ohrensausen und Schwindel begleitet. Eine vollständige und rasche Erholung ist die Regel. Häufige Auslöser sind emotional belastende Ereignisse („Schrecksynkope"), plötzliche Schmerzen und der Anblick von Blut. Auch die mechanische

Tab. 1.3 Kardiale Ursachen des Thoraxschmerzes

Ursache	Schmerzlokalisation	Schmerzqualität	Schmerzdauer	Triggerfaktoren
Angina pectoris*	Retrosternal; ausstrahlend (gelegentlich auch isoliert) in Nacken, Unterkiefer, Epigastrium, (li) Schulter oder (li) Arm	Drückend, brennend, beengend, begleitende Verdauungsstörungen	< 2–10 min, bei instabiler Angina meist < 20 min	Verstärkung durch Belastung, kaltes Wetter oder emotionalen Stress. Linderung durch Ruhe oder Nitroglyzerin; eine vasospastische Angina (Prinzmetal) kann auch belastungsunabhängig und bevorzugt morgens auftreten
Myokardinfarkt	Wie bei Angina pectoris	Brennen, Druck- und Engegefühl im Brustkorb, häufig sehr stark („Vernichtungsschmerz")	Plötzlicher Beginn, unterschiedliche Dauer, aber meist 30 min oder (in der Regel) länger	Keine Besserung durch Ruhe oder Nitroglyzerin; vegetative Begleitsymptome (Übelkeit, Kaltschweißigkeit)
Perikarditis	Meistens retrosternal oder nahe der Herzspitze beginnend, oft mit Ausstrahlung in Nacken oder linke Schulter; meist enger umschrieben als der Schmerz bei Myokardinfarkt	Scharf, stechend, schneidend	Hält über viele Stunden bis Tage an, kann an- und abschwellen	Verstärkt durch tiefes Einatmen, Drehbewegungen im Brustkorb oder Rückenlage; Linderung durch Aufsetzen und Vorwärtslehnen
Aortendissektion	Vorderer Brustkorb, kann in den Rücken ausstrahlen; „Wandern" des Schmerzes bei fortschreitender Dissektion	Quälend, stechend, reißend	Plötzlicher Beginn, anhaltende Intensität	Manifestation bei Hochdruckerkrankung oder Prädisposition, z. B. Marfan-Syndrom

*Obwohl diese in der Regel eine KHK anzeigt, kann sie auch bei hypertrophischer Kardiomyopathie oder bei einer hypertensiven Entgleisung auftreten.

Tab. 1.4 Nichtkardiale Ursachen des Thoraxschmerzes

Erkrankung	Schmerzlokalisation	Schmerzqualität	Schmerzdauer	Schmerzbeeinflussung	Begleitsymptome
Lungenembolie	Substernal oder über dem betroffenen Lungenabschnitt	Stechend, evtl. Angina-pectoris-ähnlicher Charakter	Plötzlicher Beginn für Minuten bis > 1 h	Atemabhängig verstärkt	Dyspnoe, Tachypnoe, Tachykardie, Zeichen der akuten Rechtsherzinsuffizienz wie Halsvenenstau; bei großen Embolien evtl. Pleurareiben und Hämoptysen, Synkope
Pulmonaler Hochdruck	Substernal	Beklemmendes Druckgefühl	Anhaltend	Verstärkung durch Anstrengung	Meist Dyspnoe
Pneumonie mit Pleuritis	Über dem betroffenen Lungenabschnitt	Stechend	Oft tagelang anhaltend	Atemabhängig, durch Husten	Dyspnoe, Husten, Fieber, Schalldämpfung, Rasselgeräusche, Pleurareiben
Asthma bronchiale	Oberer Brustkorb/Sternum	Konstantes Engegefühl, evtl. brennend	Minuten- bis stundenlang	Durch Anstrengung	Giemen, Husten, Dyspnoe
Spontanpneumothorax	Betrifft eine Thoraxhälfte	Scharf, klar umschrieben	Plötzlicher Beginn, über Stunden anhaltend	Atemabhängig	Dyspnoe, hypersonorer Klopfschall, vermindertes Atemgeräusch über der betroffenen Seite
Bewegungsapparat (Rippenbrüche, Kostochondritis*, Muskelprellungen/-verletzungen, Myalgien**)	Unterschiedlich, jedoch lokalisiert	Dumpf bis stechend	Unterschiedlich, oft undulierend	Atem- und bewegungsabhängig; verbessert sich in bestimmten Schonhaltungen	Punktueller Druckschmerz, anamnestisch Muskelzerrung oder -verletzung
Herpes zoster	Verteilung über ein Dermatom	Brennend bis stechend	Lang anhaltend	Keine	Bläschenbildung gefolgt von Bläscheneruption
Gastroösophageale Refluxkrankheit	Substernal, epigastrisch	Brennend	Minuten bis Stunden	Verstärkt durch große Mahlzeiten, liegende Position, Erleichterung durch Antazida	Sodbrennen, Übelkeit
Peptisches Ulkus	Epigastrisch, substernal	Brennend	Lang anhaltend	Erleichterung durch Nahrung, Antazida	Unwohlsein
Gallenblasenerkrankungen	Epigastrisch, rechter Oberbauch	Druckgefühl, Unwohlsein	Lang anhaltend	Ohne Auslöser oder nach (fettreichen) Mahlzeiten	Druckempfindlichkeit im rechten Oberbauch
Angstzustände	Oft präkordial oder wechselnd	Unterschiedlich, meist „beklemmend"	Unterschiedlich	Situationsabhängig, oft mit Hyperventilation	Seufzende Atmung, oft berührungsempfindliche Brustwand
Weitere Ursachen	• „Seitenstechen" *(splenic flexure syndrome)*: harmlos und häufig, Pathogenese unklar • Ösophagus-Motilitätsstörungen (v.a. Nussknackerösophagus, ➤ 7.3.3) • Gallenkolik (kontinuierlicher, zunehmender Schmerz, spontan oder nach Mahlzeiten, ➤ 8.2.2) • Pankreatitis: Ausstrahlung der Schmerzen oft zwischen die Schulterblätter (➤ 8.3.3) • Selten: subphrenischer oder hepatischer Abszess, Magen- oder Duodenalulkus, Mallory-Weiss-Läsion, Perforation eines abdominalen Hohlorgans mit freier subphrenischer Luft, Mediastinitis				

*Schmerzen an der Knorpelgrenze der Rippen, Ursache unklar. Eine Sonderform stellt das **Tietze-Syndrom** dar, bei dem die knorpeligen Gelenke der vorderen Brustwand (oft an der 2. und 3. Rippe) geschwollen sind; gutartiger, meist selbstlimitierender Verlauf.
**Oft viral bedingt, z. B. nach Coxsackie-Infektionen („Teufelsgriff")

Reizung des Karotissinus kann zur vagovasalen Dysregulation führen **(Karotissinussyndrom),** ebenso wie bestimmte viszerale Reize (Synkope bei Miktion, Schlucksynkope durch ösophageale Reizung – beide sehr selten). Bei der **neurokardiogenen** Synkope bedingt langes ruhiges Stehen, besonders in warmer Umgebung, eine vasovagale Reaktion; vermutet wird, dass es hierbei zu einer zunehmenden „Anzapfung" des thorakalen Blutvolumens durch venöses Pooling in den Beinen kommt.

– **Neurogene orthostatische Hypotension:** überschießende Vasodilatation nach zu schneller Aufrichtung, auch definiert als anhaltender systolischer Blutdruckabfall um ≥ 20 mmHg und/oder diastolischer Blutdruckabfall um ≥ 10 mmHg innerhalb von drei Minuten nach dem Hinstellen. In manchen Fällen (öfter bei jungen Frauen) kann eine orthostatische Synkope auch allein durch eine orthostasebedingteTachykardie (ohne Hypotension) bedingt sein **(posturales Tachykardiesyndrom).**

- **Kardiogene Synkopen:** Die Durchblutungsstörung geht vom Herzen aus. Unterschieden werden:
  - **Mechanische Ursachen** bei strukturellen Herz-/Gefäßkrankheiten mit Obstruktion des ventrikulären Ausflusstrakts (z. B. Aortenstenose, Pulmonalstenose, hypertrophe Kardiomyopathie, pulmonale Hypertension/Lungenembolie, Vorhofthrombus, Vorhoftumoren, defekte Klappenprothesen, Fallot-Tetralogie)
  - **Rhythmogene Synkopen** durch bradykarde (z. B. Sick-Sinus-Syndrom, SA-Block, AV-Block) oder tachykarde (z. B. ventrikuläre oder supraventrikuläre Tachykardie) Herzrhythmusstörungen
- **Synkopen durch Hypokapnie:** Eine (in der Regel hyperventilationsbedingte) Hypokapnie schränkt die Gehirndurchblutung ein und kann so eine Synkope bedingen, etwa bei Panikattacken.
- **Synkopen durch Valsalva-Manöver:** Thorakale Druckerhöhungen reduzieren den venösen Rückstrom zum Herzen und somit das Herzzeitvolumen und die Hirnperfusion. In diese Kategorie fallen durch Lachen, Husten oder willentliches Luftanhalten ausgelöste Synkopen.

Gerade die rhythmogenen Synkopen führen im Gegensatz zu den anderen Formen oft zu einem plötzlichen Abfall des Herzminutenvolumens und damit zu einem plötzlichen Bewusstseinsverlust ohne Prodromi. Die Betroffenen verlieren ohne Vorwarnung das Bewusstsein und stürzen zu Boden, gefolgt von Zyanose, Apnoe, evtl. auch einem zerebralen Krampfanfall. Diese Form der Synkope wird auch als **Adams-Stokes-Anfall** (Morgagni-Adams-Stokes-Anfall, MAS-Anfall) bezeichnet. Mit Einsetzen des Ersatzrhythmus ist der Anfall beendet. EKG oder Langzeit-EKG sind im Intervall oft normal, das His-Bündel-EKG kann pathologisch sein. Die Therapie besteht in der Implantation eines permanenten Schrittmachers, der im Falle eines Anfalls den Herzrhythmus übernimmt.

1.3.3 Palpitationen

Herzschläge sind unter bestimmten Umständen auch bei normaler Herzaktion fühlbar, so z. B. bei Erregung, Angst, körperlicher Betätigung oder in Linksseitenlage. Als **Palpitationen** werden Herzschläge bezeichnet, die auch außerhalb dieser „Normalsituationen" wahrgenommen werden. Hierbei kann es sich entweder um einen zu schnellen, zu langsamen oder einen irregulären Rhythmus handeln.

Die häufigsten **kardialen Ursachen** von Palpitationen sind Extrasystolen („Herzstolpern") und paroxysmale Tachykardien („Herzrasen"), seltener auch Bradykardien oder ein unregelmäßiger Herzschlag, z. B. bei absoluter Arrhythmie (➤ 1.8.5).

Extrakardiale Ursachen von Palpitationen können eine Hyperthyreose, bestimmte Genussmittel (z. B. Kaffee), Fieber, Anämie oder orthostatische Anpassung (z. B. nach Aufstehen aus der Hockstellung) sein.

Obwohl meist gutartig, sollten Palpitationen weiter abgeklärt werden, um keine schwerwiegenden Rhythmusstörungen zu übersehen.

1.3.4 Plötzlicher Herztod

Der plötzliche Herztod wird definiert als natürlicher, unerwarteter Tod kardialer Genese mit einem Zeitintervall von weniger als einer Stunde zwischen Beginn der Symptome und Eintritt des Todes.

Ätiologie

Die Hauptursachen des plötzlichen Herztodes sind Kammerflattern oder -flimmern mit oder ohne Myokardinfarkt (zusammen 80–90 %) sowie der bradykarde Herzstillstand (ca. 10 %). Daneben gibt es weitere Risikofaktoren:

Risikofaktoren für den plötzlichen Herztod

- Vorausgegangene erfolgreiche Reanimation bei Kammerflimmern außerhalb der Akutphase (48 Stunden) eines Myokardinfarkts („überlebter plötzlicher Herztod")
- KHK mit akuter oder chronischer Myokardischämie
- KHK nach ausgedehntem Myokardinfarkt und konsekutiv reduzierter linksventrikulärer Funktion, komplexe ventrikuläre Arrhythmien
- Hypertrophe oder dilatative Kardiomyopathie mit ventrikulären Arrhythmien
- Angeborene oder erworbene Herzfehler (v. a. Aortenstenose)
- Entzündliche Erkrankungen (Myokarditis, Vaskulitis bzw. Aneurysmen der Koronargefäße)
- Anomalien des Reizleitungssystems, z. B. Vorhofflimmern bei akzessorischer AV-Leitungsbahn
- Angeborene oder medikamentös induzierte Repolarisationsstörungen (Long-QT-Syndrom, ➤ 1.8.5)
- Andere: Koronarspasmen durch Crack oder Kokain

Die Mehrzahl der plötzlichen Herztodesfälle trifft Patienten, bei denen eine kardiale Erkrankung bislang nicht bekannt war („Herzgesunde"). Autoptische Studien zeigen allerdings in der überwiegenden Mehrzahl dieser Fälle relevante Veränderungen an den Koronargefäßen. Der plötzliche Herztod kann also erstes Symptom der koronaren Herzkrankheit sein und trägt wesentlich zur erschreckend hohen Gesamtmortalität des akuten Myokardinfarkts von etwa 30 % bei.

Prävention

Da der plötzliche Herztod die Mehrzahl seiner Opfer quasi „aus heiterem Himmel" ereilt, sind der Prävention beim einzelnen Patienten Grenzen gesetzt. Die Häufigkeit des plötzlichen Herztodes bei Personen ohne bekannte Herzkrankheit kann allenfalls durch breite Gesundheitserziehung (Aufklärung über Risikofaktoren bezüglich der koronaren Herzkrankheit) sowie **Unterweisung der Bevölkerung in Wiederbelebungsmaßnahmen** verringert werden. Gezielte präventive Maßnahmen sind bei Risikopatienten (➤ Kasten „Risikofaktoren"), d. h. Patienten mit einer erhöhten Wahrscheinlichkeit des plötzlichen Herztods, erforderlich. Bei diesen Patienten muss die kardiale Grunderkrankung gründlich diagnostiziert und die Therapie optimiert werden. Häufig bleibt trotz dieser Maßnahmen ein erhöhtes Risiko bestehen, sodass die Implantation eines **Kardioverter-Defibrillators** (ICD, ➤ 1.8.3) erfolgen sollte.

1.4 Diagnostik bei Herzerkrankungen

N. Marx

1.4.1 Anamnese

Vorerkrankungen und Risiken

Viele extrakardiale Erkrankungen haben entscheidenden Einfluss auf die Herzfunktion und müssen entsprechend in die Anamnese einbezogen werden. Es empfiehlt sich ein systematisches Vorgehen mit Fragen nach folgenden Faktoren:

- **Bereits bekannte Herzerkrankungen:** Myokardinfarkt, Vitium, Rhythmusstörungen
- **Kardiovaskuläre Risikofaktoren:** Fettstoffwechselstörungen, Rauchen, Diabetes mellitus, arterieller Hypertonus und Herz-Kreislauf-Erkrankungen in der Familie (dabei auch nach Todesursache bei Eltern, Großeltern oder Geschwistern fragen), Bewegungsmangel, Stress
- **Extrakardiale Erkrankungen mit kardiovaskulären Auswirkungen,** z. B.:
  - Nierenerkrankungen (z. B. als Ursache einer Hypertonie, Überwässerung, Hyperkaliämie) mit reduzierter eGFR und Albuminurie
  - Schilddrüsenerkrankungen (z. B. als Ursache von Vorhofflimmern)
  - Lungenerkrankungen als Ursache einer chronischen Rechtsherzbelastung (z. B. COPD, Emphysem, Lungenfibrose)
  - Systemerkrankungen mit möglicher kardialer Manifestation (z. B. systemischer Lupus erythematodes, rheumatoide Arthritis, Panarteriitis nodosa)
- Kardiovaskulär relevante **Erkrankungen in der Kindheit** (z. B. Diphtherie, Scharlach, Kawasaki-Syndrom, Myokarditis, rezidivierende Tonsillitiden, rheumatisches Fieber)

Medikamente

Auf **kardiale Vorerkrankungen und Risikofaktoren** weisen folgende Medikationen hin:

- Antianginosa, z. B. Nitrate oder Molsidomin
- ACE-Hemmer, AT1-Rezeptorblocker (Sartane), Sacubitril/Valsartan; Digitalisglykoside, Antiarrhythmika
- Antihypertensiva, z. B. Betablocker, Kalziumkanalblocker, Diuretika
- Acetylsalicylsäure, Kumarinderivate und andere Antikoagulanzien, Antidiabetika, Lipidsenker

Mit **kardialen Nebenwirkungen** ist zu rechnen u. a. bei Einnahme von Antiarrhythmika, trizyklischen Antidepressiva, Digitalisglykosiden, Betablockern, Schilddrüsenhormonen, Doxyrubicin und anderen Zytostatika.

Beschwerden

Nach folgenden Beschwerden muss gezielt gefragt werden; der Patient sollte dabei zu einer möglichst genauen Beschreibung angehalten werden:

- **Thorakaler Schmerz:** anfallsartig oder dauerhaft? Belastungsabhängig oder -unabhängig? Häufigkeit (zunehmend? abnehmend)? Tageszeitliche Verteilung? Besserung in Ruhe oder nach Einnahme eines Nitro-Präparats? (Zur DD des thorakalen Schmerzes ➤ Tab. 1.3 und ➤ Tab. 1.4)
- **Rhythmusstörungen:** anfallsartiges fühlbares Herzstolpern? Herzklopfen oder Herzrasen (Palpitationen)? Regelmäßiger oder unregelmäßiger Pulsschlag? Schwindel und/oder Synkopen?
- **Atemnot:** belastungsabhängig oder -unabhängig? Besserung bei aufrechter Körperhaltung? Flaches Schlafen möglich? Nächtliche Atemnot? (Zur DD der Atemnot ➤ 6.1.3)
- **Ödemneigung:** abendliche oder dauerhafte Schwellung von Füßen oder Unterschenkeln? Nächtliches Wasserlassen (Nykturie)? Umfangszunahme des Abdomens? Gewichtszunahme? (Zur DD von Ödemen ➤ 12.4.5 bzw. Aszites ➤ 8.1.3)
- **Körperliche Belastbarkeit:** Sie sollte bei jedem Patienten erfragt werden, da sie einen Hinweis auf die kardiale Funktionsreserve gibt und somit den Schweregrad einer Erkrankung widerspiegelt. Es existieren verschiedene Klassifikationssysteme; die häufig gebrauchte Klassifizierung der *New York Heart Association* ist unter ➤ 1.7.3 wiedergegeben (➤ Tab. 1.14).

1.4.2 Körperliche Untersuchung

Oft kann der Gesamteindruck des Patienten bereits wesentliche Informationen vermitteln. Es ist daher sinnvoll, zunächst einmal den Patienten zu betrachten. Schon durch die Beantwortung einfacher Fragen wie „Wie sieht der Patient aus?“, „Was macht der Patient?“ können Bewusstseinszustand, Oxygenierung, Perfusion, Atemarbeit und das grobe Maß der vitalen Bedrohung eingeschätzt und darüber hinaus wichtige ätiologische Informationen gesammelt werden.

PRAXISBEZUG

Die Kunst der klinischen Diagnose: Beurteilung der Herzleistung

Eine verminderte Herzleistung kann häufig mit einfachen Mitteln erkannt werden. Man achte z. B. auf:

- Bewusstseinsänderungen: Hinweis auf unzureichende Hirnperfusion
- Dyspnoe/Orthopnoe: Hinweis auf pulmonalvenöse Einflussstauung bei Linksherzversagen
- Hautveränderungen: Blässe als Zeichen von sympathischer Gegenregulation bei Herzinsuffizienz; Marmorierung als Zeichen unzureichender

Hautperfusion; Zyanose als Zeichen erhöhter Sauerstoffextraktion bei verlangsamtem Blutfluss oder inadäquater Sauerstoffaufnahme bei Lungenödem; Schweißneigung als Zeichen der sympathischen Stimulation
- Tachykardie, verminderte Pulsstärke, Galopprhythmus (s. unter „Herztöne"), holosystolisches Herzgeräusch durch relative Mitral- oder Trikuspidalinsuffizienz: unmittelbare kardiale Zeichen der Herzinsuffizienz
- Jugularvenenstauung, Hautödeme und Lebervergrößerung als Hinweise auf Rechtsherzinsuffizienz
- Verminderte körperliche Belastbarkeit
- Steigendes Körpergewicht und verminderte Urinproduktion als Zeichen der eingeschränkten Nierenperfusion.

Inspektion

Gesamteindruck, Bewusstseinslage

Neben den mit bestimmten Risikofaktoren assoziierten „Äußerlichkeiten" (z. B. Ernährungszustand des Adipösen, „Blutfülle" des Hypertonikers, typische Stigmata des Nikotinabhängigen) können Haltung, Gestik und Mimik Hinweise auf das mögliche Vorliegen von Angst, „Stress" oder Erregung geben, wie sie etwa bei einem Myokardinfarkt, einem beginnenden Lungenödem oder einer Lungenembolie auftreten. Ein Warnsymptom ist Schläfrigkeit (Somnolenz), z. B. als Zeichen einer zerebralen Minderperfusion bei schwerer Herzinsuffizienz, bradykarden oder hämodynamisch relevanten tachykarden Rhythmusstörungen oder respiratorischer Insuffizienz bei Lungenödem.

Haut

Im kardiogenen Schock und beim Herzinfarkt ist die Haut typischerweise blass und kaltschweißig. Eine **periphere Zyanose** ist Zeichen einer gesteigerten peripheren Ausschöpfung des Blutsauerstoffs, z. B. bei Herzinsuffizienz mit unzureichender Auswurfleistung („Vorwärtsversagen"). Eine **zentrale Zyanose** kann Folge einer verminderten Oxygenierung durch die Lunge (z. B. bei Lungenstauung) oder aber eines Herzvitiums mit Rechts-links-Shunts sein. Sehr selten ist sie Ausdruck einer Methämoglobinämie.

Auch Folgen einer kardiologisch relevanten Stoffwechselstörung können sich an der Haut manifestieren, z. B. Xanthome bei Fettstoffwechselstörungen, Tophi bei Gicht, trockene Haut bei diabetischer Neuropathie.

Atmung

Da Herz- und Lungenleistung physiologisch und pathogenetisch eng verknüpft sind, kann die Beurteilung der Atmung entscheidende Hinweise auf eine Herzerkrankung geben. Erkrankungen beider Organe können mit **Ruhe- oder Belastungsdyspnoe, Orthopnoe** (➤ 5.1.3) oder **Tachypnoe** einhergehen. Ein **verlängertes Exspirium** kann auf chronisch-obstruktive Lungenerkrankungen, Asthma bronchiale oder auf eine Linksherzinsuffizienz („Asthma cardiale") hinweisen. **Husten** oder **„Distanzrasseln"** finden sich typischerweise bei einer Linksherzdekompensation mit Lungenödem.

Thorax

Die Herzaktion kann bei schlanken, athletischen Patienten physiologischerweise sichtbar sein. Bei anderen Individuen kann sie eine ausgeprägte Herzvergrößerung insbesondere des rechten Herzens oder eine schwere Mitralinsuffizienz anzeigen.

Deformitäten des Thorax, z. B. Kyphoskoliose oder Fassthorax, können auf eine chronische Rechtsherzbelastung hinweisen. Die **Narbe** über dem Sternum weist den vormals Herzoperierten aus.

Hals

Die **Blutfüllung der Halsvenen** korreliert mit dem zentralen Venendruck. Eine Stauung zeigt somit eine Einflussstauung am rechten Herzen an, z. B. bei Rechtsherzinsuffizienz, konstriktiver Perikarditis, Perikarderguss oder Perikardtamponade.

Sie ist relevant, wenn die Halsvenen bei > 45° Oberkörperhochlagerung gefüllt bleiben. Außerdem fällt der Jugularvenendruck normalerweise mit der Inspiration ab und steigt in der Exspiration an. Passiert das Gegenteil, so erhärtet sich der Verdacht auf eine konstriktive Perikarditis oder eine restriktive Kardiomyopathie **(Kussmaul-Zeichen).**

Die venösen Druckschwankungen in den peripheren Venen sind normalerweise so gering, dass sie nicht wahrgenommen werden. Ein sichtbarer („positiver") **Jugularvenenpuls** findet sich bei Trikuspidalinsuffizienz, Vorhofseptumdefekt, Pulmonalstenose oder AV-Dissoziation infolge einer Kontraktion des rechten Vorhofs bei geschlossener Trikuspidalklappe.

Karotispulsationen sind bei gesunden Menschen vor allem bei körperlicher Belastung bisweilen sichtbar. Sie haben Krankheitswert, wenn sie auch in Ruhe sichtbar bzw. deutlich verstärkt sind, so z. B. bei ausgeprägtem arteriellem Hypertonus, Aorteninsuffizienz oder Aortenisthmusstenose.

Extremitäten

Zu jeder Untersuchung des kardiovaskulären Systems gehört eine eingehende Inspektion der Extremitäten („Hände halten"). Geachtet wird auf **Ödeme** der Knöchel, der Fußrücken, der Prätibialregion bzw. der gesamten unteren Extremität. Sie sind zum Beispiel bei chronischer Rechtsherzinsuffizienz nachweisbar.

Eine persistierende **Füllung der Handrückenvenen** nach Anheben über das Herzniveau zeigt einen erhöhten zentralen Venendruck an, z. B. bei Rechtsherzinsuffizienz oder Einflussstauung.

Eine **Akrozyanose** (Zyanose der Finger und Zehen als Zeichen einer peripheren Zyanose) findet sich z. B. bei Herzinsuffizienz.

Trommelschlägelfinger und sog. **Uhrglasnägel** (➤ 6.2, ➤ Abb. 6.18 und ➤ Abb. 6.19) sind ein häufiger Befund bei chronischer Hypoxämie, wie sie bei angeborenen Herzfehlern mit Rechts-links-Shunt oder bei schwerwiegenden Lungenerkrankungen vorkommt.

Palpation

Pulsstatus

Zunächst wird die Tastbarkeit der peripheren Pulsstationen überprüft. Fehlende Fußpulse weisen oft auf eine periphere arterielle Verschlusskrankheit (pAVK) hin, unterschiedliche Pulsstärken zwischen Händen und Füßen finden sich z. B. bei der Aortenisthmusstenose. Unterschiedliche Pulsstärken zwischen linkem und rechtem Arm sind kennzeichnend für ein Aortenbogensyndrom (➤ 2.3.2) oder ein dissezierendes Aortenaneurysma.

Pulsqualitäten
Die exakte Beschreibung der Pulsqualitäten ist in unserem technischen Zeitalter in den Hintergrund geraten. Wichtige Qualitäten sind aber auch heute noch neben „schnell" oder „langsam": regelmäßig (Pulsus regularis) oder unregelmäßig (irregularis), hart (durus) oder weich (mollis), mit hoher (altus) oder niedriger (parvus) Druckamplitude, schnellend (celer) oder träge (tardus). Klassische Beispiele sind der **Pulsus celer et altus** bei Aorteninsuffizienz, **Pulsus parvus et tardus** bei Aortenstenose und **Pulsus celer et parvus** bei intravaskulärem Volumenmangel.

Im zeitlichen Verlauf können zwei pathologische Muster identifiziert werden:

- **Pulsus alternans:** eine von Pulsschlag zu Pulsschlag wechselnde Pulsstärke, bei schwerer Herzinsuffizienz
- **Pulsus paradoxus:** eine mit der Inspiration absinkende Pulsstärke, die in der Praxis durch die Messung des systolischen Blutdrucks diagnostiziert wird: Abfall des systolischen Blutdrucks um mehr als 10 mmHg während der Inspirationsphase, bei Herztamponade sowie bei erhöhtem intrathorakalem Druck (z. B. bei Asthma bronchiale)

Pulsdefizit
Hierunter versteht man die Diskrepanz zwischen der peripher palpierten Pulsfrequenz und der durch EKG, Herzpalpation oder -auskultation ermittelten Herzschlagfrequenz. Ein Pulsdefizit tritt z. B. bei hämodynamisch unwirksamen Extrasystolen oder bei Vorhofflimmern mit Tachyarrhythmia absoluta (➤ 1.8.5) auf.

Herzspitzenstoß

Der Herzspitzenstoß ist normalerweise im 5. Interkostalraum (ICR) in der Medioklavikularlinie zu palpieren. **Verbreiterung** (Lateralisierung) und **Verlagerung** nach unten (z. B. in den 6. ICR) zeigen eine Herzvergrößerung an, ein **hebender Herzspitzenstoß** weist auf eine linksventrikuläre Hypertrophie (z. B. bei arteriellem Hypertonus) hin.

Palpation des Abdomens und der Extremitäten

Bei der Palpation des Abdomens ist bei kardialen Fragestellungen auf Pulsationen zu achten, wie sie z. B. bei Rechtsherzvergrößerung oder Aortenaneurysma entstehen können. Zusätzlich muss die **Lebergröße** bestimmt, ein Kapseldruckschmerz ausgeschlossen (Lebervergrößerung bzw. -spannung bei Rechtsherzinsuffizienz) und auf eine Umfangsvermehrung des Bauches geachtet werden (**Aszites** z. B. bei Rechtsherzinsuffizienz). Lageabhängige Hautödeme (**Anasarka** = „Wassersucht") sind ebenfalls typisch bei Rechtsherzdekompensation. Die Palpation der Haut über den Schienbeinen oder den Fußknöcheln kann durch bestehen bleibende Druckdellen auf eine Rechtsherzinsuffizienz hinweisen.

Perkussion und Auskultation

Die **Perkussion des Herzens** beruht auf der Bestimmung der absoluten und relativen Herzdämpfung, ist jedoch ein unsicheres Verfahren, das heute in der Klinik kaum noch eine Bedeutung hat. Bei der **Perkussion der Lunge** können die Lungengrenzen (z. B. tief stehend bei Emphysem als Hinweis auf eine chronische Rechtsherzbelastung) sowie die Klopfschalldämpfung (z. B. bei Pleuraerguss) bestimmt werden.

Die **Auskultation des Herzens** war lange Zeit *das* diagnostische Instrument zur Erkennung und Differenzierung kardialer Erkrankungen, insbesondere erworbener und kongenitaler Vitien. Vor allem die Echokardiografie hat die diagnostische Wertigkeit der Auskultation etwas in den Hintergrund gedrängt. Dennoch liefert sie dem geübten Untersucher auch heute noch wertvolle und bisweilen eindeutige diagnostische Hinweise. Bei der Auskultation sind **Herztöne** (physiologische Herztöne, Zusatztöne) und **Herzgeräusche** zu unterscheiden.

Auskultationsareale

➤ Abb. 1.15 gibt die verschiedenen Auskultationspunkte und deren räumliche Beziehung zum Thoraxskelett wieder. Über den bezeichneten Interkostalräumen lassen sich die angegebenen Herzklappen üblicherweise am besten hören, bei erheblicher Herzvergrößerung oder bei Thoraxdeformierungen können allerdings deutliche Verschiebungen auftreten. Der **Erb-Punkt** (3. ICR links parasternal) liegt im Bereich der absoluten Herzdämpfung und ermöglicht am besten die „Gesamtbeurteilung" der kardialen Auskultationsphänomene. „Über Erb" sollte die Auskultation beginnen.

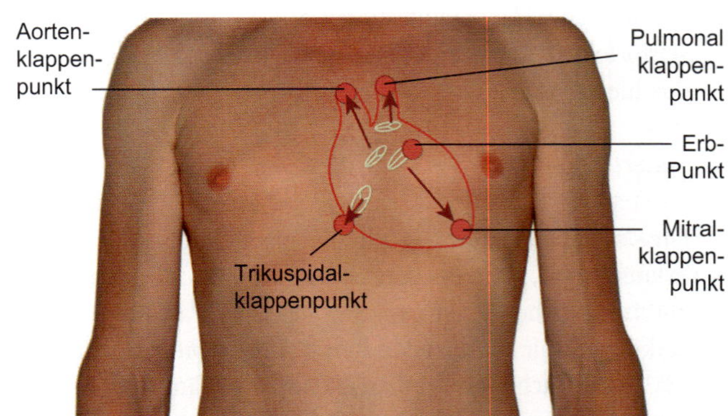

Abb. 1.15 Auskultationspunkte bei der Untersuchung des Herzens [L190, O405]

Die Untersuchung beinhaltet immer das Abhören der linkslateralen Thoraxwand und der dorsalen Thoraxwand, der Karotiden und des Epigastriums, um eine Fortleitung von Geräuschphänomenen beurteilen zu können. Alle Herztöne und -geräusche sind am besten **in Exspiration** zu beurteilen (eine Ausnahme ist die Pulmonalstenose).

Herztöne

Erster Herzton

Er entsteht durch Klappenschluss bzw. Segelanspannung der Mitral- und Trikuspidalklappe; das **Punctum maximum** (P. m.). liegt über Erb und der Herzspitze. Die unterschiedlichen Qualitäten des Tons können Aufschluss über die zugrunde liegende Störung geben:

- **Laut:** bei Anstrengung, Anämie, Fieber, Hyperthyreose oder Sepsis sowie bei dünner Brustwand
- **Leise, abgeschwächt:** bei Herzinsuffizienz, Mitralinsuffizienz, dicker Brustwand oder Lungenemphysem
- **Paukend:** bei Mitralstenose, betont auch bei Bradykardie
- **Gespalten:** physiologisch bei Jugendlichen (die Mitralklappe schließt etwas früher als die Trikuspidalklappe, die Spaltung verschwindet bei Inspiration), pathologisch bei Reizentstehung in den Herzkammern (ventrikuläre Extrasystolen, Schrittmacheraktionen) und bei Schenkelblöcken

Zweiter Herzton

Dieser entsteht durch Klappenschluss der Semilunarklappen (Aortenklappe und Pulmonalklappe). Der zweite Herzton (HT) ist kürzer und heller als der erste. Er hat zwei Anteile, die oft nur bei Inspiration unterschieden werden können: **A2** (Aortenklappenschluss) und **P2** (Pulmonalklappenschluss), wobei A2 P2 etwas vorausgeht. P. m. des 2. HT ist über Erb und der Herzbasis. A2 wird über der Aortenklappe am besten gehört, d. h. im 2. ICR parasternal rechts, P2 ist am lautesten über der Pulmonalklappe, d. h. im 2. ICR parasternal links.

- **Laut:** Aortensklerose (A2), arterielle Hypertonie (A2), pulmonale Hypertonie (P2)
- **Leise, abgeschwächt, fehlend:** Aortenstenose (A2), Aorteninsuffizienz (A2), arterielle Hypertonie (A2), Pulmonalstenose (P2)
- **Gespalten:** physiologischerweise bei Inspiration verstärkt durch früheren Schluss der Aortenklappe (erst A2, dann P2)
  - **Weite Spaltung** bei Rechtsschenkelblock und Mitralinsuffizienz
  - **Fixierte Spaltung** (d. h. nicht atemabhängig) bei Vorhofseptumdefekt
  - **Paradoxe Spaltung** (erst P2, dann A2) bei Linksschenkelblock, schwerer Aorten- oder Aortenisthmusstenose, Spaltung nimmt in der Inspiration ab
- **Einfach (keine Spaltung):** Aortenstenose, Pulmonalstenose, Hypertonie, KHK sowie alle Bedingungen, die zu einer paradoxen Spaltung führen

Dritter Herzton

Dieser entsteht durch Füllung des linken Ventrikels in der Diastole und damit zeitlich nach dem zweiten Herzton (**protodiastolischer Galopp, Ventrikelgalopp).** Der 3. HT ist niederfrequenter („dumpfer") als der 2. HT, sein P. m. liegt über der Herzspitze. Bei Kindern und Jugendlichen ist ein dritter Herzton physiologisch. Bei Erwachsenen deutet er auf eine diastolische Ventrikelüberladung hin, z. B. bei Mitralinsuffizienz oder Herzinsuffizienz.

Vierter Herzton

Er entsteht durch die Vorhofkontraktion am Ende der Ventrikeldiastole und liegt damit zeitlich direkt vor dem ersten. Herzton **(Vorhofgalopp).** Der 4. HT ist leiser und niederfrequenter als der erste Anteil eines gespaltenen 1. HT, sein P. m. liegt über Erb und der Herzspitze. Bei Kindern und Jugendlichen kann er physiologisch sein. Bei Erwachsenen deutet er auf Aortenstenose, arteriellen Hypertonus, hypertrophe Kardiomyopathie, Herzinsuffizienz oder Myokardinfarkt hin. Treffen bei Tachykardie der dritte und vierte Herzton zusammen, wird von einem **Summationsgalopp** gesprochen.

Klappenöffnungstöne

Normale Klappen öffnen sich lautlos. Klappenöffnungstöne entstehen durch den abrupten Stopp der ventrikelwärts gerichteten Öffnungsbewegung von AV-Klappen. Die Klappenöffnungstöne sind nach dem zweiten Herzton zu hören. Dazu gehören der **Mitralöffnungston** bei Mitralstenose, der **Trikuspidalöffnungston** bei Trikuspidalstenose (ausgesprochene Rarität) und die Öffnungstöne bei Mitralklappenprothesen.

Austreibungstöne

Austreibungstöne *(ejection clicks)* bezeichnen Geräuschphänomene, die durch Wirbelbildung in einem erweiterten Ausflusstrakt oder durch den abrupten Stopp der Öffnungsbewegung der Taschenklappen entstehen. Ejection Clicks sind hochfrequent in der frühen Systole nach dem ersten Herzton zu hören und nehmen bei Inspiration ab. Sie kommen bei Dilatation der Aortenwurzel oder des Truncus pulmonalis, bei systemischer bzw. pulmonaler Hypertension sowie bei Aorten- oder Pulmonalstenose vor.

Mesosystolische oder spätsystolische Klicks

Diese entstehen durch Vorwölbung eines oder beider Mitralsegel in den linken Vorhof und kommen bei Mitralklappenprolaps vor. Sie sind oft von einem kurzen meso- oder spätsystolischen Geräusch begleitet (➤ Abb. 1.16).

Herzgeräusche

Herzgeräusche entstehen durch Wirbelbildung in Richtung des physiologischen Blutflusses (Stenose), gegen die Richtung des physiologischen Blutflusses (Insuffizienzen) oder bei Shunt-Verbindungen zwischen dem Hoch- und Niederdrucksystem. Sie werden auskultatorisch charakterisiert hinsichtlich folgender Aspekte:

1

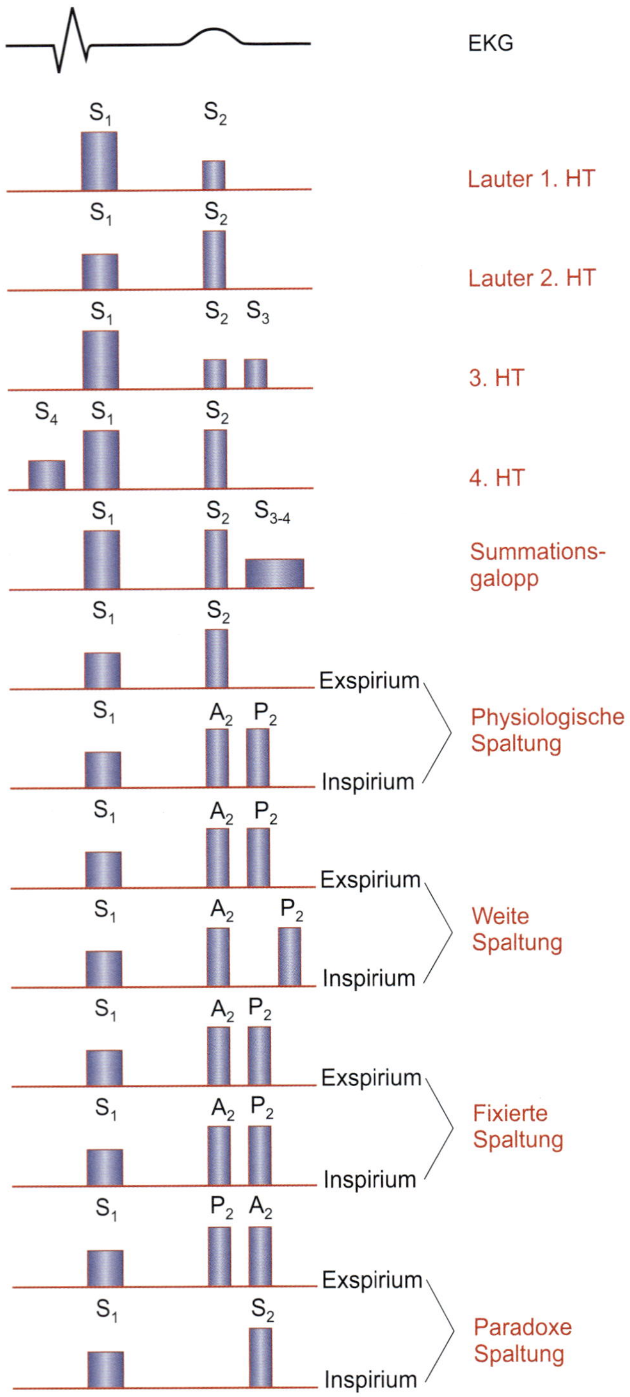

Abb. 1.16 Übersicht über physiologische und pathologische Herztöne. S_1 = 1. Herzton (HT), S_2 = 2. Herzton, A_2 = Aortenklappenschlusston, P_2 = Pulmonalklappenschlusston [L157]

- **Lautstärke:** Einteilung in 6 Grade (➤ Tab. 1.5)
- **Punctum maximum** (P. m.)
- **Beziehung zum Herzzyklus,** z. B. präsystolisch, systolisch, spätsystolisch, diastolisch und systolisch-diastolisch (➤ Kasten „Herzgeräusche")
- **Frequenz:** hochfrequent, mittelfrequent, niederfrequent

Tab. 1.5 Lautstärke eines Herzgeräuschs

Bezeichnung	Beschreibung
1/6	Sehr leise, nur während Atempausen in geräuschloser Umgebung zu hören
2/6	Leise, aber auch während des Atmens zu hören
3/6	Mittellautes Geräusch, nie tastbares Schwirren
4/6	Lautes Geräusch, meistens Schwirren
5/6	Sehr lautes Geräusch, immer Schwirren
6/6	Extrem lautes Geräusch, bis in 1 cm Abstand von der Thoraxwand zu hören

Funktionelle und akzidentelle Herzgeräusche

Herzgeräusche, die ohne strukturelle Anomalien auftreten, werden in funktionelle und akzidentelle Herzgeräusche unterschieden. Beide sind ausschließlich in der Systole auskultierbar. Diastolische Geräusche sind immer pathologisch.

Herzgeräusche und ihre Beziehung zum Herzzyklus

Systolisch
- **Holosystolisch:** über die gesamte Systole andauernde und damit aus dem 1. HT hervorgehende bandförmige oder decrescendoartige Geräusche; z. B. bei Mitralinsuffizienz, Trikuspidalinsuffizienz, Ventrikelseptumdefekt
- **Mesosystolisch:** nur während der systolischen Auswurfphase auftretende und damit vom 1. HT abgesetzte spindelförmige Geräusche, z. B. bei Aortenstenose, Pulmonalstenose, Vorhofseptumdefekt
- **Spätsystolisch:** meist niederfrequente Geräusche mit Crescendocharakter, die in den 2. HT übergehen, z. B. bei Mitralklappenprolaps (Klick-Syndrom), Aortenisthmusstenose

Diastolisch
- **Frühdiastolisch:** hochfrequente, aus dem 2. HT hervorgehende Geräusche mit Decrescendocharakter, z. B. bei Aorteninsuffizienz, Pulmonalinsuffizienz
- **Mesodiastolisch:** meist niederfrequente, vom 2. HT abgesetzte bandförmig oder decrescendoartig verlaufende Geräusche, z. B. bei Mitralstenose, Trikuspidalstenose
- **Präsystolisch:** meist niederfrequente Geräusche mit Crescendocharakter, die in den 1. HT übergehen, z. B. bei Mitralstenose bei noch vorhandenem Sinusrhythmus

Systolisch-diastolisch
„Maschinengeräusche" mit Crescendo-Decrescendo-Charakter, die den 2. HT „einrahmen", z. B. bei offenem Ductus Botalli, aortopulmonalem Fenster. Differenzialdiagnostisch abgegrenzt werden müssen sie gegen das ohrnahe, „raue" Reibegeräusch bei Perikarditis.

Eine Übersicht über typische Auskultationsbefunde zeigt ➤ Abb. 1.17.

- **Funktionelle Herzgeräusche** entstehen infolge eines erhöhten Herzzeitvolumens („Hyperzirkulation"), z. B. bei Fieber, schwerer körperlicher Belastung, Hyperthyreose, in der Schwangerschaft oder bei Anämie, als mesosystolische Geräusche ohne deutlich ausgeprägtes P. m.
- **Akzidentelle Herzgeräusche** entstehen ohne strukturelle oder funktionelle Herzveränderungen als leise, meist niederfrequente,

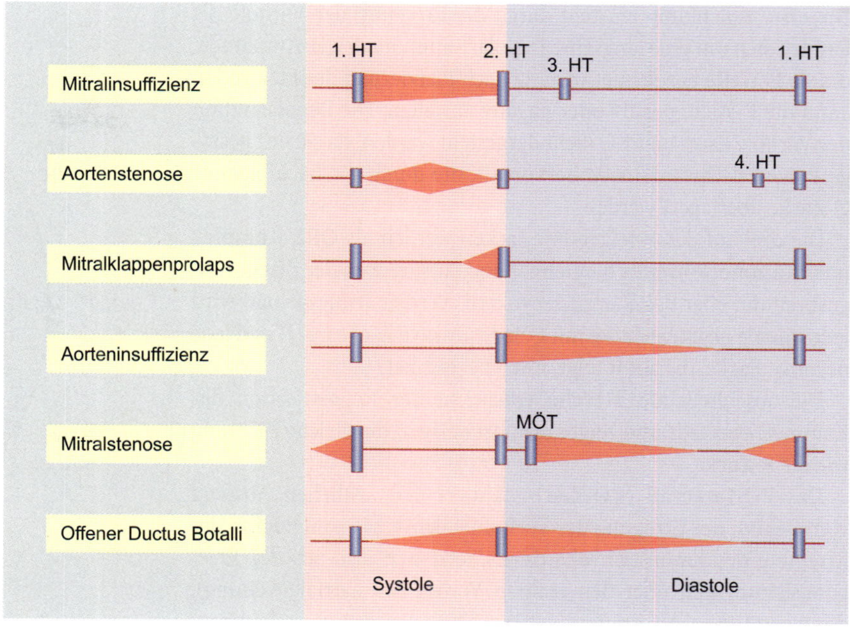

Abb. 1.17 Typische Auskultationsbefunde: Herzgeräusche und ihre zeitliche Zuordnung zu den Herztönen. MÖT = Mitralöffnungston [L157]

umschriebene mesosystolische Geräusche, die bei Lagewechsel verschwinden oder sich in ihrer Intensität ändern. Sie kommen bei Jugendlichen und asthenischen Erwachsenen vor. Das häufigste akzidentelle Herzgeräusch ist das **Still-Geräusch,** ein musikalisches, vibratorisches Herzgeräusch am linken Sternalrand.

1.4.3 Apparative Diagnostik

Oberflächen-EKG

Prinzip

Beim EKG handelt es sich um die nichtinvasive Aufzeichnung der an die Körperoberfläche fortgeleiteten elektrischen Potenzialänderungen des Herzens. Sie erfolgt entweder zwischen zwei Punkten **(bipolare Ableitungen)** oder an einem Punkt gegen eine indifferente Elektrode **(unipolare Ableitungen).**

Die myokardiale elektrische Aktivität kann als Vektor dargestellt werden, der sowohl eine bestimmte Stärke (Länge) als auch eine bestimmte Richtung hat; beide verändern sich im Verlauf des Herzzyklus.

Wenn dieser Vektor auf eine ableitende Elektrode hin gerichtet ist, entsteht ein **positiver Ausschlag** in der entsprechenden Ableitung (die Kurve steigt über das Ausgangsniveau). Ein von der ableitenden Elektrode fortweisender Vektor löst dagegen einen **negativen Ausschlag** aus.

In Abhängigkeit von der Ableitung entsteht eine charakteristische Kurvenform aus **Wellen** (= positive oder negative Ausschläge) und **Strecken** (= Segmente, keine Ausschläge). Wellen und Strecken werden in **Intervalle** gruppiert, z. B. QT-Intervall (QT-Zeit) (➤ Abb. 1.18).

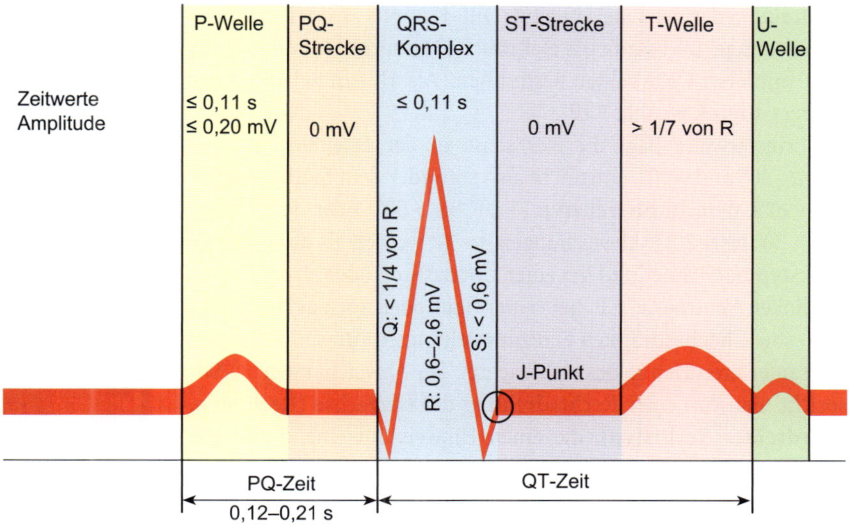

Abb. 1.18 Erregungsablauf im EKG mit physiologischen Zeitwerten [L157]

Die erste Ablenkung entsteht durch die Erregung der Vorhöfe. Es handelt sich um eine langsame Depolarisation niedriger Amplitude, die als **P-Welle** bezeichnet wird. Je nach Platzierung der Elektroden kann die P-Welle positiv oder negativ ausfallen. Die Repolarisation der Vorhöfe kann im EKG nicht dargestellt werden, da sie nur geringe Potenzialschwankungen hervorruft, die durch die nachfolgende Q-Zacke überlagert werden.

Die drei auf das P folgenden Zacken werden als **QRS-Komplex** oder **Kammerkomplex** bezeichnet und entsprechen der Erregungsausbreitung über das Kammermyokard. Vereinbarungsgemäß wird jede initiale negative Zacke mit Q, jede positive Zacke mit R und jede negative Zacke, die auf R folgt, mit S bezeichnet.

Die abschließende **T-Welle** entspricht der Repolarisation des Kammermyokards und zeigt normalerweise in die gleiche Richtung wie die R-Zacke.

Das **PQ-Intervall (PQ-Zeit)** markiert den zeitlichen Abstand vom Beginn der Erregung des Vorhofmyokards bis zum Beginn der Erregung des Kammermyokards. Es setzt sich also aus der Erregungsleitungszeit über den rechten Vorhof (intraatriale Leitung), der eigentlichen AV-Knoten-Leitung sowie den Erregungsleitungszeiten durch das His-Bündel und das spezifische Reizleitungssystem des Kammermyokards zusammen. Eine verlängerte PQ-Zeit kann durch eine Erregungsleitungsverzögerung in jeder dieser Teilkomponenten hervorgerufen werden, ist jedoch meistens durch eine Leitungsverzögerung im AV-Knoten bedingt.

Die **ST-Strecke** stellt grafisch den Übergang zwischen dem Ende der Kammererregung und dem Beginn der T-Welle als Äquivalent der Kammerrepolarisation dar. Ein weiterer Messwert ist die **QT-Zeit,** also die Zeit, die die Kammern benötigen, um sich vollständig zu depolarisieren und anschließend zu repolarisieren. Die PQ-Strecke und die ST-Strecke liegen normalerweise in der isoelektrischen Linie, das bedeutet, es entsteht kein ableitbares Potenzial, wenn Vorhöfe oder Kammern vollständig erregt sind.

Cabrera-Kreis

Die anatomische Herzachse entspricht etwa der Hauptausbreitungsrichtung der elektrischen Depolarisationswelle, die während des Herzzyklus über das Kammermyokard läuft und die mechanische Kontraktion der Ventrikel einleitet (QRS-Komplex, s. o.). Die Hauptstromrichtung und damit die **elektrische Herzachse** lassen sich aus dem mittleren QRS-Vektor bestimmen. Als Hilfsmittel dient der Cabrera-Kreis (➤ Abb. 1.19).

Normalerweise liegt die Herzachse in der Frontalebene zwischen −30° und +90°, entspricht also entweder dem **Steiltyp** (+60° bis +90°), dem **Indifferenztyp** (+30° bis +60°) oder dem **Linkstyp** (−30° bis +30°). Abweichungen < −30° werden als **überdrehter Linkstyp** bezeichnet und bei einer Überlastung oder Hypertrophie des linken Ventrikels (z. B. bei Hypertonus oder Aortenklappenfehlern) sowie bei bestimmten Erregungsleitungsstörungen (z. B. beim linksanterioren Hemiblock) beobachtet. Bei Abweichungen > +90° spricht man von einer **Rechtsdrehung** der Herzachse **(Rechtstyp, überdrehter Rechtstyp),** die einen Hinweis auf eine chronische

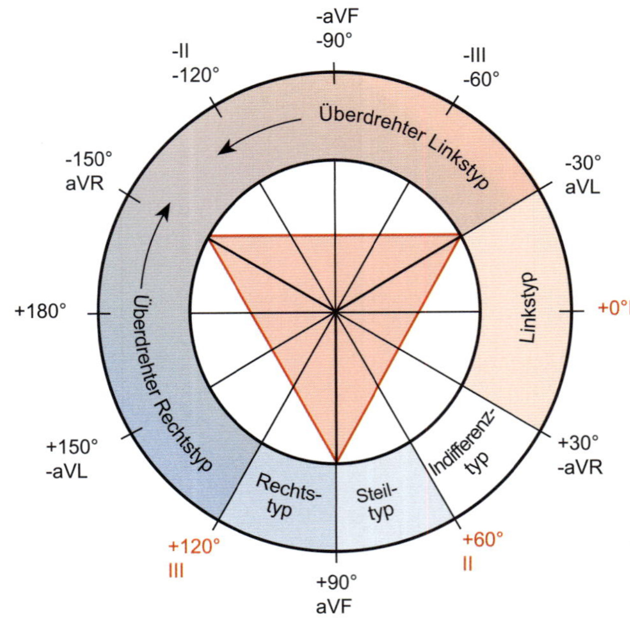

Abb. 1.19 Cabrera-Kreis [L190]

Überlastung oder Hypertrophie des rechten Ventrikels (z. B. bei pulmonalem Hochdruck) geben kann.

Projiziert sich die Hauptachse der Erregungsausbreitung nicht in die Frontalebene, sondern in die Horizontalebene, wird von einem **Sagittaltyp** gesprochen. Er ist durch S-Zacken in den Ableitungen I, II und III ($S_I S_{II} S_{III}$-Typ) oder durch ein S in Ableitung I und ein Q in Ableitung III ($S_I Q_{III}$-Typ) gekennzeichnet. Die Bedeutung der Lagetypen ist in ➤ Tab. 1.6 erklärt.

Tab. 1.6 Diagnostische Bedeutung der Lagetypbestimmung im EKG

Lagetyp	Bedeutung/Vorkommen (Beispiele)
Überdrehter Linkstyp	Linksanteriorer Hemiblock, Linksherzhypertrophie, Vorhofseptum-Defekt (Ostium-primum-Defekt, 1.12.3)
Linkstyp	Physiologisch bei Patienten < 40–45 Jahre, bei Adipositas, bei Linksherzbelastung
Indifferenztyp	Physiologisch bei Erwachsenen und älteren Jugendlichen
Steiltyp	Physiologisch bei Jugendlichen und Asthenikern, bei Erwachsenen Hinweis auf Rechtsherzbelastung
Rechtstyp	Physiologisch bei Kindern, sonst Hinweis auf verstärkte Rechtsherzbelastung (z. B. Cor pulmonale, 1.7.3)
Überdrehter Rechtstyp	Immer pathologisch, z. B. bei extremer Rechtsherzhypertrophie infolge angeborenen Herzfehlers und beim linksposterioren Hemiblock
Sagittaltyp	Zuweilen physiologische Normvariante, häufig bei verstärkter Rechtsherzbelastung

Durchführung eines EKG

Die Ableitung erfolgt über Klemm-, Saug- oder Klebeelektroden zumeist am liegenden oder halbsitzenden Patienten. Der elektrische Kontakt zur Hautoberfläche wird über feuchte Papierstreifen oder ein spezielles Elektrodengel verbessert. Die erfassten kleinen Potenzialänderungen (wenige Millivolt) müssen im Registriergerät verstärkt werden. Das übliche Standard-EKG **(12-Kanal-EKG)** umfasst die Extremitätenableitungen nach Einthoven und Goldberger sowie die Brustwandableitungen V_1–V_6 nach Wilson.

Extremitätenableitungen

Die Extremitätenableitungen dienen der Registrierung von Potenzialänderungen in der Frontalebene (➤ Abb. 1.20). Ableitungspunkte sind der rechte Arm (rote Elektrode), der linke Arm (gelbe Elektrode) und das linke Bein (grüne Elektrode). Die **Ableitungen nach Einthoven (I, II, III)** erfolgen bipolar zwischen dem rechten und linken Arm (I) und zwischen dem rechten Arm (II) bzw. linken Arm (III) und jeweils dem linken Fuß. Als indifferente Elektrode dient der rechte Fuß (schwarze Elektrode). Die **Ableitungen nach Goldberger (aVR, aVL, aVF;** a = augmented, d. h. verstärkt) erfolgen unipolar vom entsprechenden Ableitungspunkt (R= rechter Arm, L= linker Arm, F= Fuß) gegen die beiden als indifferente Elektrode zusammengeschlossenen verbleibenden Extremitätenableitungspunkte.

Brustwandableitungen

Die Brustwandableitungen registrieren Potenzialänderungen in der Horizontalebene. Die **Ableitungen nach Wilson** (V_1 bis V_6) erfolgen unipolar gegen die als indifferente Elektrode zusammengeschlossenen Extremitätenelektroden zur Beurteilung der rechts- bzw. links-präkordialen Region (➤ Abb. 1.21). Zur Beurteilung der links-lateralen und links-dorsalen Region können weitere Ableitungen eingesetzt werden (V_7= hintere Axillarlinie li., V_8 = mittlere Skapularlinie li., V_9= Paravertebrallinie li.). Zur Beurteilung des rechten Herzens können rechtsthorakale Elektroden spiegelbildlich zu den Ableitungen V_3–V_6 angebracht werden (V_{3R}–V_{6R}).

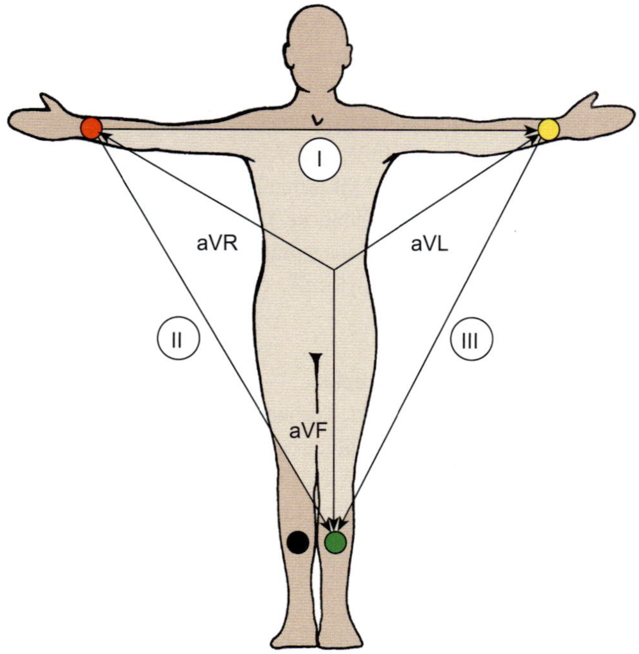

Abb. 1.20 Extremitätenableitungen im Oberflächen-EKG. I, II, III = bipolare Ableitungen nach Einthoven; aVR, aVL, aVF = unipolare Ableitungen nach Goldberger [L157]

Beurteilung des Oberflächen-EKG

Das EKG ist das zentrale diagnostische Instrument zur Erkennung und Einordnung von Herzrhythmusstörungen und intraventrikulären Erregungsausbreitungsstörungen sowie zur Beurteilung eines Herzinfarkts. Es kann zusätzliche Hinweise auf eine Hypertrophie der Kammern und Vorhöfe sowie auf das Vorliegen von koronarer Herzkrankheit, Perikarditis oder Elektrolytstörungen geben.

Die Auswertung sollte stets nach einem standardisierten Vorgehen erfolgen (➤ Kasten „Systematische Auswertung eines EKG") und beinhaltet die Bestimmung von **Frequenz, Rhythmus** und **elektrischer Herzachse** sowie die Beurteilung der **Morphologie** des Stromkurvenverlaufs (Normalbefund ➤ Abb. 1.22). Die Bestimmung der Herzfrequenz und das Ausmessen der einzelnen Zeiten erfolgen mit einem sog. **EKG-Lineal.**

Pathologische EKG-Befunde

Das EKG wird durch eine Vielzahl von Faktoren beeinflusst; einige Beispiele sind in ➤ Abb. 1.23 dargestellt. Pathologische Befunde werden am besten anhand der unterschiedlichen Abschnitte des EKG eingeteilt:

PRAXISBEZUG

Systematische Auswertung eines EKG

Bestimmung der elektrischen Herzachse (Lagetyp)

Näherungsweise zeigt die elektrische Herzachse in Richtung der Ableitung mit der höchsten R-Zacke. Deswegen wird am besten die höchste R-Zacke in der Frontalebene (also in den Ableitungen I, II, III, aVL, aVF oder aVR) aufgesucht und der genaue Lagetyp mithilfe des Cabrera-Kreises bestimmt (➤ Abb. 1.19).

Die Ableitung, in der die R-Zacke und die S-Zacke gleich groß sind, steht in etwa senkrecht zur elektrischen Herzachse.

Bestimmung des Rhythmus

- **Sinusrhythmus** (stets gleich aussehende, d. h. **monomorphe** P-Wellen mit überwiegend positivem Ausschlag in allen Extremitätenableitungen) oder **heterotoper,** d. h. von anderen Erregungsbildungszentren ausgehender Rhythmus (z. B. AV-Rhythmus, Kammerrhythmus)?
- **Rhythmische** oder **arrhythmische** Herzaktionen?

Frequenzbestimmung durch Ausmessen des RR-Abstands

Dabei sollten in Abhängigkeit von der Herzfrequenz und der Geschwindigkeit des Papiervorschubs zwei oder drei Herzaktionen ausgemessen und das Ergebnis gemittelt werden.

$$\text{Herzfrequenz}[1/\text{min}] = 60 : \text{RR-Abstand}[s]$$

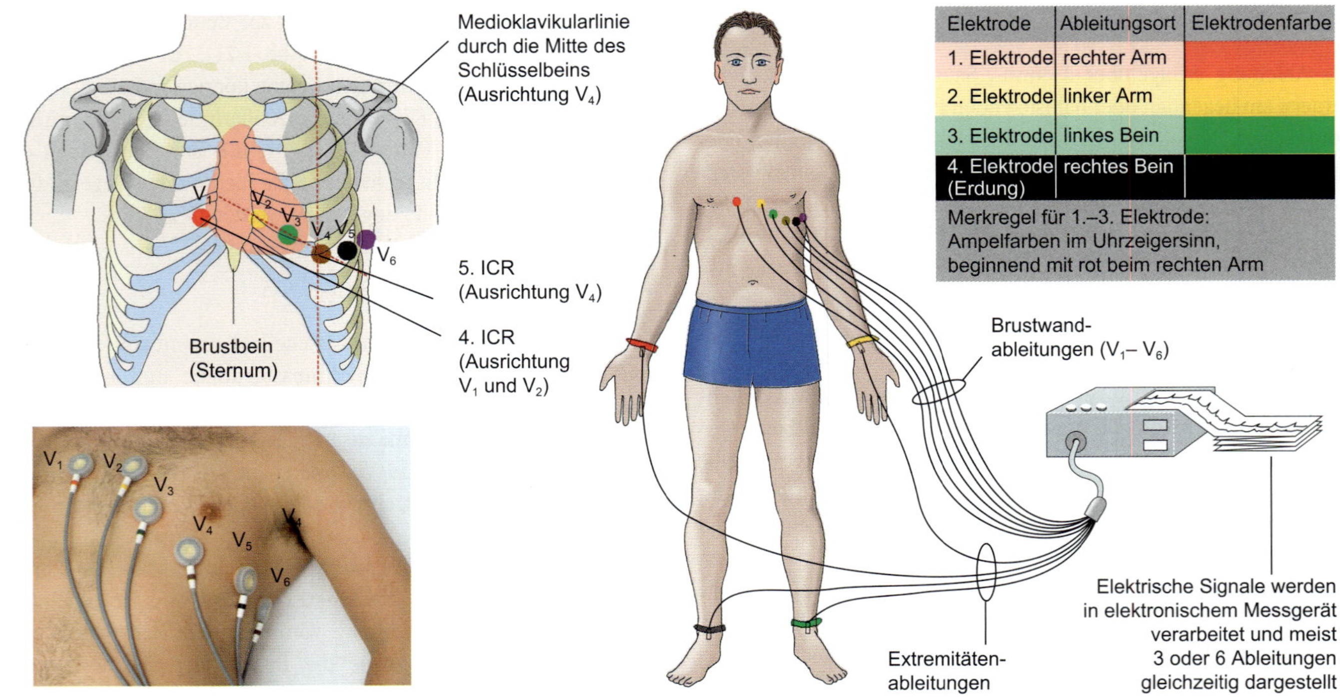

Abb. 1.21 Brustwandableitung: Platzierung der EKG-Elektroden an Brustwand und Extremitäten [L190, K115]

Bei Standardpapiergeschwindigkeit (25 mm/s) entspricht ein kleines (1 mm) Quadrat 0,04 s, ein großes (5 mm) Quadrat 0,2 s. Bei stark wechselnden RR-Abständen werden eine mittlere, eine maximale und eine minimale Frequenz angegeben.

Detaillierte Untersuchung des Erregungsablaufs
- **Intervalle:** PQ-, QRS-, QT-Zeit
- **P-Welle:** Amplitude, Form, Dauer
- **QRS-Komplex (EKG):** Amplitude, Form der Q-Welle, R/S-Verhältnis
- **ST-Strecke und T-Welle, evtl. U-Welle:** Form, Amplitude

Veränderungen der P-Welle
- **Verbreiterung** (> 0,11 s), doppelgipfelig oder biphasisch in I, II, V_5 und V_6: sog. **P mitrale** bei Mitralstenose oder Mitralinsuffizienz
- **Überhöhung** (> 0,25 mV), spitz in II, III und aVF: sog **P pulmonale** bei Belastung des rechten Vorhofs, z. B. bei Trikuspidalinsuffizienz oder Cor pulmonale
- **Verbreiterung und Überhöhung:** sog. **P cardiale** bei Belastung beider Vorhöfe, z. B. bei Vorhofseptumdefekt
- **Negativierung:** ektoper Vorhofschrittmacher (in der Nähe des AV-Knotens) oder retrograde Vorhoferregung (z. B. vom AV-Knoten aus)
- **Polymorphie** (= unterschiedlich geformte P-Wellen): wandernder Vorhofschrittmacher, supraventrikuläre Extrasystolen
- **Fehlendes oder nicht abgrenzbares P:** Vorhofflimmern mit absoluter Arrhythmie, Sinusarrest mit AV-Ersatzrhythmus

Veränderungen der PQ-Zeit
- **Verkürzung** (< 0,13 s): Präexzitationssyndrome, z. B. WPW- oder LGL-Syndrom (➤ 1.8.5), hoher AV-Knoten-Ersatzrhythmus
- **Verlängerung** (> 0,21 s): AV-Block I°; bei zunehmender Verlängerung und Ausfall eines QRS-Komplexes AV-Block II° vom Typ Wenckebach (➤ 1.8.4)

Veränderungen des QRS-Komplexes
- **Linksherzhypertrophie:** Summe aus S in V_1 plus R in V_5 beträgt > 3,5 mV (= positiver **Sokolow**-Index) oder R in aVL ist > 1,1 mV; zusätzlich immer Links- oder überdrehter Linkstyp und Erregungsrückbildungsstörungen in V_5 und V_6
- **Rechtsherzhypertrophie:** R in V_1 > 0,7 mV und R in V_1 > S in V_1; zusätzlich immer Rechtstyp, tiefes S in V_6 und Erregungsrückbildungsstörungen in V_1 und V_2
- **Verbreiterung** (> 0,11 s): Linksschenkelblock, Rechtsschenkelblock (➤ Kasten „Schenkelblöcke"), ventrikuläre Extrasystolen, Kammer(ersatz)rhythmus, ausgeprägte Hypokaliämie, Intoxikation mit Klasse-Ia-Antiarrhythmika oder trizyklischen Antidepressiva, WPW-Syndrom

Veränderungen der ST-Strecke
- **Hebung:** akuter Herzinfarkt, Koronarspasmus, Perikarditis, persistierend bei linksventrikulärem Aneurysma nach Infarkt
- **Senkung** (unspezifisch und vieldeutig): z. B. bei Digitalistherapie, bei Linksherzhypertrophie, Koronarinsuffizienz und nichttransmuralem Infarkt

Veränderungen der T-Welle
- **Abflachung:** Hypokaliämie, auch bei Myokarditis, KHK, beginnender Linksherzhypertrophie
- **Überhöhung:** Hyperkaliämie, Vagotonie, sehr kurzfristig in der Frühphase des Myokardinfarkts („Erstickungs-T")

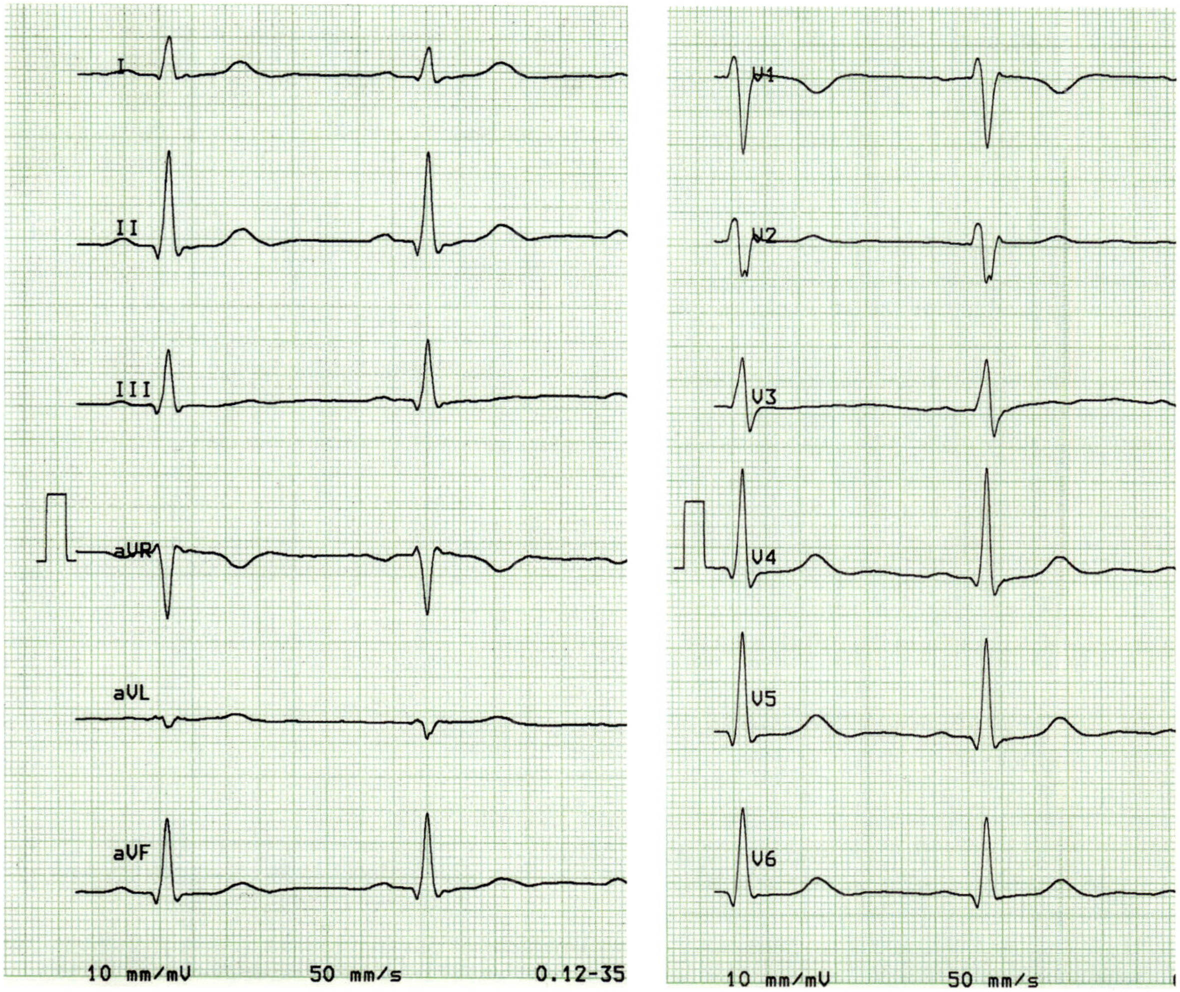

Abb. 1.22 Normalbefund eines 12-Kanal-EKG bei einer 24-jährigen Frau; beispielhafte Befundung (Grundlage für die Interpretation jeweils in Klammern): Steiltyp (größte positive R-Ausschläge in II und aVF), Sinusrhythmus (regelmäßige P-Wellen nachweisbar, am besten sichtbar in II), Frequenz 80/min (Abstand der R-Zacken ca. 4 cm, Papiergeschwindigkeit 50 mm/s), unauffällige Erregungsausbreitung und -rückbildung (unauffällige PQ-Zeit, QRS-Komplex von normaler Breite und Konfiguration, ST-Strecke unverändert, normal konfigurierte T-Welle) [M181]

- **Negativierung** (häufig verbunden mit Veränderungen der ST-Strecke): z. B. bei Linksherzhypertrophie, KHK, Perikarditis, Digitalistherapie, Myokarditis, bei transmuralem und nichttransmuralem Myokardinfarkt sowie bei Hirndruck (z. B. Subarachnoidalblutung)

Veränderungen der QT-Zeit

- **Verlängerung:** Hypokalzämie, Hypokaliämie, Therapie mit Klasse-Ia- oder Klasse-III-Antiarrhythmika oder trizyklischen Antidepressiva, Long-QT-Syndrom
- **Verkürzung:** Hyperkalzämie, Hyperkaliämie

Schenkelblöcke

Schenkelblöcke entstehen durch Leitungsstörungen im Bereich der Tawara-Schenkel. Meist ist nur ein Schenkel betroffen, der andere leitet zuverlässig weiter. Ungünstige hämodynamische Auswirkungen entstehen in der Regel nicht, meist ist der Schenkelblock eine harmlose Begleiterscheinung einer kardialen oder pulmonalen Erkrankung. Ein neu entdeckter Linksschenkelblock unbekannter Ätiologie sollte jedoch weiter abgeklärt werden.

Rechtsschenkelblock (RSB)

Der rechte Tawara-Schenkel ist nicht leitfähig **(kompletter RSB)** oder leitet nur verzögert **(inkompletter RSB).** Das rechtsventrikuläre Myokard wird dadurch verzögert erregt.

- **Vorkommen:** Der RSB tritt auf bei Erkrankungen mit Belastung des rechten Herzens wie Vorhofseptumdefekt, schweren pulmonale Erkrankungen, nicht selten allerdings auch ohne erkennbare Ursache.
- **EKG-Bild:** Verbreiterung des QRS-Komplexes auf 0,10–0,12 s (inkompletter RSB) bzw. > 0,12 s (kompletter RSB). Typisch ist eine M-förmige Konfiguration mit positivem terminalem Ausschlag des QRS-Komplexes in der zum rechten Ventrikel gerichteten Ableitung V_1 (d. h., nach dem S folgt in V_1 ein weiterer positiver Ausschlag, z. B. rsR'-Konfiguration, ➤ Abb. 1.24). Die zum linken Ventrikel gerichteten Ableitungen V_5 und V_6 sind nur geringfügig verändert.

Zur **Nomenklatur** der QRS-Konfiguration bei RSB: Definitionsgemäß wird der erste positive Ausschlag mit dem Buchstaben R bezeichnet, der nachfolgende negative Ausschlag mit S und der zweite positive Ausschlag mit R'. Die relative Höhe der Ausschläge wird durch Groß- oder Kleinschreibung symbolisiert, der höchste Ausschlag wird großgeschrieben. Bei der rSr'-Konfiguration ist also der negative Ausschlag der S-Zacke stärker als die positiven Ausschläge sowohl der vorausgehenden R-Zacke als auch der nachfolgenden R'-Zacke.

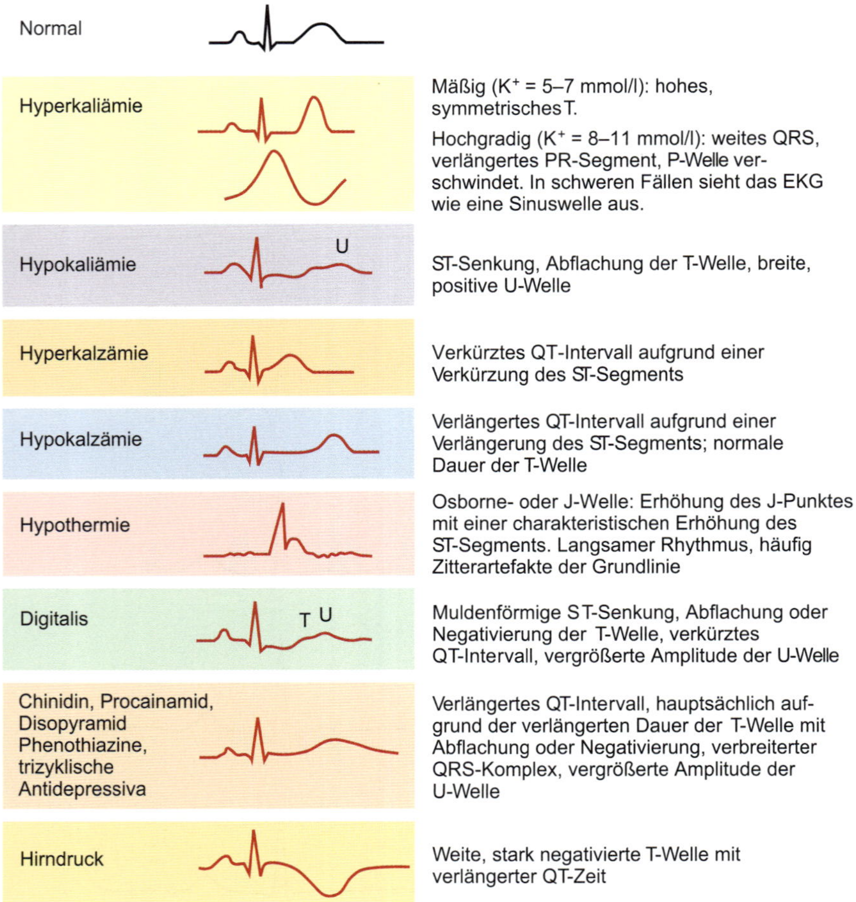

Abb. 1.23 Beeinflussung des EKG durch metabolische und medikamentöse Faktoren [L157]

Linksschenkelblock (LSB)
Der linke Tawara-Schenkel ist nicht leitfähig **(kompletter LSB)** oder leitet nur verzögert **(inkompletter LSB).** Das linksventrikuläre Myokard wird dadurch verzögert erregt.

- **Vorkommen:** Der LSB tritt auf bei Erkrankungen mit Belastung bzw. Schädigung des linken Ventrikels.
- **EKG-Bild:** Verbreiterung des QRS-Komplexes auf 0,10–0,12 s (inkompletter LSB) bzw. >0,12 s (kompletter LSB). Typisch ist eine zweigipfelige Aufsplitterung des QRS-Komplexes in den zum linken Ventrikel gerichteten Ableitungen I und $V_{5/6}$. Die Herzachse ist in der Regel nach links gedreht. Als Folge der verzögerten Depolarisation ist auch die Repolarisation verändert: Die ST-Strecke ist besonders in V_5 und V_6 abgesenkt, die T-Welle negativ (➤ Abb. 1.24).

Langzeit-EKG (Holter-EKG)

Es handelt sich um ein Verfahren zur kontinuierlichen EKG-Registrierung über einen Zeitraum von 24 h bis 7 Tagen. Die Ableitung erfolgt in zwei Kanälen mithilfe von auf die Brustwand aufgeklebten Elektroden. Die abgeleiteten Impulse werden auf einem tragbaren Rekorder mit Speicherkarte aufgezeichnet oder durch Telemetrie oder per Telefon zur sofortigen Auswertung weitergeleitet.

Das Langzeit-EKG ist gut geeignet, um Ausmaß, Dauer und Häufigkeit ventrikulärer und supraventrikulärer Rhythmusstörungen zu klären oder um eventuelle kardiale (rhythmogene) Ursachen von Schwindel und Synkopen aufzuspüren (➤ Abb. 1.25).

Das Langzeit-EKG kann auch zur Therapiekontrolle eingesetzt werden, etwa bei antiarrhythmischer Therapie oder zur Kontrolle von Herzschrittmachern.

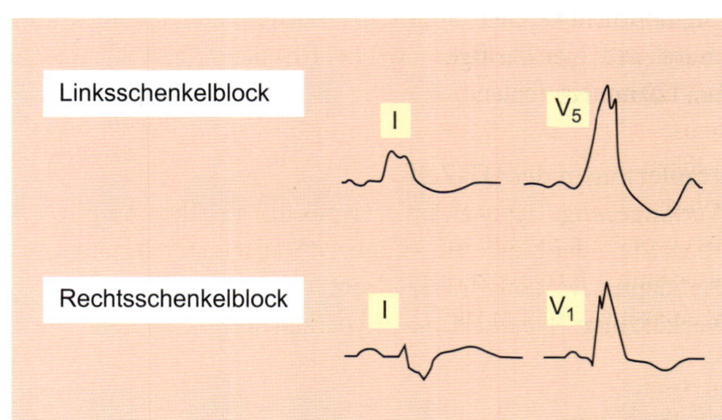

Abb. 1.24 EKG-Befund bei Links- und Rechtsschenkelblock. Der Kammerkomplex bei Rechtsschenkelblock hat in Ableitung V_1 die Konfiguration rsR'. [L157]

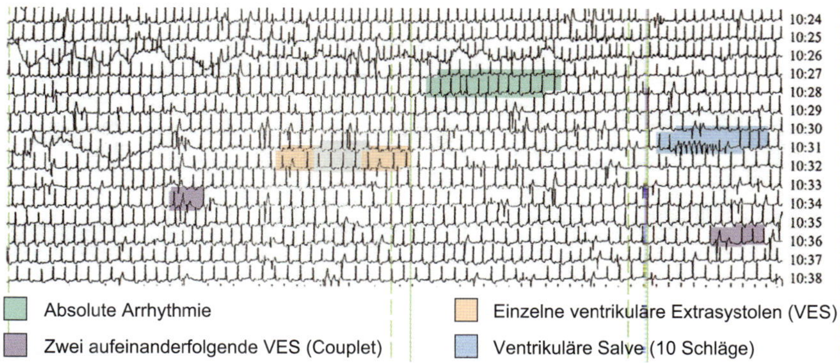

Abb. 1.25 Langzeit-EKG [M183]

Belastungs-EKG (Ergometrie)

Prinzip

Kontinuierliche 12-Kanal-EKG-Registrierung, Herzfrequenz- und Blutdruckkontrolle unter körperlicher Belastung (Fahrrad-, Laufband-, Handkurbel-Ergometer). Durch den erhöhten kardialen Sauerstoffverbrauch können Myokardischämien aufgedeckt werden (ST-Strecken-Veränderungen, Rhythmusstörungen).

Indikationen

Die Ergometrie ermöglicht die Abklärung einer KHK, z. B. bei atypischer Angina pectoris und koronaren Risikofaktoren, bei uncharakteristischen ST-Strecken-Veränderungen im Ruhe-EKG oder bei typischer Angina pectoris mit unauffälligem Ruhe-EKG. Außerdem dient sie der Beurteilung der Belastbarkeit (z. B. nach Herzinfarkt oder Herz-OP), der Beurteilung von Rhythmusstörungen im Vergleich zum Ruhe-EKG und kann helfen, das Blutdruckverhalten unter Belastung zu ermitteln. Außerdem wird das Belastungs-EKG zur Kontrolle einer medikamentösen Therapie mit Antianginosa, Antiarrhythmika oder Antihypertensiva eingesetzt.

Durchführung

Die Anfangsbelastung beträgt 25–50 Watt, sie wird alle zwei Minuten um 25–50 Watt gesteigert, bis 80–90 % der altersabhängig maximalen Herzfrequenz (220 minus Lebensalter) erreicht sind. Abbruchkriterien sind typische oder atypische Angina pectoris und gleichzeitige EKG-Veränderungen, RR-Anstieg auf > 240/120 mmHg, fehlende RR-Erhöhung oder RR-Abfall, Dyspnoe, Zyanose, muskuläre Erschöpfung, Blässe, Schweißausbruch oder signifikante EKG-Veränderungen, die auf eine myokardiale Ischämie hinweisen.

Nach Belastungsende werden die Messungen im Abstand von je zwei Minuten fortgesetzt, bis die klinische und elektrokardiografische Ausgangssituation wieder erreicht ist.

Beurteilung

Pathologische Belastungsreaktionen im EKG sind horizontale oder deszendierende ST-Strecken-Senkungen > 0,1 mV in den Extremitätenableitungen bzw. > 0,2 mV in den Brustwandableitungen und ST-Hebungen > 0,1–0,2 mV (➤ Abb. 1.26). Nicht beweisend, aber hinweisend sind aszendierende ST-Strecken-Veränderungen mit sehr tiefem Abgang, morphologische Veränderungen der T-Wellen,

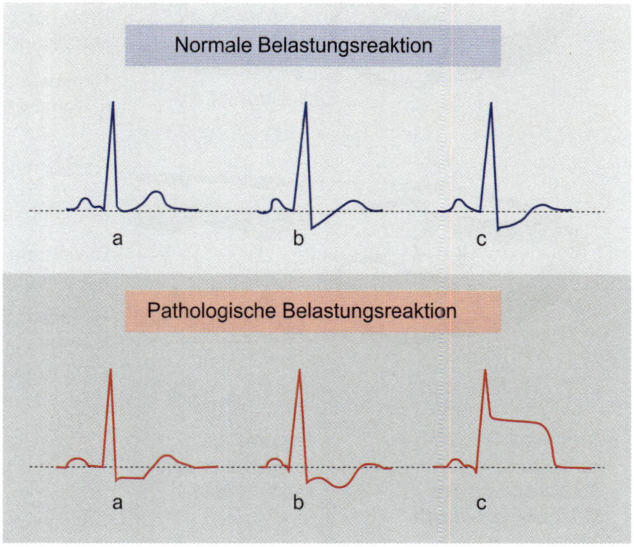

Abb. 1.26 Befunde im Belastungs-EKG. Oben: Nicht-pathologische Belastungsreaktion (a: keine ST-Strecken-Änderung, b und c: aszendierende ST-Strecken-Senkungen). Unten: Pathologische Belastungsreaktion (a: horizontale, b: deszendierende ST-Strecken-Senkung, c: ST-Strecken-Hebung) [L157]

Leitungsblockierungen und das Auftreten von Arrhythmien (z. B. ventrikuläre Extrasystolen oder Vorhofflimmern). Die Sensitivität der Ergometrie bei koronarer Herzkrankheit beträgt ca. 70–80 %, die Spezifität ca. 75–80 %. Wird die altersabhängige maximale Herzfrequenz (Ausbelastung) nicht erreicht, etwa wegen muskulärer Schwäche oder unter Betablocker-Einnahme, sinkt die Sensitivität der Untersuchung deutlich ab.

Echokardiografie („Echo")

Prinzip

Bei der Ultraschalluntersuchung des Herzens kommen die folgenden Methoden zum Einsatz (➤ Abb. 1.27):

B-Mode

Im **zweidimensionalen Echo** („B-Mode") werden die Ultraschallwellen wie bei der „normalen" Sonografie vom Schallkopf fächerförmig in der gewünschten Schnittebene ins Gewebe abgegeben und an

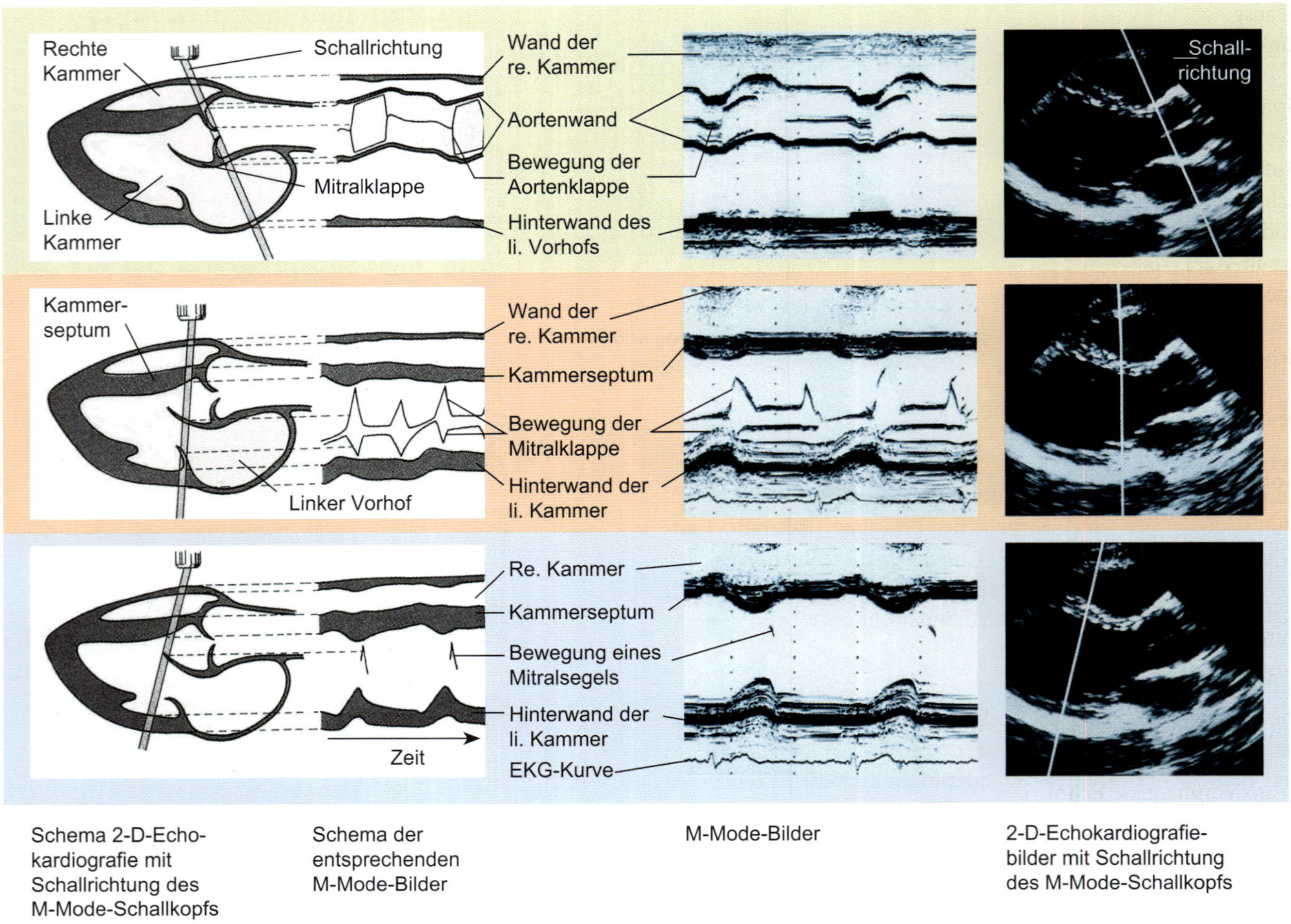

Abb. 1.27 Ein- und zweidimensionale Echokardiografie am Beispiel von drei verschiedenen Schnittebenen (Aortenklappe, Mitralklappe, mittlere Ventrikelebene). Links schematische Darstellung, rechts die entsprechenden Befunde [L157]

Grenzflächen unterschiedlicher akustischer Durchlässigkeit (Dichte) unterschiedlich stark reflektiert. Die reflektierten Signale werden vom Schallkopf registriert und anschließend elektronisch in Pixel (Bildpunkte) unterschiedlicher Helligkeitsgrade (*brightness,* daher „B-Mode") umgewandelt, welche zu einem zweidimensionalen Bild angeordnet werden.

M-Mode

Im **eindimensionalen Echo** („M-Mode" = *time motion mode*) nimmt der Schallkopf lediglich entlang eines „Schallstrahls" Tiefeninformationen auf (eindimensionales Echo), die grundsätzlich nach dem B-Bild-Verfahren registriert werden (s. o.). Durch den Papiervorschub werden sie jedoch bildlich in Relation zur Zeit wiedergegeben. Nicht bewegliche Strukturen erscheinen als Linie, bewegliche als Kurve bzw. Zickzacklinie.

Farb-Doppler-Echokardiografie

Bei der **Farb-Doppler- oder Duplex-Echokardiografie** kann zusätzlich zum B-Bild der Blutfluss mithilfe einer Farbcodierung dargestellt werden (rot = Fluss auf den Schallkopf zu; blau = Fluss vom Schallkopf weg). Technisch wird dabei die Änderung der Schallgeschwindigkeit beim Auftreffen auf die bewegten Erythrozyten (Doppler-Effekt) ausgenutzt. Die Farbcodierung wird insbesondere zur qualitativen Beurteilung der Klappenfunktion (z. B. sichtbarer Regurgitationsjet bei Klappeninsuffizienz) eingesetzt.

Zusätzlich zur qualitativen, farbcodierten Darstellung kann die Blutflussgeschwindigkeit in einem frei wählbaren Ausschnitt des eingestellten Schallfensters auch gemessen werden:

- **PW (pulsed wave):** Abwechselndes Senden und Empfangen eines Schallsignals ermöglicht die lokalisierte Blutflussmessung, z. B. in einer Klappenöffnungsebene.
- **CW (continuous wave):** Ein kontinuierlicher Schallstrahl ermöglicht auch die Bestimmung größerer Blutflussänderungen entlang der gesamten Schallstrahlrichtung.

Die Darstellung der CW- und PW-Doppler-Signale erfolgt in Abhängigkeit von der Zeit in einem M-Mode-ähnlichen Bild. PW- und CW-Doppler werden insbesondere zur Quantifizierung von Klappenstenosen eingesetzt. Die gemessene Doppler-Flussgeschwindigkeit über einer Engstelle und der Stenosegrad korrelieren miteinander.

Je ausgeprägter eine Stenose ist, desto größer ist Blutflussgeschwindigkeit in diesem Bereich.

Speckle-tracking-Echokardiografie

Bei der Speckle-tracking-Echokardiografie werden in B-Mode-Aufnahmen enthaltene „Speckles“ (von engl. Flecken) als natürliche Marker von einer Auswertungssoftware im Myokard erkannt und von Bild zu Bild während des Herzzyklus mitverfolgt. Der Strain-Wert (von engl. Deformation) kann aus der Bewegung der Speckles zueinander oder voneinander weg als Maß der myokardialen Funktion errechnet werden. Die Strain-Analyse wird hauptsächlich zur Quantifizierung der linksventrikulären Funktion genutzt (➤ Abb. 1.28); eine Funktionsanalyse des rechten Ventrikels und beider Vorhöfe ist ebenfalls möglich.

Kontrastmittelechokardiografie

Bei der Kontrastmittelechokardiografie werden die Herzbinnenechos im 2-D-Bild durch intravenöse Gabe von Mikropartikeln verstärkt. Die Methode ermöglicht eine gute Darstellung des rechten Herzens und von Vitien mit Rechts-links-Shunt (z. B. ASD, VSD) durch nicht lungengängiges Kontrastmittel (z. B. agitierte NaCl-Lösung). Die Beurteilung des linken Herzens erfordert die Gabe kapillargängiger Mikrosphären (z. B. Schwefelhexafluorid oder Perflutren), die nach intravenöser Gabe die Lunge passieren.

Transösophageale Echokardiografie

Bei der transösophagealen Echokardiografie (**TEE**) wird der endoskopartige Schallkopf im Ösophagus dorsal der Herzbasis platziert. Die Methode ermöglicht eine gute Darstellung der Vorhöfe, der Klappen und der Aorta. Sie ist jedoch für den Patienten unangenehm (vergleichbar einer Magenspiegelung); häufig ist eine Sedierung erforderlich.

Stressechokardiografie

Bei der Stressechokardiografie wird unter **fahrradergometrischer oder medikamentöser Belastung** (z. B. kontinuierliche Dobutamin-Infusion in steigender Dosierung, evtl. mit zusätzlicher Gabe von Atropin zur weiteren Herzfrequenzsteigerung) die Wandbewegung und systolische Wanddickenzunahme einzelner Myokardabschnitte beurteilt. Die myokardiale Kontraktilität ist in Bereichen mit unzureichender Blutzufuhr (z. B. infolge von Koronarstenosen bei KHK) gestört. Sensitivität und Spezifität liegen bei einem geübten Untersucher bei 85–95 % und damit höher als bei der konventionellen Ergometrie.

Indikationen

Die konventionelle **transthorakale Duplex-Echokardiografie (TTE)** dient vor allem der nichtinvasiven Beurteilung von Größe und Funktion der Ventrikel, Morphologie und Funktion der Herzklappen sowie der Wandstärken (v. a. des linken Ventrikels und des Septums). Sie kann demnach alle pathologischen Veränderungen aufspüren, die eine dieser Komponenten betreffen: Perikardergüsse, intraatriale Tumoren oder Thromben, kongenitale oder erworbene Vitien, Shunt-Verbindungen, Papillarmuskel- oder Sehnenfädenabrisse und endokarditische Vegetationen.

Spezielle Indikationen für die aufwendigere **transösophageale Echokardiografie (TEE)** sind die Diagnostik von Vorhofthromben oder -tumoren, Klappenvegetationen und Dissektionen der Aorta ascendens.

Zusätzlich wird die Echokardiografie heute bei vielen interventionellen Eingriffen am Herzen eingesetzt, z. B. beim interventionellen Klappenersatz (Transcatheter Aortic Valve Implantation, TAVI).

Die **Stressechokardiografie** ist wie die Ergometrie oder die Belastungsmyokardszintigrafie ein Verfahren zur Ischämiediagnostik. Sensitivität und Spezifität sind in der Regel etwas höher als die der Ergometrie.

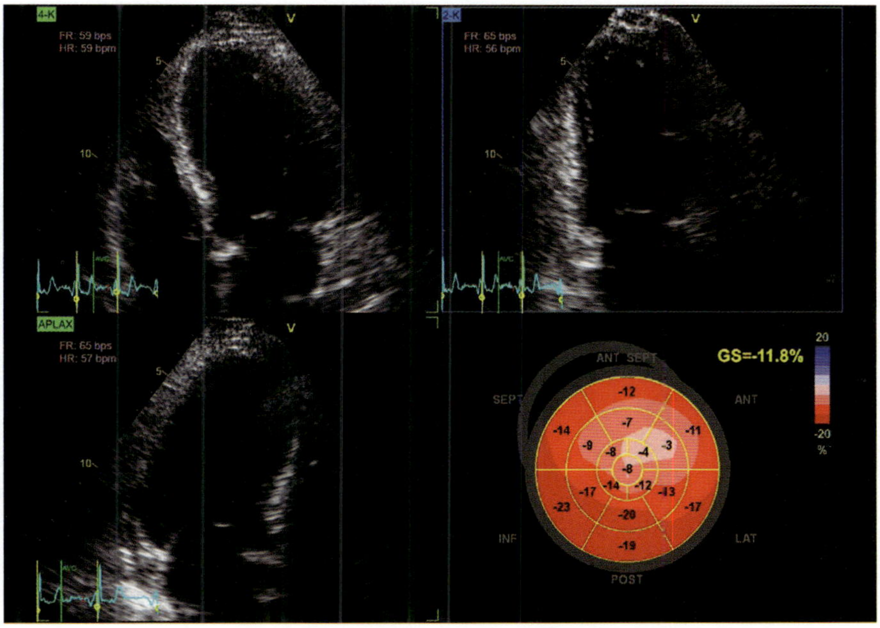

Abb. 1.28 Speckle-tracking-Echokardiografie am Beispiel eines Patienten mit akutem Vorderwandinfarkt. Neben der Quantifizierung der globalen linksventrikulären Funktion aus drei apikalen Schnittebenen ermöglicht die Strain-Analyse auch einen Überblick über die regionale Kontraktion in der so genannten Bull's Eye-Darstellung mit im Beispiel Nachweis einer gestörten myokardialen Funktion in den anterioren Segmenten und des Apex (erkennbar an den hellroten Arealen). [P343]

Myokardszintigrafie

Der Gammastrahler ^{201}Thallium wird nur von der gesunden Myokardzelle aufgenommen. Somit können ischämische Bezirke bzw. Narbengewebe im Herzmuskel anhand der fehlenden Tracerbelegung nachgewiesen werden.

Durchführung

Die ^{201}Tl-markierte Tracersubstanz wird am Ende einer ergometrischen Belastung intravenös injiziert. Dabei wird die Aktivität über dem linken Ventrikel mit der Gammakamera aufgenommen. Vier Stunden nach Belastung wird eine zweite Aufnahme angefertigt (Ruhe- oder **Redistributionsszintigramm**). Irreversible (d. h. in beiden Aufnahmen nachgewiesene) Speicherdefekte deuten auf Infarktnarben hin, reversible Speicherdefekte auf eine passagere Myokardischämie (Redistribution des Nuklids nach Rückbildung der koronaren Minderperfusion). Die Aufnahmen werden in der sog. **SPECT-Technik** (Single-Photon-Emissions-Computertomografie) erstellt, bei der der Messkopf der Kamera um den Patienten rotiert. Die dabei gewonnenen Daten werden – wie beim „konventionellen" CT – rechnerisch zu Schnittbildern zusammengesetzt (➤ Abb. 1.29). Die Sensitivität und die Spezifität des Verfahrens liegen für die KHK bei 85–90 %.

Indikation

Eine Myokardszintigrafie ist indiziert, um eine Koronarinsuffizienz bei negativem Ergometriebefund nachzuweisen, ein fraglich positives Belastungs-EKG ohne Angina pectoris zu bestätigen oder bei schlechter Beurteilbarkeit des EKG (z. B. bei Schrittmacher-EKG, komplettem Linksschenkelblock) eventuelle neu aufgetretene Ischämiezeichen zu verifizieren. Außerdem dient sie der Differenzierung von Infarktnarben gegenüber einer reversiblen Ischämie, z. B. vor einer Revaskularisierung (PTCA, Bypass-OP).

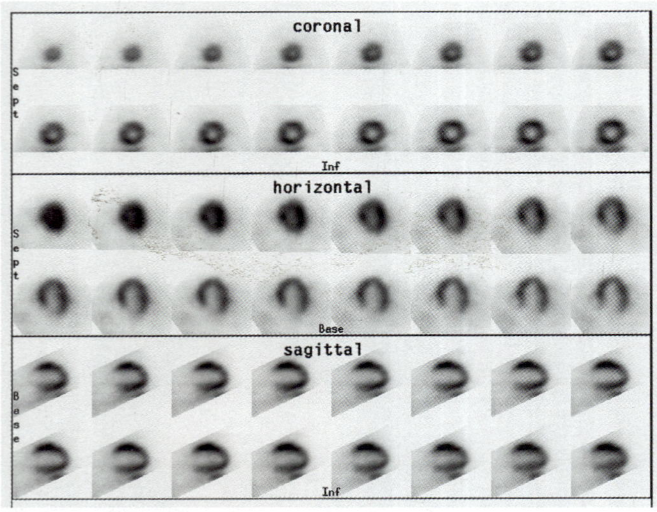

Abb. 1.29 Myokardszintigrafischer Normalbefund (SPECT-Technik). Vgl. auch Schemabefund in › Abb. 1.37 [M183]

Computertomografie (CT)

Mit der technischen Fortentwicklung und immer kürzeren Scan-Zeiten für ein Schichtbild ist auch das Herz als sich rhythmisch kontrahierender Muskel für die Schichtbildverfahren erfassbar geworden. Die CT hat dabei eine gewisse Bedeutung in der Quantifizierung von Kalk an den Koronarien erlangt (sog. **Agatson-Kalkscore**). Das Herzinfarkt-Risiko (➤ 1.6) steigt mit der Menge an detektiertem Kalk entlang den Koronarien.

Darüber hinaus wird die CT zur Darstellung der **Koronararterien nach Kontrastmittelinjektion** verwendet. Diese Methode erlaubt eine sehr gute Visualisierung vor allem der proximalen Abschnitte der Koronargefäße und eignet sich insbesondere für den Ausschluss einer koronaren Herzerkrankung bei Patienten mit intermediärem Risiko, bei denen eine gute Bildqualität erwartet werden kann. Eine adäquate Technologie mit mindestens einem 64-Zeilen-CT sowie die Möglichkeit des Patienten, ausreichend lange die Luft anzuhalten, sind hier Voraussetzung. Darüber hinaus dürfen die Koronargefäße keinen zu hohen Kalkgehalt aufweisen (z. B. Agaston-Score < 400), und der Patient sollte nicht tachykard sein.

Kardiale Magnetresonanztomografie (cMRT)

Die cMRT als weiteres nichtinvasives diagnostisches Verfahren erlangt einerseits zunehmende kardiologische Bedeutung in der Beurteilung von Herzfunktion, Textur, Wandbewegungsstörungen oder Anomalien, andererseits kann über Belastungsuntersuchungen mit Adenosin oder Dobutamin in der Regel eine gute Aussage über ischämische Areale getroffen werden. Darüber hinaus hat die MRT eine große Bedeutung bei der Narbendarstellung und Vitalitätsdiagnostik. Ferner kommt sie immer häufiger zum Einsatz bei der Diagnostik von Perikarditis, Myokarditis oder Kardiomyopathien wie z. B. im Rahmen einer Sarkoidose oder Amyloidose. Limitiert ist der Einsatz bei ausgeprägter Adipositas sowie bei Implantaten, die eine Untersuchung im MRT erschweren oder unmöglich machen.

Röntgenthorax

Bei den meisten Fragestellungen werden eine Herzfernaufnahme (ca. 2 m Röhrenabstand) in zwei Ebenen im p. a. Strahlengang sowie ein links anliegendes Seitbild angefertigt. Als Behelfstechnik beim bettlägerigen Patienten ist auch eine Sitzend- oder Liegendaufnahme im a. p. Strahlengang möglich.

Indikationen

Der Röntgenthorax stellt die Basisuntersuchung zur Akut- und Verlaufsdiagnostik kardialer und pulmonaler Erkrankungen dar, z. B. bei akuter oder zunehmender Atemnot (➤ 6.2.3).

Beurteilung

Bewertung der Herzkontur und Herzgröße (randbildende Strukturen)

- Im p. a. Strahlengang werden (in der angegebenen Reihenfolge) folgende Strukturen beurteilt (➤ Abb. 1.30):
  - **Verhältnis von transversalem Herzdurchmesser zum Thoraxdurchmesser** (Normalwert: < 0,5)
  - **Rechter Herzrand** (Verlagerung nach rechts bei Belastung des rechten Vorhofs, des rechten Ventrikels und bei biventrikulärer Dilatation)
  - **Aortensegment** (betont bei Aortenektasie oder Aortenaneurysma)
  - **Pulmonalsegment** (betont bei erweitertem Truncus pulmonalis z. B. infolge pulmonalarterieller Hypertonie)
  - **Herztaille** (Übergang von linkem Vorhof zu linkem Ventrikel, betont bei Linksherzhypertrophie, verstrichen bei Vergrößerung des linken Vorhofs)
  - **Linker Herzrand** (Verbreiterung/Linksverlagerung bei linksventrikulärer oder biventrikulärer Dilatation)
- Im Seitbild werden der **Retrokardialraum** (eingeengt bei Vergrößerung des linken Vorhofs) und der **Retrosternalraum** (eingeengt bei Vergrößerung des rechten Ventrikels) bewertet.

Bewertung von Lungenhili und Lungengefäßzeichnung

- **Verwaschene** oder **betonte Hili** kommen z. B. infolge einer zentralen vaskulären Stauung bei (beginnender) Linksherzinsuffizienz vor.
- Eine streifenförmige, bis in die Peripherie der Mittel- und Oberfelder reichende **Zeichnungsvermehrung** deutet auf eine periphere Stauung bei (fortgeschrittener) Linksherzinsuffizienz hin.

Bewertung der Lungenperipherie, der Pleura und des Zwerchfellwinkels

- **Lungenperipherie:** Eine diffuse, fleckförmig konfluierende Zeichnungsvermehrung findet sich beim alveolären Lungenödem, radiäre **Kerley-A-** oder horizontale **Kerley-B-Linien** sind typisch für ein interstitielles Ödem.
- **Plerua- und Zwerchfellwinkel:** Eine Verkürzung oder Aufhebung mit nach lateral ansteigender **Ellis-Damoiseau-Linie** deutet auf einen Pleuraerguss hin.

Rechtsherzkatheter (Pulmonaliskatheter)

Prinzip

Ein dreilumiger Ballonkatheter (Methode nach Swan und Ganz) wird in eine periphere oder zentrale Vene eingebracht und mit aufgeblasenem Ballon mit dem Blutstrom in das rechte Herz und von dort aus unter kontinuierlicher Messung und Registrierung der jeweiligen Druckkurven in die Pulmonalarterie eingeschwemmt. Der Ballon „keilt“ sich dann in einer zweit- oder drittgradigen Abzweigung der Pulmonalarterie ein (➤ Abb. 1.31). Dort kann bei aufgeblasenem Ballon – d. h. unter Blockierung des Blutflusses – der distal des Ballons herrschende **pulmonalarterielle Verschlussdruck (PCWP** = pulmonary capillary wedge pressure, von engl. *wedge* = Keil) gemessen werden. Der PCWP entspricht näherungsweise dem linksatrialen Druck und damit dem Venendruck im kleinen Kreislauf, welcher unter physiologischen Bedingungen mit der Vorlast des linken Ventrikels korreliert (Genaueres zur Interpretation ➤ 1.2).

Mithilfe des Pulmonaliskatheters nach Swan und Ganz kann außerdem das **Herzzeitvolumen** mittels Temperaturverdünnungskurve nach Gabe einer definierten Menge kalter Kochsalzlösung bestimmt werden. Auch kann an definierten Orten Blut zur Bestimmung der **Sauerstoffsättigung** entnommen werden. Durch einen Vergleich der arteriellen und der gemischt-venösen Sauerstoffsättigung kann so u. a. die arteriovenöse Sauerstoffdifferenz und damit der Sauerstoffverbrauch des Körpers ermittelt werden; dies erlaubt grobe Rückschlüsse auf das Herzminutenvolumen.

Indikationen

Der Rechtsherzkatheter wird im Zeitalter der Echokardiografie nur noch selten zur Diagnostik und Verlaufsbeobachtung von linksventrikulären (etwa Linksherzinsuffizienz) oder von rechtsventrikulären Funktionsstörungen (z. B. Lungenembolie, chronische pulmonale Hypertonie, Cor pulmonale sowie Trikuspidal- oder Pulmonalklappenfehler) eingesetzt.
Im intensivmedizinischen Bereich hilft er bei der Differenzialdiagnose des kardiogenen und septischen Schocks und kann die hämodynamische Überwachung erleichtern. Als weniger invasive

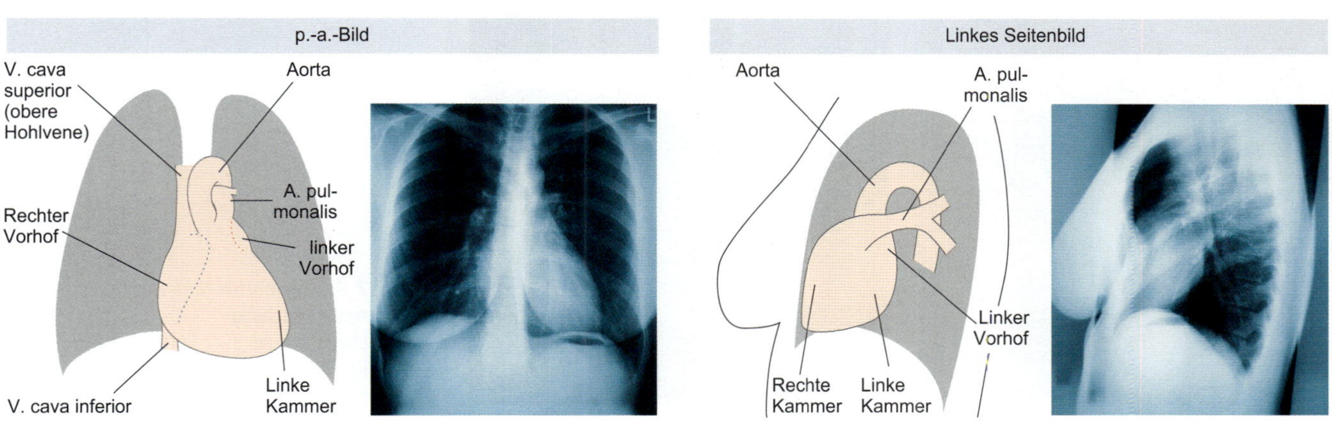

Abb. 1.30 Projektion des Herzens und seiner Kammern in der p. a. und Seitaufnahme [L190, O177]

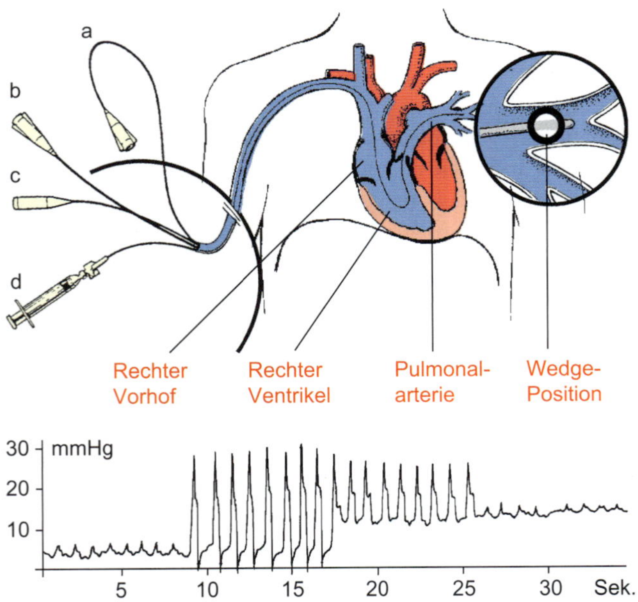

Abb. 1.31 Rechtsherzkatheter (Pulmonaliskatheter) nach Swan-Ganz. a = proximaler Schenkel; b = distaler Schenkel; c = Temperaturfühler; d = Spritze zur Insufflation des Ballons [L190]

Alternative zum kontinuierlichen hämodynamischen Monitoring auf der Intensivstation wurde das sog. **PiCCO-System** entwickelt. Auf vergleichbaren Messmethoden basierend, kommt es mit einem einfachen zentralen Venenkatheter und einem arteriellen Katheter, z. B. in der A. femoralis, aus.

Linksherzkatheter

Prinzip

Für die jeweilige Untersuchung speziell geformte Katheter werden über einen Führungsdraht (sog. **Seldinger-Technik**) von einer peripheren Arterie (A. radialis oder A. femoralis) in die Aorta, das Ostium der rechten und linken Koronararterie und in den linken Ventrikel eingeführt. Ein Linksherzkatheter erlaubt folgende Untersuchungen:

- **Ventrikulografie** (➤ Abb. 1.32): Darstellung der linken Herzhöhle durch direkte Kontrastmittelinjektion und kinematografische Aufzeichnung in links-schräger (**LAO,** *left anterior oblique,* 60°) und rechts-schräger (**RAO,** *right anterior oblique,* 30°) Projektion. Hierdurch können Größe, Form und Kontraktionsamplitude des linken Ventrikels beurteilt und Kontraktionsstörungen (Hypokinesie, Akinesie, Dyskinesie) oder aneurysmatische Bezirke erkannt und lokalisiert werden.

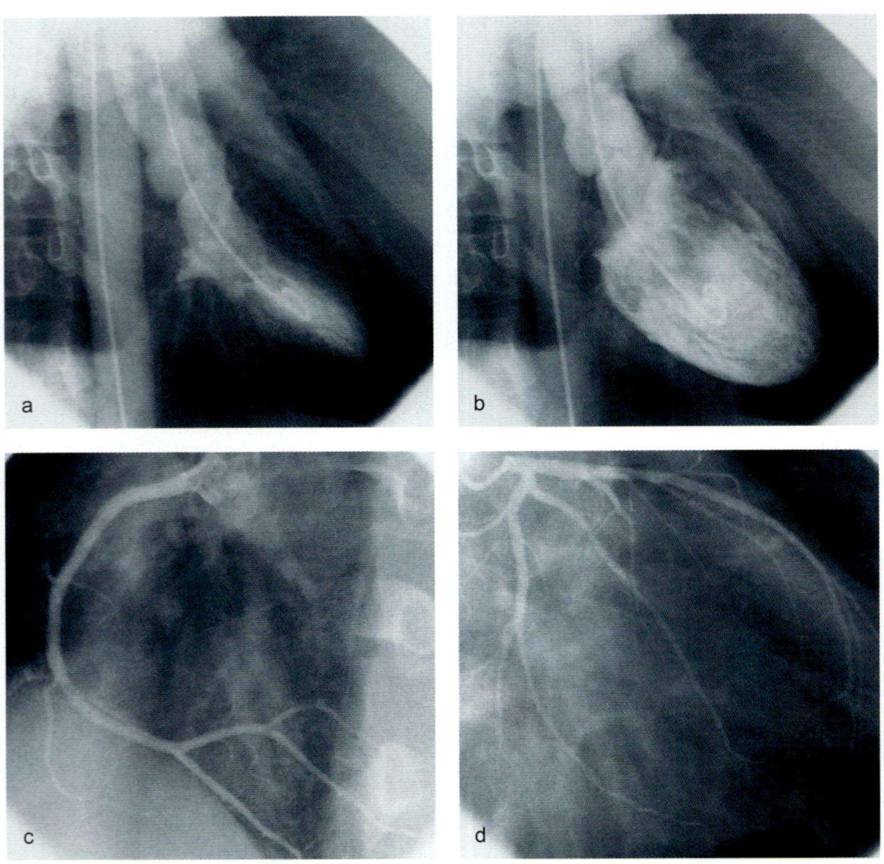

Abb. 1.32 Angiografischer Normalbefund bei Linksherzkatheteruntersuchung.
a) Ventrikulografie (RAO 30°), Systole; b) Ventrikulografie (RAO 30°), Diastole; c) rechte Herzkranzarterie (LAO 40°); d) linke Herzkranzarterie (RAO 30°) [M183]

- Mittels Rechnerunterstützung können die enddiastolischen und endsystolischen linksventrikulären Volumina bestimmt und die **Auswurffraktion** (Ejektionsfraktion = Volumenänderung des Ventrikels zwischen Systole und Diastole) berechnet werden. Auch kann durch die Ventrikulografie eine Mitralklappeninsuffizienz beurteilt und quantifiziert werden (Regurgitation von Kontrastmittel in den linken Vorhof).
- **Koronarangiografie** (➤ Abb. 1.32): Darstellung der Herzkranzgefäße durch Injektion von Kontrastmittel und kinematografische Aufzeichnung des Gefäßverlaufs in verschiedenen Projektionsebenen. Hierdurch ist eine Beurteilung des koronaren Versorgungstyps, des Ausmaßes und der Lokalisation von Stenosen bzw. Verschlüssen der Koronararterien sowie koronarer Spasmen und einer möglichen Kollateralenbildung möglich.
- **Bulbusangiografie:** Darstellung des Aortenbogens durch direkte Kontrastmittelinjektion oberhalb der Klappenebene (in den Bulbus aortae). Hierdurch gelingt z. B. eine Beurteilung und Quantifizierung einer Aortenklappeninsuffizienz (Regurgitation von Kontrastmittel in den linken Ventrikel).
- Eine **invasive Druckmessung** wird immer parallel zu den anderen Untersuchungsabschnitten einer Linksherzkatheter-Untersuchung durchgeführt. So sind z. B. die Bestimmung des Druckgradienten über der Aortenklappe und die Messung der linksventrikulären systolischen und diastolischen Drücke möglich. Zur vollständigen Erfassung der Hämodynamik, vor allem zur Diagnostik und Quantifizierung von Aorten- und Mitralklappenfehlern, von Shunt-Vitien und bei restriktiven oder obstruktiven ventrikulären Funktionsstörungen, ist eine simultane invasive Druckmessung mittels Rechts- und Linksherzkatheter notwendig.

Indikationen

Der Linksherzkatheter wird vor allem in der Diagnostik von KHK, Vitien und Kardiomyopathien eingesetzt. Bei akutem Koronarsyndrom (➤ 1.6) ist er die diagnostische Voraussetzung für eine in gleicher Sitzung durchgeführte interventionelle Therapie (z. B. perkutane transluminale Koronarangioplastie, PTCA) und dient der präoperativen Diagnostik vor Bypass- oder Klappen-OP. Unter prognostischen Gesichtspunkten wird er in der Diagnostik nach Myokardinfarkt und bei symptomatischer koronarer Herzkrankheit eingesetzt.

Myokardbiopsie

Für spezielle Fragestellungen ist eine endokavitäre Entnahme vitalen Herzmuskelgewebes mittels eines Biopsiekatheters aus dem linken oder rechten Ventrikel indiziert. Sie dient der Diagnose und ggf. Verlaufsbeurteilung bei primären und sekundären Kardiomyopathien, der Diagnose einer Abstoßungsreaktion bei Herztransplantaten und der Diagnostik und Verlaufsbeurteilung einer Myokarditis.

1.5 Koronare Herzkrankheit

N. Marx

Synonym: ischämische Herzerkrankung, **KHK** (engl.: *coronary heart disease,* **CHD**).

Die KHK ist definiert durch die klinische Manifestation einer Arteriosklerose der Herzkranzgefäße. Sie führt zu einer Abnahme der koronararteriellen Perfusion des Herzens. Folge ist ein Missverhältnis zwischen (zu geringem) Sauerstoffangebot und (zu großem) Sauerstoffbedarf des Herzmuskels.

1

MERKE

Kardinalsymptom der KHK ist die **Angina pectoris.**

Die Folgekrankheiten der KHK wie Herzinfarkt, Herzinsuffizienz und Herzrhythmusstörungen sind die führenden Sterbeursachen in den reichen Ländern, sodass der Primär- und Sekundärprävention der KHK eine Schlüsselrolle im Gesundheitswesen zukommt.

1.5.1 Klinik

Leitsymptom Angina pectoris

Synonym: Stenokardie = „Herzenge“

Die Angina pectoris ist das führende Symptom der KHK. Man unterscheidet typische und atypische Anginabeschwerden. Der typische Anginaschmerz wird als dumpf, drückend oder einschnürend beschrieben, seltener als brennend. Er ist retrosternal lokalisiert, selten ausschließlich links- oder rechtsthorakal oder abdominal. Häufig kommt begleitend eine Ausstrahlung in einen oder beide Arme (links > rechts, meist ulnarseitig), den Hals, den Unterkiefer, den Rücken oder den Oberbauch vor. Typischerweise sind die Beschwerden durch körperliche Belastung oder emotionalen Stress auslösbar. Körperliche Ruhe oder die Gabe von Nitropräparaten bessern die Beschwerden. Die Stärke der Beschwerden wird in vier Schweregrade eingeteilt (➤ Tab. 1.7).

Tab. 1.7 Klassifikation der belastungsabhängigen Angina pectoris (Einteilung der *Canadian Cardiovascular Society,* CCS)

Stabile Angina pectoris: durch körperliche oder psychische Belastung reproduzierbarer Thoraxschmerz, der in Ruhe oder nach Gabe von Nitroglyzerin verschwindet

Schweregrad	Belastungstoleranz
CCS 1	Keine Angina pectoris bei Alltagsbelastung (Laufen, Treppensteigen), jedoch bei plötzlicher oder längerer physischer Belastung
CCS 2	Angina pectoris bei stärkerer Anstrengung (schnelles Laufen, Bergaufgehen, Treppensteigen nach dem Essen, in Kälte, Wind oder bei psychischer Belastung)
CCS 3	Angina pectoris bei leichter körperlicher Belastung (normales Gehen, Ankleiden)
CCS 4	Ruhebeschwerden oder Beschwerden bei geringster körperlicher Belastung

MERKE

Typische Angina pectoris (hohe Wahrscheinlichkeit für KHK):
- Retrosternale Schmerzen oder Beschwerden
- Durch körperliche Belastung oder emotionalen Stress provozierbar
- Besserung durch Ruhe und/oder Nitro

Atypische Angina pectoris (Differenzialdiagnosen zur KHK müssen stärker berücksichtigt werden): thorakale Schmerzen oder Beschwerden, die einen der o.g. Punkte nicht aufweisen.

Verlaufsformen der KHK

- Chronisches Koronarsyndrom (früher stabile Angina pectoris)
- Akutes Koronarsyndrom (➤ 1.6)
  - Instabile Angina pectoris
  - Akuter Myokardinfarkt
    - Nichttransmural (ohne ST-Segment-Hebungen im EKG; NSTEMI, „Non-Q-Wave"-Infarkt)
    - Transmural (mit ST-Segment-Hebungen im EKG [Elektrokardiogramm]: STEMI, „Q-Wave"-Infarkt)
  - Plötzlicher Herztod
- Herzinsuffizienz
- Herzrhythmusstörungen
- Asymptomatische KHK, stumme Myokardischämie

Chronisches Koronarsyndrom

Das chronische Koronarsyndrom ist durch kurzzeitige (Minuten anhaltende) thorakale Beschwerden charakterisiert, die durch körperliche (Belastungsangina) oder emotionale Anstrengungen, Kälte oder ausgiebige Mahlzeiten ausgelöst werden. Die thorakalen Schmerzen sind unangenehm, haben aber selten stärkste Ausprägung. Bei häufigem Auftreten mindern sie jedoch die Lebensqualität. Die Beschwerden manifestieren sich von Anfall zu Anfall relativ gleichartig (deshalb früher der Begriff „stabile Angina pectoris"). Körperliche Ruhe und/oder die Gabe von Nitropräparaten führt regelmäßig innerhalb von Minuten zu einer Besserung der Symptome. Als besondere Formen der stabilen Angina pectoris können abgegrenzt werden:

- **„Walk-through"-Angina:** belastungsabhängige Angina pectoris, bei der die Beschwerden bei weiterer (gleichbleibender) Belastung verschwinden
- **Angina decubitus:** im Liegen (*decubitus* = liegend) und damit vor allem nachts auftretende Angina pectoris, tritt bei vorbestehenden Koronarstenosen als Folge der durch den vermehrten Rückstrom zum Herzen bedingten Vorlasterhöhung mit Anstieg der ventrikulären Wandspannung auf
- **Angina-Äquivalent:** Manifestation einer durch Koronarischämie verursachten kardialen Dysfunktion an anderen Organen, z. B. anfallsweise auftretende Dyspnoe infolge einer ventrikulären Pumpfunktionsstörung bei Ischämie

Akutes Koronarsyndrom

Das **akute Koronarsyndrom** fasst die unmittelbar lebensbedrohlichen Phasen der KHK in einem Oberbegriff zusammen, nämlich:

- Instabile Angina pectoris
- Akuter Myokardinfarkt (➤ 1.6)
- Plötzlicher Herztod (➤ 1.3.4).

Die instabile Angina bietet im Gegensatz zur stabilen Angina ein „instabiles", von den typischen anginösen Beschwerden abweichendes klinisches Bild und kann sich aus einer stabilen Angina oder auch aus völligem Wohlbefinden entwickeln. In ca. 20 % der Fälle geht sie in einen akuten Herzinfarkt über. Sie kann folgende Verlaufsformen aufweisen:

- **De-novo-Angina:** pektanginöse Beschwerden bei zuvor asymptomatischen Patienten
- **Crescendo-Angina:** zunehmende Stärke, Dauer und/oder Frequenz der Angina-pectoris-Anfälle und/oder Auslösung der Beschwerden auf einem zunehmend geringeren Belastungsniveau
- **Ruheangina:** belastungsunabhängige Angina pectoris, zeigt eine schwere Koronarschädigung an und hat ein hohes Risiko, in einen Myokardinfarkt überzugehen
- **Prinzmetal-Angina (Variant-Angina):** seltene Sonderform einer instabilen Angina pectoris mit vorübergehenden ST-Hebungen; Schmerzen typischerweise in Ruhe und in den frühen Morgenstunden; Folge eines koronarer Gefäßspasmus, der typischerweise normale oder nur wenig veränderte Koronargefäße betrifft; selten Entstehung eines Myokardinfarkts

CAVE!

Im Anfall ist die instabile Angina pectoris allein aufgrund der klinischen Symptomatik nicht von einem akuten Herzinfarkt abzugrenzen. Daraus erklärt sich der Oberbegriff „akutes Koronarsyndrom": Alle Patienten mit instabilen Angina-pectoris-Beschwerden sind stationär bzw. intensivüberwachungspflichtig, bis ein akuter Herzinfarkt diagnostisch ausgeschlossen werden kann (➤ 1.6.3).

Ein akuter Myokardinfarkt kann allerdings auch ohne vorausgegangene Angina pectoris auftreten und ist bei ca. 30 % der Patienten die klinische Erstmanifestation einer koronaren Herzkrankheit.

Plötzlicher Herztod (➤ 1.3.4)

Die Mehrzahl aller Fälle des plötzlichen Herztodes (> 80 %) betrifft Patienten mit einer koronaren Herzkrankheit. Bei ca. 30 % der Patienten mit KHK ist der plötzliche Herztod die klinische Erstmanifestation. Hauptursache des KHK-bedingten plötzlichen Herztodes sind maligne tachykarde Herzrhythmusstörungen (ventrikuläre Tachykardien, Kammerflimmern). Seltener liegen primäre Asystolien oder ein akutes kardiales Pumpversagen (z. B. durch Myokardinfarkt) zugrunde.

Asymptomatische KHK, stumme Ischämie

Nur wenige Patienten mit KHK (besonders Patienten mit Diabetes mellitus und Raucher) haben ausschließlich schmerzlose Ischämien. Bei ca. 30 % der Patienten mit stabiler Angina und bei > 85 % der Patienten mit instabiler Angina treten zusätzlich zu den symptomatischen Episoden auch Phasen einer Myokardischämie auf, bei denen die Patienten keine Schmerzen haben.

Die klinisch stumme Ischämie kann genauso wie die mit Angina pectoris einhergehende Ischämie zu einer Herzinsuffizienz oder zu malignen Rhythmusstörungen bis hin zum plötzlichen Herztod führen.

Herzinsuffizienz (➤ 1.7)

Eine chronische Myokardischämie und/oder eine umschriebene Myokardnekrose infolge eines Herzinfarkts führen zu einer Reduktion der ventrikulären Pumpfunktion bis hin zum Herzversagen. Eine Herzinsuffizienz durch eine koronare Herzkrankheit kann auch ohne eine vorausgegangene oder begleitende Angina pectoris und ohne ein anamnestisches Infarktereignis auftreten.

Herzrhythmusstörungen (➤ 1.8)

Eine Vielzahl bradykarder und tachykarder Herzrhythmusstörungen kann durch eine koronare Herzkrankheit mit oder ohne vorausgegangene Angina pectoris und mit oder ohne vorausgegangenes oder akutes Infarktereignis verursacht werden.

1.5.2 Ätiologie und Pathogenese

Koronarinsuffizienz

Das pathophysiologische Korrelat der KHK ist die **Koronarinsuffizienz,** d. h. das Missverhältnis zwischen myokardialem Sauerstoffangebot und -bedarf. Alle Einflüsse, die zu einer **Verringerung des Sauerstoffangebots** oder zu einer **Erhöhung des Sauerstoffbedarfs** des Herzens führen, können eine Myokardischämie auslösen oder deren Ausmaß verstärken. Wenn auch die KHK durch die Atherosklerose der Herzkranzgefäße definiert ist, so kann eine Koronarinsuffizienz pathophysiologisch auch durch eine Reihe weiterer Mechanismen entstehen:

Verminderung des Sauerstoffangebots

Hier steht die **Verminderung des koronaren Blutflusses** im Vordergrund (zur Physiologie des koronaren Blutflusses ➤ 1.2). Ein verminderter koronarer Blutfluss kann folgende Ursachen haben:

- **Intraluminale Verengung** der Koronarien
  - Bei Atherosklerose (ganz überwiegende Ursache, s. u.)
  - Bei Thrombosen (subtotal oder total), v. a. bei atherosklerotisch vorgeschädigten Gefäßen (➤ 1.6.2)
  - Durch Koronarspasmen bei Atherosklerose oder medikamentös bedingt, z. B. durch Kokain oder Mutterkornalkaloide
  - Seltene weitere intraluminale Ursachen: Embolien (z. B. durch Thromben atrialen oder ventrikulären Ursprungs oder durch abgelöste endokarditische Vegetationen), Entzündungen/Vaskulitiden (autoimmun bei z. B. Panarteriitis nodosa, Lupus erythematodes, Kawasaki-Syndrom, Morbus Takayasu, infektiös bei z. B. Syphilis oder Salmonellose) oder eine Koronardissektion (z. B. postpartal, bei Aortendissektion oder Trauma)
- **Extraluminale Verlegung** oder Kompression der Koronarien von außen, z. B. durch erhöhte Wandspannung des Ventrikels (etwa bei linksventrikulärer Hypertrophie im Rahmen eines arteriellen Hypertonus oder bei dilatativer Kardiomyopathie)
- **Verminderter Perfusionsdruck** durch Verminderung des Druckgradienten zwischen dem Anfang und dem Ende der koronaren Gefäßstrombahn; mögliche Ursachen:
  - Verminderter diastolischer Blutdruck, z. B. bei Schock
  - Erhöhter zentralvenöser Druck, z. B. bei Rechtsherzinsuffizienz
  - Verkürzung der Diastolendauer, z. B. bei anhaltender Tachykardie
  - Zunahme der Blutviskosität, z. B. bei Plasmozytom, Leukämie oder Polyglobulie

Neben der Verringerung der Koronarperfusion kann die Erniedrigung des Sauerstoffgehaltes im Blut **(Hypoxämie)** häufig eine Rolle als auslösender oder verstärkender Faktor spielen. Mögliche Ursachen z. B.:

- Respiratorische Insuffizienz (verminderte Oxygenierung des Blutes)
- Anämie (Verminderung der Sauerstofftransportkapazität des Blutes)
- Kohlenmonoxidvergiftung (Verminderung der Sauerstoffbindungskapazität des Blutes)

Erhöhung des myokardialen Sauerstoffbedarfs

Der O_2-Bedarf des Herzmuskels steigt sowohl durch eine Erhöhung der Herzarbeit als auch durch die Erhöhung der ventrikulären Wandspannung:

- **Erhöhung der Wandspannung** infolge chronischer Druck- und/oder Volumenbelastung, z. B. bei Herzklappenfehlern, dilatativer Kardiomyopathie, Herzinsuffizienz oder Z. n. Myokardinfarkt
- **Erhöhung der Herzarbeit durch:**
  - Myokardiale Hypertrophie, z. B. bei hypertrophischer Kardiomyopathie, langjähriger arterieller Hypertonie oder bei chronischer Druckbelastung infolge von Klappenfehlern (z. B. bei Aortenstenose)
  - Körperliche Belastung (bedarfsgerechte Erhöhung des Herzzeitvolumens)
  - Hypertone Entgleisungen (Erhöhung der Nachlast)
  - Infektionen, Fieber, Hyperthyreose (durch Tachykardie erhöhtes Herzzeitvolumen)

Koronare Atherosklerose

Die Hauptursache der koronaren Herzkrankheit und anderer kardiovaskulärer Erkrankungen wie der peripheren arteriellen Verschlusserkrankung (➤ 2.3.2) ist die Abnahme der arteriellen Perfusion infolge einer Atherosklerose der Gefäße.

Pathogenese der Atherosklerose

Während der Begriff **Arteriosklerose** als Oberbegriff für die verschiedenen degenerativen Veränderungen arterieller Gefäße steht (➤ 2.3.1), wird mit **Atherosklerose** ein pathogenetisch spezifischer, über Jahrzehnte ablaufender stenosierender Prozess bezeichnet, der lokalisiert an großen und mittelgroßen arteriellen Gefäßen im gesamten Körper auftritt und zu Organischämie oder Infarkt im entsprechenden Versorgungsgebiet des arteriellen Stromgebietes führt. Die klinisch tragenden pathogenetischen Prinzipien bei der Atherosklerose sind die durch eine fibröse Plaque ausgelöste **Stenosierung** des Gefäßes und eine durch **Ruptur einer instabilen Plaque** bedingte Thrombosierung des betroffenen Gefäßabschnitts, die häufig mit einer Infarzierung im Stromgebiet einhergeht. Je nach betroffener Gefäßregion äußert sich die Atherosklerose klinisch als

- koronare Herzkrankheit (KHK),
- periphere arterielle Verschlusskrankheit (pAVK, ➤ 2.3.2),
- zerebrale Durchblutungsstörung (➤ 2.3.4) oder
- viszerale Durchblutungsstörung (➤ 2.3.5).

Endotheliale Dysfunktion

Ausgangspunkt für atherosklerotische Läsionen ist eine lokale Funktionsstörung des Endothels, der innersten Schicht der Arterienwand (➤ Abb. 1.33). Ursachen der endothelialen Dysfunktion sind die in ➤ Tab. 1.8 dargestellten kardiovaskulären Risikofaktoren.

Kompensatorische Mechanismen des Endothels als Antwort auf den „Verletzungsstimulus" beinhalten:

- Veränderungen der Adhäsions- und Permeabilitätseigenschaften des Endothels für Plasmabestandteile
- Veränderungen der Leukozyten und Thrombozyten
- Lokale Produktion von Zytokinen, vasoaktiven Substanzen und Wachstumsfaktoren

Das Endothel einer jeden Gefäßregion hat dabei seine spezifischen Eigenarten und erklärt, warum die benannten Risikofaktoren ein unterschiedliches Gewicht je nach kardiovaskulärer Erkrankung haben.

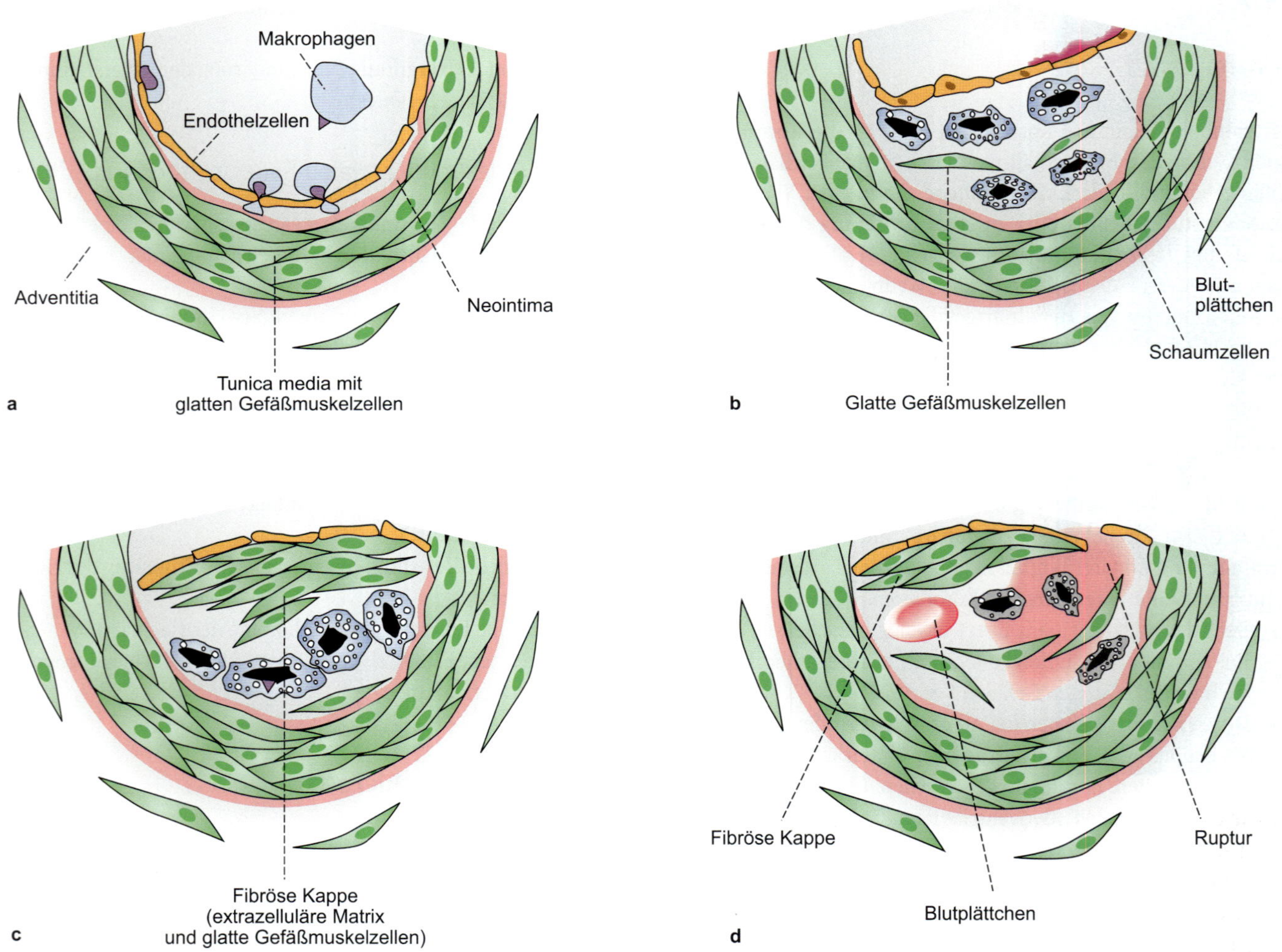

Abb. 1.33 Pathogenese der Atherosklerose. a) Endotheliale Dysfunktion als Ausgangspunkt der Atheroskleroseentstehung; b) Formation von *„fatty streaks"*, der frühesten atherosklerotischen Läsion; c) komplizierte Plaque mit stabiler fibröser Kappe; d) Plaqueruptur [L106]

Tab. 1.8 Risikofaktoren bei KHK

Risikofaktor	Bezug zur KHK
Hypercholesterinämie (➤ 10.4.2)	Deutlich gesteigertes Risiko bei erhöhtem Gesamt- und LDL-Cholesterin (z. B. vierfach erhöhtes Risiko bei einem Gesamtcholesterin von 260 mg/dl versus 200 mg/dl); ein erhöhtes HDL-Cholesterin wirkt dagegen koronarprotektiv.
Rauchen (➤ 15.2.4)	Ca. 1/5 aller KHK-Todesfälle sind mit inhalativem Zigarettenrauchen assoziiert. Morbidität und Mortalität steigen mit der Zahl der täglich gerauchten Zigaretten und der Anzahl der Jahre, in denen geraucht wurde. Das Infarktrisiko für Raucher ist 2- bis 5-mal so hoch wie für Nichtraucher.
Arterieller Hypertonus (➤ 1.14)	Das Risiko für eine KHK steigt bei systolischen Blutdruckwerten > 130 mmHg und bei diastolischen Blutdruckwerten > 85 mmHg linear an.
Diabetes mellitus(➤ 10.1)	Ca. 60 % aller Todesfälle bei Diabetes mellitus werden durch eine KHK verursacht (bei Nichtdiabetikern ca. 20 %).
Genetische Prädisposition	Erhöhtes KHK-Risiko besteht bei positiver Familienanamnese für kardiovaskuläre Erkrankungen (z. B. Myokardinfarkt, plötzlicher Herztod, Schlaganfall).
Alter, Geschlecht	Für die KHK gilt eine lineare Altersabhängigkeit, bei Männern ab dem 30. Lebensjahr, bei Frauen ab der Menopause. Bei Männern ist das KHK-Risiko vor dem 60. Lj. doppelt so hoch wie bei Frauen, anschließend gleichen sich Morbidität und Mortalität an.
Adipositas, körperliche Inaktivität	Diabetes, Hypertonus und/oder Hypercholesterinämie sind unabhängige Risikofaktoren (wenn sie auch meistens miteinander auftreten). Ist die Adipositas der einzige Risikofaktor, besteht nur ein gering erhöhtes Risiko. Regelmäßige körperliche Aktivität (vornehmlich Ausdauersportarten) vermindert das Infarktrisiko.
Lipoprotein (a) (➤ 10.4.1)	Ein erhöhter Lp(a)-Serumspiegel (> 30 mg/l) ist ein unabhängiger Risikofaktor für die KHK, im Gegensatz zu vielen anderen Lipoproteinen kann er medikamentös bisher nicht gesenkt werden.
Andere	Hyperurikämie, Hyperhomozysteinämie
Psychosoziale Faktoren	Bei niedrigem sozialem Status treten Risikofaktoren wie Rauchen, Hypertonus, Adipositas und Diabetes gehäuft auf, sodass diese Patientengruppen ebenfalls ein deutlich erhöhtes KHK-Risiko tragen.

Frühe atherosklerotische Läsionen

Bleibt die endotheliale Dysfunktion bestehen, so führt der fortgesetzte Entzündungsprozess zu einer Proliferation im subintimalen Raum des Gefäßes, was makroskopisch als weißliche Fettablagerungen imponiert („*fatty streaks*", ➤ Abb. 1.33b). Angeregt durch Wachstumsfaktoren, wandern glatte Muskelzellen unter die Intima. Makrophagen wandeln sich in **Schaumzellen** *(foam cells)* um und speichern oxidiertes bzw. modifiziertes LDL-Cholesterin. Leukozyten und Thrombozyten lagern sich durch die veränderten Adhäsionseigenschaften an der Endotheloberfläche an, und T-Lymphozyten werden aktiviert. Diese frühe atherosklerotische Läsion ist zum Teil bereits im Kindesalter nachweisbar. Sie führt noch nicht zur relevanten Stenosierung des Gefäßes.

Spätläsionen

Im Laufe von Jahren bis Jahrzehnten schreiten die frühen Fatty-Streak-Läsionen fort in eine **komplizierte Plaque,** die zu einer zunehmenden Stenosierung des betroffenen Gefäßabschnitts führt. Unter Einfluss von Wachstumsfaktoren (u. a. Platelet-derived Growth Factor, PDGF) bildet sich eine fibröse Kappe, die das Innere der Läsion gegenüber dem Gefäßlumen abdichtet **(stabile, fibröse Plaque).** Sie bedeckt eine Mixtur aus angesammelten Makrophagen, Leukozyten, Lipiden und Zelldébris, die einen nekrotischen Kern bilden. Die Vasomotorik ist gestört. So ist die Stickoxid-vermittelte endothelabhängige Vasodilatation, z. B. nach einem Ischämiereiz, unzureichend. Stattdessen überwiegen vasokonstriktorisch wirkende Mediatoren wie Endothelin, Thromboxan oder Angiotensin II.

Instabile Plaque, Plaque-Ruptur

Bei Ruptur oder Ulzeration der fibrösen Kappe der Plaque tritt thrombogener Plaque-Inhalt ins Gefäßlumen über und führt dort akut zur Thrombosierung des Gefäßes. Metalloproteinasen und andere proteolytische Enzyme aus aktivierten Makrophagen sind verantwortlich dafür, dass die fibröse Kappe ausdünnt **(instabile Plaque),** was schließlich zur Ruptur führen kann (➤ Abb. 1.34).

Risikofaktoren der koronaren Atherosklerose

Die Risikofaktoren für die KHK entsprechen im Wesentlichen denen der Atherosklerose in anderen Gefäßprovinzen, z. B. bei pAVK. Der spezifische Bezug dieser Risikofaktoren zur KHK ist in ➤ Tab. 1.8 aufgeführt. Erarbeitet wurde das Konzept der kardiovaskulären Risikofaktoren ursprünglich in der **Framingham-Studie,** die als Meilenstein epidemiologischer Forschung gilt.

Wertigkeit von Koronarstenosen

Zunehmende Koronarstenosen gehen mit einer **Einschränkung der Koronarreserve** (= Differenz zwischen Koronardurchblutung in Ruhe und maximal möglicher Koronardurchblutung) einher.

Querschnittsverminderung des Koronargefäßes

Bei einer Lumeneinengung von mehr als 50 % resultiert eine regionale Perfusionsstörung der distal der Stenose gelegenen Bezirke. Bei einer Lumeneinengung > 80 % ist der Ruheblutfluss eingeschränkt **(„kritische Stenose").** Eine Erhöhung des myokardialen Sauerstoffbedarfs oder eine weitere Verengung der Koronararterien durch kleine Thromben oder einen Vasospasmus führt zu einer Erschöpfung der Koronarreserve und zu einer kritischen Sauerstoffunterversorgung des Herzmuskels.

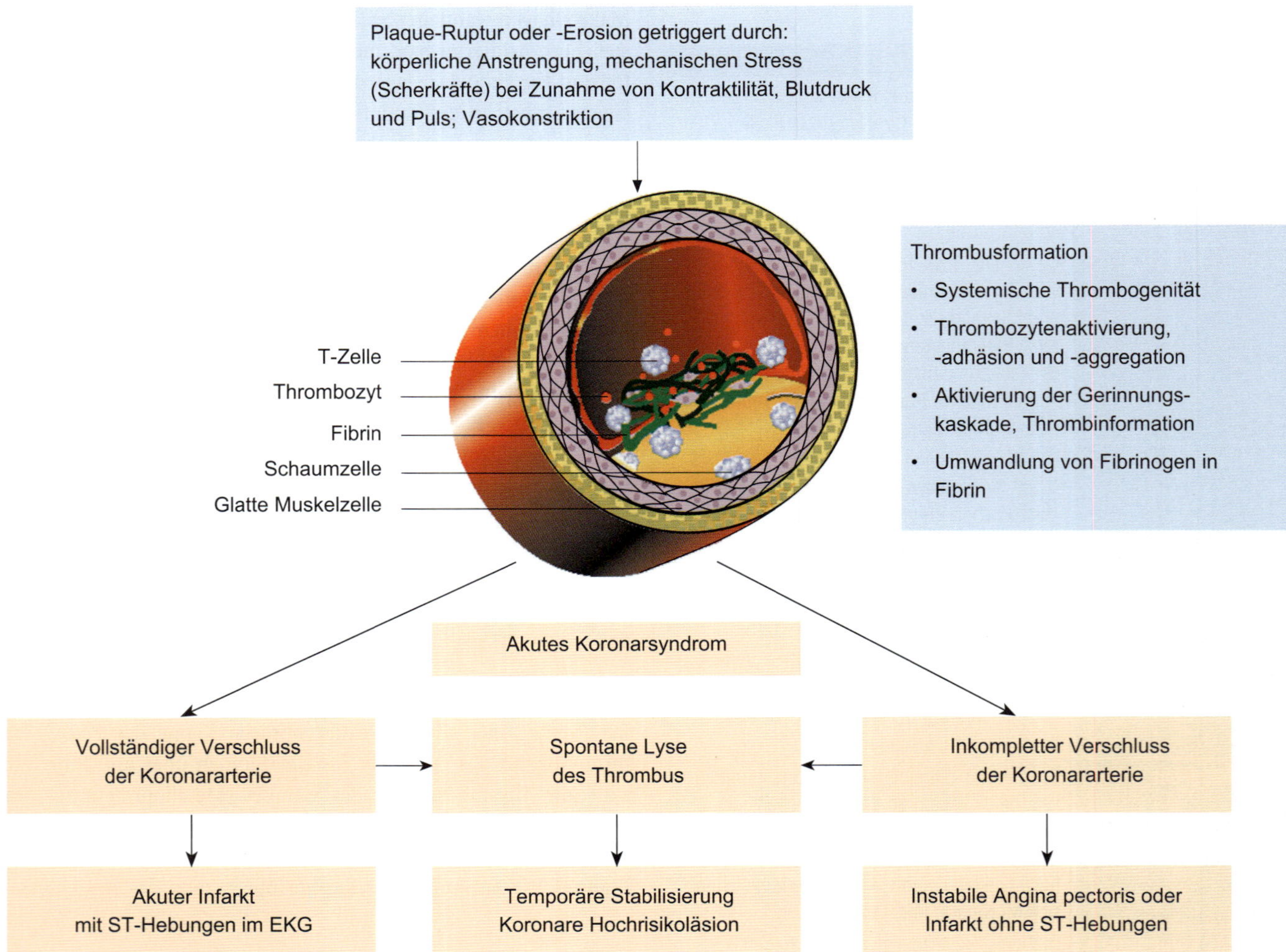

Abb. 1.34 Instabile atherosklerotische Plaque; Pathophysiologie der Plaque-Ruptur mit ihren klinischen Folgen [A400]

Stenoselänge

Langstreckige Stenosen haben hämodynamisch eine größere Relevanz als kurzstreckige. Der Gefäßwiderstand steigt proportional zur Länge der Verengung an. Bei hintereinandergeschalteten Stenosen addiert sich der Widerstand der einzelnen Stenosen.

Lokalisation der Stenosen

In Abhängigkeit von der Anzahl der verengten großen Koronararterien (RCA, LAD und RCX, ➤ Abb. 1.5) wird eine koronare **Ein-, Zwei-** oder **Dreigefäßerkrankung** definiert. Das von einer Perfusionsminderung betroffene Myokardareal ist umso größer, je mehr Gefäße betroffen und je weiter proximal die Stenosen lokalisiert sind. Die höchsten Mortalitätsraten weisen die Hauptstammstenose der linken Koronararterie und die proximale LAD-Stenose auf.

Anordnung der Plaques

Bei einer die gesamte Gefäßzirkumferenz betreffenden **konzentrischen Plaque-Bildung** (ca. 30 % der Koronarstenosen) führen Tonusschwankungen der glatten Gefäßmuskulatur zu keiner Änderung des Stenosedurchmessers. Es handelt sich um eine **fixierte Koronarstenose,** das klinische Korrelat ist eine stabile Angina pectoris, bei der die Beschwerden bei definierten körperlichen Belastungen auftreten.

Liegt eine **exzentrische Plaque-Bildung** mit teilweiser Aussparung der Gefäßzirkumferenz vor (ca. 70 % der Koronarstenosen), können vasoaktive Reize zu einer Zu- oder Abnahme des verbleibenden Gefäßdurchmessers führen. Es liegt eine **dynamische Koronarstenose** vor, deren klinisches Korrelat eine variable Belastungstoleranz ist („gute und schlechte Tage“).

Thrombenbildung

Auslöser einer instabilen Angina pectoris bzw. eines Herzinfarkts (akutes Koronarsyndrom) ist häufig eine Plaque-Ruptur oder Plaque-Erosion in einem atheromatösen Bett der Koronararterie mit nachfolgender transienter und partieller bzw. kompletter und persistierender Verlegung des Gefäßlumens durch einen aufgesetzten Thrombus (➤ Abb. 1.34). Zusätzlich sind an der Lumeneinschränkung vorübergehende Erhöhungen des koronaren Gefäßtonus beteiligt, welche auf eine Imbalance zwischen aus aktivierten Thrombozyten freigesetzten vasokonstringierenden Substanzen und aus dem Endothel freigesetzten gefäßdilatierenden Stoffen zurückzuführen sind. Die Plaque, auf die sich ein Thrombus aufsetzt, muss nicht groß sein. Höhergradige Koronarstenosen stellen zwar eine Prädilektionsstelle für ein appositionelles Thrombuswachstum dar, grundsätzlich können jedoch auch primär nicht stenosierende Plaques aufbrechen und eine thrombusbedingte Gefäßokklusion zur Folge haben. Aus diesem Grund geht z. B. nicht jedem Herzinfarkt eine Angina pectoris voraus.

1.5.3 Diagnostik

Der Patient mit KHK präsentiert sich in der Regel mit dem Leitsymptom der Angina pectoris. Eine maßvolle Diagnostik baut auf folgenden strategischen Überlegungen auf:

- **Ist dies wirklich eine KHK?** Je nach Alter, Geschlecht, typischer oder atypischer Symptomatik (s. o.) sowie begleitenden Risikofaktoren ist die Wahrscheinlichkeit für eine KHK niedrig, mittel oder hoch. Die Interpretation der diagnostischen Befunde muss in Abhängigkeit von der klinischen Wahrscheinlichkeit einer KHK erfolgen. Die Differenzialdiagnose streift alle sonstigen mit Thoraxschmerz einhergehenden Erkrankungen (➤ 1.3.1, ➤ Tab. 1.3 und ➤ Tab. 1.4), wobei kostovertebragene Beschwerden, eine akute Lungenembolie und der Magen als Ausgangspunkt der Schmerzen differenzialdiagnostisch am häufigsten zu erwägen sein werden.
- **Handelt es sich um eine stabile Angina-pectoris-Symptomatik oder eine instabile Angina pectoris mit drohendem oder bereits eingetretenem Herzinfarkt (akutes Koronarsyndrom)?** Eine stabile Symptomatik kann ambulant diagnostiziert und behandelt werden. Bei instabiler Symptomatik ist dagegen umgehend eine Krankenhauseinweisung des Patienten vorzunehmen. Die weitere Diagnostik und Therapie verläuft dann in der Regel in der Klinik nach den Kriterien des akuten Koronarsyndroms (➤ 1.6).
- **Welche Therapie ist für den Patienten geeignet?** Welche Belastungsgrenzen soll er einhalten? Liegen relevante Begleiterkrankungen vor, die entweder das Gefäßrisiko erhöhen oder bei der Medikamentenauswahl zu berücksichtigen sind?

Anamnese

Bei Angina pectoris und V. a. KHK sollte besonderes Gewicht auf das **kardiovaskuläre Risikoprofil** und die **Familienanamnese** (Herz-Kreislauf-Erkrankungen bei Eltern, Großeltern, Geschwistern oder leiblichen Kindern) gelegt werden. Erfragt werden müssen der **Charakter der pektanginösen Beschwerden** (Wodurch ausgelöst? Bei welchen Tätigkeiten? Ruheschmerzen? Seit wann bestehend? Zunahme von Frequenz, Intensität und Dauer der Angina-pectoris-Anfälle? Besserung auf Nitropräparate?) und **Angina-Äquivalente,** z. B. anfallsweise auftretende Dyspnoe.

Gezielt erfragt werden sollten auch die anderen möglichen klinischen Manifestationen einer KHK wie Herzinsuffizienz oder Herzrhythmusstörungen (z. B. „Herzrasen", Palpitationen oder Synkopen).

Körperliche Untersuchung

Für eine KHK typische Befunde lassen sich nicht erheben, wohl aber die ihr zugrunde liegenden Risikoerkrankungen sowie die von ihr bedingten Manifestationen.

Ein erhöht gemessener Blutdruck kann eine arterielle **Hypertonie** anzeigen, der Nachweis von Xanthelasmen oder ein Arcus lipoides die **Hypercholesterinämie.** Hinweise auf eine **Herzinsuffizienz** ergeben sich u. a. aus einem lateralisierten Herzspitzenstoß, einer relativen Mitralinsuffizienz (holosystolisches Herzgeräusch), dem Nachweis eines 3. oder 4. Herztons (➤ 1.4.2) oder auch einer vergrößerten Leber (➤ 1.7.3).

Hinweise für eine **Aortenklappenstenose** als mögliche weitere Ursache von Angina pectoris lassen sich ebenfalls auskultatorisch erheben. Manche **Herzrhythmusstörungen** fallen bei der Pulspalpation bzw. der Auskultation auf. Anhalt für **arterielle Durchblutungsstörungen** in anderen Gefäßregionen können z. B. abgeschwächte oder fehlende periphere Pulse sein, ein verminderter Knöchel-Arm-Index (ABI; ➤ 2.2.1), eine brachiokrurale Blutdruckdifferenz, seitendifferente Blutdruckwerte, Strömungsgeräusche über den Karotiden, der Bauchaorta oder den Femoralarterien sowie Augenhintergrundveränderungen. Eine arterielle Verschlusskrankheit ist zwar nicht sicher mit einer KHK assoziiert, jedoch ist die Inzidenz einer KHK bei AVK erhöht.

Labor

Laborchemische Untersuchungen leisten zur Diagnose einer chronischen KHK nur einen geringen Beitrag. Die Leitlinie „Chronisches Koronarsyndrom" (Deutsche Gesellschaft für Kardiologie, European Society of Cardiology) aus dem Jahr 2019 empfiehlt die Bestimmung der folgenden Parameter:

- **Kleines Blutbild** (Anämie? Leukozytose? Thrombozytose?)
- **Lipide** (Hyperlipoproteinämie als Risikofaktor?): Gesamtcholesterin, HDL-Cholesterin, Triglyzeride mit Berechnung des LDL-Cholesterins anhand der Friedewald-Formel (➤ 10.4.3); evtl. Lipoprotein (a) (zusätzlicher unabhängiger Risikofaktor des Lipoproteinstoffwechsels, ➤ 10.4.1)
- **Blutzucker** (Anhalt für Diabetes mellitus?)
- Nur bei instabiler Angina-pectoris-Symptomatik oder Verdacht auf ein akutes Koronarsyndrom notwendig: **hochsensitives Troponin T** oder hochsensitives **Troponin I, CK, CK-MB** (Zeichen einer akuten kardialen Ischämie?)
- Bei klinischem Verdacht auf eine Schilddrüsenerkrankung: Untersuchung der **Schilddrüsenfunktion** (➤ 9.4.2).

Apparative Untersuchungen

In der Diagnostik der koronaren Herzerkrankung wird heute ein Flussschema für die Abklärung der Beschwerden empfohlen (➤ Abb. 1.35). Hier geht zunächst die Beschwerdesymptomatik ein (stabile vs. instabile Symptomatik). Anhand vorgegebener Schemata,

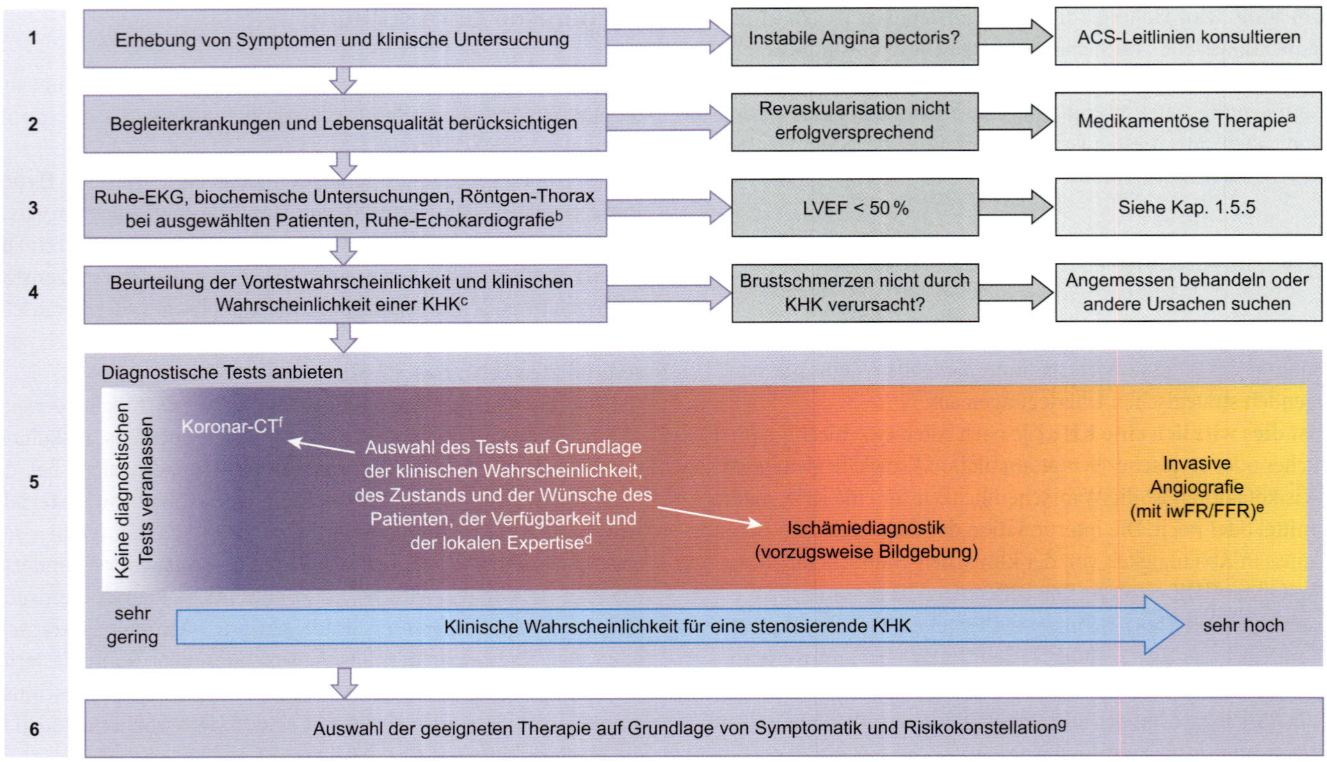

Abb. 1.35 Abklärung bei Verdacht auf KHK nach den Empfehlungen der Deutschen Gesellschaft für Kardiologie – Herz- und Kreislaufforschung e.V. (2919).
[a]Ggf. Ischämietestung mittels nichtinvasiver funktioneller Bildgebung vor Behandlungseinleitung bei Unsicherheiten hinsichtlich der Diagnose KHK
[b]Verzichtbar bei sehr jungen, gesunden Patienten mit starkem Verdacht auf extrakardiale Ursache der Brustschmerzen sowie bei multimorbiden Patienten, bei denen das Echokardiogramm keine Auswirkungen auf die spätere Behandlung ha.
[c]Belastungs-EKG zur Beurteilung von Symptomen, Arrhythmien, Belastungstoleranz, Blutdruckantwort und Risikokonstellation bei ausgewählten Patienten
[d]Fähigkeit zur körperlichen Belastung, individuelle, testbezogene Risiken und Wahrscheinlichkeit für ein diagnostisches Testergebnis
[e]Hohe klinische Wahrscheinlichkeit und mangelndes symptomatisches Ansprechen auf die medizinische Behandlung, Hochrisikokonstellation oder unsichere Diagnose bei nichtinvasiver Testung
[f]Funktionelle Bildgebung für Ausschluss oder Bestätigung einer Myokardischämie, wenn KHK anhand der Koronar-CT nicht klassifiziert werden kann oder Koronar-CT nicht diagnostisch
[g]Angina pectoris ohne Obstruktion der epikardialen Koronararterien erwägen.
FFR = fraktionelle Flussreserve, iWFR = Instanteneous Wave-free Ratio, LVEF = linksventrikuläre Auswurffraktion [W854–011]

die Alter, Art der Beschwerde und Geschlecht berücksichtigen, kann die Vortestwahrscheinlichkeit für das Vorliegen einer koronaren Herzkrankheit bestimmt werden. Bei niedriger Vortestwahrscheinlichkeit wird empfohlen, andere, nicht KHK-typische Diagnosen mit abzuklären.

Bei mittlerer Vortestwahrscheinlichkeit sollte eine nichtinvasive Ischämiediagnostik durchgeführt werden. Bei positiver Ischämiediagnostik, instabiler Symptomatik oder einer eingeschränkten linksventrikulären Funktion in der Echokardiografie ist eine Koronarangiografie indiziert.

Ruhe-EKG

Bei mehr als der Hälfte der Patienten mit KHK finden sich im EKG Veränderungen, die *hin*weisenden (aber keinen *be*weisenden) Charakter haben. Bei klinischem Anhalt für Herzrhythmusstörungen sollte zusätzlich zum Ruhe-EKG ein Langzeit-EKG durchgeführt werden.

MERKE

EKG-Veränderungen bei KHK

- Unspezifische Endstreckenveränderungen, z. B. präterminal negative oder biphasische T-Wellen oder Abflachung der T-Welle
- Charakteristische Zeichen einer nichttransmuralen Ischämie, z. B. horizontale oder deszendierende ST-Strecken-Senkungen (besonders im zeitlichen Zusammenhang mit Brustschmerzen)
- Blockbilder, z. B. ein neu aufgetretener Linksschenkelblock oder linksanteriorer Hemiblock
- Ventrikuläre oder supraventrikuläre Rhythmusstörungen
- Zeichen eines abgelaufenen Myokardinfarkts mit R-Verlust und Ausbildung von Q-Zacken oder EKG-Veränderungen, die für ein Herzwandaneurysma sprechen (persistierende ST-Hebungen nach einem abgelaufenen Infarkt)
- ST-Hebungen als Ausdruck eines transmuralen akuten Myokardinfarkts oder einer Variant-(Prinzmetal-)Angina (➤ 1.6.3).

CAVE!

Ein unauffälliges Ruhe-EKG allein schließt eine instabile Angina pectoris oder einen Myokardinfarkt nicht aus.

Echokardiografie

Die transthorakale Echokardiografie (➤ 1.4.3) hat in der KHK-Diagnostik sowohl bei der initialen Diagnostik als auch für die Verlaufsbeobachtung eine zentrale Bedeutung, v. a. bei:

- Hinweisen für eine Herzinsuffizienz,
- anamnestisch bekanntem Myokardinfarkt oder Q-Zacken im EKG (Zeichen eines alten Infarkts),
- ventrikulären Arrhythmien,
- vitienverdächtigem Herzgeräusch.

Pathologische Veränderungen wie eine linksventrikuläre Hypertrophie, regionale Wandbewegungsstörungen nach bereits abgelaufenem Infarkt, Herzklappenerkrankungen, ein Ventrikelaneurysma oder intrakardiale Thromben können dargestellt werden.

Kardiale Belastungstests

Nichtinvasive Belastungstests (➤ 1.4.3) sind indiziert zur primären Diagnostik einer KHK und zur Verlaufskontrolle unter Therapie (z. B. nach PTCA oder Bypass-Chirurgie) geeignet. Prinzip der Tests ist es, unter ergometrischer oder medikamentöser Belastung eine Koronarinsuffizienz zu provozieren, die sich – je nach Test – im EKG, echokardiografisch oder szintigrafisch nachweisen lässt.

CAVE!
Bei instabiler Angina pectoris (akutem Koronarsyndrom) sind kardiale Belastungstests kontraindiziert.

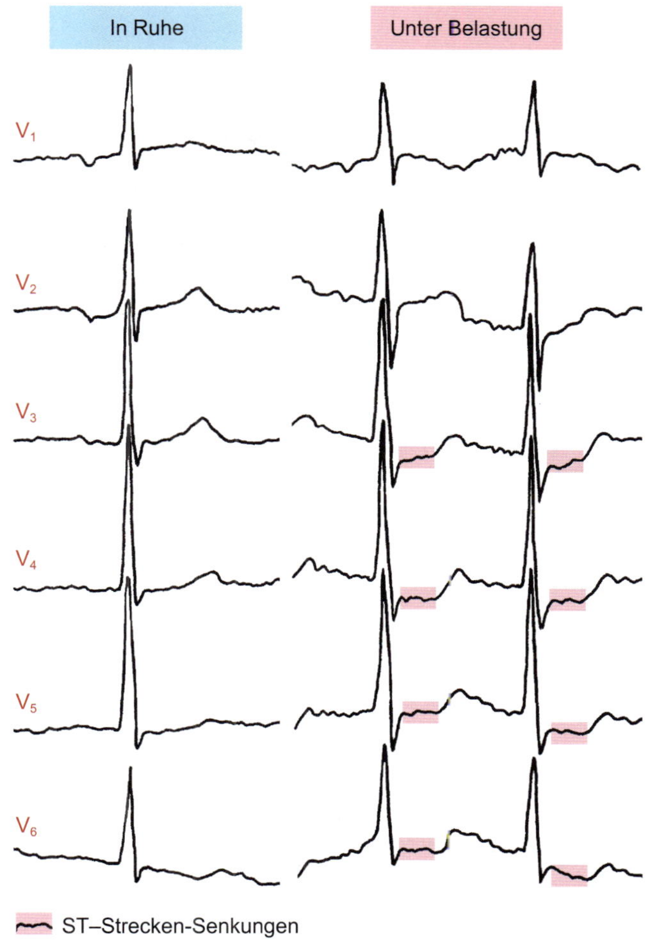

Abb. 1.36 Positiver Ergometriebefund (pathologisches Belastungs-EKG). Links: Ruhe-EKG (Ausgangsbefund vor Belastung, keine Ischämiezeichen). Rechts: EKG nach 1 Minute Belastung bei 75 Watt: horizontale ST-Strecken-Senkung in den Ableitungen V_3 bis V_6 (angiografischer Befund: proximale LAD-Stenose) [M183]

Im klinischen Alltag am meisten verbreitet ist das Belastungs-EKG mit Fahrradergometrie. Zunehmende Verbreitung hat die Stressechokardiografie unter fahrradergometrischer oder medikamentöser Belastung gefunden. Eine ähnlich gute Sensitivität und Spezifität zeigt auch die Thallium-Myokardszintigrafie.

Belastungs-EKG

Die Ergometrie dient dem Nachweis einer belastungsinduzierten Myokardischämie. Bei Auftreten von Angina pectoris unter der Belastung spricht man von einer **klinisch positiven Ergometrie,** bei belastungsinduzierten EKG-Veränderungen (➤ 1.4.3) von einer **elektrokardiografisch positiven Ergometrie** (➤ Abb. 1.36). Nicht aussagekräftig ist ein negatives Belastungs-EKG, bei dem die submaximale Herzfrequenz (ca. 200 minus Lebensalter) nicht erreicht wurde. Da die Ergometrie bei ca. 15 % der Patienten falsch positiv ausfällt (d. h. Ischämiezeichen im EKG ohne KHK) und bei ca. 15 % der Patienten falsch negativ ist (kein klinischer oder elektrokardiografischer Ischämienachweis trotz KHK), ist der diagnostische Wert der Untersuchung begrenzt. Insbesondere bei Frauen ist das Belastungs-EKG häufig falsch negativ.

Stressechokardiografie

Alternativ zum Belastungs-EKG kann die Stressechokardiografie beim geübten Untersucher mit höherer Sensitivität und Spezifität als die klassische Ergometrie lokalisierte Wandbewegungsstörungen bei ischämiebedingter Kontraktilitätsstörung des Myokards im Herzen nachweisen. Wird sie unter einer medikamentösen Belastung (z. B. Dobutamin-Infusion) durchgeführt, kann auch ein immobiler Patient untersucht werden.

Myokardszintigrafie (^{201}Tl- oder ^{99m}Te-Szintigrafie)

Unter Belastung zeigen sich Speicherdefekte infolge einer passageren Myokardischämie, die in Ruhe reversibel sind (➤ Abb. 1.37). Irreversible Speicherdefekte sind Ausdruck abgestorbener Anteile der Ventrikelwand, sie entsprechen Narben nach einem Myokardinfarkt. Die Sensitivität der Methode (Nachweis relevanter Koronarstenosen) liegt mit ca. 90 % höher als die der Ergometrie und ist vergleichbar mit der der Stressechokardiografie.

Die Szintigrafie ist bei bereits bekannter KHK auch indiziert zur Beurteilung der Relevanz einer koronarangiografisch nachgewiesenen Stenose (s. u.), zum Nachweis einer erneuten Ischämie nach einer Bypass-OP bzw. Katheterintervention oder zum Nachweis einer belastungsabhängigen Ischämie nach stattgehabtem Myokardinfarkt. Außerdem ermöglicht die Myokardszintigrafie die Überprüfung der Vitalität des Myokards und erlaubt damit eine Aussage über den möglichen Nutzen einer Bypass-OP oder Katheterintervention.

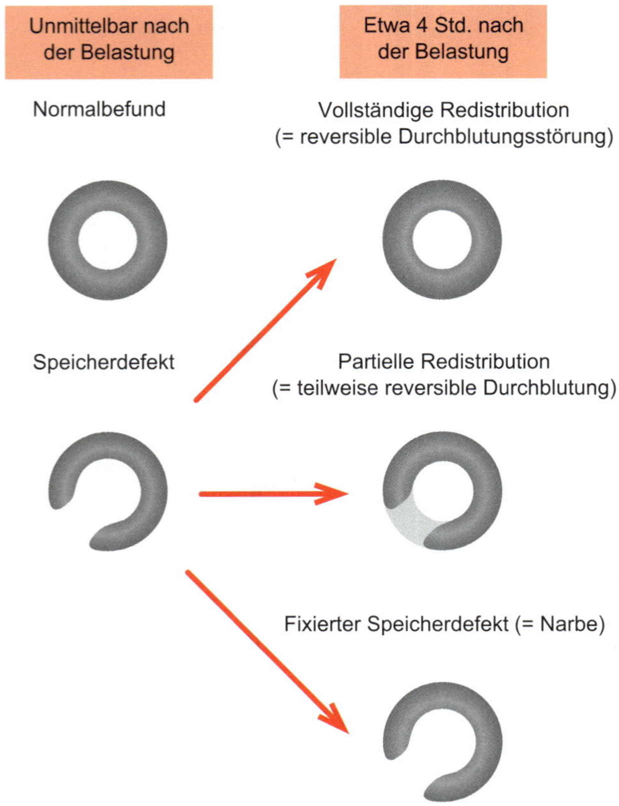

Abb. 1.37 Myokardszintigrafie bei KHK: typische Perfusionsdefekte unter Belastung [L157]

Kardiale Magnetresonanztomografie (cMRT)

Die cMRT unter Verwendung von Dobutamin (ähnlich wie bei der Stress-Echokardiografie) oder von Adenosin erlaubt eine Detektion ischämischer Areale mit einer Sensitivität und Spezifität von über 85 % (➢ Abb. 1.38). Im gleichen Untersuchungsgang können darüber hinaus Wandbewegungsstörungen sowie avitale Areale gut visualisiert werden, sodass die Untersuchung sowohl in der Erstdiagnostik der KHK als auch für die Planung z. B. eines interventionellen oder operativen Vorgehens große Bedeutung hat.

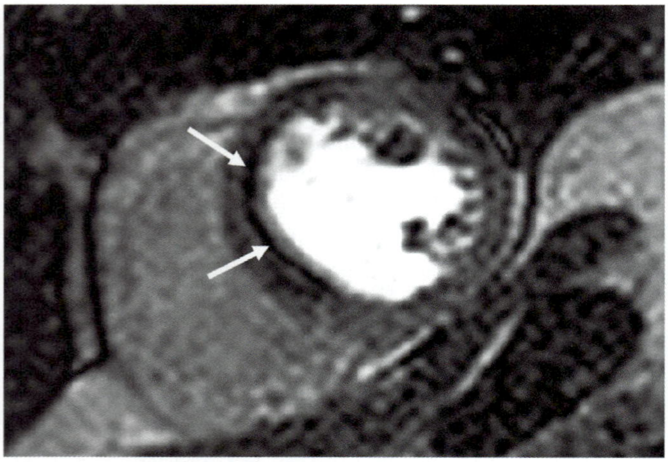

Abb. 1.38 Belastungsinduziertes subendokardiales Perfusionsdefizit (Pfeile) anterior/anteroseptal in der MRT [P343]

Die unterschiedliche Sensitivität und Spezifität der nichtinvasiven diagnostischen Verfahren ist in ➢ Tab. 1.9 dargestellt

Koronarangiografie

Die Koronarangiografie (➢ 1.4.3) ist der „Goldstandard" in der Diagnostik der KHK. Sie dient dem morphologischen Nachweis von Verschlüssen oder Stenosen der Koronararterien (➢ Abb. 1.39), von Kollateralgefäßen und weiteren Besonderheiten wie etwa Koronaranomalien oder Koronaraneurysmen. Die Koronarangiografie kann jedoch keine Ischämie per se nachweisen. Auf diese kann ab einem Stenosegrad von 90 % lediglich geschlossen werden. Indirekte Hinweise auf eine Ischämie können Wandbewegungsstörungen in Arealen sein, die von einem stenosierten Gefäß versorgt werden.

Indikationen zur Koronarangiografie sind die Bestätigung einer KHK bei positivem kardialem Belastungstest sowie der Nachweis bzw. Ausschluss einer KHK bei klinisch nicht eindeutiger Situation. Neben der Bestätigung der KHK dient sie auch zur Planung der Revaskularisierungsmöglichkeiten, z. B. im Rahmen der Katheterintervention oder durch Bypass-Chirurgie (➢ 1.5.4). Zur Indikation der Koronarangiografie bei akutem Koronarsyndrom ➢ 1.6.3 sowie ➢ Abb. 1.40.

Messung der fraktionellen Flussreserve

Im Rahmen der invasiven Untersuchung ermöglicht die Messung der fraktionellen Flussreserve (FFR) die Bestimmung der hämodynamischen Relevanz einer Koronarstenose. Dies ist insbesondere relevant, wenn eine nichtinvasive Ischämiediagnostik kontraindiziert ist oder nicht diagnostisch war. Bei der Messung der FFR wird nach Gabe von Adenosin und maximaler peripherer Dilatation der Druck vor und hinter der Stenose bestimmt. Eine Stenose hat hämodynamische und prognostische Relevanz, wenn die FFR $\leq 0{,}8$ beträgt. Die Gabe von Adenosin ist kontraindiziert bei Patienten mit Asthma bronchiale und höhergradigem AV-Block.

Tab. 1.9 Nichtinvasive Diagnostik der KHK – Diagnostische Genauigkeit)

Untersuchung	Sensitivität (%)	Spezifität (%9
Belastungs-EKG	40–50	85–90
Belastungs-Stressechokardiografie	80–85	80–88
Belastungs-Stress-SPECT	73–92	63–87
Dobutamin-Stressechokardiografie	79–83	82–86
Dobutamin-Stress-MRT	79–88	81–91
Adenosin-Stressechokardiografie	72–79	92–95
Adenosin-Stress-SPECT	90–91	75–84
Adenosin-Stress-MRT	67–95	61–85
Koronares Angio-CT	95–99	64–83
Vasodilatator-Stress-PET	81–97	74–91

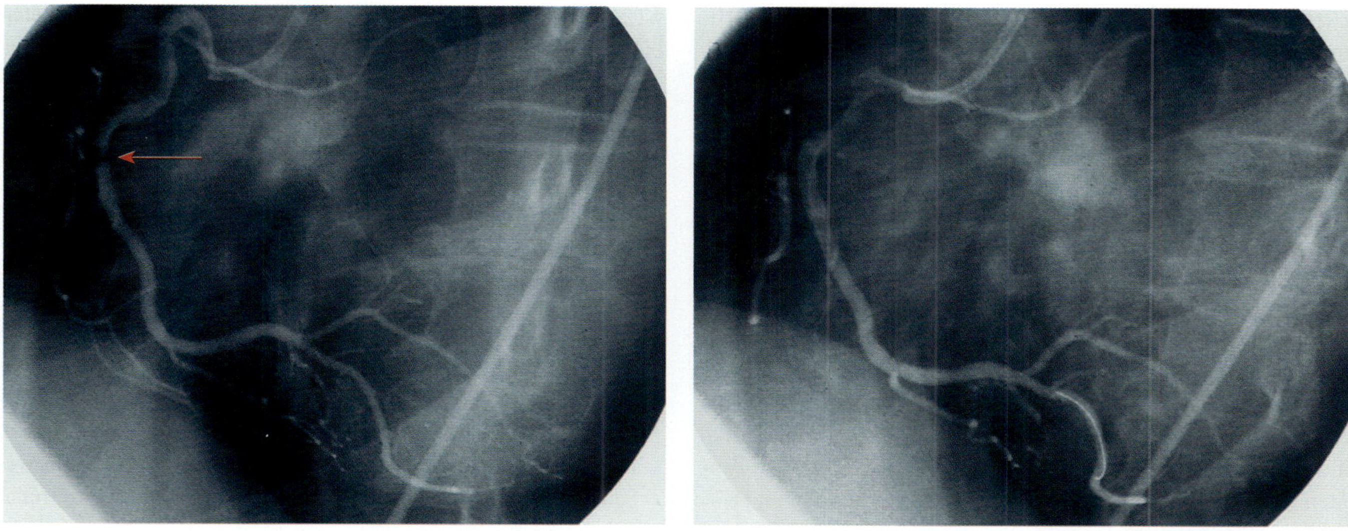

Abb. 1.39 Konzentrische Stenose (→) der RCA (LAO 40°). Links: vor Intervention. Rechts: nach PTCA und Implantation eines Stents. Ein Stent wird als Gefäßstütze nach erfolgter PTCA eingesetzt und verhindert besser als die PTCA allein eine erneute Stenosierung des Gefäßes. [M183]

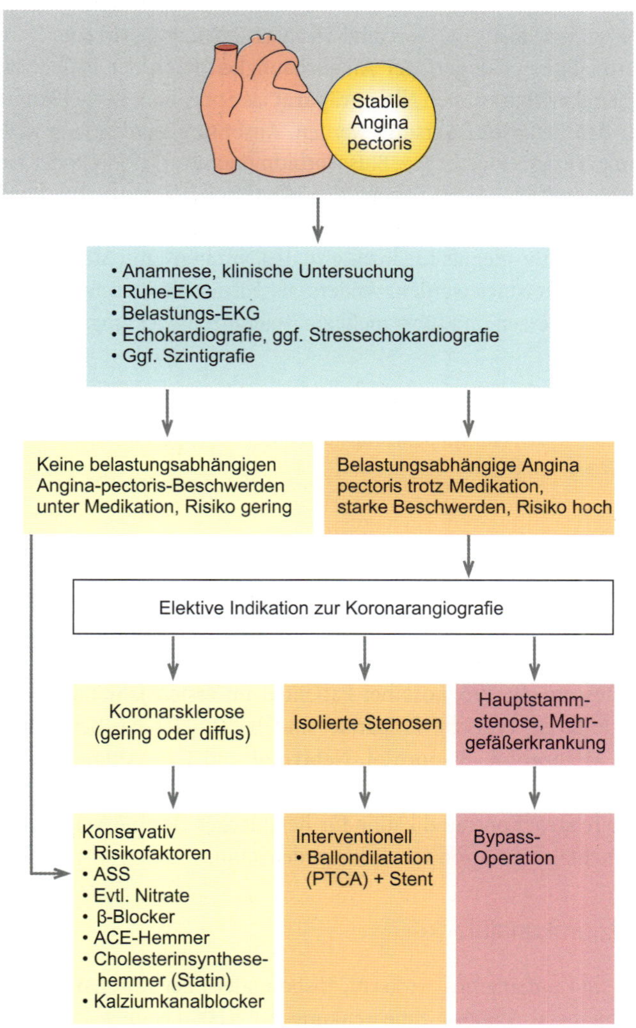

Abb. 1.40 Flussschema zur Diagnostik und Therapie bei stabiler Angina pectoris [L157]

Intravaskulärer Ultraschall (IVUS) und optische Kohärenztomografie (OCT)

Mit dem intravaskulären Ultraschall besteht im Rahmen der invasiven Koronaruntersuchung die Möglichkeit, Wandabschnitte der Koronargefäße zu visualisieren und Dissektionen oder Thromben zu detektieren. Ein weiteres, ähnliches Verfahren stellt die optische Kohärenztomografie dar, bei der mit höherer Auflösung, aber im Vergleich zum IVUS geringerer Eindringtiefe eine Darstellung von Plaquekomposition, Dissektionen oder Thromben sehr gut erfolgen kann. Darüber hinaus sind OCT und IVUS geeignet, um die adäquate Apposition eines implantierten Stents an die Gefäße bzw. Dissektionen am Stent-Rand zu detektieren.

1.5.4 Therapie

Bei der Behandlung der KHK können folgende therapeutische Ziele unterschieden werden:

- Symptomatische Therapie des akuten Angina-pectoris-Anfalls
- Medikamentöse Langzeittherapie einschließlich der Sekundärprophylaxe der KHK mit dem Ziel, ein Fortschreiten der Erkrankung zu verhindern
- Wiedereröffnung eines stenosierten Gefäßabschnitts (Revaskularisierung).

Einen wichtigen Stellenwert für die Prophylaxe und Behandlung der KHK hat die gesunde Lebensführung. Zusätzlich ist jedoch für praktisch jeden Patienten mit KHK eine medikamentöse und häufig auch eine revaskularisierende Therapie (Katheterintervention, Bypass-OP) angezeigt. Eine Übersicht gibt ➤ Abb. 1.40.

Allgemeinmaßnahmen

Die Allgemeinmaßnahmen dienen der **primären Prophylaxe,** um eine KHK erst gar nicht entstehen zu lassen, sind aber erwiesenermaßen noch genauso sinnvoll, wenn bereits eine KHK eingetreten ist und ein Fortschreiten gebremst werden soll **(sekundäre Prävention).** Zum großen Teil betreffen sie direkt den Lebensstil des Patienten, was z. B. Rauchen, Bewegungsmangel oder Übergewicht angeht.

Eine ganz wesentliche Rolle spielt das Risikofaktormanagement. Entscheidend ist hier ein **absoluter Nikotinstopp,** der in der Anfangsphase unter Umständen durch Medikamente wie Bupropion oder Vareniclin unterstützt werden kann. Darüber hinaus sollte das **LDL-Cholesterin** durch lipidsenkende Medikamente wie Statine unter 55 mg/dl gesenkt werden. Der **Blutdruck** sollte unter 140/90 mmHg und falls gut toleriert < 130/80 mmHg liegen. Bei Patienten mit Diabetes mellitus sollte ein **HbA_{1c}-Wert** < 7 % erreicht werden. Bei jüngeren Patienten mit geringem Hypoglykämierisiko ist ein stringenterer Wert von < 6,5 % anzustreben, bei älteren Patienten mit hoher Komorbidität eher ein Wert zwischen 7 % und 8 %. Weitere Maßnahmen sind:

- Gewichtsreduktion
- Konsequente Behandlung von Begleiterkrankungen, die das Ausmaß einer KHK verstärken können (z. B. Anämie, respiratorische Insuffizienz, Hyperthyreose)
- Regelmäßiges und vorsichtiges körperliches Training auf einem konstanten Niveau (Ausdauersportarten wie Jogging, Fahrradfahren oder Schwimmen, keine Tätigkeiten mit stark wechselnden Belastungen); führt durch Ausbildung von Kollateralen im koronaren Gefäßbett zu einer besseren Belastbarkeit mit Abnahme der Häufigkeit pektanginöser Anfälle
- Aufklärung über spezielle Risiken, mögliche auslösende Ursachen und Verhaltensmaßnahmen bei Beschwerden
- Grippeschutzimpfung

Akuter Angina-pectoris-Anfall

Gabe eines kurz wirksamen Nitropräparates, z. B. Glyzeroltrinitrat als Spray (1–2 Hübe) oder als Zerbeißkapsel. Durch Senkung von Vor- und Nachlast wird der Sauerstoffverbrauch des Herzens gesenkt und die Symptomatik der Angina pectoris gelindert.

CAVE!

In der Kombination von Nitraten mit 5-Phosphodiesterase-Hemmern, z. B. Sildenafil, kann es zu lebensbedrohlichen Blutdruckabfällen kommen.

Medikamentöse Langzeittherapie

Prinzipiell werden in der medikamentösen Langzeittherapie der KHK Substanzen unterschieden, welche die Prognose verbessern, und solche, die vor allem symptomatisch wirken.

Prognoseverbessernd sind Thrombozytenaggregationshemmer wie ASS und Clopidogrel sowie Cholesterinsenker wie Statine. Darüber hinaus wird die Prognose verbessert durch ACE-Hemmer (insbesondere bei Patienten mit Herzinsuffizienz, Diabetes oder arterieller Hypertonie) sowie in geringerem Maße auch durch AT_1-Rezeptor-Antagonisten. Ferner wird durch die Gabe von Betablockern im ersten Jahr nach Myokardinfarkt und bei Vorliegen einer Herzinsuffizienz eine Prognoseverbesserung erreicht. Zur **symptomatischen Therapie** geeignet sind Nitrate, Molsidomin, Beta-Blocker bei stabiler KHK, Kalziumantagonisten, Ivabradin und Ranolazin.

Medikamentöse **Angriffspunkte** sind:

- Verbesserung der myokardialen Sauerstoffversorgung durch Senkung des Gefäßtonus in den Herzkranzgefäßen (Koronardilatation, Utilisation von Kollateralen), durch Verlängerung der Diastolendauer (Frequenzsenkung) und durch Senkung des linksventrikulären enddiastolischen Drucks (Vorlast)
- Verminderung des Sauerstoffbedarfs des Herzens durch Senkung von Kontraktilität, Herzfrequenz und Nachlast
- Reduktion des Risikos eines thrombotischen Koronarverschlusses
- Senkung des LDL-Cholesterins als wichtigstem Risikofaktor für eine KHK

Nitrate

Sie wirken über eine Vor- und Nachlastsenkung sowie eine Koronardilatation. Bei geringer Anfallshäufigkeit kann der Patient mit einem kurz wirksamen **Nitropräparat** als Spray oder Zerbeißkapsel für den Bedarfsfall versorgt werden. Ansonsten werden lang wirksame Nitrate eingesetzt, z. B. Isosorbidmononitrat (ISMN) oder Isosorbiddinitrat (ISDN). Wegen der möglichen Toleranzentwicklung wird möglichst eine Nitratpause über Nacht eingehalten.

Alternativ oder als Ergänzung zu den Nitraten kann **Molsidomin retard** verordnet werden. Anders als Nitrate verursacht es keine Kopfschmerzen und führt nicht zur Toleranzentwicklung.

MERKE

Nitrate wirken rein symptomatisch und haben keinen Einfluss auf die Prognose der KHK.

Betablocker

Durch Senkung des Sauerstoffverbrauchs des Herzens vermindern Betablocker die Angina-pectoris-Symptome; darüber hinaus reduzieren sie bei Patienten mit Herzinsuffizienz die Letalität und verbessern die Prognose bei Patienten im ersten Jahr nach Myokardinfarkt. Typische Präparate sind beta1-selektive Betablocker wie **Metoprolol, Bisoprolol, Nebivolol** und **Carvedilol.** Vorsicht ist bei Patienten mit Asthma bronchiale geboten. Bei ihnen besteht eine relative Kontraindikation für Betablocker, da eine Neigung zur Bronchialobstruktion verstärkt werden kann.

Kalziumkanalblocker

Sie sind antianginös wirksam, insbesondere bei Koronarspasmen (Prinzmetal-Angina). Eine Senkung der KHK-Letalität durch Kalziumkanalblocker ist jedoch nicht nachgewiesen. Kurz wirksame Dihydropyridinpräparate wie unretardiertes Nifedipin müssen sogar vermieden werden, da sie aufgrund starker Blutdrucksenkung mit erhöhter Mortalität einhergehen. Lang wirksame Kalziumkanalblocker (**Verapamil SR, Amlodipin**) senken die Morbidität und sind Medikamente der zweiten Wahl bei KHK.

Ivabradin

Ivabradin wirkt antiischämisch durch Senkung der Herzfrequenz im Sinusrhythmus. Die Indikation besteht zur Therapie der stabilen Angina pectoris im Sinusrhythmus bei Kontraindikation oder Unverträglichkeit von Betablockern oder unzureichender Herzfrequenzeinstellung unter einer Betablocker-Therapie.

Ranolazin

Ranolazin ist ein selektiver Hemmer des späten Natriumeinstroms und der Kalziumüberlastung und wird ebenfalls zur antianginösen Therapie eingesetzt.

ACE-Hemmer

Die durch ACE-Hemmer (z. B. **Ramipril**) erzielte nachlastsenkende Wirkung und zusätzliche antiproliferative Wirkung durch die Inhibition der Angiotensin-II-Bildung geht mit einer Reduktion der KHK-Letalität einher. Der Effekt gilt vor allem bei eingeschränkter linksventrikulärer Funktion (Herzinsuffizienz, ➤ 1.7). Im Gegensatz zu den Betablockern haben ACE-Hemmer jedoch keinen antianginösen Effekt. Bei Unverträglichkeit können alternativ **AT1-Antagonisten** eingesetzt werden.

Thrombozytenaggregationshemmer

Standardmedikation zur Hemmung der Thrombozytenaggregation ist die niedrig dosierte Gabe von **Acetylsalicylsäure** (ASS 75–325 mg tgl.). Alternativ und insbesondere bei Magenunverträglichkeit wird **Clopidogrel** eingesetzt. Nach einer interventionellen Revaskularisierungsmaßnahme werden ASS und Clopidogrel vorübergehend auch kombiniert eingesetzt. Neuere Hemmstoffe der Thrombozytenaggregation sind **Prasugrel** und **Ticagrelor;** sie werden bei STEMI oder NSTEMI eingesetzt.

Cholesterinsynthesehemmer

HMG-CoA-Reduktasehemmer (**Statine,** z. B. Simvastatin) gehören zur Standardtherapie bei KHK. Sie werden heute ungeachtet der Ausgangswerte der Blutfettwerte empfohlen, da für sie eine Reduktion der kardiovaskulären Morbidität und Sterblichkeit bei Patienten mit KHK belegt wurde. Zielwert ist ein LDL-Cholesterin < 55 mg/dl. Diese Werte sind allein durch Diät und Lebensführung in der Regel nicht zu erreichen. Beachtet werden müssen jedoch die potenziellen Nebenwirkungen von Statinen, insbesondere muskelkaterähnliche Beschwerden bis hin zum Vollbild einer Rhabdomyolyse. Sollte der LDL-Zielwert mit einer Statintherapie nicht erreicht werden oder sollte es unter einer Statintherapie zu Myopathien kommen, sollten zusätzlich/alternativ Ezitimib oder PCSK9-Inhibitoren eingesetzt werden. für diese Substanzen existieren Daten aus kardiovaskulären Endpunktstudien, die eine Prognoseverbesserung zeigen konnten.

Revaskularisierungstherapie

Die Voraussetzungen für eine Revaskularisation müssen unter Berücksichtigung des Beschwerdebilds, eines objektiven Ischämienachweises (Belastungs-EKG, Myokardszintigrafie) und der Koronarangiografie einschließlich linksventrikulärer Funktionsdiagnostik geklärt werden.

Eine Revaskularisierungstherapie ist indiziert bei Vorliegen einer Ischämie, einer Stenose > 90 % oder bei hämodynamischer Relevanz einer Stenose mit einer FFR < 0,8.

Katheterintervention

Zur Wiedereröffnung eines stenosierten Koronargefäßes werden die Ballondilatation (*percutaneous transluminal coronary angioplasty* = **PTCA**) oder selten andere Verfahren (z. B. Rotations-, Laser- oder Hochfrequenzangioplastie, Atherektomie) eingesetzt. Bei diesen Interventionen wird in der Regel sog. **Stent** in das Lumen der Koronararterie eingelegt, mit dessen Hilfe der wieder durchgängig gemachte Gefäßabschnitt offengehalten werden kann (➤ Abb. 1.41).

Eine Katheterintervention ist indiziert beim chronischen Koronarsyndrom , wenn eine Stenose > 75 % in einem Gefäß nachweisbar ist, in dessen Versorgungsgebiet (z. B. mittels Thalliumszintigrafie) eine Ischämie nachgewiesen wurde. Darüber hinaus sollte eine Koronarintervention durchgeführt werden, wenn die über die Stenose gemessene FFR ≤ 0,8 oder die *„instanteneous wave-free ratio"* (iWFR) ≤ 0,89 beträgt. Die „ideale" Stenose für die Ballondilatation liegt eher proximal in größeren Gefäßen, ist konzentrisch konfiguriert und kurzstreckig.

Die primäre **Erfolgsquote** (erfolgreiche Dilatation mit anschließender Beschwerdefreiheit) liegt bei ca. 90–95 %. Im Verlauf nach Stentimplantation kann es zur Ausbildung einer Re-Stenose des Gefäßes kommen, wobei diese Rate bei den heute eingesetzten Medikamente- freisetzenden Stents (*drug eluting stents,* DES) eingesetzt, die z. B. mit Everolimus beschichtet sind, über 5 Jahre nur bei 5–7 % liegt.

Abgesehen von dieser für die meisten Patienten erzielbaren Verbesserung der **Lebensqualität** ist eine Senkung der Mortalitätsrate nur für bestimmte Untergruppen gesichert, v. a. für Patienten mit proximaler LAD-Stenose und Katheterintervention im frischen Stadium des ST-Hebungs-Infarkts (STEMI, ➤ 1.6.4).

Risiken der Katheterintervention liegen in der Dissektion der Koronararterien, welche eine weitere Stentimplantation oder sehr selten eine notfallmäßige Bypass-Versorgung notwendig machen.

Bypass-Chirurgie

Zur Umgehung eines stenosierten Gefäßabschnitts werden verschiedene operative Verfahren eingesetzt, z. B. der **aorto-koronare Venen-Bypass** (ACVB; engl.: *coronary artery bypass graft,* CABG),

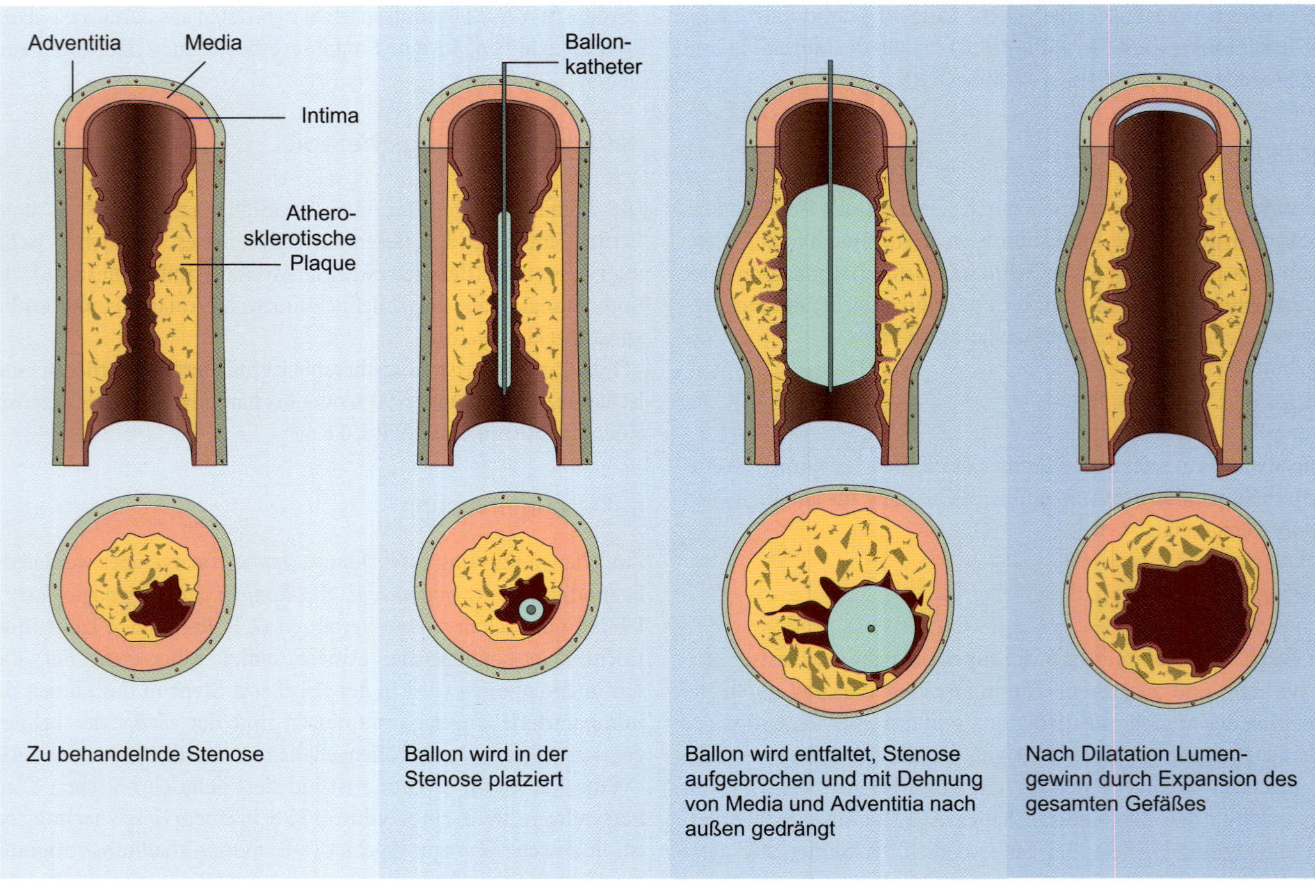

Abb. 1.41 Schematische Darstellung der Durchführung einer PTCA mit Stent-Einlage [L115]

der die V. saphena magna oder die A. radialis als autologes Bypass-Gefäß verwendet. Weiterhin kann die linke A. mammaria interna ([L]IMA, auch A. thoracica interna, [L]ITA), als hochwertiger Bypass zum R. interventricularis anterior (RIVA, LAD) genutzt werden.

- Die **Indikation** für ein chirurgisches Verfahren ist gegeben, wenn eine Angina pectoris durch konservative Therapie oder Katheterintervention nicht zu beherrschen ist, außerdem bei koronarer Mehrgefäßerkrankung mit eingeschränkter linksventrikulärer Funktion oder bei Hauptstammstenose der linken Koronararterie.
- **Effektivität:** Mehr als 80 % der Patienten sind postoperativ beschwerdefrei. Allerdings verschließen sich 10–20 % der Venenbypässe innerhalb des ersten Jahres und ca. 20–30 % innerhalb von 5 Jahren wieder. Beim A.-mammaria-Bypass kommt es deutlich seltener zu Verschlüssen (< 10 % nach 10 Jahren). Bei Bypass-Stenosen bleibt die Möglichkeit einer PTCA mit Implantation eines Stents. Obwohl die Inzidenz von Myokardinfarkten durch eine Bypass-Operation nicht wesentlich gesenkt werden kann, trägt die Bypass-Chirurgie insgesamt zu einer signifikanten Senkung der Mortalität bei KHK bei.
- **Risiken:** Die Mortalität elektiver Bypass-Operationen liegt bei ca. 1 %. 5–10 % der Patienten erleiden während der Operation einen Infarkt, der jedoch meist eine geringe Ausdehnung hat.

Bei komplexen Koronarbefunden (Hauptstammstenose, 3-Gefäß-Erkrankung) sollte die Entscheidung über das richtige Therapieverfahren – Stent oder Bypass-Operation – im „Herzteam“ von Kardiologen und Herzchirurgen gemeinsam getroffen werden.

1.5.5 Primärprävention der KHK

Während die **Sekundärprävention** der KHK darauf abzielt, bereits Erkrankte vor einem Fortschreiten der Erkrankung zu schützen (s. o. unter „Allgemeinmaßnahmen“), sollen durch die **Primärprävention** bisher Gesunde erst gar nicht an einer KHK erkranken.

Vordergründig erscheint die Primärprävention als eine leichte Aufgabe: Die Bevölkerung muss nur die sattsam bekannten **Risikofaktoren** für das Auftreten einer KHK berücksichtigen (➤ Tab. 1.8). Allein durch den Verzicht auf Zigarettenrauchen, eine gesunde, vor allem an Obst und Gemüse reiche Ernährung und regelmäßige Bewegung ließen sich über drei Viertel der KHK-Fälle verhindern – und die durchschnittliche Lebenserwartung der deutschen Bevölkerung um schätzungsweise 10 Jahre steigern.

Im echten Leben allerdings hat der Lebensstil des Einzelnen nicht nur mit Gesundheitserwägungen zu tun, sondern wird stark von soziokulturellen Rahmenbedingungen bestimmt (Einleitungskapitel „Helfen und Heilen“). Regelmäßige Bewegung ist nun einmal nicht Teil des „Programms“ in einer technologisch fortgeschrittenen

Gesellschaft mit ihren Bürodrehstühlen und Bildschirmarbeitsplätzen, und Fast Food hat in unserer von Zeitknappheit bestimmten Kultur nicht ohne Grund Fuß gefasst. Auch wenn Unvernunft oft mit von der Partie ist: Nicht jedes Gesundheitsrisiko, das wir eingehen, ist Ausdruck menschlicher Ignoranz.

So wurde in den letzten Jahren klar, dass die immer wieder genannten Risikofaktoren für die KHK – wie Rauchen, Bluthochdruck oder Hyperlipidämie – Teil eines **mehrdimensionalen Raums** sind, in dem sich die einzelnen Risikofaktoren nicht nur auf biologischer, sondern auch auf psychischer und sozialer Ebene beschreiben lassen. So erklären auf der **sozialen Ebene** etwa die Zugehörigkeit zur bildungsfernen Unterschicht, Arbeitslosigkeit und Immigrantenstatus einen großen Teil des KHK-Risikos. Auf der **psychischen Ebene** erwiesen sich die Marker soziale Isolation, Dauerstress (Disstress) und Mangel an Autonomie am Arbeitsplatz als ähnlich wichtige Prädiktoren.

Immerhin sind in den letzten zehn Jahren Fortschritte zu verzeichnen: Die KHK-bedingte Sterblichkeit ist um über 20 % zurückgegangen und man schätzt, dass etwa 50 % dieses Fortschritts der Primärprävention zu verdanken sind – wobei sich die Epidemiologen über die genauen Ursachen streiten.

1.6 Akutes Koronarsyndrom

N. Marx

Der Myokardinfarkt ist die „Spitze des Eisbergs KHK". Er ist mit anderen Herz-Kreislauf-Erkrankungen zusammen die führende Todesursache in den Industrienationen, auch wenn die Letalität in den vergangenen Jahrzehnten deutlich zurückgegangen ist. Etwa 46.000 Patienten verstarben im Jahre 2019 an einem Herzinfarkt. Ein beträchtlicher Teil der Todesfälle ereignet sich bereits vor Klinikaufnahme. Doch trotz der hohen Letalität ist es gerade der Verbesserung der Therapie von KHK und akutem Koronarsyndrom zu verdanken, dass die Lebenserwartung in unserer Bevölkerung über die letzten Jahrzehnte kontinuierlich gestiegen ist.

Unter dem Begriff „akutes Koronarsyndrom" werden zusammengefasst: der Nicht-ST-Hebungs-Infarkt (NSTEMI), der mit einem Anstieg von Troponin, aber ohne persistierende ST-Hebungen einhergeht, der ST-Hebungs-Infarkt (STEMI) mit Anstieg von Troponin und persistierenden ST-Hebungen sowie als dritte Entität die instabile Angina pectoris ohne Troponinanstieg.

1.6.1 Klinik

Definition der instabilen Angina pectoris ➤ 1.5.1.

Leitsymptom: Thoraxschmerz

Führendes Symptom des Herzinfarkts ist der stark ausgeprägte, retrosternal oder seltener epigastrisch lokalisierte Schmerz, der in der Regel intensiver („vernichtend") und anhaltender (> 20 min) als der bei einem Angina-pectoris-Anfall ist und durch körperliche Ruhe oder die Gabe von Nitropräparaten nicht zu beeinflussen („nitrorefraktär") ist. Der Schmerz kann in die Arme, die Umbilikalregion, den Rücken, den Hals oder den Unterkiefer („Zahnschmerzen") ausstrahlen und geht oft mit Todesangst einher. Bei ca. 50 % der Patienten geht dem Infarktereignis eine instabile Angina pectoris (➤ 1.5.1) voraus.

Begleitsymptome

Typische Begleitsymptome sind Schwächegefühl, Kaltschweißigkeit, Blässe, Übelkeit und Erbrechen sowie Benommenheit. Bei **Vorderwandinfarkten** weisen 25–30 % der Patienten die klinischen Zeichen einer **sympathikoadrenergen Überstimulation** mit Tachykardie und Hypertension auf. Ein Hinterwandinfarkt wird bei 40–50 % der Patienten von **vagalen Symptomen** wie Bradykardie und Hypotension begleitet.

„Stummer Infarkt"/atypische Symptomatik

Mindestens 20 % der Myokardinfarkte manifestieren sich **ohne begleitende Schmerzsymptomatik.** Diese „stummen" Infarkte treten gehäuft bei Patienten mit Diabetes mellitus oder bei sehr alten Patienten auf, deren Schmerzwahrnehmung aufgrund einer autonomen Neuropathie vermindert sein kann. In diesen Fällen kann sich der Infarkt klinisch als plötzlich auftretende Luftnot infolge des kardiogenen Lungenödems oder aber in Form von Hypotonie, Schwäche, Verwirrtheit oder Bewusstseinsverlust als Folge der Minderperfusion der Körpergewebe manifestieren. Manchmal sind neu auftretende Arrhythmien (im Extremfall Kammerflimmern mit plötzlichem Herztod) oder selten periphere Embolien (abgelöste Thromben kardialen Ursprungs) die einzigen Symptome des Infarkts.

1.6.2 Ätiologie und Pathophysiologie

Ätiologie

Die häufigste Ursache des Myokardinfarkts ist eine koronare Herzkrankheit, bei der es im Bereich einer atherosklerotisch veränderten Koronararterie infolge Plaqueruptur zur umschriebenen Thrombenbildung mit Gefäßverschluss kommt (➤ 1.5.2).

Ursachen des Myokardinfarkts

- **Häufig (> 95 %):** thrombotischer Gefäßverschluss bei koronarer Herzkrankheit infolge Atherosklerose (➤ Abb. 1.34)
- **Selten (< 5 %):**
  - Vaskulitis, z. B. bei der Kawasaki-Erkrankung des Kindesalters
  - Embolie in das Koronarsystem, z. B. bei infektiöser Endokarditis oder bei linksatrialen oder linksventrikulären Thromben
  - Kongenitale Koronaranomalien (z. B. Fehlabgang der linken Koronararterie)
  - Aortendissektion mit Einbeziehung der Koronarabgänge

– Anhaltende Vasospasmen (z. B. medikamentöser Genese nach Einnahme hoher Dosen von Kokain, Mutterkornalkaloiden oder Prostaglandinen).

Auslöser

Körperliche Anstrengungen und emotionaler Stress können an der Auslösung eines akuten Koronarsyndroms beteiligt sein. Die Infarktrate ist in den frühen Morgenstunden am höchsten, was mit einer erhöhten Thrombogenität des Blutes erklärt wird.

Pathophysiologie des Infarktgeschehens

Das Infarktgeschehen läuft phasenhaft ab mit den Stadien der **frühen Ischämie,** der **Gewebenekrose,** einer möglichen **Reperfusion,** der **Vernarbung** und der **Postinfarktphase** mit ventrikulären Umbauvorgängen **(Remodeling).**

Die **frühe Ischämiephase** des Myokardinfarkts ist von einem intrazellulären Energiedefizit und der Anhäufung von Endprodukten des anaeroben Stoffwechsels geprägt. Daraus resultieren Störungen des Elektrolytmilieus der Kardiomyozyten (u. a. Kaliumverarmung) und eine Änderung des Membranpotenzials, die die infarkttypischen ST-Veränderungen im EKG bewirkt und schwerwiegende elektrophysiologische Konsequenzen wie ventrikuläre Ektopien oder Kammerflimmern haben kann. Darüber hinaus kommt es zur Einschränkung der myokardialen Kontraktionskraft.

Durch Ausfall der Na^+-K^+-ATPase entwickelt sich nach ca. 1–4 Stunden ein intrazelluläres Ödem mit konsekutiver Ruptur des Sarkolemms. Durch freigesetzte Enzyme, freie Fettsäuren, kalziumaktivierte Phospholipasen und freie Radikale werden zelluläre Strukturen geschädigt. Makroskopisch und lichtmikroskopisch ist die **Nekrose** erst ab einem Infarktalter von ca. 4 Stunden sichtbar.

Die therapeutische Wiedereröffnung eines zuvor verschlossenen Herzkranzgefäßes ist an sich ein erwünschter Vorgang; sie kann jedoch weitere Schädigungsmechanismen aktivieren **(Reperfusionstrauma).** Die Zelle wird dabei vor allem durch den exzessiven Anstieg der zytosolischen Kalziumkonzentration und die Bildung freier Radikale geschädigt, wodurch die Nekrotisierung von Muskel- und Endothelzellen beschleunigt wird. Klinisch können ventrikuläre Arrhythmien („Reperfusionsarrhythmien") sowie eine vorübergehende Einschränkung des Kontraktionsverhaltens („Lähmung" des Herzmuskels, **Stunning**) resultieren.

Die Reparation der irreversibel geschädigten Myokardanteile wird 12–24 Stunden nach Infarktbeginn durch die Einwanderung von neutrophilen Granulozyten eingeleitet. Es folgen die Einwanderung von Makrophagen nach 5–7 Tagen und die Einsprossung von Granulationsgewebe an den Infarkträndern nach 11–14 Tagen. Eine **„reife" Narbe** mit dichtem Kollagen und fortschreitender Zellverarmung ist nach 30–50 Tagen zu erwarten.

Bereits in der Frühphase eines Infarkts und in den nachfolgenden Monaten beobachtet man Umbauvorgänge des gesamten linken Ventrikels, die als **Remodeling** bezeichnet werden. Neben der frühzeitigen Abnahme von Wandstärke und Ausdehnung des infarzierten Bezirks kann es zu einer fortschreitenden Dilatation des linken Ventrikels unter Einbeziehung nicht infarzierter Regionen kommen. Die infarktbedingte Zunahme des ventrikulären Umfangs und die Änderung der Ventrikelkontur führen zu einer Zunahme der systolischen und diastolischen Wandspannung. Mittel- bis langfristig entsteht kompensatorisch eine inadäquate Hypertrophie des nicht infarzierten Myokards, die zu einer systolischen Funktionseinschränkung und einer weiteren Zunahme der Füllungsdrücke führt. Die Folgen davon sind ein weiteres Fortschreiten der linksventrikulären Dilatation sowie ein Anstieg des myokardialen Sauerstoffverbrauchs.

Infarktlokalisation und -ausdehnung

Die Mehrzahl der Infarkte betrifft den muskelstärkeren linken Ventrikel, bei ca. 30 % der Patienten mit inferiorem Hinterwandinfarkt ist auch der rechte Ventrikel betroffen (Rechtsherzinfarkt).

Die Infarktausdehnung wird wesentlich durch die Lokalisation des Gefäßverschlusses, den Umfang einer eventuellen Blutversorgung über Kollateralen und die Dauer des Gefäßverschlusses bestimmt. So erleiden z. B. jüngere Patienten häufig bei hoch sitzenden Verschlüssen im Bereich der linken Koronararterie (z. B. bei proximalem LAD-Verschluss) durch die fehlende Kollateralisierung besonders ausgedehnte Infarkte.

1.6.3 Diagnostik

Die Diagnose eines Myokardinfarkts und die Abgrenzung zur instabilen Angina pectoris stützen sich auf drei diagnostische Säulen (➤ Abb. 1.42), von denen wenigstens zwei vorhanden sein sollten:

- **Beschwerden** des Patienten (Thoraxschmerz, Kaltschweißigkeit, Todesangst, evtl. Arrhythmien)
- Typische **EKG-Veränderungen**
- **Serologische Nachweis erhöhter Troponine** im Serum und der Verlauf weiterer herzmuskelspezifischer Enzyme

Körperliche Untersuchung

In der akuten Phase des Herzinfarkts ist ein kaltschweißiger, ängstlicher und unruhiger Patient typisch. Die übrige körperliche Untersuchung ist häufig unauffällig. Auskultatorisch können evtl. Stauungsgeräusche über den Lungen, eine Tachykardie, ein Ventrikelgalopp (3. und/oder 4. Herzton, ➤ 1.4.2) oder ein neu aufgetretenes Systolikum auffallen. Letzteres ist meist auf eine Mitralinsuffizienz infolge Papillarmuskeldysfunktion oder auf eine relative Mitralinsuffizienz bei Ventrikeldilatation zurückzuführen. Die Körpertemperatur kann erhöht sein, erreicht aber selten Werte über 38 °C.

Elektrokardiogramm

Anhand typischer EKG-Veränderungen lassen sich bei den meisten Patienten Aussagen zu Lokalisation, Ausdehnung und (mit Einschränkungen) Alter eines Myokardinfarkts machen. Bei ca.

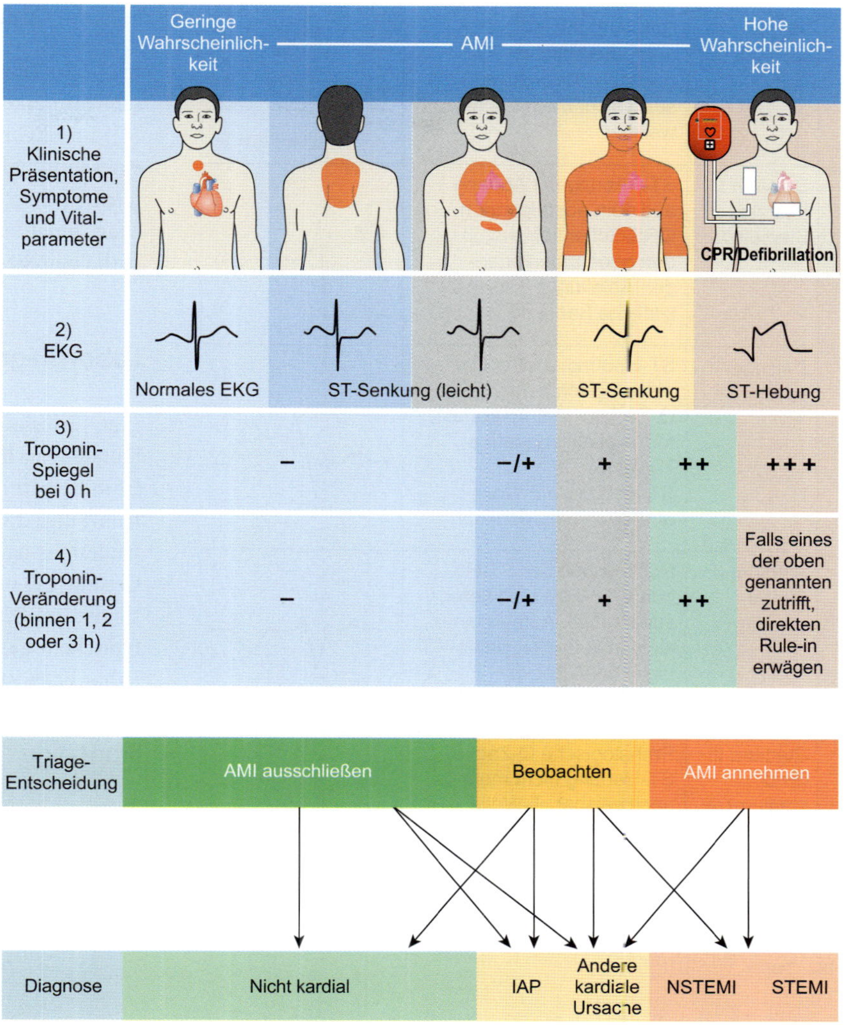

Abb. 1.42 Diagnostischer Algorithmus und Triage bei akutem Koronarsyndrom: Die erste Beurteilung basiert auf der Zusammenschau von klinischer Präsentation (Symptome, Vitalzeichen), 12-Kanal-EKG und kardialem Troponin. Der Anteil der endgültigen Diagnosen, die aus der Zusammenschau dieser Parameter abgeleitet wurden, wird durch die Größe der jeweiligen Felder dargestellt. „Andere kardiale Ursachen" bezeichnet u. a. Myokarditis, Tako-Tsubo-Kardiomyopathie und Tachyarrhythmien. „Nicht kardial" bezieht sich auf Erkrankungen des Thorax wie Lungenentzündung oder Pneumothorax.
AMI = akuter Myokardinfarkt, CPR = kardiopulmonale Reanimation, IAP = Instabile Angina pectoris, (N)STEMI = (Nicht-)ST-Hebungs-Infarkt [W854–021]

20 % der Patienten sind die EKG-Veränderungen nicht infarkttypisch, hier können der Vergleich mit Vor-EKGs und die Verlaufskontrolle Hinweise geben. Bei ca. 15 % der Patienten ist der initial erhobene EKG-Befund unauffällig.

EKG-Veränderungen bei STEMI

Der transmurale („klassische") Infarkt (ST-Streckenhebungs-Myokardinfarkt, STEMI) weist elektrokardiografisch einen charakteristischen phasenhaften Verlauf auf (➤ Abb. 1.43). Betroffen von den Veränderungen sind:

- **T-Wellen** mit dem sog. „Erstickungs-T" als Ausdruck der akuten Ischämie
- **ST-Strecken** mit monophasischen ST-Hebungen ≥ 2 mV in ≥ 2 Ableitungen (d. h., die angehobene ST-Strecke geht aus dem absteigenden Teil der R-Zacke hervor); die ST-Hebungen stellen „Verletzungspotenziale" dar
- **QRS-Komplexe** mit R-Verlust und der Ausbildung eines tiefen Q (sog. „Pardée-Q")

Probleme der elektrokardiografischen Infarktdiagnose

Schwierigkeiten ergeben sich immer dann, wenn vorbestehende EKG-Veränderungen die für den Myokardinfarkt charakteristischen EKG-Merkmale maskieren, z. B.:

- Schenkelblock, besonders ein kompletter Linksschenkelblock, bei dem die Diagnose eines Myokardinfarkts annähernd unmöglich ist
- Schrittmacher-EKG: bei künstlicher ventrikulärer Stimulation linksschenkelblockartiges Bild
- Ventrikuläre Tachykardie
- Supraventrikuläre Tachykardie bei WPW-Syndrom mit breitem Kammerkomplex
- Ventrikulärer Ersatzrhythmus, z. B. bei komplettem AV-Block
- Vorbestehende ST-Strecken-Hebungen, z. B. persistierend nach vorausgegangenem Infarkt infolge eines Herzwandaneurysmas

Anhand der Ableitungen, in denen die EKG-Veränderungen auftreten, kann man auf die Lokalisation des Infarkts und damit auf das infarktrelevante Gefäß schließen (➤ Tab. 1.10).

Die infarkttypischen ST-Hebungen können von gegensinnigen EKG-Veränderungen, z. B. horizontalen oder deszendierenden

Initial-stadium	Beträchtliche T-Überhöhung (Erstickungs-T); meist bei Klinikeinweisung nicht mehr nachweisbar	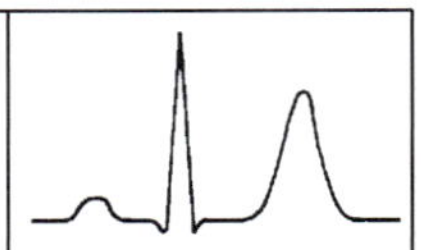 Erstickungs-T
Stadium I (frisches Stadium)	ST-Hebung mit Abgang aus dem absteigenden QRS-Schenkel, evtl. in den gegenüberliegenden Ableitungen spiegelbildliche Senkung	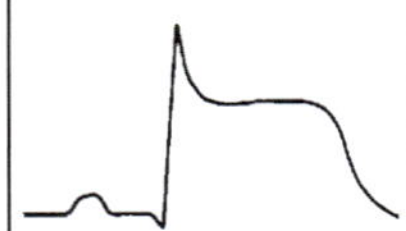
Zwischen-stadium	ST-Hebung, Auftreten pathologisch tiefer Q-Zacken, evtl. R-Verlust, terminal spitznegative T-Welle. ST-Hebung > 6 Wo.: an Aneurysma denken!	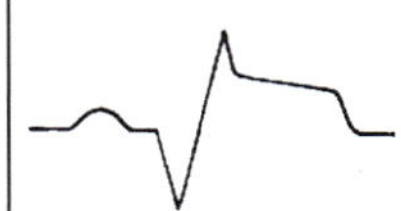
Stadium II (Folge-stadium)	Rückbildung der ST-Hebung, T-Welle wird tiefer, spitzer, evtl. Aufbau einer kleinen R-Zacke, pathologische Q-Zacke persistiert (Pardée-Q).	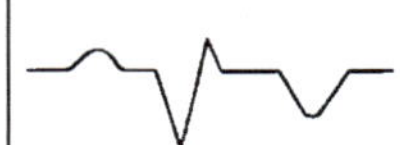
Stadium III (End-stadium)	Pathologische Q-Zacke, ST-Hebung nicht mehr nachweisbar, T-Welle positiv, R-Zacke nimmt wieder an Höhe zu.	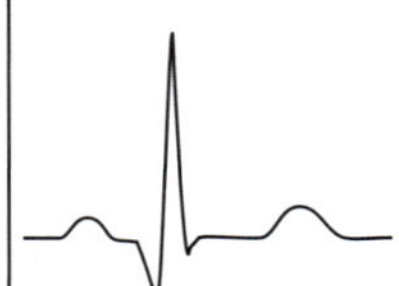

Abb. 1.43 EKG-Stadien des transmuralen Infarkts (ST-elevation myocardial infarction = STEMI) [L157]

Tab. 1.10 Infarktlokalisation im EKG

Lokalisation	Ableitung mit ST-Hebung oder Q	Infarktgefäß
Anterolateral	V5–V6 (I, aVL)	LAD (R. diagonalis)
Anteroapikal	V3–V4 (I)	LAD (distal)
Anteroseptal	V1–V3	LAD (septale Äste)
Anterior (groß)	I, aVL, V1–V5	LAD (proximal)
Lateral	aVL, V6–V8	RCX (R. marginalis)
Inferolateral	II, III, aVF, V5–V6	RCX (R. marginalis)
Strikt posterior	ST-Senkungen in V2–V3, R/S > 1 in V1	RCX (distal, R. posterolateralis)
Inferior	II, III, aVF	Meist RCA, seltener RCX oder LAD (distal)
Rechtsventrikulär	V_1–V_2, V_{3R}–V_{5R}	RCA (proximal)

LAD = Left Anterior Descending (Ramus interventricularis anterior), RCA = rechte Koronararterie , RCX = Ramus circumflexus

ST-Strecken-Senkungen in den dem Infarkt gegenüberliegenden Wandabschnitten, begleitet sein. Analog weisen ca. 50 % der Patienten mit akutem Vorderwandinfarkt infolge eines proximal gelegenen LAD-Verschlusses ST-Senkungen in einer oder mehreren inferioren Ableitungen (II, III, aVF) auf.

EKG-Veränderungen bei NSTEMI

Im Gegensatz zum transmuralen Infarkt finden sich beim Innenschichtinfarkt (Nicht-ST-Streckenhebungs-Myokardinfarkt, NSTEMI) im EKG nur Veränderungen des ST-Segments mit Ausbildung eines terminal negativen T und evtl. deszendierenden oder horizontalen ST-Strecken-Senkungen (➤ Abb. 1.44). Es kommt im zeitlichen Verlauf weder zu einem R-Verlust noch zur Ausbildung eines pathologischen Q.

Labordiagnostik

Eine **Erhöhung infarkttypischer Enzyme** im Serum ist ab 2 Stunden nach Beginn des Infarkts nachweisbar (➤ Abb. 1.45). Unmittelbare diagnostische und therapeutische Relevanz hat der frühzeitige rasche Anstieg der herzspezifischen **Troponine.** Der frühestens nach 4–8 Stunden beginnende Anstieg der CK-MB, der Gesamt-CK und der LDH bzw. HBDH dient vor allem der nachträglichen Diagnosesicherung. Bei klassischen Symptomen und typischem EKG gilt die Diagnose „Myokardinfarkt" bereits vor der Labordiagnostik als gesichert.

Troponine

Troponin-T und Troponin-I sind herzmuskelspezifische Marker, die mit hoch sensitiven Assays schon binnen Stunden nach

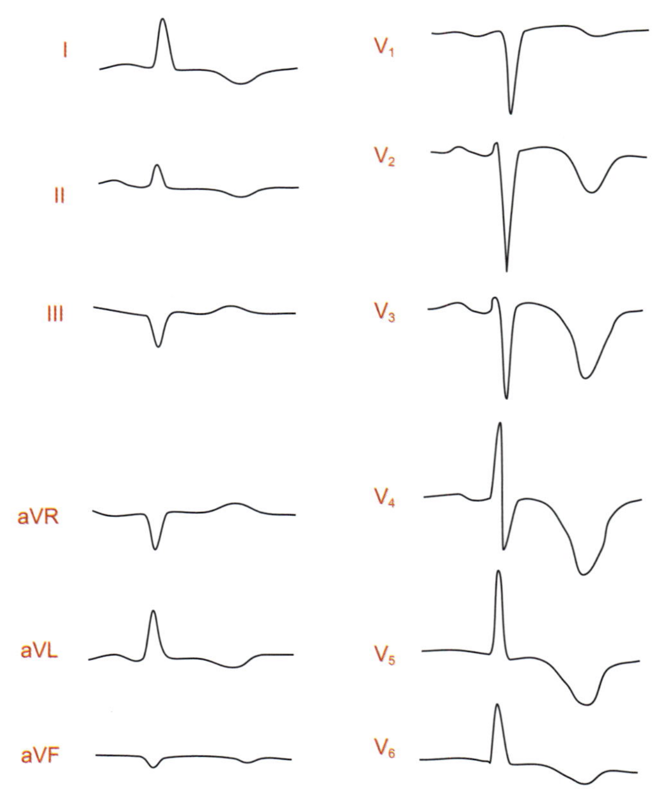

Abb. 1.44 EKG bei nichttransmuralem Infarkt (Nicht-ST-Streckenhebungs-Myokardinfarkt, NSTEMI) [A300]

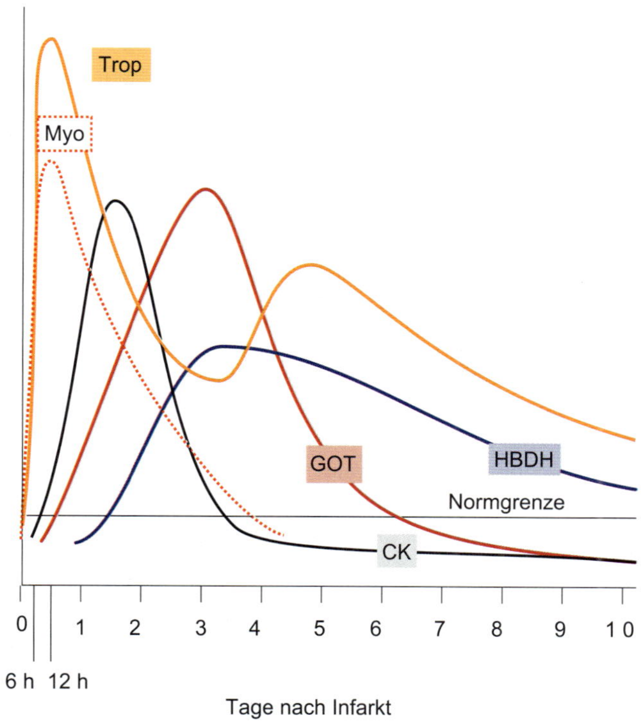

Abb. 1.45 Zeitlicher Verlauf von Serumenzymen bei Myokardinfarkt. Den höchsten diagnostischen Vorhersagewert in der Frühphase des Herzinfarkts haben die Troponine. GOT = Glutamat-Oxalazetat-Transaminase, HBDH = Hydroxybutyratdehydrogenase, Myo = Myoglobulin, Trop = Troponin [L157]

Symptombeginn nachgewiesen werden können und über 2–3 Wochen erhöht bleiben. Sowohl die Sensitivität als auch die Spezifität bei Infarkt betragen > 95 %. Sie können qualitativ mittels eines **Bedside-Teststreifens** (Ablesen nach 20 min) oder quantitativ mittels ELISA bestimmt werden. Kardiale Troponine sollten quantitativ interpretiert werden: Je höher der Wert, umso höher ist die Wahrscheinlichkeit für einen Infarkt.

Die Bestimmung des hochsensitiven Troponins sowie die erneute Bestimmung im Verlauf sind entscheidend für die Diagnosestellung (➤ Abb. 1.46).

Ein NSTEMI kann bei der Präsentation ausgeschlossen werden, wenn die hs-cTn-Konzentration sehr gering ist. Ein NSTEMI kann auch durch die Kombination niedriger Ausgangswerte und Fehlen einer relevanten Erhöhung innerhalb von 1 h (kein 1-h-Delta) auch ausgeschlossen werden.

Patienten haben eine hohe Wahrscheinlichkeit eines NSTEMI, wenn die hs-cTn-Konzentration bei der Präsentation mindestens mäßig erhöht ist oder hs-cTn-das 1-h-Delta innerhalb der ersten Stunde einen deutlichen Anstieg zeigt. Cut-offs sind Assay-spezifisch.

Kreatinkinase

Die Kreatinkinase (CK) kommt in den drei Isoformen CK-MM (Skelettmuskel), CK-MB (Herzmuskel) und CK-BB (Gehirn) vor. Eine erhöhte **Gesamt-CK** ist somit ein unspezifischer Marker für Herz- und Skelettmuskelschäden oder für den Untergang von Hirngewebe und wird z. B. bei Myositis, Rhabdomyolyse, nach Trauma, Operation, i. m. Injektion, körperlicher Anstrengung, epileptischem Anfall, arterieller Embolie oder nach ausgedehnten Schlaganfällen bzw. schwerem Schädel-Hirn-Trauma nachgewiesen.

Die **CK-MB** ist bei Herzmuskelschädigung, z. B. bei Myokardinfarkt, Myokarditis, nach Kardiotomie oder nach Contusio cordis, erhöht. Ein erhöhter Nachweis der CK-MB ist ab 4–8 Stunden nach Infarktbeginn möglich. Die CK-MB-Werte bei Myokardinfarkt betragen üblicherweise mehr als 6 % der Gesamt-CK. Infarkttypisch ist ein CK-MB-Anstieg mit Erreichen des Maximums vor dem der

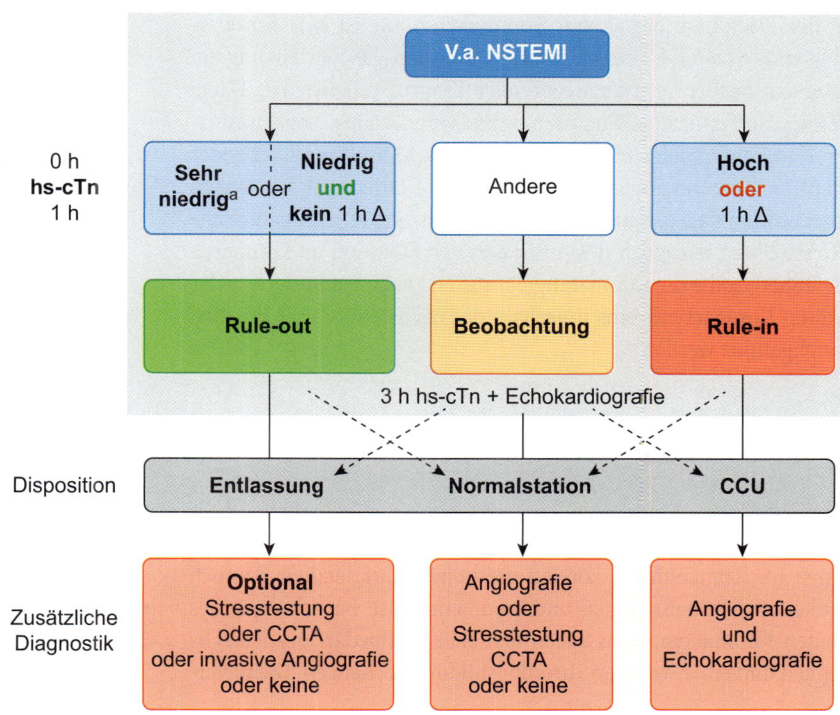

Abb. 1.46 0-h/1-h-Algorithmus mit hs-cTn bei hämodynamisch stabilen Patienten mit Verdacht auf NSTEMI in der Notaufnahme oder Chest Pain Unit (European Society for Cardiology 2020)
0 h, 1 h und 3 h = Zeit vom ersten Bluttest an
CCTA = koronare Computertomografie-Angiografie; CCU = Coronary Care Unit; hs-cTn = hochsensitives kardiales Troponin, NSTEMI = Nicht-ST-Streckenhebungs-Myokardinfarkt
[a]Nur anwendbar, wenn Symptombeginn > 3 h [W854–021]

Gesamt-CK. Die im Verlauf eines Infarkts gemessene maximale Höhe der CK bzw. CK-MB (**„CK-max"**) korreliert mit dem Ausmaß des myokardialen Schadens und wird daher in der Regel in den Krankenunterlagen dokumentiert.

LDH

Die **Laktatdehydrogenase LDH** und insbesondere ihr Isoenzym **HBDH** im Herzmuskelgewebe und in Erythrozyten sind bei Myokardinfarkt und Hämolyse erhöht und dienen dem Spätnachweis eines abgelaufenen Infarkts. Ihr Nachweis ist ab ca. 10 Stunden nach Infarktbeginn möglich, das Maximum wird erst nach 2–6 Tagen erreicht. Die Normalisierung erfolgt bei größeren Infarkten erst nach 10–20 Tagen.

Echokardiografie

Im Rahmen der intensivmedizinischen Betreuung bei akutem Koronarsyndrom ist die Echokardiografie (➤ 1.4.3) eine schnell durchzuführende, nichtinvasive Untersuchung mit hohem Aussagewert, die direkt am Bett des Patienten durchgeführt werden kann. Sie ermöglicht die Beurteilung der linksventrikulären Funktion, den Nachweis von Lokalisation und Ausdehnung von Wandbewegungsstörungen (Hypokinesie, Akinesie), von aneurysmatischen Ausweitungen (Dyskinesie) oder eines Perikardergusses. Mithilfe der Farb-Doppler-Echokardiografie können Klappeninsuffizienzen, z. B. eine Mitralinsuffizienz oder eine Septumperforation, nachgewiesen werden.

Linksherzkatheter

In der Frühphase des akuten Koronarsyndroms ist eine Koronarangiografie (➤ 1.4.3) dann indiziert, wenn in gleicher Sitzung ein interventioneller revaskularisierender Eingriff möglich ist. Dabei können kurzstreckige Stenosen mittels perkutaner transluminaler Koronarangioplastie (PTCA), in der Regel mit anschließender Stent-Einlage, beseitigt werden. Besteht die Indikation zur akuten Intervention dagegen nicht oder geht es um eine rein diagnostische Fragestellung bezüglich des Ausmaßes von Stenosen im koronaren Gefäßbett, sollte die Koronarangiografie erst nach Stabilisierung des akuten Koronarsyndroms innerhalb der nächsten ca. 1–2 Wochen durchgeführt werden.

1.6.4 Therapie

Eine frühzeitige Diagnosestellung und eine rasche Therapieeinleitung bereits in der Prähospitalphase, d. h. vor Eintreffen des Patienten im Krankenhaus, können die hohe Infarktletalität deutlich senken. Sofortmaßnahmen und medikamentöse Basistherapie des akuten Koronarsyndroms sollen den Sauerstoffbedarf des Herzens senken und einer weiteren Thrombusbildung vorbeugen. Die unverzügliche Klinikeinweisung sollte danach in ärztlicher Begleitung erfolgen.

Bestätigt sich nach Klinikeinweisung die Diagnose eines **akuten Myokardinfarkts** mit ST-Hebungen im EKG (STEMI), wird neben den Maßnahmen der medikamentösen Basistherapie eine rasche **Rekanalisation** des verschlossenen Infarktgefäßes angestrebt. Goldstandard ist hier die Katheterintervention mittels PTCA. Eine Fibrinolyse ist zur Revaskularisierung nur indiziert als „Rescue-Lyse" bei Reanimation oder wenn eine primäre Koronarangiografie nicht binnen 90 Minuten möglich ist (z. B. nächstes Herzkatheterlabor zu weit entfernt).

Beim **Infarkt ohne ST-Hebungen** im EKG (NSTEMI) und bei der **instabilen Angina pectoris** steht die medikamentöse Basistherapie im Vordergrund. Eine rasche Rekanalisation mittels PTCA ist jedoch dann notwendig, wenn sich durch die medikamentösen Maßnahmen allein keine Stabilisierung der Beschwerden erreichen lässt. Die Fibrinolysetherapie bringt hier keine Prognoseverbesserung und ist daher beim NSTEMI nicht indiziert.

Die **Bypass-Chirurgie (ACVB)** spielt in der frühen Phase des akuten Koronarsyndroms nur in Notfallsituationen (z. B. Komplikation bei Akut-PTCA) eine Rolle.

Sofortmaßnahmen, medikamentöse Basistherapie

Ziele der Behandlung sind die rasche Beseitigung der Schmerzen und eine Senkung des Sauerstoffbedarfs des Herzens:

- **Bettruhe** in halbsitzender Position
- **Sauerstoffgabe** über Nasensonde 4–8 l/min Sauerstoff bei Sättigung < 90 %
- **Analgosedierung:** Die Gabe von Opiaten (z. B. Fentanyl 0,05–0,1 mg i. v. oder Morphin 5–10 mg i. v.) minimiert die für den Patienten oft schwer erträglichen Schmerzen und senkt dadurch indirekt den Sauerstoffbedarf des Herzens. Ergänzend kann ein Benzodiazepinderivat (z. B. Midazolam oder Diazepam) zur Stressreduktion durch Sedierung und Anxiolyse gegeben werden.
- **Nitroglyzerin** verbessert wegen seiner nachlastsenkenden und gefäßerweiternden Wirkung die zentrale Hämodynamik und Koronarperfusion. Über den höheren Koronarfluss kann via Kollateralen die Durchblutung der Infarktrandzone verbessert werden, was die Letalität bei Patienten mit akutem Myokardinfarkt in moderatem Ausmaß senkt. Die Substanz wird als Spray sublingual oder als i. v. Infusion appliziert. Bei Hinterwandinfarkt oder hämodynamischer Instabilität sollte kein Nitroglyzerin gegeben werden.
- **Acetylsalicylsäure** verhindert eine weitere Thrombusformation im Koronargefäß durch Thrombozytenaggregationshemmung. Die Gabe im akuten Infarkt führt sowohl allein als auch als Zusatz zu einer fibrinolytischen Therapie zu einer deutlichen Letalitätssenkung.
- **Heparin** verhindert das weitere Thrombuswachstum im Koronargefäß, indem es die Wirkung von Antithrombin III verstärkt. Die Heparingabe ist eine unverzichtbare Begleitmedikation im

Rahmen der fibrinolytischen Therapie, aber auch parallel zur Thrombozytenaggregationshemmung mit Acetylsalicylsäure. Es kann unfraktioniertes Heparin als Dauerinfusion i. v. gegeben werden. Alternativ wird ein niedermolekulares Heparin, z. B. Enoxaparin, s. c. verabreicht.

- **Betablocker** senken den Sauerstoffbedarf und stabilisieren gleichzeitig den Herzrhythmus. Die Betablockertherapie im akuten Infarktstadium, z. B. mit i. v. oder oral gegebenem Metoprolol oder Bisoprolol, führt zu einer nachweisbaren Senkung der Infarktletalität. Bei einem systolischen Blutdruck unter 120 mmHg, Bradykardie < 60/min, AV-Block oder Lungenödem sollten Betablocker **nicht** gegeben werden.
- Begleitende Behandlung zusätzlicher, die Koronarinsuffizienz verstärkender Faktoren (z. B. hypertensive Entgleisung, Tachyarrhythmie, Anämie, Fieber).

Revaskularisierende Therapie

Die am einfachsten und raschesten durchzuführende Behandlung zur Wiedereröffnung eines verschlossenen Koronargefäßes ist die Thrombolyse. Sie war über Jahrzehnte die klassische Revaskularisationstherapie bei **STEMI.** Bei entsprechender Verfügbarkeit stellt heute jedoch die Akutintervention mittels perkutaner transluminaler Koronarangioplastie (PTCA) den Therapiestandard dar. Die Studienergebnisse bezüglich Outcome und Überleben sind nach Akut-PTCA besser, als dies mit einer reinen Lysetherapie erreicht werden kann.

Voraussetzung ist jedoch, dass ein kardiologisches Zentrum in der Nähe vorhanden ist. Ist für die Durchführung einer Akut-PTCA erst eine Verlegung des Patienten mit > 90 min Zeitverlust bis zum Beginn der Therapie nötig, sollte bei einem STEMI der frühzeitigen Lysetherapie vor Ort der Vorzug gegeben werden (➤ Abb. 1.47).

In der Therapie des **NSTEMI** wird die Indikation für eine invasive Strategie entsprechend der Klinik, dem EKG sowie einem Risikoscore gestellt (➤ Abb. 1.48):

Eine **dringende Koronarangiografie binnen zwei Stunden** ist in folgenden Fällen indiziert:

- Instabilität oder kardiogener Schock
- Wiederkehrende/refraktäre Angina trotz medikamentöser Behandlung
- Lebensbedrohliche Arrhythmie
- Mechanische Infarktkomplikation
- Akute Herzinsuffizienz als klare Folge des STEMI
- ST-Segment-Senkung > 1 mm in 6 Ableitungen zusätzlich zu einer ST-Segment-Hebung in aVr und/oder V1

Eine **Koronarangiografie binnen 24 Stunden** ist in folgenden Fällen indiziert:

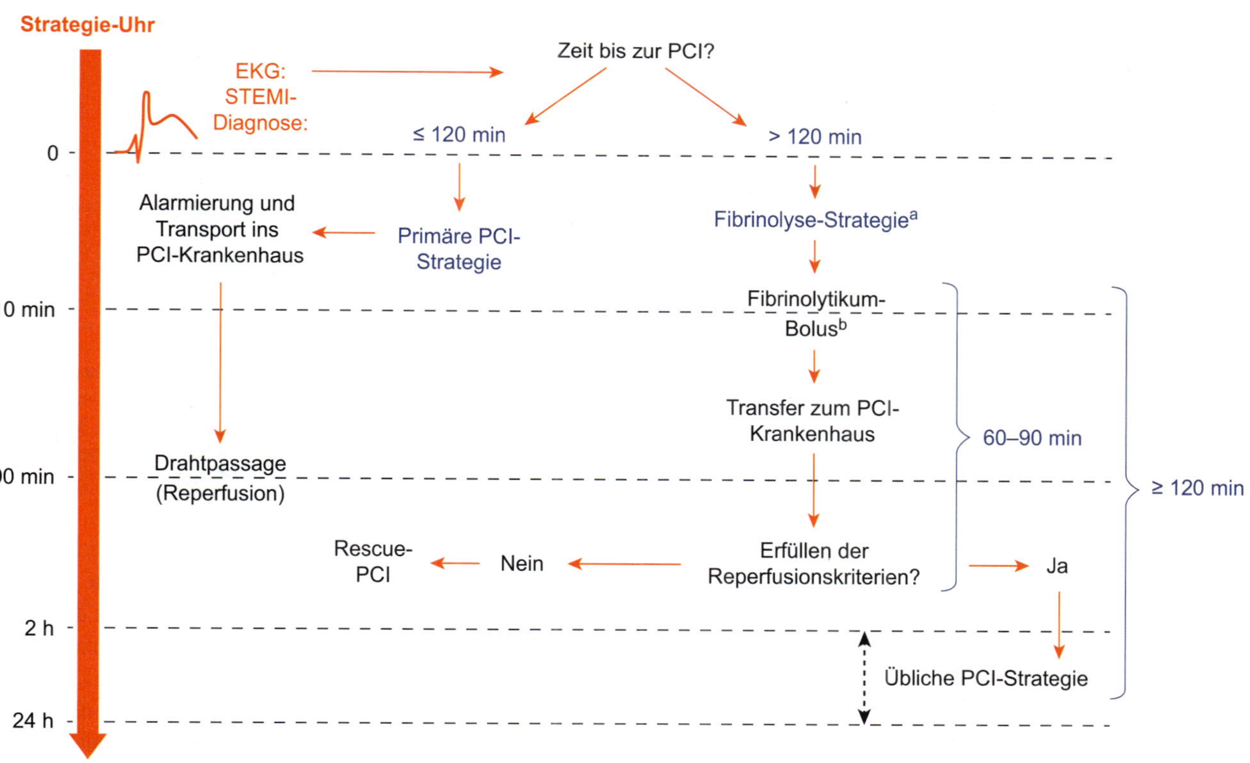

Abb. 1.47 Reperfusionsstrategien bei STEMI nach den Empfehlungen der European Society of Cardiology (2017). Der Zeitpunkt der STEMI-Diagnose entspricht der Zeit 0 auf der Strategie-Uhr. Zielzeiten ab STEMI-Diagnose stellen die maximal vertretbare Zeit zur Durchführung bestimmter Interventionen dar.
[a]Wenn Fibrinolyse kontraindiziert ist, primärer PCI-Strategie zuführen, ungeachtet der Zeit bis zur PCI.
[b] 10 min ist die maximale Ziel-Verzögerungszeit von der STEMI-Diagnose bis zur Verabreichung des Fibrinolyse-Bolus; Letztere sollte aber so schnell wie möglich erfolgen.
STEMI = Streckenhebungs-Myokardinfarkt; PCI = perkutane Koronarintervention [W854–006]

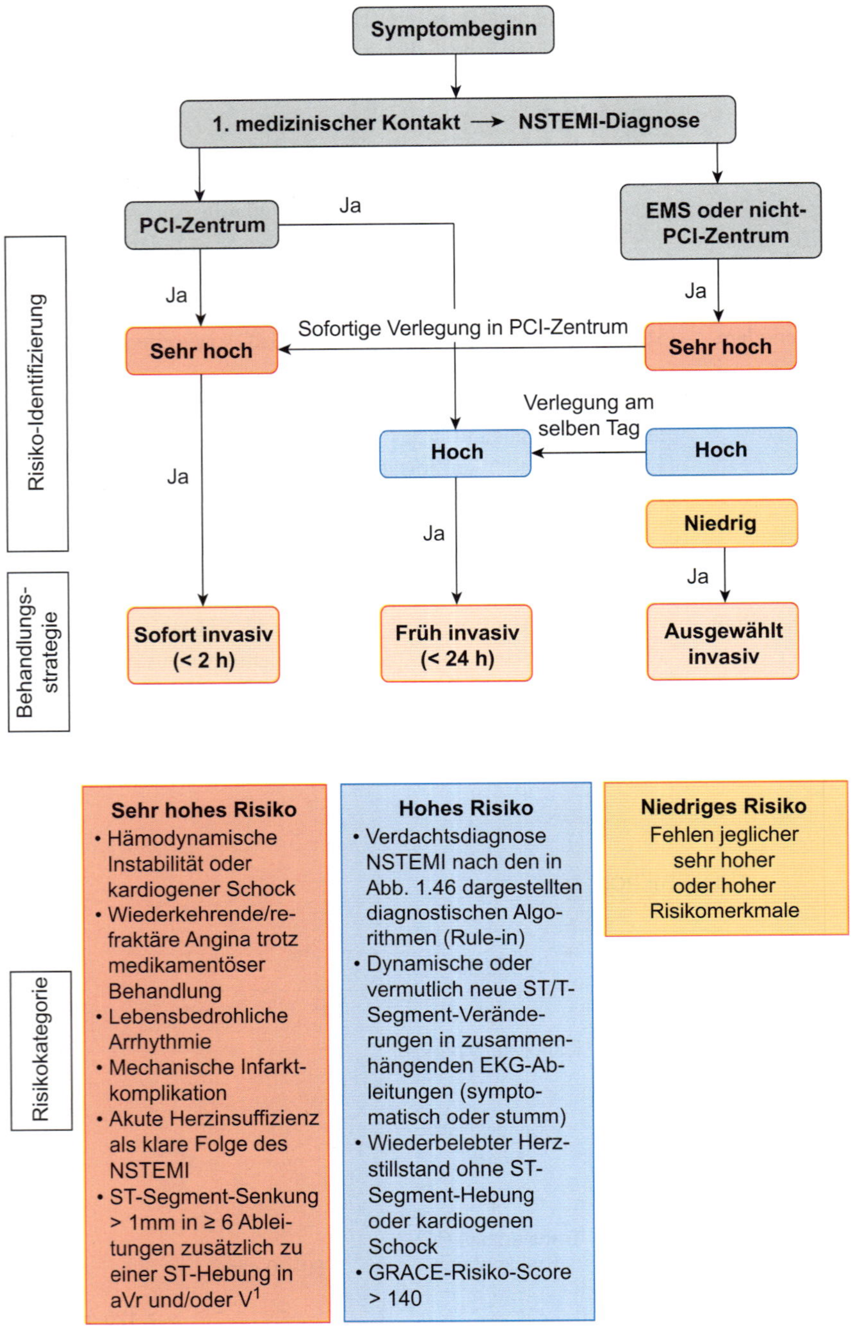

Abb. 1.48 Risikoabhängige Therapiestrategie bei NSTEMI nach Empfehlungen der European Cardiology Society (2020). EMS = Rettungsdienst, NSTEMI = Nicht-ST-Streckenhebungs-Myokardinfarkt, PCI = perkutane Koronarintervention [W854–021]

- NSTEMI ohne Hochrisikokriterien; dynamische oder vermutlich neue ST/T-Segment-Veränderungen in zusammenhängenden EKG-Ableitungen; (symptomatisch oder stumm)
- Wiederbelebter Herzstillstand ohne ST-Segment-Hebung oder kardiogener Schock
- GRACE-Risiko-Score > 140

Fibrinolytische Therapie

Die Thrombolyse reduziert die Mortalität und begrenzt die Infarktgröße beim STEMI. Komplikationen in der Infarkt- und Postinfarktphase werden vermindert und die Früh- und Langzeitmortalität nach akutem Myokardinfarkt gesenkt. Im Vergleich ist die Lyse jedoch der primären PCI unterlegen, sodass eine primäre PCI-Strategie innerhalb des vorgegebenen Zeitrahmens der Fibrinolyse vorzuziehen ist. Wenn eine primäre PCI nicht rechtzeitig nach der STEMI-Diagnose (< 120 min) durchgeführt werden kann, wird eine fibrinolytische Therapie innerhalb von 12 Stunden nach Symptombeginn bei Patienten ohne Kontraindikationen empfohlen. Die derzeit gängigen Thrombolytika sind in ➤ Tab. 1.11 zusammengestellt.

Therapieerfolg der Lyse

Indirekte Hinweise auf eine Reperfusion und damit einen Erfolg der Lysetherapie liefern die rasche Rückbildung der Schmerzen und der

Tab. 1.11 Fibrinolytische Therapie bei Myokardinfarkt (STEMI)

Substanz	Wirkmodus
Streptokinase	Bildet mit Plasminogen einen Komplex, der die Umwandlung weiteren Plasminogens zu Plasmin aktiviert
Alteplase = rt-PA (recombinant tissue-type plasminogen activator)	Aktiviert selektiv an Fibrin gebundenes Plasminogen („lokale Fibrinolyse")
Reteplase = r-PA (rekombinanter Plasminogen-Aktivator)	Aktiviert selektiv an Fibrin gebundenes Plasminogen („lokale Fibrinolyse")

infarkttypischen EKG-Veränderungen, ein durch die Perfusionsverbesserung bedingter rascher Anstieg der infarktrelevanten Serumenzyme (verbessertes „Auswaschen" des Infarktgebiets) sowie das Auftreten von Reperfusionsarrhythmien (z. B. ventrikuläre Extrasystolen und Salven sowie idioventrikuläre – d. h. im Ventrikel selbst entstehende – Ersatzrhythmen). Da die Lyse nur eine Auflösung des Thrombus bewirkt, sollte zur Behandlung der verursachenden Stenose eine Koronarangiografie binnen 2–24 h nach Lyse durchgeführt werden.

Komplikationen

Hauptkomplikation ist die erhöhte Blutungsneigung. Gefürchtet ist die intrazerebrale Blutung, die unabhängig vom verwendeten Fibrinolytikum bei ca. 0,3–1 % der behandelten Patienten auftritt. Aufgrund ihrer Antigenität kann nach Applikation von Streptokinase (besonders bei vorausgegangener Therapie mit einer dieser beiden Substanzen) selten eine allergische (anaphylaktische) Reaktion auftreten.

Akut-Revaskularisation durch PTCA – Primäre PCI

Standardverfahren zur Revaskularisation ist heutzutage die sofortige **PTCA** (**p**ercutaneous **t**ransluminal **c**oronary **a**ngioplasty = **Ballondilatation; primäre PCI**), in der Regel mit begleitender Stent-Implantation (➤ 1.5.4). Eine klare Indikation zur Akut-Intervention mittels PTCA besteht für den transmuralen Infarkt mit typischen ST-Hebungen. Für Patienten ohne ST-Hebungen im EKG wird der Zeitpunkt der Koronarangiografie mit Intervention bestimmt durch das klinische Bild sowie durch die Begleiterkrankungen des Patienten (➤ Abb. 1.48).

Wenn eine primäre Thrombolysetherapie erfolglos bleibt (persistierende Angina pectoris), ist eine unmittelbar angeschlossene PTCA die einzige verbleibende Therapieoption (sog. **„Rescue-PTCA"**).

Nachbetreuung

Die Nachbetreuungsphase nach einem Myokardinfarkt umfasst die Mobilisation und die diagnostische Abklärung des fortbestehenden koronaren Risikos noch während des Krankenhausaufenthaltes, eine Anschlussheilbehandlung in einer Rehabilitationseinrichtung sowie die Einleitung der Sekundärprophylaxe.

Sekundärprophylaxe

Zur Prävention einer weiteren Progression der KHK wird eine **Sekundärprophylaxe** eingeleitet. Sie beinhaltet die „Einstellung" von Blutzucker und Blutdruck, die Normalisierung von Körpergewicht, Blutfettwerten und Harnsäure, Nikotinverzicht und regelmäßige körperliche Bewegung. Exzessive körperliche und psychische Belastungen müssen gemieden werden.

Die **medikamentöse Therapie** nach einem Myokardinfarkt entspricht der medikamentösen Basistherapie der KHK (➤ 1.5.4). Sie besteht im Wesentlichen in der dauerhaften Gabe von **Acetylsalicylsäure** zur Thrombozytenaggregationshemmung. Für mindestens ein Jahr sollte eine duale Thrombozytenaggregationshemmung (ASS plus Prasugrel oder Ticagrelor oder Clopidogrel durchgeführt werden. Im ersten Jahr nach Infarkt verbessert ein **Betablocker** darüber hinaus die Prognose des Patienten. Gesichert ist weiterhin der mortalitätssenkende Effekt der **Cholesterinsynthesehemmer** (Statine, z. B. Simvastatin)) mit dem Ziel, das LDL-Cholesterin auf Werte < 70 mg/dl einzustellen. Auch **ACE-Hemmer** (z. B. Ramipril) konnten in Studien einen deutlichen mortalitätssenkenden Effekt in der Sekundärprophylaxe der KHK erzielen, insbesondere bei eingeschränkter linksventrikulärer Funktion.

Krankengymnastische Behandlung

Diese sollte früh beginnen, zunächst mit passiven Bewegungsübungen und Atemgymnastik zur Pneumonieprophylaxe. Nach Normalisierung des CK-Wertes kann die Belastung nach einem Stufenplan unter Kontrolle von Puls, Blutdruck und Atmung gesteigert werden.

Anschlussheilbehandlung

Eine Anschlussheilbehandlung (AHB) wird in speziellen Rehabilitationskliniken durchgeführt. Sie dient der Wiedereingliederung in das (Berufs-)Leben und beinhaltet körperliches Training (Bewegungstraining in sog. **Koronarsportgruppen** unter Kontrolle der individuellen Belastbarkeit), psychische Betreuung zum Abbau von Ängsten, Bewusstmachen von Risikofaktoren und Anleitung zu einer „koronarprotektiven" Lebensweise.

1.6.5 Komplikationen bei Myokardinfarkt

Ventrikuläre Rhythmusstörungen

Ventrikuläre Extrasystolen (➤ 1.8.5) treten bei über 80 % der Patienten mit Myokardinfarkt auf. Die Therapie erfolgt meist durch Steigerung der Betablockerdosis. Ein erniedrigter Serumkaliumwert muss auf hoch normale Werte um 4,5 bis 5,0 mmol/l ausgeglichen werden.

Ventrikuläre Tachykardien (➤ 1.8.5) bei akutem Infarkt sollten möglichst rasch unterbrochen werden, da sie aufgrund der hämodynamischen Auswirkungen die Myokardischämie verstärken und in Kammerflimmern übergehen können. Kammerflattern und Kammerflimmern sind für die Mehrzahl der Fälle von plötzlichem Herztod bei Myokardinfarkt verantwortlich. Die Therapie ventrikulärer Tachykardien beim Infarkt erfolgt durch Gabe von Amiodaron,

Lidocain oder Ajmalin, bei Nichtansprechen auf die medikamentöse Therapie durch elektrische Kardioversion (➤ 1.8.3).

Supraventrikuläre Rhythmusstörungen

Vorhofflimmern mit Tachyarrhythmia absoluta und **Vorhofflattern** mit schneller Überleitung (z. B. 2 : 1) (➤ 1.8.5) können ein vorbestehendes Problem darstellen oder durch die akute Vorhofüberdehnung bei Myokardinfarkt neu entstehen. In beiden Fällen sind sie hämodynamisch ungünstig. Die bei Infarktpatienten sowieso in der Regel verabreichte Betablockertherapie wird gegebenenfalls weiter gesteigert, um ein Rezidiv nach Umspringen in den Sinusrhythmus zu verhindern. Bei Hypotonie oder zunehmender Linksherzdekompensation ist meist eine elektrische Kardioversion unumgänglich.

Paroxysmale supraventrikuläre Tachykardien, z. B. AV-Reentry-Tachykardie oder Tachykardien bei Präexzitationssyndrom, sind keine infarkttypischen Rhythmusstörungen, können jedoch im Infarkt die Hämodynamik bei ohnehin eingeschränkter linksventrikulärer Funktion zusätzlich negativ beeinflussen (Behandlung ➤ 1.8.5).

Bradykarde Rhythmusstörungen

Eine **Sinusbradykardie** (➤ 1.8.4) findet sich gehäuft bei inferioren bzw. Hinterwandinfarkten, oft in Kombination mit einer Hypotonie. Während die bloße Hypotonie in Abwesenheit einer ausgeprägten Linksherzinsuffizienz auf Volumengabe anspricht, muss bei gleichzeitiger Bradykardie frühzeitig zusätzlich Atropin gegeben werden.

Häufig besteht als Ausdruck einer Septumbeteiligung beim Hinterwandinfarkt ein **AV-Block** (➤ 1.8.4). Er ist mehrheitlich Folge der lokalen Ödembildung und bildet sich meist von selbst zurück. Seltener entsteht ein AV-Block beim Vorderwandinfarkt infolge einer Septumnekrose; dieser ist nur selten reversibel. Bei AV-Block II° Typ Mobitz (gehäuft Übergang in AV-Block III°) und bei AV-Block III° erfolgt nach der evtl. erforderlichen kardiopulmonalen Reanimation die Anlage eines passageren (transvenösen) Schrittmachers. Andere primär bradykarde Rhythmusstörungen (z. B. SA-Block, Sinusarrest, Asystolie) sind bei akutem Myokardinfarkt selten. Wenn eine Asystolie auftritt, ist sie meist sekundär nach Kammerflimmern.

Intraventrikuläre Leitungsblockierungen werden bei neu aufgetretenem bifaszikulärem Block anterioren Typs (Rechtsschenkelblock plus linksanteriorer Hemiblock) oder bifaszikulärem Block posterioren Typs (Rechtsschenkelblock plus linksposteriorer Hemiblock) oder bei Rechtsschenkelblock plus AV-Block I° mit der Anlage eines passageren Schrittmachers therapiert, da diese Blockbilder in komplette AV-Blockierungen übergehen können.

Herzinsuffizienz bei Myokardinfarkt

Bei einer linksventrikulären Ausdehnung des Infarktareals von über 15–20 % kann es zur Herzinsuffizienz mit Lungenstauung oder einem Lungenödem kommen, ab 30–40 % zum Linksherzversagen bis hin zum kardiogenen Schock. Das Ausmaß der Herzinsuffizienz korreliert eng mit der Letalität des akuten Myokardinfarkts. Zur Therapie der Herzinsuffizienz ➤ 1.7.5.

Weitere Komplikationen in der frühen Postinfarktphase

- Eine **Infarktperikarditis** (Pericarditis epistenocardica) tritt bei bis zu 10–15 % der Infarktpatienten, vor allem nach ausgedehnten Vorderwandinfarkten, auf. Sie ist durch eine fibrinöse epikardiale Entzündung bedingt und zeigt sich klinisch durch am 2.–3. Tag nach Myokardinfarkt auftretende erneute thorakale Schmerzen, die für ca. 1–2 Tage anhalten. Bei der Auskultation kann evtl. ein Perikardreiben gehört werden.
- Durch eine **Dysfunktion** oder den **Abriss eines Papillarmuskels** als Folge einer Papillarmuskelnekrose bei Hinter- oder Lateralwandinfarkt kann eine akute Mitralinsuffizienz entstehen. Hinweisend sind ein neu aufgetretenes Systolikum sowie die Entwicklung eines Lungenödems als Zeichen des rasch progredienten Rückwärtsversagens.
- Eine **Ventrikelseptumperforation** kann zu einem Links-rechts-Shunt mit akuter Herzinsuffizienz führen.
- Eine **Herzwandruptur** führt zur Perikardtamponade mit akuter Schocksymptomatik; sie ist mit einer hohen Letalität (> 95 %) behaftet.
- **Arterielle und venöse Embolien** können sowohl als periphere arterielle Embolien kardialen Ursprungs bei großen transmuralen Infarkten als auch als Immobilisationsfolge in Form von Lungenembolien bei Becken- oder Beinvenenthrombose auftreten.

Spätkomplikationen

Postmyokardinfarktsyndrom (Dressler-Syndrom)

Hierbei handelt es sich um eine Autoimmunperikarditis, die sich ca. 4–6 Wochen nach Myokardinfarkt entwickelt (sie wird auch nach Herzoperationen beobachtet und wird dann als **Postkardiomyotomiesyndrom** bezeichnet). Sie ist exsudativ und kann von einer Pleuritis begleitet sein. Die Diagnose wird durch die typische Klinik mit Perikardreiben, Fieber, BSG-Erhöhung und Nachweis von Antikörpern gegen Herzmuskelzellen gestellt. Therapeutisch kommen Analgetika und Antiphlogistika, z. B. Acetylsalicylsäure oder Diclofenac, sowie ggf. zusätzlich Glukokortikoide oder Colchicin zum Einsatz.

Herzwandaneurysma

Bei ca. 10 % der Infarktpatienten, vor allem nach Vorderwandinfarkten mit spitzennaher Lokalisation, tritt eine umschriebene sackartige Ausweitung der Herzwand im Infarktareal auf. Komplikationen sind Linksherzinsuffizienz, Rhythmusstörungen, Aneurysmaruptur sowie periphere Embolien (letztere treten als Folge der durch den verlangsamten Blutstrom im Aneurysma begünstigten Thrombenbildung auf). Die Diagnose erfolgt durch den Nachweis einer mehr als drei Wochen persistierenden ST-Strecken-Hebung im EKG. Echokardiografisch und ventrikulografisch zeigen sich eine paradoxe systolische Auswärtsbewegung **(Dyskinesie)** und ggf. intrakardiale Thromben.

Prognose

Die Letalität des Myokardinfarkts ist beträchtlich: Etwa 21 % der Infarktpatienten versterben innerhalb eines Jahres, davon bis zu 35 % in den ersten Stunden (meist vor einer stationären Aufnahme), die Letalität im Krankenhaus liegt bei 2–7 %. Die Mehrzahl der Todesfälle ist auf maligne ventrikuläre Rhythmusstörungen (vorwiegend in den ersten 48 h) oder auf ein progredientes Linksherzversagen mit kardiogenem Schock zurückzuführen.

Die mittel- bis langfristige Prognose nach einem Myokardinfarkt wird vor allem durch das Ausmaß der linksventrikulären Dysfunktion bestimmt. Die Funktionseinschränkung ist abhängig von der Infarktlokalisation und -größe, der aus den Umbauvorgängen resultierenden Ventrikelgröße und der begleitenden Einschränkung der Ejektionsfraktion (➤ 1.4.3). So ist eine Reduktion der Ejektionsfraktion auf < 30 % und konsekutive Linksherzinsuffizienz (➤ 1.7) mit einer jährlichen Letalität von > 10 % assoziiert. Sie kann durch die Gabe von ACE-Hemmern und Betablockern verbessert werden.

1.7 Herzinsuffizienz

K. Schütt

1.7.1 Definition und Einteilung

Wie die koronare Herzerkrankung ist die chronische Herzinsuffizienz eine echte Volkserkrankung: etwa 1–2 % der Bevölkerung sind betroffen. Die Zahl der Neuerkrankungen liegt bei etwa 5/1.000 pro Jahr, wobei sich die Inzidenz nach dem 45. Lebensjahr mit jedem Jahrzehnt etwa verdoppelt. Jenseits eines Alters von 40 Jahren haben Frauen und Männer gleichermaßen ein Risiko von 20 %, eine Herzinsuffizienz im Alter zu erleben. Medizinischer Fortschritt und gestiegene Lebenserwartung (Erstmanifestation in immer höheren Lebensaltern) tragen wesentlich zur hohen Inzidenz der Herzinsuffizienz bei. Die 5-Jahres-Überlebenswahrscheinlichkeit beträgt insgesamt nur etwa 50 %. Bei schwerer Herzinsuffizienz (NYHA-Stadien III–IV; ➤ Tab. 1.14) stirbt etwa die Hälfte der Patienten innerhalb eines Jahres (➤ Abb. 1.49). Insbesondere die in großen Studien gewonnenen Erkenntnisse zum Einsatz von ACE-Hemmern, AT1-Rezeptor-Antagonisten, Betablockern und Aldosteronantagonisten haben jedoch dazu geführt, dass sich die Prognose der Erkrankung verbessert hat.

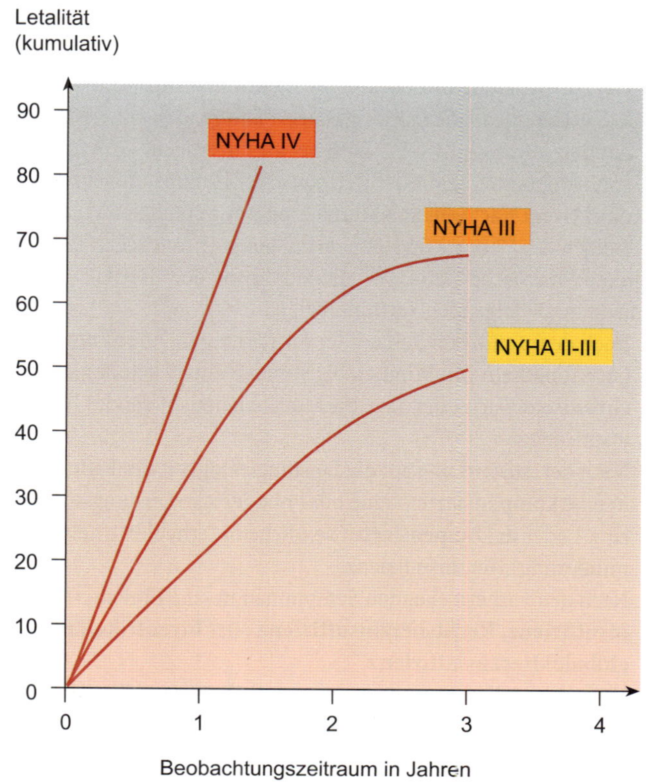

Abb. 1.49 Letalität bei Herzinsuffizienz in Abhängigkeit vom NYHA-Stadium [L157]

Definition

Herzinsuffizienz ist ein klinisches Syndrom mit aktuellen oder vorhergegangenen Symptomen (z. B. Luftnot, Knöchelschwellung und Müdigkeit) oder Zeichen einer Herzinsuffizienz (erhöhter jugular venöser Druck, pulmonale Stauung, periphere Ödeme). Sie wird durch strukturelle und/oder funktionelle kardiale Veränderungen bedingt und führt zu einem erhöhten intrakardialen Druck und/oder einem inadäquaten kardialen Auswurf in Ruhe und/oder unter Belastung.

Klinische Einteilung

Die Herzinsuffizienz wird nach verschiedenen Kriterien eingeteilt, die bei einem Patienten auch nebeneinander bestehen können. Traditionell wird die Herzinsuffizienz entsprechend der vorliegenden linksventrikulären Ejektionsfraktion (LV-EF) eingeteilt. Hierbei werden die folgenden drei Kategorien unterschieden:

- **Herzinsuffizienz mit reduzierter Ejektionsfraktion** (HFrEF: *heart failure with reduced ejection fraction*): LV-EF ≤ 40 % bei gleichzeitigem Vorliegen von Symptomen und/oder Zeichen einer Herzinsuffizienz
- **Herzinsuffizienz mit leicht reduzierter Ejektionsfraktion** (HFmrEF: *heart failure with mildly reduced ejection fraction*):

LV-EF 41–49 % bei gleichzeitigem Vorliegen von Symptomen und/oder Zeichen einer Herzinsuffizienz
- **Herzinsuffizienz mit erhaltener Ejektionsfraktion** (diastolische Herzinsuffizienz; HFpEF: *heart failure with preserved ejection fraction*): LV-EF ≥ 50 % bei gleichzeitigem Vorliegen von Symptomen und/oder Zeichen einer Herzinsuffizienz sowie objektivem Nachweis struktureller oder funktioneller Veränderungen des Herzens und/oder erhöhten natriuretischen Peptiden

Andere klassische klinische Einteilungen der Herzinsuffizienz umfassen die folgenden Terminologien:
- Nach dem zeitlichen Verlauf der Entstehung in eine **akute** (sich innerhalb von Minuten bis Stunden entwickelnde) oder **chronische** (sich über Tage bis Monate herausbildende) Herzinsuffizienz
- Nach der Auswirkung auf die Leistungsfähigkeit des Patienten in eine **kompensierte** (keine oder nur geringe Leistungsminderung) oder **dekompensierte** (deutliche bis erhebliche Leistungsminderung) Herzinsuffizienz
- Nach den vorherrschenden Symptomen in eine **Linksherzinsuffizienz, Rechtsherzinsuffizienz** oder **biventrikuläre** (= **globale) Herzinsuffizienz**
- Nach der im Vordergrund stehenden Pathogenese der Symptome in ein **Vorwärtsversagen** *(forward failure)*, bei dem die systemische Blutversorgung durch ein Pumpversagen des Herzens vermindert ist, und ein **Rückwärtsversagen** *(backward failure)*, bei dem es zum Rückstau von Blut in das Niederdrucksystem (Lungenkreislauf, Körperperipherie) kommt

Beim Vorwärtsversagen des Herzens kann zusätzlich zwischen einem Low-Output-Failure und einem High-Output-Failure unterschieden werden.
- Beim **Low-Output-Failure** kann das Herz infolge einer Kontraktionsstörung das physiologische Herzzeitvolumen des Körpers nicht mehr decken.
- Bei dem seltenen **High-Output-Failure** kann das zunächst in der Regel gesunde Herz einen pathologisch gesteigerten zirkulatorischen Bedarf nicht mehr decken. Das zu fördernde Herzzeitvolumen ist in diesem Fall so groß, dass das Herz im Verlauf durch die zu leistende Mehrarbeit insuffizient wird.

Der **kardiogene Schock** ist die Maximalausprägung des kardialen Vorwärtsversagens mit deutlich vermindertem systemischem Blutdruck, reduziertem Herzzeitvolumen sowie erheblich erhöhten Füllungsdrücken. Die Letalität ist sehr hoch (> 70–80 %).

1.7.2 Pathogenese

Eine Herzinsuffizienz entsteht immer dann, wenn einzelne oder mehrere für die adäquate Pumpleistung notwendige Komponenten der Herzfunktion durch Krankheitsprozesse beeinträchtigt werden (➤ Tab. 1.12).

Tab. 1.12 Beeinträchtigung der Herzfunktion durch kardiale oder extrakardiale Erkrankungen

Parameter	Ätiologie (Beispiele)
Vermindertes Kontraktionsvermögen	Myokardischämie (KHK), Myokardinfarkt, Herzrhythmusstörungen, hypertensive Herzerkrankung (Spätphase), dilatative Kardiomyopathien, Myokarditis
Verminderung des Herzzeitvolumens	Herzrhythmusstörungen
Erhöhte Vorlast (Volumenbelastung)	Überwässerung, Niereninsuffizienz, Ventrikelseptumdefekt, Vorhofseptumdefekt, offener Ductus Botalli, Mitralinsuffizienz, Trikuspidalinsuffizienz, Aorteninsuffizienz, arteriovenöse Shunts in der Körperperipherie
Erhöhte Nachlast (Druckbelastung)	Arterieller Hypertonus, Aortenstenose, Pulmonalstenose, Lungenembolie, chron. Cor pulmonale
Behinderung der diastolischen Füllung des Herzens (diastolische Funktionsstörungen)	Myokardischämie, hypertensive Herzerkrankung, Mitralstenose, Trikuspidalstenose, konstriktive Perikarditis, hypertrophe Kardiomyopathie, restriktive Kardiomyopathie, Herzrhythmusstörungen, Diabetes mellitus, Schlafapnoesyndrom

Diastolische Herzinsuffizienz (HFpEF)

Bei 30–50 % der Patienten mit typischen Symptomen einer chronischen Herzinsuffizienz findet sich echokardiografisch eine normale oder nur leicht verminderte Ejektionsfraktion (EF ≥ 50 %). Bei diesen Patienten liegt primär eine diastolische Funktionsstörung des Herzens vor. Während die systolische Dysfunktion dadurch charakterisiert ist, dass die kontraktilen Filamente nicht in der Lage sind, sich gegen eine Last zu verkürzen, können die kontrahierten Myofibrillen bei der diastolischen Dysfunktion nicht ausreichend schnell oder nur unzureichend in ihre Ausgangslage zurückgelangen. Dadurch ist die Ventrikelfüllung bei gleichen linksatrialen Drücken unzureichend oder verlangsamt. Häufigste Ursachen für die vermehrte myokardiale Steifheit sind eine hypertensive Herzerkrankung mit Herzmuskelhypertrophie sowie die koronare Herzerkrankung. Aber auch Adipositas, ein Diabetes mellitus und (häufig unerkannte!) Schlafapnoen (➤ 6.6) können zu einer diastolischen Dysfunktion führen.

Diagnostisch spricht ein erhöhter BNP/NT-pro-BNP-Spiegel (➤ 1.7.4) für das Vorliegen einer Herzinsuffizienz als Ursache der Symptomatik. Gesichert wird die erschwerte Ventrikelfüllung echokardiografisch (PW-Doppler über der Mitralklappe, Gewebe-Doppler) oder im Herzkatheter.

Nach bisheriger Datenlage zeigen die meisten Therapiestrategien, die für die systolische Herzinsuffizienz erprobt sind, keinen Vorteil in Bezug auf die Prognose bei Patienten mit HFpEF. Eine Ausnahme hiervon scheinen SGLT2-Hemmer zu sein (➤ 1.7.5). In der Behandlung der diastolischen Herzinsuffizienz ist daher neben einer suffizienten Volumenkontrolle mittels Diuretika insbesondere die Behandlung der Komorbiditäten von Bedeutung. Bei Patienten mit Vorhofflimmern ist zudem eine strikte Rhythmus- und Frequenzkontrolle wichtig, da es im Rahmen einer Tachykardie durch die verminderte Zeit für die Ventrikelfüllung während der Diastole zur Dekompensation der Herzinsuffizienz kommen kann. Positiv-inotrope Substanzen wie Digitalis sollten vermieden werden, da sie die Ventrikelsteifheit weiter erhöhen.

Im Oktober 2021 konnte erstmals für den SGLT2-Inhibitor Empagliflozin ein Reduktion des kardiovaskulären Todes und der Hospitalisierung aufgrund von Herzinsuffizienz bei Patienten mit HFpEF unabhängig vom Vorliegen eines Diabetes mellitus gezeigt werden. Die Zulassung für diese Indikation wird in Kürze erwartet. Vor allem Patienten mit Diabetes mellitus und diastolischer Herzinsuffizienz sollten auf dem Boden dieser Daten zwingend einen SGLT2-Inhibitor erhalten.

Kompensationsmechanismen

Die nachlassende Förderleistung des Herzens setzt im Gesamtorganismus eine Vielzahl **struktureller** und **neurohumoraler Kompensationsmechanismen** (➤ Tab. 1.13) in Gang, mit denen der Körper versucht, den Blutdruck und das zirkulierende Blutvolumen trotz verminderter Pumpleistung aufrechtzuerhalten. Dadurch ist zwar eine vorübergehende Steigerung der Herzleistung möglich, auf längere Sicht kommt es jedoch durch einen Circulus vitiosus zu einer weiteren Beeinträchtigung der myokardialen Pumpfunktion, die eine weitere Progression der Herzinsuffizienz begünstigt (➤ Tab. 1.14 und ➤ Abb. 1.50).

Als Folge der durch die Herzinsuffizienz in Gang gesetzten Kompensationsmechanismen steigen die ventrikulären Füllungsdrücke an. Diese Vorlasterhöhung trägt zwar vorübergehend über den Frank-Starling-Mechanismus (➤ 1.2) dazu bei, die kardiale Auswurfleistung aufrechtzuerhalten. Nach Überschreitung des Zenits der Frank-Starling-Kurve schlägt dieser positive Effekt jedoch in sein Gegenteil um: Die erhöhten Füllungsdrücke können vom insuffizienten Myokard nun nicht mehr bewältigt werden, sodass es zum **Rückstau von Blut in die Lungen- und Körpervenen** kommt. Hierdurch begründet sich die angelsächsische Bezeichnung der Herzinsuffizienz als *„congestive heart failure"*.

Strukturveränderungen

Die lang dauernde Belastung des Herzens führt zu nachteiligen strukturellen Veränderungen. Aus der mechanischen Beanspruchung und der Wirkung neurohumoraler Einflüsse resultiert eine **Änderung der Myokardtextur** mit Größen- und Massenzunahme der Kardiomyozyten sowie veränderter Proteinzusammensetzung der Zellmembran, der myofibrillären Proteine, des sarkoplasmatischen Retikulums und der interzellulären Matrix. Damit steigt das Risiko für eine myokardiale Ischämie und Herzrhythmusstörungen.

Angiotensin II und Aldosteron bewirken darüber hinaus eine Proliferation des kardialen Bindegewebes. Anhaltend hohe Noradrenalinkonzentrationen führen zu einer Expression von Myosin-Isoenzymen mit langsamerem Kontraktionsverhalten. Zusätzlich fördert die Aktivierung des Renin-Angiotensin-Aldosteron-Systems sowie des sympathisch-katecholaminergen Systems den myokardialen Zelluntergang durch Steigerung der Apoptose (programmierter Zelltod).

Diese Veränderungen bewirken mittel- und langfristig eine funktionelle Verschlechterung der „Architektur des Herzens", in deren

Tab. 1.14 Schweregrade der Herzinsuffizienz: Klassifikation der New York Heart Association (NYHA)

NYHA-Klasse	Beschwerden
I	Völlige Beschwerdefreiheit bei normaler körperlicher Belastung – alltägliche körperliche Belastung verursacht keine Erschöpfung, Luftnot, Rhythmusstörungen oder Angina pectoris.
II	Geringe Einschränkung der körperlichen Leistungsfähigkeit bei normaler Belastung – alltägliche körperliche Belastung verursacht Erschöpfung, Luftnot, Rhythmusstörungen und/oder Angina pectoris.
III	Starke Einschränkung der körperlichen Leistungsfähigkeit bei normaler Belastung – geringe körperliche Belastung verursacht Erschöpfung, Luftnot, Rhythmusstörungen und/oder Angina pectoris.
IV	Einschränkung der körperlichen Leistungsfähigkeit selbst bei geringer Belastung oder bereits in Ruhe, Bettlägerigkeit.

Tab. 1.13 Kompensationsmechanismen bei chronischer Herzinsuffizienz

Kompensationsmechanismus	Positiver Effekt (meist Kurzzeiteffekt)	Nachteiliger Effekt (meist Langzeiteffekt)
Größenzunahme des Herzens	Sarkomerlänge ↑ → Vordehnung ↑ → Auswurfleistung ↑ (Frank-Starling-Mechanismus, 1.2)	Größere Vordehnung und vergrößertes Herzvolumen → Wandspannung ↑ → diastolischer Koronarfluss ↓, myokardialer Sauerstoffbedarf ↑
Aktivierung des Renin-Angiotensin-Aldosteron-Systems (RAAS)	Aldosteron bewirkt eine Natrium- und Wasserretention und erhöht die Vorlast → Schlagvolumen ↑. Angiotensin II wirkt vasokonstriktorisch → Aufrechterhaltung eines ausreichenden arteriellen Mitteldrucks und damit eines adäquaten Perfusionsdrucks für die lebenswichtigen Gewebe.	Vasokonstriktion durch Angiotensin II → Auswurfwiderstand ↑ (↑ Nachlast) gleichzeitige Vorlasterhöhung → Schlagvolumen ↓ (Übermaximierung des Frank-Starling-Mechanismus) Zusätzliche Wirkungen von Angiotensin und Aldosteron: • Myokardhypertrophie (erhöhter Sauerstoffbedarf) • Proliferation von Fibroblasten (interstitielle Fibrose, diastolische Compliancestörung) • Myokardialer Zelluntergang (Verlust kontraktilen Gewebes)
Stimulation des sympathisch-katecholaminergen Systems	Herzfrequenz ↑ (Tachykardie) und myokardiale Kontraktion ↑ (positive Inotropie), ↑ Vorlast durch Tonussteigerung in den venösen Kapazitätsgefäßen, Blutumverteilung zur Aufrechterhaltung der Perfusion lebenswichtiger Organe	Gefahr der myokardialen Ischämie und von Herzrhythmusstörungen durch: • Arterielle Vasokonstriktion → Nachlast ↑ • erschwerte diastolische Füllung wegen ↓ Diastolendauer • ↑ Sauerstoffverbrauch bei gleichzeitig ↓ Koronarperfusion Noradrenalin fördert die Myokardhypertrophie (erhöhter Sauerstoffbedarf) und den myokardialen Zelluntergang (Verlust kontraktilen Gewebes).
Erhöhte Freisetzung atrialer natriuretischer Peptide (ANP, BNP)	Natriuretisch-diuretische Wirkung, Vasodilatation durch Hemmung des peripheren Sympathikus → Senkung der Nachlast sowie Senkung einer exzessiven Vorlast	Bei zunehmender Herzinsuffizienz lässt die ANP- und BNP-Wirkung durch Down-Regulation der spezifischen Rezeptoren an der Niere nach; die gesteigerte, vorlasterhöhende Aktivität des RAAS kann dann nicht mehr neutralisiert werden.

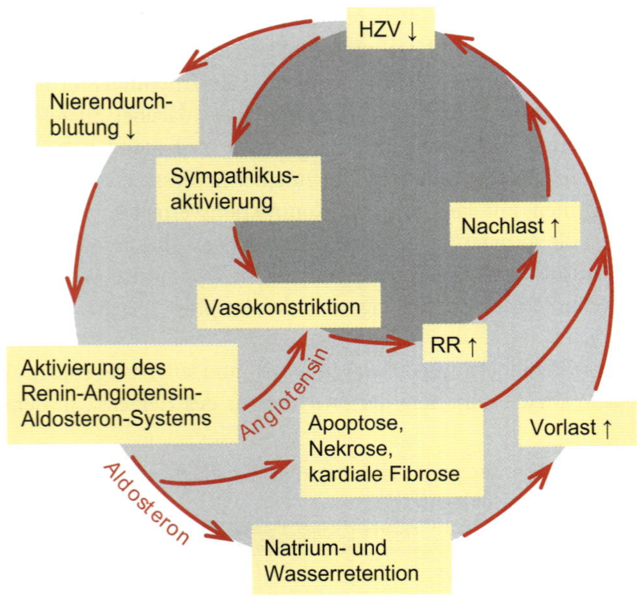

Abb. 1.50 Circulus vitiosus der Kompensationsmechanismen bei Herzinsuffizienz. HZV = Herzzeitvolumen [L157]

Folge es zur Abnahme der Kontraktilität, zum Anstieg der Wandspannung, zu einer zunehmenden Dilatation der Ventrikel (und später auch der Vorhöfe) und zur Erhöhung des myokardialen Sauerstoffbedarfs bei gleichzeitiger Verschlechterung der Mikroperfusion kommt. Die Umbauvorgänge und die Störung der Mikrozirkulation führen zu einer Versteifung der Ventrikel mit beeinträchtigter Ventrikelfüllung während der Diastole.

1.7.3 Klinik

Im Folgenden werden die für die verschiedenen Manifestationen der Herzinsuffizienz typischen Symptome und Befunde dargestellt (➤ Abb. 1.51). Bei der Vielzahl von Erkrankungen, die zu einer Herzinsuffizienz führen, muss bedacht werden, dass das klinische Bild im Einzelfall nicht nur von den Symptomen der Herzinsuffizienz, sondern häufig auch von den Symptomen der jeweils auslösenden Grunderkrankung (z. B. Angina pectoris bei KHK) bestimmt wird.

Chronische Linksherzinsuffizienz

Der chronischen Linksherzinsuffizienz liegt in ca. 60 % der Fälle eine KHK, in ca. 20 % eine primäre dilatative Kardiomyopathie (➤ 1.10.1) und in jeweils bis zu 10 % eine hypertensive Herzerkrankung (langjähriger arterieller Hypertonus, ➤ 1.14) oder ein Klappenfehler (z. B. Aortenstenose oder Mitralinsuffizienz, ➤ 1.13) zugrunde.

Klinik

Die Symptome der chronischen Linksherzinsuffizienz entwickeln sich über einen Zeitraum von Tagen bis Monaten und sind durch die systolische Funktionsstörung (inadäquate Förderleistung) und/oder die diastolische Funktionsstörung (Behinderung der Ventrikelfüllung, zumeist infolge eingeschränkter Dehnbarkeit) des Herzens bedingt.

Das **Rückwärtsversagen** (➤ 1.7.1) äußert sich durch die Symptome der pulmonalvenösen Stauung. Zunächst findet sich eine Belastungsdyspnoe, welche sich im weiteren Verlauf zu paroxysmaler nächtlicher Dyspnoe und Ruhedyspnoe bis zur Orthopnoe steigert. Häufig besteht ein stauungsbedingter trockener Reizhusten („Stauungsbronchitis"), evtl. mit geringer Blutbeimengung. Auch können Zeichen der Atemwegsobstruktion mit Giemen und verlängertem Exspirium auftreten („Asthma cardiale").

Beim **Vorwärtsversagen** (➤ 1.7.1) treten Zeichen der Minderperfusion der Organe und der Körperperipherie auf. Typische Symptome bei Vorwärtsversagen sind die rasche muskuläre Ermüdung, Verwirrtheit, Abgeschlagenheit und Schlafstörungen sowie eine meist milde Flüssigkeitsretention infolge der verminderten Nierendurchblutung sowie Nykturie durch die nächtliche Mobilisation retinierter Flüssigkeit.

Der **klinische Schweregrad** einer chronischen Linksherzinsuffizienz kann anhand des Hauptsymptoms Dyspnoe nach der Klassifikation der *New York Heart Association* (NYHA, ➤ Tab. 1.14) abgeschätzt werden. Die subjektiven Beschwerden korrelieren dabei häufig nur gering mit der echokardiografisch oder angiografisch gemessenen linksventrikulären Funktionseinschränkung.

Die Einteilung der chronischen Linksherzinsuffizienz nach klinischen Kriterien (➤ Abb. 1.51) hat neben der daraus ableitbaren therapeutischen Dringlichkeit auch eine prognostische

Klinik bei Linksherzinsuffizienz	Klinik bei Rechtsherzinsuffizienz
• Belastungs-, Ruhedyspnoe, Orthopnoe • Rasselgeräusche über Lunge, Husten • Lungenödem • Zyanose • Einsatz der Atemhilfsmuskulatur	• Gestaute, erweiterte Halsvenen • Ödeme (Bauch, Unterschenkel, Füße) • Gewichtszunahme • Leber- und Milzvergrößerung • Aszites • „Magenbeschwerden"
Befunde, die sowohl bei Links- als auch bei Rechtsherzinsuffizienz vorkommen	
• Eingeschränkte Leistungsfähigkeit, Schwäche und Ermüdbarkeit • Nykturie • Tachykardie bei Belastung, Herzrhythmusstörungen • Herzvergrößerung, Pleura- und Perikarderguss • Im Spätstadium niedriger Blutdruck	

Abb. 1.51 Übersicht der Symptome und Befunde bei Links- und bei Rechtsherzinsuffizienz [L190]

Bedeutung. Mit dem Ziel, Risikokonstellationen auch im Hinblick auf primär- und sekundärpräventive Maßnahmen hin besser charakterisieren zu können, hat sich in den letzten Jahren parallel zur NYHA-Klassifikation die Einteilung der Herzinsuffizienz nach dem Schema der *American Heart Association* eingebürgert (> Tab. 1.15). NYHA IV und Stadium D sind identisch.

Chronische Rechtsherzinsuffizienz

Die Rechtsherzinsuffizienz ist Folge einer eingeschränkten rechtsventrikulären Funktion mit Rückstau des Blutes in den venösen Kreislauf. Eine **isolierte Rechtsherzinsuffizienz** ist selten – sie ist meist eine Folgeerkrankung nach vorausgegangenen Lungenembolien, bei Cor pulmonale oder bei Klappenfehlern im Bereich des rechten Herzens, z. B. Pulmonalstenose oder Trikuspidalinsuffizienz. Häufiger tritt eine Rechtsherzinsuffizienz als Folge einer Linksherzinsuffizienz auf, da sich aus dem bei der Linksherzinsuffizienz auftretenden Rückstau in den kleinen Kreislauf eine erhöhte rechtsventrikuläre Nachlast (pulmonale Hypertonie) und damit eine

Tab. 1.15 Stadieneinteilung der Herzinsuffizienz nach ACC/AHA (2001)

AHA-Stadium	Definition	Beispiele	NYHA-Stadium
A	Patienten mit Risikokonstellation für spätere Herzinsuffizienz, aber ohne erkennbare strukturelle oder funktionelle Abnormalitäten und ohne Herzinsuffizienzzeichen	Koronare Herzerkrankung, arterieller Hypertonus, Diabetes mellitus, Alkoholabusus, Einnahme kardiotoxischer Medikamente, rheumatisches Fieber, positive Familienanamnese	Kein NYHA-Stadium
B	Patienten mit struktureller Herzerkrankung, aber ohne Herzinsuffizienzsymptomatik	Linksventrikuläre Hypertrophie, Dilatation oder Fibrose, linksventrikuläre Hypokontraktilität, asymptomatischer Herzklappenfehler, Z. n. Infarkt	I
C	Patienten mit aktueller oder früherer Herzinsuffizienzsymptomatik bei struktureller Herzerkrankung	Kurzatmigkeit, körperliche Leistungsminderung bei nachgewiesener systolischer Dysfunktion, asymptomatischer Patient unter Herzinsuffizienztherapie	I–III
D	Patienten mit fortgeschrittener struktureller Herzerkrankung und mit deutlicher Herzinsuffizienzsymptomatik in Ruhe trotz maximaler medikamentöser Therapie	Häufige Krankenhausaufenthalte, Indikation zur Herztransplantation gegeben, Notwendigkeit von „Bridging" bzw. „Assist-Devices", präfinale Konstellation	IV

Druckbelastung des rechten Ventrikels ergibt. Treten Symptome der Rechts- und Linksherzinsuffizienz gemeinsam auf, spricht man von einer **biventrikulären** oder **globalen Herzinsuffizienz,** die häufig das „Endstadium" der chronischen Linksherzinsuffizienz darstellt.

Klinik

Führender Befund der Rechtsherzinsuffizienz ist die Ausbildung **peripherer Ödeme** (> Abb. 1.52), die sich zunächst in den abhängigen (= tief liegenden) Körperpartien (Fußrücken, Knöchel, Unterschenkel, bei bettlägerigen Patienten auch Os sacrum), später auch in den Oberschenkeln und am Stamm (als sog. **Anasarka**) manifestieren. In der Anfangsphase treten die Ödeme vorwiegend nach längerer Belastung und deshalb meist abends auf, im weiteren Verlauf können sie dauerhaft persistieren. Durch die nächtliche Rückresorption von Ödemen leidet der Patient unter einer **Nykturie.**

Häufig finden sich auch **Pleuraergüsse** sowie eine obere Einflussstauung mit erhöhtem, evtl. sichtbarem **jugularvenösem Puls** und hervortretenden Halsvenen. Im fortgeschrittenen Stadium leiden viele Patienten unter einer sog. **Stauungsgastritis,** welche sich durch abdominales Völlegefühl, Aufstoßen, Obstipation und Resorptionsstörungen (auch von Medikamenten) äußern kann. Im Extremfall kann die Malabsorption eine sog. **kardiale Kachexie** verursachen.

Weitere klinische Befunde im fortgeschrittenen Stadium können eine **Stauungsleber,** ein **Aszites** und ein stauungsbedingter **Perikarderguss** sein. Die Stauungsleber äußert sich durch Spannungsgefühl im rechten Oberbauch mit mäßiger Bilirubin- und Transaminasenerhöhung; im Extremfall tritt eine **Stauungsinduration** *(cirrhose cardiaque)* auf. Die venöse Kongestion ist außerdem

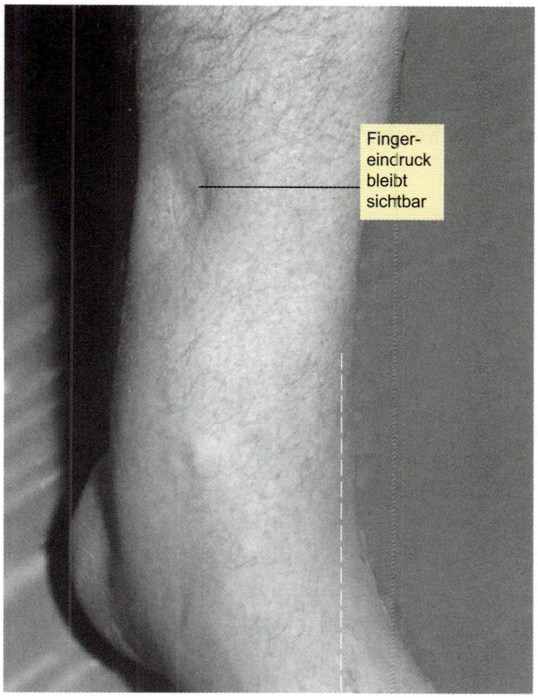

Abb. 1.52 Ödem des Unterschenkels bei chronischer Rechtsherzinsuffizienz [T127]

ein wesentlicher Faktor für die Entwicklung oder Verschlechterung einer Niereninsuffizienz bei Patienten mit Herzinsuffizienz **(kardiorenales Syndrom).**

Bei der biventrikulären („globalen“) Herzinsuffizienz treten Symptome der Links- und der Rechtsherzinsuffizienz in Kombination auf, wobei die rechts- oder die linksseitige Herzinsuffizienz führen kann. Patienten mit globaler Herzinsuffizienz leiden unter einer stark eingeschränkten Belastbarkeit mit ausgeprägter Atemnot und ausgeprägter Ödemneigung (➤ Abb. 1.51).

Komplikationen der chronischen Herzinsuffizienz

Dekompensation

MERKE
Jede chronische Herzinsuffizienz neigt durch Progredienz der zugrunde liegenden kardialen Störung und Ausschöpfung der physiologischen Kompensationsmechanismen zur Verschlechterung.

Häufig wird die Verschlechterung durch zusätzliche Faktoren wie Rhythmusstörungen (z. B. neu auftretende absolute Arrhythmie bei Vorhofflimmern, ➤ 1.8.5), hypertensive Entgleisung, Anämie, Hyperthyreose, Infektionen, Fieber, negativ inotrop wirksame Medikamente oder das Fortlassen einer bereits begonnenen Herzinsuffizienztherapie begünstigt. Eine vorher kompensierte – d. h. unter den normalen Belastungen des täglichen Lebens noch nicht auffällige – Herzinsuffizienz kann dann dekompensieren.

Die Dekompensation einer chronischen **Linksherzinsuffizienz** manifestiert sich am häufigsten als progredientes Rückwärtsversagen mit zunächst interstitiellem, später auch alveolärem **Lungenödem.** Hierdurch treten Dyspnoe, Tachy- und Orthopnoe, schaumiger, fleischwasserfarbiger Auswurf und evtl. Zyanose auf. Letztere ist sowohl durch die verminderte Sauerstoffaufnahme als auch die vermehrte periphere Sauerstoffausschöpfung bedingt und stellt somit eine Kombination aus peripherer und zentraler **Zyanose** dar.

Weitere Komplikationen

Als Folge der eingeschränkten Sauerstoff- und Substratversorgung des Herzmuskels sowie der Dilatation von Vorhöfen und Kammern treten gehäuft supraventrikuläre und ventrikuläre **Rhythmusstörungen** auf. Eine neu aufgetretene absolute Arrhythmie bei Vorhofflimmern (➤ 1.8.5) ist häufig Ausgangspunkt einer kardialen Dekompensation, da der Vorhofbeitrag zur Füllung der Ventrikel entfällt und bei Vorhofflimmern mit häufig bestehender tachykarder Überleitung die Zeit der Ventrikelfüllung in der Diastole verkürzt ist. Fatale ventrikuläre Arrhythmien, z. B. ventrikuläre Tachykardien oder Kammerflimmern, sind eine häufige Todesursache schwer herzinsuffizienter Patienten. Fast die Hälfte der Todesfälle bei fortgeschrittener Herzinsuffizienz (NYHA-Stadien III und IV) sind auf einen rhythmusbedingten **plötzlichen Herztod** zurückzuführen (➤ 1.3.4).

Der durch das erniedrigte Herzzeitvolumen und eine Immobilisation verlangsamte Blutfluss, die Hämokonzentration infolge einer diuretischen Therapie und eine häufig gleichzeitig bestehende absolute Arrhythmie erhöhen das Risiko für arterielle und venöse **Thrombosen und Thromboembolien** mit der daraus resultierenden erhöhten Inzidenz von Schlaganfällen, peripheren Arterienverschlüssen und Lungenembolien.

Akute Linksherzinsuffizienz, kardiogener Schock

Die **akute Herzinsuffizienz** ist eine innerhalb von Minuten bis Stunden auftretende Pumpfunktionsstörung des Herzens, die durch den abrupten Abfall des HZV oder eine akute Lungenstauung gekennzeichnet ist. Die schwerste Form einer akuten Linksherzinsuffizienz ist der **kardiogene Schock,** der auch bei maximaler Therapie überwiegend letal verläuft. Bei akuter Herzinsuffizienz ist eine sofortige Detektion möglicher reversibler Ursachen und Initiierung oder Intensivierung der Behandlung inklusiver intravenöser Diuretika oder weiterführender intensivmedizinischer Behandlung erforderlich. Die akute Herzinsuffizienz stellte einen der führenden Gründe für die Hospitalisierung von Pateinten > 65 Jahre dar und ist mit einer hohen Mortalität (Sterblichkeit im Krankenhaus 4–10 %, 1-Jahres-Sterblichkeit 25–30 %) und Rehospitalisierung vergesellschaftet.

MERKE
Meistens stellt eine sich akut präsentierende Herzinsuffizienz die Dekompensation einer zuvor noch kompensierten oder medikamentös ausreichend behandelten chronischen Herzinsuffizienz dar, die durch zusätzliche Störungen aus dem Gleichgewicht geraten ist.

Mögliche weitere **Ursachen** sind ein myokardiales Pumpversagen bei großem Myokardinfarkt oder fulminanter Lungenembolie, eine rasch progrediente Myokarditis, eine Perikardtamponade, hämodynamisch relevante ventrikuläre oder supraventrikuläre Arrhythmien sowie akute Klappeninsuffizienzen, z. B. bei infektiöser Endokarditis oder bei Papillarmuskelabriss infolge eines Herzinfarkts.

Pathogenese und Klinik

Im Gegensatz zur chronischen Linksherzinsuffizienz, deren Symptome vorwiegend durch das Rückwärtsversagen mit pulmonaler Stauung bedingt sind, tritt bei der akuten Linksherzinsuffizienz neben einem Lungenödem häufig ein ausgeprägtes **Vorwärtsversagen** auf. Das Herzzeitvolumen sinkt unter eine kritische Grenze ab (Cardiac Index < 2 l/min/m^2, ➤ 1.4.3), woraus eine arterielle Hypotonie mit Tachykardie und in der Maximalausprägung der kardiogene Schock mit Minderperfusion der Körperorgane einschließlich des Herzens selbst resultieren (➤ Abb. 1.53). Die mangelnde Lungenperfusion sowie die Diffusionsstörung infolge des Lungenödems bewirken eine Hypoxämie und somit progrediente Organdysfunktionen wie akutes Nierenversagen, Enzephalopathie (mit Bewusstseinsstörungen bis

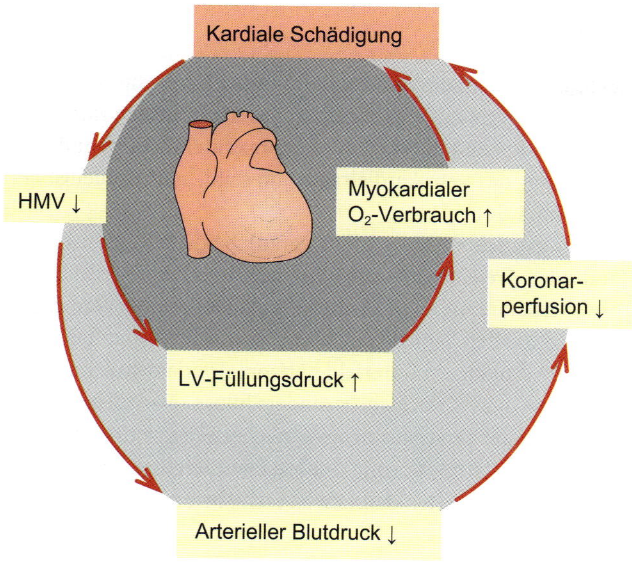

Abb. 1.53 Pathogenese des kardiogenen Schocks. HMV = Herzminutenvolumen [L157]

hin zum Bewusstseinsverlust), Leberfunktionsstörungen oder eine Darmischämie ohne zugrunde liegende Stenose der darmversorgenden Arterien *(„non-occlusive disease")*.

Akute Rechtsherzinsuffizienz bei Lungenembolie

Die akute Rechtsherzinsuffizienz bei Lungenembolie tritt infolge einer akuten Druckbelastung des muskelschwächeren rechten Herzens durch die pulmonalarterielle Gefäßobliteration auf. Steigt der pulmonalarterielle Mitteldruck auf über 25 mmHg an, kann ein nicht an diese Druckwerte adaptierter rechter Ventrikel die plötzliche Nachlasterhöhung nicht kompensieren, sodass es neben den für die Lungenembolie typischen Befunden Thoraxschmerz, Dyspnoe und Zyanose zum Vorwärtsversagen des rechten (und konsekutiv auch des linken) Ventrikels kommen kann (➤ 6.7.1). Das sekundäre Versagen des linken Ventrikels resultiert aus dem verminderten Blutstrom aus dem Lungenkreislauf (Abfall des linksventrikulären Schlagvolumens) sowie aus der Hypoxämie mit nachfolgendem Abfall der Kontraktilität des Myokards.

1.7.4 Basisdiagnostik bei Herzinsuffizienz

Anamnese

Die entscheidenden Fragen müssen zu den Symptomen der Links- und der Rechtsherzinsuffizienz (➤ 1.7.3) gestellt werden. Dabei dürfen Fragen nach kardialen und allgemein-internistischen Vorerkrankungen sowie die Medikamentenanamnese nicht fehlen.

Körperliche Untersuchung

Je nach Ausprägung und vorwiegend beteiligter Herzhälfte (➤ Abb. 1.51) liegen klinische Befunde des Vorwärtsversagens, des Rückwärtsversagens sowie der begleitenden Kompensationsvorgänge vor: **Tachykardie** infolge der erhöhten sympathikoadrenergen Stimulation, **kühle Extremitäten** und **verminderte Pulsamplitude** infolge des reduzierten Herzminutenvolumens und des durch die sympathikotone Stimulation gesteigerten Gefäßwiderstands. Bei ausgeprägterer Herzinsuffizienz besteht oft eine durch die vermehrte Sauerstoffausschöpfung in der Peripherie bedingte **periphere Zyanose,** bei erheblicher Lungenstauung auch eine durch die mangelnde Sauerstoffaufnahme bedingte **zentrale Zyanose.**

Inspektorisch liegen bei Rechtsherzinsuffizienz die Befunde einer **Halsvenenstauung** und von **Ödemen an den abhängigen Körperpartien** vor. Bei linksventrikulärer Dilatation ist ein nach lateral **verlagerter, verbreiterter Herzspitzenstoß** zu palpieren, eine rechtsventrikuläre Dilatation kann verstärkte **epigastrische Pulsationen** zur Folge haben.

In der Auskultation lassen sich bei Linksherzinsuffizienz häufig ein **leiser 1. Herzton** als Folge der verminderten ventrikulären Druckanstiegsgeschwindigkeit sowie ein **ventrikulärer Galopprhythmus** (➤ 1.4.2) mit Nachweis eines 3., evtl. auch 4. Herztons hören. Bei einer fortgeschrittenen linksventrikulären Dilatation lässt sich häufig ein **Systolikum** als Ausdruck einer (relativen) Mitralinsuffizienz, bei rechtsventrikulärer Dilatation (z. B. bei lang dauernder pulmonaler Erkrankung) eine Trikuspidalinsuffizienz auskultieren.

Typisch für die pulmonale Stauung bei Linksherzinsuffizienz sind **feuchte Rasselgeräusche** über den basalen Lungenpartien, im fortgeschrittenen Stadium auch über der ganzen Lunge sowie gelegentlich ein **exspiratorisches Giemen** oder Brummen infolge einer durch die Lungenstauung ausgelösten Atemwegsobstruktion („Asthma cardiale"). Bei ausgeprägteren Pleuraergüssen findet sich ein- oder beidseitig abgeschwächtes Atemgeräusch.

Labor

Laborchemisch von Bedeutung sind das **natriuretische Peptid BNP** und sein Prohormon **NT-proBNP.** Ihr Plasmaspiegel ändert sich rasch mit der Volumenbelastung des Herzens und korreliert mit dem Schweregrad der Herzinsuffizienz (➤ Tab. 1.16). Sie sind gute Marker zur Diagnose und Therapiekontrolle einer Herzinsuffizienz sowie zur Differenzialdiagnostik bei Patienten mit Dyspnoe (ein niedriger BNP-Plasmaspiegel schließt eine kardiale Ursache der Atemnot mit hoher Wahrscheinlichkeit aus). Differenzialdiagnostisch ist zu beachten, dass verschiedene kardiale und auch nichtkardiale Gründe zu einer Erhöhung der natriuretischen Peptide führen (u. a. akutes Koronarsyndrom, atriale und ventrikuläre Tachykardien, Herzoperationen, pulmonale Hypertonie, höheres Lebensalter, Niereninsuffizienz, schwere Infektionen, Anämie). Umgekehrt liegen bei adipösen Individuen häufig disproportional niedrigere Spiegel der natriuretischen Peptide vor.

Tab. 1.16 Durchschnittliche BNP-Spiegel in Abhängigkeit vom NYHA-Schweregrad der Herzinsuffizienz (nach: Maisel, J. Cardiac Failure 2001; 7: 183–193; *n* zwischen 108 und 205 pro NYHA-Gruppe)

NYHA-Stadium	BNP [pg/ml]
Kontrolle	20
NYHA I	140
NYHA II	330
NYHA III	590
NYHA IV	950

Charakteristische, aber keinesfalls spezifische Befunde sind eine erniedrigte Natriumkonzentration im Serum infolge einer intravasalen Volumenerhöhung (Verdünnungshyponatriämie, ➤ 12.3.2), eine stauungsbedingte Erhöhung des Bilirubins und der Transaminasen („Stauungshepatitis") und eine Kreatinin- und Harnstofferhöhung infolge der verminderten Nierenperfusion. Im Sputum können bei schwerer Herzinsuffizienz mit pulmonaler Stauung sog. „Herzfehlerzellen" (hämosiderinhaltige Alveolarmakrophagen) nachgewiesen werden.

Ruhe-EKG

Spezifische elektrokardiografische Zeichen der Herzinsuffizienz gibt es nicht. Das Ruhe-EKG kann jedoch auf die zugrunde liegende Herzerkrankung hindeuten (z. B. einen Hinweis auf einen abgelaufenen Myokardinfarkt geben) und durch die kardiale Schädigung (z. B. ventrikuläre und atriale Dilatation) bedingte Arrhythmien nachweisen. Ein besonderes Augenmerk gilt dem Vorliegen von ventrikulären Arrhythmien oder eines Linksschenkelblocks. Letzterer hat Einfluss auf die Indikation zur Resynchronisationstherapie (➤ 1.7.5).

Röntgenthorax

Charakteristische radiologische Befunde bei Herzinsuffizienz sind:

- **Kardiomegalie** mit Verbreiterung des transversalen Herzdurchmessers auf über 50 % des Thoraxdurchmessers und/oder Einengung des Retrokardialraums im seitlichen Strahlengang (➤ Abb. 1.54).
- **Stauungszeichen** (nach Schweregrad): beidseitige interstitielle und/oder alveoläre Infiltrate, unscharfe und verbreiterte Hili, erweiterte und unscharf konturierte Lungengefäße, Verdichtung der interlobären Septen (radiär und hiluswärts verlaufende Kerley-A-Linien, im Unterfeld horizontal verlaufende Kerley-B-Linien, ➤ 6.2.3), fleckige, besonders hilusnah lokalisierte und konfluierende Verschattungen (typischerweise symmetrisch, evtl. „schmetterlingsförmig") sowie Pleuraergüsse (einseitig rechts oder beidseitig, dann meist rechtsbetont)

Echokardiografie

Die Echokardiografie (➤ 1.4.3) ist unverzichtbarer Bestandteil der nichtinvasiven Basisdiagnostik und dient der Evaluierung des Herzens bei Diagnosestellung und zur Verlaufskontrolle. Echokardiografische „Standardgrößen" sind u. a. die **Ejektionsfraktion (EF)** als Maß der linksventrikulären Funktion und der **linksventrikuläre enddiastolische Durchmesser** (**EDD** als Maß der Volumenbelastung.

Mittels Duplex-Echokardiografie (PW-Doppler des Flussprofils in der Mitralklappenöffnung/Gewebe-Doppler der linksventrikulären Wand und des Septums) lässt sich auch eine **diastolische Funktionsstörung** mit verzögerter und verminderter linksventrikulärer Füllung in der Diastole diagnostizieren.

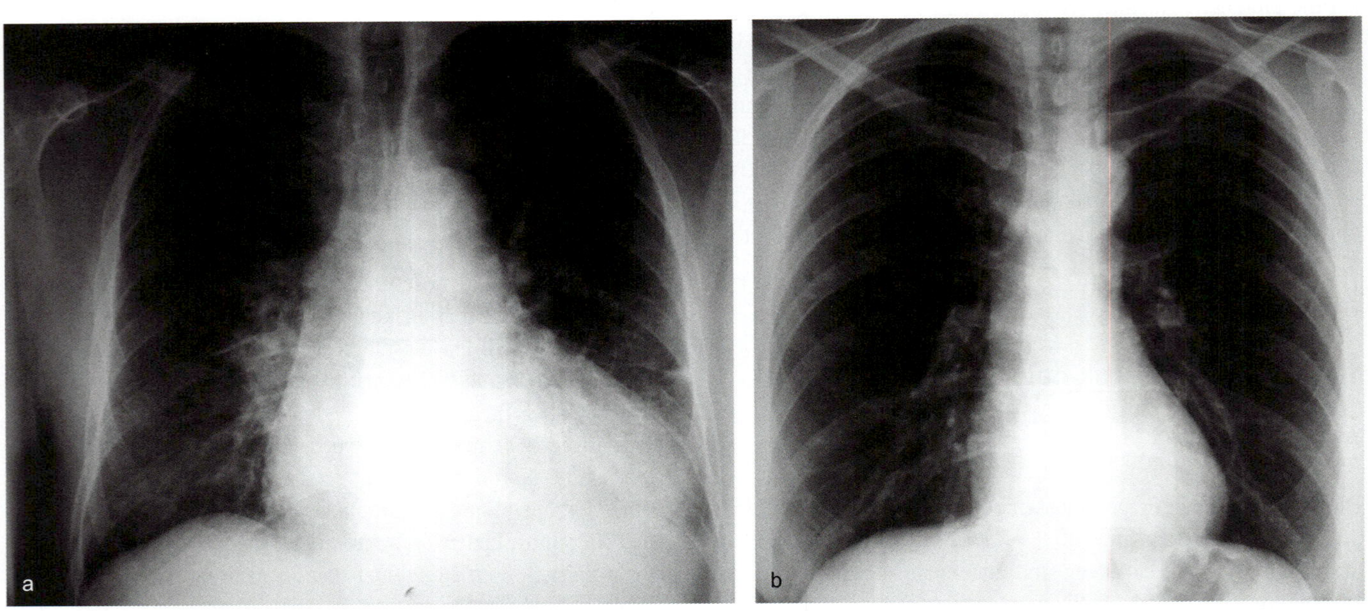

Abb. 1.54 Röntgenthorax-Befund bei Herzinsuffizienz NYHA III. a) Es zeigt sich eine deutliche Kardiomegalie mit links an die Thoraxwand angrenzendem Herzschatten. b) Im Vergleich dazu ein Normalbefund mit mittelständigem Herz, dessen Querdurchmesser 40 % des Thoraxdurchmessers nicht übersteigt. [M181]

Ursächlich einer Herzinsuffizienz zugrunde liegende Erkrankungen wie z. B. Klappenvitien oder pulmonale Hypertonie können ebenfalls aufgedeckt werden.

Herzkatheteruntersuchung

Mittels Links- bzw. Rechtsherzkatheteruntersuchung (➤ 1.4.3) können insbesondere das Vorliegen und das Ausmaß einer koronaren Herzerkrankung als bedeutsamster ätiologischer Faktor der Herzinsuffizienz untersucht werden. Weitere Informationen können zur linksventrikulären Pumpfunktion (Lävokardiografie), zum Ausmaß von Klappenvitien, zu den intrakardialen Füllungsdrücken und zum pulmonalarteriellen Druck gewonnen werden. Die Untersuchung ist jedoch aufwendig und invasiv und bis auf die Darstellung der Koronarien weitgehend von der nichtinvasiven Echokardiografie abgelöst worden.

1.7.5 Therapie bei Herzinsuffizienz

Chronische Herzinsuffizienz

Der Idealfall einer **kausalen Therapie** besteht in der Beseitigung der zugrunde liegenden Ursache (z. B. operativer Aortenklappenersatz bei hochgradiger Aortenstenose, Myokardrevaskularisation bei Myokardischämie, Perikardektomie bei konstriktiver Perikarditis), die jedoch nur bei einem kleineren Teil der herzinsuffizienten Patienten möglich ist. Die **symptomatische Therapie** bei Herzinsuffizienz beinhaltet allgemeine und medikamentöse, in geeigneten Fällen auch chirurgische Maßnahmen. Alle Patienten profitieren von einer konsequenten Behandlung oder Vermeidung zusätzlicher belastender Faktoren (z. B. Bluthochdruck, Adipositas, Anämie, Hyperthyreose).

Grundsätzlich ist die Therapie der fortgeschrittenen Herzinsuffizienz mit reduzierter Ejektionsfraktion (HFrEF) eine Kombinationstherapie aus ACE-Hemmer/Angiotensin-Rezeptorblocker-Neprilysin-Inhibitor (ARNI), Betablocker, Aldosteronantagonist (Mineralkortikoid-Rezeptorantagonist, MRA) und SGLT2 Inhibitor. Alle 4 Substanzklassen sollten möglichst zeitnah begonnen und im Verlauf auf ihre Zieldosen titriert werden. Die Empfehlungen zum schrittweisen Therapieaufbau sind in ➤ Abb. 1.55 zusammengefasst.

Allgemeinmaßnahmen

Empfohlen werden die Vermeidung kardiotoxischer Substanzen (z. B. Alkohol, Nikotin, Drogen), eine Gewichtsnormalisierung und die Vermeidung von Reisen in große Höhe und Gegenden mit heißem oder feuchtem Klima. Die tägliche Kochsalzzufuhr sollte

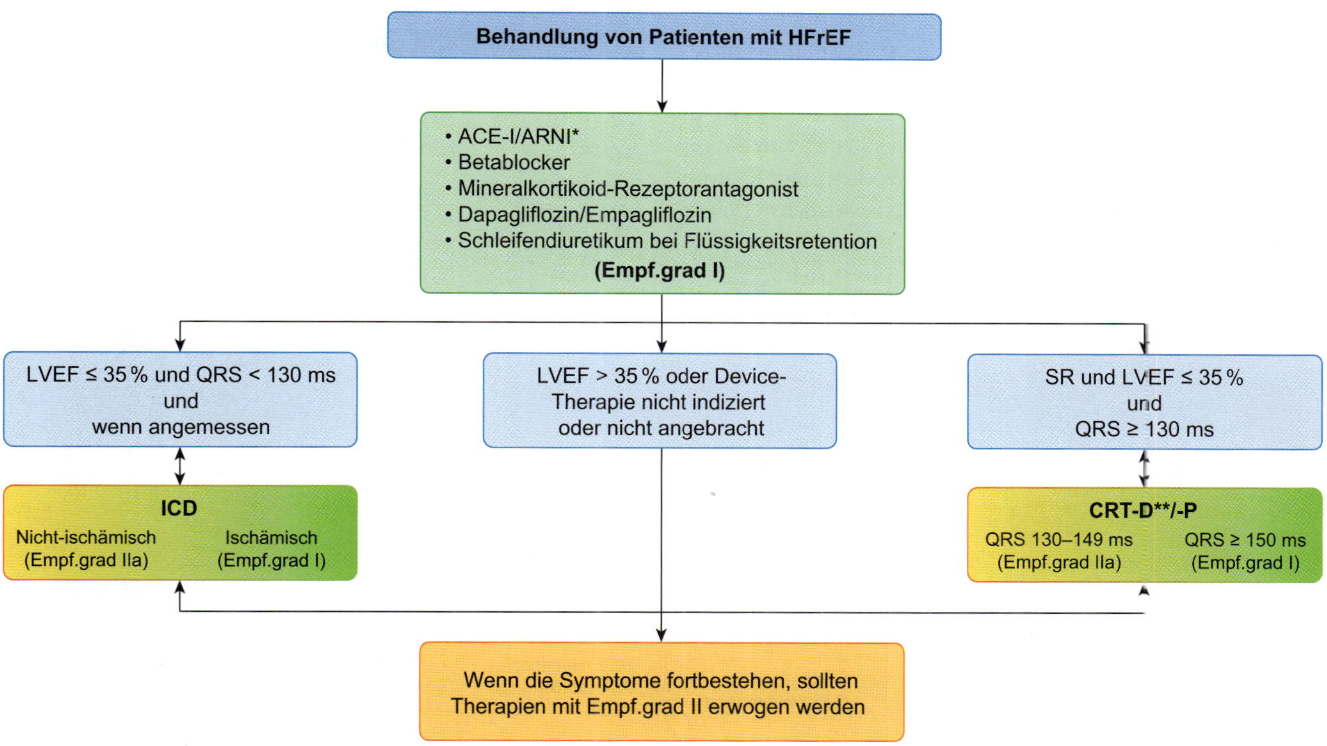

Abb. 1.55 Therapiealgorithmus der symptomatischen chronischen HFrEF gemäß ESC-Leitlinie Diagnose und Therapie der akuten und chronischen Herzinsuffizienz 2021. ACE-I = Angiotensin-Converting-Enzym-Inhibitor, ARNI = Angiotensin-Rezeptor-Neprilysin-Inhibitor, CRT-D = kardiale Resynchroinsationstherapie mit Defibrillator, CRT-P = kardiale Resynchroinsationstherapie mit Schrittmacher, ICD = implantierbarer Cardioverter-Defibrillator, HFrEF = Herzinsuffizienz mit reduzierter Ejektionsfraktion, QRS = Q-, R- und S-Welle im EKG, SR = Sinurshythmus [W854-025]
* als Ersatz für den ACE-I. **So weit wie möglich

3–6 g nicht überschreiten, um das durch den sekundären Hyperaldosteronismus bereits gesteigerte Extrazellularvolumen nicht noch weiter zu erhöhen. Bei schwerer Herzinsuffizienz kann eine Trinkmengenbeschränkung auf ca. 1,5 Liter pro Tag notwendig werden.

Körperliche Schonung ist nur bei Patienten mit dekompensierter Herzinsuffizienz gerechtfertigt – entgegen früheren Befürchtungen verbessert **körperliche Bewegung** die Belastbarkeit, Symptomatik und Lebensqualität. Patienten mit kompensierter Herzinsuffizienz sollte deshalb ein medizinisches Trainingsprogramm verordnet werden, z. B. 3- bis 5-mal pro Woche für jeweils 20–45 Minuten Radfahren mit einer Belastung von 40–75 Prozent der maximalen Herzfrequenz.

Medikamentöse Therapie

Ziele der medikamentösen Behandlung sind die Entlastung des Herzens durch Senkung der Vor- und Nachlast, die Steigerung der Kontraktilität, eine Ökonomisierung der Herzarbeit durch Frequenzbegrenzung und Senkung des Sauerstoffverbrauchs sowie eine Hemmung der neurohumoralen Aktivierung mit ihren negativen Auswirkungen auf die Progression der kardialen Dysfunktion (➤ Abb. 1.56). Dadurch können die langfristig nachteiligen Kompensationsmechanismen des Organismus bei Herzinsuffizienz antagonisiert oder zumindest abgemildert werden.

Eine Indikation zur Behandlung besteht bei jeder symptomatischen Herzinsuffizienz (NYHA II–IV), aber auch bereits bei einem symptomlosen Stadium NYHA I, wenn echokardiografisch eine Ejektionsfraktion ≤ 40 % gemessen wird.

Im Folgenden werden die wichtigsten Substanzen für die medikamentöse Langzeittherapie bei chronischer Herzinsuffizienz vorgestellt. Ihre entsprechende Start- und Zieldosierung ist in ➤ Tab. 1.17 zusammengefasst. Grundsätzlich gilt, dass eine Steigerung der medikamentösen Therapie alle 2–4 Wochen unter Kontrolle des Blutdrucks, der Elektrolyte und Retentionsparameter erfolgen sollte.

CAVE!
Vorsicht jedoch mit Aldosteronantagonisten bei eingeschränkter Nierenfunktion: drohende Hyperkaliämie!

Tab. 1.17 Start- und Zieldosierungen der gängigen Herzinsuffizienz-Medikamente

	Start Dosis	Zieldosis
ACE-Hemmer		
Captopril	6,25 mg 3 ×/Tag	50 mg 3 ×/Tag
Enalapril	2,5 mg 2 ×/Tag	10–20 mg 2 ×/Tag
Lisinopril	2,5–5 mg 1 ×/Tag	20–35 mg 1 ×/Tag
Ramipril	2,5 mg 2 ×/Tag	5 mg 2 ×/Tag
ARNI		
Sacubatril/Valsartan	49/51 mg 2 ×/Tag	97/103 mg 2 ×/Tag
Betablocker		
Bisoprolol	1,25 mg 1 ×/Tag	10 mg 1 ×/Tag
Carvedilol	3,125 mg 2 ×/Tag	25 mg 2 ×/Tag
Metoprolol succinat	12,5–25 mg 1 ×/Tag	200 mg 1 ×/Tag
Nebivolol	1,25 mg 1 ×/Tag	10 mg 1 ×/Tag
MRA		
Eplerenon	25 mg 1 ×/Tag	50 mg 1 ×/Tag
Spironolacton	25 mg 1 ×/Tag	50 mg 1 ×/Tag
SGLT2-Inhibitor		
Dapagliflozin	10 mg 1 ×/Tag	10 mg 1 ×/Tag
Empagliflozin	10 mg 1 ×/Tag	10 mg 1 ×/Tag
Andere Substanzen		
Candesartan	4 mg 1 ×/Tag	32 mg 1 ×/Tag
Losartan	50 mg 1 ×/Tag	150 mg 1 ×/Tag
Valsartan	40 mg 2 ×/Tag	160 mg 2 ×/Tag
Ivabradin	5 mg 2 ×/Tag	7,5 mg 2 ×/Tag
Vericiguat	2,5 mg 1 ×/Tag	10 mg 1 ×/Tag

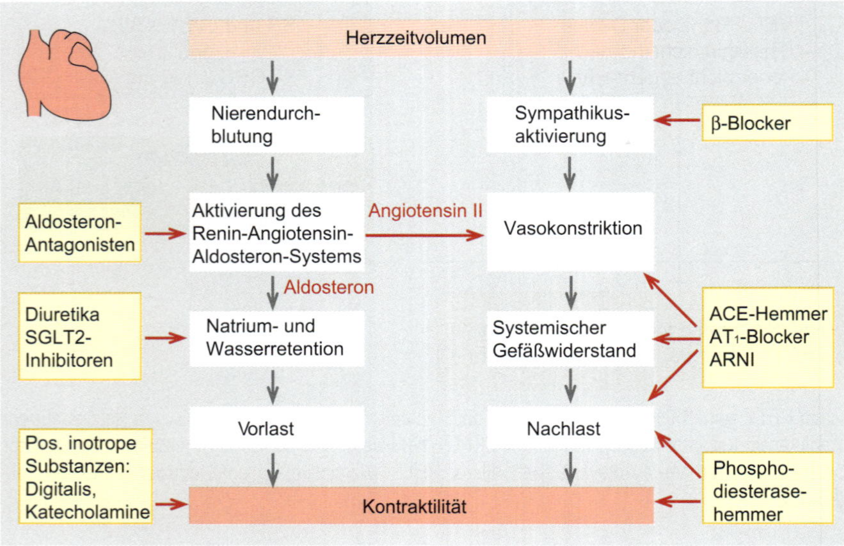

Abb. 1.56 Wirkungsmechanismen der verschiedenen Medikamentengruppen bei Herzinsuffizienz. [L157]

- **Schleifendiuretika** (Pharma-Box in ➤ 11.5.1): (z. B. Torasemid, Furosemid) indiziert bei jeder Herzinsuffizienz, die mit einer Flüssigkeitsretention *(„congestion")* einhergeht. Vorlastsenkung durch vermehrte Elektrolyt- und Wasserausscheidung (Verminderung des effektiven Blutvolumens) sowie Nachlastsenkung (verminderter arterieller Mitteldruck infolge Natriumexkretion). Bei Diuretikaresistenz kann in Einzelfällen eine Kombination aus Schleifendiuretika und Thiaziddiuretika eingesetzt werden. Aufgrund von gehäuft auftretenden Nebenwirkungen sollte diese Kombination jedoch nur mit Vorsicht eingesetzt werden. Ziel der diuretischen Therapie sollte grundsätzlich die Euvolämie unter der geringst möglichen Dosis sein. Die Patienten sollten angehalten werden, bei Gewichtszunahme und bei klinischen Zeichen der Kongestion die Dosis eigenständig zu steigern.
- **ACE-Hemmer** (z. B. Ramipril): Senkung der Mortalität bei oligosymptomatischer linksventrikulärer Funktionseinschränkung (Ejektionsfraktion < 40 %), bei manifester Herzinsuffizienz und bei Patienten, die im Rahmen eines Herzinfarkts eine Herzinsuffizienz entwickelt haben. Wirkung durch Abschwächung der durch Angiotensin II vermittelten Effekte mit daraus resultierender Senkung der Nachlast und Hemmung der aldosteronvermittelten Na-Rückresorption, der Noradrenalinfreisetzung, der Proliferation von Fibroblasten und glatten Muskelzellen, des Myozytenwachstums und der myozytären Apoptose.
- **Neprilysin-Inhibitor in Kombination mit AT_1-Antagonist** (LZC696 = Sacubitril + Valsartan): gleichzeitige Hemmung des AT1-Rezeptors (über den Sartan-Anteil) und des Neprilysins, einer neutralen Endopeptidase, die zahlreiche endogene vasoaktive Peptide abbaut (z. B. das BNP). Die beste Evidenz für den Einsatz von Sacubatril/Valsartan besteht als Ersatz für den ACE-Hemmer bei HFrEF-Patienten, die trotz optimaler Therapie mit Betablocker, ACE-Hemmer und Aldosteronantagonisten symptomatisch bleiben. Der Einsatz kann jedoch auch bei therapienaiven Patienten im Sinne einer Klasse-IIb-Empfehlung erwogen werden.
- **β-Rezeptoren-Blocker** (Betablocker): Senkung der Mortalität bei oligosymptomatischer linksventrikulärer Funktionseinschränkung und manifester Herzinsuffizienz unabhängig von ischämischer (Herzinsuffizienz bei KHK) oder nichtischämischer Genese (z. B. dilatative Kardiomyopathie oder fortgeschrittene hypertensive Herzerkrankung mit Ventrikeldilatation). Wirkung über Antagonisierung der überschießenden Sympathikusaktivität (Senkung von Herzfrequenz und Sauerstoffverbrauch) und Hemmung der Noradrenalin-assoziierten Kardiotoxizität (geringer ausgeprägtes Myozytenwachstum, Verminderung der myozytären Apoptose). Bei fortgeschrittener Herzinsuffizienz (NYHA-Stadien III und IV) ist wegen der negativ-inotropen Wirkung eine einschleichende Dosierung mit sehr langsamer Dosissteigerung über mehrere Wochen erforderlich.
- **Aldosteronantagonisten** (MRA): Senkung der Mortalität bei fortgeschrittener Herzinsuffizienz in Kombination mit ACE-Hemmern, Betablockern und Diuretika (additiver Effekt). Wirkung durch Hemmung der Aldosteron-vermittelten Natriumrückresorption (Senkung der Vorlast, Erhöhung der Diurese Rahmen einer sequenziellen Nephronblockade) und des kaliumsparenden Effekts (geringere Inzidenz eines plötzlichen Herztods).
- **SGLT2-Inhibitoren** (Dapagliflozin und Empagliflozin): Senkung der kardiovaskulären Mortalität und Hospitalisierung bei Patienten mit reduzierter linksventrikulärer Funktion unabhängig vom Vorliegen eines Diabetes mellitus. Durch die diuretischen und natriuretischen Effekte von SGLT2-Inhibitoren am Nierentubulus kommt es zudem zur Dekongestion. Dies erlaubt bei manchen Patienten eine Reduktion der Diuretikadosis. Cave: SGLT2-Inhibitoren dürfen nicht bei Patienten mit Herzinsuffizienz und Typ-1-Diabetes mellitus eingesetzt werden. Hier besteht ein erhöhtes Risiko der Ketoazidose.
- **Angiotensin-Rezeptor-Antagonisten** (AT_1-Antagonisten): Wirkmechanismus wie bei den ACE-Hemmern durch direkte Blockade des Angiotensin-Rezeptor-Subtyps 1. Kein bewiesener prognostischer Vorteil gegenüber ACE-Hemmern. AT_1-Antagonisten werden nur noch als Therapiealternative bei Unverträglichkeit gegenüber ACE-Hemmer und dem ARNI eingesetzt.
- **IF-Kanal-Hemmer** (Ivabradin): selektive Dämpfung der Sinusknotenaktivität mit Verminderung der Herzfrequenz bei Sinusrhythmus; indiziert bei chronischer Herzinsuffizienz im NYHA-Stadium II–IV mit systolischer Dysfunktion bei Patienten im Sinusrhythmus mit einer Herzfrequenz ≥ 75 Schläge pro Minute in Kombination mit der üblichen Standardtherapie.
- **Löslicher Guanylatecyclase-Rezeptor-Stimulator** (Vericiguat): steigert den Signalweg des zyklischen Guanosin-Monophosphats (GMP) durch direkte Stimulation der löslichen Guanylatecyclase. Reduziert nachweislich die kardiovaskuläre Mortalität und Hospitalisierung aufgrund von Herzinsuffizienz. Vericiguat kann daher bei Patienten mit kardialer Dekompensation trotz bestehender optimaler Herzinsuffizienztherapie erwogen werden.
- **Vasodilatatoren:** Nitrate, Molsidomin, Hydralazin oder Kalziumkanalblocker haben bei Herzinsuffizienz keinen erwiesenen prognostischen Vorteil. Sie können zusätzlich zur Standardmedikation bei schwer einstellbarer arterieller Hypertonie und Angina pectoris gegeben werden (diese Empfehlung gilt bei den Kalziumkanalblockern nur für Amlodipin und Felodipin).
- **Herzglykoside:** indiziert zur Frequenzkontrolle bei absoluter Arrhythmie bei Vorhofflimmern in Kombination mit Betablockern. Keine bewiesene Senkung der Mortalität bei Herzinsuffizienz.

Medikamentöse Therapie bei spezifischen Begleiterkrankungen

Vorhofflimmern und Herzinsuffizienz bestehen häufig gleichzeitig und können einander bedingen bzw. zur gegenseitigen Exazerbation führen. Mögliche Ursachen oder auslösende Faktoren wie z. B. eine Hyperthyreose, Elektrolytentgleisungen, unkontrollierte Hypertension, Infektion oder Mitralklappenerkrankungen sollten identifiziert und nach Möglichkeit korrigiert werden. Eine Kongestion sollte mit Diuretika behandelt werden. Soweit nicht kontraindiziert, besteht bei einem CHA_2DS_2-VASc-Score ≥ 1 bei Männern oder ≥ 2 bei Frauen die Notwendigkeit zur Antikoagulation vorzugsweise mit direkten oralen Antikoagulanzien (außer bei Vorliegen einer schwerer Mitralklappenstenose oder mechanischem Klappenersatz). Bei Vorhofflimmern mit tachykarder Überleitung ist die Gabe eines Betablockers oder eines Digitalisglykosids indiziert (ausführlich zur Therapie des Vorhofflimmerns ➤ 1.8.3 und ➤ 1.8.5).

Auch ohne Vorhofflimmern sollte bei Nachweis eines intraventrikulären Thrombus oder Patienten mit hohem thrombotischen Risiko (anamnestisch periphere Embolisationen, Non-Compaction-Kardiomyopathie oder Peripartum-Kardiomyopathie) eine Antikoagulation erwogen werden.

CAVE!

Katecholamine und Phosphodiesterase-Hemmer sind nur für den kurzfristigen Einsatz bei der Therapie des kardiogenen Schocks auf der Intensivstation geeignet.

Therapie der HFmrEF (heart failure with mildly reduced ejection fraction)

Insgesamt ähneln Patienten mit HFmrEF eher Patienten mit HFrEF als mit HFpEF. Sie sind häufiger Männer, jünger, haben häufiger eine KHK (50–60 %) und weniger häufig Komorbiditäten.

Wie bei allen Patienten mit Herzinsuffizienz sollten Diuretika auch bei dieser Patientengruppe eingesetzt werden. Bislang gibt es keine Studien, die diese Patientengruppe gezielt untersucht haben. Aus Subgruppenanalysen lässt sich jedoch ein Benefit der klassischen Herzinsuffizienztherapie erahnen, sodass die Therapieformen der HFrEF in dieser Patientengruppe zumindest erwogen werden können. Eine Ausnahme stellt auch hier der SGLT2-Inhibitor Empagliflozin dar, für den oberhalb einer Ejektionsfraktion von 40 % ein signifikanter Effekt auf Sterblichkeit und Hospitalisierung aufgrund von Herzinsuffizienz gezeigt wurde. Jedoch besteht für diesen Ejektionsbereich noch keine Zulassung.

Chirurgische Therapie

Bei Herzinsuffizienz infolge einer KHK kann eine Myokardrevaskularisation **(Bypass-Operation, PTCA)** zu einer Besserung der Symptome führen. In Einzelfällen kann eine **Ventrikelreduktionsplastik** (z. B. Resektion eines Vorderwandaneurysmas) eine Verbesserung der linksventrikulären Funktion bewirken.

Die technische Entwicklung von **Kunstherzsystemen** (z. B. *„left ventricular assist device"*, LVAD) schreitet rasch voran und bietet inzwischen neue Therapieoptionen, die nach Ausschöpfen der medikamentösen Maßnahmen erwogen werden können. Eine **Herztransplantation** ist als Ultima Ratio bei irreversibler Myokardschädigung mit progredienter Herzinsuffizienz zu diskutieren.

Schrittmachertherapie

Bei deutlich eingeschränkter linksventrikulärer Funktion (Ejektionsfraktion ≤ 35 %), erhaltenem Sinusrhythmus und Linksschenkelblock (intraventrikuläre Leitungsverzögerung mit verspäteter Kontraktion des linken Ventrikels) mit einem QRS ≥ 130 ms kann eine Synchronisation mittels **biventrikulärer Schrittmacherstimulation** (Platzierung der linksventrikulären Sonde via Koronarsinus in eine Herzvene) die Beschwerden und die Prognose der Patienten verbessern (sog. **kardiale Resynchronisationstherapie** (CRT, ➤ 1.8.3).

Die Implantation eines **automatischen, implantierbaren Defibrillatorsystems** (AICD, ➤ 1.8.3) zur Therapie maligner Rhythmusstörungen (auch in Kombination mit einem biventrikulären Schrittmacher möglich) verbessert die Überlebensrate bei Patienten mit eingeschränkter linksventrikulärer Funktion. Defibrillatoren können daher sowohl bei Patienten mit ischämischer Kardiomyopathie (Klasse-I-Empfehlung) als auch bei nicht-ischämischer Genese (Klasse-IIa-Empfehlung) implantiert werden, wenn eine Ejektionsfraktion ≤ 35 % trotz dreimonatiger optimaler Herzinsuffizienztherapie vorliegt (➤ Abb. 1.55). In den ersten 40 Tagen nach akutem Myokardinfarkt wird die Implantation eines AICD wegen fehlender Prognoseverbesserung nicht empfohlen. Ebenso sollten Patienten mit NYHA Klasse IV keinen AICD erhalten, es sei denn, sie sind Kandidaten für ein Kunstherzsystem oder eine Herztransplantation.

Therapie bei akuter Linksherzdekompensation

Diese folgt zunächst dem bei lebensbedrohlichen Erkrankungen gebräuchlichen ABC-Schema und zielt dann auf das Erkennen spezifischer Ursachen (➤ Abb. 1.57), die dringlich behandelt werden müssen (akutes Koronarsyndrom, hypertensiver Notfall, Arrhythmie, mechanische Gründe, Lungenembolie, Infektion, Tamponade). Nach Ausschluss solcher Gründe erfolgt die Therapie entsprechend der klinischen Präsentation. Die Behandlung erfolgt in der Regel auf einer Intensivstation.

Stabilisierungsphase

- Sauerstoff: ausschließlich bei Patienten mit einer SpO_2 < 90 % oder einem PaO_2 < 60 mmHg zur Korrektur der Hypoxie empfohlen; bei Patienten ohne Hypoxie kontraindiziert wegen des Risikos einer Vasokonstriktion und Reduktion des kardialen Outputs
- Bei schwerer Dyspnoe (SpO_2 < 90 %) und einer Tachypnoe (> 25 Atemzüge/Minute), aber erhaltenem Bewusstsein möglichst zeitnahe nichtinvasive maschinelle Beatmung über Mund-Nasen-Gesichtsmaske
- Bei Bewusstseinseinschränkung oder -verlust Intubation und Beatmung
- Bei Kreislaufinsuffizienz mit Pulslosigkeit (Asystolie, symptomatische Bradykardie, Kammerflimmern): externe Herzdruckmassage sowie bedarfsweise in Abhängigkeit vom Befund Defibrillation, medikamentöse Therapie mit Adrenalin (bei Asystolie oder ausgeprägter Bradykardie), Amiodaron (bei rezidivierendem Kammerflimmern), Atropin (bei ausgeprägter Bradykardie) oder Anlage eines passageren (transvenösen) Schrittmachers (bei Asystolie oder ausgeprägter Bradykardie)
- Legen eines intravenösen Zugangs und Monitorüberwachung sowie bei ansprechbaren Patienten verbale und/oder medikamentöse (z. B. niedrig dosiert Morphin s. c.) Beruhigung zur Reduktion des Sauerstoffverbrauchs

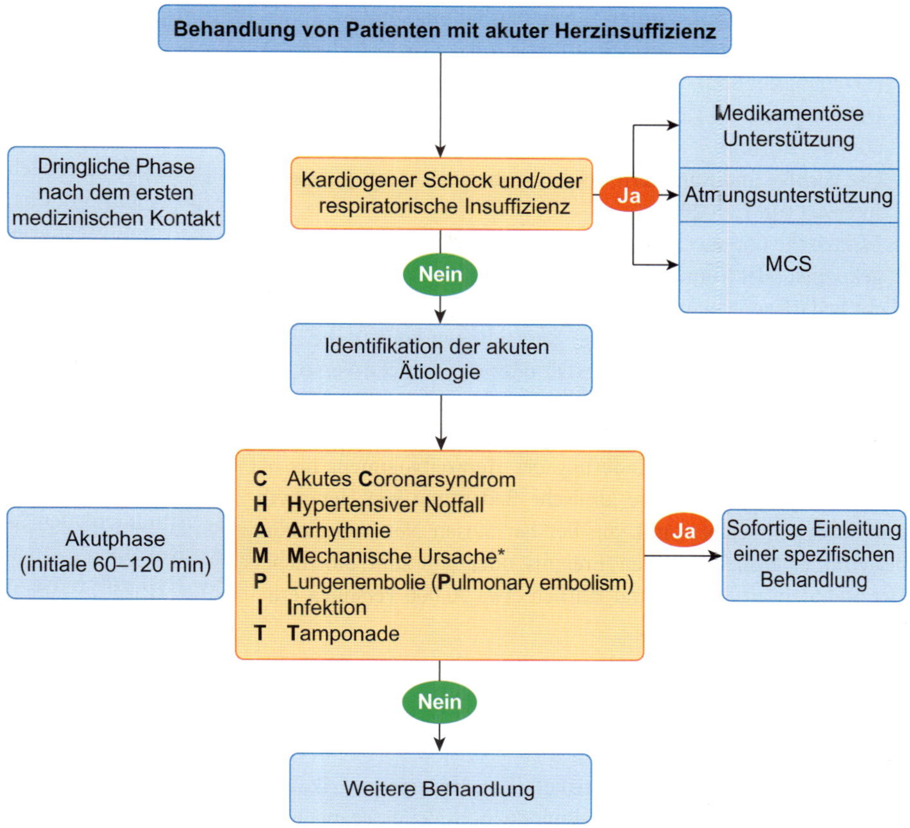

Abb. 1.57 Initiales Management der akuten Herzinsuffizienz gemäß ESC-Leitlinie „Diagnose und Therapie der akuten und chronischen Herzinsuffizienz" 2021.
MCS = mechanische Kreislaufunterstützung
*Akute mechanische Ursache: Myokardruptur als Komplikation eines akuten Koronarsyndroms (Ruptur der freien Wand, Ventrikelseptumdefekt, akute Mitralinsuffizienz), Thoraxtrauma oder kardiale Intervention, akute Nativ- oder Prothesen-Klappeninsuffizienz als Folge einer Endokarditis, Aortendissektion oder Thrombose. [W854-025]

- Intravenöse Schleifendiuretika bei allen Patienten mit Zeichen der Kongestion verabreichen (2–3 × täglich als Bolus oder kontinuierlich; einmal tägliche Gabe vermeiden wegen des Risikos einer Natriumretention

Spezifische Therapie der akuten Herzinsuffizienz

- **Vasodilatatoren** (Nitrate) können bei Patienten mit akuter Herzinsuffizienz und einem systolischen Blutdruck > 110 mmHg als Initialtherapie zur Symptomverbesserung erwogen werden. Sie führen zu einer Dilatation der Venen und Arterien mit konsekutiv erniedrigter Vorlast und erhöhtem Schlagvolumen. Zusammen führt dies zu einer Symptomverbesserung.
- **Inotropika** (z. B. Dopamin, Dobutamin, Levosimendan) können bei Patienten mit einem systolischen Blutdruck < 90 mmHg und Zeichen der Hypoperfusion gegeben werden, wenn sie nicht auf eine Standardbehandlung inklusive *„fluid challenge"* reagieren. Hierdurch kann die periphere Perfusion verbessert und die Organfunktion erhalten werden. Inotropika müssen unter enger Überwachung mit niedrigen Startdosierungen verabreicht werden. Der „Kalzium-Sensitizer" Levosimendan wirkt positiv inotrop durch eine Sensibilisierung kardialer Myofilamente gegenüber Kalzium. Levosimendan besitzt eine zusätzliche nachlastsenkende Wirkung infolge einer Vasodilatation und zeigt weniger Nebenwirkungen als Dobutamin.
- **Vasopressoren** (z. B. Norepinephrin) können bei Patienten im kardiogenen Schock zur Verbesserung des Blutdrucks und der Endorganperfusion erwogen werden.
- Nach Stabilisierung wird eine rasche **Klärung der Ursachen** der Linksherzdekompensation angestrebt, um eine evtl. mögliche kausale Behandlung einleiten zu können (z. B. Rekanalisation des Infarktgefäßes bei Myokardinfarkt oder prothetischer Klappenersatz bei hochgradiger Aorten- oder Mitralklappeninsuffizienz).
- **Ventrikuläre Assist-Systeme** (Unterstützungssysteme) oder ein **Kunstherz** können in speziellen Zentren zur Überbrückung bis zu einer **Herztransplantation** eingesetzt werden. Gelegentlich kommen sie bei reversibler Ursache der Pumpfunktionsstörung (beispielsweise bei einer Myokarditis) auch ohne nachfolgende Herztransplantation zur hämodynamischen Unterstützung zum Einsatz.

1.8 Herzrhythmusstörungen

K. Schwabe

Der Herzrhythmus ist ein wesentlicher Steuerungsmechanismus für die bedarfsgerechte Funktion des muskulären Pumporgans „Herz" (zur Erregungsbildung und -leitung ➤ 1.2). Die normale Herzaktion hat folgende Charakteristika:

- Sie entsteht im **Sinusknoten** (Erregungsbildung) und wird über die Zellen des spezifischen Reizleitungssystems fortgeleitet (Erregungsleitung).
- Die **Frequenz** der Herzaktion beträgt bei körperlicher Ruhe 60–80(–90)/min.
- Die Vorhöfe und Kammern werden sequenziell erregt mit einem Intervall von 120–200 ms.
- Elektrische und mechanische Herzaktion sind aneinander gekoppelt (elektromechanische Koppelung).

Nicht bedarfsgerecht auftretende (arrhythmische, d. h. zu schnelle, zu langsame oder unregelmäßige) Herzaktionen können die Herzleistung beeinträchtigen. Der Ausfall oder die zeitliche Versetzung einzelner Herzaktionen führt zu keiner wesentlichen Kreislaufdepression, anhaltende Herzrhythmusstörungen bergen dagegen das Risiko einer deutlichen Minderung des Herzzeitvolumens bis hin zum Kreislaufstillstand. Die klinische Bedeutung von Herzrhythmusstörungen reicht somit von der harmlosen Normabweichung bis zum lebensbedrohlichen Ereignis oder gar zum plötzlichen Herztod, dem in Deutschland jährlich etwa 90.000 Personen erliegen (➤ 1.3.4).

1.8.1 Ätiologie und Pathogenese

Bei Patienten mit einzelnen ventrikulären oder supraventrikulären Extrasystolen sind oft keine pathologischen Veränderungen am Herzen erkennbar. Häufig auftretende und anhaltende Arrhythmien können dagegen auf eine **metabolische Schädigung** (Hypoxie, Substratmangel, Kälte, Azidose, Elektrolytstörungen, Medikamentenwirkungen), eine **strukturelle Schädigung** (Vernarbung, Hypertrophie, Entzündung) oder aber **angeborene Strukturanomalien** des Herzens und seines Reizleitungssystems hinweisen.

Bradykarde Rhythmusstörungen

Bradykarde Herzrhythmusstörungen entstehen bei unzureichender Erregungsbildung im Sinusknoten **(Sinusknotenerkrankung)** oder bei Störung der Erregungsüberleitung auf die Kammern **(AV-Block).** Häufige Ursachen für Schädigungen des Sinusknotens, des AV-Knotens oder des spezifischen Reizleitungssystems sind:

- Degenerativ-ischämische Prozesse infolge einer chronischen Ischämie oder Narbenbildung bei koronarer Herzkrankheit
- Nicht ischämisch bedingte Fibrosierungen bei Kardiomyopathien oder chronischen Herzklappenfehlern
- Angeborene, entzündlich bedingte sowie perioperativ bei herzchirurgischen Eingriffen entstandene Störungen
- Idiopathische Formen

Tachykarde Rhythmusstörungen

Tachykarde Herzrhythmusstörungen gehen in der Regel von **singulären Extrasystolen** (vorzeitigen Depolarisationen) aus, die in jeder elektrisch aktiven Zelle des Herzens entstehen können.

Singuläre Extrasystolen

Einzelne Extrasystolen können durch Potenzialschwankungen nach Ende eines Aktionspotenzials (sog. Nachdepolarisationen) hervorgerufen werden. Überschreitet die Nachdepolarisation das Schwellenpotenzial, so entsteht ein neues, **„getriggertes" Aktionspotenzial** (➤ Abb. 1.58). Charakteristisch ist die fixe zeitliche Koppelung an die vorausgegangene normale Herzaktion. Nicht selten folgt einer so entstandenen Extrasystole über den gleichen Mechanismus eine weitere, gelegentlich auch mehrere weitere Extrasystolen.

Folgende Faktoren begünstigen die Entstehung von ventrikulären (VES) und supraventrikulären (SVES) Extrasystolen:

- **Elektrolytstörungen,** v. a. Hypokaliämie: VES, SVES
- **Sauerstoffmangel:** VES, SVES
- **Endogen freigesetztes Adrenalin, Sympathomimetika:** generell arrhythmiefördernd, ebenso die β_1-Rezeptoren-stimulierenden Substanzen wie **Koffein, Amphetamine** und **Kokain**
- **Hyperthyreose:** typischerweise SVES (Sinustachykardie, Vorhofflimmern)
- **Digitalis-Überdosierung:** meist VES, zusätzlich AV-Block, Sinusbradykardie
- **Antiarrhythmika der Klasse III:** Salven aufeinanderfolgender VES (Torsade-de-Pointes-Tachykardie)

Anhaltende Tachykardien

Bei abnormen elektrischen Eigenschaften des Herzens kann eine singuläre Extrasystole oder eine Serie von Extrasystolen eine sog. kreisende Erregung initiieren **(Reentry-Kreislauf):** Die Erregungsfront kehrt in diesem Fall an den Ort ihrer Entstehung zurück, wo sie wieder erregbare Strukturen vorfindet, sodass der gleiche Weg nochmals und immer wieder beschritten wird. Die Frequenz der Tachykardie ist ausschließlich von den elektrischen Eigenschaften der beteiligten Strukturen abhängig. Ein Erregungskreislauf auf ventrikulärer Ebene kann z. B. in der Randzone einer großen Myokardinfarktnarbe entstehen (➤ Abb. 1.63), während Erregungskreisläufe zwischen Vorhöfen und Kammern durch angeborene akzessorische atrioventrikuläre Leitungsbahnen wie z. B. ein **Kent-Bündel** entstehen können (➤ 1.8.5).

Über den gleichen Mechanismus kann auch eine völlig chaotische Rhythmusstörung, das **Flimmern,** entstehen. Hierbei führt

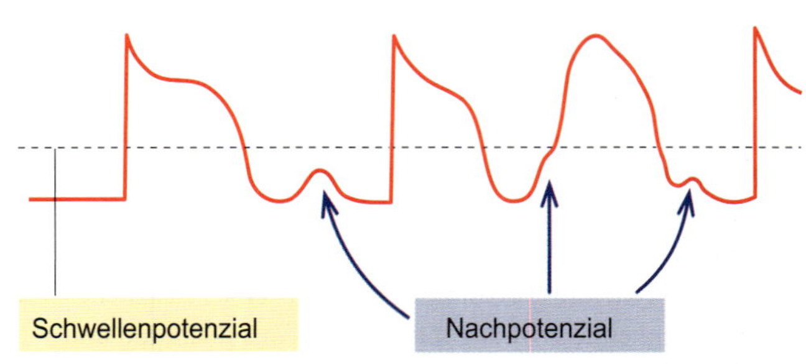

Abb. 1.58 Entstehung einer getriggerten Extrasystole. Das Nachpotenzial der zweiten Aktion erreicht das Schwellenpotenzial und löst dadurch ein neues Aktionspotenzial aus. [L157]

die Rückkehr der Erregungsfront zu ihrem Ausgangspunkt nicht zu *einem* umschriebenen, stabilen Reentry-Kreislauf, sondern zu einer Vielzahl ineinanderfließender instabiler Kreisläufe. Es resultiert ein völliger Ausfall der Pumpfunktion der betroffenen Kammer. Der Ausfall der Vorhöfe beim Vorhofflimmern bewirkt in der Regel keine lebensbedrohliche Störung der Hämodynamik, das Kammerflimmern führt dagegen zum sofortigen Kreislaufstillstand und ist ein lebensbedrohlicher Notfall (➤ 1.8.5), der unbehandelt in der Regel im plötzlichen Herztod endet (➤ 1.3.4).

Seltenere Mechanismen für die Entstehung anhaltender Tachykardien sind:

- **Gesteigerte Automatie:** Beschleunigung der Impulsbildung in Zellen mit physiologisch vorhandener Fähigkeit zur Impulsbildung (➤ Abb. 1.59). Beispiel: Sinustachykardie im Rahmen einer Hyperthyreose (➤ 1.8.5)
- **Abnorme Automatie:** Verringerung des Ruhepotenzials von impulsbildenden Zellen. Hierdurch wird das Schwellenpotenzial zur Auslösung eines Aktionspotenzials unphysiologisch schnell erreicht (➤ Abb. 1.59). Beispiel: sog. idioventrikuläre – d. h. im Ventrikel selbst entstehende – Tachykardie in der Frühphase eines Myokardinfarkts

Therapiebedürftigkeit von Rhythmusstörungen

Ein entscheidendes Kriterium zur Beurteilung von Therapiebedürftigkeit und prognostischer Relevanz einer Herzrhythmusstörung ist deren **hämodynamische Auswirkung.** Besonders gefährlich sind Rhythmusstörungen, die das Herzzeitvolumen so stark beeinträchtigen, dass eine zerebrale Minderperfusion auftritt, die sich z. B. in Synkopen äußern kann.
Das subjektive Gefühl des Herzstolperns (Palpitationen, ➤ 1.3.3) ohne weitere klinische Auffälligkeiten ist dagegen oft eine Begleiterscheinung von harmlosen, die Lebenserwartung nicht beeinträchtigenden Rhythmusstörungen.

1.8.2 Diagnostik

Eine Herzrhythmusstörung muss stets im Kontext der sonstigen kardialen und/oder extrakardialen Befunde betrachtet werden. Herzgesunde Patienten sind durch die hämodynamischen Auswirkungen von Herzrhythmusstörungen nur in geringem Maße bedroht. Für Herzkranke hingegen kann die zusätzliche hämodynamische Belastung durch eine Arrhythmie eine vitale Gefährdung darstellen. Außerdem kann eine Herzrhythmusstörung das erste Symptom einer kardialen Erkrankung sein.

Anamnese

Im Vordergrund stehen folgende Fragestellungen:

- **Symptome** während der Rhythmusstörung: Synkope, Kollaps oder Schwindel, Schwächegefühl, Angina pectoris, Dyspnoe, Palpitationen, „Herzstolpern“
- **Art** der Rhythmusstörung: langsamer, schneller, regelmäßiger, unregelmäßiger Herzschlag
- **Beginn:** allmählich oder schlagartig einsetzend

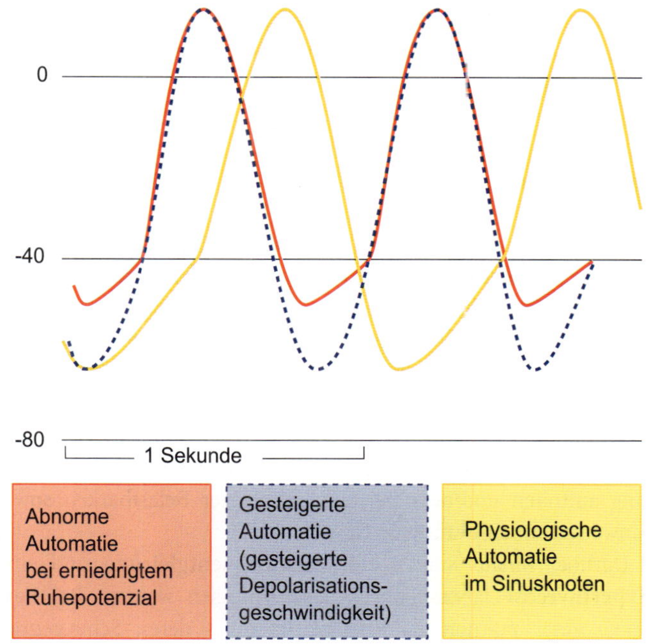

Abb. 1.59 Gesteigerte und abnorme Automatie. Bei der gesteigerten Automatie steigt die Herzfrequenz durch die Beschleunigung der diastolischen Depolarisationsgeschwindigkeit, bei der abnormen Automatie bedingt der geringe Abstand von Ruhe- und Schwellenpotenzial die Beschleunigung der Herzfrequenz. [L157]

- Schilderung der **Situation,** in der die Rhythmusstörung eingesetzt hat
- **Dauer**
- **Medikation** zum Zeitpunkt der Rhythmusstörung, Suchtmittelgebrauch
- Vorangegangene **Herzrhythmusstörungen** mit gleichartiger oder unterschiedlicher Symptomatik, ggf. durchgeführte Diagnostik und Therapie

Die medizinische Vorgeschichte berücksichtigt kardiale Vorerkrankungen (KHK, Herzinfarkt, Klappenfehler, Kardiomyopathie, Myokarditis) und extrakardiale Erkrankungen wie Hyperthyreose, Hypoxie (z. B. im Rahmen einer pulmonalen Erkrankung oder eines Schlafapnoesyndroms), Elektrolytstörungen (z. B. infolge Diarrhö oder diuretischer Therapie), hypertone Krisen oder Anämie.

Körperliche Untersuchung

Zur Abklärung jeder Form der Herzrhythmusstörung gehört die Erhebung eines kompletten internistischen Status. Besonderes Augenmerk ist auf Zeichen der Herzinsuffizienz, Hinweise auf angeborene oder erworbene Herzfehler, einen arteriellen Hypertonus sowie auf Erkrankungen der Lunge oder Schilddrüse zu richten.

Besteht die Herzrhythmusstörung auch zum Untersuchungszeitpunkt, so lassen sich durch die Auskultation Herzfrequenz und Regelmäßigkeit/Unregelmäßigkeit der Rhythmusstörung feststellen. Ein Pulsdefizit (➤ 1.4.2) sowie eine arterielle Hypotonie weisen auf eine hämodynamische Bedeutsamkeit einer tachykarden

Rhythmusstörung hin. Bei einer bradykarden Herzrhythmusstörung zeigt sich sowohl in der Pulspalpation als auch in der Auskultation eine niedrige Herzfrequenz.

Apparative Basisdiagnostik

Ausgangspunkt der Diagnostik ist das **12-Kanal-EKG.** Es dient sowohl der Identifikation der vorliegenden Rhythmusstörung als auch der Diagnostik begleitender kardialer Erkrankungen (z. B. abgelaufene Myokardinfarkte, Vorhof- oder Kammerhypertrophie). Zum Basisprogramm gehört auch eine **Echokardiografie** (Frage nach Einschränkung der Pumpfunktion der linken Herzkammer, Infarktnarben und Herzklappenfunktion). Eine **Ergometrie** sollte erfolgen, wenn Herzrhythmusstörungen unter körperlicher Belastung auftreten und/oder bei eingeschränkter Belastbarkeit sowie Hinweisen auf eine koronare Herzkrankheit.

Darüber hinaus sollten eine **Elektrolytentgleisung** und eine **Hyperthyreose** laborchemisch ausgeschlossen werden. Bei Vorliegen einer pulmonalen Erkrankung muss deren Schweregrad durch **Lungenfunktionsprüfung** und **Blutgasanalyse** quantifiziert werden. Weiterführende kardiologische Untersuchungen, z. B. Myokardszintigrafie, Stressechokardiografie, Linksherzkatheteruntersuchung oder kardiale MRT- Untersuchung sind nur zur Klärung spezieller Fragestellungen indiziert.

Spezifische Rhythmusdiagnostik

EKG- Aufzeichnung spontan auftretender Herzrhythmusstörungen

Das zentrale Element der speziellen Rhythmusdiagnostik ist eine EKG-Aufzeichnung der Herzrhythmusstörung, vorzugsweise als **12-Kanal-EKG** (➤ 1.4.3). Bei permanent vorhandener oder zum Untersuchungszeitpunkt bestehender Herzrhythmusstörung reicht die Aufzeichnung eines Ruhe-EKG in der Regel zur Analyse von Art und Mechanismus der Arrhythmie aus.

Bei nicht permanent vorhandener Herzrhythmusstörung kann eine Aufzeichnung mit dem **Langzeit-EKG** (➤ 1.4.3), meist über 24 bis 48 Stunden, gelingen (syn. Bandspeicher-EKG, Holter-EKG). Selten auftretende Rhythmusstörungen können über EKG-Aufzeichnungsgeräte erfasst werden, die vom Patienten selbst angelegt werden, sog. **externe Event-Recorder.** Ebenso bieten Kleincomputer zur Kontrolle von Körperfunktonen *(Wearables)* teils aussagekräftige EKG- Aufzeichnungsfunktionen, die vom Patienten selber unter der Arrhythmie aktiviert werden können. Subkutan implantierte EKG-Aufzeichnungsgeräte mit automatischer Analysefunktion **(implantierbare Event-Recorder)** bieten sich hauptsächlich für die Diagnostik von Synkopen und zur Erfassung asymptomatischer Episoden von Vorhofflimmern an.

Eine weitere Möglichkeit zur Dokumentation einer Rhythmusstörung ist das artefizielle Auslösen der Arrhythmie durch **Provokationsmanöver.** Die wichtigsten Verfahren sind der Karotisdruckversuch sowie die Kipptischuntersuchung. Bleibt die nichtinvasive Diagnostik ergebnislos, so kann im Rahmen einer elektrophysiologischen Untersuchung eine Auslösung und Analyse sowohl bradykarder als auch tachykarder Rhythmusstörungen erfolgen.

Karotisdruckversuch

Prinzip: Reizung der Barorezeptoren des Karotissinus durch manuellen Druck oder Kopfwendung, dabei Registrierung des EKG, ggf. auch Blutdruckmessung.

Durch Druck auf den Karotissinus werden Einflüsse des Sympathikus auf das Herz vermindert, sodass der Einfluss des Parasympathikus (Vagus) überwiegt. Die Folge kann ein pathologischer Abfall der Herzfrequenz und/oder des Blutdrucks bis hin zum Eintritt einer Synkope sein. Ein pathologischer Ausfall des Karotisdruckversuchs ist der Leitbefund für die Diagnose eines **Karotissinussyndroms** (➤ 1.8.4). Vor Durchführung des Karotisdruckversuchs ist eine Auskultation der Karotiden unerlässlich, da bei Karotisstenosen die Gefahr einer kritischen zerebralen Ischämie bis hin zur zerebralen Apoplexie besteht.

CAVE!

Kein Karotisdruckversuch bei Karotisstenosen, nach Schlaganfall, transitorischer ischämischer Attacke (TIA) oder nach kürzlich stattgehabtem Myokardinfarkt..

Kipptischversuch

Prinzip: passives Aufrichten des auf einem kippbaren Tisch liegenden Patienten auf etwa 70°, dabei Registrierung von EKG und Blutdruck.

Das passive Aufrichten führt zu einer Blutumverteilung mit leichten Blutdruckabfall und gegenregulatorischer Erhöhung der Herzfrequenz. Nach mehreren Minuten kann – im Sinne einer erneuten übersteigerten Gegenregulation – ein Herzfrequenzabfall und/oder ein weiterer Abfall des Blutdrucks, z. T. mit Synkope (➤ 1.3.2), eintreten. Ein pathologischer Ausfall des Kipptischversuchs ist der Leitbefund für die Diagnose der **neurokardiogenen Synkope.**

Elektrophysiologische Untersuchung

Prinzip: Durch transvenöse Einführung von Elektrodenkathetern werden intrakardiale Potenziale aus dem Vorhof, vom His-Bündel, aus dem Koronarvenensinus sowie aus der Kammer abgeleitet. Vorhof und Ventrikel werden durch elektrische Impulse seriell („programmiert") stimuliert. So wird geprüft, ob abnorme Eigenschaften des Sinusknotens und/oder des Reizleitungssystems vorliegen und ob Herzrhythmusstörungen ausgelöst werden können.

Elektrophysiologische Untersuchung

- Mit dem **His-Bündel-EKG** wird das elektrische Potenzial des His-Bündels, das His-Potenzial, abgeleitet. So können die Überleitungszeit vom Vorhof zum His-Bündel (AH-Zeit) und die Überleitungszeit vom His-Bündel zur Kammer (HV-Zeit) bestimmt werden (➤ Abb. 1.60). Bei einem AV-Block kann mit dem His-Bündel-EKG die Lokalisation des Blocks festgestellt werden: Liegt der Überleitungsblock zwischen Vorhofpotenzial und His-Potenzial, so liegt ein proximaler, prognostisch günstiger AV-Block vor. Zeigt sich eine Überleitungsstörung zwischen His-Potenzial und Kammerpotenzial, so handelt es sich um eine distale, prognostisch ungünstige AV-Blockierung. Das His-Bündel-EKG und die EKG-Ableitung aus dem Koronarvenensinus helfen auch beim Nachweis einer akzessorischen AV-Leitungsbahn und bei der differenzialdiagnostischen Abgrenzung von supraventrikulären Tachykardien mit aberranter Leitung (jeder Kammeraktion geht ein Vorhof- und ein His-Potenzial voraus) gegenüber Kammertachykardien (retrograde Vorhoferregung, AV-Dissoziation).
- Die Bestimmung der **Sinusknotenerholungszeit** (SKEZ) erfolgt durch eine Stimulation des Vorhofs über 30–60 s mit Frequenzen bis etwa 160/min, welche dann abrupt abgebrochen wird. Die SKEZ entspricht dem Intervall zwischen der letzten stimulierten und der ersten spontanen Vorhofaktion. Ein Intervall > 2.000 ms gilt als sicher pathologisch.
- Bei der **programmierten Vorhofstimulation** werden im Bereich des rechten Vorhofs Stimulationssequenzen mit zunehmender Verkürzung der Intervalle zwischen den einzelnen Stimuli abgegeben. Hierdurch können AV-Knoten-Reentry-Tachykardien, Reentry-Tachykardien beim WPW-Syndrom, aber auch Vorhoftachykardien sowie Vorhofflattern oder Vorhofflimmern ausgelöst werden.
- Bei der **programmierten Kammerstimulation** werden Stimulationssequenzen im Bereich der rechten Herzkammer abgegeben. Bei Patienten mit abnormen Erregungsleitungsverhältnissen im Bereich der Herzkammern können dadurch anhaltende Kammertachykardien oder Kammerflimmern ausgelöst werden.

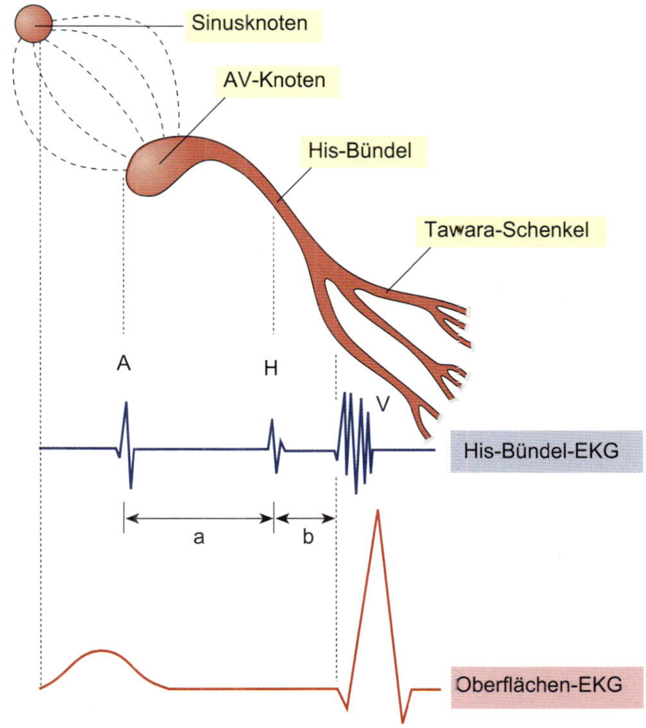

Abb. 1.60 His-Bündel-EKG. A = Vorhof, H = His-Bündel, V = Ventrikel, a = AH-Zeit, b = HV-Zeit [L157]

1.8.3 Therapie

Unverzichtbare Begleitmaßnahme jeder antiarrhythmischen Therapie ist eine Optimierung der Behandlung der oft vorhandenen kardialen Grunderkrankung. Gelegentlich macht diese Maßnahme eine spezifische antiarrhythmische Therapie entbehrlich.

So kann etwa bei einem Patienten mit koronarer Herzkrankheit eine unter Belastung auftretende Neigung zu Extrasystolen allein durch eine antiischämische Therapie beseitigt werden.

Als Folge einer diuretischen Therapie findet sich bei vielen kardial kranken Patienten ein Mangel an Kalium und Magnesium, welcher arrhythmogen wirkt. Bei allen Patienten mit Herzrhythmusstörungen sollte der Serum-Kaliumspiegel durch Substitution und Umstellung auf Kalium sparende Diuretika wie Spironolacton/Eplerenon, Triamteren auf Werte im oberen Normbereich (> 4,5 mmol/l) angehoben werden, gleichzeitig empfiehlt sich auch die Substitution von Magnesium. Sie kann i. d. R. ohne Kontrolle des Spiegels durchgeführt werden kann, da praktisch keine Gefahr der Überdosierung besteht.

Medikamentöse Therapie

Antiarrhythmisch wirksame Medikamente verändern direkt oder indirekt den Ablauf des Aktionspotenzials in den Zellen, die an der Entstehung von Herzrhythmusstörungen beteiligt sind. Sie haben dabei potenziell alle auch **proarrhythmische,** d. h. arrhythmiefördernde Effekte. Bei der Auswahl eines Antiarrhythmikums ist die Therapiesicherheit, d. h. die Vermeidung proarrhythmischer Effekte, von entscheidender Bedeutung.

Risikofaktoren für eine proarrhythmische Wirkung der Antiarrhythmika

- Eingeschränkte Pumpfunktion der linken Herzkammer
- Anamnestisch proarrhythmische Wirkung
- Bradykardie, Schenkelblock
- Vorbestehende QT-Verlängerung, exzessive QT-Verlängerung als Therapiefolge
- Elektrolytentgleisung
- Hohe Dosis des Antiarrhythmikums
- Hohes Lebensalter, eingeschränkte Nierenfunktion

Die Klassen der Antiarrhythmika

Antiarrhythmisch wirksame Medikamente werden nach ihren elektrophysiologischen Eigenschaften **(Vaughan-Williams-Klassifikation)** in vier Gruppen eingeteilt (➤ Pharma-Box).

CAVE!
Amiodaron enthält große Mengen an Jod. Es kann eine Hyper-, seltener auch eine Hypothyreose auslösen. Gefürchtete, wenn auch seltene Nebenwirkung ist die Amiodaron-induzierte Lungenfibrose, die irreversibel sein kann. Im Rahmen einer Dauertherapie entwickeln sich Ablagerungen in der Kornea, die in der Regel das Sehvermögen nicht beeinträchtigen und nach Absetzen reversibel sind.

1

Pharma-Box: Antiarrhythmika

Klasse I: Natriumkanalblocker

- Hemmstoffe des schnellen Natriumeinstroms in Phase I des Aktionspotenzials. Sie stabilisieren das Ruhepotenzial und verschlechtern die Reizleitung.
- Antiarrhythmisches Wirkprinzip: 1. Unterdrückung von Extrasystolen. 2. Verschlechterung der Reizleitung; hierdurch können Erregungskreisläufe unterbrochen werden (➤ Abb. 1.61).
- Proarrhythmisches Wirkprinzip: Durch Verlangsamung der Reizleitung können Reentry-Kreisläufe erst möglich werden (➤ Abb. 1.62) oder kritische AV-Überleitungsstörungen entstehen. Kritische Zeichen sind eine Verbreiterung des QRS-Komplexes, das Entstehen eines Schenkelblocks sowie das Auftreten regelmäßiger ventrikulärer oder supraventrikulärer Tachykardien.
- Beispiele: Flecainid, Propafenon, Ajmalin, Chinidin, Lidocain

Klasse II: β-Rezeptoren-Blocker

- Sie wirken nicht direkt auf den Ablauf des Aktionspotenzials, sondern verringern den Einfluss des Sympathikus.
- Antiarrhythmisches Wirkprinzip: Senkung der Sinusknotenfrequenz und Verzögerung der Überleitung im AV-Knoten. Die arrhythmogene Wirkung eines erhöhten Sympathikotonus auf das Vorhof- und Kammermyokard wird gedämpft.
- Proarrhythmisches Wirkprinzip (bei einschleichender Dosierung vermeidbar!): Eine ggf. vorhandenen Neigung zu Bradykardien kann verstärkt werden.
- Beispiele: Metoprolol, Bisoprolol, Carvedilol

Klasse III: Kaliumkanalblocker

- Hemmstoffe des Kaliumausstroms während der Phase III des Aktionspotenzials. Sie verlängern sowohl das Aktionspotenzial als auch die Refraktärzeit (➤ Abb. 1.63).
- Antiarrhythmisches Wirkprinzip: Verringerung der Anzahl von Extrasystolen. Die Verlängerung der Refraktärzeit kann Reentry-Kreisläufe blockieren.
- Proarrhythmisches Wirkprinzip: Auslösung von Torsade-de-Pointes-Tachykardien durch exzessive Verlängerung des QT-Intervalls (> 500–550 ms); dies gilt auch für Klasse-I-Antiarrhythmika mit QT-verlängernder Wirkung (Chinidin).
- Beispiele: Amiodaron, Dronedaron, Vernakalant, Sotalol (Sotalol ist zusätzlich ein Betablocker)

Klasse IV: Kalziumkanalblocker vom Verapamil-Typ

- Sie wirken in erster Linie im Bereich von Zellen mit der Fähigkeit zur autonomen Reizbildung, d. h. am Sinus- und AV-Knoten. Die Geschwindigkeit der diastolischen Depolarisation und die Anstiegssteilheit der über den Ca^{2+}-Einstrom vermittelten Depolarisation werden gebremst.
- Antiarrhythmisches Wirkprinzip: Es kommt zu einer Verlangsamung der Sinusknotenfrequenz sowie zu einer Verzögerung der AV-Knotenleitung.
- Proarrhythmisches Wirkprinzip: Eine ggf. vorhandenen Neigung zu Bradykardien kann verstärkt werden; es kann zur Entwicklung/Verschlechterung der Herzinsuffizienz bei Patienten mit Störung linksventrikulären Pumpfunktion kommen.
- Beispiele: Verapamil, Diltiazem

Bewertung der Antiarrhythmikatherapie

Die früher weitverbreitete Anwendung von Klasse-I-Antiarrhythmika ist heute weitgehend zugunsten des Einsatzes einer Katheterablation verlassen worden. Ergänzend oder als Alternative zur Katheterablation werden ß- Blocker und das Klasse III- Antiarrhythmikum Amiodaron weiterhin eingesetzt. Hierzu haben folgende Erkenntnisse und Entwicklungen beigetragen:

- Klasse-I-Antiarrhythmika können das Risiko für einen plötzlichen Herztod erhöhen. In der CAST-Studie *(Cardiac Arrhythmia Suppression Trial)* wurde gezeigt, dass sie bei Patienten nach Myokardinfarkt zwar die Häufigkeit von ventrikulären Extrasystolen wirksam reduzieren, jedoch gleichzeitig vermehrt zu rhythmusbedingten Todesfällen führen (proarrhythmische Wirkung). Diese Medikamente dürfen deshalb nur bei Patienten *ohne* strukturelle Herzkrankheit (z. B. KHK) eingesetzt werden.
- Die Mehrzahl der supraventrikulären und auch ventrikulären Tachykardien kann nichtmedikamentös durch eine Katheterablation kurativ behandelt werden.
- Mit dem implantierbaren Kardioverter-Defibrillator besteht die Möglichkeit, plötzliche Herztodesfälle durch Kammerarrhythmien wirksam zu verhüten.
- Betablocker und Amiodaron erhöhen das Risiko für den plötzlichen Herztod nicht und können zur Behandlung symptomatischer Arrhythmien auch bei Patienten mit struktureller Herzkrankheit und gestörter linksventrikulärer Pumpfunktion verordnet werden.

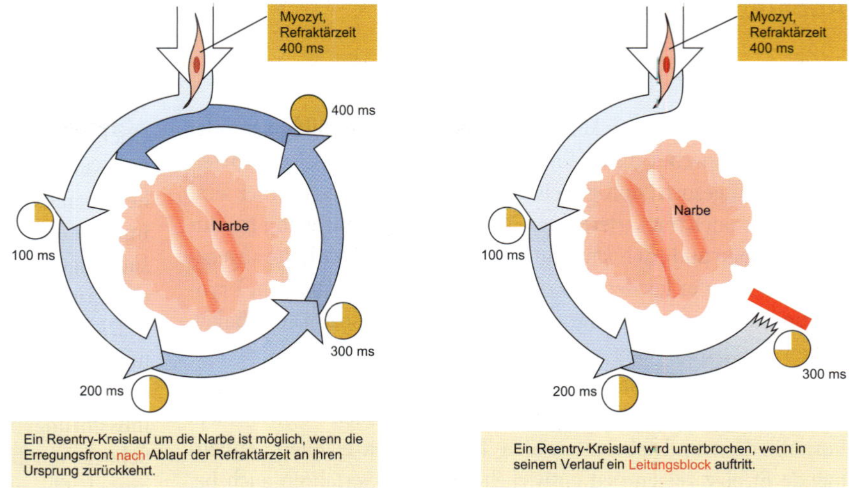

Abb. 1.61 Antiarrhythmische Wirkung von Klasse-I-Antiarrhythmika. Der rote Balken symbolisiert die medikamentöse Blockade. [L157]

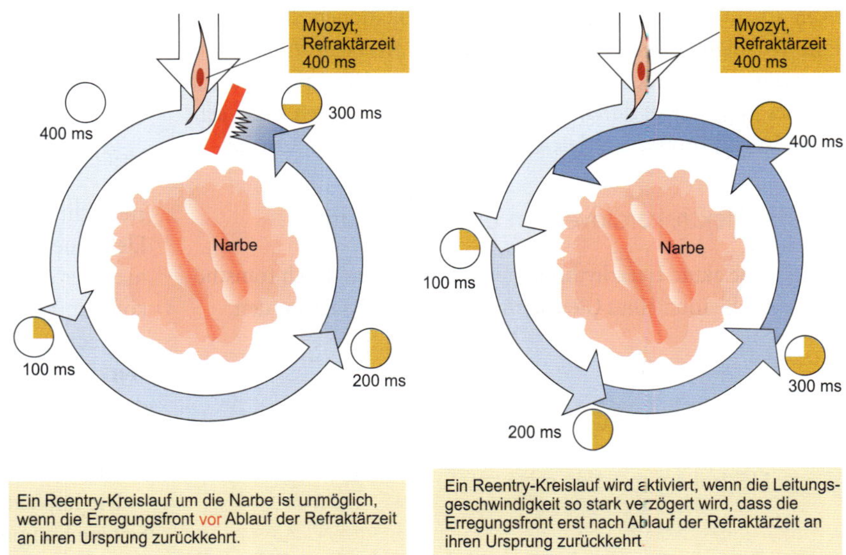

Abb. 1.62 Proarrhythmische Wirkung eines Klasse-I-Antiarrhythmikums. Der Medikamenteneinfluss ermöglicht einen Reentry-Kreislauf um eine Myokardnarbe. Der rote Balken symbolisiert den Stopp der Erregungsfront beim Erreichen refraktärer Myokardzellen. [L157]

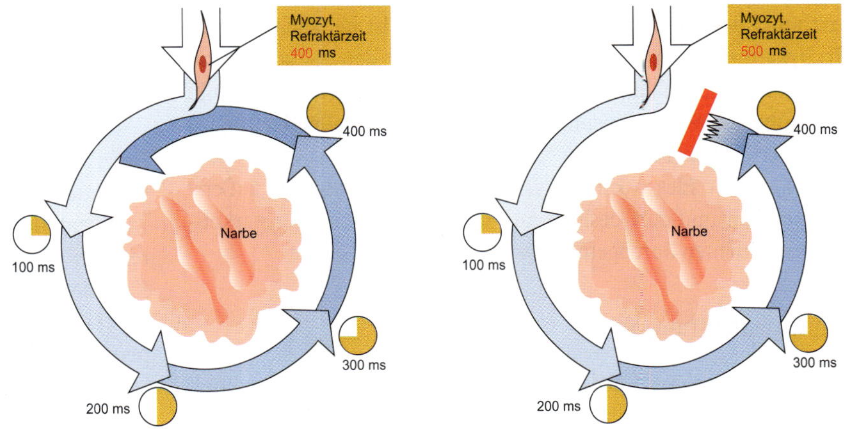

Abb. 1.63 Antiarrhythmisches Wirkprinzip der Klasse-III-Antiarrhythmika. Der Reentry-Kreislauf wird durch Verlängerung der Refraktärzeit der Myozyten unterbrochen. [L157]

Apparative Therapie

Katheterablation

Mit der Katheterablation können Strukturen des Reizbildungs- oder Reizleitungsgewebes, die am Entstehen von Reentry-Kreisläufen beteiligt sind, aufgesucht und gezielt ausgeschaltet werden. Hierbei wird transvenös oder transarteriell ein Katheter zur pathogenen Struktur vorgeschoben und ein hochfrequenter (HF) Strom oder Kälte abgegeben, was zu einer lokalen Gewebsnekrose führt (HF-Ablation, Kryoablation) und damit z. B. eine akzessorische Leitungsbahn ausschaltet. Neben der Behandlung von Tachykardien bei akzessorischer AV-Leitungsbahn ist die Katheterablation für die Behandlung von regelmäßigen Vorhofrhythmusstörungen wie AV-Knoten-Tachykardien, Vorhofflattern und fokalen atrialen Tachykardien etabliert. Zunehmende Erfolge zeigen neu entwickelte Ablationsverfahren auch bei der Behandlung des Vorhofflimmerns (elektrische Pulmonalvenenisolation, PVI) sowie von Kammertachykardien.

Da die Katheterablation die anatomisch-funktionellen Voraussetzungen für bestimmte Tachykardieformen zerstört, besitzt sie kurativen Charakter. Lebensbedrohliche Komplikationen sind selten. Eine Schädigung des AV-Knotens kann eine Herzschrittmacherimplantation erforderlich machen. Selten tritt ein Hämoperikard auf, welches in der Regel durch Punktion beherrscht werden kann, sehr selten ist eine ösophagoatriale Fistel mit häufig letalem Ausgang.

Externe Elektrokardioversion und Defibrillation

Anhaltende akute Herzrhythmusstörungen können durch transthorakale Applikation eines Gleichstromimpulses beendet werden.

MERKE

Von einer **Defibrillation** wird gesprochen, wenn Kammerflimmern beendet wird. Für die Beendigung aller anderen Rhythmusstörungen ist der Begriff **Elektrokardioversion** gebräuchlich.

Das Wirkprinzip des Gleichstromschocks beruht darauf, dass alle erregbaren Herzmuskelzellen simultan depolarisiert werden und in der Folge auch simultan refraktär werden. Hierdurch hat der Sinusknoten die Möglichkeit, wieder die Führung des Herzrhythmus zu übernehmen. Während beim Kammerflimmern der Abgabezeitpunkt des Stromimpulses unerheblich ist, ist bei allen anderen Tachykardieformen eine EKG-getriggerte, mit den R-Zacken synchronisierte Stromabgabe angezeigt, um zu verhindern, dass ein in die frühe Repolarisationsphase einer Herzaktion fallender Impuls Kammerflimmern auslöst.

Die externe Elektrokardioversion bzw. Defibrillation ist äußerst schmerzhaft und darf deshalb nur am bewusstlosen oder narkotisierten Patienten durchgeführt werden!

Defibrillatortherapie

Der **implantierbare Kardioverter-Defibrillator** (ICD) kann durch permanente EKG-Ableitung aus dem Herzen Herzrhythmusstörungen erkennen. Das System besteht aus einem subkutan oder submuskulär implantierten Aggregat und einer oder mehreren transvenösen intrakardialen Elektroden. Tachykarde Rhythmusstörungen können durch **antitachykarde Stimulation** (ATP, syn. Überstimulation) oder durch Abgabe eines Elektroschocks (interne **DC-Kardioversion** oder **Defibrillation**) behandelt werden. Darüber hinaus ist auch eine antibradykarde Stimulation möglich. Nach Implantation eines ICD sind regelmäßige ambulante Kontrolluntersuchungen erforderlich, in gleicher Weise wie nach Implantation eines Herzschrittmachers.

Die Wirksamkeit des ICD für die Prophylaxe des plötzlichen Herztods bei Hochrisikopatienten ist erwiesen. Der Patient ist allerdings der Gefahr ausgesetzt, dass das Gerät bei tachykarden Vorhofrhythmusstörungen oder Funktionsstörung der Elektrode nicht indizierte Schocks abgibt, die schmerzhaft und traumatisierend sind. Hiermit muss bei bis zu 10 % der Patienten gerechnet werden.

Passagere Elektrostimulation

Durch Elektrostimulation über eine passager in den rechten Vorhof oder die rechte Herzkammer eingebrachte Elektrode kann das Herz stimuliert werden, wodurch bei akuten Bradykardien im Notfall eine ausreichende Herzfrequenz gesichert werden kann.

Herzschrittmachertherapie

Herzschrittmacher sind subkutan implantierbare Aggregate, deren Elektroden im rechten Herzen endokardial platziert werden und hierüber die Vorhöfe und/oder Kammern elektrisch stimulieren können. Unterschieden werden **Einkammer-** (eine Elektrode, die entweder im Vorhof oder in der Kammer liegt) und **Zweikammer-Herzschrittmacher** (zwei Elektroden, eine im Vorhof, eine in der Kammer, ➤ Abb. 1.64) sowie **biventrikulär stimulierende Schrittmacher** (zusätzliche Elektrode im Koronarsinus zur Stimulation des linken Ventrikels).

Die Implantation kann in Lokalanästhesie durchgeführt werden. Seltene Komplikationen sind Pneumothorax, Armvenenthrombose, Elektrodendislokation und -infektion sowie Hämatombildung.

Alle Herzschrittmacher erkennen den Eigenrhythmus des Herzens. Eine Stimulation erfolgt nur, wenn dieser Eigenrhythmus ausfällt oder inadäquat langsam ist. Moderne Herzschrittmachersysteme speichern die Daten über wahrgenommene oder stimulierte Herzaktionen und liefern dadurch wichtige Zusatzinformationen über Auffälligkeiten des Herzrhythmus, z. B. das Auftreten asymptomatischer Episoden von Vorhofflimmern.

Die Schrittmacherimplantation ist indiziert bei bradykarden Herzrhythmusstörungen, wenn die Bradykardie zu Symptomen und/oder zu einer Einschränkung der Lebenserwartung führt.

Biventrikulär stimulierende Herzschrittmacher kompensieren den ungünstigen hämodynamischen Effekt einer asynchronen Kammerkontraktion durch einen Linksschenkelblock oder eine permanente Schrittmacherstimulation im rechten Ventrikel. Die permanente rechtsventrikuläre Schrittmacherstimulation führt bei vorbestehend reduzierter Pumpfunktion häufig zu einer weiteren Verschlechterung, auch kann bei einzelnen Patienten mit zuvor

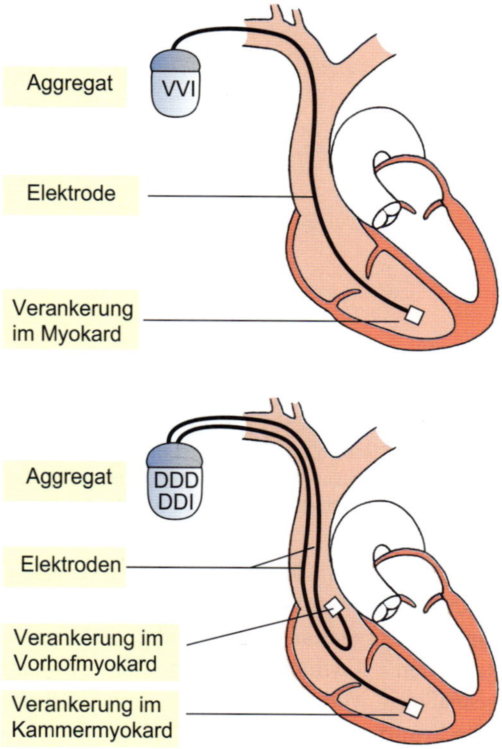

Abb. 1.64 Schemazeichnung Ein- und Zweikammerschrittmacher [L157]

normaler Pumpfunktion eine kritische Reduktion der Pumpfunktion eintreten. Durch simultane Stimulation des rechten Ventrikels über die rechtsventrikuläre endokardiale Elektrode sowie des linken Ventrikels über eine Koronarsinuselektrode wird die Kammerkontraktion resynchronisiert. Durch die **kardiale Resynchronisationstherapie (CRT)** können bei den betroffenen Patienten die Herzinsuffizienzsymptomatik und auch die Prognose gebessert werden (➤ 1.7.5)

Funktionsmodus von Herzschrittmachern

Für die Bezeichnung des Funktionsmodus eines Schrittmachers ist ein 3- bzw. 4-stelliger Code international gebräuchlich (➤ Tab. 1.18).

- **Einkammer-Herzschrittmacher** sind auf den durch Eigenrhythmus inhibierten Modus (AAI bzw. VVI) programmiert, d. h., die Impulsabgabe erfolgt nur dann, wenn eine Spontanerregung ausbleibt oder zu spät kommt. Anderenfalls wird die Impulsabgabe unterdrückt (inhibiert).
- **Zweikammer-Herzschrittmacher** sind meist auf den DDD-Modus programmiert, d. h., sie können beide Kammern **(dual = D)** stimulieren und in beiden Kammern **(D)** den Eigenrhythmus wahrnehmen. Die Impulsabgabe kann durch Eigenrhythmus sowohl inhibiert **(I)** als auch getriggert werden **(T):** nach jeder wahrgenommenen Vorhofaktion wird geprüft, ob innerhalb des AV-Erwartungsintervalls eine Kammeraktion wahrgenommen wird. Ist dies der Fall, wird die Impulsabgabe in der Kammer inhibiert. Andernfalls löst die Vorhofaktion eine Kammererregung aus (atrial getriggerte Kammerstimulation) **(I + T = D).**
- **Biventrikuläre Herzschrittmacher** sind meist im DDD-Modus mit kurzem AV-Erwartungsintervall programmiert, da nur so die erwünschte permanente Kammerstimulation erfolgt.

Tab. 1.18 Nomenklatur von Schrittmachern

1. Stelle: Stimulationsort (Pacing)	2. Stelle: Wahrnehmungsort (Sensing)	3. Stelle: Funktionsart	4. Stelle: Frequenzadaptation unter Belastung
A = Atrium	A = Atrium	I = Inhibierung durch Eigenrhythmus	R = Frequenzadaptation ist aktiviert
V = Ventrikel	V = Ventrikel	T = Triggerung durch Eigenrhythmus	
D = dual (Atrium und Ventrikel)	D = dual (Atrium und Ventrikel)	D = dual (Inhibierung und Triggerung durch Eigenrhythmus)	
0 = keine Stimulation	0 = keine Wahrnehmung	0 = weder Inhibierung noch Triggerung	

Betreuung von Herzschrittmacher- und Defibrillatorträgern

Jeder mit einem Herzschrittmacher versorgte Patient sollte sich alle 6–12 Monate bei einem spezialisierten Arzt zur Kontrolluntersuchung vorstellen. Diese sollte beinhalten:

- Anamnese und ggf. körperliche Untersuchung
- Abfrage des Batterieladungszustands
- Bestimmung der Reizschwelle(n)
- Bestimmung der Wahrnehmungsfunktion
- Abfrage des EKG-Speichers, z. B. Frage nach Episoden von Vorhofflimmern, Kammertachykardien

Alternativ zu Präsenznachsorgeuntersuchungen können aufgezeichnete Daten von Herzschrittmachersystemen auch über Internet-basierte Datenverarbeitung analysiert werden. Für die Datenübertragung erhalten die Patienten ein Sendegerät, das mit dem Schrittmacher kommuniziert und die Daten versendet. Bei Eintreten bedeutsamer Ereignisse wie Batterieerschöpfung, Reizschwellenanstieg, Aufzeichnung von Vorhofflimmern, Kammertachykardien erhält die betreuende Ärztin auf elektronischem Weg eine Benachrichtigung und kann zeitnah reagieren.

Schrittmacher-EKG

Die Schrittmacherimpulse sind als schmale, strichartige Ausschläge mit folgender P-Welle (Vorhofstimulation) oder folgendem QRS-Komplex (Kammerstimulation) erkennbar. Die Schrittmacherstimulation im rechten Ventrikel führt zu einer deutlichen Deformierung der EKG-Kurve (➤ Abb. 1.65). Die Kammerkomplexe sind verbreitert und der Lagetyp ist verändert, da sich die Erregung von der Elektrodenspitze im rechtsventrikulären Myokard ausbreitet und nicht über das Reizleitungssystem läuft. Eine Beurteilung der Kammerkomplexe im Hinblick auf Hypertrophiekriterien sowie Veränderungen der Erregungsrückbildung (ST-Strecke) ist nicht möglich. Unter biventrikulärer Stimulation ist der Kammerkomplex weniger verbreitert.

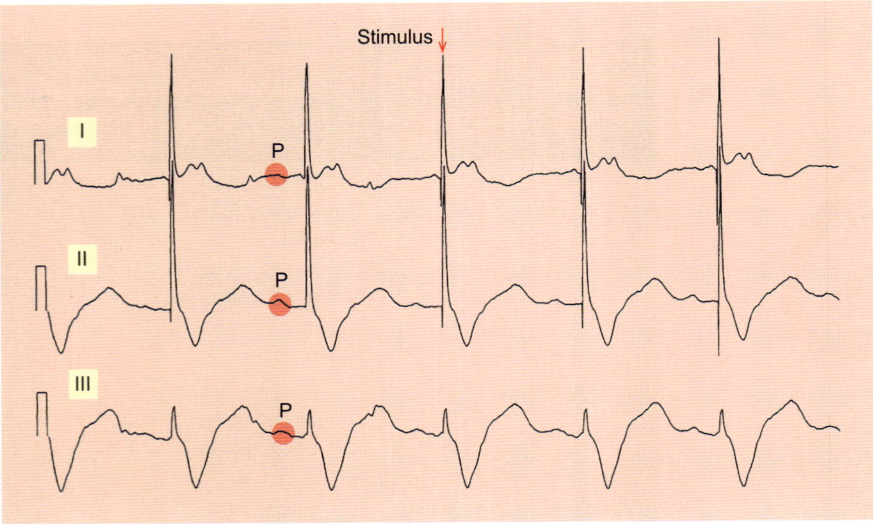

Abb. 1.65 EKG bei AV-Block III° unter Stimulation mit einem Zweikammer-Herzschrittmacher (DDD-Modus). Jeder wahrgenommenen Vorhofaktion (P-Welle) folgt nach Ablauf des AV-Erwartungsintervalls ein elektrischer Stimulus im Bereich der Herzkammer. Der Kammerkomplex ist verbreitert und deformiert. [L157]

1.8.4 Bradykarde Rhythmusstörungen

Klinik

Als Zeichen der *akuten* kardialen Förderinsuffizienz und der konsekutiven zerebralen Minderperfusion können bei bradykarden Herzrhythmusstörungen Synkopen (Morgagni-Adams-Stokes-Anfälle, ➤ 1.3.2), Präsynkopen (Gefühl der beginnenden, dann jedoch nicht vollständig eintretenden Bewusstlosigkeit) und akute Schwäche- und Schwindelzustände auftreten. Diese Symptome setzen meist in Ruhe ein, dagegen besteht bei körperlicher Belastung oft Beschwerdefreiheit, da sich die Sinusknotenfunktion, meist auch die AV-Knoten-Leitfähigkeit unter Sympathikuseinfluss verbessert.

Als Zeichen der *chronischen* kardialen Förderinsuffizienz können Herzinsuffizienz, mangelnde Belastbarkeit, aber auch uncharakteristische (und mehrdeutige) Symptome wie Verwirrtheitszustände und Konzentrationsschwäche auftreten.

Sinusknotenerkrankung

Synonyme: Sinusknotensyndrom, Sick-Sinus-Syndrom.

Der Sinusknoten ist nicht in der Lage, Herzaktionen in einer ausreichenden Frequenz hervorzurufen und auf den Vorhof überzuleiten. Das gleichzeitige Auftreten einer Funktionsstörung des Sinus- und AV-Knotens wird als **Zweiknotenerkrankung** oder **binodale Erkrankung** bezeichnet.

Ätiologie und Pathogenese

Ursache der unzureichenden Erregungsbildung im Sinusknoten sind Funktionsstörungen der Schrittmacherzellen oder eine Blockierung der Erregungsleitung vom Sinusknoten zum Vorhofmyokard **(sinuatrialer Block, SA-Block).** Betroffen sind in der Mehrzahl Patienten im höheren Lebensalter, nur bei einem Teil dieser Patienten liegt eine organische Herzkrankheit vor. Ein Schlafapnoesyndrom sowie bradykardisierend wirkende Medikamente wie Betablocker, Digitalis und alle Antiarrhythmika sind potenziell reversible Ursachen einer Sinusknotenfunktionsstörung.

Das Sinusknotensyndrom geht häufig mit paroxysmalen supraventrikulären Rhythmusstörungen wie Vorhofflimmern oder regelmäßigen Vorhoftachykardien einher **(Bradykardie-Tachykardie-Syndrom).**

Bei Absinken der Sinusfrequenz auf unter 30–40/min wird der Herzrhythmus in der Regel durch ein sekundäres Erregungsbildungszentrum aus dem AV-Knoten-Bereich unterhalten.

Diagnostisches Vorgehen

Die Sinusknotenerkrankung wird anhand eines 12-Kanal-EKG (bei permanenter Bradykardie) oder durch Langzeit-EKG oder EKG-Eventrecorder(bei nicht permanenter Bradykardie) nachgewiesen. Ein unzureichender Frequenzanstieg bei körperlicher Belastung **(chronotrope Inkompetenz)** kann in der Ergometrie deutlich werden. Wichtig ist eine genaue Medikamentenanamnese, vor allem im Hinblick auf bradykardisierende Medikamente. Für die Indikationsstellung zur Herzschrittmacherimplantation muss ein zeitlicher Zusammenhang zwischen Symptomen und Bradykardie nachgewiesen werden.

EKG-Befund

- Anhaltende oder vorübergehende Sinusbradykardie, häufig mit ausgeprägter Sinusarrhythmie
- Sinusknotenstillstand oder kompletter SA-Block mit Auftreten von Ersatzrhythmen, meist aus dem Vorhof oder AV-Knoten
- Inkompletter SA-Block mit regelmäßigem Ausfall einzelner Sinusaktionen (entsprechend einem AV-Block II. Grades)
- Unzureichender oder ausbleibender Frequenzanstieg bei Belastung
- Bradykardie-Tachykardie-Syndrom (häufig; ➤ Abb. 1.66): Wechsel zwischen Sinusbradykardie und tachykarden supraventrikulären Arrhythmien (Vorhofflimmern, regelmäßige Vorhoftachykardien); ausgeprägt bradykarde Phasen häufig nach Beendigung einer supraventrikulären Arrhythmie, bevor der reguläre Sinusrhythmus wieder einsetzt (sog. präautomatische Pause)

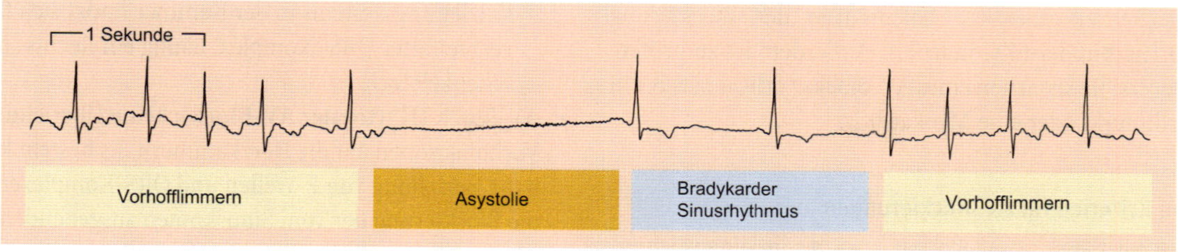

Abb. 1.66 EKG-Befund bei Sinusknotensyndrom (Bradykardie-Tachykardie-Syndrom) [L157]

Therapie

- Nach Möglichkeit **Absetzen bradykardisierender Medikamente.** Werden diese zur Behandlung paroxysmaler supraventrikulärer Tachykardien verordnet, muss alternativ eine Katheterablation der Tachykardie diskutiert werden.
- **Akute symptomatische Sinusbradykardie:** Erforderlich sind Monitorüberwachung, bei anhaltender Bradykardie intravenöse Gabe von Parasympatholytika, z. B. Atropin und/oder Sympathomimetika, z. B. Orciprenalin; bei Versagen der medikamentösen Therapie Platzierung einer passageren Herzschrittmacherelektrode zur Elektrostimulation.
- **Klinisch stabiles Krankheitsbild:** Es kann zunächst abgewartet werden, ob die bradykardiebedingte Symptomatik nach Ausschalten der auslösenden Faktoren (Medikamente, Schlafapnoesyndrom) persistiert. Bei nicht beeinflussbarer Symptomatik ist die Implantation eines permanenten Herzschrittmachers indiziert; infrage kommen dabei vor allem vorhofbeteiligte Systeme (AAI, DDD, ➤ 1.8.3).

Prognose

Das Sinusknotensyndrom ist eine prognostisch gutartige Erkrankung. Die Lebenserwartung wird durch die ggf. vorhandene kardiale Grunderkrankung bestimmt.

AV-Block

Bei einer AV-Blockierung leiten der AV-Knoten oder distal von ihm gelegene Strukturen wie das His-Bündel oder die Tawara-Schenkel die Erregung vom Sinusknoten verzögert (I°), nur teilweise (II°) oder gar nicht (III°) auf die Kammern über.

Ätiologie

Ein AV-Block wird meist durch Degeneration des Reizleitungssystems zwischen Vorhöfen und Kammern hervorgerufen. Betroffen sind überwiegend ältere Menschen. Seltener ist ein angeborener AV-Block. Gelegentlich tritt ein AV-Block auch als Begleiterscheinung akuter kardialer Erkrankungen (Myokardinfarkt, Virusmyokarditis, Borreliose), bei einer bradykardisierenden Medikation oder nach einem herzchirurgischen Eingriff (meist Aortenklappenersatz) auf. Diese Formen des AV-Blocks sind potenziell reversibel.

Sinusarrhythmie

Von der Sinusknotenerkrankung abzugrenzen ist die häufig auftretende Sinusarrhythmie, die nur selten Krankheitswert hat. Die Frequenz des Sinusrhythmus ist besonders beim jungen Menschen starken, über das autonome Nervensystem vermittelten Schwankungen unterworfen. Am einfachsten erkennbar ist die **respiratorische Arrhythmie** mit exspiratorischer Frequenzabnahme und inspiratorischer Frequenzzunahme. Auch nichtrespiratorisch bedingte Vagusreize, z. B. vom Gastrointestinaltrakt ausgehend (Stuhlgang, gastroösophagealer Reflux) haben einen Einfluss auf die Sinusfrequenz.

Eine spezifische Diagnostik und Therapie der Sinusarrhythmie ist bei Kindern, Jugendlichen und jungen Erwachsenen nicht erforderlich. Im höheren Lebensalter ist die Abgrenzung von der Sinusknotenerkrankung oft nicht möglich. Entscheidendes Kriterium für die Therapiebedürftigkeit (Herzschrittmacherimplantation) ist das Auftreten von bradykardiebedingten Symptomen.

Pathogenese

Die hämodynamischen Konsequenzen des AV-Blocks hängen vom Ausmaß der AV-Leitungsstörung ab. Bei AV-Block II° und III° fällt die Frequenz der Herzkammern unter die vom Sinusknoten vorgegebene Frequenz ab, sodass die Herzleistung abnimmt. Man unterscheidet folgende Formen:

- **Verzögerte Überleitung (AV-Block I°):** kein Absinken der Kammerfrequenz, aber über 200 ms verlängertes Zeitintervall zwischen Vorhof- und Kammeraktion (klinisch meist nicht bedeutsam)
- **Ausfall einzelner Erregungsüberleitungen (AV-Block II°):** Absinken der Kammerfrequenz unter die Sinusknotenfrequenz. Die Kammerfrequenz wird bestimmt durch das Verhältnis der übergeleiteten Sinusknotenaktionen zur Gesamtzahl der Sinusknotenaktionen.
- **Vollständige Unterbrechung der Erregungsleitung** von den Vorhöfen auf die Kammern **(AV-Block III°):** Der Kammerrhythmus ist vom Sinusknoten abgekoppelt. Die Herzfrequenz wird bestimmt durch die Eigenschaften der anstelle des Sinusknotens aktiv werdenden Schrittmacherzellen aus dem Bereich des distalen AV-Knotens oder des Kammermyokards.

Diagnostisches Vorgehen

Die AV-Blockierung wird im 12-Kanal-EKG oder im 24-h-Langzeit-EKG diagnostiziert und ggf. die zeitliche Koinzidenz von Symptomen und AV-Blockierung dokumentiert. Falls bei asymptomatischen

Patienten Unsicherheit über die Lokalisation der Blockierung besteht, ist ein His-Bündel-EKG indiziert. Außerdem ist zu prüfen, ob potenziell reversible Ursachen eines AV-Blocks vorliegen, z. B. ein akuter Myokardinfarkt oder eine Myokarditis.

1

Prognostische Kriterien für AV-Blockierungen

Als prognostisch gutartig gelten AV-Blockierungen, die **im eigentlichen AV-Knoten-Bereich** lokalisiert sind, da ein plötzlicher Übergang zu einer kompletten Blockierung selten ist und in diesem Falle der distale AV-Knoten als relativ hochfrequentes sekundäres Erregungsbildungszentrum zur Verfügung steht. Gelegentlich ist der Übergang in eine komplette Blockierung sogar asymptomatisch.
Der **unterhalb des AV-Knotens** im oder unterhalb des His-Bündels lokalisierte AV-Block ist im Gegensatz dazu ein lebensbedrohliches Krankheitsbild, da ein abrupter Übergang in eine komplette Blockierung häufig ist und nach einer meist langen, sog. präautomatischen Pause ein nur sehr langsamer ventrikulärer Ersatzrhythmus einsetzt.

EKG-Befund

Die Einteilung der AV-Blockierungen erfolgt nach dem Verhältnis von auf die Kammer übergeleiteten Sinusknotenaktionen zur Gesamtzahl der Sinusknotenaktionen (➤ Abb. 1.67).

- **AV-Block I°:** Jede Sinusknotenaktion wird auf die Kammer übergeleitet, jedoch mit verlängerter Überleitungszeit (PQ-Intervall > 200 ms). Im eigentlichen Sinne liegt also keine AV-Blockierung, sondern lediglich eine Verzögerung der AV-Leitung vor.
- **AV-Block II°:** fehlende Überleitung einzelner Vorhofaktionen; an einzelne P-Wellen schließt sich kein QRS-Komplex an. Unterschieden werden:
  - **II a (Wenckebach-Block, Mobitz-Block Typ I):** Das PQ-Intervall zeigt von Schlag zu Schlag eine progrediente Verlängerung, bis die Überleitung komplett blockiert ist und der Kammerkomplex ausbleibt (sog. Wenckebach-Periodik). Der Ort der Blockierung liegt im AV-Knoten.
  - **II b (Mobitz-Block, Mobitz-Block Typ II):** Das PQ-Intervall der übergeleiteten Aktionen bleibt zwar konstant, es kommt jedoch in Intervallen, häufig nach jeder zweiten Herzaktion, zur kompletten Blockierung und damit zum Ausfall des Kammerkomplexes. Der Ort der Blockierung liegt unterhalb des AV-Knotens im His-Bündel oder im Bereich der Tawara-Schenkel. Als Folge der Erkrankung des spezifischen Reizleitungssystems in der Kammer findet sich fast immer ein verbreiterter QRS- Komplex, häufig ein Rechts- oder Linksschenkelblock.
- **AV-Block III° (totaler AV-Block):** keine Überleitung von Vorhofaktionen auf die Herzkammern. Es besteht keine regelhafte Beziehung von P-Wellen und QRS-Komplexen. Durch die Blockierung der vom Sinusknoten ausgehenden Erregung setzt ein meist regelmäßiger Ersatzrhythmus ein. Er entsteht je nach Lokalisation der Blockierung im Bereich des distalen AV-Knotens (schmaler QRS-Komplex = Block im AV-Knoten) oder auf Kammerebene (breiter QRS-Komplex = Block unterhalb des AV-Knotens).

Therapie

Zunächst müssen – soweit möglich – bradykardisierende Medikamente (Betablocker, Digitalis, alle Antiarrhythmika) abgesetzt werden.

- **Akute symptomatische Bradykardie:** Monitorüberwachung; Parasympatholytika (z. B. Atropin i. v.) und/oder Sympathomimetika (z. B. Orciprenalin i. v.); bei persistierender Symptomatik oder Blockierung unterhalb des AV-Knotens Platzierung einer passageren Herzschrittmacherelektrode zur Elektrostimulation
- **Potenziell reversibler AV-Block** (d. h. auf dem Boden einer anderen kardialen Erkrankung wie z. B. eines akuten Myokardinfarkts entstanden oder medikamentös bedingt): zunächst abwartendes Vorgehen, ggf. vorübergehende Schrittmacherstimulation über eine passagere Herzschrittmacherelektrode
- **nicht reversibler, persistierender AV-Block:** Herzschrittmachertherapie bei allen symptomatischen Patienten und unabhängig von Symptomen bei prognostisch ungünstiger Blockierungsform: AV-Block IIb (Mobitz-Block), AV-Block III°.

Zum Erhalt der natürlichen Sequenz von Vorhof und Kammeraktion wird in der Regel ein vorhofbeteiligtes Zweikammer-Herzschrittmachersystem implantiert (DDD, ➤ 1.8.3).

Bradyarrhythmia absoluta

Vorhofflimmern mit bradykarder Überleitung auf die Kammern.

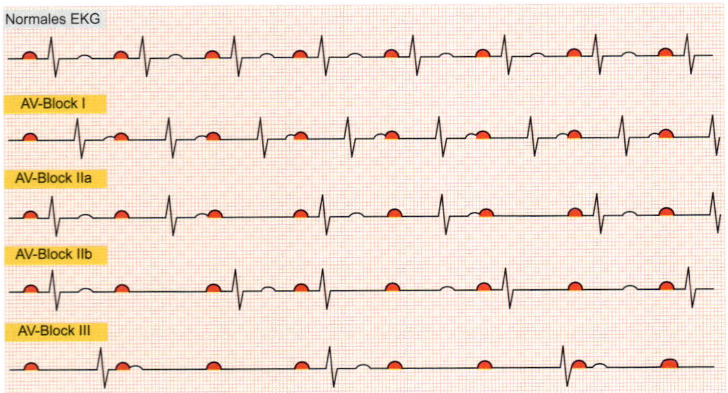

Abb. 1.67 Verschiedene Formen der AV-Blöcke. Die P-Wellen sind rot gekennzeichnet. [L157, L231]

Klinik, Ätiologie und Pathogenese

Analog zum Sinusknotensyndrom können Zeichen der akuten oder chronischen kardialen Förderinsuffizienz, z. B. Synkopen und Schwächezustände, bestehen.

Ursache der Bradyarrhythmia absoluta ist eine Störung der AV-Leitung bei gleichzeitig bestehendem Vorhofflimmern. Bei den betroffenen Patienten besteht häufig eine fortgeschrittene Herzkrankheit mit deutlicher Einschränkung der linksventrikulären Funktion.

EKG-Befund: Vorhofflimmern, unregelmäßige Kammeraktion, Kammerfrequenz im Mittel < 60/min.

Therapie

- Bei **akuter symptomatischer Bradykardie** sollten bradykardisierende Medikamente abgesetzt werden. Es kann versucht werden, die Herzfrequenz mit Atropin und/oder Orciprenalin i. v. anzuheben; ggf. ist eine passagere Schrittmacherstimulation (wie bei Sinusknotensyndrom) erforderlich.
- Bei **anhaltend symptomatischen** Patienten ist ein permanenter Herzschrittmacher indiziert. Wegen des Ausfalls der Vorhoffunktion ist die Versorgung mit einem VVI-Herzschrittmacher zur Kammerstimulation ausreichend.

Karotissinussyndrom

Rezidivierende Synkopen und abnorme Reaktion auf eine Kompression des Karotissinus.

Klinik, Ätiologie und Pathogenese

Synkopen und akute Schwindelzustände bei Reizung des Karotissinus durch plötzliches Kopfwenden, Rasieren oder Tragen eines engen Hemdkragens. Man unterscheidet drei Typen:

- **Kardioinhibitorischer Typ:** Asystolie von > 3 Sekunden Dauer durch Sinusstillstand und/oder höhergradigen AV-Block mit Eintritt einer Synkope
- **Vasodepressorischer Typ:** Abfall des arteriellen Mitteldrucks um > 50 mmHg infolge Vasodilatation mit Synkope, jedoch kein Auftreten einer Bradykardie
- **Gemischtförmiger Typ**

Ursache ist die Überempfindlichkeit vagaler Afferenzen gegen Druckerhöhungen im Karotissinus.

Diagnostisches Vorgehen

- Der **Karotisdruckversuch** (➤ 1.8.2) dient der Bestätigung einer klinischen Verdachtsdiagnose. Da ein pathologisches Ergebnis, besonders im höheren Lebensalter, auch bei vielen asymptomatischen Patienten vorkommt, ist der isolierte Befund eines pathologischen Karotisdruckversuchs beim asymptomatischen Patienten ohne therapeutische Relevanz.
- Im **Langzeit-EKG** können Sinusknotenstillstände und/oder höhergradige AV-Blockierungen in zeitlichem Zusammenhang mit Reizungen des Karotissinus dokumentiert werden. Nur der kardioinhibitorische und der gemischtförmige Typ können im Langzeit-EKG erfasst werden.

Therapie

Bei rezidivierenden Synkopen und pathologischem Karotisdruckversuch vom *kardioinhibitorischen* Typ ist die Versorgung mit einem permanenten Herzschrittmacher angezeigt. Beim gemischtförmigen Typ kann die Herzschrittmacherversorgung in der Regel Synkopenrezidive nicht sicher verhindern. Beim *vasodepressorischen* Typ ist sie wirkungslos!

1.8.5 Tachykarde Rhythmusstörungen

Einteilung und Definitionen

Die Klassifizierung tachykarder Herzrhythmusstörungen erfolgt nach ihrem Ursprung, dem Entstehungsmechanismus sowie ihrer Dauer (➤ Kasten „Definitionen").

Tachykarde supraventrikuläre Rhythmusstörungen (im EKG meist schmale QRS-Komplexe)

- Supraventrikuläre Extrasystolen oder nichtanhaltende supraventrikuläre Tachykardien
- Sinustachykardie
- Vorhofflimmern
- Vorhofflattern
- Fokale atriale Tachykardie
- AV-Knoten-Reentry-Tachykardie
- AV-Reentry-Tachykardie bei akzessorischer AV-Leitungsbahn

Tachykarde ventrikuläre Rhythmusstörungen

Im EKG zeigen sich verbreiterte QRS-Komplexe. Unterschieden werden:

- Ventrikuläre Extrasystolen bzw. nichtanhaltende ventrikuläre Tachykardien
- Anhaltende ventrikuläre Tachykardie
- Torsade-de-Pointes-Tachykardie
- Kammerflattern, Kammerflimmern

Definitionen

- **Supraventrikuläre Extrasystole** (SVES): vorzeitig einfallende Herzaktion mit Ursprung im Vorhof
- **Ventrikuläre Extrasystole** (VES): vorzeitig einfallende Herzaktion mit Ursprung in der Herzkammer
- **Monomorphe Extrasystolen:** mehrere Extrasystolen mit identischer Konfiguration im EKG
- **Couplet:** zwei Extrasystolen in Folge
- **Triplet:** drei Extrasystolen in Folge

- **Salve:** Abfolge von 3–5 Extrasystolen
- **Bigeminus:** regelmäßige Abfolge eines Normalschlags und einer Extrasystole
- **Trigeminus:** Dieser Ausdruck sollte gemieden werden, da es international unterschiedliche Definitionen gibt:
  - Deutsch: regelmäßige Abfolge eines Normalschlags und zweier Extrasystolen
  - Angloamerikanisch: regelmäßige Abfolge zweier Normalschläge und einer Extrasystole
- **2 : 1-(n : 1-)Extrasystolie:** regelmäßige Abfolge von 2 Normalschlägen (n) und einer Extrasystole
- **Tachykardie:** Abfolge von mindestens 3 konsekutiven Herzschlägen mit einer Frequenz > 100/min
- **Supraventrikuläre Tachykardie:** Tachykardie, die in den Vorhöfen entsteht
- **Ventrikuläre Tachykardie:** Tachykardie, die in den Kammern entsteht
- **Monomorphe Tachykardie:** alle QRS-Komplexe während der Tachykardie weisen die gleiche Konfiguration auf
- **Nichtanhaltende Tachykardie:** Tachykardie von < 30 s Dauer
- **Anhaltende Tachykardie:** Tachykardie von > 30 s Dauer
- **„Incessant" Tachykardie:** Tachykardie, die mehr als die Hälfte des Tages vorhanden ist
- **Paroxysmale Tachykardie:** anfallsweise auftretende Tachykardie
- **Flattern:** extrem schnelle, jedoch regelmäßige Tachykardie (Frequenz 250–350/min)
- **Flimmern:** völlig chaotische, ungeordnete Tachykardie

Supraventrikuläre Extrasystolen

Einzelne in den Sinusgrundrhythmus eingestreute supraventrikuläre Extrasystolen (SVES) oder nichtanhaltende supraventrikuläre Tachykardien sind häufige und in der Regel harmlose Zufallsbefunde bei Herzkranken und Herzgesunden.

Klinik

Supraventrikuläre Extrasystolen sind meist asymptomatisch. Selten treten Herzklopfen, Herzstolpern und ein Gefühl des unregelmäßigen Herzschlags auf; Synkopen kommen praktisch nie vor.

Ätiologie und Pathogenese

Zugrunde liegt die vorzeitige Depolarisation einzelner Zellen im Vorhofbereich (zur elektrischen Genese und Ätiologie der Depolarisationen ➤ 1.8.1). Je mehr Herzmuskelzellen strukturell oder funktionell geschädigt sind, desto größer ist die Wahrscheinlichkeit, dass Extrasystolen auftreten. In einem geschädigten „Gesamtorgan Herz" können einzelne Extrasystolen bzw. nichtanhaltende supraventrikuläre Tachykardien auch anhaltende Rhythmusstörungen auf Vorhof- oder Kammerebene auslösen, meist durch Aktivierung von Reentry-Kreisläufen.

EKG-Befund

- Schmale, vorzeitig einfallende, normal konfigurierte QRS-Komplexe
- Vorangehende P-Welle meist abnorm konfiguriert
- Nichtkompensatorische postextrasystolische Pause

Nichtkompensatorische postextrasystolische Pause

Die vorzeitige Vorhoferregung trifft auf den Sinusknoten, bevor dieser seine Depolarisation begonnen hat; er wird passiv depolarisiert. Die auf die Extrasystole folgende Sinusknotenaktion folgt dann nach einem nur leicht verlängerten Intervall („nichtkompensatorische Pause"), der Takt des Sinusrhythmus läuft also zeitlich verschoben weiter. Zur kompensatorischen Pause vgl. Abschnitt „Ventrikuläre Extrasystolen").

Diagnostisches Vorgehen

- Anamnese: häufig keine Beschwerden, gelegentlich Palpitationen
- EKG: Extrasystolen mit normal konfigurierten, schmalen QRS-Komplexen
- Langzeit-EKG: Quantifizierung der Extrasystolen; Klärung der Frage, ob neben einzelnen Extrasystolen auch nichtanhaltende oder anhaltende Tachyarrhythmien vorliegen.

Führt der Patient während der Aufzeichnung des Langzeit-EKGs Protokoll über seine Beschwerden, kann bei der Auswertung verglichen werden, ob eine angegebene Symptomatik tatsächlich zeitgleich mit Extrasystolen auftritt und damit ein ursächlicher Zusammenhang wahrscheinlich ist.

Grundsätzlich ist auch bei Auftreten harmloser SVES eine kardiologische Basisdiagnostik angezeigt. Sie ist dringlich, wenn SVES

- häufig auftreten (etwa > 30/h),
- zu Symptomen führen,
- unter Belastung vermehrt einsetzen,
- mit anhaltenden Tachyarrhythmien vergesellschaftet sind.

Zusätzlich müssen eine Elektrolytentgleisung (am häufigsten Hypokaliämie), eine Hyperthyreose und ein akut-entzündliches Krankheitsbild ausgeschlossen werden.

Therapie

Tritt die supraventrikuläre Extrasystolie im Rahmen einer kardialen und/oder extrakardialen Grunderkrankung auf, so sollte zunächst ausschließlich eine Therapie dieser Erkrankung erfolgen. Ohne fassbare Grunderkrankung sind nur arrhythmiebedingte Symptome, die die Lebensqualität beeinträchtigen, Indikation für eine Therapie. Bevorzugt werden zunächst Kalium-Magnesium-Präparate (membranstabilisierende Wirkung) eingesetzt. Alternativ kann eine Betablockertherapie versucht werden. Eine Katheterablation der die Extrasystolie hervorrufenden Zellen ist grundsätzlich möglich, aber wegen der Harmlosigkeit der Erkrankung nur in Ausnahmefällen indiziert, Gleiches gilt für die Verordnung spezifisch antiarrhythmisch wirksamer Medikamente.

Sinustachykardie

Sinusknotenfrequenz > 100/min im Ruhezustand.

Klinik

Die Tachykardie ist häufig asymptomatisch, in der Regel stehen die Symptome der auslösenden Erkrankung im Vordergrund. Der Patient kann jedoch über regelmäßiges Herzrasen mit langsamem und oft kaum bemerktem Beginn und allmählichem Ende klagen. Dieser geschilderte Verlauf ist ein wichtiges Unterscheidungskriterium zu abrupt auftretendem und auch abrupt endendem Herzrasen bei anderen Formen der Tachykardie.

Ätiologie und Pathogenese

Auslöser sind alle Zustände, die mit einem erhöhten Sympathikotonus einhergehen, z. B. Herzinsuffizienz, Kreislaufschock, Fieber, Anämie, Entzug von Tranquilizern (Benzodiazepinen) und Rauschmitteln, Hyperthyreose, Phäochromozytom, Medikamente (Sympathomimetika, Parasympatholytika [v. a. Atropin], Theophyllin) oder Genussmittel (Alkohol, Nikotin, Koffein).

EKG-Befund

Es besteht ein regelmäßiger Rhythmus mit einer Frequenz > 100/min. Die P-Welle zeigt einen positiven Hauptausschlag in den Ableitungen I, II und III (Ursprung der Vorhoferregung im Sinusknoten). PQ-Intervall und QRS-Komplex sind ohne charakteristische Veränderungen. Differenzialdiagnostisch abzugrenzen ist die ektope Vorhoftachykardie, die ein ähnliches Bild zeigt; es findet sich dabei allerdings ein abnormer Hauptvektor der P-Welle (Ursprung der Vorhoferregung außerhalb des Sinusknotens).

Im Langzeit-EKG zeigt sich eine deutliche Modulation der Herzfrequenz mit nächtlichem Frequenzabfall als Folge der vegetativen Einflüsse. Nie besteht eine Frequenzstarre, wie sie für supraventrikuläre Reentry-Tachykardien typisch ist. Auch sind Beginn und Ende der Tachykardie nicht sprunghaft wie bei andersartigen Tachykardieformen.

Differenzialdiagnose: fokale atriale Tachykardie (syn. ektope Vorhoftachykardie)

Eine wichtige und mitunter kniffelige Differenzialdiagnose zur Sinustachykardie stellt die fokale atriale Tachykardie dar.

- Im **EKG** zeigt sie sich als regelmäßige Tachykardie (Frequenz 130–250/min) mit schmalem QRS-Komplex. Die P-Wellen sind je nach Ursprung der Erregung verändert; in der Regel unterscheiden sie sich deutlich von der P-Welle bei Sinusrhythmus. Bei Frequenzen > 150/min sind physiologische AV-Blockierungen, oft im Verhältnis 2 : 1, häufig.
- Die **Ätiologie und die Pathogenese** sind vielgestaltig. Es kann ein Reentry-Kreislauf im Vorhof vorliegen, der meist die Folge einer erworbenen (z. B. Narbenbildung nach Herz-OP), seltener einer angeborenen Schädigung des Vorhofs ist. Eher selten findet sich ursächlich eine beschleunigte Automatie (➤ 1.8.1). Permanent vorhandene Vorhoftachykardien können zu einer Schädigung des Myokards führen.
- Die **Klinik** wird von anfallsweise oder permanent vorhandenem Herzjagen bestimmt. In der Regel kommen keine Synkopen vor; bei permanent vorhandenen Formen können Zeichen der Herzinsuffizienz vorliegen.
- **Therapeutisch** wird in der Regel eine Katheterablation durchgeführt, bei ausbleibendem Therapieerfolg können unter Berücksichtigung der ggf. vorhandenen kardialen Grundkrankheit Antiarrhythmika der Klassen I–IV eingesetzt werden.

Therapie

Im Vordergrund stehen die Therapie der Grundkrankheit und die Dosisreduktion tachykardisierender Medikamente. Adjuvant bietet sich eine Betablockertherapie (vorzugsweise mit einer nicht kardioselektiv wirksamen Substanz wie Propranolol) an.

Vorhofflimmern, Tachyarrhythmia absoluta

Vorhofflimmern (engl.: *atrial fibrillation, AFib*) mit Tachyarrhythmia absoluta ist die häufigste Form der anhaltenden supraventrikulären Tachykardie. Es besteht eine chaotische, mechanisch ineffektive Vorhofaktion, die je nach Leitfähigkeit des AV-Knotens mehr oder weniger tachykard, stets jedoch arrhythmisch („absolut arrhythmisch") auf die Kammern übergeleitet wird . Vorhofflimmern kann dauerhaft (permanent) oder nur anfallsweise (paroxysmal) auftreten. Letzteres geht oft in eine dauerhafte Form über. Die Häufigkeit des Vorhofflimmerns steigt mit dem Lebensalter. Im Alter über 60 Jahre besteht diese Rhythmusstörung bei 2–4 % der Bevölkerung.

Klinik

Nicht selten verursacht das Vorhofflimmern keinerlei Symptome und wird als Zufallsbefund festgestellt. Ansonsten stehen Herzklopfen, Herzstolpern und das Gefühl des unregelmäßigen Herzschlags im Vordergrund. Bei stark ausgeprägter Tachyarrhythmie kann die körperliche Belastbarkeit bis hin zur kardialen Dekompensation mit schwerer Dyspnoe und Lungenödem vermindert sein. Man fühlt und auskultiert einen beschleunigten, arrhythmischen Puls, wobei einzelne auskultierte Herzaktionen nicht zu einem palpablen Pulsschlag führen (**Pulsdefizit;** ➤ 1.4.2).

Ätiologie

Das Vorhofflimmern kann bei allen Erkrankungen mit Überdehnung oder Schädigung der Vorhöfe auftreten und trägt bei längerem Bestehen selbst zu einer Vorhofdilatation bei (s. u.). Zu Vorhofflimmern prädestinieren folgende Faktoren:

- Mitralklappenerkrankungen (v. a. schwere Mitralstenose)
- Alle Formen von Herzinsuffizienz, Peri- und Myokarditiden, koronare Herzkrankheit, postoperative Zustände, z. B. nach aortokoronarer Bypass-Operation, und arterieller Hypertonus
- Störungen der Sinusknotenfunktion (Bradykardie-Tachykardie-Syndrom, ➤ 1.8.4, ➤ Abb. 1.66)
- Metabolisch-endokrine Einflüsse, z. B. Hyperthyreose

In etwa 15 % tritt Vorhofflimmern idiopathisch, d. h. ohne kardiale oder extrakardiale Grunderkrankung, auf („*lone atrial fibrillation*").

Pathogenese

Als elektrophysiologischer Mechanismus des Vorhofflimmerns werden multiple Mikro-Reentry-Kreisläufe auf Vorhofebene, meist im linken Vorhof, angesehen. Diese werden durch Extrasystolen aus den Lungenvenen getriggert.

Charakteristisch ist, dass eine Wiederherstellung des Sinusrhythmus umso schwieriger ist, je länger das Vorhofflimmern besteht. Grund dafür sind strukturelle Veränderungen, die mit zunehmender Dauer der Rhythmusstörung am Vorhofmyokard eintreten.

Hämodynamische Auswirkungen

- Ausfall der mechanischen Vorhofaktion: Es kommt zu einer Abnahme des ventrikulären Schlagvolumens, gelegentlich auch des Herzzeitvolumens.
- Inadäquat tachykarde Kammeraktion: Bei normaler AV-Knoten-Leitfähigkeit wird Vorhofflimmern bereits in Ruhe tachykard auf die Kammern übergeleitet; bei körperlicher Belastung nimmt die Kammerfrequenz weiter deutlich zu. Eine dauerhaft erhöhte Kammerfrequenz kann ein gesundes Herz schädigen und ein erkranktes Herz weiter schwächen.
- Verlangsamter Blutfluss in den oft dilatierten Vorhöfen: Wegen der mechanisch wirkungslosen Vorhofaktion findet keine effektive Entleerung der Vorhöfe statt. Insbesondere im linken Vorhofohr kann die Blutstase zur lokalen Thrombusbildung mit der Gefahr der Thromboembolie führen (➤ Abb. 1.68).

EKG-Befund

Meist sind keine P-Wellen abgrenzbar; dagegen findet sich eine dauerhaft unruhige Grundlinie als Ausdruck der chaotischen Vorhofaktion (➤ Abb. 1.69). Die Kammeraktion ist völlig unregelmäßig (absolut arrhythmisch) und bei normaler AV-Knoten-Leitfähigkeit tachykard. Der QRS-Komplex gleicht morphologisch dem QRS-Komplex bei Sinusrhythmus.

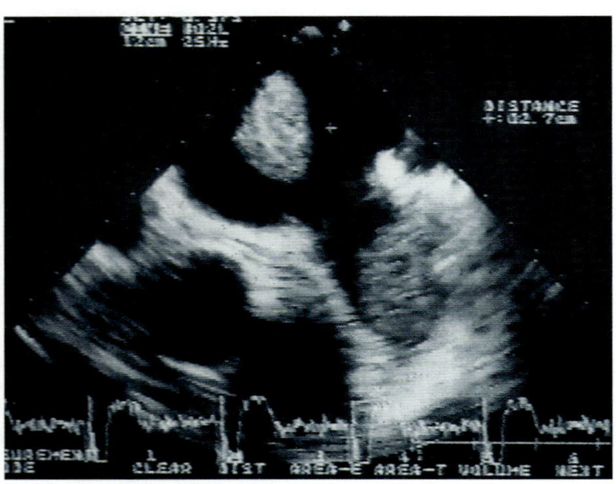

Abb. 1.68 Thromben im linken Vorhof (transösophageale Echokardiografie). 1 = Thrombus im Vorhofohr, 2 = Thrombus am Vorhofdach [M185]

Die folgende **Klassifizierung des Vorhofflimmerns** ist gebräuchlich:

- Erstdiagnostiziertes Vorhofflimmern
- Paroxysmales Vorhofflimmern: spontaner Wechsel von Vorhofflimmern und Sinusrhythmus; häufig nach Monaten oder Jahren Übergang in ein persistierendes und letztlich permanentes Vorhofflimmern
- Persistierendes Vorhofflimmern: anhaltendes Vorhofflimmern, jedoch medikamentöse oder elektrische Kardioversion möglich
- Permanentes Vorhofflimmern: Kardioversion nicht möglich oder nicht angestrebt

MERKE

Bei sehr tachykard übergeleiteter Kammeraktion tritt gelegentlich ein Schenkelblock auf (sog. Ermüdungsblock).

Diagnostisches Vorgehen

Die **hämodynamischen Folgen** und die Gefährdung durch Komplikationen müssen abgeschätzt werden. Hierzu werden folgende Fragen beantwortet:

- Besteht ein Risiko durch Thromboembolien und ist eine Antikoagulation indiziert?
- Führt das Vorhofflimmern zu einer kritischen Beeinträchtigung der Kreislauffunktion?
- Ist ein Versuch der Wiederherstellung des Sinusrhythmus erfolgversprechend?
- Gibt es eine auslösende kardiale oder extrakardiale Erkrankung?

Therapie

Die Therapie des Vorhofflimmerns orientiert sich an der ABC- Regel:

- **Anticoagulation/Avoid stroke:** Antikoagulation, Verhütung von Schlaganfällen
- **Better symptom management:** Verbesserung der Symptomatik durch Senkung der Herzfrequenz und/oder Wiederherstellung des Sinusrhythmus
- **Cardiovascular and comorbidity optimization:** Optimierung der Behandlung der kardiovaskulären Erkrankung sowie von Begleiterkrankungen

Anticoagulation/Avoid stroke

Prüfung der Indikation zur Antikoagulation mit einem oralen Thrombinantagonisten (Dabigatran) oder einem Hemmstoff des Gerinnungsfaktors Xa (Rivaroxaban, Apixaban, Edoxaban) durch Bestimmung des **CHA_2DS_2VASc-Scores**. Nur selten werden Patienten noch auf einen Vitamin-K-Antagonisten (meist Phenprocoumon, Marcumar®) eingestellt.

Liegt ein hohes Blutungsrisiko vor, so sollte zunächst versucht werden, die verursachenden Faktoren zu minimieren, z. B. regelmäßige Einnahme von Antazida bei Ulkus-Anamnese. Ist eine

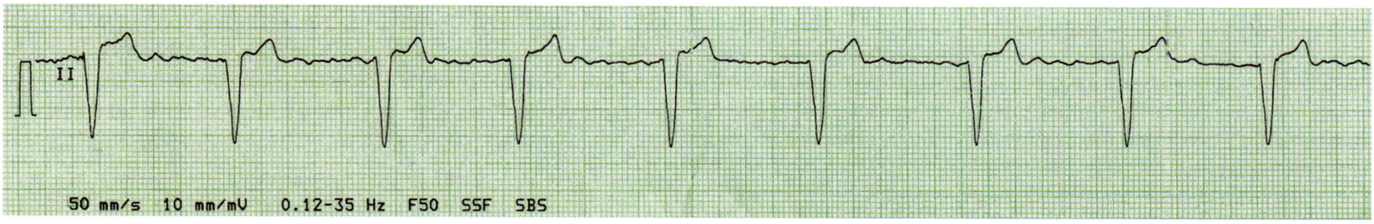

Abb. 1.69 EKG-Befund bei normofrequent übergeleitetem Vorhofflimmern. Die Abstände der Kammerkomplexe sind unregelmäßig. In der Grundlinie erkennt man die Flimmerwellen der Vorhofaktion. [M185]

Antikoagulation wegen nicht beherrschbarer Blutungsprobleme nicht möglich, so kann durch einen Kathetereingriff ein Verschluss des Vorhofohrs durchgeführt werden. Das Vorhofohr ist in etwa 90 % Ausgangspunkt der Thrombusbildung, die zum embolischen Schlaganfall führt.

CHA_2DS_2VASc-Score

- **C**ongestive Herzinsuffizienz: 1 Punkt
- **H**ypertension: 1 Punkt
- **A**lter > 75 Jahre: 2 Punkte
- **D**iabetes mellitus: 1 Punkt
- **S**chlaganfall: 2 Punkte
- **V**askuläre Erkrankung: 1 Punkt
- **A**lter 65–74 Jahre: 1 Punkt
- **S**ex **c**ategory (Geschlecht): weiblich = 1 Punkt

0 Punkte: keine Indikation zur Antikoagulation, 1 Punkt: Antikoagulation erwägen, ab 2 Punkten: Antikoagulation indiziert

Pharma-Box: Direkte oder „neue" Antikoagulanzien (DOAKs oder NOAKs)

- Direkte Antikoagulanzien zeigen im Vergleich zu Vitamin-K-Antagonisten wie Phenprocoumon eine mindestens gleiche Wirksamkeit hinsichtlich der Verhütung von Schlaganfällen und Embolien sowie eine signifikant geringe Rate schwerer Blutungen, insbesondere intrakranialer Blutungen.
- DOAKs werden deshalb als primäre Therapeutika bei Neueinstellung empfohlen. Patienten, die über Jahre Vitamin-K- Antagonisten eingenommen haben, ohne dass Probleme aufgetreten sind, können weiter auf dieser Medikation bleiben.
- Der Umgang mit direkten Antikoagulanzien ist grundsätzlich einfach. Kontrollen der Wirksamkeit mit Bestimmung des INR-Wertes wie unter Vitamin-K- Antagonisten sind nicht erforderlich. Gleichwohl gibt es für alle Substanzen Kontraindikationen und Indikationen zur Dosisreduktion.
  - Häufigster Grund für eine Dosisreduktion ist eine Einschränkung der Nierenfunktion mit Absinken der glomerulären Filtrationsrate (GFR) auf < 50 ml/min. Eine Kontraindikation liegt vor bei einer GFR < 15–30 ml/min.
  - Aus einem Körpergewicht < 60 kg und Lebensalter > 80 Jahre kann sich eine Indikation zur Dosisreduktion ergeben (Apixaban).
- Interaktionen mit Hemmern des P-Glykoproteins wie Verapamil müssen beachtet werden.

Better symptom management

Da das Vorhofflimmern häufig tachykard auf die Kammern übergeleitet wird, erfolgt eine medikamentöse Senkung der Kammerfrequenz durch Betablocker, alternativ bei Unverträglichkeit für Betablocker auch durch Verapamil oder Digoxin, in Ausnahmefällen auch Amiodaron. Bei kritischer Beeinträchtigung der Herzleistung (Hypotonie, pulmonale Stauung) ist eine sofortige externe Elektrokardioversion mit 100–360 J indiziert.

Häufig konvertiert das Vorhofflimmern unter der Akutbehandlung spontan in den Sinusrhythmus (paroxysmales Vorhofflimmern). Bleibt es bestehen (persistierendes/permanentes Vorhofflimmern), so ist die Entscheidung zu treffen, ob eine Wiederherstellung des Sinusrhythmus versucht werden soll **(Rhythmuskontrolle)** oder ob unter Belassen des Vorhofflimmerns lediglich eine Senkung der Kammerfrequenz in den physiologischen Bereich **(Frequenzkontrolle)** angestrebt wird.

Rhythmuskontrolle versus Frequenzkontrolle bei Vorhofflimmern

Eine **Rhythmuskontrolle** – also der Versuch der Wiederherstellung des Sinusrhythmus – sollte in folgenden Fällen angestrebt werden:

- Symptomatische Indikation, wenn Belassen des Vorhofflimmerns trotz effektiver Frequenzkontrolle zu einer klinisch relevanten Beeinträchtigung der Hämodynamik mit begleitenden Symptomen (Leistungsknick, Dyspnoe) führt
- Im Rahmen akuter Erkrankungen, z. B. bei Hyperthyreose, oder nach herzchirurgischem Eingriff aufgetretenes Vorhofflimmern
- Junges Lebensalter
- Erstmals aufgetretenes Vorhofflimmern
- Keine starke Dilatation (> 50–55 mm) des linken Vorhofs
- Frequenzkontrolle ist nicht erreichbar
- Patientenwunsch

Argumente für die alleinige **Frequenzkontrolle:**

- Geringe subjektive und objektive Beeinträchtigung des Patienten
- Normofrequente Herzaktionen in Ruhe und unter Belastung, ggf. unter gut verträglicher medikamentöser Therapie zur Senkung der Herzfrequenz
- Geringe Wahrscheinlichkeit einer dauerhaften Wiederherstellung des Sinusrhythmus – z. B. bei länger als 6 Monaten konstant bestehendem Vorhofflimmern, starker Dilatation des linken Vorhofs oder mehrfachen Rezidiven von Vorhofflimmern nach Kardioversion
- Geringe Belastung des Patienten durch medizinische Maßnahmen (Kardioversionen, Katheterablationen), geringe Kosten
- Keine Gefahr durch proarrhythmische Effekte eingesetzter antiarrhythmischer Medikamente
- Kostenersparnis durch Verzicht auf aufwendige elektrophysiologische Prozeduren (Katheterablation)

In Studien konnte bisher eine generelle Überlegenheit des Therapieziels Rhythmuskontrolle über die Frequenzkontrolle nicht nachgewiesen werden. 2018 zeigte sich aber in einer Studie, dass Patienten mit Vorhofflimmern, symptomatischer Herzinsuffizienz und reduzierter LV- Pumpfunktion von einer Katheterablation des Vorhofflimmerns sowohl hinsichtlich der Symptomatik wie auch des Überlebens profitieren.

Bei bereits > 48 Stunden bestehendem Vorhofflimmern sollte einem Rhythmisierungsversuch eine vierwöchige Antikoagulation vorangestellt werden. Nur wenn durch transösophageale Echokardiografie (TEE) ein intrakardialer Thrombus ausgeschlossen werden kann, kann unmittelbar nach Beginn einer Antikoagulation kardiovertiert werden. Die Antikoagulation wird nach erfolgreicher Rhythmisierung für weitere vier Wochen fortgeführt. Bei einem **CHA_2DS_2VASc-Score** > 2 Punkte (Männer) oder > 3 Punkte(Frauen) sollte dauerhaft antikoaguliert werden.

Therapieverfahren zur Rhythmuskontrolle

Persistierendes Vorhofflimmern erfordert zur Rhythmuskontrolle zunächst eine Kardioversion in den Sinusrhythmus. Bei paroxysmalem Vorhofflimmern kann in der Regel eine spontane Konversion in den Sinusrhythmus abgewartet werden. Bei beiden Formen des Vorhofflimmerns schließt sich dann eine Rezidivprophylaxe an. Es kommen folgende Kardioversionsverfahren zum Einsatz:

- **Externe Elektrokardioversion** (➤ 1.8.3): *Vorteile* sind der sofortige Wirkungseintritt, die höhere primäre Erfolgsrate – auch bei länger bestehendem Vorhofflimmern – und die Vermeidung einer proarrhythmischen Medikamentenwirkung. *Nachteile* sind der technische und personelle Aufwand, die erforderliche Kurznarkose und Vorbehalte des Patienten gegen ein scheinbar belastendes Therapieverfahren.
- **Medikamentöse Kardioversion:** Eine medikamentöse Kardioversion ist erfolgversprechend bei Patienten mit erst kurzzeitig (wenige Stunden bis Tage) bestehendem Vorhofflimmern.
  Bei Patienten mit reduzierter LV-Funktion sollten in erster Linie Klasse-III-Antiarrhythmika, vorzugsweise Amiodaron, zum Einsatz kommen. Auch der Betablocker Sotalol ist ein Klasse-III-Antiarrhythmikum, er wird aber wegen des besonders hohen Risikos von lebensgefährlichen Torsade-de-Pointes-Tachykardien kaum noch eingesetzt. Auch alle Klasse-I-Antiarrhythmika (z. B. Flecainid oder Propafenon) sind prinzipiell zur medikamentösen Kardioversion des Vorhofflimmerns geeignet, dürfen aber ebenfalls wegen möglicher lebensbedrohlicher proarrhythmischer Wirkungen nur bei Patienten ohne strukturelle Herzkrankheit und unter engmaschiger Kontrolle von Klinik und EKG eingesetzt werden (➤ 1.8.3).
  Sollten Schwindelzustände oder Synkopen auftreten, muss die Medikation unverzüglich abgesetzt werden. Das Gleiche gilt bei Auftreten folgender EKG-Veränderungen:
  - Entwicklung einer Bradykardie
  - QRS-Verbreiterung, Schenkelblock
  - Verlängerung der QT-Dauer auf > 500–550 ms
  - Zunahme oder neues Auftreten supraventrikulärer oder ventrikulärer Rhythmusstörungen

Eine **Monitorüberwachung** bis zum Eintritt der Kardioversion ist wünschenswert. Sie ist zwingend erforderlich, wenn Risikofaktoren für eine proarrhythmische Wirkung vorliegen (Kasten „Risikofaktoren" in ➤ 1.8.3). Nach erfolgreicher Kardioversion wird die antiarrhythmische Therapie beendet, falls keine Indikation zur medikamentösen Rezidivprophylaxe besteht.

„Pill in the pocket" – bald obsolet ?

Bei herzgesunden Patienten mit seltenen Episoden von paroxysmalem Vorhofflimmern wird unter klinischer Überwachung getestet, ob durch Gabe eines Klasse-I-Antiarrhythmikums (Flecainid, Propafenon) eine Konversion in den Sinusrhythmus eintritt und proarrhythmische Effekte ausbleiben. Erweist sich die Medikation als wirksam und verträglich, so wird eine Bedarfsmedikation zur Einnahme beim nächsten Rezidiv ausgehändigt.

Fast regelhaft ist dies für die betroffenen Patienten aber keine Dauerlösung: Im Verlauf nimmt die Wirksamkeit der „Pill in the Pocket" ab, auch treten Episoden von Vorhofflimmern häufiger auf, sodass sich der Wunsch nach einer kurativen Therapie entwickelt. Vor diesem Hintergrund wird nun auch Patienten mit seltenen Episoden von Vorhofflimmern zur Katheterablation als potenziell kurativem Therapieverfahren angeraten und das Therapieprinzip „Pill in the Pocket" nur noch bei ausdrücklichem Patientenwunsch angewandt.

Rezidivprophylaxe

Nach erfolgreicher medikamentöser oder elektrischer Kardioversion des Vorhofflimmerns ist innerhalb eines Jahres mit einer durchschnittlichen Rezidivrate von etwa 75 % zu rechnen. Eine dauerhafte Therapie mit Antiarrhythmika der Klassen I und III lässt diese Rate auf etwa 50 % sinken, ist jedoch wegen der Gefahr von Nebenwirkungen im Sinne einer Proarrhythmie oder aber auch extrakardialer Nebenwirkungen bei Verordnung von Amiodaron problematisch. Die medikamentöse Rezidivprophylaxe wird deshalb zunehmend abgelöst durch die effektivere Katheterablation.

Die **medikamentöse Rezidivprophylaxe** muss beendet werden, wenn das Therapieziel, eine dauerhafte Stabilisierung des Sinusrhythmus, nicht erreicht wird oder wenn proarrhythmische Effekte auftreten. Durch regelmäßige EKG-Kontrollen können asymptomatische Rezidive oder drohende proarrhythmische Effekte (QRS-Verbreiterung unter Klasse-I-Antiarrhythmika, QT-Verlängerung unter Klasse-III-Antiarrhythmika) aufgedeckt werden.

Betablocker sind zur Rezidivprophylaxe des Vorhofflimmerns weitgehend wirkungslos, dämpfen jedoch durch ihre frequenzkontrollierende Wirkung die Symptomatik bei Rezidiven.

Bei der **Katheterablation** erfolgt durch Hitze- oder Kälteapplikation über transvenös eingeführte Katheter eine Pulmonalvenenisolation (Wirkprinzip: Verhinderung der Überleitung von Extrasystolen aus den Lungenvenen auf den linken Vorhof). Teilweise werden zusätzliche longitudinaler Läsionen im linken Vorhof gesetzt (Wirkprinzip: Verhinderung von Reentry-Kreisläufen im linken Vorhof). Gelegentlich wird eine Ablation im Rahmen einer Operation am offenen Herzen (z. B. Bypass- oder Herzklappenoperation) durchgeführt. Die Erfolgsaussichten hinsichtlich dauerhafter Stabilisierung des Sinusrhythmus durch Katheterablation liegen bei 50–90 %. Bei Therapieversagern kann eine Kombination von Katheterablation und anschließender antiarrhythmischer Medikamententherapie versucht werden.

Die Katheterablation ist das wirksamste Verfahren zur Verhütung von Rezidiven des Vorhofflimmerns. Die Erfolgsaussichten betragen bis zu 90 % bei Patienten ohne strukturelle Herzkrankheit mit paroxysmalem Vorhofflimmern und/oder nicht langjährig vorhandenem Vorhofflimmern. Bei Patienten mit struktureller Herzkrankheit und/oder langjährig vorhandenem Vorhofflimmern liegt die Erfolgsrate nur um 50 %. Dies ist eine Argument dafür, schon in einem frühen Stadium der Erkrankung Vorhofflimmern eine Katheterablation durchzuführen.

Therapieverfahren zur Frequenzkontrolle

Medikamentöse Frequenzkontrolle: Die **Betablockertherapie** hat klassische Medikamente zur Frequenzkontrolle wie Digitalis und Verapamil heute weitgehend abgelöst. Diese Medikamente können allerdings zusätzlich eingesetzt werden, wenn durch den Betablocker allein eine hinreichende Frequenzkontrolle nicht zu erreichen ist oder aber Kontraindikationen gegen eine Betablockertherapie bestehen. Während **Digitalis** durch seine vagomimetische Wirkung besonders die Kammerfrequenz in Ruhe senkt und eher geringe Auswirkungen auf die Herzfrequenz unter körperlicher Belastung hat, können Betablocker auch die Belastungsfrequenz wirksam begrenzen und weisen damit ein günstigeres Wirkungsprofil auf. Ein weiteres Argument für den breiteren Einsatz von Betablockern ist der günstige Einfluss auf die Symptomatik und Prognose bei KHK und Herzinsuffizienz. Gegen Digitalis sprechen die geringe therapeutische Breite und die komplexe Pharmakokinetik der einzelnen Präparate. Verapamil ist wegen seiner negativ inotropen Wirkung bei reduzierter Kammerfunktion kontraindiziert. Auch **Amiodaron** senkt die Kammerfrequenz und kann als Reservetherapeutikum zur Frequenzkontrolle eingesetzt werden.

AV-Knoten-Ablation: Bei unzureichendem Erfolg der medikamentösen Frequenzsenkung sowie als generelle Alternative steht das katheterinterventionelle Verfahren der AV-Knoten-Ablation (Zerstörung der AV-Knoten-Leitfähigkeit) mit anschließender Implantation eines Herzschrittmachers zur Verfügung.

Cardiovascular and Comorbidity optimization

Ergänzend zu der speziellen Rhythmusdiagnostik und -therapie wird die Therapie der häufig vorhandenen kardiovaskulären Erkrankung wie auch nichtkardiovaskulärer Erkrankungen optimiert.

- Hinsichtlich **kardiovaskulärer Erkrankungen** ist folgendes zu prüfen:
  - KHK: Besteht die Indikation zur Revaskularisation (meist mit Koronarintervention (PCI)) und/oder Anpassung der Medikation (Betablocker, lipidsenkende Therapie?
  - Herzklappenfehler: Liegt ein kritischer Herzklappenfehler vor?
  - Herzinsuffizienz: Ist die medikamentöse Therapie adäquat?
  - Arterielle Hypertonie: Ist die Medikation adäquat?
  - Lebensstil: Reduktion von Übergewicht, regelmäßige körperliche Aktivität, Verminderung des Alkoholkonsums und Verzicht auf das Rauchen anstreben
- **Nichtkardiovaskuläre Erkrankungen:** Optimierung der Behandlung einer Lungenerkrankung, einer Schlaf- Apnoe oder Hyperthyreose

Vorhofflattern

Vorhofflattern (engl.: *atrial flutter*) ist gekennzeichnet durch regelmäßige Vorhofaktionen mit einer Frequenz von 250–350/min.

Klinik

Die Symptomatik entspricht der bei Vorhofflimmern, der Herzschlag kann jedoch infolge einer regelhaften Überleitung jeder zweiten Vorhofaktion regelmäßig sein. Die Kammerfrequenz liegt meist um 140/min und ist in der Regel tachykarder als beim Vorhofflimmern. Gefürchtet ist die extrem tachykarde 1 : 1-Überleitung auf die Kammer.

Ätiologie und Pathogenese

Vorhofflattern ist meist Folge einer Dehnung und/oder Schädigung der Vorhöfe. Es kommt bei den gleichen kardialen Erkrankungen wie das Vorhofflimmern vor.

Typisches Vorhofflattern wird durch einen atrialen Reentry-Kreislauf verursacht. Obligater Bestandteil dieses Erregungskreislaufs ist ein Myokardstreifen im **rechten Vorhof** zwischen Trikuspidalklappe und Mündung der V. cava inferior. Beim **atypischen Vorhofflattern** liegt ein anderer Reentry-Kreislauf, meist um eine vernarbte Region im **linken Vorhof,** vor. Ursache einer derartigen Vernarbung kann eine vorangegangene herzchirurgische Operation oder eine Katheterablation sein.

Die hämodynamischen Auswirkungen des Vorhofflatterns gleichen im Wesentlichen denen des Vorhofflimmerns. Nicht selten treten bei einem Patienten Episoden von Vorhofflimmern und Vorhofflattern auf.

EKG-Befund

Für das **typische Vorhofflattern** charakteristisch sind regelmäßige, sägezahnartige *(„common type")* oder wellenförmige *(„uncommon type")* Flatterwellen, die in den Ableitungen II, III und aVF besonders gut zu erkennen sind. Sie haben eine Frequenz von 250–350/min, zwischen den einzelnen Wellen ist keine isoelektrische Linie erkennbar. Die Überleitung auf die Kammer erfolgt oft in konstantem Verhältnis von 2 : 1, 3 : 1 oder 4 : 1 (➤ Abb. 1.70). Die Flatterwellen beim **atypischen Vorhofflattern** weisen nicht die charakteristische Sägezahn- oder Wellenstruktur auf.

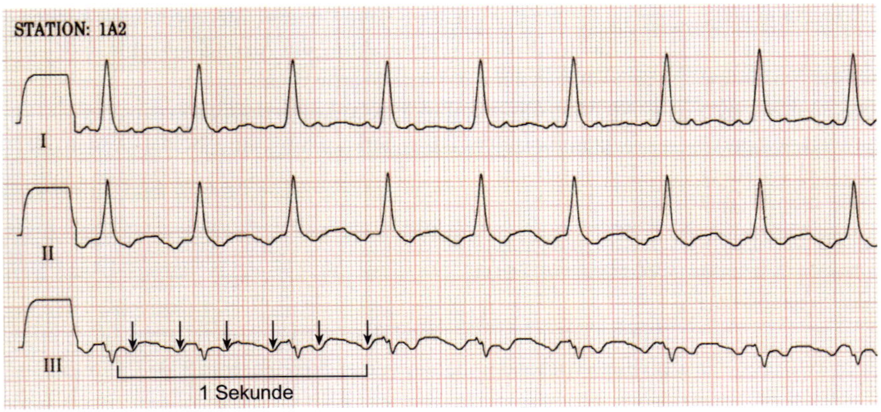

Abb. 1.70 EKG bei typischem Vorhofflattern vom „common type". Die Überleitung der in Ableitung III sägezahnartig konfigurierten Flatterwellen auf die Kammern erfolgt im Verhältnis 2 : 1. Beim Patienten ist ein regelmäßiger, tachykarder Puls um 180/min zu messen. [L157]

Diagnostisches Vorgehen und Therapie

Die Diagnostik entspricht der des Vorhofflimmerns. Auch therapeutisch sind – insbesondere die Antikoagulation betreffend – im Wesentlichen die gleichen Maßnahmen indiziert wie beim Vorhofflimmern. Es gibt jedoch einige Besonderheiten:

- **Das typische Vorhofflattern kann mit sehr gutem Erfolg durch eine Katheterablation kurativ behandelt werden.** Hierbei wird der im **rechten Vorhof** gelegene Reentry-Kreislauf durch Setzen einer longitudinalen Läsion zwischen Trikuspidalklappe und Vena cava inferior unterbrochen. Die Katheterablation ist deshalb die primäre Therapieoption zur Behandlung des typischen Vorhofflatterns. Auch das **atypische Vorhofflattern** ist prinzipiell durch eine Katheterablation kurativ therapierbar, die erforderlichen Eingriffe im **linken Vorhof** sind allerdings komplexer und die Erfolgsraten niedriger.
- Oft gelingt es nicht, eine ausreichende Frequenzkontrolle des Vorhofflatterns zu erreichen, da die AV-Überleitung schwieriger zu bremsen ist als beim Vorhofflimmern. In dieser Situation sind eine notfallmäßige Beendigung des Vorhofflatterns (vorzugsweise durch Elektrokardioversion) sowie eine effektive Rezidivprophylaxe (Katheterablation) erforderlich.

AV-Reentry-Tachykardie

Es handelt sich um paroxysmal auftretende, regelmäßige, supraventrikuläre Tachykardien, die durch abnorme Leitungseigenschaften des AV-Knotens **(AV-Knoten-Reentry-Tachykardie)** oder durch ein Kent- Bündel, also eine akzessorische atrioventrikuläre Leitungsbahn (**Präexzitationssyndrome,** z. B. **Wolff-Parkinson-White-Syndrom** [WPW-Syndrom]) hervorgerufen werden.

Klinik

Anfallsweises Auftreten von Herzjagen, das stets regelmäßig ist und einen abrupten Beginn sowie ein ebenso plötzliches Ende hat. Synkopen treten in der Regel nicht auf. Zusätzliche kardiale Erkrankungen sind bei diesen angeborenen Strukturanomalitäten des Reizleitungssystems meist nicht vorhanden, der Manifestationsgipfel liegt für die AV-Knoten-Reentry-Tachykardie zwischen dem 20. und 30. Lebensjahr, für die Tachykardie bei akzessorischer AV-Leitungsbahn früher. Eine gefürchtete Komplikation, die bei ca. 20 % der Patienten mit Präexzitationssyndrom auftritt, sind zusätzliche Episoden von Vorhofflimmern.

Vorhofflimmern bei akzessorischer AV-Leitungsbahn

Vorhofflimmern oder Vorhofflattern sind gefürchtete Komplikationen bei akzessorischer AV-Leitungsbahn. Bei kurzer Refraktärzeit kann die Vorhofrhythmusstörung extrem tachykard auf die Kammer übergeleitet werden. Der AV-Knoten wird als natürlicher „Hochfrequenzfilter" quasi kurzgeschlossen.

Klinik

Tachykard übergeleitetes Vorhofflimmern oder Vorhofflattern kann zu schwerer Kreislaufdepression, zu Synkopen und zum plötzlichen Herztod führen.

EKG

Beim Vorhofflimmern bei akzessorischer Leitungsbahn sieht man breit deformierte, teils monomorphe, nicht typisch schenkelblockartige QRS-Komplexe bei arrhythmischer, sehr tachykarder Kammeraktion mit Frequenzen über 250/min (Merksatz: „FBI – fast, broad, irregular"). Die Abgrenzung zur ebenfalls mit breiten Kammerkomplexen einhergehenden ventrikulären Tachykardie (regelmäßig!) sowie zum aberrant übergeleiteten Vorhofflimmern (typische Schenkelblockkonfiguration des QRS-Komplexes) ist wegen der unterschiedlichen Therapie äußerst wichtig. Völlig unterschiedlich ist das Bild bei der durch eine akzessorische AV-Leitungsbahn hervorgerufenen Reentry-Tachykardie: Sie ist regelmäßig und zeigt schmale QRS-Komplexe (➤ Abb. 1.73).

Therapie

- **Elektrokardioversion:** Sie ist indiziert bei hämodynamischer Instabilität und/oder Unklarheit über die Ursache der Tachykardie (DD Kammertachykardie, Vorhofflimmern mit aberranter Leitung).
- **Ajmalin i. v.:** Bremsung der Kammerfrequenz durch medikamentöse Blockierung der akzessorischen Bahn; gelegentlich tritt unter diesem Antiarrhythmikum auch eine medikamentöse Kardioversion des Vorhofflimmerns ein.
- **Kontraindiziert** und wirkungslos sind Substanzen mit bremsender Wirkung auf die AV-Knoten-Leitung: Digitalis, Verapamil und Adenosin. Durch periphere Vasodilatation kann der Blutdruck weiter absinken und die Hämodynamik kritisch verschlechtert werden.

Zur Rezidivprophylaxe sollte grundsätzlich eine **Katheterablation** der akzessorischen AV-Leitungsbahn angestrebt werden, zusätzlich auch eine Pulmonalvenenisolation.

Ätiologie und Pathogenese

Ätiologisch liegen Strukturanomalien des Reizleitungssystems vor, die von Geburt an bestehen oder sich im Rahmen des Wachstumsprozesses entwickeln.

Pathogenetische Voraussetzung für eine AV-Reentry-Tachykardie ist das Bestehen von **zwei voneinander isolierten (dualen) elektrischen Leitungsbahnen** zwischen Vorhöfen und Ventrikeln. Normalerweise findet sich zwischen Vorhöfen und Kammern nur *eine* elektrisch leitende Verbindung, der AV-Knoten. Bei der **AV-Knoten-Reentry-Tachykardie** sind innerhalb des AV-Knotens zwei voneinander getrennte Leitungsbahnen vorhanden (sog. Längsdissoziation des AV-Knotens). Die **AV-Reentry-Tachykardie bei akzessorischer AV-Leitungsbahn** entsteht durch eine außerhalb der AV-Knoten-Region gelegene Leitungsbahn **(Kent-Bündel)** zwischen Vorhöfen und Kammern. In der Regel unterscheiden sich die dual angelegten Leitungsbahnen in ihren elektrischen Eigenschaften, also in der Leitungszeit und der Refraktärzeit (➤ Abb. 1.71).

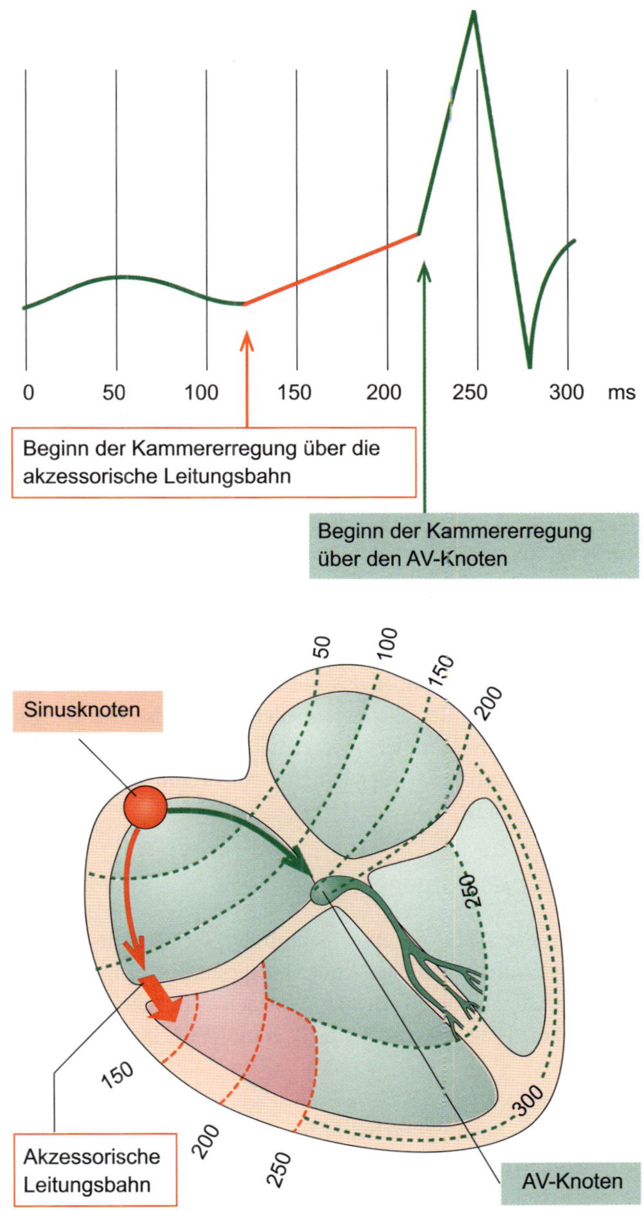

Abb. 1.71 Erregungsablauf und EKG bei akzessorischer AV-Leitungsbahn. Charakteristisch ist die unmittelbar nach dem P beginnende Deltawelle des QRS-Komplexes. Die Deltawelle repräsentiert das über die akzessorische Bahn depolarisierte Myokardsegment, der steile Aufstrich zum R die physiologische Ventrikeldepolarisation über den AV-Knoten und das spezifische Reizleitungssystem. [L157]

Lown-Ganong-Levine-Syndrom (LGL-Syndrom)

Definition: Gemeinsames Vorliegen einer verkürzten PQ-Dauer (< 120 ms) mit schmalem QRS-Komplex und paroxysmalen Vorhofrhythmusstörungen.

Lown, Ganong und Levine beschrieben als Ursache des Syndroms akzessorische, schnell leitende Leitungsbahnen parallel zum AV-Knoten. Die Existenz und Bedeutung dieser Bahnen ist heute umstritten. Bei Patienten mit kurzer PQ-Dauer ohne Tachykardien sollte von einer Normvariante ausgegangen werden, Patienten mit Tachykardien sollten elektrophysiologisch untersucht werden. In der Mehrzahl werden dual angelegte Leitungsbahnen im AV- Knoten gefunden, wie bei einer AV-Knoten-Reentry-Tachykardie, und eine Katheterablation der langsamen Bahn durchgeführt.

Elektrophysiologie im Sinusrhythmus

Bei normalem Sinusrhythmus ist das Vorhandensein dualer AV-Leitungsbahnen oder einer akzessorischen AV-Leitungsbahn funktionell bedeutungslos: Die vom Sinusknoten ausgehende Erregung tritt in beide Leitungsbahnen ein, die Erregungsfronten treffen sich anschließend und löschen sich aus. Ein Reentry-Kreislauf kommt nicht zustande.

Mechanismus des Erregungskreislaufs

Eine kreisende Erregung mit Reentry-Tachykardie kann entstehen, wenn eine der dual angelegten Leitungsbahnen zwischen Vorhöfen und Kammern leitfähig und die andere refraktär ist.

Bei **dual angelegten Leitungsbahnen im AV-Knoten** entsteht diese Situation am häufigsten nach einer vorzeitig einfallenden *supraventrikulären* Extrasystole: Die Bahn mit langer Refraktärzeit, meist die schnell leitende Bahn („schnelle Bahn"), ist noch refraktär, während die „langsame Bahn" wegen ihrer kurzen Refraktärzeit schon wieder leitfähig ist. Die Erregung wird also über die langsame Bahn auf die Kammer übergeleitet. Sie kann dann retrograd in die schnelle Bahn, die zu diesem Zeitpunkt wieder leitfähig ist, eindringen und in Richtung Vorhof zurückgeleitet werden. Der Reentry-Kreislauf schließt sich, wenn die Erregung nach Erreichen des Vorhofs wieder über die langsame Bahn auf die Kammern übergeleitet wird. Da die antegrade Überleitung auf die Kammern fast ebenso lange dauert wie die retrograde Fortleitung auf den Vorhof, treten Vorhof- und Kammeraktion praktisch gleichzeitig auf. Hieraus erklärt sich, warum die P-Wellen häufig komplett vom QRS-Komplex überdeckt werden und scheinbar in ihm verschwinden (➤ Abb. 1.72).

Ähnlich ist der Entstehungsmechanismus einer AV-Reentry-Tachykardie bei **akzessorischer AV-Leitungsbahn:** Hier ist es in der Regel eine *ventrikuläre* Extrasystole, die über die akzessorische

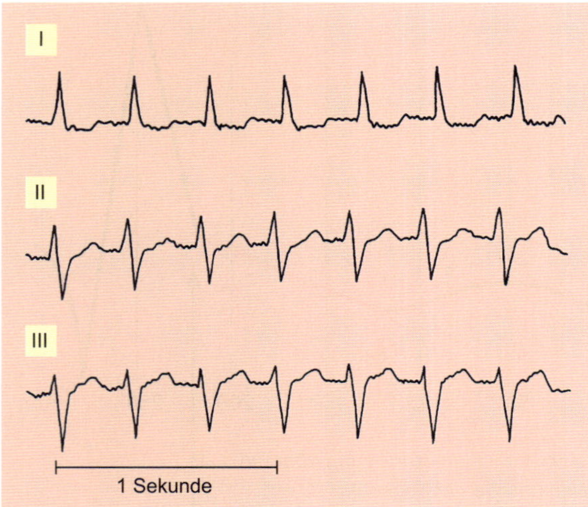

Abb. 1.72 EKG bei AV-Knoten-Reentry-Tachykardie. Regelmäßige Tachykardie, 180/min, mit schmalem QRS, keine P-Wellen erkennbar [L157]

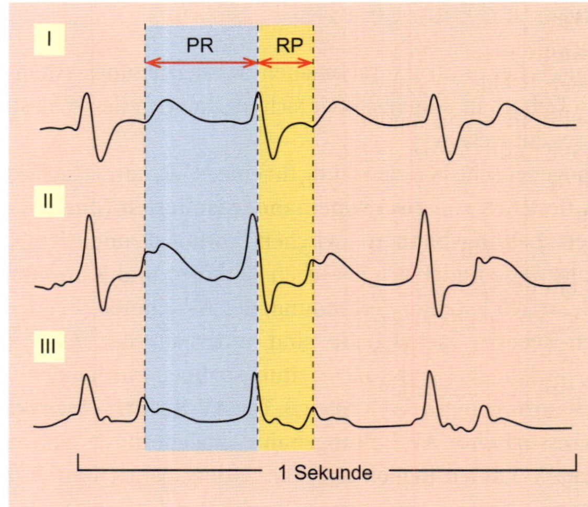

Abb. 1.73 EKG bei AV- Reentry-Tachykardie bei akzessorischer AV-Leitungsbahn. PR > RP, keine Deltawelle [L157]

Bahn retrograd auf den Vorhof übergeleitet wird, jedoch nicht in den AV-Knoten eindringen kann, da dieser noch refraktär ist. Die Erregung gelangt dann über das Vorhofmyokard zum AV-Knoten, der nach Ablauf der Refraktärzeit wieder leitfähig ist. Die Erregung wird somit auf die Kammer übergeleitet und findet die akzessorische AV-Leitungsbahn wieder leitfähig vor, womit der Erregungskreis geschlossen ist.

Diagnostisches Vorgehen

Die **Anamnese** allein (abrupter Beginn der Tachykardie, regelmäßige Tachykardie, plötzliches Ende, herzgesunder, junger Patient) macht eine der beiden Tachykardieformen wahrscheinlich. Gesichert wird die Diagnose durch ein **12- Kanal-EKG** im Anfall.

EKG-Befund

- **AV-Knoten-Reentry-Tachykardie:** regelmäßige Tachykardie mit schmalem QRS-Komplex, Frequenz 180–200/min. Die P-Wellen sind entweder komplett im QRS-Komplex verborgen oder nur am Beginn (selten) oder Ende des QRS-Komplexes als sog. Pseudo-Q- oder Pseudo-S-Zacken erkennbar (➤ Abb. 1.72).
- **AV-Reentry-Tachykardie bei akzessorischer AV-Leitungsbahn:** regelmäßige Tachykardie mit schmalem QRS-Komplex, keine Deltawelle (die Deltawelle ist nur bei Sinusrhythmus, d. h. im „Normalzustand" vor oder nach den Reentry-Tachykardie-Anfällen, vorhanden). Die Frequenz beträgt 150–220/min. Die P-Wellen folgen dem QRS-Komplex nach kurzem Intervall, das die retrograde Erregungsleitung über die akzessorische Bahn widerspiegelt; die P-Wellen sind je nach Lage der Bahn deformiert (➤ Abb. 1.73).

Während sich die akzessorische AV-Leitungsbahn beim „klassischen" WPW-Syndrom durch eine Deltawelle meist bereits im symptomfreien Intervall bei Sinusrhythmus diagnostizieren lässt (➤ Abb. 1.71), ist die AV-Knoten-Reentry-Tachykardie ohne Präexzitationssyndrom nur im Anfall im EKG nachzuweisen, was bei seltenem Auftreten und kurzer Dauer der Anfälle schwierig sein kann.

In diagnostischen Zweifelsfällen kann durch eine **elektrophysiologische Untersuchung** die akzessorische Leitungsbahn nachgewiesen und ihre Refraktärzeit bestimmt werden; dabei kann auch versucht werden, eine Reentry-Tachykardie zu provozieren, um die klinische Bedeutsamkeit der Bahn zu beweisen.

Therapie

Akuttherapie

Im **Anfall** wird versucht, den Erregungskreislauf der Reentry-Tachykardie durch Erzeugung eines kurzzeitigen Blocks in einer der Leitungsbahnen zu terminieren. Es empfiehlt sich ein stufenweises Vorgehen:

- **Kurzzeitige Blockade**/Verschlechterung der Leitfähigkeit des AV-Knotens/einer AV-Knoten-Leitungsbahn:
  - **Vagomimetische Manöver:** Karotisdruck, Valsalva-Pressversuch, Eiswasserschluck
  - **Medikamentös:** Adenosin-Bolus 6–24 mg i. v., Verapamil: 5(–10) mg i. v. (Adenosin hat den Vorteil einer nur Sekunden anhaltenden, aber starken und zuverlässigen Wirksamkeit)
- **Medikamentöse Blockade einer akzessorischen AV-Leitungsbahn** durch Ajmalin, Flecainid oder Propafenon
- **Passagere Vorhofstimulation** (Überstimulation)
- Bei Erfolglosigkeit, hämodynamischer Instabilität oder letztlich unklarer Diagnose: externe **Elektrokardioversionen** (25–50 J) sind dabei meist ausreichend).

CAVE!

Liegt Vorhofflimmern mit tachykarder Überleitung über eine akzessorische AV- Leitungsbahn vor, so die Gabe Von Medikamenten, die die AV- Leitung verzögern, kontraindiziert, weil gefährlich und wirkungslos.

Rezidivprophylaxe

- **AV-Knoten-Reentry-Tachykardie:** Eine Rezidivprophylaxe ist indiziert bei häufig auftretenden Tachykardien, die vom Patienten selbst nicht mit vagomimetischen Manövern beendet werden können, und/oder bei deutlichem Leidensdruck. Therapie der Wahl ist die Katheterablation der langsamen Leitungsbahn.
- **AV-Reentry-Tachykardie bei akzessorischer AV-Leitungsbahn:** In der Regel sollte zur Katheterablation der akzessorischen AV-Leitungsbahn geraten werden. Die Indikation dazu ist umso dringlicher, wenn der Patient zu Vorhofflimmern neigt, das über die akzessorische AV-Leitungsbahn schnell übergeleitet werden kann mit der Folge lebensgefährlicher Tachyarrhythmien.

Ventrikuläre Extrasystolen (VES), nichtanhaltende ventrikuläre Tachykardien

Ventrikuläre Extrasystolen und nichtanhaltende (d. h. weniger als 30 Sekunden dauernde) ventrikuläre Tachykardien entstehen durch vorzeitige Depolarisationen im Bereich der Herzkammern; sie werden durch eine abnorm gesteigerte ventrikuläre Erregungsbildung verursacht. Die früher übliche Einteilung ventrikulärer Extrasystolen nach der Lown-Klassifikation wird heute nicht mehr verwendet.

Klinik

Oft fehlen Symptome, gelegentlich tritt ein Gefühl der Unregelmäßigkeit des Herzschlags auf. Lang anhaltende Bigeminusphasen können zu einem Absinken des Herzzeitvolumens mit konsekutivem Schwächegefühl und Schwindelanfällen führen. Eine nichtanhaltende Kammertachykardie kann gelegentlich Synkopen hervorrufen.

Ätiologie und Pathogenese

Ventrikuläre Extrasystolen entstehen durch strukturelle oder funktionelle Schädigung einzelner Zellen des Kammermyokards, häufig wird dies durch eine Herzerkrankung verursacht. Treten ventrikuläre Extrasystolen zahlreich auf, zeigt also das Langzeit EKG, dass mehr als 15 % der Herzaktionen ventrikuläre Extrasystolen sind, so kann dies zu einer Verschlechterung der linksventrikulären Pumpfunktion und Ausbildung einer Kardiomyopathie führen. Diese Form der Kardiomyopathie ist in der Regel reversibel, wenn durch eine antiarrhythmische Therapie ein Verschwinden der Extrasystolen oder eine erhebliche Reduktion der Häufigkeit der Extrasystolen gelingt.

CAVE!

Da nichtanhaltende ventrikuläre Tachykardien in lebensbedrohliche anhaltende Kammertachykardien oder Kammerflimmern übergehen können, sind sie stets ernst zu nehmen.

EKG-Befund

- Vorzeitig einfallende QRS-Komplexe (➤ Tab. 1.19)
- Meist keine vorangehende P-Welle

Tab. 1.19 Unterscheidungskriterien zwischen ventrikulären und supraventrikulären Extrasystolen

	VES	SVES
Vorangehende P-Welle	Meist nicht vorhanden	Vorhanden
QRS-Komplex	Breit, bizarr konfiguriert, nicht typisch-schenkelblockartig	Schmal, wie bei Normalschlag, gelegentlich Schenkelblock
Kompensatorische Pause nach Extrasystole	Meist ja	Meist nein

- QRS-Komplexe breit, aber nicht schenkelblockartig deformiert
- Kompensatorische postextrasystolische Pause (➤ Kasten)
- Langzeit-EKG: Häufigkeit ventrikulärer Extrasystolen im Tagesverlauf

Kompensatorische postextrasystolische Pause

Nach der Extrasystole fällt die Sinusknotenaktion regulär ein und führt zu einer Vorhoferregung. Die entsprechende P-Welle ist meist im Kammerkomplex der Extrasystole verborgen und nicht erkennbar. Eine Überleitung dieser Erregung auf die Kammer ist jedoch in der Regel nicht möglich, da entweder der AV-Knoten oder das Kammermyokard noch refraktär sind. Die nächste reguläre Sinusknotenaktion wird dagegen wieder auf die Kammer übergeleitet. Der Takt des Sinusrhythmus läuft also im Prinzip regelmäßig weiter; hierdurch entsteht eine als „kompensatorisch" bezeichnete Pause (➤ Abb. 1.74).

Diagnostisches Vorgehen

Da ventrikuläre Herzrhythmusstörungen erstes Symptom einer bislang nicht bekannten kardialen Erkrankung sein können, wird eine sorgfältige klinische und apparative Untersuchung der Herzfunktion durchgeführt (➤ 1.8.2).

Therapie

Basistherapie

Erster Schritt ist die Optimierung der Behandlung einer ggf. bestehenden kardialen und/oder extrakardialen Grundkrankheit. Die Serumspiegel für Kalium und Magnesium sollten in den hoch normalen Bereich angehoben werden. Als medikamentöse Basismaßnahme kann ein Betablocker eingesetzt werden.

Spezifische Therapie

Wird die Häufigkeit ventrikulärer Extrasystolen durch Basismaßnahmen nicht wesentlich beeinflusst, stellt sich die Frage nach einer spezifischen antiarrhythmischen Therapie. Sie ist indiziert, wenn ventrikuläre Extrasystolen häufig auftreten, also > 15 % der Herzaktionen ventrikuläre Extrasystolen sind, wenn die Echokardiografie eine linksventrikuläre Funktionsstörung zeigt und eine Einschränkung der körperlichen Belastbarkeit besteht. Auch besteht eine Therapieindikation bei salvenartig auftretenden ventrikulären Extrasystolen mit begleitenden Schwächezuständen und Synkopen, insbesondere, wenn zusätzlich eine linksventrikuläre Funktionsstörung besteht. In dieser Situation werden die ventrikulären

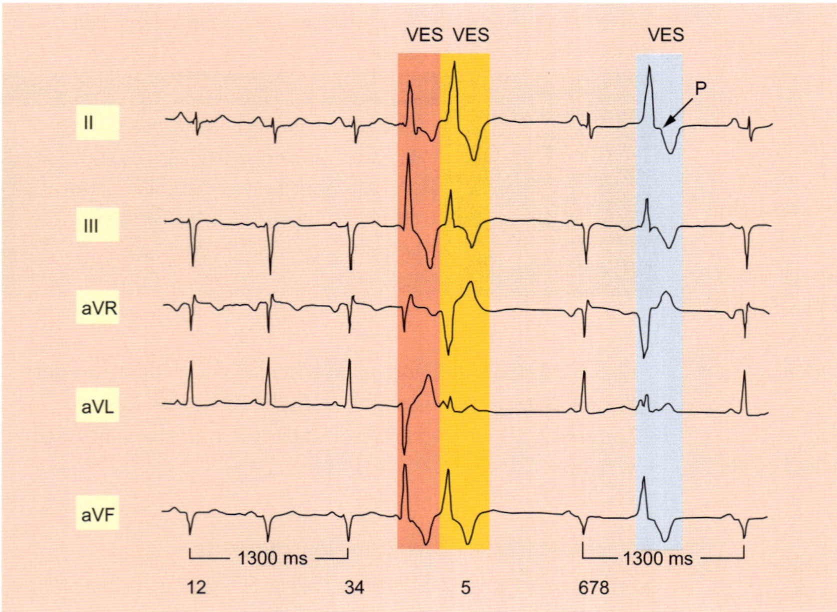

Abb. 1.74 Ventrikuläre Extrasystolie. Die Herzaktionen 4 und 5 sind aufeinanderfolgende ventrikuläre Extrasystolen (ein sog. Couplet). Herzaktion 7 ist eine singuläre VES. Die Extrasystolen 5 und 7 sind identisch konfiguriert (monomorph). Der VES 7 folgt eine kompensatorische Pause, d. h., die Sinusaktion 8 ist zeitlich nicht versetzt. Nach dem QRS-Komplex von VES 7 ist eine nicht übergeleitete P-Welle erkennbar (Pfeil). [L157]

Extrasystolen als **„Warn-Arrhythmien" betrachtet,** d. h. als Vorboten des plötzlichen Herztods durch Kammerflimmern.

Klasse-I-Antiarrhythmika werden wegen des Risikos einer proarrhythmischen Wirkung nur bei Patienten ohne organische Herzkrankheit eingesetzt. **Betablocker, Amiodaron** und **Sotalol** können dagegen auch bei Patienten mit vorgeschädigtem Herzen verabreicht werden.

Als Alternative zur oft erfolglosen medikamentösen antiarrhythmischen Therapie gewinnt die **Katheterablation** an Bedeutung. Entstehen die Extrasystolen überwiegend aus einem *singulären* Arrhythmie-Fokus (monomorphe ventrikuläre Extrasystolie) und ist dieser durch einen endokardial platzierten Ablationskatheter gut erreichbar, z. B. im rechtsventrikulären oder linksventrikulären Ausflusstrakt, so ist die Erfolgsrate der Katheterablation hoch.

Liegen *mehrere* Extrasystolie-Foci vor und/oder liegen diese in der Nähe von Strukturen des spezifischen Reizleitungssystems oder der Herzspitze, so wird zunächst eine medikamentöse Therapie versucht. Bei symptomatischen Patienten mit schlechter Herzfunktion ist darüber hinaus die Implantation eines **Kardioverter-Defibrillators** (ICD) zur Verhinderung des plötzlichen Herztods indiziert.

Anhaltende ventrikuläre Tachykardie

Über mehr als 30 Sekunden ununterbrochen anhaltende Serie von ventrikulären Extrasystolen mit einer Frequenz > 100/min. Anhaltende Kammertachykardien, die ohne Therapiemaßnahme enden, werden als **selbstlimitierende Kammertachykardien** bezeichnet.

Klinik

Der Patient empfindet ein regelmäßiges Herzjagen, das meist von einem deutlichen Schwäche- und Kollapsgefühl begleitet ist. Häufig kommt es zu Bewusstlosigkeit.

Bei Patienten mit eingeschränkter Koronarreserve (meist infolge koronarer Herzkrankheit) können die Symptome einer typischen Angina pectoris im Vordergrund stehen.

Ätiologie und Pathogenese

Patienten mit anhaltenden ventrikulären Tachykardien weisen in der Regel eine schwere Herzerkrankung auf. Häufigster Mechanismus für die Entstehung anhaltender ventrikulärer Tachykardien ist der Reentry-Kreislauf im Kammermyokard. Voraussetzung hierfür ist eine Zone langsamer Erregungsleitung, z. B. im Randbereich einer ausgedehnten Myokardinfarktnarbe. Ventrikuläre Tachykardien in der Frühphase eines Myokardinfarkts (sog. **idioventrikuläre Tachykardien)** entstehen auf dem Boden einer abnormen Automatie (➤ 1.8.1).

Selten kommen anhaltende ventrikuläre Tachykardien bei Personen ohne fassbare Herzkrankheit vor **(idiopathische Kammertachykardien).**

Die anhaltende ventrikuläre Tachykardie kann in Kammerflimmern und damit in den vollständigen Kreislaufstillstand und den **plötzlichen Herztod** übergehen. Dies ist besonders bei Patienten mit deutlicher Schädigung der linken Herzkammer der Fall; bei Patienten mit normaler Kammerfunktion ist das Risiko deutlich geringer.

EKG-Befund

Im EKG findet sich eine regelmäßige Tachykardie mit einer Frequenz meist zwischen 150 und 180/min, gelegentlich auch deutlich schneller. Typisch sind breit deformierte QRS-Komplexe (➤ Abb. 1.75). Die QRS-Morphologie entspricht dabei *nicht* einem typischen Schenkelblockbild (➤ 1.4.3, Kasten „Schenkelblöcke").

Da regelmäßige supraventrikuläre Tachykardien gelegentlich auch mit einem breiten QRS-Komplex einhergehen (aberrante Lei-

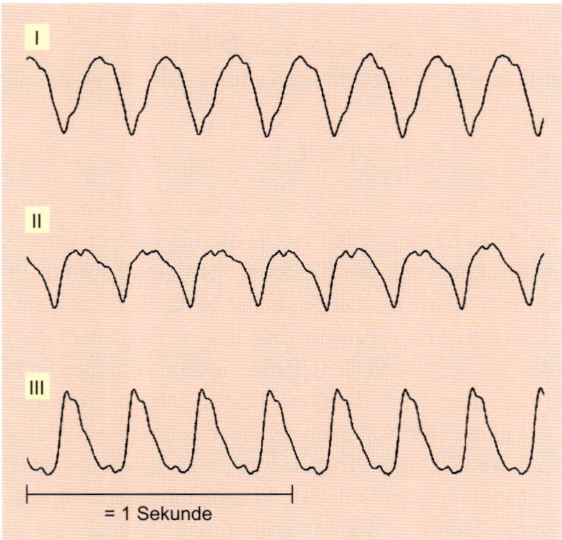

Abb. 1.75 Ventrikuläre Tachykardie [M185]

tung = Schenkelblock), kann die Differenzierung der beiden Formen Probleme bereiten.

Diagnostisches Vorgehen

Jede erstmals auftretende anhaltende ventrikuläre Tachykardie erfordert eine umfangreiche kardiale Diagnostik, die meist auch eine Linksherzkatheteruntersuchung einschließen sollte. Laborchemisch sollten ein akuter Myokardinfarkt, eine Hypokaliämie oder eine akute entzündliche Erkrankung als im Prinzip reversible Ursachen der Tachykardie ausgeschlossen werden.

Therapie

Akuttherapie

Ist der Patient durch die Tachykardie **hämodynamisch beeinträchtigt** und/oder bewusstlos, so besteht die Indikation zur sofortigen R-Zacken-synchronen **externen Kardioversion.** Eine asynchrone Schockabgabe kann Kammerflimmern verursachen!

Bei **hämodynamisch stabilen** Patienten kann zur Terminierung der Tachykardie neben der externen Kardioversion auch die **medikamentöse Kardioversion** (mögliche Medikamente: Ajmalin, Propafenon, Amiodaron) oder die Überstimulation erwogen werden.

Rezidivprophylaxe

Wichtig ist zunächst eine Optimierung der Therapie der kardialen Grundkrankheit. Falls keine absoluten Kontraindikationen vorliegen, sollte eine Betablockertherapie begonnen bzw. fortgeführt werden. Diese Maßnahme allein kann als Rezidivprophylaxe ausreichen, falls Kammertachykardien ausschließlich in Phasen eines erhöhten Sympathikotonus auftreten. Idiopathische Kammertachykardien können gut auf Verapamil ansprechen.

Bei trotz dieser Maßnahmen rezidivierenden anhaltenden Kammertachykardien muss über folgende drei Therapiemaßnahmen entschieden werden:

- **Implantation eines ICD:** Patienten mit hohem Risiko eines plötzlichen Herztods (schlechte Kammerfunktion, überlebter Kreislaufstillstand, plötzliche Herztode in der Familie) sollten mit einem ICD versorgt werden; dies trifft für die Mehrzahl der betroffenen Patienten zu.
- **Katheterablation des Erregungskreislaufs im Kammermyokard:** Sie kommt als kausales, jedoch mit einer erheblichen Rezidivrate belastetes Verfahren infrage.
- **Medikamentöse Therapie:** Zum Einsatz kommen Klasse-III-Antiarrhythmika (Amiodaron, Sotalol).

Sonderform der ventrikulären Tachykardie: Torsade-de-Pointes-Tachykardie

Definition: Kammertachykardie mit stetig um die isoelektrische Linie drehender QRS-Achse; ausschließlich bei Patienten mit verzögerter Repolarisation (QT-Verlängerung im EKG) vorkommend.

Klinik: akut einsetzender Schwächezustand, ggf. Synkope.

Ätiologie und Pathogenese

Die Torsade-de-Pointes-Tachykardie wird verursacht durch frühe Nachdepolarisationen (➤ 1.8.1) bei Patienten mit verzögerter Repolarisation, die sich im symptomfreien Intervall durch eine verlängerte QT-Zeit > 500–550 ms im EKG ausdrückt. In der Mehrzahl handelt es sich um nichtanhaltende Tachykardien; der Übergang in Kammerflimmern und plötzlichen Herztod ist allerdings keine Seltenheit. Die QT-Verlängerung kann folgende Ursachen haben:

- Angeborene, erbliche Störung (**„Long-QT-Syndrom“**, z. B. Romano-Ward-Syndrom): autosomal-dominant vererbt mit Störung im Gen des K^+- bzw. Na^+-Kanals der Herzmuskelzelle; betroffene Familien können durch den plötzlichen Herztod bedroht sein
- **Medikamentennebenwirkung/-intoxikation:** einige Klasse-I-Antiarrhythmika (Chinidin, Ajmalin, Disopyramid), Klasse-III-Antiarrhythmika (selten Amiodaron, häufiger Sotalol)

CAVE!

Auch nichtkardiologische Medikamente können zu gefährlichen QT-Verlängerungen führen. So sind tödliche ventrikuläre Rhythmusstörungen z. B. nach der gemeinsamen Einnahme des Antiallergikums Terfenadin zusammen mit einem Makrolidantibiotikum (z. B. Roxithromycin) aufgetreten. Terfenadin wurde daraufhin vom Markt genommen.

Bei allen Formen der QT-Verlängerung wirken Bradykardien und auch Hypokaliämien als Auslöser für Kammertachykardien, beides führt zu einer zusätzlichen Verlängerung des QT- Intervalls.

EKG-Befund

Tachykardie mit breitem QRS-Komplex. Die QRS-Achse dreht stetig um die isoelektrische Linie. In den einzelnen Ableitungen zeigt sich diese Achsenrotation in einer stetigen Zu- und Abnahme der Höhe der R-Zacken (➤ Abb. 1.76). Das Ruhe-EKG zeigt eine deutlich verlängerte QT-Zeit von über 125 % des Normwerts oder ein absolutes QT-Intervall > 500 ms.

Therapie

Akutbehandlung

Die Akutbehandlung besteht in der Elektrokardioversion und anschließender hoch dosierter intravenöser Gabe von Mg^{2+}, ggf. auch K^{+}. Liegt nach Elektrokardioversion eine Herzfrequenz von unter 60/min vor und treten Rezidive der Tachykardie auf, so sollte zusätzlich eine passagere Schrittmacherstimulation mit einer Frequenz von 80/′bis 100/′erfolgen.

Rezidivprophylaxe

Die Rezidivprophylaxe erfolgt bei angeborenen Formen durch die langfristige Gabe von Betablockern. Zusätzlich wird meist ein ICD implantiert, insbesondere bei Patienten, die wiederbelebt werden mussten oder bei denen plötzliche Herztodesfälle oder Reanimationen in der Familie vorgekommen sind. Bei den medikamentösen oder durch Bradykardie bedingten Formen steht das Weglassen der verursachenden Medikamente mit oder ohne Herzschrittmacherversorgung im Vordergrund.

Kammerflattern, Kammerflimmern

Definition: extrem tachykarde (> 250/min) Herzaktion (Kammerflattern, engl.: *ventricular flutter*) bzw. völlig chaotisches, unkoordiniertes Kontraktionsverhalten des Kammermyokards (Kammerflimmern, engl.: *ventricular fibrillation*).

Klinik: Innerhalb von Sekunden einsetzende Bewusstlosigkeit.

Ätiologie und Pathogenese

Kammerflattern und -flimmern sind Ausdruck einer elektrischen Instabilität des Herzens. Die Ursache hierfür kann in Veränderungen der Struktur (Kammerdilatation, -hypertrophie und -fibrose, Myokardinfarktnarben) oder Funktion (Ischämie bei akutem Myokardinfarkt oder Koronarinsuffizienz) liegen. Imbalancen des Elektrolythaushalts verstärken die Gefährdung durch Kammerflimmern.

Kammerflattern und -flimmern führen stets zu einem dramatischen Abfall des Herzzeitvolumens und des arteriellen Blutdrucks. Innerhalb von Sekunden tritt dadurch eine Bewusstlosigkeit ein. Ohne Behandlung (Defibrillation, Reanimationsmaßnahmen) führen Kammerflattern und Kammerflimmern regelhaft zum plötzlichen Herztod.

EKG-Befund

Der Übergang von der regelmäßigen Kammertachykardie zum Kammerflattern ist fließend, ebenso der Übergang vom Kammerflattern zum Kammerflimmern. Charakteristisch für das **Kammerflattern** sind bizarr konfigurierte, breite QRS-Komplexe, zwischen denen eine isoelektrische Linie nicht mehr erkennbar ist (➤ Abb. 1.77). Die Herzfrequenz liegt in der Regel deutlich über 250/min. Bei **Kammerflimmern** besteht eine völlig chaotische Kammeraktion, regelrechte QRS-Komplexe sind nicht erkennbar (➤ Abb. 1.78).

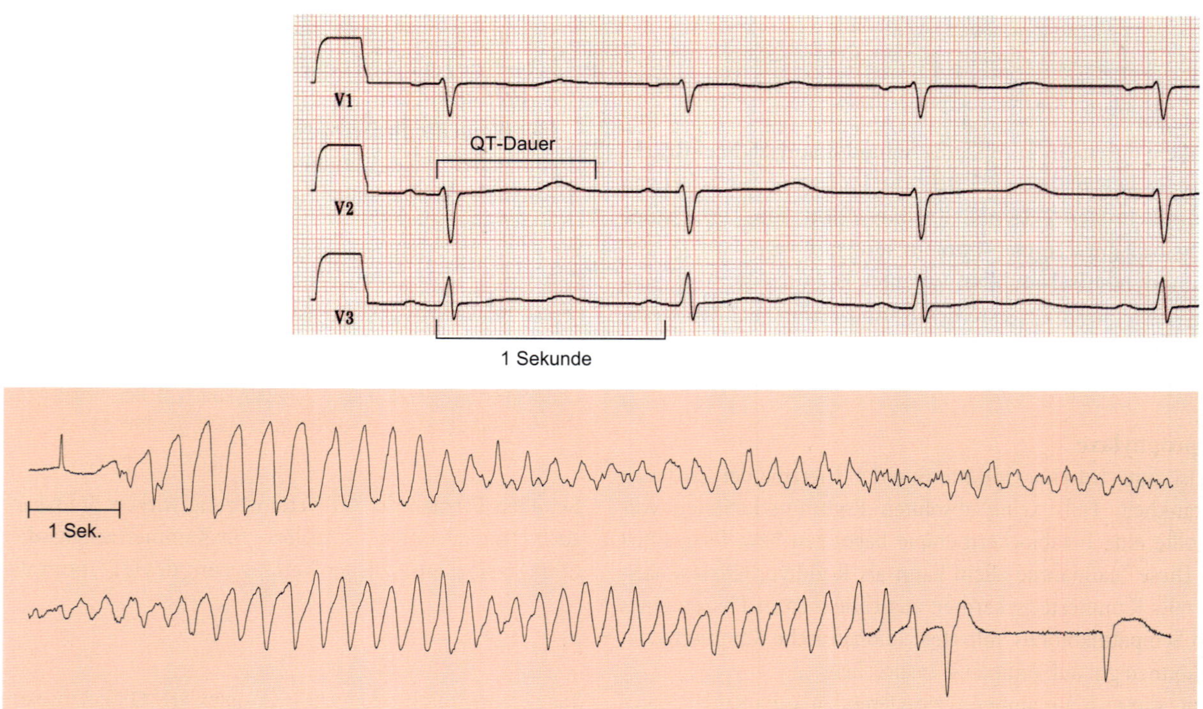

Abb. 1.76 EKG eines jungen Mannes mit „Long-QT-Syndrom" (QT-Zeit/-Dauer > 600 ms). Es waren wiederholt Adams-Stokes-Anfälle mit Bewusstlosigkeit bei Torsade-de-Pointes-Tachykardie aufgetreten. [M181]

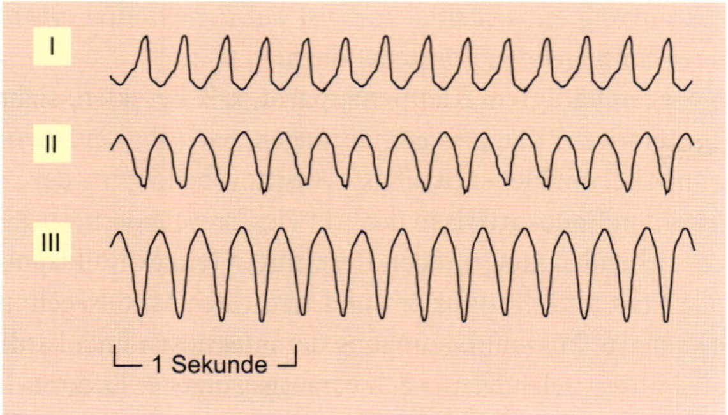

Abb. 1.77 EKG bei Kammerflattern [L157]

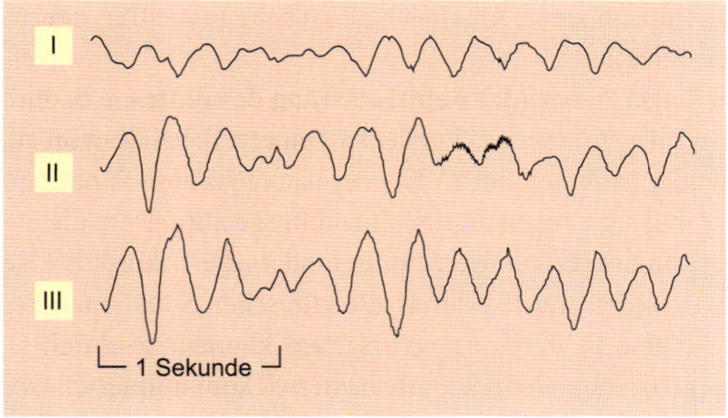

Abb. 1.78 EKG bei Kammerflimmern [L157]

Therapie

Akutbehandlung
Kardiopulmonale Wiederbelebungsmaßnahmen, sofortige externe Defibrillation mit 150–360 J, welche bei Erfolglosigkeit zweimal wiederholt wird. Bei fortbestehendem Kammerflimmern werden Adrenalin und Amiodaron i. v. gegeben und danach erneut defibrilliert. Bei weiterhin instabilem Herzrhythmus erfolgt die Schnellaufsättigung mit Amiodaron.

Rezidivprophylaxe/Prophylaxe des plötzlichen Herztodes
Patienten mit Kammerflattern oder -flimmern außerhalb der Akutphase (48 h) eines Myokardinfarkts haben ein hohes Risiko für das erneute Auftreten dieser Rhythmusstörung, insbesondere wenn eine deutliche Funktionsstörung der linken Herzkammer vorliegt. Von besonderer Bedeutung ist die Verordnung eines Betablockers. Zur Absicherung gegen den plötzlichen Herztod besteht in der Regel die Indikation zur Implantation eines ICD. Im Falle häufiger Tachykardierezidive ist der Patient durch die tachykardiebedingte Symptomatik mit bedrohlichem Herzjagen, akuten Schwächezuständen und Synkopen sowie auch durch schmerzhafte Schockabgaben des ICD stark belastet. Eine Minderung der Tachykardie- Episoden kann durch eine Katheterablation von ventrikulären Reentry-Zonen erreicht werden, alternativ durch antiarrhythmische Medikamente wie Amiodaron und Sotalol. Häufig werden beide Therapien kombiniert. Bei Kammerflattern oder -flimmern im Rahmen eines akuten Myokardinfarkts ist das Risiko eines Rezidivs der Rhythmusstörung gering, wenn keine größere Infarktnarbe entsteht. Eine Rezidivprophylaxe ist dann nicht generell erforderlich.

1.9 Erkrankungen des Endokards

E. Altiok

1.9.1 Infektiöse Endokarditis

Definition: Infektion des Endokards durch Bakterien oder Pilze, die sich ganz überwiegend an den Herzklappen, aber auch im Bereich von Ventrikelseptumdefekten, der Chordae tendineae oder des wandständigen Endokards manifestiert.

Die Inzidenz der ambulant erworbenen Endokarditis liegt in den Industrieländern bei ca. 2–5 Fällen pro 100.000 Einwohner pro Jahr. Risikofaktoren sind Immundefizit, vorangegangene Endokarditis, Zustand nach Herzklappenoperationen (Klappenrekonstruktionen, prothetischer Herzklappenersatz) und häufige venöse Punktionen oder lange liegende intravenöse Katheter (z. B. bei Dialysepatienten, Intensivpatienten, i. v. Drogenabusus). Die Prognose der Erkrankung ist schlecht, die Mortalität der infektiösen Endokarditis liegt auch bei adäquater Behandlung (Antibiotika, Operation) bei ca. 25 %.

Klinik

Am häufigsten ist die Mitralklappe betroffen, gefolgt von der Aortenklappe und der Trikuspidalklappe. Bei ca. 25 % der Patienten ist mehr als eine Klappe erkrankt.

Der klinische Verlauf ist sehr variabel und reicht von häufig **akuten** bis **fulminanten Verläufen** (septisches Krankheitsbild mit Zeichen des Multiorganversagens) bis hin zu über Wochen oder Monate andauernden Krankheitsbildern **(„Endocarditis lenta“).** Bei der letztgenannten subakuten Verlaufsform sind die Befunde wenig spezifisch; sie spiegeln den Funktionsverlust der betroffenen Klappen wider oder Manifestationen wie periphere Embolisationen, generalisierte entzündliche Veränderungen und evtl. begleitende Autoimmunphänomene (➤ Abb. 1.81).

Typische Befunde der subakuten Linksherzendokarditis (Endocarditis lenta)

- „B-Symptomatik“: Fieber, Nachtschweiß, Gewichtsverlust
- Neu auftretende Herzgeräusche mit im Verlauf wechselndem Charakter und Herzinsuffizienz
- Septische Embolien: Schlaganfall, Haut-, Nieren- oder Milzabszesse, Osteomyelitis
- Petechiale Blutungen, besonders an den Akren („*Osler splits*“), subungual (sog. Splitterblutungen, engl.: *splinter hemorrhages*), an den Fußsohlen oder Handinnenflächen („Janeway-Läsionen“) sowie an Konjunktiva und Retina
- Arthralgien und Glomerulonephritis durch Entzündungsvorgänge infolge Immunkomplexbildung.

Sichtbare Stigmata an der Haut sind schmerzhafte **Osler-Knötchen** (➤ Abb. 1.79), Einblutungen ins Nagelbett **(Splinter-Hämorrhagien)**, schmerzlose Makulae, z. B. an den Handflächen **(Janeway-Läsionen)**, oder auch Embolisationen am Augenhintergrund **(Roth-Flecken).**

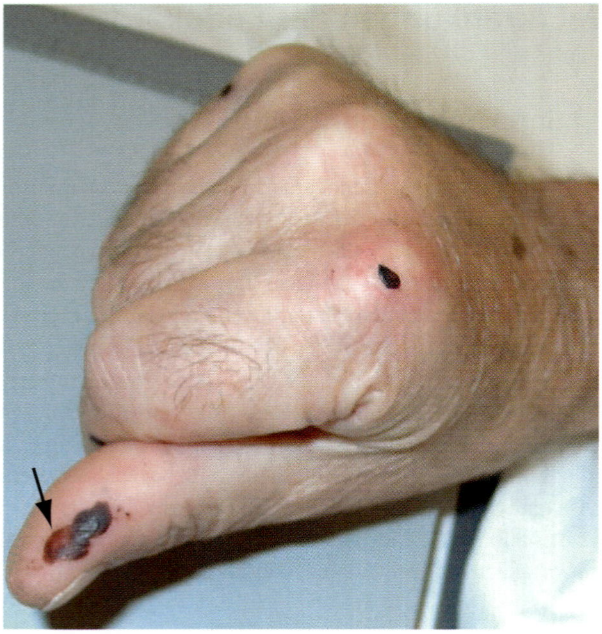

Abb. 1.79 Osler-Knötchen am Daumen bei einem Patienten mit bakterieller Endokarditis: palpable, schmerzhafte Effloreszenz [M181]

Eine Trikuspidalklappenendokarditis (**„Rechtsherzendokarditis"**) kann sich aufgrund einer Embolisation in die Lungenstrombahn durch multiple Lungenabszesse und bei Destruktion der Trikuspidalklappe durch eine Rechtsherzinsuffizienz äußern.

Ätiologie und Prädisposition

Eine infektiöse Endokarditis ist meist bakteriell bedingt. Die häufigsten Erreger sind grampositive Kokken wie Staphylokokken, Streptokokken und Enterokokken. Ein subakuter Verlauf (Endocarditis lenta) wird klassischerweise durch vergrünende Streptokokken (*Streptococcus viridans*) verursacht, andere Erreger sind aber ebenfalls möglich. Die infektiöse Endokarditis kann auch bei okkulten Karzinomen auftreten. So wurde eine Assoziation mit dem Erregers *Streptococcus bovis* mit Kolonkarzinomen beschrieben. Daher sollte in diesen Fällen eine Koloskopie veranlasst werden.

Keimspektrum der infektiösen Endokarditis

Grundsätzlich kann eine infektiöse Endokarditis durch fast alle obligat oder fakultativ humanpathogenen Keime hervorgerufen werden. Typische Erreger sind:
- Akute Endokarditis bei Nativklappe: *Staphylococcus aureus*
- Subakute Endokarditis bei Nativklappe: *Streptococcus viridans*, nichthämolysierende Streptokokken, Enterokokken
- Endokarditis nach Herzklappenersatz:
  - < 2 Monate postoperativ: „Hautkeime" (*Staphylococcus epidermidis*, diphtheroide Corynebakterien), *Staphylococcus aureus*, Enterobakterien, Pilze
  - > 2 Monate postoperativ: Streptokokken, Enterokokken, Staphylokokken, Enterobakterien

Die Erkrankung entwickelt sich meist auf dem Boden einer oder mehrerer der folgenden Konstellationen:
- Bei **vorgeschädigtem Klappenapparat,** z. B. bei sklerotischen (degenerativen) Klappenveränderungen, nach abgelaufenem rheumatischem Fieber (häufigste Ausgangsbedingung der infektiösen Endokarditis in den Entwicklungsländern), bei vorbestehenden kongenitalen Herzfehlern (ein Mitralklappenprolaps mit Mitralinsuffizienz und verdickten Mitralsegeln ist die häufigste Ausgangsbedingung der infektiösen Endokarditis in den Industrieländern), nach vorausgegangener Endokarditis oder nach operativem Klappenersatz („Prothesenendokarditis", „Kunstklappenendokarditis")
- Bei **verminderter Immunkompetenz,** z. B. bei terminaler Niereninsuffizienz, Alkoholabusus, Diabetes mellitus oder HIV-Infektion
- Bei **länger dauernder Keimbelastung des Blutes,** z. B. durch länger liegende venöse Verweilkatheter (z. B. bei Dialysepatienten oder Patienten mit ZVK) oder häufige venöse Punktionen (z. B. bei i. v. Drogenabusus); infektionsgefährdet v. a. die Klappen des rechten Herzens, besonders die Trikuspidalklappe

Endokarditiden werden durch alle klinischen Situationen begünstigt, die eine Bakteriämie verursachen können, so durch Operationen an obligat oder fakultativ bakteriell kontaminierten Organen (z. B. zahnärztliche oder kieferorthopädische Eingriffe, Ösophagusvarizensklerosierung, Abszessspaltung), durch endoskopische Eingriffe sowie durch Anlage oder Entfernung von externen Zugängen (z. B. ZVK). Bei Risikopatienten wird deshalb für alle invasiven Maßnahmen eine Endokarditisprophylaxe empfohlen:

Endokarditisprophylaxe

(nach den Leitlinien der Europäischen Gesellschaft für Kardiologie (ESC), 2015)
Eine Antibiotikaprophylaxe vor und nach operativen oder diagnostischen Eingriffen sollte erwogen werden:
- bei Patienten mit Herzklappenprothesen oder mit rekonstruierten Klappen unter Verwendung prothetischen Materials,
- bei vorausgegangener bakterieller Endokarditis,
- bei Patienten mit angeborenen zyanotischen Vitien,
- bis zu 6 Monate nach operativer oder interventioneller Vitienkorrektur unter Verwendung von prothetischem Material oder lebenslang bei residuellem Shunt oder Klappeninsuffizienz.

Anlass zur Endokarditisprophylaxe bei o. g. Patienten sind
- zahnärztliche Eingriffe (Zahnextraktion, parodontale Eingriffe etc.) und
- invasive Interventionen am Respirationstrakt bei Infektion oder Abszess.
- Für Eingriffe an Haut, Gastrointestinal- oder Urogenitaltrakt wird eine Endokarditisprophylaxe nur empfohlen, wenn eine manifeste Infektion besteht (z. B. ein Abszess).

Pathogenese

Der Infektion gehen meist kleinere Endokardläsionen der Klappen voraus. An diesen Läsionen bilden sich thrombotische Auflagerungen, die zu sog. „thrombotischen Vegetationen" anwachsen können. Im Rahmen einer Bakteriämie können sich in diesen Vegetationen Erreger festsetzen und zu einer Infektion führen. Von den infizierten

Vegetationen aus werden Keime in die Blutbahn getragen und unterhalten eine konstante Bakteriämie.

Durch lokale Invasion der Erreger kommt es zur Zerstörung des Klappenapparates (➤ Abb. 1.80) und zur Bildung von Abszessen im Bereich des Klappenrings (paravalvuläre Abszesse). Die Ablösung der Vegetationen führt zu septischen Embolien, z. B. in Gehirn (Schlaganfall, Hirnabszess), Nieren (Niereninfarkt/-abszess), Milz (Milzinfarkt/-abszess) oder Koronararterien (Myokardinfarkt/-abszesse). Bakterielle Antigene und korrespondierende Antikörper können Immunkomplexe bilden, die nach Ablagerung in Gelenken, Gefäßen und Nieren Entzündungsvorgänge in Gang setzen und eine Arthritis, Vaskulitis und Glomerulonephritis auslösen können (➤ Abb. 1.81).

Diagnostisches Vorgehen

Bei jeder länger dauernden ungeklärten Infektsymptomatik sollte an eine infektiöse Endokarditis als mögliche Ursache gedacht werden! Die Diagnose erfolgt nach den modifizierten **Duke-Kriterien**.

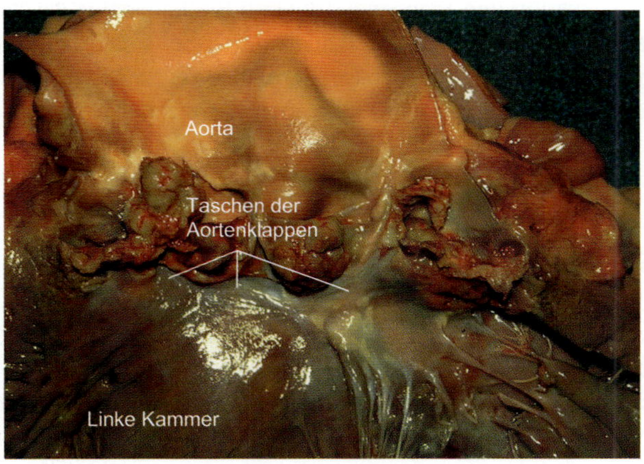

Abb. 1.80 Endokarditis der Aortenklappe mit ulzerativen Veränderungen. [T173]

Typisch sind erhöhte Entzündungsparameter (CRP, BSG, Leukozyten) und eine Infektanämie. Bei Nierenbeteiligung können zusätzlich eine Erythrozyturie und eine glomeruläre Proteinurie bestehen (Post-Streptokokken-Glomerulonephritis, ➤ 11.5.3). Oft finden sich zirkulierende Immunkomplexe, erniedrigte Komplementfaktoren (Komplementverbrauch) oder positive Rheumafaktoren als Hinweise auf eine Autoimmunstimulation.

Diagnose der bakteriellen Endokarditis nach den modifizierten Duke-Kriterien

Eine infektiöse Endokarditis ist **sicher** bei Vorliegen von 2 Hauptkriterien *oder* 1 Hauptkriterium und 3 Nebenkriterien *oder* 5 Nebenkriterien. Die Diagnose ist **wahrscheinlich** bei Vorliegen von 1 Hauptkriterium und 1 Nebenkriterium *oder* 3 Nebenkriterien.

Hauptkriterien
- Blutkulturen positiv mit Endokarditis-typischen Erregern
- Bildgebung positiv (Echokardiografie, PET-CT bzw. SPECT oder Herz-CT)

Nebenkriterien
- Prädisponierende Herzerkrankung oder i. v. Drogenabusus
- Fieber über 38 °C
- Vaskuläre Befunde: arterielle Embolie, septischer Lungeninfarkt, intrakraniale Hämorrhagie u. a.
- Immunologische Befunde: Herdnephritis, Osler-Knötchen, positive Rheumafaktoren u. a.
- Mikrobiologische Befunde: positive Blutkulturen, die nicht dem Hauptkriterium entsprechen, oder serologischer Nachweis einer aktiven Infektion

- Obligat ist die wiederholte Abnahme von **Blutkulturen** vor Beginn einer Therapie mit dem Ziel eines kulturellen Keimnachweises und einer gezielten antibiotischen Therapie nach Antibiogramm (➤ Kasten „Keimspektrum").
- Die höchste Sensitivität bei der Darstellung von Größe, Oberfläche und Mobilität der Klappenvegetationen sowie des Ausmaßes der Klappendestruktion hat die Echokardiografie. Wenn auch die transthorakale Echokardiografie (TTE) als nichtinvasive Untersuchung am Anfang stehen wird, ist ihr die **transösophageale**

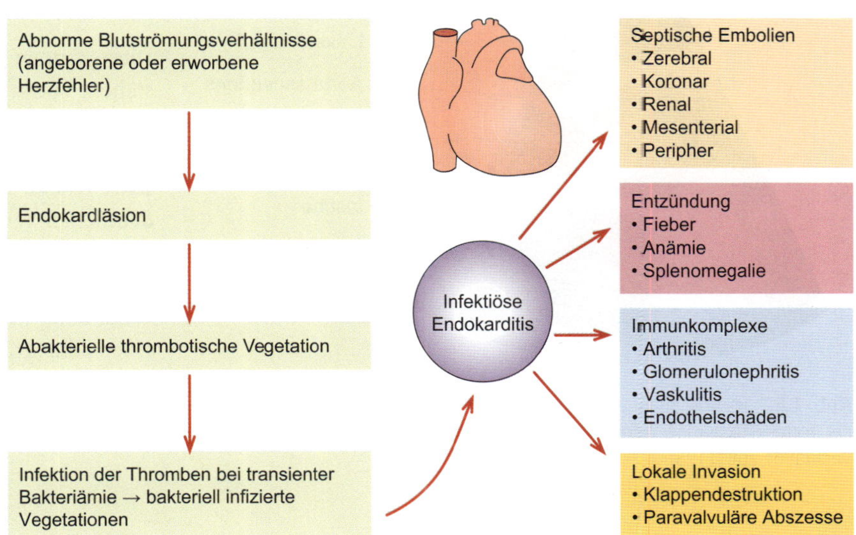

Abb. 1.81 Pathogenese und klinische Manifestationen der infektiösen Endokarditis [L157]

Echokardiografie (TEE, ➤ Abb. 1.82) in nahezu allen Fragestellungen überlegen. Sie liefert zusätzlich Informationen über die mögliche Klappeninsuffizienzen oder paravalvuläre Abszesse.
- Wichtig ist, einen potenziellen **bakteriellen Ausgangsherd,** z. B. im Zahn- oder HNO-Bereich, im Bereich der Haut oder des Urogenitaltrakts oder im orthopädischen Bereich (Spondylodiszitis) zu identifizieren. Neben der antibiotischen Therapie und dem operativen Klappenersatz kommt der „Herdsanierung" eine große prognostische Bedeutung zu.
- **Begleitende Untersuchungen** sind die Sonografie (Nachweis von Organabszessen oder Splenomegalie), das EKG (Nachweis einer begleitenden Perimyokarditis oder AV-Blockierung, z. B. bei paravalvulärem Abszess), die Spiegelung des Augenhintergrundes (Nachweis retinaler Abszesse oder Einblutungen) und bedarfsweise CT- oder MRT-Untersuchungen (Nachweis von ischämischen Hirninfarkten, Hirnabszessen, zerebralen Einblutungen oder Bestimmung des Ausmaßes paravalvulärer oder paraaortaler Abszesse).

Differenzialdiagnose

Bei **Endocarditis lenta** kommen prinzipiell alle Erkrankungen in Betracht, die mit einer chronischen Entzündung einhergehen und/oder eine „B-Symptomatik" verursachen (Fieber unklarer Genese, ➤ 14.5.1). Die **akut verlaufende Endokarditis** ist ein septisches Krankheitsbild, das klinisch dem einer Sepsis mit anderem Ausgangsort, z. B. bei Pneumonie oder bei Pyelonephritis (➤ 11.4), entspricht. Zusätzlich kann eine Bakteriämie bei Sepsis anderen Ursprungs zu einer sekundären infektiösen Endokarditis führen.

CAVE!

Bei jedem septischen Krankheitsbild sollte im Zweifel immer eine transösophageale Echokardiografie zum Nachweis oder Ausschluss von Klappenvegetationen durchgeführt werden.

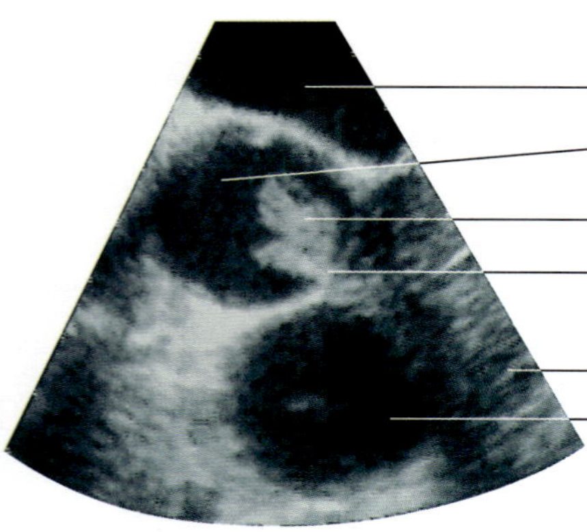

Abb. 1.82 Transösophageales Echokardiogramm bei infektiöser Endokarditis der Aortenklappe. Einer Aortenklappentasche sitzt eine große, mobile tumoröse Vegetation auf. [T125]

Therapie

Bei Verdacht auf Endokarditis wird nach der Entnahme von Blutkulturen unverzüglich eine hoch dosierte, intravenöse **empirische Antibiotikatherapie** begonnen, deren Auswahl sich nach der jeweiligen Ausgangssituation richtet (➤ Kasten „Keimspektrum"), z. B. Ampicillin plus Flucloxacillin plus Gentamicin bei akuter Endokarditis einer Nativklappe oder Vancomycin plus Gentamicin plus Rifampicin bei frischer Klappenprothese innerhalb des ersten Jahres nach OP.

Nach Erhalt positiver Blutkulturen wird die Therapie unter Berücksichtigung des Resistogramms angepasst. Die Therapiedauer beträgt in den meisten Fällen mindestens 4–6 Wochen.

Ein **operativer Klappenersatz** ist bei der Hälfte der Patienten wegen schwerer Komplikationen erforderlich. Kontakt zum Kardiochirurgen sollte deshalb schon frühzeitig hergestellt werden, bevor sich die klinische Situation des Patienten verschlechtert. Bei fulminanter Staphylokokkenendokarditis ist die Indikation zur OP stets großzügiger zu stellen als bei Endocarditis lenta durch vergrünende Streptokokken.

Indikationen für einen Klappenersatz sind fortgeschrittene Klappendestruktion und Klappendysfunktion (besonders bei gleichzeitiger Herzinsuffizienz), paravalvuläre Abszesse, stattgehabte oder drohende septische Embolien (große, mobile Vegetationen), Rezidiv oder Persistenz der Klappenvegetationen trotz länger dauernder Antibiotikatherapie oder der Nachweis einer Pilzendokarditis.

1.9.2 Nichtinfektiöse Endokarderkrankungen

Das Endokard und besonders die Herzklappen können durch eine Vielzahl von Erkrankungen in ihrer Morphologie und Funktion geschädigt werden. Das resultierende klinische Spektrum reicht von asymptomatischen Verläufen bis hin zur Klappendysfunktion und Herzinsuffizienz.

Degenerative Endokarderkrankungen

Diese können im Rahmen des normalen Alterungsvorgangs entstehen; betroffen sind fast ausschließlich die Herzklappen. Die Klappenveränderungen beginnen dabei an der Klappenbasis (im Gegensatz zur infektiösen Endokarditis). Es kommt zur fortschreitenden fibrodegenerativen Klappendestruktion, meist mit deutlichen Verkalkungen. Typische Folgen sind die degenerative Aortenstenose alter Patienten, die kalzifizierende Aortenstenose bei bikuspider Aortenklappe (➤ 1.12.2) oder eine Mitralringverkalkung mit Mitralinsuffizienz (➤ 1.13.3). Bei Ausbildung einer höhergradigen Stenose oder Insuffizienz infolge der Herzklappenveränderung besteht die Indikation zum operativen Klappenersatz.

Endocarditis verrucosa rheumatica

Endokardbeteiligung im Rahmen einer alle Wandschichten des Herzens betreffenden Karditis (Pankarditis) bei rheumatischem Fieber (➤ 13.8.2). Es kommt zu warzenförmigen Ablagerungen von Immunkomplexen an den Klappenrändern, die zur Zerstörung insbesondere der Mitral- und Aortenklappe führen.

Die Endocarditis verrucosa rheumatica ist die häufigste Ursache der erworbenen Mitralklappenstenose (➤ 1.13.3) und wird 20–30 Jahre nach einem akuten rheumatischen Fieber manifest.

Endocarditis thrombotica (auch Endocarditis marantica)

Begleiterkrankung vor allem bei Patienten mit Tumorerkrankungen oder anderen konsumierenden Erkrankungen, ausgeprägter Urämie, Mangelernährung und Kachexie.

Endokarditis Libman-Sacks

Endokardverdickung infolge entzündlicher Beteiligung des Endokards bei systemischem Lupus erythematodes (➤ 13.9.1). Bevorzugte Lokalisationen sind die Unterseiten der Trikuspidal- und Mitralklappe.

Meist resultiert keine Klappendysfunktion, sodass die Erkrankung am Herzen klinisch stumm verläuft.

Eosinophile Endokarditis

Synonyme: Löffler-Endokardfibrose, nichttropische Endokardfibrose, Endocarditis parietalis fibroplastica.

Bei der eosinophilen Endokarditis handelt es sich um eine seltene Form der nichtbakteriellen Endokarditis, die zur restriktiven (obliterativen) Kardiomyopathie (➤ 1.10.1) führt.

Tropische Endomyokardfibrose

Mutmaßlich genetisch bedingte Erkrankung im mittleren Afrika mit progredientem Verlauf (Tod nach Monaten bis Jahren). Morphologisch handelt es sich um eine massive biventrikuläre Endokardverdickung, die typischerweise die Vorhöfe ausspart.

1.10 Erkrankungen des Myokards

E. Altiok

Erkrankungen des Myokards verlaufen in der Regel chronisch und schleichend. Sie können symptomlos bleiben, häufig manifestieren sie sich jedoch mit zunehmender Herzinsuffizienz, Herzrhythmusstörungen bis hin zum plötzlichen Herztod oder durch thromboembolische Ereignisse. Obwohl die Einteilung nicht immer scharf ist, kann man anhand einer Herzmuskelbiopsie unterscheiden in nichtentzündliche Veränderungen des Herzmuskels **(Kardiomyopathien)** und entzündliche Erkrankungen des Myokards **(Myokarditiden).**

1.10.1 Formen der Kardiomyopathie

Einteilung

Nach der *Ätiologie* kann man **primäre (idiopathische) Kardiomyopathien,** d. h. Herzmuskelerkrankungen unbekannter Ursache, und **sekundäre (spezifische) Kardiomyopathien** mit bekannter Ursache unterscheiden. Letztere treten in der Folge definierter kardialer oder extrakardialer Erkrankungen auf, z. B. bei ischämischen oder valvulären Erkrankungen des Herzens oder als Folge von Herzmuskelentzündungen. Mit zunehmender Kenntnis und Nachweismöglichkeit von assoziierten Gendefekten können viele bislang als primär oder idiopathisch eingeordnete Kardiomyopathien heute als familiäre Erkrankungen identifiziert werden. Es sind inzwischen mehrere hundert Mutationen auf einer Vielzahl von Genorten bekannt.

Nach *morphologischen* Gesichtspunkten erfolgt die Einteilung sowohl der primären als auch der sekundären Kardiomyopathien in:

- **dilatative Kardiomyopathien** (DCM),
- obstruktive und nichtobstruktive **hypertrophische Kardiomyopathien** (HCM),
- **restriktive Kardiomyopathien** (RCM) sowie in seltenere
- **Arrhythmogene rechtsventrikuläre Kardiomyopathie** (ARVC),
- **Non-Compaction-Kardiomyopathie** (NCCM) und die
- **Stress-Kardiomyopathie** (auch Tako-Tsubo-Kardiomyopathie).

Die morphologischen Besonderheiten der drei wichtigsten Kardiomyopathieformen sind in ➤ Abb. 1.83 gezeigt.

Dilatative Kardiomyopathie (DCM)

Die DCM ist eine Erkrankung des Myokards mit Dilatation des linken oder beider Ventrikel mit begleitender eingeschränkter Kontraktilität (➤ Abb. 1.83). Eine DCM kann idiopathischen, familiär-genetischen, viral-entzündlichen und/oder immunologischen Ursprungs sein oder im Zusammenhang mit toxischen (besonders alkoholtoxischen) Einflüssen oder einer anderen Herzerkrankung (z. B. Klappenfehler oder KHK) auftreten. Insbesondere die **ischämische Kardiomyopathie** bei KHK, aber auch die toxische Kardiomyopathie bei **chronischem Alkoholabusus** sind die Formen der DCM, die man in der Klinik am häufigsten antrifft (s. u.).

Klinik

- Die häufigste Erstmanifestation ist eine langsam zunehmende **Herzinsuffizienz** (➤ 1.7). Im Vordergrund steht dabei das Rückwärtsversagen, im fortgeschrittenen Stadium kommen die Zeichen des Vorwärtsversagens mit Hypoperfusion der Peripherie hinzu.
- Häufig kommen **Herzrhythmusstörungen** vor, die der Patient subjektiv als Palpitationen, Schwindel oder Synkopen erlebt. Als Folge von tachykarden ventrikulären (seltener von bradykarden) Herzrhythmusstörungen kann ein plötzlicher Herztod auftreten.

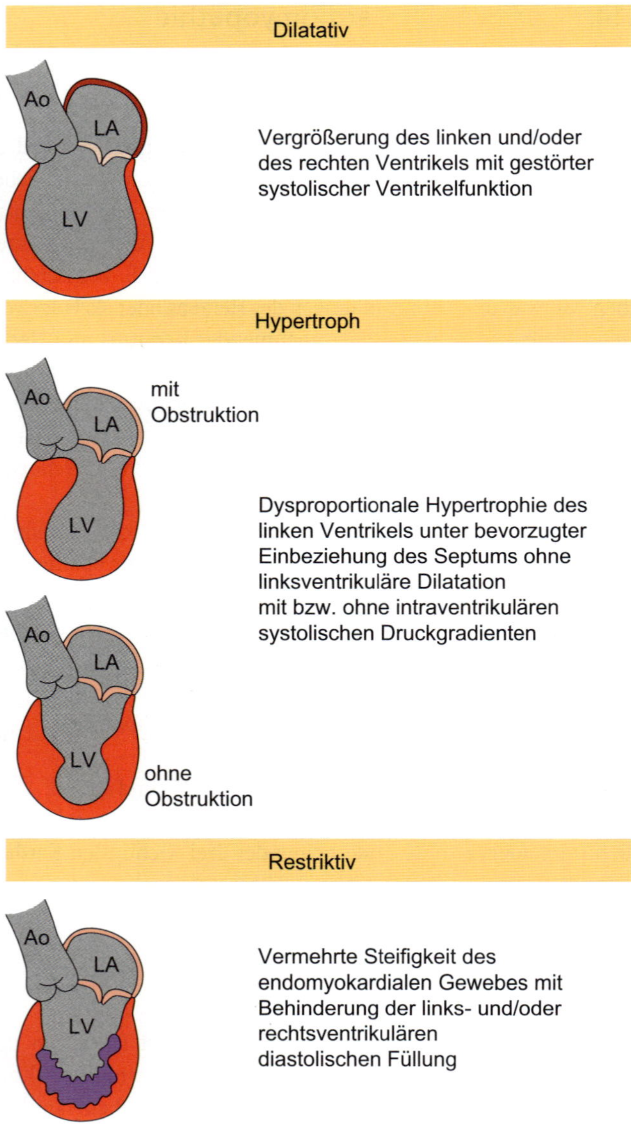

Abb. 1.83 Einteilung der Kardiomyopathien [M183]

- Als Folge kardialer **Thrombenbildung** bei ventrikulärer und atrialer Dilatation (besonders bei Vorhofflimmern) kann es zu einem embolischen Verschluss im Bereich der Arterien mit entsprechenden Folgen, z. B. Schlaganfall, Darminfarkt oder akuter peripherer Durchblutungsstörung der Extremitäten, kommen.
- Daneben kann eine typische oder atypische **Angina pectoris** sowohl bei begleitender KHK als auch bei koronarangiografischem Normalbefund auftreten.

Epidemiologie

Die DCM ist die häufigste morphologische Form der Kardiomyopathien mit steigender Inzidenz (ca. 3–6 Fälle pro 100.000 Einwohner pro Jahr); die Prävalenz liegt bei etwa 30–40 Fällen pro 100.000 Einwohner, Männer sind doppelt so häufig betroffen wie Frauen. Das mittlere Alter bei Diagnosestellung beträgt ca. 40 Jahre. Die Erkrankung tritt sporadisch auf, bei der Hälfte der Fälle kann eine familiäre Häufung nachgewiesen werden. Viele **Gendefekte** wurden identifiziert, die mit der DCM assoziiert sind. Diese betreffen muskuläre Proteine, die zum Teil auch für den Aufbau und die Funktion des Skelettmuskels Bedeutung haben (z. B. Dystrophin, Lamin, Desmin, Troponin T, Actin). Bei etwa 50–60 % der Fälle ist eine **virale Genese** mit vorangegangener, nicht vollständig ausgeheilter Virusmyokarditis anzunehmen, z. B. mit Coxsackievirus Typ B.

Pathophysiologie

Morphologischer Leitbefund der DCM ist eine Dilatation des linken Ventrikels (oder beider Ventrikel) mit erhöhten endsystolischen und enddiastolischen Volumina. Gleichzeitig ist die kardiale Pumpfunktion durch die gestörte Funktion des Myokards vermindert, das Herzzeitvolumen und die Ejektionsfraktion nehmen ab, während der linksventrikuläre enddiastolische Druck zunimmt (s. a. Pathophysiologie der Herzinsuffizienz in ➤ 1.7.2).

Diagnostisches Vorgehen

- Die **körperliche Untersuchung** zeigt Befunde der Links- und Rechtsherzinsuffizienz (➤ 1.7.3).
- Das **EKG** ist meist pathologisch verändert, zeigt aber keine spezifischen Befunde. Es finden sich intraventrikuläre Erregungsleitungsstörungen, meist als Linksschenkelblock (> 35 %), häufig auch als AV-Block I°, seltener als Rechtsschenkelblock. Zusätzlich können Endstreckenveränderungen (ST-Strecke, T-Welle) vorliegen. Häufig entsteht im Verlauf Vorhofflimmern (➤ 1.8.5), das mit klinischer Verschlechterung (Wegfall des Beitrags der Vorhofsystole zur Ventrikelfüllung) einhergeht. Bei einer Vielzahl der Patienten mit fortgeschrittener DCM bestehen komplexe ventrikuläre Extrasystolen, die aber nicht mit dem Ausmaß der linksventrikulären Funktionsverminderung korrelieren. Bei allen Patienten mit DCM sind regelmäßige Langzeit-EKG-Untersuchungen indiziert.
- Der **Röntgenthorax** zeigt eine Kardiomegalie (Herz-Thorax-Quotient > 0,5) und evtl. Zeichen der pulmonalen Stauung.
- Die **Echokardiografie** (➤ Abb. 1.84) ist das Verfahren der Wahl zur Diagnose und Verlaufsbeurteilung der DCM. Sie zeigt eine linksventrikulär betonte Vergrößerung der Herzhöhlen, eine verminderte Verkürzungs- und Ejektionsfraktion, evtl. eine relative Mitral- und/oder Trikuspidalinsuffizienz und ermöglicht den Nachweis intrakardialer Thromben. Außerdem dient sie dem differenzialdiagnostischen Ausschluss anderer Erkrankungen, die eine radiologische Herzvergrößerung mit Herzinsuffizienz hervorrufen können (z. B. Shunt-Vitien oder ein Perikarderguss). Eine ätiologische Zuordnung der DCM (z. B. die Abgrenzung gegenüber einer „ischämischen Kardiomyopathie" bei KHK) ist durch die Echokardiografie jedoch nicht möglich.
- Die **Links- und Rechtsherzkatheteruntersuchung** (➤ 1.4.3) wird z. B. zum Nachweis oder Ausschluss einer begleitenden KHK oder vor Herztransplantation zur Ermittlung des pulmonalarteriellen Drucks durchgeführt. Außerdem ermöglicht sie bei Hinweisen auf das Vorliegen einer sekundären Kardiomyopathie (➤ 1.10.2) die Durchführung einer Endomyokardbiopsie.

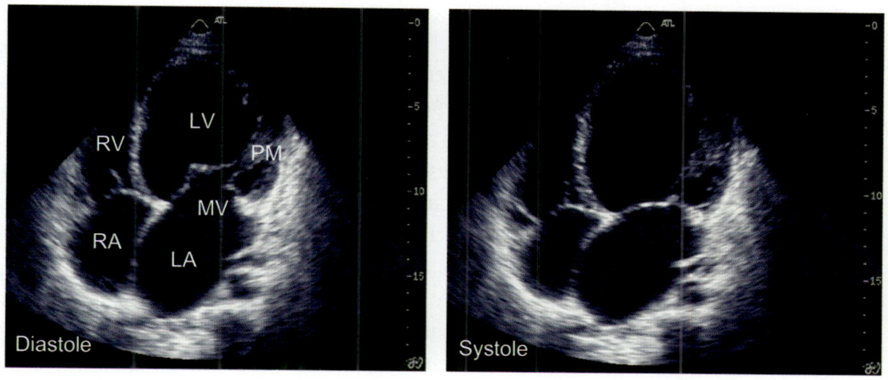

Abb. 1.84 Echokardiografie (4-Kammer- Blick) bei DCM. Vergrößerung von linkem Ventrikel (LV) und linkem Vorhof (LA). In der Systole ist praktisch keine Größenabnahme des linken Ventrikels durch Ventrikelkontraktion zu erkennen. Die Ejektionsfraktion liegt unter 20 %. RA = rechter Vorhof; RV = rechter Ventrikel; MV = Mitralklappe; PM = Papillarmuskel. [M305]

Therapie

Vorrangiges Ziel ist neben der Behandlung der Herzinsuffizienz (➤ 1.7.5) die Therapie von Herzrhythmusstörungen (➤ 1.8.3). Kardiotoxische Einflüsse (besonders Alkohol) sowie herzbelastende Störungen (z. B. arterieller Hypertonus, hohes Fieber, Anämie oder Hyperthyreose) müssen vermieden oder konsequent behandelt werden. Bei Vorliegen eines ventrikulären Thrombus ist eine mindestens 6-monatige therapeutische Antikoagulation zur Prophylaxe einer Thromboembolie indiziert.

Ultima Ratio bei medikamentös nicht zu beherrschender Herzinsuffizienz ist die Herztransplantation. Als Überbrückung bis zu einer Transplantation *(„bridge to transplantation")* oder auch dauerhaft *(„destination therapy")* werden zunehmend mechanische Pumpensysteme (linksventrikuläre *„Assist-Devices"*) eingesetzt. Erstaunlicherweise kann unter mechanischer Entlastung des Herzens nicht selten eine gewisse Erholung der linksventrikulären Funktion beobachtet werden, sodass in einigen Fällen eine Transplantation auch nach Entfernung des Pumpensystems *(„bridge to recovery")* vermieden werden kann.

Prognose

50 % der Patienten versterben an einer fortschreitenden Herzinsuffizienz, 25 % an einem plötzlichen Herztod und weitere 25 % an thromboembolischen Komplikationen. Die jährliche Letalität nach Diagnosestellung beträgt bis zu 10–20 %, hat sich jedoch unter moderner Herzinsuffizienztherapie (➤ 1.7.5) in den letzten beiden Jahrzehnten deutlich verbessert.

Hypertrophische Kardiomyopathien (HCM)

Die HCM ist eine Erkrankung des Myokards mit zumeist **asymmetrischer Hypertrophie** vornehmlich des linken Ventrikels unter Einbeziehung des Septums, aber ohne linksventrikuläre Dilatation.

Klinik

Viele Patienten mit HCM sind asymptomatisch oder haben nur geringe Beschwerden. Das häufigste Symptom ist **Dyspnoe** (90 % der symptomatischen Patienten), die infolge der diastolischen Funktionsstörung auftritt (Letztere bedingt erhöhte enddiastolische Füllungsdrücke und damit erhöhte linksatriale und pulmonalvenöse Drücke mit nachfolgender Lungenstauung). Eine typische oder atypische **Angina pectoris** tritt bei 75 % der symptomatischen Patienten auf. Begünstigend wirken eine große kardiale Muskelmasse, die Kompression der Koronargefäße durch Muskelbrücken und die verminderte diastolische Relaxation. Bei älteren Patienten kann das Bild durch eine begleitende KHK überlagert sein.

Besonders bei HCM mit Obstruktion des Ausflusstrakts (hypertrophische obstruktive Kardiomyopathie, HOCM) kann es infolge tachykarder Rhythmusstörung und/oder eines inadäquaten Herzzeitvolumens unter Belastung zu Palpitationen, **Synkopen** und zum **plötzlichen Herztod** kommen. 10 bis 30 % der symptomatischen Patienten leiden an Schwindel und Synkopen.

Häufigkeit und Ätiologie

Die HCM ist die häufigste genetisch bedingte Herzerkrankung. Betroffen ist ca. einer von 500 jungen Erwachsenen (Prävalenz 0,2 %). Die Inzidenz beträgt 6–19 neue Fälle pro Jahr pro 100.000 Einwohner. Der Häufigkeitsgipfel der symptomatischen HCM liegt im dritten und vierten Lebensjahrzehnt.

Bei über der Hälfte der Patienten wird eine familiäre Häufung mit meist autosomal-dominantem Erbgang mit variabler Expression beobachtet. Bei mehr als 50 % der Patienten ist das Gen der schweren β-Myosin-Kette (Chromosom 14), des myosinbindenden Proteins C (Chromosom 11) oder des Troponins T (Chromosom 1) betroffen. Insgesamt sind inzwischen 1.000 verschiedene Genmutationen an unterschiedlichen Genorten beschrieben. Die klinische Ausprägung der Erkrankung (Phänotyp) kann trotz gleichen Genotyps zwischen Individuen stark differieren und scheint von weiteren modifizierenden Genen *(„modifier genes")*, aber auch von Umweltfaktoren abzuhängen.

1

Pathophysiologie

Morphologisch liegt zumeist eine nichtkonzentrische (asymmetrische) Myokardhypertrophie mit Myozytenhypertrophie und Beeinträchtigung des myokardialen Zellverbunds vor. In Abhängigkeit von der Lokalisation der Hypertrophie kann es dabei in ca. 25 % der Fälle zu einer Obstruktion der linksventrikulären Ausflussbahn mit Ausbildung eines intraventrikulären systolischen Druckgradienten kommen. Entsprechend werden **obstruktive (HOCM)** und **nichtobstruktive Formen (HNCM)** unterschieden.

Bei allen Formen der HCM ist die ventrikuläre Funktion in der Diastole im Sinne einer gestörten Ventrikelrelaxation und einer erhöhten Steifigkeit des Herzmuskelgewebes beeinträchtigt. Die diastolische Füllung ist dadurch behindert.

Die hypertrophische Kardiomyopathie *mit* Obstruktion des Ausflusstrakts (HOCM) weist **pathophysiologische Besonderheiten** auf, die bei der medikamentösen Behandlung berücksichtigt werden müssen:

- Die Gabe positiv inotroper Substanzen (z. B. Digitalispräparate, Katecholamine) bewirkt eine Zunahme der Obstruktion und damit einen Abfall des Schlagvolumens; sie ist deshalb kontraindiziert.
- Das Schlagvolumen ist wegen der behinderten diastolischen Füllung in besonderem Maß vorlastabhängig. Durch Exsikkose (auch infolge einer forcierten Diuretikatherapie) oder medikamentöse Vorlastsenkung (z. B. durch Nitrate) kann es zum Abfall des Herzzeitvolumens und im Extremfall zum kardialen Vorwärtsversagen kommen.

Diagnostisches Vorgehen

- Die **körperliche Untersuchung** erbringt häufig einen Normalbefund, besonders bei asymptomatischen Patienten ohne Obstruktion. Auskultatorisch findet sich gelegentlich ein dritter oder ein vierter Herzton. Ein Systolikum über der Herzspitze kann eine begleitende Mitralinsuffizienz unterschiedlichen Ausmaßes anzeigen. Bei Obstruktion (HOCM) ist ein weiteres, spindelförmiges, vom ersten Herzton abgesetztes Systolikum mit P. m. über Erb zu hören, das sich bei körperlicher Belastung verstärkt (dynamische Auskultation).
- Das **EKG** hat nur eine geringe Sensitivität und Spezifität. Häufig sind Zeichen der linksventrikulären Hypertrophie wie ein positiver Sokolow-Index und zum Teil ausgeprägte Endstreckenveränderungen. Außerdem können Zeichen der Vorhofbelastung wie ein P sinistroatriale (➤ 1.4.3) und Vorhofflimmern bestehen (Letzteres tritt im Laufe der Erkrankung bei ca. 25 % der Patienten infolge der diastolischen Ventrikelfunktionsstörung auf).
- Ein **Langzeit-EKG** ist bei allen Patienten mit HCM indiziert, da das Auftreten komplexer ventrikulärer Extrasystolen und besonders Tachykardien mit einer schlechten Prognose verbunden ist.
- Der **Röntgenthorax** zeigt am Herzen meist einen Normalbefund, gelegentlich liegt eine pulmonale Stauung vor.
- Verfahren der Wahl zur Diagnose und Verlaufskontrolle ist die Echokardiografie. Leitbefund ist eine **asymmetrische Septumhypertrophie,** d. h. eine das Septum mehr als die Ventrikelwand betreffende Hypertrophie. Typisch bei der obstruktiven Form (HOCM) sind das sog. **SAM-Phänomen** *(systolic anterior movement)*, bei dem sich systolisch Anteile des anterioren Mitralsegels dem Septum anlegen, sowie der vorzeitige Schluss der Aortenklappe. Mittels Doppler-Echokardiografie kann bei HOCM der intraventrikuläre Gradient quantifiziert werden, der charakteristischerweise beim Valsalva-Manöver zunimmt.
- Die **Links- und Rechtsherzkatheteruntersuchung** ist vor operativer Behandlung einer HOCM, bei Verdacht auf eine begleitende KHK und bei weiter unsicherer Diagnose nach nichtinvasiver Untersuchung indiziert. Sie ermöglicht die ventrikulografische Beurteilung der Hypertrophie (➤ Abb. 1.85) und die direkte Messung des intraventrikulären Druckgradienten unter Ruhebedingungen sowie dessen typische Zunahme beim Valsalva-Manöver oder nach Gabe von vorlastsenkenden Medikamenten (Nitroglyzerin).

CAVE!

Insbesondere bei sehr jungen Patienten muss auch an eine mögliche Speichererkrankung (z. B. Morbus Fabry, Hämochromatose) als Ursache der Myokardhypertrophie gedacht und eine entsprechende Diagnostik – einschließlich Myokardbiopsie – durchgeführt werden.

Therapie

Entsprechend der pathophysiologischen Zusammenhänge sind große körperliche Belastungen (inotrope Stimulation), positiv inotrope Substanzen, hypovolämische Zustände (Vorsicht bei Behandlung mit Diuretika) und vasodilatierend wirksame Substanzen (Nitrate, Nifedipin, ACE-Hemmer) zu meiden. Die Gabe von Digitalis ist nur bei

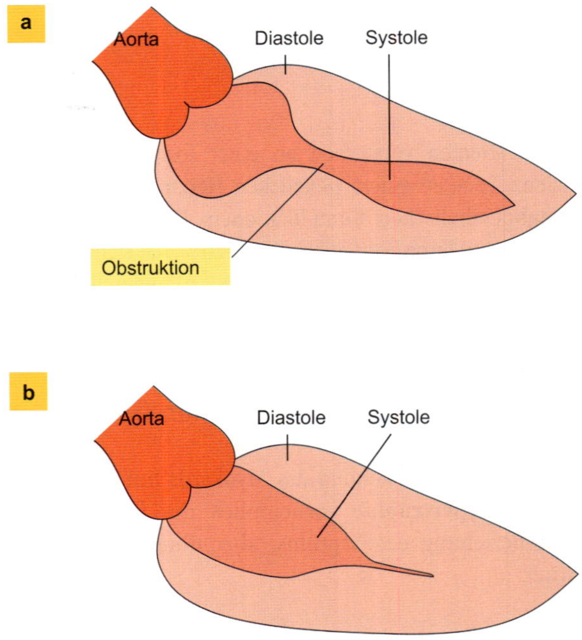

Abb. 1.85 Ventrikulografie (schematisch): a) bei hypertrophischer Kardiomyopathie mit systolischer Obstruktion in der Ventrikelmitte (HOCM, mesoventrikulär); b) bei hypertrophischer Kardiomyopathie ohne Obstruktion (HNCM, apikale Hypertrophie) [L157]

persistierender Tachyarrhythmia absoluta indiziert. Besonders bei HOCM ist eine Therapie mit **Betablockern** oder **Verapamil** indiziert (geringerer Gradient durch negativ-inotrope Wirkung, bessere Ventrikelfüllung durch Senkung der Herzfrequenz). Bei erheblicher Ausflusstraktobstruktion kann eine katheterinterventionelle Verödung des Septummyokards durch Okklusion des Septalastes (perkutane transluminale Septummyokardablation, **PTSMA**) oder eine chirurgische Intervention (septale Myotomie und Myektomie) erfolgen.

Bei Patienten mit dem höchsten Risiko für einen plötzlichen Herztod (unter Berücksichtigung von Alter, nicht anhaltenden VT-Episoden im Langzeit-EKG, Septummyokarddicke, positiver Familienanamnese, vorausgegangenen Synkopen, Größe des linken Vorhofs, ausgeprägter Obstruktion und pathologischer Blutdruckreaktion unter Belastung) wird die **Implantation eines ICD** empfohlen.

Prognose

Die häufigsten Komplikationen sind **plötzlicher Herztod** sowie eine **fortschreitende Herzinsuffizienz.** Die jährliche Mortalität aller HCM-Patienten liegt bei ca. 1 %. Eine sehr schlechte Prognose hat die HCM im Kindes- und Jugendalter. Andererseits erreichen ca. 25 % der Patienten mit HCM ein Alter > 75 Jahre.

Restriktive (obliterative) Kardiomyopathien (RCM)

Die RCM ist durch eine **diastolische Funktionsstörung** gekennzeichnet, die mit einer verminderten Relaxationsfähigkeit der Ventrikel und verminderter Ventrikelfüllung bei nur wenig beeinträchtigter systolischer Funktion und normaler Wanddicke einhergeht. Sie kann idiopathisch auftreten sowie mit Speicherkrankheiten (z. B. einer Amyloidose) oder einer Erkrankung des Endokards (z. B. einer eosinophilen Endokarditis) assoziiert sein.

Klinik

Es finden sich Zeichen der biventrikulären Herzinsuffizienz mit meist dominierender Rechtsherzinsuffizienz. Erstmanifestation der RCM sind häufig thromboembolische Komplikationen wie arterielle Embolien und Lungenembolien. Seltener als bei der hypertrophischen Kardiomyopathie tritt eine typische oder atypische Angina pectoris auf.

Häufigkeit

Die RCM ist die in den westlichen Ländern seltenste morphologische Form der Kardiomyopathien und tritt meistens als **idiopathische Myokardfibrose** (ein mit einer RCM assoziierter Gendefekt wurde bislang nur in Einzelfällen beschrieben) oder als **Endomyokardfibrose mit Eosinophilie** (Synonyme: eosinophile Endokarditis, Endocarditis parietalis fibroplastica Löffler, ➤ 1.9.2) auf. Frauen sind etwa doppelt so häufig betroffen wie Männer. Eine **Endomyokardfibrose ohne Eosinophilie** kommt endemisch in Zentralafrika (Uganda, Nigeria) vor, betrifft vor allem Kinder und junge männliche Erwachsene und ist in diesen Ländern für ca. 20 % der kardialen Todesfälle verantwortlich (➤ 1.9.2).

Pathophysiologie

Wesentliches hämodynamisches Merkmal ist die **gestörte diastolische Funktion** mit Behinderung der Ventrikelfüllung durch die zunehmende Steifigkeit der Ventrikelwände und eine Abnahme des Ventrikelvolumens durch Ausfüllung besonders der apikalen Ventrikelanteile mit **fibrotischem Gewebe.** Die Ventrikel sind nicht hypertrophiert und nicht dilatiert!

Die Erkrankung betrifft einen oder häufiger beide Ventrikel. Die resultierende **biventrikuläre Herzinsuffizienz** wird durch Tachykardie (z. B. unter Belastung) erheblich verstärkt, da die bereits gestörte diastolische Füllung durch die Verkürzung der Diastolendauer zusätzlich behindert wird. Bei Einbeziehung der Klappen entsteht eine Trikuspidal- und/oder Mitralinsuffizienz. Im fortgeschrittenen Stadium kommt es zu einer charakteristischen Obliteration (Auskleidung) der Ventrikelhöhlen durch fibrotisches Material und die für die RCM typischen **Ventrikelthromben.**

Diagnostisches Vorgehen

- Das **EKG** ist selten normal, zeigt aber keine spezifischen Befunde.
- Der **Röntgenthorax** zeigt häufig keine Herzvergrößerung. Typisch für die RCM ist die Diskrepanz zwischen (normaler) Herzgröße und dem klinischen Ausmaß der Herzinsuffizienz.
- **Echokardiografie, CT** oder **MRT** dienen dem Nachweis der endokardialen Verdickung, einer Mitral- und/oder Trikuspidalinsuffizienz und von Ventrikelthromben.
- Die **Links- und Rechtsherzkatheteruntersuchung** ermöglicht die Bestimmung des Ausmaßes der diastolischen Funktionsstörung. Bei diagnostischer Unklarheit ist außerdem die Durchführung einer **Endomyokardbiopsie** indiziert.
- Die wichtigste Differenzialdiagnose der RCM ist die **Pericarditis constrictiva** (➤ 1.11.3).

Therapie

Die konservative Therapie ist wenig effektiv. Bei Thrombusnachweis, Vorhofflimmern und Zustand nach embolischem Ereignis muss eine orale Antikoagulation eingeleitet werden. Bei ausgeprägter Eosinophilie ist eine immunsuppressive Therapie (z. B. Prednisolon, Azathioprin) indiziert. In einigen Fällen können chirurgische Verfahren (Endokardresektion oder -dekortikation, AV-Klappen-Ersatz) erfolgreich sein, die jedoch mit einer hohen Operationsletalität behaftet sind.

Prognose

Genaue epidemiologische Daten zur RCM in der westlichen Welt fehlen. Die hier vorkommenden RCM-Formen haben ein relativ langes präsymptomatisches Intervall. Nach Diagnosestellung ist häufig ein rasch progredienter Verlauf zu beobachten. Die 2-Jahres-Mortalität der tropischen Endomyokardfibrose liegt dagegen bei 95 %!

Arrhythmogene rechtsventrikuläre Kardiomyopathie (ARVC)

Synonym: arrhythmogene rechtsventrikuläre Dysplasie.

Erkrankung vorwiegend des rechten Ventrikels (mit Aussparung des intraventrikulären Septums) mit fibröser und fettiger Degeneration des Myokards mit Rechtsherzinsuffizienz und elektrischer Instabilität.

Klinik und Häufigkeit

Hauptmanifestation der ARVC sind höhergradige **ventrikuläre Rhythmusstörungen** bis hin zum plötzlichen Herztod. Zeichen einer rechtsventrikulären Herzinsuffizienz können ebenfalls bestehen.

Genaue Zahlen zur Häufigkeit der ARVC liegen nicht vor, wahrscheinlich wird die Inzidenz der Erkrankung unterschätzt (in Autopsiestudien wurde in bis zu 20 % der plötzlichen Todesfälle bei jungen Erwachsenen eine ARVC diagnostiziert).

Ätiologie und Pathophysiologie

Bei über 30 % der Patienten wird eine **familiäre Genese** mit meist autosomal-dominantem Erbgang beobachtet. Bislang wurden sieben Gendefekte identifiziert, die zu einem fehlerhaften Aufbau wichtiger Proteine für die elektromechanische Koppelung oder die Integrität des myokardialen Zellverbands (Ryanodin-Rezeptor, Plakoglobin, Desmoplakin) führen. Auch eine Infektion mit **kardiotropen Viren** scheint über entzündlich-immunologische Mechanismen eine ARVC auslösen zu können.

Wesentliches Merkmal ist eine **fibrolipomatöse Degeneration** des rechtsventrikulären Myokards mit nachfolgenden systolischen und diastolischen Funktionsstörungen sowie rechtsventrikulärer und rechtsatrialer Dilatation. Der Ersatz normalen Myokardgewebes durch Binde- und Fettgewebe resultiert in einer zunehmenden elektrischen Instabilität mit früh einfallenden Extrasystolen bis hin zu anhaltenden ventrikulären Tachykardien und Kammerflimmern.

Diagnostisches Vorgehen

- Das **EKG** kann AV-Blockierungen und/oder einen Rechtsschenkelblock aufweisen.
- Im **Langzeit-EKG** können höhergradige ventrikuläre Rhythmusstörungen imponieren.
- Der **Röntgenthorax** zeigt meist einen Normalbefund, ansonsten Zeichen der rechtsatrialen und rechtsventrikulären Dilatation.
- **Echokardiografie und Kernspintomografie** dienen dem Nachweis der rechtsventrikulären Dilatation und der Texturänderung.

Therapie

Behandelt werden die Herzinsuffizienz und höhergradige Rhythmusstörungen. Die wichtigsten antiarrhythmischen Substanzen, die sich bei der ARVC als effektiv erwiesen haben, sind **Sotalol** und **Amiodaron.** Die Implantation eines **ICD** ist bei anhaltenden ventrikulären Tachykardien und bei überlebtem plötzlichem Herztod indiziert, eine Ablationsmöglichkeit sollte geprüft werden.

Prognose

Da die ARVC häufig erst mit dem Auftreten potenziell tödlich verlaufender Rhythmusstörungen diagnostiziert wird, können keine Aussagen zur Dauer eines vorangegangenen oligo- oder asymptomatischen Intervalls gemacht werden.

Non-Compaction-Kardiomyopathie (NCCM)

Genetisch bedingte Störung der Kompaktierung des Myokards während der embryonalen Organentwicklung. Die Inzidenz in der Bevölkerung beträgt 0,05–0,1 % mit familiärer Häufung in bis zu 40 % der Fälle.

Klinik und Ätiologie

Führend sind klinische Symptome einer Herzinsuffizienz. Es können unterschiedliche EKG-Veränderungen und Rhythmusstörungen (ST-Strecken- und T-Wellen-Veränderungen, Schenkelblock, tachykarde Rhythmusstörungen) auftreten. Embolische Komplikationen (z. B. Schlaganfall) durch Bildung von intrakardialen Thromben sind häufig.

Ätiologisch kommt es in der embryonalen Entwicklung zur Störung der myokardialen Gewebsverdichtung. Durch die fehlende Kompaktierung des Myokards bilden sich Gewebsbrücken (Trabekel) und Nischen (Recessus), und der Herzmuskel wirkt morphologisch schwammartig.

Diagnostisches Vorgehen

In der Echokardiografie zeigen sich morphologisch Trabekel und Recessus des linken Ventrikels. Goldstandard in der Diagnostik ist die MRT, hier kann das Verhältnis aus nichtkompaktiertem und kompaktiertem Myokard bestimmt werden. Im EKG zeigen sich unspezifische Veränderungen der ST-Strecken und T-Wellen, AV-Leitungsstörungen und/oder Arrhythmien.

Therapie

Es gibt keine spezifische Behandlung. Die Therapie erfolgt symptomorientiert durch Behandlung der Herzinsuffizienz und der Rhythmusstörungen. Zur Prävention von Thromboembolien ist bei eingeschränkter linksventrikulärer Funktion eine Antikoagulation erforderlich. Bei Auftreten anhaltender tachykarder ventrikulärer Rhythmusstörungen kann eine ICD-Implantation indiziert sein.

Stress-Kardiomyopathie

Synonyme: Tako-Tsubo-Kardiomyopathie, Broken-Heart-Syndrom.

Akut einsetzende, meist reversible Dysfunktion des Myokards. Betroffen sind überwiegend die apikalen Abschnitte des linken Ventrikels. In den meisten Fällen sind postmenopausale Frauen betroffen. Da die Morphologie des linken Ventrikels eine Form annimmt, die der von Tintenfischfanggefäßen (Tako-Tsubo) japanischer Fischer ähnelt, wurde die Erkrankung hiernach benannt.

Klinik und Ätiologie

Die Symptome ähneln denen eines akuten Koronarsyndroms mit akut dekompensierter Herzinsuffizienz. Insgesamt kann die Prognose von Stress-Kardiomyopathien als gut angesehen werden. In ca. 10 % kommt es zu Komplikationen wie ventrikulären Rhythmusstörungen, intrakardialen Thrombenbildungen mit möglicher Embolisierung und dann auch neurologischer Symptomatik und/oder zum kardiogenen Schock.

Die genaue Ursache der Erkrankung ist bisher nicht geklärt, die Ausschüttung hoher Mengen von körpereigenen Stresshormonen (Adrenalin und Noradrenalin) scheint jedoch bei dieser Form der Kardiomyopathie eine wesentliche Bedeutung zu haben.

Diagnostisches Vorgehen

- **EKG:** häufig ST-Streckenhebungen oder -senkungen, T-Negativierungen, QT-Verlängerung; in seltenen Fällen keinerlei EKG-Veränderungen
- **Labor** mit erhöhten kardialen Biomarkern (Troponin, Kreatinkinase) und meist signifikant erhöhtes BNP
- **Koronarangiografie** zum Ausschluss signifikanter Koronarstenosen als Ursache der Symptome
- **Echokardiografie** mit Nachweis von Wandbewegungsstörungen (bei der typischen Form Störung der apikalen Segmente des linken Ventrikels)
- **MRT** zum Ausschluss anderer Formen einer Myokarditis und zur Bestätigung der Stress-Kardiomyopathie

Therapie und Prognose

Es gibt keine spezifische Behandlung. Patienten werden in der Anfangsphase auf der Intensivstation versorgt und erhalten eine symptomorientierte Behandlung z. B. der Herzinsuffizienz.

Die Prognose bei der Stress-Kardiomyopathie ist im Vergleich zu anderen Kardiomyopathien günstig, da es in den meisten Fällen zur spontanen Erholung kommt. Die Mortalität beträgt knapp 5 %. Die Rezidivrate liegt bei ca. 1–2 % pro Jahr.

1.10.2 Sekundäre (spezifische) Kardiomyopathien

Sekundäre (spezifische) Kardiomyopathien, d. h. Herzmuskelerkrankungen, die mit bekannten kardialen oder extrakardialen Erkrankungen oder Einflüssen assoziiert sind, können sich morphologisch als dilatative, hypertrophische oder restriktive Kardiomyopathie mit entsprechender Pathophysiologie und Klinik manifestieren. Im Gegensatz zu den idiopathischen oder familiär-genetisch bedingten Kardiomyopathien sind sie häufiger einer gezielten Therapie und/oder Prävention zugänglich.

Ischämische Kardiomyopathie

Sie ist die **häufigste Form** der sekundären Kardiomyopathien und manifestiert sich typischerweise als DCM mit systolischer Funktionseinschränkung. Dabei ist das Ausmaß der myokardialen Funktionseinschränkung durch die Schwere der koronaren Herzerkrankung (Lokalisation, Anzahl und Grad der Stenosen) oder eines ischämischen Myokardschadens (Größe und Lokalisation stattgehabter Myokardinfarkte) nicht hinreichend erklärt. Neben den Zeichen einer linksführenden Herzinsuffizienz können Symptome der KHK wie stabile oder instabile Angina pectoris oder Myokardinfarkt bestehen. Eine fortgeschrittene ischämische Kardiomyopathie ist klinisch und morphologisch nur schwer von einer primären dilatativen Kardiomyopathie zu unterscheiden. Die Therapie beinhaltet die Behandlung der Herzinsuffizienz (➤ 1.7.5) sowie – wenn möglich – die Verbesserung der myokardialen Blutversorgung durch Angioplastie oder Bypass-Operation.

Valvuläre Kardiomyopathie

Zweithäufigste Form der sekundären Kardiomyopathie, die sich zumeist als DCM manifestiert. Dabei steht die ventrikuläre Dysfunktion in keinem Verhältnis zum Ausmaß der Volumenbelastung (z. B. zum Schweregrad einer Aorten- oder Mitralinsuffizienz) oder der Druckbelastung (z. B. zum Schweregrad einer Aortenstenose). Die Therapie beinhaltet die Behandlung der Herzinsuffizienz (➤ 1.7.5) sowie die Korrektur der pathologischen Belastung des Herzens durch einen operativen Klappenersatz.

Hypertensive Kardiomyopathie (hypertensive Herzerkrankung)

Dritthäufigste Form der sekundären Kardiomyopathie, die sich typischerweise mit deutlicher linksventrikulärer Hypertrophie und **diastolischer Funktionsstörung** mit erhöhter Steifigkeit des Ventrikels und erhöhten enddiastolischen Füllungsdrücken (➤ 1.7.1, Kasten „Diastolische Herzinsuffizienz") manifestiert. Im fortgeschrittenen Stadium kann es zu einer zunehmenden Ventrikeldilatation und systolischen Funktionseinschränkung im Sinne einer DCM kommen. Die Prävention und Therapie besteht vorrangig in einer konsequenten antihypertensiven (nachlastsenkenden) Therapie.

Toxische Kardiomyopathien

Unterschiedliche toxische, auch medikamentös-toxische Einflüsse (z. B. Alkohol, Anthrazyklinderivate, Cyclophosphamid,

5-Fluorouracil, Phenothiazinderivate, Lithium, Kokain, Blei, Quecksilber) sind mit der Entstehung von Kardiomyopathien assoziiert. Die **Alkohol-Kardiomyopathie** ist die ätiologisch bedeutsamste Form dieser Gruppe. Eine große Anzahl der Fälle von DCM in den Industrieländern kann mit einem Alkoholmissbrauch in Zusammenhang gebracht werden, der mutmaßlich als Kofaktor bei entsprechender genetischer Prädisposition fungiert. Dabei kann das Fortschreiten der Erkrankung durch strikten Alkoholverzicht verhindert oder zumindest verlangsamt werden. Auch Zytostatika (u. a. Anthrazykline, Alkylanzien,) können eine Herzmuskelschädigung verursachen. Hier ist besonders die Gruppe der Anthrazykline, z. B. Daunorubicin oder Adriamycin (Doxorubicin) zu nennen, bei der das Ausmaß der Schädigung von der kumulativen Gesamtdosis abhängig ist. Die Erkrankung betrifft bis zu 20 % der mit Anthrazyklinen behandelten Patienten, daher ist die Durchführung echokardiografischer Untersuchungen vor Therapiebeginn und zur Verlaufskontrolle unerlässlich.

Entzündliche (myokarditische) Kardiomyopathie

Die entzündliche Kardiomyopathie ist als myokardiale Funktionseinschränkung definiert, die im Zusammenhang mit einer Myokarditis (➤ 1.10.3) auftritt.

Kardiomyopathien bei metabolischen Erkrankungen

Durch metabolische Erkrankungen bedingte Kardiomyopathien (meist als dilatative oder hypertrophische Kardiomyopathie) können durch endokrine Störungen (z. B. Hyper- und Hypothyreose, Diabetes mellitus, Akromegalie, Phäochromozytom und Nebennierenrindeninsuffizienz), durch Speicherkrankheiten (z. B. Glykogenosen, Lipidspeicherkrankheiten, Hämochromatose und Amyloidosen) und durch Mangelzustände (z. B. Kwashiorkor, Beriberi, Selenmangel) hervorgerufen werden.

Kardiomyopathien bei Systemerkrankungen

Kardiomyopathien (meist als dilatative oder restriktive Kardiomyopathie) können bei Kollagenosen (z. B. bei systemischem Lupus erythematodes, rheumatoider Arthritis, systemischer Sklerose oder Dermatomyositis) auftreten oder durch Infiltration entstehen (z. B. bei Malignomen, Sarkoidose oder Wegener-Granulomatose).

Kardiomyopathien bei Muskeldystrophien und neuromuskulären Erkrankungen

In diese Gruppe fallen familiäre Erkrankungen mit Störungen des Aufbaus und der Funktion des Skelettmuskels (z. B. Muskeldystrophien vom Typ Duchenne, myotone Dystrophien oder die Friedreich-Ataxie). Da diese Erkrankungen muskuläre Proteine betreffen, die sowohl für die Skelett- als auch für die Herzmuskulatur Bedeutung haben, können sie mit einer (meist dilatativen, seltener hyperptrophischen) Kardiomyopathie einhergehen (➤ 1.10.1).

Schwangerschaftskardiomyopathie (peripartale Kardiomyopathie)

Sie wird definiert als Kardiomyopathie, die sich in der Peripartalperiode (1 Monat vor bis 5 Monate nach Geburt) manifestiert. Der Begriff umfasst mutmaßlich eine heterogene Gruppe von Erkrankungen (Kardiomyopathie hormoneller Ursache oder präexistierende Kardiomyopathie), die durch die hämodynamischen Veränderungen in der Schwangerschaft, (z. B. gesteigertes Herzzeitvolumen und erhöhte Füllungsdrücke) klinisch manifest werden. Pathophysiologisch scheinen autoimmunologische Faktoren an der Entstehung der Erkrankung beteiligt zu sein.

1.10.3 Myokarditis

Myokarditiden sind vorwiegend schleichend verlaufende entzündliche Erkrankungen des Herzmuskels, bei denen in der Herzmuskelbiopsie lymphozytäre Infiltrate und lytische Myozyten nachgewiesen werden können. Sie treten entweder infektiös oder nichtinfektiös als hyperergisch-allergische oder toxische Reaktionen sowie bei Systemkrankheiten auf. Die Grenze zu den sekundären (spezifischen) Kardiomyopathien (➤ 1.10.2), bei denen ebenfalls entzündliche Infiltrate nachgewiesen werden können, ist fließend (➤ Tab. 1.20). Myokarditiden beziehen häufig das Perikard und/oder das Endokard mit ein und werden dann als Perimyokarditis, Endomyokarditis oder Pankarditis bezeichnet.

Klinik und Ätiologie

Die meisten Myokarditiden verlaufen klinisch inapparent. Zu den ersten Symptomen gehören Müdigkeit, Schwäche, Palpitationen und Herzrasen. Schwere Verläufe mit progredienter Herzinsuffizienz oder mit akutem Herzversagen sind möglich.

In den Industrieländern sind die meisten Myokarditiden heute durch Viren verursacht, z. B. durch das Coxsackie-B-Virus sowie, am häufigsten, durch Parvovirus B19 und humanes Herpesvirus 6. In Südamerika ist die endemische Verbreitung von *Trypanosoma cruzi* die häufigste Ursache für eine Myokarditis im Rahmen der Chagas-Erkrankung. Früher war die Diphtherie in unseren Breiten eine gefürchtete Ursache für schwere Myokarditiden.

Diagnostisches Vorgehen

Die Diagnosestellung einer Myokarditis ist schwierig, da die Krankheit meist schleichend verläuft. Ein klinischer Verdacht besteht, wenn ein Patient von grippeähnlichen Symptomen (Fieber,

Tab. 1.20 Ätiologische Einteilung der Myokarditiden mit einer Auswahl von Auslösern (häufige Ursachen sind fett gedruckt)

Infektiöse Myokarditiden	
Viren (50 % der Fälle)	Humanes Herpesvirus 6, Parvovirus B19, Coxsackie B, Coxsackie A, ECHO-Viren, Influenza A und B, Adeno-, Herpes-, Polio- und Hepatitisviren, HIV
Bakterien	Pneumokokken, Meningokokken, Streptokokken, Staphylokokken (bei Sepsis und/oder Endokarditis, ➤ 1.9.1), *Borrelia burgdorferi* (bei 10 % der Pat. mit Lyme-Borreliose)
Pilze	Candida-Spezies, z. B. *Candida albicans* (bei Abwehrschwäche, z. B. bei AIDS oder Agranulozytose infolge einer Zytostatikatherapie)
Protozoen	*Trypanosoma cruzi* (Chagas-Krankheit in Südamerika mit mononukleärer interstitieller Myokarditis), Toxoplasma gondii (bei konnataler Toxoplasmose und bei erworbenem Immundefekt)
Parasiten	Trichinen, Echinokokken
Nichtinfektiöse Myokarditiden	
Rheumatisch	Als Teil der Pankarditis bei rheumatischem Fieber (➤ 13.8.2)
Infektiös-toxisch	Bei **Diphtherie** durch Toxine des *Corynebacterium diphtheriae;* bei Scharlach durch erythrogene Toxine von β-hämolysierenden Streptokokken der Gruppe A (➤ 14.9.2)
Infektallergisch	Begleiterkrankung bei fieberhaften Allgemeininfektionen oder im Zusammenhang mit Überempfindlichkeitsreaktionen (Serumkrankheit nach medikamentöser Therapie, z. B. Sulfonamide, Pyrazolonderivate)
Systemerkrankungen	Systemischer Lupus erythematodes, systemische Sklerose, rheumatoide Arthritis, Dermatomyositis, Sarkoidose
Nach Infarkt oder Herzoperationen	Bei ca. 5 % der Pat. nach Infarkt sowie bei bis zu 20 % der Pat. nach Herz-OP auftretende, vermutlich autoimmunologisch vermittelte Perimyokarditis (Postinfarkt- bzw. Postkardiomyotomiesyndrom) (➤ 1.6.5, ➤ 1.11.1)
Nach Bestrahlung	Bestrahlungsmyokarditis mit nachfolgender myokardialer Fibrose, häufig begleitende chronische Perikarditis
Idiopathisch	Riesenzellmyokarditis (Fiedler), meist bei jungen Erwachsenen unter Ausbildung einer fortschreitenden dilatativen Kardiomyopathie

Gliederschmerzen, Abgeschlagenheit) berichtet, die mit Herzrhythmusstörungen oder Symptomen einer vorher nicht bekannten Herzinsuffizienz einhergehen.

- Das **EKG** ergibt keinen spezifischen Befund, ist aber häufig pathologisch verändert. Man findet eine Sinustachykardie, ventrikuläre Extrasystolen, Störungen der Erregungsleitung (AV-Block, SA-Block, Schenkelblöcke), ST-Senkung und T-Negativierung oder ST-Hebung ohne R-Verlust sowie Niedervoltage bei begleitender Perikarditis.
- Im **Röntgenthorax** können eine Herzvergrößerung und Zeichen der pulmonalen Stauung sichtbar sein.
- Die **Echokardiografie** ermöglicht bei Herzinsuffizienz den Nachweis der Vergrößerung der Herzhöhlen und eine globale Hypokinesie mit Verminderung der Ejektionsfraktion, bei Perimyokarditis evtl. den Nachweis eines Perikardergusses.
- Im **Labor** findet sich eine Erhöhung der Entzündungsparameter (Leukozyten, CRP, BSG), gelegentlich auch eine Erhöhung der Herzenzyme (Troponine, CK, CK-MB, GOT, LDH). Bei einer Virusmyokarditis können antimyokardiale Antikörper nachgewiesen werden. Bei Myokarditisverdacht ist eine gründliche bakteriologische und virologische Diagnostik (Serologie) zu erwägen.
- Das **kardiale MRT** gilt als Mittel der Wahl in der nichtinvasiven Diagnostik der Myokarditis. In entzündeten Myokardanteilen finden sich Kontrastmittelanreicherungen, die zur Primärdiagnostik, und Verlaufsbeobachtung herangezogen werden können.
- Die **Myokardbiopsie** ist der Goldstandard zur diagnostischen Abklärung bei Myokarditisverdacht. Sie ermöglicht die histologische Differenzialdiagnose und Beurteilung der entzündlichen Aktivität. Ihre Sensitivität ist eingeschränkt, sodass auch eine negative Myokardbiopsie eine Myokarditis nicht vollständig ausschließen kann. Die Treffsicherheit kann durch eine vorangehende kardiale MRT-Untersuchung mit anatomischer Lokalisation eines mutmaßlichen Entzündungsherds gesteigert werden.

Therapie und Prognose

Wenn immer möglich, sollte die Grundkrankheit behandelt werden, z. B. antibakteriell oder antimykotisch. Ergänzende Allgemeinmaßnahmen wie körperliche Schonung und eine medikamentöse Herzinsuffizienztherapie verbessern den Therapieerfolg. Bei schweren Verläufen ist abhängig von den Befunden ein Steroidversuch zu erwägen.

In den meisten Fällen heilt die Myokarditis folgenlos ab. Chronische Verläufe mit Ausbildung einer dilatativen Kardiomyopathie mit Herzinsuffizienz sind jedoch möglich.

1.11 Erkrankungen des Perikards

E. Altiok

1.11.1 Perikarditis

Bei der Perikarditis handelt es sich um eine entzündliche Erkrankung des Herzbeutels unterschiedlicher Ätiologie, häufig mit Ausbildung eines Perikardergusses und begleitender Entzündung der angrenzenden Herzschichten (Myoperikarditis, Pankarditis). Bei schneller Entwicklung eines großen Ergusses ist eine **Herzbeuteltamponade** möglich (➤ 1.11.2).

Klinik

Bei akutem Verlauf treten vor allem retrosternale und linksthorakale, seltener auch epigastrische Schmerzen auf, die sich durch Bewegungen, Husten und tiefe Atemexkursionen häufig verstärken und von Fieber und Tachykardie begleitet werden. Der chronische Verlauf ist meist oligo- oder asymptomatisch. Zur klinischen Manifestation kommt es oft nur im Rahmen von Folgekomplikationen wie Perikardtamponade oder Pericarditis constrictiva.

Ätiologie und Pathogenese

Die Entzündung kann primär das Perikard betreffen (z. B. virale Perikarditis oder Myoperikarditis), von benachbarten Organen auf das Perikard übergreifen (z. B. bei abszedierender Endokarditis, Pleuritis oder Pleuropneumonie) oder im Rahmen einer Panserositis auftreten (z. B. bei Urämie oder Autoimmunerkrankungen).

Die Mehrzahl (> 80 %) der Perikarditiden ist viralen Ursprungs; weitere Ursachen sind in ➤ Tab. 1.21 aufgeführt.

Diagnostisches Vorgehen

MERKE

Im Vergleich zum EKG beim ST-Elevations-Infarkt finden sich im typischen Perimyokarditis-EKG meist keine umschriebene Lokalisation der ST-Hebungen, keine spiegelbildliche ST-Senkung, kein R-Verlust und keine Ausbildung eines Q im Verlauf.

- **Auskultation:** Bei fehlender oder geringer Ergussbildung kann ein Perikardreiben nachgewiesen werden, das typischerweise bei zunehmendem Erguss im Verlauf verschwindet. Bei Herzbeuteltamponade oder Konstriktion Zeichen der Rechtsherzinsuffizienz (➤ 1.7.3).
- **EKG:** Die bei Perikarditis auftretenden typischen Veränderungen sind durch eine myokardiale Mitbeteiligung bedingt (Perimyokarditis) und treten besonders bei der akuten viralen oder idio-

Tab. 1.21 Ätiologische Einteilung der Perikarditiden

Ursachen*	Erreger/Erkrankungen	Besonderheiten
Virale Perikarditis (1 %)	Coxsackie-, ECHO-, Influenza-, Adenoviren, seltener EBV, CMV, HIV oder Hepatitisviren	Häufig vorausgegangener Atemwegs- oder gastrointestinaler Infekt; oft kein eindeutiger serologischer Hinweis („idiopathische" Perikarditis)
Idiopathische Perikarditis (85–90 %)	–	
Bakterielle Perikarditis (1–2 %)	Häufig Pneumokokken, *Staphylococcus aureus, Haemophilus influenzae,* nach Thorax-OP prinzipiell alle Keime	Hämatogen (Sepsis) oder per continuitatem (Pneumonie, myokardiale Abszesse bei Endokarditis)
Tuberkulöse Perikarditis (4 %)	*Mycobacterium tuberculosis*	Hämatogen oder per continuitatem, Auftreten mit oder ohne begleitende pulmonale oder extrapulmonale Tbc
Pilzperikarditis (< 1 %)	Meist *Candida*, selten *Aspergillus* oder andere Spezies	Meist hämatogen, betrifft fast ausschließlich Patienten mit fortgeschrittenem Immundefekt
Perikarditis nach Myokardinfarkt (in 1–5 % nach Infarkt)	Pericarditis epistenocardica (➤ 1.6.5)	Fibrinöse Perikarditis, die 2–4 Tage nach Infarkt über dem Infarktareal auftritt (seit Einführung der frühen perkutanen Koronarinterventionen bei < 5 % aller Infarktpatienten)
Herz-OP und Herztrauma (in < 1 % nach Herz-OP)	Postkardiomyotomiesyndrom (Dressler-Syndrom, 1.6.5)	Diffuse, vermutlich autoimmun vermittelte Perikarditis (häufig positiver Nachweis antimyokardialer Antikörper)
Perikarditis bei terminaler Niereninsuffizienz (< 5 %)	Urämische Perikarditis, urämische Panserositis	Fibrinöse, oft auch hämorrhagische Perikarditis; Auftreten bei zunehmender Niereninsuffizienz vor Dialyse (Dialyseindikation!), bei nicht ausreichend dialysierten Patienten oder zu Beginn einer Dialysebehandlung
Perikarditis bei Autoimmunerkrankungen (3–5 %)	Bei systemischem Lupus erythematodes und Morbus Wegener, seltener bei rheumatoider Arthritis, anderen Kollagenosen oder bei Sarkoidose	Zellarmer, eiweißreicher Perikarderguss im Rahmen einer die Grundkrankheit begleitenden Serositis
Perikarditis bei malignen Tumoren (in bis zu 7 % der Pat. mit malignen Erkrankungen)	Häufig Bronchialkarzinom, Mammakarzinom oder Lymphome, Metastasen, selten Mesotheliom oder primäre Herztumoren	Meist hämorrhagische Perikarditis mit ausgeprägter Ergussbildung durch direkte Tumorinfiltration
Seltene Perikarditisursachen (< 1 %)	Strahlenperikarditis	Auftreten auch Monate nach Bestrahlung möglich
	Medikamentös induzierte Perikarditis	Z. B. durch Minoxidil oder Dihydralazin
	Myxödemperikarditis	Bei schwerer chronischer Hypothyreose, meist mit ausgeprägter Ergussbildung
	Cholesterinperikarditis	Präzipitation von Cholesterinkristallen im Perikard nach Trauma oder bei ausgeprägter Hypercholesterinämie
	Dissezierendes thorakales Aortenaneurysma	Leckage von Blut in den Herzbeutel

*Die Häufigkeitsangaben beziehen sich auf die Gesamtzahl der Perikarditiden (außer nach Myokardinfarkt oder bei bekannter maligner Erkrankung, wo die Häufigkeitsangabe auf die Grunderkrankung bezogen ist).

pathischen Perikarditis auf. Dabei kann ein charakteristischer stadienhafter Verlauf nachgewiesen werden:
- Initial ST-Hebungen mit Anhebung des J-Punktes („aus dem S heraus") in vielen/allen Ableitungen (Dauer: Tage)
- Im Zwischenstadium Rückgang der ST-Hebungen und Abflachung der T-Welle (Dauer: Tage)
- Im Folgestadium terminale T-Negativierung in vielen oder allen Ableitungen (Dauer: Wochen, evtl. Monate), anschließend zumeist komplette Rückbildung
- Bei ausgeprägtem Perikarderguss evtl. periphere Niedervoltage und/oder Ausbildung eines „elektrischen Alternans" (wechselnde Höhe der QRS-Komplexe durch räumliche Lageveränderung des Herzens).

- **Echokardiografie** (➤ Abb. 1.86): sensitives Verfahren zum Nachweis auch kleinerer Ergussmengen. Sie liefert zusätzlich Informationen über mögliche Perikardverdickungen und Binnenechos im Perikarderguss (Binnenechos sind auf Blut oder Eiter verdächtig). Bei Nachweis großer Ergussmengen wird ein pendelndes Herz gesehen *(„swinging heart").*
- Der **Röntgenthorax** ist nur bei ausgeprägtem Perikarderguss („Bocksbeutel-" oder „Zeltform") und bei Pericarditis constrictiva (perikardiale Verkalkungen) auffällig.
- Eine **Perikardpunktion** ist bei V. a. bakterielle Perikarditis zur Erregerdiagnostik indiziert. Außerdem wird sie bei manifester oder drohender Perikardtamponade und persistierendem Perikarderguss ohne hinreichende Klärung durch nichtinvasive Diagnostik durchgeführt.
- **Laboruntersuchungen** spielen insbesondere zur ätiologischen Abklärung eine Rolle. Je nach Ursache finden sich unterschiedliche Veränderungen:

Laborveränderungen bei Perikarditis
- **Myokardiale Mitbeteiligung:** zumeist mäßiggradige Erhöhung von CK, CK-MB, Myoglobin und Troponin
- **Bakterielle oder durch Pilze bedingte Perikarditis** (weniger ausgeprägt bei viraler Perikarditis): Erhöhung von Entzündungsparametern (CRP, BSG, evtl. Leukozytose), positive Blutkulturen
- **Virusperikarditis:** evtl. positive Virusserologie (ECHO-, Coxsackie-, Influenza-, Adenoviren [➤ Tab. 1.21])
- **Autoimmunerkrankungen:** Nachweis von Anti-DNS- oder antinukleären Antikörpern (bei Lupus erythematodes), c-ANCA (bei Morbus Wegener), Rheumafaktoren (bei rheumatoider Arthritis) oder antimyokardialen Antikörpern (bei Postkardiotomiesyndrom)

Therapie

Neben Basismaßnahmen (körperliche Schonung, Bettruhe) können bestimmte Formen durch gezielte Therapiemaßnahmen angegangen werden. Bei Tamponadezeichen muss eine entlastende Perikardpunktion erfolgen.

Die spezifische Therapie richtet sich nach der Genese der Erkrankung:
- **Viral, idiopathisch:** nichtsteroidale Antiphlogistika, Colchicin, bei fehlendem Erfolg Glukokortikoide

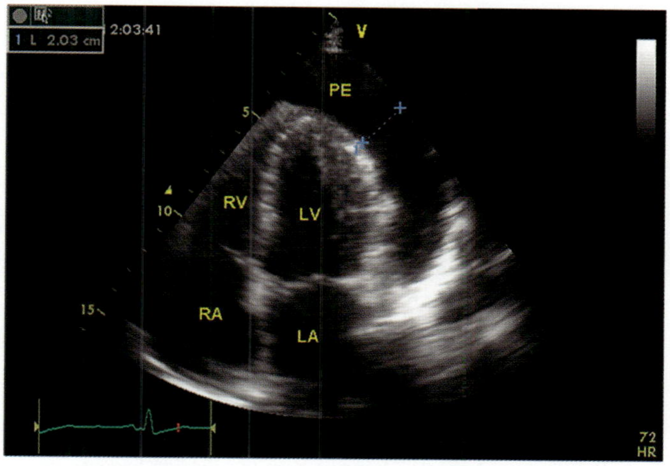

Abb. 1.86 Großer Perikarderguss (PE) von 2,0 cm Breite (+----+) in der transthorakalen Echokardiografie (Vierkammerblick). LA = linker Vorhof, RA = rechter Vorhof, RV = rechter Ventrikel, LV = linker Ventrikel. Die Patientin war nicht hämodynamisch eingeschränkt, was für eine allmähliche Entstehung des Ergusses spricht. Ursächlich bestand ein infiltrierendes Mammakarzinom. [M181]

- **Bakteriell oder durch Pilze bedingt:** gezielte Therapie mit Antibiotika oder Antimykotika, oft chirurgische Perikarddrainage erforderlich
- **Tuberkulös:** antituberkulöse Therapie, evtl. Perikarddrainage und Perikardektomie (zur Prophylaxe einer konstriktiven Perikarditis)
- **Pericarditis epistenocardica:** ASS (hoch dosiert), Colchicin, evtl. Glukokortikoide (nichtsteroidale Antiphlogistika können die Ausbildung von Infarktnarben negativ beeinflussen)
- **Dressler-Syndrom/Postkardiomyotomiesyndrom:** nichtsteroidale Antiphlogistika, Colchicin, evtl. Glukokortikoide
- **Autoimmunerkrankungen:** immunsuppressive Therapie (Glukokortikoide, evtl. zusätzlich Azathioprin, Cyclophosphamid oder Methotrexat)
- **Urämisch:** Dialyse
- **Maligner Perikarderguss:** Drainage, evtl. Perikardektomie oder lokale Zytostatikatherapie (z. B. mit Mitoxantron).

1.11.2 Perikardtamponade

Hämodynamisch wirksamer Perikarderguss mit vielfältigen Ursachen, zum Beispiel entzündlich, durch Malignom, hämorrhagisch bei Trauma oder nach Aortendissektion.

Klinik

CAVE!

Die klinische Trias **Tachykardie – Jugularvenenstau – Pulsus paradoxus** ist hinweisend auf eine möglicherweise lebensbedrohliche Perikardtamponade, die rasch entlastet werden muss.

Zunächst zeigen sich eine **Tachykardie** und Zeichen der Rechtsherzinsuffizienz mit **Jugularvenenstau** und **Oberbauchschmerzen** bei

Leberkapselspannung, später kommt es zur **Dyspnoe** und abnehmender Auswurfleistung des linken Herzens mit Blutdruckabfall bis hin zum kardiogenen Schock. Das Schlagvolumen und damit Pulsstärke und Blutdruck schwanken atemabhängig, da die diastolische Füllung nun noch stärker als im Normalzustand bei der Einatmung reduziert wird durch den intrathorakalen Druckanstieg (**Pulsus paradoxus,** ➤ 1.4.2).

Pathophysiologie

Der Erguss komprimiert die Vorhöfe und den rechten Ventrikel und behindert die Füllung während der gesamten Diastole, wodurch sich das Blut zurückstaut und die Auswurfleistung des Herzens vermindert. Bei akutem Auftreten können bereits niedrige Ergussmengen (ab ca. 150 ml) bedeutsam sein, bei chronischem Verlauf werden gelegentlich Ergussmengen über einen Liter ohne ausgeprägte hämodynamische Auswirkungen toleriert. Bei Sinusknotenkompression durch den Erguss kann eine kritische Bradykardie auftreten.

Diagnostisches Vorgehen

Das sensitivste Verfahren ist die Echokardiografie (➤ Abb. 1.86), die den Erguss und die Kompression der Vorhöfe dokumentiert sowie zusätzlich Zeichen der Einflussstauung mit fehlendem inspiratorischem Kollaps der V. cava inferior nachweist.

Therapie

Der Erguss wird unter echokardiografischer Kontrolle von substernal aus punktiert und über die Punktionsnadel oder einen passager eingebrachten Katheter drainiert. Eine Perikardtamponade infolge eines penetrierenden Traumas oder einer Aortendissektion kann nur durch eine Notoperation erfolgreich entlastet werden.

Bei chronisch nachlaufenden Ergüssen muss eine chirurgische Intervention mit Perikardfensterung oder Perikardektomie erfolgen. Bei malignen Ergüssen können Rezidive durch eine medikamentöse Perikardese mit intraperikardialer Applikation von Zytostatika (z. B. Mitoxantron) verhindert werden.

1.11.3 Konstriktive Perikarditis (Pericarditis constrictiva)

Durch partielle oder vollständige, zum Teil kalzifizierende Verdickung und Adhäsion des Perikards bedingte Ummantelung des Herzens mit nachfolgender diastolischer Funktionseinschränkung.

Klinik

Im Vordergrund steht eine **Rechtsherzinsuffizienz** mit Zeichen der unteren und oberen Einflussstauung (Ödeme, Aszites, Hepatosplenomegalie, Pleuraergüsse, Halsvenenstauung). Typischerweise liegt ein positives **Kussmaul-Zeichen** vor: Bei tiefer Inspiration nimmt die Halsvenenstauung zu, da der rechte Ventrikel den durch den intrathorakalen Druckabfall gesteigerten Blutzufluss nicht aufnehmen und weiterbefördern kann.

Ätiologie, Pathogenese

Eine konstriktive Perikarditis kann im Verlauf einer chronischen Herzbeutelentzündung, z. B. bakterieller Genese, nach Herzoperationen oder Bestrahlung auftreten. Immer sollte eine Tuberkulose als mögliche Ursache ausgeschlossen werden (➤ 6.4.3). In vielen Fällen lässt sich keine eindeutige ätiologische Zuordnung treffen („idiopathische" konstriktive Perikarditis).

Die durch die Perikardverdickung, -adhäsion und -verkalkung (sog. **Panzerherz**) bedingte Einschnürung des Herzens führt zu einer Behinderung der Kammerfüllung in der mittleren und späten Diastole. Es resultiert eine diastolische Herzinsuffizienz (➤ 1.7.1). Fortgeschrittene Fälle führen – analog zur Herzbeuteltamponade – zum Rückwärtsversagen mit vorwiegend rechtsführender Herzinsuffizienz sowie aufgrund des fehlenden Auswurfs zum Vorwärtsversagen mit Minderperfusion der Organe und der Körperperipherie.

Diagnostisches Vorgehen

- Im **EKG** liegt häufig eine Niedervoltage vor, evtl. begleitet von einer Abflachung oder Negativierung der T-Wellen. Ebenfalls häufig ist eine absolute Arrhythmie bei Vorhofflimmern.
- Die **Echokardiografie** zeigt häufig einen kleinen Perikarderguss, evtl. mit einer zusätzlichen Perikardverdickung (wenig sensitives Verfahren). Typisch ist der fehlende Nachweis einer Wandhypertrophie oder Ventrikeldilatation bei klinischen Zeichen einer chronischen Rechtsherzinsuffizienz.
- Im **Röntgenthorax** können evtl. perikardiale Kalkeinlagerungen (plaque- oder spangenförmig) nachgewiesen werden. Typisch ist eine normale Herzgröße trotz der klinischen Zeichen einer chronischen Herzinsuffizienz.
- Die **MRT** eignet sich besonders zur strukturellen Evaluation des Perikards, sie kann Perikardverdickungen sensitiver als die Echokardiografie nachweisen.
- Die **Rechtsherzkatheteruntersuchung** ermöglicht die invasive Druckmessung in den Herzhöhlen. Die Druckkurve im rechten Ventrikel repräsentiert die rasche, unbehinderte frühdiastolische Füllungsphase, die dann abrupt abbricht, wenn die Füllungsgrenze aufgrund der Perikardsteifigkeit erreicht ist („Dip-Plateau-Phänomen").

Therapie

Neben der symptomatischen Therapie der Herzinsuffizienz kommt kausal die operative Perikardektomie infrage. Das OP-Risiko steigt mit der Dauer der Erkrankung, dem Alter des Patienten und der Ausprägung der Symptome. Bei fortgeschrittener Herzinsuffizienz besteht eine hohe Letalität, daher ist eine operative Therapie frühzeitig anzustreben.

1.12 Angeborene Herzfehler

U. Stierle, J. C. Reil

1.12.1 Grundlagen

0,8–1 % aller Neugeborenen weisen eine Herz- oder Gefäßfehlbildung auf. Die Diagnose wird in der Regel im Säuglings- oder frühen Kindesalter gestellt, kann aber zunehmend bereits schon im fetalen Ultraschall auffallen. Meist erfolgt eine operative Korrektur mit kurativem Ziel bereits in den ersten Lebensjahren.

Im Erwachsenenalter werden kongenitale Vitien angetroffen, wenn sie wegen ihrer Symptomarmut über viele Jahre toleriert werden konnten, im Kindesalter verkannt wurden oder wenn die Patienten aus medizinisch unterversorgten Teilen der Welt stammen. Unerkannte Herzfehler fallen im Erwachsenenalter durch ihre Manifestationen an der Lungengefäßbahn auf (pulmonale Hypertonie, Eisenmenger-Reaktion, ➤ 1.12.3) und werden nicht selten bei besonderen Belastungen (Operationen, Schwangerschaft) symptomatisch.

Die häufigsten kongenitalen Herz- und Gefäßfehlbildungen

- Ventrikelseptumdefekt (VSD): 25–30 %
- Vorhofseptumdefekt (ASD): 10–15 %
- Ductus arteriosus apertus: 10 %
- Aortenisthmusstenose: 7 %
- Pulmonalstenose: 7 %
- Aortenklappenstenose: 6 %
- Fallot-Tetralogie: 6 %
- Transposition der großen Arterien: 4 %

Angeborene Herzfehler mit Relevanz im Erwachsenenalter sind in unseren Breitengraden vor allem der Vorhofseptumdefekt, der Ductus Botalli apertus und die bikuspide Aortenklappe.

Ätiologie

Nur bei ca. 1 % der angeborenen Herzfehler sind klassische (monogene) Mendel-Erbgänge gesichert. In ca. 5 % liegen nummerische Chromosomenaberrationen vor; so ist z. B. die Trisomie 21 in ca. 40 % von einem Herzfehler begleitet, und das Turner-Syndrom (XO) geht gehäuft mit Ventrikelseptumdefekten oder einer Aortenisthmusstenose einher. Sehr viel häufiger sind chromosomale Mikrodeletionen oder andere Defekte, die oft mit Fehlbildungssyndromen an anderen Organen einhergehen (etwa Di-George-Syndrom, ➤ 5.1).

Neben genetischen Ursachen sind zahlreiche exogene Faktoren am Zustandekommen kongenitaler Herzfehler beteiligt, wobei weniger die Art der Noxe als vielmehr der Zeitpunkt der Einwirkung Art und Ausmaß der Fehlbildung bestimmt. Die teratogenetische Determinationsphase für das Herz liegt in der 3.–8. Embryonalwoche. Die Röteln-Embryopathie führt in ca. 50 % zu Herzfehlbildungen, weitere Ursachen sind andere Virusinfekte, chemische Substanzen wie Thalidomid, Zytostatika, Antiepileptika, Alkohol oder Immunsuppressiva sowie ionisierende Strahlen.

Klassifizierung

Der Weg des Blutflusses folgt den anatomisch vorgegebenen Bahnen sowie den jeweils herrschenden Druckgradienten. Bestehen unphysiologische Verbindungen zwischen Körper- und Lungenkreislauf oder persistieren physiologisch angelegte embryonale Verbindungen, so kann Blut aus einem Kreislauf in den anderen übertreten (Shunt). Je nach Art der Verbindung und dem Druckgefälle resultiert ein Links-rechts- oder ein Rechts-links-Shunt.

- **Herzfehler ohne Shunt** (ca. 25 %): Pulmonalstenose, Aortenisthmusstenose, Aortenklappenstenose
- **Herzfehler mit Rechts-links-Shunt** (ca. 20 %): z. B. Fallot-Tetralogie oder Transposition der großen Gefäße. Sie werden wegen der Zumischung deoxygenierten Blutes in den systemischen Blutkreislauf auch als **zyanotische Vitien** bezeichnet. Der Sauerstoffgehalt des systemischen Blutkreislaufs ist vermindert.
- **Herzfehler mit Links-rechts-Shunt** (ca. 55 %): VSD, ASD und Ductus arteriosus apertus. Sie gehen mit einer Zumischung oxygenierten Blutes in den Lungenkreislauf einher, wodurch sich der Sauerstoffgehalt des systemischen Blutkreislaufs nicht ändert. Sie werden deshalb auch als **azyanotische Vitien** bezeichnet.

Pathogenese

Angeborene Herzfehler können auf mehreren Wegen klinische Probleme verursachen:

- Zum einen kann es durch eine unphysiologische Druck- oder Volumenbelastung oft nach Jahren oder Jahrzehnten zur **Herzinsuffizienz** kommen; so steigt z. B. die Volumenbelastung des rechten Herzens beim relevanten ASD stark an mit entsprechender Dilatation der rechten Herzhöhlen, während die Aortenisthmusstenose zur Druckbelastung des linken Herzens mit konsekutiver konzentrischer Hypertrophie führt.
- Selten kann es zur akuten Dekompensation mit **kardiogenem Schock** kommen, etwa wenn sich nach der Geburt die fetalen Kurzschlussbahnen schließen und die Körper- oder Lungendurchblutung wegen der defekten Anatomie nicht mehr aufrechterhalten werden kann (z. B. „kritische“ Aortenstenose oder hypoplastisches Linksherzsyndrom).

- Wieder andere Vitien führen zu einem Rückstau ins Lungengefäßsystem (z. B. totale Lungenvenenfehlmündung, ➤ 1.12.4) oder zu einer Überflutung des Lungengefäßsystems (z. B. schwerer VSD) und damit jeweils zu **Dyspnoe** und evtl. Lungenödem.
- Einige Vitien mit gesteigertem Blutfluss durch die Lungenstrombahn (z. B. ASD oder VSD) führen langfristig zum Hochdruck im Lungengefäßsystem **(pulmonale Hypertension),** wodurch irreversible Schäden der Lungenstrombahn und des rechten Herzens entstehen können.
- Viele Herzfehler, vor allem zyanotische Vitien, führen wegen der ineffektiven Herzarbeit und verminderter Sauerstoffverfügbarkeit zur **Wachstumsretardierung** bei Kindern. Bei körperlicher Belastung kann es vor allem bei Herzfehlern mit Rechts-links-Shunt oder bei Stenosen des rechts- oder linksventrikulären Ausflusstrakts zu **Belastungssynkopen** kommen (der bei körperlicher Belastung erhöhte pulmonale Lungengefäßwiderstand erhöht das Shunt-Volumen bzw. reduziert den Blutfluss ins Gehirn oder die Lunge). Zyanotische Herzfehler können wegen der begleitenden hypoxiebedingten Erythrozytose im Kindesalter zu Schlaganfällen und durch bakterielle Embolien zu Hirnabszessen führen.

Diagnostisches Vorgehen

Die diagnostische Aufarbeitung von Herzvitien folgt stets gleichbleibenden Prinzipien:

- **Körperliche Untersuchung:** Hier ist das Augenmerk auf Wachstumsverlauf, Zyanosezeichen, Uhrglasnägel, Pulsstatus sowie Zeichen der Herzinsuffizienz (➤ 1.7.3) und Zeichen der Lungenstauung zu richten.
- **Auskultation:** Ein abnormer Blutfluss hinterlässt wegen der entstehenden Turbulenzen, des evtl. gestörten Klappenschlusses und veränderter Geräuschfortleitung akustische Spuren. Die Herausforderung an die Ärztin besteht darin, diese akustischen Phänomene einem bestimmten Defekt zuzuordnen. Neben einem geschulten Ohr ist hierzu die Kenntnis des Herzzyklus (➤ 1.2) und der mit den einzelnen Herzfehlern verbundenen Flussabweichungen unerlässlich (➤ Kasten „Der gedankliche Weg").
- **Echokardiografie:** Die Ultraschalldignostik ist die Basis der technischen Diagnostik als sehr aussagekräftiges, wenig belastendes und beliebig wiederholbares Untersuchungsverfahren.
- **Röntgenthorax:** Für bestimmte Herzfehler typische Herzkonfigurationen sind selten; sie treten zudem meist nur bei nicht zeitgerecht korrigierten Herzfehlern auf. Der Röntgenthorax kann jedoch Auskunft über Kammer- bzw. Vorhofvergrößerungen sowie über das Ausmaß des pulmonalen Blutflusses geben (verminderte oder verstärkte Gefäßzeichnung), was die „Einordnung" des Defekts oft erleichtert.
- **EKG:** Es gibt keine für einen bestimmten Herzfehler spezifischen EKG-Zeichen. Einige Zeichen sind jedoch typisch (z. B. Rechtsschenkelblock bei bestimmten Formen des ASD). Außerdem kann das EKG Hinweise geben, welche Herzkammer vermehrt belastet ist, und damit die diagnostische Zuordnung erleichtern (z. B. Zeichen der Rechtsherzbelastung bei großem VSD, bei dem es durch den Links-rechts-Shunt zu einer erheblichen Druckbelastung des rechten Ventrikels kommt). Auch können durch die Anatomie des Defekts Abweichungen der Herzachse (z. B. überdrehter Linkstyp bei AV-Kanal) auftreten.

Weitere Untersuchungen wie z. B. MRT und Herzkatheteruntersuchungen mit Angiografie kommen vor allem in der präoperativen Planung sowie in Zweifelsfällen zum Einsatz.

PRAXISBEZUG

Der gedankliche Weg vom Geräuschphänomen zum Strukturdefekt – ein Beispiel

Die Herausforderung

Sie hören ein mesosystolisches Geräusch über der Pulmonalklappe (2. ICR links parasternal), ein niederfrequentes mesodiastolisches Geräusch („Rumpeln") im 4. ICR parasternal rechts sowie einen weit und fixiert gespaltenen zweiten Herzton.

Die gedankliche Auflösung

Ein mesosystolisches Geräusch entsteht während der Ejektionsphase des Herzzyklus, also beim Blutausstrom in die großen Schlagadern (es wird deshalb auch als „Austreibungsgeräusch" bezeichnet und gegenüber den holosystolischen Geräuschen abgegrenzt, die z. B. durch Blutrückstrom in die Vorhöfe entstehen). Die Tatsache, dass das Punctum maximum über der Pulmonalklappe zu hören ist, deutet darauf hin, dass das Geräusch am rechtsventrikulären Ausflusstrakt entsteht. Es könnte sich also am ehesten um eine Pulmonalstenose handeln.

Das diastolische Geräusch deutet wegen seines Auftretens in der ventrikulären Füllungsphase und seiner Lokalisation auf eine Trikuspidalstenose hin. Diese kann zwar viele Ursachen haben, in der Zusammenschau mit einer Pulmonalstenose dürfte sie jedoch auf eine Volumenüberlastung hindeuten, in deren Rahmen es wegen des gesteigerten Flusses durch die Trikuspidalklappe und die Pulmonalklappe jeweils zu Turbulenzen kommt („relative Stenose"). Diese Erklärung wird durch den gespaltenen zweiten Herzton erhärtet: Die rechtsventrikuläre Volumenüberlastung führt nämlich zu einer verlängerten rechtsventrikulären Auswurfphase und damit zu einem verspäteten Pulmonalklappenschluss (weite und atemunabhängige Spaltung von S_2).

Nehmen Sie die aus diesen Geräuschphänomenen abgelesenen Informationen zusammen, so deutet alles auf eine Volumenbelastung des rechten Ventrikels mit relativer Trikuspidalstenose und relativer Pulmonalstenose hin. Sie sind also einem Links-rechts-Shunt auf der Spur! Diesen können Sie jedoch nicht durch einen VSD erklären, denn bei diesem steht das typische holosystolische Shunt-Geräusch im Vordergrund. Sehr wohl jedoch passen die Geräuschphänomene zum ASD, der sich akustisch nur durch eine Volumenbelastung des rechten Ventrikels manifestiert. Der Fluss durch den Defekt selbst hinterlässt wegen des geringen Druckgradienten zwischen den Vorhöfen keine akustischen Spuren.

1.12.2 Herzfehler ohne Shunt-Verbindung

Aortenstenose (AS)

Kongenitale Aortenklappenveränderungen sind die häufigste Ursache einer Aortenstenose zwischen dem 15. und 60. Lebensjahr.

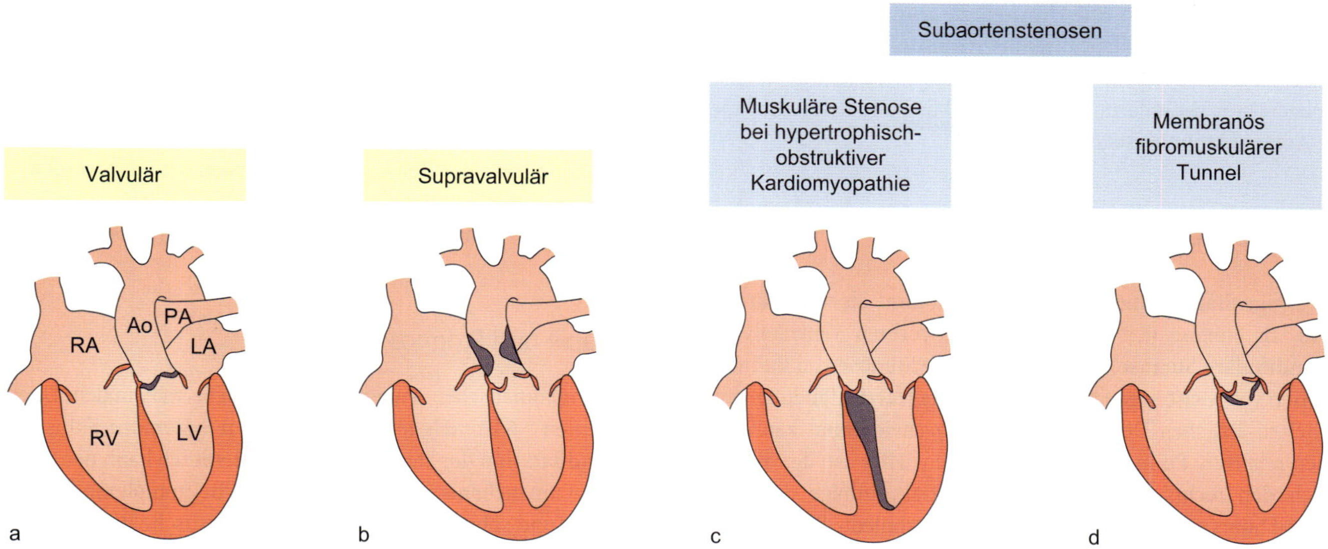

Abb. 1.87 Einteilung der Aortenstenosen (AS). LV = linker Ventrikel; LA = linkes Atrium; Ao = Aorta ascendens; RV = rechter Ventrikel; RA = rechtes Atrium; PA = Pulmonalarterie.
a) Valvuläre AS: z. B. durch unikuspide oder bikuspide Klappe. Letztere tritt auch ohne Ausflussobstruktion auf; das veränderte Strömungsprofil verursacht jedoch Endothelläsionen, die im Laufe der Zeit zu degenerativen Veränderungen führen.
b) Supravalvuläre AS: trichterförmige oder membranöse Deformierung oberhalb der Aortenklappentaschen innerhalb der Aorta ascendens.
c) Muskuläre Subaortenstenose: bei hypertrophisch-obstruktiver Kardiomyopathie (› 1.10.1): Die Obstruktion des linksventrikulären Ausflusses entsteht nur während der Systole (sog. dynamische Obstruktion); sie ist durch die muskuläre Hypertrophie des subvalvulären Kammerseptums bedingt.
d) Membranöse Subaortenstenose: ca. 1–2 cm unterhalb der Aortenklappe liegendes membranöses Diaphragma, fibröser Ring oder fibromuskulärer Tunnel, der den linksventrikulären Ausflusstrakt einengt. [L157]

Einteilung

Die **valvuläre Aortenstenose** (> Abb. 1.87) ist eine relativ seltene kongenitale Erkrankung, bei der die Aortenklappe den linksventrikulären Ausflusstrakt einengt. Häufiger sind **supravalvuläre** und **subvalvuläre Aortenstenosen (Subaortenstenosen).** Letztere können durch fibrotisches membranartiges Gewebe (membranöse Form) oder durch hypertrophiertes Muskelgewebe im Rahmen der hypertrophischen obstruktiven Kardiomyopathie bedingt sein (> 1.10.1).

Klinik, Diagnostik und Therapie

Die hämodynamischen und klinischen Befunde entsprechen denen der erworbenen Aortenstenose (> 1.13.2 und > Tab. 1.22). Therapeutisch kann die Stenose vorübergehend mittels Ballondilatation

Tab. 1.22 Übersicht über die wichtigsten angeborenen Herzfehler ohne Shunt

Vitium	Klinische Untersuchung	EKG	Röntgenthorax bzw. Echokardiografie
Kongenitale Aortenstenose	• Blutdruckamplitude ↓ • Systolisches Austreibungsgeräusch p. m. 2. ICR rechts parasternal • Schwirren • Paradoxe Spaltung des 2. HT	• LVH	• LV ↑ • Dilatation der Aorta ascendens • Flussbeschleunigung in der Stenose im Doppler
Kongenitale Pulmonalstenose	• Systolisches Austreibungsgeräusch im 2. ICR links • Weite Spaltung des 2. HT • Evtl. sichtbarer rechtsventrikulärer Herzspitzenstoß rechts-parasternal	• RVH • P dextroatriale	• RA ↑ • RV ↑ • Dilatation des PA-Hauptstamms oder der linken PA • Flussbeschleunigung in der Stenose im Doppler
Coarctatio aortae (Aortenisthmusstenose)	• Femoralispuls ↓ • Blutdruck der unteren Extremitäten ↓ • Blutdruck der oberen Extremität ↑ • Interskapuläres systolisches Geräusch • Evtl. kontinuierliches Geräusch der Kollateralen	• LVH	• LV ↑ • Dilatation der Aorta ascendens • poststenotische Aortendilatation • Rippenusuren (Unterkanten) • Flussbeschleunigung in der Stenose im transösophagealen Echo

↑ = groß, vergrößert, erhöht, ↓ = niedrig, HT = Herzton, ICR = Interkostalraum, LV = linker Ventrikel, LVH = linksventrikuläre Hypertrophie, RA = rechtes Atrium, RV = rechter Ventrikel, PA Pulmonalarterie

aufgedehnt oder durch eine chirurgische Durchtrennung adhärenter, verschmolzener Klappenränder (**Kommissurotomie**) definitiv versorgt werden. Im Erwachsenenalter wird jedoch aufgrund degenerativer Veränderungen mit Verkalkung und Re-Stenose meist ein **Aortenklappenersatz** notwendig.

Pulmonalstenose

Die kongenitale Pulmonalstenose (PS) kommt als **valvuläre Stenose,** als Stenose der Ausflussbahn des rechten Ventrikels (sog. **infundibuläre Stenose**) oder als **periphere Stenose** von Pulmonalarterien vor. Meist liegen begleitend weitere Herzfehlbildungen vor.

Bei zusätzlichen Defekten in der Herzscheidewand kann es zu einer relativen Pulmonalstenose kommen: Hier ist der Blutfluss durch den rechtsventrikulären Ausflusstrakt infolge des Links-rechts-Shunts so weit gesteigert, dass eine turbulente Strömung und damit ein Herzgeräusch entsteht. Beispiele sind der VSD und der ASD.

Hämodynamik

Die Einengung des rechtsseitigen Ausflusstrakts führt zu einer Drucksteigerung im rechten Ventrikel mit der Folge einer rechtsventrikulären Hypertrophie, während der Druck in der Pulmonalarterie normal oder erniedrigt ist.

Klinik

Die Patienten sind auch im Erwachsenenalter oft symptomarm oder -frei. Eine verminderte Belastbarkeit, Dyspnoe, Thoraxschmerzen, Palpitationen und Schwindel bzw. Synkopen können auftreten.

Diagnostisches Vorgehen

- Der **Leitbefund** bei der klinischen Untersuchung ist ein systolisches Austreibungsgeräusch im zweiten ICR links parasternal. Typisch ist ein **Crescendo-Decrescendo-Geräusch,** dessen Maximum sich mit zunehmendem Schweregrad in Richtung des zweiten Herztons verlagert (➤ Abb. 1.88).
- Im **EKG** stellen sich in fortgeschrittenen Fällen hohe, spitze P-Wellen als **P pulmonale** dar. Zusätzlich finden sich ein Steil- bis Rechtstyp und Zeichen der rechtsventrikulären Hypertrophie, die sich auch im **Röntgenthorax** mit vergrößertem rechtem Vorhof und Ventrikel sowie poststenotisch dilatiertem Pulmonalishauptstamm nachweisen lässt (➤ Abb. 1.89).
- Durch **Echokardiografie, MRT** und **Herzkatheteruntersuchungen** kann der Defekt strukturell genau definiert werden, der Druckgradient kann anhand der Flussbeschleunigung im Doppler gemessen und damit der Schweregrad bestimmt werden.

Therapie und Prognose

Bei symptomatischen Patienten oder einem maximalen Druckgradienten > 60 mmHg (⅔ des systolischen Systemdrucks) ist eine **Ballondilatation** der Stenose angezeigt; hierdurch kann der Druckgradient um mehr als 50 % gesenkt werden. Bei komplexen Stenosen (valvulär und subvalvulär kombiniert, dysplastische Pulmonalklappe) ist eine chirurgische **Valvulotomie** und Resektion der infundibulären Obstruktion erforderlich.

Leichte Fälle haben eine normale Lebenserwartung, in schweren Fällen liegt sie unbehandelt bei 15–20 Jahren.

Aortenisthmusstenose

Synonym: Coarctatio aortae (**CoA,** engl.: *coarctation*).

Als **Aortenisthmus** wird die physiologische Enge von 25 bis 30 % des Aortendurchmessers *nach* dem Abgang der linken A. subclavia bezeichnet, die die ehemalige Mündungsstelle des Ductus arteriosus Botalli darstellt. In unmittelbarer Nachbarschaft zu dieser Einmündungsstelle können kongenitale Gefäßfalten vorhanden sein,

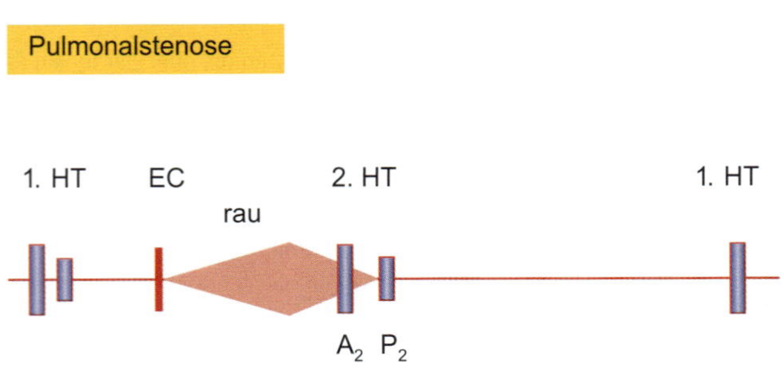

Abb. 1.88 Auskultationsbefund bei Pulmonalstenose. HT = Herzton, EC = Ejection Click, A_2 = Aortenklappenschluss, P_2 = Pulmonalklappenschluss [L157]

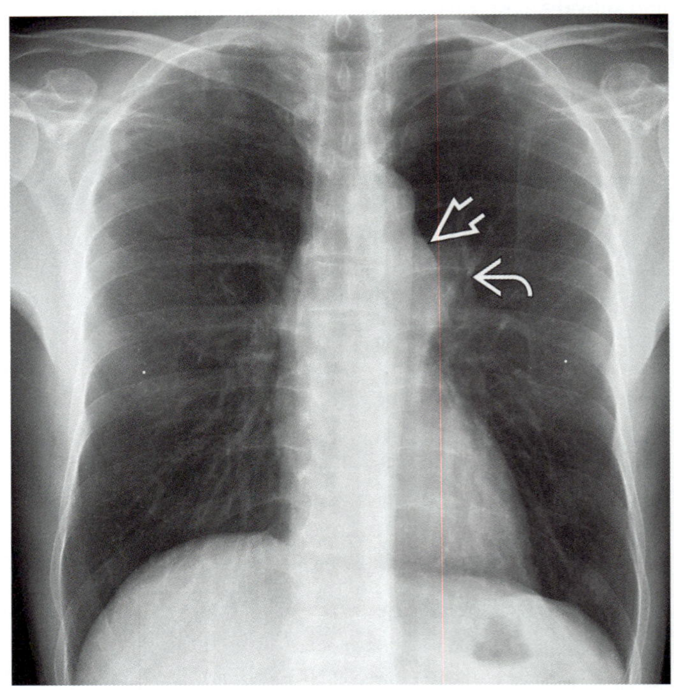

Abb. 1.89 Röntgenthorax bei Pulmonalstenose: Prominentes Pulmonalsegment (Pfeil), helle Lungenfelder [E1082]

die den Blutfluss behindern und das strukturelle Korrelat der Aortenisthmusstenose darstellen. Die Falten liegen fast immer an der Aortenhinterwand direkt gegenüber der Einmündungsstelle des Duktus („juxtaduktal"). Prä- oder postduktale Formen sind selten. Man unterscheidet (➤ Abb. 1.90):

- **Kindliche Form:** Die Stenose liegt bei offenem Ductus Botalli auf der Höhe (juxtaduktal) oder – selten – direkt proximal des Duktus (präduktal). Meist sind weitere kardiovaskuläre Defekte vorhanden.
- **Erwachsenenform:** Eine asymmetrische, membranöse Stenose liegt distal des nun zum Lig. Botalli umgewandelten Duktus (postduktal, ➤ Abb. 1.91). Begleitende kardiovaskuläre Defekte sind selten (Ausnahme: bikuspide Aortenklappe und Aortenklappeninsuffizienz).

Hämodynamik

Durch die Druckdifferenz zwischen den prä- und poststenostischen Kreislaufabschnitten bilden sich Anastomosen über die Arterien des Schultergürtels, die Interkostalarterien und die Aa. mammariae internae aus. Die Kollateralen sind dafür verantwortlich, dass die Druckdifferenz in Ruhe bisweilen nur gering ist; bei Belastung kann der Druckgradient jedoch extrem ansteigen.

Leitbefund der CoA

Charakteristisch ist die arterielle Hypertonie oberhalb (obere Extremitäten) und Hypotonie unterhalb der Stenose (untere Extremitäten). Je nach Abgang der A. subclavia kann auch eine arterielle Druckdifferenz zwischen linkem und rechtem Arm bestehen. Bei jeder arteriellen Hypertonie des Jugendlichen oder Erwachsenen muss deshalb eine CoA als Ursache ausgeschlossen werden.

Klinik

Die arterielle Hypertonie der oberen Körperhälfte führt zu Kopfschmerzen, Schwindel, Nasenbluten und Pulsationen im Kopfbereich. Die Hypotonie der unteren Körperhälfte bewirkt eine Schwäche der Beine bis hin zur Claudicatio intermittens.

Diagnostisches Vorgehen

Der systolische Druck an den unteren Extremitäten wird im Liegen normalerweise ca. 30–40 mmHg höher gemessen als am Oberarm. Grund dafür sind die physikalischen Eigenschaften der Pulswelle, die sich über den Windkessel der Aorta in die Gefäße der Beine ausbreitet und in der Peripherie reflektiert wird. Bei manifester CoA fällt jedoch der Druck an der unteren Extremität ab und kann bis zu 80–100 mmHg niedriger gemessen werden als am Oberarm. Zusätzlich kann (je nach Abgang der jeweiligen A. subclavia vor oder hinter der Stenose, ➤ Abb. 1.90) eine arterielle Blutdruckdifferenz zwischen beiden Armen bestehen. Die Femoral- und Fußarterien sind schwach palpabel oder fehlen, die Hände sind warm, die Füße kalt, auffällig sind ausgeprägte Pulsationen arterieller Gefäße an Hals, Schulter und seitlichem Thorax. Auskultatorisch findet sich ein systolisches Geräusch im 2. und 3. Interkostalraum links parasternal. Zwischen den Schulterblättern ist fast regelmäßig ein systolisches, manchmal auch systolisch-diastolisches Gefäßgeräusch zu hören.

- Im **EKG** besteht sowohl bei Jugendlichen als auch bei Erwachsenen eine linksventrikuläre Hypertrophie mit sekundären ST-Veränderungen linkspräkordial.
- Im **Röntgenthorax** werden der vergrößerte linke Ventrikel und Rippenusuren an den Unterkanten der 3. bis 8. Rippe sichtbar, die durch erweiterte Kollateralgefäße im Interkostalarterienbereich entstehen. An der linksseitigen Kontur des Aortenbogens ist gelegentlich eine Einkerbung in Höhe der Stenose zu erkennen, prä- und poststenotisch ist die Aorta thoracalis erweitert.
- Mittels **transösophagealer Echokardiografie** und **Angio-MRT-Untersuchung** (➤ 1.4.3) kann fast die gesamte thorakale Aorta inklusive des Isthmus eingesehen werden. Aus der Messung der Flussgeschwindigkeiten in der Stenose kann der Druckgradient als Maß des Schweregrads ermittelt werden.

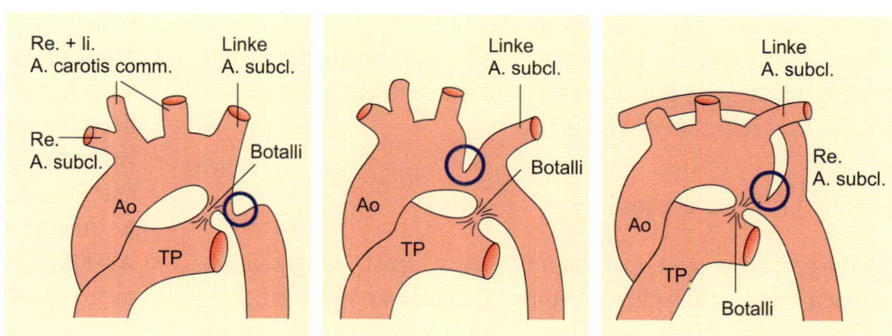

Blutdruckdifferenz	Coarctatio nach der linken A. subclavia	Coarctatio vor der linken A. subclavia	Coarctatio mit anormalem Ursprung der rechten A. subclavia distal der Coarctatio
Rechter Oberarm	+	+	-
Linker Oberarm	+	-	+

Arterielle Hypertonie

Abb. 1.90 Morphologische Varianten der Aortenisthmusstenose. Ao = Aorta; TP = Truncus pulmonalis [L157]

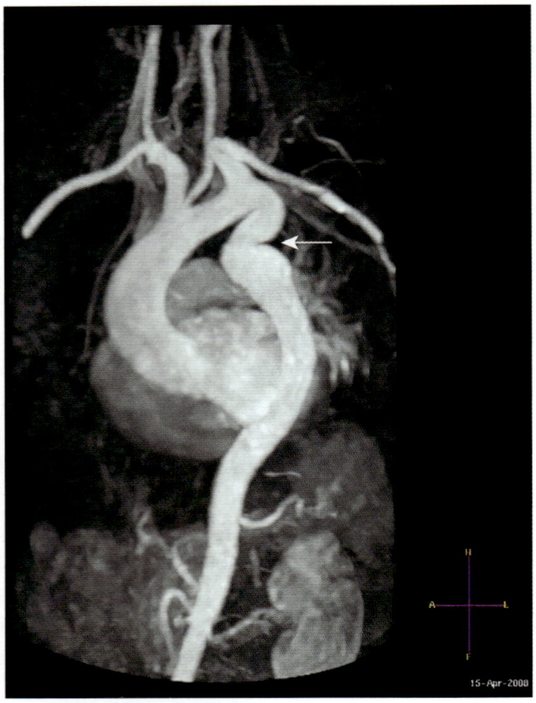

Abb. 1.91 MR-Angiografiebefund einer Aortenisthmusstenose (←) hinter dem Abgang der linken A. subclavia [M486]

Therapie

Die Fehlbildung wird in der Regel im Säuglingsalter aufgrund eines Herzgeräuschs, schwerwiegende Formen auch aufgrund eines kardiogenen Schocks nach Verschluss des Ductus Botalli in den ersten Lebenstagen entdeckt.

Standard ist die operative Therapie im Vorschulalter mit Resektion der Isthmusstenose und End-zu-End-Anastomose der Aorta. Die Operationsletalität beträgt < 2 %.

Je älter die Kinder zum Zeitpunkt der Operation sind, desto höher sind die Rate eines postoperativ persistierenden arteriellen Hochdrucks und die Gefährdung durch kardiovaskuläre Komplikationen (akzelerierte Atherosklerose, Myokardinfarkt, plötzlicher Herztod, intrakraniale Blutungen, Aortenruptur).

Eine Alternative zur Operation ist die Ballonangioplastie mit Stenting der Stenose. Der Druckgradient kann effektiv gesenkt werden, die Langzeitresultate sind gut.

Verlauf und Prognose

Die Prognose der nicht operierten CoA ist schlecht. Hauptkomplikationen sind Herzinsuffizienz, Aortenklappenerkrankungen, Aortenruptur (von Aortenaneurysmata) und -dissektion, infektiöse Endokarditis und intrazerebrale Blutungen.

Bei rechtzeitiger Operation vor Eintreten arteriosklerotischer Folgeerscheinungen oder einer Linksherzinsuffizienz besteht eine normale Lebenserwartung.

1.12.3 Herzfehler mit Links-rechts-Shunt

Hämodynamik

Bei den im Folgenden zu besprechenden Herzfehlern kommt es durch eine Entwicklungsstörung zum **Kurzschluss (Shunt) zwischen den beiden Kreislaufsystemen.**

Aufgrund des Druckgradienten zwischen den beiden Kreisläufen tritt Blut von der linken Herzseite bzw. dem großen Kreislauf auf die rechte Herzseite bzw. den Lungenkreislauf über (Links-rechts-Shunt). Das Ausmaß des Blutflusses durch den Shunt (sog. **Shunt-Volumen**) ist von der Größe des Defekts und den Widerstandsverhältnissen im großen und kleinen Kreislauf abhängig.

Durch den zusätzlichen Blutfluss wird der rechte Ventrikel vermehrt **volumenbelastet** und kann dadurch insuffizient werden; bei großem strukturellem Defekt mit entsprechender Druckübertragung kann er zusätzlich **druckbelastet** werden. Außerdem kann im Zuge des vermehrten Blutflusses in die Lungenstrombahn ein pulmonaler Hochdruck entstehen, die Lungengefäße werden zunehmend irreversibel geschädigt. In der Folge steigen wiederum die Drücke im rechten Herzen an, sodass auch in diesem Falle zur Volumenbelastung eine Druckbelastung hinzutritt.

Ventrikelseptumdefekt (VSD)

Definition und Einteilung

Der Ventrikelseptumdefekt, bei dem eine Verbindung zwischen dem linken und rechten Ventrikel im Bereich des Kammerseptums vorliegt, ist der häufigste angeborene Herzfehler. Er tritt isoliert oder in 50 % kombiniert mit weiteren Läsionen auf (z. B. Fallot-Tetralogie, Pulmonalatresie oder AV-Kanal-Defekt). Die Größe des Defekts kann erheblich variieren (1 mm bis 2,5 cm).

Grundlage der Einteilung ist die anatomische Lokalisation im Verlauf des Kammerseptums (➤ Abb. 1.92):

- **Perimembranöser Typ** (75 % der Fälle): Der VSD liegt in der Nähe der Aortenklappe, posterior und inferior der Crista supraventricularis in der Region des membranösen Septums.
- **Muskulärer Typ** (< 10 % der Fälle): Der VSD liegt im muskulären Anteil des Kammerseptums (Morbus Roger), nicht selten liegen multiple VSD vor.
- **Infundibulärer Typ** (< 10 % der Fälle): Der VSD liegt superior, anterior oder innerhalb der Crista supraventricularis in enger Nachbarschaft zur Pulmonalklappe.
- **AV-Kanal** (< 10 % der Fälle): Ein AV-Kanal ist inferior des membranösen Septums in der Nähe des septalen Segels der Trikuspidalklappe gelegen und mit weiteren Defekten assoziiert (sog. Endokardkissendefekt, Vorhofseptumdefekt).

Hämodynamik

Ein VSD führt aufgrund des primär vorhandenen Links-rechts-Shunts zu einer Volumenbelastung der Lungengefäße, des linken Vorhofs und des linken Ventrikels. Ein großer VSD führt wegen

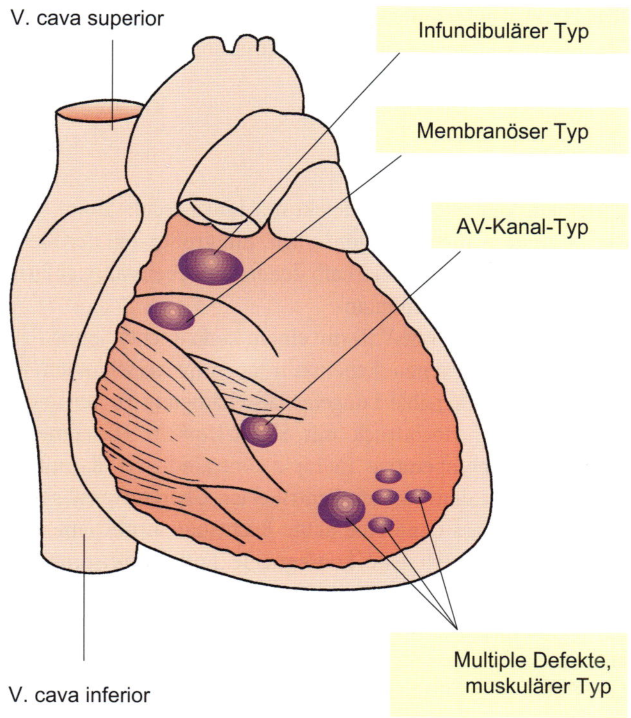

Abb. 1.92 Varianten der Ventrikelseptumdefekte (Blick auf das Kammerseptum bei eröffnetem rechtem Ventrikel) [L157]

des erheblich gesteigerten Blutflusses im Lungengefäßbett zu einer Hypertrophie und später Fibrosierung der Gefäßmuskulatur, welche den Gesamtquerschnitt des Lungengefäßbetts irreversibel einschränkt (obstruktive Lungengefäßreaktion). Durch die zunehmende pulmonale Drucksteigerung nimmt der Links-rechts-Shunt stetig ab (oft verbunden mit einer besseren Belastbarkeit des Patienten), bis es schließlich durch suprasystemische Pulmonalarteriendrücke zur **Shunt-Umkehr** mit Rechts-links-Shunt durch den VSD kommt **(Eisenmenger-Syndrom).** Klinisch entwickeln sich dann eine zentrale Zyanose (Mischzyanose, ➤ 6.1.3) sowie eine stetig fortschreitende Rechtsherzinsuffizienz.

Klinik

Bei kleinen VSD sind die Patienten beschwerdefrei. Bei mittleren VSD sind die Betroffenen aufgrund einer Belastungsdyspnoe bei Volumenbelastung des linken Herzens und der Lungenstrombahn vermindert belastbar und zeigen eine erhöhte Neigung zu pulmonalen Infekten. Große VSD machen sich daher oft schon am Ende der Neugeborenenzeit als Linksherzinsuffizienz bemerkbar. Ein Eisenmenger-Syndrom ist heute extrem selten.

- **Auskultation** (➤ Abb. 1.93 und ➤ Tab. 1.23):
  - Bei **kleinem VSD** (Links-rechts-Shunt < 30 %): Hörbar ist ein lautes, hochfrequentes, holosystolisches, bandförmiges Geräusch über dem linken unteren Sternalrand („Pressstrahlgeräusch", „viel Lärm um nichts").
  - **Große VSD** (Links-rechts-Shunt > 50 %) weisen Befunde und Merkmale einer pulmonalen Hypertonie sowie der Rechts- und Linksherzbelastung auf. Das VSD-Geräusch kann wegen

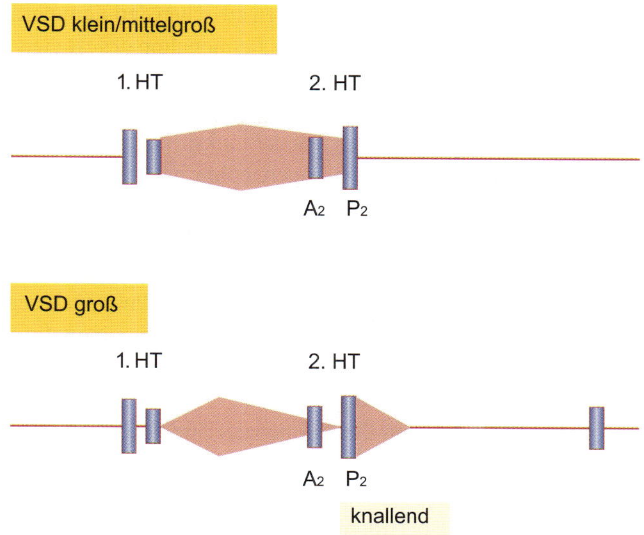

Abb. 1.93 Auskultationsbefund bei Ventrikelseptumdefekt. HT = Herzton; A_2 = Aortenklappenschluss; P_2 = Pulmonalklappenschluss [L157]

Tab. 1.23 Übersicht über die wichtigsten angeborenen Herzfehler mit Links-rechts-Shunt

Vitium	Klinische Untersuchung	EKG	Röntgenthorax bzw. Echokardiografie
Ventrikelseptumdefekt (VSD)	• Holosystolisches Geräusch über linkem unterem Sternalrand • Lauter Pulmonalisanteil des 2. HT • Auftreten eines 3. HT • Diastolikum bei Aorteninsuffizienz	• LVH oder biventrikuläre Hypertrophie	• Kardiomegalie (LA ↑, LV ↑, RV ↑) • Prominente Pulmonalarterien • pulmonale Blutfülle („Plethora") • Shunt-Fluss („Jet") durch den Septumdefekt im Doppler
Vorhofseptumdefekt (ASD)	• Systolisches Geräusch über Pulmonalklappe • Weite, fixe Spaltung des 2. HT • Diastolikum über Trikuspidalklappe	• rSr' oder rSr's • Linkstyp bei Ostium-primum-Defekt	• RA ↑ • RV ↑ • PA ↑ • pulmonale Plethora (Gefäßzeichnung ↑) • Shunt-Fluss („Jet") durch den Septumdefekt im Doppler
Ductus arteriosus Botalli	• Blutdruckamplitude ↑ • Hyperdynamer Herzspitzenstoß • Kontinuierliches Maschinengeräusch	• LVH	• PA ↑ • LA ↑ • LV ↑ • Pulmonale Plethora (Gefäßzeichnung ↑)

↑ = groß, vergrößert, erhöht, HT = Herzton, LA = linkes Atrium, LV = linker Ventrikel, LVH = linksventrikuläre Hypertrophie, RA = rechtes Atrium, RV = rechter Ventrikel, PA Pulmonalarterie

des meist geringen Druckgradienten zwischen den Kammern fehlen oder nur sehr leise sein, der Pulmonalton des zweiten Herztons ist wegen der pulmonalen Hypertonie laut.

- Während das **EKG** bei kleinen VSD unauffällig ist, finden sich bei mittelgroßen Defekten Zeichen der Linkshypertrophie und evtl. einer biventrikulären Hypertrophie, bei großem VSD Zeichen der Rechtshypertrophie, evtl. mit Rechtsschenkelblock.
- **Röntgenthorax-Befunde:**
  - **Mittelgroßer VSD:** Kardiomegalie mit Vergrößerung des linken Atriums und des linken Ventrikels. Das Pulmonalissegment und die zentralen Pulmonalgefäße sind prominent (in der Durchleuchtung **„tanzend"**), es findet sich eine vermehrte pulmonale Gefäßzeichnung.
  - **Großer VSD:** Die zentralen Pulmonalgefäße sind massiv dilatiert, die Lungengefäßzeichnung der Peripherie ist dagegen wegen der im Rahmen der Eisenmenger-Reaktion stattfindenden Hypertrophie der Gefäße mit entsprechender Widerstandserhöhung spärlich (sog. **Kalibersprung**).
- In der **Echokardiografie** lassen sich Defekte ab einer Größe von 3 mm im 2-D-Bild nachweisen; der Shunt-Fluss ist mittels Farb-Doppler darstellbar.
- Das **MRT** (➤ Abb. 1.94) ermöglicht die Darstellung des Defekts, seiner Größe, der Shunt-Größe und begleitender weiterer kardialer Fehlbildungen.

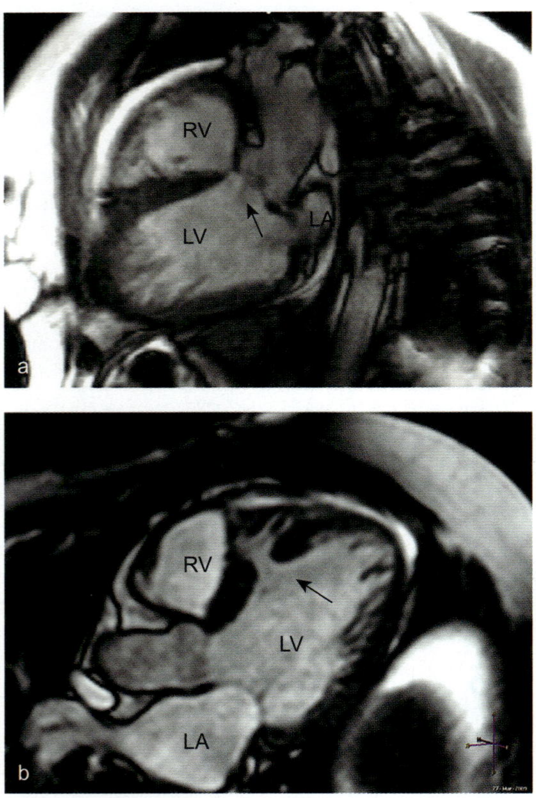

Abb. 1.94 Ventrikelseptumdefekt im MRT [M486]
a) VSD im membranösen Anteil des Ventrikelseptums (→)
b) VSD im muskulären Anteil des Ventrikelseptums (→)
LV = linker Ventrikel, RV = rechter Ventrikel, LA = linker Vorhof

- Die **Herzkatheteruntersuchung** dient vor allem der Berechnung des Shunt-Volumens sowie der Bestimmung des pulmonalen Gefäßwiderstands.

Therapie

Bei kleinem Ventrikelseptumdefekt mit Links-rechts-Shunt < 20 % ist keine weitere Therapie erforderlich. Ein großer Teil der kleinen Defekte verschließt sich innerhalb der ersten Lebensjahre aufgrund des Muskelwachstums spontan.

Mittelgroße und große VSD mit einem Links-rechts-Shunt > 50 % sollten vor dem zweiten Lebensjahr operativ verschlossen werden, um eine irreversible Lungengefäßschädigung zu verhindern. Bei pulmonalem Hochdruck mit Shunt-Umkehr (Eisenmenger-Syndrom) ist eine operative Therapie kontraindiziert, da mit dem Defektverschluss dem rechten Ventrikel ein Überlaufventil genommen würde, sodass dann eine akute Rechtsherzinsuffizienz droht. Bei Shunt-Umkehr ist eine konsequente Endokarditisprophylaxe notwendig (➤ 1.9.1).

Die Grenze der Operabilität hängt vom pulmonalen Gefäßwiderstand ab: beträgt dieser > 70 % des systemischen Gefäßwiderstands, ist die Pulmonalgefäßsklerose irreversibel.

Verlauf und Prognose

Der Spontanverschluss eines Ventrikelseptumdefekts ist in bis zu 50 % der Fälle zu erwarten. Wird bei gegebener OP-Indikation rechtzeitig innerhalb der ersten Lebensjahre operiert, ist mit einer normalen Lebenserwartung zu rechnen.

Vorhofseptumdefekt (ASD)

Der Vorhofseptumdefekt ist eine angeborene offene Verbindung zwischen dem linken und rechten Vorhof. Er ist einer der häufigsten kongenitalen Herzfehler im Erwachsenenalter.

Hämodynamik

Der im linken Vorhof gegenüber dem rechten um ca. 5 mmHg höhere Mitteldruck sorgt primär für einen von links- nach rechtsatrial gerichteten Shunt-Fluss. Neben diesem Druckgradienten bestimmen die Defektgröße (Durchmesser meist 2–4 cm), die Dehnbarkeit der Ventrikel und die Gefäßwiderstände das Shunt-Volumen. Durch die Volumenbelastung der Lungenstrombahn kommt es auch hier zu den beim VSD beschriebenen reaktiven Veränderungen an den Lungengefäßen mit der Eisenmenger-Reaktion und in seiner Extremform als Eisenmenger-Syndrom.

Pathogenese und Einteilung

Während der Embryogenese besteht zunächst ein primitiver gemeinsamer Herzvorhof, der erst durch die Entstehung des Septums in einen linken und einen rechten Vorhof getrennt wird. Dabei wachsen vom Vorhofdach aus zwei parallele Gewebeplatten, das **Septum primum** und das **Septum secundum,** nach kaudal. Diese beiden primitiven Blätter fusionieren im Lauf der Entwicklung über weite Bereiche. Dabei wird die im Septum secundum physiologisch angelegte Öffnung (das sog. Ostium secundum) von Gewebe des Septum primum „überlappt"; hierdurch entsteht das **Foramen ovale,** eine der Kurzschlussverbindungen des fetalen Kreislaufs, die funktionell tatsächlich eine Art Klappenventil darstellt.

Auch das Septum primum entsteht mit einem physiologischen „Gewebedefekt", und zwar dem an seinem unteren Ende gelegenen Ostium primum. Im Gegensatz zum Ostium secundum kann diese Aussparung jedoch nur teilweise durch das Gewebe der „Zwillingsplatte" (Septum secundum) verschlossen werden.

Auf dem Boden des primitiven gemeinsamen Vorhofs entwickelt sich eine weitere Gewebeplatte, das **Endokardkissen.** Es bildet den unteren Teil der Vorhofwand und wächst nach kranial, wobei es das Ostium primum ausfüllt. Außerdem bildet es durch Wachstum nach kaudal den oberen Teil der Ventrikelwand sowie durch laterales Wachstum Teile der Mitral- und Trikuspidalklappen.

Bei komplettem Defekt des Endokardkissens fehlt also sozusagen das Gewebe im Zentrum des Herzens, wodurch eine Kombination aus VSD, ASD und zusätzlichen spaltartigen Defekten der Mitral- und Trikuspidalklappe resultiert. Dieser **komplette Endokardkissendefekt** wird auch als **(kompletter) AV-Kanal** bezeichnet. Wenn nur das eigentlich durch Endokardkissengewebe zu verschließende Ostium primum infolge eines **partiellen Endokardkissendefekts** nicht verschlossen wird, so spricht man von einem **Ostium-primum-ASD** oder **ASD I** (Kasten „Formen des ASD" und ➤ Abb. 1.95).

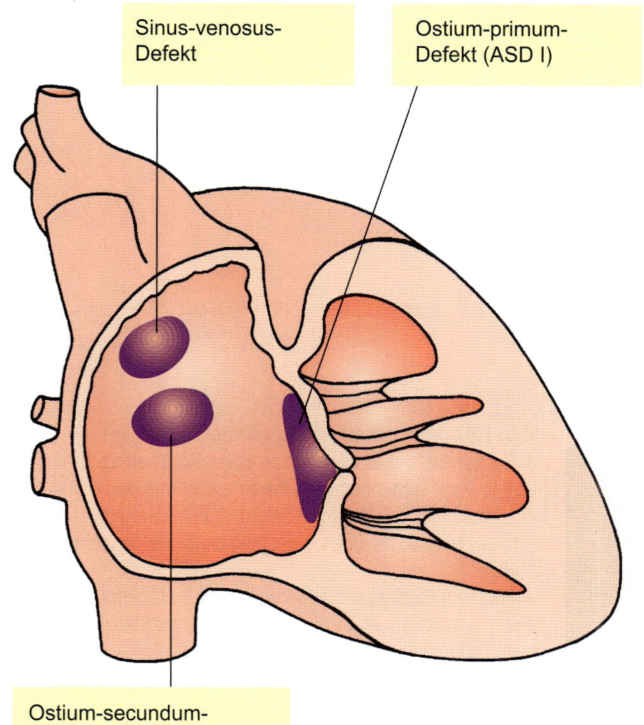

Abb. 1.95 Varianten des Vorhofseptumdefekts [L157]

Die sich im Bereich des Foramen ovale bzw. Ostium secundum entwickelnden Gewebedefekte werden dagegen **Ostium-secundum-ASD** oder **ASD II** genannt. Hierbei handelt es sich in der Regel um ungenügend ausgebildetes septales Gewebe, sodass sich das Foramen ovale nach der Geburt nicht schließen kann („die Tür bleibt offen").

Daneben kann ein ASD selten durch einen sog. **Sinus-venosus-Defekt** entstehen, bei dem das Gewebe der Vorhofwand zwar vollständig angelegt ist, sich jedoch nicht korrekt mit den aus dem embryologischen Sinushorn hervorgehenden Strukturen (V. cava superior) zusammenfügt. Diese Form des ASD liegt deshalb direkt an der Einmündungsstelle der V. cava superior; sie ist oft mit Lungenvenenfehleinmündungen assoziiert.

Formen des ASD (➤ Abb. 1.95)

- **Ostium-secundum-Defekt (ASD II):** 75 % aller ASD; im mittleren Vorhofseptum im Bereich der Fossa ovalis bzw. des Foramen ovale gelegen; bei Frauen dreimal häufiger; in 25 % zusätzlich partielle Lungenvenenfehleinmündung
- **Ostium-primum-Defekt (ASD I):** 20 % aller ASD; liegt im unteren Teil (AV-Ebene) des Vorhofseptums und ist oft mit Spaltbildungen des vorderen Mitral- und Trikuspidalsegels assoziiert. Der ASD I ist ein Teil der Endokardkissendefekte (AV-Kanal-Defekte):
  - **Partieller AV-Kanal:** ASD I + Spaltbildung des vorderen Mitralsegels mit Mitralinsuffizienz, kein VSD
  - **Kompletter AV-Kanal:** ASD I + VSD + Fehlbildungen der Mitral- und Trikuspidalklappe, rudimentäre Chordae
- **Sinus-venosus-Defekt:** 5 % aller ASD; in der Nähe der Einmündung der V. cava superior gelegen; fast immer mit Lungenvenenfehleinmündungen verbunden

Klinik

Erste Symptome treten meist im späten Kindes- oder Jugendalter auf; mit zunehmendem Alter kommt es zu einer Verschlechterung im Sinne einer verminderten Belastbarkeit, Dyspnoe bei Belastung, Husten und einer Häufung bronchopulmonaler Infekte. Eine Rechtsherzinsuffizienz ist erst nach jahrzehntelangem Verlauf mit Entwicklung einer pulmonalen Hypertonie zu erwarten. Ein ASD I manifestiert sich oft bereits im Kindesalter, ein kompletter AV-Kanal im Neugeborenen- oder Säuglingsalter.

Diagnostisches Vorgehen

- Häufig wird ein systolisches Geräusch bei einer routinemäßigen **klinischen Untersuchung** im Kindes- oder Jugendalter festgestellt. Eine auffallende Pulsation in der Präkordialregion und eine verstärkte epigastrische Pulsation sind Ausdruck einer Rechtsherzhypertrophie. Auskultatorischer Leitbefund (➤ Abb. 1.96) ist ein lautes mesosystolisches Geräusch über der Pulmonalregion mit weit atemunabhängig gespaltenem zweiten Herzton (➤ Kasten „Der gedankliche Weg" in ➤ 1.12.1).
- Im **EKG** stellt sich der ASD II mit charakteristischem, nach rechts weisendem Lagetyp und inkomplettem oder komplettem Rechtsschenkelblock dar. Der ASD I imponiert als Linkstyp oder

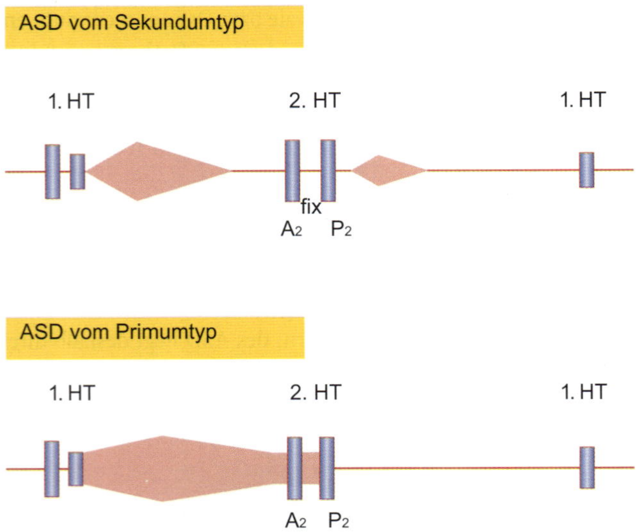

Abb. 1.96 Auskultationsbefund bei Vorhofseptumdefekt. HT = Herzton, A_2 = Aortenklappenschluss, P_2 = Pulmonalklappenschluss, fix = fixierte Spaltung des 2. HT [L157]

überdrehter Linkstyp bei linksanteriorem Hemiblock, häufig mit inkomplettem Rechtsschenkelblock.

- Die **MRT** (➤ Abb. 1.97d) ist eine sinnvolle weiterführende Diagnostik zur Beurteilung der Lage und Größe des Defekts und der Durchflussverhältnisse sowie zur Suche nach weiteren assoziierten Fehlbildungen des Herzens.
- Im **Echokardiogramm** (➤ Abb. 1.97b) werden der vergrößerte rechte Vorhof und Ventrikel sichtbar. Im **Röntgenthorax** (➤ Abb. 1.97a) ist das Pulmonalsegment betont, und die Hilusgefäße sind erweitert. Bei Durchleuchtung sind deutliche Pulsationen der Pulmonalarterien sichtbar („tanzende Hili“). Die Lungengefäße sind bis weit in die Peripherie hinein erweitert („pulmonale Plethora“).
- Die endgültige strukturelle Definition, Beurteilung des Schweregrads, Ausschluss begleitender Fehlbildungen sowie Abklärung von Komplikationen, insbesondere der pulmonalen Hypertonie, gelingt durch Echokardiografie, MRT und Herzkatheteruntersuchungen.

Therapie

Septum-primum-Defekte schließen sich niemals von selbst. Sie werden deshalb operativ zwischen dem 1. und 2. Lebensjahr verschlossen, beim Auftreten einer Herzinsuffizienz schon früher.

Kleine Septum-secundum-Defekte dagegen schließen sich oft spontan, sodass hier zunächst keine weitere Therapie erforderlich ist. Größere Defekte müssen jedoch frühzeitig verschlossen werden (operativ oder katheterinterventionell mit „Schirmchen“), um eine irreversible Lungengefäßschädigung zu verhindern. Wesentliche Kriterien für eine Therapieindikation sind ASD II mit Beschwerden, deutliche Zeichen der rechtskardialen Belastung, Shuntfluss > 50 %, Fehlen einer Zyanose in Ruhe und Belastung, systolischer Druck in der Pulmonalarterie < 50 % des Systemdrucks und Lungengefäßwiderstand < ⅓ des Systemwiderstands. Bei fixiertem pulmonalem Hochdruck (Eisenmenger-Syndrom) ist eine operative Therapie kontraindiziert (vgl. VSD), dafür aber die Indikation zur Endokarditisprophylaxe gegeben.

Verlauf und Prognose

Bei ASD II mit geringem Shunt-Volumen besteht keine Beeinträchtigung der Belastbarkeit und der Lebenserwartung. Bei relevantem Shunt (> 50 %) beträgt die durchschnittliche Lebenserwartung ohne Therapie ca. 40 Jahre. Eine reaktive, obstruktive Pulmonalgefäßer-

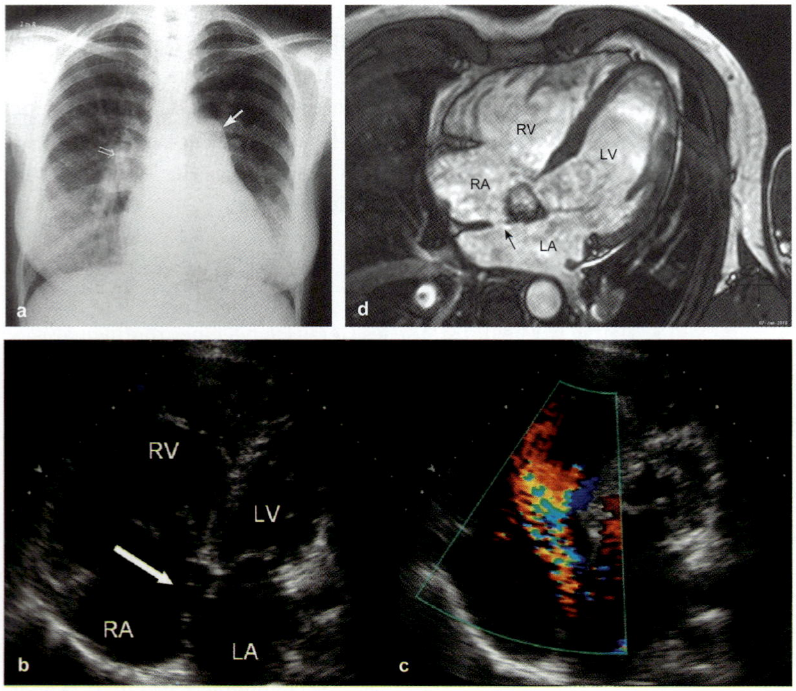

Abb. 1.97 Vorhofseptumdefekt vom Sekundum-Typ
a) Röntgenbefund aus der präoperativen Routinediagnostik eines Patienten mit Leistenhernie. Es fiel eine abnorme Herzkonfiguration mit schmaler Aorta sowie betontem Pulmonalsegment und betonten Hili (⇒, als Zeichen der pulmonalen Hypervolämie) auf. [M487]
b) Bei der Abklärung dieses Befunds mittels Echokardiografie fand sich ein schon im 2-D-Bild erkennbarer Substanzdefekt im interatrialen Septum (Pfeil). [O548]
c) Dopplersonografisch ließ sich ein Shunt-Fluss („Jet“) vom linken in den rechten Vorhof darstellen. [O548]
d) Im MRT wurde der Defekt bestätigt (→). [M486]
LA = linker Vorhof, RA = rechter Vorhof, RV = rechter Ventrikel, LV = linker Ventrikel

krankung mit pulmonaler Hypertonie entwickelt sich nur langsam, meist erst nach dem 20. Lebensjahr. Bei ASD I bzw. einem kompletten AV-Kanal-Defekt kann die Letalität im Säuglingsalter ohne operative Therapie bis zu 50 % betragen.

Persistierender Ductus arteriosus Botalli

Der Ductus arteriosus Botalli verschließt sich normalerweise in den ersten zwei Wochen nach der Geburt. Der **PDA** (persistierender Ductus arteriosus) ist eine der häufigsten Anomalien im Säuglingsalter (10 % aller kongenitalen Vitien, sehr häufig bei Frühgeborenen). Im Erwachsenenalter ist er selten.

Im strengen Sinne ist der PDA kein kardiales Vitium, sondern eine Gefäßanomalie mit Belastung des Herzens. Er kann als isolierte Gefäßanomalie (im Sinne von Persistenz fetaler Strukturen) auftreten oder in Kombination mit anderen Vitien, wobei der PDA ein Überleben oft überhaupt erst ermöglicht (**„kompensierender PDA"**, z. B. bei Pulmonalatresie oder hypoplastischem Linksherzsyndrom).

Hämodynamik

Aus dem physiologischen Rechts-links-Shunt des Ductus arteriosus während der Fetalperiode entwickelt sich postpartal durch Abnahme des Lungengefäßwiderstands ein Links-rechts-Shunt. Die Größe des Shunt-Volumens wird von der Weite des Duktus und den Widerständen in beiden Kreisläufen bestimmt. Die Volumenbelastung führt zur Dilatation der Pulmonalarterien, des linken Vorhofs und Ventrikels, der Aorta ascendens und des Aortenbogens (➤ Abb. 1.98).

Klinik

In leichten Fällen ist der Shunt gering, die Patienten sind beschwerdefrei und es ist lediglich ein kontinuierliches systolisch-diastolisches Geräusch auffällig. Ein mittelgroßer PDA kann über Jahre asymptomatisch verlaufen, bis er zu einer verminderten Belastbarkeit und Belastungsdyspnoe führt. Ein großer PDA wird innerhalb des ersten Lebensjahres durch Tachypnoe, Belastungsintoleranz und Entwicklungshemmung manifest.

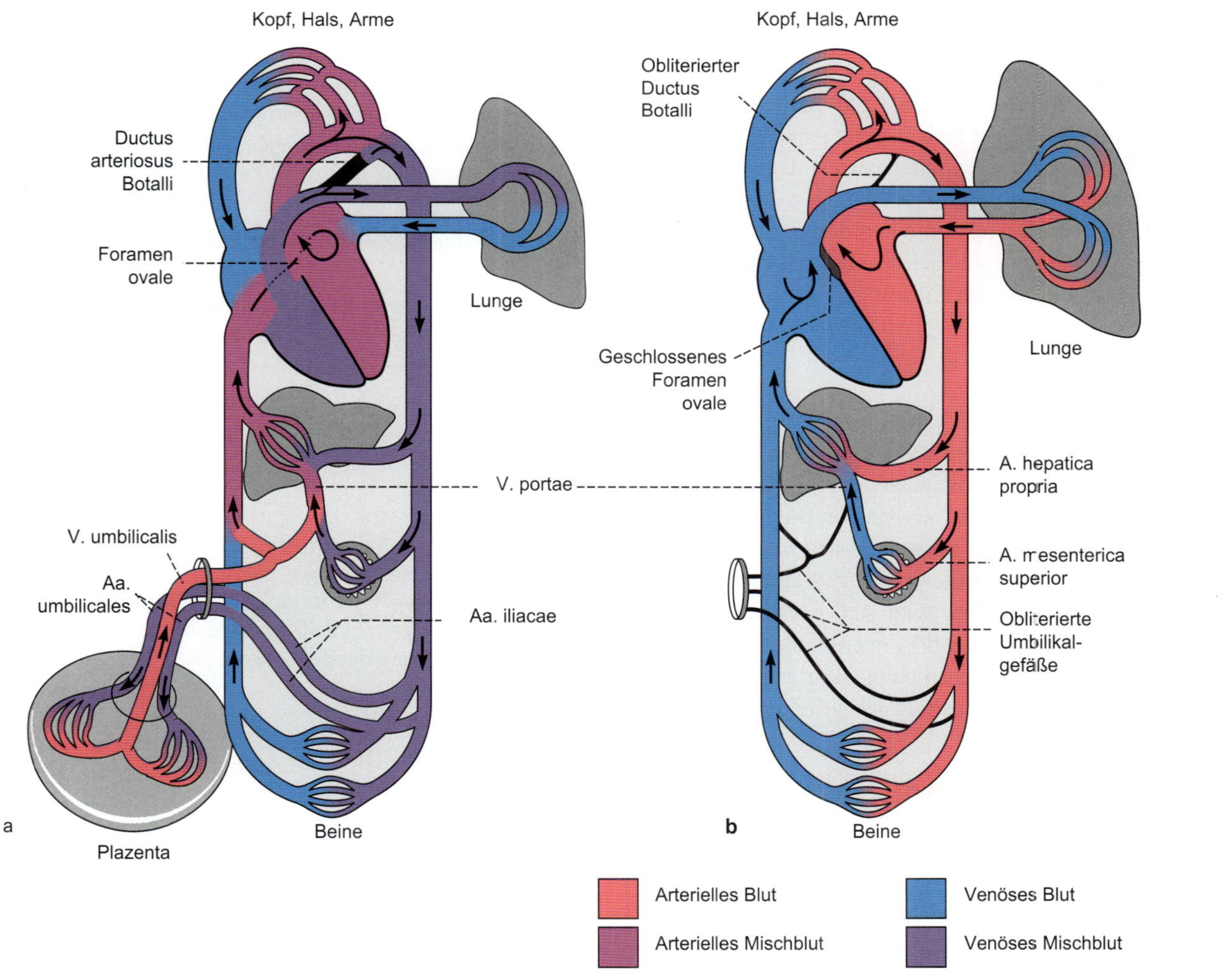

Abb. 1.98 Vereinfachte Darstellung des Blutkreislaufs a) vor und b) nach der Geburt. Farben zeigen den unterschiedlichen Sauerstoffgehalt, Pfeile die Richtung des Blutstroms an. [L106]

Diagnostisches Vorgehen

Bei der **klinischen Untersuchung** ist evtl. der diastolische Blutdruck erniedrigt, der systolische Wert dagegen normal. Die erhöhte Blutdruckamplitude kommt durch ein „Leck im Windkessel“ mit diastolischem „Ablaufen“ des Bluts zustande. Typisch ist ein kontinuierliches systolisch-diastolisches Geräusch **(„Maschinengeräusch“)** über dem Pulmonalareal (➤ Abb. 1.99).

- Übersteigt der Lungengefäßwiderstand aufgrund der Volumenbelastung denjenigen im großen Kreislauf, so nimmt das Geräusch ab oder kann gänzlich fehlen („stummer Duktus“). Das klinische Bild wird dann durch eine sog. **dissoziierte Zyanose** (nur die untere Extremität betreffend) mit Trommelschlägelphänomen der Zehen und den Merkmalen der pulmonalen Hypertonie dominiert.
- Das **EKG** ist der „Spiegel der hämodynamischen Belastung“: Bei kleinem Duktus ist es normal, bei mittelgroßem treten Zeichen der linksventrikulären Hypertrophie auf, bei großem PDA mit pulmonalarterieller Hypertonie dominieren die Zeichen der rechtsventrikulären bzw. biventrikulären Hypertrophie.
- Im **Röntgenthorax** ist die Lungengefäßzeichnung vermehrt. Bei irreversibler pulmonaler Hypertonie sind die Hilusgefäße dilatiert, und die Lungenperipherie zeigt nur eine spärliche Gefäßzeichnung (Kalibersprung).
- Im **Echokardiogramm** (➤ Abb. 1.100) ist der offene Ductus Botalli oft erkennbar; der Farb-Doppler zeigt ein typisches systolisch-diastolisches Flussphänomen (entspricht dem „Maschinengeräusch“).
- Im **MRT** kann die Duktusverbindung dargestellt werden, die Durchflussverhältnisse sind berechenbar und begleitende Fehlbildungen (in 15 %) sind erkennbar.

Therapie

Bis zum 4. Lebensmonat sind Spontanverschlüsse des PDA möglich. Ist ein früherer Verschluss erforderlich (z. B. bei drohender Linksherzinsuffizienz), können Prostaglandinsynthesehemmer, z. B. Indometacin, erfolgreich eingesetzt werden. Ein Duktusverschluss ist in jedem Fall anzustreben, um Komplikationen zu vermeiden (Endokarditis, Linksherzinsuffizienz, pulmonalvaskuläre Belastung mit irreversibler pulmonaler Hypertonie und Eisenmenger-Syndrom). Die Indikation ist gegeben bei PDA mit Volumenbelastung des linken Herzens, einem systolischen pulmonalarteriellen Druck < 50 % des Systemdruckes und einem Lungengefäßwiderstand < ⅓ des systemischen Gefäßwiderstands. Die OP-Letalität im Kindesalter liegt unter 1 %. Im Erwachsenenalter ist die Operation durch einen brüchig-verkalkten Duktus schwierig und komplikationsträchtig (Letalität bis 12 % bei pulmonaler Hypertonie, ohne pulmonale Hypertonie 1–4 %). Alternativ kann mittels Herzkatheter ein spezielles Verschlusssystem eingebracht werden.

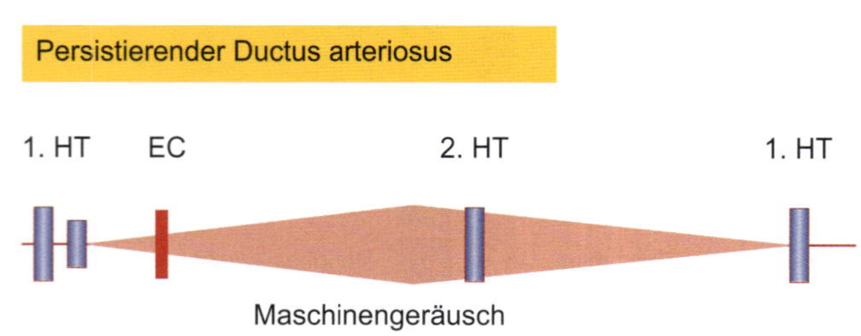

Abb. 1.99 Auskultationsbefund bei Ductus Botalli apertus. HT = Herzton, EC = Ejection Click [L157]

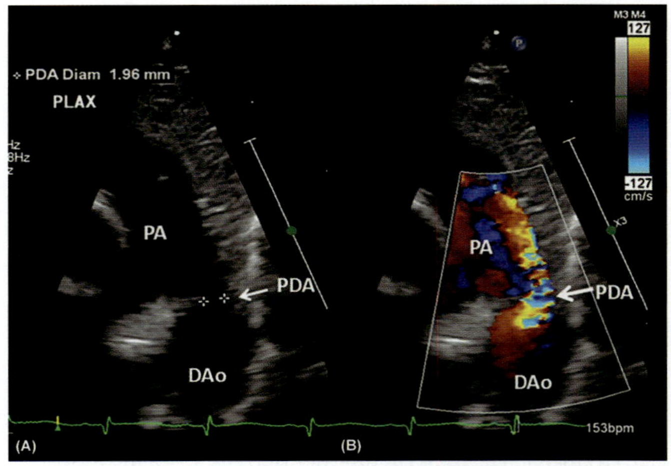

Abb. 1.100 Persistierender Ductus arteriosus Botalli im transthorakalen Kurzachsenschnitt. Bereits im 2-D-Bild (links) ist der offene Ductus erkennbar (Pfeil). Im Farb-Doppler (rechts) bestätigt sich der Befund durch den Farb-Jet jenseits der Pulmonalklappe. PA = A. pulmonalis; PDA = persistierender Ductus arteriosus; linke Pulmonalarterie; DAo = Aorta descendens [O530]

1.12.4 Herzfehler mit Rechts-links-Shunt

Diese Herzfehler sind dadurch gekennzeichnet, dass sich deoxygeniertes Blut in den systemischen Kreislauf einmischt. Voraussetzung hierfür ist neben einer unphysiologischen Kurzschlussverbindung ein von rechts nach links verlaufender Druckgradient. Klinisches Leitsymptom ist die **zentrale Zyanose**.

MERKE

Die wichtigsten zyanotischen Herzfehler kann man sich anhand der **„T-Regel“** merken: **T**ransposition der großen Arterien, **T**etralogie (Fallot), **T**rikuspidalatresie, **T**runcus arteriosus, **t**otale Lungenfehlmündung.
Für nicht korrigierte zyanotische Herzfehler besteht eine Indikation zur antibiotischen Endokarditisprophylaxe (➤ 1.9.1)!

Fallot-Tetralogie

Die Fallot-Tetralogie ist der häufigste zyanotische Herzfehler im Erwachsenenalter und die häufigste Ursache einer Zyanose nach dem 1. Lebensjahr. Sie stellt 6 % aller kongenitalen Vitien. 80 % der Patienten erreichen nach operativer Therapie das Erwachsenenalter.

Definition

Die Tetralogie besteht aus folgenden Komponenten (➤ Abb. 1.101):

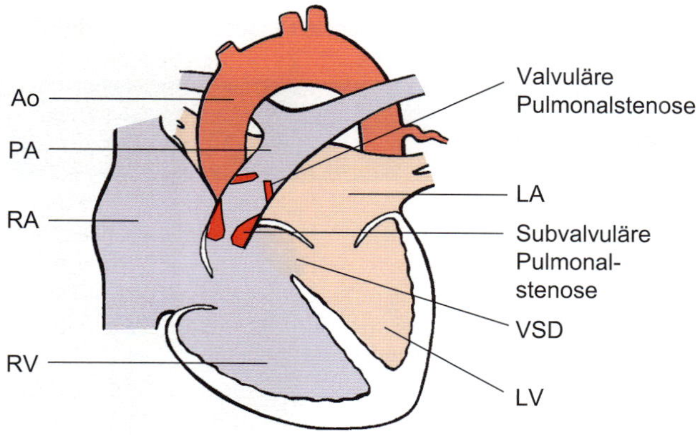

Abb. 1.101 Morphologie der Fallot-Tetralogie. Ao = Aorta, PA = Pulmonalarterie, RA = rechtes Atrium, RV = rechter Ventrikel, LA = linkes Atrium, LV = linker Ventrikel, VSD = Ventrikelseptumdefekt [L157]

- Großer **Ventrikelseptumdefekt**
- Obstruktion der rechtsventrikulären Ausflussbahn (infundibuläre oder infundibulär-valvuläre **Pulmonalstenose)**
- **Dextroposition der Aorta,** wodurch die Aorta über dem Ventrikelseptumdefekt entspringt („reitende Aorta")
- **Rechtsherzhypertrophie**

Liegt zusätzlich ein Vorhofseptumdefekt vor, spricht man von einer **Fallot-Pentalogie**.

Hämodynamik

Wie stark der Rechts-links-Shunt ausgeprägt ist, hängt zum einen von der Lage des Aortenabgangs ab (je weiter „rechts" er liegt, desto mehr deoxygeniertes Blut wird in die Aorta geleitet), zum anderen vom Ausmaß der rechtsventrikulären Ausflussobstruktion: Ist diese nämlich erheblich, so fließt aufgrund der hohen rechtsventrikulären Drücke mehr Blut von rechts nach links. Obwohl die Kinder dadurch hypoxischer („blauer") sind, hat eine Stenose des rechtsventrikulären Ausflusstrakts einen entscheidenden Vorteil: Sie schützt die Lungenstrombahn vor einer allzu großen Druck- und Volumenbelastung. Ist die rechtsventrikuläre Ausflussobstruktion nur geringgradig, fehlt oft der Rechts-links-Shunt (azyanotischer oder **„Pink Fallot"**).

Klinik

Die Zyanose besteht seit der Geburt oder seit der frühen Kindheit. Die ständige Hypoxie führt zur körperlichen Entwicklungsverzögerung, verminderten Belastbarkeit, Polyglobulie und zu Trommelschlägelfingern und -zehen. Körperliche oder emotionale Belastungen verstärken oder provozieren die Zyanose, die auch ganz unvermittelt anfallsartig auftreten kann *(„blue spell")*. Zyanotische Anfälle können mit Synkopen, Krampfanfällen oder zerebralen Apoplexien einhergehen und sind nicht selten lebensbedrohlich. Durch Einnahme einer Hockstellung kann das ältere Kind den systemischen Widerstand erhöhen; hierdurch vermindert sich der Shunt-Fluss, sodass die pulmonale Durchblutung und damit die Sauerstoffsättigung des arteriellen Blutes zunimmt.

Diagnostisches Vorgehen

- Bei der **klinischen Untersuchung** finden sich Zeichen der zentralen Zyanose (➤ 6.1.3), Minderwuchs, Vorbuckelung des linken Hemithorax (Voussure), Trommelschlägelfinger und -zehen, Uhrglasnägel und eine vermehrte konjunktivale Gefäßfülle (diese spiegelt die hypoxiebedingte Polyglobulie wider). Auskultatorischer Leitbefund ist ein lautes, raues systolisches Austreibungsgeräusch im 2. ICR links parasternal infolge der Pulmonalstenose (➤ Abb. 1.102). In schweren Fällen fallen der Aorten- und Pulmonalklappenschlusston zusammen, sodass der zweite Herzton als ungespaltener Einzelton imponiert.
- Das **EKG** zeigt hohe, spitze P-Wellen (P pulmonale), einen Rechtstyp und Zeichen der Rechtsherzhypertrophie.
- Im **Röntgenthorax** (➤ Abb. 1.103) stellt sich ein nicht vergrößertes Herz mit angehobener, gerundeter Herzspitze dar **(„Holzschuhherz", „Cœur en sabot").** Der Truncus pulmonalis ist dilatiert, die Herztaille ausgeprägt. Es imponiert ein breites Gefäßband durch eine erweiterte, nach rechts verlagerte Aorta. Durch die verminderte Lungendurchblutung ist die Lungengefäßzeichnung spärlich (➤ Tab. 1.24).
- **Echokardiografie** und **MRT** (➤ Abb. 1.103) beschreiben die komplexen Veränderungen der Kammern, der großen Gefäße und die pathologischen Blutflüsse.

Therapie

Wichtig ist vor allem eine Endokarditisprophylaxe, Flüssigkeitsverluste müssen konsequent ausgeglichen werden, Betablocker können die Zahl der hypoxämischen Anfälle reduzieren. Eine **operative Totalkorrektur** ist bei allen symptomatischen Fällen (hypoxämische Anfälle, zentrale Zyanose, Shunt > 60 %) in jeder Altersstufe indiziert. Die OP sollte idealerweise zwischen dem 1. und 2. Lebensjahr erfolgen. Die OP-Letalität liegt bei 5–10 %. Ist eine Totalkorrektur nicht sofort möglich, kann mittels Anastomosenoperation als Palliativmaßnahme die arterielle Oxygenierung verbessert werden (Bildung eines chirurgischen Shunts zwischen einer großen Arterie und der A. pulmonalis). Zu einem späteren Zeitpunkt kann dann eine Totalkorrektur angestrebt werden.

Verlauf und Prognose

Die mittlere Lebenserwartung beträgt ohne OP 12 Jahre, ca. 10 % erreichen das 20. Lebensjahr. Als Grundsatz gilt, dass der natürliche Verlauf umso kürzer ist, je ausgeprägter die Zyanose ist. Die Todesursachen sind Rechtsherzinsuffizienz, plötzlicher Herztod, pulmonale

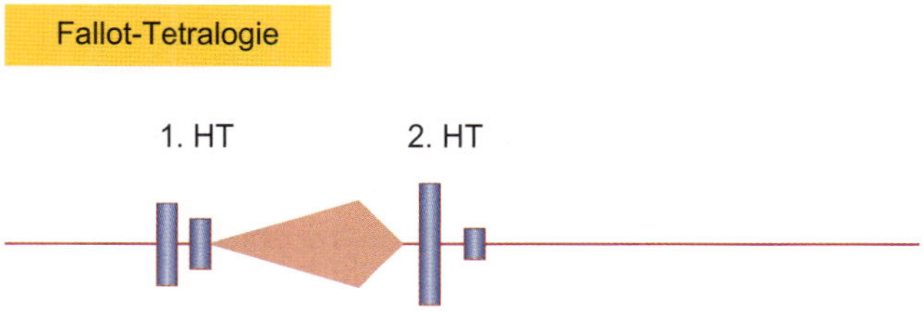

Abb. 1.102 Auskultationsbefund bei Fallot-Tetralogie. HT = Herzton [L157]

Infekte, Hirnabszesse, bakterielle Endokarditis und Thrombosen bzw. Thromboembolien überwiegend der zerebralen Gefäße.

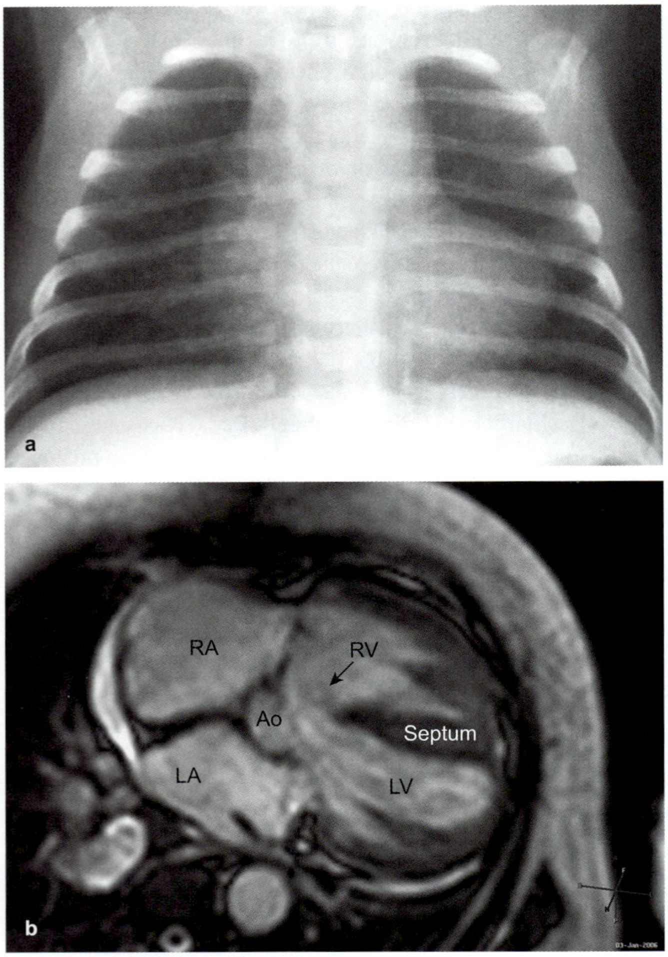

Abb. 1.103 Befunde der Bildgebung bei Fallot-Tetralogie
a) Röntgenbild: im Transversaldurchmesser vergrößertes Herz mit angehobener Herzspitze (dilatierter rechter Ventrikel) und sehr tiefer Herztaille (fehlendes Pulmonalis-Segment) – insgesamt „Holzschuhform" des Herzens, Lungengefäßzeichnung gering vermindert [E393]
b) MRT-Befund: Großer, hoch sitzender VSD (↓), darüber die „reitende" Aorta (Ao) [M486]
LA = linker Vorhof, RA = rechter Vorhof, RV = rechter Ventrikel, LV = linker Ventrikel

Tab. 1.24 Übersicht über die wichtigsten angeborenen Herzfehler mit Rechts-links-Shunt

Vitium	Klinische Untersuchung	EKG	Röntgenthorax bzw. Echokardiografie
Fallot-Tetralogie	• Zentrale Zyanose • Minderwuchs • Herzbuckel • Uhrglasnägel, Trommelschlägelfinger • Epigastrische Pulsationen • Lautes Austreibungsgeräusch über dem 2. ICR li. parasternal (Pulmonalstenose)	• P dextroatriale • RVH	• RV ↑ (Holzschuhherz) • PA dilatiert • LV ↓ • Breites mediastinales Gefäßband durch nach rechts verlagerte Aorta • Spärliche Lungengefäßzeichnung • Druckgradient über PK
Transposition der großen Arterien (TGA)	• Zyanose nach Geburt	• Rechtstyp	• Kardiomegalie (kugeliges Herz) • Schmales Gefäßband • Starke Lungengefäßzeichnung • Aorta und T. pulmonalis parallel verlaufend in einer Ebene echokardiografisch darstellbar
Ebstein-Anomalie	• Blutdruckamplitude ↓ • Zentraler Venendruck ↑ • Leise HT • Weite Spaltung des 2. HT • Systolisches Geräusch nimmt bei Inspiration zu (Trikuspidalinsuffizienz)	• P dextroatriale • Rechtsschenkelblock • Niedervoltage • Präexzitation • Vorhofarrhythmien	• RA ↑ • RV ↑ • Pulmonale Gefäßzeichnung ↓

↑ = groß, vergrößert, erhöht, ↓ = klein, verkleinert, niedrig, gering, HT = Herzton, ICR = Interkostalraum, LV = linker Ventrikel, PA = Pulmonalarterie, PK = Pulmonalklappe, RA = rechtes Atrium, RV = rechter Ventrikel, RVH = rechtsventrikuläre Hypertrophie

Transposition der großen Arterien

Nach der Fallot-Tetralogie ist die Transposition der großen Arterien mit 4 % aller kongenitalen Vitien der zweithäufigste zyanotische Herzfehler.

Definition

Die Pulmonalarterie entspringt dem linken, die Aorta ascendens dem rechten Ventrikel. Dabei ist die Aorta anterior gelegen, die Pulmonalarterie posterior. Diese Trennung von System- und Lungenkreislauf – beide sind nun nicht mehr in Serie, sondern parallel geschaltet – kann nur überlebt werden, wenn beide Kreisläufe durch eine Shunt-Verbindung kommunizieren, z. B. über einen Vorhofseptumdefekt, Ventrikelseptumdefekt oder offenen Ductus arteriosus Botalli.

Seltenere zyanotische Vitien

Ebstein-Anomalie

Kongenitale Fehlbildung des Trikuspidalklappenapparats mit Deformierung und Verlagerung der Trikuspidalklappensegel ventrikelwärts (der rechte Ventrikel ist damit „atrialisiert"). Die Folgen sind ein übermäßig großer rechter Vorhof und ein zu kleiner rechter Ventrikel. Zusätzlich liegt meist ein Vorhofseptumdefekt vor, sodass ein Rechts-links-Shunt zu einem zyanotischen Vitium führt.

Totale Lungenvenenfehleinmündung

Anstatt in den linken Vorhof münden alle Lungenvenen in die obere Hohlvene, den rechten Vorhof oder die untere Hohlvene. Es resultiert ein zyanotisches Vitium mit Überzirkulation der Lunge. Die Blutzufuhr zum linken Herzen erfolgt über einen Vorhofseptumdefekt.

Truncus arteriosus communis

Ein einheitliches Ausflussgefäß entspringt über einem hoch sitzenden Ventrikelseptumdefekt und teilt sich erst später in Aorta und A. pulmonalis. Meist ist der Lungenkreislauf hyperperfundiert und es entwickelt sich rasch eine Widerstandserhöhung. Nur eine operative Therapie in den ersten Lebensmonaten verhindert durch Verschluss des Ventrikelseptumdefekts und Verbindung des rechten Ventrikels mit der A. pulmonalis die Entwicklung einer irreversiblen pulmonalen Hypertonie.

Trikuspidalatresie

Die Trikuspidalatresie ist ein komplexes, obligat zyanotisches Vitium, wobei das venöse Blut via Vorhofseptumdefekt oder ein offenes Foramen ovale in den linken Vorhof und in den arteriellen Kreislauf gelangt. Die Lunge erhält Blut über einen Ventrikelseptumdefekt oder einen offenen Ductus arteriosus.

1.13 Erworbene Herzklappenfehler

U. Stierle, J. C. Reil

1.13.1 Grundlagen

Ätiologie

In den letzten Jahrzehnten sind die rheumatisch bedingten Vitien vor allem der Aorten- und Mitralklappe immer seltener geworden, während die primär degenerativen Erkrankungen der Herzklappen insbesondere durch **arteriosklerotische Veränderungen** (Aortenklappensklerose, Mitralringverkalkung) zunehmen. Diesen primär erworbenen Klappenfehlern werden **relative Klappenvitien** als Folgezustände anderer Erkrankungen gegenübergestellt, z. B. relative Mitralklappeninsuffizienz bei linksventrikulärer Dilatation im Rahmen einer Herzinsuffizienz oder relative Pulmonalklappeninsuffizienz als Folge einer pulmonalen Hypertonie. In den westlichen Ländern sind heute in 35 % aller Herzklappenfehler eine Aortenstenose, in ca. 25 % eine Mitralinsuffizienz, es folgen kombinierte Aortenvitien und eine reine Aorteninsuffizienz. Mitralstenosen und kombinierte Mitralvitien sind selten, Trikuspidalklappenerkrankungen als reine Trikuspidalinsuffizienz sind überwiegend relative Klappenerkrankungen bei Rechtsherzbelastung oder -insuffizienz.

- **Degenerative Herzklappenfehler** sind Folge primär degenerativer Veränderungen der Klappen oder sekundärer reparativer Veränderungen nach mechanischen oder entzündlichen Läsionen. Die degenerative Klappendestruktion beginnt an der Klappenbasis als fibrokalzifizierender Prozess, der zur Destruktion des Klappenapparats führt (senile Aortenklappenstenose; kalzifizierte, bikuspide Aortenklappenstenose, Mitralringverkalkung mit Mitralklappeninsuffizienz).
- **Rheumatische Herzklappenfehler** entstehen durch eine – früher häufige, heute sehr selten gewordene – abakterielle rheumatische Pankarditis bei akutem rheumatischem Fieber (➤ 13.8.2) mit Läsionen vor allem an den mechanisch beanspruchten Klappenrändern. Typisch ist die Beteiligung der freien Schließränder mit Fusion der Klappenränder, narbiger Schrumpfung und Verkalkung. Die Zeitspanne zwischen akuter Valvulitis und klinischer Manifestation beträgt 20–30 Jahre. Typische Klappenfehler sind die Mitralklappenstenose, das kombinierte Mitralvitium sowie eine Kombination von Aorten- und Mitralvitium.
- **Vitien nach infektiöser Endokarditis** sind durch entzündliche Destruktion (Klappensegelperforation, -einriss oder -ausriss) bedingt. Typische Vitien sind Aortenklappeninsuffizienz, Mitralklappeninsuffizienz und Trikuspidalklappeninsuffizienz.
- **Weitere Ursachen** sind tertiäre Lues (Aortenwurzeldilatation und/oder Klappenschrumpfung), anulo-aortale Ektasie (primäre Erkrankung der Aorta ascendens mit Dilatation des Anulus aortae und dadurch Entwicklung einer Aortenklappeninsuffizienz).

Diagnostisches Vorgehen

Die Diagnostik der erworbenen Herzfehler folgt dem bei den angeborenen Herzfehlern genannten Prinzip (➤ 1.12.1). Eine Übersicht gibt ➤ Tab. 1.25.

Prinzipien der Therapie

Konservative Therapie

Die medikamentöse Therapie beschränkt sich auf die Behandlung von Folgezuständen oder Komplikationen (Thromboembolien, Arrhythmien, Herzinsuffizienz, infektiöse Endokarditis). Eine Endokarditisprophylaxe bei nativen Klappenfehlern ist nur noch in Ausnahmen erforderlich (➤ 1.9.1).

Operative Therapie

Bei rheumatischer Mitralklappenstenose oder Aortenklappenstenose im Kindesalter wird bevorzugt eine **klappenerhaltende Operation (Valvuloplastie, Kommissurotomie)** durchgeführt,

1

Tab. 1.25 Übersicht: erworbene Klappenfehler

Vitium	Klinische Untersuchung	EKG	Röntgenthorax bzw. Echokardiografie
Aortenklappenstenose	• Pulsus parvus et tardus (träger Pulsanstieg) • Systolische Vibrationen über den Karotiden • Verbreiterter, evtl. hebender Herzspitzenstoß • Raues Austreibungsgeräusch im 2. ICR rechts, Ausstrahlung zum Hals	• LVH • Evtl. LSB • Links-präkordial ST-T-Veränderungen	• Poststenotische Dilatation und Elongation der Aorta ascendens • Prominenter LV ohne Dilatation • Aortenklappenverkalkung • Druckgradient über AK
Aortenklappeninsuffizienz	• Pulsus celer et altus (vergrößerte Pulsamplitude, schnellender Pulsanstieg, rascher Pulskollaps) • Hyperdynamer, nach links lateralisierter Herzspitzenstoß • Frühdiastolisches, hochfrequentes Sofortgeräusch mit Decrescendo- und gießendem Charakter	• LVH • links-präkordial ST-T-Veränderungen	• LV ↑ • Dilatation und Elongation der Aorta ascendens • Regurgitationsjet in den LV im Farb-Doppler (➤ Abb. 1.109)
Mitralklappenstenose	• Lauter 1. HT • MÖT; Intervall 1. HT – MÖT nimmt mit dem Schweregrad ab • Bei verkalktem Vitium 1. HT leise, MÖT fehlt • Niederfrequentes Decrescendo-Geräusch „wie Katzenschnurren"	• P sinistroatriale • Vorhofflimmern • RVH im fortgeschrittenen Stadium	• LA ↑ • Tracheobronchialwinkel ↑ • Verstrichene Herztaille • Pulmonalvenöse Kongestion • Pulmonalarterielle Hypertonie • Zentrale Pulmonalarterien ↑ • Druckgradient über MK
Mitralklappeninsuffizienz	• Hyperdynamer, nach links verlagerter Herzspitzenstoß • Systolisches Schwirren apikal • Holosystolisches Geräusch mit hochfrequent-blasendem Charakter, Ausstrahlung nach lateral-axillär, evtl. Rücken • 3. HT	• P sinistroatriale • LVH • Vorhofflimmern	• LA ↑ • LV ↑ • Pulmonalvenöse Kongestion • Tracheobronchialwinkel ↑ • Regurgitationsjet in den LA (➤ Abb. 1.115)
Mitralklappenprolaps	• Asthenischer Habitus, Flachrücken • Systolischer Klick mit anschließendem Systolikum *(„click-murmur")* • Auskultationsbefunde typischerweise variabel	• Meist normal, evtl. ST-T-Veränderungen über II, III, aVF	• Verändert nur bei relevanter Mitralklappeninsuffizienz • Auffälligkeiten des knöchernen Thorax (Flachrücken, Pectus excavatum, Kyphoskoliose) • Systolische Dorsalbewegung des Mitralsegels
Trikuspidalklappenstenose*	• Jugularvenendruck ↑ mit prominenter a-Welle • Zeichen der Lungenstauung • Mittelfrequentes Diastolikum mit inspiratorischer Zunahme der Lautstärke	• P dextroatriale • Vorhofflimmern	• RA ↑ • Druckgradient über TK
Trikuspidalklappeninsuffizienz*	• Jugularvenendruck ↑ mit prominenter v-Welle • Systolisches Geräusch mit inspiratorischer Zunahme der Lautstärke • Leberpulsationen	• P dextroatriale	• RA ↑ • RV ↑ • Regurgitationsjet über TK

*Befunde werden meist durch ein zusätzliches linksseitiges Klappenvitium beeinflusst.
↑ = groß, vergrößert, erhöht; RV = rechter Ventrikel; LV = linker Ventrikel; RA = rechtes Atrium; LA = linkes Atrium; HT = Herzton; MÖT = Mitralöffnungston; LVH = linksventrikuläre Hypertrophie; RVH = rechtsventrikuläre Hypertrophie; LSB = Linksschenkelblock; ST-T-Veränderungen = Veränderungen der ST-Strecke und T-Welle; AK = Aortenklappe; MK = Mitralklappe; TK = Trikuspidalklappe

um die typischen Gefahren einer Kunstklappe wie Endokarditis, Thromboembolien oder Blutungen bei Antikoagulation zu vermeiden. In allen anderen Fällen muss ein **Klappenersatz** vorgenommen werden, bei günstiger Anatomie auch eine Klappenrekonstruktion. Zur Verfügung stehen **Bioprothesen** (als Homograft vom Menschen oder Xenograft vom Tier) und **mechanische Prothesen** (i. D. R. Doppelflügelklappen).

Bei Bioprothesen ist eine Langzeitantikoagulation nicht generell notwendig, ihre begrenzte Haltbarkeit (10–15 Jahre) schränkt jedoch diesen Vorteil ein. Mechanische Prothesen haben eine exzellente Langzeithaltbarkeit, sind jedoch aufgrund der Fremdoberflächen und der abnormen Strömungsdynamik ausgesprochen thrombogen, sodass eine lebenslange Antikoagulation notwendig ist. Für jede Form des Klappenersatzes gilt, dass die Prothese im Vergleich zur Nativklappe funktionell minderwertig ist und bereits unter Ruhebedingungen einen erhöhten Druckgradienten im Sinne einer mäßiggradige „Klappenstenose" aufweist, die mit zunehmendem Herzzeitvolumen bei körperlicher Belastung deutlich zunehmen kann.

1.13.2 Aortenvitien

Aortenklappenstenose

Ein Drittel aller erwachsenen Patienten mit Herzklappenfehlern haben ein Aortenklappenvitium, davon 50 % eine reine Aortenklappenstenose und 30 % ein kombiniertes Vitium. In 80 % sind Männer betroffen, der Altersgipfel liegt zwischen 60 und 75 Jahren. Häufigste Form ist die **valvuläre Aortenklappenstenose** mit Obstruktion des linksventrikulären Auswurfs im Niveau der Aortenklappentaschen (weitere Formen ➤ 1.12.2).

Hämodynamik

Eine langjährige Druckbelastung führt zunächst zur **konzentrischen linksventrikulären Hypertrophie.** Bei unkorrigiertem Vitium stellt sich zunehmend eine linksventrikuläre Dilatation ein, die Auswurffraktion des linken Ventrikels nimmt ab, schließlich treten Zeichen der Linksherzinsuffizienz auf (dekompensierte Aortenklappenstenose).

Klinik

Typisch ist das breite Spektrum an Symptomen. Trotz eines relevanten transvalvulären Druckgradienten, d. h. eines hohen Druckgefälles zwischen prästenotischem und poststenotischem Abschnitt in der Systole, können die Patienten beschwerdefrei sein.

Leitsymptome der Aortenklappenstenose

- **Schwindel** oder Synkopen treten als Ausdruck einer zerebralen Perfusionsminderung oft während oder nach Belastungen auf, da es bei Anstrengung durch eine periphere Vasodilatation zu einem Abfall des arteriellen Blutdrucks kommt. Seltener ist eine Abnahme des Herzzeitvolumens durch ventrikuläre oder supraventrikuläre Arrhythmien.
- Eine **Angina pectoris** kann auch bei unauffälligen Koronargefäßen durch einen Anstieg des Sauerstoffbedarfs bei kritisch hypertrophiertem Ventrikelmyokard entstehen. Zusätzlich wird das Sauerstoffangebot durch einen niedrigen diastolischen Perfusionsdruck reduziert (vgl. ➤ 1.2). Eine KHK ist jedoch in 50 % der Fälle Mitursache der Angina-pectoris-Beschwerden.
- Zeichen der **Linksherzinsuffizienz** (➤ 1.7.3).

Ätiologie

Eine reine Aortenklappenstenose kann Spätfolge des rheumatischen Fiebers sein. Häufig sind dabei jedoch noch weitere Herzklappen, z. B. die Mitralklappe, betroffen. Beim älteren Menschen liegt meist eine **primär-degenerative, kalzifizierte Aortenklappenstenose** („senile Aortenklappenstenose") vor. Die Kalzifikation beginnt im Bereich des Anulus und schreitet von der Klappenbasis bis zu den freien Klappenrändern fort, d. h., es kommt zu einem allmählichen Übergang von einer **Aortenklappensklerose** (Verkalkung ohne transvalvulären Druckgradienten) zu einer Aortenklappenstenose.

Eventuell ist bereits langjährig ein systolisches Herzgeräusch bekannt. Bei kongenital bikuspider Aortenklappenstenose (➤ 1.12.2) ist bereits in der Kindheit ein systolisches Geräusch vorhanden, zur manifesten Stenose kommt es oft erst im Erwachsenenalter.

Diagnostisches Vorgehen

- **Palpatorisch** finden sich ein hebender, nach links lateralisierter verbreiterter Herzspitzenstoß, ein systolisches Schwirren im 2. ICR links, ein Pulsus parvus et tardus („klein und spät") mit trägem Pulsanstieg sowie systolische Vibrationen über den Karotiden. Infolge des Elastizitätsverlustes der proximalen aortalen Wand mit Einschränkung der Windkesselfunktion bei Atherosklerose ist der arterielle Blutdruck normal oder erhöht und sind die Pulscharakteristika bei älteren Patienten oft kaum verändert.
- Bei der **Auskultation** zeigt sich typischerweise ein raues, mittel- bis tieffrequentes Austreibungsgeräusch mit Punctum maximum über der Herzbasis und Fortleitung in die Karotiden, das nach dem ersten Herzton beginnt und vor dem zweiten Herzton endet (➤ Abb. 1.104). Durch einen Crescendo-Decrescendo-Verlauf hat es spindelförmigen Charakter. Da das Punctum maximum oft auch über dem Erb-Punkt liegt, ist die Verwechselung mit einer Mitralklappeninsuffizienz möglich. Ein leises diastolisches Decrescendo-Geräusch weist auf ein kombiniertes Aortenvitium hin (eine isolierte Aortenklappenstenose ist selten). Der erste Herzton ist normal oder abgeschwächt, der zweite Herzton kann abgeschwächt sein oder fehlen. Ein dritter Herzton tritt bei kardialer Dekompensation auf, ein vierter Herzton ist fast immer zu hören.
- Im **EKG** zeigt sich typischerweise eine linksventrikuläre Hypertrophie mit positivem Sokolow-Lyon-Index bei Links- oder überdrehtem Linkstyp. ST-Strecken mit deszendierendem Verlauf über den Ableitungen I, aVL, V_5 und V_6 sind allgemeine „Schädigungszeichen" *(„strain")* bei chronischer Druckbelastung des linken Ventrikels. Ein normales EKG schließt eine hochgradige Aortenklappenstenose jedoch nicht aus! Als prognostisch ungünstiges Zeichen tritt bei dekompensierter Aortenklappenstenose im späten Verlauf Vorhofflimmern auf.

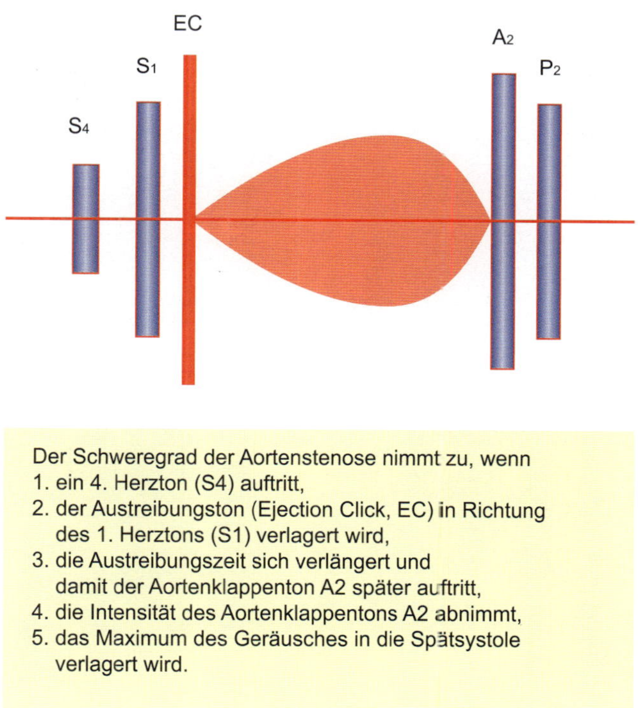

Abb. 1.104 Auskultationsmerkmale der valvulären Aortenklappenstenose [L157]

- Der **Röntgenthorax** ergibt zunächst keine Herzvergrößerung (konzentrische Hypertrophie), die Aorta ascendens ist jedoch poststenotisch dilatiert und elongiert. Im Stadium der Dekompensation zeigt sich eine Erweiterung des linken Ventrikels (➤ Abb. 1.105). In der Seitaufnahme ist Klappenkalk nur gelegentlich zu erkennen, bei Durchleuchtung können Kalkdepositionen fast immer gesehen werden.
- Die **Echokardiografie** zeigt verdickte Aortenklappentaschen mit verminderter Separationsbewegung. Durch bizarre Verkalkungen sind die Einzelstrukturen der Aortenklappentaschen oft nicht mehr zu erkennen. Eine direkte Quantifizierung der Aortenklappenstenose ist durch die Bestimmung der Klappenöffnungsfläche (KÖF, normal ca. 3–4 cm^2, hochgradige Aortenstenose < 0,75 cm^2) möglich. Die linksventrikulären Myokardwände sind konzentrisch hypertrophiert, das linke Atrium kann dilatiert sein. Die Doppler-Echokardiografie erlaubt die nichtinvasive Bestimmung des Flussprofils über der Klappenstenose mit der Möglichkeit, den transvalvulären Druckgradienten und die effektive Klappenöffnungsfläche zu bestimmen.
  - Bei hochgradigen Aortenklappenstenosen (AKS) ist der mittlere transvalvuläre Druckgradient bei normalen Fluss (Schlagvolumenindex SVI > 35 ml/m^2 Körperoberfläche) über der Aortenklappe > 40 mmHg im Mittel (Normal-Flow-High-Gradient-AKS).
  - Wenn im Rahmen einer systolischen Dysfunktion (EF < 50 %) der SVI auf < 35 ml/m^2 abfällt, sinkt der transvalvuläre Gradient deutlich unter 40 mmHg trotz einer KÖF < 1 cm^2 (Low-Flow-Low-Gradient-AKS). Ursache ist meist eine diastolische Funktionsstörung, d. h., das Schlagvolumen nimmt ab, da aufgrund einer Compliancestörung des LV dessen enddiastolisches Volumen nicht adäquat ansteigen kann
- In der **Herzkatheteruntersuchung** kann der transvalvuläre Druckgradient durch simultane Druckmessung im linken Ventrikel und in der Aorta ascendens gemessen werden (➤ Abb. 1.106).
- Zur Funktionsbeurteilung des linken Ventrikels wird eine **Angiografie** des linken Ventrikels durchgeführt. Vor einem operativen Eingriff wird zur Diagnostik einer zusätzlichen koronaren Herzkrankheit stets auch eine **selektive Koronarangiografie** durchgeführt.

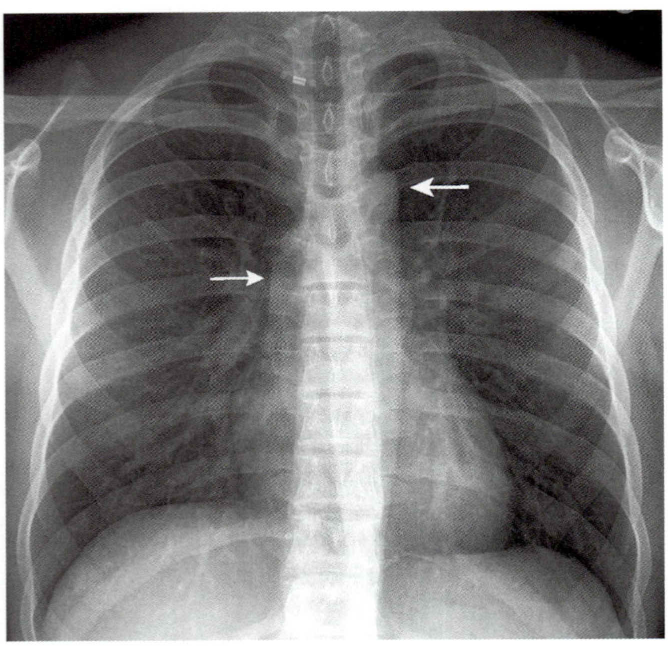

Abb. 1.105 Röntgenthorax bei Aortenklappenstenose bei einem 18-jährigen Patienten. Die Aorta ascendens ist poststenotisch dilatiert (unterer Pfeil), der Aortenknopf im Verhältnis zur Herzgröße klein (oberer Pfeil). [E544]

Therapie

Eine **konservative Therapie** ist bei asymptomatischen Patienten mit leichter Aortenklappenstenose möglich. Sport und auch schwere körperliche Belastungen in Beruf und Freizeit sollten vermieden werden. Bei symptomatischen Patienten mit Linksherzinsuffizienz wird bis zur Operation eine medikamentöse Therapie der Herzinsuffizienz eingeleitet; ACE-Hemmer sind dabei allerdings kontraindiziert, da durch die Nachlastsenkung der Druckgradient über der Stenose weiter ansteigt.

Die **operative Therapie** ist indiziert, sobald Angina pectoris, Schwindel, Synkopen oder Zeichen der Linksherzinsuffizienz auftreten, ebenso bei asymptomatischen Patienten mit schwerer (d. h. Öffnungsfläche < 1,0 cm^2) und bei mittelschwerer Aortenklappenstenose mit deutlicher Progression bzw. linksventrikulärer Dysfunktion oder operationsbedürftiger Koronarerkrankung. Die Art des Klappenersatzes folgt einer individuellen Risikoabwägung: Ein **perkutaner interventioneller Aortenklappenersatz (TAVI – transcatheter aortic valve implantation)** ist bei mittlerem und höherem OP-Risiko angezeigt, zunehmend aber auch bei niedrigem Risiko vertretbar. Das Patientenalter und technische Prozedurkriterien sind zumeist entscheidend. Fehlende Langzeitergebnisse für TAVI sind zu bedenken.

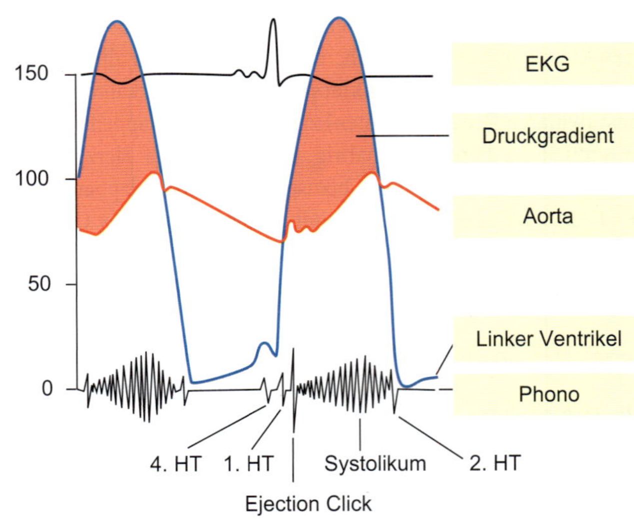

Abb. 1.106 Hämodynamisches Profil einer Aortenklappenstenose [L157]

Verlauf und Prognose

Die mittlere Lebenserwartung der Patienten mit Aortenklappenstenose wird wesentlich durch die Symptome bestimmt: Sie ist bei Angina pectoris ohne operative Therapie auf drei Jahre reduziert, beim Auftreten von Synkopen auf zwei Jahre und bei Zeichen der Linksherzinsuffizienz oder Vorhofflimmern auf ein Jahr. Bei symptomatischer Aortenklappenstenose versterben 20 % aller Patienten am plötzlichen Herztod durch Arrhythmien oder perakute kardiale Dekompensation. Nach Aortenklappenersatz wird die Prognose wesentlich von den kardialen Begleiterkrankungen (z. B. koronare Herzkrankheit) und typischen Komplikationen bestimmt (Kunstklappenendokarditis, Thromboembolien bei ungenügender Antikoagulation).

Chronische Aortenklappeninsuffizienz

Sie ist definiert durch die Schlussunfähigkeit der Aortenklappe mit Rückstrom von Blut aus der Aorta ascendens in den linken Ventrikel während der Diastole. In der Folge besteht eine chronische linksventrikuläre Volumenbelastung, die zur Linksherzhypertrophie und linksventrikulären Dilatation führt. Ca. 15 % aller Aortenvitien sind reine Aorteninsuffizienzen.

Hämodynamik

Die Schlussunfähigkeit der Aortenklappe führt zum **Blutrückstrom** in der Diastole aus der Aorta in den linken Ventrikel. Das **Leck im Windkessel** der Aorta lässt den diastolischen Druck stark abfallen, während das **große Auswurfvolumen** den systolischen Druck steigert, sodass Blutdruckwerte von bis zu 180/40 mmHg und mehr gemessen werden können. Das Regurgitationsvolumen hängt vom aortalen Auswurfwiderstand (mittlerer aortaler Druck) und vom Ausmaß des Klappenlecks ab. Das Pendelblut vermehrt die diastolische Füllung des linken Ventrikels, der durch diese Volumenbelastung exzentrisch hypertrophiert und dilatiert. Da die Dehnbarkeit des linken Ventrikels im Rahmen der Dilatation zunächst oft zunimmt, kann dieser in diesem Stadium oft erhebliche Volumina ohne Zunahme des enddiastolischen Ventrikeldrucks aufnehmen. Nach jahrelangem Verlauf kommt es jedoch zu einer muskulären Funktionseinschränkung und einer Abnahme der Dehnbarkeit des Ventrikels sowie des Schlagvolumens. Das erhöhte enddiastolische Volumen sorgt nun für einen hohen enddiastolischen Druck, der zum klassischen Bild der Lungenstauung und im Terminalstadium zu einer sekundären Rechtsherzinsuffizienz führt.

Klinik

Die Mehrzahl der Patienten mit chronischer Aortenklappeninsuffizienz ist über Jahre oder Jahrzehnte asymptomatisch. Die erhöhte Blutdruckamplitude manifestiert sich als Pulsus celer et altus; sie wird häufig als arterielle Hypertonie fehlgedeutet. Durch die große Blutdruckamplitude mit hohem Schlagvolumen treten Pulsationsphänomene auf (z. B. pulssynchrones Pendeln des Oberkörpers).

Nach einem langjährigen beschwerdefreien Intervall kommen Allgemeinsymptome wie verminderte Belastbarkeit und rasche Ermüdbarkeit hinzu. Eine Dyspnoe ist Ausdruck der Lungenstauung, eine Angina pectoris Folge des niedrigen diastolischen Perfusionsdrucks in den Koronarien (➤ 1.2) und des vermehrten Sauerstoffbedarfs bei ausgeprägter Myokardhypertrophie. Nach langjähriger hämodynamischer Adaptation (Ventrikelhypertrophie und -dilatation) sind diese Kompensationsmechanismen jedoch erschöpft, sodass Zeichen der Linksherzinsuffizienz auftreten.

Ätiologie

Der Klappeninsuffizienz liegt entweder eine Erkrankung der Aortenklappe selbst oder eine Erkrankung der aszendierenden Aorta mit sekundärer Klappenschädigung zugrunde.

Die Aortenklappeninsuffizienz ist in der Regel erworben, angeborene Formen sind seltener (z. B. als bikuspide Aortenklappe). Die Erkrankungen der aszendierenden Aorta sind primäre Gefäßerkrankung mit sekundärer Beteiligung der Aortenbasis und damit der Aortenklappe.

Erkrankungen der Aortenklappe

Die Aortenklappeninsuffizienz nach rheumatischem Fieber ist meist nicht sehr ausgeprägt, dagegen treten bei einer infektiösen Endokarditis durch den entzündlichen Prozess Klappendestruktionen auf, die langsam progredient, aber auch perakut zur Aortenklappeninsuffizienz führen können. Auch nach ausgeheilter Endokarditis kann die Aortenklappeninsuffizienz durch den narbigen Umbau der Klappentaschen zunehmen. Eine Reihe weiterer entzündlicher Erkrankungen sind mit einer Aortenklappeninsuffizienz assoziiert, z. B. rheumatoide Arthritis, Morbus Bechterew, Takayasu-Arteriitis und Lupus erythematodes disseminatus.

Erkrankungen der Aorta ascendens

- Eine Erweiterung der Aortenwurzel mit Schlussunfähigkeit der Klappentaschen tritt im Gefolge von Bindegewebserkrankungen auf (Marfan-Syndrom, zystische Medianekrose, Osteogenesis imperfecta, Ehlers-Danlos-Syndrom) oder hat unter dem Begriff der **anulo-aortalen Ektasie** keine bekannte Ätiologie (idiopathische Aortendilatation).
- Eine Dilatation der Aorta ascendens mit sekundärer Schlussunfähigkeit der Klappentaschen kann sowohl entzündliche Ursachen (syphilitische Aortitis, Riesenzellarteriitis, Morbus Bechterew, rheumatoide Arthritis, Morbus Behçet) als auch primär mechanische Ursachen haben (Dissektion der Aortenwand, Trauma mit Einriss einer Aortenklappentasche, Aortendilatation als Folge einer langjährig bestehenden arteriellen Hypertonie oder bei Niereninsuffizienz unter chronischer Dialysebehandlung).

Diagnostisches Vorgehen

- Bei der **Inspektion** ist besonders zu achten auf Merkmale einer Bindegewebserkrankung (z. B. Habitus wie bei Marfan-Syndrom), Hautstigmata einer infektiösen Endokarditis

(➤ 1.9.1) sowie auf Kreislaufzeichen eines großen Schlagvolumens: pulssynchrone Bewegungen des Kopfes („Homo pulsans", **Musset-Zeichen**), des Kehlkopfs, der Uvula, Quincke-Kapillarpuls (Pulsationsphänomene bei Nagelbett- oder Lippenkompression), sichtbar pulsierende Gefäße an Schläfe, Halsbereich, Jugulum oder Leisten.

- Bei der **Palpation** kann ein charakteristischer Pulsus celer et altus auffallen („Wasserhammerpuls"), d. h. ein Puls großer Blutdruckamplitude mit schnellendem Pulsanstieg und raschem Pulskollaps; außerdem kann ein Fingerpuls tastbar sein sowie das sog. **Hill-Phänomen** vorliegen: Der systolische Druck an den Beinen liegt dabei > 60 mmHg über dem der oberen Extremitäten (zurückzuführen auf das hohe Schlagvolumen mit Verstärkung der Pulswelle durch die Windkesselfunktion in den peripheren Gefäßen). Der Herzspitzenstoß ist hyperdynam und nach links und unten verlagert.
- Leitbefund bei der **Herzauskultation** ist ein frühdiastolisches, hochfrequentes Sofortgeräusch mit Decrescendo- und gießendem Charakter (➤ Abb. 1.107). Das Diastolikum ist am besten beim sitzenden und vornübergebeugten Patienten über dem mittleren Sternaldrittel oder dem unteren linken Sternalrand zu hören. Alle Maßnahmen, die den arteriellen Druck erhöhen (rasches Aufsetzen, Kauern, isometrische Belastung), akzentuieren das diastolische Geräusch. Bei großem Pendelvolumen kann über der Aorta ein kurzes Systolikum zu hören sein („relative Aortenklappenstenose"). Ein mitt- bis spätdiastolisches Geräusch über der Herzspitze mit „rumpelndem" Charakter entspricht einer „funktionellen Mitralstenose", da die Mitralklappenöffnung durch den Regurgitationsfluss behindert ist **(Austin-Flint-Geräusch).**
- Die Befunde bei der **Gefäßauskultation** der A. femoralis sind Korrelate des Pulses bei Aortenklappeninsuffizienz und können ein klinisches Maß für den Schweregrad der Regurgitation sein.
  - **Traube-Zeichen:** Ohne Gefäßkompression sind hochfrequente, systolische und diastolische Töne zu hören *(„pistol shots")*.
  - **Duroziez-Zeichen:** Eine leichte Kompression der A. femoralis durch das Stethoskop führt zu einem systolisch-diastolischen Geräusch.
- **EKG:** Bei geringer bis mittelgradiger Aortenklappeninsuffizienz kann das EKG normal sein. Mit zunehmendem Schweregrad treten Zeichen der linksventrikulären Hypertrophie auf. Der Lagetypus ist in der Regel links- oder überdreht linkstypisch, der QRS-Komplex kann im Sinne eines inkompletten oder kompletten Linksschenkelblocks verändert sein.
- **Röntgenthorax:** Mit zunehmender Aortenklappeninsuffizienz wird eine Linksverbreiterung des Herzens mit ausgeprägter Herztaille auffällig (aortal konfiguriertes Herz). Die Aorta ascendens und der Aortenbogen sind dilatiert und elongiert (➤ Abb. 1.108).
- **Echokardiografie:** Indirektes Zeichen der Aortenklappeninsuffizienz ist ein hochfrequentes Oszillieren des anterioren Mitralsegels. Durch das erhöhte Schlagvolumen sind die Bewegungen des Kammerseptums und der Hinterwand hyperdynam mit großen Bewegungsamplituden. Mit zunehmender Linksherzinsuffizienz dilatiert der linke Ventrikel, und die Bewegungsamplituden der Myokardwände nehmen ab. Das Kammerseptum und die Hinterwand sind verdickt bei erhöhtem enddiastolischem Durchmesser des linken Ventrikels (exzentrische Hypertrophie). Seltener sind die direkten Ursachen der Aortenklappeninsuffizienz erkennbar (z. B. Aortendissektion, endokarditische Vegetationen, anulo-aortale Ektasie, Aortenklappentaschenprolaps). In der farbcodierten Darstellung kann der Schweregrad der Aorteninsuffizienz abgeschätzt werden (➤ Abb. 1.109).

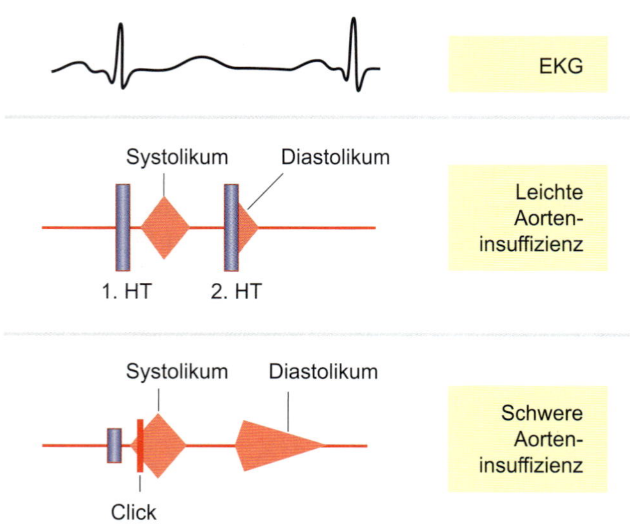

Abb. 1.107 Auskultationsmerkmale der leichten und der schweren Aortenklappeninsuffizienz [L157]

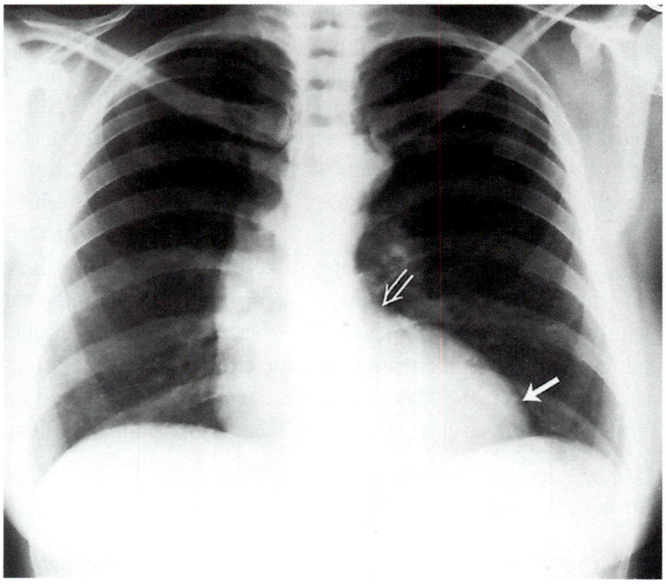

Abb. 1.108 Röntgenthorax bei chronischer Aorteninsuffizienz. Der linke Ventrikel ist verbreitert (→), und es besteht eine geringgradige Kardiomegalie mit einer Herz-Thorax-Relation von 0,58. Da der linke Vorhof nicht vergrößert ist, besteht eine typische Einbuchtung im Bereich der Herztaille (⇒). Die Aorta ascendens ist geringgradig dilatiert. Keine pulmonalvenöse Stauung. [M487]

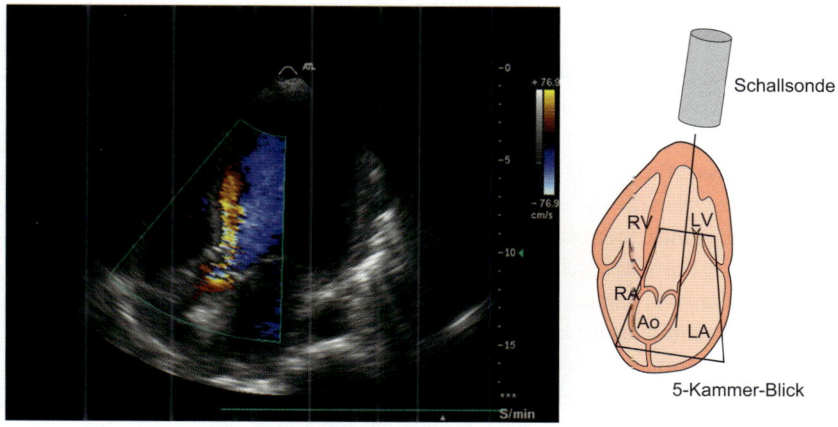

Abb. 1.109 Mittelschwere Aorteninsuffizienz in der farbcodierten Duplex-Echokardiografie. Im sog. 5-Kammer-Blick sind die vier Herzhöhlen sowie der Aortenausflusstrakt dargestellt. In Projektion auf den Aortenausflusstrakt stellt sich ein exzentrisch entlang dem Kammerseptum verlaufender, turbulenter Blutfluss dar (rot = Flussrichtung auf den Schallkopf zu). Er entspricht dem Regurgitationsfluss in der Diastole über die insuffiziente Aortenklappe. Die linke Herzkammer ist exzentrisch dilatiert als Hinweis auf die chronische Volumenbelastung des Herzens aufgrund des Klappenvitiums.
LV = linker Ventrikel; LA = linker Vorhof; RV = rechter Ventrikel; RA = rechter Vorhof; Ao = Aortenausflusstrakt [O542]

- **Herzkatheteruntersuchung:** Druckmessungen im kleinen Kreislauf (pulmonaler Hochdruck), im linken Ventrikel (enddiastolischer Druck) und in der Aorta ascendens (systolischer und diastolischer Druck) erlauben eine Abschätzung des Schweregrads der Aortenklappeninsuffizienz. Durch eine supravalvuläre **Aortografie** lässt sich der Schweregrad der Volumenregurgitation in den linken Ventrikel abschätzen.

Therapie

Grundsätzlich können asymptomatische Patienten mit gut erhaltener linksventrikulärer Funktion (Austreibungsfraktion) **konservativ** behandelt werden. Die konsequente Behandlung eines gleichzeitig vorliegenden arteriellen Hochdrucks ist wichtig, da dieser eine Aortenklappeninsuffizienz verstärkt. Eine Linksherzinsuffizienz wird nach den üblichen Regeln medikamentös behandelt (➤ 1.7.5).

Den optimalen Zeitpunkt einer **Operation** (in der Regel Aortenklappenersatz) festzulegen ist bei Aortenklappeninsuffizienz schwierig: so früh wie nötig, d. h. vor der Entwicklung einer linksventrikulären Dysfunktion, und so spät wie möglich, d. h. nicht, solange Klinik und Hämodynamik ein Zuwarten zulassen. Mit dem Auftreten von Symptomen (meist Dyspnoe) ist in der Regel die Indikation zur operativen Therapie gegeben. Es muss davon ausgegangen werden, dass zu diesem Zeitpunkt oft bereits eine irreversible linksventrikuläre Funktionseinschränkung aufgetreten ist. Asymptomatische Patienten müssen operativ behandelt werden, wenn bei Verlaufsuntersuchungen (z. B. Echokardiografie) eine Verschlechterung der linksventrikulären Funktion festgestellt wird. Bei Bindegewebeerkrankungen und Erkrankungen der Aorta ascendens wird die Operationsindikation meist durch die zugrunde liegende Ätiologie bestimmt (z. B. bei Marfan-Syndrom mit Aortendurchmesser > 45 mm oder bei Aortenaneurysma > 55 mm).

Verlauf und Prognose

Bei symptomloser, gering- bis mittelgradiger Aortenklappeninsuffizienz ist die Lebenserwartung nicht eingeschränkt. Wurde eine höhergradige Aortenklappeninsuffizienz langjährig asymptomatisch toleriert, beträgt die Überlebenszeit ohne Operation nach Auftreten von Symptomen lediglich zwei (bei Linksherzinsuffizienz) bis vier Jahre (bei Angina pectoris).

Nach Herzklappenersatz ist die Langzeitprognose umso besser, je geringer die präoperative linksventrikuläre Funktionseinschränkung war. Eine dramatische klinische Verbesserung ist nach einer Klappenoperation jedoch nicht zu erwarten. Das primäre Ziel der operativen Therapie ist, eine weitere Verschlechterung der Hämodynamik und damit auch der Symptome zu verhindern.

Akute Aortenklappeninsuffizienz

Die Dissektion eines thorakalen Aortenaneurysmas (➤ 2.3.10) oder eine bakterielle Aortenklappenendokarditis können durch Schädigung des Klappenapparats zu einer akuten Aorteninsuffizienz führen.

Hämodynamik

Durch die **akute Volumenbelastung des linken Ventrikels** kommt es zu einem plötzlichen Anstieg des linksventrikulären enddiastolischen Drucks, der über eine linksatriale Druckerhöhung in die Lungenstrombahn retrograd weitergeleitet wird (Rückwärtsversagen). Der hohe diastolische Anstieg des Ventrikeldrucks führt zum vorzeitigen Schluss der Mitralklappe. Eine kompensatorische Steigerung des Schlagvolumens ist nicht möglich, sodass ein vermindertes Herzzeitvolumen mit den klinischen Zeichen des kardialen Vorwärtsversagens (➤ 1.7.1) im Vordergrund steht. Die Blutdruckamplitude ist normal groß oder sogar klein.

Klinik

Im Vordergrund steht eine akut aufgetretene Linksherzinsuffizienz mit hochgradiger Dyspnoe, Orthopnoe, Tachypnoe und Tachykardie bis hin zum Vollbild des kardiogenen Schocks. Die Lungenstauung ist führend, zusätzlich kann noch eine periphere Hypoperfusion bei *„low output"* vorliegen.

MERKE

Der Kontrast zwischen guter Ventrikelfunktion und akuter Förderinsuffizienz ist typisch für akute Klappeninsuffizienzen sowohl der Aorten- als auch der Mitralklappe.

Ätiologie

Die häufigsten Ursachen einer akuten Aortenklappeninsuffizienz sind eine Dissektion der Aorta ascendens oder eine Aortenklappen-endokarditis.

- **Aortendissektion:** In 30–50 % der proximalen Formen ist die Aortenwurzel in die Dissektion einbezogen. Eine akute Aortenklappeninsuffizienz entsteht durch eine direkte Klappenzerstörung oder sekundär durch Traktions- oder Kompressionskräfte (Wandhämatom, paraaortales Hämatom).
- **Infektiöse Endokarditis:** Die Erkrankung tritt vor allem bei bikuspider Aortenklappe oder vorgeschädigten Aortenklappentaschen auf. Sie kann sich plötzlich, ohne anamnestische Hinweise auf eine kardiale Grunderkrankung, entwickeln oder bei einer vorbestehenden, leichten Aortenklappeninsuffizienz oder einem kombinierten Aortenvitium zu einer plötzlichen klinischen Verschlechterung führen.
- **Seltene Ursachen:** Ruptur eines Sinus-Valsalva-Aneurysmas, paravalvuläres Leck einer Aortenklappenprothese, zurückliegende Herzoperationen (mit Kanülierung der Aorta ascendens) Spontanruptur einer Aortenklappentasche bei myxomatöser oder atherosklerotischer Degeneration oder nach einem stumpfen oder penetrierenden Thoraxtrauma.

Diagnostisches Vorgehen

- **Inspektion:** Evtl. fallen Marfan-Stigmata oder andere Hinweise auf Bindegewebserkrankungen, Stigmata einer infektiösen Endokarditis (➤ 1.9.1), akute Ischämie von Extremitäten bei Aortendissektion, Zeichen des kardiogenen Schocks oder andere klinische Merkmale der Herzinsuffizienz auf.
- **Palpation:** Die typischen Befunde der chronischen Aortenklappeninsuffizienz fehlen, die Pulsqualität ist nicht typisch verändert. Oft bestehen nur eine Tachykardie und eine arterielle Hypotonie.
- **Auskultation:** Es kann ein kurz dauerndes, wenig hochfrequentes diastolisches Geräusch im Anschluss an den zweiten Herzton vorliegen, das aufgrund der Tachykardie oft nicht hörbar ist.
- **EKG:** Bei akuter Aortenklappeninsuffizienz ohne kardiale Vorerkrankung ist das EKG normal. Oft liegt nur eine Sinustachykardie mit unspezifischen Veränderungen von ST und T vor. Bei vorbestehenden Herzerkrankungen (z. B. kombiniertes Aortenvitium) können jedoch weitere EKG-Veränderungen vorhanden sein (linksventrikuläre Hypertrophie mit sekundären ST-Veränderungen).
- **Röntgenthorax:** Typisch ist die Kombination von unauffälliger Herzsilhouette und den Zeichen der floriden Lungenstauung bis hin zum akuten Lungenödem.
- **Echokardiografie:** Als wichtigstes diagnostisches Verfahren zeigt sie einen normal großen linken Ventrikel und eine „supernormale" systolische Funktion trotz der manifesten Linksherzinsuffizienz: überhöhte (hyperkinetische) Bewegungsamplituden des Kammerseptums und der freien Hinterwand sowie einen vorzeitigen Mitralklappenschluss (typischer Befund!). Gleichzeitig lassen sich z. B. eine Dissektion der Aorta ascendens oder endokarditische Vegetationen als Ursache der akuten Aortenklappeninsuffizienz nachweisen. Liegt ein Perikarderguss vor, muss immer an eine Dissektion der Aorta ascendens gedacht werden. Die transösophageale Echokardiografie ist im Zweifelsfall diagnostisches Mittel der Wahl.
- **Herzkatheterdiagnostik:** Sie ist nur bei differenzialdiagnostischen Zweifeln erforderlich oder wenn präoperativ bei Verdacht auf zusätzliche koronare Herzkrankheit die Koronarsituation geklärt werden muss.

Therapie

Möglichst rasch wird die akute Linksherzinsuffizienz durch Vor- und Nachlastsenkung (z. B. mit Nitroglyzerin i. v.) behandelt. Bei infektiöser Endokarditis muss eine antibiotische Therapie erfolgen.

Bei jeder akuten Aortenklappeninsuffizienz, die nicht prompt auf eine intensive konservative Herzinsuffizienztherapie anspricht, ist wie bei jeder Aortendissektion mit Beteiligung der Aorta ascendens eine **notfallmäßige chirurgische Therapie** erforderlich. Die Linksherzinsuffizienz verläuft ohne operative Therapie in der Regel rapid progredient und endet fatal.

1.13.3 Mitralvitien

Mitralklappenstenose

Die Mitralklappenstenose ist eine Öffnungseinschränkung der Mitralklappe mit Behinderung des Bluteinstroms aus dem linken Vorhof in den linken Ventrikel. Mit dem Rückgang des rheumatischen Fiebers als Hauptursache (➤ 13.8.2) macht die Mitralstenose insgesamt nur noch einen geringen Teil der aller Klappenvitien aus.

Hämodynamik

Die normale Mitralklappenöffnungsfläche beträgt 4–6 cm^2. Ist die Öffnungsfläche auf $< 1{,}5\ cm^2$ verringert, liegt eine relevante Mitralklappenstenose vor. Die Stenose führt zu einer verminderten und verlangsamten frühen diastolischen Füllungsphase des linken Ventrikels, sodass der **Druck im linken Vorhof ansteigt.** Diese Drucksteigerung wird retrograd in die Pulmonalvenen und -kapillaren weitergegeben und begründet die klinisch auftretende Atemnot. Zwei Faktoren bestimmen den Druck im linken Vorhof: das Herzzeitvolumen (ein hoher Durchstrom führt zu einem vermehrten Rückstau) und die Herzfrequenz (je höher die Frequenz, desto kürzer die Diastole und damit die ventrikuläre Füllungszeit; das Blut staut sich also vermehrt in den Vorhof zurück).

Daneben führt die Mitralstenose jedoch auch zu einer unzureichenden ventrikulären Füllung und damit einer **Abnahme des Schlagvolumens** mit Herzinsuffizienz. Diese kann z. B. durch die Entwicklung von Vorhofflimmern mit Wegfall der spätdiastolischen Füllung durch die Vorhofkontraktion *(„atrial kick")* erstmals manifest werden (➤ Abb. 1.110), die gerade bei relevanten Mitralstenosen eine wichtige kompensatorische Rolle spielt.

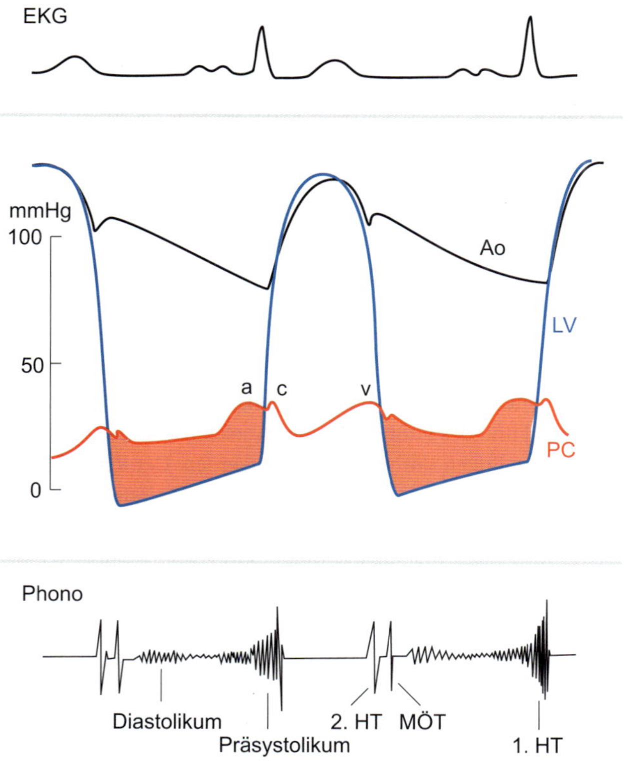

Abb. 1.110 Hämodynamisches Profil der Mitralklappenstenose. Die Behinderung der linksventrikulären Füllung führt zu einem Druckunterschied zwischen pulmonalkapillärem und linksventrikulärem Druck. Die rot unterlegte Fläche ist ein Maß für den Schweregrad der Füllungsbehinderung durch die Stenose. MÖT = Mitralöffnungston; Ao = Aorta; LV = linker Ventrikel; PC = pulmonalkapillärer Druck [L157]

Klinik

Die klinischen Beschwerden entsprechen denen der Linksherzinsuffizienz (➤ 1.7.3). Leitsymptom ist die **Dyspnoe,** die in leichteren Fällen durch körperliche oder emotionale Belastung oder andere präzipitierende Faktoren wie Fieber, Schwangerschaft oder plötzliches Auftreten von Vorhofflimmern ausgelöst wird. In schweren Fällen tritt sie anfallsweise in Ruhe auf, vor allem als paroxysmale nächtliche Dyspnoe („Asthma cardiale"), oft verbunden mit schaumigem Sputum und Hämoptysen. In fortgeschrittenen Fällen kommt es als Folge des pulmonalen Hochdrucks zur Rechtsherzinsuffizienz mit Ödemen der abhängigen Partien, Hepatomegalie und Aszites.

Etwa 15 % der Patienten mit Mitralklappenstenose beklagen **pektanginöse Beschwerden,** die durch die Gefäßdehnung bei pulmonaler Stauung oder durch eine zusätzliche koronare Herzkrankheit hervorgerufen werden. Erstmanifestation einer Mitralklappenstenose kann auch eine **arterielle Thromboembolie** sein, die bevorzugt bei Vorhofflimmern ihren Ausgang im linken Vorhof bzw. im linken Herzohr hat. Neben arteriellen Embolien ist nicht selten ein akutes Lungenödem oder eine Tachyarrhythmia absoluta bei Vorhofflimmern die klinische Erstmanifestation einer Mitralklappenstenose.

Ätiologie

In unseren Breiten ist die Mitralklappenstenose nahezu immer eine Folgeerkrankung des akuten **rheumatischen Fiebers.** Überwiegend handelt es sich dabei heute um Patienten aus dem südosteuropäischen oder aus dem Mittelmeerraum. Eine Mitralklappenstenose tritt etwa 20–30 Jahre nach dem rheumatischen Fieber auf. In 25 % liegt eine reine Mitralklappenstenose vor, in 40 % ein kombiniertes Mitralvitium, wobei Frauen dreimal häufiger erkranken als Männer. Bei der rheumatisch bedingten Mitralklappenstenose sind die freien Klappenränder verwachsen (im Gegensatz zur degenerativ bedingten Stenose, bei der die Kommissuren verwachsen), die Chordae sind verklebt, verkürzt und weisen nach jahrelangem Verlauf zusätzlich fibrokalzifizierende Degenerationen auf. Die reine Mitralklappenstenose ist zu einem seltenen Vitium geworden (ca. 1 % aller Vitien), Klinik und Befunde sind jedoch exemplarisch für diese Art der Klappenerkrankung.

Mit dem Rückgang der rheumatischen Erkrankungen dominieren in unseren Breiten zunehmend degenerativ kalzifizierende Formen. Seltene Ursachen sind das maligne Karzinoid, ein linksatrialer Tumor, der ins Mitralorifizium prolabiert (z. B. großer Thrombus oder Myxom) oder die Thrombose einer Mitralkunstklappenprothese. Als angeborener Herzfehler ist die Kombination mit einem Vorhofseptumdefekt bekannt **(Lutembacher-Syndrom).**

Diagnostisches Vorgehen

- **Inspektion:** Es zeigen sich eine periphere Zyanose bei schwerer, lange bestehender Mitralklappenstenose, eine auffällige Wangenzyanose **(„Facies mitralis").** Halsvenenstauung und periphere Ödeme bei Rechtsherzinsuffizienz.
- **Palpation:** Tastbar sind eine kleine arterielle Pulsamplitude bei schwerer Mitralklappenstenose, unregelmäßiger Puls bei Vorhofflimmern, evtl. Pulsdefizit; verstärkte präkordiale und epigastrische Pulsationen bei Rechtsherzbelastung; Hepatomegalie mit hepatojugulärem Reflux; periphere Ödeme und Aszites bei fortgeschrittener Rechtsherzinsuffizienz.
- **Auskultation:** Bei Sinusrhythmus finden sich ein paukender erster Herzton und eine betonte Pulmonalkomponente des zweiten Herztons. Ein Mitralöffnungston entsteht durch den plötzlichen Stopp der Bewegung der Mitralklappe in die vorhofwärts gerichtete diastolische Öffnungsposition mit Beginn der ventrikulären Relaxationsphase. Zusätzlich liegen ein diastolisches, niederfrequentes Decrescendo-Geräusch mit rollendem Charakter („Katzenschnurren") und ein präsystolisches Geräusch nach der atrialen Kontraktion vor (➤ Abb. 1.111). Bei Vorhofflimmern fehlt dieses präsystolische Geräusch. Sind die Klappensegel stark verkalkt und immobil, fehlt der Mitralöffnungston. Ein kurzes Systolikum kann bei zusätzlicher, meist geringgradiger Mitralklappeninsuffizienz vorliegen. Bei pulmonaler Hypertonie kann durch eine relative Pulmonalinsuffizienz ein zusätzliches Diastolikum auftreten **(Graham-Steell-Geräusch).** Je nach Ausmaß der Lungenstauung sind feuchte Rasselgeräusche auskultierbar.
- **EKG:** Es zeigt sich ein P mitrale (P sinistroatriale) als doppelgipfelige, > 0,11 s verbreiterte P-Welle und Vorhofflimmern bei

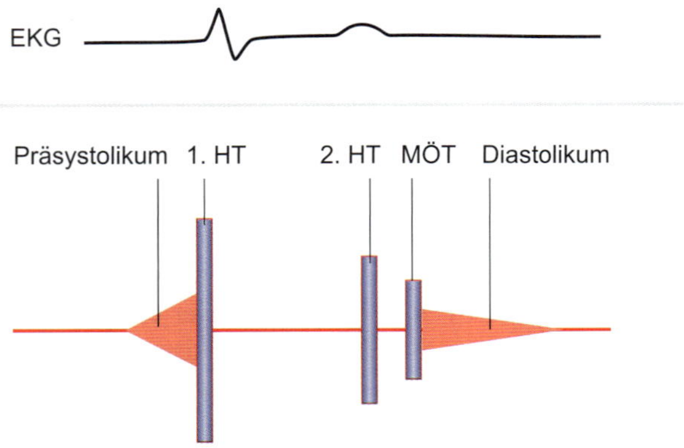

Abb. 1.111 Auskultationsbefund bei Mitralklappenstenose (MÖT = Mitralöffnungston) [L157]

fortgeschrittener Mitralklappenstenose; evtl. bestehen zusätzlich Zeichen der rechtsventrikulären Hypertrophie.

- **Röntgenthorax:** Bei geringer Mitralklappenstenose ist die Herzkonfiguration nicht verändert. Bei schwerer Mitralklappenstenose ist das linke Atrium dilatiert und das linke Herzohr prominent. Die Herztaille ist verstrichen, die Pulmonalarterien sind dilatiert und die rechte Ausflussbahn ist angehoben. Zusätzlich sind pulmonale Stauungszeichen (Kerley-B-Linien) und in der Durchleuchtung Verkalkungen von Mitralklappenstrukturen erkennbar (➤ Abb. 1.112).
- **Echokardiografie:** Im M-Mode bewegen sich beide Klappensegel, die an den Klappenrändern verschmolzen sind, parallel zueinander (normalerweise bewegen sich vorderes und hinteres Mitralsegel in der Diastole gegensinnig). Die frühdiastolische Schließbewegung ist aufgrund des Druckgradienten verzögert. Im 2-D-Echo kann die Klappenöffnungsfläche dargestellt werden, diastolisch ist eine trichterartige Klappenkonfiguration sichtbar. Bei sehr ausgeprägter Verkalkung sind die massiv echogenen Klappenmassen als monotone „Klick-klack-Restbewegung" zu erkennen. In der transösophagealen Echokardiografie kann die linksatriale Dilatation gut erkannt werden, außerdem Thrombenbildungen im Vorhof und im linken Herzohr. Die Messung der Flussgeschwindigkeit mittels Doppler (➤ 1.4.3) erlaubt die Berechnung des transvalvulären Gradienten.
- **Herzkatheter:** Mit seiner Hilfe kann der transvalvuläre Gradient durch simultane Messung des diastolischen Drucks im linken Ventrikel und des Pulmonalkapillarverschlussdrucks (oder des Drucks im linken Vorhof) bestimmt werden. Der Rechtsherzkatheter zeigt das Ausmaß des pulmonalen Hochdrucks und des Lungenarteriolenwiderstands. Vor einer operativen Therapie muss zur Diagnostik einer koronaren Herzkrankheit auch eine selektive **Koronarangiografie** durchgeführt werden.

Therapie

- **Konservativ:** In leichten Fällen wird körperliche Schonung empfohlen. Beim Auftreten von Vorhofflimmern können Digitalisglykoside, evtl. in Kombination mit Betablockern, die Kammerfrequenz in einem hämodynamisch günstigen Bereich halten (60–90/min). Lungenstauung und periphere Ödeme werden mit Diuretika behandelt. Bei Vorhofflimmern oder instabilem Sinusrhythmus ist eine Dauerantikoagulation zur Embolieprophylaxe dringend angezeigt.

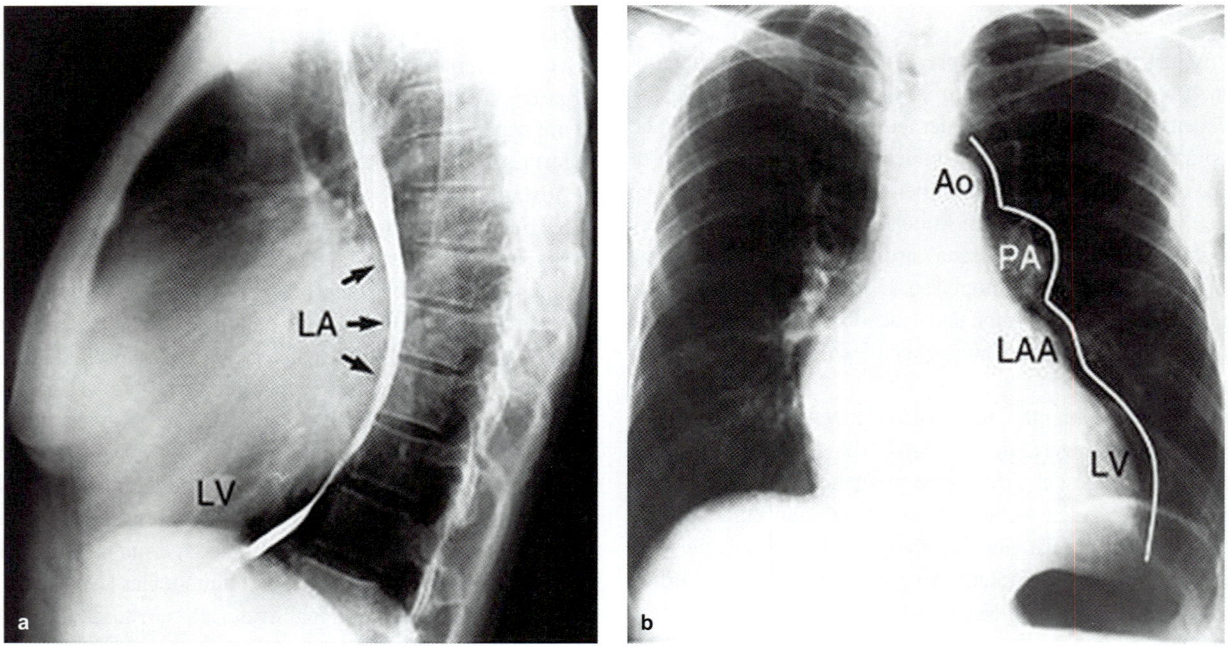

Abb. 1.112 Röntgenthorax bei Mitralklappenstenose.
a) Seitaufnahme mit Ösophagus-Kontrastmittelbreischluck. Ein frühes radiologisches Zeichen ist die Vergrößerung des linken Vorhofs (LA).
b) In der p. a. Aufnahme fällt in einem fortgeschritteneren Stadium die verstrichene Herztaille mit prominentem Pulmonalissegment (PA) und vergrößertem linkem Vorhofohr (LAA) auf. [E283]

- **Interventionell:** Die Ballonkatheterdilatation ist eine Alternative zur chirurgischen Kommissurotomie, wenn die Klappenteile mit ihren Chordae gut beweglich sind, d. h., wenn sie keine oder nur geringe Verkalkungen aufweisen und der linke Vorhof frei von Thromben ist. Die Erfolgsrate liegt bei 90 %. Schwere Komplikationen treten in 5 % auf; zur Re-Stenose kommt es nach 1–2 Jahren in 10 bis 20 %. Dieses Verfahren kommt vor allem bei Kontraindikationen zur chirurgischen Therapie und bei jungen Frauen mit Kinderwunsch zum Einsatz.
- **Operativ:** Bei Einschränkung der körperlichen Leistungsfähigkeit im Alltag (Stadium III nach NYHA, ➤ Tab. 1.14), pulmonaler Druckerhöhung und einer Klappenöffnungsfläche < 1,5 cm² ist die Indikation zur Operation bzw. zur Mitralklappenvalvuloplastie (perkutane Mitralklappen-Kommissurotomie) gegeben. Gleiches gilt – unabhängig vom Schweregrad – bei einer arteriellen Embolie sowie bei Vorliegen weiterer operationsbedürftiger Herzerkrankungen (koronare Herzkrankheit, Notwendigkeit eines Aortenklappenersatzes).

Verlauf und Prognose

Auch wenn die Prognose der Mitralklappenstenose quoad vitam besser ist als bei anderen Herzklappenfehlern, ist die Lebenserwartung im fortgeschrittenen Stadium unter konservativer Therapie allein deutlich reduziert. Im Stadium NYHA III beträgt die 5-Jahres-Überlebensrate unter konservativer Therapie ca. 60 %, im Stadium NYHA IV nur ca. 15 %. Häufigste Todesursachen sind Rechtsherzinsuffizienz, fulminantes Lungenödem, arterielle Thromboembolien und Lungenarterienembolien.

Nach chirurgischer Kommissurotomie oder Klappenersatz wird die 5-Jahres-Überlebensrate mit > 80 % deutlich verbessert. Die Operationsletalität bei geschlossener und offener Kommissurotomie liegt bei 1–3 %, bei prothetischem Klappenersatz bei 3–5 %. Hämodynamisch bewirken die Klappenprothesen keine vollständige Normalisierung: Bei einer Klappenöffnungsfläche der Prothese von 1,5–2,5 cm² und einem diastolischen Druckgradienten von 5–8 mmHg liegt weiterhin eine leichte Mitralklappenstenose vor.

Chronische Mitralklappeninsuffizienz

Schlussunfähigkeit des Mitralklappenapparats, die in der Kammersystole einen Blutrückstrom in den linken Vorhof bewirkt.

Bei ca. 25 % aller erworbenen Klappenvitien liegt eine reine Mitralklappeninsuffizienz oder ein kombiniertes Mitralvitium vor. Der Anteil der reinen Insuffizienzen ist aufgrund einer Zunahme altersbedingter degenerativer oder myxomatöser Veränderungen des Klappenapparats zunehmend.

Hämodynamik

Bei Schlussunfähigkeit des Mitralklappenapparats tritt systolisch eine **Volumenregurgitation vom linken Ventrikel in das linke Atrium** auf. Die undichte Mitralklappe und die Aortenklappe sind parallel geschaltet sind und der Auswurfwiderstand durch die Aortenklappe ist natürlicherweise höher. Daher wird der Rückstrom über das „Leck mit geringem Widerstand" bevorzugt, sodass die linksventrikuläre Pumpfunktion (Ejektionsfraktion) gerade bei chronischen Verläufen überschätzt und die wahre linksventrikuläre Funktion maskiert wird. Das Regurgitationsvolumen wird durch die Größe des Lecks und die zwischen linkem Ventrikel und linkem Atrium während der Kammersystole bestehende Druckdifferenz bestimmt.

Adaptationsmechanismen

Durch das Pendelvolumen kommt es zur Dilatation von Vorhof und Ventrikel mit Hypertrophie des linken Ventrikels. Durch die Vergrößerung des linksventrikulären enddiastolischen Volumens wird der enddiastolische Druck niedrig gehalten, die vermehrte Vordehnung bewirkt – bei erhaltener systolischer Funktion – eine Ökonomisierung der Herzarbeit (Frank-Starling-Mechanismus, ➤ 1.2). Der linke Vorhof wirkt als hämodynamischer Puffer und schützt über lange Zeit die Lungenstrombahn vor einem Druckanstieg. Diese Adaptationsmechanismen erklären die oft jahrelange Symptomfreiheit oder -armut bei Patienten mit Mitralklappeninsuffizienz. Sind die Möglichkeiten der Anpassung an die Volumenbelastung aufgebraucht und nimmt die systolische Funktion des linksventrikulären Myokards ab, kommt es zur Dekompensation mit dem Leitbefund der pulmonalen Stauung.

Klinik

Eine verminderte Belastbarkeit infolge des verminderten Herzzeitvolumens und eine Neigung zu Dyspnoe bei Belastung durch den Rückstau in die pulmonale Strombahn stehen im Vordergrund. Hämoptysen oder ein Lungenödem sind bei der chronischen Mitralklappeninsuffizienz die Ausnahme, nach Jahren der chronischen pulmonalen Stauung entwickelt sich eine Rechtsherzinsuffizienz. Pektanginöse Beschwerden sind im Gegensatz zur Mitralklappenstenose seltener, Palpitationen entstehen durch atriale oder ventrikuläre Arrhythmien bzw. als Missempfindungen des Regurgitationsimpulses. Arterielle Thromboembolien treten seltener als bei der Mitralklappenstenose auf, meist bei Vorhofflimmern oder bei einer infektiösen Endokarditis.

Ätiologie

Durch die komplexe Funktion des Mitralklappenapparats ist die Ätiologie der Mitralklappeninsuffizienz sehr heterogen: Der systolische Klappenschluss der Mitralklappe beruht auf einem Zusammenwirken der Komponenten Mitralring, Mitralsegel, Chordae tendineae, Papillarmuskeln, linker Vorhof und linker Ventrikel. Störungen in der Funktion einer Komponente können die funktionelle Integrität des gesamten Klappenapparats stören.

1

Ursachen der Mitralklappeninsuffizienz

- **Entzündlich:** rheumatische Herzerkrankung, infektiöse Endokarditis, Lupus erythematodes (Libman-Sacks-Endokarditis), **systemische Sklerose,** rheumatoide Arthritis
- **Degenerativ:** myxomatöse Degeneration mit Mitralklappenprolaps, Mitralringverkalkung, Bindegewebserkrankungen (Marfan-Syndrom, Ehlers-Danlos-Syndrom)
- **Strukturell:** Rupturen von Chordae tendineae, Papillarmuskelruptur bzw. -dysfunktion (bei koronarer Herzkrankheit), Dilatation des linken Ventrikels und des Anulus mitralis, paravalvuläres Leck einer Mitralkunstklappe
- **Kongenital:** Spaltbildung eines Mitralsegels, *„parachute mitral valve"* als Teil des Endokardkissendefekts (➤ 1.12.3), endokardiale Fibroelastose, Transposition der großen Arterien (➤ 1.12.4)

Eine Mitralklappeninsuffizienz liegt bei 25 % aller Klappenerkrankungen vor. Meist handelt es sich um eine **relative, sekundäre Mitralinsuffizienz** durch Dilatation des linken Ventrikels und des Anulus mitralis, in deren Folge die Geometrie des Klappenapparats so verändert ist, dass die Mitralsegel Richtung Ventrikel gezogen werden, sodass ein regelrechter Schluss nicht mehr gewährleistet ist. Die sekundäre Mitralinsuffizienz ist eine Erkrankung des linken Ventrikels, nicht der Klappe selbst.

Die primäre, organische Mitralinsuffizienz ist ein Klappeninhärentes Phänomen. Die häufigsten Ursachen sind der Mitralklappenprolaps (60 %) und das *„Flail Leaflet"* nach Sehnenfadenabriss, die Papillarmuskeldysfunktion bei koronarer Herzkrankheit (30 %) und die infektiöse Endokarditis (5 %).

Diagnostisches Vorgehen

- **Inspektion:** Es zeigt sich eine Dilatation der Jugularvenen bei Rechtsherzinsuffizienz und evtl. eine zusätzliche inspiratorische Betonung infolge einer relativen Trikuspidalklappeninsuffizienz bei pulmonalem Hochdruck.
- **Palpation:** Der Herzspitzenstoß ist hyperdynam, nach links verlagert, verbreitert und hebend, ein systolisches Schwirren ist bei schwerer Mitralklappeninsuffizienz in Linksseitenlage tastbar.
- **Auskultation:** Typisch ist ein systolisches Geräusch, das mit dem ersten Herzton beginnt und holosystolisch einen hochfrequentblasenden Charakter hat. In leichten Fällen zeigt das Systolikum ein Decrescendo, bei mittelschweren und schweren Fällen ist es bandförmig. Mit zunehmendem Schweregrad wird das Geräusch niederfrequenter und wirkt zunehmend rauer. Sein Punctum maximum hat es über dem Erb-Punkt und apikal. Es wird typischerweise nach lateral-axillär, gelegentlich auch in den Rücken weitergeleitet. Bei erheblicher Volumenbelastung ist im Anschluss an den zweiten Herzton regelmäßig ein dritter Herzton zu hören. Er entsteht durch die Dehnung der Kammerwand bei raschem Einstrom eines großen Blutvolumens in der frühen Diastole. Bei pulmonaler Hypertonie ist der Pulmonalklappenschlusston verstärkt (➤ Abb. 1.113).
- **EKG:** Bei leichter Mitralklappeninsuffizienz kann das EKG normal sein. Je ausgeprägter die linksatriale Dilatation ist, desto eher ist ein P sinistroatriale vorhanden. Vorhofflimmern ist im Vergleich zur Mitralklappenstenose eher selten und tritt später im Verlauf auf. Bei mittelschweren Fällen ist ein Linkstyp mit Linksherzhypertrophie häufig. Durch die chronische Volumenbelastung werden häufig auch deszendierende ST-Strecken mit präterminal negativem T über den Ableitungen V_4–V_6, I und aVL als „Linksherzschädigungszeichen" gesehen.
- **Röntgenthorax:** In Abhängigkeit vom Schweregrad sind das linke Atrium und der linke Ventrikel vergrößert, die Herztaille ist verstrichen, im Seitbild ist der Ösophagus nach posterior verlagert und der Tracheobronchialwinkel aufgespreizt, die Pulmonalarterien sind prominent (➤ Abb. 1.114). Als Ausdruck einer pulmonalvenösen Stauung können Kerley-Linien (➤ 6.2.3) als Zeichen des Lungenödems auftreten („Refluxlunge").
- **Echokardiografie** (➤ Abb. 1.115): Der linke Vorhof stellt sich vergrößert dar, der linke Ventrikel kann dilatiert sein und ein hyperdynames Kontraktionsverhalten zeigen. Neben diesen indirekten Zeichen der Volumenregurgitation sind die strukturellen Veränderungen spezifischer Ursachen der Mitralklappeninsuffizienz erkennbar, z. B. Vegetationen bei infektiöser Endokarditis. Die transösophageale Echokardiografie ist die Untersuchungsmethode der Wahl, da sämtliche Strukturen des komplexen Klappenapparates gut eingesehen werden können und der Schweregrad der Regurgitation ausreichend genau gestimmt werden kann.
- **Rechtsherzkatheter:** Mit seiner Hilfe können der pulmonalarterielle und der pulmonalkapilläre Verschlussdruck als Korrelat des linksatrialen Drucks gemessen werden.

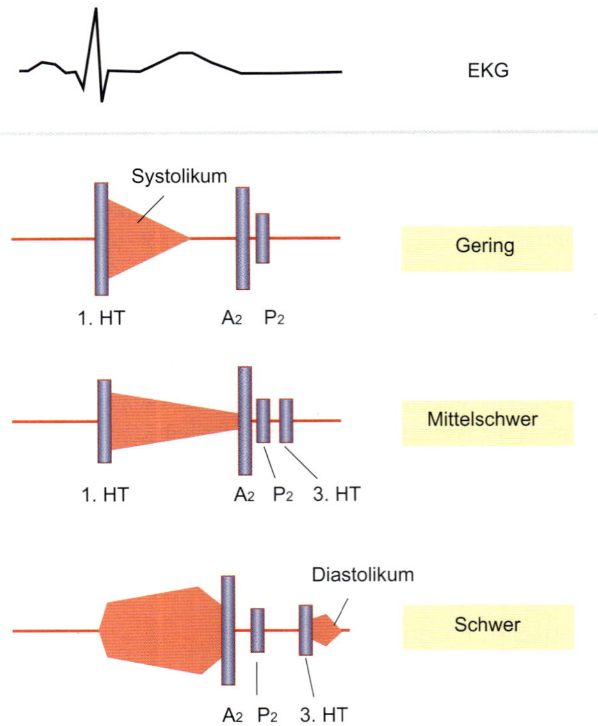

Abb. 1.113 Auskultationsbefunde bei Mitralklappeninsuffizienz. A_2 = Aortenklappenton; P_2 = Pulmonalklappenton [L157]

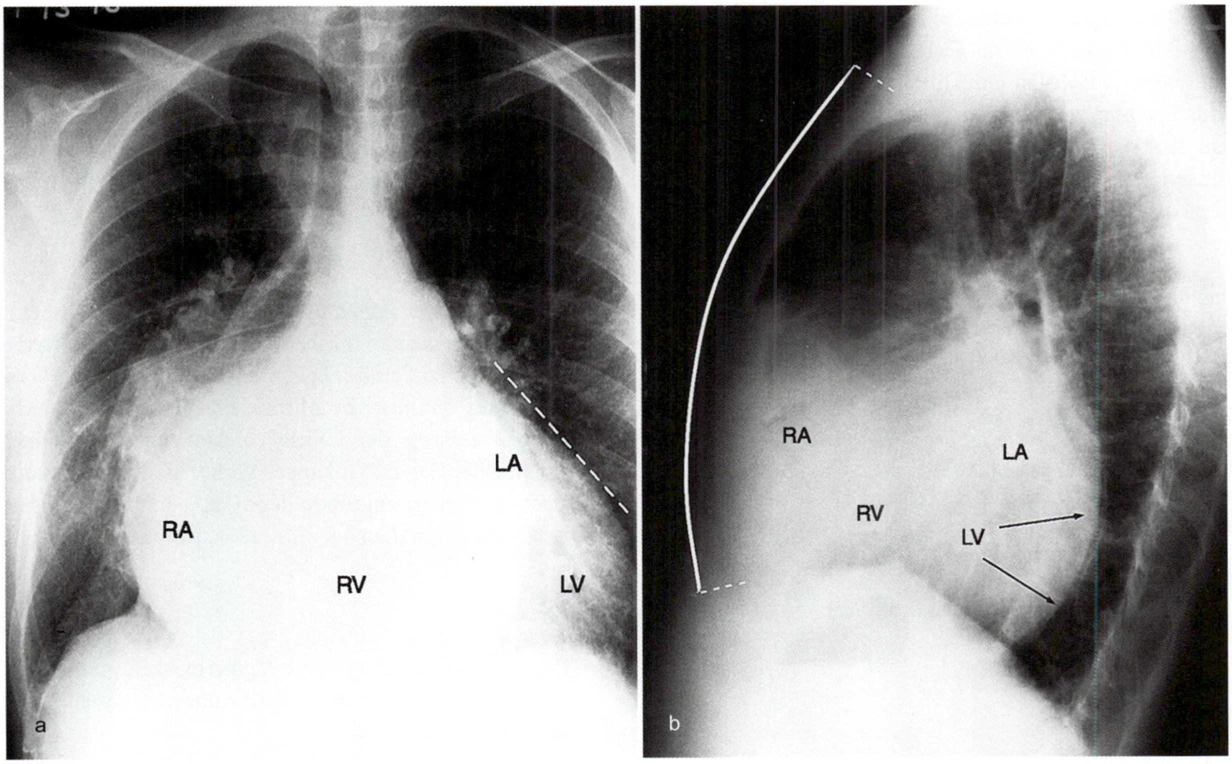

Abb. 1.114 Röntgenthorax bei Mitralklappeninsuffizienz. a) P. a. Strahlengang, b) Seitaufnahme. Man erkennt die deutliche Kardiomegalie: Linker Vorhof (LA) und linker Ventrikel (LV) sind vergrößert. Verdichtete zentrale Lungengefäße sind Ausdruck der Lungenstauung. Der chronische Rückstau in die Lungenstrombahn hat auch bereits zur Vergrößerung des rechten Ventrikels (RV) und rechten Vorhofs (RA) geführt. [E283]

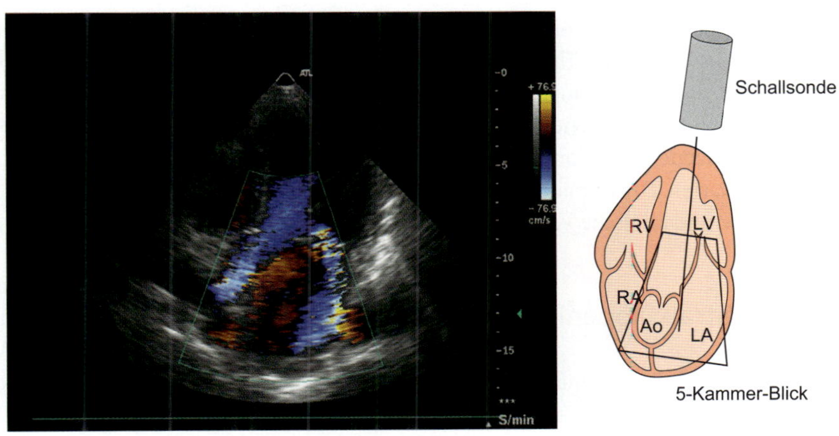

Abb. 1.115 Hochgradige Mitralinsuffizienz in der farbkodierten Duplex-Echokardiografie. Im sog. 5-Kammer-Blick sind die vier Herzhöhlen sowie der Aortenausflusstrakt dargestellt. In Projektion auf die Mitralklappe stellt sich ein exzentrisch entlang der lateralen Vorhofwand verlaufender, turbulenter Blutfluss dar (blau = Flussrichtung vom Schallkopf weg). Er entspricht dem Regurgitationsfluss in der Systole über die insuffiziente Mitralklappe. Linke Herzkammer und linker Vorhof erscheinen exzentrisch dilatiert als Hinweis auf die chronische Volumenbelastung des Herzens aufgrund des Klappenvitiums. Der blau kodierte Fluss in Richtung auf den Aortenausflusstrakt entspricht dem normalen systolischen Fluss in der Austreibungsphase des Herzzyklus über der Aortenklappe. LV = linker Ventrikel; LA = linker Vorhof; RV = rechter Ventrikel; RA = rechter Vorhof; Ao = Aortenausflusstrakt [O542]

Therapie

Wichtig ist die konsequente **Therapie eines arteriellen Hochdrucks,** da ein hoher peripherer Widerstand die Volumenregurgitation verstärkt. Bei symptomatischen Patienten entspricht die Behandlung der Stufentherapie einer myokardialen Herzinsuffizienz, wobei vom pathophysiologischen Standpunkt aus die Nachlastsenkung mit ACE-Hemmern durch die Verminderung des peripheren Widerstands am effektivsten ist. Nitrate und Diuretika können pulmonale Stauungssymptome günstig beeinflussen. Eine dauerhafte Antikoagulation muss nach arterieller Thromboembolie und bei kombinierten Mitralvitien mit Vorhofflimmern durchgeführt werden; bei reiner Mitralklappeninsuffizienz mit Vorhofflimmern und großem linkem Atrium ist sie ebenfalls zu empfehlen.

In den Stadien I und II nach NYHA ist eine **chirurgische Therapie** dann indiziert, wenn die Mitralklappeninsuffizienz schwer ist und bereits zu einer Einschränkung der linksventrikulären Funktion geführt hat. Das gilt insbesondere für Patienten, bei denen durch eine Mitralklappenrekonstruktion und Anuloplastik eine klappenerhaltende Operation durchgeführt werden kann (Kasten „Mitralklappenrekonstruktion"). Patienten im Stadium III nach NYHA bedürfen zwingend einer operativen Therapie, im Stadium IV (nicht rekompensierbare, manifeste Linksherzinsuffizienz) ist eine differenzierte Bewertung notwendig, da die Operationsletalität deutlich erhöht ist, aber auch die konservative Therapie meist keine anhaltende klinische und prognostische Verbesserung erbringt. Alternativ kann bei hohem OP-Risiko ein Mitralklappen-Clipping interventionell durchgeführt werden. Hierbei wird ein Clip über ein Kathetersystem über die Vena femoralis und eine transseptale Punktion in das linke Herz vorgebracht wird und anteriores und posteriores Mitralsegel im Bereich des Koaptationsdefekts neu fixiert werden.

Mitralklappenrekonstruktion

- **Klappenerhaltend:** Resektion von Klappenanteilen und Defektverschluss mittels Naht oder Patch, Transposition oder Verkürzung von Chordae und Implantation eines verstärkenden Mitralklappenrings (Duran-, Carpentier-Ring). Die perioperative Letalität beträgt 2–4 % bei rheumatischer Ätiologie, 5–8 % bei degenerativen Prozessen und bis zu 20 % bei ischämischer Genese der Mitralklappeninsuffizienz.
- **Mitralklappenersatz:** Bei nicht rekonstruierbaren Klappen ist eine Bioprothese oder eine mechanische Kunstklappe erforderlich. In den Stadien II und III beträgt die operative Letalität 4–8 %, im Stadium IV bis zu 30 %. Das Alter des Patienten, sein funktionelles Stadium nach NYHA und die systolische Funktion des linken Ventrikels bestimmen wesentlich die Operationssterblichkeit.

Verlauf und Prognose

Bei asymptomatischen Patienten mit leichter Mitralklappeninsuffizienz ist ein stabiler Verlauf über Jahrzehnte möglich. Sobald jedoch Zeichen der Funktionsminderung des linken Ventrikels auftreten, kommt es zur rapiden Verschlechterung. Besteht bei reiner Mitralklappeninsuffizienz eine Operationsindikation, so beträgt die mittlere Überlebenszeit unter konservativer Therapie lediglich 2,2 Jahre.

Nach einer operativen Therapie ist die Langzeitprognose umso besser, je geringer die präoperative Einschränkung der linksventrikulären Funktion war. Wie bei der Aortenklappeninsuffizienz ist nach einer Klappenoperation keine dramatische klinische Verbesserung zu erwarten. Das primäre Ziel der OP ist es, eine weitere hämodynamische und klinische Verschlechterung zu verhindern.

Akute Mitralklappeninsuffizienz

Rasch auftretende Schlussunfähigkeit des Klappenapparats, z. B. durch Papillarmuskelabriss nach einem inferioren Myokardinfarkt. Der besondere Stellenwert ergibt sich durch den raschen Beginn, sodass die zentrale Hämodynamik keine Adaptationsmöglichkeiten hat.

Hämodynamik

Durch die **akute Volumenbelastung des linken Ventrikels** kommt es zum raschen Anstieg des linksventrikulären enddiastolischen Drucks. Das nicht dilatierte linke Atrium hat eine geringe Compliance, sodass das Regurgitationsvolumen nicht – wie bei der chronischen Mitralklappeninsuffizienz – „aufgefangen" werden kann. Der erhöhte linksatriale Druck wird sofort nach retrograd in die pulmonale Strombahn weitergegeben, der pulmonalarterielle Druck steigt plötzlich an. In der pulmonalkapillären Druckkurve ist eine hohe **v-Welle** (Regurgitationswelle) zu sehen. Die Höhe der v-Welle entspricht dem Schweregrad der Klappeninsuffizienz und ist ein Maß für die pulmonale Stauung. Durch die Volumenregurgitation sinkt plötzlich das Vorwärtsschlagvolumen des linken Ventrikels. Neben einer floriden Lungenstauung entsteht eine arterielle Hypotension mit den Zeichen der peripheren Minderdurchblutung.

Klinik

Der Leitbefund der akuten Mitralklappeninsuffizienz ist eine plötzlich auftretende akute Linksherzinsuffizienz. Abortive Verläufe mit subakutem Verlauf sind möglich oder auch die akute Verschlechterung einer chronischen Mitralklappeninsuffizienz. Neben den klinischen Zeichen der Linksherzdekompensation können noch Symptome der Herzerkrankungen vorliegen, die der akuten Mitralklappeninsuffizienz zugrunde liegen, z. B. infektiöse Endokarditis, koronare Herzkrankheit oder Mitralklappenprolapssyndrom.

Ätiologie

- Die häufigste Ursache ist eine Papillarmuskeldysfunktion oder -ruptur 40–60 Stunden nach einem inferioren **Myokardinfarkt.**
- Eine **infektiöse Endokarditis** ist die zweithäufigste Ursache mit Chordae-Rupturen oder Ein- bzw. Abriss eines Klappensegels (*„flail mitral valve"*).
- **Spontane Chordae-Rupturen** entstehen durch mechanische Überlastung auf dem Boden einer myxomatösen Vorschädigung, z. B. beim Mitralklappenprolapssyndrom.
- Ein **paravalvuläres Leck** tritt meist früh-postoperativ durch eine Nahtinsuffizienz oder Prothesenendokarditis auf.
- **Seltene Ursachen** sind eine rheumatische Valvulitis und Thoraxtraumata.

Diagnostisches Vorgehen

- **Inspektion:** Meist dominieren die Zeichen der akuten Lungenstauung. Zusätzlich kann das Vollbild eines kardiogenen Schocks vorliegen. Auf Zeichen der Grundkrankheit ist zu achten (infektiöse Endokarditis, Marfan-Syndrom).
- **Palpation:** Der Karotispuls zeigt einen raschen Anstieg mit kleiner Amplitude, der Herzspitzenstoß ist hyperdynam, selten aber nach links verlagert. Eventuell liegt ein palpables Schwirren über der Herzspitze vor.
- **Auskultation:** Es findet sich typischerweise ein Systolikum mit frühsystolischem Maximum und anschließendem Decrescendo. Im Gegensatz zur chronischen Mitralklappeninsuffizienz klingt es rauer und ist oft über dem gesamten Präkordium zu hören. Durch die akute hämodynamische Belastung sind die Patienten tachykard mit auskultierbarem Summationsgalopp (➤ 1.4.2). Bei florider Lungenstauung mit feuchten Rasselgeräuschen über allen Lungenpartien ist oft eine differenzierte Herzauskultation nicht möglich.
- **EKG:** Neben einer Sinustachykardie liegen meist nur unspezifische ST-Veränderungen vor. Bei koronarer Herzkrankheit als

Ursache zeigt sich das Bild eines inferioren Myokardinfarkts im Akut- bzw. Folgestadium.

- **Röntgenthorax:** Die Herzsilhouette ist unauffällig, gleichzeitig bestehen Zeichen der pulmonalen Kongestion (Blutumverteilung nach kranial, Kerley-Linien) bis hin zum Bild des Lungenödems.
- **Echokardiografie** (➤ Abb. 1.115): Linker Vorhof und Ventrikel sind normal groß, der linke Ventrikel zeigt ein ausgeprägt hyperdynames Kontraktionsverhalten. Bei vermindertem Schlagvolumen sind vorzeitige Schließbewegungen der Aortenklappentaschen zu sehen, an der Mitralklappe können Veränderungen vorhanden sein, die auf die Ursache der akuten Mitralklappeninsuffizienz hinweisen (Vegetationen, chaotisch bewegliche Chordae- oder Segelstrukturen). Die transösophageale Echokardiografie ist auch hier das diagnostische Mittel der Wahl mit der höchsten Aussagekraft.
- **Rechtsherzkatheter:** Er zeigt eine pulmonalarterielle Druckerhöhung, der pulmonalkapilläre Druck ist ebenfalls erhöht und weist oft eine gigantisch überhöhte v-Welle (➤ 1.2) auf. Bei der chronischen Mitralklappeninsuffizienz werden extrem hohe v-Wellen selten gesehen. Die **Ventrikulografie** des linken Ventrikels zeigt einen normal großen, hypermobilen linken Ventrikel, die Volumenregurgitation erfolgt in ein nicht dilatiertes linkes Atrium, wobei häufig ein Reflux bis in die Pulmonalvenen auftritt.

Therapie

Die **konservative Therapie** umfasst die Behandlung des Lungenödems, um den Patienten für eine weitere Diagnostik bzw. bis zur operativen Therapie zu stabilisieren. Positiv inotrope Pharmaka sind nicht effektiv bzw. verstärken den Volumenreflux, sodass bei jedem Patienten mit akuter Mitralklappeninsuffizienz, der nicht prompt auf die konservative Therapie anspricht, die sofortige operative Therapie, zumeist als Klappenersatzoperation, angezeigt ist.

Die perioperative Letalität beträgt bei koronarer Herzkrankheit als Ursache bis zu 20 %, bei nichtkoronaren Ätiologien 10–15 %.

Mitralklappenprolaps

Der Mitralklappenprolaps **(MKP)** ist eine abnorme Vorwölbung eines oder beider Mitralsegel nach linksatrial während der Ventrikelsystole; er kann mit oder ohne Mitralklappeninsuffizienz auftreten. Von einem **MKP-Syndrom** (Click-Murmur-Syndrom, Barlow-Syndrom) spricht man, wenn ein MKP mit Beschwerden assoziiert ist.

Im Echokardiogramm Erwachsener ist ein MKP bei 5–10 % nachweisbar, während weniger als 1 % ein MKP-Syndrom haben.

Hämodynamik und Klinik

Die zentrale Hämodynamik ist nur bei zusätzlich vorliegender Mitralklappeninsuffizienz verändert.

Die Mehrzahl der Patienten ist asymptomatisch. Klinik und diagnostische Befunde können variieren, andere Erkrankungen imitieren und weitere Erkrankungen begleiten, ohne jedoch für deren Symptome verantwortlich zu sein. Neben einer Leistungsminderung, Benommenheit, Schwächegefühl, Schwindel, Synkopen, Dyspnoe und linksthorakalen Schmerzen werden Palpitationen mit Herzstolpern und Herzrasen beklagt.

Ätiologie

- **Primärer MKP:** myxomatöse Degeneration (vermehrte Einlagerung von Mukopolysacchariden) von Teilen des Mitralklappenapparats
- **Sekundärer MKP:** bei koronarer Herzkrankheit (Papillarmuskeldysfunktion), rheumatischer Herzerkrankung, Vorhofseptumdefekt vom Sekundum-Typ (➤ 1.12.3), hypertrophischer Kardiomyopathie, Systemerkrankungen (Marfan-, Ehlers-Danlos-Syndrom, Osteogenesis imperfecta, Speicherkrankheiten)

Diagnostisches Vorgehen

- **Inspektion:** Ein MPK liegt häufig vor bei asthenischem Habitus oder Hinweis auf eine Bindegewebserkrankung (Formes frustes eines Marfan-Syndroms) bzw. Konstitutionsanomalien (geringer Thoraxdurchmesser, Pectus excavatum, Flachrücken, Kyphose, Skoliose).
- **Auskultation:** Leitbefund ist ein systolischer Klick mit anschließendem systolischem Geräusch, der bei dynamischer Auskultation (nach einem Valsalva-Manöver oder nach dem Aufstehen) eine typische Variabilität zeigt **(„Click-Murmur-Syndrom“).** Bemerkenswert ist die **Variabilität des Auskultationsbefundes:** Klick und/oder Geräusch, die heute vorhanden sind, können morgen fehlen oder verstärkt vorhanden sein (➤ Abb. 1.116).
- Das **EKG** ist meist normal. Uncharakteristische Veränderungen der ST-Segmente sind möglich.
- **Röntgenthorax:** Die Herzkonfiguration ist in Abwesenheit einer bedeutsamen chronischen Mitralklappeninsuffizienz nicht verändert.
- **Echokardiografie:** Typisch ist die mesosystolische oder holosystolische Dorsalbewegung des hinteren und/oder vorderen Mitralsegels; der Mitralring kann erweitert sein und die Mitralsegel können insgesamt verdickt wirken. Eine in der Regel funktionell nicht relevante Mitralklappeninsuffizienz ist mittels **Doppler-Echokardiografie** bei bis zu 50 % der Patienten nachweisbar.

Therapie

In leichten Fällen (keine Zeichen der Mitralinsuffizienz) erübrigt sich eine Therapie. Ist die Mitralklappeninsuffizienz hämodynamisch relevant, so wird sie behandelt. Liegen komplexe Thoraxbeschwerden und/oder Arrhythmien vor, kann ein Therapieversuch mit Betablockern unternommen werden.

1

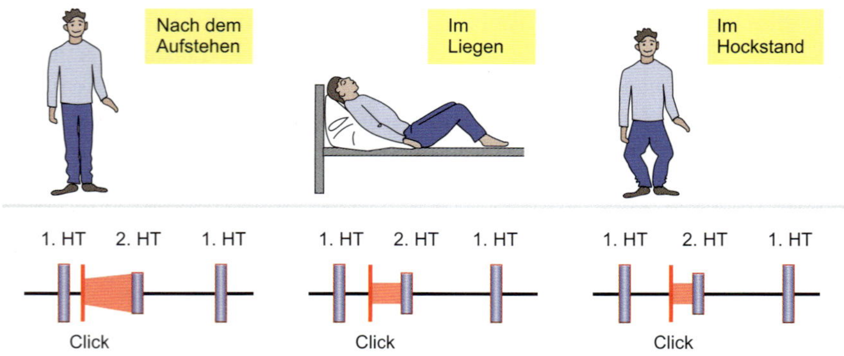

Abb. 1.116 Einfluss der Körperposition auf systolischen Klick und systolisches Geräusch bei Mitralklappenprolaps („dynamische Auskultation") [L157]

Verlauf und Prognose

In der Mehrzahl der Fälle ist der MKP eine klinisch bedeutungslose Normvariante. Die Prognose ist sehr gut, die Lebenserwartung ist nicht eingeschränkt.

Beim **MKP-Syndrom** dagegen können eine relevante Mitralinsuffizienz bzw. seltene Komplikationen wie infektiöse Endokarditis, supraventrikuläre oder ventrikuläre Arrhythmien oder auch arterielle Thromboembolien auftreten. Die absolute Häufigkeit eines komplizierenden Verlaufs wird jedoch überschätzt (< 2 % aller MKP-Syndrom-Patienten).

CAVE!

Die Diagnose MKP bzw. MKP-Syndrom darf nur gestellt werden, wenn die Kriterien unzweifelhaft vorliegen. Eine reine Verlegenheitsdiagnose schadet dem Patienten.

1.13.4 Trikuspidalklappenfehler

Erworbene Trikuspidalklappenfehler treten nach Häufigkeit und hämodynamischer Bedeutung gegenüber den Vitien des linken Herzens in den Hintergrund. Eine reine Trikuspidalklappenstenose ist sehr selten. Die Trikuspidalklappeninsuffizienz ist dagegen häufig als relative Insuffizienz bei pulmonalarterieller Hypertonie oder fortgeschrittenen linkskardialen Vitien anzutreffen, die zu einer Rechtsherzbelastung geführt haben. Ferner ist sie u. a. nach einer infektiösen Endokarditis, z. B. nach i. v. Drogenabusus, anzutreffen (➤ 1.9.1).

Hämodynamik

- **Trikuspidalklappeninsuffizienz:** Durch die systolische Volumenregurgitation kommt es zum Anstieg des zentralvenösen Drucks mit systolischen Pulsationen der Halsvenen und der Leber (Leberpuls). Bei tiefer Inspiration bleibt der zentralvenöse Druck gleich oder er steigt an, während er physiologisch abnimmt. Durch die Bestimmung des pulmonalarteriellen Drucks ist eine grobe ätiologische Differenzierung möglich: Die Trikuspidalklappeninsuffizienz ohne pulmonalen Hochdruck spricht für eine primäre Trikuspidalklappenerkrankung, die Trikuspidalklappeninsuffizienz mit pulmonalem Hochdruck macht eine sekundäre, relative Trikuspidalklappeninsuffizienz wahrscheinlich.
- **Trikuspidalklappenstenose:** Die rechtsseitige Einflussbehinderung führt zu einem Anstieg des zentralvenösen Drucks. Die a-Welle des Venenpulses (➤ 1.2) ist überhöht, der Abfall zum y-Tal ist typischerweise verzögert, inspiratorisch nimmt der zentralvenöse Druck zu **(Carvalho-Zeichen).** Durch eine simultane Druckmessung im rechten Vorhof und rechten Ventrikel kann der transvalvuläre Gradient als Maß des Schweregrads festgestellt werden: Ein Gradient > 2 mmHg entspricht einem „signifikanten" Gradienten in Ruhe, ab einem Gradienten > 5 mmHg treten klinisch Zeichen der rechtsseitigen Stauung auf (➤ Abb. 1.117).

Klinik

- **Trikuspidalklappeninsuffizienz und Trikuspidalklappenstenose:** Führende klinische Zeichen sind die der Rechtsherzinsuffizienz bzw. der rechtsseitigen Stauung (➤ 1.7.3).
- Bei **Trikuspidalklappeninsuffizienz** sind zusätzlich noch die Merkmale der linkskardialen (koronare Herzkrankheit, arterielle Hypertonie, linksseitige Klappenfehler) oder pulmonalen Grunderkrankung (chronisch-obstruktive Lungenerkrankung, Asthma bronchiale, Lungenembolie) vorhanden, die zur Rechtsherzbelastung geführt haben.
- Bei **Trikuspidalklappenstenose** werden die Beschwerden vor allem durch die linksseitigen rheumatischen Klappenvitien (meist Mitralklappenstenose) bestimmt. Liegt zusätzlich eine Mitralklappenstenose vor, wird selten eine pulmonale Hypertonie beobachtet, da die Trikuspidalklappenstenose den kleinen Kreislauf vor einer Druck- und Volumenbelastung schützt; eine Mitralklappenstenose kann durch diesen Schutz klinisch „stumm" verlaufen.

Ätiologie

- Die **Trikuspidalklappeninsuffizienz** tritt meist sekundär („relative Trikuspidalklappeninsuffizienz") durch Dilatation oder Druckbelastung des rechten Ventrikels (v. a. bei pulmonaler Hypertonie) auf. Die Trikuspidalklappenstrukturen sind unauffällig. Eine eigenständige strukturelle Erkrankung der Trikuspidalklappe (primäre Trikuspidalklappeninsuffizienz) kann

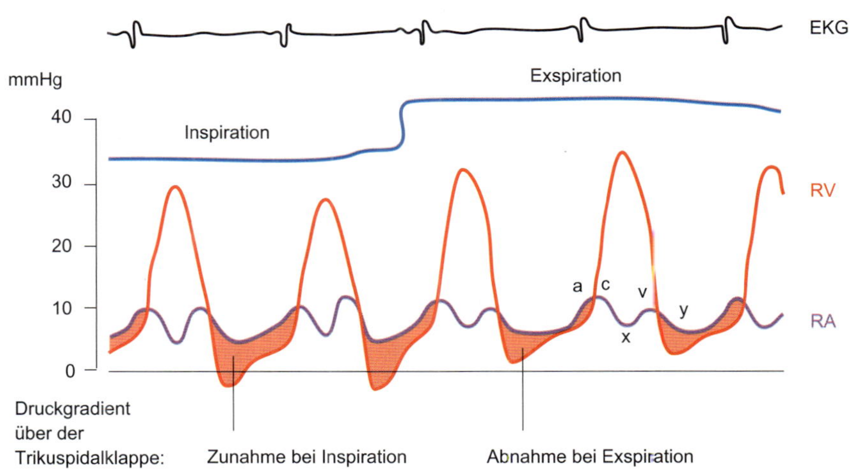

Abb. 1.117 Hämodynamisches Profil einer Trikuspidalklappenstenose. Der diastolische Druckgradient nimmt bei Inspiration zu. [L157]

rheumatisch bedingt sein, infolge eines nicht penetrierenden Thoraxtraumas auftreten (verläuft oft lange asymptomatisch), sich nach einer infektiösen Endokarditis (vor allem i. v. Drogenabusus) entwickeln oder aber kongenital bei Dysplasie der Trikuspidalklappe auftreten.

- Eine **Trikuspidalklappenstenose** ist fast immer Folge einer rheumatischen Erkrankung, nichtrheumatische Ursachen sind selten (Karzinoid, Endokarditis, rechtsatriale Raumforderung, konstriktive Perikarditis).

Diagnostisches Vorgehen

Körperliche Untersuchung:

- Bei **Trikuspidalklappeninsuffizienz** finden sich Zeichen der Rechtsherzinsuffizienz, Pulsationsphänomene der Halsvenen (sichtbare systolische v-Wellen des Venenpulses), tastbarer rechtskardialer Impuls im Epigastrium, systolische Leberpulsationen. Auskultatorisch liegt ein hochfrequentes, holosystolisches Geräusch im 4./5. ICR links parasternal und über der Xiphoidregion vor, dessen Lautstärke inspiratorisch zunimmt.
- Bei **Trikuspidalklappenstenose** bestehen die Zeichen der rechtsseitigen Einflussbehinderung wie bei der Trikuspidalklappeninsuffizienz. Auskultatorisch ist ein mittelfrequentes Diastolikum mit Punctum maximum am linken unteren Sternalrand zu hören, dessen Lautstärke inspiratorisch zunimmt.

EKG:

- Bei Trikuspidalklappeninsuffizienz unspezifisch
- Bei Trikuspidalklappenstenose häufig Vorhofflimmern

Röntgenthorax:

- Bei **Trikuspidalklappeninsuffizienz** ist unter Durchleuchtung eine rechtsatriale Pulsation erkennbar.
- Bei **Trikuspidalklappenstenose** ohne bedeutsame zusätzliche linksseitige Vitien sind sowohl die zentralen Pulmonalarterien als auch die Lungengefäßzeichnung unauffällig.

Doppler-Echokardiografie:

- Die **Trikuspidalklappeninsuffizienz** ist durch einen turbulenten Rückstrom über der Klappe im Farb-Doppler einfach zu erkennen, häufig liegt auch ein retrograder systolischer Fluss in die V. cava vor. Wegen der heterogenen Ätiologie sind zahlreiche weitere Echobefunde zu erwarten (rechtsventrikuläre Dilatation, linksseitige Vitien, Pulmonalinsuffizienz, primäre Trikuspidalklappenveränderungen).
- Bei **Trikuspidalklappenstenose** liegt eine rechtsatriale Dilatation mit verdickten, selten kalzifizierten Trikuspidalklappensegeln mit verschmolzenen Kommissuren, ggf. auch Veränderungen der Mitral- und Aortenklappe vor. Mittels Doppler ist eine Berechnung des transvalvulären Gradienten möglich.

Herzkatheteruntersuchung:

- Bei **Trikuspidalklappeninsuffizienz** zeigt die Vorhofdruckkurve einen erhöhten Vorhofdruck, das x-Tal ist aufgehoben und die v-Welle überwiegt (➤ 1.2). Durch Inspiration nehmen sowohl der Vorhofdruck als auch die v-Welle zu.
- Bei **Trikuspidalklappenstenose** findet sich eine deutliche a-Welle des Jugularvenenpulses mit trägem Abfall zum y-Tal. Durch die simultane Druckbestimmung im rechten Vorhof und Ventrikel kann der Klappengradient bestimmt werden, der mit 3–5 mmHg sehr niedrig erscheint, aber im Niederdrucksystem bereits eine große hämodynamische Bedeutung hat.

Therapie

- **Trikuspidalklappeninsuffizienz:** Bei Rechtsherzinsuffizienz ist die operative Therapie eines linksseitigen Klappenvitiums mit Trikuspidalklappenraffung erforderlich (Anuloplastik mittels Carpentier-Ring, DeVega-Plastik).
- **Trikuspidalklappenstenose:** Sobald eine klinisch manifeste rechtsseitige Einflussbehinderung auftritt, ist eine operative Therapie indiziert. Sie besteht in einer Valvuloplastik mit Wiederherstellung der anterolateralen und posterolateralen Kommissuren sowie Anuloplastik und ist meist Teil einer multivalvulären chirurgischen Therapie.

Verlauf und Prognose

Der natürliche Verlauf wird in der Regel von den begleitenden linksseitigen valvulären Erkrankungen bestimmt.

1.13.5 Pulmonalklappeninsuffizienz

Schlussunfähigkeit der Pulmonalklappe mit Rückstrom von Blut aus der A. pulmonalis in den rechten Ventrikel während der Diastole. In der Folge ergibt sich eine **chronische rechtsventrikuläre Volumenbelastung.**

Die Pulmonalklappeninsuffizienz als primärer Klappenfehler ist selten und kommt am ehesten als Folge einer infektiösen Endokarditis vor (➤ 1.9.1). Als **sekundärer Klappenfehler** ist sie dagegen häufig, und zwar als Folge einer pulmonalarteriellen Hypertonie bei bronchopulmonalen Erkrankungen oder linksseitigen Herzerkrankungen. Nur selten bestimmt sie dabei jedoch das klinische Bild.

Klinik und Ätiologie

Der Verlauf ist über viele Jahre asymptomatisch, bevor sich – oft infolge einer linkskardialen oder pulmonalen Erkrankung – im Endstadium eine Rechtsherzinsuffizienz einstellt.

- **Primäre Form:** selten als Folge einer infektiösen Endokarditis, Kommissurotomie oder Ballonvalvuloplastie einer Pulmonalklappenstenose
- **Sekundäre Form:** als Folge einer pulmonalarteriellen Hypertonie bei bronchopulmonalen Erkrankungen oder einer linksseitigen Herzerkrankung

Diagnostisches Vorgehen und Therapie

- **Auskultation:** Die Lautstärke des Diastolikums hängt von der Größe des Defekts und vom pulmonalarteriellen Druck ab. Bei der sekundären Form ist das Geräusch nicht vom Diastolikum einer Aortenklappeninsuffizienz zu unterscheiden. Es ist hochfrequent, weich, hauchend und hat sein Punctum maximum über dem 2.–4. ICR links parasternal **(Graham-Steell-Geräusch).**
- **EKG:** keine typischen Befunde, Zeichen einer Rechtsbelastung können vorliegen.
- Die **Doppler-Echokardiografie** erfasst auch geringe Formen der Pulmonalklappeninsuffizienz.
- **Röntgenthorax:** Der Stamm der Pulmonalarterie ist prominent, unter Durchleuchtung sind „tanzende Hili“ zu erkennen. Meist liegt durch eine rechtsatriale und -ventrikuläre Dilatation das Bild einer Kardiomegalie vor.

Die unkomplizierte Pulmonalklappeninsuffizienz bedarf keiner Therapie.

Mehrklappenerkrankungen

Multivalvuläre Herzklappenerkrankungen sind typische Folgeerkrankungen nach rheumatischem Fieber, z. B. kombiniertes Mitral- und Trikuspidalvitium oder kombiniertes Mitralvitium und Aortenklappeninsuffizienz. Das klinische Bild wird vom Schweregrad der einzelnen Klappenerkrankungen bestimmt.

Allgemein gilt, dass die stromaufwärts gelegenen Klappendysfunktionen die Hämodynamik dominieren: Bei der Kombination eines Mitral- und Aortenklappenfehlers bestimmt das Mitralvitium das klinische und hämodynamische Bild, bei einem Mitral- und Trikuspidalklappenfehler die Trikuspidalklappenerkrankung.

1.14 Arterielle Hypertonie

E. Altiok

1.14.1 Übersicht

Nach den Empfehlungen der *European Society of Hypertension und European Society of Cardiology* gelten als Hypertonie jene Blutdruckwerte, ab welchen Diagnostik und Therapie für den Patienten von Vorteil sind.

Obwohl die arterielle Hypertonie, d. h. die **chronische arterielle Blutdruckerhöhung,** eigentlich leicht zu diagnostizieren ist und in den meisten Fällen effektiv zu behandeln wäre, sind die mit ihr verbundenen kardiovaskulären Folgeschäden wie Schlaganfall und KHK noch immer Haupttodesursachen in den Industrieländern. Die Häufigkeit der arteriellen Hypertonie liegt in den Industrieländern bei > 30 % und steigt mit zunehmendem Lebensalter an.

Bei 85–95 % der Hypertonien lässt sich keine Ursache für die Blutdruckerhöhung feststellen **(primäre Hypertonie),** bei 5–15 % findet sich eine organische Ursache, z. B. ein obstruktives Schlafapnoe-Syndrom oder eine Nierenarterienstenose **(sekundäre Hypertonie).** Die primäre Hypertonie ist somit eine Ausschlussdiagnose.

Einteilung

In ➤ Tab. 1.26 ist die Einteilung der arteriellen Hypertonie aufgeführt. Sie berücksichtigt sowohl systolische als auch diastolische Werte, da es sich gezeigt hat, dass das kardiovaskuläre Risiko mit beiden Werten ansteigt. Die isolierte systolische Hypertonie hat insbesondere im höheren Lebensalter eine wichtige prognostische Bedeutung.

Ätiologie und Pathogenese

In Ableitung vom Ohm'schen Gesetz (➤ 1.2) ist die Höhe des Blutdrucks im Gefäßsystem abhängig von Herzzeitvolumen und

Tab. 1.26 Einteilung der Hypertonie bei der Praxisblutdruckmessung im Sitzen (*European Society of Hypertension* und *European Society of Cardiology,* 2018)

Klassifikation*	Systolisch	Diastolisch
Optimal	< 120 mmHg	< 80 mmHg
Normal	120–129 mmHg	80–84 mmHg
Hoch normal	130–139 mmHg	85–89 mmHg
Hypertonie Grad 1	140–159 mmHg	90–99 mmHg
Hypertonie Grad 2	160–179 mmHg	100–109 mmHg
Hypertonie Grad 3	≥ 180 mmHg	≥ 110 mmHg
Isolierte systolische Hypertonie	≥ 140 mmHg	< 90 mmHg

*Die Blutdruckkategorie ist definiert durch den jeweilig höheren (systolischen oder diastolischen) Blutdruckwert. Der isolierte systolische Hypertonus wird in Grad 1, 2 oder 3 eingeteilt, je nachdem, wie hoch die systolischen Blutdruckwerte sind.

Gefäßwiderstand: Blutdruck = Herzzeitvolumen × Gefäßwiderstand. Pathophysiologisch können deshalb ein **Volumenhochdruck** (gesteigertes HZV, z. B. bei Hyperthyreose oder arteriovenösen Fisteln) und ein **Widerstandshochdruck** unterschieden werden; Letzterer ist die weitaus häufigste Ursache einer chronischen arteriellen Hypertonie. Beide Formen spielen sowohl bei der primären als auch bei der sekundären Hypertonie eine Rolle.

Primäre Hypertonie

Ätiologie und Pathogenese des Bluthochdrucks sind multifaktoriell. Der Begriff „essenzielle" – also ursächlich unklare – Hypertonie sollte nicht mehr verwendet werden. Viele ätiologische Faktoren sind heute gut belegt. Zur Entstehung der Erkrankung tragen sowohl genetische Faktoren als auch Lebensstil- und Umwelteinflüsse bei, wie z. B. hoher Kochsalzkonsum, niedrige Kalium- und Kalziumaufnahme, Adipositas, psychischer Stress, Rauchen und Alkohol.

Risikofaktoren für die primäre, multifaktoriell bedingte Hypertonie

Genetische Disposition

Die Familienanamnese ist häufig positiv, der Erbgang ist polygen. Es besteht eine Korrelation zwischen der Höhe des Blutdrucks bei den Eltern und ihren leiblichen Kindern. Eineiige Zwillinge weisen in der Regel ähnliche Blutdruckwerte auf. Indirekte genetische Faktoren sind die familiär bedingte Adipositas, eine angeborene Salzsensitivität und erblich bedingte renale Faktoren.

Ernährung, Lebensstil und Umwelteinflüsse

- **Kochsalzzufuhr:** Bei Naturvölkern mit einer gewohnheitsmäßig niedrigen Kochsalzzufuhr ist ein arterieller Hypertonus unbekannt. Der Kochsalzkonsum von 9–12 g/d in den westlichen Industrieländern liegt weit über dem geschätzten Mindestbedarf von 1–2 g/d. Bei entsprechender genetischer Disposition führt die hohe NaCl-Aufnahme zur Entwicklung einer Hypertonie. Bei vielen Hypertonikern kann in der Anfangsphase der Erkrankung eine inadäquate Natriurese beobachtet werden (eingeschränkte Natriumausscheidung nach Volumenbelastung). Umgekehrt kann durch diätetische Kochsalzrestriktion auf ca. 5 g/d bei einem Großteil der Hypertoniepatienten das Blutdruckniveau gesenkt werden. Diätetisch zugeführtes Kalium (Obst, Gemüse) und Kalzium wirken im Gegensatz zum Natrium blutdrucksenkend.
- Eine **Adipositas** führt über ein erhöhtes Blutvolumen und damit gesteigertes Herzzeitvolumen zur Hypertonie.
- **Fettreiche Kost** mit hohem Anteil an Cholesterin und gesättigten Fettsäuren steigert den Blutdruck.
- **Stress** aktiviert das sympathische Nervensystem. Manche Hypertoniker reagieren bei Stress mit einer stärkeren Katecholaminausschüttung als Normotoniker. Gezielte Entspannungsübungen, z. B. autogenes Training, können einen hohen Blutdruck senken.
- **Nikotinabusus:** Die vasokonstriktorische Wirkung des Nikotins erhöht den Gefäßwiderstand und kann damit den Blutdruck akut erhöhen.
- **Alkohol** erhöht die Herzfrequenz, das Herzzeitvolumen und aktiviert zusätzlich das sympathische Nervensystem. Die Blutdruckerhöhung kann erheblich sein.
- **NSAR** erhöhen den Blutdruck durch Hemmung der Prostaglandinsynthese um durchschnittlich 5 mmHg (Prostaglandine haben überwiegend vasodilatierende Eigenschaften).

Ausgewählte Aspekte zur Pathogenese

Häufig wird eine primäre Hypertonie zusammen mit einer Adipositas und einem gestörten Glukose- und Fettstoffwechsel angetroffen. Dieser Symptomenkomplex des **metabolischen Syndroms** (➤ 10.3.4) spielt unter anderem über die mit ihm verbundene Insulinresistenz des quergestreiften Muskelgewebes mit konsekutiver Hyperinsulinämie eine pathogenetische Schlüsselrolle, und zwar über zwei Mechanismen:

- Insulin wirkt antinatriuretisch und führt zu einer Salz- und Wasserretention und damit zu einer Zunahme des intravasalen Volumens. Die daraus resultierende Hyperzirkulation führt im Initialstadium durch die Autoregulation arterieller Widerstandsgefäße zu einer peripheren Widerstandserhöhung und damit zu einem gesteigerten Blutdruck.
- Durch einen zellproliferativen Effekt von Insulin wären darüber hinaus die bei Hypertonie beobachtete Hypertrophie glatter Gefäßmuskelzellen mit Zunahme der Mediadicke arterieller Gefäße und die daraus resultierende Widerstandserhöhung erklärt.

Eine Schlüsselrolle kommt weiterhin den **Nieren** bei der Pathogenese der arteriellen Hypertonie zu. Bekannt ist seit Langem, dass die Transplantation einer Niere von einem hypertensiven Spender auf einen nierenkranken, aber normotensiven Patienten mit hoher Wahrscheinlichkeit ebenfalls zu einem Bluthochdruck beim Transplantatempfänger führt. Zudem konnte gezeigt werden, dass die Nieren hypertensiver Menschen eine geringere Gesamtzahl an Glomeruli bzw. Nephronen beinhalten als die Nieren normotensiver Menschen. Eine relative Überlastung des einzelnen Nephrons mit verstärkter Salz- und Wasserretention kann damit beim Hypertoniker ein wichtiger pathophysiologischer Faktor für die Entstehung der Hypertonie sein.

Außerdem kann die arterielle Hypertonie zum Teil über eine individuell erhöhte **Reagibilität der Widerstandsgefäße** erklärt werden. So können bei fast allen Patienten erhöhte intrazelluläre Na^+- und Ca^{2+}-Konzentrationen z. B. in Blutzellen und anderen Geweben nachgewiesen werden. Zugrunde könnten Störungen des Na^+/K^+-Austauschs oder anderer Natriumtransportmechanismen liegen.

Der bei der primären Hypertonie regelmäßig **erhöhte Gefäßtonus** könnte auch über eine verminderte Synthese von Stickoxid (NO) im Gefäßendothel erklärt werden. Experimentell kann ein Hochdruck durch Gabe von Inhibitoren der NO-Synthese erzeugt werden; es ist jedoch unklar, ob die verminderte NO-Synthese lediglich ein durch andere Faktoren (wie z. B. die oben angesprochenen transmembranösen Transportstörungen) bedingtes Epiphänomen darstellt.

Anpassungsvorgänge

Der chronisch erhöhte Blutdruck löst eine Reihe von Anpassungsvorgängen aus, welche ihrerseits im Sinne eines Circulus vitiosus zur Unterhaltung bzw. Progredienz des Hypertonus beitragen:

- Als Folge einer Sollwertverstellung des **Barorezeptorreflexes** wird der erhöhte Blutdruck als „normal" registriert, d. h., die durch Blutdruckerhöhungen ausgelöste Gefäßdilatation wird erst bei höherem Druckniveau eingeleitet.

- Die chronische Druckbelastung führt zu einer weiteren **Hypertrophie der Widerstandsgefäße** mit Zunahme der Mediadicke, welche wiederum der Blutdrucksteigerung Vorschub leistet.
- Unter normotonen Bedingungen wird bereits bei geringen Blutdruckerhöhungen die Salzausscheidung über die Nieren (Natriurese) kräftig erhöht. Die vermehrte Salz- und Wasserausscheidung wirkt der Blutdruckerhöhung entgegen. Bei chronisch erhöhtem Blutdruck ist diese **Druck-Natriurese-Beziehung** nach rechts verschoben, d. h., die gleiche Steigerung der Salzausscheidung geschieht erst bei höherem Druckniveau.

Schädigungsvorgänge

Zur Organschädigung bei Hypertonie kommt es durch zwei Mechanismen:

- Zum einen leisten chronisch erhöhte Blutdruckwerte der Atherogenese (➤ 1.5.2) Vorschub, die in der Folge zu Apoplex, KHK und pAVK führen kann.
- Zum anderen kommt es zu einem strukturellen Umbau der Gefäß- und Herzmuskelarchitektur mit den nachfolgenden Komplikationen einer Linksherzhypertrophie, Herzinsuffizienz, Herzrhythmusstörungen, Aortendissektion, Nephrosklerose und anderen, oft durch Atherosklerose potenzierten Gefäßschäden vom Schlaganfall bis zur Demenz.

Sekundäre arterielle Hypertonieformen

Neben dem primären, multifaktoriell bedingten Hochdruck lassen sich bei etwa 5–15 % der Patienten spezifische Erkrankungen ausmachen, in deren Folge sekundär ein Hochdruck entsteht. Der Hypertonus ist in diesen Fällen also Leitsymptom einer oft potenziell behebbaren Grunderkrankung. Am häufigsten sind neben dem obstruktiv bedingten Schlafapnoe-Syndrom renale, endokrine und kardiovaskuläre Erkrankungen für die Entwicklung einer sekundären Hypertonie verantwortlich.

Insbesondere bei den folgenden klinischen und/oder laborchemischen Konstellationen sollte verstärkt an eine sekundäre Hypertonieform gedacht werden:

- Erstmanifestation einer Hypertonie Grad 2 im Alter < 40 Jahre oder Beginn einer Hypertonie in der Kindheit
- Schwer einstellbarer Hypertonus trotz medikamentöser Mehrfachtherapie
- Klinische oder biochemische Merkmale, die auf endokrine Ursachen der Hypertonie hindeuten, wie z. B. eine Hypokaliämie (als Anzeichen eines möglichen primären Hyperaldosteronismus)
- Klinische Symptome, die auf obstruktive Schlafapnoe hindeuten (Schnarchen, Morgenkopfschmerz, Tagesmüdigkeit)
- Auf Phäochromozytom hindeutende Symptome oder Phäochromozytom in der Familie (episodische Symptome wie paroxysmale Hypertonie, pochender Kopfschmerz, Schwitzen, Herzklopfen und Blässe).

Ursachen einer sekundären Hypertonie

Obstruktives Schlafapnoe-Syndrom (((› 6.6)))

Alle hypertensiven Patienten sollten (fremd)anamnestisch befragt werden nach Schnarchen, nächtlichen Atempausen und Tagesmüdigkeit. Insbesondere therapierefraktäre Hypertonieverläufe und fehlende physiologische nächtliche Blutdruckabsenkung („Non-Dipper") sind verdächtig auf ein Schlafapnoesyndrom.

Renale Hypertonie

Die Genese eines Bluthochdrucks bei Nierenerkrankungen beruht auf drei Hauptmechanismen: Salz- und Wasserretention infolge verminderter Ausscheidungskapazität, Aktivierung des Renin-Angiotensin-Systems (➤ Abb. 1.125) und Sympathikusaktivierung über autonome Nervenfasern mit vorwiegend vasokonstriktorischem Effekt. Man unterscheidet:

- **Renovaskuläre** Hypertonie bei Nierenarterienstenose: sie ist in ≈ 1–5 % Ursache einer arteriellen Hypertonie (➤ 11.7.2)
- **Renoparenchymatöse** Hypertonie bei diffuser parenchymatöser Nierenerkrankung

Endokrine Hypertonie

Die endokrinen Hochdruckformen werden durch eine unphysiologische Produktion und Freisetzung von Hormonen ausgelöst, die zu einer direkten oder indirekten Blutdrucksteigerung führen:

- **Primärer Hyperaldosteronismus (Morbus Conn):** exzessive Sekretion von Aldosteron (➤ 9.7.3). Systematische Screening-Untersuchungen lassen vermuten, dass die Inzidenz des primären Hyperaldosteronismus weit höher ist als bisher gedacht (bis zu 10 %!). Galt die Hypokaliämie bislang als Conditio sine qua non, so scheint es eine hohe Dunkelziffer unerkannter, normokaliämischer Hyperaldosteronismusfälle zu geben.
- **Phäochromozytom:** Es kommt zu einer exzessiven Sekretion von Adrenalin, Noradrenalin, evtl. auch Dopamin (➤ 9.7.4).
- **Morbus Cushing:** exzessive Sekretion von Kortisol (➤ 9.6.5). Ebenso führt die exogene Zufuhr von Glukokortikoiden zur Hypertonie (exogenes Cushing-Syndrom).
- **Einnahme von Östrogenen:** Orale Antikonzeptiva lösen bei den meisten Frauen einen geringen Blutdruckanstieg aus; gelegentlich – vor allem bei adipösen Frauen > 35 Jahre und einer Einnahmedauer > 5 Jahre – kommt es jedoch zu erheblichen Druckanstiegen, welche auf eine östrogeninduzierte gesteigerte hepatische Synthese von Reninsubstrat mit nachfolgender Aktivierung des RAAS zurückgeführt werden.

Kardiovaskuläre Hypertonie (< 1 %)

- Aortenisthmusstenose (➤ 1.12.2)

Weitere Ursachen (< 1 %)

- Neurogene Hypertonie, z. B. bei erhöhtem Hirndruck oder bei Enzephalitis
- Schwangerschaftshypertonie, Präeklampsie (EPH-Gestose), ➤ 1.14.3
- medikamentös bedingte Hypertonie: z. B. durch Ciclosporin A nach Organtransplantation
- Lakritzabusus > 500 g/d (aldosteronartige Wirkung; ➤ 9.7.3).

Klinik

Die chronische arterielle Hypertonie ist oft über Jahre asymptomatisch; häufig wird sie erst durch Komplikationen klinisch auffällig. Nur ca. 40 % der Betroffenen zeigen Symptome: Bei stärkerer Blutdruckerhöhung tritt ein morgendlicher Kopfschmerz im Hinterkopf auf, der sich oft nach dem Aufstehen bessert. Weitere, jedoch sehr variable und unspezifische Symptome sind Schwindel, Ohrensausen, Herzklopfen, leichte Ermüdbarkeit, Nasenbluten, Sehstörungen, Angina pectoris und Dyspnoe. Bei den sekundären Hypertonieformen können die Symptome der Grunderkrankung im Vordergrund stehen.

Komplikationen

Die Wahrscheinlichkeit sekundärer, symptomatischer Organmanifestationen steigt mit der Höhe des Blutdrucks (➤ Abb. 1.118) und der Zeitdauer des Bestehens: Unbehandelt treten bei ca. 40 % der Hypertoniker nach 7–10 Jahren sekundäre Organschäden auf. Die Lebenserwartung ist im Durchschnitt um 10–20 Jahre verkürzt. Haupttodesursachen sind Herzinsuffizienz (30 %), Schlaganfall (20 %), akuter Herzinfarkt (15 %) und Nierenversagen (10 %).

Hauptkomplikationen des Hypertonus

Bereits bei einer chronischen Blutdruckerhöhung auf 140/90 mmHg (früher als „Grenzwerthypertonie" bezeichnet) ist das Risiko kardiovaskulärer Komplikationen gegenüber einem Blutdruck von 120/70 mmHg verdoppelt.

Linksherzhypertrophie
Etwa 50 % der Hypertoniker weisen echokardiografische Zeichen der Linksherzhypertrophie auf, deren Ausmaß direkt mit der Morbidität und Mortalität des Patienten korreliert. Sie kann sich unter adäquater Therapie zurückbilden. Die Hypertrophie kann entweder direkt oder durch Exazerbation einer begleitenden KHK zu diastolischer und systolischer Herzinsuffizienz, supraventrikulären und ventrikulären Arrhythmien und plötzlichem Herztod führen („Hochdruckherz").

KHK
Sie entsteht im Rahmen der akzelerierten atherosklerotischen Gefäßschädigung und ist durch Folgeerkrankungen wie Herzinfarkt und Herzinsuffizienz für die meisten Todesfälle bei Hypertonie verantwortlich.

Hypertensive zerebrovaskuläre Schädigung
Diese ist für ca. 15 % der hypertoniebedingten Todesfälle verantwortlich. Die Mehrzahl der Schlaganfälle ist durch eine Hypertonie bedingt. Es können sowohl ischämische Insulte als auch intrazerebrale Blutungen auftreten. Auch ist die Demenz (sowohl vom Alzheimer-Typ als auch zerebrovaskulär bedingte Formen) statistisch mit der Hypertonie korreliert. Bei den zerebrovaskulären Komplikationen spielt der systolische Blutdruck eine größere Rolle als der diastolische.

Hypertensive Nephropathie
Die Hypertonie ist zum einen für die Entwicklung einer Nephrosklerose (➤ 11.7.1) verantwortlich, zum anderen beschleunigt sie das Fortschreiten anderer Nierenerkrankungen wie z. B. der diabetischen Nephropathie. 10–15 % aller chronisch dialysepflichtigen Patienten sind aufgrund einer chronischen arteriellen Hypertonie terminal niereninsuffizient.

Aortendissektion
Die Hypertonie ist hier sowohl Hauptursache als auch exazerbierender Faktor.

Maligne Hypertonie
Sie ist definiert als arterieller Hypertonus (meist > 110 mmHg diastolisch), der akut entgleist ist und mit Enzephalopathie, Nephropathie, Retinopathie, Herzversagen oder ischämischer Herzschädigung einhergeht. Wichtige diagnostische Kriterien sind der Nachweis akuter Augenhintergrundveränderungen im Stadium III oder IV (➤ Kasten „Funduskopische Veränderungen") und eine progrediente Niereninsuffizienz (maligne Nephrosklerose, ➤ 11.7.1).

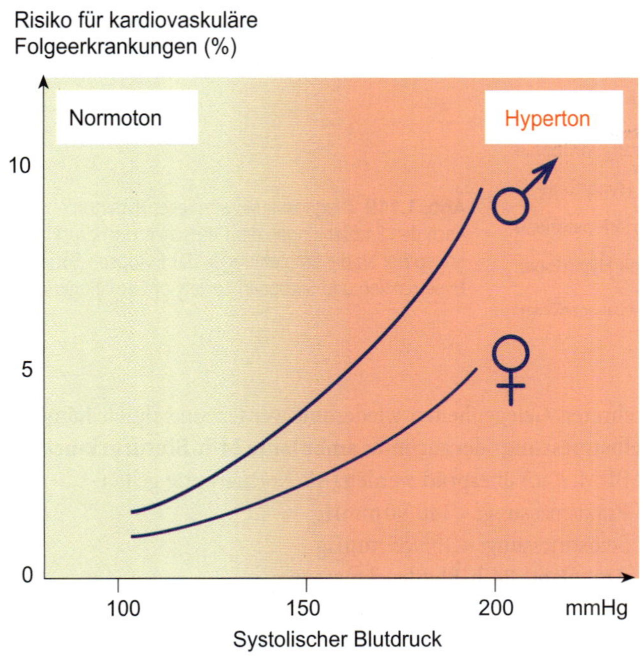

Abb. 1.118 Beziehung zwischen systolischem Blutdruck und kardiovaskulärem Risiko (Männer und Frauen, 45 Jahre, keine zusätzlichen Risikofaktoren) [L157]

Diagnostisches Vorgehen

Strategie (➤ Abb. 1.119)

Die Diagnostik bei Hypertonie verfolgt drei Ziele:

- Zum einen wird das Vorliegen einer Hypertonie objektiviert bzw. ihr **Schweregrad festgelegt** (➤ Tab. 1.26).
- Zum Zweiten wird das kardiovaskuläre Gesamtrisiko anhand gleichzeitig vorliegender Risikofaktoren und bestehenden Folgeschäden an Herz, Augen und Nieren abgeschätzt, z. B. durch EKG, Funduskopie und einen Teststreifen auf Eiweiß im Urin.
- Zum Dritten wird die ätiologische Zuordnung angestrebt, d. h., es wird versucht, eventuelle Ursachen für eine sekundäre Hypertonie zu identifizieren.

Anamnese

Neben den aktuellen Symptomen ist die Erfassung von Vorerkrankungen wichtig, die zu einem sekundären Hypertonus führen können, z. B. parenchymatöse Nierenerkrankungen. Eine genaue Medikamentenanamnese kann weiteren Aufschluss geben. Darüber hinaus werden die kardiovaskulären Risikofaktoren „abgefragt", z. B. familiäre Belastung, Rauchen, Alkohol, Stress, Essgewohnheiten (inkl. Kochsalzkonsum), Gewichtsverlauf, körperliche Betätigung und Vorliegen eines Diabetes mellitus.

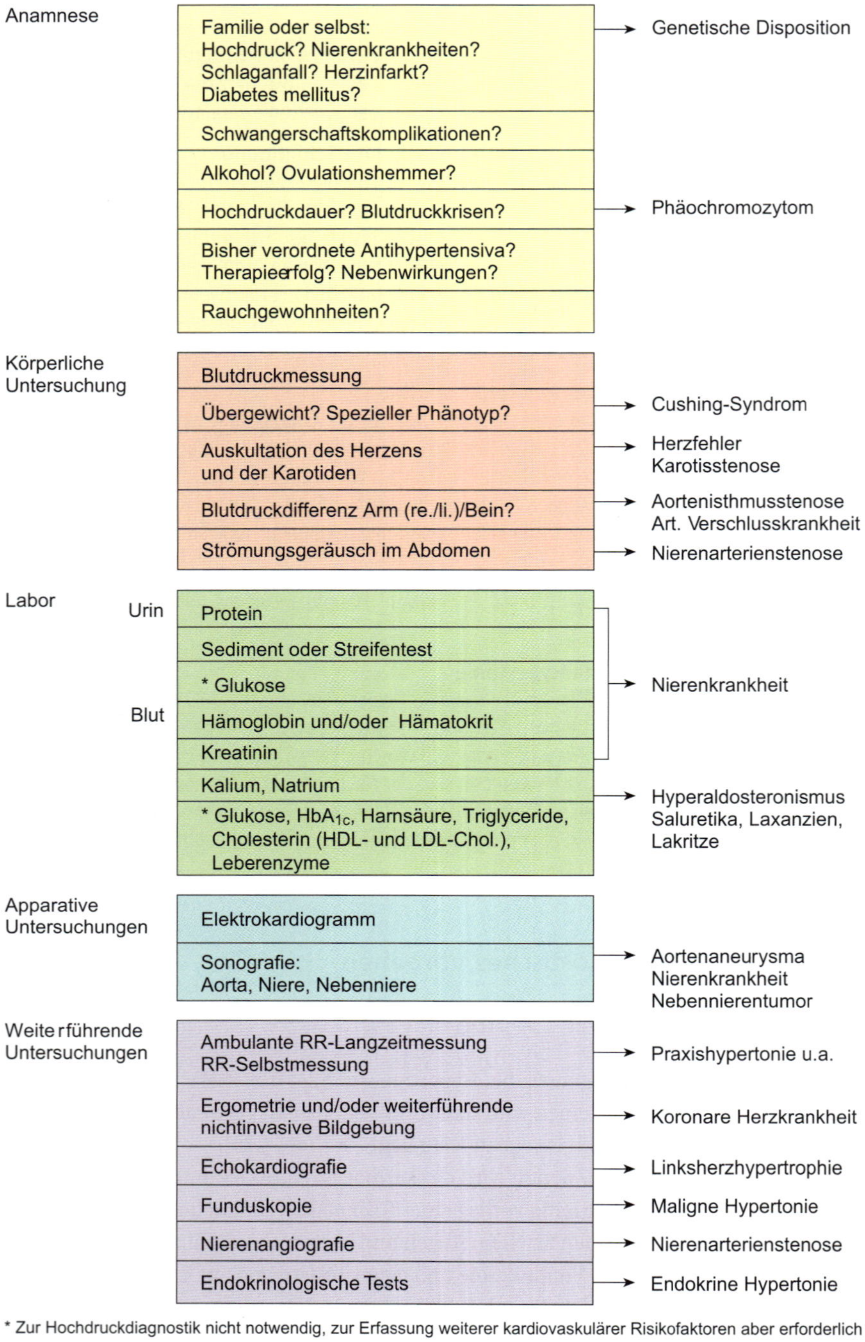

Abb. 1.119 Diagnostik bei arterieller Hypertonie nach den Empfehlungen der Deutschen Hochdruckliga, angepasst an die Empfehlungen der European Society of Hypertension und European Society of Cardiology. [L157]

Blutdruckmessung

Die Blutdruckmessung ist obligater Bestandteil einer internistischen Untersuchung. Sowohl der normale als auch der chronisch erhöhte Blutdruck unterliegen jedoch situativen Einflüssen wie körperlicher oder emotionaler Belastung. Bekanntes Beispiel ist der sog. „Weißkittel-Hypertonus" beim Arztbesuch.

Um situative Einflüsse gering zu halten und die Diagnose einer arteriellen Hypertonie zu objektivieren, sollte ein in der Praxis erhöht gemessener Ruheblutdruck von 140/90 mmHg oder mehr bei mehreren Gelegenheiten wiederholt werden und durch **häusliche Selbstmessung** oder auch eine **ambulante 24-h-Blutdruckmessung** (ABDM, s. u.) überprüft werden. Als Normalwerte gelten:

- Praxismessung: < 140/90 mmHg
- Selbstmessung: < 135/85 mmHg
- Ambulante 24-h-Blutdruckmessung:
  - 24-h-Mittel: < 130/80 mmHg
  - Tagesmittel: < 135/85 mmHg
  - Nachtmittel: < 120/70 mmHg

Bei Patienten unter antihypertensiver Therapie, Diabetikern (Insuffizienz des autonomen Nervensystems) und bei älteren Patienten wird zusätzlich **im Stehen** gemessen, um eine orthostatische Hypotonie (➤ 1.15) zu erfassen.

Bei der ersten Blutdruckmessung wird immer **an beiden Armen** gemessen. Bei einer Differenz > 20 mmHg besteht der Verdacht auf eine Stenose der A. subclavia oder des Aortenisthmus auf der niedriger gemessenen Seite. Zum Ausschluss einer Aortenisthmusstenose (➤ 1.12.2) müssen auch die Femoralispulse getastet werden zum Vergleich vom radialem mit dem femoralem Puls (radiofemorale Verzögerung bei Aortenisthmusstenose). und der **Knöchel-Arm-Index (ABI)** (erniedrigt bei Aortenisthmusstenose, Screening auf mögliche Begleiterkrankung einer pAVK) bestimmt werden.

Blutdruckmessverfahren

Indirekte (sphygmomanometrische) Messung nach Riva-Rocci (RR)
Eine aufblasbare Manschette, die am Oberarm des Patienten auf Herzhöhe angelegt wird, wird unter gleichzeitiger Palpation des Radialispulses über den systolischen Druck aufgepumpt. Danach wird der Manschettendruck langsam (< 5 mmHg/s) abgelassen und der Puls über der A. brachialis in der Ellenbeuge auskultiert. Das erste erfassbare Pulsgeräusch (Korotkow-Geräusch) ergibt den oberen (systolischen) Blutdruckwert. Das Gefäßgeräusch entsteht durch den turbulenten Fluss in der durch den Manschettendruck komprimierten A. brachialis. Der untere (diastolische) Blutdruckwert wird bei Verschwinden der Geräusche abgelesen, wenn die Strömung im Gefäß wieder laminar ist. Bei hohem Herzzeitvolumen (Schwangere, Patienten mit Fieber oder Anämie) oder bei Kindern wird der diastolische Wert bei deutlichem Leiserwerden der Korotkow-Geräusche abgelesen, da diese oft auch bei minimaler Kompression noch hörbar bleiben.

Häufige Fehlerquellen:
- Manschettenbreite: Bis zu einem Oberarmumfang von 33 cm wird die Standardmanschette mit 12–13 cm Breite verwendet. Bei größerem Armumfang und bei Messungen an den Beinen muss eine breitere Manschette (18 cm) verwendet werden, um falsch hohe Werte zu vermeiden. Umgekehrtes gilt für Kinder und Patienten mit sehr schmächtigen Armen.
- Bei rigiden Arterienwänden durch Arteriosklerose (besonders bei Diabetes mellitus) werden falsch hohe RR-Werte gemessen.
- Falsch niedrige Werte ergeben sich bei zu niedrig aufgepumpter Manschette und Beginn der Messung in der sog. auskultatorischen Lücke, einer insbesondere bei Hypertonie auftretenden strömungsbedingten Schalllücke zwischen systolischem und diastolischem Blutdruck.

Oszillometrische Blutdruckmessung
Die meisten elektronischen Blutdruckmessgeräte mit Oberarm- oder Handgelenksmanschette werten die Form der Pulswelle nach Öffnung der komprimierten Arterie zur Blutdruckbestimmung aus. Einsatzbereiche sind:
- Häusliche Selbstmessung des Blutdrucks und Protokollierung durch den Patienten
- Ambulante 24-h-Blutdruckmessung mit programmierbarer, automatischer Blutdruckregistrierung, z. B. alle 15 min zu den Tagstunden und alle 30 min während der nächtlichen Schlafphase (tragbares Umhängegerät, anschließende Computerauswertung der gespeicherten Blutdruckdaten).

Direkte („blutige") intraarterielle Messung
Im Rahmen eines intensivmedizinischen Monitorings wird ein Druckwandler **(Statham-Element)** an einen arteriellen Verweilkatheter, z. B. in der A. radialis, angeschlossen. Die Messung erfolgt kontinuierlich mit jeder Pulswelle und wird von einem angeschlossenen Monitor direkt abgelesen.

Weitere körperliche Untersuchung

Das Augenmerk gilt hierbei möglichen **sekundären Ursachen der Hypertonie** und möglichen **Folgeschäden.** Neben der Blutdruckmessung gehören folgende Schritte zum Untersuchungsprogramm:
- Gewicht und Größe mit Berechnung des BMI, Taillenumfang
- Suche nach Zeichen einer sekundären Hypertonieform, z. B. Cushing-Syndrom („Stiernacken", Vollmondgesicht, Striae rubrae) oder Schilddrüsenerkrankung (z. B. Struma)
- Palpation der Nieren auf Zeichen von Vergrößerung bei polyzystischer Nierenerkrankung
- Arterieller Pulsstatus einschließlich Auskultation von Karotiden, abdomineller Aorta (z. B. Gefäßgeräusch bei Abgangsstenose einer Nierenarterie) und Aa. femorales
- Suche nach Zeichen einer Linksherzhypertrophie oder -insuffizienz
- Augenhintergrund (Funduskopie)

Apparative Untersuchungen

Neben Anamnese und körperlicher Untersuchung gehören folgende apparative Untersuchungen zum initialen Programm einer Hypertonusabklärung:
- Zur weiteren Objektivierung der erhöhten Blutdruckwerte und zur Beurteilung der tageszeitlichen Schwankungen erfolgt eine ambulante **24-h-Blutdruckmessung (ABDM).**
- Herzgröße und -funktion werden mittels **EKG** (➤ Abb. 1.120), **Echokardiografie** (➤ Abb. 1.121) und ggf. **Röntgenthorax** untersucht.
- **Sonografie** des Abdomens: Nierengröße, -morphologie, -tumoren, Nebennierentumoren, arteriosklerotische Veränderungen der Aorta?
- **Pulswellengeschwindigkeit (PWV)** zur Bestimmung der Aorten-Steifigkeit und zugrunde liegenden Arteriosklerose
- **Blutuntersuchungen:** Blutbild, Serumelektrolyte (evtl. Hinweise auf endokrinologische Erkrankungen), Kreatinin, Nüchternblutzucker und HBA_{1c}, Harnsäure, Serumcholesterin und Serumtriglyzeride, Leberenzyme.
- **Urinanalyse:** Teststreifen, mikroskopische Untersuchung (➤ 11.3.2). Besonderes Augenmerk liegt auf einer Mikroalbuminurie oder Erythrozyturie als Hinweis auf eine Nephropathie (welche Ursache oder Folge des Hypertonus sein kann). Die Urinproteinausscheidung kann mit dem Teststreifen oder durch den Albumin/Kreatinin-Quotienten kalkuliert werden. Zur genaueren Abklärung kann ein 24-h-Sammelurin zur Bestimmung der Kreatinin-Clearance und Proteinausscheidung sinnvoll sein.
- **MRT oder CT des Gehirns:** Bei hypertensiven Patienten mit neurologischen Symptomen oder Abnahme der kognitiven Funktion (zur Detektion von Hirninfarkten, Mikroblutungen und Läsionen der weißen Substanz)

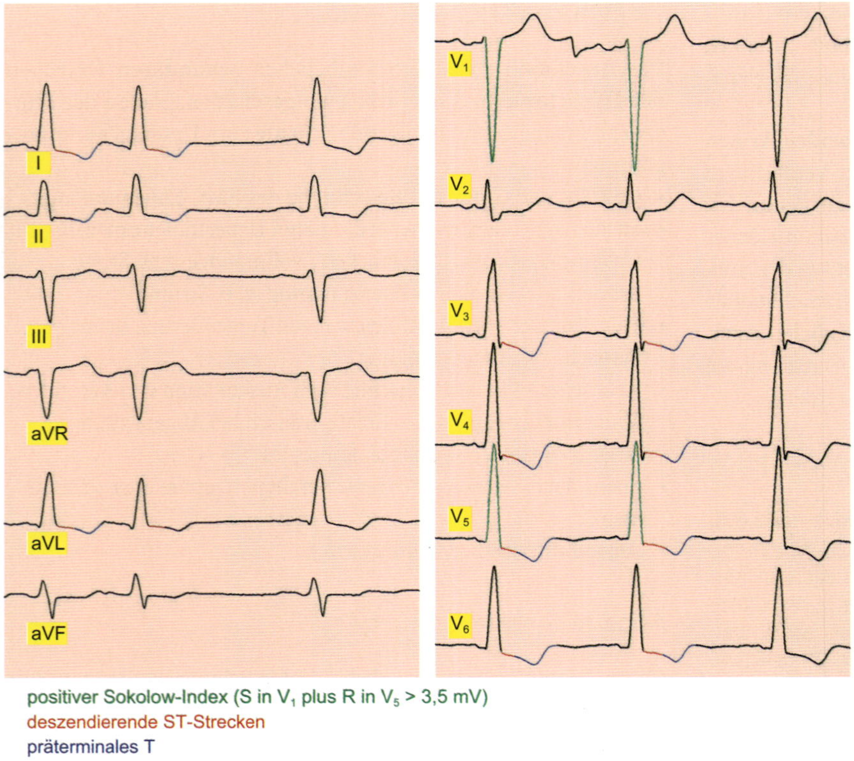

Abb. 1.120 EKG mit deutlichen Zeichen der Linkshypertrophie bei einer 69-jährigen Patientin mit jahrzehntelangem, schlecht eingestelltem Hypertonus. Zu erkennen sind ein Linkstyp, ein positiver Sokolow-Index (S in V_1 plus R in $V_5 > 3{,}5$ mV) sowie deszendierende ST-Strecken und ein präterminales (= nicht gleichschenkliges) T anterolateral (Ableitungen I, II, aVL sowie V_3–V_6) als Zeichen einer Innenschichtischämie durch den hohen Blutdruck. [M181]

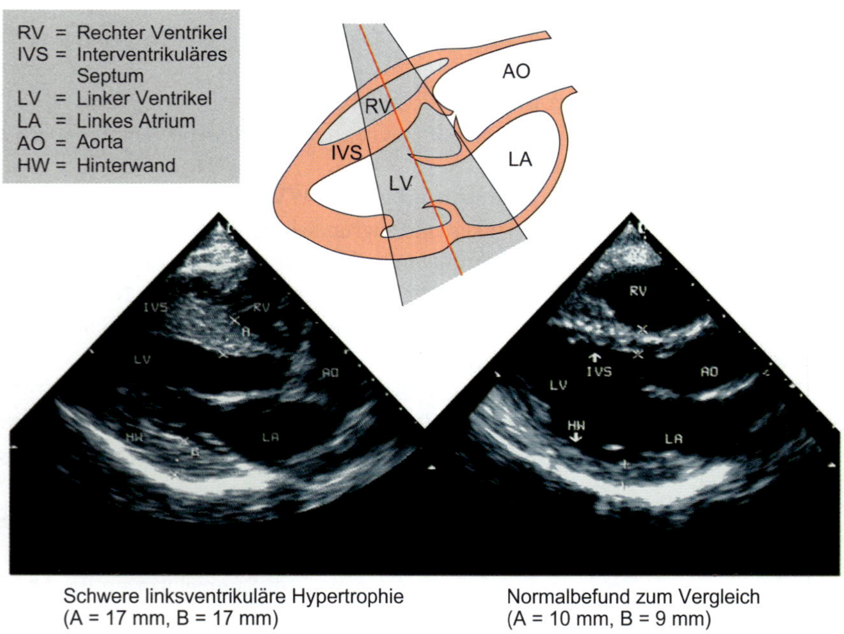

Abb. 1.121 Echokardiografie. Links: Befund bei konzentrisch hypertrophiertem linkem Ventrikel (LV) im Rahmen eines jahrelangen schweren Hypertonus. Parasternale lange Achse: Interventrikuläres Septum (IVS) und Hinterwand (HW) des linken Ventrikels sind verdickt. Die Innendurchmesser des LV sind unauffällig. Rechts: Normalbefund zum Vergleich. [M181]

CAVE!

Bei einer Hypokaliämie, die sich nicht durch die Einnahme von Diuretika erklärt, sollte nach einem primären (Conn-Syndrom: supprimiertes Renin i. S.) oder sekundären (Nierenarterienstenose: hohes Renin i. S.) Hyperaldosteronismus geforscht werden.

Wenn sich nach diesen Basisuntersuchungen der Verdacht auf einen sekundären Hypertonus ergibt, muss die vermutete Ursache mit spezielleren Untersuchungen nachgewiesen oder ausgeschlossen werden. Eine Übersicht gibt ➤ Tab. 1.27.

Tab. 1.27 Spezielle Diagnostik bei V.a. sekundären Hypertonus

Verdachtsdiagnose	Diagnostik
Schlafapnoe	
Obstruktiv bedingtes Schlafapnoesyndrom	Schlafscreening, Schlaflabor
Renale Hypertonie	
Nierenarterienstenose	Farbduplexsonografie der Nierenarterien, CT-Angiografie, Magnetresonanz-Angiografie, digitale Subtraktionsangiografie der Nierenarterien
Renoparenchymatöse Schädigung	Sonografie, Kreatinin-Clearance, Proteinausscheidung im 24-h-Sammelurin
Endokrine Hypertonie, vgl. ➤ Kap. 9	
Hyperaldosteronismus	Renin/Aldosteron-Quotient im Serum, Aldosteron und Tetrahydroaldosteron im 24-h-Sammelurin
Phäochromozytom	Metanephrin im Plasma (zuvor 30 Min. Ruhelagerung) oder im angesäuerten 24-h-Sammelurin
Morbus Cushing	Dexamethason-Kurztest zum Ausschluss (1 mg Dexamethason um Mitternacht und Serum-Cortisol am nächsten Morgen um 8.00 Uhr (negativ, wenn Cortisol < 2 µg/dl)
Akromegalie	IGF-1 oder GH im Serum (GH < 1 ng/ml schließt eine Akromegalie aus, ggf. nach Glukosebelastung).
Hyperthyreose	Basales TSH, fT_3, fT_4
Andere Ursachen	
Aortenisthmusstenose	Seitengetrennte RR-Messung, RR-Messung an den Beinen, Angiografie
Medikamente	Genaue Anamnese
Lakritzabusus > 50 g/d	Genaue Anamnese
Aorteninsuffizienz	Farb-Doppler-Echokardiografie
Präeklampsie (EPH-Gestose)	➤ 1.14.3

Funduskopie

Zur Abklärung von Endorganschäden eines arteriellen Hypertonus an der Retina gehört die Spiegelung des Augenhintergrunds nach „Weittropfen" der Pupillen mit einem kurz wirksamen Mydriatikum, z.B. Tropicamid (Anwendung u.a. kontraindiziert bei erhöhtem Augeninnendruck durch Engwinkelglaukom). Am Fundus können Netzhaut, Arteriolen, Venolen sowie die Papille direkt eingesehen und auf sekundäre Hochdruckveränderungen hin untersucht werden. Die Einteilung erfolgt üblicherweise nach Keith und Wagner in vier Stadien (➤ Abb. 1.122 und ➤ Abb. 1.123). Dabei werden die Stadien I und II als **Fundus hypertonicus** (reine Gefäßveränderungen ohne Parenchymschädigung), die Stadien III und IV als **hypertensive Retinopathie** bezeichnet.

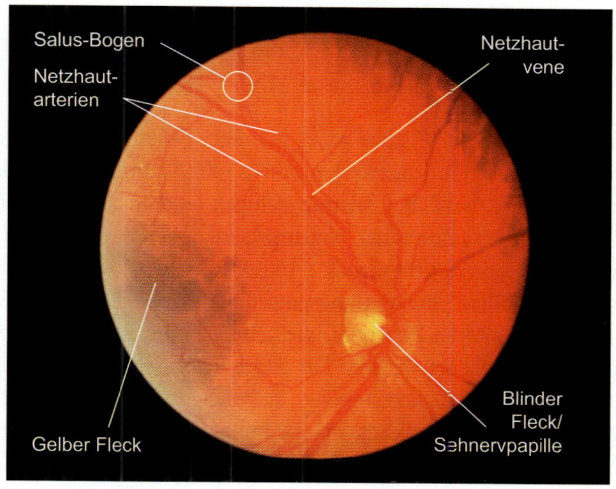

Abb. 1.122 Fundus hypertonicus Stadium I: Früher Hinweis auf die Hypertonie sind verengte, geschlängelt verlaufende Arteriolen. [E143]

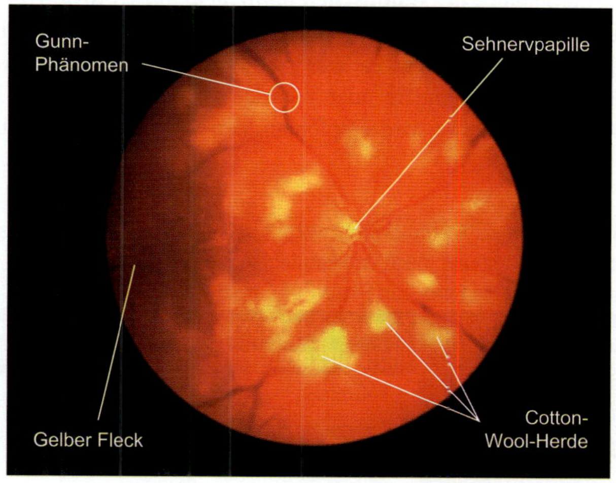

Abb. 1.123 Fundus hypertonicus Stadium III (hypertensive Retinopathie). Zusätzlich zu silberdrahtähnlich dünnen Arteriolen finden sich weiche und harte Exsudate sowie Hämorrhagien. Die Papille ist noch scharf abzugrenzen, kein Papillenödem. [E143]

Funduskopische Veränderungen bei Hypertonus (nach Keith und Wagner, 1939)

- **Stadium I:** verengte Arteriolen, Verhältnis des Arteriolen- zum Venolendurchmesser **(A/V-Ratio)** wird kleiner.
- **Stadium II:** zusätzlich **Kreuzungszeichen (Gunn-Zeichen):** Wenn eine Arteriole eine Venole kreuzt, wird die Venole Omega-artig von der wandstarren Arteriole verdrängt. Im fortgeschrittenen Stadium wird die Venole vollständig komprimiert.
- **Stadium III:** zusätzlich Netzhautschäden, sichtbar als:
  - „weiche Exsudate" **(„Cotton-Wool"-Exsudate)** als Zeichen einer aufgetriebenen inneren Nervenfaserschicht
  - „harte Exsudate": irreversible Lipoidherde
  - Hämorrhagien (Netzhauteinblutungen)
- **Stadium IV:**
  - Ischämisches Netzhautödem mit Randunschärfe der Papille
  - Papillenödem bei Enzephalopathie durch erhöhten Hirndruck

1

Therapie

Grundüberlegungen zur Therapie

Bei Patienten bis 79 Jahre wird in allen Fällen eine Intervention bereits bei Blutdruckwerten von ≥ 140/90 mmHg empfohlen. Demgegenüber wird bei leistungsfähigen älteren Patienten mit Hypertonie ≥ 80 Jahre einer blutdrucksenkenden Medikation erst empfohlen, wenn der Blutdruck ≥ 160/90 mmHg ist (➤ Tab. 1.28). Allerdings sollten Behandlungsentscheidungen und Blutdruck-Zielwerte bei älteren Patienten, die gebrechlich und hilfsbedürftig sind, ggf. modifiziert werden. Für ältere Patienten muss evtl. eine moderatere Blutdruckeinstellung ausreichen, wenn eine darüber hinausgehende Senkung mit zu hohen Nebenwirkungen (z. B. orthostatischer Schwindel) verbunden ist.

Therapieziel: Ziel der Therapie ist, die hypertoniebedingte Mortalität und Morbidität zu senken. Dazu sollte der Blutdruck möglichst in den Normbereich gesenkt werden. Als Behandlungsziel wird die Senkung des **systolischen Blutdrucks auf < 140 mmHg** für alle Patienten empfohlen. Sofern die Therapie gut vertragen wird, sollten bei den meisten Patienten unter Behandlung Blutdruckwerte von 130/80 mmHg oder niedriger angestrebt werden. Bei Patienten < 65 Jahre wird empfohlen, den systolischen Blutdruck in den meisten Fällen auf 120–129 mmHg zu senken. Der Praxis-Behandlungszielbereich des **diastolischen Blutdrucks** liegt für alle Altersgruppen idealerweise **bei 70–79 mmHg** (➤ Tab. 1.29). Bei sekundärer Hypertonie steht die Behandlung der Grunderkrankung an erster Stelle.

Tab. 1.28 Praxis-Blutdruckgrenzwerte für den Beginn einer antihypertensiven Behandlung (nach den Empfehlungen der European Society of Hypertension und European Society of Cardiology, 2018)

Hypertonie Krankheitsstadium	Systolischer Praxis-Blutdruckgrenzwert	Diastolischer Praxis-Blutdruckgrenzwert
18–65 Jahre	≥ 140 mmHg*	≥ 90 mmHg
65–79 Jahre	≥ 140 mmHg*	≥ 90 mmHg
≥ 80 Jahre	≥ 160 mmHg	≥ 90 mmHg

*Bei Patienten mit sehr hohem Risiko (Hypertonie + manifeste koronare Herzerkrankung oder Z. n. Schlaganfall oder TIA) kann eine Behandlung bereits bei einem systolischen Blutdruck von 130–140 mmHg in Betracht gezogen werden

Klassifikation und Risikobewertung

Eine Klassifikation in ein Hypertonie-Krankheitsstadium kann vorgenommen und eine Risikostratifizierung für das individuelle kardiovaskuläre Risiko für den einzelnen Patienten abgeschätzt werden; dazu werden zusätzlich zum Blutdruckwert **Risikofaktoren, Hypertonie-bedingten Organschäden** und **Begleiterkrankungen** mit ins Kalkül gezogen (➤ Tab. 1.30).

Abhängig vom Hypertonie-Stadium ergibt sich eine unterschiedliche Empfehlung zur Dringlichkeit und Intensität der Behandlung (➤ Abb. 1.124):

- **Hochnormaler Blutdruck:** Eine Lebensstilberatung sollte erfolgen; bei Patienten mit einem sehr hohen Risiko und kardiovaskulärer Erkrankung (koronare Herzerkrankung, Z. n. Schlaganfall oder TIA) sollte eine sofortige medikamentöse Behandlung erwogen werden.
- **Hypertonie Grad 1:** Eine Lebensstilberatung sollte erfolgen und eine medikamentöse Behandlung sollte erst begonnen werden, wenn der Blutdruck nach drei- bis sechsmonatiger Lebensstilmodifikation nicht kontrolliert ist; eine Ausnahme besteht bei Patienten mit einem sehr hohen Risiko und kardiovaskulärer Erkrankung (koronare Herzerkrankung, Z. n. Schlaganfall oder TIA), bei denen eine sofortige medikamentöse Behandlung eingeleitet werden sollte.
- **Hypertonie Grad 2 und Grad 3:** Eine Lebensstilberatung sollte erfolgen und eine medikamentöse Behandlung sofort begonnen werden; eine Blutdruckkontrolle sollte innerhalb von drei Monaten angestrebt werden.

Personen mit normalem Praxisblutdruck, aber erhöhten 24-Stunden- bzw. häuslichen Blutdruckwerten **(maskierte Hypertonie)** haben ein gleich hohes kardiovaskuläres Risiko wie Patienten

Tab. 1.29 Praxisblutdruck-Zielbereiche für die Behandlung (nach den Empfehlungen der European Society of Hypertension und European Society of Cardiology, 2018)

Hypertonie Krankheitsstadium	Systolischer Praxis-Blutdruck – Zielbereiche bei Patienten mit Hypertonie sowie Hypertonie + Diabetes mellitus, und/oder koronarer Herzerkrankung, und/oder Z. n. Schlaganfall/TIA	Systolischer Praxis-Blutdruck – Zielbereiche bei Patienten mit Hypertonie und chronischer Nierenerkrankung	Diastolischer Praxis-Blutdruck – Zielbereich
18–65 Jahre	Zielen auf ≤ 130 mmHg, wenn vertragen (Nicht < 120 mmHg)	Zielen auf < 140 bis 130 mmHg, wenn vertragen	70–79 mmHg
65–79 Jahre*	Zielen auf 130–139 mmHg, wenn vertragen	Zielen auf 130–139 mmHg, wenn vertragen	70–79 mmHg
≥ 80 Jahre*	Zielen auf 130–139 mmHg, wenn vertragen	Zielen auf 130–139 mmHg, wenn vertragen	70–79 mmHg

*Bei älteren Patienten, die gebrechlich und hilfsbedürftig sind, sollten die Blutdruck-Zielwerte ggf. modifiziert werden.
TIA = transitorische ischämische Attacke

Tab. 1.30 Klassifikation der Hypertonie-Stadien und Stratifizierung des kardiovaskulären Gesamtrisikos nach Blutdruckwerten, Vorliegen von kardiovaskulären Risikofaktoren, Hypertonie-bedingten Organschäden und Begleiterkrankungen in Abhängigkeit vom systolischen und diastolischen Blutdruck (nach den Empfehlungen der European Society of Hypertension und European Society of Cardiology, 2018)

Hypertonie Krankheitsstadium	Andere Risikofaktoren, Hypertonie-bedingte Organschäden oder Begleiterkrankung	Blutdruck			
		Hoch normal	Hypertonie Grad 1	Hypertonie Grad 2	Hypertonie Grad 3
Stadium 1 (unkompliziert)	Keine weiteren Risikofaktoren	Niedriges Risiko	Niedriges Risiko	Moderates Risiko	Hohes Risiko
	1 bis 2 Risikofaktoren	Niedriges Risiko	Moderates Risiko	Moderates bis hohes Risiko	Hohes Risiko
	≥ 3 Risikofaktoren	Niedriges bis moderates Risiko	Moderates bis hohes Risiko	Hohes Risiko	Hohes Risiko
Stadium 2 (asymptomatisch)	Endorganschaden, chron. Nierenerkrankung Stadium III oder Diabetes	Moderates bis hohes Risiko	Hohes Risiko	Hohes Risiko	Hohes bis sehr hohes Risiko
Stadium 3 (manifeste Erkrankung)	Symptomatische kardiovaskuläre Erkrankungen, chron. Nierenerkrankung Stadium ≥ 4 oder Diabetes mit Endorganschaden oder Risikofaktoren	Sehr hohes Risiko	Sehr hohes Risiko	Sehr hohes Risiko	Sehr hohes Risiko

mit Praxishypertonie. Personen mit erhöhten Praxisblutdruckwerten, aber normalen 24-Stunden- bzw. häuslichen Blutdruckwerten **(Weißkittelhypertonie)** haben ein niedrigeres Risiko, als es die Praxishypertonie anzeigt, insbesondere wenn weder Diabetes noch Endorganschäden, kardiovaskuläre Erkrankungen oder Nierenerkrankungen vorliegen.

Risikofaktoren oder Begleiterkrankungen müssen parallel zur Blutdruckeinstellung mit behandelt werden, um das kardiovaskuläre Risiko zu senken. Dazu gehören die Blutzuckereinstellung (➤ 10.1.6), Tabakverzicht (➤ 15.2.4) und die Therapie einer Fettstoffwechselstörung (➤ 10.4.4).

Allgemeinmaßnahmen

Häufig lässt sich der Blutdruck allein durch Allgemeinmaßnahmen normalisieren. Diese stehen daher insbesondere bei einer Hypertonie Grad 1 mit niedrigem bis moderatem Risiko an erster Stelle der Therapie:

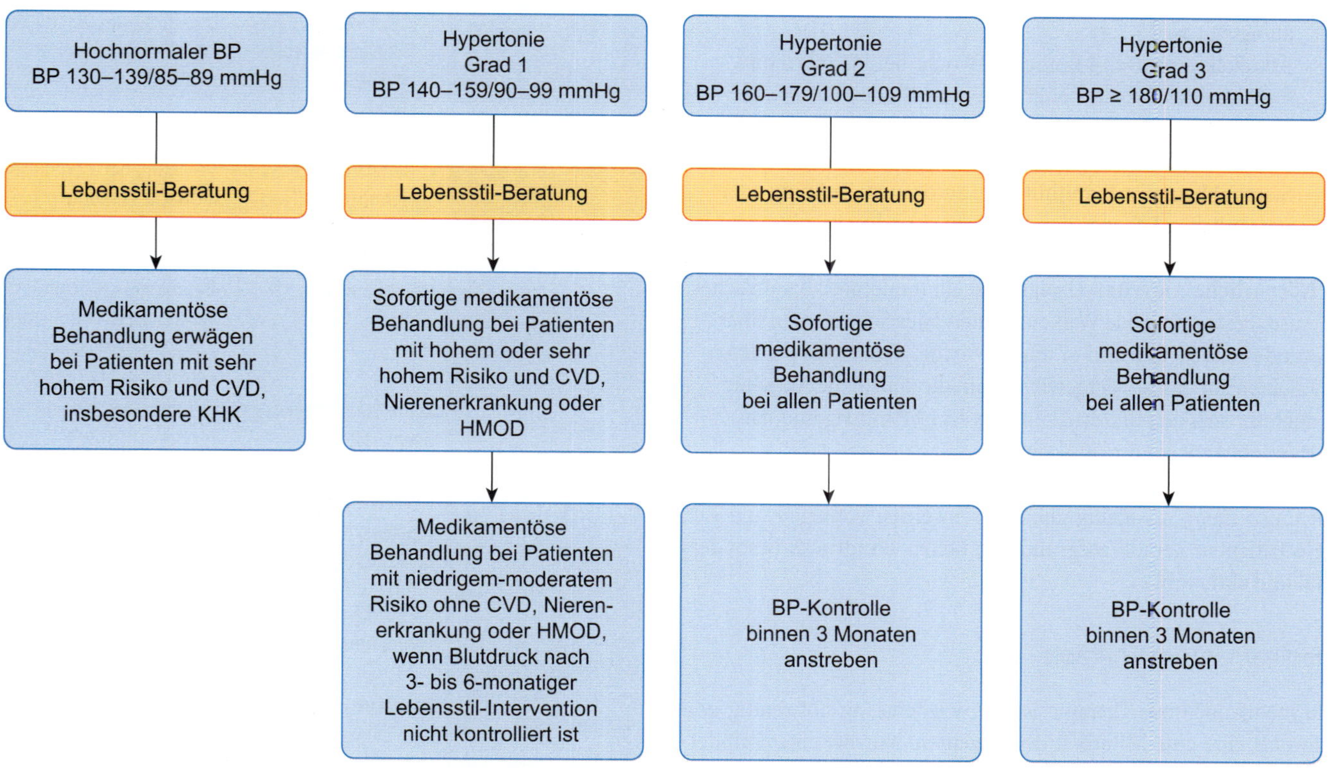

Abb. 1.124 Einleitung einer antihypertensiven Behandlung (Lebensstil-Beratung und Medikamente) bei verschiedenen Praxis-Blutdruck-Ausgangswerten (nach den Empfehlungen der Deutschen Gesellschaft für Kardiologie und der Europäischen Gesellschaft für Hypertonie 2018)
BP = Blutdruck *(blood pressure)*, CVD = kardiovaskuläre Erkrankung *(cardiovascular disease)*, HMOD = Hypertonie-bedingte Organschädigung *(hypertension-mediated organ damage)* [W854–008]

- **Aufklärung:** Der Patient sollte über die Krankheit und ihre möglichen Folgen aufgeklärt und zu einer zu einer Therapie motiviert werden, die meist lebenslang notwendig ist.
- **Salzarme Diät:** Der durchschnittliche Kochsalzkonsum bei üblichen Essgewohnheiten beträgt 9–12 g/d. Er sollte auf < 5 g/d beschränkt werden. Die erreichbare systolische Blutdrucksenkung beträgt etwa 4–5 mmHg.
  - Salzreiche Konserven und Lebensmittel wie bestimmte Käse- und Wurstsorten meiden
  - Speisen salzarm zubereiten, bei Tisch nicht nachsalzen, stattdessen Kräuter und Gewürze zur Geschmacksverfeinerung.
  - Nur ein Teil der Patienten spricht auf eine Kochsalzreduktion an. Als positiver Effekt ist jedoch bei allen Patienten eine verbesserte Wirksamkeit antihypertensiver Medikamente, vor allem von Saluretika, zu erwarten.
- **Ernährungsgewohnheiten:**
  - Kaffee und Tee, in mäßigen Mengen genossen, wirken nicht blutdrucksteigernd und sind daher erlaubt.
  - Erhöhter Konsum von Gemüse und frischem Obst (Erhöhung der Kalzium- und Kaliumzufuhr), Fisch, Nüssen, ungesättigten Fettsäuren (Olivenöl), Konsum von Milchprodukten mit niedrigem Fettgehalt und geringer Konsum von rotem Fleisch wird empfohlen.
- **Gewichtsabnahme:** Sie ist wirkungsvoll, wird aber leider selten dauerhaft erreicht. Pro kg Gewichtsabnahme sinkt der Blutdruck um etwa 1–2 mmHg.
- **Risikofaktoren ausschalten:**
  - Nikotingenuss einstellen, Raucherentwöhnungsprogramme anbieten (➤ 15.2.4)
  - Alkoholkonsum < 14 Einheiten/Woche bei Männern und < 8 Einheiten/Woche bei Frauen (eine Einheit entspricht 125 ml Wein oder 250 ml Bier), Vermeiden von Rauschtrinken (➤ 15.2.4)
  - Stress abbauen, z. B. mithilfe von autogenem Training oder persönlichen Lebensstiländerungen (Blutdrucksenkung bis zu 5–10 mmHg möglich)
- **Körperliche Aktivität:** Geeignet ist ein moderates dynamisches Ausdauertraining wie Walken, Laufen oder Schwimmen über mindestens 30 min an 5–7 Tagen/Woche. Neben den positiven Effekten auf das Körpergewicht kann die sportliche Aktivität auch für sich den Blutdruck um bis zu 13/8 mmHg und das Herzinfarktrisiko um 50 % senken.

Leider tun sich viele Patienten mit diesen Maßnahmen schwer. Dies gilt umso mehr, als häufig keine Beschwerden vorliegen und sich viele Patienten gerade aufgrund des hohen Blutdrucks besonders vital und aktiv fühlen.

Medikamentöse Therapie

Die medikamentöse Therapie ist meist lebenslang notwendig und erfordert eine gute Mitarbeit des Patienten. Nur bei einer Minderzahl von Patienten ist nach vollständiger Normalisierung des Blutdrucks über mindestens 1–2 Jahre ein kontrolliertes Auslassen der Medikamente möglich.

Patientenmotivation

Entscheidend für den Behandlungserfolg ist die Motivation des Patienten, daher:

- Enge Kooperation zwischen Arzt und Patient
- Patienten in die Therapie einbeziehen, z. B. durch Blutdruckselbstmessung
- Möglichst wenige Tabletten mit jeweils langer Wirkdauer für einmal tägliche Einnahme, Kombinationspräparate bevorzugen
- Zu Beginn einer Hochdrucktherapie kann es nach Senkung des chronisch erhöhten Blutdrucks vorübergehend zu Nebenwirkungen wie Schwindel, Abgeschlagenheit, Antriebsarmut und Müdigkeit kommen:
  - Patienten über diese passageren Nebenwirkungen aufklären
  - Einschleichend dosieren

Geeignete Substanzklassen

Hauptklassen für die medikamentöse Routinebehandlung sind Hemmstoffe des Renin-Angiotensin-Systems, Kalziumkanalblocker und Betablocker (➤ Pharma-Boxen) sowie Diuretika.

Kriterien für die Auswahl der Medikamente berücksichtigen die pharmakologischen Wirkungen und die bestehenden Begleiterkrankungen (➤ Tab. 1.31).

Tab. 1.31 Auswahl der antihypertensiven Therapie nach den Begleiterkrankungen

Begleiterkrankung	Günstige Wirkung	Ungünstige Wirkung
Koronare Herzerkrankung	• Betablocker: antianginöse Wirkung • Lang wirksame Kalziumkanalblocker, z. B. Amlodipin oder Diltiazem: Nachlastsenkung und negativ chronotrope Wirkung	Erhöhte Mortalität bei kurz wirksamen Kalziumkanalblockern vom Dihydropyridintyp (z. B. unretardiertes Nifedipin) im Rahmen eines Herzinfarkts
Herzinsuffizienz	• Diuretika • Renin-Angiotensin-Hemmstoffe (Nachlastsenkung) • Betablocker	Kalziumkanalblocker vom Verapamiltyp: negativ inotrope Wirkung
Bradykardie	Vasodilatanzien	Betablocker, Kalziumkanalblocker vom Verapamiltyp, Clonidin (neg. chronotrope Wirkung)
Asthma bronchiale	Keine Substanzklasse bevorzugt	Betablocker: wirken bronchospastisch
Diabetes mellitus (insbes. Typ-1-Diabetiker und junge Typ-2-Diabetiker)	Renin-Angiotensin-Hemmstoffe: nephroprotektiv durch Senkung der glomerulären Hyperfiltration und damit des Drucks im Glomerulus	• Diuretikum: blutzuckersteigernde Wirkung • Betablocker: unterdrücken adrenerge Gegenregulation bei Hypoglykämie, verschlechtern Glukosetoleranz
Arterielle Verschlusskrankheit	Kalziumkanalblocker vom Dihydropyridintyp (z. B. Nifedipin): Vasodilatation	Betablocker: u. U. periphere Vasokonstriktion
Gicht, Hyperurikämie	Keine Substanzklasse bevorzugt	Diuretika: weiterer Harnsäureanstieg

- **Diuretika** haben in der Kombinationstherapie den Vorteil, dass sie mit jedem anderen Antihypertensivum kombiniert werden können. Außerdem können sie Wirkungsverluste verhindern, die bei einigen Antihypertensiva (z. B. Clonidin) durch Natrium- und Wasserretention auftreten.
- **Kalziumkanalblocker vom Dihydropyridintyp** (z. B. Nifedipin, Amlodipin) haben per se eine gewisse diuretische Wirkung. Sie sind daher gut mit einem ACE-Hemmer zu kombinieren.
- Hemmstoffe des Renin-Angiotensin-Systems sind die **ACE-Hemmer** sowie die **Angiotensin-II-Rezeptor-Antagonisten** (AT-II-Rezeptor-Antagonisten, ➤ Abb. 1.125). ACE-Hemmer blockieren die Umwandlung von Angiotensin I zu Angiotensin II, AT-II-Rezeptor-Antagonisten dagegen setzen direkt am Subtyp 1 des Angiotensin-II-Rezeptors des Erfolgsorgans (Gefäßsystem) an (daher synonym auch AT1-Blocker genannt) und hemmen die Wirkung von Angiotensin II. Hauptvorteil der **AT1-Blocker** ist ein günstigeres Nebenwirkungsprofil, da die über die Hemmung des Kininabbaus induzierten ACE-Hemmer-Nebenwirkungen wie trockener Husten und angioneurotisches Ödem seltener sind. Mit **Aliskiren** wurde ein Wirkstoff zur direkten Reninhemmung entwickelt. Wegen einer fehlenden therapeutischen Überlegenheit gegenüber den anderen Hemmstoffen des Renin-Angiotensin-Systems und Sicherheitsbedenken konnte Aliskiren sich nicht zur Behandlung der arteriellen Hypertonie etablieren.

Algorithmus der Medikamententherapie

Auf der Basis weniger Grundprinzipien wurde ein einfacher und pragmatischer Algorithmus zur medikamentösen Therapie entwickelt (➤ Abb. 1.126):

- Bei den meisten Patienten sollte die Behandlung der arteriellen Hypertonie mit einer Kombination von zwei Medikamenten begonnen werden, um die Geschwindigkeit, Effizienz und Vorhersagbarkeit der Blutdruck-Kontrolle zu verbessern. Die Kombinationstherapie ist einer Steigerung der Einzelsubstanzen bis zur Maximaldosis überlegen und verringert die Nebenwirkungsrate.
- Die bevorzugten Zweifach-Kombinationen sind ein Hemmstoff des Renin-Angiotensin-Systems (ACE-Hemmer oder AT1-Blocker) mit einem Kalziumkanalblocker oder einem Diuretikum. Ein Betablocker in Kombination mit einem Diuretikum oder eine Substanz aus den anderen beiden Hauptklassen ist eine Alternative, wenn es eine Begleitindikation für die Behandlung mit einem Betablocker (z. B. bei der koronaren Herzerkrankung oder Herzinsuffizienz) gibt.
- Eine Monotherapie sollte als Initialtherapie nur begonnen werden bei Niedrigrisiko-Patienten mit Hypertonie-Stadium 1 und systolischem Blutdruck < 150 mmHg, bei einer Entscheidung zur Behandlung von Höchstrisiko-Patienten mit hochnormalem Blutdruck oder bei älteren gebrechlichen Patienten.
- Eine Dreifach-Kombination, bestehend aus einem Hemmstoff des Renin-Angiotensin-Systems, einem Kalziumkanalblocker und einem Diuretikum, sollte genutzt werden, wenn sich der Blutdruck mit einer Zweifach-Kombination nicht einstellen lässt.

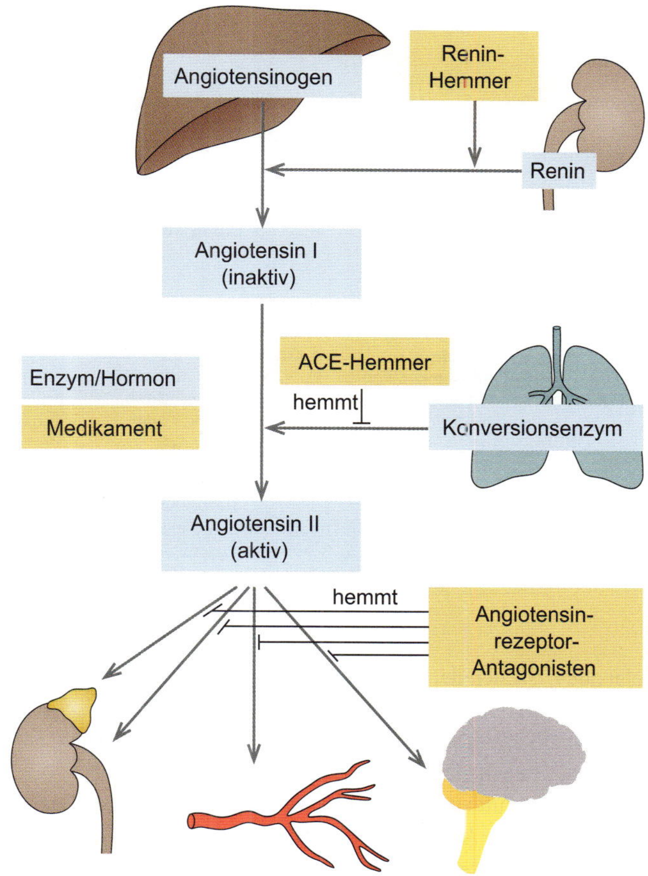

Abb. 1.125 Das Renin-Angiotensin-System und seine pharmakologischen Hemmstoffe. Schaubild zum Wirkungsmechanismus von ACE-Hemmern im Vergleich zu Angiotensin-II-Rezeptor-Antagonisten [L157]

Resistente Hypertonie

Lässt sich trotz effektiver Allgemeinmaßnahmen und medikamentöser Dreifach-Kombinationstherapie keine genügende Blutdrucksenkung (Praxis-Blutdruck weiterhin ≥ 140/90 mmHg) erzielen, spricht man von einer **resistenten Hypertonie.**

- Spironolacton wird bei resistenter Hypertonie zusätzlich zur Dreifach-Kombinationstherapie verordnet; alternativ kann mit einem anderen Diuretikum, α_1-**Adrenozeptor-Antagonisten** (➤ Pharma-Box) oder Betablocker kombiniert werden.
- Andere antihypertensive Substanzkassen wie **Antisympathotonika** (➤ Pharma-box) können in dem seltenen Fall genutzt werden, dass sich der Blutdruck mit den vorherigen Maßnahmen nicht kontrollieren lässt. Ultima Ratio ist eine einschleichende Kombination des Vasodilatators **Minoxidil** (➤ Pharma-Box) mit einem stark wirksamen **Diuretikum** und einem **β-Rezeptoren-Blocker,** die praktisch immer wirksam ist.

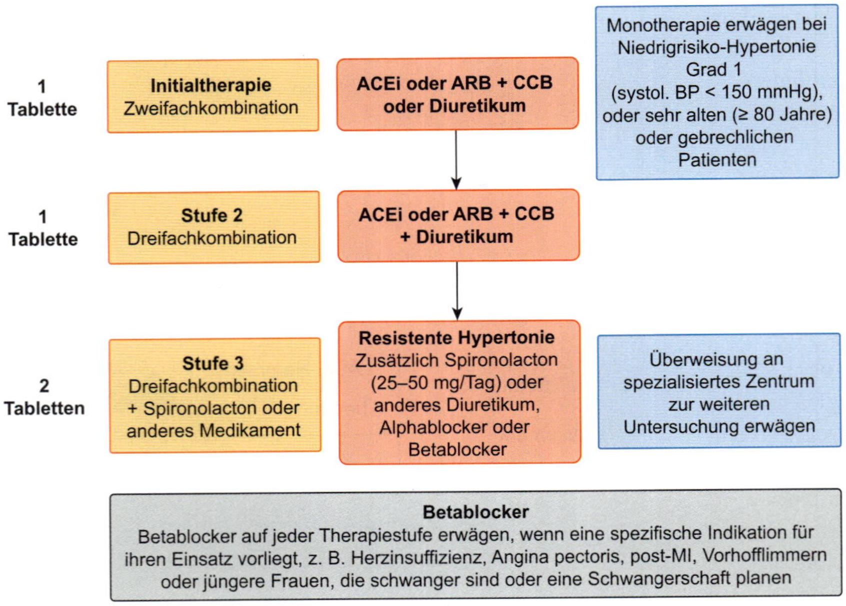

Abb. 1.126 Algorithmus zur medikamentösen Behandlung bei unkomplizierter Hypertonie (nach den Empfehlungen der Deutschen Gesellschaft für Kardiologie und der Europäischen Gesellschaft für Hypertonie 2018)
BP = Blutdruck *(blood pressure)*, ACEi = ACE-Inhibitoren, CCB = Kalziumkanalblocker, post-MI = nach Myokardinfarkt [W854–008]

Folgende Ursachen der Therapieresistenz sind zu beachten:

- Mangelnde Einnahmecompliance
- Eine unerkannte sekundäre Hypertonieform, z. B. übersehene obstruktive Schlafapnoe (➤ 6.6)
- Einnahme blutdrucksteigernder Medikamente (insbesondere nichtsteroidale Antirheumatika, NSAR)
- Inadäquate Diuretikatherapie
- Niereninsuffizienz
- Hohe Kochsalzzufuhr

Als nichtmedikamentöse Maßnahmen stehen bei Patienten mit echter Therapieresistenz interventionelle Eingriffe wie eine **renale Denervierung** mit Verödung der sympathischen Nierennerven oder eine **Baroreflexstimulation** zur Verfügung. Die Anwendung dieser Verfahren wird jedoch außerhalb klinischer Studien nicht empfohlen.

Hochdrucktherapie beim älteren Patienten

Für die Behandlung älterer Patienten (≥ 80 Jahre) gelten besondere Regeln:

- Die möglichst konsequente Senkung **auch eines isoliert erhöhten systolischen Blutdrucks** ist bei Patienten in guter körperlicher und geistiger Verfassung sinnvoll, da sich hierdurch das Schlaganfallrisiko senken und die Lebenserwartung verlängern lässt. Die Einleitung einer medikamentösen Behandlung wird jedoch erst bei systolischen Praxis-Blutdruckwerten ≥ 160 mmHg empfohlen.
- Zielblutdruckwerte von systolisch < 140 mmHg und diastolisch zwischen 70 und 79 mmHg werden empfohlen. Bei älteren Patienten, die gebrechlich und hilfsbedürftig sind, sollte evtl. eine moderatere Blutdruckeinstellung ausreichen, wenn eine darüber hinausgehende Senkung mit Nebenwirkungen verbunden ist.
- Der Blutdruck in der Gruppe älterer Patienten sollte eher **langsam** gesenkt werden. Bei zerebrovaskulärer Insuffizienz kann eine zu starke Senkung des Blutdrucks zu neurologischen Ausfällen führen.
- Ältere Patienten neigen zu orthostatischer Dysregulation unter Hochdruck-Therapie. Daher bei **Blutdruckkontrollen auch im Stehen** messen.
- Gehäuft bestehen arteriosklerotische Nierengefäßveränderungen: Entsprechend vorsichtig müssen Hemmstoffe des Renin-Angiotensin-Systems eingesetzt und muss die **Nierenfunktion kontrolliert** werden.
- Häufig liegt eine Herzinsuffizienz vor: **Vorsicht daher insbesondere bei negativ inotropen Substanzen.**

1.14.2 Hypertensiver Notfall

Eine hypertensive Blutdruckentgleisung ist ein **hypertensiver Notfall,** wenn sie akut auftritt und mit lebensbedrohlichen kardialen und/oder neurologischen Symptomen einhergeht. Auslöser können z. B. eine schwere körperliche Anstrengung oder eine emotionale Stressreaktion sein. Die Höhe des Blutdrucks, ab der Beschwerden auftreten, ist dabei individuell unterschiedlich. Zumeist liegt der systolische Wert jedoch über 200 mmHg.

Bleibt die Blutdruckentgleisung symptomlos und wird nur (zufällig) als Messwert festgestellt, handelt es sich definitionsgemäß um eine **hypertensive Krise.** Sie ist in der Regel langsam entstanden.

Generell kann sich eine hypertensive Entgleisung auf dem Boden jeder Hochdruckform entwickeln, ist jedoch bei fortgeschrittener Niereninsuffizienz und bei Phäochromozytom besonders häufig. Seltenere Ursachen sind Eklampsie und Schädel-Hirn-Traumen.

Pharma-Box: Hemmstoffe des Renin-Angiotensin-Aldosteron-Systems

Angiotensin-I-Konversionsenzym-Hemmer (ACE-Hemmer)

Wirkstoffe
- Captopril
- Enalapril
- Benazepril
- Fosinopril
- Lisinopril
- Perindopril
- Quinapril
- Ramipril

Wirkmechanismus

Die Wirkung beruht auf der verminderten Bildung von Angiotensin II aus Angiotensin I durch Hemmung des Konversionsenzyms. Als Nebeneffekt werden Kinine (z. B. Bradykinin) vermindert abgebaut, was einerseits die Blutdrucksenkung der ACE-Hemmer unterstützt, andererseits aber für Nebenwirkungen wie den trockenen Husten oder das angioneurotische Ödem verantwortlich gemacht wird.

ACE-Hemmer verbessern die Prognose bei Herzinsuffizienz und Niereninsuffizienz. Sie sind wirksam in der Sekundärprophylaxe des Herzinfarkts und wirken sich positiv auf den Verlauf einer diabetischen Nephropathie aus.

Die Wirkung der ACE-Hemmer lässt sich durch Kombination mit einem schwach wirksamen Diuretikum steigern.

Nebenwirkungen
- Hyperkaliämie (Dosisanpassung bei Niereninsuffizienz beachten)
- Trockener Husten (≈ 10–15 % der Patienten)
- Angioneurotisches Ödem
- Leichte Unterdrückung der Erythropoese → leichte Anämie
- (Reversibler) Anstieg des Serumkreatinins bei Dehydratation und/oder beidseitiger Nierenarterienstenose; im Extremfall ist ein akutes Nierenversagen möglich

Kontraindikationen
- Nierenarterienstenose, insbesondere beidseitig (**cave:** Nierenversagen möglich!)
- Angioneurotisches Ödem in der Vorgeschichte
- Schwangerschaft

Angiotensin-II-Rezeptor-Antagonisten (AT_1-Blocker)

Wirkstoffe
- Losartan
- Valsartan
- Candesartan
- Eprosartan
- Irbesartan
- Olmesartan

Durch Blockade der Angiotensin-II-Rezeptoren vom Typ 1 werden alle für diesen Rezeptor bekannten Wirkungen von Angiotensin II an den Zielorganen blockiert (➤ Abb. 1.125). Der Kinin-Abbau wird, im Gegensatz zu den ACE-Hemmern, nicht unterdrückt, wodurch sich ein günstigeres Nebenwirkungsprofil ergibt (nur sehr selten trockener Husten oder angioneurotisches Ödem). Auf den Verlauf einer Herzinsuffizienz oder eine diabetische Nephropathie zeigen größere Studien eine gleichwertige Wirkung zu ACE-Hemmstoffen.

Indikationen

Primäre Hypertonie, Herzinsuffizienz.

Nebenwirkungen

Wie ACE-Hemmer, aber seltener trockener Husten, keine Anämie.

Renininhibitoren

Durch Blockade der Umwandlung von Angiotensinogen zu Angiotensin I greifen Renininhibitoren frühzeitig in das RAAS ein.

Wirkstoff

Aliskiren.

Indikation

Primäre Hypertonie.

Nebenwirkungen

Diarrhö, gastrointestinale Beschwerden.

Mineralokortikoidrezeptorantagonisten

Wirkmechanismus

Kompetitiver Antagonismus am Mineralokortikoidrezeptor.

Wirkstoffe
- Spirolonacton
- Eplerenon

Indikationen
- Therapierefraktäre Hypertonie
- Herzinsuffizienz, Hyperaldosteronismus

Nebenwirkungen
- Hyperkaliämie (Dosisanpassung und ggf. Absetzen bei Niereninsuffizienz)
- Hormonelle Störungen (Gynäkomastie)

Pharma-Box: Kalziumkanalblocker

Wirkstoffe
- Verapamil
- Diltiazem
- Dihydropyridine:
  - Nifedipin
  - Nitrendipin
  - Amlodipin
  - Felodipin
  - Lercanidipin

Wirkmechanismus

Hemmung des langsamen Ca^{2+}-Einstroms in die Zelle mit Relaxation des Gefäßmuskels.

Indikation

Arterieller Hypertonus. Insbesondere geeignet für ältere Patienten und bei Diabetes mellitus (stoffwechselneutral).

Nebenwirkungen

- Kopfschmerzen, Flush-Symptomatik
- Obstipation
- Prätibiale Ödeme
- Knöchelödeme ohne Überwässerungszeichen aufgrund präkapillärer Gefäßdilatation und kapillärer Drucksteigerung
- AV-Block (Diltiazem und Verapamil)

Kontraindikationen

- Keine Kombination von Diltiazem und Verapamil mit Betablockern → Gefahr der AV-Blockierung
- Kurz wirksame Dihydropyridine, insbesondere kurz wirksames Nifedipin in unretardierter Galenik, sind bei akutem Koronarsyndrom und in den ersten 4 Wochen nach Myokardinfarkt kontraindiziert (Gefahr des lebensbedrohlichen Blutdruckabfalls).

Pharma-Box: Betablocker

Wirkstoffe

Unselektiver Betablocker:
- Propranolol

Selektive β_1-Blocker:
- Metoprolol
- Bisoprolol
- Atenolol
- Esmolol; Besonderheit der sehr kurzen Halbwertzeit von ca. 9 min wegen Elimination über Esterasen-Hydrolasen

Betablocker mit intrinsich symphatomimetischer Aktivität (ISA):
- Acebutol

Betablocker mit peripherer α-Wirkung:
- Carvedilol
- Nebivolol

Wirkungsmechanismus und Eigenschaften

Betablocker sind kompetitive Hemmstoffe an β-Rezeptoren. Erwünscht ist eine Blockade der **β_1-Rezeptoren am Herzen** („kardioselektive" Betablocker), unerwünscht dagegen eine Blockade der **β_2-Rezeptoren** an Bronchien, Gefäßen, im Gastrointestinaltrakt und am Uterus. Einige Betablocker verfügen über eine „intrinsische sympathomimetische Aktivität" **(ISA),** die klinisch ohne Relevanz ist. Sog. „kardioselektive" Betablocker wirken im therapeutischen Dosisbereich vorwiegend, jedoch nicht ausschließlich auf das Herz.

Indikationen

Hypertonie, koronare Herzkrankheit, Tachyarrhythmien, Herzinsuffizienz, Hyperthyreose (symptomatische Therapie kardialer Symptome), Phäochromozytom (gleichzeitige Alphablockade erforderlich), essenzieller Tremor, Migräneprophylaxe.

Nebenwirkungen

- **Herz:** Bradykardie, AV-Block, (vorübergehende) Verstärkung einer Herzinsuffizienz
- **Gefäße:** Konstriktion → Vorsicht bei arterieller Verschlusskrankheit
- **Bronchien:** Konstriktion → Kontraindikation bei Asthma, Vorsicht bei COPD
- **Leber:** Hemmung der Glykolyse → bei Diabetes mellitus Vorsicht wegen Gefahr einer Hypoglykämie; zusätzlich Gefahr der Abschwächung der über den Sympathikus ausgelösten Warnsymptome (Unruhe, Tachykardie, Schwitzen, Tremor) einer Hypoglykämie
- **Niere:** Natrium- und Wasserretention
- Erektile Dysfunktion, Sedierung, psychische Verstimmungen, Verstärkung einer vorbestehenden Depression; Übelkeit

Kontraindikationen

AV-Block 2. oder 3. Grades, Bradykardie, Asthma bronchiale, Diabetes mellitus, Hypothyreose.

Wechselwirkungen

Wirkung von Antiarrhythmika wird verstärkt. Verzögerung des Wiederanstiegs des Blutzuckerspiegels nach Gabe von Insulin oder oralen Antidiabetika → verlängerte hypoglykämische Reaktionen und zusätzlich Verschleierung der Warnsymptome durch Sympathikusblockade.

Klinische Anwendung

Nicht plötzlich absetzen, sondern ausschleichen (**Rebound-Effekt** durch erhöhte Zahl von β-Rezeptoren).

Pharma-Box: α_1-Blocker (α_1-Adrenozeptor-Antagonisten)

Wirkstoffe

- Doxazosin
- Terazosin

α_1-Blocker wirken durch selektive Hemmung peripherer α-adrenerger Rezeptoren. Eine Senkung der Serumlipoproteine ist ein positiver Begleiteffekt. Dasselbe gilt für die Linderung dysurischer Symptome bei Prostatahypertrophie.

Nebenwirkungen

- Tachykardie bei Monotherapie
- Natrium- und Wasserretention
- Starker Blutdruckabfall bei Erstdosis

Pharma-Box: Antisympathotonika

Wirkstoffe

- Clonidin
- Moxonidin
- Urapidil
- α-Methyldopa
- Reserpin und Guanethidin seien hier nur der Vollständigkeit halber genannt. Sie haben nur noch historischen Wert.

Gemeinsam haben die Antisympathikotonika folgende **Nebenwirkungen:**

- Orthostatische Dysregulation, Sinusbradykardie
- Trockener Mund, Obstipation
- Sedierung, Depression
- Natrium- und Wasserretention

Clonidin

Clonidin stimuliert zentral adrenerge α_2-Rezeptoren.

Indikationen: Hypertonie, Opiat- und Alkoholentzugsdelir, Migräne-Intervalltherapie und selten Glaukombehandlung.

Cave: Wenn Clonidin plötzlich abgesetzt wird, kann es zu Blutdruckkrisen kommen.

Moxonidin

Aktivierung von zentralen Imidazolinrezeptoren, geringe α-adrenerge Wirkung. Wirkung vergleichbar mit der von Clonidin mit niedrigerer Nebenwirkungsrate.

Urapidil

Periphere α_1-blockierende, vasodilatatorische Wirksamkeit. Zur akuten Therapie der hypertensiven Krise (➤ 1.14.2) zugelassen.

α-Methyldopa

α-Methyldopa wirkt auf drei Wegen: Es wird ein falscher Transmitter gebildet, die Dopadecarboxylase wird gehemmt und zentrale adrenerge α_2-Rezeptoren werden stimuliert. In der Schwangerschaft zugelassen.

Zusätzliche **Nebenwirkungen:** Gynäkomastie durch erhöhtes Prolaktin; Libidoabnahme; hämolytische Anämie; Leberschäden; positive Tests für antinukleäre Antikörper und Rheumafaktor; Gelenkbeschwerden.

Pharma-Box: Vasodilatatoren

Wirkstoffe

- Dihydralazin
- Minoxidil
- Nitroprussid-Natrium

Wirkungsmechanismus und Eigenschaften

Durch direkten Angriff an kleineren Arterien und Arteriolen wird der periphere Widerstand und dadurch der Blutdruck gesenkt.

Nitroprussid-Natrium wirkt wie die organischen Nitrate durch Freisetzung von Stickoxid (NO).

Indikationen

- Hypertonie (Kombination mit Betablockern, Diuretika)
- Nitroprussid-Natrium: intravenöse Therapie akuter therapierefraktärer Hochdruckentgleisungen

Nebenwirkungen

- Allgemein: reflektorische Tachykardie, Flush, orthostatische Dysregulation, Natrium- und Wasserretention, Übelkeit, Diarrhö, Kopfschmerzen
- Dihydralazin: reversibler Lupus erythematodes
- Minoxidil: (ausgeprägte) Hypertrichose, EKG-Veränderungen (T-Welle, ST-Strecke)
- Nitroprussid-Natrium: Cyanidintoxikation (Therapie durch Na-Thiosulfat + Hydroxycobalamin)

Kontraindikationen

Herzklappenstenosen, Lupus erythematodes (Dihydralazin).

Wechselwirkungen

- Der Einsatz von Diazoxid, Dihydralazin und Minoxidil ist wegen der sympathischen Gegenregulation nur in Kombinationen mit Betablockern und Diuretika sinnvoll.
- Mit Nitroprussid-Natrium kann der Blutdruck „titriert" werden: die Wirkstärke ist streng dosisabhängig, die Wirkungsdauer sehr kurz. Mittlere Dosierung: 3 mg/kg/min, max. 800 mg/min.

Therapiekontrolle

Bei Anwendung von Nitroprussid-Natrium über längere Zeit: Thiocyanatspiegel bestimmen!

Klinik

Bei einem hypertensiven Notfall beklagen die Patienten Angina pectoris und Dyspnoe. Weiterhin können Kopfschmerzen, Erbrechen, Sehstörungen, Verwirrtheit, generalisierte Krampfanfälle oder Bewusstlosigkeit bis hin zur Atemlähmung als Zeichen einer Hochdruckenzephalopathie im Vordergrund stehen. Nasenbluten wird ebenfalls beobachtet. Lebensbedrohlich sind die potenziellen Organkomplikationen, die als Folge der akuten Blutdruckentgleisung auftreten können (➤ Tab. 1.32).

Pathogenese

Pathogenetisch kommt es zu folgenden Mechanismen:

- Dilatation der zerebralen Arterien nach Versagen der Autoregulation der Hirndurchblutung mit nachfolgendem Hirnödem **(Hochdruckenzephalopathie)**
- Generalisierte fibrinoide Nekrose im arteriolären Stromgebiet mit multipler Thrombenbildung und Hämolyse sowie sekundärer Organschädigung (z. B. im Nierenparenchym Verbreiterung der Intima und fibrinoide Medianekrosen im Bereich der Interlobulararterien und der Vasa afferentia – **maligne Nephrosklerose,** ➤ 11.7.1).

Tab. 1.32 Lebensbedrohliche Komplikationen eines hypertensiven Notfalls

Organsystem	Folgen
Gehirn	• Hypertensive Enzephalopathie • Intrazerebrale Blutung, Subarachnoidalblutung
Herz	• Akutes Linksherzversagen • Instabile Angina pectoris, akuter oder drohender Myokardinfarkt
Niere	• Akutes Nierenversagen bei maligner Nephrosklerose
Gefäße	• Akut dissezierendes Aortenaneurysma

Therapie

Ziel beim hypertensiven Notfall ist die rasche Senkung des arteriellen Mitteldrucks um 20–25 % innerhalb der ersten Minuten bis Stunden. Nach der Erstversorgung ist meist die stationäre Einweisung des Patienten zur weiteren Beobachtung und Therapie notwendig. Bei der reinen hypertensiven Krise ist in der Regel eine ambulante Therapie hinreichend.

Ambulante Erstmaßnahmen

- Patienten in aufrechter Position lagern, dies senkt den hydrostatischen Druck im Gehirn.
- Rasche Blutdrucksenkung:
  - Als Mittel der ersten Wahl gilt in den meisten Fällen **Uradipil** i. v. (langsame Bolusinjektion von 10–50 mg, Wirkungseintritt nach ca. 10 Minuten).
  - Bei akutem Koronarsyndrom und/oder Lungenödem sollte **Nitroglyzerin** (als Spray oder als Kapsel) verabreicht werden; zusätzlich werden Schleifendiuretika (z. B. **Furosemid** i. v. 20–40 mg als Bolus) empfohlen.
  - Bei therapieresistenten hypertensiven Notfällen kann der ACE-Hemmer **Enalaprilat** i. v. (0,625–1,25 mg Bolus über 5 min) oder der sehr kurz wirksame und somit gut steuerbare Betablocker **Esmolol** (0,5–1,0 mg/kg als Bolus) verabreicht werden.
  - Bei Agitiertheit, Unruhe oder Alkoholentzugssyndrom ist das zentrale Antisympathikotonikum **Clonidin** i. v. (75–150 µg i. v. über 10 Minuten; Wirkungseintritt nach ca. 10 Minuten) eine Alternative.
- In unkontrollierbaren Fällen gilt **Nitroprussid-Natrium** als i. v.-Infusion als Ultimo Ratio (ggf. zusätzliche Gabe von Na-Thiosulfat wegen der Gefahr einer Cyanidintoxikation bei längerer Anwendung).
- **CAVE:** Die sublinguale Gabe kurz wirksamer Kalziumkanalblocker (z. B. **Nifedipin**) wird wegen einer ausgeprägten Sympathikusaktivierung und einer schlechten Steuerbarkeit mit Gefahr eines unkontrollierten Blutdruckabfalls mit der Folge kardialer und zerebraler Ischämien **nicht** mehr empfohlen!

Prognose

Unbehandelt beträgt die Überlebensrate des hypertensiven Notfalls mit dauerhaft entgleistem Hypertonus nach einem Jahr nur 10–20 %! Durch eine rasche und konsequente Therapie konnte die Überlebensrate in den letzten Jahrzehnten auf über 90 % gesteigert werden.

1.14.3 Bluthochdruck in der Schwangerschaft

Bei Blutdruckwerten ≥ 140/90 mmHg in der Schwangerschaft sollte eine frühzeitige antihypertensive Behandlung erwogen werden. Abhängig von der Ursache geht die Blutdruckerhöhung ohne oder mit Proteinurie (> 300 mg/24 1h oder Albumin-Kreatinin-Quotient ≥ 30 mg/mmol im Urin) einher (➤ Tab. 1.33). Eine arterielle Hypertonie wird in bis zu 10–15 % der Schwangerschaften diagnostiziert.

Therapie

Zunächst wird die Betroffene zu körperlicher Schonung angehalten, evtl. kann Bettruhe hilfreich sein. Medikamentös werden Antihypertensiva eingesetzt, für die eine fruchtschädigende Wirkung ausgeschlossen werden konnte, das sind insbesondere:

- α-Methyldopa
- Metoprolol
- Retardiertes Nifedipin

1.15 Arterielle Hypotonie und orthostatische Dysregulation

E. Altiok

Die **arterielle Hypotonie** ist definiert als systolischer Blutdruck < 100–105 mmHg. Krankheitsbedeutung erlangt sie aber nur, wenn sie mit Symptomen einhergeht.

Bei einer **orthostatischen Dysregulation** handelt es sich um einen symptomatischen Blutdruckabfall durch Versacken des Blutes in die abhängigen Körperabschnitte im Stehen oder beim Aufstehen vom Sitzen oder Liegen – unabhängig vom Ausgangsblutdruck, der normoton, hypoton oder hyperton sein kann.

Tab. 1.33 Hypertonieformen in der Schwangerschaft

Form	Merkmale
Vorbestehende Hypertonie	Vorbestehend, schwangerschaftsunspezifisch, in der Regel keine Proteinurie
Pfropfgestose	Schwangerschaftsspezifische Verschlechterung einer vorbestehenden Nieren- oder Hochdruckerkrankung
Gestationshypertonie	Auftreten nach der 20. Schwangerschaftswoche, keine Proteinurie, spontanes Abklingen post partum
Präeklampsie (Gestationshypertonie mit bedeutsamer Proteinurie)	Schwangerschaftsspezifische arterielle Hypertonie mit Proteinurie und Ödembildung (EPH-Gestose); unbehandelt führt die Präeklampsie zu hypertensiven Krisen und zerebralen Krampfanfällen bis hin zum Koma (Eklampsie)

Klinik

- Leistungsschwäche, Konzentrationsstörungen, Müdigkeit, Kopfschmerzen, Schwindel, Ohrensausen, Frösteln, kalte Hände und Füße
- Beim Aufstehen aus dem Sitzen oder Liegen Schwarzwerden vor den Augen bis hin zur orthostatischen Synkope mit Ohnmacht, Herzklopfen (Palpitationen) und Herzstechen (➤ 1.3.2).

Ätiologie

Am häufigsten treten Hypotonie und orthostatische Dysregulation **idiopathisch** auf. Ferner können sie **sekundär** bei anderen Grunderkrankungen vorkommen, z. B. im Gefolge seltener autonomer Neuropathien, häufiger im Rahmen etwa eines Diabetes mellitus oder chronischen Alkoholmissbrauchs:

Ätiologie von arterieller Hypotonie und orthostatischer Dysregulation

Idiopathisch
Häufigste Form, vor allem bei jüngeren Frauen und Menschen mit asthenisch-leptosomem Körperbau, Immobilisation und Infekte wirken begünstigend.

Sekundär
- Hypovolämie, Blutverlust
- Medikamenteneinnahme: Antihypertensiva (insbesondere Diuretika und Vasodilatanzien), Antiarrhythmika, antianginöse Medikamente, Sedativa
- Herz-Kreislauf-Erkrankungen: Aortenstenose, Herzinsuffizienz, Rechtsherzbelastung (z. B. nach Lungenembolie)
- Infektionserkrankungen
- Endokrine Erkrankungen (z. B. Morbus Addison)
- Schwere Varikose oder postthrombotisches Syndrom (orthostatische Dysregulation)

Autonome Neuropathien mit orthostatischer Dysregulation
- Primär (sehr selten): Shy-Drager-Syndrom (Systematrophie des ZNS), Bradbury-Eggleston-Syndrom (ohne ZNS-Atrophie; Synonym: idiopathische orthostatische Hypotonie)
- Sekundär (häufiger): z. B. diabetische autonome Polyneuropathie

Diagnostisches Vorgehen

Die Anamnese sollte Vorerkrankungen und insbesondere die Medikamentenvorgeschichte berücksichtigen. Bei der körperlichen Untersuchung muss nach klinischen Zeichen einer Varikose oder einer Herzinsuffizienz sowie auskultatorischen Zeichen einer Aortenstenose geforscht werden. Ein ausführlicher neurologischer Status sollte insbesondere nach Hinweisen für eine Polyneuropathie (abgeschwächtes peripheres Vibrationsempfinden, strumpfförmige Sensibilitätsstörungen) suchen.

Aktiver Stehtest

Im Stehen unmittelbar nach Aufrichten aus der Rückenlage werden Blutdruck und Puls über drei Minuten gemessen. Der Test ist pathologisch bei einem systolischen Blutdruckabfall über 20 mmHg oder diastolisch über 10 mmHg bzw. einem Abfall des systolischen Blutdrucks unter 90 mmHg mit Reproduktion der Symptomatik.

Ausführlicher ist der **Schellong-Test:** wiederholte RR- und Pulsmessungen für 10 Minuten im Liegen, dann direkt nach dem Aufstehen wiederholte Messungen für weitere 10 Minuten (➤ Abb. 1.127). Alternativ passives Aufrichten um 60 bis 80° auf dem Kipptisch **(Kipptischversuch).** Physiologisch ist ein Blutdruckabfall systolisch bis 20 mmHg und diastolisch bis 10 mmHg mit leichtem Pulsanstieg. Ein systolischer Blutdruckabfall > 20 mmHg gilt als pathologisch. Je nach diastolischem Druck und Pulsverhalten werden drei Formen der orthostatischen Blutdruckdysregulation unterschieden (➤ Abb. 1.127):

- **Sympathikotone Form** (am häufigsten) mit Anstieg der Pulsfrequenz um > 16/min und des diastolischen Blutdrucks
- **Hyposympathikotone** Form mit Anstieg des diastolischen Drucks, aber geringem oder ausbleibendem Anstieg der Pulsfrequenz
- **Asympathikotone** Form mit Abfall von Pulsfrequenz und diastolischem Blutdruck (vor allem bei autonomen Neuropathien anzutreffen).

Bei der asympathikotonen Form der orthostatischen Dysregulation ist eine weitergehende spezielle neurologische Diagnostik indiziert, z. B. Herzfrequenzvariabilität, pharmakologische Barozeptorsensitivitätsprüfung.

Therapie

Eine Therapie ist nur bei bestehender Symptomatik indiziert. Ein symptomloser niedriger systolischer Blutdruck < 100 mmHg erfordert keine Therapie.

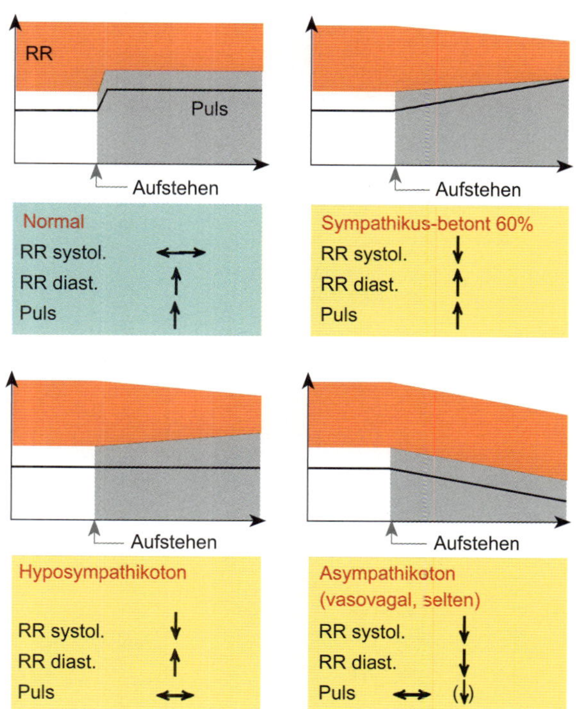

Abb. 1.127 Schellong-Test: sympathikotone, hyposympathikotone und asympathikotone Orthostasereaktion im Vergleich zum Normalbefund [L106]

Die **Basistherapie** besteht in der Zufuhr ausreichender Trinkmengen, um Hypovolämien zu vermeiden, unterstützend wird die Kochsalzzufuhr gesteigert. Regelmäßige körperliche Betätigung kann ebenso zum Kreislauftraining herangezogen werden wie die Hydrotherapie (Kneipp). Zusätzlich soll der Patient auf prophylaktische Verhaltensweisen wie das langsame Hochkommen aus dem Liegen oder Sitzen und das Tragen von Kompressionsstrumpfhosen hingewiesen werden. Bei unzureichender Beschwerdelinderung durch die Basistherapie erfolgt die **medikamentöse Therapie.**

Bei **orthostatischem Kollaps** oder **vasovagaler Synkope** Beine hochlagern, ggf. Volumensubstitution i. v., evtl. Gabe des Sympathomimetikums Etilefrin (nicht bei ausgeprägter Tachykardie).

Medikamentöse Therapie des Hypotonus

- **Sympathomimetika,** z. B. Etilefrin, bei hypo- oder asympathikotoner orthostatischer Dysregulation. *Nebenwirkungen:* Tachykardie, Herzrhythmusstörungen, Angina pectoris bei vorbestehender KHK. *Kontraindiziert* bei sympathikotoner orthostatischer Dysregulation, KHK, bekannten Herzrhythmusstörungen, Prostatahypertrophie, Glaukom und Schwangerschaft.
- **Mineralokortikoide,** z. B. Fludrocortison, bei der asympathikotonen orthostatischen Dysregulation. Wirkung über Natrium- und Wasserretention. *Nebenwirkungen:* Hypokaliämie, Ödeme
- **α-Rezeptor-Agonist Midodrin,** v. a. bei asympathikotoner orthostatischer Hypotonie, insbesondere bei zugrunde liegender Polyneuropathie.

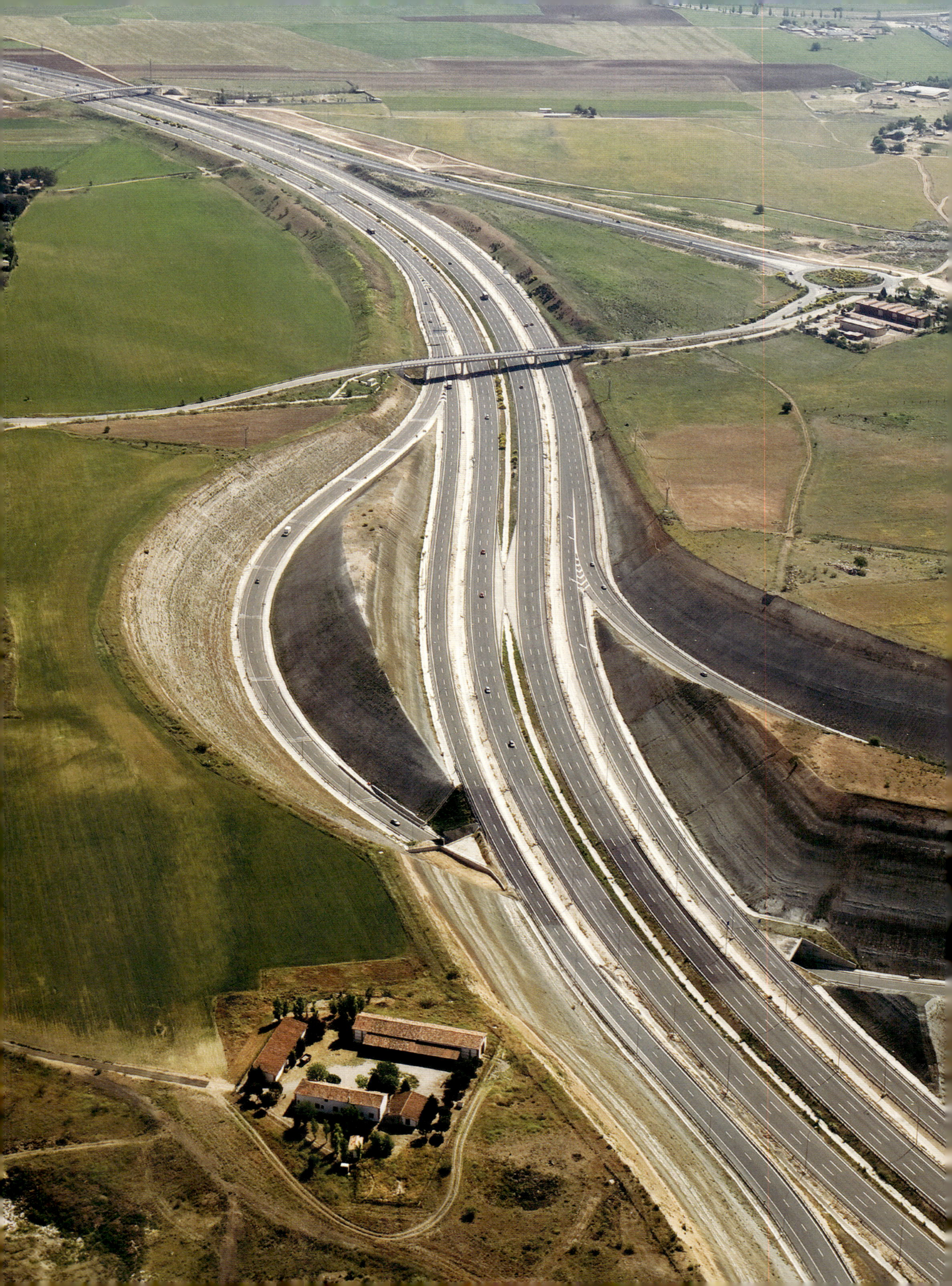

KAPITEL

2 Gefäße

V. Hach-Wunderle

Das Gefäßsystem ist eines der größten und vulnerabelsten Organsysteme des menschlichen Körpers. Das Endothel nimmt beim Menschen eine Oberfläche von annähernd 1.000 m^2 ein, d. h., 5 ml Blut kontaktieren im Mittel eine Endothelfläche von etwa 1 m^2. Fast 100.000 Mal am Tag und 35 Millionen Mal im Jahr muss die Aorta auf Druck und Volumen des kardial ausgeworfenen Bluts reagieren. Das Gefäßendothel ist im gleichen Rhythmus den Scherkräften einer mit bis zu 80 cm/s Geschwindigkeit vorbeiströmenden Blutsäule ausgesetzt.

Der arterielle Schenkel ist insbesondere gegenüber Endothelverletzungen anfällig, welche durch mechanischen Stress (z. B. Bluthochdruck), chemische Veränderungen (z. B. Glykosylierung von Zellbestandteilen bei Diabetes mellitus) oder durch Andockung oxidativ veränderter LDL-Partikel (Atherogenese) entstehen können. Primär entzündliche oder degenerative Krankheiten der übrigen Gefäßwand (z. B. Vaskulitis oder angeborene Malformationen) sind im Vergleich zu diesen vom Endothel ausgehenden Krankheiten selten.

Im venösen System kommt der Venenthrombose und der Stammvarikose eine große Bedeutung zu. Im Langzeitverlauf führen schwere Venenkrankheiten nicht selten zur chronischen venösen Insuffizienz und haben damit einen hohen sozioökonomischen Stellenwert.

Prüfungsschwerpunkte

+++	Diagnostik: Allen-Test, Ratschow-Lagerungsprobe, Duplex-Sono, Angiografie (CTA, MRA, DSA), pAVK (Klinik, Diagnostik, ABI, Therapie), Arteriosklerose (Ursachen, Pathogenese)
++	Mesenterialinfarkt, Subclavian-Steal-Syndrom, Aneurysma, Venenthrombose (Ursachen, Prophylaxe), (Lungen-)Embolie, Aortendissektion (Typen, Symptomatik, Diagnostik)
+	Aortenisthmusstenose (Klinik), tastbare Pulse, Varikose, chronische venöse Insuffizienz, Lymphödem, Raynaud-Phänomen, Schlaganfall, Hirnblutung (Bildgebung, Therapie), Heparininduzierte Thrombozytopenie (alternative Antikoagulanzien)

2.1 Anatomie und Physiologie

Im Blutgefäßsystem werden drei Abschnitte mit jeweils unterschiedlicher Funktion und unterschiedlichem Wandaufbau unterschieden:

- Das **arterielle Hochdruck- und Widerstandssystem** verteilt das vom Herzen ausgeworfene Blut auf die Organe. In der Tunica media der herznahen Arterien überwiegen die elastischen Fasern (wichtig für die Windkesselfunktion); zur Peripherie hin nehmen die elastischen Fasern ab und die glatten Muskelzellen zu. Die Arterien regeln durch Kontraktion oder Entspannung den peripheren Widerstand und damit die Organdurchblutung (deshalb auch **Widerstandsgefäße** genannt).

- Im **kapillären Austauschsystem** mit seinem großen Gesamtquerschnitt erlauben die große Oberfläche und die langsame Strömungsgeschwindigkeit (➤ Abb. 2.1) den Austausch von Atemgasen, Nährstoffen und Flüssigkeit zwischen Blut und Interstitium.
- Das **venöse Niederdrucksystem** ist dünnwandig und dehnbar mit hoher Kapazität; es regelt den Blutrückfluss zum Herzen.

Zwei Drittel des Blutvolumens befinden sich im venösen Niederdrucksystem, ein Drittel verteilt sich auf Herz- und Lungenkreislauf, arterielles Hochdruck- und Kapillarsystem.

Bluttransport

Arterielles System

Voraussetzung für die optimale Versorgung der Gewebe ist ein möglichst gleichmäßiger Blutfluss. Hierzu trägt die Windkesselfunktion der Aorta bei. Das vom Herzen während der Systole ausgeworfene Blut dehnt die Gefäßwand und gibt die so gespeicherte Energie in der Diastole wieder frei. Das Blut wird somit auch während der Diastole weitertransportiert und Druckspitzen während der Systole werden abgepuffert (weitere Einzelheiten ➤ 1.2).

Venöses System

Der Transport des Bluts im venösen System ist durch den aufrechten Gang des Menschen erschwert. Mehrere physiologische Prinzipien unterstützen den Rücktransport des Bluts entgegen der Schwerkraft:

- **Venenklappen:** Die bikuspidalen (zweizipfeligen) Klappen wirken wie Ventile. Unter physiologischen Bedingungen kann das Blut nur herzwärts fließen (➤ Abb. 2.2). Von distal nach proximal nimmt die Anzahl der Venenklappen ab: Unterschenkelvenen haben viele Klappen; die Vv. femorales jeweils eine bis zwei, die Vv. iliacae und auch die V. cava sind frei von Klappen.
- **Muskelpumpen:** Im Zusammenspiel mit der Ventilwirkung der Venenklappen führt der Druck- und Saugpumpmechanismus der Muskeln zur Ableitung des venösen Bluts.

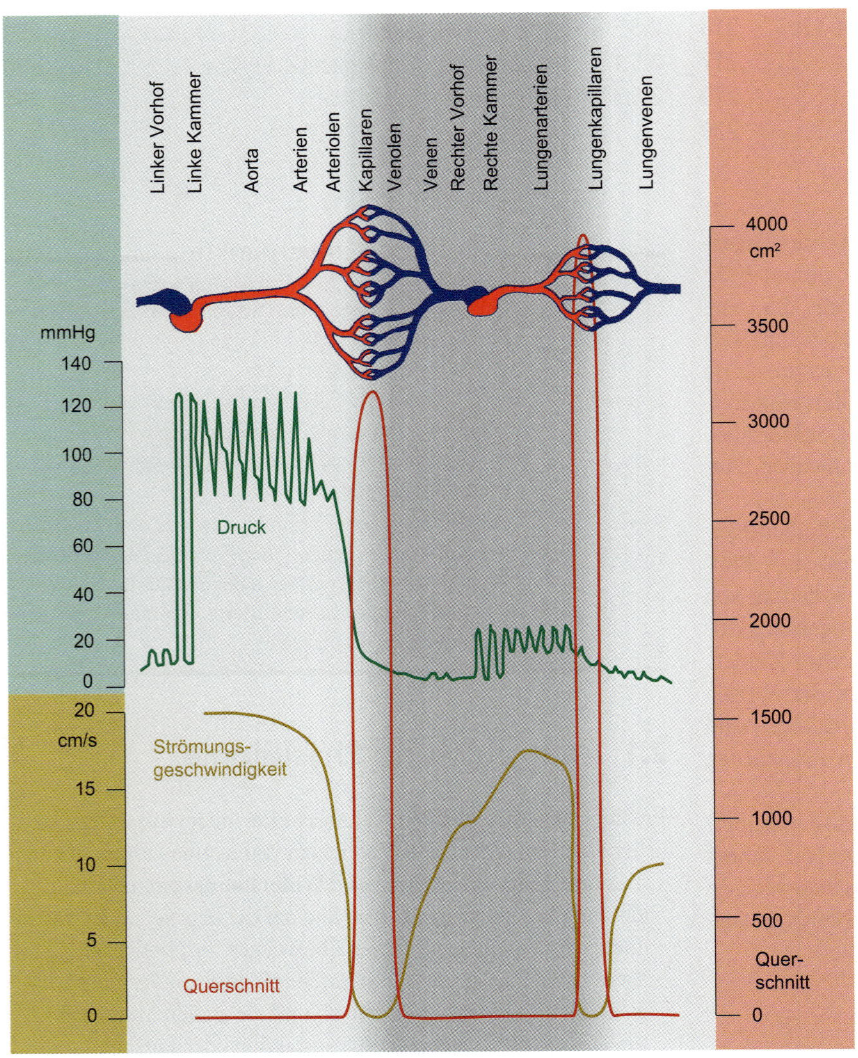

Abb. 2.1 Veränderung von Blutdruck, Strömungsgeschwindigkeit und Gefäßquerschnitt entlang der verschiedenen Gefäßabschnitte des Körper- und Lungenkreislaufs. Im Kapillargebiet nimmt der Gefäßgesamtquerschnitt stark zu und der Blutdruck fällt ab. Die resultierende Strömungsverlangsamung ermöglicht einen verbesserten Stoffaustausch mit dem umliegenden Gewebe per Diffusion. [L190]

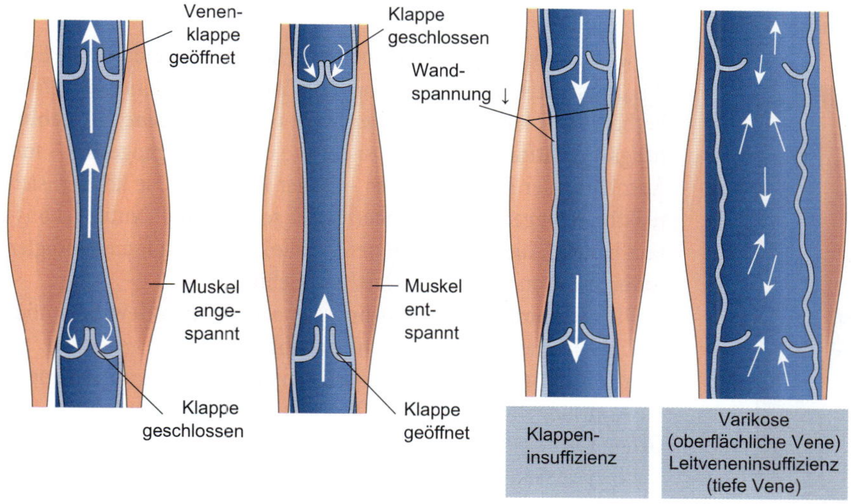

Abb. 2.2 Funktion der Venenklappen: Das Blut wird durch die Muskelkontraktion in Herzrichtung gepresst. Gleichzeitig verhindert die distale geschlossene Klappe den Rückstrom (a). Bei Entspannung der Muskulatur (b) kann Blut von distal durch die jetzt geöffnete Klappe nachfließen. Sind die Venen erweitert, schließen die Klappen nicht mehr suffizient. Das Blut strömt der Schwerkraft folgend zurück in die Peripherie (c). Bei längerem Bestehen einer Klappeninsuffizienz erweitern sich die Venen zunehmend. Es entsteht eine Varikose (im oberflächlichen System) bzw. eine Leitveneninsuffizienz (im tiefen System) (d). [L190]

- **Atempumpe:** Während der Inspiration sinkt der Druck im Thorax und steigt intraabdominal. Das venöse Blut strömt in die thorakalen Venen und zum rechten Herzen. In der Exspiration sinkt der intraabdominale Druck und das Blut strömt aus den Venen der unteren Extremitäten in die V. cava inferior.
- Der **Kapillardruck** ist mit ≈ 20 mmHg am Beginn einer Kapillare zwar niedrig, übersteigt aber während der In- und Exspiration zeitweise den Druck in den großen Venen.
- Die **Verschiebung der Ventilebene** des Herzens während der Systole und Diastole fördert den Rückfluss ebenfalls.

MERKE

90 % des Bluts fließen über die tiefen, 10 % über die oberflächlichen Venen einer Extremität ab.

Fallen einer oder gar mehrere der genannten Mechanismen aus, ist der venöse Rückfluss gestört (➤ Tab. 2.1). Das Blut wird nur noch unzureichend über die peripheren Venen abgeleitet, und es resultiert eine Schwellungsneigung (Ödembildung) der Beine.

Mikrozirkulation

Im Kapillargebiet werden Atemgase, Nährstoffe, Stoffwechselendprodukte und Flüssigkeit zwischen Blut und Interstitium ausgetauscht. Insgesamt wechseln über eine effektive Austauschfläche von rund 1.000 m^2 etwa 80.000 Liter Flüssigkeit pro Tag. Der Hauptmechanismus dafür ist die Diffusion entlang den jeweiligen Konzentrationsgradienten. So diffundiert O_2 in das Interstitium und CO_2 in die Kapillare.

Störungen der Mikrozirkulation und Diffusion sind bei Kapillarwandveränderungen zu erwarten, z. B. bei diabetischer Mikroangiopathie (➤ 10.1.10).

Für die Regulation der Wasserverteilung auf die Flüssigkeitsräume sorgen andere Mechanismen, nämlich Filtrations- und Reabsorptionsvorgänge. Die treibende Kraft für Filtration und Reabsorption sind die in den Kapillaren und dem Interstitium herrschenden Drücke (➤ Abb. 2.3):

- Der **hydrostatische Druck** hängt von der Schwerkraft, der Herzleistung, den lokalen arteriellen Durchblutungsverhältnissen und dem venösen Abtransport ab. Solange er in der Kapillare größer ist als im Interstitium, werden Flüssigkeit und Moleküle, die das Kapillarendothel passieren können, in das Interstitium filtriert. Dies ist im Normalzustand vor allem auf der **arteriellen Kapillarseite** der Fall. Im weiteren Verlauf der Kapillare gleichen sich die hydrostatischen Drücke in der Kapillare und im Interstitium an.
- **Kolloidosmotischer** oder **onkotischer Druck:** Höhermolekulare Proteine, v. a. Albumin, können die Kapillarwand nicht passieren, sind aber osmotisch wirksam. Da die Konzentration an Kolloiden im Interstitium deutlich geringer ist als in der Kapillare, kommt es zu kolloidosmotischen Druckdifferenzen. Diese können als Sog beschrieben werden, den die Plasmaproteine über die Kapillarmembran auf das interstitielle Wasser ausüben. Druckdifferenzen treten besonders am Ende einer Kapillare auf, wenn der hydrostatische Druck durch Filtrationsvorgänge abgesunken ist. Flüssigkeit wird dann aufgrund des onkotischen Sogs in die Kapillare rückresorbiert.

Tab. 2.1 Ursachen für einen gestörten venösen Rückfluss

Pathophysiologie	Ursache
Venenklappen insuffizient	• Venöse Malformation (angeborene Aplasie) • Varikose (oberflächliche Venen; ➤ 2.4.1) • Postthrombotisches Syndrom (tiefe Venen; ➤ 2.4.4)
Kapillardruck zu niedrig	Herzinsuffizienz
Muskelpumpen insuffizient	Immobilität (z. B. Gipsverband, Lähmung bei Apoplex)
Atempumpe insuffizient	COPD (➤ 6.3.2), Emphysem, Adipositas
Ventilebene des Herzens insuffizient	Herzinsuffizienz, Herzklappenfehler
Abfluss verlegt	• Intravasal: z. B. Thrombose, Tumorzapfen, Venensporn • Extravasal: z. B. Tumor mit Kompression von außen

2

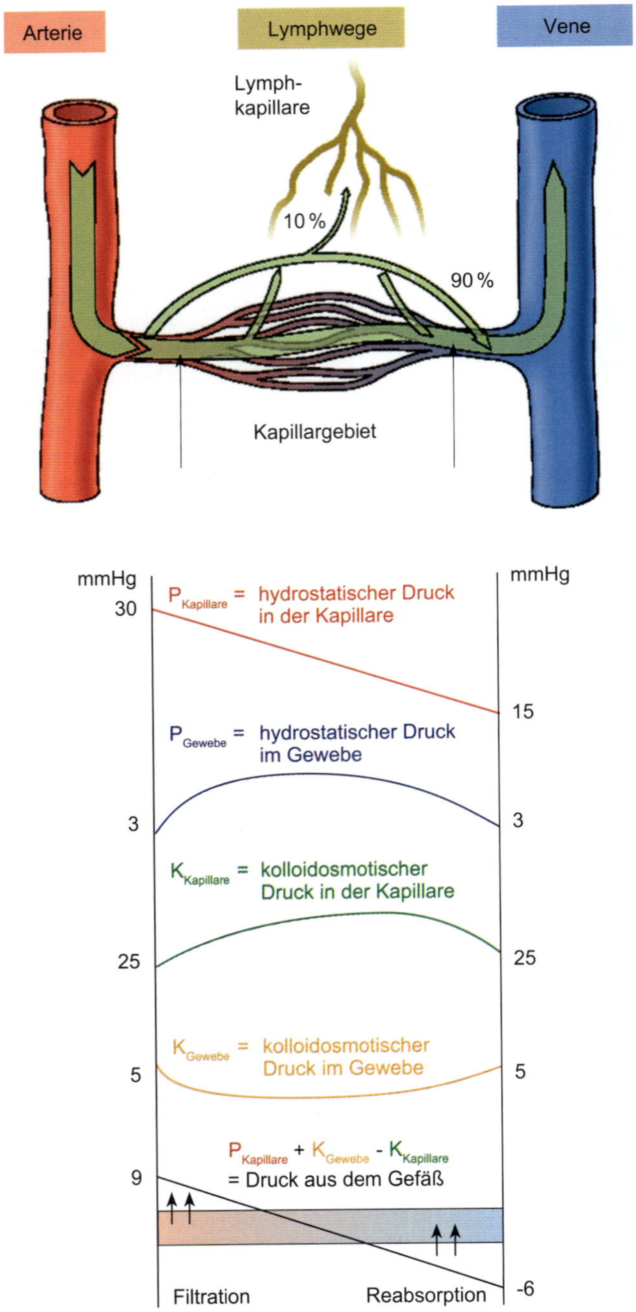

Abb. 2.3 Kolloidosmotischer und hydrostatischer Druck im Verlauf einer Kapillare mit resultierender Filtration und Resorption und Bildung der Lymphe [L190]

Pro Tag werden etwa 20 l Flüssigkeit filtriert und davon 18 l wieder rückresorbiert. Der Rest wird über die Lymphgefäße abtransportiert.

Periphere Ödeme treten erst nach einer Expansion des extrazellulären Volumens um mindestens 2 l (> 15 %) auf.

Kreislaufregulation

Die Blutströmung wird hauptsächlich über Blutdruck und Strömungswiderstand gesteuert. Letzterer hängt wiederum vom Durchmesser des Blutgefäßes und von der Viskosität des Bluts ab.

Lokale Durchblutung

Sie wird durch myogene, metabolische, hormonale und nervale Einflüsse gesteuert, die eine Änderung der Weite der Widerstandsgefäße herbeiführen können. An erster Stelle ist die **myogene Durchblutungsregulation** zu nennen, zu der die meisten Organgefäße – mit Ausnahme der Lungenarterien – in der Lage sind. Sie können sich reaktiv verengen oder erweitern und so die Durchblutung konstant halten (**Autoregulation** der Gefäße). Organe mit ausgeprägter Autoregulation sind Niere, Herz und Gehirn.

Die **metabolische Regulation** ist in nahezu allen Geweben möglich, da fast alle Arteriolen auf metabolische Reize reagieren. So führt z. B. Sauerstoffmangel, aber auch eine Konzentrationszunahme von Laktat, ADP und H^+-Ionen bei Azidose oder Schock zur Gefäßerweiterung.

Eine weitere Möglichkeit der lokalen Durchblutungssteuerung verläuft **humoral-hormonal.** Verschiedene Organe können gefäßaktive Substanzen wie Angiotensin II, Histamin, Bradykinin, Serotonin oder Prostaglandine bilden. Histamin wird bei anaphylaktischen oder Entzündungsreaktionen aus Mastzellen freigesetzt; es bewirkt u. a. bronchiale Obstruktion, Blutdruckabfall und eine erhöhte Kapillarpermeabilität mit Ausbildung von Quaddeln und Ödemen. Ein anderer wichtiger Vasodilatator ist Stickoxid (NO), das direkt im Endothel der Gefäßwand gebildet wird und zahlreichen Steuerungsmechanismen unterliegt.

Gefäßaktive Substanzen (Metaboliten)

Gefäßerweiternd (dilatierend):
- Prostazyklin ($PG-I_2$)
- Histamin
- Bradykinin
- Stickoxid (NO)

Gefäßverengend (konstriktorisch):
- Thromboxan ($Tx-A_2$)
- Serotonin
- Angiotensin II

In vielen Geweben beeinflussen zudem Nebenschlussgefäße **(arteriovenöse Anastomosen)** zwischen kleinen Arterien und kleinen Venen die lokale Durchblutung, indem sie sich je nach Bedarf öffnen oder schließen.

Globale Durchblutung und Blutverteilung

Eine übergeordnete Regulation der Blutverteilung ist bei der gegebenen Beschränkung des Blutvolumens unerlässlich: Wären alle Arteriolen gleichzeitig geöffnet, so wäre ein ausreichender Blutdruck nur mit einem Blutvolumen von 20 Litern zu erreichen.

Die Blutverteilung insgesamt ergibt sich aus den jeweiligen lokalen Durchblutungsverhältnissen (➤ Abb. 2.4). Sie wird darüber hinaus nerval und humoral gesteuert. Die lokalen Steuerungsmechanismen können dabei, wenn nötig, die globale Steuerung der Blutverteilung durchbrechen.

Das **sympathisch-noradrenerge Nervensystem** reguliert die Weite der Widerstandsgefäße. Da der Sympathikuseinfluss je nach

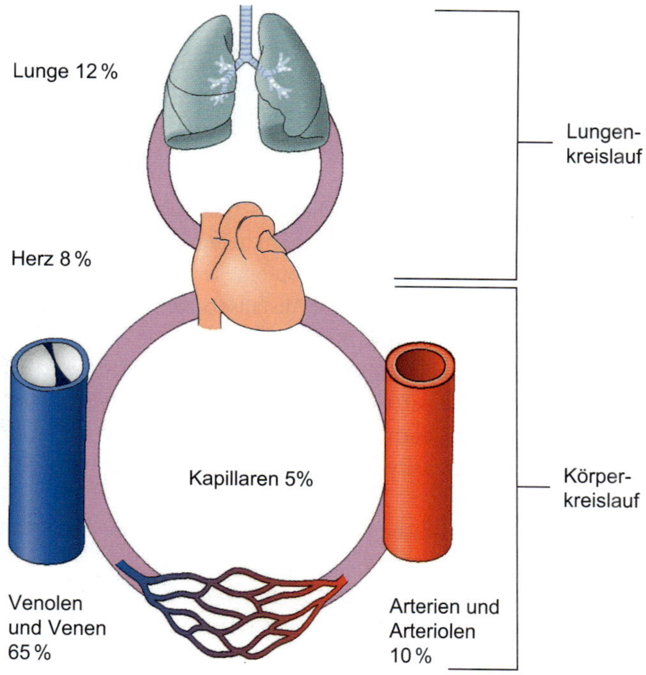

Abb. 2.4 Verteilung des Blutvolumens auf Lungen- und Körperkreislauf. Etwa zwei Drittel des gesamten Blutvolumens befinden sich im venösen System. [L190]

Organgebiet unterschiedlich ist, ist eine differente Steuerung möglich. So wirkt eine sympathische Aktivierung in den meisten Organgebieten gefäßverengend und in der Skelettmuskulatur zumeist gefäßerweiternd: Es kommt zu einer Umverteilung des Bluts im Sinne einer Fight-and-Flight-Reaktion.

Zahlreiche gefäßinnervierende Neurone geben zusätzlich zu ihren Neurotransmittern **vasoaktive Peptide** ab, die sich an der humoralen Steuerung beteiligen.

Blutdruckregulation

Der Blutdruck wird kurzfristig über Kreislaufreflexe und langfristig über Volumenänderungen reguliert.

Kurzfristige Blutdruckregulation

Die Perfusion der einzelnen Organe wird kurzfristig – d. h. für Sekunden bis Minuten – durch den über Druckrezeptoren vermittelten **Kreislaufreflex** aufrechterhalten. Dieser Reflex ist beispielsweise bei der Orthostase von entscheidender Bedeutung: Bei Blutdruckabfall wird der Sympathikus stimuliert und das Herzminutenvolumen gesteigert; evtl. verengen sich zusätzlich Gefäße in Haut, Nieren und Gastrointestinaltrakt. Der Kreislaufreflex wird durch **Pressorezeptoren (Barorezeptoren)** in der Wand von Karotissinus und Aortenbogen gesteuert. Sie registrieren sowohl die Höhe des arteriellen Mitteldrucks als auch Änderungen des Blutdrucks; ihre Aktivierung hemmt den Sympathikus. Bei tagelang anhaltenden Druckänderungen passt sich die Solleinstellung der Rezeptoren an.

Synergistisch mit diesem Kreislaufreflex im Hochdrucksystem arbeitet ein weiterer Reflexkreis, dessen Rezeptoren zum pulmonalen Niederdrucksystem gehören. Diese **kardiopulmonalen Rezeptoren** liegen in den Vorhöfen und in der A. pulmonalis. Sie registrieren erhöhte Drücke im venösen System und hemmen bei Aktivierung ebenfalls den Sympathikus. Die kardiopulmonalen Rezeptoren haben darüber hinaus eine wichtige Funktion als Volumenrezeptoren in der langfristigen Blutdruckregulation.

Im **Kreislaufzentrum** der Formatio reticularis der Medulla oblongata werden die Afferenzen der Barorezeptoren mit weiteren Afferenzen aus der Peripherie (z. B. Atmung, Schmerz- und Kältereize) sowie Afferenzen aus Hypothalamus und Kortex integriert. Darüber hinaus ist das Kreislaufzentrum mit der Hirnrinde gekoppelt. Diese Verschaltung zeigt sich beispielsweise bei der Kreislaufstimulation vor Beginn einer Muskelarbeit.

2

Langfristige Blutdruckregulation

Langfristig wird der Blutdruck über das zirkulierende Blutvolumen und damit über die Niere geregelt. Die Änderung des Plasmavolumens beeinflusst über die venöse Füllung die Auswurfleistung des Herzens und damit den Blutdruck. Wie sensibel dieses System reagieren kann, wird daran deutlich, dass eine langfristige Zunahme des Blutvolumens um nur 2 % den Blutdruck um 30–60 % steigern kann. Die Volumenregulation beruht auf drei Pfeilern (Genaueres ➤ 12.1.3):

- **ADH-Sekretion:** Volumen- und Osmolaritätsänderungen im Gefäßsystem beeinflussen über verschiedene Regulationskreise die hypothalamische ADH-Sekretion und damit die Diurese.
- **Reninsekretion:** Bei Abnahme der Nierendurchblutung oder bei Na^+-Mangel wird das blutdruck- und volumensteigernde Renin-Angiotensin-Aldosteron-System aktiviert.
- **Nierenwirksame Peptide,** z. B. atriales natriuretisches Peptid, werden durch Volumenbelastung der Vorhöfe freigesetzt und steigern die Diurese.

Darüber hinaus ist noch eine Art „Überlaufmechanismus" an der Blutdruckregulation beteiligt: Bei längerfristigen arteriellen Druckerhöhungen nimmt die Diurese auch druckbedingt zu (sog. **Druckdiurese**).

Temperaturregulation

Das Gefäßsystem spielt eine wichtige Rolle bei der Temperaturregulation. Thermorezeptoren messen die Temperatur im Körperinneren, in der Haut und im Rückenmark und melden ihre Werte an das Thermoregulationszentrum im Hypothalamus. Zu hohe Temperaturen im Körperkern führen zur vermehrten Hautdurchblutung durch Vasodilatation. Umgekehrt wird die Hautdurchblutung gedrosselt, wenn die Thermorezeptoren der Haut eine zu niedrige Außentemperatur melden.

2.2 Diagnostische Methoden in der Angiologie

2.2.1 Untersuchungen bei arteriellen Krankheiten

Anamnese

Schmerz

Das wichtigste Symptom arterieller Durchblutungsstörungen ist der Schmerz, der präzise erfragt werden muss (➤ Abb. 2.5). Der vernichtende Peitschenschlag weist auf eine arterielle Embolie, ein retrosternaler Vernichtungsschmerz auf ein dissezierendes Aortenaneurysma oder einen Herzinfarkt hin.

Belastungsabhängige Schmerzen sind für die chronische Verschlusskrankheit (➤ 2.3.2) typisch: **Claudicatio intermittens** bei Obliteration der Bein-/Beckenarterien oder **Claudicatio intestinalis** nach dem Essen beim Verschluss von Darmarterien. **Angina pectoris** ist immer als Zeichen der eingeschränkten Koronardurchblutung zu werten (➤ 1.5). Kopfschmerzen, verbunden mit schwerem Krankheitsgefühl und Fieber, können auf entzündliche Gefäßkrankheiten wie Arteriitis temporalis (➤ 13.10.5) hinweisen. Plötzlich auftretende Kopfschmerzen mit neurologischen Symptomen sind das führende Symptom für zerebrale Blutungen (Hirnblutung, Subarachnoidalblutung, ➤ 2.3.4) und für die Sinusvenenthrombose (➤ 2.4.3).

Hypo-/Parästhesie

Abgeschwächte Sensibilität, Missempfindungen oder Kältegefühl können direkte Folge einer schweren Durchblutungsstörung oder aber durch eine vorbestehende Neuropathie (z. B. bei Diabetes mellitus) bedingt sein (➤ 10.1.10).

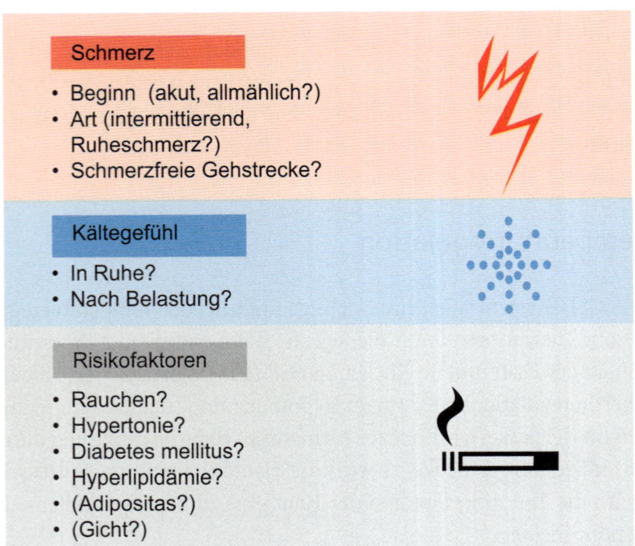

Abb. 2.5 Wichtige Fragen zur Anamnese bei Verdacht auf eine arterielle Gefäßkrankheit der Beine [A400]

Prädisponierende Faktoren

Die klassischen Risikofaktoren der Atherosklerose (Zigarettenrauchen, arterielle Hypertonie, Diabetes mellitus, Hypercholesterinämie), bereits bekannte Gefäßkrankheiten (z. B. Herzinfarkt, Schlaganfall) oder gefäßbedingte Symptome (z. B. Claudicatio intermittens, Angina pectoris, zerebrale Ausfallserscheinungen) müssen in der Anamnese eruiert werden.

Bestimmte Risikofaktoren treten gehäuft bei Adipositas und mit familiärer Disposition auf, wie Diabetes mellitus, essenzielle Hypertonie und bestimmte Formen der Hyperlipidämie (vor allem mit Erhöhung der Low-Density[LDL]- und/oder der Very-low-Density-[VLDL]-Lipoproteine).

Die Art der beruflichen Tätigkeit kann ebenfalls wichtige Anhaltspunkte für das zugrunde liegende Geschehen liefern: z. B. eine Arbeit mit vibrierenden Maschinen wie dem Presslufthammer als Ursache für ein sekundäres Raynaud-Phänomen.

Klinische Untersuchung

Das Gefäßsystem ist wegen seiner vielfältigen klinischen Bedeutung stets in den allgemeinen medizinischen Untersuchungsgang einzubeziehen. Dazu gehört auch die Blutdruckmessung. Sie sollte zur Erfassung möglicher Seitendifferenzen an beiden Armen erfolgen.

Inspektion

Die Inspektion der Extremitäten erfolgt grundsätzlich im direkten Seitenvergleich. Besonders geachtet werden muss auf die Hautfarbe und auf trophische Störungen als wichtige Hinweise auf eine pathologische periphere Durchblutung.

PRAXISBEZUG

Hautfarbe

- **Blässe** tritt bei entleerten Venenplexus und vermindertem arteriellem Zustrom auf, z. B. beim Raynaud-Phänomen, aber auch bei peripherer arterieller Verschlusskrankheit (pAVK). **Leichenblässe** mit fehlender Venenfüllung ist typisch für den akuten arteriellen Gefäßverschluss.
- **Marmorierung** (➤ Abb. 2.6): Blasse Haut mit felderartiger rötlich-bläulicher Zeichnung findet sich häufig bei eingeschränkter O_2-Versorgung, z. B. bei pAVK oder Schock (besonders bei Kindern), aber auch gelegentlich als Normalbefund.
- **Heiße Röte** kommt beim diabetischen Fuß und bei entzündlichen Prozessen vor. **Kalte Röte** zeigt eine schwere Minderdurchblutung mit maximaler Weitstellung der postkapillären Venolen infolge ischämischer Lähmung der Gefäßinnervation an.
- **Zyanose** zeigt eine hohe Sauerstoffausnutzung des Bluts an. Sie kann bei funktionellen Durchblutungsstörungen entstehen (zweite Farbe beim Raynaud-Phänomen), aber auch bei eingeschränktem venösem Abfluss (Herzinsuffizienz oder Venenthrombose).

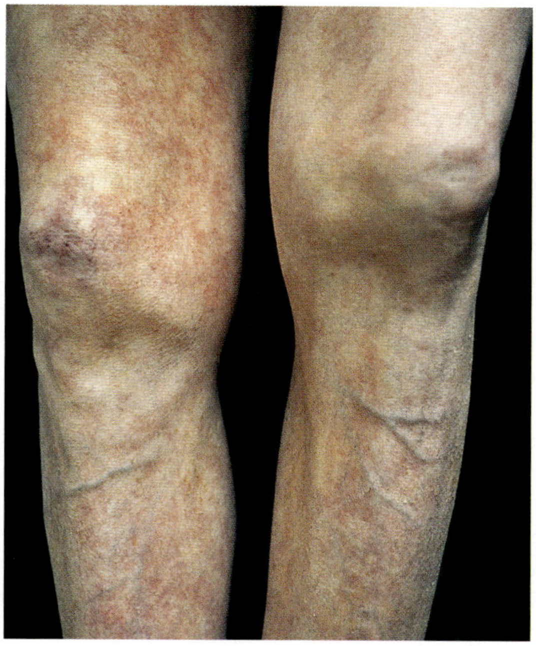

Abb. 2.6 Marmorierte Haut [M180]

Trophische Störungen

Trophische Störungen zeigen die chronisch eingeschränkte Sauerstoff- und Nährstoffversorgung an:

- **Rhagaden** und vermehrte **Schwielenbildung** finden sich am lateralen Fußrand und an der Ferse, interdigitale Mazerationen, Nageldystrophie und -mykosen, schlecht heilende Finger- und Zehenverletzungen
- Schmerzhaftes, scharf begrenztes **Ulkus** bei pAVK. Es ist an den besonders schlecht durchbluteten Regionen wie Fußrücken, Ferse oder Schienbein lokalisiert. Da die Umgebung meist reaktionslos ist, sieht das Ulkus wie ausgestanzt aus. Im Zentrum können freiliegende Knochen oder Sehnen sichtbar sein.
- *Sonderform:* **Malum perforans pedis,** ein tiefes Fußsohlengeschwür, das sich vor allem über dem Köpfchen des I. oder V. Mittelfußknochens entwickelt, z. B. bei diabetischer Neuropathie (➤ 10.1.10).
- Nekrosen und Gangrän (Gangrän = ischämische Nekrose; ➤ Abb. 2.7):
  - **Trockene Gangrän:** schwarze, trockene, klar abgegrenzte Gewebedefekte, v. a. bei arterieller Verschlusskrankheit im Stadium IV
  - **Feuchte Gangrän:** feuchte, infizierte, weniger scharf abgegrenzte Gewebedefekte, v. a. bei der diabetischen Mikroangiopathie
- Beinglatze beim (sonst behaarten) Mann bei schwerer arterieller Verschlusskrankheit

MERKE

Das venöse Ulkus ist dagegen oberhalb des Innen-, seltener auch des Außenknöchels lokalisiert und liegt typischerweise inmitten von Hautveränderungen der chronischen venösen Insuffizienz mit entzündlich gerötetem Rand.

Palpation

Bei warmer Raumtemperatur werden – kranial beginnend – die Pulse seitenvergleichend getastet (➤ Abb. 2.8) und zugleich die Hauttemperatur verglichen.

MERKE

Bei schlanken Menschen ist die gesunde Bauchaorta in Höhe des Nabels gut tastbar; eine Verwechslung mit einem Aortenaneurysma ist möglich.

Tastbefunde

Beim Tasten des Pulses (im direkten Seitenvergleich!) interessiert besonders die **Pulsstärke,** daneben auch die Pulsqualität (➤ 1.4.2):

- Normalerweise kräftig, bei Lumeneinengung > 90 % jedoch abgeschwächt oder fehlend
- Hebender Charakter beim Aneurysma (pulsierender Tumor)
- Lokales Schwirren bei der arteriovenösen Fistel

Verhärtete Gefäßwände (**„Gänsegurgel"-Arterie**) findet man z. B. bei Mediasklerose. Die Lokalisation von abgeschwächten bzw. fehlenden Pulsen gibt einen wichtigen Hinweis auf die Ausdehnung und den Typ einer peripheren arteriellen Verschlusskrankheit.

Auskultation

Obligate **Auskultationsorte** sind die A. carotis, die abdominale Aorta mit den Nierenarterienabgängen, die Beckenarterien und Oberschenkelarterien (➤ Abb. 2.8).

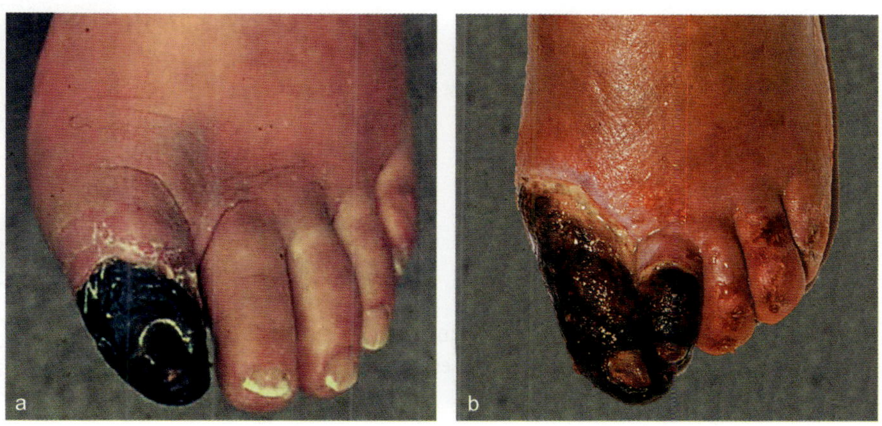

Abb. 2.7 Trockene (a) und feuchte (b) Gangrän [M180, M108]

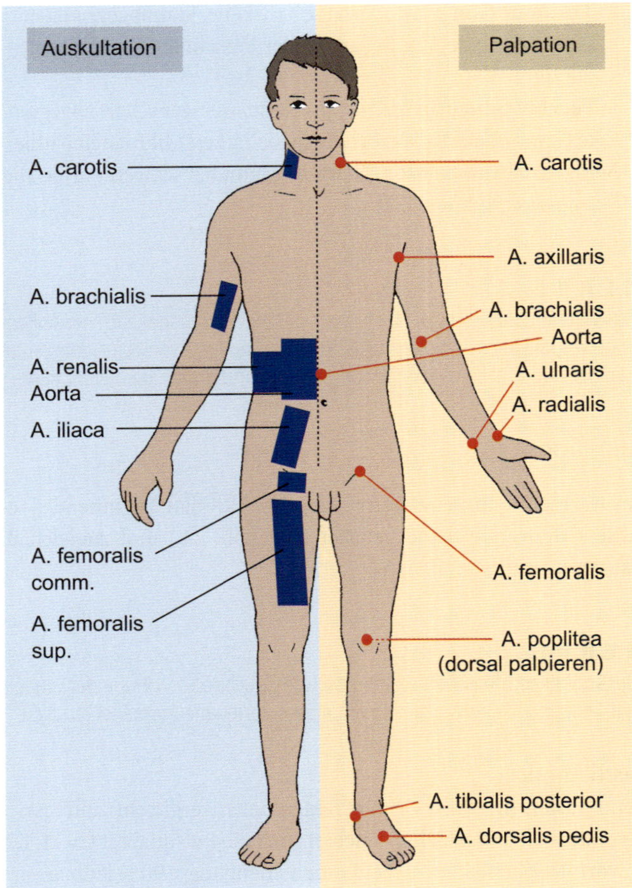

Abb. 2.8 Typische Stellen der Arterienpalpation und -auskultation [L157]

Gefäßgeräusche entstehen durch Erhöhung der Blutstromgeschwindigkeit in Stenosen mit Lumeneinengung über 70 %, durch Aufrauung der Gefäßinnenwand infolge atheromatöser Plaques mit Wirbelbildung und durch Viskositätsminderung des Bluts bei Anämie. Sie sind stets abklärungsbedürftig. Anzugeben sind:

- **Höhe des Geräusches** (hochfrequent oder niederfrequent): Die Stenose ist umso hochgradiger, je höherfrequent ein pulssynchrones Gefäßgeräusch erscheint. Subtotale Stenosen sind nicht mehr hörbar.
- **Geräuschcharakter:** Ein lautes, systolisch-diastolisches Maschinengeräusch ist pathognomonisch für eine arteriovenöse Fistel.

CAVE!
Die Lautstärke eines Strömungsgeräusches lässt keine Rückschlüsse auf den Stenosegrad zu.

Spezielle Arteriendiagnostik

Funktionelle Tests

Die funktionellen Tests dienen der Bestätigung einer Verdachtsdiagnose und der Erfassung von funktionellen Leistungsreserven.

Lagerungsprobe nach Ratschow

In liegender Position mit maximal angehobenen Beinen werden bis zur Schmerzgrenze oder für eine Minute Rollbewegungen in den Sprunggelenken durchgeführt. Normalerweise ändert sich dabei die Durchblutung kaum. Je rascher und stärker ein Abblassen der Fußsohle eintritt, umso ausgeprägter ist die Durchblutungsstörung.

Nach dem Aufsetzen werden die Beine hängen gelassen. Dann kommt es normalerweise innerhalb von 5–7 Sekunden zu einer reaktiven Hyperämie und Venenfüllung des Fußes. Bei Strombahnhindernissen treten beide Gefäßreaktionen deutlich verzögert auf (➤ Abb. 2.9). Für den peripheren Verschlusstyp ist darüber hinaus eine überschießende Reaktion mit düsterrotem Hautkolorit charakteristisch.

Die Untersuchung ist bei schwerer peripherer arterieller Verschlusskrankheit (Stadium III/IV) und bei manifester Herzinsuffizienz kontraindiziert.

Faustschlussprobe

Die Durchführung an den Armen verläuft analog zum Ratschow-Test. Der Patient nimmt eine sitzende Position ein und schließt bei maximal angehobenen Armen die Fäuste.

Allen-Test

Der Allen-Test untermauert den Verdacht auf den Verschluss einer Unterarmarterie. Wenn hierbei die A. ulnaris betroffen ist, führt

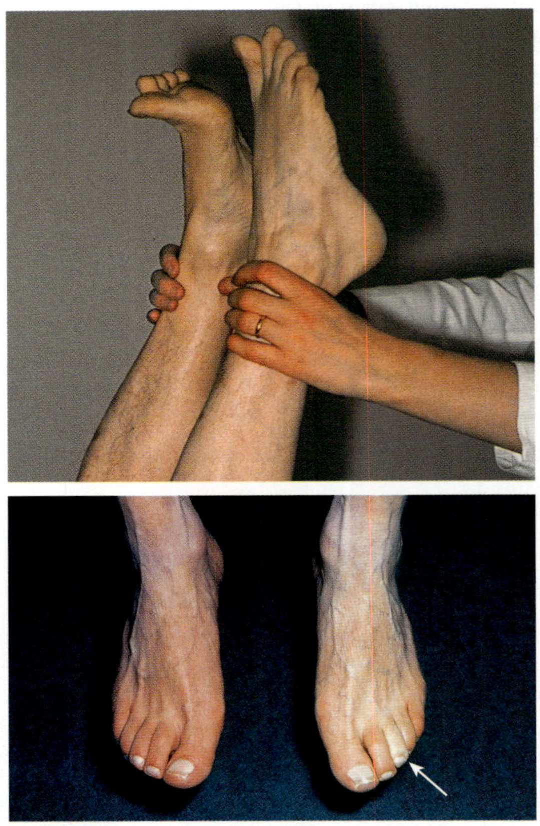

Abb. 2.9 Lagerungsprobe der Beine nach Ratschow: akrale Durchblutungsstörung mit verzögerten Gefäßreaktionen am linken Fuß (Blässe) und Weißfärbung (Ischämie) der III. Zehe links (→) beim Hängenlassen der Füße nach der Belastungsprobe [M180]

die Kompression der A. radialis während der Faustschlussprobe zu einer protrahierten ischämischen Reaktion der Hand, die sich erst nach Dekompression der A. radialis normalisiert (➤ Abb. 2.10). Für einen Verschluss der A. radialis gilt das Umgekehrte.

Gehtest

Der Patient läuft auf dem Laufbandergometer unter standardisierten Untersuchungsbedingungen (Geschwindigkeit: 3,2 km/h, Steigung: 10–12 %); weniger gut evaluiert ist das Laufen auf einer abgemessenen ebenerdigen Strecke (Geschwindigkeit: ein Doppelschritt/Sekunde nach Metronom). Bei arterieller Verschlusskrankheit wird durch belastungsinduzierte Muskelischämie ein krampfartiger Schmerz ausgelöst. Dokumentiert werden die schmerzfreie und die maximale Gehstrecke, die Gehzeit und der Knöchel-Arm-Index (ABI) vor und nach Belastung. Eine Abnahme des ABI um 20 % ist beweisend für eine pAVK. Die Gehstrecke bis zum Auftreten des ersten Schmerzes korreliert relativ gut mit dem Grad der Kompensation des Gefäßverschlusses und wird zur Stadieneinteilung der pAVK herangezogen (➤ 2.3.2). Das arterielle Strombahnhindernis liegt immer eine Etage über der schmerzenden Muskulatur. So deuten z. B. Wadenschmerzen auf einen Oberschenkeltyp der pAVK hin.

Nichtinvasive apparative Verfahren

Ultraschalldiagnostik

Mit den verschiedenen Ultraschallverfahren lassen sich strukturelle Veränderungen der Gefäßwand (z. B. Plaques, Aneurysmen, Dissektionen) und die Strömungsverhältnisse (z. B. Stenosen und Verschlüsse) in den arteriellen Gefäßen darstellen, ohne den Patienten zu belasten.

B-Bild-Sonografie (zweidimensionaler Ultraschall)

- **Prinzip:** Ultraschallwellen werden von einem im Schallkopf enthaltenen Sender in den Körper geschickt und an Grenzflächen der Gewebe mit unterschiedlicher Intensität reflektiert. Diese Impulse werden in elektrische Signale umgewandelt. Auf dem Monitor entstehen dabei helle Punkte; das B-Bild setzt sich aus vielen hellen Punkten zusammen (B = brightness) und stellt die Organe, auch die Gefäße, auf dem Monitor in verschiedenen Grautönen dar. Blut hat normalerweise keine reflektierenden Grenzflächen und bleibt deshalb „echoleer", also schwarz.
- **Indikation:** Darstellung von Aneurysmen, Dissektionen, Verlaufsanomalien und Wandveränderungen von Gefäßen sowie Darstellung von pathologischen intravasalen (z. B. Thromben, Plaques) und extravasalen Gewebestrukturen (z. B. Hämatomen).

Doppler-Sonografie

- **Prinzip:** Vom Ultraschallsender werden kontinuierliche Wellen (im Continuous-Wave-Modus = CW) ausgestrahlt. Wenn diese auf eine akustische Grenzfläche treffen, die sich in Bewegung befindet und auf die Sendequelle zukommt, werden sie mit einer höheren Frequenz als der Sendestrahl reflektiert. Entsprechend ist die reflektierte Frequenz niedriger als der Sendestrahl, wenn sich der Körper von der Schallquelle entfernt. Die Differenz zwischen dem Sendestrahl und dem reflektierten Strahl wird als Doppler-Frequenzverschiebung bezeichnet und liegt im hörbaren Bereich. Bei der Untersuchung von Gefäßen entsprechen die Blutzellen bewegten Körpern. Ein hochfrequentes Doppler-Geräusch bedeutet schnelle Strömung und umgekehrt.
- **Bewertung:**
  - Der einfache **nichtdirektionale Taschendoppler** zeigt durch hörbare Signale nur an, dass überhaupt eine Blutströmung

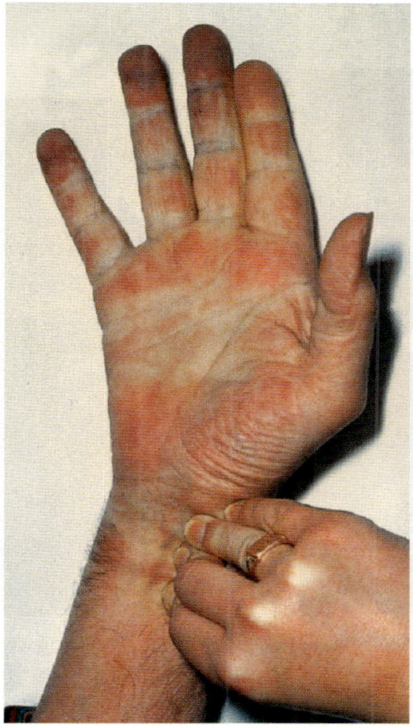

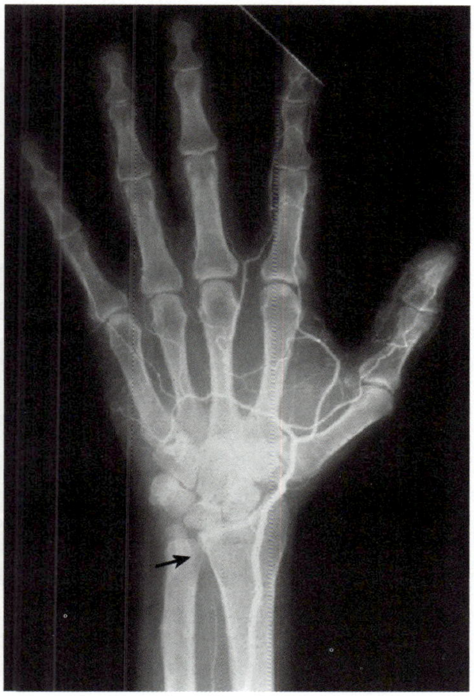

Abb. 2.10 Allen-Test bei Verschluss der A. ulnaris: Unter der Faustschlussprobe mit Kompression der A. radialis wird eine protrahierte Durchblutungsstörung mit zyanotischer Verfärbung der Fingerkuppen DIII–DV deutlich. Der klinische Befund bestätigte sich in der Angiografie (rechts): Der Verschluss der A. ulnaris ist hier gut zu erkennen (Pfeil). [M180]

vorliegt. Das Gerät wird insbesondere zur Doppler-Druckmessung im arteriellen Gefäßsystem eingesetzt (➤ Abb. 2.13).

- Die aufwendigeren **direktionalen Geräte** erlauben darüber hinaus eine Registrierung von Strömungsmodalitäten und -richtung als Analogpulskurve oder besser als Frequenzspektrum. Sie lassen z. B. Rückschlüsse auf den Stenosegrad in Arterien zu (➤ Abb. 2.11) und weisen Refluxe in Venen aufgrund insuffizienter Venenklappen nach.

(Farbcodierte) Duplexsonografie

Das Verfahren stellt die Kombination von B-Bild-Sonografie und direktionaler Doppler-Sonografie dar (= Duplex); in der Regel wird die Blutströmungsrichtung zusätzlich farbcodiert abgebildet (= farbcodierter Duplex).

- **Prinzip:** Durch Farbcodierung innerhalb eines Ausschnittfensters des B-Bilds lassen sich Strömungen darstellen und Strömungsrichtungen farblich beurteilen („rot" = zum Schallkopf hin gerichtete Strömung, „blau" = vom Schallkopf weg zeigende Strömung). Der Farbwert ist umso heller, je schneller die gemessene lokale Fließgeschwindigkeit ist. Bei Hinzuschalten des PW-Dopplers gelingt es durch einen technischen Vorgang, den gepulsten Schallstrahl zusätzlich auf eine gewünschte Stelle des B-Bilds zu konzentrieren und hier gezielt Doppler-Signale (im Pulse-Wave-Modus = PW) für diesen Bereich abzuleiten. Diese Signale liegen im hörbaren Bereich und lassen sich als Frequenzspektrum aufzeichnen.
- **Indikation:** Festlegung des Stenosegrads und Erfassung von Verschlüssen, u. a. in peripheren, supraaortalen und viszeralen Arterien, sowie Beurteilung des Fließverhaltens in Venen. Die farbcodierte Duplexsonografie hat in vielen Gefäßregionen (v. a. peripher und supraaortal, teilweise auch abdominal) im Vergleich zu bildgebenden radiologischen Methoden (z. B. Angiografie, Phlebografie) eine hohe Sensitivität und gilt hier wegen der fehlenden Invasivität als bildgebendes Verfahren der ersten Wahl (➤ Abb. 2.12).

Blutdruckmessung

Die Blutdruckmessung an beiden Armen gehört zu jeder angiologischen Untersuchung. Bei einer Differenz von > 30 mmHg besteht der Verdacht auf eine Stenose der A. subclavia auf der Seite mit dem geringeren Druck. Zum Ausschluss einer Aortenisthmusstenose (➤ 1.12.2) müssen stets auch die Femoralispulse getastet und evtl. zusätzlich der Blutdruck an den Oberschenkeln gemessen werden. Der im Liegen an den Beinen gemessene Blutdruck ist normalerweise gleich oder etwas höher als der an den Armen.

Doppler-Druckmessung

Die Untersuchung beginnt in einem warmen Raum nach Akklimatisierung des Patienten mit der Bestimmung des Blutdrucks (RR) an beiden Armen. Dann wird die RR-Manschette am distalen Unterschenkel angelegt. Mit einer stiftförmigen Doppler-Sonde wird die A. tibialis posterior aufgesucht, dann die RR-Manschette auf suprasystolische Werte aufgepumpt und langsam abgelassen. Die ersten registrierten pulssynchronen Geräusche zeigen den systolischen Blutdruck in dem Gefäß an. Danach erfolgt die Untersuchung der A. dorsalis pedis (➤ Abb. 2.13). Mit der Methode lassen sich auch niedrige Druckwerte bis ca. 30 mmHg registrieren. Die Untersuchung lässt sich in analoger Weise an den Aa. radiales und ulnares durchführen.

- **Knöchel-Arm-Druckindex** (engl. *ankle brachial* index = **ABI**): RR-Messung an beiden Armen und Doppler-Druckmessung an beiden Fußarterien. Beim Gefäßgesunden liegt der systolische Knöchelarteriendruck um 0–10 mmHg über dem Oberarmdruck (Doppler-Index Knöcheldruck/Oberarmdruck ≥ 1). Bei einer pAVK des Beins ist der Index vermindert (Doppler-Index < 1); ein Wert < 0,9 ist beweisend. Diagnostisch maßgeblich ist der

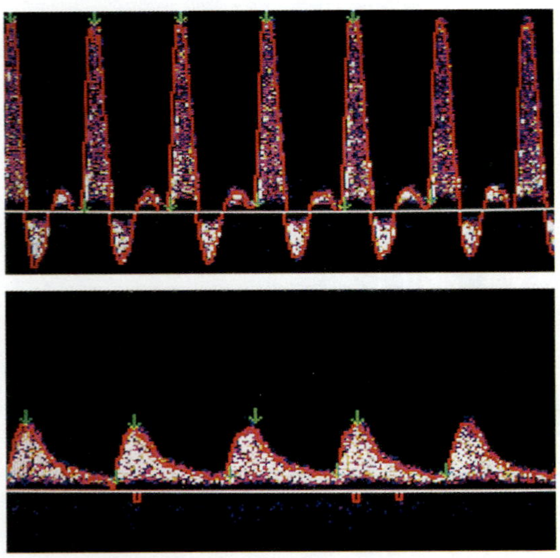

Abb. 2.11 Frequenzspektrumanalyse der A. femoralis. Oben: normales triphasisches Strömungssignal, unten: pathologisches, monophasisches Strömungssignal bei vorgeschaltetem Strombahnhindernis [M180]

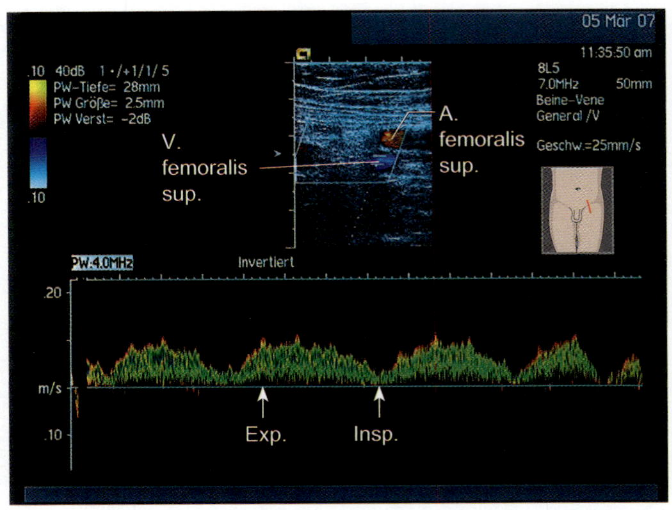

Abb. 2.12 Duplexsonografie der linken Oberschenkelvene (V. femoralis). Oben: B-Bild. Unten: Das Doppler-Signal (= Frequenzspektrum) zeigt eine normale, atemabhängige Strömung (bei Inspiration vermindert, bei Exspiration erhöht). [M180]

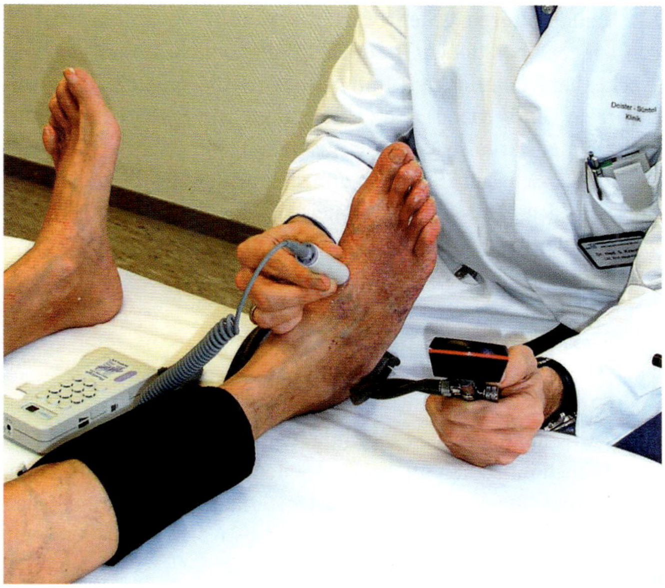

Abb. 2.13 Bestimmung des Doppler-Drucks über der A. dorsalis pedis mithilfe eines Taschendopplergeräts. Nach akustischem Auffinden des arteriellen Doppler-Signals wird die Blutdruckmanschette auf übersystolische Werte aufgepumpt und anschließend der Druck langsam abgelassen. Das Ablesen des Doppler-Drucks erfolgt bei erstem Wiederauftreten des arteriellen Signals. [M181]

niedrigere der beiden Knöchelarteriendrucke eines Beins in Relation zum Mittelwert der beiden RR-Werte an den Armen. Der Doppler-Index erlaubt auch einen Rückschluss auf die Kompensation der arteriellen Durchblutung einer Extremität (➤ Tab. 2.2). Bei einem Wert < 0,5 ist die Extremität gefährdet. Prognostisch ungünstig ist auch ein Doppler-Index > 1,0; er deutet auf eine fehlende Komprimierbarkeit der Arterien hin, auf eine Mediasklerose. Die Doppler-Druckmessung ist in analoger Weise auch an den Unterarmarterien durchführbar. *Indikation:* Die Bestimmung des ABI ist die wichtigste einfache apparative Maßnahme zum sofortigen Nachweis oder Ausschluss einer hämodynamisch relevanten pAVK.

- **Doppler-Druckmessung nach Belastung:** RR-Messung an beiden Armen und Doppler-Druckmessung an den Fußarterien nach definierter Belastung mit der Laufbandergometrie (am besten evaluiert), ggf. alternativ mit Zehenständen oder Kniebeugen. *Indikation:* Die Methode dient der Erfassung einer geringgradigen pAVK, die erst unter Belastung hämodynamisch relevant wird. Bei Gefäßgesunden entspricht der Doppler-Druck nach Belastung den Messwerten in Ruhe. Im Stadium III/IV nach Fontaine bei pAVK ist der Test wegen der reduzierten Durchblutungsreserve kontraindiziert.
- **Zehendruckmessung** (engl. *toe brachial* index, **TBI**): Druckmessung mit einer Spezialmanschette an der Großzehe. Da der Zehendruck normalerweise etwa 30 mmHg niedriger als der Knöcheldruck ist, gilt ein Zehen-Arm-Index ≤ 0,7 als pathologisch. *Indikation:* Mediasklerose; da die normale ABI-Messung wegen fehlender Komprimierbarkeit der verkalkten Unterschenkelarterien nicht auswertbar ist (Doppler-Drücke > 200 mmHg) und die Digitalarterien meist weniger verkalkt sind.

Ein „gut kompensierter“ Befund entspricht einem Stadium I bis IIa nach Fontaine. Bei einer „ausreichenden“ Kompensation liegt ein Stadium IIa (Wegstrecke > 200 m), bei „unzureichender“ Kompensation ein Stadium IIb (Wegstrecke < 200 m) und bei „fehlender“ Kompensation ein Stadium III (mit Ruheschmerzen) bzw. IV (mit Ulkus/Gangrän) vor. Die Prognose wird einerseits mit abnehmendem ABI und andererseits mit zunehmendem ABI > 1,3 (= Mediasklerose) zunehmend ungünstiger.

Tab. 2.2 Korrelation zwischen Knöchel-Arm-Druckindex (ABI), Beschwerden und klinischem Befund

BI	Beschwerden	Klinischer Befund
1,0	Keine	Keine/geringe Atherosklerose (Zufallsbefund)
0,8–1,0	Bei erheblicher Belastung	Stenosen/Verschlüsse (*gut* kompensiert)
0,6–0,8	Claudicatio	Stenosen/Verschlüsse (*ausreichend* kompensiert)
0,3–0,6	Schwere Claudicatio	Multiple/höhergradige Stenosen oder Verschlüsse (*unzureichend* kompensiert)
0,0–0,3	Ruheschmerz	Multiple/hochgradige Stenosen oder Verschlüsse, evtl. Ulkus/Gangrän (*nicht* kompensiert)

Andere nichtinvasive Verfahren

- Die **Oszillografie** registriert pulssynchrone Volumenschwankungen eines von einer speziellen Messmanschette umschlossenen Gefäßabschnitts. Sie kann an den Beinen/Armen oder – als akrale Oszillografie – an den Großzehen/an einzelnen Fingern eingesetzt werden. Die Beurteilung der arteriellen Durchblutung erfolgt durch Analyse von Form und Amplitude der registrierten Kurven (➤ Abb. 2.14).
- Die **Kapillarmikroskopie** ermöglicht eine morphologische Beurteilung der Endstrombahn am Nagelfalz mittels Auflichtmikroskopie. Pathologische Befunde bezüglich der Dichte, des Verlaufs und der Anordnung von Kapillaren können sich z. B. bei Kollagenosen und beim Raynaud-Phänomen ergeben.
- Mithilfe einer Edelmetallmesskathode kann der lokal in den Kapillaren des Gewebes freigesetzte Sauerstoff als **transkutaner**

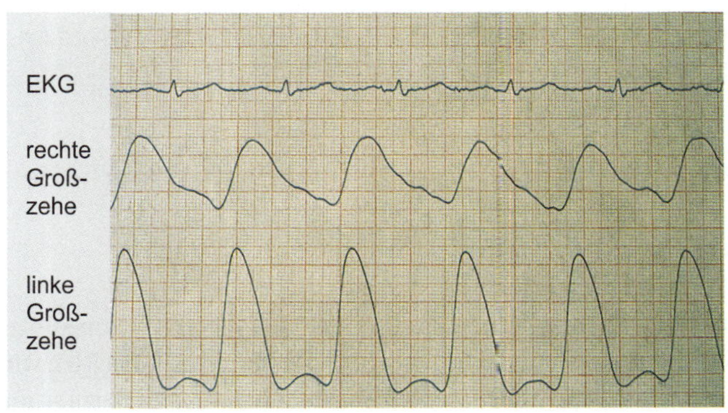

Abb. 2.14 Akrale Oszillografie. Rechte Großzehe: Stenosepuls (bei vorgeschaltetem Strombahnhindernis), linke Großzehe: annähernd normale Kurve (fehlende Dikrotie im absteigenden Pulsschenkel als Hinweis auf beginnende Gefäßsklerose) [M180]

Sauerstoffpartialdruck ($tcPO_2$) registriert werden. Die Messung liefert bei schwerer pAVK u. a. Informationen zur Festlegung der Amputationsgrenze. Als kritisch gilt ein $tcPO_2$ unter 30 mmHg.

Angiografische Methoden

Bei nicht eindeutigem Befund ist vor einer invasiven Maßnahme ein zweites bildgebendes Verfahren (nach Duplexsonografie) erforderlich. Dafür stehen die kontrastmittelgestützte Magnetresonanzangiografie (MRA, 1. Wahl) und die computertomografische Angiografie (CTA, 2. Wahl) zur Verfügung. Mit neuester Technologie werden für die MRA eine mediane Sensitivität und Spezifität von je 96 % und für die CTA von 91 % bei Stenosen > 50 % erzielt. *Vorteile* der MRA gegenüber der CTA sind die fehlende Strahlenbelastung und eine insgesamt geringere Toxizität des verwendeten Kontrastmittels. In Einzelfällen wird allerdings mit dem Kontrastmittel Gadolinium bei gleichzeitig vorliegender schwerer Niereninsuffizienz (GFR < 30 ml/min/1,73 m^2) eine nephrogene systemische Fibrose ausgelöst. *Nachteile* sind bei beiden Methoden die relativ höheren Kosten und die fehlende Möglichkeit zur Gefäßintervention in gleicher Sitzung.

Die intraarterielle **digitale Subtraktionsangiografie (DSA)** gilt weiterhin als der Goldstandard der arteriellen Gefäßdiagnostik. Sie wird jedoch heute aufgrund guter primärdiagnostischer Alternativen selten nur noch als rein diagnostische Maßnahme, sondern häufiger gleich in Kombination mit einem geplanten Eingriff wie perkutaner transluminaler Angioplastie (PTA) mit/ohne Stent-Implantation und/oder lokaler Thrombolyse durchgeführt. Die DSA ermöglicht eine überlagerungsfreie radiologische Darstellung der Gefäße durch rechnergestützte Subtraktion von Weichteilen und Knochenstrukturen, indem vom Kontrastmittelbild ein Nativbild „abgezogen" wird. Von Vorteil ist die damit verbundene hervorragende Befunddokumentation. Vor Untersuchung ausgeschlossen werden müssen eine Niereninsuffizienz (kontrastmittelinduzierte Nephropathie, ➤ 11.11.3), eine Kontrastmittelallergie und eine hyperthyreote Stoffwechsellage.

Bei schwerer Niereninsuffizienz ist die **CO_2-Angiografie** eine gute Alternative zur DSA, da sie ohne Kontrastmittel erfolgt.

MERKE

Die **farbcodierte Duplexsonografie** ist nichtinvasiv und gilt als diagnostische Methode der ersten Wahl zur Abklärung einer Durchblutungsstörung der Aorta sowie der Becken- und Beinarterien.

2.2.2 Untersuchungen bei venösen Krankheiten

Anamnese

Die subjektiven Beschwerden korrelieren bei venösen Erkrankungen nicht unbedingt mit der Schwere der Krankheit. Am häufigsten wird über eine im Laufe des Tages zunehmende Schwellungsneigung und ein Schweregefühl in dem betroffenen Bein geklagt. Die Beschwerden nehmen oftmals unter dem Einfluss von Hitze und bei langem Stehen und Sitzen zu.

Als **Risikofaktoren** gelten bei der Venenthrombose u. a. vorausgegangene Operationen/Traumen, Malignome, Schwangerschaft/Wochenbett, eine längere Immobilität (Bettlägerigkeit, Langstreckenreise, Gipsverband) und die Einnahme von weiblichen Hormonen. Bei der Varikose kann die Ausprägung der Krankheit mit der Anzahl der Schwangerschaften zunehmen. Eine familiäre Disposition lässt sich bei der Varikose meistens, bei der Venenthrombose manchmal eruieren.

Klinische Untersuchung

Inspektion und Palpation erfolgen stets im Seitenvergleich. Bei venösen Krankheiten ist es wichtig, den Patienten sowohl im Liegen als auch im Stehen im direkten Seitenvergleich zu untersuchen. Varizen und Ödeme sind aufgrund der stärkeren Blutfülle im Stehen besonders gut zu beurteilen.

Untersuchung im Stehen

Allgemein

- **Hautfarbe und Beinumfang:** Zyanose, Umfangsvermehrung, lokales Ödem, z. B. bei Venenthrombose, schwerer Varikose oder bei postthrombotischem Syndrom
- **Trophische Hautveränderungen** (bei chronischer venöser Insuffizienz, ➤ 2.4.5): Pigmentverschiebungen, Hautinduration, Ulkusnarben, Ulzera, auffällige Gefäßzeichnung
  - Im Bereich des Innenknöchels bei postthrombotischem Syndrom bzw. schwerer Stammvarikose der V. saphena magna (➤ Abb. 2.16)
  - Im Bereich des Außenknöchels bei schwerer Stammvarikose der V. saphena parva

Venen

- **Tastbare Varizenstränge:** z. B. entlang der Innenseite des Beines (bei Stammvarikose der V. saphena magna)
- **Signalvenen:** auffällige Zeichnung oder hervortretende oberflächliche Venen bei Phlebothrombose (z. B. an der Schienbeinhaut)
- Tastbarer **„Blow-out" einer Varize:** umschriebene Erweiterung einer Vene (➤ Abb. 2.44)
  - In der Leistenbeuge bei Stammvarikose der V. saphena magna; gut tastbar bei leichter Außenrotation des Beins (Haltung der Venus von Milo)
  - In der Kniekehle bei Stammvarikose der V. saphena parva; am besten tastbar bei leicht angewinkeltem Knie
  - Oberhalb des Innenknöchels bei Cockett-Perforansvarikose (➤ Abb. 2.44)
- Suprapubische, an der vorderen Bauchwand entlanglaufende oberflächliche **Kollateralkreisläufe,** z. B. beim postthrombotischen Syndrom der Beckenvenen (➤ Abb. 2.15)

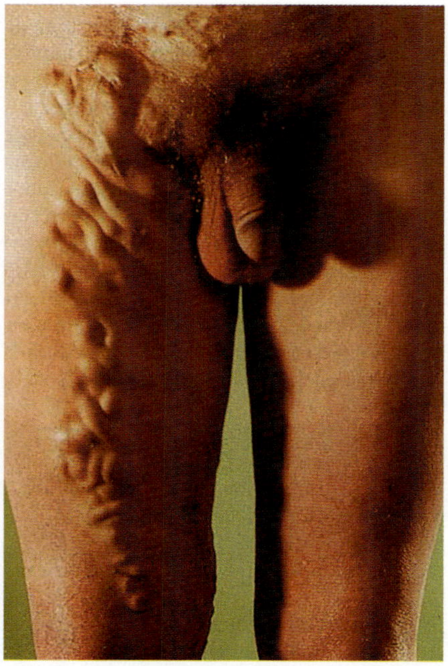

Abb. 2.15 Postthrombotisches Beckenvenensyndrom mit suprapubischem Kollateralkreislauf und sekundärer Varikose am Oberschenkel [M180]

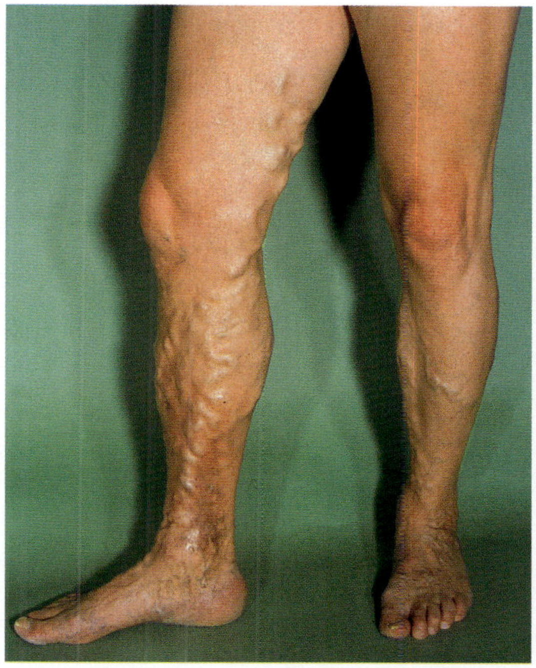

Abb. 2.16 Schwere Stammvarikose der V. saphena magna rechts mit Pigmentstörungen der Haut bei chronischer venöser Insuffizienz am distalen Unterschenkel. Einstufung nach der CEAP-Klassifikation (➤ Tab. 2.3) nach Klinik und Duplex: C4a (Pigmentierung, Ekzem), EP (primäre Varikose), AS3 (Insuffizienz der V. saphena magna bis unterhalb des Knies), PR (Reflux) [M180]

Untersuchung im Liegen

Bei der Untersuchung wird auf folgende Aspekte geachtet:

- Eine vermehrte, „pralle" Konsistenz der Extremität **(intrafasziales Ödem)** und Druckschmerz der Wade sind Hinweise auf eine Thrombose.
- **Lokalisierte Ödeme:** „weich" bei Thrombose, „fest" beim Lymphödem. Das primäre Lymphödem bezieht außerdem typischerweise Fußrücken und Zehen mit ein.
- **Canyon-Effekte** (sog. Faszienlücken) bei Insuffizienz der Vv. perforantes; sie können durch gleitende Palpation über den Cockett-Venen erfasst werden („tastbares Loch", (➤ Abb. 2.44).
- Eine eingeschränkte Mobilität im oberen Sprunggelenk deutet auf ein sog. **arthrogenes Stauungssyndrom** hin.

Spezielle Venendiagnostik

Aus der Kombination aus klinischer Untersuchung und Ultraschalldiagnostik kann eine Zuordnung der beiden wichtigsten Venenkrankheiten, der Varikose (➤ Abb. 2.16) und der Thrombose/des postthrombotischen Syndroms in die sog. **CEAP-Klassifikation nach Kistner** (➤ Tab. 2.3) erfolgen. Diese wird international und für wissenschaftliche Fragestellungen eingesetzt, hat sich aber in der täglichen Praxis noch nicht flächendeckend durchgesetzt. Sie berücksichtigt klinische (C), ätiologische (E), anatomische (A) und pathophysiologische (P) Merkmale der Venenkrankheiten. Hinzu kommen Scores hinsichtlich der Schwere der Erkrankung und sozialmedizinischer Aspekte.

Nichtinvasive apparative Verfahren

Die wichtigste Untersuchungsmethode zur Abklärung einer Venenkrankheit ist die farbcodierte Duplexsonografie. Um die globale venöse Zirkulation einer Extremität zu beurteilen, können zusätzlich die Photoplethysmografie (Lichtreflexionsrheografie) und die Venenverschlussplethysmografie eingesetzt werden.

Ultraschalluntersuchungsmethoden (➤ 2.2.1)
Mit der **B-Bild-Sonografie** lassen sich Venenwand, Gefäßinhalt und perivasale Strukturen morphologisch begutachten. Für den Nachweis einer Venenthrombose (➤ Abb. 2.17, ➤ Abb. 2.61) gilt die fehlende Komprimierbarkeit des Gefäßes mit dem Schallkopf im Querschnitt **(„Kompressionssonografie")** als entscheidendes Kriterium. Neben postthrombotischen Veränderungen können auch venöse Kompressionssyndrome nachgewiesen werden. Zur Diagnose einer Varikose oder von insuffizienten Klappen in den tiefen Beinvenen wird zusätzlich das Doppler-Verfahren benötigt und in der Regel gleichzeitig auch die Farbcodierung hinzugenommen.

Bei der (farbcodierten) **Duplexsonografie** wird die Doppler-Sonografie durch Knopfdruck zur B-Bild-Sonografie hinzugeschaltet und so sowohl die Ultraschallmorphologie des Gefäßes (B-Bild) als auch die Strömungsdynamik (Doppler) angezeigt, in der Regel unter Hinzunahme der Farbcodierung. Zum Nachweis der Schließfähigkeit von Venenklappen sind Provokationstests notwendig, für die Beurteilung der Venen in der Leistenregion der Valsalvatest

Tab. 2.3 CEAP-Klassifikation bei Varikose und Thrombose/postthrombotischem Syndrom (nach Kistner 1995) [F603-003]

C (Klinik)	C0	Keine Anzeichen
	C1	Besenreiser
	C2	Varizen
	C3	Ödem
	C4	Hautveränderungen • C4a Pigmentierung, Ekzem • C4b Lipodermatosklerose, Atrophie blanche
	C5	Abgeheiltes Ulkus
	C6	Florides Ulkus
E (Ätiologie)	EC	Kongenital
	EP	Primär
	ES	Sekundär
A (Anatomie)	AS	Oberflächliche Venen[1]
	AD	Tiefe Venen[2]
	AP	Perforans[3]
P (Pathophysiologie)	PO	Obstruktion
	PR	Reflux
	POR	Obstruktion und Reflux

[1] Nummerierung oberflächlicher Venen mit den Ziffern 1–5 (1 = Teleangiektasien/retikuläre Venen, 2 und 3 = V. saphena magna oberhalb/unterhalb des Knies, 4 = V. saphena parva, 5 = andere als Vv. saphenae)
[2] Nummerierung tiefer Venen mit den Ziffern 6–16 (6 = V. cava inferior, 7–9 = V. iliaca communis/interna/externa, 10 = Beckenvenen gonadal, breites Ligament, andere, 11 = V. femoralis communis, 12 = V. profunda femoris, 13 = V. femoralis superficialis, 14 = V. poplitea, 15 = Vv. tibialis anterior/posterior, V. fibularis (alle paarweise), 16 = Gastrocnemicusvenen, Soleusvenen, andere)
[3] Nummerierung der Perforansvenen mit den Ziffern 17 (Oberschenkel) und 18 (Unterschenkel)

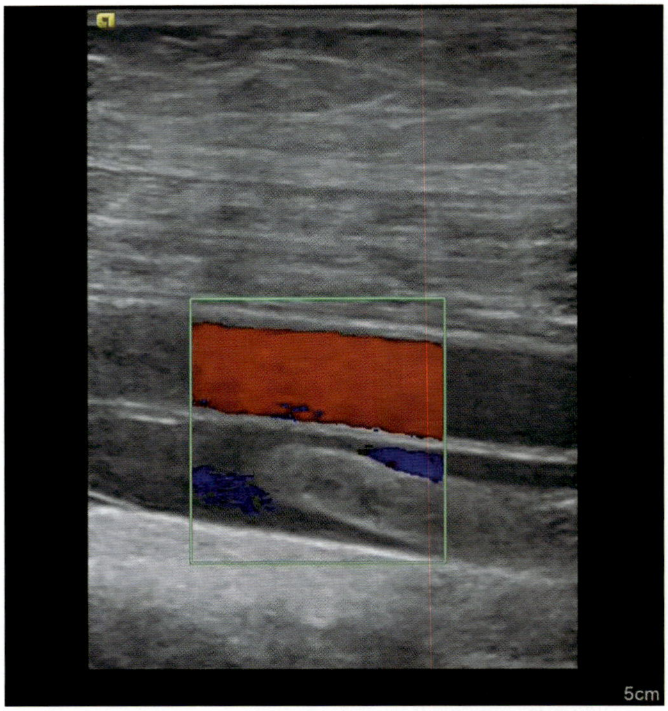

Abb. 2.17 Aszendierende Thrombose in der V. femoralis. Farbcodierte Duplexsonografie rechter Oberschenkel. Darstellung von A. femoralis (rot codiert) und V. femoralis (blau kodiert) im Längsschnitt. Umflossener Thrombus in der V. femoralis, aszendierende Wachstumsrichtung von rechts (distal) nach links (proximal) [M180]

und weiter peripher der Wadenkompressions-/dekompressionstest (➤ 2.4.1). Die farbcodierte Duplexsonografie ist somit optimal geeignet zur Diagnostik der Blutströmung bei Thrombose, postthrombotischem Syndrom und Varikose und aufgrund der fehlenden Invasivität beliebig oft wiederholbar.

Photoplethysmografie (PPG)

Mit der Photoplethysmografie **(Lichtreflexionsrheografie, LRR)** wird die **Pumpfunktion** der Beinvenen beurteilt. Diese ist in Abhängigkeit von der Schwere einer venösen Durchblutungsstörung vermindert. Die Untersuchung erfolgt im Sitzen. Über einen Fotodetektor am Unterschenkel wird die Absorption eines Lichtstrahls im Blut der subkutanen Hautplexus gemessen: Bei Muskelarbeit entleeren sich die Plexus und die Lichtabsorption nimmt ab. Der gemessene Parameter ist das Volumen.

Venenverschlussplethysmografie (VVP)

Die Venenverschlussplethysmografie eignet sich gut für die Erfassung der venösen Kapazität und Drainage einer Extremität. Die Parameter sind bei Thrombose/postthrombotischem Syndrom mehr oder weniger stark vermindert und bei ausgeprägter Stammvarikose erhöht. Die Untersuchung erfolgt im Liegen mit Anlage von Staumanschetten an den Beinen. Gemessen wird die Volumenzunahme der Extremität nach Anlegen eines venösen Staudrucks bzw. der Rückgang der Volumenzunahme nach Lösen der Staumanschetten.

Invasive apparative Verfahren

Die invasiven Verfahren haben durch die hohe diagnostische Aussagekraft der farbcodierten Duplexsonografie als primäres Untersuchungsverfahren erheblich an Bedeutung verloren.

Die **Phlebografie** wird ggf. noch bei unklaren Ultraschallbefunden, bei der Rezidivthrombose, beim postthrombotischen Syndrom, bei der inkompletten Stammvarikose und bei der Rezidivvarikose eingesetzt. Nach **Kontrastmittelinjektion** in eine Fußrückenvene wird das gesamte Venensystem röntgenologisch dargestellt (➤ Abb. 2.18). Das Risiko schwerer Kontrastmittelzwischenfälle ist durch die Verwendung von nichtionischen Kontrastmitteln ausgesprochen gering. Der Vorteil der Methode liegt in der umfassenden Dokumentation des gesamten tiefen und oberflächlichen Venensystems einer Extremität; von Nachteil ist die abnehmende Expertise und Verfügbarkeit.

2.3 Arterielle Gefäßkrankheiten

Arterielle Gefäßkrankheiten haben eine erhebliche epidemiologische Relevanz und sind (mit dem **Herzinfarkt** als Folge der koronaren Herzkrankheit und dem **zerebralen Insult**) in den meisten westlichen Industrieländern die häufigste Todesursache im

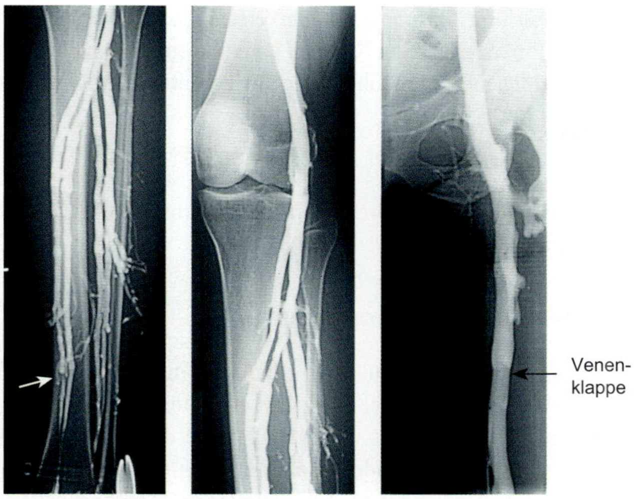

Abb. 2.18 Phlebografie der Beinvenen (linkes Bein, von links nach rechts Unterschenkel-, Knie- und Oberschenkel-Becken-Region). Normalbefund der tiefen Venen mit guter Kontrastierung der Gefäße und sichtbaren Venenklappen [M180]

Erwachsenenalter. Die **Einteilung** der arteriellen Gefäßkrankheiten (➤ Abb. 2.19) erfolgt nach Pathogenese und betroffenem Gefäßabschnitt.

- Einteilung nach der *Pathogenese:*
  - **Degenerativ bedingte Gefäßkrankheiten** (häufigste Form): Zugrunde liegt meist die Atherosklerose der größeren Arterien, seltener eine Arteriolosklerose der kleinen Arterien. Die häufigste Manifestation ist die **pAVK** (➤ 2.3.2). Ebenfalls zu den degenerativen Gefäßkrankheiten zählen die **Aneurysmen,** da sie zu 95 % arteriosklerotisch bedingt sind (➤ 2.3.10). Auch **Embolien** gehen, soweit sie aus dem Gefäßsystem stammen, vielfach von degenerativen Läsionen aus (➤ 2.3.3). Die **Mediasklerose** ist für den Diabetiker typisch.

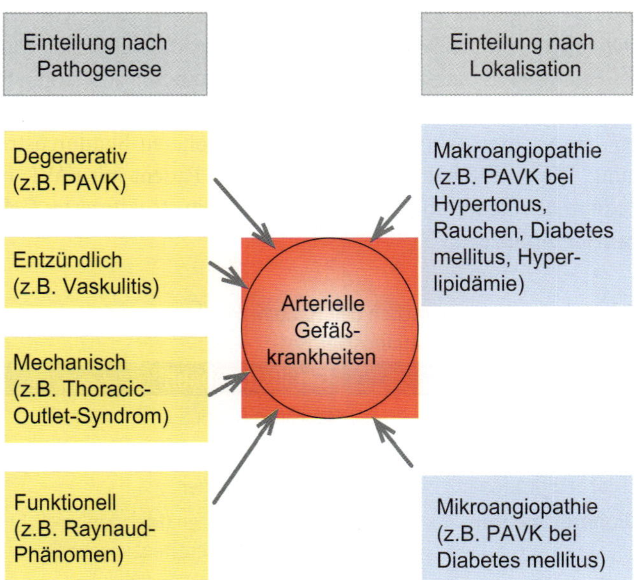

Abb. 2.19 Einteilung der arteriellen Gefäßkrankheiten [L231]

  - **Entzündlich bedingte Gefäßkrankheiten:** Hierbei handelt es sich um Krankheiten, die durch immunologische Prozesse ausgelöst werden, z. B. Thrombendangiitis obliterans, Vaskulitiden (➤ 2.3.6).
  - **Mechanisch bedingte Gefäßkrankheiten:** Durch Druck äußerer Strukturen kommt es zu sog. neurovaskulären **Kompressionssyndromen,** z. B. Thoracic-Outlet-Syndrom (➤ 2.3.7).
  - **Funktionelle Gefäßkrankheiten** sind Störungen der Gefäßregulation, bei denen das Gefäß selbst primär keine Strukturabweichungen zeigt; z. B. primäres Raynaud-Phänomen (➤ 2.3.8).
  - Eine Sonderstellung nimmt die **fibromuskuläre Dysplasie** ein, bei der es durch Proliferation der glatten Muskulatur und des fibrösen Gewebes in Intima und Media zu Gefäßobliterationen kommt (➤ 2.3.9).
- Einteilung nach dem *betroffenen Gefäßabschnitt:*
  - **Makroangiopathien:** Erkrankung der großen und mittleren Arterienabschnitte, z. B. pAVK, zu über 90 % arteriosklerotisch, zu 10 % entzündlich bedingt.
  - **Mikroangiopathien:** Erkrankung der terminalen Strombahn, funktionell, degenerativ oder entzündlich bedingt; heterogene Ursachen (z. B. diabetische Mikroangiopathie)
  - **Angioneuropathien:** Erkrankung der gefäßversorgenden Innervation, z. B. das primäre Raynaud-Phänomen

2.3.1 Pathogenese der arteriellen Verschlusskrankheit

Die arterielle Verschlusskrankheit (AVK) ist der Oberbegriff für alle chronischen arteriellen Durchblutungsstörungen, die auf einer Stenose oder auf einem Verschluss von Arterien beruhen. Je nach betroffenem Gefäßsystem wird die AVK wie folgt unterteilt:

- Periphere arterielle Verschlusskrankheit (pAVK): Extremitätengefäße
- Zerebrale Durchblutungsstörungen
- Koronare Herzkrankheit (KHK), ➤ 1.5
- Viszerale Durchblutungsstörungen

Die AVK ist eine Makroangiopathie; sie kann jedoch durch eine Mikroangiopathie kompliziert werden. Meist sind mehrere Strombahngebiete befallen: Liegt z. B. eine pAVK vor, so besteht häufig gleichzeitig eine KHK oder eine Karotisstenose („Kreuzrisiko“).

Arteriosklerose

Die **Arteriosklerose** ist ein Sammelbegriff für degenerative Veränderungen an der Arterienwand. Wichtigste Manifestationsform ist die **Atherosklerose** (➤ 1.5.2), die – ausgehend von der Intima – die größeren Arterien betrifft. So sind die pAVK in 90 %, die KHK in über 95 % und die Durchblutungsstörungen der Hirnarterien in 70 % der Fälle atherosklerotisch bedingt.

Formen der Arteriosklerose

Atherosklerose
- Initialläsionen als Lipidablagerungen in den Makrophagen der Intima; „Fettstreifen" an der Intima, die schon in der Kindheit beginnen
- Betrifft zuerst die Aorta und am schwersten die Gefäße im abdominalen Bereich, sekundär auch die Gefäßabgänge (Koronargefäße, Extremitätengefäße, zerebrale Arterien)

Kalzifizierung der Media (Mönckeberg-Sklerose)
- Lipidablagerungen in der Media mit nachfolgender Verkalkung und Degeneration von glatten Muskelzellen („Gänsegurgel"-Arterien)
- In mittelkalibrigen peripheren Arterien vom muskulären Typ
- Meist bei Patienten > 50 Jahre mit Diabetes mellitus und bei Dialysepatienten

Arteriolosklerose
- Lipidablagerungen in Intima und Media kleinster Gefäße
- Vor allem in Arterien und Arteriolen der Bauchorgane: Niere (vaskuläre Nephropathie, ➤ 11.7), Nebenniere, Milz und Pankreas

Die von der Media größerer Arterien ausgehende **Mönckeberg-Sklerose** mit Verkalkung und Verknöcherung der Arterienwand kann als eigenständiges Krankheitsbild, aber auch parallel zur Atherosklerose bestehen. Sie tritt als altersbedingte Gefäßveränderung vor allem bei Diabetikern und Dialysepatienten auf (➤ Abb. 2.20).

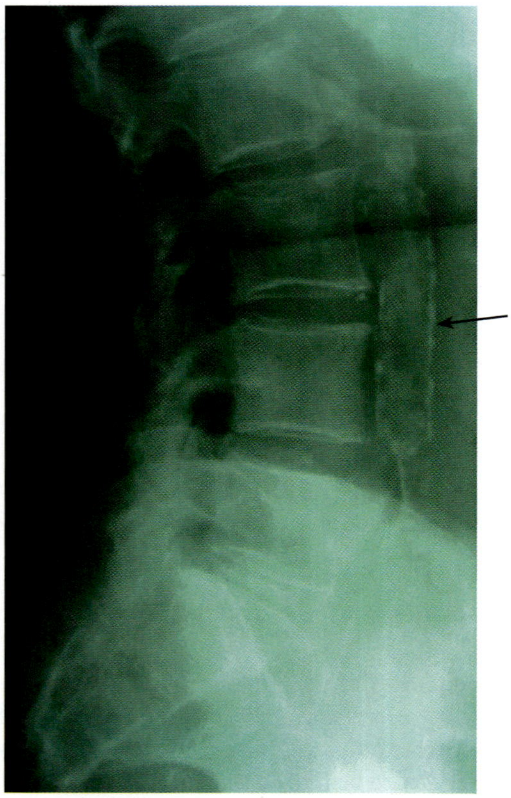

Abb. 2.20 Seitliche Röntgenaufnahme der Lendenwirbelsäule bei einem 65-jährigen Patienten mit Typ-2-Diabetes nach 15-jähriger Diabetesdauer. Die abdominale Aorta stellt sich nativ mit ausgeprägter Mediasklerose dar (→). [M181]

Seltenere Auslöser für eine arterielle Verschlusskrankheit sind entzündliche Prozesse (z. B. im Rahmen einer Thrombendangiitis obliterans), rezidivierende Embolien oder eine fibromuskuläre Dysplasie.

Hauptrisikofaktoren der Atherosklerose

Die klassischen Risikofaktoren der Atherosklerose sind in ➤ Tab. 2.4 aufgeführt.

Pathogenese der Atherosklerose

Die klassischen kardiovaskulären Risikofaktoren sowie lokale Entzündungsvorgänge am Gefäß bewirken eine Störung der endothelialen Funktion, die bereits in der Frühphase der Atherosklerose nachweisbar ist. Der subendothelialen Anhäufung von oxidiertem LDL in der Arterienwand wird als Initialfaktor eine pathogenetische Schlüsselfunktion eingeräumt. Gleich einer Kettenreaktion werden nacheinander verschiedenartige Zellen und Entzündungsmarker in der Gefäßwand aktiviert. Morphologisch tritt eine herdförmig akzentuierte Erkrankung der Intima auf. Es resultieren Wandveränderungen und -verhärtungen, ein Elastizitätsverlust und Plaquebildungen. Zellen des vorbeiströmenden Bluts, u. a. Thrombozyten, gehen an rupturierten Plaqueoberflächen Interaktionen ein. Das kann zusätzlich über eine Gerinnselbildung zur Lumeneinengung (Stenose) und zum Gefäßverschluss führen (vgl. auch ➤ 1.5.2 mit ➤ Abb. 1.34).

Eine andere morphologische Erscheinungsform stellt die **dilatative Arteriopathie** dar, bei der die degenerativen Prozesse – wie bei den rein altersbedingten Gefäßveränderungen – nicht zu einer Lumeneinengung, sondern zu einer Lumenerweiterung führen.

Bildung von Kollateralen

Die Beschwerden bei arterieller Verschlusskrankheit sind abhängig vom Grad der Minderdurchblutung der Extremität bzw. des Organs und den Möglichkeiten, die eingeschränkte Versorgung über Kollateralen zu kompensieren. Diese **Umgehungskreisläufe** sind physiologisch bereits als arterioarterielle Anastomosen angelegt und werden bei vermehrtem Durchblutungsbedarf sozusagen „erschlossen". Sie wachsen also durch den Reiz der höheren Blutdurchströmung. Diesen Mechanismus macht sich ein Patient mit pAVK im Stadium der Claudicatio intermittens durch ein strukturiertes **Gehtraining** zunutze.

Tab. 2.4 Beziehung zwischen den Hauptrisikofaktoren und der bevorzugten Lokalisation der Atherosklerose

Risikofaktor	Gefäßstrombahn
Hypertonie	zerebrale Arterien
Hypercholesterinämie	koronare Arterien
Zigarettenrauchen	periphere Arterien
Diabetes mellitus	periphere Arterien (Makroangiopathie), periphere, renale, retinale Arterien (Mikroangiopathie)

2.3.2 Periphere arterielle Verschlusskrankheit (pAVK)

Synonym: chronische arterielle Verschlusskrankheit der Extremitäten.

Die pAVK ist die häufigste arterielle Gefäßkrankheit. Sie geht in der Regel mit einer generalisierten Atherosklerose einher und ist daher oft mit anderen arteriosklerotischen Krankheitsbildern vergesellschaftet: Jeder zweite Patient leidet gleichzeitig an einer koronaren Herzkrankheit, und auch ein zerebrovaskuläres Leiden ist bei Patienten mit pAVK häufig anzutreffen.

Die Prävalenz der pAVK steigt altersabhängig an. Männer erkranken früher als Frauen; ab dem 75. Lebensjahr sind mehr Frauen als Männer betroffen. In der deutschen getABI-Studie (2007) hatte jeder fünfte (21,0 %) der fast 7.000 untersuchten Patienten mit einem Lebensalter > 65 Jahren einen ABI < 0,9 oder eine manifeste pAVK und damit auch ein hohes Risiko, an einem Herzinfarkt oder Schlaganfall zu erkranken oder zu versterben (= hohes sog. Kreuzrisiko der Atherothrombose). Nach dem größten multinationalen Register zur Atherothrombose (REACH) mit 68.000 Patienten in 44 Ländern beträgt bei pAVK-Patienten die Mortalität 2,4 %/Jahr (gegenüber 1,8 % bei KHK) und die Amputationsrate 1,3 %/Jahr. Die Mortalität ist dabei abhängig vom mittels ABI erfassten Schweregrad der pAVK (➤ Abb. 2.21).

Zu 90 % betrifft die pAVK die untere, in 10 % die obere Extremität. Sie kann als **Einetagenerkrankung** (eine anatomische Gefäßregion betroffen, z. B. Becken) oder als **Mehretagenerkrankung** (mehrere anatomische Regionen befallen, z. B. Becken, Oberschenkel und Knieregion) verlaufen. An den unteren Extremitäten sind oft beide Seiten betroffen, jedoch in unterschiedlichem Ausmaß.

Klinik

Die Mehrheit der pAVK-Patienten ist asymptomatisch. Selbst bei einer > 90-prozentigen Stenose kann ein Patient bei ausreichendem Kollateralkreislauf noch beschwerdefrei sein. Nur etwa jeder fünfte Patient hat Beschwerden, ist aber unabhängig davon mit einem hohen kardiovaskulären Risiko behaftet. Mögliche Symptome der Minderdurchblutung je nach Erkrankungsstadium (➤ Tab. 2.5) und Lokalisation der Gefäßstenose sind:

- **Kälte** und **Schwächegefühl** in der betroffenen Extremität
- **Claudicatio intermittens** („intermittierendes Hinken") durch ischämisch bedingte **Muskelschmerzen bei Belastung**
- **Ruheschmerzen**
- **Periphere Nekrosen** – äußerst schmerzhafte Läsionen, meistens trocken, manchmal wie mumifiziert (trockene Gangrän; ➤ Abb. 2.7a), gelegentlich – insbesondere bei Diabetikern – superinfiziert (feuchte Gangrän; ➤ Abb. 2.7b sowie ➤ 10.1.10).

MERKE

Der Name „Schaufensterkrankheit" beschreibt die **Claudicatio intermittens** im Stadium II der pAVK sehr anschaulich: Der Patient ist aufgrund der beim Laufen eintretenden Muskelischämie gezwungen, in gewissen Abständen stehen zu bleiben, und „überspielt" dies z. B. mit einem interessierten Blick in ein Schaufenster.

Klinische Bedeutung der Fontaine-Stadieneinteilung

Das Stadium I verursacht keine Beschwerden; es handelt sich um einen Zufallsbefund bei der bildgebenden Diagnostik. Am häufigsten liegt eine pAVK im Stadium II nach Fontaine mit einer limitierten beschwerdefreien Wegstrecke vor. Die Stadien III und IV werden auch als **kritische Extremitätenischämie** bezeichnet. Da hierbei der Verlust der betroffenen Extremität droht, ist nach eingehender Diagnostik rasches Handeln (einschließlich invasiver Verfahren)

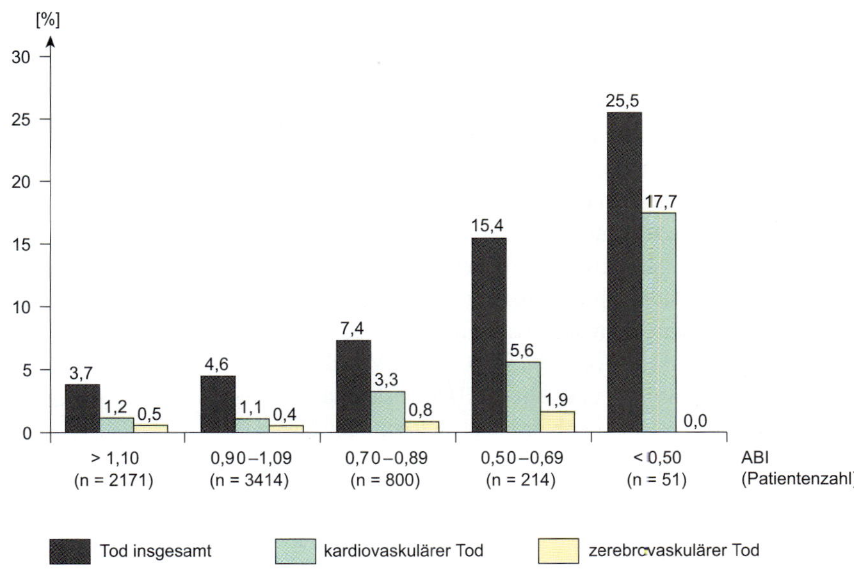

Abb. 2.21 Mortalität bei pAVK in Abhängigkeit vom ABI (nach Diehm et al. High all-cause mortality in patients with peripheral arterial disease in primary care: five-years results of the getABI study. Circulation 2007; 116 (II): 841) [L231]

Tab. 2.5 Stadien der pAVK nach Fontaine

Stadium	Symptome
I	Keine Beschwerden (bei objektiv nachweisbarer pAVK)
II	Claudicatio intermittens (Belastungsschmerzen in der distal der Stenose/des Verschlusses gelegenen Muskulatur)
	IIa Schmerzfreie Wegstrecke zu ebener Erde > 200 m
	IIb Schmerzfreie Wegstrecke zu ebener Erde < 200 m
III	Ischämischer Ruheschmerz
IV	Ischämische Gewebedefekte (Nekrose, Gangrän)

gefordert. Die kritische Extremitätenischämie ist zu differenzieren gegenüber einem „komplizierten Stadium I oder II" mit einem traumatisch bedingten lokalen Ulkus (z. B. durch Fremdkörper im Schuh, Unachtsamkeit bei der Fußpflege) und deutlich besserer Heilungschance und Langzeitprognose.

Alternative Rutherford-Stadieneinteilung

Die Stadieneinteilung der pAVK nach Rutherford ist international und zunehmend auch national verbreitet. Sie benennt sechs Kategorien und differenziert gegenüber Fontaine stärker bei der Claudicatio mit drei und bei den Gewebedefekten mit zwei Kategorien. Nachfolgend wird die Stadieneinteilung nach Fontaine beibehalten.

Lokalisationstypen

pAVK der unteren Extremität

In 90 % der Fälle wird die pAVK an Gefäßen der unteren Extremität beobachtet, besonders häufig an den Oberschenkel- und Beckenarterien. Meist handelt es sich dabei um ein Stadium II nach Fontaine. Nach Häufigkeit und Lokalisation der Gefäßverschlüsse/-stenosen werden die folgenden Verschlusstypen differenziert. Die korrekte Zuordnung gelingt meistens bereits nach Erfassung von Pulsstatus und charakteristischen Beschwerden – eine Ausnahme stellt der sog. Mehretagentyp dar.

- **Oberschenkeltyp:** Häufigkeit ca. 50 %; die Stenose oder der Verschluss ist in der A. femoralis lokalisiert (mit oder ohne Einbeziehung der A. poplitea). Pulse der A. poplitea und der Fußschlagadern fehlen oder sind stark abgeschwächt. Zusätzlich liegt eine Claudicatio intermittens mit Schmerzlokalisation in Wade und/oder Unterschenkel vor. Bei Kollateralisation über die parallel verlaufende A. profunda femoris ist eine vollständige Kompensation mit asymptomatischem Verlauf möglich.
- **Beckentyp:** Häufigkeit ca. 35 %; Stenose oder Verschluss in der A. iliaca communis oder externa. Der Leistenpuls und alle nachgeschalteten Pulse der betroffenen Extremität fehlen oder sind stark abgeschwächt. Die Claudicatio intermittens tritt mit Schmerzlokalisation in der Gluteal- und Oberschenkelmuskulatur auf. Bei Befall der A. iliaca interna ist eine erektile Dysfunktion möglich.
- **Unterschenkel- oder peripherer Typ:** Häufigkeit ca. 14 %; Stenose oder Verschluss in den Unterschenkelarterien. Die Fußpulse am betroffenen Bein fehlen; die Patienten klagen über ein lokales Kältegefühl im Fuß. Diese Form der pAVK ist charakteristisch für die diabetische (Makro-)Angiopathie, die entzündlichen Gefäßkrankheiten (Thrombangiitis obliterans; ➤ 2.3.6) und für rezidivierende Embolien. Beim **akralen Typ** (Häufigkeit < 1 %) liegt ein Befall der Interdigitalarterien mit konsekutiver Verfärbung der Zehen bis hin zu Nekrosen vor.
- **Aortentyp (Leriche-Syndrom):** Häufigkeit ca. 1 %; Stenose oder Verschluss der Aorta abdominalis im Bereich der Aortenbifurkation. Die Pulse fehlen an *beiden* Beinen, der Belastungsschmerz betrifft die beidseitige Glutealmuskulatur und die innere Beckenmuskulatur. Die Patienten klagen über extreme Ermüdbarkeit der Beine unter Belastung, die Beine fallen zusätzlich durch eine blasse Hautfarbe und Muskelatrophie auf. Bei Männern findet sich häufig eine begleitende Impotentia coeundi.
- **Mehretagentyp:** Die genannten Verschlusstypen treten häufig kombiniert auf. Die klinische Symptomatik variiert dann in entsprechender Weise.

pAVK der oberen Extremität

Die pAVK der oberen Extremität ist viel seltener, nur jeder zehnte pAVK-Patient zeigt ischämische Symptome der Arme.

- **Digitaler Typ:** Häufigkeit ca. 70 %; Stenosen oder Verschlüsse in den Fingerarterien, die – außer durch Arteriosklerose – häufig durch Vibrationstraumen beim Arbeiten (z. B. mit Presslufthammer oder Baumsäge) verursacht werden. Infrage kommen weiterhin eine entzündliche Genese bei Frauen um das 40. Lebensjahr, entsprechend einem sekundären **Raynaud-Phänomen** (Thrombendangiitis obliterans, **systemische Sklerose,** Arteriitis), oder seltener eine Thrombozytose und rezidivierende Mikroembolien, z. B. bei einer Halsrippe (Thoracic-Outlet-Syndrom, ➤ 2.3.7). Symptome sind extrem kälteempfindliche, äußerst schmerzhafte Rhagaden und Nekrosen **(„Rattenbiss"-Nekrosen)** an den Fingerkuppen, Wachstumsstörungen der Fingernägel und chronische Paronychien.
- **Schultertyp:** Häufigkeit ca. 30 %; Stenose oder Verschluss der A. subclavia und/oder der A. axillaris. Pulse der Armarterien fehlen auf der betroffenen Seite; die Blutdruckdifferenz zwischen beiden Armen beträgt ≥ 30 mmHg. Im Gegensatz dazu sind die Beschwerden oft gering – lediglich bei schwerer Arbeit, besonders bei Arbeiten über Kopf, zeigt sich eine rasche Ermüdbarkeit des betroffenen Arms **(Dyspraxia intermittens).** Eine Sonderform ist das Subclavian-Steal-Syndrom.
- **Aortenbogensyndrom:** selten (Häufigkeit 1–2 %); Stenosierung/Verschluss der supraaortalen Gefäße am Abgang vom Aortenbogen. Die Pulse an den oberen Extremitäten fehlen (ein- oder doppelseitig) mit begleitender Reduktion des Blutdrucks am betroffenen Arm (relevant bei > 30 mmHg). Die Symptome in den Armen zeigen sich besonders bei Arbeiten über Kopf. Das Aortenbogensyndrom ist meist arteriosklerotisch, selten syphilitisch oder vaskulitisch bedingt.

Sonderform Subclavian-Steal-Syndrom

Ein Verschluss der A. subclavia proximal des Abgangs der A. vertebralis führt – v. a. bei Muskelarbeit des betroffenen Arms – zur **Strömungsumkehr** in der ipsilateralen A. vertebralis mit „Anzapfung" des A.-basilaris-Kreislaufs (➤ Abb. 2.22), um den Arm mit genügend Blut zu versorgen. Es kommt zu Schwindel und Sehstörungen bei Muskelarbeit; die Symptome können auch bei der diagnostisch durchgeführten **Faustschlussprobe** auftreten.

Therapie (nur bei neurologischer Symptomatik): Bei Stenose oder kurzstreckigem Verschluss der A. subclavia bzw. des Truncus brachiocephalicus bevorzugt stentgeschützte perkutane transluminale Angioplastie (PTA) als minimalinvasives Verfahren. Cave – keine Anwendung bei florider Vaskulitis, da hohe Komplikationsgefahr! Alternativ alloplastischer Bypass, bevorzugt extrathorakal, am häufigsten zwischen A. carotis communis und A. subclavia, seltener direkte Implantation der A. subclavia in die A. carotis communis. Exzellente Langzeitoffenheit sowie Mortalität < 1 % bei allen genannten Verfahren.

Ätiologie

90 % der pAVK sind arteriosklerotisch, 10 % durch entzündliche Gefäßkrankheiten bedingt (➤ 2.3.6). Risikofaktoren sind:

- Alter, Geschlecht und genetische Disposition sind die relativ stärksten Risikomerkmale für eine pAVK.
- Zigarettenrauchen ist der wichtigste Risikofaktor! Starke Raucher haben ein 2- bis 4-fach höheres Risiko einer Claudicatio intermittens gegenüber Nichtrauchern; das Risiko korreliert mit der Anzahl gerauchter Zigaretten und nimmt nach Nikotinstopp deutlich ab.

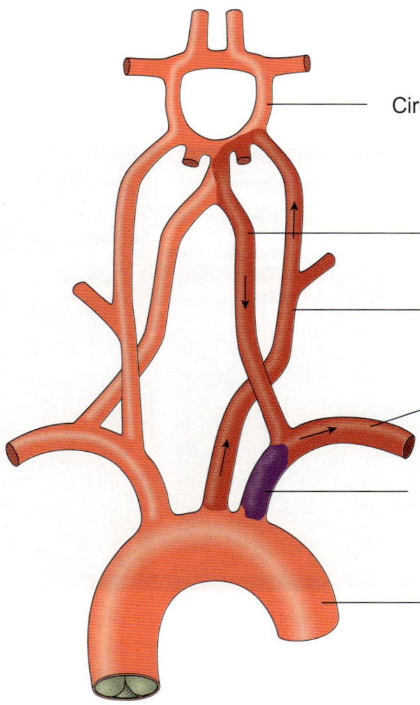

Abb. 2.22 Subclavian-Steal-Syndrom: retrograder Blutstrom in der ipsilateralen A. vertebralis (= Steal-Effekt) zur Blutversorgung des Arms bei Verschluss der linken A. subclavia vor dem Abgang der A. vertebralis [L190]

- Diabetes mellitus (v. a. Typ 2, ➤ 9.1) erhöht das pAVK-Risiko 2,6-fach gegenüber Stoffwechselgesunden.
- Arterielle Hypertonie: Bei Männern ist das Risiko 2,5-fach gegenüber Normotonikern erhöht, bei Frauen sogar 4-fach (➤ 1.14).
- Hyper- und Dyslipoproteinämien (LDL-Erhöhung, Lipoprotein-(a)-Erhöhung) begünstigen arteriosklerotische Veränderungen und damit auch das Auftreten der pAVK (➤ 10.4.1).
- Weitere (schwächer korrelierende) Risikofaktoren sind Hyperfibrinogenämie, Hypertriglyzeridämie.

MERKE

Kardiovaskuläre Risikofaktoren (RF) potenzieren sich bezüglich pAVK: 1 RF = 2,5-fach, 2 RF = 4-fach, 3 RF = 6-fach erhöhtes pAVK-Erkrankungsrisiko gegenüber Gesunden.

Diagnostisches Vorgehen

In 95 % der Fälle ist die richtige Diagnose ohne jede apparative Hilfe zu stellen – allein durch Anamnese und sorgfältige klinische Untersuchung. Mit der ergänzenden Doppler-Druckmessung über den Fußarterien (ABI) wird eine klinisch relevante pAVK sicher nachgewiesen bzw. ausgeschlossen.

Ziele der weiterführenden Diagnostik sind die genaue Lokalisation der Gefäßverschlüsse und -stenosen (Bildgebung) sowie die Erfassung der Risikofaktoren (Labor). Um das weitere Vorgehen (invasiv oder nichtinvasiv) planen zu können, muss zusätzlich der Kompensationsgrad bekannt sein. Sinnvollerweise wird eine Stufendiagnostik eingeleitet (➤ Abb. 2.23).

Stufe I: Nichtapparative Basisdiagnostik

- Anamnese, Inspektion, Palpation, Pulsstatus und Auskultation. Bei der Inspektion ist besonders auf trophische Störungen zu achten.
- Lagerungsprobe nach Ratschow (➤ 2.2.1) an den unteren Extremitäten bzw. Faustschlussprobe an den oberen Extremitäten zur ersten Einschätzung des Schweregrades (nicht im Stadium III/IV)

Stufe II: Apparative Diagnostik zur Festlegung von Schweregrad und Lokalisierung von Stenosen/Verschlüssen

- Doppler-Druckmessung über den Fußarterien in Ruhe (alle Stadien) und nach Belastung (Stadium I/II)
  - Für den Belastungsdoppler ABI nacheinander an beiden Füßen messen nach jeweils 1-minütigem Fußkreisen bei angehobenem Bein (➤ 2.2.1)
  - Bei Dopplerdruckquotient > 1,3 bzw. Dopplerdrucken > 200 mmHg (= V. a. Mediasklerose) eine Zehendruckmessung (TBI) anschließen
- Laufbandergometrie/Gehtest (➤ 2.2.1) zur Festlegung der beschwerdefreien Gehstrecke (im Stadium I/II)
- B-Bild-Sonografie zur morphologischen Beurteilung der Gefäße (z. B. dilatative Arteriopathie, Plaques) und farbcodierte

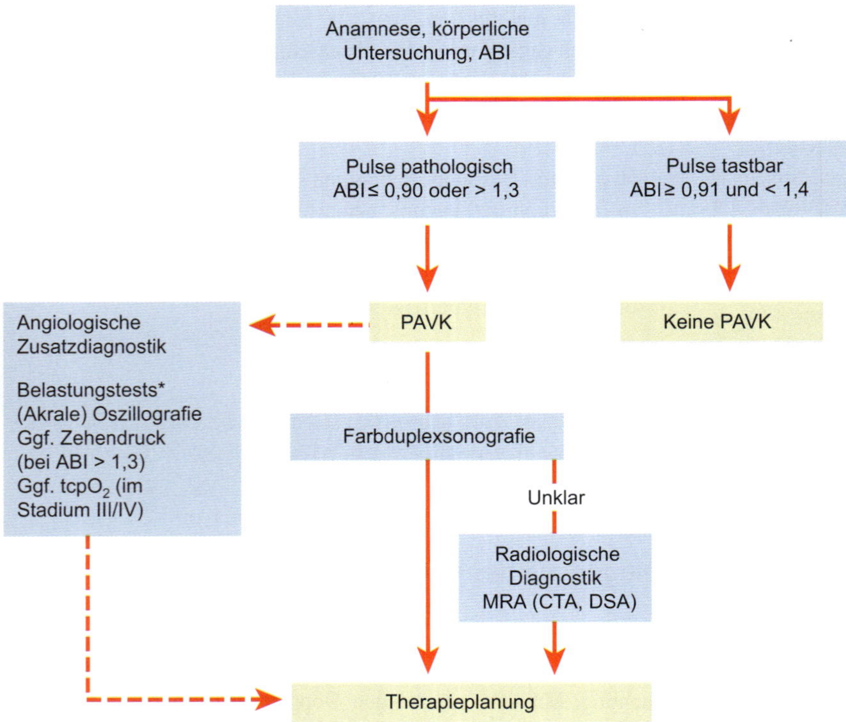

Abb. 2.23 Diagnostischer Algorithmus bei Verdacht auf pAVK. ABI = Ankle-Brachial-Index, MRA = Magnetresonanzangiografie, CTA = computertomografische Angiografie, DSA = digitale Subtraktionsangiografie, $tcpO_2$ = transkutaner Sauerstoffpartialdruck; *Belastungstests: Laufbandergometrie oder Gehtest, ggf. alternativ ABI nach Ratschow-Test [P406]

Duplexsonografie zur Beurteilung der Blutströmung (Stenose/Verschluss sowie Kollateralisationsgrad); alle Stadien (➤ Abb. 2.24)
- Akrale Oszillografie

Stufe III: Apparative Diagnostik bei geplanter invasiver Therapie (Stadium III/IV, ggf. IIb)
- MR- oder CT-Angiografie zur übersichtlichen Darstellung aller Gefäßregionen. Die MRA ist die radiologische Methode der 1. Wahl. Die CTA kommt zum Einsatz vor Behandlung eines Bauchaortenaneurysmas. Sie dient der präzisen Ausmessung der Gefäßdurchmesser für die Implantation einer Aortenstentgraftprothese und eignet sich zur Beurteilung des Verkalkungsgrads bei peripheren Revaskularisierungen.
- Die intraarterielle DSA erfolgt eher selten. Indikationen sind eine unzureichende Gefäßdarstellung der beiden genannten Methoden in den schweren Krankheitsstadien III/IV sowie in direkter PTA-Bereitschaft im Stadium II, z. B. bei sonografisch eindeutiger kurzstreckiger Stenose der A. femoralis.
- Bei vorgesehener Amputation ist die (nichtinvasive) transkutane Sauerstoffpartialdruckmessung ($tcPO_2$) im Gewebe auf verschiedenen Höhen des Fußes/Beins hilfreich zur Festlegung der Amputationsebene.

Therapie

Unabhängig vom Stadium der Erkrankung wird versucht, die Progression der Arteriosklerose durch sekundäre Prävention aufzuhalten. Die weiterführende Therapie ist stadienabhängig (➤ Tab. 2.6).

Stadiengerechte Therapiemaßnahmen

- Im **Stadium I** (asymptomatisch) besteht keine invasive Behandlungsindikation. Wichtig sind die Ausschaltung von kardiovaskulären Risikofaktoren und die Untersuchung der koronaren, abdominalen und zerebralen Gefäßregionen (Koinzidenz von Krankheiten?). Ein Thrombozytenfunktionshemmer kann zur Prophylaxe kardiovaskulärer Ereignisse erwogen werden.

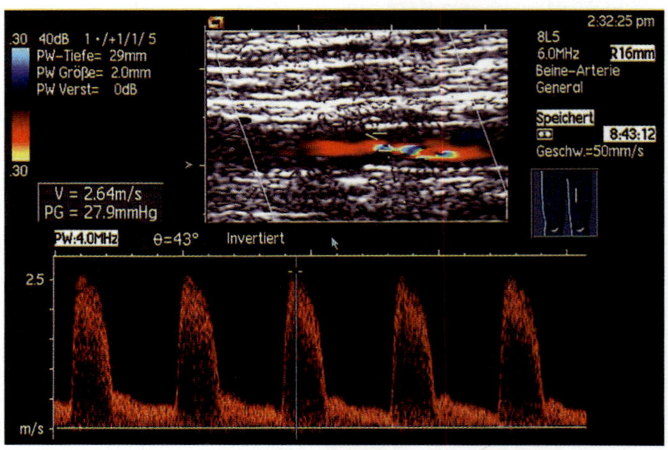

Abb. 2.24 Arterielle Gefäßstenose im Ultraschall. Farbcodierte Duplexsonografie mit B-Bild, Farbduplex und Spektral-Doppler. A. femoralis mit verminderter, turbulenter Blutströmung in einer atherosklerotisch eingeengten Arterie mit Stent („In-Stent-Stenose"). Blutströmungsgeschwindigkeit 2,6 m/sec, entsprechend einer mittelgradigen Stenose (normal ca. 1 m/sec) [M180]

Tab. 2.6 Stadiengerechte Behandlung der pAVK in Abhängigkeit von den Stadien nach Fontaine I–IV (aus: S3-Leitlinie der AWMF, 2016) [W888-003]

Maßnahme	Fontaine-Stadium			
	I	II	III	IV
Risikofaktorenmanagement: Nikotinkarenz, Diabetestherapie, Statine, Blutdruckbehandlung	+	+	+	+
Thrombozytenfunktionshemmer: ASS oder Clopidogrel	(+)	+	+	+
Physikalische Therapie: strukturiertes Gehtraining	+	+		
Medikamentöse Therapie: Cilostazol oder Naftidrofuryl im Stadium II, Prostanoide nach individueller Abwägung im Stadium III/IV		+	+*	+*
Strukturierte Wundbehandlung				+
Interventionelle Therapie		+**	+	+
Operative Therapie		+**	+	+

*Bei fehlender Möglichkeit zur Revaskularisation: Prostanoide, jedoch nur eingeschränkte Empfehlung wegen unzureichender Datenlage!
**Nur bei hohem Leidensdruck, geeigneter Gefäßmorphologie und sorgfältiger Risiko-Nutzen-Kalkulation
+ Empfehlung
ASS = Acetylsalicylsäure

- Im **Stadium II** (Claudicatio intermittens) stehen zusätzlich zu den Maßnahmen im Stadium I konservative Anwendungen im Vordergrund, an erster Stelle ein strukturiertes Gehtraining. Bei unzureichendem Erfolg oder fehlender Durchführbarkeit sind Naftidrofuryl und Cilostazol als orale vasoaktive Medikamente mit nachgewiesener Gehstreckenverlängerung zugelassen. Die Gabe von ASS oder Clopidogrel ist indiziert. Jede invasive Behandlung (z. B. PTA) bedarf einer besonders sorgfältigen Abwägung von Nutzen und Risiko!
- Im **Stadium III/IV** (Ruheschmerzen, Gangrän) sind revaskularisierende Maßnahmen (Angioplastieverfahren, Operationen) zur Erhaltung der Extremität dringlich. Bei Ulkus/Gangrän sind Wunddébridement, Druckentlastung und Antibiose sowie ggf. eine Schmerztherapie angezeigt. Nach jeder Intervention ist eine langfristige Therapie mit ASS oder Clopidogrel bzw. mit einem oralen Antikoagulans unumgänglich (➤ Tab. 2.6).
- Der Stellenwert von Gentherapie oder Stammzelltransplantation zur Aussprossung von neuen Gefäßen ist aktuell unklar. Prostanoide kommen im Einzelfall in Betracht, wenn revaskularisierende Maßnahmen nicht indiziert sind oder erfolglos waren.

Sekundäre Prävention

Sekundäre Beeinflussung der Risikofaktoren

Wichtig sind Nikotinabstinenz und Gewichtsnormalisierung. Die medikamentöse Einstellung eines Diabetes mellitus erfolgt auf einen groben HbA_{1c}-Zielwert < 7,0 % bzw. < 53 mmol/mol), um mikrovaskulären Komplikationen vorzubeugen. Bei Jüngeren gelten strengere und bei Älteren mit Sturzgefahr und Neigung zur Unterzuckerung weniger strenge Zielwerte.

Symptomatische wie auch asymptomatische Patienten mit pAVK benötigen einen HMG-CoA-Reduktase-Inhibitor (CSE-Hemmer, Statin), auch wenn das Ausgangs-LDL-C normal ist. Der LDL-C-Zielwert wird risikoadaptiert gesenkt, bei hohem Risiko auf etwa < 55 mg/dl bzw. 1,4 mmol/l bzw. um mindestens 50 % vom Ausgangswert. Bei unzureichendem Effekt wird ein weiterer Lipidsenker hinzugefügt, z. B. Ezetimib oder Bempedoinsäure. Hochrisikopatienten erhalten zusätzlich oder alternativ einen PCSK9-Hemmer. Bei der sog. Statinunverträglichkeit (mehrere Präparate getestet) kommen die genannten alternativen Substanzen zum Einsatz.

Bei Hypertonie ist eine medikamentöse Absenkung auf einen Mittelwert < 140/90 mmHg in einer 24-Stunden-Messung erforderlich. Betablocker sind bei pAVK nicht kontraindiziert, sondern bei gleichzeitiger KHK sogar explizit zu berücksichtigen. Die Salzzufuhr sollte auf < 5–6 g/d eingeschränkt werden.

Medikamentöse Dauerbehandlung

Es erfolgt eine Dauerbehandlung mit Thrombozytenfunktionshemmern wie ASS (75–300 mg/d, i. d. R. 100 mg/d) oder Clopidogrel (75 mg/d), um die Progression zu verlangsamen.

In bestimmten Fällen (z. B. bei arteriellen Embolien, ggf. nach einem peripheren Venenbypass) sind orale Antikoagulanzien (direkte orale Antikoagulanzien – DOAK – oder ein Vitamin-K-Antagonist – VKA) in therapeutischer Dosierung indiziert. Bei Indikation für eine Dauerantikoagulation mit einem oralen Antikoagulans im Rahmen einer Grundkrankheit wie Vorhofflimmern wird diese bei gleichzeitiger pAVK mit oder ohne Katheterintervention langfristig als Monotherapie fortgeführt; kurzfristig kann eine duale Antikoagulation mit einem Thrombozytenfunktionshemmer für etwa vier Wochen erforderlich sein.

Nach längerstreckigen femoropoplitealen sowie bei kruralen Interventionen wird häufig eine kombinierte Thrombozytenfunktionshemmung mit ASS plus Clopidogrel für 4–12 Wochen durchgeführt, danach eine Monotherapie. Nach Beckenarterieninterventionen erfolgt von vornherein eine Monotherapie mit einem einzigen Thrombozytenfunktionshemmer.

Für Patienten mit besonders hohem kardiovaskulärem Risiko (mit und ohne Intervention) besteht die Therapieoption einer niedrigdosierten oralen Antikoagulation (2 × 2,5 mg Rivaroxaban pro Tag) plus ASS (100 mg/Tag) nach den Studien COMPASS (2017) und VOYAGER-PAD (2020). Bei allen Kombinationstherapien ist jedoch die erhöhte Blutungsgefahr zu bedenken. Eine Kombinationstherapie ist von vornherein nicht indiziert bei Zustand nach Schlaganfall, bei schwerer Niereninsuffizienz (GFR < 30 ml/min) und bei schwerer Herzinsuffizienz (NYHA III/IV).

Verhaltensregeln für den Patienten
Dem Patienten sollten zur Vermeidung von trophischen Störungen bei grenzwertiger Durchblutungssituation empfohlen werden: kein beengendes Schuhwerk, Verletzungen bei Pediküre vermeiden, sorgfältige Fußhygiene, keine Kälte- und Nässeexposition, keine lokale Wärmezufuhr durch Wärmflaschen oder Heizkissen; Mobilität bestmöglich erhalten.

Gehtraining/Bewegungstherapie

Ein strukturiertes Gehtraining ist im Stadium II nach Fontaine indiziert. Eine gute und häufige Indikation ist z. B. ein einseitiger Verschluss/Stenose der A. femoralis am Oberschenkel bei erhaltener Kollateralisation über die A. profunda femoris. Weniger erfolgreich ist die Therapie bei Verschlüssen/Stenosen der Beckenarterien bzw. der Unterschenkelarterien. Das Gehtraining dient der Ausbildung und Stärkung von Kollateralen und vermag die beschwerdefreie Gehstrecke um ca. 200 % nach 12 Wochen zu steigern. Übungseinheiten von 30–60 Minuten sollten mindestens dreimal wöchentlich über mindestens drei Monate erfolgen, am besten unter professioneller Anleitung (z. B. Gefäßsportgruppe). Ergänzend oder alternativ kommen Fahrradfahren, Schwimmen und auch Fußrollübungen in liegender Position mit 90°-Beugung im Hüftgelenk in Betracht. Etwa ein Drittel der Patienten kann allerdings wegen relevanter Begleitkrankheiten wie kardiorespiratorischer Insuffizienz, Gelenkkrankheiten und neurologischen Defiziten kein Gehtraining absolvieren. Alternativ kommt dann ein Training mit einem Armergometer in Betracht, das sich auch günstig auf die Beindurchblutung auswirkt.

Lumeneröffnende Maßnahmen

Der Einsatz von Rekanalisationsverfahren ist grundsätzlich in den Stadien III und IV der pAVK, evtl. auch im Stadium IIb zu prüfen. Zur Verfügung stehen Katheterverfahren (ggf. mit Katheterthrombolyse) und operative Verfahren:

Katheterinterventionen mit/ohne Stent-Implantation
Intraarterielle Draht- und Katheterpassage durch eine/n Stenose/Verschluss hindurch, dann Aufblasen eines Katheterballons zur Kompression von arteriosklerotischem Material an die Gefäßwand **(Ballondilatation, PTA),** evtl. in Kombination mit Implantation einer gefäßschienenden Maschenprothese **(Stent-Angioplastie)** zur Aufweitung und Glättung des behandelten Gefäßabschnitts und Optimierung der Perfusion. Die PTA ist geeignet für akute und chronische kurzstreckige Stenosen/Verschlüsse, z. B. der Becken- oder Oberschenkelarterien. In den Beckenarterien wird regelhaft, in den Oberschenkelarterien nach Möglichkeit nicht gestentet.

Weitere Verfahren sind die kathetergestützte **Atherektomie** oder **Rotationsthrombektomie,** bei welchen das atheromatöse oder thrombotische Material unter Körbchenprotektion aus dem betroffenen Gefäß herausgefräst wird. Die Verfahren eignen sich besonders für langstreckige Verschlüsse bis zu etwa 25–30 cm im femoropoplitealen Bereich. Die Kathetertechnik wird kontinuierlich fortentwickelt, z. B. mit sog. „Cutting balloons“ oder Lasertechnik. Bei unzureichendem Effekt oder peripherer Embolisation erfolgt zusätzlich eine regionale oder lokale intraarterielle Thrombolyse. Eingriffe in den Unterschenkelarterien bedürfen der besonders kritischen Indikation und kommen in der Regel erst bei kritischer Extremitätenischämie in Betracht. Ein Stenting in Bewegungssegmenten sollte vermieden werden und ist vor allem in der Leistenbeuge obsolet.

Regionale und lokale Thrombolyse („Katheterlyse“)
Bei der **lokalen Infiltrationsthrombolyse** wird ein sog. Sprühlyse-Katheter direkt im Thrombus platziert und das Thrombolytikum lokal infiltriert. Bei der **regionalen Infusionsthrombolyse** wird ein sog. Endloch-Katheter proximal eines Verschlusses oder von Restthromben im Gefäß platziert. Als Thrombolytika kommen rekombinanter Gewebeplasminogenaktivator (rtPA, ➤ 1.6.4) oder Urokinase zur Anwendung.

Die Verfahren eignen sich für akute (wenige Stunden alte), subakute (mehrere Wochen alte) und im Einzelfall auch für chronische (mehrere Monate alte) Embolien und Thrombosen. Dabei kann es sich z. B. um langstreckige Bypassverschlüsse oder um schwer sondierbare bzw. sehr peripher gelegene Gefäße handeln. Die Behandlung wird oft mit einer Katheterintervention kombiniert und kann wenige Stunden bis mehrere Tage dauern.

Operative Verfahren
Indiziert v. a. bei Stenosen/Verschlüssen, die Bewegungssegmente betreffen, sowie bei komplexen, längerstreckigen (> 25–30 cm) und bei sehr stark verkalkten Läsionen.

- **Thrombendarteriektomie:** Ausschälung eines älteren Thrombus gemeinsam mit Gefäßintima und innerer Mediaschicht, evtl. mit gleichzeitiger Gefäßerweiterungsplastik (sog. Patch, eingenähter „Flicken“ aus synthetischem oder biologischem Material). Das Paradebeispiel ist die sog. Profundaplastik in der Leiste bei Verschluss/Stenose der Femoralisgabel.
- **Bypass-Operationen** erfolgen bei längerstreckigen Verschlüssen durch Überbrückungen. Im Beckenbereich werden immer Kunststoffbypässe angelegt (z. B. Dacron) und unterhalb der Leiste nach Möglichkeit Venenbypässe (z. B. körpereigene Vena saphena magna). Femoropopliteale **Venenbypässe** haben eine längere Offenheitsrate als **Kunststoffbypässe** (50–70 % vs. 30–50 % innerhalb von fünf Jahren). Wichtig für einen anhaltenden Therapieerfolg ist eine ausreichende periphere Ausflussbahn, d. h. je mehr offene Unterschenkelarterien, umso besser. Je weiter distal ein Bypass angeschlossen werden muss, umso schlechter die Prognose; demnach haben femoropopliteale Bypässe bessere Offenheitsraten als femorokrurale Bypässe. **Extraanatomische Bypässe** überbrücken eine Verschlussstrecke durch eine künstliche Gefäßprothese außerhalb der natürlichen Präformierung, z. B. axillofemoral oder femorokrural. Das Operationsrisiko ist gegenüber der klassischen Bypass-OP geringer und daher auch für alte Patienten sowie bei schweren Begleitkrankheiten geeignet.

Pharmakologische Therapie

Sie wird in Abhängigkeit vom Krankheitsstadium der pAVK eingesetzt, parallel zu oder anstelle von lumeneröffnenden Maßnahmen.

- **Vasoaktive Substanzen** werden zur Verbesserung der Lebensqualität und zur Gehstreckenverbesserung im Stadium II der pAVK eingesetzt, ergänzend oder anstelle eines strukturierten Gehtrainings. Zugelassen sind die oralen Substanzen Naftidrofuryl und Cilostazol.
- **Prostanoide** (Alprostadil = Prostaglandin E_1, Iloprost = Prostazyklinanalogon) bewirken eine Gefäßerweiterung, auch von Kollateralgefäßen, sowie eine Thrombozytenfunktionshemmung. Die Behandlung erfolgt parenteral. Alprostadil (PG-E_1) ist bei fortgeschrittener pAVK (Stadien III und IV) und unzureichender Rekanalisierungsmöglichkeit indiziert; Iloprost hat eine Indikation bei der Thrombangiitis obliterans.
- **Gentherapie** oder **Stammzelltransplantation** kommen als Ultima Ratio bei austherapierter pAVK (in Studien) infrage; ihr Stellenwert ist weiterhin unklar.

MERKE

Die Therapie der **Hypertonie** mit Betablockern ist bei gleichzeitiger pAVK nicht kontraindiziert. Vasodilatatoren (z. B. α-Blocker, Kalziumkanalblocker) können bei schwerer pAVK (Stadium III/IV) mit bereits weitgestellten peripheren Arteriolen durch Steal-Effekte eine Verschlechterung der Zirkulation und Sauerstoffversorgung im poststenotischen Gefäßgebiet bewirken.

Zusätzliche Maßnahmen

- Sofortige Klinikeinweisung bei kritischer Extremitätenischämie, am besten in ein interdisziplinäres Gefäßzentrum
- Bettruhe, Analgesie und sorgfältige Lokalbehandlung im Stadium IV
- Tieflagerung der betroffenen Extremität und Watteverband im Stadium III/IV
- Bei Immobilisierung zusätzliche Thromboseprophylaxe mit Heparin

Prognose

Ein Patient mit pAVK hat im Vergleich zum Gesunden eine durchschnittlich 10 Jahre geringere Lebenserwartung. Die häufigsten Todesursachen sind Herzinfarkt und Schlaganfall.

2.3.3 Akuter peripherer Gefäßverschluss

Ein akuter peripherer Gefäßverschluss hat eine Inzidenz von etwa 7–14/100.000 Einwohner im Jahr und findet sich bei etwa 10–15 % der im Krankenhaus behandelten Gefäßpatienten. Die Krankheit ist gefährlich und geht mit einem Amputationsrisiko von 10–30 % und einer Frühmortalität von 15–30 % einher. Dabei sind Patienten mit embolisch bedingter Ischämie aufgrund ihrer Komorbidität stärker gefährdet als Patienten mit thrombotisch bedingter Ischämie.

Klinik

Der akute Gefäßverschluss betrifft in > 80 % der Fälle die untere Extremität, am häufigsten die A. femoralis (> Abb. 2.25); Gefäßverzweigungen gelten als Prädilektionsstellen. Da in der Regel kein Kompensationsmechanismus über ausgebildete Kollateralen besteht, manifestiert sich die arterielle Embolie als kritische Extremitätenischämie bei vollständigem Krankheitsbild mit fünf typischen Symptomen, die erstmals 1954 von dem Engländer Pratt zusammengestellt wurden („die 5 P nach Pratt"):

- *Pain* (Schmerz: blitzartig, sehr stark)
- *Pallor* (Hautblässe)
- *Paresthesia* (Taubheitsgefühl)
- *Paralysis* (Lähmung)
- *Pulslessness* (Pulslosigkeit)

Gefäßstenosen oder -verschlüsse durch eine **arterielle** Thrombose bei pAVK sind oft besser kollateralisiert und die Beschwerden deshalb in der Regel nicht so akut und heftig wie bei der arteriellen Embolie. Einziges Symptom kann mitunter eine akute Verminderung der schmerzfreien Gehstrecke sein.

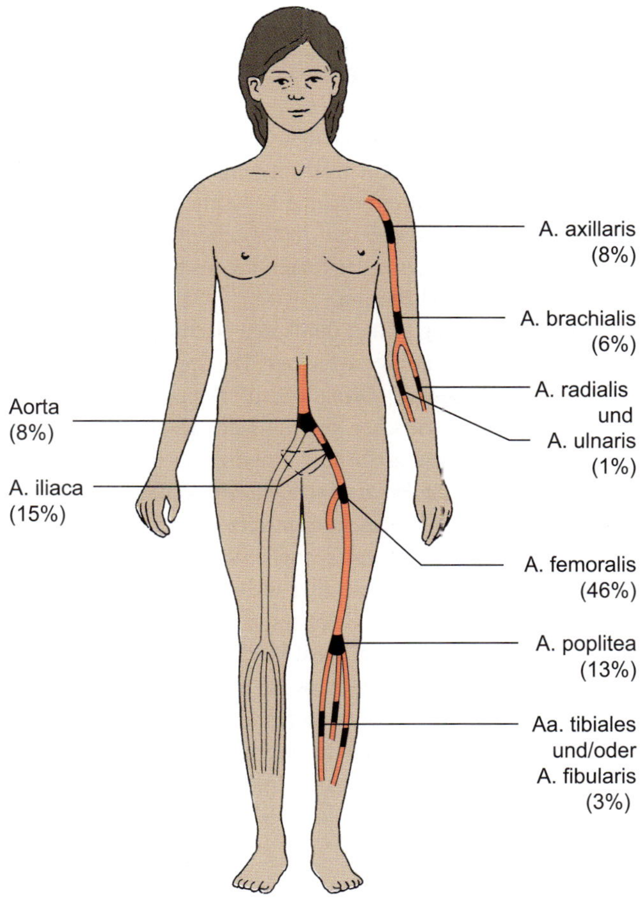

Abb. 2.25 Lokalisationen embolischer Arterienverschlüsse (nach Kappert). Hauptprädilektionsstelle für einen embolischen Gefäßverschluss ist die A. femoralis mit annähernd 50 %. [L231]

Ätiologie und Pathogenese

Arterielle Embolie (70–80 %):

- Ablösung eines Thrombus aus dem Herzen, z. B. bei Mitral- und Aortenklappenvitien, absoluter Arrhythmie bei Vorhofflimmern, Herzinfarkt mit wandständigen Thromben, Herzwandaneurysma, thromboulzeröser Endokarditis
- Ablösung von Thromben oder atheromatösen Plaques aus arteriellen Aneurysmen (Aorta thoracalis oder infrarenalis, A. poplitea)
- Seltener sog. **paradoxe Embolie,** bei der ein *venöser* Thrombus durch ein offenes Foramen ovale in die arterielle Strombahn gelangt

Die **arterielle Thrombose** (20–30 %) entsteht zu 90 % auf dem Boden von schweren arteriosklerotischen Wandveränderungen und entzündlichen Gefäßkrankheiten. Von großer Bedeutung ist auch der Re-Verschluss nach Operation oder Ballondilatation am Gefäßsystem. Seltener sind arterielle Thrombosen beim myeloproliferativen Syndrom mit Thrombozytose, bei der Polycythaemia vera oder bei thrombophilen Blutgerinnungsstörungen (z. B. Antiphospholipidsyndrom, ➤ 13.9.2).

Diagnostisches Vorgehen

Die **Verdachtsdiagnose** eines akuten Gefäßverschlusses kann aufgrund der „5 P" gestellt werden. Hauptsymptome sind Blässe, Marmorierung der Haut sowie Ischämie bei Anheben der Extremität und Schmerzen. Sensorische und motorische Ausfälle zeigen eine besonders hohe Gefährdung der Extremität bis hin zu irreversiblen Gewebs- und Nervenschäden an.

Eine **Objektivierung** gelingt durch den Nachweis von fehlenden Arterienpulsen distal des Verschlusses. Die apparative Abklärung erfolgt je nach klinischer Dringlichkeit: Doppler-Druckmessung an den Fußarterien (kritischer Verschlussdruck = < 40–50 mmHg), farbcodierte Duplexsonografie und Angiografie in Interventionsbereitschaft. Auf keinen Fall darf sich eine notwendige Behandlung durch zeitaufwändige Untersuchungen verzögern!

Die Abgrenzung zwischen Embolie und Thrombose ist oft schwierig, für die Akuttherapie aber nicht relevant. Ein arterieller Verschluss bei sonst intaktem Gefäßsystem im Angiogramm spricht für eine Embolie, deren Ursachenabklärung später erfolgt. In der Anamnese lassen sich wichtige Hinweise finden:

- **Embolie:** akuter Beginn; disponierende Grundkrankheit (➤ 2.3.1); im weiteren Krankheitsverlauf ggf. transösophageale Echokardiografie zum Ausschluss einer kardialen Emboliequelle
- **Thrombose:** subakuter oder akuter Beginn; bekannte pAVK

Therapie

Die sofortige Einweisung in eine Klinik mit gefäßchirurgischer, radiologisch- und/oder angiologisch-interventioneller Kompetenz (Gefäßzentrum) ist anzustreben. Bis zur Durchführung lumeneröffnender Maßnahmen wird die Extremität tief gelagert und in Watte gepackt (Watte eignet sich hierfür besonders gut, da sie die minderdurchblutete Extremität wärmt, ohne die noch erhaltenen Gefäße zu komprimieren). Eine lokale Wärmezufuhr durch Heizkissen, Bettflaschen etc. muss unterbleiben, um Verbrennungen an der gefühlsgestörten Extremität zu vermeiden.

Pharmakologische Sofortmaßnahmen vor stationärer Einweisung bzw. in der Notaufnahme sind:

- An erster Stelle steht die Schockbekämpfung, soweit erforderlich; ferner i. v. Zugang mit Infusion von balancierter Elektrolytlösung.
- Die Antikoagulation erfolgt mit unfraktioniertem Heparin (UFH) 10.000 IE im Bolus i. v. zur Verhinderung von Appositionsthromben. Heparindosis und Injektionszeit sind auf dem Aufnahmeschein zu vermerken.
- Bei starken und stärksten Schmerzen ist prähospital bzw. in der Notaufnahme eine effektive sofortige Schmerzbekämpfung erforderlich, z. B. mit Piritramid bzw. mit Fentanyl oder Morphinsulfat. Bei leichten bis mittelschweren Schmerzen kann z. B. Metamizol zur Anwendung kommen.

CAVE!

Bei Verdacht auf einen akuten Gefäßverschluss *sofortige* stationäre Einweisung in ein Gefäßzentrum mit therapeutischer Versorgung innerhalb von sechs Stunden! Keine intramuskulären Injektionen (falls Thrombolyse erfolgt)!

Lumeneröffnende Maßnahmen

Die rasche Wiederherstellung der Strombahn ist zwingend. Die Therapiemaßnahmen richten sich nach dem Gefährdungsgrad der Extremität, der Lokalisation des Gefäßverschlusses und den örtlichen Gegebenheiten (vgl. ➤ 2.3.2).

- Bei einem **kompletten Ischämiesyndrom** mit embolischem oder thrombotischem Verschluss von *proximalen* großen Gefäßen wie Aorta und/oder Beckenarterien bzw. Oberarmarterien ist wegen des hohen Amputationsrisikos die chirurgische Intervention die Therapie der ersten Wahl. Als Therapieverfahren stehen Embolektomie/Thrombektomie, Thrombendarteriektomie oder eine Bypass-Implantation zur Verfügung. Die Operation muss innerhalb von sechs Stunden erfolgen, da sonst die Gefahr des **Tourniquet-Syndroms** (postischämisches Ödem mit Azidose, Hyperkaliämie, Myoglobinämie/-urie, hypovolämischem Schock und drohendem Nierenversagen) besteht.
- Bei weiter *distal* gelegenen Gefäßverschlüssen kommt primär eine Katheterintervention in Betracht mit folgenden Verfahren: Aspirationsthrombektomie/-embolektomie, mechanische Thrombektomie/Embolektomie, regionale oder lokale intraarterielle Thrombolyse sowie PTA und ggf. Stentimplantation. Die Verfahren können allein oder in Kombination angewandt werden. Für die Thrombolyse werden rekombinanter Plasminogenaktivator (rt-PA) oder Urokinase eingesetzt.
- Bei **Mehretagenverschlüssen** sind häufig von vornherein kombinierte Katheter- und OP-Verfahren (Hybrideingriffe) notwendig.
- Durchblutungsfördernde Maßnahmen wie die Zufuhr gefäßerweiternder Substanzen (vasoaktive Prostaglandine) können bei

inkompletter Ischämie unterstützend und bei sehr peripheren Verschlüssen primär therapeutisch eingesetzt werden; prospektive Studien dazu fehlen.

Nachbehandlung und Rezidivprophylaxe

Unmittelbar postoperativ bzw. postinterventionell wird eine Antikoagulation mit Heparin durchgeführt, vorzugsweise in höherer Dosierung, um einen sofortigen Re-Verschluss zu vermeiden.

Längerfristig erfolgt nach einer **Embolektomie** sowie bei komplizierter Revaskularisierung eine orale Antikoagulation (OAK) in therapeutischer Dosis, bei Gabe von Vitamin K-Antagonisten (z. B. Phenprocoumon oder Coumadin) initial überlappend mit Heparin. Alternativ sind bei zugrunde liegendem Vorhofflimmern die direkten oralen Antikoagulanzien Dabigatran, Rivaroxaban, Apixaban und Edoxaban zugelassen. Die Antikoagulation wird mindestens drei Monate durchgeführt, bei persistierender Emboliequelle zeitlich unbefristet.

Nach einer **Thrombektomie/Thrombendarteriektomie** bei einer zugrunde liegenden Arteriosklerose erfolgt in der Regel die alleinige Thrombozytenfunktionshemmung (ASS *oder* Clopidogrel), nach schwierigen Interventionen meistens in den ersten vier Wochen als duale Therapie (ASS *plus* Clopidogrel).

Die Differenzierung zwischen zugrunde liegender Embolie oder Thrombose ist nicht immer zweifelsfrei möglich. Zusätzlich müssen Rezidiv- und Blutungsrisiko gegeneinander abgewogen werden:

- Bei **hohem Rezidivrisiko** (z. B. unzureichende Revaskularisierung) und **geringem Blutungsrisiko** kommt eine befristete duale antithrombotische Therapie (OAK *plus* ASS **bzw.** Clopidogrel für 1 Monat, ggf. bis 12 Monate) in Betracht.
- Bei gleichzeitig **hohem Rezidivrisiko** und **hohem Blutungsrisiko** erfolgt von vornherein eine antithrombotische Monotherapie mit OAC (VKA *oder* DOAK).

2.3.4 Zerebrale Durchblutungsstörungen, Schlaganfall

Nach der koronaren Herzkrankheit und malignen Tumoren sind zerebrale Durchblutungsstörungen die dritthäufigste Todesursache in westlichen Industrieländern. Wichtigster Risikofaktor ist die arterielle Hypertonie.

Die akuten („schlagartigen"), mit Substanzschädigung des Gehirns einhergehenden Formen der zerebralen Durchblutungsstörungen werden als **„Schlaganfall"** (**Apoplex,** apoplektischer Insult) bezeichnet. Manche Autoren fassen darunter nur die ischämischen Strukturschädigungen und die intrazerebralen Blutungen zusammen, andere das gesamte Spektrum der akuten zerebralen Durchblutungsstörungen, also auch die Subarachnoidalblutung und die Sinusvenenthrombose.

Pro Jahr erleiden in Deutschland ca. 200.000 Erwachsene und 1.000 Kinder/Jugendliche einen Schlaganfall; ca. 30.000 pro Jahr sind assoziiert mit einer Karotisstenose/-verschluss. Die Inzidenz ist bei Männern etwas höher als bei Frauen (174 vs. 122/100.000), und etwa 35/100.000 sind karotisassoziiert. Prognostisch gilt grob die **25 %-Regel:** Jeweils 25 % der Patienten nach Schlaganfall behalten keine, leichte bzw. schwere Behinderungen zurück, und weitere 25 % versterben. Dabei ist die Sterblichkeit nach hämorrhagischem Insult höher als nach ischämischem Schlaganfall.

Anatomische Grundlagen

Wesentlich für das Verständnis der Symptome sind anatomische Kenntnisse über die zerebralen **Versorgungsgebiete** der Hirnarterien (➤ Abb. 2.26 und ➤ Abb. 2.27).

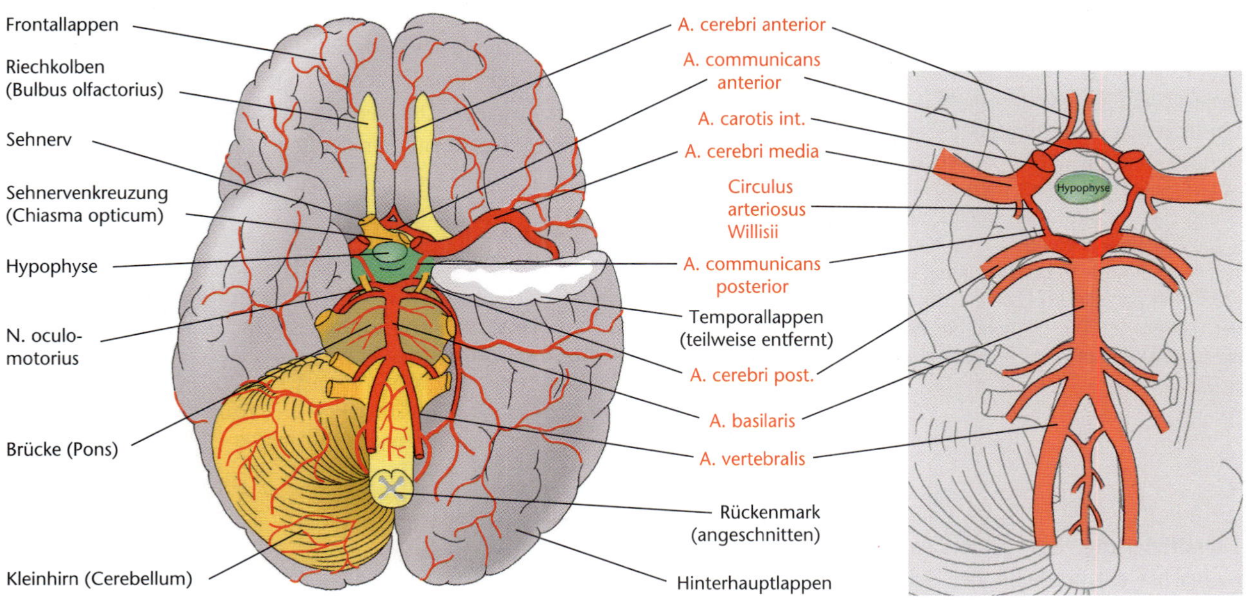

Abb. 2.26 Zerebrale Blutversorgung. Die Durchblutung des Gehirns erfolgt über die Aa. carotides internae sowie (in geringerem Umfang) über die Aa. vertebrales. Beim ischämischen Insult ist am häufigsten das Stromgebiet der A. cerebri media betroffen. [L190]

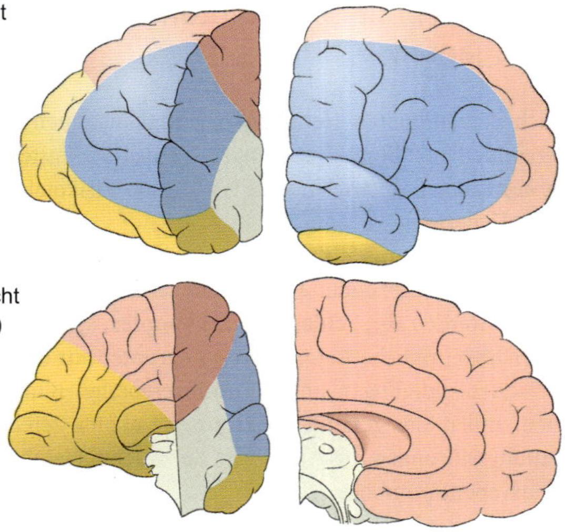

Abb. 2.27 Versorgungsgebiete der Hirnarterien [L190]

Die hirnversorgenden Arterien sind physiologischerweise gut kollateralisiert, wobei die Kollateralgefäße individuell unterschiedlich stark ausgeprägt sind. Einseitige, sich langsam entwickelnde Stenosen können oft gut kompensiert werden; sogar einseitige Totalverschlüsse der A. carotis oder der A. vertebralis können vollständig symptomfrei bleiben.

Auch bei Verschlüssen intrakranialer Gefäße ist eine kompensatorische Blutversorgung über die anderen Hirnarterien möglich. Stenosen und thrombotische Gefäßverschlüsse werden häufig kompensiert, embolische Verschlüsse nicht.

Stadien der zerebralen ischämischen Durchblutungsstörung

Stadium I: symptomlose Gefäßstenose (Zufallsbefund)
Stadium II: transitorische ischämische Attacke (TIA): neurologische Ausfälle, die innerhalb von 24 h vollständig abklingen (Dauer meist 1–10 min). Die Art der Ausfälle hängt vom betroffenen Stromgebiet ab (➤ Tab. 2.8). Die meisten transitorischen ischämischen Attacken sind thromboembolischer Genese. 10–30 % der Patienten mit einer TIA erleiden einen Hirninfarkt innerhalb der folgenden 5 Jahre; das Risiko ist in den ersten 3–14 Tagen nach einer TIA am höchsten. Häufigste Todesursache bei Patienten mit TIA ist aber der Herzinfarkt.
Stadium III: manifester **Schlaganfall:** zunächst Vasoparalyse im ischämischen Areal mit aufgehobener Autoregulation der zerebralen Perfusion, später (nach einigen Stunden) noch Zunahme der Symptomatik durch Entwicklung eines zytotoxischen Ödems mit Zellschädigung *(progressive stroke).* Die neurologischen Ausfälle bleiben meist über mehrere Wochen bestehen. Je nach Ausmaß des Hirnuntergangs bleiben irreversible Schäden zurück. Die partielle Rückbildung der Ausfallserscheinungen beruht auf einer verbesserten Durchblutung der **Penumbra** (Areal mit relativer Ischämie in der Peripherie des irreversibel geschädigten Infarktgebietes, ➤ Abb. 2.28).

Klinik

Eine **Klassifizierung** der zerebralen Durchblutungsstörungen erfolgt zunächst entsprechend der Schwere bzw. Persistenz der resultierenden Symptomatik (➤ Kasten „Stadien der zerebralen ischämischen Durchblutungsstörung"). Dabei kommt es vor allem auf die Differenzierung einer transitorischen ischämischen Attacke (TIA) mit passageren gegenüber einem progressiven Hirninfarkt (ischämischer Schlaganfall) mit persistierenden neurologischen Symptomen an.

Beim manifesten Schlaganfall ist die klinische Symptomatik durch das schlagartige Auftreten von mehr oder weniger ausgeprägten neurologischen Ausfällen infolge der zerebralen Durchblutungsstörung charakterisiert.

Am häufigsten ist das Stromgebiet der A. carotis interna bzw. der A. cerebri media betroffen (➤ Tab. 2.7). Typische Symptome sind dabei eine kontralaterale Hemiparese (oft brachiofazial betont) und Hemihypästhesie sowie eine Sehstörung (Amaurosis fugax, homonyme Hemianopsie). Bei Befall der dominanten Hemisphäre (vornehmlich bei Verschluss der linken A. cerebri media) können zusätzlich eine Aphasie, Alexie und Dyskalkulie auftreten.

Verschlüsse im vertebrobasilären Stromgebiet führen zu einer variablen Kombination von Hirnstammsymptomen, dann zu motorischen und sensiblen Ausfällen bis zur Tetraparese, Bulbärparalyse mit Schluck- und Sprechstörungen und komplexen okulomotorischen Ausfällen. Der Verschluss der A. basilaris führt ohne therapeutische Intervention in der Regel zum Tod.

PRAXISBEZUG

Neurologie: Schlaganfallrisiko

Das Risiko, innerhalb von drei Monaten nach einer TIA einen manifesten Schlaganfall zu erleiden, lässt sich relativ zuverlässig durch den **ABCD2-Score** einschätzen:
- **A:** Alter über 60 Jahre – 1 Punkt
- **B:** Blutdruck > 140/90 mmHg – 1 Punkt
- **C:** Klinik: Sprachstörung ohne Lähmung – 1 Punkt, Halbseitenlähmung – 2 Punkte
- **D:** Dauer der Beschwerden: 10–59 min – 1 Punkt, ≥ 60 min – 2 Punkte
- **D:** Diabetes – 1 Punkt

Frührezidivrisiko (drei Monate): bis 3 Punkte: 3 %, 4–5 Punkte: 8–12 %, 6–7 Punkte: 17–22 %.

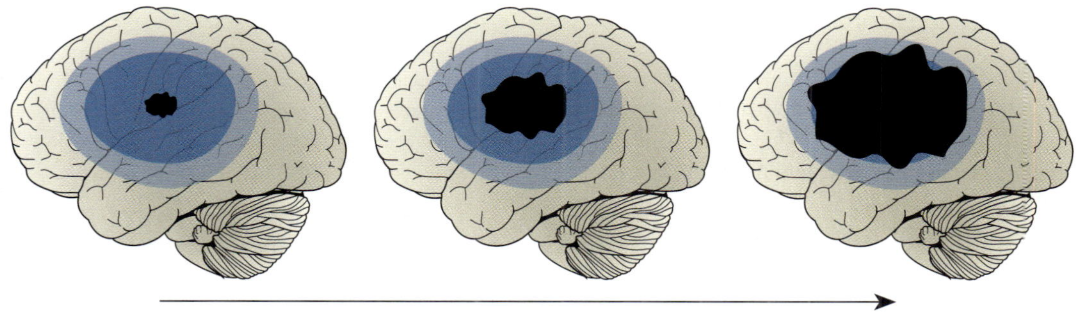

Abb. 2.28 Penumbra-Konzept bei ischämischem Schlaganfall. Um die Kernzone des Schlaganfalls (schwarz) liegt die minderdurchblutete Penumbra-Zone („Halbschatten-Zone (blau), die funktionell gestört, organisch aber noch intakt ist. Die außen gelegene Zone (hellblau) ist ebenfalls minderperfundiert, die Durchblutung liegt dort jedoch noch oberhalb des funktionell kritischen Schwellenwerts. Wenn nicht rasch genug Reperfusionsmaßnahmen eingeleitet werden, gehen zunehmend große Anteile der Penumbrazone irreversibel zugrunde. [L141]

Tab. 2.7 Häufigste Symptome des akuten Schlaganfalls im Stromgebiet der A. carotis interna bzw. A. cerebri media mit kontralateralen Ausfällen von Motorik, Sensibilität und Koordination

System	Symptom
Motorik	Hemiparese (Bein, Arm, Gesicht), häufig brachiofazial betont
Sensibilität	Hemihypästhesie (Bein, Arm, Gesicht)
Koordination	Hemiataxie, Extremitätenataxie, Dysmetrie
Sprache (Aphasie)	Sprachverständnis, Sprachproduktion und Nachsprechen beeinträchtigt (meist bei linkshirniger Läsion)
Sprechen (Dysarthrie)	Verwaschene, lallende Sprache
Visus (retinal oder Sehbahn)	Amaurosis (fugax), Hemianopsie

Ätiologie und Pathogenese

Eine Hirnsubstanzschädigung beruht meistens auf einer zerebralen Ischämie oder auf einer zerebralen Blutung. Andere Ursachen wie z. B. Thrombosen intrakranialer Sinus und Venen oder eine Hypoxämie sind wesentlich seltener.

Im Kerngebiet des Hirninfarkts tritt durch die Ischämie eine irreversible Schädigung von Neuronen und Gliazellen ein. Dieser Kern wird von der sog. **Penumbra** umgeben, einer vermindert durchbluteten Zone (➤ Abb. 2.28). Unter ungünstigen Bedingungen (Hyperglykämie, fehlende Kollateralgefäße, Fieber, kardiovaskuläre Komorbidität) gehen in der Penumbra weitere Neurone unter und der Infarkt dehnt sich aus.

Andererseits führt eine rasche und anhaltende Reperfusion des bedrohten Gewebes in Kombination mit neuroprotektiven Maßnahmen (Hemikraniotomie, intensivmedizinische Behandlung auf einer Stroke Unit) im Rahmen der Akuttherapie zur Rettung von Gehirnzellen in der Penumbrazone und damit von zerebralen Funktionen. Spezielle, als neuroprotektiv wirksam ausgewiesene Medikamente sind dagegen bislang in klinischen Studien ausnahmslos wirkungslos gewesen.

Tab. 2.8 Symptome von supraaortalen Gefäßverschlüssen in Abhängigkeit von der Lokalisation

Gefäßgebiet	Symptome
Vorderer Hirnkreislauf	
A. carotis communis	• Zerebrale Symptomatik wie bei einem Verschluss der A. carotis interna oder A. cerebri media
A. carotis interna	• Motorische und sensible Halbseitenausfälle mit brachiofazialer Betonung: schlaffe Lähmungen und Sensibilitätsstörungen der kontralateralen Körperhälfte unter Betonung von Gesicht und Hand • Sprach(verständnis)störungen bei Lokalisation in der dominanten Hemisphäre (Broca-, Wernicke- oder globale Aphasie) • Sprechstörungen (Dysarthrie) und Verhaltensauffälligkeiten bei Lokalisation in der nicht dominanten Hemisphäre. Nicht selten werden vergleichsweise große Infarkte vom Patienten nicht wahrgenommen. • Evtl. ipsilaterale Amaurosis fugax (Sekunden, allenfalls wenige Minuten anhaltende Blindheit bei embolischem Verschluss der A. ophthalmica), homonyme Hemianopsie • Mögliche Residuen: Hemispastik mit Reflexsteigerung und positiven Pyramidenbahnzeichen
A. cerebri media	Versorgungsgebiet entspricht dem Endstromgebiet der A. carotis interna: zerebrale Symptome wie bei Verschluss der A. carotis interna (außer Amaurosis fugax)
Hinterer Hirnkreislauf	
A. vertebralis und A. basilaris	• Variable neurologische Symptomatik: Schwindel, Diplopie, transiente globale Amnesie, Dysphagie und Dysarthrie, Ohrgeräusche, Hörminderung, Horner-Syndrom, ipsilaterale Ataxie • Typische *„drop attacks"* (plötzlicher Sturz ohne Vorwarnung) • Schlaganfall nur bei beidseitigem komplettem Verschluss der A. vertebralis oder A. basilaris: Para- oder Tetraparese, Bewusstseinsstörungen bis zum Koma
Verschlüsse der Aa. cerebri anterior und posterior sowie Kleinhirn- oder Hirnstamminfarkte sind selten.	

Ischämische Durchblutungsstörungen

Zerebrale ischämische Durchblutungsstörungen sind in ca. **80 %** Ursache einer Hirnschädigung und entstehen bei Stenose oder Verschluss der

- **extrakranialen (supraaortalen) Arterien:** A. carotis interna (ca. 50 % der Fälle, Lokalisation der Stenose meist an der Karotisgabel), A. vertebralis (15 % der Fälle), seltener A. carotis communis, A. subclavia, Truncus brachiocephalicus,
- **intrakranialen Hirnarterien:** A. cerebri media (25 % der Fälle), seltener A. cerebri anterior und posterior.

Ischämische zerebrale Durchblutungsstörungen sind je zu etwa 25 % makroangiopathischer, kardioembolischer und mikroangiopathischer (= lakunäre Gefäße) Genese. Weitere 25 % rekrutieren sich aus seltenen und unklaren Ursachen (Kasten „Ursachen einer ischämischen zerebralen Durchblutungsstörung").

- Eine **Makroangiopathie** kann auf zwei Wegen zum Verschluss eines Gefäßes führen. Ausgangspunkt ist meistens eine rupturierte atheromatöse Plaque. Zum einen kann sich dort ein Thrombus bilden und zum lokalen Verschluss führen. Zum anderen kann sich ein lokal gebildeter Thrombus lösen und in ein distal gelegenes Gefäß embolisieren; das ist auch ohne signifikante lokale Stenose möglich. Streuquelle ist dabei häufig die Karotisbifurkation. Wichtigster Risikofaktor ist die **arterielle Hypertonie,** beim älteren Menschen häufig eine isolierte systolische Hypertonie (➤ 1.14).
- **Mikroangiopathische (lakunäre) Infarkte** entstehen durch Verschlüsse kleiner penetrierender Arterien, z. B. aus dem Circulus arteriosus Willisii im Rahmen einer unbehandelten Hypertonie. Es resultieren zahlreiche kleine, tief im Marklager liegende Insulte („Lakunen"). Symptome sind v. a. sensible/motorische Halbseitensymptomatik und Dysarthrie.
- **Kardiale Embolien** mit Ablösung eines Gerinnungsthrombus treten am häufigsten bei **absoluter Arrhythmie** bei Vorhofflimmern auf (➤ 1.8.5).
- **Infarkt anderer Ursache oder ungeklärter Ätiologie (kryptogen, ESUS):** Seltene Schlaganfallursachen sind u. a. Dissektionen, Vaskulitiden, Infektionen und die fibromuskuläre Dysplasie. Wenn trotz umfangreicher Abklärung keine Ursache gefunden wird, spricht man von einem kryptogenen Schlaganfall oder von einem ESUS *(„embolic stroke of unknown source")*. Betroffen sind meist junge Patienten.

Ursachen einer ischämischen zerebralen Durchblutungsstörung

Arteriosklerose
Verschluss des Gefäßes durch:
- Thrombus (lokal entstanden in atherosklerotischer, meist rupturierter Plaque mit konsekutivem Verschluss) oder
- Embolus (aus rupturierter atheromatöser Plaque mit lokaler Thrombusbildung entstanden und fortgeschwemmt).

Kardiale Embolien
Die Emboli stammen:
- aus dem Vorhof, z. B. bei absoluter Arrhythmie,
- von den Herzklappen, z. B. bei Endokarditis, Klappenfehlern,
- aus dem Ventrikel, z. B. nach Herzinfarkt oder bei Herzinsuffizienz.

Seltene Ursachen (Beispiele)
- Arteriitiden, z. B. Kollagenosen oder Vaskulitiden
- Spontane Intimadissektion
- Vasospasmen bei schweren Migräneattacken oder hypertensiver Krise
- Chronische Einnahme von Ergotamin mit konsekutiven Gefäßspasmen
- Fibromuskuläre Dysplasie (➤ 2.3.9)

Das **Multiinfarktsyndrom** (subkortikale arteriosklerotische Enzephalopathie, **Morbus Binswanger**) beruht auf multiplen kleinen Infarkten bei subkortikaler arteriosklerotischer Angiopathie und Hypertonie, wahrscheinlich infolge einer diffusen periventrikulären Demyelinisierung. Als Symptome finden sich Demenz und neurologische Herdausfälle. Die Diagnostik des Krankheitsbilds erfolgt durch die kraniale CT (cCT) oder MRT (cMRT). Zur differenzialdiagnostischen Abgrenzung zum Morbus Alzheimer kann die Positronenemissionstomografie (PET) herangezogen werden.

Intrazerebrale Blutung

In 15 % sind Blutungen in die Gehirnsubstanz Ursache einer zerebralen Durchblutungsstörung. Die Blutungsquelle liegt meist in arteriosklerotisch veränderten kleinen Hirnarterienästen bei vorbestehender langjähriger Hypertonie (sog. **hypertensive Massenblutung**). Seltener blutet es aus intrazerebralen Aneurysmen oder aus arteriovenösen Fehlbildungen (Angiomen, Kavernomen) bzw. auf der Grundlage einer schweren hämorrhagischen Diathese oder infolge eines Traumas.

Übersicht intrazerebrale Blutung (ICB)

- **Klinik:** initial Kopfschmerzen, Übelkeit und Erbrechen; Bewusstseinsstörungen bis hin zum Koma; Auftreten meist unter körperlicher Tätigkeit oder bei Aufregung; lokalisationsabhängige neurologische Ausfälle (Entwicklung über Minuten bis Stunden)
- **Diagnostik:** kraniale Computertomografie (cCT) oder Kernspintomografie (cMRT), evtl. gleich mit CT-Angiografie zur Lokalisation der Blutungsquelle (z. B. eines Aneurysmas)
- **Therapie:** in der Regel konservativ mithilfe von osmotisch wirksamen Substanzen zur Verringerung des erhöhten intrakranialen Drucks; Kontrolle des Blutdrucks (systolisch < 180 mmHg, nicht < 140 mmHg) und Normalisierung der Blutgerinnung. Eine neurochirurgische Therapie – z. B. das Ausräumen eines Hämatoms oder die Ausschaltung eines Aneurysmas – ist nur bei guter anatomischer Zugänglichkeit möglich und wird bei Verschlechterung der Vigilanz erwogen.

Subarachnoidalblutung

Bei 5 % der Patienten mit einem Schlaganfall liegt eine Subarachnoidalblutung zugrunde, die in der Regel durch Ruptur eines Aneurysmas an der Hirnbasis, selten bei arteriovenösen Angiodysplasien entsteht. Ganz wichtig ist eine neurologische Untersuchung bei allen Patienten, die einen plötzlich einsetzenden Kopfschmerz angeben („wie ein Donnerschlag", „Schmerzen wie noch nie zuvor"), auch wenn sie zum Zeitpunkt der Vorstellung nur noch leichte Kopfschmerzen und keine neurologischen Ausfälle haben. Diese Beschwerden können Folge einer sogenannten „Warnblutung" sein, also einer oligosymptomatischen Blutung aus einem Aneurysma, und haben eine hohe Frührezidivrate mit dann oft fatalen Blutungen.

Übersicht Subarachnoidalblutung (SAB)

- **Klinik:** einschießender, meist okzipital akzentuierter Kopfschmerz, Meningismus; Bewusstseinsstörungen; Auftreten häufig bei schwerer körperlicher Belastung. Durch den Blutungsreiz werden Vasospasmen ausgelöst und führen in 20–30 % zu sekundären ischämischen Infarkten.
- **Diagnostik:**
  - cCT (oder cMRT): Nachweis von Blut im Subarachnoidalraum, in den Ventrikeln oder im Hirngewebe
  - Bei unauffälligem cCT: Lumbalpunktion, die blutigen Liquor nachweisen kann
  - Angiografie in den ersten 24 Stunden bei Blutnachweis zur raschen Identifizierung der Blutungsquelle (am häufigsten Aneurysmen der Hirnbasisarterien)
- **Therapie:** frühe Aneurysmaausschaltung mit endovaskulärem Coiling oder mikrochirugischem Clipping (innerhalb der ersten vier Tage nach Symptombeginn), da in bis zu 20 % der Fälle Rezidivblutungen auftreten können; Prophylaxe und Therapie eines sekundären Vasospasmus durch Nimodipin (Kalziumkanalblocker), vorzugsweise enteral, z. B. 60 mg alle vier Stunden unter Blutdruckkontrolle zur Verbesserung des Outcomes; nach schwerer SAB bis drei Wochen beibehalten

Subduralhämatom und Epiduralhämatom

Manifestation nach Kopftrauma. Neben den allgemeinen Maßnahmen (wie bei den anderen vorgenannten Blutungslokalisationen) sollte die operative Entlastung sofort mit dem Neurochirurgen geklärt werden. Bei epiduralen Hämatomen liegt meist ein stärkeres Trauma zugrunde, oft begleitet von Kalottenfrakturen, ggf. auch HWS-Verletzungen.

Hirn- und Sinusvenenthrombose

Bei 1 % der Patienten mit einem Schlaganfall sind Thrombosen der intrakranialen Sinus oder der kortikalen Venen als Ursache auszumachen. Primär finden sie sich bei thrombophilen Gerinnungsstörungen, im Wochenbett und bei Einnahme von oralen Antikonzeptiva; sekundär bei fortgeleiteten Infektionen oder nach einem Trauma.

Übersicht Sinusvenenthrombose

- **Klinik:** starke Kopfschmerzen, die sich innerhalb von wenigen Stunden entwickeln; epileptische Anfälle, neurologische Symptome
- **Diagnostik:** cMRT mit MR-Venografie (Bildgebung der 1. Wahl, alternativ cCT-Venografie). Ausschluss von thrombophilen Gerinnungsstörungen: Antithrombin-, Protein-C- und Protein-S-Mangel, Faktor V- und Prothrombin-Mutation, Antiphospholipid-Antikörper. Ausschluss von Vaskulitiden, Kollagenosen, Tumorsuche, Abszesse im Gesicht u. a.
- **Therapie:** Körpergewichtsadaptierte Antikoagulation mit Heparin (unfraktioniertes Heparin mit Verlängerung der Gerinnungszeit aPTT auf das Zweifache i. v. oder niedermolekulares Heparin in therapeutischer Dosierung s. c.), auch wenn eine intrazerebrale Blutung vorliegt! Anschließend Therapie mit einem Vitamin K-Antagonist mit Ziel-INR 2–3 oder mit einem DOAK (trotz fehlender expliziter Zulassung) bis zu 12 Monate (in Einzelfällen, z. B. bei schwerer Thrombophilie, länger); evtl. medikamentöse Anfallsprophylaxe

Diagnostisches Vorgehen

Anamnese

Eruiert werden müssen insbesondere: Risikofaktoren der Arteriosklerose (➤ Tab. 2.9), Krankheiten des Herzens sowie Beginn und Verlauf der Symptomatik.

Klinische Untersuchung

- Neurologische Untersuchung: Hirnnerven, Pyramidenbahnzeichen, Reflexe, Sensomotorik, Augenhintergrund (Fundus hypertonicus?)
- Internistische, v. a. kardiologische Untersuchung (kardiale Emboliequelle?)
- Auskultation der Halsgefäße (Stenosegeräusche?), Blutdruckmessung an beiden Armen

Apparative Diagnostik

Die Erfassung von Strombahnhindernissen der hirnversorgenden Arterien erfolgt primär mit der Ultraschalldiagnostik, insbesondere durch die farbcodierte Duplexsonografie. Das gilt insbesondere für die extrakranialen, zunehmend auch für die intrakranialen Gefäße. Mit Ultraschall werden Gefäßmorphologie und Blutströmung untersucht und eine Graduierung von Stenosen vorgenommen.

Tab. 2.9 Klassische Risikofaktoren der akuten zerebralen Durchblutungsstörung

Gesicherte Risikofaktoren	Ausmaß der relativen Risikoerhöhung (Odds Ratio)*
Nicht beeinflussbar	
Alter	2 (pro 10 Jahre)
Männliches Geschlecht	1,3
Positive Familienanamnese	1,4–1,8
Afro- und lateinamerikanische Herkunft	2,0–2,5
Beeinflussbar	
Vorhofflimmern	3–18
Arterielle Hypertonie	3–5
Diabetes mellitus	1,4
Adipositas	1,5–2
Nikotinabusus	1,4–1,8
Karotisstenose > 70 %	2
Hormonelle Kontrazeption	1,9

*Ein Wert von 2 bedeutet ein zweifach erhöhtes Erkrankungsrisiko gegenüber einem Vergleichskollektiv ohne diesen Risikofaktor

- **Bidirektionale Doppler-Sonografie (CW-Doppler):** erfasst Stenosen (etwa ab einer Diameterreduktion von ca. 50 % aufwärts) und Verschlüsse der supraaortalen Arterien. Vorteil: zusätzliche Beschallung der A. supratrochlearis am Oberlid (indirekter Doppler) zur Beurteilung der ipsilateralen A. carotis interna möglich; Nachteil: keine morphologische Begutachtung (z. B. von Plaques) möglich
- **Farbcodierte Duplexsonografie:** Methode der 1. Wahl zur Beurteilung der Gefäß- und Plaquemorphologie (im B-Bild) sowie Graduierung von Stenosen, Feststellung von Verschlüssen und differenzierter Beurteilung von Dissektionen und Aneurysmen (mit PW- und Farb-Doppler)
- **Transkranielle Doppler- und/oder Duplexsonografie** der großen intrakranialen Gefäße mit den Fragestellungen: Einengungen? Verschlüsse? Gefäßspasmen nach Subarachnoidalblutung?

Die sonografische Graduierung einer Carotis-interna-Stenose erfolgt analog zur radiologischen Beurteilung mittels CTA, MRA oder Angiografie nach der nordamerikanischen Karotisstudie (*N*orth *A*merican *S*ymptomatic *C*arotid *E*ndarterectomy *T*rial), den sog. NASCET-Kriterien. Danach wird der lokale Stenosegrad in Relation zum distalen Lumen der A. carotis interna gesetzt. Zur Vergleichbarkeit bei Folgeuntersuchungen sollte im Untersuchungsbefund angegeben werden, dass die Stenosegradermittlung nach NASCET erfolgte.

Mit den Schnittbildverfahren CT und MRT werden wichtige zerebrale Prozesse zuverlässig erfasst. Die CT ist weit verbreitet und liefert schnelle Untersuchungsergebnisse. Durch die zusätzliche angiografische Diagnostik beider Verfahren ist die invasivere klassische Angiografie weniger oft erforderlich. Bei der Stenosegraduierung ist die Farbduplexsonografie den Schnittbild-Angiografien überlegen; diese ermöglichen aber eine Beurteilung der Umgebung (Verkalkungen, Einblutungen etc.) und von intrakranialen Gefäßen.

- **(Kraniale) Computertomografie (cCT):** zur Diagnose, Differenzialdiagnose und Lokalisation von
  - zerebralen Blutungen (sofort nach Auftreten erkennbar, im frischen Stadium hyperdens),
  - Ischämien (im frischen Stadium oft noch unauffällig, nach 2–3 Stunden erste Zeichen der Infarzierung erkennbar, nach wenigen Tagen hypodens, ➤ Abb. 2.29),
  - Subarachnoidalblutungen (lassen sich in 95 % der Fälle abbilden).
- **Computertomografische Angiografie (CTA):** zur Diagnostik von Gefäßstenosen und -verschlüssen, Aneurysmen und arteriovenösen Malformationen; wird relativ häufig eingesetzt als zweites bildgebendes Verfahren (nach der Farbduplexsonografie), z. B. zur Beurteilung der lokalen Verkalkung vor geplanter Karotisstenose-OP und zur gleichzeitigen Abklärung von intrazerebralen Gefäßstenosen/-verschlüssen.
- **(Kraniale) Magnetresonanztomografie (cMRT):** Im Vergleich zur CT sensitivere Methode zur Erfassung einer frühen zerebralen Ischämie, die aber nicht überall in der Primärdiagnostik verfügbar ist. Zusätzliche Aussagekraft hat sie bei der Diagnostik von Gefäßfehlbildungen und bei Prozessen im Bereich der hinteren Schädelgrube; weiterhin bietet sich die Möglichkeit der Kombination mit der **MR-Angiografie (MRA).**
- **Selektive Angiografie/DSA:** Indikation nur noch bei speziellen Fragestellungen, z. B. vor geplanten intraarteriellen Interventionen (insbesondere der A. basilaris) und bei unzureichender Aussagekraft der anderen bildgebenden Verfahren, speziell der CTA und der MRA. In 2–12 % der Fälle können Komplikationen auftreten (z. B. Aortendissektion, embolischer Insult).

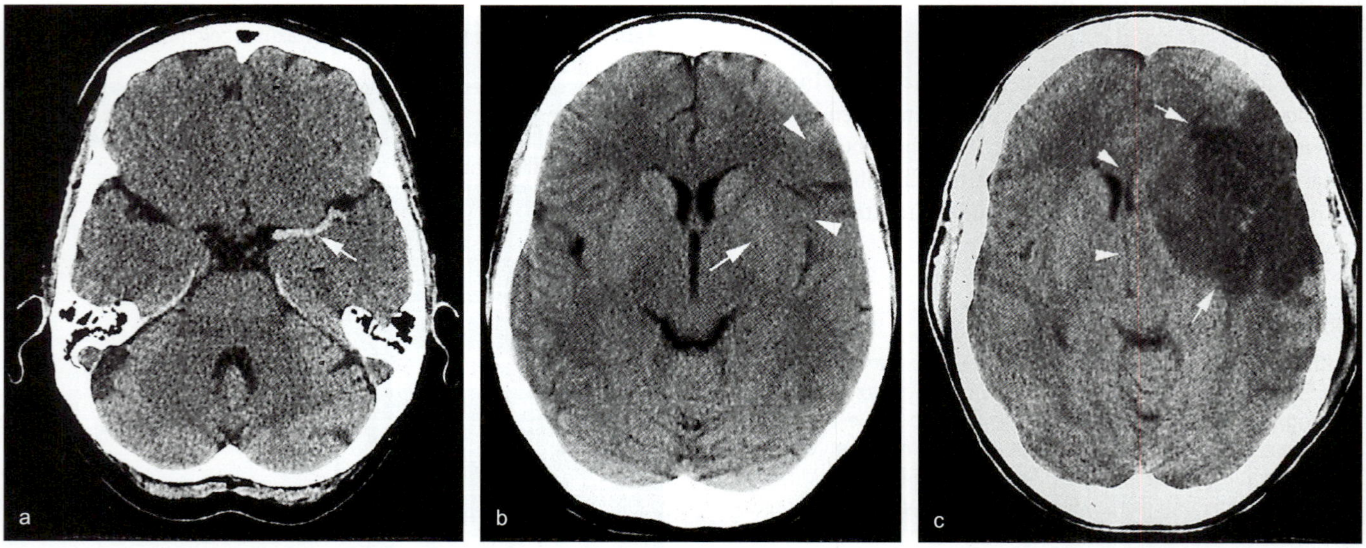

Abb. 2.29 cCT des Schädels ohne Kontrastmittel sechs Stunden nach Symptombeginn (a und b) sowie 24 Stunden später (c). Die nativen cCT-Aufnahmen zeigen die typischen cCT-Frühzeichen eines Infarkts: a) Hyperdense A. cerebri media links (→), entsprechend einem thrombotischen Gefäßverschluss (sog. „Hyperdense-Media"-Zeichen). b) Dichteminderung der Inselrinde (◀), des Linsenkerns (→) und des frontotemporalen Kortex (▶) mit aufgehobener oder verminderter Differenzierbarkeit von grauer und weißer Substanz. c) Die cCT-Kontrolle nach 24 Stunden zeigt die gesamte Ausdehnung des infarzierten Areals als gut abgrenzbare Dichteminderung (→), zudem deutliche Raumforderungszeichen mit Ventrikelkompression und Mittellinienverlagerung (▶). [M443]

PRAXISBEZUG

Aus Patientensicht: Schlaganfall

Ein Schlaganfall stellt für den betroffenen Patienten eine plötzlich eingetretene schwerwiegende Behinderung mit folgenden möglichen Einschränkungen dar:

- Der Patient kann nicht mehr oder nur schlecht sprechen.
- Er kann die betroffene Seite nicht bewegen und fühlen.
- Er kann nicht mehr gehen.
- Er kann seine Ausscheidungsfunktionen nicht kontrollieren.
- Er hat erhebliche Schwierigkeiten beim Essen und Trinken (u. a. wegen Kau- und Schluckstörungen).
- Er nimmt die betroffenen Körperteile nicht mehr oder verändert wahr.
- Er kann zweckgerichtete Handlungen, z. B. das Ankleiden, nicht oder nur mit Mühe ausführen (Apraxie).
- Er leidet unter Stimmungsschwankungen und vermindertem Selbstwertgefühl.

Aus einem Menschen, der vor dem Ereignis vielleicht noch „voll im Leben stand" oder sich zumindest selbst versorgen konnte, ist ein Patient geworden, der ganz oder teilweise auf Hilfe von außen angewiesen ist. Der weitere Krankheitsverlauf ist anfangs nicht vorhersehbar. Es besteht Hoffnung, aber keine Garantie auf Wiederherstellung der physischen und psychischen Integrität.

Hilfestellungen

Elementar für den Patienten ist die Rehabilitation mit aktivierendem Charakter unter Einbeziehung des Krankenhauspersonals und der Angehörigen. Es gilt, den Schlaganfall und seine Folgen für das Selbstbild und den Lebensalltag so gut wie möglich zu verarbeiten.

Psychische Unterstützung

Der Patient durchlebt nach dem Schlaganfall eine Vielzahl von Gefühlen, z. B. Verzweiflung, Trauer, Wut, Scham, Hoffnungslosigkeit, Sorge um sein weiteres Leben oder um seine Angehörigen. Hinzu tritt oft die Angst vor dem Tod (die bei der hohen Sterblichkeit und der Gefahr eines Rezidivs durchaus berechtigt ist). Die Verarbeitung dieser Gefühle wird durch die mangelnde sprachliche und anderweitige Kommunikationsfähigkeit sowie die mangelnde Gestaltbarkeit der äußeren Lebensumstände erschwert.

Von allen betreuenden Menschen ist hier Einfühlungsvermögen und Geduld gefragt:

- Sich ans Bett setzen und sich Zeit nehmen, wenn der Patient versucht, etwas mitzuteilen
- Alternative Kommunikationsmethoden anbieten (z. B. Keyboard)
- Gefühlsmäßige Interaktionen zulassen und fördern (manchmal hilft Händehalten mehr als viele Worte)
- Dem Patienten so viel Autonomie und Entscheidungsfreiraum wie möglich geben
- Auch kleine Fortschritte positiv bewerten

Rehabilitation

In der Rehabilitation von Schlaganfallpatienten wird u. a. das Bobath-Konzept verwandt. Hauptziele:

- Wahrnehmungsförderung (z. B. durch Lagerung des Patienten auf die betroffene Seite)
- Normalisierung des Muskeltonus (Verhinderung oder Minderung der Spastizität)
- Förderung alltäglicher Handgriffe (z. B. Einbeziehen des betroffenen Arms in normale Bewegungsabläufe)

Alle therapeutischen Maßnahmen sollten mit dem Patienten und seinen Angehörigen besprochen werden. Beispiele für wichtige Hilfestellungen:

- Den betroffenen Arm des Patienten konsequent hochlagern, um Schwellungen zu verhindern, ggf. leichte manuelle Lymphdrainage; keine Bluttransfusionen oder abschnürende Kleidungsstücke am betroffenen Arm
- Den Bettbügel am Bett des Patienten entfernen, denn die einseitige Belastung beim Hochziehen mit dem gesunden Arm fördert Spastizität
- Beim Gespräch mit dem Patienten stets auf der betroffenen Seite stehen oder sitzen (wahrnehmungsfördernd, weil der Patient dann den Kopf auf diese Seite drehen muss)
- Gehversuche erst dann einleiten, wenn der Patient das Bein belasten kann
- Dem Patienten immer wieder Mut machen und sich über kleine Erfolge mit ihm freuen

Die Angehörigen einbeziehen

Die Angehörigen benötigen Informationen zur Prognose der Krankheit und zu den therapeutischen Möglichkeiten. Sie müssen frühzeitig aktiv in die Behandlung des Patienten einbezogen werden.

Weitere Versorgung des Patienten

Der Patient und seine Angehörigen haben Zukunftsängste: Wird der Patient wieder alleine für sich sorgen können oder wird er ein „Pflegefall" bleiben? Kann er im letzteren Falle zu Hause versorgt werden (werden die Angehörigen mit dieser Belastung fertig?) oder muss er in ein Pflegeheim? Patient und Angehörige sollten die Gelegenheit erhalten, über ihre Vorstellungen, Pläne und Ängste zu sprechen. Verschiedene Möglichkeiten und Hilfestellungen (z. B. ambulante Dienste) sollten frühzeitig sondiert und für die weitere Versorgung eingeplant werden.

Therapie des manifesten Schlaganfalls

MERKE

Bei Schlaganfall sofortige Einweisung in ein spezialisiertes Behandlungszentrum („Stroke Unit") nach dem Motto „*Time is brain*": Zur Rettung von bedrohtem Hirngewebe ist eine rasch einsetzende Thrombolyse und/oder Thrombektomie erforderlich.

Das vorrangige Therapieziel besteht darin, das von einer Infarzierung bedrohte Hirngewebe zu retten. Innerhalb der ersten viereinhalb Stunden nach Eintreten eines ischämischen Schlaganfalls ist deshalb eine thrombolytische Therapie mit Gewebeplasminogenaktivator (rtPA) als intravenöse Infusion anzustreben. Nach Einleitung der Thrombolyse sowie – in einem Zeitraum bis sechs Stunden, in Einzelfällen bis 24 Stunden nach Symptombeginn – kann eine mechanische Thrombektomie von betroffenen großen Arterien indiziert sein. Die Behandlungsmethoden werden jedoch nur in den dafür qualifizierten Stroke-Units angeboten.

Essenziell für den weiteren Verlauf sind die Sicherung der Vitalfunktionen und die Einleitung einer wirksamen Rezidivprophylaxe, der sekundären Prävention. Bei stabilem klinischem Befund kommt der Wiedererlangung verloren gegangener Funktionen eine ganz große Bedeutung zu. Behandlungserfolge und Prognose eines Schlaganfalls sind umso besser, je früher und intensiver mit einer funktionsfördernden Therapie in einer darauf spezialisierten Abteilung begonnen wird. Die Vielfalt der Störungen erfordert eine interdisziplinäre Zusammenarbeit von Ärzten, Pflegepersonal, Physiotherapeuten, Ergotherapeuten, Logopäden, Neuropsychologen, Sozialarbeitern und Angehörigen.

MERKE
Die gezielte, früh einsetzende Rehabilitation ist für den Langzeiterfolg entscheidend!

Therapieprinzipien auf der Intensivstation

Initiale Sicherung der vitalen Funktionen

- Dazu gehört eine sorgfältige Blutdruckkontrolle und -einstellung. Ein stark erhöhter Blutdruck > 200 mmHg systolisch darf nur sehr vorsichtig gesenkt werden (Zielwert in den ersten Stunden: um 180 mmHg), um das Ischämieareal nicht aufgrund eines zu starken Blutdruckabfalls weiter zu vergrößern; umgekehrt ist allerdings bei initialer Hypotonie eine medikamentöse Anhebung des Blutdrucks auf Normalwerte in der Regel nicht erforderlich.
- Wichtig sind darüber hinaus eine optimale Oxygenierung (Sauerstoffgabe, ggf. Beatmung), die Normalisierung des Blutzuckers, die Absenkung einer erhöhten Körpertemperatur sowie der Ausgleich eines Volumenmangels mit isotonischer Elektrolytlösung (cave: Hyperglykämie verschlechtert die Prognose – glukosehaltige Infusionen meiden) und die medikamentöse Magenulkusprophylaxe.
- Im weiteren Verlauf erfolgen dann Überprüfung der Schluckfunktion vor Nahrungs-/Flüssigkeitsaufnahme (ggf. Nasensonde, PEG-Versorgung) sowie die Obstipationsprophylaxe.

Initiale Thromboembolie-Prophylaxe

- Die Thromboseprophylaxe mit **niedrig dosiertem Heparin** (niedermolekular – NMH – oder unfraktioniert – UFH) s. c. reduziert das Risiko von Beinvenenthrombosen bei Schlaganfallpatienten mit paretischem Bein und bei Bettlägerigkeit.
- Eine **hoch dosierte Heparintherapie** kommt nur in Einzelfällen unter sorgfältiger Abwägung von Risiko und Nutzen in Betracht, z. B. bei intrakardialem Thrombus, im Anschluss an eine Thrombolyse (für ca. 24 Std.), bei einer Basilaristhrombose, einer Sinusvenenthrombose und ggf. bei extrakranialer Karotis- oder Vertebralisdissektion.
- Wichtig ist eine **frühzeitige therapeutische Stimulation,** z. B. durch regelmäßige, aktivierende Umlagerung und Pflege nach Bobath sowie aktivierende Raumgestaltung.

Sekundäre Prävention

Das Ziel einer sekundären Prävention ist die Vermeidung einer erneuten zerebralen Ischämie (TIA, Schlaganfall) *nach* einem ersten Ereignis. Das Risiko für ein zweites Ereignis ist in den ersten Wochen nach einem Schlaganfall am höchsten; das größte Risiko besteht in den ersten 3–14 Tagen nach einer TIA. Besonders gefährdet sind Patienten mit multiplen Risikofaktoren und solche mit begleitender KHK oder pAVK.

Risikofaktorenmanagement

Behandlung der Risikofaktoren (➤ Tab. 2.9): Eine konsequente **antihypertensive Therapie** reduziert das Schlaganfallrisiko um über 40 %. Dies gilt gerade auch im höheren Alter sowie bei Diabetes mellitus. Der Zielblutdruck ist individuell festzulegen (i. d. R. zwischen 120/70 und < 140/90 mmHg in der 24-Std.-Blutdruckmessung; ➤ 1.14.1).

Nach zerebraler Ischämie sollte ein **HMG-CoA-Reduktase-Inhibitor** verabreicht werden; der LDL-Zielwert sollte auf < 55 mg/dl bzw. um mehr als 50 % gegenüber dem Ausgangswert gesenkt werden. Bei Patienten mit Diabetes mellitus wird i. d. R. ein Ziel-HbA_{1c}-Wert < 7,5 % angestrebt, bei jungen Patienten < 7,0 %. Es wird empfohlen, mit dem Rauchen aufzuhören und Passivrauchen zu vermeiden. Wichtig sind darüber hinaus Gewichtskontrolle (BMI < 25), gesunde Ernährung und regelmäßige Bewegung.

Thrombozytenfunktionshemmung

Die Standardmedikation besteht in der Gabe von 100 mg ASS/Tag zeitlebens. Bei Unverträglichkeit kommt Clopidogrel 75 mg/Tag in Betracht. Die Behandlung wird innerhalb von 48 Std. nach Schlaganfall begonnen.

Die duale Thrombozytenfunktionshemmung (ASS plus Clopidogrel) wird wegen des erhöhten Blutungsrisiko langfristig nicht empfohlen, kann aber nach kleinem Schlaganfall ohne Thrombolyse für 10–21 Tage erwogen werden. Bei Indikation zur therapeutischen Antikoagulation mit DOAK oder VKA (z. B. bei Vorhofflimmern) wird i. d. R. auf die zusätzliche Gabe von ASS verzichtet.

Antikoagulation bei zugrunde liegendem Vorhofflimmern

Bei einer kardialen Emboliequelle, insbesondere mit Vorhofflimmern, wird eine orale Antikoagulation empfohlen. Bei nicht valvulärem Vorhofflimmern sind direkte orale Antikoagulanzien (Dabigatran, Rivaroxaban, Apixaban, Edoxaban) den Vitamin-K-Antagonisten (Kumarinen) überlegen, da weniger intrakraniale Blutungen auftreten. Nach TIA und leichtem ischämischen Schlaganfall kann die Behandlung nach 3 bis 5 Tagen begonnen werden. Höheres Lebensalter bzw. Sturzgefahr sind per se keine Kontraindikationen zur oralen Antikoagulation.

Persistierendes Foramen ovale (PFO)

In der Regel wird bei nachgewiesenem Foramen ovale (PFO) und Schlaganfall keine Schirmchenokklusion empfohlen. Diese kann erwogen werden bei Patienten < 60 Jahre ohne Arteriosklerose mit kryptogenem Schlaganfall *und* einem großen PFO (Übertritt von > 30 Mikrobläschen) *oder* einem PFO mit asymmetrischem Vorhofseptum (> 10 mm Auslenkung im Echo).

Therapie der symptomatischen Carotis-interna-Stenose (nach TIA/Schlaganfall)

Bei TIA/Schlaganfall und damit korrelierender Carotis-interna-Stenose (➤ Abb. 2.30) stellt sich die Frage der **Karotisendarteriektomie (CEA),** um weitere Schlaganfälle zu vermeiden. Der optimale Zeitpunkt liegt innerhalb von 14 Tagen nach dem ischämischen Ereignis, da in den ersten Wochen die Rezidivrate am höchsten ist. Ein wichtiges Selektionskriterium ist der Stenosegrad nach NASCET: Patienten mit **hochgradiger** Stenose (> 70 %) profitieren vom Eingriff bei einer Lebenserwartung von > 2–3 Jahren, bei **mittelgradiger** Stenose (50–69 %) nur im Einzelfall und bei **geringer** Stenose (< 50 %) gar nicht. Ein weiteres Selektionskriterium ist das Ausmaß der zerebralen Schädigung in der CT. Patienten mit frischem Hirninfarkt haben ein signifikant erhöhtes Risiko, eine perioperative neurologische Verschlechterung zu erleiden. Die Infarktgröße ist dabei entscheidend. Mit jeder Zunahme des Infarktdurchmessers um 1 cm steigt das Risiko für ein permanentes neurologisches Defizit um das 1,7-Fache. Die Indikation ist individuell unter Einbeziehung von Gefäßchirurgie, Neurologie und Neuroradiologie zu stellen.

Bei hohem Risiko für eine CEA stellt die **Karotisangioplastie mit Stent-Implantation (CAS)** eine Alternative dar (Indikationen ➤ Abschnitt Primäre Prävention). Das individuelle periprozedurale Komplikationsrisiko für Schlaganfall und Tod soll bei CEA und CAS < 6 % innerhalb von 30 Tagen betragen.

Prognose

Die Mortalität nach einem Schlaganfall liegt bei etwa 25 %. Von den überlebenden Patienten bleibt ⅓ langfristig pflegebedürftig, ⅓ kann sich langfristig selbst versorgen, und bei ⅓ kommt es zu einer weitgehenden bis vollständigen Rückbildung der Symptome.

Primäre Prävention

Das Ziel der primären Prävention ist die Vermeidung eines akuten ischämischen zerebrovaskulären Syndroms (TIA, Schlaganfall) bei Patienten *ohne* ein bereits abgelaufenes Ereignis. Das betrifft gefäßgesunde Personen ebenso wie Personen mit asymptomatischen Gefäßstenosen/-verschlüssen mit oder ohne kardiovaskuläre Risikofaktoren und Erkrankungen in anderen Gefäßregionen (KHK, pAVK).

Risikofaktorenmanagement

Alle kardiovaskulären Risikofaktoren sollen optimiert bzw. eingestellt werden (vgl. ➤ Abschnitt sekundäre Prävention). Bei fehlender Makroangiopathie (Plaquebildung) ist allerdings – im Gegensatz zur sekundären Prävention - keine Therapie mit einem HMG-CoA-Reduktase-Inhibitor erforderlich. Förderlich ist regelmäßiger Ausdauersport (mindestens 3 × 30 Minuten/Woche).

Therapie der asymptomatischen Carotis-interna-Stenose

Bei asymptomatischer Carotis-interna-Stenose (ohne TIA/Schlaganfall) ist die Indikation zur Revaskularisierung besonders streng zu stellen. Sie kann erwogen werden bei **mittel- bis hochgradiger Stenose** (> 60–99 % nach NASCET) und Hinweisen auf ein erhöhtes Schlaganfallrisiko. Dazu gehören Patienten mit Progredienz der Stenose trotz adäquater medikamentöser Prophylaxe (ASS, HMG-CoA-Reduktase-Inhibitor, Blutdruckmedikation), eher echoarmen Plaques, Hinweisen auf Mikroembolien (HITS – *high intensity transient signal* – im transkranialen Duplex) oder auf stumme Infarkte in CT/MRT. Bei diesen Patienten muss das Risiko für Schlaganfall oder Tod durch eine Revaskularisierung bei < 3 % innerhalb von 30 Tagen liegen; das gilt für beide Behandlungsverfahren (CEA und CAS), und die Lebenserwartung soll über fünf Jahre betragen.

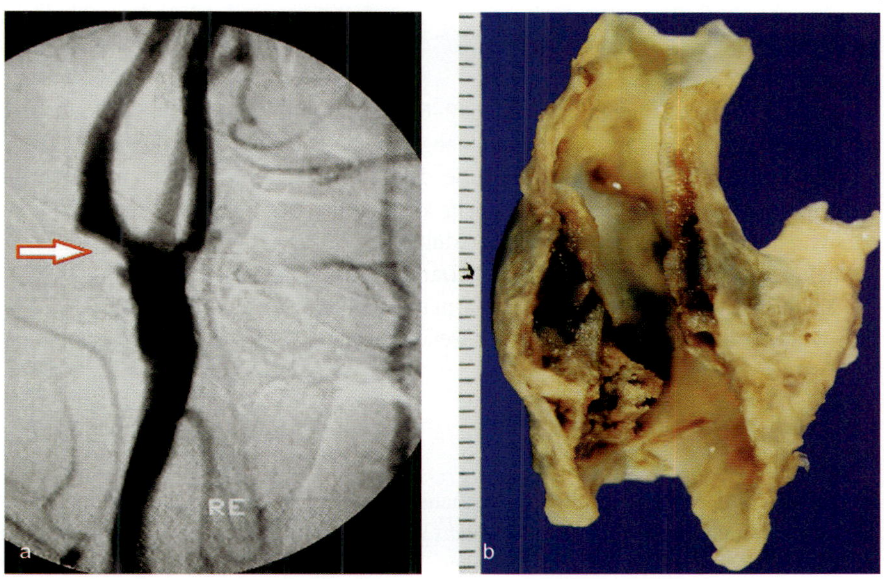

Abb. 2.30 Carotis-interna-Stenose: a) Darstellung in der DSA (Pfeil), b) Präparat einer operativ ausgeschälten Carotisgabel mit ulzerierenden Plaques [M180]

Therapie der ersten Wahl ist die **chirurgische Karotisendarteriektomie (CEA)**. Das zusätzliche lokale Einnähen eines Patches (Vene oder Kunststoff) erweitert das Gefäß und verringert die Restenoserate.

Die **Karotisangioplastie mit Stent-Implantation (CAS)** wird seit einigen Jahren als Alternative zur Operation eingesetzt. Diese nichtoperative, interventionelle Methode ist in bestimmten Fällen der Operation vorzuziehen, z. B. bei Gewebeinduration nach lokaler Radiatio, Z. n. Neck Dissektion, Rezidivstenose nach vorangegangener Operation (CEA). Die Restenosierungsrate ist bei der CAS höher als bei der CEA.

Studienergebnisse zum direkten Vergleich der beiden Verfahren (CEA, CAS) gegenüber einer optimierten medikamentösen Therapie („*best medical treatment*", vgl. ➤ Abschnitt Sekundäre Prävention) ohne Revaskularisierung stehen zurzeit noch aus.

Intrakraniale Stenosen sind einer Operation meist nicht zugänglich, können aber im Einzelfall (z. B. Progredienz trotz optimaler medikamentöser Behandlung) interventionell behandelt werden durch Ballondilatation, evtl. mit zusätzlicher Stent-Applikation.

2.3.5 Stenose/Verschluss der Mesenterialarterien

Akuter Mesenterialarterienverschluss

Synonym: Mesenterialinfarkt

Die akute Mesenterialischämie (AMI) ist relativ selten, sie betrifft 1–2 % aller Fälle von akutem Abdomen. In 75 % der Fälle liegt ein Verschluss der A. mesenterica superior (okklusive Mesenterialischämie, OMI) durch arterielle Embolie kardialer Genese (ca. ⅔) oder durch Thrombose bei Atherosklerose (ca. ⅓) vor. In 25 % der Fälle besteht eine nichtokklusive mesenteriale Ischämie (NOMI), bedingt durch andere Komorbiditäten wie Herzerkrankungen, Schock, Sepsis, Hypotonie nach Dialyse etc. Die Letalität der AMI beträgt ca. 70 %, vor allem deshalb, weil die klinische Situation oft zu spät erkannt und therapiert wird.

Klinik

Nach einem schmerzhaften Initialstadium (0–6 Stunden) mit Abdominalkoliken, oft auch mit blutigem Stuhlabgang, folgt ein symptomarmes Intervall (Wandnekrose, „Phase des faulen Friedens", 7–12 h). Anschließend entwickelt sich ein akutes Abdomen mit paralytischem Ileus, Peritonitis, Sepsis, Multiorganversagen und raschem körperlichem Verfall (irreparable Darmnekrose, 12–48 h). Die Nekrose betrifft den gesamten Dünndarm und das Kolon bis zur linken Flexur. Bereits zwei Stunden nach Gefäßverschluss setzt die Nekrose ein!

Diagnostisches Vorgehen

Ein rasches Handeln mit zügiger Krankenhauseinweisung ist prognostisch entscheidend. Bereits bei geringstem Verdacht sollte umgehend eine CT-Angiografie veranlasst werden. Unter dem Druck des begrenzten Zeitfensters kann eine Laparoskopie oder Probelaparatomie mit Möglichkeit der unmittelbar folgenden Gefäßdesobliteration indiziert sein.

Therapie

- Notfallmäßige intensivmedizinische Betreuung mit Flüssigkeitssubstitution, Antibiose und Antikoagulation (Heparinbolus 5.000 IE, dann Dauerinfusion)
- Unverzügliche Rekanalisierung der Strombahn durch chirurgische oder endovaskuläre Embolektomie/Thrombektomie (je kritischer die Situation, desto eher chirurgische Intervention); auch Hybrideingriffe (Operation und Katheterrekanalisierung) möglich
- Bei bereits eingetretener Infarzierung des Darms Segmentresektion der betroffenen Abschnitte

Chronischer Mesenterialarterienverschluss

Ein chronischer Mesenterialarterienverschluss ist in der Regel arteriosklerotisch bedingt. Es besteht eine Altersabhängigkeit: etwa die Hälfte der > 50-Jährigen weist chronische Viszeralarterienveränderungen auf. Aufgrund der guten Kollateralentwicklung treten beim Verschluss meist erst spät Symptome auf.

Klinik

Leitsymptom ist die **Angina (Claudicatio) intestinalis** mit heftigen Leibschmerzen 15–30 Minuten nach jeder Mahlzeit. Zusätzlich können Malassimilation (Maldigestion/Malabsorption), Gewichtsverlust und „Essensangst" (Angst vor Nahrungsaufnahme wegen nachfolgender Schmerzen) und/oder eine sekundäre Kolonentzündung mit blutiger Diarrhö, Übelkeit und Fieber (ischämische Kolitis) vorliegen.

Diagnostisches Vorgehen

Abdominale Strömungsgeräusche im Oberbauch links des Nabels bei der Auskultation können ein erster Hinweis auf eine arteriosklerotisch veränderte Mesenterialarterie sein. Die Sicherung der Diagnose erfolgt mittels farbcodierter Duplexsonografie, CT-Angiografie oder MRA. Die Angiografie erlaubt neben der detaillierten Darstellung des gesamten intestinalen Gefäßsystems eine gleichzeitige endovaskuläre Intervention.

Therapie

- Bei asymptomatischen Patienten (Zufallsbefund in einer CT) in der Regel keine Therapie
- Bei abdominalen Beschwerden Intervention durch endovaskuläres Verfahren (Ballonangioplastie plus Stent) oder Operation (Thrombendarteriektomie oder Implantation eines aortalen oder iliakalen Bypasses auf die A. mesenterica superior
- Nachbehandlung mit einem Thrombozytenfunktionshemmer, nach endovaskulärer Therapie evtl. dual für 6–8 Wochen (ASS plus Clopidogrel), dann nur noch ASS

- Falls venöse Bypass-OP, ggf. orale Antikoagulation
- Sekundärprophylaxe mit Statin wie bei anderen atherosklerotischen Krankheiten in jedem Krankheitsstadium

MERKE

Die akute Mesenterialischämie ist ein Notfall; jede Handlungsverzögerung kostet Darm! Chronische Viszeralarterienstenosen oder -verschlüsse treten mit zunehmendem Alter häufiger auf und werden oft im Rahmen diagnostischer Maßnahmen zufällig entdeckt. Eine Behandlungsindikation besteht bei klinisch relevanten Symptomen.

2.3.6 Entzündliche Gefäßkrankheiten

Bei den Vaskulitiden, also entzündlichen, nichtdegenerativen Arteriopathien, handelt es sich um eine sehr heterogene Gruppe von Krankheiten, die nur etwa 5 % aller arteriellen Krankheiten ausmachen. Meist sind es schwere Krankheitsbilder, die unbehandelt zum Tode führen können.

Einteilung

Die neu gefasste Einteilung nach der Chapel-Hill-Konferenz 2012 berücksichtigt Größe (große, mittelgroße, kleine Arterien), Genese (primär oder sekundär) sowie ggf. den histologischen Befund der betroffenen Gefäße.

- **Primäre Vaskulitiden:** Die Vaskulitis per se ist die zugrunde liegende Erkrankung und betrifft große Arterien, z. B. bei Riesenzellarteriitis oder Takayasu-Syndrom (➤ Abb. 2.31), mittelgroße (Polyarteriitis nodosa, Kawasaki-Syndrom) oder kleine Arterien (ANCA-assoziierte Vaskulitiden, Immunkomplexvaskulitiden) - sowie variable Gefäße (Morbus Behçet, Cogan-Syndrom) und primär Organe (zerebrale, testikulare und kutane Vaskulitis).
- **Sekundäre Vaskulitiden:** Die Vaskulitis ist ein Begleitsymptom bei Systemerkrankungen (Lupus erythematodes, rheumatoide Arthritis, Sarkoidose) oder auf eine Ätiologie zurückzuführen (Hepatitis B-assoziierte Kryoglobulinämie, medikamentenassoziierte oder tumorassoziierte Vaskulitis).
- Eine **Sonderform** ist die Thrombangiitis obliterans.

Eine ausführliche Darstellung der primären Vaskulitiden findet sich in ➤ 13.10.

Thrombangiitis obliterans

Synonyme: Endangiitis obliterans, Winiwarter-Buerger-Syndrom.

Chronische, multilokuläre, segmentäre Entzündung der mittleren und kleineren Gefäße (Arterien und Venen) im Sinne einer Panangiitis, d. h. einer alle Wandschichten einbeziehenden Entzündung. Im späteren Verlauf kommt es auch zum Befall der größeren Arterien; charakteristisch ist in 50 % der Befall oberflächlicher Venen **(Phlebitis migrans et saltans).**

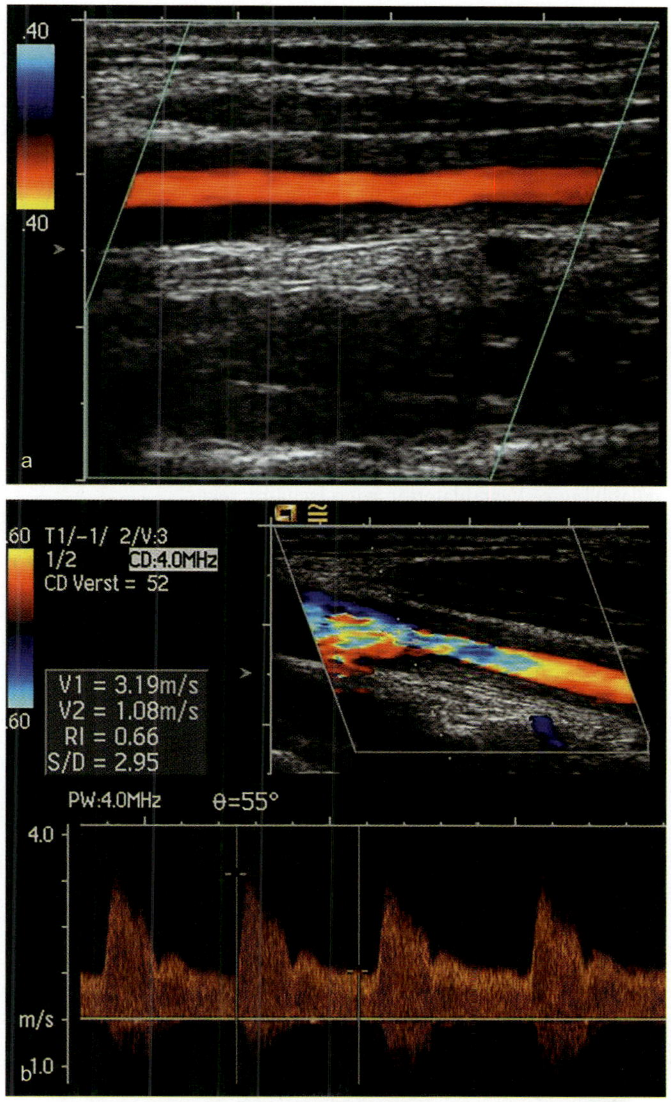

Abb. 2.31 Junge Frau mit Takayasu-Arteriitis [M180]
a) Farbduplexsonografie: Konzentrische Stenose (Maccaroni-Phänomen) der A. carotis communis rechts; normale laminäre Blutströmung abgangsnah am Aortenbogen
b) Farbduplexsonografie mit Spektrumanalyse: A. carotis communis rechts mit turbulenter Blutströmung bei hochgradiger Stenose mit Strömungsgeschwindigkeit 3,2 m/sec im Verlauf weiter proximal (vor der Karotisgabel)

Betroffen sind überwiegend starke Raucher (< 50 Jahre, M : F = 8 : 1). In Europa haben bis zu 5 %, in Japan ca. 30 % der Patienten mit pAVK eine Thrombangiitis obliterans.

Klinik

Meist sind die Unterschenkel-, seltener die Unterarmgefäße befallen. Eine Beteiligung von Organgefäßen (Herz, Gehirn) ist möglich, aber sehr selten. Klinisch treten schubweise auf:

- Hitze-, Taubheits- oder Kältegefühl (Raynaud-Phänomen, ➤ 2.3.8), Sensibilitätsstörungen an den Händen oder Füßen
- Ruheschmerzen (Claudicatio intermittens ist eher selten)
- Trophische Störungen und Nekrosen

- In 50 % Thrombophlebitis, die nekrotisierend und ulzerierend verlaufen kann (➤ Abb. 2.32)
- In 20 % akuter Gefäßverschluss durch großzellige intimale Granulome mit sekundärer Thrombose (daher der Name „Thrombangiitis")

Ätiologie/Pathogenese

Die Ätiologie der Erkrankung ist unbekannt. Auffälligerweise sind 98 % der Patienten starke Raucher. Pathogenetisch wird eine Immunreaktion (evtl. bei entsprechender genetischer Disposition) diskutiert, die durch im Tabak enthaltene Antigene ausgelöst wird. Vor einiger Zeit wurden gegen Endothelzellen gerichtete Antikörper bei Patienten mit Thrombangiitis obliterans nachgewiesen. Passend dazu besteht bei betroffenen Patienten eine verminderte endothelzellabhängige Vasodilatation nach Ischämiereiz.

Diagnostisches Vorgehen

Die Verdachtsdiagnose ergibt sich aus dem typischen klinischen Quartett: jugendlicher Raucher, periphere und akrale Durchblutungsstörungen, begleitende Phlebitis, schubweiser Verlauf. Nachweismethoden sind die MR-Angiografie oder die DSA; sehr typisch sind segmentäre periphere Gefäßverschlüsse und korkenzieherartige Kollateralen (➤ Abb. 2.33). Die Histologie ist diagnostisch wenig aussagekräftig.

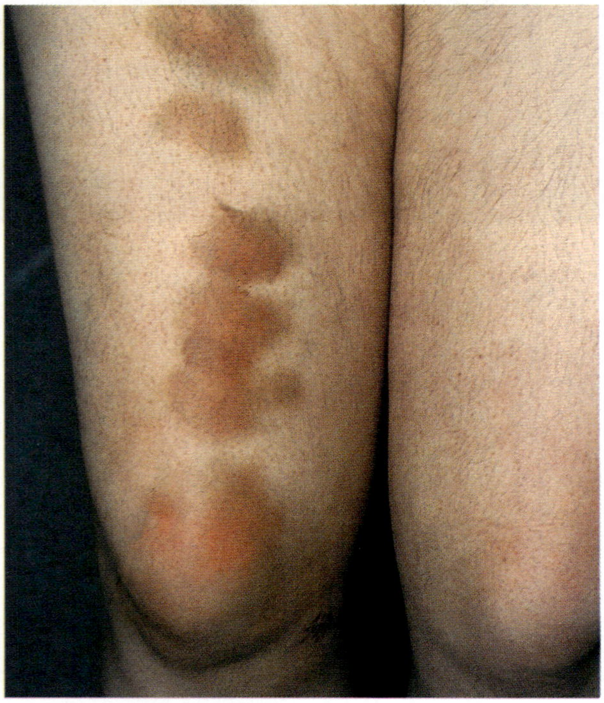

Abb. 2.32 Thrombophlebitis saltans mit ausgeprägter perivaskulärer Entzündungsreaktion am rechten Oberschenkel bei Thrombangiitis obliterans. [M180]

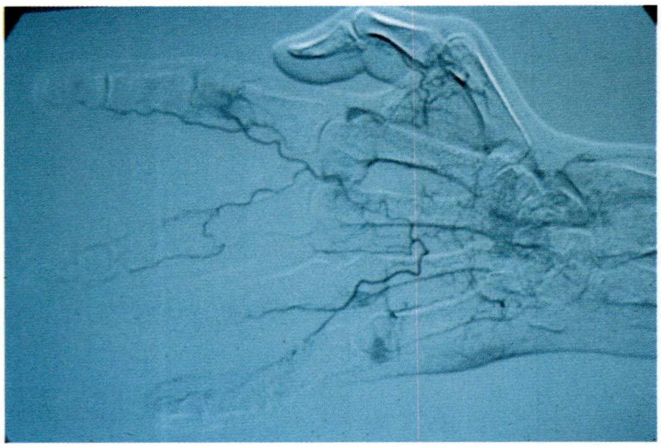

Abb. 2.33 Thrombangiitis obliterans. Die Arteriografie zeigt multiple Verschlüsse der Digitalarterien. [M180]

Differenzialdiagnose

Wichtigste Differenzialdiagnosen sind andere Formen einer Vaskulitis. Weiterhin muss die viel häufigere atherosklerotische Form der pAVK abgegrenzt werden. Eine Unterscheidungshilfe gibt ➤ Tab. 2.10.

Therapie und Prognose

Die wichtigste Therapiemaßnahme ist die komplette (!) **Raucherentwöhnung,** die dann meist zum Stillstand der Krankheit führt. Weitere Maßnahmen:

- Vasoaktive Therapie mit Prostanoiden (z. B. Iloprost i. v.) mit sehr guten Erfolgsaussichten bezüglich der Abheilung von Ulzerationen
- Langzeittherapie mit Thrombozytenfunktionshemmern

Von Bedeutung sind ferner eine adäquate Schmerzbehandlung sowie Fußpflege zur Vermeidung weiterer Läsionen. Die Wirksamkeit von Steroiden und Immunsuppressiva ist bei diesem Krankheitsbild nicht erwiesen.

Tab. 2.10 Unterschiede zwischen Thrombangiitis obliterans und atherosklerotischer Form der pAVK

	Thrombangiitis obliterans	Atherosklerotische pAVK
Ätiologie	Unbekannt	Atherosklerose
Lokalisation der Verschlüsse	Lokalisiert, segmentär	Generalisiert
Beteiligung der Koronargefäße	Selten	Häufig
Beteiligung von Venen	Häufig Thrombophlebitiden	Fehlend
Alter bei Erstmanifestation	< 40 Jahre	> 40 Jahre
Claudicatio intermittens	Gelegentlich	Meistens
Spontanverlauf	In Schüben	Langsam progredient

Die Krankheit kann nach erfolgreicher kompletter Aufgabe des Rauchens selbstlimitierend sein; die Fünf-Jahres-Amputationsrate liegt bei 20–30 %.

2.3.7 Arterielle Kompressionssyndrome

Kompressionssyndrome führen zu einer intermittierenden oder andauernden Kompression eines Gefäß-Nerven-Strangs mit nachfolgender Durchblutungsstörung und/oder Neuropathie. Der Nachweis gelingt durch spezielle Provokationstests, die aber auch bei Gesunden, vor allem bei Sportlern, pathologisch ausfallen können. Ein Behandlungsbedarf besteht prinzipiell nur dann, wenn zusätzliche typische Beschwerden bestehen und der Beweis durch ein bildgebendes Verfahren erbracht wurde.

Thoracic-Outlet-Syndrom (TOS)

Synonym: neurovaskuläres Schultergürtel-Kompressionssyndrom.

Krankheitsbild mit Kompression des Plexus brachialis (95 % der Fälle; neurogenes TOS, nTOS), der V. subclavia (3–5 %; venöses TOS, vTOS = Thoracic-Inlet-Syndrom = TIS)) oder der A. subclavia (< 1 %; arterielles TOS, aTOS) in der Schulterenge. Betroffen sind meist Erwachsene (20.–50. Lebensjahr), bevorzugt Frauen.

Klinik und Komplikationen

Charakteristische Symptome beim arteriellen TOS (aTOS) sind Dyspraxie des Arms bei Überkopfarbeit oder Abduktion im Schultergelenk, einhergehend mit Symptomen einer Minderdurchblutung im Arm wie Kältegefühl, Belastungsschmerz, Blässe, Gefühllosigkeit und Kraftverlust sowie Pulsverlust.

Die chronische Irritation der A. subclavia kann die Bildung eines Aneurysmas oder wandständiger Thromben mit konsekutiven peripheren Mikroembolien zur Folge haben.

Ätiologie

Ursächlich zugrunde liegen meist kongenitale Anomalien von knöchernen (Halsrippe, prominente 1. Rippe, Klavikula-Exostosen) oder fibromuskulären Strukturen (muskuläre Hypertrophie oder Fehlinsertion des M. scalenus anterior).

Diagnostisches Vorgehen

Durch bestimmte **Provokationshaltungen** wird versucht, die Kompression der A. subclavia und die damit verminderte Armdurchblutung mit Strömungsgeräuschen im Gefäß selbst sowie den peripheren Pulsverlust nachzuweisen. Zu den Provokationstests zählen: schnelle Faustschlüsse mit erhobenen Armen, auskultierbares Strömungsgeräusch bei (Hyper-)Abduktion im Schultergelenk, Pulsverlust am Arm bei forcierter Reklination und Drehung des Kopfs zur Gegenseite. Aber – positive Provokationstests sind auch bei 50–80 % der Normalbevölkerung nachweisbar. Negative Tests schließen die Krankheit mit hoher Wahrscheinlichkeit aus.

Da die Diagnostik schwierig ist, werden mehrere Methoden parallel herangezogen: **Dopplerdruckmessung** der Unterarmarterien, **Oszillografie** und **Duplexsonografie** der A. subclavia, wenn möglich mit gleichzeitigem Provokationstest. Eine Thorax-Röntgenaufnahme weist eine mögliche Halsrippe nach. Die Beeinträchtigung des Blutflusses kann durch CT- oder **MR-Angiografie** in Ruhelage und bei exponierter Stellung objektiviert werden.

Therapie

Bei geringen bis mittelgradigen Beschwerden wird ein konservativer Ansatz mit Physiotherapie (Training der Schulterhebermuskulatur) unternommen. Die Indikation zur Operation ist gegeben, wenn morphologische Änderungen an der A. subclavia (fixierte Stenose, Verschluss, Aneurysma, ggf. mit peripheren Embolien) bestehen. Das Standardverfahren ist die Dekompression der A. subclavia durch transaxilläre Resektion von Halsrippe/1. Rippe und Skalenektomie. Die A. subclavia ist ggf. durch eine Interponat zu rekonstruieren (Vene oder PTFE-Prothese). Damit kann eine deutliche Besserung in bis zu 80 % der Fälle erzielt werden.

Popliteales Entrapment-Syndrom

Kompression der A. poplitea durch muskuläre oder ligamentäre Strukturen des M. gastrocnemius in der Kniekehle. Dieser Pathomechanismus liegt ca. 1–5 % der Poplitealverschlüsse zugrunde. Meist sind jüngere, sportliche Männer betroffen (ca. 35. Lebensjahr; M : F etwa 5 : 1).

Klinik

Leitsymptom ist das Verschwinden der Fußpulse bei Streckung des Knies bzw. Innenrotation des Beins. Mit Provokationstests (aktive/passive Plantar- und Dorsalflexion des Fußes sowie Wadenkontraktion durch Plantarflexion des Fußes gegen einen Widerstand) kann klinisch und sonografisch die Kompression der A. poplitea nachgewiesen werden. Bei Erstmanifestation einer belastungsabhängigen Waden-Claudicatio liegt oft schon eine irreversible Schädigung der A. poplitea vor, auch mit peripherer Embolisation.

Diagnostisches Vorgehen

Die Duplexsonografie der A. poplitea in Provokationshaltung weist das Verschwinden der Strompulskurve nach (nur bei Stenose, nicht bei Verschluss der A. poplitea). Präoperativ ist die Diagnose durch CT- oder MR-Angiografie bzw. konventionelle Angiografie mit Darstellung der Kompression der A. poplitea in Provokationshaltung zu objektivieren (auch bei Verschluss der A. poplitea).

Therapie

Methode der Wahl ist die Operation zur Dekompression der Arterie durch Beseitigung der komprimierenden muskulären Strukturen. Bei einem Verschluss oder Aneurysma der A. poplitea wird eine Bypassoperation notwendig (popliteo-poplitealer Venenbypass). Am kontralateralen, noch asymptomatischen Bein ist die Indikation zu einer vorbeugenden Dekompression zu prüfen.

2.3.8 Raynaud-Phänomen

Synonyma: Raynaud-Syndrom (Erstbeschreibung durch Maurice Raynaud 1862).

Man unterscheidet ein primäres (Ursache unbekannt) und ein sekundäres Raynaud-Phänomen (mit zugrunde liegender Krankheit). In Deutschland sind etwa 9 %, in Europa 10–30 % der Bevölkerung betroffen.

Klinik

Anfallsweise und in der Regel beidseitig tritt ein Vasospasmus der Finger II bis V oder der Zehen mit Schmerzen und Parästhesien auf (➤ Abb. 2.34); der Daumen ist in der Regel nicht betroffen (warum, ist nicht bekannt). Seltener können auch einzelne Finger/Zehen betroffen sein **(Digitus mortuus).** Bei schweren Verläufen treten Ruheschmerzen oder trophische Störungen infolge von Gefäßstenosen/-verschlüssen auf (➤ Abb. 2.35).

Das typische klinische Bild mit Zyanose („blaue Finger"), gefolgt von Blässe („weiße Finger") und postischämischer Röte („rote Finger"), auch als **„Trikolore-Syndrom"** bezeichnet, tritt nur in 20 % der Fälle auf und bildet sich spontan oder durch Wärmezufuhr zurück. In 80 % der Fälle werden ausschließlich zyanotische oder weiße Verfärbungen beobachtet. Fingerarterienverschlüsse kommen beim sekundären Raynaud-Phänomen vor (sind aber als Ursache dafür nicht belegt) und wurden vereinzelt auch bei primärer Genese gefunden.

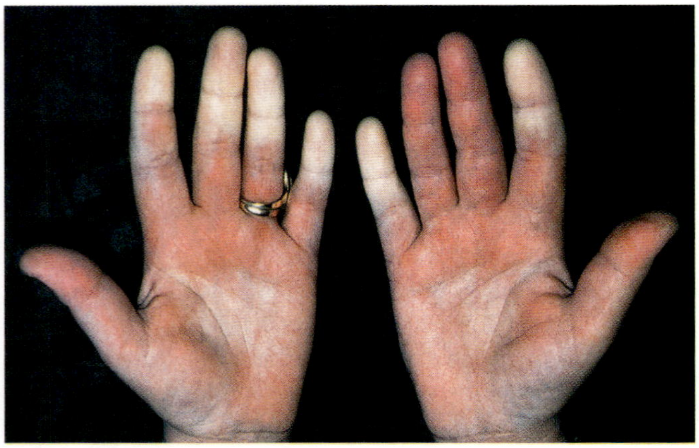

Abb. 2.34 Primäres Raynaud-Phänomen bei einer 29-jährigen Patientin: Abblassung der Finger II–V links sowie II und V rechts unter Kälteeinwirkung [M180]

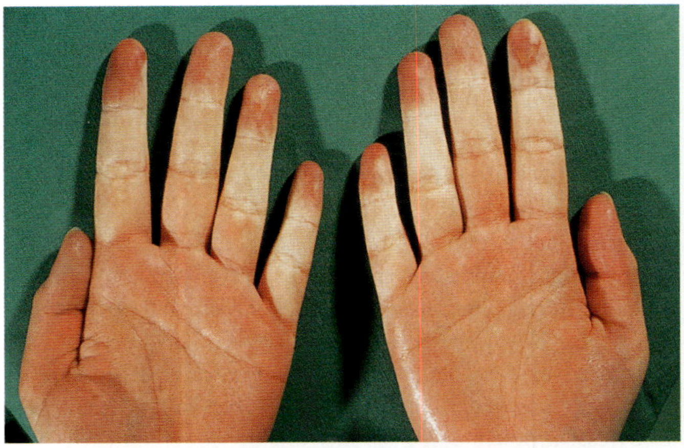

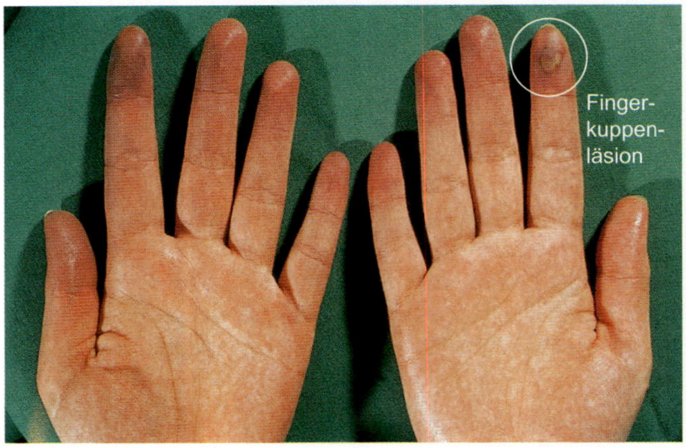

Abb. 2.35 Sekundäres Raynaud-Phänomen bei einer Patientin mit systemischer Sklerose. Am rechten Zeigefinger hat sich als Folge der trophischen Störungen eine Fingerkuppenläsion entwickelt. Oben: Abblassung der Finger unter der Faustschlussprobe. Unten: reaktive Hyperämie nach Beendigung des Tests. [M180]

Ätiologie und Pathogenese

Die Ätiologie ist beim **primären Raynaud-Phänomen** unklar; konstitutionelle Faktoren scheinen eine Rolle zu spielen, da überwiegend junge, schlanke Mädchen und Frauen mit vegetativer Labilität betroffen sind (M : F = 1 : 4–6). Gelegentlich bestehen eine positive Familienanamnese (3 %) und eine Assoziation zu Migräne.

Lokale Kältereize oder emotionaler Stress führen über eine gestörte Gefäßinnervation zu digitalen Durchblutungseinschränkungen infolge vasospastischer Konstriktion. Der Kältereiz ist dabei oft inadäquat (Kälteüberempfindlichkeit).

Beim **sekundären Raynaud-Phänomen** ist eine Grundkrankheit bekannt, allen voran Kollagenosen und Autoimmunerkrankungen. Die Raynaud-Symptomatik kann einer manifesten Kollagenose um mehr als fünf Jahre vorausgehen.

Ätiologie des sekundären Raynaud-Phänomens

- **Kollagenosen:** hier oft als Initialsymptom; bei 80–90 % der Patienten mit systemischer Sklerose nachweisbar, bei 30 % als Leitsymptom; bei ca. 20 % der Patienten mit systemischem Lupus erythematodes (SLE, ➤ 13.9.1) vorhanden.

- **pAVK**
- **Hämatologisch-onkologische Krankheiten:** „Hyperviskositätssyndrome" (z. B. bei Polycythaemia vera, Thrombozytose, Makroglobulinämie Waldenström); aber auch bei Kälteagglutininen und Kryoglobulinen, malignen Lymphomen, paraneoplastischem Syndrom
- **Medikamentennebenwirkung:** Ergotamin, Betablocker, Zytostatika (wie z. B. Bleomycin, Cisplatin), Interferon
- **Traumen:** berufsbedingte Vibrationstraumen (z. B. „Hypothenar-Hammer-Syndrom" mit Verschluss der A. ulnaris), lokale Verletzungen wie Elektrounfälle
- **Chronische Kälteschäden:** Erfrierungen
- **Drogen:** Kokain, Ecstasy, Crystal Meth

Diagnostisches Vorgehen

Die Diagnose ist allein durch Anamnese und Schilderung der typischen Symptomatik zu stellen. Zur Objektivierung dienen folgende Untersuchungen:

- **Kälteprovokation** (kaltes Handbad) löst die vasospastische Symptomatik aus und anschließendes Wärmebad oder Gabe von Nitroglyzerin macht sie wieder rückgängig. Cave – nicht erlaubt bei schweren digitalen Durchblutungsstörungen oder Nekrosen!
- **Akrale Oszillografie:** typische Sägezahnwellenkurve im absteigenden Pulsschenkel durch vasospastisch bedingte Tonusschwankungen der Gefäße, auslösbar nach Kältebad. Bei digitalen Gefäßstenosen/-verschlüssen spontan, d. h. ohne Provokationstest, deutlich verminderte oder fehlende Amplituden („Nullkurve").
- **Kapillarmikroskopie:** im vasospastischen Anfall verlangsamter bzw. sistierender Fluss in den Nagelfalzkapillaren. Im symptomfreien Intervall zeigen sich beim primären Raynaud-Phänomen keine Auffälligkeiten, bei einem sekundären Raynaud-Phänomen aufgrund einer Kollagenose sind hingegen morphologische Abnormitäten (u. a. Megakapillaren bei Sklerodermie, Büschelkapillaren bei SLE) nachweisbar.
- **Faustschlussprobe und Allen-Test:** Pathologische Befunde zeigen sich bei Gefäßstenosen/-verschlüssen (➤ Abb. 2.10), nicht bei vasospastischer Genese.
- **Bildgebende Gefäßdiagnostik:** Die Digitalarterien lassen sich mit der Farbduplexsonografie beurteilen. Die Indikation zur invasiven Abklärung mit angiografischen Methoden ergibt sich bei Verdacht auf digitale Gefäßstenosen/-verschlüsse.
- **Internistische Diagnostik:** Ausschluss einer Grundkrankheit mit Laborscreening auf Kollagenosen. Das Minimalprogramm besteht aus Entzündungswerten (BSG, CRP), Blutbild, Nachweis bzw. Ausschluss antinukleärer Antikörper (ANA) und einer weiteren differenzierten Abklärung bei ANA > 1 : 160. (➤ 13.5.1).

Therapie

Basis der Anfallsprophylaxe ist bei allen Patienten der prophylaktische **Schutz vor Kälte und Nässe** (z. B. durch gefütterte, ggf. sogar durch erwärmbare Fausthandschuhe, „Taschenöfen"). Physikalische Maßnahmen wie ansteigende warme Bäder und regelmäßiges kreislaufaktivierendes sportliches Training, vorzugsweise im Warmen, sind hilfreich. Bei ausgeprägten und häufigen Anfällen kommen **Kalziumantagonisten** zum Einsatz, wenn es der arterielle Systemblutdruck erlaubt. Gut untersucht ist der Kalziumkanal-Blocker Nifedipin mit 3 × 10 mg bis maximal 3 × 20 mg/Tag. Eine wirksame Suppression von Raynaud-Anfällen wird auch durch **Prostanoide** (Prostaglandin E1, Iloprost) als tägliche i. v. Infusion erreicht, zunächst für 5–10 Tage, bei Ulzerationen bis zu 21 Tage und dann erneut bei Befundverschlechterung oder als Intervalltherapie alle 3–6 Monate. Aktuell ist die Behandlung in Deutschland nur bei Fingerarterienverschlüssen und Nekrosen zugelassen.

Zur speziellen Therapie bei sekundärem Raynaud-Phänomen, insbesondere bei systemischer Sklerose mit Fingerkuppennekrosen, gehören **Phosphodiesterase-5-Hemmer** wie Sildenafil und **Endothelinantagonisten** wie Bosentan (➤ 13.9.3). Die Wirksamkeit einer thorakalen Sympathektomie zur Therapie häufiger Raynaud-Anfälle wird kontrovers beurteilt; sie kann erwogen werden bei sekundärem Raynaud-Phänomen, v. a. wenn Prostanoide wirkungslos sind und Fingerkuppennekrosen drohen/bestehen.

Prognose

In einigen Fällen entwickeln sich im Verlauf von Jahren bis Jahrzehnten organische Gefäßwandveränderungen infolge einer sich demaskierenden Grundkrankheit; deshalb sind angiologisch-internistische Kontrolluntersuchungen empfehlenswert (z. B. alle 1–2 Jahre).

2.3.9 Fibromuskuläre Dysplasie

Bei dieser seltenen Erkrankung kommt es zu einer Proliferation der glatten Muskulatur und des fibrösen Gewebes in Intima, Media sowie im Bereich der Adventitia. Die Ursache ist unbekannt. Betroffen sind vor allem die Nierenarterien, seltener die A. carotis interna. Es bilden sich abwechselnd verdickte und atrophische Arteriensegmente (typische **perlschnurartige Stenosen,** ➤ Abb. 2.36). Die fibromuskuläre Dysplasie betrifft meist Frauen (M : F = ca. 1 : 6) im jüngeren und mittleren Alter.

Klinik und diagnostisches Vorgehen

Meistens bleiben die Gefäßveränderungen klinisch asymptomatisch und treten bilateral auf. Bei Befall der Nierenarterien kann sich eine renovaskuläre Hypertonie (➤ 1.14.1), bei Befall der supraaortalen bzw. der peripheren Gefäße eine arterielle Durchblutungsstörung (➤ 2.3.2) entwickeln. Relativ häufig ist die Koinzidenz mit intrakranialen Aneurysmen.

Im Rahmen der Diagnostik einer sekundären Hypertonie oder als Zufallsbefund (➤ 1.14.1) fällt der typische Aspekt perlschnurartiger Stenosen in der Angiografie (MRA, CTA, DSA) auf (➤ Abb. 2.36).

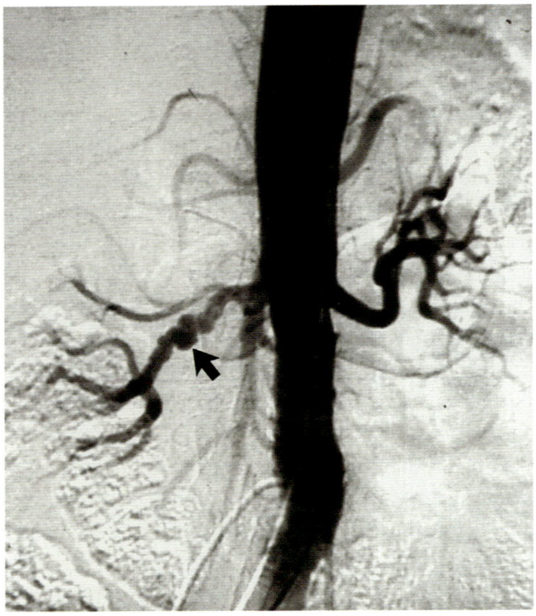

Abb. 2.36 Angiografischer Befund (DSA) bei rechtsseitiger Nierenarterienstenose infolge fibromuskulärer Dysplasie mit typischem perlschnurartigem Aspekt [F264-003]

Therapie

Bei asymptomatischem Verlauf Thrombozytenfunktionshemmung mit ASS und regelmäßige Blutdruckkontrollen. Nur bei ausgeprägter Gefäßpathologie, v. a. bei klinischen Symptomen:

- Perkutane transluminale Angioplastie (PTA) bei relevanten Stenosen (➤ 2.3.2)
- Chirurgische Rekonstruktion mit Resektion und Interponat bei Aneurysmen

2.3.10 Aneurysmen

Angeborene oder erworbene Strukturstörung der Gefäßwand mit vereinzelt oder multipel auftretenden umschriebenen Erweiterungen von Arterien. Die **Ektasie** weist im Gegensatz zum **Aneurysma** eine zylindrische diffuse Gefäßdilatation ohne strukturelle Wandveränderung auf. Es werden nach histologischen Kriterien drei Formen von Aneurysmen unterschieden (➤ Abb. 2.37).

Aneurysmaformen

Echtes Aneurysma (Aneurysma verum)

Sack- (A. sacciforme), spindel- (A. fusiforme) oder keilförmige Ausweitung der gesamten Arterienwand.

- **Ätiologie:** überwiegend arteriosklerotisch bedingt (95 %), vor allem bei Rauchern und/oder Hypertonikern, selten als Folge eines Marfan-Syndroms oder einer bakteriellen Entzündung (Staphylokokken u. a., früher öfter *Treponema pallidum*)
- **Häufigkeit:** 80 % aller Aneurysmen
- **Lokalisation:** an erster Stelle Aorta thoracalis und abdominalis (Verhältnis etwa 1 : 3), dann A. poplitea (⅔ der peripheren Aneurysmen; ➤ Tab. 2.11), aber auch viszerale oder zerebrale Arterien (➤ 2.3.4). Wegen der häufigen Inzidenz von multilokulären Aneurysmen (ca. 50 %) sollte die gesamte abdominale und periphere Arterienstrombahn untersucht werden, wenn in einer dieser Regionen ein Aneurysma entdeckt wird. Bei bis zu 28 % der Bauchaortenaneurysmen bestehen gleichzeitig auch Poplitea-Aneurysmen!

Disseziierendes Aneurysma (Aneurysma dissecans)

Einriss der Intima in die Media hinein mit Entwicklung eines intramuralen Hämatoms und Längsspaltung der Gefäßwand (Dissektion). Es bildet sich ein zweites, **falsches Gefäßlumen,** das mindestens eine Eintrittsstelle (Entry) und eine Austrittsstelle (Re-Entry) aufweist.

- **Ätiologie:** Hypertonus bei vorbestehender arteriosklerotischer Wandschädigung (bei 70 % der Patienten), zystische Medianekrose der Aorta thoracalis beim Marfan-Syndrom, iatrogen bei Katheterinterventionen (hierbei auch ohne Aneurysma, mit Prädilektion am Ort der Intervention)
- **Häufigkeit:** 15–20 % aller Aneurysmen
- **Lokalisation:** vor allem Aorta thoracalis und abdominalis. Je nach Lokalisation und Ausdehnung werden drei (nach de Bakey) bzw. zwei Typen (nach Stanford) differenziert; ➤ Abb. 2.38.

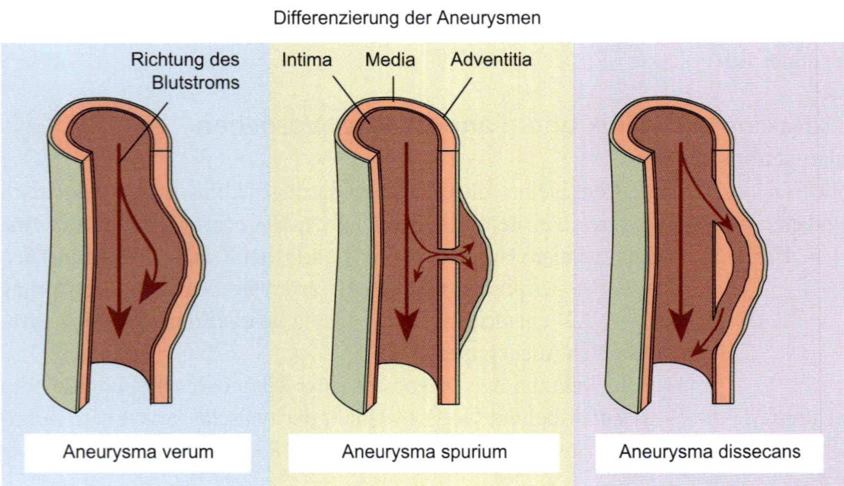

Abb. 2.37 Schematische Darstellung der verschiedenen Aneurysmaformen [L115]

Falsches Aneurysma (Aneurysma spurium)

Einriss oder Perforation der gesamten Arterienwand mit Ausbildung einer paravaskulären, „falschen" Aneurysmawand aus perivaskulärem Gewebe.

- **Ätiologie:** Traumen (Messerstich, Verkehrsunfall) oder iatrogene Maßnahmen wie Herzkatheter; selten arteriosklerotisch oder mykotisch (keimbedingt)
- **Häufigkeit** zunehmend durch vermehrte arterielle Katheterdiagnostik und -therapie
- **Lokalisation:** große Arterien

Sonderform: inflammatorisches Bauchaortenaneurysma

Vorkommen in >90 % der Fälle infrarenal. Histologisch charakterisiert durch eine entzündliche Zellinfiltration der Adventitia sowie eine periaortale Fibrosierung. Benachbarte Organstrukturen können in den Prozess einbezogen werden, u. a. V. cava inferior oder Ureteren mit Harnstauung (in 10 % der Fälle!). Ursächlich wird eine Autoimmunreaktion angenommen. Auffällig sind erhöhte Entzündungsparameter im Blut (BSG, CRP). Typische Vierschichtung der Gefäßwand im Ultraschallbild: echoarmes Lumen – Thrombusanteile – verkalkte Arterienwand – breite Außenschicht. Die Therapie der Wahl besteht in der Operation mit partieller Resektion der Aortenwand und Implantation einer Rohrprothese. Hohe Operationsletalität von bis zu 7 % und Gefahr von Nahtaneurysmen. Effektivität der entzündungshemmenden Therapie mit Kortison unsicher.

Klinik

Meistens sind Aneurysmen zunächst asymptomatisch, evtl. sind Pulsationen sicht-/tastbar (z. B. im Bereich der Bauchaorta oder der A. subclavia).

CAVE!

Treten bei einem Aneurysma Symptome auf, besteht eine dringliche Operationsindikation, da sie Zeichen einer drohenden Ruptur mit hoher Mortalität sind.

Mögliche Symptome bei dem relativ häufig vorkommenden infrarenalen Bauchaortenaneurysma (➤ Abb. 2.39) sind: Abdominal-, Rücken- oder Flankenschmerz, Druckempfindlichkeit, pulsierende Empfindungen (➤ Tab. 2.11).

Viszerale Aneurysmen kommen mit einer Prävalenz von 0,1–2 % vor; sie werden in 75 % der Fälle bei der radiologischen Schnittbildgebung zufällig entdeckt. Am häufigsten (ca. 60 %) finden sich Milzarterienaneurysmen, in 40 % ist die A. hepatica betroffen. Ätiologisch kommen in jungem Alter die fibromuskuläre Dysplasie

Tab. 2.11 Echte Aneurysmen: Lokalisation, Ätiologie, Symptome

Lokalisation	Ätiologie	Symptome
Aorta ascendens und Aortenbogen	Atherosklerotisch, früher meist Syphilis, selten Marfan-Syndrom	• Retrosternale Schmerzen • Dysphagie (Einengung des Ösophagus) • Dyspnoe (Kompression der Trachea) • Heiserkeit (Schädigung des N. recurrens) • Horner-Syndrom (Sympathikusschädigung)
Infrarenale Aorta (➤ Abb. 2.39)	In 95 % atherosklerotisch	• Im Initialstadium fehlend; bei Größenzunahme evtl. als pulsierender Tumor tastbar • Bauch-/Rückenschmerzen, Ischialgie und Parästhesien, bei Ruptur Schock • Perforation meistens in den Retroperitonealraum, seltener in den Dünndarm (schwere gastrointestinale Blutung), in die Harnblase (Makrohämaturie) oder in die V. cava inferior (Tachykardie, Einflussstauung, Rechtsherzinsuffizienz)
A. poplitea	Atherosklerotisch	• Claudiatio intermittens wie bei pAVK oder plötzlich einsetzende Schmerzen mit Kältegefühl im Fuß • Ggf. Zehennekrosen wie bei akutem Gefäßverschluss (infolge peripherer Embolisierung aus dem thrombosierten Aneurysma)

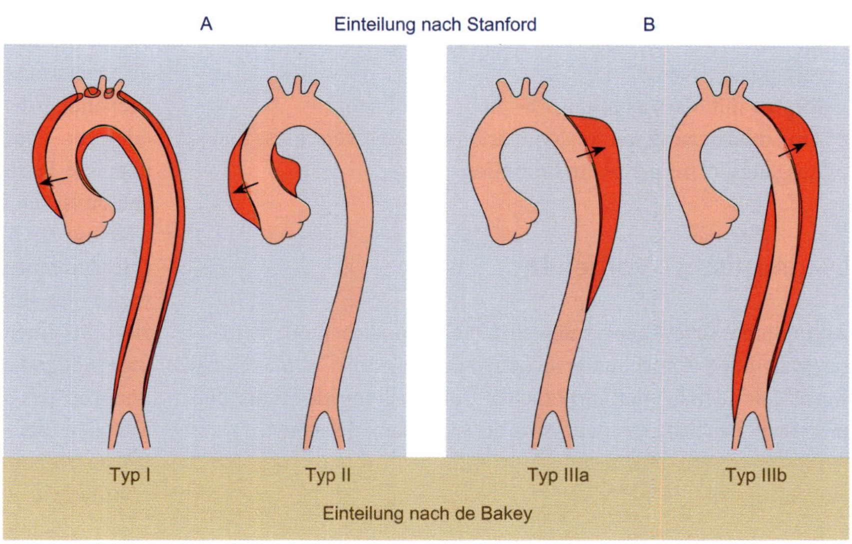

Abb. 2.38 Schematische Darstellung des Aneurysma dissecans der Aorta. De Bakey differenziert die Typen I–III; Stanford unterscheidet die Formen A und B.

Klassifikation nach de Bakey:

Typ I (60 %) Dissektion von Aorta ascendens, Aortenbogen und Aorta descendens bis nach Abgang der A. subclavia.

Typ II (15 %) Dissektion von Aorta ascendens und proximalem Aortenbogen

Typ III (25 %) Dissektion ab Abgang der linken A. subclavia bis

a) oberhalb des Zwerchfells

b) unterhalb des Zwerchfells

Stanford-Klassifikation:

Typ A Dissektion der Aorta ascendens

Typ B Dissektion der Aorta descendens [L157]

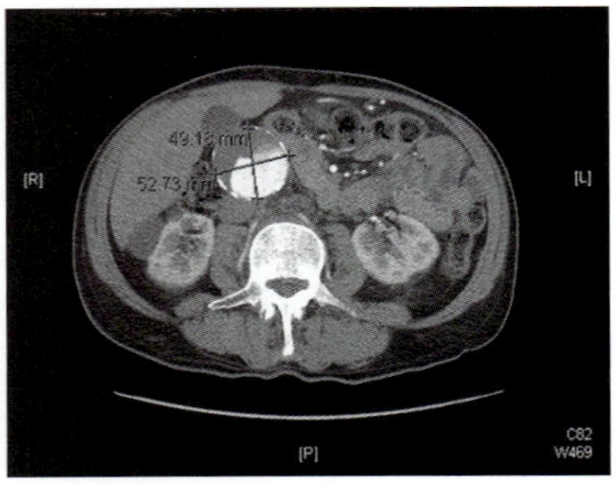

Abb. 2.39 CT-Angiografie eines infrarenalen Bauchaortenaneurysmas. Nicht rupturiert. Teilthrombosiertes Aneurysma verum mit einem Durchmesser von ca. 5 cm. Das kontrastmittelangereicherte Blut im durchflossenen Anteil stellt sich weiß dar. Der rechts-ventrolaterale Anteil des Aneurysmas ist durch eine Thrombusschale (grau) ausgekleidet. Das Aneurysma grenzt ventral an die Gallenblase an. [M470]

und ab dem 50. Lebensjahr die Arteriosklerose in Betracht. Eine Behandlungsindikation ist ab einem Gefäßdurchmesser von 2 cm zu erwägen, in der Regel mittels Stent-Implantation oder Embolisierung durch Metallspiralen („Coiling").

Hauptkomplikationen

Die Komplikationen sind lebensbedrohlich und oft schwer zu erkennen:

- bei **Dissektion der Aorta ascendens** wandernde, schneidende, heftige Thoraxschmerzen (**„retrosternaler Vernichtungsschmerz"**, DD: Lungenembolie, Herzinfarkt); in 20 % bereits frühzeitiger Herz-Kreislauf-Schock
- bei **Dissektion der Aorta descendens** akute Schmerzen von den Schulterblättern bis zur Kreuzbeingegend (evtl. „akutes Abdomen"); variable Symptome, abhängig von der Verschlusslokalisation und den Auswirkungen auf die Hauptabgänge von der Aorta (**„deszendierendes Ischämiesyndrom"** mit Lähmungen, Darmischämie, Niereninsuffizienz)
- Die **Kompression des oberen Zervikalganglions** kann zum **Horner-Syndrom** führen; bei Kompression von Ösophagus oder Bronchien können Heiserkeit, Dysphagie oder Atemwegsobstruktion auftreten.
- **Ruptur** mit Massenblutung (➤ Abb. 2.40), Schock
- **Thrombosierung** mit totalem/partiellem Gefäßverschluss und Ausgangsort für periphere **Embolien**

Diagnostisches Vorgehen

Asymptomatische Aneurysmen sind meist Zufallsbefunde bei Ultraschall- oder Röntgenuntersuchungen („Kalksichel"). Manchmal werden sie auch bei der körperlichen Untersuchung als Tumor palpiert (z. B. Bauchaortenaneurysma bei schlanken Menschen).

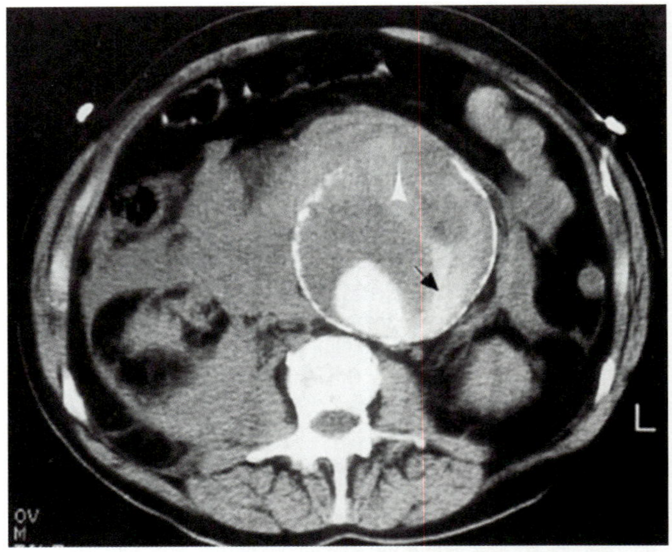

Abb. 2.40 CT-Angiografie eines infrarenalen Bauchaortenaneurysmas. Gedeckt rupturiert. Kontrastmittelangereichertes Blut (schwarzer Pfeil dringt über eine Ruptur der anterioren Aortenwand (weißer Pfeil, Unterbrechung in der kalkbesetzten Gefäßwand) ins Retroperitoneum und verteilt sich dort diffus als Hämatom (grau). Die Rupturstelle wird von den thrombosierten Aneurysmaanteilen gedeckt, sodass der Blutaustritt nur langsam geschieht. [E523]

Der sichere Nachweis gelingt mithilfe der (farbcodierten) Duplexsonografie, der CT bzw. der MRT. Bei der proximalen Aortendissektion ist zusätzlich die transösophageale Echokardiografie hilfreich.

Die CT-Angiografie (➤ Abb. 2.39, ➤ Abb. 2.40, ➤ Abb. 2.41) ist der Goldstandard zur präoperativen Abklärung der genauen Gefäßverhältnisse. In besonderen Situationen kommen eine intraarterielle DSA oder eine MR-Angiografie zur Anwendung.

Therapie

Bei der häufigsten Form eines **Aneurysma verum,** dem **infrarenalen Bauchaortenaneurysma,** besteht bei asymptomatischem Befund eine Behandlungsindikation ab einem Gefäßdurchmesser von 5,5 cm, bei Frauen wegen des höheren Rupturrisikos bereits ab 5,0 cm (normaler Gefäßdurchmesser: < 2,2 cm). Es stehen die „offene" Operation (meist Rohrprotheseninterposition sowie Raffung und Vernähung des verbleibenden Aneurysmasacks, sog. „Wrapping") oder die endoluminale Implantation einer Stent-Graft-Prothese über die Leistenarterie(n) zur Wahl. Bei klinischen Symptomen, anatomischen Besonderheiten (z. B. umschriebener kugeliger Vorwölbung des Aneurysmas) sowie bei rascher Progredienz (≥ 0,7 cm Querdurchmesserzunahme in sechs Monaten) ist eine Behandlung wegen der Rupturgefahr schon bei kleinerem Durchmesser indiziert. Bei einem zufällig nachgewiesenen Aneurysma sind regelmäßige sonografische Kontrollen abhängig vom Ausgangsdurchmesser und von der Wachstumstendenz in Zeitabständen zwischen drei Monaten (bei Frauen mit > 4,5–4,9 cm Querdurchmesser) und zwei Jahren (Männer und Frauen mit 3,0–3,9 cm Querdurchmesser) erforderlich.

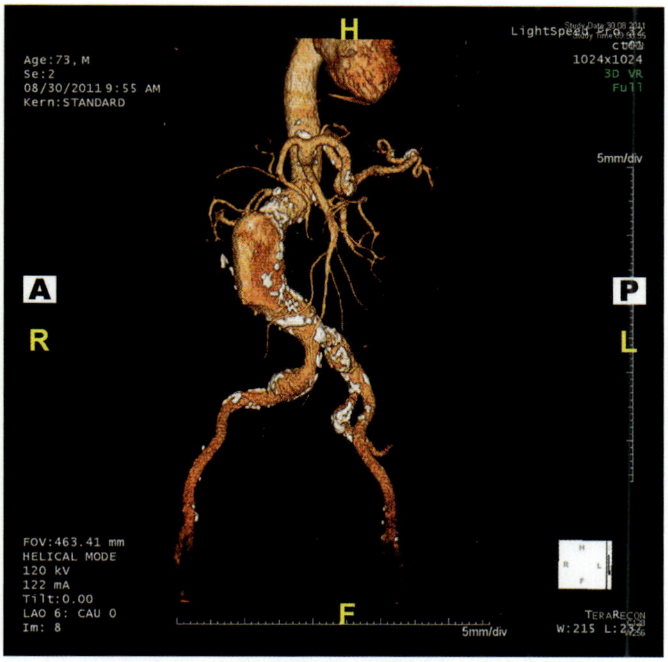

Abb. 2.41 CT-Angiografie eines langstreckigen Bauchaortenaneurysma in der 3-D-Rekonstruktion. Die weißen Flecken entsprechen Kalkherden. Die Aorta weist ein ausgeprägtes Kinking nach rechts auf. Die abgehenden Gefäßäste sind (von proximal nach distal) der Truncus coeliacus mit A. hepatica communis nach rechts (Richtung A, anterior) und die A. lienalis nach links (Richtung P, posterior). Das kleine Gefäß darunter entspricht wohl einem Ast der A. renalis. Das größere Gefäß darunter ist die A. mesenterica superior. [M470]

Die konservative Therapie beinhaltet die Einstellung der Risikofaktoren. Bei einem noch nicht operationsbedürftigen Bauchaortenaneurysma verlangsamen Nikotinkarenz und medikamentös gut eingestellter Bluthochdruck das Wachstum. Statine reduzieren Progress und Rupturrate sowie – analog zu Thrombozytenfunktionshemmern – die Anzahl kardiovaskulärer Ereignisse. Die körperliche Aktivität soll nicht eingeschränkt, sondern gefördert werden.

Unter den peripheren Aneurysmen spielt das **Aneurysma der A. poplitea** die größte Rolle. Eine Operationsindikation besteht bei peripheren Embolisationen und bei lokalen Beschwerden. Ab einem Durchmesser von 2,0–2,5 cm kann eine rein prophylaktische Sanierung erfolgen. Die Operation erfolgt mit Gefäßinterponat oder Bypassüberbrückung (bevorzugt Vene), in geeigneten Fällen alternativ mit einer endoluminalen Stent-Graft-Prothese. Da die relevanten Komplikationen thromboembolisch sind, stellt die orale Antikoagulation eine Alternative zu den Eingriffen dar.

Beim **Aneurysma spurium** der A. femoralis (z. B. nach Koronarangiografie) kann die Ausschaltung durch mehrere Methoden erfolgen: durch längere (ca. 30 min) Kompression mit dem Ultraschallkopf unter Sicht am Bildschirm, durch lokale, ultraschallgesteuerte Thrombininjektion oder durch Operation.

Beim **Aneurysma dissecans** der Aorta vom Typ A nach Stanford (Aorta ascendens) besteht aufgrund der hohen Mortalität von 15–35 % die Indikation zur sofortigen chirurgischen Therapie (prothetischer Gefäßersatz). Bei unkomplizierter Typ B-Dissektion nach Stanford (Aorta descendens) erfolgt zunächst die medikamentös-konservative Therapie auf der Intensivstation; bei komplizierten Verlaufsformen werden vorrangig endovaskuläre Techniken (Endoprothesen bzw. Stents, ggf. mit Fenestrationen für in die Aorta einmündende Arterien) eingesetzt.

Prognose

Die Prognose ist bei rechtzeitiger Aneurysmaausschaltung gut.

Mit steigendem Aneurysmadurchmesser resultiert ein schnelleres Wachstum mit zunehmender Rupturgefahr, analog zum Laplace-Gesetz, nach dem die elastischen Rückstellkräfte der Gefäßwand proportional zum wachsenden Radius abnehmen. Die spontane Rupturgefahr beträgt bei einem Durchmesser < 5 cm 0–5 %, bei 5–6 cm 10 %, bei 6–7 cm 15 % und bei > 7 cm 60 %. Bei einem bereits rupturierten Aortenaneurysma beträgt die Operationsmortalität bis zu 90 %.

Nach operativen/endovaskulären Eingriffen sind v. a. beim Aortenaneurysma regelmäßige Kontrollen erforderlich, um Komplikationen (z. B. Endoleaks) rechtzeitig zu erkennen, etwa in etwa sechsmonatigen Abständen vorzugsweise mittels CT oder mit kontrastmittelgestützter Sonografie.

2.3.11 Arteriovenöse Fisteln und Angiodysplasien

AV-Fisteln

Angeborene oder erworbene Verbindungen zwischen Arterien und Venen (*Shunts*). Entscheidend für die hämodynamischen Auswirkungen einer Fistel ist die Größe des Shunt-Volumens. Im Rahmen eines arteriovenösen Kurzschlusses wird die zur Fistel führende Arterie vermehrt durchströmt, was konsekutiv zur Erweiterung und Elongation des Gefäßes führt. Das Herzzeitvolumen steigt und ein großes Shunt-Volumen kann so u. U. zur Herzinsuffizienz führen. Auf der venösen Seite resultiert ein exzessiver Druckanstieg mit Arterialisation und extremer Erweiterung der von der Fistel wegführenden Vene. In den tiefen Venen distal der Fistel entstehen dadurch Stauungssymptome.

MERKE

Je näher am Herzen sich die Fistel befindet, umso größer sind ihre hämodynamischen und kardiovaskulären Auswirkungen.

Kleine AV-Fisteln bedürfen keiner Therapie. Bei mittlerem und großem Shunt-Volumen muss die Fistel frühzeitig operativ verschlossen werden, um einer Herz- und Kreislaufinsuffizienz vorzubeugen.

Angiodysplasien

Es handelt sich um angeborene Gefäßfehlbildungen, die arterielle, venöse und lymphatische Gefäße in wechselndem Ausmaß betreffen. Darüber hinaus sind verschiedene Syndrome mit Einbeziehung unterschiedlicher Organsysteme beschrieben, z. B. Klippel-Trenaunay-Syndrom, Von-Hippel-Lindau-Syndrom, Osler-Rendu-Syndrom.

2.4 Venöse Gefäßkrankheiten

Venöse Gefäßkrankheiten sind entgegen weitläufiger Meinung nicht harmlos. Sie gehören zu den häufigsten Erkrankungen, die eine dauernde oder vorübergehende Arbeitsunfähigkeit bedingen. In den westlichen Industrieländern leidet die Hälfte der Bevölkerung an einer Varikose; bei 1 % liegt ein florides Ulcus cruris vor. Unterschieden werden:

- Krankheiten des oberflächlichen (extrafaszialen) Venensystems: primäre Varikose, Thrombophlebitis
- Krankheiten tiefen (intrafaszialen) Venensystems: Venenthrombose, postthrombotisches Syndrom

Die Übergänge sind fließend, weil die drei ableitenden Venensysteme der Extremitäten (extrafasziale Venen, intrafasziale Leitvenen und Muskelvenen) durch unzählige Verbindungsgefäße sowohl anatomisch als auch funktionell in enger Beziehung stehen. Jede hämodynamisch wirksame Venenkrankheit wirkt sich deshalb immer auf die venöse Zirkulation der gesamten Extremität aus. Letztendlich führen alle schweren Venenkrankheiten, unabhängig von der zugrunde liegenden Ursache (Varikose oder Thrombose), zu einer chronischen venösen Insuffizienz.

2.4.1 Varikose

Die Varikose ist durch die Ausbildung von **Krampfadern (Varizen)** gekennzeichnet und tritt am häufigsten an der unteren Extremität auf. Varizen sind oberflächlich gelegene erweiterte und geschlängelte Venen.

Einteilung

Nach der Ursache werden die sehr viel häufigere primäre und die seltenere sekundäre Varikose unterschieden. In Abhängigkeit von der Lokalisation werden außerdem verschiedene Typen definiert: Stamm-, Seitenast-, Perforans- und retikuläre Varikose (➤ Abb. 2.42). Oft liegt eine Kombination der verschiedenen Typen vor. In Kenntnis des klinischen und des sonographischen Befundes kann eine Einteilung in die **CEAP-Klassifikation** (➤ 2.2.2, ➤ Tab. 2.3) vorgenommen werden. Im praktischen Alltag hat sich die Einordnung noch nicht flächendeckend durchgesetzt.

Primäre Varikose

In ca. 90 % der Fälle tritt die Varikose ohne erkennbare Ursache auf. Sie ist die wichtigste Krankheit des oberflächlichen (extrafaszialen) Venensystems. Als Ursache wird eine konstitutionelle Schwäche der Venenwand bzw. der Mündungsklappe diskutiert. Hormonelle und mechanische Faktoren – z. B. stehender Beruf, Schwangerschaft, hormonelle Kontrazeption – begünstigen die Ausbildung einer Klappeninsuffizienz. Die wichtigste klinische Manifestation ist die Stammvarikose der V. saphena magna, die unbehandelt zu schweren Spätkomplikationen führen kann.

Sekundäre Varikose

In ca. 10 % der Fälle ist die Varikose die Spätfolge einer venösen Abflussbehinderung im tiefen Venensystem, z. B. beim postthrombotischen Syndrom oder bei Klappenagenesie.

Einteilung der Varikose nach Lokalisation

Stammvarikose
Wenn die Stammvenen (V. saphena magna oder parva) betroffen sind, spricht man von einer Stammvarikose. Sie ist die klinisch wichtigste und folgenschwerste Form.

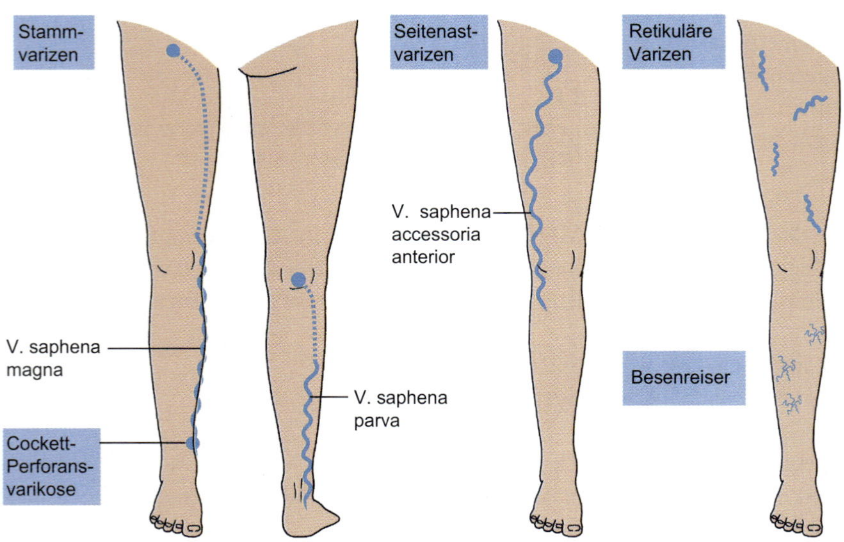

Abb. 2.42 Einteilung der Varikose in Stamm-, Seitenast- und retikuläre Varizen sowie Besenreiser. Der gepunktet dargestellte Teil der Vene ist meist nicht sichtbar. [L231]

Seitenastvarikose
Bei der Seitenastvarikose sind die Seitenäste der V. saphena magna oder parva insuffizient. Die klinische Bedeutung ist geringer als bei der Stammvarikose.

Perforansvarikose
Die Insuffizienz von Perforansvenen (➤ Abb. 2.43) kommt bei dekompensierter Stammvarikose, bei postthrombotischem Syndrom und als eigenständiges Krankheitsbild vor. Durch die Klappeninsuffizienz wird das Blut aus der Tiefe in das oberflächliche System gepresst. Häufig ist das im Stehen sichtbar als sog. „Blow-out" und im Liegen tastbar als „Vertiefung" oder „Canyon-Effekt" (➤ Abb. 2.44). Es können lokale trophische Störungen resultieren. Die größte Bedeutung haben die Cockett-Venen oberhalb des Innenknöchels.

Retikuläre Varikose
Bei dieser Form der Varikose sind die subkutanen Nebenastvenen netzartig erweitert. Mangels Beziehung zum tiefen Venensystem hat sie jedoch keine besondere klinische Bedeutung.

Besenreiser
Hierbei handelt es sich um ektatische intradermale Sammelvenen von < 1 mm Durchmesser, die überwiegend kosmetisch relevant sind.

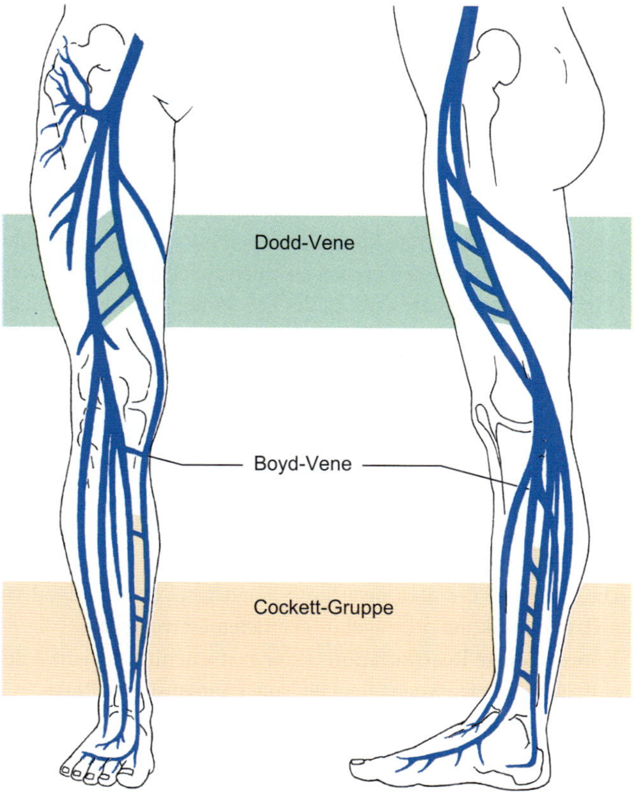

Abb. 2.43 Klinisch relevante Venae perforantes an der Innenseite des Beins. [A400-215]

Stammvarikose

Bei **kompletter Stammvarikose** der V. saphena magna beginnt die variköse Degeneration mit einer Mündungsklappeninsuffizienz in der Leiste; sie kann aber auch erst weiter distal im Verlauf der Stammvene beginnen, z. B. in der Mitte des Oberschenkels in Höhe der Dodd-Perforansvene **(inkomplette Form).** Die Klappeninsuffizienz bewirkt, dass ein Teil des Bluts in das Bein rezirkuliert, anstatt nach proximal weitergeleitet zu werden („Rezirkulation") Die Relation von kompletter zu inkompletter Stammvarikose beträgt etwa 9 : 1.

Stadieneinteilung nach Hach

Die Stelle, an der die variköse Degeneration beginnt, wird als **proximaler Insuffizienzpunkt** (PI) bezeichnet, und der Punkt, an dem die variköse Degeneration mit einer suffizienten Venenklappe endet, als **distaler Insuffizienzpunkt** (DI; ➤ Abb. 2.45). Die Lage des DI entscheidet über die Schwere der Varikose und wird deshalb zur Stadieneinteilung der Stammvarikose herangezogen. Der distale Insuffizienzpunkt wird durch die klinische Untersuchung und mithilfe der farbcodierten Duplexsonografie bestimmt. Eine chronische venöse Insuffizienz tritt umso eher und ausgeprägter auf, je weiter distal der distale Insuffizienzpunkt liegt und je größer das dadurch rezirkulierende Blutvolumen der Extremität wird. Sie macht sich im Stadium IV bereits in der Jugendzeit bemerkbar, im Stadium III oftmals vor, im Stadium II nach dem 25. Lebensjahr. Im Stadium I sind keine Spätkomplikationen zu erwarten.

Rezirkulation

Das Blut fließt je nach Stadium der Stammvarikose über einen mehr oder weniger ausgedehnten Rezirkulationskreis zum Ursprungsort,

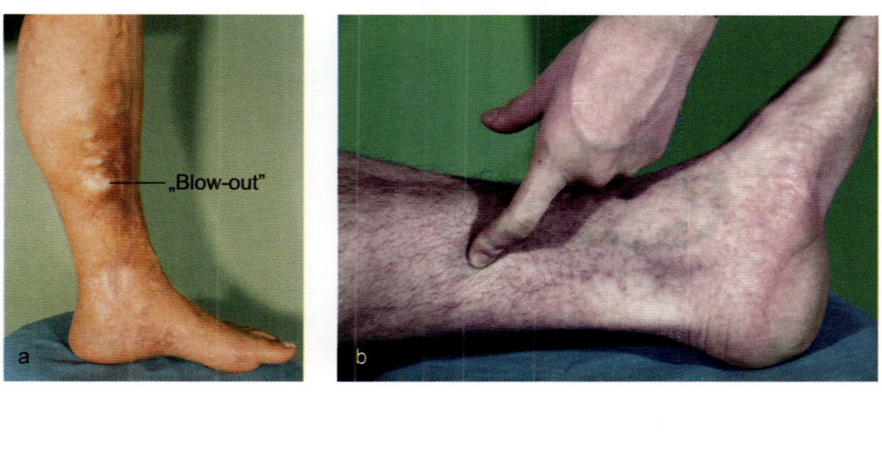

Abb. 2.44 Cockett-Perforansvarikose mit typischem „Blow-out" (a) und „Canyon-Effekt" (sog. Faszienlücke) im Liegen (b). [M180]

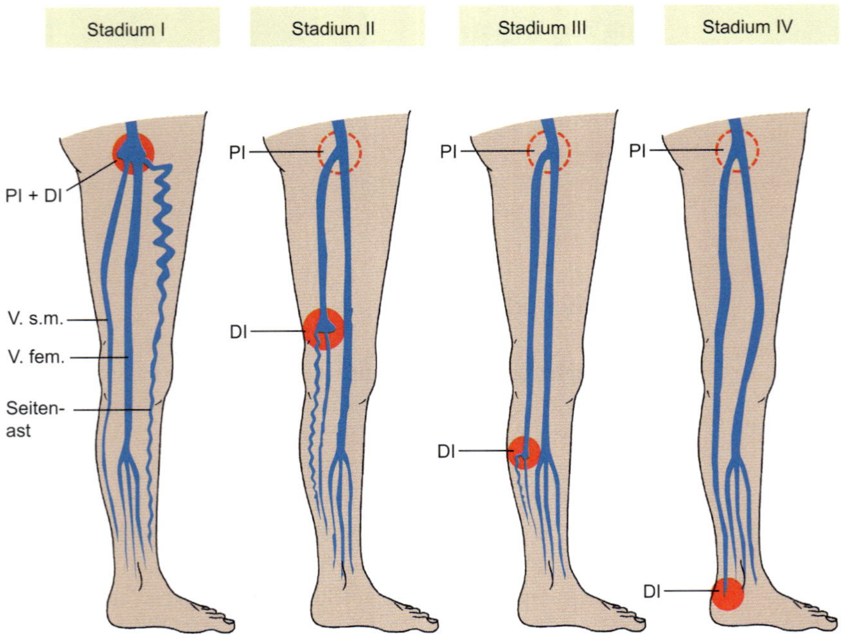

Abb. 2.45 Lage des distalen Insuffizienzpunkts (DI) bei den verschiedenen Stadien einer kompletten Stammvarikose der V. saphena magna (V. s. m.): Während der proximale Insuffizienzpunkt (PI) stets in der Leiste lokalisiert ist, wandert der DI nach unten. V. fem. = Vena femoralis [L231]

also zum proximalen Insuffizienzpunkt zurück. Bei einer kompletten Stammvarikose in den Stadien II und III sieht der Rezirkulationskreis folgendermaßen aus (➤ Abb. 2.46): Das Blut fließt aus der V. femoralis communis durch die insuffiziente Mündungsklappe in die V. saphena magna und in ihr retrograd bis zum distalen Insuffizienzpunkt, anschließend über eine varikös veränderte Seitenastvene noch weiter nach distal. Im weiteren Verlauf strömt das Blut über suffiziente Perforansvenen in die Leitvenen zurück, über die es nach proximal abtransportiert wird. In der Leistenregion tritt ein Teil des Bluts erneut über die insuffiziente V. saphena magna in die Rezirkulation ein, anstatt regelhaft in Richtung Herz weitertransportiert zu werden. Die Stadien I und IV weichen mit ihren Rezirkulationskreisen insofern ab, als im Stadium I nur die Mündungsklappe der V. saphena magna insuffizient ist, der Gefäßstamm selbst aber nicht (sehr geringes Rezirkulationsvolumen), im Stadium IV ist der gesamte Gefäßstamm bis zur Knöchelregion insuffizient (sehr großes Rezirkulationsvolumen).

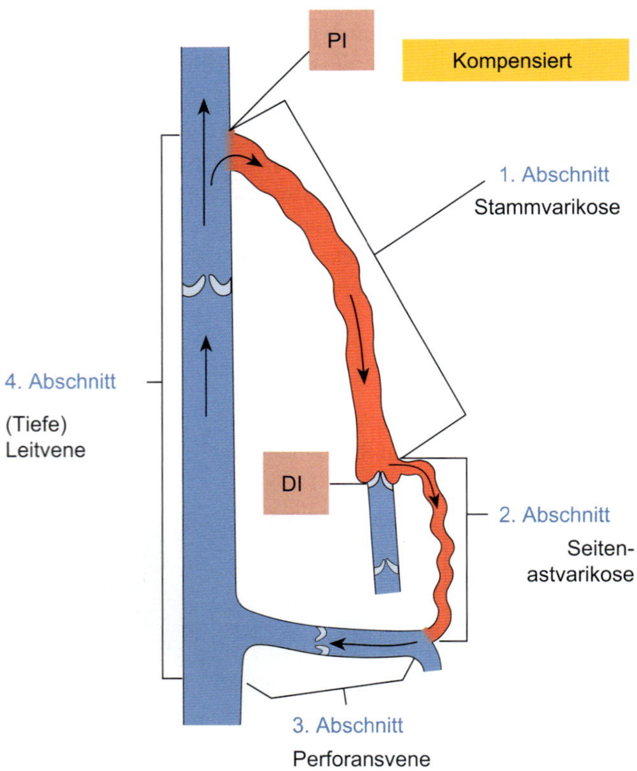

Abb. 2.46 Die vier Abschnitte des kompensierten Rezirkulationskreises bei einer Stammvarikose (Stadien II und III). PI = proximaler Insuffizienzpunkt, DI = distaler Insuffizienzpunkt [L157]

Die Prognose der Stammvarikose hängt ganz entscheidend von der Klappenfunktion der zugehörigen tiefen Leitvenen ab:

- **Kompensierte Rezirkulation** (*keine* Leitveneninsuffizienz): Bei suffizienten tiefen Venen liegt ein sog. kompensierter Rezirkulationskreis vor: Das Blut fließt zwar durch die insuffiziente Mündungsklappe der V. saphena magna bis zum distalen Insuffizienzpunkt und weiter über eine Seitenastvarikose nach peripher ins Bein zurück, wird aber dann über suffiziente Vv. perforantes in ein *funktionierendes tiefes Venensystem* abgeleitet, sodass es zu einem ausreichenden Abtransport nach proximal kommt.
- **Dekompensierte Rezirkulation** (Leitveneninsuffizienz): Beim dekompensierten Rezirkulationskreis ist es dagegen durch langjährige Überlastung infolge eines zu großen Blutvolumens zu einer *Insuffizienz der tiefen Venen* gekommen, erkennbar an einer deutlichen Dilatation mit Venenklappeninsuffizienz und Refluxen (➤ Abb. 2.47). Der mangelnde Abtransport des Bluts aus den tiefen Venen führt zu einer venösen Hypertonie und konsekutiver Dilatation der wichtigen Cockett-Perforansvenen am Unterschenkel. Schließlich entwickelt sich eine chronische venöse Insuffizienz mit Ödemneigung und trophischen Störungen (➤ 2.4.5 und ➤ Abb. 2.48).

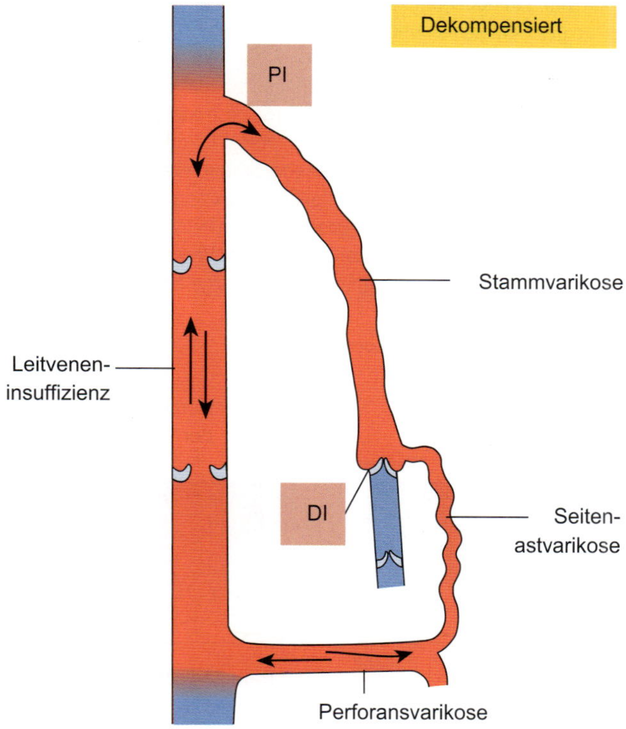

Abb. 2.47 Dekompensierter Rezirkulationskreis bei einer Stammvarikose (Stadien II und III). [L157]

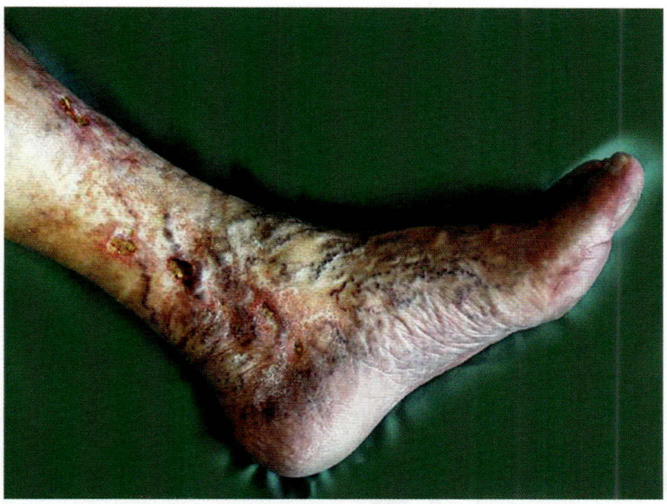

Abb. 2.48 Chronische venöse Insuffizienz im Stadium III nach Widmer (➤ 2.4.5) bzw. C6 in der CEAP-Klassifikation (➤ 2.2.2). Prädilektionsort oberhalb des Innenknöchels mit floriden Ulzera (C6) sowie abgeheilten Ulzera, Hyperpigmentierungen und Atrophie-blanche-Läsionen [M180]

Klinik

Die Patienten klagen über unspezifische Beschwerden wie Schwere- bzw. Stauungsgefühl und Schmerzen im betroffenen Bein. Die Beschwerden können prämenstruell sowie bei längerer stehender Tätigkeit, im Laufe des Tages und bei Hitze zunehmen.

Komplikationen

- **Chronische venöse Insuffizienz (CVI,** ➤ 2.4.5, ➤ Abb. 2.48): wichtigste Komplikation der Stammvarikose mit tiefer Leitveneninsuffizienz
- **Varikophlebitis:** häufige, aber meist harmlose Komplikation. Die entzündete Varize ist umschrieben gerötet und druckdolent. Eine bedrohliche Variante ist die Varikophlebitis der Vv. saphenae magna oder parva mit Einwachsen eines Thrombus in das tiefe Venensystem (**„transfasziale Phlebitis“**, ➤ 2.4.2, (➤ Abb. 2.55).
- **Ruptur** einer Varize, die v. a. an einer umschriebenen, ausgeprägten Aussackung des Gefäßes (sog. Varixknoten) durch ein mechanisches Trauma verursacht werden kann. Die Blutung lässt sich in der Regel durch lokale Kompression mit Mullkompressen und Kompressionsverband stillen. Prophylaktisch wirken eine Sklerosierung oder eine Entfernung des betroffenen Gefäßes.

Diagnostisches Vorgehen

Klinische Untersuchung

Bei einer Stammvarikose der V. saphena magna lässt sich das Gefäß bei schlanken Patienten und ausgeprägtem Befund im Stehen erweitert und mitunter leicht geschlängelt von der Leiste bis zum distalen Insuffizienzpunkt verfolgen (➤ Abb. 2.49). Bei adipösen Patienten und weniger ausgeprägten Befunden kann die Krankheit bei der klinischen Untersuchung leicht übersehen werden. Bei einer Stammvarikose der V. saphena parva ist die erweiterte Vene gelegentlich in der

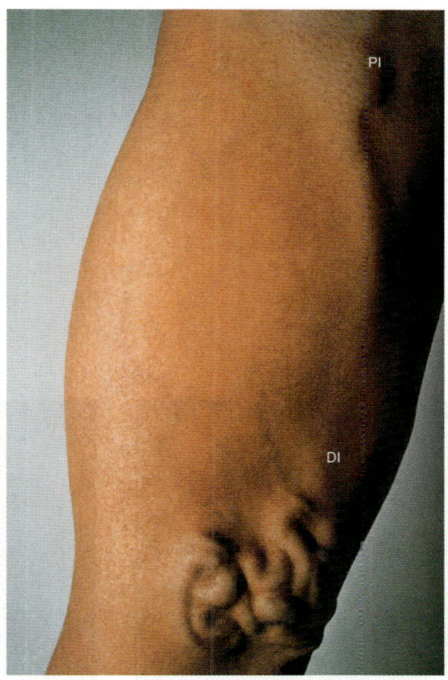

Abb. 2.49 Klinisches Bild einer Stammvarikose der V. saphena magna im Stadium II mit proximalem Insuffizienzpunkt (PI) in der Leiste und distalem Insuffizienzpunkt (DI) oberhalb des Knies. Übergang in ein Seitenastkonvolut am DI. [M180]

Kniekehle zu tasten und nach dem Fasziendurchtritt von der Mitte der Wade bis zur Außenknöchelregion sichtbar (➤ Abb. 2.42).

Apparative Untersuchungen

Ziele der sich anschließenden apparativen Diagnostik sind die Suche nach krankhaften Verbindungen zwischen den oberflächlichen und tiefen Venensystemen und die genaue Diagnosestellung, um die therapeutische Strategie festlegen zu können (z. B. Operation/endovenöse Ausschaltung, Sklerosierung oder Abwarten).

- Die farbcodierte **Duplexsonografie** ist die Methode der Wahl. Sie ermöglicht in den meisten Fällen eine sichere Diagnosestellung (➤ Abb. 2.50).
- Die **Phlebografie** wird heute kaum noch durchgeführt. Sie kann für komplizierte Fragestellungen wichtig sein: z. B. bei schwierigen Fällen einer Rezidivvarikose mit erneuter Therapieindikation, bei fraglicher Op-Indikation einer sekundären Stammvarikose bei postthrombotischem Syndrom und bei venösen Malformationen.

Provokationstests bei Venenkrankheiten

Die Provokationstests dienen der Beurteilung der Blutströmung (normal, vermindert) und der Venenklappenfunktion (suffizient, insuffizient) in oberflächlichen und tiefen Venen. Sie werden regelmäßig bei der Doppler- und Duplexsonografie der Venen angewandt.

Valsalva-(Pressdruck-)Versuch

Ein Valsalva-Manöver (kräftige Atem- und Bauchpresse für etwa 5 sec) dient dem Nachweis von insuffizienten Venenklappen in den Venen in der Leiste und am Oberschenkel.

- **Normal:** Bei suffizienten Venenklappen ist kein Reflux in der untersuchten Vene nachweisbar.
- **Pathologisch:** Bei insuffizienten Venenklappen ist ein anhaltender Reflux (≥ 2 sec Dauer) vorhanden, z. B. in der V. saphena magna bei Stammvarikose und in der V. femoralis beim postthrombotischen Syndrom.

Wadenkompressionstest (WKT) und Wadendekompressionstest (WDT)

Der Test dient der Beurteilung des Strömungsverhaltens in den Venen des Oberschenkels, der Kniekehle und des Unterschenkels. Manuelle Wadenkompression (WKT) löst einen antegrad (nach proximal) gerichteten Blutstrom aus, der mit dem Schallkopf über der zu untersuchenden Vene registriert wird. Beim anschließenden Loslassen (WDT) kommt es normalerweise zum Strömungsstopp (➤ Abb. 2.51, ➤ Abb. 2.52)

- **Normal:** Ein hoher antegrader Blutstrom bei WKT zeigt ein frei durchgängiges Gefäßlumen und ein fehlender Reflux bei WDT suffiziente Venenklappen an.
- **Pathologischer WKT:** Ein verminderter antegrader Blutstrom zeigt ein eingeengtes Gefäßlumen (z. B. bei Thrombose oder bei schlecht rekanalisiertem postthrombotischen Syndrom, PTS) oder ein erweitertes Gefäßlumen (z. B. bei Stammvarikose oder bei gut rekanalisiertem PTS) an.
- **Pathologischer WDT:** Ein anhaltender Reflux zeigt insuffiziente Venenklappen an, und zwar in oberflächlichen Venen (z. B. bei Stammvarikose oder Perforansvarikose) bzw. in tiefen Venen (z. B. bei rekanalisiertem PTS oder bei Leitveneninsuffizienz infolge einer Stammvarikose).

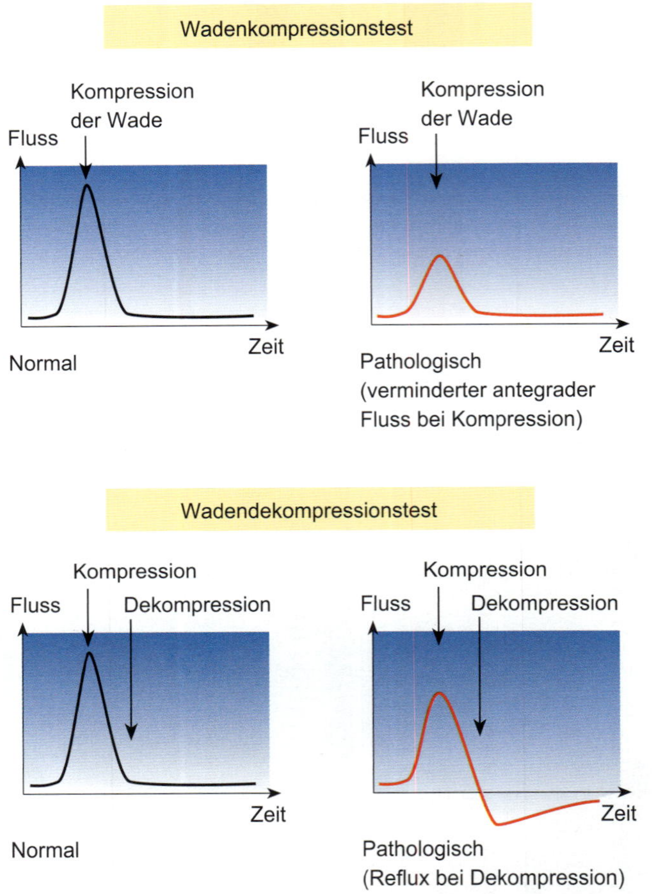

Abb. 2.51 Schematische Darstellung des Wadenkompressions- und Wadendekompressionstests in der Doppler- und Duplexsonografie mit typischen Kurven [L157]

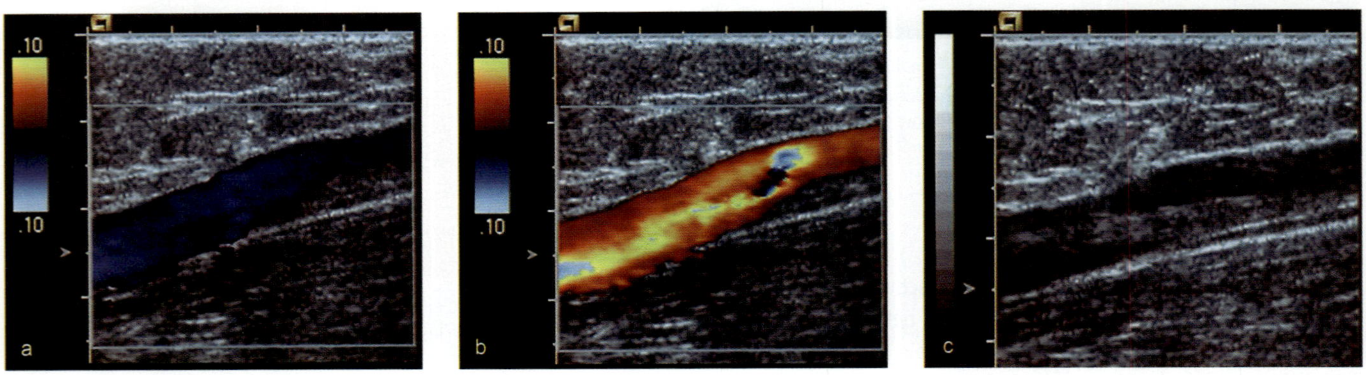

Abb. 2.50 Stammvarikose mit Varikophlebitis. a) und b): Farbkodierte Duplexsonografie bei Stammvarikose mit antegradem Fluss im Wadenkompressionstest (WKT) und retrogradem Fluss im Wadendekompressionstest (WDT), c: B-Bild desselben Bildausschnitts mit Nachweis eines intravasalen Thrombus („Varikophlebitis") [M180]

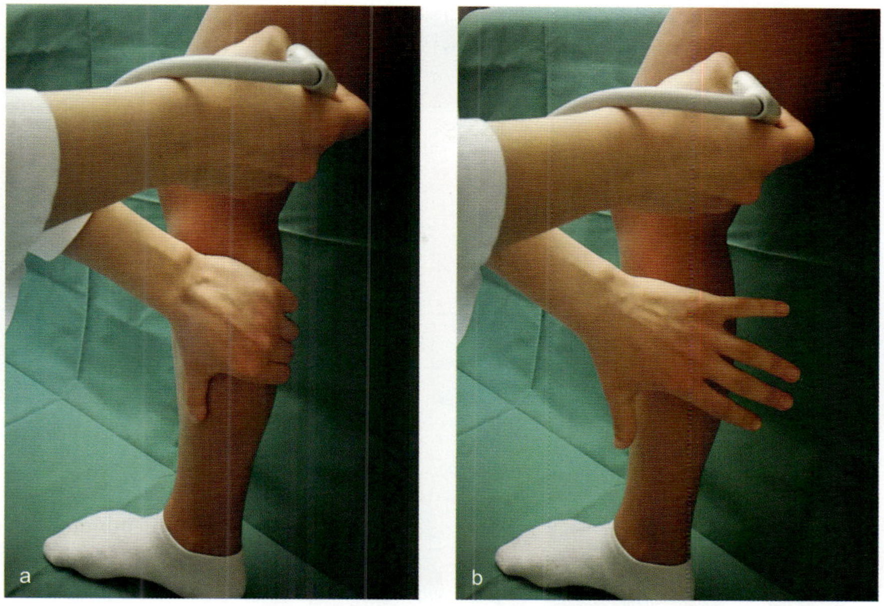

Abb. 2.52 Klinische Darstellung der Wadenkompression (a) und Wadendekompression (b) zur Untersuchung der Vena femoralis mit dem Duplex-Schallkopf [M180]

Therapie

Zur Behandlung der Stammvarikose stehen konservative und invasive Maßnahmen zur Verfügung, die je nach Ausprägung des Krankheitsbildes und in Abhängigkeit von individuellen Risiken (weitere Erkrankungen, Narkosefähigkeit) zum Einsatz kommen.

Operation

- **Indikation:** Therapie der ersten Wahl bei ausgeprägter Varikose der Stamm-, Seitenast- und/oder Perforansvenen
- **Prinzip:** Entfernung aller insuffizienten Anteile eines Rezirkulationskreises einschließlich Krossektomie, Stripping-Manöver und Perforansdissektion; fakultativ gleich mit Exzision von Krampfaderkonvoluten.

Endovenöse Verfahren

- **Indikation:** leichtere Formen der Stammvarikose. Gute Langzeitergebnisse, auch im Vergleich zur Operation, liegen für mehrere Jahre vor.
- **Prinzip:** Obliteration des varikösen Saphenastamms durch *thermische* (z. B. Radiowellen, Laserstrahlung) oder *nicht thermische* Katheterverfahren (z. B. Kleber, Sklerosierungsmittel) mit Verzicht auf die Krossektomie

MERKE

Es werden nur die insuffizienten Anteile einer varikösen Stammvene entfernt; suffiziente Anteile werden belassen, damit sie später ggf. noch für Venen-Bypässe, z. B. bei KHK und pAVK, verwandt werden können.

Sklerosierung

- **Indikation:** Seitenast- und retikuläre Varikose sowie Besenreiser. Erfolgversprechend auch bei der Stammvarikose, vor allem bei älteren Menschen (im Alter ist die endovasale Auflösung der sklerotherapeutischen Blutgerinnsel aufgrund der verminderten fibrinolytischen Aktivität der Venenwand geringer).
- **Prinzip:** Ein Verödungsmittel, meist Polidocanol, wird in die Varize injiziert. Das flüssige Mittel eignet sich für kleinere, der Sklerosierungsschaum auch für große Varizen.
- **Komplikationen:** Relativ häufig kommt es zu Pigmentierungen der Haut. Die versehentliche Injektion eines Sklerosierungsmittels in ein arterielles Gefäß birgt die Gefahr einer Hautnekrose, im schlimmsten Fall einer Gangrän.

Kompressionstherapie

Die Kompressionstherapie ist eine essenzielle Maßnahme bei allen schweren venösen Krankheiten. Sie fördert den Rückstrom des Bluts zum Herzen durch Beschleunigung der venösen Fließgeschwindigkeit, verstärkt die Rückresorption von Ödemen und löst Gewebeindurationen auf (➤ Abb. 2.53).

MERKE

Je akuter und schwerer die Venenkrankheit ist, desto eher wird ein Kompressionsverband gegenüber einem Kompressionsstrumpf bevorzugt.

- **Indikation:** *kurzfristig* bei akuten Krankheitsprozessen wie Varikophlebitis, nach einer Operation, endoluminaler Prozedur oder Sklerosierung; *langfristig* bei persistierender chronischer venöser Insuffizienz mit Schwellungsneigung, Gewebeinduration und/oder Ulcus cruris
- **Kontraindikationen:** pAVK im Stadium III/IV, dekompensierte Herzinsuffizienz, ausgedehnte entzündliche Hautveränderungen

Begleitende medikamentöse Maßnahmen

Venentonisierende Medikamente (Wirkstoffe u. a. Rosskastanienextrakt, Saponine, Flavonoide) können die Ausschwemmung der peripheren Ödeme verbessern und v. a. in den heißen Sommermonaten

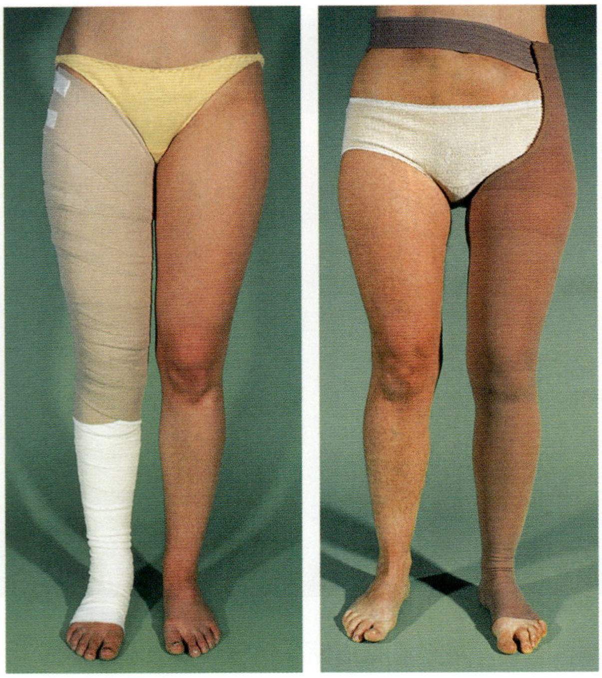

Abb. 2.53 Kompresssionstherapie: links: Kompressionsverband mit Kurzzugbinden bis zur Leiste und Klebeverband am Oberschenkel, rechts: Kompressionsstrumpf der Länge A (= Fuß) bis G (= Leiste) mit seitlichem Hüftansatz [M180]

subjektive Beschwerden lindern (ggf. zeitlich begrenzte probatorische Therapie bis zu 3 Monate). Externa sind nur mit größter Vorsicht anzuwenden (Allergiegefahr, vor allem bei vorgeschädigter Haut!).

Physiotherapeutische Maßnahmen

Regelmäßige Bewegung (z. B. Schwimmen, Walking, Fahrradfahren, Gymnastik) trainiert Sprunggelenke und Muskelpumpen. Kalte balneologische Anwendungen (Kneipp-Güsse) fördern den venösen Rückfluss. Vorbeugendes Tragen von Stütz- oder Kompressionsstrümpfen ist insbesondere bei überwiegend stehender Tätigkeit und in der Schwangerschaft hilfreich.

MERKE

Kompressionsstrümpfe sind medizinische Heilmittel und werden im Fachhandel individuell angepasst. **Stützstrümpfe** dienen der Verbesserung der Lebensqualität und sind kommerziell erhältlich.

2.4.2 Thrombo-/Varikophlebitis

Oberflächliche Venenthrombosen (OVT) können in gesunden und in varikösen Venen auftreten. Als Thrombophlebitis wird eine Thrombose in einer vormals gesunden Vene bezeichnet, oft mit einer Entzündung als Ursache oder Folge. Eine Varikophlebitis tritt in einer Varize auf, spontan oder nach einer Sklerosierungstherapie.

Eine **Thrombophlebitis** (➤ Abb. 2.54) ist eine Thrombose in einer gesunden, eine **Varikophlebitis** (➤ Abb. 2.55) eine Thrombose in einer varikösen oberflächlichen (extrafaszialen) Vene. Eine

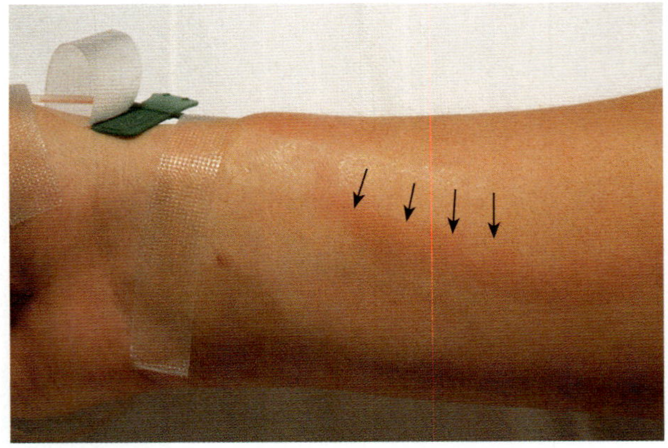

Abb. 2.54 Thrombophlebitis am Unterarm nach i. v. Infusion über eine Butterfly-Kanüle. [M180]

Venenthrombose bezeichnet demgegenüber eine Thrombose in einer tiefen (intrafaszialen) Vene.

Sonderformen

- **Thrombophlebitis migrans oder saltans** (➤ Abb. 2.32): münzgroße lokale Rötung entlang oberflächlicher Venensegmente, die einmalig oder rezidivierend auftritt und sich kontinuierlich an einer Extremität (= migrans) oder sprunghaft auf mehrere Extremitäten (= saltans) ausbreitet: Bei der primären Form ist die Ursache unbekannt, bei der sekundären Form können eine Vaskulitis, eine Thrombophilie oder ein Malignom zugrunde liegen. Die häufigste zugrunde liegende Vaskulitis ist die **Thrombangiitis obliterans** (Bürger-Syndrom).
- Bei der **Mondor-Krankheit** sind die V. thoracoepigastrica und ihre Äste an der vorderen Thoraxwand bzw. der weiblichen Brust betroffen. Die Rückbildung kann Monate dauern. Ein krankhafter Prozess der Brust sollte ausgeschlossen werden. Bei der Kombination einer strangförmigen Thrombophlebitis mit einem Malignom wird vom **Trousseau-Syndrom** gesprochen.
- Von einer **septischen Thrombophlebitis** spricht man, wenn es über einen infizierten Thrombus zu einer Sepsis kommt.
- **transfasziale Varikophlebitis** (➤ Abb. 2.55b): Der Thrombus ist aus einer varikösen Stammvene oder Perforansvene in die zugehörige tiefe Leitvene (= transfaszial) eingewachsen. Es liegt also definitionsgemäß eine komplizierende Venenthrombose vor. Das Einwachsen eines Thrombus von einer Perforansvene in eine tiefe Vene wird auch als **„Kragenknopfphlebitis"** bezeichnet.

Klinik

Typisches Bild mit druckschmerzhafter, strangförmig verdickter Vene. Die Umgebung ist geschwollen, gerötet und überwärmt (➤ Abb. 2.54, ➤ Abb. 2.55a). Selten liegen zusätzlich Allgemeinbeschwerden mit Fieber und erhöhter Blutsenkungsgeschwindigkeit vor. In der Regel klingt die Entzündung nach 1 bis 2 Wochen

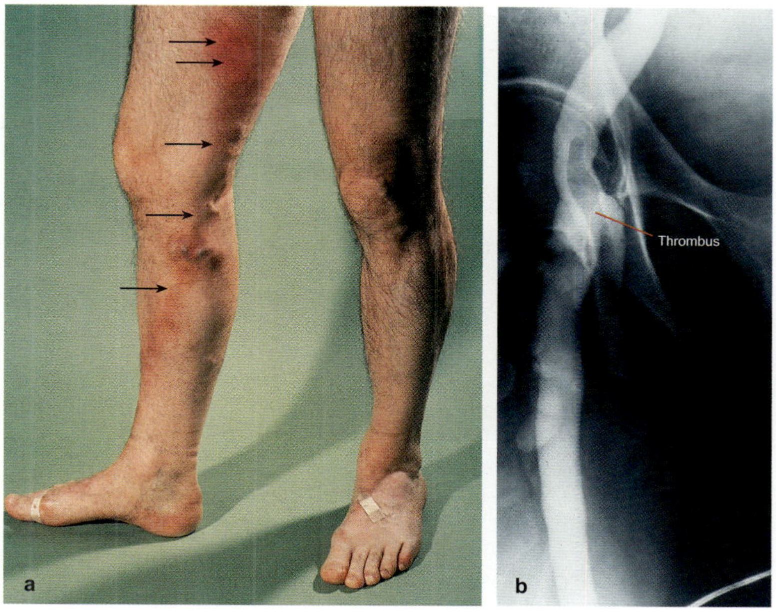

Abb. 2.55 Varikophlebitis der V. saphena magna bei Stammvarikose. a) Klinisches Bild mit Rötung am Ober- und Unterschenkel, b) Phlebografie der Oberschenkel- und Beckenvenen rechts. Thrombuswachstum von der V. saphena magna in die V. femoralis communis bei Stammvarikose („transfasziale Varikophlebitis") [M180]

spontan ab. Die Vene kann noch monatelang als verhärteter Strang tastbar bleiben (Thrombose mit Fibrosierung).

Ätiologie und Pathogenese

Bei der Thrombophlebitis handelt es sich um eine abakterielle Entzündung nach Intimaschädigung, z. B. mechanisch durch Trauma, Verweilkanülen (➤ Abb. 2.54), durch intimareizende Medikamente wie hochkalorische Infusionslösungen oder Zytostatika. Bei bakteriellen Entzündungen wird infektiöses Material in die Vene verschleppt – z. B. iatrogen durch Venenkatheter, bei i. v. Drogenabusus oder durch Übergreifen von Entzündungen der Brust wie beim Mondor-Syndrom. Ursächlich kommen auch Autoimmunkrankheiten, eine Polyglobulie, eine Thrombophilie, eine Polycythaemia vera und andere Malignome in Betracht.

Risikofaktoren für komplizierte Krankheitsverläufe sind: männliches Geschlecht, venöse Thromboembolie in der Vorgeschichte, Alter ≥ 65 Jahre, Malignom oder systemische Entzündung sowie eine unerklärbare Thrombophlebitis (vs. einer Varikophlebitis). In diesen Situationen ist eine medikamentöse Prophylaxe großzügig und ggf. längerfristiger zu erwägen.

MERKE

Die strangförmige Thrombophlebitis bedarf immer einer generellen internistischen Untersuchung zum Ausschluss einer Systemkrankheit.

Diagnostisches Vorgehen

Klinische Blickdiagnose (➤ Abb. 2.54, ➤ Abb. 2.55a)! Wichtig ist, dass die Thrombosierung häufig weiter zentralwärts reicht, als es der Lokalbefund vermuten lässt (➤ Abb. 2.55b). Die Objektivierung durch B-Bild- oder farbcodierte Duplexsonografie sollte daher vor allem erfolgen, wenn die entzündete Venenstrecke länger als 5 cm ist, und bei betroffenen Stamm- oder Perforansvenen zum Ausschluss eines transfaszialen Wachstums in tiefe Venen.

Therapie

Bei einer **septischen Thrombophlebitis** ist der Patient aufgrund seiner schweren Grundkrankheit bettlägerig und bedarf der entsprechenden Thromboseprophylaxe, außerdem einer gezielten Antibiose und ggf. einer chirurgischen Inzision bei lokal eitrigen Prozessen.

Bei allen anderen Krankheitsformen erfolgt die Mobilisierung mit angepasstem Kompressionsverband oder -strumpf, um einer Thromboseprogredienz vorzubeugen. Bei Bedarf können antiphlogistisch wirksame Externa aufgetragen oder nichtsteroidale Antiphlogistika (z. B. ASS, Ibuprofen) eingenommen werden. Weitere Therapiemaßnahmen (Antikoagulation, Operation, Stichinzision) erfolgen in Abhängigkeit von Ausdehnung und Lokalisation:

Bei einer **Thrombosierung von Stammvenen** oder großkalibrigen Seitenästen wird ab einer Thrombuslänge von 5 cm eine Antikoagulation empfohlen, um weiteres Wachstum zu verhindern. Dafür kommen Fondaparinux (2,5 mg/Tag s. c.) oder Rivaroxaban (10 mg/Tag oral) oder auch niedermolekulare Heparine in prophylaktischer Dosis s. c. in Betracht, und zwar je nach Krankheitsverlauf für 4–6 Wochen. Rivaroxaban ist nicht offiziell zugelassen, hat aber seine Wirksamkeit in einer Studie bewiesen.

Bei **mündungsnaher Phlebitis** (≤ 3 cm vor einer Krosse) bzw. **transfaszialem Thrombuswachstum** erfolgt eine therapeutische Antikoagulation (➤ 2.4.3). Bei zugrunde liegender Stammvarikose (Varikophlebitis) empfiehlt sich die Entfernung des Gefäßes, am besten nach initialer Antikoagulation im beschwerdefreien Intervall.

Bei einem **thrombosierten Varixknoten**, z. B. in der Folge einer Sklerosierungstherapie, aber auch bei spontanem Auftreten, beschleunigt die Stichinzision mit Expression des Gerinnsels den Heilungsverlauf (➤ Abb. 2.56).

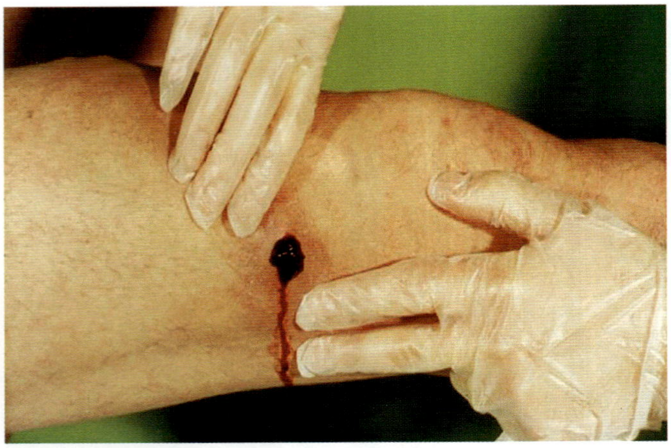

Abb. 2.56 Lokale Thrombusbildung am distalen Oberschenkel rechts nach Sklerosierung einer Varize; Stichinzision mit Expression des Gerinnsels [M180]

2.4.3 Venenthrombose

Synonyma: tiefe Venenthrombose (TVT), Phlebothrombose.

Gerinnselbildung in einer oder mehreren tiefen, intrafaszialen Venen (am häufigsten in den Beinvenen), die die betroffenen Gefäßsegmente partiell oder vollständig verschließt und damit den geregelten Abfluss des Bluts in Richtung Herz vermindert.

Epidemiologie

Die Inzidenz der symptomatischen Venenthrombose liegt in Deutschland bei 1 : 1.000 Einwohner pro Jahr. Das Thromboserisiko steigt mit dem Lebensalter deutlich an: Es wird bei Kindern auf 1 : 100.000 und bei alten Menschen auf 1 : 100 geschätzt.

Ätiologie und Pathogenese

Virchow-Trias

Die 1856 von dem Berliner Pathologen Rudolf Virchow aufgestellte Trias der pathogenetischen Faktoren einer Venenthrombose hat auch heute noch ihre Gültigkeit. Danach sind drei Mechanismen an der Thromboseentstehung beteiligt: **Gefäßwandveränderungen, verlangsamte Blutströmung** und **veränderte Blutzusammensetzung.** Zahlreiche Ursachen sind möglich:

Beispielhafte Ursachen der Venenthrombose

Gefäßwand- und Endothelschäden
- Traumen, Operationen
- Zentralvenöse Verweilkatheter
- Ungewohnte körperliche Belastung („Thrombose *par effort*")

Verlangsamte Blutströmung
- Immobilität, z. B. durch Bettruhe, im Gipsverband oder bei stundenlang beengter Sitzhaltung (Reisethrombose)
- Herzinsuffizienz
- Postthrombotisches Syndrom der Beinvenen
- Schwere sekundäre Leitveneninsuffizienz infolge Stammvarikose

Hyperkoagulabilität
- Thrombophilie (Störungen der Blutgerinnung und der Fibrinolyse, ➤ 3.8)
- Paraneoplasie bei Tumorkrankheiten
- Erhöhte Blutviskosität bei Polyglobulie und Exsikkose
- Zellvermehrung, z. B. bei Polycythaemia vera (➤ 3.6.5)
- Hormonelle Dysbalance in der Schwangerschaft, Postmenopause und bei hormoneller Antikonzeption

Bezüglich Veränderungen im Blut selbst haben thrombophile Gerinnungsstörungen und maligne Krankheiten eine besondere Bedeutung erlangt.

Thrombophilie (vgl. ➤ 3.8)

Unter einer Thrombophilie versteht man ein erhöhtes Thromboserisiko aufgrund einer angeborenen oder erworbenen Störung der Blutgerinnung oder Fibrinolyse. Der Verdacht ergibt sich vor allem, wenn thromboembolische Krankheiten
- abnorm früh (vor dem 50. Lebensjahr),
- abnorm leicht (Spontanthrombosen),
- abnorm häufig (Rezidivthrombosen) oder
- an abnormer Stelle (Organvenenthrombosen)

vorkommen.

Die Thrombophilie-Diagnostik ist sinnvoll bei Patienten, die zum Zeitpunkt der ersten Thrombose < 50 Jahre alt sind, und vor allem auch bei familiär gehäufter Thromboseneigung. Sie umfasst im Wesentlichen folgende Defekte:
- Mutationen im **Faktor-V-Gen** (z. B. Faktor-V-Leiden, benannt nach der Stadt, in der die Mutation zuerst gefunden wurde) oder im **Prothrombin-Gen**
- Mangel an **Gerinnungsinhibitoren** (Antithrombin, Protein C und Protein S)
- Erhöhte Titer für **Antiphospholipidantikörper** (Lupus-Antikoagulans, Antikardiolipinantikörper, β_2-Glykoprotein, ➤ 13.9.2)
- Evtl. auch eine persistierende Erhöhung von **Faktor VIII** sowie von **D-Dimeren** (außerhalb der Akutphase, nach Absetzen der Antikoagulation)

Der Nachweis einer thrombophilen Gerinnungsstörung beeinflusst nicht die Behandlung einer akuten Venenthrombose, möglicherweise aber deren Dauer und im Einzelfall die Intensität der Antikoagulation.

Tumorkrankheit

Maligne Tumoren erhöhen das Thromboserisiko infolge der prokoagulatorischen Effekte von Tumorzellen sowie der Applikation von Chemotherapeutika. Beim Pankreaskarzinom sowie beim Bronchialkarzinom wird die Thromboseinzidenz auf 25–30 % geschätzt. Umgekehrt besteht bei einer Thrombose ohne erkennbare Ursache innerhalb des folgenden Jahres ein erhöhtes Risiko, ein zugrunde liegendes Malignom nachzuweisen. Das lässt eine Tumorsuche bei unbekannter Ursache einer Thrombose sinnvoll erscheinen, wegen der Altersabhängigkeit von Tumoren bevorzugt nach dem 50. Lebensjahr. Eine zweifelsfreie Reduktion der Mortalität durch ein bestimmtes Ausmaß der Tumorsuche ist aber nicht belegt. Der Umfang des Untersuchungsprogramms wird daher kontrovers beurteilt. Die folgende Diagnostik kann empfohlen werden:

- Gezielte Anamnese und körperliche Untersuchung
- Basislabor
- Aktualisierung des geschlechts- und altersspezifischen gesetzlichen Krebsfrüherkennungsprogramms (gynäkologische Untersuchung, Mamma-Screening, Prostatauntersuchung bzw. PSA-Test)
- Röntgen-Thorax
- Abdominale Sonografie
- Test auf okkultes Blut im Stuhl bzw. Koloskopie

Lokalisation und Verlaufsformen

- Thrombosen betreffen in ca. 98 % die **Bein- und Beckenvenen,** in ca. 2 % die Arm- und Schultervenen und selten organbezogene Venen (Pfortader-, Mesenterial-, Nieren- und Sinusvenen).
- **Proximale** Beinvenenthrombosen (V. poplitea und proximal davon gelegene Venen) sind wegen des höheren Risikos für Lungenembolien und das Auftreten eines postthrombotischen Syndroms gefährlicher als **distale** Thrombosen (Unterschenkelvenen).

Pathogenetisch werden nach dem Thrombuswachstum verschiedene Verlaufsformen unterschieden:

- **Aszendierende Form (ca. 90 %):** Thrombuswachstum von distal nach proximal, Beginn in einer Venenklappe (➤ Abb. 2.17)
- **Deszendierende Form (ca. 10 %):** Thrombuswachstum von proximal nach distal, meistens verursacht durch Kompression der Vene von außen (venöses Kompressionssyndrom), z. B. durch einen Tumor oder ein Hämatom bzw. durch eine chronische Irritation der Veneninnenwand mit Ausbildung eines Beckenvenensporns (May-Thurner-Syndrom, ➤ Abb. 2.57)
- **Polytope Form (sehr selten):** winzige Thromben in den Venenklappen verschiedener Gefäße, u. a. bei schweren Gerinnungsstörungen und Malignomen

Isolierte Beckenvenenthrombose

Eher seltene Form der Thrombose – allerdings sind die Beckenvenen bei 25 % der Oberschenkelvenenthrombosen durch Aszension des Thrombus beteiligt.

Relativ häufiger ist die linke als die rechte Beckenvene betroffen, wahrscheinlich wegen des sog. **Beckenvenensporns** nach May und Thurner, einer intravasalen Membran aus lockerem Bindegewebe in der V. iliaca communis sinistra. Ein pathogenetischer Mechanismus ist die chronische Irritation der Vene durch die kreuzende A. iliaca communis dextra (➤ Abb. 2.57).

Bei Beckenvenenbeteiligung besteht eine höhere **Emboliegefahr** (65 % gegenüber 25–35 % bei isolierter Oberschenkelvenenthrombose).

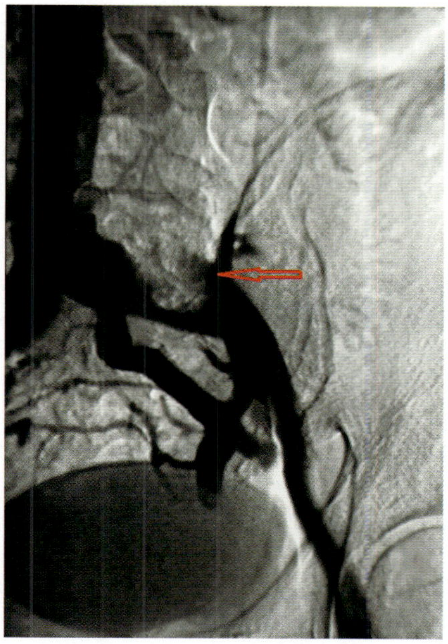

Abb. 2.57 Beckenvenenphlebografie links mit Beckenvenensporn (May-Thurner-Syndrom) und deszendierender Thrombose in der V. iliaca communis links [M180]

Arm- und Schultergürtelvenenthrombose

Synonym: Paget-von-Schroetter-Syndrom

Die akute Achselvenensperre durch Thrombose der V. axillaris oder V. subclavia stellt ca. 2 % aller Thrombosen dar. Die häufigsten Auslöser sind:

- Einengung einer Vene *von außen* durch Tumoren oder im Rahmen eines Thoracic-Outlet-Syndroms (➤ 2.3.7). Gelegentlich wird eine Axillarvenenthrombose durch anstrengende Tätigkeiten wie Kegeln oder Arbeiten über dem Kopf (z. B. beim Anstreichen) ausgelöst (sog. **Thrombose par effort**).
- Irritation der Vene *von innen* durch einen zentralen Venenkatheter oder einen Port.

MERKE

Bei Erstmanifestation einer Thrombose < 50 Jahren ist eher eine Thrombophilie-Diagnostik, bei Erstmanifestation > 50 Jahren eher eine Tumordiagnostik sinnvoll. Bei bis zu 20 % der Patienten liegt der Thrombose ursächlich ein Karzinom zugrunde.

Klinik

Leitsymptome und -befunde

Die klinische Symptomatik ist außerordentlich variabel. Beim *immobilisierten* Patienten verursacht eine Beinvenenthrombose häufig keine oder nur diskrete Symptome; demnach besteht bei Bettlägerigen die Gefahr, die Krankheit zu übersehen (Symptom der „Lungenembolie aus heiterem Himmel“). Beim *mobilen* Patienten sind Ödem und Schmerz die häufigsten Symptome, aber – auch einzeln betrachtet - nicht regelhaft vorhanden.

- **Ödem:** erkennbar durch pralle Konsistenz an der betroffenen Extremität (intrafasziales Ödem, ➤ Abb. 2.58). Nachweis durch vergleichende Umfangsmessung der Extremitäten. Erste Hinweise ergeben sich bei gering ausgeprägter Thrombose durch eine Schwellung in der Bisgaard-Grube hinter dem Außenknöchel.
- **Schmerz:** Ein krampfartiger, heftiger Schmerz entsteht durch Dehnung und Zug an thrombosierten Venen beim Laufen.
- **Zyanose:** durch Behinderung des venösen Abstroms und Rückstau des Bluts. Es handelt sich um ein variables Zeichen, das gelegentlich am herabhängenden Bein zu erkennen ist.
- **Druck- und Dehnungsschmerzzeichen** (z. B. nach Homans, Payr, Pratt, ➤ Abb. 2.59) sind wegen ihrer geringen/variablen Treffsicherheit zu vernachlässigen (wenig spezifisch, Sensitivität beim mobilen Patienten 30–95 %, beim immobilisierten < 30 %).

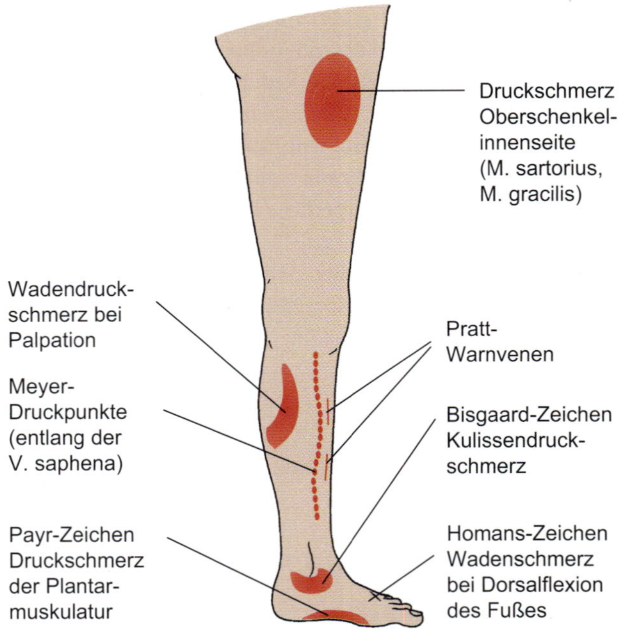

Abb. 2.59 Druck- und Dehnungsschmerzzeichen bei tiefer Beinvenenthrombose. Ihre klinische Treffsicherheit ist jedoch gering! [L157]

Klinische Wahrscheinlichkeit

An die Stelle der ungezielten klinischen Diagnostik ist die sogenannte „klinische Wahrscheinlichkeit" (Vortestwahrscheinlichkeit, Voraussagewert) gerückt. Diese basiert auf einer strukturierten Anamnese und Befunderhebung. Ihre Einstufung in die Kategorien „hoch" oder „nicht hoch" kann gezielt als Baustein in den weiteren diagnostischen Ablauf („diagnostischer Algorithmus") eingesetzt werden und aufwendige apparative Untersuchungen einsparen (➤ Abb. 2.60). Gelegentlich werden alternativ die Kategorien „mittel" und „hoch" (entspricht „hoch") sowie „gering" (entspricht „nicht hoch" verwendet. Am besten evaluiert ist der **klinische Score nach Wells** (➤ Tab. 2.12).

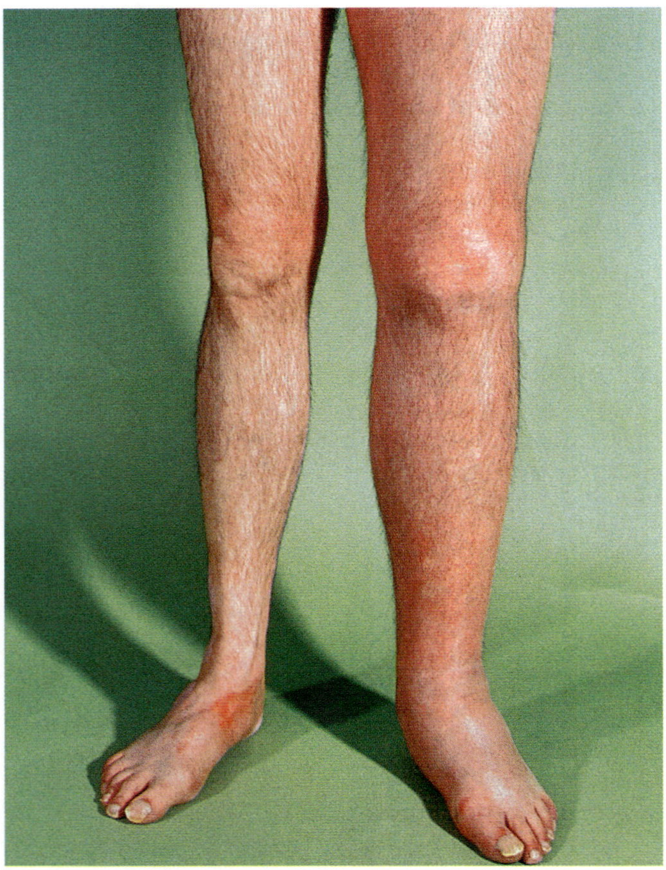

Abb. 2.58 Klinisches Bild bei ausgeprägter Bein- und Beckenvenenthrombose links mit Schwellung der gesamten Extremität [M180]

MERKE

Die klinische Diagnostik allein ist zur Sicherung einer Venenthrombose nicht ausreichend; ergänzende apparative Untersuchungen sind immer erforderlich.

Komplikationen

- **Lungenembolie** (➤ 6.7.1): wichtigste *Frühkomplikation.* Bis zu 30 % der Patienten mit Oberschenkel- und Beckenvenenthrombosen bekommen eine Lungenembolie, Patienten mit einer Unterschenkelvenenthrombose seltener. Die Armvenenthrombose führt nur ausnahmsweise zur Lungenembolie. Meist bleibt eine Lungenembolie asymptomatisch, bisweilen endet sie aber tödlich.
- **Postthrombotisches Syndrom (PTS)** (➤ 2.4.4): wichtigste *Spätkomplikation.* Eine chronische venöse Insuffizienz tritt ca. 5–20 Jahre nach dem akuten Ereignis in Abhängigkeit von Schweregrad und Lokalisation der Thrombose auf. Nach aktuellen Untersuchungen im deutschen TULIPA-Register (2011) tritt bei etwa jedem vierten Patienten innerhalb von drei Jahren nach einer Beinvenenthrombose ein PTS auf.
- **Phlegmasia coerulea dolens:** besonders schwere Form der tiefen Venenthrombose mit fulminanter Thrombosierung der gesamten Venen einer Extremität. Auftreten oft bei malignen Tumoren und mit einer hohen Mortalität (20–50 %) und

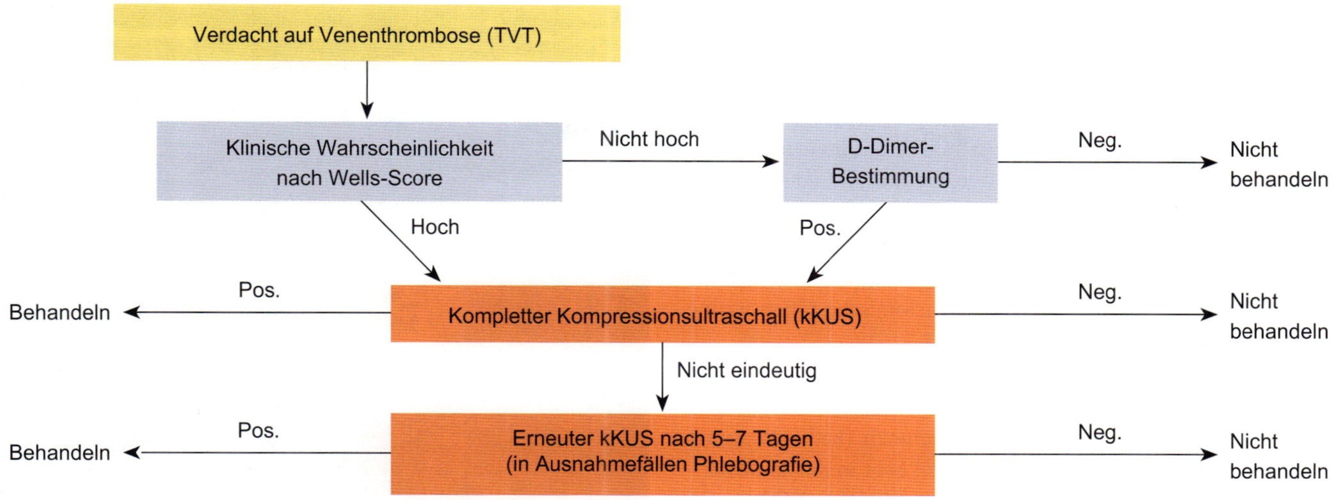

Abb. 2.60 Diagnostischer Algorithmus zur Behandlungsindikation bei Verdacht auf Beinvenenthrombose (Interdisziplinäre S2k-Leitlinie der Deutschen Gesellschaft für Angiologie – Gesellschaft für Gefäßmedizin: Diagnostik und Therapie der Venenthrombose und der Lungenembolie (Stand 2015) [W888-002]

Amputationsrate (10–50 %) einhergehend. Charakteristisch sind die rasche, schmerzhafte (dolens), elephantiasisartige Schwellung (phlegmasia) und livide Verfärbung (coerulea = blau). Therapie der Wahl ist die Thrombektomie, in einzelnen Fällen ist auch eine Thrombolyse erfolgreich.

Diagnostisches Vorgehen

Jeder klinische Verdacht auf eine Venenthrombose muss umgehend abgeklärt werden, damit eine therapeutische Entscheidung erfolgen kann. Nur dann können die Progredienz der Thrombose und mögliche Komplikationen (z. B. Lungenembolie, postthrombotisches Syndrom) vermieden werden. Sollte das ausnahmsweise nicht sofort möglich sein, empfiehlt sich eine Antikoagulation, z. B. mit Heparin subkutan, bis zur eindeutigen Abklärung.

Tab. 2.12 Wells-Score zur klinischen Wahrscheinlichkeit einer Venenthrombose der unteren Extremität [F210-006]

Klinische Charakteristik	Punkte
Aktive Krebserkrankung	1
Lähmung oder kürzliche Immobilisation der Beine	1
Bettruhe (> 3 Tage); große Operation (vor < 12 Wochen)	1
Frühere, dokumentierte tiefe Venenthrombose	1
Schmerz/Verhärtung entlang den tiefen Venen	1
Schwellung des gesamten Beins	1
Schwellung ipsilateraler Unterschenkel > 3 cm	1
Eindrückbares Ödem am symptomatischen Bein	1
Kollateralvenen	1
Alternative Diagnose mindestens ebenso wahrscheinlich wie tiefe Venenthrombose	*–2*
Score für die Thrombosewahrscheinlichkeit: > 2 Punkte = hoch; ≤ 2 Punkte = nicht hoch	

Klinische Untersuchung

Aus den anamnestischen Angaben und den klinischen Untersuchungsbefunden lässt sich die sogenannte **klinische Wahrscheinlichkeit** für das Vorliegen oder den Ausschluss einer Venenthrombose ableiten (➤ Tab. 2.12). Ist die klinische Wahrscheinlichkeit anhand des Wells-Scores *nicht hoch* (< 2 Punkte) und ist die sich anschließende D-Dimer-Bestimmung negativ, kann eine akute symptomatische tiefe Beinvenenthrombose beim ambulanten Patienten ohne weitere Diagnostik als ausgeschlossen gelten; die Versagerquote (Anzahl übersehener Thrombosen) liegt dabei unter 3 %.

Labordiagnostik

Der **D-Dimer-Bestimmung** kommt im Anschluss an die Erfassung der klinischen Wahrscheinlichkeit eine große Bedeutung für die initiale Abklärung der thromboembolischen Krankheit zu. D-Dimere erfassen Fibrinspaltprodukte im Blut. Aufgrund ihrer hohen Sensitivität und des damit verbundenen hohen negativen prädiktiven Werts eignen sie sich sehr gut für den *Ausschluss* einer Thrombose. Die geringe Spezifität schränkt ihre Bedeutung für den *Nachweis* einer Thrombose aber deutlich ein, denn auch bei nichtthrombotischen Krankheiten und Situationen (wie Entzündungen, Tumoren, Schwangerschaft) werden erhöhte D-Dimer-Spiegel gemessen. Bei hospitalisierten Patienten mit Thromboseverdacht ist eine routinemäßige Anwendung nicht empfehlenswert, da aufgrund der Begleitumstände zu häufig falsch positive D-Dimer-Werte gemessen werden.

Apparative Diagnostik

Die **B-Bild-Sonografie** mit Nachweis einer unvollständigen oder fehlenden Kompressibilität der betroffenen Vene im Querschnitt ist die bildgebende Nachweismethode der ersten Wahl. Sie ist indiziert bei jedem Verdacht auf eine Venenthrombose. Sensitivität und

Spezifität betragen bei der proximalen Thrombose (femorale und popliteale Venen) 95–100 %. Unter optimalen Voraussetzungen können bei der distalen Thrombose (Unterschenkelvenen) ähnlich gute Ergebnisse erzielt werden. Heute wird in der Regel ein kompletter Kompressionsultraschall (kKUS) mit direkter Untersuchung der proximalen und der distalen Venen durchgeführt. In der Beckenvenenstrombahn ist eine Kompressionssonografie nicht durchführbar; hier erfolgt immer die farbcodierte **Duplexsonografie.** Diese wird auch in den peripheren Venen regelmäßig ergänzend eingesetzt, da die Farbcodierung eine schnellere anatomische Orientierung ermöglicht. (➤ Abb. 2.61, ➤ Abb. 2.62).

Die **Phlebografie** wird heute nur noch in Ausnahmefällen eingesetzt, z. B. bei V. a. Rezidivthrombose mit unklarem Sonografiebefund und vor invasiven Therapiemaßnahmen (katheterbasierte Thrombektomie, Thrombolyse). Der Vorteil liegt in der umfassenden Darstellung des gesamten Venensystems (➤ Abb. 2.63).

CT und **MRT** sind bei der Diagnostik von intraabdominalen Thrombosen wertvoll. Die **CT-Angiografie** ist darüber hinaus die Methode der ersten Wahl zur Abklärung von Lungenembolien.

Mit den **plethysmografischen Verfahren** kann die Thrombose selbst nicht dargestellt werden, jedoch können ihre funktionelle Auswirkung akut sowie im weiteren Krankheitsverlauf nachgewiesen werden. Bei akuter Thrombose und bei einem ausgeprägten posthrombotischen Syndrom sind Pumpfunktion, Kapazität und Drainage der Venen im betroffenen Bein vermindert.

Diagnostischer Algorithmus

In einem **diagnostischen Algorithmus** werden die genannten Untersuchungsverfahren bei symptomatischen Patienten mit Verdacht auf Venenthrombose in einer bestimmten Reihenfolge eingebunden. Der Algorithmus gilt dann als ausreichend sicher, wenn nach initialem Ausschluss der Krankheit innerhalb der folgenden drei Monate weniger als 3 % Thrombosen (95 %-Vertrauensintervall) aufgetreten sind. Weiterhin sind Patientenkomfort, Kosteneffektivität und lokale Verfügbarkeit zu berücksichtigen. In der interdisziplinären S2-Leitlinie der AWMF (2015) wird die in ➤ Abb. 2.60 beschriebene Vorgehensweise für den *ambulanten* Patienten mit einem *ersten* Verdacht auf Venenthrombose empfohlen. Der Algorithmus wurde nicht für stationäre Patienten, nicht für schwangere Patientinnen und auch nicht für die Rezidivthrombose getestet.

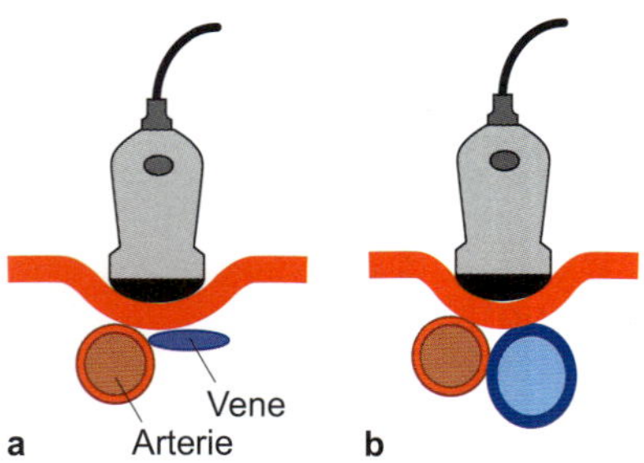

Abb. 2.61 Schematische Darstellung der Venenkompression mit dem Schallkopf. a) Normalbefund mit komprimierbarer Vene, b) Thrombose mit nicht komprimierbarer Vene [L143, M180]

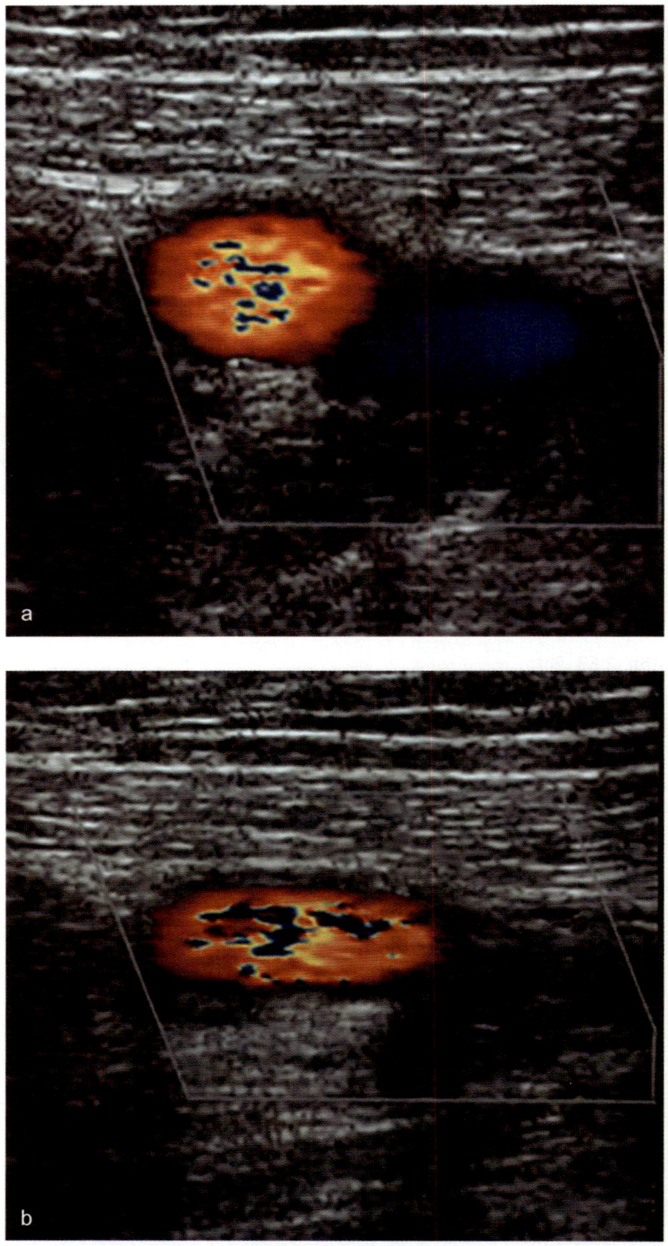

Abb. 2.62 Farbcodierte Duplexsonografie rechte Leiste. Darstellung von A./V. femoralis communis im Querschnitt. a) regelrecht perfundierte Vene (blau) ohne Kompression, b) nicht mehr dargestellte Vene durch vollständige Kompression mit dem Schallkopf (Normalbefund) [M180]

Eine alternative Vorgehensweise stellt von vornherein (d. h. ohne klinische Wahrscheinlichkeit und ohne D-Dimere) die komplette **Kompressionssonografie** (kompletter Kompressionsultraschall, kKUS) der proximalen und der distalen Venen dar. Bei negativem Befund gilt die Thrombose mit ausreichend hoher Treffsicherheit als ausgeschlossen; bei positivem Befund wird behandelt.

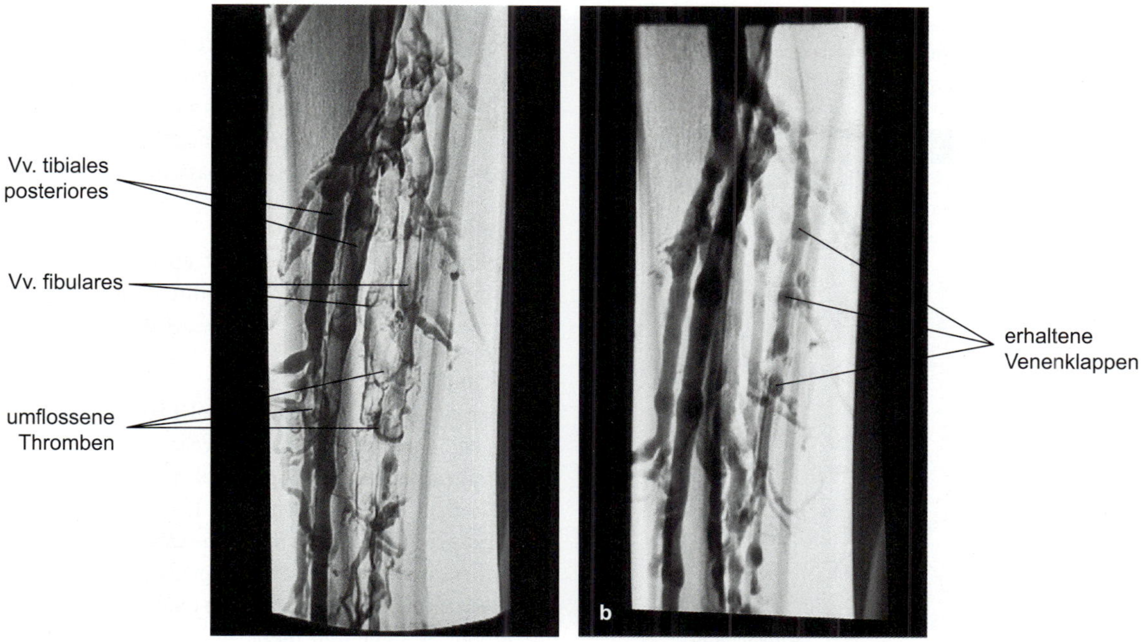

Abb. 2.63 Phlebografie linker Unterschenkel: multiple umflossene Thromben in den Vv. tibiales posteriores und fibulares vor Antikoagulation (a). Deutliche Rückbildung mit Erhalt der Venenklappen nach Antikoagulation (b). Umflossene Thromben zeichnen sich im Röntgenbild dadurch aus, dass sie „weiß" erscheinen, d. h., sie verdrängen das „schwarz" angefärbte Blut im Gefäß und erscheinen wie mit einem Bleistift umzeichnet („Konturzeichen"). [M180]

Therapie

Die Therapie der Venenthrombose erfolgt vorzugsweise ambulant. Eine stationäre Aufnahme ist bei bestimmten medizinischen (z. B. symptomatische Lungenembolie, schwere Allgemeinerkrankung) oder organisatorischen Bedingungen (abgelegener Wohnort, Angst vor einem Notfall) angezeigt.

Die Behandlung steht auf zwei Säulen:

1. **Medikamentöse Therapie:** suffiziente Antikoagulation (wichtigste Maßnahme!), in Einzelfällen systemische Thrombolyse
2. **Physikalische Therapie:** Kompressionsbehandlung, rasche/fortgesetzte Mobilisierung
3. **Rekanalisation:** Bei jungen Patienten mit schwerer akuter deszendierender Beckenvenenthrombose kann eine kathetergestützte Thrombektomie (mit oder ohne Stent), ggf. mit lokaler Thrombolyse, in Betracht kommen.

Antikoagulation

Die Behandlung mit Antikoagulanzien senkt effektiv das Risiko tödlicher Lungenembolien, reduziert das Auftreten eines postthrombotischen Syndroms und ist damit die entscheidende Sofortmaßnahme bei einer akuten Thrombose. Die Antikoagulation ist so effektiv, dass invasivere Verfahren, die auf eine prompte Beseitigung der Thrombose abzielen (Thrombektomie, Thrombolyse) in dieser Hinsicht nicht überlegen sind.

Es werden drei Behandlungsphasen der Antikoagulation differenziert:

- **Initiale Antikoagulation** (1–3 Wochen) mit besonders hohem Thrombose- und Blutungsrisiko
- **Sekundärprophylaxe** (mind. 3, ggf. 6–12 Monate) mit fortgesetzter therapeutischer Dosis
- **Verlängerte Sekundärprophylaxe** (ggf. auf Dauer) in therapeutischer oder prophylaktischer Dosis bei besonders hohem Rezidivrisiko

Initiale Antikoagulation

Die *initiale Antikoagulation* erfolgt mit folgenden Medikamenten: Heparine (NMH, UFH), Fondaparinux, direkte orale Antikoagulanzien (DOAK) sowie Vitamin K-Antagonisten (VKA).

MERKE

Die Dosierung von niedermolekularem Heparin (NMH) sowie von Fondaparinux ist bei der Therapie einer Venenthrombose mindestens doppelt so hoch wie bei deren Prophylaxe.

Heparine und Fondaparinux

- **Niedermolekulare Heparine** (NMH) sind mindestens genauso effektiv und sicher wie unfraktionierte Heparine (UFH). Sie sind einfacher zu handhaben und weisen ein günstigeres Nebenwirkungsprofil auf (seltener heparininduzierte Thrombozytopenie Typ II). Die Injektion erfolgt 1–2 × pro Tag subkutan; eine Kontrolle der Gerinnungszeit (mit dem Anti-Xa-Test) ist nur ausnahmsweise erforderlich, z. B. bei Niereninsuffizienz. Derzeit in Deutschland zugelassene Präparate für die Thrombosetherapie sind in ➤ Tab. 2.13 aufgeführt.
- **Unfraktionierte Heparine** (UFH) werden i. v. oder s. c. verabreicht, heutzutage nachrangig nach NMH, jedoch bevorzugt bei schwerer Niereninsuffizienz oder im Rahmen von Interventionen bei venöser Thromboembolie. Eine Kontrolle der

Tab. 2.13 Niedermolekulare Heparine und Fondaparinux in therapeutischer Dosierung bei Bein- und Beckenvenenthrombose (gemäß S2k-Leitlinie Diagnostik und Therapie der Venenthrombose und der Lungenembolie der AWMF 2015).

Wirkstoff	Präparat	Dosierung	Intervall
Certoparin	Mono-Embolex®	8.000 IE s.c.	2 × tgl.
Dalteparin	Fragmin®	100 IE/kg KG s.c. 200 IE/kg KG s.c.	2 × tgl. 1 × tgl.
Enoxaparin	Clexane®	1,0 mg/kg KG s.c.	2 × tgl.
Nadroparin	Fraxiparin®	0,1 ml/10 kg KG s.c.	2 × tgl.
	Fradoxi®	0,1 ml/10 kg KG s.c.	1 × tgl.
Reviparin	Clivarin®	0,6 ml s.c. bei KG 45–60 kg	2 × tgl.
	Clivarodi®	0,6 ml s.c. bei KG > 60 kg	1 × tgl.
Tinzaparin	innohep®	175 IE/kg KG s.c.	1 × tgl.
Fondaparinux	Arixtra®	7,5 mg s.c.	1 × tgl.
		< 50 kg KG: 5 mg s.c.	1 × tgl.
		> 100 kg KG: 10 mg s.c.	1 × tgl.

Gerinnungszeit ist notwendig; die aPTT soll auf das ca. Zweifache des Ausgangswertes erhöht sein.
- Das Pentasaccharid **Fondaparinux** ist ein synthetisches Antithrombotikum, das selektiv den Gerinnungsfaktor Xa hemmt. Es wird 1 × pro Tag s. c. verabreicht. Eine Kontrolle der Gerinnungszeit (mit dem Anti-Xa-Test) ist in der Regel nicht erforderlich. Bei Niereninsuffizienz ist Fondaparinux kontraindiziert.

Pharma-Box: Heparine

Wirkstoffe
- **Unfraktionierte Heparine (UFH),** z. B. Heparin-Natrium, Heparin-Calcium
- **Niedermolekulare Heparine (NMH)**

Wirkungsmechanismus und Eigenschaften
- Heparine sind körpereigene, direkte Antikoagulanzien, die in Mastzellen und basophilen Granulozyten vorkommen.
- *Unfraktionierte Heparine* bilden aufgrund ihres hohen Molekulargewichts mit endogenem Antithrombin III (AT) einen Komplex, der die Wirksamkeit von AT um ein Vielfaches verstärkt und insbesondere die Bildung von Thrombin (Faktor II) hemmt. Der Effekt wird durch aPTT-Messung kontrolliert. Ein Antithrombinmangel schwächt die Wirkung von Heparin ab und steigert die Thrombosegefahr.
- *Niedermolekulare Heparine* (MG 4.000–6.000 D) werden durch begrenzten Abbau aus unfraktioniertem Heparin (MG 12.000–15.000 D) gewonnen. NMH hemmen vorwiegend den Faktor Xa, in geringerem Ausmaß auch Thrombin. Sie haben gegenüber UFH eine höhere Bioverfügbarkeit und eine längere Wirkdauer (Applikation nur 1 × täglich s. c. zur Thromboseprophylaxe und 1–2 × täglich mit deutlich höherer Dosis s. c. zur Thrombosetherapie).
- Heparine müssen parenteral oder subkutan appliziert werden; die Wirkung tritt sofort ein, sie passieren nicht die Plazenta.

Indikationen
Thromboembolieprophylaxe in der operativen und konservativen Medizin sowie Therapie der Venenthrombose und der Lungenembolie (speziell auch in der Schwangerschaft).

Dosierung
- **Prophylaktische Dosierung von UFH:** z. B. 2 × 7.500 IE s. c./Tag; keine Laborkontrolle erforderlich
- **Therapeutische Dosierung von UFH:** Bolus von 5.000 IE i. v., dann UFH i. v. oder s. c. (Richtwert etwa 15–20 IE/kg KG) bis zu einer Verlängerung der aPTT auf das 1,5–2,0-Fache des Ausgangswerts

Thromboseprophylaxe und -therapie werden heute vorzugsweise **mit niedermolekularen Heparinen** (NMH) durchgeführt, bei denen die prophylaktische und therapeutische Dosierung (➤ Tab. 2.13) für jedes Präparat individuell verschieden ist.

Nebenwirkungen
Blutungen (v. a. bei Überdosierung), allergische Reaktionen (Gewinnung aus Schweinedarmmukosa bzw. Rinderlunge!), reversibler Haarausfall, heparininduzierte Thrombozytopenie (v. a. bei UFH), Osteoporose bei Langzeittherapie. Die Nebenwirkungsrate ist bei NMH niedriger als bei UFH.

Kontraindikationen
- **Relativ:** erhöhte Blutungsneigung, Magen-Darm-Ulzera, Abortus imminens, schwere Leber-, Nieren- oder Pankreaskrankheiten, Heparinallergie
- **Absolut:** vorausgegangene heparininduzierte Thrombozytopenie (HIT) Typ II

Wechselwirkungen
- Thrombozytenfunktionshemmer und Antiphlogistika verstärken die Blutungsgefahr.
- Antihistaminika, Digitalisglykoside, Tetrazykline u. a. vermindern die Heparinwirkung.

Antidot
Protaminsulfat hebt die Wirkung von unfraktioniertem Heparin (UFH) sofort auf (Inaktivierung durch Salzbildung). Der Effekt auf niedermolekulare Heparine ist schwächer.

Therapiekontrolle
- Überwachung der aPTT, evtl. Thrombinzeit bei einer therapeutischen Dosierung von UFH
- Bei NMH aufgrund der stabilen Bioverfügbarkeit und gewichtsadaptierten Dosierung in der Regel auch bei hoch dosierter Thrombosetherapie keine Laborkontrollen notwendig; ggf. Monitoring über den Anti-Xa-Test möglich

Orale Antikoagulanzien

- **Direkte orale Antikoagulanzien (DOAK)** werden initial und langfristig eingesetzt und nach aktueller Studienlage den Vitamin K-Antagonisten vorgezogen. Aktuell sind 4 Substanzen zugelassen: der Thrombininhibitor Dabigatran und die Faktor X-Inhibitoren Rivaroxaban, Apixaban und Edoxaban. Dabigatran und Edoxaban erfordern eine initiale Therapie mit Heparin oder Fondaparinux für 5–7 Tage. Apixaban und Rivaroxaban werden hingegen direkt eingesetzt, beide mit einer initialen Hochdosistherapie für eine Woche (Apixaban) bzw. drei Wochen (Rivaroxaban). Eine Dosisanpassung an die Nierenfunktion ist im Behandlungsverlauf, nicht aber bei der initialen Antikoagulation erforderlich; Gerinnungskontrollen erfolgen nur ausnahmsweise. Einzelheiten sind ➤ Tab. 2.14 zu entnehmen.
- Für **Vitamin-K-Antagonisten** (VKA) bestehen jahrzehntelange Erfahrungen. VKA können bereits am ersten Tag einer Thrombose eingesetzt werden, allerdings immer nur überlappend mit Heparin oder Fondaparinux bis zum Erreichen einer INR (International Normalized Ratio) von 2,0. Die nachfolgende Einstellung (meist auf einen Zielkorridor von 2,0 bis 3,0) muss regelmäßig laborchemisch überprüft werden. Für die langzeitige Therapie liegen gute Erfahrungen vor, v. a. bei Selbstkontrolle der Gerinnungswerte durch den Patienten. Umständlich gegenüber DOAK sind die Therapieunterbrechungen wegen geplanten Eingriffen (Operationen, Vorsorgeuntersuchungen), da sie eine Überbrückung mit Heparin erfordern.

Während einer Therapie mit UFH, nicht jedoch mit NMH, DOAK oder Fondaparinux sind regelmäßige Thrombozytenkontrollen innerhalb der ersten 2 Wochen angezeigt (z. B. 2 × pro Woche), um die (seltene) **heparininduzierte Thrombozytopenie** (➤ 3.7.4) zu erkennen. Allerdings sind in der Anfangsphase jeder gerinnungsaktiven Medikation bestimmte Labortests indiziert, neben Thrombozytenzahl v. a. auch Blutbild, Leber- und Nierenfunktionswerte.

Tab. 2.14 DOAK und VKA: Initiale Antikoagulation, Sekundärprophylaxe und verlängerte Sekundärprophylaxe (modifiziert nach S2k-Litlinie Venenthrombose und Lungenembolie der AWMF).

Wirkstoff	Initialdosis/ Startmdedikation	Sekundärprophylaxe	Verlängerte Sekundärprophylaxe
Dabigatranetexilat	NMH, UFH oder FDX mind. 5 Tage solo, dann Dabigatran solo	150 mg 2 ×/d	150 mg 2 ×/d
Rivaroxaban	15 mg 2 ×/d 3 Wo.	20 mg 1 ×/d	20 mg 1 ×/d oder 10 mg 1 ×/d
Apixaban	10 mg 2 ×/d 1 Wo.	5 mg 2 ×/d	5 mg 2 ×/d oder 2,5 mg 2 ×/d
Edoxaban	NMH, UFH oder FDX mind. 5 Tage solo, dann Edoxaban solo	60 mg 1 ×/d	60 mg 1 ×/d
VKA	NMH, UFH oder FDX mind. 5 Tage parallel mit VKA; VKA solo ab INR 2,0	VKA mit INR-Ziel 2,0–3,0	VKA mit INR-Ziel 2,0–3,0

DOAK = direkte orale Antikoagulanzien, VKA = Vitamin-K-Agonisten, NMH = niedermolekulares Heparin, UFH = unfraktionierte Heparine, FDX = Fondaparinux, INR = International Normalized Ratio

PRAXISBEZUG

Labor

Für die Steuerung einer gerinnungshemmenden Behandlung mit Vitamin-K-Antagonisten weist der INR-Wert gegenüber dem Quick-Wert deutliche Vorteile auf: Da bei der INR ein Sensitivitätsindex für das angewandte Reagens berücksichtigt wird, sind Werte aus unterschiedlichen Laboren vergleichbar.

Sekundärprophylaxe mit Antikoagulanzien

An die Initialphase schließt sich die Sekundärprophylaxe mit Antikoagulanzien an. Hier werden bevorzugt direkte orale Antikoagulanzien oder Vitamin-K-Antagonisten eingesetzt. Bei Malignompatienten kommen niedermolekulare Heparine, bei stabilem Verlauf und geringem Blutungsrisiko auch DOAK (v. a. Edoxaban und Apixaban, auch Rivaroxaban – nach Studienlage), seltener VKA in Betracht.

Die Sekundärprophylaxe mit Antikoagulanzien erfolgt mit einer therapeutischen Dosis. Die Behandlungsdauer liegt zwischen drei und zwölf Monaten und ist im Wesentlichen abhängig von Lokalisation und Ätiologie der Thrombose sowie dem Vorliegen einer Erst- oder einer Rezidivthrombose. Die Therapie kann bei einer ersten distalen Thrombose (Unterschenkel) meistens nach drei Monaten beendet werden und bei einer risikoassoziierten proximalen Thrombose (Oberschenkel) innerhalb von 3–6 Monaten, da das Rezidivrisiko in beiden Fällen als gering eingestuft wird. Bei ausgedehnter proximaler Thrombose unklarer Genese wird meistens 6–12 Monate oder (als verlängerte Sekundärprophylaxe) länger antikoaguliert.

Verlängerte Sekundärprophylaxe mit Antikoagulanzien

Diese Phase entspricht einer langen bis lebenslangen Antikoagulation. Betroffen sind Hochrisikopatienten für ein Rezidiv, z. B. bei malignomassoziierter Thrombose, bei zugrunde liegender schwerer Thrombophilie und/oder familiärer Disposition sowie bei ausgeprägten Residuen in den betroffenen Venen. Wichtige Kriterien für eine kurze oder lange (u. U. lebenslange) Therapiephase sind in ➤ Tab. 2.15 zusammengestellt.

Für die verlängerte Sekundärprophylaxe sind speziell die beiden DOAK Apixaban (2 × 2,5 mg/Tag) und Rivaroxaban (1 × 10 mg/Tag) in prophylaktischer Dosis zugelassen; die geringe Dosis hat sich in großen Studien als ebenso effektiv bei geringerem Blutungsrisiko gegenüber der therapeutischen Dosis erwiesen. Alternativ können die Medikamente und Dosierungen aus der Phase der Sekundärprophylaxe angewandt werden (➤ Tab. 2.14).

2

Tab. 2.15 Kriterien für eine verlängerte Sekundärprophylaxe mit Antikoagulanzien (aus: S2k-Leitlinie Venenthrombose und Lungenembolie der AWMF 2015)

Kriterium	Für fortgesetzte Therapie	Gegen fortgesetzte Therapie
Risikofaktor	Fortbestehend	Passager
Genese	Unklar	Getriggert
Rezidiv	Ja	Nein
Blutungsrisiko	Gering	Hoch
Bisherige Antikoagulationsqualität	Gut	Schlecht
D-Dimere (nach Therapieende)	Erhöht	Normal
Residualthrombus	Vorhanden	Fehlend
Geschlecht	Männlich	Weiblich
Thrombusausdehnung	Langstreckig	Kurzstreckig
Thrombuslokalisation	Proximal	Distal
Schwere Thrombophilie	Ja*	Nein**
Patientenpräferenz	Dafür	Dagegen

*z. B. Antiphospholipid-Syndrom;
**z. B. heterozygote Faktor-V-Mutation oder heterozygote Prothrombin-Mutation

MERKE

- Die **Dauer der Antikoagulation** nach einer Venenthrombose richtet sich u. a. nach Ätiologie (idiopathisch oder risikoassoziiert), Lokalisation (proximal oder distal) und Häufigkeit (Erstereignis oder Rezidiv) sowie nach dem Ausmaß der verbliebenen thrombotischen Schädigung („sonografische Residuen").
- Bei **Malignompatienten** kommen insbesondere NMH und DOAK (nach aktueller Studienlage: Edoxaban, Rivaroxaban, Apixaban) in Betracht. Bei akuten, schweren Krankheitsfällen sind eher NMH und bei chronischen, stabilen Verläufen eher DOAK, ggf. auch VKA, geeignet.

Mobilisierung und Immobilisierung

Ambulante Patienten mit Thrombose werden vorzugsweise mobil gehalten und von vornherein, in Ausnahmefällen nach einem kurzen stationären Aufenthalt, ambulant therapiert; das trifft auf über 90 % der Patienten zu.

Bei sehr frischer und ausgedehnter Thrombose mit akuten Beschwerden (Schmerzen, Schwellung) kann es allerdings sinnvoll sein, das betroffene Bein in den ersten Tagen überwiegend hoch zu lagern und zu schonen. Die Immobilisation reduziert jedoch weder die Frequenz von Lungenembolien noch die Häufigkeit und Schwere eines postthrombotischen Syndroms (➤ 2.2.4). Dies gilt für die Unterschenkelthrombose ebenso wie für die Beckenvenenthrombose.

Bei frischer, *stationär* erworbener Thrombose ist eine kurze Phase (1–2 Tage) der Immobilisierung möglicherweise sinnvoll, bis die therapeutische Antikoagulation greift.

Kompressionstherapie

Sie hat einen analgetischen und einen abschwellenden Effekt. Bei akuter Thrombose mit Schmerzen und Schwellung ist ein Verband mit Kurzzug- oder Mittelzugbinden empfehlenswert, danach ein Kompressionsstrumpf der Klasse II oder III (➤ Abb. 2.53). Über dessen optimale Länge gibt es keine gesicherten Daten; pragmatischerweise richtet sie sich initial nach der Lokalisation der Thrombose, langfristig genügt in der Regel ein Wadenkompressionsstrumpf. Die Therapiedauer richtet sich nach dem klinischen und apparativen Befund (fortbestehende Schwellungsneigung, eingeschränkte Venenfunktionsparameter); sie erfolgt i. d. R. für mindestens 6–12 Monate, mitunter auch lebenslang. Meistens kommt die Kompressionsklasse II zum Einsatz. Bei indizierter Behandlung, jedoch gleichzeitig eingeschränkter Compliance, Unverträglichkeit oder Unvermögen des An- und Ausziehens lieber die Kompressionsklasse I als keine Kompression verordnen!

Rekanalisierende Maßnahmen

Bei einer Venenthrombose sind invasive Maßnahmen wie die kathetergestützte Thrombektomie (mit oder ohne lokale Thrombolyse sowie mit oder ohne Stent) nach aktuellen großen Studien einer alleinigen Antikoagulation bezüglich der Verhütung von Lungenembolien und der Reduktion des postthrombotischen Syndroms nicht überlegen. Die Verfahren kommen im Einzelfall in Betracht bei jungen Patienten mit schwerer akuter deszendierender Beckenvenenthrombose, ggf. mit Einbeziehung der Vena cava inferior, vorzugsweise in einem darauf spezialisierten Zentrum. Eine systemische Thrombolysetherapie wird heute wegen geringer Erfolgsrate bei erhöhtem Blutungsrisiko kaum noch durchgeführt, ist aber bei einer schweren Mehretagenthrombose im Einzelfall zu erwägen. Im Anschluss an eine Intervention erfolgt die therapeutische Antikoagulation.

Kavafilter

Die Indikation zur Implantation eines Kavafilters ist bei akuter Venenthrombose nur in begründeten Einzelfällen gegeben, und zwar bei absoluter Kontraindikation gegen eine Antikoagulation, z. B. vor einer dringlichen Operation mit hohem Blutungsrisiko sowie beim Auftreten symptomatischer Lungenembolien trotz korrekt durchgeführter Antikoagulation. Im Bedarfsfall ist ein temporäres, d. h. wieder entfernbares Filtersystem gegenüber einem permanenten Filter zu bevorzugen.

Seltene Thromboseformen

V.-cava-inferior-Thrombose

Eine Cavathrombose entsteht am häufigsten durch Thrombusaszension aus den Beckenvenen, gelegentlich auch als deszendierende Thrombose durch Kompression des Gefäßes von außen oder nach Einbruch von Tumoren. Sie wird bei bekanntem Malignom gelegentlich zufällig beim Staging entdeckt.

- **Klinik:** bei akuter und kompletter Gefäßokklusion ödematöse Schwellung der gesamten unteren Körperhälfte bis zum Nabel, einschließlich der Genitalien; evtl. zyanotische Verfärbung
- **Diagnostik:** farbcodierte Duplexsonografie, CT oder MRT, seltener DSA

- **Therapie:** Behandlung der Grundkrankheit, Antikoagulation sowie von vornherein Kompressionstherapie der Beine; ggf. kathetergestützte Thrombektomie
- **Prognose:** gut durch Kollateralisation über andere abdominale Venen ohne Malignom, sonst abhängig von der Art des Malignoms

V.-cava-superior-Thrombose

Bei Kompression der Vene, z. B. im Rahmen von Lungen- oder Mediastinaltumoren, bei Mediastinitis, Aortenaneurysma oder Pericarditis constrictiva; iatrogen auch durch einen zentralvenösen Katheter verursacht.

- **Klinik:** obere Einflussstauung und Zyanose der oberen Körperhälfte (Kopf, Hals, Arme)
- **Diagnostik:** CT besser geeignet als MRT, ggf. Armvenenphlebografie oder DSA
- **Therapie:** wie bei der V.-cava-inferior-Thrombose, ggf. Kompressionstherapie der Arme nach Verträglichkeit

Pfortaderthrombose

Seltene Thromboseform (autoptisch in 0,05 % der Fälle), meistens idiopathischer Genese (50 %), ansonsten bei Leberzirrhose und nach Lebertransplantationen sowie bei Neoplasien.

- **Klinik:** meistens asymptomatisch, im späteren Verlauf Symptome der portalen Hypertension (Aszitesbildung, Splenomegalie, Ösophagusvarizen), gelegentlich Splenomegalie
- **Diagnostik:** farbcodierte Duplexsonografie als Methode der 1. Wahl; ggf. CT oder MRT; DSA bei Komplikationen und geplanter Operation; Gastroskopie (Ösophagusvarizen?)
- **Therapie:** Antikoagulation, auch bei asymptomatischem Verlauf (cave: Gefahr einer Ösophagusvarizenblutung!); bei Symptomen portosystemische Shunt-OP (relativ hohe Letalität bei Malignompatienten)

Lebervenenthrombose (Budd-Chiari-Syndrom)

➤ 8.1.8

Mesenterialvenenthrombose

Seltenes, schweres Krankheitsbild, das z. B. bei hämatologischen Systemkrankheiten, portaler Hypertension, Malignomen, entzündlichen Prozessen, thrombophilen Gerinnungsstörungen (JAK-2-Mutation) sowie auch ohne erkennbare Ursache auftreten kann.

- **Klinik:** sehr variabel, u. U. akutes Abdomen, Übelkeit, Brechreiz, Fieber, Meläna. Gefahr des hämorrhagischen Darminfarkts
- **Diagnostik:** CT- oder MR-Angiografie, ggf. indirekte Mesenterikografie mit KM-Gabe in Leber-/Milzarterien
- **Therapie:** Antikoagulation, initial mit Heparin in therapeutischer Dosierung; aufgrund der hohen Mortalität (bei kompletter Thrombosierung > 50 %) möglichst frühzeitige Thrombektomie mit Resektion infarzierter Darmsegmente; in einzelnen Fällen erfolgreiche Thrombolyse möglich; im Anschluss an die Akuttherapie längerfristige orale Antikoagulation mit VKA oder DOAK, meistens auf unbestimmte Dauer

Nierenvenenthrombose

Nierenvenenthrombosen (➤ 11.5.1) treten in jedem Lebensalter auf. Ursachen sind bei Kleinkindern eine schwere Exsikkose und im Erwachsenenalter Nierenerkrankungen wie nephrotisches Syndrom, diabetische Nephropathie oder Glomerulonephritis mit Proteinurie sowie Malignome oder Traumen.

- **Pathogenese:** Prädisposition der Nierenvene für eine Thrombosierung durch Antithrombinmangel und Dysproteinämie der Gerinnungsfaktoren (als Folge des Eiweißverlustes über die Nieren), kombiniert mit einer Hämokonzentration durch den Filtrationsprozess in den Glomeruli
- **Klinik:** plötzliche Flanken- oder Bauchschmerzen, nephrotisches Syndrom mit Hämaturie, Proteinurie, Oligo- oder Anurie und generalisierter Ödembildung
- **Diagnostik:** farbcodierte Duplexsonografie, ggf. CT- oder MRT oder Nierenvenenphlebografie als DSA
- **Therapie:** Antikoagulation mit Heparin, anschließend mit oralen Antikoagulanzien, Bettruhe; gute Prognose durch spontane Regenerationsfähigkeit der Nierenvenen.

Sinusvenenthrombose (➤ 2.4.3)

Seltenes Krankheitsbild, das sich infolge einer entzündlichen Krankheit der Nachbarorgane (z. B. Nasenfurunkel), bei thrombophilen Diathesen, in der peripartalen Phase sowie häufig auch idiopathisch manifestieren kann.

- **Klinik:** Kopfschmerzen, Fieber, Erbrechen und Nackensteifigkeit; seltener fokal-neurologische Ausfälle
- **Diagnostik:** kraniale CT oder MRT
- **Therapie:** Heparin in therapeutischer Dosierung (auch bei Hirnblutung), anschließend orale Antikoagulation über 3–12 Monate (bei schwerer Thrombophilie auch länger); bei septischer Sinusvenenthrombose operative und antibiotische Sanierung des Infektionsherds

Primäre venöse Thromboembolieprophylaxe

Eine *primäre* venöse Thromboembolieprophylaxe (VTE-Prophylaxe) erfolgt bei Patienten ohne Vorschädigung des Venensystems, die vorübergehend einem erhöhten Thromboserisiko ausgesetzt sind. Eine *sekundäre* VTE-Prophylaxe erfolgt hingegen bei Patienten, die bereits eine akute Thrombose oder ein postthrombotisches Syndrom haben, zur Verhütung eines Rezidivs.

Die primäre VTE-Prophylaxe wird möglichst individualisiert und risikoadaptiert durchgeführt. Es hat sich eine Einteilung in die Risikokategorien „niedrig", „mittel" und „hoch" bewährt (➤ Tab. 2.16). Für die Zuordnung werden verschiedene expositionelle und dispositionelle Risiken erfasst. Ein hohes **expositionelles Risiko** besteht in der operativen Medizin beim Polytrauma, bei Tumoroperationen im Brust- und Bauchraum sowie bei Operationen an Wirbelsäule, Hüft- und Kniegelenken. In der Inneren Medizin ist bei schweren Herz- und Lungenkrankheiten, nach ischämischem Apoplex mit Parese sowie bei schweren Infektionen/Sepsis und bei Malignomen von einem hohen Thromboserisiko auszugehen. **Dispositionelle Risikofaktoren** (➤ Tab. 2.16) wie z.B. hohes Lebensalter oder Übergewicht wirken sich in beiden Patientengruppen potenzierend auf das expositionelle Thromboserisiko aus. Im Einzelfall können mehrere gleichzeitig vorhandene Risikofaktoren das individuelle VTE-Risiko erheblich **steigern.**

Die nachfolgend aufgeführten prophylaktischen Maßnahmen, vor allem die medikamentöse Therapie, haben zu einer drastischen Absenkung des VTE-Risikos von bis zu 80 % in Hochrisikogruppen auf unter 5–10 % geführt.

Tab. 2.16 Primärprophylaxe venöser Thromboembolien unter Berücksichtigung von expositionellen und dispositionellen* Risikofaktoren (nach: S2k-Leitlinie Diagnostik und Therapie der Venenthrombose und der Lungenembolie der AWMF, 2015).

Risikofaktor	Operative Medizin	Nichtoperative Medizin
Niedriges VTE-Risiko** (TVT proximal < 1 %, tödliche Lungenembolie < 0,1 %)	• Kleine operative Eingriffe • Verletzung ohne oder mit geringem Weichteilschaden	• Infektion oder akut-entzündliche Erkrankung ohne Bettlägerigkeit • Zentralvenöse Katheter/Port-Katheter
Mittleres VTE-Risiko** (TVT proximal 1–10 %, tödliche Lungenembolie 0,1–1 %)	• Länger dauernde Operationen • Gelenkübergreifende Immobilisation der unteren Extremität im Hartverband • Arthroskopisch assistierte Gelenkchirurgie an der unteren Extremität	• Akute Herzinsuffizienz (NYHA III/IV) • Akut dekompensierte, schwere COPD *ohne* Beatmung • Infektion oder akute entzündliche Erkrankung mit Bettlägerigkeit • Akute behandlungsbedürftige maligne Erkrankung
Hohes VTE-Risiko (TVT proximal 10–30 %, tödliche Lungenembolie > 1 %)	• Größere Eingriffe in der Bauch- und Beckenregion bei malignen Tumoren oder entzündlichen Erkrankungen • Polytrauma, schwerere Verletzungen der Wirbelsäule, des Beckens und/oder der unteren Extremität • Größere Eingriffe an Wirbelsäule, Becken, Hüft- oder Kniegelenk • Größere operative Eingriffe in Körperhöhlen der Brust-, Bauch- und/oder Beckenregion	• Schlaganfall mit Parese • Akut dekompensierte, schwere COPD *mit* Beatmung • Sepsis • Schwer erkrankte Patienten mit intensivmedizinischer Behandlung

***Dispositionelle Risikofaktoren:** Thrombophilie, frühere venöse Thromboembolie (VTE), Malignome, Lebensalter > 60 Jahre, VTE bei Verwandten 1. Grades, chronische Herzinsuffizienz/Postinfarktsyndrom, Übergewicht (BMI > 30 kg/m²), akute Infektionen/Entzündungen mit Immobilisation, Therapie mit oder Blockade von Sexualhormonen, Schwangerschaft/Postpartalperiode, nephrotisches Syndrom, ausgeprägte Varikose.

**Bei mehr als nur geringem dispositionellen Risiko des Patienten Einstufung in höhere Risikokategorie vornehmen.

MERKE

Sehr hoch ist die Thrombosegefahr nach Hüft- und Kniegelenksoperationen: Ohne Thromboseprophylaxe erleiden mehr als 50 % der Patienten eine tiefe Beinvenenthrombose.

Basismaßnahmen

- **Frühmobilisierung und Bewegungsübungen** mit Aktivierung der Sprunggelenks- und Wadenmuskelpumpe, um den venösen Rückfluss zu steigern
- **Indikation** bei allen Patienten!

Medikamentöse Maßnahmen

- **Heparine** (niedermolekulare sind gegenüber unfraktionierten Heparinen zu bevorzugen): Für Hochrisikogruppen sind einzelne NM-Heparine explizit zugelassen (Einzelheiten dazu ➤ Pharma-Box „Heparine" und Herstellerinformationen). *Indikation:* bei jedem Patienten mit mittlerem und hohem Thromboserisiko.
- **Fondaparinux** stellt eine wirksame Alternative zu den niedermolekularen Heparinen dar. Es wird 1 × pro Tag s. c. verabreicht in einer Dosis von 2,5 mg, mit postoperativem Beginn. Bei einer Niereninsuffizienz ist eine Dosisreduktion auf 1,5 mg erforderlich, die schwere Niereninsuffizienz gilt als Kontraindikation. *Indikation:* bei jedem Patienten mit mittlerem und hohem Thromboserisiko.
- Der orale **Thrombinantagonist** Dabigatran ist in einer Dosis von 2 × 110 mg/Tag zugelassen; bei einem Lebensalter > 75 Jahren oder mittelgradiger Niereninsuffizienz wird die Dosis auf 2 × 75 mg/Tag reduziert. Behandlungsbeginn postoperativ. Kontraindiziert bei schwerer Niereninsuffizienz. *Indikation:* Alternative zu NMH und Fondaparinux bei elektiven Hüft- und Kniegelenkseingriffen.
- Als orale Faktor-Xa-Inhibitoren werden Rivaroxaban mit 10 mg/Tag und Apixaban mit 2 × 2,5 mg/Tag eingesetzt, jeweils mit postoperativem Behandlungsbeginn. Vorsicht ist geboten bei schwerer Nieren- und/oder Leberinsuffizienz. *Indikation:* Alternative zu NMH und Fondaparinux bei elektiven Hüft- und Kniegelenkseingriffen.
- **Vitamin-K-Antagonisten** können theoretisch auch zur Thromboseprophylaxe verabreicht werden; das ist aber in Deutschland unüblich, u. a. wegen des verzögerten Wirkungseintritts, der langen Halbwertszeit und der damit verbundenen gefürchteten

Blutungsgefahr sowie der Notwendigkeit regelmäßiger Laborkontrollen.

Physikalische Maßnahmen

- Mechanische Verfahren wie die **intermittierende pneumatische Wadenkompression** (IPK) sind sehr effektiv und als physikalische Maßnahme zu bevorzugen; sie werden aber (noch) nicht routinemäßig eingesetzt.
- **Medizinische Thromboseprophylaxestrümpfe** (MTPS), sind weniger effektiv und haben im Zeitalter der hohen Wirksamkeit der medikamentösen Prophylaxe an Bedeutung verloren. Wenn überhaupt, sind knielange gegenüber oberschenkellangen Strümpfen zu bevorzugen.
- **Indikation:** Beide Maßnahmen werden nicht generell empfohlen, sind jedoch indiziert bei Kontraindikation gegen eine medikamentöse Behandlung (z. B. bei schwerer Blutungsneigung), und dann bevorzugt IPK gegenüber MTPS.

Besondere Situationen

Bei *akuter* **heparininduzierter Thrombozytopenie vom Typ II** (HIT II) erfolgt die medikamentöse Thromboseprophylaxe mit einer der nachfolgenden zugelassenen Substanzen: Danaparoid, Argatroban oder Lepirudin. Bei *früherer* HIT II kann alternativ auch Fondaparinux oder ein direktes orales Antikoagulans eingesetzt werden.

MERKE

Thrombozytenfunktionshemmer wie ASS können Thrombosen im tiefen Venensystem nicht zuverlässig genug verhindern und werden deshalb nicht zur primären Thromboseprophylaxe eingesetzt.

2.4.4 Postthrombotisches Syndrom (PTS)

Als postthrombotisches Syndrom **(PTS)** werden Symptome zusammengefasst, die nach einer tiefen Bein- und Beckenvenenthrombose bestehen bleiben oder sich im Laufe von Jahren ausbilden. Nach dem deutschen TULIPA-Register (2011) entwickeln 24,5 % der Patienten nach einer tiefen Venenthrombose ein PTS, davon die Mehrzahl (23 %) in milder und 1,5 % in schwerer Ausprägung.

Die Wahrscheinlichkeit, dass sich nach einer Thrombose ein PTS entwickelt, korreliert mit der Lokalisation und dem Schweregrad der Thrombose. In Kenntnis des klinischen und des sonographischen Befundes kann eine Einteilung in die **CEAP-Klassifikation** (➤ 2.2.2, ➤ Tab. 2.3).

Klinik

Typische Symptome sind Schweregefühl und Schwellungsneigung der betroffenen Extremität. Die Beschwerden nehmen bei längerem Stehen und Sitzen im Laufe des Tages sowie bei warmen Temperaturen zu. Das postthrombotische Syndrom verläuft in drei Stadien.

Stadium I: postthrombotisches Frühsyndrom

In den ersten 3–4 Wochen nach dem Thromboseereignis beklagt der Patient eine persistierende Ödemneigung, die sich unter Belastung verstärkt. Sie ist Ausdruck des nicht mehr ausreichend vorhandenen Venenabflusses aus der betroffenen Extremität.

Stadium II: postthrombotisches Syndrom

Bis zu einem Jahr nach der Thrombose dauert es, bis sich funktionstüchtige oberflächliche und intrafasziale Kollateralen gebildet haben, die den gestörten Abfluss des venösen Bluts aus dem Bein kompensieren. Im Vordergrund stehen dann eine leichte Schwellungsneigung und eine langsam zunehmende (sekundäre) Varikose.

Stadium III: postthrombotisches Spätsyndrom mit chronischer venöser Insuffizienz

Bei schwerem Krankheitsverlauf kann der Kollateralkreislauf infolge des großen rezirkulierenden Blutvolumens im Laufe von 5–20 Jahren dekompensieren. Es resultiert eine sekundäre Stammvarikose der V. saphena magna und/oder parva und ggf. eine Perforansvarikose. Die Leitveneninsuffizienz (Überlastung der tiefen Venen) und die sekundäre Varikose (Überlastung der oberflächlichen Venen) verursachen eine chronische venöse Insuffizienz (➤ 2.4.5) mit dermatologischen Komplikationen wie Hyperpigmentation, Induration und Ulzeration. Besonders der Bereich des Innenknöchels ist betroffen (➤ Abb. 2.64).

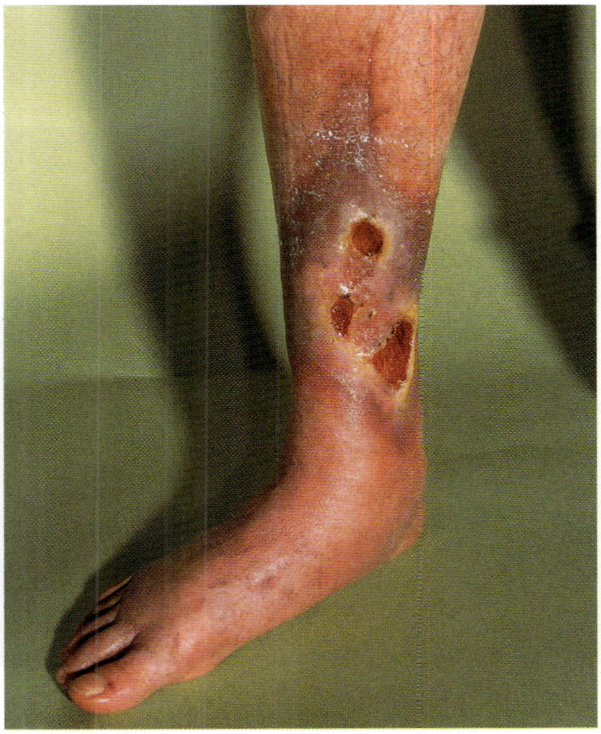

Abb. 2.64 Klinisches Bild eines postthrombotischen Spätsyndroms mit chronischer venöser Insuffizienz (CVI): Schwellung im Knöchelbereich, deutliche Hyperpigmentierung und mehrere Ulzera oberhalb des Innenknöchels [M180]

Diagnostisches Vorgehen

Die Stadieneinteilung wird durch anamnestische Angaben (Zeitpunkt der Manifestation der Thrombose), den klinischen Befund (sichtbare Kollateralvenen, Zeichen der chronischen venösen Insuffizienz) und diagnostische Verfahren zur Erfassung von morphologischen und hämodynamischen Veränderungen ermöglicht.

Die **umfassende Beurteilung** des Schädigungs- und Kompensationsgrads gelingt durch die kombinierte Anwendung der nachfolgend aufgeführten apparativen Untersuchungsmethoden.

Apparative Untersuchungen beim postthrombotischen Syndrom

Zur vorwiegend morphologischen Beurteilung

- **B-Bild-** farbcodierte **Duplexsonografie:** heute Methode der ersten Wahl bei hoher Verfügbarkeit; stellt lokalisierte postthrombotische Veränderungen dar, also Alterationen der Venenwand und intravasale Septen (Restthromben). Sie liefert aber keine ganzheitliche Abbildung aller Venensysteme. Der Kompressionstest mit Bemessung des maximal komprimierbaren Restlumens eignet sich hervorragend für Verlaufskontrollen; die Farbcodierung ist hierfür nicht unbedingt erforderlich (➤ Abb. 2.65).
- **Phlebografie** (➤ Abb. 2.66) mit jodhaltigem Kontrastmittel: Methode mit höchster Aussagekraft, jedoch zunehmend geringer Verfügbarkeit. Sie ermöglicht die Erfassung der Schäden im gesamten intrafaszialen Venensystem vom Unterschenkel bis zur Beckenetage sowie der Funktionsfähigkeit von extrafaszialen Kollateralgefäßen. Alternativ kommen CT- oder MR-Phlebografie infrage (besonders geeignet vor geplanten invasiven Maßnahmen).

Zur hämodynamischen Beurteilung

- **Farbcodierte Duplexsonografie:** Methode mit sehr hoher Aussagekraft; sie ermöglicht die Differenzierung zwischen einem kompensierten (funktionierende Venenklappen) und einem dekompensierten PTS (funktionslose Venenklappen). Ein anhaltender Reflux unter der Provokation mit dem Valsalva- oder dem Wadendekompressionstest (➤ Abb. 2.51) entspricht in den *tiefen* Leitvenen einer thrombosebedingten Klappendestruktion, in den *oberflächlichen* Kollateralvenen einer sekundären Stammvarikose.
- **Phlebodynamometrie:** Methode zur globalen Beurteilung des Kompensationsgrades des postthrombotischen Syndroms unter Einbeziehung der intra- und extrafaszialen Venen. Nachteile: invasiv, nicht breit verfügbar. Der Einsatz bietet sich ggf. vor einer geplanten Operation an.
- **Lichtreflexionsrheografie (LRR)** und **Venenverschlussplethysmografie (VVP):** globale Erfassung der Pumpfunktion (LRR) bzw. der venösen Kapazität und Drainage des Bluts (Plethysmografie) aus dem gesamten Venensystem. Vorteile: Die Methode ist nichtinvasiv und gut geeignet für Verlaufskontrollen, ➤ 2.2.2.

Therapie

Allgemeine Maßnahmen

Zur Vermeidung von Rezidivthrombosen sollen Patienten mit einem PTS eine medikamentöse Thromboseprophylaxe und eine gezielte Kompressionsbehandlung in Risikosituationen durchführen. Risiken sind z. B. Operationen, Bettlägerigkeit/Immobilisierung, Langstreckenreisen und die Schwangerschaft.

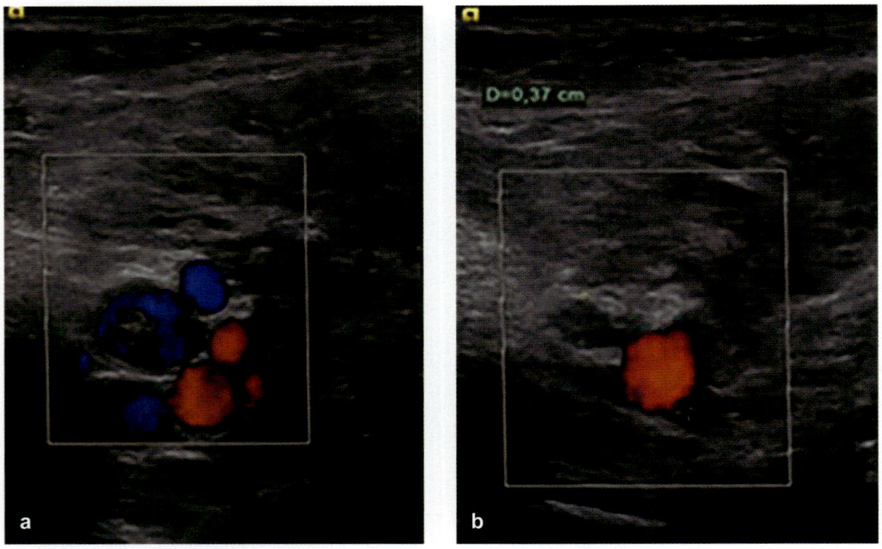

Abb. 2.65 Farbkodierte Duplexsonografie bei postthrombotischem Syndrom der V. poplitea mit vorwiegender Obstruktion. A. poplitea (rot) und V. poplitea (blau) im Querschnitt. a) ohne Schallkopfkompression: V. poplitea teilthrombosiert (graue Anteile im größten Gefäß), b) mit Schallkopfkompression: V. poplitea komprimierbar auf 0,37 cm, nicht auf 0 wegen der Restthromben [M180]

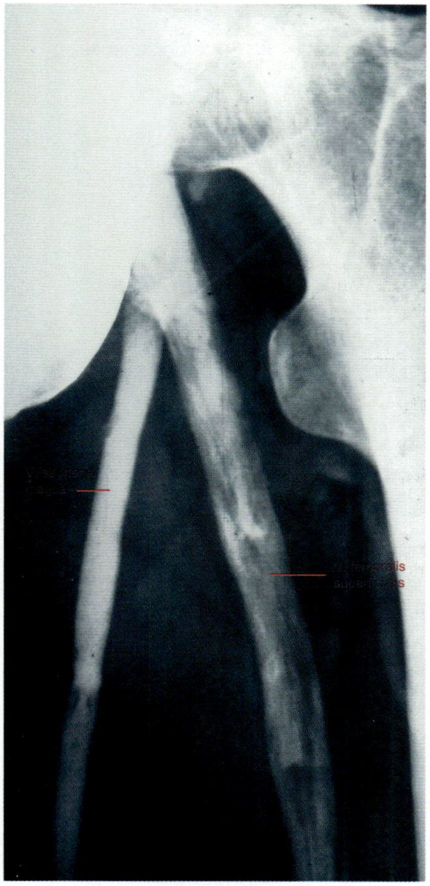

Abb. 2.66 Phlebografie der Oberschenkelvenen links: postthrombotisches Syndrom der V. femoralis mit intravasalen Septierungen des Gefäßes und kompensatorischer (physiologischer) Phlebektasie der V. saphena magna, die als Kollateralgefäß fungiert. [M180]

Physikalische Maßnahmen

- Kalte balneologische Maßnahmen (Kneipp-Güsse) 1–2 × pro Tag, Sprunggelenksgymnastik mehrmals täglich zur Prophylaxe einer Einsteifung im oberen Sprunggelenk
- Kompressionstherapie: bei akutem Krankheitsprozess (z. B. Ulcus cruris) Kompressionsverband mit Kurzzugbinden, bei unkompliziertem Verlauf sollte tagsüber ein Kompressionsstrumpf der Klasse II oder III, vorzugsweise bis zum Knie

Operative Maßnahmen

Die Indikation zur Operation beim PTS soll von Experten gestellt und der Eingriff in einem Zentrum mit entsprechender Expertise erfolgen. Eine Operation ist zu erwägen, wenn ausgeprägte, durch konservative Maßnahmen nicht ausreichend beherrschbare, schwere venöse Funktionsstörungen vorliegen, z. B. in folgenden Fällen:

- Dekompensierter Kollateralkreislauf mit sekundärer Stammvarikose der V. saphena magna: Resektion der V. saphena magna (besonders kritische Prüfung)
- Perforansvarikose der Cockett-Venengruppe: selektive Ligatur der Perforansvene
- Unzureichende Rekanalisation in der Beckenetage: endovasale kathetergestützte Rekanalisierung der verschlossenen Beckenvene (meist) mit Stentimplantation, seltener suprapubischer Bypass von der betroffenen V. femoralis zur gesunden V. femoralis der Gegenseite (Palma-OP)
- Chronische Ulzera: mögliche chirurgische Eingriffe wie bei der CVI (➤ 2.4.5)

2.4.5 Chronische venöse Insuffizienz (CVI)

Synonym: chronisch-venöses Stauungssyndrom (CVSS)

Die chronische venöse Insuffizienz (CVI) bezeichnet eine krankhafte Situation, in der das Blut aufgrund einer schweren Venenkrankheit nicht mehr in genügendem Maß aus den Beinvenen abgepumpt werden kann und dadurch entzündliche Veränderungen an der Haut und später auch an tiefer gelegenen Gewebestrukturen (Muskelfaszien, Gelenke) ausgelöst werden. Oft resultiert ein chronisches Ulcus cruris venosum in der perimalleolären Region (➤ Abb. 2.48).

Die Prävalenz der Erkrankung ist hoch. Eine fortgeschrittene CVI besteht nach der Bonner Venenstudie bei 3,6 % der Bevölkerung; 1 Million erwachsene Bundesbürger sollen ein venöses Ulkus haben.

Einteilung in Krankheitsstadien

Die **CVI-Klassifikation nach Widmer** (1981) hat sich wegen ihrer Praktikabilität weltweit durchgesetzt. Sie beruht auf der Beurteilung von sichtbaren Hautveränderungen:

- **Stadium I:** Corona phlebectatica paraplantaris
- **Stadium II:** Hyperpigmentierung oder Depigmentierung (Atrophie-blanche-Läsionen)
- **Stadium III:** florides oder abgeheiltes Ulcus cruris

Eine differenziertere Einteilung ermöglicht die **CEAP-Klassifikation** (➤ 2.2.2, ➤ Tab. 2.3). Hierbei stehen die Bezeichnungen C5 für abgeheiltes und C6 für florides Ulcus cruris.

MERKE

Die Inspektion sollte immer am stehenden Patienten mit vollkommen entkleideten Beinen erfolgen!

Klinik

Die klinische Symptomatik ist abhängig vom Schweregrad der venösen Abflussstörung. Die typischen Symptome an der betroffenen Extremität sind die **Ödemneigung** und **trophische Störungen** der Haut mit Pigmentverschiebungen (Hyperpigmentierungen, Atrophie blanche-Läsionen), schmerzhaften Verhärtungen von Haut und Unterhaut sowie Ulzerationen. Die Läsionen sind vorzugsweise oberhalb des Innenknöchels lokalisiert.

CAVE!

Bei einer chronischen venösen Insuffizienz keine Kosmetika, Salben, Seifen bei Hautschäden anwenden: hohe Allergiegefahr!

Komplikationen

- **Arthrogenes Stauungssyndrom:** Die chronische kutane Entzündung greift auf den Bandapparat des Sprunggelenks über und führt zu einer Bewegungseinschränkung des oberen Sprunggelenks und damit des Fußes, im Spätstadium zum fixierten Spitzfuß. Die Muskelpumpen werden durch die Bewegungseinschränkungen ineffektiv. Ulzera heilen unter diesen Bedingungen nur noch unter strenger Bettruhe ab. Bei Mobilisierung kommt es rasch zum Rezidiv (➤ Abb. 2.67).
- **Chronisches Faszienkompressionssyndrom:** Bei narbiger Destruktion der Fascia cruris am Unterschenkel infolge chronischer venöser Stauung kommt es zu einem hohen orthostatischen Druck in den Muskelkompartimenten mit konsekutiven Durchblutungsstörungen im arteriellen Bereich. Nekrosen und Glykogenverarmung der Muskulatur sowie zirkuläre (manschettenförmige) Ulzerationen können die Folge sein.

Ätiologie

Venöse Grundkrankheiten, die zur CVI führen können:

- **Primäre Varikose:** schwere Stammvarikose und/oder Perforansvarikose mit sekundärer Leitveneninsuffizienz
- **Venenthrombose:** Die CVI entspricht dem postthrombotischen Spätsyndrom (➤ 2.4.4).

Seltene Ursachen: arteriovenöse Fisteln, Angiodysplasien/Malformationen.

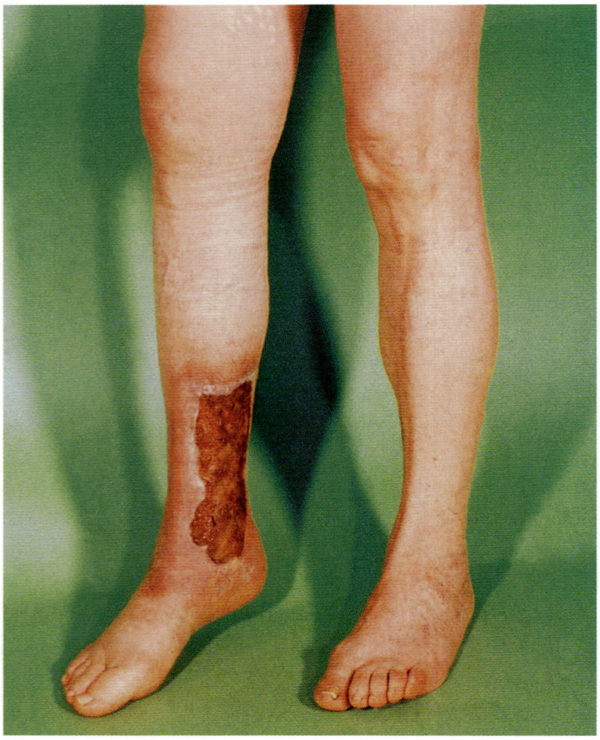

Abb. 2.67 Patient mit arthrogenem Stauungssyndrom rechts: fixierter Spitzfuß, Rekurvation im Kniegelenk, Muskelatrophie, persistierendes Ulcus cruris [M180]

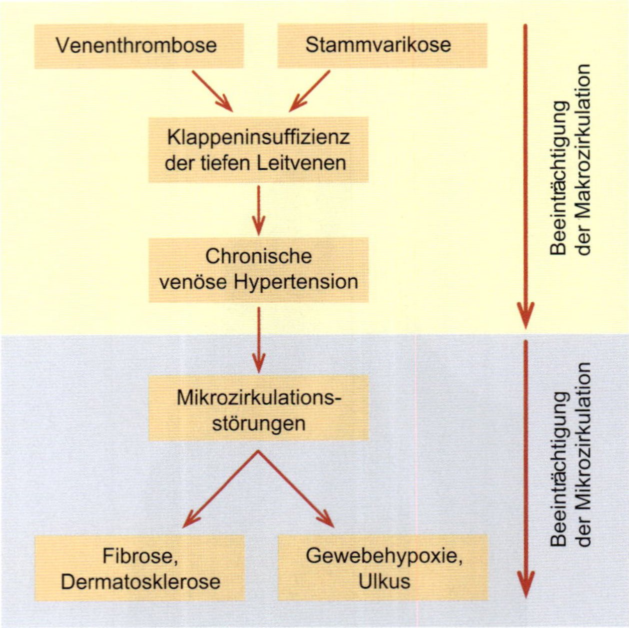

Abb. 2.68 Pathogenese der chronischen venösen Insuffizienz [L157]

Pathogenese

Zwei wesentliche Faktoren führen zur CVI (➤ Abb. 2.68):

- **Beeinträchtigte Makrozirkulation:** Die primäre Strömungsinsuffizienz im intrafaszialen (bei Venenthrombose) oder extrafaszialen Venensystem (bei primärer Varikose) führt bei schwerem Krankheitsverlauf zur Überlastung der tiefen Venen mit konsekutiver Klappeninsuffizienz. Der erhöhte Druck im tiefen Venensystem pflanzt sich über die Cockett-Perforansvenen oberhalb des Innenknöchels auf oberflächliche Hautvenen fort. Die Druckwellen üben einen Rammeffekt auf die Haut aus und führen längerfristig zu schweren lokalen Schäden bis hin zum Ulkus.
- **Beeinträchtigte Mikrozirkulation:** Eine venöse Hypertonie mit chronischer venöser Stauung führt in der kapillären Strombahn zu einer Druckerhöhung und Strömungsverlangsamung bis hin zur Stase (➤ Abb. 2.69). Gleichzeitig ist die Kapillarpermeabilität erhöht; das verursacht einen vermehrten Austritt von großmolekularen Eiweißen mit konsekutiver perivaskulärer Ödembildung. Das eiweißreiche Ödem gilt als Anreiz für die Proliferation von Bindegewebezellen und Fibrosierung. Dadurch verschlechtert sich die Diffusion von Sauerstoff und Stoffwechselprodukten. Hämosiderose und dermatologische Komplikationen folgen. Auch die Lymphgefäße der Haut sind in die gestörte Mikrozirkulation einbezogen.

Diagnostisches Vorgehen

Wichtig ist die differenzialdiagnostische Unterscheidung von postthrombotischem Syndrom (PTS) und schweren Verlaufsformen der Stammvarikose, da sich das therapeutische Vorgehen unterscheidet. Beim PTS liegt der primäre Schaden im tiefen (intrafaszialen)

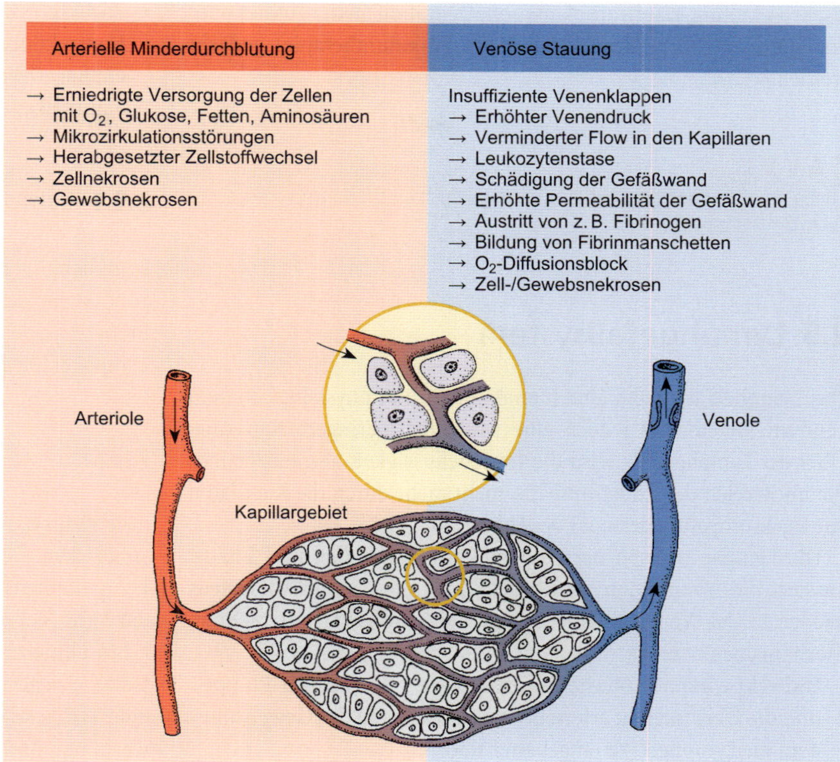

Abb. 2.69 Pathogenese arterieller und venöser Ulcera cruris im Vergleich [L190]

Venensystem (z. B. intravasale Septierungen, Klappenschäden); die oberflächlichen Venen sind zunächst nicht betroffen. Bei der Stammvarikose ist es genau umgekehrt: Die tiefen Venen sind zunächst funktionsfähig und die extrafaszialen Venen weisen eine Klappeninsuffizienz auf. Erst später, wenn der Rezirkulationskreis dekompensiert, kommt es auch hierbei zu einer Insuffizienz der tiefen Venen. Die differenzialdiagnostische Abklärung gelingt durch die bildgebende Diagnostik, an erster Stelle durch die **farbcodierte Duplexsonografie;** die Phlebografie ist sehr aussagekräftig, steht aber heute kaum noch zur Verfügung., (➤ Tab. 2.17). Die Venenfunktion kann mit den plethysmografischen Verfahren bestimmt werden; ggf. kann zusätzlich die periphere Phlebodynamometrie herangezogen werden (Methode jedoch nur eingeschränkt verfügbar). Die Mikrozirkulation lässt sich mit der Kapillarmikroskopie und der kutanen Sauerstoffpartialdruckmessung beurteilen.

Tab. 2.17 Differenzialdiagnose der chronischen venösen Insuffizienz

	Schwere Stammvarikose der V. saphena magna	Schweres postthrombotisches Syndrom
Primärer Schaden	Extrafaszial: primäre Stammvarikose der V. saphena magna	Intrafaszial: sekundäre Leitveneninsuffizienz mit Klappenschädigung
Initial nicht betroffen	Intrafasziale Venen	Extrafasziale Venen
Sekundärer Schaden	*Intrafaszial:* sekundäre Leitveneninsuffizienz bei dekompensiertem Rezirkulationskreis	*Extrafaszial:* sekundäre Stammvarikose der V. saphena magna

Therapie

Soweit möglich, werden die Grundkrankheit oder ihre speziellen Komplikationen chirurgisch behandelt, z. B. mittels Resektion der extrafaszialen Anteile des Rezirkulationskreises bei Stammvarikose oder Resektion sekundärer Stammvarizen beim postthrombotischen Syndrom. Eine CVI geht so gut wie immer mit einer Cockett-Perforansvarikose (oberhalb des Innenknöchels) einher und bedarf dann der operativen Ausschaltung dieses Gefäßes (Ligatur).

Konsequente Kompressionstherapie (Kompressionsstrümpfe, ggf. intermittierende pneumatische Kompression), Gehübungen und Sprunggelenkgymnastik, kalte balneologische Maßnahmen, Hautpflege (cave! allergisierende Inhaltsstoffe von Externa) sowie konsequente Thromboseprophylaxe in Risikosituationen ergänzen die Therapie. Bei einer CVI infolge rezidivierender Thrombosen ist evtl. eine dauerhafte orale Antikoagulation erforderlich.

Ulcus cruris

Die Therapie steht auf zwei Säulen. Am wichtigsten ist die fachgerechte Kompressionstherapie, ggf. mit Anwendung von Polstermaterial (Watte, Schaumgummi). An zweiter Stelle steht die Wundbehandlung; sie beinhaltet eine Säuberung des Ulkusgrunds (chirurgisch, enzymatisch oder biologisch wie z. B. durch Fliegenmaden) sowie feucht haltende Wundauflagen bzw. hydrokolloidale oder Schaumstoff-Wundverbände. Eine bakteriologische Untersuchung des Ulkusgrunds wird nur bei fehlender Heilungstendenz empfohlen. Wenn sich innerhalb von maximal 3 Monaten keine Abheilung erzielen lässt, muss an eine chirurgische Maßnahme

(Nekrosektomie, Hauttransplantation, Operation an der Faszie) oder an eine lokale Unterdruckbehandlung (Vakuumtherapie) gedacht werden.

CAVE!

Beim therapierefraktären Ulcus cruris muss auch an ein Karzinom gedacht werden (Hautbiopsie!).

2

2.5 Lymphgefäßsystem

Das Lymphgefäßsystem ähnelt anatomisch und physiologisch dem venösen System, hat jedoch eine wesentlich geringere Kapazität. Über die Lymphgefäße wird die Gewebeflüssigkeit abtransportiert, die im Bereich der Endstrombahn nicht mehr durch die Kapillaren zur Rückresorption gelangt (➤ Abb. 2.70).

Die Lymphe transportiert Proteine, Wasser, Zellen und Lipide, passiert die Lymphknoten und fließt über den Ductus thoracicus wieder in das Venensystem. Am **Lymphtransport** sind mehrere Mechanismen beteiligt:

- **Indirekt** wirkende Mechanismen sind die Haut-Muskel-Pumpe und die Übertragung arterieller Pulsationen auf das Gewebe, in dem die Lymphgefäße eingebettet sind.
- **Direkte** Transportmechanismen sind spontane rhythmische Kontraktionen der Sammelrohre **(Lymphangiomotorik)** und ein Sogeffekt durch Druckschwankungen in den intrathorakalen Sammelkanälen.

2.5.1 Lymphangitis, Lymphadenitis, Erysipel

Lymphangitis und Lymphadenitis sind akute oder chronische Entzündungen der Lymphgefäße bzw. der regionären Lymphknoten. Beim Erysipel breitet sich die Entzündung über oberflächliche Lymphgefäße auf Haut und Subkutangewebe aus.

Klinik

Eine **Lymphangitis** ist leicht erkennbar an einem **roten Streifen** „über dem Gefäß" und einer derben, schmerzhaften regionären Lymphknotenschwellung; oft geht sie mit Fieber einher. Sekundär kann sich in den regionären Lymphknoten ein Abszess bilden („Einschmelzung"), der perforieren, fisteln oder in angrenzendes Gewebe penetrieren kann. Das **Erysipel** ist gekennzeichnet durch eine schmerzhafte Weichteilentzündung mit **flächenhafter** Überwärmung und Rötung, meistens einhergehend mit Fieber und Schüttelfrost. Prädilektionsort sind die unteren Extremitäten.

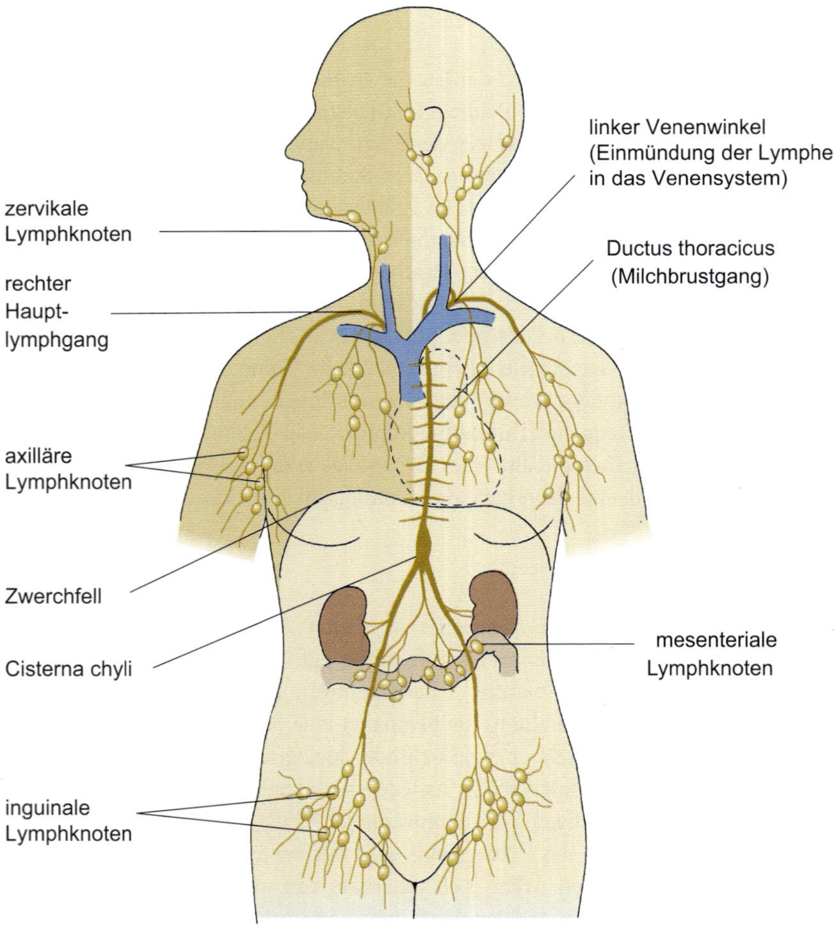

Abb. 2.70 Wichtige Lymphbahnen: Der Ductus thoracicus übernimmt den größten Anteil des Lymphabflusses. Die Lymphe der rechten oberen Körperhälfte sammelt sich separat im rechten Hauptlymphgang. [L190]

MERKE
Durch den Rücktransport der Lymphe in den systemischen Kreislauf besteht bei einer lymphatischen Entzündungsreaktion die Gefahr einer Sepsis.

Ätiologie

Eine Lymphangitis oder Lymphadenitis und auch das Erysipel entstehen durch Eindringen von Bakterien (oft **Streptokokken**) in das Quellgebiet eines Lymphgefäßes bzw. eines Lymphknotens, z. B. bei Abszess, Furunkel oder interdigitalen Infektionen (Mykosen). Selten ist eine Filarieninfektion Ursache einer Lymphangitis.

Therapie

Wichtig sind die Ruhigstellung der betroffenen Extremität und die Antibiotikatherapie. Diese muss hoch dosiert erfolgen, z. B. 10–20 Mio. IE Penicillin/Tag parenteral, in leichteren Fällen oral. Alternativ kommen Makrolide oder Cephalosporine in Betracht. Die Therapiedauer beträgt mindestens 10 Tage.

Bei **rezidivierendem Erysipel** ist eine längerfristige, u. U. monatelange Antibiotikagabe sinnvoll (z. B. 1×/Monat Tardocillin i. m. gluteal). Lokale antiseptische Umschläge bringen Linderung. Eine operative Sanierung bei vorliegendem Infektionsherd (z. B. Abszessspaltung) angezeigt.

2.5.2 Lymphödem

Beim Lymphödem handelt es sich um eine chronische Erkrankung, die angeboren (primär) oder durch verschiedene Krankheiten erworben (sekundär) sein kann.

Primäres Lymphödem

Bei Geburt beträgt die Inzidenz 1 : 6.000 Geburten, vor dem 20. Lebensjahr liegt die Prävalenz bei 1 : 87.000. Meist sind Frauen betroffen (F : M = 6–10 : 1).
Nach dem Lebensalter bei Manifestation unterscheidet man:
- Kongenitales Lymphödem (vor dem 2. Lebensjahr)
- Lymphödem präcox (2.–35. Lebensjahr) – ca. 80 %
- Lymphödem tardum (nach 35. Lebensjahr) – ca. 20 %

Das primäre Lymphödem ist eine genetisch determinierte Erkrankung, die durch hereditäre oder sporadisch auftretende Mutationen verursacht wird.

Das hereditäre Lymphödem vom Typ 1 **(Milroy-Syndrom)** wird autosomal-dominant vererbt. Hierbei liegt eine Mutation des spezifischen Wachstumsfaktorrezeptors VEGFR3(FLT4) vor, der für die Entwicklungs- und Wachstumsstörung von Lymphgefäßen verantwortlich ist. Mittlerweile wurden weitere Mutationen für das primäre Lymphödem identifiziert.

Klinik

Charakteristisch sind ein schmerzloses, **teigig-induriertes Ödem** am Vorfuß, das bei Fingerdruck keine Dellen hinterlässt, sowie das sog. **Kastenzeichen** (viereckige Form der Zehen) und tiefe Einschnürfurchen der Haut (➤ Abb. 2.71). Zusätzlich findet sich ein positives **Stemmer-Zeichen:** Die indurierte Haut lässt sich über den Zehen nicht mehr als „Falte" abheben.

Stadien des Lymphödems
- **Stadium 0:** keine Schwellung, latent, asymptomatisch
- **Stadium I:** weiches eindrückbares Ödem, reversibel durch Hochlagerung
- **Stadium II:** Ödem mit zunehmender Fibrosierung der Haut, nicht reversibel bei Hochlagerung
- **Stadium III:** hartes Ödem, deformierende Beinschwellung (Elephantiasis), häufig papillomatöse lymphostatische Verrucosis; irreversibler Zustand mit starker Funktionseinschränkung

Das Ödem breitet sich allmählich vom Fuß bis zum Oberschenkel aus. Es werden vier Stadien 0-III) differenziert. Das schwere Stadium III ist gekennzeichnet durch eine deformierende harte Schwellung des Beins bis hin zur **Elephantiasis** und häufig auch durch eine papillomatöse Warzenbildung. Die chronische Stauung bewirkt eine verminderte lokale Immunabwehr der Haut mit Neigung zu Infektionen, insbesondere zum **Erysipel**.

Klinisch abgegrenzt werden muss das durch vermehrte Fetteinlagerung in die Haut entstehende **Lipödem** (➤ Abb. 2.72, ➤ Tab. 2.18).

Ätiologie und Pathogenese

Angeborene Veränderungen der Lymphbahnen: Aplasie, Hyperplasie oder Lymphangiektasie oder verminderte Anzahl von Lymphknoten. Die lymphpflichtige Last kann aus dem extrazellulären Raum nicht mehr abtransportiert werden und bleibt als eiweißreiches Ödem im Gewebe liegen. Im Laufe von Jahren proliferiert das Bindegewebe und führt zur Induration der Haut. Das primäre

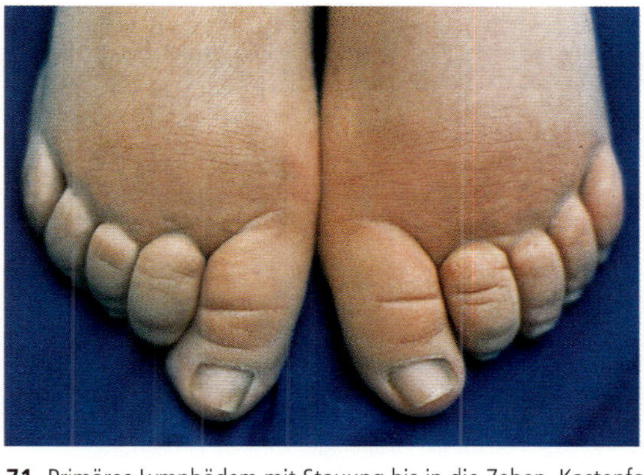

Abb. 2.71 Primäres Lymphödem mit Stauung bis in die Zehen, Kastenform der Zehen und Furchenbildung [M180]

Lymphödem betrifft in der Regel beide Beine, mitunter kann aber durch lokale Einflüsse eine Seitendifferenz bestehen.

Diagnostisches Vorgehen

Diagnose und Abgrenzung zum Lipödem werden in erster Linie **klinisch** gestellt (➤ Tab. 2.18). Die zusätzliche **Lymphszintigrafie** ist nur selten notwendig.

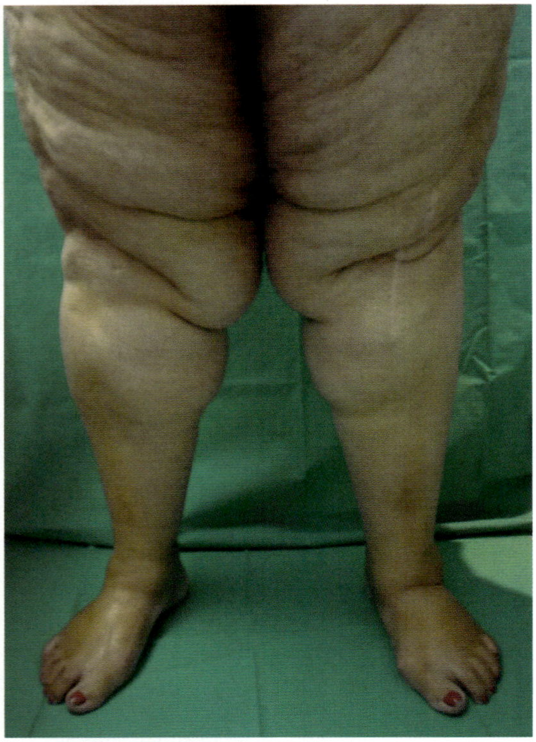

Abb. 2.72 Lipödem vom Oberschenkel-Typ, Stadium 3 (überhängende Gewebeanteile, „Wammenbildung") an den Knieinnenseiten, Normale distale Unterschenkel und Füße. 50-jährige Frau mit kontinuierlicher Gewichtszunahme seit dem 15. Lebensjahr (nach mehrmonatiger Hormontherapie wegen Ovarialentzündung), Adipositas mit BMI 50 [M180]

Tab. 2.18 Differenzialdiagnose zwischen angeborenem Lymphödem und Lipödem an den Beinen

	Lymphödem	Lipödem
Ursache	Gestörter Lymphtransport	Vermehrte Fetteinlagerung
Klinik	Eiweißreiches Ödem; Schwellung bis in die Zehen	Fetteinlagerung; Aussparung der Füße und Zehen
Therapie	Lymphdrainage, Kompressionstherapie	Gewichtsreduktion, Sport; Kompressionstherapie oft nicht tolerabel
Prognose	Nicht heilbar	Nicht heilbar

Therapie

Ein Lymphödem kann derzeit nicht geheilt werden. Behandlungsziel ist die Normalisierung/Verringerung des Extremitätenumfangs durch die sog. „**komplexe physikalische Entstauungstherapie** (KPE)". Die KPE steht im Mittelpunkt der Lymphödemtherapie. Sie basiert auf folgenden Maßnahmen:

- Wichtig ist eine **sorgfältige Haut- und Fußpflege** (Auftragen eines Hautpflegeprodukts).
- **Manuelle Lymphdrainage:** Mit kreisenden Bewegungen der Finger und bestimmten Handgriffen wird die Gewebeflüssigkeit zu den Lymphknoten transportiert
- **Kompressionstherapie:** Es wird ein sog. Dreischichtverband angelegt, bestehend aus einem Baumwollschlauchverband als Grundlage, einer Polsterung mit Wattebinden oder Schaumstoff und der Kompression mit Kurzzugbinden. Wenn eine maximale Entstauung erreicht ist, erfolgt eine lebenslange Versorgung mit maßangefertigten flachgestrickten Kompressionsstrümpfen der Klassen II oder III, in Ausnahmefällen IV. Als adjuvante Langzeittherapie eignet sich die intermittierende pneumatische Kompression.

Die Einhaltung von bestimmten Verhaltensregeln soll Infektionen vermeiden und eine Verschlimmerung des Ödems verhindern:

- Keine Blutdruckmessung, keine Blutabnahmen, keine Injektionen am betroffenen Arm bei Befall der oberen Extremität
- Keine einengende Kleidung
- Vermeiden großer Hitze, keine Sonnenbäder
- Kein Barfußgehen und vorsichtige Pediküre bei Befall der unteren Extremität, um Verletzungen zu vermeiden (Infektionsgefahr)
- Regelmäßige entstauende Bewegungstherapie, z. B. gymnastische Übungen, Gehtraining
- Keine Diuretika
- Normalisierung des Körpergewichts
- Psychologische Mitbehandlung bei Bedarf

Eine **operative Therapie** (u. a. mikrochirurgische autologe Lymphgefäßtransplantation) ist in der Regel keine Behandlungsoption. Sie kann in Einzelfällen eines sekundären, noch seltener beim primären Lymphödem erwogen werden, wenn dadurch Lebenserwartung und Lebensqualität verbessert werden können. Voraussetzung ist immer eine mindestens sechsmonatige KPE.

Sekundäres Lymphödem

Erworbene Schädigung der Lymphgefäße durch Infektionen (schweres Erysipel), Verletzungen (Operationen, Schertraumen), Bestrahlungsfolgen, Malignome (Morbus Hodgkin, Leukämien, Mammakarzinom u. a.).

Relativ häufig ist mit einem sekundären Lymphödem am Arm nach Brustoperationen wegen eines Karzinoms mit Ausräumung der axillären Lymphknoten zu rechnen.

Weltweit ist die Filariose (Erreger: *Filaria bancrofti*) die häufigste Ursache für sekundäre Lymphödeme.

Klinik

Die Erkrankung ist immer einseitig und am stärksten unmittelbar kaudal der schädigenden Einwirkung ausgeprägt (lokalisiertes Ödem!). Vorfuß und Zehen sind fast nie betroffen (➤ Abb. 2.73).

MERKE

Beim primären Lymphödem der Beine ist die stärkste Schwellung distal und beidseitig (Seitendifferenz möglich), beim sekundären Lymphödem hingegen proximal und einseitig.

Diagnostisches Vorgehen

Besteht klinisch der Verdacht auf ein sekundäres Lymphödem, muss sich die Suche nach der zugrunde liegenden Krankheit anschließen:

- Anamnese: Trauma, Operation, Tumor, Bestrahlung in der Vorgeschichte?
- Gynäkologische Untersuchung und weitere onkologische Stufendiagnostik mit Labor, Sonografie, Röntgenuntersuchungen, CT und evtl. MRT

Therapie

Die Behandlung der Grundkrankheit steht im Vordergrund. Ansonsten gelten die gleichen Therapiemaßnahmen wie beim primären Lymphödem.

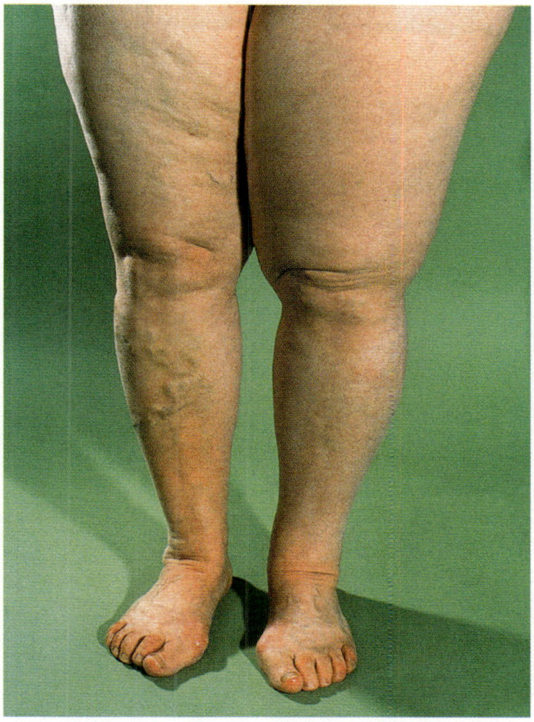

Abb. 2.73 Sekundäres Lymphödem am linken Oberschenkel nach Hysterektomie und Lymphadenektomie wegen eines Karzinoms [M180]

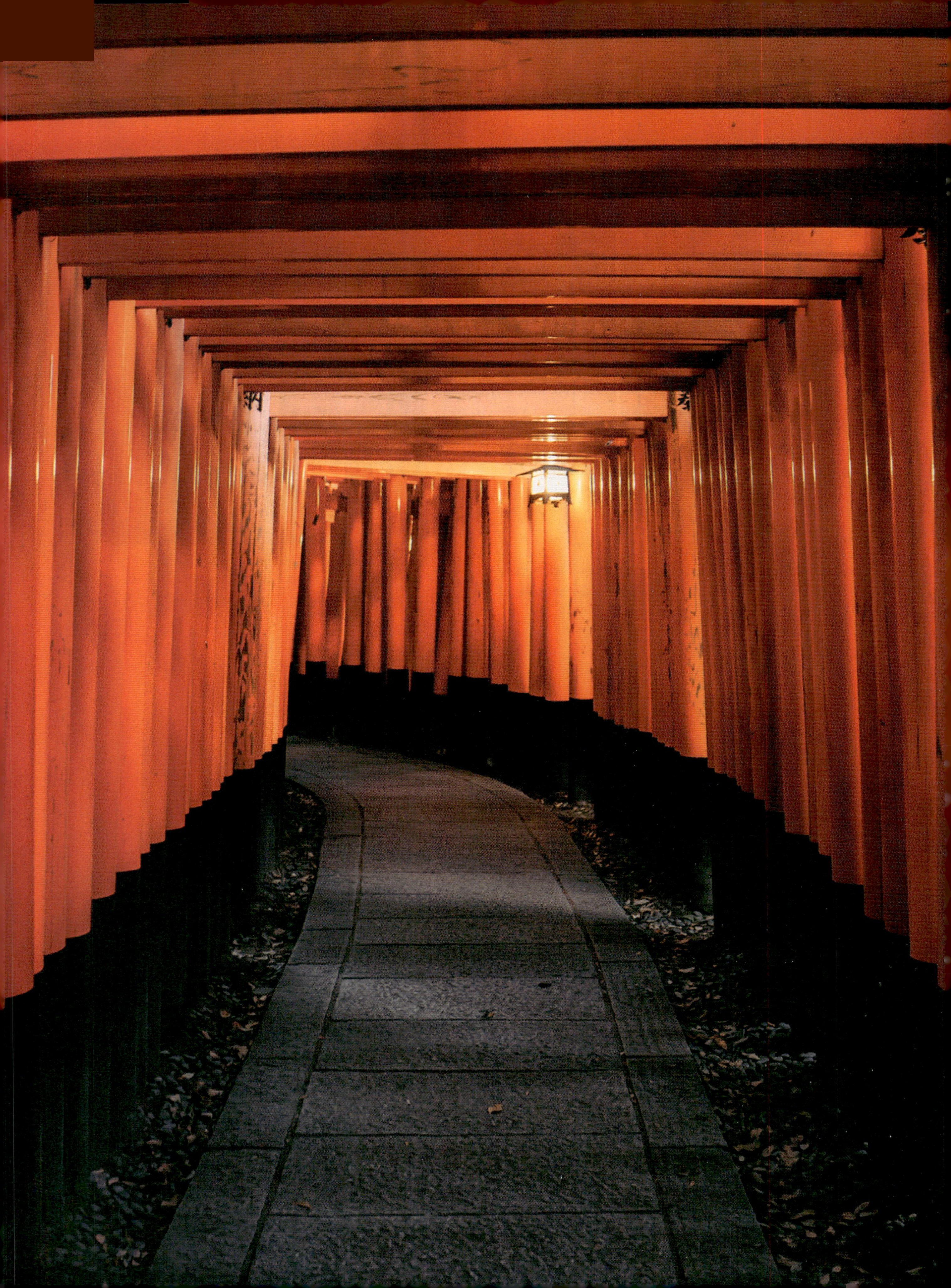

KAPITEL

3

B. Böll, R. Dickerhoff, M. Herling

Blut und blutbildende Organe

Das Fachgebiet der Hämatologie (abgeleitet vom griechischen Begriff *haima* = Blut) befasst sich nicht nur mit der flüssigen und zellulären Phase des Blutes, sondern auch mit dem vorgeschalteten Blutbildungsorgan, d. h. dem Knochenmark, sowie den von Blutzellen besiedelten nachgeschalteten Organen Milz und Lymphknoten. Bisweilen wird von der Hämatologie die Hämostaseologie abgetrennt, welche sich mit der Blutgerinnung beschäftigt.

Beim Knochenmark und den blutbildenden Organen handelt es sich nicht um eine einfache Erweiterung des Blutraums, sondern vielmehr um Organe mit hochkomplexer Binnenstruktur, Gefäßversorgung und einem spezifischen zellulären Mikromilieu. Das bessere Verständnis dieser Organe und die spezifischen Veränderungen bei Erkrankungen ermöglichen die Entwicklung neuer Therapieformen.

Prüfungsschwerpunkte

+++	Anämien (DD, Unterscheidungen nach MCV und Ursache; mikrozytär, megaloblastär; Eisenmangel-, Vitamin-B_{12}-/Folsäuremangel; aplastisch, hämolytisch, (z. B. Sichelzell-, Kugelzell-Anämie), multiples Myelom (typische Laborveränderungen), Hodgkin-Lymphom, Anomalien im Blutbild und deren DD; Ursachen abnormer Blutungsneigungen (hämorrhagische Diathese)
++	AML und ALL, CML, Polycythaemia vera, Osteomyelofibrose, G-6-P-Dehydrogenase-Mangel, Pyruvatkinase-Mangel, Koagulopathien; Labor: Quick, INR, PTT; Medikamente: DOAKs, Cumarine, Heparin, GP-IIb/IIIa-Hemmer
+	CLL (Diagnostik), Verbrauchskoagulopathie (Ursachen), HIT, TTP

3.1 Anatomie und Physiologie

B. Böll

Das **Blutvolumen** beträgt beim Erwachsenen ca. 70 ml/kg und damit ca. 7 % des Körpergewichts. Die zellulären Bestandteile (Erythrozyten, Leukozyten, Thrombozyten) sind im Plasma bzw. Serum (= von Fibrin befreites und damit nicht mehr gerinnbares Plasma) suspendiert und machen bei der Frau 36–45 %, beim Mann 42–50 % des Blutvolumens aus.

Eine Hämokonzentration bei Exsikkose oder eine Hämodilution bei Überwässerung kann eine Erhöhung oder Erniedrigung des zellulären Anteils vortäuschen.

CAVE!

Bei akuter Blutung können die pro Volumeneinheit gemessene Erythrozytenzahl und die Hämoglobinkonzentration anfänglich noch normal erscheinen, da sowohl Erythrozyten als auch Flüssigkeit verloren gehen.

3

3.1.1 Hämatopoese

Die Proliferation und Differenzierung der Zellen von Blut und Knochenmark **(Hämatopoese)** werden durch hämatopoetische Wachstumsfaktoren gesteuert und umfassen:

- Die **Myelopoese:** Bildung der (zumindest in ihren Vorläuferstadien) obligat markgebundenen Zellreihen: Granulozyten, Thrombozyten und Monozyten
- Die **Lymphopoese:** Bildung der Lymphozytenreihe. Die Zellen dieser Reihe stammen zwar von einer knochenmarkgebundenen Stammzelle ab, wandern jedoch frühzeitig in Thymus, Milz und Lymphknoten aus, wo sie sich unter dem Einfluss humoraler Faktoren in die verschiedenen Immunzellen differenzieren.
- Die **Erythropoese:** Bildung der roten Blutkörperchen. Diese ist beim Erwachsenen (nicht aber beim Fetus) an das Knochenmark gebunden.

Entwicklung der Hämatopoese

Schon während der 3. Woche der Embryonalentwicklung bilden sich Zellinseln im Dottersack **(mesoblastische Hämatopoese).** Diese produzieren Blutzellen, die etwa in der 6. Gestationswoche in Leber und Milz wandern **(hepatische Hämatopoese).** Erst ab dem 7. Monat der Fetalentwicklung übernimmt das Knochenmark den überwiegenden Teil der Blutbildung **(myeloide Hämatopoese).** Während beim Neugeborenen in fast allen Knochen Blut gebildet wird, dienen beim Erwachsenen nur etwa 30 % des Knochenmarks der Hämatopoese (➤ Abb. 3.1). Dieser Anteil wird auch als **„rotes Mark"** bezeichnet und liegt im Stammskelett (d. h. in den flachen Knochen des Kopfes, des Beckens und der Rippen sowie in den Wirbelkörpern) und in den proximalen Anteilen der langen Röhrenknochen.

Nur bei chronisch erhöhtem Zellbedarf dehnt sich dieses rote Mark auf Kosten des „gelben Fettmarks" wieder aus. Bei bestimmten Erkrankungen (z. B. myeloproliferativen Erkrankungen, Thalassämien) kann selbst im Erwachsenenalter Blut wieder in Leber und Milz gebildet werden **(extramedulläre Hämatopoese).**

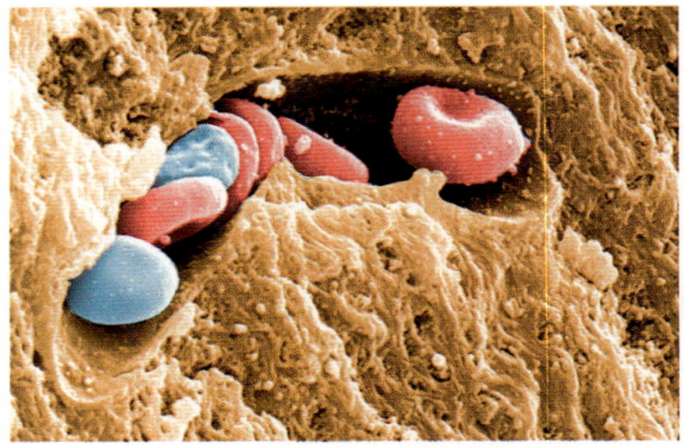

Abb. 3.1 Knochenmark im Rasterelektronenmikroskop. Leukozyten und Erythrozyten (blau bzw. rot eingefärbt) in den Ausbuchtungen des Knochenmarks. Das normale blutbildende Knochenmark besteht aus den hämatopoetischen Vorläuferzellen der Granulozyten (die meist dominierende Zellgruppe) und der Erythrozyten (etwa ein Viertel der Zahl der Granulozytenvorläufer), einigen Lymphozyten und Plasmazellen sowie einigen wenigen verstreuten Megakaryozyten. Die genannten Zellen nehmen etwa 60 % des blutbildenden Markraums ein, der Rest besteht aus Fettzellen, Blutgefäßen und Fibroblasten. [X243]

Die Lymphopoese findet dagegen nicht nur im Knochenmark, sondern auch in Lymphknoten, submukösen lymphatischen Geweben (z. B. Tonsillen, darmassoziiertes lymphatisches Gewebe [➤ 7.1.2]), in der Milz und – beim Kind – im Thymus statt.

Zelldifferenzierung

Alle peripheren Blutzellen stammen von wenigen pluripotenten hämatopoetischen Stammzellen ab (➤ Abb. 3.2). Bei deren Differenzierung bilden sich:

- **Lymphatische Stammzellen,** aus denen sich T-Lymphozyten, B-Lymphozyten und NK-Zellen ableiten
- **Myeloische Stammzellen,** aus denen Granulozyten, Erythrozyten, Monozyten und Thrombozyten entstehen

Stammzellen

Stammzellen (SZ) sind Zellen, deren weitere Entwicklung noch nicht festgelegt ist und die sich zu verschiedenen Zelltypen differenzieren können. Die Differenzierung folgt endogenen und exogenen Signalen (z. B. durch genetische Faktoren, Wachstumsfaktoren, Ernährungsfaktoren). Aus **omnipotenten (= totipotenten) SZ** können komplette Lebewesen, aus **pluripotenten (= multipotenten) SZ** verschiedene Gewebetypen abgeleitet werden. **Monopotente (= determinierte) SZ** bilden spezifische Organgewebe.

Nach der Herkunft werden unterschieden:

- **Embryonale SZ:** pluripotente SZ aus der inneren Zellmasse der Blastozyste, gewonnen aus „überzähligen" Embryos (z. B. Embryoüberschuss bei künstlicher Befruchtung), aus abgetriebenen Feten oder durch therapeutisches Klonen (hierbei wird die entkernte Eizelle mit Erbgut einer Körperzelle „gefüllt" – wenn die Zelle dann zum Blastozystenstadium gereift ist, werden die SZ geerntet). In Deutschland dürfen embryonale SZ derzeit nicht hergestellt, sondern lediglich bereits vorhandene, aus definierten Linien abstammende embryonale SZ importiert werden.

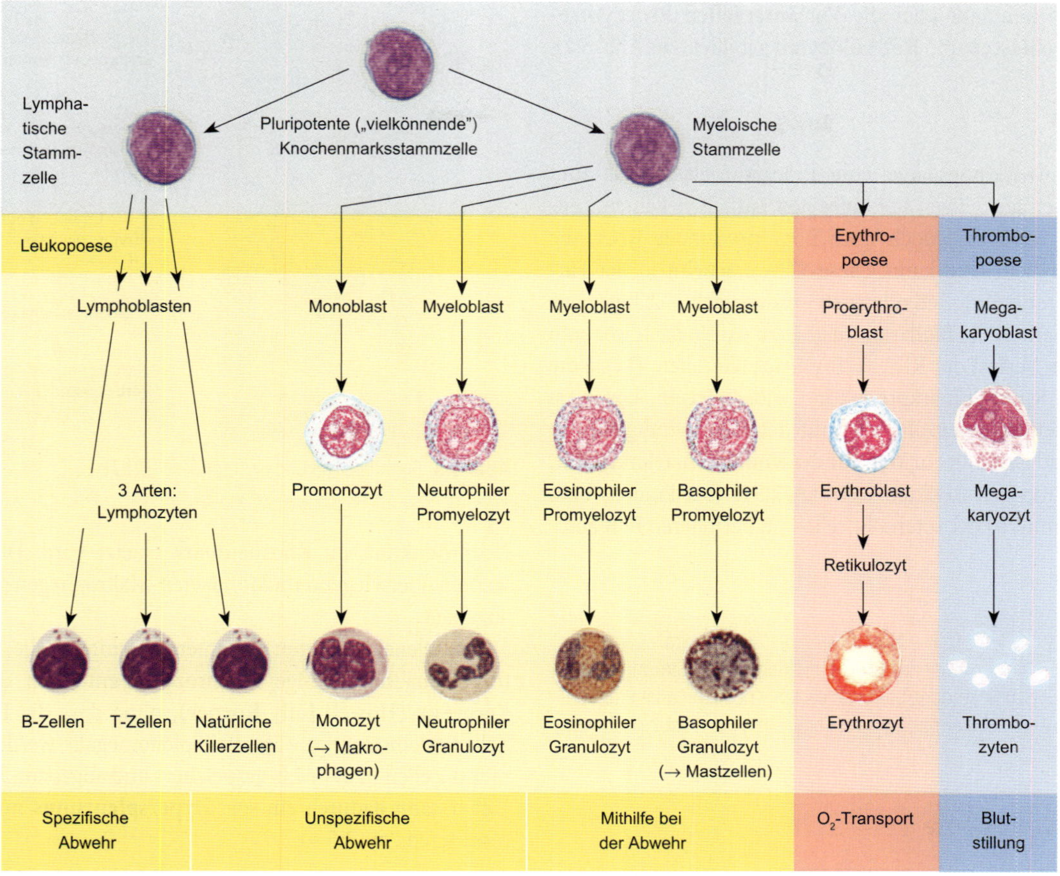

Abb. 3.2 Hämatopoetische Zellreihen [L190]

- **Nichtembryonale SZ** werden zum einen aus der Nabelschnur gewonnen **(Nabelschnur-SZ).** Zum anderen können sog. **adulte SZ** bei Erwachsenen geerntet werden, wo sie natürlicherweise die Regeneration von Organen bis ins hohe Alter unterhalten. Ursprünglich als determiniert angesehen, sind adulte SZ möglicherweise multipotent.

Einsatzmöglichkeiten

Seit Jahrzehnten werden SZ aus dem Knochenmark zum Ersatz der Hämatopoese bei der Therapie von Leukämien und Lymphomen eingesetzt („Knochenmarktransplantation" – da die SZ heute meist aus dem peripheren Blut gewonnen werden, ist der Begriff etwas ungünstig; Genaueres ➤ 3.6.3, Kasten „Stammzelltransplantation").
Weitere Einsatzgebiete, wie der Zellersatz erkrankter Organe, sind noch im Experimentalstadium.

Lymphatische und myeloische Stammzellen sind wiederum zur weiteren Differenzierung in der Lage, diese ist jedoch auf die oben genannten Zellreihen beschränkt. Sie werden deshalb **determinierte Stammzellen** genannt. Aus ihnen gehen die unmittelbaren Vorläuferzellen der einzelnen Zellreihen hervor (➤ Abb. 3.2).

Hämatopoetische Regulation

Proliferation und Differenzierung der Vorläuferzellen sowie die Funktion der reifen Blutzellen werden durch sog. **hämatopoetische Wachstumsfaktoren** reguliert, die zu den Zytokinen zählen. Die Regulation ist so komplex, dass meist mehr als ein Wachstumsfaktor an der Regulation einer Zellreihe beteiligt ist. Als Wachstumsfaktoren wirken:

- Erythropoetin sowie Thrombopoetin
- Kolonie-stimulierende Faktoren (engl. *colony stimulating factors,* CSF)
- Interleukine (IL)

Die verschiedenen CSF und Interleukine werden aus T-Lymphozyten, Monozyten sowie Zellen des Knochenmarkstromas (z. B. Fibroblasten, Endothelzellen, Retikulumzellen) freigesetzt, während Erythropoetin zu > 90 % in der Niere synthetisiert wird.

Viele Wachstumsfaktoren können inzwischen mittels rekombinanter DNA-Technik hergestellt werden. Im klinischen Einsatz befinden sich etwa Erythropoetin zur Behandlung der renalen Anämie (➤ 11.13), Granulozyten-CSF zur Verkürzung einer Neutropenie im Rahmen einer Chemotherapie sowie Thrombopoetin-Rezeptor-Agonisten zur Behandlung von Thrombozytopenien etwa bei der ITP (➤ 3.7.4).

Erythropoese

Erythrozyten sind elastische, mit Hämoglobin gefüllte Scheiben von etwa 7 µm Durchmesser. Ihre Zellhülle besteht aus einem Netzwerk aus Spektrin und Ankyrin, dem sog. Zytoskelett. Erythrozyten werden im Knochenmark über die **Vorläuferzellen Proerythroblasten, Erythroblasten** und **Retikulozyten** gebildet (➤ Abb. 3.2).

Retikulozyten

Die normale Entwicklungsdauer vom Proerythroblasten bis zum Retikulozyten beträgt 5 Tage. Retikulozyten enthalten keinen Zellkern mehr, sie verfügen jedoch noch über ribosomale RNA, die Hämoglobin synthetisieren kann. Diese RNA erscheint in der Färbung netzartig (retikulär). Retikulozyten werden nach 1–2 Tagen aus dem Knochenmark in die Blutbahn freigesetzt, wo sie nach weiteren 1–2 Tagen durch Verlust der RNA zu Erythrozyten reifen. Da sie die 24–48-stündige Knochenmarkproduktion widerspiegeln, korreliert die periphere Retikulozytenzahl grob mit der Geschwindigkeit der Erythropoese und ist damit ein **Maß für die Knochenmarkaktivität.** Normalerweise machen Retikulozyten 0,8–2,5 % (bei Frauen) bzw. 0,8–4 % (bei Männern) der roten Blutzellen im peripheren Blut aus.

3

CAVE!

Kernhaltige rote Zellen (z. B. Normoblasten) sind beim Erwachsenen im Blut nur bei extramedullärer Blutbildung, bei Störungen der Knochenmark-Blut-Schranke oder bei bestimmten Knochenmarkerkrankungen, z. B. Leukämien, nachweisbar. Sie sind damit stets ein ernst zu nehmender Befund.

Ineffektive Erythropoese

Circa 10 % der Erythroblasten sterben auch bei normaler Blutbildung bereits im Knochenmark. Diese ineffektive Erythropoese ist bei bestimmten Erkrankungen (z. B. Thalassaemia major, megaloblastäre Anämie) pathologisch verstärkt.

Komponenten der Erythropoese

Zur Erythropoese werden benötigt:

- **Erythropoetin** (➤ 11.10.1): wird in den peritubulären Zellen der Niere (90 %) sowie in der Leber (10 %) produziert und veranlasst die erythrozytären Vorläuferzellen zur Differenzierung sowie rascheren Proliferation. Die Erythropoetin-Bildung wird durch Sauerstoffmangel im Gewebe, z. B. durch Anämie (➤ Abb. 3.3), stimuliert. Herz- oder Lungenerkrankungen, die mit einer Gewebehypoxie einhergehen, führen deshalb über eine Stimulation der Erythropoetin-Synthese zu einer Polyglobulie.
- **Eisen** zur Hämoglobin-Synthese (Eisenmangel ist die Ursache von 80 % aller Anämien, ➤ 3.3.2)
- **Vitamin B_{12}** und **Folsäure** zur DNA-Synthese (bei Mangel resultiert eine megaloblastäre Anämie)
- **Andere Vitamine:** Vitamin B_1 (Thiamin), B_2 (Riboflavin), B_6 (Pyridoxin), Vitamin C und E
- **Spurenelemente,** wie z. B. Zink und Kobalt

Erythrozytenabbau

Die normale **Lebensdauer** von Erythrozyten beträgt ca. 120 Tage. Daraus folgt, dass etwa 1 % der Zellen pro Tag abgebaut und durch

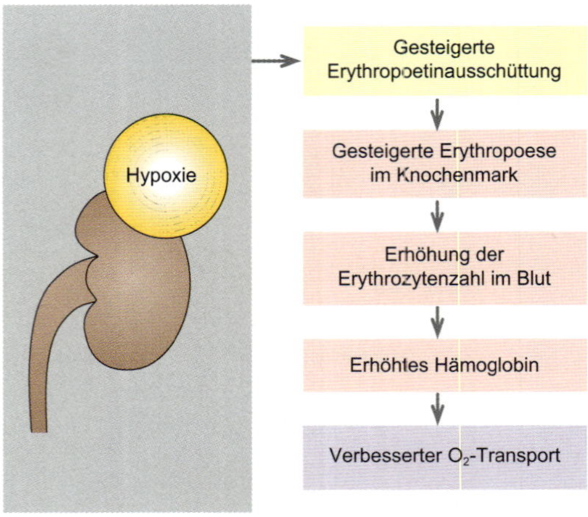

Abb. 3.3 Erythropoetin und Erythropoese [L157]

Neuproduktion im Knochenmark ersetzt wird. Die Erythrozyten werden überwiegend im Monozyten-Makrophagen-System der Milz abgebaut.

Bei splenektomierten Patienten übernimmt die Leber den Erythrozytenabbau. Einige Erythrozyten enthalten dann allerdings Kernreste **(Howell-Jolly-Körper),** ohne dass die Funktion dieser Zellen beeinträchtigt wäre. Bei Splenomegalie werden dagegen vermehrt Zellen in der Milz gespeichert und abgebaut. In ausgeprägten Fällen kann dadurch ein sog. **Hypersplenismus** mit Panzytopenie resultieren (➤ 3.5.1).

Hämoglobine und ihre Funktion

Die Entwicklung sauerstofftransportierender Proteine war einer der entscheidenden Schritte bei der Entwicklung komplexer Zellverbände. Neben dem Sauerstofftransport zum Gewebe dienen die Hämoglobine auch dem Kohlendioxidtransport vom Gewebe zur Lunge.

Hämoglobine sind aus vier **Häm-Einheiten,** die jeweils aus dem Protoporphyrin und einem zweiwertigen Eisenatom (Fe^{2+}) bestehen, und zwei paarigen **Globin-Ketten** zusammengesetzt (➤ Abb. 3.4). Während Hämoglobine aus immer denselben Häm-Einheiten aufgebaut sind, sind die Globin-Ketten in Länge und Aminosäuresequenz variabel.

Globin-Ketten

Beim Menschen kommen physiologischerweise acht verschiedene Globin-Ketten vor (der Erwachsene exprimiert jedoch nur die vier **Globin-Ketten α, β, γ** und **δ**). Durch unterschiedliche Kombinationen ergeben sich beim Menschen insgesamt sechs verschiedene Hämoglobine, die elektrophoretisch differenziert werden können. Während die α-Ketten-Produktion von vier Genen (zwei von jedem Elternteil) auf Chromosom 16 kontrolliert wird, werden die anderen Ketten von jeweils zwei Genen gesteuert, die fast alle räumlich eng zusammen auf Chromosom 11 liegen.

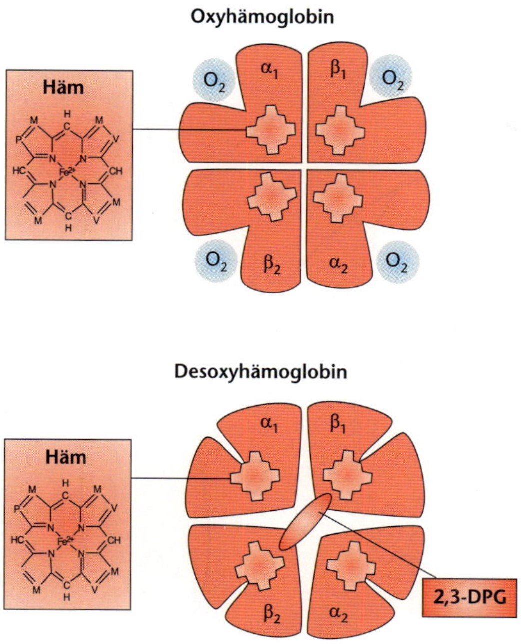

Abb. 3.4 Oxygeniertes und desoxygeniertes Hämoglobin [L157]

Übersicht über die Hämoglobine des Menschen

In der Embryonal- und Fetalperiode
- Vorwiegend in der Embryonalzeit: Gower-1 ($\zeta_2\varepsilon_2$), Gower-2 ($\alpha_2\varepsilon_2$), Portland ($\zeta_2\gamma_2$)
- Vorwiegend in der Fetalzeit: HbF ($\alpha_2\gamma_2$: ≈ 80 % bei Geburt), HbA_{1c} ($\alpha_2\beta_2$: ≈ 20 % bei Geburt)

Beim Erwachsenen
- HbA_2 ($\alpha_2\delta_2$: ≈ 2 %)
- HbF ($\alpha_2\gamma_2$: < 1 %)
- HbA = HbA_1 ($\alpha_2\beta_2$: ≈ 97 %); hiervon sind etwa 5 % glykosyliert (HbA_{1c}, (➤ 10.1.5)

Pathologische Formen
- Mit abnormer **quantitativer** Globin-Synthese (Thalassämien):
  - Bei den meisten Thalassämien überwiegen physiologische Hämoglobine (z. B. HbF).
  - Bei der α-Thalassämie können jedoch ansonsten nicht vorkommende Globin-Polymere entstehen: Hb-Barts = γ_4 und HbH = β_4.
- Mit abnormer **qualitativer** Globin-Synthese:
  - HbS (Sichelzellanämie/-krankheit: Substitution von Valin für Glutamin an Position 6 der β-Kette)
  - HbC (Substitution von Lysin für Glutamin an Position 6 der β-Kette)
  - HbE (Substitution von Lysin für Glutamin an Position 26 der β-Kette)
  - Seltene Hämoglobin-Varianten: Hierzu zählen instabile Hämoglobine (z. B. Hb-Zürich), Hämoglobine mit erhöhter Sauerstoffaffinität (z. B. Hb-Malmö), Hämoglobine mit reduzierter Sauerstoffaffinität (z. B. Hb-Kansas).
- Kombinierte Defekte der Globin-Synthese, z. B. Sichelzell-β-Thalassämie

Hämoglobin-Typen

Das wichtigste Hämoglobin des Erwachsenen besteht aus zwei α- und zwei β-Ketten ($\alpha_2\beta_2$) mit 141 bzw. 146 Aminosäuren und wird (willkürlich) als **HbA_1** (oft auch nur HbA) bezeichnet. Daneben verfügt der Erwachsene noch über einen kleinen Anteil an **HbA_2**, bei dem anstelle der β-Ketten δ-Ketten vorkommen ($\alpha_2\delta_2$). Neben den beiden „erwachsenen" Hämoglobinen sind beim Menschen noch vier weitere Hämoglobine beschrieben, nämlich die nur vorübergehend in der Embryonalphase vorkommenden Hämoglobine Portland, Gower-1 und Gower-2 sowie das sog. fetale Hämoglobin (**HbF**, Struktur: $\alpha_2\gamma_2$). Letzteres ist auch beim gesunden Erwachsenen in geringen Konzentrationen (< 1 %) nachweisbar.

Schon der Austausch einer einzelnen Aminosäure an einer Globin-Kette kann zur Bildung von funktionell defekten Hämoglobinen (➤ 3.3.5) führen.

Häm

Die Häm-Synthese (➤ Abb. 3.5) erfolgt in den Mitochondrien der Erythrozytenvorstufen. Protoporphyrin, der Grundbaustein des Häm-Moleküls, wird aus Glycin über die Vorstufen δ-Aminolävulinsäure (δ-ALA), Porphobilinogen, Uroporphyrin und Koproporphyrin gebildet. Bei einer Störung der Häm-Synthese entsteht eine Porphyrie (➤ 10.6).

Der geschwindigkeitslimitierende Schritt der Häm-Synthese ist die Umwandlung von Glycin in δ-ALA durch die ALA-Synthetase. Notwendiger Ko-Faktor für diese Reaktion ist das Vitamin B_6. Im letzten Schritt wird durch Einbau des Eisens mittels der Ferrochelatase das Häm gebildet.

Rolle der Hämoglobine beim Sauerstoff- und Kohlendioxidtransport

Durch ihre bikonkave Gestalt bieten Erythrozyten eine große Oberfläche zur Aufnahme und Freisetzung von Sauerstoff und Kohlendioxid. In der **Lunge** erfolgt die **Sauerstoffsättigung** des Hb aufgrund des dort hohen Sauerstoffpartialdrucks und der dort stärkeren Affinität von Hb zum Sauerstoff. Im **Gewebe** erfolgt die **Sauerstoffabgabe** aufgrund des hier niedrigen Sauerstoffpartialdrucks und der hier schwächeren Sauerstoffaffinität des Hb. Die vier Häm-Einheiten geben dabei nacheinander O_2 ab, die β-Ketten werden dadurch auseinandergezogen, wodurch 2,3-Diphosphoglycerat (2,3-DPG) einströmen kann. Dieser Einstrom bewirkt, dass die Sauerstoffaffinität des Hb sinkt, wodurch auch die anderen Häm-Einheiten rasch den gebundenen Sauerstoff abgeben. Daher sind die meisten Hb-Moleküle entweder voll sauerstoffgesättigt oder völlig desoxygeniert (➤ Abb. 3.4).

Aus der je nach dem Sauerstoffpartialdruck in der Umgebung unterschiedlichen Sauerstoffaffinität des Hämoglobins ergibt sich die eigentümliche „S"-Form der **Sauerstoffdissoziationskurve** (➤ Abb. 6.14). Genaueres zur Sauerstoffbindung ➤ 6.1.2.

Myelopoese

Die Entwicklung der Zellsysteme Granulozyten, Thrombozyten, Monozyten und dendritische Zellen läuft im Knochenmark ab; sie ist in ➤ Abb. 3.2 zusammengefasst. Hier sei lediglich darauf hingewiesen, dass sich Monozyten und neutrophile Granulozyten aus derselben Vorläuferzelle (CFU-GM) entwickeln. Dies erklärt, weshalb

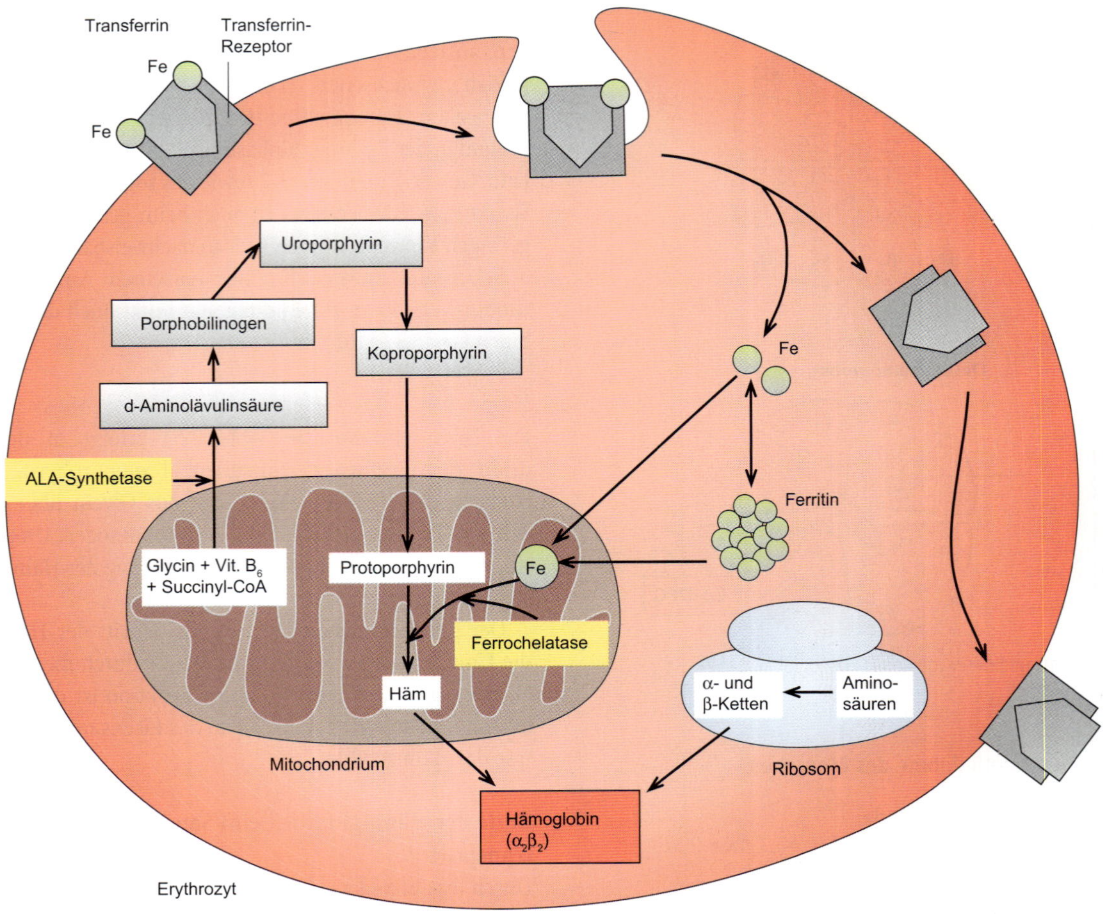

Abb. 3.5 Hämoglobin-Synthese. Transferrin besetzt einen Oberflächenrezeptor eines sich entwickelnden Erythrozyten. Der Rezeptor-Transferrin-Eisen-Komplex wird in die Zelle aufgenommen. Transferrin und der Rezeptor werden, nachdem sich das Eisen gelöst hat, wieder ausgeschleust. Im Mitochondrium der Erythrozytenvorstufen bildet sich aus dem Eisen und Protoporphyrin ein Häm-Molekül. Vier dieser Häm-Moleküle verbinden sich jeweils mit α- oder β-Globin-Ketten (die in den Ribosomen gebildet wurden) und formen dann das Hämoglobin. [L157]

sich die Erholung des Knochenmarks – z. B. nach einer zytostatikabedingten Agranulozytose – durch eine Monozytose ankündigt.

Die Megakaryozyten machen im Gegensatz zu den anderen Zellreihen keine Zellteilungen, sondern endomitotische Kernteilungen durch **(Endomitose):** Chromosomenverdoppelung ohne Auflösung der Kernmembran und ohne Ausbildung einer Mitosespindel). Es entstehen dadurch Riesenzellen („Mega"), aus denen mehrere tausend kernlose Thrombozyten reifen.

Die reifen Granulozyten und Thrombozyten sind nicht mehr teilungsfähig. Die Verweildauer im Blut beträgt bei Thrombozyten ca. 10 Tage, bei Granulozyten < 1 Tag.

Daher kommt es nach Knochenmarkschädigung, z. B. im Rahmen einer Chemotherapie, sehr rasch – d. h. innerhalb von 7–10 Tagen – zu einem Abfall von Thrombozyten und Granulozyten. Monozyten wandern ins Gewebe aus und differenzieren sich hier zu Makrophagen (z. B. Alveolarmakrophagen, Peritonealmakrophagen), die zur Teilung befähigt sind, also lokal proliferieren können. Monozyten und Makrophagen bilden zusammen das **Monozyten-Makrophagen-System**. Dieser Begriff hat die alte Bezeichnung „retikulohistiozytäres System (RHS)" abgelöst.

Lymphozytopoese

Im Gegensatz zur Myelopoese und der physiologischen Erythropoese ist die Bildung der Lymphozyten nicht an das Knochenmark gebunden. Die Reifung der **B-Lymphozyten** erfolgt im Knochenmark und in den Lymphknoten; die differenzierten B-Lymphozyten – die Plasmazellen – sezernieren die Immunglobuline. Die funktionelle Differenzierung der **T-Lymphozyten** erfolgt dagegen im Thymus.

3.1.2 Eisenstoffwechsel

Eisen bildet das zentrale Element für die Hämoglobin-Synthese und damit für den Sauerstofftransport (➤ Abb. 3.6). Es ist sowohl in Gemüse als auch in Fleisch vorhanden, in Letzterem jedoch besser verfügbar.

Wegen der regelmäßigen Eisenverluste (Menses) und des zeitweise erhöhten Bedarfs (Schwangerschaft, Stillzeit) ist ein Eisenmangel vor allem bei Frauen häufig; ob und ab welchem Ausmaß er pathologisch ist, ist allerdings umstritten.

Übersicht über den Eisenstoffwechsel

(➤ Abb. 3.6)

Umsatz

- **Täglicher Bedarf:** 1 mg (M), 2 mg (F), 3 mg (Schwangere)
- **Körpervorrat:** 50 mg/kg (M bei 70 kg ca. 3,5 g) bzw. 35 mg/kg (F bei 70 kg ca. 2,5 g)

Eisenbindung

Eisen kommt physiologischerweise praktisch nicht in freier Form vor. Es ist im Körper an folgende Proteine gebunden:

- Eisenabhängige **Funktionsproteine:**
  - Hämoglobin (ca. 70 % des Gesamteisens): 1 g Hb enthält 3,4 mg Eisen, 100 ml Blut enthalten ca. 50 mg Eisen.
  - Myoglobin (ca. 10 % des Gesamteisens)
  - Enzyme
- **Eisen-Speicherproteine:** Ferritin und Hämosiderin (ca. 20 % des Gesamteisens). Die normale Serumkonzentration des Ferritins beträgt 30–260 mg/l (M) bzw. 30–120 mg/l (F). Es ist erniedrigt bei Eisenmangel, erhöht bei Infekt- oder Tumoranämie.
- **Eisen-Transportproteine:** fast ausschließlich Transferrin (ca. 0,1 % des Gesamteisens). Die normale Transferrin-Konzentration im Serum beträgt 2,1–3,4 g/l (M) bzw. 2,0–3,1 g/l (F). Jedes Transferrin hat zwei Eisenbindungsstellen; normalerweise sind etwa 35 % der Bindungsstellen mit Eisen gesättigt.

Aufnahme

- Der normale Eisengehalt der Nahrung beträgt 10–20 mg pro Tag. Normalerweise werden < 10 % des in der Nahrung enthaltenen Eisens aufgenommen; dieser Wert kann bei Eisenmangel auf max. 30–40 % gesteigert werden. Die intestinale Eisenaufnahme wird über das in der Leber produzierte Hormon **Hepcidin** (hemmt Resorption) an den Bedarf angepasst. Hepcidin ist ein zentraler Faktor bei der Pathogenese der Anämie chronischer entzündlicher Erkrankungen.
- Eisen wird überwiegend im oberen Dünndarm resorbiert und dann an Transferrin gebunden. Nur zweiwertiges Eisen (Fe^{2+}) wird enteral resorbiert; das in der Nahrung viel häufigere dreiwertige Eisen (Fe^{3+}) wird teilweise im Magen zu Fe^{2+} reduziert. Gastrektomie kann deshalb zum Eisenmangel führen.
  - **Eselsbrücke:** Ferr**o** = Fe^{2+} → orale Aufnahme möglich. Ferr**i** = Fe^{3+} → nur intravenöse Gabe sinnvoll (Fe^{3+} ist damit nur therapeutisch bedeutsam).
- An Häm gebundenes Eisen (z. B. in Fleisch) wird besser aufgenommen als ungebundenes (z. B. in Gemüse). Magensäure und andere reduzierende Substanzen wie Ascorbinsäure oder Zitrat (z. B. in Zitrusfrüchten) halten Fe^{2+} in Lösung und erleichtern damit die Resorption, während Tannin (Gerbsäure, enthalten z. B. in Schwarztee) unlösliche Eisenkomplexe bildet, die nicht resorbiert werden können.
- Schwermetalle wie Blei, Cadmium und Strontium konkurrieren um die Eisenaufnahme.

Verluste

Durch Zellverluste (v. a. Haut, Darm, Harnwege) geht täglich ca. 1 mg Eisen, bei menstruierenden Frauen hochgerechnet zusätzlich ca. 0,7 mg Eisen pro Tag (also ca. 21 mg/Monat) verloren.

Eisentransport im Blut

Transferrin

Eisen wird im Serum fast ausschließlich an das in der Leber gebildete β-Globulin Transferrin gebunden transportiert; das im Serum

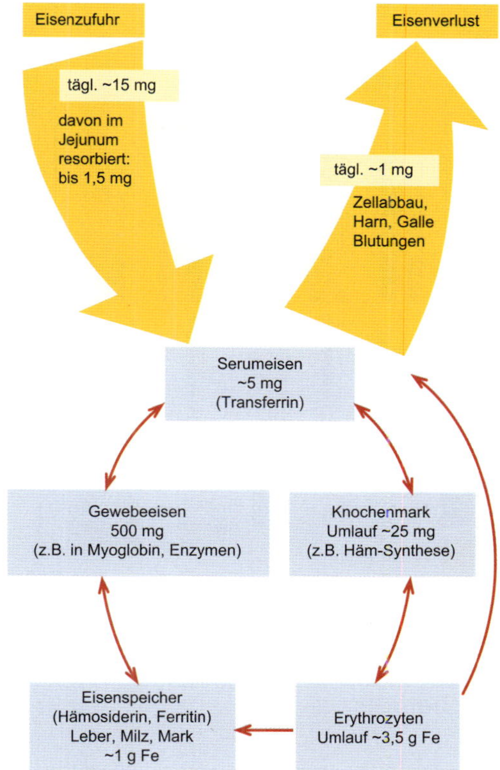

Abb. 3.6 Eisenstoffwechsel [L157]

transportierte Eisen wird im klinischen Sprachgebrauch als **Serumeisen** bezeichnet.

Das an Transferrin gebundene Eisen wird über **Transferrin-Rezeptoren** ins Zytoplasma von Erythroblasten und Retikulozyten aufgenommen, die auch im Serum messbar sind (sog. lösliche Transferrin-Rezeptoren = *soluble transferrin receptors*, **sTfR**). Ihre Zahl erhöht sich bei ungenügender Eisenversorgung sowie bei jeder Expansion der Erythropoese, etwa bei hämolytischer Anämie. Bei verminderter Erythropoese (etwa bei aplastischer Anämie) fallen die sTfR ab.

Eisenbindungskapazität

Da Transferrin das einzige nennenswerte Eisentransportprotein darstellt, korreliert dessen Konzentration mit der **Eisenbindungskapazität** des Blutes; diese ist normalerweise nur zu einem Drittel (20–45 %) ausgenutzt. Bei Eisenmangel steigt die Transferrin-Konzentration und damit die Eisenbindungskapazität; hieraus folgt eine erniedrigte **Transferrin-Sättigung** (meist < 15 %). Dadurch wird die Ausschöpfung des angebotenen Eisens z. B. aus der Nahrung erleichtert. Bei Eisenüberladung, chronischer Entzündung, Hämolyse und Tumoranämie sinkt dagegen die Transferrin-Konzentration. Die Transferrin-Sättigung ist damit erhöht, was einen Schutz vor weiterer Eisenüberladung darstellen könnte (➤ Abb. 3.7).

Die immunologisch bestimmte Transferrin-Konzentration korreliert eng mit der **totalen Eisenbindungskapazität (TEBK).** Da Transferrin jeweils zwei Fe-Bindungsstellen hat, entspricht die TEBK der doppelten Transferrin-Konzentration, wenn beide Werte in µmol/l angegeben werden. (Werden beide Werte in µg/dl angegeben, ist der Umrechnungsfaktor $1{,}41 \times 10^{-3}$.)

3

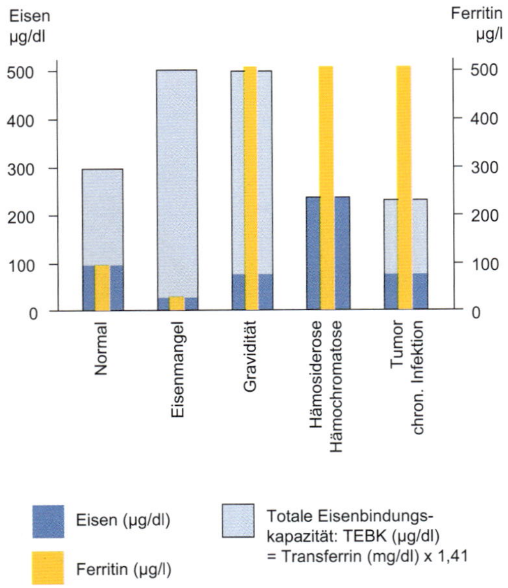

Abb. 3.7 Zusammenhang von Serumeisen, Ferritin und Transferrin bei verschiedenen Erkrankungen [L157]

Eisenspeicher

Eisen wird – gebunden an Ferritin oder Hämosiderin – vor allem in der Leber (⅓), im Knochenmark (⅓) und im Monozyten-Makrophagen-System (⅓) gespeichert.

Ferritin

Ferritin ist ein wasserlösliches Eisenproteid, das aus einer Apoferritin-Schale und zentralen Eisenhydroxid-Oxid-Mizellen besteht. Es hat einen Eisenanteil von ca. 20 % in Form von Fe^{3+}.

Die Serumkonzentration korreliert gut mit dem Eisenvorrat des Körpers (1 mg/l Ferritin entspricht ca. 10 mg Speichereisen). Eine erniedrigte Ferritin-Konzentration weist daher auf einen Eisenmangel hin. Dabei kann Ferritin eine Erschöpfung der Eisenvorräte schon anzeigen, wenn noch keine Anämie vorliegt.

CAVE!

Da Ferritin ein **Akute-Phase-Protein** ist, ist die Ferritin-Konzentration bei chronischer Entzündung bzw. Tumoranämie erhöht, ohne dass sich die Eisenvorräte verändern. Ferritin immer im Kontext des CRP beurteilen!

Hämosiderin

Das zweite eisenspeichernde Proteid, Hämosiderin, ist ein wasserunlösliches, im Serum nicht messbares Eisenproteid uneinheitlicher Zusammensetzung, das mittels Berliner-Blau-Färbung dargestellt werden kann. Hämosiderin entsteht, wenn Ferritinmoleküle an lysosomalen Membranen ausfallen. Der Eisengehalt des Hämosiderins beträgt über 30 %. Das gespeicherte Eisen kann jedoch nur langsam und nicht kontrolliert freigesetzt werden; es dient also eher der Entsorgung überschüssigen Eisens. Bei Eisenüberangebot wird Hämosiderin im Monozyten-Makrophagen-System und in parenchymatösen Organen abgelagert. Da Eisen gewebetoxisch ist, kann bei hohen Spiegeln eine Organschädigung resultieren: sog. **Hämochromatose** (➤ 10.7).

Eisenausscheidung

Da selbst unter physiologischen Bedingungen der Eisenbedarf durch die Nahrungsaufnahme nur knapp gedeckt werden kann, wird Eisen physiologischerweise nicht ausgeschieden. Durch Zellverluste (v. a. Haut, Darm, Harnwege) geht ca. 1 mg täglich verloren (bei menstruierenden Frauen zusätzlich ca. 21 mg/Monat).

PRAXISBEZUG

Im Rahmen einer Schwangerschaft werden dem Körper ca. 900 mg Eisen entzogen (Fetus, Plazenta, Geburt). Dies hat bei guten Ernährungsbedingungen keine nachteiligen Folgen. Eine prophylaktische Eisensubstitution wird nur empfohlen, wenn Frauen zu Beginn der Schwangerschaft niedrige Eisenspeicher aufweisen (was hierzulande in etwa 15 % der Fall ist) oder eine klinisch relevante Anämie entwickeln.

3.2 Diagnostisches Vorgehen

M. Herling

Der periphere Blutraum ist durch Gefäßpunktion leicht zugänglich und spiegelt die Leistung des „hämatologischen Gesamtorgans" meist ausreichend wider. Manche Bluterkrankungen können jedoch nur durch Punktion der zentralen Bildungsstätte (Knochenmark) diagnostiziert werden, da nicht alle Zellbestandteile (z. B. frühe hämatopoetische Reifungsstufen) ausgeschwemmt werden.

3.2.1 Blutbild

„Kleines" und „großes" Blutbild

Basisuntersuchungen bei der Beurteilung des Blutes sind die quantitative Bestimmung der korpuskulären Bestandteile wie Leukozyten, Erythrozyten (mit dem daraus abgeleiteten Hämatokrit), ergänzt durch die Hämoglobinkonzentration („kleines Blutbild", ➤ Tab. 3.1). Bei besonderer Indikation werden die Leukozyten maschinell oder mikroskopisch weiter nach Untergruppen und Reifungsstadium differenziert: „großes Blutbild" bzw. Differenzialzellbild (➤ Tab. 3.2).

Zellmorphologie

Die **automatische Zelldifferenzierung** in Zählmaschinen anhand optischer Parameter (Größe, Streulichteigenschaften) ist zumeist ausreichend. Sie kann jedoch den **Blutausstrich** mit mikroskopischer Beurteilung dann nicht ersetzen, wenn nähere Informationen über die Zellmorphologie wichtig sind (z. B. bei Leukämieverdacht oder in der Anämiediagnostik).

Tab. 3.1 Normwerte des Blutbildes

Erythrozyten	F 4,1–5,1 × 10^{12}/l (4,1–5,1/pl) M 4,5–5,9 × 10^{12}/l (4,5–5,9/pl)
Retikulozyten	0,8–2,5 % der Erythrozyten (entspricht einem Retikulozyten-Index von 1–3 %, s. Text)
Hämatokrit (Hkt)	F 0,36–0,46 (36–46 %) M 0,42–0,52 (42–52 %)
Hämoglobin (Hb)	F 7,15–10,25 mmol/l (11,5–16,5 g/dl) M 8,05–11,15 mmol/l (13,0–18,0 g/dl)
MCV (mittleres korpuskuläres Volumen)	Durchschnittliches Volumen eines Erythrozyten: Hkt (in %) × 10, dividiert durch die Ery-Zahl (in 10^{12}/l oder in Mio/µl Blut) Normalwert 80–96 µm³ (80–96 fl)
MCH (mittleres korpuskuläres Hb)	Durchschnittliche Menge an Hb pro Erythrozyt: Hb (in g/dl), dividiert durch die Ery-Zahl/pl × 10 Normalwert 28–33 pg
MCHC (mittlere korpuskuläre Hb-Konzentration)	Durchschnittliche Hb-Konzentration in den Erythrozyten: Hb (in g/dl) × 100, dividiert durch Hkt (in %) Normalwert 33–36 g/dl
Leukozyten	4,4–11,3 × 10^9/l
Thrombozyten	136–423 × 10^9/l (altersabhängig)

Indizes

Unter den aus Hämoglobin-Konzentration, Hämatokrit sowie der Anzahl und Größe der Erythrozyten errechenbaren Indizes (➤ Tab. 3.1) ist das mittlere korpuskuläre Volumen **(MCV)** für die Klassifikation der Anämien äußerst wichtig (➤ 3.3.1).

Pathologische Befunde

Leukozytose und Neutrophilie

Eine Vermehrung der weißen Blutkörperchen > 9 × 10^9/l im peripheren Blut wird als **Leukozytose** bezeichnet. Ihr liegt eine reaktive Mehrbildung bzw. Ausschwemmung neutrophiler Granulozyten zugrunde **(Neutrophilie, Granulozytose).** Ursachen sind meist bakterielle Infekte. Eine Leukozytose tritt jedoch auch bei Rauchern und bei Glukokortikoid-Behandlung auf. Eine Leukozytenvermehrung > 40 × 10^9/l wird als **leukämoide Reaktion** bezeichnet. Eine solch massive Knochenmarkstimulation geht meist auf eine schwere Infektion, einen malignen Tumor oder eine Vaskulitis zurück, erfordert aber denAusschluss einer Leukämie (➤ 3.6.5).

PRAXISBEZUG

Ursachen einer Neutrophilie

- Infektionen, Entzündungen (eher bei akuten Erkrankungen wie Sepsis oder Abszess als bei chronischen Entzündungen)
- Gewebenekrosen (z. B. Myokardinfarkt, Verbrennungen), postiktal, nach Koliken
- Solider Tumor, myeloproliferative Syndrome

Tab. 3.2 Überblick über das Differenzialblutbild der myelopoetischen („weißen") Zellreihe [Abb. aus G077, M646]

	Mikroskopie	Normbereich	Verändert, z. B. bei („↑": -ose; „↓": -penie):
Leukozyten gesamt („Leukos")	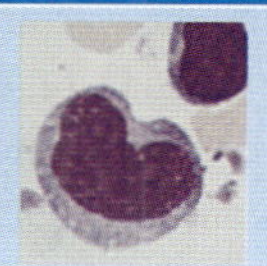	4–10 × 10^9/l (4.000–10.000/µl)	↑ Entzündungen, Leukämie ↓ Knochenmarkstörungen, Virusinfektionen
Lymphozyten	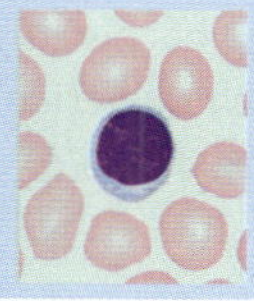	1,0–4,8 × 10^9/l (20–50 % der Leukos)	↑ Virusinfektionen, maligne Lymphome ↓ HIV-Infektion, Immunsuppression
Stabkernige neutrophile Granulozyten	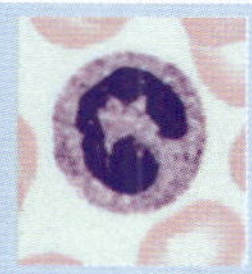	0,1–0,5 × 10^9/l (3–5 % der Leukos)	↑ Infektionskrankheiten, Leukämien
Segmentkernige neutrophile Granulozyten	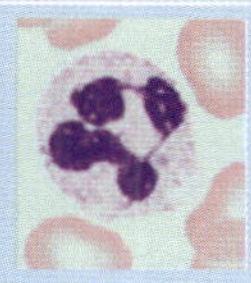	2–6,5 × 10^9/l (50–70 % der Leukos)	↑ Infektionen, Entzündung, Stress ↓ Sepsis, Zytostatikatherapie, Virusinfektionen
Eosinophile Granulozyten	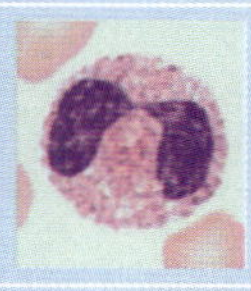	< 0,45 × 10^9/l (2–4 % der Leukos)	↑ Allergien, Parasitose ↓ Akute Infekte, Stress
Basophile Granulozyten	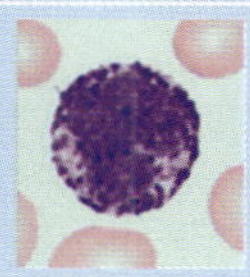	< 0,2 × 10^9/l (< 0,5 % der Leukos)	↑ Bestimmte Leukämien, Polyzythämie
Monozyten	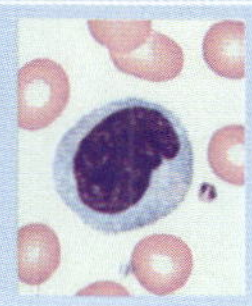	0,8 × 10^9/l (ca. 4 % der Leukos)	↑ Infektionen, Leukämien

- Z. n. Splenektomie
- Medikamente (z. B. Glukokortikoide, Adrenalin, Lithium, G-CSF)
- Blutung, Hämolyse, Rauchen, Stress, Schwangerschaft

Der Begriff **Linksverschiebung** beschreibt eine Vermehrung unreifer (z. B. stabkerniger) neutrophiler Granulozyten. Eine **Rechtsverschiebung** tritt durch Überwiegen vielfach segmentierter (übersegmentierter) Granulozyten auf, z. B. beim Vitamin-B_{12}-Mangel sowie bei Lebererkrankungen oder Eisenmangel (➤ Abb. 3.8).

Myeloische Leukämien weisen oft eine Leukozytose auf, die durch unreife Vorläuferzellen (Blasten) im Blut bestimmt ist. Leukozytosen, die durch Vermehrung von (reaktiven oder malignen) Lymphozyten entstehen **(Lymphozytose)** finden sich z. B. bei viralen Infekten, Autoimmunerkrankungen oder bei leukämischer Ausschwemmung lymphatischer Neoplasien.

Leukopenie, Neutropenie

Eine verminderte Zahl weißer Blutkörperchen wird als **Leukopenie** bezeichnet. Sie wird in der Regel durch eine Erniedrigung der neutrophilen Granulozyten **(Neutropenie, Granulopenie)** verursacht. Pathogenetisch liegt hier entweder eine verminderte Produktion im Knochenmark, ein vermehrter Umsatz (z. B. im Rahmen von Autoimmunerkrankungen), eine pathologische Verteilung (z. B. Hypersplenismus) oder eine Kombination dieser Faktoren zugrunde. Fallen die Neutrophilen **unter 0,5 × 10^9/l,** spricht man von einer **Agranulozytose.** Dabei besteht eine hochgradig erhöhte Infektgefährdung, inklusive Sepsis, v. a. durch Bakterien und Pilze. Weitere Störungen im Differenzialblutbild: ➤ Tab. 3.3.

PRAXISBEZUG

Ursachen einer Neutropenie

Verminderte Produktion und Ausreifung
- Primär aplastisch bei Knochenmarkschädigung durch Chemikalien (z. B. Benzol), Strahlen oder zellteilungshemmende Medikamente (z. B. Zytostatika – der Effekt ist dabei dosisabhängig)
- Infiltration bzw. Verdrängung durch maligne Zellen (z. B. Leukämie, Lymphom, multiples Myelom, Knochenmarkkarzinose) oder durch Faservermehrung (z. B. bei primärer Myelofibrose, eine Form einer MPN)
- Medikamente (v. a. Phenothiazine, Gold, Metamizol, Ticlopidin, Methimazol und Carbimazol, Penizilline, Sulfonamide) können auch dosisunabhängig über Autoimmunprozesse die Granulopoese vermindern (s. u.).
- Ausreifungsstörungen der Vorstufen: v. a. bei myelodysplastischem Syndrom (MDS), Vitamin-B_{12}- und Folsäuremangel, selten auch primär genetisch (z. B. angeborenes Kostmann-Syndrom bei Elastase-2-Defekt)

Verkürzte Überlebenszeit (oft kombiniert mit verminderter Produktion)
- Im Rahmen bestimmter Grunderkrankungen können die Granulozyten über Immunprozesse geschädigt werden: sog. sekundäre Autoimmunneutropenien, z. B. bei Autoimmunerkrankungen (z. B. SLE), HIV, Lymphome, postinfektiös sowie durch bestimmte Medikamente (s. o.)

Pathologische Verteilung
- Hypersplenismus („Pooling", ➤ 3.5.1)

Gesteigerter Umsatz
- Schwere Infektion (z. B. Sepsis, schwere Pneumonie, Virusinfekte)

Abweichungen der Retikulozytenzahl

Die Bestimmung des Retikulozytenanteils ist Grundbestandteil der Anämiediagnostik, da dieser Parameter die Neubildung von Erythrozyten im Knochenmark widerspiegelt und damit die Differenzierung zwischen Umsatzstörung und Bildungsstörung erlaubt:
- Ein erhöhter Retikulozytenanteil spricht für ein funktionstüchtiges Knochenmark – die Ursache der Anämie liegt also in einem erhöhten Umsatz bzw. Verbrauch (und ist beispielsweise Folge einer Blutung oder Hämolyse).
- Ein erniedrigter Retikulozytenanteil spricht für eine inadäquate Erythrozytenbildung im Knochenmark, z. B. bei Eisenmangelanämie sowie Vitamin-B_{12}- oder Folsäuremangel (makrozytäre Anämie).

Der bei normaler Knochenmarkleistung zu erwartende Anteil der Retikulozyten im Blut liegt normalerweise bei ca. 2 % der roten Blutzellen (genauer: 0,8–2,5 % bei Frauen und bei 0,8 bis 4 % bei Männern). Ein normaler Retikulozytenanteil lässt jedoch nicht in jedem Fall auf eine ausreichende Produktion schließen. Im Rahmen einer Eisenmangelanämie etwa sinkt die Zahl der zirkulierenden roten Blutkörperchen – der Retikulozytenanteil erscheint dann trotz der verminderten Produktion „normal". Um diese relative Verzerrung korrigiert abzubilden, wird zusätzlich zum Retikulozytenanteil der **Retikulozyten-Index** berechnet. Hierzu wird der Retikulozytenanteil mit dem gemessenen Hämatokriten multipliziert und dann durch den normalerweise zu erwartenden Hämatokriten geteilt. Normalerweise liegt dieser Indexwert bei 1–3 %.

Beispiel: gemessener Retikulozytenanteil: 1,2 %, bei einem Hkt von 25 % (normal: 45 %). Retikulozyten-Index: 1,2 × 25/45 = 0,66 (erniedrigt, dies spricht für eine ineffiziente Bildung).

3.2.2 Untersuchung des Knochenmarks

Knochenmark kann zur weiteren Untersuchung mittels **Knochenmarkpunktion** gewonnen werden. Je nach Indikation wird dabei

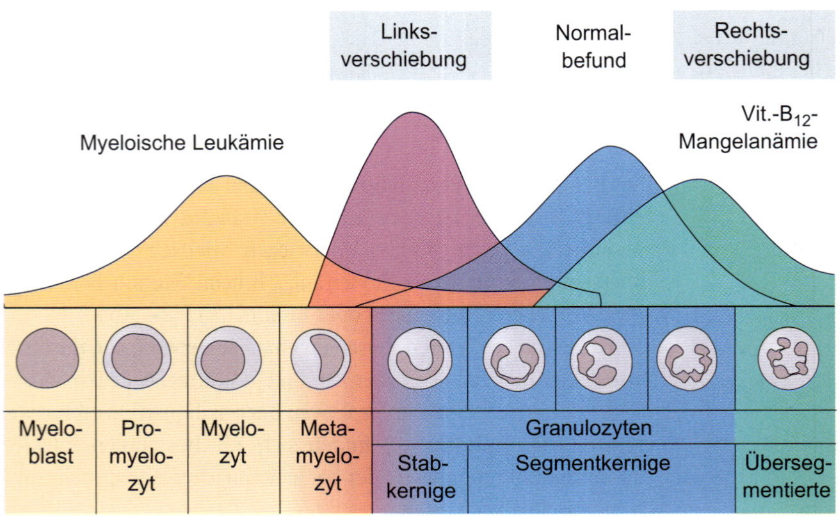

Abb. 3.8 Granulopoese: Bei einer Linksverschiebung (z. B. bei Entzündung) gelangen verstärkt stabkernige Granulozyten ins Blut. Eine Rechtsverschiebung (z. B. bei perniziöser Anämie, ➤ 3.3.4) ist mit einer Überalterung der Granulozyten (übersegmentierte Kerne) assoziiert. Eine myeloische Leukämie zeigt oft unreife Vorstufen im Blutbild. [L190]

Tab. 3.3 Wichtige Störungen im Differenzialblutbild

Störung	Mengenmäßige Veränderung	Vorkommen
Eosinophilie	Eosinophile Granulozyten > 0,5 × 10^9/l (500/µl)	Erhöhung > 1 × 10^9/l (1.000/µl) v. a. bei allergischen Erkrankungen und Wurminfestation Andere Ursachen: Vaskulitiden (z. B. eosinophile Granulomatose mit Polyangiitis), maligne Erkrankungen (z. B. Lymphome, myeloproliferative Erkrankungen), chronische eosinophile Pneumonie und NNR-Insuffizienz
Lymphozytose	Lymphozytenvermehrung > 5 × 10^9/l (5.000/µl)	Manche Infektionen (Tbc, virale Infektionen), aber auch akute und chronische lymphatische Leukämien
Lymphopenie	Lymphozytenverminderung < 1,5 × 10^9/l (1.500/µl)	Schwere Erkrankungen (Schock, Tumor, HIV-Infektion) oder maligne Lymphome
Monozytose	Vermehrung der Monozyten > 0,55 × 10^9/l (550/µl)	Infektionen, insbesondere Tbc, systemische Pilzerkrankungen, bakterielle Endokarditis, bestimmte Protozoonosen, bestimmte Leukämieformen (CMML)
Basophilie	Vermehrung der Basophilen > 0,2 × 10^9/l (200/µl)	Häufigste Ursache: chronische myeloische Leukämie (CML) oder andere myeloproliferative Neoplasien (MPN)
Panzytopenie	Neutropenie mit Anämie und Thrombozytopenie	Erkrankungen des Knochenmarks, v. a. myelodysplastisches Syndrom (MDS) oder Verdrängung, z. B. bei ALL oder AML
Thrombozytopenie	Abfall der Thrombozyten < 150 × 10^9/l (150.000/µl)	➤ Tab. 3.19; mit einer Störung der Blutstillung ist erst bei < 30 × 10^9/l (30.000/µl) zu rechnen
Thrombozytose (die anhaltende Erhöhung wird auch als Thrombozythämie bezeichnet)	Erhöhung der Thrombozyten > 450 × 10^9/l (450.000/µl)	Infektionskrankheiten, chronische Entzündungen, Malignome, MPN; Stress-Thrombozytose (z. B. nach Blutung, Schock oder Operation)

- das Mark angesaugt **(Knochenmarkaspiration)** und auf diese Weise Knochenmarkzellen als Einzelzellen für eine Vielzahl von Untersuchungen (➤ 3.2.3) gewonnen.
- Zudem lassen sich durch eine **Knochenmarkstanze** (Biopsie) schlecht mobilisierbare Knochenmarkzellen gewinnen und im intakten histologischen Verband auf Dichte, relative Zusammensetzung und Verteilung beurteilen (➤ Abb. 3.9).

Beides wird nach örtlicher Betäubung am Beckenkamm (Spina iliaca posterior superior), seltener am Brustbein (hier nur Aspiration) in einem Arbeitsgang durchgeführt. Durch die KM-Stanze lassen sich auch die Matrixstrukturen des Knochenmarks nach Architektur und Fasergehalt beurteilen oder evtl. vorhandenes Amyloid erkennen.

Erste Hinweise ergeben sich teilweise schon bei der Punktion. So spricht eine Punctio sicca („trockene Punktion", eine Aspiration von Markzellen gelingt nicht) für ein aplastisches Knochenmark, z. B. bei aplastischer Anämie oder für eine Fibrosierung (z. B. bei primärer Myelofibrose [PMF]), was dann in der KM-Stanzbiopsie genauer beurteilt werden kann.

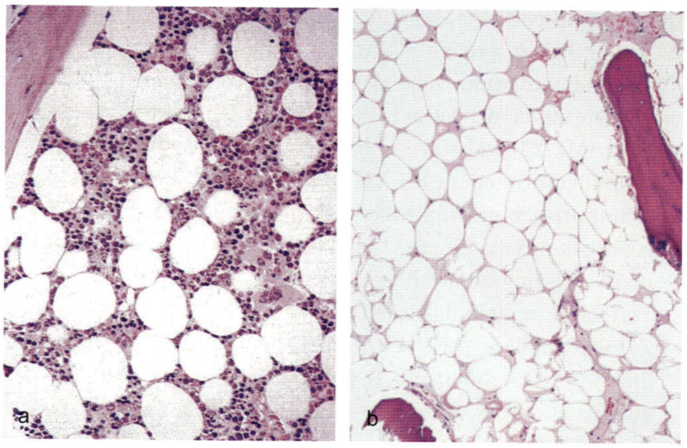

Abb. 3.9 Knochenmarkhistologie: Im Vergleich zum Normalbefund (a) ist die Zelldichte bei der aplastischen Anämie (b) stark vermindert. [F346-006]

PRAXISBEZUG

Indikationen für eine Knochenmarkpunktion

- Diagnostik und Initialstaging sowie Verlaufskontrolle bei hämatologischen Neoplasien (v.a. MDS, AML, ALL, Lymphome, multiples Myelom)
- Unklare (Pan-)Zytopenien mit V. a. aplastische oder megaloblastäre Anämie (s. u.), toxische Agranulozytose, MPN (inkl. PMF oder sekundär bei anderen MPN)
- Anämiediagnostik, v. a. bei erniedrigtem Retikulozytenindex
- Idiopathische thrombozytopenische Purpura (Nachweis einer kompensatorisch erhöhten Thrombopoese)
- Osteologische/metabolische Fragen: unklare Hyperkalzämie, Hyperparathyeoidismus, Morbus Paget, Osteomalazie, unklare pathologische radiologische Befunde, unklare Erhöhung der alkalischen Phosphatase, Morbus Gaucher
- V. a. Invasion von Parasiten (z. B. Leishmanien) oder Bakterien (z. B. bei Miliartuberkulose)

3.2.3 Spezialuntersuchungen der hämatologischen Routine

Mit immer besserem Verständnis der molekularen Pathogenese hämatologischer Erkrankungen wurden immer mehr Spezialuntersuchungen Teil der hämatologischen Stufendiagnostik, um Zellmorphologie, Phänotyp und Genetik genauer zu beschreiben. Diese Methoden haben heute immense Bedeutung für Art und Zeitpunkt der Therapie, indem z. B. Prognosemarker gefunden werden können (z. B. Deletion am Chromosom 17p bei der CLL), therapeutische Zielstrukturen identifiziert werden können (z. B. BCR-ABL-Fusionsprotein als Angriffspunkt einer Behandlung mit Tyrosinkinaseinhibitoren bei der CML, ➤ 3.6.5) oder der Therapieerfolg geprüft werden kann (z. B. Persistenz von Blasten oder deren t[8;21]/AML-ETO-Aberration bei der minimalen Resterkrankung nach Induktionstherapie bei AML).

- **Zytomorphologie:** mikroskopische Untersuchung der Zellen aus gefärbten Ausstrichen des peripheren Blutes oder des Knochenmarks (Myelogramm). Beurteilt werden Zellularität, relative Verteilungen, Reifungsstufen, Atypien etc.
- **Zytochemie:** Nachweis bestimmter chemischer Zellbestandteile durch Spezialfärbungen: z. B. PAS (Nachweis von Glykogenkomponenten), Berliner Blau („Eisenfärbung“), Peroxidase oder unspezifische Esterase (z. B. bei FAB-Klassifizierung der AML, ➤ 3.6.2). Bei der **Immunzytochemie** erfolgt die „Färbung“ durch Markierung mit monoklonalen Antikörpern und anschließender enzymatischer Visualisierung von Linkerkomplexen (Alkalische Phosphatase oder Peroxidase). Sie dient der genaueren Differenzierung der Zellreihe oder -reife.
- **Durchflusszytometrie (FACS = fluorescence-activated cell sorting):** Immunphänotypisierung von Zellen aus Suspensionsmaterial (Blut, Knochenmarkaspirat, Lymphknoten/Tumoraspirat) durch Markierung oberflächlicher oder intrazellulärer Strukturen mit Antikörper-Fluorochrom-Konjugaten und anschließender Quantifizierung der simultanen laserinduzierten Lichtemission. Mithilfe der Durchflusszytometrie lassen sich sowohl der aberrante qualitative Aufbau (abnorme Färbemuster) als auch eine aberrante quantitative Verteilung von zellulären Subpopulationen erkennen. Sie ist damit eine der Ankermethoden der Lymphom- und Leukämiediagnostik.
- **Zytogenetik:** Im klassischen **Metaphasenkaryogramm** erfolgt durch optische Analyse nach Bandenfärbung der Nachweis von v. a. numerischen und groben strukturellen chromosomalen Aberrationen (z. B. Translokationen, Inversionen). Eine molekularbiologische Erweiterung stellt die **FISH-(Fluoreszenz-In-Situ-Hybridisierung)-Technik** dar, durch die visuell analysiert werden kann, ob und wo sich spezifische fluoreszenzmarkierte Gensonden an die Interphase-DNA binden (Fokus auf Brüche oder Fusionen).
- **Molekularbiologische Methoden:** Vor allem auf Basis der Polymerasekettenreaktion (PCR) oder durch Parallel-/Tiefensequenzierung (*next generation sequencing* [NGS]) wird die isolierte Tumor- oder Keimbahn-DNA auf Mutationen sowie Amplifikationen bzw. die RNA auf Fusionstranskripte qualitativ und quantitativ untersucht. Dies erlaubt auch Analysen auf Monoklonalität bei lymphatischen Neoplasien.
  Risikostratifizierung und Therapiestrategien bei Erkrankungen wie dem MDS und der AML basieren grundlegend auf einer initialen zytogenetischen und molekularbiologischen Diagnostik. Der Grad einer minimalen Resterkrankung (also einer Leukämie, bei der nach Therapie noch maligne Zellen übrig geblieben sind), wird ebenfalls über hochsensitive molekularbiologische Analysen beurteilt.

3.3 Anämie

B. Böll

3.3.1 Überblick

Eine Anämie ist eine **Verminderung der Sauerstofftransportkapazität** des Blutes aufgrund einer Verminderung der Erythrozytenzahl, des Hämatokrit- oder des Hämoglobinwerts. Die Anämie („Blutarmut“) ist also keine Diagnose, sondern ein Befund mit vielfältigen Ursachen.

Klinik

Die klinischen Erscheinungen der Anämie werden durch die pathophysiologischen Konsequenzen verständlich: Die verminderte Sauerstofftransportkapazität wird zunächst durch eine Steigerung des Herzzeitvolumens ausgeglichen, was zu **Tachykardie, erhöhter Blutdruckamplitude** und evtl. zu einem **Herzgeräusch** führt. Hierdurch wird das Herz belastet, sodass es in schweren Fällen zu Zeichen der **Herzinsuffizienz** kommen kann (Belastungsdyspnoe, Ödeme, Nykturie). Bei hochgradiger Anämie entsteht eine **Gewebehypoxie,** die insbesondere bei vorbestehender Arteriosklerose ZNS-Symptome oder Angina pectoris nach sich ziehen kann.

Symptome

- Schwäche, Müdigkeit
- Kopfschmerzen, Schwindel, Ohrensausen, Synkope
- Atemnot (initial bei Belastung, später in Ruhe)
- Angina pectoris, Herzklopfen, Claudicatio intermittens

Befunde

- **Blässe,** erkennbar v. a. an der Konjunktivalschleimhaut und dem Nagelbett (durch den Nagel kann das Kapillarbett auf einfache Weise beurteilt werden). Entspricht die Farbe der Handlinien bei gestraffter Haut der umgebenden Haut, ist der Hb häufig < 7,0 g/dl. Achtung: Die Blässe der Gesichtshaut ist ein unsicheres Zeichen, da diese durch viele Faktoren (v. a. Kapillarisierung, Pigmentierung) beeinflusst wird.
- **Tachykardie,** erhöhte Blutdruckamplitude
- Systolisches **Herzgeräusch,** das nach Ausgleich der Anämie verschwindet („funktionelles Herzgeräusch“)
- Zeichen der **Herzinsuffizienz**
- Selten Papillenödem und Retinablutung, v. a. nach akutem Blutverlust

Die oben genannten Symptome und Befunde sind Folge der mangelnden Sauerstoffversorgung und nicht spezifisch für einzelne Formen der Anämie. Es gibt aber einzelne Befunde, die mit bestimmten Anämieformen korrelieren, z. B. Ikterus bei hämolytischer Anämie oder die Hunter-Glossitis bei perniziöser Anämie (s. u. „Diagnostisches Vorgehen“).

Die klinische Präsentation der Anämie

Diese hängt von verschiedenen Faktoren ab:

- **Begleiterkrankungen:** Eine Gefäßstenose, z. B. bei koronarer Herzerkrankung, kann durch eine Anämie symptomatisch werden. Andere Beispiele sind: kritische Verschlechterung der Durchblutung bei pAVK, Schlaganfall bei vorbestehender Karotisstenose; auch bei vorbestehender Herzinsuffizienz wird eine Anämie wegen der kompensatorischen Mehrarbeit schlecht toleriert.
- **Geschwindigkeit der Anämieentwicklung:** Bei langsam entstehender (chronischer) Anämie bleibt der Patient aufgrund biochemischer Adaptationsprozesse (v. a. Anstieg der DPG-Konzentration im Erythrozyten, ➤ 3.1.1) lange symptomlos; dies gilt selbst für schwere Anämien. Bei rasch entstehender Anämie, etwa im Rahmen einer akuten Hämolyse, entwickeln sich Symptome dagegen schon bei geringgradiger Anämie.
- **Ausmaß der Anämie:** Eine milde Anämie bleibt oft asymptomatisch; ggf. klagt der Patient über Schwäche, Müdigkeit, Dyspnoe und Herzklopfen (besonders nach Belastung). Bei einem Hb-Abfall unter 7,5 g/dl steigen Herzzeitvolumen, Herzfrequenz und Schlagvolumen selbst bei anderweitig gesunden Patienten.

CAVE!

Die klinischen Erscheinungen bei akutem Blutverlust (z. B. Trauma) sind eher auf den Volumenverlust als auf den Verlust an Sauerstoffträgern zurückzuführen.

Einteilung der Anämien

Anämien können zum einen morphologisch (Größe der Erythrozyten im peripheren Blut), chemisch (Hämoglobin-Gehalt der Erythrozyten) und pathogenetisch eingeteilt werden. Zum anderen werden bestimmte Anämieformen nach ihrem Knochenmarkbefund beschrieben (z. B. megaloblastäre Anämie, sideroblastische Anämie).

Einteilung nach Größe und Hb-Gehalt der Erythrozyten

Diese Einteilung hilft bei der ätiologischen Zuordnung:

- Unterscheidung nach dem Erythrozytenvolumen, d. h. **MCV: mikro-, normo-** oder **makrozytär**
- Unterscheidung nach dem erythrozytären Hämoglobin-Gehalt, d. h. **MCH: hypo-, normo-** oder **hyperchrom**

Beispiele:

- Hypochrome, mikrozytäre Anämie: am häufigsten durch Eisenmangel, sehr viel seltener durch eine Thalassämie verursacht
- Makrozytäre Anämie: z. B. bei Vitamin-B_{12}-Mangel oder Folsäuremangel, chronischen Lebererkrankungen, myelodysplastischen Erkrankungen
- Normochrome, normozytäre Anämie: v. a. bei Anämie der chronischen Erkrankung (Entzündung, Infekt, Tumor) und akutem Blutverlust.

Pathogenetische Einteilung (➤ Abb. 3.10, ➤ Tab. 3.4)

- **Bildungsstörung:** z. B. durch Verdrängung im Knochenmark (gestörte Zellbildung), durch Mangel an Vitamin B_{12}, Folsäure oder Eisen (gestörte Zellreifung), durch Mangel an Erythropoetin (renale Anämie) oder durch Mangel an Stammzellen (z. B. aplastische Anämie)
- **Blutverlust:** meist über Magen-Darm-Trakt, Uterus oder durch Trauma; seltener über den Harntrakt (Makrohämaturie) oder die Lunge (Hämoptysen)
- **Vermehrter Abbau:** v. a. durch Hämolyse, aber auch bei Hypersplenismus (➤ 3.5.1) oder traumatisch (z. B. künstliche Herzklappen). Ein vermehrter Abbau führt zu einer verkürzten Erythrozytenüberlebenszeit und damit zu einer Umsatzstörung.

Diagnostisches Vorgehen

Strategie

Der Befund „Anämie" wird in drei Schritten abgeklärt:

- Sorgfältige Anamnese und körperliche Untersuchung

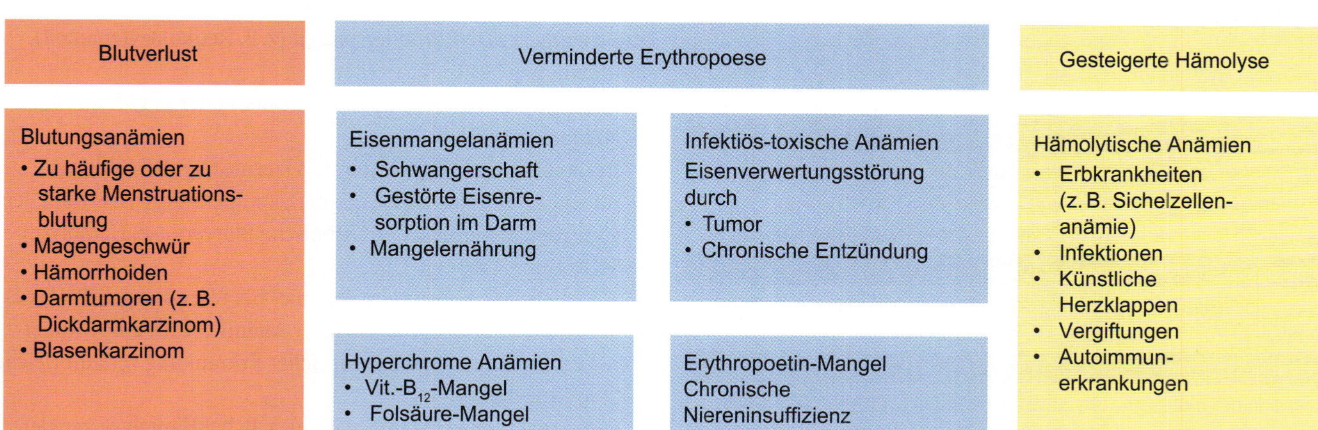

Abb. 3.10 Die häufigsten Ursachen der Anämie; weitere pathogenetische Faktoren sind in ➤ Tab. 3.4 aufgeführt. [A400]

- Zuordnung der Anämie nach Erythrozytengröße und Hb-Gehalt: Hierdurch können die vielfältigen Ursachen in kleinere differenzialdiagnostische Gruppen gebündelt werden (➤ Abb. 3.11)
- Endgültige Zuordnung mittels weiterführender Laboruntersuchungen

Tab. 3.4 Pathogenese der Anämien

Pathogenese	Anämieform
Verminderte Produktion	
Reine Aplasie der Erythrozytenreihe	• Angeboren: kongenitale dyserythropoetische Anämie (CDA), isolierte Erythrozytenaplasie („Blackfan-Diamond"-Anämie) • Erworben: z. B. medikamentös-toxisch
Aplastische Anämie (Aplasie mehrerer Zelllinien mit Panzytopenie)	• Angeboren: z. B. Fanconi-Anämie • Erworben: ➤ 3.3.6
Knochenmarkverdrängung	Leukämie, Tumoren, Speicherkrankheiten, myelodysplastische Syndrome (➤ 3.6.6)
Störung der DNA-Synthese	Vitamin-B_{12}-Mangel, Folsäuremangel
Störung der Hämoglobin-Synthese	Medikamentös-toxisch (z. B. Alkohol), Eisenmangel, Thalassämie
Erythropoetinmangel	Renale Anämie (➤ 11.13)
Gesteigerter Abbau	
Angeborene Membrandefekte	Hereditäre Sphärozytose, Elliptozytose, Stomatozytose, Akanthozytose, paroxysmale nächtliche Hämoglobinurie
Angeborene erythrozytäre Enzymdefekte	z. B. Mangel an Pyruvatkinase, Glukose-6-phosphat-Dehydrogenase
Angeborene Hämoglobin-Defekte	z. B. Sichelzellanämie, Hämoglobin C, Thalassämien
Antikörpervermittelt	z. B. Wärme-/Kälte-Antikörper, Iso-/Autoantikörper, arzneimittelinduzierte Antikörper (z. B. Penicillin, α-Methyldopa)
Infektionen	z. B. Malaria
Mechanisch	z. B. Marschhämoglobinurie, mikroangiopathische hämolytische Anämie (z. B. hämolytisch-urämisches Syndrom), Anämie bei Kunstklappe, bei Hypersplenismus, Verbrauchskoagulopathie, bei kavernösen Hämangiomen
Chemisch	z. B. Kupfer-Intoxikation (selten)
Lipidstoffwechselstörung	z. B. bei Zieve-Syndrom (➤ 8.1.6), Abetalipoproteinämie
Blutverlust	
Über Magen-Darm-Trakt, Urin, Vagina	Anämie entsteht bei geringer Blutung erst nach Erschöpfung der Eisenspeicher
Traumatisch	In der Akutphase meist normales Hb und Hkt
Kombinierte Entstehungsmechanismen	
Bei entzündlicher Stimulation	Anämie der chronischen Erkrankung (Entzündung, Infekt, Tumor)
Verteilungsstörung	
Expansion des Blutvolumens	„Relative" Anämie bei Schwangerschaft oder bei Hypervolämie anderer Ursache (z. B. Herzinsuffizienz, Überwässerung)

Anamnese und Befund bei Anämie

Anamnese
- Beginn der Symptome:
  - Langsam über Wochen zunehmend: typisch z. B. für chronischen Eisenmangel oder perniziöse Anämie
  - Plötzlicher Beginn: typisch für Blutverlust
- Diät: z. B. fleischfreie und damit eisenarme Diät des Vegetariers
- Regelblutung: verstärkt oder verlängert, mögliche Schwangerschaft
- Verfärbung von Stuhl oder Urin: Teerstuhl bei gastrointestinaler Blutung, bierbrauner Urin bei Hämolyse
- Medikamente, Alkohol, Drogen
- Vorerkrankungen: Gallensteine können auf eine hämolytische Anämie hinweisen (➤ 3.3.5).
- Knochenschmerzen treten z. B. bei multiplem Myelom oder bei Knochenmetastasen auf. Fieber, Nachtschweiß und Gewichtsverlust (sog. B-Symptome) lassen eine Tbc oder einen malignen Tumor vermuten.
- Familienanamnese, Herkunft (höhere Inzidenz von Hämoglobinopathien bei Mittelmeeranrainern)

Mögliche körperliche Befunde
- Ikterus: V. a. Hämolyse. Bei einer Kombination von Ikterus und Blässe nimmt die Haut eine Café-au-Lait-Farbe an. Der Ikterus bei Hämolyse verläuft wegen der fehlenden Gallensäureerhöhung typischerweise ohne Hautjucken (Ikterus mit Hautjucken weist auf eine Cholestase hin).
- Gefäßfehlbildungen: V. a. okkulte Blutungen
- Hautblutungen: V. a. hämorrhagische Diathese
- Zungenatrophie (atrophische Glossitis Hunter) und neurologische Auffälligkeiten (funikuläre Myelose): bei perniziöser Anämie (➤ 3.3.4)
- Nagelveränderungen (z. B. brüchige Nägel oder Koilonychie = eingesenkte Nagelplatte) und Mundwinkelrhagaden: z. B. bei Eisenmangel
- Knochendeformitäten: bei schwerer chronischer Anämie, z. B. bei Thalassaemia major
- Beinulzera: Sichelzellanämie
- Zeichen der chronischen Entzündung: z. B. rheumatoide Arthritis
- Splenomegalie: z. B. bei hämolytischer Anämie, Kollagenosen oder malignen Erkrankungen
- Schmutzig graues Hautkolorit: bei renaler Anämie

Laboruntersuchungen

Blutbild

Das Blutbild ist für die ätiologische Einteilung oft entscheidend, da es nicht nur die morphologische Struktur und den Hämoglobingehalt der Erythrozyten aufdeckt, sondern auch die „vorgeschaltete" Knochenmarkaktivität widerspiegelt (z. B. Retikulozytenanteil). Routinemäßig bestimmt werden:

- **Hämoglobin-Konzentration** in mmol/l oder in g/dl im Blut
- **Hämatokrit** [%]
- **Retikulozyten** [%] (➤ Abb. 3.11): erniedrigt bei Bildungsstörung (z. B. aplastische Anämie), kompensatorisch erhöht bei vermehrtem Verlust (z. B. chronische Blutverluste, Hämolyse)
- **MCV** [μm^3 = fl]:
  - Erniedrigt (mikrozytäre Anämie) bei Eisenmangel, Thalassämie sowie bei sideroblastischer Anämie. Auch eine Minderheit der Anämien bei chronischer Erkrankung verläuft (leicht) mikrozytär.
  - Normal (normozytäre Anämie), z. B. bei Hämolyse, renaler Anämie, Anämie bei chronischer Erkrankung

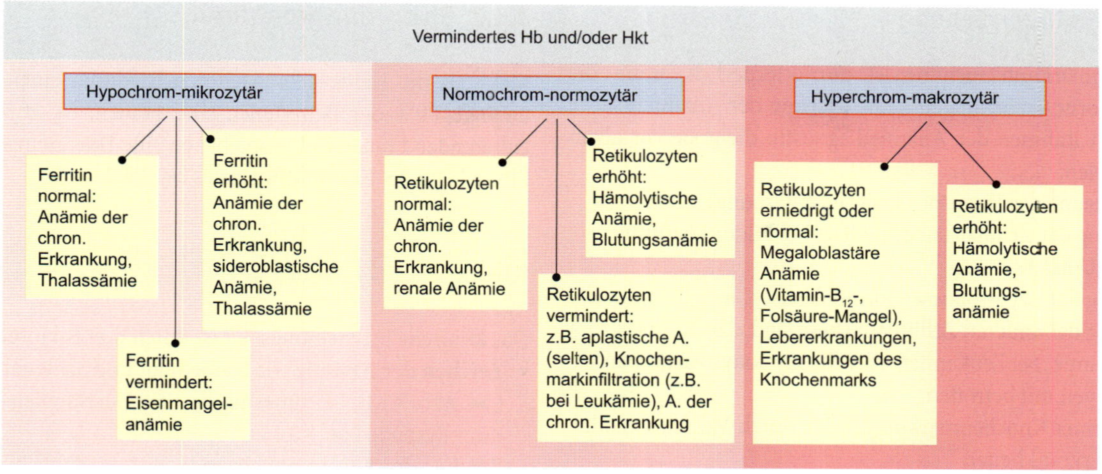

Abb. 3.11 Differenzialdiagnose der Anämie mittels MCV, MCH, Eisen und Retikulozyten [L231]

- Erhöht (makrozytäre oder megalozytäre Anämie) bei Vitamin-B_{12}- oder Folsäuremangel. Auch die meisten Anämien bei myelodysplastischen Erkrankungen verlaufen makrozytär.

- **MCH** [pg]:
  - Erniedrigt (hypochrome Anämie), v. a. bei Eisenmangel
  - Normal (normochrome Anämie), z. B. bei Hämolyse, renaler Anämie, Anämie bei chronischer Erkrankung
  - Erhöht (hyperchrome Anämie), z. B. bei Vitamin-B_{12}-Mangel

MERKE

MCH und MCV sind meist gleichsinnig verändert.

- **Leukozyten-** und **Thrombozytenzahl:** erniedrigt bei aplastischer Anämie und bei Mangel an Vitamin B_{12} und/oder Folsäure
- **Morphologische Beurteilung:** Viele Formveränderungen des Erythrozyten weisen auf bestimmte Anämieformen hin. Beispiele sind **Kugelzellen** (Kugelzellanämie) oder **Fragmentozyten** (hämolytisch-urämisches Syndrom oder andere Mikroangiopathien), **basophile Tüpfelung** (bei Hämoglobinopathien, sideroblastischen Anämien und Bleivergiftung). Auch die morphologische Beurteilung der Leukozyten kann hilfreich sein (z. B. hypersegmentierte Neutrophile bei makrozytärer Anämie).

Tab. 3.5 Differenzialdiagnose wichtiger Anämieformen nach Laborwerten

	MCV	Ferritin	Hämolyseparameter (Bilirubin, LDH, Haptoglobin)	Morphologie	Retikulozyten
Eisenmangel	↓	↓	n	Anisozytose, Anulozyten, Target-Zellen	↓
Akuter Blutverlust	n	n	n	n	↑
Hämolytische Anämie	n – ↑	n – ↑	Bili, LDH ↑; Haptoglobin meist n, bei intravasaler Hämolyse ↓	n oder spezifische Veränderungen (z. B. Kugelzellen, Sichelzellen)	↑
Megaloblastäre Anämie	↑	↑	Bili, LDH ↑; Haptoglobin n	Megaloblasten	n oder ↓
Aplastische Anämie	n	n	n	n	↓

Weiterführende Labordiagnostik

Je nach Verdachtsdiagnose können weitere Untersuchungen hilfreich sein (➤ Tab. 3.5):

- **Einschätzung der Knochenmarkproduktion:** Die Bestimmung der Leukozyten- und Thrombozytenzahl sowie der Retikulozytenzahl bzw. des Retikulozyten-Index (➤ 3.2.1) gibt einen ersten Anhaltspunkt. Die weitere Abklärung erfordert eine Knochenmarkpunktion.
- **Einschätzung des Eisenstoffwechsels:** Die Bestimmung von Speicher- und Transporteisen (Ferritin und Transferrin, ggf. der sTfR, ➤ 3.1.2) erlaubt die Zuordnung zu solchen Anämieformen, die mit Veränderungen im Eisenstoffwechsel oder der Eisenverwertung einhergehen (Eisenmangelanämie, Anämie der chronischen Erkrankung oder sideroblastische Anämie).
- **Ausschluss einer Hämolyse:** Bei Hämolyse sind LDH/HBDH aufgrund des erhöhten Zelluntergangs meist erhöht; Haptoglobin wird bei intravasaler Hämolyse vermehrt verbraucht und ist somit bei schwerer Hämolyse erniedrigt (➤ 3.3.5). Die Retikulozytenzahl ist in der Regel erhöht (➤ Tab. 3.5). Freies Hb im Serum und eine Hämoglobinurie sind nur bei schwerer Hämolyse nachweisbar. Das indirekte Bilirubin ist oft schon früh erhöht; bei schwerer Hämolyse kann auch das direkte Bilirubin wegen Interferenzen im Messverfahren erhöht sein. Weiterführende Diagnostik bei Hämolyse ➤ 3.3.5.

Knochenmarkuntersuchung

Die Knochenmarkuntersuchung ist nur erforderlich, wenn die üblichen Laboruntersuchungen keine Klärung der Anämieursache erbringen. Im Rahmen der Anämiediagnostik dient sie vor allem folgenden Zielen:

- Quantifizierung des Eisenspeichers (Eisenfärbung)
- Bestimmung der Zellularität: erniedrigt bei Bildungsstörung, erhöht bei Umsatzstörung
- Beurteilung der Erythropoese: normoblastisch, megaloblastisch
- Beurteilung der anderen Zelllinien: Diese sind z. B. bei aplastischer Anämie, bei Leukämien oder bei myelodysplastischen Erkrankungen mit betroffen.
- Nachweis einer Knochenmarkinfiltration durch Metastasen oder bei Speicherkrankheiten
- Spezialuntersuchungen: z. B. mikrobiologische Untersuchung zum Nachweis einer Miliartuberkulose; zytogenetische und zytochemische Marker

3

Fehlerquellen bei der Beurteilung
Eine Anämie ist nicht immer eindeutig aus dem Blutbild abzulesen. Es gibt Zustände, die eine Anämie vortäuschen, obwohl die Zahl der Sauerstoffträger ausreichend ist. Bei erhöhtem Plasmavolumen (z. B. in der Schwangerschaft) erniedrigt sich der Anteil korpuskulärer Blutbestandteile, obwohl die absolute Erythrozytenzahl gleich bleibt (sog. **Pseudo-Anämie**).

Andererseits kann eine Verminderung des Plasmavolumens (z. B. bei Dehydratation) zu einer scheinbaren Hb-Erhöhung führen und so eine Anämie kaschieren (sog. **Pseudo-Polyglobulie,** ➤ Abb. 3.12).

Bei akutem Blutverlust sind sowohl das Plasmavolumen als auch die Erythrozytenzahl erniedrigt. Der Erythrozytenanteil erscheint daher so lange normal, bis es durch einströmende Flüssigkeit aus dem extravasalen Kompartiment zur Normalisierung des Plasmavolumens mit Abfall des Anteils korpuskulärer Blutbestandteile kommt (nach 8 h bis 3 Tagen).

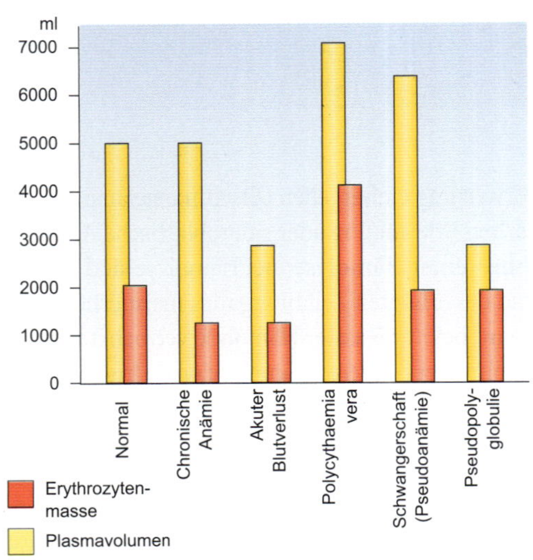

Abb. 3.12 Erythrozyten- und Plasmavolumen bei verschiedenen Krankheiten [L157]

3.3.2 Eisenmangelanämie

Mehr als die Hälfte aller Anämien ist durch einen Eisenmangel bedingt. 80 % der Betroffenen sind Frauen, ca. 10 % aller menstruierenden Frauen in Europa haben eine Eisenmangelanämie. Zur Physiologie des Eisenstoffwechsels ➤ 3.1.2.

Klinik

Das klinische Erscheinungsbild ist durch drei Faktoren geprägt:

- **Zeichen der Anämie** wie blasse Haut und Schleimhäute (➤ Abb. 3.13), Leistungsminderung, Herzklopfen oder Belastungsdyspnoe (➤ 3.3.1)
- **Zeichen des Eisenmangels:** in ca. 30 % Koilonychie (Hohlnägel), trockene Haut, brüchige Fingernägel und Haare, Papillenatrophie mit Zungenbrennen (Glossitis), Stomatitis mit Mundwinkelrhagaden (➤ Abb. 3.14)
- Zeichen des chronischen Blutverlusts: Teerstuhl, Menorrhagien, selten Hämaturie, Hämoptoe, hämorrhagische Diathese

Die Eisenmangelanämie und ihre klinischen Erscheinungen entwickeln sich langsam. Bevor sich eine Anämie manifestiert, besteht oft monate- bis jahrelang ein **funktioneller Eisenmangel** mit eingeschränkter Erythropoese (*iron-deficient erythropoesis*, **IDE**). Letztere zeigt sich durch ein vermindertes Serumeisen, erhöhtes Transferrin mit verminderter Transferrinsättigung (< 20 %) sowie ein vermindertes Retikulozyten-Hämoglobin.

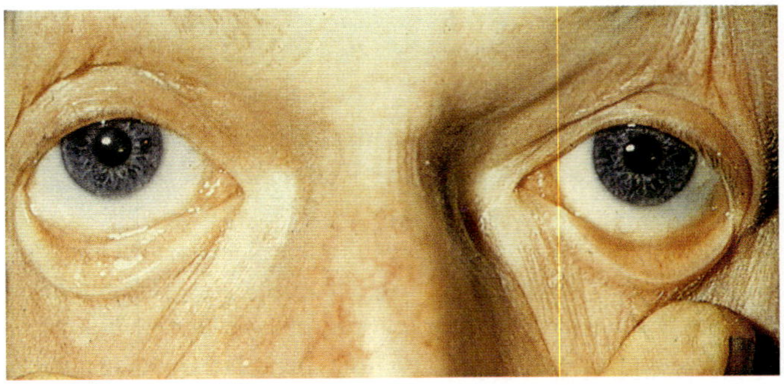

Abb. 3.13 Blasse Konjunktiven bei Eisenmangelanämie [E367]

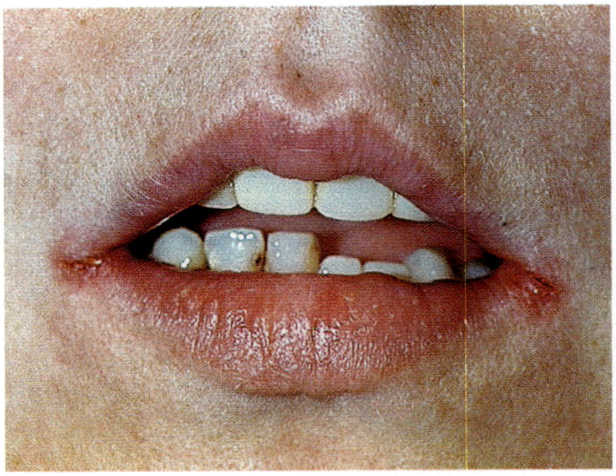

Abb. 3.14 Mundwinkelrhagaden bei Eisenmangelanämie [T212]

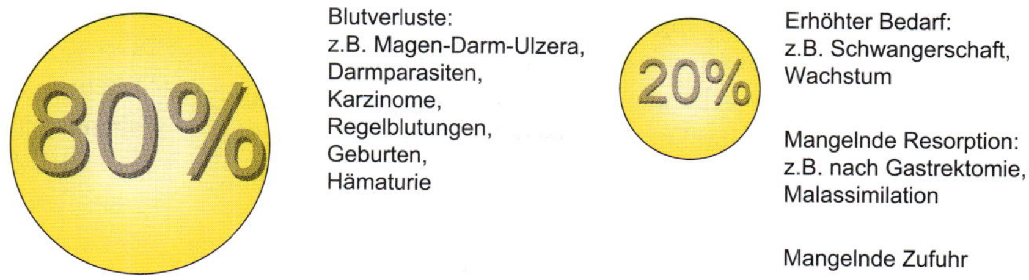

Abb. 3.15 Ursachen der Eisenmangelanämie [L157]

Sonderform: Plummer-Vinson-Syndrom

Eisenmangelanämie mit hieraus resultierender **Schleimhautatrophie** und schmerzhafter **Dysphagie.** Ursache der Schluckstörung sind ringförmig vorspringende Schleimhautfalten im oberen Ösophagus *(post-cricoid webs).*

Ätiologie

Eine Eisenmangelanämie entsteht, wenn der Eisenbedarf für die Hämoglobin-Produktion die Kapazität des Körpers zur Eisenaufnahme übersteigt, durch

- **Blutverluste:** häufigste Ursache (ca. 80 %); Verlustquellen ➤ Abb. 3.15,
- **erhöhten Eisenbedarf,** z. B. in Schwangerschaft und Wachstum,
- **mangelhafte Resorption,** z. B. nach Gastrektomie, Malassimilation oder chronisch-entzündlicher Darmerkrankung,
- **mangelhafte Zufuhr,** z. B. bei manchen Vegetariern.

Diagnostisches Vorgehen

Ziele der Diagnostik sind zum einen der Ausschluss anderer Formen der hypochromen Anämie, zum anderen die Abklärung der Ursachen eines Eisenmangels (z. B. Tumorsuche).

Anamnese und Befund

Schwerpunktmäßig werden Ernährungsgewohnheiten, Medikamenteneinnahme und eventuelle Blutverluste (z. B. Teerstuhl, Menorrhagien) erfragt. Nichtsteroidale Antiphlogistika können beispielsweise durch eine hämorrhagische Gastritis eine Anämie bedingen.

Blutbild

Morphologisch findet man eine hypochrome (MCH erniedrigt), mikrozytäre (MCV erniedrigt) Anämie mit Anisozytose, ggf. mit Anulozyten oder Target-Zellen (beide beschreiben die durch den geringen Hb-Gehalt entstehende breite, ringförmige Abblassung der Erythrozyten). Die Erythrozytenzahl kann anfangs noch normal sein, da der Eisenmangel primär zu einer Störung der Hämoglobin-Synthese, nicht aber der Erythropoese führt.

Weitere Laborparameter

Serumeisen und Ferritin sind erniedrigt, Transferrin und damit die Eisenbindungskapazität dagegen erhöht. Die Transferrin-Sättigung liegt unter 15 % und ist damit erniedrigt. Durch die Ferritin-Bestimmung lassen sich die anderen Ursachen einer mikrozytären Anämie meist problemlos abgrenzen, bei welchen das Ferritin normal oder erhöht ist (➤ Tab. 3.6).

Tab. 3.6 Differenzialdiagnose der mikrozytären hypochromen Anämie

Parameter	Normal	Eisenmangel	Anämie bei chronischer Erkrankung	Thalassämie	Sideroblastische Anämie
MCV [μm^3 = fl]	80–99	↓	↓	↓	Variabel (↓, n oder ↑)
Serumeisen [µmol/l]	11,6–31,3 (65–175 µg/dl)	↓	↓	n–↑	↑
Ferritin [µg/l]	15–250 (F) 20–500 (M)	↓	n–↑	n–↑	↑
Transferrin [g/l] (≈ totale Eisenbindungskapazität)	2–3,8	↑	↓	n–↓	↓
Transferrin-Sättigung [%]*	15–45	↓	n–↓	↓	n–↑
sTfR**	0,9–2,8 mg/l (stark laborabhängig)	↑	N	↑	↓
Eisenspeicher im Knochenmark („Eisenfärbung" des KM-Aspirats)	Nachweisbar	Fehlt	Nachweisbar	Nachweisbar	Erhöht

*Transferrin-Sättigung in % = Serumeisen [µg/dl] × 71/Transferrin [mg/dl] = Serumeisen [µmol/l] × 400/Transferrin [mg/dl]
**sTfR = löslicher Transferrin-Rezeptor (➤ 3.1.2)

Der Nachweis eines Eisenmangels ist klinisch allerdings in zwei Fällen schwierig: zum einen, wenn der Mangel akut entsteht (etwa in der Anfangsphase einer Behandlung mit Erythropoetin), zum anderen, wenn gleichzeitig eine Entzündungsreaktion vorliegt (Ferritin ist dann im Rahmen der akuten Entzündungsantwort erhöht und das Transferrin kann als „negatives Akute-Phase-Protein" erniedrigt sein). In diesen Fällen (**nicht** jedoch in der Routinediagnostik) können folgende diagnostische Marker hilfreich sein:

- **Löslicher Transferrin-Rezeptor** (➤ 3.1.2 „Eisentransport im Blut"): bei Eisenmangel erhöht
- **Retikulozyten-Hämoglobin** (Ret-Hb, normal 28–35 pg): bei Eisenmangel erniedrigt; diese Erniedrigung ist wegen der kurzen Reifungszeit der Retikulozyten schon nach wenigen Tagen nachweisbar.
- **% HYPO:** Dieser Wert gibt den Anteil abnormal kleiner oder hämoglobinarmer Erythrozyten wieder (bei Eisenmangel ist der Wert auf > 10 % erhöht – und zwar bevor Änderungen von MCV und MCH nachweisbar sind).

3

Ursachenklärung

Bei der Abklärung einer Eisenmangelanämie ist die rektale Untersuchung obligat. Blut am Fingerling weist auf einen Blutverlust, z. B. durch ein Rektumkarzinom, hin.

Die weitere Suche nach einer Blutungsquelle erfolgt durch eine Stuhluntersuchung auf okkultes Blut, durch Gastroskopie, Koloskopie (v. a. bei Männern und nichtmenstruierenden Frauen) sowie urologische und gynäkologische Untersuchung.

Therapie

Vor Therapiebeginn sollte die Ursache des Eisenmangels geklärt und – wenn möglich – beseitigt werden. Anschließend erfolgt die Eisensubstitution mit oralen oder intravenösen Eisenpräparaten.

Bevorzugt wird die orale Gabe von zweiwertigem Eisen (Ausnahme: Therapie der renalen Anämie mit Erythropoetin, Eisenmangel bei der Herzinsuffizienz sowie Malabsorptions-Syndrom – hier wird intravenös mit dreiwertigem Eisen substituiert). Die orale Eisensubstitution ist häufig schlecht verträglich und muss **langfristig** durchgeführt werden (z. B. 4–6 Monate). Bei gutem Ansprechen ist vor allem bei intravenöser Substitution innerhalb von 3–4 Tagen ein Anstieg der Retikulozyten und des Retikulozyten-Hb messbar; die Hb-Konzentration sollte um ca. 0,6 mmol/l (= 1 g/dl) pro Woche steigen. Das Serumferritin normalisiert sich.

Ein fehlendes Ansprechen auf die Therapie ist meist auf eine mangelnde Tabletteneinnahme, oft bei Unverträglichkeit, zurückzuführen. Es sollte auch an einen weiter bestehenden Blutverlust oder eine falsche Diagnose (z. B. Vorliegen einer Anämie bei chronischer Erkrankung) gedacht werden.

Pharma-Box: Eisenpräparate

- Eisen(II)-Salze („ferr**o**" = **o**ral): Resorption im Duodenum und oberen Jejunum; schlechte Bioverfügbarkeit
- Eisen(III)-Salze („ferr**i**" = **i**. v.): können nach oraler Gabe nicht resorbiert werden und werden deshalb i. v. gegeben. Die parenterale Gabe ist indiziert bei renaler Anämie oder wenn zwei orale Eisenpräparate nicht vertragen wurden. Mögliche Nebenwirkungen der i. v.-Gabe sind Anaphylaxie (selten), Hitzegefühl, Venenreizung und Transaminasenanstieg. Deshalb sollten i. v.-Eisenpräparate als Kurzinfusion unter Überwachung verabreicht werden.

Indikationen
Eisensubstitution bei Eisenmangelanämie sowie Eisenmangel nach Blutverlusten, in der Schwangerschaft, postoperativ oder bei ernährungsbedingt eingeschränkter Aufnahme (Veganer).

Nebenwirkungen
Gastrointestinale Störungen (Übelkeit, Erbrechen, Diarrhö, Obstipation) sind sehr häufig, aber präparatabhängig: Die Einnahme auf nüchternen Magen verbessert die Resorption, verschlechtert aber die Verträglichkeit. Die Schwarzfärbung des Stuhls ist obligat und kann zur Kontrolle der Compliance herangezogen werden. Bei flüssigen Präparaten kann es zur Verfärbung des Zahnschmelzes kommen.

Kontraindikationen
Eisenüberladung, Anämie anderer Genese.

Wechselwirkungen
Nicht mit Antazida, Tetrazyklinen oder Cholestyramin kombinieren (Resorptionshemmung).

Therapiekontrolle
Blutbild, Hämoglobin.
Bei guter Wirkung der Eisensubstitution steigt der Hb in den ersten 4 Wochen um etwa 0,1–0,2 g/dl pro Tag an. Schneller erfolgt der Anstieg des Ret-Hb (bereits nach Tagen).

3.3.3 Anämie bei chronischer Erkrankung

Zweithäufigste Anämieform ist die eine chronische Erkrankung begleitende Anämie. Die meisten Patienten mit einer länger als 4 Wochen anhaltenden chronisch-entzündlichen Erkrankung entwickeln eine solche Anämie, die mit Schwere und Dauer der zugrunde liegenden Erkrankung korreliert.

MERKE

Mögliche Grunderkrankungen bei Anämie der chronischen Erkrankung

- **Chronisch-entzündliche Erkrankungen:** am häufigsten rheumatoide Arthritis, SLE, Vaskulitiden, Sarkoidose, chronisch-entzündliche Darmerkrankungen (z. B. Morbus Crohn, Colitis ulcerosa)
- **Chronisch-infektiöse Erkrankungen:** z. B. Endocarditis lenta, Osteomyelitis, Tbc, Lungenabszess
- **Tumorerkrankungen**

Pathogenese

Bei Krankheiten mit systemischer entzündlicher Stimulierung wird die antiapoptotische Wirkung des Erythropoetins auf die Vorläuferzellen der Erythropoese gehemmt – es kommt zum vermehrten **Zelluntergang der Vorläuferzellen.** Bei ausreichender Eisenversorgung reifen die überlebenden Zellen jedoch noch zu normalen Erythrozyten aus. Dauert die Entzündung länger an, kann zudem das Eisen im Knochenmark nicht mehr verwertet werden **(Eisenverwertungsstörung).** Trotz gefüllter Eisenreserven resultiert dann eine mikrozytär-hypochrome Anämie. Zudem drosseln die Entzündungsmediatoren langfristig die Erythropoetin-Produktion in den Nieren (relativer Erythropoetin-Mangel). Ein zentraler Mechanismus ist zudem der Hepcidin-Regelkreis. Als Akut-Phase-Protein ist es im Rahmen von systemischen Entzündungen erhöht. Hepcidin verringert die intestinale Eisenresorption und trägt somit zum relativen Eisenmangel bei dieser Anämieform bei.

Die Anämie kann durch zusätzliche Blutverluste, Mangelernährung, Chemotherapie, Bestrahlung und direkte Knochenmarkinfiltration durch einen Tumor verstärkt werden.

Diagnostisches Vorgehen

Die Verdachtsdiagnose kann meist schon durch die Anamnese gestellt werden, da die zugrunde liegende Erkrankung meist bekannt ist. Die Bestimmung des CRP kann eine systemische Entzündung nachweisen.

Im **Blutbild** ist das Hb erniedrigt, die Erythrozyten sind in 75 % der Fälle normozytär und normochrom, können bei längerem Verlauf aber mikrozytär und hypochrom sein. Die Retikulozyten sind vermindert. Das Serumeisen ist gewöhnlich erniedrigt, Ferritin dagegen meist erhöht (dies liegt daran, dass Ferritin an der Akute-Phase-Reaktion teilnimmt).

Die Abgrenzung von der Eisenmangelanämie ist bei den hypochromen Formen nicht ganz einfach. Hier können die Bestimmung des löslichen Transferrin-Rezeptors (erhöht bei Eisenmangel) und des Retikulozyten-Hämoglobins (erniedrigt bei Eisenmangel) weiterhelfen.

Die Hämoglobin-Konzentration liegt meist > 5,6 mmol/l (> 9 g/dl). Bei niedrigeren Hb-Werten sollte nach verstärkenden Faktoren gefahndet werden.

Therapie

Die Therapie der Grundkrankheit steht im Vordergrund und reicht meist aus, um das Blutbild zu normalisieren. Ist dies nicht möglich und beeinträchtigt die Anämie die Lebensqualität des Patienten stark, kann eine Erythrozytentransfusion oder nach vorheriger Bestimmung des Erythropoetin-Spiegels ein Substitutionsversuch mit Erythropoetin unternommen werden. Eine Eisensubstitution ist in der Regel sinnlos und nur bei nachgewiesenem begleitendem Eisenmangel gerechtfertigt.

3.3.4 Megaloblastäre Anämien

Megaloblastäre Anämien sind durch das Vorkommen **vergrößerter Erythroblasten** (sog. Megaloblasten; ➤ Abb. 3.16) im Knochenmark gekennzeichnet. Sie sind Folge einer DNA-Synthese-Störung (Kernreifungsstörung), die vor allem schnell proliferierende Zellen (z. B. Vorläuferzellen der Hämatopoese, Zellen des Gastrointestinaltrakts) betrifft. Darüber hinaus werden die zu großen Erythrozytenvorläufer im Knochenmark vermehrt zerstört, sodass eine ineffektive Erythropoese resultiert.

Auch im peripheren Blut zeigt sich in der Regel eine Makrozytose. Eine begleitende Hypersegmentierung der Neutrophilen ist häufig. In schweren Fällen können eine Thrombozytopenie und eine Leukozytopenie hinzutreten.

Ätiologie und Pathogenese

Hauptursache der megaloblastären Anämie ist ein Mangel an Vitamin B_{12} oder Folsäure (➤ Abb. 3.17). Seltenere Ursachen sind ein abnormer Folsäure-Metabolismus sowie eine anderweitige DNA-Synthese-Störung (z. B. bei bestimmten kongenitalen Enzymdefekten und bei Myelodysplasien). ➤ Tab. 3.7 fasst die pathogenetischen Faktoren zusammen.

Eine periphere Makrozytose (also ohne Megaloblasten im Knochenmark) wird auch bei chronischen Lebererkrankungen, Myelodysplasien, multiplem Myelom und bei chronischem Alkoholabusus gesehen. Die Vitamin-B_{12}- und Folsäurespiegel sind hier normal (bei schwerem Alkoholismus kann allerdings ein Folsäuremangel bestehen). Während der Neugeborenenzeit, in der Schwangerschaft und während der Erholungsphase einer schweren Anämie ist die Makrozytose physiologisch.

CAVE!
Bei unklaren neurologischen Störungen muss immer an einen Vitamin-B_{12}-Mangel gedacht werden.

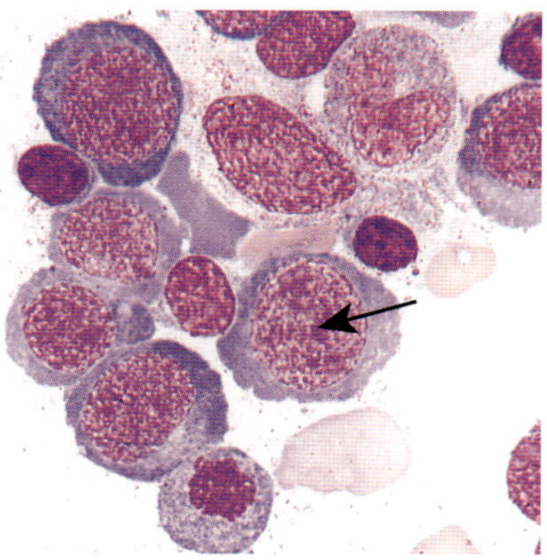

Abb. 3.16 Knochenmarkaspirat bei megaloblastärer Anämie. Typisch ist die aufgelockerte Chromatinstruktur der Megaloblasten (→). [E518]

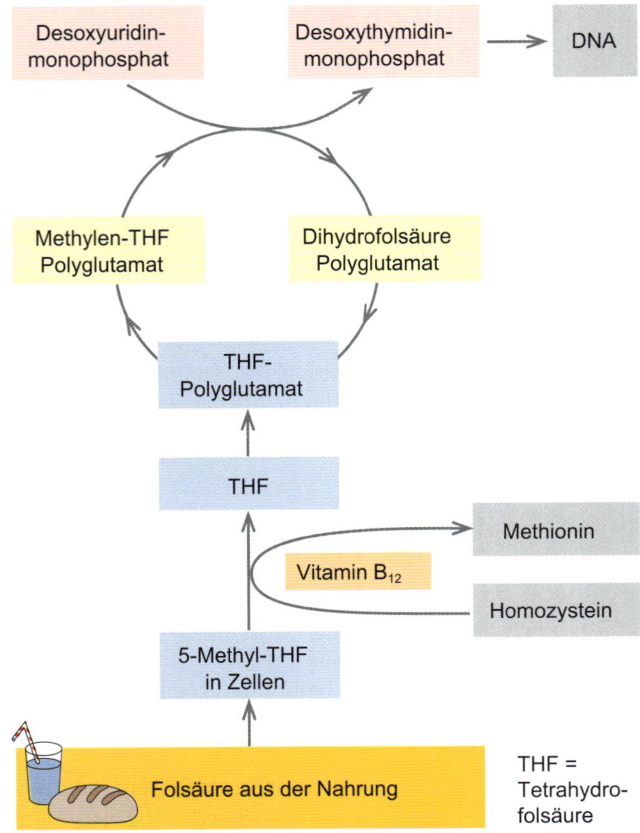

Abb. 3.17 Folsäure-Metabolismus. Die Abbildung skizziert die Koenzymfunktion der Folsäure bei der DNA-Synthese. Folsäure ist aber auch an vielen anderen Reaktionen als Lieferant für C_1-Bruchstücke beteiligt. [L157]

Klinik bei Vitamin-B_{12}-Mangel

- **Blut:** Erste Anämiesymptome (➤ 3.3.1) treten schleichend und oft erst bei ausgeprägter Anämie (Hb < 4,3 mmol/l = 7 g/dl) auf. Die Blässe durch die Anämie ist typischerweise begleitet durch Hyperpigmentationen und den hämolytischen Ikterus. Letzterer spiegelt eine intramedulläre Hämolyse als Folge der durch den Vitamin-B_{12}-Mangel bedingten ineffektiven Erythropoese wider (hohe LDH).
- **Nervensystem:** Die neurologischen Störungen können der Anämie vorausgehen, treten jedoch erst bei sehr niedrigen Vitamin-B_{12}-Serumspiegeln auf (< 60 ng/l). Die Beschwerden sind bedingt durch eine Myelinbildungsstörung und werden als **funikuläre Myelose** bezeichnet. Die ZNS-Veränderungen können bei zu später Behandlung irreversibel sein.
- **Magen-Darm-Trakt:** Typisch ist eine atrophische Glossitis (Hunter-Glossitis) mit glatter, roter, schmerzhafter Zunge und Durchfall. Bei atrophischer Antrumgastritis kommt es manchmal zu Appetitlosigkeit. Diese Manifestationen am Gastrointestinaltrakt entstehen durch den schnellen Zellumsatz) des Epithels im Magen-Darm-Trakt.

Tab. 3.7 Pathogenetische Klassifikation der megaloblastären Anämie

Prinzip	Vorkommen
Cobalamin-(Vitamin-B_{12}-)Mangel	
Ungenügende Zufuhr	Selten, z. B. bei völligem Verzicht auf Fleisch, Milch- und Eiprodukte (veganische Diät)
Malabsorption	• Mangel an Intrinsic-Faktor bei perniziöser Anämie, Gastrektomie, selten: angeborener Mangel • Erkrankungen des terminalen Ileums, z. B. Morbus Crohn, Zöliakie (einheimische Sprue), Morbus Whipple, tropische Sprue, Z. n. Resektion des terminalen Ileums • Konkurrenz um Cobalamin, z. B. Fischbandwurm, bakterielle Überwucherung (z. B. beim Syndrom der blinden Schlinge)
Gestörter Metabolismus	Gestörter Metabolismus, z. B. angeborener Transcobalamin-II-Mangel (Transcobalamin-II ist das Serum-Transportprotein für Vitamin B_{12})
Folsäuremangel	
Ungenügende Zufuhr	Häufig bei Alkoholikern, selten auch bei einseitiger Ernährung
Erhöhter Bedarf	Schwangerschaft, Kindheit, verstärkte Hämatopoese (z. B. bei Hämolyse), Tumor, Hämodialyse
Malabsorption	Tropische Sprue, Zöliakie, Medikamente (z. B. Phenytoin, Barbiturate, evtl. Alkohol)
Gestörter Metabolismus	Inhibitoren der Dihydrofolat-Reduktase: z. B. Methotrexat, Pyrimethamin, Trimethoprim, Triamteren, Pentamidin, Alkohol
Andere Ursachen	
Gestörter DNA-Metabolismus	• Therapie mit Purin-Antagonisten: z. B. Azathioprin, 6-Mercaptopurin • Therapie mit Pyrimidin-Antagonisten: z. B. 5-Fluorouracil • Andere: z. B. Aciclovir, Zidovudin, Hydroxyurea
Weitere	Di-Guglielmo-Syndrom (Erythroleukämie), angeborene Defekte (z. B. Lesch-Nyhan-Syndrom, Orotazidurie), myelodysplastische Syndrome

CAVE!

Bei unklaren neurologischen Störungen muss immer an einen Vitamin-B_{12}-Mangel gedacht werden.

MERKE

Funikuläre Myelose

- Schmerzhafte Parästhesien an Händen und Füßen (Polyneuropathie)
- Frühzeitiger Verlust der Tiefensensibilität
- Gangunsicherheit (spinale Ataxie durch Markscheidenschwund der Hinterstränge)
- Schwäche und im Spätstadium Zeichen der Spastik (durch Markscheidenschwund der Pyramidenbahn)
- Seltener Psychosen, Paraplegie, Demenz und Optikusatrophie

Pharma-Box: Vitamin B_{12}

Der tägliche Bedarf dieses wasserlöslichen Vitamins beträgt 1–2 µg, gespeichert sind 2–4 mg, v. a. in der Leber. Eine Entleerung dieses Speichers kann also 3 Jahre und länger dauern. Deswegen entwickelt sich ein Vitamin-B_{12}-Mangel immer schleichend. Vitamin B_{12} (Cobalamin) kann vom Menschen **nicht** synthetisiert werden. Die Hauptquellen sind Fleisch und Milchprodukte. Ein Mangel entsteht durch zu geringe Zufuhr (Mangel oder Fehlernährung, z. B. bei chronischem Alkoholabusus oder veganer Ernährung), eine eingeschränkte Aufnahme (z. B. auch nach bariatrischer Chirurgie, z. B. Magen-Bypass) oder einen vermehrten Verbrauch (z. B. in der Schwangerschaft).

Die Resorption im terminalen Ileum erfordert den **Intrinsic-Faktor,** der in den Parietalzellen des Magens synthetisiert wird. Er fehlt z. B. bei atrophischer Gastritis und nach Gastrektomie (➤ 7.4.3 und ➤ 7.4.7). Da eine atrophische Gastritis die häufigste Ursache eines schweren Vitamin-B_{12}-Mangels ist, muss Vitamin B_{12} dann systemisch (meist i. m.) gegeben werden. Seltene Ursachen sind Gendefekte oder eine Infektion mit Fischbandwürmern.

Wirkungsmechanismus

Cobalamin ist ein essenzielles Ko-Enzym in der DNA-Synthese. Das therapeutisch eingesetzte Cyanocobalamin wird im Körper in zwei biologisch aktive Formen umgesetzt:

- **Methylcobalamin:** essenzieller Ko-Faktor bei der Umwandlung von Homozystein zu Methionin; ein Mangel führt zu einer Störung des Folsäure-Stoffwechsels mit resultierender megaloblastärer Hämatopoese (➤ Abb. 3.17).
- **Adenosylcobalamin:** Ein Mangel führt zu einer Störung der Umwandlung von Methylmalonyl-Coenzym-A (CoA) zu Succinyl-CoA. Es resultiert eine erhöhte Gewebekonzentration von Methylmalonyl-CoA und seinem Vorläufer Propionyl-CoA. Hierdurch werden unphysiologische Fettsäuren synthetisiert und in neuronale Lipide eingebaut. Folge ist ein defektes Myelin, das ZNS-Störungen hervorruft (funikuläre Myelose; s. Text).

Indikationen

Nachgewiesener Vitamin-B_{12}-Mangel. Bei funikulärer Myelose kann Vitamin B_{12} noch niedrig normal sein, aber ein Mangel an Pethylmalonsäure oder Holotranscobolamin bestehen. Therapiebeginn mit 1–2 ×/Woche 1.000 µg i. m., Erhaltungstherapie mit ca. 1 mg/Monat. Bei Therapiebeginn immer Kombination mit Folsäure und ggf. Eisen. Nach Substitution resultiert typischerweise innerhalb von Tagen eine „Retikulozytenkrise".

Klinik bei Folsäuremangel

Die Beschwerden ähneln denen bei Vitamin-B_{12}-Mangel; typischerweise fehlen jedoch die ZNS-Symptome, da die Myelinsynthese nicht gestört ist. Hinzu kommen Symptome der Grundkrankheit (z. B. Alkoholismus) und oft zusätzliche Mangelzustände (z. B. Vitamin-C-Mangel).

Pharma-Box: Folsäure

Der tägliche Bedarf beträgt 50–100 µg, in der Schwangerschaft oder bei schwerer Erkrankung (z. B. Patienten auf der Intensivstation) deutlich mehr. Da nur ca. 5–20 mg im Körper gespeichert vorliegen, erschöpfen sich diese Speicher bereits nach etwa 4 Monaten, bei erhöhtem Bedarf sogar früher. Folsäure transferiert C_1-Bruchstücke, z. B. für die Bildung von Purinen und für die DNA-Synthese. Eine Reihe von Medikamenten kann die Funktion der Folsäure hemmen (z. B. Methotrexat, weitere Medikamente sind in ➤ Tab. 3.7 aufgeführt).

Folsäure wird über die Nahrung (v. a. Gemüse) vorwiegend als Polyglutamat aufgenommen, das im Dünndarm zum resorbierbaren Monoglutamat umgewandelt wird (➤ Abb. 3.17). Diese Dekonjugation kann durch Medikamente (z. B. Phenytoin, orale Kontrazeptiva) gehemmt werden. Die häufigsten Ursachen eines Folsäuremangels sind Mangel- bzw. Fehlernährung, chronischer Alkoholabusus und chronisch-entzündliche Darmerkrankungen. In Schwangerschaft und Stillzeit besteht ein erhöhter Bedarf, sodass hier regelhaft eine Substitution durchgeführt wird. Kochen zerstört 60–90 % der in der Nahrung enthaltenen Folsäure. Klinik: Wie bei Vitamin-B_{12}-Mangel besteht eine typische Trias aus Blutbildveränderung, ZNS- und Magen-Darm-Störungen.

Indikationen für Substitution

Nachgewiesener Folsäuremangel, Substitutionstherapie bei Vitamin-B_{12}-Mangel. Schwangerschaft und Stillzeit. Üblicherweise erfolgt eine orale Substitution, z. B. mit 5 mg täglich p. o.

Diagnostisches Vorgehen

Die Diagnose der megaloblastären Anämie ist meist unproblematisch.

Anamnese und Befund

- Ernährungsgewohnheiten (Alkoholabusus?), OP (Gastrektomie?), Infekte, Medikamente (z. B. Methotrexat = Folsäureantagonist)
- Klinische Untersuchung: z. B. Ikterus mit Blässe, neurologische Auffälligkeiten

Labor

- **Blutbild:** makrozytäre, hyperchrome Anämie, d. h., MCV und MCH sind erhöht (meist > 95 µm³ bzw. > 34 pg). Häufig liegen gleichzeitig eine Leuko- und Thrombozytopenie sowie übersegmentierte Granulozyten vor (charakteristisch sind Granulozyten mit mehr als 6 Segmenten). Das MCH ist nur proportional der Zellgröße gesteigert, MCHC ist deshalb normal (relative Hyperchromie).
- Zeichen der **Hämolyse:** LDH erhöht, indirektes Bilirubin erhöht, Haptoglobin erniedrigt.
- Konzentrationsbestimmung von **Vitamin B_{12} und Folsäure:** Auffällig sind Vitamin-B_{12}-Werte < 100 ng/l und Folsäurewerte < 4 µg/l.

3

MERKE

Serumproben für die Vitamin-B_{12}-Bestimmung müssen lichtgeschützt transportiert werden, da es sonst zu falsch-niedrigen Werten kommen kann.

Knochenmark

Nicht jede Makrozytose ist auf eine megaloblastäre Anämie zurückzuführen (s. o.). Bestehen Zweifel an der Diagnose (z. B. bei normalen Folsäure- und Vitamin-B_{12}-Spiegeln), sollte eine KM-Punktion erfolgen, die dann z. B. ein myelodysplastisches Syndrom oder ein multiples Myelom ausschließt.

Bei der megaloblastären Anämie zeigen sich ein hyperplastisches Mark mit zahlreichen Megaloblasten (rote Vorläuferzellen mit breitem und intensiv basophil reagierendem Zytoplasma: „blaues Mark") sowie eine Verschiebung des Verhältnisses von granulopoetischen zu erythropoetischen Zellen (normal 3 : 1) zugunsten der Erythropoese (Verhältnis 1 : 1). Auch die Thrombo- und Granulopoese sind gestört.

3

Weitere Untersuchungen

Zur **Klärung der Ursache** eines Vitamin-B_{12}-Mangels sollten Autoantikörper gegen Parietalzellen und Intrinsic-Faktor bestimmt werden. Wegen häufiger Assoziation mit anderen Autoimmunerkrankungen (z. B. Morbus Addison, Morbus Basedow, Hashimoto-Thyreoiditis) ist die Untersuchung der entsprechenden Autoantikörper sinnvoll.

Stets sollten eine Mangelernährung sowie Alkoholmissbrauch ausgeschlossen werden.

Therapie

Bei rechtzeitigem Behandlungsbeginn sind die neurologischen Ausfallserscheinungen reversibel.

- **Bei Vitamin-B_{12}-Mangel** (z. B. perniziöse Anämie): Substitution von Vitamin B_{12} 1.000 µg i. m. über 5 Tage, dann 500 µg, bis sich das Blutbild normalisiert hat. Danach erfolgt die Erhaltungstherapie mit 500 µg i. m. alle 3 Monate lebenslang! Die Wirkung tritt bereits am 3.–5. Tag ein, am 5. Tag kommt es typischerweise zur **Retikulozytenkrise,** einem massiven Retikulozytenanstieg im Blutbild. Da für die Hb-Neubildung viel **Eisen** erforderlich ist, sollte dieses mehrere Wochen lang parallel substituiert werden.
- **Bei Folsäuremangel:** orale Substitution von Folsäure mit 5–10 mg täglich bis zur Normalisierung des Blutbilds, danach mit mindestens 150 µg/d. Die Medikation wird beibehalten, solange der Mangelzustand fortbesteht (z. B. während der Schwangerschaft). Ein eventuell begleitender Vitamin-B_{12}-Mangel ist immer zu behandeln.
- Eine begleitende Hypovitaminose sollte diagnostiziert und ggf. behandelt werden (Vitamin B_1 bei Alkoholabusus!).

CAVE!

Bei normalen Folsäurespiegeln sollte keinesfalls Folsäure begleitend gegeben werden, da sich hierdurch die neurologischen Veränderungen verschlechtern können.

Sonderform: perniziöse Anämie (Morbus Birmer)

Durch fehlende Sekretion des Intrinsic-Faktors in der Magenmukosa bedingte selektive Malabsorption für Vitamin B_{12}. Die perniziöse Anämie ist die häufigste Ursache der megaloblastären Anämie und die häufigste Ursache eines Vitamin-B_{12}-Mangels in Deutschland; ihre Inzidenz beträgt etwa 9/100.000 Einwohner jährlich. Frauen erkranken zweimal häufiger als Männer, das mittlere Erkrankungsalter liegt bei 60 Jahren. Unbehandelt ist die Erkrankung tödlich (lat. *perniciosus* = verderblich).

Ätiologie

Der Mangel an Intrinsic-Faktor ist meist durch eine Atrophie der Magenschleimhaut bedingt. Gastroskopisch findet sich häufig eine atrophische Antrumgastritis vom Typ A mit Achlorhydrie (➤ 7.4.3).

Die Inzidenz der perniziösen Anämie ist bei Patienten mit anderen immunologisch vermittelten Erkrankungen, wie Morbus Basedow, Hashimoto-Thyreoiditis, Vitiligo und Hypoparathyreoidismus, deutlich erhöht.

- In 90 % der Fälle sind **Autoantikörper gegen Parietalzellen** des Magens nachweisbar (nicht spezifisch, da Autoantikörper auch bei ca. 50 % der Patienten mit atrophischer Gastritis ohne Perniziosa auftreten).
- Bei ca. 60 % der Patienten finden sich **Autoantikörper gegen Intrinsic-Faktor** (spezifisch).

Diagnose und Therapie sind zusammen mit den anderen Formen der megaloblastären Anämie besprochen (s. o.).

3.3.5 Hämolytische Anämien

Hämolyse bezeichnet den vermehrten Abbau von Erythrozyten mit Verkürzung der durchschnittlichen Lebenszeit von normal 120 Tagen auf 20–40 Tage (mäßige Hämolyse) bzw. 5–20 Tage (schwere Hämolyse). Eine Anämie resultiert, wenn die Geschwindigkeit der Zerstörung von Erythrozyten die der kompensatorisch gesteigerten Neubildung übersteigt.

Klinik

Im Vordergrund stehen die Zeichen der **Anämie** (➤ 3.3.1) sowie der **Ikterus.** Bei länger bestehender Hämolyse kann eine **Splenomegalie** hinzutreten (➤ 3.5.1).

Letztere ist durch „Mehrarbeit" bedingt und wird auch als Arbeitshypertrophie bezeichnet. Sie muss vom Hypersplenismus abgegrenzt werden, der Ursache einer Hämolyse sein kann (➤ 3.5.1).

Bei schwerer chronischer Hämolyse, etwa bei angeborenen Hämoglobinopathien, kann es zur Markhyperplasie mit massiver Vermehrung aller roten Vorläuferzellen kommen, die zu einer Verdrängung der Kortikalis mit **Knochendefekten** führt. Auch können sich bei chronischer Hämolyse wegen der erhöhten biliären Bilirubin-Ausscheidung **Gallensteine** bilden.

Viele chronische hämolytische Erkrankungen, wie z. B. die Sphärozytose, verlaufen schubweise. **Hämolytische Krisen** können durch Infekte, Operationen oder andere Erkrankungen ausgelöst werden und äußern sich in verstärktem Ikterus, manchmal auch mit Fieber und Bauchschmerzen.

Komplikationen

Bei hämolytischen Anämien besteht ein erhöhtes Risiko für **aplastische Krisen** mit Knochenmarkinsuffizienz und dadurch bedingter Anämie, bisweilen auch Thrombopenie und Leukopenie. Auslöser für aplastische Krisen können u. a. Virusinfekte (oft Parvovirus B19, der Erreger der Ringelröteln) oder Medikamente sein.

MERKE

Aplastische Krisen sind auf Infekte zurückzuführen, die das Knochenmark zeitweilig unterdrücken. Letztere sind bei Patienten mit hämolytischer Anämie nicht häufiger als bei anderen Menschen, allerdings treten sie wegen der kürzeren Überlebenszeit der vorwiegend betroffenen Zellreihe (Erythrozyten) klinisch eher in Erscheinung.

Einteilung und Ätiologie

Die Einteilung der hämolytischen Anämien orientiert sich an der Ätiologie und Pathogenese. Man unterscheidet korpuskuläre Ursachen von extrakorpuskulären Ursachen (➤ Tab. 3.8):

- **Korpuskuläre Ursachen:** Sie beruhen auf einer mangelhaften Struktur oder Funktion des Erythrozyten bzw. Hämoglobins. So sind Erythrozyten mit bestimmten Membrandefekten weniger leicht verformbar, funktionieren deshalb in dem engen Kapillarsystem nicht zufriedenstellend und werden früher eliminiert. Korpuskuläre Störungen sind fast immer angeboren.
- **Extrakorpuskuläre Ursachen:** Sie sind fast ausschließlich erworben. Hierbei werden primär normale Erythrozyten gebildet, die dann vorzeitig zerstört und aus dem Kreislauf entfernt werden. Die häufigsten Formen der extrakorpuskulären Hämolyse entstehen durch pathologische Immunprozesse oder sind mechanisch bedingt.

Tab. 3.8 Einteilung der hämolytischen Anämien

Defekt/Grundkrankheit	Beispiel
Korpuskuläre hämolytische Anämien (fast immer angeboren)	
Störung der Erythrozytenmembran	• Angeboren: Sphärozytose, Elliptozytose • Erworben (selten): paroxysmale nächtliche Hämoglobinurie
Störung des erythrozytären Stoffwechsels	• Defekt in der Glykolyse (z. B. Pyruvatkinase-Mangel) • Enzymdefekte im Hexosemonophosphat-Zyklus (z. B. Glukose-6-phosphat-Dehydrogenase-Mangel)
Störungen des Hämoglobins (Hämoglobinopathien)	Thalassämie, Hämoglobin-Anomalien (z. B. Sichelzellanämie), Methämoglobinämie
Extrakorpuskuläre hämolytische Anämien (fast immer erworben)	
Antikörper (immunhämolytische Anämien)	Morbus haemolyticus neonatorum, Transfusionszwischenfälle, Medikamente (z. B. Penicillin, α-Methyldopa, Chinidin), Kälte-/Wärme-Autoantikörper
Hypersplenismus	z. B. bei Leberzirrhose (➤ 8.1.8)
Mechanisch (Fragmentationshämolyse)	Mikroangiopathie (z. B. bei hämolytisch-urämischem Syndrom bzw. bei der thrombotisch-thrombozytopenischen Purpura; ➤ 11.8.3), Verbrauchskoagulopathie, Verbrennungen, Herzklappenersatz
Durch andere Faktoren bedingte Hämolyse	Zieve-Syndrom (alkoholtoxischer Leberschaden, Hyperlipidämie, hämolytische Anämie), Infektionen (Malaria, Sepsis, *Clostridium welchii*), A-β-Lipoproteinämie, Urämie, Leberversagen, Schlangengifte

Pathogenese

Bei milden Formen besteht gewöhnlich eine extravasale Hämolyse, d. h., die Erythrozyten werden außerhalb des Blutgefäßsystems, vor allem in der Milz, abgebaut. Mit zunehmender Hämolyse sind dann auch Leber und Knochenmark beteiligt.

Bei schweren Formen kommt es zur intravasalen Hämolyse, wobei Hämoglobin im Gefäßsystem freigesetzt wird. Dieses bindet sich zunächst an Haptoglobin. Die Haptoglobin-Hb-Komplexe werden ins Monozyten-Makrophagen-System aufgenommen, sodass die Haptoglobin-Konzentration im Serum fällt.

Erst wenn nicht mehr genügend Haptoglobin vorhanden ist, wird freies Hb im Serum messbar. Dieses nicht an Haptoglobin gebundene „freie" Hb wird glomerulär filtriert und nur teilweise tubulär rückresorbiert: Bei schwerer Hämolyse kommt es darum zu einer Hämoglobinurie.

Eine Erniedrigung von Haptoglobin ist der empfindlichste Parameter für eine intravasale Hämolyse. Bei leichter extravasaler Hämolyse ist die Haptoglobin-Konzentration dagegen nur selten erniedrigt.

Das Knochenmark reagiert mit einer kompensatorischen Steigerung der Erythropoese, die im Blutbild an einer Erhöhung der Retikulozytenzahl erkennbar ist. Bei leichter Hämolyse kann so die Hb-Konzentration normal sein **(kompensierte Hämolyse).** Meist entwickelt sich jedoch eine Anämie.

Diagnostisches Vorgehen

Die Hämolyse zeigt sich im Labor durch die Hämolysezeichen (s.u.). Letztere ergeben sich aus der Untersuchung des Serums, des Blutbilds und des Blutausstrichs. Eine Knochenmarkpunktion ist nur selten erforderlich.

Bisweilen fallen im Blutausstrich schon für eine bestimmte Anämieform spezifische Befunde auf (z. B. Sphärozyten).

3

Zur weiteren ätiologischen Zuordnung sind dann – je nach Verdacht – weitere Untersuchungen erforderlich, z. B. **Coombs-Test** (Fragestellung: autoimmunhämolytische Anämie?), **Hb-Elektrophorese** (Hämoglobinopathie?), **Sichelzelltest** oder **Dicker Tropfen** (Malaria?).

CAVE!

Hämolysezeichen im Labor

Zeichen des erhöhten Erythrozytenabbaus
- Vermindertes Haptoglobin im Serum
- Erhöhtes (indirektes) Bilirubin im Serum
- Erhöhtes Urobilinogen im Urin (Folge der intestinalen Bilirubin-Umwandlung mit Reabsorption und renaler Ausscheidung (➤ Abb. 8.14)
- Erhöhte Serum-LDH durch vermehrten Zelluntergang
- Erhöhtes freies Hämoglobin
- Schistozyten (fragmentierte Erythrozyten) im Blutausstrich

Zeichen der sekundären Knochenmarkstimulation
- Retikulozytose
- Erythroide Hyperplasie des Knochenmarks

Für bestimmte hämolytische Anämien spezifische Zeichen
- Sphärozyten (kugelförmige Erythrozyten)
- Sichelzellen (sichelförmige Erythrozyten)
- Elliptozyten (elliptische Erythrozyten)
- Stomatozyten (der Innenteil des Erythrozyten erscheint schlitzförmig; selten bei spezifischen Membrandefekten, häufiger bei Alkoholintoxikation)

Störungen der Erythrozytenmembran

Hereditäre Kugelzellanämie (Sphärozytose)

Häufigste angeborene hämolytische Anämie in Nordeuropa; die Prävalenz liegt bei etwa 1/2.500. Die Erkrankung wird autosomal-dominant (70 %) oder autosomal-rezessiv (15 %) vererbt, in ca. 5 % liegen Spontanmutationen zugrunde. Es werden defekte Proteine des Zytoskeletts (z. B. Spektrin, Ankyrin, Bande 3) gebildet, was zu einer erhöhten Permeabilität für Na^+ (mit entsprechendem Wassereinstrom) führt und die Kugelform der Zelle erklärt. Die steife Kugelform behindert die Passage der Erythrozyten durch die Milz, was in einer verkürzten Erythrozytenüberlebenszeit resultiert. Die osmotische Resistenz ist vermindert.

Klinik

Die Erkrankung ist sehr variabel von schweren transfusionsabhängigen bis hin zu asymptomatischen Verläufen. Sie wird oft erst im Erwachsenenalter manifest mit den typischen Zeichen der hämolytischen Anämie (s. o.) bis hin zur hämolytischen Krise. Insbesondere durch Parvovirus-B19-Infektionen können lebensbedrohliche aplastische Krisen ausgelöst werden.

Diagnostisches Vorgehen

Neben der positiven Familienanamnese, dem typischen Blutbild und den Laborzeichen der Hämolyse ist die **verminderte osmotische Resistenz der Kugelzellen** wegweisend. Sie wird im AGLT-Test (*acidified glycerol lysis time*) oder durchflusszytometrisch (EMA-Test) gemessen. Gegebenenfalls werden eine Proteinanalyse und eine molekulargenetische Analyse angeschlossen.

Das Blutbild zeigt eine Retikulozytose und Sphärozytose mit Erhöhung der mittleren korpuskulären Hämoglobin-Konzentration **(MCHC)** auf 350–390 g/l und RDW-Werten > 15 % bei normalem MCV.

Die Kugelzellen imponieren wegen ihrer Kugelform trotz des normalen MCV unter dem Mikroskop als kleine Erythrozyten, denen die bei normalen roten Blutzellen auffallende zentrale Blässe fehlt.

Differenzialdiagnose

Kugelzellen treten auch bei **immunhämolytischen Anämien** und **Hypersplenismus** auf. Zur Abgrenzung dienen die Familienanamnese, der AGLT-Test und ein direkter Coombs-Test (➤ 5.4).

Therapie

Therapie der Wahl für Patienten mit schweren klinischen Symptomen ist die **Splenektomie.** Hierdurch wird zwar nicht die Zahl der Sphärozyten verringert, ihr Abbau jedoch entscheidend verlangsamt, da es vor allem das Maschenwerk der Milz ist, das die Passage der Sphärozyten behindert. Zu den Komplikationen der Splenektomie ➤ 3.5.2.

Hereditäre Elliptozytose

Autosomal-dominant vererbte Erkrankung mit einer Prävalenz von ca. 1/5.000. Ursache ist meist ein defektes Zellwandprotein, das zur Ellipsenform der Erythrozyten führt.

Klinik

Das klinische Bild ist ähnlich dem der Kugelzellanämie (Gallensteine, aplastische Krise bei Parvovirus-B19-Infektion, Hämolyse – diese allerdings nur bei 15 %, dann aber meist ausgeprägt).

Therapie

Nur in 10–15 % der Fälle ist eine Splenektomie notwendig.

Paroxysmale nächtliche Hämoglobinurie (PNH)

Synonym: Marchiafava-Anämie

Sehr seltener, **erworbener** Membrandefekt. Zugrunde liegt eine Spontanmutation im „PIG-A"-Gen einer einzigen hämatopoetischen Stammzelle. In der Folge können viele Proteine nicht mehr richtig auf der Zelloberfläche der betroffenen Erythrozyten, Leukozyten und Thrombozyten verankert werden, darunter auch Proteine, die die Komplementaktivierung kontrollieren. Hierdurch kommt es zur **komplementvermittelten Lyse** der Erythrozyten sowie zur komplementvermittelten Freisetzung von Gerinnungsaktivatoren aus Thrombozyten und damit zu **Thrombosen,** oft an ungewöhnlichen Orten.

Klinik
Sehr variables Krankheitsbild mit nächtlicher Hämoglobinurie (dunkler Morgenurin), schubweisem Ikterus, mäßiger Splenomegalie, evtl. Thrombo- und Leukopenie. Haupttodesursache sind Thrombosen, z. B. der Lebervenen (Budd-Chiari-Syndrom), aber auch der Koronargefäße mit Myokardinfarkt. Häufig sind auch eine renale und pulmonale Beteiligung und eine nicht alleine durch die Anämie erklärte Fatiguesymptomatik. Die **Diagnose** wird durch die Immunphänotypisierung von Ankerproteinen (vermindert) auf den Membranen von Erythrozyten und Leukozyten (➤ 3.2.2) gestellt.

Therapie
Bei allen Patienten sollte eine supportive Therapie mit bedarfsgerechter Substitution von Eisen (nur orale Gabe, da i. v. Gabe hämolytische Krisen auslösen kann), Folsäure und Vitamin B_{12} erfolgen. Eine Antikoagulation mit niedermolekularem Heparin wird prophylaktisch und ggf. bei stattgehabter Thrombose therapeutisch empfohlen. Die Komplement-inhibierenden Antikörper Eculizumab und Ravulizumab werden bei symptomatischen Patienten nach prophylaktischer Impfung eingesetzt (➤ 3.5.2, Kasten „Infektionsprophylaxe bei Splenektomie").

Hämoglobinopathien

R. Dickerhoff

Neben den sechs beim Menschen physiologischerweise vorkommenden Hämoglobin-Varianten (➤ 3.1.1) sind derzeit etwa 600 weitere Variationen des Hämoglobins bekannt, welche fast alle auf Veränderungen in den Globin-Ketten des Hämoglobins zurückzuführen sind. Das Häm-Molekül ist dagegen bemerkenswert stabil, kann aber in seltenen Fällen – wie z. B. bei der hereditären Methämoglobinämie – von Veränderungen betroffen sein. Nur wenige Hämoglobin-Varianten führen zu Krankheitssymptomen; diese werden als **Hämoglobinopathien** bezeichnet (➤ Abb. 3.18).

Angeborene Hämoglobinopathien sind die häufigsten genetischen Erkrankungen des Menschen, was dadurch erklärt wird, dass manche Hämoglobinopathien in ihrer heterozygoten Form einen Überlebensvorteil bieten (z. B. relative Malaria-Resistenz bei Heterozygotie für HbS und bei bestimmten Formen der Thalassämie).

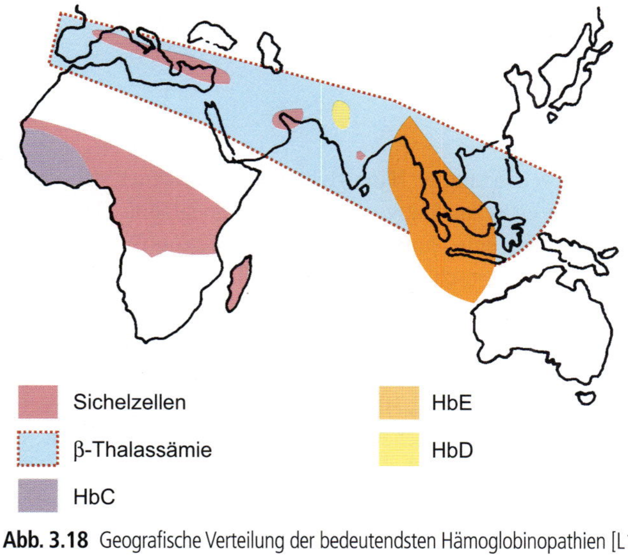

Abb. 3.18 Geografische Verteilung der bedeutendsten Hämoglobinopathien [L157]

Globinkettenveränderungen

Die Gene für die Globinketten sind beim Menschen auf den Chromosomen 16 und 11 lokalisiert. Durch Punktmutationen oder Deletionen resultieren Veränderungen der Globinketten, welche qualitativer oder quantitativer Natur sein können.

Qualitative Hämoglobinopathien
Diese entstehen durch Veränderungen der Globinkettenstruktur; hierbei sind bestimmte Aminosäuren der Globinketten ausgetauscht. Bei den klinisch relevanten Hämoglobinopathien ist fast ausschließlich die β-Kette betroffen.

- Prototyp ist das **Hämoglobin S (HbS):** Die veränderten Globin-Ketten neigen zur Klumpung (Aggregation), was zur Formveränderung der Erythrozyten, Hämolyse und Gefäßokklusion führt. Details s. u.
- Neben HbS (Sichelzellkrankheit) sind weltweit zwei weitere qualitative Hämoglobinopathien wichtig, die in der homozygoten Form mit leichter Anämie und Splenomegalie einhergehen, in Kombination mit anderen β-Ketten-Veränderungen jedoch schwer verlaufen können (z. B. HbSC, HbEβThal):
  - **Hämoglobin C,** kommt vor allem in Westafrika vor.
  - **Hämoglobin E,** vor allem in Südostasien.
- Sehr selten sind instabile Hämoglobine (spontane oder stressinduzierte Denaturierung, z. B. **Hb-Köln**), Hämoglobine mit erhöhter Sauerstoffaffinität (Gewebehypoxie mit sekundärer Polyglobulie, z. B. **Hb-Malmö**) sowie Hämoglobine mit reduzierter Sauerstoffaffinität (Zyanose, z. B. **Hb-Kansas**).

Quantitative Hämoglobinopathien
Bei diesen Erkrankungen kommt es durch eine Punktmutation (β-Thalassämie) oder eine Deletion (α-Thalassämie) zur Verminderung oder zum völligen Fehlen der entsprechenden Globinkette. Die Hämoglobinopathien dieser Gruppe sind genetisch äußerst variabel (bisher sind mehrere hundert Genvarianten identifiziert) und werden als **Thalassämien** bezeichnet.

Veränderungen des Häms

Das Eisenmolekül im Häm ist normalerweise im zweiwertigen Zustand, was die Sauerstoffbindung erleichtert. Durch Oxidation zu dreiwertigem Eisen entsteht das sog. **Methämoglobin,** das auch beim Gesunden vorkommt, jedoch durch die intraerythrozytäre Methämoglobin-Reduktase unter 2 % des Gesamthämoglobins gehalten wird. Bei hereditärem Mangel an Methämoglobin-Reduktase kommt es zur **Methämoglobinämie,** bei der bis zu 50 % Methämoglobin vorliegen können. Hierdurch kann eine Zyanose auftreten. Die Erkrankung ist selten, der Verlauf variabel und meist gutartig. Die tägliche Zufuhr von Ascorbinsäure kann die Menge des Methämoglobins verringern. **Erworbene Methämoglobinämien** können nach Einnahme von z. B. Sulfonamiden oder Nitroglyzerin auftreten.

Überblick über die Thalassämien

Der Name „Thalassämie" leitet sich von der Vorstellung ab, dass die Thalassämie eine Erkrankung der mediterranen Küstenbewohner sei (*thalassa* = Meer). Das stimmt zum Teil für die β-Thalassämie, die ursprünglich im östlichen Mittelmeerraum, im Mittleren Osten sowie in Nordafrika und Asien beheimatet ist. Die α-Thalassämie ist dagegen vor allem im subsaharischen Afrika (ca. 30 % der Bevölkerung haben eine klinisch irrelevante α^+ Thal), auf der arabischen Halbinsel und in Südostasien häufig. In Deutschland leben ca. 500 Patienten mit einer klinisch schweren Thalassämie (Thalassaemia major).
Bei der Thalassämie kommt es zu einer quantitativen Störung der Hb-Synthese mit verminderter Bildung von β-Ketten (β-Thalassämie) oder α-Ketten (α-Thalassämie). Die normalerweise im Verhältnis 1 : 1 ablaufende Produktion der α- und β-Ketten gerät also aus der Balance. Dadurch kommt es zur Präzipitation der überwiegenden Globinketten in den roten Vorläuferzellen oder im reifen Erythrozyten. Je nachdem, welche Kette betroffen ist, wird unterschieden:

β-Thalassämie

Jedes Allel des Chromosoms 11 trägt je einen β-Globin-Locus. Je nachdem, ob eine Mutation die β-Ketten-Produktion völlig oder nur teilweise unterdrückt, spricht man von einer β^0- oder β^+-Mutation. Reaktiv wird bei verminderter β-Ketten-Synthese die Produktion von γ- und δ-Ketten gesteigert. Einige α-Ketten finden zur Bildung von HbA_2 ($\alpha_2\delta_2$) und HbF ($\alpha_2\gamma_2$) Verwendung. Die dann noch überschüssigen α-Ketten bilden Tetraden **(α_4)**, die für die Zelle so toxisch sind, dass es zur **ineffizienten Erythropoese,** d.h. zur Zerstörung der Erythrozytenvorstufen im Knochenmark, kommt.

α-Thalassämie

Für die Produktion der α-Ketten sind vier α-Globin-Loci zuständig, je zwei auf jedem Allel des Chromosoms 16. Je nachdem, wie viele der vier Loci deletiert sind, kommt es zu einem mehr oder minder großen Überschuss an β-Ketten. Die überschüssigen β-Ketten bilden ebenfalls Tetraden, die man als **HbH** bezeichnet. HbH ist zwar ein für den O_2-Transport ungeeignetes Hämoglobin, für die Zelle aber weniger toxisch als die bei der β-Thalassämie gebildeten α-Tetraden. HbH führt zur **Hämolyse der reifen Erythrozyten** im peripheren Blut.

Klinik und Therapie

Der **klinische Verlauf** der Thalassämien hängt von der Art der jeweils zugrunde liegenden Mutation(en) ab:

- **Asymptomatische Träger** *(silent carriers)* gibt es nur bei der α-Thalassämie und zwar dann, wenn nur einer der vier α-Globin-Loci deletiert ist. Klinik und Labor sind unauffällig, die Diagnose ist nur molekulargenetisch möglich.
- Als **Thalassaemia minor** bezeichnet man den asymptomatischen bzw. minimal symptomatischen Verlauf (evtl. minimale Anämie). Dazu kommt es, wenn bei der β-Thalassämie nur **eine Mutation** auf einem Allel vorhanden ist bzw. wenn bei der α-Thalassämie lediglich **zwei Deletionen** vorliegen. Wenn sich je eine Deletion auf jedem Allel befindet, ensteht die klinisch und genetisch irrelevante homozygote α^+-Thalassämie, durch zwei Deletionen auf einem Allel kommt es zur heterozygoten α^0-Thalassämie. Das Blutbild zeigt mikrozytäre Erythrozyten. Nur bei der heterozygoten α^0-Thalassämie ist eine genetische Beratung angezeigt, da, wenn beide Eltern α^0-Träger sind, ein Fetus entstehen kann mit intrauterin nicht lebensfähigem Hydrops fetalis.
- Als **Thalassaemia intermedia** (neue Bezeichnung: NTDT = *non-transfusion-dependent thalassaemia*) wird die nur gelegentlich transfusionspflichtige Form mit mikrozytärer Anämie, Splenomegalie und Eisenüberladung durch ineffiziente Erythropoese bezeichnet. Zugrunde liegen bei der α-Thalassämie **drei** deletierte Genloci (HbH-Krankheit); bei der β-Thalassämie besteht meist eine Mutation auf **beiden** Allelen (Homozygotie oder Compound-Heterozygotie für eine der β^+-Mutationen). Die Thalassaemia intermedia wird meist erst nach dem 2. Lebensjahr diagnostiziert. Transfusionen sind im Erwachsenenalter indiziert bei zunehmender Milzgröße, evtl. bei einer Schwangerschaft oder bei Komplikationen, wie pulmonalem Hochdruck. Die Splenektomie sollte vermieden werden wegen des hohen Thromboserisikos. Die ineffiziente Erythropoese führt bei Erwachsenen auch ohne Transfusion zu Eisenüberladung und evtl. Chelat-Pflichtigkeit. Zurzeit wird in klinischen Studien Luspatercept eingesetzt zur Verminderung der ineffizienten Erythropoese.
- Die schwerste Form, die **Thalassaemia major,** zeigt sich als transfusionspflichtige β-Thalassämie (hier liegt auf beiden Allelen jeweils eine β^0-Mutation vor) bzw. bei der α-Thalassämie als Hydrops fetalis (zugrunde liegen vier Deletionen, wodurch keine α-Ketten und damit auch kein HbF gebildet werden können). Kinder mit β-Thalassaemia major fallen bereits im ersten Lebensjahr auf durch Blässe und Hepatosplenomegalie. Die Therapie besteht in einem lebenslänglichen Transfusionsregime, begleitet von einer Chelattherapie (das überschüssig anfallende Hämosiderin wird dadurch wasserlöslich, d.h. urin- bzw. stuhlgängig gemacht). Ohne Chelat-Therapie versterben die Patienten oft vor dem 20. Lebensjahr.
  In einigen Fällen kann durch die Splenektomie das Transfusionsvolumen verringert werden. Bisher war die einzige kurative Therapie die Stammzelltransplantation (Erfolgsrate ca. 80 %, Mortalität 5–10 % aufgrund einer Graft-versus-Host-Erkrankung, ➤ 5.5). In 2019 wurde eine Gentherapie zugelassen.

Diagnostisches Vorgehen

Auf eine asymptomatische Trägerschaft weisen die kleinen Erythrozyten im Blutbild hin (niedriges MCV). Die **Mikrozytose** ist dabei recht homogen, was sie gegenüber der durch eine Anisozytose (ungleich große Erythrozyten) charakterisierten Mikrozytose bei Eisenmangel abgrenzt. Im Labor wird hierzu die EVB (= Erythrozyten-Verteilungsbreite bzw. RDW = *red cell distribution width*) analysiert: Sie ist bei der Thalassaemia minor normal (12–15 %), bei Eisenmangel aber erhöht (> 15 %). Die Diagnose der heterozygoten β-Thalassämie wird mittels Hb-Elektrophorese über den Nachweis des erhöhten HbA_2 gestellt, die der α^+-Thalassämie wird molekulargenetisch gestellt.
Die Geburt kranker Kinder kann durch die pränatale Diagnostik, die in Ländern wie z.B. Zypern, Italien, Griechenland und Iran sowie in Südostasien in großem Umfang durchgeführt wird, vermieden werden. Wenn beide Eltern Träger der β-Thalassämie bzw. einer α^0-Thalassämie sind, sollte eine pränatale Diagnostik angeboten werden.

Sichelzellkrankheit

Diese weltweit häufigste Hämoglobinopathie zeichnet sich durch die Bildung eines qualitativ veränderten Hämoglobins **(HbS)** aus. Zugrunde liegt eine Punktmutation im β-Globin-Gen, die zum Aminosäurenaustausch in Position 6 der β-Kette führt (Valin statt Glutaminsäure).

- Im **homozygoten Zustand** sind beide β-Globin-Gene defekt, sodass das physiologische HbA komplett durch HbS ersetzt ist **(Sichelzellkrankheit, „HbSS"-Form).** Das Hämoglobin dieser Patienten besteht typischerweise zu 80–95 % aus HbS und zu 2–20 % aus HbF; der HbA_2-Anteil ist oft erhöht.

- Die sog. **compound-heterozygoten Formen** sind Mischformen von Hämoglobin-Veränderungen: Von einem Elternteil stammt das HbS, vom anderen eine andere β-Globin-Anomalie (z. B. HbS-β-Thalassämie, HbSC, HbSD, HbSLepore, HbSOArab). Das HbS ist immer > 50 %.
- Im **heterozygoten Zustand** (= Trägerschaft für HbS) ist ein normales β-Globin-Gen funktionstüchtig, sodass nur ein Teil des HbA durch HbS ersetzt ist (engl. **sickle cell trait, „HbAS"-Form**). Das Hämoglobin dieser Patienten enthält zu 35–45 % HbS und zu 52–65 % HbA; der HbA_2-Anteil kann erhöht sein. Bei gleichzeitigem Eisenmangel oder α-Thal-Trägerschaft ist der HbS-Anteil < 35 %.

Während die heterozygote Form keinen Krankheitswert hat (Ausnahmen: bei 4 % der HbS-Träger Episoden schmerzloser Hämaturie durch Papillennekrosen; Milzinfarkte in Höhen > 2.500 m), verlaufen der homozygote und der compound-heterozygote Zustand als sog. **Sichelzellkrankheit** immer mit akuten und chronischen Krankheitserscheinungen. Am schwersten verlaufen dabei die homozygote Erkrankung HbSS, HbSD, HbOArab und die HbS-β^0-Thalassämie.

Klinik (➤ Abb. 3.19)

Symptome treten ab dem 3.–6. Lebensmonat auf, da vorher der hohe HbF-Spiegel die Sichelzellbildung verhindert. Die chronische hämolytische Anämie geht mit Hämatokrit-Werten zwischen 18 und 30 % einher und wird meist gut toleriert, da HbS eine niedrige O_2-Affinität hat (erleichterte O_2-Abgabe ins Gewebe). Probleme ergeben sich vor allem durch gefäßbedingte Komplikationen:

- **Milzsequestrationen:** Durch plötzliches Versacken eines Teils oder des ganzen Blutvolumens in die Milzsinus kommt es – bei Kindern mit HbSS, HbSD, HbOArab bzw. HbSβ^0Thal bis zum 6.–8. Lebensjahr, bei den übrigen compound-heterozygoten Patienten bis ins Erwachsenenalter – zu Splenomegalie, extremer Blässe und Schock.
- Im späteren Verlauf wird die Milz zunehmend durch Autoinfarkte zerstört (kleine, rudimentäre Milz). Durch die so entstehende **funktionelle Asplenie** drohen Infektionen durch bekapselte Bakterien wie *Streptococcus pneumoniae* (z. B. Pneumokokken-Sepsis), Salmonellen (z. B. Osteomyelitis) oder *Haemophilus influenzae* (➤ 3.5.2).
- Wie bei allen Erkrankungen mit einem erhöhten Erythrozytenumsatz sind die Patienten durch sog. **aplastische Krisen** im Rahmen von Parvovirus-B19-Infektionen bedroht; sie zeigen bei dieser Erkrankung typischerweise kein Exanthem.
- **Schmerzkrisen** (durch Vasookklusion bedingte Knochenschmerzen) kommen in jedem Alter vor. Andere im Skelettsystem lokalisierte Manifestationen sind aseptische Nekrosen des Hüftkopfes und Deckplatteneinbrüche der Wirbelsäule.
- Für die Sichelzellkrankheit charakteristisch ist das **akute Thoraxsyndrom** (ATS). Ausgelöst durch Fettembolien aus dem Knochenmark (bei oder nach einer Schmerzkrise), Hypoventilation, Überwässerung oder Infektion kommt es zur Sequestration von Blut in erweiterten pulmonalen Gefäßen. Die Patienten haben Thoraxschmerzen, Tachy-/Dyspnoe, Husten, Fieber und Hypoxie. Im Röntgenbild sieht man flächige Verschattungen. Eine frühzeitige Transfusion ist indiziert. Das ATS ist die häufigste Todesursache erwachsener Sichelzell-Patienten.
- Ohne präventive Maßnahme (chronische Transfusionen bei pathologischer Transkranieller Dopplersonografie) erleiden 12 % der Patienten mit HbSS, HbSD und HbSβ^0Thal bis zum 20. Lebensjahr einen **ZNS-Infarkt.** Im Erwachsenenalter können vor allem ZNS-Blutungen auftreten.
- Weitere Probleme sind Gallensteine, Priapismus, Unterschenkelulzera und chronische Organschäden wie proliferative Retinopathie (v.a. bei HbSC-Patienten), pulmonaler Hypertonus sowie renale und kardiale Insuffizienz.

Ätiologie und Pathogenese

Die HbS-Mutation ist an mehreren Stellen in Zentralafrika sowie auf der Arabischen Halbinsel und in Indien entstanden. In Deutschland lebten 2020 vermutlich 3.000 Sichelzellpatienten, Migranten aus Ländern des östlichen Mittelmeerraums (Türkei, Süditalien, Griechenland, Mittlerer Osten, Nordafrika), Zentral- und Westafrika, Indien und Amerika. Circa 50 % der deutschen Sichelzell-Patienten kommen aus nichtafrikanischen Ländern. In Zentralafrika sind ca. 25–40 % der Bevölkerung Genträger. Die Vererbung erfolgt autosomal-kodominant.

Krankheitserscheinungen entstehen dadurch, dass dem HbS die Fähigkeit fehlt, bei Deoxygenierung im Erythrozyten in Lösung zu bleiben. Es polymerisiert zu Klumpen, die sich untereinander zu

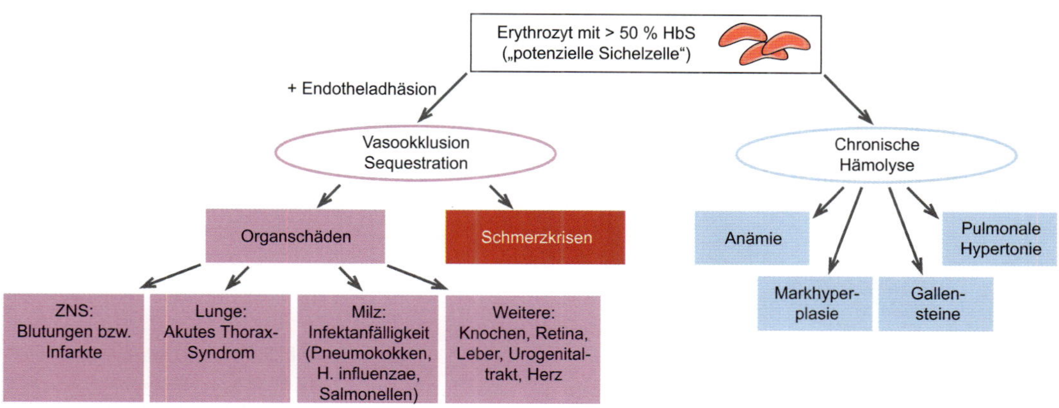

Abb. 3.19 Pathogenese und Klinik der Sichelzellanämie [L157]

starren, langen Strängen verbinden. Diese zwingen wiederum den Erythrozyten, eine gestreckte, spitze, sichelähnliche Form anzunehmen (> Abb. 3.20). Nach Reoxygenierung ist dieser Sichelzustand zwar reversibel; mehrere dieser Formwechsel schädigen jedoch die Membran so, dass es nach ca. 10–12 Tagen zur vorzeitigen Zerstörung des Erythrozyten, d. h. zur Hämolyse, kommt. Die Hämolyse stimuliert das Knochenmark, es kommt zur Retikulozytose, bei der der Retikulozytenanteil des Sichelzell-Patienten bis zu 20–50 % betragen kann. Retikulozyten aber haben noch Adhäsionsmoleküle auf der Membran, über die sie am Gefäßendothel haften bleiben. Dies führt zu einer Einengung des Gefäßlumens und zu einer Endothelschädigung – der Basis der für die Krankheit pathognomonischen **Gefäßverschlüsse.**

Diagnostisches Vorgehen

Seit Oktober 2021 gibt es auch in Deutschland ein **Sichelzell-Screening** bei Neugeborenen. Bei allen Individuen aus Risikoregionen (s. o.) mit unklarer hämolytischer Anämie sollte eine Sichelzellkrankheit vermutet und durch Hb-Analyse ausgeschlossen werden. Bei neu entdeckten Erkrankungen muss sich eine Familienuntersuchung anschließen. HbS-Trägern muss das Ergebnis der Hb-Analyse schriftlich mitgegeben werden und sie müssen über die genetische Bedeutung der Trägerschaft und die Möglichkeit der pränatalen Diagnostik informiert werden.

Blutbild: Bei Homozygoten (HbSS) besteht eine normo- oder mikrozytäre, bei HbSβThal-Patienten eine mikrozytäre Anämie (Hb 6–8 g/dl). HbSC-Patienten haben eine Mikrozytose, aber meist ein Hb weit über 10 g/dl. Die Retikulozyten sind bei HbSS bzw. HbSβThal stark, bei HbSC gering erhöht. Sichelzellen sieht man fast ausschließlich bei HbSS-Patienten. Der Nachweis der Sichelzellkrankheit erfolgt durch die Hb-Analyse.

Therapie

Schmerzkrisen werden durch ausreichend dosierte Analgetika gelindert. Bluttransfusionen sind bei Milzsequestration, aplastischen Episoden und beim akuten Thoraxsyndrom erforderlich. Regelmäßige Transfusionen sind nach ZNS-Infarkt angezeigt. Die Splenektomie nach Milzsequestration kann weitere Ereignisse verhindern. Bei HbSC-Patienten, die einen Hörsturz erlitten haben, muss sofort ein Aderlaß durchgeführt werden, um einen irreversiblen Hörverlust zu verhindern. Therapieempfehlungen werden unter www.sichelzellkrankheit.de ständig aktualisiert.

Eine **Stammzelltransplantation** ist möglich entweder von einem HLA-identischer Spender, wenn vorhanden, oder im Rahmen einer Studie von einem haplo-identischen Elternteil oder Geschwister. Seit 2020 wird im Rahmen einer Studie eine Gentherapie angeboten.

Prophylaxe

Hydroxycarbamid, ein Ribonukleotid-Reduktase-Inhibitor, kann Schmerzkrisen und akute Koronarsyndrome verhindern und wird heute für alle HbSS, HbSD-, HbSOArab- und HbSβ^0Thal-Patienten empfohlen. Bei HbSC-Patienten mit Hb-Werten > 10 g/dl können regelmäßige Aderlässe Schmerzen bzw. Schwindelattacken verhindern. Für den Schutz vor Pneumokokken-Infektionen stehen ein konjugierter (Prevenar® 13) und ein (weniger wirksamer) Polysaccharid-Impfstoff zur Verfügung. Die Penicillin-Prophylaxe wird bis zum 5. Geburtstag empfohlen. HbSS, HbSD, HbSOArab und HbSβThal-Patienten mit hohem Risiko für ZNS-Infarkte können durch jährliche transkranielle Doppler-Sonografie vom 2. bis 16. Lebensjahr erfasst und durch chronische Transfusionen vor Infarkten geschützt werden. Zur Verhütung von Schmerzkrisen sind Rauchen, Alkohol, Unterkühlung (kaltes Schwimmbad!) und Dehydrierung zu vermeiden.

Crizanlizumab, ein P-Selectin-Inhibitor, der Schmerzkrisen verhindern soll, wird seit 2020 in einer Studie erprobt. Für Voxelotor, eine Substanz, die durch Erhöhung der Sauerstoff-Affinität des HbS die Hämolyse verringern soll, wird die Zulassung beantragt.

Prognose

Die Prognose ist – wie bei vielen anderen Krankheiten – durch den Geburtsort und die Qualität der Betreuung bestimmt: In den Industrieländern versterben heute < 5 % in den ersten 10 Lebensjahren und eine Lebenserwartung > 40 Jahre ist nicht mehr außergewöhnlich. In den Entwicklungsländern versterben die meisten Patienten im Kindes- und Jugendalter. Bei optimaler Betreuung erreichen heute in Europa und den USA 85–90 % aller Kinder mit Sichelzellkrankheit das Erwachsenenalter. Probleme gibt es in Deutschland bei der Versorgung erwachsener Patienten, da es erstens relativ wenige Pati-

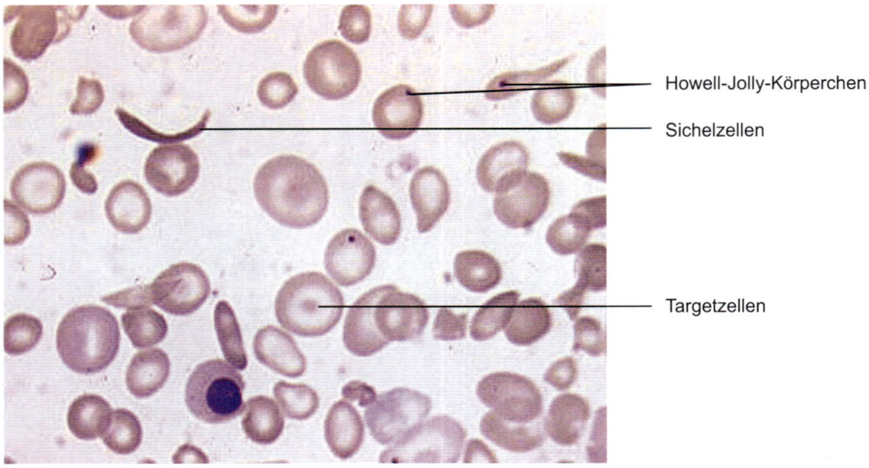

Abb. 3.20 Sichelzellen im peripheren Blutausstrich. Neben den Sichelzellen sind zahlreiche Targetzellen und Erythrozyten mit Howell-Jolly-Körperchen sowie ein Normoblast (unten im Bild) zu sehen. [E537]

enten gibt und zweitens die Komplexität der Erkrankung zunimmt, je älter die Patienten werden. Für internistische Hämatologen ist es daher unverzichtbar, sich an Leitlinien und Leitfaden zu orientieren.

Störungen des Zellstoffwechsels

Der Erythrozyt benötigt Energie in Form von ATP für die Konstanterhaltung seines osmotischen Gleichgewichts (Aufrechterhaltung der Na^+-K^+-Pumpe), zur Konservierung des Hämoglobin-Eisens im zweiwertigen Zustand sowie zur Stabilisierung seiner Membran, deren elastische Verformbarkeit die Voraussetzung für die Passage des Erythrozyten durch das Kapillargeflecht ist.

Der reife Erythrozyt verfügt über mehr als 40 Enzyme, von denen viele der erythrozytenspezifischen Art der Energiegewinnung dienen: Der Erythrozyt ist nämlich nicht nur kernlos, er enthält auch keine Mitochondrien, sodass die ATP-Gewinnung nicht über die oxidative Phosphorylierung im Krebs-Zyklus ablaufen kann. Vielmehr setzt die Zelle die aufgenommene Glukose zu 90 % durch anaerobe Glykolyse in Milchsäure um (Embden-Meyerhof-Reaktion). 10 % der Glukose werden in einem speziellen Stoffwechselweg oxidativ metabolisiert (Pentosephosphat-Weg, ➤ Abb. 3.21).

Praktisch alle Enzyme dieser ATP-produzierenden Systeme können durch Mutationen in ihrer Wirkung beeinträchtigt sein; am häufigsten sind jedoch Defekte der Glukose-6-phosphat-Dehydrogenase (G6PD) und der Pyruvat-Kinase.

Glukose-6-phosphat-Dehydrogenase-Mangel

B. Böll, R. Dickerhoff

Der G6PD-Mangel ist weltweit eine der häufigsten Erbkrankheiten, die Millionen Menschen betrifft.

Die Erkrankung wird x-chromosomal vererbt, d. h. sie betrifft überwiegend Männer, selten heterozygote Frauen. G6PD-Mangel verleiht den Betroffenen, vergleichbar der Trägerschaft für das HbS und die β-Thalassämie, einen selektiven Vorteil bei der Malaria tropica. Damit wird die Häufigkeit des Mangels in Malaria-Gebieten erklärt: subsaharisches Afrika (ca. 17 %), Mittelmeerländer (bis zu 20–30 % in Meereshöhe), Südostasien (bis zu 17 %).

Der Begriff **„Favismus"** ist kein Synonym für G6PD-Mangel. Nur bei einigen Betroffenen kommt es nach Genuß von Favabohnen (Sau - oder Dicke Bohnen) zur Hämolyse. Favismus wird separat vom G6PD-Mangel vererbt.

Pathogenese und Klinik

Klinisch wichtig ist die Unterscheidung in drei Klassen:

- **Klasse I:** sehr selten, kommt in allen ethnischen Gruppen vor. Chronische extravaskuläre Hämolyse durch schweren Enzymmangel; zusätzlich Episoden intravaskulärer Hämolyse bei Exposition; kein Favismus.
- **Klasse II:** mediterraner und sog. chinesischer Typ. Schwerer Enzymmangel, der zu akuter intravaskulärer Hämolyse führt bei Infektionen, einigen Medikamenten, evtl. nach Favabohnen.

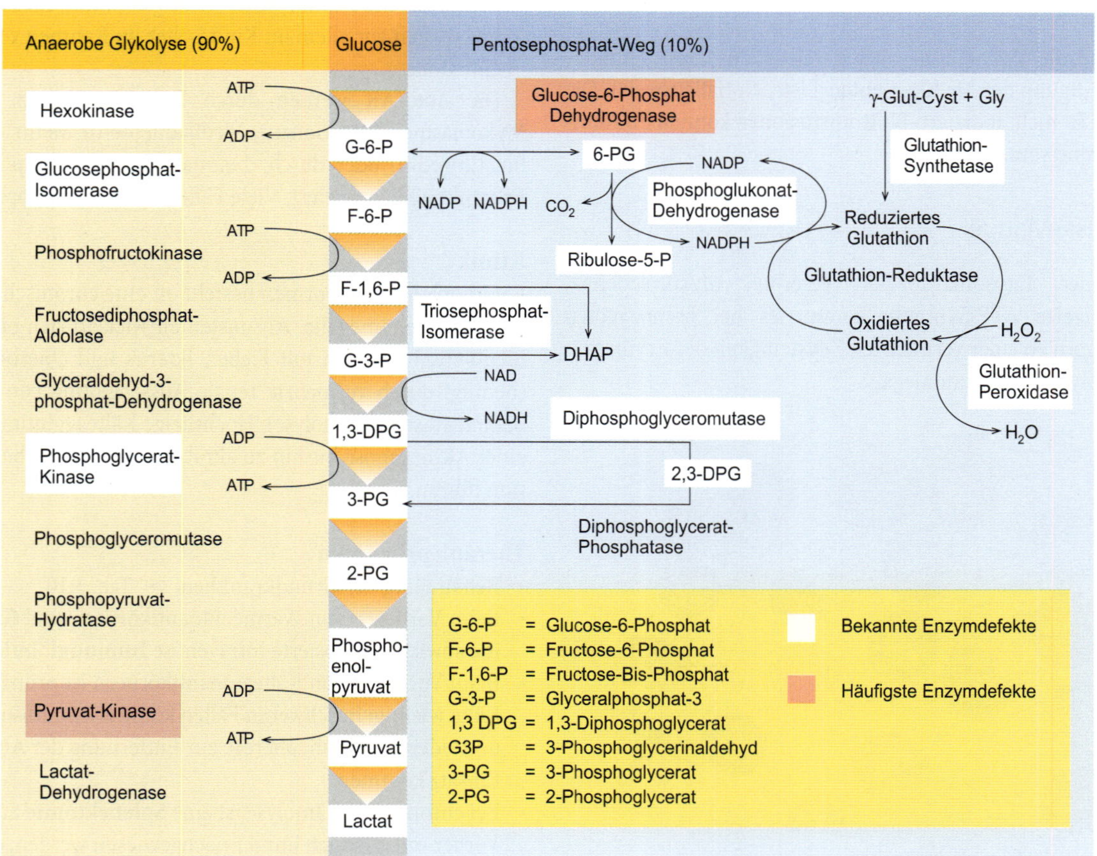

Abb. 3.21 Glukose-Stoffwechsel im Erythrozyten [L157]

- **Klasse III:** sog. G6PD-A-Variante im subsaharischen Afrika. Mittelschwere Episoden intravasaler Hämolyse, die spontan enden durch hohen Enzymgehalt der Retikulozyten; kein Favismus.

Wegen des Mangels an G6PD fehlt reduziertes Glutathion, das den Erythrozyten vor Oxidationsschäden schützt. Bei oxidativem Stress, vor allem bei Infektionen, kann es zur intravasalen Hämolyse kommen mit Hämoglobinurie, Abdominal- oder Rückenschmerzen, Fieber, Ikterus, Blässe. Hauptauslöser sind Infektionen, seltener einige wenige Medikamente bzw. chemische Substanzen bzw. der Genuss von Saubohnen (Favabohnen).

Nachgewiesene Auslöser einer Hämolyse bei G6PD-Mangel

- Infektionen
- Saubohnen (Favabohnen) bei einigen Betroffenen der Klasse II
- Außerdem: Nitrofurantoin, Phenazopyridine, Primaquine, Dapsone, Rasburicase, Methylenblau, Toluidinblau

Diagnostisches Vorgehen

Das Blutbild bei Klasse II und III ist zwischen den Phasen akuter Hämolyse normal; bei der akuten intravasalen Hämolyse finden sich eine Retikulozytose und sog. Blister - bzw. Bite-Zellen (➤ Abb. 3.22). Differenzialdiagnostisch wichtig ist der durch die Hämoglobinurie dunkle Urin! Diagnostisch beweisend ist der Nachweis einer verminderten G6PD-Aktivität in Erythrozyten (**Cave:** Der Test sollte bei Klasse-III-Patienten nicht während einer hämolytischen Krise erfolgen!).

Therapie

Essenziell sind die Vermeidung aller potenziellen Noxen (Aufklärung, Aushändigung der Medikamenten-Liste, Notfallausweis). Die Splenektomie ist nicht indiziert. Bluttransfusionen können im Akutfall lebensrettend sein.

Pyruvatkinase-Mangel

Relativ seltener, autosomal-rezessiv vererbter Glykolysedefekt. Durch verringerte ATP-Synthese kommt es bei homozygoten Merkmalsträgern zu einer vermehrten Zellsteifigkeit der Erythrozyten mit Hämolyse und Splenomegalie.

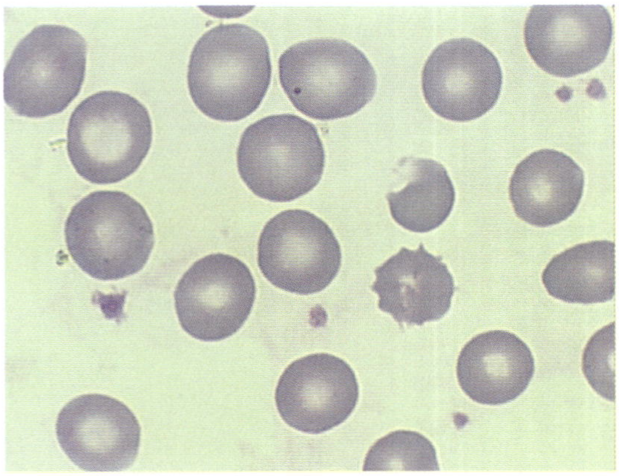

Abb. 3.22 Blister- bzw. Bite-Zelle: Einige Erythrozyten sehen aus, als ob an einem Pol eine Blase sei bzw. als ob jemand ein Stück herausgebissen hätte. [P982]

Im Blutausstrich sind Akanthozyten (Stechapfelform) und eine Retikulozytose nachweisbar. **Diagnostisch** beweisend ist die verminderte Aktivität der Pyruvat-Kinase in Erythrozyten (bei Homozygoten 5–20 %).

Die **Therapie** besteht aus Bluttransfusionen, vor allem während Infektionen und Schwangerschaft. Eventuell ist eine Splenektomie notwendig. Vorher muss allerdings szintigrafisch nachgewiesen werden, dass die Erythrozyten tatsächlich vorwiegend in der Milz abgebaut werden (➤ 3.5.1).

Immunhämolytische Anämien

Autoimmunhämolytische Anämie (AIHA)

Erworbene extrakorpuskuläre hämolytische Anämie mit gesteigerter Erythrozytenzerstörung durch Autoantikörper. Letztere sammeln sich entweder auf der Erythrozytenoberfläche an und leiten eine vorzeitige Zellzerstörung in der Milz ein oder sie fixieren Komplement an der Zelloberfläche, wodurch die Erythrozyten intravasal zerstört werden. Die beteiligten Antikörper können mittels Coombs-Test erfasst werden:

- **Wärmeautoantikörper** führen bei > 37 °C zur Hämolyse und gehören zur IgG-Klasse (selten IgA).
- **Kälteantikörper** (Kryoglobuline) bewirken eine Hämolyse bei niedrigeren Temperaturen und gehören meist zur IgM-Klasse (➤ Tab. 3.9).
- **Bithermische Hämolysine:** Diese Autoantikörper der Klasse IgG spielen vor allem im Kindesalter im Rahmen von Infekten eine Rolle.

Die Auto-AK werden durch Infektionen (z. B. Virusinfekte, Mykoplasmen-Infektionen), Medikamente (α-Methyldopa, Penicillin, Chinidin) oder durch rheumatische oder lymphoproliferative Erkrankungen induziert. Viele Fälle sind jedoch idiopathisch.

Klinik

Bei idiopathischen Formen besteht oft eine chronische Anämie mit leichter Splenomegalie. Ansonsten entwickeln sich oft schlagartige hämolytische Krisen mit Fieber, Ikterus und „bierbraunem" Urin (bedingt durch vermehrte renale Ausscheidung von Urobilinogen bei intravasaler Hämolyse). Hochtitrige Kälteagglutinine können zu einer Akrozyanose bis hin zu akralen Ulzerationen bei Kälteexposition führen.

Therapieprinzipien

- Behandlung der Grundkrankheit; ➤ Tab. 3.10
- Beim Vorliegen von Wärmeautoantikörpern sind **Glukokortikoide** sowie hoch dosierte intravenöse **Immunglobuline** wirksam.
- Beim Vorliegen von Kälteautoantikörpern ist primär Schutz vor Kälte wichtig; in schweren Fällen können Immunsuppressiva und/oder die Plasmapherese zur Entfernung der Auto-AK zum Einsatz kommen.
- Bei chronischer Hämolyse ist eine **Splenektomie** zu erwägen. Vorher muss jedoch immer nachgewiesen werden, dass die Milz

Tab. 3.9 Wärme- und Kälteautoantikörper im Vergleich

	Wärmeautoantikörper (häufig)	Kälteautoantikörper (selten)
Optimale Antikörperbindung	Bei Körpertemperatur	Bei < 10 °C
Antikörpertyp	IgG	Meist IgM (Titer bis 1 : 32 sind normal)
Ursachen	Idiopathisch (50 %); sekundär bei Autoimmunerkrankungen (z. B. SLE), Non-Hodgkin-Lymphomen, seltener bei Hodgkin-Lymphomen, Karzinomen, Medikamenten (z. B. α-Methyldopa, Penicillin, Cephalosporinen)	Sehr selten idiopathisch (Kälteagglutininkrankheit); häufiger sekundär bei Infektionen (z. B. Mononukleose, *Mycoplasma pneumoniae*, Zytomegalievirus), Vaskulitis, lymphozytischem Lymphom* (Morbus Waldenström), multiplem Myelom* (➤ 3.6.4), MGUS (➤ 3.6.4); paroxysmale Kältehämoglobinurie (bithermische IgG-Hämolysine, sehr selten)
Klinik	Symptome der Anämie (➤ 3.3.1), evtl. hämolytische Krisen (Fieber, Ikterus, bierbrauner Urin); BSG massiv beschleunigt	Symptome der Anämie (➤ 3.3.1), evtl. hämolytische Krisen (Fieber, Ikterus, bierbrauner Urin), bei hochtitrigen Kälteagglutininen Akrozyanose bei Kälteexposition (bei Raynaud-Phänomen) dagegen initial blasse Akren); BSG massiv beschleunigt
Therapie	Behandlung der Grundkrankheit; evtl. Glukokortikoide (Remission in ca. 30 %), evtl. Immunglobuline und Splenektomie bei chronischer Hämolyse (Remission in ca. 50–75 %)	Schutz vor Kälte, in therapierefraktären Fällen Klimawechsel; postinfektiöse Formen verschwinden nach 1–3 Wo. oft spontan, ansonsten Therapie durch Immunsuppressiva

*Die Kälteautoantikörper sind hier monoklonal (im Gegensatz zu den infektions- oder entzündungsbedingten Formen, die polyklonal sind). Gemischte Formen mit monoklonalen IgM- und polyklonalen IgG-Kälteautoantikörpern kommen bei manchen chronischen Infektionen und bei Vaskulitis vor.

Tab. 3.10 Ursachen einer Splenomegalie

	Beispiele
Hämatologische Erkrankungen	• Maligne Erkrankungen: chronische Leukämien (fast immer mit Splenomegalie), akute Leukämie (selten mit Splenomegalie), Hodgkin-Lymphom, CLL (stärkste Milzvergrößerung) und andere Non-Hodgkin-Lymphome; chronische myeloproliferative Neoplasien (v. a. Polycythaemia vera, Osteomyelofibrose) • Hämolyse jeder Ursache (sekundäre Milzvergrößerung durch „Arbeitshypertrophie", ➤ 3.3.5), inklusive bei hämophagozytischer Lymphohistiozytose
Infektionskrankheiten	• Bakterielle Ursachen: z. B. Sepsis, Endokarditis; Morbus Bang (Brucellose), Typhus, seltener Paratyphus (diese drei Infektionen gehen oft mit Leukopenie einher), Lues, Leptospirose • Virale Ursachen: EBV (infektiöse Mononukleose), CMV, HIV, Hepatitisviren • Andere: Malaria, Leishmaniosen, Toxoplasmose, Histoplasmose, Schistosomiasis, Tuberkulose (bei Milzbeteiligung)
Rheumatische Erkrankungen	Rheumatoide Arthritis (auch Still-Syndrom und Felty-Syndrom), SLE, Sarkoidose
Portale Hypertension	• v. a. Leberzirrhose • Seltener: Milzvenenthrombose, Pfortaderthrombose, Budd-Chiari-Syndrom (Lebervenenthrombose)
Speichererkrankungen	• Häufiger: Hämochromatose, Amyloidose • Sehr selten: z. B. Morbus Gaucher (Zerebrosidspeicherkrankheit), Morbus Niemann-Pick (Sphingomyelinose), Morbus von Gierke (Glykogenspeicherkrankheit)
Andere	Metastasen

der Hauptabbauort der Erythrozyten ist. Dieser Nachweis wird mittels **Erythrozytenszintigrafie** durchgeführt.

- **Erythrozytenkonzentrate** werden nur bei zwingender Indikation (z. B. Angina pectoris, Ruhedyspnoe) gegeben, da das Risiko einer Immunisierung mit einer weiteren Steigerung der Hämolyse besteht. Aus diesem Grund wird auf gewaschene Präparate möglichst von HLA-identischen Spendern zurückgegriffen und in Einzelfällen sogar eine Vormedikation mit Glukokortikoiden durchgeführt.

Alloimmunhämolytische Anämien

Erworbene Erkrankungen mit gesteigerter Zerstörung von eigenen oder fremden Erythrozyten durch fremde oder eigene Antikörper. Alloimmunhämolytische Anämien kommen vor als:

- **Morbus haemolyticus neonatorum:** Mütterliche Alloantikörper vom IgG-Typ gegen fetale Erythrozyten passieren die Plazenta und führen beim Fetus zu einer Hämolyse. Die Reaktion bei AB0-Inkompatibilität (Mutter meist mit Blutgruppe 0, Fetus mit Blutgruppe A) ist meist mild, die bei Rhesus-Inkompatibilität dagegen oft schwerwiegend (Mutter Rh-D-negativ, Rh-D-Sensibilisierung durch frühere Schwangerschaft, Fetus Rh-D-positiv).
- **Transfusionsreaktion** (hämolytische Transfusionsreaktion): schwere Sofortreaktion nach Fehltransfusion im AB0-System. Bei Vorliegen von Antikörpern gegen die Spendererythrozyten fällt die Hämolyse weniger schwer aus (➤ 5.4.4).
- Folge allogener **Knochenmarktransplantation**

3.3.6 Aplastische Anämie

Die Vorläuferzellen des Knochenmarks können durch viele Faktoren und genetische Einflüsse geschädigt werden. Die Schädigung kann dabei die **pluripotenten Stammzellen** betreffen oder die bereits **determinierten Stammzellen** der verschiedenen Zelllinien oder beide. Hieraus resultiert entweder eine Unterproduktion mehrerer Zelltypen (Panzytopenie) oder eine mehr oder weniger isolierte Hypoplasie bestimmter Zelllinien. Ein Beispiel für eine isolierte Hypoplasie einer einzigen Zelllinie ist die angeborene **Blackfan-Diamond-Anämie,** bei der ausschließlich die rote Zellreihe betroffen ist (sie wird deshalb auch als *pure red cell aplasia* – reine Erythrozytenaplasie – bezeichnet).

Bei den **aplastischen Anämien** handelt es sich dagegen um vermutlich durch Autoimmunmechanismen ausgelöste Bildungsstörungen des Knochenmarks, die mehrere Zelllinien betreffen **(Panmyelopathie).** Ihre Kennzeichen sind die periphere **Panzytopenie** (verminderte Zellzahlen mehrerer Zellreihen) sowie die Hypozellularität des Knochenmarks.

Aplastische Anämien sind meist durch schädigende Einflüsse auf das Knochenmark erworben, sehr selten angeboren. Ihre Inzidenz beträgt ca. 0,3/100.000 Einwohner jährlich. Sie verlaufen fast immer schwer, die Letalität liegt unbehandelt bei 70 %.

Klinik

Durch den Mangel an Erythrozyten, Thombozyten und Leukozyten kommt es (oft schleichend) zu Anämie, Blutung und Infektion. Der Verlauf der Erkrankung ist sehr variabel und reicht von schnellen Spontanremissionen bis hin zur progredienten Panzytopenie mit den entsprechenden Konsequenzen, welche unbehandelt tödlich sein können (Blutungen, Infektanfälligkeit, Herzinsuffizienz).

Ätiologie und Pathogenese

Aplastische Anämien sind selten angeboren, z. B. als sog. kongenitale aplastische Anämie (= **Fanconi-Anämie),** welcher ein genetischer Defekt in der DNA-Reparatur zugrunde liegt. Häufiger entstehen aplastische Anämien im Rahmen sekundärer Schädigungen der Vorläuferzellen des Knochenmarks. Es wird vermutet, dass exogene Noxen bei entsprechender genetischer Disposition eine Autoimmunreaktion gegen hämatopoetisches Gewebe auslösen. Dafür sprechen das häufige Vorkommen von autoreaktiven, gegen hämatopoetische Stammzellen gerichteten T-Zellen sowie das gute Ansprechen auf Immunsuppressiva. In > 70 % bleibt der Auslöser unbekannt **(idiopathische aplastische Anämien).**

MERKE

Sekundäre Formen der aplastischen Anämie

- **Medikamente:** z. B. Chloramphenicol, NSAID (z. B. Phenylbutazon), Gold, Zytostatika (z. B. Busulphan, Doxorubicin) und viele andere
- **Chemikalien:** z. B. Benzol, Insektizide
- **Ionisierende Strahlen**
- **Infektionen:** z. B. Virushepatitis, Masern, Herpes
- Sehr selten **Schwangerschaft** (Autoimmunprozess?)

Diagnostisches Vorgehen

Das **Blutbild** fällt durch eine Panzytopenie und das Fehlen von Retikulozyten auf.

Die **KM-Zytologie** und **-Histologie** zeigen ein a- oder hypozelluläres Knochenmark **(„leeres" Mark):** Es sind nur Lymphozyten und Plasmazellen nachweisbar; für alle anderen Zellreihen sind sowohl Vorstufen als auch ausgereifte Zellen vermindert oder fehlen. Die aplastische Anämie muss gegenüber anderen Formen der Panzytopenie abgegrenzt werden, bei denen Vorläuferzellen im Knochenmark in normaler Menge vorliegen (normozelluläres oder hyperzelluläres Knochenmark; ➤ Abb. 3.23).

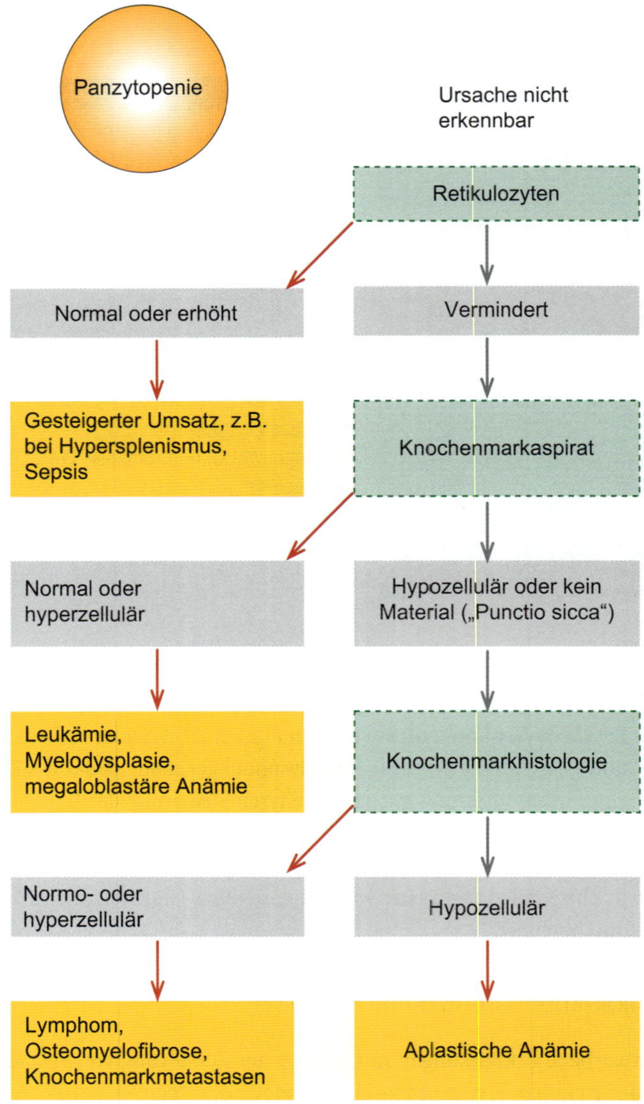

Abb. 3.23 Diagnostisches Vorgehen bei Panzytopenie [L157]

PRAXISBEZUG

Differenzialdiagnose der Panzytopenie (➤ Abb. 3.23)

- Aplastische Anämie
- Knochenmarkinfiltration bzw. -ersatz (Leukämien, Myelofibrose, multiples Myelom, Lymphome, Metastasen, MDS)
- Megaloblastäre Anämie (Synthese- bzw. Ausreifungsstörung durch Vitamin-B_{12}- oder Folsäuremangel)
- Hypersplenismus (vermehrter Zellabbau)
- Sepsis (vermehrter Verbrauch und Knochenmarkschädigung)
- SLE (antikörperbedingter peripherer Zelluntergang)
- Andere: disseminierte Tbc, paroxysmale nächtliche Hämoglobinurie (➤ 3.3.5)

Therapie

Therapieziele sind die Überbrückung der akuten Phase der Panzytopenie und die Restauration einer normalen Knochenmarkfunktion:

- **Supportive Therapie** mit (gefilterten, leukozytenarmen) Blut- und Thrombozytentransfusionen. Vor Knochenmarktransplantation sollte allerdings möglichst wenig transfundiert sowie insbesondere eine Blutübertragung von potenziellen Knochenmarkspendern vermieden werden, um eine HLA-Immunisierung zu vermeiden.
- **Immunsuppression,** z. B. mit Ciclosporin A und Antithymozytenglobulin (ATG). Hierunter bessern sich 50 % der Fälle.
- Versuch der **Knochenmarkstimulation:** Erythropoetin, Thrombopoetin und G-CSF
- Wenn möglich, **Knochenmarktransplantation:** Kann ein HLA-identischer Spender gefunden werden, überleben 80 % langfristig.

3.3.7 Sideroblastische Anämie

Synonym: sideroachrestische Anämie

Sie ist charakterisiert durch eine Störung der Erythropoese mit mangelnder Eisenverwertung und Nachweis von Ringsideroblasten im Knochenmark (durch Eisenanhäufung in den Erythroblasten entsteht ein Ring aus eisenhaltigen Granula um den Zellkern herum).

Auch bei der Anämie der chronischen Erkrankung (➤ 3.3.3) ist die Eisenverwertung oft gestört, sodass sich im Mark Eisen ansammelt. Da Ringsideroblasten fehlen, wird hier allerdings nicht von einer sideroblastischen Anämie gesprochen.

Formen

- Hereditäre sideroblastische Anämie: sehr selten, meist X-chromosomal-rezessiv vererbt
- Anämie bei Bleivergiftung: Blei hemmt die δ-Aminolävulinsäure-Dehydrogenase, ein Enzym der Häm-Synthese. Es resultiert eine hypochrome mikrozytäre Anämie mit charakteristischer basophiler Tüpfelung.
- Sideroblastische Anämie durch Medikamente: v. a. durch INH (dann Prophylaxe durch Gabe von Pyridoxin = Vitamin B_6 möglich)
- Maligne sideroblastische Anämien beim MDS (➤ 3.6.6)

3.4 Polyglobulie

B. Böll

Synonym: Polyzythämie. Da sich der Begriff der Polyglobulie nur auf die rote Zellreihe bezieht, sollte besser von einer **Erythrozytose** gesprochen werden.

Vermehrung der Erythrozytenzahl mit entsprechender Steigerung des Hämatokrits (➤ Abb. 3.11). Die Polyglobulie ist fast immer durch einen erhöhten Erythropoetin-Spiegel bedingt; dieser kann Folge einer Hypoxämie sein („angemessene Erhöhung") oder unabhängig von einer Hypoxämie auftreten. Bei der primären Form der Polyglobulie, der Polycythaemia vera (➤ 3.6.5), ist die Vermehrung der Erythrozyten allerdings unabhängig von Erythropoetin, das hierbei sogar erniedrigt ist.

Ätiologie der Polyglobulie

Durch angemessenen Erythropoetin-Anstieg (d. h. bei O_2-Mangel)

- Große Höhe
- Lungenerkrankungen (z. B. Schlafapnoesyndrom)
- Herzerkrankungen (v. a. bei Rechts-links-Shunt)
- Rauchen

Durch pathologischen Erythropoetin-Anstieg (d. h. ohne O_2-Mangel)

- Nierenerkrankung (z. B. Zystennieren, Nierenarterienstenose)
- Morbus Cushing
- Paraneoplastisch (v. a. bei Nierenzellkarzinom, Wilms-Tumor, hepatozellulärem Karzinom, Hämangioblastom)

Relative Polyglobulie bei Hämokonzentration

- Dehydratation
- Verbrennungen

Primäre Polyglobulie

- Polycythaemia vera (eine Form einer myeloproliferativen Neoplasie [MPN])

Klinik

Die Patienten entwickeln (typischerweise langsam) folgende Beschwerden:

- Rötung von Gesicht und Extremitäten (**Plethora** = „Blutfülle")
- Zyanose v. a. bei einem Hkt > 55 %. Der Schwellenwert für das Auftreten einer Zyanose von 5 g/dl an desoxygeniertem Hämoglobin wird bei Polyzythämie rascher, d. h. bei höheren Sauerstoffspannungen, erreicht als bei einem normalen Hkt oder gar bei Anämie.
- Uhrglasnägel (➤ Abb. 6.18): Mechanismus unklar
- Kreislaufbeschwerden aufgrund der hohen Viskosität: z. B. Schwindel, Ohrensausen, Sehstörungen, Atemnot, Angina pectoris, Nasenbluten, Hypertonie, Thrombose (v. a. bei Hämatokrit > 60 %)

Therapie

Die Behandlung konzentriert sich auf das Grundleiden. Bei einem Hämatokrit > 50 % können evtl. Aderlässe Komplikationen (v. a. Thrombosen, Herzinfarkt und Schlaganfall) verhindern. Zur Therapie der Polycythaemia vera ➤ 3.6.5.

3.5 Milz

M. Herling

Anatomie

Die Milz (➤ Abb. 3.24) ist ein 4 × 7 × 11 cm großes lymphatisches Organ **(„4711-Regel"),** das in den Blutkreislauf eingeschaltet ist. Sie ist nicht an das Lymphgefäßsystem angeschlossen. Die Milz besteht aus:

- **roter Pulpa** mit Sinus, endothelialen Makrophagen und Retikulumgewebe; sehr blutreich (deshalb „rot"),
- **weißer Pulpa,** bestehend aus einer periarteriellen Lymphscheide (PALS; überwiegend T-Lymphozyten) entlang den Zentralarterien sowie Lymphfollikeln und einer Marginalzone mit größtenteils B-Lymphozyten.

Nebenmilzen (d. h. zusätzliche kleinere Inseln von Milzgewebe) sind bei 10 % der Menschen nachweisbar, meist im Lig. gastrolienale.

Funktionen

- **Sequestration und Phagozytose:** Normale, flexible Erythrozyten passieren die rote Pulpa in kurzer Zeit. Alte, starre oder defekte Zellen werden dagegen phagozytiert.

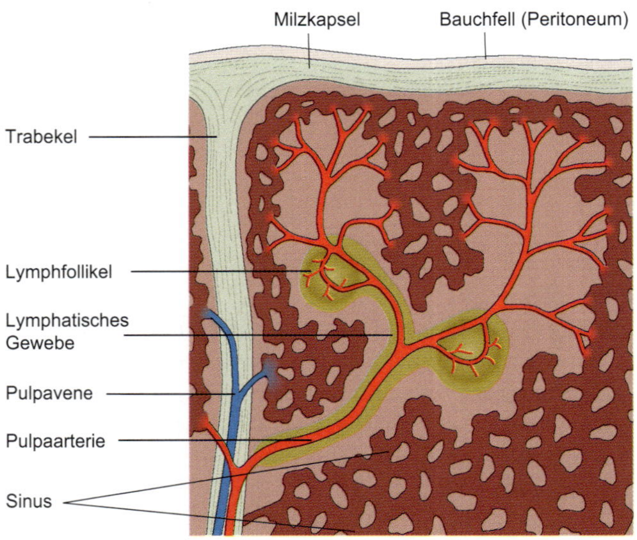

Abb. 3.24 Feinbau der Milz [L190]

- **Extramedulläre Hämatopoese:** Pluripotente Stammzellen können bei bestimmten hämatologischen Erkrankungen (z. B. Osteomyelofibrose) in der Milz Blut bilden.
- **Immunologische Funktion:** Lymphozytenaktivierung, Antigenpräsentation und Phagozytose von Antigen-Antikörper-Komplexen
- **Blutspeicher:** Eine große Menge an Thrombo- und Erythrozyten kann rasch aus dem Milzkompartiment mobilisiert werden.

3.5.1 Splenomegalie und Hypersplenismus

Es existieren verschiedene **Definitionen,** ab wann eine Milz als vergrößert gilt:

- Jede tastbare Milz (beim Erwachsenen) oder
- Bildmorphologische Vergrößerung > 13 cm (z. B. sonografisch) im bihilären Längsdurchmesser

Da die Ursachen der Milzvergrößerung sehr vielfältig sind und die Milz selten isoliert erkrankt, muss immer gezielt nach anderen Befunden, z. B. Lymphknotenvergrößerungen, gefahndet werden. Zu den Ursachen der Splenomegalie ➤ Tab. 3.10.

Hypersplenismus

Beim Hypersplenismus (= Hyperspleniesyndrom) verursacht eine Splenomegalie die vermehrte Sequestration von Blutzellen. Es können daraus eine Zytopenie (häufig Thrombozytopenie, seltener Anämie) sowie eine Hyperplasie des Knochenmarks resultieren.

Ätiologie

Jede Splenomegalie kann – unabhängig von ihrer Ursache – zum Hypersplenismus führen. Meist jedoch sind es hämatologische Erkrankungen, eine portale Hypertension oder die rheumatoide Arthritis (v. a. Felty-Syndrom, ➤ 13.6), die die Überfunktion der Milz auslösen.

Diagnostisches Vorgehen

Jede Splenomegalie sollte mittels Sonografie quantifiziert und dann ursächlich abgeklärt werden. Im Blutbild fällt eventuell die Zytopenie auf, im Knochenmark eine kompensatorische Hyperplasie. Oft bestehen wegen des gesteigerten Zelluntergangs Zeichen der Hämolyse. Die Diagnose kann szintigrafisch gesichert werden: Mittels ^{51}Cr-markierter Erythrozyten werden die Erythrozytenüberlebenszeit und der Hauptsequestrationsort bestimmt.

Therapie

Primär muss die Grunderkrankung therapiert werden, die für die Milzvergrößerung ursächlich ist. Bleibt die Zytopenie dennoch bestehen, kann in seltenen Fällen eine Splenektomie indiziert sein. Voraussetzung dafür ist der szintigrafische Nachweis, dass die Milz

Hauptabbauort ist und dass in der Milz keine signifikante extramedulläre Blutbildung stattfindet. Zu den Problemen nach Splenektomie ➤ 3.5.2.

3.5.2 Asplenie

Der häufigste Grund für das Fehlen der Milz (Asplenie) ist eine therapeutische Splenektomie, z. B. nach einem Trauma mit Milzruptur (häufigste Ursache), bei bestimmten hämolytischen Anämien (z. B. Sphärozytose) oder bei einer schwer zu behandelnden idiopathischen thrombozytopenischen Purpura (ITP). Sehr selten ist eine angeborene Asplenie. Eine funktionelle Asplenie kann hingegen z. B. bei Patienten mit einer Sichelzellanämie (aufgrund von Milzinfarkten; ➤ 3.3.5) oder bei Patienten mit einer Autoimmunkrankheit auftreten.

Das Blutbild nach Splenektomie weist Erythrozyten mit Zellkernfragmenten auf, die als **Howell-Jolly-Körperchen** bezeichnet werden.

MERKE

Howell-Jolly-Körperchen müssen bei Asplenie obligat vorhanden sein! Ihr Fehlen weist auf die Existenz einer Nebenmilz hin, die bei der OP übersehen wurde.

Probleme nach Splenektomie

Akutprobleme

In den ersten Wochen nach Splenektomie besitzen Patienten eine erhöhte **Thrombosegefahr** und sollten eine Thromboseprophylaxe erhalten. Auch im weiteren Verlauf ist das Risiko für Thrombosen im Pfortadersytem bei Patienten mit Splenektomie erhöht und Patienten müssen dementsprechend aufgeklärt und ggf. mit niedermolekularem Heparin oder ASS behandelt werden.

Chronische Probleme

Splenektomierte Patienten sind durch die verminderte Synthese von IgG und IgM sowie durch eine verminderte Funktion des Monozyten-Phagozyten-Systems vermehrt **infektgefährdet.**

Es drohen besonders Infektionen mit bekapselten extrazellulären Bakterien (v. a. *Streptococcus pneumoniae, Haemophilus influenzae* und *Neisseria meningitidis*). Die schwerste Form einer solchen Infektion ist die **OPSI** *(overwhelming postsplenectomy infection)* mit Pneumokokkensepsis und Verbrauchskoagulopathie. Etwa 1–5 % aller Patienten mit Splenektomie erleiden im Laufe ihres Lebens eine OPSI. Daher sind die Infektionsprophylaxe und der umgehende Einsatz von geeigneten Antibiotika im Falle einer Infektion von entscheidender Bedeutung.

Wegen der erhöhten Infektionsgefahr wird eine Splenektomie, wenn möglich, erst nach dem 5. Lebensjahr durchgeführt.

PRAXISBEZUG

Infektionsprophylaxe bei Splenektomie

- Aktive Impfung gegen Pneumokokken (wegen der breiteren Serotypenabdeckung bevorzugt mit dem 23-valenten Impfstoff PPSV-23), Meningokokken (gegen die Serogruppen ACWY als Konjugatimpfstoff und gegen die Serogruppe B Bexsero®) sowie *Haemophilus influenzae* Typ B. Wiederholung nach 5–6 Jahren bzw. Titerkontrolle. Zusätzlich jährliche Grippeimpfung, um das Risiko bakterieller Sekundärinfektionen zu verringern. Bei geplanter Milzentfernung sollten die Impfungen bis spätestens 2 Wochen vor dem Eingriff erfolgen. Falls dies nicht möglich ist, kann bis zu 3 Tage vor dem OP-Termin geimpft werden. Detaillierte Informationen zu den empfohlenen Impfschemata finden sich auf der Webseite des Robert Koch-Instituts (www.rki.de).
- Bei Patienten mit hohem Risiko (z. B. bereits stattgehabten OPSI oder Vorliegen einer hämatologischen Grunderkrankung) sollte in jedem Fall auch eine Antibiotikaprophylaxe (z. B. mit Amoxicillin) in Erwägung gezogen werden. Im Kindesalter sollte nach einer Splenektomie eine Antibiotikaprophylaxe für mindestens 3 Jahre erfolgen.
- Zusätzlich müssten die Betroffenen bei fieberhaften Erkrankungen umgehend eine geeignete antibiotische Therapie bekommen.
- Ausstellung eines Notfallausweises

3.6 Maligne hämatologische Erkrankungen

B. Böll, M. Herling

3.6.1 Übersicht

Etwa 7 % aller malignen Erkrankungen finden sich im Bereich der Hämatologie. Die Weiterentwicklung bewährter Therapien sowie der Einsatz neuer Therapieformen (z. B. Antikörper, Kinase-Inhibitoren) haben die Behandlung vieler maligner hämatologischer Erkrankungen deutlich verbessert. Von großer Bedeutung sind die zunehmenden molekulargenetischen Erkenntnisse, die oft für Diagnose und Therapie entscheidend sind.

Einen Überblick über maligne hämatologische Erkrankungen gibt ➤ Tab. 3.11.

Wie aus der Tabelle ersichtlich, ist das klinische Bild recht unterschiedlich; häufiger anzutreffende gemeinsame Endstrecken sind die Lymphadenopathie, die Splenomegalie sowie die Verminderung der durch Infiltration des Knochenmarks verdrängten Zelllinien im peripheren Blut (v. a. Thrombozytopenie und Anämie).

Klassifikation

Die Einteilung der malignen hämatologischen Erkrankungen ist zum Teil noch immer schwer durchschaubar. Dies liegt daran, dass die klinischen und pathologischen Einteilungsprinzipien historisch gewachsen sind und durch neue molekulare Erkenntnisse Entitäten neu definiert werden. Die allermeisten Erkrankungen werden den Leukämien, den malignen Lymphomen, den myeloproliferativen Neoplasien (MPN) oder dem myelodysplastischen Syndrom (MDS) zugeordnet, wobei auch Übergangsformen existieren.

Tab. 3.11 Synopsis maligner hämatologischer Erkrankungen

Erkrankung	Klinik	Wegweisende Diagnostik	Differenzialdiagnose	Therapie
Myelodysplastische Syndrome	Anämiesymptome, Infekt- und Blutungsneigung	Blutbild, Knochenmarkpunktion, Serumferritin	Andere Zytopenieursachen, inkl. Leukämien	Transfusion, Hämatopoesefaktoren, Antibiotika, demethylierende Agenzien, allogene SZT
Akute Leukämien (AML und ALL)	Blutungsneigung, Infektzeichen, Hautblässe	Blutbild, Knochenmarkpunktion	Infekte (v. a. Mononukleose), aplastische Anämie, myelodysplastisches Syndrom	Polychemotherapie in spezialisierten Zentren, zielgerichtete Therapie, Antikörpertherapie, Stammzelltransplantation
Hodgkin-Lymphom	B-Symptome*, Lymphadenopathie, Hepato- und Splenomegalie	Lymphknotenexstirpation	Tbc, Sarkoidose, Non-Hodgkin-Lymphome, Infekte (z. B. Mononukleose)	Polychemotherapie oft in Kombination mit Bestrahlung, Immuntherapie (stadienabhängig)
Non-Hodgkin-Lymphome	Lymphadenopathie, oft extranodale Manifestation, Hautbeteiligung	Lymphknotenexstirpation	Alle Ursachen einer Lymphadenopathie	Polychemotherapie und/oder Strahlentherapie, zielgerichtete Therapie, Antikörpertherapie, Immuntherapie (stadienabhängig)
Chronisch-lymphatische Leukämie (CLL**)	Splenomegalie, Lymphadenopathie	Blutbild, Knochenmarkpunktion	Andere Non-Hodgkin-Lymphome	Therapie abhängig von Risikoprofil, Patientenalter und Krankheitsstadium
Multiples Myelom**	Knochenschmerzen, erhöhte Infektanfälligkeit, BSG-Beschleunigung	Eiweißelektrophorese und Immunfixation (Serum, Urin), Skelett-Röntgen, Knochenmarkpunktion	MGUS (monoklonale Gammopathie unklarer Signifikanz)	Polychemotherapie, Antikörpertherapie, Immuntherapie, Strahlentherapie, autologe Stammzelltransplantation
Chronische myeloische Leukämie (CML)***	Abdominelle Beschwerden durch massive Splenomegalie, Fieber, Gewichtsverlust	Blutbild, Knochenmarkpunktion, Philadelphia-Chromosom	Physiologische Linksverschiebung, andere myeloproliferative Erkrankungen	Tyrosinkinaseinhibitoren (Imatinib, ggf. Nachfolgepräparate), Stammzelltransplantation
Polycythaemia vera***	Gesichtsplethora, periphere Zyanose, Zeichen der Hyperviskosität, Neigung zu Thrombosen und Infarkten	Erythrozytengesamtmasse (↑), JAK2-Kinase-Mutation	Polyglobulie anderer Ursache, ➤ 3.4	Aderlässe, ASS, Hydroxyurea, α-Interferon, JAK2-Inhibitoren, ggf. zytostatische Therapie
Essenzielle Thrombozythämie***	Thrombozytose, Thrombosen, hämorrhagische Diathese durch Thrombozytopathie	Blutbild, Knochenmarkpunktion	Reaktive Thrombozytose, andere myeloproliferative Erkrankungen	Hydroxyurea, α-Interferon, Anagrelid, ggf. ASS
Primäre Myelofibrose***	Splenomegalie, Anämie, Thrombozytose	Blutbild, Knochenmarkpunktion	Andere myeloproliferative und Knochenerkrankungen	Hydroxyurea, α-Interferon, allogene SZT

*B-Symptome: Fieber (> 38 °C), Nachtschweiß (mit Wäschewechsel), Gewichtsverlust (> 10 % des Körpergewichts innerhalb von 6 Monaten)
**zählen zu den Non-Hodgkin-Lymphomen
***zählen zu den myeloproliferativen Neoplasien (MPN)

- Der Begriff **Leukämie** (weißes Blut) wurde 1845 von Rudolf Virchow geprägt und beschreibt die stark vermehrte Anzahl an Leukozyten im Blut (sichtbar als verbreiterte Leukozytenschicht im zentrifugierten Blutröhrchen). Heute werden die Leukämien hinsichtlich der transformierten Ursprungszelle in **lymphatische** und **myeloische** Leukämien eingeteilt. Zudem werden sowohl der Reifungsgrad der Leukämiezellen (Vorläufer- vs. reife Zelle) als auch der natürliche klinische Verlauf, der **akute** von **chronischen** Leukämien unterscheidet, berücksichtigt. So können grob vier Formen von Leukämien unterschieden werden: die akute und chronische myeloische Leukämie (**AML** und **CML**) und die akute und chronische lymphatische Leukämie (**ALL** und **CLL**). Dabei wird die CLL formal den Non-Hodgkin-Lymphomen zugeordnet und die chronische myeloische Leukämie (CML) den MPN.
- **Maligne Lymphome** sind Neoplasien, die von (meist reifen) lymphatischen Zellen ausgehen. Man unterscheidet das **Hodgkin-Lymphom** (Nachweis von **Hodgkin-** und **Reed-Sternberg-Zellen**) von der heterogenen Gruppe der **Non-Hodgkin-Lymphome.**
- Bei der Gruppe der **myeloproliferativen** Neoplasien (MPN) kommt es zu einer Entartung einer hämatopoetischen Stammzelle und in der Folge zur Proliferation einer oder mehrerer hämatopoetischer Zellreihen. Hauptvertreter dieser Gruppe ist die CML. Zudem gehören zu dieser Gruppe auch Polycythaemia vera, die essenzielle Thrombozythämie und die primäre Myelofibrose.
- Das **myelodysplastische Syndrom** (MDS) ist eine heterogene Gruppe von chronisch verlaufenden Differenzierungsstörungen der hämatopoetischen Stammzelle, in deren Rahmen es zur klonalen Expansion von Vorläuferzellen aller blutbildenden Zellreihen kommen kann.

3

MERKE
Die dem myelodysplastischen Syndrom (MDS) zugehörigen Unterformen zeigen unterschiedliche Verläufe und können in eine akute myeloische Leukämie übergehen.

3.6.2 Leukämien

Leukämien entstehen durch die maligne Entartung von myeloischen oder lymphatischen Leukozyten. Definiert sind Leukämien durch die vordergründige Proliferation dieser Leukozyten im Knochenmark. In der Regel kommt es zu einer Ausschwemmung der Leukämiezellen ins periphere Blut. Bei den lymphatischen Leukämien sind die lymphatischen Organe ebenfalls involviert.

MERKE
Entgegen der wörtlichen Bedeutung des Begriffs „Leukämie" kann die Anzahl der Leukozyten im peripheren Blut auch normal oder erniedrigt sein (sog. aleukämischer Verlauf). Bei den akuten Leukämien betrifft dies etwa 25–40 % der Fälle und so sind die Zytopenien (z. B. Neutro- und Thrombozytopenie oder Anämie) Ausdruck der Leukämie.

Bei starker Proliferation der Leukämiezellen im Knochenmark kommt es zu einer **Verdrängung der normalen Hämatopoese.** Daraus können **klinisch** eine Anämie (Leistungsabfall, Müdigkeit, Blässe), eine Thrombozytopenie (Petechien, Blutungen) und/oder eine Granulozytopenie (Infektionen, Fieber) resultieren. Zudem können durch die Ausschwemmung von Leukämiezellen extramedulläre Organe (z. B. Milz, Leber, ZNS) infiltriert werden und entsprechende Symptome hervorrufen.

Unter **Leukostase** versteht man akute Probleme durch Minderperfusion von Organen (v.a. zerebral, pulmonal) infolge der Viskositätserhöhungen durch eine massive Leukozytose (v.a. bei Leukozytenzahlen > 100.000/µl), insbesondere bei Leukämieformen mit großen blastären Zellen (AML, ALL, CML in Blastenkrise). Dies muss umgehend mit Zytostatika oder einer **Leukapherese** (➤ 3.6.5) behandelt werden.

Einteilung

Die Leukämien werden unterschieden nach
- **Klinischem Verlauf:** akut oder chronisch
  - **Akute Leukämien** entstehen durch die Entartung unreifer (blastärer) Vorläuferzellen im Knochenmark. Unbehandelt verlaufen sie innerhalb von Wochen tödlich. Eine umgehende Behandlung mit einer zytostatischen Therapie ist daher nötig und führt in einem Großteil der Patienten zu einer Remission der Erkrankung.
  - **Chronische Leukämien** verlaufen protrahiert (Jahre); die Leukämiezellen weisen in der Regel einen höheren Differenzierungsgrad (reifzellig) auf.
- **Zelltyp:**
  - **Lymphatische Leukämien:** Betroffen sind Zellen der lymphatischen Reihe.
  - **Myeloische Leukämien:** Betroffen sind Zellen der myeloischen Reihe (aus der auch Erythrozyten und Megakaryozyten hervorgehen).

Wichtige Leukämieformen (➤ Abb. 3.25)
- **Akute Myeloische Leukämie (AML):** v. a. Erwachsene (ca. 80 % aller akuten Leukämien im Erwachsenenalter); Inzidenz ca. 3/100.000 Einwohner pro Jahr, mit höherer Inzidenz bei älteren Patienten (> 65 Jahre: 12/100.000 pro Jahr).
- **Akute Lymphatische Leukämie (ALL):** häufigste Leukämieform bei Kindern (ca. 80 % aller akuten Leukämien im Kindesalter); Inzidenz ca. 1,5/100.000 Einwohner pro Jahr. In 70 % führt eine maligne Transformation unreifer B-Lymphozyten zur ALL (B-Vorläufer ALL). Seltener sind T-Vorläuferzellen betroffen (T-ALL, 25 %) oder reife B-Zellen entartet (B-ALL, 5 %).
- **Chronische myeloische Leukämie (CML):** Inzidenz ca. 1–2/100.000 Einwohner pro Jahr. Die Entartung betrifft hämatopoetische Stammzellen. Die CML wird zu den myeloproliferativen Neoplasien gerechnet (➤ 3.6.5).
- **Chronische lymphatische Leukämie (CLL):** häufigste Leukämie im Erwachsenenalter. Inzidenz 3/100.000 pro Jahr. Steigende Inzidenz mit dem Alter (30/100.000 bei über 80-Jährigen). Die

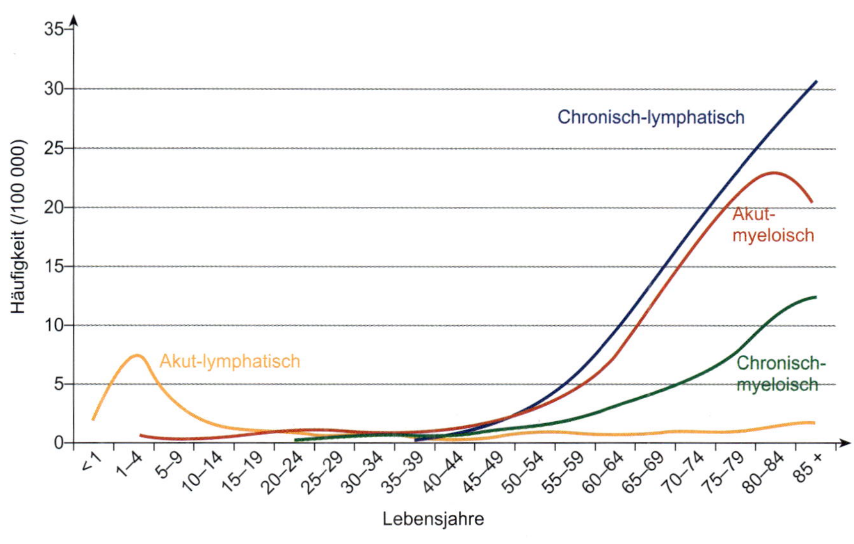

Abb. 3.25 Häufigkeit und Altersverteilung akuter und chronischer Leukämien [L141]

3

Erkrankung entsteht durch die Entartung reifer B-Lymphozyten und zählt zu den niedrigmalignen Non-Hodgkin-Lymphomen (➤ 3.6.4).

Akute Leukämien

Akute Leukämien kommen in allen Altersgruppen vor, wobei die ALL die häufigste maligne Erkrankung des Kindesalters ist. Die AML ist etwa doppelt so häufig und tritt vor allem im Erwachsenenalter auf. Insgesamt sind die akuten Leukämien trotzdem selten (Inzidenz der AML 3/100.000 pro Jahr; Inzidenz der ALL 1,5/100.000 pro Jahr).

MERKE

80 % der akuten Leukämien im Kindesalter sind ALL, 80 % der akuten Leukämien im Erwachsenenalter sind AML.

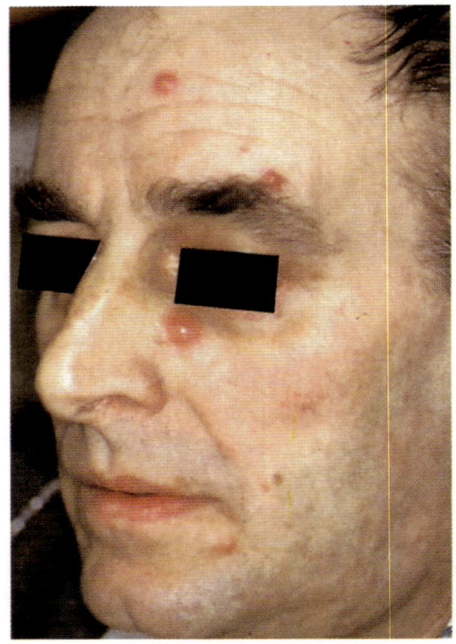

Abb. 3.26 Leukämisches Hautinfiltrat im Gesicht eines Patienten mit AML [E288]

Die entarteten Zellklone leiten sich entweder von **myeloischen Vorläuferzellen** (AML) oder von **lymphozytären Vorläuferzellen** (ALL) ab; nur ein kleiner Teil kann keiner Zelllinie zugeordnet werden (z. B. **akute undifferenzierte Leukämie,** AUL).

Das klinische Bild der verschiedenen Formen ist ähnlich, da alle Formen letzten Endes die Funktion des Knochenmarks beeinträchtigen. Einzelne Formen gehen jedoch mit spezifischen klinischen Akzenten einher und es bestehen große Unterschiede in der Therapierbarkeit und Prognose. Letztere kann selbst zwischen eng verwandten Subtypen stark variieren.

Ätiologie

Die Ursache einer akuten Leukämie kann im Einzelfall meist nicht geklärt werden. Das Risiko steigt durch genetische Belastungen (z. B. Down-Syndrom), ionisierende Strahlen, chemische Exposition (z. B. Benzol, Zytostatika, Pestizide) oder bestimmte vorbestehende hämatologische Erkrankungen (z. B. MDS, MPN).

Klinik

Im Vordergrund stehen die Symptome der **Knochenmarkinsuffizienz:**

- Anämie mit Blässe, Müdigkeit und Schwäche (➤ 3.3)
- Thrombozytopenie mit Petechien, Schleimhautblutungen, Epistaxis oder Hämatomen
- Mangel an funktionstüchtigen Granulozyten mit Infektneigung (Pneumonien, Infektionen der Haut und Schleimhäute, aber auch opportunistische Infektionen)

Durch eine extramedulläre Organinfiltration der Leukämiezellen weisen einige Patienten eine Lymphadenopathie oder Hepatosplenomegalie auf (häufiger bei ALL). Andere Organe, wie zum Beispiel Haut (➤ Abb. 3.26), Lunge und Hoden können ebenfalls betroffen sein. Eine Gingivahyperplasie ist typisch für bestimmte Formen der AML (monozytische AML-Subgruppen M4 und M5, ➤ Tab. 3.12). **Chlorome** sind extramedulläre solide Formationen

Tab. 3.12 FAB-Klassifikation der AML (FAB steht für *French, American, British*)

Klassifikation (nach Differenzierungsrichtung und Reifegrad)	Morphologische Beschreibung	Häufigkeit
M0	Myeloblastäre Leukämie mit minimaler Differenzierung	< 5 %
M1	Myeloblastäre Leukämie ohne Ausreifung	20 %
M2	Myeloblastäre Leukämie mit Ausreifung	30 %
M3	Promyelozytäre Leukämie**	10 %
M4	Myelomonozytäre Leukämie*	25 %
M4eo	Myelomonozytäre Leukämie mit Eosinophilie*	< 5 %
M5a	Monozytäre Leukämie ohne Ausreifung (Monoblasten)*	15 %
M5b	Monozytäre Leukämie mit Ausreifung zu Monozyten*	
M6	Erythroleukämie	< 5 %
M7	Megakaryoblastäre Leukämie	< 5 %

*Häufig Hautinfiltrate, Gingivahyperplasie, ZNS-Befall
**Die AML-M3 ist oft assoziiert mit einer disseminierten intravasalen Gerinnung (DIC; ➤ 3.7.7), welche durch die Therapie mit Blastenzerfall zunächst verstärkt werden kann. In 98 % der Fälle ist die Chromosomenaberration t[15;17] nachweisbar, die zu einer Translokation des Gens für den Retinolsäure-Rezeptor-α (RAR-α) mit Bildung des Fusionsgens PML-RAR-α führt. Die M3-Leukämie wird deshalb anfänglich mit oraler All-trans-Retinolsäure (ATRA) behandelt: Hierdurch wird eine Differenzierung induziert, die auch die Gefahr der DIC reduziert. In Kombination mit Chemotherapie sind Langzeitüberlebensraten von bis zu 90 % zu erzielen.

einer AML. Besonders bei Patienten mit einer ALL kann es zu einem Befall des ZNS kommen (**Meningeosis leucaemica,** bei ca. 10 % der ALL-Patienten), der sich durch neurologische Symptome äußern kann (z. B. Kopfschmerzen, Hirnnervenlähmungen) und als Rezidivquelle gefürchtet ist. Blutungsstigmata finden sich als Petechien bei Thrombozytopenien. Eine akute **Verbrauchskoagulopathie** (DIC) mit ausgeprägter Frühmortalität durch Blutungen findet sich bei der AML-M3.

Durch die großen blastären Zellen der akuten Leukämien besteht bei einer hohen Leukozytenzahl (> 100.000/µl) die Gefahr einer **Leukostase** (durch erhöhte Leukozytenzahl bedingte Flussverminderung des Blutes). Dieses kann zu schweren neurologischen und pulmonalen Problemen führen und muss umgehend mit Zytostatika oder einer **Leukapherese** behandelt werden.

Diagnostisches Vorgehen

Neben Klinik, Differenzialblutbild, peripherem Blutaustrich und Analyse der leukämischen Zellpopulation im peripheren Blut ist für die Sicherung der Diagnose vor allem die Untersuchung des Knochenmarkaspirates und -biopsats entscheidend. Methoden der Analyse s. u. sowie in ➤ 3.2. Die exakte Diagnose inklusive der molekulargenetischen Veränderungen bestimmt die Prognose und hat zentralen Einfluss auf die Behandlung.

Blutbild

Durch die Verdrängung der gesunden blutbildenden Knochenmarkzellen kommt es fast immer zu einer Thrombozytopenie und in der Regel auch zu einer Anämie. Dabei ist die Anämie, bedingt durch die lange Lebensdauer der Erythrozyten (ca. 120 Tage), meist weniger stark ausgeprägt (die Lebensdauer der Thrombozyten liegt bei nur 10 Tagen).

Häufig sind im peripheren Blutausstrich charakteristische **leukämische Blasten** (d. h. unreife Vorstufen) nachweisbar. Entsprechend ihrem klonalen Charakter sind diese uniform, d. h., sie weisen in etwa dieselbe Größe und Morphologie auf (➤ Abb. 3.27).

Aufgrund des gesteigerten Zellumsatzes finden sich bei den Patienten häufig erhöhte LDH- und Harnsäurewerte.

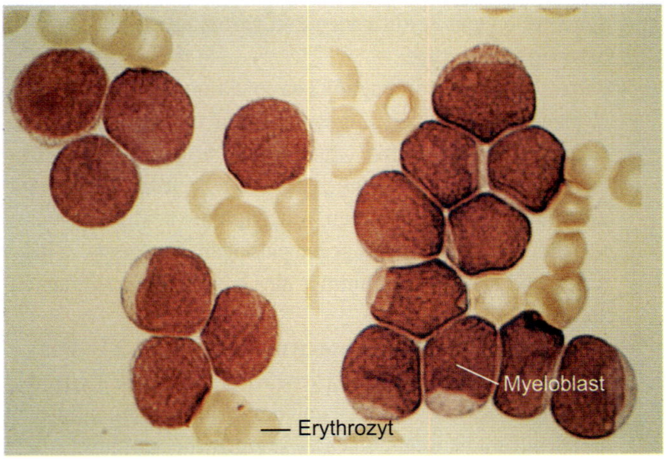

Abb. 3.27 AML vom Typ FAB-M1. Blutausstriche mit Pappenheim-Färbung. [M104]

MERKE
Die alleinige Betrachtung der Leukozytenzahl ist für die Diagnosestellung einer akuten Leukämie nicht wegweisend, da diese erhöht, normal oder erniedrigt sein kann. Bei normaler Zahl von Erythrozyten, Leukozyten und vor allem Thrombozyten ist eine akute Leukämie jedoch sehr unwahrscheinlich.

Knochenmark

Die Untersuchung des Knochenmarks ist für die Diagnose von entscheidender Bedeutung. Diese beinhaltet neben der mikroskopischen Betrachtung (Zytomorphologie und Zytochemie) auch die Analyse von Markermolekülen an der Zelloberfläche (Immunphänotypisierung) und genetische Veränderungen der Leukämiezellen (Zytogenetik, Molekulargenetik).

- **Zytomorphologie:** Die Knochenmarkzytologie zeigt typischerweise eine erhöhte Zelldichte mit einem hohen Prozentsatz unreifer, pathologischer, uniformer Zellen (Blasten). Die Diagnose akute Leukämie kann gestellt werden, wenn im Knochenmark > **20 % (bei AML)** bzw. > **25 % (bei ALL)** blastäre Zellen identifiziert werden. Die Erythropoese und die Megakaryopoese sind dabei verdrängt. Bei der AML können die mittleren Entwicklungsstufen (z. B. Myelozyten oder Metamyelozyten) fehlen **(Hiatus leucaemicus).**
- **Zytochemie:** verschiedene Zellfärbungen (PAS, Myeloperoxidase, α-Naphthylacetatesterase) – vor allem für die FAB-Klassifizierung der AML relevant
- **Immunphänotypisierung:** Mittels spezifischer Antikörper können Oberflächenantigene auf den Leukämiezellen identifiziert werden. Besonders für die Klassifizierung der ALL ist diese Methode entscheidend (➤ Tab. 3.14).
- **Zytogenetische und molekularbiologische Untersuchungen:** In einer Chromosomenanalyse (Karyogramm, Fluoreszenz-in-situ-Hybridisierung) können strukturelle Veränderungen der Chromosomen in den Leukämiezellen dargestellt werden. Viele dieser Anomalien haben eine wichtige prognostische Bedeutung und bilden häufig die Grundlage für die Auswahl der Therapie. Zum Beispiel geht die Translokation 9;22 (Philadelphia-Chromosom) bei der ALL (nicht aber bei der CML) mit einem aggressiven Verlauf einher, kann aber durch den zusätzlichen Einsatz von Tyrosinkinaseinhibitoren behandelt werden (➤ 3.6.5).

MERKE
Um eine optimale Behandlung zu gewährleisten, muss heute jede akute Leukämie auf genetische Veränderungen untersucht werden!

Klassifizierung

Statt der vorwiegend auf zytomorphologischen und zytochemischen Gesichtspunkten basierten historischen French-American-British (**FAB**) **Klassifikation** (➤ Tab. 3.12), soll insbesondere die AML nach der aktuellen **WHO-Klassifikation** kategorisiert werden. Die prognostisch aussagekräftigere WHO-Klassifikation der AML bildet die definierenden zytogenetischen und molekularbiologischen (z. B. Mutationen) Aberrationen ab und trifft ätiologische Unterscheidungen (z. B. therapieassoziierte AML) (➤ Tab. 3.13).

Tab. 3.13 Klassifikation der AML nach WHO-Kriterien (2016)

AML mit rekurrenten genetischen Aberrationen*	• Subtypen mit balancierten chrom. Rearrangements (z. B. t[8;21]; inv[16], t[15;17])* • Subtypen mit bestimmten Mutationen (z. B. NPM1, CEBPA)
AML bei myelodysplastischem Syndrom (MDS)	• MDS im Vorverlauf **oder** • MDS-assoziierte zytogenetische Veränderungen **oder** • Multilineäre Dysplasien bei Diagnose der AML
AML, therapieinduziert	Z. n. Chemotherapie und/oder Radiatio
AML bei Trisomie 21	
Sog. Myeloides Sarkom	
AML, *not otherwise specified* (NOS)	• AML mit/ohne/mit minimaler Ausreifung • Akute monozytäre Leukämie • Akute Erythroleukämie (FAB-M6) • Akute Megakaryoblastenleukämie (FAB-M7)
AML unklarer Linie	Undifferenziert; T/myeloid; B/myeloid

*Diagnosekriterium für AML auch bei Blastenanteil < 20 % im Knochenmark

Die Klassifizierung der ALL stützt sich zum einen auf die Immunphänotypisierung der Leukämiezellen (also den Nachweis von bestimmten Molekülen auf und zum Teil auch in den Zellen, ➤ 3.2.2), zum anderen zunehmend auch auf den Nachweis bestimmter genetischer Aberrationen (➤ Tab. 3.14).

Wie aus ➤ Tab. 3.14 ersichtlich, gehen die akuten lymphatischen Leukämien in ca. 75 % von B-Zellen (meistens unreife B-Zellen) aus; in 25 % von T-Zellen. Wie bei der AML haben auch bei der ALL die zytogenetischen Veränderungen die größte prognostische und therapeutische Relevanz. Bei 25 % aller akuten B-Zell-Leukämien (ALL) liegt eine Translokation der Chromosomen 9 und 22 vor (Philadelphia-Chromosom, ➤ 3.6.5), die zur Expression des Fusionsgens BCR-ABL führt. Dieser Subtyp der ALL hat einen aggressiven Verlauf, kann aber durch den zusätzlichen Einsatz von Tyrosinkinaseinhibitoren behandelt werden. Zusätzlich beeinflussen aber auch Leukozytenzahl, Lebensalter und initiales Therapieansprechen die Prognose der ALL.

Tab. 3.14 Einteilung der ALL nach immunphänotypischen und zytogenetischen Gesichtspunkten (nach GMALL)

Subgruppe	Immunphänotyp	Inzidenz	Häufige Aberrationen
B-Linien-ALL	HLADR$^+$, TdT$^+$, CD19$^+$/CD79a$^+$/CD22$^+$	76 %	
Pro-B	CD10$^-$	11 %	t(4;11) → KMT2A
c (common)	CD10$^+$	49 %	t(9;22) → BCR-ABL
Prä-B	cyIgM$^+$	12 %	t(1;19) → TCF3-PBX1
Reife B	sIgM$^+$	4 %	t(8;14) → cMYC
T-Linien-ALL	TdT$^+$, cyCD3$^+$, CD7$^+$	24 %	t(1;14) → TAL1-TCRA/D
Frühe T	CD2$^-$, sCD3$^-$, CD1a$^-$	6 %	PTEN
Thymische	sCD3$^{+/-}$, CD1a$^+$	12 %	NOTCH1/FBXW7
Reife T	sCD3$^+$, CD1a$^-$	6 %	

Therapie

Die Therapie der akuten Leukämien richtet sich nach Subtyp und weiteren Risikofaktoren (sog. **risikoadaptierte Therapie**).

Säulen der Therapie:

- Die **zytostatische Therapie** hat zum Ziel, die entarteten Leukämiezellen zu zerstören. Je nach Intensität der Therapie kann es gelingen, die Tumorzellen komplett zu vernichten (**kurativer** Therapieansatz mit dem Ziel der Heilung) oder zumindest zu reduzieren und eine weitere Ausbreitung zu verhindern (**palliativer** Therapieansatz mit dem Ziel einer Verbesserung der Lebensqualität und einer Verlängerung der Überlebenszeit). Vor Beginn muss das Ziel der Therapie (kurativ versus palliativ) in Abhängigkeit von Alter, Allgemeinzustand, Krankheitsstadium (Erstbehandlung versus Rezidiv) und den Wünschen des Patienten besprochen werden. Die Therapie akuter Leukämien erfolgt in der Regel im Rahmen von **Studienprotokollen** in spezialisierten Zentren. Bestimmte Formen der akuten Leukämie werden spezifisch behandelt. So wird bei der Promyelozytenleukämie (AML-M3; ➤ Tab. 3.12) mit Nachweis des Fusionsgens PML/RARα zusätzlich All-trans-Retinolsäure (ATRA) eingesetzt. Dadurch differenzieren die Leukämiezellen zu reifen Granulozyten aus. Die Kombination aus ATRA und Chemotherapie ermöglicht bei der Promyelozytenleukämie ein sehr gutes Therapieansprechen. Zum Einsatz bei akuten Leukämien kommen auch monoklonale Antikörper, Immun-Toxin-Konjugate und Tyrosinkinase-Inhibitoren (z. B. Midostaurin), die in Kombination mit klassischen Zytostatika eingesetzt werden. Bei Kindern und jungen Erwachsenen mit ALL sind durch den Einsatz von Chimären Antigen-Rezeptor-T-Zellen, sog. CAR-T-Zellen, spektakuläre Behandlungserfolge möglich.
- Die **symptomatische Therapie** behandelt die Folgen der Knochenmarkverdrängung und des erhöhten Zellumsatzes. Diese stützt sich auf folgende Pfeiler:
  - Substitution von Erythrozyten und Thrombozyten bei Anämie bzw. Thrombozytopenie
  - Behandlung und Vorbeugung von Infektionen: sorgfältige Hygiene in keimarmer Umgebung. Beim Vorliegen einer Neutropenie (neutrophile Granulozyten < 500/µl) muss jedes Fieber abgeklärt und mit hoch dosierten Breitbandantibiotika umgehend therapiert werden. Aufgrund der bei Neutropenie fehlenden Immunantwort gegen pathogene Erreger (v. a. Bakterien und Pilze) besteht immer die Gefahr einer fulminanten Sepsis.
  - Vorbeugung eines **Tumorlyse-Syndroms** (➤ 12.5.4): Der vermehrte Abbau pathologischer Zellen lässt große Mengen an Kalium sowie an Purinen und damit auch an Harnsäure anfallen. Um die Gefahren eines Tumorlyse-Syndroms (z. B. Arrhythmien, Uratnephropathie) zu vermeiden, erfolgt eine

ausreichende Hydrierung, evtl. auch eine Alkalisierung des Urins (durch Natriumbikarbonat) und die Gabe von Urikostatika oder Uratoxidase.
- Die allogene **Stammzelltransplantation** soll eine neue, gesunde Knochenmarkfunktion durch ein fremdes Spendermark ermöglichen (➤ 3.6.3, Kasten „Stammzelltransplantation") und helfen, die dann als fremd erkannten residuellen Leukämiezellen zu bekämpfen.

➤ Abb. 3.28 zeigt einen möglichen Therapieablauf am Beispiel einer akuten Leukämie.

Prinzipien der zytostatischen Therapie bei akuten Leukämien

Man unterteilt die Therapie in mehrere Abschnitte:

Induktionstherapie

Therapieziel ist die komplette Remission **(Vollremission),** die dadurch definiert ist, dass der Blastenanteil im Knochenmark unter 5 % liegt, sich die Zellzahl der peripheren Blutzellen normalisiert hat und die Symptome oder Zeichen der Erkrankung verschwunden sind. Dies bedeutet jedoch nicht, dass alle Tumorzellen zerstört sind: Man schätzt, dass zu diesem Zeitpunkt noch ca. 10^8–10^9 maligne Zellen im Körper existieren (vor Therapie 10^{11}; das entspricht einer Verminderung um ca. 99,9 %). Diese sog. **minimale Resterkrankung** (*minimal residual disease*, MRD) wird zunehmend molekulargenetisch auf noch sensiblerem Niveau kontrolliert und verfolgt.

Bei den akuten myeloischen Leukämien wird beispielsweise eine Kombination aus einem Anthrazyklin (z. B. Daunorubicin, Doxorubicin) und hoch dosiertem Cytosin-Arabinosid (Cytarabin) eingesetzt. In der Induktionstherapie kommt es aufgrund der hoch dosierten Zytostatika zwangsläufig zu einer Knochenmarkaplasie mit Panzytopenie.

Konsolidierungstherapie

Die Konsolidierung dient der Stabilisierung der durch eine Induktionstherapie erreichten Remission. Ziel ist die **Vernichtung residueller Blasten.** Hierzu wird eine intensive Polychemotherapie appliziert.

Erhaltungstherapie

Eine remissionserhaltende Chemotherapie ist niedriger dosiert und muss oft über einen längeren Zeitraum gegeben werden. Ziel ist die **Proliferationshemmung und Zerstörung residueller Blasten.**

Rezidivtherapie

Nach einem Rezidiv wird zunächst erneut eine Induktionstherapie eingeleitet **(Re-Induktion).** Das Erreichen einer kompletten Remission ist jedoch schwieriger als bei der Ersttherapie; Heilungen sind selten. Daher wird bei jungen Patienten, bei denen eine zweite komplette Remission erreicht werden kann, oft die Indikation zu einer allogenen Stammzelltransplantation gestellt. Bei älteren Patienten verfolgt man dagegen eher eine **palliative Zielsetzung.**

ZNS-Prophylaxe

Eine ZNS-Beteiligung ist bei der ALL besonders häufig und oft Quelle von Rezidiven. Deshalb wird bei der ALL sowohl eine Bestrahlung des ZNS als auch eine intrathekale, d. h. in den Liquorraum, applizierte Chemotherapie (z. B. mit Methotrexat, Cytarabin, Dexamethason) durchgeführt. Ziel ist dabei die Vernichtung von im ZNS befindlichen Blasten, die von einer systemischen Zytostatikatherapie aufgrund der Blut-Hirn-Schranke nur unzureichend erreicht werden. Dadurch wird die Rate der ZNS-Rezidive drastisch gesenkt.

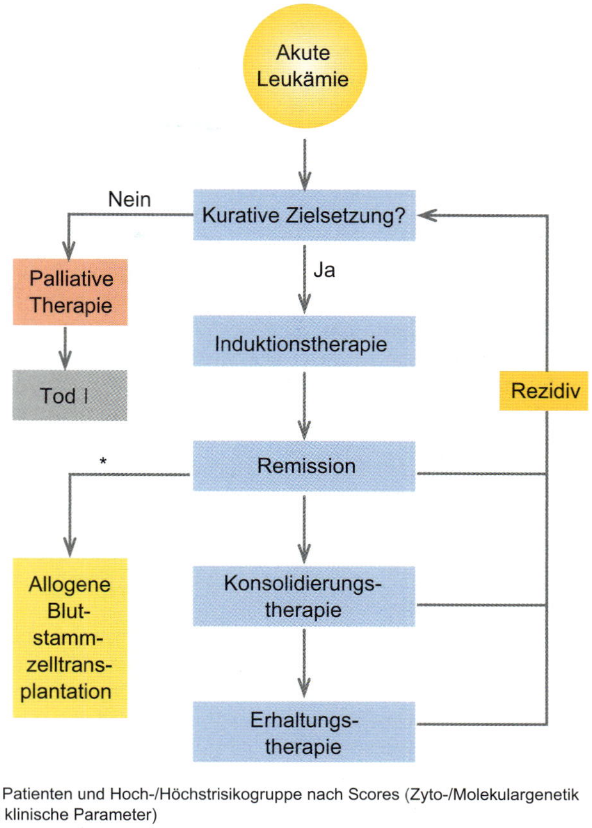

Abb. 3.28 Allgemeines Management der akuten Leukämien (Beispiel) [L157]

Prognose

Bei der ALL ist die Prognose vom Subtyp und weiteren Risikofaktoren abhängig; die Heilungschancen liegen je nach Subtyp zwischen 10 und 60 %. Für alle Patienten gemittelt wird eine komplette Remission in 80–90 % der Fälle erreicht; die 5-Jahres-Überlebenzeit beträgt im Mittel etwa 30–50 %, bei Kindern jedoch bis zu 90 %.

Bei der AML wird eine erste komplette Remission bei 60–80 % der Patienten erreicht. Leider kommt es ohne konsolidierende allogene Stammzelltransplantation häufig zu Rezidiven. Entscheidend für die Prognose und Therapieintensität (inkl. ohne oder mit allogener Stammzelltransplantation) sind neben Allgemeinzustand und Patientenalter das Vorliegen bestimmter zytogenetischer und/oder molekularbiologischer Aberrationen (nach European Leukemia Network 2017) sowie das Ansprechen auf die Induktionstherapie. Die Gesamtüberlebenswahrscheinlichkeit über alle Risikogruppen und Alterskategorien liegt etwa bei 35–55 %.

Stammzelltransplantation

Bei ausgewählten Patienten (z. B. AML- und ALL-Patienten mit hohem Risiko oder Patienten in Remission nach einem Rezidiv) kann im Rahmen der Konsolidierungstherapie eine Stammzelltransplantation durchgeführt werden. Hierzu werden entweder durch eine **Knochenmarkpunktion** gewonnenes Mark (selten) oder aber durch eine **Leukapherese** gewonnene periphere hämatopoetische Stammzellen (Regelfall) transplantiert. In einigen Fällen kann eine Transplantation auch mit **Nabelschnurblut** durchgeführt werden. Vor der Transplantation werden die Patienten mit einer Kombination aus intensiver Zytostatika- und Bestrahlungstherapie behandelt **(Konditionierungstherapie).** Durch Infusion gesunder hämatopoetischer Stammzellen wird das Knochenmark danach neu besiedelt. Die Hämatopoese regeneriert sich anschließend innerhalb von ca. 10–30 Tagen.

Die Transplantation kann mit den patienteneigenen hämatopoetischen Stammzellen (autologe Transplantation) oder mit Spenderstammzellen (fremd oder verwandt; allogene Transplantation) durchgeführt werden.

- **Autologe Transplantation:** Vor der Zytostatikatherapie werden Stammzellen aus dem peripheren Blut oder Knochenmark des Patienten entnommen. Bei der peripheren Entnahme werden die Stammzellen durch die vorherige subkutane Gabe hämatopoetischer Wachstumsfaktoren (z. B. G-CSF) in das Blut mobilisiert. Die Zellen werden dann durch Leukapherese separiert. Um zu verhindern, dass mit den Stammzellen auch Tumorzellen entnommen (und später wieder reinfundiert) werden, sollte ein Knochenmarkbefall des Patienten ausgeschlossen sein. Ziel der autologen Transplantation ist die rasche Wiederherstellung der normalen Knochenmarkfunktion nach der Durchführung einer besonders hoch dosierten zytostatischen Therapie.
- **Allogene Transplantation:** Voraussetzung ist ein gewebekompatibler Spender. Bei der allogenen Transplantation werden die hämatopoetischen Stammzellen des Patienten meist durch Chemotherapie und Bestrahlung weitgehend zerstört und anschließend HLA-identisch (auch teilidentisch möglich) transplantiert, um eine Abstoßung bzw. Graft-versus-Host-Disease (GvHD, ➤ 5.5) zu verhindern. Die Wirkung der Therapie liegt neben der intensiven Therapie insbesondere darin, dass die transplantierten Stammzellen und Leukozyten des Spenders die Leukämiezellen abtöten **(„Graft-versus-Leukämie-Effekt", GvL).** Diesem Prinzip folgend, können Rezidive mit Infusionen von Spenderleukozyten behandelt werden.

Komplikationen der Transplantation

Die häufigsten Komplikationen nach Knochenmark- bzw. Stammzelltransplantation sind:

- Die unmittelbaren **toxischen Effekte** der Konditionierungstherapie. Im Vordergrund stehen hier die Entzündungen der Schleimhäute mit Stomatitis, Übelkeit, Erbrechen, Durchfall, hämorrhagischer Zystitis und Haarausfall sowie die organspezifischen Nebenwirkungen der Zytostatika (etwa Kardiomyopathie oder Venenverschlusskrankheit der Leber).
- **Spätfolgen** der Therapie: sekundäre Malignome, Gonadeninsuffizienz und Wachstumsstörungen bei Kindern
- **Graft-versus-Host-Disease** (GvHD, ➤ 5.5): Immunreaktion von Spenderzellen gegen Gewebe des Empfängers. Die akute Form tritt oft innerhalb von 3 Monaten nach Transplantation auf und betrifft Haut (Erythrodermie, makulopapulöses Exanthem), Darm (Enteritis) und Leber (Hepatitis). Vorbeugend erfolgen prolongierte Gaben von Immunsuppressiva, wie z. B. Calcineurininhibitoren (Ciclosporin A, Tacrolimus), mTOR-Inhibitoren (Sirolimus, Everolimus), Mycophenolatmofetil.
  Die Therapie einer akuten oder chronischen GvHD erfolgt durch systemische oder topische Glukokortikoide und andere Immunsuppressiva (Näheres zu den verwendeten Medikamenten ➤ 5.5).
- **Infektionen** drohen vor allem in den ersten 3 Wochen nach Transplantation. Durch das Fehlen von immunkompetenten Zellen kann es zu schwersten, meist bakteriellen und mykotischen Infektionen kommen. Aber auch im weiteren Verlauf kann es wegen der immunsuppressiven Behandlung zu schweren Infektionen kommen. Gefürchtet sind opportunistische Infektionen wie etwa die interstitielle Pneumonie durch CMV.

PRAXISBEZUG

Aus Patientensicht: Allogene Stammzelltransplantation

Für einen Patienten, der eine Stammzelltransplantation erhält, ist diese meist die letzte Hoffnung zu überleben. Der Patient ist häufig schon durch die Grunderkrankung körperlich geschwächt und musste sich emotional mit seiner schweren, evtl. tödlich verlaufenden Erkrankung auseinandersetzen. Vielleicht hat er auch schon mehrere erfolglose und belastende Therapieversuche und damit ein „Wechselbad" aus Gefühlen wie Hoffnung und Verzweiflung hinter sich.

Die allogene Stammzelltransplantation ist für den Patienten risikoreich; er ist vor allem gefährdet durch:

- Infektionen (besonders in den ersten 2–3 Wochen nach Transplantation, wenn die eigenen Zellen durch Chemotherapie und Bestrahlung zerstört sind, die „Abkömmlinge" der Spenderzellen aber noch nicht in ausreichender Zahl zur Verfügung stehen)
- Eine mögliche Graft-versus-Host-Reaktion (Immunreaktion des Transplantats gegen Zellgewebe des Empfängers)

Minderung der Infektionsgefahr

Der Patient ist in der ersten Zeit nach der Transplantation auch durch „banale" Keime extrem gefährdet. Ziel aller medizinischen und pflegerischen Maßnahmen sind daher die Reduktion der Umgebungskeime, die Reduktion der körpereigenen Keime sowie die Früherkennung und Frühbehandlung bei auftretenden Infektionen.

Reduktion der Keime in der Umgebung des Patienten

Um den Patienten vor den Keimen seiner Umgebung und seiner Mitmenschen zu schützen, werden spezielle Isolationsmaßnahmen ergriffen wie:

- Einzelzimmer, ggf. mit Schleusen
- Keimarme Nahrung
- Drastische Beschränkung der Besucherzahl (häufig sind nur zwei erlaubt, die gesund sein müssen, d. h. auch keine „banalen Erkrankungen", wie eine leichte Erkältung, haben dürfen)
- Zudem muss der Patient selbst besondere Hygienemaßnahmen beachten.

Früherkennung von Infektionen

Patient, Arzt und Pflegepersonal müssen auf Anzeichen einer trotz aller Vorsichtsmaßnahmen eingetretenen Infektion achten, z. B. auf:

- Erhöhung der Körpertemperatur (wegen der häufig bestehenden Thrombozytopenie und Neutropenie nicht rektal messen)
- Erkrankungssymptome wie Husten, Schwitzen, Veränderungen beim Wasserlassen, Kopfschmerzen, Schüttelfrost
- Haut und Schleimhautveränderungen

Hilfestellungen

Der Patient muss sich psychisch zum einen mit seiner Grunderkrankung und mit den durch die allogene Stammzelltransplantation verbundenen Risiken und Hoffnungen auseinandersetzen. Zum anderen wird er durch die zu seinem Schutz getroffenen Maßnahmen in seiner Bewegungsfreiheit und seinen sozialen Kontakten extrem eingeschränkt. Er kann sich dadurch isoliert und abhängig fühlen und geht nicht selten durch Phasen der Depression und/oder Aggression. Wichtigste Hilfestellungen sind Information, Zuwendung und möglichst weitgehende Aufrechterhaltung sozialer Kontakte.

Information des Patienten

Der Patient sollte vor der Transplantation gut darüber aufgeklärt sein, was auf ihn zukommt. Bei allen Maßnahmen sind eine gute Mitarbeit und zum Teil auch hohe Eigenverantwortlichkeit des Patienten erforderlich (z. B. bei der Körperhygiene). Sinn und Zweck aller Maßnahmen müssen ihm daher, bei Bedarf auch wiederholt, erklärt werden. Günstiger als Formulierungen wie „Sie dürfen nicht …" sind häufig Formulierungen wie „Zu Ihrem Schutz sollten Sie …".

Soziale Kontakte

Für den Patienten ist es wichtig, dass er soziale Kontakte aufrechterhalten kann. Dabei kann er beispielsweise unterstützt werden durch:

- Individuelle Besuchszeiten
- Kontakte durch Briefe, Telefon und Internet, aber auch Information durch Zeitung und Fernsehen
- Fantasie und Kreativität: Auch bei einem isolierten Patienten sind gemeinsame Aktivitäten möglich.

Psychische Unterstützung

Der Patient ist schon räumlich isoliert. Deshalb sollten Arzt, Pflegepersonal und Besucher versuchen, ihm das Gefühl zu vermitteln, dass er trotzdem „nicht allein" ist, dass jemand da ist, dem er seine Gefühle, wie Trauer, Hoffnung, Verzweiflung, Depression und Aggressivität mitteilen kann. Aber genauso wichtig ist oft einfach nur eine kleine Unterhaltung über Ereignisse des Tages, das Wetter oder Sport.

3.6.3 Hodgkin-Lymphom

Das Hodgkin-Lymphom **(Morbus Hodgkin, Lymphogranulomatose)** ist eine in den Lymphknoten entstehende monoklonale Neoplasie, die in aller Regel von reifen B-Zellen des Keimzentrums ausgeht. Charakteristisch sind die ein- und mehrkernigen malignen Riesenzellen (Hodgkin- und Reed-Sternberg-Zellen). Unbehandelt verläuft das Hodgkin-Lymphom tödlich. Durch Strahlentherapie und Polychemotherapie ist das Hodgkin-Lymphom heute aber selbst in fortgeschrittenen Stadien gut zu behandeln und gehört zu den Krebserkrankungen mit den besten Heilungschancen (ca. 90 %).

Die Ätiologie ist unklar. **Genetische Faktoren** sowie eine Auslösung durch **onkogene Viren** (z. B. Epstein-Barr-Virus) werden diskutiert.

Epidemiologie

Die Inzidenz liegt bei 3/100.000 jährlich; Männer sind häufiger betroffen. Im Gegensatz zu den Non-Hodgkin-Lymphomen sind vor allem junge Erwachsene betroffen (15–35 Jahre), ein zweiter Altersgipfel liegt um das 50. Lebensjahr.

Histologie

Für das Hodgkin-Lymphom pathognomonisch sind mono- und multinukleäre Riesenzellen. Diese malignen Zellen kommen bei der klassischen Form des Hodgkin-Lymphoms (95 %) als einkernige **Hodgkin-Zellen** oder als mehrkernige **Reed-Sternberg-Zellen** (H/RS-Zellen; ➤ Abb. 3.29) vor. Die entarteten Zellen sind in den betroffenen lymphatischen Geweben nur in geringer Zahl nachweisbar (0,1–10 % der Zellpopulation), sie sind aber jeweils von vielen nichtmalignen Zellen *(bystander cells)* – u. a. reaktiven T-Lymphozyten – umgeben.

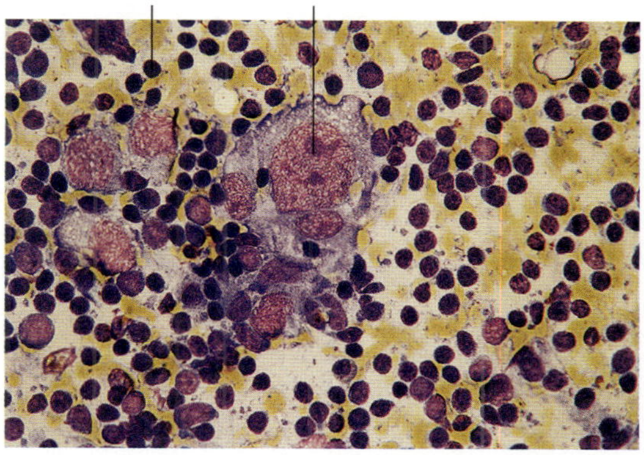

Abb. 3.29 Reed-Sternberg-Riesenzelle (RS-Zelle). Knochenmarkzytologie mit Pappenheim-Färbung bei Morbus Hodgkin. [M104]

Das Hodgkin-Lymphom wird nach histologischen Kriterien in zwei Formen unterteilt: das klassische Hodgkin-Lymphom (95 %) und das lymphozytenprädominante Hodgkin-Lymphom (5 %). Das klassische Hodgkin-Lymphom kann histologisch in vier Subtypen unterteilt werden:

- Noduläre Sklerose (60 %)
- Mischtyp (25 %)
- Lymphozytenreicher Typ (3–5 %)
- Lymphozytenarmer Typ (< 1 %)

Klinik

Im Vordergrund steht die schmerzlose Lymphknotenvergrößerung (zum Zeitpunkt der Diagnose in > 90 %), ggf. begleitet von einem allgemeinem Krankheitsgefühl, Juckreiz oder einer B-Symptomatik (s. u.).

Lymphknotenvergrößerung

Betroffen sind vor allem zervikale (60 %), mediastinale (30 %), axilläre (20 %), abdominelle (15 %) oder inguinale (15 %) Lymphknoten. Palpatorisch sind die vergrößerten Lymphknoten meist nicht schmerzhaft und häufig von derber und gummiartiger Konsistenz.

Die Differenzialdiagnose der Lymphadenopathie zeigt ➤ Tab. 3.15. Zum Vorgehen zur Abklärung ➤ 14.5.2.

B-Symptome

Bei ca. 30 % der Patienten (häufiger bei älteren Patienten und ausgedehntem Befall) bestehen sog. B-Symptome:

- **Fieber** > 38 °C, typischerweise – aber nicht häufig – als sog. **Pel-Ebstein-Fieber** mit wellenförmigem (undulierendem) Verlauf; Fieber ist bei abdominellem Befall häufiger.
- **Gewichtsverlust** > 10 % des Körpergewichts in weniger als 6 Monaten
- **Nachtschweiß** (Wechsel der Nachtwäsche erforderlich)

Tab. 3.15 Differenzialdiagnose der Lymphknotenvergrößerung

Erkrankungsart	Beispiele
Virusinfektionen	Mononukleose (EBV), Zytomegalie, HIV-Infektion, Röteln, Masern, Herpes zoster, virale Hepatitis
Bakterielle Infektionen	Alle pyogenen Bakterien (z. B. Streptokokken, Staphylokokken), Brucellen, Listerien, *Yersinia pestis*, Katzenkratzkrankheit, Chlamydien, Tbc, Lepra, Lues
Pilzerkrankungen, Parasitosen	Trypanosomen, Toxoplasmose, Filarien, Aspergillose
Kollagenosen	Rheumatoide Arthritis, SLE, Dermatomyositis, Sarkoidose
Medikamente	z. B. Phenytoin, Hydralazin
Malignome	• Malignome des Immunsystems: Leukämien, Non-Hodgkin-Lymphome, Hodgkin-Lymphom, Immunozytome, maligne Histiozytose • Andere Malignome: z. B. Mamma-, Bronchial- und Gastrointestinalkarzinome • Metastasen
Andere	Amyloidose, Speicherkrankheiten (z. B. Morbus Gaucher, Morbus Niemann-Pick), nach Impfungen

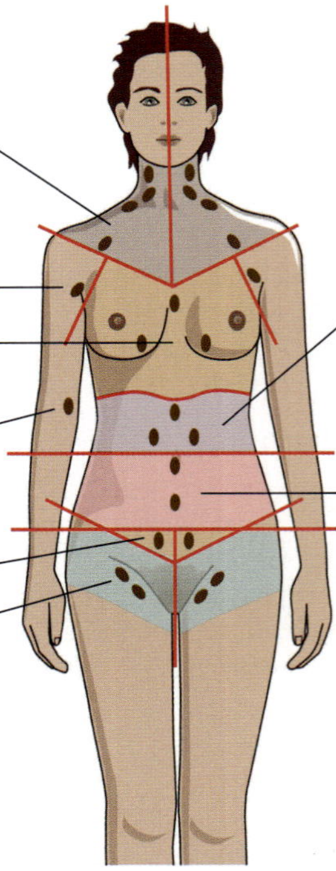

Abb. 3.30 Lymphknotenregionen zum Staging des Morbus Hodgkin [L157]

Andere Allgemeinsymptome

Schwäche, Juckreiz, Appetitverlust und alkoholinduzierter Schmerz in den betroffenen Lymphknoten (nur bei 2–5 % der Patienten). In Abhängigkeit von Stadium und Befall können eine Hepatosplenomegalie vorliegen, Symptome wie Husten, Dyspnoe (Mediastinal- bzw. Lungenbefall) oder abdominelle Beschwerden (z. B. bei großen abdominellen Lymphomen).

Diagnostisches Vorgehen

Die Diagnose wird gesichert durch eine **Lymphknotenexstirpation** und anschließende histologische Aufbereitung. Die Histologie wird nach der WHO-Klassifikation bewertet, sie beeinflusst jedoch die initiale Therapieentscheidung nicht.

Da die Ausdehnung und Verteilung des Lymphknotenbefalls den wesentlichen prognostischen Faktor darstellen, kommt dem **Staging** besondere Bedeutung zu.

Staging-Untersuchungen

Sie klären die Frage, welche Lymphknotenstationen bzw. Organe betroffen sind, und bestimmen damit das Stadium der Erkrankung. Die Stadieneinteilung folgt der **modifizierten Ann-Arbor-Klassifikation.** Neben der Anamnese (B-Symptome) ist die körperliche Untersuchung besonders der Lymphknotenstationen (➤ Abb. 3.30) ein wichtiger Bestandteil des Stagings. Darüber hinaus sind unbedingt eine PET-CT von Hals, Thorax und Abdomen erforderlich sowie bei Auffälligkeiten im PET-CT eine Knochenmarkbiopsie. Eine Leberbiopsie, Skelettszintigrafie oder MRT kann bei bestimmten Fragestellungen zusätzlich notwendig sein.

Modifizierte Ann-Arbor-Klassifikation

- **I:** Befall einer Lymphknotenregion (I, N) oder einer einzelnen extralymphatischen Region (I, E)
- **II:** Befall von zwei oder mehr Lymphknotenregionen auf der gleichen Zwerchfellseite (II, N) oder Beteiligung eines extralymphatischen Gewebes und einer oder mehrerer Lymphknotenregionen auf einer Seite des Zwerchfells (II, E)
- **III:** Befall auf beiden Seiten des Zwerchfells: entweder ≥ 2 LK-Regionen auf beiden Seiten des Zwerchfells oder Befall von lokalisierten extranodalen Herden **und** LK-Befall so, dass ebenfalls ein Befall auf beiden Seiten des Zwerchfells vorliegt
- **IV:** disseminierter Befall von einem oder mehreren extralymphatischen Organen oder Geweben (z. B. Lunge, Leber, Knochen, Knochenmark), mit oder ohne Befall des lymphatischen Systems. Ein Befall der Leber, beider Lungenflügel oder ein Knochenmarkbefall wird immer als Stadium IV definiert.

Zusätze

B: mit B-Symptomen (Definition s. Text)
A: ohne B-Symptome
E: extranodal

Weitere Untersuchungen

Die **BSG** kann normal oder beschleunigt sein. Eine beschleunigte BSG stellt einen ungünstigen prognostischen Faktor dar (s. u.).

CAVE!

Vor Beginn der Chemotherapie müssen immer auch ein EKG, eine Echokardiografie und eine Lungenfunktion durchgeführt werden, um eventuelle Organschäden zu erkennen. Zudem müssen Patienten über das Risiko einer dauerhaften Infertilität bei Chemotherapie aufgeklärt werden und bei Bedarf weitere Maßnahmen eingeleitet werden (z. B. Kryokonservierung von Sperma, fertilitätserhaltende bzw. -schützende Maßnahmen bei Frauen).

Therapie

Bei allen Patienten sollte eine kurative Zielsetzung verfolgt werden. Die Therapie erfolgt streng nach Stadien unter zusätzlicher Berücksichtigung der unten stehenden Risikofaktoren. Die stadiengerechte Therapie führt heute bei über 80 % der Patienten zu einer Heilung. Durch die Verbesserung bzw. Intensivierung der Chemotherapie ist zudem die Prognose der fortgeschrittenen Stadien nicht mehr wesentlich schlechter als die der lokalisierten Stadien.

Als besonders wirksame Zytostatika beim Hodgkin Lymphom gelten: **C**yclophosphamid, Vincristin (= **O**ncovin), **V**inblastin, **Pro**carbazin, **A**driamycin, **B**leomycin, **E**toposid, **P**rednison und **D**acarbacin. Bei der Chemotherapie werden stets mehrere Zytostatika kombiniert. Entsprechend kommen je nach Stadium und anderen Faktoren Kombinationen wie ABVD oder BEACOPP zum Einsatz. Zudem sind neuere Wirkstoffe im Rahmen klinischer Studien im Einsatz, insbesondere das Immunkonjugat Brentuximab vedotin und Immuncheckpoint-blockierende PD-1-Antikörper (Pembrolizumab, Nivolumab).

PRAXISBEZUG

Risikofaktoren für einen prognostisch ungünstigeren Verlauf

Unabhängig vom Stadium und vom Vorliegen von B-Symptomen gelten folgende Risikofaktoren:
- Großer Mediastinaltumor (über ein Drittel des maximalen Thoraxdurchmessers)
- Extranodaler Befall
- Drei oder mehr befallene Lymphknotenareale
- Deutliche BSG-Beschleunigung

Lokalisierte Stadien

(= Stadien I und II ohne zusätzliche Risikofaktoren): kombinierte Chemo- (2 Zyklen ABVD) und Strahlentherapie des betroffenen Feldes.

Intermediäre Stadien

(= Stadien IA, IB oder IIA mit mindestens einem Risikofaktor): kombinierte Chemo- und Strahlentherapie des betroffenen Feldes. Die Chemotherapie besteht aus 2 Zyklen BEACOPP in einer dosisintensivierten Variante („eskaliert") und 2 Zyklen ABVD, gefolgt von einer Bestrahlung PET-positiver residueller Lympome.

Fortgeschrittene Stadien

(= Stadium IIB mit großem Mediastinaltumor oder Extranodalbefall oder Stadium III bzw. IV): intensive Chemotherapie (4–6 × BEACOPP „eskaliert") mit zusätzlicher Strahlentherapie aller residuellen PET-positiven Lymphome über 1,5 cm.

Rezidivtherapie

Wird keine Vollremission erreicht oder entsteht ein Frührezidiv (Remission < 12 Monate Dauer), ist die Prognose deutlich schlechter. In diesen Fällen kommt eine intensivierte Chemotherapie auch in Kombination mit nachfolgender autologer Stammzelltransplantation in Betracht. Spätrezidive (Remission > 12 Monate) werden durch eine erneute Chemotherapie behandelt (Heilungschancen ca. 50 %).

Prognose und Nachsorge

Derzeit werden 80–90 % aller Patienten mit einem Hodgkin-Lymphom geheilt.

Die Nachsorge der Patienten ist wichtig, um Rezidive und Zweitneoplasien, die die wichtigste Spätkomplikation der Strahlen- und Chemotherapie darstellen, frühzeitig zu entdecken. Etwa 15 % der geheilt überlebenden Patienten entwickeln eine Zweitneoplasie.

3.6.4 Non-Hodgkin-Lymphome

Als Non-Hodgkin-Lymphome (NHL) wird eine heterogene Gruppe von malignen Erkrankungen der Lymphozyten zusammengefasst, die sich zytologisch durch das Fehlen von Hodgkin- und Reed-Sternberg-Zellen vom Hodgkin-Lymphom abgrenzen lassen. Sie gehen meist von B-, aber auch von T-Lymphozyten oder NK-Zellen (natürlichen Killerzellen) aus.

In der Vergangenheit wurden für die Non-Hodgkin-Lymphome unterschiedliche Klassifikationen (z. B. REAL, Kiel, Working Formulation) benutzt. Da dabei verschiedene Kriterien berücksichtigt wurden, war eine internationale Vergleichbarkeit nur schwer möglich. Seit 2001 gibt es eine einheitliche WHO-Klassifikation (aktuelle Fassung von 2016; Neuauflage in 2022), die die primäre klinische Präsentation (z. B. nodal, kutan, leukämisch), die Zellzugehörigkeit (B, T, NK), die Zytomorphologie und den Reifungsgrad der Lymphozyten sowie die Histoarchitektur, aber auch zytogenetische und molekulare Aberrationen zugrunde legt.

In der WHO-Klassifikation nicht berücksichtigt, jedoch im Alltag eine noch gängige und sinnvolle Unterscheidung ist die Einteilung nach dem Malignitätsgrad des NHL. Sie richtet sich nach der Wachstumsgeschwindigkeit des entarteten Zellklons und hat Einfluss auf die Wahl der Therapie. Hier stehen die langsam wachsenden (niedrig malignen oder indolenten) Tumoren den hoch malignen (aggressiven) Formen gegenüber. Zu den indolenten Non-Hodgkin-Lymphomen zählen u. a. das follikuläre Lymphom oder die CLL. Zu den aggressiven NHL zählen das diffus-großzellige B-Zell-Lymphom (DLBCL) und das Burkitt-Lymphom.

Epidemiologie

Inzidenz ca. 10/100.000 Einwohner jährlich, mit zunehmender Tendenz. Die Häufigkeit nimmt im Alter zu; Männer erkranken etwas häufiger als Frauen (M : F = 1,5 : 1).

Klinik

- **Lymphknotenschwellungen und B-Symptome**
- Ein **extranodaler Befall** tritt häufiger als beim Hodgkin-Lymphom auf und betrifft vor allem:
  - Die Haut mit variablen Infiltraten (überwiegend T-Zell-Lymphome, z. B. das Sézary-Syndrom, s. u.)
  - Den Magen-Darm-Trakt (überwiegend B-Zell-Lymphome)
  - Lunge, Leber und das ZNS
- **Knochenmarkinfiltration** (in 30–50 %): Im Blutbild resultieren z. B. eine Anämie und eine Thrombozytopenie/Leukopenie.
- **Splenomegalie** (in 20 %)
- Selten: Befall der Tränen- und Speicheldrüsen (Mikulicz-Syndrom), der Augen und der Knochen

Ätiologie

Pathogenetisch spielen chromosomale Fehlfusionen und Mutationen im Rahmen des physiologischen Antigenrezeptoreditings (z. B. Keimzentrumsreaktion) eine große Rolle. Die Ursache der überwiegenden Mehrzahl der Erkrankungen ist aber unklar. Diskutiert werden:

- **Viren/Bakterien:** Der Einfluss von HTLV-1/2 ist für die in Japan, Karibik und Regionen in Afrika endemische Adulte T-Zell-Leukämie/Lymphom (ATLL) gesichert. Epstein-Barr-Viren werden als Auslöser für das endemische Burkitt-Lymphom (s. u.) sowie für bestimmte NK-Zellneoplasien verantwortlich gemacht. *Helicobacter pylori* ist mit MALT-Lymphomen des Magens assoziiert.
- **Immunsuppression:** Ein erhöhtes Risiko besteht bei AIDS, angeborenen Immundefekten, medikamentöser Immunsuppression (z. B. Post-Transplantations-Lymphome) sowie nach Zytostatikatherapie.
- **Chronische Antigenstimulation** (Dermatitis, Parotitis, Sprue, v.a. Autoimmunsyndrome wie Sjögren-Syndrom; Silikonimplantate)

Diagnostisches Vorgehen

Sicherung der Diagnose und Klassifizierung

Die Diagnose wird durch eine Lymphknotenexstirpation und deren histopathologische Aufarbeitung (einschließlich zytogenetischer und immunzytologischer Charakterisierung) gesichert. Die genaue Diagnose ist sowohl für die Therapie als auch für die Prognose von entscheidender Bedeutung.

Staging

Die meisten NHL werden wie die Hodgkin-Lymphome nach der modifizierten Ann-Arbor-Konvention (➤ 3.6.3) in Stadien eingeteilt. Daneben existieren für einzelne Erkrankungen wie die CLL oder das multiple Myelom spezifische Stadieneinteilungen.

Therapie

Die Therapie der großen Gruppe der Non-Hodgkin-Lymphome ist heterogen und onkologischen Zentren und Schwerpunktpraxen vorbehalten. Je nach Subtyp, Alter, Befall (nodal, extranodal), Tumorstadium und Allgemeinzustand kommen unterschiedliche Therapieregime zum Einsatz. Wichtigste Säulen sind die Chemotherapie, die in der Regel mit einem monoklonalen Antikörper (z. B. dem CD20-Antikörper **Rituximab**) kombiniert wird, und die Bestrahlung. Zudem werden auch die autologe und in wenigen Fällen (v. a. junge Patienten im Rezidiv) die allogene Stammzelltransplantation zur Behandlung eingesetzt.

Eine bei den aggressiven Non-Hodgkin-Lymphomen besonders häufig angewandte Therapie ist **R-CHOP**. Diese kombiniert den Antikörper Rituximab mit Cyclophosphamid (**C**), Adriamycin (**H**), Vincristin (**O**) und Prednisolon (**P**) und wird in der Regel 6-mal in einem Abstand von 3 bzw. 2 Wochen verabreicht.

Bei Rezidiv wird bei jungen Patienten eine Hochdosistherapie mit autologer Stammzelltransplantation durchgeführt. Bei refraktärer Erkrankung werden bei einigen Patienten Chimäre Antigen-Rezeptor-T-Zellen (CAR T-Zellen), eine spezielle Form der zielgerichteten Immuntherapie, eingesetzt.

Prognose

Die Prognose ist vor allem abhängig vom histologischen Typ, von der Ausdehnung und Lokalisation, dem Vorliegen oder Fehlen von Risikofaktoren (z. B. hohe LDH) sowie dem Allgemeinzustand des Patienten.

Bei den häufig vorliegenden generalisierten Stadien der niedrig malignen NHL ist mit konventioneller Therapie keine Heilung zu erzielen; die mittlere Überlebenszeit beträgt 2–10 Jahre. Beim Vorliegen eines lokalisierten Stadiums (I oder II – zusammen 15 % der Fälle) kann dagegen eine alleinige Bestrahlung (z. B. beim follikulären Lymphom) in 30 % (Stadium II) bzw. 85 % (Stadium I) zur Heilung führen.

Die hoch malignen Non-Hodgkin-Lymphome führen ohne Behandlung innerhalb von Wochen bis Monaten zum Tod. Prinzipiell ist aber in allen Stadien eine Langzeitremission mit einer Polychemotherapie möglich. Die Behandlung mit R-CHOP führt in ca. 60 % zu einer Heilung. Aggressive Lymphome im Rezidiv haben eine sehr schlechte Prognose.

Chronische lymphatische Leukämie (CLL)

Die CLL ist ein leukämisch verlaufendes Non-Hodgkin-Lymphom, das durch eine Proliferation und Akkumulation von reifen aber immun**in**kompetenten B-Lymphozyten charakterisiert ist. Die malignen Lymphozyten proliferieren relativ langsam, haben jedoch eine verlängerte Lebensdauer. Sie breiten sich in Knochenmark, Leber, Milz und Blut (daher leukämisch) aus. Da die Erkrankung meist langsam fortschreitet, gilt sie als niedrig maligne. In seltenen Fällen kann die Erkrankung aleukämisch verlaufen. In diesen Fällen spricht man von einem **lymphozytischen Lymphom** (*small lymphocytic lymphoma*; SLL).

Die CLL ist eine in aller Regel nicht heilbare Erkrankung des höheren Lebensalters, kann jedoch in frühen Stadien oft über viele Jahre therapeutisch kontrolliert werden. Sie betrifft Männer häufiger als Frauen. Mit einer Inzidenz von ca. 3/100.000 Einwohner jährlich hat sie einen Anteil an allen Leukämien von ca. 30 % und ist damit die häufigste Leukämieform. Die Inzidenz steigt deutlich mit dem Lebensalter an (medianes Lebensalter 71 Jahre).

Aufgrund der Verdrängung immunkompetenter Zellen im Knochenmark und einer verminderten Antikörperantwort besteht eine erhöhte Infektanfälligkeit.

Klinik

Bei 25 % der Patienten wird die Erkrankung zufällig entdeckt. Klinische Zeichen der Erkrankung sind eine zunehmende generalisierte Lymphknotenschwellung (➤ Abb. 3.31) und eine verminderte Leistungsfähigkeit. Aufgrund der Verdrängung immunkompetenter Zellen im Knochenmark und einer verminderten Antikörperantwort besteht eine erhöhte Infektneigung (z. B. Pneumonien, Sinusitiden). Neben Herpes zoster und *Candida*-Infektionen treten auch andere Hauterscheinungen bei der CLL vermehrt auf (knotige Infiltrate, Erythrodermien, Pruritus, chronische Urtikaria). In fortgeschrittenen Stadien kommen B-Symptome oder eine massive Splenomegalie vor. Neben der Milz kann im Verlauf praktisch jedes Organ infiltriert werden.

MERKE

Bei CML ist eine Lymphknotenschwellung selten, dafür besteht regelmäßig eine ausgeprägte Splenomegalie. Eselsbrücke: C**L**L = **L**ymphknotenschwellung und Splenomegalie, C**M**L = **M**ilzschwellung.

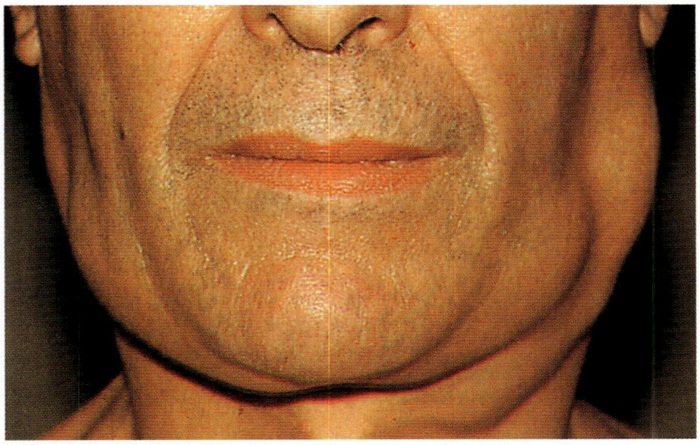

Abb. 3.31 45-jähriger Patient mit CLL. Zunächst fielen dem Patienten nur die Schwellungen im Hals- und Kieferbereich auf, bei der körperlichen Untersuchung zeigten sich aber auch vergrößerte Lymphknoten in der Achselhöhle und in der Leiste sowie eine vergrößerte Milz. Auch die Gesichtsfarbe ist aufschlussreich. Wegen einer begleitenden, durch Wärmeagglutinine bedingten autoimmunen Hämolyse ist der Teint zitronengelb verfärbt. [R229]

Bei ca. 10 % der Patienten besteht eine autoimmunhämolytische Anämie (AIHA) durch Wärmeantikörper (➤ 3.3.5). Hier fällt der direkte Coombs Test positiv aus.

MERKE

Bei 5 % der CLL-Patienten geht die Erkrankung in ein aggressives Lymphom über (Richter-Transformation).

Ätiologie

Die Akkumulation der reifen Lymphozyten resultiert aus deren verminderter Apoptosefähigkeit. Die familiäre Häufung der CLL legt gewisse genetische Prädispositionen nahe (Kinder von CLL-Patienten haben ein dreifach erhöhtes Risiko). Ein klinisch asymptomatisches Vorstadium besteht in der monoklonalen B-Zell-Lymphozytose (MBL). Bei ca. 5 % der > 60-Jährigen findet sich eine MBL; deren jährliche Übergangsrate in eine CLL beträgt ca. 1 %.

Diagnostisches Vorgehen

Die Diagnose der CLL kann durch den Nachweis der Leukämiezellen im peripheren Blut gestellt werden. Zur Diagnose müssen > 5.000 B-Lymphozyten im Blut nachgewiesen werden, die als CLL-Zellen identifiziert werden. Dies erfolgt in der Regel mit dem Nachweis der Oberflächenmarker CD5, CD19, CD20, CD23 sowie einer (kappa- oder lambda-) Leichtkettenrestriktion. Im Blutausstrich stellen sich die Leukämiezellen als kleine und reif wirkende Lymphozyten dar, die beim Ausstreichen leicht zerplatzen. Dieses führt zu einer vermehrten Anzahl von **Gumprecht-Kernschatten** (Reste zerstörter kernhaltiger Zellen; ➤ Abb. 3.32) im Blutausstrich. Ist die Diagnose nicht sicher durch die Analyse des peripheren Blutes zu stellen, sind eine Knochmarkuntersuchung und Lymphknotenhistologie zu erwägen.

Zudem erfolgen zytogenetische (Aberrationen in ca. 80 %) und molekularbiologische Untersuchungen der CLL-Zellen.

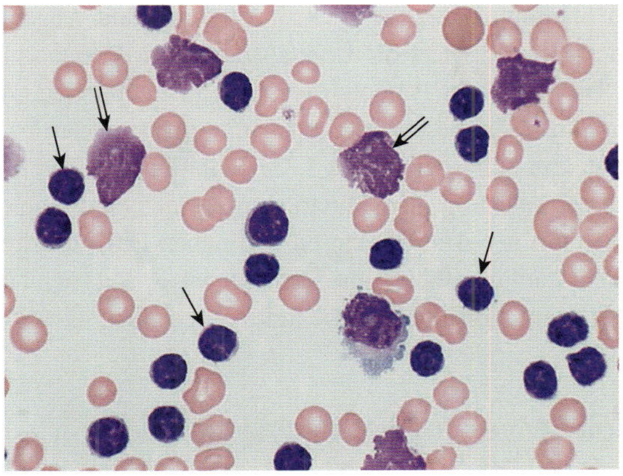

Abb. 3.32 Blutausstrich bei CLL: Zu erkennen sind die starke Lymphozytose (→) sowie die Kernschatten (⇒). Gumprecht-Kernschatten sind in geringer Zahl in jedem Blutausstrich nachweisbar. Bei der CLL entstehen sie, wenn bei der Anfertigung des Blutausstrichs die fragilen Lymphozyten zerplatzen. [F279]

MERKE

Stadieneinteilung (nach Binet)

- **Stadium A:** < 3 LK-Stationen* betroffen: Lebenserwartung > 10 Jahre (Hb > 10 g/dl; Thrombozyten > 100.000/µl)
- **Stadium B:** ≥ 3 LK-Stationen* betroffen: Lebenserwartung ca. 5 Jahre (Hb > 10 g/dl; Thrombozyten > 100.000/µl)
- **Stadium C:** Anämie (Hb < 10 g/dl) oder Thrombozytopenie (< 100.000/µl): Lebenserwartung ca. 2–3 Jahre

* Leber und Milz gelten als jeweils eine „LK-Station".

Therapie

Therapieindikationen sind Stadium C nach Binet oder Stadium A oder B beim Vorliegen von klinischen Symptomen oder anderen Kriterien, die für ein deutlich beschleunigtes Fortschreiten der Erkrankung sprechen (z. B. massive Splenomegalie, Lymphozytenverdopplungszeit < 6 Monate etc.). Die Wahl der Therapie hängt dabei entscheidend vom Allgemeinzustand des Patienten ab (hier spielt nicht so sehr das kalendarische Alter eine Rolle als vielmehr das biologische). Die Klinik und das Risikoprofil sind für die Therapieentscheidung wichtiger als die Lymphozytenzahl!

Mit der Kombination FCR (**F**ludarabin, **C**yclophosphamid, **R**ituximab) können Patienten in sehr gutem Allgemeinzustand behandelt werden und zu einem Großteil in eine anhaltende Remission gebracht werden. Bei weniger fitten Patienten kommt häufig das Zytostatikum Chlorambucil oder Bendamustin in Kombination mit einem CD20-Antikörper (z. B. Rituximab, Obinutuzumab) zum Einsatz. Eine allogene Stammzelltransplantation ist nur bei jungen Patienten mit schlechter Prognose (z. B. 17p-Deletion oder TP53 Mutation) in Betracht zu ziehen. Insgesamt werden aktuell aber klassische zytostatische Strategien von den Substanzklassen der BCL2-Inhibitoren (z. B. Venetoclax), den BTK-Inhibitoren (z. B. Ibrutinib, Acalabrutinib) und dem PI3Kδ-Inhibitor Idelalisib, jeweils in Kombination mit CD20-Antikörpern, abgelöst.

Bei rezidivierenden Infekten aufgrund eines Antikörpermangelsyndroms sollten Immunglobuline substituiert werden.

Prognose

Je nach Stadium, biologischen Risikofaktoren und Allgemeinzustand des Patienten liegt die Überlebenszeit im Bereich von 2–20 Jahren. Die Hälfte der Patienten verstirbt an Infektionen. Wesentliche prognostische Bedeutung und damit Therapierelevanz haben zytogenetische Subgruppen, die TP53-Mutation und das Maß der Keimbahnabweichung der Mutationen in den Immunglobulinschwerkettengenen. Diese Faktoren sind neben Patientenalter, dem klinischen Stadium (Binet) und dem Serum β_2-Mikroglobulin im CLL-IPI (International Prognostic Index) abgebildet.

Multiples Myelom, Plasmozytom

MERKE

Beim radiologischen Befund „Osteolyse" immer an ein multiples Myelom denken!

Plasmazellen sind ausdifferenzierte B-Zellen, die für die Antikörperproduktion verantwortlich sind. Beim multiplen Myelom kommt es zur Proliferation eines malignen Plasmazellklons im Knochenmark. Die Inzidenz liegt bei 4–5/100.000 jährlich und nimmt mit dem Alter zu. Vor dem 40. Lebensjahr tritt ein multiples Myelom selten auf.

Das multiple Myelom gehört zu den aggressiven Non-Hodgkin-Lymphomen. Ein neoplastisch entarteter Klon von Plasmazellen breitet sich typischerweise diffus im Knochenmark aus. Seltener bildet sich ein solitärer (ossärer oder extraossärer) Tumor aus Plasmazellen; er hat eine günstigere Prognose und wird als solitäres **Plasmozytom** vom multiplen Myelom abgegrenzt und soll nur noch dafür verwendet werden. Die entarteten Plasmazellen haben keine eigene osteolytische Aktivität, stimulieren aber Osteoklasten, sodass es zu Osteolysen kommt. Die malignen Zellen produzieren zudem ein nicht funktionsfähiges **monoklonales Immunglobulin (Paraprotein),** das verschiedenen Klassen angehören kann (IgG, IgA, selten auch IgD/IgE) oder aber als inkomplettes Immunglobulin lediglich aus Leichtketten vom λ- oder κ-Typ besteht (20 % der Fälle). Sowohl bei solchen leichtkettenbildenden Myelomen als auch in 60 % der IgG- und IgA-bildenden Myelome können Leichtketten im Urin nachgewiesen werden (sog. **Bence-Jones-Proteine**). Die freien Leichtketten des Serums dienen als quantitativer Verlaufsparameter.

MERKE

Praxistipp: Die gängigen Urinstix detektieren in der Regel kein Paraprotein!

Sonderformen sind das extramedulläre Myelom, die Plasmazell-Leukämie und das asekretorische Myelom.

Klinik

In ca. 20 % der Fälle erfolgt die Diagnose in asymptomatischem Zustand. Die durch das multiple Myelom hervorgerufenen Symptome sind vielgestaltig. Häufig finden sich eine Abgeschlagenheit (Anämie) und Knochenschmerzen. Hinzu kommen pathologische Frakturen durch Osteolysen. Häufig findet sich noch eine Infektneigung, seltener treten B-Symptome auf.

MERKE

Beim multiplen Myelom finden sich normalerweise keine vergrößerten Lymphknoten.

Symptome und Befunde beim multiplen Myelom

- **Anämie** (ca. 80 %): durch KM-Verdrängung, Nierenschädigung sowie tumor- oder infektbedingt. Meist sind die Erythrozyten normozytär und normochrom.
- **Knochenschmerzen** (ca. 60 %), die bei Bewegung zunehmen
- **Pathologische Frakturen** durch Osteolysen. Letztere entstehen durch Stimulation der Osteoklasten. Der Knochenabbau kann zur Hyperkalzämie (➤ 12.6.3) mit entsprechenden Symptomen führen.

- **Infektanfälligkeit:** Die gebildeten monoklonalen Immunglobuline sind nicht funktionstüchtig und führen zu einer Verminderung der „kompetenten" Immunglobuline. Es resultiert ein Antikörpermangelsyndrom mit einem erhöhten Risiko vor allem für bakterielle Pneumonien und Pyelonephritiden sowie Herpes zoster (VZV-Reaktivierung), was durch die Leukopenie verstärkt wird.
- **Niereninsuffienz** (ca. 30 %): Ursachen sind meist eine tubuläre Schädigung durch die Ablagerung von Leichtketten (**Cast-Nephropathie,** Myelom-Niere) oder als glomeruläre Ablagerung von AL-Amyloid (**Amyloidnephrose,** ➤ 10.9) mit einem nephrotischen Syndrom. Hyperkalzämien aggravieren die reduzierte Nierenfunktion. Zudem besteht die große Gefahr einer weiteren Nierenschädigung durch die Gabe von nephrotoxischen Medikamenten (z. B. NSAIDs bei Knochenschmerzen oder iodhaltigem Kontrastmittel bei radiologischer Diagnostik).
- **B-Symptome:** Gewichtsverlust, Fieber, Nachtschweiß
- **Hyperviskositätssyndrom** (➤ 12.5.4) durch Erhöhung des Paraproteingehalts im Serum. Die verschlechterten Fließeigenschaften können zu Synkopen, Hör- und Sehstörungen, peripherer Zyanose, Parästhesien und Durchblutungsstörungen (einschl. Angina pectoris) führen.
- **AL-Amyloidose:** Herz, Niere (s. o.), Gastrointestinaltrakt, autonomes und peripheres Nervensystem

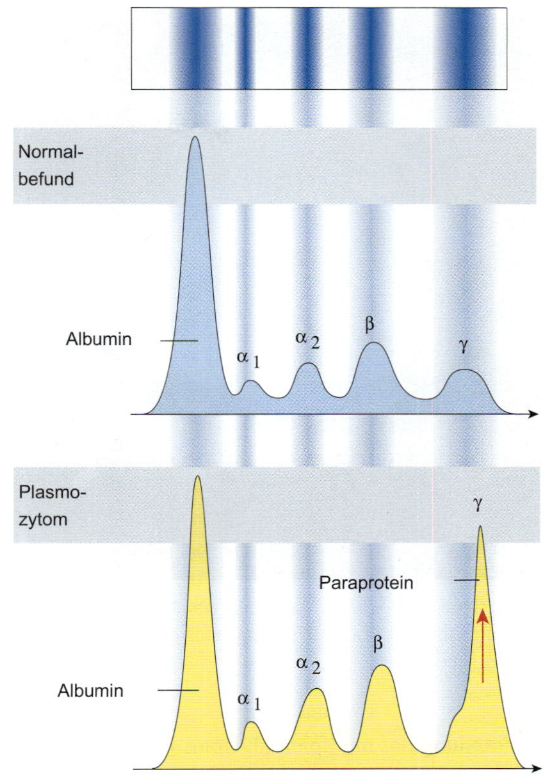

Abb. 3.33 Serumelektrophorese bei IgG-produzierenden multiplen Myelom mit typischem M-Gradienten aus Paraprotein [L190]

Diagnostisches Vorgehen

Neben Anamnese und klinischer Untersuchung ergibt sich ein erster konkreter Hinweis aus dem sog. **M-Gradienten** in der Serumeiweißelektrophorese, welcher auf eine monoklonale Eiweißproduktion hinweist (➤ Abb. 3.33), was in der Immunfixation bestätigt wird. Gleichzeitig ist oft das Gesamteiweiß vermehrt und die BSG häufig extrem beschleunigt **(Sturzsenkung).** Eventuell bestehen eine Hyperkalzämie und eine Kreatinin-Erhöhung. Im Blutbild findet sich häufig eine Anämie.

Die **definitive Diagnose** des multiplen Myeloms erfordert folgende erfüllte Kriterien:

- Klonale Plasmazellen im Knochenmark mit einem Anteil > 10 % (typischerweise als Plasmazellnester) oder solitäres Plasmozytom **und**
- monoklonales Protein im Serum oder Urin (Eiweißelektrophorese und Immunfixation) **und**
- Endorganschäden (= Myelom-definierende Ereignisse; gleichzeitig auch Behandlungsindikation), definiert als **entweder**
  a) mindestens ein **CRAB-Kriterium:**
  - Hyperkalzämie („C")
  - Niereninsuffizienz („R") mit Kreatinin-Wert > 173 µmol/l bzw. 2 mg/dl
  - Anämie („A") mit Hb-Wert < 10 g/dl, bzw. 2 g/dl unterhalb der Norm
  - Osteolysen („B") **oder**

  b) mindestens ein **SLIM-Biomarker-Kriterium:**
  - Serum FLC Ratio ≥ 100
  - Infiltration des Knochenmarks ≥ 60 %
  - > 1 fokale MRT-Läsion von ≥ 5 mm

Sind die Diagnosekriterien unvollständig, liegt ein **MGUS** (maligne Plasmazellen < 10 % im Knochenmark und Paraprotein < 30 g/l Serum; s.u.) oder ein sog. **schwelendes multiples Myelom** (fehlende CRAB-SLIM-Kriterien) vor. Beide Formen werden nicht therapiert.

Osteolysen (heutzutage im low-dose Ganzkörper-CT ohne Kontrastmittel erhoben) finden sich am häufigsten in der Wirbelsäule, den Beckenknochen, in Oberschenkel- und Oberarmknochen und im Schädelknochen. Am Schädel spricht man bei multiplen Osteolysen vom **Schrotschuss- oder Lochschädel** (➤ Abb. 3.34). Eine Skelettszintigrafie detektiert osteoblastären Umsatz und ist nicht zur Diagnose des multiplen Myeloms geeignet. Das MRT ist bei extramyeloischer Manifestation sensitiver.

CAVE!
Untersuchungen mit hoher Kontrastmittelbelastung sollten bei Patienten mit multiplem Myelom auf ein Minimum reduziert werden, da bei diesen Patienten die Gefahr eines akuten Nierenversagens erhöht ist.

Das multiple Myelom wird nach dem **Revidierten International Staging System (R-ISS)** von 2015 in drei prognostische Subgruppen eingeteilt.
Die historische Stadieneinteilung nach Salmon und Durie (nicht mehr gebräuchlich) berücksichtigt neben der Konzentration der monoklonalen Immunglobuline im Serum und im Urin auch das Ausmaß der Anämie und der Hyperkalzämie sowie die Anzahl der Osteolysen und die Höhe des Serumkreatinins.

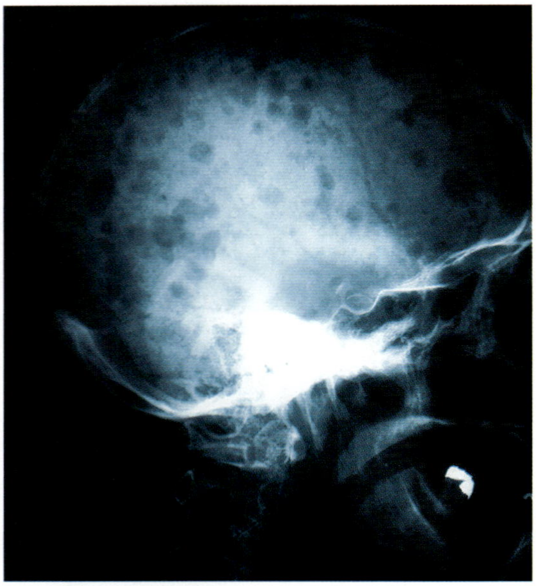

Abb. 3.34 „Schrotschuss-Schädel" beim multiplen Myelom. Osteolytische Verdrängung der Knochensubstanz in der gesamten Kalotte; Eindruck eines Schrotschusses. [T170]

Stadieneinteilung des multiplen Myeloms (nach R-ISS 2015)

Stadium I (5-Jahresüberleben ca. 82 %)
- β_2-Mikroglobulin im Serum ≤ 3,5 mg/l **und**
- Konzentration von Albumin im Serum ≥ 3,5 g/dl **und**
- **Zytogenetik:** Standardrisiko* **und**
- **LDH** ≤ oberer Normwert

Stadium II (5-Jahresüberleben ca. 62 %)
- Weder Stadium I noch Stadium III

Stadium III (5-Jahresüberleben ca. 40 %)
- β_2-Mikroglobulin ≥ 5,5 mg/l **und**
- **Zytogenetik:** Hochrisiko* **oder**
- **LDH** > oberer Normwert

* Hochrisiko-Zytogenetik: del17p oder t(4;14) oder t(14;16); Standardrisiko alle anderen

Therapie

Die Therapielandschaft des multiplen Myeloms unterliegt durch neue Substanzen einem dynamischen Wandel. Eine Heilung ist zwar durch konventionelle Therapiemöglichkeiten nicht zu erreichen und die Therapie folgt in der Regel einer palliativen Zielsetzung, doch werden die Überlebenszeiten stetig verlängert.

Eine Indikation zur Therapie ergibt sich bei allen symptomatischen Patienten mit sog. Endorganschäden (also Vorliegen von ≥ 1 CRAB- oder SLIM-Kriterium, s. o.). Ebenso stellen B-Symptome, Infektionen, ein Hyperviskositätssyndrom und andere Komplikationen eine Behandlungsindikation dar. Bei MGUS und beim asymptomatischen *smoldering myeloma* (ohne Endorganschäden) besteht keine Therapieindikation.

Therapieprinzipien
- Wesentliche Substanzkategorien sind klassische alkylierende Zytostatika (z. B. Cyclophosphamid, Bendamustin, Melphalan), Glukokortikoide (Dexamethason), Proteasominhibitoren (Bortezomib, Carfilzomib, Ixazomib), immunmodulatorische IMIDs (Lenalidomid, Thalidomid, Pomalidomid) oder Antikörper gegen CD38 (Daratumumab, Isatuximab), gegen SLAMF7 (Elotuzumab) oder gegen BCMA
- Patienten < 70 Jahre in gutem Allgemeinzustand können nach einer Induktionstherapie (z. B. mit 3er-Kombination aus Bortezomib, Cyclophosphamid, Dexamethason), gefolgt von einer Melphalan-Hochdosistherapie mit anschließender autologen Stammzelltransplantation und anschließender Lenalidomid Erhaltungstherapie lange in Remission gehalten werden.
- Bei Patienten, für die keine autologe Stammzelltransplantation in Betracht kommt, zeigen Kombinationen mit Proteasominhibitor, IMID, Dexamethason und Daratumumab sehr gute und stabile Ansprechraten.
- Die Behandlung ist interdisziplinär; sie umfasst auch die Bestrahlung von symptomatischen Osteolysen oder die orthopädisch-chirurgische Intervention von frakturgefährdeten Knochen.
- Die allogene Stammzelltransplantation rückt zunehmend in den Hintergrund; vielversprechend sind die Daten zu CAR-T-Zellen (z. B. gegen BCMA).
- Therapie der Komplikationen (Tumorlyse-Syndrom, Hyperkalzämie, Hyperviskositätssyndrom etc.; ➤ 12.5.4)

Bei allen Patienten muss auf eine suffiziente **supportive Therapie** geachtet werden. Darunter fallen u. a. eine adäquate Schmerztherapie, eine ausreichende Hydrierung zur Prävention einer Niereninsuffizienz, der Ausgleich einer Anämie, die Behandlung eines sekundären Antikörpermangels und eine Infektprophylaxe (v.a. PJP oder Herpes zoster).

Alle Myelom-Patienten mit Osteolysen werden in der Regel mit anti-resorptiven Medikamenten (Bisphosphonate oder bei höhergradiger Niereninsuffizienz mit RANKL-Antikörpern (➤ 9.5.6) behandelt, welche die Osteoklastenfunktion hemmen. Wegen der Gefahr von aseptischen Knochennekrosen im Kieferbereich ist vor Beginn mit diesen Therapien ein zahnärztliches Konsil durchzuführen.

Prognose

Siehe R-ISS (s. o., ➤ Diagnostisches Vorgehen). Eine stete Verbesserung der Ansprechtiefen und -dauern erfolgt durch die neuen Substanzklassen. Die Lebensqualität und -erwartung konnten deutlich verbessert werden.

Monoklonale Gammopathie unklarer Signifikanz (MGUS)

Monoklonale Gammopathien gehen mit einer vermehrten Sekretion von monoklonalen γ-Globulinen oder deren Bruchstücken (z. B. Leichtketten) einher (z. B. bei multiplem Myelom, CLL). Die häufigste Form ist die MGUS mit einer Prävalenz von 5 % aller über 70-Jährigen. Es kommt zu einer mäßigen Vermehrung des Paraproteins (aber < 30 g/l im Serum) ohne die Erfüllung der Kriterien für ein multiples Myelom (< 10 % atypische Plasmazellen im Knochenmark, keine CRAB-SLIM-Kriterien) und unter Ausschluss einer anderen malignen hämatologischen Erkrankung. Meist handelt es sich um einen Zufallsbefund. Etwa 25 % der Betroffenen entwickeln jedoch innerhalb von 20 Jahren ein multiples Myelom oder eine andere lymphoproliferative Erkrankung. Das Risiko für die Entwicklung eines multiplen Myeloms liegt bei etwa 1 % pro Jahr. Der Befund muss deshalb regelmäßig kontrolliert werden. Jedes multiple Myelom entsteht über ein MGUS.

Weitere NHL

- Diffus großzelliges B-Zell-Lymphom (DLBCL; häufigstes aggressives NHL)
- Follikuläres B-Zell-Lymphom (häufigstes indolentes NHL; charakteristische t[14;18])
- Mantelzelllymphom (typische t[11;14])
- Marginalzonenlymphom (3 Subtypen: extranodal [MALT]; nodal; splenisch)
- Primär zerebrales B-Zell-Lymphom (histologisch in 90 % DLBCL)
- Mediastinal großzelliges B-Zell-Lymphom

Periphere (post-thymische) T-Zell-Lymphome (ca. 15 % aller NHL; aktuell > 25 Subtypen unterschieden; Kategorien primär nodal, kutan, leukämisch, extranodal)

Burkitt-Lymphom

Das Burkitt-Lymphom ist ein hoch malignes B-Zell Non-Hodgkin-Lymphom. An dessen Entstehung ist in aller Regel eine Dysregulation des c-myc-Gens (durch die typische t[8;14]) beteiligt. Man unterscheidet drei Formen:

- Das vor allem in Afrika **endemisch** auftretende Burkitt-Lymphom, welches in 95 % der Fälle mit EBV assoziiert ist und an dem vor allem Kinder und Jugendliche erkranken. Oftmals finden sich die Tumoren an Kiefer- und Gesichtsknochen.
- Das **sporadische** Burkitt-Lymphom ist nur in 15 % mit EBV assoziiert und ist häufiger im Bereich des Abdomens lokalisiert. Betroffen sind Kinder und Erwachsene in allen geografischen Regionen (medianes Erkrankungsalter bei Erwachsenen ist 30 Jahre).
- Zudem tritt das Burkitt-Lymphom gehäuft bei HIV-infizierten Patienten auf (**Immundefizienz**-assoziiertes Burkitt-Lymphom).
  Typisch beim Burkitt-Lymphom ist die häufig extranodale Manifestation (beim sporadischen v. a. an Darm, Mesenterium, Leber, Niere, Ovarien, Mammae) und ein Befall des ZNS. Leukämische Verläufe kommen vor. Übergänge zur ALL sind fließend (ab einer Knochenmarkinfiltration von > 25 %).

Die Behandlung des Burkitt-Lymphoms ist ähnlich der einer ALL. Aufgrund der hohen Zellteilungsrate kann mit einer intensiven Polychemotherapie stadienabhängig ein sehr guter Therapieerfolg erzielt werden. In fortgeschrittenen Stadien ist eine Heilung in ca. 60 % der Fälle möglich, in frühen Stadien sogar bis 90 %.

Lymphoplasmozytisches Lymphom (LPL)

Synonyme: Immunozytom, Morbus Waldenström, Waldenströms Makroglobulinämie

Das LPL tritt fast nur im höheren Lebensalter auf (Median 7. Dekade). Charakteristisch ist die Bildung monoklonaler IgM-Globuline.

Klinisch stehen Symptome der Lymphomausbreitung (Knochenmarkverdrängung und resultierende Anämie) sowie durch die monoklonale Gammopathie bedingte Schädigungen im Vordergrund (➤ 3.6.4), insbesondere Hyperviskositätssyndrom, Neuropathien und hämorrhagische Diathesen. Im Gegensatz zum multiplen Myelom treten keine Osteolysen auf, aber dafür sind Lymphknotenvergrößerungen und eine Splenomegalie möglich.

Im Serum lassen sich die monoklonalen IgM nachweisen. Das Knochenmark zeigt lymphozytoide Infiltrate. Mutationen in den Genen MYD88 (90 %) und CXCR4 (30 %) sind charakteristisch.

Bei Vorliegen eines Hyperviskositätsyndroms muss eine Plasmapherese zur Senkung der Viskosität durchgeführt werden. In Abhängigkeit vom Allgemeinzustand des Patienten kann z. B. mit einer Kombination aus Rituximab und einer (Poly)chemotherapie (z. B. R-Bendamustin, R-CHOP, ➤ 3.6.4) oder mit dem BTK-Inhibitor Ibrutinib behandelt werden.

Haarzell-Leukämie

Niedrig malignes NHL vom reifen B-Zell-Typ. Der Name beschreibt die charakteristische Morphologie der Lymphozyten, die ausgefranste, haarige Zellgrenzen aufweisen (➤ Abb. 3.35). Die Inzidenz beträgt 0,3/100.000 Personen. Betroffen sind vor allem Männer (80 %).

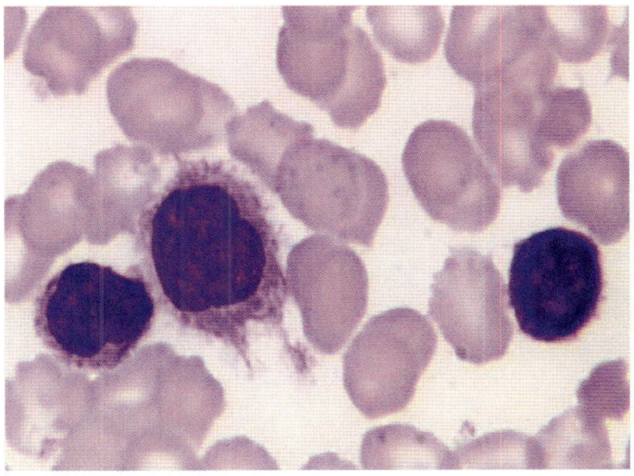

Abb. 3.35 Blutausstrich der Haarzell-Leukämie mit den typischen ausgefransten, „haarigen" Zellgrenzen [F280]

3

Klinik
Im Vordergrund stehen die Panzytopenie mit Abgeschlagenheit, Blutungen und Infektionen sowie die Splenomegalie. Seltener finden sich Hepatomegalie, Autoimmunphänomene und eine B-Symptomatik (➤ Tab. 3.11).

Therapie
Die Therapie wird bei Auftreten von Symptomen bzw. Progredienz der Panzytopenie begonnen. Die Gabe von Purin-Analoga (z. B. Cladribin) ermöglicht in 80 % lang anhaltende komplette Remissionen.

Mycosis fungoides

Niedrig malignes kutanes T-Zell-Lymphom (CTCL), das vorwiegend im höheren Lebensalter auftritt. Die Erkrankung verläuft chronisch über viele Jahre. Die Haut zeigt zu Beginn scharf begrenzte Erytheme mit Schuppung, bevor sich nach langem Verlauf Tumoren mit Ulzerationen zeigen können. In späten Stadien können Lymphknoten und Organe befallen sein. Das **Sézary-Syndrom** (de novo oder aus 5 % der Mycosis-fungoides-Fälle) ist die generalisierte leukämische Form eines CTCL. Es zeigt eine Trias aus symptomatischem generalisiertem Hautbefall (Erythrodermie), Lymphknotenschwellung und Ausschwemmung von Sézary-Zellen (kleine Lymphozyten mit gekerbten Kernen) ins Blut.

Therapie
Therapeutische Optionen sind PUVA-Therapie (Gabe von Psoralen kombiniert mit UV-A-Bestrahlung), Photopherese (Psoralen-Gabe und extrakorporale UVA-Bestrahlung von Leukozyten) oder Ganzkörperbestrahlung. In höheren Stadien kann eine palliative Chemotherapie oder eine Antikörpertherapie indiziert sein.

Prognose
Die Erkrankung verläuft im frühen Stadium oft jahrelang langsam. In den fortgeschrittenen Stadien kann es zu einer raschen Progredienz kommen. Der häufige Pruritus und Sekundärinfektionen der Haut stellen therapeutische Herausforderungen dar.

3.6.5 Myeloproliferative Neoplasien (MPN)

MPN entstehen durch monoklonale Proliferation einer pluripotenten Knochenmarkstammzelle. Je nach betroffener Differenzierungsstufe proliferieren eine oder mehrere myeloische Zellreihen (➤ Abb. 3.36). Nach der WHO-Klassifikation (2016) gehören zu der Gruppe der myeloproliferativen Neoplasien:

- Chronische myeloische Leukämie (CML)
- Polycythaemia vera (PV)
- Essenzielle Thrombozythämie (ET)
- Primäre Myelofibrose (PMF, Osteomyelofibrose [OMF])
- Selten: chronische Eosinophilenleukämie und Neutrophilenleukämie, Mastozytose und die Gruppe der unklassifizierbaren myeloproliferativen Neoplasien

Die **Ursachen** der MPN sind nach wie vor ungeklärt. Im Verdacht stehen ionisierende Strahlen und Chemikalien wie Benzole oder Alkylanzien; meist ist jedoch kein Auslöser eruierbar. Die Schädigung scheint über erworbene Chromosomenaberrationen und Mutationen zu führen. Das für die CML charakteristische Philadelphia-Chromosom resultiert aus einer Translokation der Chromosomen 9 und 22. Bei 90 % der Fälle mit Polycythaemia vera und bei der Hälfte der Patienten mit essenzieller Thrombozythämie sowie mit Osteomyelofibrose finden sich Mutationen des Janus-Kinase-2-Gens (JAK2).

Dies eröffnet neue Aussichten für die **Therapie:** Kann nämlich die Tyrosinkinase-Aktivität dieser Onkogene gehemmt werden, verlieren die Zellen ihren Überlebensvorteil. Ein entsprechendes Therapieprinzip wurde mit dem Tyrosinkinase-Hemmer Imatinib zunächst bei der CML mit großem Erfolg realisiert (s. u.) und inzwischen haben auch entsprechende Inhibitoren für JAK2 Einzug in die klinische Anwendung gehalten.

Manchmal ist eine klare Zuordnung zu den einzelnen MPN zu Beginn der Erkrankungen oft nicht möglich. Auch kommen Übergänge von einer Erkrankung in die andere vor.

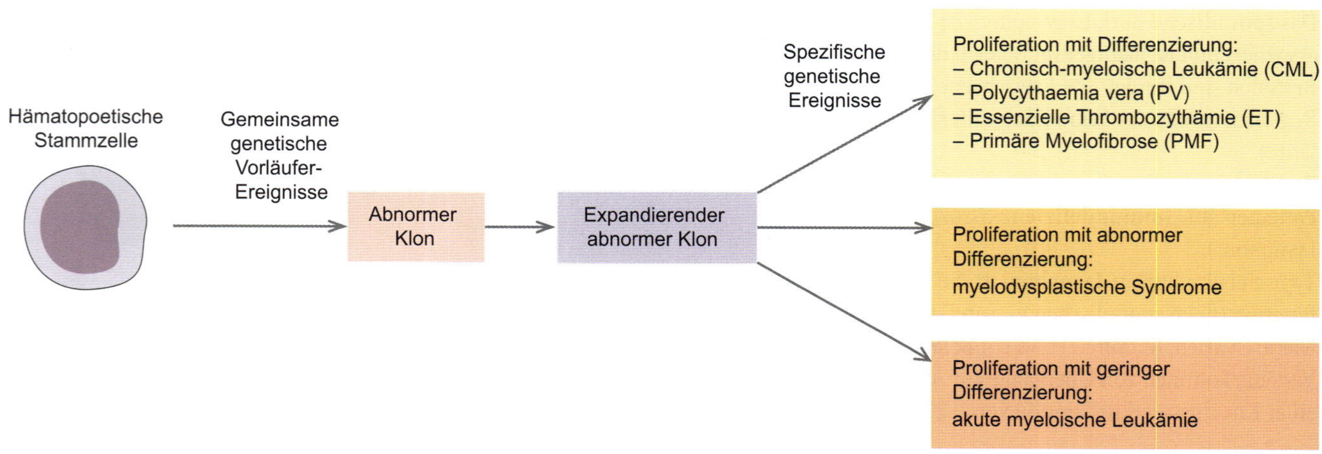

Abb. 3.36 Modell der klonalen Anomalien der hämatologischen (hier v. a. myeloischen) Neoplasien, mit den daraus resultierenden Krankheitsbildern [L231]

PRAXISBEZUG

Gemeinsame Kennzeichen der MPN

- Häufig Splenomegalie
- Im Initialstadium können alle drei Zelllinien vermehrt sein (Leuko-, Erythro- und Thrombozyten).
- Chronischer Verlauf mit stetiger Progredienz
- Tendenz zur Markfibrose (v. a. bei PMF, sekundär aus PV oder ET)
- Evtl. extramedulläre Blutbildung (v.a. bei PMF)
- Evtl. Übergang in einen hochaggressiven Blastenschub, der wie eine akute Leukämie verläuft (v.a. bei CML)
- Typisch ist eine Basophilie im peripheren Blut.

Chronische myeloische Leukämie (CML)

Die CML kennzeichnet eine exzessive Produktion funktionstüchtiger Granulozyten aufgrund der malignen Entartung einer hämatopoetischen Stammzelle. In > 90 % wird das **Philadelphia-Chromosom** nachgewiesen (s. u.). Die **Inzidenz** liegt bei etwa 1.5–2/100.000 Einwohner jährlich, mit einem Altersgipfel zwischen 50 und 60 Jahren.

Klinik

Die Krankheit durchläuft verschiedene Phasen:

Chronische Initialphase („stabile Phase")

Die Patienten sind weitgehend asymptomatisch. Eine chronische Leukozytose und Splenomegalie sind jedoch schon nachweisbar, evtl. bestehen Müdigkeit und Nachtschweiß. Diese Phase dauert im Mittel 5 Jahre.

Akzelerationsphase

An die Initialphase schließt sich für etwa ein Jahr die Akzelerationsphase an mit Fieber, Nachtschweiß, Gewichtsverlust (= B-Symptomen), zunehmender Milzgröße, Leukozytose, zunehmender Anämie und Thrombozytopenie. Im Blutbild finden sich mehr als 10 % Blasten. Das Knochenmark expandiert; es kommt zu Knochenschmerzen und extramedullärer Infiltration.

Blastenschub

Der Blastenschub ist die Endphase der CML und verläuft ähnlich wie eine akute Leukämie mit weiter zunehmender Anämie und Thrombozytopenie sowie einer steigenden Leukozytenzahl. Im Blutbild finden sich jetzt mehr als 30 % Blasten. Seltener endet die CML in einer Osteomyelosklerose mit zunehmender Knochenmarkinsuffizienz.

Pathogenese

In über 90 % liegt eine reziproke Translokation von Teilen des Chromosoms 22 auf das Chromosom 9 (t[9;22]) vor. Das daraus entstehende Chromosom $22q^-$ wird als **Philadelphia-Chromosom** bezeichnet (➤ Abb. 3.37). Durch die Translokation kommt es zu der Entstehung eines bcr-abl-Fusionsgens, dessen hohe und kontinuierliche Tyrosinkinaseaktivität verantwortlich ist für die unkontrollierte Zellvermehrung. Der resultierende Wachstumsvorteil dieser Leukämiezellen gegenüber nichtpathologischen Zellen

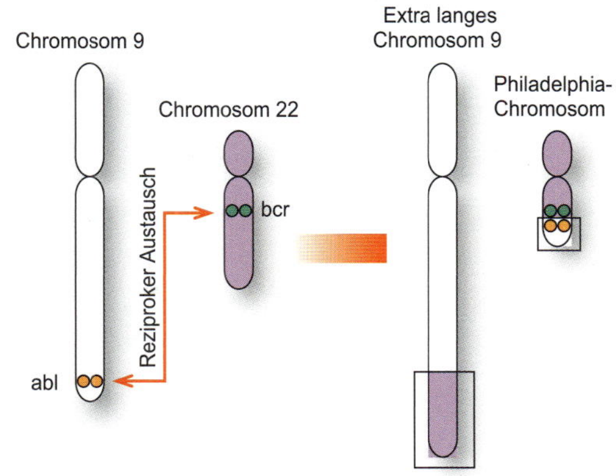

Abb. 3.37 Modell zur Pathogenese der CML: Durch eine reziproke Translokation zwischen Chromosom 9 und 22 entstehen ein extralanges Chromosom 9 sowie ein verkürztes Philadelphia-Chromosom. Das Philadelphia-Chromosom enthält das durch Verschmelzung des Protoonkogens abl („Abelson-Kinase" von Chromosom 9) mit der Genregion bcr (*breakpoint cluster region* von Chromosom 22) entstehende aberrante BCR-ABL-Fusionsgen. Durch Wegfall der autoregulierenden Komponente des ABL resultiert ein unkontrolliert und kontinuierlich exprimiertes Hybridprotein, die bcr-abl-Tyrosinkinase, die für die starke Proliferation der Tumorzellen verantwortlich ist. [L141].

führt nach Jahren zu einem völligen Überwiegen des Philadelphia-Chromosom-positiven malignen Zellklons und zur Unterdrückung der normalen Hämatopoese. Bei 5–10 % der Patienten der CML ist kein Philadelphia-Chromosom nachweisbar, jedoch kann trotzdem ein bcr-abl-Fusionsgen entstehen.

Die Ätiologie der CML ist weitestgehend unklar, ionisierende Strahlen und Benzol erhöhen das Risiko.

Diagnostisches Vorgehen

Die Diagnose wird häufig während der chronischen Phase der Erkrankung gestellt, in vielen Fällen sogar als Zufallsbefund. Neben Anamnese und klinischer Untersuchung sind entscheidend:

- **Blutbild** (➤ Abb. 3.38): buntes Zellbild durch Granulozyten aller Reifungsstufen mit Nachweis von Vorläuferzellen der Myelopoese inklusive Blasten (pathologische Linksverschiebung). Initial ist eine Thrombozytose möglich (30 %), die Thrombozyten sind evtl. zusätzlich in ihrer Funktion gestört (→ Blutungen oder Thrombosen). Oft bestehen eine Eosinophilie und eine Basophilie. Die CML zeigt sehr hohe Leukozytenzahlen (bis 500×10^9/l) und geht mit dem Risiko von leukämischen Thrombosen – z. B. Milzinfarkten, Priapismus, Myokardinfarkt und Zentralvenenthrombose der Retina – einher.
- **Knochenmark:** Hyperplasie der Myelopoese mit Linksverschiebung sowie oft auch eine Hyperplasie der Megakaryopoese. Typisch sind ungewöhnlich kleine Megakaryozyten.
- **Zytogenetik:** Nachweis des Philadelphia-Chromosoms (in > 90 % nachweisbar) mittels FISH (Fluoreszenz-in-situ-Hybridisierung) bzw. Nachweis des bcr-abl-Fusionsgens mittels RT-PCR
- Beweisend für die CML ist der **Nachweis eines Philadelphia-Chromosoms** oder der molekulargenetische **Nachweis eines bcr-abl-Fusionsgens.** Das Philadelphia-Chromosom, aber mit einem kürzeren bcr-abl-Fusionstranskript, wird auch

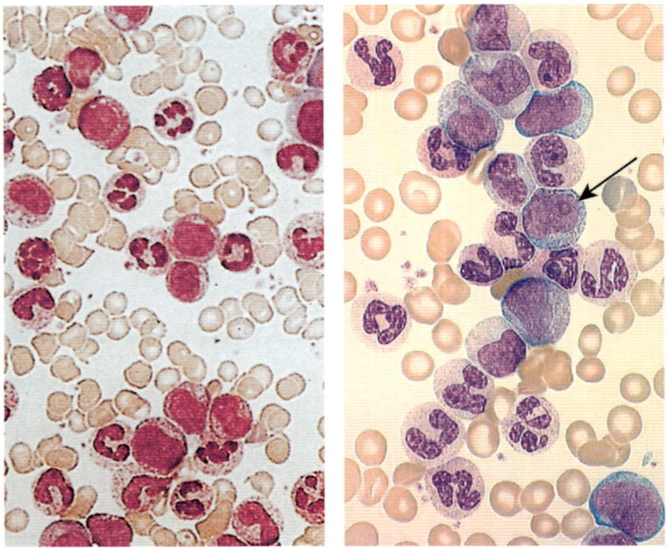

Abb. 3.38 Peripheres Blutbild bei CML. a) Chronische Phase mit einer kontinuierlichen Linksverschiebung: Vom Promyelozyten bis zum Segmentkernigen kommen alle granulozytären Reifungsstufen vor. b) CML im Blastenschub. Im Blutausstrich dominieren nukleolenhaltige, an ihrem großen Zellkern und dem geringen Zytoplasmaanteil zu erkennende Myeloblasten (Pfeil). [a: E369, b: E515]

bei ca. 20 % der erwachsenen ALL-Patienten nachgewiesen (B-Vorläufer-Zellen) und definiert dort eine Hochrisikokategorie (➤ 3.6.2).

- **Andere Untersuchungen:** LDH, Harnsäure (bei vermehrtem Zelluntergang erhöht), Sonografie des Abdomens (Hepatosplenomegalie), HLA-Typisierung des Patienten und der Verwandten für eine Stammzelltransplantation, ggf. Fremdspendersuche

Therapie

Die Therapie der bcr-abl-positiven CML (90–95 % der Fälle) wurde durch den oralen **Tyrosinkinase-Inhibitor (TKI) Imatinib** (Glivec®) revolutioniert. Dieser hemmt spezifisch die bcr-abl-Tyrosinkinase. Hierdurch werden in der chronisch-stabilen Phase in bis zu 98 % hämatologische Remissionen erreicht; zytogenetische Remissionen (d. h. kein Nachweis von Philadelphia-Chromosom-positiven Zellen mehr) werden in dieser Phase in bis zu 90 % erreicht. Leukozytenzahlen und Splenomegalie normalisieren sich innerhalb von etwa 2 Monaten. Bei Intoleranz oder Resistenzentwicklung gibt es die Möglichkeit, neuere TKI (z. B. Dasatinib, Nilotinib, Ponatinib, Bosutinib) einzusetzen.

Trotz der großen Erfolge der TKI bleibt, nach heutigem Wissensstand, die einzige kurative Therapieoption die **allogene Stammzelltransplantation;** sie wird aber im Zeitalter der TKI nur noch bei jüngeren Patienten mit geringem Transplantationsrisiko (z. B. mit HLA-kompatiblen Geschwisterspendern) in Erwägung gezogen.

Eine weitere Therapiemaßnahme ist die **Leukapherese,** die bei sehr hohen Leukozytenzahlen mit Zeichen eines Hyperviskositätssyndroms (Leukostase; ➤ 12.5.4) eingesetzt wird. Hierbei wird Blut aus einer großlumigen Vene ausgeleitet, die Leukozyten separiert und der verbleibende Rest des Blutes dem Patienten über eine andere Vene wieder zugeführt. Bei Bedarf erfolgen auch Substitutionen von Thrombozyten und Erythrozyten.

Prognose

Die Prognose hat sich durch die TKI stark verbessert. Ein progressionsfreies Überleben nach 6 Jahren ist bei 90 % der Patienten zu erwarten. Unter Therapie beträgt die durch eine CML bedingte Mortalität ca. 1 % pro Jahr (die Mortalität durch CML-unabhängige Ursachen beträgt ebenfalls 1 % pro Jahr).

Polycythaemia vera (PV)

Seltene Erkrankung der myelopoetischen Stammzelle mit autonomer Proliferation aller drei Blutzellreihen, vor allem der Erythropoese. Zugrunde liegt in nahezu allen Fällen eine Mutation im Janus-Kinase-2-Gen (JAK2). Die Inzidenz beträgt 0,5 Erkrankungen pro 100.000 Einwohner pro Jahr, mit einem Häufigkeitsgipfel um 60 Jahre. Die Ätiologie ist unbekannt. In 20 % der Fälle geht die Erkrankung in eine sekundäre OMF über. Initial liegen oft kaum auflösbare Übergangsformen zur ET oder dem proliferativen Stadium der PMF vor.

Klinik

Im Vordergrund steht die Polyglobulie mit einer Erythropoetin-unabhängigen Erythrozytose. Folgen sind zunächst eine Hautrötung **(Plethora)** und eventuell eine akrale Zyanose. Bei einem Hämatokrit > 55 % steigt die Blutviskosität deutlich an, sodass dann die Erscheinungen dominieren, die auf **Mikrozirkulationsstörungen** zurückzuführen sind: zerebrale Mangeldurchblutung (z. B. Kopfschmerzen, Schwindel bis hin zum Schlaganfall) sowie periphere Durchblutungsstörungen (z. B. Akrozyanose, Angina pectoris bis hin zum Herzinfarkt). Als Folge des gesteigerten Blutvolumens kann eine Hypertonie auftreten.

Nach Jahren folgen Splenomegalie und Thrombosen bzw. Thromboembolien (arterielle Thrombosen, z. B. mit Myokardinfarkt; venöse Thrombosen, z. B. als Pfortaderthrombose). Ab einem Hämatokrit von 60 % ist das Thromboserisiko deutlich erhöht.

Aufgrund der oft vorliegenden Thrombozytenfunktionsstörung ist trotz Thrombozytose auch eine **hämorrhagische Diathese** möglich. Vor allem bei hohen Thrombozytenzahlen ist das Blutungsrisiko erhöht.

Oft besteht ein quälender Juckreiz.

Diagnostisches Vorgehen

Im **Blutbild** zeigt sich die charakteristische Erhöhung von Erythrozyten, Leukozyten (mit relativer Lymphopenie) und Thrombozyten. Der Erythropoetin-Spiegel ist im Gegensatz zur reaktiven Polyglobulie erniedrigt (➤ 3.4). Das **Knochenmark** ist hyperzellulär und zeigt eine ausgeprägte Eisenverarmung (➤ Abb. 3.39). Durch

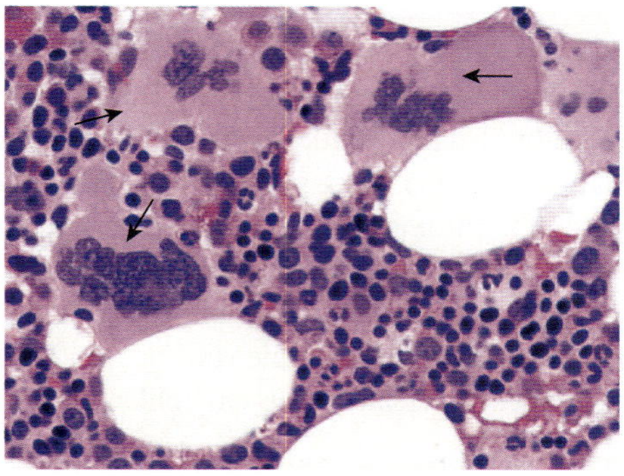

Abb. 3.39 Knochenmarkhistologie der Polycythaemia vera. Das Fettmark ist deutlich reduziert, die Erythropoese und die Megakaryopoese (die Pfeile bezeichnen die neuen Megakaryozyten) sind stark vermehrt. [E516]

Gensequenzierung kann das mutierte Janus-Kinase-2-Gen (JAK2) nachgewiesen werden.

Von der WHO wurden Diagnosekriterien für die Polycythaemia vera formuliert:

WHO-Diagnosekriterien der Polycythaemia vera (PV)

Hauptkriterien

- Hkt um mehr als 25 % über den mittleren Normalwert erhöht **oder** Hb > 18,5 g/dl (M) bzw. > 16,5 g/dl (F)
- Nachweis der JAK2-V617F-Mutation oder einer funktionell ähnlichen Mutation am Janus-Kinase-2-Gen

Nebenkriterien

- Das Knochenmark zeigt Hyperzellularität durch gesteigerte Erythropoese, Granulopoese und Megakaryopoese.
- Der Erythropoetinspiegel im Serum ist erniedrigt.
- Nachweis von endogenen erythroiden Klonen in vitro

Die Diagnose einer PV wird gestellt, wenn die beiden Hauptkriterien oder ein Hauptkriterium plus zwei Nebenkriterien vorliegen.

Therapie

Die Polycythaemia vera ist nicht heilbar. Sie wird zunächst symptomatisch mit Aderlässen therapiert. Steigt die Aderlassfrequenz zu sehr an, ist eine zytoreduktive Therapie mit Hydroxyurea oder Interferon-α möglich. JAK2-Inhibitoren bessern Blutbild und Symptome.

Symptomatische Therapie

- Regelmäßige **Aderlässe** (je 250–500 ml): Ziel ist ein Hämatokrit < 45 %. Das durch die Aderlässe verlorene Eisen wird nicht substituiert, da der Eisenmangel – therapeutisch gewünscht – die Erythrozytenproduktion hemmt. Unter alleinigen Aderlässen ist die Thrombosegefahr erhöht.
- **Thrombozytenaggregationshemmer:** Sie kommen zum Einsatz, um vor allem arterielle Thrombosen zu vermeiden. Bevor man sich zu dieser Therapie entscheidet, sollte jedoch die Thrombozytenfunktion analysiert werden, da oft gleichzeitig (besonders bei sehr hohen Thrombozytenzahlen > 1.000.000/µl) eine Thrombozytopathie mit erhöhter Blutungsneigung vorliegt (➤ 3.7.4). Reservemittel: Anagrelid.
- Behandlung der ausgeprägten Hyperurikämie aufgrund des erhöhten Zellumsatzes

Zytoreduktive Therapie

Hydroxyurea und Interferon-α können die Polyglobulie bessern, sie werden bei progredienter Myeloproliferation, hohem Risiko für thrombembolische Ereignisse oder fehlender Kontrolle von anderen klinischen Symptomen eingesetzt. Bei Versagen Einsatz des JAK2-Inhibitors Ruxolitinib. Die einzige kurative Option ist – bei hierfür geeigneten Patienten – die allogene Stammzelltransplantation.

Prognose

Todesursachen sind vor allem Thrombembolien, eine sekundäre OMF oder die Transformation in eine akute Leukämie (15 % in 20 Jahren). Die mittlere Überlebenszeit beträgt mit Therapie 10–20 Jahre, ohne Behandlung etwa 2 Jahre. Wegen der oft vorliegenden Thrombozytopathie besteht ein erhöhtes OP-Risiko.

3

Essenzielle Thrombozythämie (ET)

Seltene Erkrankung durch klonale unkontrollierte Proliferation thrombozytärer Vorläufer.

MERKE

Ungleich häufiger als die ET sind reaktive Thrombozytosen, z. B. bei Entzündung, Blutung, Eisenmangel, Malignomen, Steroidtherapie oder nach Splenektomie.

Klinik

Betroffen sind Menschen mittleren und höheren Lebensalters. Charakteristische Zeichen:

- Mikrozirkulationsstörungen (v. a. Finger, Zehen, Gehirn)
- Mäßige Splenomegalie
- **Thrombosen** (häufigste Todesursache)
- Hämorrhagische Diathese durch funktionsgestörte Thrombozyten **(Thrombozytopathie)**

Diagnostisches Vorgehen

Die Diagnose wird anhand der aktuellen WHO-Kriterien gestellt:

- Anhaltende Thrombozytenzahl > 450.000/µl ohne Anhalt einer reaktiven Thrombozytose
- Proliferation hauptsächlich der Megakaryozytenlinie (im Knochenmark)
- Ausschluss einer CML, Polycythaemia vera, Osteomyelofibrose und eines MDS
- Nachweis der JAK2-V617F-Mutation (50 %) oder eines anderen klonalen Markers (z. B. CALR- oder MPL-Mutationen). Findet sich kein klonaler Marker, muss für die Diagnose eine reaktive Thrombozythämie ausgeschlossen sein.

Therapie

Zur optimalen Therapie wird eine Risikostratifizierung durchgeführt, woran Art und Intensität ausgerichtet werden. Risikofaktoren sind eine Thrombozytenzahl > 1,5 Mio./µl, Alter > 60 Jahre sowie thrombembolische und Blutungskomplikationen. Zum Einsatz kommen generell zwei Therapieformen: die Hemmung der Thrombozytenaggregation (z. B. niedrig dosiertes ASS) und die zytoreduktive Therapie (Hydroxyurea oder Interferon-α und Anagrelid). Bei Post-ET-Myelofibrose Einsatz von Ruxolitinib (JAK2-Inhibitor).

Prognose

Typisch ist ein langsamer Verlauf über 10–15 Jahre. Die meisten Patienten sterben an einer thrombembolischen Komplikation.

Primäre Myelofibrose (PMF)

Die PMF (= Osteomyelofibrose) ist eine sehr seltene myeloproliferative Neoplasie (Inzidenz ca. 0,2/100.000 jährlich) mit Beginn meist erst im 6. Lebensjahrzehnt. Kennzeichen ist die zunehmende Markfibrose, später auch **Marksklerose** mit progredienter Knochenmarkinsuffizienz, die schließlich zur **extramedullären Blutbildung** mit Splenomegalie und Hepatomegalie führt. Charakteristische Aberrationen (in 95 % der Fälle) sind Mutationen in den Genen JAK2 oder CALR oder MPL.

Klinik

Es bestehen in aller Regel eine massive **Splenomegalie,** zusätzlich oft eine Hepatomegalie und Zeichen der Anämie. Später kommt es zur Panzytopenie mit hämorrhagischen Diathesen.

Diagnostisches Vorgehen

Die Diagnose wird durch Untersuchung des Blutes und Knochenmarks gestellt. Die WHO definiert Haupt- und Nebenkriterien für die Diagnosestellung. Abzugrenzen sind die Myelofibrosen, die aus einer PV oder ET enstehen.

Blutbild
In der Frühphase findet man eine Leukozytose und Thrombozytose, später eine Panzytopenie, wobei die Anämie im Vordergrund steht. Typisch im peripheren Blutausstrich sind auch **Dakryozyten** und Normoblasten (leuko-erythroblastisches Blutbild). Differenzialdiagnostisch muss an andere Verdrängungsmyelopathien (z. B. Knochenmarkkarzinose) gedacht werden.

Knochenmark
Bei der Knochenmarkaspiration wird typischerweise aufgrund der Markfibrose kein Material gewonnen **(Punctio sicca).** Entscheidend ist daher die Knochenmarkbiopsie mit histologischer Untersuchung. Hierbei zeigt sich im Frühstadium ein faserarmes Mark, später eine zunehmende Markfibrose oder -sklerose (Fasergrade I–III).

Therapie

Einziger **kurativer Ansatz** ist die allogene Stammzelltransplantation, die jedoch nur bei fitten Patienten in Betracht kommt.

Die **palliative Therapie** stützt sich auf die Substitution von Erythrozyten und ggf. Thrombozyten. Hydroxyurea und Interferon-α senken die in der Frühphase erhöhten Leukozyten- und Thrombozytenzahlen, JAK2-Inhibitoren (Ruxolitinib) wirken besonders auf die Splenomegalie. Eine Splenektomie wird nur bei Verdrängungserscheinungen oder Hypersplenismus empfohlen (➤ 3.5.1).

Prognose

Die mittlere Überlebenszeit beträgt ca. 5–8 Jahre, zum Tod kommt es durch Panzytopenie oder Blastenschub (Transformation in AML, 10 %).

3.6.6 Myelodysplastische Syndrome (MDS)

Die myelodysplastischen Syndrome sind eine heterogene Gruppe von klonalen Stammzellerkrankungen mit qualitativen und quantitativen Veränderungen der Hämatopoese. Die jährliche Inzidenz liegt bei etwa 4/100.000 Einwohner (ansteigend mit dem Lebensalter). Zugrunde liegen **Ausreifungs- und Differenzierungsstörungen** in der Hämatopoese von einer, zwei oder allen drei myeloischen Zellreihen (➤ Abb. 3.36). Im peripheren Blut findet man in der Regel Zytopenien (fast immer eine Anämie) der betroffenen Zellreihen, während die Zelldichte im Knochenmark meistens normal oder erhöht ist. Das Knochenmark zeigt dysplastische Veränderungen und in manchen Fällen einen erhöhten Anteil an Blasten (wichtige prognostische Bedeutung).

Unterschieden werden die primären (De-novo-)MDS von den sekundären MDS. Während erstere eine unklare Ursache haben, werden letztere u. a. durch vorangegangene Chemotherapie, Strahlentherapie oder Benzol induziert. Die WHO-Klassifikation der MDS ist in ➤ Tab. 3.16 wiedergegeben.

Die chronische myelomonozytäre Leukämie (**CMML**; > 1.000/µl Monozyten im Blut; < 20 % Blasten im Knochenmark) ist eine myelodysplastisch-myeloproliferative Erkrankung, wird formal aber zu den MDS gezählt.

Analog der fakultativen Präkanzerosen MGUS für das multiple Myelom oder der MBL für die CLL, existiert für myeloische Zellen die **klonale Hämatopoese von unbestimmtem Potenzial** (clonal hematopoiesis of indeterminate potential, CHIP) Unter einer CHIP versteht man das Vorliegen klonaler genetischer Veränderungen in Blut- oder Knochenmarkzellen, ohne dass eine hämatologische Neoplasie bzw. Zytopenien vorliegen. Bei altersabhängig zunehmender Inzidenz findet sich bereits bei ca. 10 % der 70-Jährigen eine CHIP. Individuen mit CHIP tragen ein ca. 11–13-fach erhöhtes Risiko für die Entwicklung einer hämatologischen Neoplasie (z. B. MDS, AML), mit einer jährlichen Transformationsrate von 0,5–1 %. Es besteht ein Zusammenhang zwischen CHIP und kardiovaskulären Erkrankungen.

Tab. 3.16 WHO-Klassifikation der myelodysplastischen Syndrome (MDS)

Name	Abkürzung	Beschreibung	Anteil der Blasten [%] im Knochenmark*
MDS mit unilineärer Dysplasie	MDS-SLD	Nur eine Zelllinie betroffen	< 5
MDS mit Ringsideroblasten und unilineärer Dysplasie	MDS-RS-SLD	Nur eine Linie betroffen, > 15 % Ringsideroblasten im Knochenmark	< 5
MDS mit multilineärer Dysplasie	MDS-MLD	Mindestens zwei Linien betroffen	< 5
MDS mit Ringsideroblasten und multilineärer Dysplasie	MDS-RS-MLD	Mindestens zwei Linien betroffen, > 15 % Ringsideroblasten im Knochenmark	< 5
MDS mit Blastenüberschuss 1	MDS-EB1	Eine oder mehrere Linien betroffen, keine Auer-Stäbchen	5–9
MDS mit Blastenüberschuss 2	MDS-EB2	Eine oder mehrere Linien betroffen, evtl. Auer-Stäbchen	10–19
5q-Anomalie (-Syndrom)		Teilverlust des langen Arms (q) von Chromosom 5	< 5
Unklassifizierbares MDS	MDS-U	Passt in keine der anderen Gruppen	< 5

*Bei einem Blastenanteil ≥ 20 % im KM oder Blut liegt nach WHO-Definition eine AML vor.

MERKE

Sowohl die MPN als auch die myelodysplastischen Syndrome beruhen auf einer Entartung hämatopoetischer Stammzellen. Bei den MPN steht die ungehemmte Proliferation eines Zellklons im Vordergrund, entsprechend zeigt das periphere Blut typischerweise eine Vermehrung ausdifferenzierter Zellen. Bei MDS dagegen ist die Ausdifferenzierung gestört, typischerweise zeigt das periphere Blut deshalb eine Zytopenie.

Klinik

Im Vordergrund stehen die Anämie und die damit verbundenen Symptome (z. B. Schwäche, Belastungsdyspnoe). Daneben fallen Patienten durch eine vermehrte Infektanfälligkeit (Folge der Neutropenie) sowie eine erhöhte Blutungsneigung (Folge der Thrombozytopenie) auf.

Diagnostisches Vorgehen

Das **Blutbild** zeigt oft eine Panzytopenie und zellmorphologische Auffälligkeiten: Anisopoikilozytose (ungleiche Form und Größe) der Erythrozyten und der Thrombozyten sowie dysplastische Veränderungen der Granulozyten (z. B. Pseudo-Pelger-Formen). Typisch für die dysplastische Hämatopoese ist der **Zytologiebefund des Knochenmarks:**

- Ausdruck der **Dyserythropoese** sind z. B. eine Sideroblastose, Ringsideroblasten, Kernfragmentierungen und -entrundungen.
- Ausdruck der **Dysgranulopoese** sind u. a. Blastenvermehrungen.
- Die **Dysmegakaryopoese** zeigt sich u. a. durch Mikromegakaryozyten.

Der **Blastenanteil** im Knochenmark ist dabei der wichtigste prognostische Faktor und wird deshalb zur Klassifikation herangezogen (➤ Tab. 3.16): Je mehr Blasten im Knochenmark, desto ungünstiger die Prognose. Zudem spielt die **Chromosomenanalyse** eine wichtige Rolle. Bei der Hälfte aller MDS werden chromosomale Aberrationen gefunden, die zum Teil wichtige prognostische und therapeutische Implikationen haben (z. B. kann das 5q-Syndrom wirksam mit Lenalidomid behandelt werden).

Therapie

Patienten mit niedrigem Risiko werden meist symptomatisch behandelt (Substitution von Blutprodukten, Gabe von Erythropoetin, Behandlung von Infektionen). Nach Versagen von Erythropoetin beim MDS mit RS induziert Luspatercept die vermehrte Erythrozytenreifung und dadurch eine hohe Rate an Transfusionsunabhängigkeit. Eine primäre sowie durch die Polytransfusion bedingte Eisenüberladung sollte frühzeitig mit Eisenchelation behandelt werden. Bei jüngeren Patienten mit fortschreitender Erkrankung und ungünstigem Risiko wird das MDS in der Regel wie eine AML behandelt, einschließlich einer allogenen Stammzelltransplantation. Ohne Eignung zur allo-SZT kann hier eine palliative Therapie mit demethylierenden Substanzen (5-Azacitidin, Decitabin) erfolgen.

Prognose

Der revidierte internationale Prognosescore (IPSS-R) bildet Blastenzahl im Knochenmark und Ausmaß der Zytopenien ab und wichtet zytogenetische Risikokategorien. Bei Patienten mit einem niedrigen Risiko werden mittlere Überlebenszeiten von 5–9 Jahren angegeben. Patienten mit einem hohen Risiko haben ohne intensive Behandlung eine sehr schlechte Prognose mit einer medianen Überlebenszeit von 5–10 Monaten.

3.7 Gerinnungsstörungen

M. Herling

3.7.1 Übersicht

Das **Hämostasesystem** umfaßt nicht nur die plasmatische Gerinnung und die Fibrinolyse als humorale Gegenspieler, sondern auch die Komponenten Gefäßwand, Megakaryo- bzw. Thrombozyten sowie das retikuloendotheliale System. Bei einer Verletzung soll dieses extrem fein regulierte System von Aktivatoren und Inhibitoren das Blut rasch und lokal begrenzt in einen festen Zustand überführen, ansonsten aber seinen flüssigen Zustand gewährleisten. Erworbene oder angeborene Störungen führen entweder zu einer abnormen Blutungsneigung **(hämorrhagische Diathese)** oder zur verstärkten Koagulabilität mit erhöhtem Thromboserisiko **(Thrombophilie).** Die Thrombophilie ist dabei etwa 10-mal häufiger als eine hämorrhagische Diathese.

Koagulopathien bezeichnen Störungen der plasmatischen Gerinnung bzw. Fibrinolyse. Ätiologisch unterschieden werden Defektkoagulopathie (Mangel oder Fehlfunktion einzelner Faktoren), Verbrauchskoagulopathie (erhöhter Umsatz), Immunkoagulopathie (z. B. Autoantikörper bei SLE) und Hyperfibrinolyse.

3

MERKE

Eine hämorrhagische Diathese ist definiert als eine über das normale Maß hinausgehende Blutungsneigung (zu stark, zu lange oder ohne adäquaten Anlass).

Einteilung hämorrhagischer Diathesen

Den vielen an der Blutstillung beteiligen Komponenten entsprechend kommen bei einer Blutungsneigung viele Ursachen infrage:

- **Thrombozytäre Störung** (ca. 70 %): als Thrombozytopenie oder Thrombozytopathie; typisch sind petechiale (flohstichartige) kutane Blutungen an hydrostatisch belasteten Partien und den Schleimhäuten.
- **Koagulopathie** (ca. 20 %): Typisch sind Ekchymosen (kleinflächige Hautblutungen), Hämatome, Gelenkeinblutungen (Hämarthros), großflächige scharf umrandete Blutungen (Haut, Retroperitoneum, Psoasloge) sowie Muskelblutungen.
- **Vasopathie** (ca. 10 %): Zugrunde liegt eine pathologisch veränderte Gefäßstruktur; typisch sind Petechien (z. B. an den Knöcheln) bzw. nach Blutstauung (Rumpel-Leede-Test, ➤ 3.7.3).
- **Kombinierte Störungen:** gemeinsames Vorliegen zweier der o. g. Störungen, z. B. bei Verbrauchskoagulopathie oder Von-Willebrand-Syndrom; Kombination aus petechialer und großflächiger Blutung

3.7.2 Physiologie der Blutstillung

Der komplexe Ablauf der Blutstillung **(Hämostase)** erfordert eine Interaktion zwischen Gefäßwand, Thrombozyten und dem plasmatischen Gerinnungssystem (➤ Abb. 3.40). Letzteres beinhaltet Gerinnungsaktivatoren und -inhibitoren sowie das Fibrinolysesystem. Die **primäre Hämostase** beinhaltet Vaskonstriktion und Bildung des Plättchenthrombus. Die **sekundäre Hämostase** bezeichnet die Blutgerinnung im engeren Sinne durch Aktivierung der plasmatischen Faktorenkaskade. Bereits zu diesem frühen Zeitpunkt initiiert die Freisetzung von **tPA** *(tissue plasminogen activator)* aus Endothelzellen die gegenregulatorische **Fibrinolyse.**

Das Gefäßendothel bildet die Trennschicht zwischen den in der Gefäßwand vorliegenden Gerinnungsaktivatoren und dem Blut. Ist die Gefäßwand verletzt (exogen oder endogen) und das Endothel durchbrochen, wird die Gerinnung eingeleitet. Unter pathologischen Bedingungen kann es jedoch auch zu einer intravasalen Aktivierung der Gerinnung kommen.

Bei einer Störung der primären Hämostase setzt die übermäßige Blutung unmittelbar nach Verletzung ein, während Patienten mit Störungen der sekundären Blutstillung erst nach einem gewissen Zeitintervall abnorm bluten (z. B. postoperativ). Beim Von-Willebrand-Syndrom oder bei der Verbrauchskoagulopathie sind sowohl die primäre als auch die sekundäre Hämostase gestört.

Prinzipien der Blutstillung

Im Anschluss an die Verletzung des Endothels kommt es zu drei Prozessen, die letzten Endes alle der Blutstillung dienen (➤ Abb. 3.40):

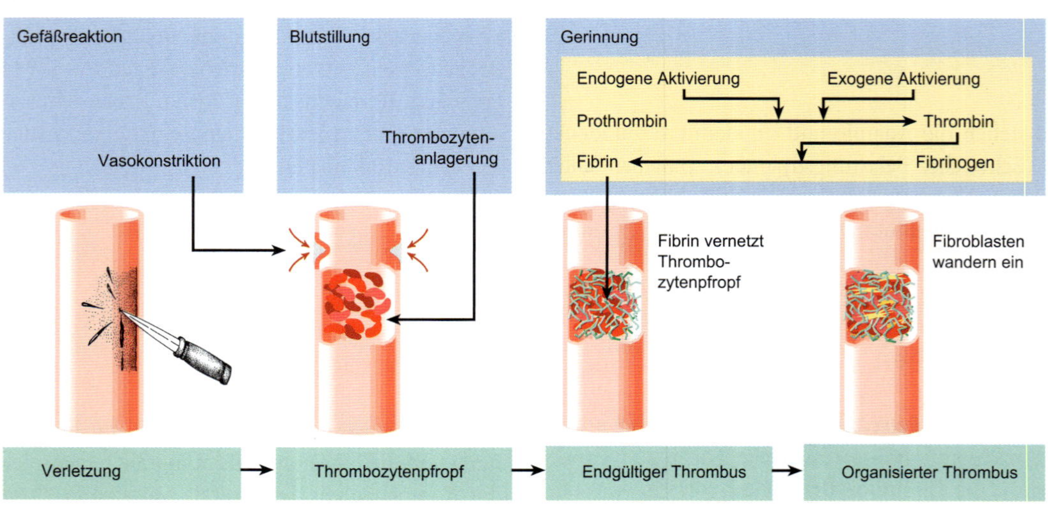

Abb. 3.40 Blutstillung und Blutgerinnung [L190]

- **Vasokonstriktion:** Sie tritt als Folge der Endothelverletzung auf und führt zur Drosselung des Blutflusses. Sie wird zum einen reflektorisch, zum anderen durch die von den Blutplättchen abgegebenen Mediatoren Serotonin, ADP und Thromboxan A_2 vermittelt (Details s. u.).
- **Thrombozytenpfropf:** Dieser sog. weiße Plättchenthrombus bildet sich an der Läsion und dichtet die Gefäßwand provisorisch ab. Seine Bildung verläuft in mehreren Schritten:
  - **Plättchenadhäsion:** Die verloren gegangene Integrität der Gefäßwand führt zur Exposition von Kollagenfasern und anderen Proteinen wie Fibronektin, Laminin und Vitronektin. An diese binden die thrombozytären Oberflächenrezeptoren (wie etwa GP Ib/IX) mithilfe von Intermediärmolekülen – v. a. dem Von-Willebrand-Faktor (vWF).
  - **Thrombozytärer Gestaltwandel und Plättchendegranulation:** Die durch die Interaktion mit Zellwandkomponenten aktivierten Blutplättchen unterliegen nun Formänderungen (von Scheibe zu sphärisch) und geben die Speicherstoffe ihrer α-Granula und Lysosomen ab (z. B. vWF, Platelet-derived Growth Factor, ADP, Serotonin, Hydrolasen) (➤ Abb. 3.41).
  - **Plättchenaggregation:** Die abgegebenen Inhaltsstoffe fördern die thrombozytäre Vernetzung durch das im Blut bereitliegende Fibrinogen und aktivieren außerdem Fibroblasten und glatte Muskelzellen.
- **Aktivierung der Gerinnungsfaktoren:** Die Gefäßverletzung aktiviert nicht nur die Thrombozyten, sondern auch die plasmatischen Gerinnungsfaktoren. Ihre kaskadenartige enzymatische Aktivierung an der Thrombozytenoberfläche führt letzten Endes zur Bildung von Thrombin, welches die im Blut gelöste Fibrin-Untereinheit Fibrinogen in das unlösliche Fibrin überführt. Dieses polymerisiert zwischen den Blutplättchen, wodurch es den Plättchenthrombus kontrahiert, stabilisiert und die Gefäßläsion dauerhaft verschließt. Hierbei entsteht aus dem ursprünglichen Thrombozytenpfropf ein Thrombozyten-Fibrin-Gerinnsel (wegen des Einschlusses von Erythrozyten auch „roter Thrombus" genannt). Dieser Thrombus wird durch den fibrinstabilisierenden Faktor XIII vor vorzeitiger Thrombolyse geschützt.

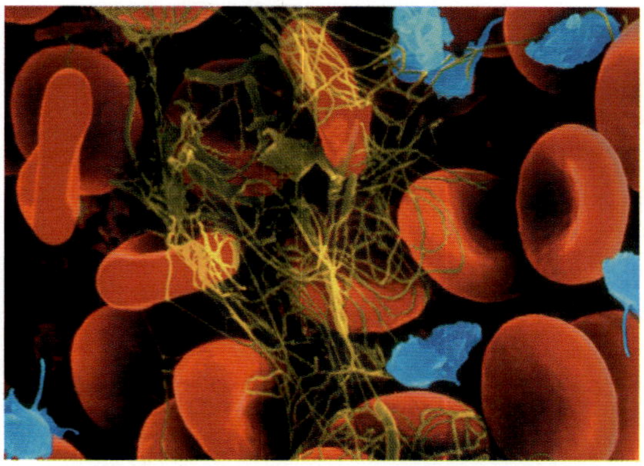

Abb. 3.41 Thrombozyten während der Gerinnung. Die Thrombozyten (blau eingefärbt) stülpen fingerartige Fortsätze aus, womit die Vernetzungsreaktion in Gang gesetzt wird (Fibrinfäden in Gelbgrün). Daneben sind Erythrozyten zu sehen. [E411]

Gerinnungsfaktoren

Gerinnungsfaktoren sind i.d.R. Serinproteasen, aktivierte Faktoren werden generell mit dem Zusatz „a" versehen.
- Faktor I = Fibrinogen
- Faktor II = Prothrombin
- Faktor III = Gewebethrombokinase/Gewebsthromboplastin *(tissue factor)*
- Faktor IV = Kalzium
- Faktor V = Proaccelerin
- Faktor VI = aktivierter Faktor V
- Faktor VII = Proconvertin
- Faktor VIII = Hämophilie-A-Faktor oder antihämophiles Globulin, zirkuliert im Blut als ein aus zwei Teilen bestehender Komplex: dem koagulatorisch wirkenden Faktor VIII:C (antihämophiles Globulin A) und dem für die Thrombozytenaggregation bedeutenden Faktor VIII:vWF (Von-Willebrand-Faktor oder vWF:Ag, Genaueres ➤ 3.7.5)
- Faktor IX = Hämophilie-B-Faktor
- Faktor X = Stuart-Prower-Faktor
- Faktor XI = Rosenthal-Faktor
- Faktor XII = Hageman-Faktor
- Faktor XIII = fibrinstabilisierender Faktor

Thrombozyten

Die Oberfläche der Thrombozyten ist mit einer Vielzahl spezifischer Rezeptoren ausgestattet, die Adhäsion, Aktivierung, Aggregation und Degranulierung vermitteln. Das Zytoplasma der Thrombozyten enthält verschiedene Adhäsions- und Aggregationsfaktoren, z.B. ADP, vWF, Faktor V, Plättchenfaktor-4 etc. Der Inhalt der Granula wird nach Aktivierung freigegeben. Ebenso werden nach Aktivierung thrombozytenspezifische Prostaglandine gebildet und freigesetzt, vor allem das oxygenierte Arachidonsäure-Derivat Thromboxan A_2. Dieses wirkt aggregationsfördernd und ist an der Gefäßkonstriktion beteiligt.

CAVE!

Viele Medikamente hemmen die Thrombozytenaggregation (➤ 3.7.4, Kasten „Thrombozytenfunktionshemmer"). Die durch ASS vermittelte Hemmung ist irreversibel, da ASS die durch die thrombozytäre Zyklooxygenase katalysierte Thromboxan-A_2-Bildung bleibend unterdrückt.

Plasmatische Blutgerinnung

Die plasmatische Blutgerinnung ist für die sekundäre Blutstillung und damit den endgültigen Defektverschluss verantwortlich. Sie beinhaltet die kaskadenartige und autoamplifizierte Aktivierung von Enzymvorstufen oder -kofaktoren **(Gerinnungsfaktoren).** Diese werden fast ausschließlich in der Leber synthetisiert (F VIII auch zusätzlich im Gefäßendothel). Sie liegen im Plasma in weit höheren Konzentrationen vor als für den Ablauf der Gerinnung erforderlich, sodass es bei Mangelerkrankungen meist erst nach Abfall der Faktorenaktivität auf wenige Prozent zu klinischen Symptomen kommt.

Aktivierung der Gerinnungskaskade

Traditionell wurde zwischen exogenem und endogenem System unterschieden (➤ Abb. 3.42). Eine derartige Unterteilung ist aber zum Teil artifiziell und lediglich noch aus didaktischen Gründen gerechtfertigt. Die plasmatische Blutgerinnung kann durch Verletzung aller Schichten der Gefäßwand oder nur des Endothels, aber auch ohne jegliche Gefäßbeteiligung aktiviert werden. Dazu kann der initiierende Faktor (sog. *tissue factor* [TF], auch als FIII bzw. Gewebethrombokinase/-plastin bezeichnet) sowohl aus der extrazellulären Matrix als auch aus Endothel oder Monozyten freigesetzt werden:

- Bei größeren äußeren Verletzungen mit Einblutung in das umliegende Gewebe aktiviert sekundenschnell der dortige TF den F VII (**extrinsisches** System).
- Wird lediglich das Endothel geschädigt (**intrinsische** Kaskade), beginnt die Initiierung vorwiegend in der Umwandlung von F XII in seine aktive Form (➤ Abb. 3.42).
- Als gemeinsame Endstrecke wird mithilfe von Kalzium der F X in seine aktive Form (Xa) umgesetzt, welche wiederum zusammen mit Kofaktoren die Bildung von Thrombin katalysiert. Als zentrales Molekül sorgt Thrombin dafür, dass aus Fibrinogen zunächst lösliche und später durch den Einfluss von F XIII unlösliche Fibrinpolymere gebildet werden. Als Zwischenstufen werden dabei Monomere gebildet.

Es ist allerdings bekannt, dass der TF/F-VII-Komplex sowohl den F X als auch den F IX aktiviert (in ➤ Abb. 3.42 als gestrichelter Pfeil markiert), sodass diese starre klassische Unterteilung nicht länger haltbar ist.

Inhibitoren der Koagulation

Das plasmatische Gerinnungssystem verfügt über ein antagonistisch wirkendes Inhibitorsystem, welches in der Lage ist, im Sinne eines Gleichgewichts die Blutgerinnung an mehreren Stellen abzuschwächen. Folgende Faktoren verhindern so die überschießende Blutgerinnung:

- **Antithrombin** (AT; früher ATIII): greift an zahlreichen Stellen der Gerinnungskaskade ein. Zentrale Bedeutung hat die Inaktivierung von Thrombin (Faktor IIa) und F Xa; gehemmt werden jedoch auch die Faktoren XIIa, XIa und IXa.

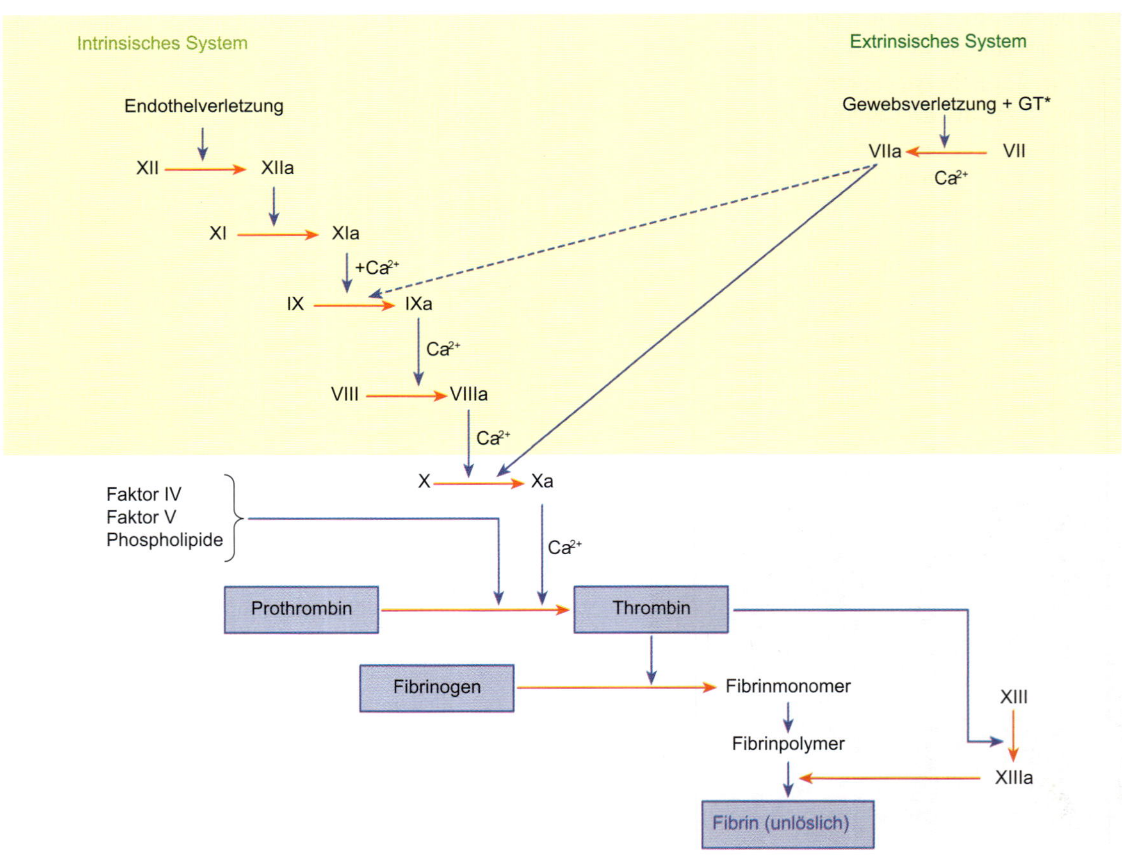

Abb. 3.42 Schema der Blutgerinnung. *GT = Gewebsthromboplastin. Der obere, gelb markierte Teil beschreibt die Schritte, durch die das eigentliche Gerinnungsgeschehen initiiert wird. Wie der gestrichelte Pfeil zeigt, hat die extrinsische Aktivierung auch eine direkte Aktivierung des „intrinsischen" Systems zur Folge, sodass die Trennung zwischen extrinsischem und intrinsischem System heute als artifiziell gilt. [L231]

MERKE
Heparine wirken über Aktivierung von endogenem AT. Deswegen ist bei AT-Mangel die Heparinwirkung eingeschränkt. Hirudine sind dagegen direkte Thrombininhibitoren.

- **Protein C (Vitamin-K-abhängig):** wird durch das prokoagulatorische Thrombin zu Protein C_a aktiviert. Dieses inaktiviert F VIII und F V und zusätzlich den bei der Regulation der Fibrinolyse wichtigen Plasminogenaktivator-Inhibitor-1 (PAI_1). Protein C bremst also zum einen die Blutgerinnung und induziert zum anderen die Fibrinolyse.
- **Protein S (Vitamin-K-abhängig):** Ko-Faktor des Proteins C

MERKE
Heparine wirken über Aktivierung von endogenem AT. Deswegen ist bei AT-Mangel die Heparinwirkung eingeschränkt. Hirudine sind dagegen direkte Thrombininhibitoren.

Fällt einer der o. g. Inhibitoren aus, besteht ein erhöhtes Thromboserisiko (➤ 3.8 und ➤ 2.4.3). Pharmakologische Modulatoren der Gerinnung sind in ➤ Abb. 3.43 dargestellt.

Fibrinolyse

Das Fibrinolysesystem limitiert die Gerinnselbildung (Schutz vor überschießender Koagulation) und baut zudem die nach definitivem Wundverschluss funktionslos gewordenen Blutgerinnsel ab, wodurch die Gefäßdurchlässigkeit sichergestellt wird (➤ Abb. 3.44).

Aktivierung der Fibrinolyse

Die Spaltung von Plasminogen zu Plasmin als zentraler Schritt der Fibrinolyse (➤ Abb. 3.44) kann durch Gerinnungsfaktoren wie z. B. F XII, aber vor allem durch den endothelialen Gewebeplasminogen-Aktivator **tPA** sowie die in der Niere synthetisierte **Urokinase** initiiert werden. Plasmin bindet mit hoher Affinität an Fibrin und bewirkt die Proteolyse von Fibrin-Polymeren in kleinere Fragmente **(Fibrin-Spaltprodukte),** die dann von Makrophagen phagozytiert werden können. Plasminogen und tPA wurden bereits im Zuge der Gerinnung in den Thrombus eingebaut. Hierdurch werden Fibrinthromben effektiv aufgelöst, was therapeutisch durch das „fibrin-selektive" r-tPA genutzt wird.

MERKE
Bei überschüssiger Stimulierung baut Plasmin auch Fibrinogen ab, sodass besser von Fibrin-/Fibrinogen-Spaltprodukten gesprochen wird.

Inhibitoren der Fibrinolyse (Antiplasmine)

Auch die Fibrinolyse ist eng durch spezifische Inhibitoren reguliert. Diese hemmen die tPA-abhängige Bildung und Aktivität von Plasmin. Die entsprechenden Inhibitoren sind der Plasminogenaktivator-Inhibitor-1 (PAI) sowie der α_2-Plasmin-Inhibitor. Dies hat Implikationen für die Praxis: PAI ist der natürliche Antagonist bei tPA-basierter Lysetherapie. Die auf den α_2-Plasmin-Inhibitor wirkende Tranexamsäure ist das wichtigste therapeutische Antifibrinolytikum und somit Antidot bei Lysekomplikationen.

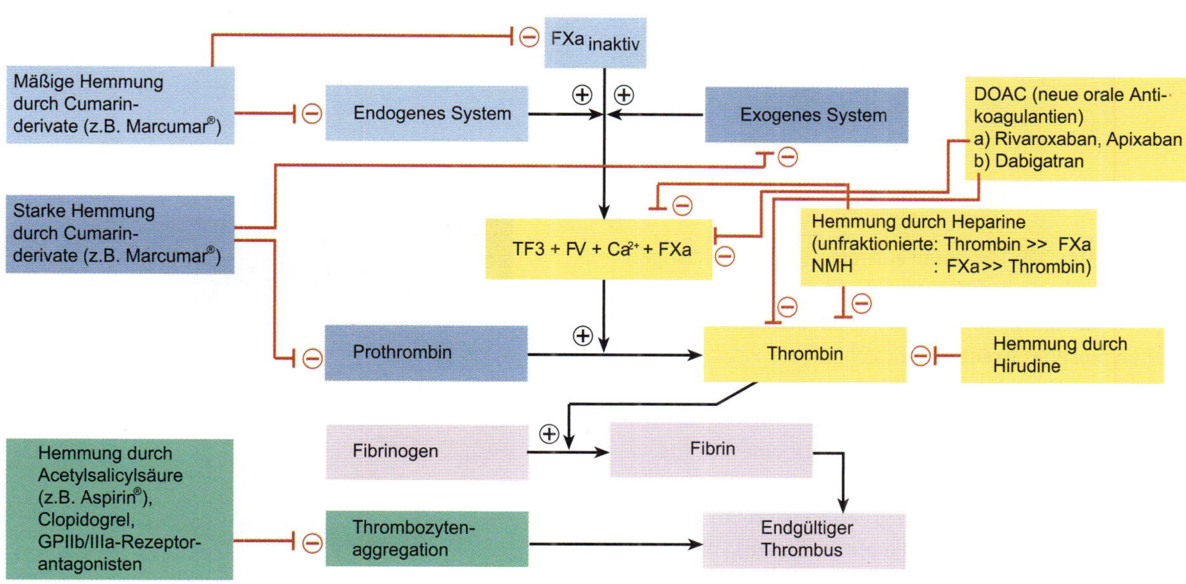

Abb. 3.43 Gerinnungshemmende Medikamente greifen an verschiedenen Stellen in die Gerinnungskaskade ein. TF3 = *tissue factor* (Gewebefaktor) 3, F X = Faktor V, F V = Faktor X, NMH = niedermolekulare Heparine, DOAC = direkte orale Antikoagulanzien [L231]

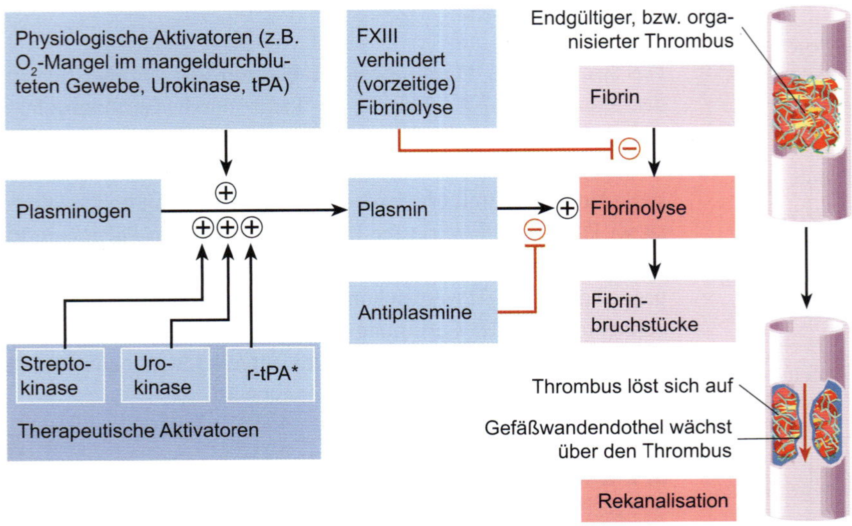

Abb. 3.44 Fibrinolyse: physiologische und therapeutische Aktivatoren und Inhibitoren. *Das im Gegensatz zu Streptokinase oder Urokinase selektiv auf Fibrin-gebundenes Plasminogen wirkende Thrombolytikum r-tPA (Alteplase) ist heute der Goldstandard zur Lysetherapie bei Myokardinfarkt, Phlebothrombose, Lungenembolie, Apoplex und pAVK. [L231]

3.7.3 Diagnostisches Vorgehen bei hämorrhagischer Diathese

Die genaue Beachtung von Blutungstyp und -anamnese sind klinisch schnelle und informative Wegweiser.

Anamnese

- Zahl und Art früherer Blutungsereignisse: verstärkte Blutung nach Zahnextraktion, Bagatelltrauma, Geburt? Waren Transfusionen erforderlich? Abnorme Monatsblutung (zu stark, zu lang, außerhalb der „Regel")?
- Eingenommene Medikamente, v. a. ASS und andere NSAR?
- Familienanamnese: Blutungsneigung bei anderen Familienangehörigen?

CAVE!
Bis zu 50 % der Patienten mit Hämophilie haben eine negative Familienanamnese.

Blutungstypen als diagnostische Wegweiser

- **Petechien** (➤ Abb. 3.45): spontan auftretende, flohstichartige Blutpunkte, die sich mit dem Glasspatel nicht wegdrücken lassen; typisch für thrombozytäre oder vaskuläre Blutungsübel
- **Purpura:** polymorphes Exanthem, bestehend aus Petechien und kleinflächigen Hautblutungen **(Ekchymosen);** weist auf vaskuläre und/oder thrombozytäre Ursache.
- **Hämatome (Bluterguss):** Häufigste Ursache ist eine Störung der plasmatischen Gerinnung. Treten im frühen Kindesalter bei Jungen nach geringsten Belastungen großflächige Haut- oder Schleimhautblutungen **(Sugillation oder Suffusion),** Weichteilhämatome, ein retroperitoneales Hämatom, Muskel- oder Gelenkblutungen **(Hämarthros)** auf, ist eine Hämophilie A oder B hochwahrscheinlich. Bei älteren Leuten ist bei gleichem klinischem Bild dagegen ein Vitamin-K-Mangel bzw. eine therapeutische Antikoagulation anzunehmen.
- **Menorrhagien, Epistaxis (Nasenbluten) und Schleimhautblutungen** können Anzeichen für ein Von-Willebrand-Syndrom sein.

Rumpel-Leede-Test

Einfacher Test zum Auslösen von Petechien als Hinweis auf Vasopathien (erhöhte Kapillarfragilität) oder Thrombozytopenie. Es erfolgt eine Blutstauung am Oberarm für 5 min auf 10 mmHg über dem diastolischen Blutdruck (Puls der A. radialis muss tastbar bleiben). Im positiven Fall Nachweis von mehr als 5 Petechien in der Ellenbeuge.

MERKE
Petechiale und zugleich großflächige Blutungen weisen auf eine kombinierte Gerinnungsstörung hin (z.B. Verbrauchskoagulopathie, Von-Willebrand-Syndrom).

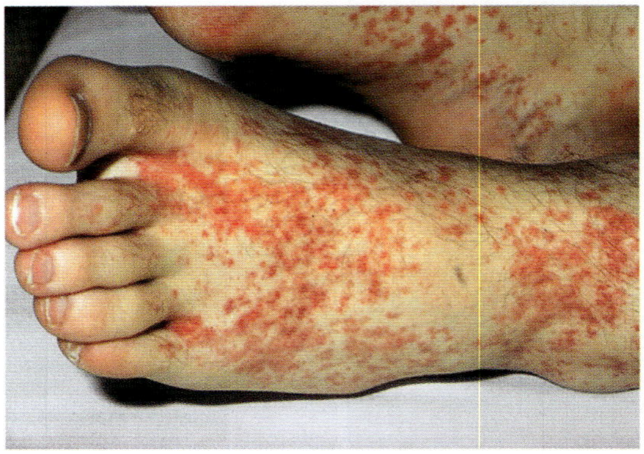

Abb. 3.45 Petechien infolge einer Thrombozytopenie [T127]

Laborwerte zur Überprüfung der Blutgerinnung

Thrombozytenzahl

Normal 140–440 × 10^9/l (140.000–440.000/µl)
- Bei normaler Thrombozytenfunktion ist die Blutungszeit erst verlängert, wenn die Thrombozytenzahl < 100 × 10^9/l beträgt.
- Spontanblutungen treten erst bei < 50 × 10^9/l auf (zunächst als Purpura nach Trauma).
- Die Gefahr von lebensbedrohlichen Spontanblutungen (z. B. intrazerebralen Blutungen) besteht meist erst bei einer Thrombozytopenie < 10 × 10^9/l.

Thromboplastin-Zeit (Quick-Wert)

engl.: *prothrombin time*, PT
Normal 70–120 %.
- Globaltest des ehemals als **„extrinsisch"** bezeichneten Systems (➤ Abb. 3.46). Sie wird gemessen, indem Patientenplasma Thromboplastin (Tierhirnextrakt) und Kalzium zugesetzt werden.
- Pathologisch erniedrigt ist der Quick-Wert v. a. bei Mangel an F VII und F V sowie bei einer Störung der gemeinsamen Endstrecke der humoralen Gerinnung (F X, F II und Fibrinogen), z. B. im Rahmen eines Vitamin-K-Mangels und bei Lebererkrankungen (Synthesestörung).

MERKE
Bei Mangel an Faktor VIII, IX, XI und XII bleibt der Quick-Wert normal!

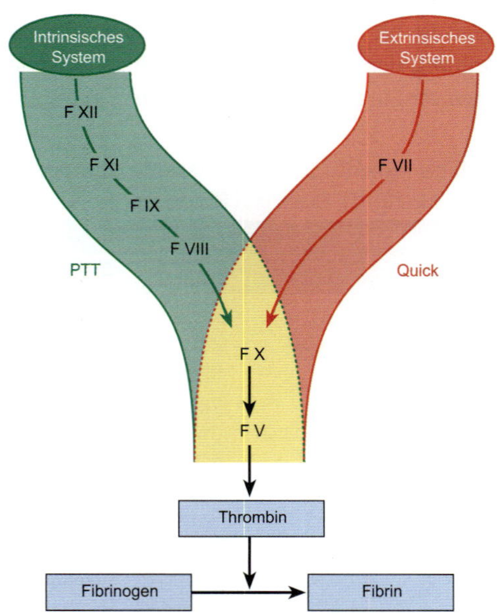

Abb. 3.46 Zuordnung der wichtigsten Gerinnungstests zu den Gerinnungsfaktoren. Aus didaktischen Gründen wurde hier die Trennung in intrinsisches vs. extrinsisches System beibehalten (vgl. Bildlegende zu ➤ Abb. 3.42). [L141]

INR

Normal: 0,9–1,15.
Da der Quick-Wert vom verwendeten Thromboplastin abhängt und damit laborspezifisch ist, wird heute meist die INR **(International Normalized Ratio)** verwendet. Diese ist laborunabhängig, da sie die gemessene Prothrombin-Zeit im Verhältnis zum sog. **International Sensitivity** Index (ISI) ausdrückt. Der ISI wird durch den Vergleich kommerzieller Thromboplastine mit einem WHO-Standard ermittelt. Zielwert für die antikoagulatorische Therapie einer unkomplizierten Beinvenenthrombose ist z. B. ein INR von 2–3 (bei älteren Patienten auch von 1,5–2). Bei rezidivierenden Thrombembolien ist dagegen ein INR-Wert von 3–4,5 anzustreben.

Partielle Thromboplastin-Zeit (PTT)

Wird auch als aktivierte PTT (aPTT) bezeichnet.
- Die PTT wird gemessen, indem dem Patientenplasma ein Oberflächenaktivator (Kaolin), ein Phospholipid (als Thrombozytenersatz) und Kalzium zugeführt werden. Der Normalwert ist stark methodenabhängig.
- Die PTT gilt als Globaltest des ehemalig als **„intrinsisch"** bezeichneten Systems (F XII, XI, IX und VIII) sowie der gemeinsamen Endstrecke (➤ Abb. 3.46). Bei Mangel an F VII bleibt die PTT normal. Zu Differenzialdiagnosen einer isoliert verlängerten PTT siehe ➤ Tab. 3.17.

MERKE
In der Praxis stellt eine Heparin-Therapie die häufigste Ursache für eine PTT-Verlängerung dar.

Thrombin-Zeit (TZ)

Sie misst die Umwandlung von Fibrinogen in Fibrin durch Zugabe von Thrombin zu Testplasma und erfasst einen Fibrinogen-Mangel, Fibrin-Polymerisationsstörungen, aber auch eine gesteigerte AT-Wirkung, z. B. im Rahmen einer Heparin-Therapie. In der Praxis dient sie z. B. der Überwachung einer Lyse-Therapie.

Fibrinogen

Normal 6–12 mmol/l (2–4 g/l); eine Erniedrigung ist meist im Rahmen einer Hyperfibrinolyse oder einer Verbrauchskoagulopathie zu sehen. Selten kommt eine angeborene Hypo-, Dys- oder Afibrinogenämie vor.

Blutungszeit

In vivo (Lanzettstich) oder in vitro (platelet function analyzer; PFA) als ein guter Globaltest zur Abschätzung eines intraoperativen Blutungsrisikos bei Thrombozytopathien. Bei Thrombozyten < 100 × 10^9 ist sie ungenauer. Sie ist auch verlängert bei Von-Willebrand-Syndrom oder Vasopathien oder bei Faktor-XIII-Mangel. Eine isolierte Koagulopathie beeinflusst die Blutungszeit nicht.

Tab. 3.17 Differenzialdiagnose pathologischer Gerinnungstests

	Erkrankung	Weitere Differenzierung durch
Isoliert pathologischer Quick-Wert	Mangel an Faktor VII, aber auch akuter Vitamin-K-Mangel und Lebererkrankungen (wegen der kurzen Halbwertszeit von Faktor VII ist bei den beiden letzteren Erkrankungen zunächst vor allem dieser Faktor erniedrigt)	Einzelfaktorenanalyse
Isoliert verlängerte PTT	Hämophilie A	Verminderte Aktivität von F VIII
	Hämophilie B	Verminderte Aktivität von F IX
	Von-Willebrand-Jürgens-Syndrom	F VIII:vWF erniedrigt, Ristocetin-induzierte Plättchenaktivität (➤ 3.7.5) vermindert, Blutungszeit verlängert
	Lupus-Antikoagulans (➤ 13.9.1)	Lupus-Antikoagulans-Test, Antikardiolipin-Antikörper-Bestimmung
	Mangel an anderen Gerinnungsfaktoren des intrinsischen Systems	z. B. F XI, F XII
Kombinierte Störung von Quick und PTT	Vitamin-K-Mangel	F II, VII, IX und X, Protein C, Protein S, evtl. Koller-Test (➤ 3.7.5)
	Therapie mit Vitamin-K-Antagonisten, z. B. Marcumar®	Keine weiterführende Diagnostik
	Überheparinisierung	Thrombinzeit > 100 s, PTT > 100 s, Quick ↓
	Disseminierte intravasale Gerinnung	➤ 3.7.7

Spezifische Tests

Im Gegensatz zu den o. g. Globaltests dienen diese der Bestätigung eines definierten Hämostasedefekts, z. B. der Bestimmung der Fibrin-/Fibrinogen-Spaltprodukte oder von Einzelfaktorenaktivitäten (pro- und anti-koagulatorisch). Die Thrombozytenfunktionsdiagnostik erfolgt durch Tests der Plättchenaggregation und/oder Durchflusszytometrie. Mischungstests und Nachweise spezifischer Antikörper erfolgen bei immunvermittelten Störungen (z. B. Hemmkörperhämophilie). Das Auftreten von Blutungen bei normalen Globaltests deutet z. B. auf einen Mangel an F XIII, ggf. auch auf ein mildes Von-Willebrand-Syndrom, eine Subhämophilie oder einen α_2-Plasmin-Inhibitor-Mangel.

Labordiagnostik bei hämorrhagischer Diathese

Obwohl Anamnese und Befund oft schon eine grobe Zuordnung der Blutungsursache erlauben, kann der genaue Defekt oft erst durch Analyse der einzelnen an der Gerinnung beteiligten Komponenten lokalisiert werden. Die Parameter zur Erfassung einer pathologischen Blutungsneigung sind im Kapitel ➤ Laborwerte zur Überprüfung der Blutgerinnung erläutert; die differenzialdiagnostische Zuordnung fassen die ➤ Tab. 3.17 und ➤ Tab. 3.18 zusammen. Im klinischen Alltag sind die sog. Bleeding Card und App (www.card.haemostase.info) beliebt.

3.7.4 Thrombozytäre hämorrhagische Diathese

Übersicht

Die mittlere Lebensdauer zirkulierender Thrombozyten beträgt ca. 10 Tage. Etwa 40 % des Thrombozytenpools zirkulieren nicht, sondern werden in der Milz gespeichert. Dies erlaubt im Bedarfsfall eine Reserve, wobei beim Gesunden auch die Thrombozytopoese bis zum Fünffachen der Norm gesteigert werden kann. Thrombozytenstörungen sind entweder quantitativer (Thrombozytopenie) oder qualitativer Art (Thrombozytopathie). Sie treten häufig gemeinsam auf.

Thrombozytopenie

MERKE

Thrombozytopenien sind die häufigste (60–80 %) Ursache hämorrhagischer Diathesen.

Sie resultiert entweder aus einer **Bildungsstörung,** z. B. bei Knochenmarkinsuffizienz oder aus einer **Umsatzstörung** mit vermehrtem Plättchenverbrauch (➤ Tab. 3.19). Eine Verminderung unter ca. 50×10^9/l kann zu petechialen Blutungen an Haut und Schleimhäuten führen (➤ Abb. 3.45). Bei noch niedrigeren Thrombozytenzahlen ist oft die Blutungszeit (s. Kapitel ➤ Laborwerte zur Überprüfung der Blutgerinnung) verlängert. Thrombozytensubstitutionen vor Eingriffen (z. B. Endoskopie) sind bei $< 20 \times 10^9$/l

Tab. 3.18 DD bei hämorrhagischer Diathese mit normalen Befunden für Thrombozytenzahl, PTT, Quick und Fibrinogen

Bei dieser Konstellation	
sind ausgeschlossen	**sind möglich**
• Thrombozytopenie • Klinisch relevante Hämophilie A und B • Vitamin-K-Mangel • Hepatogene Koagulopathie (durch Lebersynthesestörung) • Verbrauchskoagulopathie	• Thrombozytopathie (Nachweis: induzierte Plättchenaggregation, Blutungszeitbestimmung) • Von-Willebrand-Jürgens-Syndrom (Nachweis durch Bestimmung des vWF und des F VIII:C) • Dysfibrinogenämie (Nachweis: Thrombinzeit) • Vasopathie (➤ 3.7.6) • α_2-Plasmin-Inhibitor-Mangel • F-XIII-Mangel*

*Ein Mangel an F XIII (fibrinstabilisierendem Faktor) wird durch keinen Globaltest erfasst. Die Konzentration muss isoliert bestimmt werden.

Tab. 3.19 Differenzialdiagnose der Thrombozytopenie

Ursache	Auslöser	Therapie
Bildungsstörung* (aplastische Störung)	• Knochenmarkschädigung (z. B. durch Zytostatika, Bestrahlung, Benzol, HIV-Infektion, Autoantikörper gegen Stammzellen) • Knochenmarkinsuffizienz (z. B. primär bei aplastischer Anämie, Osteomyelosklerose oder sekundär durch Infiltrationen bei Leukämie, Lymphom, Karzinommetastasen)	Gabe von Thrombozytenkonzentraten, Behandlung der Grundkrankheit, Thrombopoietin-Rezeptor-Agonisten (Romiplostim, Eltrombopag)
Reifungsstörung der Megakaryozyten*	• Mangel an Vitamin B_{12} und/oder Folsäure • Angeborener Defekt, z. B. bei TAR-Syndrom *(thrombocytopenia with absent radius)*, Alport-Syndrom	➤ 3.3.4
Gesteigerter Verbrauch**	Verbrauchskoagulopathie, z. B. bei Sepsis	➤ 3.7.7
	Medikamente*** (immunologisch vermittelt, daher potenziell fast alle Medikamente; häufiger u. a. durch Antibiotika, Ranitidin, Thiaziddiuretika, Chinidin)	Absetzen möglicher Auslöser, Erholung nach 7–10 Tagen zu erwarten
	Heparin*** (bei ca. 5 % der Patienten, die > 5 Tage v. a. mit UFH heparinisiert werden)	Absetzen von Heparin; Alternativpräparate
	Autoimmun*** (Thrombozytenzerstörung durch Autoantikörper), v. a. idiopathisch (ITP) oder bei Systemischem Lupus erythematodes, malignem Lymphom und HIV-Infektion	Behandlung der Grundkrankheit, bei ITP ggf. Glukokortikoide, Immunglobuline
	Posttransfusionsthrombozytopenie*** durch Induktion von Isoantikörpern (HLA-Antikörper); klinisch fehlender Anstieg nach Transfusion	Gabe von HLA-identischen Thrombozyten
Vermehrte Sequestration bzw. Zerstörung**	In der Milz bei Splenomegalie (Hypersplenismus, ➤ 3.5.1)	Steroide, Splenektomie
	Mikroangiopathie (Zerstörung in entzündlich veränderten Kapillaren) bei thrombotisch-thrombozytopenischer Purpura (TTP, ➤ 11.8.6), hämolytisch-urämischem Syndrom (HUS, ➤ 11.8.6)	Plasmapherese, evtl. Immunsuppression (Steroide und Heparin haben allerdings keinen sicheren Effekt)
	An Fremdkörpern, z. B. durch künstliche Herzklappen, Herz-Lungen-Maschine mit extrakorporalem Kreislauf, Dialysefilter	Thrombozytensubstitution
Kombinierte Störungen	• z. B. bei Alkoholabusus und Leberschädigungen mit portaler Hypertension: Bildungsstörung, Reifungsstörung und vermehrter Abbau bei Hypersplenismus • Verdünnungskoagulopathie nach Massivtransfusion (per Def. > 10 Ery-Konzentrate/24 h)****	Weglassen der Noxe, Thrombozytengabe und/oder Gabe von Frischplasma (FFP)****

*Mittleres Plättchenvolumen meist erniedrigt
**Mittleres Plättchenvolumen meist erhöht
***Aufgrund der Pathogenese können diese Formen als **Immunthrombozytopenien** verstanden werden, doch wird der Begriff „Immunthrombozytopenie" heute für die ITP reserviert.
****5-er-Faustregel bei Blutungen: ab dem 5. Erythrozytenkonzentrat zusätzlich FFPs im Verhältnis 1:1, dabei Thrombozyten > 50×10^9/l, Quick > 50 % und PTT < 50 s halten; ggf. 5 weitere Komponenten transfundieren: Gerinnungsfaktoren (PPSB, F VII), Fibrinogen, Desmopressin, Tranexamsäure.

indiziert; vor Punktionen, Biopsien oder Operationen i. d. R. bereits bei < 50×10^9/l. Pro transfundierte Einheit kommt es zu einem Thrombozytenanstieg von ca. 5–10×10^9/l. Aufgrund des Restgehalts an Leuko- und Erythrozyten erfolgt die Spenderauswahl nach AB0-Kompatibilität wie bei Erythrozytenkonzentraten, jedoch ohne anschließenden Bedside-Test (➤ 5.4.2).

Pseudothrombozytopenie

Differenzialdiagnostisch gegenüber der „echten" Thrombozytopenie abzugrenzen ist die Pseudothrombozytopenie (bei ca. 0,3 % der Bevölkerung): Durch Plättchenverklumpung wird eine falsch niedrige Thrombozytenzahl in Blutproben vorgetäuscht, die in EDTA-beschichteten Röhrchen gesammelt werden. Die Diagnose wird durch Kontrolle des Befunds in zeitgleich gewonnenem Zitrat-Blut gestellt (Zitrat hemmt die Plättchenverklumpung).

Thrombozytopathien

Die Thrombozytopathie beschreibt eine **gestörte Thrombozytenfunktion;** in der Folge ist die primäre Blutstillung trotz oft normaler Thrombozytenzahlen verlangsamt. Eine Unterscheidung in erworbene und angeborene Ursachen ist sinnvoll (➤ Tab. 3.20).

Diagnostisches Vorgehen bei thrombozytär bedingter Gerinnungsstörung

Neben der Thrombozytenzahl sind oft eine erweiterte Diagnostik zur Abklärung der möglichen Ursachen (z. B. Lebererkrankung, Medikamente, Malignom) sowie Spezialuntersuchungen nötig.

Anamnese

Vorausgegangener Infekt? Vorerkrankungen? Medikamente (Thrombozytenfunktionshemmer)?

Tab. 3.20 Differenzialdiagnose der Thrombozytopathie

Ursache	Pathogenese
Erworbene Thrombozytopathien (häufig)	
Medikamente (häufigste Ursache)	z. B. durch Hemmung der Zyklooxygenase oder durch Veränderung der Plättchenoberfläche (etwa durch Dextrane oder HAES)
Niereninsuffizienz	Durch Urämiegifte
Myeloproliferative Syndrome	Sekundäres Von-Willebrand-Syndrom durch Veränderung der Rezeptoren für F VIII und vWF auf den Thrombozyten
Paraproteinämie (multiples Myelom, Morbus Waldenström)	Verminderte Plättchenaggregation durch sog. „Coating" (Überzug aus monoklonalen Paraproteinen auf der Plättchenoberfläche) bei hohen Paraproteinkonzentrationen
Angeborene Thrombozytopathien (extrem selten)	
Störung der Plättchenadhäsion an der Gefäßwand	Bernard-Soulier-Syndrom: Aufgrund eines Defekts des Plättchenglykoproteins Ib/IX ist die Bindung an den endothelständigen vWF gestört. **Klinik:** petechiale Blutungen **Diagnostik:** deutlich verlängerte Blutungszeit, meist auch Thrombozytopenie. Die Ristocetin-induzierte Plättchenaggregation ist stark vermindert.
Störung der Plättchenaggregation	Thrombasthenie Glanzmann-Naegeli: Defekt des Glykoprotein-IIb/IIIa-Komplexes (Bindungsstelle für Fibrinogen). Dadurch ist die Plättchenaggregation über Fibrinogenintermediate gestört. **Klinik:** petechiale Blutungen **Labor:** normale Thrombozytenzahlen, Blutungszeit verlängert. Keine Plättchenaggregation durch ADP, Adrenalin, Kollagen, Thrombin und Thromboxan.
Störungen der Plättchensekretion	α- und δ-Storage-Pool-Disease: Störung der Freisetzung der Granulainhaltsstoffe durch ATP/ADP-Mangel
Aspirin-like defect	Angeborener Zyklooxygenase-Mangel

Labor

- **Thrombozytenzählung** in EDTA- und ggf. in Zitrat-Blut (s. o.)
- Beurteilung der **Thrombozytengröße** im peripheren Blutausstrich: große Thrombozyten sprechen für ein aktiviertes Knochenmark, d. h. eine kompensatorisch gesteigerte Neubildung (typisch für Umsatzstörungen oder vermehrte Sequestration). Eine **Thromboanisozytose** (ungleich große Thrombozyten) besteht bei MDS (➤ 3.6.6), bei myeloproliferativen Neoplasien und bei angeborenen Thrombozytopathien.
- **Beurteilung der anderen Zellreihen** im peripheren Blut: Eine begleitende Anämie liegt bei vielen Bildungsstörungen sowie bei vermehrter Sequestration vor, eine Panzytopenie bei vielen Bildungsstörungen und systemischem Lupus erythematodes.
- **Beurteilung der Erythrozyten** im peripheren Blutausstrich: Schistozyten (Fragmentozyten) sprechen für eine mechanische Zerstörung (z. B. bei Mikroangiopathien wie HUS oder TTP) bzw. Sequestration.
- **Knochenmarkpunktion:** Bei gesteigertem Thrombozytenabbau ist der Anteil von Megakaryozyten erhöht, bei gestörter Thrombopoese dagegen vermindert. Eventuell ist eine Knochenmarkinfiltration durch ein Malignom nachweisbar.
- **Vitamin B_{12} und Folsäure** sollten bestimmt werden, wenn die Knochenmarkuntersuchung eine Reifungsstörung zeigt (perniziöse Anämie, ➤ 3.3.4).
- Ursächliche Hinweise können auch **Thrombozytenantikörper** (bei V. a. Autoimmunthrombozytopenie) und **Plättchenfaktor-4** als Maß für den Thrombozytenumsatz geben (Erhöhung bei beschleunigtem Umsatz, Erniedrigung bei Bildungsstörung).
- **Thrombozytenfunktionstests:** Bleibt die Genese einer hämorrhagischen Diathese unklar und liegt eine normale Thrombozytenzahl vor, kann die Funktion der Thrombozyten im Labor mittels spontaner und **induzierter Thrombozytenaggregation** sowie des **Thrombelastogramms** untersucht werden. Letzteres gibt einen Überblick über den Ablauf der endogenen Gerinnung und Fibrinolyse (➤ Abb. 3.47).

Pharma-Box: Thrombozytenfunktionshemmer

Wirkungsmechanismus

- **ASS** (➤ 3.7.2): irreversible Hemmung der thrombozytären Thromboxan-A2-Synthese schon in niedriger Dosierung (z. B. 75–100 mg tägl. p. o.)
- **Clopidogrel:** hemmt die ADP-Rezeptoren auf der Thrombozytenoberfläche irreversibel (ADP wirkt aggregationsfördernd)
- **Ticagrelor:** selektiver und reversibler Adenosindiphosphat-Rezeptorantagonist, hemmt damit die Thrombozytenaktivierung und -aggregation.
- **Prasugrel:** Prodrug. Der aktive Metabolit hemmt die ADP-vermittlte Thrombozytenaktivierung und -aggregation über eine irreversible Bindung an den P2Y12-Rezeptor (wie Clopidogrel).
- **Glykoprotein-IIb/IIIa-Rezeptor-Antagonisten** (GPIIb/IIIa-Hemmer), z. B. Tirofiban, Eptifibatid, Abciximab: verhindern die Bindung von Fibrinogen an den aktivierten IIb/IIIa-Rezeptor.

Indikationen

Prävention atherothrombotischer Ereignisse bei Patienten mit akutem Koronarsyndrom, nach perkutaner Koronarintervention (PCI) oder nach aortokoronarem Bypass.

Wechselwirkungen

Bei Kombination z. B. von ASS und Clopidogrel (sog. **duale Plättchenaggregationshemmung,** z. B. nach Stent-Implantation) bessere Wirksamkeit, aber auch höhere Rate an Blutungskomplikationen. Sekundärprophylaxe nach TIA oder Apoplex, z. B. ASS, bei Unverträglichkeit Clopidogrel. Möglichst keine langfristige Kombination einer dualen Plättchenaggregationshemmung mit einer oralen Antikoagulation (sog. Triple-Therapie) wegen eines sehr hohen Blutungsrisikos.

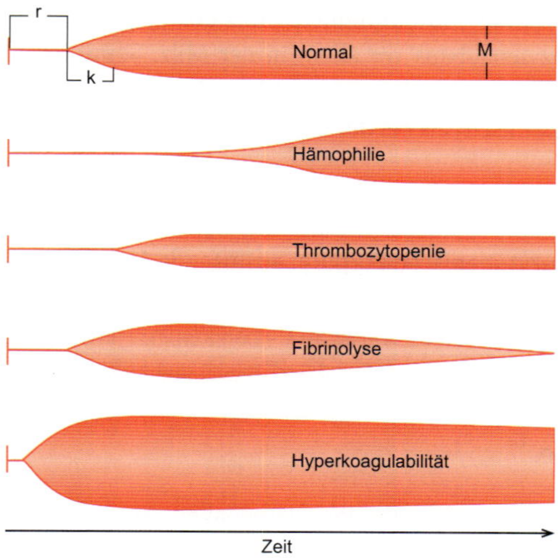

Abb. 3.47 Thrombelastogramm: Bestimmt werden die Reaktionszeit r (Zeit bis zum Gerinnungseintritt), die Thrombusbildungszeit k (Geschwindigkeit der einsetzenden Gerinnung) und die Maximalamplitude M (Maß für die Thrombuselastizität). [L157]

Andere Untersuchungen

Wenn ein Hyperspleniismus (➤ 3.5.1) als Ursache der Thrombozytopenie vermutet wird, kann vor einer geplanten Splenektomie eine Thrombozytensequestrations-Szintigrafie mit ^{51}Cr-markierten Thrombozyten sinnvoll sein. Sie kann bei unklarer Umsatzstörung einen vermehrten Abbau in Leber und Milz nachweisen.

Immunthrombozytopenie (ITP)

Synonyma: Morbus Werlhof, früher idiopathische thrombozytopenische Purpura

Klinik

Linsengroße petechiale Blutungen an Haut und Schleimhäuten (➤ Abb. 3.45), die meist erst ab einer Thrombozytenzahl $< 10 \times 10^9$/l auftreten. In schweren Fällen kommt es zu Nasenbluten, Menorrhagien, bis hin zu tödlichen zerebralen Blutungen. Die akute Form tritt meist bei Kindern nach einem bakteriellen oder viralen (Röteln) Infekt auf. Die chronische Form betrifft überwiegend Erwachsene (F : M = 3 : 1). Ein Infekt ist dann anamnestisch meist nicht zu eruieren.

MERKE

Lymphadenopathie und Splenomegalie sprechen **gegen** die Diagnose ITP und weisen eher auf eine maligne Erkrankung hin, z. B. Lymphom, CML.

Ätiologie und Pathogenese

Meist erworben. Gegen Infektionserreger gerichtete, mit Plättchenoberflächenantigenen (meist GP Ib/IX oder GP IIb/IIIa) kreuzreagierende Autoantikörper führen zu einem vermehrten Plättchenabbau im Monozyten-Makrophagen-System (RES). Die Ätiologie der Autoantikörperbildung ist unbekannt (primäre ITP); ein *Helicobacter-pylori*-Befall des Magens ist eine diskutierte Ursache. Medikamente, (virale) Infekte, Impfungen, lymphatische Neoplasien, systemische Autoimmunerkrankungen sind benennbare Hintergründe für die sekundäre ITP.

Diagnostisches Vorgehen

Das Blutbild zeigt eine isolierte Thrombozytopenie. Das Thrombozytenvolumen ist oft erhöht (> 10 fl). Im Knochenmark ist Megakaryozytenanteil erhöht (> 0,5 % aller kernhaltigen Zellen) und „nach links" verschoben, d. h., es liegen überwiegend jugendliche Megakaryozyten vor. Der Nachweis von IgG-Thrombozytenantikörpern gelingt in > 80 %, ist jedoch nicht spezifisch für eine ITP. Spezifischer ist der Nachweis von Antikörpern gegen thrombozytäre Oberflächenantigene, wobei die Diagnostik durch niedrige Thrombozytenzahlen erschwert wird.

PRAXISBEZUG

Differenzialdiagnose der ITP

- Hypersplenismus (➤ 3.5.1): deutlich vergrößerte Milz mit meist milder Panzytopenie (**bei ITP ist die Milzgröße normal** und das restliche Blutbild unauffällig)
- Knochenmarkinsuffizienz: aplastische Störung mit einer Verminderung der Megakaryozyten im Knochenmark
- Verbrauchskoagulopathie: zusätzliche Verminderung plasmatischer Gerinnungsfaktoren (F I, AT bzw. Quick ↓, PTT ↑)
- Sekundäre Thrombozytopenie, z. B. bei SLE oder HIV
- Medikamentös induzierte Thrombozytopenie (s. Kapitel ➤ Arzneimittelbedingte thrombozytopenische Purpura)
- Weitere immunologisch vermittelte Thrombozytopenien, z. B. HIT, schwangerschaftsassoziiert, als Alloreaktion post-transfusionell, nach GP IIb/IIIa-Inhibitor-Gabe, neonatale Alloimmunthrombozytopenie

Therapie

Sie ist nur bei bedrohlichen Blutungen sowie bei Thrombozytopenien $< 20 \times 10^9$/l erforderlich, da Spontanremissionen relativ häufig sind. Bei positivem Befund für *Helicobacter pylori* der Magenschleimhaut wird eine probatorische antibiotische Eradikation eingeleitet (➤ 7.4.3).

Notfalltherapie

Bei bedrohlichen Thrombozytopenien mit deutlichen klinischen Zeichen der hämorrhagischen Diathese sollten Immunglobuline (1 g/kg KG) gegeben werden. Bei schweren Blutungen (WHO Grad III/IV) erfolgen **Thrombozytensubstitutionen.** Während **Glukokortikoide** erst nach mehreren Tagen Wirkung zeigen, setzt der Effekt der Immunglobuline deutlich schneller ein. Immunglobuline sollen die Sequestration von Thrombozyten ins Monozyten-Makrophagen-System hemmen. Diese Therapie ist teuer, jedoch in 90 % wirksam. Bei rhesuspositiven Patienten kann anstelle der unspezifisch wirkenden Immunglobuline der gegen den Rhesusfaktor gerichtete Antikörper Anti-D gegeben werden. Dieser bindet Erythrozyten an die Makrophagen, sodass diese bereits „besetzt" sind und damit nicht mehr gegen Thrombozyten wirksam werden. Begleitend kann das Antifibrinolytikum **Tranexamsäure** (Cyklokapron®) gegeben werden.

Glukokortikoide
Sie hemmen den vermehrten Thrombozytenabbau, indem sie die Affinität der Milzmakrophagen gegenüber dem Fc-Teil der Antikörper auf den Thrombozyten verringern sowie die Bindung der Antikörper an die Thrombozytenmembran vermindern. Etwa 80 % der Patienten sprechen auf eine Therapie mit Glukokortikoiden an. Ein Absetzen der Therapie führt nicht selten zu Rezidiven; in diesen Fällen wird längerfristig mit der kleinstmöglichen Dosis behandelt. Versuch einer Sequenz von Dexamethason und im Rezidiv von Prednisolon bzw. umgekehrt.

Neuere Behandlunsgverfahren der ITP
Etwa die Hälfte der Fälle spricht auf die initiale Glukokortikoid-Therapie an. Bei einem Rezidiv wird zunächst erneut mit Glukokortikoiden, evtl. auch mit Immunglobulinen behandelt. Weitere Möglichkeiten bestehen in der Gabe des CD20-Antikörpers Rituximab sowie durch Thrombopoetin-Rezeptor-Agonisten (Romiplostim [s.c.], Eltrombopag [oral]) und in der 3. bzw. 4. Linie mit dem SYK-Inhibitor Fostamatinib oder mit konventionellen Immunsuppressiva. Thrombozytentransfusionen werden nur als Ultima Ratio bei vital bedrohlichen Blutungen durchgeführt, da durch die Zufuhr von Fremdantigenen der Autoimmunprozess noch weiter angekurbelt werden kann und ggf. zusätzlich Antikörper gegen körpereigene Thrombozyten (Iso-Antikörper) gebildet werden.

Splenektomie
Sie ist indiziert, wenn trotz mehrmonatiger Glukokortikoidtherapie Rezidive auftreten, wenn die Glukokortikoid- oder andere systemische Therapie nur in unvertretbar hoher Dosis wirksam ist oder wenn nicht beherrschbare Blutungen auftreten. Elektiv tritt sie jedoch zunehmend hinter neuen Ansätzen (s. o.) zurück. Der Erfolg einer Splenektomie ist anzunehmen, wenn die Erkrankung auf Immunglobuline anspricht. Eine Thrombozytensequestrations-Szintigrafie hingegen besitzt keine gute Vorhersagekraft. Immer ist nach Splenektomie an eine Impfung gegen Pneumokokken, *H. influenzae* B und Meningokokken zu denken (➤ 3.5.2).

Prognose
In 70–80 % kommt es zur partiellen oder kompletten Remission. Die Letalität beträgt etwa 4 %, Hauptursache sind intrazerebrale Blutungen.

Arzneimittelbedingte thrombozytopenische Purpura

Ätiologie

Zugrunde liegt die Bildung von Fremdoberflächen entweder durch Anlagerung von Medikamenten bzw. Haptenen an die Thrombozytenmembran (Haptentyp) oder durch Veränderung der Plättchenoberflächenstruktur durch Medikamenten- oder Metaboliteneinwirkung (Autoimmuntyp) mit der Folge eines verstärkten Thrombozytenabbaus vor allem in der Milz. Somit ist der Entstehungsmechanismus zwar „immunthrombozytopenisch", aber weniger „idiopathisch" als bei der eigentlichen ITP.

MERKE
Thrombozytopenische Purpura: auslösende Medikamente
Heparin, Chinidin, Chinin, Cotrimoxazol, Rifampicin, Paracetamol, Diclofenac, Paraaminosalicylsäure, Carbamazepin, Furosemid, Chlorothiazid, Hydrochlorothiazid, Cimetidin, Ranitidin und Procainamid.

Therapie

Die Therapie besteht im Weglassen aller potenziell auslösenden Medikamente.

Sonderform: Heparin-induzierte Thrombozytopenie (HIT)

Heparine (➤ 2.4.3, Kasten „Heparine") sind die verbreitetsten prophylaktischen und therapeutischen Antikoagulanzien, weswegen die HIT ein wichtiges, durch die zunehmende Verwendung fraktionierter (niedermolekularer, LMW) Heparine jedoch seltener werdendes Krankheitsbild ist.

HIT Typ I (nichtimmunologische Form)
- **Klinik:** häufigster Typ, früher Beginn (Tag 1–5), milde Form, keine Blutungsneigung, spontane Besserung, geringe klinische Bedeutung
- **Ursache:** vermehrte Thrombozytensequestration durch eine Heparin-induzierte Steigerung der Plättchenaggregation. Sie betrifft 1–5 % der mit unfraktioniertem Heparin behandelten Patienten, bei Behandlung mit fraktioniertem Heparin ist die Zahl deutlich geringer.
- **Labor:** typische milde Thrombozytopenie um 100×10^9/l. Nach 1–5 Tagen kommt es meist zu einer spontanen Rückbildung.
- **Therapie:** Wechsel auf niedermolekulare Heparine

HIT Typ II (durch Antikörper bedingte Form)
- **Klinik:** schwere Thrombopenie mit Blutungen in etwa 5 % d. F. und arterielle oder venöse (1:5) Thrombosen mit Nekrosen von Haut und Akren. Im Gegensatz zur HIT I ist ein später Beginn (Tag 5–20) typisch mit Thrombozytenabfall auf > 50 %. Nach Re-Exposition kann der Abfall innerhalb von Stunden auftreten. Die Letalität beträgt bis 25 %.
- **Ursache:** Durch eine Immunreaktion werden Antikörper gegen einen Heparin-Protein-Komplex induziert. Dies führt zu einer Plättchenagglutination. Die HIT vom Typ II betrifft ca. 1 % der Patienten, die mit unfraktioniertem Heparin i. v. behandelt werden. LMW-Heparine (*low molecular weight*) sind ca. 30-mal seltener auslösend. Bei 40 % der Patienten sind venöse oder auch arterielle Gefäßverschlüsse nachweisbar (White-Clot-Syndrom), deshalb dürfen keine Thrombozyten gegeben werden (hierdurch könnten weitere Thrombosen entstehen).

- **Diagnostik:** Orientierend wird der kumulative 4-T-Punkt-Score genutzt (Thrombozytenzahl, Time, Thrombembolie, Thrombozytopenie anderer Ursache). Allein bei Verdacht auf eine HIT Typ II (selbst bei noch fehlender Laborbestätigung) wird jegliches Heparin (UFH und LMWH) sofort abgesetzt und als Screening ein Plättchenaggregationstest (PAT) eingeleitet. Als Bestätigungstest wird der Heparin-induzierte Plättchenaktivierungs-Assay (HIPAA) verwendet.
- **Therapie:** Stopp des Heparins und lebenslange Heparinkarenz. Es ist danach eine 3–6-monatige Vollantikoagulation nötig. Dazu werden nicht mit Heparin kreuzreagierende Antikoagulanzien für 1–2 Wochen eingesetzt: Danaparoid (Organ®; anti-FXa) oder Argatroban (Argatra®; anti-Thrombin). Coumarine werden wegen der initialen Hautnekrosegefahr erst nach diesem Bridging begonnen.

MERKE
Bei jeder thrombembolischen Komplikation unter Heparin-Gabe an eine HIT denken!

3.7.5 Koagulopathien

Übersicht

Koagulopathien führen typischerweise zu einer hämorrhagischen Diathese durch fehlende Aktivierbarkeit eines oder mehrerer Gerinnungsfaktoren. Dies ist zurückzuführen auf deren Fehlen (z. B. Afibrinogenämie), Verminderung (z. B. Hypofibrinogenämie) oder qualitativen Defekt (z. B. Dysfibrinogenämie). Man unterscheidet angeborene und erworbene Ursachen. Zu den angeborenen Ursachen zählen die Hämophilien A und B (➤ Tab. 3.21). Zu den erworbenen Ursachen zählen die Verbrauchskoagulopathie und der Vitamin-K-Mangel.

Therapeutisches Prinzip

Therapie der Wahl ist die möglichst gezielte Substitution des fehlenden Gerinnungsfaktors nach Analyse der Einzelfaktorenaktivität, evtl. auch die Substitution von Frischplasma.

Hämophilie A und B

X-chromosomal-rezessiv vererbte Blutungsleiden mit Verminderung der Aktivitäten von F-VIII:C (Hämophilie A, ➤ Abb. 3.48) bzw. F IX

Tab. 3.21 Vererbungsmodus der angeborenen Koagulopathien

X-chromosomal-rezessiv	Hämophilie A (F-VIII-Mangel), Hämophilie B (F-IX-Mangel)
Autosomal-dominant	Von-Willebrand-Jürgens-Syndrom, Dysfibrinogenämie
Autosomal-rezessiv	Mangel an F I, II, V, VII, X, XI, XII und XIII, Mangel an α_2-Antiplasmin, Präkallikrein, HMW-Kininogen

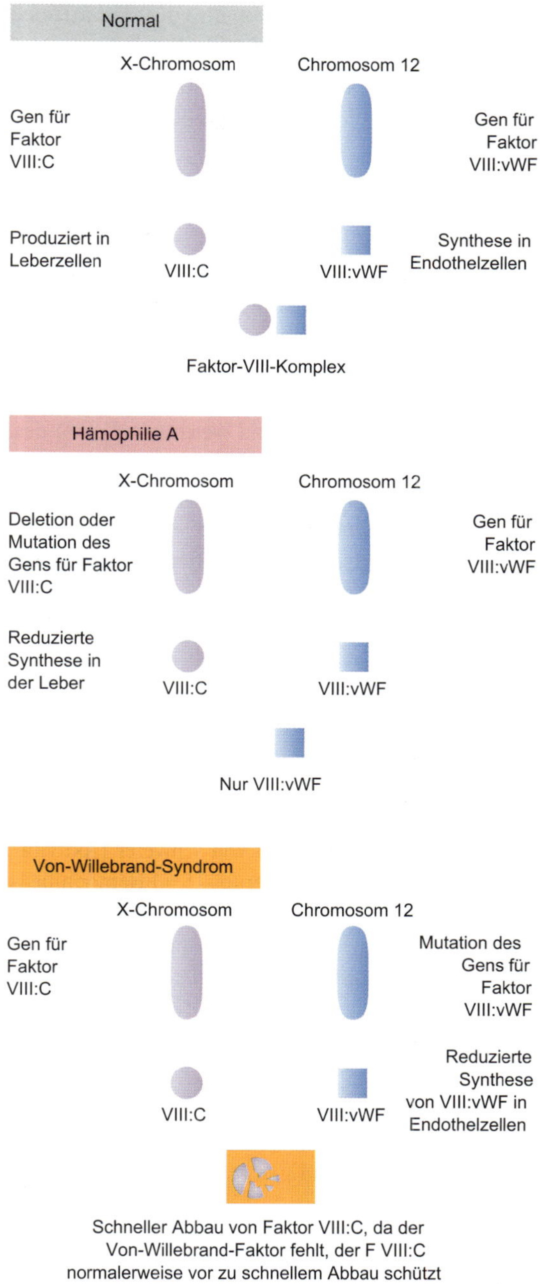

Abb. 3.48 Faktor-VIII-Komplex-Störungen bei Hämophilie A und Von-Willebrand-Jürgens-Syndrom [L157]

(Hämophilie B), die im Normalfall nur bei Männern zur klinischen Ausprägung kommt. Die Klinik der beiden Formen ist identisch.

Mit einer Häufigkeit von 1 auf 5.000 männliche Neugeborene ist die Hämophilie A der häufigste Defekt der sekundären Hämostase (➤ 3.7.2); die Hämophilie B ist mit 1/15.000 männlicher Neugeborener deutlich seltener.

Genetik

Das Gen für F VIII ist groß und besetzt etwa 0,1 % der Länge des X-Chromosoms. Mehrere Genmutationen sind beschrieben, in 50 %

3

liegt eine Inversion des Introns 21 vor. Bis zu **30 % der Defekte** sind auf **Spontanmutationen** zurückzuführen. Dies erklärt die oft negative Familienanamnese. Das Gen für F IX ist kleiner und liegt ebenfalls auf dem langen Arm des X-Chromosoms; auch hier kommen Spontanmutationen vor.

Klinik

Je nach Schweregrad treten bereits im frühen Kindesalter Blutungen auf, die im Missverhältnis zum auslösenden Trauma stehen:

- **Einblutungen in große Gelenke:** Dadurch ausgelöste entzündliche Veränderungen und Reparaturprozesse können so schwerwiegend sein, dass es zur Invalidisierung kommt.
- **Einblutungen in Muskulatur** und Weichteile: Gefahr des Kompartment-Syndroms mit Extremitätenverlust
- **Abdominelle Blutungen:** „akutes Abdomen"
- **Lang anhaltende Hämaturien:** Gefahr von Anämie bzw. postrenalem Nierenversagen durch Verlegung der ableitenden Harnwege
- **Intrakranielle Blutungen**

CAVE!
Über 10 % der Hämophilen sterben an intrakraniellen Blutungen.

Je nach Restaktivität der Gerinnungsfaktoren bei den betroffenen männlichen Patienten spricht man von schwerer (Aktivität < 1 %), mittelschwerer (1–5 %) oder leichter (5–15 %) Hämophilie bzw. von Subhämophilie (15–50 %). Bei den lediglich heterozygot betroffenen Frauen (Konduktorinnen) liegt die Aktivität meist > 50 % und der Defekt hat selten Krankheitswert.

Diagnostisches Vorgehen

Leitdiagnostikum ist die **isoliert verlängerte PTT** bei normaler Blutungszeit und normalem Quick-Wert. Die Bestimmung der Gerinnungsaktivität der F VIII und IX sichert die Diagnose.

Therapie

Gerinnungsfaktoren werden vorzugsweise i. v. substituiert (geringere Blutungsgefahr). Zum Einsatz kommen Konzentrate aus den jeweils fehlenden Faktoren, bei Hämophilie B auch Prothrombin-Komplex-Konzentrat.

- Bei bereits eingetretenen Blutungen werden frühestmöglich Faktorkonzentrate gespritzt, wegen der kurzen HWZ von ca. 8 h etwa 3-mal täglich (Therapiedauer ➤ Tab. 3.22). Die Konzentratdosis richtet sich nach der Schwere der Blutung (➤ Tab. 3.22).
- Bei mittelschwerer bis leichter Hämophilie A lassen sich leichte Blutungen auch durch das synthetische **ADH-Analogon DDAVP** (Desmopressin, Minirin®) beherrschen; es stimuliert das Gefäßendothel zur Ausschüttung des vWF, was wegen seines stabilisierenden Effekts auf den Faktors VIII zum Anstieg der Faktor-VIII-Konzentration im Blut führt. DDAVP ist zur Heimbehandlung auch als Nasenspray verfügbar (Octostim®).
- Patienten mit schwerer Hämophilie und häufigen Blutungen werden regelmäßig, z. B. 3 ×/Woche, **prophylaktisch substituiert** (Heimbehandlung). Eine Faktor-VIII-Aktivität von > 15 % bzw. eine Faktor-IX-Aktivität von > 20–25 % erfordert dagegen keine regelmäßige Therapie zur Vermeidung von Spontanblutungen. Substituiert wird hier nur bei spontanen Blutungen oder vor geplanten operativen Eingriffen. Dabei richtet sich die Konzentratdosis nach der Schwere des operativen Eingriffs (➤ Tab. 3.22).
- Das funktionelle Faktor-VIII-Mimetikum Emicizumab (Hemlibra®) bindet als bispezifischer Antikörper gegen Faktor IXa und X und vermittelt deren Aktivierung (die eigentliche Funktion von Faktor VIII). Die Zulassung besteht in der Dauerbehandlung (s.c. alle 1–2 Wochen) der Hämophilie A.

Tab. 3.22 Beispiele für erforderliche Faktor-VIII-Aktivitäten*

Blutungslokalisation	Erforderliche Aktivität für ein Sistieren der Blutung	Therapiedauer in Tagen
Spontan in Gelenk, Muskel	5–20 %	2
Organbedrohende Blutung	20–40 %	5
Zahnextraktionen, kleine Operationen	20–40 %	5
Intrakraniell, intrathorakal, gastrointestinal, große Operationen	80–100 % (nie unter 50 % abfallen lassen)	2–3 Wochen

*Gilt im Prinzip für alle Gerinnungsfaktoren

MERKE
Als Faustregel gilt: 1 E/kg KG hebt den Faktorspiegel im Blut um 1,5 %.

Nach wie vor werden aus gepooltem Plasma gewonnene Faktor-VIII-Präparate verwendet, da die neueren rekombinanten Produkte noch sehr teuer sind. Da die gepoolten Präparate heute hoch gereinigt und virusinaktiviert sind, ist das Risiko einer Infektion äußerst gering. Dennoch sollten alle Hämophiliepatienten gegen Hepatitis B geimpft werden. Weitere Risiken sind Unverträglichkeitsreaktionen sowie die Induktion von Hemmkörpern gegen die fehlenden Gerinnungsfaktoren **(Hemmkörperhämophilie).**

PRAXISBEZUG
Hemmkörperhämophilie
Durch die Faktorsubstitution bei Hämophilie können hemmende Antikörper gegen Gerinnungsfaktoren induziert werden. Durch die Faktor-Aktivitätsminderung kommt es zur hämorrhagischen Diathese. Sie tritt bei 10–20 % der Hämophilie-A- und 2–5 % der Hämophilie-B-Patienten auf. Seltener kann sie auch primär ohne vorangegangene Exposition, also auch bei Patienten ohne Hämophilie (in der Regel Ältere), entstehen. Durch Plasma-Mischversuche kann der Hemmkörper diagnostiziert werden.

Eine Fortführung der Faktorsubstitution bei betroffenen Hämophilen mit erhöhter Dosis kommt nur bei niedrigen AK-Titern in Betracht. In Hämophiliezentren kann versucht werden, durch Hochdosis-Infusionen des betreffenden Faktors Immuntoleranz zu erzielen. Auch durch teilaktivierte Prothrombin-Konzentrate (aktivierte F VII [NovoSeven®], IX und X) als sog. Bypass-Produkte oder FEIBA (*factor eight inhibitor bypassing activity*) wird versucht, eine Thrombinbildung ohne Faktor VIII zu ermöglichen. Immunmodulation durch Prednisolon, Cyclophosphamid, Rituximab oder Gaben von Emicizumab (Hemlibra®) sind weitere Möglichkeiten der Behandlung.

Von-Willebrand-Syndrom (vWS)

Überwiegend autosomal-dominant vererbte Blutungsneigung mit Verminderung oder qualitativem Defekt des Von-Willebrand-Faktors (vWF, ➤ 3.7.2). Das vWS ist die häufigste angeborene Gerinnungsstörung mit einer Inzidenz von etwa 1/1.000; leichte (subklinische) Formen kommen bei bis zu 1 % der Bevölkerung vor.

Entsprechend der Funktion des vWF ist bei einem Defekt nicht nur die humorale Gerinnung, sondern auch die Thrombozytenfunktion beeinträchtigt. Ein sekundäres (erworbenes) vWS kann bei Aortenklappenstenosen oder Kunstklappen (ursächlich spielen Scherkräfte am hochmolekularen vWF eine Rolle) sowie bei myeloproliferativen oder lymphatischen Neoplasien entstehen.

MERKE

Von-Willebrand-Faktor (vWF)

Der vWF ist ein in Plasma, Endothelzellen, Basalmembranen der Gefäße und Thrombozyten vorkommendes Glykoprotein. Seine Synthese findet in Endothelzellen und Megakaryozyten statt. Er stabilisiert den Faktor VIII (➤ Abb. 3.48) und vermittelt die Interaktion des F-VIII-Komplexes mit dem Endothel. Seine Faktor-VIII:C-unabhängige Funktion ist die Vermittlung von Plättchenadhäsion und -aggregation. Fehlt der vWF, sind also sowohl die plasmatische Gerinnung (verminderte Gerinnungsaktivität des F-VIII-Komplexes) als auch die Thrombozytenfunktion beeinträchtigt.

Der **Faktor-VIII-Komplex** besteht somit aus zwei funktionellen Untereinheiten:

- Dem für die plasmatische Gerinnung (aktiviert F X) verantwortlichen **F VIII:C** (dessen Mangel führt zur klassischen Hämophilie A)
- Dem **Von-Willebrand-Faktor** (vWF oder vWF:Ag); wenn dieser an den F-VIII-Komplex gebunden ist, schreibt man auch: F VIII:vWF.

In gesundem Plasma getestet, zeigen die Thrombozyten bei vWS eine normale Funktion.

Klinik

Die Manifestation der Erkrankung ist sehr variabel. Häufig sind Haut- und Schleimhautblutungen (z. B. Epistaxis, Gingivablutungen, Ekchymosen) und Menorrhagien; petechiale Blutungen kommen vor allem bei den leichteren Formen vor. Oft fällt die Erkrankung durch verlängerte Blutungen nach Operationen (z. B. Zahnextraktion) auf. In schweren Fällen treten Einblutungen in die Gelenke (Hämarthros) und intramuskuläre Hämatome auf. Die Ursachen für die Variabilität liegen zum einen in der Heterogenität des zugrunde liegenden Gendefekts, zum anderen daran, dass die vWF-Plasmakonzentration von Blutgruppe, systemischer Entzündungsaktivität (vWF ist ein Akute-Phase-Protein), Schwangerschaft und anderen Begleiterkrankungen abhängig ist.

MERKE

Das vWS zeigt klinisch einen Mischtyp aus plasmatischer und thrombozytärer Gerinnungsstörung.

Der vWF kann direkt in einem Immunoassay bestimmt werden; seine Funktion kann über die sog. Ristocetin-induzierte Thrombozytenaggregation gemessen werden: Diese ist sowohl bei Verminderung des vWF als auch bei vWF-Funktionsstörungen vermindert, der Test wird deshalb z. T. als Screening-Test eingesetzt. Genetisch ist das vWS äußerst heterogen, mit resultierenden quantitativen und/oder qualitativen Veränderungen des vWF. Klinisch lassen sich daher mehrere Phänotypen unterscheiden:

- **Typ I** (häufigste Form, 80 %): Der an sich intakte vWF ist quantitativ reduziert. Je nach Aktivität des vWF besteht eine leichte oder mäßige Blutungsneigung.
- **Typ II** (15 %): qualitativer Defekt des vWF mit gestörter Thrombozytenadhäsion. F VIII:C und vWF können vermindert oder normal sein. Je nach Pathomechanismus werden zwei Unterformen unterschieden:
  - Typ IIA ohne Thrombozytopenie
  - Typ IIB mit Thrombozytopenie (dies ist durch eine erhöhte Affinität des defekten vWF an einen Oberflächenrezeptor der Thrombozyten bedingt)
- **Typ III** (5 %): völliges Fehlen des vWF, daher meist schwere hämorrhagische Diathese mit Schleimhautblutungen

MERKE

Die Klinik und der Schweregrad des vWS (nicht jedoch der Typ) können sich im Verlauf des Lebens ändern.

Labor

Auch die Laborbefunde sind variabel. Die PTT und die Blutungszeit sind meist verlängert, die Ristocetin-induzierte Plättchenaggregation ist oft stark vermindert. Der vWF ist in Abhängigkeit vom Typ normal bis fehlend. Dies gilt auch für die Thrombozytenzahl. Für die Unterscheidung der Subtypen ist die Multimer-Analyse mittels SDS-Elektrophorese in Speziallabors notwendig.

Therapie

Wie bei den Hämophilien ist die medikamentöse Therapie bei akuter Blutung und zur Blutungsprophylaxe vor und nach Operationen angezeigt:

- **Leichte Formen (vWF-Aktivität > 10 %):** Eine DDAVP-Gabe ist ausreichend (Wirkprinzip s. o. „Hämophilie A und B"). DDAVP wirkt vor allem bei Patienten mit Typ-I-Erkrankung. Nach ca. 3-tägiger Therapie lässt die Wirkung wegen Entleerung der Endothelreserven für vWF allmählich nach.

Eine Ausnahme stellt der (seltene) Typ IIB dar, hier darf DDAVP nicht gegeben werden, da dies eine Thrombozytenaggregation auslösen könnte.

- **Mittelschwere (vWF-Aktivität 1–10 %) und schwere (< 1 %) Formen:** Hier ist die Gabe von F-VIII-Hochkonzentraten (v. a. Haemate®HS) notwendig. Diese Konzentrate sind im Gegensatz zu den bei der Hämophilie A verwendeten Produkten nicht durch monoklonale Antikörper gereinigt und enthalten deshalb nennenswerte Mengen von vWF.
- Kontrazeptiva wirken bei Menorrhagien; Tranexamsäre bei reinen Schleimhautblutungen.

CAVE!

Thrombozytenaggregationshemmer wie ASS sind bei vWS kontraindiziert!

3

Prothrombin-Komplex-Mangel

Die Faktoren des Prothrombin-Komplexes (Prothrombin, Faktoren VII, IX und X) werden Vitamin-K-abhängig hepatisch synthetisiert. Der bei einem Mangel an Vitamin K auftretende Blutungstyp ähnelt dem bei Hämophilie. Aufgrund der Multimorbidität älterer Menschen ist bereits bei einem Quick-Wert unter 10 % mit bedrohlichen, auch zerebralen Blutungen zu rechnen.

PRAXISBEZUG

Vitamin K und die Blutgerinnung

Aufnahme: Vitamin K ist ein fettlösliches Vitamin. Es wird überwiegend mit pflanzlicher Nahrung zugeführt (Vitamin K_1) bzw. im Darm durch Mikroorganismen gebildet (Vitamin K_2) und im terminalen Ileum und Kolon Gallensäure-abhängig resorbiert.
Funktion: Für die Synthese der Faktoren des Prothrombin-Komplexes (F II, VII, IX, X) sowie der Inhibitoren Protein C und S ist die Anwesenheit von Vitamin-K-Hydrochinon erforderlich.

Ätiologie und Pathogenese

Faktoren des Prothrombin-Komplexes können aus drei Gründen erniedrigt sein:

- **Eingeschränkte Syntheseleistung der Leber** aufgrund eines Leberparenchymschadens (z. B. Leberzirrhose)
- **Gesteigerter Umsatz:** Vor allem bei der Verbrauchskoagulopathie kommt es zur Erniedrigung aller Gerinnungsfaktoren durch eine disseminierte Aktivierung der Gerinnung.
- **Vitamin-K-Mangel:** Ursachen hierfür sind eine verminderte Vitamin-K-Zufuhr mit der Nahrung (z. B. längere parenterale Ernährung ohne Vitamin-K-Zusatz), eine verminderte Produktion von Vitamin K_2 über Mikroorganismen durch eine längere breitbandantibiotische Therapie oder eine gestörte Vitamin-K-Resorption bei primären Darmerkrankungen (z. B. Colitis ulcerosa, Sprue), Resektionen oder infolge einer Fettmalabsorption (Pankreasinsuffizienz oder Gallensäuremangel). Auch Vitamin-K-Antagonisten (z. B. Marcumar®) bedingen eine Verminderung der hepatozellulären Vitamin-K-Hydrochinon-Bildung.

Diagnostisches Vorgehen

Diagnostisch richtungweisend ist der **erniedrigte Quick-Wert** bei nur gering verlängerter PTT durch die Verminderung von Faktor IX. Die Einzelfaktorenanalyse zeigt eine Erniedrigung aller Vitamin-K-abhängigen Faktoren (F II, VII, IX, X sowie Protein C und S), während nicht-Vitamin-K-abhängige Faktoren normal sind. Zur Differenzierung eines Leberparenchymschadens von anderen Ursachen kann ein Koller-Test durchgeführt werden.

PRAXISBEZUG

Koller-Test

Bestimmung des Quick-Werts vor und nach i. v. Gabe von Vitamin K.

- Ein fehlender Anstieg des erniedrigten Quick-Werts spricht für eine Synthesestörung (z. B. Leberzirrhose).
- Ein Anstieg um > 30 % spricht dagegen für einen Vitamin-K-Mangel bei Malnutrition, Darmfehlbesiedlung oder Resorptionsstörung, wie z. B. bei primärer Darmerkrankung.

Therapie

Prinzip: Bei bedrohlichen Blutungen werden die fehlenden Gerinnungsfaktoren substituiert. Sind die Blutungen nicht bedrohlich, wird Vitamin K (Konakion®) gegeben, um damit die körpereigene Faktorenbildung zu steigern (i. v. bei Malabsorption).

Bei bedrohlichen Blutungen

Substitution der fehlenden Gerinnungsfaktoren des Prothrombin-Komplexes (z. B. in Form von **PPSB** = **P**rothrombin II, **P**rokonvertin VII, **S**tuart-Prower-Faktor X, antihämophiles Globulin **B** [= F IX]). Bei zusätzlicher Erniedrigung anderer Gerinnungsfaktoren, z. B. bei Leberparenchymschädigung (hepatogene Koagulopathie), ist der Ausgleich mittels **Fresh Frozen Plasma** (FFP) physiologischer (1 ml FFP enthält etwa 1 Einheit Gerinnungsfaktoren). Zusätzlich sollte Vitamin K oral oder parenteral gegeben werden, da die Halbwertszeit von PPSB-Konzentraten begrenzt ist.

MERKE

PPSB enthält herstellungsbedingt konzentrierte aktivierte Gerinnungsfaktoren. Eine Überdosierung kann daher zu lebensbedrohlichen Thrombembolien führen.

Bei nichtbedrohlicher Blutung

Vitamin-K-Gabe: Die Applikationsform richtet sich nach der Ursache der Verminderung des Prothrombin-Komplexes:

- In Abwesenheit einer Resorptionsstörung, z. B. bei Breitbandantibiotika-Therapie oder Antikoagulanzien-Überdosierung führt die Gabe von 20 mg Vitamin K p. o. zu einem Anstieg des Quick-Werts um ca. 30 % innerhalb von 12 h.
- Bei Resorptionsstörung (z. B. Verschlussikterus) muss Vitamin K parenteral gegeben werden; hierbei sind allerdings anaphylaktische Reaktionen vorgekommen.

Andere Gerinnungsfaktor-Mangelzustände

Faktor-XII-Mangel

Seltene autosomal-rezessive Erkrankung. Die Vorphase der Gerinnung ist extrem verlängert (PTT isoliert maximal verlängert). Der Faktor-XII-Mangel ist nicht durch Blutungskomplikationen, sondern durch thrombembolische Ereignisse aufgrund einer mangelnden frühen Parallelaktivierung der Fibrinolyse gekennzeichnet. Therapeutisch ist evtl. eine Antikoagulation erforderlich.

Faktor-XIII-Mangel

Selten angeborene, häufiger erworbene Blutungsneigung infolge erhöhten Faktorenumsatzes (z. B. bei Colitis ulcerosa oder Verbrauchskoagulopathie). Gebildetes Fibrin wird nicht ausreichend quervernetzt und ist daher brüchiger; es kommt dadurch typischerweise zu Nachblutungen nach primär unauffälliger Blutstillung und zu Wundheilungsstörungen. Die Therapie besteht in der Substitution von Faktor-XIII-Konzentrat.

Hypo- und Afibrinogenämie

Sehr seltene quantitative Synthesestörungen des Fibrinogens. Hämophilieähnliche Blutungen kommen vor.

3.7.6 Vaskuläre hämorrhagische Diathesen

Erhöhte Blutungsneigung durch lokalisierte Gefäßwandveränderungen oder eine generell erhöhte Gefäßfragilität bei Strukturveränderungen der Gefäßwandschichten (z. B. Ehlers-Danlos-Syndrom) oder des Endothels (z. B. bei Vaskulitis). Eine vaskulär bedingte hämorrhagische Diathese führt selten zu lebensbedrohlichen Blutungen. Die Thrombozyten und Gerinnungsfaktoren sind meist normal, bei ausgedehnten Gefäßfehlbildungen oder einer schweren Vaskulitis ist jedoch eine Verbrauchskoagulopathie (➤ 3.7.7) möglich.

Purpura Schoenlein-Henoch

Erworbene **Hypersensitivitätsvaskulitis** vor allem bei Kindern und (seltener) Jugendlichen. Die Ätiologie ist unklar: infektiös-allergisch (häufig nach vorausgegangenem Infekt der oberen Atemwege, in ca. 50 % Influenza A) oder medikamentös-allergisch.

Pathogenetisch liegt eine Typ-III-Immunreaktion (Arthus-Typ) mit subendothelialen Ablagerungen von Immunkomplexen und Komplementaktivierung vor (sog. leukozytoklastische Vaskulitis).

Klinik

2–3 Wochen nach einem Infekt treten makulopapulöse, zum Teil hämorrhagische Effloreszenzen vor allem an den Streckseiten der Extremitäten und in Gelenknähe auf. Oft bestehen Fieber, Schwellungen der großen Gelenke (ca. 70 %) sowie abdominelle Schmerzen (50–80 %), Letztere oft mit GIT-Blutung. Bei 30 % der Patienten sind klinisch auch die Nieren beteiligt in Form einer IgA-Nephritis ohne Proteinurie (gute Prognose) oder mit Proteinurie (schlechtere Prognose). Bisweilen entwickelt sich auch eine Polyserositis (Pleuritis, Perikarditis) oder ZNS-Beteiligung (Kopfschmerzen, Verhaltensstörungen).

Diagnostisches Vorgehen

Die Diagnose wird klinisch gestellt. Das Serum-IgA ist meist erhöht. Meist ist eine Erythrozyturie, seltener eine Proteinurie nachweisbar. Bei älteren Patienten kann die Hypersensitivitätsvaskulitis Ausdruck eines Malignoms sein.

Therapie

Die Therapie ist symptomatisch, da die Erkrankung im Regelfall selbstlimitierend ist. Die Prognose ist gut, sofern sich keine chronische Glomerulonephritis entwickelt.

Hereditäre hämorrhagische Teleangiektasie

Synonym: Morbus Osler-Rendu
Autosomal-dominant vererbte Erkrankung mit starker Penetranz. Sie ist gekennzeichnet durch Gefäßerweiterungen und -brüche durch Verlust kontraktiler Elemente in der Gefäßwand.

Klinik

Es finden sich sternförmige Teleangiektasien (deren rote Farbe verschwindet nach Druck mit einem Glasspatel) am Übergang der Arteriolen und Venolen, v. a. an Lippen, Zunge (➤ Abb. 3.49) und Fingerspitzen, seltener in Lunge, Gastrointestinaltrakt, Gehirn und Leber. Darüber hinaus kommen petechiale Blutungen an Haut und Schleimhäuten, aber auch am Magen-Darm-Trakt vor, die oft klinisch relevant sind und mit höherem Lebensalter häufiger werden. In der Lunge können sich arteriovenöse Fisteln mit konsekutiver Hypoxämie entwickeln. Der Rumpel-Leede-Test (➤ 3.7.3) ist negativ. Große Hämangiome können therapeutisch embolisiert werden.

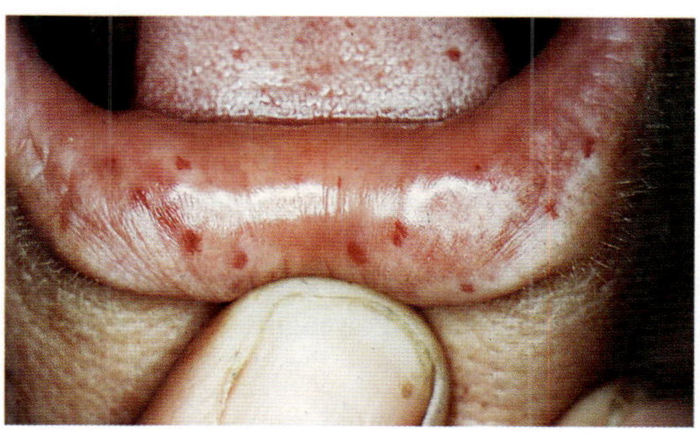

Abb. 3.49 Teleangiektasien an den Lippen und der Zunge beim Morbus Osler-Rendu [E385-001]

Weitere vaskuläre hämorrhagische Diathesen

Kasabach-Merritt-Syndrom

In großen vaskulären Tumoren (Riesenhämangiomen) kann es zur Aktivierung der endogenen Gerinnung mit resultierender Thrombozytopenie und Verbrauchskoagulopathie kommen. Dies wird dann als Kasabach-Merritt-Syndrom bezeichnet. Wenn möglich, wird eine chirurgische Resektion oder Bestrahlung des betroffenen Hämangioms angestrebt.

Hippel-Lindau-Syndrom

Retinozerebellare Angiomatose mit Netzhautablösung infolge multipler, ein- oder beidseitig auftretender zystischer kapillärer Hämangiome. Ein Befall tritt auch in Kleinhirn, Rückenmark, Pankreas, Leber und Niere auf. Die Erkrankung wird zu den Phakomatosen gezählt und ist wahrscheinlich dominant erblich.

Ehlers-Danlos-Syndrom

Erbliche Störung der Kollagen-Histogenese mit Hyperelastizität der Haut und des Bindegewebes, die zu erhöhter Verletzlichkeit der Haut mit Hyper- bzw. Depigmentierung und Teleangiektasien besonders an den Extremitätenstreckseiten sowie Überstreckbarkeit der Gelenke führt. Oft kombiniert mit Herz- und Gefäßfehlbildungen.

Hereditäre Purpura simplex

Hauptsächlich Frauen betreffende, meist harmlose Purpura. Vor allem prämenstruell treten schmerzhafte, flächenhafte, aber harmlose Haut- und Schleimhautblutungen („Teufelsflecken") auf.

Stoffwechselbedingte Purpura

Eine Purpura kann z. B. bei Vitamin-C-Mangel (Skorbut: erhöhte Kapillarfragilität durch Kollagensynthesestörung), Diabetes mellitus und bei Morbus Cushing auftreten.

Purpura senilis

Häufige Störung mit kleinflächigen, harmlosen Hautblutungen (Ekchymosen) an Gesicht, Handrücken, Unterarmen und Beinen bei atrophischer Altershaut. Als Residuen bleiben braun pigmentierte Flecken.

Autoimmunerkrankungen bzw. Vaskulitiden

Zum Beispiel bei Systemischem Lupus erythematodes, Panarteriitis nodosa, **Granulomatose mit Polyangiitis, systemische Sklerose,** rheumatoider Arthritis. Details ➤ Kap. 13.

Medikamentös induzierte Purpura

Das klinische Bild ist variabel. Bei Verdacht sollten die infrage kommenden Medikamente abgesetzt werden. Das Paradebeispiel für eine Purpuraneigung ist die lokale (Haut) oder systemische Therapie mit Glukokortikoiden (erhöhte Gefäßfragilität).

MERKE

Medikamente, die eine vaskuläre Purpura induzieren können

- Schmerzmittel: z. B. ASS, Phenacetin
- Antiarrhythmika: z. B. Atropin, Digoxin, Chinidin
- Schlafmittel: z. B. Chloralhydrat, Barbiturate, Meprobamat
- Antibiotika: z. B. Penicilline, Piperacillin, Sulfonamide, Isoniazid, Chloramphenicol, Chinin
- Antidiabetika: z. B. Chlorpropamid, Tolbutamid
- Antihypertensiva: z. B. Furosemid, α-Methyldopa, Reserpin
- Andere: Glukokortikoide, Allopurinol, Cumarine, Östrogene, Arsenika, Goldsalze, Iodid, Quecksilber

3.7.7 Störungen des Fibrinolysesystems

Verbrauchskoagulopathie

Die Verbrauchskoagulopathie (disseminierte intravasale Gerinnung; engl. *disseminated intravascular coagulation*, **DIC**) ist eine komplexe erworbene Gerinnungsstörung, bei der die Störung des Fibrinolysesystems nur einen Teil des Gesamtgeschehens darstellt. Die DIC ist charakterisiert durch eine – von Entzündungsmediatoren eingeleitete – intravasale Blutgerinnung, die letztendlich den thrombotischen Verschluss kleiner Gefäße bedingt und damit die Organperfusion beeinträchtigt. Gleichzeitig kommt es im Rahmen des gerinnungsinduzierten Verbrauchs von Thrombozyten und Gerinnungsfaktoren zu einer hämorrhagischen Diathese mit Blutungen. Das an sich physiologische „Bremsen und Gasgeben"-Prinzip des Gerinnungssystems ist damit pathologisch auf die Spitze getrieben (➤ Abb. 3.50) – die resultierenden Ausfallserscheinungen koexistieren.

Klinisch im Vordergrund stehen die oft ausgedehnten Blutungen. Thrombozyten, Quick-Wert und PTT können zunächst noch normal sein, das Fibrinogen ist stark erniedrigt und die Fibrin-Spaltprodukte (D-Dimere) sind erhöht (➤ Tab. 3.23).

Klinik

Eine Verbrauchskoagulopathie verläuft oft **lebensbedrohlich.** Das klinische Bild ist gekennzeichnet durch ein Nebeneinander von Blutungen des thrombozytären (v. a. Petechien, Schleimhautblutung, Blutung aus Stichkanälen) und plasmatischen Typs (Ekchymosen, gefolgt von nekrotisierenden Hämorrhagien an Akren und Druckstellen).

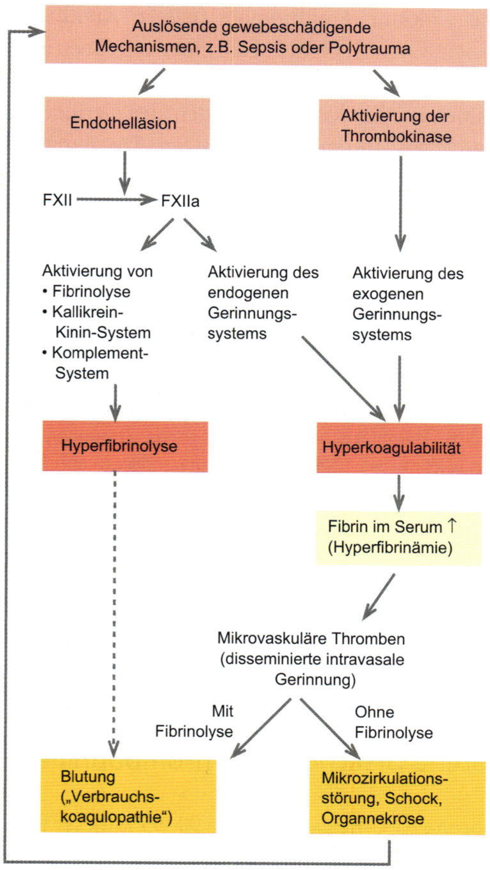

Abb. 3.50 Pathogenese der Verbrauchskoagulopathie [L157]

Ätiologie und Pathogenese

Jede schwere Erkrankung mit Zusammenbruch der Gewebeintegrität (z. B. Trauma, schwere Hämolyse, Operationen an thrombokinasereichen Organen wie Prostata, Pankreas, Pulmo, Plazenta [„4P“]) oder jede systemische Entzündungsreaktion (Sepsis, toxinvermittelt) kann eine DIC induzieren (➤ Tab. 3.24).

MERKE

Die Ursachen der DIC überschneiden sich mit denen des *systemic inflammatory response syndrome* (SIRS, ➤ 14.6).

Lokal begrenzte Formen kommen bei Gefäßanomalien und eher **chronische Verläufe** *(smoldering DIC)* bei Karzinomerkrankungen vor (paraneoplastisch).

Bei der Aktivierung des Gerinnungssystems spielen zum einen Gewebefaktoren (z. B. Freisetzung von Thrombokinase, etwa bei Trauma), zum anderen proinflammatorische Zytokine (z. B. IL-6, Tumornekrosefaktor-α, etwa bei Sepsis) eine entscheidende Rolle.

Tab. 3.23 Stadien der Verbrauchskoagulopathie

	Diagnostik	Therapie
Stadium I: Aktivierungsphase (klinisch: keine Symptome)	Globale Gerinnungsmarker (Quick, PTT) noch im Normbereich, Thrombozyten noch normal, AT leicht erniedrigt	Heparin 400 E/kg KG/d als Dauerinfusion
Stadium II: frühe Verbrauchsphase (klinisch: Blutungen, gestörte Organleistungen)	Fibrinogen ↓ Thrombozyten ↓ Gerinnungsfaktoren ↓ PPT ↑, AT ↓, Fibrin-Monomere ↑	AT-Ersatz durch FFP oder AT-Konzentrat bei deutlicher Gerinnungsstörung nach AT-Bestimmung (z. B. 6 Einheiten FFP oder 2 × 1.500 IE AT) Heparin umstritten
Stadium III: späte Verbrauchsphase und reaktive Fibrinolyse (klinisch: schwere Blutungen, schwere Organfunktionsstörungen)	Fibrinogen ↓↓↓ Thrombozyten ↓↓↓ Quick ↓↓, TZ ↑↑↑ Fibrin-Spaltprodukte (D-Dimere) ↑↑	Kein Heparin! Substitution mit AT, PPSB, FFP und Thrombozyten; ggf. auch Tranexamsäure 3 × 500 mg/d i. v., wenn Blutung klinisch vor Organthrombosen steht

AT = Antithrombin; FFP = Fresh Frozen Plasma; TZ = Thrombin-Zeit; PPSB = Prothrombin-Komplex (Faktorkonzentrat, ➤ 3.7.5)

Diagnostisches Vorgehen

Kein einzelner Laborwert kann eine DIC beweisen. Hinweisend sind eine Thrombozytopenie (empfindlichster Parameter) mit Nachweis von Fibrin-Monomeren oder Fibrin-Fibrinogen-Spaltprodukten wie etwa D-Dimeren. Die Fibrin-Monomere zeigen dabei die intravasale Gerinnung an, Fibrin-Fibrinogen-Spaltprodukte (D-Dimere) sind Marker der später einsetzenden reaktiven Hyperfibrinolyse.

Fibrinogen und Antithrombin sind bereits früh vermindert. Alle Gerinnungsfaktoren fallen in ihrer Aktivität ab, die Globaltests PTT, Quick und Thrombin-Zeit fallen entsprechend pathologisch aus. Der Schweregrad der DIC korreliert mit dem Ausmaß der Erniedrigung von AT, Fibrinogen und Thrombozyten.

Therapie

Die Behandlung der DIC ist schwierig. Das wichtigste Therapieprinzip ist die Behandlung der auslösenden Ursache (z. B. Sepsis). Ist dies erfolglos, müssen im Falle manifester Blutungen Plasmafaktoren (FFP) und Blutplättchen ersetzt werden. Die Gabe von niedrig dosiertem Heparin zur Bremsung der Gerinnungsneigung zeigt nur im Stadium I einen (moderaten) Effekt. Hohe Dosen von AT-Konzentraten werden in schweren Fällen eingesetzt, um die Blutgerinnung zu hemmen, z. B. wenn die AT-Spiegel auf < 50 % der Norm abgefallen sind.

Tab. 3.24 Ätiologie der Verbrauchskoagulopathie

Ursachen	Beispiele
Akute Umsatzstörungen	
Sepsis	Grundsätzlich nicht erregerabhängig. Sonderformen: • Waterhouse-Friderichsen-Syndrom: bei Meningokokken-Meningitis auftretende Nebennierenrindenblutung und Verbrauchskoagulopathie (Purpura fulminans, ➤ Abb. 3.51) • Toxic-Shock-Syndrom durch *S. aureus* (➤ 14.7.1)
Toxine	Schlangen-/Spinnenbiss, Medikamente, Drogen (z. B. Amphetamine)
Geburtshilfliche Komplikationen	Abruptio placentae, Fruchtwasserembolie, verhaltener Abort
Hämolytische Syndrome	Transfusionszwischenfälle, hämolytische Anämien, hämolytisch-urämisches Syndrom
Trauma, Gewebeverletzung	Durch jede Form der Gewebeverletzung, inkl. Fettembolie, Organnekrosen (vor allem nekrotisierende Pankreatitis), ausgedehnte Weichteilverletzungen, postoperativ nach großen Operationen
Chronische Umsatzstörungen	
Gefäßanomalien (oft lokal begrenzte Koagulopathie)	z. B. kongenitale zyanotische Herzvitien, Riesenhämangiom, hereditäre hämorrhagische Teleangiektasien, Aortenaneurysma
Maligne Neoplasien	v. a. metastatsiertes Prostatakarzinom, Magenkarzinom, Pankreaskarzinom; hämatologische Neoplasien

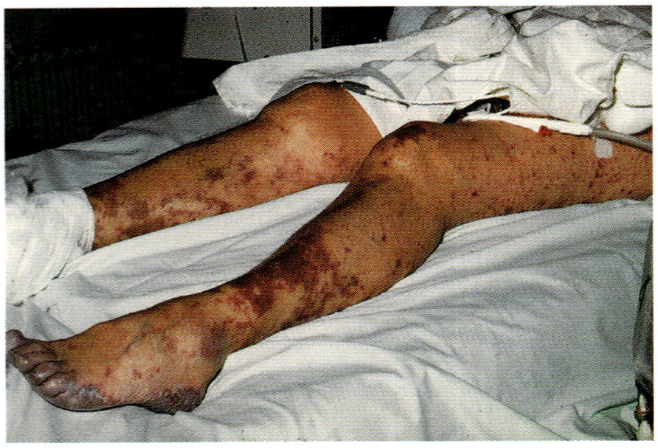

Abb. 3.51 Purpura fulminans bei Meningokokken-Sepsis (Waterhouse-Friderichsen-Syndrom): Durch Mikrothrombosierung von Hautgefäßen entstehen Hautblutungen mit zentraler Nekrose. [M107]

3.8 Thromboseneigung (Thrombophilie)

M. Herling

Die explosive prokoagulatorische Antwort auf eine Gefäßschädigung ist überlebenswichtig. Genauso wichtig ist die räumliche und zeitliche Begrenzung dieser Antwort durch inhibitorische Faktoren. In der Gerinnungskaskade sind im Wesentlichen drei Inhibitoren regulierend wirksam: Antithrombin (früher: Antithrombin III = ATIII), Protein C und Protein S. Fällt einer von ihnen aus, wird das Gleichgewicht zwischen prokoagulatorischen Faktoren und gerinnungshemmenden Einflüssen zugunsten der Gerinnung verschoben, wodurch das Thromboserisiko steigt. Die durch mangelnde Wirkung des **a**ktivierten **P**roteins **C** charakterisierte **APC-Resistenz** (s. u.) ist die häufigste Ursache der Thrombophilie.

MERKE

Nicht nur eine (z. B. durch Mangel an Gerinnungsinhibitoren) gesteigerte Gerinnung kann eine Thrombophilie bedingen, sondern auch eine Fibrinolysehemmung (z. B. durch Plasminogen-Mangel oder Dysfibrinogenämie) und – gemäß der Virchow-Trias – auch eine überschüssige Plättchenaktivierung (z. B. Thrombozythämie), rheologische Störungen (z. B. Hyperviskositätssyndrom, ➤ 12.5.4) und Gefäßwandveränderungen (z. B. bei Vaskulitis, Herzklappenveränderungen, aber auch Hyperhomozysteinämie, s. u.).

Klinisch im Vordergrund stehen bei der Thrombophilie venöse oder arterielle Thrombosen, ggf. oft schon in früherem Lebensalter oder mit ungewöhnlicher Lokalisation (➤ 2.4.3).

Angeborene Ursachen der Thrombophilie

- **Angeborene APC-Resistenz:** Etwa 90–95 % dieser Fälle werden durch eine Punktmutation verursacht, bei der am Faktor V in der Position 506 Arginin durch Glutamin ersetzt ist **(Faktor-V-Leiden).** Hierdurch wird die Spaltung (und damit Inaktivierung) des Faktor-V-Moleküls durch APC verhindert. Die homozygote APC-Resistenz betrifft nur etwa 0,02 % der Bevölkerung und geht mit einem sehr hohen Thromboserisiko (ca. 11-mal höher als bei Heterozygoten) einher. Aber auch die heterozygote Form der APC-Resistenz ist mit einem erhöhten Thromboserisiko verbunden. Die Prävalenz der heterozygoten Form der APC-Resistenz ist hoch (10 %). Bei ca. 25 % der Patienten unter 60 Jahren mit einer Thrombembolie ohne erkennbare Ursache (wie z. B. Tumorerkrankungen oder postoperative Immobilisierung) kann eine heterozygote APC-Resistenz gefunden werden. Die Thrombemboliegefahr steigt bei zusätzlichen Risiken (hohes Alter, Operationen, Einnahme von Ovulationshemmern) deutlich an.
- **Hereditäre Hyperhomozysteinämie:** Die Plasmahomozystein-Konzentration bei der homozygoten Form beträgt > 100 mmol/l (normal < 16 mmol/l) und führt durch die Thromboseneigung zu einem erhöhten Risiko für KHK, Schlaganfall und pAVK. Auch die heterozygote Form (Plasmahomozystein-Konzentration 16–25 mmol/l), die ca. 5 % der Bevölkerung betrifft, geht mit einer mäßigen Thrombophilie einher. Ursache ist eine Aktivierung der Endothelzelle durch die erhöhte Homozystein-Konzentration.
- **Antithrombin-Mangel:** Unterschieden werden ein quantitativer (Typ I: AT um etwa 50 % vermindert) und ein qualitativer Mangel (Typ II: Konfigurationsänderungen des AT-Moleküls).

Ein homozygoter AT-Mangel ist mit dem Leben nicht vereinbar (Typ I) bzw. führt schon beim Neugeborenen häufig zu thrombembolischen Komplikationen. Ein heterozygoter AT-Mangel zeigt sich durch venöse Thrombosen oft schon vor dem 25. Lebensjahr.

- **Prothrombin-G20210A-Mutation:** Diese führt zu einem erhöhten Plasma-Prothrombin-Spiegel und kann bei ca. 7 % aller Thrombosepatienten nachgewiesen werden.
- **Protein-C-Mangel:** Analog zum Defekt bei hereditärem AT-Mangel werden ein quantitativer (Typ I) und ein qualitativer Mangel (Typ II) unterschieden. Klinisch dominieren Thrombosen schon in der ersten Lebenshälfte.
- **Protein-S-Mangel:** Protein S ist ein Kofaktor des Proteins C. Beim Protein-S-Mangel werden drei Typen mit unterschiedlicher Aktivität des Proteins unterschieden.

Erworbene Inhibitormängel

Die erworbene **APC-Resistenz** wird durch Antikörper ausgelöst, die die Wirkung von APC an seinen Substraten, den aktivierten Faktoren Va und VIIIa, hemmen. Durch Eiweißverlust beim **nephrotischen Syndrom** oder Enteropathie kann es zu einem sekundären AT-Mangel kommen. Therapie: Behandlung der Grunderkrankung, evtl. orale Antikoagulation. Das Chemotherapeutikum Asparaginase, insbesondere seine pegylierte Form, führt zum Abbau von AT und Fibrinogen, was Thrombophilie und/oder Blutungen verursachen kann. Beim **Antiphospholipidsyndrom** mit Lupus-Antikoagulans, Cardiolipin-Antikörpern oder β_2-Glykoprotein-I-Antikörpern können diese Antikörper gegen gerinnungsaktive Phospholipide nachgewiesen werden (mehr ➤ 13.9.2). Ein vorübergehender, **erworbener Mangel an Protein C und S** kommt im Rahmen der DIC (➤ 3.7.7) sowie in der Initialphase der Cumarintherapie vor.

Diagnostisches Vorgehen

Indikationen

Eine weiterführende Abklärung ist indiziert bei tiefer Beinvenenthrombose, einer Lungenembolie oder arteriellen Thrombose bei Patienten < 45 Jahre, rezidivierenden Thrombosen, Thrombosen in atypischer Lokalisation (z. B. intrakraniell), Thrombosen während der Schwangerschaft oder postpartal sowie bei rezidivierenden Spontanaborten. Auch eine positive Familienanamnese sollte eine Abklärung veranlassen.

MERKE

Eine Thrombophilie-Diagnostik ist in der Akutphase einer Thrombose nicht sinnvoll („Gerinnungssystem im Aufruhr"). Ausnahme: Bestimmung von HIT-Antikörpern (➤ 3.7.4), AT, Plasminogen und Lupus-Antikoagulans (➤ 13.9.1).

Thrombophilie-Screening

Ein Globaltest für Thrombophilie existiert nicht. In Kenntnis der möglichen Auslöser wird folgendes Minimalprogramm zusammengestellt:

- Globaltests der Gerinnung: Thromboplastin-Zeit, PTT, TZ, Thrombozytenzahl
- Einzeltests: funktioneller APC-Resistenz-Test, Anti-Phospholipid-Antikörper, AT, Protein C, Protein S, Fibrinogen, Homozystein im Plasma, bei entsprechender Klinik auch HIT-Diagnostik (➤ 3.7.4)
- Weiterführende Diagnostik in Speziallabors

PRAXISBEZUG

Die Blutabnahme zur Thrombophilie-Diagnostik sollte nicht in die Zeit der oft 3–12 Monate dauernden Marcumarisierung nach dem Thrombose-Erstereignis fallen. Sie erfolgt entweder vor der oralen Antikoagulation (Asservation von Zitrat-Plasma, das eingefroren für eine spätere Analyse zur Verfügung steht) oder kann nach Beendigung der Marcumar®-Therapie geschehen bzw. wiederholt werden.

Therapie

Eine prophylaktische Substitution kommt nur für Patienten mit angeborenem AT-Mangel und bei homozygotem Protein-C-Mangel infrage. Bei nachgewiesenem Thrombophilierisiko durch angeborene Inhibitormängel (AT, Protein C und Protein S) ist nach dem ersten thrombembolischen Ereignis evtl. eine lebenslange orale Antikoagulation erforderlich (s.a. ➤ 1.8.4, ➤ 2.4.3).

Therapiedauern (z. B. 3–6 Monate, lebenslang) variieren nach Thromboselokalisation und individuellem Risikoprofil, inkl. stattgehabter Thrombosen. Zur Therapie und Prophylaxe arterieller Thrombosen siehe ➤ 2.3.3.

MERKE

Thrombozytenaggregationshemmer sind kein ausreichender Ersatz für Antikoagulanzien bei Thrombosetherapie und -prophylaxe im venösen Schenkel bzw. bei kardial bedingter Thromboseneigung.

Pharma-Box: Antikoagulanzien, insbesondere Vitamin-K-Antagonisten (VKA)

Heparine (s.c.)

- Unfarktionierte (UFH) und niedermolekulare (LMWH) Heparine
- Antidot: Protamin, 1 ml Protamin 1000 neutralisiert 1.000 IE Heparin.
- **Merke:** Gefahr der HIT, verringerte Wirkung bei AT-Mangel, nicht plazentagängig!

Heparinoide

- Danaparoid (anti-F Xa, s.c.), Einsatz bei der HIT-II

Parenteraler F Xa-Inhibitor

- Fondaparinux (Heparin-analoges Pentasaccharid, s.c.)

Direkte orale Antikoagulanzien (DOAKs) (➤ 1.8.4, ➤ 2.4.3)

- F-Xa-Hemmer: Rivaroxaban, Apixaban, Edoxaban (Zulassungen weiten sich aus)
- Thrombininhibitoren: Dabigatran
- Ein weiterer direkter Thrombininhibitor ist Argatroban, welches aber nur parenteral verfügbar ist (nur in der HIT-II zugelassen).
- Antidote: Andexanet als Neutralisator von F-Xa-Inhibitoren; Idarucizumab als Neutralisator von Thrombin-Inhibitoren

Vitamin-K-Antagonisten

- Phenprocoumon (z. B. Marcumar®)
- Warfarin (Coumadin®)

Wirkungsmechanismus und Eigenschaften der VKA

VKA hemmen die Vitamin-K-vermittelte γ-Carboxylierung von Glutaminsäure in Gerinnungsfaktorvorstufen und somit die Synthese von Prothrombin (F II), den Faktoren VII, IX und X sowie von Protein C und S. Die Wirkung tritt mit einer Latenz von 1–3 Tagen ein. Die Bioverfügbarkeit liegt bei 100 %. Bemerkenswert ist bei Phenprocoumon die hohe Plasmaeiweißbindung von über 99 % (wodurch zahlreiche Interaktionen mit anderen Medikamenten möglich sind)!

Indikationen für VKA

Langzeitprophylaxe thrombembolischer Erkrankungen, überlappend im Anschluss an eine Heparin-Behandlung:

- Z. n. tiefer Bein- oder Beckenvenenthrombose und Lungenarterienembolie (hier zunehmend von DOAKs verdrängt)
- Herzerkrankungen mit erhöhtem Embolierisiko (Herzklappenfehler/-ersatz, Kardiomyopathie, valvuläres VHF)
- APC-Resistenz, Antiphopspholipidsyndrom, Protein-C-/-S-Mangel, AT-Mangel

Nebenwirkungen von VKA

- Multiple Blutungen (GIT, Harnblase, ZNS, Unterhautgewebe). Die Therapie besteht im Absetzen des Wirkstoffs, der Vitamin-K-Gabe und ggf. dem Antidot Prothrombin-Konzentrat
- Allergie, Haarausfall, verzögerte Kallusbildung, Nausea, Erbrechen, Diarrhö, selten arzneibedingte Hepatitis

Absolute Kontraindikationen von VKA

Schwangerschaft, Hochrisiko-Aneurysmen, frischer apoplektischer Insult, unmittelbar postoperativ und posttraumatisch, floride Ulcera ventriculi/duodeni, Sepsis, Endokarditis, floride Tbc, höhergradige Nieren- oder Leberinsuffizienz.

Relative Kontraindikationen von VKA

Hypertonie über 200/100 mmHg, fehlende Patienten-Compliance (z. B. Suchterkrankung), Stadien nach resezierten Ulcera ventriculi/duodeni, Nephrolithiasis, nekrotisierendes Tumorleiden, laufende myelosuppressive Chemotherapie!

Wechselwirkungen von VKA

- Die Kombination mit Stoffen, die ebenfalls eine sehr starke Plasmaeiweißbindung aufweisen, besonders nichtsteroidale Antiphlogistika, führt zu einer erheblichen Wirkungsverstärkung durch Kompetition mit Phenprocoumon um die Plasmaeiweißbindung.
- Wirkungsverstärkend durch Hemmung des Abbaus wirken Chloramphenicol, Chinidin, Paracetamol, Allopurinol.
- Wirkungsabschwächend wirken Barbiturate, Griseofulvin, Rifampicin.

Probleme der klinischen Anwendung von VKA

Da Phenprocoumon neben den prokoagulatorischen Substanzen auch die Synthese von Protein C und S hemmt, kann durch unterschiedliche Halbwertszeiten der verschiedenen Faktoren in der Initialphase der Therapie die Blutgerinnbarkeit sogar gesteigert sein. **Cave:** Die initiale Thrombophilieneigung unter Phenprocoumon erklärt auch die Gefahr der sog. Marcumar®-Nekrose. Daher muss überlappend in der Initialphase immer auch noch Heparin gegeben werden!

Therapiekontrolle bei VKA

Quick-Wert (Ziel bei strenger Antikoagulation: 15–25 %) bzw. INR (Ziele: ➤ 3.7.3, „Laborwerte zur Überprüfung der Blutgerinnung").

Die INR kann vom Patienten zu Hause an einem Blutstropfen selbst kontrolliert werden (analog der Blutzuckerselbstmessung).

- Vorteil: bessere Einstellung, weniger Blutungskomplikationen
- Nachteil: teure Teststreifen, nur bei ausgewählten Patienten praktikabel

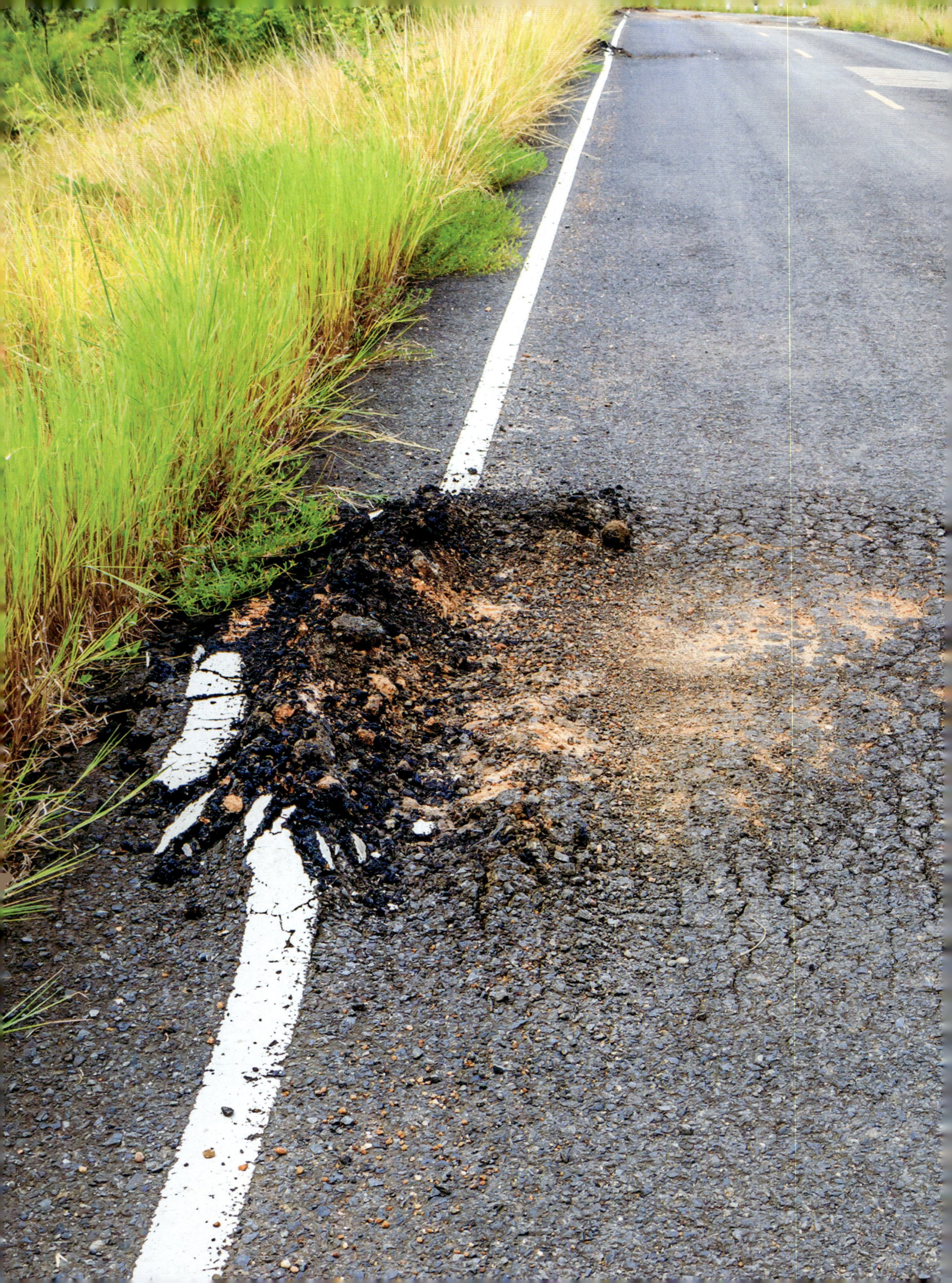

KAPITEL

4

J. Braun

Prinzipien der Onkologie

Kaum eine andere Erkrankung ist für den Patienten emotional belastender als eine Krebserkrankung. Oft wird eine Krebsdiagnose als Major Life Event, also als ein traumatisches und einschneidendes Lebensereignis empfunden. Dies liegt an z. T. dramatisch raschen Verläufen, die z. B. akute Leukämien oder ein Pankreaskarzinom haben können, an der oft willkürlich erscheinenden Betroffenheit in allen Lebensphasen und der Urangst vor nicht kontrollierbaren Schmerzen und Verfall. Dabei sind viele Krebserkrankungen, wenn schon nicht heilbar, so doch vernünftig behandelbar. So können mehr als 50 % der Krebserkrankungen durch moderne Behandlungsverfahren wie Chirurgie, Strahlentherapie, Chemotherapie und „biologische" Therapie geheilt werden. Auch muss die Lebenserwartung durch die Erkrankung nicht eingeschränkt sein (z. B. bei vielen Formen des Prostatakarzinoms). Oft wird auch die schlechte Prognose von nicht onkologischen Erkrankungen dramatisch unterschätzt (wie z. B. bei der COPD, die eine schlechtere Prognose hat als viele onkologische Erkrankungen).

In Deutschland erkranken pro Jahr etwa 500.000 Patienten neu an Krebs, onkologische Erkrankungen stellen nach den Herz-Kreislauf-Erkrankungen die zweithäufigste Todesursache dar (➤ Abb. 4.1). Bezogen auf die Gesamtlebenszeit wird bei etwa 40 % der Menschen eine Krebserkrankung diagnostiziert, bei Männern noch etwas häufiger als bei Frauen.

Alter stellt den wichtigsten Risikofaktor für Krebs dar, gefolgt vom Zigarettenrauchen. Da die Lebenserwartung steigt und z. B. Herz-Kreislauf-Erkrankungen effektiver behandelt werden können, werden onkologische Erkrankungen weiter an Häufigkeit zunehmen. Gleichzeitig nimmt erfreulicherweise seit den 1990iger-Jahren die Zahl der Todesfälle pro 100.000 Einwohner ab.

Im folgenden Kapitel werden die Prinzipien der onkologischen Diagnostik und Therapie dargestellt. Die einzelnen Krankheitsbilder werden dagegen in den Organkapiteln behandelt.

4.1 Diagnostikprinzipien in der Onkologie

4.1.1 Anamnese

Gerade in Zeiten der überbordenden Bildgebung haben die ärztlichen Basisfähigkeiten der Anamneseerhebung und der körperlichen Untersuchung hohe Bedeutung. Aufgrund der Dauer der Symptome kann auf die Dynamik der Erkrankung geschlossen werden: Beispielsweise ist bei akuten Leukämien oder auch beim kleinzelligen Bronchialkarzinom der Symptombeginn meist akut, während eine chronisch-myeloische Leukämie oft oligosymptomatisch ist und schleichend beginnt. Hinweise auf neu aufgetretene Schmerzen oder Schwellungen leiten die körperliche Untersuchung, die aber immer umfassend und standardisiert erfolgen soll. Die Berufsanamnese kann auf eine berufliche Exposition gegenüber Kanzerogenen wie z. B. Asbest (Pleuramesotheliom, Bronchialkarzinom) oder Benzol (Leukämie) hinweisen. Die Suchtanamnese zeigt z. B. einen jahrelangen Zigarettenkonsum, welcher durch die Kalkulation der Pack Years quantifiziert werden kann. Durch Rauchen wird z. B. das Risiko für ein Bronchialkarzinom, Ösophaguskarzinom, Magenkarzinom und Blasenkarzinom z. T. drastisch erhöht. Ein vermehrter Alkoholkonsum erhöht das Risiko z. B. für ein Karzinom im oberen Verdauungstrakt (Mundboden, Ösophaguskarzinom, aber auch Leberzellkarzinom). Die Familien- und Sozialanamnese lässt frühzeitig einschätzen, welche persönlichen Ressourcen dem Patienten zur Verfügung stehen. Außerdem kann eine familiäre Prädisposition für Krebserkrankungen erfasst werden, die ggf. auch eine Überwachung von Familienangehörigen sinnvoll macht (z. B. BRCA-1 und -2, RAD 51C). Darüber hinaus können im Gespräch frühzeitig Ängste und ggf. auch Wünsche des Krebspatienten aufgenommen werden.

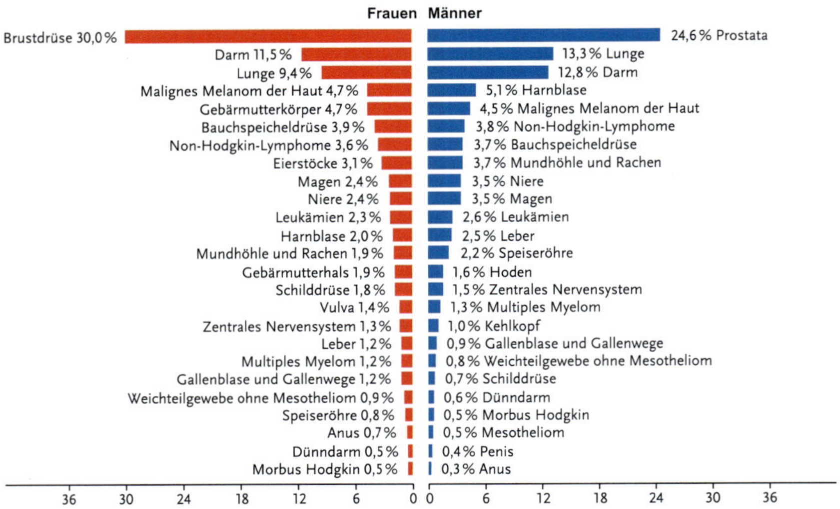

Abb. 4.1 Prozentualer Anteil der häufigsten Tumorlokalisationen aller Krebsneuerkrankungen in Deutschland 2018. (ohne nicht-melanotischen Hautkrebs (C44) [X221-034]

Gezielt gefragt wird nach einem ungewollten Gewichtsverlust innerhalb von z. B. 3 Monaten, unklarem Fieber oder einem neu aufgetretenen Nachtschweiß: Diese drei Symptome werden auch als **B-Symptomatik** bezeichnet, die z. B. bei hämotologischen Tumorentitäten auch prognostische Bedeutung haben. Der Begriff „B-Symptomatik" entstammt ursprünglich der Ann-Arbor-Klassifikation für maligne Lymphome und grenzte Patienten mit Fieber, Nachtschweiß und Gewichtsverlust von denen ohne diese Symptome (sog. **A-Symptomatik**) ab. Weitere Warnzeichen sind ein Leistungsknick, Appetitlosigkeit, Stuhlunregelmäßigkeiten, Blut im Auswurf (Hämoptyse) oder Stuhl und postmenopausale gynäkologische Blutungen. Jede tiefe Beinvenenthrombose ohne einen adäquaten Auslöser muss an einen Tumor als Ursache denken lassen.

4.1.2 Befund

Sehr wichtig sind die Überprüfung aller Lymphknotenstationen und das Erfassen von Klopfschmerzhaftigkeit, z. B. der Wirbelsäule. Intraabdominelle Resistenzen können auf Tumoren hinweisen, eine Lebervergrößerung kann u. a. auf Metastasen hindeuten. Der Nachweis von Pleuraerguss oder Aszites kann Ausdruck einer disseminierten Tumorerkrankung sein. Die Inspektion der Haut und Schleimhäute kann Hauttumoren nachweisen, eine rektale Untersuchung einen Rektumtumor oder auch ein Prostatakarzinom. Eine neurologische Untersuchung kann Hinweise auf Hirnmetastasen oder aber auch eine vorbestehenden Polyneuropathie, die eine Chemotherapie komplizieren kann, ergeben. Eine gynäkologische Untersuchung von Mamma und innerem Genital gehört bei Frauen ebenso wie die Hodenpalpation beim Mann zu einer Tumorsuche dazu.

Gewebediagnostik

Die Diagnose einer Krebserkrankung setzt nahezu immer eine Gewebeprobe voraus. Diese kann z. B. durch eine Biopsie im Rahmen einer Endoskopie (Lunge, Magen-Darmtrakt), eine transkutanen Biopsie (z. B. der Leber), eine Blutprobe oder Knochenmarkpunktion z. B. bei hämatologischen Neoplasien, einer Hautbiopsie oder im Rahmen einer OP gewonnen werden. Da alle diese **„invasiven" Verfahren** Nebenwirkungen haben können, ist eine Voraussetzung für eine solche Diagnostik immer eine therapeutische Konsequenz.

PRAXISBEZUG

Eine **liquid biopsy** stellt ein aufregendes neues Verfahren dar, bei der im Blut mittels einer Nukleinsäureanalytik Tumorzellen bzw. Tumor-DNA nachgewiesen wird. Dabei werden Verfahren wie eine *digital droplet PCR* (ddPCR) oder ein *next generation sequencing* (NGS) verwendet (was nicht nur kompliziert klingt).

Neben der Bestimmung der Tumorhistologie, des Gradings und der Invasivität gewinnen heute **molekulare Marker** eine immer größere Bedeutung. Hierbei werden biologische Tumormerkmale für die Einschätzung der Prognose und für die Therapieplanung einbezogen. Dazu zählen Oberflächenrezeptoren, Onkogene, Resistenzgene und zytogenetische Marker.

Lokalisationsdiagnostik

Primär werden immer sonografische Verfahren eingesetzt, da sie in der Regel wenig aufwendig, nebenwirkungsarm, wiederholbar und „preiswert" sind. Bei der Beurteilung der Leber, der Schilddrüse oder auch von Lymphknoten sind sonografische Verfahren häufig sogar aussagekräftiger als Schnittbildverfahren, wie z. B. eine CT.

Endoskopische Verfahren erlauben eine Blickdiagnostik und eine Gewebeprobe. Gastroskopie, Koloskopie und Bronchoskopie werden auch als „Hohlraumdiagnostik" bezeichnet. Zusätzlich ermöglichen Endoskopien auch eine z. T. sehr hoch auflösende sonografische Darstellung, die dann als Endosonografie bezeichnet wird.

Eine Computertomografie, ggf. mit KM-Gabe, ist häufig rasch machbar und für den Patienten wenig belastbar, geht aber mit einer hohen Strahlenbelastung einher und ist daher nicht oft wiederholbar. Eine Kernspintomografie stellt z. B. bei der Hirnbeurteilung mittlerweile den Goldstandard dar, allerdings ist die Verfügbarkeit selbst in Deutschland bisweilen eingeschränkt. Sehr aufwendig, aber im Einzelfall hoch aussagekräftig, ist eine **Positronen-Emissions-Tomografie (PET),** welche auch als PET-CT durchgeführt werden kann und über die Bestimmung der Stoffwechselaktivität die Unterscheidung von benignen und malignen (i. d. R. stoffwechselaktiven) Prozessen erleichtern kann (➤ Abb. 4.2).

Bei hämatologischen Erkrankungen ist neben der Beurteilung des Blutes (z. B. mittels Blutausstrichs oder Durchflusszytometrie) auch regelhaft eine Knochenmarkpunktion notwendig (➤ Abb. 4.3). Besteht der Verdacht auf ein multiples Myelom, ist eine Immunelektrophorese in Serum und Urin zielführend.

4.2 Staging und Grading

Einschätzung der Prognose Diese hängt zum einen von der Tumorgröße bzw. Ausdehnung ab, zum anderen vom Allgemeinzustand des Patienten, der als **Performance-Status** mittels z. B. des Karnofsky-Index quantifiziert wird (➤ Tab. 4.1). Die Kurabilität oder Heilbarkeit eines Tumors hängt oft direkt mit der Tumorgröße zusammen. Diese wird im Rahmen des Stagings erfasst.

Das klinische Staging umfasst die körperliche Untersuchung und bildgebende Verfahren. Genauer (aber invasiver) ist das pathologische Staging, für das Gewebeproben, Lymphknoten oder auch ganze Organe mittels Biopsien oder durch operative Eingriffe untersucht werden. Nach dem Staging kann bestimmt werden, ob ein Tumor örtlich beschränkt ist, organüberschreitend wächst oder regional oder systemisch gestreut hat. Hierfür werden verschiedene

Tab. 4.1 Skalen zur Beurteilung des Allgemeinzustands (Karnofsky-Index/WHO-Einteilung)

	Karnofsky-Index	WHO-Einteilung	Grad
100	Normal; keine Beschwerden, kein Hinweis auf eine Erkrankung	Uneingeschränkte normale Aktivität	**0**
90	Normale Aktivität möglich, geringe Krankheitssymptome		
80	Normale Aktivität nur mit Anstrengung, mäßige Krankheitssymptome	Tagsüber nicht bettlägerig, mit Beschwerden, kann sich selbst versorgen	**1**
70	Selbstversorgung, aber unfähig zu normaler Aktivität oder Arbeit		
60	Gelegentliche Hilfe, aber noch weitgehende Selbstversorgung	Versorgt sich selbst, arbeitsunfähig, tagsüber weniger als die Hälfte der Zeit im Bett	**2**
50	Häufige Unterstützung und medizinische Versorgung erforderlich		
40	Überwiegend bettlägerig, spezielle Hilfe und Pflege erforderlich	Tagsüber mehr als die Hälfte der Zeit im Bett; pflegebedürftig	**3**
30	Dauernd bettlägerig, evtl. Krankenhauseinweisung, jedoch keine akute Lebensgefahr		
20	Schwer krank, aktive unterstützende Therapie, evtl. Krankenhauseinweisung	Völlig pflegebedürftig und bettlägerig	**4**
10	Moribund, rasches Fortschreiten der Erkrankung		
0	Tod		

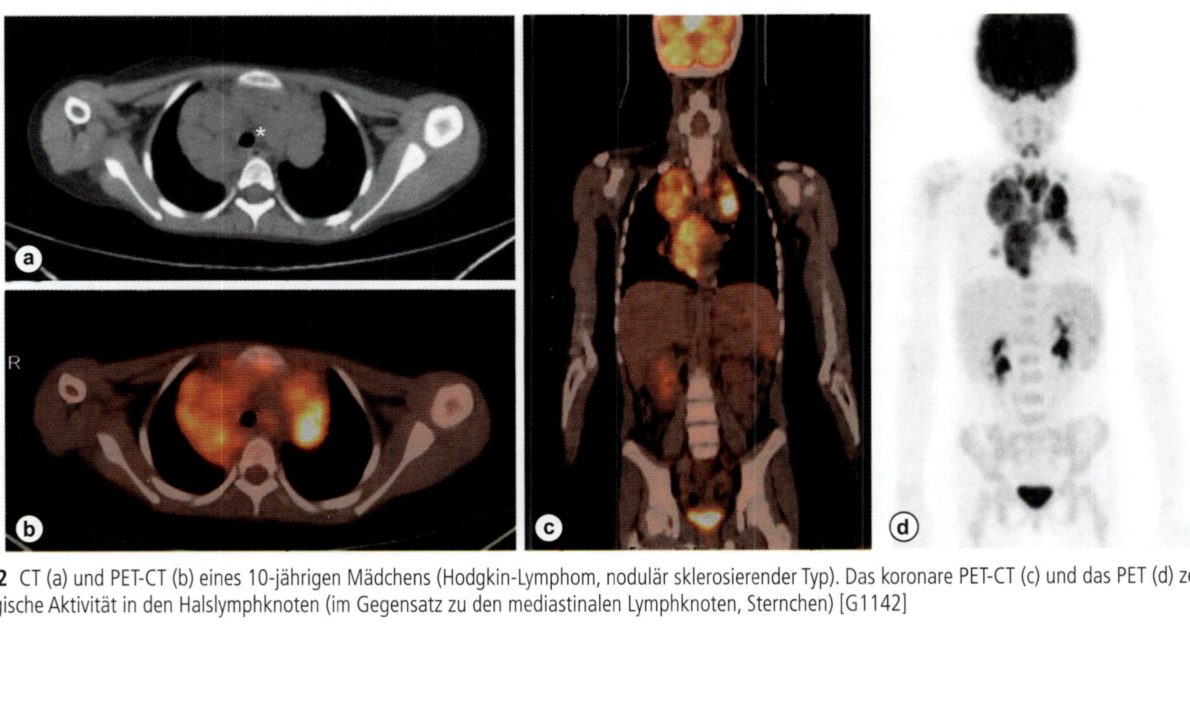

Abb. 4.2 CT (a) und PET-CT (b) eines 10-jährigen Mädchens (Hodgkin-Lymphom, nodulär sklerosierender Typ). Das koronare PET-CT (c) und das PET (d) zeigen keine pathologische Aktivität in den Halslymphknoten (im Gegensatz zu den mediastinalen Lymphknoten, Sternchen) [G1142]

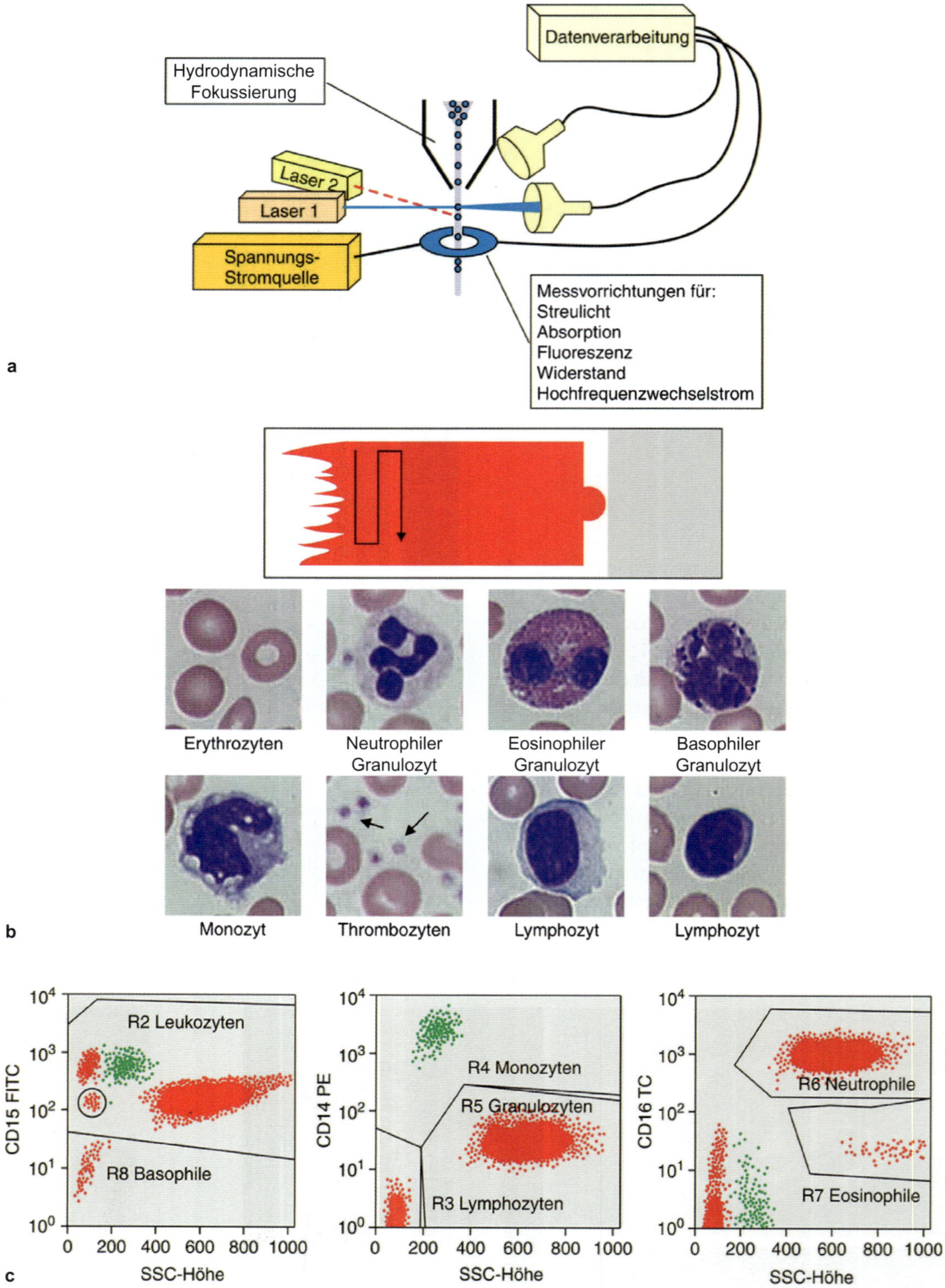

Abb. 4.3 Differenzierung von Lymphozyten. a) Maschinelle und immunologische Differenzierung in Hämatologieanalyzern und Durchflusszytometern. b) Morphologische Differenzierung aus ausgestrichenem Vollblut. Mäanderförmige Differenzierung in der „Fahne". c) Durchflusszytometrie, immunologisches Differenzialblutbild. Die verschiedenen Leukozytenpopulationen werden als Punktwolken dargestellt (*Dot plot*). (SSC = Sidescatter-Streulicht, R = Region, CD45-FITC = „Panleukozytenmarker", gekoppelt an Fluoresceinisothiocyanat (Grünfluoreszenz), CD14-PE = „Monozytenmarker", gekoppelt an Phycoerythrin (Orangefluoreszenz), anti-CD16-TE = „Granulozytenmarker", gekoppelt an Tricolor (Rotfluoreszenz). [G170]

Einteilungssysteme verwendet, am häufigsten verbreitet ist das **TNM-System** (s. u.), ein anderes System ist das **UICC-System.** Unglücklicherweise ändern sich die Klassifikationssysteme durch Fortschritte der Therapie und Diagnostik fortlaufend, was einen Albtraum nicht nur für jeden Studenten darstellt.

TNM-System (Tumor, Nodus = Lymphknoten, Metastase)

Es handelt sich um eine anatomische Klassifikation, die für jede Tumorentität spezifisch ist. Anhand der **Größe des Tumors** erfolgt eine Einteilung in T1–4, wobei ein T4-Tumor in der Regel nicht kurativ behandelt werden kann.

Lymphknotenmetastasen werden je nach Ausdehnung als N1–3 bezeichnet, bei einem N0-Status sind keine Lymphknotenmetastasen nachzuweisen. Werden im Rahmen des Tumorstagings Fernmetastasen nachgewiesen, so liegt ein M1-Status vor, auch dieser weist in der Regel darauf hin, dass kein kurativer Ansatz mehr möglich ist.

Die verschiedenen **Kombinationen aus T-, N- und M-Klassen** werden ggf. zusammen mit dem pathologischen Grading (s. u.) in **Stadien** zusammengefasst, die meist mit römischen Ziffern I bis IV beschrieben werden. Ein höhergradiges Stadium geht mit einer höheren Tumormasse und damit meist auch mit niedrigeren Heilungschancen einher.

Grading: Histopathologisch werden Tumoren als gut, mäßig, schlecht differenziert oder undifferenziert beschrieben.

Weitere Informationen im TNM-System beziehen sich auf eine **Resektion:** Bei einer R0-Resektion ist der Tumor aus Sicht des Pathologen vollständig entfernt, bei R1-Resektion sind mikroskopische Tumorreste, bei R2-Resektion makroskopische Tumorreste nachweisbar. Mittels des **Certainty Factor C** kann zwischen einer relativen Unsicherheit z. B. im Rahmen einer körperlichen Untersuchung (C1) bis hin zur hohen Sicherheit C5 z. B. bei einer Autopsie unterschieden werden. Dies überschneidet sich z. B. mit Präfixen (z. B. p für postoperativ), die in Abhängigkeit von der Tumorentität verwenden werden.

Werden Metastasen gefunden, ohne dass ein Primärtumor nachweisbar ist, wird dies als **CUP-Syndrom** bezeichnet, was für *carcinoma of unknown primary* steht.

4.3 Aufklärung

Während eine Patientenaufklärung bei operativen Eingriffen häufig eine sowohl bei Patienten als auch bei Ärzten ungeliebte Routine darstellt, ist eine Aufklärung über eine Krebserkrankung immer anspruchsvoll und bedarf Erfahrung und Einfühlungsvermögen. Der Grund hierfür ist, dass Ziele und Erwartungen an ein solches Gespräch bei Behandler und Patienten deutlich auseinander klaffen können (➤ Tab. 4.2)

CAVE!

Eine Aufklärung über eine Tumorerkrankung ist auch für den Behandler belastend und potenziell traumatisierend. Daher ist ein klares Konzept vor Beginn des Gesprächs notwendig.

PRAXISBEZUG

Folgende Regeln sollten bei Aufklärungsgesprächen über eine Tumorerkrankung eingehalten werden:

- In einem ruhigen Raum ohne nicht autorisierte Zuhörer (und nicht im Vier-Bett-Zimmer) aufklären.
- Die Inhalte aufklären und sich zunächst auf eine kurze Erstinformation beschränken, z. B.: „Leider habe ich keine guten Nachrichten: Wir haben einen bösartigen Tumor gefunden. Was wir dagegen tun können, würde ich gerne mit Ihnen heute Nachmittag in Ruhe besprechen. Haben Sie die Möglichkeit, jemanden zu diesem Gespräch mitzunehmen?" Hintergrund für diese Empfehlung ist die hochgradig eingeschränkte Aufnahmefähigkeit aufgrund der emotionalen Ausnahmesituation, die allerdings auch für Angehörige zutreffen kann.
- Informationen beschränken, je nach momentaner Aufnahmefähigkeit des Patienten: Ein langer Monolog, der die hohe fachliche Expertise des Behandlers dokumentiert, ist in der Regel sinnlos, wenn die Informationen nicht beim Patienten ankommen. Fragen, die nicht gestellt werden, sollten nicht unbedingt beantwortet werden. Ein Beispiel ist die Frage nach der Prognose, die letztlich nur statistisch beantwortet werden kann und häufig wenig hilfreich ist.

Tab. 4.2 Ziele und Erwartungen von Arzt und Patient an das Aufklärungsgespräch

	Arzt	Patient
Inhalt	Routine: Expertenwissen	Neue komplexe Informationen, die z. T. im Widerspruch zu Laienwissen stehen
Emotion	Bestenfalls ruhig und zugewandt, aktiv zuhörend	Angst, Panik: existenzielle Lebenskrise
Ziel des Gesprächs	Zustimmung für weitere Diagnostik und Therapie, juristische Absicherung, Vermittlung von Verhaltensregeln	Warten auf das „Happy End", das dann bisweilen als einziges erinnert wird
Rolle	Aktiv	Eher passiv, oft verstört
Aufnahmefähigkeit	Wach	Im „Panikmodus", bisweilen extrem begrenzt
Fokus	Die nächsten Schritte	Die großen Themen des Lebens: Wie lange habe ich noch? Werde ich leiden? Wann verliere ich die Kontrolle? Wie wird es weitergehen (Arbeit, Familie)?
Gefühle	Empathisch, professionell	Gefühlschaos
Zeit	In der Regel Zeitdruck	Innere Zeit: Verlust des Zeitgefühls

- Das eigentliche Aufklärungsgespräch mit der Kernbotschaft beginnen. Dabei empfehle ich eine **„Sandwich-Technik"** mit dem Muster „Gute Nachricht – schlechte Nachricht – gute Nachricht", also z. B.: „Wir haben eine Erklärung für Ihre Beschwerden gefunden. Leider sind die Schmerzen durch einen Tumor ausgelöst. Welche Therapiemöglichkeiten wir haben, wollen wir jetzt besprechen".
- Die wesentlichen Inhalte auch schriftlich übermitteln, z. B. auch mit einer Grafik: Der Patient selbst und sein Netzwerk werden ohnehin in den nächsten Tagen alles lesen, was im Internet zu der Tumorerkrankung zu finden ist.
- Immer einen Folgetermin vereinbaren: Zu diesem Gespräch sollte der Patient eigene Fragen aufschreiben und mitbringen.
- Die Aufklärung ist vom Patienten zu unterschreiben, insbesondere, wenn es um eine konkrete Therapieplanung geht.
- Regelmäßig überprüfen, welche Botschaften beim Patienten angekommen sind. Dies führt immer wieder zu Verblüffung: Einer meiner Patienten fragte mich nach vier Chemotherapiezyklen: „Sagen Sie Herr Doktor, was ich schon immer fragen wollte: Was habe ich eigentlich?" Meine Antwort lautete: „Sie haben Lungenkrebs." Der Patient sagte daraufhin: „Ach ja, richtig, das hatten Sie mir erzählt!"

4

4.4 Therapieprinzipien

Vor Therapiebeginn muss immer ein Tumorstadium festgelegt werden. Der Befund wird mit dem Patienten und möglichst auch mit den Angehörigen, Partnern oder Freunden besprochen (letzteres immer zusammen mit dem Patienten und nur mit dessen Zustimmung). Danach erfolgt eine **interdisziplinäre Diskussion,** bei der z. B. Radiologen, Chirurgen, Onkologen und Strahlentherapeuten teilnehmen **(Tumorboard).** Die Therapieempfehlung wird protokolliert und es wird ein schriftlicher Behandlungsplan festgelegt. Dabei sind Therapieziele, persönliche Patientenfaktoren, wie der Performancestatus, der Patientenwille, das Risiko der Therapie und die Erfolgsaussichten, abzuwägen.

Therapieziele

Kurativ Hierbei wird eine Heilung angestrebt. Potenziell heilbar sind z. B. viele hämatologische Tumoren, aber auch Hodentumoren oder solide Tumoren im Frühstadium.

Palliative Therapie Hierbei liegt der Fokus auf einer Milderung von Krankheitssymptomen, ohne dass eine Aussicht auf Heilung besteht. Eine Verbesserung der Lebensqualität und ggf. auch der Lebenserwartung sind aber auch hierbei oft realistisch.

Adjuvante Therapie Dieser Begriff bezieht sich auf eine Strahlen- oder Chemotherapie, welche **nach** einer potenziell kurativen Operation durchgeführt wird. Eine **neoadjuvante Therapie** wird dagegen **vor** einem Eingriff durchgeführt, z. B. um präoperativ eine Tumorverkleinerung zu erreichen. Dieses wird auch als **„Downstaging"** bezeichnet.

Operative Therapie Eine OP ist immer noch das Verfahren, das bei soliden Tumoren (also z. B. Bronchialkarzinom, Mammakarzinom oder Kolonkarzinom) am ehesten eine Heilung erzielen kann. Eine OP setzt immer eine anatomische Operabilität (d. h. ein Tumor kann vollständig entfernt werden) und eine funktionelle Operabilität (d. h. der Patient hat eine hohe Wahrscheinlichkeit, den Eingriff zu überstehen), voraus.

Chemotherapie Hierfür werden verschiedene zytoxische Medikamente entweder oral oder systemisch (z. B. i. v.) in der Regel in Kombination eingesetzt. Eine Chemotherapie führt nahezu immer zu Nebenwirkungen, wie z. B. Immunschwäche, Übelkeit, Polyneuropathie, Haarausfall (Alopezie), Infertilität etc. und bedarf daher der Zustimmung des Patienten und einer guten Planung. Vor Beginn einer Chemotherapie wollten immer Infektionsherde saniert werden (z. B. Zähne). Da das Legen von Venenverweilkanülen oft schmerzhaft und nicht immer sicher ist, werden heute häufig voll implantierbare Venenkatheter, sog. Portsysteme, gelegt. Neben den eigentlichen Chemotherapeutika werden zusätzliche Medikamente gegeben, die der antiemetischen Prophylaxe, der Abschwächung von hämatologischen Nebenwirkungen oder der Vermeidung eines Tumorlysesyndroms dienen.

Strahlentherapie Bei dieser Behandlungsform werden Tumoren entweder von außen (**perkutane Therapie,** Bestrahlung meist in Mehrfeldertechnik, um Nebenwirkungen zu minimieren) oder direkt (**Brachytherapie;** *brachy* griech. für: kurz, nah) oder von Innen als **intrakavitäre Therapie,** die auch als **„Afterloading"** bezeichnet wird, durchgeführt. Eine Strahlentherapie kann ebenso wie die Chemotherapie mit kurativer Absicht (z. B. bei malignen Lymphomen) als auch in palliativer Intention durchgeführt werden. Häufig bewirkt eine Strahlentherapie eine rasche Besserung von Schmerzen oder kann Frakturen durch ein invasives Tumorwachstum („pathologische" Frakturen) vermeiden helfen.

Immuntherapie (sog. „biologische" oder zielgerichtete = **Targeted Therapie**): Hier sind in den letzten Jahren sehr vielfältige und spannende Entwicklungen gelungen, die auch bisher eher frustrierend zu behandelnde Tumoentitäten wie das Maligne Melanom oder auch das Bronchialkarzinom betreffen. Viele dieser Therapien nutzen definierte Zielstrukturen auf Tumorzellen und werden daher auch als Targeted Therapie bezeichnet. Zunehmend wird auch die Rolle des Immunsystems verstanden und gezielt für eine Therapie z. B. durch Impfungen ausgenutzt. Bei allen hoffnungsvollen Versprechungen in der Zukunft darf aber nicht vergessen werden, dass oft eine „Heilung" nicht erreicht werden kann, sondern bestenfalls eine Tumorkontrolle durch die Kombination verschiedener Therapieansätze.

CAVE!

Sowohl beim Patienten als auch beim Behandler steht ein möglicher späterer Kinderwunsch im Rahmen der akuten Phase nicht im Vordergrund. Trotzdem sollten die Optionen für eine fertilitätserhaltene Therapie oder eine Kryokonservierung von Eizellen bzw. Samenzellen frühzeitig diskutiert werden. Mittlerweile werden viele Leistungen von den Krankenkassen übernommen.

Komplikationen

Alle Therapiemodalitäten haben spezifische Nebenwirkungen, über die vor Therapiebeginn aufgeklärt werden muss. Viele Komplikationen werden in Therapieprotokollen berücksichtigt und präventiv behandelt (z. B. antiemetische Prophylaxe).

PRAXISBEZUG

Komplikationen einer Tumortherapie

- **Chirurgische Therapie:** z. B. intraoperative Komplikationen, Wundinfektion, Wundheilungsstörungen, Verschleppung von Tumorzellen, R1-Resektion („non in sano", Tumorreste verbleiben)
- **Strahlentherapie:** z. B. „Strahlenkater", Gewebeschädigung (z. B. Strahlenkolitis, Strahlenpneumonitis), Hautläsionen
- **Chemotherapie:** akut v. a. Übelkeit und Erbrechen und Paravasate. Knochenmarkstoxizität (z. B. Agranulozytose, Anämie, Thrombopenie), hierdurch bedingte Infektionen (z. B. „opportunistische" Infektionen, Sepsis), im Verlauf z. B. Polyneuropathie, Kardiomyopathie, toxische Alveolitis etc.
- **„Biologische" Therapie:** Hierbei sind besonders „bunte" Nebenwirkungen zu erwarten, die über Autoimmunerkrankungen, schweren Hautveränderungen bis hin zu Infektionen reichen. Die sog. Biologicals sind also keineswegs sanft oder natürlich, sondern können ebenso tödliche Nebenwirkungen machen wie eine konventionelle Chemotherapie.

Beurteilung des Therapieerfolges

Für die in der Regel intensive und nebenwirkungsreiche onkologische Therapie ist es entscheidend, ob eine Therapie wirkt (dann meist Fortsetzung z. B. über eine Reihe von Chemotherapiezyklen oder auch eine Deeskalation mit einer Überführung in eine Erhaltungstherapie) oder nicht wirkt (dann eher Umstellung oder auch Abbruch der Therapie). Hier haben sich folgende Begriffe etabliert:

Komplette Remission (CR) Hier muss eine vollständige Rückbildung sämtlicher nachweisbaren Tumormanifestationen für mindestens 1 Monat nachgewiesen werden. Als **kontinuierliche komplette Remission (CCR)** wird eine mehr als 10 Jahre anhaltende Remission gefordert, was einer „Heilung" entspricht.

Teilremission Bei einer **partiellen Remission (PR)** wird ein Rückgang aller Tumorparameter gefordert, welcher durch zwei mehr als 1 Monat auseinanderliegende Beobachtungen bestätigt werden muss. Bei soliden Tumoren wäre dies z. B. ein Rückgang um mehr als 50 % der initialen Größe.

Kein Ansprechen (No change, NC) Dieser Begriff bezeichnet eine Verkleinerung bzw. Vergrößerung der Tumorparameter um weniger als 25 %, während bei einer **Tumorprogression** (*progressive disease,* PD) ein stärkeres Tumorwachstum oder neue Manifestationen von sicher tumorbedingten Symptomen nachweisbar sind.

Rezidiv Dieser Begriff bezeichnet eine erneute Tumormanifestation nach Erreichen einer Vollremission.

Für die objektive Dokumentation des Behandlungserfolgs haben sich die **RECIST-Kriterien (Response Evaluation Criteria In Solid Tumors)** etabliert, die sehr präzise definieren, welche Parameter zu welchem Zeitpunkt und in welcher Form erhoben werden müssen.

Nachsorge

Viele Tumorentitäten können auch Jahre nach einer erfolgreichen Therapie rezidivieren. Auch sind Schäden an Leib und Seele gerade nach aggressiven Therapien eher die Regel als die Ausnahme. Daher haben sich standardisierte Nachsorgekonzepte etabliert, auch wenn eine wissenschaftliche Evidenz für eine Prognoseverbesserung dieser Maßnahmen oft fehlt.

Studien

Wie in keinem anderen Bereich der Medizin wird die Wissensvermehrung in der Onkologie durch kontrollierte Studien getriggert. Mit definierten Studienprotokollen werden neue Medikamente oder Dosierungen mit etablierten Therapien verglichen. Zielparameter sind hier z. B. das 5-Jahresüberleben, die Zeit bis zu einem Progress oder auch Lebensqualitätsparameter.

4.5 Paraneoplastische Syndrome

Hierbei handelt es sich um tumorinduzierte Funktionsstörungen, die sich tumorfern manifestieren. Sie sind am häufigsten hormonvermittelt und betreffen mehr als 5 % aller Tumoren. Bei einzelnen Tumorformen, wie z. B. dem kleinzelligem Bronchialkarzinom, können sie auch häufiger als in 20 % der Fälle auftreten. Es gibt sehr vielfältige paraneoplastischen Syndrome, z. B. an der Haut, im Immunsystem und im ZNS, die in den jeweiligen Organkapiteln näher beschrieben werden.

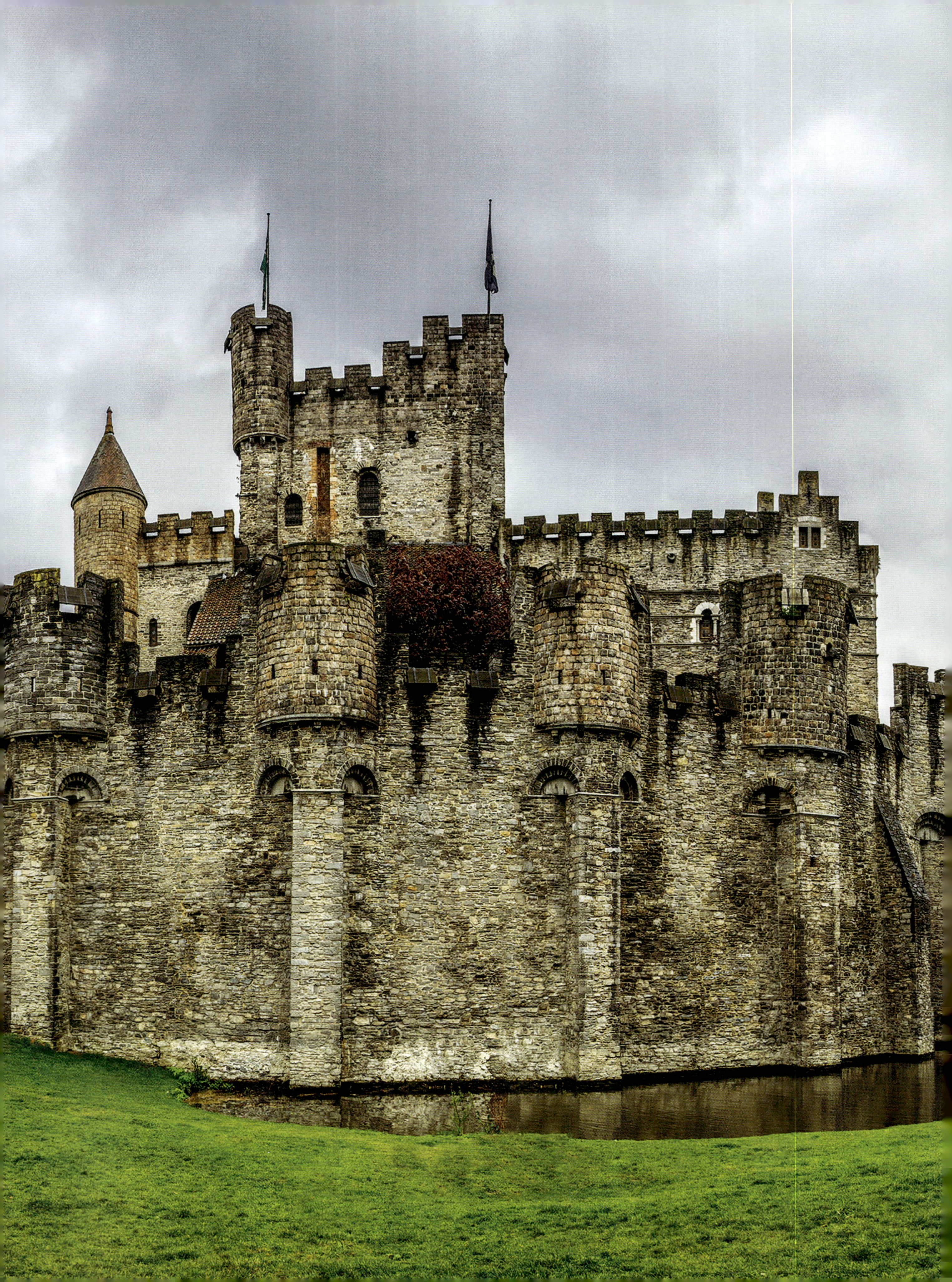

KAPITEL

5

M. Braun

Immunsystem

Die Immunologie (lat. **immunis** = frei von Lasten) befasst sich mit den Mechanismen, mit denen sich ein Organismus gegen ihn bedrohende körperfremde oder körpereigene Strukturen schützt.

Die erfolgreiche Abwehr setzt Zielsicherheit voraus. Werden nämlich nichtbedrohende Strukturen angegriffen, so entstehen hieraus ebenso deletäre Effekte für den Gesamtorganismus wie bei einem unterlassenen Angriff gegen bedrohende Strukturen. Das Immunsystem beruht deshalb auf einem Balanceakt zwischen „Angriffslust" und „Angriffshemmung" oder, anders ausgedrückt, zwischen Abwehr und Toleranz.

Wo immer die Balance zwischen Immunität und Toleranz ins Wanken kommt, entsteht Krankheit:

- Werden die Schutzmechanismen des Körpers gegen nichtbedrohliche Komponenten der Außenwelt eingesetzt (z. B. Pollen oder Nahrungsbestandteile), kommt es zur **Allergie.**
- Werden diese gegen nichtbedrohliche Komponenten der Eigenwelt eingesetzt, entstehen **Autoimmunerkrankungen.**
- Werden umgekehrt bedrohliche Komponenten der Außenwelt toleriert, kommt es zur **Anergie** mit Invasion von schädigenden Organismen oder ihren Produkten. Dies ist das zentrale Problem bei den **Immundefekten.**
- Werden bedrohliche Komponenten der Eigenwelt toleriert, kommt es zur **malignen Veränderung** von Zellstrukturen.

Deletäre Effekte für den Organismus entstehen aber auch, wenn ein korrekterweise als bedrohlich erkanntes Antigen durch eine **überschießende Immunreaktion** attackiert wird, beispielsweise bei der Bienenstichallergie, aber auch bei anderen überschießenden Entzündungsreaktionen wie dem akuten Atemnotsyndrom des Erwachsenen (*acute respiratory distress syndrome,* ARDS; ➤ 6.8). Abwehr und Toleranz müssen also nicht nur zielsicher, sondern auch adäquat ablaufen (➤ Abb. 5.1).

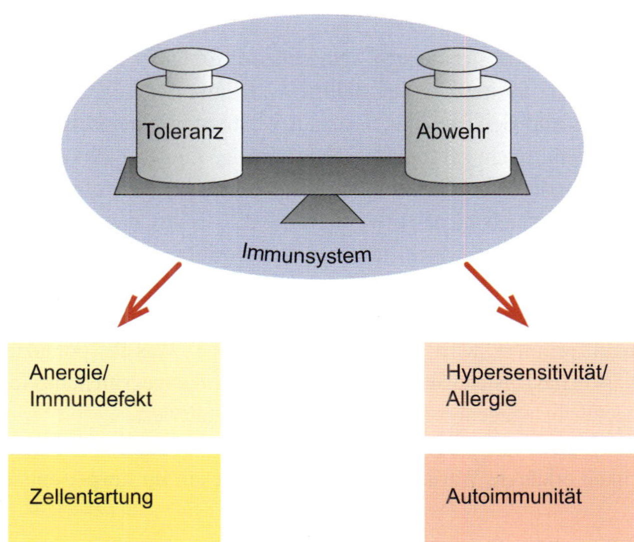

Abb. 5.1 Die pathophysiologischen Reaktionen des Immunsystems [L157]

Vulnerabilität des Immunsystems

Die Leistung des Immunsystems beruht nur zum Teil auf angeborenen Funktionen. Ein Großteil der Immunleistungen des Organismus wird vielmehr durch aktive Auseinandersetzung mit der Umwelt erworben. Die adäquate Immunantwort setzt deshalb adäquate Lernprozesse voraus. Diese sind in der zivilisatorisch veränderten Umwelt beeinträchtigt. Die steigende Allergiehäufigkeit etwa wird auf eine mangelnde Stimulation des Immunsystems durch bakterielle Bestandteile, Infektionserreger oder die mikrobielle Standortflora in der frühen Kindheit zurückgeführt (➤ 5.3.1).

Immunsystem, Stress und Wohlbefinden

Das Immunsystem hat sich als Bindeglied zwischen Umwelterfahrungen, Emotionen und körperlichen Reaktionen erwiesen: So korrelieren z. B. **subjektives Wohlbefinden** sowie **moderate körperliche Aktivität** mit einer reduzierten Infekthäufigkeit, wohingegen psychosoziale Stressfaktoren mit einer erhöhten Infektanfälligkeit einhergehen.

Die teilweise über das Immunsystem vermittelte Rückkopplung zwischen Körper und Seele dürfte in Zukunft auch bei der Erforschung chronischer Krankheitsprozesse eine wichtige Rolle spielen (Psychoneuroimmunologie ➤ 15.2).

Immunologie in statu nascendi

Die Immunologie ist eine rasch expandierende Wissenschaft. Auch wenn manche ihrer Theoreme längst als Lehrwissen gehandelt werden, so sind viele ihrer Grundannahmen keineswegs abgesichert. Dies hat zum Teil mit den Forschungsmethoden des Fachgebiets zu tun: Wie keine andere Disziplin der Medizin stützt sich die Immunologie auf Experimente mit durch Inzucht fortgepflanzten Mäusestämmen, die unter genau definierten, in der freien Wildbahn nicht anzutreffenden Bedingungen leben. Die auf diese Art gewonnenen Erkenntnisse sind zur Entwicklung von Hypothesen und Modellen nützlich, lassen sich jedoch keinesfalls direkt auf den Menschen übertragen. So ist zum Beispiel die Einteilung der Allergien nach Coombs und Gell (➤ Tab. 5.6) zum Verständnis allergischer Phänomene hilfreich, kann jedoch viele wichtige klinische Phänomene (wie etwa die Neurodermitis) nicht hinreichend erklären.

Es ist deshalb nicht verwunderlich, dass selbst das „immunologische Urmodell" noch immer zur Disposition steht: Nach klassischer Auffassung unterscheidet das Immunsystem zwischen dem „Selbst" (welches früh im Leben als solches erkannt und entsprechend „erinnert" wird) und dem „Nicht-Selbst". Was als (potenziell gefährliches) „Nicht-Selbst" erkannt wird, wird angegriffen, das (als ungefährlich angenommene) Selbst dagegen toleriert.

So logisch dieses Modell erscheint, so schlecht kann es die Wirklichkeit erklären: Warum wird beispielsweise ein im Körper entstehender (immunologisch fremder) Fetus nicht abgestoßen? Warum werden die „fremden" Milcheiweiße der laktierenden Brust toleriert? Warum schlagen Impfungen mit mikrobiellen Bestandteilen nur an, wenn ihnen bestimmte chemische „Adjuvanzien" zugesetzt sind? Offensichtlich ist die bloße „Fremdheit" kein hinreichender Faktor, um eine Immunantwort auszulösen; und „Selbst" ist kein Garant für Toleranz, was auch die Autoimmunerkrankungen belegen.

Gefahrensignale

Entsprechend wird von vielen Immunologen heute das u. a. von Polly Matzinger entwickelte „Gefahrenmodell" favorisiert: Angegriffen werden Strukturen, die **Gefahrensignale** aussenden; toleriert wird, was keine solche „Signatur" trägt – egal, ob es sich um „Selbst" oder „Nicht-Selbst" handelt.

Viele neuere Entdeckungen unterstützen dieses Modell: So wurden verschiedene endogene Signale identifiziert, die unter bestimmten (Gefahren-)Umständen exprimiert werden, etwa Hitzeschockproteine oder Interferon-α (dieses wird unter anderem von virusinfizierten Zellen sezerniert). Außerdem wurden spezielle „Antennen" entdeckt, die eine ganze Reihe von Gefahrensignalen erkennen, ob diese nun endogenen oder exogenen Ursprungs sind. Eine solche „signaturerkennende" Rolle wird insbesondere den Toll-ähnlichen Rezeptoren (engl. **Toll-like receptors**) oder anderen mustererkennenden Rezeptoren (engl. **pattern recognition receptors**) des angeborenen Immunsystems zugeschrieben. Nach diesem Modell ist es also vorstellbar, dass ein und dasselbe Antigen oder Gewebe einmal toleriert, unter anderen Umständen jedoch angegriffen wird – nämlich dann, wenn es mit einer Gefahrenmarke versehen ist. Die Grenzen von „Selbst" und „Fremd" sind nach diesem Modell nicht konstitutiv festgelegt – was zählt, ist der situative Kontext. Eine therapeutische Konsequenz hat dieses Modell bei aktuellen Entwicklungen in der Onkologie: Gerade Tumorzellen entgehen oft der Aufmerksamkeit des Immunsystems. Gelingt die Enttarnung etwa durch eine gezielte Impfung, können Tumorzellen durch das Immunsystem eliminiert werden.

Modell der „ökologischen Verschränkung"

Mit besserem Verständnis vor allem des angeborenen Arms des Immunsystems ist klar geworden, dass das Immunsystem nur im Austausch mit der belebten Umwelt adäquat funktionieren kann. Ohne die Darmflora etwa ist eine adäquate Reifung des kindlichen Immunsystems nicht möglich (➤ 5.3.1). Auch die in der Umwelt ubiquitären mikrobiellen Molekülaggregate wie Endotoxin, aber auch bakterielle DNA-Sequenzen (z. B. CpG-Motive) sowie komplexe Zuckermoleküle aus Pflanzenfasern (z. B. Arabinogalactan) tragen zur Entwicklung und Aufrechterhaltung der Immunkompetenz bei.

Damit steht der Mensch auch in Bezug auf sein Immunsystem in einer breiten „ökologischen" Beziehung zu seiner belebten Umwelt, ohne deren adäquaten Input er nicht funktionieren kann.

Prüfungsschwerpunkte

+++	Autoimmunerkrankungen: allgemeines Erklärungsmodell und Behandlung, jeweilige Labor-Antikörper
++	Allergien: Epidemiologie und Pathogenese, Typen nach Coombs und Gell, allergische Rhinitis/Asthma (Therapie), anaphylaktischer Schock, Prävention; Transplantation und Transfusion: Risiken (AB0-Inkompatibilität, GvHD/HvGD); Akute-Phase-Proteine
+	Immundefekte: HIV (medikamentöse Therapie), allgemeine Tumorentstehungsmodelle

5.1 Primäre Immundefekte

Immundefekte entstehen bei quantitativen und qualitativen Störungen eines oder mehrerer „Arme" des Immunsystems. Von den angeborenen (= primären) Immundefekten unterschieden werden die erworbenen (= sekundären) Immundefekte, die im Rahmen verschiedenster Grunderkrankungen auftreten, z. B. bei Mangelernährung, Infektionen (z. B. HIV, Masern, CMV), Tumorerkrankungen oder Stoffwechselstörungen (z. B. Diabetes mellitus, chronische Leber- oder Niereninsuffizienz).

Primäre Immundefekte sind mit Ausnahme des klinisch meist bedeutungslosen isolierten IgA-Mangels selten (➤ Tab. 5.1). Die kumulative Prävalenz der klinisch relevanten primären Immundefekte liegt etwa bei 1/10.000 Personen. Sie werden nach dem jeweils betroffenen Abwehrsystem eingeteilt. Etwa 85 % der primären Immundefekte betreffen das T- und/oder B-Zell-System; 10 % betreffen die Phagozyten und < 5 % das Komplementsystem. Zahlreiche Kompensationsmechanismen des Immunsystems sorgen dafür, dass nur relativ wenige Patienten mit Immundefekten tatsächlich erkranken.

MERKE

Einteilung der primären Immundefekte

- Humorale Immunabwehr: Immunglobulindefekte und -mangel (etwa 65 %)
- Kombinierte Immunglobulin- und zelluläre Defekte (etwa 15 %)
- Phagozytendefekte (etwa 10 %)
- Zelluläre Defekte (T-/B-Zellen) (etwa 5 %)
- Komplementdefekte (5 %)
- Defekte der angeborenen Immunität (< 1 %)

Tab. 5.1 Häufigkeiten einzelner Immundefekte

Krankheit	Häufigkeit
Selektiver IgA-Mangel	1/600
IgG_2- und IgG_4-Subklassen-Defekt	1/1.000
Di-George-Syndrom	1/70.000
Common **v**ariable **i**mmuno**d**eficiency (CVID)	1/70.000
Severe **c**ombined **i**mmuno**d**eficiency (SCID)	1/100.000
Chronische Granulomatose	1/180.000
X-chromosomale Hypogammaglobulinämie	1/200.000

Die primären Immundefekte treten wegen der teilweise zugrunde liegenden Gewebedifferenzierungsstörungen nicht selten im Rahmen komplexer genetischer Syndrome auf, bei denen auch andere Organsysteme betroffen sind (z. B. Di-George-Syndrom, Down-Syndrom).

Klinik

Störungen des zellulären Immunsystems und die meisten humoralen Immundefekte führen oft schon im frühen Kindesalter zu schweren Infektionen und evtl. zum Tod der Säuglinge. Es gibt jedoch einzelne Immundefekte, die erst beim älteren Kind oder im Erwachsenenalter manifest werden. Die klinische Präsentation von Immundefekten ist in ➤ Tab. 5.2 zusammengefasst.

T-Zell-Defekte und kombinierte Defektimmunopathien

Seltene, angeborene Immundefekte, die entweder das T-Zell-System allein oder das T- und B-Zell-System gemeinsam betreffen. Da das T-Zell-System über die T-Helferzellen auch die B-Zellen reguliert, resultiert bei vielen T-Zell-Defekten auch ein begleitender humoraler Immundefekt. Ursächlich werden neben Defekten der Gewebemigration bei der Embryogenese (z. B. beim Di-George-Syndrom) komplexe, genetisch verankerte Differenzierungsstörungen der hämatopoetischen Stammzelle angenommen. Häufig kommt es zum Tod im frühen Kindesalter.

5

T-zelluläre und kombinierte T- und B-zelluläre Immundefekte

Di-George-Syndrom

Embryopathie mit defekter Migration von Kiemenbogengewebe. Neben Fehlanlagen von Herz, Gesicht, Nebenschilddrüse sowie einem Teil des Gehirns ist der Thymus entweder unterentwickelt oder komplett fehlend. Hierdurch kommt es zur inadäquaten T-Zell-Reifung mit einem Mangel an immunkompetenten T-Zellen.

Severe combined immunodeficiency (SCID)

Heterogene Krankheitsgruppe von schwerwiegenden (*severe*), kombinierten (*combined*, d. h. T-, B- und NK-Zell-System betreffenden) Immundefekten. Zugrunde liegen in 50 % der Fälle Mutationen an Interleukin-Rezeptoren (etwa bei dem durch eine Mutation des Interleukin-7-Rezeptor-γ-Gens auf dem X-Chromosom entstehenden X-SCID); dadurch werden NK- und Lymphozytendifferenzierung schwer beeinträchtigt. Auch Mutationen der RAG-Gene können ein SCID bedingen. Das SCID ist der wohl schwerwiegendste Immundefekt überhaupt, mit tödlichem Ausgang schon in den ersten Lebensjahren. Klinisch stehen oft fulminant verlaufende Virusinfekte (Varizellen, CMV, Herpes simplex) sowie schwere Pilzinfektionen und Diarrhöen im Vordergrund. Der SCID kann – bei Verfügbarkeit eines kompatiblen Spenders – durch allogene KMT geheilt werden.

Wiskott-Aldrich-Syndrom

Angeborener, X-chromosomal-rezessiv vererbter Defekt des T- und B-Zell-Systems, der sich in der Kindheit durch fehlende Antikörperbildung gegen Polysaccharidantigene und eine progredient ineffektive T-Zell-Funktion manifestiert. Zugrunde liegt eine Mutation des für die strukturelle Integrität des Zytoskeletts lymphoider Zellen bedeutsamen

Tab. 5.2 Übersicht über Klinik und Diagnostik der primären Immundefekte

	Phagozyten	T-Zellen	B-Zellen	Komplement
Immunfunktion	Entfernung der durch die physikalisch-chemischen Barrieren gebrochenen Antigene	• Abwehr gegen Viren, Pilze und opportunistische Erreger • Fördernde oder hemmende Regulation der Immunantwort der anderen Komponenten des Immunsystems (v. a. der B-Lymphozyten)	Antikörperproduktion, dadurch zum einen direkte Erregereliminierung, zum anderen Mithilfe bei der Opsonierung	Opsonierung, Antigenlokalisierung und -vernichtung
Pathogenese des entsprechenden Immundefekts	• Verminderte Produktion von Phagozyten • Eingeschränkte Funktion der Phagozyten (verminderte Chemotaxis, Phagozytose, Adhäsion oder bakterizide Aktivität)	• Verringertes spezifisches zytotoxisches Potenzial mit nachfolgender Erregerinvasion • Inadäquate Immunregulation: mangelnde T-Zell-Funktion führt häufig auch zur unzureichenden B-Zell-Funktion mit mangelnder Antikörperbildung	Da die Stimulierung der B-Zellen u. a. von T-Zellen abhängig ist, kann eine defekte B-Zell-Funktion auch Defekte in anderen Immunbereichen (v. a. T-Zell-System) widerspiegeln	
Typische Krankheitsbilder	Ernsthafte bakterielle oder mykotische Erkrankungen mit Abszessbildung an „Körper-Umwelt-Grenzen" (Lunge, RES, Haut)	Schwere virale Infektionen, opportunistische Infektionen (z. B. *Pneumocystis-jirovecii*-Pneumonie, PCP), Lymphopenie	Wiederkehrende bakterielle Infekte an oder in der Nähe von Schleimhäuten (sinubronchiale Infekte), Sepsis, Osteomyelitis; Hautekzeme, Autoimmunerkrankungen	Schwere bakterielle Infekte, Autoimmunerkrankungen, Angioödem (C1-Esterase-Mangel)
Betroffene Organe	Haut, Peridontium, Lungen, Lymphknoten, Leber, Knochen	Generalisierte Infektion (Sepsis), Schleimhäute	Obere und untere Atemwege, Darm, Knochen	Meist generalisiert
Diagnostik	• Quantitativ: Bestimmung der Neutrophilenzahl • Qualitativ: Nitroblau-Tetrazolium-Test; flusszytometrische Messung des oxidativen Burst; Bestimmung der Oberflächenmarker (s. Text)	• Quantitativ: Bestimmung der Gesamtlymphozytenzahl, Immunphänotypisierung der T-Zell-Unterklassen • **In-vivo**-Evaluierung der T-Zell-Funktion (Hauttests mit „Recall"-Antigenen) • **In-vitro**-Evaluierung der T-Zell-Funktion: T-Zell-Proliferationstest, evtl. Bestimmung des Zytokinmusters	• Quantitativ: Bestimmung der Gesamtlymphozytenzahl, Immunphänotypisierung der B-Zellen; Bestimmung der Immunglobulinklassen und -subklassen • Qualitativ: Bestimmung der Antikörperantwort nach Impfung, Bestimmung der Isohämagglutinine (Anti-A und Anti-B)	• C3, C4, CH_{50} • Bestimmung der einzelnen Komplementfaktoren
Erreger	➤ Abb. 5.1			

Die Defekte der angeborenen Abwehr sind wegen ihrer geringen Bedeutung nicht in die Tabelle aufgenommen.

WASP (Wiskott-Aldrich-Syndrom-Proteins); hierdurch sind die Zellmobilität und die Fähigkeit zur Ausbildung von Zell-zu-Zell-Kontakten eingeschränkt. Klinisch stehen Infektionen mit kapselhaltigen Bakterien sowie opportunistische Infektionen im Vordergrund. Daneben bestehen ein neurodermitisähnliches Ekzem sowie eine Thrombozytopenie mit Gastrointestinalblutungen. Da sowohl B- als auch T-Zell-System jeweils nur partiell betroffen sind, ist der Verlauf weniger schwerwiegend als der des SCID. Diagnostisch hilfreich sind die extrem kleinen Thrombozyten im Blutbild.

Therapie

Eine Überlebenschance bietet heute die Knochenmarktransplantation, beim Di-George-Syndrom auch die Thymustransplantation, wenn ein geeigneter Spender gefunden werden kann. Die in die Gentherapie gesetzten Hoffnungen haben einen Rückschlag erlitten. Zwar ist es – etwa beim X-SCID – gelungen, Korrekturgene über ein Retrovirus in die Blutstammzellen einzuschleusen und bei fast allen behandelten Kindern die Immunfunktion wiederherzustellen. Im Verlauf traten jedoch Leukämien auf, da sich das eingeschleuste Gen teilweise auch an nicht erwünschten Stellen einnistete.

5.1.1 Humorale Immundefekte

Bei diesen Defekten ist die Antikörperproduktion der B-Zellen gestört. Pathogenetisch können jedoch auch Defekte im vorgeschalteten T-Zell-System (z. B. Störung der T-Helferzellen) zugrunde liegen.

Da Antikörper nicht nur spezifische Mikroorganismen eliminieren, sondern zudem bei der Opsonierung (➤ Tab. 5.2) eine wichtige Rolle spielen, stehen klinisch Infektionen v. a. an den intestinalen und respiratorischen Schleimhäuten im Vordergrund.

Humorale Immundefekte

X-chromosomale Agammaglobulinämie (XLA)
Zugrunde liegt eine X-chromosomal vererbte Mutation der Tyrosinkinase, welche zur Folge hat, dass B-Vorläuferzellen in einem unreifen Stadium stehen bleiben und kein Immunglobulin produzieren können. Von der XLA wird eine – weitaus seltenere – autosomal-rezessive Agammaglobulinämie abgegrenzt.

- **Klinik:** rezidivierende virale und bakterielle Infekte der oberen Luftwege
- **Therapie:** Die monatliche Gammaglobulin-Substitution hat die ansonsten schlechte Prognose entscheidend verbessert.

Selektiver IgA-Mangel
Häufigster Immundefekt (Prävalenz 1 : 600), in der Mehrheit der Fälle symptomlos. Ohne begleitende klinische Symptome hat der Befund keine klinische Bedeutung! Zugrunde liegt die Unfähigkeit bestimmter B-Lymphozyten, sich in antikörperproduzierende Plasmazellen zu differenzieren. Die Erkrankung wird oft erst durch einen begleitenden IgG_2-Subklassen-Mangel manifest. Nicht selten sind Mitglieder derselben Familie von einem CVID betroffen, was eine gemeinsame (jedoch bisher nicht identifizierte) pathogenetische Basis nahelegt.

- **Klinik:** rezidivierende und chronische „Schleimhautinfekte" wie Mittelohrentzündungen, Nebenhöhlenentzündungen und Pneumonien sowie gehäufte und zum Teil schwere Allergien. Auch Autoimmunerkrankungen (z. B. Zöliakie) und Tumoren treten gehäuft auf.
- **Therapie:** Es dürfen keine Immunglobuline oder Blutprodukte gegeben werden, die IgA enthalten, da hierin enthaltenes IgA zur Sensibilisierung und Antikörperbildung gegen IgA führen kann. Bei wiederholter Gabe kann es zu schweren anaphylaktischen Reaktionen kommen.

IgG-Subklassen-Defekt
Die Immunglobuline der G-Klasse können in vier isotypische Subklassen (IgG_1–IgG_4) unterteilt werden, wobei die Gene von IgG_1 und IgG_3 sowie von IgG_2 und IgG_4 in unmittelbarer Nachbarschaft voneinander liegen und daher oft gemeinsam betroffen sind. IgG_2 ist die Subklasse mit der höchsten Antikörperaktivität gegen bakterielle Polysaccharide, die besonders in kapselhaltigen Bakterien wie Pneumokokken und *Haemophilus influenzae* zu finden sind. Fehlt IgG_2 oder ist es defekt, kommt es besonders häufig zu Infektionen mit diesen Bakterien. Als Laborbefund hat eine IgG-Subklassen-Erniedrigung nur dann klinische Bedeutung, wenn tatsächlich begleitende Zeichen eines Immundefekts vorliegen.

- **Klinik:** chronische respiratorische Infekte; rezidivierende oder chronische Otitiden; daneben auch gehäuftes Auftreten von SLE, Typ-1-Diabetes sowie idiopathischer thrombozytopenischer Purpura

Common variable Immunodeficiency (CVID)
Dieser Defekt ist relativ häufig (*common*) und verläuft von Patient zu Patient sehr unterschiedlich (*variable*). Bei manchen Patienten ist allein die IgG-Fraktion der Immunglobuline reduziert, bei anderen Patienten IgG und IgA und bei wieder anderen Patienten IgG, IgA und IgM. Dem Defekt liegen unterschiedliche Pathomechanismen zugrunde: Bei einem Teil sind die B-Zellen selbst quantitativ oder qualitativ gestört, bei anderen scheint die Zytokinproduktion der T-Helferzellen reduziert zu sein.

- **Klinik:** Meist erst im Schulalter kommt es zu rezidivierenden Infekten, v. a. zu Pneumonien (typischerweise durch *Haemophilus influenzae,* Pneumokokken oder Staphylokokken); häufig treten Diarrhöen und Malabsorption auf (häufig durch Lamblien verursacht). Daneben kommt es zum gehäuften Auftreten von SLE, chronischer Polyarthritis, idiopathischer thrombozytopenischer Purpura, granulomatösen Entzündungen, Amyloidosen und Malignomen, welche die Prognose limitieren.

Die Therapie der humoralen Immundefekte ist symptomatisch. Sie besteht in der regelmäßigen Substitution von Immunglobulinen sowie der antibiotischen Prophylaxe bzw. rigorosen antibiotischen Bekämpfung von Infektionen.

MERKE
Impfungen sind meist sinnlos, da keine Immunität aufgebaut werden kann (ausbleibender Titeranstieg).

5.1.2 Phagozyten- bzw. Granulozytendefekte

Primäre Defekte der Phagozytenfunktion beruhen zumeist auf einer Störung des oxidativen Metabolismus der Phagozyten (z. B. septische Granulomatose), seltener auch auf Störungen der Leukozytenadhäsion (Leukozytenadhäsionsdefekte) oder der Struktur der Lysosomen (Chediak-Higashi-Syndrom). Sekundäre Defekte sind weitaus häufiger und werden im Zusammenhang mit Erkrankungen wie Diabetes mellitus, SLE, rheumatoider Arthritis, Mangelernährung und nach medikamentöser Immunsuppression und zytostatischer Therapie beobachtet.

Septische Granulomatose

Synonym: chronische Granulomatose.
Meist X-chromosomal vererbter Defekt des oxidativen Metabolismus der Phagozyten (H_2O_2-Bildung). Ein Drittel der Patienten stirbt vor dem 7. Lebensjahr.

Klinik

Rezidivierende eitrige Infekte mit Katalase-positiven Bakterien (*Staphylococcus aureus, Serratia, Klebsiella*) und Hefepilzen (v. a. *Aspergillus*) sowie chronische Infektionen mit Abszessbildung u. a. an Haut und Knochen sowie Lymphadenopathie. Die T-Zell-Funktion bleibt intakt.

Diagnostisches Vorgehen

IgM, IgG und IgA sind wegen vermehrter B-Zell-Stimulation erhöht. Es besteht eine Leukozytose mit Neutrophilie. Die Diagnose kann durch den Nitroblau-Tetrazolium- oder Dihydrorhodamin(DHR)-Test (➤ 5.1.1) bestätigt werden.

Therapie

Lebenslange Antibiotikaprophylaxe; aggressive Therapie von Infektionen. Kommt ein Geschwister als Spender infrage, kann eine Knochenmarktransplantation erwogen werden (und stellt die einzige Möglichkeit des Langzeitüberlebens dar). Die Gabe von γ-Interferon kann die bakterizide Aktivität der neutrophilen Granulozyten verstärken und reduziert das Risiko für opportunistische Infektionen.

Zyklische Neutropenie

Bei dieser autosomal-dominanten Erkrankung kommt es etwa alle 21 Tage zu einer 3–6 Tage anhaltenden Neutropenie mit evtl. begleitenden Mundentzündungen und Hautphlegmonen; in 10 % der Fälle werden schwerwiegende systemische Infektionen gesehen. Zugrunde liegen Mutationen des Elastase-Gens (Elastase ist eines der aus neutrophilen Granulozytengranula freigesetzten Enzyme) – warum hierdurch zyklische Schwankungen der Neutrophilenpopulation entstehen, ist unbekannt. Die Behandlung erfolgt durch Gabe von Granulozytenkolonie-stimulierendem Faktor (G-CSF, ➤ Tab. 5.3).

Myeloperoxidasemangel

Dies ist ein sehr häufiger Defekt (Inzidenz 1/3.000 pro Jahr), der bei sonst Gesunden meist nicht klinisch manifest wird. Bei Patienten mit Diabetes mellitus können jedoch disseminierte Candida-Infektionen auftreten. Meistens handelt es sich um eine Zufallsdiagnose durch Geräte, die automatische Differenzialblutbilder erstellen und dabei die Neutrophilen über eine Peroxidase-Färbung erkennen: Bei Myeloperoxidase-Mangel zählt der Counter keine Neutrophilen, weil sie nicht angefärbt werden. Der gewöhnliche Ausstrich des Patientenblutes zeigt ein normales Bild.

5.1.3 Komplementdefekte

Mangel einzelner Komplementfaktoren

Ein primärer Komplementmangel ist schwierig vom sekundären (d. h. durch eine andere Grunderkrankung erworbenen) zu unterscheiden. So kann z. B. die Komplementerniedrigung bei SLE durch einen sekundären Komplementverbrauch oder einen primären Komplementdefekt mit nachfolgendem SLE bedingt sein.

Tab. 5.3 Erregerspektrum bei den einzelnen Immundefekten

Betroffenes System	Erregerspektrum
T-Zellen	Pilze (v. a. *Pneumocystis jiorvecii* und *Candida*), Mykobakterien (Tuberkulose und atypische Mykobakterien); gramnegative Bakterien; intrazelluläre Bakterien (z. B. Chlamydien); Viren
B-Zellen	Grampositive Bakterien, Enteroviren, kapselhaltige Bakterien (Pneumokokken, *Neisseria meningitidis, Haemophilus influenzae*)
Kombiniert (T + B)	Wie bei T-Zell-Defekt
Phagozyten	• Extrazelluläre, nichtverkapselte, Katalase-positive Bakterien, z. B. *S. aureus* und *epidermidis, E. coli, Klebsiella, Proteus, Pseudomonas aeruginosa* • Pilze (v. a. *Candida* und *Aspergillus*)
Komplement	Erreger mit Polysaccharidkapsel: Pneumokokken, *Neisseria meningitidis, Haemophilus influenzae*

Klinik

Symptomatisch wird ein Komplementfaktormangel meist erst im Jugendalter: durch gehäuftes Auftreten von SLE und anderen Autoimmunerkrankungen, chronisch-rezidivierende, pyogene Infektionen, erhöhte Empfindlichkeit für Neisserien-Infektionen (Meningitis, Gonokokken-Arthritis), gehäufte Glomerulonephritiden. Auch können sich Komplementdefekte durch spontane Hämolyse äußern (paroxysmale nächtliche Hämoglobinurie ➤ 3.3.5). Zur Diagnose der Komplementdefekte ➤ 5.1.

Therapie

Diese beschränkt sich auf die Behandlung der jeweils auftretenden Erkrankungen.

Hereditäres angioneurotisches Ödem

Synonym: Quincke-Ödem.
Autosomal-dominant vererbter Mangel des C1-Esterase-Inhibitors (C1-INH), der die Aktivierung des ersten Komplementfaktors hemmt. Dies führt zu einer erhöhten postkapillären Gefäßpermeabilität.

Klinik

Durch Trauma und Stress werden episodisch lokalisierte Ödeme (an Extremitäten, Gesicht, Luftwegen) ausgelöst; Ödeme im Gastrointestinaltrakt verursachen rezidivierende abdominale Schmerzen, Erbrechen und Durchfall. Die Hautödeme sind nichtjuckend und relativ schmerzlos. Das Anschwellen der Schleimhäute des Respirations- und Gastrointestinaltrakts kann zu schwerwiegenden Komplikationen führen (Asphyxie, Elektrolytverlust).

Diagnostisches Vorgehen

Eine positive Familienanamnese und die typische Klinik geben erste Hinweise auf die Diagnose. Im Labor sind C2 und C4 erniedrigt, C3 und C1 normal. Die Konzentration des C1-Esterase-Inhibitors ist um ca. 30 % erniedrigt (Typ 1) oder normal (Typ 2); bei letzterem Typ zeigt die funktionelle Prüfung des C1-Esterase-Inhibitors den Defekt an.

Therapie

- Im Anfall: Beobachtung, Intubation bei drohendem Larynxödem; evtl. Androgene, die die Produktion des C1-INH zu stimulieren scheinen. In Europa ist heute ein aus Plasma isolierter C1-Esterase-Inhibitor erhältlich, der in bedrohlichen Situationen gegeben werden sollte.
- Prophylaxe: vor Operationen und anderen Stresssituationen Gabe von gefrorenem Frischplasma (GFP), Fibrinolysehemmern (**Cave:** erhöht das Thromboserisiko!) und evtl. Androgenen

5.1.4 Vorgehen bei Verdacht auf Immundefekt

Das diagnostische Vorgehen bei Verdacht auf einen Immundefekt stützt sich auf zwei Fragen:

- Handelt es sich überhaupt um einen Immundefekt?
- Kann der Immundefekt „topografisch" zugeordnet werden, d. h., welcher Arm des Immunsystems ist betroffen?

Handelt es sich um einen Immundefekt?

Diese Frage ist entscheidend, denn nicht jede ausbleibende, fehlgelaufene oder überschießende Immunreaktion ist auf einen genetisch verankerten Immundefekt zurückzuführen. Die Frage wird durch eine genaue Anamnese beantwortet, welche vor allem ungewöhnliche Krankheitsverläufe, eine ungewöhnliche Häufung von Infektionserkrankungen (Krankheitsdauer und Anzahl) sowie ungewöhnliche Erkrankungen in der Vor- und Familiengeschichte zu identifizieren sucht.

MERKE

Auf einen Immundefekt hinweisende Verdachtselemente

- Ungewöhnliche Häufung von Infektionen (z. B. 8 oder mehr eitrige Otitiden pro Jahr, 2 oder mehr schwere Sinusitiden oder Pneumonien pro Jahr). **Cave:** Eltern fragen bisweilen schon nach der zweiten Bronchitis in einem Winter nach einem Immundefekt und können dann in der Regel beruhigt werden!
- Ungewöhnliche oder ungewöhnlich verlaufende Infektionskrankheiten, wie z. B. unerklärte Bronchiektasen, Mastoiditis, Mundsoor, therapierefraktäre chronische Sinusitiden, abszedierende Hauterkrankungen, gehäufte oder schwer verlaufende bakterielle Pneumonien, Osteomyelitis
- Ungewöhnliche Erreger: Das die immunkompetenten Individuen befallende Erregerspektrum ist begrenzt; insbesondere Erkrankungen mit opportunistischen Erregern lenken den Verdacht auf einen Immundefekt. Auch Infektionen mit Erregern, gegen die Impfschutz bestehen sollte, sind verdächtig.
- Begleitende Autoimmunerkrankungen, Krebserkrankungen oder hämatologische Auffälligkeiten wie aplastische Anämie oder Thrombozytopenie. (Die hämatologischen Erscheinungen bei einem Immundefekt werden dadurch erklärt, dass Lymphozyten und Phagozyten sowie die hämatopoetischen Vorläuferzellen von einer einzigen pluripotenten Stammzelle abstammen, sodass sich bei frühen Differenzierungsstörungen breit gefächerte hämatologische Auffälligkeiten ergeben können.)
- Ungewöhnliche körperliche Befunde bzw. Anamnese: Gedeihstörung bei Kindern (bei schweren Defekten wohl häufigstes Leitsymptom), ungewöhnliche Hautbefunde wie Alopezie, nekrotisierende Abszesse, Teleangiektasien, Pyodermie, ungeklärte Säuglingstodesfälle in der Familie
- Fehlen oder deutliche Reduktion des lymphatischen Gewebes: fehlender Thymus oder fehlende Tonsillen bei Kindern, Fehlen von Lymphknoten bzw. ausbleibende Lymphknotenvergrößerung bei Infektionskrankheiten

Darüber hinaus sind die mit einer HIV-Infektion verbundenen Risikofaktoren zu erfragen (Sexualverhalten, Drogenmissbrauch, erhaltene Blutprodukte).

Kann der Immundefekt „topografisch" zugeordnet werden?

Die Zuordnung eines vermuteten Immundefekts auf die verschiedenen Arme des Immunsystems (Phagozyten, B-Lymphozyten, T-Lymphozyten, Komplementsystem, NK-Zellen) erfolgt durch

- das klinische Bild: Defekte in den einzelnen Funktionsbereichen des Immunsystems produzieren teilweise spezifische Krankheitserscheinungen (➤ 5.2).
- den isolierten Erreger: Da die einzelnen „Arme" des Immunsystems jeweils gegen unterschiedliche Erregergruppen gerichtet sind, kann die Keimidentifikation die Zuordnung des Immundefekts erleichtern (➤ Tab. 5.3).
- spezifische Laboruntersuchungen.

Labordiagnostik

Basislabor

Die quantitative Untersuchung der einzelnen immunologischen Effektorsysteme ist mit einfachen Mitteln möglich:

- Differenzialblutbild: Bestimmung der Neutrophilenzahl (auffällig ist eine absolute Neutrophilenzahl von $< 0{,}5 \times 10^9/l = 500/mm^3$) und Bestimmung der Lymphozytenzahl (auffällig ist eine absolute Lymphozytenzahl von $< 1{,}5 \times 10^9/l = 1.500/mm^3$).
- Immunglobuline: Diese können quantitativ bestimmt werden (IgA, IgE, IgM, IgG). Bei besonderen Fragestellungen können auch die IgG-Subklassen (IgG_1, IgG_2, IgG_3, IgG_4) untersucht werden.
- Impfantikörper: nicht nachweisbare Antikörper bei Geimpften sprechen für einen humoralen Immundefekt (s. u.; Kasten „Funktionstest mit Recall-Antigenen")
- Komplement: Als guter Ausgangstest der Komplementachse können C3 und C4 sowie das sog. CH_{50} (= gesamthämolytisches Komplement) bestimmt werden; Letzteres gibt die Gesamtaktivität des klassischen Komplementsystems wieder.

MERKE

Immunglobuline sind neben dem Albumin die häufigsten Serumproteine; deshalb kann schon das Routinelabor einen Hinweis auf die Menge der Immunglobuline im Serum erbringen: Liegt das Gesamteiweiß um weniger als 50 % über der Albuminkonzentration, besteht der Verdacht auf einen quantitativen Immunglobulinmangel.

Weiterführende Untersuchungen

Bei weiterbestehendem Verdacht sind differenziertere Laboruntersuchungen notwendig; diese dienen zum einen der Quantifizierung einzelner zellulärer Subpopulationen, zum anderen wird die Funktion der einzelnen Arme des Immunsystems geprüft.

Abklärung des Phagozytensystems

Nach der Berechnung der Neutrophilenzahl (s. o.) kommen hier zwei Spezialuntersuchungen infrage:

- Durch den **Nitroblau-Tetrazolium-Test** kann die bakterizide Funktion der Neutrophilen überprüft werden (vermindert bei der chronischen Granulomatose): Der gelbe (!) Farbstoff Nitroblau-Tetrazolium wird von Neutrophilen aufgenommen und durch Einwirkung von Sauerstoffradikalen blau. Die Farbänderung korreliert mit der bakteriziden Enzymaktivität.
- Durch **Flusszytometrie** kann nach Dihydrorhodamin (DHR)-Stimulation die Bildung von Sauerstoffradikalen quantitativ bestimmt werden (*oxidative burst*).
- Die **Immunphänotypisierung** bestimmt die Oberflächenmarker der Granulozyten (CD11, CD18): Dies geschieht durch Einmischung monoklonaler, gegen die entsprechenden CD-Oberflächenstrukturen gerichtete Antikörper und anschließende flusszytometrische Bestimmung der markierten Zellen (hierdurch können z. B. Leukozytenadhäsionsdefekte aufgedeckt werden).

Abklärung des T-Zell-Systems

Neben der Bestimmung der absoluten Lymphozytenzahl (➤ Tab. 5.4) werden folgende Verfahren angewendet:

- Durch **Immunphänotypisierung** (Verfahren s. o.) kann ein quantitativer Mangel einzelner Subpopulationen erkannt bzw. das zahlenmäßige Verhältnis der Subpopulationen untereinander festgestellt werden. (Auffällig ist eine Verminderung der T-Zellen unter 60 % der Gesamtlymphozytenzahl sowie der $CD4^+$-Zellen < 600/mm^3 oder ein CD4/CD8-Verhältnis von < 1,0.) Die Lymphozytensubpopulationsbestimmung sagt jedoch nichts über die Funktion dieser Zellen aus.
- **In-vivo-Untersuchung** der T-Zell-Funktion: Ein eleganter Test ist die Anamnese: Klagt ein Patient über Kontaktallergien (z. B. gegen Nickel), spricht dies für eine intakte T-Zell-Funktion (funktionierende zellvermittelte verzögerte Hypersensitivitätsreaktion). Darüber hinaus können intradermale Hauttests mit Substanzen durchgeführt werden, denen der Patient mit Sicherheit bereits exponiert war (sog. Recall-Antigene – bei normaler Immunfunktion müssen mehrere der Recall-Antigene eine Induration hervorrufen; s. u.)
- **In-vitro-Untersuchung** der T-Zell-Funktion: Hierzu werden zum einen T-Zell-Kulturen durch bestimmte Antigene und Mitogene (Mitose induzierende Stoffe) stimuliert und zum anderen wird die Nukleotidaufnahme als Maß der antigenstimulierten Replikation gemessen (z. B. Phytohämagglutinintest, PHA, oder Pokeweed-Mitogen-Test, PWM –hiermit kann zum Teil auch das Zusammenspiel mit den B-Lymphozyten einschließlich der Immunglobulinproduktion gemessen werden). Außerdem ist in immunologischen Speziallabors auch die quantitative Bestimmung sezernierter Zytokinmuster möglich.

Tab. 5.4 Normale Verteilung der Lymphozytensubpopulationen im Blut

Oberflächenmarker	Lymphozytensubpopulation	Normbereich in %
CD3	T-Zellen	60–80
CD4	T-Helferzellen, regulatorische T-Zellen	45–60
CD8	Zytotoxische T-Zellen	18–30
CD45RO	Memory-T-Helferzellen	Nicht genau bekannt
CD4/CD8-Verhältnis		2–3 : 1
CD16	Natural-Killer-Zellen	5–15
CD20	B-Zellen	7–22

Funktionstest mit Recall-Antigenen

Die Funktion von Antigen-präsentierender Zellen, $CD4^+$-T-Zellen und ihren Zytokinen und Makrophagen/Monozyten wird mit einer Hauttestreaktion auf verschiedene Impf- und Umweltantigene geprüft. Dazu werden einerseits Antigene intrakutan appliziert, gegen die ein weit verbreiteter Impfschutz besteht (Diphtherie-Toxin, Tetanus, Tuberkulin), andererseits Antigene, mit denen praktisch jedes Immunsystem natürlicherweise in Kontakt steht (Trichophyton, Candida, Proteus, Streptokokken-Antigen). Eine positive Reaktion zeigt sich als Hautinduration von mindestens 2 mm Durchmesser.

Der Test wird nach folgenden Kriterien interpretiert:

- Eine **positive Reaktion nach 20 min** (Jucken, Rötung) entspricht einer IgE-vermittelten Typ-I-Reaktion nach Gell und Coombs; diese Frühreaktion tritt nur bei vorbestehender Typ-I-Allergie gegen die applizierten Antigene auf.
- Eine **positive Reaktion nach 72 h** wird durch die T-lymphozytär vermittelte Typ-IV-Reaktion (= DTH-Reaktion, ➤ 5.3.1) ausgelöst und ist deshalb für die funktionelle Abklärung des T-Zell-Systems entscheidend.

Abklärung des B-Zell-Systems

Da die B-Zell-Funktion von der Stimulation durch $CD4^+$-T-Zellen abhängt, liegt häufig ein kombinierter T- und B-Zell-Defekt vor. Neben der quantitativen Bestimmung der B-Zelle ($CD20^+$) und der Immunglobuline und ihrer Subklassen (s. o.) kommt eine **In-vitro**-Untersuchung der B-Zell-Funktion infrage: Diese ist nur in immunologischen Speziallabors möglich und erfolgt z. B. durch PHA- und PWM-Test (s. o.) oder durch Messung der Antikörperproduktion **in vitro** bzw. des Antikörperisotyp-Switches, also des physiologischen Immunglobulin-Klassen-Wechsels von IgM auf IgG im Rahmen einer Infektionskrankheit.

Weitere Untersuchungen

Zum Ausschluss sekundärer Immundefekte werden der HIV-Status sowie die Eiweißausscheidung in Urin (nephrotisches Syndrom mit Antikörperverlusten?) und Stuhl (Eiweißverlust-Enteropathie?) bestimmt.

5.2 Autoimmunerkrankungen

Autoimmunerkrankungen betreffen etwa 5 % der Bevölkerung in den Industrieländern. Sie sind von ihrer Pathogenese her noch immer schlecht verstanden. Phänotypisch gesehen, sind sie charakterisiert durch eine Aktivierung von B- und/oder T-Zellen, ohne dass ein unmittelbarer Auslöser – wie etwa eine Infektion – nachzuweisen ist.

Immunologische Toleranz

Immunologische Toleranz entwickelt sich im Laufe der Entwicklung des Immunsystems, indem autoreaktive, d. h. gegen körpereigene Strukturen reagierende, Zellklone pränatal im Thymus eliminiert werden **(zentrale Toleranz).** Im späteren Leben supprimieren T-Regulatorzellen autoreaktive Zellen **(periphere Toleranz).** Dennoch bleibt ein gewisses Maß an autoreaktiver Potenz erhalten und dient der lebenslangen physiologischen Selbstkontrolle des Immunsystems. Bei entsprechenden „Gefahrensignalen" kann die veranlagte Autoimmunität aktiviert werden.

Pathogenese

Wie aus dem an sich physiologischen Phänomen der Autoreaktivität ein pathologischer, gewebeschädigender Prozess wird, ist umstritten. Sowohl genetische Faktoren als auch Umwelteinflüsse sind an diesem Prozess beteiligt:

Genetische Faktoren

Bestimmte Autoimmunerkrankungen treten vorzugsweise beim Vorliegen bestimmter **HLA-Typen** auf (z. B. Spondyloarthritis bei HLA-B27). Die Korrelation mit einem bestimmten HLA-Typ ist je nach Autoimmunerkrankung unterschiedlich stark. Möglicherweise werden Gene, die zur Autoaggression führen, parallel mit bestimmten HLA-Typen vererbt oder das HLA-Molekül ist selbst für die Autoimmunität verantwortlich (z. B. durch molekulare Mimikry, s. u.).

Geschlechtsfaktoren, hormonelle Faktoren

Frauen sind von den meisten Autoimmunerkrankungen um ein Mehrfaches häufiger betroffen. Die Gründe hierfür sind nicht bekannt; man weiß jedoch, dass der hormonelle Status das Immunsystem beeinflusst. Ein direkter klinischer Zusammenhang besteht z. B. beim SLE, der während hormoneller Umstellungsphasen manifest werden kann (z. B. während einer Schwangerschaft). Außerdem könnte ein sog. **Mikrochimärismus** eine Rolle spielen: Fetale Zellen können im mütterlichen Organismus persistieren und so eine pathologische Autoreaktivität bedingen – diskutiert wird dieser Mechanismus z. B. für die Sklerodermie.

Immundefekte

Es besteht eine Assoziation zwischen bestimmten Immundefekten und Autoimmunität (z. B. IgA-Mangel und Zöliakie, Komplementdefekte und SLE). Auch macht das Immunsystem des älteren Menschen mehr „Fehler". Hier führt wahrscheinlich die verminderte Aktivität der regulatorischen T-Zellen zu einer Fehlsteuerung und Permissivität gegenüber autoreaktiven Klonen. So finden sich mit zunehmendem Alter vermehrt niedrigtitrige Autoantikörper.

Infektionen

Infektionen werden als Auslöser vieler Autoimmunreaktionen diskutiert, z. B. von Typ-1-Diabetes oder Multipler Sklerose. Vorstellbar wäre beispielsweise, dass im Rahmen der infektionsbedingten Gewebeschädigung Autoantigene „freigelegt" werden oder dass die infektionsbedingte Produktion von Zytokinen und ko-stimulierenden Molekülen das lokale Gewebemilieu so verändert, dass es nun „Gefahrensignale" aussendet und als „fremd" angegriffen wird. Auch könnten Superantigene durch eine breite T-Zell-Aktivierung das Immunsystem zu einer überschießenden Aktivität veranlassen.

Alternativ könnten Infektionen die Autoimmunität über **kreuzreagierende Antikörper** auslösen. Zahlreiche Viren und Bakterien haben antigene Determinanten, die denen von Körperzellen ähneln. So können Antikörper, die zur Abwehr eines Mikroorganismus gebildet wurden, körpereigene Zellen fälschlicherweise als fremd erkennen und zerstören – das sog. **molekulare Mimikry**. Ein klassisches Beispiel ist das rheumatische Fieber, bei dem Antikörper gegen das Streptokokkenprotein M auch mit Myosin von Herzmuskelzellen reagieren.

Andere Umweltstoffe

Körpereigene Strukturen könnten aber auch durch nicht-infektiöse Bestandteile (Haptene, Medikamente) so verändert werden, dass eine Immunantwort gegen das ursprünglich tolerierte Antigen entsteht. So kann z. B. Procainamid (ein Antiarrhythmikum, welches heute kaum noch eingesetzt wird) eine Lupus-ähnliche Erkrankung mit Bildung antinukleärer Antikörper auslösen.

Klinik

Das Beschwerdebild ist abhängig vom Befall des betroffenen Organs (➤ Abb. 5.2). Unterschieden werden Autoimmunerkrankungen mit

- **organspezifischen Autoantikörpern** mit entsprechend lokalisierter Manifestation (z. B. Morbus Basedow)
- **organunspezifischen Autoantikörpern,** deren Antigene ubiquitär im Organismus vorhanden sind (z. B. antinukleäre Antikörper, ANA), mit dementsprechend systemischen Manifestationen (z. B. SLE).

Gemeinsamkeiten von Autoimmunerkankungen

Die primär über T- und B-Lymphozyten vermittelte Autoreaktivität kann sich folgendermaßen äußern (nicht alle der folgenden Phänomene sind bei allen Autoimmunerkrankungen nachweisbar):

- Zeichen der **Entzündungsreaktion:** evtl. Fieber, BSG- und CRP-Erhöhung
- **Autoantikörper** (➤ 13.4): gegen körpereigene Strukturen gerichtete AK. Autoantikörper können organspezifisch (z. B. gegen TSH-Rezeptoren gerichtete Antikörper bei Morbus Basedow) oder organunspezifisch (z. B. gegen Zellkerne gerichtete Antikörper = ANA bei SLE) sein. Pathogenetisch können sie ursächlich relevant (z. B. cANCA bei Granulomatose mit

Autoimmunopathie	w:m	Manifestations-alter (Jahre)	Prävalenz
Hashimoto-Thyreoiditis	9:1	40–60	>1:1.000
Basedow-Thyreoiditis (Morbus Basedow)	6:1	20–40	>1:1.000
Diabetes mellitus Typ 1	1:1	12–20	>1:1.000
Morbus Addison	2:1	20–40	<1:10.000
Gluten-Enteropathie (Zöliakie)	1:1	1/2–2, um 50	<1:1.000
Typ-A-Gastritis (Perniziosa)	3:2	60–70	>1:1.000
Autoimmunhepatitis Typ 1, 2, 3	3:1	10–25, 50–60	<1:1.000
Primär-biliäre Zirrhose	9:1	>35	<1:10.000
Myasthenia gravis	3:1	20–30	<1:10.000
Multiple Sklerose	3:2	um 30	>1:1.000
Dermatitis herpetiformis Duhring	1:1	20–40	<1:1.000
Pemphigus vulgaris	1:1	40–60	<1:10.000
Chronisch-diskoider Lupus	3:1	20–30	>1:1.000
Hämolytische Anämie	3:2	>50	<1:10.000
Idiopathische Thrombopenie	4:1	20–40	<1:10.000
Goodpasture-Syndrom	2:1	20–30, >60	<1:10.000
Sjögren-Syndrom	9:1	um 50	<1:1.000
Spondylitis ankylosans (Morbus Bechterew)	1:3	15–35	>1:1.000
Riesenzellarteriitis	1:1	>50	<1:1.000
Takayasu-Arteriitis	9:1	15–30	<1:10.000
Rheumatoide Arthritis	3:1	35–50	>1:1.000
Systemische Sklerose	3:1	45–65	<1:10.000
Polymyositis/Dermatomyositis	2:1	45–65	<1:10.000
Systemischer Lupus erythematodes	9:1	20–40	<1:1.000
Eosinophile Granulomatose mit Polyangiitis	1:1	40–60	<1:10.000
Granulomatose mit Polyangiitis	1:1	30–50	<1:10.000

Abb. 5.2 Übersicht über die als „autoimmun" bezeichneten Erkrankungen (nach Schettler G., Greten H.: Innere Medizin, Thieme-Verlag, 1998) [L157]

Polyangiitis) oder auch nur ein Begleitphänomen des autoimmunologischen Prozesses sein (z. B. Rheumafaktoren bei der rheumatoiden Arthritis).

- **Komplementerniedrigung:** Häufige serologische Gemeinsamkeit von Autoimmunerkrankungen ist die Verminderung der Komplementfaktoren durch Komplementverbrauch bei Immmunkomplexbildung während aktiver Krankheitsphasen. Daneben besteht oft eine polyklonale IgA- und IgG-Vermehrung durch eine (unspezifische) B-Zell-Stimulation.
- **Histologische Veränderungen:** Im betroffenen Organ (z. B. Haut, Niere) kommt es zur Ablagerung von Immunglobulinen, Immunkomplexen sowie Komplement.
- **Sekundäre Immundefekte:** Oft beobachtet man gestörte zelluläre Immunreaktionen mit erhöhter Infektanfälligkeit.

MERKE

Bei einigen Autoimmunerkrankungen korreliert die Titerhöhe des Autoantikörpers mit der Krankheitsaktivität (z. B. Doppelstrang-DNS-Antikörper beim SLE; antineutrophile Antikörper bei der **Granulomatose mit Polyangiitis**); bei den meisten Autoimmunerkrankungen besteht dieser Zusammenhang jedoch nicht.

Diagnostisches Vorgehen

Die Verschiedenartigkeit der einzelnen Autoimmunerkrankungen erlaubt keinen einheitlichen diagnostischen Weg. Die Tatsache, dass insbesondere im Anfangsstadium der Erkrankungen die Ausprägung der Symptome und die serologischen Autoimmunphänomene wechseln können, erschwert die Diagnose.

Eine bedeutende Rolle spielen die **Autoantikörper,** die jedoch für eine eindeutige diagnostische Zuordnung (mit wenigen Ausnahmen) weder sensitiv noch spezifisch genug sind (➤ Tab. 5.5 und ➤ 13.4).

Therapie

Die Therapie der Autoimmunerkrankungen wird in den jeweiligen Organkapiteln sowie in ➤ Kapitel 13 detailliert besprochen. Gemeinsam ist diesen Erkrankungen die therapeutische Wirksamkeit von Immunsuppressiva und Glukokortikoiden, die die autoimmune Entzündungsreaktion zu hemmen vermögen (➤ Tab. 5.13).

Tab. 5.5 Autoantikörper mit relativer Krankheitsspezifität

Autoimmunerkrankung	Autoantikörper (Auswahl)
Systemischer Lupus erythematodes (SLE)	Doppelstrang-DNS-Antikörper, Sm-Antikörper
Arzneimittelinduzierter SLE	Histon-Antikörper (H1–H4)
Sharp-Syndrom (MCTD)	U1-RNP-Antikörper (Ribonukleoprotein-AK)
Systemische Sklerose	Scl-70-Antikörper (Topoisomerase-1-AK)
Limitiert kutane systemische Sklerose	Zentromer-Antikörper (Kinetochor-AK)
Polydermatomyositis	Jo1- und PM1-Antikörper
Granulomatose mit Polyangiitis	cANCA, zusätzlich Proteinase-3-AK
Mikroskopische Polyangiitis (m-PAN)	pANCA, zusätzlich Myeloperoxidase(MPO)-AK
Antiphospholipidsyndrom	Cardiolipin-Ak, β-2-Glukoprotein 1, Lupusantikoagulans
Mesangiokapilläre Glomerulonephritis	Anti-C3- bzw. -C4-Antikörper (Komplement-AK)
Morbus Addison	Nebennierenrinden-Antikörper
Typ-1-Diabetes	Inselzell-Antikörper
Myasthenia gravis	Acetylcholin-Rezeptor-AK
Morbus Basedow	TSH-Rezeptor-Antikörper (TRAK)
Hashimoto-Thyreoiditis	Mikrosomale Antikörper (MAK)
Primär biliäre Cholangitis (PBC)	Antimitochondriale AK, besonders gegen Subtyp M2

Die Säulen der Therapie sind:

- **Substitution** bei eingeschränkten Organleistungen, z. B. Schilddrüsenhormone
- **Entzündungshemmende Medikamente,** z. B. NSAR, Glukokortikoide
- **Immunsuppressiva,** z. B. Methotrexat, Ciclosporin A
- **Immunmodulierende Substanzen,** z. B. Antikörper gegen Zytokine (wie TNF-α, B-Zellen, Interleukin-1)

5.3 Allergische Erkrankungen

Im ursprünglichen Konzept von Pirquet (1908) wurde als Allergie (von **allo** = verändert und **ergos** = Aktivität) jede Immunreaktion bezeichnet, die von der normalen, schützenden Immunantwort auf einen Erregerkontakt abwich. Heute versteht man unter einer Allergie eine überschießende immunologische Reaktion gegen körperfremde Antigene, die eigentlich nicht pathogen sind. Diese Antigene werden **Allergene** genannt. Die Besonderheit des Allergikers besteht also darin, dass er auf Umweltantigene, gegenüber denen der Körper eigentlich tolerant sein sollte, mit einer Aktivierung des Immunsystems und nachfolgender Entzündung reagiert – an den Schleimhäuten (Asthma, allergische Rhinokonjunktivitis, Nahrungsmittelallergie), der Haut (Neurodermitis, Kontaktekzem) oder systemisch (Anaphylaxie). Allergische Erkrankungen sind seit 40 Jahren in den Industrieländern in einem starken Anstieg begriffen. In den letzten Jahren scheint ein Plateau erreicht.

Atopie

Als Atopie (von griech. **atopos** = am falschen Ort, sonderbar) wird die erbliche Bereitschaft des Organismus bezeichnet, auf zahlreiche Umweltantigene spezifische IgE-Antikörper zu bilden und dadurch an unterschiedlichen allergischen Typ-I-Krankheiten zu erkranken.

MERKE

Zum Formenkreis der Atopien gehören

- Allergisches Asthma bronchiale
- Atopische Dermatitis (Neurodermitis)
- Allergische Rhinitis und Konjunktivitis („Heuschnupfen")
- Urtikaria
- IgE-vermittelte Nahrungs- und Arzneimittelallergien

Im Mittelpunkt des atopischen Immungeschehens steht die Induktion von antigenspezifischen T-Helferzellen vom TH_2-Typ. Die TH_2-Zellen stimulieren zum einen die IgE-Produktion und vermitteln zum anderen durch ihr proallergisches Zytokinmuster die Gewebeschädigung im Rahmen der allergischen Spätphase; so ist z. B. das von den TH_2-Zellen produzierte Interleukin-5 für die Rekrutierung der Eosinophilen verantwortlich.

5.3.1 Allergische Grundphänomene

Kreuzallergie

Viele Allergene weisen strukturell ähnliche Epitope auf, sodass Patienten häufig auf mehrere Allergene reagieren. Die Allergenverwandtschaft überschreitet dabei die Grenzen der biologischen Verwandtschaft – so ist z. B. eine Allergie gegen Latex oft mit einer Allergie gegen Bananen, Avocado oder Buchweizen assoziiert. Nicht selten kommt es auch zu Kreuzreaktionen zwischen inhalativen Allergenen (z. B. Pollen, ➤ Abb. 5.3) und Allergenen in Nahrungsmitteln (z. B. Kernobst). Pollenallergien gehen deshalb nicht selten mit einem **oralen allergischen Syndrom einher** (➤ 5.3.4).

Rebound-Phänomen

Längere Allergenkarenz kann zu einer Anhäufung spezifischer IgE-Antikörper führen, die dann bei Reexposition gleichzeitig verbraucht werden. Hierdurch können – z. B. bei Allergenprovokation nach Eliminationsdiäten – schwere allergische Reaktionen auftreten.

Unspezifische Empfindlichkeit

Die durch die allergische Reaktion bedingten Entzündungsvorgänge machen die betroffenen Schleimhäute gegen andere, nichtallergene Reize empfindlicher. So kann ein durch eine bestimmte Pollenart bedingtes allergisches Asthma das Luftwegsepithel so stark schädigen, dass es auch durch andere Reize wie Zigarettenrauch, kalte

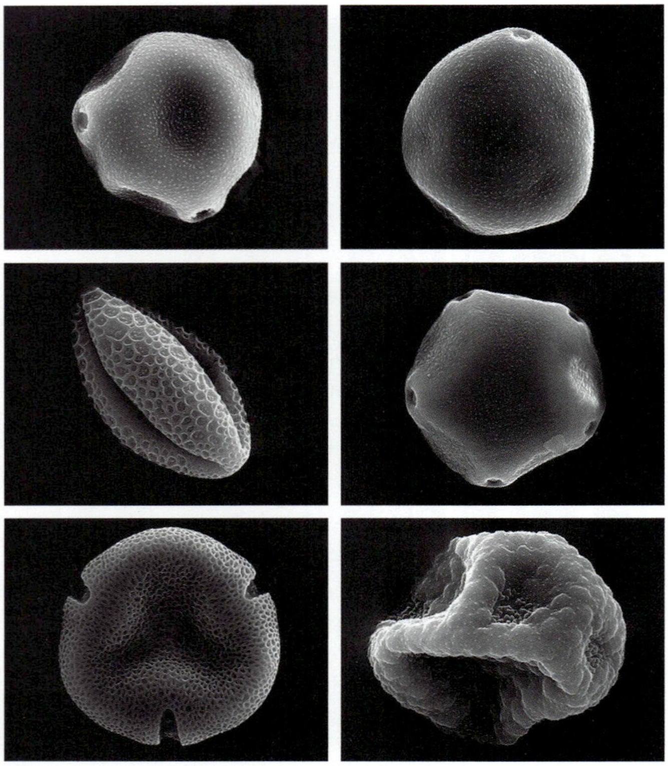

Abb. 5.3 Rasterelektronenmikroskopische Aufnahme von Pollen (Birke, Hasel, Weide, Erle, Linde und Breitwegerich) [T410]

Luft oder Parfüm zum Asthmaanfall kommt. Hierdurch wiederum wird das betroffene Gewebe empfindlicher für die Wirkungen des Allergens, d. h., es entsteht ein Teufelskreis, bei dem der „ursprüngliche" Auslöser oft nur noch schwer zu identifizieren ist. Selbst bei absoluter Allergenkarenz „schwelt" die Entzündungsreaktion in diesem Falle oft noch monatelang weiter. Dasselbe Phänomen wird – allerdings seltener – an den Nasenschleimhäuten und den Magen-Darm-Schleimhäuten bei der Nahrungsmittelallergie beobachtet.

5.3.2 Epidemiologie und Pathogenese

Eine Allergie kann sich in jedem Alter manifestieren, am häufigsten aber im Kindesalter. Bei den meisten allergischen Reaktionen handelt es sich um eine IgE-vermittelte Typ-I-Reaktion nach Coombs und Gell (➤ Tab. 5.6), seltener um eine Typ-IV-Reaktion. Ursächlich sind in 60 % der Fälle Pollenallergene, in 15 % Milben- und Tierepithelallergene und in jeweils weniger als 5 % Nahrungsmittel und Medikamente. Das Kontaktekzem (Typ-IV-Reaktion) kommt bei ca. 0,5 % der Bevölkerung vor. Die Reaktionen vom Typ II und III finden sich nur in bestimmten selteneren klinischen Situationen (➤ Abb. 5.4).

Warum Allergien in den westlichen Ländern im Anstieg begriffen sind, ist eine der spannendsten Geschichten der derzeitigen Medizin.

Allergien – woher der Anstieg?

Untersucht man die atopischen Erkrankungen (v. a. Heuschnupfen, Asthma und Neurodermitis, ➤ 5.3) aus epidemiologischer Sicht, so zeigt sich folgendes Muster:

- Allergien sind in Agrargesellschaften weitaus seltener als in Industrieländern.
- Kinder in der ehemaligen DDR litten weniger unter Asthma und Heuschnupfen als ihre westdeutschen Altersgenossen – trotz der

Tab. 5.6 Klassifikation allergischer Reaktionen nach Coombs und Gell

Reaktionstyp	Zeit*	Betroffene Organe	Pathophysiologie	Krankheit (Beispiele)	Typische Allergene
I: IgE-vermittelte Sofortreaktion	1–30 min**	Grenzflächenorgane (Haut, Schleimhäute, Atemwege, Verdauungstrakt)	Mastzelldegranulation, Freisetzung vasoaktiver Mediatoren	Heuschnupfen, Asthma bronchiale, Urtikaria, Anaphylaxie	Pollen, Milben, Insektenproteine, Schimmelpilze, Tierhaare und -epithelien, Nahrungsbestandteile, Latex, Medikamente
II: Antikörper- (IgG-, IgM-)vermittelte zytotoxische Reaktion	5–8 h	Blutzellen, Nieren	Antikörper gegen Zelloberflächenantigene führen zu Zelllyse	Hämolytische Anämie, Rhesus-Inkompatibilität	Bestimmte Medikamente, selten auch Insektenproteine und Nahrungsallergene
III: Immunkomplex-vermittelte Reaktion (IgG)	2–8 h	Haut, systemisch	Antigen-Antikörper-Komplex-Ablagerungen in verschiedenen Geweben, Entzündungsreaktion	Serumkrankheit, Glomerulonephritis, Hypersensitivitätsvaskulitis, allergische Alveolitis	Schimmelpilze, Bakterien, tierisches Protein, Milben, Chemikalien, Medikamente, organische Stäube
IV: zellvermittelte Reaktion	24–72 h	v. a. Haut, Lunge, Leber, Niere	Sensibilisierte T-Zellen bilden Zytokine, die Makrophagen oder NK-Zellen aktivieren und direkten Zellschaden verursachen	Kontaktdermatitis	Metallverbindungen (z. B. Nickel), Kosmetika, Desinfektionsmittel, Harze, Gummiprodukte, Medikamente

*Merke für die Reaktionszeiten: Typ I: **Minuten,** Typ II und III: **Stunden,** Typ IV: **Tage**
**Die Spätphasenreaktion tritt bis zu 8 h nach Allergenexposition auf (s. Text).

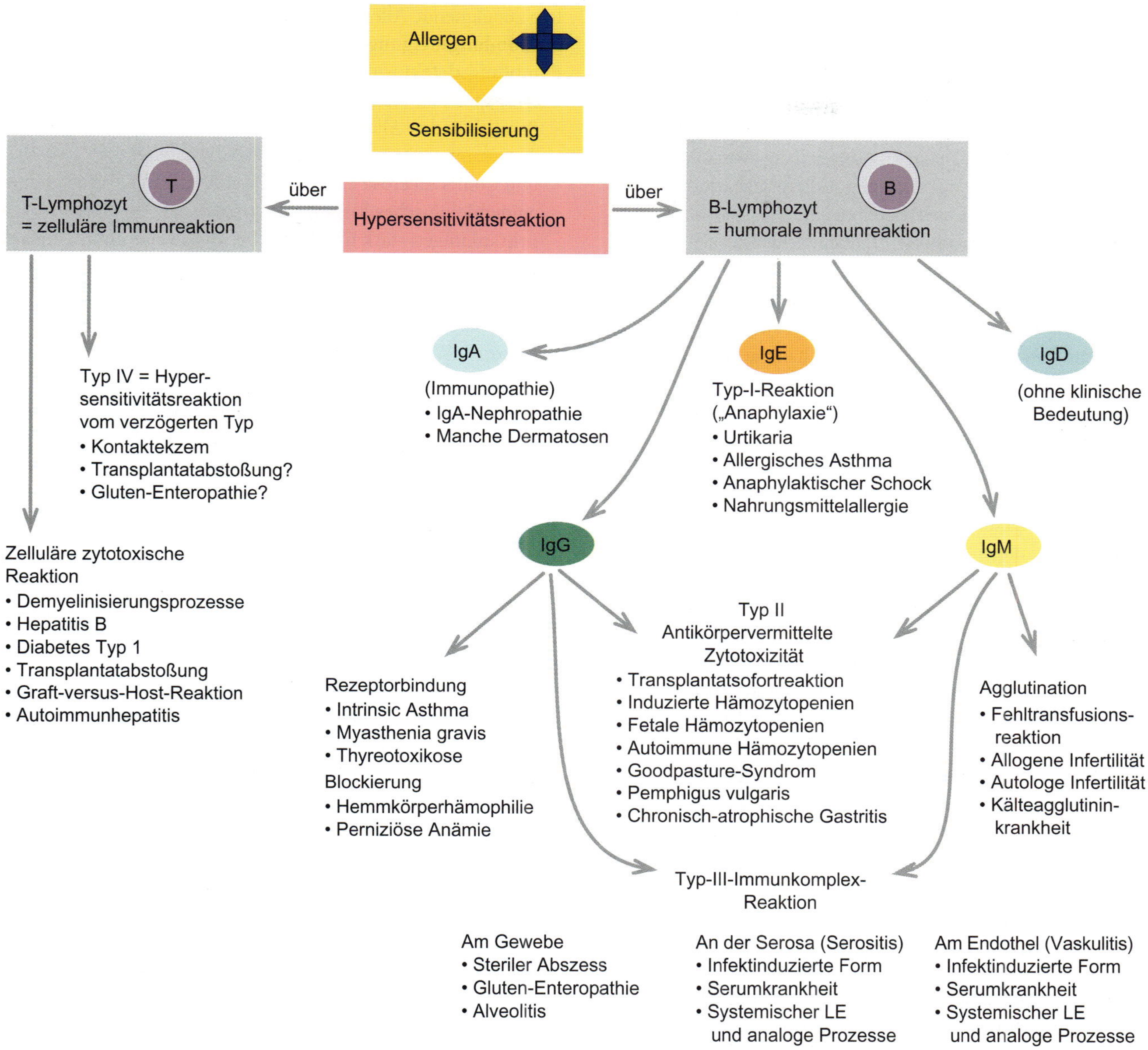

Abb. 5.4 Übersicht über die Hypersensitivitätsreaktionen. Hypersensitivitätsreaktionen können sowohl über das B-Zell-System als auch über das T-Zell-System induziert werden. Ein Teil der Reaktionen wurde von Coombs und Gell in einem spezifischen System klassifiziert (Text und ➢ Abb. 5.6). [L157]

im Osten intensiveren Luftverschmutzung. Nach der Wiedervereinigung stieg dann die Häufigkeit des Heuschnupfens in den östlichen Bundesländern innerhalb von nur etwa 5 Jahren auf „westliches" Niveau an.

- Kinder aus kleinen Familien haben ein höheres Risiko, an Heuschnupfen zu erkranken, als solche aus großen Familien. Auch Kinder, die als Säuglinge und Kleinkinder einen Kindergarten besuchen, leiden später seltener unter Allergien.
- Innerhalb von großen Familien nimmt das Risiko linear mit der Geburtsfolge ab: Erstgeborene Kinder haben ein höheres Risiko als zweitgeborene etc.
- Kinder, die auf einem Bauernhof aufwachsen, sind weniger anfällig gegenüber allergischen Erkrankungen, vor allem, wenn auf dem Hof Tiere gehalten werden.
- Auch Kinder, die von Geburt an mit Haustieren (besonders Katzen) aufwachsen, haben ein geringeres Allergierisiko.

Die geschilderten Beobachtungen unterstützen die 1989 von David Strachan vorgeschlagene **Hygiene-Hypothese,** nach der das Immunsystem bei seiner Reifung in den ersten Lebensjahren auf die Auseinandersetzung mit Mikroben bzw. mikrobiellen Produkten angewiesen ist. Diese mikrobielle Stimulierung ist unter modernen Lebensbedingungen (Kleinfamilien, Stadtleben) wesentlich eingeschränkt.

Welche Mikroben?

In seiner ursprünglichen Hypothese nahm Strachan an, dass es kindliche Infektionskrankheiten sind, die das Immunsystem vor

Atopie schützen. Die weitere Forschung ergab jedoch Hinweise auf andere bzw. weitere mikrobielle Faktoren:

- **Standortflora:** Mäuse entwickeln Nahrungsmittelallergien, wenn die natürliche bakterielle Besiedelung ihres Darms nach der Geburt durch die Gabe von Antibiotika verhindert wird. Auch beim Menschen ist ein Zusammenhang zwischen Darmflora und Atopieneigung anzunehmen – allergische Kinder weisen eine spezifisch veränderte Darmflora auf.
- **Mikrobielle Abbauprodukte:** Die Wahrscheinlichkeit, an Allergien zu erkranken, korreliert in vielen Studien negativ mit dem Endotoxingehalt der häuslichen Umgebung (Endotoxine sind Abbauprodukte gramnegativer Erreger und werden z. B. in Staub und Tierfell gefunden). Im Labor kann gezeigt werden, dass Endotoxin über die *Pattern Recognition Receptors* des angeborenen Immunsystems weit reichende immunologische Fernwirkungen hat.
- **Parasiten:** Schon länger ist bekannt, dass die Infestation mit Würmern gegenüber allergischen Erkrankungen schützt. Dies wird mit der starken Ausschüttung von Interleukin-10 bei Wurmerkrankungen erklärt, welches entzündungsdämpfend wirkt.

Neuerdings wird angenommen, dass auch nichtmikrobielle Substanzen für eine beständige Dämpfung der Entzündungsbereitschaft sorgen und so der Entwicklung von Allergie vorbeugen. So enthalten viele Blattpflanzen und Gräser komplexe Zuckermoleküle wie etwa Arabinogalactan, das die Interleukin-10-Produktion in dendritischen Zellen stimuliert und so einen entzündungsdämpfenden Effekt ausübt. Mausmodelle zeigen, dass die Inhalation von Arabinogalactan allergische Reaktionen unterdrücken kann. Heu und Stallstaub von traditionellen Bauernhöfen enthalten bis zu 13 % Arabinogalactan, was möglicherweise die geringere Inzidenz von allergischen Erkrankungen von Bauernkindern mit erklärt.

Allergie-Epidemie oder Entzündungsepidemie?

So klar sich die Zunahme allergischer Erkrankungen dokumentieren lässt, so unklar ist der zugrunde liegende Immunmechanismus. Neuere Studien stellen sogar infrage, ob die allergische Sensibilisierung überhaupt eine entscheidende Rolle in der Allergie-Epidemie spielt. So sind z. B. manche Bevölkerungsgruppen stark sensibilisiert (positive Hauttests gegen Umweltantigene), weisen jedoch trotzdem eine sehr niedrige Prävalenz atopischer Erkrankungen auf (etwa Menschen auf Bauernhöfen). Auch sind die Kinder etwa in Albanien genauso stark gegenüber Umweltantigenen wie etwa Pollen sensibilisiert wie die Kinder in London, allerdings leiden die albanischen Kinder viel seltener an allergischen Erkrankungen. Es stellt sich deshalb die interessante Frage, ob der entscheidende Mechanismus beim Zustandekommen von Allergien vielleicht gar nicht in der Sensibilisierung gegen Allergene, sondern weiter „flussabwärts" zu suchen ist. Die klinischen Manifestationen der Allergie nämlich können erst dann entstehen, wenn **Entzündungsprozesse** in Gang gesetzt werden. Allergien könnten also deshalb auf dem Vormarsch sein, weil sich die atopische Sensibilisierung heute leichter in Entzündung und damit in klinisch manifeste Allergieerscheinungen „übersetzt" als noch vor ein oder zwei Generationen. Die beobachtete zunehmende Allergieneigung könnte somit eine viel globalere **Entzündungsneigung** bzw., noch genauer, einen **Entzündungsdämpfungsdefekt** widerspiegeln.

Hierfür sprechen vor allem zwei Beobachtungen:

- Parallel zu den Allergien sind in den letzten Jahrzehnten auch Autoimmunerkrankungen wie Typ-1-Diabetes (➢ 10.1.2) und Colitis ulcerosa (➢ 7.5.12) im Anstieg begriffen, deren epidemiologisches Risikoprofil mit dem der atopischen Erkrankungen stark überlappt (beispielsweise nimmt auch das Risiko für Typ-1-Diabetes mit abnehmender Geschwisterzahl zu).
- Auch experimentelle Befunde sprechen für die **„Entzündungstheorie":** Wurde ursprünglich als Pathomechanismus für die Entstehung von Atopie ein Ungleichgewicht innerhalb der T-Helferzell-Populationen angenommen (Überwiegen der „proallergischen" TH_2-Zellen), so weisen immer mehr Experimente auf einen viel weiter gehenden Kontrolldefekt bei Allergikern hin (abnorme Kontrolle von Entzündungsreaktionen durch regulatorische T-Zellen und dendritische Zellen).

Vorbeugung?

Stimmt die Hygiene-Hypothese, so müsste die Entwicklung von Allergien durch die Stimulation des „dämpfenden" Teils des Immunsystems (z. B. über die Interleukin-10-Ausschüttung der dendritischen Zellen) zu verhindern sein. Tatsächlich gibt es experimentelle Hinweise, dass dies möglich ist. So kann durch die Inokulation von Darmwürmern tatsächlich ein Asthma gemildert werden. Säuglinge, denen in den ersten Lebensmonaten oral Laktobazillen (ein physiologischer Standortkeim der Darmflora) zugeführt werden, leiden im Alter von 6 Jahren möglicherweise seltener unter Neurodermitis. Auch die „Impfung" mit Endotoxinen und anderen mikrobiellen Molekülmustern (z. B. CpG-Motiven) wurde erfolgreich als vorbeugende Strategie erprobt. Derzeit wird die Inhalation von Arabinogalactan zur Allergie-Prophylaxe getestet.

Möglicherweise waren all diese Immunstimulanzien bis in die jüngste Zeit in das normale, arttypische Leben eines Homo sapiens „eingeplant", sodass auch den allergischen Erkrankungen letzten Endes eine Fehlanpassung zwischen biologischer Prädisposition und moderner Umwelt zugrunde liegt.

Pathogenese

Sensibilisierung – Erstkontakt

Voraussetzung für eine allergische Reaktion ist die **Sensibilisierung.** Dieser Begriff beschreibt die immunpathologische Erstreaktion mit einem Antigen, welche ohne klinische Symptomatik und damit in der Regel unerkannt verläuft (➢ Abb. 5.5). Die Dauer der Sensibilisierungsphase ist vom Allergietyp abhängig: Für die humoralen Reaktionen (Typen I–III) dauert sie mindestens 7–10 Tage; für die Typ-IV-Reaktion sogar 2–3 Wochen.

Bei der Sensibilisierung im Rahmen der Typ-I-Allergie werden vorwiegend T-Helferzellen vom TH_2-Typ stimuliert, die wiederum

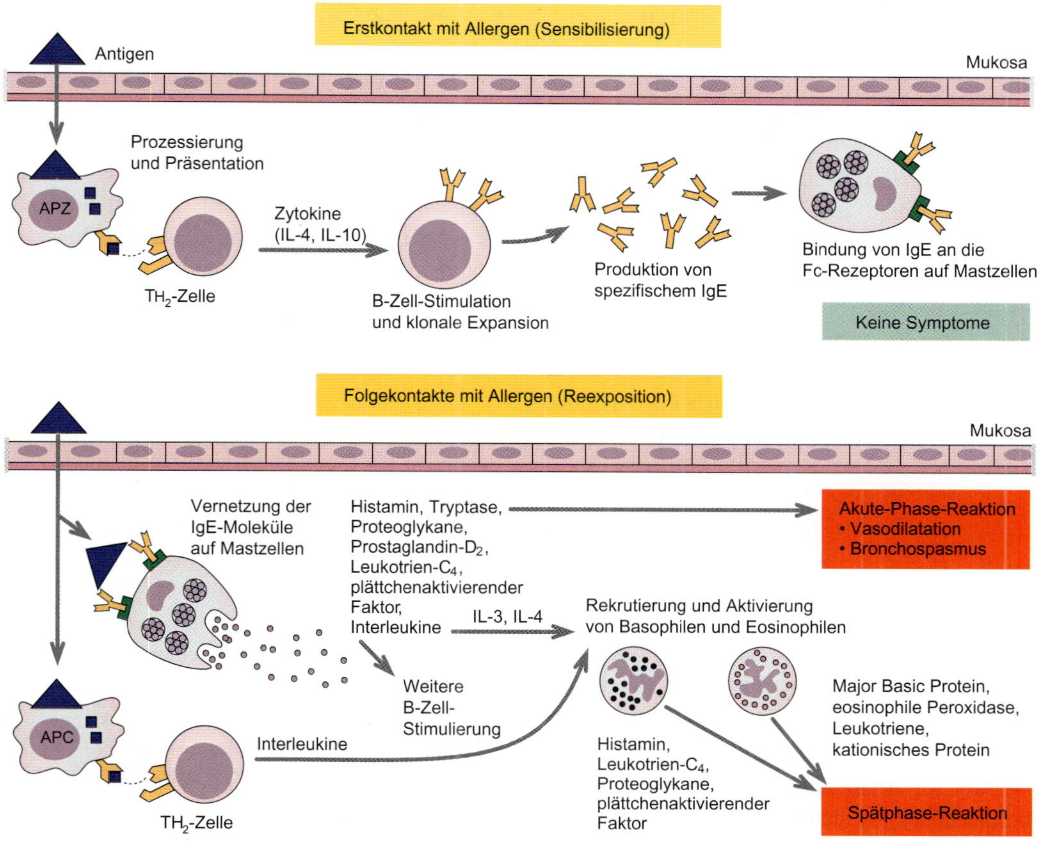

Abb. 5.5 Typ-I-Reaktion: Der Erstkontakt mit dem Antigen führt lediglich zur Sensibilisierung, d.h. zur IgE-Produktion durch die stimulierten B-Zellen. Das IgE haftet an Mastzellen an. Bei Folgekontakten werden die spezifischen IgE-Moleküle auf den Mastzellen vernetzt, was zur Degranulierung der Zelle und damit Freisetzung von Mediatoren und Interleukinen führt. Hierdurch wird zum einen eine akute Gewebereaktion ausgelöst (Akute-Phase-Reaktion, auch Mediatorphase genannt), zum anderen aber auch die Rekrutierung weiterer Entzündungszellen eingeleitet, wodurch es etwa 6 h nach der Akute-Phase-Antwort zur Spätphasereaktion (*late phase response*, auch zelluläre Phase genannt) kommt. [L157]

eine überschießende Produktion von antigenspezifischem IgE durch B-Lymphozyten hervorrufen.

Warum bestimmte, eigentlich harmlose Fremdproteine das Immunsystem auf die genannte Weise stimulieren, ist unklar. Folgende Faktoren spielen eine Rolle:

- **Genetische Prädisposition:** Diese ist besonders bei der IgE-vermittelten Typ-I-Reaktion ein entscheidender Faktor. Das familiär unbelastete Neugeborene hat eine 25-prozentige Wahrscheinlichkeit, in seinem Leben an einer atopischen Erkrankung zu erkranken; das Neugeborene eines atopischen Elternteils hat dagegen eine 40-prozentige Wahrscheinlichkeit, die bei zwei betroffenen Elternteilen auf 60 % ansteigt.
- **Prädisposition des Immunsystems:** Nach der „Hygiene-Hypothese" (s. o.) kann die Stimulierung des Immunsystems durch Mikroben oder mikrobielle Produkte in den ersten Lebensjahren die Entzündungsneigung und damit auch die allergischen Reaktionen des Immunsystems beeinflussen. Als sicher gilt heute, dass die entzündungsdämpfenden Einflüsse dabei nicht nur von Infektionserregern, sondern auch von bakteriellen Bestandteilen wie Endotoxin (z. B. in Tierfellen oder Staub) sowie der Standortflora, etwa im Darm, ausgehen (s. o.).
- **Menge, Art, Dauer und „Timing" des Allergenkontakts:** Das „Timing" scheint vor allem für die Entwicklung der Typ-I-Allergie eine wichtige Rolle zu spielen: Viele Umweltstoffe scheinen besonders während der immunologischen Entwicklungsphase im Säuglings- und Kleinkindalter zur (in vielen Fällen passageren) Sensibilisierung zu führen. Aber auch die Konzentration der Allergene kann in manchen Fällen eine Rolle spielen: Bei niereninsuffizienten Patienten etwa ist wegen der höheren Serum- und Gewebekonzentrationen zugeführter Umweltstoffe die Wahrscheinlichkeit der Sensibilisierung erhöht.

Folgekontakte

Beim zweiten Kontakt mit dem Allergen sind die spezifischen Antikörper bzw. sensibilisierten Lymphozyten bereits vorhanden, die allergische Reaktion läuft jetzt klinisch bemerkbar ab. Im Falle der Typ-I-Allergie vernetzen die Allergene die bereits auf den Mastzellen vorhandenen spezifischen IgE-Rezeptoren. Die Vernetzung mindestens zweier Rezeptoren durch IgE führt zur Destabilisierung der Mastzellmembran. Bei Überschreiten eines gewissen Schwellenwerts kommt es zur Degranulation der Mastzelle: Histamin, Serotonin, Leukotriene und Prostaglandine (PGD_2) werden freigesetzt. Diese Mediatoren der allergischen Reaktion verursachen die klinische Symptomatik.

Die immunologischen Reaktionstypen nach Coombs und Gell

Gell und Coombs haben bei ihren Laborexperimenten vier jeweils stereotyp ablaufende allergische Reaktionstypen beobachtet (➤ Tab. 5.6 und ➤ Abb. 5.6). Obwohl sie als grobes Raster auf den Menschen übertragbar sind, erklären sie nicht alle allergischen Phänomene. So ist z. B. die klinisch eminent wichtige Spätphase der Typ-I-Reaktion (s. u.) in der ursprünglichen Einteilung nach Coombs und Gell nicht enthalten.

Typen I–III sind antikörpervermittelt und werden deshalb als **humorale** allergische Reaktionen gegenüber der **zellulären** Typ-IV-Reaktion abgegrenzt. Die Immunvorgänge bei den humoralen Reaktionen beziehen zum Teil jedoch auch zelluläre Elemente (T-Zell-Aktivierung) mit ein.

Typ-I-Reaktion

Dieser Reaktionstyp stellt die häufigste und klassische Allergiereaktion dar. Nach Sensibilisierung und erneutem Kontakt mit dem Allergen bewirkt die Allergenbindung an präformiertes IgE auf der Zelloberfläche von Mastzellen und Basophilen deren Degranulation, welche die innerhalb von Sekunden bis wenigen Minuten auftretende **Frühphase** vieler allergischer Reaktionen begründet (sog. **Mediatorphase;** ➤ Abb. 5.5). Diese zeichnet sich aus durch:

5

- Erhöhte Gefäßpermeabilität (→ Ödemneigung), evtl. mit Relaxation der glatten Gefäßmuskulatur (→ Kreislaufschock)
- Vermehrte Schleimproduktion an den Schleimhäuten
- Konstriktion der glatten Muskulatur der Bronchien (→ Bronchospasmus)
- Chemotaxis von Eosinophilen und Neutrophilen (→ Auslösung der Entzündungskaskade)

Drei bis acht Stunden nach dieser Frühphase schließt sich die zellulär vermittelte **Spätphase** an (sog. **zelluläre Phase** der Sofortreaktion, engl. *late phase response,* LPR). Sie wird durch die in der Frühphase von den TH_2-Zellen und Mastzellen freigesetzten Mediatoren (Interleukin-4 und -5, Leukotriene, *Platelet-activating Factor*) induziert und führt zu bis tagelang anhaltender Entzündungsreaktion und Gewebeschädigung. Sie ist klinisch beim allergischen Asthma von herausragender Bedeutung (➤ 6.3.4).

Klinik

Sekunden bis Minuten nach Allergenkontakt treten die folgenden Phänomene auf:

- **Haut:** Juckreiz, Rötung, Ödem- und Quaddelbildung (Urtikaria)
- **Augen:** Juckreiz, Konjunktivitis
- **Obere Luftwege:** Pharyngitis, Laryngitis. Die bedrohlichste Form ist das **Quincke-Ödem,** eine ausgeprägte Schwellung der oberen Luftwege, die bei Beteiligung der Epiglottis lebensgefährlich verlaufen kann.
- **Untere Luftwege:** Bronchokonstriktion
- **Gastrointestinaltrakt:** abdominelle Koliken, Diarrhöen
- Eine lebensbedrohliche, generalisierte Sofortreaktion ist die **Anaphylaxie.**

Es werden dabei vier Schweregrade unterschieden (➤ Tab. 5.7).

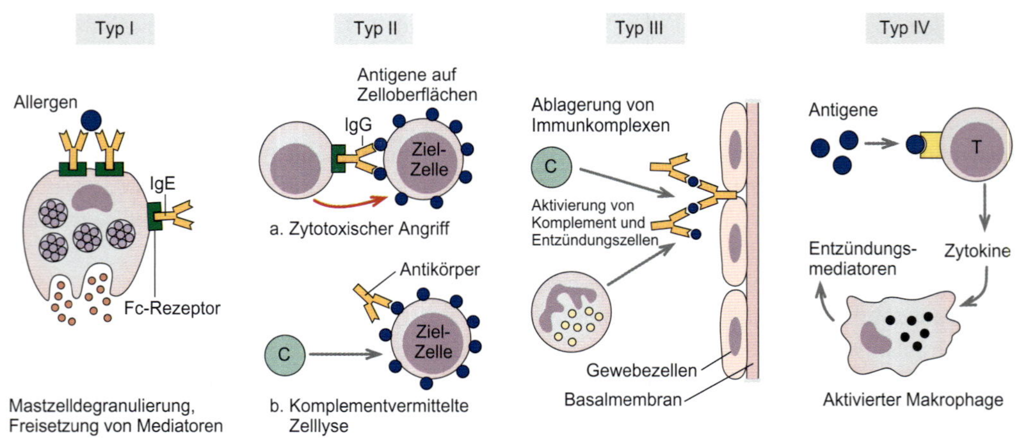

Abb. 5.6 Hypersensitivitätsreaktionen nach Coombs und Gell.
Typ I: Mastzellen binden über ihre Fc-Rezeptoren spezifisches IgE. Durch die Begegnung mit dem passenden Allergen werden die IgE vernetzt. Hierdurch werden die Degranulierung der Mastzelle und damit die Freisetzung von Entzündungsmediatoren eingeleitet.
Typ II: antikörperabhängige zytotoxische Hypersensitivitätsreaktion. Hierzu kommt es, wenn sich Antikörper (normalerweise IgG) an Antigene auf körpereigenen Zellen oder auf Fremdzellen (z. B. infundierten Erythrozyten) binden. Dies führt entweder zur Aktivierung zytotoxischer Zellen oder zur komplementvermittelten Zelllyse mit entsprechender Gewebeschädigung.
Typ III: Immunkomplexreaktion. Durch Ablagerung von Immunkomplexen im Gewebe kommt es zur Komplementaktivierung mit nachfolgender Anlockung von granulozytären Entzündungszellen und entsprechender entzündlicher Gewebeschädigung.
Typ IV: verzögerte Hypersensitivitätsreaktion (*delayed type hypersensitivity,* DTH). Durch Antigenkontakt sensibilisierte T-Zellen sezernieren bei nachfolgenden Kontakten mit dem spezifischen Antigen Zytokine, welche wiederum Makrophagen anlocken und aktivieren sowie direkt entzündungsfördernd wirken. [L157]

Tab. 5.7 Schweregradeinteilung und Therapie der allergischen Typ-I-Reaktion

	Klinik	Therapie
Grad I (leichte Reaktion)	• Leichte Allgemeinreaktion (Unruhe, Kopfschmerz) • Auf Haut und Schleimhaut beschränkte Symptome (Juckreiz, Erythem, Quaddeln, Schleimhautschwellung)	Evtl. H1-Antihistaminika, Überwachung
Grad II (ausgeprägte Reaktion)	• Zusätzliche Kreislaufdysregulation (Tachykardie, Blutdruckabfall), evtl. Übelkeit und Erbrechen • Beginnende Bronchospastik (Dyspnoe)	Zusätzlich O_2-Gabe über Nasensonde, rasche Volumenexpansion (z. B. Infusion von 0,5–2 l Ringer-Lösung), Prednisolon i. v., bei Bronchospastik inhalative β_2-Mimetika
Grad III (schwere Reaktion)	• Zusätzlich Kreislaufschock • Schwere Bronchospastik, Fieber, Schüttelfrost • Bewusstseinstrübung	Zusätzlich Katecholamine (Adrenalin i. v., Dopamin); hoch dosiertes Prednisolon (i. v.), rasche, hochvolumige Volumenexpansion
Grad IV (vital bedrohlich)	Kreislaufstillstand, Atemstillstand	Zusätzlich Reanimation

MERKE

Anaphylaxie

Unter Anaphylaxie versteht man eine allergiebedingte, vital bedrohliche systemische Akutreaktion. Sie ist die bedrohlichste IgE-vermittelte Reaktion, kann jedoch auch bei der Typ-III-Reaktion auftreten.
Im klinischen Alltag wird die Anaphylaxie besonders durch parenteral zugeführte Allergene wie Medikamente oder Röntgenkontrastmittel oder durch Insektenstiche (z. B. Bienengift) ausgelöst.
Die Therapie besteht in der raschen Volumenexpansion durch intravenöse Kristalloidlösungen sowie der Gabe von Adrenalin zur Unterbindung der Gefäßdilatation.

Nach 3–8 h werden die Zeichen der **Spätreaktion** offensichtlich; diesen liegen Ödeme von Haut und Schleimhaut sowie die Hypersekretion eines zähen Bronchialschleims zugrunde. Beim allergischen Asthma fallen die sich verstärkende Dyspnoe und andere Zeichen der unteren Atemwegsobstruktion auf; bei der Urtikaria kommt es zur Hautinduration und -rötung.
Therapie ➤ Tab. 5.7.

Typ-II-Reaktion (zytotoxische Immunreaktion)

Auslösende Antigene sind solche Moleküle, die sich leicht an Zelloberflächen binden (z. B. Medikamente). Die mit Antigen besetzten Zellen werden daraufhin als fremd erkannt; sie werden entweder direkt durch zytotoxische Killerzellen vernichtet oder sie rufen eine humorale Immunreaktion hervor, bei der sich Immunglobuline (IgG, IgM) an das Antigen auf der Zelloberfläche binden und dadurch dessen Phagozytose und Beseitigung erleichtern (➤ Abb. 5.7).

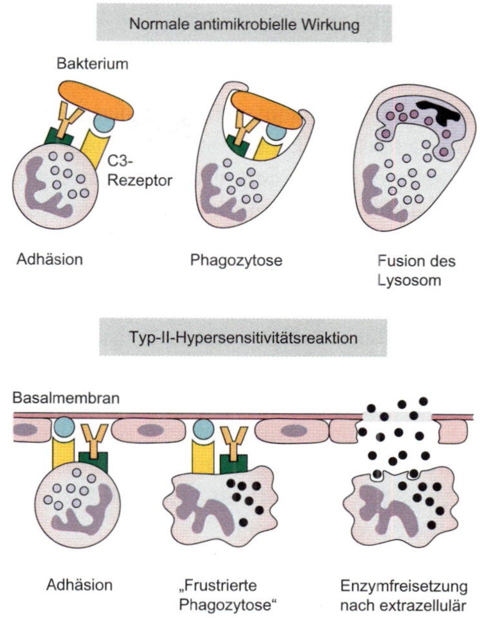

Abb. 5.7 Gewebeschädigung bei Typ-II-Reaktion. Die normale Antigenabwehr durch Neutrophile führt zur Schädigung des durch Antikörper oder Komplement besetzten Antigens. Bei Typ-II-Hypersensitivitätsreaktionen richtet sich dieses schädigende Potenzial gegen mit Antikörpern besetzte Wirtszellen. Da es sich hier oft um nichtphagozytierbare Strukturen handelt, ist der Abwehrversuch frustran und der Neutrophile gibt seinen lysosomalen Inhalt an die Umgebung ab, was zur Gewebeschädigung führt. [L157]

5

Klinik

Die Typ-II-Reaktion betrifft vor allem das **hämatologische System:** Ein typisches Beispiel ist die medikamenteninduzierte hämolytische Anämie; darüber hinaus werden Thrombopenien und Neutropenien bis hin zur Agranulozytose beobachtet. Selten kann eine interstitielle Nephritis auftreten.

Typ-III-Reaktion (immunkomplexvermittelte Reaktionen)

Immunkomplexbedingte Gewebeschäden treten auf, wenn sich intravasal eine sehr hohe Anzahl von Immunkomplexen bildet; dies geschieht zum Beispiel, wenn eine große Antigenmenge auf eine hohe Konzentration präformierter IgG- oder IgM-Antikörper trifft. Die große Menge der entstehenden Immunkomplexe kann nicht vollständig eliminiert werden und lagert sich folglich im Gewebe ab. Die pathologische Reaktion beruht nicht auf der Immunkomplexbildung per se (diese ist ein physiologisches Phänomen der Immunabwehr), sondern auf dem überwältigenden, raschen Anfall an Immunkomplexen und deren Ablagerung im Gewebe.

Die Ablagerung der Immunkomplexe führt besonders an den Basalmembranen (z. B. von Haut und Niere) zur Komplementaktivierung und damit Aktivierung des unspezifischen Immunsystems: Es kommt zur Entzündungsreaktion mit nachfolgenden Gewebeschäden.

Klinik

Ein typisches Beispiel ist die **Glomerulonephritis beim SLE:** Immunkomplexe (bestehend aus ANA und Zellkernbestandteilen) gelangen über das gefensterte Endothel der Glomeruluskapillaren in den Paravasalraum, wo sie z. B. mesangial oder an der Basalmembran abgelagert werden. Die Immunkomplexe binden Komplement; durch Chemotaxis wandern Entzündungszellen ein, die die Immunkomplexe abräumen. Die nachfolgende Entzündungsreaktion verursacht eine entzündliche Veränderung der Glomerula mit Niereninsuffizienz, ungünstigenfalls eine **rapid-progrediente Glomerulonephritis (RPGN).** Auch die postinfektiösen Glomerulonephritiden (z. B. Post-Streptokokken-Glomerulonephritis) stellen Typ-III-Reaktionen dar.

Darüber hinaus treten durch Typ-III-Reaktionen Hautausschläge (**„kutane Arthus-Reaktion“**),Arzneimittelfieber oder die **Serumkrankheit** auf (Letztere zeigt sich durch Fieber und Gelenkentzündungen und kann 4–21 Tage nach der Gabe von Serum, aber auch nach Insekten- und Schlangenbissen sowie nach Gabe von Antibiotika auftreten). Auch interstitielle Pneumonien (exogen-allergische Alveolitis, ➤ 6.5.4) und Vaskulitiden können durch Typ-III-Reaktionen vermittelt sein.

MERKE
Auch bei der Typ-III-Reaktion kann es zur Anaphylaxie kommen (sog. Immunkomplexanaphylaxie).

Typ-IV-Reaktion (T-Zell-vermittelte Spätreaktion)

Synonym: (DTH-Reaktion)
Diese Reaktion läuft prinzipiell nach dem Muster einer „regulären“ T-Zell-Reaktion ab: Sensibilisierte T-Helferzellen (sog. **DTH-Lymphozyten**) erkennen ein spezifisches, via Antigenpräsentation angebotenes Allergen, wodurch sie aktiviert und zur Zytokin-Produktion angeregt werden. Die von den DTH-Lymphozyten sezernierten Zytokine (z. B. IL-2, IFN-γ, Makrophagen-aktivierender Faktor [MAF] und Lymphotoxin [TNF-β]) leiten Entzündungsvorgänge mit starker Rekrutierung von Makrophagen und Monozyten ein.

Aufgrund der zellulären Interaktionen ist diese Reaktion erst nach 24–72 h nachweisbar.

Klinik
Klassische Beispiele für eine Typ-IV-Reaktion sind die Kontaktdermatitis (➤ 5.3.5), das Arzneimittelexanthem und die Hautreaktion nach Tuberkulin-Testung. Daneben können Nephritis, Hepatitis sowie eine interstitielle Pneumonie vorkommen (so sind z. B. einzelne Komponenten der exogen-allergischen Alveolitis durch eine Typ-IV-Reaktion vermittelt).

Pseudoallergische Reaktionen

Bei den sog. pseudoallergischen Reaktionen kommt es wie bei der Typ-I-Reaktion zur Histamin-Freisetzung aus Mastzellen; die Degranulation der Mastzelle wird allerdings nicht durch IgE-Antikörper-Komplexe ausgelöst, sondern direkt durch eine pharmakologische Wirkung, z. B. durch Histamin-Liberatoren in Nahrungsmitteln (Genaueres ➤ 5.3.6). Diese Reaktionen werden häufig auch als **„anaphylaktoid“** bezeichnet.

MERKE
Im Gegensatz zu den „echten" Allergien handelt es sich bei der pseudoallergischen Reaktion um eine dosisabhängige Reaktion, welche auch ohne vorhergehende Sensibilisierung ablaufen kann.

Klinik

Aufgrund der verschiedenen Triggermechanismen können sich pseudoallergische Reaktionen mit allen möglichen „allergieartigen“ Phänomenen präsentieren, z. B. mit Urtikaria, Angioödem, Rhinitis/Konjunktivitis, Asthma, Erbrechen und Diarrhö, Kreislaufschock.

Pseudoallergische Reaktionen werden wie Allergien behandelt (➤ 5.3.2).

5.3.3 Allergiediagnostik und -therapie

Diagnostisches Vorgehen

Anamnese

Der entscheidende Baustein der Allergiediagnostik ist die **Anamnese.** Sie versucht Leitsymptome – wie Bronchokonstriktion, Niesattacken, Juckreiz, Hautrötung oder Quaddeln, Augenrötung, Augenjucken oder Diarrhö –mit einer Allergenexposition zu korrelieren. Da die allergische Reaktion in variablem Zeitintervall nach Exposition auftreten kann und potenziell mehrere Allergene infrage kommen, sind eine sorgfältige und längerfristige Beobachtung des Patienten und eine detaillierte Nachfrage wichtig. Die Medikamentenanamnese ist stets zu berücksichtigen.

Allergensuche

Um das auslösende Allergen zu identifizieren, stehen verschiedene Tests zur Verfügung.

- **Hauttests:** Diese können bei Asthma, Rhinitis, Konjunktivitis, Nahrungsmittelallergien oder Medikamentenallergien eingesetzt werden. Wegen häufiger falsch positiver Resultate sind Hauttests nur im Zusammenhang mit der Anamnese interpretierbar.
- **Serologische Tests** (z. B. RAST-Tests): Diese weisen antigenspezifische IgE-Antikörper nach und werden entweder ergänzend zu Hauttests durchgeführt oder wenn ein Hauttest nicht eindeutig oder nicht möglich ist. Sie korrelieren gut mit Hauttests, sind jedoch weniger sensitiv (d. h., sie identifizieren nicht alle Allergene).
- **Provokationstests:** Hierbei wird das verdächtige Allergen nasal, konjunktival, gastrointestinal oder bronchial appliziert. Sie sind bei Diskrepanz zwischen Klinik und Haut- bzw. serologischen Tests und damit zum Nachweis der Relevanz eines Allergens indiziert.

CAVE!
Wegen Anaphylaxiegefahr sollte ein Provokationstest stationär durchgeführt werden.

Hauttestung

Hierbei wird eine Auswahl von Allergenen **intradermal** oder **epidermal** appliziert:

- **Prick-Test:** Eine allergenhaltige Testlösung wird auf die Haut getropft und mit einer Prick-Lanzette in die oberflächliche Hautschicht gestochen. Nach 15–30 min ist die Reaktion abzulesen, ein positiver Ausfall zeigt eine Typ-I-Reaktion an. Vorteil: kostengünstig und einfach durchzuführender Basistest (➤ Abb. 5.8).
- **Intrakutantest:** Die allergenhaltige Testlösung wird intrakutan injiziert. Eine positive Reaktion nach 15–30 min zeigt eine Typ-I-Reaktion an; eine mögliche Typ-III-Reaktion zeigt sich erst nach 6–10 h. Die Intrakutangabe ist immunologisch wesentlich sensitiver als der Prick-Test; sie ist bei trotz negativen Prick-Tests fortbestehendem klinischem Verdacht angezeigt.
- **Epikutantest:** Bei V. a. Kontaktallergie wird das Allergen mit Vaseline vermischt auf die Haut aufgetragen und mit einem dichten Pflaster überklebt. Die Reaktion wird nach 72 h abgelesen, ein positiver Ausfall zeigt eine Typ-IV-Reaktion an.

Je nach Applikationsart (➤ Abb. 5.8 und ➤ Abb. 5.9) kommt das Allergen mit unterschiedlichen Zellen des Immunsystems in Kontakt, mit entsprechend unterschiedlichen allergischen Reaktionstypen. In Abhängigkeit vom Typ der allergischen Reaktion erscheint am Einwirkungsort des Allergens eine Rötung oder Quaddel (Typ I), zusätzlich eine Induration (Typ III) oder eine ekzematöse Hautveränderung (Typ IV). Die Reaktionsformen sind jedoch nicht immer

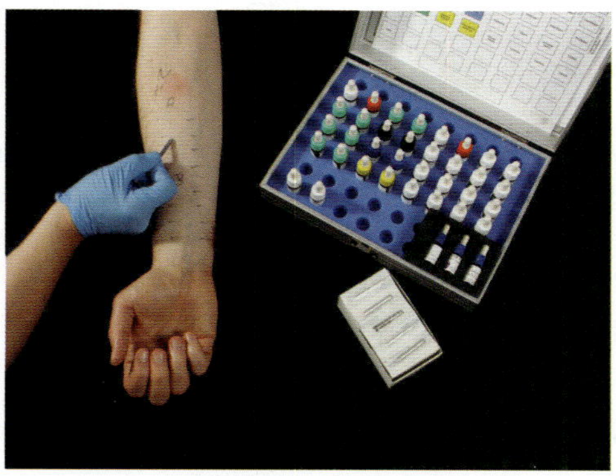

Abb. 5.8 Prick-Testung mit verschiedenen Inhalationsallergenen. Die Quaddel mit Erythem oben im Bild entspricht der Positivkontrolle mit Histamin. [O259]

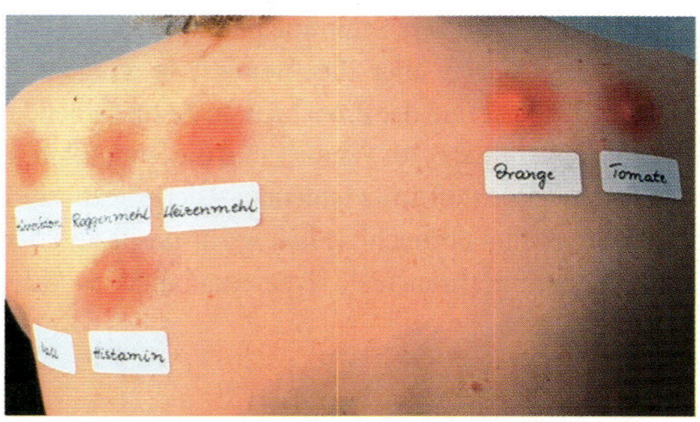

Abb. 5.9 Reaktion auf einen Prick-Test: Auf dem Rücken der Patientin haben sich deutliche Zeichen der Allergie gebildet. Rötung und Papeln entsprechen einem zweifach positiven Testergebnis. [K165]

klar gegeneinander abzugrenzen. Die Hauttestung ist hochsensitiv (wenige falsch negative Ergebnisse), jedoch nur mäßig spezifisch (relativ häufige falsch positive Ergebnisse). Die Einnahme von Antihistaminika kann die Ergebnisse verfälschen: 48 h vor der Hauttestung dürfen deshalb keine Antihistaminika eingenommen werden! Auch orale Glukokortikoide verfälschen das Ergebnis, wenn sie in einer Dosis ≥ 20 mg pro Tag (Prednison) eingenommen werden.

MERKE

Ein positives Ergebnis beweist nicht, dass das Allergen klinisch relevant ist. Dagegen schließt ein negativer Test eine Allergie mit ziemlicher Sicherheit aus.

Serologische Tests

Hierdurch werden spezifische IgE-Antikörper gegen Allergene nachgewiesen (Radioallergosorbent-Test, **RAST**), seltener die Allergene selbst (Radioimmunosorbent-Test, **RIST**). Bei Zöliakie werden auch Antikörper vom IgA-Typ nachgewiesen (z. B. Gliadin-Antikörper). Die im RAST gefundene Titerhöhe korreliert nicht unbedingt mit dem klinischen Schweregrad oder der Relevanz einer Allergie. Auch sind sowohl die Sensitivität als auch die Spezifität gering (geringe Spezifität: hoher RAST-Titer ohne klinisches Korrelat; geringe Sensitivität: niedriger RAST-Titer trotz klinischer Relevanz des Allergens).

Eine Erhöhung des **Gesamt-IgE** oder eine **Eosinophilie** im Blutbild haben nur grobe diagnostische Bedeutung; sie finden sich gehäuft bei Atopikern, lassen aber keine Rückschlüsse auf das auslösende Allergen zu.

MERKE

Bei Asthmatikern weist eine IgE-Erhöhung differenzialdiagnostisch auf ein allergisches (extrinsisches) Asthma bronchiale hin. Bei infektinduziertem (intrinsischem) Asthma findet sich keine IgE-Erhöhung. Sehr hohe IgE-Werte sprechen bei Asthma für das Vorliegen einer allergischen bronchopulmonalen Aspergillose (ABPA).

Antiallergische Therapie

Wichtigstes Prinzip ist die **Allergenkarenz**. Diese lässt sich bei Medikamentenallergien leicht durchführen, ist bei Nahrungsmittelallergien jedoch problematisch (man denke nur an die Länge der Produktinformation auf einer simplen Kekspackung!). Auch Binnenallergene wie Hausstaubmilben sind schwierig zu vermeiden. Dasselbe gilt für saisonale inhalative Allergene (z. B. Gräser oder Pollen). Ist eine ausreichende Allergenkarenz nicht möglich, so besteht die Indikation zur medikamentösen Prophylaxe bzw. Hyposensibilisierung:

- **Medikamentöse Prophylaxe:** Beim allergischen Asthma kommen orale oder inhalative Cromone (Cromoglycinsäure oder Nedocromil – beide allenfalls schwach wirksam), inhalative oder orale Glukokortikoide, orale Leukotrien-Antagonisten sowie ein subkutan zu applizierender monoklonaler Antikörper gegen IgE (Omalizumab, Xolair®) zum Einsatz (Details ➤ 6.3.4). Der allergischen Rhinokonjunktivitis wird durch in die Nase oder auf die Bindehaut applizierte Cromoglycinsäure bzw. Glukokortikoide medikamentös vorgebeugt. Weitere Details zur Vorbeugung ➤ 6.3.4. Neue unter anderem gegen IL-5 gerichtete Inhibitoren, wie z. B. Mepolizumab, Reslizumab oder Benralizumab, werden beispielsweise beim steroidabhängigem Asthma bronchiale eingesetzt.

- **Hyposensibilisierung:** Diese ist v. a. bei Bienengiftallergie, saisonaler Pollenallergie (mit oder ohne Asthma) sowie bei Schimmelpilz- und Hausstaubmilbenallergie wirksam. Die Erfolgsquote liegt hier bei etwa 75 %. Über einen Zeitraum von bis zu mehreren Jahren wird das Allergen subkutan in aufsteigender Dosierung appliziert. Der Wirkmechanismus ist nicht vollständig geklärt: Diskutiert wird die Induktion von IgG-Molekülen, die die allergische Immunreaktion durch „Abfangen" der Allergene vor deren Kontakt mit IgE hemmen sollen. Wahrscheinlicher ist jedoch eine komplexe Hemmung der lymphozytären TH_2-Antwort, z. B. über regulatorische Immunzellen. Ob die weitaus leichter durchzuführende sublinguale Hyposensibilisierung (z. B. bei Gräserpollenallergie) genauso gut wirkt, ist noch nicht sicher, erste Ergebnisse sind aber ermutigend.

5

PRAXISBEZUG

Möglichkeiten der Milbenreduktion

- „Staubfänger" entfernen, insbesondere Teppiche und Vorhänge
- Bettwäsche häufig wechseln und bei 90 °C waschen, Matratzen in staubdichte Hülle (sog. Encasing) einpacken
- Bettwäsche, Matratzen, Decken draußen lüften (Milben sind UV-Licht-empfindlich)
- Haushalt regelmäßig intensiv reinigen
- Luftfeuchtigkeit < 50 % halten (keine Luftbefeuchter), Temperatur < 18 °C (besonders im Schlafzimmer)
- Keine Topfpflanzen oder Haustiere

Medikamentöse Therapie (➤ Tab. 5.7)

Kommt es trotz vorbeugender Maßnahmen zu Symptomen, kann durch die Gabe von **Antihistaminika** die histaminvermittelte Frühreaktion abgedämpft werden. **Glukokortikoide** können die nachfolgende entzündliche Spätreaktion bremsen (➤ 9.7.1), Kasten „Glukokortikoide"). Auch **Leukotrien-Inhibitoren** können die Entzündungsreaktion beeinflussen, sie werden aber nur selten in der Akuttherapie, sondern eher zur Vorbeugung eingesetzt (➤ 6.3.4). Weitere Medikamente werden zur symptomatischen Behandlung der jeweiligen Organreaktionen eingesetzt, wie etwa β_2-Sympathomimetika zur Behandlung eines Bronchospasmus oder vasokonstriktorisch wirkende Medikamente wie Xylometazolin bei der allergischen Rhinitis.

Pharma-Box H_1-Antihistaminika

Wirkungsmechanismus und Eigenschaften

Durch kompetitive Blockade der H_1-Rezeptoren werden die Histaminwirkungen (Vasokonstriktion, Kontraktion glatter Muskulatur, erhöhte Gefäßpermeabilität) antagonisiert. Durch zentrale Dämpfung des Parasympathikotonus sind H_1-Blocker der 1. Generation (z. B. Diphenhydramin) zusätzlich antiemetisch wirksam. Die H_1-Antihistaminika der 2. und 3. Generation (z. B. Ceterizin) sind weitaus weniger ZNS-gängig, dies erklärt ihre geringere sedierende und auch praktisch fehlende antiemetische Wirkung. Bei den H_1-Antihistaminika der 3. Generation (z. B. Levocetiricin) handelt es sich um Enantiomere bzw. aktive Metaboliten der Zweitgenerationsantihistaminika. Der postulierte Vorteil geringerer Nebenwirkungen lässt sich klinisch kaum nachweisen.

Indikationen

- Allergische Reaktionen: Urtikaria, Rhinokonjunktivitis, Quincke-Ödem, Arzneimittelallergien, Insektenstiche
- Reisekrankheit (Antihistaminika der 1. Generation, z. B. Meclozin, Dimenhydrinat)

Nebenwirkungen

- Sedierung, Magen-Darm-Störungen, Mundtrockenheit (anticholinerge Wirkung), Koordinationsstörungen Vorsicht bei Engwinkelglaukom und Prostataadenom mit Restharnbildung

5.3.4 Allergische Atemwegserkrankungen

Das klinische Spektrum der allergischen Atemwegserkrankungen beinhaltet Asthma bronchiale (➤ 6.3.4) und die allergische Rhinokonjunktivitis. Die Inzidenz hat in den letzten drei Jahrzehnten stark zugenommen: In Deutschland sind etwa 5 % der Bevölkerung Asthmatiker, 15 % leiden unter Heuschnupfen.

Auslösende Allergene

Die häufigsten Auslöser für Asthma sind Hausstaubmilben (das allergene Protein findet sich im Kot der Milben), Schimmelpilzsporen, Katzenallergene und Pollen. Typische Auslöser der Rhinokonjunktivitis sind Gras- und Baumpollen, Schimmelpilze und Hausstaubmilben.

Die Allergene gelangen über die Atemluft in Kontakt mit den Schleimhäuten der Nase und der Bronchien. In Zeiten fehlender Exposition (bei Pollenallergie z. B. im Winter) sind die Symptome geringer; sie verschwinden jedoch oft trotz fehlender Allergenexposition nicht ganz, da es beim Asthma bronchiale häufig zur unspezifischen Überempfindlichkeit kommt (bronchiale Hyperreagibilität, ➤ 6.3.4).

5.3.5 Nahrungsmittelallergien

Der Begriff „Nahrungsmittelallergien" beschreibt vorwiegend IgE-vermittelte Immunreaktionen auf Nahrungsbestandteile.

Die Prävalenz beträgt ca. 2 %. Eine Nahrungsmittelallergie kann in jedem Alter manifest werden, der Gipfel liegt jedoch in den ersten Lebensmonaten und dann wieder zwischen dem 15. und 35. Lebensjahr. Die frühkindlichen Nahrungsmittelallergien verschwinden häufig mit Ausreifung des Immunsystems bis zum 3. Lebensjahr.

MERKE

Nahrungsmittelallergien sind im Vergleich zu den nichtimmunologischen Formen der Nahrungsmittelunverträglichkeit (➤ 7.5.7) sehr selten.

Klinik

Die klinischen Manifestationen der Nahrungsmittelallergien umfassen Haut, Gastrointestinaltrakt und (selten) Lunge. Die Symptome treten unmittelbar nach Nahrungsaufnahme auf, selten innerhalb der ersten Stunden. Tödliche nahrungsmittelbedingte anaphylaktische Reaktionen kommen vor, sind jedoch selten.

- **Haut:** Typisch sind Rötung und Juckreiz; selten tritt eine akute Urtikaria auf. Eine atopische Dermatitis (➤ 5.3.5) kann durch Nahrungsmittelallergien unterhalten werden (bei etwa 40 % der Patienten mit atopischer Dermatitis können Nahrungsmittelallergien nachgewiesen werden).
- **Gastrointestinaltrakt:** Typisch sind etwa 1–2 h nach Nahrungsaufnahme auftretende Übelkeit und Erbrechen, gefolgt von (bis 6 h nach Nahrungsaufnahme auftretender) Diarrhö und Koliken. Gleichzeitig können Kribbeln und eine Schwellung an Mundschleimhaut und Zunge auftreten. Treten die letzteren Symptome isoliert auf, so werden sie als **orales Allergiesyndrom** bezeichnet. Dieses kann auch im Rahmen einer Pollenallergie auftreten, was sich durch die Kreuzreaktivität vieler Nahrungsmittel mit Pollenantigenen erklärt. So reagieren z. B. gegen Birkenpollen allergische Menschen häufig auf Nahrungsmittel wie Äpfel und Nüsse, und Menschen, die gegen Latex allergisch sind, reagieren oft auf Früchte. Chronische Symptome wie Anorexie und Gewichtsverlust kommen bei der **eosinophilen Gastritis** oder **Enterokolitis** vor (s. u.).
- **Respirationstrakt:** Dieser ist vor allem im Rahmen anaphylaktischer Nahrungsmittelreaktionen betroffen, z. B. durch Larynxödem und Obstruktion der unteren Luftwege mit Giemen und Atemnot. Diese Reaktion kann auch auftreten, wenn kein chronisches Asthma besteht. Nahrungsmittelallergien können allerdings auch chronisches Asthma unterhalten: Es wird geschätzt, dass etwa 10 % der Asthmatiker auch allergisch auf bestimmte Lebensmittel reagieren (Asthma ohne gastrointestinale Beschwerden oder Hautekzem ist jedoch nur selten auf eine Nahrungsmittelallergie zurückzuführen).

Pathogenese

Die allergenen Proteine werden durch Endozytose oder Diffusion in die Darmschleimhaut aufgenommen, an IgE gebunden und lösen in Allgemeinen eine unmittelbare gastrointestinale Hypersensitivitätsreaktion aus. Symptome treten innerhalb von 1–6 h auf. Seltener kommt es zu chronisch-persistierender Infiltration der Schleimhaut mit Eosinophilen (**allergische eosinophile Gastritis** bzw. **Enterokolitis**), mit teilweise chronischen Symptomen wie Appetitmangel und Gewichtsverlust.

Neben den dominierenden IgE-vermittelten Reaktionen können auch zellvermittelte und teilweise nicht genau klassifizierte Immunprozesse eine Rolle spielen, so z. B. bei der Kuhmilchproteinintoleranz des Säuglings, bei der durch Nahrungsmittel ausgelösten Form der atopischen Dermatitis oder bei der Zöliakie.

MERKE

Auslösende Allergene

Da die Nahrungsmittelallergien auf einer Sensibilisierung beruhen, spielen je nach Region unterschiedliche Allergene eine Rolle. So treten Fisch- und Schalentierallergien insbesondere bei Küstenvölkern auf, Erdnussallergien sind dagegen ein typisch amerikanisches Problem.
Häufige Nahrungsallergene:

- Bei **Kindern:** Hühnereier, Milch, Soja, Nüsse, Weizen, Fische und Schalentiere, Erdnüsse
- Bei **Erwachsenen:** Fische, Schalentiere, Nüsse, Erdnüsse

MERKE

Milch-, Soja-, Ei- und Weizenallergien verlieren sich mit der Reifung des Immunsystems, die anderen Allergien dagegen meist nicht. Sie bleiben lebenslang bestehen.

Kreuzreaktivität

Für viele Nahrungsallergene kann eine immunologische Kreuzreaktivität mit „verwandten" Allergenen nachgewiesen werden – so ist z. B. die Hauttestung bei Weizenallergien oft auch gegen andere Getreidearten positiv. Klinisch manifestieren sich diese Kreuzreaktivitäten jedoch nur selten.

Diagnostisches Vorgehen

Das auslösende Nahrungsmittel diagnostisch zu erfassen, ist nicht immer einfach. Dies liegt zum einen an dem variablen zeitlichen Zusammenhang zwischen Allergenaufnahme und Reaktion, zum anderen daran, dass nicht immunvermittelte Nahrungsmittelunverträglichkeiten häufig sind und von den Patienten als Allergien fehlgedeutet werden.
Folgendes Vorgehen hat sich bewährt:

- Detaillierte **Anamnese:** Wenn möglich, sollte ein **Beschwerde- und Diättagebuch** geführt werden, um den Verlauf besser beobachten zu können.
- **Allergenkarenz:** Wenn das vermutete Allergen 2 Wochen lang vermieden wird (probatorische Eliminationsdiät), sollten die Symptome dadurch weitgehend verschwinden. Wird das Allergen wieder eingeführt (Reexposition), sind Symptome innerhalb von 48 h zu erwarten.
- **Hauttestung** (Prick-Test, ➤ 5.3.2), evtl. RAST-Testung

- **Provokationstests** sind in weiterhin ungeklärten Fällen der Goldstandard (Gabe von Nahrungsmittel in Kapseln mit Plazebokontrolle: doppelblinde, plazebokontrollierte Nahrungsmitteltestung bzw. **d**ouble-**b**linded **p**lacebo-**c**ontrolled **f**ood **c**hallenge; **DBPCFC**).

PRAXISBEZUG

Anamnese bei Nahrungsmittelallergien

- Klinische Erscheinungen und deren Dauer
- Symptomverlauf nach Allergenkarenz
- Zeitlicher Zusammenhang der Symptome mit der Nahrungsaufnahme: Symptome werden durch Allergenkontakt ausgelöst und treten deshalb unmittelbar (Mund) bis wenige Stunden nach Allergenaufnahme (Darmkoliken) auf. Nach Tagen auftretende Symptome sind nicht immunvermittelt.
- Nahrungsmittelmenge, welche eine Reaktion auslöst: Nahrungsmittelallergien sind (meist) dosisunabhängig, Nahrungsmittelintoleranzen oft dosisabhängig.

Leider werden Nahrungsmittelallergien nicht selten durch untaugliche und wissenschaftlich nicht haltbare Verfahren „diagnostiziert", wie etwa durch nahrungsmittelspezifische IgG oder zytotoxische Lebensmitteltests (z. B. ALCAT-Test).

MERKE

Kleinste Allergenmengen werden allerdings nicht selten toleriert und die Allergie tritt erst ab einem gewissen Schwellenwert in Erscheinung.

Differenzialdiagnose

Die IgE-vermittelten Nahrungsmittelallergien müssen abgegrenzt werden gegen:

- **Histaminintoleranz** (pseudoallergische Reaktion auf biogene Amine): Hohe Konzentrationen u. a. von Histamin finden sich z. B. in lang gereiften Käsesorten, geräucherten oder eingelegtem Fisch, wie z. B. Thunfisch oder Makrelen, in getrockneter und geräucherter Wurst bzw. Schinken sowie in bestimmten Weinsorten. Weitere Auslöser: Erdbeeren, Tomaten.
  Die Symptome entsprechen der Histaminwirkung (s. o.) und umfassen Kopfschmerzen, Herzrhythmusstörungen, Hautreaktionen und eine Nasenverstopfung.
- **Glutamatunverträglichkeit** (Chinarestaurant-Syndrom): Circa 12 nach dem Essen treten Kopf-, Glieder- und Rückenschmerzen mit Schwindel, Schwitzen, Hautrötung und ggf. Herzrasen auf.
- **Nahrungstoxine** (toxinbedingte Gastroenteritis): z. B. durch Enterotoxine von *S. aureus* (Lebensmittelvergiftung) v. a. in mit den Händen zubereitete eiweißreiche und unzureichend gekühlte Speisen. Symptombeginn ist innerhalb von Minuten bis zu 7 h nach dem Essen.
- **Nahrungsmittelunverträglichkeiten** durch Enzymdefekte (z. B. Laktoseintoleranz), im Rahmen des Malassimilationssyndroms oder „funktionell" beim Dyspepsiesyndrom.

Genaueres zu den nichtimmunologischen Nahrungsmittelunverträglichkeiten (➤ 7.5.7).

Therapie

Die entscheidende Therapie ist die **Allergenkarenz.** Bei Pseudoallergien werden aminhaltige Nahrungsmittel gemieden. Die akuten Manifestationen sind meist selbstlimitierend.

Bei Kindern kann nach einem Jahr eine Reexposition versucht werden; vorher sollte jedoch die Hauttestung bzw. der RAST wiederholt werden.

5.3.6 Allergische Hauterkrankungen

In der Haut finden sich alle Komponenten des spezifischen und unspezifischen Immunsystems. Sie kann deshalb auf vielfältige Weise allergisch reagieren (➤ Tab. 5.8). Die Allergene können dabei entweder über die Epidermis aufgenommen werden (Kontaktdermatitis) oder die Haut kann in einen systemischen allergischen Prozess einbezogen sein (z. B. Urtikaria).

Urtikaria

Synonyme: Nesselfieber, Nesselsucht

Die Urtikaria ist durch lokalisierten oder generalisierten Juckreiz, Erythem und Quaddeln der Haut gekennzeichnet. Sie ist häufig idiopathisch, kann jedoch auch als IgE-vermittelte Reaktion gegen eine Vielzahl von Faktoren – u. a. Wärme, Kälte, Druck, Licht, cholinerge oder adrenerge Stimulation – auftreten und entspricht dann einer Typ-I-Reaktion. Andere Formen der Urtikaria beruhen auf ungeklärten Mechanismen, so z. B. die bei vielen Virusinfekten auftretende Urtikaria. Zur medikamenteninduzierten Urtikaria ➤ 5.3.6. Über 6–8 Wochen anhaltende Formen werden als chronisch bezeichnet; die chronische Urtikaria bildet sich in der Regel von selbst zurück.

Tab. 5.8 Allergische Reaktionsformen der Haut im Vergleich

	Allergische Urtikaria	Kontaktdermatitis	Atopische Dermatitis
Reaktionstyp	Typ I, IgE-vermittelt	Typ IV, T-Zell-vermittelt	Unklassifiziert
Allergenkontakt	Systemisch nach gastrointestinaler, bronchopulmonaler oder parenteraler Allergenzufuhr	Epidermal	Epidermal
Pathologie	Mastzelldegranulation → Ödem und Hyperämie der Dermis	Allergen → $CD4^+$-, aber auch $CD8^+$-Aktivierung → entzündliches Hautinfiltrat	Allergen-IgE-Komplex → T-Zell-Aktivierung → entzündliches Hautinfiltrat
Klinik	Juckreiz, Erythem, Quaddeln	Ekzem	Ekzem

CAVE!

Vor dem Einsatz von Glukokortikosteroiden ist zu warnen, sie scheinen die Spontanremission zu verzögern.

Atopische Dermatitis (Neurodermitis)

Dieses ist die häufigste allergische Hauterkrankung und sie nimmt weiter an Häufigkeit zu: Bis zu 20 % der Kinder im Schulalter sind betroffen. Es besteht eine Assoziation mit anderen allergischen Erkrankungen. Eine Nervenbeteiligung oder psychische Verursachung, wie ursprünglich angenommen **(Neurodermitis),** besteht nicht; psychische Faktoren können jedoch den Verlauf (Juckreiz, Kratzen) beeinflussen.

Typischerweise bestehen makulopapulöse, ekzematöse Hautveränderungen mit **altersabhängiger Lokalisation:**

- Bei Säuglingen: Streckseiten der Arme und Beine, Wangen, Kopfhaut (Milchschorf)
- Bei Kindern und Erwachsenen: Gesicht, Ellen- und Kniebeugen (➤ Abb. 5.10).

Begleitend besteht ein starker Pruritus. Bakterielle Superinfektionen sind häufig. Im chronischen Stadium kommt es zur Lichenifizierung der Haut (lederartige Hautverdickung mit Rillenbildung, ➤ Abb. 5.10 und ➤ Abb. 5.11).

Pathogenese

Hereditäre Faktoren spielen eine wichtige Rolle, zwei Drittel der Familienangehörigen leiden unter allergischen Erkrankungen (Asthma, Rhinokonjunktivitis) (➤ Abb. 5.12). Der Immunprozess wird vermutlich durch über die Haut aufgenommene Allergene in

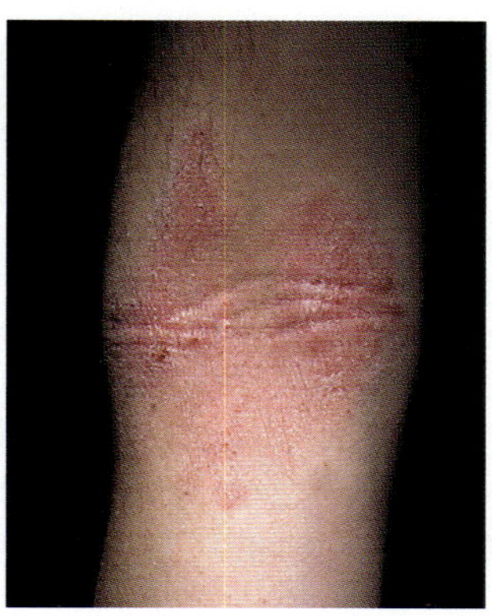

Abb. 5.10 Atopische Dermatitis mit typischem Beugenekzem [E385-001]

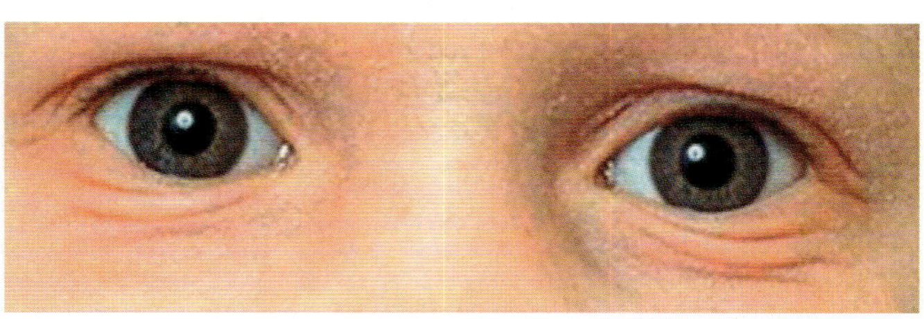

Abb. 5.11 Typisch für die atopische Dermatitis sind auch die Dennie-Morgan-Falten (doppelte Lidfalten). [E414]

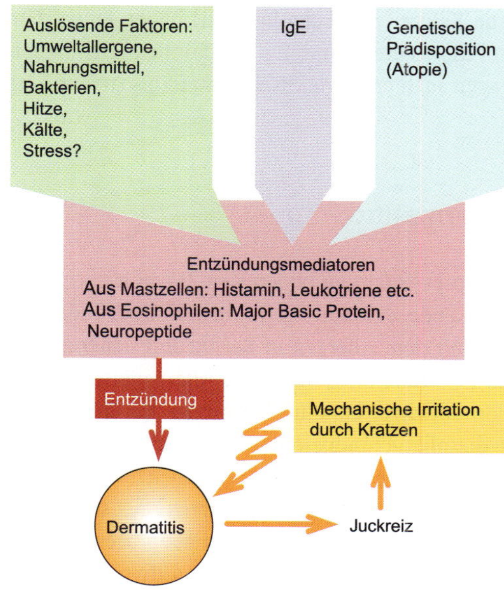

Abb. 5.12 Pathogenese der Neurodermitis [L157]

Gang gesetzt; in etwa 40 % der Fälle spielen Nahrungsmittel sowie Inhalationsantigene eine Rolle. Die Allergene lösen eine lokale IgE-Produktion aus; die nachfolgende Entzündungsreaktion ist jedoch eine komplexe zelluläre Reaktion, die weit über die klassische Typ-I-Reaktion hinausgeht. Beteiligt sind vor allem die dendritischen Zellen der Haut (Langerhans-Zellen), die z. B. über ihre IgE-Rezeptoren IgE-Allergen-Komplexe binden und den T-Zellen präsentieren. Dadurch wird eine T-Zell-vermittelte Entzündungsreaktion ausgelöst. Neben $CD4^+$-Lymphozyten sind an diesem Prozess auch zytotoxische T-Zellen, TH_2-Zellen, γ/δ-T-Zellen, Eosinophile, Makrophagen und Mastzellen beteiligt. Darüber hinaus spielen mechanische Faktoren eine entscheidende Rolle: Ohne Kratzen manifestiert sich die Neurodermitis nicht (*the itch that rashes* statt *the rash that itches*).

Therapie

Im Vordergrund steht die **Hautpflege** (keine Lösungsmittel, keine Kosmetika, wenig Seife, wenig Vollbäder bzw. Duschen, um Austrocknung zu vermeiden; viel rückfettende Salben). Antihistaminika können den Juckreiz mindern, Steroidsalben die Entzündung dämpfen und so der mechanischen Schädigung durch Kratzen vorbeugen. Bei schweren Verläufen werden auch die gegen Lymphozyten gerichteten Immunsuppressiva Tacrolimus oder Pimecrolimus (➤ 5.5) als Salben eingesetzt. Bakterielle Superinfektionen (meist mit *S. aureus*) werden durch die orale Gabe von Staphylokokken-wirksamen Antibiotika unter Kontrolle gebracht. Systemisch werden neben IgE-Antikörpern auch Inhibitoren u. a. gegen IL-5-, IL-4-Rezeptor oder IL-13 (wie z. B. Dupilumab, Mepolizumab, Beralizumab).

Psychotherapeutische Maßnahmen erbrachten keine überzeugenden Erfolge. Eine diätetische Umstellung kann dann erfolgreich sein, wenn das auslösende Nahrungsmittel einwandfrei identifiziert wurde (durch **d**ouble-**bl**ind **p**lacebo-**c**ontrolled **f**ood **c**hallenge; DBPCFC).

Probiotische Keime (z. B. Laktobazillen) haben einen dämpfenden Einfluss auf die Hautentzündung und können nach neuen Studien bei Säuglingen auch prophylaktisch wirken (bis zu 50 % verminderte Inzidenz).

Kontaktdermatitis

Bei dieser Typ-IV-Reaktion bilden sich 24–48 h nach Allergenkontakt stark juckende, exsudativ-infiltrative Hautveränderungen; diese sind auf die mit dem Allergen in Berührung stehenden Hautareale beschränkt (➤ Abb. 5.13). Typische Allergene sind Chrom, Perubalsam, Formaldehyd, Lanolin, Neomycin. Bei der Kontaktdermatitis steht die allergeninduzierte T-Zell-Antwort im Zentrum des immunologischen Geschehens: DTH-Zellen (➤ 5.3.1) erkennen das Allergen – dieses ist meist ein Hapten, das sich an hauteigene Proteine bindet und von lokalen antigenpräsentierenden Zellen prozessiert wird. Eine überschießende Aktivierung zytotoxischer $CD8^+$-T-Zellen löst dann die Dermatitis aus. Die Identifizierung des auslösenden Allergens gelingt mit dem Epikutantest.

5.3.7 Unerwünschte Medikamentenwirkungen

Nur die wenigsten Medikamente haben ausschließlich vorteilhafte Wirkungen auf den Körper. Zwischen 15 und 30 % der hospitalisierten Patienten erleben unerwünschte Medikamentenwirkungen. Etwa 7 % aller Todesfälle in Deutschland stehen in kausalem Zusammenhang mit einer Arzneimitteleinnahme. Unerwünschte Arzneiwirkungen betreffen dabei vor allem ältere Patienten: Die über 60-Jährigen verbrauchen in Deutschland 54 % der verordneten Medikamente; im Schnitt wird jeder einzelne über 60-Jährige mit mehr als drei Medikamenten dauerhaft behandelt. Da oft jeder Facharzt die für „sein" Organ als notwendig erachteten Medikamente anordnet, nehmen nicht wenige ältere Patienten täglich 10–15 verschiedene Medikamente ein – und das bei oft eingeschränkter Stoffwechsel- und Nierenfunktion.

Nur eine Minderzahl der unerwünschten Medikamentenwirkungen ist immunologisch vermittelt.

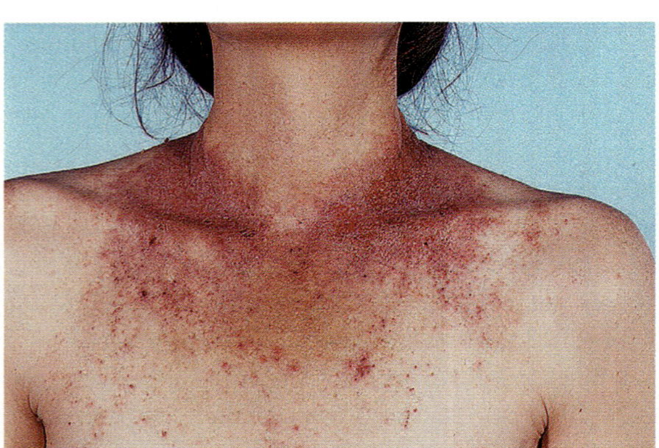

Abb. 5.13 Akutes allergisches Kontaktekzem am Hals. Die Frau hatte Parfüm am Hals verwendet und eine Halskette getragen. [E325]

- Für etwa 80 % der unerwünschten Wirkungen sind die bekannten pharmakologischen Wirkungen des Medikaments verantwortlich: Nebenwirkungen (z. B. Durchfall durch Gabe von Antibiotika), toxische Wirkungen (klinische Erscheinungen bei Überdosierung) sowie Wechselwirkungen.
- Etwa 20 % der unerwünschten Wirkungen beruhen nicht auf den pharmakologischen Wirkungen des Medikaments.

Man unterscheidet:

- **Idiosynkratische (pseudoallergische) Reaktionen** (➤ 5.3.1): Sammelbegriff für nicht allergisch vermittelte unerwünschte Medikamentenreaktionen. Ein Teil dieser Reaktionen ist auf eine nicht-IgE-vermittelte Histaminausschüttung zurückzuführen (Beispiel: durch Morphium ausgelöste Mastzelldegranulation, Reaktionen auf Röntgenkontrastmittel oder Dextran). Einem anderen Teil liegt eine genetisch determinierte Empfindlichkeit zugrunde (Beispiel: durch Sulfonamide induzierte Hämolyse bei gleichzeitigem G-6-P-Dehydrogenase-Mangel ➤ 3.3.5).
- **Arzneimittelallergie:** allergisch vermittelte, weitgehend dosisunabhängige unerwartete Medikamentenreaktion (Beispiel: Anaphylaxie nach Penicillin-Gabe). Neben den zumeist vorliegenden Typ-I-Reaktionen können auch Typ-III- oder Typ-IV-Reaktionen eine Rolle spielen. Eine Sonderform ist die medikamentös induzierte Autoimmunreaktion (s. u.).

Arzneimittelallergie

Schätzungsweise 6 % aller Medikamentenverordnungen werden von allergischen Nebenwirkungen begleitet. Die häufigste Manifestation ist die Hautreaktion, die bedrohlichste ist die Anaphylaxie.

MERKE

Bei Reexposition im Rahmen einer Penicillin-Allergie entwickelten 11,5 % einen anaphylaktischen Schock, 2 % mit letalem Ausgang.

Die Arzneimittelallergie setzt eine Sensibilisierung voraus, d. h., sie tritt erst nach wiederholter Medikamentengabe (selten auch bei lang dauernder Erstexposition, z. B. Dauerinfusion) auf. Manche Individuen sind gegen mehrere Medikamente derselben Substanzklasse allergisch, dies ist durch teilweise identische antigene Determinanten bedingt. Allergien können gegen praktisch jedes Medikament auftreten, die häufigsten Medikamente sind:

MERKE

Allergene Arzneimittel

Häufiger für allergische Reaktionen verantwortlich sind:

- Antibiotika: vor allem Penicilline, Sulfonamide, Nitrofurantoin
- Tuberkulostatika
- Antimalariamittel
- ASS und andere NSAR
- Antikonvulsiva, Neuroleptika
- Sulfonylharnstoffe
- Röntgenkontrastmittel
- Thyreostatika

- Antiseren und Impfstoffe
- Andere: z. B. Griseofulvin, Streptokinase, Hydralazin, Methyldopa, Quinidin, Procainamid, Gold, Allopurinol, Penicillamin

Klinik

Arzneimittelallergien können sich an praktisch allen Organen abspielen; zahlenmäßig im Vordergrund stehen die Hautreaktionen.

PRAXISBEZUG

Häufigere Manifestationen der Arzneimittelallergie

- **Anaphylaktischer Schock** (Typ-I-Reaktion): vor allem durch Penicilline, andere β-Lactam-Antibiotika, Allergenextrakte (etwa bei der Hyposensibilisierung), artfremde Seren (etwa bei der Therapie von Schlangenbissen), Lokalanästhetika
- **Angioödem und Urtikaria** (meist Typ-I-Reaktion): Aspirin® und andere NSAR, ACE-Hemmer
- **Serumkrankheit** (➤ 5.3.1, meist Typ-III-Reaktion): Penicilline und andere β-Lactam-Antibiotika, Sulfonamide, Thyreostatika, Dextrane, Thiazide, Streptomycin
- **Hämatologische Manifestationen:** Hier können Immunkomplexreaktionen, Hämagglutination oder Autoantikörper eine Rolle spielen.
  - Thrombozytopenie: z. B. nach Rifampicin, Heparin, Thiaziden, Chinidin
  - Leukopenie bzw. Agranulozytose: z. B. nach Thyreostatika, Metamizol, Goldsalzen
  - Immunhämolytische Anämien: z. B. durch Penicillin, Cisplatin, Quinidin, Chlorpromazin, Phenothiazine

- **Haut:** je nach Reaktionstyp erythematöse, urtikarielle, ekzematöse oder makulopapulöse Effloreszenzen (➤ Abb. 5.14 und ➤ Abb. 5.15)
- **Systemische Manifestationen:** Arzneimittelfieber, Serumkrankheit (Lymphadenopathie, Myalgien, Arthralgien, Fieber, Nephritis, Neuritis und Dermatitis); anaphylaktische Reaktion

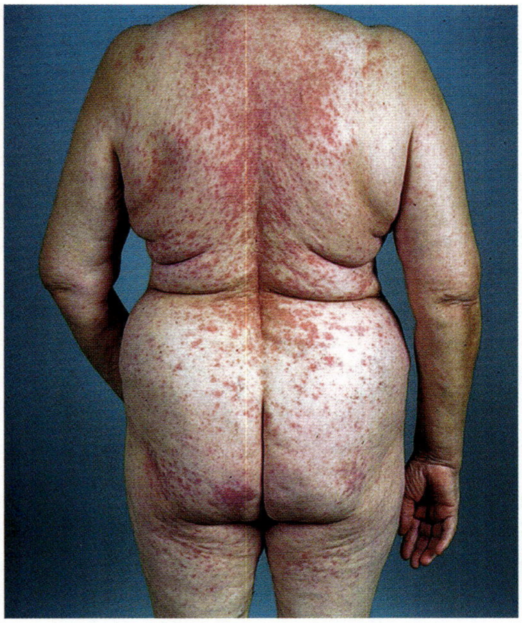

Abb. 5.14 Arzneiexanthem am ganzen Körper [M123]

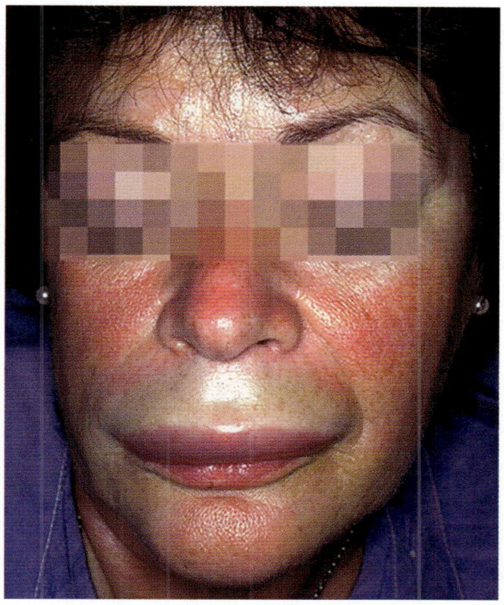

Abb. 5.15 Quincke-Ödem mit Schwellung der Oberlippe. Der Patientin war kurz zuvor gegen einen neu diagnostizierten Bluthochdruck ein ACE-Hemmer verordnet worden. [M123]

- **Organbezogene Manifestationen:** z. B. Thrombozytopenie oder andere Zytopenien des hämatologischen Systems, interstitielle Pneumonitis, interstitielle Nephritis

Pathophysiologie

Obwohl sich manche der durch Medikamente bedingten immunologischen Entgleisungen in das von Coombs und Gell entwickelte Schema eingliedern lassen (z. B. IgE-vermittelte Anaphylaxie bei β-Lactam-Antibiotika, Serumkrankheit bei Allopurinol), sind bei vielen medikamenteninduzierten Reaktionen komplexe immunologische Mechanismen am Werke, die aus dem Rahmen der „klassischen" Reaktionsformen fallen. Hierzu gehören z. B. das Stevens-Johnson-Syndrom, das Lyell-Syndrom und das bei manchen Antiepileptika gesehene Hypersensitivitätssyndrom sowie das Medikamentenfieber.

Autoimmunreaktion durch Medikamente

Einige Arzneimittel können eine Autoantikörperbildung oder Autoimmunerkrankung hervorrufen. Ursächlich diskutiert wird die Bindung an HLA-Rezeptoren, die hierdurch als Antigene erkannt werden und die Antikörperbildung hervorrufen. Häufig bleibt die Autoantikörperbildung asymptomatisch; klinisch relevante Beispiele sind in ➤ Tab. 5.9 zusammengefasst.

Tab. 5.9 Medikamentös induzierte Autoimmunreaktionen

Medikament	Antikörperspezifität	Klinische Manifestation
Procainamid, α-Methyldopa	Gegen Erythrozyten	Hämolytische Anämie
Hydralazin	Gegen Histone	SLE
Amiodaron	Gegen Mikrosomen (MPO) und Thyreoglobulin (TPO)	Hyper-, Hypothyreose
D-Penicillamin	Gegen interzelluläre Zementsubstanz	Pemphigus vulgaris

5

Diagnostisches Vorgehen

Der wichtigste Baustein der Diagnose ist die Anamnese. Sie kann den zeitlichen Zusammenhang mit einer Medikamenteneinnahme aufdecken. Frühere Medikamentenreaktionen verdichten den Verdacht. Sichern lässt sich die Allergie durch Hauttestung (➤ 5.3.2) oder durch serologische Verfahren (RAST-Test, Coombs-Test bei Typ-II-Reaktion).

Therapie

Bei Verdacht auf Arzneimittelallergie muss das Arzneimittel sofort abgesetzt werden. Die weitere Therapie richtet sich nach dem Schweregrad der allergischen Reaktion (➤ Tab. 5.7).

5.4 Transfusionsmedizin

Die Übertragung vitaler, jedoch nicht teilungsfähiger Blutzellen auf ein anderes Individuum wird als Transfusion bezeichnet, auch die Übertragung von Plasmakomponenten zählt hierzu. Eine immunologische Reaktion kann durch zwischen Spender und Empfänger differierende Oberflächenantigene ausgelöst werden. Daneben bestehen jedoch z. T. auch schwerwiegende nichtimmunologische Transfusionsrisiken, vor allem durch Infektionen und Volumenüberladung.

5

CAVE!

Trotz aller Sicherheitsvorkehrungen treten etwa bei der Transfusion von Erythrozytenkonzentraten noch immer 43 schwerwiegende Reaktionen pro 100.000 Transfusionen auf.
Leider sind die Indikationen zur Blutübertragung nur unzureichend wissenschaftlich evaluiert. Wegen der im Gegensatz dazu recht gut bekannten Risiken sollten Transfusionsprodukte so restriktiv wie möglich verabreicht werden. Heute gilt für die allermeisten Patienten ein Hb > 8 g/dl als Kontraindikationen gegen eine Transfusion.

5.4.1 Risiken einer Transfusion

Infektion

Das Infektionsrisiko durch Gabe von Blutprodukten ist zwar nicht hoch, wird jedoch oft unterschätzt. Zwar ist eine Testung des Spenders auf viele Erreger vorgeschrieben, die Antikörpertestung versagt jedoch in der sog. diagnostischen Lücke nach frischer Infektion, wo es noch nicht zu einer Antikörperbildung gekommen ist.

Bei Plasmaprodukten wie therapeutischem Plasma oder Gerinnungsfaktorenkonzentraten werden Plasmabestandteile von vielen Spendern vermischt (gepoolt), was das Infektionsrisiko erhöht. Durch Pasteurisierung bei 60 °C und Viruselimination, z. B. durch Äthanol-Präzipitation, konnte das Infektionsrisiko von Plasmaprodukten deutlich gesenkt werden.

Das Restrisiko einer Transfusion für die Übertragung einer HIV-Infektion beträgt 1/1.000.000, für Hepatitis B 1/50.000, Hepatitis C 1/1.000.000.

PRAXISBEZUG

Testung von Blutspendern

- **Obligat:** Anti-HIV-1, -2; HIV-1-Genom, Hepatitis-B-Antigen (HBs) und -Antikörper (Anti-Hbc), Hepatitis-C-Antikörper und HCV-Genom, Hepatitis-E-Antikörper, TPHA-Test gegen Syphilis
- **Fakultativ:** Zusätzlich wird gegen viele andere Erreger, z. B. Zytomegalie, getestet (das Zytomegalievirus ist fast nur für immungeschwächte Patienten gefährlich).

Bakterielle Kontamination

Eine, wenn auch geringe, Gefahr stellt die bakterielle Besiedlung von Blutprodukten dar; sie dürfen deshalb nur über definierte Zeitabstände gelagert werden, um eine exponentielle Vermehrung und damit klinisch relevante Kontamination zu verhindern.

- **Erythrozytenprodukte** werden bei 4 °C gelagert; die hierbei wachsenden Organismen sind selten invasiv, können jedoch Endotoxine bilden.
- Ein erhöhtes Risiko geht dagegen von den bei Raumtemperatur gelagerten **Thrombozytenpräparaten** aus: Hier kann es zur Übertragung invasiver Organismen kommen.

Bei Übertragung kontaminierter Konserven können fieberhafte Reaktionen bis hin zum Schock auftreten.

Immunologische Transfusionsrisiken

Tödliche Transfusionszwischenfälle entstehen in der Regel durch Organisationsfehler (Konservenverwechslung, Patientenverwechslung) und sind durch konsequente Beachtung der Transfusionsrichtlinien zu vermeiden.

Transfusionsreaktionen

Diese sind entweder durch Inkompatibilität oder durch Alloimmunisierung bedingt und werden unter ➤ 5.4.4 besprochen.

Sensibilisierung

Eine besondere Form des immunologischen Transfusionsrisikos ist die Zufuhr von vitalen Fremdlymphozyten, welche bei späteren Transplantationen eine Abstoßungsreaktion hervorrufen können: Die in Konserven enthaltenen Lymphozyten und Monozyten führen zur Sensibilisierung des Empfängers gegenüber den Spender-HLA-Antigenen (➤ 5.4.5). Dieses Risiko kann durch die Verwendung leukozytenarmer Präparate vermindert werden.

Graft-versus-Host-Reaktion

Bei extrem immunsupprimierten Patienten besteht die Gefahr, dass Spenderlymphozyten im Empfänger „anwachsen“ (**Engraftment**) und damit eine Graft-versus-Host-Reaktion (GvH; ➤ 5.5) auslösen. Dieses Risiko kann nur durch Bestrahlung der Konserven verhindert werden, bei der die Leukozyten abgetötet werden.

Eisenüberladung

Bei häufig mit Blutzellen transfundierten Patienten (nach etwa > 20 Transfusionen) kommt es zur Überladung mit Eisen. Dieses lagert sich zunächst im retikuloendothelialen System ab, kann jedoch später in allen möglichen Geweben auftauchen und Zellfunktionsstörungen auslösen (Diabetes mellitus, Leberzirrhose, Kardiomyopathie). Transfusionen eines solchen Ausmaßes sind in der Regel nur bei Hämoglobinopathien nötig (➤ 3.3.5). Therapeutisch können hier Eisen-Chelatoren wie Deferoxamin oder Deferasirox eingesetzt werden.

Volumenüberladung

Transfusionen werden oft bei bereits schwerkranken Patienten erforderlich. Hier ist das Risiko der Volumenüberladung mit nachfolgendem Lungenödem, ARDS (➤ 6.8) und Herzinfarkt besonders groß.

Vermeidung von Transfusionsrisiken

Schädigungen durch Transfusionen können durch die folgenden Strategien reduziert werden:

- Verbesserung der Transfusionssicherheit durch erweitertes mikrobielles Screening, rigorose Spenderauswahl und standardisierte Organisationsabläufe
- Vermeidung von Patientenverwechslungen (Blutgruppe, Kreuzprobe)
- Vermeidung von Fremdtransfusionen: Dies kann vor allem durch eine korrekte Indikationsstellung erreicht werden sowie durch Alternativstrategien (Eigenblutspende vor elektiven Operationen, Gabe von Erythropoetin z. B. bei Niereninsuffizienz)
- Verbesserung der Transfusionssicherheit durch erweitertes mikrobielles Screening, rigorose Spenderauswahl und standardisierte Organisationsabläufe

5.4.2 Untersuchungsumfang

Vor einer Transfusion von zellulären Blutbestandteilen ist die Bestimmung der AB0-Blutgruppen-Merkmale und des Rhesus-Merkmals D notwendig, um die Verträglichkeit zu sichern (➤ Tab. 5.10). Idealerweise sollten Spender und Empfänger dieselbe Blutgruppe besitzen; bestimmte Blutgruppen sind jedoch kompatibel, sodass auch andere Kombinationen vertretbar sind (➤ Tab. 5.11). Thrombozytentransfusionen sollten in der Regel AB0-kompatibel sein.

CAVE!

Ein rhesusnegativer Empfänger sollte nur rhesusnegatives Blut bekommen, da es sonst zur Sensibilisierung und damit Antikörperbildung kommt; ein Rhesuspositiver kann auch rhesusnegatives Blut bekommen.

Die notwendigen Voruntersuchungen vor einer Transfusion von Erythrozytenprodukten sind:

Tab. 5.10 Blutgruppen- und Antikörperbestimmung vor Transfusion

Test	Untersuchter Parameter	Verfahren
Blutgruppenbestimmung	AB0, Rhesusfaktor D	Agglutination von Testerythrozyten
Antikörpersuchtest	Erythrozyten-Antikörper	Indirekter Coombs-Test
Serologische Verträglichkeitsprobe (Kreuzprobe)	Verträglichkeit von Empfängerserum und Spendererythrozyten	Indirekter Coombs-Test
AB0-Identitätstest (Bedside-Test)	AB0-Kurzbestimmung	Letzte Überprüfung der Empfängerblutgruppe mithilfe von Antiseren

Tab. 5.11 AB0-Kompatibilität bei Transfusionen*

Empfängerblutgruppe	Kompatibel mit Spenderblutgruppe	Kompatibel mit GFP* der Spendergruppen
0	0	0, AB, A, B
A	A, 0	A, AB
B	B, 0	AB, B
AB	AB, A, B, 0	AB

*Gefrorenes Frischplasma

- Blutgruppenuntersuchungen
- Antikörpersuchtest
- Verträglichkeitsprobe
- Bedside-Test

Blutgruppenbestimmung

Die wichtigste Voraussetzung für die Gabe von Erythrozyten ist die Übereinstimmung der Blutgruppen (AB0 und Rhesusfaktor D) zwischen Spender und Empfänger. Ein Blutgruppe-A-Rhesuspositiver besitzt ohne vorangehende Sensibilisierung Antikörper gegen B, ein B-Rhesuspositiver solche gegen A und ein 0-Positiver solche gegen A und B; ein AB-Positiver besitzt keine Blutgruppenantikörper, da sie die eigenen Erythrozyten agglutinieren und hämolysieren würden.

MERKE

Daher ist der AB-Rhesuspositive ein Universalempfänger, der 0-Rhesusnegative der Universalspender.

Das Rhesus-System besteht aus mehreren Antigenen (C, D, E u. a.), von denen jedoch nur das D-Antigen eine entscheidende immunogene Wirkung hat. Das Rhesus-System löst im Gegensatz zum AB0-System keine natürliche Antikörperbildung aus. Bei inkompatibler Fremdübertragung (z. B. durch den Fetus während der Geburt) kann es jedoch zur Sensibilisierung und damit zur Antikörperbildung kommen.

Antikörpersuchtest

Der Antikörpersuchtest ist Bestandteil der Blutgruppenbestimmung. Durch diesen Test werden Antikörper gegen weitere Antigene nachgewiesen. Im indirekten Coombs-Test wird das Serum des Empfängers mit verschiedenen Testerythrozytenpräparationen vermischt. Die Agglutination beweist das Vorhandensein von opsonierenden Antikörpern gegen das jeweilige Testantigen. Sind im getesteten Blut Antikörper gegen **Rhesus-Merkmale, Kell-, Duffy-, Kidd-** oder **Lewis-Antigen** vorhanden, dürfen die Erythrozyten der Konserve das jeweilige Antigen nicht aufweisen.

PRAXISBEZUG

Direkter und indirekter Coombs-Test

Der Coombs-Test dient zum Nachweis von gegen Erythrozyten gerichteten Antikörpern (➤ Abb. 5.16):

- Der **indirekte Coombs-Test** weist nichtgebundene erythrozytäre Antikörper im Serum nach. Der Nachweis erfolgt mit Kaninchenerythrozyten, die mit humanem Immunglobulin reagieren (2. Testschritt). Die Verträglichkeitsprobe und der Antikörpersuchtest (s. u.) vor Transfusionen sind Beispiele für den indirekten Coombs-Test.
- Der **direkte Coombs-Test** weist antikörperbeladene Erythrozyten nach, d. h., die Erythrozyten besitzen Oberflächenantigene, die bereits von spezifischen Antikörpern besetzt sind. Die Antikörperbindung auf Erythrozyten muss nicht zwangsläufig zur Hämolyse führen (diese tritt z. T. nur nach Komplementbindung ein). Der direkte Coombs-Test kommt z. B. beim Verdacht auf autoimmunhämolytische Anämien zum Einsatz.

5

Verträglichkeitsprobe

Hämolyse oder Agglutinationsphänomene deuten auf eine Unverträglichkeit hin.

AB0-Identitätstest (Bedside-Test)

Unmittelbar vor der Transfusion wird der Bedside-Test vom transfundierenden Arzt am Krankenbett als letzter Sicherheits-Check durchgeführt: Mittels Antisera gegen A und B wird die Blutgruppe des Empfängers erneut überprüft, um Verwechslungen auszuschließen.

5.4.3 Transfundierte Präparate

Bei Transfusionen von zellulären Blutprodukten handelt es sich streng genommen um Gewebetransplantationen. Da die Einbringung von Fremdgewebe in einen Organismus keine Fehler verzeiht (➤ 5.4.4), sind die Kenntnis der Herkunft (➤ Abb. 5.17) und Aufbereitung von Blutprodukten von entscheidender Bedeutung.

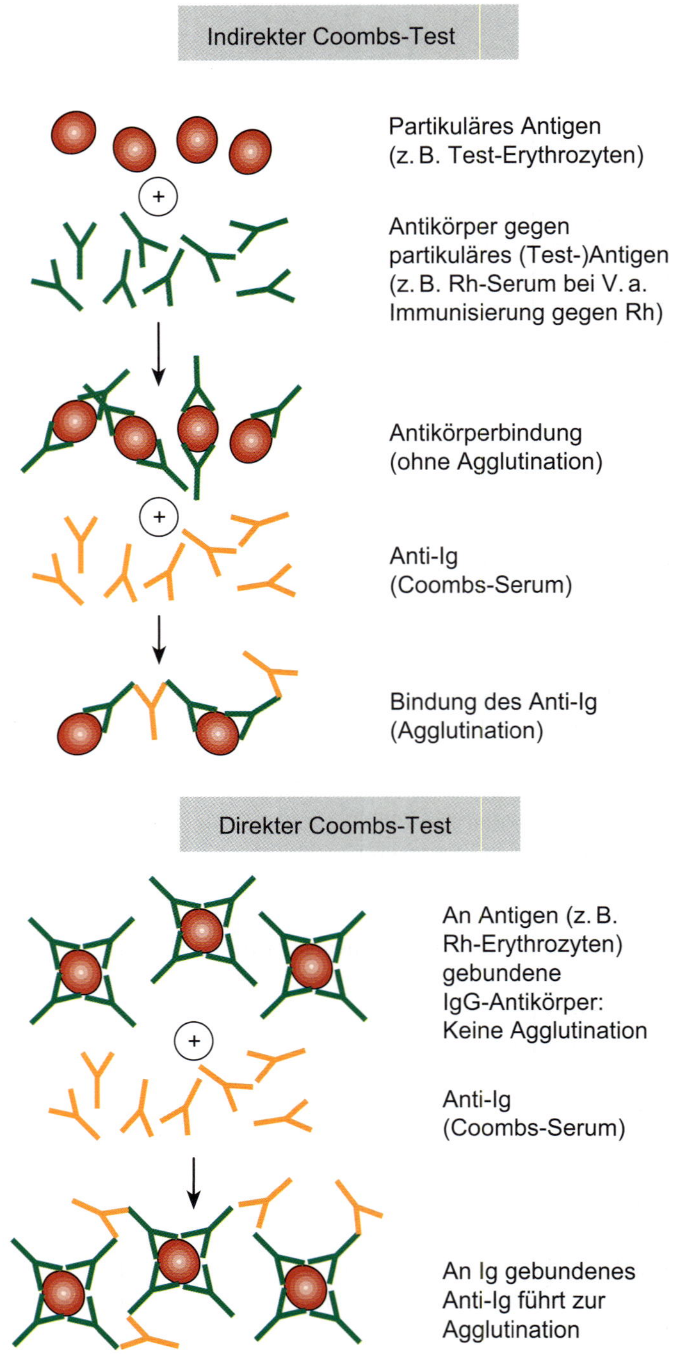

Abb. 5.16 Direkter und indirekter Coombs-Test [L157]

Blutkomponenten

Hierzu zählen Blutprodukte wie Erythrozytenkonzentrate, Thrombozytenkonzentrate, Granulozytenkonzentrate und therapeutisches Plasma.

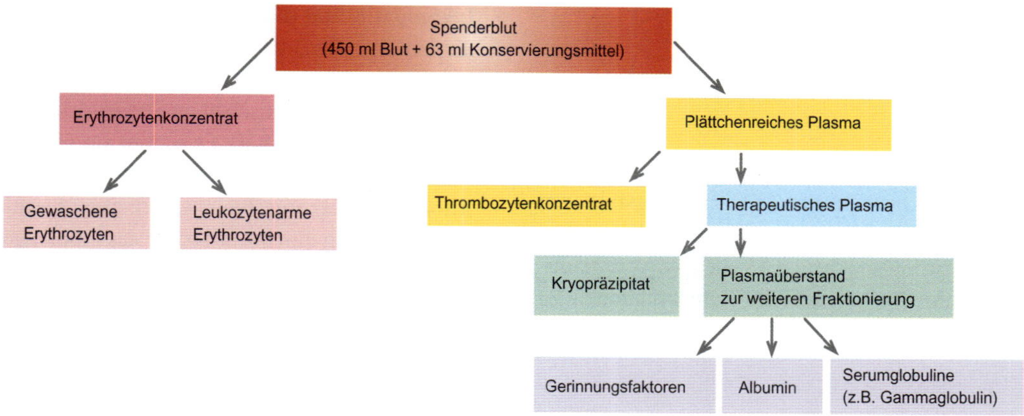

Abb. 5.17 Ableitung der Blutprodukte. Details s. Text. [L157]

Erythrozytenkonzentrat

Bestandteile

- **Leukozytenarmes Erythrozytenkonzentrat:** Durch zusätzliche Filterungsverfahren kann der Bestandteil an Leukozyten und Thrombozyten weiter vermindert werden. Bei chronisch transfusionspflichtigen Patienten oder bei Transplantationskandidaten ist die Transfusion leukozytenarmer Konzentrate wichtig, um eine Sensibilisierung (z. B. gegen HLA-Antigene auf Leukozyten oder gegen Thrombozytenantigene) zu verhindern.
- **Gewaschenes Erythrozytenkonzentrat:** Mehrmaliges Waschen verringert die Menge an transfundiertem Fremdplasma und den darin enthaltenen Antikörpern.
- **Bestrahltes Erythrozytenkonzentrat:** Durch Bestrahlung können die nach Dichtezentrifugation noch verbliebenen Leukozyten zerstört werden, was die Gefahr der über transfundierte T-Zellen vermittelten Graft-versus-Host-Reaktion reduziert.

Indikationen

Die Indikationen für eine Erythrozytenkonzentratgabe sind vor allem die symptomatische Anämie sowie ein akuter Blutverlust von über 15 % des zirkulierenden Blutvolumens bzw. ein geringergradiger Blutverlust mit Zeichen einer inadäquaten Sauerstoffversorgung. Ob eine besondere Form des Erythrozytenkonzentrats indiziert ist, hängt von der Erkrankung des Patienten ab.

PRAXISBEZUG

Indikationen für spezielle Erythrozytenkonzentrate

- **Leukozytenarme Erythrozytenkonzentrate:** vor geplanten Transplantationen (➤ 5.5) sowie bei chronischem Transfusionsbedarf (zur Verhinderung von Transfusionsreaktionen)
- **Bestrahlte Erythrozytenkonzentrate:** z. B. für Empfänger von Stammzelltransplantationen, bei angeborenen Immundefekt-Syndromen, Morbus Hodgkin, intrauterinen Transfusionen
- **Gewaschene Erythrozytenkonzentrate:** selten indiziert, z. B. bei IgA-Mangel oder nach anaphylaktischen Transfusionsreaktionen

CAVE!

Bei schwerem IgA-Mangel könnte die Zufuhr schon geringer Mengen von IgA eine überschießende Antikörperbildung gegen IgA auslösen, weshalb gewaschene Konzentrate ohne Fremdplasma sicherer sind.

Thrombozytenkonzentrat

Bestandteile und Gewinnung

Einfach-Thrombozytenkonzentrat wird aus einer AB0-kompatiblen Blutspende durch Dichtezentrifugation und Filtration gewonnen, wobei 4–6 Konzentrate (von jeweils etwa 50 ml) zur signifikanten Steigerung der Thrombozytenzahl benötigt werden. Größere Thrombozytenmengen können als **Zellseparator-Thrombozytenkonzentrat** in 200 ml Plasma gegeben werden. Dem Spender wird durch eine Kanüle Vollblut entnommen, dieses wird zentrifugiert und alle Blutbestandteile, außer den Thrombozyten, werden wieder rücktransfundiert. So können größere Thrombozytenmengen entnommen werden; ein Pheresekonzentrat reicht zur Thrombozytensteigerung um ca. 30×10^9/l (30.000/µl). Bei diesem Verfahren können evtl. auch HLA-kompatible Thrombozyten selektiert werden, was jedoch aufwendig und teuer ist. Notwendig sind solche HLA-kompatiblen Präparate bei chronischer Substitution, bei sensibilisiertem Empfänger oder vor Transplantation zur Verhinderung einer HLA-Sensibilisierung.

Indikationen

Thrombozytenkonzentrate sind bei manifester thrombozytopeniebedingter Blutungsneigung oder Thrombozytenzahlen unter 20×10^9/l (20.000/µl) indiziert, z. B. bei toxischer Knochenmarkschädigung oder massivem Blutungsverlust. Bei Leukämieformen mit Verdrängung der Thrombopoese sowie bei Immunthrombozytopenie muss evtl. chronisch substituiert werden (und dann stets HLA-kompatibel). Der Erfolg ist jedoch oft durch die Bildung antithrombozytärer Antikörper begrenzt, welche selbst bei HLA-kompatibler Transfusion auftreten können.

5

Plasmaprodukte

Therapeutisches Plasma

Bestandteile
Eine Konserve aus gefrorenem Frischplasma besteht aus ca. 280 ml Plasma mit physiologischer Konzentration an **Gerinnungsfaktoren** und **Plasmaproteinen.** Im Gegensatz zu den Gerinnungskonzentraten (PPSB) beinhaltet Plasma ausreichende Mengen an **Antithrombin.** Plasma ist bis zu 3 Jahre haltbar; auf AB0-Kompatibilität ist zu achten (➤ Tab. 5.11).

Indikationen
Die Indikation ist der klinisch relevante Abfall von Gerinnungsfaktoren, z. B. nach Massentransfusion, bei Leberinsuffizienz oder Verbrauchskoagulopathie.

MERKE
Der Einsatz von Plasma als Volumenersatzmittel ist nicht gerechtfertigt (zu teuer, zu viele unerwünschte Wirkungen).

Kryopräzipitat

Wird Plasma stehen gelassen, präzipitiert eine Lösung aus Fibrinogen, Faktor VIII und Von-Willebrand-Faktor. Dieses Produkt (Kryopräzipitat) wird manchmal zur zusätzlichen **Fibrinogensubstitution** bei Verbrauchskoagulopathie gegeben.

5

Gerinnungsfaktorenkonzentrat (PPSB)

Bestandteile
Angereicherte Gerinnungsfaktoren. PPSB steht für **P**rothrombin (Faktor II), **P**rokonvertin (Faktor VII), **S**tuart-Faktor (X), antihämophiler Faktor **B** (IX). Diese Faktoren werden auch als **„Prothrombinkomplex"** zusammengefasst. Eine Blutgruppenübereinstimmung zwischen Spender und Empfänger ist nicht notwendig.

Indikationen
PPSB kommt bei Verbrauchskoagulopathie und sekundärem Gerinnungsfaktormangel zum Einsatz (z. B. bei Cumarin-Überdosierung, Malabsorption, akuter Hepatitis, Leberzirrhose).

Faktor VIII/Faktor IX

Substitution bei angeborenem Faktor-VIII-Mangel (Hämophilie A) oder Faktor-IX-Mangel (Hämophilie B, ➤ 3.7.5). Es handelt sich um gepoolte Gerinnungsfaktoren von diversen Spendern. Bei der heute üblichen Hochreinigung sind die Faktorenpräparate fast ohne Begleitsubstanzen und das Infektionsrisiko ist gering.

5.4.4 Transfusionsreaktionen

Die möglichen immunologischen Folgen von Bluttransfusionen werden in zwei Kategorien eingeteilt:

- **Inkompatibilität** (Blutunverträglichkeit): Unverträglichkeit von Blutbestandteilen, die ohne vorangegangene Sensibilisierung zu einer immunologischen Reaktion führt, da die Antikörper bereits bei jedem Menschen im Serum zirkulieren (AB0- und Rhesus-Inkompatibilität). Es kommt zur schweren hämolytischen Reaktion; sie treten bei 2,4 von 100.000 Transfusionen auf.
- **Alloimmunisierung** (Blutallergie): meist harmlose Transfusionsreaktion durch Antikörper des Empfängers gegen HLA-Antigene der mit transfundierten Leukozyten und Thrombozyten, gegen transfundierte Minor-Antigene der Erythrozyten oder gegen Plasmaeiweiße.
- **Allergische Reaktionen** bei Transfusionen treten in den folgenden Formen auf:
  - Hämolytische Reaktionen durch Antikörper gegen Minor-Blutgruppen-Antigene: Bei jeder Transfusion besteht das Risiko der Sensibilisierung, da normalerweise Spender und Empfänger nur hinsichtlich ihrer A-, B- und D(Rhesus)-Antigene (Major-Antigene) ausgetestet und in Deckung gebracht werden. Der Empfänger kann sich also gegen die Minor-Antigene sensibilisieren, am häufigsten gegen Lewis-Antigene. Die auf diesem Weg entstehenden Hämolysen sind mild und treten oft verzögert auf (Sensibilisierung und Folgereaktion können im Rahmen ein und derselben Transfusion stattfinden).
  - Allergische Reaktionen gegen Leukozyten- oder Thrombozyten-Antigene sind meist mild und begrenzt; sie können durch Leukozytenfilter weitgehend verhindert werden.
  - Anaphylaktische Reaktionen gegen Plasmaeiweiße sind selten, aber dann oft schwerwiegend (z. B. bei Patienten mit IgA-Mangel, ➤ 5.1).

Die Häufigkeit einer gravierenden oder letalen Transfusionsreaktion wird auf etwa 1/50.000 geschätzt. Sie ist fast immer durch eine nichtkompatible AB0-Transfusion oder die Gabe von rhesuspositivem Blut an einen rhesusnegativen Empfänger bedingt, was zu einer Sensibilisierung und damit Antikörperbildung mit nachfolgender intravasaler Hämolyse und Verbrauchskoagulopathie führen kann.

Klinik

Die klinischen Manifestationen der Immunreaktion hängen von der Art der Transfusionsreaktion ab:

- **Größere Hämolysereaktionen** führen zu Fieber, Schüttelfrost, Hämoglobinurie und Kopfweh. Es folgen Dyspnoe und Kreislaufkollaps. In schwerwiegenden Fällen treten eine disseminierte intravasale Koagulopathie und akutes Nierenversagen hinzu.
- **Kleinere Hämolysereaktionen** verlaufen oft unbemerkt oder führen zu einem moderaten, verzögerten Hämoglobinabfall sowie Fieber oder Gelbsucht; die Symptome treten oft erst 3–21 Tage nach Transfusion auf.
- **Allergische Reaktionen** gegen Thrombozyten und Leukozyten: Die betroffenen Patienten klagen über Fieber und Schüttelfrost. Selten treten Dyspnoe und pulmonale Infiltrate auf.
- **Anaphylaktische Reaktionen** zeigen sich durch eine akute Urtikaria und Bronchospasmus.

MERKE

Fieber bei Transfusionsreaktionen

Fieber bei Transfusionsreaktionen ist meist harmlos, kann jedoch hinweisen auf:
- Inkompatible Transfusion
- Alloimmunisierung (Hypersensitivitätsreaktion)
- Kontaminierte Blutkonserve
- Inkompatible Transfusion
- Alloimmunisierung (Hypersensitivitätsreaktion)

Tritt während der Transfusion Fieber auf, so sollten die Transfusion gestoppt, die Spender- und Empfängerkompatibilität retrospektiv überprüft werden und die Konserve mikrobiologisch untersucht werden. Therapie s. Text.

Diagnostisches Vorgehen

Bei Verdacht auf eine Transfusionsreaktion sind die folgenden Zeichen zu prüfen:
- **Kardiovaskulärer Status** und **Nierenfunktion:** Vitalzeichen, Kreatinin, Urinproduktion
- Zeichen der **Hämolyse:** Abfall des Haptoglobins, Anstieg von LDH und evtl. freiem Hb, erhöhtes Bilirubin
- Zeichen der **Verbrauchskoagulopathie:** Thrombozyten- und Fibrinogenabfall, Auftreten von Schistozyten, Verlängerung von PT und PTT
- Zeichen der **Immunreaktion:** Kugelzellen (Sphärozytose; diese ist durch eine gestörte Erythrozytenmembranfunktion nach Antikörperbindung bedingt); direkter Coombs-Test; gezielte Antikörpertestung von Patient und Blutkonserve

Therapie

Die erste und wichtigste Maßnahme ist das **Abstellen der Transfusion.** Bei schwerer Reaktion sind die Patienten intensivmedizinisch zu überwachen, die Therapie entspricht der einer Anaphylaxie (➤ Tab. 5.7). Die Behandlung der Koagulopathie ist in ➤ 3.7.5 beschrieben.

CAVE!

Blutkonserve bei einer Transfusionsreaktion nicht wegwerfen – sie wird auf möglicherweise übersehene Antikörper und bakterielle Kontamination getestet.

5.4.5 Inkompatibilität von Leukozyten und Thrombozyten

Thrombozyten besitzen AB0-Antigene und HLA-Antigene der Klasse I, Leukozyten zusätzlich Klasse-II-HLA-Antigene. Die in geringen Mengen in einem Erythrozytenkonzentrat verbleibenden Thrombozyten und Leukozyten können beim Spender eine HLA-Sensibilisierung hervorrufen. Dies kann bei wiederholten Transfusionen (insbesondere von Thrombozytenkonzentraten) zu zweierlei Problemen führen:
- Vom Empfänger gebildete HLA-Antikörper mindern die Überlebenszeit der Thrombozyten.
- Durch die HLA-Sensibilisierung ist das Risiko einer Abstoßungsreaktion nach evtl. geplanter Transplantation (z. B. von Knochenmarkstammzellen) erhöht.

Klinik

Klinisch verläuft die Reaktion meist inapparent. Die von Antikörpern besetzten Leukozyten und Thrombozyten werden in der Milz aus dem Blut entfernt. Transfusionen mit Blutplättchen bleiben jedoch ineffektiv; der gewünschte Anstieg der Thrombozytenzahl bleibt aus.

Eine seltene Reaktion ist die Posttransfusionspurpura.

PRAXISBEZUG

Posttransfusionspurpura

Seltene, etwa eine Woche nach Transfusion auftretende akute, schwere Thrombozytopenie. Meist sind Frauen mit vorausgegangener Sensibilisierung während Schwangerschaft oder Transfusionen betroffen.
- **Klinik:** ≥ 2 Wochen anhaltende Thrombopenie, z.T. unter 20×10^9/l (20.000/µl)
- **Therapie:** selbstlimitierendes Geschehen. Thrombozytentransfusionen sind wirkungslos. Steroide vermindern die Blutungsneigung, führen aber nicht zum Anstieg der Plättchenzahl. Plasmapherese oder intravenöse Gabe von hoch dosiertem IgG kann bei Blutungsgefahr von Nutzen sein.

5.5 Transplantationsimmunologie

5.5.1 Transplantationsvoraussetzungen

Für eine erfolgreiche Transplantation müssen eine AB0-Kompatibilität und eine möglichst weitgehende Übereinstimmung der HLA-Antigene zwischen Empfänger und Spender bestehen. Eine vollständige Übereinstimmung ist aufgrund der Vielzahl der HLA-Allele extrem selten (bei Nichtverwandten: 1/300.000).

Die auf allen kernhaltigen Körperzellen zu findenden MHC-Klasse-I-Moleküle (HLA-A, -B, -C) sind bezüglich einer möglichen Abstoßung weniger wichtig als die MHC-Klasse-II-Moleküle (HLA-D, insbesondere -DR). Daneben ist die quantitative Verteilung der HLA-Antigene auf der Zellmembran von Bedeutung: Parenchymatöse Organe (z. B. Niere, Leber) haben eine wesentlich höhere HLA-Antigen-Dichte; ihre Transplantation erfordert deshalb eine bessere Übereinstimmung zwischen Spender und Empfänger als die eines zellarmen Organs (z. B. Augenhornhaut).

Die verbesserten Transplantationsergebnisse der letzten Jahre sind auf die Weiterentwicklung der Immunsuppression zurückzuführen. Eine erfolgreiche Transplantation ist hierdurch auch bei HLA-Inkompatibilität möglich geworden.

5.5.2 Abstoßungsreaktionen

Durch die Transplantation von Fremdorganen wird ein Teil der körpereigenen T-Lymphozyten durch die inkompatiblen HLA-Moleküle des Transplantats aktiviert. Dies erfolgt durch reguläre Prozessierung und Präsentation der HLA-Moleküle an die körpereigenen DTH-Zellen (➤ 5.3.1). Dadurch werden zwei immunologische „Todesspiralen" ausgelöst:

- DTH-Zellen setzen Zytokine frei (z. B. IL-2, TNF-α und Interferon-γ), welche weitere Effektorzellen des unspezifischen Immunsystems aktivieren mit der Folge einer Entzündungsreaktion (Typ-IV-Reaktion).
- Das B-Zell-System wird zur Bildung von Anti-HLA-Antikörpern angeregt; diese binden sich an das Fremd-HLA, was wiederum das Komplementsystem aktiviert und so zur Lyse der Fremdzellen führt (Typ-II-Reaktion).

Die Abstoßungsreaktionen werden durch zytotoxische $CD8^+$-T-Zellen, Immunglobuline und Komplement sowie weitere Mechanismen vermittelt (➤ Tab. 5.12). Fehlende Übereinstimmung der HLA-DR-Antigene ist mit einer höheren Rate akuter Abstoßungen assoziiert, eine HLA-A- und HLA-B-Inkompatibilität führt eher zur Spätabstoßung.

Nach dem zeitlichen Auftreten wird eine Abstoßungsreaktion des Empfängers gegen das gespendete Organ unterteilt in:

- **Hyperakute Abstoßung:** Minuten bis Tage nach Transplantation. Ursache sind schon vorhandene Antikörper bei Blutgruppeninkompatibilität oder eine im Rahmen von Bluttransfusionen stattgefundene Sensibilisierung gegen MHC-Klasse-I-Antigene des Spenders. Pathogenetisch kommt es zur Bildung von Antigen-Antikörper-Komplexen, welche wiederum das Komplementsystem aktivieren. Daraufhin wandern massenhaft neutrophile Granulozyten in das Transplantat ein; in den Kapillaren bilden sich Koagel, sodass das Organ nicht vaskularisiert werden kann. Das Transplantat nimmt seine Funktion nicht auf.
- **Akute Abstoßung:** normalerweise im ersten Jahr nach Transplantation. Eine Intensivierung der Immunsuppression ist notwendig, um das Transplantat zu retten. Pathogenetisch liegt eine zellvermittelte Überempfindlichkeitsreaktion zugrunde: Interferon-γ bewirkt im Transplantat eine verstärkte Expression von MHC-Antigenen. Bei nicht vollständiger HLA-Übereinstimmung werden hierdurch zytotoxische $CD8^+$-T-Zellen des Empfängers aktiviert, die die Transplantatzellen vernichten.
- **Chronische Abstoßung:** Monate bis Jahre nach Transplantation, selten früher. Diese schleichend verlaufende Abstoßung ist für die meisten Organverluste verantwortlich: 6–7 % der Transplantate gehen jährlich ab dem zweiten Jahr verloren (im ersten Jahr: 2–3 %). Der pathogenetische Mechanismus ist noch nicht genau geklärt. Es kommt zu persistierender perivaskulärer Entzündung und Arteriosklerose im Organ. Die chronische Abstoßung lässt sich oft nur schwer durch immunsuppressive Therapie beeinflussen.

Klinik

Klinisch machen sich alle Abstoßungsreaktionen durch eine Funktionsverschlechterung des Transplantats sowie erhöhte Entzündungsparameter bemerkbar. Die organspezifischen Laborwerte sind erhöht, das Organ wird ödematös (z. B. sonografische Nierenvergrößerung). Klinisch unterscheiden sich die zeitlich unterschiedlichen Abstoßungsmechanismen nicht.

5.5.3 Graft-versus-Host-Disease (GvHD)

Eine Transplantationsreaktion des gespendeten Organs gegen den Empfängerorganismus ist möglich, wenn immunkompetente Zellen mit übertragen werden. Die immunologische Reaktion der mit transplantierten immunkompetenten Zellen gegen den Empfänger wird als Graft-versus-Host-Reaktion (engl.: **graft versus host disease,** GvHD) bezeichnet. Man unterscheidet eine akute von einer chronischen GvHD (➤ Tab. 5.12).

Pathogenese

Prinzipiell werden bei jeder Transplantation Leukozyten mit übertragen, meist werden sie kurz nach der Transplantation vernichtet. Wird ein Transplantat mit einem hohen Gehalt an immunkompetenten Zellen (z. B. Transplantation von allogenen Stammzellen) in einen stark immunsupprimierten Empfänger eingepflanzt (z. B. bei Leukämie oder Knochenmarkaplasie bzw. -suppression), können insbesondere **T-Lymphozyten** aus dem Transplantat ausgeschwemmt werden und die lymphatischen Gewebe des

Tab. 5.12 Übersicht über die Abstoßungsreaktionen

	Hyperakute Abstoßung	Akute Abstoßung	Chronische Abstoßung
Häufigkeit	Wegen rigoroser Spenderauswahl selten (< 1 %)	Häufig (50 %)	Häufig (50 %); die Häufigkeit steigt mit der Zahl der akuten Abstoßungsreaktionen an
Histopathologie	Thrombose, Blutung, Ansammlung von segmentkernigen Granulozyten	Eskalierende Leukozyteninfiltration, Ödem, Gewebenekrose	Leukozyteninfiltration, interstitielle Fibrose, Bildung einer „Neointima" in den Blutgefäßen
Beginn	Minuten bis Tage nach Transplantation	Normalerweise innerhalb des ersten Jahres nach Transplantation	Normalerweise 5–10 Jahre nach Transplantation, kann jedoch schon Wochen nach der Transplantation auftreten
Pathologie	Endothelschaden, intraluminale Thrombosen, Gewebeinfarkte	T-Zell-Aktivierung durch Alloantigene des Transplantats; Gewebeinfiltration mit Gewebeschädigung	Pathologische Gefäß- und Gewebeneubildung, andauernde Stimulation durch Zytokine, Chemokine und Gewebe-Wachstumsfaktoren

Empfängers infiltrieren. Die eingewanderten Lymphozyten werden nun durch das unterschiedliche HLA-Muster der Zellen des Empfängers stimuliert und können prinzipiell alle Organe und Zellen angreifen. Eine (allerdings noch unklare) Rolle bei der GvH-Reaktion wird nicht-MHC-restringierten γ/δ-Lymphozyten zugeschrieben.

Meist tritt die akute GvHD 1–4 Wochen nach Transplantation auf. Eine GvHD ist auch möglich nach Bluttransfusion bei Empfängern mit Immundefekt. Durch Transfusion leukozytenarmer bzw. bestrahlter Konserven wird dies (durch die Vernichtung der Lymphozyten) vermieden.

Klinik

Je nach Befall sind unterschiedlichste Erscheinungsformen möglich (Dermatitis, Hepatitis, Pneumonitis, gastrointestinaler Befall u. a.), welche wiederum perakut, akut und chronisch verlaufen können. Auch das Immunsystem des Empfängers kann Ziel der GvHD sein, was zusammen mit der bereits bestehenden medikamentösen Immunsuppression häufig zum vollständigen Zusammenbrechen der Infektabwehr führt.

5.5.4 Vorbeugung der Abstoßungsreaktion

Um Abstoßungsreaktionen zu vermeiden, gilt es die Immunreaktion des Empfängers gegen das Spenderorgan – ausgelöst durch HLA- und Blutgruppeninkompatibilitäten – zu unterdrücken (sog. **Basisimmunsuppression**). Durch die optimierte Basisimmunsuppression hat sich die Transplantatüberlebenszeit deutlich verbessert.

PRAXISBEZUG

Transplantatüberlebenszeit unter Immunsuppression

- Nach einem Jahr funktionieren 90 % aller transplantierten Nieren und Herzen; nach 10 Jahren noch 50 % der Nieren.
- Die 10-Jahres-Überlebensrate der Herztransplantierten liegt bei 40–50 %.
- Nach Lebertransplantation überleben 65 % die ersten 5 Jahre.
- Bei der kombinierten Herz-Lungen-Transplantation sind die Resultate ungünstiger: Die 3-Jahres-Überlebensrate beträgt 40 %.

MERKE

Die Immunsuppression ist während der gesamten Überlebenszeit des Transplantats notwendig.

Das (schwer zu erreichende) Ziel ist es, einerseits die Abstoßungsreaktion zu unterdrücken und andererseits gleichzeitig die immunologische Abwehr von Infektionserregern zu erhalten. Üblicherweise werden mehrere Medikamente zu einer Zweifach- oder Dreifach-Immunsuppression kombiniert (z. B. Ciclosporin, Mycophenolat-Mofetil und Kortikosteroide), um eine stärkere Immunsuppression bei gleichzeitig vermindertem Nebenwirkungsrisiko zu erzielen.

Nebenwirkungen

Infekte sind die problematischsten Nebenwirkungen und führen neben dem Organversagen (z. B. Herz, Lunge) am häufigsten zum Tode. Der immunsupprimierte Patient bleibt sein Leben lang anfällig gegen Infektionen, die – wenn sie eintreten – oft gravierende und protrahierte Verläufe nehmen. Differenzialdiagnostische Probleme bereiten Medikamentennebenwirkungen (z. B. nach Nierentransplantation: nephrotoxische Ciclosporin-Wirkung oder Abstoßungsreaktion?) oder atypische Infekte (z. B. Zytomegalie-Infektion durch CMV-positives Transplantat).

CAVE!

Lebendimpfungen (z. B. Masern) sind unter Immunsuppression wegen der Infektionsgefahr kontraindiziert.

5.5.5 Therapie der Abstoßungsreaktionen

Kommt es trotz der vor der Transplantation eingeleiteten Immunsuppression zu einer Abstoßungsreaktion, ist vorübergehend eine stärkere Immunsuppression indiziert, um den Verlust des Transplantats zu vermeiden. Die therapeutischen Optionen gegen die Abstoßungsreaktion, einschließlich der GvHD, beinhalten (s. o.):

- Hoch dosiert **Glukokortikoide,** meist als i. v. Bolusgabe über 3–5 Tage (bzw. Steigerung der oralen Glukokortikoid-Dosis)
- Gezielte **Lymphozytenhemmung:**
  - Anti-Lymphozyten-Globulin bzw. Anti-Thymozyten-Globulin: Diese werden aus dem Serum von mit menschlichen Lymphozyten immunisierten Pferden bzw. Kaninchen gewonnen; die enthaltenen polyklonalen Antikörper reduzieren die Zahl der zirkulierenden Lymphozyten und damit die zelluläre Immunreaktion. Gefahr: Serumkrankheit, anaphylaktischer Schock.
  - Anti-CD3-Antikörper (OKT-3 = monoklonaler Maus-Antikörper gegen CD3, ein Teil des T-Zell-Rezeptor-Komplexes); diese führen zur schnellen Reduktion zirkulierender T-Lymphozyten.
  - Humanisierte monoklonale Antikörper gegen die α-Untereinheit des IL-2-Rezeptors (Daclizumab, Basiliximab) – vor allem prophylaktisch zur Verhinderung der Abstoßung vor Nierentransplantationen eingesetzt
  - Humanisierter monoklonaler Antikörper gegen CD20: ebenfalls meist prophylaktisch vor Nierentransplantationen eingesetzt
- Steigerung oder Umstellen der **Immunsuppressiva,** z. B. Wechsel von Ciclosporin auf Tacrolimus = FK506 (stärkere immunsuppressive Wirkung von Tacrolimus), Wechsel von einer Zweifach- auf eine Dreifach-Immunsuppression (Tacrolimus und Steroide erweitern durch Mycophenolat-Mofetil)
- **UV-Licht:** Die Bestrahlung mit UV-A, zusammen mit einem Photosensitizer wie PUVA, wirkt immunsuppressiv und wird zur Therapie der Haut-GvHD eingesetzt. Bei viszeralen Manifestationen der GvHD kommt auch eine extrakorporale UV-A-Bestrahlung des Blutes (Photopherese) in Betracht.

Pharma-Box

Medikamentöse Immunsuppression nach Organtransplantation (Auswahl)

		Basisimmunsuppression	Abstoßungsbehandlung	Wirkungsweise
Glukokortikoide		+	+	Vielfache Effekte auf Zellstrukturen und -funktionen, u. a.: • Verminderte Transkription proinflammatorischer Zytokine • Hemmung von Entzündungsmediatoren (z. B. Thromboxan, Leukotrienen, Prostaglandinen) • Hemmung der Migration und Aktivierung von Neutrophilen und Makrophagen • Hemmung der Degranulierung von Eosinophilen • Verminderte T-Zell-Proliferation nach Antigenstimulierung
Calcineurin-Inhibitoren	**Ciclosporin**	+	–	Durch Ciclosporin wird Calcineurin (ein Schlüsselenzym in der Signalkette des aktivierten T-Zell-Rezeptors) blockiert. Die Interleukin-2-Bildung wird gehemmt, es kommt zu einer B-Zell-Aktivierung durch T-Zellen. Ciclosporin hat keinen Einfluss auf die normale Infektabwehr. Nachteil: Nephrotoxizität, schmales therapeutisches Fenster.
	Tacrolimus	+	+	Wie Ciclosporin; von Pilzen abgeleitet; gleiche Wirkungsweise wie Ciclosporin, aber stärker wirksam
Sirolimus (Rapamycin)		+	+	Blockiert die IL-2-vermittelte T-Zell-Proliferation; v. a. in Kombination mit Calcineurin-Inhibitoren eingesetzt
Azathioprin		+	–	Purin-Antagonist; reduziert die Proliferation von T-Zellen nach Antigenpräsentation. B-Zellen und Makrophagen werden in geringerem Ausmaß ebenfalls beeinflusst.
Methotrexat*		+	–	Folsäureantagonist; reduziert die Proliferation von T-Zellen nach Antigenpräsentation. B-Zellen und Makrophagen werden in geringerem Ausmaß ebenfalls beeinflusst.
Cyclophosphamid*		+	–	Alkylierung und damit kovalente Bindung an DNA mit breiter Unterdrückung der zellulären Immunität sowie der Antikörperproduktion
Mycophenolat-Mofetil		+	–	Hemmt die Synthese von Guanin-Nukleotiden und damit vor allem die Proliferation von B- und T-Zellen (Lymphozyten verfügen über keinen alternativen Weg der Guanosin-Synthese); ersetzt heute wegen seiner spezifischeren Wirkung auf Lymphozyten das ältere Azathioprin
OKT-3-Antikörper		–	+	Monoklonaler Maus-Antikörper gegen den CD3-Teil des T-Zell-Rezeptors → Depletion der T-Lymphozyten
Basiliximab, Daclizumab		+	–	Gentechnisch hergestellte Antikörper gegen den IL-2-Rezeptor auf Lymphozyten; vor allem in der Nierentransplantation eingesetzt
Anti-Thymozyten- bzw. Anti-Lymphozyten-Serum		+	+	Polyklonale Antikörper, die aus Pferd- oder Kaninchen-Antiseren gegen humane Thymozyten oder Lymphozyten gewonnen werden. Die AK richten sich gegen eine Vielzahl von Lymphozytenantigenen. Da diese Antigene auch teilweise von anderen Blutzellen exprimiert werden, können vielfältige Nebenwirkungen auftreten.

*Diese Immunsuppressiva werden heute in der Transplantationsmedizin kaum noch verwendet.

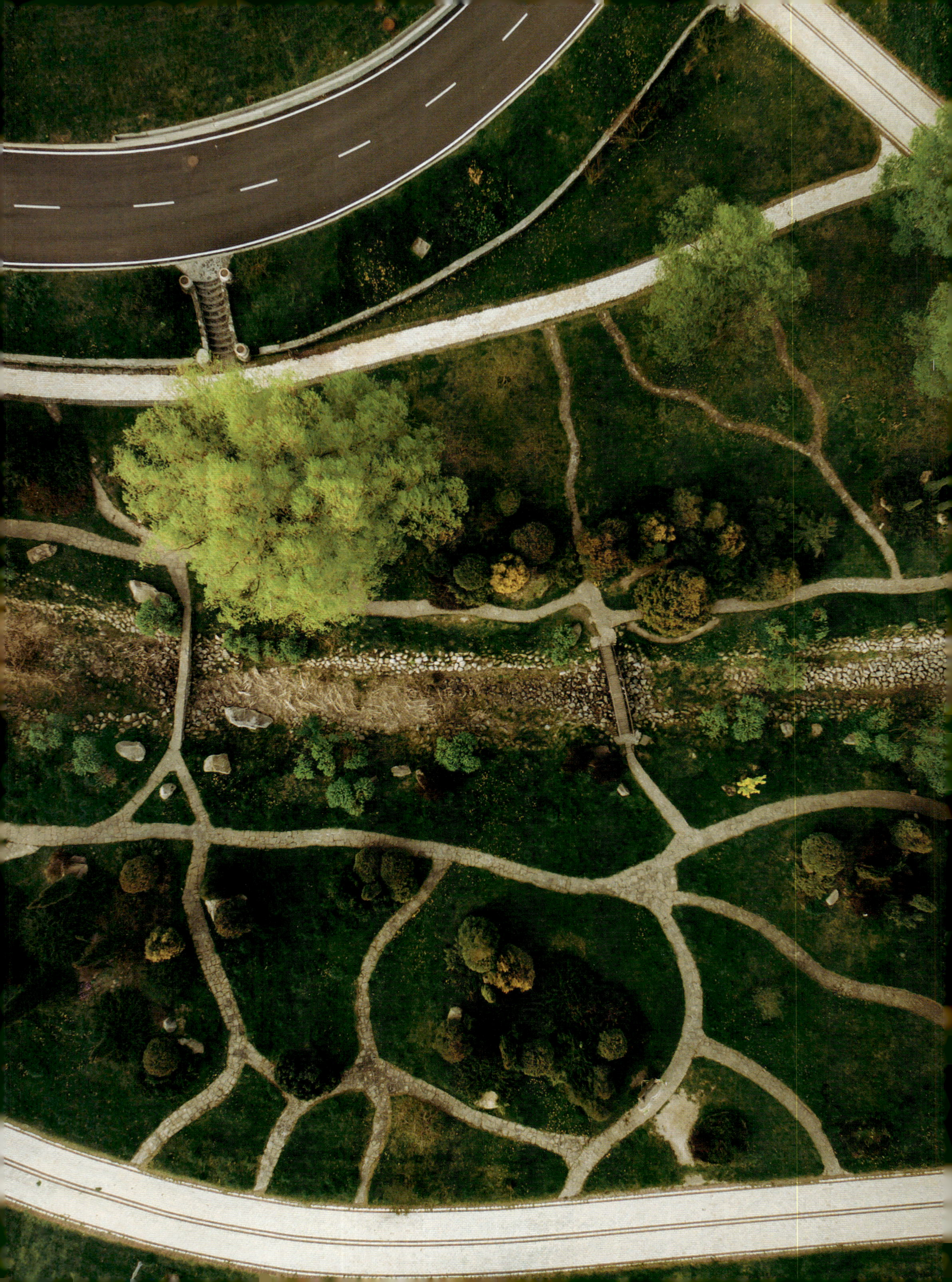

KAPITEL

6

J. Braun

Lunge

Die das Leben begründenden Verbrennungsvorgänge setzen die bedarfsgerechte Aufnahme von Sauerstoff und die kontinuierliche Abgabe von Kohlendioxid per Diffusion voraus. Höhere Lebewesen besitzen dafür eine in den Körper eingestülpte, weit aufgefaltete und für die Gasaufnahme spezialisierte Membrananlage. Diese ist selbst beim Menschen eigentlich nichts anderes als eine Epithelzellenschicht in der Größe eines halben Tennisfelds, die in einen geschützten, feuchten Innenraum verlagert ist. Mit diesem Tennisfeld verbunden ist ein weit verästeltes Kapillarsystem, welches den Gastransport ins Körperinnere übernimmt.

An das Gastransportsystem ist jede Körperzelle mehr oder weniger direkt angeschlossen. Der letzte Abschnitt der Transportstrecke (von der Kapillare bis ins Zellinnere) wird dabei, wie beim einzelligen Urmodell, wieder durch Diffusion bewerkstelligt.

Lunge und Krankheit

Die Lunge kann auf viele Arten geschädigt werden:

- **Infektionen und entzündliche Reaktionen** auf Umweltgifte sind häufig, da die zarten und leicht zu schädigenden Strukturen der Lunge trotz ihrer Lage im Körperinneren noch immer eine Grenzfläche zur Außenwelt darstellen und dadurch in engen Kontakt mit Erregern und Umweltnoxen geraten.
- **Einschränkung des Gasflusses** (obstruktive Ventilationsstörung): Das fein verästelte Bronchialsystem der Lunge mit etwa 23 Aufteilungen ist gegenüber entzündungs- oder anderweitig bedingten Verlegungen und Verengungen anfällig.
- **Dehnbarkeitsverlust mit Verminderung der austauschbaren Atemvolumina** (restriktive Ventilationsstörung): Das

delikate Netzwerk von Membranen und Kapillaren, dessen dreidimensional-schwammartiger Aufbau durch eine fein ausbalancierte Eigenelastizität aufrechterhalten wird, kann durch Entzündungen, Vernarbungen und andere interstitielle Prozesse seine Dehnbarkeit verlieren.
- **Pumpversagen:** Die Lunge ist elastisch im Thorax „aufgehängt"; dieser stellt sozusagen eine Pumpe für die rhythmische Füllung des Lungenparenchyms dar. Diese Pumpe kann durch neurogene (z. B. „hohe" Querschnittslähmung), muskuläre (diverse meist genetisch bedingte Muskelerkrankungen) oder mechanische (z. B. Pneumothorax) Prozesse ausfallen.

Außerdem hat der Mensch seit alters gelernt, dass die Lunge wegen ihrer phänomenalen Diffusionskapazität hervorragend geeignet ist, dem Körper volatile Genussmittel zuzuführen. Leider führt dieser kurzfristige Lustgewinn zu langfristigen Entzündungsreaktionen mit Vernarbungen und nachfolgendem Umbau der Schwammstruktur sowie einer häufigen karzinomatösen Entartung. Die Lunge teilt damit ein ähnliches Schicksal wie ein anderes mit dem Abfiltern von Genussmitteln beschäftigtes Organ, die Leber.

Prüfungsschwerpunkte

+++	Pneumonie (Klinik, Diagnostik, ausgewählte Pneumonieformen), Tuberkulose, akute/chronische Bronchitis, Asthma bronchiale, COPD, Bronchialkarzinom, Lungenembolie
++	Interstitielle Lungenerkrankungen (Sarkoidose, Lungenfibrose, exogen allergische Alveolitis), pulmonale Hypertonie, Pneumothorax, Schlafapnoe-Syndrom, Blutgasanalyse
+	Lungenfunktionsdiagnostik, Karzinoidsyndrom, Pleuraerguss, Pancoast-Tumor, ARDS

6

6.1 Anatomie und Physiologie

6.1.1 Anatomie

Jeder, der sich schon einmal verschluckt hat, weiß, dass sich Nahrungsweg und Luftweg im Pharynx kreuzen. Diese im Einzelfall bedauerliche Konstruktion ist darauf zurückzuführen, dass der Lungenfisch (ein Vorgänger der Säugetiere) sein Luftloch kranial der Schnauze entwickelte, um gleichzeitig schwimmen und atmen zu können. Die unteren Luftwege sind weniger gefährlich angelegt: Die Trachea ist ein simpler, aus (nach dorsal offenen) Knorpelringen gebildeter, etwa 10–12 cm langer Kanal. Er liegt nicht genau in der Mittellinie, sondern etwas nach rechts verschoben. An der Karina (lat. *carina* = Keil) teilt sich die Trachea in den rechten und linken Hauptbronchus auf; der rechte Hauptbronchus verläuft dabei steiler als der linke.

MERKE
Aus diesem Grund sind Aspirationen in das rechte Bronchialsystem – hier insbesondere in den Unterlappen – häufiger als in das linke.

Dichotome Aufzweigung der Atemwege

Die beiden Lungenhälften sind nicht gleich aufgebaut (➤ Abb. 6.1). Auf der rechten Seite zweigt zunächst der Oberlappenbronchus (zur Versorgung der Segmente 1–3) ab. Der verbleibende **Bronchus intermedius** teilt sich in den Mittellappenbronchus (für Segmente 4 und 5) und in den Unterlappenbronchus (für Segmente 6–10). Auf der linken Seite teilt sich der Hauptbronchus dagegen direkt in den Unterlappen- und den Oberlappenbronchus, um so dem Herzen Platz zu machen. Vom Oberlappenbronchus gehen die Lingulasegmente (lat. kleine Zunge; Segmente 4 und 5) ab, bevor der eigentliche Oberlappen (Segmente 1–3) erreicht wird. Im linken Unterlappen (Segmente 6–10) ist im Gegensatz zum rechten Bronchialsystem das Segment 7 nicht angelegt, dieses wird bei der Zählung einfach übersprungen. Daher werden 55 % der Vitalkapazität von der rechten und nur 45 % von der linken Lunge erbracht.

Jeder **Lobärbronchus** teilt sich weiter in **Segment-** und **Subsegmentbronchien.** Nach etwa 23 Aufzweigungen sind die Alveolen erreicht (➤ Abb. 6.2). Die Bronchialwand enthält bis etwa zur siebten Aufteilung Knorpel und glatte Muskulatur. In der Schleimhaut liegen zahlreiche zilientragende Epithelzellen sowie schleimproduzierende Becherzellen. Jenseits der siebten Aufteilung ist histologisch kein Knorpel mehr nachweisbar, die Muskelschicht und das Epithel werden dünner, auch Becherzellen verschwinden zunehmend: Die Luftwege werden nun **Bronchiolen** genannt. Zum Schluss teilen sich diese Bronchiolen innerhalb des **Azinus** (lat.: Weinbeere) in **respiratorische Bronchiolen,** die je etwa 200 **Alveolen** versorgen.

Alveolen

Jede Lunge enthält ca. 300 Millionen Alveolen mit einer Oberfläche von ca. 50 m^2 (➤ Abb. 6.3 und ➤ Abb. 6.4). Das die Alveolen auskleidende Epithel besteht aus großen, flachen Typ-I-Pneumozyten. Ihr extrem ausgezogenes Zytoplasma ermöglicht den eigentlichen **Gasaustausch.** Sie stammen von den kuboiden Typ-II-Pneumozyten ab, die ebenfalls in der Alveolarwand liegen. Diese sind nicht nur der Regenerationspool für die Typ-I-Pneumozyten, sondern produzieren zudem **Surfactant** (s. u.).

Typ-I-Pneumozyten sind untereinander über Tight Junctions verbunden. Zusammen mit dem Endothel der Blutgefäße bilden sie die doppelschichtige **alveolo-endotheliale Barriere.** Diese schottet die Alveolen gegen einen Flüssigkeitseinstrom aus dem Gefäßsystem ab. Ist die Barriere – z. B. durch eine schwere Entzündung – gestört, resultiert ein kapilläres Leck mit Einstrom von Proteinen und Wasser in die Alveolen, die dann nur noch eingeschränkt am Gasaustausch teilhaben können.

Alveolarmakrophagen

Jede Alveole wird von etwa 100 Alveolarmakrophagen bewohnt, die Makrophagenzahl kann aber erheblich schwanken (bei Rauchern kommen beispielsweise bis 10-mal mehr Makrophagen vor als bei Nichtrauchern). Alveolarmakrophagen stellen die residente Phagozytenpopulation im alveolären Kompartiment dar; sie bilden die erste zelluläre Abwehrfront in den Alveolen.

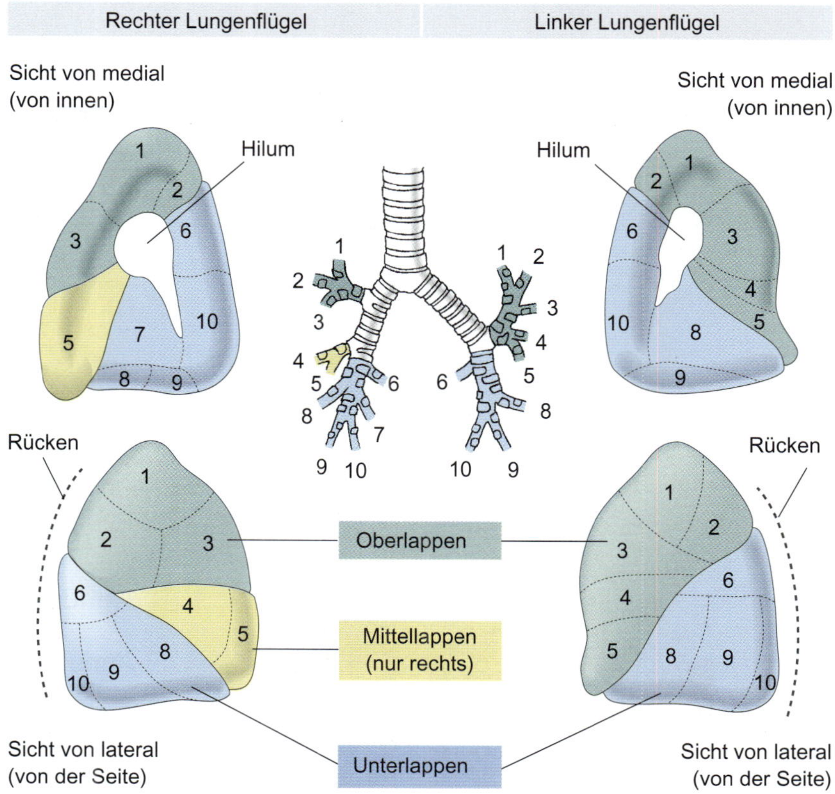

Abb. 6.1 Aufteilung der Lunge in Lappen und Segmente. Ansicht von medial und von lateral. Der rechte Lungenflügel besteht aus Ober-, Mittel- und Unterlappen, der linke hingegen nur aus Ober- und Unterlappen. Die gestrichelten Linien in der Lateralansicht deuten die Lage des Rückens an. Die Anatomie macht deutlich, warum der Mittellappen von dorsal kaum auskultierbar ist. [L190]

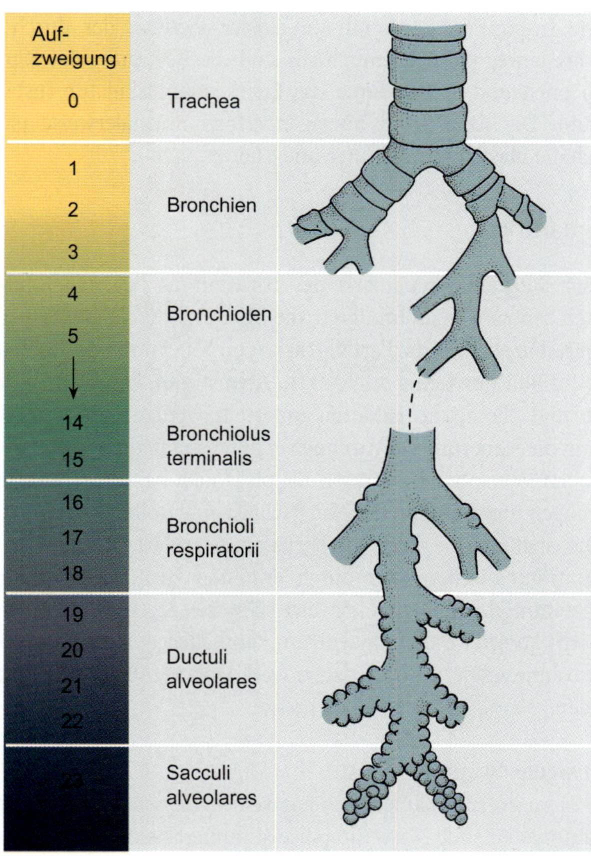

Abb. 6.2 Dichotome Aufzweigung der Atemwege. Die Ziffern links zeigen, bei welcher Aufzweigung die Strukturen jeweils zu finden sind. Nach 10–23 Aufzweigungen sind die Alveolen erreicht. [L157]

Alveolarfilm und Surfactant

Das alveoläre Epithel ist von einer dünnen Flüssigkeitsschicht bedeckt, dem Alveolarfilm, in dem sowohl Zellen als auch lösliche Substanzen enthalten sind. Dieser Alveolarfilm, welcher unter anderem eine mikrobizide Wirkung hat, ist seinerseits von **Surfactant** bedeckt, der die Oberflächenspannung der intraalveolären Flüssigkeit reduziert und so einen Kollaps der Alveolen verhindert. Beim ARDS (➤ 6.8) kann es sekundär zu einem Surfactant-Mangel kommen, welcher die Ausbildung von Atelektasen fördert. Auch das Atemnotsyndrom des frühgeborenen Kindes ist auf einen Surfactant-Mangel zurückzuführen.

Blutversorgung

Der **Pulmonalkreislauf** (oder „kleine Kreislauf") dient dem Gasaustausch. Das Lungen- bzw. Bronchialgewebe selbst wird über den systemischen Kreislauf versorgt, über die aus der Aorta entspringenden **Bronchialarterien.** Die das Gewebe versorgenden Bronchialkapillaren entleeren sich entweder in die **Bronchialvenen** (diese wiederum münden in die V. azygos) oder sie anastomosieren mit den Lungenvenen des kleinen Kreislaufs. Der so entstehende Rechts-links-Shunt erklärt, weshalb der pO_2 in den großen systemischen Arterien immer etwa 2 mmHg niedriger ist als der in den direkt aus der Alveolarluft gespeisten Pulmonalkapillaren. Zu diesem „physiologischen Shunt" tragen auch die in ➤ 6.1.2 beschriebenen „natürlichen" Imbalancen von Ventilation und Perfusion bei.

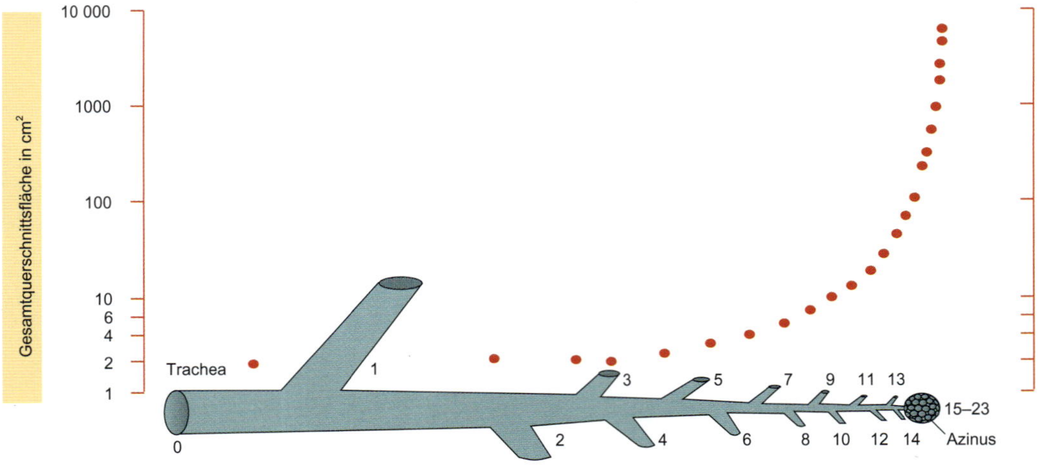

Abb. 6.3 Maßstabsgerechte Darstellung der dichotomen Aufzweigung der Atemwege. Obwohl der Durchmesser des einzelnen Atemweges immer kleiner wird, steigt die Gesamtfläche des Querschnitts exponentiell an. Die Fläche aller Alveolen beider Lungen zusammen beträgt etwa 100 m². [L157]

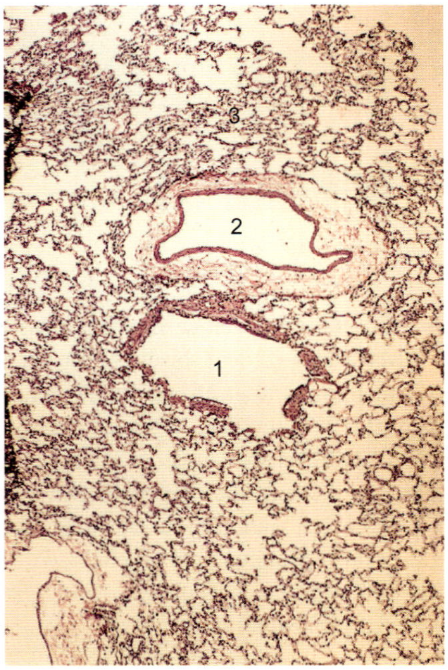

Abb. 6.4 Respiratorische Bronchiole (1). 2 begleitende A. pulmonalis. Beachte die gleiche Größe dieser zwei Strukturen. 3 Alveolen. [M357]

6.1.2 Physiologie

Der Gasaustausch zwischen der Alveolarluft und den Lungenkapillaren beruht auf einem passiven Diffusionsprozess, welcher durch die jeweiligen Partialdruckunterschiede der beiden Gase Sauerstoff und Kohlendioxid angetrieben wird.

Der Gastransport durch den Bronchialbaum wird von der Thoraxpumpe beschleunigt, in welche die Lungen per Unterdruck im Pleuraspalt eingehängt sind. Die Pumpe wird vom Zwerchfell, von den Interkostalmuskeln und – bei extremen Belastungen – auch von anderen Teilen der Körpermuskulatur („Atemhilfsmuskulatur") bedient.

Atmung und Atmungsregulation

Atmung

Luft bewegt sich nur entlang einem Druckgefälle. Liegt der intraluminale Atemwegsdruck unterhalb des Atmosphärendrucks, strömt Luft in den Thorax ein (Einatmung); liegt er über dem Atmosphärendruck, strömt sie aus (Ausatmung), ➤ Abb. 6.5 und ➤ Abb. 6.6.

Die Inspiration ist somit ein aktiver Prozess, der durch die Abwärtsbewegung des Zwerchfells und die Bewegung der Rippen nach oben und außen durch die Interkostalmuskulatur zustande kommt. Die Exspiration hingegen erfolgt normalerweise passiv durch die Elastizität von Lunge und Thorax.

Atemantrieb

In der Substantia reticularis des Hirnstamms liegende Neurone („Atemzentrum") koordinieren die rhythmische Inspiration und Exspiration so, dass die Partialdrücke von Sauerstoff und Kohlendioxid im Blut nur wenig schwanken. Atemstimuli können in neurogene und chemische Faktoren unterteilt werden. Im Normalfall beruht die Steuerung der Atmung vor allem auf neurogenen Stimuli, die chemische Steuerung spielt hauptsächlich bei schweren Atemstörungen und während des Nachtschlafs eine Rolle.

Die anatomische Lage im Hirnstamm erklärt, weshalb es bei einer traumatischen oder durch erhöhten Hirndruck bedingten Hirnstammschädigung zu teilweise schweren Störungen des Atemantriebs kommt. Das Atemzentrum kann auch durch eine schwere Hypoxämie sowie durch Sedativa (z. B. Opiate, Alkohol) gehemmt werden.

Neurogene Stimuli

Das Atemzentrum kann durch aus verschiedenen Körperregionen zusammenlaufende Nervenimpulse stimuliert werden. Diese Reize werden über folgende Rezeptoren vermittelt:

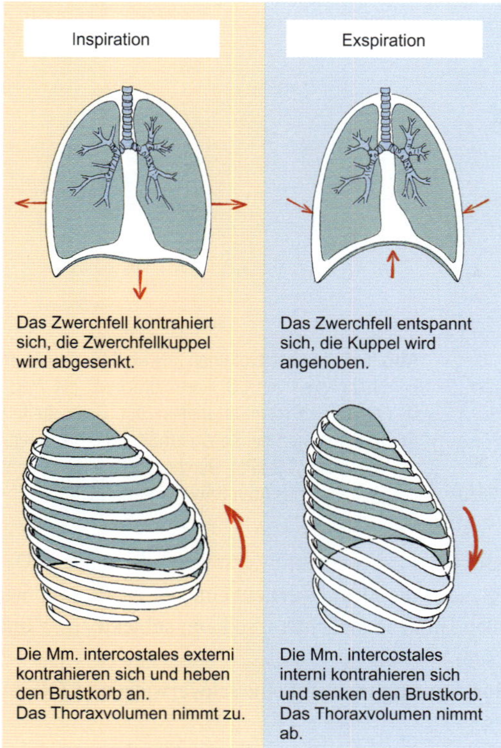

Abb. 6.5 Atemmechanik: Da die Lunge elastisch und selbst nicht aktiv beweglich ist, folgt sie passiv der Erweiterung und Verengung des Brustkorbs bei den Atembewegungen. [L190]

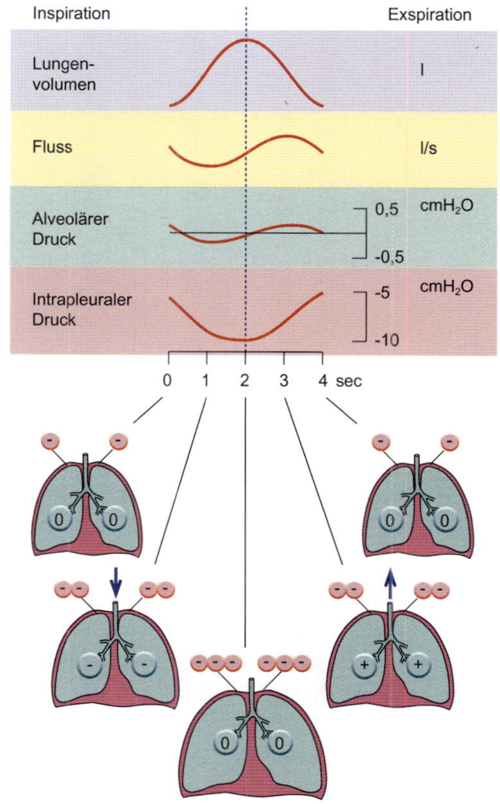

Abb. 6.6 Veränderungen von Druck, Volumen und Fluss während eines einzelnen Atemzugs: Die der Einatmung zugrunde liegende Expansion von Thorax und Zwerchfell erniedrigt den intrapleuralen Druck von seiner endexspiratorischen „Ruhelage" von –5 cmH_2O (–0,5 kPa) auf etwa –10 cmH_2O (–1 kPa). Diese Druckschwankung wird an das funktionell „angeheftete" Lungenparenchym mit den enthaltenen Luftwegen weitergegeben, sodass es zu einem negativen Druck im Alveolarraum mit nachfolgendem Einstrom von Luft kommt. Hat der Alveolardruck wieder 0 cmH_2O erreicht, so ist die Einatmung beendet. Die nun folgende passive Kompression des Thorax lässt den Alveolardruck in den positiven Bereich steigen, sodass Gas aus dem Alveolarraum entweicht. [L157]

- **Rezeptoren in den Muskeln und Gelenken** der Extremitäten sowie der Brustwand, die durch körperliche Aktivität stimuliert werden und damit die Ventilation an das körperliche Aktivitätsniveau anpassen
- **Juxtakapilläre, sog. J-Rezeptoren der Lunge,** die durch Expansion des Interstitiums (z. B. bei Lungenstauung oder -entzündung) stimuliert werden
- **Luminale pulmonale Rezeptoren,** die durch Dehnung oder endobronchiale Irritation (z. B. Entzündung der Atemwege) aktiviert werden

Eine Stimulation der Atmung erfolgt auch direkt über aktivierende Hirnregionen. Beispiele sind die (physiologische) Hyperpnoe bei sexueller Erregung sowie das (pathologische) Hyperventilationssyndrom.

Chemische Stimuli (➤ Abb. 6.7)

- **Erhöhter Kohlendioxidpartialdruck** (pCO_2): Ein Anstieg des CO_2-Partialdrucks im ZNS stellt den stärksten chemischen Atemreiz dar **(hyperkapnische Atemstimulation).** Der Atemantrieb wird durch zentrale Chemorezeptoren in der Medulla oblongata reguliert, die auf pH-Änderungen des Liquors reagieren. Der pH wird dabei durch Diffusion von CO_2 über die Blut-Hirn-Schranke beeinflusst. Die bei einer COVID-19-Infektion gefürchtete *silent hypoxemia* (also einer Erniedrigung der Sauerstoffstättigung ohne Luftnot) wird dadurch bedingt, dass die Sauerstoffaufnahme bereits erniedrigt ist, während die Abgabe von CO_2 noch unbeeinträchtigt ist.
- Die Sensitivität der Rezeptoren kann durch chronische Hyperkapnie verloren gehen, z. B. im Rahmen einer chronisch-obstruktiven Bronchitis. Dann erfolgt der Atemantrieb über den erniedrigten Sauerstoffgehalt im Blut (hypoxische Atemstimulation, s. u.). Dies ist für den Arzt eine schwierige Situation: Eine Sauerstoffgabe kann bei manchen dieser Patienten zu einer Hemmung des Atemantriebs und damit zu einem weiteren Anstieg des pCO_2 führen. Eine notwendige Versorgung mit Sauerstoff sollte daher insbesondere bei Patienten mit COPD unter Überwachung erfolgen. Außerdem sollten Möglichkeiten zur eventuellen Unterstützung der Atmung (wie etwa Beutel-Masken-Systeme) oder eine nichtinvasive Beatmung verfügbar sein.
  Auch die peripheren Chemorezeptoren im Glomus caroticum und in der Aorta (s. u.) registrieren den (Blut-)pCO_2; sie reagieren vor allem auf rasche pCO_2-Änderungen und stimulieren die Atmung besonders dann, wenn gleichzeitig eine Hypoxämie vorliegt.
- **Anstieg der H^+-Ionen** im ZNS: Die durch Azidose ausgelöste Atemstimulation zeigt sich durch Hyperventilation mit vermehrter Atemtiefe bei normaler oder erhöhter Atemfrequenz (sog. Kussmaul-Atmung, s. u.).

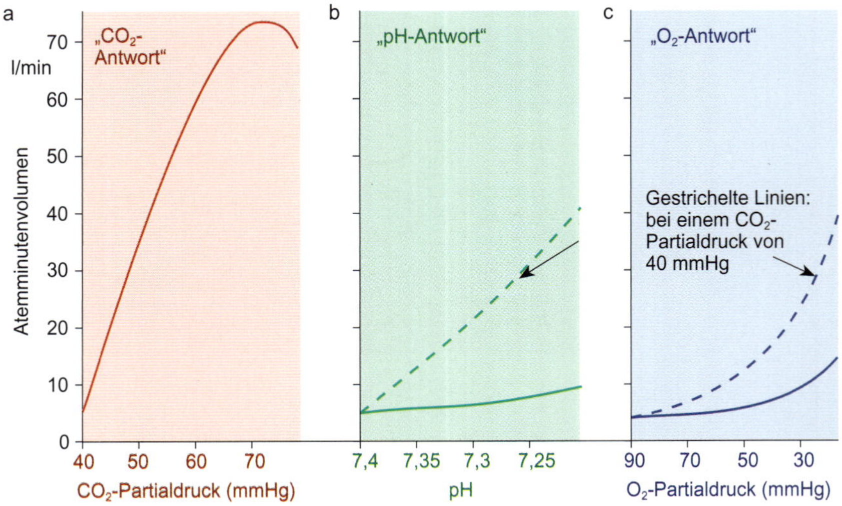

Abb. 6.7 Atemzeitvolumen (als Maß für den Atemantrieb) in Abhängigkeit von CO_2-Partialdruck (a), pH-Wert (b) und O_2-Partialdruck (c) im arteriellen Blut. Gestrichelte Kurve: Atemzeitvolumen bei Konstanthaltung des CO_2-Partialdrucks um 40 mmHg (5,3 kPa). Durchgezogene Kurve: realitätsnahes Verhalten des Atemzeitvolumens. [L190]

- **Erniedrigter Sauerstoffpartialdruck:** Eine Hypoxämie, d. h. eine Erniedrigung des arteriellen pO_2 im Blut, stimuliert periphere Chemorezeptoren im Glomus caroticum und in der Aorta. Dieser peripher ausgelöste Atemantrieb ist jedoch viel schwächer als die Stimulation durch den CO_2-Anstieg.

Pathologische Atmungstypen

Klinisch wichtig ist die Unterscheidung pathologischer Atmungstypen (➤ Abb. 6.8):

- Die **Kussmaul-Atmung** ist z. B. bei metabolischer Azidose – typischerweise beim ketoazidotischen Koma im Rahmen einer diabetischen Entgleisung – zu beobachten. Durch die Hyperventilation mit beschleunigter und vor allem vertiefter Atmung wird der pCO_2 gesenkt und so eine respiratorische Kompensation der Azidose ermöglicht. Typischerweise geben die Patienten bei diesem Atemtyp keine Luftnot an.
- Die **Cheyne-Stokes-Atmung** ist typisch für die schwere Herzinsuffizienz und wird auch als **hypokapnische Apnoe** bezeichnet: Im Rahmen einer Bedarfshyperventilation (d. h. einer durch Hypoxie bedingten Atmungssteigerung) wird CO_2 bis unter die Apnoeschwelle „abgeraucht" – erst wenn dann der pCO_2 wieder ansteigt, setzt die Atmung erneut ein. Dieser Atemtyp wird auch in großen Höhen beobachtet und kann subjektiv sehr unangenehm sein.
- Die **Biot-Atmung** weist auf eine schwerwiegende ZNS-Störung hin.
- Die **Schnappatmung** tritt vor allem präfinal auf.

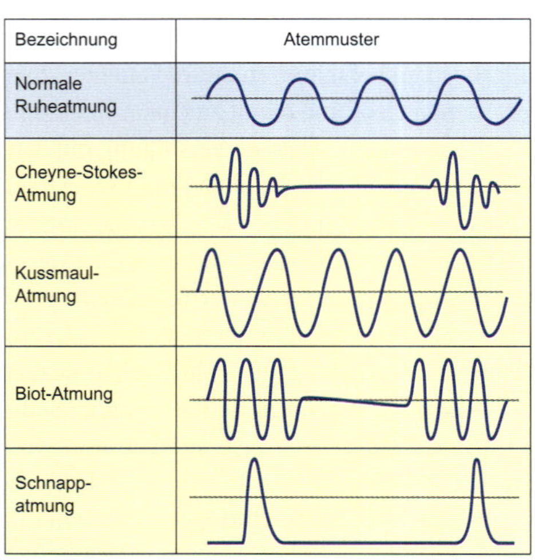

Abb. 6.8 Pathologische Atmungstypen [A400]

Aufgaben der Lunge

Die Lunge erfüllt drei Hauptaufgaben:

- Aufnahme von Sauerstoff ins Blut (Oxygenierung)
- Abgabe von Kohlendioxid aus dem Blut an die Atmosphäre
- Teilnahme an der Säure-Base-Regulation durch die Fähigkeit zur CO_2-Abgabe

Alle diese Funktionen beruhen auf einem adäquaten Gasaustausch, der nur gewährleistet ist, wenn:

- alle Lungenabschnitte ungehindert ventiliert werden (adäquate **Ventilation**),
- die Gase ungehindert zwischen Alveolarraum und Blutgefäßsystem diffundieren können (adäquate **Diffusion**),
- alle Lungenabschnitte adäquat mit Blut versorgt sind (adäquate **Perfusion**).

Psychogene Einflüsse – Beispiel Hyperventilation

Wie sehr die Psyche die Atemregulation beeinflusst, zeigt die psychogene Hyperventilation. Hier kommt es durch Schmerzreize, Angst oder andere psychische Belastungen zu einer inadäquaten, d. h. von den chemischen Atemstimuli und den Bedürfnissen der Säure-Base-Homöostase abgekoppelten Steigerung des Atemminutenvolumens mit raschem Abfall des pCO_2 und entsprechendem Anstieg des pH (respiratorische Alkalose). Die Patienten sind sich des Auslösers manchmal gar nicht bewusst.

Abgegrenzt wird die psychogene Hyperventilation von organischen Ursachen der Hyperventilation sowie von der (physiologischen) kompensatorischen Hyperventilation bei metabolischer Azidose und der „Bedarfshyperventilation" bei Hypoxie (Genaueres ➤ 6.1.3). Die „psychogene Hyperventilation" ist damit immer eine Ausschlussdiagnose.

Klinik
Führt die Hyperventilation zu klinischen Symptomen, spricht man auch von einem **Hyperventilationssyndrom.** Im Vordergrund steht die gesteigerte Atmung („Marathonlauf in Ruhe"). Im Zuge der respiratorischen Alkalose tritt ein Abfall des ionisierten Kalziums ein (➤ 12.6.2), der sich in typischen Parästhesien (Kribbeln, Ameisenlaufen) oder Hypästhesien (v.a. an den Akren und perioral) äußert. In Extremfällen entwickelt sich eine Tetanie mit sog. **Pfötchenstellung** der Hände (karpopedaler Spasmus, ➤ Abb. 6.9). Häufig bestehen auch Panik, Zittern, Schwindel, Kopfschmerzen, Brustschmerzen, Tachykardie und Herzklopfen. Es kann zur Bewusstlosigkeit kommen.
Der „typische" Patient mit einem psychogenen Hyperventilationssyndrom ist nervös und ängstlich und klagt oft auch über andere funktionelle Beschwerden (➤ 15.2.3), wie z. B. Spannungskopfschmerzen, Herzklopfen, Magen-Darm-Probleme und Schlafstörungen.

Diagnostisches Vorgehen
Ein Hyperventilationssyndrom ist anhand der typischen Klinik leicht zu diagnostizieren. Der Auskultationsbefund ist normal (was etwa ein Asthma bronchiale als Ursache der angestrengten Atmung ausschließt).

Therapie
Sie besteht in der Beruhigung des Patienten, der zudem über die Harmlosigkeit seiner „Erkrankung" aufgeklärt wird. Der Patient kann aufgefordert werden, über einen vor den Mund gehaltenen Plastikbeutel „rückzuatmen", was über eine CO_2-Anreicherung zum Ausgleich der respiratorischen Alkalose und damit zum Verschwinden der Symptome führt.

Totraumventilation und alveoläre Ventilation

Totraumventilation ist definiert als derjenige Anteil der Ventilation, der nicht am Gasaustausch teilnimmt. Sie ist klinisch deshalb relevant, weil eine Zunahme der Totraumventilation zu einer Abnahme der für den Gasaustausch entscheidenden **alveolären Ventilation** führen kann (Gesamtventilation = Totraumventilation + alveoläre Ventilation).
Die Totraumventilation hat zwei Anteile:

- Die im **anatomischen Totraum,** d. h. in den leitenden Atemwegen, verbleibende Luft (etwa ein Drittel der normalen Ventilation)
- Die in den **alveolären Totraum** eintretende Luft, d. h. die Luft, die zwar den Alveolarraum erreicht, dort jedoch nicht adäquat mit Kapillaren in Beziehung tritt. Die alveoläre Totraumventilation entsteht bei allen Formen von Ventilations-Perfusions-Inhomogenitäten mit relativer Unterperfusion von Lungenanteilen (High-V/Q-Mismatch, s. Text), etwa bei der Lungenembolie oder beim Schock.

Der anatomische Totraum kann bei Patienten mit einer restriktiven Lungenerkrankung (d. h. bei kleinen Lungenvolumina mit entsprechend flacher, rascher Atmung) zu einer Einschränkung der alveolären Ventilation führen. Auch kann der anatomische Totraum durch chronische Umbauprozesse (z. B. beim Lungenemphysem) so sehr vergrößert sein, dass die alveoläre Ventilation eingeschränkt wird (dann pendelt sozusagen zu viel Luft ungenutzt im anatomischen Totraum hin und her).

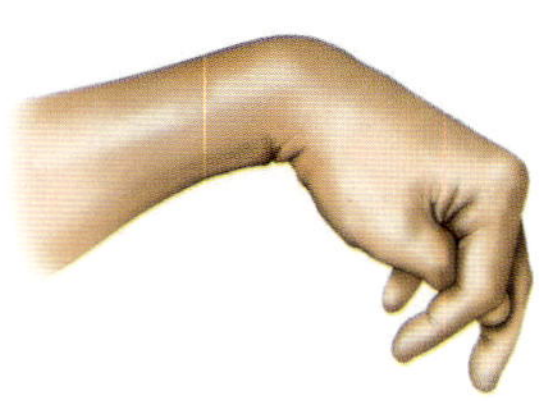

Abb. 6.9 Pfötchenstellung bei Hyperventilationstetanie [G557]

Ventilation

Dieser Begriff beschreibt den Gasfluss von der Außenwelt in die Alveolen bzw. umgekehrt und besagt, wie gut der Alveolarraum belüftet wird. Das gebräuchliche Maß für die Ventilation ist das **Atemminutenvolumen** (Atemfrequenz × Atemzugvolumen).

Nicht alle durch den Naso- oder Oropharynx eingeatmete Luft erreicht jedoch den Alveolarraum und damit das Gasaustauschkompartiment. Ein Teil der Luft verbleibt vielmehr im sog. **Totraum,** d. h. in nicht am Gasaustausch teilnehmenden Lungenanteilen, z. B. in den Bronchien.

Obwohl die Ventilation sowohl für die O_2-Aufnahme als auch für die CO_2-Abgabe wichtig ist, spielt sie für die Letztere doch eine ungleich wichtigere Rolle. Dies kann anhand der folgenden Rechnung leicht verstanden werden: Der Körper des Erwachsenen verbrennt in Ruhe pro Minute etwa 250 ml Sauerstoff. Bei gemischter Kost entstehen dabei etwa 200 ml Kohlendioxid. Um besagte 250 ml Sauerstoff bereitzustellen, müssen dem Alveolarraum bei einer Sauerstoffkonzentration der Außenluft von 21 % etwa 1,2 l Luft zugeführt werden. Zur Entfernung von 200 ml CO_2 – welches im Alveolarraum in etwa 5-prozentiger Konzentration vorliegt – müssen dagegen etwa 4 l Luft „bewegt" werden und damit dreimal mehr, als für die Oxygenierung allein notwendig wäre.

Das heißt nicht, dass der pO_2 bei einer Einschränkung der Ventilation nicht auch rasch und unvermeidlich abfällt. Dieser Abfall ist jedoch nicht primär durch eine mangelnde „Zulieferung" von O_2 aus der Außenluft bedingt, sondern durch die physikalische Korrelation von pCO_2 und pO_2 im Alveolarraum.

MERKE

Alveoläre Gasgleichung

Die vollständige alveoläre Gasgleichung bei 37 °C lautet:

$$pAO_2 = FiO_2 \times (\text{Luftdruck in mmHg} - 47\,\text{mmHg}) - \frac{pACO_2}{RQ}$$

pAO_2 = Sauerstoffpartialdruck im Alveolarraum; FiO_2 = fraktionelle Sauerstoffkonzentration in der Inspirationsluft (in Raumluft: 0,21); **$pACO_2$** = Kohlendioxidpartialdruck im Alveolarraum (entspricht grob dem $paCO_2$, also dem arteriellen pCO_2); **RQ** = respiratorischer Quotient.
Die Atemluft ist ab dem Kehlkopf zu 100 % wasserdampfgesättigt, sodass der entsprechende Partialdruck (47 mmHg) vom Gesamtdruck abgezogen wird.

Diffusion

Wie viel O_2 bzw. CO_2 aus den Alveolen ins Blut diffundiert oder umgekehrt (➤ Abb. 6.10), hängt von den Gaseigenschaften, der Diffusionsstrecke, der Gasaustauschfläche und den jeweiligen Konzentrationsgradienten ab:

- **Diffusionseigenschaften der Gase:** CO_2 diffundiert ca. 6-mal rascher und seine Löslichkeit im Blut ist 20-mal größer als die von O_2. Deshalb führen Diffusionsstörungen praktisch nie zu einer Hyperkapnie.

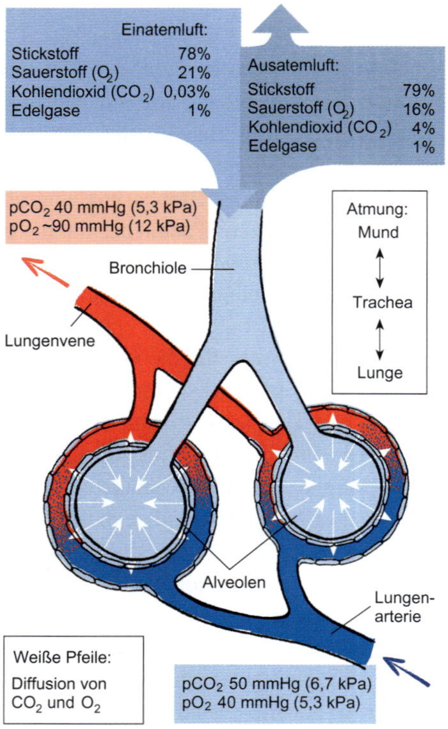

Abb. 6.10 Gasaustausch in den Alveolen: Kohlendioxidreiches, sauerstoffarmes Kapillarblut umströmt die Alveolen und es kommt durch Alveolarmembran, Basalmembran und Kapillarendothel hindurch zum Gasaustausch. Der ableitende Kapillarschenkel enthält sauerstoffreiches, kohlendioxidarmes Blut. [L190]

6

- **Höhe des Druckgradienten:** Der Druckgradient für ein bestimmtes Gas entspricht der Differenz zwischen den Partialdrücken in der Alveole und dem gemischt-venösen Blut in der Lungenkapillare. Je besser also die alveoläre Ventilation ist (s. o.), desto größer sind die Druckgradienten von CO_2 und O_2.
- **Dicke der alveolokapillären Membran:** Diese ist beim Lungenödem (z. B. durch Linksherzinsuffizienz) und bei Bindegewebevermehrung (z. B. bei Lungenfibrose) erhöht. Entsprechend ist die Diffusion erschwert.
- **Größe der Diffusionsfläche:** Normal sind ca. 100 m^2. Die Diffusionsfläche ist beim Lungenemphysem und nach Lungenteilresektion verkleinert. Hierdurch verkürzt sich die Kontaktzeit von Blut und lufthaltiger Alveole (normal 0,3–0,5 s). Es resultiert eine Diffusionsstörung, obwohl die einzelne alveolokapilläre Einheit intakt ist.

Perfusion

Der dem Gasaustausch dienende **Lungenkreislauf** muss zu allen Zeiten das stark schwankende Herzzeitvolumen aufnehmen können, ohne dabei starke Druckschwankungen zuzulassen. Das pulmonale Gefäßbett ist deshalb dehnbar und arbeitet im Vergleich zum Systemkreislauf (der ja auch weit entfernte Körperabschnitte versorgen muss) auf niedrigem Druckniveau. Der Gefäßwiderstand im kleinen Kreislauf beträgt nur ein Zehntel des Widerstands im Systemkreislauf. Der systolische Druck in der Pulmonalarterie entspricht dem systolischen rechtsventrikulären Druck und liegt etwa bei 25 mmHg (3,3 kPa), der diastolische Druck in der Pulmonalarterie liegt bei 8 mmHg (1,1 kPa). Die aus den Lungenarterien hervorgehenden Arteriolen sind im Vergleich zu den systemischen „Verteilungs"arteriolen sehr arm an glatter Muskulatur. Sie münden in breite, vielfältig anastomosierende, die Alveolen wie ein Korb umgebende Kapillaren. In ihnen herrscht ein Druck von etwa 10 mmHg (1,3 kPa).

Der Lungengefäßwiderstand und damit der Blutdruck in den Pulmonalarterien kann v. a. durch drei Faktoren erhöht werden:

- Durch Hypoxämie, Hyperkapnie oder Azidose kommt es zur zunächst reversiblen Vasokonstriktion der Lungengefäße und damit zu einer widerstandsbedingten Druckerhöhung (sog. **Euler-Liljestrand-Mechanismus** = hypoxische pulmonale Vasokonstriktion).
- Bei Linksherzversagen oder Mitralklappenfehlern kommt es zum Rückstau von Blut in das Lungengefäßsystem und damit zu einer volumenbedingten Druckerhöhung **(„Lungenstauung")**.
- Lungenkrankheiten, welche den Lungengefäßquerschnitt reduzieren (z. B. Lungenemphysem oder Lungenembolie), können ebenfalls zu einer widerstandsbedingten Druckerhöhung führen, welche irreversibel sein kann **(„Cor pulmonale")**.

Das Verhältnis von Ventilation (V) zu Perfusion (Q)

Einer der entscheidenden Faktoren für einen effektiven Gasaustausch ist die Abstimmung der Ventilation auf die Perfusion und umgekehrt. Werden zum Beispiel nichtventilierte Lungenanteile weiterhin gut perfundiert, so strömt der in diese Regionen fließende Blutanteil desoxygeniert in die systemische Zirkulation zurück und vermindert so die Sauerstoffkonzentration im arteriellen Blut. Umgekehrt kommt es durch Ventilation von vom Gefäßsystem abgeschnittenen Lungenanteilen zu einer ineffektiven Ventilation – d. h. dadurch, dass ein Teil des Atemminutenvolumens in nicht am Gasaustausch teilnehmende Lungengebiete fließt, resultiert eine erhöhte Totraumventilation (*wasted ventilation,* ➤ Abb. 6.11). Solche **V/Q-Inhomogenitäten** spielen klinisch eine wichtige Rolle.

Selbst in der gesunden Lunge besteht ein gewisses Missverhältnis zwischen Ventilation und Perfusion. Dies ist dadurch begründet, dass beim stehenden oder sitzenden Menschen aufgrund der höheren hydrostatischen Drücke in den „abhängigen" Gebieten die basalen Lungenabschnitte relativ besser perfundiert als ventiliert sind **(physiologischer Shunt)**.

PRAXISBEZUG

Der physiologische Shunt erklärt auch, weshalb man beim Lungenödem die feuchten Rasselgeräusche zunächst basal hört (bevorzugte Perfusion der Lungenunterfelder).

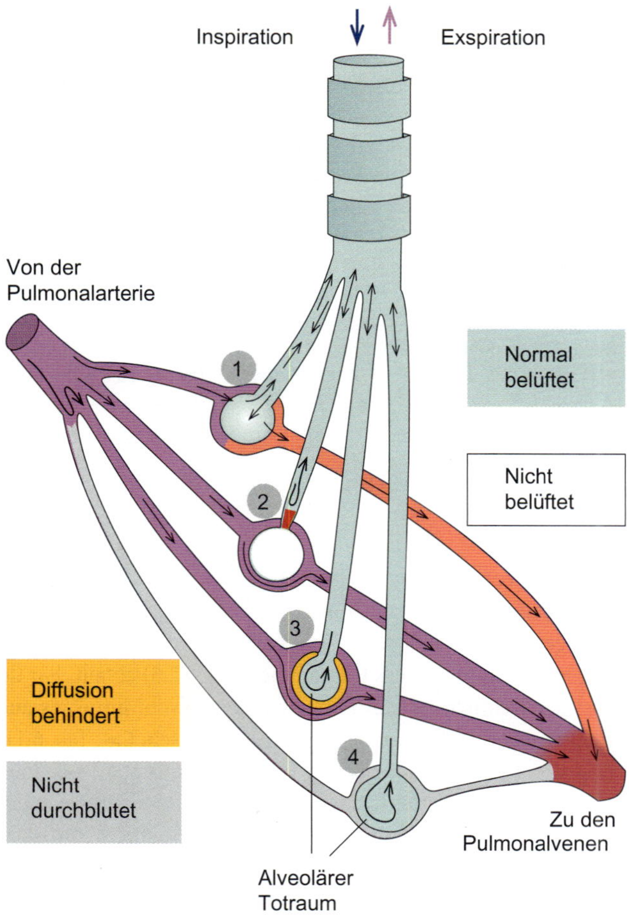

Abb. 6.11 Verteilungsstörungen in der Lunge. 1 = normal belüftete und durchblutete Alveole; 2 = Ventilationsstörung, z. B. bei Asthma bronchiale; 3 = Diffusionsstörung, z. B. bei Lungenfibrose; 4 = Perfusionsstörung, z. B. bei Lungenembolie. [L157]

V/Q-Inhomogenitäten (V/Q-Mismatch)

Die alveoläre Ventilation beträgt normalerweise ca. 4 l/min, das Herzzeitvolumen um 5 l/min; dies ergibt in Ruhe ein physiologisches V-zu-Q-Verhältnis von 4 : 5 = 0,8.

Low-V/Q-Mismatch

V/Q-Wert < 0,8: Dies bedeutet, dass relativ mehr Blut durch die betreffenden Pulmonalkapillaren fließt, als durch die Luft in den betreffenden Alveolen oxygeniert werden kann. Anders ausgedrückt: Die betreffenden Lungenanteile sind im Vergleich zu ihrer Ventilation relativ überperfundiert. In der Summe resultiert aus der Beimischung von Blut aus relativ überperfundierten Arealen ein intrapulmonaler Rechts-links-Shunt und damit eine Erniedrigung des arteriellen pO_2. Krankheiten mit einem Low-V/Q-Mismatch sind häufig: Pneumonie, Atelektasen, ARDS, Mukoviszidose etc.

High-V/Q-Mismatch

V/Q > 0,8: Dies bedeutet, dass die Alveolen gut ventiliert, aber nicht hinreichend perfundiert sind („vergeudete Ventilation"). Die gesteigerte Totraumventilation kann zunächst durch eine Steigerung des Atemminutenvolumens ausgeglichen werden. Bei Ausschöpfung der Ventilationsreserve resultiert ein Abfall des Sauerstoffpartialdrucks, welcher durch Sauerstoffgabe zunächst kompensiert werden kann (s. o., Kasten „Alveoläre Gasgleichung"). Beispiel: Herzinsuffizienz.
Extrembeispiele, bei denen kein Gasaustausch mehr stattfindet:

- Die komplette Totraumventilation: belüftete, aber nicht durchblutete Alveole, z. B. bei massiver Lungenembolie: V/Q = unendlich
- Die Kurzschlussdurchblutung: durchblutete, aber nicht belüftete Alveole, z. B. bei Atelektase oder bei pulmonalen Gefäßfehlbildungen mit arterio-venösem Shunt: V/Q = 0

Die Lunge kann regionale Ventilations-Perfusions-Inhomogenitäten ausgleichen, indem die durch mangelnde Ventilation einzelner Lungenabschnitte entstehende lokale Hypoxie eine ebenso lokale Vasokonstriktion und damit eine Abnahme der Perfusion auslöst (hypoxische pulmonale Vasokonstriktion). Hierdurch wird der Blutfluss in nicht oder weniger hypoxische Areale umverteilt. Dieser Mechanismus ist für das Verständnis der Pathophysiologie der Lunge von entscheidender Bedeutung.

Störungen der Lungenfunktion

Ist eine der drei basalen Lungenfunktionen Ventilation, Diffusion oder Perfusion nachhaltig gestört, so ist ein effektiver Gasaustausch nur noch eingeschränkt möglich. Im Folgenden werden die entsprechenden Ventilations-, Diffusions- und Perfusionsstörungen kurz vorgestellt.

Ventilationsstörungen

Ventilationsstörungen sind durch einen Abfall des Atemminutenvolumens definiert und können auf zwei völlig unterschiedlichen Wegen entstehen, nämlich durch **obstruktive** und durch **restriktive** Lungenerkrankungen. Die Ventilationsstörungen lassen sich durch bestimmte Lungenfunktionsuntersuchungen quantifizieren, z. B. Spirometrie (➤ Abb. 6.12), Bodyplethysmografie, Bestimmung der Diffusionskapazität und Blutgasanalyse. Diese Methoden werden in ➤ 6.2.5 ausführlicher dargestellt.

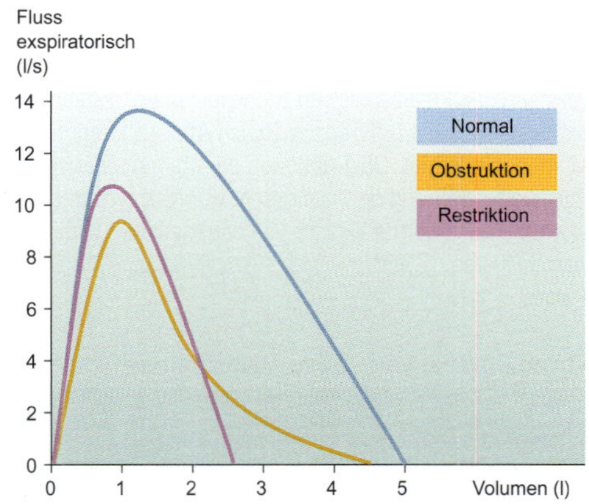

Abb. 6.12 Typische Fluss-Volumen-Kurven bei verschiedenen Störungen im Spirogramm. Gezeigt ist hier nur der exspiratorische Schenkel, die vollen Kurven sind in ➤ Abb. 6.1 abgebildet. Hauptkennzeichen der Restriktion ist das verminderte Lungenvolumen (die gleichzeitig verminderte Flussrate ergibt sich daraus sekundär). Hauptkennzeichen der Obstruktion sind die verminderten Flussraten (dies betrifft oft besonders den mittleren Volumenbereich, sodass die Kurve hier „durchhängt"). [L157]

Obstruktive Ventilationsstörungen

Hierbei ist der dem Gasfluss entgegengebrachte Widerstand in den Luftwegen erhöht. Eine solche Widerstandserhöhung entsteht durch Lumeneinengung oder -verlegung und wird deshalb als **obstruktive Ventilationsstörung** bezeichnet. Dabei ist bei intrathorakaler Obstruktion v.a. die Exspiration, bei extrathorakaler Obstruktion dagegen v.a. die Inspiration behindert (➤ Abb. 6.13).

Vorwiegend betroffene Atemphasen bei obstruktiven Ventilationsstörungen (➤ Abb. 6.13)

Die klinische Erfahrung lehrt, dass extrathorakale Obstruktionen (z.B. Epiglottitis) zur Einschränkung der Einatmung mit inspiratorischem Stridor, intrathorakale Obstruktionen (z.B. Asthma) dagegen zur Einschränkung der Ausatmung mit exspiratorischem Giemen führen.

Inspiratorischer Stridor

Durch den während der Einatmung in den Atemwegen herrschenden negativen Druck erhöht sich außerhalb des Thorax während der Einatmung der Druckgradient zwischen Lumen und Atmosphäre; hierdurch kommt es zur Kompression der extrathorakalen Atemwege, wodurch die Luftpassage bei vorbestehender Lumenobstruktion kritisch eingeschränkt werden kann (evtl. als Stridor hörbar). An den intrathorakalen Atemwegen dagegen nimmt der Druckgradient während der Inspiration ab, sodass es hier zu einer, wenn auch geringen, inspiratorischen Erweiterung des Bronchialbaums kommt.

Exspiratorisches Giemen

Bei der Ausatmung kommt es dagegen durch die nun positiven transthorakalen Drücke zu einer relativen Kompression des intrathorakalen Bronchialbaums, sodass vorbestehende Obstruktionen während dieser Phase zur Einschränkung des Gasflusses führen (evtl. als Giemen hörbar). Dieses Phänomen wird ebenso wie sein inspiratorisches Pendant (inspiratorischer Stridor), durch forcierte Atmungsbewegungen des Patienten verstärkt. Die extrathorakalen Atemwege dagegen werden während der Exspiration durch Abnahme des luminal-atmosphärischen Druckgradienten relativ „aufgedehnt".

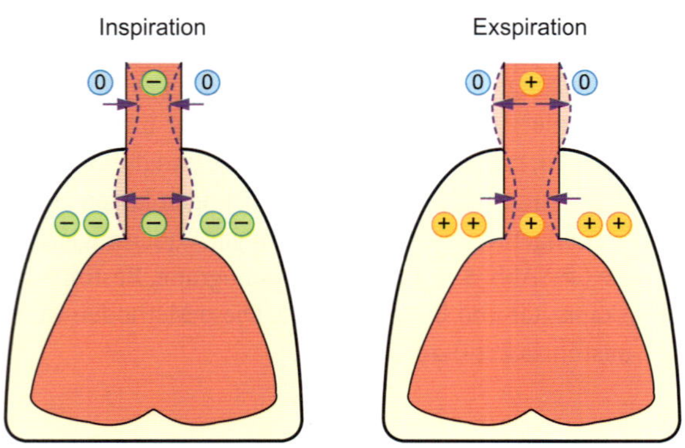

Abb. 6.13 Der während der In- und Exspiration wechselnde transmurale Druck sorgt dafür, dass sich der Durchmesser der Luftwege in Abhängigkeit von der Atemphase ändert. Der transmurale Druck ist innerhalb des Brustkorbs durch die Druckdifferenz zwischen Pleuraspalt und Bronchiallumen bestimmt, während er außerhalb des Brustkorbs die Differenz zwischen Atmosphärendruck und Druck im Bronchiallumen wiedergibt. Obstruktionen der oberen Luftwege zeigen sich deshalb vorzugsweise während der Inspiration, während sich intrathorakale Atemwegsobstruktionen (welche klinisch viel häufiger sind) während der Exspiration manifestieren. [L253]

Häufige Ursachen obstruktiver Störungen sind in ➤ Tab. 6.1 zusammengefasst.

Restriktive Ventilationsstörungen

Hierbei ist die Dehnbarkeit (Compliance) von Lunge oder Thorax so weit eingeschränkt, dass das Fassungsvolumen der Lunge (Vitalkapazität bzw. intrathorakales Gasvolumen, ➤ 6.2.5) abfällt. Für den Verlust der Dehnbarkeit der Lunge können sowohl intra- als auch extrapulmonale Veränderungen verantwortlich sein (➤ Tab. 6.1).

Wegen der zugrunde liegenden Pathomechanismen (z.B. interstitielle Entzündung) beeinträchtigen restriktive Prozesse häufig die Diffusionskapazität. Auch ist das Gefäßbett durch restriktive Lungenerkrankungen häufig mit betroffen, sodass begleitende Perfusionsstörungen bzw. V/Q-Inhomogenitäten (Low-V/Q-Mismatch) auftreten können.

Diffusionsstörungen

Wegen seiner hervorragenden Diffusionseigenschaften ist der Kohlendioxid-Transport vom Blut in die Alveolen praktisch nie durch Diffusion limitiert. Eher führen Diffusionsstörungen zu einer Hypoxämie v.a. unter körperlicher Belastung, da die pulmonalkapilläre Passagezeit des Blutes durch den raschen Blutfluss so kurz werden kann, dass ein Teil des Blutes nicht mehr oxygeniert wird.

Tab. 6.1 Obstruktive und restriktive Atemstörungen

Restriktive Erkrankungen		Obstruktive Erkrankungen	
den Thorax und Pleuraraum betreffend	**die Lungen betreffend**	**der oberen Luftwege (oberhalb der Thoraxapertur)**	**der unteren Luftwege (unterhalb der Thoraxapertur)**
• Myasthenia gravis, Guillain-Barré-Syndrom • Pleuraerkrankungen (Pleuraerguss, Pleuraschwarte), Pneumothorax • Instabiler Thorax (z. B. durch Rippenserienbruch) • Massive Adipositas • Versteifung des Brustkorbs durch Morbus Bechterew oder schwere Kyphoskoliose • Zwerchfelllähmung	• Interstitielle Lungenerkrankungen (z. B. Sarkoidose, Lungenfibrose) • Lungenödem, Pneumonie, Mukoviszidose • Ausfall eines Lungenanteils durch Atelektasen, Raumforderungen, Pneumonie, Lungenresektion	• Atemwegsverlegung durch Tumoren oder Fremdkörper • Pseudokrupp • Epiglottitis	• Asthma bronchiale • Chronisch-obstruktive Bronchitis (COPD) • Fremdkörper der unteren Luftwege • Instabilität von Trachea und großen Atemwegen

Perfusionsstörungen

Reine Perfusionsstörungen sind im Vergleich zu den anderen Störungen relativ selten. Sie treten bei allen Einschränkungen der Lungenstrombahn auf, z. B. bei Lungenembolie sowie bei allen Lungenerkrankungen mit Veränderung der interstitiellen Architektur wie z. B. Emphysem oder Lungenfibrose. Eine eingeschränkte Lungenperfusion führt darüber hinaus zu V/Q-Inhomogenitäten und zwar in diesem Fall zu einem High-V/Q-Mismatch (s. o.).

Sauerstofftransport im Blut

Gelöster und an Hb gebundener Sauerstoff

Sauerstoff löst sich relativ gut im Plasma. Wie viel Sauerstoff dabei in Lösung geht, hängt vom jeweils herrschenden Sauerstoffpartialdruck ab (➤ Abb. 6.14).

Sauerstoff-Dissoziationskurve

Die Bindung von Sauerstoff an Hämoglobin folgt einer einfachen Formel:

$$Hb + O_2 \leftrightarrow HbO_2$$

Dabei ist wichtig zu verstehen, dass diese Reaktion nicht immer mit der gleichen Geschwindigkeit abläuft. Die Reaktionsgeschwindigkeit ändert sich vielmehr je nach dem im Plasma herrschenden Sauerstoffpartialdruck: Bei niedrigem Partialdruck beschleunigt sich die Reaktion, bei hohem Partialdruck wird sie gebremst. Dieser Zusammenhang erklärt sich aus der Struktur des Hb-Moleküls: Wenn Hämoglobin Sauerstoff aufnimmt, rücken die beiden β-Ketten näher zusammen. Dadurch ändert sich auch die Position des Häms, das in diesem sog. *relaxed state* O_2 besser binden kann; der umgekehrte Prozess ist bei Sauerstoffabgabe zu beobachten.

Aus der Reaktionskinetik ergibt sich ein insgesamt S-förmiger Verlauf der O_2-Dissoziationskurve. Die Steigung der Kurve entspricht dabei der Reaktionsgeschwindigkeit obiger Formel. Das bedeutet:

- Ist die **Umgebung sauerstoffreich,** wird Sauerstoff vom Hämoglobin schlechter aufgenommen und verzögert abgegeben.
- Ist die **Umgebung** dagegen **sauerstoffarm,** so bindet das Hämoglobin den Sauerstoff schneller, gibt ihn jedoch auch schneller wieder ab.

Dadurch wird Sauerstoff auf Gewebeebene leicht abgegeben sowie in den Pulmonalkapillaren leicht aufgenommen, bleibt jedoch an Orten mit guter Sauerstoffversorgung relativ fest an Hämoglobin gebunden, etwa im Bereich der großen Arterien.

Plasma enthält bis zu 3 ml gelösten Sauerstoff/l Blut. Diese Menge ist viel zu gering, um den Sauerstoffbedarf des Körpers zu decken, der schon in Ruhe 250 ml Sauerstoff pro Minute benötigt. Bei einem Herzminutenvolumen von 5 l/min könnte das Blut nur 15 ml gelösten Sauerstoff pro Minute an die Gewebe abgeben, und damit nicht einmal 8 % der benötigten Menge.

Aus diesem Grund verfügt der Körper über komplexe O_2-Transportmoleküle, die Hämoglobine. Diese können pro Gramm bis zu 1,34 ml Sauerstoff binden, sodass das Blut nun 75-mal mehr Sauerstoff transportieren kann.

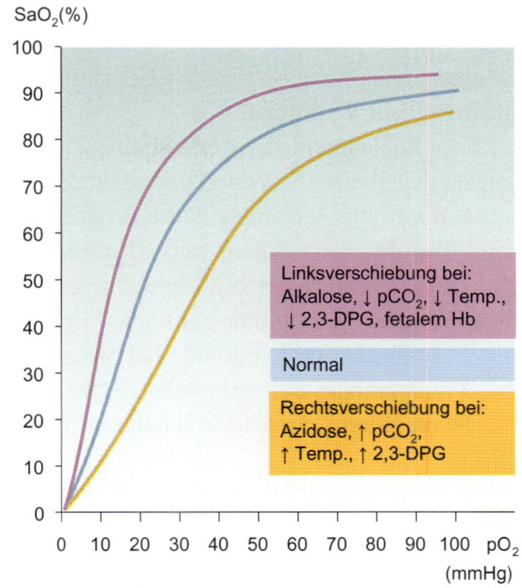

Abb. 6.14 Sauerstoff-Dissoziationskurve. Die S-Form ergibt sich durch die je nach Umgebungs-pO_2 variable Reaktionsgeschwindigkeit bei der Bindung von O_2 an Hb: Je steiler die Kurve, desto leichter wird O_2 gebunden (bzw. abgegeben). Verschiebungen der Sauerstoff-Dissoziationskurve nach rechts oder links spiegeln ebenfalls eine veränderte Affinität des Sauerstoffs zum Hb wider. Diese Affinität wird von verschiedenen Faktoren beeinflusst: von pH-Wert, Kohlendioxidpartialdruck, Temperatur und der Konzentration an 2,3-Diphosphoglycerat. [L157]

Veränderungen der Affinität des Hb

Die in ➤ Abb. 6.14 hellblau dargestellte Sauerstoff-Dissoziationskurve ist nicht fix an das Koordinatensystem gebunden, die pO_2- und SaO_2-Werte stehen also in keinem unverrückbaren Verhältnis. Die Dissoziationskurve kann sich vielmehr in Abhängigkeit von der biochemischen Zusammensetzung des Blutes nach rechts oder nach links verschieben. Diese Verschiebung spiegelt Affinitätsänderungen zwischen dem Hämoglobinmolekül und dem Sauerstoffmolekül wider. Erhöht sich die Affinität zwischen den beiden Molekülen, verschiebt sich die Kurve nach links, erniedrigt sich die Affinität, verschiebt sich die Kurve nach rechts.

- **Rechtsverschiebung** der Kurve: Die Affinität nimmt ab bei Azidose, Hyperkapnie, hoher Körpertemperatur und hohen erythrozytären Konzentrationen an 2,3-Diphosphoglycerat (2,3-DPG, ➤ 3.1.1). Hierdurch ist die O_2-Abgabe an das Gewebe erleichtert.
- **Linksverschiebung der Kurve:** Die Affinität nimmt zu bei Alkalose, niedrigem pCO_2, niedriger Körpertemperatur und niedrigen erythrozytären Spiegeln von 2,3-DPG. Hierdurch ist die O_2-Aufnahme in der Lungenstrombahn erleichtert.

Wie aus ➤ Abb. 6.14 ersichtlich ist, kann deshalb – je nach „Kurvenlage" – für einen pO_2 von 60 mmHg (8 kPa) einmal eine Sauerstoffsättigung von 95 % und ein andermal eine solche von 70 % gemessen werden.

MERKE

Obwohl weit verbreitet und einfach durchzuführen, ist die Messung der Sauerstoffsättigung im klinischen Alltag deshalb nicht immer ein akkurates Maß für die Oxygenierungsleistung der Lunge. Besonders tückisch kann eine scheinbar normale Sauerstoffsättigung bei Kohlenmonoxidvergiftung sein.

Kohlenmonoxidvergiftung

Die Kohlenmonoxidvergiftung ist weltweit die häufigste zum Tode führende unabsichtliche Vergiftung.

Das geruchlose Kohlenmonoxid (CO) hat eine 250-fach größere Affinität zum Hämoglobin als Sauerstoff und senkt damit die Sauerstoffsättigung konzentrationsabhängig. Normalerweise sind 2 % (bei Rauchern bis 10 %) des Hämoglobins mit CO gesättigt (**Carboxyhämoglobin,** HbCO). Schon bei HbCO-Spiegeln von 15 % können grippeähnliche Vergiftungssymptome auftreten: Kopfweh, Schwindel, Übelkeit (z. B. Shisha-Bar-Syndrom). Bei Spiegeln über 25 % treten Koma, Krampfanfälle, bei vorbestehender KHK auch Herzinfarkte auf. Die oft zitierte „kirschrote Hautfarbe" tritt nur in 2 % der Fälle auf.

Die Sauerstoffspannung (pO_2) wird durch erhöhte Kohlenmonoxidwerte nicht verändert, sodass eine Blutgasanalyse eine CO-Vergiftung nicht aufdecken kann. Auch die Pulsoxymetrie ist unzuverlässig, da sie die Sauerstoffsättigung im Falle einer Kohlenmonoxidvergiftung grob überschätzt. Bei Verdacht auf CO-Vergiftung wird deshalb das HbCO im Blut spektrophotometrisch bestimmt (sog. CO-Oxymetrie). Allerdings ist dieser Test ebenfalls mit Vorsicht zu interpretieren, da er keine Rückschlüsse auf (evtl. schon Stunden) zurückliegenden Spitzenspiegel am Unfallort zulässt.

Die Soforttherapie erfolgt durch Maskenbeatmung mit 100 % Sauerstoff: Hierdurch fällt die Halbwertszeit des HbCO von 5 h auf 1 h ab. In schweren Fällen (z. B. bei persistierenden neurologischen Auffälligkeiten, HbCO > 25 % oder Schwangeren) kann evtl. eine O_2-Behandlung in der Überdruckkammer durchgeführt werden (nur in speziellen Zentren). Trotz Behandlung werden bei 40 % der Vergifteten längerfristige ZNS-Störungen gesehen (Gedächtnisstörungen, kognitive Defekte, Bewegungsstörungen).

Pulmonale Abwehrmechanismen

Viele Lungenerkrankungen entstehen durch Versagen der pulmonalen Abwehrmechanismen, die die Lunge des Gesunden vor Partikeln und Fremdorganismen schützen. Es gibt mechanische, zelluläre und humorale Schutzfaktoren (➤ Abb. 6.15).

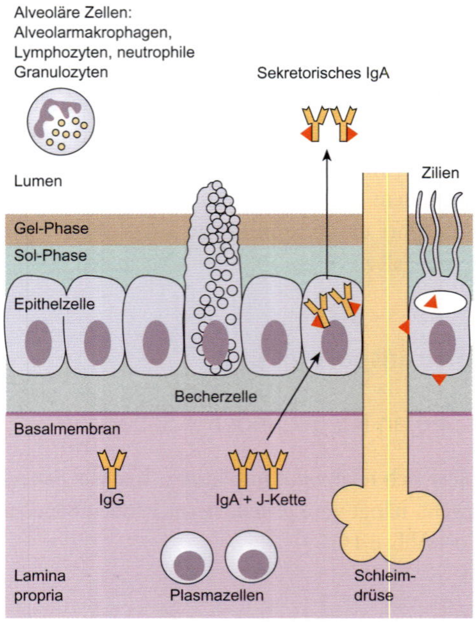

Abb. 6.15 Pulmonale Abwehrmechanismen [L157]

Mechanische Barrieren (➤ Tab. 6.2)

Mehr als 90 % der Partikel, die größer als 10 µm im Durchmesser sind (z. B. Gräserpollen), werden bereits in der Nase oder im Nasopharynx abgefangen. Die Stimmritze und die Epiglottis stellen eine effektive Barriere dar, die aber z. B. durch Intubation oder im Rahmen von neurologischen Erkrankungen durchbrochen werden kann. Partikel von 5–10 µm erreichen die großen Atemwege und nur Partikel mit einem Durchmesser von 1–5 µm gelangen in die peripheren Atemwege und Alveolen. Der Hustenreflex entfernt Partikel, welche die Stimmritze überwunden haben, sehr effektiv. Dieser Reflex ist nur schwer zu unterdrücken, was die tiefe Sedierung erklärt, die benötigt wird, um den Hustenreflex etwa bei der Intubation oder während einer Bronchoskopie auszuschalten.

Tab. 6.2 Mechanische Barrieren der Luftwege

Barriere	Störung bei
Kehldeckel	Intubation/Tracheostoma, neurologischer Störung
Stimmritze	Rekurrensparese, Larynxkarzinom
Schleimschicht des Epithels	Chronischer Entzündung
Alveolo-endotheliale Barriere	Epitheltoxischer Infektion (z. B. Influenza-Viren)

Mukoziliäre Clearance

Die Atemwege sind von einer etwa 5 µm dicken Schleimschicht bedeckt, die über den Zilien der Bronchialepithelien schwimmt. Der Schleim wird von Becherzellen und Schleimdrüsen sezerniert, die v. a. in den großen Atemwegen nachweisbar sind. Durch die Schleimschicht wird zum einen ein direkter Kontakt zwischen Partikeln in der Atemluft und der Zelloberfläche vermieden, zum anderen ein ständiger Transport aus der Lunge heraus bewerkstelligt. Dieser Prozess wird als **mukoziliäre Clearance** bezeichnet. Ein bildhaftes Synonym hierfür ist der Begriff *bronchopulmonary escalator* („bronchopulmonaler Fahrstuhl").

Zigarettenrauch lähmt die Zilien und behindert so die mukoziliäre Clearance; gleichzeitig bewirkt Zigarettenrauch eine vermehrte Sekretion von Schleim, der jedoch nicht weitertransportiert werden kann und so ideale Kulturbedingungen für Bakterien bietet. Dies resultiert in einer bronchopulmonalen Kolonisation; gleichzeitig wird die Kontaktzeit zu karzinogenen Substanzen verlängert.

Beim **Syndrom der immotilen Zilien** (z. B. Kartagener-Syndrom) ist der Tubulusapparat in den Zilien gestört, sodass die koordinierte Beweglichkeit und die Schlagfrequenz der Zilien beeinträchtigt sind. Da der Zilienmechanismus auch für den Transport von Eizellen durch den Eileiter verantwortlich ist, schließt Fertilität ein Immotile-cilia-Syndrom aus.

Bei der **Mukoviszidose** wird dagegen primär ein pathologisch zähes Sekret gebildet, zusätzlich werden durch die chronische Entzündung die zilientragenden Zellen zerstört.

Humorale Abwehrmechanismen der Lunge

- **Lactoferrin** (➤ Tab. 6.3) wird u. a. von epithelialen Zellen in den großen Atemwegen sezerniert und wirkt vermutlich über seine Fähigkeit zur Eisenbindung bakterizid.
- **IgA** stellt in den Atemwegen wie auch im Gastrointestinaltrakt das wichtigste Immunglobulin dar. Es liegt überwiegend in dimerer Form als sekretorisches IgA vor.
- **Proteasen** werden von pulmonalen Phagozyten freigesetzt und wirken stark bakterizid. **Antiproteasen** wie der α_1-Proteinase-Inhibitor (früher α_1-Antitrypsin, ➤ 6.3.3) schützen den Organismus vor überschießender Proteasenaktivität.
- **Komplementfaktoren** dienen der Opsonierung von Mikroorganismen (➤ 5.1.3) und der Aktivierung von inflammatorischen Zellen, wie z. B. Phagozyten und Lymphozyten.

Zelluläre Abwehrmechanismen der Lunge

- Die **Alveolarmakrophagen** bilden die residente Phagozytenpopulation im pulmonalen Kompartiment; jede Alveole wird von etwa 100 Zellen „bewohnt".
- **Neutrophile Granulozyten** können zum einen hochtoxische Sauerstoff-Radikale – sog. reaktive Sauerstoff-Spezies (*reactive oxygen species,* ROS) –generieren. Zum anderen sind in den Granula dieser Zellen eine Reihe von gewebetoxischen Substanzen gespeichert, wie z. B. Elastase, Lactoferrin und Myeloperoxidase. Neben den potenten mikrobiziden Wirkungen können diese Substanzen auch körpereigene Strukturen schädigen. So können z. B. sekundäre Bronchiektasen durch einen Überschuss an Elastase entstehen. Auch das ARDS (➤ 6.8) ist ein Beispiel für eine überschießende Aktivierung pulmonaler Abwehrmechanismen mit häufig tödlichen Folgen.
- **Pulmonale Lymphozyten** bilden das bronchusassoziierte Lymphsystem (*bronchus-associated lymphoid tissue,* BALT). Sie können z. B. bei Sarkoidose vermehrt sein (lymphozytäre Alveolitis) und dann eine Gewebeschädigung bewirken.
- Die in **eosinophilen Granulozyten** enthaltenen toxischen Proteine wie das Major-Basic-Protein können Parasiten abtöten, die aber heute kaum mehr eine Rolle spielen. Dafür vermitteln und verstärken die ebenfalls enthaltenen proinflammatorischen Lipidmediatoren (z. B. Leukotriene) die Entzündungsreaktion beim allergischen Asthma (➤ 6.3.4).

Tab. 6.3 Biochemische pulmonale Abwehrmechanismen und deren Störungen

Abwehrmechanismus	Störung bei
Lactoferrin	Eisenmangel, Malnutrition
IgA	IgA-Mangel
Andere Immunglobuline	z. B. IgG2- oder IgG4-Mangel (Relevanz umstritten), Hypogammaglobulinämie
Komplement	C3/C5-Mangel

6.1.3 Leitsymptome und -befunde

Luftnot

Luftnot (**Dyspnoe**) ist definiert als subjektives Empfinden, die Atemtätigkeit steigern zu müssen. Die WHO unterscheidet nach der Anamnese vier Schweregrade:

Schweregrade der Dyspnoe (nach WHO)
• **Grad 1:** Haben Sie Atemnot bei schnellem Gehen in der Ebene, beim Bergaufgehen oder beim Treppensteigen?
• **Grad 2:** Haben Sie Atemnot beim normalen Gehen in der Ebene mit Altersgenossen?
• **Grad 3:** Müssen Sie anhalten, um Luft zu holen, wenn Sie in der Ebene Ihr eigenes Tempo gehen?
• **Grad 4:** Haben Sie Atemnot in Ruhe?

Eine Dyspnoe kann ständig, anfallsweise, saisonal oder örtlich gehäuft (z. B. am Arbeitsplatz) auftreten. Auslöser sind z. B. körperliche Belastung, feuchte Witterung oder auch Stress. Mögliche Ursachen für eine Dyspnoe sind in ➤ Tab. 6.4 zusammengestellt.

Dyspnoeformen

Die Dyspnoe kann in vielen Formen auftreten, diese können wertvolle Hinweise bei der ätiologischen Abklärung geben.

- **Belastungsdyspnoe:** Atemnot bei körperlicher Betätigung
- **Ruhedyspnoe:** Atemnot in Ruhe
- **Orthopnoe:** verstärkte Atemnot im Liegen. Der Patient sitzt mit aufrechtem Oberkörper; hierdurch wird Flüssigkeit aus der Lunge in die Peripherie umverteilt, das Zwerchfell tritt tiefer (oft bei Linksherzinsuffizienz). Durch Fixieren des Schultergürtels, z. B. durch Festhalten an einer Stuhllehne, wird zusätzlich die Atemhilfsmuskulatur mobilisiert (oft bei obstruktiver Lungenerkrankung).
- **Funktionelle Dyspnoe:** Atemnot ohne organische Ursachen; sie tritt in Ruhe auf und wird bei Belastung „vergessen". Bei organischer Ursache verschlechtern sich die Beschwerden dagegen meist bei Belastung.

Zeichen der Dyspnoe

- **Tachypnoe** (Atemfrequenz > 20/min): Jede Dyspnoe führt zur Tachypnoe, aber nicht jede Tachypnoe führt zum subjektiven Empfinden von Atemnot (z. B. bei Sport).
- **Tachykardie** (durch erhöhten Sympathikotonus)

Tab. 6.4 Ursachen der Dyspnoe (Beispiele)

Lunge und Atemwege	Obere Luftwegsobstruktion	z. B. Pseudokrupp
	Untere Luftwegsobstruktion	z. B. Asthma, COPD
	Erkrankungen des Lungenparenchyms	z. B. Lungenfibrose, Pneumonie, Atelektasen, Linksherzinsuffizienz
Pleuraerkrankungen		Pneumothorax, großer Pleuraerguss, Pleuramesotheliom
Erkrankungen der „Atempumpe"	Neuromuskuläre Erkrankungen	z. B. Guillain-Barré-Syndrom
	Thorakale Störungen	z. B. Rippenserienfraktur
Herz		z. B. Linksherzinsuffizienz, Rechtsherzinsuffizienz
ZNS		Enzephalitis, zentrale Regulationsstörung (z. B. bei Hirnmassenblutung)*
Vermehrter Sauerstoffbedarf		z. B. körperliche Anstrengung, Fieber
Vermindertes Sauerstoffangebot	Verminderte Sauerstoffaufnahme	z. B. große Höhe
	Verminderte Sauerstofftransportkapazität	z. B. Anämie, Kohlenmonoxidvergiftung
Andere		Psychogene Hyperventilation, Aszites, Zwerchfellhochstand (etwa in der Schwangerschaft), metabolische Azidose

*Vorsicht: Diese Erkrankungen können auch zu einer Hypoventilation ohne Dyspnoe führen!

- Einsatz der Atemhilfsmuskulatur **(Orthopnoe),** suprasternale, interkostale und epigastrische Einziehungen
- Angst
- Ggf. Zeichen der Hypoxämie: periphere oder zentrale Zyanose, später Eintrübung und Bradykardie

Andere wichtige Begriffe in diesem Zusammenhang sind:

- **Hyperpnoe:** erhöhtes Atemminutenvolumen, z. B. bei Fieber – die Steigerung reflektiert den gesteigerten Energieumsatz mit entsprechend erhöhter CO_2-Produktion. Die Ventilation bleibt aber adäquat, d. h. der pCO_2 bleibt normal.
- **Orthodeoxie:** Sauerstoffentsättigung im Sitzen und Stehen mit Dyspnoe. Leitbefund des hepatopulmonalen Syndroms (➤ 8.1.8)
- **Hyperventilation:** gesteigerte Atmung mit respiratorischer Alkalose. Eine Hyperventilation besteht dann, wenn das Maß der Ventilation (d. h. der CO_2-Ausscheidung) das der CO_2-Produktion übersteigt und somit eine respiratorische Alkalose entsteht (Abfall des pCO_2 auf unter 35 mmHg bzw. 4,6 kPa). Durch eine Hyperventilation gleicht der Körper etwa eine metabolische Azidose aus (z. B. bei diabetischem Koma, Urämie oder Salicylat-Intoxikation). Auch bei der schweren Hypoxie (etwa bei Höhenkrankheit, Schock oder Sepsis) reagiert der Körper mit einer solchen **„Bedarfshyperventilation".** Eine inadäquate – d. h. vom Bedarf des Körpers abgekoppelte – Hyperventilation ist häufig durch psychische Ursachen (Angst, Schmerz, Psychose) bedingt, seltenere Ursachen sind ZNS-Erkrankungen (z. B. Schlaganfall, Enzephalitis), Lungenembolie, Pneumothorax, Hepatitis (möglicherweise durch Zwerchfellreizung bedingt) und Sepsis (➤ 6.1.2, Kasten „Psychogene Einflüsse – Beispiel Hyperventilation").

Husten

Husten ist ein höchst komplizierter Fremdreflex, an dem gleich mehrere Hirnnerven beteiligt sind. Er gehört zu den mechanischen Schutzfaktoren der Lunge und ist überlebensnotwendig. Wohl aus letzterem Grunde ist er gegenüber medizinischen Interventionen äußerst resistent und es ist ein unbegründeter Glaube, dass Husten durch die gängigen „Hustenmittel" auszuschalten wäre.

Zu unterscheiden ist der trockene **Reizhusten** – der u. a. Symptom einer viralen Bronchitis oder eines Asthma bronchiale sein kann – vom **produktiven Husten** mit weißlichem, gelbem („eitrigen") oder blutigem **Auswurf** (zur genaueren Differenzialdiagnose des Hustens ➤ Tab. 6.5). Husten kann Atemnot, Schlafstörungen, Herzrhythmusstörungen („Hustensynkope"), Kopfschmerzen und Rippenfrakturen verursachen.

Die meisten Formen des Hustens sind harmlos. Beim Vorliegen folgender Warnzeichen (Red Flags) sollte jedoch immer eine rasche Abklärung erfolgen:

- Fieber, Gewichtsverlust, blutiges Sputum (mögliche Hinweise auf Tbc, Lymphom, Bronchialkarzinom)
- Deutliche Atemnot (möglicher Hinweis auf Herzinsuffizienz, obstruktive Lungenerkrankungen oder Lungenfibrose)
- Starke Sputumproduktion (möglicher Hinweis auf Bronchiektasen)

Bluthusten

Eine Sonderform des Hustens ist der **Bluthusten** (Hämoptyse, engl. *h[a]emoptysis*). Das Blut stammt dabei aus den Bronchialarterien oder -venen. Ursachen können sein:

- Lungenerkrankungen (Blutungsquelle sind die **Bronchialarterien**): bronchopulmonaler Infekt (hämorrhagische Bronchitis oder Pneumonie), Bronchialkarzinom, Lungenembolie, Tuberkulose, Fremdkörperaspiration, Bronchiektasen, pulmorenales Syndrom (Goodpasture-Syndrom, ➤ 11.8.1). Auch bei starkem Husten kann es zu einer Blutbeimischung im Sekret kommen.
- Herzerkrankungen (Blutungsquelle sind die **Bronchialvenen**): Herzklappenvitien (z. B. Mitralstenose mit Rückwärtsversagen und Lungenstauung), Herzinsuffizienz
- Hämorrhagische Diathese (selten)

Meist handelt es sich um Blutbeimischungen zum Sputum. Massive Blutungen (Hämoptoe, „Blutsturz") sind zum Glück selten. Vorkommen bei in ein größeres Gefäß eingewachsenem Bronchialkarzinom, Tuberkulose oder Bronchiektasen (etwa bei Mukoviszidose).

Tab. 6.5 Differenzialdiagnosen des Hustens

Akuter Husten
• Akute Bronchitis
• Sekretabfluss in die Luftwege im Rahmen von akuten Erkältungskrankheiten (im englischen Sprachgebrauch prägnant als *post-nasal drip* bezeichnet)
• Pneumonie: bei Beteiligung der Pleura kann der Husten mit Thoraxschmerzen einhergehen
• Pneumothorax: trockener Reizhusten als Ausdruck der pleuritischen Reizung
• Fremdkörperaspiration
• Keuchhusten: Husten in Attacken, oft mit „Aufziehen" am Ende der Attacke, z. T. mit Auswürgen eines zähen Schleims oder Erbrechen
Chronischer Husten
• Chronische Bronchitis: meist Raucher; mit Auswurf
• Obstruktive Atemwegserkrankung, (z. B. Asthma bronchiale): Der Husten kann evtl. das vorherrschende Symptom bleiben (*cough variant asthma*).
• Sinusitis mit Sekretablauf in die Luftwege (sinubronchiales Syndrom)
• Stimmbanddysfunktion (*vocal cord dysfunction*): anfallsartige Atemnot durch paradoxe Adduktion der Stimmbänder bei der Einatmung; keine organische Anomalie feststellbar; Husten typischerweise nach längerem Sprechen (➤ 6.3.4)
• „Postviraler Husten": Es ist nicht ungewöhnlich, dass Husten nach einer banalen Erkältungskrankheit 4–6 Wochen anhält.
• Gastroösophagealer Reflux: häufig begleitend Sodbrennen
• Habitueller Husten (früher: „psychogener Husten"): Bisweilen kann Husten (etwa nach einer Erkältungskrankheit) zur Gewohnheit werden; typisch ist dann der Husten „aus dem Hals", der sofort aufhört, wenn der Patient schläft. Auch gilt die Regel: „Husten macht Husten": Durch die Kompression der Atemwege im Rahmen der forcierten Exspiration kann es zu einem Fremdkörpergefühl und damit zu einem weiteren Hustenreiz kommen.
• Bronchialkarzinom: meist Raucher; evtl. Hämoptysen
• Bronchiektasen: „maulvoller", übel riechender Auswurf, v. a. morgens
• Tuberkulose: begleitend z. B. Gewichtsverlust, Nachtschweiß
• Linksherzinsuffizienz: Hustenreiz, der im Liegen verstärkt ist, u. a. durch vermehrte Flüssigkeit in den Albeolen (früher „Asthma cardiale")
• Arzneimittelnebenwirkungen (z. B. ACE-Hemmer, Betablocker) • Selten: Sarkoidose, Lungenfibrose (trockener Husten)

Brustschmerzen

Vom Atmungssystem ausgehende Brustschmerzen können atemabhängig (z. B. bei Pleuritis oder bei Spontanpneumothorax) oder unabhängig vom Atemzyklus auftreten (etwa das beklemmende Engegefühl bei Asthma bronchiale oder bei pulmonalem Hochdruck).

Eine ausführliche Differenzialdiagnose auch der nichtpulmonal bedingten Thoraxschmerzen findet sich in ➤ 1.3.1.

Zyanose

Eine Zyanose entsteht immer dann, wenn die Konzentration des reduzierten Hämoglobins 5 g/dl (3,1 mmol/l) überschreitet. Ihr Auftreten ist damit nicht nur von der Sauerstoffsättigung, sondern auch vom Hämoglobinwert abhängig: Bei Polyglobulie ist sie leicht erkennbar, bei schwerer Anämie dagegen meist fehlend. Liegt die Hämoglobinkonzentration beispielsweise um 8 g/dl (5 mmol/l), müssten mehr als 50 % des Hb in reduzierter Form vorliegen, bevor eine Zyanose auftritt.

Periphere Zyanose

Bei dieser „Ausschöpfungszyanose" der Akren kommt es aufgrund einer Flussverlangsamung in den abhängigen Körpergebieten zu einer erhöhten Sauerstoffausschöpfung. Ursachen sind ein reduziertes Herzzeitvolumen (Herzinsuffizienz, Schock), lokale Vasokonstriktion (z. B. Kälte, Raynaud-Syndrom) oder die mechanische Einengung von Arterien (z. B. Arteriosklerose) und Venen (z. B. Thrombose, chronisch-venöse Insuffizienz).

Zentrale Zyanose

Die zentrale Zyanose beruht auf einer mangelnden Sauerstoffsättigung des gesamten Blutes und betrifft alle Gefäßgebiete. Sie zeigt sich deshalb zunächst dort, wo die Kapillaren „dicht an dicht" stehen und zudem von keiner Hornschicht bedeckt sind, also an den Lippen, Zunge, Konjunktiven und Schleimhäuten. Die zentrale Zyanose entsteht durch Zumischung venösen Blutes in den arteriellen Kreislauf – d. h. bei Herzvitien mit Rechts-links-Shunt – und beim hypoxischen Lungenversagen.

MERKE

Zentrale Zyanose: **Z**unge blau!

Eine chronische Hypoxämie (z. B. beim Blue-Bloater-Typ des Lungenemphysems, ➤ 6.3.3) führt zu einer vermehrten renalen Erythropoetinbildung und damit zu einer sekundären Polyglobulie. Diese erhöht zwar die Sauerstoff-Transportkapazität des Blutes, aber auch dessen Viskosität und kann so eine Rechtsherzinsuffizienz verschlimmern. Auf diese Art entsteht eine **gemischte Zyanose** (zentrale Zyanose durch pulmonale Hypoxämie und periphere Zyanose durch vermindertes Herzzeitvolumen).

Lungenödem

Ein Lungenödem ist die gemeinsame Endstrecke pulmonaler und nichtpulmonaler Erkrankungen. Es entsteht:

- Durch erhöhten hydrostatischen Druck im Lungenkapillarbett bei
  - erhöhten linksventrikulären Drücken bei **Linksherzversagen** oder Mitralklappenfehler: Dies ist die bei Weitem häufigste

Ursache eines Lungenödems; es handelt sich hierbei um eine von der venösen Seite „zurückgeleitete" Stauung.
  - erhöhtem arteriellem Gefäßdruck in der Lungenstrombahn: Eine solche **pulmonale Hypertonie** kann bei Lungenerkrankungen mit Rarefizierung der arteriellen oder kapillären Strombahn auftreten, z. B. bei chronisch-obstruktiven und bei interstitiellen Erkrankungen, aber auch bei vielen anderen pulmonalen Störungen. (Genaueres ➤ 6.7.2).
- Durch erhöhte Durchlässigkeit der Lungenkapillaren (*capillary leak*), etwa durch Entzündungsmediatoren (Infektionen, ARDS), Toxine (Heroin), Reizgase oder Histaminfreisetzung (Anaphylaxie)
- Durch erniedrigten onkotischen Gefäßdruck bei Eiweißmangel-Syndrom. Dieser Mechanismus spielt nur selten eine eigenständige Rolle, kann jedoch ein bestehendes Ödem verstärken.

Je nach dem im Interstitium herrschenden Druck bleibt das Ödem entweder auf den Zellzwischenraum beschränkt **(interstitielles Ödem)** oder bricht durch die Alveolarmembran mit nachfolgendem **alveolärem Ödem.**

Das Lungenödem äußert sich klinisch in Dyspnoe, Hypoxämie und evtl. Zyanose. Bei alveolärem Ödem sind bei der Auskultation feuchte Rasselgeräusche zu hören. Im Röntgen zeigen sich zunächst parahiläre, schmetterlingsförmige Verschattungen sowie Kerley-B-Linien (➤ 6.2.3), bei alveolärem Ödem eine Milchglaszeichnung.

Behandelt wird das Lungenödem je nach zugrunde liegender Ursache. Sitzende Lagerung senkt den hydrostatischen Druck in den Lungengefäßen.

6

Hypoxämie und Hypoxie

Sauerstoff-Homöostase

- **Sauerstoffaufnahme** (➤ Abb. 6.17): Pro Minute werden jeweils etwa 250 ml O_2 über die Lungen aufgenommen und an die Körperzellen abgegeben. Die O_2-Konzentration der eingeatmeten Luft liegt bei 20,9 %, was auf Meereshöhe einem pO_2 in wasserungesättigter Luft von etwa 150 mmHg (20 kPa) entspricht. Im arteriellen Blut liegt der pO_2 je nach Alter, Meereshöhe und pCO_2 bei 70–104 mmHg (9,3–13,8 kPa), im gemischt-venösen Blut bei ≈ 40 mmHg (5,3 kPa). Der alveoläre pO_2 und der arterielle pO_2 unterscheiden sich wegen der physiologischen V/Q-Inhomogenitäten (➤ 6.1.2) selbst unter Idealbedingungen um etwa 8–10 mmHg (1,1–1,3 kPa).
- **Sauerstofftransport:** Etwa 1,5 % des Sauerstoffs werden physikalisch gelöst transportiert, der Rest an Hämoglobin gebunden. Der Anteil des mit O_2 gesättigten Hämoglobins wird als **Sauerstoffsättigung** (SaO_2 [in %]) bezeichnet.
- **Sauerstoffgehalt des Blutes:** Unter Ruhebedingungen transportiert Blut etwa 200 ml O_2/l. Die Menge des im Blut transportierten Sauerstoffs hängt vom Hämoglobinwert sowie von der Sauerstoffsättigung des Hämoglobins (SaO_2) und dem – unter Normalbedingungen zu vernachlässigenden – physikalisch gelösten Anteil an O_2 ab. Ein Gramm Hämoglobin transportiert dabei maximal (d. h. bei 100 % Sauerstoffsättigung) 1,34 ml O_2.
- **Sauerstoffangebot:** Wie viel Sauerstoff an die Zellen abgegeben werden kann und damit für die Gewebeoxygenierung zur Verfügung steht, hängt neben der Transportkapazität für Sauerstoff auch vom Herzminutenvolumen ab: **Sauerstoffangebot** [in ml O_2/min] = O_2-Transportkapazität × Herzzeitvolumen.
- **Sauerstoffverbrauch:** Wie viel O_2 von den Zellen verbraucht wird, schwankt von Gewebe zu Gewebe und je nach körperlicher Aktivität erheblich. Insgesamt wird in Ruhe etwa ein Viertel des mit dem arteriellen Blut angebotenen Sauerstoffs von den Körpergeweben verbraucht.

Diagnostik

Wie eine Hypoxämie diagnostiziert wird, ist im Abschnitt ➤ 6.2.7 besprochen.

Pathogenese der Hypoxämie

Eine Hypoxämie kann durch fünf Pathomechanismen entstehen (➤ Abb. 6.16):

- **Erniedrigte Sauerstoffkonzentration** in der Atemluft: z. B. in großer Höhe
- **Ventilations-Perfusions-Inhomogenitäten** mit V/Q-Mismatch (➤ 6.1.2): Dies ist die bei weitem häufigste Ursache; sie tritt bei einer Vielzahl von Lungenerkrankungen wie Pneumonie, Atelektasen, ARDS, Mukoviszidose oder interstitiellen Lungenerkrankungen auf.
- **Rechts-links-Shunt** im Herz oder in den großen Gefäßen (selten): Hierdurch kommt es zu einer Beimischung venösen Blutes in das arterielle Gefäßsystem. Beispiele sind die zyanotischen Herzvitien (z. B. Fallot-Tetralogie oder Pulmonalatresie) sowie in seltenen Fällen Gefäßverbindungen zwischen Bronchialvenen und Pulmonalvenen (z. B. hereditäre hämorrhagische Teleangiektasie, ➤ 3.7.6).
- **Hypoventilation:** Alle Erkrankungen mit erniedrigter Ventilation und damit erhöhtem alveolärem pCO_2 führen wegen des dadurch sekundär verminderten alveolären pO_2 auch zur Hypoxämie (alveoläre Gasgleichung, ➤ 6.1.2). Diese ist bei ansonsten gesunder Lunge meist mild und durch Sauerstoffgabe rasch ausgleichbar. Da die alveoläre Hypoventilation aber in der Regel auf eine Erschöpfung der Atempumpe hinweist, ist das effektivste Prinzip zur Behebung dieser Atemstörung die Beatmung (z. B. als sog. nichtinvasive Ventilation, ➤ 6.1.4).
- **Diffusionsstörungen:** Sie können bei schwerem Lungenödem, Pneumonie oder interstitiellen Entzündungen zu einer Hypoxämie führen.

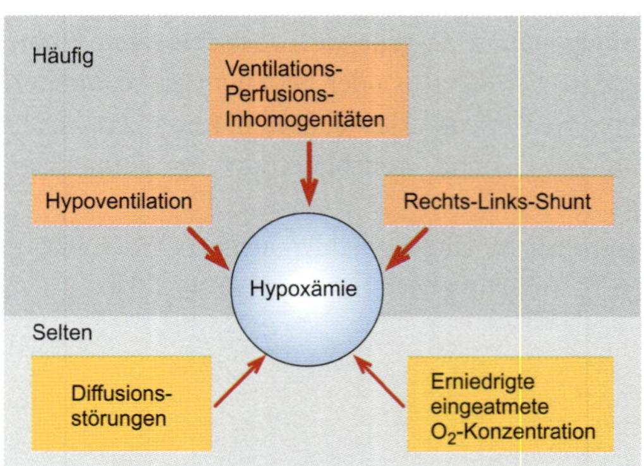

Abb. 6.16 Ursachen der Hypoxämie [L157]

Jede auf einem Rechts-links-Shunt bzw. V/Q-Mismatch beruhende Hypoxämie kann durch eine erhöhte Sauerstoffextraktion (z. B. Anstrengung) verstärkt werden, da hierbei der Sauerstoffgehalt des in das arterielle System zurückfließenden Lungenvenenblutes stark vermindert ist.

Folgen von Hypoxämie oder Hypoxie

Hypoxämie ist nicht dasselbe wie Hypoxie. Bei der **Hypoxämie** liegt der Sauerstoffpartialdruck oder die Sauerstoffsättigung im arteriellen Blut unter dem Normbereich. **Hypoxie** dagegen beschreibt eine Unterversorgung der Zelle mit Sauerstoff. Da im Blut etwa 4-mal mehr Sauerstoff transportiert wird, als tatsächlich auf Zellebene extrahiert wird, führt eine isolierte leichte oder sogar mittelschwere Hypoxämie zu keiner Einschränkung der Zellfunktionen und wird kurz- und mittelfristig gut toleriert; langfristig können nachteilige Effekte wie pulmonale Hypertonie und Cor pulmonale auftreten (➤ 6.7.2). Eine schwere Hypoxämie allerdings bedingt früher oder später eine Hypoxie. Umgekehrt kann auch eine Hypoxie zumindest anfänglich ohne Hypoxämie auftreten, z. B. bei Herzinsuffizienz mit vermindertem Herzzeitvolumen (im Spätstadium ist dann allerdings auch die Lungendurchblutung eingeschränkt und/oder die Sauerstoffaufnahme durch ein entstehendes Lungenödem behindert), bei Störungen der Atmungskette (z. B. Zyanidvergiftung) oder bei starker Linksverschiebung der Sauerstoff-Dissoziationskurve (z. B. pathologische Hämoglobin-Varianten).

Bei der Hypoxie kommt es zu akuten ZNS-Störungen bis hin zum Koma, myokardialen Funktionsstörungen mit Auswurfschwäche (Herzinsuffizienz) oder Arrhythmien sowie Nieren-, Leber- und Darmfunktionsstörungen.

➤ Abb. 6.17

Hyperkapnie

Die Höhe des pCO_2 im Blut ist durch zwei Faktoren bestimmt:

- **CO_2-Produktion:** Diese ist abhängig vom Energieumsatz des Körpers sowie von der Nahrungszusammensetzung (höhere CO_2-Produktion bei reiner Kohlenhydratverbrennung: RQ = 1; niedrigere CO_2-Produktion bei reiner Fettverbrennung: RQ = 0,73).
- **Alveoläre Ventilation:** Bei unveränderten Stoffwechselbedingungen korreliert der pCO_2 im Blut linear mit der alveolären Ventilation – wird die alveoläre Ventilation halbiert, verdoppelt sich der pCO_2 und umgekehrt. Der pCO_2 reflektiert deshalb unter konstanten Stoffwechselbedingungen die ansonsten schwer messbare alveoläre Ventilation.

Eine pCO_2-Erhöhung (Hyperkapnie) entsteht also bei relativ zur Kohlendioxidproduktion inadäquater alveolärer Ventilation.

MERKE

CO_2-Homöostase

- **CO_2-Ausscheidung:** Die Ausscheidung von Kohlendioxid ist eine der Hauptfunktionen der Lunge; sie dient gleichzeitig der Säure-Base-Homöostase. Unter Ruhebedingungen transportiert Blut etwa 40 ml CO_2/l, dadurch werden etwa 200 ml CO_2 pro Minute über die Lungen ausgeschieden.
- **CO_2-Drücke:** Die CO_2-Konzentration der eingeatmeten Luft liegt derzeit bei etwa 0,04 %, was einem pCO_2 von ~ 3 mmHg (0,4 kPa) entspricht. Im arteriellen Blut liegt der pCO_2 bei 40 mmHg (Normbereich 36–44 mmHg, d. h. 4,8–5,8 kPa), im gemischt-venösen Blut etwa 6 mmHg (0,8 kPa) höher. Da es für CO_2 praktisch keine Diffusionsbeschränkung gibt und der geringgradige Shunt von venösem Blut ins arterielle System wegen der geringen CO_2-Druckunterschiede kaum von Bedeutung ist, entspricht der alveoläre pCO_2 unter Normalbedingungen ziemlich genau dem arteriellen pCO_2 ($pACO_2 \approx paCO_2$).
- **CO_2-Transport:** CO_2 wird im Blut in vier Formen transportiert: als Plasma-Bikarbonat (etwa 45 %), als erythrozytäres Bikarbonat (35 %), physikalisch gelöst (10 %) sowie an Hämoglobine oder andere Proteine gebunden (Karbamino-Verbindungen, 10 %). Alle vier Formen stehen in einem Reaktionsgleichgewicht.

Diagnostik

Wie eine Hyperkapnie diagnostiziert wird, ist im Abschnitt ➤ 6.2.7 besprochen.

Pathogenese

Eine Hyperkapnie entsteht fast ausschließlich durch eine eingeschränkte alveoläre Ventilation, denn ein erhöhter CO_2-Anfall kann bei normaler Lungenfunktion problemlos „abgeatmet“ werden.

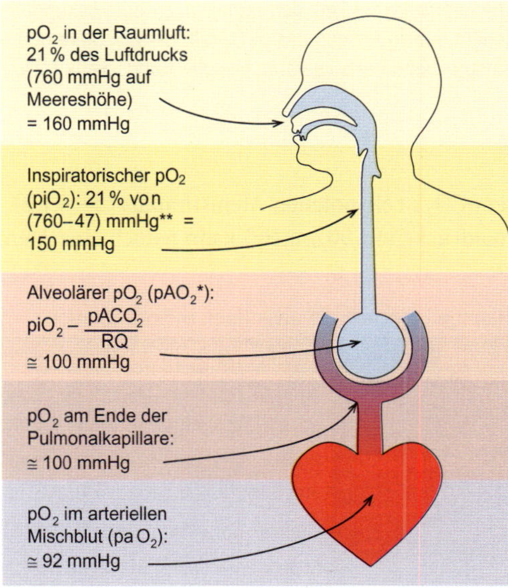

* Vereinfachte alveoläre Gasgleichung

** Die Atemluft ist ab dem Kehlkopf zu 100 % wasserdampfgesättigt, sodass der entsprechende Partialdruck (47 mmHg) vom Gesamtdruck abgezogen wird.

Abb. 6.17 Sauerstoffaufnahme und Sauerstofftransport im Überblick. RQ = respiratorischer Quotient – dieser beträgt bei reiner Kohlenhydratverbrennung 1, bei reiner Fettverbrennung 0,73. piO_2 = Sauerstoffpartialdruck in den Atemwegen: Er liegt unter dem pO_2 der Raumluft, da die Atemluft in den oberen Atemwegen zunehmend mit Wasserdampf gesättigt wird. paO_2 = in einer Körperschlagader (arteriell) gemessener Sauerstoffpartialdruck. pAO_2 = alveolärer Sauerstoffpartialdruck: Er liegt etwa 8 mmHg über dem arteriellen pO_2. $pACO_2$ = alveolärer Kohlendioxidpartialdruck: Er ist normalerweise mit dem arteriell gemessenen CO_2-Partialdruck ($paCO_2$) praktisch identisch. [L157]

Die alveoläre Ventilation kann auf zwei Wegen beeinträchtigt sein (➤ Tab. 6.6):

- Durch erniedrigtes **Atemminutenvolumen** als Folge von:
  - erniedrigter Atemfrequenz (z. B. bei Überdosis von Narkotika, Hirnstammschädigung)
  - erniedrigtem Atemzugvolumen, z. B. bei Schwäche der Atemmuskulatur („Atempumpe“) oder bei anderen restriktiven Lungen- oder Thoraxerkrankungen
- Durch einen (relativ) vergrößerten **Totraum:**
  - z. B. bei restriktiven Erkrankungen mit sehr flacher Atmung sowie bei chronisch-obstruktiver Lungenerkrankung (klassisch: der „Blue Bloater“) **oder**
  - bei erhöhtem alveolärem Totraum bei Ventilations-Perfusions-Inhomogenitäten mit High-V/Q-Mismatch, z. B. beim Schock oder bei Lungenembolie

Ein erhöhter Totraum führt nur sehr selten zur Hyperkapnie denn der damit verbundene hyperkapnische Effekt kann durch eine Steigerung des Atemminutenvolumens kompensiert werden. So wundert es nicht, dass der Hyperkapnie klinisch am häufigsten eine Erschöpfung der „Atempumpe“ zugrunde liegt und zwar vor allem bei neuromuskulären Erkrankungen (hier steht primär das erniedrigte Atemzugvolumen im Vordergrund) und bei der COPD (die hier primär erhöhte Totraumventilation kann lange über eine Erhöhung des Atemminutenvolumens ausgeglichen werden).

MERKE

Bei der Hyperkapnie entwickelt sich immer auch eine sekundäre Hypoxämie: Mit jedem mmHg Anstieg des pCO_2 fällt der alveoläre pO_2 um etwa 1 mmHg (entsprechend der alveolären Gasgleichung, ➤ 6.1.2).

Folgen

Ein erhöhter pCO_2 ist ein potenter Atemstimulus (➤ 6.1.2). Bei sehr hohen Partialdrücken (> 90 mmHg) kann jedoch eine Atemdepression bis hin zu Apnoen und genereller Bewusstseinseinschränkung auftreten. Zusätzlich kann die **akute Hyperkapnie** zu folgenden Problemen führen:

- Erniedrigter pH-Wert des Blutes mit nachfolgender Zellfunktionsstörung (Arrhythmien, akut eingeschränkte Herzfunktion)
- Inadäquate Vasodilatation mit weiteren Einschränkungen der Hämodynamik

Die Zeichen der **chronischen Hyperkapnie** sind unspezifisch und oft von den Erscheinungen der Grundkrankheit überlagert: v. a. morgendliche Kopfschmerzen (durch Vasodilatation) und Abgeschlagenheit.

Tab. 6.6 Häufige Ursachen der alveolären Hypoventilation

Lage der Läsion	Klinische Beispiele
Atemzentrum (Medulla oblongata)	Zentrale Apnoen, Drogenüberdosis, Enzephalitis, Blutung, Trauma, Tumor
Leitende Rückenmarksbahnen	Rückenmarksverletzung, Poliomyelitis, amyotrophische Lateralsklerose, Tumor
Periphere Nerven	Guillain-Barré-Syndrom, Phrenikuslähmung
Neuromuskuläre Endplatte	Myasthenia gravis, Muskelrelaxanzien
Atemmuskulatur	Muskeldystrophie, Myositis, eingeschränkte Zwerchfellexkursionen
Thorax	Schwere Skoliose, instabiler Thorax
Atemwege (obstruktive Prozesse)	Fremdkörper, Stimmbandlähmung, COPD
Lunge (restriktive Prozesse)*	Atelektasen, Lungenfibrose, Mukoviszidose, Pneumothorax

*Auch wenn restriktive Lungenerkrankungen im pathophysiologischen Sinn die Ventilation einschränken, kann klinisch eine Hyperventilation bestehen, da die mit diesen Prozessen oft einhergehende Hypoxämie eine „Bedarfshyperventilation“ bedingt.

6.1.4 Respiratorische Insuffizienz

Als respiratorische Insuffizienz wird die Unfähigkeit des Atmungssystems bezeichnet, den Bedarf des Körpers nach Sauerstoff und/oder nach CO_2-Ausscheidung zu befriedigen. Sie kann mit oder ohne Atemnot auftreten.
Unterschieden werden:

- **Hypoxische Insuffizienz** (auch als **respiratorische Partialinsuffizienz** bezeichnet): Hier ist primär die O_2-Aufnahme (Oxygenierung) gestört, etwa bei Pneumonie, Atelektasen, interstitiellen Lungenerkrankungen oder bei ARDS.
- **Respiratorische Globalinsuffizienz:** Hier sind sowohl die Oxygenierung als auch die CO_2-Ausscheidung betroffen. Eine Globalinsuffizienz ist immer Ausdruck einer alveolären Hypoventilation und entwickelt sich,
  - wenn die Atmungsmuskulatur erschöpft ist: Dies ist etwa bei neuromuskulären Erkrankungen (selten) oder bei einer chronisch-obstruktiven Bronchitis vom Blue-Bloater-Phänotyp (häufig) der Fall. Die „Atempumpe“ ist hier trotz Mehrarbeit nicht mehr in der Lage, ein zur CO_2-Elimination ausreichendes Atemminutenvolumen zu generieren (**chronisch-ventilatorische Insuffizienz** mit resultierender Hyperkapnie). Beim Blue Bloater besteht darüber hinaus eine Atemantriebsstörung, deren Ursache unklar ist. Eine weitere Atemantriebsstörung ist das **Adipositas-Hypoventilationssyndrom** (Pickwick-Syndrom). Die gleichzeitig vorliegende Hypoxämie ist Folge der Hyperkapnie (➤ 6.1.2). Auch bei Krankheiten mit schwerer hypoxischer Insuffizienz (z. B. schwere Pneumonie) kann es wegen erhöhter Atemanstrengung zu einer Ermüdung der Atemmuskulatur kommen und damit zu einer Ventilationseinschränkung mit nachfolgender Hyperkapnie.
  - wenn gleichzeitig ein obstruktiver Prozess und ein Prozess mit Low-V/Q-Mismatch vorliegen: Typisches Beispiel ist hier wieder die chronisch-obstruktive Bronchitis, bei der zusätzlich zur Atemwegsobstruktion häufig Atelektasen z. B. durch Schleim vorliegen, die ein Low-V/Q-Mismatch bedingen.

Die Zeichen der Ateminsuffizienz sind je nach Ursache sehr unterschiedlich. Die folgenden Zeichen können, müssen jedoch nicht auftreten: erhöhte Herzfrequenz (Tachykardie), erhöhte Atemfrequenz (Tachypnoe) mit Dyspnoe, Zyanosen, Angst und Erregungszustände (bei Hypoxie) – später ein eingeschränkter Bewusstseinszustand und Multiorganversagen.

Die Therapie besteht zunächst in der Sauerstoffgabe, häufig ist aber eine Beatmungstherapie erforderlich.

Eine Sauerstoffgabe kann in seltenen Fällen bei Globalinsuffizienz zu einem Atemstillstand führen, da der erniedrigte pO_2 der letzte Atemantrieb ist. Diese Gefahr wird in der Praxis aber oft überschätzt.

Beatmungstherapie

Die Beatmung hat primär zwei Ziele: Sie kann zum einen die alveoläre Ventilation verbessern (und dadurch die CO_2-Abgabe steigern), zum anderen kann sie die Oxygenierung unterstützen, indem das alveoläre Sauerstoffangebot stark erhöht wird. Sie zielt in manchen Fällen aber auch auf eine Entlastung der ermüdeten Atemmuskulatur, um so eine weitere Verschlimmerung einer Ateminsuffizienz zu verhindern.
Grundprinzip der Beatmung ist es, einen **Druckgradienten** zu erzeugen, damit Luft (oder ein anderes Gasgemisch wie etwa reiner Sauerstoff) in den Alveolarraum strömen kann. Die Exhalation erfolgt bei allen Formen der Beatmung passiv. Je nachdem, wie dieser Druckgradient erzeugt wird, wird unterschieden:

- **Beatmung mit negativem Druck** (*negative pressure ventilation*): Dies war das Prinzip der ersten mechanischen Beatmungsmaschine, der Eisernen Lunge (➤ Abb. 0.3). Durch einen um den Brustkorb herum intermittierend aufgebauten Unterdruck weitet sich der Thorax und Luft strömt in die Lunge ein. Noch heute wird dieses Prinzip vereinzelt vor allem bei der Beatmung von Patienten mit neuromuskulären Erkrankungen angewendet.
- **Beatmung mit positivem Druck** (*positive pressure ventilation*): Dies ist die heute vorherrschende Form der Beatmung. Der Druck wird dabei im Thorax einer Fremdperson (bei der Mund-zu-Mund-Beatmung), durch manuelle Kompression eines Beutels (bei der Beutel-Masken-Beatmung) oder maschinell generiert („maschinelle" oder „mechanische" Beatmung).

Der bei der Beatmung mit positivem Druck erzeugte Gasfluss kann auf verschiedenen Wegen in die Luftwege eingeleitet werden:

- Als **„invasive Beatmung"** (*invasive ventilation* = IV), bei der die Beatmungsluft über einen Tubus zugeführt wird, etwa über einen Orotracheal- oder Nasotrachealtubus (nach **endotrachealer Intubation),** über eine Trachealkanüle (nach **Tracheostomie**) direkt in die Trachea oder über einen bis dicht an die Stimmritze reichenden Tubus (eine häufig bei kürzeren Narkosen verwendete Form wird wegen seiner aufblasbaren Manschette am unteren Ende als **Larynxmaske** bezeichnet; engl. *laryngeal mask airway*, LMA).
- Als **„nichtinvasive Beatmung"** (*non-invasive ventilation*, NIV, oder auch *non-invasive positive pressure ventilation*, IPPV) über auf Nase und/oder Mund aufgesetzte Masken (Nasen- bzw. Mund-Nasenmasken). Die NIV kommt bei akuten Exazerbationen der chronisch-obstruktiven Lungenerkrankung sowie beim Schlafapnoesyndrom, aber auch in der Notfallmedizin und bei der Entwöhnung nach längerer invasiver Beatmung zum Einsatz. Die Masken können dabei durch Polster oder formbare Plastikteile bequem und leckfrei an die individuelle Gesichtsanatomie angepasst und zudem durch spezielle Mundstücke etwa an der Zahnreihe verankert werden. Die nichtinvasive Beatmung wird meist so eingestellt, dass die Einatmung des Patienten eine kurzzeitige Druckerhöhung auslöst, die dann die Einatmung erleichtert *(pressure support ventilation)*. Bei vielen Erkrankungen reicht die intermittierende Nutzung des – auch zu Hause anwendbaren – Beatmungsgeräts aus (intermittierende Selbstbeatmung = ISB)

Die nichtinvasive Beatmung ist wesentlich physiologischer als die invasive Beatmung, die deutlich häufiger mit Komplikationen wie Pneumonie verbunden ist, sie sollte deshalb wo immer möglich bevorzugt werden.

6.2 Diagnostik bei Lungenerkrankungen

In keinem Fachgebiet werden so viele diagnostische Puzzlestücke zusammengesetzt wie in der Lungenheilkunde. Es ist nicht ungewöhnlich, dass für eine Diagnose neben den althergebrachten „Barfußverfahren" wie Inspektion, Auskultation oder Perkussion weitere Modalitäten wie Funktionsdiagnostik (z. B. Spirometrie), Bildgebung (Röntgen, CT), Endoskopie (Bronchoskopie) und chemische Analysen (Labor, Blutgasanalyse) eingesetzt werden.
Die Blutgasanalyse wird genauer in ➤ 12.10.3 besprochen.

6.2.1 Anamnese

Da ein erheblicher Anteil der Bevölkerung Substanzen ausgesetzt ist, die für die Lunge potenziell toxisch sind, ist eine entsprechend breit gefächerte Anamnese nötig. Dabei muss zwischen der sog. *private pollution* (z. B. Zigarettenrauchen) und der *common pollution* unterschieden werden, auch wenn beide Einflüsse oft gleichzeitig vorliegen und sich meist gegenseitig potenzieren.

Beruf und Umgebung

Bei diesem Teil der Anamnese werden berufs- und umweltassoziierte Noxen abgefragt; die Fragen werden je nach Verdachtsdiagnose weiter detailliert bzw. ergänzt:

- **Berufsanamnese:** z. B. Bergbau (Silikose, Pneumokoniose), Asbest-Exposition, Landwirtschaft/Viehzucht (interstitielle Lungenerkrankungen durch Allergene), Bäcker (Mehlstaublunge) (➤ 6.5.3 und ➤ 6.5.4)
- **Hobbys:** Haustiere, z. B. Hunde, Katzen, Pferde (allergisches Asthma), Papageien und Wellensittiche (Psittakose), Kaninchen (Tularämie), Schafzucht (Q-Fieber)
- **Wohnung:** feuchte Wände, Luftbefeuchter, Klimaanlage, Teppiche, offener Kamin (alles potenzielle Noxen bei Asthma bronchiale und seltener der exogen-allergischen Alveolitis)

Persönliche Noxen

- **Zigaretten:** Zur Risikoeinschätzung wird der Konsum in Year Packs (= Pack Years, PY) angegeben: Zahl der täglich gerauchten Zigaretten in Packungen, multipliziert mit den Jahren, in denen der Patient geraucht hat. Dabei entsprechen z. B. 30 PY fast 220.000 Zigaretten!
- **Alkohol:** erhöhtes Risiko für Infekte mit Pneumokokken, Klebsiellen, Tbc
- **Drogen:** z. B. toxisches Lungenödem oder Lungenabszess bei intravenösem Heroin-Abusus
- **Medikamente:** z. B. Pneumonitis durch Amiodaron oder NItrofurantoin, Bronchospasmus durch ASS oder Betablocker, Husten durch ACE-Hemmer

Vorerkrankungen

- z. B. Tuberkulose (Reaktivierung z. B. im Rahmen konsumierender Erkrankungen oder durch Chemotherapie), Keuchhusten und Masern als Kind (erhöhtes Bronchiektaserisiko), Rheuma-Anamnese (Lungenbeteiligung bei Kollagenosen, Nebenwirkungen der Therapie)
- Fragen nach atopischen Manifestationen: z. B. Konjunktivitis, Heuschnupfen, Neurodermitis, Urtikaria (häufig mit Asthma assoziiert)
- Familienanamnese: α_1-Antitrypsin-Mangel, zystische Fibrose (Mukoviszidose), Asthma, Sarkoidose
- Auslandsaufenthalte: heute v. a. Fernreisen mit erhöhtem Risiko, z. B. für Malaria, Penicillin-resistente Pneumokokken (z. B. Spanien und andere Mittelmeeranrainer)

6.2.2 Körperliche Untersuchung

Diese umfasst den ganzen Menschen. So kann ein Koma auf eine CO_2-Retention oder eine Hypoxie zurückzuführen sein. Braunfärbung von Zeige- und Mittelfinger verraten den schweren Raucher. Uhrglasnägel sind oft Ausdruck einer chronischen Hypoxie, treten jedoch auch bei systemischen Entzündungsprozessen auf (➤ Abb. 6.18).

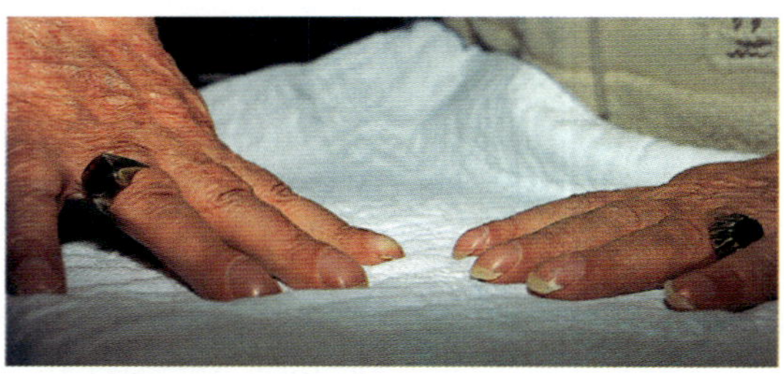

Abb. 6.18 Uhrglasnägel erscheinen durch eine Anhebung des Nagelbettes gewölbt. Sie treten oft zusammen mit Trommelschlägelfingern (Auftreibung der Fingerendglieder, ➤ Abb. 6.19) auf. [M104]

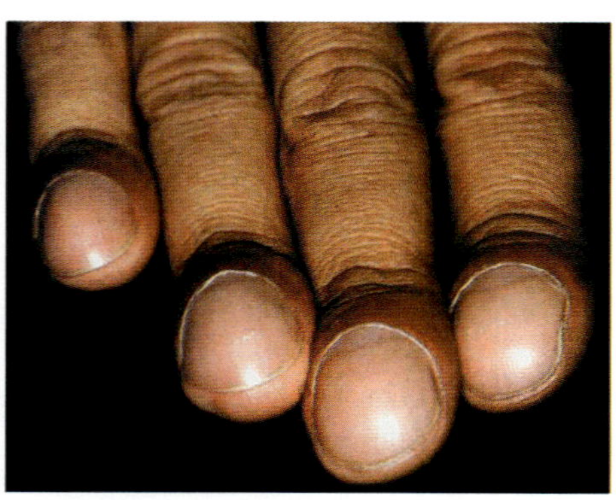

Abb. 6.19 Trommelschlägelfinger [E506]

MERKE

Ursachen von Uhrglasnägeln

- Chronische Hypoxämie: chronisch-obstruktive Bronchitis (v. a. mit Emphysem), Bronchiektasen, Mukoviszidose, Lungenfibrose
- Paraneoplastisch, z. B. bei Bronchialkarzinom
- Angeborene oder erworbene Herzfehler mit Rechts-links-Shunt
- Biliäre Zirrhose, Colitis ulcerosa, Morbus Crohn

Inspektion

Hier ist auf folgende Zeichen zu achten:

- Eingeschränkte oder seitendifferente Thoraxbeweglichkeit
- Fassthorax (anterior-posteriorer Durchmesser vergrößert)
- Inspiratorische Einziehungen: z. B. im Status asthmaticus
- Thoraxdeformitäten: z. B. Trichterbrust, Skoliose der Brustwirbelsäule, Gibbus
- Atemfrequenz (normal 12–16/min)
- Atmungstyp: z. B. Kussmaul-Atmung bei metabolischer Azidose, ➤ Abb. 6.8
- Hautfarbe: rot-purpur bei Polyzythämie, kirschrot bei CO-Vergiftung, blau-lila bei Zyanose (➤ Abb. 6.30)

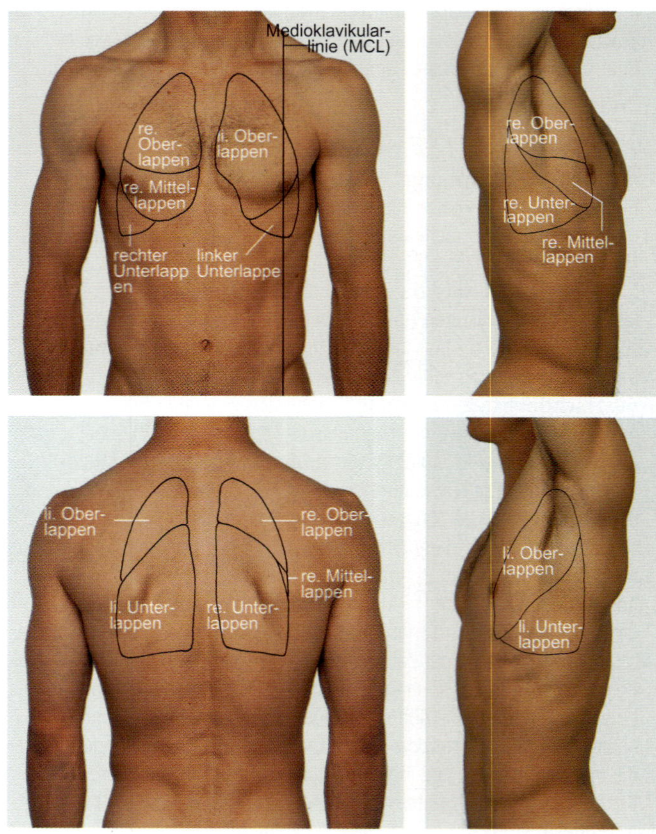

Abb. 6.20 Projektion der Lungengrenzen auf den Thorax [K116]

Palpation und Perkussion

Mit Palpation, Perkussion und Auskultation werden an der Körperoberfläche Hinweise auf darunter liegende Lungenprozesse „abgefragt" (➤ Abb. 6.20).

- Bei der Untersuchung des **Stimmfremitus** palpiert der Arzt die Thoraxwand mit breitbasig aufgelegten Händen, während der Patient „99" sagt. Spürbare Seitendifferenzen basieren auf dem Prinzip, dass tiefe Frequenzen durch lufthaltige Alveolen abgefiltert, bei pathologischem Infiltrat des Lungengewebes dagegen verstärkt fortgeleitet werden. Bei einem Pleuraerguss ist der Stimmfremitus gedämpft (➤ Tab. 6.7). Bei der Untersuchung der **Bronchophonie** flüstert der Patient „66", normalerweise ist dies mit dem Stethoskop nicht zu hören, bei einem Infiltrat wird die hohe Frequenz aber ebenso verstärkt wie der Stimmfremitus.
- Der **Klopfschall** ist z. B. über einem Pleuraguss oder verdichtetem Lungengewebe (wie bei Pneumonie oder Atelektase) gedämpft. Ein hypersonorer Klopfschall ist dagegen z. B. beim Lungenemphysem nachweisbar.
- Die **Atemverschieblichkeit** der Lungengrenzen beträgt normalerweise ≥ 1 Interkostalraum und ist seitengleich. Eine einseitig herabgesetzte Atmungsverschieblichkeit weist auf einen Zwerchfellhochstand, eine symmetrische Verminderung z. B. auf ein Lungenemphysem hin.

Auskultation

Grundsätzlich gilt:

- Auskultation immer bei entblößtem Oberkörper (BH kann angelassen werden)
- Stethoskop fest aufsetzen, da sonst die Haut (v. a. leicht schweißige Haut) gegen die Membran des Stethoskops reibt, was atmungsabhängige Nebengeräusche vortäuschen kann
- Immer beide Lungen im Seitenvergleich auskultieren
- Darauf achten, dass der Patient mit offenem Mund kräftig, aber möglichst geräuschlos und ohne Lippenbremse ein- und ausatmet
- Und vor allem: so lange horchen, bis über den Befund Sicherheit besteht!

Atemgeräusch

Das Atemgeräusch wird beschrieben als

- **Vesikulär:** leises „Rauschen", nur bei der Inspiration (Normalbefund)
- **Bronchialatmen:** „schärferes", hochfrequentes, auch im Exspirium hörbares Atemgeräusch, wie es dicht über dem Tracheobronchialbaum (z. B. zwischen den Schulterblättern) physiologischerweise gehört wird. Bei Infiltration oder Lungenfibrose wird das in den Bronchien entstehende Atemgeräusch bis zur Brustwand fortgeleitet und damit auch über normalerweise „vesikulär" klingenden Lungenabschnitten hörbar.
- **Abgeschwächt:** z. B. bei Erguss oder verminderter Entfaltung (Atelektase)
- **Fehlend:** z. B. bei Pleuraerguss oder bei großem Pneumothorax

Nebengeräusche

Die Klassifikation ist wegen der Verwendung teils subjektiver Begriffe (wie etwa „ohrnah") äußerst verwirrend und noch immer behelfen sich viele Untersucher mit Aussagen wie: „klingt wie die Waschmaschine meiner Großmutter". Zur besseren Verständigung

Tab. 6.7 Vergleich typischer physikalischer Lungenbefunde

Diagnose	Perkussionsbefund	Stimmfremitus bzw. Bronchophonie	Auskultation	
			Atemgeräusch	Nebengeräusche
Kardiale Stauung (z. B. bei Linksherzinsuffizienz)	Normal oder Dämpfung	Normal oder verstärkt	Normal	Feuchte RG bei der Einatmung (oft spätinspiratorische, feinblasige, „ohrferne" RG)
Pneumonisches Infiltrat	(Leichte) Dämpfung	Verstärkt*	Verstärkt (Bronchialatmen)	Feuchte RG bei der Einatmung („ohrnahe" RG)
Pleuraerguss	(Starke) Dämpfung, aber lageveränderlich	Abgeschwächt bis fehlend	Abgeschwächt bis fehlend	Oft feuchte RG im Grenzbereich (bei Pleuritis im Anfangsstadium evtl. Pleurareiben)
Große Atelektase	Dämpfung	Abgeschwächt	Abgeschwächt bis fehlend	Keine
Bronchitis	Normal	Normal	Normal oder leicht abgeschwächt	Trockene RG, evtl. auch feuchte, grobblasige, nichtklingende RG bei Ein- und Ausatmung
Pneumo-thorax	Hypersonor, tympanitisch	Abgeschwächt bis fehlend	Fehlendes Atemgeräusch, bei geringergradigen Formen abgeschwächt oder sogar normal	Keine
Asthma bronchiale (im Anfall)	Hypersonor	Normal oder symmetrisch abgeschwächt	Abgeschwächt, Ausatmung verlängert	Trockene RG (Giemen, Brummen), v. a. exspiratorisch
Lungenemphysem	Hypersonor	Symmetrisch abgeschwächt	Abgeschwächt	Keine

*Liegen gleichzeitig Pleuraergüsse vor, kann der Stimmfremitus auch abgeschwächt sein.

6

sollte bei der Beschreibung der Nebengeräusche unbedingt eine standardisierte Terminologie eingehalten werden, die inzwischen auch international verbindlich geregelt ist. Nebengeräusche werden – obwohl sie keineswegs immer „rasseln" – historisch auch als „Rasselgeräusche" („RG") bezeichnet und weiter differenziert in:

- **Kontinuierliche Nebengeräusche** (= „trockene Rasselgeräusche"): Giemen und Brummen. Diese Geräusche weisen auf Sekret in den großen Luftwegen oder eine Atemwegsobstruktion hin – z. B. bei Asthma bronchiale oder chronisch-obstruktiver Bronchitis. **Giemen** (engl. *wheeze)* ist ein pfeifendes, v. a. exspiratorisches Geräusch, **Brummen** (engl. *rhonchi)* dagegen ein tieffrequentes in- oder exspiratorisches Geräusch. Ein weiteres, vom Giemen abzugrenzendes Nebengeräusch ist der **Stridor,** der sich ebenfalls als hochfrequentes Pfeifen bemerkbar macht. Im Gegensatz zum Giemen entsteht er aber an den oberen (extrathorakalen) Luftwegen und ist daher meist inspiratorisch.
- **Diskontinuierliche Nebengeräusche** (= „feuchte Rasselgeräusche", engl. *crackles* oder *rales*) sind v. a. inspiratorisch zu hören; sie sind durch Sekret bzw. Flüssigkeit in den kleinen Luftwegen bzw. Alveolen bedingt. Man unterscheidet:
  - Grobblasige = tieffrequente RG bei Flüssigkeit in den Luftwegen, z. B. bei akutem Lungenödem
  - Feinblasige = hochfrequente RG bei Flüssigkeit in Bronchiolen und Alveolen, z. B. bei chronischer Linksherzinsuffizienz mit Lungenstauung
  - Die feuchten Rasselgeräusche werden bisweilen noch mit zusätzlichen, oft subjektiven Attributen versehen, wie „klingende" = ohrnahe RG (heller, höher, deutlich hörbar – bei infiltriertem Lungengewebe, z. B. Pneumonie) und „nichtklingende" = ohrferne RG (tiefer, dumpfer – bei intaktem Lungengewebe, z. B. bei Lungenödem).
- **Sklerophonie** (Entfaltungsknistern): trockenes „Knisterrasseln", typisch für Lungenfibrose, im Alter z. T. physiologisch
- **Pleurareiben** (ein atmungssynchrones Geräusch, das wie Lederknarren oder Knirschen im Schnee klingt) weist auf eine Pleuritis sicca hin.

Stimmphänomene bei der Auskultation

Von **Bronchophonie** wird gesprochen, wenn hohe Frequenzen, die normalerweise bei der Auskultation nicht hörbar sind, bei einer Verdichtung des dazwischen liegenden Lungengewebes auskultierbar werden. Hierzu lässt man den Patienten z. B. „66" stimmlos zischen. Dasselbe Phänomen liegt der **Pectoriloquie** (der bei der Auskultation hörbaren Übertragung von Flüstertönen) zugrunde. Die **Egophonie** nutzt ein ähnliches Prinzip aus: Der Patient sagt immer wieder „i", bei Infiltration des Lungengewebes hört der Arzt ein deutliches „e".

MERKE

Für ein pulmonales Infiltrat spricht:

- Klingende („ohrnahe") Rasselgeräusche
- Bronchialatmen
- Gedämpfter Klopfschall
- Positive Bronchophonie („66")
- Positiver Stimmfremitus („99")
- Positive Egophonie („i-zu-e-Änderung")

6.2.3 Röntgen-Thorax

Die Thoraxübersichtsaufnahme im Stehen ist eine unverzichtbare Basisuntersuchung bei der Abklärung von Lungenerkrankungen. Beim posterior-anterioren Strahlengang (➤ Abb. 6.21a) liegt das ventral gelegene Herz dem Film näher und stellt sich daher weniger vergrößert dar als in der anterior-posterioren Aufnahme. Die Aufnahme erfolgt während maximaler Inspiration. Nur ein Pneumothorax ist in Exspiration deutlicher sichtbar.

Zur genaueren Lokalisation einer Veränderung sowie zum Nachweis retrokardialer und retrosternaler Prozesse wird immer zusätzlich eine Seitaufnahme gemacht (➤ Abb. 6.21b und ➤ Abb. 6.22).

Ein systematisches Vorgehen bei der Befundung von Röntgenbildern ist Voraussetzung für die korrekte Bewertung.

Normalbefund

Die röntgenologisch sichtbare Lungenzeichnung ist beim Lungengesunden überwiegend durch Gefäße bedingt. Im Stehen nimmt der Gefäßdurchmesser infolge des hydrostatischen Drucks von kranial nach kaudal zu, weshalb die Lungenunterfelder normalerweise eine stärkere Gefäßzeichnung aufweisen. Die Bronchien sind nur in ihren zentralen, hilusnahen Abschnitten als Aufhellungen erkennbar. Die Interlobärspalten sind nur sichtbar, wenn sie tangential getroffen werden, deshalb ist der schräg verlaufende große Lappenspalt nur in

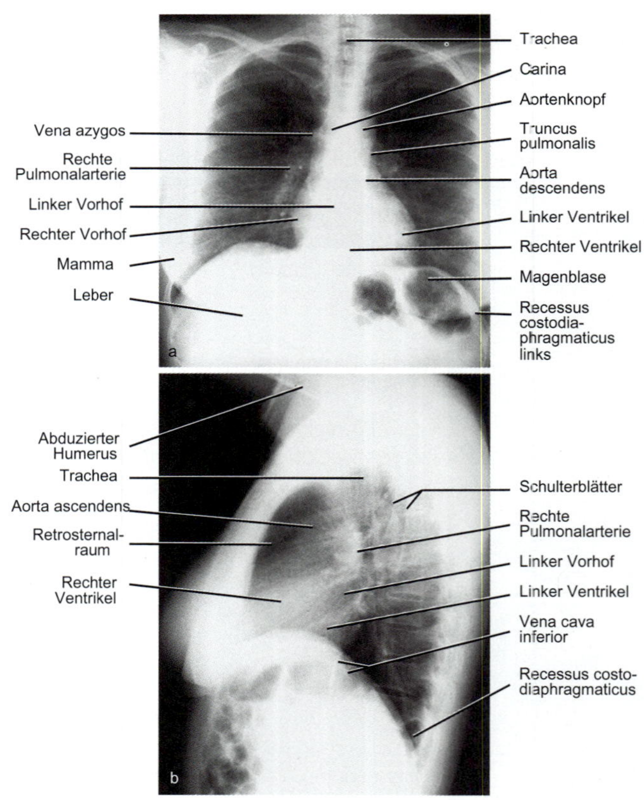

Abb. 6.21 Röntgennativaufnahme des Thorax im posterior-anterioren Strahlengang (p. a. Aufnahme, a) und im seitlichen Strahlengang (b) [E283]

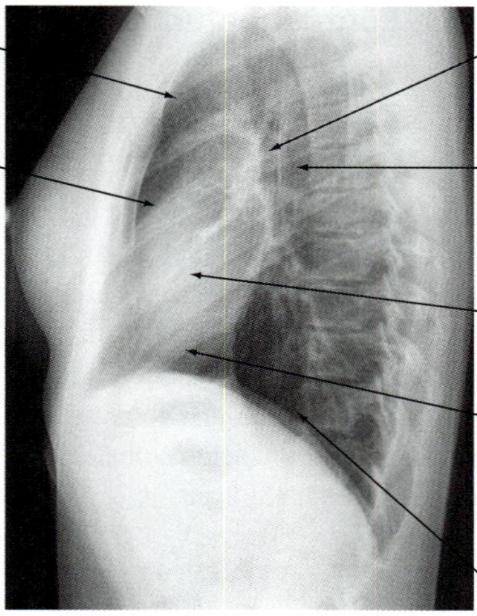

Abb. 6.22 Röntgennativaufnahme des Thorax im seitlichen Strahlengang [S008-3]

der Seitaufnahme zu erkennen. Das rechte Zwerchfell steht infolge der Anhebung durch die Leberkuppel höher als das linke.

Verschattungen

Verschattungen können Pathologien im Alveolärraum oder im Interstitium anzeigen.

PRAXISBEZUG

Radiologie: Systematische Befundung des Röntgen-Thorax

Festgehalten bzw. kommentiert werden:
- Name, Geschlecht, Alter des Patienten, Datum der Untersuchung, Voraufnahmen
- Technische Qualität der Aufnahme:
  - Belichtung (Faustregel: Die oberen Ecken sollen schwarz sein, der 5. Brustwirbelkörper soll gerade noch im Herzschatten abgrenzbar sein. Ist er das nicht, so ist die Aufnahme „zu weich", ist dagegen die gesamte Brustwirbelsäule gut sichtbar, ist die Aufnahme „zu hart", d.h. überbelichtet.)
  - Inspirationslage
  - Symmetrie: Symmetrischer Abstand von Dornfortsätzen zu den Sternoklavikulargelenken?
- Trachea: Verlauf, Lumeneinengungen, Kontur
- Carina: Aufspreizung spricht für eine Vergrößerung des linken Vorhofs oder für mediastinale Lymphome.
- Mediastinum: breite, freie Luft, Symmetrie
- Hilus: Symmetrisch prominente Hili sind z.B. bei bihilärer Lymphadenopathie oder bei pulmonaler Hypertonie nachweisbar, eine asymmetrische Hilusverdickung ist dagegen immer karzinomverdächtig.
- Lunge: Zeichnung (Gefäßzeichnung, Infiltrate, Atelektasen), Symmetrie, Raumforderung, Zeichen der Überblähung
- Pleura: Pneumothorax, Pleuraerguss
- Herz: Herzverbreiterung, Herzkonfiguration
- Zwerchfelle: Zwerchfellhernie, Zwerchfell(hoch)stand, Magenluft unter dem linken Zwerchfell
- Rippen, Weichteile (z.B. Mamma), Lateralwand des Thorax

Seitbild
- Trachea
- Retrosternalraum, Retrokardialraum
- Wirbelsäule
- kleiner und großer Lappenspalt
- Zwerchfelle

Alveoläre Verschattungen

Alveoläre Verschattungen können als Infiltrate oder als Atelektasen vorkommen.

Infiltrate sind durch einen verminderten Luftgehalt der Alveolen bedingt und stellen sich als diffuse, fleckig-wolkige Verschattungen mit unscharfer Begrenzung dar. Typisch ist ein **Luftbronchogramm:** Dabei heben sich die lufthaltigen Bronchien vom umgebenden Infiltrat ab. Da Infiltrate durch Exsudation von Flüssigkeit in die Alveolen entstehen, sind sie typischerweise mit einer **Volumenzunahme** des betroffenen Lungenareals verbunden. Alveoläre Verschattungen kommen z. B. bei Pneumonie oder bei exogen-allergischer Alveolitis vor.

Atelektasen sind dagegen luftärmere Lungenareale, die durch einen Verschluss des zuführenden Bronchus entstehen. Sie zeichnen sich durch eine **Volumenverminderung** mit konkaver Begrenzung der Verschattung aus. Das Mediastinum wird zur kranken Lungenseite hin verzogen und das Zwerchfell steht auf der betroffenen Seite höher als auf der gesunden.

Interstitielle Verschattungen

Sie sind durch verdickte (z. B. flüssigkeitsgefüllte) interlobuläre Septen bedingt und auf dem Röntgenbild netzförmig (retikulär) oder streifig strukturiert. Je nach Verlauf und Lage spricht man von:
- **Kerley-B-Linien:** horizontale, in den lateralen Anteilen der Lungenunterfelder gelegene, ca. 1 cm lange „Striche". Sie sind ein wichtiger Hinweis auf das Vorliegen einer chronischen Lungenstauung im Rahmen einer Linksherzinsuffizienz.
- **Kerley-A-Linien:** dünne, streifige Verdichtungen in den Lungenoberfeldern, die radiär von den Hili in die Oberfelder verlaufen; diese sind weniger spezifisch für eine Lungenstauung.

Unterscheidung der Verschattungen nach ihrer Ausdehnung

Flächige Verschattungen sind auf Infiltrate oder Atelektasen zurückzuführen. Am häufigsten sind Infiltrate bei einer Pneumonie, wo sie meist einseitig vorkommen. Eine beidseitige, symmetrische Verschattung wird am häufigsten im Rahmen einer Lungenstauung bei Linksherzinsuffizienz gesehen.

PRAXISBEZUG

Rundherde im Röntgen-Thorax

- **Rundschatten (≥ 1 cm):** Bei einem neu aufgetretenen solitären Rundschatten liegt häufig ein Bronchialkarzinom, etwas seltener ein Granulom (z. B. Tuberkulom) vor. Oft ist deshalb ein Vergleich mit

Voraufnahmen entscheidend: Neu aufgetretene Veränderungen sind meist bösartig, „alte" Veränderungen dagegen erfahrungsgemäß weniger bedrohlich. Multiple Rundschatten sind meist Metastasen (➤ Abb. 6.23), seltener liegen Abszesse oder Granulome vor.

- **Rundatelektase:** Dieser Begriff ist irreführend, da keine Atelektase im eigentlichen Sinne vorliegt. Bei der „Rundatelektase" besteht ein interlobulärer Erguss, welcher wie ein „Tumor" aussieht. Dieser verschwindet nach Rekompensation der Linksherzinsuffizienz.
- **Ringschatten:** Ringschatten von Emphysemblasen sind meist in den Lungenoberlappen nachweisbar. Multiple kleinere Ringschatten weisen auf eine Wabenlunge hin (z. B. im Rahmen einer fortgeschrittenen Lungenfibrose): Hierbei schrumpft fibrotisches Gewebe und dehnt dadurch benachbarte Lungenareale, die als Waben sichtbar werden. Man nennt dies auch ein „vikariierendes" Emphysem (von „Vikar": der „Stellvertreter"). Ein Ringschatten mit Flüssigkeitsspiegel ist meist bei einem Lungenabszess nachweisbar.
- **Kaverne:** Rundherde mit zentraler Einschmelzung finden sich besonders bei der Tuberkulose, können jedoch auch beim Bronchialkarzinom vorkommen. Andere Ursachen sind die abszedierende Pneumonie oder die Granulomatose mit Polyangiitis (früher: Morbus Wegener).
- **Fleckschatten (≤ 1 cm):** Sie kommen z. B. bei Tbc, Sarkoidose, Lymphangiosis carcinomatosa und Silikose vor. „Miliare Fleckschatten" sind disseminiert und ≤ 3 mm groß; sie weisen auf eine Miliartuberkulose hin.

CAVE!

Der häufigste von Anfängern identifizierte „Tumor" in den Lungenunterfeldern ist der runde Schatten der Mamillen (➤ Abb. 6.24). Ob es sich um einen echten Rundherd (z. B. Tumor) handelt, kann man schnell auf der Seitaufnahme überprüfen: Die Mamillen sind auf der Seitaufnahme oft ventral auf Hautniveau sichtbar, echte Tumoren hingegen sind in der Seitaufnahme in der Lunge zu lokalisieren.

Rundherde dagegen sind schärfer begrenzt und haben runde Konturen. Da sich hinter einem Rundherd ein maligner Tumor verbergen kann, ist eine rasche diagnostische Klärung zwingend.

Andere häufige Röntgenbefunde

Pleuraerguss

Der Pleuraerguss (➤ 6.10.2) ist röntgenologisch ab ca. 300 ml (sonografisch ab ca. 30 ml!) sichtbar. Meist ist der **kostophrenische Winkel** verschattet. Der konkav nach lateral ansteigende Rand des Ergusses wird als **Ellis-Damoiseau-Linie** bezeichnet und ist auf den negativen intrapleuralen Druck zurückzuführen. Ursache eines Pleuraergusses sind in etwa 50 % maligne Tumoren wie z. B. das Bronchial- und das Mammakarzinom. Oft tritt ein Pleuraerguss bei Pleuropneumonie und bei Rechtsherzinsuffizienz, seltener bei Tbc und Kollagenosen wie z. B. dem SLE auf.

Pneumothorax

Beim Pneumothorax (➤ 6.10.1, Aufnahme bei Verdacht **in Exspiration**) ist die Pleura visceralis erkennbar von der Thoraxwand entfernt und die Lungengefäßzeichnung nicht mehr bis an die Thoraxwand zu verfolgen. Bei einem **Mantelpneumothorax** ist das Lungenparenchym von der Thoraxwand durch eine Luftsichel getrennt. Bei einem **Spannungspneumothorax** wird das Mediastinum zur Gegenseite verdrängt. Selten ist ein **Pneumomediastinum,** das im Röntgen-Thorax an einer mediastinalen Luftsichel zu erkennen ist.

MERKE

Bei einer Atelektase wird das Mediastinum zur kranken Seite gezogen, bei einem Spannungspneumothorax dagegen auf die gesunde Seite gedrückt. Führt ein Pleuraerguss zu einer Mediastinalverschiebung auf die gesunde Seite, spricht man von einem raumfordernden Erguss. Ursache ist meist ein Malignom.

Hilusverbreiterung

Eine Hilusverbreiterung kann zum einen durch eine hiläre **Lymphknotenvergrößerung** bedingt sein, eine einseitige Vergrößerung ist meist auf ein Bronchialkarzinom zurückzuführen. Ursachen einer

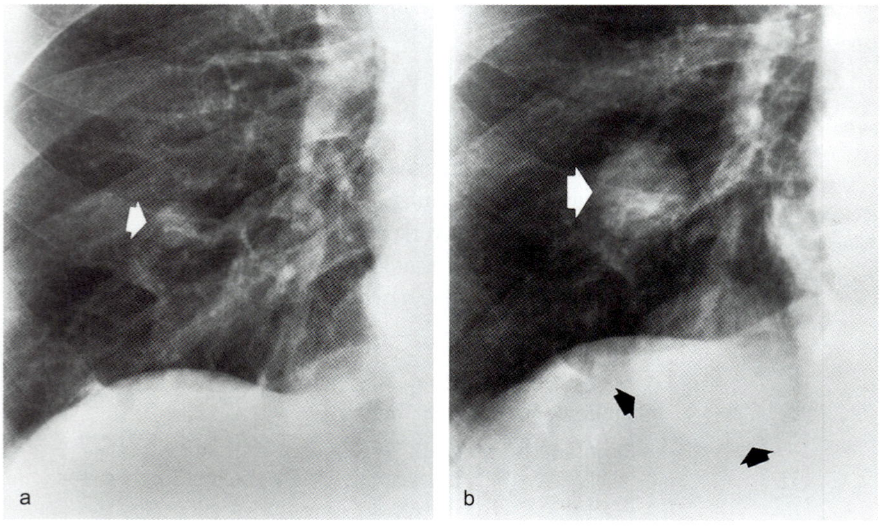

Abb. 6.23 Lungenmetastase im zeitlichen Verlauf: a) Es zeigt sich eine unklare Struktur im rechten Unterlappen (welche nur im Seitbild als Metastase kenntlich wird). b) 3 Monate später ist der Rundherd so gewachsen, dass eine Metastase die wahrscheinliche Diagnose ist. Mittlerweile ist eine zweite Raumforderung nachweisbar, deren untere Begrenzung aufgrund des Zwerchfellschattens schwieriger zu definieren ist. [E348]

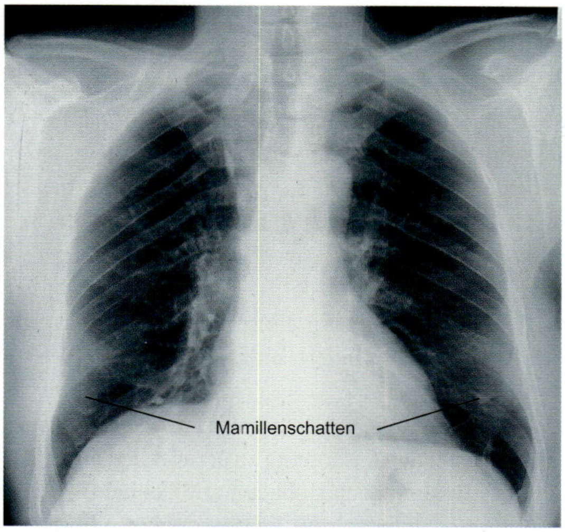

Abb. 6.24 Die Mamillenschatten im Röntgen-Thorax werden häufig fälschlicherweise als „Rundherd" identifiziert. [M104]

symmetrischen Vergrößerung (bihiläre Lymphadenopathie) können u. a. eine Sarkoidose, ein malignes Lymphom, Metastasen oder ein Bronchialkarzinom sein. Bei zusätzlicher Verkalkung liegt häufig eine Tbc oder eine Silikose vor.

Zum anderen kann eine Hilusverbreiterung **gefäßbedingt** vorkommen, bedingt entweder durch eine Lungenstauung mit Erweiterung der zentralen Lungengefäße infolge einer Linksherzinsuffizienz oder durch eine pulmonale Hypertonie, wie z. B. beim Cor pulmonale.

Mediastinalverbreiterung

Die Mediastinalverbreiterung hat vier Hauptursachen: Struma, Lymphom, Tumor sowie obere Einflussstauung.

- Eine Verbreiterung des **vorderen, oberen Mediastinums** ist meist auf eine retrosternal eintauchende Struma zurückzuführen, die Diagnose wird z. B. durch die Schilddrüsenszintigrafie gestellt. Andere Ursachen sind Lymphome (z. B. Morbus Hodgkin: „schornsteinartige" Mediastinalverbreiterung), Lymphknotenmetastasen, Thymom.
- Im **hinteren, oberen Mediastinum** sind neurogene Tumoren zu finden.
- Im **vorderen, unteren Mediastinum** können Teratome und Dermoidzysten lokalisiert sein; diese können auch Zähne, Knochen oder Kalk enthalten.

Seltene Ursachen einer Mediastinalverbreiterung sind das thorakale Aortenaneurysma, Perikarddivertikel sowie eine Zwerchfellhernie mit „Upside-down-Magen" (➤ Abb. 7.25). Eine rechtsseitige Mediastinalverbreiterung schließlich kann durch eine erweitertete V. azygos oder eine atypisch absteigende Aorta verursacht sein.

Vermehrte Strahlentransparenz

Eine vermehrte Strahlentransparenz der Lunge ist auf eine Rarefizierung der Gefäßzeichnung zurückzuführen. Die häufigste Ursache ist das Lungenemphysem. Eine einseitige Transparenzvermehrung kann bei akuter Lungenembolie mit A.-pulmonalis-Hauptstammverschluss, selten bei einseitiger Gefäßhypoplasie (Swyer-James-Syndrom) oder Lungenzysten nachweisbar sein.

Bei pulmonaler Hypertonie sind die peripheren Abschnitte der Lunge durch die Kaliberverengung der Gefäße vermehrt strahlentransparent, während die zentralen, hilusnahen Regionen bei normalem Kaliber verdichtet erscheinen (sog. **„Kalibersprung"**). Im Gegensatz hierzu besteht insgesamt eine vermehrte Gefäßzeichnung bei Rezirkulationsvitien mit Links-rechts-Shunt (z. B. Vorhofseptumdefekt).

6.2.4 Andere bildgebende Verfahren

- **Computertomografie (CT):** Wichtige Einsatzgebiete der CT sind: Staging bei einem Bronchialkarzinom, Ausschluss von Metastasen und morphologische Charakterisierung von Rundherden. Zur Beurteilung des Mediastinums werden die Gefäße durch i. v.-Kontrastmittelgabe kontrastiert; sie sind dann besser z. B. gegen die mediastinalen Lymphknoten abgrenzbar. Mittels hochauflösender Computertomografie („HR-CT") können Atmungsartefakte reduziert und so die Auflösung verbessert werden. Dieses Verfahren dient der Charakterisierung von interstitiellen Lungenerkrankungen („Lungenfibrose") und dem Nachweis von Bronchiektasen. Als sog. **Angio-CT** (Spiral-CT mit Kontrastmittelgabe) wird die CT heute als Diagnostik der Wahl zum Nachweis von Lungenembolien eingesetzt. Auch „virtuelle" Bronchoskopien sind dabei durch die dreidimensionale Darstellung des Bonchialbaumes möglich.
- **Kernspintomografie (MRT):** Sie findet vor allem zur Abklärung unklarer mediastinaler Prozesse und zur Beurteilung der großen thorakalen Gefäße Anwendung.
- **Sonografie:** Die Sonografie ist unverzichtbar zur Diagnostik und gezielten Punktion von Pleuraergüssen, die bereits ab 30 ml Volumen nachgewiesen werden können.
- **Endobronchialer Ultraschall (EBUS):** Dieses Verfahren erlaubt die Darstellung (und Punktion) von mediastinalen Lymphknoten. (➤ 6.2.6).

6.2.5 Lungenfunktionsdiagnostik

Die physikalischen Eigenschaften der Lunge – wie Dehnbarkeit des Lungengewebes oder Leitfähigkeit der Bronchien – ändern sich im Krankheitsfall; hierdurch ändern sich wiederum einfach zu messende Lungenfunktionen, wie z. B. der Luftfluss am Mund oder das maximale Fassungsvolumen der Lunge. Folgende Verfahren der Lungenfunktionsdiagnostik stehen zur Verfügung:

- Durch die **Spirometrie** werden ein- und ausgeatmete Atemvolumina bzw. die dabei entstehenden Atemflüsse bestimmt.
- Durch die **Bodyplethysmografie** werden intrathorakale Volumina über Druckveränderungen in einer geschlossenen Umgebungskammer bestimmt.

- Intrathorakale Volumina können aber auch durch die Ein- und Ausatmung inerter Gasgemische bestimmt werden, deren Verdünnung ausgewertet wird **(Gasverdünnungstests).**
- Der Widerstand in den Luftwegen kann über einfache Druckwandler bestimmt werden **(Widerstandsmessung).**
- Darüber hinaus kann durch die Einatmung von im Blut löslichen Gasen (z. B. Kohlenmonoxid) das Ausmaß der maximal möglichen Diffusion in die Blutbahn bestimmt werden (Bestimmung der **Diffusionskapazität**).

Die Sollwerte sind von Geschlecht, Alter sowie Körpergröße abhängig und können z. B. Tabellen der **EGKs (Europäische Gesellschaft für Kohle und Stahl)** entnommen werden.

Spirometrie

Bei der Spirometrie bläst der Patient in ein kleines Messgerät **(Spirometer).** Das Gerät misst Volumenänderungen bei Ein- und Ausatmung. Die modernen Geräte berechnen zusätzlich den Luftfluss (Volumenänderung pro Zeiteinheit).

- Als **Vitalkapazität** (**v**ital **c**apacity, **VC**) bezeichnet man das maximal mobilisierbare Lungenvolumen. Es setzt sich aus exspiratorischem Reservevolumen, Atemzugvolumen und inspiratorischem Reservevolumen zusammen (➤ Abb. 6.25). Die Vitalkapazität ist damit ein Maß für die Atembreite. Erniedrigte Werte finden sich bei restriktiver Ventilationsstörung (z. B. Lungenfibrose, Pleuraerguss, neuromuskuläre Erkrankungen) sowie bei Zunahme des Residualvolumens im Rahmen obstruktiver Erkrankungen (z. B. Lungenemphysem). Die Vitalkapazität wird idealerweise durch Inspiration nach maximaler Ausatmung gemessen (sog. **inspiratorische VC**), kann aber auch durch Exspiration nach maximaler Einatmung ermittelt werden. In der Praxis wird häufig auch die sog. **forcierte Vitalkapazität (FVC)** bei raschest möglicher Ausatmung bestimmt.
- Das **FEV$_1$** (= Einsekundenkapazität) bezeichnet das maximale innerhalb der ersten Sekunde der Exhalation auszuatmende Volumen (**f**orciertes **e**xspiratorisches **V**olumen in der **1.** Sekunde). Beurteilt wird vor allem der auf die Vitalkapazität bezogene Wert (sog. **Tiffeneau-Wert** = FEV$_1$/VC × 100 [%]). Der Normalwert beträgt ≥ 75 %, bei älteren Patienten ≥ 70 %. Das FEV$_1$ ist der wichtigste Parameter für eine Obstruktion der unteren (intrathorakalen) Atemwege. Es ist dementsprechend eingeschränkt bei obstruktiven Atemwegserkrankungen wie Asthma oder Emphysem. Auch bei restriktiven Lungenerkrankungen (wie etwa der Lungenfibrose) ist das FEV$_1$ vermindert; hier ist jedoch wegen der eingeschränkten Dehnbarkeit der Lunge gleichzeitig die Vitalkapazität vermindert, sodass der Tiffeneau-Wert normal ist.
- Der **Atemspitzenstoß** (**p**eak **e**xpiratory **f**low, PEF) bezeichnet den maximal bei der Ausatmung zu erzielenden Luftfluss.
  Der **Peak Flow** kann auch ambulant mit kleinen Handgeräten gemessen werden, dies wird bei der Heimkontrolle des Asthmas ausgenützt (➤ 6.3.4).

Darstellung der Atemvolumina bzw. des Atemflusses

Die Volumina bzw. Kapazitäten werden bei der Spirometrie kontinuierlich registriert und können damit in ein **Volumen-Zeit-Diagramm** aufgetragen werden. Da in den neueren Geräten auch der Gasfluss kontinuierlich berechnet oder gemessen wird, kann hier jedem ausgeatmeten Volumen ein bestimmter Fluss zugeordnet und können die Messwerte als **Fluss-Volumen-Diagramm** ausgegeben werden (➤ Abb. 6.26). Aufgetragen wird der exspiratorische Fluss (y-Achse, nach oben) und der inspiratorische Fluss (y-Achse, nach unten) über das Volumen (x-Achse). Der Fluss ist kurz nach Beginn der Exspiration am höchsten (Atemspitzenstoß, Peak Flow) und nimmt danach kontinuierlich ab.

Diese Abnahme ist bei Atemwegsobstruktion (z. B. Asthma bronchiale) verstärkt, sodass eine Einsenkung der normalerweise „hinkelsteinartigen" Kurve zu sehen ist (Scooping). Entsprechend ist der **m**aximale (oder forcierte) **e**xspiratorische **F**luss bei **50 %** der VC (sog. **MEF$_{50}$** bzw. FEF$_{50}$) vermindert. Ein weiterer, oft ange-

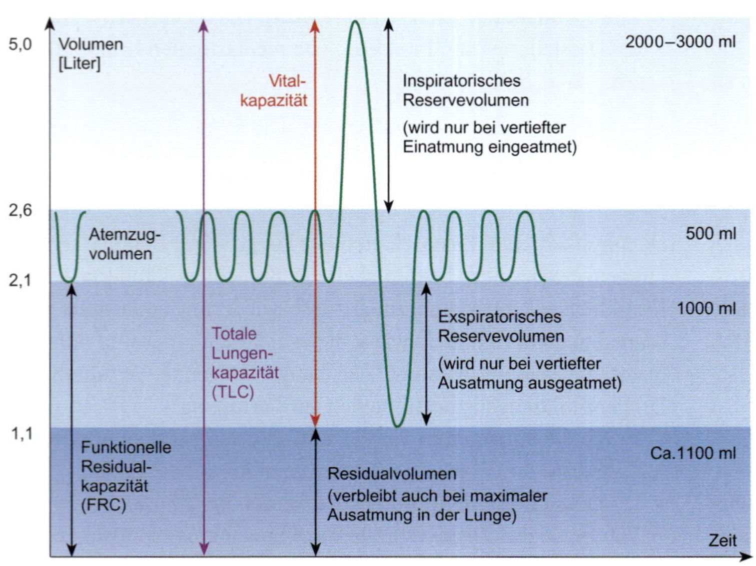

Abb. 6.25 Atemvolumina und -kapazitäten des Gesunden bei Ruheatmung und vertiefter Ein- und Ausatmung. Die Summen aus mehreren Atemvolumina werden als Atemkapazitäten bezeichnet. [L190]

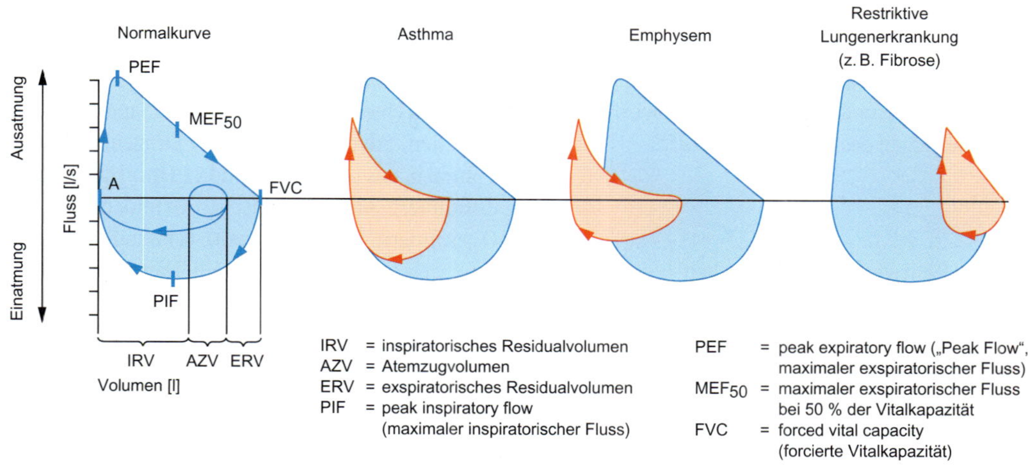

Abb. 6.26 Pathologische Fluss-Volumen-Kurven. Links: normale Fluss-Volumen-Kurve mit inspiratorischem (negativer Teil der Kurve) und exspiratorischem (positiver Teil der Kurve) Schenkel. Man erkennt in der Mitte die Atemschleife der Ruheatmung, gefolgt von einer tiefen Einatmung. Am Punkt A beginnt die forcierte Ausatmung. Rechts daneben: pathologische Fluss-Volumen-Kurven. Die Verschiebung der Fluss-Volumen-Kurve nach links zeigt eine leichte (Asthma) bzw. schwere (Emphysem) Lungenüberblähung an. Die Verschiebung der Kurve nach rechts bei den restriktiven Lungenerkrankungen spiegelt das verminderte Residualvolumen wider. Typisch für die obstruktiven Lungenerkrankungen (Asthma und Emphysem) ist die „durchhängende" Atemkurve. [L253]

gebener Wert ist das **FEF$_{25-75}$**, der **f**orcierte **e**xspiratorische Fluss zwischen 25 % und 75 % des ausgeatmeten Volumens. Letzterer Wert ist ein gutes Maß für eine Obstruktion der kleineren Luftwege. Einen exspiratorischen Kollaps der Atemwege aufgrund bronchialer Wandinstabilität bei Lungenemphysem erkennt man oft an einem frühexspiratorischen Knick mit anschließendem flacherem Kurvenverlauf. Weitere pathologische Fluss-Volumen-Kurven sind in ➤ Abb. 6.26 rechts dargestellt.

Bronchospasmolyse-Test

Diese Untersuchung zeigt, inwieweit eine Einschränkung der maximalen Atemflüsse durch die Gabe von inhalativen Bronchospasmolytika (z. B. Salbutamol) reversibel ist. Hierzu wird bei vermindertem FEV$_1$ ein inhalatives β_2-Sympathomimetikum gegeben und die Spirometrie wiederholt. Der Test ist positiv, wenn sich die Einsekundenkapazität um > 12 % des Ausgangswerts ändert. Letzteres deutet auf eine mit einer reversiblen Verengung der intrathorakalen Luftwege einhergehende Erkrankung hin (typischerweise Asthma). Dieser Test kann auch bei der Resistance-Messung (s. u.) angewendet werden.

Inhalativer Provokationstest

Ist eine Obstruktion nicht nachweisbar und besteht dennoch klinisch der Verdacht auf eine obstruktive Ventilationsstörung mit hyperreagiblem Bronchialsystem (z. B. Asthma im symptomfreien Intervall), so kann eine inhalative Provokation mit einem Parasympathomimetikum (z. B. Metacholin oder Acetylcholin) durchgeführt werden. Patienten mit einem **hyperreagiblen Bronchialsystem** reagieren bereits auf geringe Konzentrationen dieser Substanzen mit einer Obstruktion. Angegeben wird die Konzentration des Cholinergikums, bei der das FEV$_1$ um 20 % abfällt (sog. **PC$_{20}$**-Wert).

Bodyplethysmografie

Die Bodyplethysmografie (Synonym: **Ganzkörperplethysmografie**) beruht auf dem Boyle-Mariotte-Gesetz, nach dem das Produkt aus Druck und Volumen konstant ist. Zur Messung sitzt der Patient in einer etwa 1 m^3 großen Kammer, die nur über das Mundstück mit der Außenwelt verbunden ist. Bei normaler Atmung wird das Mundstück am Ende einer normalen Ausatmung kurz verschlossen; die Messperson atmet nun gegen den Widerstand aus und ein, wodurch die in der Lunge „gefangene" Luft komprimiert und dekomprimiert wird. Die dadurch ausgelösten Änderungen des Kammerdrucks korrelieren mit dem **intrathorakalen Luftvolumen.** Dieses kann über das Boyle-Mariotte-Gesetz aus den gemessenen Druckänderungen berechnet werden. An dem Mundstück kann auch, wie bei der einfachen Spirometrie, der Atemfluss (als Volumen pro Zeiteinheit) gemessen und daraus können die aus- oder eingeatmeten Luftvolumina wie Vitalkapazität und FEV$_1$ berechnet werden.

Darüber hinaus kann auch der **Atemwegswiderstand (Resistance)** bestimmt werden; hierfür werden die bei der Unterbrechung des Atemflusses am Mundstück entstehenden Druckänderungen ausgewertet.

Plethysmografisch gemessene Gasvolumina

- Als **intrathorakales Gasvolumen** (oder **TGV** für **t**horakales **G**asvolumen) bezeichnet man das intrathorakale Volumen am Ende einer normalen Exspiration. Es entspricht in etwa der im Gasverdünnungsverfahren gemessenen funktionellen Residualkapazität (s. u.).
- Die Differenz von TGV und dem spirometrisch gemessenen exspiratorischen Reservevolumen ergibt das **Residualvolumen (RV)**, d. h. das nach maximaler Exhalation in der Lunge verbleibende Volumen. Letzteres ist bei anatomisch fixierter, aber auch bei funktioneller Lungenblähung **(Air Trapping)** erhöht.
- Durch Addition des RV und der spirometrisch bestimmten Vitalkapazität ergibt sich die **totale Lungenkapazität** (**t**otal **l**ung

capacity, **TLC**) bzw. Totalkapazität, d. h. das maximal in der Lunge enthaltene Luftvolumen. Die TLC ist bei chronischer Luftwegsobstruktion erhöht (z. B. Emphysem), bei restriktiven Lungenprozessen erniedrigt (z. B. Lungenfibrose) und reflektiert dabei v. a. die gleichsinnigen Veränderungen des RV (➤ Abb. 6.25).

Resistance

Die Resistance (oder ihr Kehrwert, die Leitfähigkeit = **conductance**) ist der empfindlichste Obstruktionsparameter bei Ruheatmung (➤ Tab. 6.8). Sie bezeichnet den Druck, der aufgewendet werden muss, um im Mund eine Änderung der Atemströmung von 1 l/s zu bewirken. Die Maßeinheit der Resistance ist dementsprechend kPa/(l/s); der Normwert bei Erwachsenen ist ≤ 0,3 kPa/(l/s).

Gasverdünnungsverfahren

Die intrathorakalen Volumina können auch bestimmt werden, indem der Atemluft ein normalerweise nicht in der Luft vorkommendes, inertes Gas, z. B. Helium, zugemischt wird. Sind das Volumen und die Konzentration des eingeatmeten Fremdgases bekannt, so kann aus der Verdünnung des Fremdgases nach Equilibrierung das intrathorakale Ausgangsvolumen berechnet werden (➤ Abb. 6.27). Wenn die Fremdgasbeimischung am Ende einer normalen Exspiration erfolgt, ergibt sich so das nach normaler Exspiration in der Lunge verbleibende Luftvolumen, die **funktionelle Residualkapazität** (**f**unctional **r**esidual **c**apacity, FRC). Es stellt sozusagen eine Art „Gasaustauschreservoir" auch während der Ausatmung dar. Nur so sind die Aufnahme von Sauerstoff und die Abgabe von Kohlendioxid auch während der Exhalation möglich – atmungsabhängige Schwankungen von paO_2 und $paCO_2$ werden dadurch vermieden.

Nach ähnlichem Prinzip funktioniert die **Stickstoffauswaschungsmethode** (nitrogen washout), durch die ebenfalls die funktionelle Residualkapazität bestimmt werden kann. Durch Addition der FRC und der spirometrisch bestimmten inspiratorischen Kapazität (s. o.) erhält man die **totale Lungenkapazität** (TLC).

PRAXISBEZUG

Die durch Gasverdünnung bestimmte FRC und das plethysmografisch bestimmte thorakale Gasvolumen (TGV) sind zwar beim Gesunden praktisch identisch, aber dennoch unterschiedliche Messwerte: Durch Gasverdünnung werden nur solche Volumina gemessen, die bei der normalen Atmung mit den Luftwegen kommunizieren. „Gefangene" Luft, etwa in überblähten oder kaum belüfteten Lungensegmenten, wird aus verfahrenstechnischen Gründen nicht erfasst. Das TGV dagegen umfasst selbst „gefangene" Luft und ist deshalb vor allem bei Asthma- und Emphysempatienten der geeignetere Messwert.

Tab. 6.8 Typische Lungenfunktionsbefunde

	VC	RV	FEV_1	FEV_1/VC	Resistance
Obstruktion	n/↓	n/↑	↓	↓	↑
Restriktion	↓	↓	↓	n	n
Emphysem	n/↓	↑	↓	↓	↑

Diffusionskapazität

Die Diffusionskapazität entspricht dem Verhältnis der Sauerstoffaufnahme in einer bestimmten Zeit zur Sauerstoff-Partialdruckdifferenz zwischen Alveolarraum und Lungenkapillaren, d. h. dem O_2-Volumen, das pro Minute und pro mmHg Druckunterschied ins Blut diffundiert. Aus methodischen Gründen wird für diesen Test nicht O_2, sondern Kohlenmonoxid verwendet, welches sich rasch und praktisch vollständig mit dem Hämoglobin des Blutes verbindet, sodass der Diffusionsgradient während des Tests stets gleich bleibt. Nach dem Testgas wird der Test auch **DL_{CO}** genannt (**D**iffusionskapazität der **L**unge für **CO**).

Verfahren

Zur Messung der DL_{CO} wird ein bekanntes Volumen Kohlenmonoxid in niedriger Konzentration (z. B. 0,1 %) eingeatmet. Nach Equilibrierung (also z. B. nach 8 s Luftanhalten) wird die CO-Aufnahme ins Blut aus der CO-Druckdifferenz zwischen ein- und ausgeatmetem Gasgemisch berechnet und das Ergebnis in ml CO/min/mmHg angegeben.

Interpretation

Die CO-Aufnahme ist erniedrigt bei Verdickung des Interstitiums (Diffusionsstörung, z. B. bei Lungenfibrose), bei einer Rarefizierung der Alveolen (Abnahme der Diffusionsfläche, z. B. bei Lungenemphysem oder Atelektasen) und bei einer Einschränkung der Lungenstrombahn bzw. des Blutflusses durch die Lungen (z. B. bei rezidivierenden Lungenembolien, Herzinsuffizienz oder pulmonalem Bluthochdruck). Somit gehen alle Formen von Ventilations- und Perfusionsinhomogenitäten (➤ 6.1.2) mit einer erniedrigten Diffusionskapazität einher. Auch bei einer Anämie ist die Diffusionskapazität vermindert; dies kann jedoch rechnerisch ausgeglichen werden.

6.2.6 Bronchoskopie

Die Bronchoskopie wird heute meist mit einem fiberoptischen **flexiblen Bronchoskop** nach Rachenanästhesie und Sedierung durchgeführt. Sie ermöglicht die Inspektion der Atemwege bis in die Subsegmentbronchien, die bronchoalveoläre Lavage, die Entnahme von Gewebeproben (endo- oder transbronchiale Biopsie) sowie Interventionen vom Absaugen von Bronchialschleim oder Blut bis hin zur Laserkoagulation endobronchialer Tumoren. Das etwa 90 cm lange und 6 mm dicke, biegsame, mit einem Steuerkopf verbundene optische Kabel enthält einen Saugkanal, durch den auch Instrumente zur Spitze des Bronchoskops vorgeschoben werden können.

Für bestimmte Fragestellungen und Interventionen (z. B. Fremdkörperentfernung oder Laserung bei zentralem Bronchialkarzinom) ist die **starre Bronchoskopie** überlegen. Letztere wird in Narkose mit einem weitlumigen, rohrartigen, durch den Mund vorgeschobenen Instrument durchgeführt.

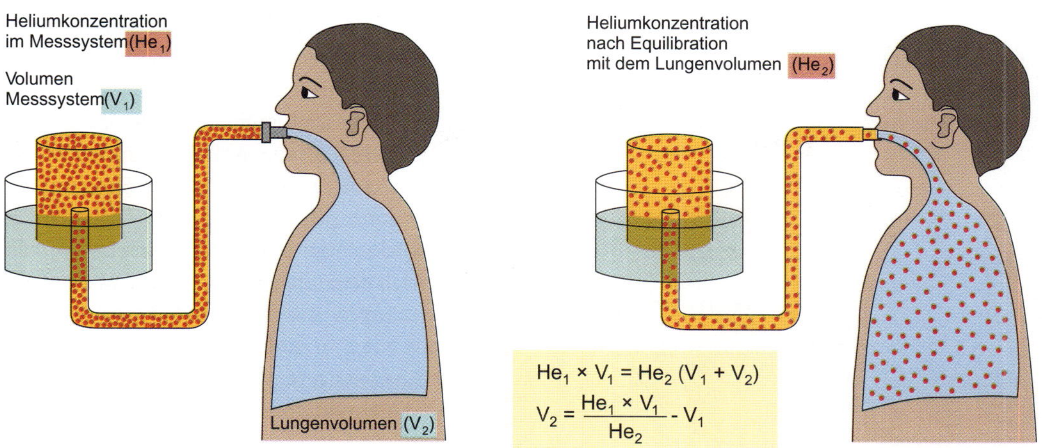

Abb. 6.27 Heliumverdünnungsmethode zur Bestimmung der funktionellen Residualkapazität (FRC). Der Patient atmet zunächst normale Luft in ruhiger, nichtforcierter Atmung. Am Ende einer normalen Ausatmung wird der Luft Helium zugemischt. Die initiale Heliumkonzentration im Messbehälter verändert sich durch die Vermischung mit der intrathorakalen Luft in Abhängigkeit von der Größe des Lungenvolumens. Nach abgeschlossener Equilibrierung wird die Heliumkonzentration des Atemgases gemessen und daraus die FRC berechnet. [L157]

Mittels **endobronchialen Ultraschalls** (EBUS, hier sitzt am vorderen Ende des Bronchoskops ein kleiner Ultraschallkopf) können sicher Lymphknoten im Mediastinum und entlang den großen Bronchien identifiziert und ggf. per Feinnadel punktiert werden. Dieses Verfahren hat die ältere Mediastinoskopie beim präoperativen Bronchialkarzinomstaging fast abgelöst, bei der das Mediastinum invasiv in Vollnarkose mit einem Endoskop untersucht wird.

Die **Fluoreszenzbronchoskopie** (Bronchoskopie mit fluoreszierendem Licht) ermöglicht die verbesserte Identifikation von Schleimhautveränderungen und erleichtert so die Diagnose eines Carcinoma in situ.

Indikationen zur Bronchoskopie

Diagnostische Indikationen
- V. a. Bronchialkarzinome: histologische Sicherung, Lokalisation, Einschätzung der anatomischen Operabilität
- Interstitielle Lungenerkrankungen: diagnostische Zuordnung und Einschätzung der Aktivität durch BAL
- Pneumonie nach erfolgloser antibiotischer Vorbehandlung oder bei immunsupprimierten Patienten: Bronchialsekret, BAL, geschützte Mikrobürste (ermöglicht die kontaminationsfreie Gewinnung von Sekreten), evtl. transbronchiale Biopsie für mikrobiologische Untersuchungen
- Chronischer Husten: Inspektion (Tumorausschluss, Instabilität der Atemwege), Beurteilung des Larynx (z. B. posteriore Laryngitis bei chronischer Aspiration)
- Hämoptysen: Inspektion (Blutungsquelle)
- Atelektasen: Inspektion (Verlegung des Bronchus?)
- Pleuraerguss unklarer Ätiologie: Tumornachweis, mikrobiologische Diagnostik

Therapeutische Indikationen
- Extraktion von Fremdkörpern
- Absaugen von Aspiraten und vermehrten Sekreten, z. B. bei Atelektase (*mucoid impaction*)
- Lokale Blutstillung bei Hämoptysen
- Lasertherapie bei stenosierenden zentralen Bronchialkarzinomen, endobronchiale Strahlentherapie (Brachytherapie, im Klinikjargon „Afterloading"), endobronchiale Implantation eines „Stents" (= Drahtgitterhülse, die das bronchiale Lumen offen halten soll)
- Therapeutische Lavage bei alveolärer Proteinose (sehr seltene Erkrankung unbekannter Ätiologie, bei der die Alveolen allmählich mit einem proteinreichen Exsudat ausgefüllt werden)

Bronchoalveoläre Lavage

Die bronchoalveoläre Lavage (BAL) ist sozusagen das „Blutbild des Pneumologen". Zu ihrer Gewinnung werden 100–200 ml Kochsalzlösung durch das Bronchoskop in distale Luftwege instilliert und danach wieder abgesaugt. Sie dient z. B. dem Keimnachweis mittels quantitativer Kultur (ein nachgewiesener Keim ist bei $\geq 10^4$ cfu/ml mit großer Wahrscheinlichkeit pathogen, ➤ 14.1.1). Durch die Zelldifferenzierung ist eine Unterscheidung in lymphozytäre (z. B. Sarkoidose) und granulozytäre Alveolitiden (z. B. *usual interstital pneumonitis,* UIP) möglich (➤ Abb. 6.28 und ➤ Abb. 6.29). Mithilfe der Immunzytologie können die Lymphozyten weiter differenziert werden.

6.2.7 Untersuchung der Blutgase

Die Untersuchung der Blutgase lässt Rückschlüsse auf die Leistung der Lunge zu, indem Störungen bei der Oxygenierung des Blutes sowie bei der Ausscheidung von CO_2 nachgewiesen werden können. Die Rolle der Blutgase bei der Einschätzung des Säure-Basen-Status wird in ➤ 12.10 besprochen.

Einschätzung der Oxygenierung

Eine der Aufgaben der Lunge ist die Oxygenierung des Blutes, also die bestmögliche Übertragung des atmosphärischen Sauerstoffs ins Blut. Es muss aber berücksichtigt werden, dass die Oxygenierung

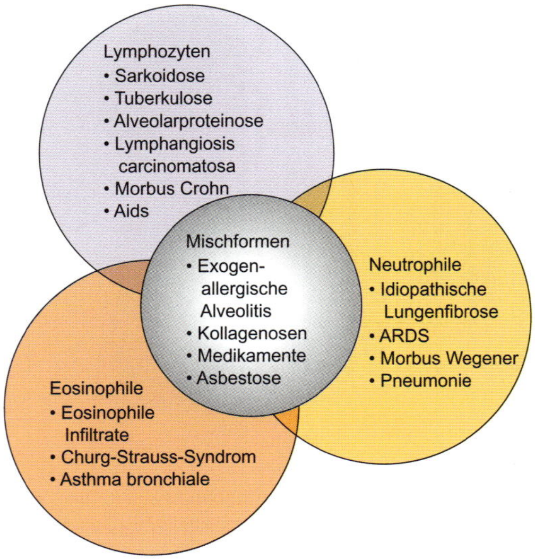

Abb. 6.28 Differenzialdiagnose der BAL. Je nach dominierender Zellpopulation ist eine Zuordnung zu verschiedenen Krankheitsgruppen möglich, wobei Überschneidungen nicht selten sind. [L157]

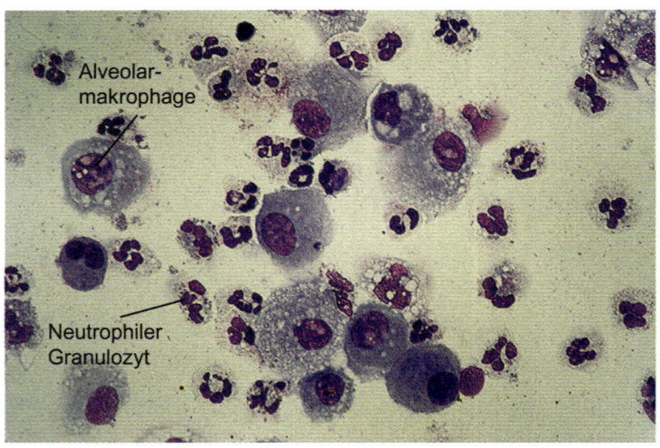

Abb. 6.29 Differenzialzellbild einer BAL. Dargestellt ist eine neutrophile Alveolitis bei UIP. [M104]

nur **ein** Faktor in der Sauerstoffversorgung der Körperzellen ist – diese hängt nämlich zudem vom Herzminutenvolumen, von der kapillären Perfusion, der Hämoglobinkonzentration des Blutes und der Sauerstoff-Affinität des Hämoglobins ab. Entsprechend schwierig ist es, die Oxygenierung klinisch zu beurteilen. Zeichen wie Bewusstseinsstörung oder Atemnot sind notorisch unzuverlässig und selbst die Zyanose ist nur ein grobes und fehlerträchtiges Zeichen des Sauerstoffmangels (➤ 6.2.2). Zur Einschätzung der Oxygenierung sind deshalb physikalische Messungen unerlässlich.

Der pO_2 kann invasiv über die **Blutgasanalyse** gemessen werden (➤ Tab. 6.9); eine nichtinvasive Methode besteht in der heute kaum mehr angewandten transkutanen Messung des pO_2 (aufwendig und störanfällig). Bei der Interpretation des pO_2 muss berücksichtigt werden, dass dieser Messwert nicht in jedem Fall die Oxygenierungsleistung der Lunge widerspiegelt: Zum einen lässt eine gestörte Ventilation (mit entsprechend erhöhtem pCO_2) den pO_2 aus rein physikalischen Gründen absinken (alveoläre Gasgleichung, ➤ 6.1.2). Zum anderen wird der pO_2 auch durch extrapulmonale Faktoren beeinflusst – zu nennen ist hier etwa der meist kardial bedingte Rechts-links-Shunt, aber auch eine stark erhöhte Sauerstoffausschöpfung beim Schock (der stark erniedrigte Sauerstoffgehalt im gemischt-venösen Blut kann hier beim Lungendurchlauf des Blutes eventuell nicht ausgeglichen werden).

Der pO_2 kann auch indirekt aus der transkutan mittels Pulsoxymetrie gemessenen **Sauerstoffsättigung** erschlossen werden (jedem SaO_2-Wert kann entsprechend der Sauerstoff-Dissoziationskurve ein bestimmter pO_2-Wert zugeordnet werden). Dabei muss allerdings berücksichtigt werden, dass sich das Verhältnis von pO_2 und SaO_2 je nach dem umgebenden biochemischen Milieu ändern kann (Verschiebungen der Sauerstoff-Dissoziationskurve nach rechts oder nach links, ➤ Abb. 6.14).

Eine zuverlässigere Abschätzung der Oxygenierungsleistung der Lunge kann nur durch aufwendige Messungen geleistet werden, wie sie etwa in der Intensivmedizin möglich sind (z. B. Bestimmung des Gradienten zwischen alveolärem und arteriellem O_2-Partialdruck).

Einschätzung der CO_2-Eliminierung

Auch für die CO_2-Eliminierung gilt, dass klinische Zeichen unverlässlich sind. Da ein erhöhter pCO_2 die Atmung stimuliert, liegt zumindest bei akuten Formen oft eine Hyperventilation vor. Bei sehr hohen Partialdrücken (> 90 mmHg) ist aber eine Atemdepression bis hin zu Apnoen und genereller Bewusstseinseinschränkung zu beobachten.

Der pCO_2 kann „blutig" über eine Blutgasanalyse gemessen werden (➤ Tab. 6.9). Der arterielle pCO_2 ist dabei ein lineares Maß für die alveoläre Ventilation (wenn die alveoläre Ventilation auf die Hälfte absinkt, verdoppelt sich der pCO_2). „Unblutige" Methoden bestehen in der selten angewandten transkutanen Messung sowie der Messung des endexspiratorischen pCO_2 in der Ausatemluft, welcher grob mit dem alveolären – und damit in aller Regel auch dem arteriellen – pCO_2 korreliert.

Tab. 6.9 Blutgasanalyse in arteriellem oder arterialisiertem Kapillarblut

Parameter	Normwert	Pathologisch ↓ bei	Pathologisch ↑ bei
pO_2	71–104 mmHg (9,5–13,9 kPa)**	Lungenerkrankungen (z. B. COPD, Lungenfibrose), Herzerkrankungen (z. B. Herzinsuffizienz), Schock	Hyperventilation*
pCO_2	Geschlechtsabhängig: F 32–43 mmHg (4,3–5,7 kPa) M 35–46 mmHg (4,7–6,1 kPa)	Hyperventilation, z. B. psychogen oder kompensatorisch bei metabolischer Azidose	Ausdruck der alveolären Hypoventilation, z. B. bei chronisch-obstruktiver Bronchitis

*Warum es bei Hyperventilation zu einem erhöhten pO_2 kommt, kann aus der alveolären Gasgleichung hergeleitet werden (➤ 6.1.2).
**Die angegebenen Normwerte beziehen sich auf Meereshöhe. Der atmosphärische Druck etwa auf 1.500 m Höhe beträgt lediglich 650 mmHg (86,5 kPa), sodass der maximale arterielle pO_2 nach der alveolären Gasgleichung bei einem $paCO_2$ von 40 mmHg (5,3 kPa) bestenfalls 86 mmHg (11,4 kPa) betragen kann.

6.3 Erkrankungen der Atemwege

6.3.1 Akute Bronchitis

Die Bronchitis ist die häufigste Erkrankung der unteren Atemwege; oft ist sie begleitet von einer Tracheitis (Tracheobronchitis). Die Hauptverursacher sind Adeno-, Myxo- (Influenza-, Parainfluenza-), ECHO- und Rhinoviren, seltener Pertussis, Parapertussis, Mykoplasmen und *Chlamydia pneumoniae.* Obwohl meist infektiös bedingt, kann eine akute Bronchitis auch durch Reizstoffe (z. B. Ozon, Rauchinhalation, Aspiration von Magensaft) ausgelöst werden. Eine Entzündung der Bronchialschleimhaut tritt auch im Rahmen des Asthmas auf.

Der Begriff **„Bronchiolitis"** bezeichnet dagegen eine Entzündung der kleinen und kleinsten Bronchien. Die infektiöse Bronchiolitis ist ein Krankheitsbild des Säuglings. Der Begriff **Bronchiolitis obliterans** ist dagegen eine pathologische Klassifikation und bezeichnet die bei manchen interstitiellen Lungenerkrankungen oder im Rahmen der Graft-versus-Host-Reaktion nach Lungentransplantation auftretende Entzündung und Zerstörung der Bronchiolen.

Klinik

Im Vordergrund stehen – oft nach vorausgegangener Infektion der oberen Luftwege („Erkältung") – akut einsetzender Husten, typischerweise zunächst ohne Auswurf („trockener Reizhusten"), im Verlauf dann häufig mit Auswurf, der zunächst schleimig, zäh, glasig, später gelb- bzw. grün-eitrig und bisweilen hämorrhagisch ist, sowie atmungs- bzw. hustenabhängige Brustschmerzen. Fieber und Erkältungssymptome wie Schnupfen, Halsschmerzen und Gliederschmerzen können den Husten begleiten.

MERKE

Die Dauer des Hustens wird oft unterschätzt: Bei den meisten Patienten dauert der Husten 3 Wochen, bei 25 % sogar 1 Monat oder länger.

Komplikationen

Eine bakterielle Superinfektion, meist durch Pneumokokken, *Moraxella catarrhalis, Haemophilus influenzae* oder Staphylokokken kann wegen der gestörten mukoziliären Clearance vorkommen und auch das Lungengewebe einbeziehen. Man spricht im letzteren Fall von einer deszendierenden Entzündung. Klinisch zeigen sich dann die Zeichen einer **Bronchopneumonie.** Bei manchen Patienten kann eine reversible Bronchialobstruktion mit asthmatischen Beschwerden ausgelöst werden (hyperreagibles Bronchialsystem, ➤ 6.3.4). Es äußert sich durch Hustenattacken, Engegefühl und evtl. Giemen.

Diagnostisches Vorgehen

Die Diagnose wird aufgrund der typischen Klinik gestellt. Die wichtigsten Differenzialdiagnosen des Hustens sollten dabei bedacht werden (➤ 6.1.3) – insbesondere Asthma, Pneumonie, Fremdkörperaspiration und Sinusitis. Auskultatorisch finden sich evtl. trockene, beidseitige Rasselgeräusche (Brummen), meist ist der Befund jedoch normal. Ein Röntgen-Thorax bringt keine spezifischen Befunde und ist deshalb nur bei zweifelhafter Diagnose (z. B. Ausschluss Pneumonie) indiziert.

Die deszendierende Superinfektion einer Virusbronchitis äußert sich mit den Zeichen der Bronchopneumonie (➤ 6.4.1). Eine erhöhte Sekretmenge oder „eitrige" Sekretfarbe allein kann zwar auf eine bakterielle Superinfektion hinweisen, ist aber nicht verlässlich (Eiter ist das Produkt einer von neutrophilen Granulozyten dominierten Immunreaktion und damit keineswegs spezifisch für bakterielle Entzündungen).

Therapie

Die Therapie der akuten Bronchitis ist rein symptomatisch. Solange keine chronische Lungenerkrankung besteht und keine Pneumonie vorliegt, ist Zuwarten die richtige Strategie. Randomisierte Doppelblindstudien konnten weder einen Effekt von antibiotischer Therapie noch von Expektoranzien oder Antitussiva nachweisen. Fieber oder „eitriges" Sputum allein sind keine Indikationen für eine antibiotische Behandlung.

CAVE!

Die antibiotische Behandlung einer (viral ausgelösten) akuten Bronchitis stellt die häufigste Ursache für einen fehlerhaften und unnötigen Antibiotikaeinsatz dar!

Eine Bronchopneumonie wird dagegen antibiotisch behandelt (➤ 6.4.1).

Der 3 (–4) Wochen anhaltende Husten gehört zum Krankheitsbild. Persistiert der Husten, kann dies durch eine bronchiale Hyperreagibilität verursacht sein, hier ist nach Durchführung einer Lungenfunktion ein Versuch mit inhalativen Glukokortikoiden sowie Bronchodilatatoren zu erwägen. Bei Husten, der über 8 Wochen persistiert, ist eine Rö-Thorax-Aufnahme zum Ausschluss anderer Ursachen (z. B. Tbc, Bronchialkarzinom) sinnvoll.

6.3.2 Chronische Bronchitis und COPD

Wie viele andere Krankheitsprozesse, die an sich ein zeitliches Kontinuum darstellen, wird auch die Bronchitis aus Gründen der besseren Handhabung in eine akute und eine chronische Form unterteilt. Sie wird **chronisch** genannt, wenn Husten und Auswurf an den meisten Tagen von je mindestens 3 Monaten in 2 aufeinanderfolgenden Jahren bestehen (WHO-Definition).

Die chronische Bronchitis ist nicht nur ein zeitliches, sondern auch ein pathogenetisches Kontinuum (➤ Tab. 6.10). Sie ist zunächst lediglich durch eine Schleimhautschädigung ohne Obstruktionszeichen gekennzeichnet **(einfache chronische Bronchitis),** die zunehmend zu einer bronchialen Obstruktion

Tab. 6.10 Verlaufsformen der chronischen Bronchitis

Einfache chronische Bronchitis („Raucherhusten")	Husten mit schleimig-weißem Auswurf ohne bronchiale Obstruktion (FEV_1/FVC* > 70 %)
Chronisch-obstruktive Lungenerkrankung (chronic obstructive pulmonary disease, COPD)	Chronischer Husten mit Auswurf und Bronchialobstruktion (FEV_1/FVC* < 70 %)
Obstruktives Emphysem	Wie COPD, zusätzlich mit irreversibel vergrößertem Residualvolumen*

* ➤ 6.2.5

(chronisch-obstruktive Lungenerkrankung, **COPD)** und dann zu einer irreversiblen Dilatation der peripheren Luftwege führt **(obstruktives Emphysem).**

Die auf der Atemflusseinschränkung beruhenden Schweregrade sind mit ihren typischen Symptomen in ➤ Tab. 6.11 zusammengefasst. Diese Klassifikation wird durch zusätzliche Kriterien (Symptomatik und Exazerbationshäufigkeit) ergänzt. Dabei wird die Symptomatik mittels CAT-Score (COPD-Assessment-Test) oder mMRC-Score (modifizierter Dyspnoe-Score des britischen Medical Research Council) quantifiziert. So sind asymptomatische Patienten (mMRC < 2, CAT < 10) mit einer $FEV_1 \geq 50\,\%$ und weniger als 2 Exazerbationen pro Jahr der Gruppe A zugeordnet (➤ Tab. 6.12). Das Risiko für den Patienten ist in den Gruppen C und insbesondere D wesentlich höher als in den Gruppen A und B.

Die chronische Bronchitis mit ihren Unterformen ist die häufigste chronische Lungenerkrankung und die häufigste Ursache des

Tab. 6.11 Schweregrade der chronisch-obstruktiven Lungenerkrankung nach der Lungenfunktion* (GOLD-Klassifikation)

Stadium	Typischer Verlauf	FEV_1	FEV_1/VK
1 (leicht)	Ein Teil der Patienten klagt über minimale Dyspnoe mit oder ohne chronischen Husten bzw. Auswurf, andere sind asymptomatisch	≥ 80 %	< 70 %
2 (mäßig schwer)	Kurzatmigkeit bei Belastung, mit oder ohne chronischem Husten und Auswurf. Meist suchen die Patienten in diesem Stadium einen Arzt auf.	50–79 %	
3 (schwer)	Zunehmende Belastungsdyspnoe (mit oder ohne chronischen Husten), Müdigkeit, intermittierende Exazerbationen	30–49 %	
4 (sehr schwer)	Merklich eingeschränkte Lebensqualität wegen Dyspnoe, zusätzlich häufige Exazerbationen, die lebensbedrohlich sein können	< 30 % bzw. < 50 %**	

*Nach GOLD 2022 (GOLD = **G**lobal Initiative for Chronic **O**bstructive **L**ung **D**isease). http://www.goldcopd.org/
**Der letztere Wert gilt für den Fall, dass eine chronische respiratorische Insuffizienz vorhanden ist.

Tab. 6.12 GOLD-Klassifikation nach Symptomatik und Exazerbationshäufigkeit. (GOLD 2022 http://www.goldcopd.org)

COPD-Gruppe	Schweregrad	Exazerbationsrisiko	Symptomatik
A	I–II	Niedrig (0–1 Exazerbationen/Jahr)	Wenige Symptome: CAT < 10 mMRC 0–1
B	I–II	Niedrig (0–1 Exazerbationen/Jahr)	Vermehrte Symptome: CAT ≥ 10 mMRC ≥ 2
C	III–IV	Hoch (≥ 2 Exazerbationen/Jahr)	Wenige Symptome: CAT < 10 mMRC 0–1
D	III–IV	Hoch (≥ 2 Exazerbationen/Jahr)	Vermehrte Symptome: CAT ≥ 10 mMRC ≥ 2

Cor pulmonale sowie der respiratorischen Insuffizienz. Etwa 20 % aller Männer sind daran erkrankt, das Geschlechterverhältnis M : F beträgt 3–4 : 1. Die COPD wird im Jahr 2030 die dritthäufigste Todesursache weltweit sein. Leider haben die Frauen mittlerweile die Männer überholt, was Neuerkrankungen an COPD angeht. Grund hierfür ist, dass Frauen nur ca. 50 % der Zigaretten rauchen müssen, um das gleiche Ausmaß an Bronchitis zu erleiden.

Bei ca. 20 % der COPD-Patienten scheidet das inhalative Zigarettenrauchen als Auslöser aus. Hier spielen weitere Faktoren eine Rolle, insbesondere Feinstaubbelastung in der Umwelt und am Arbeitsplatz (z. B. Bergbau), eventuell unterstützt durch genetische Faktoren und die zunehmende Lebenserwartung. Weltweit ist der „Hausbrand" (also die offene Feuerstelle im Haus ohne adäquaten Abzug) die häufigste COPD-Ursache!

Klinik

Da die einfache Bronchitis nach klinischen Kriterien definiert wird, die COPD nach dem Befund der Lungenfunktion, das Emphysem jedoch morphologisch, ist eine klinische Unterscheidung nicht immer möglich.

Praktisch alle Patienten klagen über Husten, zähen Auswurf vor allem am Morgen sowie rezidivierende bronchiale Infekte. Zusätzlich bestehen – je nach Stadium:

- Zeichen der **Atemwegsobstruktion:** Belastungsdyspnoe, Engegefühl, nächtlicher Husten
- Zeichen der **respiratorischen Insuffizienz:** Tachypnoe, Dyspnoe, periphere oder zentrale Zyanose
- Zeichen der **Hyperkapnie:** mittelschlägiger Tremor und Unruhe, venöse Dilatation (dilatierte Armvenen, rote „Kaninchenaugen"), später Somnolenz und Hirndruckzeichen
- Zeichen des **Cor pulmonale:** im Spätstadium obere und untere Einflussstauung, lageabhängige Ödeme (z. B. symmetrische Beinödeme, bei Bettlägrigkeit Anasarka), Zyanose

Bei der Inspektion fallen ggf. eine Zyanose, Uhrglasnägel und – bei Vorliegen eines Lungenemphysems – ein sog. **Fassthorax** auf: Der Thorax ist dabei in Inspirationsstellung fixiert und der anteriorposteriore Durchmesser vergrößert. Oft setzt der Patient eine sog. **Lippenbremse** ein: Das Ausatmen gegen die fast geschlossenen Lippen erhöht den intrabronchialen Druck und vermindert so den exspiratorischen Kollaps der Luftwege. Häufig werden in fortgeschrittenen Stadien die Hände fixiert (z. B. an der Stuhllehne), um die Atemhilfsmuskulatur besser nutzen zu können.

Klinische Extreme (➤ Abb. 6.30 und ➤ Tab. 6.13)

Je nach Grad der Entzündung und nachfolgender Vernarbung geht eine COPD mit einem Emphysem unterschiedlichen Ausmaßes einher. Auch der Grad der Obstruktion unterscheidet sich von Patient zu Patient. Daraus resultieren sehr unterschiedliche klinische Verläufe bei der COPD (die meisten Patienten repräsentieren jedoch Zwischenformen). Die unterschiedlichen Phänotypen bestimmen auch die Therapie.

- **Pink Puffer** (Emphysem führend): dyspnoisch-kachektischer „Kämpfer" mit Atemnot, der häufig eine Lippenbremse und die Atemhilfsmuskulatur benutzt. Die Blutgase sind relativ normal – evtl. liegen Zeichen einer respiratorischen Partialinsuffizienz vor: In der Blutgasanalyse ist der pO_2 erniedrigt, der pCO_2 meist normal oder als Ausdruck der Hyperventilation sogar erniedrigt.
- **Blue Bloater** (Obstruktion führend: „bronchitischer Typ"): zufriedener zyanotischer „Dicker" ohne Atemnot, jedoch mit respiratorischer Globalinsuffizienz (pO_2 ↓, pCO_2 ↑). Oft entwickelt sich schon früh eine Rechtsherzinsuffizienz mit Cor pulmonale. Häufig sind schlafbezogene Atemstörungen assoziiert, die ggf. eine nächtliche CPAP-Therapie nötig machen (sog. „Overlap"-Syndrom).

Neuerdings wird auch der Phänotyp des **Wheezing Willy** vermehrt beschrieben. Hierbei handelt es sich um Patienten mit höherer Reversibilität der Obstruktion. Dies wird auch als **ACOS** (Asthma-COPD-Overlap-Syndrom) bezeichnet. Da sowohl das Asthma als auch die COPD Volkskrankheiten sind, sind Mischformen zu erwarten. Diese Patienten profitieren besonders von inhalativen Glukokortikoiden, welche bei anderen Phänotypen der COPD eher zu häufig eingesetzt werden.

Die meisten Patienten weisen eine Krankheitsmanifestation zwischen diesen Extremen auf. Welche Faktoren eher die eine oder die andere Symptomengruppe bedingen, ist nicht klar. Eine wesentliche Rolle dürften jedoch der Atemantrieb und genetische Faktoren spielen. Durch die erweiterten therapeutischen Möglichkeiten haben die COPD-Phänotypen größere Bedeutung erlangt, da die Therapie heute in Abhängigkeit vom Phänotyp eingesetzt wird. Unterschiede in der Lungenpathologie können nicht nachgewiesen werden. Überraschenderweise ist die Langzeitprognose für Blue Bloater besser als die für Pink Puffer!

Komplikationen

Die COPD wird heute als inflammatorische Systemerkrankung aufgefasst.

- Hauptkomplikation ist der progrediente **Verlust der körperlichen Fitness** mit **Kachexie** durch den Teufelskreis: Dyspnoe unter Belastung → körperliche Schonung → Muskelabbau → verstärkte Dyspnoe (➤ Abb. 6.31). Die entzündungsbedingte Kachexie fördert zudem Osteoporose und Depressionen.
- Die zunehmende Dekonditionierung wird noch verstärkt durch den im Rahmen der Entzündungsreaktion auftretenden katabolen Zustand, durch das meist weiterhin betriebene Zigarettenrauchen und ggf. auch durch die therapeutisch eingesetzten Steroide: Systemische Steroide sollten daher nur für die Behandlung von Exazerbationen eingesetzt werden.

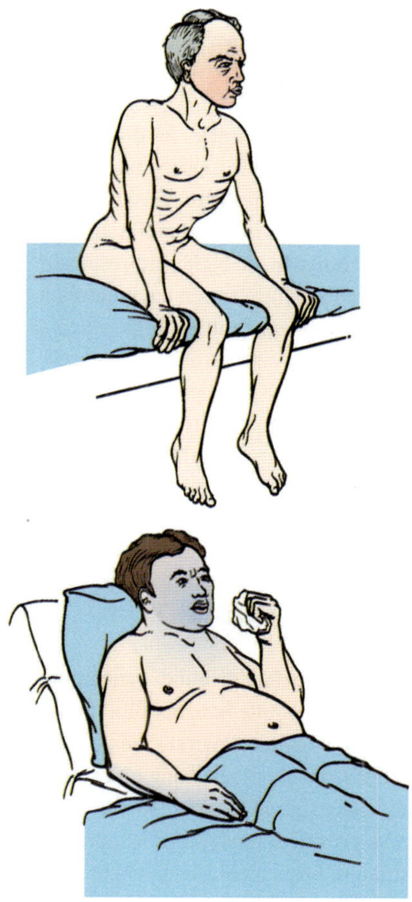

Abb. 6.30 a) Pink Puffer: Typisch sind die ausgeprägte Dyspnoe und eine zunehmende Kachexie. b) Blue Bloater. Charakteristische Merkmale sind das Übergewicht, die „Antriebsarmut" und die Zyanose. [E437]

Tab. 6.13 Pink Puffer und Blue Bloater im Vergleich

	Pink Puffer	Blue Bloater
Körperstatus	Kachektisch	Adipös
Schlaf	Nächtliche Dyspnoe-Attacken	Nächtliche „stumme" Hypoventilation
Pulmonale Hypertonie	Nein	Ja, evtl. Cor pulmonale
Blutgasanalyse	Normoxämisch, Hyperventilation (Hypokapnie)	Hypoxämisch, Hyperkapnie
Sekundäre Polyglobulie	Nein	Ja
Therapie	Eher Langzeitsauerstoff	Eher nichtinvasive Beatmung

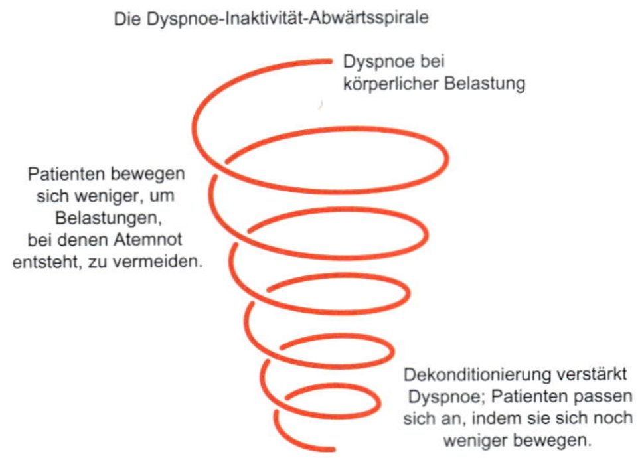

Abb. 6.31 COPD – der Teufelskreis aus Dyspnoe und Inaktivität [L253]

- In den Stadien 3 und 4 kommt es häufig zu rezidivierenden **akuten Exazerbationen** (AECOPD). Sie sind meist infektbedingt und deshalb im Herbst und Winter häufiger. Auslöser sind häufig *Haemophilus influenzae,* Pneumokokken und *Moraxella catarrhalis;* in ca. 50 % sind respiratorische Viren auslösend. Im Spätstadium treten auch häufiger Staphylokokken, Enterobakterien, Proteus, Klebsiellen sowie *Pseudomonas aeruginosa* auf. Virale Auslöser sind v. a. Rhinoviren, Influenzavirus-A- und -B- sowie RS-Viren (*respiratory syncytial virus,* RSV). Die Infektexazerbationen äußern sich durch vermehrten Husten, Zunahme der Sputummenge (das Sputum ist jetzt oft gelb oder grün verfärbt) und Zunahme der Dyspnoe. In schweren Fällen können Zyanose, periphere Ödeme und Bewusstseintrübungen hinzutreten. Die Zahl der Exazerbationen bestimmt wesentlich die Prognose: Die Infektexazerbation wird daher auch als „Herzinfarkt des Pneumologen" bezeichnet.
- Darüber hinaus entsteht aufgrund der chronischen Hypoxämie eine sekundäre Polyglobulie (v. a. bei Blue-Bloater-Verläufen).
- Die chronische Hypoxämie bewirkt eine pulmonale Hypertonie mit chronischer Rechtsherzbelastung und schließlich die Ausbildung eines Cor pulmonale.
- Im Rahmen von rezidivierenden bronchopulmonalen Infekten können sekundäre Bronchiektasen entstehen, die zur weiteren Chronifizierung durch eine dauerhafte bakterielle Kolonisation der Atemwege beitragen.

Ätiologie

Die Hauptursache der chronischen Bronchitis ist das **Zigarettenrauchen** (*private pollution*): Jeder zweite Raucher über 40 Jahre leidet an einer chronischen Bronchitis („Raucherhusten", M : F = 3 : 1); über 80 % der COPD-Patienten hierzulande sind Raucher oder Ex-Raucher (➤ Abb. 6.32).

Andere Ursachen sind Luftverschmutzung (*common pollution,* v. a. Nitrosegase, SO_2), seltener sind ein α_1-Antitrypsin-Mangel, eine Mukoviszidose, ein Kartagener-Syndrom (Situs inversus, Bronchiektasen, Hypoplasie der Nasennebenhöhlen, meist Infertilität) und ein IgA-Mangel. Die letzteren Erkrankungen präsentieren sich oft mit schweren Verläufen schon in jüngeren Jahren.

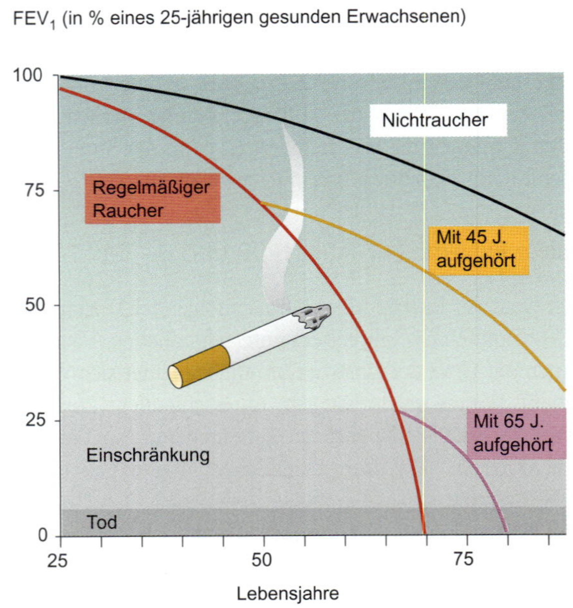

Abb. 6.32 Einfluss des Rauchens auf das FEV_1. Das FEV_1 sinkt bei Rauchern im Laufe des Lebens deutlich stärker ab als bei Nichtrauchern. Wird das Rauchen eingestellt, erholt sich die Lungenfunktion ein wenig, es werden aber nicht mehr die Werte eines lebenslangen Nichtrauchers erreicht. [L157]

Pathogenese

In der Frühphase, der einfachen chronischen Bronchitis, imponiert eine durch bronchiale Entzündung ausgelöste Hypertrophie der Bronchialschleimhaut mit vermehrter und gestörter Schleimsekretion **(Dyskrinie)** durch hypertrophische Schleimdrüsen. Die Funktionsstörung des Flimmerepithels behindert das Abhusten **(gestörte mukoziliäre Clearance).** Durch rezidivierende Infekte mit den entsprechenden Entzündungsreaktionen entwickelt sich eine **bronchiale Hyperreagibilität** (➤ 6.3.4) mit Atemwegsobstruktion. Diese Prozesse münden in einen Teufelskreis mit Zerstörung des Flimmerepithels, Atrophie der Bronchialschleimhaut und Bronchuskollaps bei forcierter Exspiration (➤ Abb. 6.33).

Im Rahmen der entzündungsbedingten Reparaturvorgänge werden – v. a. aus neutrophilen Granulozyten – gewebetoxische Substanzen wie z. B. Elastase oder Matrixmetalloproteasen freigesetzt. Diese können die Alveolarsepten vor allem im Bereich des zuführenden Bronchiolus zerstören. Morphologisch resultiert daraus ein zentroazinäres **Lungenemphysem** mit zunehmender respiratorischer Partialinsuffizienz. Die Pathogenese des Emphysems wird detailliert in ➤ 6.3.3 dargestellt.

Pathophysiologisch wird heute die COPD als eine gesamtkörperliche Erkrankung (Systemerkrankung) aufgefasst, in deren Mittelpunkt die chronische Entzündung steht. Andere Systemerkrankungen aufgrund einer chronischen Entzündung sind z. B. das Metabolische Syndrom und die Arteriosklerose. Tatsächlich stellt die bronchiale Obstruktion nur einen Teilaspekt der Morbidität (und auch der Mortalität) dar. Im Rahmen des Entzündungsgeschehens kommt es auch zu extrapulmonalen Erscheinungen wie Kachexie und Muskelschwund sowie zu entzündlichen Veränderungen der Blutgefäße (z. B. KHK), Osteoporose und anderen Erkrankun-

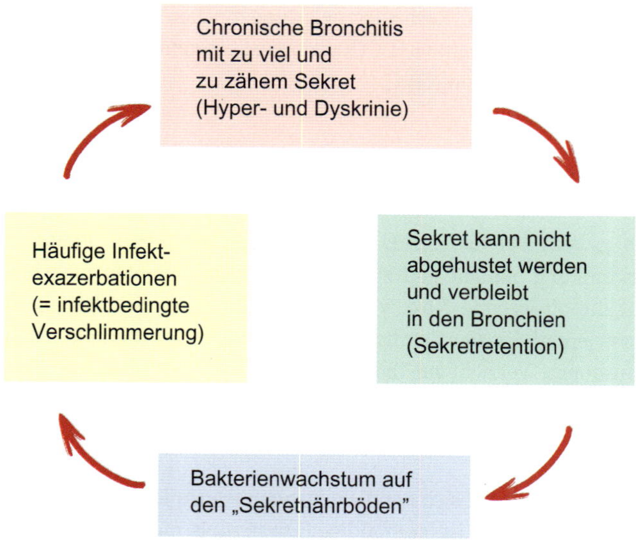

Abb. 6.33 Pathogenetischer Teufelskreis der chronischen Bronchitis [A400]

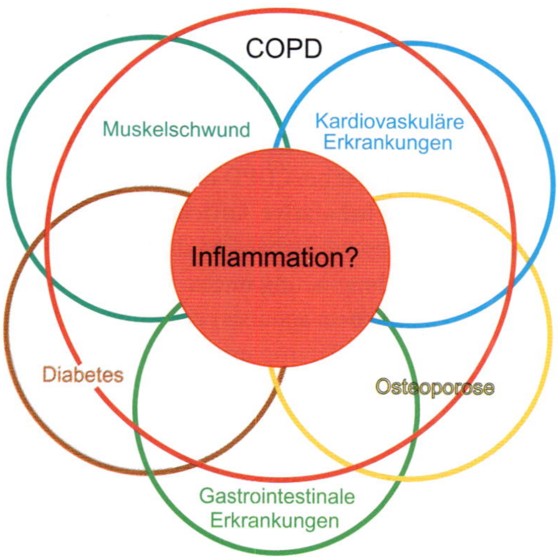

Abb. 6.34 Das moderne Konzept der COPD, bei dem das Entzündungsgeschehen den ganzen Körper mit einschließt [L253]

gen (➤ Abb. 6.34), die häufiger auch die Prognose bestimmen. So stellt die Einschränkung der FEV_1 (ein Leitbefund der COPD) einen unabhängigen Prognosefaktor für die Herzinsuffizienz dar.

Diagnostisches Vorgehen

Eine Diagnostik sollte immer eingeleitet werden, wenn ein über 40-jähriger Patient

- über persistierende oder zunehmende Dyspnoe klagt,
- chronisch Sputum produziert,
- unter chronischem Husten leidet,
- besondere Risikofaktoren aufweist (Zigarettenrauchen, Feinstaubbelastung).

Je mehr dieser Faktoren vorliegen, umso dringlicher empfiehlt sich die Diagnostik. Immer gilt dabei: Es gibt keinen für die chronische Bronchitis/COPD spezifischen diagnostischen Befund.

Klinische Untersuchung

Bei Lungenblähung sind ein hypersonorer Klopfschall, eine verminderte Atemverschieblichkeit der Lungengrenzen sowie eine verkleinerte absolute Herzdämpfung nachweisbar. Auskultatorisch werden trockene RG (Giemen und Brummen), seltener feuchte RG gehört (➤ Tab. 6.14).

Lungenfunktion

Bei einfacher chronischer Bronchitis bestehen meist nur diskrete Veränderungen, v. a. eine Einschränkung der endexspiratorischen Flusswerte. Bei COPD liegen die definierenden Obstruktionsbefunde vor: FEV_1/VK ist unter 70 % erniedrigt, ab Stadium 1 ist auch FEV_1

Tab. 6.14 Unterscheidungsmerkmale zwischen einfacher bzw. obstruktiver Bronchitis und Lungenemphysem

	Chronische Bronchitis	Chronisch-obstruktive Lungenerkrankung	Emphysem
Typisches Alter	> 35	> 45	> 50
Dyspnoe	Keine	Bei Belastung, verstärkt durch Infekt	Bei Belastung
Husten	Regelmäßig, produktiv	Regelmäßig, produktiv oder trocken	Selten
AZ	Subjektiv nicht beeinträchtigt	v. a. bei Exazerbation beeinträchtigt	Häufig Gewichtsabnahme („pulmonale Kachexie")
Zyanose	Fehlt	Möglich	In Abhängigkeit vom Phänotyp (s. Text)
Fassthorax	Fehlt	Beginnend	Ausgeprägt
Klopfschall	Sonor	Sonor	Hypersonor
Atemgeräusch	Vesikulär	Vesikulär, Brummen und Giemen	Abgeschwächt, meist kein Giemen, verlängertes Exspirium bei forcierter Atmung
FEV_1	Normal	Erniedrigt, nach Bronchospasmolyse Besserung (aber keine Normalisierung) möglich	Erniedrigt, keine Besserung nach Bronchospasmolyse
Residualvolumen	Normal	Reversibel erhöht	Irreversibel erhöht

6

erniedigt. Bei Emphysem sind RV und TGV erhöht (➤ 6.2.5). Die Diffusionskapazität ist durch Rarefizierung der Alveolen und die dadurch verkleinerte Diffusionsfläche erniedrigt. Die altersabhängige Abnahme der FEV_1 (physiologischerweise ca. 20 ml pro Jahr) ist bei COPD deutlich beschleunigt.

Labor

- Im **Blutbild** können eine sekundäre Polyglobulie sowie vor allem bei Infektexazerbation und Rauchern eine Leukozytose nachweisbar sein.
- Ein Hinweis auf einen α_1-Antitrypsin-Mangel kann sich aus der **Serumelektrophorese** ergeben, die dann eine fehlende α_1-Fraktion zeigt (➤ Abb. 6.35). Bei entsprechendem klinischem Verdacht sollte jedoch der α_1-Antitrypsin-Spiegel (= α_1-Protease-Inhibitor) bestimmt werden (➤ 6.3.3, Kasten „**α_1**-Protease-Inhibitor-Mangel").
- Die **Blutgasanalyse** ist nur im fortgeschrittenen Stadium bei Patienten mit Blue-Bloater-Phänotyp sinnvoll und zeigt ggf. eine Hyperkapnie und eine kompensierte respiratorische Azidose und/oder Hypoxämie.

Bildgebende Verfahren

Der **Röntgen-Thorax** dient in erster Linie dem Ausschluss eines Bronchialkarzinoms (welches bei COPD aufgrund des gemeinsamen Risikofaktors Zigarettenrauchen deutlich häufiger ist) oder einer Pneumonie. Nur in 50 % sind pathologische Veränderungen zu erkennen, z. B. eine interstitielle Zeichnungsvermehrung als Ausdruck der chronischen Entzündung und/oder Zeichen des Lungenemphysems. Bei fortgeschrittener Erkrankung können die zentralen Anteile der Pulmonalarterien als Hinweis auf eine pulmonale Hypertonie verbreitert sein.

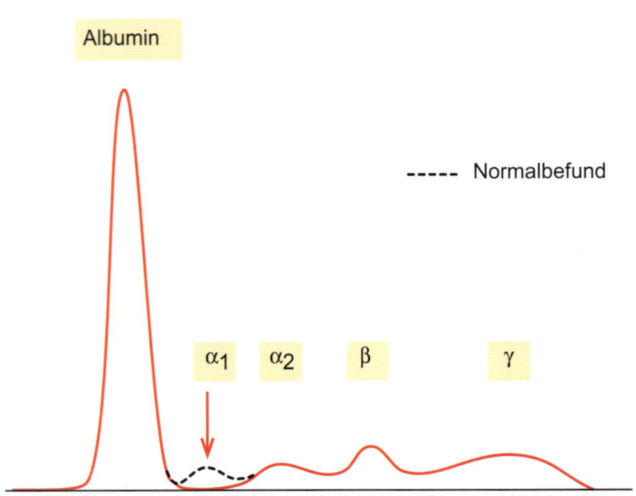

Abb. 6.35 Serumelektrophorese bei α_1-Antitrypsin-Mangel. Die α_1-Globulin-Fraktion fehlt. [L157]

Das **EKG** zeigt ggf. Rechtsherzbelastungszeichen (Cor pulmonale) oder Hinweise auf eine KHK (Rauchen ist ein gemeinsamer Risikofaktor für COPD und KHK).

Therapie

Da es sich bei der COPD meist um eine chronisch-progressive Erkrankung handelt und zudem nur wenige Patienten rechtzeitig auf die auslösende Noxe verzichten können, ist die Therapie oft frustrierend. Einzige deutlich lebensverlängernde „Therapie" ist der konsequente Verzicht auf Tabakrauchen.

Die medikamentöse Dauertherapie ist im Wesentlichen symptomatisch und richtet sich nach der Schwere der Erkrankung (➤ Tab. 6.15).

Die Therapie stützt sich auf die folgenden Prinzipien:

- Am wichtigsten ist die ständige Ermutigung, mit dem **Rauchen aufzuhören** (➤ 15.2.4): Rauchkarenz ist die einzige Möglichkeit, den progredienten Verlust an Lungenfunktion zu bremsen (➤ Abb. 6.32)! Gleichzeitig ist die ärztliche Ansprache die wirksamste Intervention bei Zigarettensucht.
- Die **antiobstruktive Therapie** ist zum einen symptomatisch wirksam, kann zum anderen aber auch die Zahl der Exazerbationen verringern. Allerdings lässt sich bis heute ein nennenswerter Einfluss auf die Mortalität bei COPD nicht nachweisen.
  - Sehr häufig werden **inhalative Anticholinergika** sowie **β_2-Agonisten** eingesetzt. Dabei sind die lang wirksamen Formen (LAMA = **l**ong-**a**cting **m**uscarinic **a**ntagonists bzw. LABA = **l**ong-**a**cting **b**eta **a**gonists) den kurz wirksamen überlegen. Das LAMA Tiotropium ist bei der COPD ähnlich wirksam wie die LABAs Salmeterol und Formoterol. Infektexazerbationen sind unter Tiotropium signifikant seltener als unter der Vergleichssubstanz Salmeterol. Bei nicht ausreichender Wirkung können beide Wirkprinzipien kombiniert werden. Mittlerweile sind auch sog. ultralang wirksame Betamimetika (uLABA) wie etwa Indacatarol im Einsatz: Es kann einmal täglich gegeben werden.
  - **Inhalative Kortikosteroide,** die beim Asthma den therapeutischen „Goldstandard" darstellen, sind bei der COPD umstrit-

Tab. 6.15 Stufentherapie der COPD

GOLD-Stadium	Therapie
1	Bedarfsweise Inhalation von kurz wirksamen Anticholinergika und/oder β_2-Agonisten
2	Inhalative Dauertherapie mit lang wirksamen Anticholinergika (LAMA) oder (ultra)lang wirksamen β_2-Agonisten (LABA oder uLABA); ggf. Kombination von beiden Wirkgruppen
3	Bei häufigen Exazerbationen und/oder erhöhten Blut-Eosinophilen ggf. zusätzlich inhalative Glukokortikoide; keine systemischen Steroide, kein Theophyllin. Bei Blue Bloater ggf. Roflumilast erwägen.
4	Zusätzlich evtl. Sauerstoff-Langzeittherapie und/oder nichtinvasive Beatmung (NIV) als nächtliche Heimbeatmung

ten, da sie mit einem erhöhten Pneumonierisiko einhergehen können. Sie werden deshalb nur bei schweren Formen in Kombination mit inhalativen β-Agonisten eingesetzt: in den GOLD-Stadien 3 und 4 können sie die Zahl der Exazerbationen und damit der Krankenhauseinweisungen reduzieren.
  - Auch die Gabe des Phosphodiesterasehemmers **Theophyllin** ist umstritten: Niedrige Dosen wirken antientzündlich und schwach antiobstruktiv, höhere Dosen erhöhen aber möglicherweise die kardiale Mortalität.
  - Der spezifischere Phosphodiesterase-4-Hemmer Roflumilast wirkt wie das Theophyllin antientzündlich. Möglicherweise können Patienten mit dem Blue-Bloater-Phänotyp von einer Therapie profitieren.
  - Systemisch (z. B. oral) verabreichte **Kortikosteroide** sind nur im Rahmen einer Infektexazerbation von gesichertem Wert. Die Dauertherapie kann sich nicht auf Studien stützen und sollte wegen der häufigen Nebenwirkungen (z. B. Osteoporose) vermieden werden.
- Bei persistierender Hypoxämie (pO_2 unter 55 mmHg – bei Rechtsherzbelastung schon ab 60 mmHg) ist eine **Sauerstoff-Langzeittherapie** angezeigt. O_2 wird in der Regel als Heimtherapie über Nasenkanüle über **mindestens** 15 h pro Tag gegeben. Eine Intervalltherapie „bei Bedarf" ist dagegen nicht wirksam.
- Insbesondere bei Hyperkapnie (die auf eine Erschöpfung der Atempumpe hindeutet, ➤ 6.1.4) ist die nächtliche **intermittierende Heimbeatmung** (➤ 6.1.3, Kasten „Beatmungstherapie") über eine Nasen- oder Nasen-Mund-Maske eine wichtige Therapieoption, die allerdings die Bereitschaft zur Rauchkarenz und gute Compliance voraussetzt. Die Beatmung ermöglicht eine nächtliche Erholung der Atempumpe und damit eine effizientere Atmung am Tage.
- Sinnvolle Techniken der **Atemphysiotherapie** sind z. B. die Atemgymnastik zum Training der Atemmuskulatur, Atmen gegen „Lippenbremse" bei Emphysem, Klopfmassagen und Hilfen zur Förderung der Expektoration: z. B. Flutter, Cornet, PEP-Maske.
- Die Pneumokokken- und die Influenza-**Schutzimpfung** reduzieren erwiesenermaßen die Mortalität und sollten daher immer angeboten werden.
- Bei Polyglobulie mit einem Hämatokrit ≥ 55 % können vorsichtige **Aderlässe** vorgenommen werden; diese reduzieren die Rechtsherzbelastung.
- Therapie von **Begleiterkrankungen:** Da die meisten Patienten mit COPD nicht ersticken, sondern an extrapulmonalen Erkrankungen versterben, ist die Behandlung von Begleiterkrankungen gerade bei der COPD besonders wichtig. Beispielsweise ist eine Betablocker-Therapie (die früher bei COPD als kontraindiziert galt) bei KHK oder Herzinsuffizienz häufig möglich und sinnvoll.
- Sekretolytika (z. B. Ambroxol und N-Acetylcystein) und Antitussiva (z. B. Codein) beeinflussen den Verlauf der COPD nicht und sind daher nicht sinnvoll! ➤ Tab. 6.15.

Pharma-Box: Long acting muscarinic agonists (LAMA)

Wirkungsmechanismus

Langwirksame bronchodilatierende Medikamente aus der Gruppe der Parasympatholytika. Sie wirken durch eine Antagonisierung der Wirkung von Acetylcholin an muskarinischen Acethylcholin-Rezeptoren der Lunge. Neben Tiotropium sind in den letzten Jahren noch Aclidiniumbromid, Glycopyrroniumbromid und Umeclidinium für die Behandlung der COPD zugelassen worden. Kurzwirksam ist dagegen Ipratropiumbromid.

Pharmakokinetik

Wie bei allen Inhalativa ist die korrekte Anwendung des Inhalationsdevice entscheidend für die endobronchiale Deposition. Die Wirkdauer beträgt je nach Substanz 12–24 h (Tiotropium).

Indikationen

Vor allem zur Dauertherapie der symptomatischen COPD entweder alleine oder in Kombination mit lang wirksamen β_2-Sympathomimetika (➤ Tab. 6.15) oder sogar als Triple-Therapie mit zusätzlich einem inhalativen Glukokortikoid. Bisweilen sind LAMAs auch bei Asthma bronchiale additiv wirksam.

Nebenwirkungen

Diese ergeben sich aus dem anticholinergen Wirkmodus und umfassen Mundtrockenheit, Kopfschmerzen, Tachykardie und bei Männern selten Harnverhalt.

Therapie bei Exazerbationen

Der typische COPD-Patient erlebt im statistischen Mittel 1,3 Exazerbationen pro Jahr, bei denen er unter vermehrter Atemnot, Husten und Auswurf (evtl. eitrig) leidet. Dabei werden „Häufig-Exazerbierer" (GOLD Klasse C und D) von Patienten unterschieden, die weniger Exazerbationen (und eine bessere Prognose) haben. Neben der Intensivierung der Atemphysiotherapie und der inhalativen Therapie mit Bronchodilatatoren wird vor allem bei eitrigem Sputum, vermehrter Sputummenge und vermehrter Dyspnoe antibiotisch behandelt, z. B. kalkuliert mit Amoxicillin und Clavulansäure. In fortgeschrittenen Stadien und bei schweren Verläufen kann evtl. ein *Pseudomonas*-wirksames Antibiotikum notwendig sein (z. B. Piperacillin/Tazobactam).

CAVE!

Insbesondere im Spätstadium und nach antibiotischer Vorbehandlung muss mit gramnegativen Problemkeimen (z. B. *Pseudomonas aeruginosa*, *Serratia*, Klebsiellen) gerechnet werden.

Die Gabe von oralen Glukokortikoiden (z. B. 40 mg p. o. über 5 Tage) verkürzt den Krankenhausaufenthalt und ist bei der Infektexazerbation ebenso wichtig wie die antibiotische Therapie. Liegt eine hyperkapnische Dekompensation vor, ist häufig eine nichtinvasive Beatmung sinnvoll; ➤ 6.1.4.

Prognose

Die einfache chronische Bronchitis hat nach Rauchkarenz eine gute Prognose.

Ist das FEV_1 auf ≤ 25 % der Norm reduziert und besteht eine Hyperkapnie, liegt die 5-Jahres-Überlebensrate deutlich unter 35 %. Die Prognose ist damit schlechter als die eines Kolonkarzinoms!

6.3.3 Lungenemphysem

Das Lungenemphysem ist definiert als irreversible Erweiterung der terminalen Bronchiolen und Alveolen infolge einer entzündungsbedingten Destruktion der Alveolarsepten. Die Folgen sind:

- Hypoxämie durch vergrößerten alveolären Totraum (erhöhtes Residualvolumen) und verminderte Gasaustauschfläche
- Pulmonale Hypertonie durch Rarefizierung der Lungengefäße
- Cor pulmonale als Folge der pulmonalen Hypertonie

Beim **zentrazinären (= zentrilobulären) Emphysem** sind die Alveolarsepten besonders im Bereich des zuführenden Bronchiolus rarefiziert, es ist typischerweise bei der chronisch-obstruktiven Bronchitis zu sehen und betrifft bevorzugt die Oberlappen. Beim **panazinären (= panlobulären) Emphysem** sind alle Alveolarsepten gleichmäßig rarefiziert, es ist z. B. Folge eines α_1-Antitrypsin-Mangels. Bevorzugt betroffen sind die Unterlappen.

Das Lungenemphysem ist eigentlich eine pathologische Diagnose und kann damit letzten Endes nur durch eine pathologische Untersuchung bewiesen werden, was in der Praxis nicht möglich ist. Allerdings korrelieren die pathologischen Veränderungen sehr wohl (wenn auch nicht zu 100 %) mit klinischen Symptomen und Befunden, anhand deren im klinischen Alltag die Diagnose gestellt wird.

6

Am häufigsten tritt ein Emphysem im Rahmen einer COPD auf. Ob und in welchem Ausmaß bei einer COPD ein Lungenemphysem vorliegt, hängt vom Grad der mit der COPD einhergehenden entzündungsbedingten Gewebedestruktion ab – in den höheren Stadien ist praktisch immer ein Emphysem vorhanden. Allerdings in sehr unterschiedlichem Ausmaß: Selbst im gleichen klinischen Stadium einer COPD neigen manche Patienten mehr, andere weniger zur Entwicklung eines Emphysems (klinische Verlaufsformen der COPD, ➤ 6.3.2).

MERKE

Bei der **Lungenfibrose** kommt es im Gegensatz zum Lungenemphysem zu einem bindegewebigen Umbau der Lunge mit Verminderung des alveolären Totraums. In der Lungenfunktionstestung ist das Residualvolumen entsprechend erniedrigt.

Klinik

Die Klinik des Emphysems überlagert sich mit der pulmonalen Obstruktion, typisch sind jedoch wegen des eingeschränkten Gasaustausches die ausgeprägte Belastungsdyspnoe und die Kachexie. Ist das Emphysem ausgeprägt, ist der Thorax in Inspirationsstellung fixiert und bildet einen sog. Fassthorax. Die Rippen verlaufen fast horizontal, die Schlüsselbeingruben sind gebläht.

α_1-Protease-Inhibitor-Mangel (= α_1-PI-Mangel, α_1-Antitrypsin-Mangel)

Der α_1-PI-Mangel ist nach der Mukoviszidose und dem Down-Syndrom die dritthäufigste vorzeitig zum Tode führende genetische Erkrankung der Kaukasier. Die Prävalenz liegt bei ca. 1 : 3.000 – mit hoher geografischer Variabilität: Es besteht ein ausgeprägtes Nord-Süd-Gefälle („Wikinger"-Allel).

Über 100 unterschiedliche α_1-Antitrypsin-Varianten sind bekannt. Das normale und mit > 90 % häufigste Allel ist PI-M. Häufige Varianten sind PI-S und PI-Z. α_1-PI wird autosomal-kodominant vererbt, sodass aus der Kombination der mütterlichen und väterlichen Anlagen eine Vielzahl von Phänotypen entstehen kann.

Zu einem klinisch relevanten α_1-Antitrypsin-Mangel kommt es fast nur bei dem Phänotyp PIZZ. Die α_1-PI-Serumkonzentration ist hier auf ≤ 15 % des Normwerts erniedrigt. Ein Emphysem entsteht – v. a. bei Rauchern – schon im 20.–30. Lebensjahr; zwischen dem 40. und 60. Lebensjahr kann ohne Therapie der Tod infolge respiratorischer Insuffizienz eintreten.

Ein leichter Mangel an α_1-Antitrypsin kann bei 7 % der Kaukasier nachgewiesen werden, bei ihnen liegen heterozygote Phänotypen wie PIMZ, PIMS oder PISZ vor. Die α_1-PI-Serumkonzentration ist hier auf 25–55 % der Norm erniedrigt; bei zusätzlichen Noxen (insbesondere Rauchen) ist eine vorzeitige Emphysementwicklung möglich (erhöhtes Risiko, insbesondere bei PISZ).

Schon im Kindesalter kann im Rahmen des α_1-PI-Mangels eine **Leberzirrhose** entstehen. Dies ist eine Folge des zugrunde liegenden genetischen Defekts: Das α_1-Antitrypsin wird zwar in den Leberzellen produziert, da es aber falsch gefaltet ist, kann es die Zellen nur schwer verlassen und schädigt im Extremfall die Leberzellen.

Diagnostik

Diese beruht auf der Bestimmung der α_1-PI-Serumkonzentration. Normalwerte schließen einen α_1-PI-Mangel aus. Ist der Serumspiegel auf < 50 % des Normwerts erniedrigt, erfolgt die Bestimmung des Phänotyps, z. B. mittels isoelektrischer Fokussierung.

Bei schwerem α_1-PI-Mangel fehlt die α_1-Globulin-Fraktion in der Serumelektrophorese, welche deshalb als „Screening-Test" verwendet werden kann (➤ Abb. 6.35).

Therapie

Bei schwerem α_1-PI-Mangel erfolgt die wöchentliche Substitution mit α_1-PI-Konzentrat; Ziel ist eine Anhebung des α_1-PI-Spiegels auf ≥ 35 % der Norm. Verzicht auf Rauchen ist selbstverständlich und Voraussetzung für eine Substitutionsbehandlung, die etwa 25.000–50.000 € jährlich kostet.

Ätiologie und Pathogenese

Die Zerstörung der Alveolarsepten ist Folge eines **Proteasen-Antiproteasen-Ungleichgewichts:** Durch neutrophile Granulozyten werden normalerweise Proteasen (v. a. Elastase) in den Alveolen freigesetzt, die wiederum durch Antiproteasen (v. a. α_1-Antitrypsin) inaktiviert werden. Kommt es durch einen Infekt zu einer vermehrten Proteasenfreisetzung und sind gleichzeitig die Antiproteasen – z. B. durch Oxidation mittels Zigarettenrauch – vorgeschädigt, resultiert ein Übergewicht der Proteasen, die dann Lungengerüststrukturen, wie z. B. die Alveolarwände, ungehindert „andauen" (➤ Abb. 6.36). Ursache ist meist eine COPD, seltener

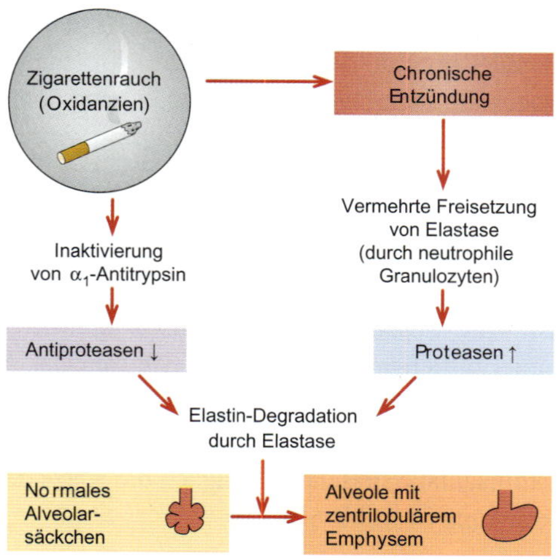

Abb. 6.36 Pathogenese des Lungenemphysems [L157]

Asthma bronchiale bzw. berufliche Noxen (Cadmium? Mineralstäube?). Bei 1–2 % der Emphysemfälle ist ein angeborener **Mangel an α_1-Antitrypsin** verantwortlich.

Infolge des Elastizitätsverlusts der Bronchiolen mit Wandinstabilität kommt es bei der Ausatmung zu einer „von außen" kommenden Bronchialobstruktion (**exobronchiale** Obstruktion). Eine entzündungsbedingte **endobronchiale** Obstruktion kann im Rahmen einer COPD zusätzlich vorliegen.

Diagnostisches Vorgehen

Die Verdachtsdiagnose wird klinisch gestellt. Bei der Untersuchung fällt eine verminderte Differenz zwischen in- und exspiratorischem Brustumfang auf, perkutorisch zeigen sich tief stehende, wenig verschiebliche Atemgrenzen. Der Klopfschall ist hypersonor, der Leberrand steht wegen des tiefen Zwerchfells ebenfalls tief.

Ein Röntgen-Thorax bestätigt die emphysembedingte Überblähung (➤ Abb. 6.37). Zur Quantifizierung des Emphysems dienen die Lungenfunktionsuntersuchung und ggf. ein High-Resolution-CT. In der Lungenfunktionsuntersuchung zeigen sich Zeichen der Obstruktion und der Überblähung (erhöhte TLC, erhöhtes Residualvolumen).

Die ätiologische Zuordnung erfolgt durch die Anamnese (Zigarettenkonsum, Beruf, familiäre Belastung) und eine α_1-Antitrypsin-Serumbestimmung.

Befunde beim Lungenemphysem

Inspektion
- Schlüsselbeingruben durch geblähte Pleurakuppen ausgefüllt
- Periphere oder zentrale Zyanose sowie Uhrglasnägel häufig nachweisbar
- Sahli-Venenkranz: vermehrte Hautvenenzeichnung im Verlauf der unteren Thoraxapertur, die möglicherweise durch eine obere Einflussstauung im Rahmen des Cor pulmonale bedingt ist

Lungenperkussion und -auskultation
- Perkussion: hypersonorer Klopfschall; tief stehende, kaum atmungsverschiebliche Lungengrenzen; verkleinerte absolute Herzdämpfung
- Auskultation: Atem- und Herzgeräusche abgeschwächt

Röntgenbefund (➤ Abb. 6.37)
- Erhöhte Strahlendurchlässigkeit der Lungen mit rarefizierter Lungenstruktur; Gefäßkalibersprünge
- Breite Interkostalräume; kleines, steilgestelltes Herz
- Evtl. Zeichen der Rechtsherzinsuffizienz und der pulmonalen Hypertonie, die sich auch als Rechtsherzbelastung im EKG ablesen lassen

Lungenfunktionsuntersuchung
- Totalkapazität erhöht; Residualvolumen ≥ 40 % der Totalkapazität bzw. ≥ 2 l; Vitalkapazität und v. a. FEV_1 sind dagegen erniedrigt
- Fluss-Volumen-Kurve: exspiratorischer Knick als Ausdruck eines Bronchialkollaps bei forcierter Exspiration
- Blutgasanalyse: respiratorische Partial- oder Globalinsuffizienz
- Hämatokrit: ggf. durch reaktive Polyglobulie erhöht

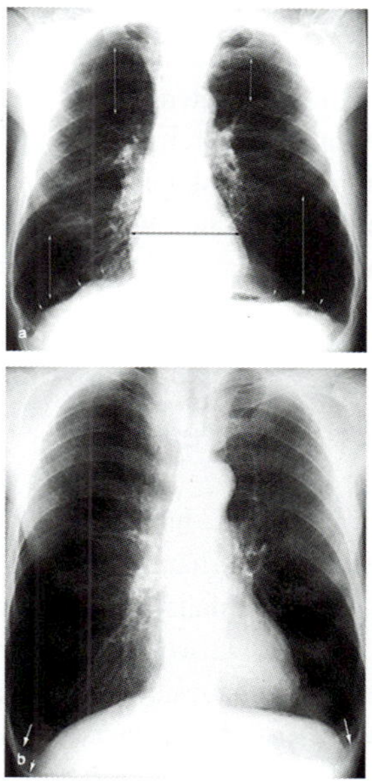

Abb. 6.37 Röntgenbefunde bei Emphysem und Asthma im Vergleich.
a) p. a.-Thoraxaufnahme eines Patienten mit Lungenemphysem: tief stehende, abgeflachte Zwerchfellhälften (kleine weiße Pfeile). Wegen der Rarefizierung der Lungengefäße ist die Transparenz der Lunge in den Oberfeldern sowie basal beidseits vermehrt (weiße Pfeile). Schlanker, median gelegener Kardiomediastinalschatten („Tropfenherz"; schwarzer Pfeil).
b) p. a.-Thoraxaufnahme eines Patienten mit Asthma bronchiale: Durch die Überblähung der Lunge sieht man ein nach unten gedrücktes, flachbogiges Zwerchfell mit nach kaudal gewölbten Ansatzstellen (Pfeile). Alle Lungenbereiche sind wegen der eng gestellten peripheren Lungengefäße dunkler (tranzparenzvermehrt); die Mediastinalkonturen sind unauffällig. [S008–2]

Therapie

Im Vordergrund stehen das Meiden der auslösenden Noxen, die antiobstruktive Therapie sowie die antibiotische Therapie pulmonaler Exazerbationen, wie bei der COPD beschrieben.

Weitere Maßnahmen sind:

- **Atemtherapie** zur Verbesserung der Atmungsfunktion: z. B. Zwerchfellatmung und Atmen gegen Widerstand („Lippenbremse" – dies soll den exspiratorischen Kollaps der kleinen Bronchien verhindern)
- **Behandlung von Rechtsherzinsuffizienz/Cor pulmonale** (➤ 6.7.2)
- **Sauerstoff-Langzeittherapie,** wie bei der COPD beschrieben
- **Nichtinvasive intermittierende Beatmung** kann bei Hyperkapnie lebensverlängernd sein.
- **Chirurgische Maßnahmen:**
  - **Bullektomie:** Emphysemblasen (Bullae) können funktionstüchtiges Lungengewebe zusammendrücken. Durch die Entfernung solcher Blasen (Bullektomie) können die Lungenfunktion und teilweise auch die Prognose verbessert werden.
  - **Volumenreduktionschirurgie:** Hierbei werden emphysematöse Anteile des Lungengewebes, die sowieso nicht mehr am Gasaustausch teilnehmen, entfernt. Dies fördert die Dehnbarkeit der Lunge, verbessert die mechanische Atmungsfunktion und vermindert das intrapulmonale Shuntvolumen. Alternativ kann bei geeigneten Patienten eine interventionelle Volumenreduktion, z. B. durch die Implantation von Ventilen, im Rahmen einer Bronchoskopie durchgeführt werden.
  - **Lungentransplantation:** Sie kann bei Patienten ≤ 60 Jahre erwogen werden. Die 1-Jahres-Überlebensrate beträgt ca. 60 %.

6

6.3.4 Asthma bronchiale

Asthma ist die mit Abstand häufigste chronisch-entzündliche Erkrankung des Menschen überhaupt.

Asthma ist definiert als anfallsweise Atemnot durch reversible Obstruktion der unteren Luftwege. Die Obstruktion wird dabei durch entzündliche Schleimhautschwellung, glattmuskuläre Bronchokonstriktion sowie Dyskrinie (Hypersekretion zähen Schleims) ausgelöst. Zusätzlich kann es bei länger bestehendem Asthma zu einer strukturell fixierten Obstruktion kommen (*airway remodeling*).

Epidemiologie

Die Prävalenz des Asthma bronchiale ist im internationalen Vergleich sehr variabel: Die niedrigsten Zahlen bei Erwachsenen sind mit teilweise unter 2 % in Osteuropa und Asien anzutreffen, die höchsten Prävalenzen liegen mit bis zu 15 % in den englischsprachigen Ländern Großbritannien, Neuseeland und Australien vor. Deutschland nimmt mit 5–6 % eine Mittelstellung ein. M : F = 1 : 1,2. Die **Erkrankungshäufigkeit** hat – wie die anderer allergischer Erkrankungen – in den letzten 40 Jahren stark zugenommen (➤ 5.3). Die **Asthmamortalität** ist mit ca. 0,5–3/100.000 Einwohner glücklicherweise gering: Insbesondere nach Einführung der inhalativen Glukokortikoide fiel die Mortalität von ca. 12.000 pro Jahr in den 1990iger-Jahren auf aktuell ca. 5.000 (interessanterweise ungefähr parallel zur Zahl der Verkehrstoten). Trotzdem bleibt das Asthma bronchiale auch bei jungen Patienten eine potenziell tödliche Erkrankung.

Klinik und Verlauf

Asthma ist eine „episodische" (chronisch-remittierende oder chronisch-intermittierende) Erkrankung. Obwohl der Patient oft nur minimale Symptome aufweist, ist die zugrunde liegende Atemwegsentzündung und Hyperreagibilität aber auch im Intervall nachweisbar. Asthmaanfälle sind damit lediglich die Spitze des Eisbergs Asthmaerkrankung (➤ Abb. 6.38).

Asthmaexazerbation

Der „Asthmaanfall" ist gekennzeichnet durch eine plötzlich auftretende Atemnot mit dem typischen **exspiratorischen Giemen** („Pfeifen"); das Exspirium ist verlängert. Zu Beginn des Anfalls besteht oft lediglich ein Hustenreiz und der Patient klagt über ein Engegefühl in der Brust.

Im Anfall nimmt der Patient typischerweise eine sitzende Position ein und stützt seine Arme auf, um die Atemhilfsmuskulatur besser verwenden zu können **(Orthopnoe).** Er ist aufgrund des erhöhten Sympathikotonus tachykard und meist ängstlich. Unter großer Anstrengung wird oft spärliches, zähes Sputum produziert. Bei grün-gelblichem Sputum liegt eine – meist viral bedingte – Infektexazerbation vor.

Bei einem schweren Asthmaanfall (➤ Tab. 6.16) besteht **Ruhedyspnoe,** nach jedem Wort muss geatmet werden („Sprechdyspnoe"). Die Patienten sind unruhig bis hin zur Panik und haben typischerweise eine Tachypnoe > 30/min sowie ein **abgeschwächtes Atemgeräusch** (*silent chest*) durch die oft ausgeprägte Lungenblähung („Michelin-Männchen").

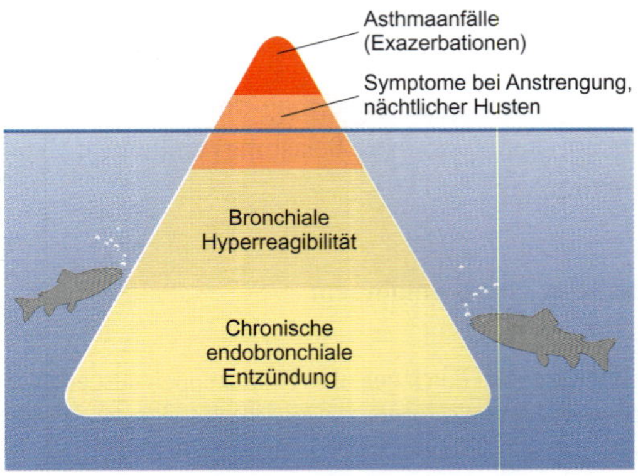

Abb. 6.38 „Eisbergmodell" des Asthma bronchiale. Unter der durch manifeste Asthmaanfälle gekennzeichneten „Spitze des Eisbergs" verbergen sich häufig weitere Symptome wie anstrengungsinduzierter oder nächtlicher Husten, denen wiederum eine bronchiale Hyperreagibilität und die chronische endobronchiale Entzündung zugrunde liegen. [L141]

Tab. 6.16 Schweregradeinteilung des akuten Asthmaanfalls*

	Leicht	Mäßig	Schwer	Lebensbedrohlich (drohender Atemstillstand)
Symptome				
Dyspnoe	Nur bei körperlicher Anstrengung	Auch bei normalen Alltagsaktivitäten	In Ruhe, das Reden ist beeinträchtigt	Zu kurzatmig, um zu reden
Körperhaltung	Kann liegen	Bevorzugt Sitzen	Sitzt aufrecht (Orthopnoe)	Orthopnoe oder erschöpfungsbedingtes Liegen
Spricht in	Sätzen	Kurzen Sätzen	Worten	Stumm, evtl. Stöhnen
Bewusstseinslage	Normal	Evtl. agitiert	Agitiert	Benommen oder verwirrt
Befunde				
Atemfrequenz	Leicht erhöht	Erhöht, aber < 25/min	Stark erhöht (> 25/min)	Stark erhöht, oft > 30/min, evtl. auch verlangsamt
Einsatz der Atemhilfsmuskulatur, suprasternale Einziehungen	Nein	Häufig	Meist	Paradoxe Brustbewegungen („Schaukelatmung")**
Giemen	Oft nur endexspiratorisch	Laut, während des gesamten Exspiriums	Normalerweise laut, z.T. biphasisch (in Ein- und Ausatmung)	Wegen stark verminderten Luftflusses fehlend
Puls	< 100/min	100–120/min	> 110/min	Bradykard
Apparative Diagnostik				
Peak Flow [%]* **	> 70 %	40–70 %	< 40 %	< 25 %, Messung oft nicht möglich
pCO_2	< 42 mmHg (5,6 kPa)	< 42 mmHg (5,6 kPa)	≥ 42 mmHg (5,6 kPa)	Hyperkapnisch

*Modifiziert nach Expert Panel Report III, National Institute of Health, USA, Update 2007
**Inspiratorische Vorwölbung des Bauches mit Einsinken des Thorax
***Angabe in % des persönlichen Bestwerts

MERKE

Die „Musik" (Giemen, Brummen) korreliert nicht mit der Schwere eines Asthmaanfalls. Wie bei einer Flöte setzt auch die Resonanzentstehung in den Bronchien einen – im Fall eines Asthmaanfalls lebenserhaltenden – Luftfluss voraus, sodass der „stille Anfall" oft schwerwiegender ist als der „musikalische" Anfall.

Akutkomplikationen

Lebensgefahr besteht bei zunehmender Erschöpfung, Bradykardie und Eintrübung, die auf eine Hypoxämie und Hyperkapnie zurückzuführen ist. Spätestens jetzt muss assistiert beatmet werden.

Besteht die Symptomatik trotz therapeutischer Maßnahmen länger als 24 h, liegt ein **Status asthmaticus** vor. Dieser stellt immer einen Notfall dar: Fast alle Asthmatiker, die an ihrer Erkrankung versterben, ersticken im Status.

Weitere Komplikationen sind Pneumothorax und Pneumomediastinum, die sich z. B. durch rasch zunehmende Atemnot mit einseitig abgeschwächtem Atemgeräusch und gegebenenfalls mit einem Hautemphysem äußern können.

Symptome im Intervall

Häufig sind Asthmatiker im Intervall beschwerdefrei. Eine persistierende Belastungsdyspnoe und nächtlicher Husten weisen auf ein unkontrolliertes Asthma hin. Husten kann über lange Zeit das einzige Asthmasymptom sein und wird oft als „chronische Bronchitis" fehlgedeutet. Auch Patienten mit relativ geringen Beschwerden im Intervall können schwere Asthmaanfälle bekommen. Aufgrund der variablen Symptomatik des Asthma bronchiale wird die Erkrankung deshalb heute nicht mehr in Schweregrade eingeteilt, sondern je nach Ausmaß der Asthmakontrolle unter Therapie (➤ Tab. 6.17).

Tab. 6.17 Grad der Asthmakontrolle, nach GINA*

Merkmale	Kontrolliert (alle Merkmale erfüllt)	Teilkontrolliert (ein oder zwei Merkmale vorhanden)	Unkontrolliert
Symptome tagsüber	Keine ≤ 2 ×/Woche	> 2 ×/Woche	≥ 3 Merkmale des teilweise kontrollierten Asthmas pro Woche
Einschränkung der Aktivität	Keine	Vorhanden	
Nächtliche Symptome	Keine	Vorhanden	
Notfallmedikation	Keine ≤ 2 ×/ Woche	> 2 ×/Woche	
Lungenfunktion	Normal	< 80 % der Norm	
Exazerbation: Jede Exazerbation spricht für ein unkontrolliertes Asthma.			

*GINA = Global Initiative for Asthma, www.ginasthma.org

Ätiologie

Man unterscheidet das exogen allergische (extrinsische) Asthma vom nichtallergischen (intrinsischen) Asthma. Mischformen sind allerdings häufig. Grob geschätzt leidet ein Drittel der Erwachsenen an intrinsischen, ein Drittel an extrinsischen Formen und ein Drittel an Mischformen. Zudem kann etwa ein allergisches Asthma gerade im mittleren Lebensalter in ein nichtallergisches Asthma übergehen und andererseits kann auch im Alter ein allergisches Asthma bronchiale neu auftreten. Eine genetische Basis besteht v. a. für das allergische Asthma, folgt jedoch keinem klaren Vererbungsmuster. Dass bei der Weitergabe einer Asthmaneigung zwischen den Generationen auch Umweltfaktoren eine Rolle spielen, zeigt schon die Tatsache, dass mütterliches Asthma eher mit einer Erkrankung beim Kind einhergeht als Asthma väterlicherseits.

- Beim **allergischen Asthma** (extrinsisches, „exogenes" oder exogen-allergisches Asthma; ca. 30 %, v. a. bei Jugendlichen) liegt eine IgE-vermittelte allergische Sofortreaktion mit nachfolgender zellulär vermittelter Spätreaktion vor (*late phase reaction*). Mögliche Allergene sind Hausstaubmilben, Tierschuppen (v. a. Katzen, Hunde, Pferde), Schimmelpilze, Blütenpollen (v. a. Birkenpollen und die „Frühblüher" Hasel und Erle) und berufsbedingte Noxen (z. B. Mehlstaub). Das allergische Asthma bronchiale tritt häufig zusammen mit Heuschnupfen oder atopischem Ekzem auf. Oft ist eine positive Familienanamnese zu erfragen: Leiden beide Eltern an einer atopischen Erkrankung, sind etwa 60 % der Kinder ebenfalls Atopiker.
- Das **nichtallergische Asthma** (intrinsisches Asthma) wird durch eine Vielzahl von nichtallergenen Umweltnoxen ausgelöst:
  - Virusinfekte der oberen und unteren Luftwege **(Infektasthma)**
  - Körperliche Anstrengungen **(anstrengungsinduzierter Bronchospasmus)**
  - Kalte Luft, manchmal auch warm-feuchte Luft
  - Stress und Emotionen (Lachen, Weinen)
  - Inhalationsnoxen: Zigarettenrauch, Ozon, Feinstaub (z. B. auch Kaminbrand), Nitrosegase, Schwefeldioxid, arbeitsplatzassoziierte Irritanzien (z. B. Chlorgase, Metallsalze, Parfüm)

Immunologische Grundlagen des Asthma bronchiale

Dem allergischen Asthma liegt eine immunologische Schädigungskaskade zugrunde, die in **zwei Phasen** abläuft (➤ Abb. 6.40):

Unmittelbare Hypersensitivitätsreaktion („Sofortreaktion")
Die Sofortreaktion erreicht ihr Maximum ca. 20 min nach Allergenkontakt und bessert sich spontan innerhalb 1 h. Diese Phase ist durch Gabe von inhalativen β_2-Sympathomimetika rasch reversibel, während die Inhalation eines Glukokortikoids keinen Effekt hat.
Die Sofortreaktion wird ausgelöst, indem sich das jeweils relevante Antigen an ein spezifisches IgE auf der Zelloberfläche von Mastzellen oder Basophilen bindet und so zu einer Freisetzung von Entzündungsmediatoren führt (z. B. Histamin, Tryptase, Leukotriene, Prostaglandine und TNF-α). Auch eosinophile Granulozyten können IgE an der Zelloberfläche binden. Nach Aktivierung setzen sie u. a. eosinophiles kationisches Protein (**e**osinophilic **c**ationic **p**rotein, ECP) und Leukotriene frei.
Durch die Wirkung der Mediatoren kommt es zur Stimulation der glatten Muskulatur und der Schleimdrüsen sowie zur erhöhten Durchlässigkeit der Kapillaren mit nachfolgender Schleimhautschwellung. Die unmittelbare Hypersensitivitätsreaktion kann auch durch IgE-unabhängige Mastzelldegranulierung, etwa durch kalte Luft, bakterielle oder virale Bestandteile oder chemische Irritanzien, ausgelöst werden.

Allergische Spätphase („Spätreaktion")
Bei etwa 60 % der Patienten treten 4–8 h nach Allergenkontakt erneut Symptome einer Atemwegsobstruktion auf, die bis zu 12 h anhalten können. Diese Spätreaktion kann durch die längerfristige Anwendung von Glukokortikoiden und evtl. auch Leukotrien-Inhibitoren vermindert werden.
Die Spätphase stellt sozusagen die entzündliche Verstärkung der initialen allergischen Reaktion dar. Sie entsteht dadurch, dass die bei der ursprünglichen Degranulierung von Mastzellen und Eosinophilen freigesetzten Entzündungsmediatoren die Rekrutierung von Leukozyten (Basophilen, Eosinophilen, Neutrophilen) und Makrophagen einleiten sowie gewebeständige Zellen (Alveolarmakrophagen, Gefäßendothelzellen und Fibroblasten) aktivieren. Hierdurch wird eine „zweite Welle" von Entzündungsmediatoren produziert mit nachfolgender entzündlicher Gewebereaktion.

Die Terminologie des extrinsischen versus intrinsischen Asthmas ist wenig sinnvoll, auch wenn sie noch häufig gebraucht wird. Dem „extrinsischen" Asthma liegen ja häufig eine genetisch bedingte Prädisposition und damit durchaus „intrinsische" Faktoren zugrunde. Auch fällt es schwer, etwa Virusinfekte als „intrinsisch" zu verstehen. Beiden Formen gemeinsam ist die – auch im Intervall bestehende – endobronchiale Entzündung. Das erklärt, warum auch Patienten mit exogen-allergischem Asthma häufig auf nichtallergische, unspezifische Reize wie Anstrengung, Zigarettenrauch, Kaltluft, Lachen, Weinen, Parfüm etc. reagieren.

Sonderformen sind das *exercise-induced asthma,* medikamenteninduzierte Asthma, das Wurmasthma sowie das durch Refluxkrankheit oder Sinusitis ausgelöste Asthma.

Asthma-Sonderformen

Medikamenteninduziertes Asthma

- **Analgetikainduziertes Asthma bronchiale:** Bisweilen sind ASS und andere nichtsteroidale Antiphlogistika an der Auslösung einer Atemwegsobstruktion beteiligt. Diese Medikamente führen bei ca. 5 % der Asthmatiker zu einer Bronchokonstriktion über eine Hemmung der Zyklooxygenase und damit des bronchodilatatorisch wirkenden Prostaglandin-E_2. Es handelt sich hierbei um eine **pseudoallergische Reaktion,** denn sie ist nicht spezifisch für die auslösende Substanz. Damit ist auch keine „Sensibilisierung" nötig, d. h., die Erkrankung ist nicht erworben. Zugrunde liegt möglicherweise eine genetisch bedingte erhöhte Aktivität der Leukotrien-C4-Synthase in eosinophilen Granulozyten und Mastzellen. Leukotrien-Antagonisten stellen aufgrund ihres Wirkmechanismus eine kausale Therapie des analgetikainduzierten Asthmas dar.
- **Betablocker** bewirken bei Asthmatikern häufig eine Bronchokonstriktion durch Hemmung der β-Rezeptor-vermittelten Bronchodilatation. Betablocker (einschließlich Augentropfen) sind daher bei Asthmatikern kontraindiziert.

„Wurmasthma"
Dieses wird bei Befall z. B. mit Ascaris oder Echinokokken durch Allergene des Wurmkörpers oder Stoffwechselprodukte der Parasiten ausgelöst (selten).

Refluxbedingtes Asthma
Reflux von Magensäure im Rahmen einer gastroösophagealen Refluxkrankheit kann ein Asthma bronchiale auslösen oder verstärken, und zwar entweder durch chronische Aspiration von Magensaft mit bronchialer Entzündungsreaktion oder durch eine – durch die Säurewirkung im Ösophagus oder Pharynx bedingte – reflektorische Vagusreizung mit nachfolgender Bronchialverengung.

Asthma bei Sinusitis
Eine **Sinusitis** kann über einen (bisher nur postulierten) „sinubronchialen Reflex" oder über intrinsische Mukosafaktoren ein Asthma auslösen oder verstärken.

Anstrengungsinduziertes (exercise-induced asthma)
Hierbei tritt typischerweise **nach** körperlicher Belastung Atemnot mit thorakalem Engegefühl und trockenem Reizhusten auf. Es kann isoliert auftreten, ist aber in aller Regel Teil des regulären (allergischen oder nichtallergischen) Asthmas. Pathophysiologisch führt eine Mastzelldegranulation zur Atemwegsobstruktion; auslösend wirken der erhöhte Luftfluss durch den Bronchialbaum sowie der nach Anstrengung erhöhte Vagotonus. Das anstrengungsinduzierte Asthma tritt deshalb meist auch bei Lachen und Weinen oder angstbedingter Hyperventilation auf. Betroffen sind häufig Kaltluftsportarten (z. B. Skilanglauf) sowie Sportarten mit häufigen Belastungsspitzen (z. B. Fußball). Therapeutisch werden β_2-Sympathomimetika eingesetzt (Einnahme 5–30 min vor der Belastung), alternativ auch Leukotrien-Antagonisten.

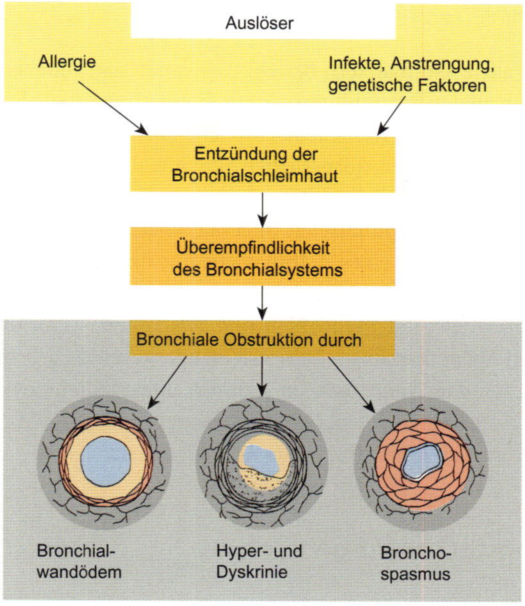

Abb. 6.39 Pathogenese und Pathophysiologie des Asthma bronchiale im Überblick. Die Überempfindlichkeit zeigt sich insbesondere dann, wenn der Luftfluss erhöht ist, also bei Anstrengung, Lachen, Weinen oder psychischer Erregung. Auch chemische Reize können schon in geringer Dosis zur Bronchialobstruktion führen. [L190]

Pathogenese

Zur Atemwegsobstruktion kommt es zum einen durch die entzündungsbedingte Schwellung, zum Zweiten durch eine abnorme Schleimproduktion und zum Dritten durch die glatt-muskuläre Bronchokonstriktion (➤ Abb. 6.39). Darüber hinaus kann es als Folge der chronischen Entzündungsprozesse zu einem Umbau der Luftwegsmatrix kommen, wodurch die Obstruktion teilweise irreversibel wird (*airway remodeling*).

Ein wichtiger Risikofaktor für Astma ist die Adipositas (BMI > 30 kg/m²), die auch z. T. für einen Anstieg der Asthma-Häufigkeit verantwortlich gemacht wird. Fett wird u. a. auch in Bronchien abgelagert, welches neben einer Lumeneinengung auch einen chronischen Entzündungsprozess induzieren kann.

Atemwegsentzündung

Diese ist das „Kerngeschehen" beim Asthma und zeigt sich histopathologisch als „abgehäutetes" Epithel, Kollagenablagerungen unter der Basalmembran sowie Schwellung und Infiltration der Bronchialwand mit Entzündungszellen. Diese umfassen u. a. eosinophile Granulozyten und Lymphozyten (überwiegend vom TH_2-Subtyp, welche vor allem Interleukin-4 und -5 produzieren) (➤ Abb. 6.40). Einen neuen Therapieansatz stellen daher z. B. Interleukin-4-, -5- und -13-Inhibitoren dar. Die asthmatische Entzündung verläuft in zwei Phasen.

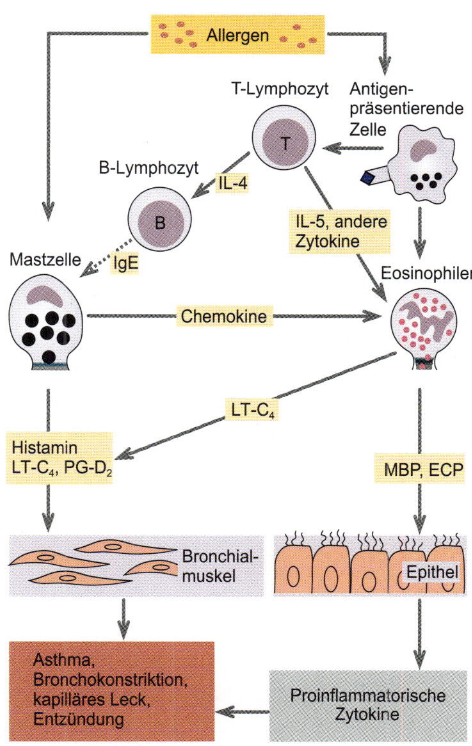

Abb. 6.40 Immunologische Schädigungskaskade des Asthma bronchiale. IL = Interleukin, $LT\text{-}C_4$ = Leukotrien-C_4, MBP = Major Basic Protein, ECP = eosinophiles kationisches Protein, $PG\text{-}D_2$ = Prostaglandin-D_2. [L157]

6

Bronchiale Hyperreagibilität

Bei fast allen Asthmatikern besteht wegen der zugrunde liegenden endobronchialen Entzündung eine erhöhte glattmuskuläre Empfindlichkeit gegenüber verschiedenen bronchokonstriktorischen Reizen, wie kalter Luft, Rauch, körperlicher Aktivität, Ozon oder SO_2. Diese ist durch inhalative Provokation (z. B. mit Metacholin oder Histamin) auch im symptomfreien Intervall objektivierbar. Dabei korreliert die Schwere eines Asthmas gut mit dem **PC_{20}** (➤ 6.2.5). Auch die häusliche Peak-Flow-Messung über ca. 4 Wochen kann die Hyperreagibilität nachweisen und zwar dann, wenn die Morgen- und Abendmessung > 20 % auseinanderliegen. Eine bronchiale Hyperreagibilität kann auch im Rahmen infektbedingter Bronchitiden (➤ 6.3.1) auftreten. Beim anstrengungsinduzierten Asthma kann sie die einzige nachweisbare Auffälligkeit darstellen.

Diagnostisches Vorgehen

Diagnostik im Asthmaanfall

Die Diagnose der Asthmaexazerbation wird klinisch gestellt. Schon die typische Haltung und das exspiratorische Pfeifen lenken den Verdacht auf einen Asthmaanfall. Wichtig sind die Einschätzung des Grads der Asthmakontrolle (➤ Tab. 6.17) sowie die nach Behandlung der akuten Phase einsetzende Abklärung der Ursachen.

Bei der **körperlichen Untersuchung** müssen folgende Fragen geklärt werden:

- Bestehen Zeichen der **Ateminsuffizienz** (➤ 6.1.4)? Für eine respiratorische Insuffizienz sprechen vor allem eine Zyanose, eine eingeschränkte Bewusstseinslage (Lethargie, Stupor, Koma) sowie Angst oder Erregungszustände. Eine Blutgasanalyse sowie die kontinuierliche Messung der Sauerstoffsättigung sind beim schweren Asthmaanfall unerlässlich.
- Wie stark ist die **Dyspnoe** (➤ 6.1.3)? Diese Frage kann durch Messung von Atem- und Pulsfrequenz sowie durch Beobachtung der Sprache und der Atmungsanstrengung beantwortet werden. Starke Dyspnoe besteht, wenn zwischen einzelnen Worten Luft geholt wird (sog. „Sprechdyspnoe"), wenn die Atemhilfsmuskulatur eingesetzt wird, wenn supraklavikuläre, interkostale und/oder subkostale Einziehungen sichtbar sind und wenn exspiratorisches Stöhnen hörbar ist.

CAVE!

Bei sehr schwerer Obstruktion kann das Atemgeräusch vermindert sein (*silent chest*).

Erst dann werden die Atmung und die Lunge genauer untersucht: Bei der **Perkussion** fällt ein hypersonorer Klopfschall durch die Lungenblähung auf; die Lungengrenzen sind nach unten verschoben (Lunge in Inspirationsstellung fixiert). Bei der **Auskultation** hört man ein verlängertes Exspirium sowie trockene Rasselgeräusche (Giemen und Brummen) meist über beiden Lungen.

CAVE!

Bei **chronischer** CO_2-Erhöhung (Hyperkapnie, regelhaft mit einer Bikarbonaterhöhung verbunden) kann eine Sauerstoffgabe zur CO_2-Narkose führen. Bei **akuter** CO_2-Erhöhung (in der Blutgasanalyse als respiratorische Azidose erkennbar) ist dagegen die kontrollierte Sauerstoffgabe therapeutisch immer sinnvoll und führt nicht selten zur Erleichterung der Dyspnoe. Daher stellt Sauerstoff im akuten Asthmaanfall zunächst das wichtigste „Medikament" dar!

Weitere Untersuchungen im Asthmaanfall:

- Eventuell ist ein **Pulsus paradoxus** (➤ 1.4.2), d. h. ein Abfall des systolischen Blutdrucks während der Inspiration um ≥ 10 mmHg (1,3 kPa), nachweisbar. Eine Tachykardie besteht praktisch immer.
- Die Messung der **Sauerstoffsättigung (SaO_2)** mittels Pulsoxymetrie ist zur Einschätzung des Schweregrades einer Exazerbation von fraglichem Wert. Keinesfalls sollte man sich von einer noch ausreichende Sauerstoffsättigung (> 90 %) über die Bedrohlichkeit eines Anfalls täuschen lassen.
- Eine Messung des **Atemspitzenstoßes** (**p**eak **e**xpiratory **f**low, **PEF**) ist mithilfe auch zu Hause anwendbarer, einfacher Messgeräte möglich und hilft bei der Einschätzung des Schweregrads: Bei einem Abfall unter 50 % des Normwerts ist von einem schweren Anfall auszugehen. Die **Peak-Flow**-Messung ist sehr gut zur Verlaufsbeurteilung geeignet („Fieberthermometer des Asthmatikers").
- Der **Röntgen-Thorax** dient dem Ausschluss von Komplikationen (z. B. Pneumothorax) und von möglichen auslösenden Lungenerkrankungen (z. B. Pneumonie). Stets werden die Zeichen der Lungenblähung gesehen (vermehrt strahlentransparente Lunge mit tief stehenden Zwerchfellen und schmaler Herzsilhouette).
- Die **Blutgasanalyse (BGA)** ist im Intervall oft normal. Im Anfall zeigt sich meist eine pO_2-Erniedrigung, da durch inhomogene Ventilation ein Ventilations-Perfusions-Mismatch entsteht; der pCO_2 ist aufgrund der Hyperventilation meist ebenfalls erniedrigt. Ist er erhöht, liegt entweder ein schwerer Asthmaanfall mit Einschränkung der Ventilation oder eine chronisch-obstruktive Bronchitis vor.
- Das **EKG** zeigt im Anfall oft Zeichen der Rechtsherzbelastung, wie eine Rechtsdrehung der Herzachse (z. B. Indifferenztyp bei vorbestehendem Linkstyp), ein P pulmonale oder einen Rechtsschenkelblock. Immer ist auch eine Tachykardie zu dokumentieren (erhöhter Sympathikotonus, Nebenwirkung der Bronchodilatatoren): Eine Bradykardie ist dann immer ein Warnsymptom.
- Die früher im **Sputum** gesuchten Charcot-Leyden-Kristalle und Curschmann-Spiralen (beides Abbauprodukte eosinophiler Granulozyten) sind nur noch von historischem Interesse.

Intervalldiagnostik

Die Diagnose des Asthmas stützt sich auf drei Pfeiler: den anfallsartigen („episodischen") Charakter der Erkrankung, den Nachweis einer zumindest partiell reversiblen Atemwegsobstruktion sowie den Ausschluss alternativer Diagnosen (➤ Abb. 6.41).

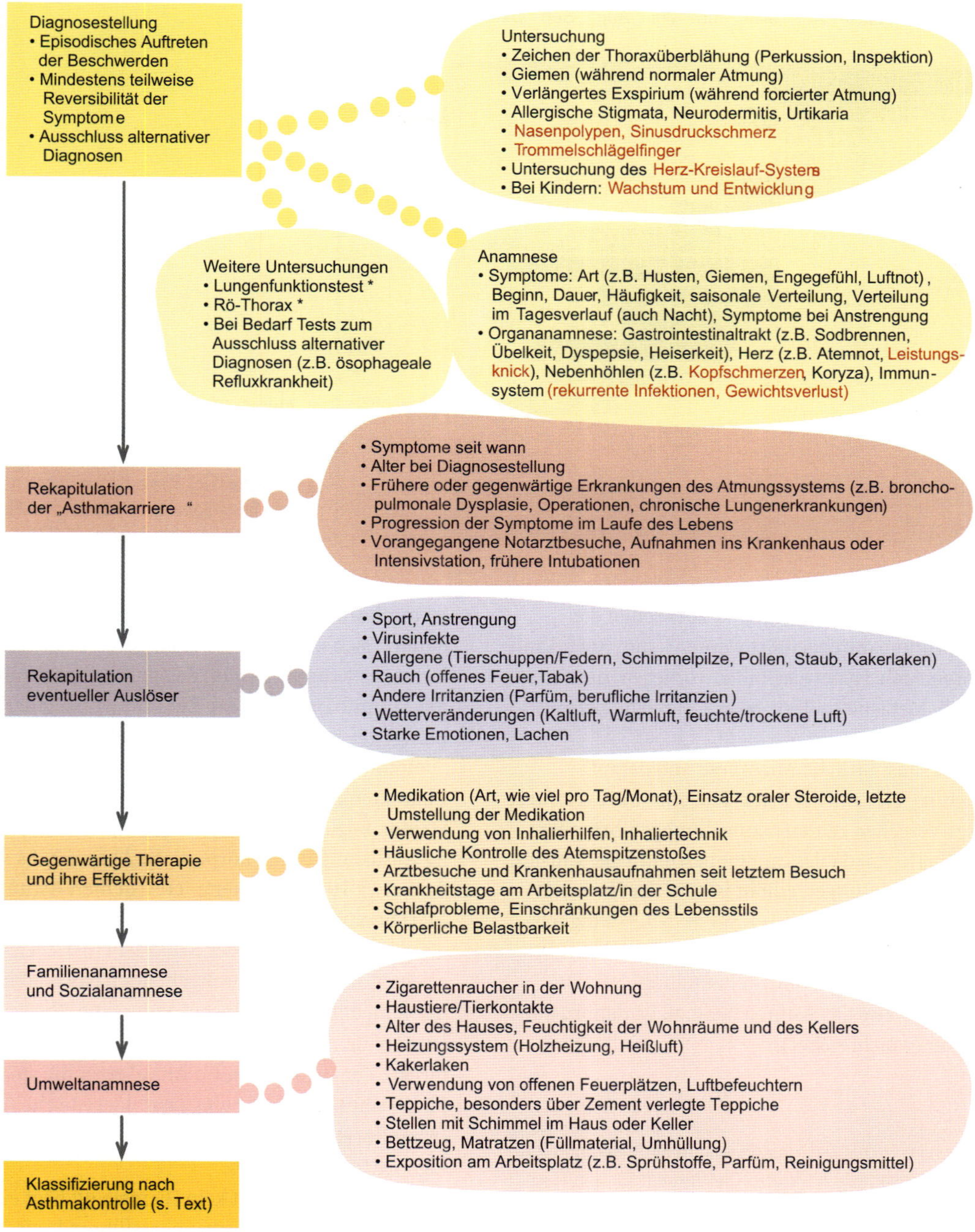

* Diese Untersuchungen können im Intervall unauffällig sein.

Abb. 6.41 Diagnostisches Vorgehen bei Asthma. Ergeben sich Auffälligkeiten in den durch rote Schrift markierten Bereichen, ist die Diagnose Asthma kritisch zu hinterfragen. [L157]

- **Anamnese:** Symptome und ihre zeitlichen Charakteristika (Dauer, Häufigkeit, Variabilität im Tages- und Jahresverlauf; ➤ Abb. 6.42), Auslöser (inkl. detaillierter Umgebungsanamnese), Rekapitulation der gesamten „Asthma-Karriere" (Alter bei Diagnosestellung, Verlauf, asthmabedingte Krankenhausaufenthalte), derzeitige Therapie, Begleiterkrankungen (z. B. gastroösophageale Refluxkrankheit, chronische Sinusitis), Familiengeschichte
- **Lungenfunktion:** Nachweis einer manifesten Obstruktion (vermindertes FEV_1, in schwereren Fällen oft mit erhöhtem Residualvolumen und damit insgesamt erhöhter Lungenkapazität = Volumen pulmonum auctum). Die Obstruktion ist zumindest teilweise reversibel (positiver Bronchospasmolyse-Test, ➤ 6.2.5). Die Reversibilität lässt sich auch durch eine verbesserte Lungenfunktion ca. 4 Wochen nach Beginn einer Therapie mit inhalativen Glukokortikoiden bestätigen. Beim anstrengungsinduzierten Asthma wird die Lungenfunktion nach Ergometerbelastung gemessen (beweisend ist ein Abfall des FEV_1 um > 15 %). Ist die Lungenfunktion im Intervall normal, ist ein manifestes Asthma bronchiale nicht ausgeschlossen, da die stärkste Obstruktion typischerweise in den frühen Morgenstunden nachweisbar

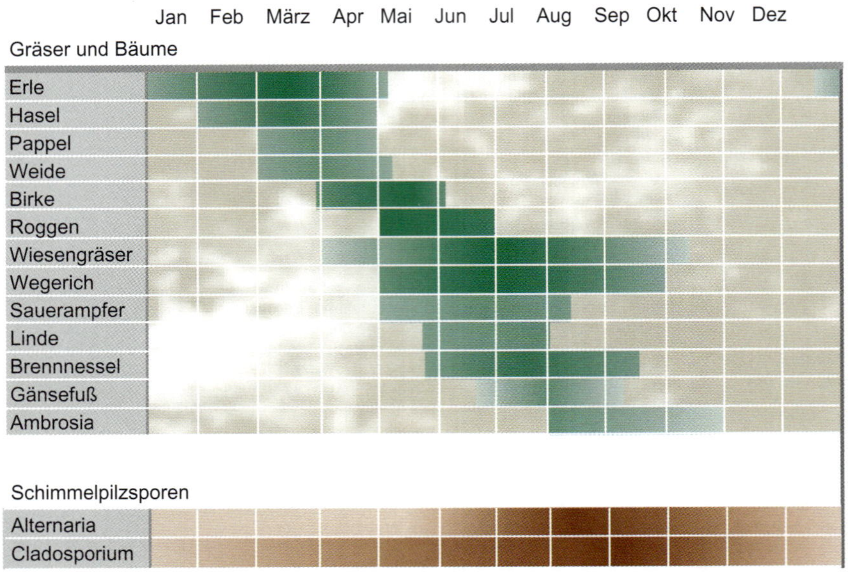

Abb. 6.42 Pollenflugkalender. Er zeigt die Hauptflugzeiten der verschiedenen Allergene. Aktuelle Meldungen zum Pollenflug sind im Internet abrufbar (z. B. www.dwd.de/pollenflug). Diese Karten geben auch die tagesaktuellen und regional unterschiedlichen Einflüsse des Klimas und der Wetterlage wieder. [A400]

ist („Morgengrauen"), zu diesem Zeitpunkt aber selten die Lungenfunktionsprüfung durchgeführt werden kann. Auch kann sehr wohl eine bronchiale Hyperreagibilität vorliegen, die sich in weiteren Tests (z. B. Metacholin-Test, ➤ 6.2.5) möglicherweise nachweisen lässt.

- **Allergiediagnostik:** ausführliche Anamnese und darauf gestützte Hauttestung, z. B. mittels Prick-Test oder Intrakutantest (➤ 5.3.3). Dieses Vorgehen ist den häufig durchgeführten Blutuntersuchungen überlegen, da das im Blut bestimmt Gesamt-IgE oft nur bei Polysensibilisierungen erhöht ist und der Nachweis spezifischer IgE-Antikörper im RAST-Test (➤ 5.3.3) lediglich anzeigt, dass ein verdächtiges Allergen zur IgE-Bildung geführt hat (ob es auch eine klinisch relevante Entzündungsreaktion auslöst, die möglicherweise das Asthma bedingt, ist damit zwar wahrscheinlicher, aber nicht sicher).

MERKE

Ein positiver Hauttest beweist nicht die pathogenetische Bedeutung des Allergens, ein negativer schließt sie nicht aus. Gleiches gilt für den Nachweis von allergenspezifischem IgE im Blut!

Differenzialdiagnose

Das Asthma bronchiale ist zwar die häufigste Form der Atemwegsobstruktion, seine Klinik ist jedoch keineswegs spezifisch. Differenzialdiagnostisch müssen deshalb andere Ursachen der Obstruktion der unteren Atemwege sowie ein paar „Chamäleons" erwogen werden:

- **Exazerbation einer COPD:** immer Vorgeschichte einer chronischen Bronchitis mit Husten und Auswurf; fast immer Raucher mit langer Vorgeschichte einer pulmonalen Beeinträchtigung; in der Lungenfunktion Obstruktion mit fehlender (oder nur geringer) Reversibilität im Bronchospasmolyse-Test
- **Stimmbanddysfunktion** (*vocal cord dysfunction,* VCD): Es handelt sich um ein v. a. bei jüngeren Frauen anfallsartig auftretendes Krankheitsbild, das durch eine paradoxe Adduktion der Stimmbänder bei der Einatmung (seltener bei der Ausatmung) gekennzeichnet ist. Aufgrund seiner charakteristischen Symptome wird es leicht als Asthma verkannt: anfallsartiger Charakter, oft in den Thorax fortgeleiteter (inspiratorischer!) Stridor, begleitende Dyspnoe, oft auftretender Husten und häufig Auslösung durch körperliche Aktivität. Es wird geschätzt, dass etwa 10 % der „therapieresistenten Asthmafälle" durch VCD bedingt sind. Typisch sind die normale Sauerstoffsättigung im Anfall sowie der Kontrast einer als lebensbedrohlich erlebten Atemnot bei weitgehenden Normalbefunden in der Lungenfunktion (insbesondere die Abwesenheit einer bronchialen Hyperreagibilität). Die Diagnose erfolgt durch direkte Laryngoskopie. Im Anfall zeigt die spirometrische Fluss-Volumen-Kurve eine charakteristische Abflachung des inspiratorischen Schenkels. Die Behandlung erfolgt durch logopädische Übungen.
- **Lungenembolie:** meist kein Giemen; oft liegt eine tiefe Beinvenenthrombose vor. Es kann irreführend sein, dass häufig auch bei Lungenembolie und Lungenödem eine bronchospasmolytische Therapie wirksam ist. Erklärt wird dies mit einer bei diesen Erkrankungen auftretenden reflektorischen Bronchokonstriktion, die sich durch die Therapie bessert.
- **Fremdkörperaspiration:** oft typische Vorgeschichte, einseitige Überblähung im Röntgen-Befund
- **Selten:** chronische eosinophile Pneumonie, eosinophile Granulomatose mit Polyangiitis (➤ 13.10.4), Karzinoidsyndrom, Inhalation von Chemikalien, angeborene mukoziliäre Dysfunktion, Tracheomalazie, Mukoviszidose, α_1-Antitrypsin-Mangel, Kompressionen der Trachea oder der Hauptbronchien durch mediastinale Raumforderungen oder Gefäßringe

Therapie

Nichtadäquat behandeltes Asthma stellt eine schwere Behinderung für den Patienten dar und kann zur „strukturellen Fixierung" der ursprünglich reversiblen Atemwegsobstruktion führen. Als Grundregel (und Behandlungsauftrag an den Arzt) muss deshalb gelten, dass ein Asthmatiker in seinen Lebensaktivitäten durch seine Erkrankung nicht eingeschränkt sein soll.

Allgemeine Maßnahmen

- **Patientenschulung:** Dies ist die wichtigste Therapiesäule überhaupt. Die heute in qualitätsgesicherten Programmen angebotene Patientenschulung hat u. a. folgende Inhalte: Allergenvermeidung, Symptomerkennung, Selbstmessung des Atemspitzenstoßes mit Peak-Flow-Meter, Vorgehen bei drohendem oder eingetretenem Asthmaanfall (Lehrmaterial unter: https://www.atemwegsliga.de/informationsmaterial.html). Insbesondere die regelmäßige Heimkontrolle des Atemspitzenstoßes ermöglicht manchen Patienten die frühzeitige Erkennung einer Atemwegsobstruktion, sodass die Therapie rechtzeitig eskaliert werden kann. Viele Patienten erkennen Verschlechterungen aber auch ohne spezielle Heimkontrolle zuverlässig und profitieren dann von regelmäßigen Messungen nicht.
- **Allergenkarenz** ist beim allergischen Asthma oberstes Gebot und dennoch mit einigen Problemen behaftet: Auf ein Haustier zu verzichten, ist zwar wenig aufwendig und auch klinisch effektiv, fällt vielen Patienten aber schwer. Dagegen ist die Vermeidung von Hausstaub aufwendig, hat sich aber in vielen Studien als klinisch wenig effektiv erwiesen. Bei berufsbedingtem Asthma lässt sich meist ein Arbeitsplatzwechsel nicht umgehen.
- **Hyposensibilisierung** bei identifiziertem Allergen (SIT = allergenspezifische Immuntherapie): Hierbei werden die auslösenden Allergene über viele Monate bis zu 3 Jahre lang in ansteigender Konzentration unter die Haut gespritzt (SCIT = subkutane Immuntherapie, ➤ 5.3.3). Eine Indikation besteht nur bei jungen Patienten und kurzer Erkrankungsdauer. Erfolge sind vor allem bei Pollenallergie, evtl. auch bei Sensibilisierung gegen Hausstaubmilben zu verzeichnen. Tödliche Asthmaanfälle oder ein anaphylaktischer Schock sind möglich, daher sind bei den Behandlungen immer **Notfallmedikamente** bereitzuhalten. Eine neuere, möglicherweise zumindest bei Gräserpollenallergie ähnlich wirksame Therapieoption ist die sublinguale Hyposensibilisierung (SLIT = sublinguale Immuntherapie).
- **Rauchkarenz** ist imperativ, wird jedoch selten eingehalten („Heroinentzug ist einfacher als Nikotinentzug"). Leider reduziert das inhalative Zigarettenrauchen die Affinität der Glukokortikoidrezeptoren für inhalative Glukokortikoide, welche das wirksamste Medikament bei der Behandlung von Asthma darstellen. Viele der tödlichen Asthmaanfälle treten bei Rauchern auf.
- **Gewichtsabnahme** bei einem BMI > 30 kg/m^2
- **Weitere Therapieelemente:** körperliches Training zur Verbesserung der Belastbarkeit, Vermeidung bzw. konsequente Therapie bronchialer Infekte, Sanierung der Nasennebenhöhlen bei sinubronchialem Syndrom (Sinusitis mit Asthma), Behandlung einer bestehenden allergischen Rhinitis, jährliche Influenza-Impfung, Pneumokokken-Impfung

PRAXISBEZUG

Allergenreduktion im Haushalt (Beispiele)

- Keine Haustiere halten (ob dies auch präventiv bei Atopikern gilt, die noch nicht gegen ihre Haustiere allergisch sind, ist umstritten)
- Feuchte Wände sanieren, keine Luftbefeuchter verwenden (Reduktion von Schimmelpilzen)
- Gegen Hausstaubmilben: Teppiche und Vorhänge reduzieren (optimal sind Fliesen); feucht wischen; wenig „Schnickschnack" in den Regalen (Staubfänger); Matratzen und Kissen in staubdichte Bezüge einpacken (*encasing*); Stofftiere von Kindern ca. alle 4 Wochen tiefgefrieren (reduziert Milbendichte); bestimmte Staubfilter für Staubsauger oder Klimaanlage (HEPA-Filter) können moderat hilfreich sein.
- Keine Zimmerpflanzen (Schimmelpilze)

Medikamentöse Therapie

Zu unterscheiden sind:

- **Akuttherapie** (Therapieziel: Beherrschung der akuten Obstruktion)
- **Dauertherapie** im Intervall (Therapieziel: Vermeidung von Anfällen, Verhinderung des Airway-Remodeling)

Für die medikamentöse Therapie gelten folgende **Prinzipien:**

- Stets sollte die **inhalative Behandlung** bevorzugt werden. Sie wirkt besser und hat weniger systemische Nebenwirkungen, da nur ca. 10 % der oralen Dosis nötig sind.
- Zur Inhalation stehen drei Applikationsarten zur Verfügung:
  - **Dosieraerosole** (**m**etered **d**ose **i**nhalers, **MDI**) sind wie ein Spray zu betätigen und inzwischen FCKW-frei. Durch eine Vorschaltkammer („Spacer": eine Art Verlängerung des Mundstücks) wird die Deposition des Medikaments in den Lungen verbessert und die Gefahr einer Besiedelung des Mundes mit *Candida albicans* (die bei der Anwendung inhalativer Kortikosteroide sonst nicht selten ist) reduziert. Wichtig bei Dosieraerosolen: langsame und tiefe Inhalation, dann langes Anhalten des Atems über 5–10 s.
  - **Pulverinhalatoren** (**d**ry **p**owder **i**nhalers, **DPI**): Der Patient „saugt" das (treibmittelfreie) Trockenpulver ein. Inzwischen steht eine Vielzahl von Applikatoren zur Verfügung: Einzelkapselsysteme (z. B. Spinhaler®, Aerolizer®), Multirevolverkapseln (z. B. Rotadisk®), Systeme für multiple Einzeldosen (z. B. Diskus®) und Gesamtreservoire mit Abgabe jeweils gleicher Einzeldosen (z. B. Turbohaler®, Novolizer®). Wichtig bei Pulverinhalatoren: kräftige und tiefe Inhalation, dann langes Anhalten des Atems über 5–10 s.
  - **Vernebler** (engl. *nebulizer*): Das Medikament wird in einer Kochsalzlösung mittels Druckluft „nass vernebelt" (d. h. in ein Aerosol verwandelt). Die Druckluft wird dabei entweder von einem Kompressor erzeugt (Düsenvernebler, etwa PariBoy®) oder per Ultraschall (Ultraschallvernebler).

Trotz weitaus längerer Inhalationsdauer (10–15 min) ist die Lungendeposition durch Vernebelung nicht besser als bei einem Dosieraerosol mit Spacer. Wichtig: langsame und tiefe Atmung während der Behandlung.

- Lieber eine Stufe zu hoch beginnen als eine Stufe zu niedrig **(Step-down-Ansatz)**
- Regelmäßige Therapiekontrollen sind erforderlich: Jeder Patient sollte einen **schriftlichen Handlungsplan** für die tägliche Therapie sowie für Notfälle haben.
- Wirkt die Therapie nicht, muss die Diagnose überdacht werden (z. B. Ausschluss einer gastroösophagealen Refluxkrankheit, eines sinubronchialen Syndroms oder einer Stimmbanddysfunktion, Einnahme bronchokonstriktorischer Medikamente).
- Die verwendeten Medikamente fallen in zwei Gruppen:
  - **Kontrollmedikamente** (Controller): Diese zur kausalen Therapie eingesetzten, auf langfristige Wirkung abzielenden Medikamente (v. a. inhalative Glukokortikoide) bringen die Entzündung unter Kontrolle.
  - **Bedarfsmedikamente** (Reliever): Sie dienen der symptomatischen Erleichterung, indem sie die glatte Muskulatur entspannen (β_2-Sympathomimetika und Parasympatholytika).

Jeder Patient sollte diesen Unterschied verstehen, da Kontrollmedikamente im Gegensatz zu den Bedarfsmedikamenten wegen der langsamen und langfristigen Wirkung regelmäßig eingenommen werden müssen („an guten wie an schlechten Tagen“).

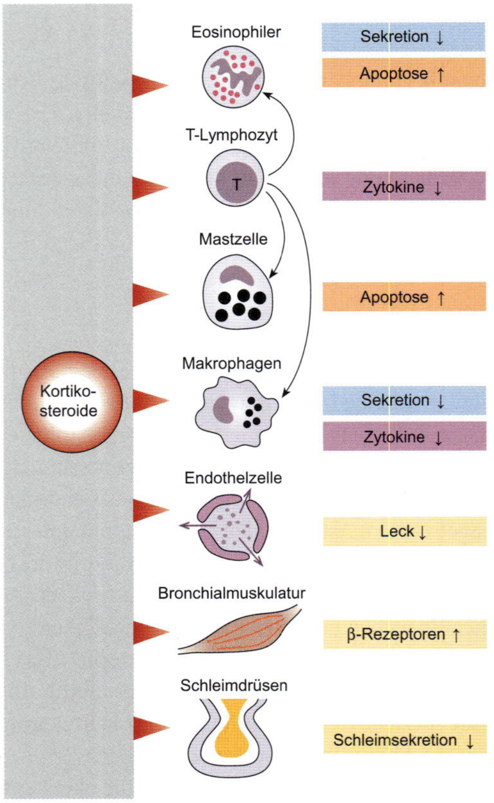

Abb. 6.43 Wirkung von Glukokortikoiden auf die Atemwegsentzündung [L157]

CAVE!

Raucher sprechen auf inhalative Glukokortikoide in normaler Dosierung schlechter an: Ursache hierfür ist eine veränderte Expression von Glukokortikoid-Rezeptoren bei Rauchern.

CAVE!

Lang wirksame β_2-Sympathomimetika können die Asthmasymptome verschleiern – weil dadurch schwere Exazerbationen vorkommen können, sollten sie nicht als alleinige Therapie verordnet werden.

- **Glukokortikoide** (➤ 9.7.1, Kasten „Glukokortikoide“) hemmen die Entzündungsreaktion, u. a. durch die Beeinflussung der Zytokinproduktion sowie der Migration und Aktivierung von Entzündungszellen (➤ Abb. 6.43). Die inhalativen Glukokortikoide haben bei Normaldosierung nur einen geringen, jedoch nachweisbaren systemischen Effekt. Ihre lokale relative glukokortikoide Potenz ist extrem hoch. Einzige Nebenwirkungen bei niedriger bis mittlerer Dosierung sind Mundsoor und Heiserkeit. Diese Nebenwirkungen lassen sich meist durch konsequentes Mundspülen und durch Verwendung von Dosieraerosolen mit Inhalierhilfe (Spacer) oder von Pulverinhalatoren reduzieren. Bei langjährigem Gebrauch wurden jedoch auch bei inhalativen Glukokortikoiden Auswirkungen auf die Knochenmineralisation beobachtet.
- **β_2-Sympathomimetika** führen zur Bronchodilatation durch Erschlaffung der Bronchialmuskulatur und erleichtern so rasch die Atmung im Asthmaanfall. Allerdings wird durch diese symptomatische Therapie die meist zugrunde liegende Atemwegsentzündung nicht beeinflusst. Daher sollte die Anwendung zunächst symptomorientiert erfolgen („bei Bedarf“). Eine fest dosierte Gabe (z. B. „4 × 2 Hub“) wird bei kurz wirksamen β-Mimetika (z. B. Salbutamol, Fenoterol) nicht mehr empfohlen. Die lang wirksamen β-Mimetika (z. B. Salmeterol oder Formoterol) sind v. a. als Zusatztherapie hilfreich, sollen aber immer in Kombination mit einem „Controller“ gegeben werden.
- **Parasympatholytika** wirken über eine Blockade der Acetylcholin-Rezeptoren am postganglionären parasympathischen Neuron. Kurz wirksame Substanzen sind z. B. Ipratropium oder Oxitropium; als lang wirksames Parasympatholytikum steht Tiotropium zur Verfügung. Da die Parasympatholytika insgesamt weniger wirksam sind als β_2-Sympathomimetika und auch von den kardiovaskulären Nebenwirkungen her keine Vorteile bringen, werden sie heute bei Asthma (im Gegensatz zu COPD) eher selten eingesetzt. Hauptnebenwirkungen sind eine Tachykardie, Mundtrockenheit sowie (selten) ein Harnverhalt.
- **Leukotrien-Rezeptor-Antagonisten** (Montelukast = Singulair®). Sie unterdrücken die Amplifizierung der unmittelbaren Hypersensitivitätsreaktion (➤ 5.3.2), klinisch wirken die Medikamente jedoch nur bei einer Minderheit von Patienten, sodass der Stellenwert dieser Substanzgruppe umstritten bleibt. Die Nebenwirkungen sind gering (evtl. Kopfschmerzen und Durchfall).

- **Anti-IgE-Antikörper:** rekombinanter, monoklonaler, gegen IgE gerichteter Antikörper (Omalizumab = Xolair®) zur Therapie des schweren allergischen Asthmas. Er wird alle 2–4 Wochen subkutan injiziert und kann bei therapieresistentem allergischem Asthma die Zahl der Asthmaanfälle reduzieren oder eine Dosisreduktion der Glukokortikoide ermöglichen. NW: allergische Reaktionen bis hin zur Anaphylaxie.
- **Anti-IL5-Antikörper,** z. B. Mepolizumab (Nucala®), Reslizumab (Cinqair®), wirken antiinflammatorisch und können bei schwerem eosinophilem Asthma systemische Steroide einsparen helfen.
- **Cromone:** Cromoglycinsäure und Nedocromil sind orale bzw. inhalative „Mastzellstabilisatoren" (ihr genauer Wirkmechanismus ist unbekannt). Sie sind nur bei wenigen Patienten wirksam und viermal täglich einzunehmen (d. h. „unmenschlich" im Gebrauch). In der Erwachsenenmedizin sind sie daher obsolet.
- **Theophyllin** wirkt mild bronchodilatatorisch und verbessert die mukoziliäre Clearance. Außerdem ist es schon in geringer Konzentration entzündungshemmend. Dennoch ist Theophyllin allenfalls eine Reserveoption, da die therapeutische Breite gering ist und die NW erheblich sein können (Herzrhythmusstörungen, zerebrale Krampfanfälle, Todesfälle).

CAVE!

Die β_2-Selektivität ist dosisabhängig; bei Überdosierung treten verstärkt kardiale Nebenwirkungen auf.

Intervalltherapie nach Krankheitskontrolle

Der antiobstruktiven Dauertherapie sollte ein Stufenplan mit klaren Kriterien zugrunde liegen, der sich an der Krankheitskontrolle des Asthma bronchiale orientiert (➤ Abb. 6.44). Ziel ist immer die vollständige Asthmakontrolle, was bei ca. 80 % der Patienten zu erreichen ist. Ist ein Asthma unzureichend kontrolliert, wird auf die nächsthöhere Behandlungsstufe gewechselt. Dabei sollte eine systemische Steroidmedikation vermieden werden. Nur in Ausnahmefällen ist eine Anti-IgE-Therapie bzw. eine Anti-IL5-Therapie indiziert.

Asthma-Therapiestufen nach GINA:

1	2	3	4	5
Beta-2-Mimetikum bei Bedarf				
	Niedrige Dosis ICS	ICS (gering) + LABA	ICS (mittel/ hoch) + LABA	ICS (mittel/ hoch) + LABA
	Leukotrien-Antagonist	ICS (mittel/ hohe Dosis)	Leukotrien-Antagonist	Niedrigste effektive Dosis eines oralen Kortikosteroids
		ICS (gering) + LT-Antag.	z. B. Tiotropium, Theophyllin	z. B. Anti-IgE, Anti-IL5, Anti-IL4,Anti-IL13
		ICS (gering) + Theophyllin		

Empfehlung – Alternativ – Add-On

Abb. 6.44 Übersicht der Therapie des Asthma bronchiale (GINA-Leitlinie). ICS = inhalierte Kortikosteroide, LT = Leukotrien, LABA = lang wirksamer β-Agonist. (modifiziert nach GINA Update 2020) [L253]

Pharma-Info: β_2-Sympathomimetika

Wirkstoffe

Rasch wirksam (RABA = **r**apidly **a**cting **b**eta$_2$-**a**gonists, Wirkdauer 4–6 h): z. B.Salbutamol (typischerweise als Bedarfsmedikation bzw. bei *exercise induced asthma.* **Lang wirksam** (LABA = **l**ong **a**cting **b**eta$_2$-**a**gonists, Wirkdauer bis 12 h), z. B.Formoterol. Ultralang (uLABA, Wirkdauer ca. 24 h) wirksam ist Indacatarol.

Wirkungsmechanismus und Eigenschaften

Stimulation der β_2-Rezeptoren bewirkt eine Erschlaffung der Bronchial- und in höheren Dosen auch der Uterusmuskulatur sowie eine Gefäßerweiterung mit konsekutivem Absinken des diastolischen Blutdrucks. Die Freisetzung von Mediatorsubstanzen aus den Mastzellen wird unterdrückt und die mukoziliäre Clearance im Bronchialsystem gesteigert. Die Adenylatcyclase wird aktiviert (→ cAMP ↑, → Glykogenolyse und Lipolyse ↑).

Indikationen

Asthma bronchiale, COPD, Tokolyse (Fenoterol).

Nebenwirkungen

- Vorwiegend kardial, obwohl am Herzen β_1-Rezeptoren vorherrschen: Tachykardie, ventrikuläre Rhythmusstörungen, Angina pectoris, Blutdrucksenkung
- Schwindel, Unruhe, Tremor, Übelkeit
- In hohen Dosen Hypokaliämie (können daher auch zur Notfallbehandlung einer Hyperkaliämie eingesetzt werden)
- Vorsicht bei Cor pulmonale, hypertroph-obstruktiver Kardiomyopathie und Hyperthyreose sowie bei frischem Herzinfarkt

Wechselwirkungen

Schilddrüsenhormone, trizyklische Antidepressiva und Halothan steigern die arrhythmogene Wirkung von β_2-Sympathomimetika.

Klinische Anwendung

Alle Dosieraerosole haben den Nachteil, dass nur ein relativ geringer Anteil in die Lunge gelangt, während der größere Teil verschluckt wird. Immer sind daher eine gründliche Anleitung und ggf. auch die Verwendung von Inhalierhilfen (*spacer*) notwendig. Letztere sind bei der Verwendung von Pulverinhalatoren allerdings nicht erforderlich. Die orale Gabe sollte in der Erwachsenenmedizin heute nicht mehr erfolgen. Lang wirksame β_2-Sympathomimetika sollten als *reliever* immer nur ergänzend zu inhalativen Glukokortikoiden (als *controller*) eingesetzt werden.

Wegen des guten Sicherheitsprofils können inhalative β_2-Sympathomimetika im Anfall großzügig, unter ärztlicher Überwachung auch als Dauervernebelung gegeben werden.

- **Stufe 1:** keine Dauertherapie, sondern lediglich ein inhalatives, rasch wirksames β_2-Sympathomimetikum zur Anwendung bei Bedarf
- **Stufe 2:** inhalatives Glukokortikoid in niedriger Dosierung, zusätzlich rasch wirksames inhalatives β_2-Sympathomimetikum bei Bedarf. Alternativ Leukotrienrezeptor-Antagonist.

- **Stufe 3:** inhalatives Glukokortikoid in mittlerer Dosierung oder Kombination von niedriger Dosierung mit einem lang wirksamen inhalativen β_2-Sympathomimetikum
  - **Immer zusätzlich:** kurz wirksames inhalatives β_2-Sympathomimetikum bei Bedarf
- **Stufe 4:** inhalative Glukokortikoide in mittlerer Dosierung **plus** lang wirksames inhalatives β_2-Sympathomimetikum ggf. **plus** eine oder mehrere der folgenden Kombinationen:
  - Leukotrien-Antagonist
  - **Immer zusätzlich:** kurz wirksames inhalatives β_2-Sympathomimetikum bei Bedarf. Als Reliever-Terapie kann auch eine Kombination von Budesonid und Formoterol eingesetzt werden.
- **Stufe 5 inhalative Glukokortikoide in hoher Dosierung plus**
  - Biologika, z. B. Anti-IgE- oder Anti-IL 4/5-Antikörper
  - Eine niedrig dosierte systemische Glukokortikoidtherapie wird zwar in Stufe 5 empfohlen, sollte aber als Ultima Ratio verstanden werden.

CAVE!
Immer korrekte Anwendung der Inhalatoren überprüfen!

Therapie des Asthmaanfalls

- **O_2-Gabe** über Nasensonde (Größenordnung 2–4 l/min)
- Ausreichende, aber v. a. bei älteren Patienten nicht zu reichliche **Flüssigkeitszufuhr**
- Systemische Gabe von **Glukokortikoiden:** 25–50 mg Prednison (beim mittelschweren Anfall) bzw. 50–100 mg (im schweren Anfall), bis 4-mal täglich
- **Bronchodilatation** mit hoch dosierten, kurz wirksamen β_2-Sympathomimetika, bevorzugt inhalativ (z. B. Salbutamol: 2–4 Hübe aus einem Dosieraerosol mit Spacer; ggf. nach jeweils 10–15 min wiederholen). Die gleichzeitige Gabe inhalativer Parasympatholytika kann additiv wirken.
- **Theophyllin i. v.:** Wird bereits mit β_2-Sympathomimetika behandelt, ist nur wenig zusätzliche Wirkung (sehr wohl aber Nebenwirkungen) zu erwarten; daher ist Theophyllin nur bei mangelndem Ansprechen auf die bronchodilatatorische Initialtherapie zu erwägen.
- In schwersten Fällen kann die Gabe von **Magnesiumsulfat** (2 g i. v.) eine zusätzliche Bronchienerweiterung bewirken.

CAVE!
Keine Gabe von Betablockern, Mukolytika und ASS (oder anderen nichtsteroidalen Antiphlogistika)!
Und: möglichst **keine Sedierung** wegen der potenziellen atmungsdepressiven Wirkung. Nahezu alle Patienten, die im Asthmaanfall sterben, sind zuvor sediert worden. Vor allem bei ambulanter Behandlung und beginnender CO_2-Retention ist eine Sedierung der Patienten kontraindiziert.
Atemübungen oder -techniken sind in der Asthmabehandlung weitgehend wirkungslos!

Verlauf und Prognose

Akutkomplikationen sind selten, aber schwerwiegend (akute respiratorische Insuffizienz bis hin zum Tod). Risikofaktoren für asthmabedingte Todesfälle sind:

- Mehr als zwei asthmabedingte Krankenhausaufnahmen in der Vorgeschichte oder
- Intubation bzw. Aufenthalt in der Intensivstation im vorausgegangenen Jahr (*near fatal asthma*)
- Adipositas mit einem BMI > 30 kg/m^2
- Raucher

Längerfristige Komplikationen ergeben sich oft bei langfristiger Einnahme oraler Glukokortikoide (z. B. Osteoporose, Minderwuchs bei Kindern, Bluthochdruck). Eine seltene, aber wichtige Komplikation bei Asthma ist die allergische bronchopulmonale Aspergillose (ABPA), eine gegen den ubiquitären Pilz *Aspergillus fumigatus* gerichtete endobronchiale Allergie (➤ 14.15.3). Dieser Pilz setzt sich in den entzündlich geschädigten Bronchien fest und kann so zu einer Sensibilisierung führen.

Der **natürliche Verlauf** des Asthma bronchiale ist unzureichend untersucht: Kindliches Asthma heilt in ca. 50 % aus, bei Erwachsenen werden in 20 % Spontanremissionen, in 40 % Verbesserungen mit zunehmendem Alter gesehen. Auch ältere Patienten können erstmals an einem Asthma bronchiale erkranken. Maximal 10 % aller Patienten entwickeln ein schweres, früher steroidpflichtiges Asthma. Bei vielen dieser Patienten kann durch eine konsequente Schulung und wiederholte Anwendungsbeobachtung bei der Nutzung der inhalativen Therapie sowie einen Einsatz der neuen Biologika der Einsatz von systemischen Glukokortikoiden vermieden oder reduziert werden. Selbst nach jahrelang bestehender endobronchialer Entzündung kann durch konsequente Therapie eine normale Lungenfunktion erreicht werden.

6.3.5 Bronchiektasen

Als Bronchiektase wird eine irreversible Ausweitung der Bronchien bezeichnet, die durch nekrotisierende Entzündungen, z. B. in der Kindheit (nach Aspiration oder schweren Infektionen wie Masern, Tbc, Lungenentzündung oder Keuchhusten sowie im Rahmen einer Mukoviszidose, s. u.) oder im Erwachsenenalter (z. B. im Rahmen einer COPD), entsteht; neben diesen erworbenen Formen liegen seltener angeborene Krankheiten mit gestörter Bronchialreinigung zugrunde oder Immundefekte wie ein IgA-Mangel oder ein IgG-Subklassenmangel. In 50 % sind Bronchiektasen bilateral und meist in den basalen Lungenabschnitten gelegen.

Klinik

Bronchiektasen manifestieren sich mit der klassischen Trias aus Husten, Auswurf und Atemnot.

Eher selten, aber gern in Büchern genannt ist ein „maulvolles, übel riechendes“ Sputum. Nicht selten hingegen sieht man Hämoptysen (potenziell sogar einen lebensbedrohlichen „Blutsturz") und rezidivierende Pneumonien. Sekundär entstehen Trommelschlägelfinger. Sind Kinder betroffen, können sie im Wachstum zurückbleiben.

Komplikationen

Diese umfassen v. a. Lungenabszesse, Pleuraempyem, Sepsis, septische Metastasen (v. a. im ZNS) sowie eine Amyloidose als Folge der chronischen Entzündung (➤ Abb. 6.45).

Diagnostisches Vorgehen

Das hochauflösende CT ist die beste Methode zum Nachweis von Bronchiektasen. Eine Bronchografie wird schlecht vertragen und ist allenfalls noch vor einer operativen Resektion indiziert. Eine quantitative Bestimmung der Immunglobuline dient dem Ausschluss eines IgA-Mangels. Bei einem Gesamt-IgE > 1.000 U/ml ist eine allergische bronchopulmonale Aspergillose zu erwägen. Die Bronchoskopie mit Keimidentifizierung durch eine BAL erlaubt eine gezielte antibiotische Therapie.

Therapie

Lokal begrenzte Bronchiektasen werden möglichst reseziert. Eine Antibiotikatherapie sollte möglichst nach Keimidentifikation gezielt und über einige Wochen durchgeführt werden. Daneben sind Lagerungsdrainage mit Klopfmassage sowie Atemgymnastik hilfreich. Aktuell diskutiert wird eine antiinflammatorische Therapie, z. B. durch den Einsatz von Makroliden.

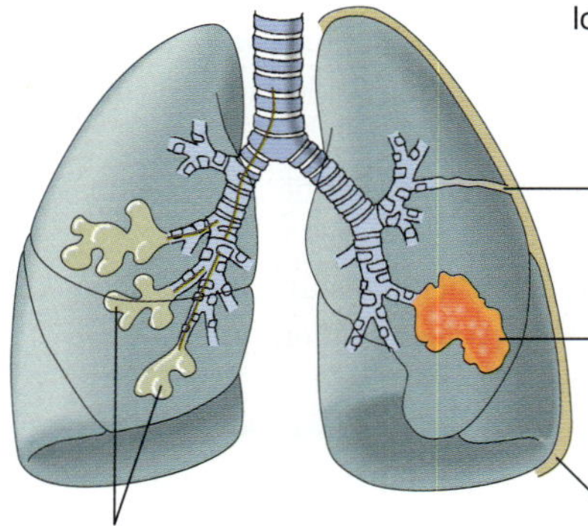

Abb. 6.45 Symptome und Komplikationen von Bronchiektasen. Große Sekretmengen verbleiben in den Bronchien und führen zu einer chronischen bakteriellen Kolonisation mit einer Entzündung, die wiederum lokale Komplikationen nach sich zieht. [L190]

CAVE!

Der Nachweis von *Pseudomonas* oder *S. aureus* in der Lunge sollte an eine strukturelle oder funktionelle Lungenschädigung (z. B. Bronchiektasen, Mukoviszidose, ziliäre Dyskinesie) denken lassen. Auch der Nachweis von atypischen Mykobakterien kann auf eine strukturelle Lungenerkrankung hinweisen.

6.3.6 Mukoviszidose

Synonym: zystische Fibrose (engl. *cystic fibrosis,* CF; der Name leitet sich von den pathologischen Pankreasveränderungen ab).

Die autosomal-rezessiv vererbte Mukoviszidose ist die häufigste zum Tode führende Erbkrankheit von Kaukasiern. Hier ist einer von 20 heterozygot und damit Merkmalsträger; erkrankt sind 1 : 3.000. Bei People of Colour ist die Erkrankung selten.

In Lunge und Pankreas wird ein pathologisch zäher Schleim produziert, der vor allem Bronchiolen und Pankreasgänge verstopft und so zu rezidivierenden Infektionen der unteren Atemwege und zu exokriner Pankreasinsuffizienz führt. Die mediane **Lebenserwartung** eines heute geborenen Patienten mit Mukoviszidose beträgt zurzeit über 55 Jahre und hat in den letzten Jahrzehnten kontinuierlich zugenommen. Dies ist zum einen auf eine deutlich bessere Therapie zurückzuführen, zum anderen werden aber auch zunehmend leichte Formen (die sich z. B. ausschließlich als männliche Infertilität oder chronische Sinusitis äußern) diagnostiziert. Zudem ist die Mukoviszidose inzwischen Teil des Neugeborenen-Screenings.

Klinik

Der klinische Verlauf ist je nach zugrunde liegendem Gendefekt äußerst variabel und kann von der „bloßen" Infertilität bis hin zu schweren Lungenveränderungen reichen. In > 90 % liegt eine Pankreasinsuffizienz vor. Lebensbegrenzend ist fast immer der Lungenbefall.

Frühestes Leitsymptom, aber mit 10 % relativ selten ist der **Mekoniumileus** des Neugeborenen. Darüber hinaus kommt es zu folgenden Organveränderungen:

- **Lunge:** rezidivierende bronchopulmonale Infekte im Kindesalter, chronische Bronchitis, Bronchiektasen, Kolonisation und rezidivierende Infekte durch *Staphylococcus aureus, Pseudomonas aeruginosa,* aber auch schwer zu behandelnde Keime wie *Burkholderia cepacia* oder *Stenotrophomonas maltophilia.* Die chronische Lungenerkrankung führt schließlich zur respiratorischen Insuffizienz und zum Rechtsherzversagen.
- **Gastrointestinaltrakt:** exokrine, später durch fibrotischen Umbau des Pankreas auch endokrine Pankreasinsuffizienz mit Entwicklung eines Diabetes mellitus. Im Vordergrund steht das Malassimilationssyndrom mit Steatorrhö (➤ 7.5.6); in ca. 10 % tritt auch eine chronische Hepatitis auf, die in eine Leberzirrhose übergehen kann.
- **Obere Luftwege:** rezidivierende Sinusitis durch abnorme Sekretion des Nebenhöhlenepithels sowie Nasenpolypen
- **Azoospermie:** Unfruchtbarkeit des Mannes durch frühzeitige Obliteration des Vas deferens

- **Wachstumsretardierung** und Gewichtsverlust infolge der exokrinen Pankreasinsuffizienz und der chronischen Lungenerkrankung

Daneben liegt im Schweiß eine erhöhte Salzkonzentration vor, was klinisch weniger bedeutsam ist, jedoch bei der Diagnostik ausgenutzt wird (s. u.).

Pathogenese

Zugrunde liegen Punktmutationen auf dem langen Arm von Chromosom 7 (7q21 → 7q22.1). Etwa 1.000 Genmutationen sind derzeit beschrieben, davon macht allein die ΔF508-Mutation mehr als 80 % der Fälle aus. Es resultiert ein fehlendes oder defektes zellmembranständiges Regulatorprotein (**c**ystic **f**ibrosis **t**ransmembrane conductance **r**egulator, **CFTR**), das primär einen Chloridkanal darstellt. Auf nach wie vor ungeklärtem Wege führt dieser Defekt zu einem abnormen Salz- und Wassergehalt im Sekret von exokrinen Drüsenzellen – in den betroffenen Organen (v. a. Lunge, Pankreas, Leber) werden also pathologisch zähe Sekrete sezerniert, die schwelende Entzündungsprozesse auslösen und, im Falle der Lunge, der Keimbesiedelung Vorschub leisten.

Diagnostisches Vorgehen

Die Diagnose wird meist im Kindesalter durch einen Schweißtest gestellt (Pilocarpin-Iontophorese: Cl^--Gehalt des Schweißes > 60 mmol/l). Patienten mit milderen Verläufen erreichen bisweilen undiagnostiziert das Erwachsenenalter. Daher sollte etwa bei Nachweis von *Pseudomonas aeruginosa* in den Atemwegen, chronischen Sinusitiden mit Nasenpolypen oder Infertilität auch an die Diagnose „Mukoviszidose" gedacht werden. Atypische Formen gehen oft mit einem normalen oder nicht eindeutigen Schweißtest einher und können dann über eine Genanalyse diagnostiziert werden.

Therapie

Die Therapie ist aufwendig und setzt ein erhebliches Engagement vonseiten des Patienten voraus, denn im fortgeschrittenen Stadium kann sie bis zu 6 h des Tages in Anspruch nehmen. Die frühe Intervention im Kindesalter verbessert wahrscheinlich die Prognose. Lebenserwartung und Lebensqualität sind wie bei den meisten chronischen Erkrankungen dadurch bestimmt, wie „intakt" und unterstützend das soziale Umfeld des Patienten ist und wie tragfähig dessen psychosoziale Ressourcen sind.

PRAXISBEZUG

Therapieprinzipien der Mukoviszidose

- **Atemtherapie und Schleimlösung:** Atemgymnastik, z. B. Lagerungsdrainage mit Klopfmassage oder Vibrationsweste. Medikamentös kann der Schleim durch Inhalation von rekombinanter humaner Desoxyribonuklease-I (rhDNase, Dornase alpha) gelöst werden, wodurch die Viskosität des Bronchialsekrets vermindert wird.
- **Antibiotika:** bei pulmonalen Exazerbationen gezielte Therapie nach Antibiogramm, entweder oral oder parenteral. Der Nachweis von *P. aeruginosa* erfordert oft eine i. v.-Kombinationstherapie mit zwei nach Antibiogramm wirksamen Antibiotika. Die prophylaktische Gabe von Antibiotika ist umstritten, hat sich jedoch zumindest für Patienten mit chronischer *Pseudomonas*-Besiedelung der Atemwege bewährt: Hier werden Aminoglykoside z. B. 2 × täglich über 4 Wochen jeden zweiten Monat inhaliert.
- **Antiobstruktive Therapie,** z. B. mit inhalativen Sympathomimetika
- **Ernährung:** Die Kost sollte hochkalorisch und fettreich sein. Fettlösliche Vitamine werden täglich oral substituiert. Ein Ausgleich der Mangelernährung kann die Lungenfunktion über eine Muskelkräftigung verbessern. Bei chronischer Mangelernährung ist eine nächtliche Sondenernährung über eine perkutane Magensonde hilfreich, die oft jahrelang beibehalten wird.
- **Orale Substitution von Pankreasenzymen** mit den Mahlzeiten (bei exokriner Pankreasinsuffizienz)
- **Sauerstoff-Langzeittherapie** bei Hypoxämie zur Verhinderung einer pulmonalen Hypertension

Neue Therapieansätze

- **Lumacaftor/Ivacaftor** bei nachgewiesener ΔF508-Mutation bzw. Ivacaftor bei G551D-Mutation verbessern die Funktion der fehlerhaften CFTR-Ionenkanäle, reduzieren den Verlust an Lungenfunktion und ermöglichen eine Zunahme des BMI. In einer 2020 zugelassenen Drei-fach-Kombination werden **Ivacaftor, Tezacaftor** und der CFTR-Potenziator **Elexacaftor** kombiniert.
- **Lungentransplantation:** Infrage kommen Lungenlappentransplantationen von lebenden Spendern, Lungentransplantationen von Verstorbenen sowie Herz-Lungen-Transplantationen.
- **Gentherapie:** Als monogene Erkrankung könnte die Mukoviszidose durch Gentherapie heilbar sein; bisher ist diese jedoch noch nicht nachhaltig erfolgreich gewesen.

Komplikationen

Schwere Komplikationen kommen v. a. im Endstadium vor und sind dann meist die direkten Todesursachen (in Klammern sind jeweils die Therapiemöglichkeiten angegeben):

- Respiratorische Insuffizienz (O_2-Langzeittherapie, Heimbeatmung)
- Hämoptysen bis hin zum tödlichen Blutsturz (Embolisation des blutenden Gefäßes, evtl. Lungenteilresektion)
- Pneumothorax (Drainage)
- Allergische bronchopulmonale Aspergillose (➤ 14.15.3; Glukokortikoide zur Unterdrückung der Entzündungsreaktion), Besiedelung mit atypischen Mykobakterien (antibiotische Therapie)
- Diabetes mellitus (Insulintherapie)
- Leberzirrhose (Lebertransplantation)
- Auszehrung (künstliche Ernährung über eine Magensonde)

6.4 Infektiöse Lungenerkrankungen

6.4.1 Pneumonie

Die Pneumonie ist in den Industrieländern die häufigste letale Infektionserkrankung. In Deutschland werden ca. 800.000 Neuerkrankungen jährlich gezählt, etwa ein Drittel der Patienten muss stationär behandelt werden.

Eine Pneumonie wird meist durch Bakterien, seltener durch Viren und Pilze ausgelöst. Virale Pneumonien bei immunkompetenten Patienten verlaufen in der Regel mild, sieht man von Lugenenzündungen im Rahmen einer Influenzainfektion ab. Ausnahmen waren das 2003 erstmals beschriebene, durch Corona-Viren bedingte schwere akute respiratorische Syndrom (SARS) und das 2012 erstmals beschriebene Middle East Respiratory Syndrome Coronavirus (MERS-CoV). SARS-CoV-2 löst die Erkrankung COVID-19 aus, die v. a. bei Patienten mit Risikofaktoren zu einer schweren Lungenentzündung führen kann und sich seit 2019 pandemisch verbreitet hat (➤ 14.19).

Schwere Krankheitsverläufe sind durch bakterielle Superinfektion möglich. Pilzpneumonien treten nur bei abwehrgeschwächten Patienten auf.
Im Folgenden werden v. a. bakterielle Pneumonien besprochen.

Klinik

Die klinischen Befunde hängen vom Immunstatus des Patienten und von der Virulenz des Erregers ab. So zeigt ein immunkompetenter junger Patient, der an einer Pneumokokkenpneumonie erkrankt, häufig einen typischen Krankheitsverlauf (s. u.), d. h., er erkrankt plötzlich und mit hohem Fieber, während sich ein Patient, der z. B. nach einer schweren Operation abwehrgeschwächt ist, über mehrere Tage klinisch verschlechtert, bis dann Fieber und Husten auftreten. Aufgrund des hohen Anteils polymorbider und meist älterer Patienten im Krankenhaus ist heute der atypische Verlauf häufiger als der typische.

Typische Pneumonie

Der „typische“ Pneumonieverlauf zeigt einen **plötzlichen Beginn** mit Schüttelfrost, hohem Fieber, Luftnot und Tachykardie, aber eher selten mit Husten und Auswurf. Bei atemabhängigem Thoraxschmerz ist von einer Begleitpleuritis auszugehen: Die Schmerzen verschwinden, wenn ein Pleuraerguss hinzutritt („feuchte“ Pleuritis). Im Röntgen-Thorax ist meist eine Lappen- oder Segmentbegrenzung nachweisbar; Erreger sind oft Pneumokokken. Der „klassische“ Verlauf in vier Stadien ist wegen der frühzeitigen Antibiotikatherapie heute kaum noch zu sehen.

PRAXISBEZUG

Klassischer Pneumonieverlauf

- **Anschoppung** (1. Tag): auskultatorisch „Crepitatio indux" (ohrnahe RG: Alveolen enthalten noch Luft)
- **Rote Hepatisation** (2.–3. Tag): fibrinreiches Exsudat füllt die Alveolen aus; Klopfschall gedämpft, Stimmfremitus verstärkt, Bronchialatmen
- **Grau-gelbe Hepatisation** (4.–8. Tag): verstärkter Leukozyteneinstrom
- **Lysis** (nach dem 8. Tag): Lösung, Abhusten des eitrigen Auswurfs; auskultatorisch Crepitatio redux (Alveolen enthalten wieder Luft)

Die Rekonvaleszenz dauert meist 4–12 Wochen.

Atypische Pneumonie

Der atypische Pneumonieverlauf ist gekennzeichnet durch grippeähnlichen, **langsamen Beginn** mit Kopf- und Gliederschmerzen und meist nur leichtem Fieber sowie evtl. Reizhusten (meist ohne Auswurf). Radiologisch besteht oft ein frappierender Unterschied zwischen negativem Auskultationsbefund und deutlichen Veränderungen im Röntgen-Thorax (z. B. beidseitige Infiltrate). Der fehlende Auskultationsbefund hat zum Begriff der **zentralen Pneumonie** geführt, da die „Eindringtiefe“ von Perkussion und Auskultation maximal 5 cm beträgt und der Lungenmantel bei atypischer Pneumonie nicht mit betroffen sein muss.

MERKE

Auch eine Pneumokokkenpneumonie kann „atypisch" verlaufen. Andererseits können auch „atypische" Pneumonieerreger (z. B. Mykoplasmen, Legionellen, Chlamydien) eine „typische" Pneumonie bedingen.

Komplikationen

Durch kontinuierliche oder hämatogene Keimverschleppung kann es zu Otitis media, Meningitis sowie septischem Schock kommen. Lungenabszesse treten v. a. bei Staphylokokken- sowie Klebsiellen-Infektionen auf. Ein begleitender (parapneumonischer) Pleuraerguss ist häufig und kann in ein Pleuraempyem (➤ 6.10.4) übergehen.

CAVE!

Bei allen Formen der Pneumonie (besonders häufig wohl bei einer Legionellenpneumonie) kann es zur Hyponatriämie im Rahmen einer inadäquaten ADH-Sekretion kommen; diese ist womöglich auf die im Zuge der Atemnot veränderten intrathorakalen Druckverhältnisse mit entsprechender Stimulierung der Gefäßrezeptoren zurückzuführen (➤ 12.3.2).

Mortalität

Die Mortalität ambulant erworbener Pneumonien liegt unter 0,5 %, wenn keine Risikofaktoren vorliegen. Bei einer schweren Grunderkrankung und weiteren Risikofaktoren beträgt sie jedoch bis zu 30 %. **Risikofaktoren für einen ungünstigen Verlauf** sind eine Antibiotikatherapie in den letzten 3 Monaten, Pflegeheim (im amerikanischen Gesundheitssystem wird der Begriff HCAP, *health care-associated pneumonia* verwendet), schwere internistische Begleiterkrankungen (z. B. Herzinsuffizienz, Dialyse, Leberinsuffizienz) sowie neurologische Begleiterkrankungen (z. B. Schlaganfall mit neurologischem Defektsyndrom).

Die Einführung der Antibiotika hat das Sterberisiko nicht gesenkt. Die dramatisch verbesserte Prognose bei jungen Patienten (Letalität unter 0,5 %, im Vergleich zu ca. 95 % um 1900) ist durch eine erhöhte Erkrankungsrate und Sterblichkeit bei alten Patienten mehr als ausgeglichen worden.

MERKE

Prognostische Risikofaktoren ambulant erworbener Pneumonien (CURB 65)

Faktoren, die mit einer erhöhten Mortalität einhergehen:

- Verwirrung (**c**onfusion)
- Harnstofferhöhung > 7 mmol/l (**u**rea)
- Atemfrequenz > 30/min (**r**espiratory rate)
- **B**lutdruck < 90/60 mmHg
- Alter > **65** Jahre

Bei 0–1 Punkten beträgt die Mortalität < 1,5 %, bei 2 Punkten 9 % und bei 3–5 Punkten 22 %. Heute wird überwiegend der CRB 65 Score verwendet, d. h., eine Harnstoffbestimmung entfällt dann.

Einteilung

Die Einteilung folgt verschiedenen Kriterien:

Einteilung nach Vorerkankungen

- **Primäre Pneumonie:** ohne prädisponierende Vorerkrankungen. Die häufigsten Erreger sind Pneumokokken (30–60 %), *Haemophilus influenzae* und respiratorische Viren (z. B. Adenovirus, Influenza A und B, Parainfluenza). Weitere Erreger: *Moraxella catarrhalis* sowie „atypische" Pneumonieerreger (z. B. Mykoplasmen, Legionellen, Chlamydien).
- **Sekundäre Pneumonie:** bei prädisponierenden Vorerkrankungen wie Linksherzinsuffizienz, chronisch-obstruktiver Bronchitis, Bettlägerigkeit („hypostatische Pneumonie"), Sekretstau (z. B. poststenotische Pneumonie bei Bronchialkarzinom, Bronchiektasen, Fremdkörpern) oder Immunschwäche (z. B. Alkoholismus, Diabetes mellitus). Erreger sind meist *Haemophilus influenzae,* Pneumokokken, Klebsiellen, Staphylokokken und gramnegative Keime.

Eine Sonderform der sekundären Pneumonie ist die **opportunistische Pneumonie:** bei stark immungeschwächten Patienten, z. B. durch AIDS, Polychemotherapie, Agranulozytose. Die opportunistischen Erreger führen bei normaler Abwehrlage nur sehr selten zu einer Infektion. Erreger sind z. B. Pilze (z. B. Candida, Aspergillus, *Pneumocystis jirocveci* [früher: *carinii*]), Viren (z. B. Zytomegalie-, Herpes-simplex-, Herpes-zoster-Virus) sowie atypische Mykobakterien.

Einteilung nach Infektionsort

- **Ambulant erworbene Pneumonie** („zu Hause erworben"): Erreger wie bei der primären Pneumonie
- **Nosokomiale Pneumonie** (im Krankenhaus erworben, ➤ 14.1.1): Prädisponiert sind Patienten im hohen Alter), Intensivpatienten (z. B. durch Beatmung, Magensonde) sowie Patienten nach Aspiration. Das Keimspektrum ist sehr breit, oft werden *S. aureus* oder gramnegative Bakterien nachgewiesen (v. a. *E. coli,* Klebsiellen, Proteus, Serratia, *Pseudomonas aeruginosa*). Die Erreger sind häufiger antibiotikaresistent. Im Krankenhaus erworbene Pneumonien machen ca. 20 % der nosokomialen Infektionen aus.

PRAXISBEZUG

Erhöhtes Pneumonierisiko im Alter

Im Alter ist die Pneumokokkenpneumonie ca. fünfmal häufiger als bei jüngeren Patienten. 90 % der geriatrischen Patienten mit Pneumonie müssen hospitalisiert werden. 70 % der tödlichen Verläufe einer Pneumokokkenpneumonie treten bei geriatrischen Patienten auf. Die Ursachen hierfür liegen in:

- einer erhöhten oropharyngealen Kolonisation mit Bakterien im Alter,
- einer erhöhten Prävalenz neurologischer Störungen mit nachfolgender Aspiration,
- einer gestörten Hustenmechanik mit verminderter bakterieller Clearance,
- Begleiterkrankungen: chronisch-obstruktive Bronchitis, KHK, Diabetes mellitus, Malignome, Mangelernährung,
- Verwendung von Magensonden, z. B. zur enteralen Ernährung, mit entsprechend hohem Risiko für eine Keimaszension,
- einer verlangsamten Mobilisation von neutrophilen Granulozyten.

Einteilung nach Röntgenbefund

Je nach Lokalisation und Abgrenzbarkeit sowie evtl. begleitendem Pleuraerguss werden die folgenden Begriffe verwendet:

- **Lobärpneumonie:** scharf begrenztes, typischerweise auf einen Lappen beschränktes Infiltrat
- **Bronchopneumonie:** eher diffuse, lappenübergreifende Veränderungen
- **Pleuropneumonie:** pneumonisches Infiltrat mit begleitendem Pleuraerguss.

CAVE!

Der Röntgenbefund ermöglicht keine ätiologische Zuordnung (z. B. bakteriell vs. viral).

Einteilung nach klinischem Verlauf

Hier wird die **„atypische" Pneumonie** gegen die **„typische" Pneumonie** abgegrenzt (s. o.). Der Begriff ist wenig hilfreich, da auch eine Pneumokokkenpneumonie atypisch verlaufen kann.

Pathophysiologie

Eine Pneumonie resultiert aus einem Missverhältnis zwischen bakterieller Kolonisation und Clearance der Bakterien durch den Organismus. Eine **Aspiration** von oropharyngealen Sekreten stellt die Hauptursache für pulmonale Infektionen dar. Mikroaspirationen kommen bei 50 % der Gesunden und 70 % der Patienten mit eingeschränkter Bewusstseinslage vor. Die Keimkonzentration ist mit ca. 10^8 Anaerobiern und 10^7 aeroben Bakterien pro Milliliter Aspirat hoch. Unter bestimmten Voraussetzungen (> 6.1.2) können die aspirierten Keime die Atemwege kolonisieren. Eine direkte **Tröpfcheninfektion** von Mensch zu Mensch ist dagegen bei Mykoplasmen und Chlamydien der häufigste Infektionsweg. Legionellen werden insbesondere durch **Aerosole** (z. B. Whirlpool, Dusche) übertragen.

PRAXISBEZUG

Pneumonierisiko durch bakterielle Kolonisation

Bei bakterieller Kolonisation ist das Risiko, an einer Pneumonie zu erkranken, ca. 10-fach erhöht. Die Kolonisation ist daher das „Präludium" einer Pneumonie.

- Bei 15–50 % der Erwachsenen ist *Streptococcus pneumoniae* im Pharynx nachweisbar. Das Risiko für eine Pneumonie von Erwachsenen mit *S. pneumoniae* ist erhöht, wenn Kinder unter 10 Jahren im Haushalt leben, da diese häufig mit Pneumokokken kolonisiert sind. Eine Impfung der Kinder führt zu einem Rückgang an Erkrankungen der Eltern und Großeltern!
- Im Alter und bei Alkoholikern liegt eine erhöhte oropharyngeale Kolonisation mit gramnegativen Bakterien sowie anaerober Mundflora vor. Zusätzlich hat diese Gruppe ein erhöhtes Aspirationsrisiko (gehäuftes Erbrechen, veränderter Schluck- und Hustenreflex).
- Auf Intensivstationen kommt es zur schnellen Kolonisation der Atemwege (40 % der Patienten sind innerhalb von 4 Tagen mit erworbenen Keimen kolonisiert).
- Ein erhöhtes Kolonisationsrisiko entsteht auch durch vorangegangene Antibiotikatherapie, Malnutrition, Rauchen (dabei zusätzlich verminderte mukoziliäre Clearance!), chronisch-obstruktive Bronchitis, endotracheale Intubation oder Tracheostoma.

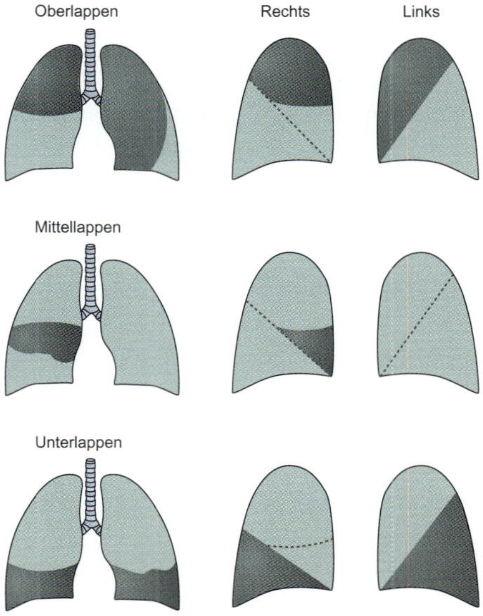

Abb. 6.46 Lokalisation der Lobärpneumonie im Röntgenbild. Dargestellt sind jeweils die a. p.-Projektion und die dazugehörigen seitlichen Projektionen. [L157]

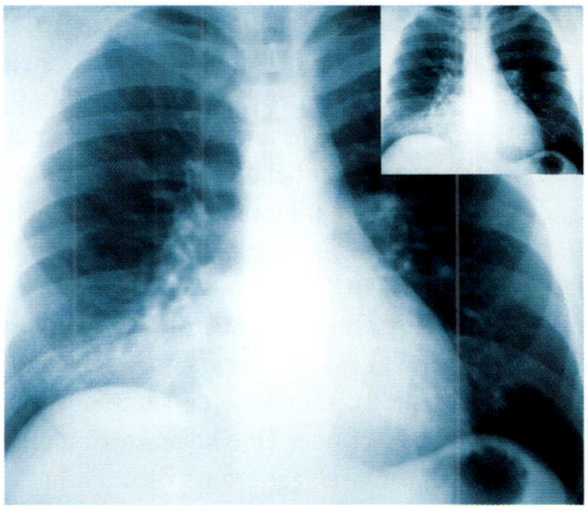

Abb. 6.47 Lobärpneumonie in der p. a.-Aufnahme [T197]

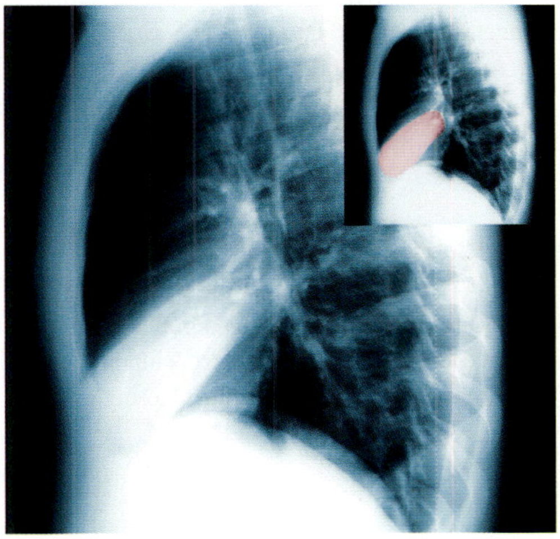

Abb. 6.48 Lobärpneumonie in der Seitaufnahme. Zusammen mit der p. a.-Aufnahme (> Abb. 6.47) lässt sich die Pneumonie dem Mittellappen zuordnen. [T197]

Diagnostisches Vorgehen

Die Diagnostik dient zum einen der Sicherung der Diagnose, zum anderen der Einschätzung des Schweregrads und damit der Prognose. Außerdem können ursächliche Erkrankungen aufgedeckt werden (z. B. Herzinsuffizienz, Immundefekt, Bronchialkarzinom). Eine rationale Diagnostik führt über die folgenden strategischen Schritte:

Bestehen Zeichen der Ateminsuffizienz?

Wie bei den meisten Lungenerkrankungen ist dies die vordringlich zu beantwortende Frage. Sie kann klinisch (durch Zeichen der Ateminsuffizienz, > 6.1.4) und laborchemisch (durch die Blutgasanalyse) beantwortet werden.

Liegt tatsächlich eine Lungenentzündung vor?

Die Diagnose einer Pneumonie kann häufig klinisch gestellt werden: Klingende Rasselgeräusche bei einem klinisch kranken Patienten mit Fieber sichern die Diagnose einer Pneumonie. Das Röntgenbild zeigt das Ausmaß des Infiltrats und gibt Hinweise auf eventuelle Begleiterkrankungen, z. B. Herzinsuffizienz oder Bronchialkarzinom (> Abb. 6.46 bis > Abb. 6.48).

Gibt es Hinweise auf die Entzündungsaktivität und den Erreger?

Im **Blutbild** besteht vor allem bei bakterieller Pneumonie eine Leukozytose mit stabkernigen Granulozyten („Linksverschiebung") und toxischen Granulationen. Besonders bei schwerem Verlauf oder bei Immunsuppression ist aber auch eine Leukopenie möglich. Das CRP ist ebenfalls vor allem bei bakterieller Pneumonie stark erhöht. Ein Anstieg des Procalcitonins macht eine bakterielle Genese wahrscheinlich.

Ein **Erregernachweis** ist für die Therapieplanung (Wahl des Antibiotikums) hilfreich, gelingt jedoch nur in max. 50 % der Fälle.

Bei schwerer ambulant erworbener Pneumonie wird die Abnahme einer **Blutkultur** empfohlen; hierdurch gelingt ein Erregernachweis in etwa 20 %. Nachgewiesen werden dabei in den meisten Fällen Pneumokokken.

MERKE
Blutkulturen müssen **vor** Beginn der antibiotischen Therapie abgenommen werden.

Die **Sputum-Kultur** ist zwar einfach durchzuführen, jedoch wegen der häufigen Kontamination mit oropharyngealen Keimen nur in einem Drittel der Fälle hilfreich. Ein Sputum-Befund gilt dann als verlässlich, wenn darin ein bestimmter pathogener Keim vorherrscht und wenn das Sputum bei der mikroskopischen Untersuchung mehr als 25 Leukozyten und weniger als 10 Epithelzellen pro Gesichtsfeld enthält – diese Konstellation zeigt die Herkunft aus den unteren Luftwegen an.

6

Ein größerer **Pleuraerguss** (> 1 cm breit) sollte punktiert werden. Hierdurch kann zum einen ein Erregernachweis gelingen (meist ist der Erguss allerdings steril); zum anderen kann entschieden werden, ob der Erguss eitrig ist oder eine hohe Entzündungsaktivität besitzt, was ggf. eine Pleuradrainage erforderlich macht (s. u.).

Bei einer Pneumonie bei abwehrgeschwächten Patienten oder bei schweren Verläufen ohne nachgewiesenen Erreger sollte eine Bronchoskopie mit **bronchoalveolärer Lavage** und quantitativer Keimkultur durchgeführt werden, da das volle Spektrum der möglichen Erreger durch eine empirische Antibiotikatherapie nicht abzudecken ist. Die Sensitivität dieses Verfahrens bezüglich des Erregernachweises beträgt etwa 60–80 %.

Differenzialdiagnose

- Eine **Infarktpneumonie** nach Lungenembolie ist schwierig abzugrenzen. Bei entsprechendem Verdacht kann ein Spiral-CT mit einem Mehrzeilen-CT durchgeführt werden.
- Eine **Atelektase** (z. B. durch Fremdkörperaspiration, Schleimpfropf oder Bronchialkarzinom) lässt sich meist radiologisch vermuten (Volumenverlust, ➤ 6.2.3) und erfordert meist eine Bronchoskopie zur Abklärung (und ggf. Therapie).
- Das **Lungenödem** bessert sich nach diuretischer Therapie viel schneller als eine Pneumonie.
- Bei **ARDS** (➤ 6.8) liegt immer eine auslösende Noxe vor.
- **Autoimmunerkrankungen,** wie z. B. die Granulomatose mit Polyangiitis oder das Goodpasture-Syndrom, weisen meist eine zusätzliche Nierenbeteiligung auf und damit ein „nephritisches Sediment" mit Proteinurie und glomerulärer Erythrozyturie (➤ 11.8).

MERKE
Bei Nichtansprechen auf die Therapie an Tbc, Legionellen und Bronchialkarzinom denken.

Therapie

Diese stützt sich auf (unspezifische) Allgemeinmaßnahmen und (möglichst spezifische) antibiotische Therapie.

- **Allgemeinmaßnahmen** werden je nach Beschwerdebild bei allen Pneumonieformen veranlasst: ausreichend Flüssigkeit, ggf. Sauerstoffgabe, bei hohem Fieber Bettruhe und Thromboembolieprophylaxe, Fiebersenkung evtl. mit Antipyretika.
- **Antibiotische Therapie:** Oft ist der Erreger bei Therapiebeginn unbekannt, sodass das Antibiotikum zunächst in der Regel empirisch („kalkuliert") gewählt wird. Ist der Erreger bekannt, wird gezielt, d. h. „so eng wie möglich", behandelt (➤ 14.4.1). Die empirische Wahl wird von der Abwehrlage (immunkompetent vs. immunsupprimiert) und vom Typ der Pneumonie beeinflusst (primär oder sekundär, ambulant erworben oder nosokomial).
- Ein begleitender Pleuraerguss bildet sich oft von selbst zurück, kann jedoch den Krankheitsverlauf trotz adäquater antibiotischer Therapie verlängern und bisweilen auch zur Bildung von Pleuraschwarten führen. Ein Pleuraerguss sollte durch eine **Pleuradrainage** abgeleitet werden, wenn
  - er so groß ist, dass er zu einer Mediastinalverlagerung mit Gefahr der Einflussstauung führt.
  - die diagnostische Punktion eine makroskopisch eitrige Flüssigkeit (Empyem) zutage fördert.
  - im Punktat Bakterien nachgewiesen werden oder die Flüssigkeit anderweitig auf eine höhere entzündliche Aktivität schließen lässt (sog. „komplizierter parapneumonischer Erguss", ➤ 6.10.2).

Pharma-Box

Antibiotikawahl bei Pneumonie

- **Zu Hause erworbene primäre Pneumonie ohne Risikofaktor (ambulante Behandlung):** orale β-Lactam-Antibiotika mit β-Lactamase-Inhibitor (z. B. Amoxicillin/Clavulansäure) sind nach der aktuellen S3-Leitlinie (http://www.capnetz.de) erste Wahl; Alternativen sind Makrolid-Antibiotika oder Tetrazykline, welche auch „atypische" Pneumonieerreger (Chlamydien, Mykoplasmen) erfassen.
- **Zu Hause erworbene primäre Pneumonie mit Risikofaktoren (stationäre Behandlung):** z. B. β-Lactam-Antibiotika mit β-Lactamase-Inhibitor (z. B. Amoxicillin/Sulbactam) **i. v.**, alternativ ein Cephalosporin (Ceftriaxon, Cefotaxim), bei schwerer Pneumonie jeweils in Kombination mit einem Makrolid; alternativ: pneumokokkenaktives Chinolon (z. B. Moxifloxacin). Orale Cephalosporine werden aufgrund der eingeschränkten Bioverfügbarkeit nicht mehr empfohlen.
- **Zu Hause erworbene sekundäre Pneumonie und nosokomiale Pneumonie:**
  - Bei leichteren (ambulant behandelten) Formen Amoxicillin plus β-Lactamase-Inhibitor
  - Bei schwereren (im Krankenhaus behandelten) Formen: Therapie wie bei der stationär behandelten primären Pneumonie (s. o.)
- **Nosokomiale Pneumonie mit schwerer Begleiterkrankung oder nach erfolgloser Antibiose:** bei unbekanntem Erreger z. B. pneumokokkenaktives Chinolon (z. B. Moxifloxacin) oder Carbapenem (z. B. Meropenem)
- **Pneumonie bei immunsupprimierten Patienten:** initial kalkulierte Kombinationstherapie nach vermutetem Erreger. Wenn möglich, sollte vor Beginn der antibiotischen Therapie eine Bronchoskopie mit bronchoalveolärer Lavage mit quantitativer Kultur und Antibiogramm durchgeführt werden.

Ausgewählte Pneumonieformen

Aspirationspneumonie

Vor allem bei Patienten mit Bewusstseinsstörungen, Schluckstörungen und Ösophagusveränderungen können Sekrete aus Magen oder Ösophagus, aber auch aus dem Mundraum in die Lunge aspiriert werden. Die Magensäure ruft eine endobronchiale Entzündungsreaktion hervor und bereitet den Weg für eine bakterielle Superinfektion. Das Keimspektrum zeigt typischerweise eine Mischinfektion mit Anaerobiern. Als **Mendelson-Syndrom** bezeichnet man eine Aspirationspneumonie, bei der durch die Magensäure ein lungenödemähnliches Bild induziert wird.

- **Klinik:** Nach einer Latenz von 2–12 h entsteht ein Bronchospasmus mit vermehrter Sputumproduktion, Dyspnoe, Zyanose und evtl. Schock. Das Röntgenbild ist initial oft unauffällig, später zeigen sich Infiltrate (➤ Abb. 6.49) v. a. rechts basal (Aspiration im Stehen) oder dorsal (Aspiration im Liegen). Oft ist dann auch eine Atelektase nachweisbar. Beim Mendelson-Syndrom steht klinisch das Lungenödem bzw. ARDS im Vordergrund.
- **Therapie:** Initial wird das Aspirat möglichst weitgehend bronchoskopisch abgesaugt und mikrobiologisch untersucht. Danach wird die Therapie mit Breitspektrumantibiose (z. B. mit Amoxicillin und β-Lactamase-Inhibitor), Sauerstoffgabe und ggf. Beatmung begonnen.

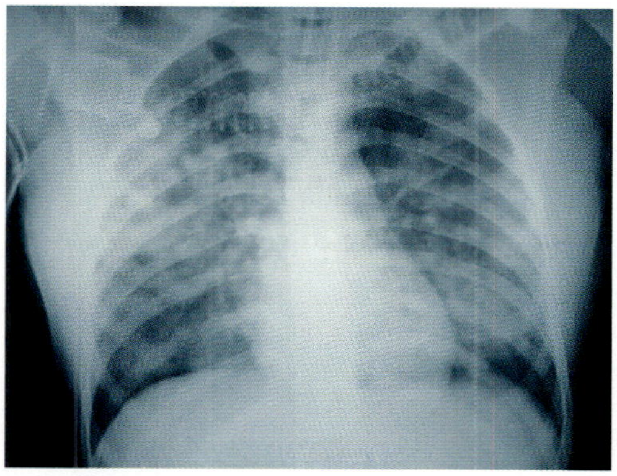

Abb. 6.49 Aspirationspneumonie nach Beinaheertrinken. Die Röntgenaufnahme zeigt eine ausgeprägte Bronchopneumonie beider Lungen, die die Intubation und Beatmung des Patienten erforderten. [T197]

Legionellen-Pneumonie

Diese erstmals 1976 nach einem Kriegsveteranentreffen (und deshalb als „Legionärskrankheit") beschriebene Erkrankung kann epidemisch auftreten und ist mit einer Letalität von ca. 15 % bei vorher Gesunden und bis zu 50 % bei vorbestehenden Herz-/Lungenerkrankungen behaftet. Die Übertragung geschieht durch Inhalation legionellenhaltiger Aerosole, z. B. aus Warmwasseranlagen.

- **Klinik:** Legionellen können zwei Krankheitsbilder auslösen:
  - **Pontiac-Fieber** (erstmaliger Ausbruch in Pontiac, USA): mit grippeähnlichen Beschwerden ohne Pneumonie, gute Prognose
  - **Pneumonie:** meist „atypischer" Verlauf mit Fieber, Kopfschmerzen und trockenem Husten; häufig auch Magen-Darm-Beschwerden
- **Diagnostik:** Nachweis von Legionellen-Antigenen im Urin
- **Therapie:** z. B. Levofloxacin, alternativ Makrolid-Antibiotika (z. B. Clarithromycin) in Kombination mit Rifampicin

Mykoplasmen-Pneumonie

Mycoplasma pneumoniae ist der häufigste Erreger einer ambulant erworbenen Pneumonie im Jugendalter (➤ Abb. 6.50). Typischerweise stecken die erkrankten Kinder ihre Eltern an.

- **Klinik:** meist Bronchitis, nur in ca. 10 % Pneumonie, welche meist „atypisch" verläuft. Allerdings sind letale Verläufe beschrieben.
- **Diagnostik:** Antikörpernachweis mittels KBR; ein Titeranstieg um das 4-Fache innerhalb von 2 Wochen ist beweisend. Oft können Kälteagglutinine nachgewiesen werden.
- **Therapie:** Makrolid-Antibiotika (z. B. Clarithromycin) oder Tetrazyklin

6

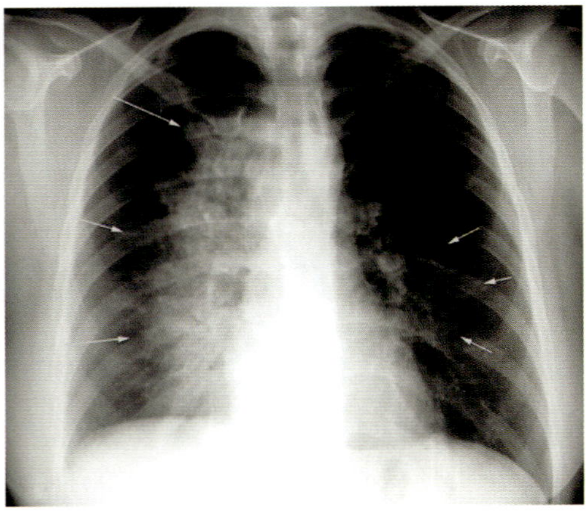

Abb. 6.50 Schwere Mykoplasmen-Pneumonie. Die Röntgen-Thoraxaufnahme zeigt beidseitige fleckförmige alveoläre Infiltrate. [S008–3]

Q-Fieber

Der Name ergibt sich aus der Abkürzung für **q**uery = Frage(zeichen). **Synonyma** sind: Balkangrippe, Krimfieber.

Durch Rickettsien *(Coxiella burnetii)* verursachte Zoonose, die häufig durch Schafzecken auf Schafe, Rinder und Haustiere übertragen wird. Die Infektion erfolgt meist im Beruf durch Inhalation kontaminierter Stäube; sie wird erleichtert durch die hohe Kontagiosität des widerstandsfähigen Erregers, der lange infektiös bleibt. Gefährdet sind vor allem Landwirte, Schäfer, Tierärzte und Schlachthofarbeiter. Die Erkrankung ist meldepflichtig.

- **Klinik:** in 30–70 % asymptomatischer oder grippeähnlicher Verlauf; im Fall einer symptomatischen Erkrankung akuter Beginn, hohes Fieber, Kopf- und Gliederschmerzen, trockener Husten und typischerweise eine relative Bradykardie
- **Diagnose:** durch Berufsanamnese und Antikörpernachweis. Differenzialdiagnostisch muss an andere Pneumonien, Typhus, Fleckfieber, „Grippe", Leptospirose, Tularämie, Malaria und Ornithose gedacht werden.
- **Therapie:** Tetrazykline (z. B. Doxycyclin)
- **Komplikationen:** granulomatöse Hepatitis, Meningitis, Myo-/Perikarditis. Eine Endokarditis kann auch noch Jahre nach der Infektion auftreten!

Ornithose

Synonyma: Psittakose, Papageienkrankheit.

Durch Papageien, Wellensittiche und andere Vögel übertragene Infektion mit *Chlamydia psittaci.*

- **Klinik:** „atypische Pneumonie"
- **Diagnose:** Haustiere? Erreger- und Antikörpernachweis
- **Therapie:** Tetrazykline (z. B. Doxycyclin), Infektquelle sanieren: Papagei abschaffen

Pneumocystis-jirocveci-(früher: carinii-)Pneumonie

➤ 14.14

Pneumokokken-Pneumonie

s. o., „Typische Pneumonie".

6.4.2 Lungenabszess

Ein Lungenabszess ist ein nekrotisches Areal der Lunge mit eitrigem Inhalt. Meist tritt er als Komplikation einer Aspirationspneumonie auf, z. B. bei Alkoholikern, aber auch bei Patienten mit Schluckstörungen; in beiden Fällen sind häufig Anaerobier der Mundhöhlenflora nachweisbar und häufig ist der Zahnstatus desolat. Seltener entwickelt sich ein Abszess bei „regulärer" Pneumonie, nach Lungenembolie mit sekundärer Infarktpneumonie sowie bei poststenotischer Pneumonie oder bei Bronchiektasen. Erreger sind dann meist Staphylokokken, Klebsiellen, Enterobakterien und Anaerobier.

Klinik

Überraschenderweise ist der Verlauf oft mild und chronisch. Typisch sind subfebrile Temperaturen und eine sog. **B-Symptomatik** (Gewichtsverlust, Nachtschweiß, Leistungsknick) sowie Husten. Lebensbedrohliche Hämoptysen kommen vor.

MERKE

Auswurf entsteht nur bei Anschluss des Abszesses an einen Drainagebronchus. Faul riechender (putrider) Auswurf ist typisch für aspirationsbedingte Abszesse (anaerobe Mischflora).

Komplikationen entstehen durch den Durchbruch des Abszessinhalts in die Pleurahöhle **(Pleuraempyem)** bzw. Pyopneumothorax, durch die Ausbildung einer broncho-pleuralen **Fistel** (Verbindung der Luftwege mit dem Pleuraraum mit resultierendem Pneumothorax) sowie durch Ausstreuung **septischer Emboli** in Lunge und ZNS.

Diagnostisches Vorgehen

Die Entzündungsparameter (Blutbild, BSG, CRP) können weitgehend unauffällig sein. Die Diagnose erfolgt meist durch Röntgen-Thorax oder Thorax-CT (➤ Abb. 6.51). Hilfreich für die Therapie ist der Erregernachweis mittels Sputumkultur, Blutkultur oder durch Bronchoskopie.

Differenzialdiagnostisch muss an eine nekrotische Einschmelzung bei Tbc („Kaverne") oder Bronchialkarzinom sowie an einen Pilz- oder Amöbenabszess gedacht werden.

Therapie

Längerfristige Antibiose (4–6 Wochen), wenn möglich nach Antibiogramm. Bei anaeroben Abszessen (putrider Auswurf) wird

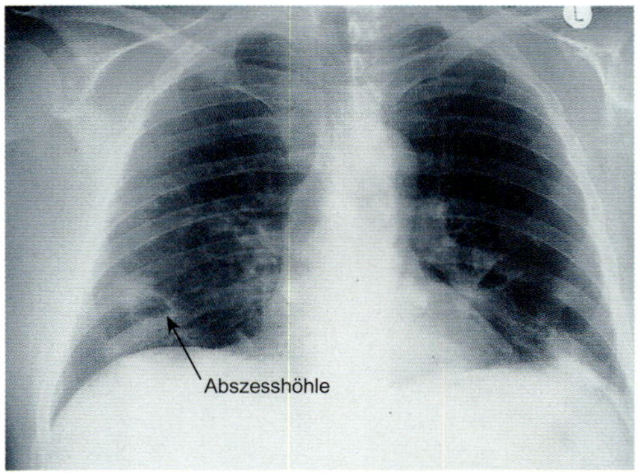

Abb. 6.51 Abszedierende Pneumonie bei einem 42-jährigen Alkoholiker. Im rechten Unterlappen ist ein Hohlraum mit der für Lungenabszesse typischen Spiegelbildung zu erkennen (Abszesshöhle). Auch in der linken Lunge finden sich Infiltrate. Bronchoskopisch wurde *Klebsiella pneumoniae* nachgewiesen. [M104]

z. B. mit Clindamycin oder mit Chinolonen der vierten Generation behandelt. Bei peripherer Lage kann der Abszess sonografiegestützt punktiert werden. Ist der Abszess in die Pleurahöhle eingebrochen, wird eine Thoraxdrainage angelegt. Bei Versagen der antibiotischen Therapie wird evtl. (selten) eine chirurgische Resektion erforderlich.

6.4.3 Tuberkulose

Die Tuberkulose (Tbc) entsteht fast immer durch die Infektion mit *Mycobacterium tuberculosis,* selten durch *M. africanum* oder *M. bovis. M. tuberculosis* ist ein ungewöhnlicher Erreger, der evolutionsbiologisch wahrscheinlich aus einem Vorfahren von *M. bovis* entstanden ist; er koexistiert seit Jahrtausenden mit dem Menschen. Dies könnte die außergewöhnlichen Toleranzmechanismen erklären, die dafür sorgen, dass nur wenige der infizierten Menschen manifest erkranken. Durch die ebenfalls ungewöhnliche Art der Antigenpräsentation bieten Impfstrategien bisher allenfalls einen teilweisen Schutz.

Etwa ein Drittel der Menschheit ist mit dem Erreger infiziert und nur ein Drittel der Betroffenen hat Zugang zu adäquater medizinischer Versorgung. Nur 5–10 % aller mit Tuberkelbakterien Infizierten erkranken in ihrem Leben an Tuberkulose. Etwa 1,5–2 Millionen Menschen sterben jährlich an Tbc, die damit vor AIDS (ca. 500.000 Todesfälle) weltweit die zweithäufigste, auf eine Infektionserkrankung zurückzuführende Todesursache ist. 2021 dürfte SARS-CoV-2 für die meisten infektionsbedingten Todesfälle weltweit verantwortlich sein. Die Tatsache, dass der Erreger antibiotisch schwer zu behandeln ist und seine Ausbreitung durch Armut gefördert wird, stellt eine große Herausforderung für das Gesundheitswesen vieler Entwicklungsländer dar. Eine effektive Behandlung steht zur Verfügung und ist mit ca. 1–5 US$ pro gewonnenem gesundem Lebensjahr extrem günstig.

Bei allen Lungenerkrankungen muss Tbc differenzialdiagnostisch erwogen werden: Sie kann geheilt werden! Erkrankung und Tod sind meldepflichtig.

Die derzeitige Inzidenz der Tbc in Deutschland liegt bei ca. 6/100.000 Einwohner pro Jahr. Zum Vergleich: In Osteuropa erkranken ca. 100/100.000 Einwohner pro Jahr. Ein erhöhtes Risiko besteht zum einen bei Migranten (da die Prävalenz in deren Heimatländern höher ist als in Deutschland), zum anderen bei allen Formen der Resistenzminderung, etwa durch AIDS, Immunsuppression (z. B. bei malignem Lymphom, Leukämie, aber auch bei zytostatischer Therapie, Glukokortikoid-Therapie und Therapie mit Biologica z. B. bei Rheumatoider Arthritis), chronischem Alkoholabusus, Malnutrition, hohem Lebensalter, Diabetes mellitus oder auch bei Silikose (die Silikotuberkulose ist als Berufserkrankung anerkannt).

Klinik

Es gibt keine spezifische Klinik der Tuberkulose. Hinter praktisch jeder Lungenerkrankung kann sich eine Tuberkulose verbergen. Die **primäre,** d. h. im Anschluss an die Erstinfektion auftretende, Tbc ist bei der überwiegenden Zahl der Betroffenen asymptomatisch oder wird als grippaler Infekt verkannt. Die meisten Tbc-infizierten Menschen erkranken (wenn sie überhaupt erkranken) erst später an einer **postprimären Tbc.**

Primär-Tbc

Nach Erstkontakt mit dem Tbc-Erreger kommt es zunächst zu einer Sensibilisierung spezifischer T-Lymphozyten, diese zeigt sich an der ca. 8 Wochen nach Erstkontakt positiv werdenden **Tuberkulin-Reaktion** („Hautkonversion") sowie dem nun ebenfalls positiven Interferon-γ-Test. Frühestens 5–6 Wochen nach der Infektion bildet sich ein **Primärherd** aus, welcher histologisch einem Granulom aus Epitheloidzellen und Langhans-Riesenzellen mit zentraler Verkäsung entspricht. Solange lediglich eine Tuberkulin-Reaktion nachweisbar ist, aber sich radiologisch noch keine pathologischen Veränderungen nachweisen lassen, wird auch von einer **latenten tuberkulösen Infektion** (LTBI) gesprochen Erst wenn die ersten tuberkulösen Organveränderungen auftreten, wird von einer **Primär-Tbc** gesprochen.

Durch lymphogene Ausbreitung greift die Infektion auf den dazugehörigen regionalen Lymphknoten über. Der Primärherd und der „mit reagierende" Lymphknoten (bei pulmonaler Tbc meist ein Hilus-LK) werden gemeinsam als **Primärkomplex** bezeichnet. Beide heilen über Wochen und Monate meist vollständig aus, wobei sie jedoch oft vernarben und verkalken und somit persistierende radiologische Spuren hinterlassen (kalkdichte Rundschatten, typischerweise in den Lungenspitzen).

MERKE
Auch wenn der Primärkomplex klinisch „abgeheilt" ist, überleben Tuberkelbazillen in mindestens 20 % in dem betroffenen Gewebe und können bei Immunschwäche eine Reinfektion auslösen (postprimäre Tbc).

Der Primärherd liegt meist in der Lunge (90 %) und hier meist subpleural oder in den Lungenoberfeldern. Selten kann er in Tonsillen oder im Magen-Darm-Trakt liegen.

6

Im Röntgen-Thorax zeigt sich der Primärkomplex (solange er noch nicht ausgeheilt ist) meist nur durch den (einseitig) geschwollenen Hiluslymphknoten; der parenchymale Primärherd ist selten zu sehen und zeigt sich dann als lokale Verschattung. Der geschwollene Hiluslymphknoten kann einen zuführenden Bronchus komprimieren, wodurch eine Atelektase entsteht (im Mittellappen, sog. **Mittellappen-Syndrom**).

MERKE

Differenzialdiagnostisch muss bei geschwollenen Hilus-Lymphknoten an ein Bronchialkarzinom, Metastasen oder ein malignes Lymphom gedacht werden.

In der Regel ist das „Auf- und Abblühen" eines Primärkomplexes die einzige Manifestation der Primär-Tbc, die der Patient selbst in der Regel jedoch nicht wahrnimmt. Seltener treten B-Symptome, also Fieber, Husten, Nachtschweiß und Gewichtsabnahme („Schwindsucht") auf und die Erkrankung wird dann als Grippe fehlgedeutet. In einigen Fällen entwickelt sich ein Erythema nodosum (➤ 6.5.2).

Bei einer Minderheit der Infizierten heilt der Primärkomplex nicht aus und die Primär-Tbc verläuft **kompliziert;** solche Verläufe treten z. B. bei Säuglingen und Kleinkindern auf oder sind Folge einer schweren Immunschwäche oder einer großen Zahl und hohen Virulenz des Erregers. Folgende komplizierte Verläufe sind möglich:

- **Lokale Ausbreitung:** Die Primärläsion kann sich ausbreiten, einschmelzen („Primärkaverne") und dann endobronchial in andere Lungenteile gelangen, wo sie Pneumonien, Atelektasen, Bronchialverengungen, Pleuritiden oder Bronchiektasen verursacht.
- **Lymphogene Ausbreitung:** Hierdurch können vor allem die Hiluslymphknoten befallen werden (→ Hiluslymphknoten-Tbc).
- **Hämatogene Ausbreitung:** Dabei entsteht meist eine Pneumonie. Die betroffenen Lungenbezirke können unter Umständen „käsig einschmelzen" (früher: „galoppierende Schwindsucht"). Es kann jedoch auch zur **Miliar-Tbc** kommen.

PRAXISBEZUG

Wichtige Komplikationen der Primär-Tbc

Miliartuberkulose

Die Miliar-Tbc entsteht aus der hämatogenen bzw. lymphohämatogenen Streuung von Tuberkelbazillen aus dem Primärkomplex in verschiedene Organe, v. a. in die Lunge selbst. Sie tritt meist in den ersten 6 Monaten nach der Inkubation als Komplikation einer Primär-Tbc bei Säuglingen und Kindern bzw. immungeschwächten Erwachsenen auf. Der Beginn der Erkrankung ist meist akut, oft mit hohem Fieber und schwerem Krankheitsgefühl. Der Röntgen-Thorax kann zunächst noch unauffällig sein, bis die unzähligen miliaren (lat. *milia* = Hirsekorn) Fleckschatten sichtbar werden (➤ Abb. 6.52). Da die Miliartuberkulose in 50 % von einer **tuberkulösen Meningitis** begleitet ist, ist eine Lumbalpunktion notwendig. Eine Augenhintergrunduntersuchung kann Tuberkel in der **Chorioidea** zeigen. Nur die frühzeitige, intensive und zunächst oft parenterale Kombinationschemotherapie kann bei Miliartuberkulose lebensrettend sein.

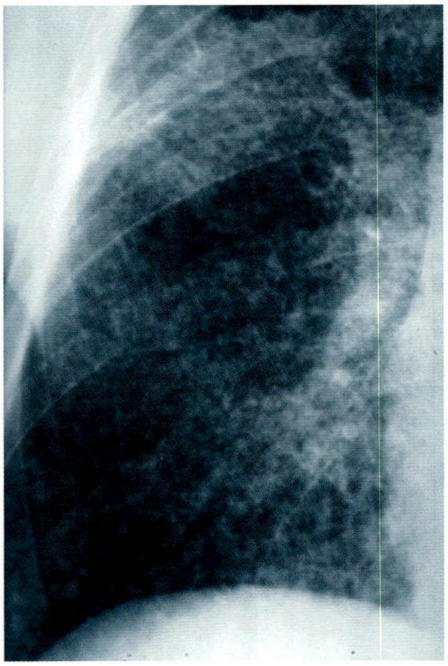

Abb. 6.52 Hemithorax rechts bei Miliartuberkulose. Es finden sich unzählige hirsekorngroße Verschattungen. [T197]

Pleuritis exsudativa

Eine Pleuritis exsudativa entsteht meist per continuitatem aus pleuranahen Herden; seltener entwickelt sie sich hämatogen. Sie kann (selten) auch im Rahmen einer postprimären Tbc auftreten. Die Diagnose wird durch eine Pleurapunktion gestellt, bei der ein Exsudat mit erniedrigtem Zuckergehalt und erhöhten Adenosin-Desaminasen (ADA) gewonnen wird (in Deutschland ist der ADA-Test bisher wenig gebräuchlich). Typisch ist auch der hohe Lymphozytenanteil im Erguss. Tuberkelbakterien lassen sich jedoch nur selten nachweisen.

Landouzy-Sepsis

Bei geschwächter Immunabwehr droht die meist tödliche Landouzy-Sepsis, eine septisch verlaufende Primärtuberkulose.

Postprimär-Tbc

Als Postprimär-Tbc **(chronische Tbc)** wird jede Form der Tbc bezeichnet, die nach durchgemachter Infektion (erkennbar durch den positiven Tuberkulin-Test) bzw. durchgemachter Primär-Tbc auftritt. Sie beruht in der Regel auf einer Reaktivierung der primären Infektion, selten auf einer Neuinfektion (eine solche **Superinfektions-Tbc** kann sowieso nur bei Immunsupprimierten eine klinische Tbc auslösen, bei Immunkompetenten frischt die Reinfektion in der Regel lediglich die Immunität wieder auf). In aller Regel ist die Postprimär-Tbc ein spätes Ereignis: Nur in 5 % tritt sie innerhalb der ersten 2 Jahre nach der Erstinfektion auf!

Zu einer **Reaktivierung** einer durchgemachten Primär-Tbc kommt es häufig bei Resistenzminderung. Dabei resultiert eine hämatogene oder lymphogene Aussaat vom ehemaligen Primärkomplex in andere Lungenteile. Die chronische Tbc zeigt sich vor allem durch apikale Herde, weil die höhere Sauerstoffspannung in den Lungenspitzen eine Vermehrung der Bakterien fördert. Im Röntgenbild zeigen sich als erster Hinweis auf eine Reaktivierung unscharfe, kleine, infra- oder supraklavikuläre Flecken **(Simon-Spitzenherde)** – diese stellen möglicherweise bereits im Rahmen der Primär-Tbc hämatogen abgesiedelte sog. *minimal lesions* dar, die jetzt reaktiviert werden, oder ein ausgedehnteres „weiches", ebenfalls infra- oder supraklavikulär gelegenes sog. **Assmann-Frühinfiltrat.** Diese Reaktivierungsherde heilen unter spezifischer Therapie meist ab.

Der weitere Verlauf bei ausbleibender Therapie ist gekennzeichnet durch eine langsame Ulzeration des Reaktivierungsherdes, der nun Anschluss an einen Ableitungsbronchus finden kann und damit die endobronchiale Ausstreuung einleitet („Frühkaverne", nicht zu verwechseln mit der im Rahmen der Primär-Tbc auftretenden Primärkaverne). Tuberkelbakterien sind nun im Sputum mit hoher Wahrscheinlichkeit nachweisbar – der Patient (bzw. die Tbc) ist **„offen"** und damit potenziell infektiös. Über Jahre kann es durch endobronchiale Ausbreitung zur Zerstörung und **Kavernisierung** immer größerer Lungenanteile kommen (➤ Abb. 6.53). Bei Arrosion einer Bronchialarterie treten **Hämoptysen** (Bluthusten) bis hin zum früher oft tödlichen „Blutsturz" **(Hämoptoe)** auf. Eine weitere seltene Komplikation ist der Pneumothorax. Selten kann der Kehlkopf oder gar der Magen-Darm-Trakt durch endoluminale Streuung mit einbezogen werden.

Nicht selten verläuft allerdings auch die Postprimär-Tbc völlig asymptomatisch. Meist bestehen unspezifische Symptome wie Husten (ca. 40 %), Gewichtsverlust, Müdigkeit, Temperaturerhöhung, Nachtschweiß (je ca. 30 %), Fieber, Dyspnoe oder Hämoptysen. Atemabhängige Schmerzen sprechen für eine Pleuritis.

Die körperliche Untersuchung ist selten richtungweisend. In Ausnahmefällen finden sich trockene oder feuchte Rasselgeräusche, sehr selten „amphorisches Atmen" über großen Kavernen. Hierunter versteht man ein in- und exspiratorisches Atemgeräusch wie beim Anblasen einer Flasche.

Extrapulmonale Tbc

Die Tbc kann jedes Organsystem betreffen und eine Vielfalt von Symptomen auslösen. Meist ist die extrapulmonale Tbc das Resultat einer lymphohämatogenen Verbreitung einer pulmonalen Tbc, seltener handelt es sich um eine Primärläsion. Kleinkinder und Immungeschwächte (z. B. AIDS-Patienten) sind häufiger von extrapulmonalen Formen betroffen. Zunehmend werden auch atypische Verläufe einer Tbc unter Anti-TNF-Therapie (z. B. bei rheumatischen Erkrankungen) registriert.

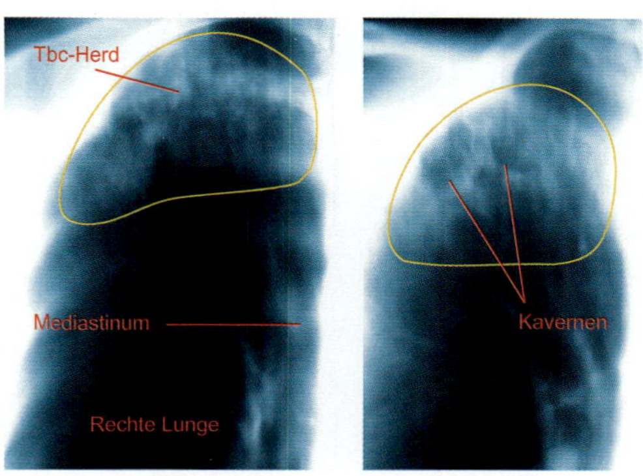

Abb. 6.53 Oberlappen-Tbc mit Kavernenbildung. Die beiden Aufnahmen zeigen einen Tbc-Herd im rechten Oberlappen im zeitlichen Verlauf. Durch entzündliche Einschmelzung des Lungengewebes bilden sich Kavernen, deren Wände durch Kalkeinlagerungen im Röntgenbild sichtbar werden. [T197]

- **Nebenniere:** Eine Nebennieren-Tbc tritt meist beidseitig auf und war früher eine häufige Ursache des Morbus Addison (Nebennierenrindeninsuffizienz).
- **ZNS:** Ein ZNS-Befall äußert sich z. B. in Form einer tuberkulösen Meningitis. Der Liquorbefund zeigt dabei typischerweise eine Eiweißerhöhung, eine mittelgradige Zellvermehrung („Pleozytose" mit ca. 100–500/3 Zellen, überwiegend Lymphozyten) und einen stark erniedrigten Liquorzucker.
- **Knochen und Gelenke:** In der Wirbelsäule sind typischerweise je zwei Vertebrae betroffen **(Spondylitis tuberculosa).** Die Diagnose wird mittels CT oder konventioneller Tomografie gestellt. Eine Sonderform ist der **Senkungsabszess,** ein im Knochen entstehender Abszess, der durch die Eigenschwere des Eiters entlang vorbestehenden Bahnen absinkt (meist als Iliopsoas-Abszess).
- **Niere:** Eine Nierenbeteiligung tritt frühestens 5 Jahre nach Infektion auf und kann sich über die Ureteren zu Blase und Geschlechtsorganen ausbreiten. Typisch ist eine Hämaturie mit steriler Pyurie. Die Diagnose wird durch Urinkultur und Ausscheidungsurogramm gestellt.
- **Perikard:** Folgen der Perikardbeteiligung sind ein Perikarderguss oder eine konstriktive Perikarditis.
- **Bauchraum:** Durch Darmbeteiligung kommt es zu Erbrechen und Durchfall sowie Gewichtsverlust. Die Peritonealtuberkulose äußert sich mit Bauchschmerzen bis hin zum akuten Abdomen.
- **Lymphknoten:** Die Lymphknoten-Tbc tritt fast immer als Komplikation der Primär-Tbc auf. Betroffen sind oft **Halslymphknoten** (dies auch durch *M.-bovis*-Infektion, z. B. nach Genuss von unpasteurisierter Milch) oder es besteht eine generalisierte Lymphadenopathie. Diese macht meist eine Lymphknotenexstirpation erforderlich, um ein malignes Lymphom auszuschließen.

Pathogenese

Übertragungsweg

Die Tbc ist eine aerogene Infektion, die durch Tröpfchen oder infektiöse Stäube (z. B. beim Bettenmachen) übertragen wird. Ausgehustete Tröpfchen von erkrankten Patienten haben eine „Reichweite" von ca. 5 m!

Es wird geschätzt, dass etwa 30 % der exponierten Personen infiziert werden, d. h. eine Tbc entwickeln (deren Manifestation dann zu über 90 % auf die Ausbildung eines Primärkomplexes mit Hautkonversion beschränkt bleibt). Die Effektivität der Übertragung hängt dabei von der Zahl der Bazillen, der Dauer des Kontakts, den räumlichen Bedingungen (erhöhte Übertragung bei rezirkulierter Luft und Mangel an UV-Licht) sowie der Resistenzlage des Exponierten ab.

Eigenschaften und Gewebereaktion

M. tuberculosis ist ein unbewegliches, säurefestes Stäbchen, das in mononukleären Phagozyten persistieren kann und dadurch humoralen Abwehrmechanismen entgeht. Durch das langsame Wachstum und durch Glykolipide der Zellwand ist es ausgesprochen widerstandsfähig gegen Antibiotika und andere chemische oder biochemische Noxen („säurefest"). Die für die Tuberkulose typische Granulombildung stellt den (meist erfolgreichen) Versuch des infizierten Organismus dar, den Infektionsherd zu begrenzen. Je nach Inokulationsdosis und Immunkompetenz des Patienten werden folgende Reaktionsformen unterschieden:

- **Exsudative Form:** Exsudation und verkäsende Nekrose, gefolgt von Erweichung und Kavernenbildung. Nach Anschluss an einen Ableitungsbronchus wird die Nekrose abgehustet. Zur initialen exsudativen Antwort wird auch der Primärkomplex (➤ Abb. 6.54) gerechnet.
- **Produktive Form:** bei guter Abwehrlage: Bildung eines Tuberkuloms, gefolgt von Vernarbung und Verkalkung. Das Tuberkulom ist histologisch durch einen Epitheloidzellsaum mit Langhans-Riesenzellen um eine zentrale Verkäsung gekennzeichnet. Solche fibrotisch organisierten Rundherde können in der Lunge röntgenologisch als Rundschatten auffallen, aber auch z. B. zerebral als abgekapselte Herde nach tuberkulöser Meningitis vorkommen.

Diagnostisches Vorgehen

Die Diagnose der Tbc ist nicht einfach, da keiner der verfügbaren Tests ausreichend sensitiv und spezifisch ist. Deshalb muss ein Patient bei hohem Ausgangsverdacht auch bei einer „negativen" Testung behandelt werden!

Diagnostische Strategie

Der Weg zur Diagnose folgt folgender Strategie: Bei anamnestisch und klinisch begründetem Verdacht auf eine Tbc wird zunächst die Sensibilisierung des Immunsystems gegenüber dem Tb-Erreger geprüft – entweder durch einen **Tuberkulin-Hauttest (THT),** heute meist durch Prüfung der zellvermittelten Immunreaktion im Serum **(Interferon-gamma-Test = Interferon-gamma release assay = IGRA).** Ein positives Resultat beweist die stattgehabte Auseinandersetzung des Körpers mit *M. tuberculosis.* Ein negativer Interferon-gamma-Test reagiert zwar nicht auf die BCG-Impfung. Trotzdem schließt ein negativer Test eine Tbc nicht sicher aus, da die frische Infektion nicht erkannt wird. Auch setzt dieser „Bio-Assay" stoffwechselaktive Lymphozyten voraus, die Interferon freisetzen können. Bei schwerer Immunsuppression (z. B. AIDS) können diese fehlen.

Der nächste wegweisende diagnostische Schritt ist die **Röntgen-Thoraxaufnahme.** Sie unterstützt die Diagnose einer Tbc, wenn typische Veränderungen vorliegen. Da jedoch die meisten Veränderungen keineswegs spezifisch sind und auch ein negativer Röntgenbefund eine Tbc nicht ausschließt, muss stets der direkte **Erregernachweis** zur Sicherung der Diagnose angestrebt werden.

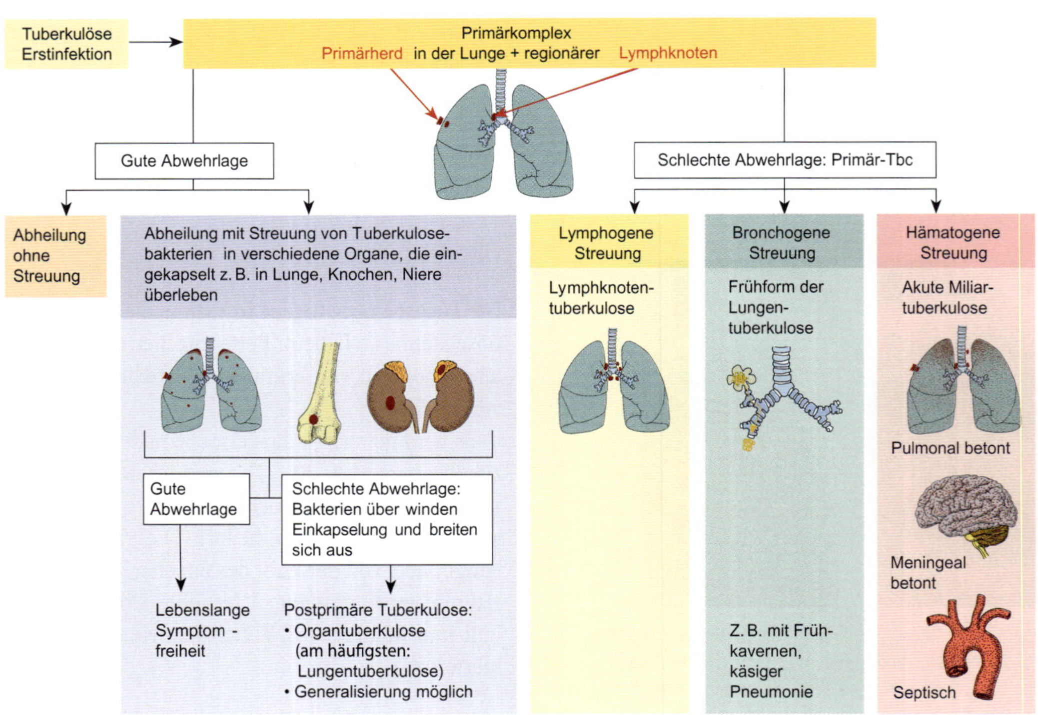

Abb. 6.54 Pathogenese der Tuberkulose [L190]

Wesentlich ist schließlich die Interpretation der Untersuchungsergebnisse im Hinblick auf die mutmaßliche **Aktivität der Tbc-Erkrankung.**

MERKE
Folgende Zeichen weisen auf eine aktive Tbc-Infektion hin:
- Positiver Erregernachweis im Direktpräparat („offene Lungentuberkulose")
- Kaverne mit Ableitungsbronchus im Röntgen-Thorax
- Pleuraerguss
- Größenänderung eines Herdes im Verlauf

Diagnostische Einzelschritte

MERKE
Die immunologischen Nachweistests müssen mit Vorsicht interpretiert werden:
- Die Tests werden erst 3–8 Wochen nach Erstinfektion positiv.
- Bei **negativem Testergebnis** ist das Vorliegen einer Tbc unwahrscheinlich. Ausnahmen von dieser Regel sind eine Immunschwäche (AIDS, immunsuppressive Therapie), frische Infektion (≤ 6–8 Wochen zurückliegend) oder hochakute Verläufe (z. B. Miliar-Tbc, tuberkulöse Meningitis).
- **Positive Ergebnisse sind häufig** (bei 70-Jährigen ca. 40 %); dies beweist lediglich eine abgelaufene Auseinandersetzung des Immunsystems mit Mykobakterien; eine Unterscheidung zwischen ausgeheilter bzw. inaktiver und einer noch bestehenden (aktiven) Infektion ist also nicht möglich.

CAVE!
Entscheidend sind oft der Vergleich mit Voraufnahmen sowie eine genauere Bildgebung durch das Thorax-CT.

- **Anamnese:** Diese umfasst Fragen zu Exposition, durchgemachter Tbc (z. B. „im Krieg"), sozioökonomischem Status, Fernreisen sowie Erkrankungsrisiko (z. B. Alkohol, HIV-Infektion).
- Anstelle des früher verwendeten Tuberkulin-Hauttests nach Mendel-Mantoux (➤ Abb. 6.55) wird heute ganz überwiegend ein **Interferon-gamma-Test** durchgeführt. Dieser beruht auf der In-vitro-Stimulation von spezifischen Gedächtniszellen durch Antigene von *Mycobacterium tuberculosis.* Dabei werden Lymphozyten des Patienten mit einer Mischung aus Antigenen von *M. tuberculosis* stimuliert. Hatten diese aufgrund einer Tuberkulose-Infektion schon mit den Erregern Kontakt, wird vermehrt Interferon-γ gebildet.

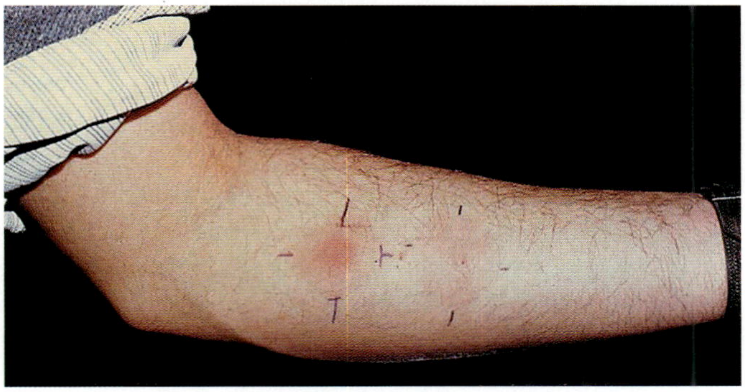

Abb. 6.55 Intrakutan-Test nach Mendel-Mantoux: Rötung und tastbare Induration [E437]

- **Röntgen-Thorax** in zwei Ebenen: Die Röntgenaufnahme ist eine oft wegweisende, jedoch weder spezifische noch ausreichend sensitive Untersuchung, da sich die Befunde mit denen anderer Lungenerkrankungen überschneiden bzw. trotz Infektion nicht immer nachweisbar sind. Im positiven Fall können entweder der Primärkomplex (vergrößerter Hiluslymphknoten und lokale Verschattung) oder die klassischen Veränderungen der Postprimär-Tbc (Simon-Spitzenherde, Assmann-Infiltrat, s. o.) gesehen werden. Weitere (unspezifische) Befunde bei der Tbc sind Verschattung, Verkalkung, Kaverne, Pleuraerguss oder Rundherd (Tuberkulom). Alte (abgeheilte) Veränderungen sind oft verkalkt und werden dann als „harte" Infiltrate gegenüber den „weichen", unscharf begrenzten Infiltraten abgegrenzt, die eher auf eine frische Infektion hinweisen.
- **Bakteriennachweis:** Dieser ist zum endgültigen Beweis der Diagnose grundsätzlich anzustreben, gelingt aber bei Weitem nicht immer (Sensitivität je nach Verfahren 35–75 %).
  - Erster Schritt ist die dreimalige Kultur von **Morgensputum** und die einmalige Untersuchung von **Magennüchternsekret.** Bei fehlendem Auswurf kann ein „provoziertes Sputum" nach Inhalation von 1,2-prozentiger Kochsalzlösung gewonnen werden.
  - Alternativ hierzu oder bei negativem Ausfall und weiterbestehendem Verdacht folgen die **invasive Diagnostik** mit Bronchoskopie und Gewinnung von Bronchialsekret bzw. die Pleurapunktion oder Thorakoskopie mit Biopsie.
  - Bei AIDS-Patienten werden zusätzlich **Blutkulturen** angelegt, da eine hämatogene Streuung häufiger ist als bei immunkompetenten Patienten.
  - Der Bakteriennachweis gelingt nach Anreicherung mittels **Ziehl-Neelsen-** oder **Immunfluoreszenzfärbung.** Ein negativer Befund schließt eine offene Lungentuberkulose nicht aus; bei positiver Färbung muss eine Verwechslung z. B. mit atypischen Mykobakterien erwogen werden. Erst die positive **Kultur** ermöglicht die Zuordnung zum *M.-tuberculosis-*Stamm (also den „typischen" Mykobakterien) und beweist eine aktive Lungentuberkulose. Die Kultur ermöglicht darüber hinaus eine Resistenztestung. Die Anzuchtverfahren sind allerdings zeitaufwendig und dauern ca. 4–8 Wochen. Mittels neuerer Keimnachweisverfahren (z. B. Bactec®-System) kann die Dauer auf minimal 10 Tage verkürzt werden. Bestimmt wird dabei die Aufnahme radioaktiv markierter Fettsäuren in Mykobakterien. Das Antibiogramm benötigt weitere 4–6 Wochen. Durch PCR-basierte Verfahren können heute jedoch bereits innerhalb von Tagen mögliche Resistenzen gegen Isoniazid oder Rifampicin nachgewiesen werden.
  - Der **Nachweis von Mykobakterien-DNA** mittels einer Polymerasekettenreaktion (PCR), die Ergebnisse innerhalb von 48 h liefert, zeichnet sich durch hohe Sensitivität und Spezifität aus. Allerdings kann dieses Verfahren naturgemäß nicht zwischen einer abgelaufenen Entzündung, bei der noch wenige Mykobakterien verblieben sind, und einer aktiven Infektion unterscheiden.

6

MERKE

Die immunologischen Nachweistests müssen mit Vorsicht interpretiert werden:

- Die Tests werden erst 3–8 Wochen nach Erstinfektion positiv.
- Bei **negativem Testergebnis** ist das Vorliegen einer Tbc unwahrscheinlich. Ausnahmen von dieser Regel sind eine Immunschwäche (AIDS, immunsuppressive Therapie), frische Infektion (≤ 6–8 Wochen zurückliegend) oder hochakute Verläufe (z. B. Miliar-Tbc, tuberkulöse Meningitis).
- **Positive Ergebnisse sind häufig** (bei 70-Jährigen ca. 40 %); dies beweist lediglich eine abgelaufene Auseinandersetzung des Immunsystems mit Mykobakterien; eine Unterscheidung zwischen ausgeheilter bzw. inaktiver und einer noch bestehenden (aktiven) Infektion ist also nicht möglich.

CAVE!

Entscheidend sind oft der Vergleich mit Voraufnahmen sowie eine genauere Bildgebung durch das Thorax-CT.

Therapie

Eine Heilung wird unter idealen Umständen in über 97 % der Fälle erreicht! Jede aktive Tbc ist behandlungspflichtig.

Um eine Resistenzentwicklung zu verhindern, muss **immer eine Kombinationsbehandlung** von 3–4 Antituberkulotika initiiert werden. Patienten mit „offener" Tbc und solche mit Mehrfachresistenz oder fraglicher Compliance werden stationär behandelt, Patienten mit offener Tbc dabei so lange isoliert, bis drei konsekutive Sputumuntersuchungen negativ sind. Die Therapie muss über mindestens 6 Monate fortgesetzt werden, die Einnahme sollte auch im ambulanten Bereich von Gesundheitspersonal überwacht werden (**d**irect **o**bserved **t**herapy – **DOT**).

MERKE

Multiresistente M.-tuberculosis-Stämme

10 % der Tbc-Stämme sind in Deutschland gegen ein Tuberkulostatikum resistent (Einfachresistenz). 2 % sind gegen mehrere Tuberkulostatika resistent. Von einer **Multiresistenz** (**m**ulti **d**rug **r**esistance, MDR) spricht man, wenn ein Erreger mindestens gegen INH und RMP resistent ist. Eine **extreme Resistenz** (**ex**treme **d**rug **r**esistance = XDR) liegt vor, wenn der Erreger gegen mindestens drei Tuberkulostatika resistent ist; sie ist vor allem in Osteuropa ein zunehmendes Problem. Multiresistente Stämme entstehen durch Mutationen oder werden aus Wildstämmen durch eine inadäquate Therapie oder durch fehlende Compliance des Patienten selektiert. Eine Multiresistenz verschlechtert die Heilungsrate der Tuberkulose auf ca. 50 %. Das Problem der Multiresistenz kann durch eine effektive Therapie und Überwachung der Medikamenteneinnahme fast immer vermieden werden. Die hierfür erforderlichen logistischen Voraussetzungen sind jedoch in vielen sozial zerrütteten Ländern nicht gegeben. Neue Medikamente mit Wirksamkeit bei multiresistenten Tuberkulosestämmen sind z. B. Moxifloxacin, Linezolid, Bedaquilin, Delamanid, Pretomanid, Sutezolid und Lansoprazol.

Prophylaxe

Entscheidend ist die Expositionsprophylaxe, die vor allen Dingen durch die frühzeitige Behandlung infizierter Patienten zu erreichen ist.

- **Umgebungsuntersuchung:** Da die *M.-tuberculosis*-Infektion ausschließlich von Mensch zu Mensch übertragen wird, kommt der Umgebungsuntersuchung besondere Bedeutung zu. Untersucht werden nahe Verwandte und andere Personen, die mit dem Patienten im Haushalt leben oder mit ihm arbeiten. Das Screening-Programm besteht aus einem IGRA und einem Röntgenbild der Lungen. Bei Kindern, die nicht geimpft worden sind und einen positiven IGRA aufweisen, muss von einer Infektion ausgegangen und eine Therapie begonnen werden. Bei sicher exponierten Kindern im ersten Lebensjahr sollte eine Chemoprophylaxe mit INH für 6 Monate durchgeführt werden.
- Eine aktive Immunisierung mittels **BCG-Impfung** (Bacille Calmette-Guérin, ein Lebendimpfstoff aus attenuierten, von *M. bovis* abgeleiteten Tuberkelbakterien) ist möglich, jedoch umstritten. Während frühere Studien einen relativen Immunschutz von ca. 70 % für die Dauer von 5–15 Jahren zeigten, konnte eine riesige Feldstudie in Indien eine Wirkung des Impfstoffs nicht belegen. Dieses anscheinende Paradox bleibt weiterhin ungeklärt und hat zu Spekulationen geführt, ob der von den ursprünglichen, inzwischen verloren gegangenen Kulturen abgeleitete Impfstoff vielleicht besser wirksam war als der heutige BCG-Impfstoff.
- Eine **Chemoprophylaxe** kommt in folgenden Fällen in Betracht:
  - Wenn eine neu auftretende positive Tuberkulinreaktion vorliegt oder wenn bei gezielten Untersuchungen ein positiver Hauttest entdeckt wird: Diese Befunde werden bei Risikopatienten (z. B. HIV-Infektion, Immunsuppression, Diabetes mellitus, Alkoholabhängigkeit) auch ohne radiologischen Nachweis eines Primärkomplexes als Zeichen einer Primärinfektion gewertet und prophylaktisch mit INH über 9 Monate behandelt. Bei gesunden Patienten kann unter Röntgenüberwachung zugewartet werden.
  - Wenn eine Kontaktperson eines Tbc-Patienten unter einem Jahr alt oder immunsupprimiert ist, wird eine Therapie mit INH eingeleitet – bleibt der Hauttest 3 Monate lang negativ, kann das Medikament abgesetzt werden.
  - Bei positivem Interferon-gamma-Test und negativer Bakteriologie kann ebenfalls eine INH-Monotherapie erwogen werden.

6.4.4 Nichttuberkulöse Mykobakteriosen

Nichttuberkulöse Mykobakterien (früher: atypische Mykobakterien) werden nicht von Mensch zu Mensch, sondern meist durch Umweltkontakt (Wasser, Böden, Schmutz, Biofilme) übertragen. Sie sind relativ apathogen und verursachen fast nur bei veränderter Abwehrlage eine Infektion, z. B. bei Patienten mit AIDS, Lymphomen, unter medikamentöser Immunsuppression, aber auch bei vorbestehenden Lungenerkrankungen wie Mukoviszidose, Bronchiektasen oder COPD.

Pharma-Box: Antituberkulotika

Häufig wird für die in der Tuberkulose-Therapie eingesetzten Antibiotika – die größtenteils bakterizid wirken – auch der im strikten Sinne nicht korrekte Begriff **Tuberkulostatika** verwendet.

Wirkstoffe

Isoniazid (INH), Rifampicin (RMP), Pyrazinamid (PZA), Ethambutol (EMB), Streptomycin (SM).

Wirkungsmechanismus

- **INH:** wirkt bakterizid auf proliferierende Bakterien (genauer Mechanismus nicht bekannt); reichert sich nach Umwandlung zu Isonicotinsäure im Zytoplasma der Bakterien an.
- **RMP:** wirkt bakterizid auf proliferierende Keime durch Hemmung der DNA-abhängigen RNA-Polymerase; nur langsame Resistenzentwicklung der Erreger.
- **PZA:** wirkt bakterizid (genauer Wirkmechanismus nicht bekannt); schnelle Resistenzentwicklung bei Monotherapie.
- **EMB:** wirkt dosisabhängig bakteriostatisch (15 mg/kg KG) oder bakterizid (25 mg/kg KG) durch Blockade der RNA-Synthese.
- **SM:** Aminogykosidantibiotikum aus *Streptomyces griseus;* wirkt bakterizid auf proliferierende Keime, indem es die Anlagerung falscher tRNS-Aminosäure-Komplexe auslöst, wodurch falsche Proteine hergestellt werden.

Indikationen

Behandlung der Tuberkulose, stets in Kombination.

Nebenwirkungen

- **INH:** Polyneuropathie; selten allergische Reaktionen; Hepatitis < 1 %; ZNS-Störungen und erhöhte Krampfbereitschaft
- **RMP:** induziert Leberenzyme (Vorsicht v. a. bei i. v.-Drogenabusus und oraler Kontrazeption), Transaminasenanstieg; selten Thrombozytämie, Rotfärbung von Körpersekreten (Vorsicht bei Kontaktlinsen): Letzteres kann zur Kontrolle der Compliance dienen.
- **PZA:** Transaminasenanstieg, Harnsäureanstieg; selten Gichtanfall
- **EBM:** dosisabhängige Retrobulbärneuritis mit Farbenblindheit, Visusverlust und zentralem Skotom
- **SM:** irreversible Schädigung des N. vestibularis (v. a. bei älteren Patienten) mit Gleichgewichtsstörungen und Hörminderung; Niereninsuffizienz; allergische Reaktionen: daher maximale Gesamtdosis beachten

Kontraindikationen

- **EMB:** Nierenschäden, Neuritis nervi optici und Optikusatrophie
- **SM:** Niereninsuffizienz, Schwerhörigkeit

Wechselwirkungen

- **INH:** Leberenzyminduktion (dadurch verminderte Wirksamkeit von Cumarin-Derivaten [z. B. Marcumar®], Theophyllin, Glukokortikoiden, oralen Kontrazeptiva)
- **RMP:** Leberenzyminduktion (siehe INH)
- **SM:** Verstärkung der Ototoxizität durch stark wirkende Diuretika

Klinische Anwendung

- Aufgrund rascher Resistenzentwicklung wird die Akuttherapie immer zunächst als **Vierfachkombination** begonnen. Zeigt das Antibiogramm, dass keine Resistenzen vorliegen, kann auf eine Dreifachtherapie umgestellt werden (etwa INH + RMP + PZA).
- Die **Gesamtdauer** der Therapie beträgt mindestens 6 Monate, bei komplizierten Verläufen (Immunsuppression bei AIDS, Rezidive, tuberkulöse Meningitis, Verwendung von „Reservemitteln") länger (oft bis 2 Jahre).
- Die **Standardtherapie** (Initialtherapie) besteht aus INH + RMP + PZA + EBM für 2 Monate **(Initialphase),** gefolgt von INH + RMP über 4 Monate **(Stabilisierungsphase).** Der Patient wird danach 2 Jahre überwacht (regelmäßige Sputumkontrollen).
- **Kombinationspräparate** (etwa INH + RMP oder INH + RMP + PZA) stehen zur Verfügung.
- Antituberkulotika werden aufgrund der langsamen Teilungskinetik der Mykobakterien nur **einmal täglich** gegeben (morgens oder abends); zur Erzielung von synergistischen Spitzenspiegeln werden alle Medikamente zusammen eingenommen.
- Um **Nebenwirkungen** rasch zu erkennen, werden regelmäßig Leberwerte (bei INH, RMP, PZA), Nierenwerte und Hörfunktion (SM) bestimmt bzw. ophthalmologische Kontrollen bei EMB-Medikation durchgeführt.
- Ko-Medikation mit Pyridoxin (Vitamin B_6) kann dem Auftreten einer Polyneuropathie bei INH-Medikation entgegenwirken, Allopurinol einen exzessiven Harnsäureanstieg verhindern, v. a. bei Pyrazinamid-Medikation.
- Für jedes Tuberkulostatikum gibt es eine **Maximaldosis,** die nicht überschritten werden darf (➤ Tab. 6.18).

Klinik

Die Klinik ist extrem variabel, neben tuberkuloseähnlichen Lungenerkrankungen werden oft extrapulmonale Formen gesehen. Betroffen sind dann Lymphknoten, Haut, Gastrointestinaltrakt, Leber und Milz. Eventuell bestehen Fieber, Husten, Abgeschlagenheit sowie chronische Diarrhö und Lymphadenopathie.

Tab. 6.18 Antituberkulotika

Medikament	Tagesdosis [mg/kg KG]	Tagesmaximaldosis [mg]
Isoniazid (INH)	5	400
Rifampicin (RMP)	10	750
Pyrazinamid (PZA)	30–35	2.500
Ethambutol (EMB)	Initial 25, später 15	2.000
Streptomycin (SM)	15, parenterale Applikation notwendig	1.000, max. Gesamtdosis 20(–30) g

6

Erreger

- Bekannt sind über 250 Arten. Häufigste Erreger sind *M. avium* und *M. intracellulare;* sie kommen v. a. bei AIDS-Patienten vor.
- Seltenere Erreger sind *M. kansasii, marinum, fortuitum, scrofulaceum, abscessus, chelonae, ulcerans.* Diese Erreger kommen ubiquitär vor und sind normalerweise nicht pathogen, können jedoch bei zellulärer Immunschwäche eine opportunistische Infektion verursachen.

Diagnostisches Vorgehen

Die Erreger können in Blut, Stuhl, Urin, Sputum, durch bronchoalveoläre Lavage oder Biopsien nachgewiesen werden.

Therapie

Die Behandlung ist schwierig wegen häufiger Resistenz der nichttuberkulösen Mykobakterien gegen Isoniazid und andere Tbc-Medikamente. Infrage kommen z. B. Makrolide, Chinolone, Tetrazykline, die aber regelhaft in Kombination mit anderen Antibiotika wie etwa Ethambutol, Amikacin und/oder Rifabutin gegeben werden.

6.5 Interstitielle Lungenerkrankungen

Interstitielle Lungenerkrankungen (**ILE** oder auch diffuse Lungenparenchymerkrankungen, DPLD; engl. **i**nterstitial **l**ung **d**isease, **ILD**) sind eine heterogene Gruppe schwer zu klassifizierender parenchymaler Lungenerkrankungen mit oft schweren, therapierefraktären Verläufen, die akut oder chronisch sein können. Pathogenetisch im Mittelpunkt steht eine nichtinfektionsbedingte Entzündung des Lungenparenchyms mit oder ohne nachfolgende Fibrosierung. Unter den etwa 100 beschriebenen ILE hat die **Sarkoidose** einen Anteil von 50 %; weitere relativ häufige Formen sind die exogen-allergische Alveolitis, die Gruppe der Pneumokoniosen sowie die idiopathische Lungenfibrose.

Die interstitiellen Lungenerkrankungen kommen je zur Hälfte als **idiopathische Formen** unbekannter Ätiologie (sog. idiopathische interstitielle Pneumonien) und als **sekundäre Formen** mit bekanntem Auslöser vor. ILE werden jedoch nicht nur nach ihrer Ätiologie, sondern auch nach ihrer Histologie klassifiziert. Leider kann dem histologischen Befund nicht immer eine Ätiologie klar zugeordnet werden (und umgekehrt). Zudem zeigen viele interstitielle Erkrankungen in ihrem Verlauf mehrere histologische Muster, was nicht nur den Studenten verwirrt. Dennoch ist die **Biopsie** in der Regel der wichtigste diagnostische Schritt, da sie doch in vielen Fällen eine ätiologische Zuordnung erlaubt und oft die Therapie beeinflusst. In den letzten Jahren hat auch das HR-CT für die Klassifikation an Bedeutung gewonnen.

MERKE

Der Begriff „interstitiell" ist unglücklich gewählt: Primär ist meist (aber nicht immer) der Alveolarraum entzündet (Alveolitis mit Veränderung und Zerstörung der Pneumozyten), das Interstitium ist oft nicht oder erst sekundär betroffen. Man könnte daher viele „interstitielle" Lungenerkrankungen auch als diffuse, nichtinfektiöse Pneumonien oder „Pneumonitiden" bezeichnen.
Auch sollten die ILE nicht pauschal als „Lungenfibrosen" bezeichnet werden, da sie nicht immer fibrosierend verlaufen.

Zu den interstitiellen Lungenerkrankungen werden auch einige seltene Lungenerkrankungen gezählt, bei denen nicht die Entzündung, sondern etwa eine Proliferation mesenchymaler Zellen (z. B. Lymphangioleiomyomatose) oder die Ablagerung extrazellulären Materials (z. B. Alveolarproteinose) im Vordergrund steht.

Klinik

Die klinischen Manifestationen sind je nach Krankheit äußerst variabel. Gemeinsames Merkmal der ILE ist eine mehr oder weniger stark ausgeprägte restriktive Ventilationsstörung, meist mit Erniedrigung der Diffusionskapazität. Bei ungünstigen (fibrosierenden) Verläufen kann die respiratorische Insuffizienz mit pulmonaler Hypertonie und Cor pulmonale lebensbegrenzend sein.

Pathogenese

Zugrunde liegt eine chronische Entzündung des Lungenparenchyms mit oder ohne nachfolgende Zerstörung und Bindegewebevermehrung (Fibrose) der Lungenmatrix (➤ Abb. 6.56). Die Entzündung betrifft primär entweder die Alveolen (Alveolitis) oder die Blutgefäße (Vaskulitis). In vielen Fällen ist der auslösende Mechanismus der Entzündung unbekannt (s. u.). Endzustand fibrosierender Verläufe ist die **Honigwabenlunge** (*honey comb lung*), die durch geschrumpfte und vernarbte Alveolen mit „vikariierender" (lat. vicarius = Stellvertreter) Aufweitung verbliebener Lufträume gekennzeichnet ist (sekundäres Emphysem).

Einteilung

Die interstitiellen Lungenerkrankungen unbekannter Ätiologie **(idiopathische interstitielle Pneumonien)** werden ausschließlich nach pathologisch-anatomischen Kriterien eingeteilt (Klassifikation nach ATS/ERS, ➤ Tab. 6.19). Diese Klassifikation erlaubt Aussagen hinsichtlich Prognose und Therapie und hat sich daher durchgesetzt. Wichtigster Vertreter dieser Gruppe ist die **idiopathische Lungenfibrose** (**i**nterstitial **p**ulmonary **f**ibrosis, IPF; ➤ 6.5.1).

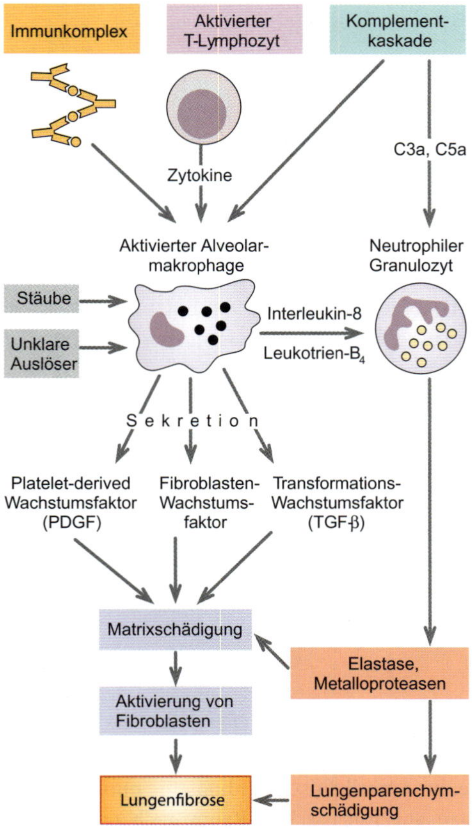

Abb. 6.56 Pathogenese der fibrosierenden ILE. Alveolarmakrophagen stehen im Zentrum des Entzündungsprozesses. [L157]

Histologie

Die Histologie bei ILE ist sehr heterogen. Beobachtet wird eine meist diffuse, evtl. auch mosaikartig verteilte parenchymale Schädigung, die unterschiedliche Formen annehmen kann: Häufig finden sich eine Alveolitis (mit oder ohne begleitende interstitielle Zellvermehrung), eine granulomatöse Entzündung (z. B. Sarkoidose, Berylliose) oder eine Vaskulitis (z. B. Granulomatose mit Polyangiitis).

Die alveolären Veränderungen können wiederum eine Vielzahl von histopathologischen Formen annehmen (➤ Tab. 6.19), z. B. die einer *Usual Interstitial Pneumonia* (UIP) oder einer *Desquamative Interstitial Pneumonia* (DIP). Die histopathologischen Formen sind jedoch keineswegs spezifisch für eine bestimmte ILE. So ist die UIP zwar das histologische Korrelat der idiopathischen Lungenfibrose IPF (per definitionem trägt jede IPF die histologischen Zeichen der UIP), eine UIP wird jedoch auch bei vielen sekundären interstitiellen Pneumonien gesehen **(„All IPF is UIP, but not all UIP is IPF“).**

Ätiologie

Bekannte Ursachen sind inhalative Noxen (z. B. verschiedene Stäube oder Aerosole), Medikamente, Bestrahlungstherapie sowie das ARDS (➤ 6.8). Interstitielle Lungenerkrankungen entwickeln sich auch häufig bei anderen Grunderkrankungen, wie z. B. bei Kollagenosen oder chronisch-entzündlichen Darmerkrankungen.

Tab. 6.19 Einteilung der idiopathischen interstitiellen Pneumonien*

Klinische Diagnose	Histologie	Charakteristischer HR-CT-Befund	Klinik und Prognose
IPF (*interstitial pulmonary fibrosis*)	UIP (*usual interstitial pneumonia*)	Honigwabenlunge mit Traktionsbronchiektasen	Alter über 50 J., chronischer Verlauf, schlechte Prognose (MÜZ 2,8 Jahre), Genaueres ➤ 6.5.1
NSIP (*nonspecific interstitial pneumonia*)	NSIP	Milchglas, unregelmäßige Linienmuster	Alter zwischen 40 und 50 J., Verlauf und Prognose sehr variabel
COP** (*cryptogenic organizing pneumonia*)	OP (*organizing pneumonia*)	Fleckige Konsolidierungen und/oder Knoten	Alter ca. 55 J., gutes Ansprechen auf Steroide, MÜZ ca. 15 J.
AIP (*acute interstitial pneumonia*)	DAD (*diffuse alveolar damage*)	Milchglas mit fokaler (lobulärer) Aussparung	Alter ca. 50 J., 50 % Fieber, MÜZ 1,5 Monate!
DIP (*desquamative interstitial pneumonia*)	DIP	Milchglas, netzartige Linienmuster	Vornehmlich Raucher zwischen 40 und 50 J., gute Prognose bei Rauchkarenz
RB-ILD (*respiratory bronchiolitis-associated interstitial lung disease*)	RB (*respiratory bronchiolitis*)	Verdickung der Bronchialwände, Milchglas (fleckig)	Vornehmlich Raucher zwischen 40 und 50 J., gute Prognose bei Rauchkarenz
LIP (*lymphoid interstitial pneumonia*)	LIP	Zentrilobuläre Knötchen, Milchglas	Alter ca. 50 J., meist Frauen, MÜZ > 10 Jahre

*Nach ATS/ERS Consensus Statement 2015
**Diese Form wurde früher auch als BOOP (*bronchiolitis obliterans organising pneumonia*) bezeichnet.
MÜZ = mittlere Überlebenszeit

Bekannte Ursachen interstitieller Lungenerkrankungen

Inhalierte Noxen
Anorganische Stäube (Pneumokoniosen, ➤ 6.5.3), organische Stäube (exogen-allergische Alveolitis, ➤ 6.5.4), Rauchinhalation (toxisches Lungenödem mit bis zu 24 h Latenz), Gase (z. B. Ozon, Nitrosegase, Phosgen, Schwefeldioxid, Salzsäure), Aerosole (z. B. Haarspray, Lederspray).

Nicht inhalierte Noxen
Medikamente (z. B. Amiodaron, Busulphan, Bleomycin, Nitrofurantoin), Herbizide (z. B. Paraquat), Bestrahlung (Strahlenpneumonitis), chronisch-rezidivierende Aspiration (z. B. bei neurogener Schluckstörung).

Weitere Ursachen
Erholungsphase des ARDS (➤ 6.8), Knochenmarktransplantation (Graft-versus-Host-Reaktion).

Im Rahmen anderer Erkrankungen
- Sarkoidose (➤ 6.5.2)
- Kollagenosen: z. B. rheumatoide Arthritis (Lungenbeteiligung in 20–50 %), Sklerodermie (Lungenbeteiligung in ca. 50 %), SLE (häufig mit Pleuritis, Polyserositis), Morbus Bechterew
- Vaskulitiden:
  - Goodpasture-Syndrom: Glomerulonephritis, Hämoptysen
  - Eosinophile Granulomatose mit Polyangiitis: Asthma, IgE-Erhöhung, Bluteosinophilie, systemische Vaskulitis
  - Panarteriitis nodosa mit Lungenbeteiligung: keine Bluteosinophilie, normales IgE, kein Asthma
- Chronische eosinophile Pneumonie: ausgeprägte Eosinophilie in Blut und BAL
- Amyloidose der Lunge
- Erkrankungen des Gastrointestinaltrakts: chronisch-aktive Hepatitis, primär-biliäre Zirrhose, Morbus Whipple, Colitis ulcerosa, Morbus Crohn
- Sehr selten: Histiocytosis X (pulmonale Akkumulation CD1-positiver mononukleärer Zellen), Lymphangioleiomyomatose (sexualhormon-abhängige Proliferation von Lymphgefäßen und glatten Muskelzellen: nur Frauen vor dem Klimakterium), Alveolarproteinose (Therapie mit wiederholter bronchoalveolärer Lavage mit großem Spülvolumen), idiopathische Lungenhämosiderose (Morbus Celen), alveoläre Mikrolithiasis, Morbus Niemann-Pick (Sphingomyelin-Akkumulation), Morbus Gaucher (Glucosylceramid-Akkumulation), tuberöse Sklerose und Neurofibromatose.

Diagnostisches Vorgehen

Obwohl sich oft schon aus der Anamnese interessante Anhaltspunkte ergeben, endet die Diagnostik fast immer bei der Lungenbiopsie, da diese für Therapie und Prognoseeinschätzung relevant ist.

- **Anamnese:** Berufsanamnese, Umweltanamnese (Hobby, Haustiere, Wohnung), Medikamente
- **Auskultation und Perkussion:** ➤ Tab. 6.7. Uhrglasnägel sind aufgrund des chronischen Verlaufes häufig!
- **Lungenfunktionsuntersuchung:** Ausmaß der restriktiven Ventilationsstörung, evtl. verminderte Diffusionskapazität
- **Rö-Thorax und HR-CT** ermöglichen eine morphologische Einschätzung des Schweregrades, jedoch nur selten eine ätiologische Zuordnung.
- **Labor:** Rheumafaktor, ANA und andere Autoantikörper (bei V. a. Autoimmunerkrankungen); Nachweis auslösender Typ-III-Allergene im Blut (bei V. a. exogen-allergische Alveolitis, ➤ 6.5.4); ACE und Lysozym (unspezifisch erhöht bei Sarkoidose)
- **Bronchoalveoläre Lavage:** Nur die wenigsten ILE lassen sich durch die Lavage sicher diagnostizieren, sie kann jedoch die Differenzialdiagnose einengen. Ein Normalbefund schließt eine aktive Erkrankung weitgehend aus.
- **Biopsie:** transbronchial während der Bronchoskopie, transthorakal (blind oder thorakoskopisch) oder nach Mini-Thorakotomie: Histologie, ggf. Nachweis von Stäuben (z. B. Asbestfasern)

Therapie

Trotz der ätiologischen Vielfalt dieser Erkrankungsgruppe sind die Behandlungsansätze recht einförmig:

- Wenn möglich, Expositionsprophylaxe (z. B. bei exogen-allergischer Alveolitis)
- Vor allem bei *Desquamative Interstitial Pneumonia* und Histiocytosis X ist schon die Rauchkarenz oft effektiv.
- Behandlung der Grundkrankheit
- Glukokortikoide bei Nachweis von Entzündungsaktivität im Biopsat (z. B. Infiltration mit Lymphozyten) oder in der bronchoalveolären Lavage
- Evtl. zusätzliche Immunsuppression (z. B. mit Azathioprin oder Cyclophosphamid)
- Konsequente Therapie von pulmonaler Hypertonie und Cor pulmonale (➤ 6.7.2)
- Behandlung der chronischen respiratorischen Insuffizienz im Endstadium der Lungenerkrankung (*end-stage lung*) mit Sauerstoff-Langzeittherapie, intermittierender Heimbeatmung und evtl. Lungentransplantation

6.5.1 Idiopathische Lungenfibrose

Synonyme: im Amerikanischen **i**diopathic **p**ulmonary **f**ibrosis, IPF, im sonstigen angelsächsischen Raum auch **c**ryptogenic **f**ibrosing **a**lveolitis, CFA.

Während früher unter diesem Begriff eine heterogene Gruppe idiopathischer Pneumonien mit unterschiedlicher Histologie verstanden wurde, ist die IPF seit 2000 als eigenständige Lungenerkrankung mit charakteristischen klinischen, radiologischen und vor allem histologischen Veränderungen definiert. Histologisches Erkennungsmerkmal ist die sog. *Usual interstitial Pneumonia* (UIP, ➤ Tab. 6.19).

Die IPF ist eine chronische Lungenfibrose, die meist progredient verläuft und therapeutisch nur schwer zu beeinflussen ist. Es handelt sich um eine Ausschlussdiagnose, d. h., bevor die Diagnose gestellt werden darf, müssen beispielsweise eine Sarkoidose und eine exogen-allergische Alveolitis ausgeschlossen sein. Die Ätiologie ist unbekannt.

Klinik

Leitsymptome sind Belastungsdyspnoe und unproduktiver Husten. Die meisten Patienten weisen Uhrglasnägel und Trommelschlägelfinger auf. Mit fortschreitender Erkrankung kommt es zu Gewichtsverlust (pulmonale Kachexie) und zunehmendem Leistungsknick. Es resultiert schließlich ein pulmonaler Hypertonus mit Cor pulmonale.

Tab. 6.20 Lungenfibrose und Lungenemphysem im Vergleich

	Lungenfibrose	Lungenemphysem
Atmung	Behinderung der tiefen Inspiration („Restriktion")	Behinderung der forcierten Exspiration (durch bronchialen Kollaps)
Perkussion	Hoch stehende Lungengrenzen	Hypersonorer Klopfschall, tief stehende Lungengrenzen
Auskultation	Inspiratorisches Knisterrasseln („Sklerophonie")	Abgeschwächtes Atemgeräusch

Diagnostisches Vorgehen

- **Körperliche Untersuchung:** ➤ Tab. 6.20
- **Lungenfunktion:** restriktive Ventilationsstörung, meist mit respiratorischer Partialinsuffizienz
- **Bronchoalveoläre Lavage:** oft (leider nicht für die IPF spezifische) Vermehrung der neutrophilen und eosinophilen Granulozyten
- **Transbronchiale Biopsie** unter Durchleuchtung: Sie zeigt im positiven Fall eine *Usual interstitial Pneumonia* (UIP). Eine offene Lungenbiopsie ist heute dagegen nur noch in Zweifelsfällen zur Sicherung der Diagnose erforderlich.
- **Röntgen-Thorax:** retikulonoduläre Zeichnungsvermehrung vor allem in den Unterfeldern, evtl. Wabenlunge
- **HR-CT:** milchglasartige Verschattungen (diese sind Ausdruck der Alveolitis und therapeutisch beeinflussbar) und Fibroseareale mit Bronchiektasen (therapeutisch nicht beeinflussbar)

Therapie

Keine der klassischen immunsuppressiven Therapien hat einen nachweisbaren Einfluss auf den Verlauf, jedoch haben alle meist starke Nebenwirkungen. Therapieversuche sollten deshalb mit Zurückhaltung unternommen werden. Eingesetzt werden Glukokortikoide in Kombination mit Azathioprin oder Cyclophosphamid.

Mit Pirfenidon (Esbriet®) ist in 2011 erstmals ein Medikament zur spezifischen Behandlung der IPF zugelassen worden. Pirfenidon hemmt die Synthese von TGF-β, welches bei der Fibrosierung eine Schlüsselrolle spielt. Seit 2016 ist außerdem Nintedanib (Ofev®) zugelassen. Dieser Tyrosinkinase-Inhibitor reduziert die Freisetzung von Wachstumsfaktoren (wie VEGF, FGF, PDGF) und damit die Fibrosierung der Lunge.

Prognose

Die Erkrankung verläuft progredient bis hin zur respiratorischen Insuffizienz, der Verlauf ist jedoch von Patient zu Patient sehr unterschiedlich. Die Lebenserwartung nach Diagnosestellung beträgt etwa 3 Jahre. Eine Lungentransplantation kommt wegen häufiger Mehrfacherkrankungen nur für wenige Patienten infrage und ist, wie bei anderen Lungenerkrankungen auch, keinesfalls ein Jungbrunnen – die durchschnittliche Überlebenszeit nach Transplantation liegt wegen häufiger Komplikationen bei 5–10 Jahren.

6.5.2 Sarkoidose

Synonym: Morbus Besnier-Boeck-Schaumann.
Die Sarkoidose ist eine granulomatöse Systemerkrankung unbekannter Genese, die meist junge Erwachsene betrifft. Eine genetische Prädisposition wird vermutet. Die Prävalenz beträgt 10–50/100.000 Einwohner, mit einem Häufigkeitsgipfel zwischen 20 und 40 Jahren. Frauen sind etwas häufiger betroffen. Das Risiko, an einer Sarkoidose zu erkranken, ist bei Rauchern erniedrigt.

Etwa 5 % der Sarkoidosefälle treten familiär gehäuft auf. Die Histologie zeigt nichtverkäsende, epitheloidzellige Granulome mit Langhans-Riesenzellen und einem Lymphozytensaum. Bei fast allen Patienten liegt eine Störung der T-Zell-Funktion vor, die sich unter anderem in einem (meist) negativen Tuberkulin-Test ausdrückt.

Klinik

Die Sarkoidose kann akut (30 %) oder chronisch (70 %) mit jeweils ganz unterschiedlicher Prognose verlaufen:
- **Akuter Verlauf:** Leistungsknick, Fieber, Gelenkbeschwerden und Erythema nodosum. Häufig sind auch ein trockener Husten und Belastungsdyspnoe. Die Prognose dieser Form ist ausgezeichnet: In über 95 % der Fälle kommt es zur Spontanremission innerhalb von Monaten. Bei einem kleinen Teil der Patienten kann sich jedoch eine progrediente Lungenfibrose entwickeln.
- **Chronische Sarkoidose:** Verlauf über Monate mit langsam zunehmender Belastungsdyspnoe und Reizhusten. Bei ca. 50 % der Patienten verbleiben (meist leichte) Dauerschäden, wie z. B. eine restriktive Ventilationsstörung.

Praktisch jedes Organ kann von der Sarkoidose betroffen sein (➤ Abb. 6.57). In 90 % der Fälle sind Lymphknoten (meist Hiluslymphknoten) betroffen, in 70 % das Lungenparenchym. Nicht selten findet sich eine bihiläre Lymphadenopathie im Röntgen-Thorax als Zufallsbefund bei asymptomatischen Patienten.

Ein typisches Muster des Organbefalls und damit eine jeweils spezifische Symptomenkonstellation findet sich beim Löfgren-Syndrom und beim Heerfordt-Syndrom.

MERKE

Sonderformen der Sarkoidose

- **Löfgren-Syndrom:** typische Trias aus akuter Sprunggelenksarthritis, Erythema nodosum und bihilärer Lymphadenopathie (bevorzugt bei jungen Frauen)
- **Heerfordt-Syndrom:** Fieber, Uveitis anterior, Parotitis und Fazialisparese („Febris uveoparotidea").

Extrapulmonale Manifestationen der Sarkoidose

- **Knochen:** zystische Veränderungen der Fingerknochen (Ostitis multiplex cystoides Jüngling)
- **Haut:** Erythema nodosum , Hautsarkoidose (Lupus pernio)
- **Auge:** am häufigsten Uveitis, seltener Iridozyklitis; Tränendrüsenbefall (Parinaud-Syndrom)

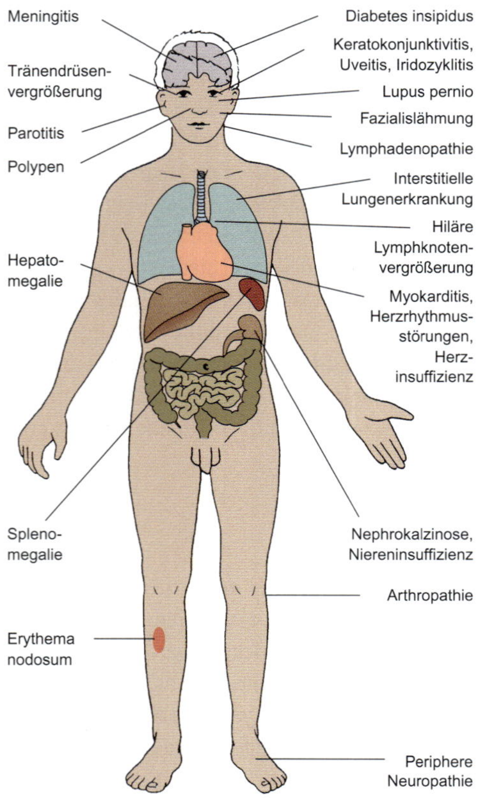

Abb. 6.57 Extrapulmonale Manifestationen der Sarkoidose [L157]

- **ZNS:** Encephalitis granulomatosa (selten); sehr selten Fazialisparese oder Diabetes insipidus
- **Herz:** Rhythmusstörungen durch Granulome im Reizleitungssystem (häufigste Ursache für plötzliche Todesfälle bei Sarkoidose); Myokarditis oder Kardiomyopathie
- **Leber und Milz:** granulomatöse Entzündung
- **Niere:** Hyperkalziurie und Hyperkalzämie (durch Freisetzung von Calcitriol aus aktivierten Makrophagen in Granulomen; ➤ 12.6.3)

MERKE

Erythema nodosum

Blaurote, erhabene, druckschmerzhafte subkutane Knoten (kirsch- bis pflaumengroß), meist an der Streckseite der Unterschenkel. Die häufigste Ursache ist die Sarkoidose, seltener wird ein Erythema nodosum durch rheumatische Erkrankungen, Infektionen (durch Mykobakterien, Salmonellen, Streptokokken, Yersinien), entzündliche Darmerkrankungen oder Medikamente (z. B. Penicillin, Sulfonamide) verursacht.

Ätiologie

Die Ätiologie der Sarkoidose ist unbekannt. Aufgrund der saisonalen Häufung wird immer wieder ein infektiöser Auslöser diskutiert, ohne dass hierfür überzeugende Daten vorliegen. Die Inzidenz ist regional sehr unterschiedlich: In Nordeuropa ist die Erkrankung häufig, während sie in Mittelmeerländern und in Afrika eine Rarität ist, sodass auch eine genetische Disposition zu vermuten ist.

Diagnostisches Vorgehen

Bei Verdacht auf Sarkoidose werden zunächst ein **Röntgen-Thorax** (bihiläre Lymphadenopathie? ➤ Abb. 6.58) und eine **Lungenfunktionsuntersuchung** (restriktive Ventilationsstörung?) durchgeführt. Sind beide unauffällig, ist eine Sarkoidose mit über 90-prozentiger Wahrscheinlichkeit ausgeschlossen.

Die Bestätigung der Diagnose erfordert eine Bronchoskopie mit **bronchoalveolärer Lavage** und ggf. transbronchialer **Biopsie.**

Die Aktivität der Krankheit im Therapieverlauf wird klinisch sowie durch Lungenfunktionsuntersuchungen und Röntgen-Thorax eingeschätzt. Die bronchoalveoläre Lavage ist oft hilfreich, während die Bestimmung von Laborwerten wie z. B. Serum-ACE nur bei deutlich pathologischen Werten die Therapieentscheidung beeinflusst.

PRAXISBEZUG

Radiologie: Einteilung der Sarkoidose nach Röntgenbefund

- **Typ 0:** unauffälliger Röntgen-Thorax bei isoliertem extrapulmonalem Befall oder typischer Befund in der bronchoalveolären Lavage **ohne** auffälligen Röntgenbefund
- **Typ I:** bihiläre Lymphadenopathie: polyzyklisch begrenzte, symmetrische Hilusvergrößerung; Spontanremission in 70 %
- **Typ II:** beidseitige Lymphknotenvergrößerung mit Lungenbeteiligung, Spontanremission in > 40 %
- **Typ III:** zusätzlicher Lungenbefall oder Lungenbefall ohne Hilusbeteiligung: retikulonoduläre Zeichnungsvermehrung
- **Typ IV:** Lungenfibrose mit irreversibler Lungenfunktionsminderung

Labor

Im Labor ist die BSG nur bei der akuten Form beschleunigt, CRP meist nur mäßig erhöht oder normal. Eventuell besteht eine Leukopenie (meist durch Lymphopenie). Das IgG ist in 50 % der Fälle

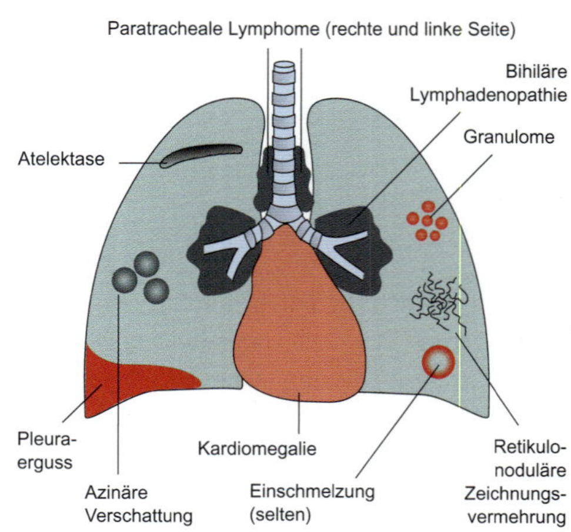

Abb. 6.58 Mögliche Röntgenveränderungen bei Sarkoidose [L157]

erhöht; eine Hyperkalzämie und Hyperkalzurie sind in ca. 15 % nachweisbar. Die Biomarker ACE und sIL-2R sind unspezifisch und eignen sich nicht zur Diagnosesicherung. ACE (*Angiotensin Converting Enzyme*) sowie der lösliche Interleukin-2-Rezeptor (S-IL-2R) können erhöht sein (in 60 %). Diese Parameter sind zwar wie die anderen Laboruntersuchungen auch nicht spezifisch für die Diagnose, sie sind jedoch gute Aktivitätsparameter und können zur Therapiekontrolle dienen.

Bronchoskopie mit BAL und Biopsie

Die bronchoalveoläre Lavage zeigt typischerweise eine lymphozytäre Alveolitis mit Erhöhung der CD4-Zell-Zahl (T-Helferzell-Alveolitis) und entsprechend erhöhtem **CD4/CD8-Quotienten.** Bei einem Quotienten ≥ 5 ist eine Sarkoidose wahrscheinlich, bei ≥ 10 nahezu sicher.

Die transbronchiale Biopsie ermöglicht häufig den Nachweis von Epitheloidzellgranulomen. Durch **endobronchialen Ultraschall** (EBUS) kann heute eine Punktion der mediastinalen Lymphknoten mit sehr geringem Risiko durchgeführt werden. Eine bioptische Sicherung ist bei Erstdiagnose immer anzustreben.

Andere Untersuchungen

Der Tuberkulin-Test ist häufig negativ als Folge einer gestörten T-Zell-Funktion. Bei positivem Ausfall sollten Sputum und Magensaft zum Ausschluss einer Tbc untersucht werden.

In der Lungenfunktion sind evtl. eine restriktive Ventilationsstörung und eine Verminderung der Diffusionskapazität (DL_{CO} ➤ 6.2.5) nachweisbar. Letztere stellt den besten Parameter zur Therapiekontrolle dar.

Durch CT mit Kontrastmittel kann die bihiläre Lymphadenopathie nachgewiesen und können bestimmte Differenzialdiagnosen (z. B. Bronchialkarzinom) abgegrenzt werden. Ein HR-CT (➤ Abb. 6.59) kann den Lungenparenchymbefall detailliert nachweisen. Eine Beteiligung von Gehirn und Herz kann mittels MRT nachgewiesen werden.

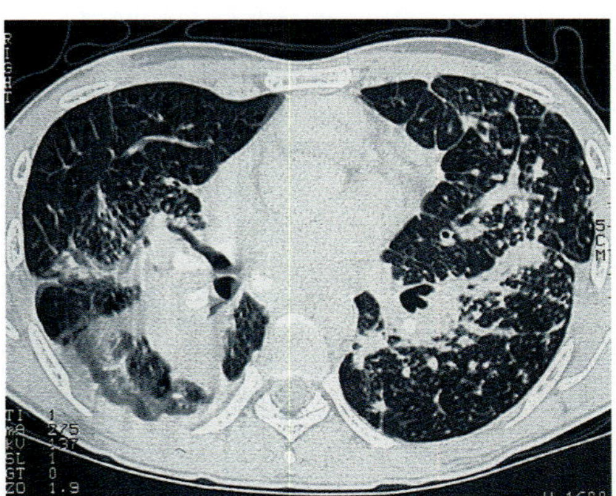

Abb. 6.59 Sarkoidose Typ IV im HR-CT. Man erkennt die ausgeprägte Fibrosierung mit narbigen Einziehungen, es liegen aber auch frische entzündliche Infiltrate vor („weiche Infiltrate", besonders rechts). [M104]

Zur Basisdiagnostik zählen darüber hinaus die Sonografie des Abdomens sowie ein EKG, 24-h-EKG und eine Echokardiografie (die Herzbeteiligung ist Prognose-bestimmend!).

Differenzialdiagnose

- **Typ I:** Hiluslymphknoten-Tbc (ggf. Kavernen, Verkalkungen, positiver Tuberkulin-Test), Bronchialkarzinom (einseitig), mediastinale Metastasen, Morbus Hodgkin und Non-Hodgkin-Lymphom (meist asymmetrisch, selten Lungenbeteiligung)
- **Typ II/III:** interstitielle Lungenerkrankungen anderer Ätiologie (z. B. Silikose, → Berufsanamnese), Miliartuberkulose, Pneumonie (v. a. „atypische" Pneumonien, ➤ 6.4.1), Lymphangiosis carcinomatosa, Alveolarzellkarzinom
- **Typ IV:** Lungenfibrose anderer Ätiologie

Therapie

Glukokortikoide sind oft wirksam. Wegen der häufigen Spontanremissionen (d. h. Heilung ohne Therapie) und häufiger Nebenwirkungen der Steroidbehandlung ist die Entscheidung für eine Therapie oft schwierig. Bei asymptomatischen Patienten im Stadium I wird in Anbetracht der sehr hohen Spontanremissionsrate auf eine Behandlung verzichtet. Es erfolgt dann eine engmaschige Kontrolle: z. B. Lungenfunktion mit Diffusionskapazität alle 3 Monate, Röntgen-Thorax alle 6–12 Monate.

Wenn Glukokortikoide gegeben werden, dann zunächst für 4 Wochen in mittlerer Dosis (z. B. 0,5 mg/kg Prednison/Tag), die dann langsam auf eine Erhaltungsdosis reduziert wird; nach 6–12 Monaten kann ein Auslassversuch angezeigt sein. Kommt es innerhalb von 3 Monaten zu keiner Besserung, ist ein Ansprechen bei längerer Therapie unwahrscheinlich. Dann kommt evtl. eine Kombination mit Immunsuppressiva infrage (z. B. Methotrexat, Azathioprin).

Die Hyperkalzämie bei Sarkoidose beruht auf einer vermehrten Produktion von Calcitriol. Daher soll keine Osteoporoseprophylaxe mit Kalzium/Vitamin D erfolgen.

MERKE

Indikationen für eine Glukokortikoid-Therapie bei Sarkoidose

- Extrapulmonaler Befall, z. B. von Augen, ZNS, Herz, Leber, Haut
- Hinweise auf einen aktiven Krankheitsprozess: Hyperkalzämie, progrediente Lungenfunktionsverschlechterung
- Ausgeprägte klinische Symptomatik: z. B. Löfgren-Syndrom mit beeinträchtigender Arthritis (Indikation umstritten)

CAVE!

Die Sarkoidose ist oft nicht behandlungspflichtig, aber immer kontrollbedürftig.

Prognose

Meist ist der Verlauf günstig. In 20–30 % der Fälle kommt es zur bleibenden Lungenfunktionseinschränkung, in 10 % zur Progression mit Lungenfibrose, in weniger als 5 % treten tödliche Komplikationen auf (z. B. plötzlicher Herztod oder terminale Lungenfibrose mit respiratorischer Insuffizienz und Cor pulmonale).

6.5.3 Pneumokoniosen

Durch Speicherung von anorganischem Staub im Lungengewebe bedingte Lungenfibrosen. Pneumokoniosen sind die häufigsten zur Invalidität führenden pulmonalen Berufskrankheiten und deshalb bei begründetem Verdacht meldepflichtig.

Gefährlich sind v. a. Quarz (SiO_2, **Silikose**), metallische Kieselsäureverbindungen (Asbest, Talkum, Kaolin: zusammengefasst als **Silikatosen**) und Beryllium **(Berylliose).** Dagegen führt eine Inhalation z. B. von Kohle **(Anthrakose),** Eisen **(Siderose),** Schwerspatstaub **(Barytose)** oder Aluminium zu inerten (benignen) Pneumokoniosen meist ohne Krankheitswert. Am häufigsten sind Mischstaubpneumokoniosen.

Die radiologische Klassifizierung erfolgt mittels der **ILO-Klassifikation** (**I**nternational **L**abour **O**rganization). Der Röntgenbefund korreliert nur teilweise mit dem Maß der Lungenfunktionseinschränkung. Für die versicherungsrechtliche Bewertung ist deswegen die Lungenfunktionsprüfung, z. B. mit Spiroergometrie, entscheidend.

6

MERKE

ILO-Klassifikation der Pneumokoniosen

Einteilung der rundlichen Fleckschatten nach
- **Lokalisation:** Oberfeld, Mittelfeld, Unterfeld
- **Größe:** A (0–5 cm), B (> 5 cm), C (größer als rechtes Lungenoberfeld)
- **Streuung**
- **Zusätzliche Veränderungen an Pleura, Herzbeutel und Lungenhilus**

Silikose

Die häufigste Pneumokoniose, die v. a. Arbeiter in Bergwerken, Metallhütten und Walzwerken betrifft, ist die Silikose. Sie wird durch kristallinen Quarz mit einer Korngröße ≤ 5 µm ausgelöst (alveolengängiger Feinstaub). Eine jahrelange Exposition ist nötig; die Symptome treten meist mit einer Latenz von 10–15 Jahren auf.

Klinik

Die Silikose verläuft zunächst meist asymptomatisch; nach Jahren entwickelt sich eine zunehmende Belastungsdyspnoe bis hin zur terminalen respiratorischen Insuffizienz. Begleitende obstruktive Störungen (z. B. als chronisch-obstruktive Bronchitis) stehen klinisch oft im Vordergrund.

Komplikationen sind: erhöhte pulmonale Infektanfälligkeit (auch gegenüber Tbc, s. u.), obstruktive Atemwegserkrankungen, pulmonale Hypertonie mit Cor pulmonale, rezidivierender Pneumothorax durch platzende Emphysemblasen in der Nachbarschaft schrumpfender Lungenareale. Das Risiko für ein Bronchialkarzinom ist verdoppelt.

Sonderformen

In 10 % kommt es zur **Silikotuberkulose,** die auch als Berufserkrankung anerkannt ist. Das Risiko, an einer Tbc zu erkranken, ist bei Patienten mit Silikose im Vergleich zu Normalpersonen etwa 20-fach erhöht. Selten ist das **Caplan-Syndrom** (rheumatoide Arthritis in Kombination mit einer Silikose).

Pathophysiologie

Die inhalierten SiO_2-Kristalle werden von Alveolarmakrophagen aufgenommen, erweisen sich für diese jedoch als „unverdaulich“: Der Alveolarmakrophage geht zugrunde und setzt dabei nicht nur den Quarz, sondern auch Proteasen und fibroblastenaktivierende Stoffe frei. Diese führen zur granulomatösen Neubildung von Bindegewebe. Die ausgeprägte Schrumpfungstendenz führt zu einem perifokalen Narbenemphysem.

Diagnostisches Vorgehen

Diagnostisch wegweisend sind die Arbeitsplatzanamnese und der Röntgen-Thorax. Das HR-CT und die Lungenfunktion dienen zur Quantifizierung des Parenchymbefalls und der Funktionseinschränkung. Die Bronchoskopie sichert die Diagnose und dient der Differenzialdiagnose.

- **Berufsanamnese:** meist jahrelange Quarzexposition, z. B. unter Tage im Kohlebergbau, im Tunnelbau, in der Keramikindustrie, als Sandstrahler, in Metallhütten und Walzwerken
- **Röntgen-Thorax:** diffuse retikuläre (netzartige) Verschattungen v. a. in den Mittelfeldern; im Hilusbereich z. T. verkalkte Lymphknoten **(„Eierschalenhilus“)**
- **HR-CT:** evtl. 2–5 mm kleine Knötchen zentrilobulär und subpleural sowie pleurale Pseudoplaques (Differenzialdiagnose Asbestose). Typisch ist ein fokales zentrilobuläres Emphysem; bei schwerem Verlauf konfluierende, irregulär begrenzte, verkalkende Verdichtungen meist in Mittel- und Oberfeld; hiläre Lymphadenopathie, pathognomonischer „Eierschalen“-Kalk
- **Lungenfunktion:** restriktive Ventilationsstörung, häufig auch obstruktive Störungen
- **Bronchoskopie mit BAL:** Nachweis von Silikaten in Alveolarmakrophagen; transbronchiale Biopsie zum Nachweis von z. B. vernarbten Granulomen

Therapie

Wegen der obstruktiven Komponente der Beschwerden ist eine konsequente **antiobstruktive Therapie** angezeigt (➤ 6.3.4). Die **Rauchkarenz** ist ebenso wichtig wie bei der COPD. Bronchopulmonale Infekte werden frühzeitig antibiotisch behandelt. Der Fibrosierungsprozess selbst ist therapeutisch nicht zu beeinflussen.

Asbestose

Asbest ist der wichtigste Vertreter der **faserförmigen Silikate** (SiO_2-haltigen Verbindungen). Blauasbest (Krokydolith) ist gefährlicher als Weißasbest (Chrysotil, 90 % des geförderten Asbestes). Das pathogene Potenzial ist abhängig von Größe und Form der Fasern: Insbesondere Fasern mit einem Längen-Breiten-Verhältnis von über 3 : 1 und einer Länge ≥ 5 μm können nicht phagozytiert werden (frustrane Phagozytose) und führen zur Lungenfibrose (Lungenasbestose, v. a. pleurobasal und subpleural). Asbestnadeln können bis in den Pleuraraum oder sogar in den Peritonealraum penetrieren und auch hier eine Fibrose bewirken (Pleuraasbestose, bei lokalisiertem Befall sog. „Pleuraplaques"). Der Nachweis von Pleuraplaques zeigt die Faserexposition an, beeinträchtigt die Lungenfunktion aber nicht.

Komplikationen

Oft erst über 30 Jahre nach Exposition kann es zu einem Bronchialkarzinom (aller histologischen Formen, v. a. bei Rauchern) oder Pleuramesotheliom (➤ 6.10.5), seltener auch zu einem Peritonealmesotheliom kommen.

Diagnostisches Vorgehen

Wie bei der Silikose sind Arbeitsplatzanamnese und Röntgen-Thorax diagnostisch wegweisend. Die anderen Verfahren dienen der Diagnosebestätigung, der Beurteilung des Schweregrades und der differenzialdiagnostischen Abgrenzung.

- **Rö-Thorax** (➤ Abb. 6.60): bis handtellergroße Pleurafibrose **(Pleuraplaques),** evtl. begleitender Pleuraerguss; basal betonte Lungenfibrose, **„Zottenherz"** (unscharfe Herzkontur durch benachbartes fibrotisch verändertes Lungenparenchym), Verkalkungen
- **HR-CT:** empfindlichstes Verfahren zum Nachweis einer pulmonalen oder pleuralen Fibrose
- **Lungenfunktion:** restriktive Ventilationsstörung
- **Bronchoskopie und bronchoalveoläre Lavage** (evtl. mit transbronchialer Biopsie) erlauben den lichtmikroskopischen Nachweis von mit Protein umhüllten Asbestfasern **(Asbestkörperchen).**
- **Thorakoskopie (bei Pleuraerguss):** Der fiberoptische Zugang zum Pleuraraum ermöglicht zum einen die Diagnose mittels Pleurabiopsie, zum anderen die Behandlung des Ergusses durch eine Talkum-Pleurodese (die entzündliche Wirkung des Talkums führt zur „Verklebung" der Pleurablätter).

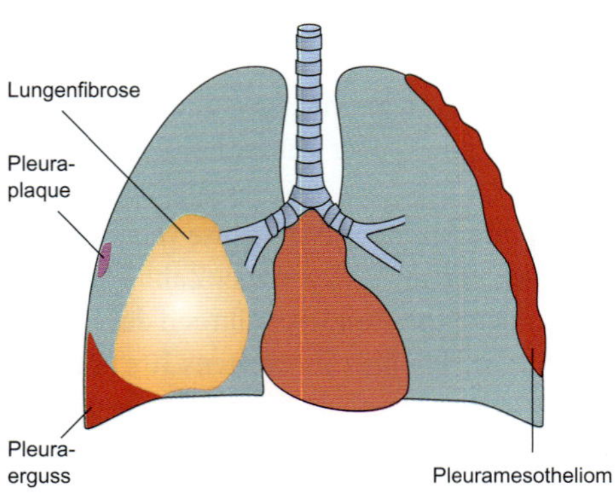

Abb. 6.60 Mögliche Röntgenbefunde bei Asbestose [L157]

CAVE!
Der Nachweis von Pleuraverdickungen und thorakalen Schmerzen bei positiver Berufsanamnese spricht mit hoher Wahrscheinlichkeit für ein Pleuramesotheliom (➤ 6.10.5): Pleuraplaques sind dagegen schmerzlos.

Therapie

Wie bei der Silikose kann der Fibrosierungsprozess nicht beeinflusst werden. Deshalb ist die Expositionsprophylaxe entscheidend.

6.5.4 Exogen-allergische Alveolitis (EAA)

Synonym: Hypersensitivitätspneumonitis.
Durch Inhalation organischer Stäube (➤ Tab. 6.21) kommt es bei entsprechend disponierten Personen zur akuten Entzündungsreaktion, bisweilen auch zu chronischen Fibrosierungsprozessen.

Klinik

Die EAA kann entweder akut oder aber chronisch-progredient verlaufen:

- **Akuter Verlauf:** 6–8 h nach Allergenkontakt kommt es zu Fieber, Husten, Auswurf, Tachypnoe, Dyspnoe. Bei der Untersuchung finden sich eine zentrale Zyanose sowie ein inspiratorisches Knisterrasseln über beiden Lungen (Differenzialdiagnose zur meist einseitigen Pneumonie).
- **Chronisch-progredienter Verlauf:** Entwicklung einer Lungenfibrose mit zunehmender respiratorischer Insuffizienz bis hin zum Endstadium mit Cor pulmonale

Pathogenese

Der EAA liegt eine durch **organische Stäube** ausgelöste Entzündungsreaktion zugrunde, die häufig (aber nicht immer) mit dem Nachweis von Typ-III-Allergenen (Immunkomplexen) einhergeht. Über das unspezifische Immunsystem, z. B. die Komplementkaskade, werden sekundär Entzündungszellen im alveolären Kompartiment rekrutiert („Alveolitis", oft mit Granulombildung).

Durch wiederholte Antigenexposition entwickelt sich entweder eine akute Pneumonitis (bei kurzer Exposition und hoher Allergenmenge) oder eine langsam fortschreitende, meist herdförmige Fibrosierung (bei langer Exposition und geringer Allergenmenge). Durch Schrumpfung der Narbenfelder entsteht ein sekundäres Emphysem und damit im Endstadium das Bild einer Wabenlunge.

6

Tab. 6.21 Häufige Allergene als Auslöser einer exogen-allergischen Alveolitis und zugehörige Krankheitsbezeichnungen

Krankheitsbezeichnung	Allergene
Farmerlunge	Thermophile Aktinomyzeten in schimmeligem Heu
Bagassose	*Thermoactinomyces sacchari* in schimmeligem Zuckerrohr
Champignonpflückerlunge	*Micropolyspora faeni* in Pilzkulturen (Kompost)
Luftbefeuchterlunge	Thermophile Bakterien in Klimaanlagen
Waschmittellunge	*Bacillus subtilis* (bakterielle Waschmittelenzyme)
Malz- und Papierarbeiterlunge, allergische Aspergillose	Pilzsporen: *Aspergillus fumigatus, A. clavatus, A. niger* in schimmeliger Gerste, Malz, Papier
Ahornrindenschälerkrankheit, Suberose	*Cryptospora corticale*
Paprikaspalterlunge	Schimmelpilze
Käsewascherlunge	*Penicillium frequentans, P. casei*
Taubenzüchter- und Vogelhalterlunge	Serumproteine von Tauben, Hühnern und Sittichen
Kürschnerlunge	Staub von Pelztierhaaren bei der Fellverarbeitung
Kornkäferkrankheit	Antigene des Weizenrüsselkäfers in Weizenmehl
Holzarbeiter- und Waldarbeiterlunge	Sägemehl von Eichen, Zedern
Kaffeearbeiterlunge	Kaffeebohnenextrakte in Röstereien
Chemiearbeiterlunge	Isozyanate (allergisches Asthma ist dabei allerdings häufiger als EAA!), Phthalsäureanhydrid

Diagnostisches Vorgehen

Die Diagnose einer EAA wird durch die Zusammenschau aller diagnostischen Verfahren gestellt; ein einzelner Befund ist nicht beweisend!

Der Verdacht auf eine EAA stützt sich auf die Trias aus typischer Klinik, Allergenexposition (Berufsanamnese) und Röntgen-Thorax. Durch Nachweis von präzipitierenden Antikörpern gegen das vermutete Allergen kann die Diagnose weiter erhärtet werden.

In Zweifelsfällen kommt die inhalative Exposition mit gleichzeitiger Lungenfunktionsmessung infrage; diese ist jedoch risikoreich.

- **Röntgen-Thorax:** vermehrte streifige, z. T. fleckige Lungenzeichnung v. a. in den Mittelfeldern. Die Röntgenveränderungen sind im Akutstadium nur schwer von denen einer Pneumonie zu unterscheiden.
- **HR-CT:** Selbst bei unauffälligem Röntgen-Thorax kann das CT bereits milchglasartige Infiltrate nachweisen.
- **Bronchoskopie mit BAL** zur Differenzialdiagnose: lymphozytäre Alveolitis vom T-Suppressor-/zytotoxischen Typ; der CD4/CD8-Quotient ist erniedrigt (≤ 1,2). Nach akuter Exposition ist auch eine Vermehrung neutrophiler Granulozyten und CD4-positiver Lymphozyten möglich.

Differenzialdiagnose

Das akute Stadium muss gegen das Asthma bronchiale (hier beginnen die Beschwerden **unmittelbar** nach Allergenkontakt) sowie die Pneumonie (➤ 6.4.1) abgegrenzt werden. Im chronischen Stadium sind interstitielle Lungenerkrankungen anderer Ätiologie zu bedenken.

Therapie

CAVE!
Eine Antigenkarenz ist unbedingt einzuhalten, wenn die Therapie erfolgreich sein soll und die EAA als Berufserkrankung anerkannt werden soll.

In der akuten Phase werden Glukokortikoide gegeben. Daneben steht die symptomatische Therapie von Infektionen, Obstruktion und Rechtsherzinsuffizienz im Vordergrund.

Ohne strikte Allergenkarenz und antiinflammatorische Behandlung hat die EAA eine schlechte Prognose. Auch bei Allergenkarenz kann eine progressive Lungenfibrose entstehen, die den Einsatz von Immunsuppressiva (z. B. Azathioprin) notwendig macht.

6.6 Schlafbezogene Atmungsstörungen

Schlafbezogene Atmungsstörungen **(SBAS)** sind meist durch eine Obstruktion der oberen Luftwege bedingt. Zu diesen **obstruktiven schlafbezogenen Atmungsstörungen** gehören das „obstruktive Schnarchen" und die obstruktive Form des Schlafapnoesyndroms.

Seltener sind schlafbezogene Atmungsstörungen nichtobstruktiv bedingt (sog. **nichtobstruktive schlafbezogene Atmungsstörungen**). Letzteren liegt entweder die zentrale Form des Schlafapnoesyndroms zugrunde (s. u.) oder aber die bei vielen chronischen Lungenerkrankungen nachts verstärkt auftretende alveoläre Hypoventilation. Sie kommt dadurch zustande, dass die „Atempumpe" während des Schlafs weniger effektiv arbeitet. Betroffen sind v. a. Patienten mit COPD sowie mit neuromuskulären Störungen.

Formen der schlafbezogenen Atmungsstörungen

Schnarchen ist häufig (jede vierte Frau und fast jeder zweite Mann schnarchen regelmäßig). Während die Nachteile für den Bettpartner evident sind, wird der Schnarcher nur dann gesundheitlich beeinträchtigt, wenn seine Atmung häufiger und für längere Zeit komplett verlegt wird (Apnoe) oder zumindest stark eingeschränkt ist (Hypopnoe).

- Unter einer **Apnoe** wird eine Atempause von mehr als 10 s verstanden. Apnoen können – in geringer Zahl – auch im normalen Schlaf vorkommen, insbesondere während des Einschlafens.
- Als **Hypopnoe** wird ein über mindestens 10 s um mehr als 50 % eingeschränkter Atemfluss bezeichnet, wenn dies zu einer Aufwachreaktion führt (Arousal, s. u.) oder wenn dabei die O_2-Sättigung um über 3 % absinkt (als Hypopnoe wird außerdem

gewertet, wenn eine Einschränkung des Atemflusses von ≥ 30 % einen Abfall der Sauerstoffsättigung von ≥ 4 % nach sich zieht).

Mehr als 10 Apnoen und/oder Hypopnoen pro Stunde Schlaf, wobei eine Apnone mindestens 10 s anhalten muss, werden als pathologisch angesehen (man spricht dann von einem **Apnoe-Hypopnoe**-Index von > 5). Dieser Wert findet seine Entsprechung in dem aus der Auswertung der O_2-Sättigungskurve gewonnenen **O_2-Desaturierungsindex** (Anzahl der Entsättigungen um ≥ 4 % pro Stunde).

Tritt zu dem pathologischen Apnoe-Hypopnoe-Index noch Tagesmüdigkeit mit Einschlafneigung („imperativer Schlafdrang", der sich aber nicht auf die Vorlesung oder auf das Lesen dieses Buches bezieht) hinzu, spricht man von einem **Schlafapnoesyndrom (SAS,** bei obstruktiver Genese: **OSAS**).

Viele Schnarcher sind tagsüber müde und funktionell eingeschränkt, ohne dass sie die Apnoe-Kriterien für ein SAS erfüllen. Ihr Leiden wird als **„obstruktives Schnarchen"** (*heavy snoring,* **oberes Atemwegsresistenzsyndrom**) bezeichnet. Es wird angenommen, dass die durch das Schnarchen vermehrten nächtlichen Atemanstrengungen die Schlafarchitektur so stark stören, dass Tagesmüdigkeit resultiert. Das obstruktive Schnarchen ist damit sozusagen ein Vorstadium des OSAS.

Von einem SAS oder obstruktivem Schnarchen betroffen sind ca. 5 % der Erwachsenen über 40 Jahre, mindestens 5-mal mehr Männer als Frauen. Dabei ist aber zu bedenken, dass bei Frauen die Diagnose später gestellt wird. Die Häufigkeit nimmt mit dem Alter deutlich zu. Schuld daran sind Gewichtszunahme und eine im Alter zunehmende muskuläre Hypotonie

Klinik

Zum Arztbesuch führt meist der Ehepartner, der über lautes Schnarchen mit Atemstillständen und ggf. Impotenz des Gatten klagt, während der Patient selbst oft erstaunlich wenig Klagen vorbringt.

PRAXISBEZUG

Klinik des Schlafapnoesyndroms (SAS)

- Lautes Schnarchen mit nächtlichen Atempausen
- Zeichen der exzessiven Tagesschläfrigkeit: Einschlafneigung bei monotonen Tätigkeiten
- Fakultative Begleitsymptome: Konzentrationsschwäche, Gedächtnisstörungen, depressive Verstimmung, morgendliche Kopfschmerzen, morgendliche Mundtrockenheit, Impotenz
- Fakultative Begleiterkrankungen: arterieller Hypertonus, Herzrhythmusstörungen, KHK, Herzinsuffizienz

Bei genauem Nachfragen offenbaren sich jedoch häufig Symptome und **Einschränkungen des täglichen Lebens:** Leistungsknick, Konzentrationsstörungen, morgendliche Kopfschmerzen und Mundtrockenheit, Nachtschweiß, Depression, Verhaltensstörungen (z. B. aggressives Verhalten), Impotenz. Häufig sind auch tagsüber auftretende sog. **imperative Schlafanfälle:** Der Patient „nickt" bei unpassender Gelegenheit (z. B. am Steuer) ein. Durch diesen sog. Sekundenschlaf ist das Unfallrisiko um das Fünffache erhöht!

Bei 50 % der Patienten besteht eine **arterielle Hypertonie;** seltener finden sich Zeichen einer Linksherzinsuffizienz, die sich als Folge der sympathikoton bedingten Hypertonie entwickeln kann. Eine Zyanose kann auf eine reaktive Polyglobulie zurückgeführt werden. Insbesondere Patienten mit vorbestehender COPD können eine pulmonale Hypertonie mit Rechtsherzinsuffizienz (Cor pulmonale) entwickeln (sog. **Overlap-Syndrom**).

Einteilung

Das Schlafapnoesyndrom kann in zwei Formen mit jeweils eigener Pathogenese auftreten:

- **Obstruktive Form** (sog. **obstruktive Schlafapnoen, OSAS,** ca. 90 % der Schlafapnoen): Ein Tonusverlust der Pharynxmuskulatur oder eine anderweitige anatomische Einengung bedingt trotz mess- und sichtbarer Atemanstrengung (Kontraktion der abdominalen und thorakalen Atemmuskulatur) eine Unterbrechung des Luftstroms. Begünstigt wird diese Form der Apnoe durch Adipositas, Alkohol, Sedativa sowie anatomische Faktoren (s. u.).
- **Zentrale Form:** Hierbei kommt es zum periodischen Ausfall des Atemantriebs durch eine verminderte Stimulierbarkeit der Chemorezeptoren. Thorakale und abdominale Atembewegungen sind im Gegensatz zur obstruktiven Form nicht vorhanden. Häufigste Ursache ist die Herzinsuffizienz (Cheyne-Stokes-Atmung). Angeborene Formen kommen (selten) vor und haben selbst die griechische Mythologie befruchtet **(„Undines Fluch").**

Mischformen sind häufig, da bei länger bestehendem OSAS auch der Atemantrieb leidet.

Ätiologie und Pathogenese

Ursachen

Der obstruktiven Form liegt ein durch anatomische und/oder funktionelle Faktoren begünstigter **Kollaps der oberen Luftwege** zugrunde. Die Haupt„schuldigen" sind überschüssiges Fettgewebe und Alkohol. 80 % der Patienten mit OSAS sind übergewichtig. Eine durch Alkohol und Schlafmittel induzierte Muskelrelaxation kann verstärkend oder auch für sich allein auslösend wirken. Weitere Risikofaktoren sind ein „dicker", gedrungener Hals, eine Makroglossie, Hypertrophie der Rachenmandeln, ein nach hinten versetzter Unterkiefer (Retrognathie) sowie Anomalien des Gesichtsschädels. Veränderungen der Nase (Septumdeviation, Nasenpolypen, Hypertrophie der Nasenmuscheln, Hypertrophie der Gaumenmandeln) können in manchen Fällen eine verstärkende Rolle spielen.

Pathogenese

Durch die Apnoe steigt der arterielle pCO_2 zeitweilig an; sekundär fällt auch der arterielle pO_2. Dies löst eine verstärkte (allerdings oft frustrane) Atemarbeit aus. Schließlich führt eine **sympathikotone Aufwachreaktion** (*Mikro-Arousal*) zur Unterbrechung des Tiefschlafs und dadurch zur „Fragmentierung" des Nachtschlafs. Die Aufwachreaktion bleibt dabei meist unbewusst und die Atmung setzt nach Tonisierung der Rachenmuskulatur mit einem lauten Schnarchgeräusch wieder ein.

Folgen

Folge der sympathikotonen Reaktion mit Katecholaminausschüttung sind eine **arterielle Hypertonie** und nächtliche hypoxiebedingte Herzrhythmusstörungen. Letztere Probleme können auch ohne Einschränkung der Sauerstoffsättigung entstehen, da schon die intrathorakalen Druckschwankungen allein (ob im Rahmen eines OSAS oder beim „obstruktiven Schnarchen") den Sympathikotonus erhöhen. Die nächtliche Hypoxie und Hyperkapnie können zur pulmonalarteriellen Vasokonstriktion führen; eine dauerhafte pulmonale Hypertonie ist jedoch fast nur bei gleichzeitiger COPD zu beobachten. Durch den ständig unterbrochenen Tiefschlaf ist der Patient **tagsüber müde** und in seiner Verhaltenssteuerung beeinträchtigt.

CAVE!

Die obstruktive Schlafapnoe ist die bei Weitem häufigste Ursache der (sekundären) arteriellen Hypertonie.

Diagnostisches Vorgehen

Die Verdachtsdiagnose wird durch die Anamnese gestellt. Der Ausschluss eines SAS kann mittels ambulanten Monitorings zu Hause durchgeführt werden. Der Nachweis, die Quantifizierung und die Therapieplanung mittels CPAP-Maske erfordern jedoch eine Untersuchung im Schlaflabor.

Die Diagnose stützt sich auf folgende Elemente:

- **Eigen-** und **Fremdanamnese:** Hierzu werden am besten standardisierte Fragebögen verwendet (z. B. Epworth Sleepiness Scale, ESS oder Berliner Fragebogen).
- **Ambulantes Schlafapnoe-Monitoring:** nächtliche Registrierung der Sauerstoffsättigung und Aufzeichnung des nasalen Luftflusses sowie der Thorax- und Bauchatemexkursionen. Aus der Registrierung wird der Apnoe-Hypopnoe-Index errechnet (Zahl der Apnoen und/oder Hypopnoen pro Schlafstunde, ➤ Abb. 6.61).
- Bei positivem Befund: **Polysomnografie** im Schlaflabor. Hier wird zusätzlich ein EEG mit Elektrookulogramm zur Schlafstadienfestlegung abgeleitet. Zusammen mit den Atemflussmessungen an Mund und Nase ermöglicht dies eine Unterscheidung zwischen obstruktiven und zentralen Schlafapnoen mit genauer Quantifizierung und Zuordnung zu den verschiedenen Schlafstadien.
- Die **HNO-ärztliche Abklärung** erfolgt zum Ausschluss einer mechanischen Obstruktion in den oberen Atemwegen, die eine operative Therapie notwendig machen kann.
- **Laboruntersuchungen** sind unspezifisch: Blutbild und Blutgasanalyse sind normal. Zeigen sich eine Polyglobulie oder Zeichen

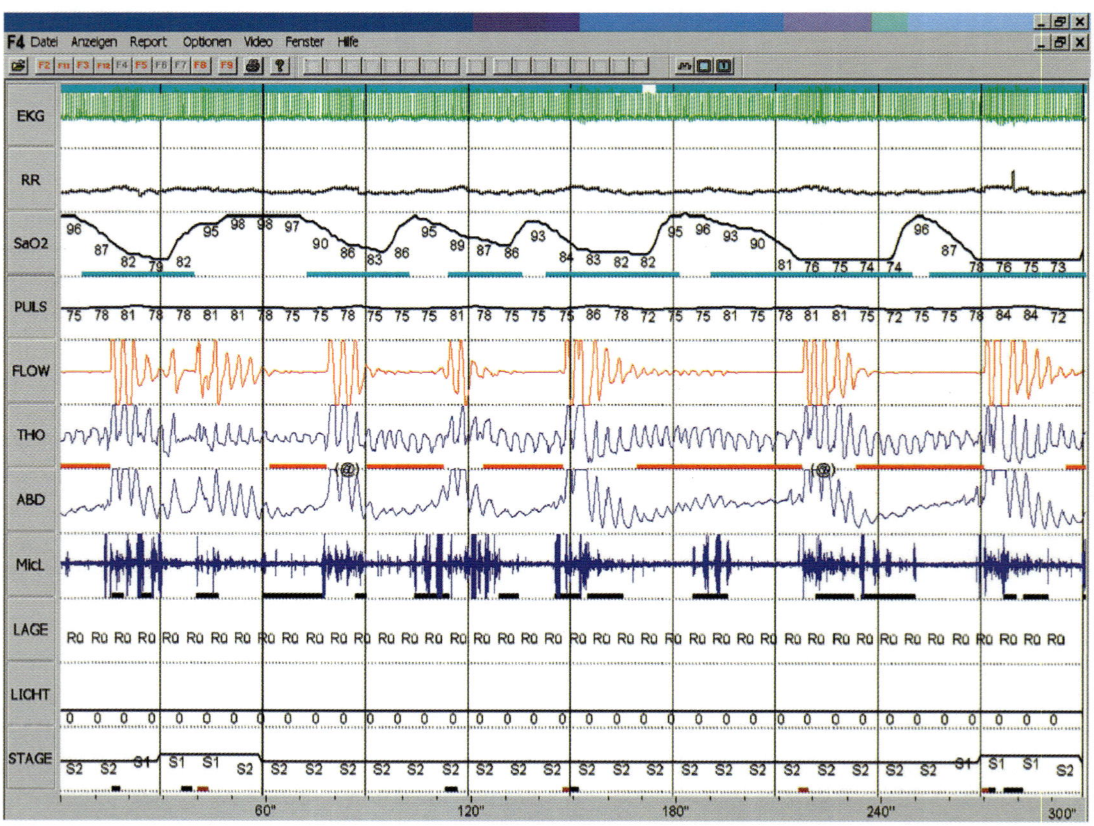

Abb. 6.61 Polysomnografischer Befund bei einem 60-jährigen Mann mit OSAS. Deutlich sichtbar sind die etwa alle 30 s auftretenden Atempausen mit nachfolgendem Abfall der Sauerstoffsättigung. Die thorakalen und abdominalen Atemexkursionen gehen auch während der Apnoen als frustrane Atemanstrengungen weiter. Löst sich die Obstruktion, erfolgen einige kompensatorisch gesteigerte, oft deutlich hörbare Atemzüge. FLOW = Atemfluss an der Nase; THO = Thoraxexkursionen; ABD = Abdomenexkursionen; MicL: Mikrofon; STAGE = Schlafstadium. [M104]

der respiratorischen Globalinsuffizienz, so sind diese in der Regel durch eine gleichzeitig bestehende COPD bedingt. Eine TSH-Bestimmung dient dem Ausschluss einer Hypothyreose. An eine Akromegalie (geht mit deutlich erhöhtem Risiko für ein OSAS einher) sollte gedacht werden. Die Lungenfunktionsuntersuchung dient zum Ausschluss einer Obstruktion, das EKG zeigt ggf. Zeichen der Linksherzhypertrophie, Rechtsherzbelastung oder Rhythmusstörungen.

MERKE

Bei Hypertonie, Herzinsuffizienz, Herzrhythmusstörungen (v.a. Vorhofflimmern) oder unklarer Polyglobulie muss differenzialdiagnostisch immer auch ein SAS bedacht werden.

Therapie

Behandelt werden sowohl das obstruktive Schlafapnoesyndrom als auch das „obstruktive Schnarchen". Nach „Sutton's Law" sind die persönlichen Lebensgewohnheiten die entscheidenden Hebel bei der Therapie. Das SAS unterscheidet sich darin nicht von den meisten anderen chronischen „Zivilisationskrankheiten". Leider sind aber gerade diese Verhaltensweisen oft schwer zu ändern (➤ 15). Dennoch sollte jeder Patient motiviert werden: Eine deutliche Gewichtsreduktion kann ein SAS entscheidend bessern oder gar völlig beseitigen!

- **Veränderung der Lebensgewohnheiten:** Gewichtsreduktion; mehr Bewegung sowie Meiden aller verstärkenden Faktoren wie Rauchen, Alkohol, Schlafmittel; Verbesserung der „Schlafhygiene": ruhiger, dunkler Raum, Schlafen in Seitenlage, regelmäßiger Schlafrhythmus
- Bei Obstruktion im HNO-Bereich evtl. **operative Korrektur:** z. B. Adenoidektomie, Tonsillektomie, Korrektur einer Septumdeviation. Eine Verkleinerung der Uvula (Uvuloplastik) ist bei SAS jedoch meist nutzlos.
- Bei Erfolglosigkeit und einem pathologischen Apnoe-Hypopnoe-Index kommt die zu Hause durchgeführte kontinuierliche nächtliche Applikation von **CPAP** (**C**ontinuous **p**ositive **A**irway **P**ressure) über eine Nasenmaske infrage. Der kontinuierlich – während der In- und Exspiration – auf demselben Niveau applizierte Druck (5–13 mbar) wirkt dem Kollaps der oberen Atemwege entgegen (pneumatische Schienung). Damit können die allermeisten Patienten gut behandelt werden. In speziellen Fällen (etwa bei begleitender Herzinsuffizienz) kann der Druck auch je nach Atemphase (In- oder Exspiration) variiert werden (sog. **BiPAP** = **Bi**-level **p**ositive **A**irway **P**ressure). Ist das OSAS stark lageabhängig, so kommen Geräte in Betracht, die den zur Schienung benötigten Druck automatisch anpassen (sog. automatische nCPAP-Geräte). Typische Probleme der Beatmung sind Druckstellen am Maskenrand, ausgetrocknete Schleimhäute (kann durch Luftbefeuchtung vermieden werden).
- Toleriert ein Patient keine nächtliche Maskenbeatmung (in ca. 20 % der Fälle), so kann durch Gebissschienen (*mandibula advanced devices*) aus Kunststoff versucht werden, ein Zurücksinken des Unterkiefers im Schlaf zu verhindern.

Sutton's Law

Als der berühmte amerikanische Bankräuber Sutton nach Aushebung einer Bank gefasst wurde, fragte ihn der Richter, weshalb er die Bank überfallen habe. Seine Antwort war: „Because this is where the money is." Diese Antwort kommt im amerikanischen Ärztejargon häufig zu Ehren, wenn „wirklich wichtige" Therapieansätze von den weniger zielgerichteten Therapieformen abgegrenzt werden sollen.

Verlauf und Prognose

Ist die nächtliche Beatmung erfolgreich, fällt der Blutdruck am Tag um etwa 10 mmHg. Die beim schweren OSAS wegen häufigerer Schlaganfälle, Herzinsuffizienz und Unfälle stark erhöhte Mortalität sinkt auf Normalniveau.

Sonderform: Pickwick-Syndrom

Der Name dieses heute auch als **Obesitas-Hypoventilationssyndrom** bezeichneten Krankheitsbildes leitet sich von dem beständig schlafenden Kutscher Little Fat Joe in Charles Dickens' „The Pickwick Papers" ab. Das Syndrom beinhaltet eine schwere nächtliche Hypoventilation, welche durch den extremen Zwerchfellhochstand sowie den thorakalen „Fettpanzer" bedingt ist. Ein obstruktives Schlafapnoesyndrom kann hinzutreten. Klinisch zeigen sich eine hochgradige Adipositas, Hypoxie und Hyperkapnie (respiratorische Globalinsuffizienz) mit konsekutiver Polyglobulie und Somnolenz (➤ Abb. 6.62). Die Patienten „schlafen" mitunter mehr als 18 h pro

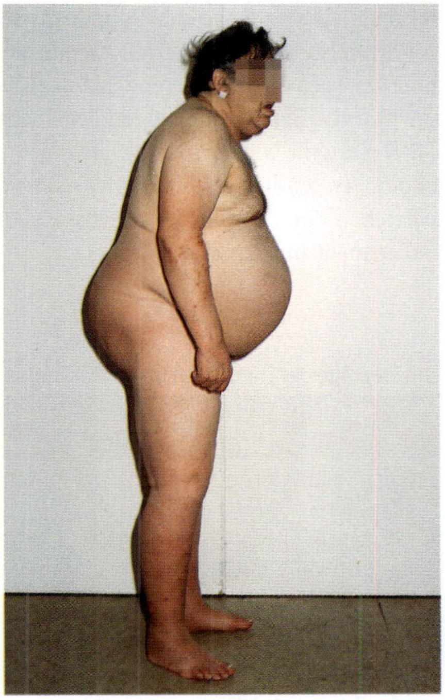

Abb. 6.62 Pickwick-Syndrom. Der Patient zeigt eine stammbetonte Adipositas und Unterschenkelödeme als Zeichen der rechtsführenden Herzinsuffizienz. [M104]

Tag. Therapiert wird das Pickwick-Syndrom, wenn möglich, durch Gewichtsreduktion und nächtliche nichtinvasive Beatmung.

6.7 Störungen des „kleinen Kreislaufs"

6.7.1 Lungenembolie (LE)

Embolischer Verschluss einer Lungenarterie durch einen Thrombus, der sich meist aus den tiefen Bein- oder Beckenvenen, seltener aus dem rechten Herzen oder der V. cava superior löst. Außer Blutthromben können selten auch einmal Fett, Luft oder ein Fremdkörper zur Embolie führen. Die **Letalität** der Lungenembolie beträgt etwa 5–10 %.

Lungenembolien sind häufig (ca. 1–2 % aller stationären Patienten) und werden meist übersehen: Nur ca. 30 % werden vor dem Tod diagnostiziert! In Deutschland sterben pro Jahr ca. 40.000 Patienten an einer Lungenembolie, die damit nach dem Herzinfarkt und dem Schlaganfall die dritthäufigste zum Tode führende Herz-Kreislauf-Erkrankung ist.

MERKE

70 % der tödlichen Lungenembolien verlaufen in Schüben. Deshalb muss schon bei Verdacht eine entsprechende Diagnostik durchgeführt werden: „An Lungenembolie denken, heißt, sie auszuschließen."

Klinik

Die Schwere des Krankheitsbildes hängt vom Ausmaß der Gefäßobliteration und von der Geschwindigkeit ihres Entstehens ab (➤ Tab. 6.22, ➤ Abb. 6.63). Die Embolie des Pulmonalis-Hauptstamms kann bis zum Herzstillstand führen, rezidivierende kleine Lungenembolien können dagegen ohne Symptome („klinisch stumm") eine über Jahre zunehmende Einschränkung des Gefäßbetts und damit eine pulmonale Hypertonie bedingen.
Bei größeren Embolien setzen die Beschwerden akut ein:

- **Klassische Zeichen** sind die plötzlich einsetzende Atemnot, Synkope und atemabhängiger Thoraxschmerz.
- Oft bestehen Tachykardie, Tachypnoe, Husten (evtl. blutig), Beklemmung und Todesangst.
- Bei massiver Embolie entwickeln sich Zyanose, Hypotonie, Zeichen der oberen Einflussstauung (gestaute Halsvenen, erhöhter ZVD), evtl. Schock bis hin zum Herz-Kreislauf-Stillstand.
- Ggf. finden sich Zeichen der Phlebothrombose (➤ 2.4.3).

Ätiologie

Hauptursache der Lungenembolie ist eine tiefe Beinvenenthrombose (90 %); seltener stammen die Thromben aus dem rechten Herzen oder aus der V. cava superior (z. B. bei ZVK). Risikofaktoren für eine Lungenembolie sind also die Risikofaktoren der tiefen Beinvenenthrombose (➤ Tab. 6.23).

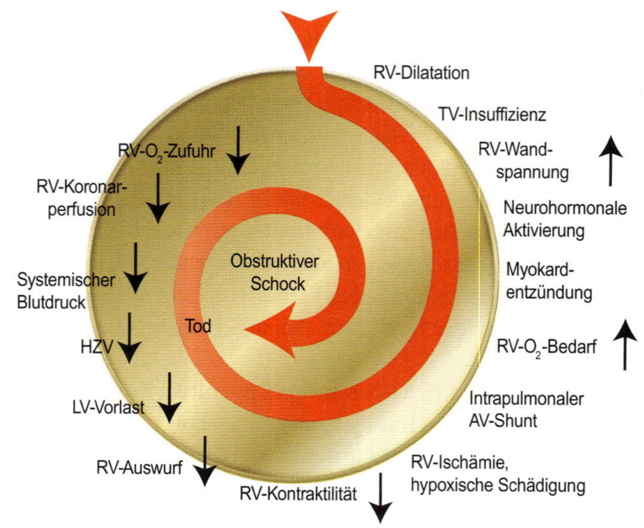

AV = arteriovenös; O_2 = Sauerstoff; TV = Trikuspidalklappe (tricuspid valve)
[a] Der genaue Ablauf der Ereignisse nach dem Anstieg der RV-Nachlast ist nicht vollständig bekannt.

©ESC

Abb. 6.63 Pathophysiologie bei akuter Lungenembolie [W854-010]

Tab. 6.22 Schweregrade der Lungenembolie (nach Grosser 1988)

Schweregrad	Klinik	Arterieller Blutdruck	Mittlerer Pulmonalarteriendruck	pO_2	Gefäßverschluss
I Mäßiggradige LE	Leichte Dyspnoe, thorakaler Schmerz	Normal	Normal bis 20 mmHg (≤ 2,6 kPa)	Ca. 80 mmHg (10,6 kPa)	Periphere Äste
II Schwere LE	Akute Dyspnoe, Tachypnoe, Tachykardie, thorakaler Schmerz	Normal	16–25 mmHg (2,1–3,3 kPa)	70 mmHg (9,3 kPa)	Segmentarterien
III Massive LE	Akute, schwere Dyspnoe, Zyanose, Unruhe, Synkope, thorakaler Schmerz	Erniedrigt	25–30 mmHg (3,3–4 kPa)	60 mmHg (8 kPa)	Ein Pulmonalarterienast
IV Fulminante LE	Zusätzlich Schocksymptomatik, evtl. Herz-Kreislauf-Stillstand	Schock	≥ 30 mmHg (≥ 4 kPa)	≤ 60 mmHg (≤ 8 kPa)	Pulmonalis-Hauptstamm oder mehrere Lappenarterien

Tab. 6.23 Risikofaktoren der tiefen Beinvenenthrombose; OR = Odds Ratio (gemäß der ESC Leitlinie von 2019) [W854-010]

Hohes Risiko (OD > 10)	Mittleres Risiko (OR 2–9)	Geringes Risiko (OR < 2)
• Fraktur der unteren Extremität • Hospialisierung wegen einer Herzinsuffizienz oder Vorhofflimmern in den letzten 3 Monaten • Hüft- oder Kniegelenkersatz • Schweres Trauma • Herzinfarkt in den letzten 3 Monaten • Rückenmarksverletzung • Vorausgegangene venöse Thrombembolie	• Arthroskopie • Autimmunerkrankung • Bluttransfusion • ZVK und andere Zugänge • Chemotherapie • Herzinsuffizienz und respiratorische Insuffizienz • Hormontherapie, Wochenbett • Schwere Infektionen • Chronisch-entzündliche Darmerkrankungen • Karzinome • Apoplex mit Lähmung • Thrombophilie und oberflächliche Venenthrombose	• Schwangerschaft (die Lungenembolie ist heute die häufigste Todesursache bei Schwangeren!) • Bettruhe > 3 Tage • Diabetes mellitus • Hypertonus • Immobilität durch lange Auto- oder Flugreise • Höheres Alter • Laparoskopische Operationen • Adipositas • Varikosis

Noch nicht risikostratifiziert, aber zuletzt immer häufiger beschrieben, ist die **eThrombose,** d. h. eine Thrombose nach langem Computerspielen bei gleichzeitiger Exsikkose!

Aus der Vielzahl der Risikofaktoren ergibt sich, warum die allermeisten Krankenhauspatienten nach Aufnahme routinemäßig eine Thromboseprophylaxe bekommen.

Die Thromben lösen sich häufig beim ersten Aufstehen nach Immobilisation, morgens oder beim Gang zur Toilette.

Pathogenese

Anstieg des Lungengefäßwiderstands

Die plötzliche Verlegung z. B. eines A.-pulmonalis-Hauptastes führt zum akuten Anstieg des Lungengefäßwiderstands und zur akuten Rechtsherzbelastung, ggf. mit Kreislaufschock. Neben dieser mechanischen Komponente kommt es in dem betroffenen pulmonalen Gefäßbett durch Freisetzung vasokonstriktorischer Mediatoren (z. B. Thromboxan oder Serotonin aus Thrombozyten) zu einer weiteren Widerstandserhöhung.

Rechtsherzbelastung

Das an niedrige Drücke adaptierte rechte Herz kann auf die plötzliche Druckerhöhung nur begrenzt mit einer Kontraktilitätssteigerung reagieren: Es kommt zur Rechtsherzdilatation und -insuffizienz. Da das linke Herz nur das Volumen auswerfen kann, das ihm vom rechten Herzen zugetragen wird, fällt das Herzzeitvolumen ab. Kann dies durch periphere Vasokonstriktion nicht mehr ausgeglichen werden, resultiert ein Blutdruckabfall mit Schock.

Ventilations-Perfusions-Verteilungsstörung

Intrapulmonal kommt es zu einer Zunahme der alveolären Totraumventilation (➤ 6.1.2). Die betroffenen Lungenareale sind belüftet, jedoch nicht perfundiert. Dennoch ist der pCO_2 in der Regel wegen einer reaktiven Hyperventilation nicht erhöht, oft sogar erniedrigt. Dagegen liegt häufig ein verminderter pO_2 vor; dieser ist durch sekundäre Atelektasen und die verminderte rechtsventrikuläre Auswurfleistung bedingt.

Lungeninfarkt

Vor allem bei gleichzeitig bestehender Linksherzinsuffizienz oder ausgedehnter Embolie kann es zu einer Nekrose (Infarkt) des physiologischerweise ja nicht über die Lungenarterien, sondern über die Bronchialarterien versorgten Lungengewebes kommen. Durch die Verlangsamung des Blutstroms in den Bronchialarterien entsteht eine Minderversorgung des Infarktareals mit Sauerstoff **(hämorrhagischer Infarkt),** obwohl Blut das Infarktareal noch erreicht. Nachfolgend kann es zur **Infarktpneumonie** kommen (➤ Abb. 6.64).

Diagnostisches Vorgehen

Ziel der Diagnostik sind der möglichst rasche Ausschluss bzw. Nachweis einer Lungenembolie sowie ggf. die Einschätzung ihres Schweregrades. Zur Planung der diagnostischen Strategie wird zunächst die **klinische Wahrscheinlichkeit** eingeschätzt. Sie hängt zum einen von den klinischen Zeichen, zum anderen vom Vorliegen typischer Risikofaktoren ab (➤ Tab. 6.23), wie etwa die klassische Kombination Pille plus Rauchen bei jungen Frauen. Die klinische

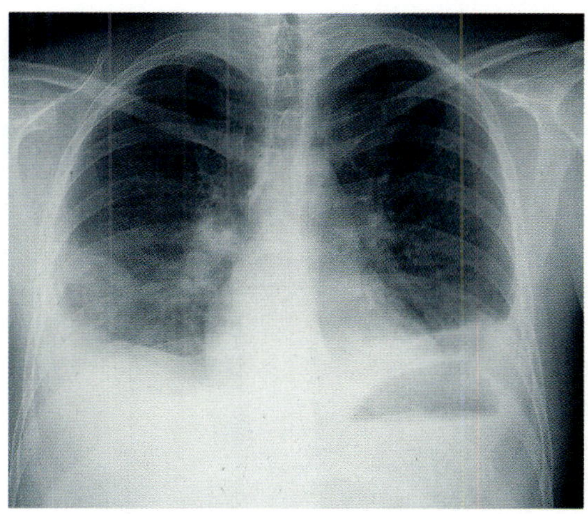

Abb. 6.64 Infarktpneumonie. Im Rahmen einer schweren Lungenembolie mit hämorrhagischem Lungeninfarkt hat sich beidseits eine Pneumonie mit Pleuraerguss entwickelt. Das Herz ist verbreitert, die Pulmonalis-Gefäße sind betont. Siehe auch ➤ Abb. 6.65. [M104]

Wahrscheinlichkeit lässt sich gut mithilfe eines standardisierten Scores, etwa des Wells-Scores, quantifizieren (➤ Tab. 6.24). Danach erfolgt die weitere Diagnostik:

- Bei geringer klinischer Wahrscheinlichkeit wird der **D-Dimer-Schnelltest** eingesetzt (D-Dimere entstehen als Endprodukte bei der Proteolyse von Fibrin und zeigen damit eine Spontanfibrinolyse an). Auch hier machen Normalwerte eine klinisch relevante Embolie unwahrscheinlich. Ein erhöhter Wert weist eine aktive Fibrinolyse nach, die typisch für die Lungenembolie ist, aber auch bei einer Vielzahl von entzündlichen und malignen Erkrankungen auftritt und somit keine sichere (positive) Diagnose erlaubt. Seit der letzten Aktualisierung der ESC Guideline 2019 wird ein altersadaptierter Wert für die D-Dimere verwendet, da die Werte im Alter steigen. Hierzu wird das Alter mit 10 µg/l bei Patienten > 50 LJ multipliziert und zur Obergrenze des Normwerts addiert.
- Bei erhöhter klinischer Wahrscheinlichkeit (s. o.) oder bei erhöhtem D-Dimer-Test bei geringer klinischer Wahrscheinlichkeit erfolgt eine bildgebende Diagnostik zum Nachweis des Embolus:
  - Bei entsprechender Verfügbarkeit wird heute bevorzugt das Spiral-CT (➤ Abb. 6.66) nach vorheriger Kontrastmittelgabe eingesetzt **(Angio-CT).** Insbesondere moderne Mehrzeilengeräte ermöglichen den Nachweis von Embolien bis auf Segmentarterienebene.
  - Alternativ zum Spiral-CT kann auch eine **Perfusions-Ventilations-Szintigrafie** eingesetzt (➤ Abb. 6.65) werden; ein Normalbefund macht eine klinisch relevante Thrombose oder Embolie unwahrscheinlich. Allerdings: Pathologische Befunde können auch bei anderen Lungenerkrankungen vorliegen, z. B. bei Emphysem, Pneumonie oder Atelektase, sodass die Szintigrafie im Falle eines positiven Befunds durch weitere bildgebende Verfahren ergänzt werden muss.
  - Neuere Verfahren sind die Thoraxsonografie (sie kann insbesondere bei einer durch eine größere Atelektase konsolidierten Lunge einen Gefäßabbruch nachweisen) oder der endobronchiale Ultraschall; letzterer stellt insofern ein elegantes Verfahren dar, als die Bronchien entlang den großen Gefäßen laufen. Diese Verfahren sind insbesondere bei Kontraindikationen gegen Kontrastmittel diagnostisch hilfreich.
  - Die **Pulmonalis-Angiografie** kann den betroffenen Gefäßabschnitt lokalisieren, ist jedoch aufwendiger und komplikationsträchtiger als das Spiral-CT, sodass dieser ehemalige „Goldstandard" heute kaum noch angewendet wird.
- Auch der Nachweis einer möglichen Quelle der Lungenembolie mittels **Farbduplexsonografie** der Beinvenen ist Teil der Diagnostik: Liegt eine Thrombose vor und hat der Patient dabei respiratorische Symptome (also z. B. Luftnot), ist eine LE wahrscheinlich. Da eine Diagnosesicherung z. B. mittels Angio-CT keine weiteren therapeutischen Konsequenzen hätte (Patienten mit tiefer Beinvenenthrombose müssen ohnehin antikoaguliert werden), kann die weitere Diagnostik unterbleiben und die Diagnose Lungenembolie als „klinisch hoch wahrscheinlich" gewertet werden.
- Der **Schweregrad** der Embolie wird durch **Blutgasanalyse** und **Echokardiografie** (Ausmaß der rechtsventrikulären Funktionseinschränkung) eingeschätzt. Die Echokardiografie dient auch dem Ausschluss möglicher anderer Erkrankungen (z. B. Aortendissektion, Perikarderguss).
- Ein weiterer Parameter zur Risikostratifizierung ist das myokardiale **Troponin T,** das bei schweren Embolien erhöht sein kann, wenn es durch eine erhöhte Wandspannung im Rahmen der Druckerhöhung im kleinen Kreislauf zur Myokardnekrose kommt: Ein erhöhter Wert zeigt somit ein erhöhtes Mortalitätsrisiko an.

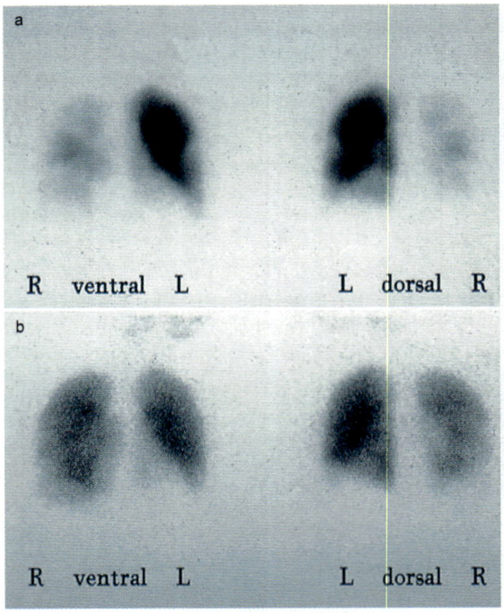

Abb. 6.65 Perfusions-Ventilations-Szintigramm desselben Patienten wie in ➤ Abb. 6.64. Man erkennt das ausgeprägte Perfusions-Ventilations-Mismatch: Die rechte Lunge wird ventiliert (b), aber kaum perfundiert (a). [M104]

Tab. 6.24 Vereinfachte Wells-Kriterien (Wells-Score) zur Lungenembolie-Diagnose [F993-001]

Kriterium	Punktwert
Klinische Zeichen einer tiefen Beinvenenthrombose (TVT)	1
Andere Diagnosen unwahrscheinlich	1
Immobilisation > 3 Tage oder operativer Eingriff in den letzten 4 Wochen	1
Herzfrequenz > 100/min	1
Lungenembolie oder Venenthrombose in der Vorgeschichte	1
Hämoptyse	1
Malignom/Neoplasie	1
Beurteilung: 0–1 Punkt: Lungenembolie unwahrscheinlich ≥ 2 Punkte: Lungenembolie wahrscheinlich	

6

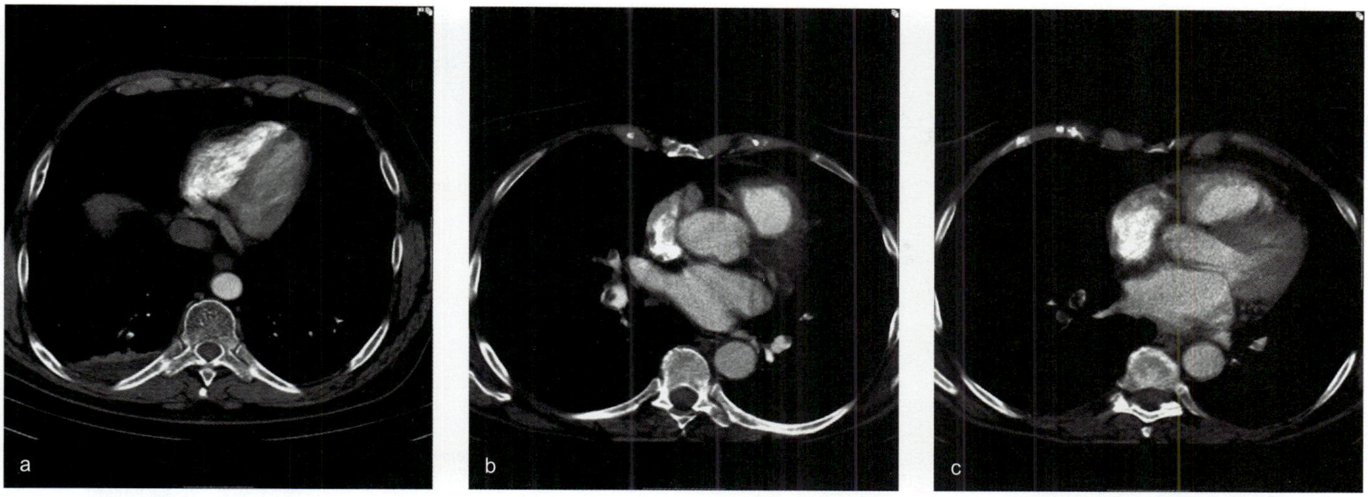

Abb. 6.66 Spiral-CT-Befund einer Lungenembolie. Spiral-CT des Thorax mit Kontrastmittel i. v. (erkennbar an der Kontrastierung des rechten Ventrikels). Kontrastmittelaussparungen der Segmentarterien des rechten Unterlappens. Begleiterguss rechts mit kleiner Kompressionsatelektase. [M104]

Lungenembolie: Die diagnostischen Schritte im Einzelnen (➤ Abb. 6.67)

- **Anamnese und körperliche Untersuchung:** Sie helfen bei der Einschätzung der hämodynamischen Situation (Vitalzeichen), evtl. auch zum Ausschluss anderer Ursachen (z. B. Asthma), reichen aber zur definitiven Diagnose einer LE nicht aus. Der Befund bei der Auskultation ist meist normal!
- **Basisdiagnostik:** Hierzu gehören Röntgen-Thorax, EKG und BGA. Die Basisdiagnostik gibt eine erste Orientierung, ist zur Diagnose jedoch nicht ausreichend.
- Der **Röntgen-Thorax** dient vor allem dem Ausschluss anderer Ursachen einer plötzlich aufgetretenen Dyspnoe (z. B. Pneumothorax, Atelektase, Pleuraerguss). Die Lungenembolie selbst verursacht nur selten sichtbare Veränderungen, wie z. B. Zwerchfellhochstand, Kalibersprung der Gefäße, periphere Aufhellungszone hinter dem Gefäßverschluss **(Westermark-Zeichen),** Pleuraerguss oder Lungeninfarkt.
- Im **EKG** (➤ Abb. 6.68) bestehen typischerweise Zeichen der akuten Rechtsherzbelastung wie z. B. S_IQ_{III}-Typ, Rechtsdrehung des Lagetyps, inkompletter Rechtsschenkelblock, Verschiebung des R/S-Umschlags nach links, ST-Hebung oder T-Negativierung in V_1 und V_2, P pulmonale, Sinustachykardie, Vorhofflimmern. Der Vergleich mit einem Vor-EKG zeigt ggf. eine Änderung des Lagetyps. Nicht selten ist das EKG aber bis auf eine Sinustachykardie unauffällig.
- Die **Blutgasanalyse** zeigt eine Hypoxie bei Hyperventilation (pO_2 ↓, pCO_2 ↓); dieser Befund ist aber ebenfalls weder spezifisch noch sensitiv! Eine normale Sauerstoffsättigung bzw. ein normaler pO_2 schließen eine Lungenembolie keinesfalls aus!
- Der **D-Dimer-Schnelltest** sollte möglichst rasch durchgeführt werden: Patienten mit geringem Risiko für eine Lungenembolie (➤ Tab. 6.24) und mit negativem D-Dimer-Test haben mit großer Wahrscheinlichkeit keine Lungenembolie.
- Die **Sonografie der Beinvenen** (als Duplexuntersuchung unter Kompression der Vene) ist zum Nachweis einer tiefen Beinvenenthrombose als Emboliequelle indiziert. Wird eine tiefe Beinvenenthrombose nicht nachgewiesen, kann der Thrombus komplett in die Lungen gewandert sein oder es kommen auch andere Emboliequellen in Betracht, z. B. das Iliaka-Stromgebiet oder – seltener – die obere Extremität.
- **Spiral-CT oder Ventilations-Perfusions-Szintigrafie:** Diese beiden bildgebenden Verfahren kommen zum Einsatz, wenn eine LE weder durch den D-Dimer-Test noch durch die Sonografie der Beinvenen ausgeschlossen bzw. bestätigt werden kann. Das **Spiral-CT** ist dabei schneller verfügbar und spezifischer als die Szintigrafie. Bei unauffälligem Befund ist eine größere, klinisch relevante Lungenembolie mit großer Wahrscheinlichkeit ausgeschlossen.
- Die **Echokardiografie** ist zur Einschätzung der Schwere und zum Ausschluss möglicher anderer Ursachen der Beschwerden, jedoch nicht zur Diagnosestellung geeignet. Gesucht wird nach Zeichen der Rechtsherzbelastung (Dilatation, paradoxe Septumbewegung, Trikuspidalinsuffizienz); evtl. ist auch eine Abschätzung des Pulmonalarteriendrucks möglich. Aufgrund der Nichtinvasivität, der raschen Verfügbarkeit und der guten Validität wird dieses Verfahren häufig schon initial angewendet: Liegt eine Rechtsherzbelastung vor, ist die Therapie unmittelbar zu initiieren und der Patient ggf. vor weiterer Diagnostik intensiv zu überwachen!
- **Labor:** Da der Lungenembolie eine Thrombophilie zugrunde liegen kann, sollten Quick, PTT, TZ und Antithrombin bestimmt werden (erhöhtes Thromboserisiko u. a. bei APC-Resistenz und bei Protein-C- und -S-Mangel, ➤ 3.8). Auch kann Blut für eine ggf. sinnvolle Thrombophiliediagnostik asserviert werden, da diese unter Antikoagulation erschwert sein kann. Troponin-T wird zur Risikoabschätzung bestimmt: Erhöhte Werte weisen auf ein erhöhtes Mortalitätsrisiko hin.

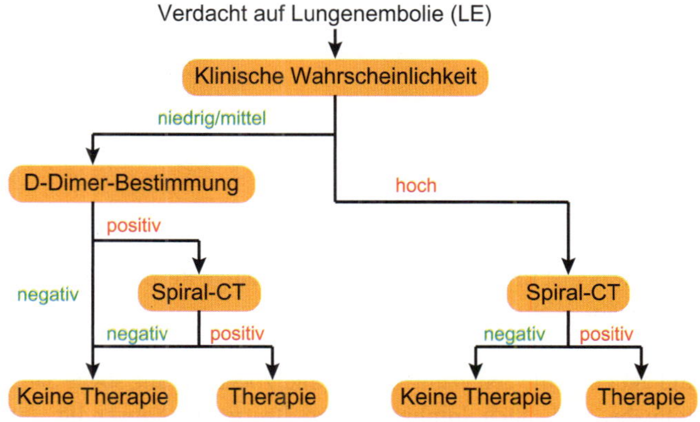

Abb. 6.67 Vorgehen bei Verdacht auf Lungenembolie beim hämodynamisch stabilen Patienten (modifiziert nach Deutsche Gesellschaft für Angiologie, AWMF Leitlinie 2010) [L253]

6

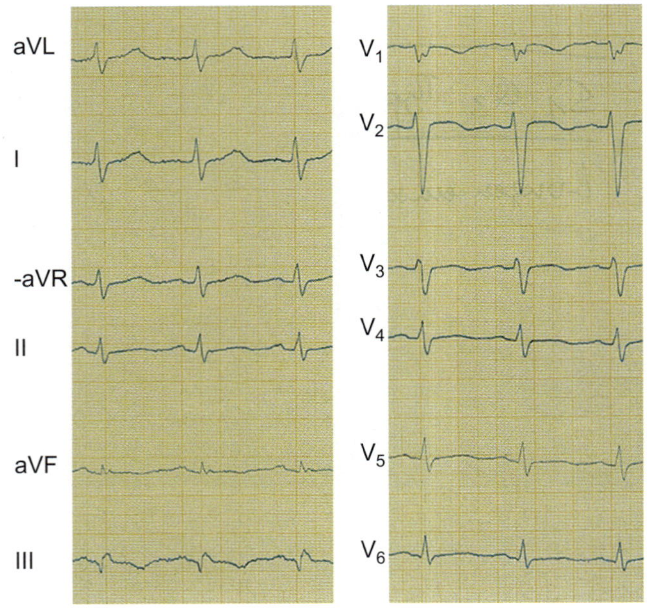

Abb. 6.68 EKG-Zeichen der akuten Lungenembolie: tiefes S in I und tiefes Q in III (sog. S_IQ_{III}-Typ), T-Negativierung in V_1–V_3, S bis V_6, Tachykardie. Weitere EKG-Zeichen (die bei diesem EKG fehlen): P pulmonale, neu aufgetretener Rechtsschenkelblock. [M180]

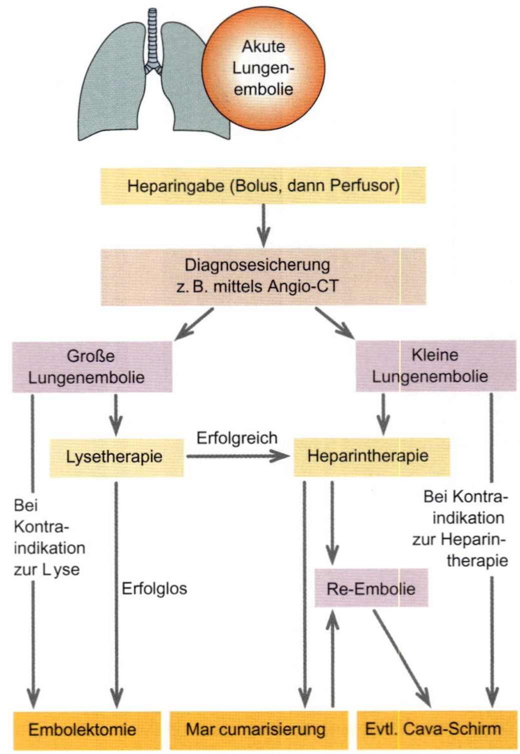

Abb. 6.69 Therapeutisches Vorgehen bei akuter Lungenembolie [L157]

CAVE!

Eine Lungenembolie kann Folge einer Thrombophilie bei malignen Tumoren sein. Daher ist insbesondere bei älteren Patienten eine Tumorsuche zu erwägen.

Differenzialdiagnose

Die Differenzialdiagnose ist wegen der sehr variablen klinischen Präsentation der Lungenembolie breit. Stets müssen Herzinfarkt, Pleuritis, Pneumonie sowie eine Aortendissektion bedacht werden. Steht die plötzliche Dyspnoe im Vordergrund, ist auch an Asthma, einen Spontanpneumothorax oder ein Lungenödem zu denken.

CAVE!

Jedes im Krankenhaus angeschaute Röntgenbild mit einem neuen Infiltrat sollte nicht nur an eine Pneumonie, sondern auch an eine Lungenembolie bzw. einen Lungeninfarkt denken lassen.

Therapie

Therapie der Akutphase

Therapieziel ist in erster Linie, eine kurzfristige Re-Embolie zu vermeiden (➤ Abb. 6.69).

Hierzu erfolgt die Vollheparinisierung über 7–10 Tage. Außerdem sind akut oft eine Sedierung und Schmerzbekämpfung sowie Sauerstoffgabe, evtl. auch Intubation und Beatmung notwendig. Eine absolute Bettruhe über einige Tage ist indiziert, um ein Rezidiv zu vermeiden. Aufgrund des hohen Spontanlysepotenzials der Lunge ist eine Fibrinolyse nur bei massiver Lungenembolie (Stadien III und IV) und Fehlen absoluter Kontraindikationen angezeigt (➤ 1.6.4). Als Ultima Ratio kommt eine interventionelle Fragmentierung des Embolus per Rechtsherzkatheter oder auch eine chirurgische Notfallembolektomie (z. B. nach Trendelenburg) in einer thoraxchirurgischen Abteilung in Betracht.

Alternativ zur kontinuierlichen i. v. Heparingabe werden heute meist niedermolekulare Heparine gewichtsadaptiert s. c. verabreicht. Oral einzunehmende Medikamente sind direkte orale Antikogulanzien (DOAK, z. B. Rivaroxaban, Apixaban; (➤ 2.4.3), die für die Behandlung bei Lungenembolie ebenfalls zugelassen sind.

Therapie und Prophylaxe nach der akuten Phase

Überlappend zur initialen **Vollheparinisierung** sollte zügig mit einer **oralen Antikoagulation** begonnen werden, sofern dies nicht bereits initial erfolgt ist. Diese wird nach der ersten Lungenembolie über mindestens 3 Monate fortgesetzt. Ohne Rezidivprophylaxe wären in diesem Zeitraum in über 30 % der Fälle Rezidive zu erwarten. Nach einem Lungenembolierezidiv ist häufig eine lebenslange Antikoagulation notwendig.

Die wichtigste **Prophylaxe** der Lungenembolie ist die Verhinderung einer tiefen Beinvenenthrombose. Besonders Risikopatienten (➤ 2.4.3) müssen deshalb nach Operationen frühzeitig mobilisiert und prophylaktisch antikoaguliert werden (hiermit wird bereits einige Stunden vor OP begonnen).

6.7.2 Pulmonale Hypertonie und Cor pulmonale

Bei gesunden Menschen beträgt der mittlere Blutdruck in der Lungenschlagader (Pulmonalarterie) nicht mehr als 20 mmHg (2,7 kPa). Steigt er auf mehr als 25 mmHg in Ruhe oder 30 mmHg unter Belastung an, spricht man von einer **pulmonalen Hypertonie.** Sie ist unmittelbar mit einem zweiten Problem verknüpft, der Gefahr eines **Cor pulmonale.** Durch den Hochdruck in den vom rechten Herzen kommenden Pulmonalarterien wird das rechte Herz infolge der erhöhten Nachlast belastet, da es gegen einen erhöhten Widerstand anpumpen muss. Mit der Zeit hypertrophiert es und wird bei kontinuierlicher Überbeanspruchung später insuffizient (Cor pulmonale). Ein Cor pulmonale kann bei massiven Drucksteigerungen im kleinen Kreislauf (etwa bei einer massiven Lungenembolie) akut auftreten.

CAVE!

Der Begriff Cor pulmonale sollte nur verwendet werden, wenn der Rechtsherzinsuffizienz tatsächlich eine Erkrankung der Lunge oder der Pulmonalgefäße zugrunde liegt. Die häufigste Ursache der Rechtsherzinsuffizienz ist die Linksherzinsuffizienz!

Die Häufigkeit der pulmonalen Hypertonie und des Cor pulmonale ist schwer zu schätzen: 5–10 % aller Erkrankungen des Herzens werden einem Cor pulmonale zugeschrieben. Die pulmonale Hypertonie ist viel seltener!

Einteilung

Die pulmonale Hypertonie wurde klassischerweise in **primäre** und **sekundäre Formen** eingeteilt. Nachdem sich aber gezeigt hat, dass sich viele sekundäre Formen histopathologisch und in ihrem Ansprechen auf bestimmte Medikamente wie primäre Formen verhalten, wurde von der **WHO 2003** eine neue Klassifikation in fünf Gruppen vorgenommen.

WHO-Klassifikation der pulmonalen Hypertonie (Venedig 2003)

1. Pulmonalarterielle Hypertonie (PAH)
- Idiopathische pulmonalarterielle Hypertonie (**IPAH;** meist bei jüngeren Frauen)*
- Familiäre pulmonalarterielle Hypertonie **(FPAH)***
- Pulmonalarterielle Hypertonie, assoziiert mit Erkrankungen oder Medikamenten **(APAH):**
  - Mit Bindegewebserkrankungen
  - Mit angeborenen systemisch-pulmonalen Shunts (u. a. Herzfehler)
  - Mit portaler Hypertension
  - Mit HIV-Infektion
  - Mit Medikamenten und Giftstoffen (Amphetaminen, Appetitzüglern, „Crack")
  - Mit anderen Erkrankungen (Schilddrüsenerkrankungen, Glykogenspeicherkrankheit, Morbus Gaucher, Splenektomie etc.)
- Pulmonalarterielle Hypertonie bei Lungenerkrankungen mit venöser oder kapillärer Beteiligung:
  - Bei pulmonaler venookklusiver Erkrankung **(PVOD)**
  - Bei pulmonaler kapillärer Hämangiomatose **(PCH)**
- Persistierende pulmonalarterielle Hypertonie des Neugeborenen **(PPHN)**

2. Pulmonale Hypertonie (PH) bei Erkrankungen des linken Herzens
- Bei Erkrankungen des linken Vorhofs oder Ventrikels
- Bei Mitral- oder Aortenklappenfehler

3. Pulmonale Hypertonie (PH) bei Lungenerkrankung und/oder Hypoxie
- Bei chronisch-obstruktiver Lungenerkrankung
- Bei interstitiellen Lungenerkrankungen
- Bei Schlafapnoesyndrom
- Bei alveolärer Hypoventilation
- Bei chronischer Höhenkrankheit
- Bei anlagebedingten Fehlbildungen

4. Pulmonale Hypertonie (PH) aufgrund chronischer Thrombembolien
- Durch thrombembolischen Verschluss proximaler Lungenarterien
- Durch thrombembolischen Verschluss distaler Lungenarterien
- Durch nichtthrombotische Lungenembolien (Tumor, Parasiten, Fremdkörper)

5. Pulmonale Hypertonie unklarer multifaktorieller Genese
- z. B. PH bei Sarkoidose, Histiozytose X, Lymphangioleiomyomatose, myeloproliferative Erkrankungen

* Früher wurden diese Formen als PPH bezeichnet.

Klinik

Eine pulmonale Hypertonie kann lange asymptomatisch bleiben und erst bei besonderer hämodynamischer Belastung (z. B. Schwangerschaft) klinisch mit einer Rechtsherzinsuffizienz fassbar werden. Erste Zeichen der Rechtsherzinsuffizienz sind oft Beinödeme und eine langsam zunehmende Luftnot bei Belastung, die sich jedoch – im Gegensatz zur Orthopnoe bei Linksherzinsuffizienz – nicht beim Aufrichten bessert. Schwindel weist auf ein linksventrikuläres Vorwärtsversagen mit arterieller Hypotonie hin. Übelkeit ist meist durch eine Stauungsgastritis als Folge der unteren Einflussstauung bedingt. Häufig besteht eine Nykturie.

PRAXISBEZUG

Zeichen der Rechtsherzinsuffizienz

- **Ödeme** in den abhängigen Körperpartien: im Stehen in den Beinen, bei Bettlägerigkeit am Rücken (sog. **Anasarka**)
- **Obere Einflussstauung:** jugular-venöser Puls bei 45° Oberkörperneigung oberhalb der Klavikel sichtbar, Zungengrundvenen gestaut
- **Untere Einflussstauung:** Hepatomegalie (bei akuter Stauung schmerzhaft durch Kapselspannung), Aszites und Stauungsgastritis
- **Periphere Zyanose** und ggf. **Zeichen der Hyperkapnie:** Tremor, Venendilatation („Kaninchenaugen"), Somnolenz

Ätiologie und Pathogenese

Der pulmonalen Hypertonie liegt eine Verengung und später Rarefizierung der Widerstandsgefäße der Lunge zugrunde. Die Schädigung verläuft über die **Trias hypoxische Vasokonstriktion, Mikrothrombosen und Remodeling** der Gefäße (Intimafibrose, Endothelwucherung, später kompletter fibrotischer Umbau). Diese Kaskade kommt durch ein Ungleichgewicht unter den **gefäßaktiven Effektoren** ins Rollen (den protektiven Faktoren Prostazyklin, Adrenomodulin und NO stehen dabei die potenziell schädigenden Faktoren Thromboxan, Serotonin und Endothelin entgegen).

Die Schädigung wird meist durch andere Erkrankungen eingeleitet:

- **Pulmonale Vorerkrankungen:** Typische Vorerkrankungen sind das fortgeschrittene Lungenemphysem, rezidivierende Lungenembolien und eine fortgeschrittene Lungenfibrose. Bei diesen Erkrankungen besteht eine chronische Hypoxämie, die eine Vasokonstriktion der Pulmonalarterien bewirkt (hypoxisch-ischämische Vasokonstriktion, ➤ 6.1.2). Diese Vasokonstriktion ist anfangs – z. B. durch Sauerstoffgabe – reversibel. Mit zunehmender Fibrose des Pulmonalarterienhauptstamms und progredienter Rarefizierung der Lungengefäße wird die Druckerhöhung im kleinen Kreislauf allerdings irreversibel.
- **Kardiale Vorerkrankungen:** Die Mitralstenose oder -insuffizienz bewirkt einen Blutrückstau mit vermehrter Rechtsherzbelastung. Auch Herzvitien mit Links-Rechts-Shunt führen über eine Volumenbelastung zu einer pulmonalen Hypertonie, welche so weit gehen kann, dass es zur Shuntumkehr im Lungengefäßsystem kommt **(Eisenmenger-Reaktion).**
- **Andere Ursachen:** Seltenere Ursachen für eine sekundäre pulmonale Hypertonie sind das Schlafapnoesyndrom und die Einnahme bestimmter Medikamente, wie z. B. zentral wirksamer Sympathomimetika (Appetitzügler). Weitere Ursachen sind in der WHO-Klassifikation aufgeführt.

Diagnostisches Vorgehen

Die Diagnose „pulmonale Hypertonie" wird regelhaft verspätet gestellt, da der Kardiologe häufig vor allem den linken Ventrikel, der Pneumologe dagegen vor allem die Lungenfunktion betrachtet. Erst bei manifester Rechtsherzinsuffizienz sticht die Erkrankung wegen der nun allfälligen klinischen Zeichen ins Auge. Ziele der weiterführenden Diagnostik sind der Nachweis der Grundkrankheit (bei Ausschluss einer solchen liegt eine primäre pulmonale Hypertonie vor) und eine exakte Quantifizierung der Hypertonie mittels Echokardiografie oder Rechtsherzkatheter.

Die diagnostischen Schritte im Einzelnen:

- **Auskultation:** lauter und evtl. fixiert (d. h. atmungsunabhängig) gespaltener 2. Herzton über der Pulmonalklappe; bei Cor pulmonale mit Dilatation des rechten Ventrikels Zeichen der Trikuspidal- und evtl. auch der Pulmonalklappeninsuffizienz
- **Blutgasanalyse:** meist Hypoxämie durch Perfusions-Ventilations-Inhomogenitäten und erniedrigtes Herzzeitvolumen
- **EKG:** Zeichen der Rechtsherzbelastung (➤ 1.4.3); diese sind jedoch meist Späterscheinungen – stets mit Vor-EKGs vergleichen!
- **Röntgen-Thorax:** als Späterscheinung Dilatation der zentralen Lungenarterien, Kalibersprung mit gefäßarmer Lungenperipherie („amputierter Hilus") sowie Rechtsverbreiterung des Herzens mit Ausfüllung des Retrosternalraums
- **Echokardiografie:** Sie ist auch in früheren Stadien bereits aussagekräftig; als Befunde werden ggf. eine rechtsventrikuläre Hypertrophie und Dilatation mit paradoxer Septumbewegung erhoben. Bei höhergradiger Hypertonie liegt praktisch immer eine Trikuspidalinsuffizienz vor, hieraus kann der pulmonalarterielle Druck quantifiziert werden.
- **Rechtsherzkatheter:** Dieses Verfahren erlaubt eine exakte Quantifizierung sowie die Messung der Druckerhöhung im rechten Ventrikel und in der A. pulmonalis in Ruhe sowie unter Belastung. Die Reversibilität einer Druckerhöhung kann durch Sauerstoffgabe sowie eine Akutbehandlung mit Nitro-Präparaten, Kalziumantagonisten oder Prostazyklinen geprüft werden. Der Rechtsherzkatheter dient heute v. a. der Therapieplanung.

Therapie

Die Therapie des pulmonalen Hochdrucks ist schwierig und wird von speziellen Zentren koordiniert. Mögliche Ansatzpunkte sind:

- **Allgemeinmaßnahmen:** Körperliche Schonung, Nikotinverzicht und die Reduzierung eines vorhandenen Übergewichts auf Normalgewicht sind unverzichtbar.
- **Sauerstoff-Langzeittherapie:** Eine dauerhafte und konsequente Sauerstoffgabe bei Patienten mit Hypoxie (> 16 h pro Tag) kann in einigen Fällen zu einer Besserung des pulmonalen Hochdrucks führen.
- **Therapie der begleitenden Herzinsuffizienz:** z. B. mit Diuretika, Vorlastsenkung über ACE Hemmer
- Konsequente Therapie der zugrunde liegenden Erkrankung, insbesondere der COPD
- **Orale Antikoagulation** bei rezidivierender Lungenembolie (PH WHO-Klasse 4) sowie bei den primären Formen (EPAH und FPAH)
- Spezifische **drucksenkende medikamentöse Therapie bei PAH (WHO-Klasse 1)**

In verzweifelten Fällen ist die **Herz-Lungen-Transplantation** die einzige Rettung (Patienten unter 55 Jahren; 5-Jahres-Überlebensrate > 50 %).

Pharma-Box

Medikamentöse Drucksenkung bei pulmonaler Hypertonie

- Der **Phosphodiesterase-5-Inhibitor** Sildenafil (Viagra®) hat an den pulmonalarteriellen Gefäßen eine moderat drucksenkende Wirkung. Andere zugelassene PDE-5-Inhibitoren sind Tadalafil und Vardenafil.
- **Prostazyklin-Derivate** können parenteral (intravenös oder subkutan), oral und inhalativ angewendet werden. Letztere Form wird wegen der geringeren Nebenwirkungen bevorzugt (z. B. Iloprost = Ventavis®).
- Die **Endothelinrezeptor-Antagonisten** Bosentan (Tracleer®), Ambrisentan (Volibris®) und Macitentan (Opsumit®) werden oral eingenommen.
- Zur Behandlung der akuten pulmonalen Hypertonie im Rahmen intensivmedizinisch versorgter Lungenerkrankungen (z. B. nach massiver Aspiration) kann **Stickoxid (NO),** ein extrem wirksamer Vasodilatator, dem Beatmungsgas beigemischt werden.

6.8 ARDS

ARDS steht für **A**cute (früher: Adult) **R**espiratory **D**istress **S**yndrome. Untaugliche Synonyma sind: Schocklunge, Hyaline-Membranen-Syndrom, Respiratorlunge.

Das ARDS ist die schwerwiegendste Form der akuten alveolären Schädigung (*acute lung injury,* ALI) in einer vormals normalen Lunge; es entsteht durch eine diffuse Entzündungsreaktion und manifestiert sich vor allem durch **Hypoxämie,** bilaterale **Lungeninfiltrate** und ein nichtkardiogenes **Lungenödem.**

Zum Teil tritt das ARDS isoliert auf, oft ist es jedoch Teil einer den ganzen Körper betreffenden unspezifischen Entzündungsantwort mit Multiorganversagen (**S**ystemic **I**nflammatory **R**esponse **S**yndrome, **SIRS,** ➤ 14.6). Die Mortalität beträgt 40–75 %.

COVID-19 kann – insbesondere bei Vorliegen von Risikofaktoren – zu einem ARDS-ähnlichem Lungenversagen führen. Neben einer direkten Schädigung von Pneumozyten ist hierbei die Schädigung der Blutgefäße pathophysiologisch entscheidend. Die Krankheit wird in ➤ 14.19 näher beschrieben.

Klinik

Das ARDS ist immer ein schweres Krankheitsbild, das innerhalb von Stunden zur Beatmungspflichtigkeit führen kann, jedoch auch häufig während einer Beatmung entsteht. Klinisch treten 12–96 h nach dem schädigenden Ereignis zunehmende Dyspnoe, Tachypnoe und Hypoxämie sowie häufig ein Multiorganversagen auf. Fieber oder Hypothermie können vorliegen; Rasselgeräusche können trotz ausgedehnter Infiltrate im Röntgenbild fehlen.

Komplikationen

Komplikationen sind **Pneumonie** und **Sepsis:** Beide können sowohl ein ARDS auslösen als auch im Gefolge eines ARDS entstehen. Häufig resultiert ein **Multiorganversagen** mit weiterer Steigerung der Mortalität. **Atelektasen** treten im Rahmen des sekundären Surfactant-Mangels auf.

Ätiologie

Das ARDS hat viele Auslöser; diese können die Lunge selbst betreffen oder aber primär außerhalb der Lunge liegen („extrapulmonales ARDS").

Ursachen für ein ARDS

Direkte Lungenschädigung
- Aspiration von Magensaft, Süß- oder Salzwasser (ca. 35 % dieser Patienten entwickeln ein ARDS)
- Bakterielle Pneumonie (ca. 10 % der Patienten mit Beatmungspneumonie entwickeln ein ARDS), virale Pneumonie (z. B. Influenza, COVID-19)
- Lungenkontusion
- Inhalationsverletzung (z. B. Rauchvergiftung)
- Schädigung durch hohe Sauerstoffkonzentrationen (z. B. bei der maschinellen Beatmung)

Indirekte Schädigung durch primär extrapulmonale Prozesse
- Schock jeder Genese
- Sepsis (ca. 25 % entwickeln ein ARDS)
- Trauma: z. B. Polytrauma, Schädel-Hirn-Trauma, Fettembolie, Verbrennungen
- Disseminierte intravasale Gerinnung (➤ 3.7.7), z. B. durch Massentransfusionen, Pankreatitis, Urämie, Coma diabeticum (ca. 20 % dieser Patienten entwickeln ein ARDS)

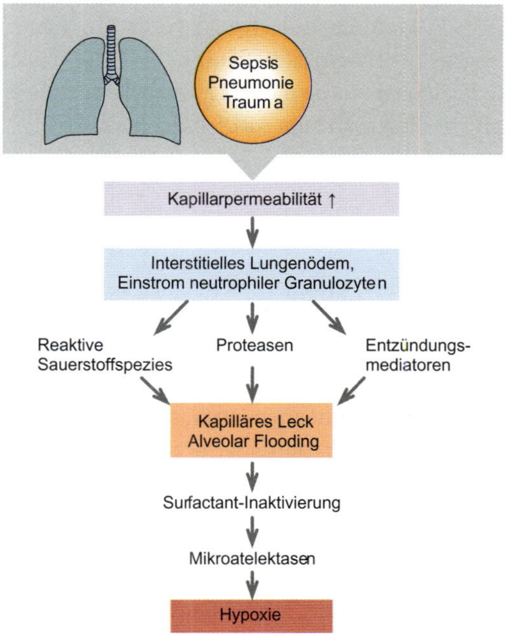

Abb. 6.70 Pathogenese des ARDS [L157]

6

Pathogenese

Die Reaktion der Lunge auf eine schwere Schädigung verläuft stereotyp in vier Phasen (➤ Abb. 6.70):

- **Exsudative Phase:** Der auslösende Schädigungsprozess führt zur gesteigerten Kapillarpermeabilität mit interstitiellem Lungenödem.
- **Einstrom neutrophiler Granulozyten:** Hierdurch kommt es zur Freisetzung von Sauerstoffradikalen, Proteasen und Entzündungsmediatoren.
- **Entzündungsreaktion mit kapillärem Leck:** Hieraus resultiert ein alveoläres Lungenödem (*alveolar flooding*) mit Einstrom eines proteinreichen Exsudats in die Alveolen. Dieses wiederum führt zur Inaktivierung von Surfactant, nachfolgenden Mikroatelektasen und damit zum intrapulmonalen Rechts-links-Shunt mit Hypoxie.
- **Defektstadium:** Durch Proliferation von Fibroblasten und Endothelzellen entwickelt sich eine Fibrose mit verlängerter Diffusionsstrecke und einer zunehmenden Perfusionsverschlechterung mit respiratorischer Insuffizienz. Eine vollständige Restitutio ad integrum ist möglich, meist verbleibt jedoch ein Defektzustand.

Diagnostisches Vorgehen

Die Diagnose stützt sich auf klar definierte Kriterien:

- Akutes Lungenödem, welches nicht durch Linksherzversagen erklärt werden kann
- Bilaterale Infiltrate im Röntgenbild (**„Schmetterlingsfigur“**, später **„weiße Lunge“**)
- Schwerwiegend eingeschränkte Oxygenierung: Dieses Kriterium ist erfüllt, wenn der Quotient aus arteriellem pO_2 und der fraktionellen Konzentration des eingeatmeten Sauerstoffs (FiO_2) unter 200 liegt.
  Beispiel: pO_2 = 100 mmHg, FiO_2 = 1,0 (= 100 %), Quotient = 100.

Die wichtigsten **Differenzialdiagnosen** sind das Linksherzversagen, die Pneumonie sowie die Lungenembolie (bei dieser ist das Röntgenbild im Gegensatz zum ARDS meist normal).

Therapie

Die Therapie des ARDS erfordert meist einen beträchtlichen intensivmedizinischen Aufwand:

- **Bekämpfung der Ursachen:** Die auslösende Ursache wird konsequent behandelt (z. B. Therapie von Sepsis und Schock, Korrektur einer disseminierten intravasalen Gerinnung).
- **Schonende Beatmung:** frühzeitige Beatmung mit **PEEP** (**p**ositive **e**nd-**e**xpiratory **p**ressure) –jedoch bei möglichst niedrigen Atemmitteldrücken, um die noch intakte Alveolarmasse (*baby lung*) nicht weiter zu schädigen. Aus dem gleichen Grund sollte eine volle Ventilation der Lunge nicht erzwungen werden (sog. **Permissive Hyperkapnie,** hierbei werden pCO_2-Erhöhungen bis über 100 mmHg bzw. 13,3 kPa toleriert).
- **Unterstützende Therapie** durch Low-Dose-Heparin, Lagerung (Wechsel von Bauch-, Rücken- und Seitenlagerung), genaue Flüssigkeitsbilanzierung mit dem Ziel der Vermeidung hoher zentralvenöser Gefäßdrücke.

Glukokortikoide sind allenfalls im fibroproliferativen Spätstadium der Erkrankung wirkungsvoll, während sie bei COVID-19 die Mortalität senken können. In schwersten Fällen des Lungenversagens kann die extrakorporale Membranoxygenierung (ECMO) ggf. auch als Bridging bis zur Lungentransplantation erwogen werden.

6.9 Neoplastische Lungenerkrankungen

6.9.1 Bronchialkarzinom

Vom Bronchialepithel ausgehender bösartiger Lungentumor. Das Bronchialkarzinom, das vor dem 20. Jahrhundert eine Rarität war, ist heute der häufigste maligne Tumor; er bedingt 25 % aller Krebstodesfälle. Männer erkranken zurzeit noch häufiger als Frauen (Ausnahme: Adenokarzinom), die Inzidenz bei Frauen steigt jedoch in den letzten Jahren aufgrund des zunehmenden Hangs zum inhalativen Rauchen steil an. Das Bronchialkarzinom ist mittlerweile bei Frauen die dritthäufigste Krebserkrankung nach dem Mammakarzinom und dem Kolonkarzinom. Der Häufigkeitsgipfel liegt im 55.–65. Lebensjahr, 5 % der Patienten sind jünger als 40 Jahre. Pro Jahr sterben in Deutschland etwa 45.000 Patienten am Bronchialkarzinom.

Klinik

MERKE
Für das Bronchialkarzinom gilt: Es gibt keine Frühsymptome.

Erste Symptome sind häufiges Husten (evtl. mit blutigem Auswurf), rezidivierende Pneumonien, Atemnot und atmungsabhängiger („pleuritischer“) Brustschmerz. Müdigkeit, Appetitlosigkeit und Gewichtsverlust können hinzutreten.

Erst wenn der Tumor über die Organgrenzen hinausgewachsen ist, gesellen sich weitere und meist spezifischere Symptome hinzu, welche oft auf eine Nervenarrosion zurückzuführen sind:

- **Heiserkeit** durch N.-recurrens-Parese
- **Horner-Syndrom** (Miosis, Ptosis, Enophthalmus) durch Läsion des Truncus sympathicus z. B. im oberen Halsganglion im Grenzstrang (Ganglion stellatum)
- Ipsilateraler **Zwerchfellhochstand** durch N.-phrenicus-Parese
- **Pleuraerguss:** meist malignes Exsudat durch Pleurabefall (Pleuritis carcinomatosa)
- Vor allem beim kleinzelligen Bronchialkarzinom sind darüber hinaus **paraneoplastische Syndrome** zu beobachten.

6

PRAXISBEZUG

Paraneoplastische Syndrome

Dies sind Symptome, die nicht direkt in der unmittelbaren Umgebung des Tumors oder seiner Metastasen ausgelöst werden, sondern über eine humorale Fernwirkung entstehen: Der Tumor produziert Substanzen, die an anderer Stelle im Körper Reaktionen auslösen.
Vor allem beim kleinzelligen Bronchialkarzinom finden sich häufig:

- Syndrom der inadäquaten ADH-Sekretion (SIADH, (➤ 9.6.3) durch Sekretion ADH-ähnlicher Substanzen
- Hyperkalzämie, z. B. durch Sekretion parathormonähnlicher Substanzen
- Cushing-Syndrom (Stammfettsucht, Diabetes mellitus, Hypertonie) durch ACTH-ähnliche Substanzen
- Proximal betonte Myopathie der Extremitäten (Lambert-Eaton-Syndrom), Polyneuropathie
- Polymyositis, Dermatomyositis, Acanthosis nigricans (➤ 10.1.5)
- Thrombophlebitis migrans, Phlebothrombose
- Trommelschlägelfinger und Uhrglasnägel (beim kleinzelligen Bronchialkarzinom sehr selten, bei den anderen Formen weitaus häufiger!)

Die Symptome des Patienten hängen auch von der Geschwindigkeit der Tumorentwicklung ab: So sind Patienten mit kleinzelligem Bronchialkarzinom (sehr kurze Tumorverdopplungszeit von 20–50 Tagen) in der Regel bei Diagnosestellung symptomatisch (Leistungsknick, rasche Gewichtsabnahme, Lokalsymptome), während Patienten mit langsam wachsendem Plattenepithelkarzinom trotz lokal fortgeschrittenen Tumors häufig verblüffend wenige Symptome aufweisen. Umgekehrt haben Patienten mit Plattenepithelkarzinom häufig Uhrglasnägel, die sich über Monate und Jahre bilden können – beim rasch wachsenden Kleinzeller fehlt hierfür die Entwicklungszeit!

Pancoast-Tumor

Eine Sonderform des Bronchialkarzinoms ist der Pancoast-Tumor, ein in der Lungenspitze liegender Tumor, der in die Thoraxwand (häufig in die erste Rippe oder den 1. BWK) einwächst und durch Nervenreizung typische Schulterschmerzen verursacht. Ein Horner-Syndrom und/oder eine Armschwellung (durch Lymphödem bzw. venöse Abflussbehinderung bedingt) können hinzutreten. Meist handelt es sich um ein Plattenepithelkarzinom.

Staging

Der Progress der Tumorerkrankung wird wie üblich mittels TNM-Klassifikation erfasst (➤ Tab. 6.25) und dann in Stadien eingeteilt (➤ Tab. 6.26); dieses Staging ist die Grundlage der Therapieplanung sowie der Prognoseabschätzung.

Ätiologie

Hauptrisikofaktoren für die Entwicklung eines Bronchialkarzinoms sind inhalative Noxen:

- **Zigarettenrauchen** (*private pollution*) ist weitaus der wichtigste Faktor. Das Risiko ist dabei in Abhängigkeit von Intensität und Dauer (quantifiziert in den sog. *Pack Years*) ca. 20-fach erhöht. Nur 15 % der Patienten, die an einem Bronchialkarzinom erkranken, haben nie geraucht. Auch Passivrauchen erhöht das Risiko.
- **Umweltfaktoren** (*common pollution*): Kanzerogene Arbeitsstoffe sind z. B. Asbest, Arsen- und Chromverbindungen, Nickel, polyzyklische Kohlenwasserstoffe (z. B. Benzopyren),

Tab. 6.25 TNM-Klassifikation des nichtkleinzelligen Bronchialkarzinoms (8. Ausgabe 2017) [G924]

T_x	Positive Zytologie
T_1	≤ 3 cm, keine Invasion von Carina, Hauptbronchis oder Pleura; Unterteilung in T1a, b und c nach Tumorgröße
T_2	≥ 3 cm < 5 (2a < 4, 2b < 5) cm oder Hauptbronchusbefall ohne Infiltration der Carina oder Infiltration der viszeralen Pleura oder Atelektase; Unterteilung in T2a und b nach Tumorgröße
T_3	Tumorgröße > 5 und < 7 cm oder Infiltration von Brustwand, Zwerchfell, Perikard oder Metastase im selben Lungenlappen
T_4	Tumogröße > 7 cm oder direkte Infiltration von Carina, Mediastinum, Herz, Trachea, Speiseröhre, großen Gefäßen, N. recurrens, Wirbelsäule oder Metastase in anderem Lungenlappen
N_1	Metastase in ipsilateralen, peribronchialen und/oder ipsilateralen hilären Lymphknoten und/oder intrapulmonalen Lymphknoten oder direkte Invasion dieser Lymphknoten
N_2	Ipsilaterale mediastinale und/oder subcarinale Lymphknoten befallen
N_3	Kontralaterale hiläre oder mediastinale Lymphknoten sowie zervikale bzw. supraklavikuläre Lymphknoten befallen
M_1	Fernmetastasen (v. a. ZNS, Leber, Nebennieren, Knochen), einschließlich extrathorakaler Lymphknotenmetastasen. Neu: maligner Pleura- oder Perikarderguss. Unterteilung in M1a bis c.
G_1–G_4	Einteilung in gut differenziert (G_1) bis undifferenziert (G_4)

Das **kleinzellige Bronchialkarzinom** wird häufig vereinfacht klassifiziert in:

- *Limited Disease* (ca. 35 % bei Diagnosestellung): Begrenzung auf eine Lungenhälfte, ohne Befall des Mediastinums oder extrathorakaler Lymphknoten und ohne Pleuraerguss
- *Extended Disease* (ca. 65 %): alle anderen Stadien

Tab. 6.26 Stadieneinteilung des nichtkleinzelligen Bronchialkarzinoms nach UICC 8. Wegen der therapeutischen Relevanz wird heute das heterogene Stadium IIIa zusätzlich nach Robinson eingeteilt. [G924]

Stadium	T	N	M
Ia	1	0	0
Ib	2a	0	0
IIa	2b	1	0
IIb	1, 2a, 2b 3	1 0	0 0
IIIa	1–2 3 4	2 1 0–1	0 0 0
IIIb	1, 2 3, 4	3 2	0 0
IV	Jedes T	Jedes N	1

Dichlordiethylsulfid (Lost), Bischlormethylether (BCME) und radioaktive Stoffe wie z. B. Radon, ein radioaktives Gas, das zu einer beträchtlichen Strahlenbelastung in Häusern führen kann. Auch Feinstäube, die z. B. durch Dieselmotoren ohne Partikelfilter freigesetzt werden, haben ein beträchtliches kanzerogenes Potenzial.

Andere Risikofaktoren sind z. B. die Tuberkulose („Narbenkarzinom") und genetische Faktoren (ca. zwei- bis dreifach erhöhtes Risiko bei maligner Erkrankung eines Elternteils).

PRAXISBEZUG

Feinstaub

Als **Feinstäube** werden kleine Schwebeteilchen aus Ruß oder anderen Stoffen mit einer Korngröße von < 10 µm bezeichnet. Sie entstehen im Straßenverkehr (vor allem durch die Verbrennung von Dieselkraftstoff, aber auch durch Brems- und Reifenabrieb), in Kraftwerken, Heizanlagen und bei der industriellen Produktion. Aber auch Zigaretten und offene Kamine setzen Feinstaub frei. Wegen ihrer geringen Größe setzen sich Feinstäube leicht auf den Schleimhäuten des gesamten Respirationstrakts und sogar in den Alveolen fest und können dort Entzündungen auslösen. Langfristig kann dies Bronchitis, chronischen Husten und das Bronchialkarzinom begünstigen. Ganz kleine Teilchen (v. a. die unter 1 µm großen Nanopartikel) machen insbesondere in Dieselabgasen zahlenmäßig den größten Teil aus und sind besonders gefährlich: Sie verteilen sich nicht nur rascher in der Luft, sondern können auch die Alveolarzellen durchwandern. Sie werden dabei vom Abwehrsystem nicht erkannt und können in den Körperzellen Schäden auslösen. So zeigen Untersuchungen, dass die ganz feinen Stäube Herzrhythmusstörungen hervorrufen bzw. verstärken können. Es wird geschätzt, dass in Deutschland mehr als 10.000 kardiale Todesfälle pro Jahr durch Feinstäube bedingt sind – betroffen sind in aller Regel bereits herzkranke Menschen. Auch eine Schädigung des Erbguts wurde bei Laborexperimenten an Mäusen nachgewiesen – inwieweit dies auf den Menschen übertragbar ist, ist unbekannt.

Histologie

Die histologische Sicherung dient in erster Linie der Therapieentscheidung: Kleinzellige Bronchialkarzinome reagieren rasch auf eine Chemotherapie, während bei nichtkleinzelligen Karzinomen eine Operation die wichtigste Therapieoption darstellt.

Die meisten Karzinome sind Plattenepithelkarzinome, klein- oder großzellige Karzinome oder Adenokarzinome (➤ Tab. 6.27). Sehr selten (ca. 1 %) sind Alveolarzellkarzinome: vom Alveolarepithel ausgehende, diffus wachsende Adenokarzinome mit geringer Neigung zu invasivem Wachstum und Metastasierung.

Tab. 6.27 Histologie des Bronchialkarzinoms (nach WHO) (OP = Operation, RA = Bestrahlung, Ch = Chemotherapie)

Histologie	Häufigkeit (%)	Therapie	Metastasierung
Plattenepithelkarzinom	Ca. 20	OP, Ra, Ch	Später
Kleinzelliges Karzinom (*oat cell carcinoma*)	20–25	Ch, Ra, OP	Sehr früh
Großzelliges Karzinom	10–15	OP, Ra, Ch	Früh
Adenokarzinom	25–40	OP, Ch	Früh

Diagnostisches Vorgehen

Die Diagnostik dient

- der **Lokalisierung:** Röntgen-Thorax (➤ Abb. 6.71), CT
- der histologischen **Klassifikation:** Bronchoskopie, Thorakoskopie, Mediastinoskopie, transthorakale Punktion, Molekularbiologie mit Bestimmung therapierelevanter Mutationen, die ggf. eine zielgerichtete Therapie sinnvoll machen (s. u. „Therapie"); Immunhistologie: Bestimmung von PD-L1
- dem Ausschluss von **Fernmetastasen:** Sonografie des Abdomens, Skelettszintigrafie, CT oder MRT des Kopfes, präoperativ PET-CT
- der Feststellung der **Operabilität und Komorbiditäten:** Lungenfunktion, Spiroergometrie. Risikobestimmend sind v. a. kardiale Vorekrankungen. Da Alter ein zunehmend bedeutender Risikofaktor für das Auftreten eines Bronchialkarzinoms ist, gewinnt auch ein geriatrisches Assessment an Bedeutung. Die frühzeitige Einbeziehung der Palliativmedizin verbessert die Lebensqualität der Patienten.

Röntgen-Thorax und CT

CAVE!

Hinter jeder Verschattung im Röntgen-Thorax kann sich ein Karzinom verbergen.

Entscheidend ist oft der Vergleich mit alten Röntgenbildern (➤ Abb. 6.72 und ➤ Abb. 6.73). Das Thorax-CT mit Kontrastmittel zeigt die genaue Tumorausdehnung und ggf. mediastinale Lymphknotenmetastasen (➤ Abb. 6.74).

Bronchoskopie

Die flexible Bronchoskopie (➤ 6.2.6) kann ein endobronchiales Tumorwachstum nachweisen und dient der Histologiegewinnung mittels Biopsie. Mitunter ist schon zytologisch der Nachweis maligner Zellen möglich (➤ Abb. 6.75). Darüber hinaus erlaubt die Bronchoskopie mittels des endobronchialen Ultraschalls (EBUS) die Beurteilung des mediastinalen und hilären Lymphknotenstatus. Eine flexible Bronchoskopie kann in lokaler Betäubung durchgeführt werden; sie ist daher für den Patienten wenig belastend und kann auch zur Verlaufsbeurteilung eingesetzt werden.

Daneben sind bronchoskopische interventionelle Verfahren wie z. B. Laserbehandlung, Stent-Einlage oder endobronchiale Strahlentherapie (sog. Brachytherapie bzw. „Afterloading") möglich; hierzu bedarf es allerdings oft der starren Bronchoskopie (➤ 6.2.6).

Lungenfunktion

Die Prüfung der Lungenfunktion dient v. a. der Prüfung der Operabilität (s. u. „Therapie").

Neuere diagnostische Verfahren

- Die **Positronenemissionstomografie (PET)** stellt Zellen mit erhöhter Stoffwechselaktivität dar und zeichnet sich durch hohe

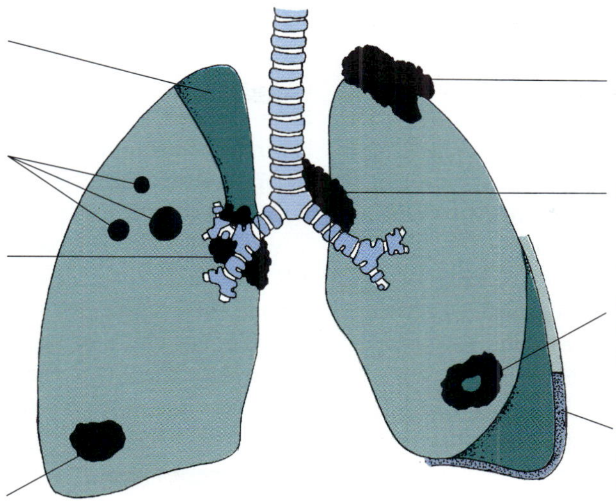

Abb. 6.71 Mögliche Röntgenbefunde beim Bronchialkarzinom [L215]

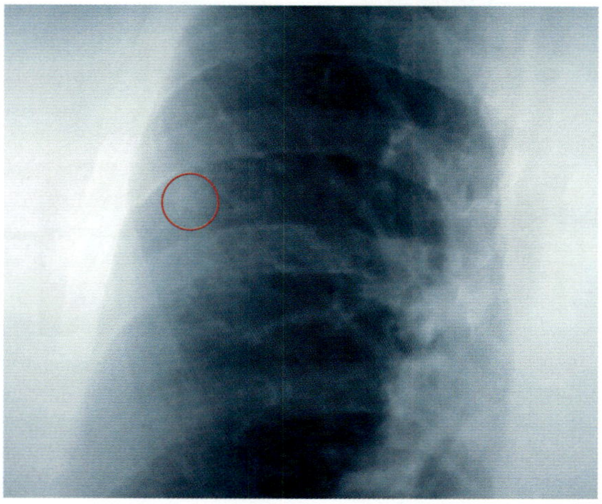

Abb. 6.72 Röntgenbefund eines peripheren Bronchialkarzinoms im Anfangsstadium. Der Rundherd in der rechten Lunge lässt sich nur erahnen. [T197]

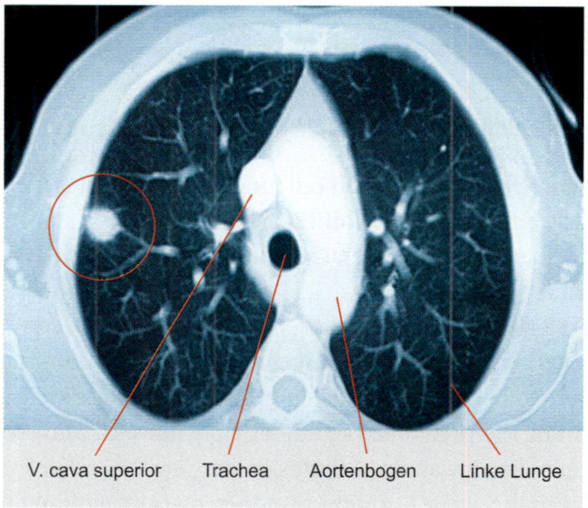

Abb. 6.74 Peripheres Bronchialkarzinom. Das CT bestätigt den Tumor. [T197]

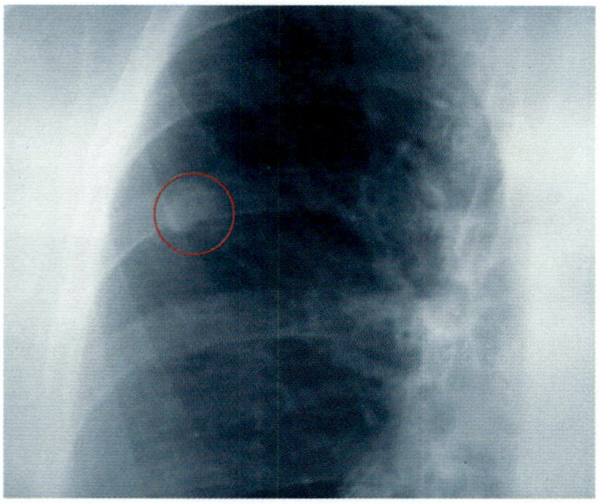

Abb. 6.73 Peripheres Bronchialkarzinom. Erst 3 Monate später kann der Rundherd in ➤ Abb. 6.72 als Anfangsstadium eines peripheren Bronchialkarzinoms gedeutet werden. [T197]

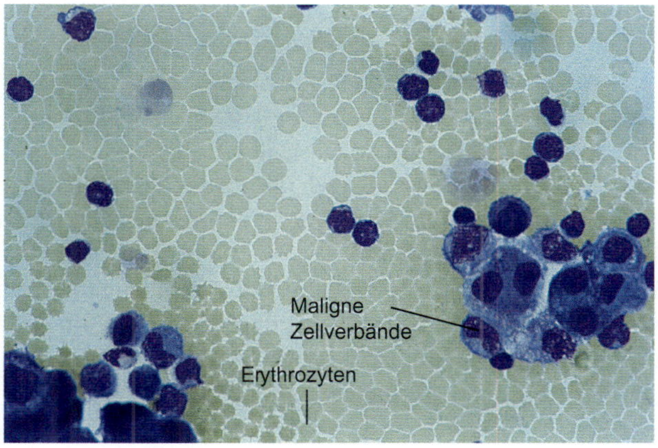

Abb. 6.75 Nachweis maligner Zellen in der bronchoalveolären Lavage bei Adenokarzinom der Lunge. Giemsa-Färbung, 630 ×. [M104]

Sensitivität bei relativ guter Spezifität aus – zurzeit sind Tumoren ab einem Durchmesser von ca. 1–2 cm nachweisbar. Die Untersuchung ist teuer (ca. 1.500 €).
- Die endobronchiale Ultraschalluntersuchung (EBUS) mit der Möglichkeit der Feinnadelpunktion ermöglicht ein sicheres Lymphknotenstaging und hat die Mediastinoskopie weitgehend abgelöst.
- Bei der **Endosonografie** erfolgt die sonografische Darstellung mediastinaler Lymphknoten über den Ösophagus.
- **Fluoreszenzbronchoskopie:** Maligne entartete Zellen weisen ein Autofluoreszenzmuster auf, das sich von gesunden Zellen in charakteristischer Weise unterscheidet. Die Fluoreszenzbronchoskopie ist geeignet zum Nachweis von Frühkarzinomen.
- Das **CT-Screening** für Risikopatienten als Low-Dose-CT wird zunehmend diskutiert. Einerseits werden zusätzliche Karzinome im (heilbaren) Frühstadium aufgedeckt werden, andererseits fallen viele gutartige Tumore auf, die mitunter operiert werden müssen, um die Dignität sicher festzustellen.

Therapie

Die Histologie ist ausschlaggebend für die Wahl der Therapie (➤ Tab. 6.27).

Nichtkleinzelliges Bronchialkarzinom

Synonym: NSCLC (**n**on-**s**mall **c**ell **l**ung **c**ancer).
Zunächst muss die **Operabilität** geprüft werden:
- Deutlich erhöhtes perioperatives Risiko: **Funktionelle Inoperabilität** besteht bei $FEV_1 \leq 1{,}5\,l$ und $VK \leq 30\,\%$ des Sollwerts, respiratorischer Globalinsuffizienz in Ruhe und schweren Begleiterkrankungen (z. B. ausgeprägte Herzinsuffizienz oder schwere KHK). In Zweifelsfällen kann die Spirometrie unter Belastung (Spiroergometrie) zur Klärung hilfreich sein. Vor der OP kann die einwandfreie Perfusion des verbleibenden Parenchyms nachgewiesen und die postoperative Lungenfunktion (z. B. mittels Perfusionsszintigrafie) kalkuliert werden.
- **Anatomische Inoperabilität** besteht bei Fernmetastasen, kontralateralen Lymphknoten- oder Lungenmetastasen, Nachweis organüberschreitenden Wachstums (durch obere Einflussstauung, Rekurrensparese, Phrenikusparese, Horner-Syndrom, malignen Pleura- oder Perikarderguss, Pancoast-Tumor), Einwachsen in den Hauptstamm der Pulmonalarterien oder Erreichen der Karina (Mindestabstand 1–2 cm).
- **Sowohl die funktionelle als auch die anatomische Operabilität werden im Rahmen eines Tumor-Boards interdisziplinär besprochen.**

Bei Operabilität wird eine **Lobektomie** oder eine **Pneumektomie** durchgeführt; bei schlechter Lungenfunktion muss man sich ggf. auf eine **Teil- oder Segmentresektion** beschränken. Postoperativ verbessert eine adjuvante Chemotherapie die Prognose um etwa 4 %. Bei Inoperabilität bleiben als therapeutische Optionen eine Chemotherapie (die auch eine molekulare *targeted therapy* umfassen kann) und die **fraktionierte Bestrahlung** mit ca. 60 Gy mit kurativer oder palliativer Zielsetzung. Heilung wird in ca. 10 % erzielt, meist jedoch nur eine Verzögerung des Tumorwachstums (➤ Abb. 6.76 und ➤ Abb. 6.77). Zu den Komplikationen zählen die Strahlenpneumonitis und Strahlenösophagitis.

Beim fortgeschrittenen nichtkleinzelligen Bronchialkarzinom bewirkt die **Chemotherapie** eine Prognoseverbesserung bei verbesserter Lebensqualität. Die Ansprechraten liegen bei ca. 30 %, eine Heilung ist aber nicht zu erwarten.

Mittlerweile sind zahlreiche sog. *targeted therapies* zugelassen, z. B. Nivolumab, das bei NSCLC den Checkpoint-Rezeptor PD1 hemmt. Diese Substanzen sind oft besser verträglich als Zytostatika und können bei bestimmten Genkonstellationen der Tumorzellen extrem effektiv sein. Diese Therapien setzen in der Regel eine molekulare Diagnostik voraus. Aufgrund der z. T. dramatischen

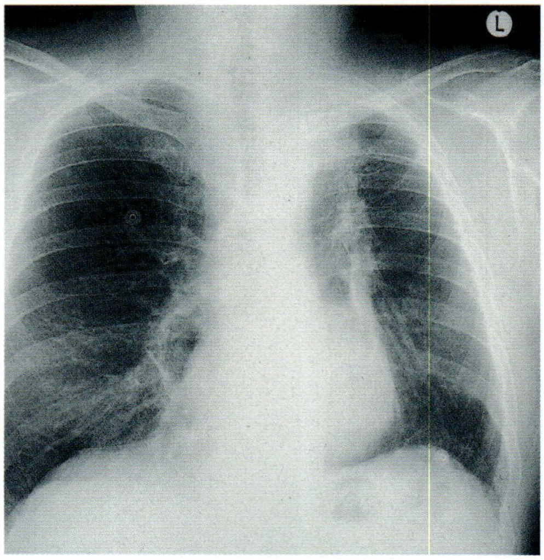

Abb. 6.76 Plattenepithelkarzinom des linken Oberlappens. Man erkennt eine Oberlappenatelektase an der Oberlappenverschattung mit Volumenverlust (Mediastinalverziehung zur kranken Seite). Die Oberlappenschrumpfung erklärt auch das links hochgezogene Zwerchfell. Wegen der stark reduzierten Lungenfunktion konnte dieser Patient nicht operiert werden, eine Bestrahlung wurde begonnen. [M104]

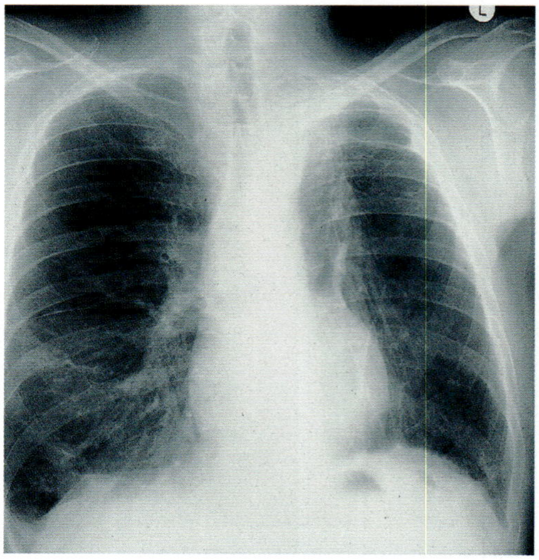

Abb. 6.77 Der Patient aus ➤ Abb. 6.76 ein Jahr später, nach Strahlentherapie. Es konnte eine Konsolidierung des Befunds erreicht werden. [M104]

Therapieänderungen in kurzer Zeit sollte die Therapie des Bronchialkarzinoms in spezialisierten Zentren und immer nach einer interdisziplinären Besprechung (Tumorboard) erfolgen.

Kleinzelliges Bronchialkarzinom

Synonym: SCLC (small cell lung cancer).
Das kleinzellige Bronchialkarzinom wird primär chemotherapeutisch behandelt:

- **Kombinationschemotherapie:** Remissionsraten von 60–90 % (*Limited Disease,* ➤ Tab. 6.25) bzw. 30–80 % (*Extensive Disease,* ➤ Tab. 6.25) mit 4–6 Zyklen in 3- bis 4-wöchigem Abstand
- Bei *Limited Disease* werden meist eine **Herdbestrahlung** mit ca. 30 Gy sowie eine prophylaktische Schädelbestrahlung angeschlossen.

In seltenen Fällen ist auch bei kleinzelligem Bronchialkarzinom eine Operation mit nachfolgender (adjuvanter) Chemotherapie möglich. Mittlerweile sind auch bei dieser Entität neue Therapieansätze zugelassen, weitere werden in Studien geprüft.

Prognose

Insgesamt **immer noch schlecht** mit allerdings zuletzt verlängerten Überlebenszeiten. Nur ein Drittel der Patienten mit nichtkleinzelligem Karzinom ist operabel. Die Überlebenszeit für Patienten mit kleinzelligem Karzinom beträgt ohne Therapie 7–14 Wochen, nach Chemotherapie 8–12 Monate (*Extensive Disease*) bzw. 12–16 Monate (*Limited Disease*). Kann ein Bronchialkarzinom operiert werden, so liegt die 1-Jahres-Überlebensrate immerhin bei 75 %, die 5-Jahres-Überlebensrate bei 50 %.

6.9.2 Andere thorakale Tumoren

Alle Lungen- und Bronchialtumoren außer dem Bronchialkarzinom sind selten:

- **Karzinoid** (➤ 7.5.9): semimaligner Tumor, der meist Frauen zwischen 30 und 60 Jahren betrifft. Durch die Sekretion von biogenen Aminen, wie z. B. Serotonin, kann ein sog. **Karzinoidsyndrom** ausgelöst werden: plötzliche Hautrötung (Flush), Durchfall, Bronchokonstriktion und evtl. eine Endokardfibrose im rechten Herzen. Die Diagnose erfolgt durch Bestimmung von 5-Hydroxy-Indolessigsäure und Serotonin im 24-Stunden-Urin.
- **Bronchialadenom:** Altersgipfel 30–40 Jahre. Der Tumor geht aus Bronchialwanddrüsen hervor und ist meist benigne.
- **Papillom:** von Bronchialepithelzellen ausgehendes, zunächst endobronchial wachsendes, oft blumenkohlartiges Geschwür. Der durch Infektion mit dem humanen Papillomavirus (HPV) entstehende Tumor wächst bei Jugendlichen oft diffus, bei Erwachsenen dagegen meist solitär. Übergang in malignes Wachstum ist möglich. Die Therapie erfolgt durch bronchoskopische Laserung.
- **Zylindrom** (adenoid-zystisches Karzinom): meist zentral wachsend und lokal rezidivierend. Der Tumor neigt zur Metastasierung mit perineuraler Ausbreitung, daher hat er eine schlechte Prognose.
- **Mesenchymale Tumoren:** Fibrom, Leiomyom (5-mal häufiger bei Frauen), Lipom (9-mal häufiger bei Männern), Retikulozytom, Angiom, Chondrom, Osteom, neurogene Tumoren, Teratom

Klinik und Therapie

Alle diese thorakalen Tumoren bleiben meist asymptomatisch. Bei zentralem Sitz kommt es evtl. zu Atemwegsobstruktion, Husten, Hämoptysen und poststenotischer Pneumonie. Bei malignem Wachstum entspricht die Symptomatik der des Bronchialkarzinoms. Eine Resektion ist immer anzustreben.

6.10 Erkrankungen der Pleura

6.10.1 Pneumothorax

Luftansammlung zwischen Pleura visceralis und parietalis, einhergehend mit einem Kollaps der Lunge, welche bei Wegfall des negativen intrapleuralen Drucks ihrer Eigenelastizität folgt. Voraussetzung für die Entstehung eines Pneumothorax ist eine Verbindung zwischen Atemwegen und Pleuraraum **(innerer Pneumothorax,** z. B. Spontanpneumothorax) oder eine Verletzung der Thoraxwand **(äußerer Pneumothorax).** Unterschieden werden (➤ Abb. 6.78):

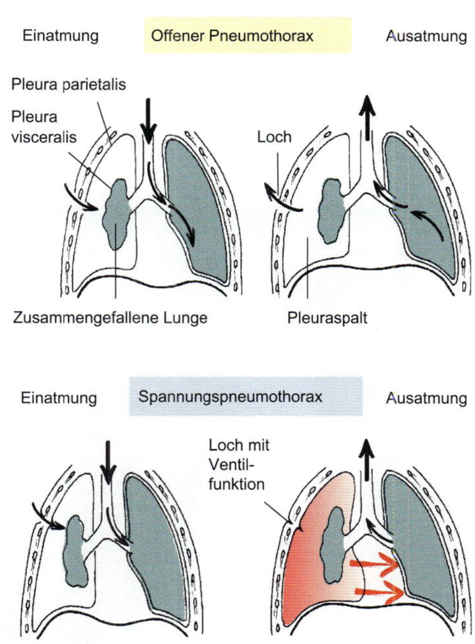

Abb. 6.78 Verschiedene Formen des Pneumothorax: Beim äußeren Pneumothorax tritt die Luft durch einen Brustwanddefekt in den Pleuraspalt ein und bei Ausatmung des Patienten wieder aus (Pendelluft). Im Gegensatz dazu kann beim Spannungspneumothorax die in den Pleuraspalt eindringende Luft nicht mehr entweichen. Der entstehende Überdruck im Pleuraraum der kranken Seite verdrängt das Herz und komprimiert die gesunde Lunge. [L190]

- **Spontanpneumothorax** ohne vorbestehende Lungenerkrankungen: Meist sind gesunde, schlanke, groß gewachsene Männer zwischen 20 und 40 Jahren betroffen, Raucher 100-mal häufiger als Nichtraucher. Als Ursache wurde die Ruptur angeborener oder erworbener subpleuraler Emphysemblasen vermutet; nach neuerer Auffassung liegen jedoch entzündliche Veränderungen an den kleinen Atemwegen zugrunde, die beobachteten „Blasen" wären demnach nur die Spitze des Eisbergs. Ein Pneumothorax tritt rechts etwas häufiger auf. Nach dem ersten Spontanpneumothorax kommt es in ca. 30 % zu einem Rezidiv, nach dem zweiten sogar in ca. 60 %. Daher wird nach dem zweiten Spontanpneumothorax eine Operation empfohlen.
- Ein **symptomatischer (sekundärer) Pneumothorax** tritt als Komplikation einer anderen Lungenerkrankung auf, z. B. bei Asthma, Lungenfibrose, *Pneumocystis-jirocveci*-(früher: *carinii*-) Pneumonie, Abszess mit bronchopleuraler Fistel (➤ 6.4.2), ARDS, Bronchialkarzinom oder Tbc.
- Ein **traumatischer Pneumothorax** ist meist iatrogen bedingt, z. B. durch Biopsie, Pleuradrainage, Subklaviakatheter, „Quaddeln", Überdruckbeatmung oder Reanimation. Andere Ursachen sind eine Rippenfraktur sowie perforierende Thoraxwandverletzungen.
- Bei einem **Spannungspneumothorax** dringt während der Inspiration Luft in den Pleuraspalt, die während der Exspiration nicht wieder entweichen kann. Ein solcher **Ventilmechanismus** kann bei innerem oder äußerem Pneumothorax entstehen. Durch eine Verdrängung des Herzens und übrigen Mediastinums zur gesunden Seite (➤ Abb. 6.79) kommt es zu einer Einflussstauung, die wegen des verminderten venösen Rückstroms zum Herzen zum akuten Kreislaufversagen führen kann.
- Ein **Pneumomediastinum (Mediastinalemphysem)** durch Übertritt von Luft in das Mediastinum und Ausbreitung v. a. nach kranial (Gesicht, Hals) ist selten; die Luft kann dann evtl. unter der Haut gefühlt werden **(Hautemphysem).** Ursache ist ein Leck in Trachea, Bronchien oder Ösophagus.

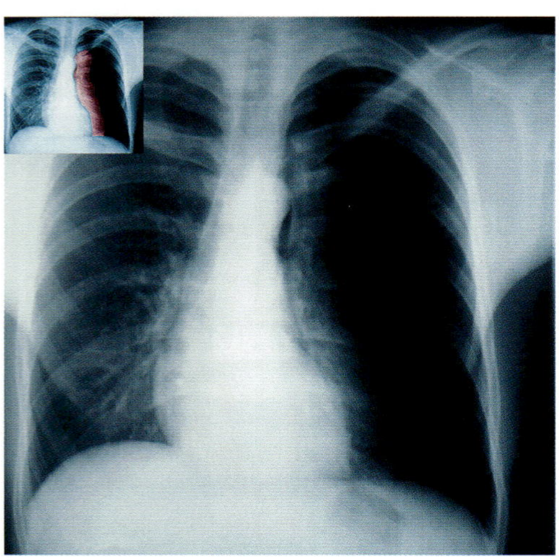

Abb. 6.79 Spannungspneumothorax links: Die linke Lunge ist vollständig kollabiert und grenzt sich am linken Herzrand als Verschattung ab (im Einschub rosa eingefärbt). Herz und Mediastinum sind zur gesunden Seite hin verdrängt. [T197]

CAVE!
Beim Mediastinalemphysem kann sich zusätzlich eine akute Mediastinitis entwickeln, die lebensbedrohlich ist.

Klinik und Diagnostik

Meist ist ein initiales Schmerzereignis zu erfragen, später klagt der Patient häufig über einen Reizhusten, hustenabhängige, meist lokalisierte Pleuraschmerzen und evtl. über Dyspnoe. Beim Spannungspneumothorax entwickeln sich häufig zunehmende Atemnot, Tachykardie und Schock. Bei der Untersuchung ist ein hypersonorer Klopfschall bei abgeschwächtem Atemgeräusch und fehlendem Stimmfremitus diagnostisch wegweisend. Die Diagnose wird durch **Röntgen-Thorax im Stehen und bei Exspiration** gesichert. Im weiteren Verlauf kann ein Thorax-CT evtl. Emphysemblasen nachweisen.

Therapie

Bei kleinem Spontanpneumothorax ist **Bettruhe** oft ausreichend, der Patient soll dabei möglichst flach liegen. Ist die Lunge im Röntgen-Thorax weniger als daumenbreit von der Thoraxwand entfernt, resorbiert sich die eingedrungene Luft meist innerhalb weniger Tage.

Die Resorption kann durch Sauerstoffatmung beschleunigt werden. Sauerstoff kann im Gegensatz zu Stickstoff ins Blut aufgenommen werden; somit wird der Pneumothorax umso schneller resorbiert, je mehr Sauerstoff er enthält.

Bei symptomatischem Pneumothorax, größerer Luftmenge (> 15 % des Hemithoraxvolumens) oder bei persistierender bronchopleuraler Fistel (➤ 6.4.2) muss durch eine **Thoraxdrainage,** evtl. auch durch eine einfache Aspiration die Luft entfernt werden.

Wiederkehrende Pneumothoraces müssen evtl. durch Laserung oder Klammerung der Pleuraoberfläche, evtl. auch durch lokale Verklebung der beiden Pleurablätter (**Pleurodese,** z. B. durch Instillation von Talkum) versorgt werden. Dies kann heute minimal-invasiv durchgeführt werden (sog. **v**ideo-**a**ssisted **t**horacoscopic **s**urgery, **VATS**).

Prognose

Wegen der häufigen Rezidive (s. o.) wird eine körperliche Schonung über Monate nach dem Ereignis empfohlen. Insbesondere Fliegen und Gerätetauchen nach einem Pneumothorax gehen mit einem erhöhten Risiko einher.

6.10.2 Pleuraerguss

MERKE
Jeder Pleuraerguss muss diagnostisch geklärt werden, da Ergüsse in ca. 50 % durch maligne Tumoren verursacht werden.

Ein **Hämatothorax** liegt vor, wenn der Hämatokrit in der Pleuraflüssigkeit ≥ 50 % des Bluthämatokriten beträgt. Ist der Erguss milchig-trübe, muss an einen **Chylothorax** oder einen **Pseudochylothorax** gedacht werden (s. u.).

Ist der Erguss durch eine begleitende Pneumonie bedingt, so spricht man von einem **parapneumonischen Erguss** (➤ 6.4.1). Erscheint dieser makroskopisch eitrig, so wird er als **Empyem** (➤ 6.10.4) bezeichnet. Weist die Laboranalyse des parapneumonischen Ergusses auf eine hohe entzündliche Aktivität hin (pH < 7,1, Glukose < 40 mg/dl, LDH > 1.000 IE/l) oder werden Bakterien im Gram-Präparat oder in der Kultur nachgewiesen, wird der Erguss als **„kompliziert"** bezeichnet, weil er häufiger zu längeren Verläufen und Pleuraverklebungen („Pleuraschwarte") führt.

Klinik

Je nach Ergussmenge tritt eine Dyspnoe auf, die bei langsamer Entwicklung erst bei großer Ergussmenge in Erscheinung tritt. Bei Empyem bestehen häufig Fieber oder subfebrile Temperaturen. Bei der Untersuchung fallen lokal (meist basal) verminderte Atemgeräusche und eine Dämpfung bei der Perkussion auf. Eine asymmetrische Thoraxexpansion bei der Einatmung **(Hoover-Zeichen)** ist selten.

MERKE

Atmungsabhängige thorakale Schmerzen oder ein Pleurareiben weisen auf eine Pleuritis sicca und sind bei Pleuraerguss meist nicht mehr vorhanden.

Ätiologie

Es ist überraschend, wie viele körperliche Störungen zu einem Pleuraerguss führen können. Relativ häufig sind jedoch nur drei Prozesse:

- In ca. 50 % ist ein Pleuraerguss durch **maligne Prozesse** bedingt, v. a. durch ein Bronchialkarzinom, seltener durch ein Pleuramesotheliom, Mammakarzinom, Nierenzellkarzinom und Ovarialkarzinom.
- In ca. 30 % ist eine bakterielle Pneumonie bzw. eine Tbc verantwortlich.
- 10 % sind auf eine Rechtsherzinsuffizienz zurückzuführen.

PRAXISBEZUG

Sonderformen des Pleuraergusses

- Ein **Hämatothorax** (Hämatokrit der Ergussflüssigkeit > 50 % des Blutwerts) ist traumatisch bedingt (Ruptur eines intrathorakalen Gefäßes).
- Ein **Chylothorax** entsteht durch Extravasation von Lymphe aus dem Ductus thoracicus oder seinen Zuflussgefäßen. Er kann traumatisch bedingt sein (z. B. Verletzung großer Lymphgefäße bei thoraxchirurgischen Eingriffen) oder – häufiger – durch ein malignes Lymphom entstehen; andere Ursachen (Leberzirrhose, Tbc, Filariose, „idiopathisch") sind selten.
- Der extrem seltene **Pseudochylothorax** zeichnet sich durch seinen hohen Cholesteringehalt aus und entsteht im Rahmen chronischer Ergüsse, z. B. bei rheumatologischen Erkrankungen oder Tbc.

Seltenere Ursachen sind eine Hypalbuminämie (z. B. bei Leberzirrhose oder nephrotischem Syndrom), ein subphrenischer Abszess („sympathischer Pleuraerguss"), eine akute Pankreatitis (Erguss links) oder der Erguss im Rahmen einer Polyserositis (bei rheumatologischen Systemerkrankungen vorkommende Entzündung der serösen Körpermembranen mit Aszites, Gelenkergüssen, Pleura- und Perikarderguss). Auch bei stärkerem Aszites oder Peritonealdialyse kann gelegentlich Flüssigkeit durch präformierte Zwerchfelllücken in den Pleuraraum gelangen (meist links). Ein Pleuraerguss kann auch eine peripher gelegene Lungenembolie begleiten.

Diagnostisches Vorgehen

- **Körperliche Untersuchung:** Der Nachweis eines Pleuraergusses gelingt bei einer Ergussmenge > 1 l anhand der basalen Klopfschalldämpfung und des abgeschwächten Atemgeräuschs.
- **Röntgen-Thorax:** Der Erguss ist ab ca. 300 ml sichtbar: Ein nichtgekammerter Erguss läuft in Seitenlage nach kranial aus und zeigt sich als homogene, lateral ansteigende Verschattung **(Ellis-Damoiseau-Linie);** diese entsteht durch den negativen Druck im Pleuraspalt (➤ Abb. 6.80).
- Die **Sonografie** ist das empfindlichste Verfahren (Nachweis ab 10–20 ml), das außerdem die meist erforderliche Punktion erleichtert.
- Bleibt die Ursache unklar, kann die Diagnose häufig durch eine **Thorakoskopie** geklärt werden: Nach Anlegen eines Pneumothorax wird die parietale und viszerale Pleura mit einem starren oder flexiblen Rohr inspiziert, ggf. können Biopsien entnommen werden.

Bei Nachweis eines Pleuraergusses müssen zwei Fragen beantwortet werden:

Erstens: Ist eine Pleurapunktion notwendig?

- Jeder Pleuraerguss sollte aus diagnostischen Gründen punktiert werden („Zwischen Arzt und Diagnose liegt manchmal nur die Haut").
- Bei sehr kleinem Erguss (unter daumenbreit auf dem Standardröntgenbild) liegt jedoch ein ungünstiges Risiko-Nutzen-Verhältnis

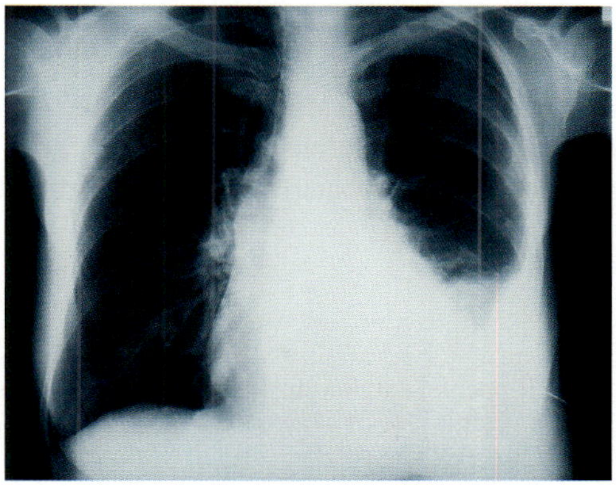

Abb. 6.80 Pleuraerguss links im Röntgen-Thorax. Typisch ist das seitliche Ansteigen der glatt begrenzten Verschattung (Ellis-Damoiseau-Linie). [T170]

6

vor, sodass die therapeutischen Konsequenzen vor einer Punktion kritisch hinterfragt werden müssen.

- Bei Herzinsuffizienz kann auf eine Punktion verzichtet werden, wenn der Pleuraerguss beidseitig auftritt und der Patient weder Schmerzen noch Fieber hat.
- Besteht schwere Atemnot oder eine Mediastinalverdrängung, muss der Erguss auch aus therapeutischen Gründen punktiert werden.

Zweitens: Gibt es Hinweise auf die Ätiologie?

Aussehen und Konsistenz des punktierten Ergusses ergeben erste Hinweise:

- **Blutig:** Ein Erguss erscheint schon bei kleinen Blutbeimischungen (z. B. 1 ml!) blutig und weist dann auf ein Bronchialkarzinom, Tbc oder eine Lungenembolie hin (Hkt oft < 1 %). Auch eine traumatische Punktion mit Gefäßverletzung lässt den Erguss blutig erscheinen. Ein echter Hämatothorax (Definition s. o.) ist selten.
- **Milchig:** Chylothorax oder Pseudochylothorax
- **Eitrig:** Empyem
- **Klar und zähflüssig:** maligne, tuberkulös oder parapneumonisch

Jedes Punktat wird darüber hinaus im Labor analysiert. Die erste Frage ist die, ob es sich um ein Transsudat oder ein Exsudat handelt. Ein **Transsudat** erfordert keine weitere diagnostische Abklärung, therapiert wird die Grundkrankheit (Herzinsuffizienz oder Hypalbuminämie). Liegt ein **Exsudat** vor, sollte die Ursache stets geklärt werden. Das gewonnene Punktat wird dazu hämatologisch (Differenzialzellbild, Hämatokrit), klinisch-chemisch (pH-Wert, Protein, Glukose, Triglyzeride, Cholesterin, LDH und Amylase), zytologisch (Nachweis maligner Zellen) und mikrobiologisch (Gram-Präparat, aerobe und anaerobe Kultur, Tbc und Pilze) untersucht.

Die Bestimmung der Adenosin-Desaminasen (ADA) ermöglicht darüber hinaus die Differenzierung zwischen tuberkulösen Ergüssen und solchen anderer Genese: Bei einer Konzentration ≥ 40 U/ml liegt mit hoher Wahrscheinlichkeit eine Tbc vor.

Ist nach diesen Untersuchungen die Ursache des Ergusses nicht klar, sollte eine Thorakoskopie mit **Pleurabiopsie** (Histologie) durchgeführt werden.

Therapie

Diese besteht in der Heilung der Grundkrankheit; eine therapeutische Punktion bzw. Drainage des Ergusses ist bei Dyspnoe und komplizierten Ergüssen angezeigt. Bei malignem Erguss kommt eine Pleurodese (Pleuraverklebung) mit Talkum in Betracht.

6.10.3 Pleuritis

Meist tritt eine Rippenfellentzündung sekundär bei Pneumonie, Tbc, Lungeninfarkt oder Bronchialkarzinom auf. Ist der Röntgen-Thorax unauffällig, liegt dagegen häufig eine primäre Pleuritis, z. B. bei Coxsackie-B-Virusinfektion (Morbus Bornholm), eine Lungenembolie oder eine rheumatologische Systemerkrankung (z. B. SLE) vor.

Differenzialdiagnose des Pleuraergusses

Transsudat

Eiweiß:	≤ 30 g/l
Quotient $Protein_{Erguss}/Protein_{Serum}$:	≤ 0,5
Spezifisches Gewicht:	< 1,016

Vorkommen: Herzinsuffizienz, Hypoproteinämie (z. B. nephrotisches Syndrom, Leberzirrhose)

Exsudat

Eiweiß:	≥ 30 g/l
Quotient $Protein_{Erguss}/Protein_{Serum}$:	≥ 0,5
Quotient LDH_{Erguss}/LDH_{Serum}:	≥ 0,6
Spezifisches Gewicht:	> 1,016

Weitere Befundinterpretation bei Exsudat:

- Mit Neutrophilie: akute Entzündung, z. B. bei Pleuropneumonie, Tbc, Lungenembolie, Pleuritis exsudativa und Pleuraempyem (➤ 6.10.4)
- Mit Vermehrung der Lymphozyten: chronische Entzündung, z. B. bei Tbc oder abheilender viraler Pleuritis
- Bei malignem Erguss ist der Quotient LDH_{Erguss}/LDH_{Serum} häufig ≥ 1.
- Eosinophilie ≥ 10 % ist meist eine Reaktion auf Blut oder Luft im Pleuraspalt. Liegt beides nicht vor, müssen seltenere Ursachen wie z. B. eine Asbestose, Echinokokkose, ein eosinophile Granulomatose mit Polyangiitis oder eine Medikamentennebenwirkung erwogen werden.
- Mit erhöhter Amylase: bei Pankreatitis, aber auch bei Ösophagusruptur oder malignem Erguss
- Mit erhöhten Triglyzeriden (meist > 110 mg/dl = 2 mmol/l): Chylothorax
- Mit erhöhtem Cholesterin (> 200 mg/dl = 5,2 mmol/l): Pseudochylothorax

Klinik

Der Patient klagt über „höllische", atmungsabhängige Schmerzen („Teufelsgrippe"), oft hat er dabei Fieber. Auskultatorisch ist bei **Pleuritis sicca** (Pleuritis ohne Erguss) ein Pleurareiben nachweisbar, das man manchmal sogar fühlen kann. Die Schmerzen und das Pleurareiben verschwinden, wenn sich – wie es meist der Fall ist – im Verlauf ein Erguss bildet **(Pleuritis exsudativa).**

Diagnostisches Vorgehen

Wichtig ist, eine Tbc mittels Tuberkulin-Test, Sputum- und Magensaftuntersuchung auszuschließen (➤ 6.4.3). Darüber hinaus werden die Entzündungsparameter im Blut bestimmt. Röntgen-Thorax und Sonografie dienen dem Nachweis sekundärer Ursachen und der Quantifizierung eines evtl. begleitenden Pleuraergusses. Gegebenenfalls sind virusserologische Untersuchungen und eine Autoantikörperdiagnostik notwendig.

6.10.4 Pleuraempyem

Unter einem Pleuraempyem versteht man einen makroskopisch eitrigen Erguss mit oder ohne Erregernachweis im Pleuraspalt. Meist tritt es nach bakterieller Pneumonie auf (es handelt sich dann um einen eitrigen parapneumonischen Erguss, ➤ 6.4.1). Weitere

Ursachen sind der Lungenabszess (➤ 6.4.2), selten auch Ösophagusperforation oder penetrierende Thoraxverletzung (auch als Komplikation einer Pleurapunktion).

Erreger sind entsprechend *Streptococcus pneumoniae, Staphylococcus aureus,* Gruppe-A-Streptokokken, seltener *Pseudomonas aeruginosa, E. coli* und Anaerobier.

Klinik

Meist (aber nicht immer!) geben die Patienten Fieber, Husten, Nachtschweiß und Gewichtsabnahme an. Besonders unter Antibiotikatherapie können die Symptome aber mild sein.

Diagnostisches Vorgehen

Die Verdachtsdiagnose ergibt sich oft im Röntgen-Thorax. Auskunft über Ergussmenge und -konsistenz wie auch über evtl. bestehende Septierungen kann der transthorakale Ultraschall geben. Die gesamte Ausdehnung zeigt sich am besten im CT. Die Pleurapunktion ist zur Bestätigung der Diagnose und zur Erregersuche unerlässlich.

Therapie

Die Therapie besteht in der Anlage einer großlumigen Pleuradrainage und systemischer Antibiotikatherapie. Gekammerte und zu Fibrinschichten organisierte Empyeme müssen oft thorakoskopisch (z. B. mittels **V**ideo-**a**ssisted **t**horacoscopic **S**urgery, **VATS**) abgetragen werden. Liegt bereits eine Vernarbung (Verschwartung) vor, ist eine offene Abtragung nach Thorakotomie nicht zu umgehen (sog. Dekortikation).

6.10.5 Pleuramesotheliom

Das Pleuramesotheliom ist ein diffus wachsender Tumor der **parietalen Pleura,** der lokal in Lunge, Thoraxwand und benachbarte Organe einwächst. Zur Vertiefung: www.pleuramesotheliom-aktuell.de

MERKE

Eine Asbestexposition ist in ≥ 90 % vorausgegangen. Das Pleuramesotheliom ist deshalb eine meldepflichtige Berufserkrankung.

Klinik

Zwischen Exposition und dem Auftreten klinischer Symptome vergehen oft mehrere Jahrzehnte. Mit Beginn der Symptome beträgt die Lebenserwartung wegen des aggressiven Tumorwachstums noch etwa 12–18 Monate. Im Vordergrund stehen eine zunehmende Luftnot, atmungsabhängige Thoraxschmerzen und Gewichtsverlust. Bei der Untersuchung findet sich ein einseitig abgeschwächtes Atemgeräusch mit Klopfschalldämpfung wie bei Pleuraerguss und Pleuraschwarte (diese sind jedoch meist schmerzlos!). Eine Metastasierung tritt, wenn überhaupt, dann erst spät auf, v. a. in Leber, Knochen und Nieren.

CAVE!

Bei schmerzhafter Pleuraschwarte und anamnestischer Asbestexposition muss an ein Pleuramesotheliom gedacht werden.

Diagnostisches Vorgehen

Die Diagnose ist schwierig zu stellen. Im Röntgen-Thorax sind pleurale Verdickungen, meist mit begleitendem Pleuraerguss, zu sehen. Im Thorax-CT kann man oft zusätzlich benigne asbestbedingte Veränderungen erkennen, wie z. B. Pleuraplaques und Lungenfibrose (➤ 6.5). Erstere lassen sich auch mittels Thoraxsonografie erkennen.

Die Diagnose wird mittels Thorakoskopie mit Biopsie oder über eine Mini-Thorakotomie gesichert. Eine Bronchoskopie mit bronchoalveolärer Lavage dient zum Nachweis von Asbestfasern in Alveolarmakrophagen.

Therapie

Aufgrund des langsamen Wachstums ist das Pleuramesotheliom therapeutisch kaum beeinflussbar. Chemotherapie, Bestrahlung und Operation sind selten lebensverlängernd. Möglicherweise kann durch Pemetrexed (Alimta®), einen Folsäure-Antagonisten, die Prognose verbessert werden.

Ansonsten steht die palliative Therapie im Vordergrund: Behandlung der Schmerzen sowie der Rechtsherz- und der respiratorischen Insuffizienz.

MERKE

Entscheidend sind die Expositionsprophylaxe durch Verzicht auf asbesthaltige Arbeitsstoffe und den Einsatz von Arbeitsschutzanzug und Feinstaubfilter.

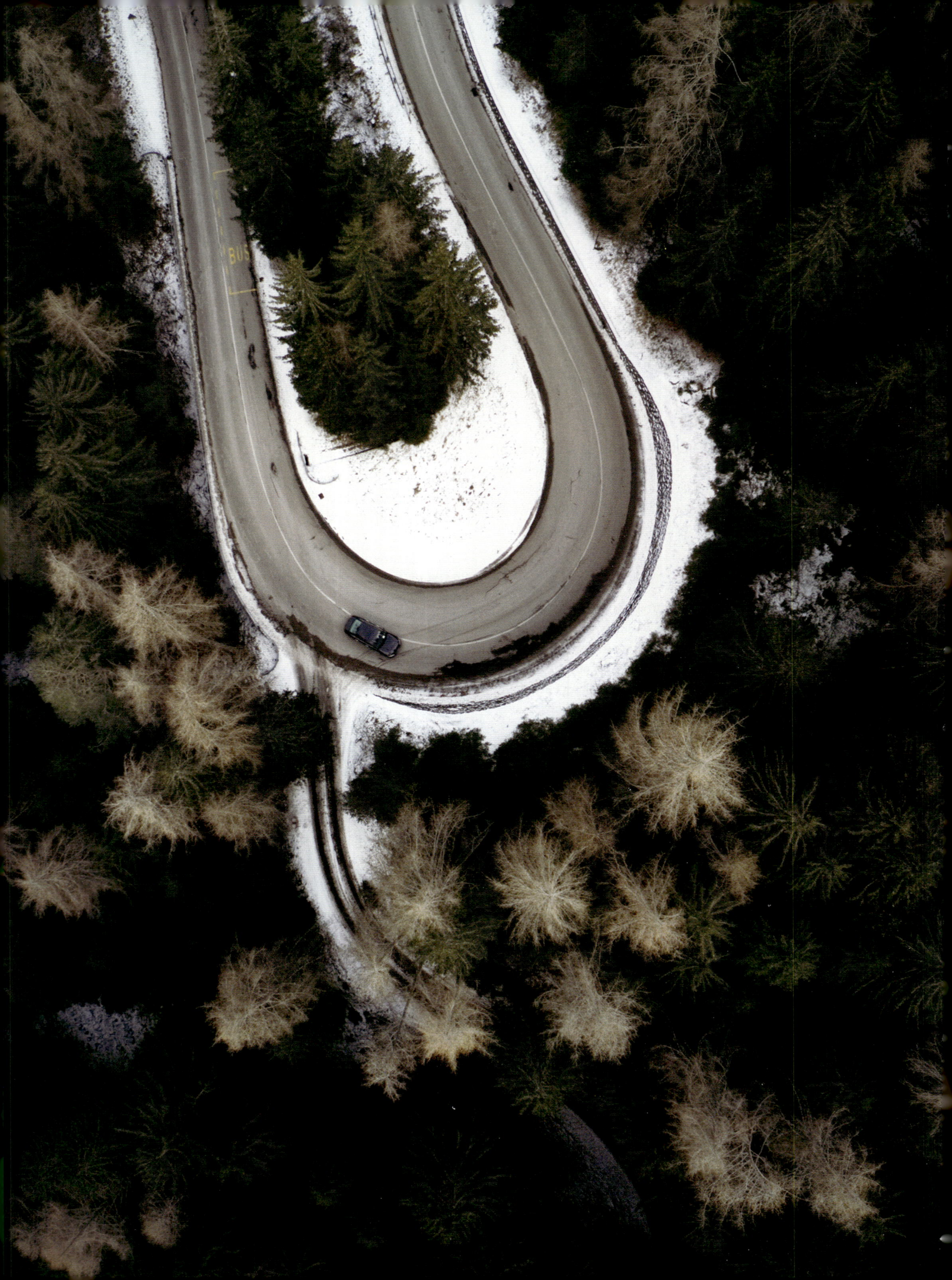
BUS

KAPITEL

7

A. Brüning, N. Homann

Magen-Darm-Trakt

Schon Kinder verbinden körperliches Unwohlsein mit dem Bauch: Bei jeder schmerzhaften Erkrankung – und sei es eine Mittelohrentzündung – deuten sie auf den Nabel. Auch beim Erwachsenen sind die mit am häufigsten beklagten Beschwerden im Magen-Darm-Bereich lokalisiert. Jeder dritte Patient, der in Deutschland einen Arzt aufsucht, tut dies aufgrund von Beschwerden im Gastrointestinaltrakt.

Weltweit zeigen sich gerade bei den Gastrointestinalerkrankungen große, vom sozialen Status und von Umweltfaktoren abhängige Unterschiede. Über eine Milliarde Menschen in den armen Ländern sind von den hierzulande praktisch unbekannten Rundwürmern und Hakenwürmern befallen, und 10 % der Weltbevölkerung leiden unter einer Amöbiasis.

In den industrialisierten Ländern dagegen stehen häufig funktionelle, oft psychosomatisch mitbedingte Magen-Darm-Beschwerden im Vordergrund. Gleichwohl sind auch in unseren Breiten schwerwiegende organische Erkrankungen des Gastrointestinaltrakts keineswegs selten: Immerhin 20 % der Malignome treten im Magen-Darm-Trakt auf.

Prüfungsschwerpunkte

+++	Morbus Crohn (Komplikationen, Therapie, Bildgebung), Colitis ulcerosa (Indikation für medik./chir. Therapie, Spätfolge: CA), gastroduodenales Ulkus (*Helicobacter pylori,* Therapie), Barrett-Ösophagus (Therapie, Kontrolle), Dysphagie (Ursachen, Therapie, Refluxkrankheit), Divertikulose/Divertikulitis (Therapie)
++	Kolorektales Karzinom (Pathogenese, Diagnostik, genet. Risiken: HNPCC), Achalasie, Zenker-Divertikel (Bildgebung); Reizdarmsyndrom, glutensensitive Enteropathie (morphologische Schäden, Getreidearten, sek. Laktasemangel, Folsäuremangel, AK gegen Endomysium), Karzinoidsyndrom (Symptome, Diagnose), Blut im Erbrochenen (Ursachen, Ösophagusvarizen, Mallory-Weiss-Syndrom), Ileus: paralytisch-mechanisch-spastisch
+	Durchfall (Staphylokokken-Enterotoxin, *Salmonella enteritidis*), Hiatushernien (Formen, Bildgebung), Hämatochezie/Meläna (Ursachen), Analfissur, ischämische Kolitis, Polypen (Therapie, Kontrolle), Hämorrhoiden

7.1 Anatomie und Physiologie

Die Aufgabe des Gastrointestinaltrakts ist es, Nährstoffe aufzunehmen, zu verdauen und den unverdaulichen Rest auszuscheiden. Für seine Verdauungsaufgaben ist er auf Sekretzufuhr und Regulation durch Mundspeicheldrüsen, Leber, Galle und Pankreas angewiesen. Diese Organe werden deshalb – trotz vielfältiger eigenständiger Funktionen – häufig zum Gastrointestinaltrakt bzw. Verdauungssystem gerechnet (➤ Abb. 7.1).

7.1.1 Anatomie

Aufbau und Feinbau

Bezug zum Peritoneum

Im Verlauf der embryonalen Entwicklung der Bauchhöhle verändert das am vorderen und hinteren Mesenterium in die Peritonealhöhle eingespannte Darmrohr seine Lage im Bauchraum durch mehrere komplizierte Drehungen. Infolgedessen ist am Ende ein Teil der abdominalen Organe vollständig von Peritoneum überzogen (**intraperitoneale Organe,** z. B. der Hauptteil des Dünndarms), während sich ein anderer Teil nur teilweise in den Peritonealraum einstülpt und nur an der Vorderseite Kontakt zum Peritoneum hat (**retroperitoneale Organe,** z. B. Duodenum, Pankreas). Völlig außerhalb des Peritonealraums (extraperitoneal) liegt das Rektum. Dieses verlässt beim Durchtritt in das kleine Becken die Bauchhöhle und verliert damit seinen Peritonealüberzug (➤ Abb. 7.2).

Mesenterium

Intraperitoneale Organe bleiben mit der hinteren Bauchwand über eine Peritoneumduplikatur in Verbindung (**Mesenterium,** am Kolon auch **Mesokolon** genannt); diese bildet – verstärkt durch Bindegewebe – ein elastisches Aufhängeband, durch das die intraperitonealen Organe mit Lymph- und Blutgefäßen sowie Nerven versorgt werden.

Bursa omentalis und die Netze des Bauchraums

Beim embryonalen „Eindrehen" der Verdauungsorgane in die Peritonealhöhle entstehen zum einen Mesenterialfalten zwischen einzelnen Organen (diese werden manchmal Bänder, manchmal Netze genannt), zum anderen einzelne, teilweise abgeschlossene Recessus („Höhlen") innerhalb der Bauchhöhle.

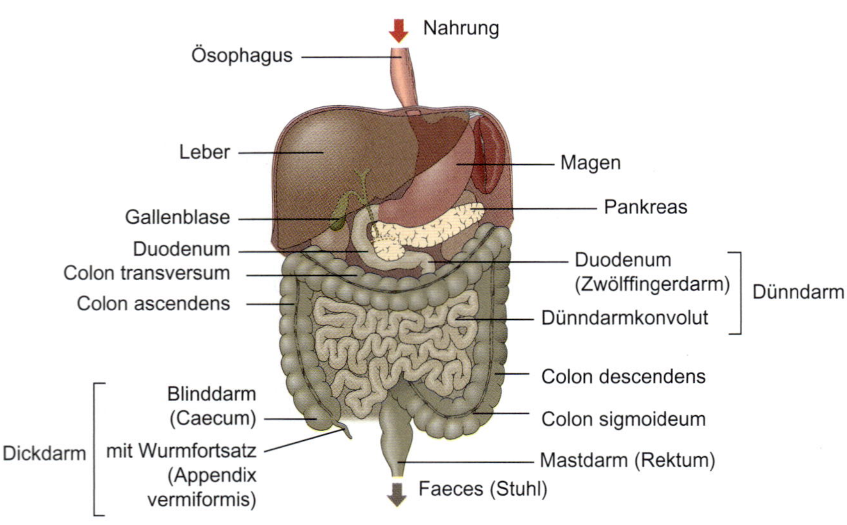

Abb. 7.1 Der Magen-Darm-Trakt im Überblick. Der Ösophagus endet mit der Kardia, der Magen mit dem Pylorus, der Dünndarm mit der Valva ileocaecalis (Bauhin-Klappe). [L190].

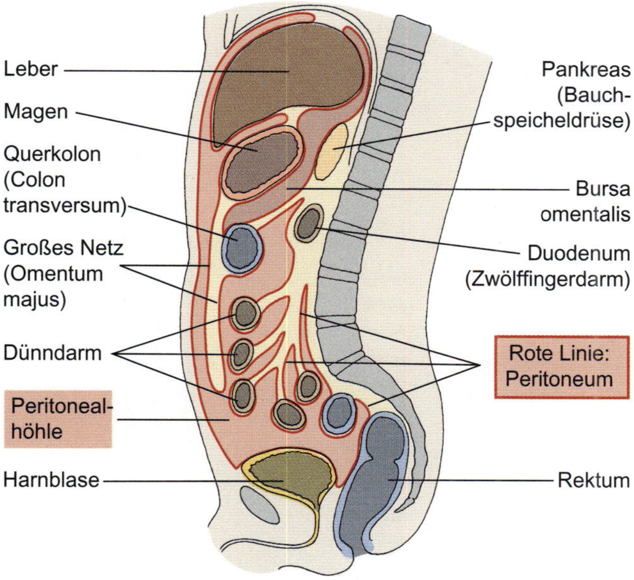

Abb. 7.2 Längsschnitt durch das Abdomen. Magen, Leber und der größte Anteil des Darms liegen intraperitoneal; Duodenum, Harnblase und Pankreas liegen retroperitoneal. [L190]

- Zu den Mesenterialduplikaturen zwischen den Organen zählen die **Magenbänder,** z. B. das Lig. gastrocolicum, das von der großen Kurvatur zum Colon transversum zieht.
- Die zwischen kleiner Magenkurvatur, oberem Duodenum und Leberpforte ausgespannte Peritonealplatte wird dagegen **kleines Netz, Omentum minus,** genannt.
- Der größte abgeschlossene Recessus innerhalb der Bauchhöhle ist die **Bursa omentalis.** Ihre Vorderwand wird von kleinem Netz und Magen, ihre Hinterwand zum Teil von Pankreas und Lobus caudatus der Leber gebildet. Ihr seitlicher Zugang heißt **Foramen epiploicum** und liegt hinter dem Lig. hepatoduodenale.
- Das bei der Magendrehung von der großen Kurvatur mitgezogene dorsale Mesenterium legt sich schürzenförmig über das Querkolon und bildet das den Dünndarm bedeckende **große Netz, Omentum majus.**

Arterielle Blutversorgung

Die Verdauungsorgane des Bauchraums werden über drei große, ventral aus der Bauchaorta abzweigende Arterienstämme versorgt (➤ Abb. 7.3):

- **Truncus coeliacus:** Seine drei Äste versorgen Leber und Gallenblase vollständig sowie Bauchspeicheldrüse, Magen und Duodenum teilweise.
- **A. mesenterica superior:** Kleinere Äste versorgen Duodenum, Magen und Pankreas; der arkadenförmig verzweigte Hauptteil versorgt den ganzen Dünndarm sowie etwa die Hälfte des Dickdarms bis zum Querkolon nahe der linken Flexur.
- **A. mesenterica inferior:** Diese versorgt mit ebenfalls arkadenförmigen Verästelungen die untere Hälfte des Dickdarms sowie mit ihrem Endast, der A. rectalis superior, den größten Teil des Rektums. Das Rektum wird zusätzlich über kleinere Arterien aus der A. iliaca interna und der A. pudenda interna versorgt.

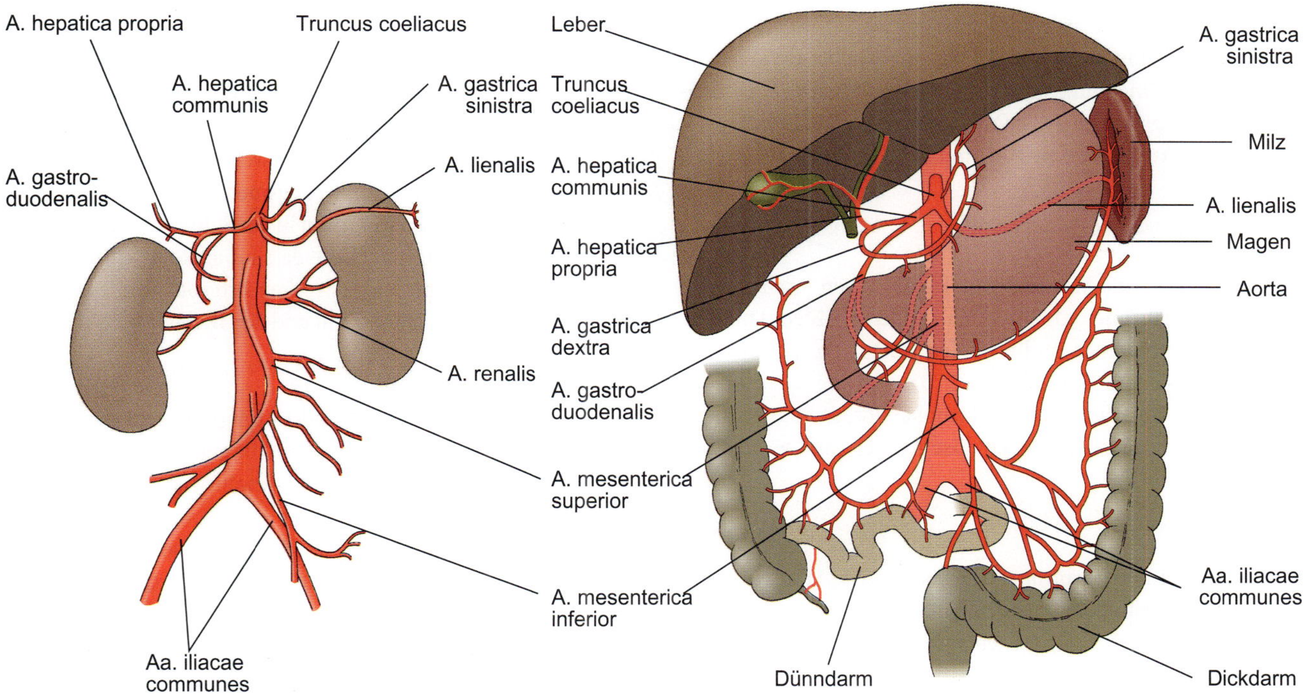

Abb. 7.3 Arterielle Blutversorgung der Abdominalorgane: rechts die Darstellung als „Situs", also zusammen mit den zugehörigen Organen, links nach Entfernung aller Organe außer den Nieren [L190]

Malrotation

Der Begriff „Malrotation" beschreibt die inkomplette Rotation des Darms während der embryologischen Entwicklung; diese wird bei 2 % der Erwachsenen gesehen. Das Zökum wandert dabei nicht in den rechten Unterbauch, sondern meist in die Gegend direkt unterhalb der Leber. Dadurch kann sich der Kolonrahmen nicht richtig an der hinteren Bauchwand verankern, sodass das Mesenterium mit der A. mesenterica superior nun einen langen Stiel bildet, welcher sich leicht um sich selbst drehen kann **(Volvulus).** Die Malrotation selbst ist asymptomatisch, geht aber mit dem Risiko eines Volvulus sowie einer Kompression des Duodenums durch abnorm verlaufende Mesenterialduplikaturen (z. B. sog. **Ladd-Bänder**) einher. Auch kann die abnorme Lage der Appendix bei der klinischen Diagnose einer Appendizitis Schwierigkeiten bereiten.

Venöse Blutversorgung und Pfortadersystem

Die von den drei Arterienstämmen versorgten Bauchorgane sammeln ihr venöses Blut im Pfortadersystem, welches das nährstoffreiche Blut in die Leber einspeist. Eine Ausnahme macht das mittlere und untere Rektum, welches ja an der Nährstoffaufnahme nicht mehr beteiligt ist: Von hier fließt das Blut über die Vv. iliacae direkt in die V. cava inferior.

MERKE

Bei der rektalen Applikation von Medikamenten gelangen die aufgenommenen Wirkstoffe ohne Leberpassage in den großen Kreislauf.

Normalerweise bestehen keine nennenswerten Verbindungen zwischen dem Pfortadersystem und dem venösen System – solche Verbindungen würden die Entgiftungs- und Verstoffwechselungsfunktion der Leber unterminieren. Steigt der Druck im Pfortadersystem jedoch an (etwa durch einen erhöhten Abflusswiderstand), so bilden sich Anastomosen zwischen Pfortadersystem und Venensystem aus, die sog. **Umgehungskreisläufe,** deren klinisch bedeutendster der Umgehungsweg über die Ösophagusvenen ist (Genaueres zu den Umgehungskreisläufen ➤ 8.1.2 mit ➤ Abb. 8.11).

Lymphatische Versorgung

Die Lymphgefäße des Magen-Darm-Trakts haben wichtige Aufgaben bei der Nahrungsaufnahme, da sie den größten Anteil der Nahrungsfette aufnehmen und über den Ductus thoracicus an die Blutzirkulation weiterleiten (➤ Abb. 2.70).

Kommt es zu Obstruktionen des Lymphabflusses, so tritt ein triglyzeridhaltiger Aszites, der sog. **chylöse Aszites,** auf (➤ 8.1.3).

Wandaufbau und -funktion

Der Wandaufbau des Darmrohrs folgt über weite Strecken einem einheitlichen Prinzip. Seine Schleimhaut ist jedoch jeweils an die spezifischen Erfordernisse des entsprechenden Darmabschnitts angepasst (➤ Abb. 7.4).

Der Feinbau des Magen-Darm-Rohrs spiegelt die beiden Hauptfunktionen der Verdauung wider:

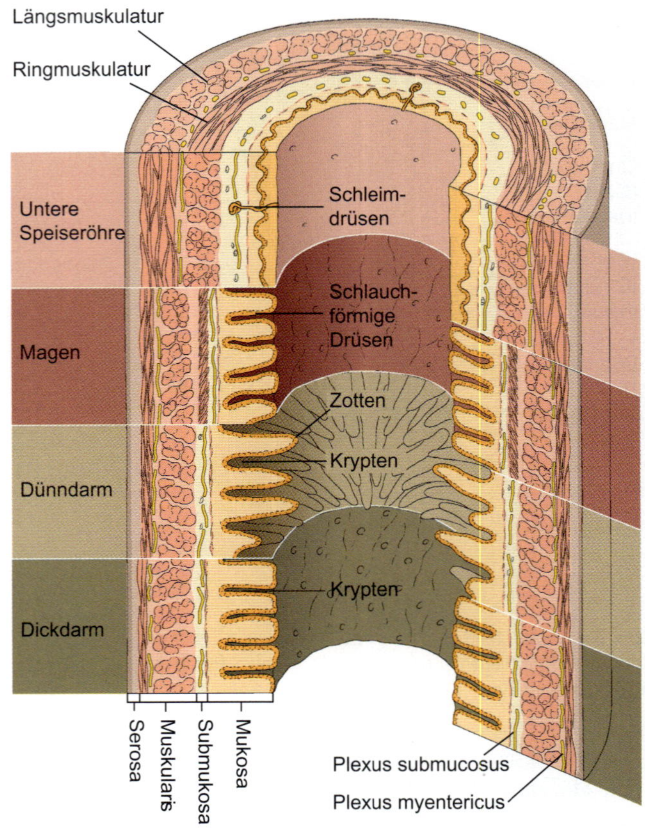

Abb. 7.4 Aufbau der Wandschichten in den verschiedenen Abschnitten des Verdauungstrakts. Vom untersten Abschnitt der Speiseröhre bis zum Ende des Kolons ist das Darmrohr stets gleich aufgebaut mit Mukosa, Submukosa, Muskularis und Serosa. Die Auffaltung der Mukosa ist entsprechend den resorptiven Funktionen gerade im Dünndarm stark ausgeprägt. [L190]

Mechanische Funktion

Eine zweiteilige Muskelschicht aus glatter Muskulatur sorgt für Zerkleinerung, Durchmischung und Transport des Speisebreis **(mechanische Verdauung).** Neural reguliert werden diese Muskelschichten über den zwischen Ring- und Längsmuskulatur gelegenen **Plexus myentericus (Auerbach)** und den in der Submukosa gelegenen **Plexus submucosus (Meißner).** Beide sind anatomisch und funktionell vielfältig verknüpft und erstrecken sich vom unteren Ösophagus über den Magen, den Dünndarm und den Dickdarm bis ins Rektum.

Biochemische Funktion

Diese wird durch die Sekret- und Enzymproduktion des Gastrointestinaltrakts (➤ Tab. 7.1) und durch die gigantische Auffaltung der Mukosa im Bereich des Dünndarms gewährleistet (➤ Abb. 7.5 und ➤ Abb. 7.6).

Das **Zottenepithel** besteht vor allem aus absorptiven Zellen, den **Enterozyten.** Diese werden kontinuierlich durch Herauswachsen neuer Zellen aus den **Krypten** erneuert. Auf diese Weise wird die gesamte Epithelschicht innerhalb von 3–6 Tagen ausgetauscht. Im Zottenepithel eingelagert finden sich vereinzelte schleimproduzierende Becherzellen. In den Krypten befinden sich zusätzlich zu den mitotisch aktiven Vorläuferzellen der Enterozyten:

7

Tab. 7.1 Übersicht über die sekretionssteuernden Peptide

	Gastrin	Cholezystokinin	Sekretin	GIP	Histamin
Bildungsort	G-Zellen; diese sind zu zwei Dritteln im Antrum des Magens, zu einem Drittel in der Duodenalmukosa lokalisiert.	I-Zellen der Duodenum- und Jejunumschleimhaut	S-Zellen der Duodenum- und Jejunumschleimhaut	K-Zellen des gesamten Dünndarms	Mastzellen der Korpusschleimhaut
Wirkung	• Stimulation der HCl-Sekretion der Belegzellen des Magens • Förderung der Peristaltik durch Wirkung auf die Muskulatur des Magenantrums • Trophische Wirkung auf die Epithelien von Magen und Duodenum	• Stimulation der Gallenblasenkontraktion und gleichzeitige Öffnung des Sphincter Oddi (→ Gallensaftausschüttung) • Förderung der Pepsinogen-Bildung in den Hauptzellen des Magens, jedoch • Hemmung der HCl-Sekretion	• Stimulierung der Pankreasgänge zur Bildung eines alkalischen, bikarbonatreichen Sekrets • Verlangsamung der Magenentleerung durch Hemmung der Magenmuskulatur • Förderung der Alkalisierung der Galle im Gallengangsystem • Hemmung der Salz- und Wasserresorption in der Gallenblase	• Förderung der Insulin-Freisetzung aus den B-Zellen des Pankreas • Hemmung der HCl-Sekretion und der motorischen Aktivität des Magens	Stimulation der Sekretion von HCl bzw. von Pepsinogenen nach Bindung an die H_2-Rezeptoren der Beleg- und Hauptzellen
Stimulation der Sekretion	• Magendehnung • Histamin • Nahrungspeptide • Bestimmte Aminosäuren im Magenlumen • Vagale Afferenzen • Hohe Katecholaminkonzentrationen im Serum	• Freie Fettsäuren • Peptide • Bestimmte Aminosäuren • Glukose im Duodenallumen	• Saurer Chymus	• Glukose • Fett • Aminosäuren • Niedriger pH-Wert im oberen Dünndarm	• Vagale Stimulation
Hemmung der Sekretion	pH des Magensaftes ≤ 3, Somatostatin, Enterogastone	Trypsin			

GIP = glucose-dependent insulin releasing peptide (= gastric inhibitory peptide), HCl = Hydrochlorid

- **endokrine Zellen** zur Abgabe verschiedener Hormone,
- **Paneth-Zellen,** die ein proteinreiches, wahrscheinlich antibakteriell wirkendes Sekret produzieren,
- weitere schleimbildende **Becherzellen.**

Der starken Regenerationsfähigkeit des Zottenepithels ist es zu verdanken, dass es selbst bei nachhaltiger Zelldestruktion im Rahmen mancher infektiöser Durchfallerkrankungen nur kurzfristig zur Einschränkung der Nahrungsaufnahme kommt.

In den nichtresorptiven Abschnitten des Kolons fehlen die Zotten. Die Krypten sind hier besonders reich an **muzinproduzierenden Becherzellen.**

Das intestinale Nervensystem

Die Motorik des Magen-Darm-Trakts von der Nahrungsaufnahme bis zur Defäkation ist größtenteils unwillkürlich gesteuert.

Intrinsische Innervation

Die gastrointestinalen Plexus (myentericus und submucosus) regulieren die Motilität der glatten Muskulatur; der Plexus submucosus innerviert zusätzlich Blutgefäße und Epithelzellen und beeinflusst damit auch die Sekretion von Verdauungsenzymen und Muzinen (➢ Tab. 7.1). Die beiden Plexus sind zu endogenen Reflexen befähigt, welche ohne „höhere“ Einflüsse die Darmmotilität unterhalten und koordinieren können (so kann z. B. der **peristaltische Reflex** lokal durch Dehnung des Darmrohrs ausgelöst werden).

Ein wichtiger „Lokalreflex“ ist die vor allem über den Plexus myentericus vermittelte unwillkürliche Relaxation der Ringmuskulatur bei Dehnung des Darmlumens. Fehlt der Plexus myentericus in einem bestimmten Darmsegment (so bei Morbus Hirschsprung, ➢ 7.5.2), kann die glatte Muskulatur nicht erschlaffen, und es kommt zum Aufstau des Stuhls vor dem eng gestellten Segment.

Der Plexus myentericus vermittelt auch die Erschlaffung des inneren Analsphinkters nach Dehnung der Ampulla recti. Ohne diese Relaxation ist eine normale Defäkation nicht möglich, sodass es zu einer hartnäckigen Obstipation kommt. Letzteres Problem kann ebenfalls im Rahmen eines Morbus Hirschsprung auftreten.

Extrinsische Innervation

Zusätzlich zur intrinsischen Innervation wird die Darmmotorik durch eine übergeordnete extrinsische, neurovegetative Innervation gesteuert. Diese setzt sowohl an Plexuszellen als auch an Blutgefäßen und z. T. auch direkt an den glatten Muskelzellen an und läuft über **fördernde parasympathische** und **hemmende sympathische** Einflüsse. Die extrinsische Innervation reguliert neben der Muskeltätigkeit auch die Sekretion der Verdauungsenzyme.

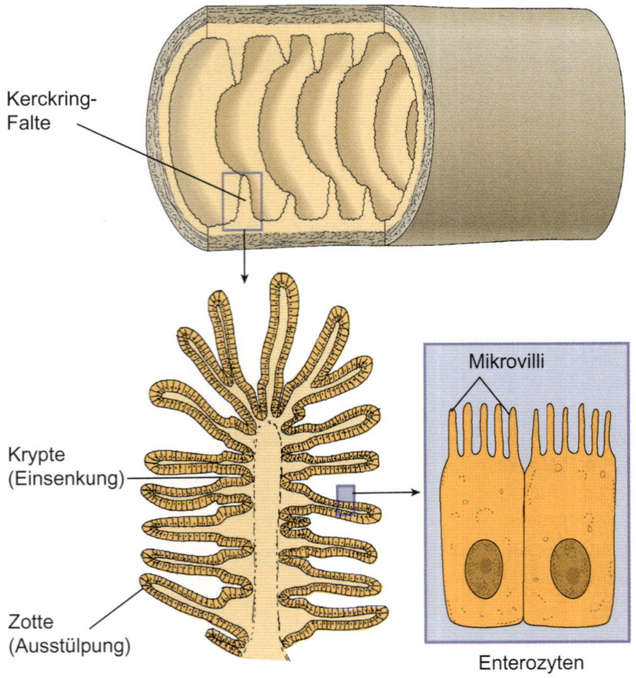

Abb. 7.5 Auffaltung der Duodenal- und Dünndarmschleimhaut in der Übersicht. Die Faltungen können die Oberfläche im Vergleich zu einem zylindrischen Hohlorgan um den Faktor 600 vergrößern. Die absorptive Gesamtoberfläche des Dünndarms wird auf ca. 200 m^2 geschätzt. [L190]

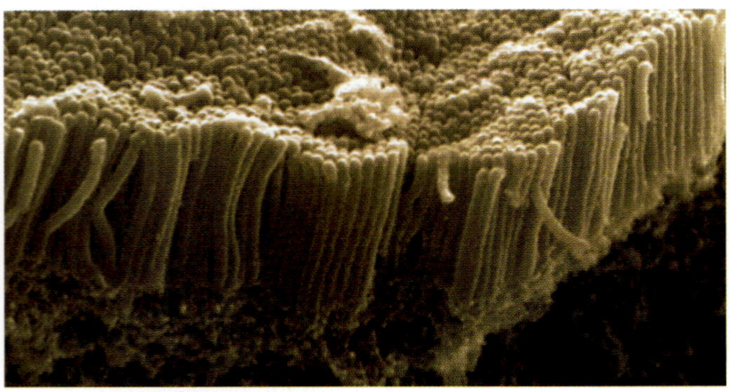

Abb. 7.6 Dünndarmmikrovilli im Elektronenmikroskop [E353]

Darüber hinaus tragen viszerale afferente Bahnen zur Regulation der Magen-Darm-Motilität und -Sekretion bei. Diese über den N. vagus laufenden Afferenzen sind besonders für die koordinierte motorische Funktion von Ösophagus und proximalem Magen sowie für den Defäkationsreflex von Bedeutung.

7.1.2 Funktionen des Magen-Darm-Trakts

Transport, Durchmischung, Speicherung

Diese Funktionen beruhen auf der autoregulativen Motilität des Magen-Darm-Trakts, die in folgenden Bewegungsmustern abläuft (➤ Abb. 7.7):

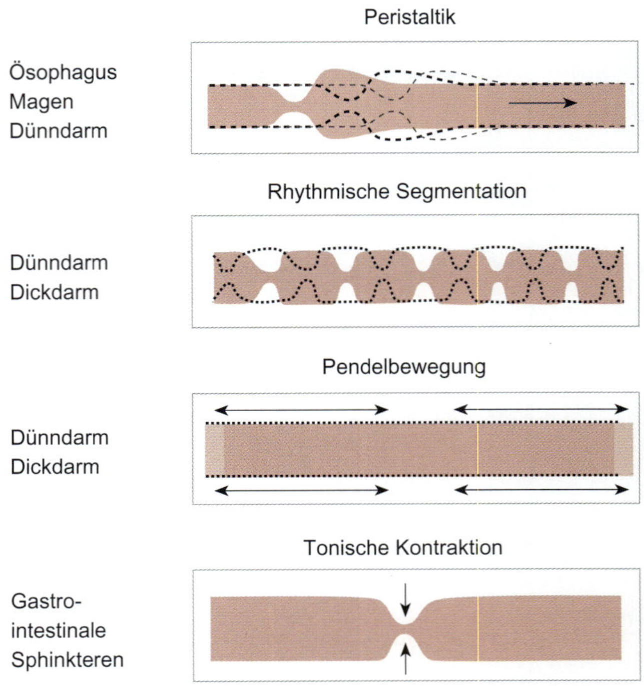

Abb. 7.7 Motilitätsmuster im Gastrointestinaltrakt. Die Segmentation dient der Durchmischung, die Peristaltik hingegen dient dem Weitertransport des Darminhalts. Durch die wechselnde Tonisierung der Darmmuskulatur (Akkommodation) kann zum einen der Darminhalt länger gespeichert werden, zum anderen entstehen Pendelbewegungen des Darminhalts. Tonische Kontraktionen sind typisch für Sphinkteren und schließen einzelne Darmanteile gegeneinander ab. [L157]

- **Segmentationsbewegungen** (stehende Wellen) dienen der Durchmischung des Darminhalts und zur Herstellung eines optimalen Kontakts von Darmwand und Speisebrei.
- **Peristaltische Kontraktionen** (propulsive Wellen) dienen dem Weitertransport des Speisebreis von oral nach anal.
- **Akkommodation:** Proximaler Magen, Colon ascendens und Rektum können durch Verminderung des Muskeltonus größere Volumina ohne Erhöhung des intraluminalen Drucks aufnehmen. Dieser sog. Akkommodationsreflex dient der Speicherung des Speisebreis bzw. Fäzes.
- **Tonische Dauerkontraktionen** (Spasmus): Dauerkontraktionen sind typisch für die Sphinkteren (z. B. am Pylorus, an der Ileozökalklappe und am Anus). Sie schließen einzelne Darmanteile gegeneinander ab.

Darüber hinaus treten im nüchternen Zustand vom Magen ausgehende und bis ins Kolon wandernde **Motorkomplexe** auf; dies sind peristaltische Aktivitäten von 10–15 Minuten Dauer, die über 1–2 Stunden vom Magen ins Kolon wandern. Sie dienen dem Weitertransport des Darminhalts und damit der Vorbereitung des Magen-Darm-Trakts auf die erneute Nahrungsaufnahme.

Transitzeiten

Die Transitzeit des Speisebreis durch den Magen ist individuell verschieden und hängt unter anderem von der Nahrungszusammensetzung ab. Eine Übersicht gibt ➤ Tab. 7.2.

Tab. 7.2 Passagezeiten im Magen

Getränke auf Wasserbasis	0–1 h
Trockenes Brot	1–2 h
Gemüse, mageres Geflügelfleisch	2–3 h
Gekochtes Ei	3–4 h
Fisch, Braten	4–5 h
Gebratene Gans	5–6 h
Stark fetthaltiger Konservenfisch	6–7 h

Sekretion

Sekretionsvorgänge liefern sowohl die Enzyme für die Verdauung als auch den Muzinfilm, der die Epitheloberflächen vor Selbstverdauung schützt und gleichzeitig als Schmierfilm für den vorbeigleitenden Speisebrei dient. Die meisten Drüsen nehmen die Sekretion erst nach Aktivierung auf und unterliegen deshalb einer komplexen neuronalen und humoralen Steuerung (➢ Tab. 7.1).

Hauptorte der Sekretion

- **Becherzellen:** Diese sind zwischen die normalen Epithelzellen eingestreut und sind für die Schleimsekretion vor allem des unteren Verdauungstrakts zuständig.
- **Sekretorischen Zellen** in den Dünndarm- und Kolonkrypten sezernieren teils Schleim, teils Wasser und Salze.
- Tubuläre, schlauchförmige **Magendrüsen** enthalten verschiedene Zelltypen und bilden Salzsäure (Belegzellen), Pepsinogene (Hauptzellen) und Magenschleim (Nebenzellen).
- Die dem Magen-Darm-Trakt parallel geschalteten **zusammengesetzten Drüsen** wie Mundspeicheldrüsen, Bauchspeicheldrüse und Leber geben ihr Sekret über ein verzweigtes Gangsystem in das Darmlumen ab und bilden in erster Linie Verdauungsenzyme.

Manche Verdauungsenzyme werden in das Darmlumen sezerniert; andere wiederum – wie die Amino- und Dipeptidasen – sind in den Bürstensaum des Dünndarmepithels integriert (d.h., sie werden direkt in den oberflächlichen Enterozyten produziert). Diese Proteine spalten also membrangebunden ihre im Speisebrei gelösten Substrate.

Steuerung der Sekretion

Im Rahmen der **nervalen Steuerung** werden die innerhalb der Darmwand liegenden Drüsen durch sekretomotorische Impulse aus dem Plexus submucosus gesteuert; die Signalübertragung läuft dabei über die cholinergen bzw. die peptidergen **Transmitter Dynorphin** bzw. **VIP** (vasoaktive intestinale Peptide). Die Sekretionsleistung der außerhalb der Wand des Magen-Darm-Kanals liegenden exokrinen Drüsen wird durch Sympathikus und Parasympathikus reguliert. Bei der Signalübertragung spielen neben den „klassischen" Neurotransmittern Acetylcholin und Noradrenalin auch bestimmte Neuropeptide – wie z.B. VIP und CCK (Cholezystokinin) – eine Rolle.

Die **humorale Steuerung** läuft über spezialisierte, vom Neuroektoderm abgeleitete und im Mukosaepithel eingebaute Zellen, die unter anderem Gastrin, Sekretin, Cholezystokinin und GIP (**G**lucose-Dependent **I**nsulin-releasing **P**eptide) bilden. Wegen ihrer gemeinsamen Fähigkeit, aufgenommene Substanzen zu Aminen zu dekarboxylieren, werden sie auch als **APUD-Zellen** zusammengefasst (APUD = **A**mine-**P**recursor **U**ptake and **D**ecarboxylation).

Die gebildeten Signalstoffe werden zum Teil in das Blut freigesetzt **(endokrine Wirkung),** wirken jedoch teilweise auch direkt auf ihre Nachbarzellen ein **(parakrine Wirkung)** oder dienen als Neurotransmitter des Darmnervensystems **(neurokrine Wirkung).** Durch ihre stimulierende oder hemmende Wirkung sowohl auf die glatte Muskulatur als auch auf die sezernierenden Zellen steuern sie neben Sekretion und Verdauung auch die Motilität der Darmwand.

Klinisch bedeutsam werden diese Hormone, wenn sie z.B. im Rahmen von endokrinen Tumoren exzessiv produziert werden (z.B. Gastrinom, Kasten „Zollinger-Ellison-Syndrom" in ➢ 7.4.4).

Digestion und Absorption von Kohlenhydraten, Eiweißen und Fetten

Die Vorgänge der Digestion und der Absorption werden auch als Assimilation zusammengefasst.

Kohlenhydrate

Das durchschnittlich mit der Nahrung aufgenommene Kohlenhydratgemisch besteht zu ⅔ aus Polysacchariden (v.a. Stärke) und zu ⅓ aus Disacchariden (v.a. Saccharose und Laktose). Nur 3 % sind Monosaccharide (v.a. Fruktose). Kohlenhydrate können nur als Monosaccharide, d.h. vollständig verdaut, aufgenommen werden.

Durch enzymatische Hydrolyse entstehen aus den verdaulichen Kohlenhydraten die drei Monosaccharide Glukose, Fruktose und Galaktose. Die Stärke wird von der **Amylase** der Mundspeicheldrüsen und des Pankreas in Disaccharide zerlegt. Die Disaccharide werden dann von den **Oligosaccharidasen** der Bürstensaummembran in die resorbierbaren Monosaccharide zerlegt und direkt in einem Na^+-Ko-Transport (Glukose, Galaktose) bzw. einem Na^+-unabhängigen Transport (Fruktose) aufgenommen.

Dabei ist die Hydrolysierungsrate für Laktose am geringsten, sodass diese erst in tieferen Dünndarmabschnitten resorbiert wird. In einigen ethnischen Gruppen in Afrika und Asien ist die Laktasekonzentration und damit Hydrolysierungsrate so gering, dass Milch-„Genuss" durch die nicht resorbierte Laktose zur Diarrhö führt (primärer Laktasemangel). In nördlichen Breiten dagegen ist der primäre Laktasemangel mit 2 % selten. Häufiger kommt es zum sekundären Laktasemangel nach unspezifischer Schleimhautschädigung (beispielsweise nach Durchfallerkrankungen) mit transientem Mangel an Bürstensaumenzymen mit den klinischen Folgen einer Laktose-Intoleranz (➢ 7.5.7).

Proteine, Peptide, Aminosäuren

Auch hier läuft der Abbau über mehrere Zwischenschritte bis zu den resorbierbaren Grundbausteinen (Aminosäuren sowie Di- und Tripeptide).

- Im Magen wird das Eiweiß durch **Salzsäure** denaturiert und durch **Pepsine** in mittellange und kurze Peptide gespalten. Die weiterhin funktionierende Eiweißverdauung des gastrektomierten Patienten zeigt allerdings, dass dieser Schritt zum Eiweißabbau nicht essenziell ist.
- Die **Peptidasen** aus dem Pankreas (Trypsin, Chymotrypsin) spalten die Eiweißkörper zu 30–40 % in Aminosäuren auf; die verbleibenden Oligopeptide werden durch **Oligopeptidasen** des Bürstensaums in Aminosäuren, Di- und Tripeptide abgebaut, und diese werden über einen H^+-Ko-Transport aufgenommen und z.T. intrazellulär zu freien Aminosäuren hydrolysiert.

Fette

Die aufgenommenen Nahrungsfette bestehen zu 90 % aus Triglyzeriden sowie zu 10 % aus Cholesterin, Cholesterinestern, Phospholipiden, Sphingolipiden und fettlöslichen Vitaminen. Die mit der Nahrung

7

aufgenommenen Triglyzeride sind vorzugsweise aus langen Fettsäuren aufgebaut, welche teilweise gesättigt (Palmitin- und Stearinsäure), teilweise ungesättigt (Olein- und Linolensäure) sind. Bis zu 30 % der Nahrungsfette werden schon im Magen – in dem fetthaltige Speisen bis zu vier Stunden lang liegen – verdaut. Hierzu dienen die vom Zungengrund sezernierten **Lipasen** sowie die Magenmotilität mit ihrer fettemulgierenden Wirkung.

- Für die weitere Verdauung des fetthaltigen Chymus ist die Emulgierung eine unabdingbare Voraussetzung. Nur so kann eine für die Wirkung der Lipasen ausreichend große Fett-Wasser-Grenzfläche geschaffen werden. Für die Emulgierung im Darm sind neben der Darmmotilität die Gallensäuren verantwortlich (der Gallefluss wird durch langkettige Fettsäuren über das Cholezystokinin angeregt). Die einzelnen Fettanteile werden dann durch verschiedene **pankreatische Enzyme** abgebaut, wie z. B. Pankreaslipase, Phospholipase und nichtspezifische Lipase (früher Cholinesterase genannt).
- Die Hydrolyseprodukte dieser Lipolyse – also Monoglyzeride, freie Fettsäuren sowie weitere lipophile Substanzen wie Cholesterine oder Phospholipide – bilden dann mit den Gallensalzen sog. **Mizellen** (➤ Abb. 7.8). Erst diese Partikel im Nanometerbereich ermöglichen den innigen Kontakt zur Dünndarmschleimhaut, indem sie sich zwischen die Mikrovilli legen. Die Lipide der Mizellen werden direkt in der Zellmembran gelöst und gelangen so ins Zellinnere. Die aufgenommenen Gallensalze werden wieder ins Darmlumen freigesetzt.
- Der Abtransport der aufgenommenen Fette läuft zum größten Teil über die Lymphgefäße. Nur die kurz- und mittelkettigen Fettsäuren gelangen über Diffusionsvorgänge in die Kapillaren der Darmzotten und von dort aus über das Pfortadersystem zur Leber. Die übrigen Bestandteile der Mizellen werden in den Epithelzellen unter Energiezufuhr wieder zu Triglyzeriden, Cholesterinestern und Phospholipiden zusammengesetzt. Diese resynthetisierten Fette werden schließlich von einer Proteinhülle umgeben und als nunmehr wasserlösliche Tröpfchen in das zentrale Lymphgefäß der Dünndarmzotten abgegeben (**Chylomikronen** und **VLDL – V**ery **L**ow **D**ensity **L**ipoproteine). Die Chylomikronen gelangen letzten Endes über den Ductus thoracicus in den Blutkreislauf.

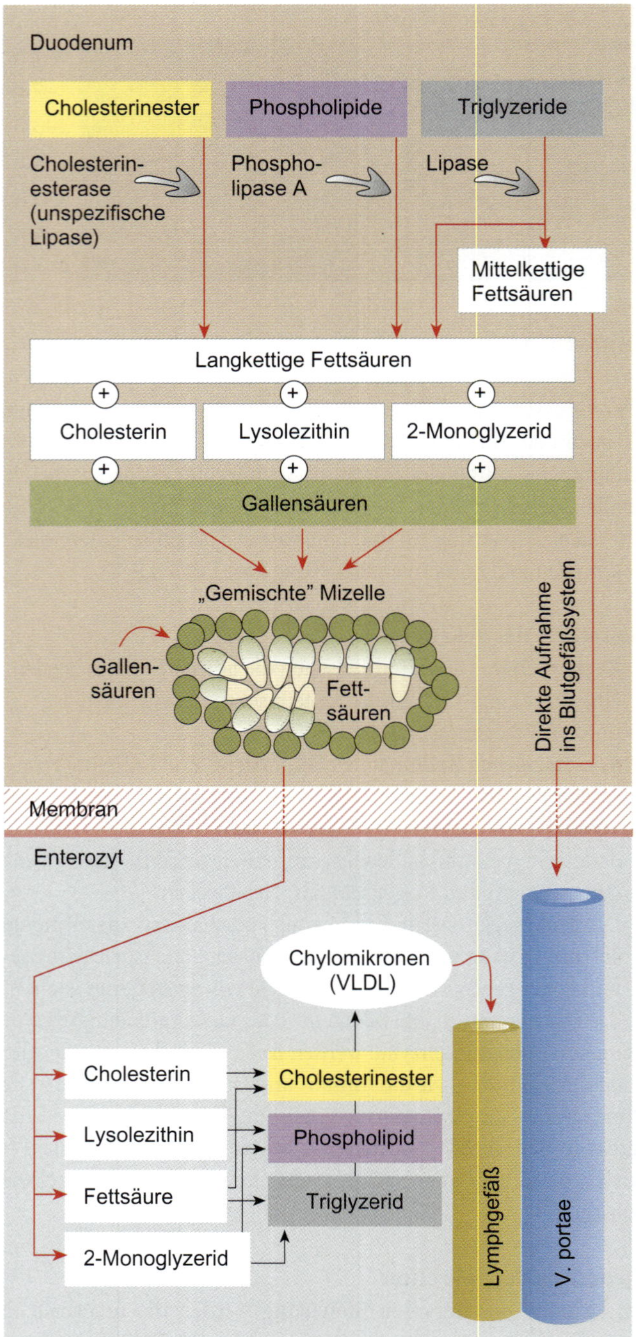

Abb. 7.8 Übersicht über die Fettverdauung. Die gemischten Mizellen bestehen aus sog. ambiphilen Gallensäuren, die ein lipophiles und ein hydrophiles Ende besitzen. Das hydrophile Ende bildet die Außenschicht der Mizelle. Am lipophilen Ende der Gallensäuren, das ins Mizelleninnere ragt, können sich langkettige Fettsäuren, Cholesterin, Monoglyzeride und Lecithin anlagern und so mithilfe der hydrophilen „Umhüllung" durch die Gallensäuren die Enterozytenmembran passieren. [L157]

Digestion

Hierunter versteht man die Zerlegung der Nahrungsstoffe in resorbierbare Moleküle durch **mechanische** und **chemische** Aufbereitung.

Neben der Vorbereitung zur Resorption dient die Zerkleinerung auch dem Abbau antigener Eigenschaften der Nahrungsstoffe (➤ 7.5.7).

Absorption (Resorption)

Die mit den austauschbaren Begriffen „Absorption" oder „Resorption" belegten Vorgänge führen zur Aufnahme der resorptionsfertig zerlegten Nahrungsstoffe in die Blut- oder Lymphbahn (Kasten „Digestion und Absorption").

Hauptaufnahmemechanismen sind dabei die passive Permeation durch die Darmmukosa und der energieabhängige, aktive Transport. Hauptabsorptionsorte sind Jejunum und Ileum (➤ Abb. 7.9). Kurzkettige Fettsäuren werden als einzige resorbierbare organische Substanzen noch im tieferen Dickdarm aufgenommen.

Die passive Permeation nutzt den Konzentrationsgradienten für die Nahrungsstoffe vom Darmlumen zum Kapillar- und Lymphgefäßsystem aus. Diese Art des Transports läuft über die Spalträume zwischen den einzelnen Enterozyten **(parazellulärer Transportweg)** und wird vor allem für die Aufnahme von Na^+ und Wasser genutzt.

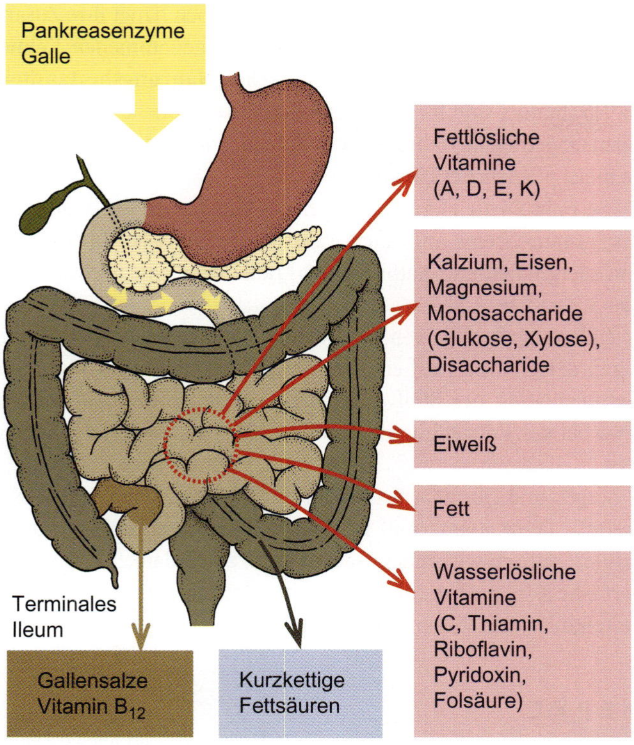

Abb. 7.9 Resorptionsorte im Magen-Darm-Trakt. Während manche Nährstoffe entlang des gesamten Darms aufgenommen werden, können andere nur an spezifischen und für die Aufnahme des betreffenden Nährstoffes spezialisierten Darmabschnitten aufgenommen werden (für jeden Darmabschnitt wurde eine andere Farbe gewählt). [L157]

Der daneben bestehende aktive **transzelluläre** Transport nutzt den aktiven Na^+-Transport, im Kolon auch den aktiven K^+-Transport als entscheidende Triebkraft. Dieser Transport wird zu einem großen Teil durch die Wirkung der Na^+-K^+-ATPase bzw. K^+-H^+-ATPase ermöglicht und wird zur Aufnahme vieler Substrate – wie Glukose, Galaktose, Laktose, Aminosäuren, Phosphate und Vitamine, aber auch kurzkettiger Fettsäuren – genutzt.

Klinisch relevant ist bei diesem gekoppelten Transport vor allem die Koppelung der Na^+- und Glukose-Absorption im Dünndarm. Die Aufnahme von Na^+ (und damit auch von Wasser) wird durch die Anwesenheit von Glukose gefördert (Na^+-Glukose-Ko-Transport).

MERKE

Lösung der Wahl zum oralen Flüssigkeitsersatz bei einer sekretorisch bedingten Diarrhö (➤ 7.5.1 – z.B. Cholera) ist deshalb eine Lösung, die Na^+ und Glukose im stöchiometrischen Verhältnis von 2:1 enthält (ursprünglich von der WHO vorgeschlagen und deshalb auch „WHO-Lösung" genannt, ➤ Abb. 7.10).

Sekretion von Wasser und Elektrolyten

Der Dünndarm resorbiert nicht nur, sondern kann Wasser und Elektrolyte auch sezernieren, und zwar vor allem in den Krypten. Diese Sekretion wird durch die Na^+-K^+-Pumpe getrieben und kann durch die intrazellulären zyklischen Nukleotide cAMP und cGMP aktiviert werden. So aktivieren beispielsweise das Choleratoxin die Adenylatzyklase und E.-coli-Toxine die Guanylatzyklase und führen so zu schweren sekretorischen Durchfällen. Außerdem kann die Sekretion durch intestinale Hormone wie das VIP (erhöht z.B. beim Karzinoidsyndrom, ➤ 7.5.9), diphenolische Laxanzien (z.B. Bisacodyl und Natriumpicosulfat) und dekonjugierte Gallensäuren aktiviert werden. Eine passive Sekretion kann aber auch durch Veränderungen am epithelialen Schlussleistennetz, z.B. bei pseudomembranöser Kolitis, ausgelöst werden (entzündliche Diarrhö, ➤ 7.5.1).

Flüssigkeitskonservierung

Im Magen-Darm-Trakt werden täglich ca. 10 Liter Flüssigkeit umgesetzt: 2 l von außen zugeführte Flüssigkeit (in Getränken und Speisen), 1 l Speichel, 2 l Magensekret, 2 l Gallen-/Pankreassekret sowie

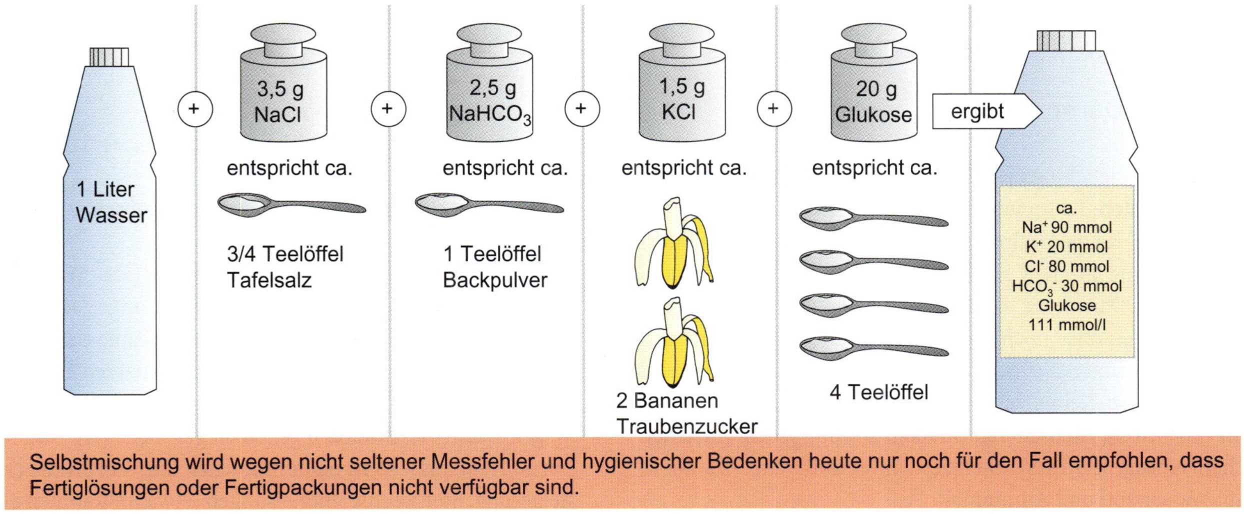

Abb. 7.10 WHO-Lösung. Hat man keine Möglichkeit, die einzelnen Zutaten exakt zu berechnen, kann man mit einfachen Mitteln eine improvisierte WHO-Lösung herstellen. [L157]

3 l vom Dünndarm sezernierte Flüssigkeit. Hiervon werden 96 % im Dünndarm und 3 % im Dickdarm resorbiert. Nur 1 %, das sind ca. 100 ml, werden mit dem Stuhl ausgeschieden.

Immunologische Funktion

Der Magen-Darm-Trakt ist einer Vielzahl potenziell antigen wirkender Substanzen ausgesetzt, z. B. Mikroorganismen, unvollständig abgebauten Eiweißstoffen und Enterotoxinen. Zur Antigenabwehr stehen die folgenden Mechanismen zur Verfügung:

- **Immobilisation** von Keimen: Diese erfolgt im zähen Schutzfilm der Schleimhaut.
- **Abtötung** von Organismen und Ausfällung von Eiweißen erfolgt durch die Magensalzsäure.
- **Enzymatische Verdauung** der Eiweißstoffe: Dieser vom nutritiven Aspekt her effektive Mechanismus ist bezüglich der Immunabwehr unzuverlässig. So lassen sich zum Beispiel in der Muttermilch in bis zu 40 % über den Magen-Darm-Trakt der Mutter aufgenommene antigen wirksame Nahrungsproteine (vor allem aus der Kuhmilch) nachweisen.
- **Antikörperbildung:** Welche überragende immunologische Bedeutung die enterale Abwehr durch Antikörper hat, zeigt die Tatsache, dass 75 % aller antikörperproduzierenden Zellen des Körpers in der Darmschleimhaut lokalisiert sind – zum einen in flachen, lymphatischen Organen, den **Peyer-Plaques,** zum anderen diffus beidseits der Basalmembran. Die meisten Zellen dieses sog. **darmassoziierten lymphatischen Gewebes** (**G**ut-**A**ssociated **L**ymphatic **T**issue, **GALT**) sind zur Bildung von sekretorischem IgA befähigt und spielen vor allem bei der Abwehr von Viren eine wichtige Rolle. Ein Mangel an diesem IgA (selektiver Immunglobulin-A-Mangel) kann infolgedessen zu vermehrten bronchopulmonalen Infekten und Diarrhöen führen. Durch die Fähigkeit des GALT zur lokalen Sekretion von Antikörpern und damit zur intraluminalen Antigenabwehr wird eine systemische Antikörperpräsentation umgangen, die stets auch mit der Gefahr von Überempfindlichkeitsreaktionen verbunden ist. Diese Fähigkeit wird auch als **orale Toleranz** bezeichnet.

Bakterien im Darm

Die bakterielle Besiedelung des Magen-Darm-Trakts ist im Wesentlichen auf das untere Ileum und Kolon beschränkt. Hier findet sich mit 10^{11} bis 10^{12} Keimen/ml eine massive Besiedelung – die dort gefundenen Keime machen > 90 % des Zellbestandes eines Menschen aus. Die „Darmflora" besteht aus vielen hundert, zumeist anaeroben und teilweise noch nicht identifizierten Bakterien- und Pilzstämmen, darunter *Bacteroides fragilis, E. coli,* Klebsiellen und *Enterobacter.* Diese Keime bilden ein relativ stabiles Ökosystem, das von Mensch zu Mensch verschieden und für jeden einzelnen Menschen typisch ist. Es synthetisiert unter anderem Vitamin K, Methan, Wasserstoff und Ammoniak.

Die Darmflora bildet sich in den ersten Lebenstagen durch Inokulation von Keimen aus dem mütterlichen Vaginaltrakt sowie aus weiteren Umgebungsquellen. Im späteren Leben hängt ihre Zusammensetzung von den über die Nahrung aufgenommenen Keimen und von Art und Menge der **präbiotischen Nahrungsbestandteile** ab. (Präbiotika sind für den Menschen unverdauliche, in den Dickdarm eingetragene Nahrungsbestandteile, z. B. Oligofruktosaccharide meist pflanzlicher Herkunft.)

Die mikrobielle Flora prägt über das GALT auch die Ausbildung des Immunsystems und spielt wahrscheinlich bei der Entwicklung von allergischen und Autoimmunerkrankungen eine wichtige Rolle (➤ 5.2 und ➤ 5.3).

Zudem dürften die von der Darmflora synthetisierten und ständig in den Blutkreislauf eingetragenen kurzkettigen Fettsäuren bei der Regulation des Stoffwechsels eine Rolle spielen; sie könnten etwa bei der Entstehung der Insulinresistenz (➤ 10.1.4) beteiligt sein.

Magen und Dünndarm sind nur dünn besiedelt (10^3 bis 10^6 Keime/ml). Diese Keimarmut ist dem sauren Magenmilieu und den bakteriostatisch wirkenden Gallensäuren zu verdanken. Sie verhindert eine Konkurrenz um die Aufnahme lebenswichtiger Nahrungsbestandteile, wie Vitamin B_{12} und Folsäure.

MERKE

Bei bakterieller Fehlbesiedlung des Dünndarms – z. B. im Rahmen eines Blind-Loop-Syndroms (➤ 7.4.7), bei atrophischer Gastritis oder nach Magenteilresektion – kann es deshalb zu einer megaloblastären Anämie kommen.

Eine Antibiotikatherapie kann die Darmflora beeinträchtigen. Mögliche Nebenwirkungen, vor allem einer Therapie mit Breitspektrumantibiotika, können daher Durchfälle bis hin zu schweren Kolitiden sein (pseudomembranöse Kolitis, ➤ 14.10.3).

Die Ammoniakproduktion durch Darmbakterien erhält klinisch im Rahmen der Leberzirrhose Bedeutung, weil das in Spuren ins Blut aufgenommene Ammoniak nicht mehr abgebaut werden kann und zur hepatischen Enzephalopathie beiträgt (➤ 8.1.8).

7.2 Diagnostik bei gastrointestinalen Erkrankungen

Die Diagnostik bei Magen-Darm-Erkrankungen wird durch mehrere Probleme erschwert:

- Die beklagten Symptome sind häufig unspezifisch (z. B. Appetitlosigkeit, Völlegefühl).
- Sie sind oft topografisch schwer zuzuordnen (z. B. Völlegefühl); die Lokalisierung wird zudem durch eine häufige Ausstrahlung der Schmerzen (z. B. Rückenschmerzen bei Pankreatitis) sowie durch Schmerzprojektion (z. B. Schulterschmerzen bei Cholezystitis) erschwert.
- Magen-Darm-Beschwerden gehen oft gar nicht vom Magen-Darm-Trakt aus – so ist beim Erbrechen u. a. an Hirndrucksteigerung, Stoffwechselentgleisungen (etwa im Rahmen einer diabetischen Ketoazidose), Medikamentennebenwirkungen oder Schwangerschaft zu denken.

7.2.1 Anamnese

Entsprechend der Vielfalt der gastrointestinalen Erkrankungen ist eine „Standardanamnese" kaum möglich. Anamnestisch stets anzusprechen sind die Kardinalsymptome bei Magen-Darm-Erkrankungen wie

- **Bauchschmerzen** (➤ Kasten „Anamnese bei Bauchschmerzen" und ➤ Tab. 7.3).
- **Appetitveränderungen, Abneigung** gegen Nahrungsmittel, **Nahrungsunverträglichkeiten.**
- **Übelkeit und Erbrechen** als unspezifischer Hinweis auf Mukosairritation (z. B. im Rahmen einer Gastroenteritis), Motilitätsstörungen, intestinale Obstruktion oder peritoneale Reizung. Bei Erbrechen sind zu erfragen: Häufigkeit, Konsistenz, Beimengungen von Galle, Hämatin, Blut, zeitlicher Zusammenhang mit der Nahrungsaufnahme.
- **Veränderungen des Stuhlgangs:** Der Stuhlgang lässt Rückschlüsse auf die strukturelle und funktionelle Integrität der Mukosa des Magen-Darm-Trakts zu (veränderter Stuhlgang bei Malabsorption) und gibt Hinweise auf die Motilität (Diarrhö oder Obstipation bei Motilitätsstörungen). Zur Charakterisierung des Stuhlgangs werden Fragen nach Konsistenz, Farbe (entfärbter Stuhl bei Cholestase), Häufigkeit (inkl. Zeitpunkt des letzten Stuhlgangs), Beimengungen (z. B. Blutauflagerungen, Teerstuhl, Fettauflagerungen, Schleimbeimengungen), Geruch und Menge (fauler Geruch und voluminöser Stuhl bei Malabsorption) gestellt.

Tab. 7.3 Charakterisierung von Bauchschmerzen

	Viszeraler Schmerz	Somatischer Schmerz
Schmerzcharakter	Dumpf, quälend, nagend, wellenförmig, krampf- oder kolikartig	Scharf, brennend, kontinuierlich, zunehmender Dauerschmerz
Lokalisierbarkeit	Schlecht, oft in der Mittellinie; häufig Projektion in andere Körperregionen (fortgeleiteter Schmerz, ➤ Abb. 7.11)	Gut
Begleiterscheinungen	Patient versucht Schmerz durch Lageänderung zu lindern	Ruhe- und Schonhaltung des Patienten
Pathomechanismus	Nimmt seinen Ausgang von den Baucheingeweiden; wird ausgelöst durch Dehnung und Entzündung der viszeralen Hüllen (z. B. Leber-Milz-Kapsel, Wände von Hohlorganen)	Nimmt seinen Ausgang vom parietalen Peritoneum und von den Mesenterialwurzeln, tritt also bei Mitbeteiligung (meist Entzündung) des Peritoneums oder der Mesenterialansätze auf (peritonealer Schmerz)
Beispiele	Gallenkolik, Obstipation, Leberstauung bei Rechtsherzinsuffizienz	Perforation eines Hohlorgans, Peritonitis, Blutungen in den Bauchraum

Weitere Kernpunkte der Anamnese

- **Fieber** kann ein Hinweis auf eine entzündliche Ursache der Beschwerden sein. Dabei besteht keine Korrelation zwischen der Höhe des Fiebers und der Schwere der Erkrankung – selbst schwere Gastroenteritiden können ohne Fieber verlaufen.
- **Gewichtsverlust:** Ein ungewollter Gewichtsverlust kann ein Hinweis auf eine „konsumierende", also z. B. eine maligne oder eine chronisch-entzündliche Erkrankung sein. Gewichtsverlust, Fieber und nächtliche Schweißausbrüche werden in Hinblick auf solche Erkrankungen gelegentlich als „B-Symptomatik" zusammengefasst und sollten den Untersucher besonders aufmerksam werden lassen.
- **Medikamenteneinnahme:** Bestimmte Medikamente sind pathogenetisch mit einer Ulkus-Erkrankung (NSAR, ASS) oder mit gastrointestinalen oder retroperitonealen Blutungen (ASS, Antikoagulanzien) verknüpft. Darüber hinaus können fast alle Medikamente zu Nebenwirkungen am Magen-Darm-Trakt führen (z. B. antibiotikaassoziierte Diarrhö).
- **Vorerkrankungen:** Diese können wichtige Hinweise auf die Ätiologie der Beschwerden geben. So ist bei einer begleitenden KHK wegen der zugrunde liegenden Arteriosklerose unter anderem an einen Mesenterialinfarkt, bei Alkoholismus an Pankreatitis, bei Diabetes mellitus an eine Pseudoperitonitis zu denken. Auch psychosomatische Erkrankungen wie Anorexia nervosa und Bulimie haben oft Leitsymptome im Magen-Darm-Bereich.
- **Voroperationen:** Nicht wenige Magen-Darm-Beschwerden sind Folgen von Operationen, z. B. Dumping-Syndrome nach Magenresektionen, das Blind-Loop-Syndrom oder ein Ileus durch Narbenzüge (Bridenileus).
- **Schwangerschaft:** Schwangerschaft kann Symptome im Magen-Darm-Bereich hervorrufen (Übelkeit, Erbrechen), die Krankheitswert bekommen können. Eine Extrauteringravidität kann Ursache eines akuten Abdomens sein.
- **Familienanamnese:** Magen-Darm-Beschwerden können im Rahmen bestimmter familiärer Erkrankungen auftreten, z. B. beim familiären Mittelmeerfieber, bei Thalassämie, Sichelzellanämie, Porphyrie, aber auch bei erblichen Polyposissyndromen wie z. B. dem nicht sehr seltenen HNPCC *(Hereditary Non-Polyposis Colorectal Cancer).*
- **Fernreisen:** Nach Fernreisen ist stets an „mitgebrachte" Tropenkrankheiten zu denken.

„Bauchschmerz"

Zur Eingrenzung dieses häufigsten Akutsymptoms im Bereich des Magen-Darm-Trakts werden Fragen nach dem Schmerzcharakter, der Schmerzintensität, Dauer, Lokalisation, Begleitsymptomen, Ausstrahlung der Schmerzen sowie schmerzerleichternden und -verschlimmernden Faktoren gestellt. Es kann hilfreich sein, den Schmerz nach seiner wahrscheinlichen Herkunft als „viszeral" oder „somatisch" zu klassifizieren (➤ Tab. 7.3), da hierdurch klinisch beurteilt werden kann, ob das Peritoneum am Krankheitsprozess beteiligt ist (Letzteres erfordert rasches Handeln). Die Differenzialdiagnose des akuten Bauchschmerzes wird unter ➤ 7.7.1 besprochen.

Anamnese bei Bauchschmerzen

Bei jeder „Bauchanamnese" sollten vier Punkte berücksichtigt werden:
- Wegen der räumlichen Nähe sollten das **Urogenitalsystem** sowie **Herz und Lunge** mit eingeschlossen werden (Fragen nach Menstruation, Symptomen von „Geschlechtskrankheiten", Harnwegserkrankungen sowie nach Symptomen einer Pneumonie, bei Oberbauchbeschwerden auch nach Belastungsabhängigkeit fragen [Hinterwandinfarkt!]).
- Wegen der „funktionellen" Beziehungen zur Psyche sollten **psychische bzw. psychosoziale** Eckdaten erhoben werden (Depression, ungewöhnliche soziale oder psychologische Stressfaktoren, Neurosen, Medikamentenmissbrauch).
- Wegen der vielfältigen Verstrickungen von Darmmukosa, Leber und Pankreas sollte **Alkoholkonsum** bedacht und erfragt werden.
- Auch an **metabolische Entgleisungen** (Porphyrie, Ketoazidose) ist zu denken.

Schmerzlokalisation

Der viszerale Schmerz kann durch eine Verschaltung von Darm- und Hautafferenzen auf Rückenmarkebene auf bestimmte Hautareale übertragen werden (Head-Zonen). Obwohl der viszerale Schmerz in der Regel schlecht lokalisierbar ist, können so den einzelnen Organen bestimmte typische Schmerzlokalisationen zugeordnet werden (➤ Abb. 7.11):

- **Ösophagus:** substernal, bei schwerem Schmerz mit Ausstrahlung in den Rücken
- **Magen:** epigastrisch
- **Duodenum und Pankreas:** epigastrisch, oft mit Ausstrahlung zum Rücken
- **Leber, Gallenblase und Gallengang:** rechter oberer Quadrant, evtl. auch epigastrisch; Gallenblasen- und Gallengangsschmerzen können bis in die Spitze des rechten Schulterblatts übertragen werden
- **Jejunum und Ileum:** oft periumbilikal (terminales Ileum auch rechter unterer Quadrant)
- **Kolon:** im Unterbauch
- **Rektum:** über dem Sakrum

7

7.2.2 Körperliche Untersuchung

Eine komplette Allgemeinuntersuchung ist bei allen Magen-Darm-Beschwerden angezeigt, da abdominale Symptome wie Erbrechen oder Bauchschmerz nicht selten Begleiterscheinungen bei Erkrankungen anderer Organsysteme sind (z. B. Pneumonie, Meningitis, Intoxikationen). Umgekehrt können sich primäre Magen-Darm-Krankheiten an einer Vielzahl von extraabdominalen Organen manifestieren (z. B. Anämie bei Malabsorption, Gelenkbeschwerden bei chronisch-entzündlichen Darmerkrankungen).

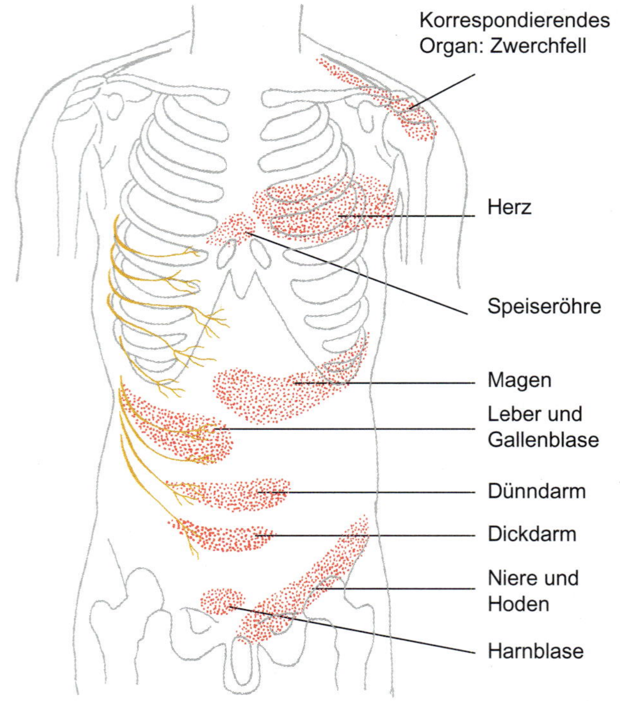

Abb. 7.11 Beispiele für die Head-Zonen. Schmerzafferenzen aus der Haut und den inneren Organen sind z. T. mit denselben Ursprungsneuronen der Schmerzbahn verbunden. Erregung dieser Neurone wird daher als Hautschmerz (fehl)interpretiert. Da die meisten Organe von mehr als einem Rückenmarksegment innerviert werden, fassen die Head-Zonen meist mehrere Dermatome zusammen. [L190]

Einschätzung der Kreislaufsituation

Dies ist insbesondere bei akuten Bauchsymptomen („akutes Abdomen") wichtig, in deren Rahmen es zu septischen Erscheinungen, Blutverlusten oder Extravasation von Flüssigkeit in die freie Bauchhöhle *(„third space")* kommen kann: Kontrolle von Puls, Blutdruck, bei schwerkranken Patienten evtl. Messung von zentralem Venendruck (ZVD) und Urinausscheidung. Auch bei Hinweisen auf eine gastrointestinale Blutung (Bluterbrechen, Teerstuhl) ist dies besonders wichtig.

Untersuchung des Abdomens

Voraussetzung ist ein entspannter Bauch. Dazu verhelfen:
- flache Lagerung mit einem Kissen unter dem Kopf, evtl. einem zweiten Kissen unter den Knien, und den Händen neben dem Bauch (nicht über dem Kopf, dies spannt die Bauchdecken an),
- warme Hände, warmes Stethoskop,
- ablenkende Konversation während der Palpation (z. B. über die Enkelkinder).

Eine leere Blase ist für die Entspannung vorteilhaft, erschwert allerdings eine evtl. erforderliche Sonografie (Schallwellen werden in Flüssigkeiten gut fortgeleitet, sodass Strukturen „hinter" der Blase nur bei gefüllter Harnblase sichtbar werden).

Inspektion

Hier wird vor allem auf Folgendes geachtet:

- OP-Narben, geblähtes Abdomen (z. B. bei Ileus)
- Leberhautzeichen (➤ 8.1.4), Venenzeichnung (z. B. bei portaler Hypertension mit Umgehungskreislauf)
- Hernien an Leiste, Schenkel, Hoden, Labien, Nabel bzw. Mittellinie
- Seitliche Vorwölbungen (ausladende Flanken z. B. bei Aszites)
- Evtl. „Darmsteifungen" (spastische Steife von Darmschlingen vor einer Darmstenose; gelegentlich durch die Bauchdecken sicht- und/oder tastbar bei mechanischem Ileus) oder sonstige sichtbare Peristaltik (vor allem bei Patienten mit dünner Bauchwand)
- Selten Blaufärbung um den Nabel (Cullen-Zeichen, z. B. bei Pankreatitis, Extrauteringravidität, abdominaler Blutung, ➤ Abb. 8.71) oder in den Flanken (Grey-Turner-Zeichen; gilt als Hinweis auf schwere Pankreatitis)
- Ungewöhnliche Pulsation: sichtbare Pulsation bei schlanken und wohltrainierten Menschen physiologisch; als sicht- oder fühlbarer pulsierender Tumor im Oberbauch jedoch ggf. Hinweis auf ein Bauchaortenaneurysma

Auskultation

- **Darmgeräusche** (über allen vier Quadranten auszukultieren): Normalbefund: ca. 5–30 „Klick- und Gurgelgeräusche" pro Minute. Pathologische Geräusche:
  - Metallisch klingende („hochstehende" oder „hochgestellte") Darmgeräusche: v. a. mechanischer Ileus
  - „Totenstille" bei Darmparalyse: paralytischer Ileus
  - Plätschernde, heftige Geräuschkaskaden: z. B. bei Durchfall
  - Dämpfung: z. B. bei Bauchtumoren
  - Lageabhängige Schalldämpfung: freie Bauchflüssigkeit (Aszites, Blut)
  - Tympanitischer Klopfschall: Meteorismus oder Ileus
- **Gefäßgeräusche:** Pathologische Geräusche bei Bauchaortenaneurysma oder Nierenarterienstenose

Perkussion

- Abschätzung der Organgrößen (Leber, Milz)
- Bestimmung des Füllungszustands der Blase
- Feststellung freier Flüssigkeit in der Bauchhöhle (z. B. Aszites).

MERKE

Zur Feststellung freier Flüssigkeit in der Bauchhöhle müssen von mindestens 1–2 Liter Flüssigkeit vorhanden sein, welche dann über das „Wellenschlagphänomen" oder über die je nach Lagerung des Patienten wechselnde Dämpfung bei der Perkussion erkannt werden kann.

Palpation

Vorgehen: Von der Peripherie aus wird vorsichtig und sanft zum Schmerzzentrum hin getastet.

Beim gesunden Menschen ist bei entspannten und nicht zu dicken Bauchdecken oft der Leberunterrand, selten auch die linke Niere bzw. der untere Pol der rechten Niere tastbar. Häufig wird das Colon descendens im linken Unterbauch getastet. Die Blase ist im gefüllten Zustand über dem Schambein tastbar. Die Milz ist beim Gesunden nicht zu tasten.

Im Folgenden die **Fragestellungen** und Untersuchungsschritte im Einzelnen:

- Bei **Schmerzangaben:** Druckschmerz? Muskuläre Abwehrspannung? Untersuchung auf „Loslass-Schmerz" (schnelles Wegziehen der die Gegenseite des Schmerzes palpierenden Hand löst Schmerzen am Ort des Schmerzgeschehens aus; positiv bei peritonealer Reizung) sowie Auslösung eines Schmerzes durch vorsichtiges Beklopfen der Bauchwand (positiv bei peritonealer Reizung)
- **Größe von Leber und Milz?** Pulsationen? Ungewöhnliche Tumoren? Tastbare verhärtete Stuhlmassen im Bereich des Kolonrahmens: Abgrenzung gegenüber anderen Raumforderungen (vom Nierentumor bis zum Kolonkarzinom) erforderlich
- Palpation der Organe Leber und Milz auf Höhe des kleinen Beckens beginnen, um eine starke Vergrößerung nicht zu übersehen
- Untersuchung der **Bruchpforten** (Nabel, Leiste, Oberschenkel, Skrotum/Labien)
- Bei Verdacht auf **freie Flüssigkeit** (z. B. Aszites) Auslösung des Wellenschlagphänomens (nach ruckartigem seitlichem „Anstoßen" der Bauchwand auf der gegenüberliegenden Seite anschlagende Welle tastbar)

Rektale Untersuchung

Diese erfolgt in Linksseitenlage bei angewinkelten Beinen und prüft folgende Befunde:

- **Analkanal:** Sphinktertonus, Stenosen (z. B. bei Morbus Crohn), Resistenzen (z. B. bei Karzinom oder thrombosierten Hämorrhoiden, Marisken, Vorpostenfalte, Fissuren)
- **Ampulla recti:** fixierte, indurierte Schleimhaut bzw. tastbarer Tumor (bei Karzinom), Druckschmerz im Douglas-Raum (z. B. bei Appendizitis); Douglas-Vorwölbung und -Fluktuation (bei intraperitonealer Eiter- oder Flüssigkeitsansammlung); Beurteilung der Prostata (verstrichener Sulkus bei Prostataadenom, harte Konsistenz und höckerige Oberfläche bei Prostatakarzinom)
- Bei Frauen anterior meist Cervix uteri tastbar
- **Rückzug des Fingers:** prompter, suffizienter Analverschluss? Blut am Fingerling: ggf. Hinweis auf Hämorrhoiden, Analfissur, entzündliche Darmerkrankungen, Rektumkarzinom, Polypen oder Mesenterialinfarkt

Gynäkologische bzw. andrologische Untersuchung

Bei Unterbauchbeschwerden muss stets ein gynäkologischer (z. B. Gravidität, Extrauteringravidität, Ovarialtorsion, sexuell übertragene Erkrankung) bzw. andrologischer (z. B. Hodentorsion,

Epididymitis) Befund durch die entsprechende Untersuchung ausgeschlossen werden. Dies erfordert nicht selten die Überweisung zu einer Gynäkologin bzw. Urologin.

Labor

Die wenigsten abdominalen Befunde lassen sich allein durch Laboruntersuchungen klären. Jedoch kann das Labor, besonders auch im Akutfall, wertvolle Hinweise geben (z. B. Leukozytose mit Linksverschiebung bei bakterieller Peritonitis; erhöhte Amylase und Lipase bei Pankreatitis), ➤ Abb. 7.12.

7.2.3 Bildgebende Diagnostik und Funktionstests

Sonografie

Sie ist die Übersichtsuntersuchung der Wahl bei vielen abdominalen Erkrankungen, insbesondere der **parenchymatösen** Organe, und kann, wo verfügbar, die körperliche Untersuchung schnell und sicher ergänzen. Größen- und Strukturveränderungen von Leber, Gallenblase, Gallenwegen, Pankreas, Milz und Nieren können sonografisch beurteilt werden. Gut geeignet ist die Sonografie darüber hinaus zum Nachweis **freier Flüssigkeit** im Bauchraum sowie zur

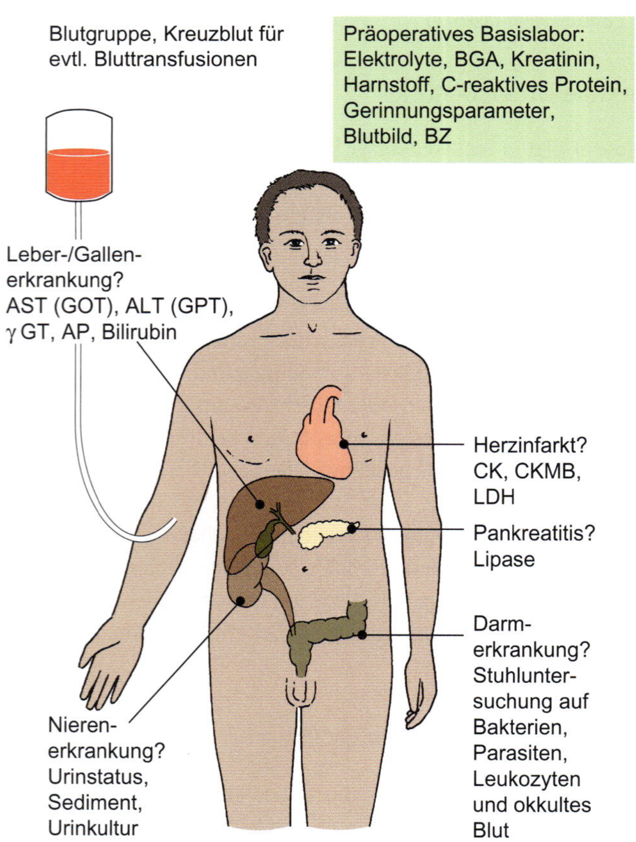

Abb. 7.12 Laboruntersuchungen bei Bauchschmerzen [L157]

Beurteilung vergrößerter **Lymphknoten** in der Leberpforte oder paraaortal im Retroperitoneum. Schwieriger ist die Beurteilung des Darms – zur Untersuchung vermehrt flüssigkeitsgefüllter Darmschlingen bei Ileus oder von Wandverdickungen, Strikturen oder Fisteln bei entzündlichen Darmerkrankungen ist die Methode bei entsprechend erfahrenem Untersucher oft gut geeignet, ggf. muss aber eine alternative bildgebende Methode (z. B. MRT) hinzugezogen werden. Die Darmsonografie erfordert besonders viel Erfahrung beim Untersucher.

Zudem lässt sich das **abdominale Gefäßsystem** doppler- oder duplexsonografisch beurteilen (➤ 2.2). Außerdem eignet sich die Methode zur Kombination mit Punktionen, z. B. Leber- oder Aszitespunktionen.

- **Hauptvorteile** des Ultraschalls: Die Untersuchung verursacht keine Strahlenbelastung, ist praktisch komplikationsfrei und relativ kostengünstig.
- **Stärken** weist die sonografische Bildgebung gegenüber konventionellen radiologischen Verfahren, aber auch gegenüber dem CT zum Beispiel bei der Unterscheidung flüssigkeitsgefüllter Zysten von soliden Tumoren, beim Stein- und Aszitesnachweis sowie bei der Beurteilung vaskulärer Erkrankungen (Möglichkeit der Flussmessung) auf.
- **Schwächen** bestehen bei der vor allem im mittleren und unteren Abdomen häufigen Gasüberlagerung: Von Luft überdeckte Strukturen können nicht beurteilt werden („Luft ist der natürliche Feind der Sonografie"). Ein wesentliches Problem für die Aussagekraft der Methode ist oft Adipositas des Patienten durch dadurch verlängerte Schalllaufstrecken und Signalabschwächungen. Eine weitere Limitation der Sonografie ist die starke Untersucherabhängigkeit und die damit verbundene begrenzte Reproduzierbarkeit.

Eine Verbindung von Endoskopie und Sonografie gelingt mit der **Endosonografie**. Hier werden Sektor- und Rotationsschallköpfe endoskopisch eingeführt und so Schallbilder der Ösophagus-, Magen- und Darmwand samt angrenzender Strukturen mit extrem hoher Auflösung erzielt. Im Nahfeld ist die Methode sehr gut zur Darstellung von Pankreas und distalen Gallenwegen geeignet. Auch diese Methode kann mit zytologischen Punktionen kombiniert werden.

Endoskopische Verfahren

Der Magen-Darm-Trakt wird seit den 1960er-Jahren endoskopiert (➤ Abb. 7.13 und ➤ Abb. 7.14). Die Endoskopie des pankreatikobiliären „Baums" ist seit den 1970er-Jahren möglich. Moderne Endoskope ermöglichen die Inspektion des jeweiligen Hohlorgans und enthalten zudem Mehrzweckkanäle für die Luft- oder Wasserapplikation sowie für Flüssigkeitsaspiration. Ebenso können über Funktionskanäle Instrumente eingeführt werden, wie Zytologiebürsten, Biopsiezangen, Nadeln zur Injektion, Ballons zur Bougierung, mechanische oder Elektrokauterschlingen sowie Lasersonden. Dadurch sind viele endoskopische Verfahren auch therapeutisch nutzbar, zum Beispiel zur Blutstillung (Unterspritzung,

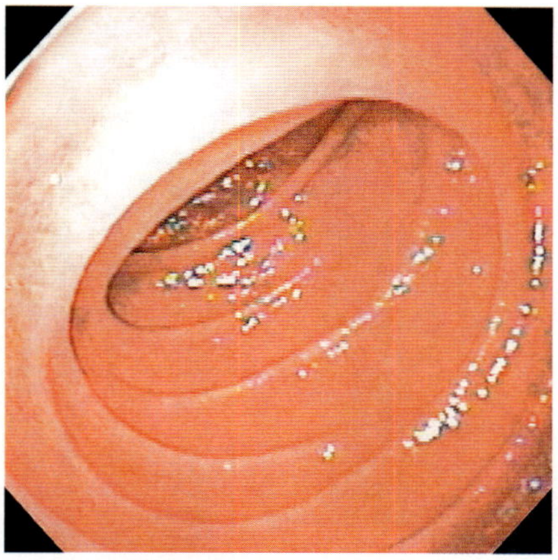

Abb. 7.13 Endoskopisches Bild eines unauffälligen Duodenums. Man erkennt das Darmlumen und die Ringfalten der Duodenalschleimhaut. [F123-001]

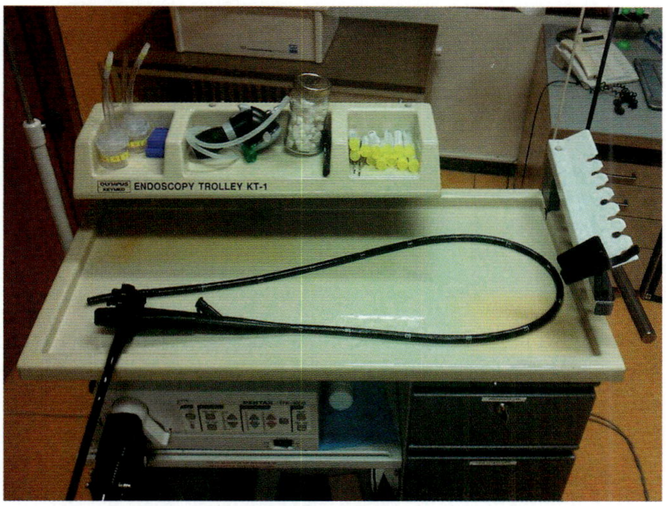

Abb. 7.14 Modernes Standardkoloskop [O560]

Applikation von Fibrinkleber), Gewebeabtragung oder Dilatation (z. B. von Ösophagusstenosen), Verödung von Varizen oder Einbringung von Stents.

Allgemeine **Komplikationen** endoskopischer Verfahren sind Perforation, Blutung sowie Herzrhythmusstörungen durch vagale Reflexe. Die Mortalität bei der elektiven diagnostischen Endoskopie liegt unter 0,002 %, das Risiko einer Perforation bei Polypabtragung bei ca. 0,3 %.

Während durch die klassische Endoskopie (Ösophagogastroduodenoskopie und Koloskopie) der Dünndarm früher nicht durchgehend untersucht werden konnte, steht heute mit der **Videokapsel-Endoskopie** ein nichtinvasives Verfahren zur Verfügung, mit dem auch die entferntesten Winkel des Dünndarms inspiziert werden können. Der Patient schluckt dafür eine derzeit 2,5 × 1 cm große Kapsel, die über eine elektronische Kamera während der Darmpassage bis zu 50.000 Einzelbilder aufnehmen kann. Das (teure) Verfahren hat inzwischen als ergänzende Diagnostik bei okkulten gastrointestinalen Blutungen einen Stellenwert, im Einzelfall auch bei vermutetem Dünndarmbefall durch eine chronisch-entzündliche Darmerkrankung, wenn eine Stenose ausgeschlossen ist.

Außerdem wird bei ähnlichen Indikationen wie denen der Kapselendoskopie mit Spezialgeräten eine **totale Intestinoskopie (Ballonenteroskopie)** unternommen, die allerdings recht aufwendig und derzeit größeren Zentren vorbehalten ist. Bei ihr sind im Gegensatz zur Kapselendoskopie Therapiemöglichkeiten gegeben.

Ösophagogastroduodenoskopie

Hauptindikationen sind Oberbauchbeschwerden, Anämiediagnostik, obere Gastrointestinalblutung und Ulkus- bzw. Karzinomdiagnostik. Außerdem hat die Ösophagogastroduodenoskopie einen Stellenwert in der Diarrhödiagnostik (Morbus Crohn, Zöliakie, Morbus Whipple, Lamblien). Vor Beginn wird die Schleimhaut des Oropharynx (z. B. mit einem Lidocain-Spray) anästhesiert. Darauf wird am nüchternen Patienten in Linksseitenlage ein flexibles Endoskop durch den Mund bis ins Duodenum vorgeschoben. Häufig wird dem Patienten heutzutage zur Untersuchungsdurchführung einer Kurznarkose (meist mit Propofol) oder eine andere Form von Sedierung angeboten.

Rektoskopie/Proktoskopie

Beides sind beim Patienten nicht gerade beliebte, jedoch wenig aufwendige und oft überaus aussagekräftige Verfahren.

- **Rektosigmoidoskopie:** Beurteilung von Rektum und Sigma, zum Beispiel zur Abklärung einer unteren Gastrointestinalblutung oder einer vermuteten entzündlichen Erkrankung im Sigma. Nach Klysmagabe und digitaler Voruntersuchung wird ein flexibles Instrument bis 60 cm *ab ano* vorgebracht. Vereinzelt wird die Untersuchung zusätzlich mit starren Geräten für den unteren Abschnitt durchgeführt.
- **Proktoskopie:** Beurteilung von Anus und Rektumampulle mittels eines starren Endoskops, z. B. im Rahmen der Hämorrhoidendiagnostik, gegebenenfalls auch gleich zur Durchführung therapeutischer Maßnahmen. Eine Vorbereitung durch Klysmagabe oder Einlauf erleichtert die Untersuchung.

Koloskopie

Beurteilung des Kolons bis zum Zökum und häufig auch des terminalen Ileums mit einem flexiblen Endoskop. Eine Beurteilung des gesamten Kolons gelingt in mehr als 95 % der Fälle. Manchmal ist das Passieren der Flexuren nicht möglich, oder aber das Lumen ist durch Stenosen oder Tumoren obstruiert. Indikationen zur Koloskopie sind der Verdacht auf Karzinom oder Polypen sowie die Diagnostik bei unklaren Diarrhöen, unteren Gastrointestinalblutungen oder bei okkulten Blutverlusten.

Ab dem 50. Lebensjahr (gesetzliche deutsche Krankenkassen in Deutschland: 50. Lebensjahr bei Männern, 55. Lebensjahr bei Frauen) sowie bei bestimmten Risikogruppen wird die Untersuchung auch beim asymptomatischen Patienten als Vorsorgeuntersuchung empfohlen. Die Vorbereitung erfolgt durch gründliche, bereits am Vortag der Untersuchung einzuleitende Darmspülung. Die Untersuchung selbst wird heutzutage meist unter einer Kurznarkose (typischerweise Propofol) oder einer anderen Sedierung durchgeführt. Die Perforationsrate liegt bei der diagnostischen Koloskopie bei etwa 0,03–0,1 %; bei therapeutischer Indikation (z. B. Polypektomie) ist sie etwas höher.

Computertomografie

Die CT hat die Abdominaldiagnostik weiter vereinfacht. Sie ermöglicht vor allem die Untersuchung parenchymatöser Organe. Retroperitoneale Lymphknoten, Pankreas, Mesenterium und Beckenstrukturen werden besser als im Ultraschall aufgelöst. Tumoren (z. B. Leberraumforderungen) und Abszesse (z. B. gedeckte Appendixperforation) sowie Verletzungen der parenchymatösen Organe werden ebenfalls teilweise besser erkannt oder differenziert. Aus der Wanddicke des Darmrohrs kann auf entzündliche Prozesse oder Ischämien geschlossen werden. Außerdem ist das Verfahren weniger untersucherabhängig als die Sonografie. Nachteile sind eine erhebliche biologische Strahlenbelastung und der hohe Preis.

Wie der Ultraschall kann die CT als Leitsystem für die Nadelaspiration oder Punktion verwendet werden.

Bei entsprechender Vorbereitung des Darms und unter Verwendung spezieller Softwarepakete bei der Bildberechnung kann mittels der CT auch ein der klassischen Koloskopie ähnliches Bild des Dickdarms dargestellt werden („Virtuelle Koloskopie" oder Pneumokolon-CT, CT-Kolonografie). Dieses Verfahren ist eine sinnvolle Ergänzung der klassischen endoskopischen Koloskopie vor allem in Fällen, in denen die klassische Koloskopie nicht vollständig durchführbar war.

Magnetresonanztomografie

Die MRT ist bei vielen Indikationen eine konkurrierende Methode zur CT. Sie kommt ohne Strahlen und mit weniger problematischen Kontrastmitteln aus. In bestimmten Bereichen (Darstellung der Gallenwege und des Dünndarms, evtl. auch bei der Differenzierung von Leberraumforderungen) ist die MRT der CT inzwischen überlegen. Allerdings verursacht die MRT erhebliche Kosten.

Röntgenaufnahmen

Die konventionelle Radiologie bietet meist einfache und günstige Verfahren (➤ Abb. 7.15), die am Gastrointestinaltrakt jedoch vielfach durch Ultraschall und Endoskopie zurückgedrängt wurden.

Die Stärke konventioneller Leeraufnahmen liegt in der Darstellung der Gasverteilung sowie von Verkalkungen. Sie können dadurch eine Lumenobstruktion des Darmrohrs, die Perforation von Hohlorganen sowie freie Luft in der Darmwand bei Darmwandgangrän darstellen. Nierensteine, verkalkte Gallensteine und durch Pankreatitis bedingte Verkalkungen können leicht erkannt werden. Besonders bei Darmverschluss (Ileus) und zum Ausschluss einer Perforation hat diese Diagnostik weiterhin ihren Stellenwert.

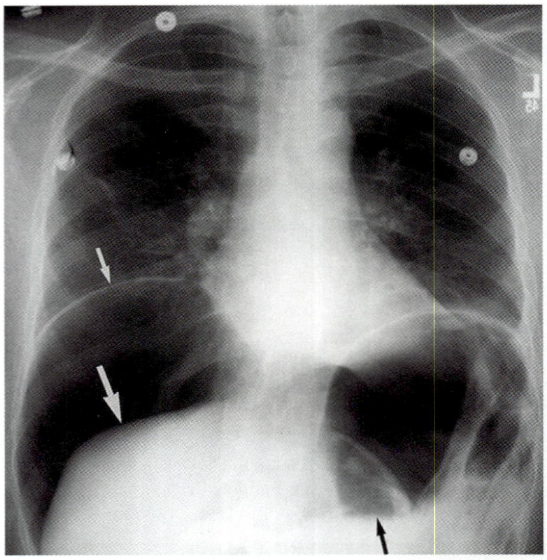

Abb. 7.15 Röntgenbild (im Stehen) eines Patienten mit Perforation des Magen-Darm-Trakts. Man erkennt unter der rechten Zwerchfellkuppel eine massive Luftansammlung, die das Zwerchfell (dünner weißer Pfeil) vom oberen Leberrand (dicker weißer Pfeil) trennt. Ein Gas-Flüssigkeitsspiegel in einer Darmschlinge (schwarzer Pfeil) belegt die Stehend-Aufnahme. [E329-001]

Abdomenübersichtsaufnahme

„Leeraufnahme" im Stehen, in halbsitzender Position oder in Linksseitenlage.

- **Perforationszeichen:** freie Luft unter der Zwerchfellkuppel bzw. bei Linksseitenlage über der Leber (➤ Abb. 7.15)
- **Obstruktionszeichen:** Flüssigkeitsspiegel im Darm; bei Dickdarmileus breite Spiegel im Bereich des Kolonrahmens; bei Dünndarmileus kleinere, oft diffus verteilte Spiegel
- **Verkalkungen:** z. B. bei Gallen- oder Nierensteinen oder bei chronischer Pankreatitis (➤ Abb. 8.70)
- Selten: **freie Luft in den Gallengängen** (ein Hinweis auf Cholangitis mit gasbildenden Erregern)
- Selten: **freie Luft in der Darmwand** (Pneumatosis intestinalis) bei schwerer Darmwandgangrän

Klassische Kontrastmittel-Röntgenuntersuchungen

- **Einfachkontrastuntersuchungen** von Magen und Darm werden nach Bolusgabe des Kontrastmittels gewonnen, welches das Lumen ausfüllt. Hierbei lässt sich zwar die grobe **Anatomie** beurteilen, jedoch keine detaillierte Aussage über die Schleimhaut gewinnen. Die Kombination mit der **Durchleuchtung** kann zusätzlich **dynamische Störungen** wie z. B. Ösophagusmotilitätsstörungen, Hiatushernie oder Refluxkrankheit nachweisen.
- Einfachkontrastverfahren werden vor allem am oberen Gastrointestinaltrakt eingesetzt zur Beurteilung der Ösophagusanatomie (Gleithernien oder externe Kompression durch Gefäßringe), der Ösophagusmotilität (z. B. bei Schluckstörungen oder V. a. Achalasie) sowie als „Magen-Darm-Passage" zur Beurteilung der Magenentleerung und zum Ausschluss von Malrotation, anatomischen Unterbrechungen, aber auch groben

Mukosaschäden (etwa bei Morbus Crohn). Das Kontrastmittel wird als „Breischluck", bei Dünndarmuntersuchungen auch über eine Sonde appliziert (Enteroklysma bzw. Einlauf nach Sellink).

- **Doppelkontrastuntersuchungen** werden durch zusätzliche Luft- oder Wasserinsufflation (z. B. durch Gabe eines gasbildenden Methylzellulose-Granulats) gewonnen. Hierdurch wird die Schleimhaut mit einer feinen Kontrastmittelschicht belegt, sodass eine zusätzliche **Beurteilung der Schleimhaut** möglich wird. Diese ist jedoch im Vergleich zu den endoskopischen Verfahren deutlich eingeschränkt (so werden Füllungsdefekte zwar recht zuverlässig entdeckt, ihre Einordnung in „gutartig" oder „bösartig" ist jedoch nicht immer möglich) (➤ Abb. 7.16).

Zumeist sind diese Methoden heute durch endoskopische oder durch andere radiologische Verfahren (z. B. Kolondoppelkontrastuntersuchung durch Pneumokolon-CT bzw. CT-Kolonografie) abgelöst worden.

MERKE

Bei Verdacht auf Perforation oder Fistel darf nur wasserlösliches (jodhaltiges) Kontrastmittel, z. B. Gastrografin®, eingesetzt werden. Bei Einsatz von nichtwasserlöslichem Barium besteht die Gefahr einer oft tödlichen Kontrastmittel-Peritonitis.

Eine Übersicht über die bildgebende Diagnostik am Gastrointestinaltrakt gibt ➤ Tab. 7.4.

Röntgenthorax

Auch eine Thorax-Röntgenuntersuchung in zwei Ebenen kann bei der Abklärung akuter abdominaler Beschwerden hilfreich sein. Fragestellungen sind: basale Pneumonie? Pleuraerguss? Zwerchfellhochstand bei subphrenischem Abszess? Subphrenische Luftsichel bei Perforation (➤ Abb. 7.15)?

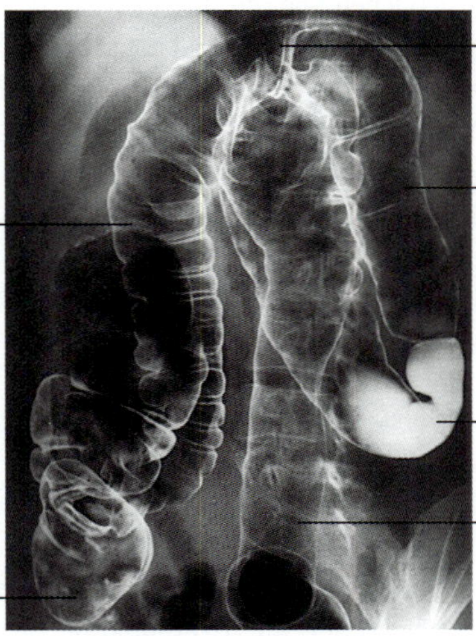

Abb. 7.16 Kolon im Doppelkontrastverfahren. Normalbefund in rechts-schräger Aufnahmetechnik [E530]

Tab. 7.4 Übersicht der wichtigsten bildgebenden Verfahren am Magen-Darm-Trakt

Verfahren	Vorteile	Nachteile
Ultraschall	Nichtinvasiv, keine Strahlenbelastung, wichtigste abdominale „Übersichtsuntersuchung" des Abdomens	Schlechte Visualisierung bei Gasüberlagerung, eingeschränkte Visualisierung des Darmrohrs
Endoskopie	Hervorragende Darstellung von Schleimhautdetails, gleichzeitig Biopsieentnahme sowie Intervention (Polypenabtragung, Blutstillung) möglich	Relativ teuer, invasiv; schlecht zur Untersuchung der Motilität; große Teile des Dünndarms bei konventionellen Verfahren nicht einsehbar
Leeraufnahme des Abdomens	Stellt Gasverteilung, Spiegelbildungen (Ileus?), freie Luft (Perforation?) und Verkalkungen dar	Keine Information über Organ- und Schleimhautprozesse
Kontrastmitteldarstellung im Einfachkontrast („Breischluck")	Zeigt grobe intraluminale anatomische Defekte sowie Motilität	Stellt oberflächliche Mukosaveränderungen unzureichend dar
Kontrastmitteldarstellung im Doppelkontrast	Gut zur Darstellung von Ulzera und Tumoren, heute aber für die meisten Indikationen durch die Endoskopie verdrängt	Übersieht manche oberflächlichen Schleimhautläsionen, keine sicheren Aussagen zur Dignität möglich
CT (inkl. Pneumokolon-CT)	Gute anatomische Definition inkl. Retroperitoneum und größerer Gefäße; Darstellung der Darmwanddicke, auch bei Stenosen anwendbar	Teuer, Strahlenbelastung, Kontrastmittelbelastung, keine Intervention
MRT (inkl. MRT-Sellink/MRCP)	Hervorragende anatomische Definition inkl. Retroperitoneum und größerer Gefäße; gut geeignet zur Bildgebung/Artzuordnung fokaler Läsionen (insbes. Leber) und Darstellung von Fisteln/Abszessen und der Perfusionsverhältnisse, keine Strahlenbelastung	Teuer, nicht überall vor Ort verfügbar
Angiografie	Kann Blutungsquelle bei akuter Blutung lokalisieren	Invasives Verfahren mit hoher Kontrastmittelbelastung, stellt nur stärkere Blutungen (> 0,5 ml/min) dar

Angiografie der Viszeralarterien

Dieses nicht ganz risikoarme Verfahren beinhaltet die Einbringung eines Gefäßkatheters in die interessierenden Flussgebiete des arteriellen oder venösen Abdominalgefäßsystems, mit nachfolgender Injektion eines Kontrastmittels. Diagnostisch ist sie weitgehend durch die MR-Angiografie abgelöst, ihre Indikation ist heutzutage fast ausschließlich therapeutisch (Stents bei Stenosen). Eine Ausnahme kann die akute okkulte Gastrointestinalblutung sein, insbesondere wenn die primären endoskopischen Untersuchungen versagen).

Nuklearmedizinische Verfahren (Szintigrafie)

Diese werden im Abdominalbereich nur begrenzt für Spezialfragestellungen eingesetzt:

- Die **Magenentleerung** kann durch Gabe einer radioaktiv markierten Testmahlzeit mit nachfolgender Messung der zeitlichen Aktivitätsverteilung über dem Abdomen gemessen werden.
- Die **Magenmukosa** kann durch die intravenöse Gabe von ^{99m}Tc-Pertechnetat markiert werden – hierdurch ist die Lokalisation eines Meckel-Divertikels möglich, welches in 85 % Magenmukosa enthält.
- **Blutungsquellen** können durch die Gabe ^{99m}Tc-markierter Erythrozyten erkannt werden; dies wird bisweilen bei schwer lokalisierbaren unteren Gastrointestinalblutungen ausgenutzt.

Funktionsuntersuchungen

Langzeit-pH-Metrie des Ösophagus

Hierbei wird der intraluminale pH-Wert kontinuierlich über 24 Stunden registriert: Dem Patienten wird transnasal eine pH-Elektrode appliziert, über die der pH-Wert alle 4–6 Sekunden gemessen wird.

Die pH-Sonde liegt im unteren Ösophagus, etwa 5 cm oberhalb des unteren Ösophagussphinkters. pH-Werte < 4 sind Hinweise auf einen Reflux, müssen jedoch gegenüber physiologischen Refluxereignissen durch das Langzeit-pH-Profil abgegrenzt werden.

Eine neuere Methode stellt die Impedanzmessung dar, die auch den nicht sauren Reflux erfasst und eine Beurteilung der Motilität ermöglicht.

Manometrie

Über mehrlumige Katheter werden Druckschwankungen an mehreren Punkten im tubulären Ösophagus sowie am unteren Ösophagussphinkter registriert. Gemessen werden der Ruhedruck, die Spontanmotorik sowie die Peristaltik nach Wasserschlucken. Die Messung kann ebenfalls mit Dauerregistrierung über 24 Stunden durchgeführt werden. Bei besonderen Fragestellungen kann dieses Verfahren auch am Rektum angewendet werden.

- **Ösophagus:** Messung des intraluminalen Ösophagusdrucks zur Abklärung einer Dysphagie bzw. zur Diagnostik von Funktionsstörungen der Ösophagusmuskulatur (z. B. bei V. a. Achalasie; ➤ Abb. 7.17).
- **Rektum:** Messung des Verschlussdrucks des internen und externen Analsphinkters sowie der Relaxation des inneren Analsphinkters nach Ballondilatation der Ampulla recti, z. B. zur Abgrenzung von chronisch-habitueller Obstipation gegenüber einer ganglionären Störung (z. B. Morbus Hirschsprung) oder im Rahmen der Inkontinenzdiagnostik.

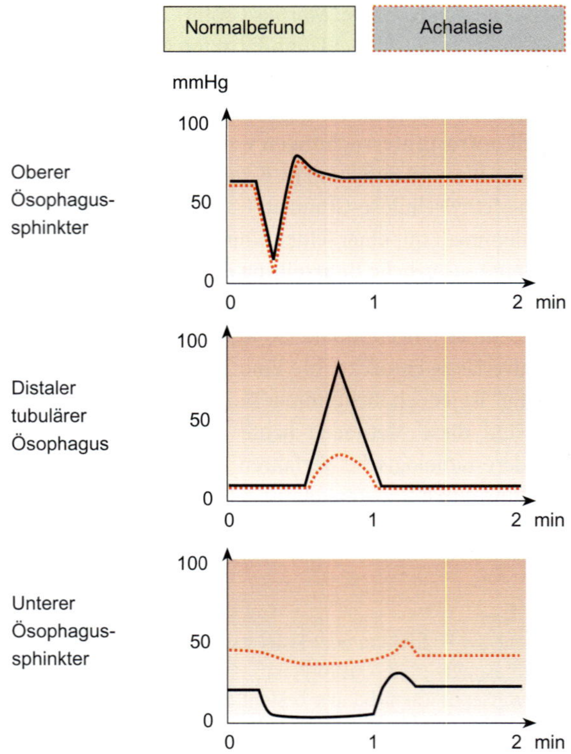

Abb. 7.17 Ösophagus-Manometrie. Normalbefund und Befund bei Achalasie. Bei der Achalasie ist die Kontraktion im distalen Ösophagus vermindert, während der Tonus im unteren Ösophagussphinkter erhöht ist. [L157]

Messung der Magenmotilität

Hierzu stehen mehrere Verfahren zur Verfügung. So kann schon die am nüchternen Patienten durchgeführte Gastroskopie beim Nachweis von erheblichen Speiseresten den Verdacht auf eine Entleerungsstörung erhärten. Sensitiver ist die szintigrafische Messung der Magenentleerungszeit. Als nichtinvasives Verfahren kann die sonografische Ausmessung des Antrums eingesetzt werden.

Atemtests (H_2- oder CO_2-Atemtests)

Häufig eingesetzte Methode zur Diagnostik vielfältiger intestinaler Funktionsstörungen. Bestimmt wird die Zuckerverwertung und damit die Funktion des oberen Dünndarms.

Das Prinzip ist in ➤ Abb. 7.18 dargestellt. In Abhängigkeit von den verwendeten Zuckern (z. B. Laktose, Laktulose, Fruktose, Glukose, Maltose, Xylose) können unterschiedliche Funktionen geprüft werden:

- Bei Malabsorption im Dünndarm gelangt der betreffende Zucker ins Kolon und steigert dort die H_2-Produktion. So steigt z. B. bei Laktasemangel oder bei Laktose-Intoleranz die H_2-Exhalation nach Gabe von Laktose an.

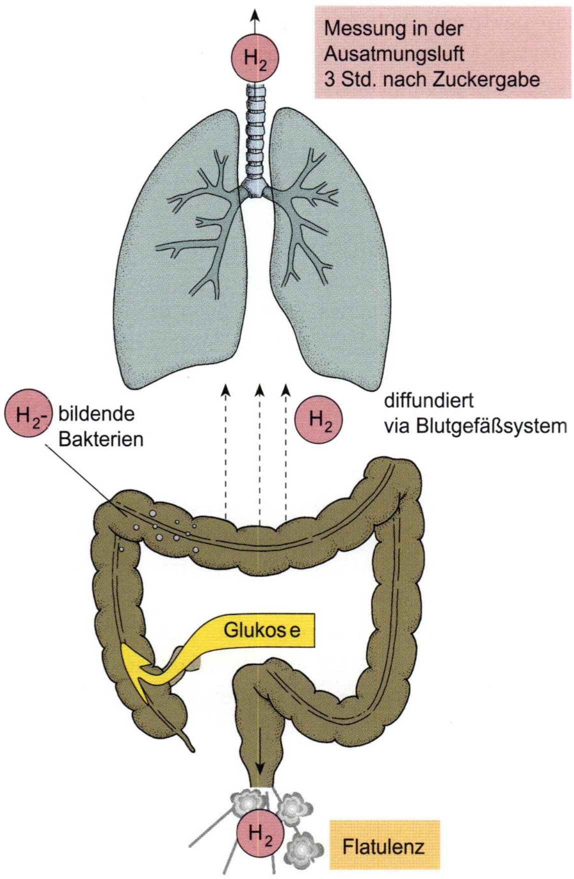

Abb. 7.18 Prinzip des H_2-Atemtests: H_2 wird im Kolon bei der bakteriellen Verstoffwechselung von Zuckern gebildet, absorbiert und über die Lungen abgeatmet. Der Test misst die H_2-Exhalation in den ersten drei Stunden nach Gabe des zu untersuchenden Zuckers. [L157]

- Bei der bakteriellen Überwucherung des Dünndarms steigt die H_2-Produktion unmittelbar nach Gabe von Glukose oder Laktulose an, da die Zucker schon im Dünndarm von den Bakterien verstoffwechselt werden. Es kommt zum „Frühpeak" bei der H_2-Exhalations-Messung.
- Eine weitere Möglichkeit ist die Bestimmung der orozökalen Transitzeit des Speisebreis bzw. der Fäzes: Hierzu wird ebenfalls der nicht-resorbierbare Zucker Laktulose eingesetzt. Da es erst mit Eintritt der Fäzes in das bakterienreiche Kolon zur H_2-Bildung kommt, kann die Transitzeit leicht bestimmt werden.

Daneben werden in der Gastroenterologie gelegentlich noch weitere Exhalationstests eingesetzt, die z. B. die CO_2-Abatmung messen. Dazu gehören etwa der ^{13}C-Atemtest zum Nachweis von *Helicobacter pylori* (➤ 7.4.3) oder der Glykocholat-Atemtest zum Nachweis eines Gallensäureverlustes (➤ 7.5.6). Der ^{13}C-Atemtest hat einen Stellenwert bei der Eradikationskontrolle nach Therapie eines Ulcus duodeni, da bei negativem Ausfall eine erneute Endoskopie nicht erforderlich ist.

Stuhlfettbestimmung

Messung des in den Fäzes ausgeschiedenen, d. h. nicht im Dünndarm resorbierten, Fettanteils zur Diagnostik einer Steatorrhö (Fettstuhl). Der Stuhl wird bei standardisierter Diät mit täglicher Fettzufuhr von 100 g über drei Tage gesammelt. Die normale Fettexkretion beträgt < 6 g pro Tag. Die Stuhlfettbestimmung stellt einen relativ groben Globaltest bei V. a. Malabsorption dar. Sie wird heute nur noch selten praktisch durchgeführt.

D-Xylose-Test

Gelegentlich eingesetzter Test zur Messung der Funktionsfähigkeit des oberen Dünndarms. Die Pentose Xylose wird im oberen Dünndarm über das Glukose-Transportsystem absorbiert und wird im Organismus kaum verstoffwechselt. Nach oraler Gabe von 25 g D-Xylose wird die absorbierte D-Xylose-Konzentration im Serum und im Urin bestimmt.

Laktosetoleranztest

Das Disaccharid Laktose wird im oberen Dünndarm rasch in Glukose und Galaktose gespalten; die Aufnahme der Glukose führt zum Blutzuckeranstieg (bei normaler Aufnahme müsste ein Blutzuckeranstieg von mindestens 20 mg/dl nach zwei Stunden erfolgen). Bei Milchzuckerunverträglichkeit (Laktose-Intoleranz durch primären oder sekundären Laktasemangel) bleibt nicht nur der Blutzuckeranstieg aus, sondern es kommt durch die intraluminale Vergärung der Laktose zusätzlich zu Unverträglichkeitszeichen wie Durchfall, Darmkrämpfen (Tenesmen) oder Windabgang (Flatulenz). Bevorzugt wird heute allerdings der H_2-Atemtest durchgeführt.

Dünndarmbiopsie

Eine Biopsie aus dem tiefen Duodenum kann während einer Gastroduodenoskopie gewonnen werden. Durch eine Dünndarmbiopsie können Schleimhautveränderungen wie etwa eine Zottenatrophie (z. B. bei glutensensitiver Enteropathie), Infektionen der Schleimhaut (z. B. mit *Tropheryma whippelii* [dann positive PAS-Reaktion] oder mit atypischen Mykobakterien) oder auch eine luminale mikrobielle Besiedlung (Amöben, Lamblien) des Duodenums nachgewiesen werden.

7.3 Ösophagus

Obwohl der Ösophagus auf den ersten Blick lediglich als ein simpler Schlauch erscheint, ist seine Funktion recht komplex und führt nicht selten bei Störungen zu klinisch schwerwiegenden Problemen.

7.3.1 Anatomie und Physiologie

Der Ösophagus ist etwa 25 cm lang und an beiden Enden jeweils mit einem Sphinkter versehen (➤ Abb. 7.19). Die in zwei Schichten angeordneten Muskeln des Ösophagus sind im oberen Drittel quergestreift und gehen danach in glatte Muskulatur über. Der Wandaufbau ist ähnlich wie bei den anderen Abschnitten des Gastrointestinaltrakts; allerdings fehlt die Tunica serosa, sodass sich

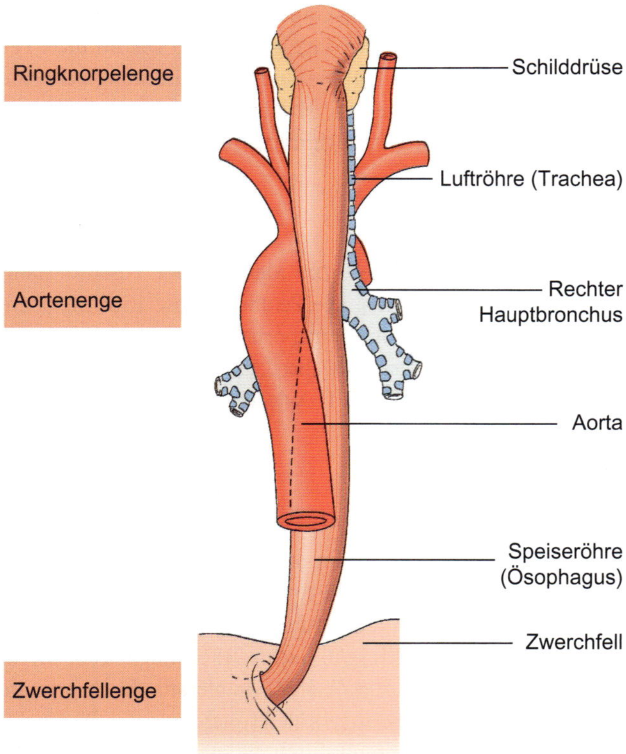

Abb. 7.19 Anatomie des Ösophagus mit den natürlichen Engstellen. Der obere Ösophagussphinkter liegt 15 cm ab den Schneidezähnen („Zahnreihe") gemessen, der untere Ösophagussphinkter ca. 40 cm hinter der Zahnreihe. [L190]

Perforationen, Penetrationen, entzündliche und neoplastische Prozesse rasch in die Umgebung ausbreiten können (dies erklärt z. B. die Mediastinitis nach Ösophagusverätzung).

Der M. cricopharyngeus und der M. constrictor pharyngis bilden den **oberen Ösophagussphinkter** und schließen den Ösophagus gegen den Rachen ab. Bei Insuffizienz kann Nahrung in den Bronchialbaum aspiriert werden. Der **untere Ösophagussphinkter** (Kardia) wird von einer 2–4 cm langen „Hochdruckzone" aus verdickter Ringmuskulatur gebildet; er schließt den Ösophagus zum Magen ab.

Schluckakt und Peristaltik

Der Schluckakt ist ein koordinierter, komplexer Vorgang aus willkürlichen und unwillkürlichen Elementen, an dem viele Muskelgruppen und fünf Hirnnerven (V, VII, IX, X, XII) beteiligt sind. Beim Schluckakt hebt sich zunächst der weiche Gaumen, sodass eine Regurgitation in die Nase verhindert wird. Die Stimmbänder schließen sich und die Epiglottis faltet sich über den Kehlkopfeingang. Dann kontrahiert sich die Rachenwand (M. constrictor pharyngis); gleichzeitig erschlafft der obere Ösophagussphinkter.

Mit Eintritt des Speisebolus in den Ösophagus wird die **primäre Peristaltik** ausgelöst, d. h., unwillkürliche progressive zirkuläre Kontraktionen, die den Bolus weiterbefördern. Noch bevor der untere Ösophagussphinkter erreicht ist, erschlafft dieser und lässt den Bolus in den Magen passieren.

Die durch die passierende Speise, aber auch durch einen Reflux der Nahrung vom Magen in den Ösophagus ausgelöste sensible Reizung der Ösophagusschleimhaut setzt die **sekundäre Peristaltik** in Gang: progressive Kontraktionen im thorakalen Teil des Ösophagus, die der Selbstreinigung dienen **(ösophageale Clearance).**

Antirefluxmechanismen

Ein kurz dauernder Reflux von Mageninhalt in die Speiseröhre ist physiologisch; ein pathologischer Reflux besteht dann, wenn dieser Reflux entweder sehr häufig geschieht oder über einen längeren Zeitraum besteht (dies kann z. B. durch pH-Metrie objektiviert werden, ➤ 7.2.3). Der hauptsächliche Antirefluxmechanismus wird durch den unteren Ösophagussphinkter gewährleistet. Der Druck am unteren Ösophagussphinkter passt sich dabei dem Abdominaldruck an: Bei erhöhtem Abdominaldruck (Bauchpresse) und nach Durchtritt eines Speise- oder Flüssigkeitsbolus nimmt er zu. Der Sphinkter weist einen Ruhedruck von 2–3,3 kPa auf (gegenüber −0,8 kPa im thorakalen Ösophagus). Unterstützende Antirefluxmechanismen sind wichtig, insbesondere die über die sekundäre Peristaltik und Salivation vermittelte ösophageale Clearance.

7.3.2 Leitsymptome bei Ösophaguserkrankungen

Dysphagie

Die Dysphagie ist eine subjektiv empfundene Schluckstörung („etwas bleibt im Hals stecken") und ist stets ein ernst zu nehmendes Symptom. Mögliche pathogenetische Ursachen:

- Gestörter **Eintritt** der Nahrung in den Ösophagus mit nachfolgendem Husten, Würgen und Regurgitation („Einschluckstörung", selten): Diese Störung ist typisch für neurologische und muskuläre Störungen sowie das Zenker-Divertikel.
- Unzureichender **Transport** im Ösophagus selbst (häufig): Ätiologisch muss hier an eine organische Einengung sowie an neuromuskuläre Störungen gedacht werden.

Ursachen der Dysphagie

- **Mechanische Obstruktion:**
  - Ösophaguskarzinom: häufige mechanische Ursache im Erwachsenenalter (meist Alkoholiker und/oder Raucher)
  - Seltener durch HNO-Tumoren im Oro- und Hypopharynx
  - Peptische Stenose (Folgezustand nach Refluxösophagitis)
  - Schleimhaut„ringe" oder „-netze" (peptisch bedingt oder angeboren)
  - Fremdkörper (z. B. Besteck, Spielzeug oder Scherben bei Kindern oder dementen Patienten) oder Speisebolus im Ösophagus (oft erst auf dem Boden von Narben oder anderen vorbestehenden Veränderungen symptomatisch)
  - Einengung durch externe Raumforderungen, z. B. bei retrosternaler Struma, Mediastinaltumoren, Gefäßanomalien wie Aortenaneurysma (➤ 2.3.10) oder A. lusoria

- **Neuromuskuläre Störungen:** z. B. Achalasie, zentralnervöse Störungen wie Apoplex oder Hirnstammlähmung, ösophageale Motilitätsstörungen, Polymyositis, systemische Sklerose, MS, Myasthenia gravis, Myopathien, Presbyphagie
- **Zenker-Divertikel** (proximale Schleimhautausstülpung durch den ösophagealen Muskelschlauch; ➤ 7.3.4)
- **Psychogen** (Somatisierungsstörung): relativ häufig, kein organisches Korrelat feststellbar
- **Entzündliche Erkrankungen:** Soorösophagitis, Morbus Crohn des Ösophagus oder eosinophile Ösophagitis

Von der Dysphagie unterschieden werden muss das sog. **Globusgefühl** (Globus pharyngis), ein vielfach psychogenes, chronisches Kloß-, Druck- oder Trockenheitsgefühl im Halsbereich.

Tritt die Dysphagie überwiegend bei fester Nahrung auf, so liegt in der Regel eine mechanische Obstruktion zugrunde. Tritt sie vorrangig bei flüssiger Nahrung auf, so sind neuromuskuläre Ursachen wahrscheinlich.

Anamnestische Begleitangaben können die Ursachen weiter eingrenzen: Gewichtsverlust bei Ösophaguskarzinom, chronisches Sodbrennen bei peptischen Strikturen und systemischer Sklerose, Brustschmerzen bei Achalasie und Motilitätsstörungen, Regurgitation bei Achalasie.

Odynophagie

Odynophagie bezeichnet den schmerzhaften Schluckakt. Die Schmerzen können auf Entzündungen (z. B. Soor-Ösophagitis) oder eine Ösophagusverätzung hinweisen. Eine zum Teil schwere Erosion der Ösophagusschleimhaut kann auch durch stecken gebliebene Tabletten ausgelöst werden.

MERKE

Tumoren der Speiseröhre verursachen über lange Zeit keine Schmerzen.

Regurgitation

Zurücklaufen oder -würgen von Nahrungsbrei. Dieses Symptom kommt bei Passageunterbrechung (z. B. peptische Stenosen, Karzinom) oder bei neuromuskulären Motilitätsstörungen (z. B. Achalasie, aber auch bei pharyngoösophagealen „Einschluckstörungen") sowie bei Divertikeln, in denen sich Speisebrei verfängt und vor allem nachts wieder freigegeben wird, vor.

Sodbrennen

Sodbrennen (lat. *Pyrosis*) ist eines der häufigsten Beschwerden des Menschen überhaupt: 10 % der Erwachsenen leiden unter täglichem Sodbrennen. Es bezeichnet einen brennenden retrosternalen Schmerz und ist nicht selten von „bitteren Rülpsern" und einem sauren Mundgeschmack begleitet. Es ist ein typisches Symptom bei Refluxerkrankung.

Der Schmerz kann durch heiße Getränke, Rotwein und andere, vor allem hochprozentige alkoholische Getränke, fettreiche Nahrung, Süßigkeiten, Gewürze sowie flache Lagerung oder Vornüberbeugen ausgelöst werden.

MERKE

Vom Sodbrennen abzugrenzen ist der schwerwiegende, bohrende, attackenartige Schmerz, der manchmal bei diffusem Ösophagusspasmus, aber auch bei der Refluxkrankheit selbst auftritt.

Nichtkardialer Brustschmerz

Im Ösophagus entstehende Schmerzen können zu Thoraxschmerzen führen, die von myokardial bedingten Brustschmerzen nicht zu unterscheiden sind („nichtkardialer Brustschmerz"). Dies wird u. a. mit der gemeinsamen nervalen Versorgung von Herz und Ösophagus erklärt.

MERKE

Von einem nichtkardialen Brustschmerz kann erst nach Ausschluss von Herzerkrankungen durch eine eingehende kardiologische Diagnostik (u. a. durch Belastungs-EKG, ggf. Bestimmung myokardialer Enzyme) gesprochen werden.

Mehrere Organsysteme können einen nichtkardialen Brustschmerz bedingen. Beim Erwachsenen sind aufgrund ihrer Häufigkeit besonders der gastroösophageale Reflux sowie Ösophagusmotilitätsstörungen (v. a. Nussknackerösophagus) von Bedeutung.

Ursachen des nichtkardialen Brustschmerzes (Tab. 1.4)

Erkrankungen des Bewegungsapparates

- Muskelzerrung oder -prellung, Rippenbruch, Bandscheibenerkrankungen: oft stechender Schmerz, der durch Einatmung und bestimmte Bewegungen verschlimmert wird und meist gut lokalisierbar ist (punktueller Druckschmerz)
- Tietze-Syndrom: auf eine Schwellung der knorpeligen Gelenke der vorderen Brustwand zurückzuführende Schmerzen (oft an der 2. und 3. Rippe); Verlauf gutartig, meist selbstlimitierend; Ursachen: Überlastungs- oder Ermüdungs(mikro)brüche in Synchondrosennähe
- Kostochondritis: Schmerzen am knorpeligen Übergang der Rippen (Genese unklar)
- Myalgien: z. T. viral bedingt (typisch nach Coxsackie-Infektionen): schmerzhafte Muskulatur, paroxysmale Schmerzen („Teufelsgriff")
- Herpes zoster der Brustwand: typischer Hautausschlag

Lungenerkrankungen

- Asthma: eine der häufigsten Ursachen, insbesondere bei anstrengungsinduziertem Bronchospasmus
- Chronischer Husten mit sekundären Muskelschmerzen
- Pleuritis
- Lungenembolie
- Pneumothorax

Gastrointestinale Erkrankungen
- Ösophagitis (z. B. refluxbedingt, aber auch viral oder durch *Candida* verursacht)
- Ösophagusmotilitätsstörungen (v. a. Nussknackerösophagus, ➤ 7.3.3)
- Gallenkolik (spontan oder nach Mahlzeiten), Pankreatitis
- Selten: subphrenischer oder hepatischer Abszess

Andere
- „Seitenstechen" *(splenic flexure syndrome):* harmloses und häufiges Symptom, Pathogenese nach wie vor unklar; tritt typischerweise wenige Minuten nach Dauerlauf auf und strahlt in die Schulter aus
- Psychogen

Foetor ex ore, Halitosis

Unter Foetor ex ore wird ein übler Mundgeruch, unter Halitosis ein übler Geruch der Atemluft verstanden. Die Unterscheidung ist ausgehend vom Symptom kaum möglich.

Foetor ex ore weist neben den bekannten Nahrungseinflüssen (Nikotin, Kaffee, Knoblauch, Zwiebel) vor allem auf Folgendes hin:
- Erkrankungen der Zähne bzw. Gingiva oder mangelnde Zahnhygiene
- Bakterielle Fehlbesiedlung oder Entzündungen des Mund- und Rachenraums (z. B. Tonsillitis)
- Verminderter Speichelfluss, z. B. als Folge eines Sjögren-Syndroms oder bei der Therapie mit Anticholinergika

Halitosis lässt sich zurückführen auf
- Erkrankungen des Verdauungstrakts mit Stase des Nahrungsbreis (z. B. Ösophagusdivertikel, Achalasie, Ileus),
- Erkrankungen der Lunge (z. B. Bronchitis),
- Stoffwechselstörungen (Azetongeruch bei diabetischer Ketoazidose, Harngeruch bei Urämie, Geruch nach roher Leber bei Leberkoma).

7

7.3.3 Funktionelle Motilitätsstörungen des Ösophagus

Der Schluckakt, bei dem Peristaltik- und Sphinktererschlaffung koordiniert zusammengreifen, kann durch organische Obstruktionen oder durch funktionelle Motilitätsstörungen beeinträchtigt werden.

Diese funktionellen Störungen können durch eine primäre neuronale Degeneration bedingt sein (wie z. B. bei der Achalasie), sie können aber auch als sekundäre neuromuskuläre Störungen im Rahmen generalisierter Erkrankungen auftreten (vgl. ➤ 7.3.2, Kasten „Ursachen der Dysphagie"). Andere funktionelle Erkrankungen des Ösophagus (wie etwa der hyperkontraktile untere Ösophagussphinkter) kommen vor, sind aber selten.

Achalasie

Die Achalasie ist selten (Inzidenz 1/100.000 pro Jahr) und manifestiert sich meist im mittleren Erwachsenenalter. Sie ist durch eine Degeneration des ösophagealen Plexus myentericus bedingt.

Klinik

Über Jahre sich entwickelnde Dysphagie, Regurgitation und retrosternaler Druck oder Schmerz. Die Dysphagie tritt sowohl bei fester als auch bei flüssiger Nahrung auf, sie kann sogar bei flüssiger Nahrung stärker ausgeprägt sein (sog. **paradoxe Dysphagie**). Nicht selten tritt Gewichtsverlust auf.

Die regurgitierte Nahrung ist bei unbehandelter Achalasie typischerweise nicht sauer, da sie gar nicht in den Magen gelangt. Oft entwickeln die Patienten bestimmte Manöver, um die Ösophagusentleerung zu fördern (z. B. Strecken des Halses, Durchstrecken des Rückens).

Komplikationen
- Insbesondere nächtliche bronchopulmonale Aspirationen mit zum Teil rezidivierenden Aspirationspneumonien
- Ösophaguskarzinom (30-fach erhöhtes Risiko gegenüber der Normalbevölkerung, deshalb Kontrollendoskopien alle 1–2 Jahre empfohlen)

Ätiologie und Pathogenese

Zugrunde liegt eine Zerstörung oder Degeneration des Plexus myentericus am unteren Ösophagus. Hierdurch treten zwei Störungsmuster auf:
- Der untere Ösophagussphinkter zeigt einen erhöhten Ruhedruck und kann bei der Nahrungspassage nicht ausreichend erschlaffen.
- Gleichzeitig ist die physiologische propulsive Peristaltik im unteren Ösophagus herabgesetzt.

In der Folge entwickelt sich eine Hypertrophie der Ringmuskulatur des unteren Ösophagus.

Bei der häufigeren **primären Achalasie** bleibt die Ursache der Plexusdegeneration unbekannt. Daneben kommen **sekundäre Formen,** z. B. beim Kardiakarzinom (malignombedingte Zerstörung der Plexuszellen) sowie bei der vor allem in Südamerika vorkommenden **Chagas-Krankheit,** vor. Letztere wird durch den Befall des unteren Ösophagus mit *Trypanosoma cruzi* ausgelöst.

Diagnostisches Vorgehen

Häufig wird die Diagnose mittels **Röntgen-Kontrastmitteluntersuchung** („Breischluck") gestellt. Man sieht eine Engstellung des Ösophagusausgangs mit oberem Megaösophagus (röntgenologisches Bild einer „Sekt-" oder „Weinglasform") sowie die mangelnde Peristaltik. Auch bei der **Endoskopie** kann die Diagnose auffallen, und zwar durch einen weit gestellten tubulären Ösophagus, evtl. mit Speiseresten, und durch eine mit leichtem Druck überwindbare Stenose des unteren Ösophagussphinkters bei intakter Mukosa.

Zum **Ausschluss eines Malignoms** wird eine **Endoskopie mit Biopsieentnahme** ergänzend zur Röntgenuntersuchung durchgeführt. Aber sowohl dem Röntgen als auch der Endoskopie entgehen 40–50 % der Fälle von Achalasie.

Durch **Manometrie** des unteren Ösophagus kann die Störung quantifiziert werden (fehlende Peristaltik, erhöhter Ruhedruck sowie mangelnde Erschlaffung des unteren Ösophagussphinkters beim Schluckakt, ➤ Abb. 7.17); diese Methode ist der Goldstandard der Diagnostik.

Therapie

Bei vielen Patienten kann der untere Ösophagussphinkter durch einen Ballonkatheter pneumatisch erweitert werden **(pneumatische Dilatation).** Hierdurch reißen einige der Muskelfasern, wodurch der Sphinktertonus insgesamt schwächer wird. Die Behandlung ist in 80 % primär erfolgreich, die langfristige Erfolgsrate liegt allerdings nur bei 40 %.

Das Verfahren führt in 1–3 % zu einer Perforation des Ösophagus. Daher muss die anschließende röntgenologische Kontrolle mit wasserlöslichem (!) Kontrastmittel erfolgen.

MERKE
Durch zu starke Dehnung kann es auch zur Kardiainsuffizienz kommen: Aus der Achalasie wird eine Refluxkrankheit.

Jüngere Patienten oder solche, bei denen die anderen Verfahren nicht wirksam sind, können durch eine laparoskopische Kardiomyotomie in Verbindung mit einer (Hemi-)Fundoplicatio behandelt werden. Eine postoperative Refluxösophagitis tritt in 20–50 % dieser Fälle auf. Inzwischen gibt es die Myotomie auch als endoskopische Variante, die sog. **perorale endoskopische Myotomie (POEM).**

Außerdem wird die endoskopische **Injektion von Botulinustoxin** in den unteren Ösophagussphinkter mit gutem kurzfristigem Erfolg angewendet. Dieses Neurotoxin hemmt die Acetylcholin-Freisetzung aus den peripheren Nervenendigungen und senkt dadurch den Sphinktertonus. Der Effekt einer Injektion hält ca. 3–12 Monate an. Die Methode ist allerdings teuer und muss regelmäßig wiederholt werden. Sie kommt deshalb vor allem für Patienten infrage, denen invasivere Methoden nicht zugemutet werden sollen (z. B. alte, multimorbide Patienten).

Idiopathischer diffuser Ösophagusspasmus und hyperkontraktiler Ösophagus

Bei den beiden Krankheitsbildern handelt es sich um zwei ätiologisch und pathogenetisch unklare Erkrankungen mit ähnlicher Symptomatik und Therapie. Bei beiden ist die Funktion des unteren Ösophagussphinkters im Gegensatz zur Achalasie normal.

- Beim **diffusen Ösophagusspasmus** treten neben regelrechten peristaltischen Kontraktionen schluckinduziert oder spontan nichtperistaltische (bzw. simultane) Kontraktionen des glattmuskulären Ösophagus auf. Diese zusätzlichen Kontraktionen stören den Nahrungstransport und können Schmerzen verursachen.
- Beim **hyperkontraktilen Ösophagus** ist die reguläre Peristaltik zwar erhalten, ihre Druckamplitude und -dauer sind jedoch drastisch erhöht (an die Kraftanstrengungen beim Nussknacken erinnernd, daher auch **„Nussknackerösophagus“**).

Klinik

Im Vordergrund stehen retrosternale Schmerzen, die sehr stark und nahrungsunabhängig sein können. Hinzu tritt häufig Dysphagie, v. a. nach großen Bissen, nach zu heißen oder zu kalten Speisen oder unter psychischer Belastung (nichtkardialer Brustschmerz, ➤ 7.3.2).

MERKE
Die Schmerzen sind gelegentlich kaum von einer Angina pectoris zu unterscheiden (➤ 1.3.1).

Diagnostisches Vorgehen

Eine erste Klärung gelingt oft mithilfe eines Röntgenbreischlucks mit Durchleuchtung. Für den diffusen Ösophagusspasmus ist der Befund des **„Korkenzieherösophagus“** typisch, beim Nussknackerösophagus gibt es hingegen keine spezifischen Veränderungen. Der endgültige Nachweis und die sichere Unterscheidung voneinander und zur Achalasie wird durch die Manometrie erbracht, welche den normalen Sphinkterdruck mit den jeweils typischen Kontraktionsmustern registriert. Eine gastroösophageale Refluxkrankheit muss ausgeschlossen werden, da sie Motilitätsstörungen oft unterhält.

Therapie

Verhaltensänderungen können versucht werden: langsames Essen, gutes Kauen, Meiden von zu heißen und zu kalten Speisen. Ansonsten können Kalziumantagonisten oder Nitro-Präparate zur glattmuskulären Entspannung eingesetzt werden, sind aber selten erfolgreicher als Beruhigung und *„watchful waiting“.* Neuerdings werden gute Erfahrungen mit oraler Gabe von Pfefferminzöl und mit Injektion von Botulinustoxin in die Ösophaguswand berichtet.

Sekundäre Motilitätsstörungen

Motorische Dysfunktionen des Ösophagus treten auch im Rahmen generalisierter Erkrankungen auf, z. B. bei der progressiven systemischen Sklerose (➤ 13.9.3), bei der in 80–90 % eine Ösophagusbeteiligung auftritt. Zugrunde liegt eine Atrophie der glatten Muskulatur, die zur ösophagealen Hypoperistaltik sowie zu Funktionsstörungen des unteren Ösophagussphinkters mit gastroösophagealem Reflux und nachfolgenden narbigen distalen Ösophagusstrikturen führt.

MERKE
Die Patienten leiden meist unter der sekundären Refluxkrankheit, also retrosternalem Schmerz oder Sodbrennen. Dysphagie und Aspirationsneigung können im Verlauf hinzutreten.

Weitere Ursachen

- Hypoperistaltische Schluckbeschwerden treten auch bei weiteren **Kollagenosen** (z. B. beim Sharp-Syndrom, CREST-Syndrom

oder Lupus erythematodes, ➤ 13.9.1) sowie bei der **Amyloidose** und der **Polyneuropathie** (z. B. im Rahmen eines Diabetes mellitus) sowie mit zunehmendem Alter auf.
- **Primäre Muskelerkrankungen** (z. B. Muskeldystrophien) oder Erkrankungen des ZNS betreffen vor allem den quergestreiften oberen Anteil des Ösophagus und imponieren daher weniger durch die Reflux-Symptomatik als durch die Schluckstörung mit nasaler Regurgitation oder Husten („Einschluckstörung", ➤ 7.3.2).

Die Therapie besteht aus der Behandlung der Grunderkrankung sowie Adaptation der Nahrungszufuhr (langsames Essen, lange Kauen, ggf. angepasste Eindickung der Flüssigkeiten u. w. m.) und logopädischen Maßnahmen („Schlucktherapie"). Hinzutreten kann eine Therapie des häufig begleitenden gastroösophagealen Refluxes; motilitätsfördernde Medikamente (z. B. Domperidon) können die Beschwerden bisweilen lindern.

7.3.4 Ösophagusdivertikel

Wandaussackungen des Ösophagus (➤ Abb. 7.20). Betroffen sind meist ältere Patienten. Pathologisch unterschieden werden:
- **Traktionsdivertikel = echte Divertikel:** Ausstülpung der gesamten Ösophaguswand (kongenitale Persistenz ösophagobronchialer bzw. -trachealer Gewebebrücken, meist im Bereich der Bifurkation der Trachea). Traktionsdivertikel sind meist ein Zufallsbefund ohne klinische Bedeutung.
- **Pulsionsdivertikel = falsche Divertikel (Pseudodivertikel):** Schleimhaut und Submukosa stülpen sich durch eine Muskellücke aus.

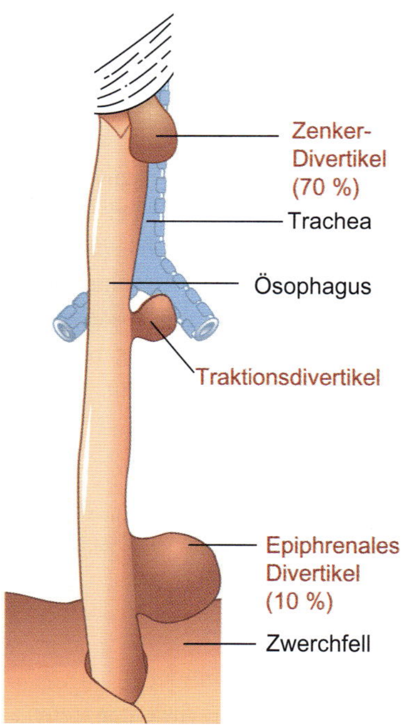

Abb. 7.20 Lokalisation der Ösophagusdivertikel [L190].

Häufigste und klinisch relevante Form (70 %) ist das **Zenker-Divertikel,** ein – meist linksseitiges – Pulsionsdivertikel in der Hypopharynxhinterwand, direkt oberhalb des oberen Ösophagussphinkters. Hier kommt es zur Aussackung von Mukosa und Submukosa durch eine anatomisch präformierte Muskellücke (Killian-Dreieck an der Hypopharynxhinterwand).

Klinik

Schleichender Beginn mit Fremdkörpergefühl beim Schlucken und üblem Mundgeruch; später kommt eine Dysphagie hinzu, die oft im Verlauf des Essens zunimmt. Bei großen Divertikeln wird (v. a. nachts) retinierte Nahrung regurgitiert und es kann zu Aspirationen mit zum Teil vitaler Gefährdung des Patienten kommen.

MERKE

Regurgitation (morgendliche Speisereste auf dem Kopfkissen) kommt vor bei Ösophagusdivertikeln (v. a. Zenker-Divertikel), Achalasie und Refluxkrankheit.

Komplikationen

- Aspiration
- Selten: Blutung, Fistelbildung, Perforation

Diagnostisches Vorgehen

- Röntgen-Kontrastmitteluntersuchungen („Breischluck": wegen der Aspirationsgefahr muss das Kontrastmittel wasserlöslich sein)
- Manometrie zum Ausschluss eines hyperkontraktilen Ösophagus (dieser kann die Entstehung eines Divertikels durch hohe intraluminale Drücke begünstigen)
- Evtl. Endoskopie (hierbei wegen der erhöhten Perforationsgefahr besonders schonendes Vorgehen nötig)

Therapie

Eine Therapie erfordert meist nur das symptomatische Zenker-Divertikel. Dabei wird in der Regel eine endoskopische Divertikulotomie mittels Argon-Plasmakoagulation oder Nadelmesser (Mukomyotomie) oder alternativ die aufwändigere operative Resektion durchgeführt.

7.3.5 Refluxkrankheit

Durch einen inadäquaten Antirefluxmechanismus bedingter Reflux von Mageninhalt in den Ösophagus mit durch das aggressive Refluat bedingter Schleimhautreizung. Betroffen sind bis zu 20 % der Bevölkerung. Ursache sind häufig „Wohlstandsfaktoren", entsprechend schwierig ist die Therapie.

In der Regel besteht das Refluat aus Salzsäure; selten jedoch liegt ein alkalischer Reflux aus Galle und Pankreassekret mit besonders schweren Schleimhautschäden bei vergleichsweise geringen subjektiven Symptomen vor.

Klinik

Die meisten erwachsenen Menschen leiden unter gelegentlichem **Sodbrennen**. Liegen jedoch ausgeprägte klinische Beschwerden vor, spricht man von einer **Refluxerkrankung.** Kommt es dabei zur Schleimhautschädigung – meist Erosionen – des Ösophagus, so spricht man von der **Refluxösophagitis** (**G**astroesophageal **Ero**sive **R**eflux **D**isease, GERD, ca. 10 % der Fälle). Abgegrenzt davon wird endoskopisch die nichterosive Refluxerkrankung (**N**on-**E**rosive **R**eflux **D**isease, NERD, ca. 90 % der Fälle). Beide Formen zeigen die gleichen Symptome:

- Sodbrennen (typischerweise 30–60 Minuten postprandial und im Liegen), epigastrische oder retrosternale Schmerzen, Regurgitation mit saurem oder bitterem Nachgeschmack sowie Luftaufstoßen
- Im fortgeschrittenen Stadium auch Dysphagie sowie nichtkardiale Thoraxschmerzen

MERKE
Zwischen der Intensität der Refluxbeschwerden und der Schwere evtl. vorliegender Schleimhautveränderungen besteht kein Zusammenhang.

Komplikationen

Diese entstehen vor allem auf dem Boden der begleitenden Ösophagitis (➤ Abb. 7.21).

- **Peptische Stenosen und Strikturen** bilden sich bei bis zu 10 % der Patienten mit refluxbedingter Ösophagitis. Sie entstehen als kurz- bis mittelstreckige Stenosen durch entzündlich-narbige Schrumpfung des geschädigten Gewebes meist im distalen Ösophagus. Klinisch entwickelt sich eine zunehmende Dysphagie, vor allem bei festen Speisen (➤ 7.3.2). Die Diagnose wird endoskopisch gestellt. Die Verengungen werden durch endoskopische Dilatationen mit Bougies mit steigendem Durchmesser behandelt. Die Therapie muss allerdings oft in Abständen von mehreren Monaten wiederholt werden.
- **Barrett-Ösophagus** (auch Barrett-Syndrom oder **Endobrachyösophagus** genannt): Dieser entsteht, wenn das zerstörte Plattenepithel des distalen Ösophagus durch spezialisiertes Zylinderepithel ersetzt wird (intestinale Metaplasie). Die Ora serrata wird dadurch nach oben in den tubulären Ösophagus verschoben („Endobrachie": „innen kurz"). Komplikationen sind Ulzerationen und ein etwa 30-fach erhöhtes Risiko für die Bildung von intraepithelialen Neoplasien bis hin zur Entstehung von Adenokarzinomen. Klinisch ist der Barrett-Ösophagus nicht mit spezifischen Symptomen verbunden. Es können Refluxbeschwerden bestehen (müssen aber nicht!). Endoskopisch unterscheidet man den **Long Barrett** (Segment > 3 cm) vom **Short Barrett** (Segment < 3 cm). Vermutlich sind die Komplikationsrisiken des Long Barrett höher als die des Short Barrett. Medikamentös wird bei Refluxbeschwerden wie bei der Refluxerkrankung behandelt; ein Nutzen einer säurehemmenden Therapie bei symptomfreien Patienten ist nicht erwiesen.
- **Asthma und chronische Bronchitis:** Durch die Vagusreizung oder auch durch direkte Aspiration des Refluats kann bei entsprechender Disposition ein Asthma oder eine chronische Bronchitis ausgelöst oder verschlimmert werden.
- **Chronische Laryngitis** mit Heiserkeit und Halsschmerzen: Hierzu kommt es durch säurebedingte Irritation der Stimmbänder und des Larynx.
- **Chronische Blutverluste** mit Eisenmangelanämie als Folge der chronischen Erosionen. Offene ösophageale Blutungen kommen ebenfalls vor, sind jedoch selten.
- **Koronarspasmen** können als Folge der säurebedingten Vagusstimulierung auftreten.

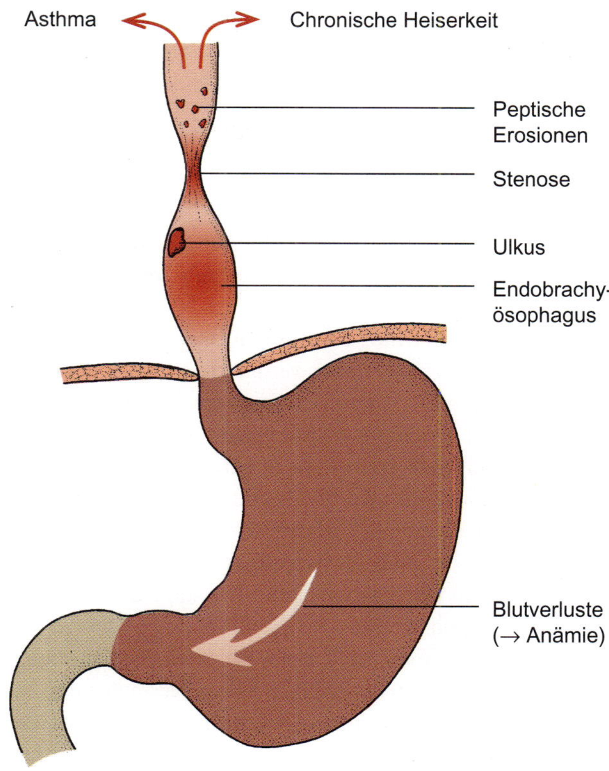

Abb. 7.21 Komplikationen der Refluxösophagitis [L157]

MERKE
10er-Regel: 10 % der Patienten mit Refluxbeschwerden haben eine Refluxösophagitis. 10 % der Patienten mit Refluxösophagitis entwickeln einen Barrett-Ösophagus.
Praktisch alle Adenokarzinome des Ösophagus entstehen auf dem Boden eines Barrett-Ösophagus (Inzidenz bei Barrett-Ösophagus bis 1 % pro Jahr). Der Endobrachyösophagus ist somit eine Präkanzerose und muss alle 3–5 Jahre endoskopisch-histologisch kontrolliert werden, um Entartungen frühzeitig zu erkennen. Findet der Pathologe niedriggradige

intraepitheliale Neoplasien, muss eine engmaschigere Kontrolle erfolgen; Hochgradige intraepitheliale Neoplasien erfordern eine definitive ablative Therapie, z. B. mittels endoskopischer Mukosaresektion.

Pathogenese

Der Refluxkrankheit liegt ein überforderter **Antirefluxmechanismus** zugrunde. Hierbei spielen die folgenden Faktoren eine Rolle (➤ Abb. 7.22):

- **Inadäquate Erschlaffung des unteren Ösophagussphinkters:** Bei manchen Patienten können vermehrte, vom Schluckakt unabhängige Erschlaffungsphasen nachgewiesen werden, wodurch es zur verlängerten Säureeinwirkung kommt.
- **Unzureichende Selbstreinigung** (Clearance) des unteren Ösophagus: Bei etwa einem Drittel der Patienten mit Refluxkrankheit ist die vor allem in den Schlafphasen wichtige nächtliche peristaltische Reinigung des Ösophagus vermindert, sodass es wiederum zur verlängerten Säureeinwirkung und damit Schleimhauterosion kommt.
- **Hiatushernien** werden bei 90 % der Patienten mit schwerer erosiver Refluxösophagitis gesehen. Es wird vermutet, dass die Hiatushernie, welche normalerweise ein bedeutungsloser Zufallsbefund ist, die Selbstreinigung des Ösophagus beeinträchtigt.
- **Inadäquater Ruhedruck des unteren Ösophagussphinkters (UÖS):** Dies scheint nur bei schwerer Refluxkrankheit bzw. bestimmten Grunderkrankungen wie systemischer Sklerose eine Rolle zu spielen.

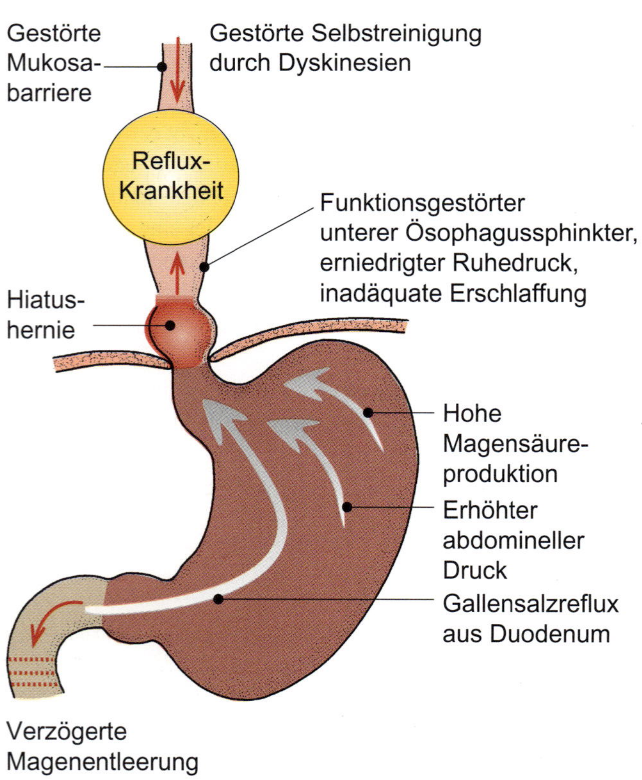

Abb. 7.22 Pathogenetische Faktoren der Refluxkrankheit. Sowohl ösophageale Faktoren als auch Magendysfunktionen können einen pathologischen Reflux bedingen. [L157]

Daneben können Faktoren wie eine verzögerte Magenentleerung (die wiederum meist ätiologisch unklar bleibt), ein abnormes Volumen bzw. eine veränderte Zusammensetzung des Speichels (geringes Speichelvolumen bei Rauchern) oder Reflux von Gallensäuren bzw. von Pankreassekreten bei schwerer Magendysfunktion eine Rolle spielen. Zudem steigt das Refluxrisiko mit steigendem BMI an.

Ätiologie und Einteilung

Relativ selten ist die Refluxkrankheit **sekundär,** d. h. auf eine Grundkrankheit zurückzuführen (20 % der Fälle): postoperativer Reflux (z. B. nach Kardiomyotomie, Gastrektomie oder Kardiaresektion), Reflux bei Magenausgangsstenose, bei erhöhtem Druck im Bauchraum z. B. bei stenosierenden Tumoren oder bei zentralnervösen Erkrankungen. In der Schwangerschaft kann allerdings vergleichsweise häufig ein sekundärer Reflux auftreten.

Bei den **primären Formen** wird häufig ein Zusammenhang mit „Wohlstandsfaktoren" angenommen, die entweder den intraabdominalen Druck erhöhen (Adipositas, sitzende Tätigkeit, enge Kleidung), die Darmmotilität behindern (zu wenig Bewegung, ungünstige Ernährung) oder die Säuresekretion steigern (Kaffee, Alkohol, Nikotin, Zucker). Allerdings ist nur der Zusammenhang mit Adipositas wirklich gut belegt. Die wichtigsten begünstigenden Faktoren sind in ➤ Tab. 7.5 zusammengefasst.

MERKE

50 % der Schwangeren haben im letzten Trimenon Refluxbeschwerden.

Diagnostisches Vorgehen

In unkomplizierten Fällen bei jüngeren Patienten reicht die typische klinische Symptomatik für die Diagnosestellung aus. Da die Thera-

Tab. 7.5 Begünstigende Faktoren des gastroösophagealen Refluxes

Intraabdominale Druckerhöhung	Nahrungs- und Genussmittel	Medikamente
• Adipositas („Dauerschwangerschaft") • Tumoren im Bauchbereich • Aszites • Schwangerschaft • Enge Kleidung • Sitzende Tätigkeit	• Zuckerhaltige Lebensmittel • Fette • Alkohol • Pfefferminzöl • Nikotin* • Kaffee**	• Anticholinergika • β-Adrenergika • α-Blocker • Theophyllin • Nitropräparate • Kalziumantagonisten • Opiate

*Nikotin hat zwar keinen Einfluss auf die Zahl der Refluxepisoden, wegen der mit Nikotin verbundenen Hyposalivation ist jedoch die ösophageale Clearance herabgesetzt.
**Auch Kaffee hat keinen Einfluss auf die Zahl der Refluxepisoden, ist jedoch ein potenter Säurestimulator, sodass ein bestehender Reflux eher zur Ösophagitis führt.

pie mit Protonenpumpeninhibitoren hoch effektiv ist, wird sie auch als ein diagnostisches Mittel eingesetzt *(„test and treat“)*. Eine eingehendere Diagnostik ist jedoch bei vermuteten Komplikationen, atypischen Verläufen, Therapieversagen, älteren Patienten und vor allem bei Alarmsymptomen (Gewichtsverlust, Dysphagie, Anämie) angezeigt.

- Es geht vor allem um folgende Frage: **Bestehen eine Ösophagitis und/oder Komplikationen (Ulkus/Barrett/Malignom)?** Zur Beantwortung dient die Endoskopie (➤ Abb. 7.23), die außerdem ein Malignom und ein Barrett-Syndrom ausschließt (Schleimhautbefunde ➤ Tab. 7.6, ➤ Tab. 7.7). Die Indikation zur Endoskopie wird i. d. R. großzügig gestellt.
- In seltenen Einzelfällen, vor allem bei hartnäckiger Symptomatik und endoskopisch unauffälligem Befund, stellt sich die weitere Frage: **Besteht tatsächlich ein Reflux?** Zur Beantwortung können dann dienen:
  - Langzeit-Ösophagus-pH-Metrie (➤ 7.2.3)
  - Impedanzanalyse des Ösophagus (kann auch nicht-sauren Reflux nachweisen)
  - Ösophagusmanometrie: Dient vor allem der differenzialdiagnostischen Abgrenzung anderer Motilitätsstörung des Ösophagus
  - Röntgenbreischluck (inzwischen selten)

Therapie

Allgemeinmaßnahmen

Allgemeine nichtmedikamentöse Maßnahmen sind Gewichtsreduktion, Vermeidung von großen, süßen, oder stark gesalzenen Mahlzeiten, vernünftige, faserreiche Ernährung, regelmäßige körperliche Bewegung, Verzicht auf Alkohol und Rauchen, keine großen Mahlzeiten vor dem Zubettgehen und das Vermeiden von langem Sitzen („Verdauungsspaziergang“). Die Effektivität derartiger Maßnahmen ist allerdings umstritten.

Tab. 7.6 Endoskopische Stadieneinteilung der erosiven Refluxösophagitis: Los-Angeles-Klassifikation der Refluxkrankheit

Stadium	Morphologie
A	• ≥ 1 Schleimhautläsionen < 0,5 cm
B	• Läsionen > 0,5 cm • Maximal eine Mukosafalte überschritten
C	• Überschreiten mehrerer Mukosafalten • Keine zirkulären Defekte
D	• Zirkuläre Defekte

Tab. 7.7 Endoskopische Stadieneinteilung der erosiven Refluxösophagitis nach Savary und Miller

Stadium 0	Stadium I	Stadium II	Stadium III	Stadium IV
Endoskopisch normal erscheinende Schleimhaut (jedoch abnorme Histologie) bei pathologischem Reflux	Einzelne, nicht-konfluierende Schleimhauterosionen in erythematöser Schleimhaut	Konfluierende, jedoch nicht-zirkuläre Schleimhautläsionen mit Erosion	Zirkuläre, erosive Schleimhautläsionen	Komplikationen: Ulzera, Strikturen, Endobrachyösophagus

Säureblockade

Protonenpumpenblocker (PPI, z. B. Omeprazol, Esomeprazol, Pantoprazol) erreichen mit Abstand die besten und schnellsten Ergebnisse (Pharma-Box „Säurehemmende Medikamente“ in ➤ 7.4.1).

Da die Refluxneigung medikamentös nicht geheilt werden kann (sehr wohl aber die Refluxösophagitis!), muss die säurehemmende Therapie langfristig, d. h. über Jahre, durchgeführt werden. Sie kann nach klinischem Bild in der Dosis gestaffelt werden, zum Beispiel über ein „Step-down“-Schema: Beginn mit relativ hohen Dosen (ein- bis zweifache Standarddosis für 2–4 Wochen), langsame Reduktion, ggf. Weiterführung als Bedarfstherapie. Aber auch dauerhafte Erhaltungstherapien mit hoher PPI-Dosierung sind in schweren Fällen gerechtfertigt.

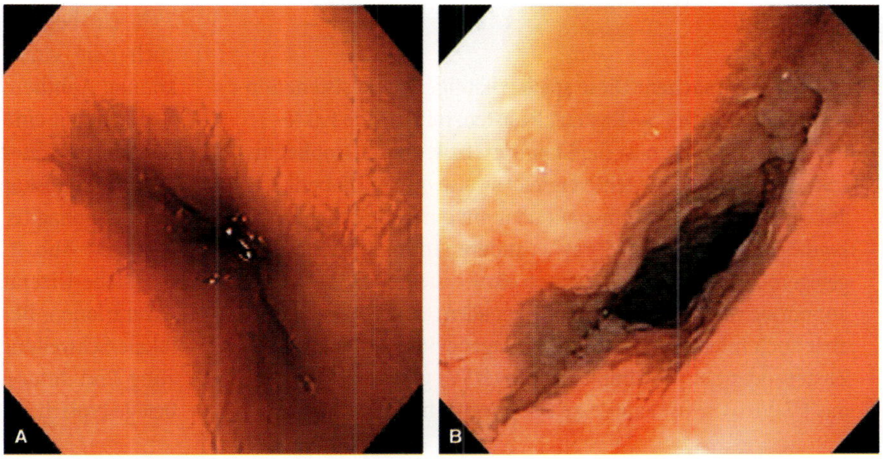

Abb. 7.23 Endoskopischer Befund bei erosiver Refluxösophagitis (B). Es finden sich zirkuläre, konfluierende erythematöse Schleimhautläsionen (Stadium III nach Savary und Miller). Im Vergleich dazu ein endoskopischer Normalbefund (A). [E503]

Antazida, H_2-Rezeptor-Antagonisten und Prokinetika sind wesentlich weniger effektiv als Protonenpumpenhemmer und haben heute nur noch einen untergeordneten Stellenwert. Antazida werden häufig bei der Selbstmedikation verwendet. Bei leichter Refluxerkrankung haben neuerdings **Alginate** einen gewissen Stellenwert erlangt, die nach der Mahlzeit eingenommen werden und sich wie eine „Schutzschicht" auf den Mageninhalt legen.

Operative Therapie

Indiziert bei mangelndem Erfolg der konservativen Therapie bei schwerer Ösophagitis, großer Hernie und massivem „Volumenreflux". Operationsprinzip ist die **Fundoplicatio** mit ihren Varianten (➤ Abb. 7.26), welche heute meist laparoskopisch durchgeführt wird. Vor der operativen Therapie werden der Druck im unteren Ösophagussphinkter und die peristaltische Aktivität durch Manometrie gemessen. Häufig ist auch nach einer Operation wieder eine medikamentöse Therapie erforderlich. Nicht ganz selten kommt es auch postoperativ zu Passageproblemen im Ösophagus sowie zu Blähungen und Völlegefühl, da Luft aus dem Magen nicht ausreichend abgelassen werden kann. Auch sekundäre Magenentleerungsstörungen kommen vor.

7.3.6 Nicht refluxbedingte Ösophagitis

Die meisten entzündlichen Ösophaguserkrankungen sind durch gastroösophagealen Reflux bedingt. Nicht refluxbedingte Ösophagitiden sind seltener und können infektiös, mechanisch, thermisch oder chemisch bedingt sein.

Klinik

Leitsymptom der entzündlich-irritativen Ösophagitis ist der Schluckschmerz (Odynophagie) oder der retrosternale Schmerz, außerdem können epigastrische Schmerzen und eine Dysphagie auftreten. Manchmal besteht auch nur Appetitlosigkeit und Übelkeit.

Ätiologie

- **Infektiöse Ursachen:** Diese spielen häufiger bei Resistenzminderung eine Rolle (➤ Kasten „Resistenzmindernde Faktoren"). Am häufigsten ist die *Candida-* (bzw. Soor-)Ösophagitis (➤ Abb. 7.24). Diese tritt vergleichsweise oft bei Diabetikern auf. Aber auch bei Asthmapatienten mit einer topischen Kortikoidtherapie („Asthma-Spray"), anderen Immundefiziten sowie gelegentlich Immunkompetenten ohne ersichtlichen Grund kommt sie vor. Daneben werden – vor allem bei AIDS-Patienten – aber auch Infektionen durch Zytomegalieviren (CMV), Varicella-Zoster- oder Herpes-simplex-Viren (HSV) gesehen. Auch das HI-Virus selbst kann eine Ösophagitis hervorrufen. Die HSV-Ösophagitis kommt gelegentlich auch bei immunkompetentem Wirt vor und ist in der Regel selbstlimitierend.

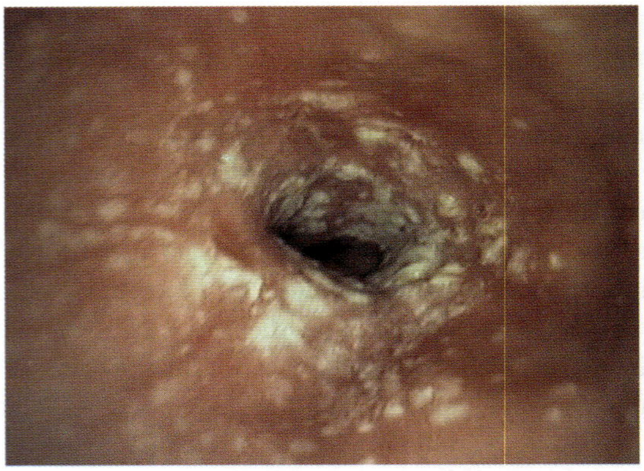

Abb. 7.24 Endoskopischer Befund bei Soor-Superinfektion des Ösophagus, bedingt durch *Candida albicans,* hier bei einem Patienten mit zugrunde liegender eosinophiler Ösophagitis, die histologisch nachgewiesen wurde. Es finden sich weißliche, nicht abspülbare, teilweise typisch ringförmige Beläge auf der Ösophagusschleimhaut. [F268]

- **Mechanisch-irritative, thermische und chemische Ursachen:** Reizung durch Bestrahlung, Alkoholismus, Verbrennungen, Verätzungen mit Säuren und Laugen, Sonden; Ulzerationen durch „steckengebliebene" Arzneimittel (vor allem Tetrazykline, Bisphosphonate, NSAR, Kaliumpräparate u. a.).

Resistenzmindernde Faktoren

- Hämatologische Systemerkrankungen, z. B. Leukämie
- Diabetes mellitus
- immunsuppressive Therapie (z. B. Kortikosteroide)
- Immundefekte (z. B. AIDS)
- Alkoholismus
- Breitbandantibiotika (kann auch bei ansonsten Gesunden zur Soor-Ösophagitis führen)
- Zytostatische Behandlung

Diagnostisches Vorgehen

Bei der körperlichen Untersuchung wird bei Soor-Ösophagitis in 75 % ein begleitender Mund-Soor gefunden, dieser kann jedoch auch eine virale Ösophagitis begleiten. Bei Herpes-Ösophagitis können Aphthen im Lippen- und Mundbereich zu sehen sein. Bei Verdacht auf eine CMV-Infektion ist nach begleitenden Infektionsherden (z. B. Chorioretinitis) zu fahnden.

Die Endoskopie erbringt meist spezifische Befunde: bei Soor-Ösophagitis finden sich weiß-gelbliche, gut haftende Stippchen (➤ Abb. 7.24). Bei CMV werden wenige große, flache, oberflächliche Ulzerationen gesehen, bei Herpes viele kleine und tiefe Ulzerationen. Bei den mechanisch-irritativen Formen werden u. a. lokale Schwellung, Rötung oder Blutung beobachtet; für die Verätzung sind diffuses Ödem und Rötung oder weißliche Schleimhautbeläge typisch.

Therapie

- Die Soor-Ösophagitis wird mit Fluconazol p. o. behandelt. Nystatin topisch reicht in der Regel nicht aus!
- Die Herpes-Ösophagitis wird mit Aciclovir p. o. oder ggf. i. v. behandelt.
- Die CMV-Ösophagitis wird mit intravenösem Ganciclovir behandelt.
- Die leichteren mechanisch-irritativen Formen werden symptomatisch und ggf. ergänzend mit Säuresuppression behandelt. Liegt eine echte Verätzung vor, gelten andere Kriterien:.

Ösophagusverätzungen

Bei Kindern durch Neugier, bei Erwachsenen meist suizidal bedingt; die Verätzungen entstehen durch Säuren, Laugen oder andere Korrosiva.

Akutsymptome
Typisch ist sofort einsetzendes Brennen im Rachen und retrosternal, dazu kommen Thoraxschmerzen, Dysphagie, Würgen und Salivation. Bei gleichzeitiger Aspiration entstehen evtl. Asthma-Symptome.

Erstmaßnahmen
Cave: Kein Erbrechen auslösen, keine Magenspülung (Gefahr der Aspiration)!
Bei geringer Symptomatik und Zugriff direkt nach der Ingestion sollte man den Verätzten reichlich **Wasser nachtrinken** lassen. In schweren Fällen stehen ggf. zunächst **Analgesie, Schockbekämpfung und Sicherung der Atemwege** im Vordergrund.

Diagnostisches Vorgehen
Kreislauf- und Atemwegsüberwachung stellen in schweren Fällen die wichtigste Erstmaßnahme dar (Intensivstation!). Bei V. a. Glottisödem ist eine Laryngoskopie und ggf. Intubation des Patienten angezeigt; Thorax- und Abdomenübersichtsaufnahme werden evtl. zum Ausschluss einer Frühperforation (z. B. freie Luft im Mediastinum) oder Pneumonie angefertigt. Innerhalb der ersten 24 Stunden folgt dann die vorsichtige endoskopische Inspektion des Ösophagus und Magens (Perforationsrisiko!).

Behandlung
Die Therapie erfolgt symptomorientiert:
- Bei Verlegung der Luftwege Intubation und Beatmung
- Bei endoskopisch festgestellten Schleimhautschäden Beobachtung über 72 Stunden (Gefahr der Spätperforation)
- Bei leichterem Befund Ernährung über Sonde enteral, sonst parenteral
- Antibiotikaprophylaxe bei höherem Schweregrad

Glukokortikosteroide haben sich als wirkungslos erwiesen.

Mögliche Komplikationen
- **Akut:**
  - Perforation (oft ins Mediastinum mit nachfolgender Mediastinitis), Schock und Sepsis
  - Aspirationspneumonie
  - Glottisödem mit Notwendigkeit einer Intubation oder Tracheotomie
- **Chronisch:**
  - Strikturen mit Stenosierung: ggf. regelmäßige Bougierung (u. U. Selbstbougierung)
  - Erhöhtes Karzinomrisiko: regelmäßige Überwachung

Eosinophile Ösophagitis

Relativ seltene chronisch-entzündliche Ösophaguserkrankung. **Ätiologisch** findet sich am häufigsten eine atopische Genese, es gibt aber auch andere Formen, u. a. Mischbilder mit einer Refluxösophagitis. Es besteht auch eine Assoziation mit anderen atopischen Erkrankungen. Antigene, die vergleichsweise häufig verantwortlich gemacht werden, stammen aus Weizen, Milch, Eiern, Meeresfrüchten, Soja und Nüssen. Es können dysphagie- oder refluxartige Beschwerden auftreten.

Die **Diagnose** kann endoskopisch vermutet werden: Es findet sich ein typisches Rillen- und Furchenmuster; die Mukosa ist oft deutlich vermehrt vulnerabel. Die Diagnose wird histologisch durch den Nachweis eines dichten eosinophilen Infiltrates bestätigt.

Therapie: Manche Formen sind PPI-sensibel, sodass zunächst häufig ein PPI-Therapieversuch durchgeführt wird. Ansonsten kann die Therapie im Versuch einer Antigenelimination bestehen („Six-Food-Eliminationsdiät"). Häufig wird aber auch direkt ein topisches Steroid, z. B. Budesonid als Schmelztablette, eingesetzt . Damit kann oft eine gute Remission erreicht werden Rezidive nach Absetzen sind aber typisch.

Prinzipiell kann eine ähnliche Erkrankung am gesamten Magen-Darm-Trakt vorkommen und wird dann als **eosinophile Gastroenteritis** bezeichnet. Die eosinophilen Infiltrate können bis in die Serosa reichen, eine begleitende Eosinophilie im Blutbild findet sich in 20 % der Fälle.

7.3.7 Hiatushernien

Der Hiatus oesophageus ist eine Schwachstelle des Zwerchfells. Durch ihn können sich unterschiedlich große Anteile des Magens in den Thoraxraum verlagern. Diese Hernien werden in zwei Typen eingeteilt, Mischformen sind jedoch nicht selten (➤ Abb. 7.25):
- **Gleithernien (axiale Hernien):** häufig (50 % der > 50-Jährigen), aber oft ohne klinische Bedeutung. Ein Reflux kann allerdings begünstigt werden. Die Kardia und ggf. weitere Magenanteile verlagern sich entlang der Ösophagus-Korpus-Achse durch das Zwerchfell in den Brustkorb.
- **Paraösophagealhernien:** selten (ca. 10 % aller behandlungsbedürftigen Zwerchfellhernien), jedoch komplikationsträchtig: Die Kardia behält ihre physiologische Position im Hiatus, Magenteile treten seitlich davon in den Brustraum.

Klinik

- **Gleithernien** sind meist asymptomatisch, sie können jedoch zur Entstehung der gastroösophagealen Refluxkrankheit beitragen (➤ 7.3.5): In 10 % der Fälle liegt gleichzeitig eine Refluxkrankheit vor.

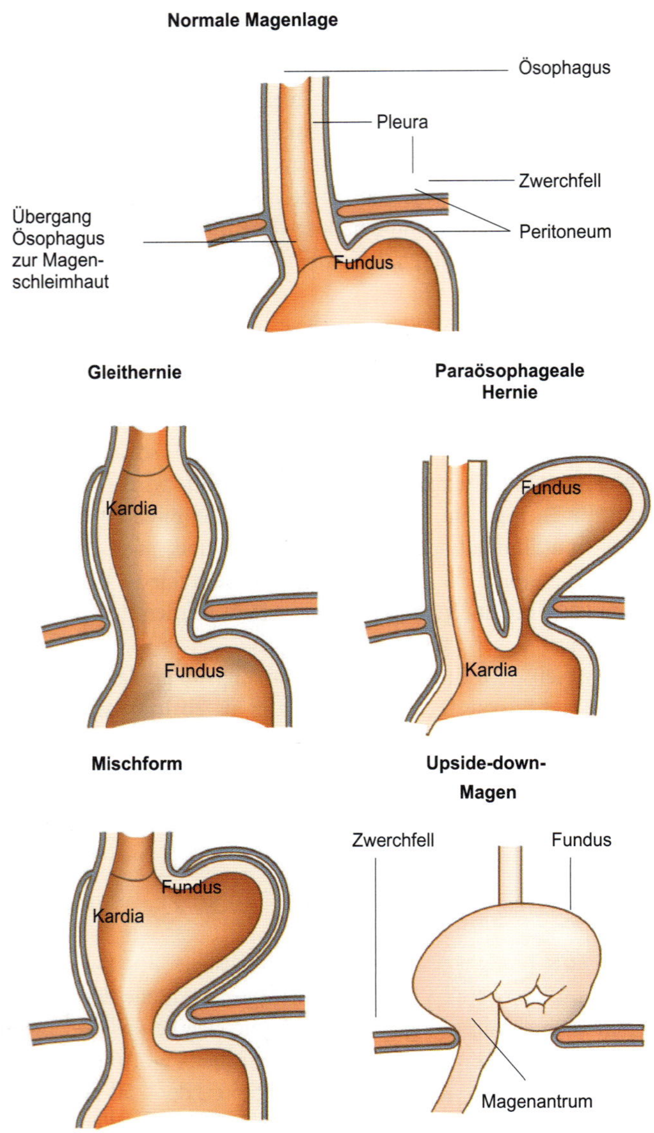

Abb. 7.25 Formen der Hiatushernie [L234]

- **Paraösophageale Hernien** zeigen sich durch Druckgefühl in der Herzgegend („Herzbeklemmung" nach dem Essen), Aufstoßen, evtl. Dysphagie; oft besteht aber auch Symptomfreiheit. Es kann zu Erosionen oder Ulzerationen der Magenschleimhaut im Bereich des herniierten Magens mit chronischer Blutungsanämie oder akuten Blutungen kommen. Ein akuter Notfall – oft auch mit akuter Blutung, ggf. mit Nekrose von Gewebe – ist die Strangulation oder Inkarzeration der Hernie.

Diagnostisches Vorgehen

Die Diagnose wird röntgenologisch (Breischluck mit Durchleuchtung) oder endoskopisch gestellt: Der Übergang vom Platten- zum Zylinderepithel ist im endoskopischen Bild bei der Gleithernie um mehr als 2 cm über die durch den Hiatus oesophageus hervorgerufene Impression herausgezogen, im Bereich der Mukosa mit Zylinderepithel stellen sich (im Unterschied zum Barrett-Ösophagus) typische Magenfalten dar.

Therapie

- **Gleithernie:** Eine Therapie per se ist nicht angezeigt. Liegt eine begleitende Refluxkrankheit vor, so wird diese wie in ➤ 7.3.5 beschrieben behandelt (dies erfordert in therapierefraktären Fällen evtl. die Fundoplicatio, ➤ Abb. 7.26).
- **Paraösophageale Hernie:** Wegen drohender Komplikationen werden diese Hernien auch bei geringer Symptomatik laparoskopisch operiert.

7.3.8 Ösophaguskarzinom

Früh lokal infiltrierender und metastasierender Tumor mit schlechter Prognose. Ätiologisch, epidemiologisch und auch therapeutisch ist zwischen Plattenepithelkarzinomen und Adenokarzinomen zu unterscheiden. So ist weltweit zwar ein Anstieg der Inzidenz des Ösophaguskarzinoms festzustellen, allerdings vorwiegend wegen einer Zunahme der Adenokarzinome. In Europa ist eine Inzidenz von 4–5/100.000/Jahr anzunehmen, wobei hier mittlerweile Adenokarzinome häufiger als Plattenepithelkarzinome sind.

Plattenepithelkarzinome können in der gesamten Speiseröhre auftreten, während Adenokarzinome fast immer als Folge einer Entartung eines Barrett-Syndroms im unteren Ösophagusdrittel lokalisiert sind (➤ 7.3.5). Oft werden sie mit den Tumoren der Kardia und den subkardialen proximalen Magenkarzinomen in Tumoren des gastroösophagealen Übergangs (AEG-Tumoren) zusammengefasst (➤ 7.4.5).

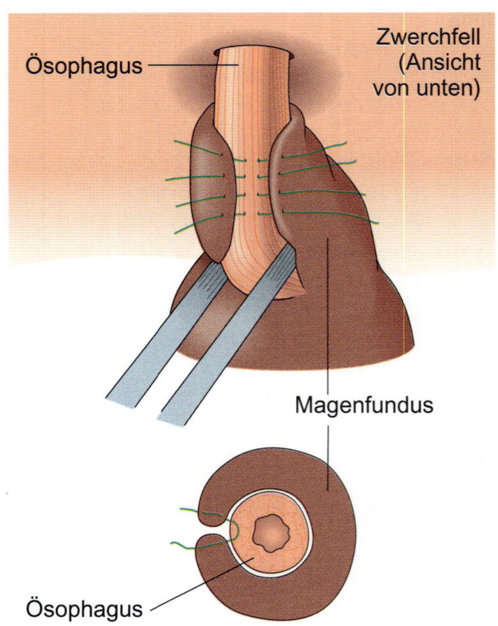

Abb. 7.26 Fundoplicatio: oben der OP-Situs, unten im Querschnitt [L190]

Klinik

Symptome treten meist erst spät auf **(„stummes Karzinom").** Der Patient kommt oft in einem bereits schlecht behandelbaren Stadium zum Arzt. Leitsymptom ist die sich langsam entwickelnde Dysphagie bei festen, später auch bei flüssigen Speisen. Außerdem können Odynophagie, retrosternale Schmerzen, Regurgitation und Aspirationsneigung bestehen. Gewichtsverlust ist häufig. Eine tumorbedingte Arrosion des N. recurrens kann zu Heiserkeit bis hin zur Aphonie führen.

MERKE

Durch Tumorwachstum in den Tracheobronchialbaum kann eine ösophagotracheale Fistel mit Husten beim Schlucken und Aspirationspneumonien entstehen. Bei Tumorwachstum ins Mediastinum kommt es zu Rücken- oder Thoraxschmerzen.

Ätiologie

Die Karzinomentstehung wird durch folgende Faktoren gefördert:
Beim Plattenepithelkarzinom:

- Alkohol- und Nikotinabusus (häufigste Ursache)
- Aflatoxine (Schimmelpilzgifte, z. B. in Nüssen), Nitrosamine
- Achalasie (Entartungshäufigkeit 5–10 %)
- Strikturen nach Verätzungen oder Plummer-Vinson-Syndrom (Schleimhautschädigung durch Eisenmangel, ➤ 3.3.2)

Beim Adenokarzinom:

- Schleimhautmetaplasie im Rahmen des Barrett-Ösophagus, chronische gastroösophageale Refluxerkrankung (GERD, ➤ 7.3.5).

Diagnostisches Vorgehen

Dieses hat zwei Zielrichtungen: Bestätigung der Diagnose sowie Festlegung des Tumorstadiums. Außerdem ist die Klärung der allgemeinen Operabilität zur Therapieplanung wichtig (Patienten sind oft starke Raucher und/oder alkoholkrank!).

Bestätigung (bzw. Widerlegung) der Diagnose

Hierbei wichtigstes und durch kein anderes Verfahren zu ersetzendes Element ist der Karzinomnachweis durch **Endoskopie mit Biopsie.** Diese sollte beim geringsten Verdacht angestrebt werden.

Feststellung des Tumorstadiums (Staging)

Nur durch eine genaue Bestimmung der Tiefenausdehnung des Tumors und Ausschluss von Metastasen kann die kleine Gruppe von Patienten identifiziert werden, welche potenziell von einer kurativen Therapie profitiert. Eingesetzt werden die endoskopische Sonografie, die CT des Abdomens und des Thorax sowie die Abdomensonografie (Lebermetastasen?). Der Stellenwert des PET-CT als prognostischer Parameter zum Therapieansprechen auf eine multimodale Therapie ist umstritten.

Die Tumoren des oberen Ösophagus-Drittels haben aufgrund der anatomischen Lagebeziehungen (Aorta, Kehlkopf, Trachea) eine besonders ungünstige Prognose.

Therapie

Die Therapie richtet sich nach dem Tumorstadium. Bei sehr früher Diagnosestellung kann eine rein endoskopische Therapie möglich sein, wenn ein Tumor auf die Mukosa oder das obere Drittel der Submukosa beschränkt und gleichzeitig gut differenziert ist. Eine kurative Resektion ohne zusätzliche multimodale Therapie wird bei eindeutig nodal negativen Patienten ohne lokal fortgeschrittenes Wachstum (< T2/N0) durchgeführt.

Die **kurative Resektion** ist in der Regel ein Zweihöhleneingriff mit einer operationsbedingten Mortalität bis 10 %. Im Rahmen der Operation erfolgt die Rekonstruktion der Nahrungspassage durch Magenhochzug oder Dünn- bzw. Dickdarminterponat.

Beim lokal fortgeschrittenen Tumor (> T2/N +) und klinisch möglicher Operabilität wird in der Regel vor der Operation eine **neoadjuvante Therapie** durchgeführt, die beim Plattenepithelkarzinom aus einer Radiochemotherapie, beim Adenokarzinom aus einer Chemotherapie oder Radiochemotherapie besteht. Wenn der Patient aufgrund seines Allgemeinzustands oder seiner Komorbidität nicht operabel ist oder einen hochsitzenden Tumor im oberen Drittel hat, kann auch eine **alleinige kombinierte Radiochemotherapie** (sog. definitive Radiochemotherapie) u. U. Remissionsraten erzielen, die mit der Operation vergleichbar sind.

Bei fortgeschrittenem, systemischem Leiden soll vor allem die Nahrungspassage sichergestellt und sollen lokale Tumorkomplikationen (wie Rekurrens-Schädigung oder Fistelbildung in den Tracheobronchialbaum) verhindert werden. **Palliative Therapieoptionen** sind dabei die Einlage von flexiblen Maschendraht-Stents (➤ Abb. 7.27), ggf. auch die Anlage einer perkutan-endoskopischen

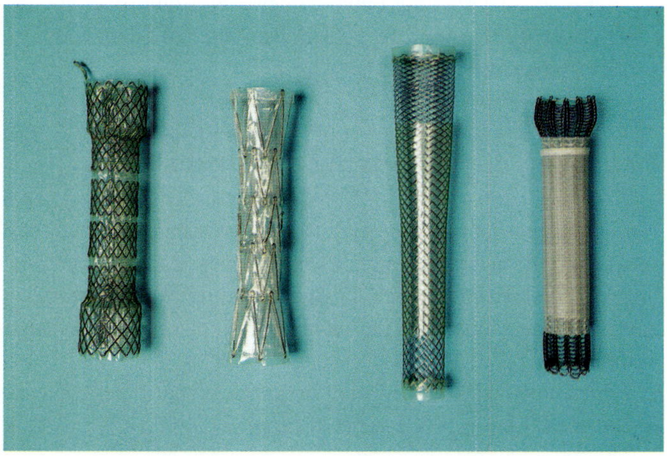

Abb. 7.27 Verschiedene Ösophagus-Stents zum Offenhalten des Ösophaguslumens bei inoperablem Ösophaguskarzinom. Sie werden endoskopisch platziert. [F284-002]

7

Gastrostomie (PEG) sowie eine Chemotherapie mit Platinderivaten und 5-Fluorouracil.

Sowohl beim Plattenepithelkarzinom als auch beim Adenokarzinom hat als zusätzliche therapeutische Option die **Immuntherapie** Einzug gehalten. Diese wird, in Abhängigkeit vom Immunscore, in Kombination mit Chemotherapie verabreicht und hat zu einer Verlängerung des Überlebens auch in palliativer Situation geführt. Bei Patienten, die nach neoadjuvanter Radiochemotherapie und anschließender Operation in den kurativen Stadien noch einen vitalen Resttumor haben (residuelle Tumorerkrankung) führt eine alleinige Gabe von sogenannten **Checkpoint Inhibitoren** (Antikörpern, die zu einer Stimulation des körpereigenen Immunsystems gegen Krebszellen führen) zu einer Verbesserung des krankheitsfreien Überlebens.

Prognose

Die Fünf-Jahres-Überlebensrate bei allen Ösophaguskarzinom-Patienten liegt bei ca. 5 %. Mit kurativem Ziel operierte Patienten haben eine 5-Jahres-Überlebensrate von ca. 20–30 %, Patienten mit mukosalen Frühkarzinomen ca. 80–90 %.

7.3.9 Weitere Ösophaguserkrankungen

Angeborene Ösophagusveränderungen

Das Ösophaguslumen kann durch konzentrische Schleimhautfalten (Ringe, z. B. der sog. **Schatzki-Ring** an der Ora serrata) oder Membranen (**„Webs“** = spinngewebeartige Strukturen aus Plattenepithel) eingeengt sein. Webs können auch auf eine Schleimhautschädigung durch Eisenmangel zurückzuführen sein: **Plummer-Vinson-Syndrom** (extrem selten). Häufiger sind sie Folge einer Refluxerkrankung, z. T. auch angeboren.

- **Symptome:** Dysphagie (häufig intermittierend) und Bolusobstruktion
- **Therapie:** Dilatation mit Bougies oder Ballonsonde oder endoskopische Auftrennung der Schleimhautfalten mit dem Laser- oder Diathermieschneider

Einengung durch Aortenbogenanomalien

Der Ösophagus kann von außen durch fehlangelegte Nachbarstrukturen komprimiert werden, z. B. durch einen doppelten Aortenbogen oder eine sog. A. lusoria (abnorm aus der Aorta descendens entspringende A. subclavia dextra mit retro- oder präösophagealem Verlauf).

- **Symptome:** Dysphagie, Stridor, bei gleichzeitiger Einengung der Trachea Dyspnoe, evtl. Tracheomalazie
- **Therapie:** bei schwerwiegenden Beschwerden operative Korrektur

Mallory-Weiss-Syndrom

Longitudinale, bis 4 cm lange, nichtpenetrierende Mukosaeinrisse am ösophagokardialen Übergang (auch in der Magenschleimhaut der Kardia, besonders bei gleichzeitiger Gleithernie) nach starkem Erbrechen, aber auch nach schwerem Heben (gehäuft bei Alkoholikern).

- **Symptome:** obere Gastrointestinalblutung mit Hämatemesis (➤ 7.7.5)
- **Therapie:** Blutung kommt oft spontan zum Stillstand; ggf. endoskopische Blutstillung erforderlich, nur sehr selten jedoch eine OP

MERKE
Das Mallory-Weiss-Syndrom ist für 5 % der oberen Gastrointestinalblutungen verantwortlich.

Ösophagusperforation

Häufigste Ursache von Perforationen im Ösophagus sind endoskopische Untersuchungen (z. B. Ballondilatation bei Achalasie). Seltener sind Thoraxtraumen oder die „spontane“ Ösophagusruptur durch akute Druckbelastung (Erbrechen, Würgen; quasi „Maximalvariante“ des Mallory-Weiss-Syndroms: Boerhaave-Syndrom).

Die Therapie erfolgt bei kleinen Läsionen ggf. konservativ durch Nahrungskarenz, Säureblockade und Antibiotika unter engmaschiger Überwachung. Bei größeren Läsionen droht eine akut lebensbedrohliche Mediastinitis und ggf. Sepsis. Daher ist eine umgehende Operation erforderlich, wobei nach Einzellfallberichten mit überlappenden Metallstents gute Erfolge erzielt werden können.

7.4 Magen und Duodenum

Der Magen ist zunächst vor allem ein „Sammel-, Misch- und Zerkleinerungsbecken“ für die aufgenommene Nahrung, in dem diese unter Säureeinfluss desinfiziert, von Toxinen befreit und chemisch denaturiert wird, bevor sie der enzymatischen Weiterverarbeitung zugeleitet wird.

7.4.1 Anatomie und Physiologie

Der Magen wird in fünf Abschnitte eingeteilt (➤ Abb. 7.28): den Mageneingang **(Kardia),** den **Fundus,** den **Korpus,** das **Antrum** („Vorhof“ zum Pförtner) und den Magenausgang (**Pylorus** = Pförtner).

Das **Duodenum** ist in vier Abschnitte gegliedert, deren Kenntnis vor allem für die Dokumentation von endoskopischen Befunden wichtig ist: Pars superior mit Bulbus duodeni (intraperitoneal gelegen), Pars descendens, Pars horizontalis und Pars ascendens (Letztere liegen alle retroperitoneal).

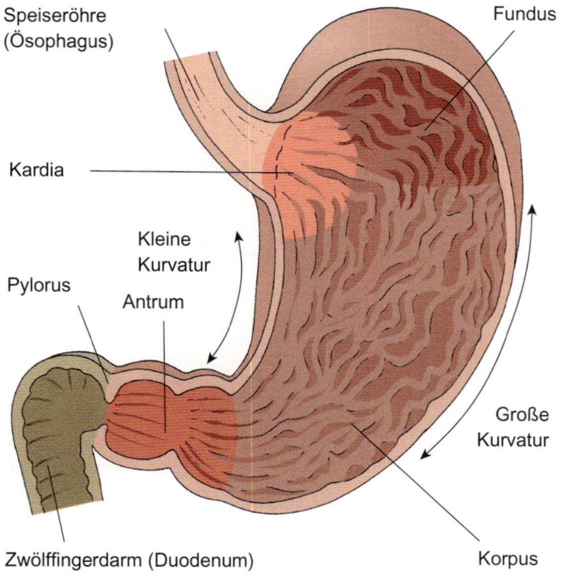

Abb. 7.28 Anatomische Einteilung des Magens [L190]

Sekretion von Magensaft

Pro Stunde werden 60–90 ml Magensaft gebildet. Diese blutisotone Flüssigkeit enthält Säure, Schleim, Elektrolyte, Pepsinogene, Histamin, Gastrin und Somatostatin sowie den „Intrinsic-Faktor", ein für die Aufnahme von Vitamin B_{12} im terminalen Ileum unerlässliches und damit lebensnotwendiges Glykoprotein.

MERKE
Außer dem „Intrinsic-Faktor" sind die Bestandteile des Magensafts (auch Säure und Pepsinogen) für die Verdauungsfunktion von untergeordneter Bedeutung, was auch daran ersichtlich ist, dass die Verdauungsfunktion nach operativer Ausschaltung des Magens (➤ 7.4.7) weitgehend erhalten bleibt.

Die Magensäurebildung

Die Produktion von Hydrochlorid (HCl) dient dem Schutz gegen Bakterien sowie gegen karzinogene Nitrosamine, die im neutralen Milieu durch Bakterien gebildet werden. Die Säureproduktion erfolgt ausschließlich in den Parietalzellen (Belegzellen) des Magenfundus und -korpus, sie ist an die Bildung von Pepsinogen in den Hauptzellen gekoppelt (➤ Abb. 7.29).

Stimuliert wird die Säuresekretion durch die physiologischen Mediatoren Gastrin, Histamin und Acetylcholin, und zwar über entsprechende Rezeptoren.

- **Acetylcholin** (aus den Nervenendigungen des N. vagus), wird durch lokale Dehnungsreize (Magenfüllung) oder „zentral" (Anblick, Geruch etc.) stimuliert (zephale Phase der Verdauung)
- **Histamin** (aus Mastzellen der Korpusschleimhaut)
- **Gastrin** (aus G-Zellen des Antrums), Ausschüttung wird im Wesentlichen durch Vagusreizung bei Nahrungsaufnahme angeregt

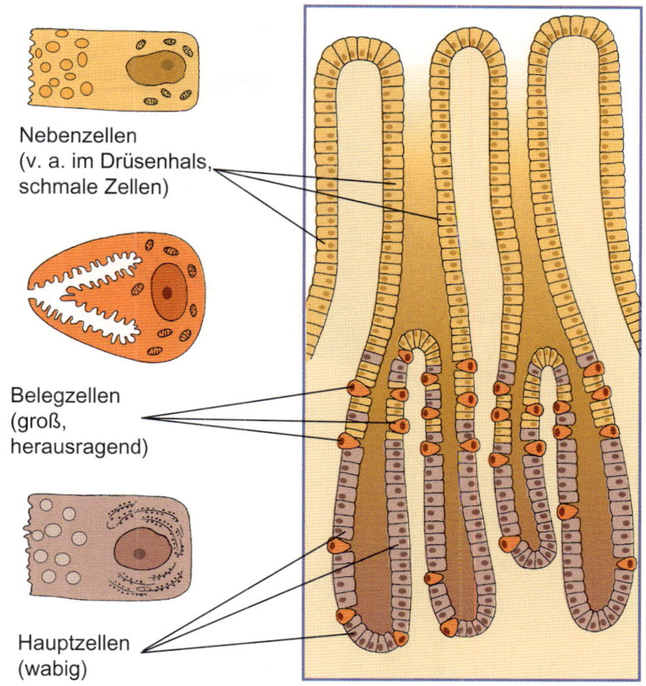

Abb. 7.29 Die Zellen der Magenschleimhaut. Die Nebenzellen produzieren Muzine und Bikarbonat. Die Belegzellen liefern HCl und Intrinsic-Faktor. In den Hauptzellen wird Pepsinogen produziert. [L190]

Alle drei Substanzen stimulieren über Second Messenger letztlich das für die Säuresekretion zentrale Enzym, die **H^+-/K^+-ATPase** („Protonenpumpe").

Säure-Basalsekretion und -stimulation durch Nahrungsaufnahme

Die Säuresekretion des ruhenden Magens wird vor allem über den N. vagus vermittelt. Bei Nahrungsaufnahme wird die Säuresekretion deutlich erhöht. Man unterscheidet die folgenden Phasen:

- **Zephale (vagale) Phase:** Sinneseindrücke und Erregung der Geschmacksrezeptoren führen zur Reizung des N. vagus mit entsprechender Acetylcholin-Wirkung an der Parietalzelle (➤ Abb. 7.30).
- **Gastrale Phase:** Über die Magendehnung und chemische Reizung v. a. durch Proteine kommt es zur Gastrin- und Histamin-Freisetzung (➤ Abb. 7.31).
- **Intestinale Phase:** Mit dem Eintritt des Speisebreis in das Duodenum wird die Gastrin-Freisetzung und damit die Magensäureproduktion durch die „Enterogastrone" (s. u.) gehemmt (➤ Abb. 7.32).

Hemmung der Magensäurebildung

Noch während sich der Speisebrei im Magen befindet, wird die Säuresekretion gedrosselt. Dies wird induziert durch eine pH-abhängige Hemmung der Ausschüttung von Gastrin, durch das in der Magenschleimhaut durch Speisebrei induzierte Somatostatin und durch

7

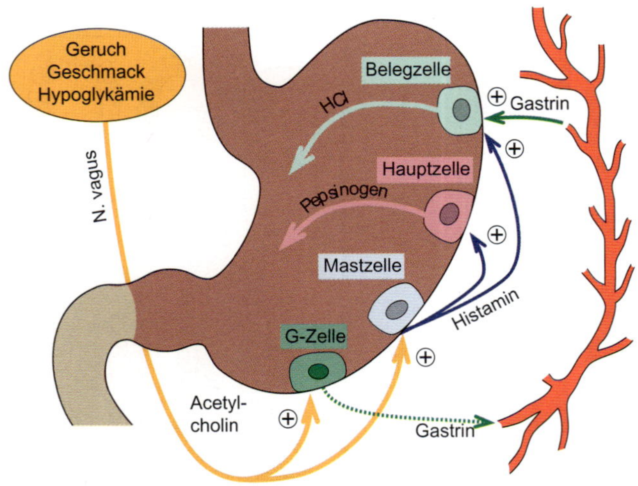

Abb. 7.30 Regulation der Magensäuresekretion: zephale Phase [L157]

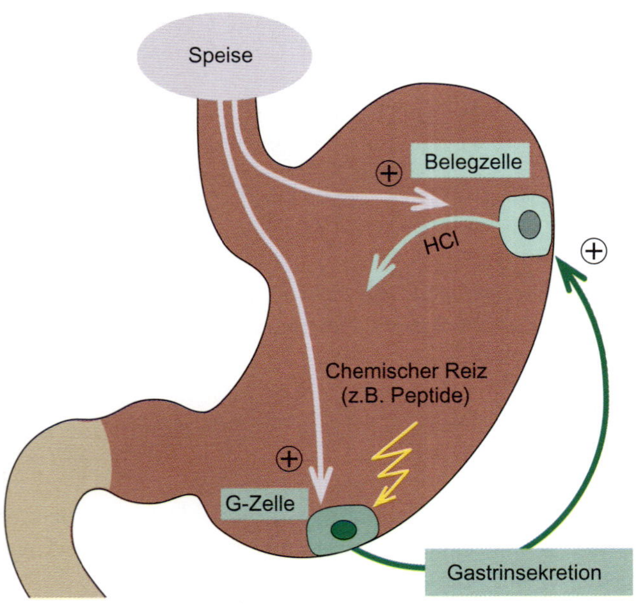

Abb. 7.31 Regulation der Magensäuresekretion: gastrale Phase [L157]

Hormone der Duodenal- und Jejunalschleimhaut, die sog. **Enterogastrone** (z. B. GIP, Cholezystokinin [CCK], VIP und Sekretin).

Bildung von Pepsinogen/Pepsin

In den Hauptzellen der Fundusschleimhaut werden verschiedene Gruppen von Pepsinogenen gebildet, die in Gegenwart von Säure autokatalytisch in Pepsin umgewandelt werden. Die Sekretion wird stimuliert durch Aminosäuren, CCK, Histamin und Gastrin.

Bildung von Muzinen und Bikarbonat

Das schleimbildende Oberflächenepithel des Magens mit den Belegzellen sowie die Nebenzellen der Magendrüsen bilden unter dem Einfluss lokaler Prostaglandine kontinuierlich Muzine und ein

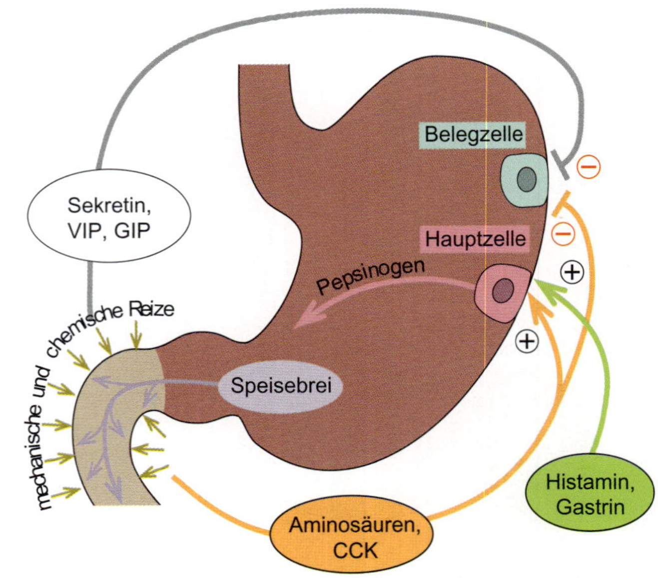

Abb. 7.32 Regulation der Magensäuresekretion: intestinale Phase [L253]

bikarbonatreiches Sekret. Diese Mischung schützt die Zelloberfläche vor der Säure der Belegzellen. Die Auflösung bzw. Durchmischung der Muzine mit dem Magensaft wird durch eine kovalent an Membranproteine gebundene Glykanschicht verhindert (sog. Glykokalix, *„unstirred layer"*).

Bildung des Intrinsic-Faktors

Die Bildung des Intrinsic-Faktors erfolgt ebenfalls durch die Belegzellen und wird wie die HCl-Sekretion reguliert.

Schleimhauthomöostase

Die Magenschleimhaut ist einem beständigen Angriff von Säure und Pepsin sowie bisweilen auch Gallensalzen ausgesetzt, sodass sie ihre Integrität nur durch ausgeklügelte protektive Mechanismen bewahren kann (➤ Abb. 7.33). Die gestörte Balance zwischen schleimhautschützenden und schleimhautaggressiven Faktoren ist insbesondere bei der Entstehung der Gastritis und der Ulkuskrankheit von entscheidender Bedeutung (➤ 7.4.4), und **säurehemmende Medikamente** haben dementsprechend einen wichtigen Platz in der Therapie dieser Erkrankungen.

Sekretion von Duodenalsaft

Zusammen mit dem übrigen Dünndarm bildet das Duodenum in den Lieberkühn-Krypten pro Tag etwa 2 Liter eines alkalischen Sekrets, das rasch wieder von den Mikrovilli resorbiert wird. Dieser beständige Flüssigkeitsstrom von den Krypten zu den Mikrovilli stellt ein wichtiges Transportmittel für die Substanzen des Nahrungsbreis dar. Außerdem werden im Duodenum **Muzine** (in den Brunner-Drüsen) sowie **Sekretin** (in den S-Zellen des Duodenums und Jejunums) und **Cholezystokinin** (in den I-Zellen des Duode-

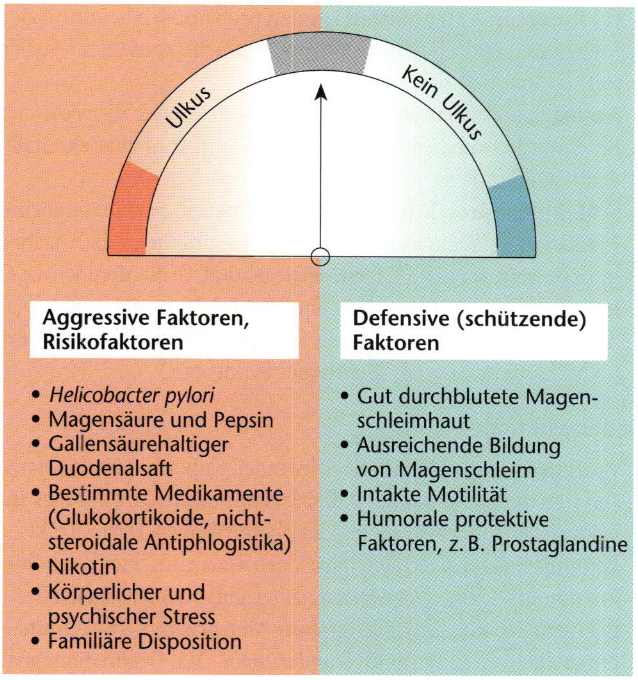

Abb. 7.33 Defensive und protektive Faktoren an der Magenschleimhaut. Die Synthese der Prostaglandine wird z. B. durch Acetylsalicylsäure (ASS) und nichtsteroidale Antiphlogistika (NSAR) gehemmt, wodurch deren magenschädigende Nebenwirkung verständlich wird. [A400]

nums und Antrums) gebildet. Die Sekretion des Duodenalsafts trägt zur Hemmung der Magensekretion bei). Der Muzingehalt des Pankreassaftes schützt die Duodenalwand vor säurebedingter Selbstandauung. Zur Aufgabe von Sekretin und Cholezystokinin ➤ Tab. 7.1.

Motilität und Magenentleerung

Im Magen findet ein physiologischer Wechsel von Relaxation und propulsiver Peristaltik statt. Dies dient der mechanischen Verdauung und Emulgierung von Fettstoffen.

- Die über den N. vagus vermittelte Relaxation bei Nahrungsaufnahme leitet die **Füllungsphase** ein.
- Etwa 30 Minuten nach der Füllungsphase wird die Nahrung in das Antrum vorgeschoben, wo daraufhin starke segmentale Kontraktionen mit einer Frequenz von 3 pro Minute entstehen. Hierdurch kommt es zur Durchmischung mit Zerkleinerung der Nahrung und Emulgierung der Fette. Durch den Pylorus treten während dieser **Zerkleinerungsphase** nur Flüssigkeiten und Partikel von < 1 mm Durchmesser. Die „Durchlässigkeit“ des Pylorus und damit die Geschwindigkeit der Magenentleerung wird über den N. vagus und die Enterogastrone reguliert und ist unter anderem von Fettgehalt, Temperatur und Osmolalität der Nahrung sowie dem pH-Wert des Speisebreis abhängig.
- Im Nüchternzustand **(interdigestive Phase)** gehen vom Magen alle 90–120 Minuten wandernde Motorkomplexe aus, die verbliebene Nahrungsreste weiterbefördern und somit den Magen-Darm-Trakt auf eine erneute Nahrungsaufnahme vorbereiten.

Störungen der Magenmotilität sowie -entleerung treten z. B. nach Vagotomie, bei diabetischer Neuropathie und bei **Sklerodermie** auf.

Eine noch ungeklärte Rolle spielen die Motilitätsstörungen bei der Pathogenese der Ulkuskrankheit (➤ 7.4.4) und bei der Dyspepsie (➤ 7.4.2).

Mit verzögerter Magenentleerung einhergehende Faktoren

- Medikamente: Anticholinergika, β-Adrenergika, Opiate
- Elektrolytentgleisungen: Hypokaliämie, Hypokalzämie, Hypomagnesiämie
- Infektionen: z. B. virale Gastroenteritis, HIV
- Neuromuskuläre Erkrankungen und Polyneuropathien: z. B. Diabetes mellitus, **systemische Sklerose,** Polymyositis
- Endokrine Störungen: z. B. Hypothyreose, Hypoparathyreoidismus
- Heiße oder kalte Speisen.
- Der operierte Magen

7.4.2 Leitsymptome bei Magen- und Duodenalerkrankungen

Die Beschwerden bei Magen- und Duodenalerkrankungen sind meist unspezifisch. Die Symptome reichen von „dyspeptischen Beschwerden“ über epigastrische Abdominalschmerzen bis hin zu Übelkeit und Erbrechen. 5 % der Deutschen befinden sich wegen dyspeptischer Beschwerden in ärztlicher Behandlung.

Dyspeptische Beschwerden („Dyspepsie“)

Sammelbegriff für unspezifische, mit der Nahrungsaufnahme verbundene Oberbauchbeschwerden wie Völle- und Druckgefühl oder Krampfbeschwerden im Epigastrium, eventuell von Übelkeit oder Schluckauf begleitet. Die Dyspepsie ist ein überaus häufiges und heterogenes Leitsymptom.

Ätiologie und Pathogenese

Bei etwa der Hälfte der Patienten können **organische Erkrankungen** als Ursachen gefunden werden:

Organische Ursachen dyspeptischer Beschwerden

- Gastroösophagealer Reflux
- Ösophageale Motilitätsstörung
- Ulkuskrankheit
- Gastritis (viral oder erosiv; der Stellenwert der HP-Infektion für dyspeptische Beschwerden ist unklar)
- Verzögerte Magenentleerung
- Magenkrebs (selten, aber differenzialdiagnostisch wichtig)
- Schwangerschaft
- Gallensteine
- Medikamente und Genussmittel: Alkohol, Kaffee, Eisenpräparate, Antibiotika (insbesondere Erythromycin), nichtsteroidale Antirheumatika, Theophyllin, Digoxin
- Laktoseintoleranz
- Selten: Gallenwegsentzündungen, Duodenitis durch bakterielle Überwucherung oder Parasiteninfektion, chronische Pankreatitis, Pankreaskarzinom, Hepatitis, Schilddrüsenerkrankungen.

Pharma-Box: Säurehemmende Medikamente

Wirkstoffe

- **Protonenpumpenhemmer**:
  - Omeprazol: Standarddosis 20 mg
  - Lansoprazol: Standarddosis 30 mg
  - Pantoprazol: Standarddosis 40 mg
  - Esomeprazol: Standarddosis 20 mg)
- **H_2-Rezeptor-Antagonisten:**
  - Cimetidin
  - Ranitidin
- **Antazida:**
  - Aluminiumhydroxid
  - Magnesiumhydroxid
- **Schleimhautprotektive Substanzen:**
  - Sucralfat
  - Kolloidales Wismut
- **Alginat**

Wirkungsmechanismus und Eigenschaften

- **Protonenpumpenhemmer** hemmen irreversibel die Protonenpumpe (H^+/K^+-ATPase) im Magen. Dadurch wird die Magensäureproduktion vollständig unterdrückt.
- **H_2-Rezeptor-Antagonisten** hemmen die durch Histamin, Pentagastrin und Insulin stimulierte Magensäuresekretion. Neben der HCl-Produktion sinkt die Pepsinsekretion.
- **Antazida** binden übermäßig produzierte Magensäure durch Neutralisation.
- **Schleimhautprotektive Substanzen** wirken über diverse Mechanismen:
  - Sucralfat ist ein komplexes, aluminium- und sulfathaltiges Zuckersalz. Es bildet eine visköse Schutzschicht durch Komplexbildung mit Proteinen des Ulkusgrundes.
  - Kolloidales Wismut bildet ebenfalls einen auf dem Ulkusgrund fest aufsitzenden Belag und stimuliert die Prostaglandin-Bildung, zusätzlich vermindert es die HP-Konzentration (Therapeutikum mit antibiotischer Wirkung in der HP-Eradikation; in Deutschland als Monosubstanz nur über die Auslandsapotheke zu beziehen; Wismut ist aber Bestandteils eines Kombinationspräparats für die Quadrupeltherapie).
- **Alginate** legen sich als „Schutzschicht" auf den sauren Mageninhalt und sollen vor allem einen Reflux verhindern.

Indikationen

- **Protonenpumpenhemmer:** Indikationen sind Ulcus ventriculi et duodeni, Refluxösophagitis, Zollinger-Ellison-Syndrom, Magenschutz bei Risikopatienten unter NSAR, ggf. Therapieversuch bei geeigneten Fällen von Gastritis.
- **H_2-Rezeptor-Antagonisten** können probatorisch bei unspezifischen dyspeptischen Beschwerden versucht werden; ihr Stellenwert ist aber deutlich gesunken.
- **Antazida** können probatorisch bei unspezifischen dyspeptischen Beschwerden versucht werden; ihr Stellenwert ist aber ebenfalls deutlich gesunken.
- **Schleimhautprotektive Substanzen:** Speziell Sucralfat hat eine Indikation bei nicht säurebedingten Ulzerationen, z. B. Anastomosenulzera bei Z. n. Magen(teil)resektion. Außerdem wird es teilweise noch zur Prävention von NSAR-Ulzera eingesetzt.
- **Alginate** haben einen gewissen Stellenwert in der Therapie der Refluxkrankheit und dyspeptischer Syndrome.

Nebenwirkungen

- **Protonenpumpenhemmer:** Schwindel, Kopfschmerzen, Diarrhö (durch das Fehlen der bakteriziden Magensäure kann es zur bakteriellen Überwucherung des oberen Magen-Darm-Trakts kommen, auch zu vermehrten Magen-Darm-Infekten), erhöhtes Pneumonie-Risiko (Aspiration bakterienhaltigen Magensaftes bei Intensivpatienten), Obstipation, Meteorismus, Transaminasenanstieg, selten Blutbildveränderungen. V.a. Begünstigung von Osteoporose
- **H_2-Rezeptor-Antagonisten:** Schwindel, Kopfschmerzen, Übelkeit, Diarrhö, Obstipation, Transaminasenanstieg, Überempfindlichkeitsreaktionen
- **Antazida und schleimhautprotektive Substanzen:** Obstipation (Aluminium, Sucralfat), Diarrhö (Magnesium, Wismut), Hypermagnesiämie und daraus resultierende Herzrhythmusstörungen und Muskelschwäche

Wechselwirkungen

- **Protonenpumpenhemmer** in hohen Dosen und **Cimetidin** hemmen Cytochrom-P450-abhängige Reaktionen; hierdurch wird der Abbau von oxidativ biotransformierten Benzodiazepinen, Lidocain, Carbamazepin, Phenytoin, Nifedipin und Theophyllin verlängert (gilt nicht für andere H_2-Rezeptor-Antagonisten).

Kontraindikationen

- **H_2-Rezeptor-Antagonisten und PPI:** strenge Indikationsstellung in der Schwangerschaft

Klinische Anwendung

Die Heilungsrate bei Ulkuskrankheit nimmt mit dem Grad der Säuresuppression zu. Die niedrigpotenten Medikamente aus der Gruppe der Antazida sowie der H_2-Antagonisten sind deshalb allenfalls noch Mittel der zweiten Wahl. Schleimhautprotektive Substanzen mit ihrem langsamen Wirkungseintritt werden nur noch selten angewandt. Protonenpumpenhemmer sind insgesamt überlegen und Mittel der ersten Wahl.

Bei der anderen Hälfte können keine objektivierbaren Organkrankheiten festgestellt werden (sog. **funktionelle Dyspepsie, „Reizmagen“**, engl. *non-ulcer dyspepsia*). Als auslösende Faktoren werden in diesen Fällen psychosomatische Faktoren, aber auch subtile Funktionsstörungen des Magens vermutet: So sammelt sich z. B. der Speisebrei bei Patienten mit funktioneller Dyspepsie sehr rasch im Antrum, während er bei gesunden Kontrollpersonen zunächst im proximalen Magen aufgehalten wird. Daneben werden Nahrungsmittelintoleranzen diskutiert. Wie beim Reizdarmsyndrom konnte auch für die funktionelle Dyspepsie eine gesteigerte Empfindlichkeit der Patienten gegenüber Dehnungsreizen nachgewiesen werden (enterische Hyperalgesie, ➤ 7.5.5).

Diagnostisches Vorgehen

Wegen des verwirrenden Nebeneinanders von gutartigen und schwerwiegenden Ätiologien ist ein geradliniges Vorgehen hilfreich:

Schritt 1: Anamnese und körperliche Untersuchung: Liegen anamnestisch Alarmsymptome vor? Alarmsymptome sollten immer eine weitergehende Abklärung nach sich ziehen!

Darüber hinaus sollte eine genaue Diät-, Medikamenten- und Genussmittelanamnese erhoben werden (z. B. Nahrungsmittelunverträglichkeiten, übermäßiger Genuss von Kaffee oder Alkohol, Einnahme von Antibiotika, NSAR, Digoxin oder Psychopharmaka mit anticholinerger Wirkung). Es folgt die körperliche Untersuchung mit Abdomenpalpation und rektaler Untersuchung. Es kann mit aller gebotenen Vorsicht versucht werden, die klinischen Symptome und Befunde ätiologisch zuzuordnen:

- Für einen gastroösophagealen Reflux sprechen begleitendes Sodbrennen und Regurgitation.
- Für Ösophagusmotilitätsstörungen sprechen begleitende Odynophagie sowie nichtkardialer Brustschmerz.
- Für eine Ulkuskrankheit sprechen ein nagender, hungerartiger Schmerzcharakter sowie der rhythmische und periodische Schmerz.
- Für gallenbedingte Beschwerden sprechen Beschwerden im rechten Oberbauch mit durch Mahlzeiten bedingter Crescendo-Decrescendo-Symptomatik.

Schritt 2: Die anschließenden Basis-Laboruntersuchungen dienen dem Ausschluss von Infektionserkrankungen bzw. von Leber- und Pankreaserkrankungen: Blutbild, BSG, Aminotransferasen, γ-GT, alkalische Phosphatase, α-Amylase oder Lipase (chronische Pankreatitis), CRP, Urinstatus.

Schritt 3: Im Rahmen der weitergehenden Abklärung werden eine Abdomensonografie sowie Gastroduodenoskopie mit Biopsie durchgeführt (Gastritis? Duodenitis? Ösophagitis? Ulkus? Karzinom? Besiedlung mit *Helicobacter pylori*?).

Sind diese Tests negativ und halten die Beschwerden an, kann eventuell eine Funktionsdiagnostik zur Festlegung der Therapie bzw. zur Beruhigung des Patienten beitragen (z. B. H_2-Atemtest zum Ausschluss eines Laktasemangels, pH-Metrie und Manometrie der Speiseröhre zur Refluxdiagnostik, evtl. Messung der Magenentleerungszeit; ➤ 7.2.3).

Dringliche Indikationen zur weiterführenden Abklärung bei dyspeptischen Beschwerden

- Vorliegende Warnzeichen einer ernsthaften Organerkrankung (**„Alarmsymptome“):** Gewichtsverlust, Leistungsknick, Dysphagie, Blut- oder Hämatinbeimischungen in Stuhl oder Erbrochenem, begleitende Anämie sowie Fieber, aber auch relativ hohes Lebensalter bei Beginn (> 40 Jahre)
- **Rasch progrediente Beschwerden** oder > 1 Monat persistierende **therapierefraktäre Beschwerden.**

Da eine Symptomzuordnung im Abdominalraum nicht immer sicher möglich ist, sollte bei persistierenden Symptomen auch der „Unterbauch“ in die Diagnostik eingeschlossen werden (z. B. durch Koloskopie).

Therapie

Insbesondere bei jüngeren Patienten wird häufig zunächst ein symptomorientierter Therapieversuch gemacht (z. B. zweiwöchige Gabe von Protonenpumpeninhibitoren) und erst bei mangelndem Erfolg endoskopiert. Die Leitlinien der deutschen Fachgesellschaft schlagen allerdings inzwischen in jedem Fall eine Spiegelung („Indexendoskopie“) vor.

Die Therapie kann schwierig und langwierig sein. Da sich auch unter Placebo 50 % der Fälle bessern, sollten Therapiemaßnahmen zurückhaltend bewertet werden. Bei Nahrungsmittelunverträglichkeiten können individuell angepasste Diätvorschriften versucht werden; Nikotin- und Alkohol sollten stets eingeschränkt werden.

Sind Allgemeinmaßnahmen erfolglos, kann eine medikamentöse Therapie durchgeführt werden: bei eher „refluxartigen“ Beschwerden mit Protonenpumpeninhibitoren, bei epigastrischem Völle- und Druckgefühl evtl. kurzfristig mit Prokinetika, z. B. Domperidon. Die Eradikation einer evtl. bestehenden Besiedelung mit *H. pylori* hat auf dyspeptische Beschwerden keine bessere Wirkung als Placebo (*H. pylori* ist hier im Gegensatz zur ulkusbedingten Dyspepsie evtl. nur ein „unschuldiger Zuschauer“). Da aber etwa 4 % der Patienten mit funktioneller Dyspepsie später ein (häufig durch HP mitbedingtes) Magenkarzinom entwickeln, wird eine Eradikationstherapie bei HP-positiven Dyspepsie-Patienten aus präventiven Gründen empfohlen.

Der Patient wird über die Harmlosigkeit der Störung aufgeklärt. Stellt sich nach 2–4 Monaten keine Besserung der Beschwerden ein, sollten die Medikamente abgesetzt werden. Sport, alternative Therapieformen (z. B. verdauungsfördernde Tees, pflanzliche oder synthetische Karminativa), psychosomatische Betreuung und Fastenphasen können in diesem Fall erfolgreich sein.

Übelkeit und Erbrechen

Das Erbrechen wird durch eine sehr empfindliche Neuronenansammlung im Hirnstamm reguliert (Area postrema, **„Brechzentrum“**). Die kann auf drei Wegen stimuliert werden:

- Direkt über **cholinerge (vagale) Einflüsse:** Die vagalen Nervenfasern sind reich an 5-HT_3-Rezeptoren.
- Indirekt über eine das Brechzentrum umgebende **dopaminerge „Triggerzone"** (ebenfalls reich an 5-HT_3- sowie an dopaminergen D_2-Rezeptoren). Diese Triggerzone kann durch eine Vielzahl von metabolischen und hormonellen Reizen erregt werden.
- Indirekt über **ZNS-Einflüsse:** Diese reichen von gesteigertem Hirndruck über Entzündungsvorgänge bis hin zu vestibulären Störungen. Letztere werden über spezifische Rezeptoren vermittelt (H_1-Rezeptoren und cholinerge muskarinische Rezeptoren).

Ätiologie von Übelkeit und Erbrechen

Über cholinerge (vagale) Reizung vermittelt:
- Dehnung eines viszeralen Hohlorgans, insbesondere proximaler Darmabschnitte, bedingt durch eine Obstruktion (Gallensteinkolik, Ileus) oder eine funktionell ungenügende Entleerung (z. B. Magenentleerungsstörung, jejunale Motilitätsstörung)
- Peritoneale Reizung (Peritonitis, peritoneale Blutung)
- Proximale Mukosairritation (virale, medikamentöse oder durch Toxine bedingte Gastroenteritis bzw. Ulkus)
- Medikamente (z. B. solche mit cholinergischer Wirkung)
- Nephrogene, pankreatische, hepatische und biliäre Afferenzen (Pyelonephritis, Hepatitis, Cholangitis, Pankreatitis)

Über die dopaminerge „Triggerzone" vermittelt:
- Toxine und Stoffwechselprodukte (z. B. Alkohol, Urämie, Azidose, Hypoxie)
- Medikamente (insbesondere Opioide, Zytostatika)
- „Schwangerschaftshormone"
- Bestrahlung
- Alkoholisches „Morgenerbrechen"

Über ZNS-Einflüsse vermittelt:
- Hirndruck – oft morgendliches Erbrechen
- Vestibuläre Reizung (Labyrinthitis, Reisekrankheit, Morbus Menière)
- Migräne
- ZNS-Infektionen (Enzephalitis, Meningitis)
- Schwere Schmerzen
- Psychogen (z. B. Bulimie).

7

Die diagnostische Eingrenzung fällt unter Beachtung der **Begleitsymptome** (z. B. Drehschwindel bei vestibulärer Ursache, ZNS-Symptome bei zentralnervöser Ursache, u. U. typisches morgendliches Erbrechen bei Hirndruck, Abdominalschmerzen oder begleitende Diarrhö bei abdominaler Ursache) und der Anamnese (Intoxikation, Medikamenteneinnahme, Schwangerschaft) oft leicht, kann aber gelegentlich auch eine komplexe differenzialdiagnostische Abgrenzung erfordern.

Stets ist bei anhaltendem Erbrechen eine **Ganzkörperuntersuchung** inkl. neurologischer und abdominaler Untersuchung angezeigt – bei V. a. zentralnervöse Ursache ergänzt um eine Fundoskopie (Stauungspapille als Zeichen von Hirndruck?).

Wird ein intestinales Problem vermutet (z. B. bei galligem Erbrechen), wird dies mittels einer **Sonografie** abgeklärt, die eine parenchymale abdominale Erkrankung (Leber, Nieren, Pankreas, Gallenwege) oder eine Darmmotilitätsstörung ausschließen kann. Ergänzt wird dies durch **Laboruntersuchungen** (Amylase, Lipase, „Leberwerte", Entzündungsparameter, Kreatinin, Elektrolyte, BZ, evtl. BGA, Urinuntersuchung). Bei Ileusverdacht werden zunächst **Röntgenleeraufnahmen** des Abdomens durchgeführt (Gasverteilung? freie Luft?).

Therapie

Neben der Therapie der zugrunde liegenden Erkrankung steht die Symptomerleichterung im Vordergrund. Bei allen Formen des Ileus geschieht dies durch eine nasogastrische Ablaufsonde zur Druckentlastung des oberen Magen-Darm-Trakts. Ansonsten ist die Therapie medikamentös und wird von der Kenntnis der jeweils pathogenetisch bedeutsamen Rezeptoren geleitet.

Pharma-Box: Antiemetika

Diese wirkt entweder über spezifische Rezeptoren oder unspezifisch über sedierende und andere Einflüsse. Bei Schwangerschaft sollten alle Medikamente sehr kritisch eingesetzt werden. Kombinationen sind in Einzelfällen wirksamer als Einzelpräparate:
- **Prokinetika** (z. B. Domperidon, Metoclopramid) regen die prograde Motilität des oberen Magen-Darm-Traktes an und können oft eine kurzfristige symptomatische Erleichterung bringen, aber auch begleitend bei zytostatikabedingtem Erbrechen eingesetzt werden.
- **Antihistaminika** haben eine relativ schwache antiemetische Wirkung und werden vor allem bei der Reisekrankheit eingesetzt (z. B. Diphenhydramin, Dimenhydrinat).
- **Sedativa (z. B. Benzodiazepine)** weisen unspezifische antiemetische Wirkungen auf. Sie verstärken oft die Wirkung der spezifischen Antiemetika und sind hilfreich bei psychogenem Erbrechen. *Cave:* hohes Suchtpotenzial!
- **Serotonin-(5-HT_3-)Rezeptor-Antagonisten** (Ondansetron und Ganisetron) sind bei vielen Formen des Erbrechens wirksam, vor allem bei zytostatikainduziertem Erbrechen.
- Der **Neurokinin(NK)-1-Rezeptor-Antagonist** (Aprepitant) wird zurzeit nur für Übelkeit und Erbrechen bei hoch emetogener Chemotherapie eingesetzt.
- **Dopamin-Antagonisten:** Substanzklassen mit antiemetischem Potenzial sind vor allem Phenothiazine (z. B. Promethazin, Prochlorperazin) und Butyrophenone (z. B. Droperidol).
- **Glukokortikoide** werden zur Wirkungsverstärkung bei zytostatikainduziertem Erbrechen eingesetzt.
- Bei schwangerschaftsinduzierten Erbrechen wird u. a. eine Kombination aus **Doxylamin und Pyridoxin** eingesetzt.

7.4.3 Gastritis

Die Magenschleimhautentzündung ist schwer zu klassifizieren. Die vom Patienten geschilderten Symptome (z. B. Übelkeit, epigastrischer Schmerz) korrelieren nur schlecht mit den histologischen und endoskopischen Befunden. Deswegen sollte die Diagnose einer chronischen Gastritis letztlich nur nach einer **Kombination aus endoskopischen und histologischen Kriterien,** nicht nach rein klinischen (oder endoskopischen) Kriterien gestellt werden.

MERKE
Erst der histologisch nachgewiesene Schleimhautschaden „beweist" die Gastritis.

Eine mögliche klinische Einteilung richtet sich nach dem zeitlichen Verlauf: **akute** vs. **chronische** Gastritis.

Eine in Deutschland (aber nicht international) häufig verwendete Einteilung teilt die „chronischen Gastritiden" weiter nach einem ätiologisch orientierten ABC-Schema ein:

- Typ A (**a**utoimmun bedingt)
- Typ B (durch das **B**akterium *Helicobacter pylori* bedingt)
- Typ C (**c**hemisch, z. B. durch NSAR oder Alkohol bedingt)

Daneben existieren allerdings noch **Sonderformen** mit jeweils spezifischen endoskopischen oder histologischen Befunden (u. a. Crohn-Gastritis, eosinophile Gastritis). Auch relativ häufige Formen wie die hypertensive Gastropathie spiegeln sich in dieser Einteilung nicht wider.

Akute Gastritis

Klinisch bestehen in der Regel akute Beschwerden (wenige Tage dauernd). Bei schwerem Verlauf können diese neben dem ganzen Bild dyspeptischer Beschwerden in verschiedener Ausprägung (Oberbauchschmerz, Übelkeit, Erbrechen, Völlegefühl, refluxartige Beschwerden) sehr wohl auch Zeichen einer akuten Blutung umfassen (Bluterbrechen, Teerstuhl).

Eine Vielzahl verschiedener Noxen können eine akute Gastritis hervorrufen:

- Medikamente/toxische Substanzen: Alkohol, ASS, NSAR, Kalium- und Eisenpräparate, Chemotherapie
- Erreger oder ihre Toxine: toxinbildende Bakterien wie Staphylokokken oder *Bacillus cereus,* aber auch Viren wie Norwalk-Viren
- „Stress": Begleitphänomen bei schweren anderen Krankheitsbildern wie Multiorganversagen, Sepsis, Verbrennungen u. a.
- Akute Strahlenschäden, Hitze

Endoskopisch fallen ein Erythem, subepitheliale Blutungen, Petechien und/oder Erosionen auf (eine Endoskopie ist aber nur bei Komplikationen erforderlich!). Histologisch wird eine Infiltration der Lamina propria mit neutrophilen Granulozyten – aber im Unterschied zur chronischen Gastritis typischerweise nicht mit Lymphozyten – gesehen.

Blutungsprophylaxe

Risikopatienten (insbesondere künstlich beatmete Intensivpatienten oder solche mit begleitender Koagulopathie) sollten prophylaktisch mit PPI behandelt werden. Dies kann die Häufigkeit der stressbedingten oberen Gastrointestinalblutung um 50 % vermindern.

Therapie und Prognose

Die auslösende Noxe sollte eruiert und gemieden werden, denn bei Auslassen der Noxe ist die Prognose der akuten Gastritis gut. Passager kommen PPI zum Einsatz. In der akuten Situation kann es bei erheblichen Beschwerden des Patienten sinnvoll sein, ihn nüchtern zu lassen. Gegebenenfalls erhält er eine begleitende i. v. Flüssigkeitsgabe. Allerdings kann im Einzelfall ein Blutungsereignis auch einmal lebensbedrohlich verlaufen (z. B. bei schwerkranken Patienten auf der Intensivstation).

Chronische Gastritis

Ätiologie

Eine chronische Gastritis kann durch folgende Faktoren entstehen:

- **Autoimmungastritis** („Typ-A"-Gastritis, s. o.): selten
- **Helicobacter-pylori(HP)-Gastritis** („Typ-B"-Gastritis) (auch ca. 80 % der autoimmunen Gastritiden HP-positiv).
- **Exogene und endogene Noxen** („Typ-C"-Gastritis): v. a. schleimhautschädigende Medikamente (typischerweise nichtsteroidale Antiphlogistika [NSAR]), Antibiotika, Rauchen, aber auch direkte Schleimhautschädigung durch Reflux von Galle oder Pankreassaft (z. B. nach Magenteilresektion)
- **Hypertensive Gastropathie** mit dem Bild einer ödematösen Schleimhautstauung (bei portalem Hypertonus oder Rechtsherzbelastung)
- **Sonderformen** mit jeweils spezifischen endoskopischen oder histologischen Befunden (u. a. Crohn-Gastritis, eosinophile Gastritis, Morbus Ménétrier)

MERKE
Die Hälfte der längerfristig mit NSAR behandelten Patienten weist endoskopisch eine erosive Gastritis auf.

Klinik

Die chronische Gastritis verläuft häufig symptomarm oder asymptomatisch. Z. T. bestehen eine Abneigung gegen Nahrung, epigastrisches Druckgefühl sowie Übelkeit und Erbrechen und damit die als Dyspepsie bezeichneten Beschwerden. Bei schwerer Schleimhautschädigung kann es zur oberen Gastrointestinalblutung mit Hämatemesis (meist „Kaffeesatz-Erbrechen", seltener Frischblut) oder Meläna (Teerstuhl) kommen (➤ 7.7.5).

MERKE
Schwerwiegende Blutungen treten bei der chronischen Gastritis selten auf.

Diagnostisches Vorgehen

Liegen klinisch verdächtige Symptome vor, sollte – wie bei allen dyspeptischen Beschwerdebildern – zuerst differenziert werden: Gibt es Alarmsymptome (➤ 7.4.2 mit Kasten „Indikationen zur weiterführenden Abklärung")?

Wenn Alarmsymptome fehlen, kann ein symptomatischer Therapieversuch durchgeführt werden. Liegen Alarmsymptome vor, so sind eine Endoskopie mit Untersuchung auf HP sowie Antrum- und Korpusbiopsien angezeigt.

MERKE
Bei Hämatemesis oder Meläna wird die endoskopische Abklärung innerhalb von 24 Stunden angestrebt, bei hämodynamisch signifikanten Blutverlusten sofort.

Pathogenese

Die Schleimhautverletzung entsteht durch ein Ungleichgewicht der schleimhautschädigenden gegenüber den schleimhautschützenden Faktoren (➤ Abb. 7.33).

- Bei der alkohol- und NSAR-induzierten Schädigung kommt es zur Unterdrückung der endogenen Prostaglandinproduktion und damit zu einer Verminderung der Schleim- und Bikarbonatsekretion sowie zu einer Störung der Mikrozirkulation.
- Bei der auf die portale Stauung zurückzuführenden Gastritis spielen ebenfalls Mikrozirkulationsstörungen der Schleimhaut mit nachfolgendem Eindringen von H^+-Ionen eine Rolle.
- Die Pathogenese der HP-Gastritis und autoimmunen Gastritis wird bei der Beschreibung dieser Krankheitsbilder dargestellt.

Endoskopischer und histologischer Befund

Die **Autoimmungastritis** ist üblicherweise auf Fundus und Korpus beschränkt. Die **Helicobacter-pylori-Gastritis** tritt dagegen oft im Antrum auf (sog. antrumdominante Gastritis) und zeigt dort endoskopisch typische Erosionen (➤ Abb. 7.34); allerdings kann sie auch „nach oben wandern" und dann als korpusdominante HP-Gastritis in Erscheinung treten. Diese zeigt häufig keine Erosionen, sondern eher ein Erythem und Ödem sowie vermehrte retikuläre Zeichnung der Mukosa mit Übergang in eine Atrophie der Magenschleimhaut.

Bei der **erosiven Gastritis,** der endoskopisch häufigsten Manifestation einer chronischen Gastritis, ist der Substanzdefekt auf die Lamina propria beschränkt. Im Gegensatz dazu schließt der Substanzdefekt beim Ulkus die Muscularis mucosae ein. Die erosive Gastritis kann jedoch in schweren Fällen in ein Ulkus übergehen (z. B. NSAR-assoziierte Ulzera sowie „Stress"-Ulzera, ➤ 7.4.4). Erosionen finden sich häufig im Antrum, können aber den ganzen Magen betreffen.

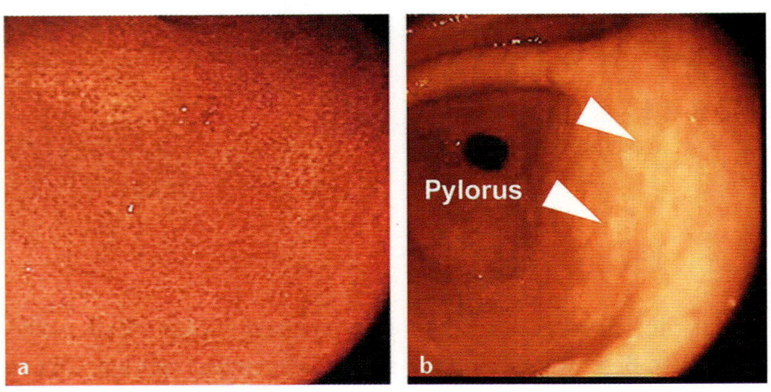

Abb. 7.34 Helicobacter-pylori-Gastritis. Endoskopischer Befund bei diffusem (a) und mehr granulomatösem (b) Aspekt einer HP-Gastritis. Der Nachweis von *Helicobacter pylori* erfolgt durch Biopsieentnahme aus der Magenschleimhaut. [M471]

Therapie der chronischen Gastritis

Alkohol- und NSAR-bedingte Gastritis

NSAR sollten nach Möglichkeit abgesetzt werden – wenn sie unvermeidbar sind, müssen sie zumindest zusammen mit Mahlzeiten eingenommen und ergänzend ein Magenschutz mit PPI durchgeführt werden.

Alkohol sollte im Rahmen der Gastritis vermieden werden (was bei alkoholkranken Menschen zumeist leider ein frommer Wunsch bleibt). Ergänzend wird mit PPI behandelt.

Hypertensive Gastropathie

Hier richten sich die Therapiebemühungen auf das zugrunde liegende Problem: Behandlung der Rechtsherzinsuffizienz oder Senkung des Portalvenendrucks (➤ 8.1.2). Auch hier wird bei Bedarf ein PPI ergänzt.

Die Therapie von HP-Gastritis, Autoimmungastritis und Sonderformen wird in den nachfolgenden Abschnitten beschrieben.

Helicobacter-pylori-Gastritis

Eine häufige Form der Gastritis ist auf eine Besiedlung der Magenschleimhaut mit *Helicobacter pylori* (HP) zurückzuführen und kommt bei ca. 25 % der 25-Jährigen und bis zu 40 % der älteren Bevölkerung vor (mit allerdings abnehmender Inzidenz).

Eigenschaften von HP

- Gramnegatives, spiralförmiges Bakterium: sog. *„slow bacterium"* mit mehreren genetisch typisierbaren, unterschiedlich aggressiven Stämmen. Bestimmten Stämmen kommen evtl. sogar protektive Wirkungen gegen das Adenokarzinom des Ösophagus zu.
- Urease- und damit ammoniakbildend: Diese Eigenschaft ermöglicht das Überleben im sauren Milieu der Magenschleimhaut durch Bildung einer lokalen alkalischen Schutzschicht. Die Fähigkeit zur Urease-Bildung wird auch für die Schnelldiagnostik genutzt.
- Durch Geißeln aktiv beweglich: Dadurch können die Bakterien die Schleimschicht durchdringen und sich am Epithel festsetzen.
- Schleimhautschädigend. Die Schädigung resultiert aus der Abgabe zytotoxischer Produkte (Proteasen, Toxine, Zytokine, Ammoniak).
- Vorkommen ausschließlich auf „antrumähnlicher" Schleimhaut: d. h. entweder im Antrum oder Korpus des Magens oder auf der durch antrale Metaplasie veränderten Schleimhaut, etwa im Bulbus duodeni. Die normale Ösophagus-, Dünndarm- und Dickdarmschleimhaut wird nicht befallen.
- Der Erreger wird – vorzugsweise im Kindesalter – durch bisher unklare Übertragungswege von Mensch zu Mensch übertragen. Die Durchseuchungsrate korreliert invers mit dem sozioökonomischen Status (die Besiedlung ist bei auf engem Raum lebenden Familien am höchsten).
- HP ist hauptverantwortlich für die Ulkusentstehung sowie mitverantwortlich für Magenkarzinom, Magenlymphom und die Riesenfaltengastritis. HP gilt als definitives Karzinogen der Gruppe 1!

Klinik

Die akute Infektion mit HP kann vorübergehende Oberbauchbeschwerden mit Übelkeit und unspezifischen Bauchschmerzen auslösen. Danach ist die Gastritis oft über Jahre bis Jahrzehnte asymptomatisch; evtl. gleichzeitig bestehende dyspeptische Beschwerden sind nur vage mit dem Nachweis von *Helicobacter* korreliert und sprechen auf Eradikation nicht besser an als auf Placebo-Therapie. „Echte" klinische Manifestationen treten erst im Komplikationsstadium auf.

Pathogenese

HP ist möglicherweise das häufigste menschenpathogene Bakterium überhaupt und wurde bisher lediglich auf der Magenschleimhaut von Menschen und wenigen Primaten nachgewiesen. Das spiralförmige Bakterium kann sich unter der Schleimschicht der Magenschleimhaut, vor allem in den Krypten, einnisten und eine Entzündung der darunter liegenden Epithelzellschicht mit Einwanderung von Granulozyten und Lymphozyten auslösen. Dringt es in die Magendrüsen ein, so resultiert eine Atrophie der Drüsen mit nachfolgendem Abfall der Säureproduktion und Metaplasie des Epithels.

Die durch HP ausgelöste Gastritis beginnt im Antrum („Antrumgastritis") und steigt dann mit zunehmendem Lebensalter oralwärts auf. Werden die Magendrüsen des Korpus befallen, so kommt es im Spätstadium, wie bei der autoimmunen Gastritis, zur Hypochlorhydrie und zur atrophischen Gastritis.

Ob HP obligat pathogen ist, ist umstritten. Es ist anzunehmen, dass HP in einem evolutionsbiologischen Gleichgewicht mit seinem Wirt steht (➤ 14.1.1) und erst durch bestimmte Kofaktoren (z. B. NSAR, gesteigerte Säuresekretion) pathogene Potenz erlangt. Zudem mehren sich die Hinweise, dass manchen Stämmen zytoprotektive Effekte zukommen, z. B. gegen die Entwicklung des Barrett-Karzinoms.

Diagnostisches Vorgehen

Zunächst erfolgt die Diagnostik wie bei der chronischen Gastritis. Darüber hinaus gibt es verschiedene Verfahren einer spezifischen HP-Diagnostik:

Möglichkeiten des HP-Nachweises

- **Urease-Nachweis** (z. B. durch **CLO-Schnelltest** = **C**ampylobacter **L**ine **O**rganism Test): Ein durch Biopsie gewonnenes Gewebestück wird in ein pH-sensitives Medium eingebracht; durch die Ammoniakproduktion (Harnstoffverbrauch) von HP verfärbt sich das Medium innerhalb von drei Stunden. In der endoskopischen Routinediagnostik ist dies das am häufigsten angewandte Verfahren – schnell, kostengünstig und hochsensitiv.
- **13C-Harnstoff-Atemtest:** Dieser Test beruht auf dem Prinzip, dass oral aufgenommener, ^{13}C-markierter Harnstoff nur in Anwesenheit der HP-eigenen Urease gespalten werden kann; gemessen wird die über die Lunge abgeatmete Menge an im Magen abgespaltenem $^{13}CO_2$. Da dieses Verfahren gut mit einer Infektion korreliert (Sensitivität > 95 %), kann es sowohl zum nichtinvasiven Screening als auch zur Erfolgskontrolle nach antibiotischer Eradikation bei Ulcus duodeni eingesetzt werden.
- **Antigen-Stuhltest:** Indikation und Zuverlässigkeit sind vergleichbar zum Atemtest.
- **Histologischer Nachweis:** Bei Vorliegen entzündlicher Veränderungen kann HP mit bestimmten Spezialfärbungen mikroskopisch nachgewiesen werden (Goldstandard der HP-Diagnostik).
- Der **serologische Nachweis** von Antikörpern kann nicht zwischen bestehender und durchgemachter Infektion unterscheiden und ist eher epidemiologischen Fragestellungen („Durchseuchung") vorbehalten.
- Die **kulturelle Anzüchtung** aus endoskopisch gewonnenem Biopsiematerial (4–6 Tage auf Spezialnährböden) ist aufwendig und teuer; sie hat aber einen Stellenwert im Rahmen der Resistenzbestimmung nach frustranen Eradikationsversuchen.

Weitere Verfahren (z. B. die Polymerasekettenreaktion, der Nachweis bestimmter Pathogenitätsfaktoren) werden in der Routinediagnostik nicht angewandt und dienen wissenschaftlichen Fragestellungen.

CAVE!

Sämtliche Tests (bis auf die Serologie) können unter laufender PPI-Therapie falsch negativ sein, da *Helicobacter* durch PPI supprimiert, aber nicht eradiziert wird. Gegebenenfalls sind die PPI möglichst zwei Wochen vor Diagnostik abzusetzen!

Komplikationen der HP-Gastritis

- **Ulkuskrankheit:** Das Risiko, eine Ulkuskrankheit zu entwickeln, ist bei vorliegender HP-Gastritis etwa um das Drei- bis Vierfache erhöht. 90 % aller Duodenalulzera und ca. 70 % aller Magenulzera sind Folgekrankheiten der HP-Gastritis. Wahrscheinlich bereiten die entzündungsbedingte Gewebeazidose und die Epithelschäden mit verminderter Bikarbonat- und Schleimsekretion das Terrain für die Ulkuskrankheit.
- **Karzinomatöse und lymphomatöse Entartung:** Auch bei der HP-assoziierten Gastritis kann es (allerdings seltener als bei der autoimmunen Gastritis) zur intestinalen Metaplasie und damit zum Risiko eines Adenokarzinoms insbesondere in den distalen Magenabschnitten kommen; selten treten Magenlymphome auf (niedriggradige B-Zell-MALTome, ➤ 7.4.5; diese sind fast immer durch HP verursacht).
- **Autoimmungastritis:** Die Erkrankung ist häufig mit einer HP-Infektion assoziiert.
- **Weitere Erkrankungen,** bei denen ein Zusammenhang mit der HP-Gastritis vermutet wird, sind idiopathische chronische Urtikaria, Eisenmangel „unklarer Genese", chronische Immunthrombozytopenie.

MERKE

Das Risiko einer malignen Entartung ist gegenüber der HP-negativen Normalbevölkerung um etwa das Drei- bis Fünffache erhöht, es wird jedoch durch weitere, insbesondere ernährungsbedingte Faktoren beeinflusst. Dies erklärt, warum der HP-Durchseuchungsgrad in vielen Gegenden der Welt nur schwach mit der Inzidenz des Magenkarzinoms korreliert.

Therapie

Die HP-Gastritis selbst stellt keine unstrittige Indikation zur HP-Eradikation dar, da sie selbst nur manchmal Krankheitswert hat und eventuelle Symptome durch die Eradikation häufig nicht verschwinden. Dies mag angesichts der nicht gerade gutartigen Komplikationen der HP-Gastritis (vor allem Ulkuskrankheit und Magenkarzinom) überraschen. Umgekehrt betrachtet: Nur eine von etwa 1.000 Personen mit HP-Gastritis hat mit einem Magenkarzinom zu rechnen, d. h., zur Vermeidung dieser Komplikation müssten sich eine erhebliche Zahl von subjektiv gesunden Patienten einer nicht ganz nebenwirkungsfreien und teuren Therapie unterziehen (Kasten „HP-Eradikation"). Außerdem werden durch eine sehr breite Therapie Resistenzen gefördert.

Nach den Leitlinien bestehen folgende unstrittigen Indikationen zur HP-Eradikation (hoher Evidenzgrad):

- Vorliegen einer Komplikation (obere GI-Blutung, Ulkuskrankheit oder Magenlymphom)
- Riesenfaltengastritis (kann durch HP bedingt sein, ➤ Abschnitt „Spezifische Formen der Gastritis")

Mögliche, aber nicht zwingende Indikationen zur HP-Eradikation können sein:

- Funktionelle Dyspepsie (allerdings profitieren nur ca. 5 % der Patienten)
- Risikopatienten für ein Magenkarzinom (erstgradige Verwandte mit Magenkarzinom, ausgeprägt korpusdominante Gastritis oder Pangastritis)
- Nachweis einer idiopathischen thrombozytopenischen Purpura (ITP)
- Gleichzeitige Einnahme von ASS/NSAR; Vorliegen eines Risikofaktors für eine GI-Blutung

HP-Eradikation

Obwohl viele Präparate gegen HP wirksam sind (z. B. bestimmte Antibiotika wie Amoxicillin, Clarithromycin, Tetrazykline, Metronidazol sowie Protonenpumpenhemmer und Wismut-Salze), zeigt die Monotherapie mit diesen Substanzen keinen ausreichenden Effekt. Zudem reagieren viele HP-Stämme bei Monotherapie mit einer raschen Resistenzentwicklung.
Es kommen aus diesem Grunde in der Ersttherapie Kombinationen von zwei Antibiotika mit einem Protonenpumpenhemmer infrage. Diese führen innerhalb von 7 Tagen in über 80 % der Fälle zu einer Eradikation von HP.

- Eine empfohlene Kombination ist z. B. Clarithromycin 2 × 500 mg, Amoxicillin 2 × 1 g und PPI 2 × 1 Standarddosis tgl. für eine Woche (French-Triple-Therapie). Amoxicillin kann auch durch Metronidazol ersetzt werden (Italian-Triple-Therapie).
- Da Resistenzen gegen Clarithromycin und Metronidazol deutlich zunehmen, rückt in letzter Zeit in der **Zweitlinientherapie** sowie für einige Bevölkerungsgruppen (z. B. bei Herkunft aus Südosteuropa oder dem östlichen Mittelmeerraum) sowie in Regionen mit hoher bekannter Resistenzrate (inzwischen auch große Teile Deutschlands!) auch zunehmend in der **Erstlinientherapie** die wismutbasierte Vierfachtherapie (Quadrupeltherapie) in den Vordergrund (PPI, Wismut, Tetrazyklin, Metronidazol).
- Nach zweimaligem Therapieversagen kommt eine individualisierte Therapie nach vorheriger Resistenztestung zum Einsatz.

Der Erfolg der HP-Eradikation wird etwa 6–8 Wochen nach Therapieende durch eine Kontrollendoskopie mit Biopsien gesichert (bei Ulkus und MALT-Lymphom), alternativ durch einen ^{13}C-Harnstoff-Atemtest oder negativen Antigennachweis im Stuhl (z. B. bei HP-Gastritis).

Autoimmungastritis

Auf Fundus und Korpus beschränkte chronische Gastritis („Korpusgastritis"), bei der es durch Autoimmunprozesse gegen Belegzellen zur verminderten Säuresekretion, in 50 % auch zur verminderten Sekretion des Intrinsic-Faktors und damit zum Vitamin-B_{12}-Mangel kommt. Die Autoimmungastritis ist für 2 % der Gastritiden verantwortlich; in etwa 80 % der Fälle ist sie mit einer *Helicobacter*-Infektion assoziiert.

Eine primär vorhandene korpusdominante HP-Gastritis geht – im Unterschied zur antrumdominanten Form – oft in eine autoimmune Gastritis über. Dafür gibt es eine genetische Disposition mit Assoziation zu HLA-B8 und -DR3.

Klinik

Primär bestehen oft keine subjektiven Beschwerden oder aber ein unspezifisches dyspeptisches Beschwerdebild. Erst durch Mangel an Intrinsic-Faktor können langfristig eine perniziöse Anämie oder die mit Vitamin-B_{12}-Mangel verbundenen neurologischen Störungen (➤ 3.3.4) auftreten.

Pathogenese

Durch Autoimmunprozesse, die häufig durch eine chronische *Helicobacter*-Infektion angestoßen werden, kommt es zur Bildung von Autoantikörpern gegen die „Protonenpumpe" der Parietal-(Beleg-)Zellen (**Parietalzellantikörper,** in 90 % nachweisbar), in 50 % zusätzlich gegen den Intrinsic-Faktor. Durch Schwund der Belegzellen entwickelt sich rasch eine Achlorhydrie (komplette Anazidität des Magensafts) mit reaktiver Hypergastrinämie: Durch Verlust der säurebedingten Hemmung der G-Zellen, welche selbst vom Atrophieprozess durch ihre Lage im Antrum verschont sind, steigt der Gastrinspiegel im Blut an.

Langfristig kommt es zusätzlich zum Abbau der Hauptzellen, woraus eine Atrophie der gesamten spezifischen Magendrüsen resultiert („atrophischer Drüsenkörper"). Die derart veränderte Schleimhaut neigt aus mehreren Gründen zur Entartung:

- Die Hypergastrinämie kann eine Hyperplasie der in die Magenschleimhaut eingestreuten enterochromaffinen Zellen auslösen, mit nachfolgender Bildung kleiner multizentrischer Karzinoide (bei 5 % der Patienten).
- Seltener können sich auf dem Boden der Atrophie Herde intestinaler Metaplasie bilden, d. h. Gewebe mit morphologischer und funktioneller Ähnlichkeit mit Dünndarmgewebe. Hieraus können Dysplasien und Neoplasien (z. B. ein Adenokarzinom („Magenkarzinom") entstehen.

MERKE

Die Typ-A-Gastritis ist gelegentlich mit anderen Autoimmunerkrankungen assoziiert (z. B. Hashimoto-Thyreoiditis, Morbus Addison).

Therapie

Im Falle einer *Helicobacter*-Infektion wird diese behandelt (➤ Kasten „HP-Eradikation"). Ist die Atrophie noch nicht fortgeschritten, kann der Prozess dadurch reversibel sein. Ansonsten wird lediglich die perniziöse Anämie behandelt (➤ 3.3.4). Wegen des erhöhten Karzinom- und Karzinoidrisikos sollten Magen und Duodenum alle drei Jahre endoskopisch kontrolliert werden.

Spezifische Formen der Gastritis

Morbus Ménétrier (hyperplastische Gastropathie, Riesenfaltengastritis)

Ätiologisch unklare, sehr seltene Gastritis mit nachfolgender Faltenhyperplasie des Magens. Histologisch besteht eine extreme foveoläre Hyperplasie, zumeist im Bereich des Korpus (➤ Abb. 7.35). Es kommt zur hirnwindungsartigen Ausgestaltung des Magens. Klinisch können Übelkeit, Erbrechen, epigastrische Schmerzen, Ödeme und Diarrhö beobachtet werden.

MERKE

Nicht selten kommt es zu enteralen Eiweißverlusten mit Gewichtsabfall und u. U. deutlicher Hypalbuminämie (exsudative Gastroenteropathie, ➤ 7.5.6).

In der Ätiologie spielt möglicherweise der Transforming Growth Factor-α (TGF-α) eine Rolle, der eine gesteigerte Magenschleimproduktion und verminderte Säuresekretion bewirkt. Mitverantwortlich ist in einem Teil der Fälle wahrscheinlich auch eine Besiedelung mit *Helicobacter pylori,* denn die Eradikation von HP kann sowohl die Beschwerden als auch die Hyperplasie bessern. In anderen Fällen wurden Therapieversuche mit Antazida, H_2-Blockern, PPI, Prostaglandinen, Octreotid u. a. beschrieben, ohne dass ein eindeutiger Wirkungsnachweis zu finden war.

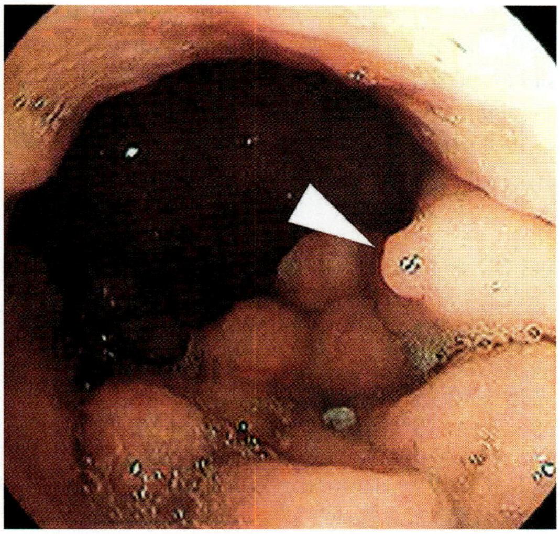

Abb. 7.35 Riesenfaltengastritis (Morbus Ménétrier) im endoskopischen Befund: Zonen der foveolären Hyperplasie (Pfeil) [M471]

Die Diagnose ergibt sich aus dem endoskopischen Bild und der Histologie, die typischerweise als Schlingenbiopsie gewonnen werden muss.

In schweren Fällen kann – z. B. aufgrund des Eiweißverlustes, wegen Schmerzen oder Pylorusstenose – eine Magenresektion erforderlich sein. Da der Morbus Ménétrier mit einem erhöhten Risiko für die Entwicklung eines Magenkarzinoms einhergeht, sind bei nichtoperierten Patienten endoskopische Kontrolluntersuchungen angezeigt.

Eosinophile Gastritis

Seltene, ätiologisch unklare Gastritis mit eosinophilen Infiltraten und Schleimhautödem im Antrum und häufig auch im oberen Dünndarm (➤ 7.3.9). Klinisch im Vordergrund stehen rezidivierende Übelkeit, Erbrechen, Diarrhö und Bauchkrämpfe, bei Einbeziehung des Ösophagus auch Dysphagie. Es kann sich ein schweres Krankheitsbild mit Gewichtsverlust, Anämie und weiteren Zeichen der Malassimilation oder auch der exsudativen Enteropathie entwickeln. Endoskopisch finden sich in den betroffenen Abschnitten entzündliche Veränderungen, die histologisch typische eosinophile Infiltrate zeigen. Differenzialdiagnostisch sollte eine Parasitose oder eine eosinophile Infiltration anderer Organsysteme abgegrenzt werden.

Therapeutisch angezeigt sind ein Versuch der Eliminationsdiät (die fraglich auslösenden Nahrungsmittel werden weggelassen) sowie eine Behandlung mit Glukokortikoiden, die oft langfristig eingenommen werden müssen. Ergänzend kann in therapierefraktären Fällen Cromoglycinsäure eingesetzt werden.

Lymphozytäre Gastritis

Ebenfalls seltene, ätiologisch unklare Gastritis, die histologisch durch diffuse Lymphozyteninfiltration der Mukosa gekennzeichnet ist. Endoskopisch werden eine „pockenartige" Schleimhaut sowie Erosionen gesehen. Die Klinik ist ähnlich wie bei der eosinophilen Gastritis. Eine spezifische Therapie ist nicht bekannt.

Morbus Crohn

Der Morbus Crohn (➤ 7.5.12) wird im oberen Magen-Darm-Trakt häufig im Antrum und Duodenum beobachtet. Das Verteilungsmuster ist fokal und diskontinuierlich. Die Morphologie zeigt manchmal nur ein Erythem, aber auch Erosionen, Aphthen oder komplette Ulzerationen.

Histologisch finden sich im Magen von Crohn-Patienten in 60–70 % epitheloidzellige Granulome, häufig selbst dann, wenn endoskopisch keine Auffälligkeiten beschrieben wurden. Neben der systemischen Therapie des Morbus Crohn werden ergänzend oft auch hier PPI eingesetzt.

AIDS-Gastropathie

Diese ist durch Infiltration der Magenschleimhaut mit HIV bedingt und löst eine schwere atrophische Gastritis mit nachfolgenden Motilitätsstörungen (verzögerte Magenentleerung) und Hypochlorhydrie, evtl. auch einem Mangel an Intrinsic-Faktor aus. Durch die verzögerte Magenentleerung kann es zu schwerem und therapierefraktärem Erbrechen nach der Nahrungsaufnahme kommen.

7.4.4 Gastroduodenale Ulkuskrankheit („peptisches Ulkus")

Ein Ulkus bezeichnet ein gutartiges Geschwür der Magen- oder Duodenalschleimhaut. Der Substanzverlust ist umschrieben (5 mm bis zu 3 cm) und reicht in der Tiefe – im Unterschied zur Erosion – bis mindestens in die Muscularis mucosae (➤ Abb. 7.36).

Epidemiologie

Derzeit leiden ca. 0,8 % der Bevölkerung an einer Ulkuskrankheit. Das Ulcus duodeni ist dabei fünfmal häufiger als das Ulcus ventriculi. Die Inzidenz nimmt mit dem Alter zu; dies könnte auf die mit dem Alter zunehmende Besiedlung mit *Helicobacter pylori,* die ansteigende NSAR-Einnahme und die im Alter abnehmende Prostaglandinsynthese zurückzuführen sein. Das Ulcus duodeni hat seinen Häufigkeitsgipfel in einem deutlich früheren Lebensalter als das Ulcus ventriculi.

Insgesamt nimmt die Ulkuskrankheit seit etwa 50 Jahren an Häufigkeit ab; lediglich die durch chronische Einnahme von NSAR ausgelösten Ulzera zeigen eine steigende Tendenz. Veränderungen in der Häufigkeit haben vermutlich mit der veränderten sozioökonomischen Situation der Bevölkerung und zunehmenden Nutzung der HP-Eradikation zu tun.

Die **Geschlechtsverteilung** zeigt deutliche Unterschiede: Beim Magenulkus beträgt das Verhältnis M : F = 1 : 1, beim Duodenalulkus 3,5 : 1.

Formen

Umschriebene Schleimhautdefekte kommen in zwei Formen vor:

- **Akutes Ulkus** („Stressulkus") im Rahmen der erosiven Gastritis (➤ 7.4.3), d. h. als akuter Zusammenbruch der Schleimhautfunktion unter Stressfaktoren (große OP, Verbrennungen, lebensbedrohliche Erkrankungen)
- **Chronisches Ulkus** (gastroduodenale Ulkuskrankheit), meist durch *Helicobacter pylori* oder NSAR-Konsum hervorgerufen

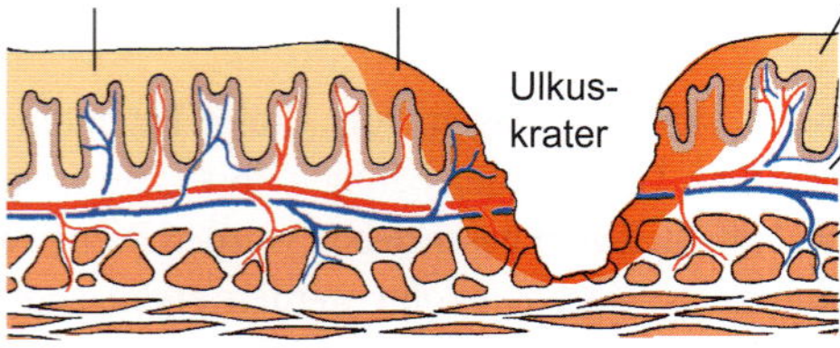

Abb. 7.36 Schematische Darstellung eines Ulkus. Der Defekt reicht bis in die Muskelwand hinein. [L190]

Die Ulzera treten bei beiden Formen häufig einzeln auf, aber auch zwei oder mehrere Ulzera gleichzeitig kommen vor, z. B. als Komplikation der Einnahme von nichtsteroidalen Antirheumatika (NSAR). Selten, aber typisch sind multiple therapieresistente Ulzera im Rahmen von Gastrin-Übersekretionssyndromen (klassischerweise: Gastrinom, ➤ Kasten „Zollinger-Ellison-Syndrom").

Lokalisation

Die Lokalisation des Magengeschwürs erklärt sich z. T. aus seiner Pathogenese. Häufig entwickelt sich das Ulkus am Übergang von gastritisch verändertem zu intakter Korpusschleimhaut.

Da sich die HP-Gastritis als pathogenetischer Wegbereiter der Ulkuskrankheit „antrofugal" ausbreitet, findet man beim jüngeren Menschen häufiger tief sitzende, beim älteren Menschen häufiger hoch sitzende Ulzera.

MERKE
Atypisch lokalisierte Magenulzera sind stets karzinomverdächtig.

- **Magenulzera** können im gesamten Magen vorkommen. Prädilektionsstellen sind das Antrum, besonders die präpylorische Region, aber auch die kleine Kurvatur des Antrums unmittelbar distal vom Übergang in die säureproduzierende Korpusmukosa (➤ Abb. 7.37). Höher sitzende oder an der großen Kurvatur lokalisierte Ulzera finden sich eher bei älteren Patienten. Solche Lokalisationen können ein Hinweis auf Malignität sein. (Aber unabhängig von der Lokalisation muss jedes Ulcus ventriculi zum Ausschluss von Malignität biopsiert werden!)
- **Duodenalulzera** sind meistens im Bulbus duodeni lokalisiert. Weiter distal, bis hin zum Dünndarm, gelegene Ulzera finden sich aber z. B. bei NSAR-bedingten Ulzera oder beim Zollinger-Ellison-Syndrom.

Bei etwa 10 % der Ulkus-Patienten bestehen sowohl ein Magen- als auch ein Duodenalulkus.

Zollinger-Ellison-Syndrom (Gastrinom)

Zugrunde liegt ein seltener maligner, gastrinproduzierender Tumor der pankreatischen Inselzellen (bisweilen auch extrapankreatisch). In einem Viertel der Fälle ist das Gastrinom mit anderen endokrinen Tumoren assoziiert (MEN-I-Syndrom, ➤ 9.2).

- Klinisch steht die schwerwiegende Ulkuskrankheit im Vordergrund; i. d. R. finden sich multiple, bzgl. konventioneller Therapie resistente Ulzera. Eine begleitende Diarrhö und ein oft schwerer gastroösophagealer Reflux können auftreten.
- Diagnostisch hinweisend ist das erhöhte Serum-Gastrin mit erhöhter Ruhesekretion des Magens.
- Die Therapie besteht in der vollständigen Tumorresektion, welche jedoch nur in 25 % gelingt.

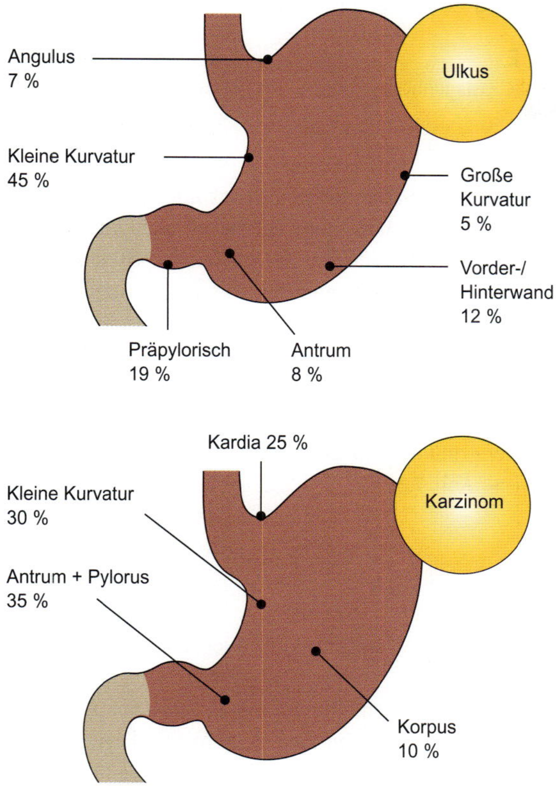

Abb. 7.37 Typische Lokalisationen von Magenulzera und Magenkarzinomen im Vergleich [L157]

Das Zollinger-Ellison-Syndrom bedingt weit unter 1 % der Ulkuserkrankungen. Es muss aber bei atypischen Verläufen der Ulkuskrankheit ausgeschlossen werden, z. B. bei

- Ulzera an ungewöhnlichen Stellen (etwa im 2. oder 3. Duodenalabschnitt oder gar im Jejunum),
- ungewöhnlich schwerwiegender Ulkuskrankheit (therapierefraktäre Verläufe oder Rezidive nach chirurgischer Therapie),
- stark positiver Familiengeschichte, insbesondere bei gleichzeitigen Hinweisen auf andere endokrine Tumoren,
- von Diarrhö oder Malabsorption begleiteten Ulzera.

Klinik

In 80 % ist die Ulkuskrankheit von epigastrischen Schmerzen sowie **dyspeptischen Beschwerden** wie Neigung zu Übelkeit, Völlegefühl, Inappetenz oder Nahrungsmittelunverträglichkeit begleitet. Der **epigastrische Schmerz** wird typischerweise als nagend, dumpf oder „hungerartig" beschrieben und bessert sich teilweise durch Nahrungsaufnahme. Ein wirklich typisches klinisches Bild findet sich allerdings höchstens bei 50 % der Fälle. Die anderen 50 % sind von ihren Beschwerden her uncharakteristisch oder ganz asymptomatisch. In 20 % ist die Ulkuskrankheit asymptomatisch und manifestiert sich dann evtl. erst durch Komplikationen, z. B. Perforation oder Blutung.

Klinische Merkmale der Ulkuskrankheit

- Die Ulkuskrankheit kann klinisch nicht von anderen Ursachen der Dyspepsie unterschieden werden.
- Für den Ulkusschmerz typisch sind jedoch
  - nagender, hungerartiger Charakter,
  - Periodizität,
  - Rhythmik.
- Insbesondere durch NSAR bedingte Ulzera können asymptomatisch sein.
- Eine vom Symptom ausgehende Unterscheidung von Magen- und Duodenalulkus ist klinisch weder möglich noch, im Zeitalter der Endoskopie, hilfreich.

Da keines der Symptome spezifisch ist, kann eine Ulkuskrankheit nicht nach klinischen Kriterien diagnostiziert werden. Nicht einmal ein Fünftel der Patienten mit den angegebenen Symptomen weist endoskopisch ein Ulkus auf! Auch eine Differenzierung zwischen Ulcus ventriculi und Ulcus duodeni ist anhand der Symptomatik nicht möglich.

Rhythmik und Periodizität des Schmerzes

Obwohl die Symptomatik bei Ulkuskrankheit unspezifisch ist, sprechen zwei anamnestische Elemente für das Vorliegen eines Ulkus:

- **Rhythmischer Schmerz:** Die Intensität des Schmerzes fluktuiert mit der Tageszeit und der Nahrungsaufnahme. Etwa die Hälfte der Patienten berichtet ein Nachlassen des Schmerzes mit der Nahrungsaufnahme und ein Wiederkehren des Schmerzes nach etwa 2–4 Stunden. Ebenso berichtet etwa die Hälfte der Patienten, dass sie wegen nächtlicher Bauchschmerzen aufwachen.
- **Periodischer Schmerz:** Tage- oder wochenlange symptomatische Perioden wechseln sich mit monate- bis jahrelangen asymptomatischen Perioden ab.

Komplikationen

Ulkusperforation

MERKE

Zu unterscheiden sind die Perforation und die Penetration des Ulkus:

- **Perforation:** Durchbruch des Ulkus in die Bauchhöhle, meist mit Austritt von Luft
- **Penetration:** „gedeckte" Perforation; Eindringen des Ulkus in ein anderes Organ, z. B. das Pankreas, ohne Austritt von Luft in die freie Bauchhöhle

Zur Perforation kommt es bei 5 % der Patienten mit Duodenal- und bei 2–5 % der Patienten mit Magengeschwüren, insbesondere bei durch NSAR bedingten Ulzera. Die Inzidenz liegt bei ca. 1/10.000 pro Jahr.

- **Symptome** der Ulkusperforation: „akutes Abdomen" mit heftigen abdominalen Schmerzen und den Zeichen der Peritonitis (Abwehrspannung, Druckschmerzhaftigkeit), evtl. mit Blutdruckabfall und Tachykardie

- **Diagnose:** Röntgenaufnahme des Thorax im Stehen (freie Luft unter der Zwerchfellkuppel – auch bei sicherer Perforation nicht immer nachweisbar); Diagnosesicherung durch Endoskopie
- **Therapie:** bei freier Luft sofortige chirurgische Intervention (Exzision oder Übernähung des Geschwürs), sonst endoskopische Kontrolle mit Insufflation von Luft und erneute Röntgenaufnahme des Thorax

Ulkuspenetration

Das Ulcus duodeni kann in den Pankreaskopf, das Ulcus ventriculi in das Lig. hepatoduodenale bzw. den linken Leberlappen penetrieren. Im ersteren Fall kann die Amylase im Serum erhöht sein, im letzteren Fall kann es zum Ikterus und einer Erhöhung der Transaminasen kommen. Bei Penetration ins Pankreas sind die Schmerzen oft nicht nur im Oberbauch lokalisiert, sondern auch in den Rücken ausstrahlend. Die Therapie ist operativ (Übernähung).

Ulkusblutung

Diese ist die häufigste Ursache der oberen Gastrointestinalblutung (etwa 50 %) und kommt – wahrscheinlich durch die häufigere NSAR-Einnahme bedingt – vor allem bei älteren Patienten vor. Sie hat noch immer eine Mortalitätsrate von 10 %. Die Therapie ist in der Regel konservativ: endoskopische Unterspritzung (z. B. mit NaCl- oder Adrenalin-Lösung, u. U. auch Fibrin-Kleber) oder endoskopische Clip-Anlage, gleichzeitig medikamentöse Therapie mit einem Protonenpumpenhemmer und ggf. *Helicobacter-pylori*-Eradikation. Eine operative Intervention erfolgt nur bei endoskopisch nicht stillbarer Blutung (< 10 %).

MERKE

In 80–85 % tritt eine spontane Hämostase ein. Auch die bereits zum Stillstand gekommenen Blutungen werden evtl. endoskopisch unterspritzt (Forrest-Stadium IIa, evtl. IIb, ➤ 7.7.5), da sonst Rezidive auftreten können.
Blutende Ulzera (Forrest-Stadium I, ➤ 7.7.5) haben eine ungünstigere Prognose bezüglich Rezidivblutung als nichtblutende Ulzera.

Magenausgangs-/Duodenalstenose

Heute mit < 5 % relativ seltene, durch intrapylorische Ulzera und rezidivierende Geschwüre im Bulbus duodeni bedingte Komplikation. Durch die Verzögerung der Magenentleerung kommt es zu chronisch-rezidivierendem Erbrechen, Übelkeit, Völlegefühl und epigastrischen Schmerzen; Gewichtsverlust ist häufig die Folge.

- Die **Diagnose** obstruktiver Komplikationen wird durch einen Röntgenbreischluck oder endoskopisch gestellt (cave: Aspirationsrisiko bei Endoskopie bei gestörter Magenentleerung).
- Da die Obstruktion häufig durch ein rasch rückbildungsfähiges Begleitödem bedingt ist, bessern sich die Symptome in etwa 50 % durch aggressive **konservative Therapie:** hoch dosierte PPI, evtl. mit Eradikationstherapie, und Entlastung des Magens, z. B. durch Sonde. Ansonsten ist eine Operation indiziert.

Abgrenzung zum Magenkarzinom

MERKE

5–10 % der „Magenulzera" sind in Wirklichkeit exulzerierte Magenkarzinome!

Bei Magenkarzinomen handelt es sich vermutlich um primär maligne Ulzera, d. h., ein Malignom entwickelt sich nicht aus einem primär peptischen Ulkus. Sicher ist, dass ein peptisches Ulcus duodeni nie zu einem Karzinom entartet. Die sichere Abgrenzung kann nur die Histologie leisten. Jedes Ulcus ventriculi (aber nicht jedes Ulcus duodeni!) muss darum biopsiert werden. Hinweise können aber schon Morphologie und Lage eines Ulcus ventriculi geben: Karzinome zeigen eher ein radiäres Faltenmuster in der Umgebung und sind eher großkurvaturseitig und proximal lokalisiert als benigne Ulzera (➤ Abb. 7.37).

Ätiologie

Faktoren, die eine Ulkuskrankheit verursachen können, sind (➤ Tab. 7.8):

- Infektion der Magenschleimhaut mit *Helicobacter pylori* (HP): Das Risiko einer Ulkuskrankheit steigt mit Vorliegen einer HP-Gastritis um das Drei- bis Vierfache an. HP ist Ursache von über 95 % der Duodenal- und > 50 % der Magenulzera. Allerdings verschieben sich diese Häufigkeiten zunehmend mit Gebrauch der Eradikation.
- Nichtsteroidale Antirheumatika: Ungefähr 10 % der mit nichtselektiven NSAR behandelten Patienten entwickeln im Verlauf der Therapie ein Ulkus; 10 % davon erleiden eine Ulkuskomplikation (z. B. Blutung), an welcher 10 % versterben. Etwa 50 % der nicht-HP-verursachten Magenulzera sind NSAR-bedingt.
- Akuter körperlicher Stress durch lebensbedrohliche Erkrankungen kann zu einem „Stressulkus" führen.
- Begünstigende Faktoren sind Alkohol- und Nikotinkonsum, anatomische Veränderungen (z. B. Anastomose nach Magenteilresektion, Duodenalstenose).
- Hypersekretionssyndrome der Magenschleimhaut wie Gastrinome, G-Zell-Hyperplasie oder Mastozytose der Magenschleimhaut verursachen Ulzera v. a. im Duodenum.
- Seltene Ursachen sind Morbus Crohn, virale oder bakterielle Infektionen (CMV, *Herpes simplex;* praktisch nur bei Immundefizit), vaskuläre Insuffizienz, Bestrahlung, duodenale Obstruktion (z. B. Pancreas anulare).

Pathogenese

Dem Ulkus liegt eine gestörte Schleimhauthomöostase, d. h. eine aus dem Gleichgewicht geratene Balance zwischen schleimhautprotektiven und -aggressiven Faktoren, zugrunde (➤ Abb. 7.33). Durch Überwiegen schleimhautaggressiver Faktoren, jedoch auch durch Abnahme schleimhautprotektiver Faktoren kommt es zum Gewebe-

Tab. 7.8 Wichtige auslösende bzw. begünstigende Faktoren für Ulcus ventriculi und Ulcus duodeni

Ätiologische und pathogenetische Faktoren	Ulcus ventriculi	Ulcus duodeni
Helicobacter pylori	++ Pathogener Kofaktor (in 70 % gleichzeitige HP-Besiedlung)	+++ In fast allen Fällen HP-Besiedlung nachweisbar
NSAR*	+++ Durch Hemmung der lokalen Prostaglandinsynthese mit Abnahme der Schleim- und Bikarbonatsekretion sowie Mikrozirkulationsstörungen; auch direkt toxische Effekte der NSAR	++
Hypersekretion von Magensäure und Pepsin	(+) Vor allem beim pylorusnahen Ulkus oder bei gleichzeitigem Zwölffingerdarmgeschwür, ansonsten meist Normazidität	++ Entscheidender Faktor - meist durch erhöhten Vagotonus mit nachfolgender Stimulation der Parietalzellen bedingt; v. a. nachts gesteigerte Säuresekretion; analog erhöhte Pepsinspiegel
Motilitätsstörungen	+ Verzögerte Entleerung aus dem Magen und gesteigerter duodenogastraler Reflux von Gallensäuren	+ Beschleunigte Magenentleerung mit Überflutung des Bulbus duodeni mit Magensäure
Genetische Faktoren	(+) Erhöhtes Risiko bei Blutgruppe 0 und Patienten, die die Blutgruppenantigene A und B nicht in den Speichel sezernieren	
Grunderkrankungen	Z. B. Zollinger-Ellison-Syndrom, aber auch chronisch-obstruktive Lungenerkrankung**, chronisches Nierenversagen, Polycythaemia vera, Leberzirrhose, schwere Refluxösophagitis	
Rauchen	Zusammenhang unsicher	+ Durch Steigerung der basalen Säuresekretion sowie durch Unterdrückung der pankreatischen Bikarbonatsekretion

*Nichtsteroidale Antirheumatika, z. B. ASS, Ibuprofen, Indometacin, Diclofenac. COX-2-selektive NSAR sind seltener mit Ulzera assoziiert.
**Bis zu 30 % der Patienten mit chronisch-obstruktiver Lungenerkrankung erleiden ein Magen- oder Duodenalgeschwür.

schaden. Die zwei wichtigsten (exogenen) schleimhautaggressiven Faktoren sind dabei *Helicobacter pylori* und NSAR. Salzsäure (der hauptsächliche endogene Aggressionsfaktor) spielt nach anderweitiger Vorschädigung eine Rolle in der weiteren Ausprägung der Ulkuskrankheit,

MERKE

Psychosozialer Stress kann den Verlauf einer Ulkuskrankheit modifizieren: Ein Ulkus heilt z. B. bei Arbeitslosen trotz gleicher Therapie langsamer aus. Jedoch kann die These als widerlegt gelten, dass psychosozialer Stress die Hauptursache der Ulkuskrankheit ist. Psychosozialer Stress darf nicht Stresssituationen durch schwere organische Krankheiten verwechselt werden!

Salzsäure

HCl ist eine obligate Voraussetzung für die Ulkusentstehung („ohne Säure kein Ulkus"). Bei der autoimmunen Gastritis mit komplett atrophischem Belegzellapparat kommt ein Ulkus nie vor. Die Säurespiegel müssen beim Ulkus jedoch keinesfalls erhöht sein: Beim **Ulcus ventriculi** ist die Sekretion von Magensäure normal, bei ausgeprägter begleitender Gastritis sogar vermindert). Dass die Magensäure in diesem Fall allerdings zumindest eine permissive Rolle spielt, zeigt die Tatsache, dass die Therapie mit Säureblockern zur Abheilung des Schleimhautdefekts führt. Ein tatsächlich vermehrte Säureproduktion liegt allerdings beim **Zollinger-Ellsion-Syndrom** vor.

Beim **Ulcus duodeni** liegen meist erhöhte Säure- und Pepsinkonzentrationen im Bulbus duodeni vor; die Ursachen sind eine ätiologisch ungeklärte, vor allem nächtliche Hypersekretion von Säure und Pepsin sowie eine gestörte lokale Säureneutralisation durch Bikarbonat. Die Hypersekretion wird pathogenetisch durch einen erhöhten Vagotonus, eine erhöhte Parietalzellmasse oder eine gestörte Feedback-Hemmung der Gastrinsekretion durch Magensäure erklärt.

Helicobacter pylori

Mehr als 95 % der Patienten mit Duodenalulzera und etwa 50 % der Patienten mit Magenulzera sind mit HP infiziert (die restlichen 50 % der Magengeschwüre sind fast alle auf den Gebrauch von NSAR zurückzuführen).

Dabei ist HP allerdings nur ein weiterer permissiver Kofaktor, d. h. ein für sich allein nicht ausreichender Faktor bei der Ulkusentstehung. Nur so lässt sich die Tatsache erklären, dass bei einer HP-Seroprävalenz von 30–60 % bei Erwachsenen nur 1 % an einem Duodenalulkus erkrankt ist.

NSAR

Der lokal zytotoxische Effekt der NSAR beruht wahrscheinlich vor allem auf deren beabsichtigter pharmakologischer Wirkung, nämlich der Hemmung der Prostaglandinsynthese. Hierdurch kommt es zur Störung der lokalen Bikarbonat- und Schleimproduktion sowie zu Mikrozirkulationsstörungen (gleichzeitige Hemmung gefäßerweiternder Prostazykline).

MERKE

Das Risiko, unter NSAR ein Ulkus zu entwickeln, wird durch eine gleichzeitig bestehende Kolonisation durch HP potenziert.

Diagnostisches Vorgehen

Dieses dient der Sicherung der Diagnose sowie der Abgrenzung der Ulkuskrankheit gegenüber dem Magenkarzinom.

Anamnese und Befund

- Von den Symptomen her ist der gesamte Komplex dyspeptischer Beschwerden möglich, klinisch fassbare Symptome können aber auch ganz fehlen. Anamnestisch werden neben den Manifestationsfaktoren der Ulkuskrankheit (NSAR, Nikotin, Alkohol, Magengeschwüre in der Verwandtschaft, Begleitkrankheiten) auch die „Alarmsymptome“ (Teerstühle, Gewichtsverlust und Leistungsknick) abgefragt (Konzept der Alarmsymptome ➤ 7.4.2 und ➤ 7.4.3).
- Körperliche Untersuchung und Labor sind im unkomplizierten Stadium unergiebig. Ein niedriger Hb-Wert kann auf eine chronische Blutung hinweisen. Eventuell besteht eine Druckschmerzhaftigkeit des Epigastriums. Stets muss eine rektale Untersuchung durchgeführt werden (Teerstuhl?, z. B. bei blutendem Ulkus oder bei ulzerierendem Karzinom).

Ulkusnachweis

Die definitive Diagnose eines Ulkus kann nur aus der Endoskopie mit **bioptischer Sicherung** gestellt werden (➤ Abb. 7.38). Eine radiologische Kontrastmitteluntersuchung ist nicht nur weniger sensitiv (d. h., sie kann nicht alle Ulzera erkennen), sondern auch weniger spezifisch (d. h., sie kann nicht alle Ulzera sicher von Karzinomen unterscheiden).

Da die meisten Patienten zunächst mit den unspezifischen Symptomen der Dyspepsie vorstellig werden und sich eine Ulkuskrankheit klinisch nur schlecht abgrenzen lässt, besteht das Dilemma, bei welchen Patienten ein definitiver Ulkusnachweis bzw. -ausschluss anzustreben ist.

Nach vorherrschender Meinung ist eine endoskopische Untersuchung mit Probenentnahme angezeigt für

- alle Patienten > 45 Jahre,
- alle Patienten mit „verdächtiger“ Anamnese oder Befund (Alarmsymptome).

Gesunde jüngere Patienten mit dyspeptischen Beschwerden, aber ohne Risikofaktoren in der Anamnese können dagegen zunächst empirisch – wie bei der Dyspepsie beschrieben – behandelt werden (➤ 7.4.2). Sollten die Symptome dabei nicht innerhalb von vier Wochen zurückgehen, müssen auch sie endoskopisch untersucht werden.

Nachweis von Helicobacter pylori

Bei jedem nachgewiesenen Ulkus sollte eine assoziierte Infektion mit *Helicobacter pylori* durch eine entsprechende Untersuchung des Biopsats (➤ 7.4.3) dokumentiert werden. Dies ist zum einen zur ätiologischen Zuordnung, zum anderen zur Verlaufskontrolle wichtig.

Weitere Untersuchungen

Besteht der Verdacht auf ein Zollinger-Ellison-Syndrom (ZES) kann die Messung des Gastrinspiegels zusätzliche Informationen liefern. Typisch für das ZES sind stark erhöhte Gastrinwerte mit gleichzeitig erhöhter Basalsekretion. Hohe Gastrinspiegel kommen auch nach Vagotomie und bei Patienten mit Achlorhydrie vor, in diesem Falle ist die Basalsekretion jedoch normal. Auch unter PPI-Therapie können die Gastrinspiegel hoch sein; PPI sollten deshalb ggf. rechtzeitig abgesetzt werden. Die Aussagekraft der Gastrin-Messung kann durch Stimulation mit Sekretin erhöht werden (bei Zollinger-Ellison-Syndrom Anstieg > 100 %).

Die Magensekretionsanalyse wird nur noch bei speziellen Fragestellungen eingesetzt.

Diagnostisches Vorgehen bei ungewöhnlichen Ulkusformen

Bei verzögerter Ulkusheilung, wiederkehrenden Ulzera, dem Vorliegen multipler oder sehr großer Ulzera und ungewöhnlicher Ulkuslokalisation ist an die folgenden Differenzialdiagnosen zu denken:

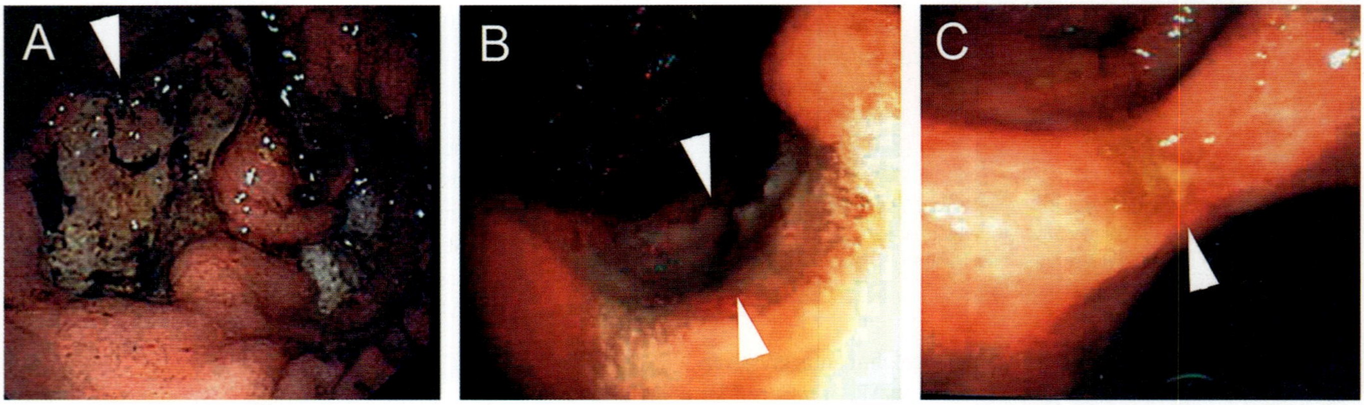

Abb. 7.38 Ulcera ventriculi im Endoskop: Tiefe Ulzerationen mit Fibrinbelägen (Pfeile in A, B) sowie Hämatinauflagerungen (A); bereits weitgehend abgeheilte Ulkusnarbe auf der Angulusfalte mit strahlenförmiger Narbe und kleiner Fibrinauflagerung (C) [M471]

- Beim Ulcus ventriculi: fortgesetzte Einnahme von NSAR, Karzinom, Magenlymphom
- Beim Ulcus duodeni: hypersekretorische Syndrome:
  - Zollinger-Ellison-Syndrom
  - G-Zell-Hyperplasie mit Hypergastrinämie durch gestörte Feedback-Hemmung der Gastrinsekretion
- Bei beiden Ulkusformen: Non-Compliance mit der Therapie, antibiotikaresistente HP-Stämme, Hyperkalzämie-Syndrom mit Ulkuskrankheit im Rahmen eines Hyperparathyreoidismus („Stein-, Bein- und Magenpein"), ungewöhnliche Ulkusursachen wie Morbus Crohn oder HSV-Infektion

Therapie

Die Ulkustherapie stützt sich auf folgende Prinzipien:

- Allgemeinmaßnahmen, Meiden von NSAR und ASS
- Säuresenkung
- Eradikation von *Helicobacter pylori*
  Hierdurch lassen sich fast alle Ulzera konservativ ausheilen.

Allgemeinmaßnahmen

Viele früher geübte diätetische Maßnahmen (z. B. „Ulkus-Diät", Verzicht auf Kaffee, Gewürze) bringen keine Vorteile. Wichtig ist der Verzicht auf Nikotin, ulzerogene Medikamente (NSAR und ASS) und konzentrierten Alkohol. Wenn auf NSAR ausnahmsweise nicht verzichtet werden kann, wird – unter Umständen hoch dosiert – mit PPI therapiert. Häufige kleinere Mahlzeiten können evtl. das Befinden bessern, haben jedoch keinen Einfluss auf den Verlauf.

Säuresenkung

Trotz des unterschiedlichen pathogenetischen Gewichts der Säuresekretion ist die Säuresenkung bei Ulcus ventriculi und Ulcus duodeni gleichermaßen effektiv. Das Ziel ist die Anhebung des pH im Magen- bzw. Duodenalsaft von Werten um 1 auf pH >4. Im Regelfall wird eine Woche lang ein **Protonenpumpenhemmer** verabreicht (meist als Teil der HP-Eradikationstherapie). Bei NSAR-assoziierten Ulzera wird wegen der schlechteren Abheilung länger behandelt (etwa 4 Wochen bei Duodenalulzera und 8 Wochen bei Magenulzera).

Schleimhautprotektive Substanzen haben dagegen als Therapieprinzip ihren Stellenwert verloren; allenfalls kommt noch Sucralfat zur Prophylaxe NSAR-assoziierter Ulzera und bei speziellen nicht säurebedingten Ulzerationen zum Einsatz (Pharma-Info „Säurehemmende Medikamente" in ➤ 7.4.1).

Eradikation von Helicobacter pylori

Unter Eradikation wird ein vollständiges, histologisch oder durch ein anderes HP-Nachweisverfahren gesichertes Verschwinden von *Helicobacter pylori* aus der Magenschleimhaut verstanden. Zur Durchführung der Eradikationstherapie Kasten „HP-Eradikation" in ➤ 7.4.3.

Die HP-Eradikation wirkt sowohl kurativ als auch rezidivprophylaktisch:

- **Kurative Wirkung:** Durch HP-Eradikation lassen sich alle HP-positiven Formen des Ulkus rasch zur Abheilung bringen.
- **Rezidivprophylaktische Wirkung:** Durch die HP-Eradikation wird im Gegensatz zur reinen Säuresuppression auch die durch HP verursachte Gastritis und damit der potenzielle Ausgangspunkt eines Rezidivgeschwürs mitbehandelt.

Als Folge der antibiotischen Eradikationsbehandlung kann es, wenn auch selten, zur **pseudomembranösen Kolitis** kommen. Daher sollte die Indikation nicht leichtfertig gestellt werden (➤ 14.10.3).

Spezielle Ulkusformen (z. B. Crohn-Ulkus) erfordern ggf. spezielle Therapiemaßnahmen: zusätzlich zur Säuresuppression muss dann eine systemische Therapie der Grunderkrankung erfolgen.

Therapiekontrollen

Diese dienen der Prüfung des Therapieerfolges bei medikamentöser Therapie sowie dem Ausschluss eines Magenkarzinoms.

Ulcus ventriculi

4 % der zunächst als Magengeschwüre angesehenen Veränderungen sind in Wirklichkeit Karzinome, die der Diagnose bei der erstmaligen Biopsie durch entzündliche Veränderungen entgangen sind.

Zur Diagnosesicherung der Heilung sollte aus diesem Grunde nach 6–8 Wochen eine Kontrollgastroskopie erfolgen. Hierbei wird gleichzeitig der Erfolg der HP-Eradikation durch Biopsien aus dem Restulkus bzw. der Ulkusnarbe sowie Biopsien aus Antrum- und Korpusschleimhaut überprüft (da HP lokal im Korpus trotz Eradikation im Antrum persistieren kann).

MERKE
Jedes Magengeschwür muss so lange endoskopisch abgeklärt werden, bis ein Magenkarzinom sicher ausgeschlossen ist.

Ulcus duodeni

Da ein Duodenalkarzinom extrem selten ist, kann hier bei Beschwerdefreiheit auf die endoskopische und bioptische Therapiekontrolle verzichtet werden. Der Erfolg einer antibiotischen Eradikationsbehandlung wird z. B. durch einen ^{13}C-Harnstoff-Atemtest oder einen HP-Stuhltest 6–8 Wochen nach Absetzen der säureunterdrückenden Therapie überprüft.

Rezidivprophylaxe

Nur einige Patienten werden nach Abschluss der (meist einwöchigen) Ulkustherapie weiterbehandelt, um Rezidive zu verhindern: Patienten, die weiterhin NSAR einnehmen müssen (Pharma-Info in ➤ 13.6), erhalten während der Dauer der NSAR-Therapie säureunterdrückende Medikamente, vorzugsweise Protonenpumpenhemmer. Auch HP-negative Ulkuspatienten sollten längerfristig mit Säurehemmern (Protonenpumpeninhibitoren) behandelt werden.

Chirurgische Ulkustherapie

Durch wirksame konservative Therapieverfahren hat die Ulkuschirurgie ihren früheren Stellenwert in der Rezidivprophylaxe eingebüßt. Die einzige absolute Indikation zur operativen Intervention ist die Ulkusperforation.

Ein blutendes Ulkus kann dagegen in über 90 % der Fälle konservativ-endoskopisch zur Abheilung gebracht werden. Auch Magenausgangsstenosen lassen sich heute häufig konservativ oder durch endoskopische Dilatation behandeln.

Ansonsten sind chirurgische Verfahren nur bei schwerer, trotz aller konservativer Bemühungen rezidivierender Ulkuskrankheit indiziert (heute selten, z. B. bei Non-Compliance).

Verfahren

Die Verfahren zielen auf eine maximale Verminderung der Säureproduktion, entweder durch Resektion des Antrums (Verlust der G-Zellen) oder durch Vagotomie oder beides.

- **Ulcus duodeni:** Selektiv-proximale Vagotomie mit Denervierung der kleinen Kurvatur, hierdurch kommt es zu einer Verminderung der Säureproduktion um 50 %.
- **Ulcus ventriculi:** ⅔-Magenresektion nach Billroth-I mit Interposition eines ausgeschalteten Jejunumstücks oder Billroth-II mit Y-Anastomose nach Roux (➤ Abb. 7.39). Beide Verfahren werden meist mit einer Vagotomie verbunden.
- Bei **Magenausgangsstenosen** kommt die Pyloroplastie (meist mit Vagotomie) infrage.

Durch die Denervierung und die strukturelle Umgestaltung sind postoperative Probleme (z. B. Motilitätsstörungen oder Dumping-Syndrom, ➤ 7.4.7) nicht selten.

Prognose und Verlauf

Aus früheren Zeiten ist bekannt, dass die Ulkuskrankheit nicht selten spontan ausheilt: Etwa 50 % der Ulzera verschwanden auch ohne Therapie im Laufe von Jahren. Die Prognose wird durch drei Faktoren geprägt:

- **Neigung zu Rezidiven:** Vor Einführung der HP-Eradikationstherapie rezidivierten 90 % der Ulcera duodeni und 60 % der Ulcera ventriculi nach Ausheilung, häufig schon innerhalb Jahresfrist. Diese Zahlen sind heute drastisch auf etwa 1–2 % zurückgegangen.
- **Neigung zur Persistenz:** Etwa 10 % der Ulzera sind therapierefraktär, d. h. nach acht Wochen (Duodenalulkus) bzw. zwölf Wochen (Magenulkus) noch nicht abgeheilt. Gründe für die Ulkuspersistenz sind: Non-Compliance, Zigarettenrauchen, weitergehende NSAR-Einnahme, Gastrinome oder resistente HP-Stämme. Bei refraktären Ulzera wird stets eine wiederholte, zuverlässige HP-Eradikation – evtl. mit „eskaliertem" Schema (Kasten „HP-Eradikation" in ➤ 7.4.3) z. B. nach kultureller Resistenzbestimmung – angestrebt.
- **Neigung zu Komplikationen:** Die jährliche Komplikationsrate des unbehandelten Ulkus für Blutung und Perforation bzw. Penetration liegt bei 2 %. Wichtigster Risikofaktor für Komplikationen ist die Therapie mit nichtsteroidalen Antirheumatika, welche somit neben der Non-Compliance noch immer den wichtigsten prognosebestimmenden Risikofaktor darstellt. Unter nicht-COX-2-selektiver NSAR-Therapie muss mit einer ulkusbedingten Komplikationsrate von 1 % pro Einnahmejahr gerechnet werden!

7

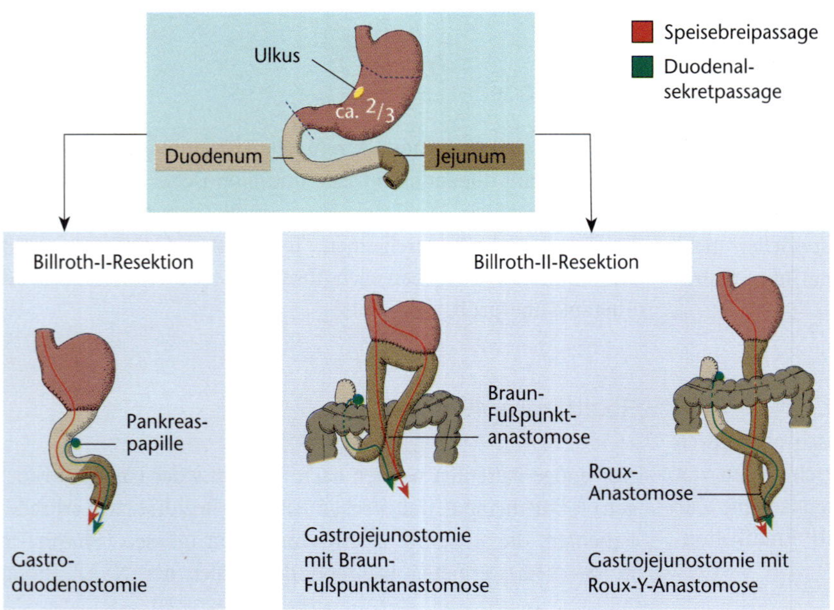

Abb. 7.39 Billroth-Operationen. Durch die mit diesem Verfahren verbundene Antrektomie wird die Hauptquelle des Gastrins ausgeschaltet und dadurch die Säureproduktion während der gastrischen Phase der Nahrungsaufnahme erheblich reduziert. [L190]

MERKE
Die häufigste Ursache für ein Rezidivulkus ist heute die (meist aus Compliance-Gründen) fehlgeschlagene HP-Eradikation.

Heute liegt die jährliche Ulkusmortalität bei 5 pro 100.000 Einwohner; tödliche Komplikationen betreffen meist männliche Patienten über 70 Jahren.

7.4.5 Maligne Magentumoren

Adenokarzinom des Magens („Magenkarzinom")

Weltweit ist das Magenkarzinom nach dem Hautkrebs der zweithäufigste maligne Tumor. In den westlichen Industrienationen allerdings ist seine Prävalenz in den letzten Jahrzehnten stark rückläufig und in den letzten 30 Jahren um ⅔ zurückgegangen. Heute ist das Magenkarzinom in Deutschland nur das achthäufigste Karzinom; die Inzidenz liegt hierzulande bei 15/100.000 Einwohner pro Jahr. Noch immer häufig ist der Tumor dagegen in Asien (sechsmal häufiger als in Deutschland!).

Das Geschlechterverhältnis M : F beträgt 2 : 1. Das mittlere Alter bei Diagnosestellung ist 63 Jahre, vor dem 40. Lebensjahr wird der Tumor nur sehr selten gesehen.

Klinik

Häufig verläuft das Magenkarzinom bis ins Spätstadium asymptomatisch („stummer Tumor"), evtl. bestehen dyspeptische Beschwerden, Leistungsknick oder Appetitlosigkeit.

Später treten Gewichtsverlust, Oberbauchschmerzen und Anämie (Müdigkeit und Schwäche) hinzu, bei Magenausgangsstenose evtl. Erbrechen, bei Lokalisation am Mageneingang (selten) evtl. Dysphagie. Selten kommt es durch Tumorulzeration zur oberen Intestinalblutung mit Hämatemesis oder Meläna.

Lokalisation und Ausbreitung

Das Magenkarzinom ist meist im Antrum-/Pylorusbereich und an der kleinen Kurvatur lokalisiert (➤ Abb. 7.37). Allerdings nimmt die distale Lokalisation des Karzinoms in letzter Zeit deutlich ab, und es treten vermehrt proximale Tumoren auf (➤ Sonderformen des Magenkarzinoms: AEG-Tumoren).

Die Ausbreitung verläuft entweder infiltrativ oder metastasierend:

- Die **infiltrative Ausbreitung** verläuft über Magenwand und Serosa, später kommt es zur Infiltration des Peritoneums mit Abtropfmetastasen in Netz, Mesenterium, Ovarien (sog. Krukenberg-Tumor) sowie andere Teile des Peritoneums.
- Die **metastasierende Ausbreitung** erfolgt über die Lymphbahnen in die benachbarten Lymphknoten, dann auf dem Blutweg in Pankreas, Leber, Milz, Kolon, Knochen und Lunge.

Ätiologie und Pathogenese

Die Pathogenese ist unklar. Ätiologisch spielen mehrere Faktoren eine Rolle:

- *Helicobacter pylori:* Eine zentrale Rolle bei der Entstehung des Magenkarzinoms spielt die HP-Besiedlung des Magens. Besonders die korpusbetonte Gastritis scheint eine Risikokrankheit zu sein. Bei HP-Besiedelung des Magens ist das Karzinomrisiko etwa 4- bis 6-fach erhöht.
- Gesicherte Präkanzerosen sind das **Magenadenom** sowie die als Folge einer Schleimhautatrophie auftretende **intestinale Metaplasie** (z. B. bei autoimmuner Gastritis; ➤ 7.4.3) mit perniziöser Anämie.
- Weitere Risikofaktoren sind Alter, hoher Alkoholkonsum, Zigarettenrauchen, familiäre Belastung, Morbus Ménétrier und Z. n. Billroth-II-Operation, das Leben in einer Hochrisikopopulation und verschiedene Ernährungs- und Umweltfaktoren. Insbesondere Obst und Gemüse scheinen protektiv zu sein.
- **Familiäres Magenkarzinom:** Etwa 10 % aller Magenkarzinome treten familiär gehäuft auf. Diese Tumoren können in Familien mit hereditärem nichtpolypösem Kolonkarzinom (**HNPCC**) auftreten (Kolorektales Karzinom in ➤ 7.5.9). Etwa 1 % gehört zur Gruppe des „**H**ereditary **D**iffuse **G**astric **C**ancer" (HDGC), dem eine Mutation am E-Cadherin-Gen (**CDH1**) zugrunde liegt (s. u.: Screening).

MERKE
Es wird geschätzt, dass HP für mindestens die Hälfte der Magenkarzinome verantwortlich ist. Die an der Kardia gelegenen Karzinome stehen dagegen ätiologisch nicht mit HP im Zusammenhang.

Histologie

Zelltyp

Magenkarzinome sind histologisch meist **Adenokarzinome** (intestinaler oder diffuser Typ, auch papilläre, tubuläre, muzinöse Adenokarzinome oder Siegelringzellkarzinome), seltener Plattenepithel-, kleinzellige oder undifferenzierte Karzinome. Prognostisch und klinisch wichtiger als der Zelltyp sind Ausbreitung und Wuchsform (➤ Abb. 7.40).

Ausbreitung und Wuchsform

Nach der **Ausbreitung** werden zwei prognostisch unterschiedliche Formen unterschieden:

- **Frühkarzinom** (4–7 %): auf Mukosa und Submukosa begrenzt (keine Infiltration der Muscularis propria, T1-Tumor). Die 5-Jahres-Überlebensrate (mit oder ohne Lymphknotenmetastasen) liegt bei 90 %.
- **Fortgeschrittenes Magenkarzinom** (überschreitet die Submukosa): Dieses wird nach der **Wachstumsform** weiter unterteilt in einen **intestinalen Typ** (ins Lumen wuchernd, oft polypös, manchmal ulzerierend) und einen **diffusen Typ** (infiltratives, nichtpolypöses Wachstum). Mischformen sind häufig und sollten als diffus klassifiziert werden. Je infiltrativer das Wachstum verläuft, desto schlechter ist die Prognose.

Typ	I	II	III	IV
Wachstum	polypös	schüsselförmig	ulzerierend/infiltrierend	diffus-infiltrierend (szirrhös)
Häufigkeit	5%	35%	50%	10%
Prognose	rel. gut	rel. gut	schlecht	schlecht

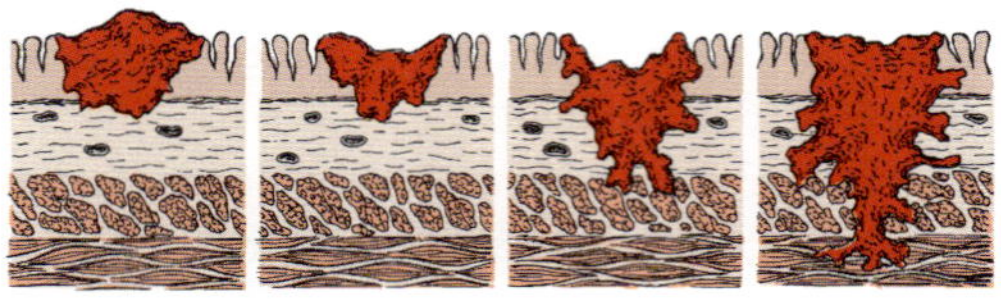

Abb. 7.40 Klassifikation des fortgeschrittenen Magenkarzinoms nach Borrmann. Diese Klassifikation unterscheidet vier Wachstumstypen. [L190]

MERKE
Lymphknotenmetastasen können jedoch auch schon beim Frühkarzinom vorliegen. Ein Frühkarzinom ist deshalb nicht zu verwechseln mit dem Carcinoma in situ, das per definitionem auf die Basalmembran begrenzt ist und praktisch nie metastasiert.

Diagnostisches Vorgehen

Die körperliche Untersuchung ist nur selten hilfreich. Typisch, aber erst im Spätstadium auftretend, sind der **Virchow-Lymphknoten** (linksseitiger, supraklavikulärer, metastatisch vergrößerter Lymphknoten) sowie der evtl. im Unterbauch tastbare Krukenberg-Tumor (ovarielle Abtropfmetastasen).

Auch das **Labor** ist bei der Diagnostik nicht hilfreich. Es zeigt allenfalls unspezifische Veränderungen (BSG-Erhöhung, Anämie, bei Lebermetastasen erhöhte Transaminasen).

Tumornachweis

Der Tumornachweis wird durch die **Gastroskopie** mit multiplen Biopsien erbracht (➤ Abb. 7.41).

Bei undifferenzierten oder kleinzelligen Karzinomen kann oft erst die immunhistologische Untersuchung eine klare Abgrenzung zum Lymphom erbringen.

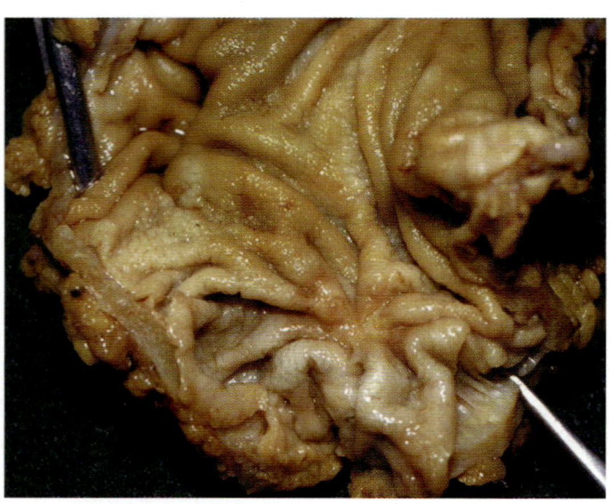

Abb. 7.41 OP-Präparat eines malignen Ulcus ventriculi. Im Zentrum der strahlenförmigen Schleimhautfalten liegt das Ulkus. [T173]

Staging

Das Staging (Festlegung von **Tumorausbreitung** und **-metastasierung**) erfolgt mithilfe von Endosonografie, Oberbauchsonografie und CT (Abdomen, Thorax). In unklaren Fällen sollte zum sicheren Ausschluss einer Peritonealkarzinose eine Laparoskopie durchgeführt werden.

Screening

In folgenden Konstellationen ist ein genetisches Screening indiziert:

- Zwei oder mehr erstgradige Verwandte mit diffusem Magenkarzinom, davon einer jünger als 50 Jahre
- Drei oder mehr Erkrankte in der Familie (erst- oder zweitgradig), unabhängig vom Alter
- Bei Nachweis einer Keimbahnmutation im CDH-1-Gen prophylaktische Gastrektomie empfohlen

Therapie

Wird ein kuratives Ziel verfolgt, muss operiert werden. Bei bestimmten Formen des Magenfrühkarzinoms ist eine **endoskopische Mukosaresektion** (in spezialisierten Zentren) kurativ. Ansonsten ist das Standardverfahren die **subtotale Gastrektomie** (beim intestinalen Typ) bzw. die **komplette Gastrektomie** (beim diffusen Typ), jeweils mit Lymphadenektomie. Das Ausmaß der Lymphadenektomie richtet sich nach der Lokalisation. Als Standard hat sich die sogenannte D2-Resektion (nach der japanischen Klassifikation der Lymphknotenstationen) durchgesetzt. Die Passage wird durch Ösophagojejunostomie oder – bei Teilresektion – Gastrojejunostomie wiederhergestellt (➤ Abb. 7.42).

Perioperative, neoadjuvante und adjuvante Therapie

Trotz Operation in kurativer Intention ist die Prognose oft limitiert und ab einem T3-Stadium werden nur 5-Jahres-Überlebensraten um die 15–25 % erzielt. Einen deutlichen Durchbruch mit einer absoluten Verbesserung der langfristigen Überlebensrate um ca. 10–12 % konnte durch die Zunahme einer perioperativen Chemotherapie erreicht werden. Dabei wird sowohl **vor** (neoadjuvant) als auch **nach** (adjuvant) der Operation eine Polychemotherapie mit einem Platinderivat/5-FU und ggf. Epirubicin oder Docetaxel durchgeführt. Dies kann ab einem T2- und soll ab einem T3-Stadium erfolgen.

Palliative Therapie

Leider kommen in den westlichen Ländern etwa 50 % der Patienten in einem Stadium zur Vorstellung, in dem nur noch palliativ therapiert werden kann. Operative Techniken haben dabei das Ziel, Obstruktionen und Tumorblutungen zu verhindern.

Die **Chemotherapie** (Platinderivate/5-FU, evtl. Docetaxel) wird palliativ zur Verlangsamung des Tumorwachstums eingesetzt und führt bei Ansprechen sowohl zu einem verlängerten Überleben als auch zur Linderung der tumorbedingten Symptome und sollte jedem Patienten angeboten werden. Bei Progress erhalten geeignete Patienten eine Zweitlinientherapie mit Irinotecan/Docetaxel und/oder Ramucirumab, einem Antikörper, der sich gegen den

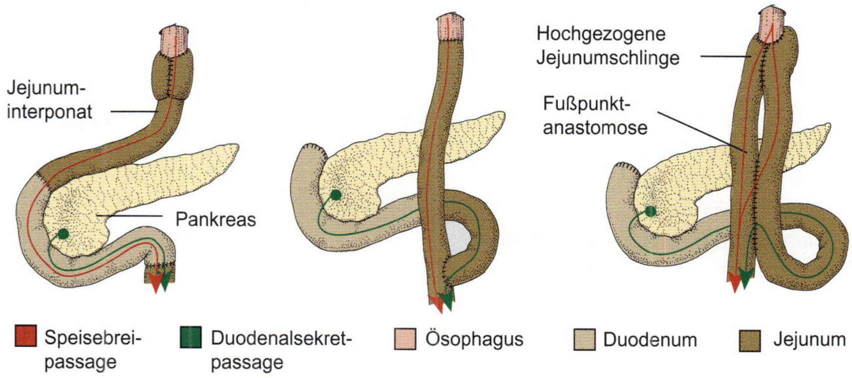

Abb. 7.42 Gastrektomie ohne Ersatzmagenbildung. Links: Jejunuminterponat, Mitte: Roux-Y-Ösophagojejunostomie, rechts: Ösophagojejunostomie mit hochgezogener Dünndarmschlinge und Braun-Fußpunktanastomose [L190]

Typ-2-Rezeptor des vaskulären endothelialen Wachstumsfaktors (VEGF-R2) richtet.

Ca. 15–20 % der Patienten zeigen in ihrem Tumor eine deutliche Überexpression des Rezeptors HER2 aus der Familie der epidermalen Wachstumsfaktoren. Diese Patienten können zusätzlich mit dem Antikörper Trastuzumab behandelt werden. Bei Patienten, die eine relevante Infiltration von Immunzellen im Tumor oder seiner Umgebung zeigen (positiver Immunscore), wird zusätzlich zur Chemotherapie eine Immuntherapie in Form sogenannter Checkpoint-Inhibitoren durchgeführt, die zu einer Überlebensverlängerung führt.

Andere palliative und supportive Maßnahmen (z. B. Stent-Anlage, Aszitestherapie) sind indiziert, wenn sie zur Verbesserung der Lebensqualität des Patienten beitragen.

Prognose

Das Magenfrühkarzinom hat mit einer 5-Jahres-Überlebensrate von 80–90 % eine relativ günstige Prognose. Das fortgeschrittene Magenkarzinom hat dagegen eine 5-Jahres-Überlebensrate nach adäquater Therapie von etwa 30 %. Im metastasierten Stadium beträgt das Überleben trotz aller Therapie im Median nur 10–11 Monate.

Sonderformen des Magenkarzinoms: Tumoren des gastroösophagealen Übergangs (AEG-Tumoren)

Die Tumoren des gastroösophagealen Übergangs stellen eine ätiologisch, therapeutisch und prognostische eigene Entität dar. Epidemiologisch sind sie die Tumoren des Gastrointestinaltrakts mit den am höchsten ansteigenden Inzidenzraten. Genaue Zahlen sind allerdings oft nicht verfügbar, da sie in der Erfassung in den Krebsregistern entweder dem „klassischen" Ösophagus- oder dem Magenkarzinom zugeschlagen werden und international in Studien oft gemeinsam mit dem Ösophagus- bzw. Magenkarzinom behandelt werden. Da diese Zuordnung aber oft nicht möglich ist, hat sich in Deutschland die Einteilung nach Siewert durchgesetzt, die sich insbesondere nach der Lokalisation der Kardia ausrichtet. Dabei wird unterschieden zwischen

- AEG I: Barrett-Karzinom oder überwiegende Tumormasse im distalen Ösophagus
- AEG II: Kardiakarzinom oder überwiegende Tumormasse direkt am gastroösophagealen Übergang
- AEG III: subkardiales, proximales Magenkarzinom oder überwiegende Tumormasse direkt unterhalb des gastroösophagealen Übergangs

Diese Einteilung ist international nicht anerkannt, aber aufgrund des differenzierten therapeutisch-operativen Ansatzes sehr pragmatisch und hilfreich.

Ätiologie und Pathogenese

Die Pathogenese ist teils noch unklar. Ätiologisch spielen mehrere Faktoren eine Rolle:

- **Inverse Korrelation zu** ***Helicobacter pylori:*** Nach neueren Studien scheint HP bei den Tumoren des Übergangs eher protektiv zu sein. Man vermutet, dass die protektive Wirkung von HP auf den gastroösophagealen Reflux eine Rolle spielt und die deutliche Abnahme der HP-Infektionsrate (in Kombination mit GERD) eine der Ursachen der ansteigenden Inzidenz dieser Tumoren ist.
- **GERD und Barrett:** Der gastroösophageale Reflux und insbesondere seine Komplikation des Barrett-Ösophagus ist der Hauptrisikofaktor insbesondere für die Tumoren des AEG Typ I, ist aber (wenn auch etwas schwächer) mit AEG-Typ-II- und -III-Karzinom assoziiert.
- **Alkohol und Nikotin:** Die Korrelation ist in den Studien uneinheitlich und deutlich schwächer im Vergleich zum Ösphaguskarzinom.

AEG-Tumoren werden aufgrund zunehmender Dysphagie oft relativ frühzeitig symptomatisch.

Therapie

Die Therapieprinzipien entsprechen denen beim Magenkarzinoms. Ein Unterschied besteht darin, dass neoadjuvant neben der alleinigen Chemotherapie auch eine Radiochemotherapie eingesetzt werden kann. Die Resektion richtet sich nach der Lokalisation.

7

Maligne Lymphome des Magens

3 % aller Magenmalignome sind maligne Lymphome. Unterschieden werden zwei Formen:
- Primäre, gastrointestinale Form des Non-Hodgkin-Lymphoms (MALTom: häufiger, insgesamt jedoch selten)
- Mitbefall des Magens im Rahmen eines generalisierten Non-Hodgkin-Lymphoms (selten)

MALTome

Primär im Magen entstehende Non-Hodgkin-Lymphome sind die häufigste Form eines außerhalb der Lymphknoten entstehenden Non-Hodgkin-Lymphoms und sind häufig niedrig maligne (aber z. T. auch hoch maligne) Tumoren des B-Zell-Typs. Ausgangsgewebe ist das normalerweise im Magen nicht vorhandene Mukosa-assoziierte lymphatische Gewebe (**M**ucosa-**A**ssociated **L**ymphatic **T**issue, MALT).

MERKE
Die „Einsiedelung" bzw. Entwicklung dieses Gewebes wird wahrscheinlich durch *Helicobacter pylori* gefördert, sodass auch hier die HP-Gastritis als prämaligner Zustand anzusehen ist.

Die Lymphome werden nach ihrem Ausgangsgewebe **MALT-Lymphome** oder **MALTome** genannt. Meist ist der Verlauf milde, eine diffuse Ausbreitung und Knochenmarkbefall kommen jedoch vor. Klinisch präsentieren sich die MALTome ähnlich wie das Adenokarzinom.

Die Therapie muss stadiengerecht erfolgen. Therapeutisch sprechen insbesondere Frühformen auf eine HP-Eradikation an; in genau definierten Stadien ist diese als Therapie ausreichend. Ansonsten wird in Abhängigkeit vom Stadium eine Kombination aus Operation, Chemotherapie und Bestrahlung eingesetzt. Die 5-Jahres-Überlebensrate beträgt je nach Typ und Ausbreitung 50–90 %. Beim hoch malignen großzelligen B-Zell-Lymphom des Magens ist in der Regel eine primäre Chemotherapie indiziert.

Andere Malignome des Magens

Andere Malignome des Magens (außer Karzinom und Lymphom) sind selten: u. a. gastrointestinale Stromatumoren (GIST), Schwannome, Leiomyosarkome, Kaposi-Sarkome, Magenmetastasen anderer Malignome. Sie erfordern jeweils spezifische Therapiestrategien. Eine gewisse Sonderrolle spielt der neuroendokrine Tumor des Magens, das Gastrinom (➤ 7.4.4 und ➤ 8.3.7).

7.4.6 Andere Magentumoren

Gutartige Magentumoren sind selten klinisch auffällig, werden jedoch bei bis zu 1 % der Obduktionen gefunden. Sie erhalten eine gewisse klinische Bedeutung vor allem durch gelegentliche Komplikationen wie Ulzeration, Blutung, chronische Sickerblutungen mit Eisenmangelanämie, eventuell auch Obstruktion. Unterschieden werden epitheliale und mesenchymale Tumoren.

Epitheliale Tumoren („Magenpolypen")

Diese kommen in unterschiedlichen histologischen Formen vor:
- Sog. „Drüsenkörperzysten": harmlose Vergrößerung der Magendrüsen, v. a. im Korpus und Fundus, evtl. mit Kolonadenomen assoziiert
- Hyperplasiogener Polyp: meist im Antrum lokalisiert, Assoziation mit der atrophischen Gastritis; sehr geringes Entartungsrisiko; Resektion (i d. R. endoskopisch) bei einer Größe über 1–2 cm indiziert
- Magenadenom (echte Neoplasie und damit Präkanzerose): maligne Entartung in ca. 20 %, Resektion obligat
- Flaches Adenom mit schwerer Dysplasie (seltene präkanzeröse Läsion): kann in ein Frühkarzinom des Magens übergehen
- Polypen im Rahmen der Polyposis-Syndrome des Gastrointestinaltrakts (➤ 7.5.9 mit ➤ Tab. 7.10).

Mesenchymale Tumoren

Dabei handelt es sich um Wucherungen der subepithelial gelegenen Wandschichten: Leiomyome, gastrointestinale Stromatumoren, Neurinome, Myofibrome, Neurofibrome.

Gastrointestinale Stromatumoren (GIST)

Eine Besonderheit der mesenchymalen Tumoren stellen die gastrointestinalen Stromatumoren dar, die sich abhängig von Größe und Mitoserate teils gutartig, teils aber bösartig verhalten können. Sie werden von den immer gutartigen Leiomyomen durch den Nachweis einer aktivierenden Mutation der Rezeptortyrosinkiase c-kit (CD117) pathognomonisch unterschieden. Klinisch fallen sie entweder durch verdrängendes Wachstum oder (häufig) durch Blutungen auf.

Da GIST meist in der Muscularis entstehen, präsentieren sie sich in der Endoskopie als oft deutlich vorwölbende, polypoide Läsionen mit intakter Oberfläche, können aber zentrale Ulzerationen aufweisen, aus denen es heftig blutet.

Die mit Abstand häufigste Lokalisation ist der Magen, GIST können aber auch im Dünndarm und (noch seltener) in Rektum und Ösophagus auftreten. Sie metastasieren (abhängig vom malignen Potenzial) fast ausschließlich hämatogen, sodass operativ oft nur eine lokale Entfernung im Sinne einer „Wedge-Resektion" nötig ist.

Adjuvant wird bei malignem Potenzial eine Therapie mit Tyrosinkinase-Inhibitoren (Imatinib, evtl. Sunitinib oder Regorafenib) durchgeführt. In palliativen Fällen kann man mit dieser Therapie oft eine sehr lange Krankheitsstabilisierung erreichen.

Diagnostik und Therapie

Bei entsprechendem Verdacht wird endoskopisch untersucht – oft handelt es sich allerdings ohnehin um einen endoskopischen Nebenbefund. Alle polypoiden Strukturen werden biopsiert, ggf. auch mit Knopfloch- oder Schlingenbiopsie.

Bei unklaren Strukturen (z. B. submuköser Tumor, mit konventioneller Biopsie nicht klärbar) kann ergänzend eine Endosonografie durchgeführt werden, die eine Schichtzuordnung und ggf. auch eine Punktion erlaubt. Bei submukösen Strukturen, die größer als 2 cm oder im Verlauf progredient sind, muss, wenn eine histologische Zuordnung nicht gelingt, die Klärung ggf. mittels Resektion erzwungen werden. Alle präkanzerösen Läsionen (insbesondere alle Adenome) werden entfernt, z. B. mit der Hochfrequenzdiathermieschlinge.

7.4.7 Der operierte Magen

Magenoperationen und damit auch die Folgekrankheiten nach Magenoperationen **(Postgastrektomiesyndrome)** sind seit Beginn der Endoskopie-Ära sowie mit den heutigen Möglichkeiten der medikamentösen Ulkustherapie stark zurückgegangen. Zu unterscheiden sind Magenteilresektionen (Billroth-Operationen mit entsprechenden Rekonstruktionen; ➢ Abb. 7.39) oder die totale Gastrektomie (➢ Abb. 7.42).

Postoperative Refluxösophagitis

Dieses Syndrom, das klinisch kaum von einer „gewöhnlichen" Refluxösophagitis zu unterscheiden ist, kann sowohl durch Säure bedingt sein (Anastomosenulkus) als auch durch alkalischen Reflux. Konservativ wird entsprechend versucht, den Verlauf mit PPI oder Sucralfat zu beeinflussen. Bei unbefriedigendem Erfolg kann eine operative Revision erforderlich werden.

Rezidivulkus („Anastomosenulkus")

Dieses ist meist in der anastomosennahen Dünndarmschleimhaut lokalisiert (Ulcus pepticum jejuni) oder befindet sich direkt auf dem Anastomosensteg. Das Rezidiv kann Folge einer unzureichenden Säurereduktion (belassener Antrumrest, inkomplette Vagotomie, Hyperparathyreoidismus) oder eines Zollinger-Ellison-Syndroms sein. Durch Stase des Mageninhalts bei Pylorusstenose oder Stenose im Anastomosenbereich kann ebenfalls ein Rezidivulkus entstehen, und auch eine gestörte Perfusion postoperativ im Anastomosenbereich kann eine Rolle spielen. Auch NSAR-Rezidivulzera kommen vor.

Die **Behandlung** kann schwierig sein. Versucht wird – wenn eine peptische Genese eine Rolle spielt – die Säuresuppression mit PPI; ggf. kann ergänzend oder stattdessen auch Sucralfat zum Einsatz kommen. Wenn erforderlich, wird *Helicobacter* eradiziert. Wenn aber die Perfusionsverhältnisse im Anastomosenbereich zum Ulkus führen oder der Befund sonst therapieresistent ist, bleibt u. U. nur eine erneute Operation.

Dumping-Syndrome

Dumping = sturzartige Entleerung. Nach dem zeitlichen Auftreten nach Nahrungsaufnahme werden unterschieden:

- **Frühdumping-Syndrom:** vor allem nach Billroth-II-Resektion, selten nach selektiv-proximaler (proximal-gastrischer) Vagotomie; Auftreten ab 3–4 Wochen nach Operation. Durch die verlorene gegangene Speicherfunktion des Magens wird der Speisebrei verfrüht ins Duodenum und den Dünndarm weitergeleitet, wo er durch seine überwältigende osmotische Konzentration rasch Wasser in das Darmlumen „zieht". Auf diese Weise kommt es zu Übelkeit, Erbrechen, Diarrhö und Bauchschmerzen, bis hin zur Kollapsneigung mit Schwäche, Schweißausbruch, Übelkeit und Tachykardie unmittelbar nach dem Essen.
- **Spätdumping-Syndrom:** ebenfalls vor allem nach Billroth-II-Operation. Durch die rasche Passagezeit durch den Magen kommt es zur gleichzeitigen Absorption großer Mengen von Kohlenhydraten mit entsprechend hoher asynchroner Insulin-Freisetzung aus dem Pankreas. Infolge der Hyperinsulinämie kommt es 2–3 Stunden nach dem Essen zu einer reaktiven Hypoglykämie mit Heißhunger, Zittern und Schock (selten).

MERKE

Durch den Wassereinstrom in den Darm kann es zum Entzug von bis zu 20 % des zirkulierenden Plasmavolumens kommen.

Therapie der Dumping-Syndrome

- **Frühdumping:** häufige kleine Mahlzeiten, wenig Zucker, wenig Milch; eventuell Gabe von Spasmolytika (z. B. N-Butylscopolamin). Die Beschwerden verschwinden nach einigen Wochen meist spontan. Nur in therapieresistenten Fällen muss ein Billroth-II- in einen Billroth-I-Magen umgewandelt werden.
- **Spätdumping:** Kohlenhydratzufuhr (kleine Zwischenmahlzeit) ca. drei Stunden nach der Mahlzeit. So kann die Hypoglykämie vermieden werden.

Syndrom der blinden Schlinge (Blind-Loop-Syndrom)

Jede aus der Kontinuität des Dünndarms ausgeschaltete Darmschlinge – z. B. die zuführende Schlinge nach Billroth-II-Magenresektion oder nach Gastroenterostomie – kann sich mit Kolonbakterien besiedeln. Hieraus können folgende Syndrome resultieren („bakterielle Fehlbesiedlung"):

- **Unspezifische Beschwerden** sind Völlegefühl, Blähungen und Diarrhöneigung.
- **Gestörte Fettabsorption** zeigt sich in einer Steatorrhö durch bakterielle Dekonjugierung konjugierter Gallensalze.

7

- **Mangelernährung und Gewichtsverlust:** Die Bakterienbesiedlung kann so weit gehen, dass ein signifikanter Teil der zugeführten Nahrung (Fette und Proteine) bereits von den Bakterien konsumiert wird und nicht mehr zur Absorption zur Verfügung steht.
- **Megaloblastäre Anämie** (➤ 3.3.4): Diese ist durch kompetitive Aufnahme und Verbrauch von Vitamin B_{12} durch die überwuchernden Bakterien bedingt.

Meist reichen die antibiotische Behandlung sowie Vitamin-B_{12}-Substitution auf Dauer nicht aus, sodass die blinde Schlinge operativ entfernt und eine physiologische End-zu-End-Anastomose wiederhergestellt werden muss.

Syndrom der zuführenden Schlinge (Afferent Loop Syndrome)

Dieses Syndrom kommt nach Billroth-II-Operationen oder nach Gastroenterostomie ohne Braun-Anastomose dadurch zustande, dass sich der Speisebrei in die zuführende statt in die abführende Schlinge entleert oder dass es durch Abknickung der zuführenden Schlinge zur Stase kommt (➤ Abb. 7.43).

Klinisch bestehen Völlegefühl sowie Erbrechen und/oder Diarrhö. Die Therapie erfolgt operativ (Anlage einer Braun-Anastomose oder Umwandlung einer Billroth-II-Magenresektion in eine Billroth-I-Resektion).

Postvagotomiesyndrom

Nach proximal-gastrischer Vagotomie können Entleerungsstörungen des Magens mit Völlegefühl und vermehrtem Aufstoßen, seltener auch Erbrechen und Durchfall auftreten.

7

Magenstumpfkarzinom

Ab dem 15. postoperativen Jahr besteht ein gering erhöhtes Karzinomrisiko im Magenstumpf (Spätkomplikation des operierten Magens). Das Risiko nach Billroth-I-Operationen ist dabei wegen des Gallerefluxes höher als das nach einer Billroth-II-Operation.

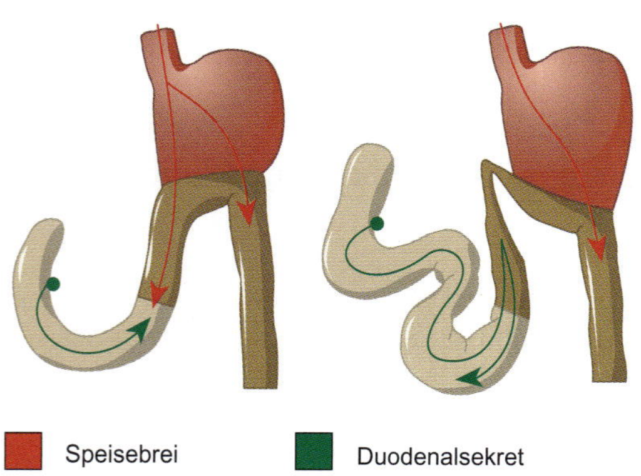

Abb. 7.43 Syndrom der zuführenden Schlinge. Links: Infolge einer technisch ungünstig angelegten Anastomose entleert sich der Magen auch in die zuführende Jejunumschlinge. Rechts: Eine Stenose der zuführenden Jejunumschlinge im Bereich der Anastomose führt zur Ansammlung von Duodenalsekret. Dies kann durch eine Braun-Fußpunktanastomose verhindert werden. [L138]

MERKE
Ob der operierte Magen deshalb ab dem 15. postoperativen Jahr regelmäßig endoskopisch kontrolliert werden muss (früher regelmäßig empfohlen), ist in letzter Zeit zunehmend umstritten.

Postgastrektomiesyndrom

Nach totaler Gastrektomie kann es neben den o. a. Dumping-Syndromen auch zu gravierenden Störungen der Fettverdauung durch gestörte oder asynchrone Freisetzung von Pankreas- und Gallensekreten und zu schwer behandelbarem Gewichtsverlust kommen. Therapieansatz kann eine Ernährung mit MCT-Fetten sowie eine Substitution von Pankreasenzymen sein.

Außerdem ist nach totaler Gastrektomie immer eine Substitution von Vitamin B_{12} erforderlich (Intrinsic-Faktor fehlt). In der Regel wird zur Osteoporose-Prävention auch Vitamin D substituiert.

7.5 Dünn- und Dickdarm

7.5.1 Leitsymptom Diarrhö

10 Liter Flüssigkeit werden jeden Tag in den Magen-Darm-Trakt eingespeist, wovon 8,5 Liter im Dünndarm resorbiert werden. Im Dickdarm wird der Stuhl weiter bis auf 100 ml Flüssigkeit pro Tag eingedickt.

Der normale Stuhlgang des Erwachsenen schwankt sowohl in der Frequenz (zwischen dreimal pro Tag und dreimal pro Woche) als auch in der Konsistenz (zwischen kaum geformt und hart). Zudem sind die subjektiven Erwartungen der Patienten an ihren Stuhlgang sehr individuell. Verschiedene Patienten verstehen unter Diarrhö jeweils unterschiedliche Dinge (z. B. zu häufig oder zu dünn oder zu unkontrollierbar, d. h. mit Inkontinenz verbunden).

MERKE
Als grobe Arbeitsdefinition der Diarrhö hat sich durchgesetzt: zu häufige Stuhlentleerungen (mehr als dreimal pro Tag) oder zu flüssige Stuhlkonsistenz (ungeformt bis wässrig).

Etwas willkürlich wird eine weniger als 2–3 Wochen dauernde Diarrhö als **akute Diarrhö** bezeichnet und gegenüber der > 2–3 Wochen anhaltenden **chronischen Diarrhö** abgegrenzt.

Pathogenese der Diarrhö

Osmotische Diarrhö

Die Darmmukosa fungiert als semipermeable Membran, d. h., Flüssigkeit kann in das Darmlumen übertreten, wenn sich dort größere

Mengen an nicht absorbierten hypertonen Substanzen ansammeln. Eine solche Ansammlung tritt auf, wenn
- der Patient nichtabsorbierbare, hypertone Substanzen zu sich nimmt, z. B. Abführmittel (wie etwa Magnesiumsulfat), magnesiumhaltige Antazida oder nichtresorbierbare Zuckeraustauschstoffe wie Xylit oder Sorbit („Kaugummi-Diarrhö"),
- osmotisch wirksame Substanzen infolge einer Malabsorption im Lumen verbleiben, z. B. Laktose beim Laktasemangel oder weitere Kohlenhydrate bei genereller Zottenatrophie.

Klinisch steht im letzteren Falle eine ausgeprägte Gasbildung im Vordergrund, die dadurch bedingt ist, dass die Darmbakterien der tieferen Darmabschnitte die nicht absorbierten Kohlenhydrate vergären (Folge: Flatulenz, Blähungen). Da die Flüssigkeitsabsorption im Ileum und Kolon weiterhin funktioniert, hält sich das Durchfallvolumen bei osmotischer Diarrhö meist in Grenzen.

Sekretorische Diarrhö

Hier kommt es zur aktiven Sekretion von Flüssigkeit und Elektrolyten aus den Krypten; meistens ist dabei auch die Absorption im Bereich der Zotten vermindert. Die Sekretion wird durch Beeinflussung der Ionenkanäle an der Zellmembran – z. B. durch Stimulierung der Adenylzyklase oder anderer Messenger-Enzyme – in Gang gesetzt. Die Integrität der Enterozyten bleibt dabei erhalten.

Da Na^+ selbst bei sekretorischer Stimulierung der Enterozyten weiterhin über einen Na^+/Glukose-Kotransport aufgenommen werden kann, wird die im Rahmen der sekretorischen Diarrhö entstehende Dehydratation am besten durch Na^+- und glukosehaltige Lösungen behandelt (z. B. WHO-Lösung, ➤ Abb. 7.10).

Mögliche Auslöser einer sekretorischen Diarrhö sind:
- **Erreger:** z. B. Norwalk- und Rotavirus, *Giardia lamblia, Cryptosporidium* (➤ 14.10.1)
- **Bakterielle Enterotoxine:**
  - Präformiert aufgenommene Enterotoxine von *Staphylococcus aureus, Bacillus cereus, Clostridium perfringens* („Lebensmittelvergiftung")
  - Im Darm produzierte Enterotoxine durch enterotoxische *E. coli, V. cholerae*
- Von endokrinen Tumoren **sezernierte Hormone:** z. B. vasoaktives intestinales Polypeptid (VIP) bei pankreatischen Tumoren (VIPom
  - Verner-Morrison-Syndrom, ➤ 8.3.7)
- Bestimmte **Laxanzien:** z. B. Anthrachinone oder Rizinusöl
- **Gallensäuren:** sogenannte chologene Diarrhö im Rahmen eines Gallensäurenverlustsyndroms (➤ Abb. 7.48), z. B. nach Ileumresektion oder bei Morbus Crohn
- **Fettsäuren:** z. B. bei Pankreasinsuffizienz

MERKE

Zytomegalieviren, Amöben sowie die meisten nichttoxinproduzierenden Bakterien lösen dagegen eine entzündliche Diarrhö aus, ebenso bestimmte bakterielle Zytotoxine (z. B. das *Clostridium-difficile*-Toxin).

Bis auf die beiden letzteren Ursachen wirken alle genannten Faktoren vorwiegend am Dünndarm. Gallen- und Fettsäuren dagegen lösen eine sekretorische Diarrhö des Kolons aus (➤ Abb. 7.48).

Das Stuhlvolumen bei sekretorischer Diarrhö kann extrem hoch sein (1–10 Liter pro Tag), Elektrolytentgleisungen sind bei hohen Volumina häufig, Fasten hat anders als bei der zur osmotisch bedingten Diarrhö keinen Einfluss auf die Durchfälle.

Entzündliche Diarrhö

Durch strukturelle Schädigung der Darmmukosa im Rahmen entzündlicher Prozesse kommt es sowohl zum interstitiellen Flüssigkeitsverlust als auch evtl. zu Blutverlusten sowie zur gestörten Flüssigkeits- und Elektrolytabsorption.

Typisch sind die Schleim- und Blutbeimengung als Zeichen der Mukosaschädigung sowie Bauchschmerzen und Fieber. Die chronische entzündliche Diarrhö führt darüber hinaus zum Gewichtsverlust. Auslöser der Zellschädigung können sein:
- **Direkte Schleimhautinvasion** durch Enteritiserreger: Shigellen, Salmonellen, *Campylobacter,* Yersinien, *Aeromonas* oder enteroinvasive *E. coli* (EIEC); seltener Viren (Zytomegalie) oder Amöben
- **Zytotoxinbedingte Schleimhautschädigung** bei enterohämorrhagischen *E. coli* (EHEC), *Clostridium difficile* und *Vibrio parahaemolyticus*
- **Chronisch-entzündliche Darmerkrankungen:** z. B. Colitis ulcerosa oder Morbus Crohn

Diarrhö durch Motilitätsstörungen

Wie stark die Fäzesaufbereitung durch die Motilität beeinflusst wird, zeigt der psychovegetative „Schiss": Ausgelöst durch sympathische Stimulation (Aufregung, Angst) kommt es zu teilweise erheblichen Durchfällen.

Die motilitätsbedingte Diarrhö kann dabei über drei Mechanismen ausgelöst werden: über eine **erhöhte Dünndarmmotilität** mit nachfolgender Malabsorption, über eine **erhöhte Dickdarmmotilität** mit verminderter Wasserresorption sowie über eine **verlangsamte Dünndarmmotilität,** die eine bakterielle Überwucherung begünstigt, die wiederum ein Malabsorptionssyndrom nach sich ziehen kann.

Zustände mit abnormer Motilität kommen vor:
- beim Phäochromozytom und Karzinoidsyndrom (➤ 7.5.9),
- im Rahmen einer Hyperthyreose,
- nach Vagotomie und postoperativ nach Magenresektion,
- im Rahmen einer diabetischen Neuropathie,
- pyschovegetativ ausgelöst durch Aufregung oder Angst.

Auch beim Colon irritabile ist wahrscheinlich die Motilität verändert (➤ 7.5.5).

Häufig ist bei Motilitätsstörungen lediglich die Stuhlfrequenz erhöht, die Gesamtausscheidung dagegen kaum verändert.

Diagnoseprinzipien bei chronischer Diarrhö

- **Hinweis auf osmotische Prozesse:** Rückgang des Stuhlvolumens durch Fasten (bzw. Schlafen: kein nächtlicher Stuhlgang), erniedrigter Stuhl-pH, erhöhte osmotische Lücke
- **Hinweis auf sekretorische Prozesse:** große Stuhlvolumina (Stuhlgewicht > 1.000–1.500 g/Tag), häufig mit wässriger Konsistenz, kein Rückgang des Stuhlvolumens durch Fasten (d. h. auch nächtlich bestehende Durchfälle)
- **Hinweis auf entzündliche Prozesse:** Leukozyten und Calprotektin im Stuhl, Blut- und Schleimbeimengungen, ausgeprägte Abdominalschmerzen, evtl. Fieber oder Gewichtsverlust
- **Hinweis auf Motilitätsstörungen:** systemische Grunderkrankungen (z. B. Diabetes mellitus) oder vorhergehende Abdominalchirurgie.

Akute Diarrhö

Akute Diarrhöen sind oft von Bauchschmerzen und Erbrechen begleitet. Es wird geschätzt, dass weltweit 4 Milliarden Menschen pro Jahr an Diarrhö erkranken und ca. 7,5 Millionen (vor allem Kinder) an den Folgen sterben. Die akute Diarrhö ist vor allem wegen der resultierenden Dehydratation und Elektrolytentgleisungen gefährlich. Je nach zugrunde liegender Ursache kann sie auch in chronische Schädigungen übergehen (z. B. postenteritisches Malassimilationssyndrom durch strukturelle Schleimhautschädigung, ➤ 7.5.6).

Die drei häufigsten Ursachen der akuten Diarrhö sind **Erreger, Erregertoxine** und **Medikamente** (zur infektiösen Diarrhö ➤ 14.10). Darüber hinaus können weitere Ursachen in Betracht kommen:

Ursachen der akuten Diarrhö

- **Infektionen** (➤ 14.10)
  - Durch bakterielle Invasion der Mukosa bedingt: enteroinvasive *E. coli*, Salmonellen, Shigellen, *Campylobacter jejuni, Yersinia enterocolitica, Aeromonas,* Chlamydien
  - Durch bakterielle Toxine bedingt (enteral gebildet): enterohämorrhagische *E. coli*, enterotoxische *E. coli, Vibrio cholerae, Clostridium difficile*
  - Durch bakterielle Toxine bedingt (präformiert aufgenommen): „Lebensmittelvergiftung" durch *Staphylococcus aureus, Clostridium perfringens, Bacillus cereus*
  - Viren: z. B. Rotaviren, Parvoviren, Norwalk-Viren, Zytomegalievirus
  - Protozoen: z. B. *Entamoeba histolytica, Giardia lamblia,* Kryptosporidien
- **Nahrungsmittelintoleranzen**
  - Nahrungsmittelallergie (v. a. beim Kind, beim Erwachsenen selten): durch IgE-Antikörper-Reaktionen ausgelöste Mastzelldegranulation (Typ-I-Allergie), z. B. Allergie auf Milch, Nüsse, Eiweiß, Fisch
  - Pseudoallergische Reaktion (PAR): biochemisch ausgelöste Mastzelldegranulation, z. B. durch Histaminliberatoren (in Erdbeeren, Tomaten), durch Lebensmittelzusätze oder vasoaktive Substanzen in Nahrungsmitteln (z. B. Serotonin in Bananen)
- Vegetativ, z. B. bei Angst („Schiss") oder Nervosität
- Arzneimittel, z. B. Laxanzien, Antibiotika
- Intoxikationen (z. B. mit Arsen)
- Pseudomembranöse Kolitis durch Überwucherung des Kolons mit toxinbildendem *Clostridium difficile* nach Antibiotikatherapie (➤ 14.10.3).

Diagnostisches Vorgehen

Im Gegensatz zur chronischen Diarrhö, die einen wahren Test der diagnostischen Fähigkeiten des Arztes darstellt, ist die Diagnose der akuten Diarrhö recht einfach. Sie wird in ➤ 14.10.3 näher besprochen.

Chronische Diarrhö

Eine chronische (d. h. > 3 Wochen bestehende) Diarrhö kann auf schwerwiegende Erkrankungen hinweisen und sollte deshalb stets sorgfältig abgeklärt werden. Häufig kann die Ätiologie allein schon durch Anamnese und Befund diagnostiziert werden.

Ursachen der chronischen Diarrhö

- **Malassimilationssyndrom:** (➤ 7.5.6) z. B. durch Erkrankungen der Dünndarmschleimhaut (Zöliakie/Sprue, Morbus Crohn), Dünndarmresektion, lymphatische Obstruktion, bakterielle Überwucherung des Dünndarms oder Pankreasinsuffizienz
- **Chronische Darminfektionen:** z. B. mit *Giardia lamblia, Entamoeba histolytica, Cyclospora,* Nematoden – bei schwerer Immunsuppression (v. a. bei AIDS) auch *Microsporidia,* Zytomegalievirus, *Mycobacterium-avium*-Komplex, *Cryptosporidium, Isospora belli;* selten auch Chronifizierung von meist akut verlaufenden Infektionen, z. B. Yersinien-, Campylobacter- oder Salmonelleninfektionen
- **Chronisch-entzündliche Darmerkrankungen:** Morbus Crohn, Colitis ulcerosa, kollagene Kolitis (➤ 7.5.12)
- **Laxanzienmissbrauch:** gehäuft bei Frauen in den mittleren Lebensjahren, wird nicht immer offen eingeräumt; oft voluminöse Diarrhö; bei Einnahme von Anthrachinonen evtl. eine Melanosis coli (pigmentierte Mukosa) in der Sigmoidoskopie nachweisbar
- **Nahrungsmittelintoleranzen:**
  - Enzymmangel: z. B. Laktasemangel (primär oder sekundär, z. B. nach schweren akuten Durchfallerkrankungen als „postenteritischer Durchfall")
  - Nahrungsmittelinduzierte Enteropathien: z. B. als Typ-IV-Allergie bei der Kuhmilchproteinintoleranz des Säuglings oder als Autoimmungeschehen bei der Zöliakie
  - Sorbitinduzierte Diarrhö (osmotische Diarrhö durch den Zuckeraustauschstoff Sorbit)
- **Obstruierende Tumoren:** Diarrhö oft im Wechsel mit Obstipation
- **Hormonaktive Tumoren:** VIPom, Gastrinom, Glukagonom (➤ 8.3.7)
- **Kurzdarmsyndrom** (➤ 7.5.6)

MERKE

Diarrhö bei Tumoren kommt gelegentlich durch bakterielle Verflüssigung verfestigter Stuhlmassen bei Stenosen im distalen Kolon zustande („paradoxe Diarrhö").

Diagnostisches Vorgehen

Die Abklärung sollte den folgenden **Leitfragen** folgen:

- Bestehen Zeichen einer Mukosaentzündung?
- Bestehen Zeichen der Malassimilation?
- Bestehen Zeichen für strukturelle oder funktionelle Darmstörungen?

Anamnese und Befund

Ein besonderes Augenmerk ist auf den **Allgemeinzustand** des Patienten sowie die **Begleitsymptome** zu richten. Auch die Kenntnis der **nächtlichen Stuhlgewohnheiten** kann zur ätiologischen Abklärung beitragen:

- Gewichtsverlust, Fieber und Abgeschlagenheit sprechen für eine schwere entzündliche Diarrhö oder Tumorerkrankung.
- Für einen Disaccharidasemangel sprechen mit der Nahrungsaufnahme fluktuierende Symptome.
- Fehlende nächtliche Symptome sprechen eher für eine osmotisch oder durch abnorme Motilität bedingte Diarrhö, z. B. ein Malassimilationssyndrom oder ein Colon irritabile; in diesen Fällen verbessert sich die Diarrhö in der Regel auch durch Fasten.
- Dagegen weist die nächtliche Diarrhö oder Inkontinenz auf ein sekretorisches bzw. entzündliches Geschehen hin; Fasten hat hier in der Regel keinen Einfluss auf das Stuhlvolumen.
- Besteht der Verdacht auf einen Laktasemangel oder eine sorbitinduzierte Diarrhö, so kann ein Auslassversuch der entsprechenden Substanz über 4–6 Wochen helfen, den Auslöser zu identifizieren.

Untersuchung des Stuhls

Die **makroskopische Betrachtung** ist zwar wenig beliebt, jedoch aussagekräftig:

- Blut- oder Schleimbeimengungen sprechen für einen strukturellen Mukosaschaden (entzündliche Diarrhö).
- Glänzende, voluminöse, kräftig übel riechende Stühle mit oder ohne sichtbare Fetttröpfchen sprechen für Fettmalabsorption.
- Breiig-schaumige, vergoren riechende „Gärungsstühle" sprechen für Kohlenhydratmalabsorption.

Stets sollte der Stuhl auch dem **Labor** zugeführt werden:

- Zum Ausschluss infektiöser Ursachen wird der Stuhl auf **Mikroorganismen** untersucht (Stuhlkultur auf pathogene Keime, Gram-Färbung, Mikroskopie auf Parasiten und Stuhleier, evtl. auch Bestimmung von Viren).
- **Calprotektin** im Stuhl und **erhöhte Leukozyten** weisen auf ein entzündliches Geschehen hin und sind bei manchen infektiösen Durchfallerkrankungen sowie bei chronisch-entzündlichen Darmerkrankungen erhöht.
- **Erniedrigte Elastase** im Stuhl kann auf eine exokrine Pankreasinsuffizienz hinweisen.
- Unter bzw. nach Antibiotikatherapie kann der Nachweis von *Clostridium-difficile*-Toxin (CDT) im Stuhl einen wichtigen Hinweis auf eine **pseudomembranöse Enterokolitis** liefern.
- **Okkultes Blut** ist ein Hinweis auf eine entzündliche Genese oder einen Tumor.
- Der **pH-Wert des Stuhls** kann wertvolle Informationen liefern: Nicht aufgenommene und ins Kolon übergetretene Kohlenhydrate werden von den dortigen Darmbakterien in kurzkettige Fettsäuren verwandelt, welche den pH-Wert des Stuhls auf unter 6 erniedrigen; ein erniedrigter pH-Wert deutet somit auf eine Kohlenhydratmalabsorption hin.
- In schwierigen Fällen kann ein vermuteter **Laxanzienmissbrauch** durch die Bestimmung von Magnesium, Phosphat und Sulfat und den indirekten Nachweis von Phenolphthalein oder Senna im Stuhl (Rotfärbung nach Alkalisierung) aufgedeckt werden.
- Die **Bestimmung der osmotischen Lücke** (gleichnamiger Kasten) kann eine osmotische Diarrhö bzw. Laxanzienmissbrauch entlarven (in Deutschland wenig gebräuchlich).

Osmotische Lücke des Stuhls

Eine erhöhte osmotische Lücke im Stuhl ist der Leitbefund der osmotischen Diarrhö.
Der Stuhl am Ende des Darmrohrs ist in etwa zum Serum isoton; die normale Stuhl-Osmolalität beträgt ≈ 290 mosmol/kg. Die Osmolalität ist hauptsächlich durch die Elektrolyte Na^+ und K^+ mit ihren jeweiligen Anionen (Cl^- oder HCO_3^-) bedingt. Die Stuhl-Osmolalität lässt sich also grob abschätzen als $[Na^+ + K^+] \times 2$.
Als osmotische Lücke wird der Unterschied zwischen der anhand der Na^+- und K^+-Konzentration im Stuhl abgeschätzten und der tatsächlich gemessenen Osmolalität des Stuhls bezeichnet. Die Differenz (osmotische Lücke) ist normalerweise < 50 mosmol/kg. Ist sie erhöht, deutet dies auf das Vorliegen unphysiologischer osmotisch aktiver Substanzen und damit auf das Vorliegen einer Malabsorption oder die Einnahme von osmotischen Laxanzien hin.

Labor und bildgebende Verfahren

Einfache Blutuntersuchungen helfen, einen Entzündungsprozess oder ein Malassimilationssyndrom abzugrenzen: **Blutbild** (Hb und MCV!), **Serumelektrolyte, BSG oder CRP, Ferritin, Albumin** (erniedrigt bei enteralen Eiweißverlusten), **Quick-Wert** (als Marker für die Vitamin-K-abhängigen Gerinnungsfaktoren und damit die Fettresorption), β-**Karotin** (ebenfalls Marker für die fettabhängige Vitaminresorption), evtl. **Vitamin-B_{12}-Spiegel** (als Marker für die Absorption im terminalen Ileum). Bei Verdacht auf endokrin ausgelöste Diarrhö können die entsprechenden Hormone im Serum nachgewiesen werden (z. B. VIP).

In chronischen Fällen, insbesondere bei Verdacht auf entzündliche Prozesse, sind **endoskopische Untersuchungen** indiziert. Nur in Einzelfällen sind weitere radiologische Untersuchungen indiziert (z. B. MRT-Sellink) oder Funktionstest (z. B. D-Xylose-Test).

7.5.2 Leitsymptom: Obstipation

Was für die Diarrhö gesagt wurde, gilt auch für die Obstipation: Verschiedene Patienten verstehen unter Obstipation unterschiedliche Dinge (z. B. zu hart, zu selten, zu wenig oder zu schmerzhaft). Im medizinischen Sinne sollte von einer Obstipation bei ≤ **2 Stuhlgängen pro Woche** oder bei mit **exzessivem Aufwand** oder **Schmerzen** verbundener Defäkation gesprochen werden. Ursachen können sein:

- **„Chronisch-habituelle Obstipation"** durch faserarme Kost, mangelnde Flüssigkeitsaufnahme und mangelnde Bewegung (bei 10 % der Bevölkerung); im Krankenhaus infolge der Immobilisation am häufigsten

- **Medikamentös induzierte Form** (aluminiumhaltige Antazida, Anticholinergika, Psychopharmaka, Opiate)
- **Elektrolytstörungen** mit Verminderung der Erregbarkeit der glatten Muskulatur (z. B. Hypokaliämie, Hyperkalzämie, Hypermagnesiämie)
- **Erhöhte Kolontransitzeit („inertes Kolon"):** ätiologisch und pathogenetisch unklares, vor allem bei Frauen gefundenes Phänomen mit verminderter Kolontransitzeit. Erklärungsversuche: Teilaspekt des Colon irritabile?, chronischer Laxanzienmissbrauch?, psychosoziale Belastungen?, gastrointestinales Dysmotilitätssyndrom?
- **Organische Darmerkrankungen mit Lumenobstruktion:** Strikturen und Stenosen, z. B. bei Karzinom oder entzündlichen Darmerkrankungen; für ein Karzinom verdächtig: zunehmender Durchmesserschwund des Stuhls („Bleistiftstühle"), Gewichtsverlust und Hämatochezie
- **Analerkrankungen:**
  - Defäkationsunterdrückung: z. B. wegen Fissuren oder schmerzhaften Hämorrhoiden
  - Funktionelle Defäkationsstörungen: bei Defäkationsdruck nicht-relaxierender Beckenboden, auch Anismus oder „falsches Pressen" genannt
  - Innerer Rektumprolaps: Prolabieren der Rektumwand ins Lumen beim Pressen
- **Neurogene Störungen** mit Motilitätsverlangsamung (z. B. diabetische autonome Neuropathie)
- **Endokrine Ursachen** (z. B. Hypothyreose).
- **Ganglionäre Motilitätsstörungen:** lebenslange Obstipation möglich beim Morbus Hirschsprung beobachtet werden, bei dem die Ganglienzellen des Auerbach-Plexus in bestimmten Darmabschnitten (d. h. segmentär) fehlen

Maximalformen ganglionärer Motilitätsstörungen werden meist im Kindesalter diagnostiziert und chirurgisch korrigiert. Interessanterweise werden zunehmend ganglionäre Störungen entdeckt, bei denen entweder die Ganglienanzahl vermindert ist oder eine Transmitterstörung im Darmnervensystem vorliegt (neuronale intestinale Dysplasie).

7

Diagnostisches Vorgehen

An erster Stelle steht eine genaue **Anamnese.** Wie ist es mit körperlicher Bewegung und Flüssigkeitszufuhr? Medikamente? Begleiterkrankungen?

Als erste technische Untersuchung kann der Stuhl auf **okkultes Blut** untersucht und können im **Labor** Blutbild, TSH und die Elektrolyte bestimmt werden. Ergeben sich keine Auffälligkeiten, ist der Patient < 45 Jahre alt und bestehen keine „Warnzeichen" in der Anamnese (z. B. plötzlicher Beginn der Obstipation; Gewichtsverlust), sollte mit der Therapie begonnen werden; anderenfalls muss zuerst ein Kolonkarzinom endoskopisch ausgeschlossen werden (➤ 7.5.9).

Kompliziertere Untersuchungen schließen sich dann an, wenn der Patient auf die Therapie nicht anspricht. Sie umfassen die Messung der Kolontransitzeit sowie die Defäkografie (Videodarstellung der Defäkation im seitlichen Strahlengang) und die rektale Manometrie.

Messung der Kolontransitzeit (Hinton-Test)

Hierzu werden über 6 Tage jeden Tag nüchtern 10 röntgendichte Marker (ca. 1 mm große Ringe) geschluckt. Am 7. Tag wird eine Röntgenleeraufnahme des Abdomens angefertigt. Verbleiben mehr als 20 % der Marker im Darm, so liegt eine abnorme Ausscheidung vor. Sind die Marker über den gesamten Kolonrahmen verteilt, ist eine Transitstörung wahrscheinlich; sammeln sie sich im Rektosigmoid an, liegt eine anorektale Obstruktion vor.

Therapie

Bei der Therapie der Obstipation sollte stufenweise vorgegangen werden (➤ Abb. 7.44):

- Die **erste Therapiestufe** besteht in Allgemeinmaßnahmen: faserreiche Kost (z. B. Obst, Gemüse, Vollkornprodukte), 1–2 Gläser Flüssigkeit mit den Mahlzeiten, Sport (wichtig, wird oft unterschätzt!), prompte Defäkation bei Stuhldrang.
- Die **zweite Therapiestufe** ist Faserzusatz zur Nahrung (10 bis 20 g Fasern pro Tag). Am preiswertesten sind Kleie oder Leinsamen, jedoch können auch Methylzellulose, Psyllium oder Karaya-Produkte verwendet werden.
- Die **dritte Therapiestufe** besteht in der medikamentösen Einnahme eines „Stuhl-Weichmachers"; hier kommt heute vorrangig ein Polyethylenglykol(PEG)-haltiges Präparat infrage. Unter Umständen kann auch Lactulose eingesetzt werden.
- Die **vierte Therapiestufe** kommt für die Dauertherapie nur bei refraktären Fällen infrage. Besteht der Verdacht auf eine Obstruktion (z. B. auch durch einen Stuhlpfropf), dürfen diese Medikamente nicht gegeben werden. Infrage kommen vor allem **orale oder nasogastrische Einläufe** mit großen Volumina einer balancierten Elektrolytlösung, um die verhärteten Stuhlmassen aufzuweichen.

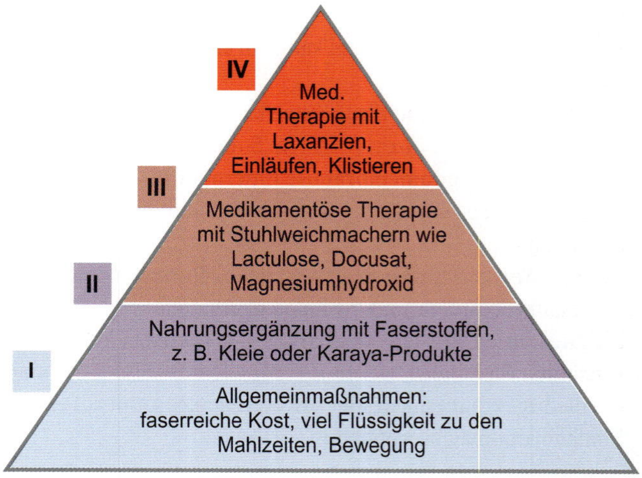

Abb. 7.44 Pyramidenschema der Therapie bei Obstipation [L157]

- **Darmirritierende Laxanzien:** Auslösen des sekretorischen Wassereinstroms durch Reizung der Darmschleimhaut (z. B. Bisacodyl, Rizinusöl, Natriumpicosulfat und Anthrachinon-Präparate)
- **Rektale Einläufe** oder Klistiere mit Bisacodyl, Glyzerin, Wasser oder Öl-Präparaten (oft gleichzeitige Gabe von oralen Laxanzien)
- **Osmotische Laxanzien,** z. B. Magnesiumzitrat
- **Prokinetisch wirksame Substanzen** (Prucaloprid)

In der Schmerztherapie mit Opiaten hat es sich bewährt, von vornherein eine Prophylaxe der praktisch obligaten Obstipation durchzuführen, in der Regel mit PEG-Präparaten oder Laktulose.

Bei nachgewiesener langsamer Kolontransitzeit werden auch motilitätsfördernde Medikamente eingesetzt. Zugelassen ist seit einigen Jahren der motilitätsfördernde 5-HT_4-Rezeptor-Agonist Prucaloprid.

7.5.3 Leitsymptom: Blut im Stuhl

Der normale tägliche Blutverlust über den Stuhl beträgt ≤ 4 ml und ist auf kleine selbstheilende Oberflächendefekte zurückzuführen. Größere Blutverluste können auf unphysiologische Schleimhautschäden oder Gefäßveränderungen hinweisen. Sie treten entweder makroskopisch sichtbar als **Meläna** (Teerstuhl) oder frische Blutung **(Hämatochezie)** auf oder aber als makroskopisch nicht sichtbare, **okkulte Blutung.**

MERKE

Weder die sichtbare noch die unsichtbare peranale Blutung erlaubt für sich genommen eine sichere topografische Zuordnung der Blutungsquelle. Beide Formen können sowohl bei unterer als auch bei oberer Gastrointestinalblutung auftreten (➤ 7.7.5).

Blutverluste über den Stuhl

Okkulte Blutung
Makroskopisch unsichtbare Blutbeimengungen, z. B. bei Ulkus, Karzinom, Divertikulitis. Blutverlust bis zu 400 ml pro Tag! Der Nachweis geschieht heutzutage in der Regel durch einen immunologischen Stuhltest oder aber über die klinische Diagnose einer ansonsten unerklärlichen Eisenmangelanämie.

Teerstuhl (Meläna)
Schwarze, glänzende, klebrige Stühle durch bakterielle und metabolische Zersetzung des Bluts. Hierzu kommt es, wenn mindestens 50 ml Blut mindestens 5–8 Stunden im Verdauungskanal fermentiert wurden. Teerstuhl spricht deshalb in der Regel für eine obere Gastrointestinalblutung (bis zum Treitz-Band), kann in 10 % (bei langsamer Darmpassage) aber auch bei Blutungen aus Dünn- und Dickdarm auftreten.

Rote Darmblutung (Hämatochezie)
Peranaler Abgang frischen (roten) Blutes. Meist liegt die Blutungsquelle im unteren Kolon und Rektum (z. B. Hämorrhoiden, Divertikel). Die Hämatochezie kommt aber auch bei massiver Blutung oder schneller Darmpassage bei oberer Gastrointestinalblutung vor. In diesem Fall sind die Patienten dann oft durch einen Blutungsschock bedroht und schon bei der primären Präsentation kreislaufinstabil.

Pharma-Box: Laxanzien

Wirkstoffe

- Polyethylenglykol (PEG)
- Leinsamen, Flohsamen, Weizenkleie (Quellmittel)
- Lactulose
- Bisacodyl
- Natriumpicosulfat
- Magnesiumsulfat (Bittersalz), Natriumsulfat (Glaubersalz)
- Anthrachinonhaltige Medikamente (Sennesblätter u. a.)
- Rizinusöl
- Procalupríd

Wirkungsmechanismus und Eigenschaften

- Quellende Laxanzien (Leinsamen) vermehren das intraluminale Volumen und steigern dadurch die Peristaltik.
- Osmotisch wirkende Laxanzien (Magnesiumsulfat, Natriumsulfat, Lactulose) verringern die Resorption von Wasser aus dem Darm und führen so zu einer dünnflüssigen Darmentleerung.
- Antiresorptiv und hydragog („wassertreibend") wirkende Laxanzien (Bisacodyl, Natriumpicosulfat, Rizinusöl, Anthrachinon-Derivate) hemmen die Natrium- und Wasserresorption durch Blockade der Na^+/K^+-abhängigen ATPase. Zugleich fördern sie die Sekretion von Elektrolyten und Wasser ins Darmlumen.

Indikationen

- Darmentleerung vor Untersuchungen oder operativen Eingriffen
- Erleichterung der Stuhlentleerung bei schmerzhaften Analfissuren
- Bei Therapie mit obstipierend wirkenden Opiaten
- Chronische Obstipation, sofern diese auf Basismaßnahmen nicht anspricht

Nebenwirkungen

- Ileus bei unzureichender Flüssigkeitszufuhr
- Bei chronischer Einnahme:
  - Kaliumverlust: führt wiederum verstärkt zu Obstipation, der oft mit einer erhöhten Dosis an Laxanzien begegnet wird (Circulus vitiosus!)
  - Natriumverlust: führt zu sekundärem Hyperaldosteronismus (Pseudo-Bartter-Syndrom)
- Lactulose: Flatulenz, Meteorismus
- PEG-haltige Lösungen: relativ nebenwirkungsarm, daher derzeit als Wirkprinzip bevorzugt
- Natrium- und Magnesiumsalze: besonders bei fortgeschrittener Niereninsuffizienz gravierende Elektrolytstörungen

Kontraindikationen

- Ileus, toxisches Megakolon, fortgeschrittene Obstruktion
- Lactulose: Galaktose- bzw. Laktose-Intoleranz

7

Ursachen okkulter Blutverluste

Infrage kommen vielfältige Prozesse auf allen „Etagen":

- **Oropharynx:** Nasenbluten, Zahnfleischbluten
- **Ösophagus:** Refluxösophagitis, seltener infektiöse Ösophagitis, Paraösophagealhernie mit Erosion
- **Magen und Duodenum:** erosive Gastritis, Ulkuskrankheit, Magenkarzinom, Magenlymphom, hypertensive Gastropathie
- **Dünndarm:** Morbus Crohn, infektiöse Enteritis, Wurmerkrankungen
- **Dickdarm und Rektum:** Darmpolypen, Divertikulitis, kolorektales Karzinom, chronisch-entzündliche Darmerkrankungen
- **Auf mehreren Ebenen:** NSAR, Antikoagulanzien, Gefäßanomalien (Angiektasien, Angiodysplasien)

MERKE

Schwarze Stühle kommen auch bei oraler Eisentherapie, Einnahme von Kohle- und Wismutpräparaten sowie durch den Genuss von Blaubeeren und Spinat vor.

Abklärung der okkulten Blutung

Wegen der teils schwerwiegenden Implikationen sollte jede Form des okkulten Blutverlustes – insbesondere bei begleitender Anämie – diagnostisch abgeklärt werden.

- Jüngere Patienten mit mehr im Oberbauch lokalisierten Beschwerden (Sodbrennen, Dyspepsie) und ohne Alarmsymptome können zuerst einer Gastroduodenoskopie mit Biopsien unterzogen werden. Bei negativem Befund folgt eine Koloskopie.
- Alle anderen Patienten (auf jeden Fall, wenn sie älter als 45 Jahre sind) werden am besten gleichzeitig einer Koloskopie unterzogen. Diese bietet gleichzeitig die Möglichkeit der Polypektomie, falls Polypen gefunden werden.
- Lässt sich mit diesen Verfahren keine Blutungsquelle nachweisen, so schließt sich in Einzelfällen (therapierefraktäre Anämie, gestörtes Allgemeinbefinden, Gewichtsabfall) eine Dünndarmuntersuchung an. Es kommen je nach Situation MRT-Sellink, Kapselendoskopie oder Dünndarm-Ballon-Enteroskopie infrage (➤ 7.2.3).

MERKE

Der immunologische fäkale Okkultbluttest (iFOBT) wird als Screening-Methode für das kolorektale Karzinom eingesetzt, jedoch sind falsch-positive Resultate wegen nicht karzinombedingter Blutverluste häufig. Der positiv-prädiktive Wert eines okkulten Blutnachweises für ein Karzinom beträgt nur 2–6 %. Die zuverlässigere Screening-Methode für das Kolonkarzinom ist darum die Koloskopie.
Eine **Eisenmangelanämie** ohne erkennbare Ätiologie ist häufig auf gastrointestinale Blutverluste zurückzuführen. Bis zu 10 % der Patienten mit unerklärter Eisenmangelanämie haben ein kolorektales Karzinom, weitere 50 % eine andere gastrointestinale Blutungsquelle. Es sollte differenzialdiagnostisch aber auch an gynäkologische Ursachen und die Sprue/Zöliakie gedacht werden.

7

7.5.4 Weitere Leitsymptome des Dünn- und Dickdarms

Bauchschmerzen und Völlegefühl

Meist unspezifische und nur schwer auf einen bestimmten Darmabschnitt lokalisierbare Symptome, häufig kombiniert mit Windabgang. Diese Beschwerden kommen bei Reizdarmsyndrom vor, können aber auch mit vielfältigen anderen Magen-Darm-Erkrankungen einhergehen. Zur weiteren Differenzialdiagnostik des Bauchschmerzes ➤ 7.7.1.

Gewichtsverlust

Dieser kann zum einen auf die bei vielen Darmerkrankungen bestehende Appetitlosigkeit zurückzuführen sein, zum anderen aber auch bei Karzinomen, chronisch-entzündlichen Darmerkrankungen und schwerer Malassimilation auftreten.

MERKE

Ungewollter Gewichtsverlust über einen längeren Zeitraum ist immer ein ernst zu nehmendes Warnsymptom („B-Symptom", Alarmsymptom)!

Mangelernährung

Eine globale Mangelernährung kann bei schwerem Malassimilationssyndrom (z. B. chronischer Pankreatitis, Kurzdarmsyndrom, chronisch-entzündlichen Darmerkrankungen, Zöliakie, ➤ 7.5.6) auftreten. Häufiger sind aber noch selektive Mangelzustände durch Absorptionsstörungen, beispielsweise

- Eisenmangel bei Zöliakie
- Vitamin-B_{12}-Mangel bei atrophischer Gastritis oder Z. n. Magenresektion.

7.5.5 Reizdarmsyndrom (Colon irritabile)

Synonyma: Reizkolon oder **spastisches Kolon**
Symptomenkomplex aus chronischen, intermittierenden Bauchschmerzen und Stuhlveränderungen ohne fassbare organische Ursache.

Etwa die Hälfte der Patienten mit Magen-Darm-Beschwerden und ca. 20 % der Gesamtbevölkerung leiden an einem Reizdarmsyndrom, das damit neben der Dyspepsie die häufigste gastrointestinale Störung ist (fließende Übergänge zwischen Dyspepsie und Reizdarm!). Die Beschwerden beginnen oft im dritten Lebensjahrzehnt; der Häufigkeitsgipfel liegt zwischen dem 30. und 40. Lebensjahr (F : M = 2 : 1). Aber auch Jugendliche sind nicht selten betroffen.

Klinik

Das Krankheitsbild hat vier Facetten, von denen jeweils beliebige Kombinationen berichtet werden:

- Intermittierende und variable, oft krampfartige Unterbauchschmerzen, die sich typischerweise nach Stuhlentleerung bessern sowie durch Stress verschlimmern
- Druck- und Spannungsgefühl im Unterbauch, häufig als „Blähungen" oder „Völlegefühl" bezeichnet
- Begleitende Obstipation oder Diarrhö oder aber ein Wechsel von Obstipation und Diarrhö, häufig mit Schleimabgang; breiige Stühle insbesondere begleitend bei Schmerzepisoden begleiten; unterschiedliche Verlaufstypen („obstipationsdominanter" vs. „diarrhödominanten" Verlaufstyp)
- Häufig depressive Verstimmungen oder Angstgefühle, oft gleichzeitig Oberbauchbeschwerden (funktionelle Dyspepsie), Müdigkeit sowie urologische und gynäkologische Beschwerden und Symptome in Bezug auf andere Organsysteme (Kopfschmerzen, Herzrasen u. a. m.)

MERKE
Der Schmerz beeinträchtigt den Nachtschlaf in der Regel nicht.

Ätiologie und Pathogenese

Sowohl für die Ätiologie als auch die Pathogenese gilt, was schon Cummings vor 150 Jahren sagte: *„How the disease has … such different symptoms, I do not profess to explain."* Es werden vier Faktoren diskutiert:

- **Störungen der Motilität,** z. B. inadäquate segmentale Kontraktionen im Kolon. Diese können durch physiologische Stimuli wie Mahlzeiten, Emotionen oder Dehnungen ausgelöst werden.
- **Verändertes intestinales Reizempfinden:** Experimentelle Untersuchungen mit intraluminal platzierten und dann mit unterschiedlichen Füllungsdrücken aufgeblasenen Ballons zeigen eine gegenüber der Normalbevölkerung erniedrigte viszerale Schmerzschwelle bei Patienten mit Reizdarmsyndrom.
- **Erhöhte Immunaktivität der Darmschleimhaut:** In Darmschleimhautproben von Betroffenen werden gelegentlich etwas vermehrt Zellen des Abwehrsystems und Entzündungsmediatoren nachgewiesen. Auch ist zu beobachten, dass ein Colon irritabile oft durch bestimmte Infekte (z. B. Yersinien) getriggert wird.
- **Psychosoziale Faktoren:** Bei über der Hälfte der Patienten wurden ungewöhnliche psychosoziale Stressfaktoren identifiziert. Begleitende Depressionen und Angstzustände sind häufig. Da psychische Faktoren die Schmerzverarbeitung beeinflussen, könnte dieser Faktor die veränderte Reizempfindung beeinflussen.

Diagnostisches Vorgehen

Die Herausforderung besteht in der Abgrenzung des Krankheitsbildes gegenüber organischen Darmerkrankungen mit ähnlicher Symptomatik, z. B. kolorektalem Karzinom, chronisch-entzündlichen Darmerkrankungen, Erkrankungen mit chronischer Obstipation (➤ 7.5.2) bzw. chronischer Diarrhö (➤ 7.5.1), Endometriose sowie Laktasemangel.

Die Diagnose gründet sich gleichzeitig auf die typische Anamnese von chronischen, oft über Jahre bestehenden Beschwerden und auf den Ausschluss organischer Ursachen.

Diagnosekriterien

Ein häufig verwendetes Diagnoseschema ergibt sich aus der Definition des Reizdarmsyndroms:.

Definition des Reizdarmsyndroms

(aus der S3-Leitlinie der Deutschen Gesellschaft für Verdauungs- und Stoffwechselkrankheiten, 2021):

- Es bestehen chronische, d. h. länger als drei Monate anhaltende Beschwerden (z. B. Bauchschmerzen, Blähungen), die von Arzt und Patient auf den Darm bezogen werden und in der Regel mit Stuhlgangsveränderungen einhergehen.
- Die Beschwerden sollen begründen, dass der Patient deswegen Hilfe sucht und/oder sich sorgt, und so stark sein, dass die Lebensqualität hierdurch relevant beeinträchtigt wird.
- Voraussetzung ist, dass keine für andere Krankheitsbilder verantwortliche Veränderungen vorliegen, welche wahrscheinlich für diese Symptome verantwortlich sind.

(alle 3 Punkte müssen gegeben sein)

Ausschluss organischer Ursachen

So umfangreich und „beladen" die Anamnese in der Regel ist, so unauffällig ist die körperliche Untersuchung. Bisweilen besteht eine diffuse, jedoch nicht ausgeprägte Druckschmerzhaftigkeit des Unterbauchs.

MERKE
Blutnachweis im Stuhl (okkult oder makroskopisch), Gewichtsverlust, Leistungsknick, nächtliche Diarrhö oder Fieber sind bis zum Beweis des Gegenteils Hinweis auf eine organische Ursache und schließen die Diagnose eines Reizdarmsyndroms aus.
Auch „neue", d. h. weniger als drei Monate bestehende Beschwerden können per Definition nicht als Reizdarmsyndrom erklärt werden und müssen gründlich abgeklärt werden.

Sind die Diagnosekriterien erfüllt und besteht nach Anamnese und körperlicher Untersuchung kein Verdacht auf eine organische Grunderkrankung, so wird die folgende **Basisdiagnostik** empfohlen:

- Labor (Blutbild, BSG, Elektrolyte, Leberenzyme, eventuell Albumin und TSH)
- Stuhluntersuchungen auf okkultes Blut und pathogene Keime, Parasiten und Würmer
- Abdomen-Sonografie
- Bei diarrhödominanten Symptomen oder Patienten über 45 Jahre oder bei Alarmsymptomen Koloskopie
- Weitere Diagnostik je nach Begleitbeschwerden:
  - bei Diarrhö ➤ 7.5.1
  - bei Obstipation ➤ 7.5.2

Therapie

Die Therapie ist wegen der ungeklärten Pathogenese schwierig und selten dauerhaft erfolgreich. Kein Medikament besitzt einen nachgewiesenen günstigen Einfluss auf den Verlauf des Reizdarmsyndroms. Andererseits berichten bis zu 84 % der Patienten eine symptomatische Besserung durch Placebo. Gleichzeitig werden subjektiv hohe Nebenwirkungsraten auf alle probatorisch eingesetzten Medikamente angegeben. Vor therapeutischem Aktionismus muss deshalb gewarnt werden. Im Vordergrund der Therapie stehen also **Allgemeinmaßnahmen:**

- Die **therapeutische Beziehung** zur Ärztin ist das wichtigste Element der Therapie. Der Patient sollte über die Gutartigkeit, die mögliche Pathogenese sowie über den chronisch-intermittierenden Verlauf der Erkrankung aufgeklärt werden. Er sollte wissen, dass es eine „Heilung" durch medizinische Interventionen nicht gibt (Förderung einer realistischen Therapieerwartung).
- **Diätveränderungen** können die Beschwerden lindern, z. B. faserreiche Kost (auch mit Faserzusätzen; andererseits können Vollkornprodukte eine Blähungsneigung auch verstärken!), kleinere, häufigere Mahlzeiten, kein Kaffee, keine blähenden Nahrungsmittel (Bohnen, Zwiebeln, Kohl, Bier, Trauben etc.), Einschränkung von sorbit- oder xylithaltigem Kaugummi. Eine laktosearme Diät kann für einige Wochen versucht werden. Daneben stehen allgemein roborierende (d. h. die Konstitution kräftigende) Maßnahmen im Vordergrund wie regelmäßige Bewegung, Entspannungsübungen, autogenes Training und vielfältige Sozialkontakte.

Die **medikamentöse Therapie** steht am Ende der therapeutischen Möglichkeiten und ist allenfalls mäßig wirksam. Häufig werden Spasmolytika (z. B. Butylscopolamin) oder **Muskelrelaxanzien** (Mebeverin) eingesetzt. Beim obstipationsdominanten Typ werden ggf. **Faserzusätze und Quellmittel** (Leinsamen, Plantago-afra-Samenschalen, Kleie; können u. U. aber Blähungen verstärken!) oder PEG-Präparate eingesetzt, neuerdings bei Frauen im Einzelfall auch das prokinetisch wirksame Procaluprid. Beim diarrhödominanten Typ wird ggf. Loperamid verordnet. Neuere Studien deuten in letzter Zeit auch auf eine Wirksamkeit von Probiotika hin. Auch der probatorische Einsatz von bestimmten zugelassenen Phytotherapeutika ist gerechtfertigt. Antidepressiva werden vor allem bei die Alltagsaktivität einschränkender Schmerzsymptomatik und Angstzuständen ergänzend eingesetzt. Diverse auf die Perzeption, Sekretion und Motilität wirkende Substanzen sind zurzeit in Entwicklung.

Prognose

Nur ein Drittel der Patienten profitiert langfristig von einer Therapie oder erlebt im Verlauf eine spontane Remission (am ehesten bei Fällen, die infektgetriggert sind). In der Regel jedoch verläuft die Erkrankung chronisch. Obwohl das Reizdarmsyndrom erheblichen subjektiven Leidensdruck verursacht, zieht es doch selbst bei chronischem Verlauf keine fassbaren körperlichen Schäden nach sich.

7.5.6 Malassimilationssyndrom

Unter diesem Oberbegriff werden Störungen von Digestion und Absorption im Dünndarm zusammengefasst. Entsprechend der Vielzahl der an der Verdauung beteiligten Organe (Pankreas, Leber, Darmmukosa) ist eine große ätiologische Palette zu berücksichtigen. Die Störungen können selektiv sein und z. B. nur ein bestimmtes Disaccharid betreffen; sie können aber auch als generalisierte Störung mehrere Nährstoffgruppen betreffen.

Klinik

Die klinischen Symptome werden zum einen durch die verminderte Verfügbarkeit nichtabsorbierter Nahrungsbestandteile bedingt (z. B. Blutungsneigung durch Mangel an Vitamin K), zum anderen durch luminale Folgeprozesse der Malassimilation (z. B. osmotische Diarrhö durch nicht verdaute Kohlenhydrate).

Die Beschwerden entwickeln sich oft über Monate. Klassisch ist die Trias aus chronischer Diarrhö, Gewichtsverlust und Mangelerscheinungen, die auch mit dem Begriff „Malassimilationssyndrom" belegt ist (➤ Tab. 7.9).

Chronische Diarrhö

Je nach zugrunde liegender Erkrankung kommen drei Formen der Diarrhö vor:

- **Gärungsstühle:** voluminöse, schaumige Durchfälle durch unverdaute, z. T. osmotisch wirksame Bestandteile mit Vergärung der enthaltenen Kohlenhydrate; oft begleitet von Flatulenz und Meteorismus (übermäßige Ansammlung von Luft bzw. Gas im Darm)
- **Fettstühle (Steatorrhö):** lehmartige, klebrige, glänzende, scharf riechende Stühle; Stuhlfettausscheidung > 7 g pro Tag, nicht selten bis zu 40 g/Tag (entspricht einem täglichen Energieverlust von 360 kcal)
- Seltener **wässrige Durchfälle,** etwa bei Gallensäureverlusten (➤ Abb. 7.48).

Tab. 7.9 Die Symptome der Malassimilation im Überblick

Symptom/Befund	Pathomechanismus	Klinische Beispiele
Durchfall (erhöhter Wassergehalt)	Osmotische Diarrhö: osmotische Wirkung nicht verdauter Nahrungsbestandteile	Laktasemangel
	Chologene Diarrhö: Reizung der Mukosa durch Gallensäuren	Resektion des terminalen Ileums
	Fettsäurediarrhö: Reizung der Mukosa durch nicht absorbierte Fettsäuren	bakterielle Überwucherung des Dünndarms
Steatorrhö (erhöhter Fettgehalt)	Verminderte Aktivität pankreatischer Lipasen	Pankreasinsuffizienz (Mukoviszidose, Pankreatitis, Pankreaskarzinom), Gastrinom
	Verminderte luminale Konzentration von Gallensäuren	Cholestase, Blind-Loop-Syndrom, bakterielle Überwucherung
	Störung der Fettabsorption durch Mukosaschädigung im Jejunum (selten)	Morbus Crohn
	Lymphatische Obstruktion	Lymphangiektasie
Blähungen	Vergärung der unverdauten Kohlenhydrate im Darmlumen („Gärungsstühle")	Disaccharidasemangel, z. B. Laktasemangel
Gewichtsverlust	Kalorienverlust durch nicht verdaute Nahrung, Nahrungseinschränkung zur Vermeidung von Unverträglichkeitsreaktionen	Vor allem bei Pankreasinsuffizienz (Mukoviszidose, Pankreatitis oder Pankreaskarzinom)
Kalziummangel mit Knochenschmerzen oder pathologischen Frakturen	Verminderte Kalzium-Resorption bei Mukosaschädigung	Zöliakie
	Kalkseifenbildung im Darmlumen bei Störungen der Fettverdauung	Gallensäurenverlustsyndrom
Eiweißmangel, evtl. mit hypoproteinämischen Ödemen	Enteraler Eiweißverlust	Exsudative Enteropathie, z. B. Morbus Ménétrier
Blutungsneigung	Verminderte Absorption fettlöslicher Vitamine (Vitamin K)	Cholestase, seltener bei Pankreasinsuffizienz
Nierensteine	Vermehrte Aufnahme von Oxalat im Kolon als Folge von vermehrten Gallensäuren im Kolon sowie einer erniedrigten Konzentration an Kalziumionen im Darmlumen	Pankreasinsuffizienz, Cholestase, Gallensäurenverlustsyndrom
Gallensteine	Lithogene (Steinbildung begünstigende) Galle bei verminderter Aktivität der Gallensäuren in der Gallenflüssigkeit	Pankreasinsuffizienz, Cholestase, Gallensäurenverlustsyndrom
Eisenmangel, ggf. mit Anämie	Verminderte Eisenaufnahme bei Schädigung der Jejunumschleimhaut	Zöliakie, Morbus Crohn
Vitamin-B_{12}-Mangel	Verminderte Vitamin-B_{12}-Aufnahme bei Schädigung der Schleimhaut des terminalen Ileums	Morbus Crohn

7

Gewichtsverlust

Dieser ist zum einen durch den Nettoverlust an unverdauten Nahrungsbestandteilen (v. a. Fett) bedingt; zum anderen schränken die Patienten häufig die Nahrungsaufnahme wegen der begleitenden Unverträglichkeitsreaktionen ein.

Mangelerscheinungen

Diese können bei leichteren Formen im Vordergrund des klinischen Bilds stehen. So fällt z. B. eine Zöliakie nicht selten erst durch eine eisenmangelbedingte Anämie auf. Folgende Mangelerscheinungen werden beim Malassimilationssyndrom gesehen:

- **Hypoproteinämie** durch enterale Eiweißverluste (bei stark vermindertem onkotischem Druck können evtl. Ödeme entstehen)
- **Mangel an fettlöslichen Vitaminen** durch Verminderung der Fettresorption:
  - Vitamin A: Nachtblindheit, Sicca-Syndrom (Trockenheit der Haut und Schleimhäute), Hyperkeratosen
  - Vitamin D: Rachitis, Osteomalazie
  - Vitamin E: Anämie, neurologische Störungen
  - Vitamin K: hämorrhagische Diathese, erniedrigter Quick-Wert
- **Eisenmangel:** mikrozytäre Anämie, Glossitis, Mundwinkelrhagaden (Cheilose), Koilonychie (Hohlnägel)
- **Vitamin-B_{12}-Mangel, Folsäuremangel:** makrozytäre Anämie, Glossitis, periphere Neuropathie
- **Ca^{2+}-Mangel:** teils durch die mangelnde Resorptionsleistung der Schleimhaut, zum anderen Teil durch intraluminale Fettseifenbildung bei Fettstühlen bedingt; Tetanie, Parästhesien, neuromuskuläre Störungen sowie enterogene Osteopathie mit Knochenschmerzen, Wirbelzusammenbrüchen und Immobilität
- **Gallensteine (Cholelithiasis):** Cholesterinsteinbildung durch verstärkte Lithogenität der Galle aufgrund von Gallensäureverlusten
- **Nierensteine:** Durch die vermehrte intestinale Bindung von Kalzium an Fettsäuren (Fettsäuren und Ca^{2+} = Kalkseifen) steht Kalzium nicht mehr zur Bindung an Oxalat zur Verfügung, sodass es zur verstärkten Resorption von Oxalsäure kommt, die im Bereich des Nierenbeckens ausfällt.

Ätiologie und Pathogenese

Dem Malassimilationssyndrom können drei Mechanismen zugrunde liegen (➤ Abb. 7.45):

- Störung der Digestion (Maldigestion)
- Störung der Absorption (Malabsorption)
- Lymphatische Obstruktion

Maldigestion

Hierbei sind die durch Pankreasenzyme und Gallensalze vermittelte intraluminale Hydrolysierung sowie Lösungsvermittlung der Nahrungsbestandteile eingeschränkt („verminderte Verdauungshilfen"):

- **Verminderte Aktivität pankreatischer Verdauungsenzyme:** z. B. bei chronischer Pankreatitis, Mukoviszidose oder Pankreaskarzinom (Pankreasinsuffizienz). Auch bei Krankheiten mit Hypersekretion von Salzsäure im Magen (z. B. Gastrinom) kann es durch den niedrigen pH im Duodenum zur Aktivitätsminderung der Pankreaslipasen kommen.
- **Verminderte luminale Gallensäurekonzentration:** Auch hier kommt es wegen der gestörten Mizellenbildung zur Störung der Fettaufnahme, diese ist jedoch meist moderat. Ein signifikanter Gewichtsverlust ist selten. Ursachen einer verminderten luminalen Gallensäurekonzentration:
  - Cholestase (z. B. Gallengangsobstruktion [➤ 8.2] oder biliäre Zirrhose [➤ 8.1.7])
  - Dekonjugation von Gallensäuren im Darmlumen (z. B. aufgrund bakterieller Überwucherung, massiver Übersekretion von Magensäure oder gallensäurebindender Medikation)
  - Gallensäureverlust (z. B. bei Erkrankungen bzw. Resektion des terminalen Ileums mit Unterbrechung des enterohepatischen Kreislaufs für Gallensalze)

MERKE

Bei **Pankreasinsuffizienz** (➤ 8.3) ist vor allem die Fettaufnahme gestört (die Protein- und Kohlenhydratverdauung ist nur in geringem Maße eingeschränkt bzw. wird durch andere Mechanismen wie etwa die Amylasen des Speichels kompensiert). Leitbefund ist deshalb die Steatorrhö mit Gewichtsverlust und voluminösen, fettigen, übel riechenden Stühlen.

Obwohl der Magen nur einen geringen Beitrag zur Digestion leistet (➤ 7.1.2), führt eine **Magenresektion** in einigen Fällen zu klinischen Zeichen der Maldigestion (➤ 7.4.7).

Malabsorption

Hier werden die Nahrungsbestandteile zwar ordnungsgemäß durch pankreatische Enzyme und Gallensäuren für eine Aufnahme in die Darmschleimhaut vorbereitet, können dann aber aus unterschiedlichen Ursachen nicht resorbiert werden. Solche Ursachen können sein:

- **Verminderung der Resorptionsfläche:** z. B. bei Kurzdarmsyndrom oder bei ausgedehntem Morbus Crohn
- **Schädigung der Resorptionsfläche:** Störungen der Zottenfunktion bzw. der Schleimhautintegrität durch Infektionen (*Giardia lamblia,* tropische Sprue, bakterielle Überwucherung), durch Infiltration (Lymphome, Amyloidose) sowie durch immunologische oder allergische Schädigung (Zottenatrophie bei Zöliakie, Nahrungsmittelallergien, postenteritisch)
- **Verminderte Aktivität digestiver Dünndarmmukosa-Enzyme:** meist als Disaccharidase-Störungen, z. B. erblicher Laktasemangel; auch sekundär als unspezifische Folge einer Mukosaschädigung, z. B. postenteritisch oder bei Zöliakie
- **Spezifische Transportdefekte der Mukosazelle** (alle extrem selten): A-β-Lipoproteinämie mit gestörtem Fetttransport, Hartnup-Krankheit und Zystinurie mit gestörtem Aminosäuretransport sowie extrem seltene Transportstörungen für Monosaccharide
- **Störung der enteralen Durchblutung:** Angina intestinalis, schwere Rechtsherzinsuffizienz

Lymphatische Obstruktion

Durch Obstruktion von Lymphgefäßen können die Chylomikronen nicht aufgenommen werden, es resultiert eine Steatorrhö. Meist kommt es durch die Stauung auch zum Verlust von Lymphflüssigkeit in den Darm mit enteralen Proteinverlusten. Die lymphatische Obstruktion spielt unter anderem bei der angeborenen Lymphangiektasie, beim Morbus Whipple oder bei Lymphomen eine Rolle.

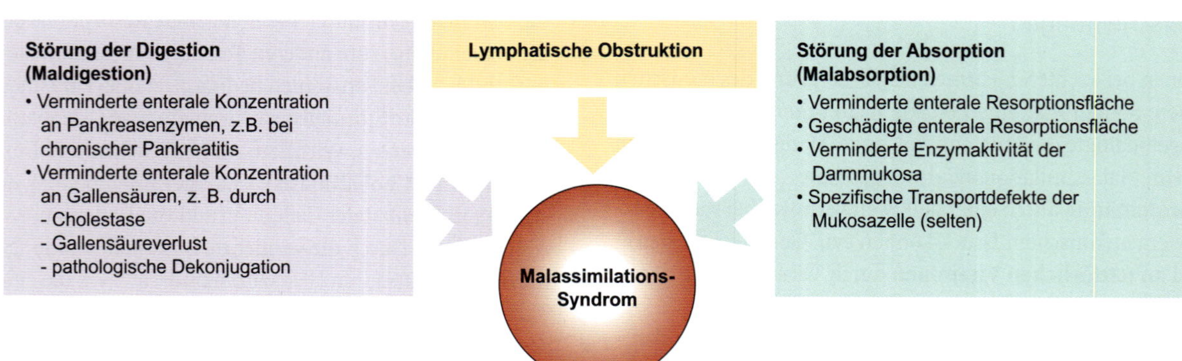

Abb. 7.45 Pathogenese des Malassimilationssyndroms [L157]

Diagnostisches Vorgehen

Das diagnostische Vorgehen orientiert sich an den folgenden drei **Leitfragen:**

Besteht ein Malassimilationssyndrom?

Diese Frage kann mit simplen Mitteln beantwortet werden:

- **Inspektion des Stuhls:** Der typische Stuhl bei Malassimilation ist hell, klebrig, übelriechend; Fettauflagerungen können vorkommen. Durch den erhöhten Luftgehalt schwimmt er längere Zeit auf Wasser.
- **Laborparameter:** Im Labor können eine Anämie sowie eine Erniedrigung von Albumin, Cholesterin, Gesamteiweiß, Kalzium, Ferritin und Eisen im Serum nachgewiesen werden. Eine verlängerte Prothrombinzeit bzw. ein verminderter Quick-Wert sind Hinweise auf eine durch Vitamin-K-Mangel bedingte Gerinnungsstörung. Evtl. werden niedrige Serumspiegel für Vitamin B_{12}, Folsäure, β-Karotin und Zink gefunden. Die alkalische Phosphatase kann durch den erhöhten Knochenumsatz bei Kalzium- oder Vitamin-D-Mangel erhöht sein.
- **Stuhluntersuchung:** Bestimmung des Stuhlfetts als Marker für Fettverluste (➤ 7.2.3) sowie des $Alpha_1$-Antitrypsin-Gehalts als Marker für Proteinverluste

Liegt eine Malabsorption oder eine Maldigestion vor?

Diese Frage kann zum Teil klinisch beantwortet werden: Fettstühle sprechen fast immer für Störungen der Digestion, Zeichen der Entzündung (Fieber oder Blut im Stuhl) dagegen für eine entzündliche Schleimhautschädigung und damit Malabsorption. Gärungsstühle sind ebenfalls für eine Malabsorption typisch, ebenso ein Eisenmangel oder Vitamin-B_{12}-Mangel (Anämie).

- Bei Verdacht auf **exokrine Pankreasinsuffizienz** können die Bestimmung der pankreatischen Elastase im Stuhl sowie die Stuhlfettbestimmung hilfreich sein (➤ 8.3.2).
- Bei Verdacht auf **Erkrankungen des Dünndarms** können der D-Xylose-Test als Screening-Test für die Absorptionsleistung des proximalen Dünndarms (allerdings relativ störanfällig), die H_2-Atemtests (Glukose, Laktose, Laktulose) sowie der Laktosetoleranz-Test eingesetzt werden (➤ 7.2.3). Der SeHCAT-Test kann einen gesteigerten enteralen Verlust von Gallensäuren nachweisen (selten eingesetzt).
- Bei Verdacht auf **Lebererkrankungen** mit Mangel an konjugierten Gallensäuren werden die Laborparameter für Cholestase bestimmt (Anstieg des direkten Bilirubins, Anstieg der Enzyme alkalische Phosphatase [AP] und γ-GT) sowie die Leber sonografisch untersucht.

Durch welche Erkrankung wird das Malassimilationssyndrom ausgelöst?

Eine Pankreasinsuffizienz ist oft anamnestisch bereits bekannt (z. B. chronische Pankreatitis, seltener Mukoviszidose); der Verdacht auf ein Pankreaskarzinom oder eine chronische Entzündung ist ansonsten durch bildgebende Verfahren zu klären (Sonografie, Endosonografie, CT, MRT).

Schwieriger ist die Zuordnung im Bereich des Dünndarms, wo die Dünndarmbiopsie der entscheidende diagnostische Schritt ist:

- Durch **Gewebeentnahme** kann beispielsweise eine Sprue oder ein Morbus Whipple diagnostiziert werden, aber auch disseminierte Erkrankungen des Dünndarms wie die intestinale Lymphangiektasie, Morbus Crohn sowie intestinale Lymphome. Für die Diagnose Zöliakie/Sprue oder Morbus Whipple ist eher die Untersuchung von Proben aus dem tiefen Duodenum oder oberen Jejunum geeignet (im Rahmen einer Magenspiegelung), für die Diagnose eines Morbus Crohn eher die Untersuchung von Proben aus dem terminalen Ileum (im Rahmen einer Koloskopie).
- Durch **Bestimmung von Enzymaktivitäten** in der (durch Biopsie gewonnenen) Schleimhaut lassen sich Disaccharidasestörungen sowie isolierte Transportdefekte nachweisen (wird selten eingesetzt).
- **Mikrobiologische Untersuchungen** des Biopsats sowie des gleichzeitig gewonnenen Dünndarmsafts können parasitäre Erkrankungen wie z. B. eine Lambliasis, aber auch eine bakterielle Überwucherung aufdecken; Letztere kann auch durch den Glukose-H_2-Atemtest diagnostiziert werden.
- **Laboruntersuchungen** können Hinweise auf cholestatische Ursachen (Erhöhung von γ-GT, AP, Bilirubin) und entzündliche Ursachen (CRP- oder BSG-Erhöhung, evtl. auch Anti-Transglutaminase-Antikörper zum Ausschluss einer Sprue) geben. Spezifische Hinweise kann die Untersuchung des Stuhls auf pathogene Keime und Lamblien erbringen.
- **Bildgebende Verfahren** (heute meist als MRT-Sellink) bringen meist keine spezifischen ätiologischen Hinweise, es können jedoch Wandveränderungen erkannt werden, wie sie für manche mit Malassimilation einhergehende Krankheiten typisch sind, z. B. Fisteln, Wandverdickungen oder Strikturen bei Morbus Crohn.

Therapie

Diese richtet sich nach der Grundkrankheit bzw. der ausgefallenen Verdauungsfunktion. Ansonsten zielt die Therapie vor allem auf Ersatz der schlecht resorbierten Nahrungsbestandteile. So müssen vor allem die fettlöslichen Vitamine sowie Vitamin B_{12} und Eisen parenteral substituiert werden. Eine ausschließlich parenterale Ernährung ist sehr selten indiziert, z. B. bei Kurzdarmsyndrom oder bei einem akuten Schub des Morbus Crohn.

Therapiebeispiele bei Malassimilation

- **Bei exokriner Pankreasinsuffizienz:** orale Substitution der exokrinen Enzyme. Da diese als Eiweißstoffe zum Teil durch die Magensäure denaturiert würden, werden die Enzyme mit unterschiedlichen Verfahren „verkapselt".
- **Bei allen Formen der gestörten Fettverdauung:** Diät mit sog. mittelkettigen Triglyzeriden. Diese müssen weder emulgiert noch über Mizellen transportiert werden, sondern können direkt von den Enterozyten

auch tieferer Darmabschnitte in das Blutsystem aufgenommen werden. Darüber hinaus ist eine fettreduzierte Diät einzuhalten.
- **Bei Störungen der Kohlenhydratabsorption:** Bei Zöliakie wird eine glutenfreie Diät empfohlen, bei Laktasemangel eine laktosearme Diät.
- **Bei Fisteln oder bakteriell überwucherten Blindsäcken:** Hier ist eine antibiotische Therapie bzw. operative Korrektur angezeigt.
- **Bei sekundären Nierensteinen:** Oxalsäurearme Diät (Meiden von Kakao, Cola, Schokolade, Roter Bete, Rhabarber); durch Gabe von Kalzium und Cholestyramin wird zudem die Oxalsäure im Darm zu Calciumoxalat gebunden.

Mit Malassimilation einhergehende Erkrankungen

Glutensensitive Enteropathie (Zöliakie)

Ältere Bezeichnung: nichttropische/einheimische Sprue.

Gluten ist das Klebereiweiß des Weizens und anderer Getreidesorten. Es besteht aus den beiden Proteinfraktionen Gliadin und Glutenin, die über den Dünndarm aufgenommen werden können. Durch eine immunologisch vermittelte Überempfindlichkeit gegenüber Gluten kommt es zu einer Schleimhautumformung besonders im Bereich des proximalen Dünndarms mit Zottenreduktion und vermehrter Kryptentiefe (Kryptenhyperplasie). Da sich das Bild der Dünndarmmukosa damit histologisch an das der Dickdarmmukosa angleicht, spricht man auch von einer **Kolonisation** der Dünndarmmukosa. Dieser Umformungsprozess der Mukosa geht mit einer chronischen Entzündungsreaktion der Schleimhaut einher.

MERKE

Gluten ist in den Getreidesorten Weizen, Gerste und Roggen enthalten.

7

Die Zöliakie manifestiert sich vor allem in der Kindheit, wird allerdings nicht ganz selten auch erst beim Erwachsenen mit einem Manifestationsgipfel im 3. und 4. Lebensjahrzehnt festgestellt. Betroffen sind vor allem Nordeuropäer. Die Erkrankung wurde noch vor 10–20 Jahren als relativ selten angesehen, durch verbesserte Diagnostik (v. a. Serologie) wird heute jedoch von einer Prävalenz von bis zu 1/150 ausgegangen.

Die Neigung zu der Erkrankung ist zum Teil erblich bedingt; 10–15 % der erstgradigen Verwandten von Zöliakie-Patienten erkranken ebenfalls. Eine starke Assoziation besteht mit Klasse-II-HLA-Antigenen (HLA-DQ2 und -DQ8, s. u.). Diese Assoziation wird auch diagnostisch genutzt. Als externer Kofaktor könnte ein bisher nicht identifiziertes Umweltantigen dienen. Gehäuft findet sich eine Assoziation mit anderen Autoimmunkrankheiten, v. a. Diabetes mellitus Typ 1, Autoimmunerkrankungen der Schilddrüse u. a. m.

Die Gluten-Sensitivität hält i. d. R. lebenslang an, nur im Kindesalter können transiente Formen vorkommen.

Klinik

Das Ausmaß der Beschwerden hängt von der Länge des betroffenen Darmabschnitts ab. Im Vordergrund stehen die Störung des Allgemeinbefindens, Stuhlveränderungen und Meteorismus:
- **Störung des Allgemeinbefindens:** Die Patienten fühlen sich oft „schlichtweg schlecht“ mit einer Neigung zu Stimmungsschwankungen; Schwäche und Gewichtsverlust.
- **Stuhlveränderungen:** Der Stuhlgang ist breiig, voluminös, vergoren und faul riechend. Wässrige Durchfälle kommen vor, bei schwerem Krankheitsbild evtl. auch Fettstühle.
- **Meteorismus:** Durch die Kohlenhydratmalabsorption entsteht ein „Blähbauch“ (Meteorismus); Flatulenz und Abdominalschmerzen sind häufig.

Im Laufe der Zeit kommt es zu den Spätzeichen des Malassimilationssyndroms: Ödeme, Tetanie, Blutungsneigung, Rhagaden der Mundwinkel, Zungenbrennen, rachitische Deformierungen oder Neuropathien. Nicht selten sind oligosymptomatische Formen, bei denen beispielsweise nur eine isolierte Eisenmangelanämie oder eine Osteomalazie gefunden wird.

Die Zöliakie kann von einer Dermatitis herpetiformis Duhring begleitet sein, einer juckenden, papulovesikulären Hautveränderung an den Streckseiten der Extremitäten sowie an Körperstamm, Hals und im Haarbereich. Sie wird bei 10 % der Patienten mit schwerer Zöliakie gesehen.

Ätiologie und Pathogenese

Eine entscheidende Rolle in der Vermittlung des autoimmunen Prozesses spielt die **Gewebetransglutaminase (Tissue-Transglutaminase, tTG).** Dieses Enzym kommt u. a. basal der Enterozyten in der extrazellulären Matrix vor. Es kann zwei Reaktionen katalysieren: Transglutaminierung und Desaminierung (oder Deaminierung).

Die Proteinfraktion **Gliadin** weist einen relativ hohen Anteil an den Aminosäuren Prolin und Glutamin auf. Das Gliadin kann sich durch kovalente Bindung stabil an die tTG binden. Die tTG kann Glutamin zu Glutamat desaminieren und dadurch die Affinität des Gliadins zu **HLA-DQ2 und HLA-DQ8** (bestimmten MHC-Klasse-II-Komplexen) erhöhen, die u. a. auf antigenpräsentierenden Zellen vorkommen. Antigenspezifische T-Zellen können nun das präsentierte Gliadin erkennen; es resultiert eine intensive Immunantwort. Unter anderem bilden sich in der Folge Antikörper gegen tTG (die man typischerweise auch diagnostisch nachweisen kann). Es findet sich außerdem eine deutliche Vermehrung der T-Zellen in den Epithelien der Mukosa. Weiter wird aber auch, vermittelt über Interferone, eine Aktivierung von B-Zellen und Natural-Killer-Zellen ausgelöst. Diese Kaskade führt zu dem oben beschriebenen entzündlichen Umformungsprozess der Dünndarmmukosa mit Zottenatrophie und Kryptenhyperplasie.

Diagnostisches Vorgehen

Zur Diagnose stehen hochsensitive serologische Marker (**Anti-Transglutaminase-AK,** Anti-Endomysium-AK) zur Verfügung.

Anti-Transglutaminase-AK haben eine Sensitivität von nahezu 100 % und eine Spezifität von 96 %. Zum Ausschluss einer Zöliakie reicht darum der negative Antikörper-Test (mit gleicher Indikation und ähnlichen Sensitivitäts- und Spezifitätswerten werden auch Anti-Endomysium-Antikörper eingesetzt). Bei selektivem IgA-Mangel allerdings, der mit der Zöliakie assoziiert sein kann, kann der übliche IgA-AK-Test in ca. 5 % der Fälle falsch-negativ ausfallen. Darum sollte parallel zu den Anti-Transglutaminase-AK auch IgA bestimmt werden. Im Zweifel müssen dann auch **IgG-Antikörper** gegen Transglutaminase bestimmt werden! Die positive Diagnosebestätigung sollte i. d. R. durch die Dünndarmbiopsie erfolgen. Sie zeigt die typische zottenlose oder auch zottenreduzierte Dünndarmschleimhaut mit Vertiefung der Krypten sowie Infiltration der Lamina propria mit Lymphozyten und Plasmazellen (➤ Abb. 7.46). Nur bei Kindern mit deutlicher serologischer Konstellation (Anti-Transglutaminase-AK > 10-fach gegenüber der Norm) kann auf eine histologische Bestätigung verzichtet werden.

Die serologischen Marker fallen unter glutenfreier Diät ab und können deshalb auch zur Verlaufskontrolle eingesetzt werden.

Laborverfahren dokumentieren das Ausmaß der Malassimilation. Bei kurzstreckigem Befall des oberen Jejunums wird oft nur eine Eisenmangelanämie gefunden, bei langstreckigem Befall auch ein Vitamin-B_{12}-Mangel, Kalziummangel, erniedrigtes β-Karotin sowie ein erniedrigter Quick-Wert. Die Stuhlfettbestimmung weist die bei langstreckigen Formen nicht selten eine Fettmalabsorption nach.

Therapie

Grundprinzip ist die **Eliminationsdiät** mit glutenfreier Nahrung, wodurch sich die Beschwerden innerhalb weniger Wochen bessern. Erlaubt sind lediglich Mehlprodukte aus Reis, Sojabohnen, Mais und Hirse, aber eben nicht Weizen, Gerste und Roggen. Hafer kann oft verwendet werden, wenn er aus sicher nicht mit anderen Getreiden verunreinigter Produktion stammt. Speziell gereinigte Weizenstärke kann verwendet werden. Da wegen der Zottenatrophie meist eine begleitende Laktose-Intoleranz vorliegt, sollte zunächst auch auf Milchzucker verzichtet werden. Die glutenfreie Diät ist lebenslang obligat. Nur im Kindesalter, in dem auch transiente Formen der Zöliakie vorkommen, ist nach Jahren der Therapie eine probatorische Gluten-Belastung gerechtfertigt, die dann allerdings von Kontrollbiopsien begleitet sein sollte.

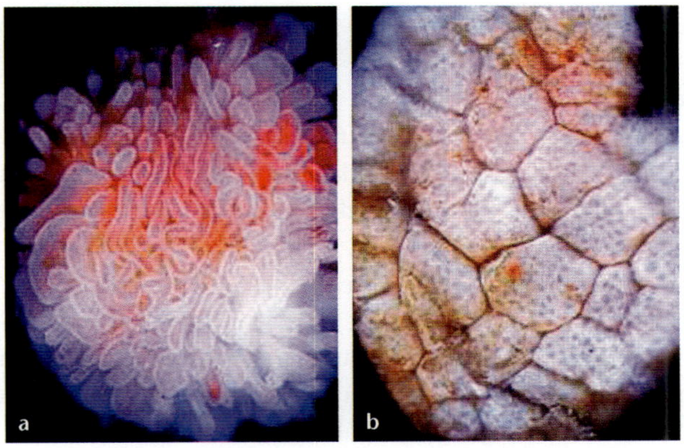

Abb. 7.46 Zottenbiopsie bei Zöliakie. a) Normalbefund, b) zottenlose Dünndarmschleimhaut mit tiefen Krypten bei Zöliakie [F813-004]

Verlauf und Prognose

Bei strenger Diät kommt es beim typischen Verlauf der Zöliakie **(klassische Zöliakie)** zur Rückbildung der Zottenatrophie und rückläufigen Antikörpertitern mit dann in der Regel völliger Beschwerdefreiheit. Selten ergeben sich **refraktäre Zöliakie-Verläufe** trotz Diät (oft schwer von Diätfehlern abzugrenzen), die dann ggf. auf eine Glukokortikoidtherapie ansprechen. Die **kollagene Zöliakie** (mit histologisch nachweisbaren Kollagenablagerungen im Bereich der Basalmembran) ist möglicherweise ein Variante der refraktären Zöliakie; sie ist medikamentös oft kaum beeinflussbar. Selten kommt es als Komplikation zu Ulzerationen im Dünndarm – in diesen Fällen ist eine Abgrenzung zum Morbus Crohn und zu Lymphomen erforderlich.

Nach längerer Erkrankungsdauer (Latenz von ca. 20 Jahren) wird in bis zu 10 % das **Auftreten maligner Tumoren** (insbesondere T-Zell-Lymphome) beobachtet. Dieses Risiko kann durch strenge Einhaltung der Diät vermindert werden.

Von einer **subklinischen Zöliakie** (früher auch silente Zöliakie genannt) wird bei asymptomatischen Menschen gesprochen, bei denen die Diagnose eher zufällig z. B. durch eine serologische Untersuchung der Antikörper auffällt, sich aber ein typisches histologisches Bild bestätigt. Oft profitieren auch diese Menschen von einer glutenfreien Ernährung und spüren nach Umstellung der Diät eine Besserung der körperlichen und geistigen Leistungsfähigkeit. Auch wird vermutlich das Risiko der Entwicklung einer Osteoporose und einer malignen Entwicklung durch entsprechende Diät vermindert. Mit Erwachsenen dieser Personengruppe müssen Vor- und Nachteile einer glutenfreien Diät diskutiert werden.

Von einer **potenziellen Zöliakie** (früher auch latente Zöliakie genannt) wird bei asymptomatischen Menschen gesprochen, bei denen sich nur positive serologische Marker feststellen lassen, die jedoch keine typische Histologie aufweisen. Oft handelt sich um Patienten von Risikogruppen, z. B. Typ-I-Diabetiker, die im Rahmen des Screenings erfasst worden sind.

Differenzialdiagnostisch abzugrenzen ist die Zöliakie von **Weizenallergie** und der **Nicht-Zöliakie-Nicht-Weizenallergie-Weizensensitivität** (➤ 7.5.7).

Tropische Sprue

Auf die Tropen (bzw. Tropenreisende) beschränktes Malassimilationssyndrom mit meist nur diskreter Veränderung des Zottenreliefs. Ursächlich zugrunde liegt vermutlich eine Besiedlung des Dünndarms mit enteropathogenen Keimen (*E.-coli*-Stämme, Klebsiellen, *Enterobacter*-Stämme), die durch vermehrte Zufuhr langkettiger ungesättigter Fettsäuren begünstigt wird. Die Symptomatik ähnelt der bei einheimischer Sprue, kann aber auch mit akuten fieberhaften Diarrhöen beginnen. Sie kann mit einer Latenz von bis zu zwei Jahren (!) nach dem Tropenaufenthalt auftreten. Die tropische Sprue spricht zumindest partiell auf Antibiotika an, insbesondere Tetrazykline. Mangelzustände, z. B. Vitamin-B_{12}-Mangel, müssen ggf. gezielt substituiert werden.

7

Morbus Whipple (➤ 13.8.3)

Sehr seltene, vom Säuglingsalter bis ins Senium vorkommende intestinale Erkrankung mit systemischer Beteiligung. Auslöser ist ein wahrscheinlich ubiquitär vorkommendes intrazelluläres, Aktinomyzeten-ähnliches Bakterium, *Tropheryma whippelii,* dessen Übertragungsweg noch nicht bekannt ist. (Eine Übertragung von Mensch zu Mensch konnte bisher nicht beobachtet werden.) Charakteristisch ist die Gewebeinfiltration mit Makrophagen, die körnige oder sichelförmige Plasmaeinschlüsse enthalten (**S**ickle-Form **P**article **C**ontaining cells – SPC-Zellen–, mit PAS-positiven Granula; ➤ Abb. 7.47). Heutzutage kann das Bakterium im Gewebe mittels PCR nachgewiesen werden. Auch der Nachweis im Stuhl hat eine hohe Aussagekraft.

Die häufigsten Symptome sind Durchfall, Gewichtsverlust und Gelenkentzündung. Weiterhin kommen Abdominalschmerzen zusammen mit Allgemeinsymptomen wie Fieber und Lymphknotenschwellungen vor. Enterale Proteinverluste sind nicht selten und können eine Hypalbuminämie mit Ödembildung auslösen.

Neben dem obligat betroffenem Magen-Darm-Trakt können weitere Organe befallen sein – insbesondere Gelenke (migratorische Arthritis, Rheumafaktor-negativ), Lunge (chronischer Husten), Herz (Myokarditis, Endokarditis), selten auch ZNS (Demenz, Krampfanfälle, Hirnnervenausfälle).

MERKE
Die Gelenksymptomatik geht der intestinalen Symptomatik oft voraus.

Das Nebeneinander verschiedenartigster systemischer Symptome verzögert die Diagnosestellung manchmal um Jahre. Die Diagnose wird durch Biopsie aus dem oberen Dünndarm anhand der charakteristischen Histologie (s. o.) gestellt. Die Therapie erfolgt zunächst durch intravenöse, liquorgängige Antibiotika, gefolgt von einer 12-monatigen Gabe von Trimethoprim/Sulfamethoxazol. Hierunter heilt die Erkrankung in den meisten Fällen aus.

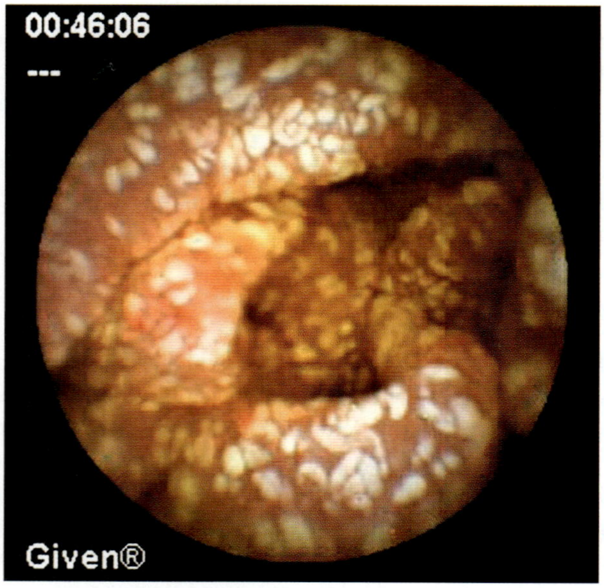

Abb. 7.47 Morbus Whipple des Duodenums mit körnigen Schleimhautveränderungen, die zu größeren Flächen konfluieren. Die aufgequollenen Zotten sind dick mit PAS-positivem Material angefüllt. Normalbefund zum Vergleich › Abb. 7.13. [F271]

Chologene Diarrhö und Gallensäurenverlustsyndrom

Die mit der Galle sezernierten Gallensäuren werden im terminalen Ileum zu etwa 90 % rückresorbiert (**enterohepatischer Kreislauf** der Gallensäuren, ➤ 8.2.1). 5–10 % werden enteral ausgeschieden und durch Neubildung in der Leber ersetzt. Zu einem enteralen Nettoverlust an Gallensäuren kann es auf zwei Wegen kommen:

- **Verminderte Resorptionsfläche** infolge von Erkrankungen des terminalen Ileums (z. B. Morbus Crohn) sowie nach Ileumresektion
- **Bakterielle Überwucherung** des Dünndarms, führt zur bakteriellen Dekonjugation der Gallensäuren, die dann für die Resorption nicht mehr zur Verfügung stehen

Klinik

Durch die sekretionssteigernde Wirkung der Gallensäuren im Dickdarm kommt es zur wässrigen, sog. chologenen Diarrhö. Übersteigt der enterale Gallensäurenverlust die Resynthesekapazität der Leber (z. B. bei Resektion von > 1 m Ileum), kommt es zusätzlich zur Störung der Fettdigestion mit Fettsäurediarrhö (➤ Abb. 7.48).

Komplikationen

- Cholesterinsteinbildung in den Gallenwegen aufgrund der verstärkten Lithogenität der Galle (➤ 8.2.2)
- Bildung von Oxalatsteinen in der Niere aufgrund der Hyperabsorption von Oxalsäure (➤ Abb. 7.48)

Diagnostisches Vorgehen

Eine Stuhlfettbestimmung (➤ 7.2.3) kann die Fettverdauungsstörung nachweisen. Auch ein erniedrigter β-Carotinwert im Serum kann einen guten Hinweis darauf geben. Prinzipiell kann man den Gallesäureverlust mittels ^{14}C-Glykocholat-Atemtest nachweisen. Dieser Test erfordert aber radioaktive Marker und wird in der Praxis kaum eingesetzt. Klinisch-praktisch wird der Nachweis i. d. R. anhand von Erfolg oder Misserfolg eines Therapieversuchs geführt (s. u.).

Therapie

Primär kommen **Austauscherharze,** z. B. Colestyramin, zum Einsatz. Dieses oral gegebene Medikament bindet Gallensäuren und reduziert ihre sekretionssteigernde Wirkung im Dickdarm im Stadium der chologenen Diarrhö.

Liegt allerdings bereits eine Steatorrhö vor, so spricht dies dafür, dass der Gallensäureverlust nicht mehr durch neu sezernierte Gallensäuren kompensiert werden kann. In diesem Fall sind Ionenaustauscherharze kontraindiziert, da sie die Steatorrhö durch weitere Reduktion der emulgierenden Gallensäuren verstärken würden. In diesem Fall wird eine **fettreduzierte Diät** empfohlen mit Ersatz der

7

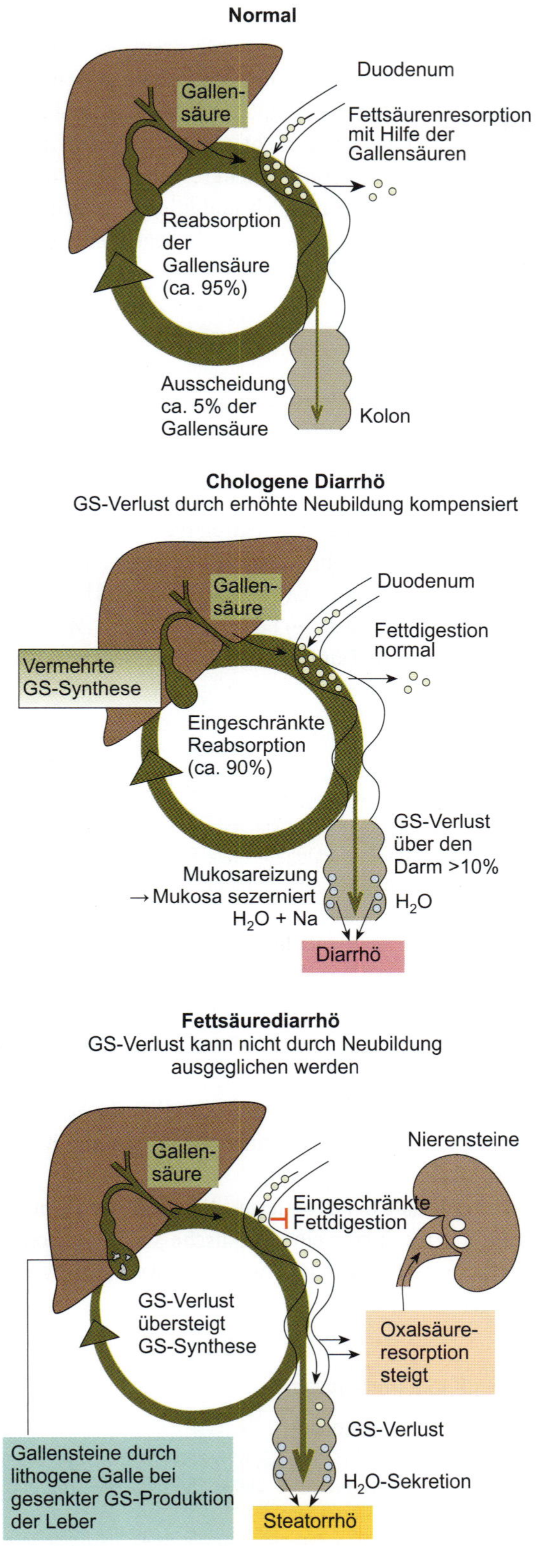

Abb. 7.48 Gallensäurenverlustsyndrom. Mit zunehmendem Verlust der Gallensäuren (GS) über den Darm kommt es zunächst zur chologenen Diarrhö. Hierbei wird der GS-Verlust durch vermehrte GS-Synthese kompensiert, sodass die Fettresorption normal funktioniert. Übersteigt der GS-Verlust die Neusynthese, kommt es zusätzlich zur Fettsäurediarrhö. [L157]

fetthaltigen Nahrungsbestandteile durch **mittelkettige Triglyzeride**. Diese können durch Diffusion in die Darmzotten aufgenommen werden (➤ 7.1.2). Die fettlöslichen Vitamine (A, D, E, K) werden medikamentös substituiert. Bei bakterieller Überwucherung werden orale **Antibiotika** eingesetzt.

Enterales Eiweißverlustsyndrom

Synonym: exsudative Enteropathie.

Hierunter sind eine Reihe von Krankheiten zusammengefasst, die zu einem übermäßigen Verlust von Serumproteinen in den Magen-Darm-Trakt führen.

Klinik

Oft stehen andere Symptome der Grundkrankheit, wie z. B. ein Malassimilationssyndrom, im Vordergrund. Spezifische Symptome sind hypoproteinämische Ödeme, Aszites oder Pleuraergüsse.

Pathogenese

Der intakte Darm lässt einen Übertritt von Serumeiweißen in den Verdauungskanal normalerweise nicht zu. Diese physiologische Sperre kann durch folgende Mechanismen überwunden werden:

- **Stauung der Lymphgefäße** mit Austritt von Lymphe: z. B. bei angeborener Lymphangiektasie, bei chronischer kardialer Stauung, bei Morbus Whipple, Darmlymphomen, Kaposi-Sarkomen sowie bei Sarkoidose und retroperitonealer Fibrose
- **Mukosaschädigungen** mit verstärkter Eiweißexsudation: z. B. bei chronisch-entzündlichen Darmerkrankungen, Strahlenenteritis, Magenkarzinom, Lymphom, villösen Adenomen, familiärer Polyposis
- **Permeabilitätsstörungen der Schleimhautkapillaren** mit Verlust von Serumbestandteilen: z. B. bei Morbus Ménétrier, Zöliakie, Infektion mit Parasiten, Amyloidose, systemischem Lupus erythematodes, allergischer Enteropathie, eosinophiler Gastroenteritis.

7

Diagnostisches Vorgehen

Die Diagnose stützt sich auf den Nachweis einer Hypalbuminämie sowie einer erhöhten Ausscheidung des Serumproteins α_1-Antitrypsin im Stuhl. Bei lymphatischer Obstruktion werden wegen des Verlustes an Lymphflüssigkeit häufig eine Lymphozytopenie sowie verminderte γ-Globuline im Serum und ein niedriges Serum-Cholesterin gesehen.

Therapie

Die Therapie der Grunderkrankung steht im Vordergrund. Symptomatisch können eine Fettrestriktion und der Austausch von langkettigen durch mittelkettige Triglyzeride das Lymphsystem entlasten und die Proteinaufnahme verbessern. Bei umschriebenem Befall ist eine Resektion des befallenen Segments möglich.

Bakterielle Überwucherung des Dünndarms

Der obere Teil des Dünndarms enthält normalerweise nur wenige Bakterien meist oraler Herkunft. Das terminale Ileum dagegen beherbergt die auch in den Fäzes enthaltenen Organismen, vor allem *E. coli* und Anaerobier (v. a. *Bacteroides fragilis*). Bei bakterieller Überwucherung zeigt die Aspiration von Dünndarmsaft mehr als 10^6/ml *E. coli* oder *Bacteroides fragilis*.

Klinik

Viele Patienten mit Überwucherung sind asymptomatisch. Bei schwerer betroffenen Patienten stehen die Steatorrhö und Zeichen des Vitamin-B_{12}-Mangels im Vordergrund (megaloblastäre Anämie sowie neurologische Zeichen). Außerdem können zum Teil wässrige Diarrhöen und die Folgeerscheinungen des Malassimilationssyndroms bestehen.

Eine megaloblastäre Anämie oder neurologische Zeichen des Vitamin-B_{12}-Mangels sind bisweilen die ersten Zeichen einer bakteriellen Überwucherung.

Ätiologie

Zur Überwucherung kommt es z. B. in folgenden Fällen:

- Nach operativer Ausschaltung einer Dünndarmschlinge mit „stehendem" Darminhalt (Blind-Loop-Syndrom, ➤ 7.4.7)
- Bei strukturellen Abweichungen des Dünndarms, etwa bei Strikturen, multiplen Divertikeln oder Morbus Crohn (auch hier kommt es zur lokalen Stase und darauffolgenden Bakterienvermehrung)
- Bei gestörter Motilität, z. B. bei autonomer Neuropathie bei Diabetes sowie bei systemischer Sklerose
- Selten bei Achlorhydrie, etwa durch autoimmune Gastritis
- Nach Therapie mit Protonenpumpenhemmern

Pathogenese

Durch die bakterielle Aktivität an falscher Stelle kommt es zu folgenden Störungen:

- Dekonjugierung von Gallensäuren mit nachfolgender inadäquater Mizellenformation und damit Steatorrhö
- Kompetitive Vitamin-B_{12}-Aufnahme durch die Bakterien und damit Vitamin-B_{12}-Mangel im Gesamtorganismus
- Direkter Schleimhautschädigung mit Einschränkung vor allem der Kohlenhydratabsorption
- Passage der dekonjugierten und nicht enterohepatisch recycelten Gallensäuren ins Kolon mit sekretorischer Diarrhö

Diagnostisches Vorgehen

Die Diagnose ist mühsam. Verschiedene H_2-Atemtests (➤ Abb. 7.18) mit mäßiger Spezifität werden angewendet, z. B. der H_2-Atemtest mit Glukose. Dabei wird im Rahmen der bakteriellen Glukose-Metabolisierung Wasserstoff freigesetzt, welcher über die Lungen abgeatmet und detektiert wird. Beweisend ist letztendlich nur eine positive Kultur eines Dünndarmaspirats, die aber nur selten zur Diagnose genutzt wird.

Therapie

Die Überwucherung wird durch Breitspektrumantibiotika bekämpft (z. B. Ciprofloxacin, Cephalosporine), was in der Regel eine deutliche Besserung der Symptome bewirkt. Allerdings besteht eine starke Rezidivneigung; nicht selten ist eine „rotierende" Antibiotikatherapie erforderlich (mehrere Antibiotika im Verlauf im zeitlichen Wechsel). Wenn möglich und klinisch erforderlich, sollte eine operative Sanierung des zugrunde liegenden anatomischen Problems angestrebt werden.

Kurzdarmsyndrom

Der Dünndarm ist für die Resorption unverzichtbar. Er ist der einzige Abschnitt im Gastrointestinaltrakt, der zwingend lebensnotwendig ist und nicht komplett entfernt werden kann. Bei Einschränkung der Resorptionsfläche kommt es zu Malassimilation, chologener Diarrhö sowie Flüssigkeits- und Elektrolytverlusten.

Häufigste Ursache für ein Kurzdarmsyndrom sind Darmresektionen nach ischämischen Darmerkrankungen (Thrombose oder Embolie der Mesenterialgefäße) oder bei M. Crohn. Wesentlich seltener ist eine Atresie von Dünndarmabschnitten als primäre Ursache.

MERKE

Die nach Dünndarmresektion verbleibenden Darmabschnitte verfügen über eine bemerkenswerte Adaptationsfähigkeit und können ihre Absorptionskapazität um bis zu 400 % steigern. Langfristig können deshalb 100 cm Dünndarm für eine adäquate orale Ernährung ausreichen. Allerdings benötigt diese Adaptation 6–18 Monate.

Klinik

Die Auswirkungen einer intestinalen Resektion hängen von der Länge und der Lokalisation des resezierten Darmstücks ab.

- Eine Dünndarmresektion von 30–50 % wird in der Regel ohne Probleme toleriert. Darüber hinausgehende Resektionen führen zur kritischen Einschränkung der Resorptionsfläche mit klinischen Symptomen der Malassimilation **(proximales Kurzdarmsyndrom).**
- Wird das terminale Ileum entfernt **(distales Kurzdarmsyndrom),** so resultieren eine spezifische Malabsorption für Gallensäuren (Gallensäurenverlustsyndrom) und ein Vitamin-B_{12}-Mangel.

Formen des Kurzdarmsyndroms

Proximales Kurzdarmsyndrom

Durch Entfernung von ≥ 50 % des Jejunums entwickelt sich ein Malassimilationssyndrom (osmotische Diarrhö, Steatorrhö und Gewichtsverlust) mit insbesondere folgenden Störungen:

- Gestörte Kalziumaufnahme: Tetanie, neuromuskuläre Störungen sowie enterogene Osteopathie mit Knochenschmerzen und Wirbeleinbrüchen
- Gestörte Eisenaufnahme: Anämie
- Gestörte Aufnahme fettlöslicher Vitamine: z. B. Blutungsneigung durch Vitamin-K-Mangel.

Distales Kurzdarmsyndrom
Durch Resektion von mehr als 50 cm Ileum kommt es zu schweren, durch nichtresorbierte Gallen- und Fettsäuren ausgelösten Durchfällen (chologene Diarrhö) sowie Steatorrhö. Durch vermehrte Resorption von Oxalsäure aus dem Darm bilden sich Nierensteine **(sekundäre Oxalose).**

Globales, schweres Kurzdarmsyndrom
Nach Resektion von mehr als 75 % des Dünndarms kommt es kommt zu erheblichen Mangelerscheinungen (Blutungsneigung, Anämie, Tetanie, Osteopathie), Auszehrung und eingeschränkter Lebenserwartung.

Komplikationen

Wie beim Gallensäurenverlustsyndrom kommt es durch die Dekompensation des enterohepatischen Kreislaufs der Gallensäuren zur übersättigten Galle mit Bildung von **Cholesterinsteinen** (➤ 8.2.2) sowie durch die mangelhafte Kalzium-Aufnahme mit nachfolgender Oxalsäure-Hyperabsorption zu **Nierensteinen.** Diese sekundäre Oxalose kann schließlich in der **chronischen Niereninsuffizienz** mit all ihren Folgeerscheinungen münden (➤ 11.13).

Therapie

- **Postoperativ:** In der Frühphase nach Darmresektionen wird zunächst parenteral hochkalorisch ernährt. Bereits in den ersten Tagen sollte dabei, wenn möglich, ergänzend oral oder enteral eine Nährstoffbelastung erfolgen, um eine Atrophie der Mukosa zu verhindern. Fette werden als mittelkettige Triglyzeride gegeben, Milch wird wegen eines meist bestehenden sekundären Laktasemangels vermieden. Die Elektrolyte Kalzium, Magnesium, Eisen, Zink und Phosphat und die Vitamine A, D, E, K, B_{12} und Folsäure sowie essenzielle Fettsäuren werden substituiert. In der Regel werden ergänzend Säurehemmer und ggf. Octreotid gegeben, um eine übermäßige Flüssigkeitssekretion zu verhindern.
- **Langfristige Ernährungsumstellung:** Die Umstellung auf zunehmend normale Ernährung mit vielen kleinen festen Mahlzeiten wird durch isoosmolare Getränke ergänzt. Zusätzlich eingesetzt werden Loperamid zur Senkung der Motilität und Erhöhung der Nahrungskontaktzeit sowie Pankreasenzyme und Protonenpumpenhemmer. Die Diarrhö kann evtl. auch durch die Gabe von Colestyramin und Octreotid reduziert werden. Es muss geprüft werden, ob Vitamine und Mineralien gezielt weiter substituiert werden müssen.
- Ist ein Umstieg auf eine normale Ernährung nicht möglich, so kann unterstützend zu Hause über eine perkutane Magensonde elementare Nährlösung (etwa während des Schlafs) appliziert werden. In schweren Fällen ist eine langfristige parenterale Ernährung erforderlich. Dünndarmtransplantationen sind neuerdings in lebensbedrohlichen Fällen möglich, aber mit einem hohem Risiko behaftet.

7.5.7 Nahrungsmittelunverträglichkeiten und -allergien

Nahrungsmittelunverträglichkeiten werden für viele Magen-Darm-Beschwerden verantwortlich gemacht, können jedoch nur in wenigen Fällen tatsächlich durch spezifische Tests oder Auslassversuche nachgewiesen werden.

MERKE
Entgegen der bei Laien weitverbreiteten Einschätzung sind allergische Prozesse nur relativ selten für Nahrungsmittelunverträglichkeiten verantwortlich.

Folgende Mechanismen können zu Nahrungsmittelunverträglichkeiten führen:

Nahrungsmittelallergie

Vorkommen meist im Säuglingsalter, gehäuft bei Kindern mit atopischer Disposition (➤ 5.3.5). Die Prävalenz im Erwachsenenalter liegt bei etwa 1,5 %. Symptome treten meist unmittelbar nach der Nahrungsaufnahme auf und bestehen in Übelkeit, Erbrechen, Durchfall und Hautrötung. Bei bestimmten IgE-vermittelten Formen bestehen besonders auch allergische Symptome im oberen Magen-Darm-Trakt (u. a. Schwellung und Bläschenbildung an Lippen, Rachen, aber auch Nasenraum) Zugrunde liegt meist eine Typ-I-Allergie. Hinweise können das Vorliegen anderer atopischer Erkrankungen (Asthma, Heuschnupfen) und/oder ein erhöhtes IgE sein. Die präzise Diagnose ist schwierig und letztlich nur durch eine relativ aufwendige Eliminationsdiät, ergänzt um eine allergologische Abklärung (z. B. RAST-Test) zu stellen. Typische Allergene sind **Erdnüsse, Nüsse, Weizen, Meeresfrüchte** und viele weitere. Einzelfälle (z. B. bei Erdnussallergie) können akut lebensbedrohlich verlaufen.

Eine Sonderform stellt möglicherweise die **eosinophile Gastroenteritis** dar (➤ 7.4.3).

Eine spezielle Form der Nahrungsmittelallergie ist die **Weizenallergie.** Genau wie die Zöliakie ist die Weizenallergie eine immunologische Reaktion gegen Weizenproteine; im Unterschied zur Zöliakie treten hier IgE-vermittelte und/oder T-Zell vermittelte Reaktionen gegen verschiedene Weizenproteine, u. a. ω5-Gliadin35, Amylase-Trypsin-Inhibitoren (ATIs), auf. Die Symptome der Weizenallergie sind denen anderer Nahrungsmittelallergien ähnlich oben. Die gastrointestinalen Formen der Weizenallergie sind klinisch nicht eindeutig von einer Zöliakie zu unterscheiden. Eine Sonderform ist die eosinophile Ösophagitis (vgl. ➤ 7.3.6), bei der auch Weizen ein Auslöser sein kann. Endoskopisch und histologisch findet sich bei Weizenallergie ähnlich wie bei anderen Nahrungsmittelallergien ein breites Spektrum, das von Normalbefunden über eosinophile Infiltrate, eine Vermehrung der intraepithelialen Lymphozyten (Marsh 1), nodulärer Hyperplasie mit vermehrten Lymphfollikeln bis zu den eher seltenen Formen, vor allem im Kindesalter, mit Ulzerationen oder Zottenschaden reicht.

Die Therapie der Wahl bei nachgewiesener Nahrungsmittelallergie ist das Auslassen des Allergens.

Pseudoallergische Reaktionen („Histaminintoleranz")

Auch hier kommt es, wie bei der Typ-I-Reaktion, zur Histamin-Freisetzung aus Mastzellen. Die Degranulation der Mastzelle wird allerdings nicht durch IgE-Antikörper-Komplexe ausgelöst, sondern direkt durch eine pharmakologische Wirkung, z. B. durch Histamin-Liberatoren in Erdbeeren und Tomaten, vasoaktive Substanzen wie Serotonin in Walnüssen oder Histamin in Sauerkraut, Käse und Wein. Auch durch Lebensmittelzusätze wie Tartrazin und Glutamat in Sojasaucen können pseudoallergische Reaktionen ausgelöst werden.

Es wurde versucht, als diagnostischen Marker dieser Formen der Histaminintoleranz die Diaminooxidase zu etablieren. Dieses Enzym baut biogene Amine ab, ein Mangel solle darum eine Histaminintoleranz begünstigen. Die Diagnostik ist sehr störanfällig und im klinischen Alltag kaum verwertbar. Der Stellenwert dieses Enzymmangels ist umstritten. Letzten Endes kann die Diagnose nur über eine Ausschlussdiät versucht werden.

Spezifische Nahrungsmittelintoleranzen

Diese werden durch Mangel an Enzymen (z. B. Laktasemangel) oder durch spezifische Defekte (z. B. Gluten-Intoleranz bei Zöliakie, wahrscheinlich durch Autoimmunprozesse bedingt; ➤ 7.5.6) ausgelöst.

Die häufigste Form ist die **Laktoseintoleranz,** die in Deutschland bei 10 % der Bevölkerung vorliegt. Der zugrunde liegende Laktasemangel kann primär (= erblich) oder sekundär durch Schleimhautschädigung (z. B. bei Enteritis oder Zöliakie) auftreten. Manifestationszeitpunkt ist die Kindheit oder die Jugend; sekundäre Formen können aber in jedem Lebensalter auftreten. Symptome sind Blähungen und unspezifische abdominale Missempfindungen, Durchfälle und krampfartige Bauchschmerzen. Die Diagnose wird in der Regel mittels des H_2-Atemtests mit Laktose gestellt. Therapie ist vorrangig eine laktosearme Kost (eine Restaktivität an Laktase ist meist erhalten). Situationsbezogen können auch Laktasepräparate in Form von Kapseln oder Tabletten eingesetzt werden, um einen beschwerdefreien Genuss von Milchprodukten zu ermöglichen.

Bei **Nicht-Zöliakie-Nicht-Weizenallergie-Weizensensitivität** wird eine Intoleranz gegenüber Weizenbestandteilen vermutet. Das klinische Bild kann dem der Zöliakie ähnlich sein. Zu den gastrointestinalen Symptomen zählen Blähungen, abdominale Beschwerden, Schmerzen oder Durchfälle; es können aber auch zahlreiche extraintestinale Symptome einschließlich Kopfschmerzen und Migräne, Lethargie und Müdigkeit, Aufmerksamkeitsdefizitstörungen und Hyperaktivität, Muskelbeschwerden sowie Knochen- und Gelenksschmerzen auftreten. Bei diesem schlecht definierten Krankheitsbild gibt es keine scharf definierte allergische oder autoimmune Genese und auch keine scharfen diagnostischen Marker. Die Diagnose ist nur über einen Diätversuch möglich. Betroffene können gegebenenfalls testweise versuchen, eine glutenfreie Diät ähnlich wie von Zöliakie Betroffene einzuhalten. Studien hierzu, die den Nutzen belegen, gibt es jedoch noch nicht. Die Abgrenzung dieser Patienten gegenüber Patienten mit Colon irritabile ist schwierig.

Andere Intoleranzen (z. B. Saccharase-Isomaltasemangel, Trehalasemangel, Glukose-Galaktose-Intoleranz) sind selten.

Unspezifische Nahrungsmittelintoleranzen

Diese kommen im Rahmen des Malassimilationssyndroms vor und zeigen sich als Störungen der Fettverdauung mit Steatorrhö, Störungen der Kohlenhydratverdauung mit osmotischer Diarrhö und Blähungen. Auch das Dumping-Syndrom ist eine Form der Nahrungsmittelintoleranz.

Funktionelle Nahrungsmittelunverträglichkeiten

Sie stellen die größte Gruppe der Nahrungsmittelunverträglichkeiten dar. Auf dem Boden funktioneller Störungen kommt es zu Unverträglichkeiten gegen „alles und jedes". So klagen Patienten mit Colon irritabile oder Dyspepsiesyndrom häufig über Unverträglichkeit von Fetten oder Kohlenhydraten. Zugrunde liegt evtl. eine gestörte Darmmotilität (➤ 7.4.2 und ➤ 7.5.5).

Einige Nahrungsmittel sind auch für Gesunde weniger verträglich: So führen Hülsenfrüchte durch ihren Gehalt an Raffinose und Stachyose, die von den Dünndarmenzymen nicht gespalten werden können, zu Meteorismus und Flatulenz („jedes Böhnchen gibt ein Tönchen"); der Zuckeraustauschstoff Sorbit wird ebenfalls praktisch nicht resorbiert und führt zur osmotischen Diarrhö und Flatulenz (Kaugummi-Diarrhö). Auch Fruktose wird nur langsam aufgenommen und kann im Übermaß zu osmotischen Unverträglichkeiten führen (Süßmost-Diarrhö).

7.5.8 Dünndarm- und Dickdarmdivertikel

Dünndarmdivertikel

Dünndarmdivertikel sind nicht selten, sie kommen im Duodenum etwa 20-mal häufiger vor als im restlichen Dünndarm. In der Regel handelt es sich um **Pseudodivertikel,** d. h., lediglich die Mukosa stülpt sich durch darunterliegende Wandschichten nach außen aus. Symptome bestehen in der Regel keine. Als Komplikation kommt es sehr selten zum Darmverschluss sowie zur Entzündung eines Divertikels mit nachfolgender Bildung von Fisteln, Perforationen, Abszedierungen und Peritonitis. Eine bakterielle Fehlbesiedlung kommt vor und kann sich als Malassimilationssyndrom äußern (➤ 7.5.6).

Eine Sonderform ist das **Meckel-Divertikel,** welches durch seine Neigung zur Ulzeration klinisch bedeutsam ist.

Duodenaldivertikel

Relativ häufiger (3 % der Bevölkerung), meist asymptomatischer Zufallsbefund. Duodenaldivertikel sind oft parapapillär lokalisiert.

7

Komplikationen sind sehr selten und treten als Papillenstenose, Pankreatitis, Perforation oder Blutung auf.

Meckel-Divertikel

Das Meckel-Divertikel stellt einen Rest des fetalen Ductus omphaloentericus (Dottergang) dar und ist bei 2 % der Bevölkerung nachweisbar. Es liegt im Ileum, meist etwa 80 cm von der Ileozökalklappe entfernt.

Diese Form eines Dünndarmdivertikels führt häufiger zu Komplikationen. Ein Grund hierfür ist die Tatsache, dass das Meckel-Divertikel in 75 % Magenmukosa enthält und damit Salzsäure sezernieren kann. Dadurch können – typischerweise an der dem Meckel-Divertikel gegenüberliegenden Darmwand – peptische Ulzera entstehen, die bluten oder perforieren können. Neben Blutungen kann es zu einer akuten Entzündung kommen, die klinisch von einer Appendizitis kaum zu unterscheiden ist.

Diagnostisches Vorgehen

Die Lokalisation gelingt evtl. durch eine Röntgenuntersuchung im Doppelkontrastverfahren. Mukosahaltige Meckel-Divertikel (und damit die potenziell für eine untere Gastrointestinalblutung verantwortlichen Formen) können durch intravenöse Gabe von ^{99m}Tc-Pertechnetat markiert und szintigrafisch dargestellt werden. Kapselendoskopie oder Ballon-Enteroskopie haben einen zunehmenden Stellenwert beim Nachweis solcher Blutungsquellen im Dünndarm (➤ 7.2.3 und ➤ 7.7.5).

Therapie

Die Therapie ist wie bei allen Komplikationen von Divertikeln chirurgisch. Ein zufällig intraoperativ entdecktes Meckel-Divertikel wird prophylaktisch entfernt; häufig wird auch im Rahmen der Appendektomie das Meckel-Divertikel elektiv entfernt.

Dickdarmdivertikel: Divertikulose, Divertikulitis

Dickdarmdivertikel werden bei 50 % der Patienten ≥ 50 Jahren gefunden, und zwar meist im Sigma, seltener im gesamten Kolon (➤ Abb. 7.49). Sie sind meist asymptomatisch, können aber zu schwerwiegenden Komplikationen führen.

Meist handelt es sich um Pseudodivertikel, die sich an den Durchtrittsstellen der Gefäße in das Mesenterium ausstülpen. Liegen multiple Divertikel vor (➤ Abb. 7.50), so spricht man von **Divertikulose,** sind die Divertikel entzündet, von **Divertikulitis.** Da eine Entzündung nicht immer exakt nachzuweisen ist, wird besser von einer „Divertikelkrankheit" gesprochen.

Klinik

Nur bei höchstens einem Fünftel der Patienten mit Divertikeln treten überhaupt Symptome auf. Häufig werden Divertikel im Rahmen von aus anderweitigen Gründen durchgeführten Koloskopien diagnostiziert.

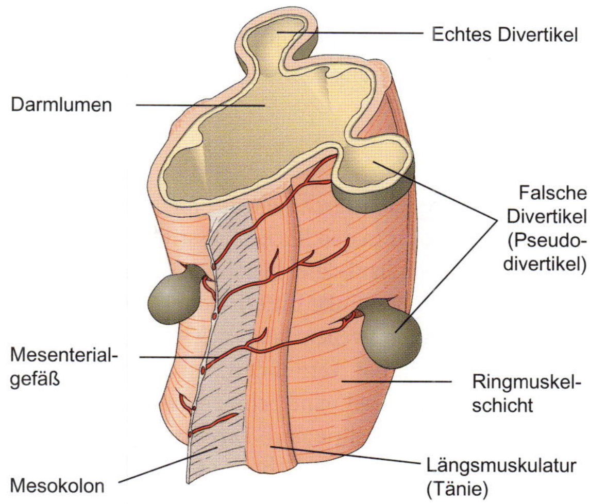

Abb. 7.49 Echte und falsche Kolondivertikel. Bei echten Divertikeln stülpt sich die gesamte Darmwand aus, bei den Pseudodivertikeln nur Mukosa und Submukosa. Schwachstellen der Darmwand sind die Eintrittsorte von Blutgefäßen. [L190]

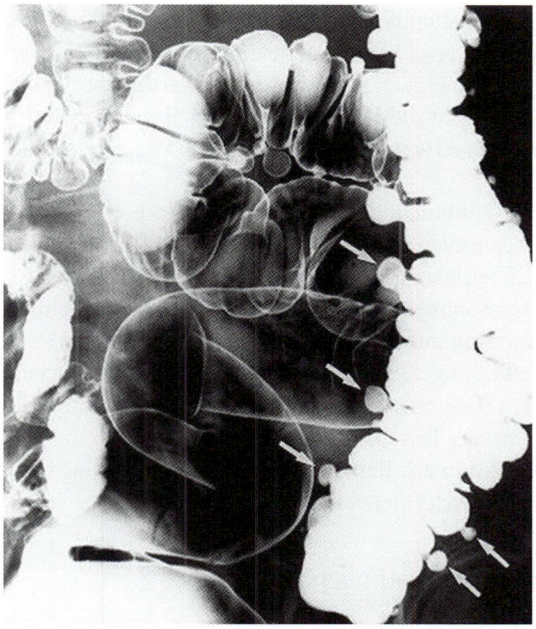

Abb. 7.50 Divertikulose von Sigma und Colon descendens im Kolondoppelkontrasteinlauf (dieses diagnostische Verfahren wird heute nur noch selten eingesetzt; hier nur zur Veranschaulichung). Es stellen sich multiple kontrastmittelgefüllte Ausstülpungen des Darms dar (Pfeile). [E283]

Divertikulose

Die Beschwerden sind unspezifisch und manchmal kaum von den beim Reizdarmsyndrom angegebenen Symptomen zu trennen: unregelmäßige Stuhlgewohnheiten (wechselnd zwischen „zu dünn" und „zu dick"), chronische Obstipation, diffuse Abdominalschmerzen. Es kann jedoch auch zu kolikartigen Schmerzen im linken Unterbauch kommen, die über Stunden und Tage anhalten können.

Die körperliche Untersuchung ist oft unauffällig, nicht selten werden aber ein Druckschmerz im linken Unterbauch sowie ein verdickter, palpabler „Strang" (Sigmoid und Colon descendens) gefunden.

Divertikulitis
Die Divertikulitis zeigt sich durch ziehende meist linksseitige Unterbauchschmerzen, die bis in den Rücken ausstrahlen können. Da die Symptome einer Appendizitis ähneln können, spricht man auch von **„Linksappendizitis"**. Der linke Unterbauch ist druckschmerzhaft, evtl. abwehrgespannt; bisweilen lässt sich eine Resistenz tasten. Die Darmgeräusche sind oft vermindert, bei der digitalen rektalen Untersuchung lässt sich evtl. eine Schmerzhaftigkeit des Douglas-Raums auslösen. Manchmal (je nach Lage des Sigmas) können die Beschwerden auch vorrangig im rechten oder mittleren Unterbauch auftreten, was die Diagnose erschweren kann.

Gleichzeitig bestehen oft Fieber, Appetitlosigkeit, Übelkeit und Erbrechen sowie Verstopfung oder auch teils blutige Diarrhöen.

Komplikationen

Eine Komplikation der Divertikulitis ist die **peranale Blutung,** die immerhin bei etwa 10–20 % der Patienten auftritt. Die Divertikulitis ist die häufigste Ursache der schweren unteren Gastrointestinalblutung. Meist geht die Blutung von einem einzelnen Divertikel aus; sie kommt in 80 % spontan zum Stillstand. Weitere Komplikationen sind:

- **Abszessbildung** mit schweren Schmerzen, hohem Fieber und einer palpablen, druckschmerzhaften Resistenz im linken Unterbauch; Nachweis durch Ultraschall und CT; Behandlung erfolgt zunächst antibiotisch, später durch chirurgische Drainage
- **Perforation** mit generalisierter Peritonitis (➤ 7.7.4)
- **Fistelbildung,** z. B. in Blase (mit Dysurie, Pneumaturie), Ureteren, Uterus oder Vagina (mit Ausfluss) sowie Darm oder gar Bauchwand; Therapie in der Regel chirurgisch
- **Obstruktion mit Ileussymptomatik** durch Bildung von Strikturen und durch entzündliche Stenosen

Ätiologie und Pathogenese

Der Entstehungsmechanismus ist unbekannt. Eine Rolle spielen wahrscheinlich chronische Druckerhöhungen im Kolon, Zökum und Rektum, z. B. durch chronische Obstipation. Dies könnte erklären, weshalb die Darmwand im divertikeltragenden Bereich häufig verdickt ist. Auf der anderen Seite steht die (z. B. altersbedingte) degenerative Veränderung der Darmwand mit verminderter Dehnungsfähigkeit und Veränderungen des Kollagens. Die Divertikelentstehung wird durch eine faserarme Kost unterstützt; Vegetarier und naturnah lebende Völker leiden sehr selten unter Divertikeln. Übergewicht, körperliche Inaktivität und Rauchen sowie der häufige Konsum von rotem Fleisch begünstigen eine Divertikelkrankheit. Bestimmte Medikamente (u. a. Kortikoide, Immunsuppressiva) begünstigen Komplikationen einer Divertikelkrankheit. Andererseits gibt es neben Umweltfaktoren auch klare Hinweise auf eine genetische Disposition zur Divertikelkrankheit; u. a. aus Zwillingsstudien.

Zur Entzündung der Divertikel (Divertikulitis) kommt es bei 10 % der Patienten mit Divertikeln. Die Entzündung wird in Gang gesetzt, wenn der Hals eines Divertikels durch Fäzes verstopft wird und sich in der nun abgeschlossenen Höhle Bakterien vermehren. Häufig kommt es dabei zu sog. Mikroperforationen mit lokalisierter parakolischer Entzündung. Makroperforationen mit parakolischer Abszessbildung, Fistelbildung oder gar Peritonitis sind selten.

Diagnostisches Vorgehen

In der akuten Phase führt der klinische Befund – ergänzt um Labor (Entzündungszeichen: Leukozyten, CRP) und Darmsonografie – meist zur Diagnose. Bei leichten Verläufen und übersichtlichen Schallbedingungen reicht dies meist aus. Bei schweren Verläufen oder unübersichtlichen Schallbdingungen hilft die CT zum Nachweis einer eventuellen Abszess- oder Fistelbildung. Es kann bei V. a. Perforation ergänzend eine Röntgenleeraufnahmen zur Suche nach freier Luft oder einem Ileus erfolgen. Endoskopische Diagnostik wird im akuten entzündlichen Schub in der Regel vermieden, sollte aber andererseits zur Darstellung der Situation und zum Ausschluss einer Tumorkrankheit möglichst immer im entzündungsfreien Intervall durchgeführt werden.

MERKE
Differenzialdiagnostisch ist bei Fistelbildung und Perforation an einen Morbus Crohn zu denken. Stets ist ein stenosierendes oder perforierendes Kolonkarzinom auszuschließen (sowohl die Divertikulitis als auch das Karzinom sind stenosierende **oder** perforierende Prozesse). Auch eine Appendizitis oder ischämische Kolitis sind Differenzialdiagnosen.

Therapie

Die **Divertikulose** wird in erster Linie durch faserreiche Kost behandelt; hierdurch lassen sich der intraluminale Druck im Sigma und damit auch die Unterbauchschmerzen reduzieren. Da viele der älteren Patienten Ernährungsumstellungen nicht einhalten, werden häufig auch kolloidale Laxanzien auf Agar- oder Methylzellulose-Basis verabreicht. Spasmolytika können die Symptomatik lindern.

Eine **Divertikulitis** wird im unkomplizierten Schub oft konservativ behandelt. Im leichten Schub reicht häufig eine passagere Nahrungskarenz, ggf. ergänzt um stuhlregulierende Maßnahmen wie z. B. Makrogol-Präparate. Bei Hinweisen auf eine stärkere Entzündungsreaktion (klinischer Befund? Labor?) wird auch antibiotisch therapiert, z. B. durch Verabreichung von Breitbandantibiotika (z. B. Metronidazol und Ciprofloxacin). Eine gute klinische Überwachung, ggf. in engmaschiger Absprache mit dem Chirurgen, ist bei konservativem Vorgehen aber erforderlich, um Komplikationen, die zu operativem Vorgehen zwingen, nicht zu verpassen. Bei drohendem Ileus können Nahrungskarenz und parenterale Ernährung oder eine vorübergehende Ernährung mit dünndarmresorbierbarer Sondenkost zur Ruhigstellung des Dick- und Enddarms notwendig werden.

In ca. 20 % der Fälle ist im akuten Verlauf eine chirurgische Behandlung erforderlich. Diese ist indiziert bei Abzessbildung, Perforation in die Bauchhöhle, bei persistierendem Darmverschluss, Fistelbildung und nicht beherrschbarer Blutung. Hierbei wird der betroffene Darmanteil entweder primär reseziert, oder es wird in einem zweizeitigen oder dreizeitigen Vorgehen zunächst ein Anus praeter angelegt, und erst später erfolgt die Resektion und Reanastomosierung.

Auch die chronisch-rezidivierende Divertikulitis mit häufigen oder persistierenden Beschwerden kann eine Operationsindikation darstellen. In diesem Fall erfolgt der Eingriff möglichst elektiv.

Prognose

Rezidive kommen bei einem Drittel der konservativ behandelten Patienten vor; sie lassen sich evtl. durch die frühzeitige Ernährungsumstellung auf faserreiche Kost und stuhlregulierende Maßnahmen verhindern. Gewichtsreduktion und körperliche Aktivität können sich günstig auf den Verlauf aus. Umstritten ist der Einsatz von Mesalazin, Probiotika und dem nichtresorbierbaren Antibiotikum Rifaximin zur Rezidivprophylaxe.

7.5.9 Dünn- und Dickdarmtumoren

Gutartige Dünndarmtumoren

Nur etwa 3 % der gastrointestinalen Neoplasien finden sich im Dünndarm; davon sind 75 % gutartig. Dünndarmtumoren verursachen meist keine oder unspezifische Symptome: rezidivierende krampfartige Bauchschmerzen, intestinale Blutungen, Invagination („In-sich-Einstülpen" des Darms). Oft handelt es sich um Zufallsbefunde. Gutartige Dünndarmtumoren sind meist Adenome, Leiomyome und Lipome. Multiple Tumoren kommen im Rahmen der Polyposissyndrome vor (➤ Tab. 7.10). Wenn Adenome festgestellt werden, sollten sie nach Möglichkeit reseziert werden.

Maligne Dünndarmtumoren

Insgesamt sehr selten. Meist handelt es sich um Adenokarzinome, Leiomyosarkome, maligne Lymphome sowie Kaposi-Sarkome (bei AIDS). Lymphome können entweder primär vom darmassoziierten lymphatischen Gewebe ausgehen oder aber sekundär im Rahmen

Tab. 7.10 Erbliche Polyposis-Syndrome und familiärer Darmkrebs

Syndrom	Histologie und Malignitätsrisiko	Manifestationsort	Erbgang
Hereditäres nichtpolypöses kolorektales Karzinom (HNPCC, Lynch-Syndrom)	Sporadische frühzeitige, oft flache Adenome; frühzeitige kolorektale Karzinome	Vor allem rechtsseitiges Kolon, aber auch Papillenkarzinome, gynäkologische und urologische Neoplasien	Familiäre Häufung entsprechend Amsterdam- und Bethesda-Kriterien; Nachweis einer Mikrosatelliteninstabilität
Familiäre adenomatöse Polyposis coli (FAP) und Gardner-Syndrom	Adenome (bis zu mehreren tausend) → Entartung in 100 %. Genträger können heute bereits im präsymptomatischen Stadium molekulargenetisch diagnostiziert werden. Bestimmte Mutationen des APC-Gens bedingen eine phänotypische Variante der FAP mit gleichzeitigen Knochen- und Weichteiltumoren (= Gardner-Syndrom).	Kolon, Duodenum. In zwei Dritteln assoziiert mit kongenitaler Hypertrophie des retinalen Pigmentepithels (wichtig im Rahmen des Angehörigen-Screenings). Vermehrt Osteome, Weichteiltumoren, Schilddrüsentumoren	Defekt an Chromosom 5 (> 300 beschriebene Mutationen am sog. APC-Gen); Erbgang autosomal-dominant
Attenuierte FAP	im Vergleich zur FAP wesentlich weniger Adenome (< 100), aber auch deutlich erhöhtes Malignitätsrisiko bei ähnlichem Gendefekt	Wie bei FAP	Wie bei FAP
MUTYH-assoziierte Polyposis (MAP)	Etwas späteres Manifestationsalter (im Median 45 Jahre), teils weniger Polypen als bei der FAP	Wie bei FAP	Autosomal-rezessiv
Familiäre juvenile Polyposis	Hamartome; da diese oft von Adenomen begleitet werden, ist das Entartungsrisiko erhöht (30–68 %).	Vor allem Kolon, selten Dünndarm oder Magen	Autosomal-dominant
Peutz-Jeghers-Syndrom	Hamartome; da diese selten von Adenomen begleitet werden, ist das Entartungsrisiko leicht erhöht (39 %). Extraintestinale Karzinome (Brust, Gonaden) treten gehäuft auf.	Ganzer Gastrointestinaltrakt (vor allem Dünndarm); extraabdominal: Pigmentflecken der Lippen, der Mundschleimhaut sowie perioral	Autosomal-dominant mit variabler Penetranz
Serratiertes Polyposis-Syndrom (SPS) bzw. hyperplastisches Polyposis-Syndrom (HPS)	> 20 serratierte Adenome; bei über 30 % der Patienten bereits kolorektales Karzinom bei Diagnosestellung	Rechtes Kolon oberhalb des Sigmas, 2–5 größere oder viele (> 20) kleinere Polypen	Kein eindeutig definierter Erbgang, multifaktorielle Genese; Risiko eines kolorektalen Karzinoms bei erstgradigen Angehörigen 5-fach erhöht

7

eines systemischen Non-Hodgkin- oder Hodgkin-Lymphoms den Dünn- oder Dickdarm betreffen. Karzinome und maligne Lymphome werden gehäuft bei Zöliakie und Morbus Crohn beobachtet. Symptome sind Blutungen, Ileus sowie allgemeiner körperlicher Verfall. Die Diagnose wird wegen des seltenen Vorkommens, der oft unspezifischen Symptomatik und der schwierigen Diagnostik häufig sehr spät gestellt; entsprechend schlecht ist die Prognose.

Neuroendokrine Tumoren

Neuroendokrine Tumoren (NET) können im gesamten Gastrointestinaltrakt vorkommen. Etwa 90 % der Primärlokalisationen befinden sich im Magen-Darm-Trakt, am häufigsten im Pankreas (➤ 7.3.6), in der Appendix, in den distalen 60 cm des Ileums und im Rektum. Extraintestinale Lokalisationen sind selten (10 %), meist handelt es sich um Bronchialkarzinome.

Klinik

NET sind per se meist asymptomatisch. Sie können hormonell aktiv oder inaktiv sein. Eine Besonderheit ist das Karzinoidsyndrom (Kasten „Symptome beim Karzinoidsyndrom"). Hierbei werden die Symptome erst nach Metastasierung biologisch wirksam; vorher werden die gefäßaktiven Substanzen meist vollständig durch die Monoaminooxidasen der Leber abgebaut. Nur ca. 4 % der Patienten haben das typische Karzinoidsyndrom.

Symptome beim Karzinoidsyndrom

- Das typische Karzinoidsyndrom besteht aus der Trias Flush – Diarrhö – Bauchschmerzen.
- Daneben kommen vor: Hals- und Kopfödem (v. a. bei bronchialem Karzinoid), Bronchospasmus, Teleangiektasien sowie Endokardfibrose mit Zeichen der Herzinsuffizienz.
- Die Hormonausschüttung kann durch Stress, Alkohol und Nahrungsaufnahme provoziert werden.

Diagnostisches Vorgehen

Ein nahezu sicherer Hinweis auf ein Karzinoidsyndrom ist die erhöhte Urinausscheidung des Serotonin-Metaboliten **5-Hydroxyindolessigsäure**. Ein normaler Befund schließt ein Karzinoidsyndrom zu 99 % aus. Serotonin kann auch im Serum nachgewiesen werden.

Ansonsten entspricht das diagnostische und therapeutische Vorgehen demjenigen bei NET des Pankreas (➤ 8.3.6).

Prognose

Die 5-Jahres-Überlebensrate aller NET liegt bei 60 %, die der lokalisierten Tumoren bei 85 %. Bei etwa 25 % der Patienten mit Karzinoid treten im Verlauf andere primäre Karzinome des Gastrointestinaltrakts auf, daher ist eine engmaschige Nachsorge indiziert.

Polypen und Polyposen des Dickdarms

Polypen sind über die Schleimhautoberfläche erhabene Strukturen. Teilweise sitzen diese der Schleimhaut breitbasig, teils gestielt auf, teils nehmen sie eine zottige (villöse) Form an (➤ Abb. 7.51). Histologisch können unterschiedliche Typen unterschieden werden (Kasten „Dickdarmpolypen"), wobei längst nicht alle Polypen echte Neoplasien sind. Am wichtigsten sind die kolorektalen Adenome, da sie Vorgänger des Kolonkarzinoms sein können.

Klinik

Polypen sind in der Regel klinisch stumm. Selten verursachen sie durch Ulzerationen bedingte Blutauflagerungen im Stuhl oder eine Eisenmangelanämie durch okkulte Blutverluste. Insbesondere bei schleimbildenden villösen Adenomen kann es zum Schleimabgang mit Wasser-, Kalium- und Eiweißverlusten kommen.

Dickdarmpolypen

Mehr als 50 % der Polypen findet man im Rektum.

Neoplastische Polypen

- **Epitheliale** Formen (Adenome): 75 % der Polypen. Sie kommen bei 30 % der Erwachsenen jenseits des 50. Lebensjahres vor; 3 % der Adenome enthalten invasives Karzinomgewebe. Sie sind damit echte Neoplasien aus epithelialem Schleimhautgewebe, welche über Epitheldysplasien karzinomatös entarten können: Die meisten kolorektalen Karzinome entstehen auf dem Boden von Adenomen. Das Entartungspotenzial korreliert mit Größe, Aufbau und Grad der Dysplasie. **Makroskopisch** werden gestielte, villös/zottige und breitbasig aufsitzende Polypen unterschieden. Nach dem **histologischen** Aufbau werden die Adenome weiter unterteilt in **tubuläre, villöse, tubulovillöse** Adenome und **serratierte** (gezähnte) Adenome. Villöse Adenome sind oft Solitärgeschwülste. Villöse und serratierte Adenome haben das höchste Entartungsrisiko. Mehr als 50 % der Adenome treten multipel auf (meist tubuläre Adenome). Finden sich mehr als 50–100 Polypen, so spricht man von einer **Polyposis.** Dieser liegen meist erbliche Tumorsyndrome zugrunde (➤ Tab. 7.10).
- **Nichtepitheliale** Formen (submuköse Polypen): Gewebeansammlungen unter der Schleimhaut mit Vorwölbung der Schleimhaut ins Lumen, z. B. Lipome, Fibrome, Hämangiome, lymphoide Polypen.

Nichtneoplastische Polypen

- **Hyperplastische** Polypen („hyperplasiogene Polypen") sind reguläre Schleimhautverdickungen, d. h. lokale Ansammlungen normalerweise vorhandener Gewebekomponenten ohne Entartungstendenz. Mit ca. 20 % aller Polypen stellen sie die zweithäufigste Polypenform dar; sie sind meist klein (< 5 mm) und im Rektum lokalisiert.
- **Entzündliche** Polypen, sog. **Pseudopolypen** aus entzündlichem Granulationsgewebe, kommen z. B. bei chronisch-entzündlichen Darmerkrankungen vor.
- **Hamartome** kommen durch atypische Ausdifferenzierung von Keimmaterial zustande. Sie enthalten die verschiedenen auch normalerweise vorkommenden Gewebekomponenten, jedoch in fehlerhafter Zusammensetzung. Hamartome haben für sich kein erhöhtes Malignitätsrisiko; da sie jedoch häufig mit Adenomen assoziiert sind, ist das Malignitätsrisiko insgesamt erhöht. Vorkommen bei juveniler Polyposis und Peutz-Jeghers-Syndrom (➤ Tab. 7.10).

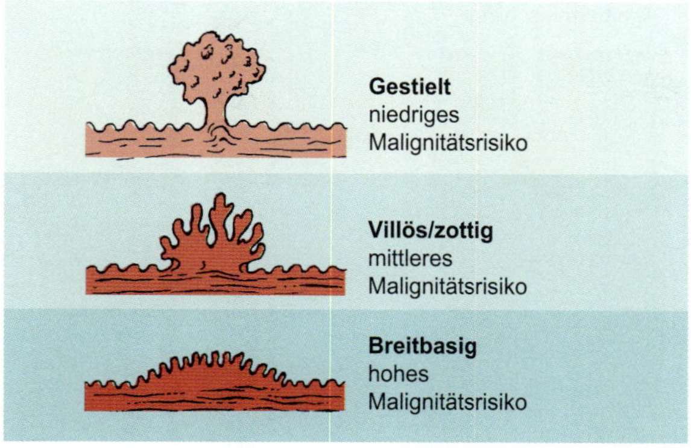

Abb. 7.51 Wuchsformen der Dickdarmpolypen. Das Entartungsrisiko ist bei breitbasig wachsenden Polypen höher als bei gestielten. [L190]

Die Adenom-Karzinom-Sequenz

Adenome haben als einzige Form der Polypen das Potenzial zur malignen Entartung (Präkanzerosen). Die Entartung läuft vom Adenom über die epitheliale Dysplasie zum Karzinom **(Adenom-Karzinom-Sequenz).** Fast alle Kolonkarzinome entstehen aus Adenomen. 3 % der Adenome sind bereits bei Entdeckung karzinomatös entartet, d. h., die Muscularis mucosae ist bereits infiltriert. Die Entartungswahrscheinlichkeit ist von folgenden Faktoren abhängig:

- Größe: Die Karzinomhäufigkeit bei Adenomen ≤ 1 cm liegt bei ≈ 1 %, bei Adenomen ≥ 2 cm bei ≈ 50 %.
- Wuchsform: Breitbasig aufsitzende, villöse Adenome entarten häufiger (in 40 % über 10 Jahre) als gestielte, tubuläre Adenome (in 5 %). Serratierte Adenome weichen von der üblichen Adenom-Karzinom-Sequenz ab und entarten besonders frühzeitig (sog. serratierter Karzinomgeneseweg).
- Genetische Faktoren: Adenome im Rahmen bestimmter erblicher Syndrome (➤ Tab. 7.10) entarten praktisch immer.

Epidemiologie

Adenome kommen bei 10 % der Bevölkerung der westlichen Welt vor, sie sind in anderen Teilen der Welt selten. Die Häufigkeit nimmt mit dem Alter zu. Adenomträger haben ein mehrfach erhöhtes Risiko, weitere Adenome zu entwickeln.

Ätiologie und Pathogenese

Die Tatsache, dass die Größenverteilung der Polypen entlang des Kolons der Verteilung des Kolonkarzinoms entspricht, deutet darauf hin, dass für Proliferation und Entartung der Adenome dieselben Mechanismen verantwortlich sind wie für die Entstehung des Kolonkarzinoms (z. B. Ernährungsfaktoren). Tatsächlich sind die Veränderungen, die der Polypentstehung zugrunde liegen, auf molekularer Ebene weitgehend aufgeklärt; die Adenom-Karzinom-Sequenz ist eine etablierte Tatsache. Es kommt zu einer Akkumulation bestimmter Mutationen, die schließlich zur Neoplasie und im Weiteren zur malignen Transformation führen. Ein großer Teil der Fälle geschieht wahrscheinlich spontan, evtl. auch durch bestimmte Umgebungs- und Ernährungseinflüsse begünstigt. Für einen anderen Teil besteht eine gesicherte genetische Disposition (➤ Tab. 7.10). Der bekannte Anteil letzterer Fälle liegt bei ca. 5 %; am häufigsten ist davon das HNPCC.

Diagnostisches Vorgehen

Meist werden Polypen als Zufallsbefund oder im Rahmen der Prävention bei der Kolondiagnostik gefunden (Koloskopie, ➤ Abb. 7.52). Wegweisend kann aber auch ein positiver Test auf okkultes Blut z. B. im Rahmen von Vorsorgeuntersuchungen sein.

Die Exploration erfolgt nach rektal-digitaler Voruntersuchung endoskopisch. Etwa die Hälfte der Adenome lassen sich dabei durch die Sigmoidoskopie erreichen.

Stuhluntersuchungen auf okkultes Blut sind nicht sehr sensitiv oder spezifisch für Adenome. Auch mit neueren immunologischen Tests werden allenfalls bis zu 60 % der Adenome entdeckt. Umgekehrt wird nur bei ca. 30 % der Patienten mit positivem Test ein Adenom gefunden. Trotzdem wird der immunologische Test auf okkultes Blut im Stuhl in Deutschland ab dem 50. Lebensjahr als Kassenleistung zur Kolonkarzinomprävention angeboten. Besser ist die systematische Prävention mittels Koloskopie.

„Polypenregeln"

- Prävention anstreben: **Vorsorgekoloskopie** ab dem Alter von 50 Jahren bei Männern und 55 Jahren bei Frauen ist Kassenleistung in Deutschland
- Ein Polyp kommt selten allein.
- Jeder Polyp muss **in toto** entfernt werden, jeder abgetragene Polyp muss histologisch untersucht werden.
- Karzinomgefahr besteht nur bei Adenomen.
- Kein Adenom ohne Nachsorge (entsprechend Leitlinien): erste Kontrolle nach kompletter Abtragung i. d. R. nach 3–5 Jahren (je nach Anzahl und Größe)
- Stets an familiäre Polyposissyndrome denken (➤ Tab. 7.10)!

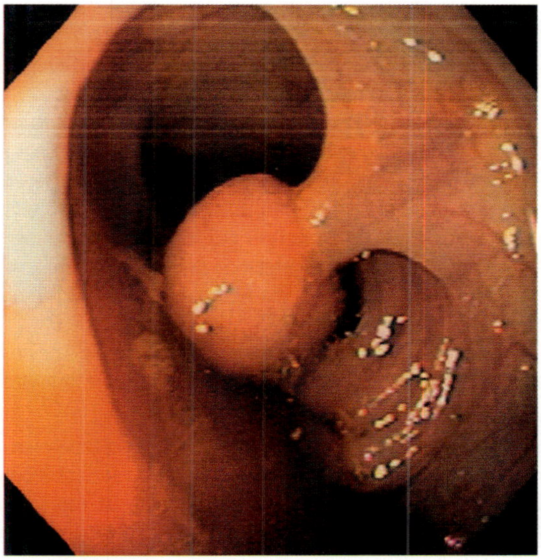

Abb. 7.52 Gestielter Kolonpolyp [E437]

Therapie

Kleinere und/oder gestielte Polypen werden während der diagnostischen Koloskopie mit der Zange oder der elektrischen Schlinge abgetragen (➤ Abb. 7.53). Große Polypen mit einem Durchmesser von ≥ 3 cm, insbesondere auch villöse oder serratierte Adenome, müssen gelegentlich operativ entfernt werden.

MERKE

Jeder Polyp muss komplett entfernt und histologisch aufgearbeitet werden! Die alleinige Biopsie ist unzuverlässig.

Prognose und Verlauf

Bei rechtzeitiger kompletter Entfernung der Polypen ist die Prognose gut. Da die adenomatösen Polypen zur Neubildung neigen, muss bei „ehemaligen Polypenträgern" nach drei bis fünf Jahren eine Kontrollkoloskopie erfolgen (je nach Anzahl und Größe). Kürzere Nachsorgeintervalle gelten bei bestimmten Risikoerkrankungen (langjährige Colitis ulcerosa) oder wenn initial mehr als 10 Adenome gefunden wurden, histologisch bereits eine hochgradige intraepitheliale Neoplasie in einem Adenom nachgewiesen wurde oder eine genetisch disponierte Form vorliegt. Ist die Folgekoloskopie unauffällig, reicht im Regelfall ein weiteres Kontrollintervall von 5 Jahren.

Kolorektales Karzinom

Das kolorektale Karzinom ist eines der häufigsten Karzinome in der westlichen Welt, wächst jedoch leider oft lange Jahre unentdeckt. Bei 25 % der Patienten ist das Karzinom zum Zeitpunkt der Diagnosestellung bereits metastasiert. Fast alle kolorektalen Karzinome sind Adenokarzinome. Sie kommen in der Regel solitär, in 2–5 % jedoch multipel vor.

Epidemiologie des Kolonkarzinoms

In Deutschland liegt die Häufigkeit des kolorektalen Karzinoms gleichauf mit dem Lungenkarzinom. Es ist nach den geschlechtsspezifischen Tumoren der Prostata und der Mama das zweithäufigste Karzinom bei Frauen und das dritthäufigste Karzinom bei Männern sowie insgesamt die dritthäufigste krebsbedingte Todesursache. Etwa 6–7 % der Bevölkerung entwickeln im Laufe des Lebens ein kolorektales Karzinom. Die Inzidenz liegt bei ca. 30–50/100.000 Einwohner pro Jahr und nimmt in den westlichen Industrienationen seit Längerem zu. Die Häufigkeit steigt ab dem 40. Lebensjahr mit dem Alter an, ein Auftreten vor dem 40. Lebensjahr ist selten.
Seit Einführung der systematischen präventiven Koloskopie ist eine leichte Rückläufigkeit der Mortalität durch kolorektale Karzinome festzustellen.

Geografische Verteilung

Die geografische Verteilung entspricht derjenigen der Kolonpolypen, wobei erhebliche Verteilungsunterschiede entlang dem sozioökonomischen Nord-Süd-Gefälle bestehen (in Entwicklungsländern ist das Kolonkarzinom sehr selten). Dies deutet auf die ätiologische Bedeutung zivilisationsabhängiger Umweltfaktoren hin.

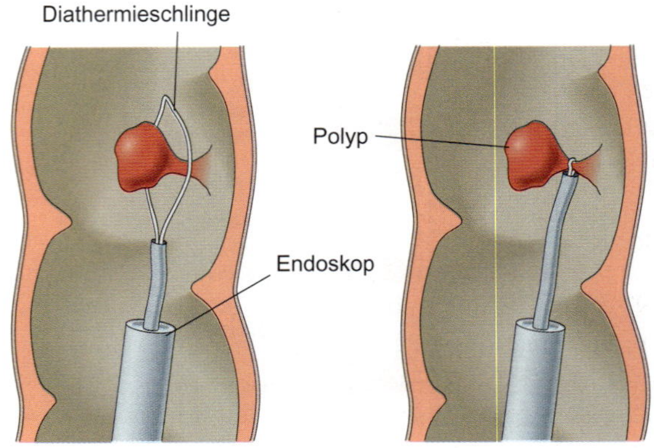

Abb. 7.53 Polypektomie mit Diathermieschlinge [L190]

Klinik

Beschwerden sind oft Folge der Tumoranämie und/oder der beginnenden Kachexie und bestehen dann aus Müdigkeit, Leistungsknick und Schwäche. Gastrointestinale Symptome treten erst oft spät auf und sind zum Teil abhängig von der Tumorlokalisation.

- **Teerstühle** können aus dem gesamten Magen-Darm-Trakt kommen. Wenn sie durch ein Kolonkarzinom verursacht sind, deutet dies eher auf einen proximalen Sitz des Tumors hin. **Sichtbare Blutbeimengungen** werden vor allem bei distalem Sitz des Tumors beobachtet. Häufig werden geringere Blutverluste vom Patienten nicht bemerkt (okkulte Blutverluste).
- **Änderung der Stuhlgewohnheiten:** Wechsel von Obstipation und Durchfall ist meist Folge der Lumenobstruktion oder Stenosierung, durch die es zum Aufstau und nachfolgender Verflüssigung des Stuhles kommt.
- **Schmerzen und Missempfindungen** im Unterbauch sind häufig unspezifisch und stehen nur gelegentlich im Vordergrund der Beschwerden. Selten führt erst ein Darmverschluss (Ileus) zur Diagnosestellung.

Lokalisation und Tumorausbreitung

Gut ein Drittel aller Karzinome finden sich im Rektum, der Rest der Tumoren im restlichen Kolon. Die Ausbreitung erfolgt auf drei Wegen:

- **Kontinuierliches Wachstum:** Dieses geschieht vor allem infiltrierend in die Umgebung. So infiltriert z. B. das Rektumkarzinom die Blase, die Ureteren, die Prostata, Uterus und Ovarien, das Kolonkarzinom in die jeweils benachbarten Strukturen.
- **Lymphogene Metastasierung:** Die Lymphbahnen verlaufen entlang der versorgenden Blutgefäße zu den regionalen Lymphknotenstationen. Eine Besonderheit stellt das Rektum dar, je nach Tumorsitz verläuft die Ausbreitung über drei Metastasenstraßen:
  - Hoch sitzende Karzinome (12–16 cm ab der Anokutanlinie) metastasieren lediglich zu den paraaortalen Lymphknoten.
  - Solche in der mittleren Etage (6–12 cm) metastasieren zusätzlich nach lateral in die Beckenlymphknoten.

- Tief sitzende Karzinome (< 6 cm) metastasieren zusätzlich in die inguinalen Lymphknoten und haben damit die schlechteste Prognose.
- **Hämatogene Ausbreitung:** Diese erfolgt vor allem in die Leber, von dort kommt es sekundär zur Metastasierung in die Lunge.

Histologie

- Ca. 97 % sind **Adenokarzinome;** sie entwickeln sich fast immer aus primär gutartigen Adenomen (➤ Abb. 7.54).
- Die restlichen Histologien verteilen sich auf undifferenzierte, Siegelring-, Plattenepithel-, adenosquamöse und kleinzellige Karzinome. Weitere Histologien betreffen Leiomyosarkome, maligne Melanome sowie Kaposi-Sarkome. Eine Besonderheit stellen die neuroendokrinen Tumoren dar. Sie sind in über 80 % der Fälle im Appendix zu finden und sind oft auch ein Zufallsbefund bei einer Appendektomie. Prognostisch sind sie eher günstig, werden aber oft erst sehr spät erkannt.

Ätiologie und Pathogenese

Risikofaktoren des Dickdarmkarzinoms

- **Alter:** Die Inzidenz steigt nach dem 40. Lebensjahr steil an; 90 % der Kolorektalkarzinome treten nach dem 50. Lebensjahr auf.
- **Kolorektales Adenom:** Vor allem bei multiplen oder bei großen Adenomen (> 1 cm) ist das Karzinomrisiko deutlich erhöht.
- **Kolorektales Karzinom in der Familienanamnese:** Dieser Faktor erhöht das Karzinomrisiko um den Faktor 2–3; 25 % der Patienten mit kolorektalem Karzinom haben eine positive Familiengeschichte (➤ Tab. 7.10).
- **Colitis ulcerosa:** Das Risiko ist um den Faktor 5 erhöht; auch bei Zöliakie und Z. n. Brustkrebs ist das Risiko erhöht.
- **Familiäre Adenopolyposis coli:** Das Karzinomrisiko beträgt 100 %.

Genetische Faktoren

Relativ gut definierte genetische Syndrome liegen ungefähr 5 % aller kolorektalen Karzinome zugrunde. Die wichtigsten Formen sind das **hereditäre Kolonkarzinomsyndrom ohne Polyposis (HNPCC)** und die **familiäre adenomatöse Polypose (FAP,** ➤ Tab. 7.10). Wahrscheinlich gibt es weitere genetische Syndrome, die bisher nicht ausreichend präzise gefasst werden. Darüber hinaus gibt es inzwischen auch bei den viel häufigeren **sporadischen kolorektalen Karzinomen** einen recht gut bekannten Ablauf von schrittweise auftretenden Mutationen an Protoonkogenen und Tumorsuppressor-Genen, welche die Entwicklung von gesunder Schleimhaut über das Adenom hin zum Karzinom **(Adenom-Karzinom-Sequenz)** hervorrufen. Dazu gehören z. B. Veränderungen am APC-Gen, am RAS-Onkogen und am p53-Gen.

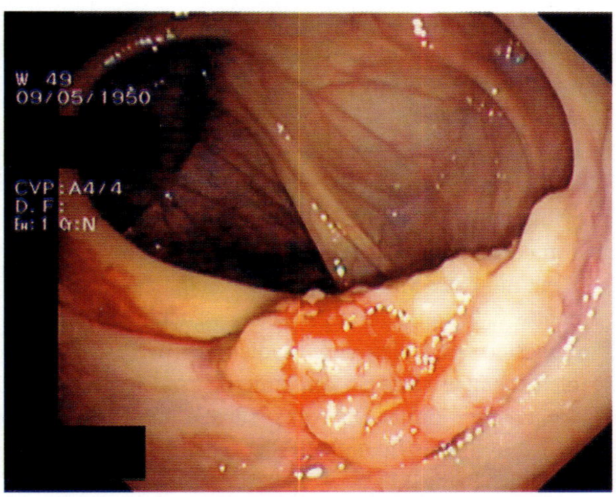

Abb. 7.54 Adenokarzinom im Zökumbereich. Bereits nach leichter Berührung mit dem Endoskop beginnt der Tumor zu bluten. [O545]

Umweltfaktoren

Umweltfaktoren spielen eine Rolle bei der Entstehung des Kolonkarzinoms. Hinweise darauf ergeben sich vor allem aus epidemiologischen Studien, welche zeigen, dass sich das Risiko für ein Kolorektalkarzinom umweltabhängig ändert: Aus Ländern mit niedriger Prävalenz in Länder mit hoher Prävalenz immigrierte Menschen nehmen das Risiko des Gastlandes an, sobald sich ihr Lebensstil adaptiert hat, d. h. in der 2. bis 3. Generation.

Risikofaktoren sind hoher Konsum tierischer Fette und niedriger Ballaststoffanteil der Nahrung, mangelnde körperliche Aktivität und Übergewicht sowie Alkohol. Obst und Gemüse wirken protektiv, die Ernährung sollte zudem folsäure- und kalziumreich sein.

Die langjährige Einnahme von ASS scheint das Karzinomrisiko zu vermindern. Bisher ist ein darauf fußender prophylaktischer Ansatz aber nicht anerkannt.

Einteilung

Das Kolorektalkarzinom wird nach zwei **Klassifizierungssystemen** eingeteilt (➤ Tab. 7.11):

- Nach dem für fast alle soliden Tumoren gebräuchlichen **TNM-System**
- Auf Basis des TNM-Systems nach der „Union International Contre le Cancer" **(UICC)**

Diagnostisches Vorgehen

- **Körperliche Untersuchung:** Bei hohem Sitz und fortgeschrittenem Stadium ist der Tumor als palpable Masse im Unterbauch zu tasten. Eine digital-rektale Tastung ist nur bei rektaler

Tab. 7.11 UICC-Klassifizierung des Kolorektalkarzinoms nach dem TNM-System [G924]

UICC-Stadium	T	N	M	5-JÜR
I	T1/T2	N0	M0	ca. 90–100 %
II	T3/T4	N0	M0	ca. 60–90 %
III	jedes T	N1/N2	M0	ca. 35–80 %
IV	jedes T	jedes N	M1	ca. 10–25 %

T = Tumor; N = befallene Lymphknoten; M = Fernmetastasen; 5-JÜR =-Jahres-Überlebensrate

Lokalisation (d. h. in 60 %) möglich. Auskultatorisch fallen evtl. hoch gestellte Darmgeräusche bei Obstruktion auf.

- **Okkultblutnachweis:** Dieser Test eignet sich auch als Screening-Methode.
- **Koloskopie:** Nachweismethode der Wahl zum direkten Nachweis des Tumors mit bioptischer Abklärung. Diese wird als Vorsorgeuntersuchung für Männer ab dem 50., für Frauen ab dem 55. Lebensjahr empfohlen. Ist die Koloskopie nicht möglich oder unvollständig, kann eine virtuelle Koloskopie per CT oder MRT durchgeführt werden.
- Zur Beurteilung der Tumorausdehnung bzw. des Lymphknotenbefalls kommen die **transrektale Sonografie** und die **CT** oder **MRT** zum Einsatz; zur Metastasensuche die **Sonografie** und **CT oder MRT der Leber** sowie des **CT des Thorax.**
- **Tumormarker:** Stadienabhängig ist das karzinoembryonale Antigen (CEA) erhöht. Es kann als Verlaufsmarker in der Nachsorge eingesetzt werden: die präoperativ erhöhten Werte normalisieren sich nach Tumorentfernung und steigen bei Rezidiven wieder an. Zur Primärdiagnostik ist der Marker wegen mangelnder Spezifität und Sensitivität nicht geeignet. Es existieren eine Vielzahl von teils stuhl-, teils blutbasierten Tests, die molekularbiologische Veränderungen detektieren können. Keiner dieser Tests hat jedoch bisher eine ausreichende Sensitivität oder Spezifität, sodass sie außerhalb von Studien nicht empfohlen werden.

Therapie

Viele Patienten profitieren von einer chirurgischen Intervention. Ziel ist entweder die kurative **Tumorresektion** unter Mitausräumung der drainierenden Lymphknoten oder aber in der palliativen Situation die Wiederherstellung der Passage.

Es ist eine Besonderheit des kolorektalen Karzinoms, dass man auch im metastasierten Stadium (UICC IV) durch Metastasenresektion in Einzelfällen eine Heilung erreichen kann. So können solitäre Leber- und auch Lungenmetastasen je nach Lage und Größe evtl. reseziert werden, wenn der Primärtumor radikal entfernt werden konnte und weitere Metastasen nicht nachweisbar sind. Hierdurch sind 5-Jahres-Überlebensraten bis 20–25 % zu erzielen. Bei primärer Inoperabilität kann oft durch aggressive Chemotherapie eine sekundäre Resektabilität erreicht werden. Auch lokal-ablative Verfahren wie die Radiofrequenzablation können das Überleben verlängern.

Die meisten Karzinome werden durch Segmentresektion oder Hemikolektomie mit End-zu-End-Anastomose reseziert.

Bei Rektumkarzinomen sind nur dann kontinenzerhaltende Resektionen möglich, wenn ein ausreichender Abstand zum Anus verbleiben kann. Ist dies nicht möglich, so muss das Rektum exstirpiert und ein ständiger **Anus praeter sigmoidalis** (Kolostoma) angelegt werden (➤ Abb. 7.55).

Die Besonderheit des **Rektumkarzinoms** ist das erhöhte Risiko für Lokalrezidive. Daher wurde bisher bei im Rektum lokalisierten Karzinomen in den UICC-Stadien II und III eine kombinierte **neoadjuvante Radiochemotherapie,** gefolgt von einer Rektumresektion und einer adjuvanten Chemotherapie durchgeführt. In jüngster Zeit wird versucht, durch eine Kombination von lokaler Bestrahlung mit anschließend konsolidierender Chemotherapie (Kombination aus Oxaliplatin und 5-FU) eine maximale Tumorregression zu erreichen. Bei diesem Therapieprinzip der totalen neoadjuvanten Therapie kann man bei den Patienten, die eine endoskopische und auch kernspintomografisch komplette Remission erreichen (ca. ⅓ der Patienten), ggf. auf eine Rektumresektion mit ihren funktionellen Nachteilen verzichten. Dieses neuartige Watch-and-Wait-Prinzip bedarf allerdings einer sehr engmaschigen Kontrolle. Bei Rektumkarzinomen im oberen Drittel kann in einzelnen Fällen auf die Bestrahlung verzichtet und eine Therapie in Analogie zu den Kolonkarzinomen durchgeführt werden.

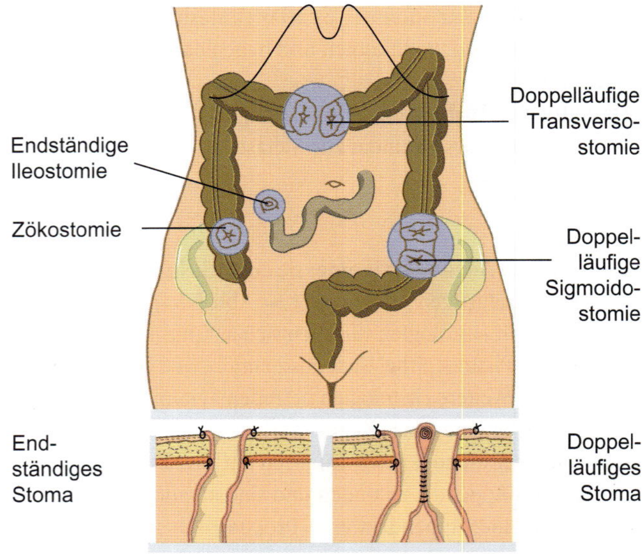

Abb. 7.55 Verschiedene Enterostoma-Arten und ihre typischen Platzierungen in der Bauchdecke. Unten: endständiges und doppelläufiges Stoma im Querschnitt. [L190]

Beim **Kolonkarzinom im Stadium UICC III** ist eine **adjuvante Chemotherapie** mit dem Ziel einer Verminderung von Lokalrezidiven sinnvoll. Sie wird je nach Risikokonstellation (T3 versus T4, Anzahl der befallenen Lymphknoten) als eine 3- oder 6-monatige Therapie mit Oxaliplatin und 5-FU durchgeführt. Bei älteren Patienten kann eine orale Monotherapie mit dem 5-FU-Derivat Capecitabin durchgeführt werden.

Im **UICC-Stadium II** ist bei bestimmten Risikokonstellationen (z. B. T4-Stadium), ebenfalls eine adjuvante Therapie sinnvoll. Gerade im Stadium II wird die Notwendigkeit einer adjuvanten Therapie anhand molekularer Untersuchungen beurteilt. So hat sich gezeigt, dass Patient mit einer Mikrosatelliteninstabilität eine äußerst günstige Prognose haben und deswegen keiner weiteren Therapie bedürfen. In jüngster Zeit laufen viele Studien, die den Stellenwert der adjuvanten Therapie durch ein kontinuierliches Therapiemonitoring von zirkulierender Tumor-DNA untersuchen. Erste Daten deuten darauf hin, dass hier in Zukunft ein eher individuelles Therapiekonzept verfolgt werden wird.

Die moderne **palliative Chemotherapie** in Kombination mit gezielten **biologischen Therapien** hat die Überlebenszeit des metastasierten Kolorektalkarzinoms in den letzten Jahren von wenigen Monaten auf zurzeit bis über 30 Monate im Median verlängert. Die eingesetzten Zytostatika umfassen Oxaliplatin, Irinotecan und Fluoropyrimidine (intravenöses 5-FU oder orales Capecitabin), im Verlauf dann den DNA-Synthese-Inhibitor Lonsurf® (Trifluridin + Tiparicil). Als „Biologicals" werden Antikörper gegen den „**V**ascular **E**ndothelial **G**rowth **F**actor" VEGF (Bevacizumab, Aflibercept) und gegen den „**E**pidermal **G**rowth **F**actor **R**eceptor" EGFR (Cetuximab, Panitumumab) eingesetzt. Letztere dürfen jedoch nur bei unmutiertem RAS-Onkogen und gleichzeitig linksseitigen Tumor (distal der linken Flexur) angewendet werden.

Wie bei vielen anderen malignen Tumoren sind mittlerweile eine Vielzahl an klinischen und molekularen Faktoren bekannt, die eine prognostische, aber teilweise auch prädiktive Bedeutung im Hinblick auf bestimmte Therapien haben. Tumoren im rechtsseitigen Kolon zeigen häufiger ungünstige molekulare Faktoren (wie z. B. Mutationen im Onkogen BRAF). Zumindest für die Patienten mit BRAF-Mutation existiert zurzeit, in Analogie zum malignen Melanom, die Möglichkeit einer molekularen Therapie (BRAF-Inhibitoren in Kombination mit EGFR-Antikörpern). Allerdings zeigen insbesondere Tumoren im rechtsseitigen Kolon in bis zu 20–30 % eine auch sporadisch vorkommende Mikrosatelliteninstabilität. Diese Tumoren zeigen größtenteils ein eher schlechtes Ansprechen auf Chemotherapien, allerdings ein hervorragendes Ansprechen auf die Immuntherapie. Hier hat sich durch die mittlerweile zugelassenen Checkpoint-Inhibitoren Pembrolizumab und Nivolumab (hier in Kombination mit dem CTLA4- inhibitor Ipilimumab) die Prognose dieser Patienten deutlich gebessert.

Nachsorge

Zu lokalen Tumorrezidiven nach Resektion kommt es in etwa 30 %, zumeist in den ersten beiden postoperativen Jahren. Das Nachuntersuchungsprogramm (nach festem Schema) umfasst deshalb zuerst halbjährliche Anamnese und körperliche Untersuchung sowie Kontrolle des Tumormarkers CEA und Sonografie des Abdomens, jährlichen Röntgenthorax sowie Koloskopie in zweijährigen Abständen (je nach Situation u. U. etwas modifiziert).

Prognose und Vorsorge

Ausbreitung und Metastasierung sind abhängig von Histologie und Lokalisation.

Die günstigere Prognose der Frühstadien unterstreicht den Nutzen von **Früherkennungsprogrammen.** Im Rahmen der Krebsvorsorgeuntersuchung werden in Deutschland (entsprechend den derzeit von den gesetzlichen Kassen finanzierten Programmen) jährlich ab dem 40. Lebensjahr eine Inspektion des Anus mit rektaler Austastung sowie ab dem 50. Lebensjahr ein fäkaler **Okkultblut-Test** durchgeführt; alternativ ab dem Alter von 55 Jahren für Frauen und 50 Jahren für Männer eine präventive Koloskopie mit einer Wiederholung nach 10 Jahren. Letzteres ist die mit Abstand zuverlässigste Prophylaxe (Senkung des Risikos um 75–90 %).

PRAXISBEZUG

Aus Patientensicht: Ileo- oder Kolostoma

Ein Stoma ist nicht nur eine körperliche, sondern auch eine psychische Belastung für den Patienten. Es ist deshalb wichtig, die Fragen des Patienten zu kennen und auf diese einzugehen:

- Werde ich das Stoma für immer tragen müssen?
- Wie kann ich mein Stoma am besten verstecken?
- Riecht das Stoma oder macht der Beutel Geräusche?
- Werde ich meinen Beruf noch ausüben können?
- Wird mein Partner mich so akzeptieren können?
- Wird meine Sexualität beeinträchtigt sein?

Hilfestellungen

Die Unterstützung des Patienten beginnt im Idealfall schon vor der Operation. Dabei müssen Ärzte, Pflegepersonal und Stomatherapeuten zusammenarbeiten.

Stomatherapeuten sind examinierte Pflegekräfte, die sich mit OP-Techniken, Versorgung und Komplikationen eines Stomas und den mit einem Stoma verbundenen psychosozialen Problemen auskennen.

Aufklärung und Schulung

Bereits vor der Operation wird unter Einbeziehung des Patienten festgelegt, wo die günstigste Stelle für das Stoma liegt (Bauchfalten sind z. B. zu meiden). Zudem erhält der Patient Informationen zu folgenden Aspekten:

- **Operation:** Aufgeklärt wird über Notwendigkeit, Vorgehen, Risiken und Komplikationen.
- **Funktion und Handhabung des Stomas:** Dabei unterscheiden sich Ileostoma und Kolostoma in der Lokalisation sowie in Stuhlkonsistenz, -menge, -geruch und -farbe:
  - **Ileostoma:** flüssiger, aggressiver, streng riechender Stuhl. Der Flüssigkeitsverlust über das Stoma kann pro Tag 1–2 Liter betragen.
  - **Kolostoma:** Der Stuhl ist zunächst auch flüssig, wird aber nach einiger Zeit fester, wodurch die Pflege einfacher wird. Bei manchen Patienten kann der Restdickdarm durch regelmäßige Einläufe (sog. Irrigation) so trainiert werden, dass es möglich ist, das Stoma für 12–24 Stunden mit einer Verschlusskappe anstelle des Beutels zu versorgen. Hierdurch ist das Stoma unauffälliger und sportliche Aktivitäten (z. B. auch Schwimmen) werden erleichtert oder erst ermöglicht.
- **Prophylaxe und Umgang mit Stomakomplikationen:** Hier sind z. B. Hernien, Darmprolaps, Stenosen und Infektionen anzusprechen,

Psychische Unterstützung

Nach der OP wird der Patient schrittweise in die Stomaversorgung einbezogen.

Der Patient sollte ausreichend Informationsmaterial erhalten, etwa Broschüren über sein Versorgungssystem, Kontaktadressen von **Selbsthilfegruppen,** z. B. der ILCO (Selbsthilfegruppe der Ileo-, Kolo- und Urostomieträger), Anschriften von Stomatherapeut/innen.

Risikopatienten (Adenomträger oder solche mit einer familiären Häufung des Kolorektalkarzinoms) werden häufiger durch Koloskopie überwacht. Hochrisikogruppen (familiäre Polyposissyndrome oder autosomal-dominante Karzinomformen) werden durch Vorsorgeprogramme oft schon im zweiten Lebensjahrzehnt überwacht. Einzelheiten der Überwachungsprogramme sind den Leitlinien der Fachgesellschaften (z. B. in Deutschland der DGVS) zu entnehmen.

7.5.10 Appendizitis

7 % der Bevölkerung erkranken einmal im Leben an einer akuten Appendizitis. Der Manifestationsgipfel liegt zwischen der 2. und 3. Lebensdekade. Kleinkinder und sehr alte Menschen erkranken selten, jedoch ist die Erkrankung hier wegen oft atypischer Verläufe gefährlicher (häufige Perforationen).

Klinik

Am Anfang steht der viszerale, ungenau lokalisierbare dumpfe Schmerz (➤ 7.2.1) im Mittel- oder Oberbauch, begleitet von vegetativen Symptomen wie Übelkeit, Erbrechen, Verstopfung oder Durchfall. Innerhalb von 8–12 Stunden kommt es dann im Rahmen der bakteriellen Durchwanderung der Darmwand zu somatischen Dauerschmerzen, (➤ 7.2.1) die genau lokalisierbar sind und durch Gehen oder Husten verstärkt werden. Diese Dauerschmerzen sind im rechten Unterbauch lokalisiert (sog. „Punktschmerz", zumeist am **McBurney-Punkt,** ➤ Abb. 7.56). Fast alle Patienten klagen über Übelkeit; leichte Stuhlunregelmäßigkeiten sind häufig (Obstipation, aber auch Diarrhö). Nicht selten besteht ein niedriggradiges Fieber bis 38,5 °C, typisch ist eine rektal-axilläre Temperaturdifferenz von ≥ 1 °C.

MERKE
Nur die Hälfte der Patienten zeigt die klassischen Symptome; insbesondere Kleinkinder und ältere Menschen zeigen oligosymptomatische Verläufe.

Atypische Präsentationen

Die exakte Lokalisation des „Punktschmerzes" hängt von der anatomischen Lage der Appendix ab (➤ Abb. 7.57):

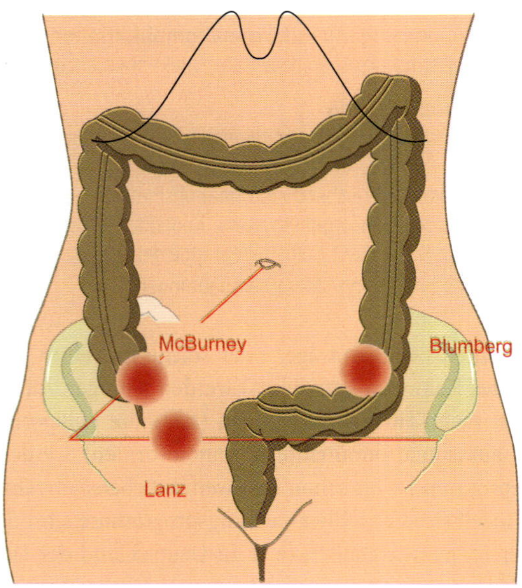

Abb. 7.56 Schmerzpunkte und schmerzauslösende Manöver bei der Appendizitis [L138]

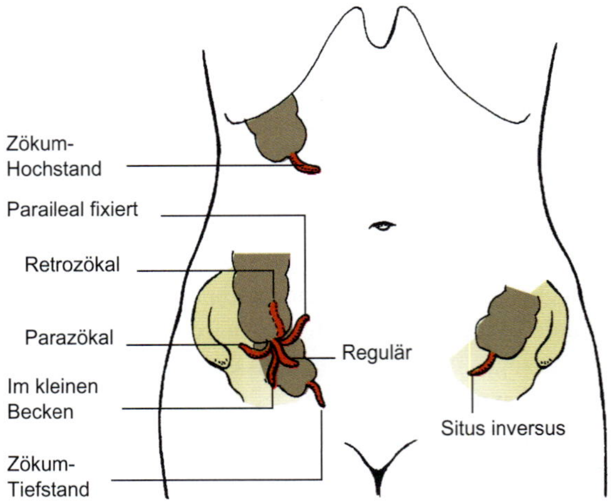

Abb. 7.57 Lagevarianten der Appendix vermiformis [L190]

- Liegt sie im Becken, so wird der Schmerz im linken Unterbauch wahrgenommen, oft verbunden mit Harn- oder Stuhldrang – diese Symptome entstehen dadurch, dass die entzündete Appendix die Blasen- und Sigmoidalwand irritiert. Die abdominale Palpation ist oft kaum schmerzhaft, dagegen enthüllt die rektale oder vaginale Untersuchung den Druckschmerz.
- Liegt sie hinter dem Zökum (retrozökal), ist der Schmerz oft weniger intensiv und schlecht lokalisierbar. Bei Palpation bestehen wegen des fehlenden Kontakts der Appendix zur Bauchwand oft kaum Schmerzen, häufig ist jedoch die rechte Flanke druckschmerzhaft (sog. Flankenschmerz). Der Schmerz kann oft durch Beugung in der Hüfte ausgelöst werden (Psoas-Zeichen).
- Beim alten Menschen sind die Symptome oft minimal und diffus, in der Schwangerschaft wird der Schmerz wegen der durch den Uterus verschobenen Lage der Appendix oft periumbilikal oder im rechten Oberbauch lokalisiert.

Komplikationen

Komplikationen entwickeln sich wegen der variablen Präsentation nicht selten:
- In 20 % der Fälle kommt es zur gedeckten Perforation mit Bildung eines perityphlitischen Infiltrats, normalerweise im Becken. Klinische Zeichen sind anhaltende Schmerzen, hohes Fieber sowie eine peritonitische Reizung. Das Infiltrat kann 3–5 Tage nach Symptombeginn als palpabler Tumor tastbar sein. Häufig bildet sich durch eitrige Einschmelzung des Infiltrates ein Abszess.
- Auch eine freie Perforation mit Peritonitis ist möglich.
- Eine septische Thrombophlebitis des Pfortadersystems (Pylephlebitis) mit hohem Fieber, Schüttelfrost und evtl. Ikterus ist sehr selten.

Ätiologie und Pathogenese

Die akute bakterielle Entzündung des Wurmfortsatzes beginnt in der Schleimhaut. Die auslösenden Faktoren sind im Einzelnen unbekannt, diskutiert werden eingeklemmte Kotsteine, Strangulationen oder Schwellungen der Lymphfollikel bzw. der Schleimhaut mit Retention von Darminhalt. Durch die Obstruktion erhöht sich der intraluminale Druck und es kommt zur venösen Stauung in der Appendixwand, Thrombosen der Wandgefäße sowie zur nachfolgenden Infektion der Schleimhaut. Die Schleimhautentzündung breitet sich per continuitatem durch die Appendixwand aus und erreicht nach ca. 48 Stunden die Serosa. Die weitere Ausbreitung erfolgt durch Gewebeinfiltration (perityphlitisches Infiltrat), als eitrige Peritonitis oder als eitrige Entzündung der Pfortadergefäße (Pylephlebitis, selten). Auch eine hämatogene bzw. lymphogene Ausbreitung ist möglich.

Diagnostisches Vorgehen

Die Diagnostik einer Appendizitis ist selbst für den erfahrenen Arzt nicht einfach. Dies liegt an der nicht selten atypischen Lage der Appendix und daran, dass eine genaue Schmerzlokalisation erst bei Auftreten eines somatischen Schmerzes möglich ist – also erst dann, wenn bereits eine lokale peritonitische Reizung vorliegt. Zahlreiche Differenzialdiagnosen sind zu bedenken.

Häufige Differenzialdiagnosen der Appendizitis

Viele Erkrankungen überschneiden sich in ihrer klinischen Präsentation mit einer Appendizitis und werden nicht selten mit ihr verwechselt:

- **Gynäkologische Ursachen:**
  - Akute Salpingitis bzw. Adnexitis: Beide Erkrankungen sind bei sexuell aktiven Frauen stets zu bedenken, v. a. bei Fieber und beidseitigem Druckschmerz im Unterbauch.
  - Torsion einer Ovarialzyste, Extrauteringravidität, Mittelschmerz: Hier kommt es meist zum akuten Schmerzbeginn ohne den vorausgehenden Viszeralschmerz.
- **Akute Ileitis terminalis** bei Morbus Crohn: Häufig besteht über längere Zeit eine Störung des Allgemeinbefindens, oft mit Stuhlveränderungen (➤ 7.5.12).
- **Infektionen** mit Yersinien führen häufig zur mesenterialen Lymphadenitis und damit zur „Pseudoappendizitis".
- Unspezifische **mesenteriale Lymphadenitis** bei viraler Gastroenteritis: Der Druckschmerz ist hier meist weniger lokalisiert, und Diarrhö sowie Erbrechen sind ausgeprägter als bei der Appendizitis.
- **Entzündetes Meckel-Divertikel:** Dieses ist klinisch von der Appendizitis nicht zu unterscheiden (➤ 7.5.8).

Ein wesentlicher Baustein der Diagnostik ist nach wie vor die körperliche Untersuchung. Bei dieser geht es vor allem darum, durch verschiedene Provokationsmanöver eine aufgrund der entzündlichen Reizung bestehende Schmerzempfindlichkeit zu eruieren. Besteht im Initialstadium diagnostische Unklarheit, kann die Verlaufsbeobachtung unter stationären Bedingungen wegen der typischen Schmerzsequenz hilfreich sein („Somatisierung" des Schmerzes innerhalb von 12 Stunden).

Schmerzprovokation

Diese der genauen Schmerzlokalisation dienenden Verfahren sind erst im Stadium des somatischen Schmerzes hilfreich:

- Druck- und Klopfempfindlichkeit im rechten Unterbauch, typischerweise am McBurney- und Lanz-Punkt (➤ Abb. 7.56)
- Indirekte Schmerzauslösung, d. h. Auslösung eines Fernschmerzes am Wurmfortsatz:
  - Langsames Eindrücken und plötzliches Loslassen des linken Unterbauchs (Blumberg-Zeichen, „Loslass-Schmerz")
  - Eindrücken des linken Unterbauchs und Verschieben der Hand entlang des Kolonrahmens (Rovsing-Zeichen; man stellt sich vor, dass dabei der Koloninhalt in das rechte Kolon gedrückt wird und so zur schmerzhaften Reizung der Appendix führt)
  - Durch Husten auszulösender und im Bauchraum präzise lokalisierbarer Schmerz als Hinweis auf eine lokale peritonitische Reizung
- Auslösen des sog. Psoas-Schmerzes (engl.: *psoas sign*): Hier soll der Patient in Rückenlage den rechten Oberschenkel gegen die als Widerstand auf das Knie gesetzte Hand des Untersuchers anwinkeln (d. h., er soll das Hüftgelenk gegen Widerstand beugen); die Folge sind Schmerzen im rechten Unterbauch, die insbesondere bei retrozökaler Lage der Appendix auslösbar sind.

MERKE

Stets muss rektal und ggf. auch vaginal untersucht werden: Häufig lässt sich dabei ein Druckschmerz auslösen. Bei Beckenlage der Appendix kann der oft rechts neben dem Enddarm auslösbare Druckschmerz der einzige pathologische Befund sein.

Weitere Untersuchungen

Bei typischer Appendizitis kann ohne bildgebende Verfahren oder Labor die Diagnose bereits mit hoher Wahrscheinlichkeit gesichert werden. Sie wird in der Regel dann durch Labor und Sonografie bestätigt. Bei atypischen Verläufen oder dem Vorliegen von Komplikationen können die folgenden Hilfsmittel besonders wichtig zur diagnostischen Eingrenzung sein:

- **Labor:** Eine mäßig erhöhte Leukozytenzahl sowie CRP im Blut sind unspezifische Zeichen der Entzündung.
- **Sonografie:** Die gesunde Appendix ist sonografisch meist nicht darstellbar, bei akuter Appendizitis wird sie jedoch sonografisch durch die vermehrte Echogenität der entzündlich veränderten Wandschichten erkennbar. Typisch ist eine aperistaltische nicht komprimierbare, teils luftgefüllte, verdickte Appendix oder auch das sog. Target-Zeichen im Querschnittbild, bei dem Lumen und Appendixwand eine kokardenförmige Struktur bilden.
- **CT:** Die CT kann in Zweifelsfällen die Entzündung mit Umgebungsödem bzw. -abszess nachweisen.

Therapie und Prognose

Möglichst frühzeitig sollte eine Appendektomie durchgeführt werden (heute oft laparoskopisch). Perioperativ ist eine Antibiotikatherapie sinnvoll. Die Mortalität der Operation liegt bei frühzeitiger Indikationsstellung unter 0,1 %, nach Perforation bei etwa 1 %, kann bei alten Menschen jedoch bis zu 15 % betragen.

Manchmal gibt es selbstlimitierende Verläufe, die dann aber zu Rezidiven neigen und im Verlauf ebenfalls eine Operation erfordern. Umstritten ist, ob es eine echte chronische Appendizitis gibt.

7.5.11 Ischämische Darmerkrankungen

Intestinale Ischämien sind vor allem bei alten Menschen nicht selten. Bei arteriellen Ischämien bestehen oft kardiale oder angiologische Vorerkrankungen (Herzinsuffizienz, absolute Arrhythmie, Herzklappenfehler, thrombogener Aortenbogen). Entsprechend ist eine zugrunde liegende Emboliequelle oft kardial.

Bei venösen Ischämien (u. a. Mesenterialvenenthrombose, ➤ 2.3.5) stehen andere Ursachen im Vordergrund: Entzündliche Erkrankung im Bauchraum, z. B. eine Peritonitis, eine akute Pankreatitis oder eine Appendizitis können ursächlich sein, aber auch Erkrankungen Pfortaderstromgebiet, z. B. eine Pfortaderthrombose oder eine Leberzirrhose, können solch einer Erkrankung verursachen.

Ischämische Darmerkrankungen verlaufen entweder akut oder chronisch. Eine **transmurale Ischämie** hat eher einen **akuten,** eine **nichttransmurale Ischämie** einen **chronischen** Verlauf. Je nach betroffenem **Versorgungsgebiet** führt die Ischämie entweder zum arteriellen Mesenterialinfarkt des Dünndarms (meist mit transmuraler ischämischer Gangrän, akuter Verlauf) oder zur lokalen ischämischen Schleimhautschädigung (meist des Kolons: ischämische Kolitis). Venöse Verschlüsse haben häufiger einen chronischen Verlauf.

7

Akuter Mesenterialinfarkt

Dieser ist zumeist bedingt durch einen Gefäßverschluss der A. mesenterica superior (➤ Abb. 7.3), in 10–15 % auch der V. mesenterica superior. Zugrunde liegen Thrombosen oder Thromboembolien aus dem Herzen bzw. Verschlüsse aufgrund lokaler Arteriosklerose (➤ 2.3.5). Es kann auch eine „**n**on-**o**cclusive **d**isease" (NOD) vorliegen, bei der sich in der Diagnostik kein Verschluss nachweisen lässt. Bei diesen Patienten führt eine diffuse Arteriosklerose zusammen mit schlechten Kreislaufverhältnissen – z. B. bei Dehydratation und Hypotonie – zur regionalen Darmischämie.

- In der Frühphase kommt es zu starken Kontraktionen der glatten Muskulatur des Darmrohrs mit heftigen viszeralen Schmerzen und Übelkeit, Brechreiz, Erbrechen sowie Kreislaufdepression.
- Nach einem symptomarmen Intervall von ca. 4 Stunden folgen Darmatonie, Wandödem und Nekrose, die sich klinisch durch dünne, zum Teil blutige Stühle äußern.
- Im Spätstadium, spätestens nach 24 Stunden, entwickeln sich die Zeichen einer schweren Peritonitis (➤ 7.7.1).

Diagnostisches Vorgehen

Im Labor finden sich oft deutliche Entzündungszeichen und eine Laktatazidose. Im Röntgenübersichtsbild können sich Zeichen des paralytischen Ileus zeigen.

Diagnostisch wegweisend ist meist die Angiografie der Mesenterialgefäße (heute oft als CT- oder MR-Angiografie); die Duplexsonografie kann als weniger sensitives, aber rascher verfügbares Verfahren hilfreich sein. Sie detektiert recht gut venöse Verschlüsse, aber weniger gut arterielle Verschlüsse.

MERKE
Durch die Gewebenekrose wird häufig ein erhöhtes Laktat bzw. eine Laktatazidose im Serum gefunden.

Therapie

Die Therapie erfolgt gelegentlich in der Frühphase durch Embolektomie. Bei eingetretener Infarzierung (meistens) wird das entsprechende Segment reseziert.

Prognose

Der akute arterielle Darmverschluss ist immer noch mit einer sehr hohen Letalität (um 80 %) behaftet.

Mesenterialvenenthrombose

Das klinische Bild einer Mesenterialvenenthrombose (➤ 2.3.5) kann bei akutem Verlauf dem oben skizzierten akuten Mesenterialinfarkt entsprechen. Beim häufigeren chronischem Verlauf ist die Ischämie dagegen unter Umständen nicht transmural und chronische abdominale Schmerzen und Diarrhöen prägen das Bild. In so einem Fall kann es sinnvoll sein, eine Antikoagulation, z. B. mit Heparin, zu wagen, um den Progress der Thrombose aufzuhalten und den Verlauf engmaschig zu beobachten. Schreitet die Ischämie fort, wird allerdings auch hier eine Resektion erforderlich.

Angina abdominalis

Auf dem Boden einer Arteriosklerose, aber seltener auch bei Vaskulitiden und anderen Gefäßerkrankungen kann es auch zu einer chronisch verlaufenden arteriellen Perfusionsstörung des Darms (meist ganz überwiegend des Dünndarms) kommen. Wie beim chronischen Mesenterialvenenverschluss sind die führenden Symptome Bauchschmerzen und Diarrhöen, ggf. mit Zeichen der Malassimilation. Typisch für die **arterielle chronische Perfusionsstörung** ist aber eine nahrungsabhängige Komponente der Beschwerden: Die Symptome beginnen im Laufe der ersten Stunde nach einer Nahrungsaufnahme und halten typischerweise einige Stunden lang an (klassische Angina abdominalis). Symptome treten in der Regel erst auf, wenn signifikante Stenosen von zwei der drei großen darmversorgenden Arterien (Truncus coeliacus, A. mesenterica superior, A. mesenterica inferior) vorliegen. Erst dann reicht eine meist vorliegende Kollateralisation nicht mehr aus. Im Rahmen der Diagnostik ist auch hier meist die **Angiografie** wegweisend.

Therapeutisch ist die Indikation zum gefäßchirurgischen Eingriff zu prüfen, wenn Stenosen an zumindest zwei der drei arteriellen Hauptgefäße vorliegen. Allerdings ist das Risiko wegen der oft hohen Komorbidität der Patienten nicht unerheblich.

Ischämische Kolitis

Auch hier ist der Auslöser meist ein Verschluss der Mesenterialgefäße; die Durchblutungsstörung ist allerdings auf kleinere Kolonsegmente bzw. auf die Kolonschleimhaut begrenzt. Durch die ischämiebedingte Schädigung kommt es sekundär zur Schleimhaut- bzw. Darmwandentzündung. Häufig ist der auslösende Verschluss diagnostisch nicht fassbar und es liegt das Bild einer „**n**on-**o**cclusive **d**isease" (NOD) vor. Etwas bevorzugt betroffen ist der Bereich der linken Kolonflexur, in dem sich die Versorgungsgebiete der A. mesenterica superior und inferior treffen. Die dabei ausgebildete Riolan-Anastomose ist bei älteren Menschen häufig durch arteriosklerotische Schädigung insuffizient, sodass schon kleinere mesenteriale Durchblutungseinschränkungen zur Mukosaischämie führen. Nahezu alle anderen Kolonabschnitte können ebenfalls involviert sein; nur das Rektum ist durch seine Kollateralversorgung aus den iliakalen Gefäßen fast immer frei.

Klinik und Verlauf

Der **chronische Verlauf** ist weitaus häufiger als der akute. Im Vordergrund stehen Bauchschmerzen und teils blutige Diarrhöen. Im Gegensatz zum Dünndarmbefall kommt es nie zu einem Malassimilationssyndrom.

Bei den selteneren **akuten Verläufen** treten Schmerzen im Bereich der linken Flexur auf, verbunden mit blutigen Stühlen, Übelkeit, Erbrechen, später evtl. Fieber und Leukozytose.

Diagnostisches Vorgehen

Mittel der Wahl ist die **Koloskopie;** hier zeigen sich zunächst ödematöse Schleimhautbezirke mit Einblutungen, später dunkelrote bis schwarze Mukosaabschnitte bzw. Ulzerationen (> Abb. 7.58).

Therapie

Meist gehen die Beschwerden auch ohne spezifische Therapie über Wochen wieder spontan zurück. Bei Hinweisen auf Perforation oder Infarkt (peritonitische Zeichen) muss der betroffene Darmabschnitt reseziert werden. Sonst wird unter Nahrungskarenz engmaschig klinisch beobachtet. Bei steigenden Entzündungsparametern ohne klinische Hinweise auf Perforation wird eine antibiotische Abdeckung erfolgen. Die kardiovaskuläre Situation sollte soweit wie möglich optimiert werden.

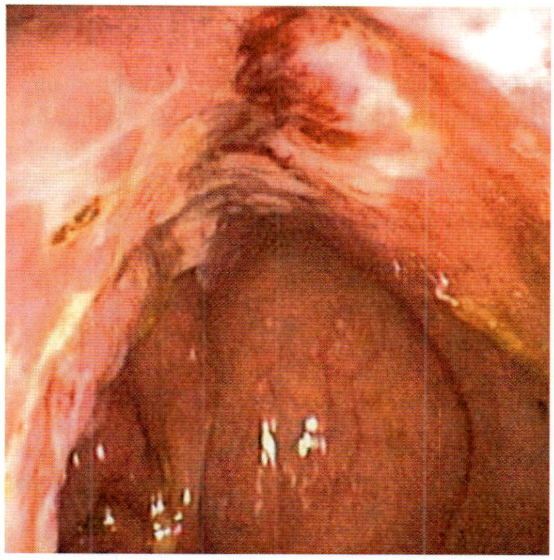

Abb. 7.58 Endoskopisches Bild bei ischämischer Kolitis [M472]

7.5.12 Chronisch-entzündliche Darmerkrankungen

Neben den durch bekannte Faktoren ausgelösten entzündlichen Darmerkrankungen (z. B. pseudomembranöse Kolitis, erregerbedingte Dysenterie) sind mehrere Formen chronisch-entzündlicher Darmerkrankungen **(CED)** bekannt, deren Ursache letztendlich nicht geklärt ist, obwohl inzwischen zunehmende Kenntnisse über Genetik und Pathogenese bestehen:

- **Morbus Crohn** (Synonyme: **Ileitis terminalis, Enteritis regionalis**): chronisch-rezidivierende, alle Wandschichten betreffende (transmurale) Entzündung, die grundsätzlich jeden Abschnitt des Gastrointestinaltrakts vom Mund bis zum Anus befallen kann und zur Fistel- und Stenosebildung neigt
- **Colitis ulcerosa** (Synonym: **ulzerative Kolitis):** chronisch-rezidivierende, nur die Schleimhaut betreffende Entzündung, die auf den Dickdarm begrenzt ist
- **Kollagene Kolitis und lymphozytäre** (engl.: *microscopic*) **Kolitis:** wesentlich seltenere Formen als die obigen beiden CED, mit oft relativ mildem Verlauf und Befall des Kolons; charakteristisch: Fehlen endoskopischer Veränderungen bei Vorliegen histopathologischer Auffälligkeiten

Zwischen Morbus Crohn und Colitis ulcerosa bestehen eindeutige Unterschiede, was das makroskopische und histologische Erscheinungsbild sowie ihr Verteilungsmuster angeht. Andererseits bestehen erhebliche Überschneidungen in Symptomatik und extraintestinalen Begleiterkrankungen.

Bei immerhin 10 % der Fälle ist bei Erstdiagnose eine definitive Zuordnung zu einer der beiden Formen nicht möglich („Colitis indeterminata").

Lokalisation

Die **Colitis ulcerosa** beginnt fast immer im Rektum und bei der Hälfte der Patienten bleibt sie auch auf das Rektum beschränkt (➤ Abb. 7.59). Bei der anderen Hälfte breitet sie sich kontinuierlich nach proximal aus. Nur in extrem seltenen Fällen überschreitet sie die Grenze zum terminalen Ileum *(„backwash ileitis“)*.

MERKE
Bei der Colitis ulcerosa ist das Rektum nahezu immer befallen, was die endoskopische Diagnostik erleichtert.

Im Gegensatz dazu kann der **Morbus Crohn** den gesamten Magen-Darm-Trakt befallen. Ein Drittel betrifft nur den Dünndarm, vor allem das terminale Ileum (Ileitis); ein Drittel betrifft terminalen Dünndarm und Dickdarm (Ileokolitis), ein Drittel lediglich das Kolon (Kolitis). Sehr selten sind der proximale Dünndarm, Magen, Speiseröhre oder Mund befallen. Durch den weitaus variableren Befall sind die klinischen Erscheinungen des Morbus Crohn breiter gefächert als die der Colitis ulcerosa (➤ Tab. 7.12).

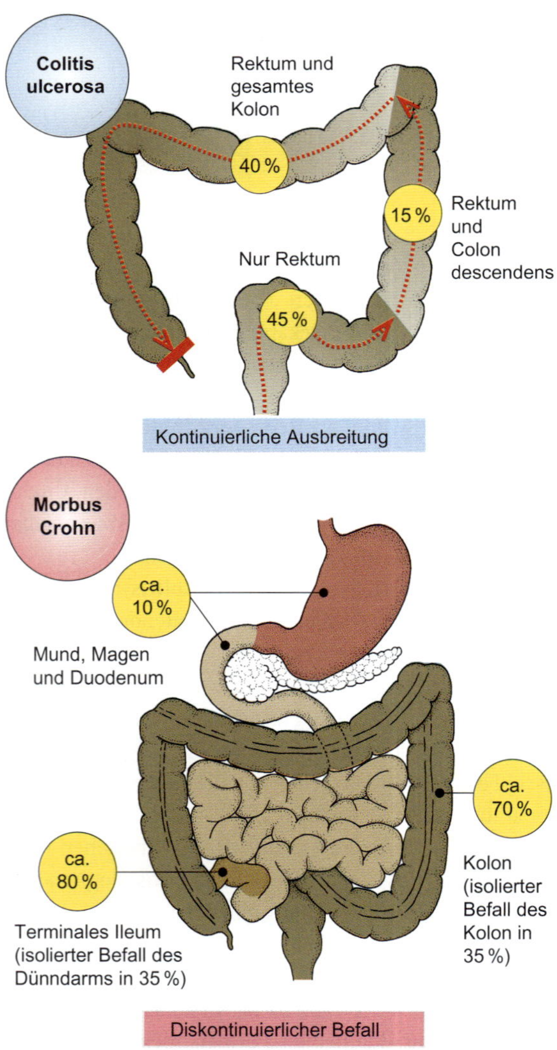

Abb. 7.59 Bevorzugte Lokalisationen von Colitis ulcerosa und Morbus Crohn [L157]

MERKE
Der Morbus Crohn erhielt seinen lateinischen Namen nach seiner häufigen Lokalisation im terminalen Ileum (Ileitis terminalis); ⅓ der Fälle betrifft jedoch das Ileum nicht!

Klinik des Morbus Crohn

Wegen des Befalls unterschiedlicher Magen-Darm-Abschnitte ist das Krankheitsbild äußerst variabel. Die klinischen Erscheinungen entstehen auf drei Wegen:

- durch die entzündlichen Veränderungen,
- durch deren lokale Folgen an der Darmwand (Ulzerationen, Strikturen, Abszesse und Fisteln),
- durch extraintestinale Immunprozesse.

Tab. 7.12 Abgrenzung von Morbus Crohn und Colitis ulcerosa

	Colitis ulcerosa	Morbus Crohn
Lokalisation	Auf das Kolon beschränkt, Rektum nahezu immer befallen	Kann gesamten Verdauungstrakt befallen (⅓ Kolon; ⅓ Kolon und Ileum; ⅓ Ileum; proximalerer Befall sehr selten)
Endoskopisches Aussehen	Kontinuierliche Entzündung; unscharf begrenzte, flache Ulzerationen, Pseudopolypen	Diskontinuierliche Entzündung (*„skip lesions“*); scharf begrenzte, tiefe Ulzerationen, Pflastersteinrelief
Histologie	Auf Schleimhaut und Submukosa begrenzt; Kryptenabszesse; entzündliches Infiltrat der Lamina propria	Transmuraler Befall; nicht-verkäsende Granulome (pathognomonisch, aber selten), entzündliches Infiltrat der Darmwand
Klinik	Schleimig-blutige Durchfälle, Tenesmen; keine perianalen Erscheinungen	Bauchschmerzen und Durchfälle (nur selten blutig); perianale Erscheinungen (Fisteln, Abszesse)
Verlauf	Oft akuter Beginn, Verlauf in Schüben, teilweise mit kompletten Remissionen; seltener chronisch-kontinuierlicher Verlauf	Oft schleichender Beginn, Verlauf in Schüben mit oft inkompletten Remissionen
Extraintestinale Manifestationen	Seltener als beim Morbus Crohn, sklerosierende Cholangitis kommt vor	Häufiger als bei der Colitis ulcerosa, sklerosierende Cholangitis kommt selten vor
Komplikationen	Toxisches Megakolon, schwere Blutungen, Kolonkarzinom	Fisteln, Stenose, Abszesse, Strikturen
Therapie	Operative Resektion ist kurativ (wenn auch Ultima Ratio)	Keine operative Heilung möglich; operative Therapie zurückhaltend problembezogen

Manifestationen der Entzündungskrankheit

Wie bei der Colitis ulcerosa stehen auch beim Morbus Crohn die direkten Folgen der entzündlichen Veränderungen im Zentrum der Erkrankung: Allgemeinbeschwerden, Abdominalschmerzen sowie Durchfall. Die Symptome beginnen meist schleichend, können jedoch auch fulminant einsetzen und dann als Appendizitis fehlgedeutet werden.

- **Allgemeinbeschwerden:** In 15 % der Fälle werden ausschließlich Allgemeinbeschwerden beklagt, z. B. Gewichtsverlust, Appetitlosigkeit, Malaise, Schwäche und Fieber.
- **Abdominalschmerzen:** am Anfang diskret und von wechselnder Intensität, meist diffus, später oft krampfartig. Die Lokalisation des Schmerzes hängt vom Befall ab: Meist ist er im rechten Unterbauch, der Unterbauchmitte oder im Verlauf des Kolons lokalisiert.
- **Durchfall:** bei Mitbefall des Kolons, d. h. in zwei Drittel der Fälle. Rektale Blutungen wie bei der Colitis ulcerosa sind selten, Blutbeimengungen können jedoch bei vorzugsweise das Kolon betreffender Krankheit auftreten. Okkulte Blutverluste sind dagegen fast immer vorhanden.
- **Extraintestinale Symptome:** Vor allem bei jungen Patienten führt zuerst oft die extraintestinale Symptomatik. Besonders häufig sind hier der Gelenkbefall (meist große Gelenke) und das Erythema nodosum (➤ Abb. 7.60). Insgesamt sind bis zu 50 % aller Crohn-Patienten von extraintestinalen Symptomen betroffen.

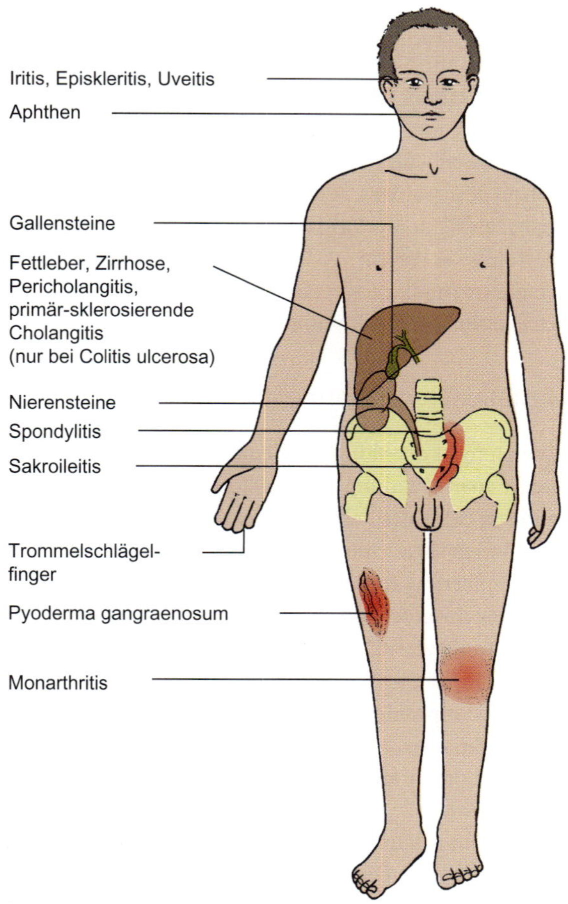

Abb. 7.60 Extraintestinale Manifestationen von Morbus Crohn und Colitis ulcerosa [L157]

Extraintestinale Manifestationen bei Morbus Crohn und Colitis ulcerosa

Extraintestinale Manifestationen kommen bei beiden Erkrankungen vor und korrelieren nur zum Teil mit der Aktivität des gastrointestinalen Befalls. Sie sind wahrscheinlich auf durch die Krankheit „getriggerte" Autoimmunprozesse zurückzuführen und können den intestinalen Manifestationen bisweilen sogar vorausgehen. Fast alle mit der Colitis ulcerosa verbundenen extraintestinalen Erscheinungen verschwinden nach einer Kolektomie.

- **Gelenke:** Die chronisch-entzündlichen Darmerkrankungen sind mit zwei verschiedenen Formen der Arthritis assoziiert: einer nicht-deformierenden Arthritis der großen Gelenke (bei beiden Formen in je etwa 12 %) sowie einer Morbus-Bechterew-ähnlichen Sakroileitis und ankylosierenden Spondylitis (➤ 13.7.1), welche nur bei HLA-B27-positiven Patienten auftritt.
- **Hauterscheinungen:** bei ca. einem Drittel der Patienten. Häufig sind Aphthen der Mundschleimhaut sowie Trommelschlägelfinger (➤ 6.2.2). Seltener und ebenfalls unspezifisch sind das Pyoderma gangraenosum (großflächige, schmerzhafte Hautulzeration, vor allem bei Colitis ulcerosa) sowie das Erythema nodosum (Kasten in ➤ 6.5.2).
- **Leber und Gallenwege:** Häufig sind eine fettige Degeneration des Leberparenchyms sowie eine **Pericholangitis** (in ca. 20 % bei beiden Erkrankungen). Eine **primär-sklerosierende Cholangitis (PSC)** mit zunehmender Obstruktion der Gallenwege wird häufiger bei der Colitis ulcerosa als beim Morbus Crohn beobachtet und kann zur biliären Zirrhose führen (➤ 8.1.7). Etwa 5 % aller Colitis-ulcerosa-Patienten sind betroffen. Diese haben oft auch eine besonders schwere intestinale Symptomatik. Auch eine Häufung von **Gallensteinen** wird beobachtet.
- **Augen:** Hier können eine Iritis, Episkleritis oder Uveitis auftreten.
- **Nierensteine:** Sie kommen vor allem bei Morbus Crohn des Dünndarms vor (in ca. 30 %) und sind wahrscheinlich durch das begleitende Malassimilationssyndrom mit Gallensäureverlust und erhöhter Oxalat-Absorption bedingt (➤ 7.5.6).
- **Weitere:** gehäufte thrombembolische Komplikationen, Osteoporose. Bei Kindern kann es zu Entwicklungsverzögerungen kommen.

Durchfall und Allgemeinbeschwerden können gelegentlich auf ein Malassimilationssyndrom zurückzuführen sein, welches sich bei massivem Dünndarmbefall entwickelt.

Lokalmanifestationen der Wandentzündung

- **Darmobstruktion:** Durch – meist im Ileum gelegene – entzündliche oder fibrotische Wandverdickung und konsekutive Stenosen kommt es zu (intermittierenden) Subileus- bis Ileuszuständen mit Blähungen und krampfartigen Schmerzen, die manchmal auf antiinflammatorische Therapie hin rückläufig sind, oft aber langfristig eine chirurgische Intervention erfordern (in der Regel Strikturoplastik oder Segmentresektion).
- **Fistelbildung:** Fisteln können sich zwischen Darmschlingen, perianal, zum Mesenterium, zur Harnblase, zur Scheide oder zur Bauchhaut entwickeln. Die meisten enteromesenterischen und enteroenterischen Fisteln verlaufen asymptomatisch, können jedoch Darmstrikturen unterhalb der Fistel bedingen. Bisweilen können Fisteln konservativ durch Antibiotika,

parenterale Ernährung und durch immunsuppressive Therapie (TNFα-Antikörper) ausgeheilt werden, meist müssen sie jedoch chirurgisch versorgt werden.
- **Abszessbildungen:** Durch Mikroperforationen entstehen intra- oder retroperitoneale Infiltrate oder Abszesse mit Fieber, Schüttelfrost und tastbarem Tumor. Der Nachweis erfolgt durch die CT; die Therapie ist antibiotisch, lokal-interventionell oder chirurgisch.
- **Perianale Veränderungen:** Diese kommen in Form von Analrhagaden, perianalen Fisteln und Abszessen bei Kolonbefall häufig vor.

Komplikationen des Morbus Crohn

Die Komplikationen entstehen zum einen bei intensivem Wandbefall, zum anderen bei langstreckiger Dünndarmbeteiligung. Sie sind deshalb fast alle für den Morbus Crohn spezifisch (> Abb. 7.61).
- Komplette Darmobstruktion mit **Ileus:** Durch narbige Strikturen sowie entzündliches Ödem kann es zum vollständigen Ileus kommen, der teilweise durch medikamentöse antientzündliche Therapie nicht behoben werden kann; das enge Segment muss dann operativ versorgt werden (Strikturoplastik, Resektion).
- **Fistel- und Abszesskomplikationen:** Da häufig von Fäzes verstopft, heilen die Fisteln schlecht ab und müssen dann chirurgisch drainiert und exzidiert werden. Auch Abszesse sprechen oft auf eine alleinige antibiotische Therapie nicht an und müssen chirurgisch drainiert werden.
- **Malabsorption:** Durch chirurgische Dünndarmresektion, langstreckigen Dünndarmbefall sowie durch die bei enterojejunalen Fisteln und Strikturen auftretende bakterielle Überwucherung kann es zum Malabsorptionssyndrom kommen.
- Das Risiko für ein kolorektales Karzinom ist besonders bei langstreckigem Kolonbefall erhöht, das Risiko für das (allerdings insgesamt sehr seltene) **Dünndarmkarzinom** ist auf das 2,5-Fache erhöht.
- Ein **toxisches Megakolon** (> Abb. 7.62) wird im Gegensatz zur ulzerativen Kolitis nur in Ausnahmefällen gesehen.

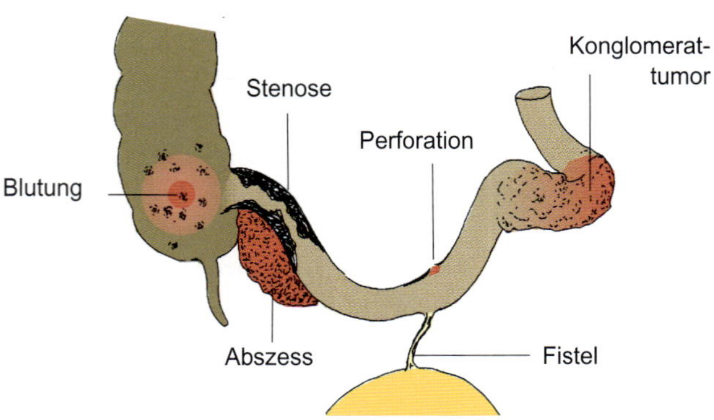

Abb. 7.61 Komplikationen des Morbus Crohn [L190]

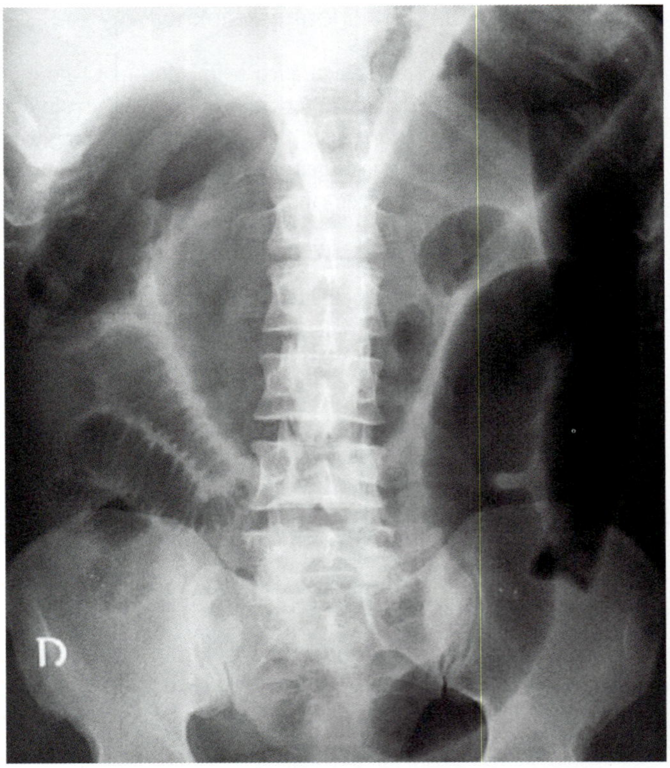

Abb. 7.62 Toxisches Megakolon in der Abdomenübersicht. Das Colon transversum ist extrem dilatiert. [F272]

Klinik der Colitis ulcerosa

Wegen des ausschließlich auf das Kolon und zudem nur auf dessen Schleimhaut beschränkten Befalls sind die Krankheitszeichen weniger variabel als beim Morbus Crohn. Die klinischen Erscheinungen entstehen auf zwei Wegen:
- durch die entzündlichen Veränderungen,
- durch extraintestinale Immunprozesse.

Manifestationen der Darmentzündung

Hauptsymptom ist der blutige, schleimige Durchfall, der im Gegensatz zum Reizdarmsyndrom auch nachts auftritt. Der Durchfall kann bei alleinigem Befall des Rektums (Proktitis) minimal sein. Bei einer Proktitis können sogar eine Obstipation und das Gefühl der unvollständigen Entleerung führende Symptome sein. Begleitend können Abdominalbeschwerden sowie Allgemeinsymptome auftreten.

Typischerweise verläuft die Erkrankung in Schüben, mit wochenbis zum Teil jahrelangen Remissionen.
- **Allgemeinsymptome:** Ähnlich wie beim Morbus Crohn kommen Gewichtsverlust, Übelkeit, Appetitlosigkeit sowie Fieber vor. Die Symptome können durch die blutungsbedingte Anämie verstärkt werden.
- **Durchfall:** Im akuten Schub werden 10–20 blutig-schleimige Durchfälle pro Tag abgesetzt. Stuhlinkontinenz ist häufig. Die Durchfälle können von Tenesmen (Unterbauchkrämpfen) begleitet sein. Die Verluste an Blut und entzündlichem Exsudat

können zur Anämie sowie zur Hypoproteinämie führen. Eine Sonderstellung nimmt die isolierte Proktitis ein: Hier kommt es oft lediglich zu Blutauflagerungen bei ansonsten normalem Stuhl.

Extraintestinale Erscheinungen

Extraintestinale Krankheitszeichen kommen vor, sind jedoch weniger häufig als beim Morbus Crohn (➤ Kasten „Extraintestinale Manifestationen“ und ➤ Abb. 7.60).

Komplikationen der Colitis ulcerosa

Wie der Morbus Crohn hat auch die Colitis ulcerosa relativ spezifische Komplikationen:

- **Kolonkarzinom:** Nach langjährigem Befall des gesamten Kolons kann es über Schleimhautdysplasien zur malignen Entartung kommen. Bei Vorliegen einer chronischen Pankolitis (Entzündung des gesamten Darms) beträgt das Karzinomrisiko nach 20 Jahren ca. 50 %.
- **Toxisches Megakolon** (toxische Dilatation des Kolons, ➤ Abb. 7.62): Durch ein Übergreifen der Entzündung auf das Darmnervensystem mit Darmparalyse kommt es zur Erweiterung des Kolons, Durchwanderungsperitonitis mit septischen Temperaturen und Schock. Es besteht Perforationsgefahr. Ist der Zustand intensivmedizinisch unter Gabe von Glukokortikoiden und Antibiotika nicht beherrschbar, muss der befallene Darmabschnitt reseziert werden.
- **Perforation mit nachfolgender Peritonitis:** Diese tritt vor allem bei schweren Erstmanifestationen sowie im Rahmen eines toxischen Megakolons auf.

MERKE

Das im Rahmen der Colitis ulcerosa auftretende Karzinom unterscheidet sich vom „normalen“ **kolorektalen Karzinom:** Es ist oft multifokal, tritt mit derselben Häufigkeit entlang des gesamten Kolonrahmens auf, ist klinisch wegen der „Hintergrundsymptome“ nur schwer zu diagnostizieren und wird deshalb oft erst in einem späten Stadium mit entsprechend schlechter Prognose entdeckt.
Auch **Gallengangskarzinome** treten nach langjähriger Colitis ulcerosa gehäuft auf (vor allem bei begleitender PSC).
Leitlinien für die Überwachung: jährliche Kontrollkoloskopie mit Stufenbiopsien bei Pankolitis ab 8 Krankheitsjahren, bei Linksseitenkolitis ab 15 Krankheitsjahren.

Epidemiologie

Die Inzidenz beider Erkrankungen ist ähnlich und liegt in Deutschland bei 5–10/100.000 pro Jahr. Beide Erkrankungen kommen weltweit vor, sind jedoch in den westlichen Industrieländern weitaus häufiger als in unterentwickelten Ländern. Innerhalb der Industrieländer ist ein Nord-Süd-Gefälle zu verzeichnen.

Während die Inzidenz der Colitis ulcerosa über die letzten Dekaden relativ konstant war, hat die Inzidenz des Morbus Crohn bis in die 1980er-Jahre zugenommen und scheint jetzt ein Plateau erreicht zu haben.

Beide Erkrankungen sind bei Weißen häufiger als bei Schwarzen und bei Lateinamerikanern. Lokale Häufungen (Cluster) sind bekannt. Die Inzidenz der Colitis ulcerosa ist invers mit dem Konsum von Zigaretten verbunden, die des Morbus Crohn korreliert dagegen gleichsinnig mit dem Rauchen.

Beide Erkrankungen können in jedem Lebensalter auftreten, mit einem ersten Manifestationsgipfel zwischen dem 20. und 40. Lebensjahr sowie einem zweiten, niedrigeren Gipfel zwischen dem 60. und 70. Lebensjahr (bimodale Altersverteilung). Das Geschlechterverhältnis ist bei Morbus Crohn ausgeglichen, bei der Colitis ulcerosa überwiegen die Frauen leicht.

Ätiologie und Pathogenese

Für beide Erkrankungen ist die Ätiologie nicht im Detail bekannt und offenbar multifaktoriell. Zwillingsstudien sowie die Tatsache, dass die Erkrankung bei Verwandten ersten Grades gehäuft auftritt, weisen auf eine genetische Disposition hin. Seit Längerem sind darüber hinaus immunologische Veränderungen bei Patienten mit chronisch-entzündlicher Darmerkrankung bekannt. Dass Umweltfaktoren eine Rolle bei der Entstehung spielen, lässt sich aus epidemiologischen Daten ableiten, wonach die Inzidenz der entzündlichen Darmerkrankungen mit der industriellen Entwicklung korreliert. Das **derzeitige Denkmodell** nimmt deshalb eine bei genetisch empfänglichen Individuen stattfindende, durch Umweltfaktoren ausgelöste Entgleisung des Immunsystems an.

Genetische Faktoren

Das Risiko für Verwandte ersten Grades von Colitis-ulcerosa-Patienten, im Verlauf des Lebens selbst zu erkranken, ist etwa 10fach erhöht; beim Morbus Crohn ist das familiäre Erkrankungsrisiko noch höher. Beide Formen kommen in bestimmten genetischen Subpopulationen gehäuft vor. Es wurde ein genetischer Polymorphismus auf Chromosom 16 nachgewiesen, der das Risiko, an Morbus Crohn zu erkranken, um das bis zu 20-Fache erhöht. Das Genprodukt (NOD2) ist wahrscheinlich ein auf Makrophagen exprimierter mustererkennender Rezeptor (*„pattern recognition receptor“*), der bei der Erkennung von bakteriellen Lipopolysacchariden und damit vielleicht bei der Aufrechterhaltung der an sich physiologischen Toleranz gegenüber der Darmflora eine Rolle spielt. Auch weitere Genorte spielen offenbar eine Rolle. Für die Colitis ulcerosa scheint eine Mutation im Bereich des Gens des IL-1-Rezeptor-Antagonisten ein Risiko für einen schweren Verlauf darzustellen.

Immunologische Faktoren

Das darmassoziierte Immunsystem muss physiologischerweise eine Toleranz gegenüber der Darmflora aufrechterhalten. Voraussetzungen hierzu sind eine intakte Schleimhautbarriere sowie eine geordnete „Erkennung“ der normalen Standortflora. Eine Stimulierung des darmassoziierten Immunsystems mit nachfolgender Entzündungsreaktion kann erfolgen, wenn antigene Bestandteile der Darmflora die Mukosabarriere durchdringen und dort – z. B. aufgrund vorbestehender Veränderungen des angeborenen Immunsystems – eine Abwehrreaktion in Gang setzen. Viele Experimente bestätigen die Rolle der normalen Darmflora bei der Auslösung der Schleimhautentzündung: Keimfrei gehaltene Mausstämme entwickeln erst dann eine Kolitis, wenn sie mit Darmflora beimpft werden. Auch die bei der Behandlung der Colitis ulcerosa und des Morbus Crohn gesehene klinische Verbesserung durch Gabe von Antibiotika oder Probiotika in bestimmten Fällen unterstützt die Hypothese einer gestörten Interaktion von Darmflora und Darmimmunsystem.

Umweltfaktoren

Es ist bekannt, dass **NSAR** zu Krankheitsschüben führen können, was eventuell durch deren Einfluss auf die Mukosabarriere erklärt werden kann. **Rauchen** vermindert das Risiko, an einer Colitis ulcerosa zu erkranken, erhöht jedoch das Risiko für einen Morbus Crohn. Inwieweit es sich hier lediglich um eine „Verschiebung des Phänotyps" handelt, ist unklar.

MERKE

Beide Erkrankungen wurden lange Zeit als psychosomatische Erkrankungen angesehen. Allerdings spricht inzwischen alles dafür, dass es sich um primär organische Erkrankungen handelt, die allerdings – wie praktisch alle chronischen Erkrankungen – psychosomatische Begleiterscheinungen und Folgen haben.

Makroskopische und histologische Veränderungen

Morbus Crohn

Bei Morbus Crohn bilden sich zunächst **Aphthen,** die sich zu flachen Schleimhautgeschwüren entwickeln können. Später betreffen die Veränderungen alle Wandschichten und können dann als tiefe intra- und transmurale Fissuren, Ulzerationen und Fisteln imponieren (➤ Abb. 7.63). Die Schleimhaut zwischen den Läsionen schwillt durch eine entzündliche Umgebungsreaktion polsterartig an, sodass das Schleimhautrelief **„pflastersteinartig"** aussieht. Durch die transmurale Entzündungsreaktion verdickt und verengt sich die Darmwand bis hin zu funktionell wirksamen Stenosen. Aus primären Läsionen können sich im weiteren Verlauf **Abszesse,** entzündliche **Konglomerattumoren, Fisteln** und ganze Fistelsysteme zwischen den Darmschlingen, zu Abdominalorganen und zur Hautoberfläche entwickeln. Die enteralen Lymphknoten sind oft geschwollen und entzündlich verändert.

Histologisch ist die Erkrankung neben unspezifischen entzündlichen Veränderungen vor allem durch eine **Granulombildung** gekennzeichnet, die allerdings nur in 20–40 % der Fälle tatsächlich nachgewiesen werden kann.

Die Läsionen bei Morbus Crohn sind diskontinuierlich, d. h., gesunde und betroffene Schleimhaut kommt nebeneinander vor (die Läsionen „überspringen" gesunde Anteile: sog. **Skip Lesions**).

Colitis ulcerosa

Die Entzündungsreaktion bei Colitis ulcerosa beschränkt sich auf die Schleimhaut. Hier sind insbesondere die Krypten in Form von **Kryptenabszessen** befallen. Die Mukosa ist makroskopisch gerötet, entzündet und neigt zu Blutungen. Bei schweren Verläufen kommt es zu **Ulzerationen,** die auch tief greifend imponieren können, aber nicht transmural werden. Unter Umständen kommt es zu praktisch komplettem Schleimhautverlust.

MERKE

Obwohl diese Ulzerationen der Colitis ulcerosa ihren Namen gaben, kommen sie nur bei schweren Verläufen vor (im Gegensatz zum Morbus Crohn, bei dem schon im Frühstadium Ulzerationen vorliegen können).

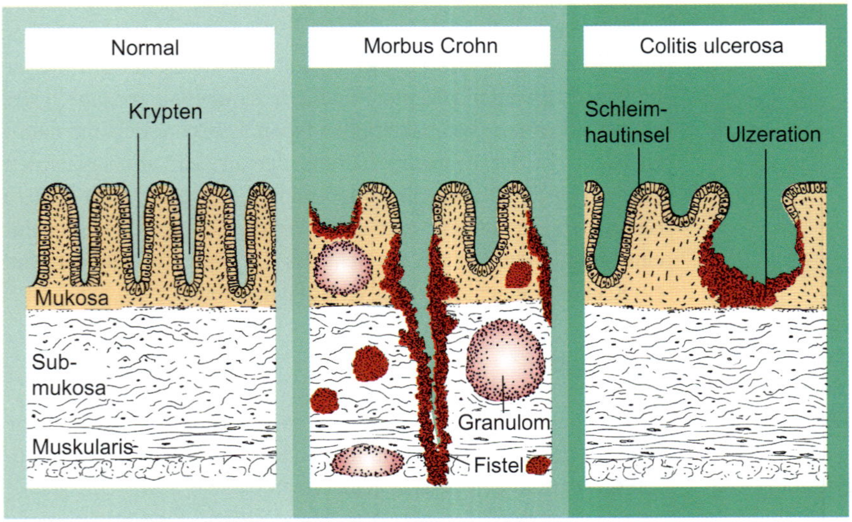

Abb. 7.63 Histologie von Morbus Crohn und Colitis ulcerosa im Vergleich. Während die Ulzerationen bei der Colitis ulcerosa auf Mukosa und Submukosa begrenzt sind, erreichen sie beim Morbus Crohn auch tiefe Wandschichten und führen häufig zur Fistelbildung. [L190]

Abheilende Mukosa kann sich vollständig regenerieren, häufiger jedoch resultiert eine **Schleimhautatrophie** mit Rarefizierung der Krypten oder isoliert wachsendem entzündlichem Granulationsgewebe („Pseudopolypen"). Bei langjährigem Verlauf können **Epitheldysplasien** (Präkanzerosen) auftreten.

Die entzündlichen Veränderungen breiten sich kontinuierlich vom Rektum her oralwärts aus, d. h., sie überspringen im Gegensatz zum Morbus Crohn keine gesunden Schleimhautstrecken.

MERKE

Morbus Crohn: diskontinuierliche Entzündung – Colitis ulcerosa: kontinuierliche Entzündung.

Diagnostisches Vorgehen

Die Diagnose stützt sich auf Klinik, Labor sowie makro- und mikroskopische Befunde (Endoskopie und Histologie).

Die Laborbefunde reflektieren zumeist nur das Entzündungsgeschehen und sind damit für keine der beiden Erkrankungen spezifisch. Sie können aber manchmal das Vorliegen eines Malassimilationssyndroms und damit einer Dünndarmbeteiligung bei Morbus Crohn erhärten.

Endoskopie und Schleimhautbiopsie dagegen sind relativ spezifisch; in 10 % der Fälle ist allerdings eine definitive Zuordnung nicht möglich.

Morbus Crohn

- Die **körperliche Untersuchung** zeigt relativ häufig Druckschmerzhaftigkeit oder einen palpablen Tumor im rechten Unterbauch (Konglomerattumor aus zusammengebackenen Darmschlingen oder Abszess). Gelegentlich finden sich Aphthen der Mundschleimhaut (oder sind anamnestisch erfragbar); eventuell fallen perianale Fisteln auf. Die rektale Untersuchung ist ansonsten meist unauffällig, lediglich bei analem bzw. rektalem Befall findet man eventuell Blut am Fingerling oder tastbare Wandveränderungen.
- **Endoskopie:** Beurteilung und Biopsieentnahme im gesamten Kolon und terminalen Ileum sowie im oberen Magen-Darm-Trakt bis zum unteren Duodenalknie. Makroskopische und histologische Befunde sind oft typisch.
- **Sonografie:** Oft lassen sich verdickte Darmabschnitte und Stenosen sowie Darmmotilitätsstörungen, Abszesse oder Konglomerattumoren darstellen; im Duplex-Mode sind möglicherweise Zeichen der Hyperämie zu sehen.
- **Röntgenkontrastdarstellung und MRT:** Oft ist ergänzend zur Endoskopie eine Darstellung des gesamten Dünndarms wünschenswert, z. B. bei Stenoseverdacht oder Hinweisen auf Malassimilationssyndrom.
  - Hierzu eignet sich heutzutage am besten die **MRT-Sellink,** die den Dünndarm nach Kontrastmittelgabe über eine Sonde mittels MRT darstellt (keine Strahlenbelastung, gleichzeitig gute Möglichkeit der Umgebungsdarstellung und des Fistelnachweises).
  - Alternativ gibt es immer noch die **konventionelle Sellink-Untersuchung** (Dünndarmröntgen, relativ hohe Strahlenbelastung). Typische Befunde sind Verengungen mit ulzeriertem Schleimhautrelief („Pflastersteinrelief"), Nachweis innerer Fisteln, polypoide bzw. aphthoide Schleimhautveränderungen, Wechsel zwischen normaler und entzündlich veränderter Schleimhaut (Skip Lesions) sowie Pseudodivertikel (➤ Abb. 7.64 und ➤ Abb. 7.65).

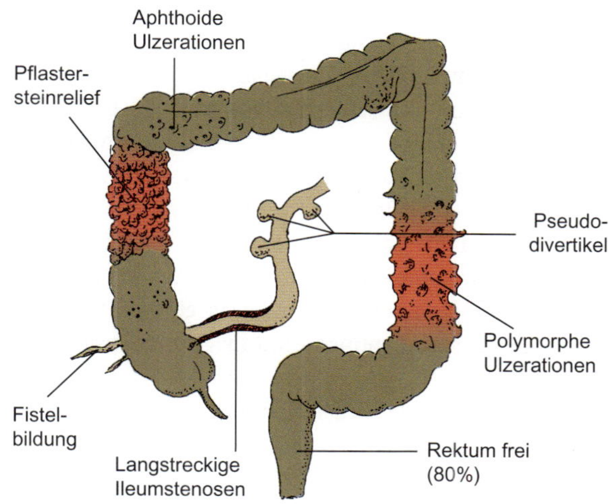

Abb. 7.64 Röntgenologische Zeichen bei Morbus Crohn [L190]

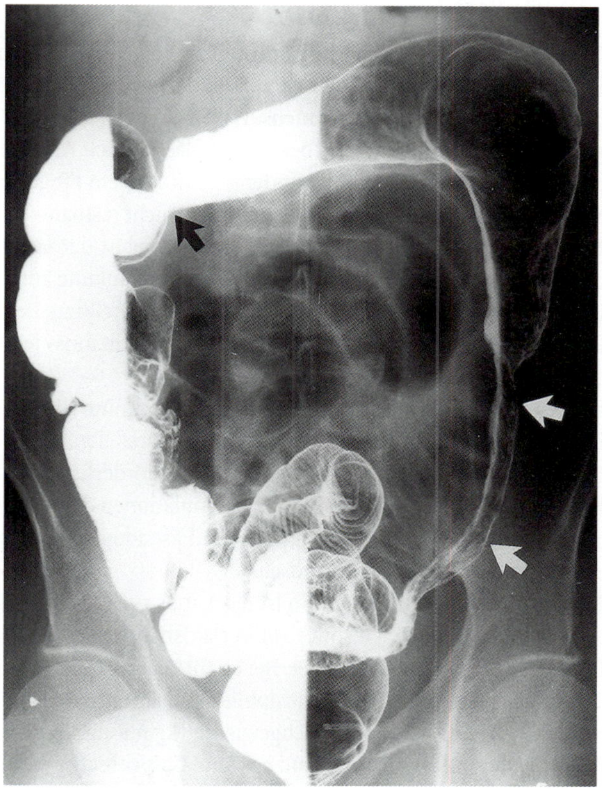

Abb. 7.65 Morbus Crohn im Kolonkontrasteinlauf. Langstreckige Stenosierungen des Colon descendens (weiße Pfeile) und eine kurzstreckige Striktur des proximalen Colon transversum (schwarzer Pfeil) sind zu erkennen. [F123-002]

- Die Röntgendarstellung des Kolons (mit **Kolonkontrasteinlauf** oder als **Pneumokolon-CT**) ist gelegentlich sinnvoll, wenn endoskopisch Kolonanteile nicht erreicht werden können oder gezielt Fisteln im Kolonbereich gesucht werden.
- Das **MRT des kleinen Beckens** ist eine sehr sensitive Untersuchung zum Fistelnachweis in dieser Region.

- **CT:** Sie dient dem Nachweis von Konglomerattumoren oder Abszessen.
- **Endosonografie:** Sie wird zum Teil propagiert zum Fistel- und Abszessnachweis in der Rektumregion und im kleinen Becken; ihr Stellenwert ist aber umstritten.
- **Laborparameter** dienen der Einschätzung der entzündlichen Aktivität und damit der Verlaufskontrolle: beschleunigte BSG, Leukozytose, erhöhtes C-reaktives Protein (beste Korrelation). Eventuell findet man auch ein erniedrigtes Hb und Zeichen der Malassimilation (erniedrigte Werte für Vitamin B_{12}, Folsäure, Vitamin D, Kalzium, Magnesium, Zink). Bei ca. 50 % der Patienten mit Morbus Crohn werden Anti-*Saccharomyces-cerevisiae*-Antikörper nachgewiesen (*S. cerevisiae* ist eine zur Darmflora gehörende Hefe); zur Routinediagnostik gehört dieser Test jedoch nicht.
- Im Stuhl lässt sich in der Regel ein **erhöhter Calprotectinwert** nachweisen. Dies ist ein Parameter für die Entzündung der Schleimhaut und z. B. bei chronisch entzündlichen Darmerkrankungen im Gegensatz z. B. zum Reizdarmsyndrom erhöht.

Colitis ulcerosa

- Die **körperliche Untersuchung** erbringt oft keine spezifischen Befunde, allenfalls eine Druckschmerzhaftigkeit im Unterbauch oder im Bereich des Kolonrahmens. Das Abdomen kann insgesamt gebläht erscheinen; es besteht oft Blässe durch Anämie. Bei der rektalen Untersuchung findet sich oft Blut am Fingerling, Schleimhautveränderungen sind aber meist nicht tastbar.
- **Endoskopie mit Biopsieentnahme:** In der Regel ist der nahezu obligate Rektumbefall nachzuweisen. Ist die Erkrankung auf das Rektum beschränkt, so reicht für die Verlaufsbeurteilung die Rektosigmoidoskopie aus, bei der Primärdiagnostik muss jedoch das gesamte Kolon erfasst werden.
- **Sonografie:** Oft lassen sich verdickte Darmabschnitte (im Duplex-Mode auch Zeichen der Hyperämie) darstellen.
- **Kolonkontrasteinlauf:** nur ausnahmsweise erforderlich. Im Frühstadium stellen sich Schleimhautgranulationen dar, im Spätstadium Schleimhautulzerationen und Pseudopolypen sowie ein Haustrenschwund („Fahrradschlauch").
- **Labor:** Wie beim Morbus Crohn ist das Labor zur Einschätzung der Entzündungsaktivität sowie zur Verlaufsbeurteilung und Diagnostik der Anämie geeignet. Bei ca. 70 % der Patienten mit Colitis ulcerosa werden antineutrophile zytoplasmatische Antikörper (pANCA, ➤ 12.5.1) nachgewiesen (kein Routinetest).
- Auch bei der Colitis ulcerosa sind **erhöhte Calprotectinwerte** im Stuhl nachweisbar.

Differenzialdiagnose

Bei der differenzialdiagnostischen Abgrenzung gegenüber anderen Erkrankungen bereitet vor allem der Morbus Crohn mit seiner topografischen Variabilität und seiner „Chamäleon-artigen" Symptomenvielfalt Schwierigkeiten.

Präsentiert sich der Morbus Crohn mit akuten Unterbauchschmerzen, so kann er mit einer akuten Appendizitis, Yersinien-Lymphadenitis oder einer Meckel-Divertikulitis verwechselt werden. Stehen eher chronische periumbilikale oder epigastrische Beschwerden im Vordergrund, so wird oft über lange Zeit ein Colon irritabile, eine Dyspepsie, Laktose-Intoleranz oder ein Ulkusleiden vermutet.

Bei blutigen Durchfällen wird oft zunächst eine infektiöse Kolitis, z. B. durch *Campylobacter*, Salmonellen oder Shigellen, diagnostiziert, bei wässrigen Durchfällen eine Laktose-Intoleranz oder ein irritables Kolon. Rektale und extraabdominale Manifestationen lassen an Fissuren, Hämorrhoiden, Kollagenosen und chronische Infektionen denken.

Die Colitis ulcerosa muss vor allem gegenüber der infektiösen Kolitis durch Zweitbiopsien und wiederholte Stuhlkulturen abgegrenzt werden. Seltene Differenzialdiagnosen sind die **kollagene Kolitis** und die **lymphozytäre Kolitis.**

Kollagene und lymphozytäre Kolitis

Diese seltenen, ätiologisch ungeklärten Kolitisformen treten vor allem bei Frauen mittleren Alters auf. Klinisch steht die breiige oder wässrige Diarrhö im Vordergrund, meist ohne Blutbeimischungen. Während für die kollagene Kolitis segmentale Verdickungen des subepithelialen Kollagenbandes typisch sind, imponiert die lymphozytäre Kolitis (engl.: *„microscopic colitis"*) durch vermehrte intraepitheliale Lymphozyten. Möglicherweise stellen beide Formen nur verschiedene Ausprägungen einer Erkrankung dar. Da bei beiden Formen weder makroskopisch noch endoskopisch irgendwelche entzündlichen Läsionen zu sehen sind, wird die Diagnose ausschließlich durch Biopsie gestellt. Therapeutisch wird mit Aminosalizylaten und Budesonid, evtl. auch mit Glukokortikoiden behandelt. Symptomatisch kann auch der Motilitätshemmer Loperamid eingesetzt werden.

Therapie

Der Morbus Crohn kann nicht geheilt, seine Symptomatik jedoch oft erfolgreich gelindert werden. Im günstigsten Fall erreicht man eine *„deep remission"*, d. h. eine vollständige klinische und endoskopische Remission. Die Colitis ulcerosa dagegen kann im Prinzip durch Kolektomie (meist ausgeführt als Proktokolektomie mit ileoanaler Pouchanlage) „geheilt" werden, da sie außerhalb des Kolons nicht vorkommt. Allerdings kann nach Operation eine Pouchitis in Erscheinung treten. Meist wird aber zunächst intensiv versucht, medikamentös eine Remission zu erreichen. Auch hier ist das optimale Ziel der medikamentösen Therapie eine „deep remission".

Konservative Therapie

Die konservative Therapie ist bei beiden Formen ähnlich und baut initial auf denselben Medikamenten auf (➤ Pharma-Box und ➤ Tab. 7.13). Therapieprinzipien sind die Gabe von entzündungshemmenden und immunsupprimierenden bzw. -modulierenden Medikamenten. Diätetische Maßnahmen greifen nur ausnahmsweise in speziellen Therapiesituationen, etwa als Elementardiät im schweren akuten Schub.

- **Behandlung des akuten Schubs** mit zwei therapeutischen Hauptprinzipien:
  - Bei leichten bis mäßigen Schüben Aminosalizylate und ggf. das vor allem lokal an der Darmschleimhaut wirkende kortikoidartige Budesonid. Diese Medikamente werden beim Morbus Crohn oral eingesetzt; bei der distalen Colitis ulcerosa, wenn möglich, topisch, also in Form von direkt an der Darmschleimhaut wirkenden Zubereitungen, z. B. Suppositorien, Klysmen oder Schäumen.
  - Im schweren akuten Schub kommen zunächst meist systemische Glukokortikoide zum Einsatz; in bestimmten Fällen zusätzlich immunmodulative Substanzen.
- **Dauerbehandlung** zur Verhinderung von Rückfällen:
  - Ein wesentliches Prinzip bei der Colitis ulcerosa sind wieder Aminosalizylate; in Einzelfällen auch Probiotika. Morbus Crohn-Patienten können im Einzelfall (z. B. bei schwerem chronisch-stenosierendem Befall des terminalen Ileums) durch eine Operation in eine langdauernde Remission gebracht werden. Die Aminosalizylate haben hier ihren Stellenwert in der Remissionserhaltung verloren.
  - Zum anderen haben bei beiden Erkrankungen immunmodulative Substanzen einen hohen Stellenwert. Sie kommen bei beiden chronisch-entzündlichen Darmerkrankungen bei therapierefraktärem oder kortikoidabhängigem Verlauf zum Einsatz. Lange Zeit war Azathioprin Mittel der Wahl. Inzwischen sind TNF-alpha-Antikörper mindestens als gleichwertig zu betrachten, auch Vedolizumab und Ustekinumab, bei Colitis ulcerosa außerdem Tofacitinib, kommen infrage.

Tab. 7.13 Medikamente zur Therapie bei Morbus Crohn und Colitis ulcerosa

Verlauf	CU – distaler Befall	CU – ausgedehnter Befall	MC
Mild – mäßig	ASA (topisch), Budesonid oder Steroide (topisch)	ASA (oral und topisch), evtl. Probiotika Mäßig aktiv: ggf. Budesonid oder Steroide systemisch	ASA (oral), Budesonid (oral), evtl. Probiotika, ggf. Steroide systemisch
Schwerer Schub	Steroide (oral oder parenteral, rektal), ggf. Immunmodulation evtl. TNF-α-AK, Vedolizumab , Ustekinumab, Tofacitinib	Steroide (oral oder parenteral), ggf. Ciclosporin A i. v., ggf. Tacrolimus, alternativ evtl. Immunmodulation, z. B. TNF-α-AK, Vedolizumab , Ustekinumab, Tofacitinib	Steroide (oral oder parenteral), ggf. überlappende Immunmodulation, z. B. mit Azathioprin, ggf. TNF-α-AK, Vedolizumab, Ustekinumab
Therapieresistenter Verlauf	Immunmodulation, z. B. mit Azathioprin; TNF-α-AK, Vedolizumab, Ustekinumab, Tofacitinib		Immunmodulation, z. B. mit Azathioprin, TNF-α-AK, Vedolizumab, Ustekinumab
Perianale Erkrankung	–	–	Metronidazol, ggf. Immunmodulation; am ehesten TNF-α-AK, ggf. Vedolizumab, Ustekinumab
Remissionsphasen	ASA (oral oder rektal), ggf. Immunmodulation , z. B. Azathioprin, TNF-α-AK, Vedolizumab, Ustekinumab, Tofacitinib	ASA (oral), evtl. Probiotika, ggf. Immunmodulation , z. B. Azathioprin, TNF-α-AK, Vedolizumab, Ustekinumab, Tofacitinib	Ggf. Azathioprin oder 6-MP (oral), ggf. TNF-α-AK, Vedolizumab, Ustekinumab

MC = Morbus Crohn; CU = Colitis ulcerosa; ASA = Aminosalizylate; TNF-α-AK: Anti-TNF-α-Antikörper, in Deutschland Infliximab oder Adalimumab (je nach Indikation)

Vor der Therapie mit klassischen Immunsuppressiva oder Immunmodulatoren ist Diagnostik zum Ausschluss von Infektionen erforderlich: U. a. dienen Quantiferon-Test und Röntgen-Thorax dem Ausschluss einer Tuberkulose, serologisch werden klassische Virushepatitis, CMV, EBV und HIV ausgeschlossen. Mittels Stuhldiagnostik sollte ein relevanter Befall mit Clostridium-difficile ausgeschlossen sein. Der Patient sollte außerdem über einen umfassenden Impfschutz verfügen.

Begleitende psychosomatische Betreuung oder Psychotherapie kann helfen – wie bei anderen chronischen Erkrankungen auch – den Krankheitsdruck zu ertragen. Eine Verbesserung der Prognose kann durch diese Maßnahmen nicht erreicht werden.

Chirurgische Therapie

Operative Maßnahmen werden beim Morbus Crohn nur bei Komplikationen erforderlich. Bei der Colitis ulcerosa können sie bei schwerem therapieresistentem Verlauf der Schritt zur definitiven Therapie sein.

Indikationen zur Operation bei chronisch-entzündlichen Darmerkrankungen

- Vorrangig bei Colitis ulcerosa: toxisches Megakolon, Perforationen, Blutungskomplikationen. Bei langjährigem aktivem Verlauf Epitheldysplasien oder Adenokarzinome
- Vorrangig bei Morbus Crohn: Ileus oder Subileus bei Stenosen sowie Abszesse und Fisteln

7

Pharma-Box: Medikamentöse Therapie der chronisch-entzündlichen Darmerkrankungen

5-Amino-Salizylate (5-ASA = Mesalazin oder Mesalamin)

Diese *antientzündlich wirksame Substanzgruppe kann direkt als das eigentlich wirksame 5-Aminosalizylat gegeben werden. Da 5-ASA aber im Dünndarm resorbiert wird, kann es nicht in den tieferen Darmabschnitten wirken. Um dieses Problem zu lösen, kommen Modifikationen infrage:

- Am häufigsten wird eine galenische Veränderung eingesetzt, z. B. durch Überzug mit Zellulose oder Eudragit, teilweise durch Gabe als Granulat mit retardierter Freisetzung.
- Gabe als Salazosulfapyridin (Sulfonamid-Salicylat-Verbindung; diese wird von den Darmbakterien in das pharmakologisch wirksame 5-ASA und den Sulfonamid-Rest gespalten). Salazosulfapyridin wird vor allem gerne bei begleitendem Gelenkbefall eingesetzt. Andererseits ist die Nebenwirkungsrate aufgrund des Sulfonamid-Anteils des Medikaments etwas höher als die von Mesalazin.

5-ASA-Präparate kommen sowohl im akuten Schub der chronisch-entzündlichen Darmerkrankungen als auch bei der Dauertherapie bei Colitis ulcerosa zum Einsatz. Sie können rektal als Klysma oder als Schaumpräparate gegeben werden (Wirkung bis zur linken Flexur). Bei Befall von Colon ascendens und transversum müssen die Salizylate oral gegeben werden; bei Proktitis reichen Zäpfchen aus.

5-ASA unterdrückt die Prostaglandin- und Leukotriensynthese und blockiert die chemotaktische Rekrutierung von Entzündungszellen.

Glukokortikoide

Diese werden im akuten Schub eingesetzt, vor allem wenn 5-ASA-Präparate nicht ausreichend wirksam sind. Trotz ihrer hervorragenden antientzündlichen Wirkung im Schub können sie Rezidive nicht verhindern. Zur Remissionserhaltung sind andere Prinzipien erforderlich. Nach Erreichen der Remission werden die Glukokortikoide langsam (oft über 1–2 Monate) „ausgeschlichen". Eingesetzt wird z. B. Prednisolon intravenös, oral und rektal, als Klysmen oder Schaum.

Nebenwirkungen: Eine lang dauernde Therapie mit Glukokortikoiden muss aufgrund der erheblichen Nebenwirkungen vermieden werden. Als neueres topisch wirksames Glukokortikoid mit hoher hepatischer Abbaurate und daher geringen systemischen Nebenwirkungen hat sich Budesonid bewährt.

Klassische Immunsuppressiva

Azathioprin, 6-Mercaptopurin (6-MP, der aktive Metabolit von Azathioprin), evtl. auch Methotrexat können im therapierefraktären oder kortikoidabhängigen Fall zum „Ablösen" der Glukokortikoide und zur Remissionserhaltung eingesetzt werden.

Ciclosporin A und eventuell Tacrolimus werden bei schwerer Colitis ulcerosa als Alternative zur Kolektomie zur Remissionsinduktion eingesetzt. Während Ciclosporin A und Tacrolimus rasch wirken, tritt die Wirkung von Azathioprin und 6-MP erst verzögert (nach etwa 4–6 Monaten) ein.

Nebenwirkungen: Typische Nebenwirkungen der klassischen immunsuppressiven Therapie sind: Knochenmarkdepression sowie rezidivierendes Erbrechen, Pankreatitis und Hepatitis bei Azathioprin bzw. 6-MP; in seltenen Fällen können auch bösartige Erkrankung (insbesondere bestimmte Hautkrebserkrankungen und Lymphome (in Erscheinung treten. Bei Ciclosporin A und Tacrolimus sind Nierenversagen und Hypertonus, aber auch das Auftreten eines Tremors typisch. Bei allen Immunsuppressiva können aufgrund des Wirkmechanismus Infektionen, teilweise auch mit schwerem Verlauf, in Erscheinung treten.

Immunmodulatoren („Biologica")

Bei beiden Erkrankungen werden die gegen den Tumornekrosefaktor gerichteten Antikörper Infliximab und Adalimumab eingesetzt. Als neuere Therapiekonzepte spielen auch der Integrinantagonist Vedolizumab, der IL12/IL23-Antagonist Ustekinumab und bei der Colitis ulcerosa auch der Januskinase-Inhibitor Tofacitinib inzwischen eine wesentliche Rolle. Mit Immunmodulatoren lässt sich bei vielen gegenüber klassischen Immunsuppression refraktären Patienten (30–40 %) die Krankheitsaktivität deutlich vermindern, oft sogar eine komplette klinische, teilweise auch eine endoskopische Remission „deep remission") induzieren. Auch Fisteln bei Morbus Crohn sprechen oft sehr gut auf diese Therapieprinzipien an.

Nebenwirkungen: Ernsthafte Nebenwirkungen wie Sepsis und Tuberkulose-Infektionen (oft Reaktivierungen) können auftreten; in Einzelfällen werden auch maligne Erkrankungen als Komplikation beobachtet. Besonders bei TNF-alpha-Antikörpern werden auch allergische Erscheinungen und ein psoriasisähnliches Bild als Komplikation gesehen. Eine gründliche Vor- und Begleitdiagnostik ist bei diesen Therapien besonders wichtig.

Antibiotika und Probiotika

Diese Therapieformen zielen auf eine Veränderung der Darmflora und kommen vor allem bei Morbus Crohn zum Einsatz: Im akuten Schub kann z. B. mit Ciprofloxacin eine bakterielle Superinfektion beeinflusst werden. Bei Fistelleiden hat die Therapie mit Metronidazol einen Stellenwert.

Bei der Colitis ulcerosa wird bei leichteren Verläufen die Darmflora auch erfolgreich durch die Gabe von probiotischen Keimen (z. B. Laktobazillen oder E. coli Nissle) manipuliert. In kontrollierten Studien zeigten derartige Therapieansätze eine klinisch etwa mit Aminosalizylaten vergleichbare Wirkung.

Die **Proktokolektomie bei Colitis ulcerosa** (i. d. R. mit ileoanaler Pouchanlage) gilt als kurativ. Sie ist bei schwerwiegenden Komplikationen (z. B. toxischem Megakolon) oder Nichtansprechen auf Kortikosteroide und die immunmodulative Therapie sowie bei hohem Malignitätsrisiko (z. B. bei langjährigem Verlauf und/oder Nachweis von Dysplasien) indiziert. In der Folge der Operation kann sich in einigen Fällen eine Pouchitis entwickeln, also eine Entzündung im chirurgisch angelegten Dünndarmreservoir. Nach Proktokolektomie haben außerdem viele Patienten Probleme mit einer hohen Stuhlfrequenz und Reizzuständen im Analbereich durch den relativ aggressiven Dünndarmstuhl.

Die **chirurgische Behandlung des Morbus Crohn** dagegen ist ein zweischneidiges Schwert: Zwar können einzelne besonders aktive Darmabschnitte entfernt werden, die Krankheit kann wegen des möglichen Befalls des gesamten Magen-Darm-Trakts jedoch nie ganz beseitigt werden und tritt häufig an den Exzisionsstellen wieder auf. Zudem kommt es relativ häufig zu postoperativen Adhäsionen und Strikturen. Allerdings ist die operativ induzierte Remission oft dauerhafter als die medikamentös induzierte. Etwa 80 % der Patienten mit Morbus Crohn benötigen im Verlauf eine chirurgische Intervention, v. a. zur Exzision von Fisteln, zur Drainage von Abszessen sowie zur Exzision einer Stenose oder zur Strikturoplastik.

Verlauf und Prognose

Morbus Crohn

Akute Exazerbationen sind seltener als bei der Colitis ulcerosa, dafür sind die Remissionen meist inkomplett. Dennoch führen die meisten Patienten ein relativ normales Leben. Die Lebenserwartung ist nach neueren Studien kaum eingeschränkt. Die Lebensqualität ist von der Dauer des Befalls sowie von Lokalisation, Aktivität und dem Auftreten von Komplikationen bestimmt. Oft nimmt die Aktivität der Erkrankung im höheren Lebensalter ab.

Colitis ulcerosa

Der Verlauf ist sehr unterschiedlich. Meist kommt es zu chronisch-rezidivierenden Verläufen, wobei die einzelnen Schübe meist 4–8 Wochen anhalten. Dazwischen liegen symptomfreie Intervalle von oft Monaten bis Jahren. Die Krankheit selbst bleibt in der Regel stationär. Nur bei 10 % der Patienten mit isolierter Proktitis kommt es zur weiteren Ausbreitung des Befalls. Andererseits kommen in 5 % akut-fulminante Verläufe mit ausgedehntem Kolonbefall und massiven Blutungen sowie drohender Perforation vor.

Bei langjährigem aktivem Verlauf müssen die Malignitätsrisiken beachtet werden. Diese Komplikationen können sonst natürlich prognosebestimmend werden. Bei schweren Verläufen mit PSC kann auch die Lebererkrankung führend sein. Oft nimmt die Aktivität der Erkrankung im höheren Lebensalter ab.

7.5.13 Strahlenkolitis

Prinzipiell kann der ganze Magen-Darm-Trakt durch Bestrahlung geschädigt werden. Bei gynäkologischen Karzinomen (Kollumkarzinom, Korpuskarzinom, Ovarialkarzinom), aber auch bei Prostata- und Blasenkarzinomen gehört die Bestrahlung zur Standardtherapie. Da eine Abschirmung des benachbarten Rektums nicht möglich ist, kommt es vor allem an der Rektumvorderwand oder im Sigma u. U. zu dosisabhängigen Strahlenschäden (meist ab 40–50 Gy). Es können aber auch andere Kolonabschnitte oder das Ileum betroffen sein.

Es wird zwischen einer akuten Schädigung in den Wochen nach der Exposition und einer chronischen Schädigung unterschieden.

Die **akute Schädigung** zeigt sich innerhalb der ersten zwei Wochen. Sie ist charakterisiert durch Übelkeit, Erbrechen, krampfartige Bauchschmerzen und evtl. blutige Diarrhöen und ist relativ bald wieder rückläufig.

Symptome der **chronischen Strahlenkrankheit,** die zwischen 6 Monaten und mehreren Jahren nach Exposition in Erscheinung treten kann, sind Völlegefühl, Tenesmen, Stuhldrang, Gefühl der unvollständigen Entleerung sowie Blut- und Schleimabgang. Die Schleimhaut ist ödematös geschwollen und blutet leicht; in schweren Fällen liegen Erosionen und Ulzerationen vor. Später kommt es zur Schleimhautatrophie mit bis in die Submukosa reichender Fibrosierung. Komplizierend kann es auch zu Fisteln und Stenosen kommen.

Man therapiert konservativ durch Stuhlregulierung (➤ 7.5.2) sowie Gabe von Glukokortikoiden und Mesalazin, je nach Ausbreitung ggf. in Form von Klysmen. Die Symptomkontrolle ist allerdings oft unbefriedigend. Bei Komplikationen (Fisteln, Stenosen) ist eine Resektion erforderlich.

7.6 Erkrankungen des Anorektums

7.6.1 Anatomie und Physiologie

Mit den Erkrankungen des Anorektums (Perianalregion, Analkanal, Rektum) befasst sich ein eigener Zweig der Chirurgie, die Proktologie. Oft ist eine enge Zusammenarbeit zwischen Gastroenterologen und Proktologen erforderlich.

Das Anorektum als Kontinenzorgan

Das zur Defäkation notwendige koordinierte Zusammenspiel zwischen willkürlicher und unwillkürlicher Motorik läuft über die folgenden Strukturen (➤ Abb. 7.66):

- **M. sphincter ani internus:** Dieser schließt durch seinen unwillkürlich aufrechterhaltenen Dauertonus den Analkanal elastisch ab.
- **M. sphincter ani externus:** den unteren Teil des inneren Sphinkters umschließende, über den N. pudendus willkürlich innervierte Muskelringe.
- **Beckenbodenmuskulatur:**
  - M. puborectalis: Als weiterer unwillkürlicher Anteil des Kontinenzorgans umfasst dieser ringförmig den mittleren Teil des inneren Analsphinkters („Puborektalschlinge“) und führt dadurch zur Schlussverstärkung.
  - M. levator ani: Er trägt insbesondere zum willkürlichen Analverschluss nach Defäkation bei („Absetzen“ des Stuhls).

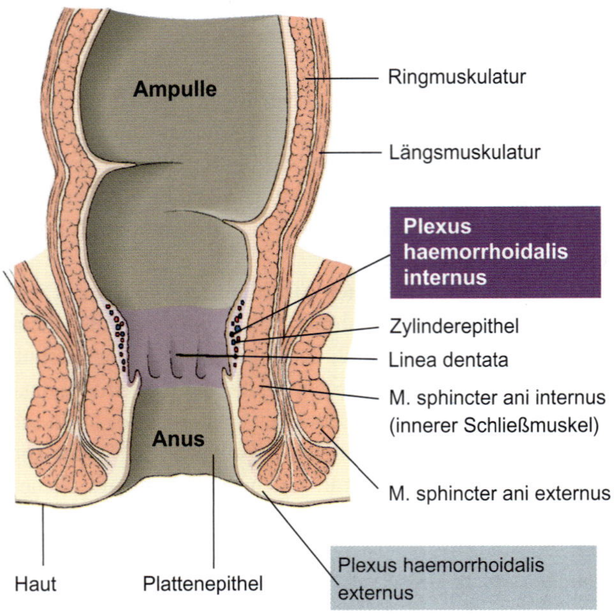

Abb. 7.66 Topografie des Anorektums. Der Plexus haemorrhoidalis internus oberhalb der Linea dentata ist Teil des Verschlussorgans. [L190]

Daneben wird der Verschluss durch die **Schleimhautpolster** an der Linea dentata (Corpus cavernosum recti mit Plexus haemorrhoidalis) aufrechterhalten.

Die Defäkation wird durch **Dehnung der Ampulla recti** („drängende Stuhlmassen") ausgelöst und leitet, zum Teil über parasympathische Fasern, zunächst die Relaxation des inneren Sphinkters ein. Der externe Sphinkter kann, davon unabhängig, je nach Situation entweder entspannt (leitet die Defäkation ein) oder kontrahiert werden (unterdrückt die Defäkation).

Unterstützt wird die Defäkation durch drucksteigernde willkürliche Prozesse wie Kontraktion des Beckenbodens und der Bauchmuskulatur sowie Exspiration bei gleichzeitigem Glottisschluss („Bauchpresse").

Rektale Manometrie

Die beschriebenen Prozesse können durch die rektale Manometrie gemessen werden: Hierbei wird ein kleiner, in regelmäßigen Abständen von Poren durchsetzter Plastikschlauch mit aufblasbarem Ballonende ins Rektum eingeführt. Das Aufblasen des Ballons imitiert die Dehnung der Ampulle; die Druckänderungen an den verschiedenen Sphinkterabschnitten werden über die Poren des Schlauches an ein Messgerät fortgeleitet und können somit aufgezeichnet und analysiert werden.

7.6.2 Perianale Erkrankungen

Pruritus ani und Analekzem

Die empfindliche Haut der Perianalregion reagiert auf vielfältige Noxen durch ekzematöse, juckende Veränderungen. Ursachen sind z. B. Durchfallerkrankungen, Hautirritation durch Hämorrhoiden, Infektion durch Fadenwürmer oder Pilze, Kontaktallergien durch Intimsprays oder „Hämorrhoidenmittel", Fisteln sowie mangelnde Analhygiene. Oft findet sich aber auch keine organische Erkrankung als Ursache des Pruritus. Kratzen kann zu nässenden, eiternden Läsionen mit bakterieller und mykotischer Superinfektion führen.

Therapeutisch steht die Beseitigung der Grundkrankheit im Vordergrund (Behandlung von Hämorrhoiden, Therapie bei Oxyuren). Lebens- und Genussmittel, welche die Perianalregion reizen können, sollen gemieden werden (u. a. Kaffee, Tee, Zitrusfrüchte …). Daneben ist die regelmäßige Säuberung mit weichem Schwamm und klarem handwarmem Wasser nach jedem Stuhlgang indiziert (ohne mechanische Irritation!). Der Erhalt der Elastizität der perianalen Haut durch wirkstoffinerte Salben kann nützlich sein. Zusätzlich kann eine zinkoxidhaltige Salbe helfen; im Einzelfall auch topische Steroide, aber keinesfalls als Dauertherapie. Bei hartnäckigen Problemen sollte ein Dermatologe hinzugezogen werden.

Perianalthrombose

Synonym: Analvenenthrombose

Häufige, vor allem bei gesunden jungen Erwachsenen vorkommende, oft sehr akut auftretende Thrombosierung des externen venösen Hämorrhoidalplexus unterhalb des anokutanen Übergangs. Hierdurch entsteht ein schmerzhafter, livider, prall gespannter Knoten. Die Knoten sind von Epidermis überzogen und können so von prolabierten Hämorrhoiden (➤ 7.6.3) unterschieden werden.

Die genaue Ätiologie ist unbekannt. Ausgelöst werden kann die Entzündung durch Durchfälle, unphysiologisches Sitzen (Fahrradfahren) oder starkes Pressen. Die Therapie kann in akuten Fällen chirurgisch erfolgen (Exzision), bei starken Schmerzen bringt dies zügig Erleichterung; in weniger akuten Fällen kann eine konservative schmerzlindernde Therapie adäquat sein.

Nach abgeheilter Perianalthrombose können sog. Marisken (hypertrophe Hautfalten nach Überdehnung) verbleiben.

Analabszess und Analfistel

Meist gehen Abszesse und Fisteln von Abflussstörungen bzw. Entzündungen in der Kryptenregion aus, und zwar von den schleimproduzierenden Proktodealdrüsen an der Linea dentata. Seltener können – vor allem bei Morbus Crohn – Ulzerationen der Rektumschleimhaut zugrunde liegen.

Klinik

Im Vordergrund stehen (vor allem bei Abszessen) Schmerzen, insbesondere während der Defäkation und beim Sitzen, sowie ggf. eine nässende Sekretion (Eiter, Stuhl) aus Fistelöffnungen. Allgemeinbeschwerden wie Fieber und Inappetenz sind häufig.

Lokalisation und Verlauf

Fisteln können inkomplett sein (Blindsäcke) oder komplett zur Schleimhaut des Analkanals oder der perianalen Außenhaut ziehen. Sie verlaufen meist zwischen innerem und äußerem Sphinkter (intersphinktär), seltener quer durch den inneren und äußeren Sphinkter (transsphinktär); weitere Verläufe zeigt ➤ Abb. 7.67. Die Abszesse sind wie die Fisteln zwischen den verschiedensten Strukturen des Kontinenzorgans lokalisiert.

Diagnostisches Vorgehen

Bei der **digital-rektalen Austastung** findet man Blut oder Eiter am Fingerling, eventuell sind Fistelmündungen tastbar. Die **Koloskopie** dient insbesondere dem Ausschluss schwerwiegender Ursachen, wie z. B. Morbus Crohn, Divertikulitis oder Malignome. Im Rahmen der **Proktoskopie** gelingt evtl. die Sondierung der Fisteln mit Farbstoffinjektion. Tastuntersuchung und Proktoskopie können beim Abszess durch Schmerzen schwierig oder unmöglich sein. Ergänzend ist hier manchmal eine CT oder eine (Endo-)Sonografie sinnvoll. Bei Fisteln ist häufig die **MRT** das sensitivste Verfahren. Oft kann erst der Operateur das volle Ausmaß eines Fistelsystems erfassen.

Therapie

Die einzig kurative Therapie ist die operative Abszess- bzw. Fistelspaltung mit offener Wundbehandlung und Drainage; die Wundheilung kann Monate dauern. Äußere Fisteln beim Morbus Crohn kommen manchmal durch rein konservative, medikamentöse Therapie zur Ausheilung (Metronidazol, TNFα-Antikörper), wobei allerdings das Rezidivrisiko im Fistelbett hoch ist. In vielen Fällen von Fisteln bei Morbus Crohn wird eine chirurgische Fadendrainage der Fisteln eingesetzt.

7.6.3 Erkrankungen des Analkanals

Hämorrhoiden

Der **Plexus haemorrhoidalis** im Corpus cavernosum ist als ein von der A. rectalis superior gespeister Schwellkörper ein funktionell wichtiger Teil des Verschlussorgans (➤ Abb. 7.66). Eine lokale Hypertrophie und Ektasie des Plexus wird als Hämorrhoidalerkrankung bezeichnet. Hämorrhoiden sind bei 80 % der über 30-Jährigen nachweisbar. Ätiologische Faktoren sind eine erbliche Disposition sowie sitzende Lebensweise, chronische Obstipation, portale Hypertension und Adipositas.

MERKE

Diese arteriell gespeisten Hämorrhoiden sind als sog. **„innere" Hämorrhoiden** von den unterhalb der Linea dentata liegenden und damit von Plattenepithel überzogenen **„äußeren" Hämorrhoiden** zu unterscheiden. Diese werden durch die unteren Hämorrhoidalvenen gespeist.

Klinik

Da die Hämorrhoidalregion wenig schmerzhaft ist, machen unkomplizierte interne Hämorrhoiden wenig Beschwerden. Krankheitswert erhalten sie erst durch Entzündung, Inkarzeration, Ruptur, Thrombosierung oder durch Störung der Schließfunktion. Klinisch zeigen sich dann folgende Symptome:

- **Anorektale Blutungen** (nur selten stark genug, um eine chronische Eisenmangelanämie auszulösen): hellrotes Blut am Toilettenpapier, streifige hellrote Blutauflagerungen auf dem Stuhl
- Entzündliche Reaktion in Form eines **Analekzems** mit Afterbrennen und nachfolgendem Nässen, Jucken (Pruritus ani) und Hitzegefühl
- Bei großen, längerfristig prolabierenden Hämorrhoiden Nässen, Schleim- und Stuhlabgang und Fremdkörpergefühl

Im Verlauf der Hämorrhoidalkrankheit vergrößern sich die internen Hämorrhoiden allmählich und können durch den Analausgang prolabieren. Sie werden nach dem Grad ihres Vorfalls in den Analkanal in drei Grade eingeteilt (➤ Abb. 7.68).

Externe Hämorrhoiden machen nur bei Thrombosierung Beschwerden (➤ 7.6.2).

Lokalisation

Meist wölben sich die internen Hämorrhoiden im Bereich der Linea dentata vor, und zwar in der Regel an den Eintrittsstellen der Äste der A. rectalis superior bei 3, 7 und 11 Uhr in Steinschnittlage (Rückenlage mit in Knie und Hüftgelenk stark gebeugten und leicht gespreizten Beinen).

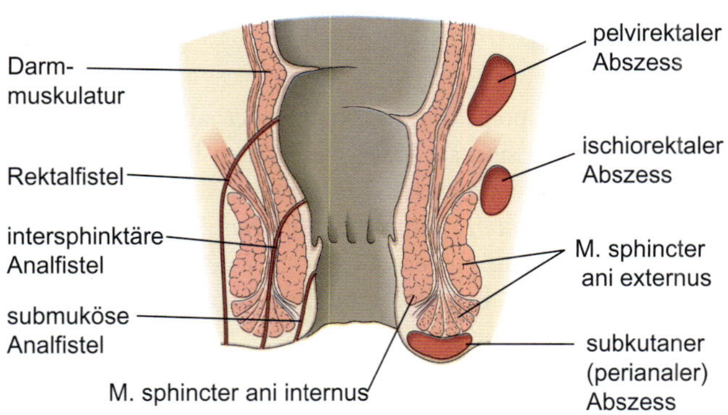

Abb. 7.67 Schematische Darstellung der Analfisteln und Analabszesse [L190]

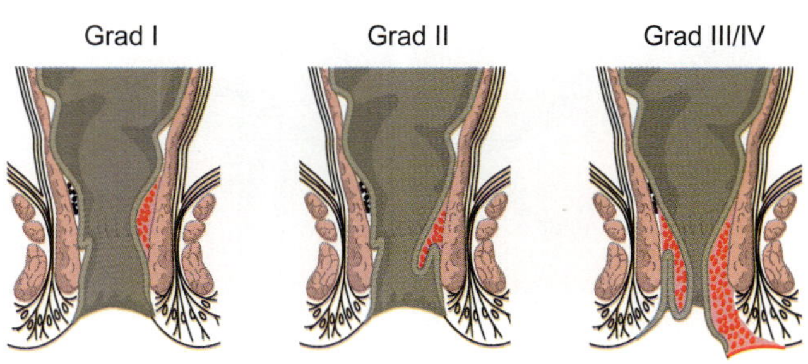

Abb. 7.68 Gradeinteilung der Hämorrhoiden. Grad I: lokale Vergrößerung; Grad II + III: Prolaps während der Bauchpresse, jedoch spontan (Grad II) oder manuell (Grad III) reversibel [L138]

Diagnostisches Vorgehen

Diagnostiziert und klassifiziert werden die Hämorrhoiden durch Anamnese, Analinspektion (bläuliche, derbknotige Vorwölbungen, ➤ Abb. 7.69), anal-rektale Untersuchung (tastbare Knoten, oft erhöhter Sphinktertonus) sowie Proktoskopie. Nichtprolabierte interne Hämorrhoiden können im Gegensatz zu den externen Hämorrhoiden bei der rektalen Inspektion nicht gesehen werden.

Stets muss bei unklaren Befunden an ein blutendes kolorektales Karzinom sowie eine ulzerative Kolitis bzw. Morbus Crohn gedacht werden. In diesem Fall ist neben einer Proktoskopie eine Koloskopie unerlässlich.

Differenzialdiagnose

Abgegrenzt werden muss die Hämorrhoidalerkrankung gegenüber der **Papillitis** und **Kryptitis,** bei der sich die Analpapillen und Krypten am inneren Analring – z. B. bei Durchfällen oder Proktitis – entzünden und zu einem brennenden Defäkationsschmerz führen. Die entstehenden Läsionen sind im akuten Stadium hochrot und prolabieren nicht. Diese Entzündungen können ein Ausgangspunkt für Fisteln sein (➤ 7.6.2).

Beim **Analprolaps** kommt es zum Schleimhautprolaps, welcher im Gegensatz zum Hämorrhoidalprolaps konzentrisch ist.

Therapie

- **Allgemeinmaßnahmen:** Stuhlregulierung, z. B. durch faserreiche Kost, Meiden von Pressen, Gewichtsreduktion sowie körperliche Betätigung
- **Lokalmaßnahmen:** Milde Beschwerden können durch konsequente Analhygiene (➤ 7.6.2), lokale Applikation antiphlogistischer Salben und Suppositorien sowie mit Sitzbädern gelindert werden. Langfristige externe Kortikoidtherapie sollte allerdings vermieden werden. Bei refraktären Beschwerden kommen in den Stadien I und II die Sklerosierung sowie die Gummibandligatur in Betracht. In den höheren Stadien sind nur operative Verfahren erfolgversprechend (z. B. Hämorrhoidektomie nach Milligan/Morgan oder nach Ferguson, Stapler-Hämorrhoidektomie).

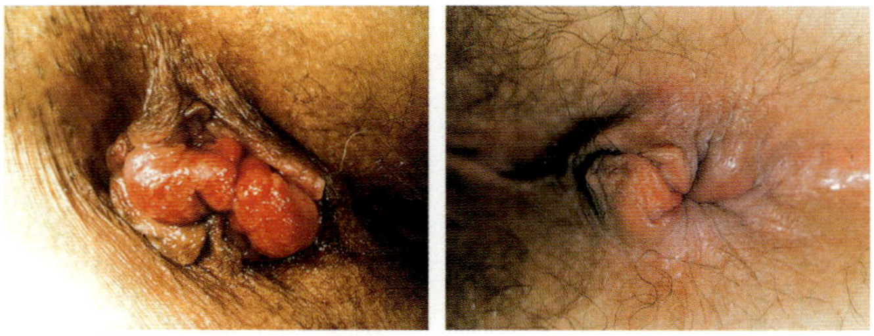

Abb. 7.69 Hämorrhoiden. Links: entzündlich geschwollene Hämorrhoiden, rechts: deutlicher Rückgang nach zweiwöchiger Salbenbehandlung [E508, F346-007]

Analfissur

Schmerzhafter, längs verlaufender Einriss der Analkanalhaut bis zur Linea dentata. Der Riss kann in der Tiefe den Sphincter ani internus einbeziehen und bewirkt dann einen krampfartig gesteigerten Sphinktertonus, der bis zur Fibrosierung des Schließmuskels führen kann. Typische Lokalisation ist die hintere Kommissur.

Klinik

Typisch sind der Schmerz bei und nach Defäkation („Nachschmerz"), Blutungen und Sphinkterkrampf. Häufig kommt es zur schmerzbedingten chronischen Obstipation bzw. zum Stuhlverhalt.

Ätiologie und Pathogenese

Die Entstehungsursache ist oft unbekannt; zugrunde liegen können eine erschwerte Defäkation bei Obstipation oder anale Sexualpraktiken. Die Entstehung wird durch Schleimhautentzündungen/-läsionen begünstigt (Hämorrhoiden, Kryptitis, Morbus Crohn).

Diagnostisches Vorgehen

Rektale Untersuchung (oft erst nach Lokalanästhesie oder gar unter Sedierung möglich).

Therapie

Behandelt wird bei akuten Fissuren mit Cremes, die den Sphinkterapparat relaxieren: Rezepturen mit Kalzium-Antagonisten oder Nitraten kommen dabei zum Einsatz. Ergänzt werden sollte dies mit stuhlregulierenden Maßnahmen (z. B. faserreiche Kost, makrogolhaltige Medikamente) und konsequenter Analhygiene (klares handwarmes Wasser nach jedem Stuhlgang, aber Meiden mechanischer Irritation), nötigenfalls auch mit anästhesierenden Salben, Sitzbädern und Selbstdehnung mittels Analdehner. Bei chronischen Fissuren mit Versagen obiger Maßnahmen kann eine Exzision mit Sphinkterotomie erforderlich werden (allerdings immer mit gewissem Inkontinenzrisiko). Neuerdings wird auch der lokale Einsatz von Botulinumtoxin propagiert (teuer, noch relativ wenig erprobt).

Analkarzinom

Plattenepithelkarzinome im Analkanal oder am Analrand sind selten. Ätiologisch sind sie häufig viral durch humane Papillomviren (insbesondere Typen HPV 16 und 18) verursacht. Klinisch fallen sie durch Juckreiz, Blutung, Schmerzen, Fremdkörpergefühl und Stuhlunregelmäßigkeiten auf. In 15 % der Fälle werden die Leistenlymphknoten befallen; eine hämatogene Metastasierung ist selten. Die Therapie erfolgt nur in sehr frühen Stadien durch kontinenzerhaltende Operation, ansonsten durch die hier meist gut wirksame kombinierte Radiochemotherapie. Die 5-Jahres-Überlebensrate liegt stadienabhängig bei 50–80 %.

Stuhlinkontinenz

Klinik

Eine Inkontinenz wird oft durch schwerwiegende Erkrankungen ausgelöst und ist für den Patienten psychisch und sozial schwer belastend.
Die **Einteilung** erfolgt nach Klinik und Anamnese:
- Schweregrad I: Stressinkontinenz, Verschmutzung der Wäsche
- Schweregrad II: Kontrollverlust für Winde und flüssigen Stuhl
- Schweregrad III: Kontrollverlust für breiigen Stuhl
- Schweregrad IV: komplette Inkontinenz (für alle Stuhlformen).

Ätiologie (➤ Abb. 7.70)

Primäre Störungen:
- **Zerstörung oder muskuläre Insuffizienz des Kontinenzorgans:** Rektumkarzinom, schwere Fistelbildungen bei Morbus Crohn, Anal-/Rektumprolaps; Z. n. Operation im Enddarm und Dammbereich (z. B. Hämorrhoidaloperation, Dammschnitt); altersbedingte Erschlaffung des gesamten Kontinenzorgans (sog. Altersinkontinenz)
- **Neurogene Störungen:** Querschnittslähmung (Bei Läsionen oberhalb L1 lediglich Teilinkontinenz, da die Funktion des Sphincter ani internus erhalten bleibt); Conus-Cauda-Syndrom, Dysrhaphien, Bandscheibenvorfall, hirnorganische Syndrome

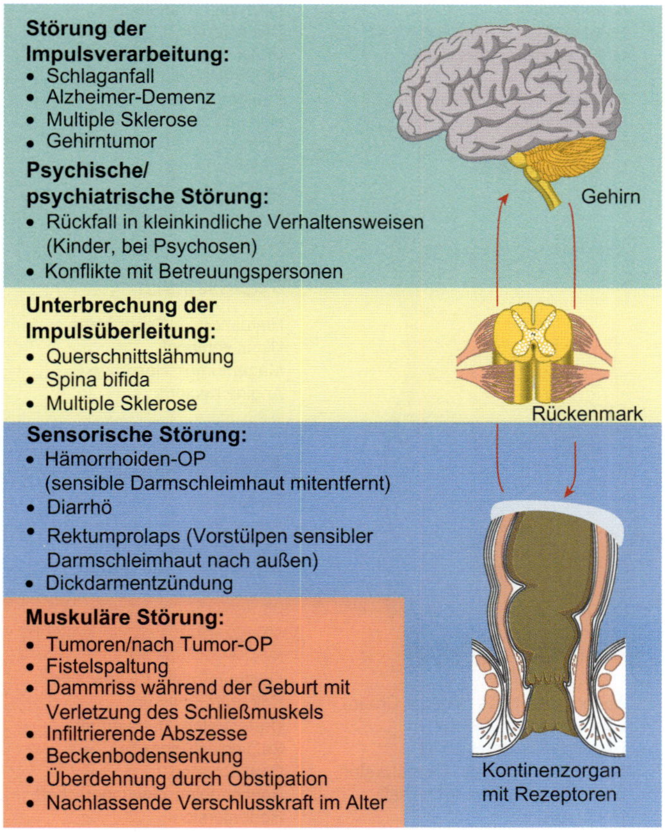

Abb. 7.70 Ursachen der Stuhlinkontinenz [L138]

- **Fehlbildungen des Anorektums:** z. B. fehlende Abknickung des anorektalen Übergangs

Sekundäre Störungen: Eine Obstipation kann sekundär zu dünnflüssiger Enkopresis führen. Dabei bildet sich hinter dem Kotpfropf durch bakterielle Prozesse dünnflüssiger Stuhl, der am Hindernis vorbeilaufen kann (Überlaufenkopresis, häufig beim alten Menschen). Durch die chronische Dehnung der Ampulle kann in schweren Fällen der Defäkationsreiz nicht mehr wahrgenommen werden, sodass ein Teufelskreis aus Obstipation und Defäkationsstörung entsteht.

Diagnostisches Vorgehen

- Klinische Untersuchung mit manueller Überprüfung des Sphinktertonus
- Proktoskopie/Rektoskopie (ggf. kombiniert mit kompletter Koloskopie)
- Bei besonderen Fragestellungen (z. B. bei V. a. neurogene Störung) Sphinktermanometrie (➤ 7.2.3), EMG sowie MR-Defäkografie (Darstellung des Defäkationsvorgangs im MRT)

Therapie

Die **konservative Therapie** zielt auf eine muskuläre Stärkung der Sphinkteren, z. B. durch aktives Muskeltraining (Beckenbodentraining), Biofeedback-Training (hierbei kann der Patient durch Betätigung des Sphinkters eine sichtbare Reaktion hervorbringen, z. B. eine Leuchtskala zum Aufleuchten bringen), Elektrostimulation der Sphinktermuskulatur. Darüber hinaus sind Stuhlregulation Gewichtsreduktion (insbesondere bei Rektumprolaps) und allgemeine muskuläre Kräftigung und Betätigung anzustreben.

Bei konservativ nicht beeinflussbarer schwerer Inkontinenz wird die **operative Therapie** angestrebt (z. B. Rekonstruktion der Sphinktermuskulatur oder Sphinkterplastik), bei Rektumprolaps die Verbesserung der Angulation und Straffung des Beckenbodens.

7.6.4 Erkrankungen des Rektums

Rektumprolaps

Durch Schwäche des Beckenbodens und damit des Sphinkterapparats – vor allem bei Kindern oder aber älteren, mehrgebärenden Frauen – kommt es zum Vorfall aller Wandschichten des Rektums, eventuell bis zum Sigmoid.

Klinik

Symptome sind Nässen, Stuhlinkontinenz; durch sekundäre Ulzerationen eventuell Blut- und Schleimabgang.

Diagnostisches Vorgehen

Bei der Inspektion ist das ausgestülpte Rektum mit zirkulärer Anordnung der Schleimhaut sichtbar. Bei der Proktoskopie und

Rektoskopie stellen sich Ulzerationen und eine gerötete Schleimhaut dar. Beim isolierten Analprolaps ist die Schleimhaut dagegen radiär gefältelt (➤ Abb. 7.71).

Therapie

Im akuten Stadium wird das Rektum, wenn möglich, vorsichtig manuell reponiert. Kinder werden praktisch immer konservativ behandelt, während bei Erwachsenen in der Regel eine operative Therapie erforderlich ist, da der Prozess sonst rezidiviert oder progredient ist.

Ulcus recti simplex

Gelegentlich findet man – mit einer gewissen Häufung bei jüngeren Frauen – ein einzelnes chronisches Ulkus im Rektumkanal. Die Genese ist unklar, möglicherweise besteht eine Beziehung zu einem inneren Rektumprolaps. Symptome können Blut- und Schleimabgang, aber auch Schmerzen im anorektalen Bereich sein. Die Diagnose wird in der Regel mit einer Proktoskopie oder Koloskopie gesichert; obligat ist eine Biopsieentnahme. Gegebenenfalls ist auch weitere proktologische Spezialdiagnostik (u. a. MR-Defäkografie) sinnvoll. Therapeutisch werden in symptomatischen Fällen stuhlregulierende Maßnahmen und eine topische Aminosalicylat-Therapie versucht. Bei therapierefraktärem Verlauf oder Bestätigung eines internen Rektumprolaps wird eine chirurgische Therapie erforderlich.

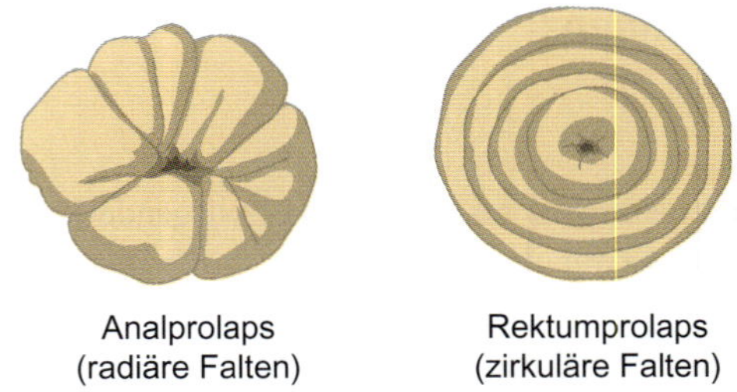

Abb. 7.71 Schleimhautrelief bei Rektumprolaps und Analprolaps [L138]

7.7 Gastroenterologische Notfälle

7.7.1 Akutes Abdomen

Der Begriff des „akuten Abdomens" beschreibt eine **ätiologisch unklare Akutsituation** im Bereich des Abdomens, welche sich durch eine oder mehrere der folgenden Erscheinungen manifestiert:

- Starke, akute **Bauchschmerzen**
- Abdominale **Abwehrspannung**
- **Kreislaufdekompensation** bis hin zum Schock

Die zentrale Frage bei allen Formen ist, ob eine chirurgische Intervention erforderlich ist oder nicht.

MERKE
Obwohl auch Gastrointestinalblutungen unter dem Bild eines akuten Abdomens verlaufen können, werden diese in der Regel als eigene Notfallgruppe betrachtet (➤ 7.7.5).

Klinik

Bauchschmerz

Der Schmerz steht bei allen Formen im Vordergrund. Er wird oft durch Palpation verstärkt oder evtl. auch provoziert.

Meist gehen die Schmerzen zunächst von dem betroffenen Organ selbst aus (viszeraler Schmerz) und sind dann dumpf, kolikartig und schwer lokalisierbar. Wird im Verlauf das Peritoneum mit befallen, so tritt der peritoneale (somatische) Schmerz in den Vordergrund und damit „helle", klar lokalisierbare, dauerhafte Schmerzen.

Durch diese „Umschaltung" kann die Schmerzlokalisation wechseln: Beispielsweise beginnt die Appendizitis häufig mit diffusen Schmerzen in der Nabelregion, um erst später durch Beteiligung des Peritoneums zur typischen Lokalisation im rechten Unterbauch zu wechseln. Eine Übersicht über die Schmerzlokalisation beim akuten Abdomen gibt ➤ Abb. 7.72.

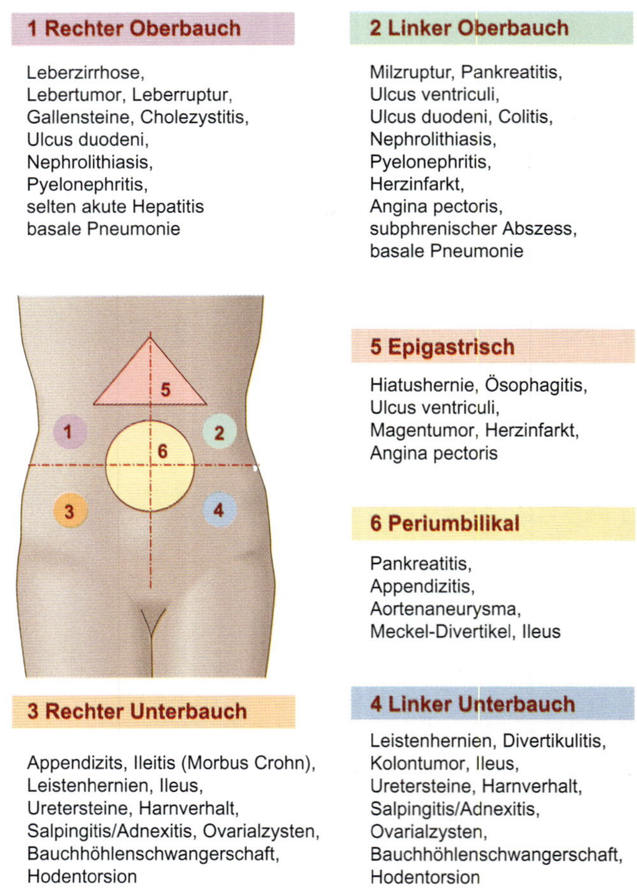

Abb. 7.72 Typische Schmerzlokalisationen beim akuten Abdomen [L190]

Abwehrspannung

Diese tritt typischerweise bei Entzündungen des Peritoneums auf. Sie kann lokal sein (bei lokalisierter Peritonitis, etwa beim perityphlitischen Infiltrat); bei der generalisierten Peritonitis bezieht sie die gesamte Bauchdecke ein.

Zeichen der Kreislaufdekompensation

Im Vordergrund stehen Unruhe, Blässe, Kaltschweißigkeit. Neben dieser Trias treten variabel vegetative Begleitreaktionen wie Erbrechen und Fieber auf. Später kommt es zu Tachykardie, Oligurie und evtl. zum hypovolämischen Schock.

Pathogenese

Die sympathischen Schmerzafferenzen in der Bauchhöhle können durch Dehnung, entzündliche Mediatoren oder Ischämie gereizt werden. Die zugrunde liegenden Krankheiten lassen sich in sieben pathogenetische Gruppen einteilen (➤ Tab. 7.14).

Bei vielen Ursachen des akuten Abdomens (➤ Abb. 7.73) kommt es sekundär zur Kreislaufdekompensation. Dies kann durch den Verlust von Intravasalvolumen (bei gleichzeitigen Blutverlusten, etwa bei Milzruptur), aber auch durch den Verlust von Extrazellularflüssigkeit in den dritten Raum (z. B. Ansammlung von Flüssigkeit in den Darmschlingen beim Ileus) bedingt sein.

Diagnostisches Vorgehen

Klinische Untersuchung

Diese folgt dem unter ➤ 7.2.2 beschriebenen Untersuchungsgang. Hinweise auf ein akutes Abdomen sind:

- Gelegentlich durch die Bauchdecke sichtbare Peristaltik: „Darmsteifungen" (bei mechanischem Ileus)
- Abwehrspannung (Peritonitis): entsprechend der Ausdehnung des Krankheitsprozesses lokal begrenzt oder gesamtes Abdomen
- Lokale Raumforderungen: z. B. „tastbarer Strang" bei Divertikulitis
- Inkarzerierte Hernie: z. B. Leisten- oder Schenkelhernien
- Pathologische Auskultationsbefunde: z. B. „Totenstille" als Hinweis auf paralytischen Ileus

MERKE

Die klinische Einschätzung der Kreislaufsituation sollte stets an erster Stelle stehen. Der Chirurg sollte frühzeitig in die Diagnostik einbezogen werden, damit eine eventuelle Operationsindikation unverzüglich gestellt bzw. abgestimmt werden kann.

Tab. 7.14 Pathomechanismen des akuten Abdomens

Pathomechanismus	Vorzugsweise betroffene Bauchorgane	Typische Erkrankungen
Perforation eines Hohlorgans	Magen, Darm, Gallenblase	Ulcus ventriculi oder duodeni
Obstruktion eines Hohlorgans	Niere, Galle, Darm (Stenosen, Adhäsionen, Strangulationen)	Nierensteine, Gallensteine, mechanischer Ileus (z. B. durch stenosierende Tumoren, Briden nach vorangegangener OP, inkarzerierte Hernien, Invagination, Volvulus)
Intraabdominale Entzündungen	Appendix, Sigmadivertikel, Gallenblase, Pankreas	Peritonitis, Appendizitis, Divertikulitis, Pankreatitis, Cholezystitis
Ruptur eines parenchymatösen Organs mit nachfolgender Peritonitis	Leber, Milz, Niere	Bauchtrauma
Vaskulär-ischämische Erkrankungen	Darm, Mesenterium	Mesenterialinfarkt, ischämische Kolitis
Vaskulär-hämorrhagische Erkrankungen (Blutungen in die Bauchhöhle)	Aorta, alle Bauchgefäße	Traumatische Massenblutung, rupturiertes Bauchaortenaneurysma
Extraabdominale Erkrankungen*	Lunge, Herz, Stoffwechsel	Hinterwandinfarkt, akute Rechtsherzinsuffizienz, diabetische Ketoazidose, Porphyrie, hämolytische Krise bei Sichelzellanämie

*Pathomechanismen sind z. B. Schmerzfortleitung (z. B. beim Hinterwandinfarkt), Kapseldehnungsschmerz (z. B. durch gestaute Leber bei der akuten Rechtsherzinsuffizienz) sowie biochemisch-irritative Einflüsse (sog. Pseudoperitonitis: z. B. bei diabetischer Ketoazidose, Porphyrie, Urämie, Blei-Intoxikationen).

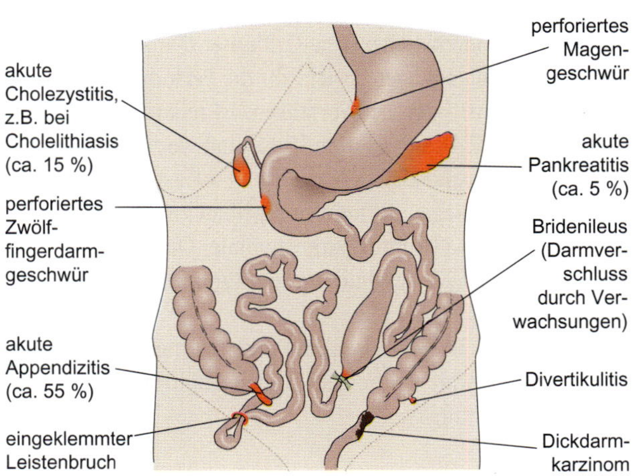

Abb. 7.73 Die häufigsten Ursachen des akuten Abdomens [L190]

Die Fiebermessung mit Erhebung der rektal-axillären Temperaturdifferenz sollte immer durchgeführt werden und kann in manchen Fällen hinweisend sein (erhöhte rektal-axilläre Temperaturdifferenz z. B. bei der Appendizitis).

Labor

Laboruntersuchungen sind bei der Differenzierung des akuten Abdomens ergänzend nützlich. Unterstützen können sie die Diagnose einer Pankreatitis (Amylase/Lipase) oder Cholestase (Leber- und Cholestaseenzyme). Laktat ist bei Darmnekrosen erhöht. Eine Erhöhung der Leukozyten und des CRP ist meist unspezifisch, kann aber auf bakteriell-entzündliche Ursachen hinweisen (etwa Appendizitis). Hb- und/oder Hämatokritveränderungen können einen Hinweis auf eventuelle Blutverluste geben, normale Werte schließen Blutverluste jedoch nicht aus. Da das akute Abdomen evtl. eine chirurgische Therapie erfordert, werden stets die Blutgruppe („Kreuzblut") sowie Gerinnungsparameter und Elektrolyte mit bestimmt.

Der Urinstatus (Streifentest) kann schnell Hinweise auf Nierensteine (Erythrozyten?) oder eine Pyelonephritis (Leukozyten? Nitrit?) geben.

Bildgebende Verfahren

Sie ergänzen die klinische Untersuchung und können sowohl Aufschluss über die Ätiologie als auch über bedrohliche Komplikationen geben. Bildgebende Verfahren ersetzen keineswegs die klinische Untersuchung. Eine Appendizitis wird z. B. in den meisten Fällen noch immer klinisch, d. h. durch Anamnese und Untersuchungsbefund, diagnostiziert.

- **Abdomensonografie:** Sie beantwortet vor allem folgende Fragestellungen: Freie Flüssigkeit im Bauchraum? Auffälligkeiten an Pankreas, Niere, Gallenwegen? Leber und Milz intakt? Adnexe strukturell unauffällig? Hinweise auf perityphlitischen Abszess oder Appendizitis?
- **Röntgen:** Abdomenübersicht im Stehen oder in Linksseitenlage. Flüssigkeitsspiegel weisen auf Ileus hin, Verkalkungen z. B. auf Gallen- oder Nierensteine. Freie Luft unter den Zwerchfellen oder in den Gallengängen spricht für die Perforation eines Hohlorgans. Die Sensitivität des Verfahrens ist relativ gering.
- **Abdominal-CT:** Dieses ist dem Ultraschall vor allem bei adipösen Patienten und Darmobstruktion (→ Gasüberlagerung im Ultraschall) überlegen. Es kommt regelhaft zur Abklärung nach Abdominaltrauma (Ruptur parenchymaler Organe?) sowie bei fraglicher lokaler Abszessbildung (perityphlitischer Abszess?) zum Einsatz.
- **Röntgenthorax in zwei Ebenen:** Fragestellungen: Pneumonie? Pleuraerguss? Zwerchfellhochstand bei subphrenischem Abszess, subphrenische Luftsichel?

Weitere Untersuchungen bei speziellem Verdacht

- Peritoneallavage (bei V. a. Perforation der Blutung in den Bauchraum) – heute nur noch selten erforderlich
- Angiografie (bei V. a. Mesenterialinfarkt)
- Bei Frauen gynäkologisches Konsil zum Ausschluss gynäkologischer Ursachen (z. B. Adnexitis, Extrauteringravidität)
- i. v. Urografie (z. B. bei V. a. Uretersteine)
- Bei unsicheren Befunden Laparoskopie bzw. explorative Laparotomie

MERKE
Die Röntgenthoraxaufnahme und ein EKG zum Ausschluss eines Herzinfarkts sind bei jedem akuten Abdomen obligat.

Weitere endoskopische Abklärung ist erst indiziert, wenn zumindest eine Perforation eines Hohlorgans weitgehend (z. B. röntgenologisch) ausgeschlossen ist. Dann kann beispielsweise eine Ösophagogastroduodenoskopie (➤ 7.2.3) zur Diagnose eines penetrierenden Ulkus oder eine endoskopische retrograde Cholangiopankreatikografie (ERCP, ➤ 8.2.4) zur Sanierung einer Choledocholithiasis indiziert sein.

Differenzialdiagnose

Beim akuten Abdomen kommen zahlreiche intra- und extraabdominale Differenzialdiagnosen in Betracht:

Differenzialdiagnosen des akuten Abdomens nach Häufigkeit

- Appendizitis: ca. 55 %
- Gallenkolik: ca. 15 % (z. B. bei Cholezystitis oder bei eingeklemmten Gallensteinen)
- Mechanischer Ileus, z. B. durch Briden: ca. 10 %
- Generalisierte Peritonitis: ca. 5 %
- Pankreatitis: ca. 5 %
- Seltenere Ursachen:
  - Divertikulitis
  - Nierenkolik (z. B. bei Nierensteinen)
  - Gynäkologische Erkrankungen (z. B. Extrauteringravidität, Adnexitis)
  - Hodentorsion (vor allem bei Kindern und Jugendlichen)
  - Ischämische Darmerkrankungen, z. B. Mesenterialinfarkt oder ischämische Kolitis
  - Milz-, Leber-, Nierenruptur
  - Hämatom im M. rectus abdominis, retroperitoneale Blutung (v. a. bei Antikoagulanzientherapie)
  - Postoperativ: Nahtinsuffizienz, infiziertes Hämatom, Peritonitis, Abszess
  - Extraabdominale Erkrankungen

Extraabdominale Erkrankungen

Sie sind nur selten Ursache des akuten Abdomens, müssen aber differenzialdiagnostisch bedacht werden:

- **Herz:** Hinterwandinfarkt, Rechtsherzinsuffizienz (z. B. nach Lungenembolie)
- **Lunge:** basale Pleuritis/Pneumonie, Lungenembolie
- **Wirbelsäule:** Spondylarthritis, Tbc, Wirbelkörperfrakturen
- **Stoffwechsel:** „Pseudoperitonitis" bei diabetischer Ketoazidose oder akuter intermittierender Porphyrie

- **Andere:** Intoxikationen (z. B. mit Blei), Infektionen (z. B. *Herpes zoster,* Morbus Bornholm), Kollagenosen, akute Hämolyse (z. B. bei Sichelzellanämie), Purpura Schönlein-Henoch (vor allem Kinder), familiäres Mittelmeerfieber

Therapie

Die entscheidende Frage beim akuten Abdomen ist die, ob eine Operation angezeigt ist. Bei geklärter Ursache wird natürlich entsprechend der Grundkrankheit vorgegangen. Liegt nach klinischer Einschätzung keine akute Perforations- oder Sepsisgefahr vor, kann bei unklarer Ursache unter engmaschiger Beobachtung zugewartet werden. Der Patient bleibt jedoch wegen einer eventuell später erforderlichen Operation nüchtern. Bei drohendem Schock wird Volumen ersetzt. Bei Erbrechen kann Metoclopramid oder Ondansetron gegeben werden. Eine Magensonde unterstützt bei Erbrechen die Magendekompression, ein Darmrohr ggf. die Darmdekompression. Vor allem kolikartige Schmerzen sprechen auf Butylscopolamid i. v. an. Die entstehende Zeit wird zum Vorantreiben der Diagnostik genutzt. Bei drohenden Komplikationen muss allerdings unverzüglich eine Entscheidung zur Operation getroffen werden.

Absolute OP-Indikationen beim akuten Abdomen

- Akute Appendizitis
- Schwerer mechanischer Ileus
- Generalisierte Peritonitis (z. B. bei Perforation)
- Mesenterialgefäßverschluss
- Organruptur mit schwerwiegender Blutung
- Massive, endoskopisch nicht stillbare Blutung (➤ 7.7.5).

Bei leichteren Schmerzen kann symptomorientiert gegebenenfalls Paracetamol oder Metamizol eingesetzt werden. Der Einsatz von Opioiden zur Schmerzlinderung vor eindeutiger Diagnosestellung wird kontrovers eingeschätzt: Einerseits können Opioide die diagnostisch hilfreiche Schmerzsymptomatik verschleiern sowie die Darmperistaltik und glattmuskulären Sphinkteren spastisch lähmen, andererseits sind sie oft die einzige Substanzgruppe, die eine effektive Schmerzlinderung erlaubt.

7.7.2 Mechanischer Ileus

Unter einem mechanischen Ileus versteht man die Unterbrechung der Darmpassage durch Okklusion oder Strangulation. Der Ileus stellt die lebensgefährliche Komplikation vieler Abdominalerkrankungen dar und ist chirurgisch meist relativ einfach behebbar.

CAVE!

Eine Ileussymptomatik ist ein chirurgischer Notfall – („Über einem Ileus darf die Sonne weder auf- noch untergehen")!

Klinik

Im Vordergrund stehen Obstipation, Meteorismus, fehlender Windabgang sowie kolikartige Abdominalschmerzen. Erbrechen tritt vor allem bei Dünndarmileus, seltener bei Dickdarmileus auf. Je nach Lokalisation der Obstruktion kann das Erbrochene gallig (oberes Jejunum) oder kothaltig (Dickdarm) sein. Bei eingelegter Magensonde läuft Magensaft oder Gallensekret, evtl. sogar kothaltiger Darminhalt zurück.

MERKE

Je höher die Stenose, desto häufiger und heftiger das Erbrechen.

Lokalisation

- Meist ist der **Dünndarm** betroffen (75 %); Ursachen sind vor allem Adhäsionen, Hernien, Morbus Crohn.
- Seltener ist der **Dickdarmileus** (25 %); Ursachen sind hier meistens Karzinome, Volvulus und Divertikulitis.

Komplikationen

- **Perforation** (durch luminale Druckerhöhung sowie Drehung des Darmrohrs bedingt) mit nachfolgender Peritonitis
- **Durchwanderungsperitonitis** (➤ 7.7.4) mit sekundärem paralytischem Ileus

Pathogenese der Ileuskomplikationen

Folgen der Passageunterbrechung:

- Hypermotorik mit zunehmender Dilatation
- Stase des Darminhalts proximal der Stenose mit Erhöhung des intraluminalen Drucks und Gasbildung.

Folgen des Zusammenspiels von Darmwanddehnung und Stase:

- Interstitiellen Flüssigkeitsverluste in das Lumen und in die ödematöse Darmwand. Dieser Prozess ist wahrscheinlich durch Bakterientoxine ausgelöst. Die Folgen sind Hypovolämie, Schock und Nierenversagen (Flüssigkeitsverlust in den „dritten Raum", ➤ 12.1.1).
- Bakterienpenetration in die Darmwand mit Einschwemmung von Toxinen in die Blutbahn. Später folgt auch eine bakterielle Besiedelung des Peritoneums (sog. Durchwanderungsperitonitis).
- Darmwandgangrän infolge der extremen Dilatation und Strangulation der Blutversorgung. Auch hier kommt es sekundär zur Durchwanderungsperitonitis.

Ätiologie und Pathogenese

Okklusion des Darms

- **Okklusion durch äußere Verlegung bzw. Einengung:** Die häufigste Ursache des mechanischen Ileus ist eine äußere Verlegung von Darmschlingen durch Briden (sog. Bridenileus). Briden sind Adhäsionen und Verwachsungen nach vorausgegangenen Operationen oder nach Peritonitis (➤ Abb. 7.74). Äußere Verlegung

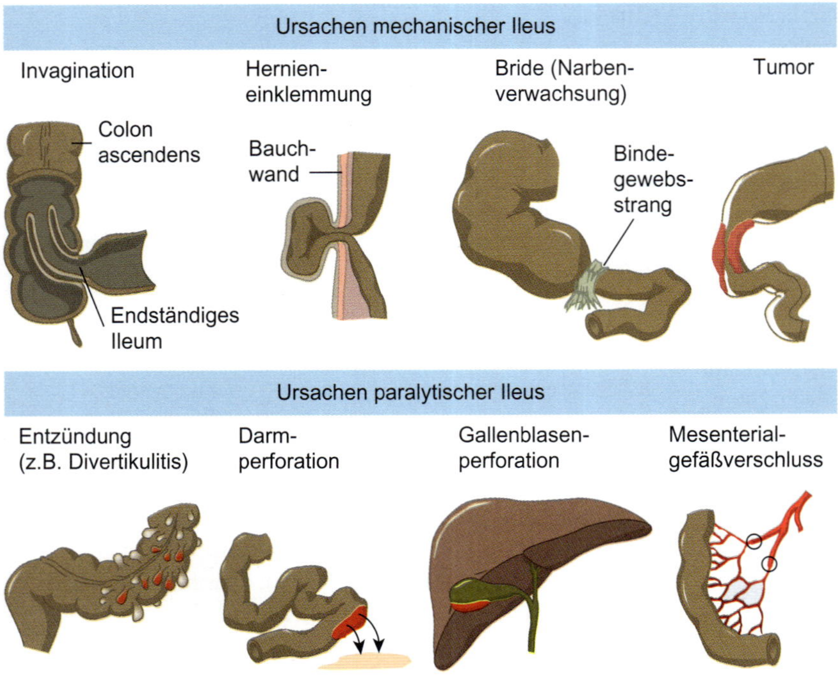

Abb. 7.74 Häufige Ursachen des mechanischen und paralytischen Ileus [L138]

durch von Nachbarorganen ausgehende Tumoren oder Zysten sind selten.

- **Okklusion durch innere Verlegung bzw. Einengung:** Darmtumoren verursachen häufig eine innere Verlegung des Darmlumens (für 60 % der Dickdarmileus-Fälle verantwortlich). Andere Ursachen einer inneren Verlegung sind Fremdkörper, Kotsteine, Mekonium bei Neugeborenen sowie Gallensteine. Auch innere Einengungen durch embryonal bedingte Atresien (Säuglinge) oder Stenosen (entzündlich bei Divertikulitis, narbig bei ischämischer Kolitis) können Ursache einer Darmokklusion sein.

MERKE

Mit zunehmender Dauer geht der mechanische Ileus durch die peritoneale Beteiligung in einen paralytischen Ileus über.

Strangulation

Diese entsteht bei inkarzerierten Hernien, Volvulus oder Invagination (teleskopartige Einstülpung eines Darmsegments in ein tiefer gelegenes Darmsegment) und kommt vor allem am Dünndarm vor. Bei der Strangulation wird die mesenteriale Blutversorgung unterbrochen (zunächst venöse Stauung, später arterielle Okklusion). Neben der Behinderung der Darmpassage kommt es so zur ischämischen Darmwandgangrän und Durchwanderungsperitonitis.

Diagnostisches Vorgehen

Klinische Untersuchung

Sie zeigt ein gespanntes, geblähtes Abdomen mit lokal vermehrten Darmgeräuschen (gegen die Obstruktion arbeitende Peristaltik), oft auch mit metallisch klingenden, „hochgestellten“ Darmgeräuschen („Durchspritzgeräusche“ bei Passage von Darminhalt unter Druck). Bei Druck auf die Bauchdecken können evtl. Plätschergeräusche ausgelöst werden. Manchmal ist die gesteigerte Darmperistaltik durch die Bauchdecken sichtbar (Darmsteifungen).

Abwehrspannung und Loslassschmerz zeigen den Übergang zur Peritonitis an und sind damit ein Zeichen für dringenden Operationsbedarf. Stets müssen die Bruchpforten untersucht und muss eine rektale Untersuchung durchgeführt werden (Blut am Fingerling?, z. B. bei ischämischer Kolitis).

Röntgenleeraufnahme (Abdomenübersicht)

Dies ist die Untersuchung der Wahl zur Diagnose eines Ileus. Sie wird im Stehen, bei schwerkranken Patienten auch in halbsitzender Position oder in Linksseitenlage durchgeführt (in Rechtsseitenlage würde sich eine vorhandene Luftsichel auf das relativ luftreiche Colon descendens projizieren).

Es zeigen sich gedehnte Darmschlingen proximal der Obstruktion. Die erweiterten und mit Luft gefüllten Darmanteile sind an multiplen Flüssigkeitsspiegeln mit darüberliegenden „Luftkappen“ zu erkennen (➤ Abb. 7.75).

Beim Gallensteinileus sind evtl. lufthaltige Gallenwege (Aerobilie) als Folge einer Besiedelung mit gasbildenden Bakterien zu erkennen. Eine Perforation lässt sich an einer subphrenischen Luftsichel erkennen.

Weitere Untersuchungen

- Die **Sonografie** stellt ausgetretenen Darminhalt nach Perforation als freie Flüssigkeit im Abdomen dar. Auch freie Luft ist häufig anhand ihrer Schallreflexion nachweisbar. Die Beurtei-

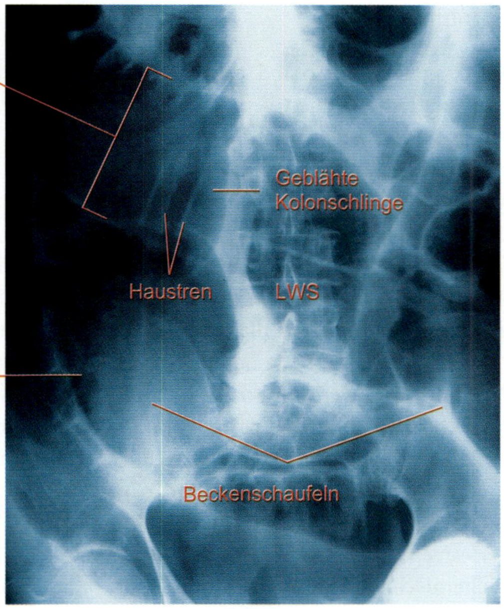

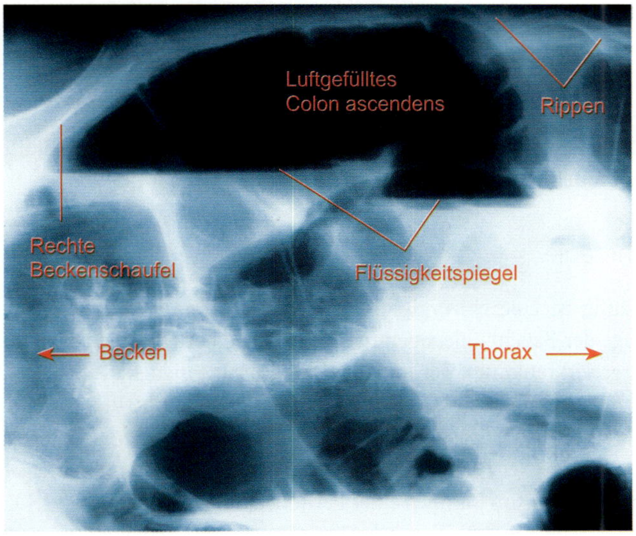

Abb. 7.75 Abdomenübersicht bei mechanischem Ileus. Oben: Aufnahme im Stehen: Die Kolonschlingen sind mit Luft gefüllt und massiv gedehnt. Unten: Aufnahme im Liegen: Geblähte Darmschlingen und Flüssigkeitsspiegel sind gut zu erkennen. [T170]

lung der parenchymatösen Bauchorgane kann dagegen durch Luftüberlagerung erschwert sein.

- Bei V. a. auf Dickdarmverschluss kann ein **CT** oder **Röntgen-Kolonkontrasteinlauf** mit wasserlöslichem Kontrastmittel Hinweise auf die Ätiologie der Obstruktion geben (z. B. Divertikulitis, Karzinom).

Therapie

Zunächst wird als Notfallversorgung der Darm durch eine nasogastrische oder nasojejunale Sonde entlastet. Die evtl. erheblichen Verluste von sequestrierter Flüssigkeit in den Darm werden parenteral ausgeglichen. Die definitive Therapie muss schnellstmöglich vorbereitet werden und ist in der Regel chirurgisch. Sie besteht in der unverzüglichen Entfernung des Passagehindernisses oder der Resektion des strangulierten Darmabschnitts.

7.7.3 Paralytischer Ileus

Funktionelle Unterbrechung der Darmpassage durch Lähmung der Darmmotorik mit nachfolgender Stase des Darminhalts, Gasbildung und vermehrter Flüssigkeitssekretion in den Darm.

Klinik

Neben den Symptomen der Grunderkrankung zeigt sich die Darmparalyse durch folgende Symptome:

- Stark aufgetriebenes, druckempfindliches Abdomen; Bauchdecken bei zugrunde liegender Peritonitis gespannt, ansonsten weich
- Stuhl- und Windverhaltung, häufig Singultus („Schluckauf")
- Erbrechen (anders als beim mechanischen Ileus) selten und meist erst spät

Die Abgrenzung zum mechanischen Ileus gelingt leicht, denn es fehlen beim paralytischen Ileus jegliche Zeichen von Darmaktivität: Es herrscht „Totenstille", sicht- oder fühlbare Bewegungen fehlen.

MERKE
Koliken oder Darmgeräusche schließen einen paralytischen Ileus aus.

Ätiologie und Pathogenese

Auslöser des paralytischen Ileus können nerval-reflektorische Faktoren (nozizeptive, z. B. operationsbedingte Reize sowie α- und β-Rezeptor-Aktivierung bei bedrohlichen Erkrankungen), „toxische" Faktoren (z. B. Entzündungsmediatoren bei Peritonitis) sowie metabolische Faktoren sein (Stoffwechselprodukte mit hemmender Wirkung auf die glatte Muskulatur oder die Reizübertragung.

Wie beim mechanischen Ileus kommt die im späteren Stadium auftretende Flüssigkeitssekretion ins Darmlumen wahrscheinlich durch Bakterientoxine in Gang.

Ursachen des paralytischen Ileus

Der paralytische Ileus kann toxisch, reflektorisch oder metabolisch bedingt sein:

- **„Toxisch":** Folgezustand nach diffuser Peritonitis (➤ 7.7.4)
- **Reflektorisch:** bei operativen Eingriffen im Bauchraum (häufigste Ursache), aber auch bei jeder schweren abdominalen Organerkrankung, z. B. bei Pankreatitis, Gallen-, Nieren-, Harnleitersteinkoliken, akuter Appendizitis, toxischem Megakolon; selten auch bei Pleuritis oder nach stumpfem Brust- und Bauchtrauma
- **Metabolisch:** Elektrolytstörungen und metabolische Entgleisungen (z. B. Hypokaliämie, Hyperkalzämie, Urämie, diabetisches Koma, Sepsis).

7

Diagnostisches Vorgehen

Wichtigste Hinweise bieten die körperliche Untersuchung und das Röntgen.

Bei der **Auskultation** fällt die „Totenstille" über allen Quadranten auf. Je nach zugrunde liegender Erkrankung kann Abwehrspannung auftreten oder fehlen. Die **Abdomenleeraufnahme** bei stehendem oder halb aufgerichtetem Patienten zeigt Flüssigkeitsspiegel in allen Darmabschnitten (stark geblähte und gedehnte Dünn- und Dickdarmabschnitte). Weitere Diagnostik ➤ 7.7.1.

Therapie

Die Therapie ist abhängig von der Grunderkrankung: Bei zugrunde liegender Peritonitis ist in der Regel ein operatives Vorgehen, bei paralytischem Ileus ohne Peritonitis ein konservatives Vorgehen angezeigt.

Die konservative Behandlung umfasst die gezielte Korrektur von Wasser- und Elektrolytverlusten, evtl. die Gabe von peristaltikfördernden Medikamenten (z. B. Metoclopramid, Neostigmin, Pyridostigmin, Ceruletid) oder Schwenkeinläufe zur Anregung der Dickdarmperistaltik. Eine postoperative Darmparalyse kann bis zum 7. postoperativen Tag normal sein; ihr wird mit frühzeitiger Mobilisierung, (wenn vertretbar) frühenteraler Ernährung und Ausgleich eventueller Elektrolytentgleisungen begegnet.

7.7.4 Peritonitis

Eine Entzündung des Peritoneums (Peritonitis) kann generalisiert oder umschrieben verlaufen. In aller Regel verläuft sie hochakut. Chronische Bauchfellentzündungen kommen selten vor, z. B. bei Tuberkulose, rheumatischen Prozessen (Polyserositis) oder Lymphogranulomatose (Morbus Hodgkin); in der Regel liegt dann ein begleitender Aszites vor.

Generalisierte Peritonitis

Klinik

Dieses lebensgefährliche Krankheitsbild wird von vier Erscheinungen bestimmt:

- **Abwehrspannung:** Im Vordergrund steht die „brettharte" Spannung der Bauchdecken, jede Betastung wird durch heftigste Muskelabwehr verhindert.
- **Schmerzen:** Diese treten vor allem nach Perforation eines Abdominalorgans auf.
- **Kreislaufdekompensation:** Durch die Sequestration von Flüssigkeit sowie die Toxinämie kommt es rasch zur Kreislaufeinschränkung bis hin zum Schock.
- **Paralytischer Ileus:** Jede generalisierte Peritonitis führt sekundär zur Darmparalyse mit den entsprechenden Symptomen (➤ 7.7.3).

Variabel können Fieber und Aszites vorhanden sein.

Komplikationen

Akutkomplikationen sind Schock und Sepsis sowie Organversagen; langfristig können Verklebungen mit Briden und ein dadurch bedingter mechanischer Ileus auftreten.

Ätiologie und Pathogenese

Die Peritonitis ist meist Komplikation einer vorbestehenden Organerkrankung des Magen-Darm-Trakts. Primäre Entzündungen sind selten, aber möglich, z. B. die hämatogene Infektion mit Pneumokokken nach Milzentfernung oder bei Leberzirrhose (Pneumokokken-Peritonitis). Die Peritonitis kann auf drei Wegen entstehen:

- **Bakterielle Entzündung** nach Perforation eines infizierten Hohlorgans (z. B. perforierte Appendix) oder nach Durchwanderung von Bakterien und deren Toxinen durch die Darmwand (z. B. bei mechanischem Ileus, nach Invagination, Volvulus, Hernieninkarzeration oder Mesenterialinfarkt)
- **chemische Irritation,** z. B. durch Darminhalt, Blut oder Galle nach Perforation eines Abdominalorgans; oft zusätzliches Auftreten einer Superinfektion
- **Irritation durch Stoffwechselprodukte** (selten), z. B. im Rahmen einer Porphyrie oder einer diabetischen Ketoazidose **(Pseudoperitonitis)**

Das diagnostische Vorgehen entspricht demjenigen beim akuten Abdomen (➤ 7.7.1).

Therapie

Häufig ist eine chirurgische Herangehensweise erforderlich (Drainage der Bauchhöhle, operative Behebung einer zugrunde liegenden Organerkrankung). Zur initialen Stabilisierung dienen die parenterale Flüssigkeitstherapie, die Gabe von Breitbandantibiotika sowie das Legen einer nasogastrischen oder nasojejunalen Sonde. Bei spontaner bakterieller Peritonitis reicht oft die systemische Antibiotikagabe aus. Auch die im Rahmen einer Peritonealdialyse (CAPD, ➤ 11.14.3) aufgetretene Peritonitis wird primär konservativ behandelt.

Lokalisierte Peritonitis

Bei jeder Entzündung eines Organs im Bauchraum kann die Durchwanderung von Bakterien oder Toxinen zur lokalen Mitreaktion des Bauchfells führen. Diese besteht zunächst in einer umschriebenen Entzündung mit Exsudation, später können sich Verklebungen und Abszesse bilden. Beispiele sind: Abszess im Douglas-Raum des kleinen Beckens (sog. Douglas-Abszess, z. B. bei Adnexitis oder bei Appendizitis), perityphlitischer Abszess bei Appendizitis, lokalisierte Pelviperitonitis bei Adnexitis, lokale Peritonitis bei gedeckter Ulkusperforation.

Klinik

Typischerweise findet sich ein umschriebener Spontan- und Druckschmerz mit lokaler Abwehrspannung. Der Kreislauf ist im Gegensatz zur diffusen Peritonitis primär nicht betroffen.

Komplikationen

Eine lokale Peritonitis kann sich rasch über die abgrenzenden Peritonealverklebungen hinaus ausdehnen, sodass es durch Keimverschleppung zur **diffusen Peritonitis** kommt.

Therapie

Lokale Peritonitisherde können bisweilen durch Antibiotika (z. B. Kombination aus Ciprofloxacin und Metronidazol) zur Abheilung gebracht werden, meist muss jedoch die zugrunde liegende Organerkrankung chirurgisch saniert werden.

7.7.5 Gastrointestinalblutung

Die gastrointestinalen Blutungen werden in obere und untere Gastrointestinalblutungen eingeteilt:

- **Obere Gastrointestinalblutung** (oberhalb der Flexura duodenojejunalis = Treitz-Band): Blutung aus Ösophagus, Magen, Duodenum. Diese ist 9-mal häufiger als die untere Gastrointestinalblutung und für über 90 % der hämodynamisch kritischen Blutungen verantwortlich!
- **Untere Gastrointestinalblutung** (unterhalb der Flexura duodenojejunalis): Blutung aus Jejunum, Ileum, Kolon, Rektum. Der überwiegende Teil der unteren Gastrointestinalblutungen ist im Kolon – und dort vor allem anorektal und im Sigma – lokalisiert.

Klinik

Ganz im Vordergrund stehen in der Regel die Zeichen des Blutabgangs über den Stuhl (Hämatochezie oder Teerstuhl, ➤ 7.5.3) bzw. das Blut- oder Hämatinerbrechen (Hämatemesis). Aus diesen Symptomen können sich bereits wertvolle Hinweise auf die Blutungsquelle ergeben. Schmerzen treten nur bei mit Wandschädigungen verbundenen Blutungen auf (z. B. penetrierendes oder perforierendes Ulkus), evtl. bestehen Übelkeit und ein abdominales Völlegefühl bzw. Erbrechen. Sekundär kann es durch die Blutverluste zu Zeichen der Kreislaufdekompensation kommen. Nur selten steht der Schock als alleiniges Erstsymptom im Vordergrund.

MERKE
Hämatemesis (Bluterbrechen): Das nach oberer Gastrointestinalblutung erbrochene Blut kann – je nach Verweildauer im Magen – schwarzbraun („kaffeesatzartig", durch Hämatin-Bildung infolge des Kontakts mit dem sauren Magensaft) oder rot sein.
Hiervon zu unterscheiden ist die **Hämoptyse (Bluthusten),** bei der das Blut aus der Lunge stammt: hellrotes, schaumiges Blut, auskultatorisch oft feuchte Rasselgeräusche (Differenzialdiagnose ➤ 6.1.3).

Ätiologie

Die häufigsten Blutungsursachen der oberen und unteren Gastrointestinalblutung sind in den ➤ Abb. 7.76 und ➤ Abb. 7.77 zusammengefasst.

Ösophagusvarizenblutung

Ösophagusvarizen sind dilatierte submuköse Venen, welche sich auf dem Boden einer portalen Hypertension entwickeln (➤ 8.1.2 und ➤ 8.1.8 mit Kasten „Gastrointestinale Komplikationen der Leberzirrhose"). Sie ziehen teilweise in den Magenfundus (Fundusvarizen). Ein Drittel der Patienten mit Ösophagusvarizen entwickelt eine Blutungskomplikation. Hiervon überleben weniger als die Hälfte die nächsten fünf Jahre. Das Blutungsrisiko korreliert mit der Größe der Varizen sowie der Schwere der zugrunde liegenden Lebererkrankung, jedoch nur schwach mit dem Pfortaderdruck.

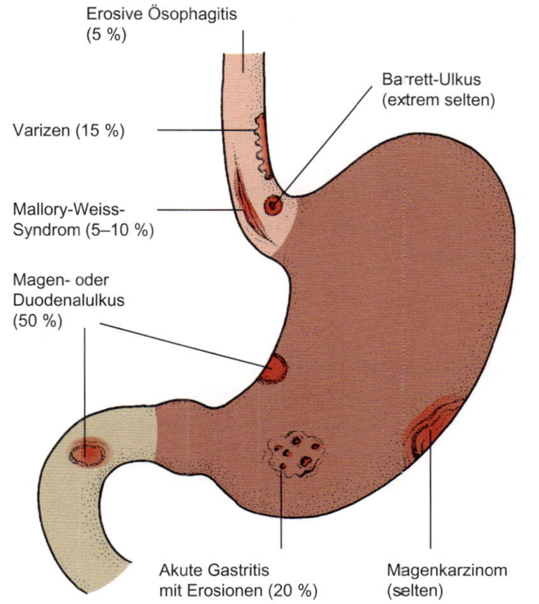

Abb. 7.76 Häufige Ursachen der oberen Gastrointestinalblutung [L190]

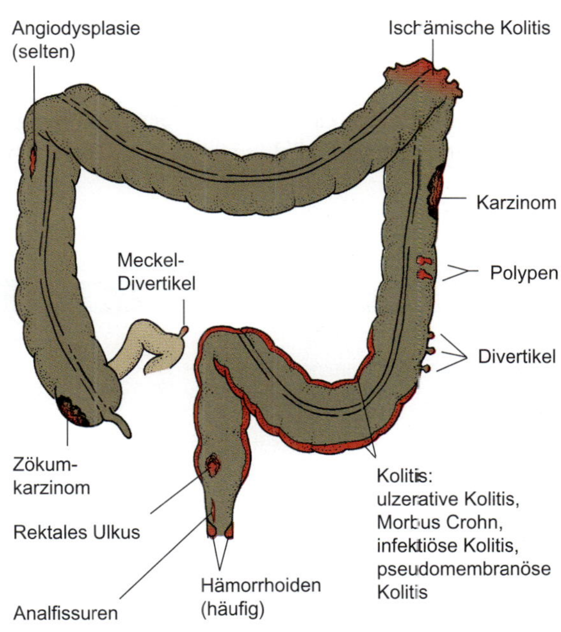

Abb. 7.77 Häufige Ursachen der unteren Gastrointestinalblutung [L157]

7

Ulkusblutung

Die akute Ulkusblutung wird nach Forrest in verschiedene Stadien eingeteilt (➤ Tab. 7.15). Ein großer Teil der blutenden Ulzera ist durch die Einnahme von NSAR und/oder durch *Helicobacter*-Infektion bedingt.

Diagnostisches Vorgehen

Bei 85 % der Patienten kommt die gastrointestinale Blutung spontan innerhalb von 48 Stunden zum Stillstand (bei unteren Gastrointestinalblutungen häufiger als bei oberen!). Da es in 25 % zu Rezidiven kommt (ebenfalls meist innerhalb der ersten 48 Stunden), muss dennoch jede Blutung genau abgeklärt werden. Hierbei wird die folgende Strategie verfolgt:

Liegen Schockzeichen vor?

Jeder blutende Patient wird auf Zeichen der Kreislaufdekompensation untersucht: Bewusstsein? Hautperfusion? Pulsfrequenz? Arterieller Blutdruck?

MERKE

Eine **orthostatische Hypotonie** (Abfall des systolischen Blutdrucks beim Aufstehen um > 15–20 mmHg bei gleichzeitigem Anstieg der Herzfrequenz um > 15–20 Schläge pro Minute) deutet auf einen Blutverlust von > 15–20 % des Intravasalvolumens hin.
Der **Hämatokritwert** ist ein schlechter Indikator für akute Blutverluste, da die Äquilibrierung des intravaskulären Blutvolumens mit der Extravasalflüssigkeit mehrere (bis zu 72) Stunden dauert.

Wo liegt die Blutungsquelle?

Hier ergeben sich oft schon Hinweise aus der orientierenden körperlichen Untersuchung. Leider ist die aus der körperlichen Untersuchung gewonnene topografische Zuordnung nur in 40 % der Fälle korrekt.

Bestehen Zeichen einer **chronischen Lebererkrankung** (z. B. Leberhautzeichen, Splenomegalie), so liegen der Blutung wahrscheinlich Ösophagusvarizen oder ein Ulkus zugrunde. Die Einnahme von nichtsteroidalen Antiphlogistika macht eine Ulkusblutung wahrscheinlich. Ist der Blutung heftiges Würgen vorausgegangen, so ist an ein **Mallory-Weiss-Syndrom** (➤ 7.3.9) zu denken.

Der nächste Schritt zur Lokalisation der Blutungsquelle (ggf. nach der ersten Kreislaufstabilisierung) ist die sofortige **endoskopische Notfalldiagnostik des oberen Gastrointestinaltrakts.** Hierdurch lassen sich nicht nur in über 80 % die Blutungsursachen aufklären, sondern zusätzlich die Blutstillung vornehmen sowie das Risiko einer Wiederholungsblutung abschätzen.

Lässt sich die Blutungsquelle endoskopisch am oberen Gastrointestinaltrakt nicht finden, so muss eine **untere Gastrointestinalblutung** angenommen werden. Diese endoskopisch zu lokalisieren ist bei massiver Blutung wegen der eingeschränkten Sichtverhältnisse oft schwierig. Es sollte versucht werden, den Darm vorher adäquat zu reinigen. Eine notfallmäßig durchgeführte **Koloskopie** ist wegen der schwierigen Darmreinigung nur begrenzt aussagefähig und wegen der Perforationsgefahr riskant.

Bei massiven Blutungen, die endoskopisch nicht klärbar sind, kann eine selektive **Arteriografie** oder gar eine intraoperative **Enteroskopie** erforderlich werden. Wenn man vonseiten der Kreislaufverhältnisse etwas mehr Zeit hat, kann eine **Kapselendoskopie** oder eine **Radionuklidsequenzszintigrafie** mit ^{99m}Tc-markierten Erythrozyten oder Albumin als nächster Schritt der Diagnostik sinnvoll sein.

Tab. 7.15 Einteilung der akuten Ulkusblutungen (modifiziert nach Forrest)

Stadium	Merkmale
I	Zeichen der akuten Blutung
Ia	Spritzende, arterielle Blutung
Ib	Diffuse Sickerblutung
II	Zeichen der vor Kurzem stattgehabten Blutung
IIa	Läsion mit sichtbarem Gefäßstumpf (hohes Rezidivrisiko)
IIb	Läsion mit Koagelauflagerung
IIc	Hämatinbedeckte Läsion
III	Läsion ohne Blutungszeichen bei positiver Blutungsanamnese

Therapie

Die initiale Notfalltherapie zielt auf die **Schaffung adäquater Gefäßzugänge** und den **Ersatz des verlorenen Blutvolumens** durch Gabe von kristalloiden oder kolloiden Volumenersatzmitteln sowie Blutkonserven. Initiales Ziel der Bluttransfusionen ist ein Hämatokrit von 25–30 %. Eine Koagulopathie muss ausgeschlossen bzw. entsprechend behandelt werden (z. B. durch Vitamin-K-Gabe). Zur besseren Beurteilung der Blutungsintensität wird nötigenfalls eine **Magensonde** gelegt. Auch werden Protonenpumpenhemmer zur Reduktion einer weiteren Mukosaschädigung verabreicht, z. B. Pantoprazol 2–3 × tgl. 40 mg i. v. Eine Unterstützung der Magenentleerung durch prokinetisch wirksames Erythromycin i. v. kann sinnvoll sein, um die Beurteilbarkeit des oberen Magen-Darm-Trakts bei der Endoskopie zu verbessern.

Die **definitive Blutstillung** erfolgt je nach Blutungsquelle dann konservativ, endoskopisch oder chirurgisch.

Ösophagusvarizenblutung

Die Ösophagusvarizenblutung ist immer noch ein prognostisch sehr ernstes Ereignis: Die Mortalität der akuten Blutung über alle Child-Stadien der Leberzirrhose (➤ 8.1.8 mit Tab. 8.7) liegt bei 30–40 %!

Therapiemethoden der Wahl sind die **endoskopische Sklerosierung** der blutenden Varizen (intra- und/oder paravariköse Injektion eines sklerosierenden Mittels) oder die **Gummibandligatur.** Häufig (in bis zu 80 %) kann die Blutung jedoch zumindest initial medikamentös gestoppt werden, und zwar durch die Gabe von **Terlipressin** oder **Somatostatin-Analoga.** Somatostatin und seine Derivate vermindern den Pfortaderdruck, wahrscheinlich indem sie die Ausschüttung gefäßaktiver gastrointestinaler Hormone hemmen. Der splanchnische Blutzufluss zu den Varizen wird reduziert. Eine ergänzende Gabe von Antibiotika senkt die Mortalität dieser Patientengruppe, da offenbar septische Komplikationen wesentlich zur Morbidität in der Folge der Blutung beitragen.

Bei massiver, anderweitig nicht stillbarer Blutung muss zunächst zur initialen Blutstillung eine **Sondentamponade** durchgeführt werden (Ballonkompression mit der Senkstaken-Blakemore-Sonde bei Ösophagusvarizen, mit der Linton-Nachlas-Sonde bei Fundusvarizen, ➤ Abb. 7.78). Leider sind Rezidivblutungen sowohl nach Sklerosierung als auch nach Ballontamponade häufig, sodass oft mehrmals endoskopiert werden muss.

Lässt sich die Blutung endoskopisch nicht beherrschen oder kommt es zu Blutungsrezidiven, so kann der Pfortaderdruck durch interventionelle (oder chirurgische) Dekompressionsverfahren gesenkt werden, z. B. durch einen transjugulären intrahepatischen portosystemischen Shunt (TIPS, ➤ 8.1.8). Andere portosystemische Shunt-Verfahren kommen heute nur noch selten zum Einsatz.

Ulkusblutung

In 80 % der Fälle sistiert eine Ulkusblutung innerhalb weniger Stunden spontan. Die spritzende arterielle Blutung (Forrest Ia) wird zunächst endoskopisch versorgt (Unterspritzung des Geschwürs mit Adrenalin oder Fibrinkleber oder Gefäßclipversorgung), bei Erfolglosigkeit muss sofort operiert werden (Ulkusumstechung oder Teilresektion). Sickerblutungen (Forrest Ib) sowie die Forrest-Stadien II werden endoskopisch unterspritzt, sichtbare Gefäße am Ulkusgrund (Forrest IIa) werden dabei möglichst mit einem endoskopisch aufgebrachten Clip verschlossen. Die Blutstillung kann in schwierigen Fällen durch den Einsatz von Hämostasesprays unterstützt werden.

MERKE

Da es sich um eine arterielle Blutung handelt, haben die bei der Ösophagusvarizenblutung eingesetzten medikamentösen Therapiemodalitäten (Octreotid oder Vasopressin) keinen Nutzen.

Untere Gastrointestinalblutung

Das Vorgehen bei der unteren Gastrointestinalblutung hängt stark von der Ursache ab: Meckel-Divertikel und Karzinome werden reseziert, chronisch-entzündliche Darmerkrankungen werden meist konservativ behandelt (➤ 7.5.12). Das Vorgehen bei Hämorrhoiden und Fissuren ist in ➤ 7.6.3 beschrieben.

Verlauf und Prognose

Die Gesamtletalität bei gastrointestinalen Blutungen liegt bei 8–10 %. Prognostisch ungünstige Kriterien sind Lebensalter > 60 Jahre, initialer Hb-Wert < 6–7 g/dl (3,7 bis 4,3 mmol/l), initialer Konservenverbrauch > 6 Beutel/24 h, schwere Begleiterkrankungen (wie z. B. eine zugrunde liegende Leberzirrhose) sowie kurzfristige Rezidivblutungen.

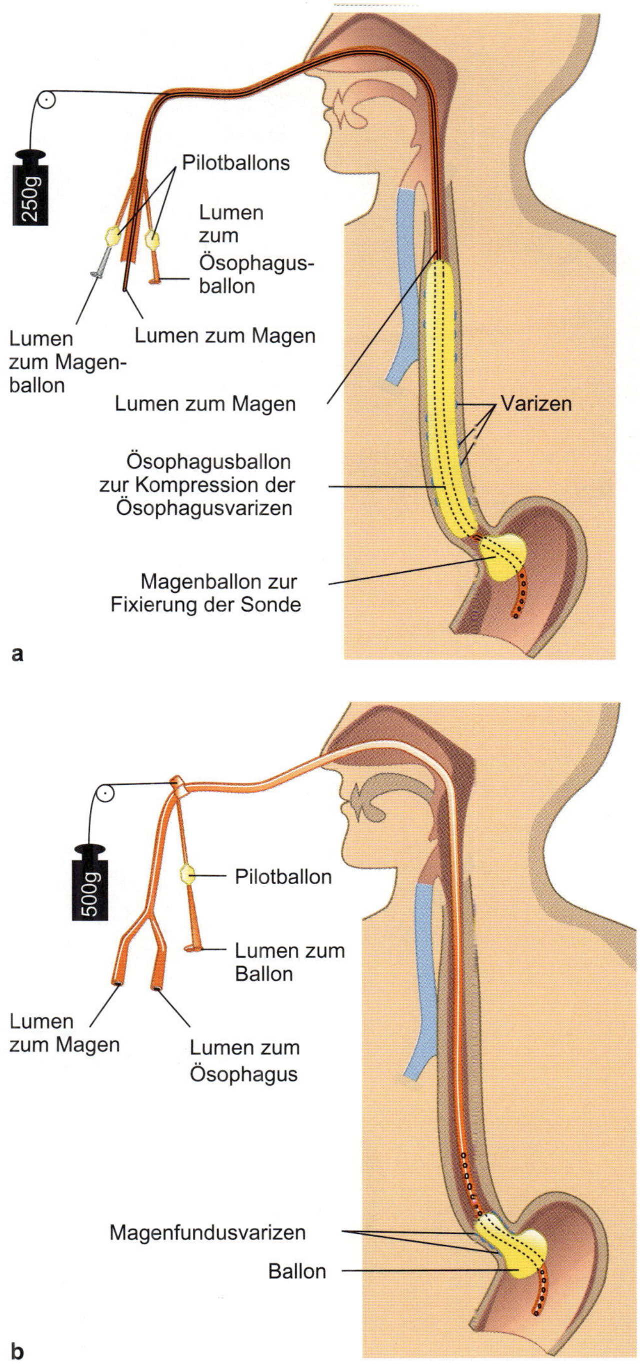

Abb. 7.78 Sondentamponade: a) Senkstaken-Blakemore-Sonde zur Kompression von Ösophagusvarizen. Die Sonde wird mit einem Gewicht unter Zug gehalten. b) Linton-Nachlas-Sonde zur Kompression von Magenfundusvarizen [L138]

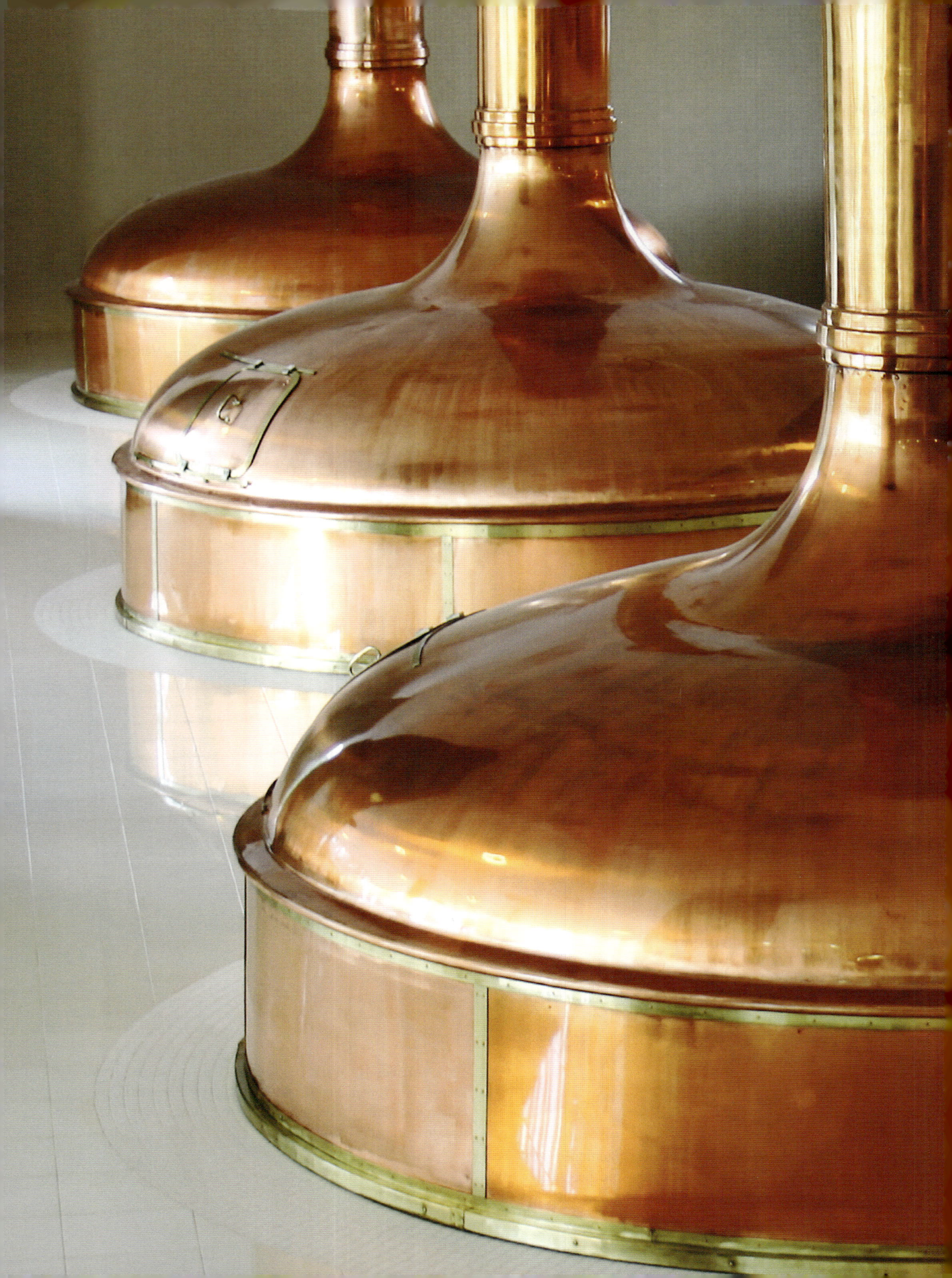

KAPITEL

8

A. Brüning, N. Homann, R. Preuss, J.-P. Wellhoener

Leber, Galle, Pankreas

Leber, Galle und Pankreas sind die Trias des Stoffwechsels. Die **Leber** ist ein Schlüsselorgan des Protein-, Lipid- und Kohlenhydratstoffwechsel. Der Leberstoffwechsel wird hormonell insbesondere durch Insulin und Glukagon reguliert, die beide im endokrinen **Pankreas** gebildet und freigesetzt werden. Der exokrine Pankreas spaltet wiederum Kohlenhydrate, Fette und Proteine der Nahrung. Die Lipide werden hierzu auch in eine für Enzyme angreifbare Form (Emulsion) gebracht. Dies ist eine wichtige Funktion der Gallenflüssigkeit. Zudem sorgt die **Galle** mit ihrer Flüssigkeit dafür, dass eher hydrophobe Substanzen löslich gemacht und „entgiftet“ werden können.

Prüfungsschwerpunkte

+++	Leberzirrhose (Ursachen, Folgen, Child), portale Hypertension (klinische Zeichen, Therapie), Syntheseleistung der Leber und deren Störungen (Laborparameter, Gerinnungsstörungen), HCC (Ursachen, AFP), Ikterus (Ursachen), Gallensteine, Cholezystitis, Courvoisier-Zeichen, Störungen der endokrinen und exokrinen Pankreasfunktionen (Diabetes mellitus), akute und chronische Pankreatitis, Hepatitis (Serologie, Übertragung, Therapie), cholangiozelluläres Karzinom,
++	Aszites, Leberhautzeichen, Fettleberhepatitis, Pankreaskarzinom (CT, Tumormarker, paraneoplastisch: Thrombophlebitis migrans)
+	hepatische Enzephalopathie, Gallenblasen-Empyem, PSC (assoz. mit Colitis ulcerosa), Echinokokkose (CT), Amöben-Leberabszess (Symptome), Morbus Gilbert-Meulengracht

8.1 Leber

R. Preuss

Es gibt praktisch kein Organsystem, das nicht von den Leistungen der Leber abhängt. Diese nimmt nicht nur eine zentrale Stellung im Stoffwechsel der Kohlenhydrate, Eiweiße, Fette und Metalle ein, sondern greift zudem in so unterschiedliche physiologische Funktionen eint wie:

- **Gerinnung:** Bildung von Gerinnungsfaktoren,
- **Blutbildung:** extramedulläre Hämatopoese des Fetus,
- **Kreislauf:** Bildung von Albumin und damit Aufbau des plasmaonkotischen Drucks,
- **Immunsystem:** Produktion von Komplement und Akute-Phase-Proteinen, Phagozytose von Antigenen durch die Kupffer-Zellen,

- **endokrines System:** Produktion von Bindungsproteinen, Abbau von Hormonen,
- **Nervensystem:** Abbau neurotoxischer Metaboliten und Verstoffwechselung von Medikamenten.

Vulnerabilität der Leber

Während das Pankreas gegenüber metabolischen Einflüssen und Infektionen relativ resistent ist, ist die Leber in doppelter Hinsicht vulnerabel:

Schädigung durch Noxen
Die Leber ist – bedingt durch ihre Filter- und Entgiftungsfunktion – durch enteral aufgenommene Noxen (vom Ethylalkohol bis zu Pilzgiften) leicht zu schädigen, da diese Noxen in der Leberzelle eine im Vergleich u. a. zur Nervenzelle weitaus höhere Konzentration erreichen.

Zielorgan zahlreicher Erreger
Die Leber wird außerdem von einer ganzen Gruppe von zytotoxischen und immunogenen Viren, aber auch von Protozoen wie den Malaria-Erregern für deren Replikation und Latenzphase genutzt. Leberinfektionen gehören deshalb weltweit zu den häufigsten Infektionskrankheiten.

Ihre Übertragung wird einerseits durch mangelnde Hygiene und Armut gefördert (z. B. Hepatitis A) und andererseits durch (vor allem häufig wechselnde) Sexualkontakte (z. B. Hepatitis B), weshalb die Infektionserkrankungen ohne Impfungen nur schwer einzudämmen sind.

8.1.1 Anatomie und Physiologie

Anatomie

Topografie

Die Leber als das größte und stoffwechselaktivste menschliche Organ (1.200–1.500 g) liegt unter der Zwerchfellkuppel im rechten Oberbauch in enger Nachbarschaft zu Gallenblase, Gallengang, Pankreas und den Hohlorganen des Oberbauchs (Magen, Duodenum, Kolon) (➤ Abb. 8.1).

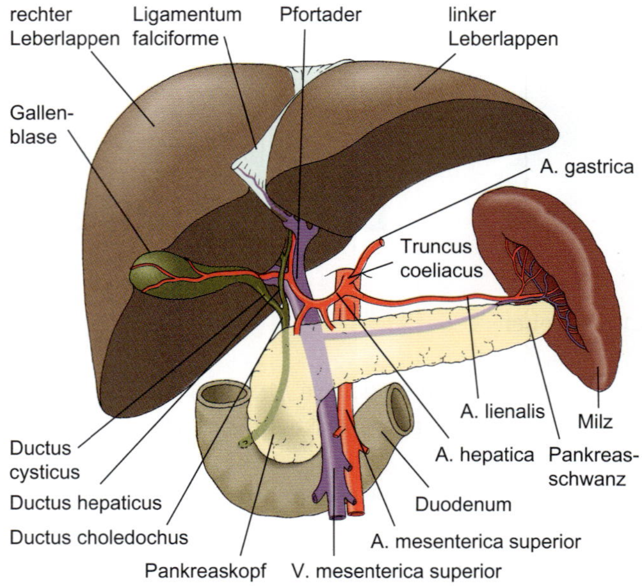

Abb. 8.1 Oberbauchorgane (ohne Magen) in der Vorderansicht [L190]

Blutversorgung

Die Leber wird über zwei Gefäßsysteme versorgt:
- **Systemischer Kreislauf** über Aorta, Truncus coeliacus und A. hepatica (25 % des Zustroms)
- **Portaler Kreislauf** über venöse Splanchnikusgefäße und Pfortader (75 % des Zustroms)

Insgesamt fließen 25 % des Herzminutenvolumens (1,4 bis 1,9 l/min) durch die Leber.
Die beiden Gefäßsysteme verlaufen zusammen zwischen den Leberläppchen in den Portalfeldern und vereinigen sich dann in den Sinusoiden (➤ Abb. 8.4). Die doppelte Blutversorgung erklärt, warum die Leber in viele primär nichthepatische Erkrankungen mit einbezogen wird – beispielsweise durch Lebermetastasen bei gastrointestinalen Tumoren oder durch Aufnahme von toxischen Substanzen aus dem Magen-Darm-Trakt.

Aufbau

Die Leber wird oberflächlich durch das **Lig. falciforme** und das **Lig. teres hepatis** in den größeren rechten und den linken **Leberlappen** geteilt (➤ Abb. 8.2). Von der Leberpforte wölbt sich nach ventral der Lobus quadratus vor, nach dorsal der Lobus caudatus. Eine der-

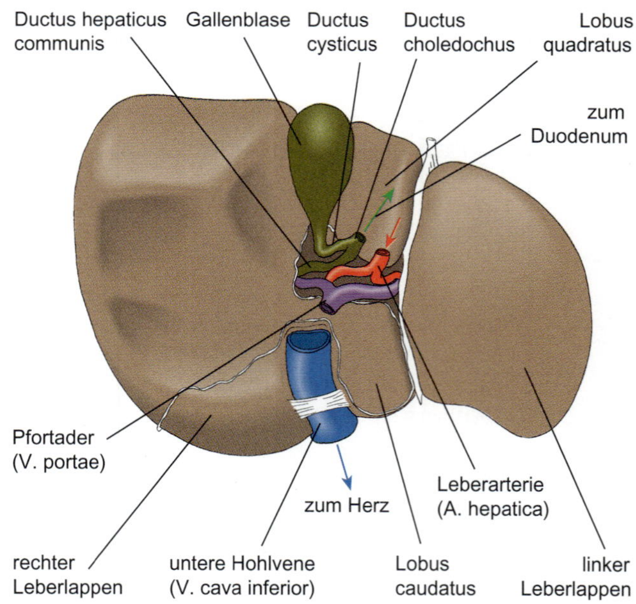

Abb. 8.2 Unterseite der Leber [L190]

be Kapsel, durchzogen von sensiblen Nerven, umgibt die Leber und ist verantwortlich für die Schmerzempfindung bei Kapseldehnung durch Lebervergrößerung.

Die innere anatomische Struktur wird durch die Aufzweigung der Lebergefäße vorgegeben. Hierdurch bilden sich **Lebersegmente,** die eine segmentale chirurgische Resektion von Leberanteilen ermöglichen.

Leberpforte

In der Leberpforte, die am Unterrand der Leber gelegen ist, treten über das **Lig. hepatoduodenale** die Pfortader, die A. hepatica, Lymphgefäße und Nerven in die Leber ein. Der Ductus hepaticus, der nach Einmündung des Ductus cysticus zum Ductus choledochus wird, zieht von hier zum Pankreaskopf und ins Duodenum.

Feinbau der Leber

Bestandteile des Lebergewebes sind (➤ Abb. 8.3 und ➤ Abb. 8.4) dargestellt:

- **Blutgefäße:** Gefäße des Pfortadersystems, Arteriolen der A. hepatica, Sinusoide und Zentralvenen. Die **Endothelzellen** kleiden die Gefäße aus, die **Kupffer-Zellen** liegen in der Wand der Sinusoide. Die Endothelzellen sind zusammen mit den spindelförmigen Kupffer-Zellen Teile des Monozyten-Makrophagen-Systems.
- **Hepatozyten:** Sie besitzen eine polare Anordnung: Die eine Seite ist gegen den Disse-Raum gerichtet, die andere Seite bildet die Begrenzung des Kanalikulus, d. h. des gallesammelnden extrazellulären Raums, der sich zu den Gallengängen vereinigt.

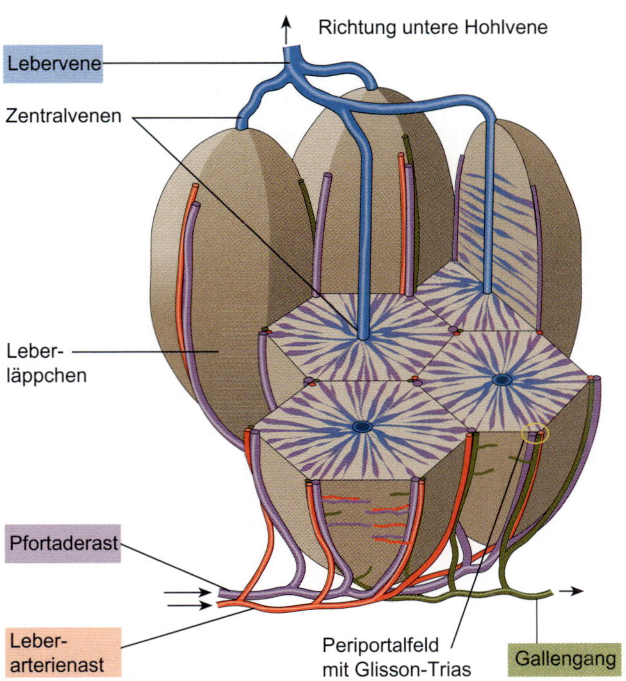

Abb. 8.3 Leberläppchen. Im Zentrum des Leberläppchens wird das Blut über die Zentralvene in die V. cava inferior abgeleitet. Am Rande befinden sich die Periportalfelder. [L190]

- **Gallengänge:** Die **Gallenkapillaren** (Canaliculi biliferi) liegen zwischen den Hepatozyten. Über sie gelangt die von den Hepatozyten produzierte Galle entgegen der Richtung des Blutstroms zum Periportalfeld in die interlobularen **Gallengänge** (Ductus interlobulares). An der Leberpforte vereinigen sich die intrahepatischen Gallengänge dann zum extrahepatischen Gallengang **(Ductus hepaticus).** In ihn mündet über den Ductus cysticus die in der Gallenblase eingedickte Galle. Der gemeinsame Gang, **Ductus choledochus,** mündet an der Papille in das Duodenum.
- **Hepatische Sternzellen (Ito-Zellen):** Fibroblastenähnliche, im Disse-Raum gelegene Zellen, die im Ruhezustand Vitamin A speichern und im aktivierten Zustand die wesentlichen Effektorzellen der Leberfibrogenese (Bindegewebebildung, etwa im Rahmen einer Leberzirrhose) darstellen.
- **Lymphgefäße, Bindegewebe** und **Nerven.**

Leberläppchen

Das Leberläppchen bildet die **anatomische** Untereinheit der Leber mit einem Durchmesser von 1,0–1,3 mm und einer Höhe von 2 mm. Es ist ein Vieleck, in dessen Ecken die Periportalfelder mit den **Glisson-Triaden** (dreiteilige Gefäßbündel, bestehend aus Portalvenenast, Ast der A. hepatica und Gallengang) liegen. Im Zentrum der Leberläppchen verlaufen die **Zentralvenen,** die das Blut über die Lebervenen in die V. cava inferior zum rechten Herzen führen (➤ Abb. 8.3).

Leberazini

Funktionell bilden dagegen die Hepatozyten zusammen mit den Periportalfeldern im Zentrum eine Einheit als **Leberazinus:** Das Azinus-Zentrum wird aus dem Periportalfeld mit A. hepatica, Portalvene und Gallengang (also der Glisson-Trias) gebildet, die Azinus-Peripherie von der Zentralvene, über die das Blut die Leber verlässt.

Sinusoide

Von den Periportalfeldern zur Zentralvene verlaufen die **Lebersinusoide** (➤ Abb. 8.4), die durch Reihen von Hepatozyten getrennt werden. In den Sinusoiden vereinigt sich das von der A. hepatica und der V. porta herangeführte Blut. Die Sinusoide sind von Endothelzellen ausgekleidet, die aber im Gegensatz zu anderen Endothelzellen keine Basalmembran besitzen und große Poren zwischen den Zellen offen lassen. Hierdurch entsteht eine unmittelbare Verbindung zwischen den Sinusoiden und dem **Disse-Raum,** der zwischen den Endothelzellen und den Hepatozyten liegt. Die Poren sind für Flüssigkeit, aber nicht für Zellen durchlässig. So wird eine Aufteilung in korpuskuläre und nichtkorpuskuläre Blutbestandteile erreicht. Letztere liegen der sinusoidalen, mit Mikrovilli ausgekleideten Membran der Hepatozyten an, sodass ein optimaler Stoffaustausch gewährleistet ist.

Heterogenität der Hepatozyten

Die Hepatozyten sind metabolisch heterogen: In der unmittelbar periportalen Zone besteht ein hohes Substrat- und Sauerstoffangebot. Hier finden der oxidative Energiestoffwechsel, die

8

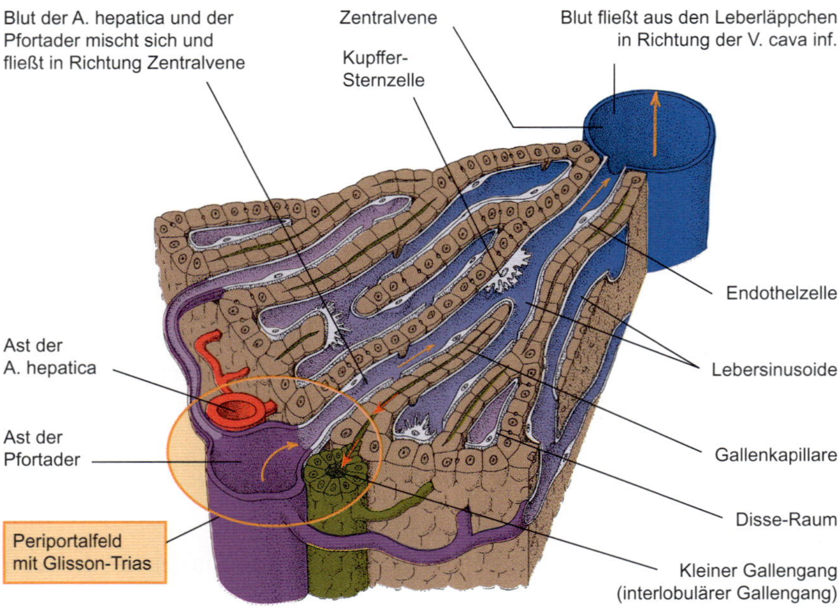

Abb. 8.4 Lebersinusoide, Disse-Raum, Gallenkapillaren [L190]

Glukoneogenese, der Glykogen-Abbau, die Fettsäureoxidation und der Aminosäurenabbau statt. In der perivenösen Zone erfolgen Glykolyse, Glykogensynthese, Liponeogenese, Glutaminsynthese und die Biotransformation (Cytochrom P_{450}). Hier besteht Substrat- und Sauerstoffarmut.

Hieraus ergibt sich, dass die periportalen Areale, die zuerst mit dem Pfortaderblut in Kontakt kommen, besonders anfällig für toxische Substanzen sind (z. B. Tetrachlorkohlenstoff-Intoxikation), während die zentrolobulären Bezirke empfindlich für Minderdurchblutung und Sauerstoffmangel sind (z. B. Schock).

Funktionen der Leber

Die zentrale physiologische Bedeutung der Leber zeigt sich u. a. daran, dass es bei Lebererkrankungen zu vielfältigen „Fernwirkungen“ wie Aszites, Splenomegalie bis hin zu Gerinnungsstörungen oder hepatischem Koma kommt.

Stoffwechselfunktion

Über die Lebersinusoide treten die Hepatozyten großflächig mit dem nährstoffreichen Pfortaderblut in Kontakt und nehmen an der Verstoffwechselung der darin enthaltenen Stoffe teil:

- **Kohlenhydratstoffwechsel:** Glykogensynthese, Glykogenolyse, Glukoneogenese v. a. aus Aminosäuren, aber auch aus Laktat, Pyruvat und Glyzerin; Speicherung von Glykogen (Glykogengehalt der Leber: ≈ 80 g); Umwandlung von Fruktose und anderen „Austauschzuckern“ wie Sorbit oder Xylit in Glukose. Bei Leberinsuffizienz kommt es zur Umwandlung dieser Austauschzucker in Laktat; diese sind deshalb bei schweren Leberschäden kontraindiziert (Gefahr der Laktatazidose). Durch ihre vielfältigen Wirkungen im Kohlenhydratstoffwechsel trägt die Leber andererseits entscheidend zur Aufrechterhaltung eines konstanten Blutzuckerspiegels bei.
  Patienten mit eingeschränkter Leberfunktion, z. B. bei Leberzirrhose, haben eine Neigung zu Hypoglykämien (➤ 10.2).
- **Proteinstoffwechsel:** Die Leber ist der Hauptsyntheseort für alle zirkulierenden Proteine außer den γ-Globulinen, die von aktivierten B-Zellen sezerniert werden. Die Leber synthetisiert somit Albumin (12 g täglich), Transportproteine (z. B. Transferrin, Coeruloplasmin), Akute-Phase-Proteine (z. B. CRP), Gerinnungsfaktoren (bis auf Faktor VIII, welcher auch im Gefäßendothel produziert wird), Komplementfaktoren sowie weitere Proteine wie die Cholinesterase (Markerenzym für die Lebersyntheseleistung), α_1-Antitrypsin und α-Fetoprotein.
  Auch der Proteinabbau durch Transaminierung oder oxidative Desaminierung erfolgt vorwiegend in der Leber unter Bildung von Ammoniak. Da fast alle Gerinnungsfaktoren von der Leber produziert werden, kommt es bei Leberinsuffizienz zur Blutungsneigung.
- **Fettstoffwechsel:** Je nach Angebot von Nahrungs-Triglyzeriden werden in der Leber entweder freie Fettsäuren neu gebildet oder bestehende Fettreserven im Rahmen der Lipolyse abgebaut (oxidiert). Weiterhin werden Cholesterin und Phospholipide synthetisiert. Cholesterin wird in Form von VLDL-Partikeln ins Blut abgegeben. Atherogene LDL-Partikel können dagegen dem Blutstrom entzogen werden. Das in ihnen enthaltene Cholesterin wird in Gallensäuren umgewandelt und über die Gallenwege ins Duodenum ausgeschieden (➤ Abb. 8.5).

Speicherfunktion

Durch Speicherung in der Leber kann das zyklische Nährstoffangebot an den kontinuierlichen Bedarf der Körperzellen angepasst werden. Glukose wird dabei in Form von Glykogen gespeichert, Fette in

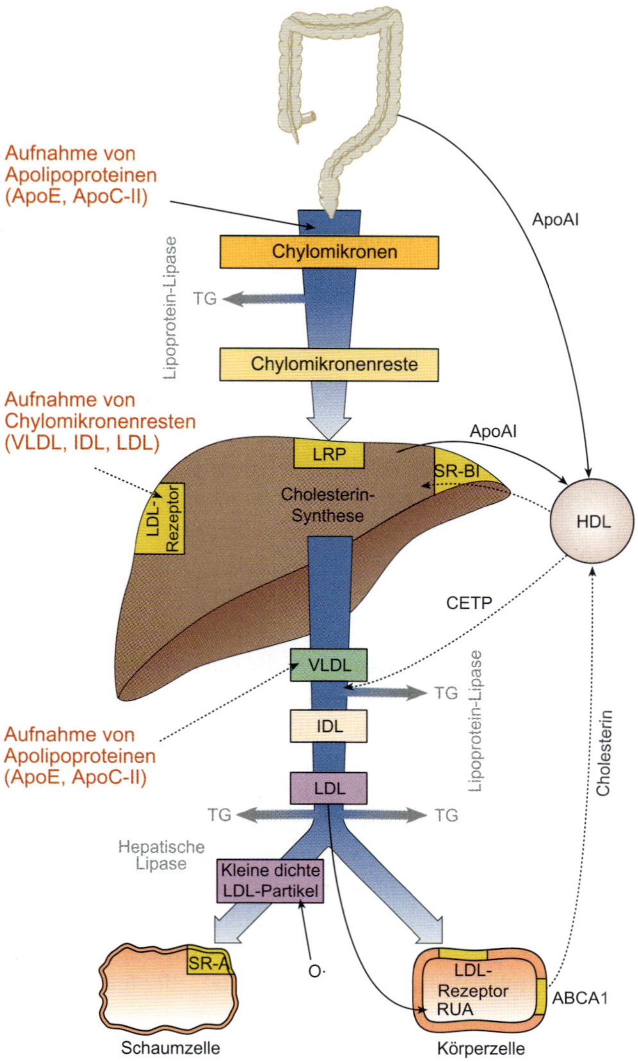

Abb. 8.5 Zentrale Bedeutung der Leber am Beispiel des Cholesterin- bzw. Lipoproteinstoffwechsels. Wird Cholesterin durch die Leber im Überschuss produziert oder ist der LDL-Rezeptor defekt, wird LDL vermehrt in Endothelzellen abgelagert, die dadurch zu Schaumzellen degenerieren und zu Atherosklerose führen (zur Pathogenese der Atherosklerose ➤ 2.3.1). CETP = Cholesterylester-Transferprotein; HDL = High-Density-Lipoprotein; IDL = Intermediate-Density-Lipoprotein; LDL = Low-Density-Lipoprotein; TG = Triglyzeride; LRP = LDL-Rezeptor-ähnliches Protein; SR-A = Scavenger-Rezeptor A; SR-BI = Scavenger-Rezeptor BI; RUA = rezeptorunabhängige Aufnahme; ABCA1 = ATP-binding cassette transporter A1; O· = Sauerstoff-Radikal [L141]

Form von Triglyzeriden; daneben dient die Leber auch als Vitaminspeicher der Vitamine A, D, E sowie B_{12}.

Biotransformation

Durch die Fähigkeit zur Biotransformation sorgt die Leber für die „Entgiftung" von Fremdstoffen (z. B. Pharmaka oder Alkohol, „First-Pass-Effekt der Leber") sowie für die Inaktivierung von Hormonen (z. B. Steroidhormone oder Glukagon); umgekehrt ist sie auch für die Aktivierung bestimmter Hormone zuständig, z. B. Umwandlung von Thyroxin in Trijodthyronin.

First-Pass-Effekt der Leber

Nach der Resorption durch die Darmwand gelangen Medikamente in hoher Konzentration über das Pfortaderblut zu den Hepatozyten. Hierdurch kann es schon bei der ersten Passage durch Metabolisierung zu einem z. T. ausgeprägten Wirkungsverlust der Medikamente kommen (z. B. bei Propranolol, Lidocain, Imipramin). Das kann – z. B. bei bestimmten Glukokortikoidabkömmlingen wie Budesonid – sogar erwünscht sein, weil dadurch die systemischen Nebenwirkungen vermindert werden.

Exkretionsfunktion

Diese besteht in der Ausscheidung gelöster Stoffe über die Galle (sog. **„gallepflichtige" Stoffe,** z. B. Bilirubin, Gallensäuren, Cholesterin, Phospholipide, Steroidhormone, Thyroxin, viele Medikamente). Bei Cholestase kommt es zum Anstieg der gallepflichtigen Substanzen im Blut.

Harnstoffsynthese

Das im Eiweißkatabolismus anfallende neurotoxische Ammoniak (NH_3) wird im sog. **Harnstoffzyklus** in ungiftigen Harnstoff umgewandelt und dann über die Nieren ausgeschieden. Zur verminderten Harnstoffsynthese mit NH_3-Anstieg im Blut **(Hyperammonämie)** kommt es bei folgenden Störungen:

- Ausfall der Leberfunktion, z. B. im Endstadium der Leberzirrhose oder beim fulminanten Leberversagen
- Umgehung der Leber durch Kollateralen zwischen Pfortadersystem und Körperkreislauf (portosystemischer Kollateralkreislauf, z. B. bei Leberzirrhose, ➤ 8.1.8) oder künstlich angelegte portokavale Shunts zur Reduktion einer portalen Hypertonie
- Angeborene Störungen der Enzyme des Harnstoffzyklus, des Aminosäuremetabolismus, der Fettsäureoxidation sowie mitochondriale Störungen

Die Bestimmung des NH_3 im Serum ist jedoch, technisch bedingt, relativ ungenau. Zudem korreliert die Höhe des NH_3 nicht gut mit dem Schweregrad der als Folge eines Leberversagens auftretenden hepatischen Enzephalopathie (➤ 8.1.8).

Leberenzyme

Die in den Hepatozyten gebildeten Enzyme sind in den einzelnen Zonen des Leberläppchens ungleich verteilt (metabolische Heterogenität, s. o.). Aber auch innerhalb der Leberzelle sind sie unterschiedlich lokalisiert. Frei im **Zytoplasma** vorkommende Enzyme (GPT, LDH, teilweise auch GOT) treten schon bei einfachen Membranpermeabilitätsstörungen in das Plasma über, während in **Zellorganellen,** z. B. in Mitochondrien, liegende Enzyme (GLDH, GOT – Letzteres ist zu ⅓ im Zytosol gelegen) erst bei Zelluntergang im Plasma nachweisbar sind. Hieraus lässt sich das Ausmaß eines Leberschadens abschätzen.

Die in der Klinik am häufigsten bestimmten Enzyme sind GPT und GOT, die Chinesterase sowie γ-GT und alkalische Phosphatase:

- Die Transaminasen GPT (= ALT) und GOT (= AST) sind Indikatoren für Zellmembranfunktionsstörungen (GPT) bzw. Zelluntergang (GOT). Beide Enzyme benötigen Pyridoxin-5-Phosphat als Kofaktor. Dies erklärt, weshalb die Transaminasenerhöhung im Rahmen der alkoholischen Hepatitis oft weniger dramatisch ausfällt als erwartet. Viele Alkoholiker haben einen Mangel an Vitamin B_6 (= Pyridoxin).

- Die Cholinesterase (CHE) ist Indikator für die Lebersyntheseleistung.
- γ-GT und alkalische Phosphatase (AP) sind u. a. bei Cholestase erhöht.

Leberenzyme

Transaminasen

Aufgrund ihres zytoplasmatischen Ursprungs steigen Transaminasen bei vielen Lebererkrankungen an, etwa bei Fettleber, Cholestase oder Ischämie. Sehr hohe Transaminasenspiegel (Erhöhung auf mehr als das 15-Fache des oberen Normbereichs) werden jedoch nur bei Leberzelluntergang (Zellnekrose) gesehen.

- **GPT** (Glutamat-Pyruvat-Transaminase = Alanin-Amino-Transferase, ALT) liegt in löslicher Form im Zytoplasma v. a. der periportalen Hepatozyten vor, sodass schon leichte Störungen der Membranpermeabilität zu einem Anstieg der Serumkonzentration führen.
- **GOT** (Glutamat-Oxalazetat-Transferase = Aspartat-Amino-Transferase, AST) ist zu einem Drittel im Zytosol, zu zwei Dritteln in den Mitochondrien lokalisiert.
- **De-Ritis-Quotient:** Die Bestimmung des Verhältnisses GOT/GPT ist bei manchen Erkrankungen hilfreich. Normalerweise ist der Quotient < 1,0, weil die GPT (ALT) leichter aus der Zelle austritt als die GOT (AST). Bei alkoholbedingten Leberschäden und Lebermetastasen ist das Verhältnis jedoch > 1,0. Die GOT kommt auch in der Herz- und Skelettmuskulatur vor.
- **GLDH** (Glutamat-Dehydrogenase) liegt ausschließlich in den Mitochondrien v. a. der perivenös gelegenen Hepatozyten vor; sie steigt deshalb bei Zellnekrose, kardialer Stauung und Alkoholschäden an. Die GLDH wird heute kaum noch bestimmt.
- **LDH** (Laktat-Dehydrogenase) findet sich in der Leber ausschließlich im Zytosol der periportalen Zellen. LDH kommt jedoch auch in vielen anderen Zellen (Muskelzellen, Erythrozyten) vor, sodass die differenzialdiagnostische Bestimmung bei Leberschäden wenig Bedeutung hat.

Ektoenzyme

Als Ektoenzyme bezeichnet man die in den Leberzellen und Gallengangsepithelien gebildeten Enzyme, die in die Galle ausgeschieden werden: alkalische Phosphatase, γ-GT, Leucin-Amino-Peptidase. Bei einem Gallestau (Cholestase, ➤ 8.1.2) kommt es zum Anstieg dieser sog. **„Cholestase-Enzyme"** und zu entsprechender Erhöhung ihrer Serumspiegel.

- **Alkalische Phosphatase** (AP) kommt in mehreren Formen (Isoenzymen) in Leber und Gallenwegen, Darm, Knochen und Plazenta vor. Sie ist bei hepatobiliären (cholestatischen) Erkrankungen, Knochenveränderungen und in der Schwangerschaft erhöht. Eine Organzuordnung der AP ist durch die Bestimmung der Isoenzyme möglich. Zur AP-Erhöhung im Rahmen der Cholestase kommt es durch die Wirkung der ungenügend ausgeschiedenen Gallensäuren, welche die AP aus der Plasmamembran lösen sowie deren Synthese steigern.
- **γ-GT** (Gamma-Glutamyl-Transferase) kommt in Leber, Niere und Pankreas vor. Sie steigt schon bei geringer Störung der Zellintegrität, geringer Cholestase oder chronischem Alkoholkonsum durch Enzyminduktion an, nicht aber bei Knochenerkrankungen oder Gravidität.

Cholinesterase (CHE)

Diese wird in der Leber synthetisiert (Halbwertszeit: 10 Tage) und ist bei Verminderung der Lebersyntheseleistung, z. B. bei Leberzirrhose, erniedrigt. Weitere Ursachen für eine CHE-Erniedrigung sind Zytostatika-Therapie, Einnahme von Kontrazeptiva, E-605-Intoxikation, Muskelerkrankungen und Mangelernährung. Die CHE ist erhöht bei Adipositas, nephrotischem Syndrom, exsudativer Enteropathie und alkoholischer Fettleber.

8

Immunologische Funktion

Die Leber beteiligt sich an der unspezifischen Abwehr durch Reichtum an Makrophagen (Kupffer-Zellen), Produktion von Komplementfaktoren und Akute-Phase-Proteinen.

Bei allen chronischen Lebererkrankungen kommt es zu einer polyklonalen Vermehrung der γ-Globuline im Serum; zu deren differenzialdiagnostischer Bedeutung in der Serum-Immunelektrophorese ➤ 8.1.4.

Säure-Base-Regulation

Die pH-abhängige leberspezifische Harnstoffsynthese verläuft unter Bikarbonat-Verbrauch und dient damit der Regulation des Säure-Base-Haushalts (➤ 12.10.1). Bei einer metabolischen Azidose wird die Harnstoffsynthese gedrosselt, sodass mehr Bikarbonat für die Pufferung der Azidose zur Verfügung steht.

Verdauungsfunktion

Die Leber produziert **Gallensäuren,** die einerseits die Fettverdauung im Darm unterstützen (➤ Abb. 7.8) und andererseits durch Mizellenbildung ermöglichen, fettlösliche Stoffe (z. B. fettlösliche Medikamente) aus dem systemischen Kreislauf in den Darm abzuführen. Korrekterweise müsste man von **Gallensalzen** sprechen, da die Gallensäuren bei dem pH-Wert der Galle nicht als freie Säuren, sondern als Natrium- oder Kaliumsalze vorliegen. Die von den Hepatozyten gebildete Galle wird in die zwischen ihnen verlaufenden Canaliculi biliferi sezerniert **(kanalikuläre Galle).** Die Galle läuft zum Periportalfeld und von hier zwischen den Läppchen in den Ductus interlobulares **(duktuläre Galle).** Hier finden Resorptions- und Sekretionsprozesse mit Modifizierung der Galle statt. In der **Gallenblase** wird die Galle nochmals konzentriert und bevorratet **(Blasengalle).** Die Ausscheidung in den Darm erfolgt dann nach physiologischen Reizen (Nahrungsaufnahme), z. B. unter Vermittlung von **Cholezystokinin** (CCK).

Die Galle

Aufgaben

- Emulgierung von Lipiden im Dünndarm durch Bildung von Mizellen
- Aktivierung der Pankreaslipase
- Ausscheidung von überflüssigem Cholesterin, Phospholipiden und fettlöslichen Medikamenten in Form von Mizellen (Gallensäuren umhüllen hydrophobe Substanzen und richten dabei ihren eigenen hydrophilen Teil nach außen; dadurch ist die Mizelle im wässerigen Milieu der Galle löslich)
- Hemmung der Magensekretion und der Cholesterinsynthese im Dünndarm

Zusammensetzung

Galle ist eine wässrige Lösung von Gallensäuren (67 %), Phospholipiden (22 %), Proteinen (4,5 %), Cholesterin (4 %), konjugiertem Bilirubin (0,3 %) und Elektrolyten.

Bildung

Galle wird in einer Menge von 600 ml pro Tag in den Hepatozyten gebildet. Die Gallensäuren entstehen dabei in einem mehrstufigen Prozess:

In der Leber wird Cholesterin zu den **primären Gallensäuren** (Chenodesoxycholsäure und Cholsäure) abgebaut und durch ein zytoplasmatisches Enzym mit Taurin und Glycin konjugiert. Sie werden im Darm von Bakterien zu **sekundären Gallensäuren** umgewandelt (Desoxycholsäure, Lithocholsäure und 7-Keto-Lithocholsäure). Die **tertiären Gallensäuren** entstehen durch Umwandlung der sekundären Gallensäuren in der Leber oder im Darm (Sulfolithocholsäure und Ursodeoxycholsäure).
Geschwindigkeitsbestimmender Schritt in der Synthese der Gallensäuren ist die Hydroxylierung des Cholesterins in der 7α-Position durch eine Cytochrom-P_{450}-abhängige, mischfunktionelle Oxidase der Hepatozyten. Deren Aktivität wird durch die über das Pfortaderblut zur Leber zurückfließende Menge der Gallensäuren reguliert; durch dieses negative Feedback wird der Gallensäurepool relativ konstant gehalten.

Sekretion

Die in den Hepatozyten produzierte Galle wird in die Kanalikuli sezerniert (kanalikuläre Galle) und dort durch Rückresorption von Wasser, Gallensalzen und Zufuhr von duktulär gebildeter Galle modifiziert. Nachfolgend wird sie in der Gallenblase auf das Fünf- bis Zehnfache konzentriert.

Enterohepatischer Kreislauf

Der Gallensäurepool von ca. 2–5 g durchläuft den enterohepatischen Kreislauf drei- bis zehnmal täglich (➤ Abb. 8.6). Nach der Dekonjugation der Gallensäuren durch Bakterien erfolgt eine fast vollständige Resorption im terminalen Ileum und Aufnahme in die Leber aus dem Pfortaderblut. Nur ca. 0,5 g täglich werden über den Stuhl ausgeschieden und müssen deshalb neu synthetisiert werden.

8.1.2 Pathophysiologische Reaktionen der Leber

Die Leber reagiert bei den verschiedenen Erkrankungen mit relativ einheitlichen und unspezifischen pathophysiologischen Mustern:

Verfettung

Es handelt sich wohl um den häufigsten Leberschaden in den westlichen Industrienationen: 20 % der deutschen Bevölkerung sind adipös (BMI > 30 kg/m²), davon liegt bei 70 % eine Fettleber vor. Nach histologischem Schweregrad wird eingeteilt in

- **Leberverfettung:** histologisch nachweisbare Verfettung von mehr als 5 % der Hepatozyten,
- **Fettleber (Steatosis hepatis):** Verfettung von mehr als 50 % der Hepatozyten,
- **Fettleberhepatitis:** großtropfige Verfettung mit histologisch nachweisbaren portalen und lobulären Entzündungsinfiltraten mit oder ohne Mallory-Körperchen. Die Fettleberhepatitis kann entweder bei chronischem Alkoholabusus (alkoholische Steatohepatitis, **ASH**) oder auch ohne Alkoholabusus als nichtalkoholische Steatohepatitis (**NASH**) – auch nichtalkoholische Fettleber (**NAFL**) genannt – vorkommen.

Lichtmikroskopisch kann man zwischen einer **fein-** und einer **grobtropfigen Verfettung** unterscheiden (je größer die Tropfen, desto ausgeprägter ist die Verfettung).

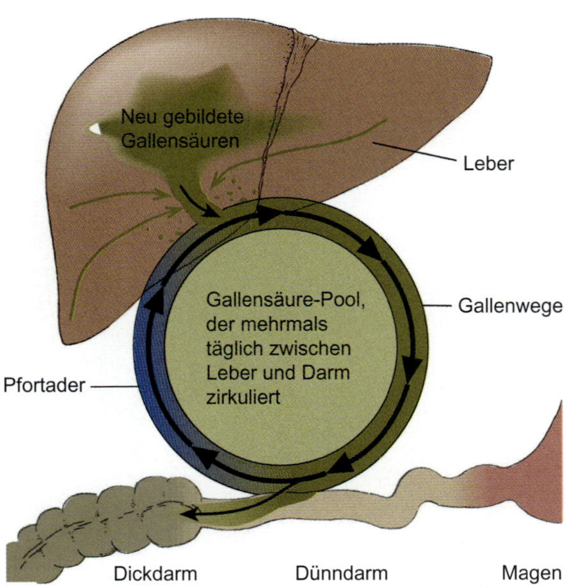

Abb. 8.6 Gallensäurekreislauf [L190]

Ätiologie und Pathogenese

Die häufigste Ursache ist das **metabolische Syndrom** (mit Insulin-Resistenz und Diabetes mellitus, Hyperlipoproteinämie und Adipositas), gefolgt von chronischem Alkoholismus, Eiweißmangel (z. B. Unterernährung bei Kwashiorkor mit verminderter Synthese von Lipoproteinen), toxischen Medikamentenwirkungen (Glukokortikoide, Tetrazykline, Methotrexat), langfristiger parenteraler Ernährung, Schwangerschaft und selten jejunoilealem Bypass.

Die Verfettung wird ausgelöst durch ein Ungleichgewicht zwischen der Aufnahme von Fetten in Form von LDL und Chylomikronen, der Fettsäureoxidation, der verstärkten Synthese von Lipiden und Fettsäuren (z. B. bei Alkoholismus) und der Ausschleusung neu synthetisierter VLDL-Proteine.

Da die Fettleber gegenüber Noxen sehr empfindlich ist, kann es im Rahmen einer sekundären Schädigung (Second-Hit-Hypothese) zu einer Entzündungsreaktion kommen. Diskutiert werden genetische Faktoren, z. B. Variationen des Cytochroms P_{450}, bakterielle Endotoxine aus dem Darm und oxidativer Stress bei Störungen des Fettsäurestoffwechsels.

Klinik

Die nichtalkoholische Steatohepatitis (NASH) manifestiert sich um das 50. Lebensjahr und betrifft ¼ der Erwachsen und davon ¾ der Fälle Frauen mit Übergewicht. In 33 % besteht ein manifester Diabetes mellitus.

Beschwerden fehlen häufig. Die Leberverfettung ist die häufigste Ursache von asymptomatischen Leberwerterhöhungen. Manche Patienten klagen über uncharakteristische Oberbauchbeschwerden, die durch die palpatorisch nachweisbare Lebervergrößerung mit Kapseldehnung bedingt sind.

Diagnose

Die Sonografie ist das beste nichtinvasive Verfahren (Sensitivität ca. 90 %, Spezifität 80 %); sie zeigt charakteristischerweise eine

Hepatomegalie mit vermehrter Echodichte des Leberparenchyms (➤ Abb. 8.7). Einen weiteren Hinweis kann eine unklare Leberwerterhöhung im Blut geben. Bei der einfachen Fettleber ist typischerweise isoliert die γ-GT erhöht. Bei einer Fettleberhepatitis kommt es zusätzlich zu Transaminasenerhöhungen.

Andere Ursachen der Hepatitis (Alkohol, Virusinfektion, Medikamente, Autoimmunhepatitis) müssen ausgeschlossen werden. In Zweifelsfällen muss die Diagnose durch eine histologische Klärung gesichert werden. In ca. 35 % findet sich in der Histologie eine Fibrose oder Zirrhose.

Therapie

Im Vordergrund der Therapie steht bei der Fettlebererkrankung die **Lebensstiländerung:** Aufgabe des Alkoholkonsums, vermehrte körperliche Aktivität und langsame, kontrollierte Gewichtsabnahme.

Ursodeoxycholsäure kann die Laborparameter verbessern, eine histologische Veränderung konnte bisher nicht nachgewiesen werden. Für **Metformin** und den Insulin-Sensitizer **Pioglitazon** gibt es Hinweise, dass sie einen günstigen Effekt auf den Verlauf einer Fettlebererkrankung bei Typ-2-Diabetes haben. Für die **Glitazone** muss jedoch die eigene Lebertoxizität beachtet werden. Vitamin E soll ebenfalls wirksam sein, ist aber noch nicht zugelassen.

Prognose

Noch gibt es wenige Erkenntnisse über den Langzeitverlauf. Je nach Studie schwankt man zwischen Panik vor einer Fettleberepidemie und Verharmlosung. Patienten mit reiner Fettleber ohne histologische Zeichen einer Entzündung (Hepatitis) oder Fibrose haben eine gute Prognose. Patienten mit einer Fettleberhepatitis haben ein ca. 6-fach erhöhtes Risiko für eine **Leberzirrhose** und ein ca. 4-fach erhöhtes Risiko für ein **hepatozelluläres Karzinom.** Etwa 10 % der Betroffenen versterben an leberassoziierten Ursachen. Patienten mit chronischem Alkoholabusus und Typ-2-Diabetiker sind am stärksten betroffen.

Sonderfall Reye-Syndrom

Schwere akute Enzephalopathie und fettige Degeneration der viszeralen Organe. Die Pathogenese ist unklar; diskutiert wird eine generelle Funktionsstörung der Mitochondrien, evtl. auf Basis erblicher Stoffwechseldefekte. Betroffen sind Kinder zwischen 4 und 12 Jahren. Als Auslöser scheinen Virusinfektionen sowie Acetylsalicylsäure eine Rolle zu spielen. Seit Kinder zur Fiebersenkung nicht mehr mit Acetylsalicylsäure behandelt werden, ist das Reye-Syndrom selten geworden. Klinisch steht die Enzephalopathie mit Krampfanfällen und zunehmendem Koma im Vordergrund. Die Letalität beträgt bis zu 50 %. Eine kausale Therapie existiert nicht. Die Patienten werden symptomatisch und intensivmedizinisch betreut und bei Leberversagen ggf. transplantiert.

Cholestase

Als Cholestase bezeichnet man die Einschränkung oder gänzliche Unterbrechung des Galleabflusses mit „Rückstau" von gallepflichtigen Substanzen ins Blut. Unterschieden werden (➤ Abb. 8.8):

- **Intrahepatische Cholestase** („nichtobstruktive Cholestase"): Hier ist die Ausscheidung von Galle aus den Hepatozyten gestört, z. B. durch Entzündung (infektiöse oder Fettleberhepatitis, primär biliäre Zirrhose), Arzneimittel (z. B. anabole und kontrazeptive Steroide, Chlorpromazin, Erythromycin) oder Hypoxie (z. B. bei Sepsis, Schockleber).
- **Posthepatische Cholestase** („obstruktive Cholestase"): Sie entsteht durch mechanische Abflusshindernisse, z. B. Gallengangsstein, Pankreaskarzinom, Cholangitis, Cholangiokarzinom.

Klinik

Leitsymptome der Cholestase sind (➤ Abb. 8.9):

- **Ikterus:** Dieser Begriff bezeichnet die Gelbverfärbung zunächst der Konjunktiven, später auch der Haut und aller inneren Organe durch einen Anstieg des Bilirubins (cholestatischer Ikterus, ➤ 8.1.3).

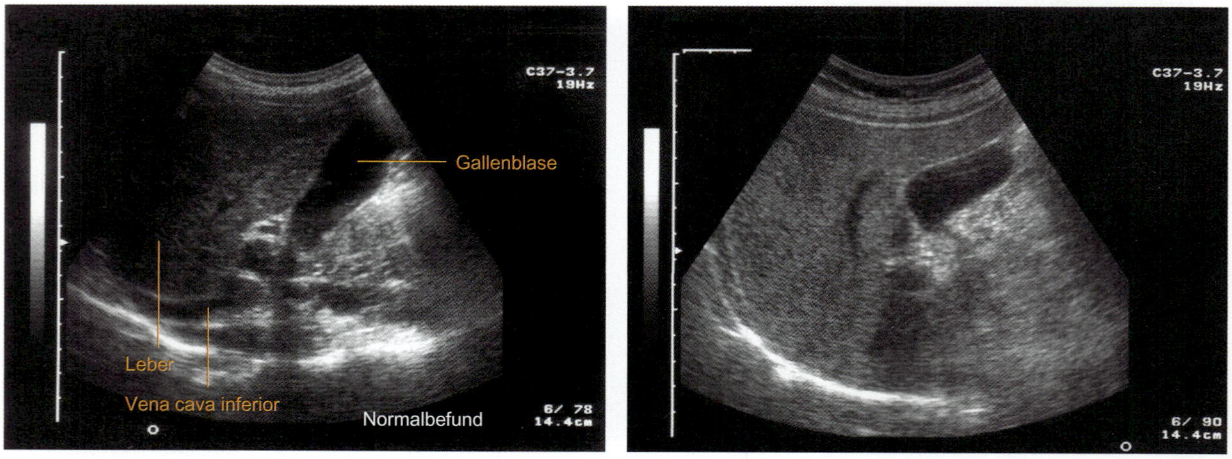

Abb. 8.7 Sonografischer Normalbefund einer Leber im Längsschnitt in der Medioklavikularlinie (linkes Bild). Im Vergleich dazu der Befund bei Fettleberhepatitis (rechtes Bild). Das Organ ist vergrößert und das Echomuster verdichtet (heller). [M181]

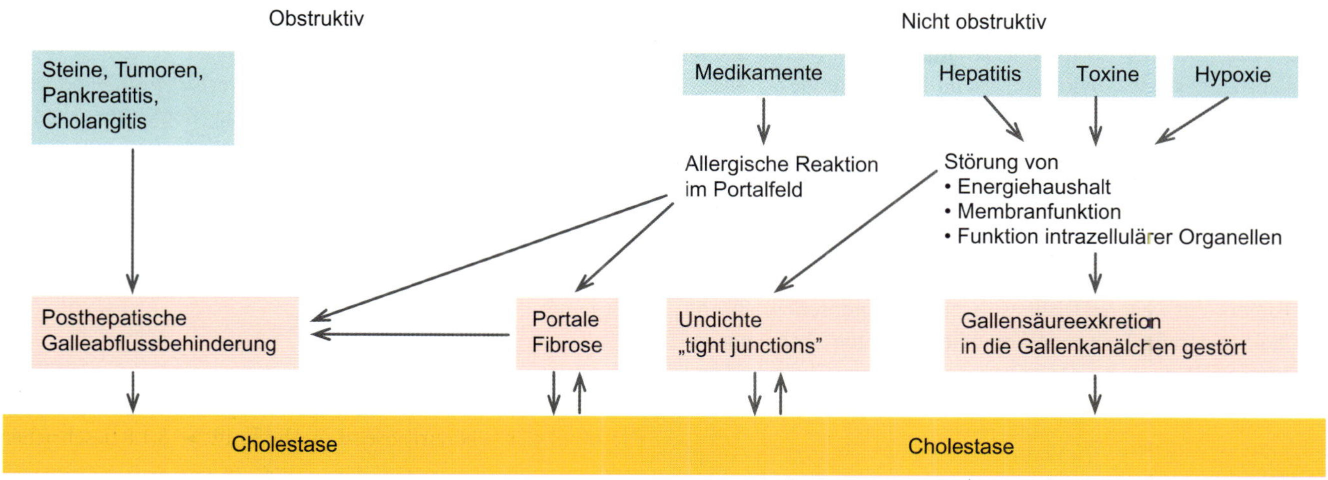

Abb. 8.8 Pathogenese der Cholestase [L157]

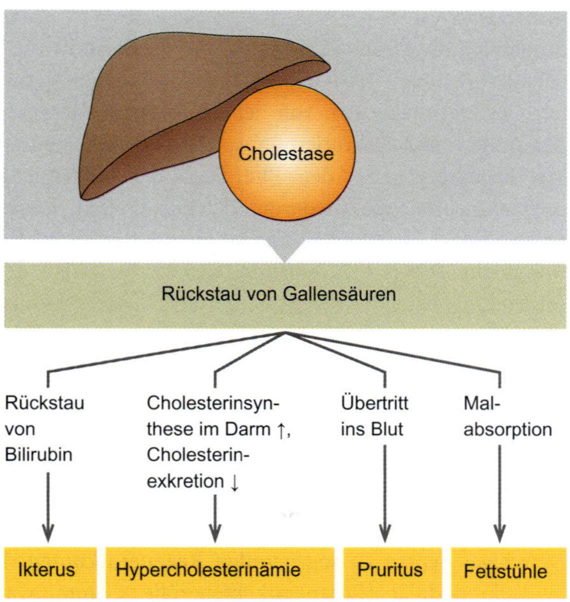

Abb. 8.9 Auswirkungen der Cholestase [L157]

- **Braunverfärbung des Urins** sowie **entfärbter, „lehmfarbener" Stuhl:** Die Braunverfärbung des Urins ist durch das aus den Leberzellen ins Blut „überlaufende" und nun renal ausgeschiedene konjugierte Bilirubin bedingt; die Braunfärbung kann bei nichtkomplettem Verschlussikterus zudem auch durch das aus dem Darm reabsorbierte Urobilinogen bedingt sein (➤ Abb. 8.14). Die Entfärbung des Stuhls ist durch die fehlende biliäre Ausscheidung der Gallebestandteile Urobilin und Sterkobilin bedingt, welche physiologischerweise für die Färbung des Stuhls verantwortlich sind; sie kommt nur bei der kompletten intra- oder extrahepatischen Cholestase vor.
- **Pruritus** (Juckreiz): Dieser entsteht durch Rückstau von Gallensäuren und deren Ablagerung in der Haut.

Weitere Symptome können sich hinzugesellen:

- **Xanthelasmen** (gelbliche, bis fingernagelgroße, durch verminderte Cholesterin-Exkretion bedingte Einlagerungen von Cholesterin in der Haut, v. a. am inneren Augenwinkel)
- **Störung der Fettverdauung** mit Steatorrhö (Fettstühle), Meteorismus und Gewichtsverlust
- **Verminderte Resorption von fettlöslichen Vitaminen** (E, D, K, A) mit Vitaminmangelerscheinungen und Inappetenz.

Als Spätfolge einer fortbestehenden Cholestase kann sich sekundär eine biliäre Zirrhose entwickeln.

Diagnostisches Vorgehen

Die Cholestase lässt sich im **Labor** durch die Erhöhung des konjugierten (direkten) Bilirubins, der alkalischen Phosphatase sowie der γ-GT nachweisen. Bei kompletter Cholestase fehlt Urobilinogen im Urin, da dieses eine enterale Deglukuronidierung von Bilirubin voraussetzt (➤ 8.1.3).

Schwieriger, jedoch für die ätiologische Abklärung entscheidend ist die **„topografische" Zuordnung** der Cholestase:

- Ist diese **intrahepatisch bedingt,** so ist häufig wegen der noch erhaltenen biliären Ausscheidung von Gallensäuren kein Juckreiz vorhanden (Ausnahme: primär biliäre Zirrhose), und der Stuhl ist wegen der noch teilweise möglichen Exkretion von Galle nicht entfärbt. Da die intrahepatische Cholestase häufig im Rahmen von hepatozellulären Schädigungen entsteht, ist sie oft von einer Leberzellstörung begleitet: Es bestehen klinische Zeichen der Entzündung, Fibrose oder Zirrhose sowie das Labormuster der zellulären Schädigung (stark erhöhte Transaminasen, erniedrigtes Albumin oder verlängerte Prothrombin-Zeit) und oft auch eine „typische" Anamnese (Auslandsaufenthalt, intravenöser Drogenkonsum, Blutübertragungen, vorbestehende Lebererkrankung, Alkoholismus).
- Ist sie **extrahepatisch bedingt,** so stehen klinisch oft der Juckreiz und die Stuhlentfärbung im Vordergrund, da es hier zu einer völligen Obstruktion des Galleflusses kommt. Die Serumtransaminasen sind nur mäßig erhöht (< 5- bis 10-fach des oberen Normbereichs), während die AP meist um mehr als

das 2–3-Fache erhöht ist. Anamnestisch sollte auf Angaben wie rezidivierende Oberbauchschmerzen mit Übelkeit (Verdacht auf Gallensteine) sowie Gewichtsverlust und epigastrische Schmerzen (Verdacht auf Pankreaskopfkarzinom) geachtet werden.

Die Unterscheidung zwischen der nichtobstruktiven und der obstruktiven Cholestase gelingt häufig durch die **Sonografie:** Bei obstruktiver Cholestase wird eine Erweiterung der intra- und extrahepatischen Gallenwege gesehen, evtl. kann das Abflusshindernis nachgewiesen werden (z. B. Cholezysto- und Choledocholithiasis oder Tumor). Zur weiteren Diagnostik dient die Endosonografie und MR-Cholangiografie. Eine endoskopische retrograde Cholangiopankreatografie ERCP (➤ 8.1.4) ist nur bei obstruktiver Cholestase und bei unklaren Befunden indiziert.

Therapie

Bei obstruktiver Cholestase wird das Abflusshindernis durch Endoskopie (z. B. Papillotomie mit nachfolgender Steinextraktion oder Stent-Einlage) oder chirurgisch beseitigt (z. B. Entfernung eines Pankreaskopftumors).

Bei nichtobstruktiver Cholestase wird der Auslöser, wenn möglich, eliminiert (z. B. Medikamente abgesetzt, ➤ 8.1.6) bzw. die verursachende Grundkrankheit behandelt (z. B. eine primär biliäre Zirrhose oder eine primär sklerosierende Cholangitis, ➤ 8.1.7).

Entzündung

Auslöser einer Leberentzündung (Hepatitis) können verschiedene virale und nichtvirale Infektionen, Autoimmunerkrankungen, Medikamente (z. B. Paracetamol, Tetrazykline, Methotrexat) sowie toxische Substanzen (z. B. Alkohol) sein (➤ 8.1.5).

Klinik

Durch entzündliche Infiltration und Ödem entwickelt sich eine Hepatomegalie mit Schmerzen, die durch die zunehmende Kapselspannung bedingt sind.

Pathogenese

Die oben genannten Noxen führen zu einer Größenzunahme der Parenchymzellen (Ballonierung), zu lymphohistiozytären Infiltraten, einer Vergrößerung des Sinusoidalraums durch gestörten venösen Abfluss infolge einer Kompression der kleinen Lebervenen sowie zu einer durch periportale Infiltrate bedingten Galleabflussstörung.

Diagnostisches Vorgehen

Infolge der gestörten Leberzellintegrität werden intrazelluläre Enzyme freigesetzt, die sich im Blut nachweisen lassen (GOT, GPT, GLDH). Durch eine intrahepatische Abflussbehinderung der Galle steigen die Cholestaseenzyme (γ-GT, AP) an.

Fibrose, Zirrhose

Die **Fibrose** bezeichnet eine Bindegewebevermehrung (Fibrogenese durch Fibroblastenaktivierung mit Steigerung der Synthese von Kollagen) bei erhaltener Läppchenstruktur.

Bei der **Zirrhose** kommt es zusätzlich zu Leberzellnekrosen und Zerstörung der regulären Läppchenstruktur. Jeder längerfristig bestehende schädigende Einfluss (Entzündung, Cholestase, Verfettung) kann einen fibrotischen Umbau mit nachfolgender Zirrhose induzieren.

Klinik

Die Klinik der Leberzirrhose ist in Abschnitt ➤ 8.1.8 beschrieben

Pathogenese

Primärereignis

Das Primärereignis in der Pathogenese der Zirrhose ist die Nekrose. Diese führt zur Aktivierung des Gerinnungssystems mit nachfolgender Stimulierung von leberresidenten Makrophagen (Kupffer-Zellen) und Rekrutierung von Monozyten, Granulozyten und Thrombozyten aus dem Blut. Diese und die Hepatozyten setzen Zytokine frei, die wiederum die hepatischen Sternzellen (Ito-Zellen, ➤ 8.1.1) aktivieren und zu fibroblastenähnlichen Zellen umwandeln. TGF-β_1 (Transforming Growth Factor-β_1), der aus den Entzündungszellen freigesetzt wird, führt zu einer vermehrten Bindegewebesynthese und gleichzeitig zu einem verminderten Bindegewebeabbau.

Regeneration des Lebergewebes

Die Regeneration des Lebergewebes erfolgt unkoordiniert und führt nicht zum Wiederaufbau der ursprünglichen Läppchenstruktur mit radiärer Anordnung der Hepatozyten, sondern durch Ausbildung bindegewebiger Septen zu sogenannten **Regeneratknoten.** Diese können mikronodulär (Regeneratknotengröße < 3 mm, v. a. bei chronischem Alkoholismus), makronodulär (Regeneratknotengröße 3 mm bis 3 cm, v. a. bei Virushepatitis) sowie gemischtknotig sein (➤ Abb. 8.10).

Auch wenn eine bestimmte Morphologie der Regeneratknoten gehäuft bei bestimmten Erkrankungen vorkommt, ist ein sicherer Rückschluss von der Morphologie auf die Ätiologie nicht möglich.

Durch den Parenchymuntergang kommt es schließlich zur Leberinsuffizienz und durch Zerstörung der Gefäßstrombahn zur portalen Hypertension.

Akutes (fulminantes) Leberversagen

Dies ist der extreme Verlauf der hepatischen Zellschädigung und kann durch Entzündungen (akute Virushepatitis, alkoholische Fettleberhepatitis, Cholangitis), Aufnahme hepatotoxischer Substanzen (z. B. Paracetamol, Isonicotinsäurehydrazid [INH], Halothan, Tetrachlorkohlenstoff oder bestimmte Pilzgifte) sowie im Rahmen

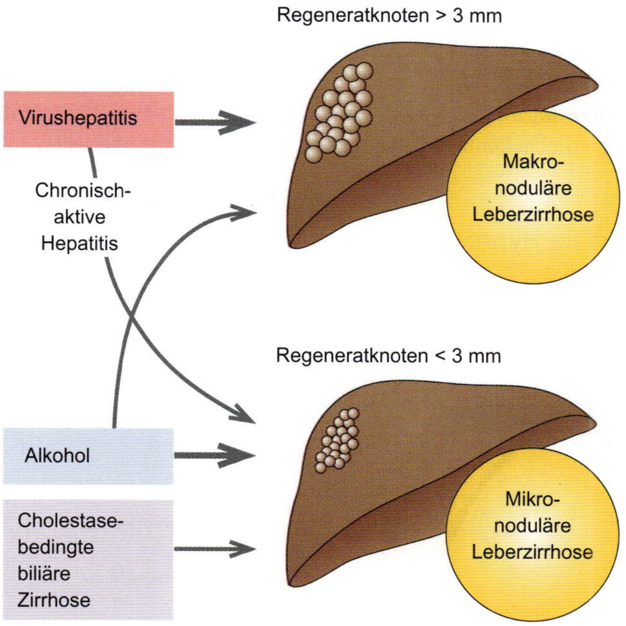

Abb. 8.10 Ätiologie und Morphologie der Leberzirrhose. Die alkoholisch bedingte Zirrhose ist meist mikronodulär, die hepatitisbedingte Zirrhose überwiegend makronodulär. [L157]

des Reye-Syndroms und der akuten Schwangerschaftsfettleber (➤ 8.1.10) auftreten. Auch eine Reihe vermeintlich harmloser Kräuterextrakte wie Kava-Kava und Johanniskraut oder chinesische Teemischungen sind als seltene Verursacher von akutem Leberversagen bekannt geworden.

Pathogenetisch liegt entweder eine entzündungs- oder toxinvermittelte Zellschädigung mit Nekrosen vor oder aber (beim Reye-Syndrom und bei der Schwangerschaftsfettleber) eine massive feintropfige Leberverfettung mit nachfolgendem Ausfall der Zellfunktion.

Klinik

Das akute Leberversagen ist definiert durch die Kombination aus

- akuter Leberfunktionsstörung mit Ikterus und Gerinnungsstörung,
- hepatischer Enzephalopathie,
- Ausschluss einer vorbestehenden chronischen Lebererkrankung.

Je nach Zeitintervall zwischen Auftreten von Ikterus und ersten enzephalopathischen Symptomen kann man zur Einschätzung der Prognose noch unterteilen in ein **fulminantes Leberversagen** innerhalb von sieben Tagen, ein **akutes Leberversagen** mit Enzephalopathie innerhalb von vier Wochen und ein **subakutes Leberversagen** mit Eintreten enzephalopathischer Symptome erst nach mehr als vier Wochen Verlauf. Eine vorbestehende chronische Lebererkrankung, z. B. eine chronische Hepatitis B, muss dabei ausgeschlossen sein, um der präzisen Definition des akuten Leberversagens zu genügen. Im Letzteren Falle spricht man vom akut-auf-chronischen Leberversagen.

Symptome am ZNS

- **Hepatische Enzephalopathie:** Diese ist durch den Ausfall der Entgiftungsfunktion der Leberzellen bedingt und kann sich mit einer Vielzahl von ZNS-Symptomen bis hin zum Koma manifestieren. Sie tritt auf, wenn ca. 75 % der Leberzellen ausgefallen sind (➤ 8.1.8).
- **Hirnödem:** Dieses tritt bei schwereren Formen der hepatischen Enzephalopathie auf und ist ebenfalls durch die Zeichen der ZNS-Dysfunktion gekennzeichnet (Aggressivität bis hin zum Koma). Es ist die Haupttodesursache beim fulminanten Leberversagen.

Begleitende Akutkomplikationen

- **Hypoglykämie** durch Ausfall der hepatischen Glykogenolyse und Glukoneogenese.
- **Gastrointestinale Blutung** durch Abfall der in der Leber produzierten Gerinnungsfaktoren sowie durch stressbedingte Ulzeration der Magenschleimhaut und portale Hypertension.
- **Respiratorische Insuffizienz** infolge eines interstitiellen Lungenödems bei gesteigerter Gefäßpermeabilität und Ausbildung intrapulmonaler Shunts (sog. hepatopulmonales Syndrom, ➤ 8.1.8).
- **Infektionen** sind in bis zu 10 % Todesursache. Die erhöhte Infektanfälligkeit beruht auf einer gestörten phagozytären Funktion der Kupffer-Zellen und einer verminderten Aktivität des Komplementsystems.

Pathogenese

Bei raschem Anstieg von Ammoniak (NH_3) im Rahmen eines akuten Leberversagens kommt es im Gehirn durch Abbau des Ammoniaks zur Akkumulation von Glutamin. Dieses führt zur osmotisch bedingten Zellschwellung und zum Hirnödem.

Bei langsamem Anstieg von NH_3 tritt wegen osmotischer Kompensationsmechanismen „nur" eine Enzephalopathie auf. Die hepatische Enzephalopathie entsteht durch den fehlenden Abbau von Neurotoxinen und Zytokinen, wodurch es zur Astrozytenschwellung mit Störung der Gliafunktion kommt. Zusätzlich steigt der Neurotransmitter GABA (γ-Aminobuttersäure) im Gehirn an, der den Einstrom von Chlorid-Ionen in die Neurone fördert und zu verminderter Erregbarkeit führt.

Diagnostisches Vorgehen

Die Diagnostik stützt sich auf die Kombination von akuter Lebererkrankung (Transaminasenerhöhung, Ikterus), ZNS-Symptomen und Zeichen des Leberversagens (z. B. verlängerte Prothrombin-Zeit, NH_3-Anstieg).

Therapie

Neben allgemeiner intensivmedizinischer Therapie und Behandlung der auslösenden Faktoren steht die Behandlung der Enzephalopathie und des Hirnödems im Vordergrund. Hierzu dienen eiweißreduzierende Maßnahmen (➤ 8.1.8) sowie die orale Gabe von verzweigtkettigen Aminosäuren, die die Aufnahme neurotoxischer Aminosäuren in das ZNS durch Konkurrenz um den aktiven Transport über die Blut-Hirn-Schranke vermindern können. Durch Gabe von Ornithin i. v. erreicht man eine Verbesserung der Harnstoffsynthese und Ammoniak-Elimination.

Die Mortalität des akuten Leberversagens ist unter konservativer Therapie sehr hoch. In vielen Fällen ist nur eine Lebertransplantation erfolgversprechend (➤ 8.1.12). Geeignete Patienten sollten daher frühzeitig in ein Transplantationszentrum verlegt werden. Infrage kommt neben der orthotopen Lebertransplantation (nach Entnahme der eigenen Leber) auch die Einpflanzung zusätzlicher Fremdleberteile (auxiliäre Lebertransplantation). Hierdurch ist ein Zeitgewinn möglich, da sich die eigene Leber in zwei Dritteln der Fälle erholen kann, falls der Patient die akute Phase überlebt.

Portale Hypertension

Dem Pfortaderhochdruck liegt eine Einschränkung der portalen Flussbahn und damit eine Zunahme des Gefäßwiderstands im Pfort-

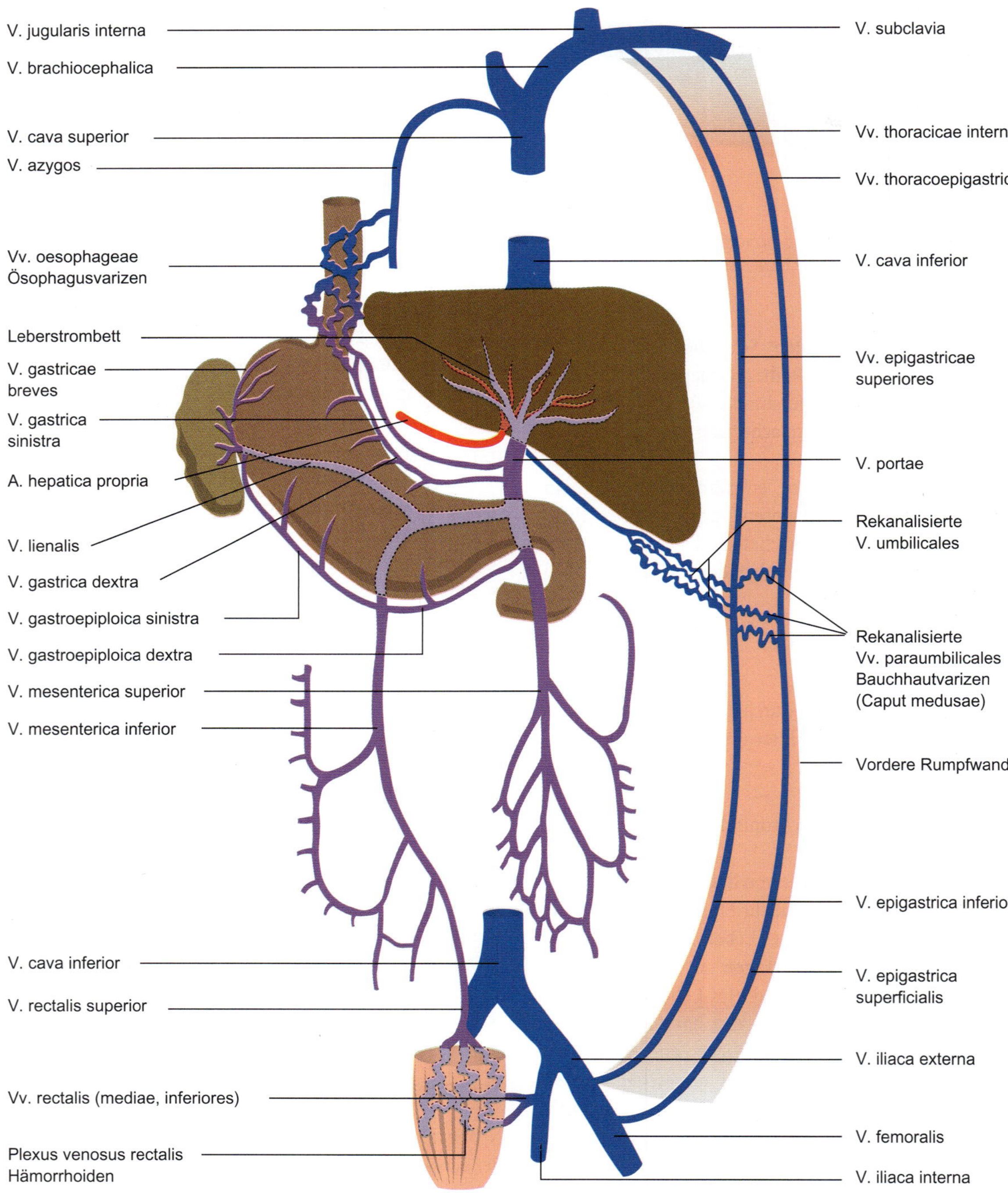

Abb. 8.11 Umgehungskreisläufe bei Pfortaderhochdruck [L190]

8

adersystem zugrunde. Die Einschränkung kann in allen Abschnitten des Pfortaderverlaufs liegen, d. h. prähepatisch, intrahepatisch oder posthepatisch sein. Eine portale Hypertension liegt vor, wenn der Druck im portalvenösen System > 6 mmHg beträgt.

Klinik

Die Hypervolämie der Splanchnikusgefäße führt zusammen mit weiteren Faktoren zur verstärkten Transsudation und damit zur **Aszitesbildung.** Je nach Ausmaß des Pfortaderhochdrucks kommt es zu einer Verlangsamung, bisweilen sogar zu einer Umkehr des Blutflusses in der Pfortader: Aus dem physiologischen hepatopetalen wird ein hepatofugaler Fluss (hepatofugal: von der Leber weg). Durch die Druckerhöhung in der Pfortader entwickeln sich **Kollateralkreisläufe** zwischen V. portae und den Vv. cavae inferiores und superiores (➤ Abb. 8.11):

- Klinisch am wichtigsten ist das Kollateralsystem im Bereich des proximalen Magens und des Ösophagus mit Ausbildung von **Ösophagusvarizen** und Fundusvarizen. Diese können ab einem Pfortaderdruck von etwa 12 mmHg rupturieren. Zusätzlich kommt es zum Blutstau in der Magenschleimhaut **(portale Gastropathie).**
- Im Bereich des Plexus haemorrhoidalis kann das Blut über die V. iliaca Anschluss an das Vena-cava-inferior-System finden. Hierbei kann es zu **hämorrhoidenähnlichen Veränderungen** im Bereich des Rektums kommen.
- Durch Wiedereröffnung der im Lig. teres hepatis gelegenen V. umbilicalis entstehen umbilikale Kollateralen mit Ausbildung eines **Caput medusae**.
- Im Bereich von Milz und Niere kann es zur Ausbildung von **splenorenalen Shunts** (venösen Kurzschlussverbindungen zwischen Milz- und linker Nierenvene) mit nachfolgender Proteinurie kommen.

Pathogenese

Die Zerstörung der Gefäßstruktur, z. B. im Rahmen einer Zirrhose, führt zu einer Reduzierung des Gesamtquerschnitts der Pfortadergefäße in der Leber und erhöht damit den Portalgefäßwiderstand. Dieser wiederum bewirkt nach dem Ohm'schen Gesetz bei gleichbleibendem Fluss einen erhöhten Gefäßdruck (portale Hypertension). Auch kann es im Rahmen des zirrhotischen Umbaus zur Bildung von intrahepatischen Shunts zwischen den Ästen der A. hepatica und den Portalvenen mit nachfolgender Minderperfusion des Lebergewebes und dadurch ausgelöster hypoxischer Fibrose kommen, welche den Abflusswiderstand weiter erhöht.

MERKE

Ein Sonderfall ist die portale Hypertension bei Herzinsuffizienz: Da im portalvenösen System keine Venenklappen vorhanden sind, überträgt sich eine Druckerhöhung vor dem rechten Herzen zurück bis zur Kapillarperipherie, z. B. im Mesenterialbereich.

Ätiologie

Je nach Lokalisation der Verengung im Pfortadersystem unterscheidet man drei Typen, die bestimmten Krankheiten zugeordnet werden können (➤ Abb. 8.12):

- **Prähepatischer** Block
- **Intrahepatischer** Block (75 % der Fälle)
- **Posthepatischer** Block

Ursachen der portalen Hypertension

Prähepatischer Block

Beim prähepatischen Block liegt die „Engstelle" vor Eintritt der Pfortader in die Leber. Mögliche Ursachen der Verengung:

- Thrombose der V. lienalis oder der V. portae: z. B. im Rahmen einer Pankreatitis oder Peritonitis, eines myeloproliferativen Syndroms oder bei Paraneoplasie
- Septische Thrombose bei Nabelschnurinfektion des Neugeborenen
- Pfortaderkompression oder Infiltration durch Tumoren
- Trauma

Intrahepatischer Block

Diese häufigste Blockform (¾ der Fälle) ist durch eine Verengung der Pfortaderstrombahn nach Eintritt in die Leber bedingt. Die Verengung kann dabei vor, in oder hinter den Sinusoiden liegen:

- **Präsinusoidaler Block:** Strömungshindernis in den intrahepatischen Portalvenen **vor** den Sinusoiden, z. B. in den Portalfeldern. Diese Form liegt vor bei primär biliärer Zirrhose, bei Morbus Wilson sowie bei der Schistosomiasis, die in den Tropen die häufigste Ursache für einen Pfortaderhochdruck darstellt.
- **Sinusoidaler Block:** Hindernis **in** den Sinusoiden, z. B. durch Kollagenablagerungen im Disse-Raum, Einengung der Sinusoide durch Vergrößerung der Hepatozyten oder Regeneratknoten. Diese Form liegt bei der chronisch-aktiven Hepatitis und bei der Leberzirrhose vor.
- **Postsinusoidaler Block** (häufigster Blocktyp): Hindernis in den Zentralvenen und mittelgroßen Lebervenen. Ursache ist in der Regel die Leberzirrhose; seltener ein Venenverschluss-Syndrom *(„veno-occlusive disease")*, bei dem die kleinen abführenden Venen – z. B. paraneoplastisch oder nach Radiatio – durch Thromben verschlossen sind.

Posthepatischer Block

Hier liegt die Einschränkung des Pfortaderflusses „hinter" der Leber; es kommt zu einem Rückstau des Blutes durch die Leber hindurch in das Pfortadersystem. Die häufigste Ursache ist die chronische Rechtsherzinsuffizienz (➤ 1.7.3).

Selten ist das sogenannte **Budd-Chiari-Syndrom** durch Verschluss der großen Lebervenen im Rahmen einer Thrombose, durch Tumorkompression bzw. -infiltration oder durch angeborene Gefäßveränderungen. Klinisch finden sich Oberbauchbeschwerden, Zeichen der Leberzirrhose, ausgeprägte Ösophagusvarizen und Aszitesbildung. Das Budd-Chiari-Syndrom hat eine schlechte Prognose.

Diagnostisches Vorgehen

Die portale Hypertension kann nur über indirekte Zeichen nachgewiesen werden:

- In der **Sonografie** können Splenomegalie, Aszites und Leberzirrhose nachgewiesen werden.
- Die **Duplexsonografie** beweist den verminderten oder retrograden Fluss in der Pfortader.

8

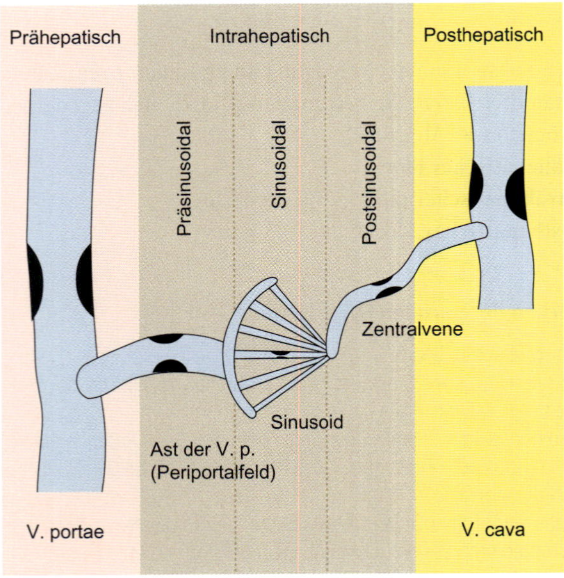

Abb. 8.12 Mögliche Lokalisationen der Strömungshindernisse (schwarz) bei portaler Hypertension [L157]

- Die **Gastroskopie** zeigt evtl. Ösophagus- und Fundusvarizen sowie die portale hypertensive Gastropathie.

8.1.3 Leitsymptome

Ikterus

Gelbverfärbung von Gewebe (Haut, Schleimhäuten, Organen) und Serum durch verminderte Ausscheidung von Bilirubin und damit Zunahme des Bilirubinspiegels im Blut (➤ Abb. 8.13). Zugrunde liegt ein Missverhältnis zwischen dem Anfall von Bilirubin im Stoffwechsel, der Aufnahme und Glukuronidierung von Bilirubin in der Leber sowie dessen Ausscheidung über das Gallesystem.

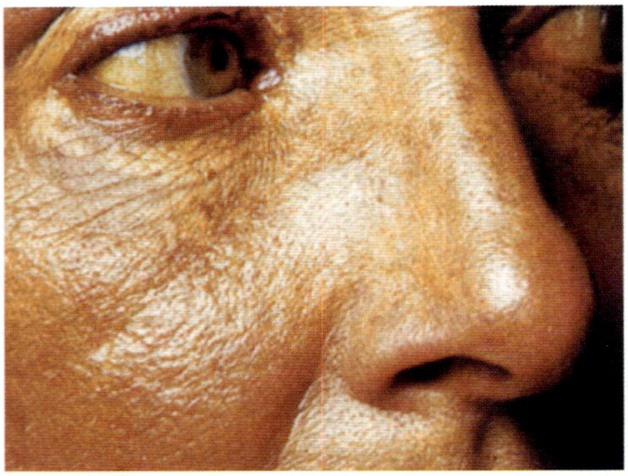

Abb. 8.13 Ikterus bei Virushepatitis mit typischer Gelbfärbung der Haut und Bindehaut (Sklerenikterus) [E355-026]

Hiervon unterschieden wird ein „falscher Ikterus", der durch medikamentös oder diätetisch bedingte Farbstoffablagerungen in der Haut – z. B. durch Pikrinsäure oder Karotten – entsteht.

Bilirubin-Stoffwechsel (➤ Abb. 8.14)

Täglich fallen ca. 300 mg Bilirubin an; dieses entsteht zu 80 % aus Häm durch Abbau des Hämoglobins im retikuloendothelialen System (RES) und in der Milz, zu 20 % aus Leberenzymen und Myoglobin. Bilirubin wird an Albumin gebunden in die Leber transportiert („indirektes", nicht wasserlösliches und damit weder über Urin noch über Galle ausscheidbares Bilirubin).

Glukuronidierung
Nach der Carrier-vermittelten Aufnahme durch die sinusoidale Membran in die Leberzelle erfolgen im endoplasmatischen Retikulum die Konjugation an ein komplexes Zuckermolekül, die Glukuronsäure (Glukuronidierung) und die Ausscheidung des jetzt wasserlöslichen Bilirubin-Diglukuronids über die Galle in den Darm. Nur bei erhöhten Plasmaspiegeln wird dieses „direkte" oder „konjugierte Bilirubin" auch über den Urin ausgeschieden. Das Schlüsselenzym der Bilirubin-Konjugation ist die UDP(Uridindiphosphat)-Glukuronyl-Transferase.

Ist die biliäre Ausscheidung des Bilirubins gestört, so kommt es zum „Überlaufen" des direkten Bilirubins aus den Hepatozyten ins Plasma. Es wird dort wie das indirekte Bilirubin reversibel an Albumin gebunden. Ein Teil wird auch kovalent an Albumin gebunden. So kann ein durch eine direkte Hyperbilirubinämie ausgelöster Ikterus bisweilen auch nach Beseitigung der Ursache noch länger fortbestehen und verschwindet erst nach 2–3 Wochen, wenn das Albumin abgebaut wird.

Deglukuronidierung
Im terminalen Ileum und im Kolon wird das Bilirubin durch bakterielle Enzyme de-glukuronidiert (dekonjugiert) und in die sogenannten **Urobilinogene** (Urobilinogen und Sterkobilinogen bzw. deren Abbauprodukte Urobilin und Sterkobilin) umgewandelt. Ein kleiner Teil dieser Urobilinogene (≈ 20 %) wird wieder resorbiert und über die Pfortader zur Leber transportiert (enterohepatischer Kreislauf).

Die wasserlöslichen Stoffe – das direkte Bilirubin und Urobilinogen – werden auch renal eliminiert und finden sich somit in geringen Konzentrationen im Urin. Eine vermehrte Braunfärbung des Urins durch Urobilinogen liefert somit wichtige diagnostische Hinweise.

Ätiologie und Pathogenese

Je nachdem, ob der Ikterus durch vermehrten Bilirubin-Anfall, durch unzureichende hepatische Umwandlung oder durch inadäquate biliäre Sekretion bedingt ist, werden drei Formen unterschieden (➤ Abb. 8.15):

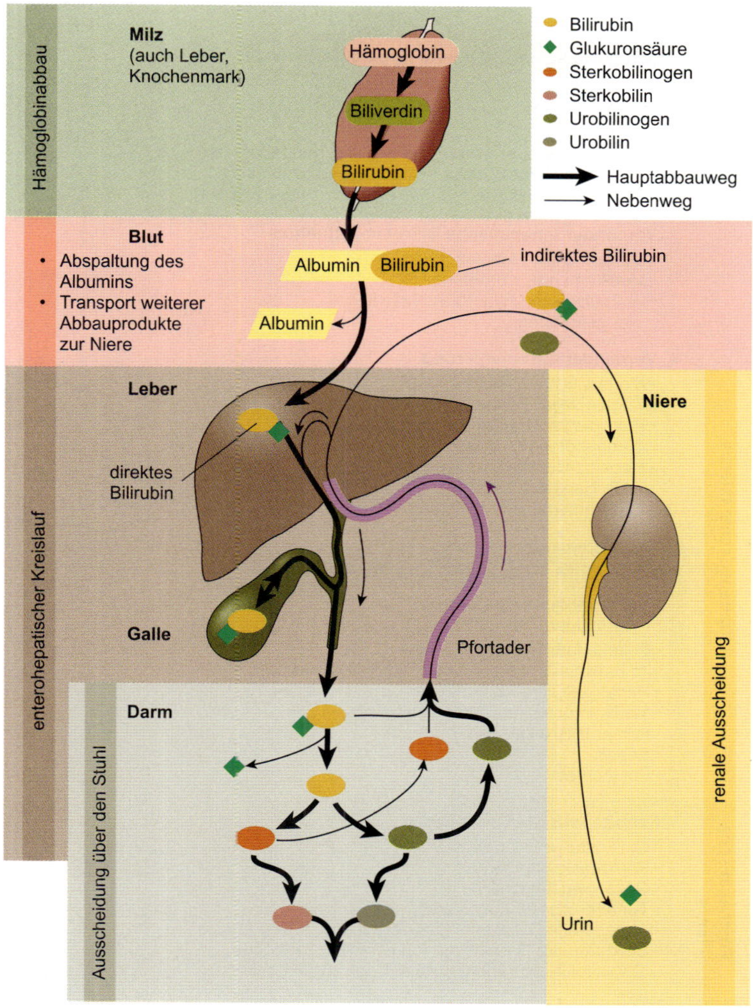

Abb. 8.14 Bilirubin-Stoffwechsel [L190]

Prähepatischer Ikterus („Überproduktionsikterus")

Fällt vermehrt indirektes Bilirubin aus dem Blutabbau an, kann die hepatische Konjugations- und Sekretionskapazität überschritten werden, z. B. in folgenden Fällen:

- Hämolyse (Differenzialdiagnose ➤ 3.3.5)
- Resorption großer Hämatome
- Dyserythropoetischer Ikterus bei Störung der Erythropoese mit Untergang von Erythrozyten im Knochenmark (sog. Shunt-Hyperbilirubinämie, z. B. bei perniziöser Anämie)

Intrahepatischer Ikterus

Hier liegt die Störung im Bereich der Hepatozyten; dabei können die zelluläre Aufnahme, die Konjugation oder die zelluläre Ausscheidung gestört sein:

- **Störung der Bilirubin-Aufnahme** in die Zelle bei Morbus Meulengracht (➤ 8.1.9) oder durch Medikamente (z. B. Rifampicin oder Röntgen-Kontrastmittel)
- **Störung der Konjugation** bei angeborenen Glukuronidierungsdefekten mit verminderter UDP-Glukuronyl-Transferase-Aktivität, z. B. beim Crigler-Najjar-Syndrom (sehr selten), aber auch bei Morbus Meulengracht oder beim **Neugeborenenikterus** (bedingt zum einen durch den physiologisch vermehrten Bilirubin-Anfall, zum anderen durch die ebenfalls physiologische Unreife der UDP-Glukuronyl-Transferase)
- **Störung der Bilirubinausscheidung** von der Zelle in die intrahepatischen Gallengänge (sog. intrahepatische Cholestase, Kasten „Ikterus und Cholestase"), z. B. bei hepatozellulären Erkrankungen (akute oder chronische Hepatitis, dekompensierte Zirrhose, Stauungsleber bei Rechtsherzinsuffizienz, Infiltration durch maligne Zellen), bei Sepsis und postoperativ (beide multifaktoriell bedingt), bei primär biliärer Zirrhose, selten auch bei familiären Exkretionsstörungen (Dubin-Johnson-Syndrom, Rotor-Syndrom, ➤ 8.1.9), Schwangerschaftscholestase (➤ 8.1.10) oder medikamenteninduziert (z. B. durch Phenothiazine oder orale Kontrazeptiva)

Ist die Bilirubin-Verarbeitung **vor** der Glukuronidierung gestört, so kommt es zum Aufstau von indirektem, d. h. unkonjugiertem Bilirubin; liegt die Störung **hinter** der Glukuronidierung, kommt es zum Aufstau von direktem, d. h. konjugiertem Bilirubin.

MERKE

Bei schweren Lebererkrankungen kommt es häufig zu Störungen mehrerer Schritte, sodass dann sowohl eine indirekte als auch eine direkte Bilirubin-Erhöhung vorliegen kann.

8

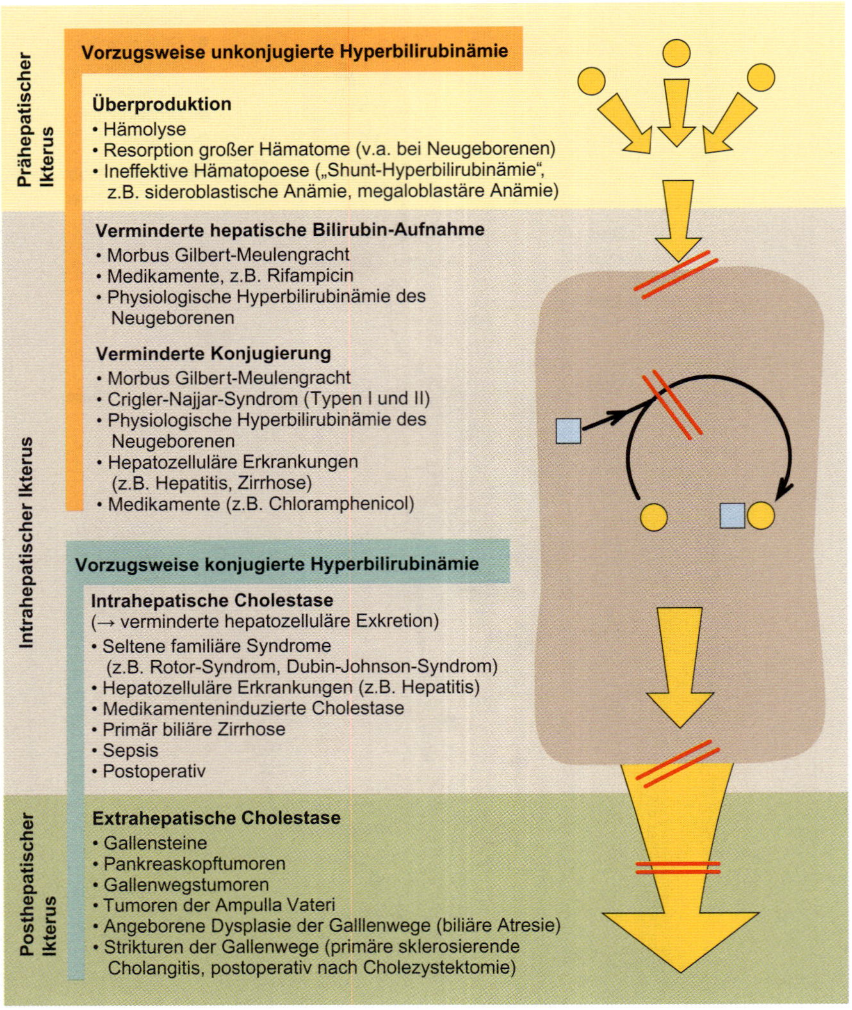

Abb. 8.15 Klassifikation des Ikterus [L157]

Posthepatischer Ikterus

Diese Form des Ikterus ist durch einen partiellen oder kompletten Verschluss der extrahepatischen Gallenwege bedingt (extrahepatische Cholestase) und kommt zum Beispiel bei Gallensteineinklemmung, Pankreaskopfkarzinom, Gallengangtumoren, chronischer Pankreatitis mit Gallengangkompression oder Gallengangstrikturen vor.

> **Ikterus und Cholestase**
>
> Zu dem im Rahmen der Cholestase auftretenden Ikterus **(„cholestatischer Ikterus")** kann es auf zwei Wegen kommen:
> - Zelluläre Exkretionsstörung mit ungenügender Ausscheidung des Bilirubins (und anderer gallepflichtiger Stoffe) in die intrahepatischen Gallenwege **(intrahepatische Cholestase)**
> - Verlegung der extrahepatischen Gallenwege **(extrahepatische Cholestase)**
>
> In beiden Fällen ist die **direkte Bilirubin-Fraktion** erhöht.

Diagnostisches Vorgehen bei Ikterus

Ikterus ist nicht nur Leitsymptom bei Hämolyse, sondern auch bei Leberfunktionsstörungen und bei Cholestase. Die Strategie beruht darauf, herauszufinden, ob sich begleitende Hinweise auf Hämolyse, Leberzellstörung oder Cholestase finden lassen. (➤ Tab. 8.1)

Erster Schritt: Liegt ein cholestatischer Ikterus vor?

Entscheidender Parameter bei der Unterscheidung hämolytischer und cholestatischer Prozesse ist das Bilirubin. Liegt überwiegend indirektes Bilirubin vor, so ist eine hämolytische Störung zu vermuten, liegt vorwiegend direktes Bilirubin vor, so ist ein cholestatischer Prozess zu vermuten. Darüber hinaus sind die „Begleitumstände" wichtig:

- Begleitende Hinweise auf **Hämolyse** (➤ 3.3.5): Anämie, erhöhte Retikulozytenzahl, erniedrigtes Haptoglobin, freies Hämoglobin im Serum (bei Überschreiten der Transportkapazität für Hämoglobin), erhöhte LDH, ggf. Splenomegalie
- Begleitende Hinweise auf **Cholestase** (➤ 8.1.2): dunkler Urin, Stuhlentfärbung durch fehlende biliäre Exkretion von Sterkobilin und Urobilin; Juckreiz durch Rückstau von Gallensäuren ins Blut; zusätzlich Laborzeichen der Leberparenchymerkrankung (erhöhte Transaminasen, ➤ 8.1.1, ➤ 8.1.4) sowie der Cholestase (erhöhte AP, γ-GT)

Zweiter Schritt: Ist der cholestatische Ikterus intrahepatisch oder extrahepatisch bedingt?
Zur Beantwortung dieser Frage wird wie bei der diagnostischen Abklärung der Cholestase vorgegangen:

- Für eine **extrahepatische Cholestase** sprechen Juckreiz und Stuhlentfärbung, da es hier zu einer Obstruktion des Galleflusses kommt. Anamnestische Angaben wie rezidivierende Oberbauchschmerzen mit Übelkeit können auf Gallensteine hinweisen, Gewichtsverlust und epigastrische Schmerzen auf ein Pankreaskopfkarzinom. Die Serumtransaminasen sind bei extrahepatischer Cholestase typischerweise nur mäßig erhöht (weniger als das 5- bis 10-Fache des oberen Normbereichs), während die AP meist um mehr als das 2- bis -Fache erhöht ist.
- Ein dunkler Urin durch Ausscheidung von direktem Bilirubin oder Urobilinogen ist dagegen bei allen cholestatischen Ikterusformen möglich.
- Juckreiz kann auch bei der (durch intrahepatische Cholestase bedingten) primär biliären Zirrhose bestehen.
- Für eine hepatozelluläre Störung und damit **intrahepatische Cholestase** sprechen anamnestische Risikofaktoren wie Auslandsaufenthalt, intravenöser Drogenkonsum, Blutübertragungen, vorbestehende Lebererkrankungen oder Alkoholismus. Die Serumtransaminasen sind bei hepatozellulärer Verletzung typischerweise stark erhöht (mehr als das 10- bis 15-Fache des oberen Normbereichs), während die AP meist um weniger als das 2- bis 3-Fache erhöht ist. Auch die anderen Parameter der Leberzellschädigung (z. B. erniedrigtes Albumin oder verlängerte Prothrombin-Zeit) sowie die klinischen Zeichen der hepatozellulären Schädigung (➤ 8.1.2, ➤ 8.1.4) liegen meist vor. Spezifische Hinweise ergeben sich aus der Hepatitis-Serologie und der Bestimmung von Autoantikörpern (z. B. antimitochondriale Antikörper bei primär biliärer Zirrhose).

Tab. 8.1 Differenzialdiagnose des Ikterus

	Prähepatisch	Intrahepatisch	Posthepatisch
Ursache			
	Hämolyse	Parenchymschäden	Cholestase
Serumwerte			
• Indirektes Bilirubin	↑↑	normal bis ↑	(↑)
• Direktes Bilirubin	Normal	↑↑	↑↑
• GOT und GPT	Normal	↑↑	↑
• AP und γ-GT	Normal	↑	↑↑
Urin			
• Bilirubin	–	↑	↑
• Urobilinogen	↑	↑↑	–
• Urinfarbe	Dunkel	Dunkel	Dunkel
Stuhlfarbe			
	Dunkel	Hell bis dunkel	Hell
Juckreiz			
	Nein	Evtl.	Ja

Dritter Schritt: Definition des anatomischen Defekts durch bildgebende Verfahren
Hierbei ist die Sonografie die wichtigste Untersuchung: Sie ermöglicht die Unterscheidung zwischen posthepatischen und den anderen Ikterusformen. Bei einem posthepatischen Ikterus findet man einen erweiterten Gallengang und ggf. die der Obstruktion zugrunde liegende Ursache, z. B. Gallengangsteine, Pankreaskopf- oder Gallengangkarzinom: Die intrahepatischen Gallengänge, die normalerweise nicht sichtbar sind, sind in diesem Falle als zweites Lumen neben den Pfortaderästen darstellbar („Doppelflintenphänomen").

Bei unklarer Ursache können die Endosonografie, die Computertomografie des Abdomens, die MR-Tomografie und die ERCP (➤ 8.1.4) hilfreich sein. Manchmal ist eine Leberbiopsie indiziert.

Aszites

Aszites bezeichnet die pathologische Ansammlung von **freier Flüssigkeit in der Bauchhöhle.**

Klinik

Die Patienten bemerken als Erstes eine Zunahme des Bauchumfangs und des Gewichts. Fast immer besteht auch Meteorismus, der dem Aszites vorangehen kann („Erst kommt der Wind, dann der Regen"). Bei ausgeprägtem Aszites wird durch einen Zwerchfellhochstand die Atmung behindert. Bei vorbestehenden Schwachstellen der Bauchwand kommt es zu aszitesgefüllten Hernien (➤ Abb. 8.16).

Ätiologie

Häufigste Ursache ist die dekompensierte Leberzirrhose (ca. 80 %, schlechte Prognose: 2-Jahres-Überlebensrate 50 %). Aber auch andere Ursachen müssen differenzialdiagnostisch bedacht werden:

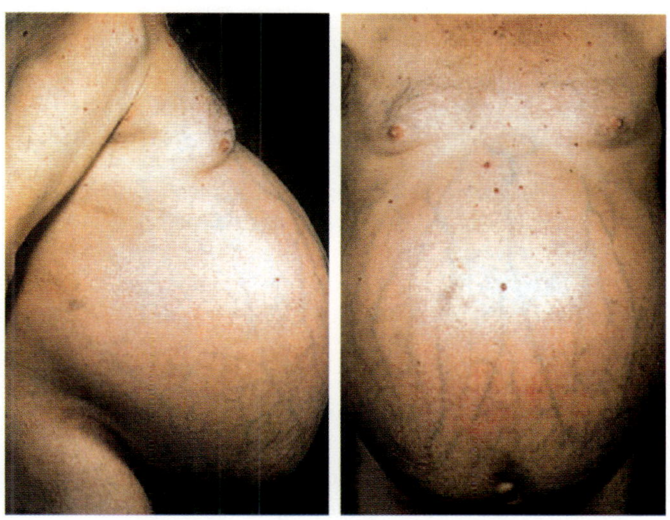

Abb. 8.16 Ausgeprägter Aszites („Trommelbauch") bei einer alkoholischen Leberzirrhose. Die verstärkte Venenzeichnung der Bauchhaut (Caput medusae) ist Zeichen eines Pfortader-Umgehungskreislaufs [E366]

- Maligner Aszites bei Peritonealkarzinose oder massiver Lebermetastasierung (10 %)
- Rechtsherzinsuffizienz und konstriktive Perikarditis (3 %)
- Schweres nephrotisches Syndrom sowie entzundlicher Aszites bei Peritonitis oder Pankreatitis (3 %)

Pathogenese

Bei gesunden Männern ist normalerweise keine intraperitoneale Flüssigkeit nachzuweisen, bei Frauen können abhängig vom Menstrualzyklus bis zu 20 ml gefunden werden.

Aszites kann entweder als Folge eines erkrankten Peritoneums entstehen oder bei einer Vielzahl von Erkrankungen, bei denen das Peritoneum jedoch intakt bleibt. Der Aszites entsteht entweder als

- **Transsudat** (Peritoneum intakt) durch erhöhten hydrostatischen oder erniedrigten kolloidosmotischen Druck und damit bei allen Formen der portalen Hypertension (➤ 8.1.2), am häufigsten im Rahmen einer Leberzirrhose, oder als
- **Exsudat** (Peritoneum erkrankt) , z. B. bei entzündlichen oder malignen Prozessen des Peritoneums.

Pathogenetische Einteilung des Aszites

Normales Peritoneum
- **Portale Hypertension:**
  - Leberstauung: Rechtsherzinsuffizienz, konstriktive Perikarditis, Budd-Chiari-Syndrom
  - Lebererkrankungen: Zirrhose, akutes Leberversagen, alkoholische Hepatitis, massive Lebermetastasen
  - Pfortaderverschluss (z. B. durch Thrombose)
- **Hypalbuminämie:**
  - Nephrotisches Syndrom
  - Mangelernährung
  - Exsudative Enteropathie
- **Andere Erkrankungen:**
  - Unterbrechung von intraabdominalen Gangsystemen: chylöser Aszites (Lymphsystem), pankreatischer Aszites (Pankreasgänge), galliger Aszites (Gallenwege), Urin
  - Erkrankungen der Ovarien

Erkranktes Peritoneum
- **Infektionen:** bakteriell, tuberkulös, HIV oder Pilzerkrankung
- **Maligne Erkrankungen:** Peritonealkarzinose, Peritonealmesotheliom, massive hepatische Metastasen, hepatozelluläres Karzinom
- **Andere Erkrankungen:** Pankreatitis, familiäres Mittelmeerfieber, Polyserositis im Rahmen des SLE, Vaskulitis, eosinophile oder granulomatöse Peritonitis.

Aszites bei Leberzirrhose

➤ 8.1.8

Maligner und entzündlicher Aszites

Der Aszites entsteht durch eine gesteigerte Kapillarpermeabilität und eine gesteigerte Lymphproduktion. Bei Peritonealkarzinose kommt eine Lymphabflussbehinderung hinzu.

Sonderform: chylöser Aszites

Es handelt sich um einen trüben, milchigen Aszites aufgrund von Lymphabflussstörungen bei Trauma, Tumor oder Infektionen (Tuberkulose, Filariasis) im Bereich der abdominalen oder thorakalen Lymphabflusswege oder bei intestinaler Lymphangiektasie. Selten (1 %) ist jedoch auch der zirrhosebedingte Aszites chylös.

Diagnostisches Vorgehen

Die klinische Untersuchung des Abdomens kann Aszitesmengen ab 500 ml nachweisen. Empfindlichstes Verfahren ist die **Sonografie,** welche Aszites schon ab 100 ml nachweisen kann. Bei unklarer Genese kann eine Punktion des Aszites mit klinisch-chemischer, zytologischer und mikrobiologischer Untersuchung des Aspirats hilfreich sein.

Die ätiologische Zuordnung des Aszites über den Proteingehalt im Aszites allein ist nicht möglich, d. h., die grobe Regel, dass beim Transsudat ein niedrigerer Proteingehalt als beim Exsudat gemessen wird, gilt nur mit Einschränkungen. Aussagekräftiger ist die Berechnung des **Serum-Aszites-Albumin-Gradienten SAAG** (Serum-Albuminkonzentration dividiert durch Aszites-Albuminkonzentration). Alle durch portale Hypertension entstehenden Aszitesformen haben einen SAAG von ≥ 1,1; alle anderen Formen einen SAAG von < 1,1 (➤ Tab. 8.2).

Eine weitere ätiologische Abgrenzung ist möglich Bestimmung folgender Parameter:

- Triglyzeride: bei chylösem Aszites erhöht, oft > 1.000 mg/dl
- Amylase: bei pankreatischem Aszites erhöht
- Cholesterin: bei malignem Aszites oft > 45 mg/dl
- CEA: bei malignem Aszites meist > 2,5 ng/ml
- Gram-Färbung und Kultur sowie zytologische Untersuchung auf maligne Zellen und Leukozyten: bei entzündlichem Aszites erhöht

Die Diagnostik wird komplettiert durch die Leberfunktionsparameter im Serum (Albumin, Cholinesterase, Quick-Wert), Serumelektrolyte (Hyponatriämie? Hypokaliämie?), Retentionswerte (eingeschränkte Nierenfunktion?) sowie Natrium- und Proteinausscheidung im 24-h-Sammelurin (hepatorenales Syndrom? Ausschluss eines nephrotischen Syndroms, ➤ 11.5.1). Die Endoskopie des oberen Verdauungstrakts charakterisiert das Ausmaß von Ösophagusvarizen. Bei ätiologisch unklarer Lebererkrankung sollte evtl. eine Leberbiopsie erwogen werden.

Hepatomegalie

Größenzunahme der Leber (> 12 cm in der Medioklavikularlinie).

Tab. 8.2 Differenzialdiagnose des Aszites anhand des Serum-Aszites-Albumin-Gradienten (SAAG)

≥ 1,1	< 1,1
Z. B. Leberzirrhose, Alkoholhepatitis (Fettleberhepatitis), Leberversagen, Lebermetastasen, Pfortaderthrombose, Budd-Chiari-Syndrom, Herzinsuffizienz, Schwangerschaftsfettleber, Myxödem	Z. B. Peritonealkarzinose, pankreatischer oder biliärer Aszites, nephrotisches Syndrom, Polyserositis (z. B. bei systemischem Lupus erythematodes), Ileus, Mesenterialinfarkt, Peritoneal-Tbc

Klinik

Typische Symptome sind ein Spannungsgefühl im rechten Oberbauch, Inappetenz und ein Druckschmerz durch Kapselspannung.

Ätiologie

Die Hepatomegalie ist ein unspezifisches Zeichen für eine Lebererkrankung und wird bei einer Vielzahl von Leberleiden beobachtet. Die häufigste Ursache liegt in einer Fettleber. Auch bei einer Hepatitis, einer Leberstauung oder bei Tumoren der Leber kann die Leber vergrößert sein. Seltene Ursachen sind Speichererkrankungen, Eisen- und Kupferstoffwechselerkrankungen, α_1-Antitrypsin-Mangel, Lebervenenthrombose oder eine extramedulläre Hämatopoese.

Pathogenese

Die Hepatomegalie kann durch die Zunahme zellulärer und extrazellulärer Anteile der Leber entstehen:

- **Zunahme zellulärer Elemente:** hydropische Schwellung der Hepatozyten (akute Hepatitis); Speicherung abnormer Mengen an Glykogen, Proteinen, Lipiden, Kupfer oder Eisen; Proliferation von Leberzellen und Nicht-Parenchym-Zellen (Fibrose, Zirrhose); extramedulläre Blutbildung; Infiltration mit malignen oder entzündlichen Zellen
- **Zunahme des extrazellulären Raums:** gesteigerte Blutfülle (Rechtsherzinsuffizienz, Lebervenenthrombose), gestörter Lymphabfluss (bei Obstruktion der Lymphabflusswege infolge Tumor, Trauma oder Infektion), gestörter Galleﬂuss (cholestatische Lebererkrankungen), Zunahme der extrazellulären Matrix (Kollagene, Elastin, Glykoproteine z. B. bei Leberzirrhose)

Eine umschriebene Lebervergrößerung entsteht durch einen Tumor oder große Zysten.

Diagnostisches Vorgehen

Die Anamnese liefert Hinweise auf die Ätiologie. Die körperliche Untersuchung zeigt eine evtl. druckschmerzhafte, tastbare Leber. Sonografisch lassen sich diffuse oder lokalisierte Prozesse sowie eine kardiale Stauung differenzieren. Mithilfe des Labors können Hepatitiden, Grunderkrankungen, die zu einer Fettleber führen, sowie Speichererkrankungen erkannt werden. Gegebenenfalls muss die histologische Untersuchung (Leberpunktion oder Laparoskopie) zur definitiven Klärung beitragen.

8.1.4 Diagnostik bei Lebererkrankungen

Befunderhebung

Anamnese

Die Anamnese muss neben den aktuellen Beschwerden vor allen Dingen klären, inwiefern im Vorfeld leberschädigende Einflüsse am Werke waren.

Im Zentrum stehen dabei Fragen nach folgenden Aspekten:

- Alkoholkonsum („Was, wie viel und wie lange?")
- Frühere Erkrankungen der Leber und andere Vorerkrankungen (z. B. Diabetes mellitus, Krebserkrankungen)
- Berufliche Tätigkeit (z. B. Umgang mit Tetrachlorkohlenstoff, Vinylchlorid oder Phosphor)
- Medikamenteneinnahme (Tetrazykline, Methotrexat, INH, Rifampicin, Azathioprin)
- Bluttransfusionen
- Auslandsaufenthalte
- Sexuelle Promiskuität (evtl. Übertragung von Virushepatitiden)
- Drogenmissbrauch
- Familienanamnese (z. B. familiäre Stoffwechselstörungen wie Morbus Wilson oder α_1-Antitrypsin-Mangel)

Bei der **aktuellen Anamnese** richtet sich das Augenmerk auf: Gewichtsabnahme (z. B. bei Tumor), Gewichtszunahme (z. B. bei Herzinsuffizienz oder Aszites), Bauchumfangsvermehrung, Appetitlosigkeit, Speisenunverträglichkeit und Völlegefühl (z. B. bei Cholezystolithiasis), Farbe von Stuhl und Urin zur Differenzialdiagnose bei Ikterus, Ödeme (durch Hypalbuminämie sowie Salz- und Wasserretention), Teerstühle und Bluterbrechen (Hinweis auf Ösophagusvarizen).

Die Angabe einer vermehrten Blutungsneigung kann dabei Ausdruck einer bereits fortgeschrittenen Lebersynthesestörung sein (Abnahme der in der Leber gebildeten Gerinnungsfaktoren).

Körperliche Untersuchung

Viele Lebererkrankungen zeigen sich an der Körperoberfläche und sind deshalb ohne technischen Aufwand zu diagnostizieren (➤ Abb. 8.17).

Inspektion

- Sog. **„Leberhautzeichen"** (Spätveränderungen an der Haut bei Leberzirrhose): Spider-Nävi (➤ Abb. 8.18), Weißnägel, Lackzunge, Hautatrophie („Geldscheinhaut"), Palmarerythem (➤ Abb. 8.19), Kollateralvenen um den Bauchnabel (Caput medusae: Hinweis auf portale Hypertension), Striae, Petechien, fehlende männliche Sekundärbehaarung („Bauchglatze" durch verminderten Abbau von Östrogenen).
- **Ikterus:** zuerst Gelbfärbung der Skleren (ab einem Serum-Bilirubinwert > 1,5 mg/dl bzw. > 26 mmol/l)
- Grobschlägiges **Zittern der Hände** *(„flapping tremor")* bei hepatischer Enzephalopathie
- **Kratzeffloreszenzen** bei Pruritus, ggf. mit Superinfektion
- **Xanthome/Xanthelasmen** als Folge erhöhter Cholesterinkonzentrationen bei Cholestase (➤ Abb. 10.36) oder einer Hypercholesterinämie (➤ 10.4.2).
- **Hautblutungen** (Ekchymosen) als Zeichen einer Gerinnungsstörung
- **Foetor hepaticus:** leberartiger Mundgeruch bei akutem Leberversagen
- **Ödeme:** Salz- und Wasserretention bei sekundärem Hyperaldosteronismus, Hypalbuminämie durch eingeschränkte Syntheseleistung der Leber

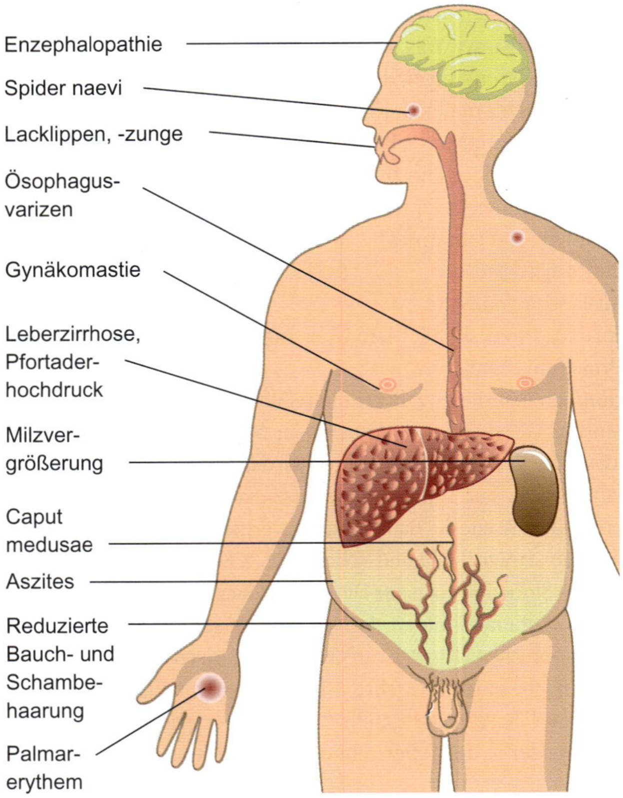

Abb. 8.17 Symptome bei Lebererkrankungen (Auswahl) [L190]

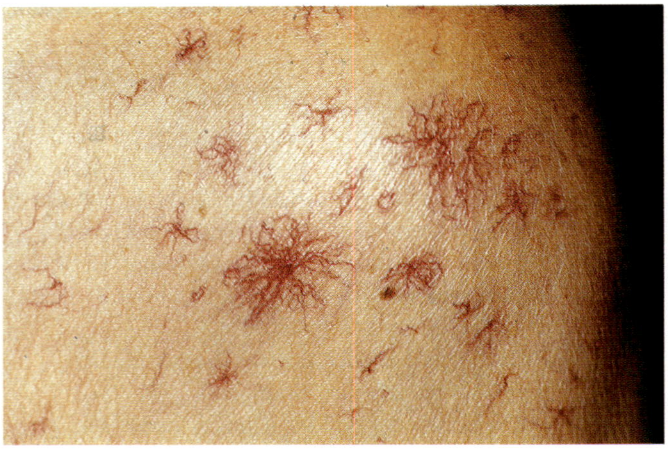

Abb. 8.18 Spider-Nävi. Die Läsionen lassen sich typischerweise wegdrücken. [T209]

- **Vermehrter Bauchumfang** bei Hepatomegalie oder Aszites
- **Hodenatrophie, Gynäkomastie** durch verminderten Abbau von Östrogenen
- **Dupuytren-Kontraktur** bei chronischem Alkoholabusus (allerdings unspezifisch)
- **Kayser-Fleischer-Kornealring:** grünlich-braune Ablagerungen von Kupfer am Irisrand bei Morbus Wilson (➤ Abb. 10.40)
- **Bewusstseinsstörungen,** z. B. bei hepatischer Enzephalopathie

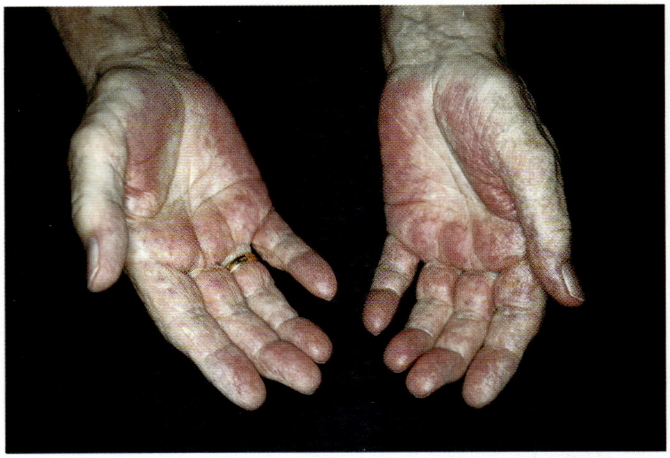

Abb. 8.19 Palmarerythem bei einem Patienten mit Leberzirrhose [T209]

Perkussion

- **Bestimmung der Lebergröße** (in der Medioklavikularlinie, normal beim Erwachsenen: ca. 12 cm): Vergrößerung z. B. bei akuter Entzündung oder bei Herzinsuffizienz; Verkleinerung z. B. bei zirrhotischer Schrumpfung
- **Prüfung auf Aszites:**
  - Laterale Dämpfung, die sich in Seitenlage oder Knie-Ellenbogen-Lage in die jeweils abhängigen Partien verschiebt
  - „Wellenschlag-Phänomen“: Durch Perkussion der lateralen Bauchwand wird eine Welle ausgelöst, die auf der anderen Bauchseite zu palpieren ist.

Palpation

- Abstand des Leberunterrandes vom Rippenbogen
- Untersuchung auf Druckschmerz und Abwehrspannung
- Konsistenz und Oberfläche der Leber:
  - Groß und weich: V. a. Fettleber
  - Klein und hart: V. a. Zirrhose
  - Kleinknotig: V. a. nutritiv-toxische Zirrhose
  - Großknotig: V. a. posthepatitische Zirrhose
  - Solitärer Knoten: V. a. Metastase, Tumor, Abszess
- Milz (Vergrößerung z. B. bei portaler Hypertension)

Labor und Funktionstests

Da die Leber ein zentrales Stoffwechselorgan ist, lassen sich ihre Synthese- und Entgiftungs- bzw. Ausscheidungsleistungen klinisch-chemisch genau erfassen (➤ Abb. 8.20; ➤ 8.1.1):

Überprüfung der Leberzellintegrität

- Bei Schädigung der Zellmembran treten die vor allem zytoplasmatisch lokalisierten **Transaminasen** Glutamat-Pyruvat-Transaminase (GPT = ALT, Alanin-Amino-Transferase) und Glutamat-Oxalazetat-Transferase (GOT = AST, Aspartat-Amino-Transferase) ins Serum über. Normale Transaminasen schließen eine Hepatitis weitgehend aus.

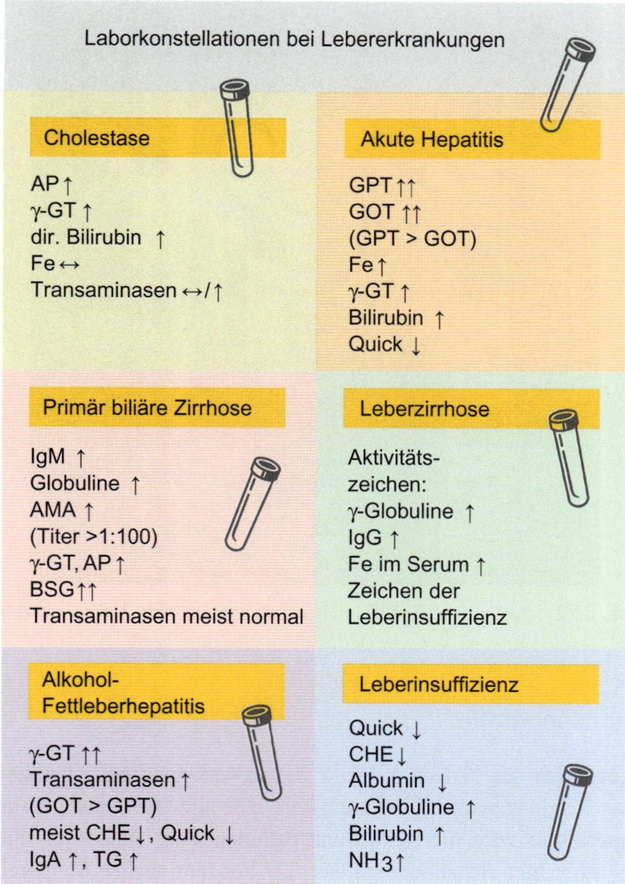

Abb. 8.20 Übersicht über die Laborkonstellationen bei verschiedenen Lebererkrankungen [L157]

- Bei Zellnekrose kommt es auch zur Erhöhung der Glutamat-Dehydrogenase (GLDH), die allerdings heute nur noch selten bestimmt wird. Dieses mitochondriale Enzym ist vor allem in den perivenös gelegenen Hepatozyten lokalisiert und bei Hypoxie infolge Leberstauung oder Schock stark erhöht.

MERKE

Bei viraler Hepatitis ist der GPT-Wert höher als der GOT-Wert, bei alkoholischer Hepatitis umgekehrt (De-Ritis-Quotient, ➤ 8.1.1).

Abschätzen der Syntheseleistung

Bei Leberzellschaden sind die in der Leber synthetisierten Produkte **Albumin** (12 g/d, HWZ 20 d), **Cholinesterase** (CHE, HWZ 10 d), **Cholesterin** und viele **Gerinnungsfaktoren** erniedrigt.

In der Leber synthetisierte Gerinnungsfaktoren

- **Vitamin-K-abhängig:** Faktoren II, VII, IX, X; Proteine C und S. Dieser Teil der Gerinnungsfaktoren wird nur in Anwesenheit von Vitamin K synthetisiert. Sie sind deshalb nicht nur bei Leberzellschaden, sondern auch bei Malabsorption, Verschlussikterus oder bei durch Antibiotika gestörter Darmflora vermindert.
- **Nicht Vitamin-K-abhängig** sind die Faktoren I, V, XI, XII, XIII; AT III.

Der beste Gerinnungstest zur Untersuchung der leberabhängigen Gerinnungsfaktoren ist die Prothrombin- bzw. Thromboplastin-Zeit **(„Quick-Wert")**, da diese wegen der kurzen Halbwertszeit der Faktoren II und VII (Stunden) rasch auf eine veränderte Proteinsynthesefunktion reagiert. Die Differenzierung zwischen leichtem und schwerem Leberschaden ist durch Bestimmung von Faktor V möglich, der nur bei schwerer Schädigung erniedrigt ist.

Überprüfung der Entgiftungsfunktion

Die Fähigkeit zur Entgiftung (z. B. Konjugation, Biotransformation, Harnstoffzyklus) kann durch die Bestimmung von Bilirubin und Ammoniak im Serum überprüft werden; Letzteres ist ein brauchbarer Parameter in der Differenzialdiagnose der hepatischen Enzephalopathie (➤ 8.1.8). Als Verlaufsparameter der hepatischen Enzephalopathie eignet sich die Plasmaammoniakkonzentration jedoch nicht, da Spiegel und Schwere der Enzephalopathie nur ungenügend miteinander korrelieren.

Störungen der biliären Exkretion

Die Erhöhung der membranständigen γ-GT (Vorkommen in Leber, Niere, Pankreas) ist der empfindlichste Parameter bei Cholestase und bei durch Alkohol bedingten Leberschäden. Bei intra- oder extrahepatischer Cholestase ist zusätzlich die alkalische Phosphatase (AP) typischerweise um das 3- bis 5-Fache erhöht. Zusätzlich kommt es zur Erhöhung von direktem, d. h. bereits konjugiertem Bilirubin; in schweren Fällen steigt jedoch auch das indirekte Bilirubin an.

Weitere Laboruntersuchungen

- **Serumelektrophorese** (➤ Abb. 8.21): Je nach Art der Leberschädigung sind unterschiedliche Eiweißfraktionen verändert: Bei chronischen Lebererkrankungen besteht sowohl eine

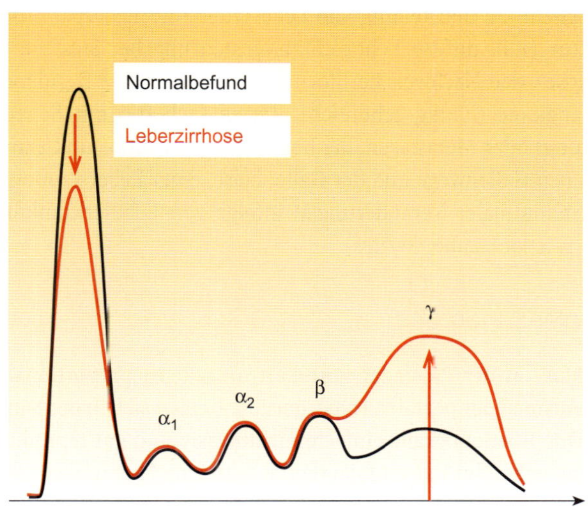

Abb. 8.21 Immunglobuline in der Serumelektrophorese bei chronischen Lebererkrankungen [L157]

Hypalbuminämie (niedrige α-Fraktion) als auch eine Hypergammaglobulinämie (hohe und breite γ-Fraktion).
  - Die Hypergammaglobulinämie ist induziert durch gastrointestinale Antigene, d. h. Proteinabbauprodukte von Mikroorganismen aus dem Darm oder der Nahrung, die bei schlechter Leberfunktion nicht aus dem Pfortaderblut entfernt werden können und in der Milz die B-Lymphozyten zur Immunglobulinbildung stimulieren.
  - Die Aufschlüsselung in der Immunelektrophorese gibt diagnostische Hinweise: Bei der primär biliären Zirrhose kommt es zu einer IgM-Erhöhung (➤ 8.1.7), bei Cholestase zur IgA-Erhöhung. Bei alkoholischen Leberschäden sind sowohl IgG als auch IgA erhöht, bei chronischer Hepatitis dagegen lediglich IgG.
- **α-Fetoprotein (AFP):** Erhöhung bei hepatozellulärem Karzinom (Sensitivität 90 % bei geringer Spezifität). AFP kann auch bei akuter und chronischer Hepatitis, Leberzirrhose und embryonalen Tumoren erhöht sein.
- **Virusserologie:** Antikörperuntersuchungen auf Hepatiden A–E und andere Viren, Virus- bzw. Antigennachweis bei Hepatitiden B und C (➤ 8.1.5).
- **Immunologische Diagnostik:** ANA (antinukleäre Antikörper), anti-SMA (Smooth-Muscle-Antikörper), anti-LKM (Liver-Kidney-Microsomes-Antikörper) und anti-SLA/LP (Soluble Liver Antigen/Liver Pancreas Antigen-Antikörper) finden sich bei autoimmuner Hepatitis. AMA (antimitochondriale Antikörper) sind pathognomonisch bei primär biliärer Zirrhose (90 %).

Bildgebende Verfahren

Sonografie

Durch die relativ einfache Untersuchungstechnik und die hohe Aussagekraft steht die Ultraschalluntersuchung in der bildgebenden diagnostischen Stufenleiter an erster Stelle (➤ Abb. 8.22); sie ermöglicht die Beurteilung von Lebergröße und Leberparenchymstruktur (z. B. diffuse Echogenitätsvermehrung bei Steatose oder Zirrhose), den Nachweis herdförmiger Prozesse wie z. B. Adenome, Hämangiome (häufig echoreich), Zysten (echofrei mit Schallverstärkung) oder Metastasen, die Beurteilung der intra- und extrahepatischen Gallenwege und der Gallenblase, einer Leberstauung und intraabdominaler Veränderungen infolge von Lebererkrankungen (z. B. Splenomegalie, Aszites).

Doppler-Sonografie

Der Fluss in der Pfortader korreliert umgekehrt proportional mit dem Ausmaß der portalen Hypertension. Er lässt sich in der Duplex- und Doppler-Sonografie einfach, nichtinvasiv und gut reproduzierbar darstellen. Im Extremfall erkennt man eine Flussumkehr in der Pfortader mit retrogradem Blutfluss von der Leber weg. Auch die bei portaler Hypertension rekanalisierten Umbilikalvenen können sichtbar gemacht werden.

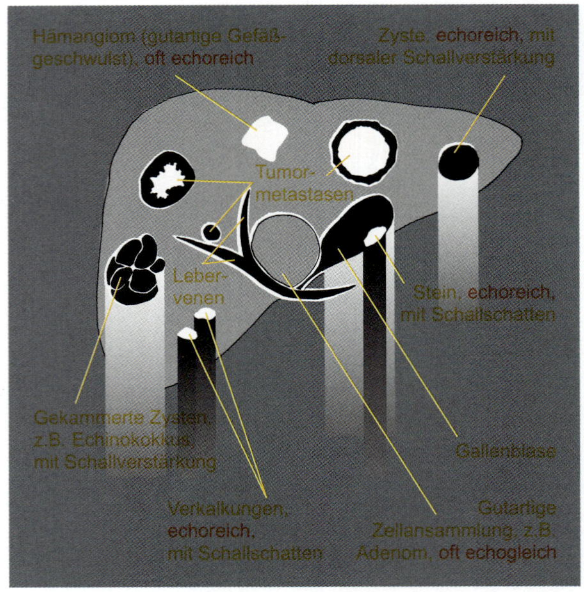

Abb. 8.22 Schematische Darstellung typischer Leberbefunde in der Sonografie [L215]

Endosonografie

Durch den sehr engen Kontakt des endoskopischen Schallkopfs zwischen Magen und Duodenum einerseits und Oberbauchorganen andererseits wird die Darstellung pathologischer Strukturen auch bei schlechten Schallbedingungen der konventionellen Sonografie (z. B. infolge von Meteorismus) möglich. Zudem kann direkt mit einer endosonografisch gesteuerten Feinnadelpunktion Gewebe zur histologischen Untersuchung gewonnen werden.

Kontrastmittelsonografie

Die Kontrastmittelsonografie ist indiziert bei sonografisch unklaren Leberherden. Hierzu wird ein lungengängiges Gasgemisch intravenös appliziert und das Vaskularisationsverhalten in arterieller und portalvenöser Phase beurteilt.

CT

Falls bei der Sonografie keine eindeutige Diagnose gelingt sowie als Staging-Untersuchung bei malignen Erkrankungen ist ein CT – am besten ein Spiral-CT – indiziert. Bei diffusen Lebererkrankungen (z. B. Fettleber oder Hämochromatose) ist meist ein Nativ-Scan ausreichend (➤ Abb. 8.23). Fokale Läsionen lassen sich jedoch nach Kontrastmittelgabe häufig besser darstellen. Bei mehrfacher Darstellung eines Schnitts in schneller Folge lässt sich z. B. ein Hämangiom nachweisen (unterschiedliche Füllung – sog. Irisblenden-Phänomen).

MRT

Die MRT ist das Mittel der Wahl zum Nachweis von **Hämangiomen;** auch Abszesse und Metastasen lassen sich mit ausreichender

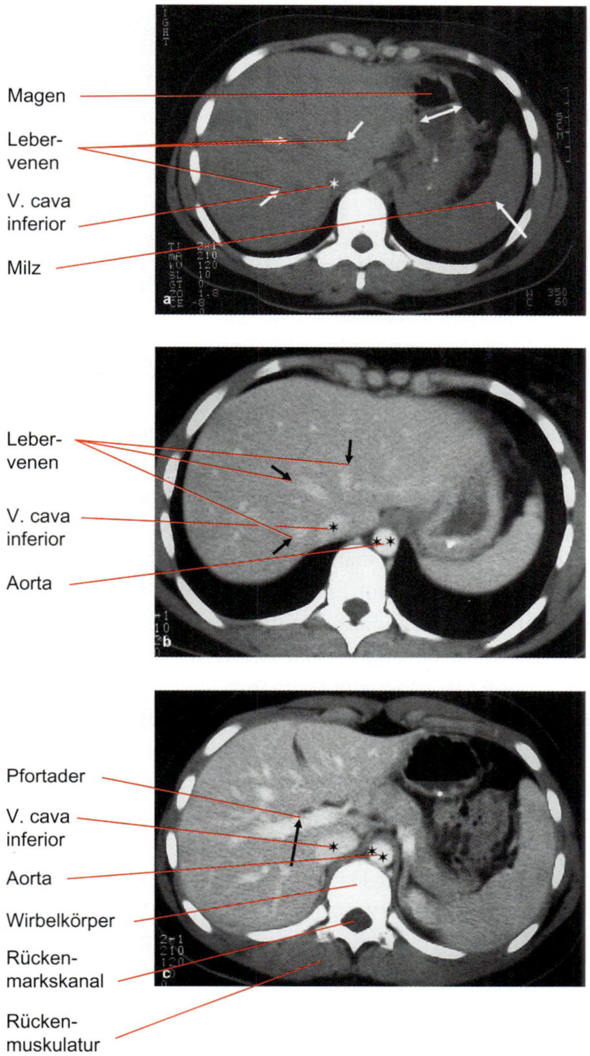

Abb. 8.23 Drei horizontale CT-Schnitte durch die Leber. Zur besseren Abgrenzbarkeit ist der Darm durch oral applizierte Kontrastmittelflüssigkeit angefüllt und erscheint daher hyperdens (weiß). [S008–4]

Sicherheit darstellen und die Diagnose und Verlaufsbeurteilung von Eisenablagerungen ist möglich. Zunehmend wird das MRT auch zur nichtinvasiven diagnostischen Darstellung des biliären Systems herangezogen (sog. Magnetresonanz-Cholangiopankreatografie, **MRCP**, ➤ 8.3.2).

Prinzip

Die Protonen des im Körper vorherrschenden Wasserstoffatoms richten sich in einem starken Magnetfeld gleichmäßig aus. Durch zusätzliche Einstrahlung definierter Abfolgen eines hochfrequenten Wechselmagnetfeldes werden die Wasserstoffprotonen in Schwingung versetzt und nehmen an unterschiedlichen Stellen je nach Wasserstoffdichte eine unterschiedliche Resonanzfrequenz an, die bildlich dargestellt werden kann. Neben der Protonendichte wird das Relaxationsverhalten nach Abschalten des Wechselmagnetfelds analysiert – d.h. der Energieaustausch mit der Umgebung (sog. **T1-Relaxation**) oder zwischen den Wasserstoffatomen (sog. **T2-Relaxation**). Die Relaxationszeiten sind gewebespezifisch und können dadurch in zusätzliche Bildinformationen umgesetzt werden.

Invasive Verfahren

Angiografie

Die direkte Arteriografie der A. hepatica dient der präoperativen Gefäßdarstellung und dem Nachweis von gefäßreichen Tumoren.

Bei der indirekten Splenoportografie wird Kontrastmittel in die A. mesenterica superior injiziert und der Abfluss über die V. portae dokumentiert. Dieser Gefäßstatus kann z.B. vor großen Eingriffen im Oberbauch für den Chirurgen wichtig sein.

ERCP (endoskopische retrograde Cholangiopankreatografie)

Sie ist die sensitivste bildgebende Methode bei der Diagnostik des biliären Systems (➤ Abb. 8.24). Nach endoskopischem Aufsuchen der Papilla Vateri (➤ Abb. 8.25) wird der Ductus choledochus sondiert und retrograd Kontrastmittel injiziert; hierdurch gelingt die Darstellung der extra- und intrahepatischen Gallenwege und des Pankreasgangs. Wichtigste Indikation ist die Differenzierung und Behandlung einer posthepatischen Cholestase, ➤ 8.1.2. Aufgrund der verbesserten nichtinvasiven Untersuchungsverfahren (Endosonografie, MRCP) wird sie heute nur noch bei gleichzeitig bestehender therapeutischer Indikation durchgeführt.

MERKE

Die ERCP bietet die Möglichkeit für einen endoskopisch-interventionellen Eingriff, z.B. die Spaltung der Papille und Extraktion eines eingeklemmten Gallensteins oder eine Gallengangsdrainage durch Einlage eines Plastik- oder Metall-Stents bei obstruierendem Tumor.

PTC (perkutane transhepatische Cholangiografie)

Perkutane Injektion von nierengängigem Kontrastmittel mit der Chiba-Nadel (0,7 mm dicke „Feinnadel") in einen intrahepatischen Gallengang. Seit Einführung der ERCP ist dieses Verfahren nur noch bei Nichtdurchführbarkeit der ERCP (z.B. bei nichtsondierbarer

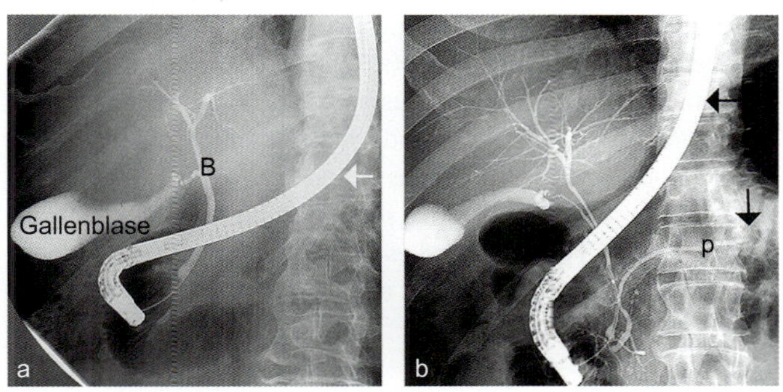

Abb. 8.24 Normale ERCP. Pankreasgang (P) und Gallenwege (B) stellen sich regelrecht dar. ← = Endoskop, ↓ = Darstellung des Pankreasgangs mit tumorbedingtem Abbruch [S008–4]

8

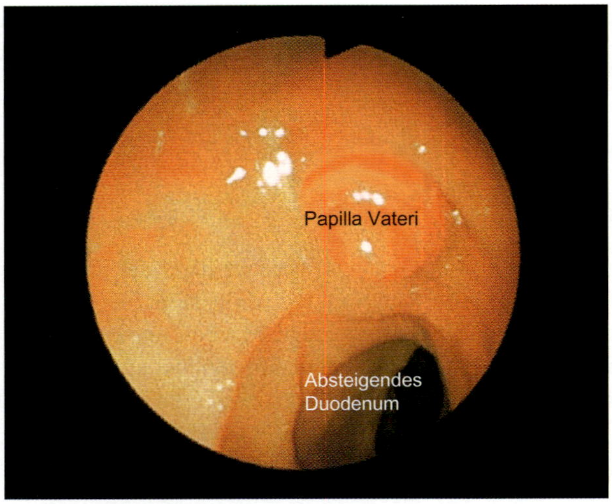

Abb. 8.25 Blick auf eine normale Papilla Vateri [M466]

Papille oder nichtpassierbarer Gallengangsstenose oder auch bei Zustand nach Magenteilresektion nach Billroth II) oder bei unklaren Ergebnissen der ERCP (z. B. ungenügende Darstellung proximal einer Obstruktion) indiziert.

Komplikationen

- Bei der ERCP kommt es häufig zu einer leichten, vorübergehenden Pankreatitis (Amylase-Anstieg), in 1 % zu einer schweren, anhaltenden Pankreatitis.
- Bei der PTC treten in 2–5 % (!) der Fälle auf: gallige Peritonitis, arteriovenöse Fistel, Fehlpunktion der Pfortader oder Lebervene.

Leberpunktion

Auch heute noch lassen sich viele Lebererkrankungen letztendlich nur durch die histologische Untersuchung sichern. Zudem ist die Leberhistologie mitentscheidend für die Indikation zur Interferon-Therapie bei chronischer Virushepatitis.

- Bei diffusen Leberparenchymerkrankungen wird die Leber mit oder ohne sonografische Kontrolle punktiert (**„Leberblindpunktion“**; Aspirationsbiopsie mit der Menghini-Nadel). Die Letalität liegt bei 0,01 %, die Komplikationsrate, z. B. Verletzungen der Leber mit nachfolgendem subkapsulärem Hämatom oder Blutung in die Bauchhöhle, beträgt 0,5 %.
- Bei umschriebenen Leberläsionen wird eine sonografisch gesteuerte **Leberstanzbiopsie** (z. B. TruCut-Biopsiesystem) mit einem halbautomatischen Schussapparat oder eine gezielte, sonografisch gesteuerte Feinnadelpunktion durchgeführt.

Das Biopsat muss mindestens 1,5 cm Länge und 1,2–1,8 mm Durchmesser aufweisen. Nach sofortiger Fixation in 6,25- bis 10-prozentigem Formalin wird es histopathologisch auf Ätiologie, Chronizität, Staging und Grading untersucht.

Laparoskopie

Diese ist bei unklaren Befunden von Sonografie, CT/MRT und transkutaner Leberbiopsie indiziert. Nach Eingehen in die Peritonealhöhle mit einem Trokar vom Nabel aus und CO_2-Insufflation zur Anhebung der Bauchdecken wird die Leber direkt inspiziert. Die Makromorphologie wird beurteilt und Biopsien werden entnommen, z. B. bei chronischer Hepatitis, primär biliärer Zirrhose und chronischer, nicht-eitriger destruierender Cholangitis. Die Komplikationsrate liegt bei 2,5 %, die Letalität bei 0,3 %. Durch feineres Instrumentarium („Mini-Laparoskopie“) erfährt diese Methode in letzter Zeit deutlichen Aufschwung. Vorteil ist die höhere diagnostische Sicherheit durch gezielte Biopsatgewinnung.

8.1.5 Hepatitis

Eine Entzündung der Leber kann als Resultat einer ganzen Vielzahl von zellschädigenden Einflüssen – wie Viren, Toxinen, Medikamenten oder inadäquaten Immunprozessen – entstehen. Die gemeinsame pathologische Endstrecke dieses gegen die Leberzelle gerichteten Angriffs ist die hepatozelluläre Nekrose mit nachfolgender Infiltration des Lebergewebes mit Entzündungszellen. Die Nekrose kann dabei fokal oder disseminiert sein und auch die Entzündungsreaktion reicht von einer auf die Portalfelder begrenzten Reaktion bis hin zur Infiltration des gesamten Leberparenchyms.

Die den Hepatitiden zugrunde liegende Zellschädigung kann entweder auf direkten zytopathischen Effekten beruhen (z. B. toxinvermittelte Nekrose) oder in der Folge der Wirtsreaktion gegen den schädigenden Einfluss (z. B. Virushepatitiden) auftreten. Klinisch verläuft die Hepatitis extrem variabel – von der schleichenden, nur durch Laborunregelmäßigkeiten zu diagnostizierenden Beteiligung bis hin zum akuten Leberversagen.

Einteilung

Die Einteilung der Hepatitiden kann nach verschiedenen Kriterien erfolgen:

- **Nach dem klinischen Verlauf** unterscheidet man die akute Hepatitis (weniger als 6 Monate bestehende Hepatitis) von der chronischen Hepatitis (anhaltender Entzündungsprozess von über 6 Monaten Dauer).
- **Histologisch** unterscheiden sich akute und chronische Form durch Nachweis einer fibrösen Vernarbung mit Aufhebung der lobären Architektur bei der chronischen Hepatitis.
- **Nach der Ätiologie** lassen sich infektiöse, toxische, autoimmunologische und hereditäre Hepatitiden unterscheiden.
- **Nach histologischen Kriterien:** ➤ Abschnitt „Ätiologie und Pathogenese“

Akute Hepatitis

Die beiden häufigsten Ursachen für eine akute Hepatitis sind die **alkoholische Fettleberhepatitis** (➤ 8.1.6) und die **Virushepatitiden.** Viele andere infektiöse und toxische Ursachen sind jedoch bekannt (➤ Abb. 8.26).

Auch eine Vielzahl von Medikamenten kann infolge toxischer Schädigung eine akute Hepatitis auslösen, zum Teil mit lebensbe-

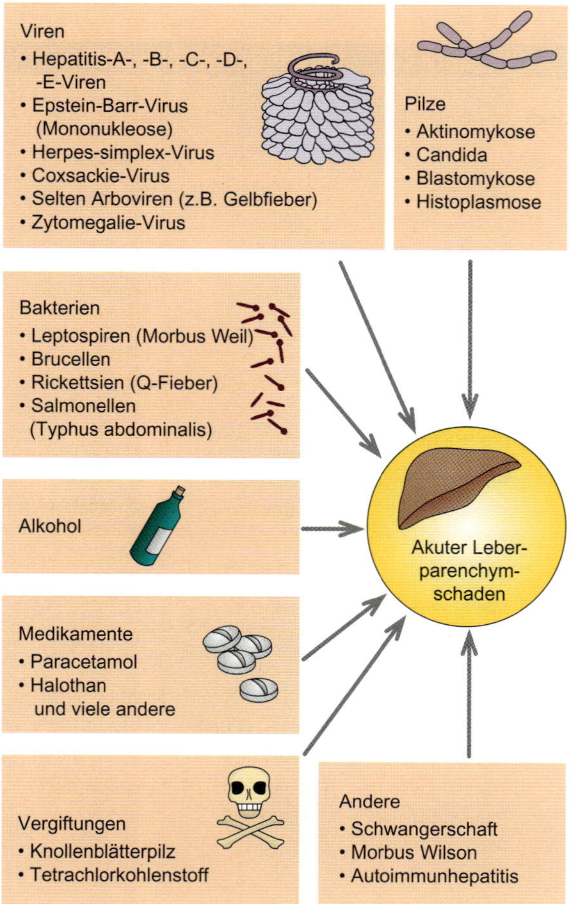

Abb. 8.26 Ätiologie der akuten Hepatitis [L157]

drohlichem Verlauf. Berüchtigt diesbezüglich ist vor allem Paracetamol (➤ 8.1.6).

Akute Virushepatitis im Überblick

Sie ist eine **systemische Virusinfektion,** die überwiegend die Leber betrifft und hier zu einer diffusen, nichteitrigen Entzündung führt. Im engeren Sinne versteht man unter Virushepatitis eine Infektion durch Hepatitis A, B, C, D oder E (Überblick ➤ Tab. 8.3). Die Virushepatitiden gehören weltweit zu den häufigsten Infektionskrankheiten. Auch andere Viren – wie Epstein-Barr- oder Herpes-simplex-Virus – können die Leber mitbefallen, sie ist dabei aber nicht zentraler Manifestationsort der Erkrankung. Erkrankung und Tod durch Virushepatitis sind meldepflichtig. Aufgrund von Hepatitis-E-infizierten Wildschweinen gibt es eine zunehmende Übertragung durch Schweinemett.

Klinik

Der klinische Verlauf ist für alle Virushepatitiden ähnlich, variiert jedoch von Patient zu Patient (➤ Kasten „Klinische Verlaufsformen der akuten Virushepatitis"). Eine ätiologische Zuordnung aufgrund der Klinik ist nicht möglich, auch wenn bei bestimmten Hepatitisformen einige Verlaufsformen gehäuft vorkommen.

Klinische Verlaufsformen der akuten Virushepatitis

- **Anikterischer Verlauf:** Bei bis zu 50 % der Hepatitiden – vor allem bei Hepatitis C – tritt kein Ikterus auf; nicht selten ist der Verlauf komplett inapparent (asymptomatisch). Die Hepatitis wird dann zum Teil nur retrospektiv durch den Nachweis von Antikörpern diagnostiziert.
- **Cholestatischer Verlauf:** Bei ca. 5 % der Patienten (meist bei Hepatitis A) kommt es für die Dauer von 6–12 Wochen zur Entfärbung des Stuhls und Dunkelfärbung des Urins infolge einer intrahepatischen Cholestase. Bilirubin und die Cholestase-Enzyme (γ-GT, AP) steigen stark an. Die Patienten sind durch eine erhebliche Reduktion des Allgemeinzustands schwer krank. Außer bei Hepatitis A kommen cholestatische Verläufe auch bei der Hepatitis B vor.
- **Fulminante Hepatitis:** Diese Verlaufsform tritt bei den verschiedenen Virushepatitiden mit sehr unterschiedlicher Häufigkeit auf: Hepatitis A < 0,5 %, Hepatitiden B und C 0,5–1 %, Hepatitis D 3 %, Hepatitis E 2–20 % (v. a. bei Schwangeren). Für mehr als 50 % der fulminanten Hepatitiden ist die Hepatitis B verantwortlich. Es kommt zu einer schweren nekrotisierenden Leberentzündung mit histologisch „brückenbildenden" Nekrosen und progredientem Leberversagen. Klinisch entwickeln sich innerhalb von Wochen die Zeichen des akuten Leberversagens (➤ 8.1.2). Sonografisch ist die Leber klein und schrumpft im Verlauf. Die Letalität ist mit 60–80 % extrem hoch; es besteht daher häufig die Indikation zur Lebertransplantation.
- **Chronische Hepatitis:** Diese kann sich aus der akuten B-, C- oder D-Hepatitis entwickeln und ist durch eine über mehr als 6 Monate bestehende Transaminasenerhöhung gekennzeichnet. Zugrunde liegt eine persistierende Entzündungsreaktion. Die Hepatitis B kann jedoch auch ohne begleitende Entzündungsreaktion und damit ohne Transaminasenerhöhung persistieren **(asymptomatische Träger).**
- **Rezidivierende Hepatitis:** Bei 15–20 % der Patienten kommt es nach scheinbarer Ausheilung der Hepatitis zu einem Rezidiv. Die Symptome sind ähnlich wie bei der akuten Hepatitis; differenzialdiagnostisch sind eine Neuinfektion durch andere Erreger (es besteht keine Kreuzimmunität zwischen den Hepatitiden A–E), eine Reaktivierung durch Immunsuppression sowie toxische Schäden (z. B. durch Alkohol) zu berücksichtigen.

Prodromalstadium

Dieses Stadium dauert Tage bis Wochen mit uncharakteristischen und mehr oder weniger stark ausgeprägten Symptomen wie Übelkeit, Erbrechen, Inappetenz, Fieber, Oberbauchschmerzen und Arthralgien bzw. Myalgien. Fast regelhaft bestehen bei genauem Nachfragen Störungen des Geschmacks- und Geruchsempfindens (Raucher z. B. entwickeln typischerweise eine Aversion gegen Zigaretten).

Organmanifestation in der Leber

Danach beginnen leberspezifische Symptome (Dauer 2–8 Wochen): Leberdruckschmerz durch Hepatomegalie, Ikterus der Konjunktiven und der Haut, Entfärbung des Stuhls sowie Juckreiz durch Gallensäure-Ablagerungen in der Haut.

Mit Beginn der ikterischen Phase bessert sich meist das Befinden der Patienten.

MERKE

Wahrscheinlich verläuft die Mehrzahl der akuten Virushepatitiden ohne Gelbsucht (anikterisch) und wird dann sowohl vom Patienten als auch vom Arzt meist als „Grippe" fehlgedeutet.

Tab. 8.3 Charakteristika der Hepatitiden A–E

	Hepatitis A	Hepatitis B	Hepatitis C	Hepatitis D	Hepatitis E
Erreger	HAV Picornavirus	HBV Hepadnavirus	HCV Flavivirus	HDV Viroid	HEV Calcivirus
Bevorzugte Jahreszeit	Herbst/Winter	–	–	–	„Regenzeit"
Hauptübertragungsweg	Fäkal-oral	Parenteral, sexuell, perinatal	Parenteral	Parenteral, sexuell	Fäkal-oral
Inkubationszeit	2–6 Wochen	1–6 Monate	2–10 Wochen	4–7 Wochen	2–8 Wochen
Infektiositätsindikator(en)	Bis 12 Wo. nach Auftreten der ersten Symptome Anti-HAV-IgM positiv	HBs-Ag, HBe-Ag, HBV-DNA und Anti-HBc-IgM positiv	HCV-RNA-Nachweis	Unklar	Unklar
Serologische Routinediagnostik	Anti-HAV-IgM	HBs-Ag, HBe-Ag, Anti-HBc-IgM, (HBV-DNA)	Anti-HCV (erst nach 3–6 Monaten positiv), HCV-RNA	Anti-HDV-IgM	Antigennachweis mittels ELISA
Immunitätsindikator	Anti-HAV-IgG positiv	Anti-HBs-Ag > 10 IE/l	Unbekannt	Unbekannt	Unbekannt
Fulminanter Verlauf	0,2 %	1 %	< 1 %	2–10 %	Bei Schwangeren bis 20 %
Chronischer Verlauf	Keiner	5–10 %	ca. 55 %	bis 70 %	Keiner
Prognose	Im Kindesalter gut, mit zunehmendem Alter schlechter	Mit zunehmendem Alter schlechter	Mäßig	Oft schlecht	Gut (Ausnahme: Schwangere)
Impfung	Passiv und aktiv	Passiv und aktiv	Nicht möglich	Schutz durch Impfung gegen Hepatitis B	Nicht möglich
Therapie	Symptomatisch	Bei akuter Hepatitis meist symptomatisch. Bei schwerem akutem Verlauf und chronischer Hepatitis B Nukleosid- und Nukleotidanaloga	Kombinationstherapie mit Glecaprevir/Pibretasvir oder Velpatasvir/Sofosbufir	Antivirale Therapie mit Bulevirtid	Symptomatisch

Extrahepatische Manifestationen

Komplizierende extrahepatische Manifestationen der akuten Virushepatitis sind insgesamt selten, können aber schwerwiegend sein.

- Bei ca. 20 % der Patienten treten eine zusätzliche Splenomegalie sowie Lymphknotenschwellungen vorwiegend im Halsbereich durch Lymphknotenbefall auf.
- Vor allem bei Hepatitis B werden extrahepatische Erscheinungen infolge einer Immunkomplexbildung beobachtet: makulopapulöses Exanthem, Polyarthritis, Panarteriitis nodosa, membranöse oder membranoproliferative Glomerulonephritis, Guillain-Barré-Syndrom, Kryoglobulinämie.
- Direkt virusinduzierte Manifestationen sind extrem selten: Pankreatitis, Myokarditis und aplastische Anämie (durch Hepatitiden B und C).

Ätiologie und Pathogenese

Außer den fünf bekannten spezifischen Hepatitisviren (Hepatitiden A–E) wurden weitere Hepatitis-Viren (Hepatitiden F und G) nachgewiesen. Bis auf das Hepatitis-B-Virus (DNA) handelt es sich um RNA-Viren, die aus fünf unterschiedlichen Familien stammen und sich in ihren biologischen Merkmalen, der Übertragungsart und der Gefahr einer Chronifizierung unterscheiden. Klinisch ist eine Differenzierung jedoch nicht möglich. Infektionen mit TT-, SANBAN-, TTV-like Mini-, SEN- und Sentinel-Viren befallen ebenfalls die Leberzellen, führen aber nicht zu klinisch manifesten Erkrankungen.

Während die Hepatitiden A und E fast ausschließlich fäkal-oral übertragen werden, werden die anderen Hepatitiden vor allem durch Schleimhaut- und Blutkontakt übertragen.

Neben den spezifischen Hepatitisviren können auch andere Viren gelegentlich eine akute Hepatitis auslösen (z. B. Zytomegalie-Virus, Epstein-Barr-Virus, Herpes-simplex-Viren).

Pathogenese der Leberzellschädigung

Hepatitisviren haben wahrscheinlich bis auf das Hepatitis-C-Virus und bestimmte Mutationen des Hepatitis-B-Virus selbst keinen direkten zellschädigenden Effekt auf die Leberzellen; die Gewebeschädigung ist vielmehr immunologisch ausgelöst: Zytotoxische $CD8^+$-T-Zellen erkennen an der Oberfläche der Hepatozyten exprimierte Virusantigene und zerstören die Zelle. Nach Befunden bei mit Virushepatitis infizierten Schimpansen gibt es auch einen primär nicht zellzerstörenden Mechanismus der Viruselimination, bei dem von $CD8^+$-Zellen die immunmodulatorischen Substanzen Interferon-γ und Tumornekrosefaktor-α freigesetzt werden und eine Viruselimination ohne Zytolyse stattfindet. Jeder Versuch des Immunsystems, das Virus zu eliminieren, geht jedenfalls mit einer Entzündungsreaktion in der Leber einher, die sich als akute Hepatitis manifestiert und im chronischen Verlauf zur Leberzirrhose führen kann.

Die extrahepatischen Manifestationen dagegen sind immunkomplexvermittelte Entzündungsreaktionen.

Histologie
Bei der akuten Hepatitis findet man eine Proliferation der Kupffer-Zellen, Einzelzellnekrosen (Councilman Bodies), ballonierte Hepatozyten sowie lymphozytäre und makrozytäre Infiltrationen. In den Hepatozyten ist vermehrt abgelagertes Gallepigment nachzuweisen. Findet man sog. brückenbildende Nekrosen, liegt eine fulminante Hepatitis vor..

Diagnostisches Vorgehen

Leitbefund einer akuten Hepatitis ist der **Transaminasenanstieg,** häufig auf mehr als das 15-Fache des oberen Normbereichs. Typischerweise ist die GPT (ALT) höher als die GOT (AST). Gesichert wird die Diagnose durch den Nachweis von Antikörpern gegen Hepatitisviren bzw. deren Bestandteile in der Serologie. Auch eine begleitende Virämie lässt sich heute sensitiv und spezifisch durch Direktnachweis von Virusgenom mittels PCR nachweisen.

Laborbefunde bei akuter Hepatitis

Leitbefund ist der Transaminasenanstieg auf Werte zwischen 400 und 4.000 U/l. Das Gesamtbilirubin im Serum ist meist stark erhöht (bis zu 400 µmol/l), dabei sind direktes und indirektes Bilirubin etwa zu gleichen Anteilen betroffen. Urobilinogen und Bilirubin im Urin steigen ebenfalls stark an.
Die GPT (ALT) ist dabei typischerweise stärker erhöht als die GOT (AST). Die γ-GT und die AP sind meist nur gering erhöht (Ausnahme: cholestatische Verläufe).

Weitere (unspezifische) Laborbefunde:
- Erhöhtes Serumeisen durch Eisenfreisetzung aus den Hepatozyten. Im Blutbild findet sich häufig eine vorübergehende Neutropenie mit Lymphopenie, gefolgt von einer relativen Lymphozytose. Die BSG ist normal bis leicht erhöht. Die Elektrophorese zeigt erhöhte Gammaglobuline.
- Bei fulminantem Verlauf finden sich Zeichen der Leberinsuffizienz mit verminderter Synthese (niedrige CHE, Albumin und Quick-Wert) und Entgiftung (erhöhtes NH_3).

Sonografie
Die sonografischen Befunde sind unspezifisch; meist sieht man eine normale oder verminderte Echogenität bei vergrößerter Leber sowie evtl. vergrößerte Lymphknoten im Bereich des Leberhilus. Bei chronischer Hepatitis im Spätstadium bestehen evtl. Zirrhosezeichen.

Serologie und PCR
Diagnostisch entscheidend ist der Nachweis von Antikörpern gegen die einzelnen Hepatitisviren bzw. ihre Bestandteile (➤ Abb. 8.32). Dabei ist die Kenntnis des zeitlichen Auftretens der verschiedenen Antikörper in Relation zur Infektion für die Interpretation insbesondere der Hepatitis B entscheidend.

Für die Hepatitiden A, B, C, D und E steht heute auch der Direktnachweis einer Virämie durch die PCR zur Verfügung. Damit besteht die Möglichkeit der Frühdiagnostik, wenn noch keine Antikörperbildung erfolgt ist. Außerdem ist der Nachweis von Virusbestandteilen im Blut ein Marker der Aktivität und Kontagiosität der Erkrankung. Daher wird die PCR auch als Verlaufsparameter unter Therapie der (chronischen) Hepatitiden B und C eingesetzt.

Da sich eine Autoimmunhepatitis klinisch nicht abgrenzen lässt, werden zudem die entsprechenden Autoantikörper bestimmt: antinukleäre Antikörper (ANA), antimitochondriale Antikörper (AMA), Lebermembran-Antikörper (LMA), Liver-Kidney-Microsomal-Antikörper (LKM-AK), Soluble-Liver-Antigen-Antikörper (SLA/LP).

Therapie

Ca. 40 % der klinisch manifesten Virushepatitiden sind behandlungsbedürftig. Als Therapieoptionen kommen antivirale Medikamente in Frage. Bei fulminantem Verlauf mit progredient abfallender Leberfunktion muss zügig mit einem Transplantationszentrum Kontakt aufgenommen werden. Bei fulminanter Hepatitis ist die Mortalität sehr hoch, und häufig kann nur eine zeitgerechte „High-Urgency"-Lebertransplantation das Leben des Patienten retten.

Die sonstige Therapie ist symptomatisch. Eine Behandlung in der Klinik ist nur bei starkem Krankheitsgefühl mit heftigem Erbrechen sowie bei schwerwiegenden Leberfunktionsstörungen erforderlich. Außer bei fulminanter Hepatitis, die intensivmedizinisch behandelt wird, gelten folgende Therapieprinzipien:
- Eine strikte Bettruhe ist nicht notwendig.
- **Diät:** Alkoholkarenz für etwa sechs Monate, mindestens jedoch bis zur Normalisierung der Leberwerte. Wunschkost (meist halten die Patienten von sich aus eine fettarme, kohlenhydratreiche Diät). Eine spezifische Diät bietet keine Vorteile.
- **Medikamente:** Weglassen aller nicht dringend benötigten, vor allem der potenziell hepatotoxischen Medikamente (➤ 8.1.6). Bei starkem Juckreiz – z. B. bei cholestatischer Hepatitis – können Antihistaminika eingesetzt werden.
- Glukokortikoide sind kontraindiziert, da sie die Viruselimination verhindern und chronische Verläufe begünstigen.

Chronische Hepatitis

Eine Hepatitis wird dann als chronisch bezeichnet, wenn laborchemische und histopathologische Leberveränderungen im Sinne einer Hepatitis länger als sechs Monate bestehen. Am häufigsten führt die Hepatitis C zur chronischen Virushepatitis.

Neben viralen B-, C- und D-Hepatitiden neigen auch Autoimmunhepatitis, alkoholische Hepatitis und medikamentöse Hepatitis zum chronischen Verlauf. Auch die hepatischen Stoffwechselstörungen (α_1-Antitrypsin-Mangel, Hämochromatose, Morbus Wilson) verlaufen wie eine primär-chronische Hepatitis.

Im Gegensatz zur akuten Hepatitis ist bei der chronischen Verlaufsform ein auslösendes Agens oft nicht (mehr) sicher nachzuweisen. Es kann dann nur spekuliert werden, ob es sich um autoimmune Phänomene, medikamenteninduzierte Schädigungen,

Antikörper-negative Virushepatitiden oder gar um Folgen zuvor unerkannter cholestatischer Lebererkrankungen wie etwa einer primär sklerosierenden Cholangitis oder primär biliären Zirrhose handelt (➤ Abb. 8.27). Wegen dieser diagnostischen Unsicherheit, aber auch um eine prognostische Aussage treffen zu können, ist bei einer chronisch verlaufenden Hepatitis in der Regel eine Leberbiopsie zur Klärung indiziert.

Klinik

Die Patienten beklagen meist eine Leistungsminderung, Müdigkeit, Appetitlosigkeit, Leberdruckschmerz, Arthralgien und intermittierenden Durchfall. Patienten mit histologisch geringer entzündlicher Aktivität können jedoch auch asymptomatisch sein. Vorübergehende akute entzündliche Schübe kommen vor. In diesem Fall sind die Patienten ikterisch, die Leber ist vergrößert und bei der Palpation derb. Die Milz kann vergrößert sein.

Typischerweise finden sich bei den Patienten mit bioptisch hochgradiger entzündlicher Aktivität **Leberhautzeichen** (➤ Abb. 8.17, ➤ Abb. 8.18, ➤ Abb. 8.19) sowie Zeichen der eingeschränkten Stoffwechselleistung: bei Frauen Regelstörungen und sekundäre Amenorrhö, bei Männern Hodenatrophie, Gynäkomastie und Fehlen der männlichen Sekundärbehaarung (Bauchglatze) durch verminderten Abbau von Östrogenen.

Je nach immunologischer Aktivität – insbesondere bei Immunkomplexbildung aus Virusmaterial und Antikörpern – können zum Teil gravierende extrahepatische Begleiterkrankungen auftreten wie Kryoglobulinämie, Panarteriitis nodosa, membranöse Glomerulonephritis, Polyarthritis, makulopapulöse Hauterscheinungen (Lichen ruber, Gianotti-Syndrom), Uveitis oder Autoimmunthyreoiditis.

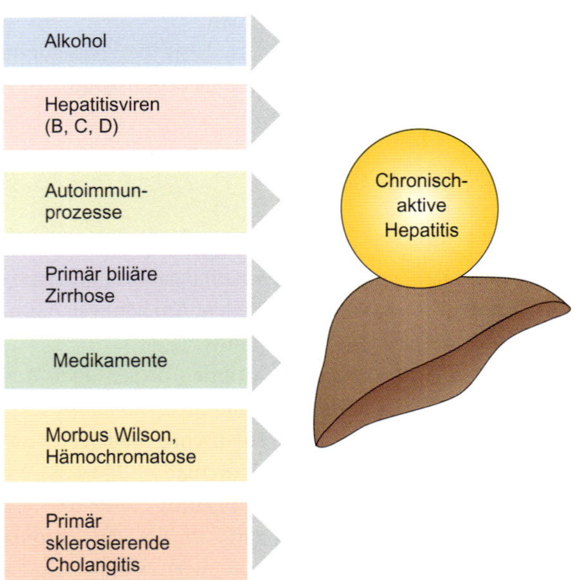

Abb. 8.27 Ätiologie der chronischen Hepatitis. Alkohol und die chronischen Virushepatitiden sind für ca. 50 % der chronisch-aktiven Hepatitiden verantwortlich. [A400]

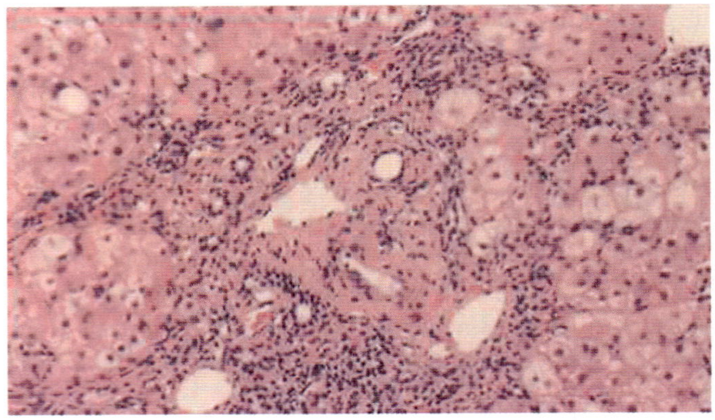

Abb. 8.28 Typisches histologisches Bild einer chronisch-aktiven Hepatitis mit lymphozellulärer Infiltration der Portalfelder und Penetration der Lymphozyten durch die Grenzlamelle des Portalfeldes in das Parenchym („Mottenfraßnekrosen") [R285]

Einteilung

Nach histologischen Gesichtspunkten wurden früher eine chronisch-persistierende Hepatitis, eine chronisch-aktive Hepatitis und eine chronisch-lobuläre Hepatitis unterschieden, welchen jeweils eine eigene Prognose zugeordnet wurde. Diese noch zum Teil gebräuchliche Einteilung wurde abgelöst durch die aktuelle **histologische Klassifikation.**

Histologische Klassifikation der chronischen Hepatitis

Die histologische Untersuchung der Leber dient der Diagnose einer Hepatitis sowie zur Gewinnung von Aussagen über deren Chronizität, Ätiologie (➤ Abb. 8.27, z. B. Nachweis von Virusantigen), entzündliche Aktivität (Grading) und das Ausmaß der Fibrose (Staging).

- **Grading:** Der Grad der entzündlichen Aktivität wird durch den entzündlichen Gewebeschaden definiert und anhand von Score-Systemen (z. B. nach Desmet) in Schweregrade (minimal, geringgradig, mittelgradig, hochgradig) eingeteilt. Dabei werden die portale Entzündungszellinfiltration, Einzel- oder Gruppenzellnekrosen sowie die Infiltration der parenchymatösen Grenzlamelle (Interface- oder Grenzzonenhepatitis – früher als „Mottenfraßnekrosen" bezeichnet) beurteilt (➤ Abb. 8.28).
- **Staging:** Die Faservermehrung wird nach dem Score-System von Desmet in fünf Schweregrade (keine Fibrose, gering-, mittel-, hochgradige Fibrose und Zirrhose) eingeteilt.

Diagnostisches Vorgehen

Neben der Diagnosesicherung und dem histologischen Grading und Staging ist die zugrunde liegende Ursache zu klären, um möglichst spezifisch und kausal therapieren zu können. Hierzu dienen Anamnese (Alkohol, Medikamenteneinnahme), Labor und ERCP. Auch einige spezifische histologische Merkmale können Hinweise auf einzelne Erkrankungen geben, sodass die Biopsie auch zur ätiologischen Klärung einer chronischen Hepatitis hilfreich ist, beispielsweise beim Morbus Wilson (➤ 10.8), bei dem die ausgeprägten Kupferablagerungen in der Leber nachgewiesen werden können. Für eine Autoimmunhepatitis spricht andererseits z. B. eine deutliche plasmazelluläre Infiltration des Lebergewebes. Bei der chronischen Hepatitis B finden sich Hbs- und Hbc-Antigene in der Immunperoxidase-Anfärbung.

Labor

Häufig findet sich eine dauerhafte Erhöhung der Transaminasen, die im Mittel zwischen 100 und 300 U/l liegen. Meist ist die GPT (ALT) höher als die GOT (AST), bei manifester Zirrhose übersteigt die GOT (AST) jedoch häufig die GPT (ALT). Während eines entzündlichen Schubs sind die Bilirubinwerte erhöht und es findet sich eine Cholestase mit Erhöhung der γ-GT und der AP. Durch die Milzvergrößerung kann es zu einem Hypersplenismus mit Leuko- und Thrombozytopenie kommen. In späten Stadien finden sich alle Zeichen der Leberzirrhose mit verminderter Synthesekapazität und Entgiftungsfunktion (➤ 8.1.4).

Zur Differenzialdiagnose dienen die Virusantikörper (chronische Virushepatitiden B, C, D), der Direktnachweis von Virusgenom in der PCR-Reaktion, die Autoimmunantikörper bei chronischer Autoimmunhepatitis und primär biliärer Zirrhose, Kupferspiegel und Coeruloplasmin (Morbus Wilson), das Ferritin (Hämochromatose) und α_1-Antitrypsin bei angeborenem α_1-Antitrypsin-Mangel (➤ Tab. 8.4).

Sonografie

Die Leber erscheint manchmal vergrößert und in der Struktur verdichtet, kann aber auch normal sein. Die Sonografie ist nur zum Nachweis von umschriebenen Leberveränderungen (z. B. einem Leberzellkarzinom) und Komplikationen einer chronischen Hepatitis bzw. Leberzirrhose wertvoll, zur Stellung der Diagnose ist sie ungeeignet. Die Milz kann als Ausdruck der chronischen Infektion oder schon aufgetretener portaler Hypertension vergrößert sein.

Weitere Diagnostik

Bei unklaren cholestatischen Verlaufsformen der chronischen Hepatitis können die MRCP oder die ERCP zusätzlich hilfreich sein, um zum Beispiel eine primär sklerosierende Cholangitis von einer primär biliären Zirrhose abzugrenzen (➤ 8.1.7).

Tab. 8.4 Labor zur Differenzialdiagnostik der chronischen Hepatitis

Labor	Erkrankung
HBs-Ag, Anti-HBs-AK, Anti-HBc-AK, HBe-Ag, Anti-HBe-AK, Hepatitis-B-DNA	Chronische Hepatitis B
Anti-HCV-AK, HCV-RNA (PCR)	Chronische Hepatitis C
Anti-HDV-AK	Chronische Hepatitiden D und B
ANA, Anti-LKM-AK, LMA, SLA	Chronische Autoimmunhepatitis
AMA, Immunglobulinvermehrung	Primär biliäre Zirrhose (➤ 8.1.7)
Ferritin	Hämochromatose (➤ 10.7)
Kupfer, Coeruloplasmin	Morbus Wilson (➤ 10.8)
α_1-Antitrypsin	α_1-Antitrypsin-Mangel (➤ 8.1.9)

HBs/HBc/HBe = Hepatitis b surface/core/envelope; ANA = antinukleäre Antikörper; AMA = antimitochondriale Antikörper; LMA = Lebermembran-Antikörper; LKM-AK = Liver-Kidney-microsomal-Antikörper; SLA = Soluble-Liver-Antigen-Antikörper

➤ Abb. 8.29 zeigt einen möglichen diagnostischen Algorithmus zur Abklärung der Ursache einer chronischen Hepatitis.

Therapie der chronischen Hepatitis

Wichtige Grundvoraussetzung zur Therapie ist die Meidung aller potenziell lebertoxischen Substanzen, die den Krankheitsverlauf weiter negativ beeinflussen könnten. Dazu gehören Alkohol, Nikotin und alle irgendwie verzichtbaren Medikamente.

Zur Behandlung der chronischen Virushepatitiden (vor allem der Hepatitis C existieren inzwischen gut wirksame Medikamente.

Verlauf und Prognose

Drohende Komplikationen einer chronischen Hepatitis sind die **Leberzirrhose** und das **Leberzellkarzinom** (hepatozelluläres Karzinom; ➤ Abb. 8.30).

Am häufigsten führen Alkoholabusus und die Hepatitis C in ihrem chronischen Verlauf zur Leberzirrhose. Besonders hoch ist das Risiko bei Kombination beider Erkrankungen, die leider nicht selten ist.

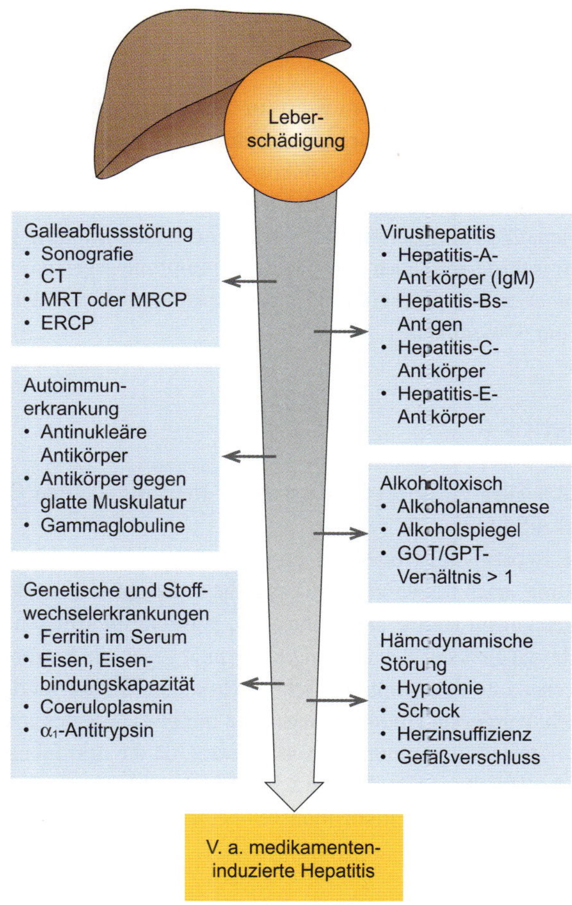

Abb. 8.29 Diagnostischer Algorithmus zur Klärung der Ursache einer chronischen Hepatitis. Ein toxischer oder medikamentenbedingter Leberschaden ist in der Regel eine Ausschlussdiagnose. [L141]

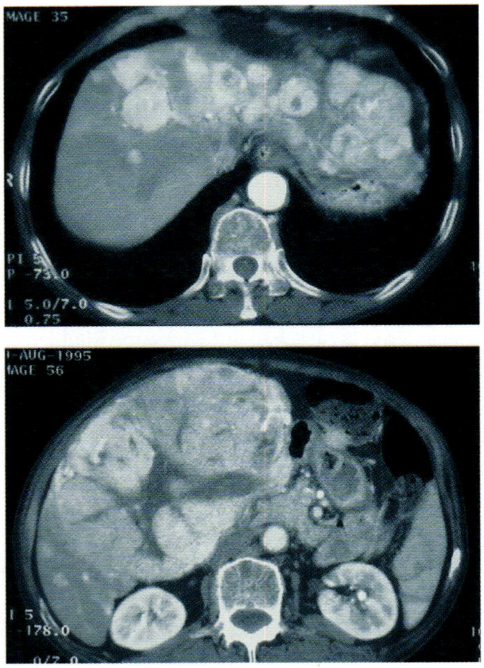

Abb. 8.30 Leberzellkarzinom bei chronischer Virushepatitis im Kontrastmittel-CT. Oben: Mehrere hypervaskularisierte, hyperdense (helle) Tumormassen sind zu erkennen. Unten: Zentrale Teile des Tumors sind nekrotisch eingeschmolzen und stellen sich hypodens (dunkel) dar. [E211–100]

Die chronische Virushepatitis ist in Europa in 50 % der Fälle Ursache des hepatozellulären Karzinoms (HCC; ➢ 8.1.11). Das Hepatitis-B-Virus hat direkte onkogene Eigenschaften. Insbesondere in Asien und Afrika werden viele Fälle von HCC bei perinatal mit Hepatitis B infizierten Kindern gesehen. Eine Impfung gegen Hepatitis B ist somit auch eine potenzielle Impfung gegen das HCC! Entsprechende Impfprogramme in Taiwan konnten die Inzidenz des HCC um 60 % senken.

Hepatitis A

Ca. 20 % aller Virushepatitiden sind auf Hepatitis-A-Viren (HAV) zurückzuführen.

Die Hepatitis A ist in Mitteleuropa eine typische „Tourismuserkrankung“ nach Reisen in südeuropäische und tropische Länder. Sie tritt gehäuft im Herbst und Winter auf. Während in ärmeren Ländern bis zu 70 % der Bevölkerung Immunität gegen die Erkrankung besitzen, da sie als asymptomatische Infektion im Kindesalter durchgemacht wurde, sind in Industrieländern nur etwa 30 % der erwachsenen Bevölkerung immun. Das ist relevant, da die Erkrankung im Erwachsenenalter einen deutlich schwerwiegenderen Verlauf nimmt als im Kindesalter. Die Inkubationszeit beträgt 14–45 Tage.

Übertragung

Das HAV wird fast ausschließlich fäkal-oral übertragen. In mehr als 30 % wird die Erkrankung auf Reisen erworben. Gefährdet sind vor allem Urlauber in ländlichen Regionen der Endemiegebiete der Hepatitis A mit schlechten hygienischen Bedingungen für Essen und Trinken. Leitungswasser, Eiswürfel, Rohkost und ungekochte Meeresfrüchte stellen die größte Übertragungsgefahr dar. Es trifft der für die Reisemedizin allgemeingültige Satz zu: *„Cook it, peel it or forget it!“*

Schule, Kindergarten, Haushalt oder auch i. v. Drogenkonsum machen jeweils rund 10 % des HAV-Übertragungsweges aus. In seltenen Fällen ist eine Übertragung durch Bluttransfusionen beschrieben.

Klinik

Ca. 50 % der Infektionen verlaufen asymptomatisch, vor allem im Kindesalter. Insbesondere bei Erwachsenen kommt es jedoch nach einer bis zu zweiwöchigen Prodromalphase zur klinischen Manifestation der akuten Virushepatitis.

Die fulminante Verlaufsform ist sehr selten und betrifft vorwiegend ältere Erwachsene. Hier ist die Mortalität von 1–2 % allerdings nicht zu unterschätzen. Die höchste Kontagiosität besteht 1–2 Wochen vor Ausbruch des Ikterus. Sie hält bis zu 12 Wochen nach Krankheitsbeginn an.

Diagnostisches Vorgehen

Die Anti-HAV-IgM-AK sind bereits zwei bis drei Wochen nach der Infektion nachweisbar und beweisend für eine frische Infektion. Einige Tage später treten IgG-AK auf, die lebenslang persistieren können (➢ Abb. 8.31). Der Nachweis von HAV im Stuhl gelingt mittels PCR ab der Prodromalphase bis zu maximal drei Monaten nach der Infektion, ist jedoch nur von wissenschaftlichem Interesse.

Therapie

Eine spezifische Therapie existiert nicht. Kleinkinder und stuhlinkontinente Personen werden isoliert; bei den anderen Patienten reichen das Tragen von Handschuhen beim Umgang mit Bettpfannen und Stuhl sowie allgemeine hygienische Maßnahmen aus. Eine wirksame Prophylaxe besteht in der frühzeitigen Impfung vor Reisebeginn.

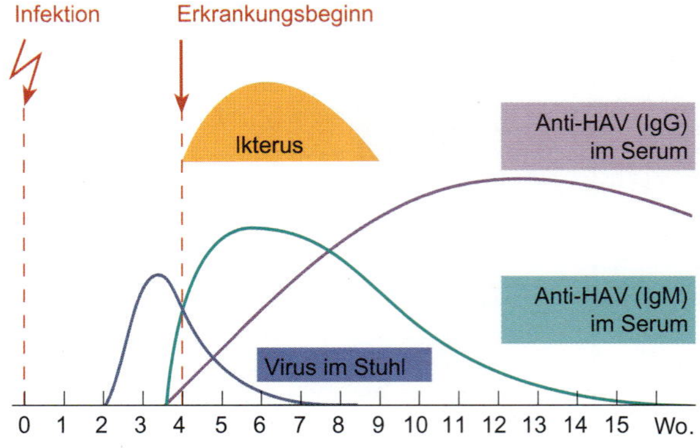

Abb. 8.31 Hepatitis-A-Serologie [A400]

Hepatitis-A-Prophylaxe

Entscheidende Ansteckungsprophylaxe sowohl im Krankenhaus als auch im häuslichen Umfeld sind das regelmäßige Händewaschen und die Impfung.

- **Aktive Impfung:** Diese erfolgt mit einem Totimpfstoff; sie ist indiziert bei Reisen in Länder mit hoher Inzidenz von Hepatitis A sowie bei exponiertem medizinischem Personal und Kanalarbeitern. Es resultiert ein Impfschutz von 90–95 % für die ersten 5 Jahre.
- **Passive Impfung:** Diese ist nur noch selten indiziert und wird mit i. m. verabreichten Immunglobulinen durchgeführt. Präexpositionell ist sie bei Reisen in tropische Länder oder beim Umgang mit Primaten indiziert, falls die Zeit für eine aktive Impfung fehlt (plötzliche Anstellung als Zoowärter ...). Postexpositionell wird sie beispielsweise für die Haushaltskontakte eines an Hepatitis A Erkrankten empfohlen, ist jedoch meist nicht erfolgreich, da die Ansteckung schon stattgefunden hat.

Prognose

Die Hepatitis A heilt bei 90 % der Patienten innerhalb von drei Monaten folgenlos aus. In ca. 10 % der Fälle ist eine 6 bis 9 Monate andauernde, protrahierte cholestatische Verlaufsform zu beobachten. Sehr selten kommt es zu einer fulminanten Hepatitis. Wie für alle fulminant verlaufenden Formen der akuten Hepatitis gilt dann: Bei progredienter Verschlechterung der Leberfunktion frühzeitige Kontaktaufnahme zu einem Lebertransplantationszentrum, spätestens bei Abfall des Quick-Werts unter 50 %.

Hepatitis B

Die Hepatitis-B-Infektion ist weltweit die häufigste Ursache der Virushepatitis. Mehr als 400 Millionen chronische HBs-Ag-Träger bilden ein immenses Erregerreservoir. Nach Angaben der WHO macht ein Drittel der Weltbevölkerung (2 Mrd. Menschen) während ihres Lebens eine Hepatitis-B-Infektion durch. 5 % sind chronisch infiziert. Das Virus ist verantwortlich für mehr als 300.000 Fälle von hepatozellulärem Karzinom jährlich und eine ebenso große Anzahl gastrointestinaler Blutungen und Aszites bei Leberzirrhose infolge einer chronischen Hepatitis B.

In Deutschland kommen 35 Neuinfektionen auf 100.000 Einwohner/Jahr, das sind 55 % aller Virushepatitiden. Die Prävalenz der chronischen Hepatitis B beträgt in Deutschland 0,5 %, liegt in China und in Zentralafrika jedoch bei bis zu 20 %, bedingt vor allem durch vertikale Infektion von der Mutter auf das Kind.

Übertragung

Hepatitis B wird perinatal, parenteral und sexuell übertragen, die Inkubationszeit beträgt ein bis sechs Monate. Für einige Personengruppen besteht ein besonderes Infektionsrisiko:

Personen mit erhöhtem Infektionsrisiko für Hepatitis B

- Empfänger von Blut und Blutprodukten (vor der Verfügbarkeit sensitiver Antikörpertests häufige Infektion durch Bluttransfusion; heute geringes Risiko von < 0,04 % pro Konserve)
- Hämophile (Faktor-VIII-Substitution)
- Ungeschützter Geschlechtsverkehr bei promiskuitiven Hetero- und Homosexuellen
- i. v. Drogenabhängige
- Kinder HBs-Ag-positiver Mütter
- Dialysepatienten
- Medizinisches Personal

Weltweit der häufigste Übertragungsweg ist der perinatale: 90 % der Neugeborenen von HBs-Ag-positiven Müttern infizieren sich, falls keine prophylaktischen Maßnahmen zum Zuge kommen. Bei 30 % der Infizierten lässt sich der Übertragungsweg nicht eindeutig nachvollziehen.

Das Virus wurde in nahezu allen Körperflüssigkeiten nachgewiesen, z. B. in Tränen, Speichel, Liquor, Urin, Magensaft oder Muttermilch. Die Infektiosität des Hepatitis-B-Virus ist viel höher als von HIV und Hepatitis C. Schon weniger als 1 µl Blut kann für eine Übertragung ausreichend sein.

MERKE

Das Risiko einer Ansteckung mit Hepatitis B nach einer Nadelstichverletzung beträgt etwa 30 %.

Virusaufbau und Antikörper

Das Hepatitis-B-Virus (HBV) gehört zur Familie der Hepadnaviridae. Es existieren 7 HBV-Genotypen (A bis G), die weltweit mit unterschiedlicher Prävalenz vorkommen. Das komplette Hepatitis-B-Virus (auch als Dane-Partikel bezeichnet) besteht aus mehreren antigen wirksamen Komponenten (> Abb. 8.32):

- einer oberflächlichen Hülle (Hepatitis-B-Surface-Antigen = HBs-Ag),
- einem Kern aus zirkulärer DNA (HBV-DNA),
- DNA-Polymerase,
- Hepatitis-B-Core-Antigen (HBc-Ag),
- Hepatitis-B-Envelope-Antigen (HBe-Ag).

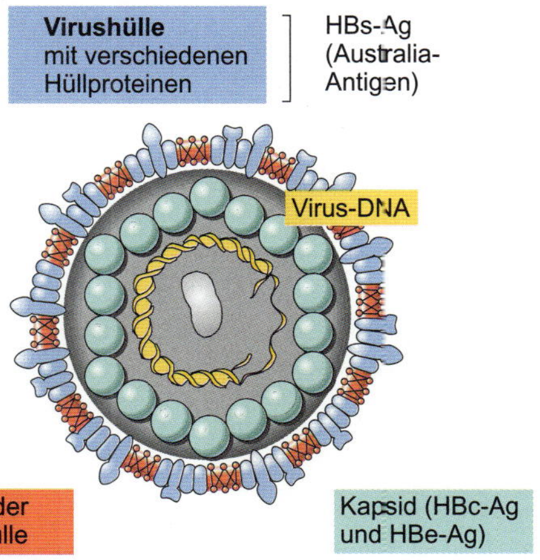

Abb. 8.32 Aufbau des Hepatitis-B-Virus mit Lokalisation der diagnostisch wichtigen Antigene [L190]

HBe-Ag wird während der Replikation ins Plasma sezerniert und ist deshalb ein Marker für die Infektiosität. Auch das HBs-Ag kann im Serum entweder als Bestandteil des kompletten Virus oder aber als freie Komponente vorkommen und ist bei einer akuten oder chronischen Infektion nachweisbar. HBc-Ag ist nie im Serum nachweisbar. HBs-Ag, HBe-Ag und HBc-Ag lösen jeweils eine eigene Wirtsantwort aus; dieses Phänomen wird im Rahmen der serologischen Diagnostik und Verlaufsbeurteilung ausgenutzt.

Klinik und Verlauf

Das typische klinische Bild der akuten Hepatitis zeigen etwa ein Drittel der infizierten Patienten, mehr als zwei Drittel bleiben asymptomatisch. **Extrahepatische Manifestationen** wie Arthritiden, Panarteriitis nodosa, membranöse Glomerulonephritis oder Dermatitiden sind immunkomplexvermittelte Phänomene und daher von der Menge an Virusgenom im Serum (Viruslast) und Immunreaktion des Wirtes abhängig. Sie kommen im Stadium der akuten Hepatitis, aber auch in der Phase einer hoch replikativen, chronischen Hepatitis B vor.

Für den Verlauf der Hepatitis B ist charakteristisch, dass die Gefahr eines chronischen Verlaufs bei Infektion direkt unter der Geburt am größten ist und bis ins Erwachsenenalter stetig abnimmt (➤ Abb. 8.33).

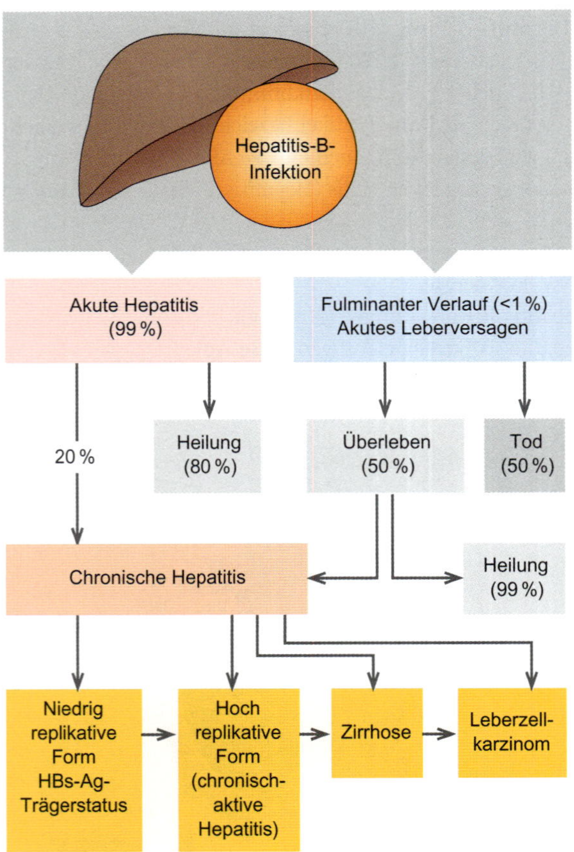

Abb. 8.33 Verlaufsmöglichkeiten der HBV-Infektion beim Erwachsenen. Bei Infektion im Kindesalter ist der Anteil chronischer Verläufe deutlich höher. Er liegt bei perinataler Infektion bei bis zu 95 %. [L157]

- Bei Erwachsenen heilen 90 % der Infektionen spontan und folgenlos aus.
- Bei Kindern mit perinataler Infektion dagegen kommt es in 95 % zu einem chronischen Verlauf.
- Bei weniger als 1 % kommt es zu einer fulminanten Hepatitis.
- Bei etwa 1 % der Infizierten entwickelt sich über eine chronische Hepatitis eine Leberzirrhose oder ein primäres Leberzellkarzinom (v. a. bei Kofaktoren wie Alkoholabusus und zusätzlicher Hepatitis-C-Infektion). Bei der hohen weltweiten Durchseuchung geht dieser kleine Prozentanteil dennoch mit etwa 1 Mio. Toten jedes Jahr infolge der Hepatitis B einher.

Pathogenese

Das Hepatitis-B-Virus selbst ist nicht zytopathogen. Klinischer Verlauf, Entzündung und Leberzellschädigung werden ausschließlich durch die Immunreaktion des Wirts bestimmt. Gelingt die Viruselimination nicht, weil die Wirtsantwort nicht ausreichend stark oder das Virus aufgrund von Mutationen besonders virulent ist, kommt es zur Erregerpersistenz und damit zu einer chronischen Hepatitis. Dabei werden drei Phasen beobachtet:

- Phase der **Immuntoleranz:** hohe Viruslast (HBV-DNA > 100.000 Kopien/ml, s. u.), kaum Entzündung (Transaminasen niedrig oder normwertig). Diese Phase liegt typischerweise nach perinataler Infektion bei Kindern in den ersten Lebensjahren vor und kann bis ins Erwachsenenalter anhalten.
- Phase der **Immunreaktion** und Viruselimination: Serokonversion von HBe-Ag, mit Bildung von Anti-HBe-Antikörpern, aktive Entzündung (hohe Transaminasen und histologische Zeichen von Aktivität und Fibrosierung). Dies ist die typische Wirtsreaktion bei Infektion im Erwachsenenalter. Zur Eradikation des Virus ist die Entzündungsreaktion notwendig. Sie trägt jedoch die Gefahr der Leberschädigung mit Zirrhosebildung in sich. Kann HBs-Ag erfolgreich eliminiert werden, kommt es zur Heilung. Bleibt diese aus, folgt eine weitere Phase:
- Phase geringer **Restaktivität:** geringe Rest-Viruslast (HBV-DNA < 100.000 Kopien/ml), normwertige Transaminasen; chronischer HBs-Ag-Trägerstatus. Exazerbationen in das vorangegangene Stadium sind möglich.

Diagnostisches Vorgehen

Für die akute Infektion beweisend ist der Nachweis von IgM-Anti-HBc (in 100 % vorhanden) in Verbindung mit dem HBs-Ag im Serum. 10 % der Patienten sind allerdings HBs-Ag-negativ!

Bei HBs-Ag-negativem Befund beweist ein positiver Nachweis von HBV-DNA zusammen mit HBe-Ag die akute Infektion. Das HBe-Ag ist jedoch bei der akuten Infektion nur kurz nachweisbar. Auch die anderen Antigene und Antikörper folgen einem charakteristischen zeitlichen Muster (➤ Abb. 8.34). Nach Verschwinden von HBe- und HBs-Ag kommt es zum Auftreten von Anti-HBe- und Anti-HBs-Antikörpern.

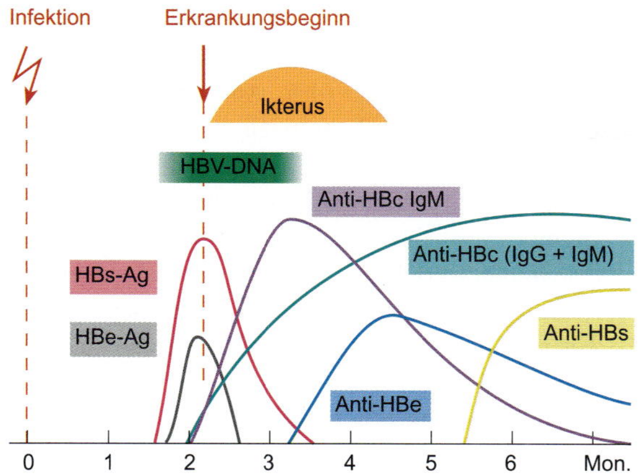

Abb. 8.34 Serologie der akuten Hepatitis B [A400]

Diese Serokonversion deutet auf einen unkomplizierten Verlauf hin. Anti-HBe- und Anti-HBs-Antikörper bleiben lebenslang positiv.

Die chronische Infektion ist serologisch charakterisiert durch Persistenz von HBs-Ag bei negativen Anti-HBc-IgM-Antikörpern entweder ohne HBe-Ag und mit niedrigem HBV-DNA-Titer < 100.000 Kopien/ml (niedrig replikative Form) oder mit Nachweis von HBe-Ag und hohen HBV-DNA-Titern (hoch replikative Form, ➤ Abb. 8.35).

HBV-DNA

Der Titer der HBV-DNA misst die Viruslast, d. h. die Konzentration von Virusgenom im Serum des Patienten. Er korreliert mit dem Ausmaß der Infektiosität und der Virusreplikation. HBV-DNA ist bei unkompliziertem Verlauf nur acht Wochen nachweisbar. Während die erste Generation der Testsysteme eine Nachweisgrenze von etwa 100.000 Kopien/ml hatte, liegt diese heute (Bestimmung mittels Polymerasekettenreaktion, PCR) im Bereich unter 400 Kopien/ml. Die Einteilung in hoch bzw. niedrig replikativ erfolgte anhand der Testsysteme der ersten Generation.

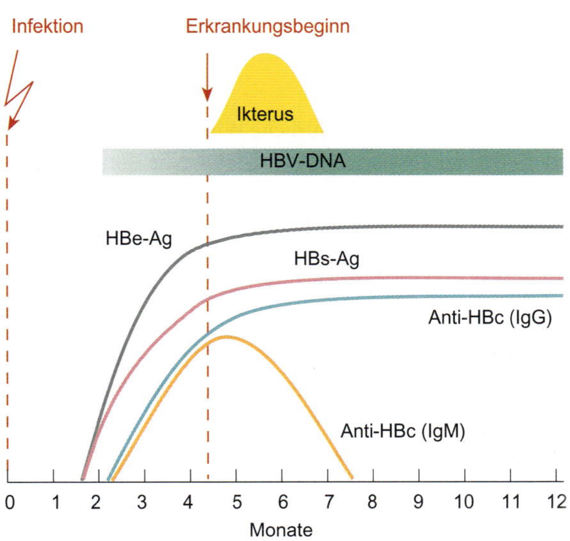

Abb. 8.35 Serologie der chronischen Hepatitis B bei hoch replikativem Verlauf mit persistierendem HBe-Ag und hohen HBV-DNA-Titern [L157]

Die Bestimmung der HBV-DNA ist vor allem von Bedeutung
- zur Klärung der Infektiosität bei Patienten, die HBs-Ag-positiv, aber HBe-Ag-negativ sind,
- zur Bestimmung des Ausmaßes des Leberzellschadens bei immunkompetenten Personen, da die Virusreplikationsrate mit dem HBV-DNA-Titer korreliert,
- zur Therapiekontrolle bei antiviraler Therapie, zum Beispiel mit Interferon oder Virostatika (Nukleosid-Analoga),
- zur Diagnosestellung der Hepatitis B in Zweifelsfällen, in denen das HBs-Ag-negativ ist.

Infektiosität

Von einer Ansteckungsfähigkeit muss ausgegangen werden, wenn HBs-Ag (v. a. > 40 µg/ml), HBe-Ag oder IgM-Anti-HBc-Antikörper nachgewiesen werden. In Zweifelsfällen kann der positive Nachweis von HBV-DNA die Infektiosität beweisen.

Hepatitis-B-Virus-Mutanten

Bei der Pre-Core-Stopcodon-Mutation **(HBe-minus-Mutante)** hat das Virus trotz Virusreplikation die Fähigkeit verloren, HBe-Antigen zu synthetisieren. Diese Mutation nimmt zu, bis zu 50 % der neu diagnostizierten Fälle sind HBe-Antigen-negativ. Sie sprechen bei chronischem Verlauf schlechter auf die Therapie an.

Aminosäureaustausch bei der PreS/S-Gen-Mutante **(„Immune escape"-Mutante)** führt zu einer fehlenden Erkennung des Virus durch Anti-HBs-Antikörper. Damit kann das Virus trotz erfolgreicher Impfung den gebildeten Anti-HBs-Antikörpern entgehen.

Deletionen im PreS1-Gen verhindern eine intakte Umhüllung des Virus. Viruspartikel werden dann im endoplasmatischen Retikulum der Leberzelle akkumuliert und wirken so zellschädigend. Das Wildtyp-Virus dagegen ist per se nicht zytotoxisch.

Chronische Hepatitis B

Wenn HBs-Antigen und lymphozytäre Entzündungsreaktion in der Leber länger als sechs Monate nachzuweisen sind, liegt eine chronische Hepatitis B vor. Sie ist die häufigste Form der virusinduzierten chronischen Hepatitis. Die Langzeitprognose der chronischen Hepatitis B ist von der Schwere der entzündlichen Aktivität abhängig.

Definition der chronischen Hepatitis B
- Keine Ausheilung innerhalb von sechs Monaten
- Persistenz von HBs-Ag und Markern der Virusreplikation wie HBe-Ag und HBV-DNA
- Fehlende Bildung von Anti-HBe-AK und Anti-HBs-AK (➤ Abb. 8.34).

Klinik

Man kann eine frühe Phase der Virusreplikation und eine späte, niedrig replikative Phase (HBs-Ag-Trägerstatus) unterscheiden:
- In der frühen Phase ist die Hepatitis weiterhin klinisch aktiv mit erhöhten Transaminasen, nachweisbarem HBe-Antigen und HBV-DNA im Serum. Die Infektiosität ist zu diesem Zeitpunkt sehr hoch. Die extrahepatischen Manifestationen sind die

gleichen wie bei der akuten Hepatitis-B-Infektion und stellen manchmal das führende klinische Symptom dar.
- In der späten Phase wird der Patient symptomfrei, die Transaminasen normalisieren sich und das HBe-Antigen serokonvertiert zu Anti-HBe. Viruslast (niedrige HBV-DNA) und Infektiosität sind gering.

Auch nach Serokonversion von HBe-Ag mit Bildung von Anti-HBe-Antikörpern können akute Exazerbationen und entzündliche Schübe auftreten. Sie sind schwer vorherzusagen, sind aber umso häufiger, je höher die verbleibende Viruslast ist. In ca. 50 % der Fälle kommt es innerhalb von zehn Jahren zu einer Leberzirrhose und in 10 % zu einem Leberzellkarzinom (➤ Abb. 8.33).

Therapie

Eine Isolation ist nicht notwendig. Eine spezifische Therapie der **akuten Hepatitis B** ist bei schwerem Verlauf mit antiviralen Medikamenten indiziert.

Bei der **chronischen Hepatitis B** wird aus prognostischen Gründen nach Höhe der Replikativität unterschieden. Die **niedrig replikative Verlaufsform** mit einer HBV-DNA < 100.000 Kopien/ml, negativem HBe-Ag und normaler ALT (GPT) wird auch als HBs-Ag-Trägerstatus bezeichnet. Diese Form hat eine günstige Prognose und nur ein geringes Zirrhoserisiko. Eine Therapieindikation besteht in der Regel nicht. Viruslast und Transaminasen müssen jedoch regelmäßig kontrolliert werden, um akute Exazerbationen im Verlauf frühzeitig zu erkennen.

Bei der **hoch replikativen Verlaufsform** mit HBV-DNA > 100.000 Kopien/ml kann eine immunaktive Form mit hoher ALT (GPT) und hoher histologischer Entzündungsaktivität von einer immuntoleranten Form mit niedriger ALT (GPT) und wenig histologischen Entzündungszeichen unterschieden werden. Generell besteht aber für beide Formen eine Therapieindikation, da ihr natürlicher Verlauf mit einem erhöhten Risiko für Leberzirrhose und Leberzellkarzinom vergesellschaftet ist.

8

MERKE

Die Höhe von HBV-DNA und Transaminasen bestimmt im Wesentlichen die Therapieindikation bei der chronischen Hepatitis B.

Der „Goldstandard" in der Therapie der chronischen Hepatitis B ist die **Suppression der Virusduplikation.** Diese Standardtherapie besteht aus der Gabe vom Nukleosid-Analoga (z. B. Tenofovir) oder Nukleotid-Analoga (z. B. Entecavir). Die Ansprechrate liegt bei etwa 70 bis 80 %. Therapieziel ist die Normalisierung der Transaminasen und selten die Reduktion von HBe-Ag und Reduktion der HBV-DNA. Meist handelt es sich um eine lebenslange Therapie.

Prophylaxe

Bei Nadelstichverletzung oder Schleimhautkontakt mit HBs-Ag-positivem Material erfolgen die passive Impfung mit Hepatitis-B-Hyperimmunglobulin und eine aktive Impfung.

Die aktive Impfung ist indiziert bei Anti-HBc-negativen Personen sowie Anti-HBc-positiven Patienten mit unzureichendem Schutz und nicht-chronischem Verlauf (d. h., Anti-HBs liegt unter 10 IE/l und HBe-Ag ist negativ; (Risikogruppen ➤ Kasten „Personen mit erhöhtem Infektionsrisiko"). Die STIKO (Ständige Impfkommission) empfiehlt eine Grundimmunisierung bei allen Säuglingen und Kleinkindern.

Die aktive Impfung erfolgt in drei Dosen mit einem gentechnologisch hergestellten Impfstoff, evtl. mit Titerkontrollen von Anti-HBs 4–6 Wochen nach der letzten Impfung. Ein sicherer Impfschutz liegt bei Titern über 50 IE/l vor.

Eine Kombination aus aktiver und passiver Impfung wird zur Übertragungsprophylaxe bei Neugeborenen von HBs-Ag-positiven Müttern eingesetzt.

MERKE

Die Impfung gegen Hepatitis B ist auch eine Impfung gegen das hepatozelluläre Karzinom.

Hepatitis C

Der Großteil der früher als Non-A-Non-B-Hepatitis bezeichneten Hepatitiden wird durch das Hepatitis-C-Virus verursacht, ein RNA-Virus. Sein Nachweis anhand von Anti-HCV-Antikörpern gelang erstmals 1988. Etwa 2–3 % der Weltbevölkerung sind mit dem Virus chronisch infiziert. In Europa wird die Anzahl der Virusträger auf 3–5 Mio. geschätzt. Die Durchseuchungsrate liegt in Nordeuropa bei etwa 0,5 %, in einzelnen Entwicklungsländern sogar bis 10 %. Inzwischen konnten sechs Genotypen und 30 Subtypen identifiziert werden (Genotypen 1, 2 und 3 vor allem in Europa und den USA, Typ 4 in Afrika). Bei Neuinfektionen unter Jugendlichen wird inzwischen vermehrt der Subtyp 1a gefunden.

Im Unterschied zu den anderen Hepatitis-Viren hat das Hepatitis-C-Virus auch einen direkten schädigenden Effekt auf die Leberzellen.

Übertragung

Der Mensch ist der einzige natürliche Wirt. Die Übertragung erfolgt parenteral wie bei der Hepatitis B, jedoch ist die Kontagiosität deutlich geringer. Zwar lässt sich das Virus in nahezu allen Körperflüssigkeiten nachweisen, für die Übertragung spielt aber nur Blut eine Rolle. Das Risiko einer Infektion nach Nadelstichverletzung ist mit 2 % weniger als ein Zehntel des Risikos durch eine Hepatitis B (30 %).

Die Durchseuchungsrate in Deutschland beträgt 0,5 bis 0,7 % der erwachsenen Bevölkerung; insgesamt sind etwa 300.000 Menschen infiziert. Die Risikogruppen entsprechen denen der Hepatitis B: Die Durchseuchung bei Hämophilieerkrankten beträgt 80–90 %, bei Langzeitdialyse-Patienten 4–10 %, bei i. v. Drogenabhängigen 60–80 %, bei promiskuitiv homosexuellen Patienten 5–18 %. Die Inkubationszeit beträgt 1–6 Monate.

Während früher bis zu 4 % der mit Bluttransfusionen behandelten Patienten eine Hepatitis C entwickelten, ist das Risiko nach Einführung des PCR-Tests bei Blutspendern auf < 1 pro 1.000.000 übertragene Konserven gesunken.

Bei bis zu 30 % aller chronischen Hepatitis-C-Patienten lassen sich keine eindeutigen Übertragungswege feststellen.

Klinik

Hepatitis-C-Virus-Infektionen verlaufen charakteristischerweise asymptomatisch. Nur bei 25 % kommt es im Mittel 6–7 Wochen nach Infektion (2–26 Wochen) zu einer relativ mild verlaufenden akuten Hepatitis mit ihrem typischen klinischen Bild und Transaminasenerhöhung.

Es kommt jedoch gehäuft zu einer **extrahepatischen Manifestation** der Hepatitis C mit autoimmunologischen Begleitphänomenen wie gemischter Kryoglobulinämie (➤ 11.8.5), Sjögren-Syndrom (➤ 13.9.5) oder membranoproliferativer Glomerulonephritis (➤ 11.5.2).

Verlauf

Mehr als 50–70 % der HCV-Infizierten entwickeln eine chronische Hepatitis. Der natürliche Verlauf ist jedoch sehr variabel. Bis zu 30 % entwickeln nach 20–30 Jahren eine Leberzirrhose (➤ 8.1.8). Begleitfaktoren wie Alkoholabusus, hohes Alter oder Ko-Infektion mit Hepatitis B oder HIV erhöhen das Risiko noch erheblich. Die Hepatitis C ist demnach neben der Alkoholerkrankung die wichtigste Ursache für die Leberzirrhose. In deren Verlauf entwickeln 1–3 % der HCV-positiven Patienten ein hepatozelluläres Karzinom (HCC, primäres Leberzellkarzinom, ➤ 8.1.11).

Fulminante Verläufe sind dagegen selten. Durch die heute zur Verfügung stehenden sensitiven molekularbiologischen Labormethoden wie PCR ist deutlich geworden, dass die definitive Elimination des Virus bei länger bestehender Hepatitis C wahrscheinlich in weniger als 10 % der Fälle gelingt.

Diagnostisches Vorgehen

Die Diagnose wird durch Nachweis von Anti-HCV-Antikörpern und durch den spezifischen Nachweis der HCV-RNA mit der Polymerasekettenreaktion (PCR) gestellt (➤ Abb. 8.36). Dabei sollte auch die HCV-Genotyp-Bestimmung erfolgen (Genotypen 2 und 3 haben eine gute Prognose, Genotypen 1, 4, 5 und 6 eine schlechtere Prognose).

Anti-HCV-Antikörper wirken nicht neutralisierend auf das HCV-Virus, sondern zeigen lediglich eine Infektion mit dem Hepatitis-C-Virus an. Entsprechend ist ein Anti-HCV-positiver Patient potenziell kontagiös.

Antikörper gegen HCV kommen auch als unspezifische Reaktion bei durch Alkohol bedingter Leberzirrhose und primär biliärer Zirrhose vor (Ursache unklar). Anti-HCV-Antikörper sind auch bei durchgemachter Hepatitis C nicht immer dauerhaft nachweisbar. In Zweifelsfällen hilft die Bestimmung der HCV-RNA in der PCR, eine Infektion nachzuweisen oder auszuschließen.

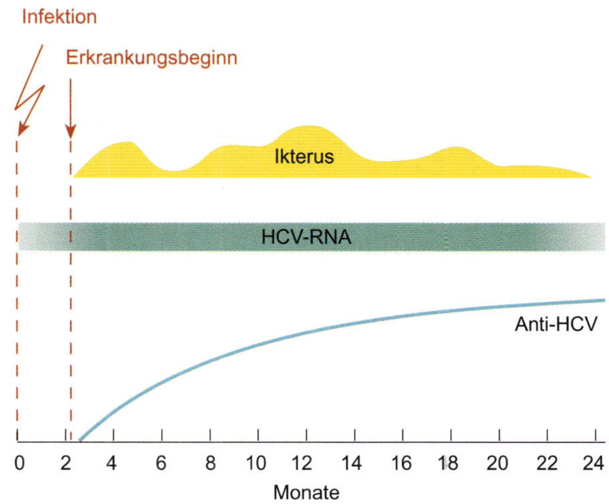

Abb. 8.36 Serologie der chronischen Hepatitis-C-Infektion [L157]

Therapie

Eine Isolation ist nicht notwendig. Wegen des hohen Risikos der Chronifizierung wird im Allgemeinen zur Therapie der **akuten HCV-Infektion** geraten. Eine ausreichend frühzeitige Behandlung (innerhalb von vier Monaten nach Infektion) gelingt jedoch aufgrund des meist inapparenten Verlaufs selten.

MERKE

Die Superinfektion eines Hepatitis-C-Infizierten mit Hepatitis-A-Virus kann in bis zu 40 % zu einem akuten Leberversagen führen. Deshalb müssen diese Patienten prophylaktisch gegen Hepatitis A geimpft werden. Parallel sollte auch eine Impfung gegen Hepatitis B durchgeführt werden.
Eine Schutzimpfung gegen HCV ist nicht verfügbar. Der Antikörpernachweis bedeutet keine Immunität gegen die Erkrankung.

Die **chronische Hepatitis C** ist durch neue Medikamente heilbar (➤ 8.1.12). Wenn auch sechs Monate nach Therapieende keine HCV-RNA im Serum nachweisbar ist *(sustained virologic response)*, kann mit hoher Sicherheit von einem anhaltenden Therapieerfolg ausgegangen werden. Dies wird durch eine Kombinationstherapie mit Glecaprevir und Pibrentasvir oder durch Velpatasvir und Sofosbuvir in mehr als 90 % innerhalb von 8–12 Wochen erreicht.

Günstige Voraussetzungen für den Therapieerfolg sind: niedrige Viruslast, jüngeres Alter, kurze Erkrankungsdauer, geringe Transaminasenerhöhung, keine Leberzirrhose. Der Therapieerfolg wird gemessen an den sich normalisierenden Transaminasen und dem Verschwinden von HCV-RNA im Blut.

Hepatitis D

Das Hepatitis-D-Virus (HDV) wurde entdeckt, nachdem 1977 in Italien Patienten mit Hepatitis B und einem ungewöhnlich schweren Verlauf aufgefallen waren. Im Jahre 1980 gelang dann der Nachweis des Hepatitis-Delta-Virus. HDV, ein RNA-Virus, kann sich zwar entgegen früherer Ansichten in begrenztem Ausmaße selbst replizieren, es ist aber für die Ausbreitung innerhalb des infizierten Wirts an das Vorhandensein von Hepatitis-B-Virus gebunden. Für den kompletten Replikationszyklus benötigt es drei Proteine aus der Hülle **(envelope)** des HBV, die es selbst nicht produzieren kann (*subviral agent,* Viroid). Erst durch eine zusätzliche Hepatitis-B-Infektion kommt es somit zu einem klinisch apparenten Verlauf. Zur Hepatitis D kann es also nur kommen:

- bei Patienten, die HBs-Antigen-positiv sind und sich mit Hepatitis D **superinfizieren,**
- bei Patienten, die Hepatitis-D-Viren in Leberzellen inkorporiert haben, ohne krank zu sein, und sich dann mit HBV infizieren,
- bei einer **Simultaninfektion** mit beiden Hepatitis-Typen.

Hepatitis D ist endemisch im Mittelmeerraum, Mittleren Osten, in Rumänien und Südamerika. Bei Reisen in diese Länder sind Patienten mit persistierender Hepatitis-B-Infektion durch eine Superinfektion mit Hepatitis D gefährdet.

Übertragung

Die Übertragung erfolgt parenteral, sexuell und perinatal. Die Inkubationszeit beträgt bei einer Simultaninfektion 4–8 Wochen, bei einer Superinfektion 7–26 Wochen.

Klinik

Bei etwa 2 % der Patienten kommt es zu einem akut-fulminanten Verlauf. Chronische Verläufe sind mit mehr als 90 % weitaus häufiger (vor allem bei einer Superinfektion, während es bei einer Simultaninfektion nur in zehn Prozent der Fälle zu einem chronischen Verlauf kommt).

Diagnostisches Vorgehen

Die Diagnose wird durch den Nachweis von Anti-HDV-IgM und den Nachweis von Anti-HBc-IgM oder HBs-Antigen gestellt (➤ Abb. 8.37). Persistierende Anti-HDV-Titer von >1 : 5.000 weisen auf einen chronischen Verlauf hin. Häufig lassen sich zusätzlich mikrosomale Antikörper nachweisen.

Therapie

Die Therapie erfolgt mit dem seit 2020 zugelassenen Bulevirtid.

Hepatitis E

Die Hepatitis E wird fäkal-oral über unzureichend gegartes Schweinefleisch (Schweinemett) oder das Trinkwasser durch ein RNA-Virus übertragen. Der Erreger kommt endemisch in Asien und Afrika vor. Die Infektiosität ist relativ gering, eine direkte Übertragung von Mensch zu Mensch ist extrem selten. Die Inkubationszeit beträgt 3–6 Wochen.

Klinik

Das typische Erkrankungsalter ist 15–40 Jahre. Die Patienten haben eine leichte Hepatitis, die in der Regel ausheilt. Chronische Verläufe sind nicht beschrieben.

Fulminante Verläufe sind möglich und treten insbesondere bei schwangeren Frauen auf, wobei hier die Letalität bis zu 20 % erreichen kann. Die Ursache hierfür ist unklar.

Diagnostisches Vorgehen

Der Nachweis von IgM-Antikörpern gegen das Hepatitis-E-Virus sichert bei Patienten mit akuter Hepatitis die Diagnose (➤ Abb. 8.38).

IgG-Antikörper persistieren lebenslang bei durchgemachter Hepatitis E und zeigen eine Immunität an. Der Erregernachweis im Stuhl ist zu Krankheitsbeginn möglich, spielt aber aus Kostengründen in der Praxis keine Rolle.

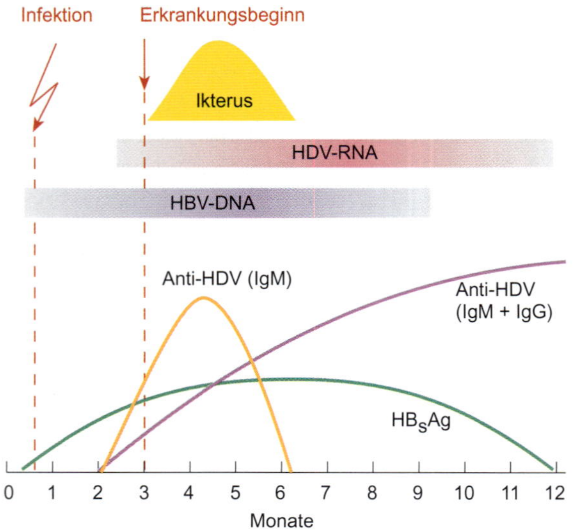

Abb. 8.37 Serologie der Hepatitis D [L157]

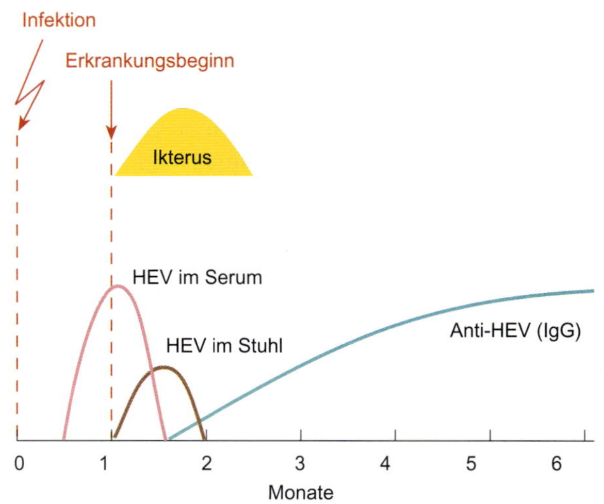

Abb. 8.38 Serologie der Hepatitis E [L157]

Therapie

Eine spezifische Therapie existiert nicht. Bei fulminantem Verlauf ist eine Lebertransplantation anzustreben.

Autoimmune Hepatitis (AIH)

Zu den autoimmunen Lebererkrankungen werden die Autoimmunhepatitis (AIH), die primär biliäre Zirrhose (PBC, ➤ 8.1.7) und die primär sklerosierende Cholangitis (PSC, ➤ 8.1.7) gezählt. Zwischenformen kommen in 10–20 % als „Overlap-Syndrome" vor. Schätzungsweise 20 % der chronischen Hepatitiden werden durch die AIH verursacht. Diese zeichnet sich typischerweise durch erhebliche T-Zell-vermittelte Entzündungsvorgänge mit Plasmazellinfiltraten und früher Fibrosierung sowie einer Vielzahl von humoral vermittelten autoimmunen Begleitphänomenen aus. Die Prävalenz beträgt etwa 1/10.000 in der Bevölkerung. Die AIH tritt in zwei Altersgipfeln zwischen dem 10. und 30. und zwischen dem 40. und 50. Lebensjahr auf. Es bestehen eine genetische Disposition (zu 65 % sind die Patienten HLA-B8-, -DR3- und -DR4-positiv) und eine Bevorzugung des weiblichen Geschlechts.

Klinik

Das klinische Bild kann sehr heterogen sein, von nahezu asymptomatischen Verläufen bis hin zur fulminanten Hepatitis. Typisch ist eine frühzeitig nachlassende Leberfunktion. So finden sich meist Zeichen der chronischen Lebererkrankung mit Ikterus, Gewichtsabnahme, Übelkeit, Amenorrhö, Hepatosplenomegalie und in bis zu 20–30 % Arthralgien und Fieber. Im Verlauf kommt es undulierend zu Spontanremissionen und akuten Hepatitisschüben.

Häufig bestehen gleichzeitig **extrahepatische Autoimmunerkrankungen** wie Colitis ulcerosa, Sjögren-Syndrom, Vitiligo, Autoimmunthyreoiditis, Kryoglobulinämie, hämolytische Anämie mit positivem Coombs-Test oder Polyserositis. Auch sind Überlappungen mit einer primär biliären Zirrhose (sog. Overlap-PBC/AIH), aber auch mit einer primär sklerosierenden Cholangitis (PSC) möglich.

Diagnostisches Vorgehen

Noch immer ist die Diagnose der Autoimmunhepatitis eine Ausschlussdiagnose, die letztlich erst durch das Ansprechen auf die immunsuppressive Therapie zu beweisen ist. Es wurden aber diagnostische Haupt- und Nebenkriterien definiert, die die Diagnostik erleichtern:

Diagnosekriterien der AIH

Hauptkriterien
- Hypergammaglobulinämie mit vorwiegender IgG-Erhöhung
- Nachweis von Autoantikörpern (ANA, SLA/LP, SMA oder LKM)
- Typische Histologie
- Negative Virusserologie

Nebenkriterien
- Weibliches Geschlecht
- Anamnese autoimmuner Begleiterkrankungen
- Familienanamnese autoimmuner Erkrankungen
- Nachweis von HLA-B8, -DR3 oder -DR4
- Unauffälliger ERCP-Befund

Bei Erfüllung von vier Hauptkriterien gilt die Diagnose der AIH als gesichert, bei drei Hauptkriterien als wahrscheinlich.

Im **Labor** finden sich je nach Aktivität Transaminasenwerte zwischen 200 und 300 U/l, mitunter aber auch > 1.000 U/l. Frühzeitig kommt es zu einer Verminderung der Lebersyntheseleistung mit Abfall des Serumalbumins und des Quick-Werts. Die Elektrophorese zeigt typischerweise eine Hypergammaglobulinämie, wobei hier vor allem das IgG erhöht ist. Die Hepatitisvirus-Serologie ist negativ.

Es lassen sich verschiedene Autoantikörper (nachweisen, die allein jedoch nicht ausreichend sind für die Diagnose einer AIH. Sehr sensitiv ist der Antikörpernachweis in der Histologie. Je nach Autoantikörpermuster lassen sich zwei Typen der AIH definieren. Typ 2 betrifft fast ausschließlich junge Mädchen/Frauen und geht häufiger mit einem Therapieversagen einher.

Untergruppen der chronisch-aktiven Autoimmunhepatitis (AIH)
- **Typ 1:** häufigste Form, mit Nachweis von ANA und anti-SMA (**S**mooth **M**uscle **A**ntigen) oder anti-SLA/LP (**S**oluble **L**iver **A**ntigen/**L**iver **P**ancreas Antigen)
- **Typ 2:** anti-LKM-positive AIH (**L**iver **K**idney **M**icrosome Antigen), häufiger bei Kindern und im Mittelmeerraum

Overlap-Syndrome

Verschiedene Varianten autoimmuner Lebererkrankungen sind bekannt. Gemeinsam ist ihnen die Kombination von primär biliärer Zirrhose (PBC, ➤ 8.1.7) mit positiven AMA-Titern und autoimmuner Hepatitis (zum Beispiel in der Histologie). Hier muss zusätzlich zur Therapie mit Ursodeoxycholsäure immunsuppressiv behandelt werden.

Therapie

Behandelt wird mit einer immunsuppressiven Kombinationstherapie, meist bestehend aus Azathioprin und Prednisolon. Bei Patienten ohne Zirrhose kann das Prednisolon durch das nebenwirkungsärmere Budenosid ersetzt werde. Bei fehlendem Ansprechen auf Azathioprin kann auf Mycophenolat ausgewichen werden. Nach drei Monaten sollten die Transaminasen auf weniger als das Doppelte der Norm abfallen, sonst muss die Diagnose überprüft werden. Ziel ist die Normalisierung der Transaminasen und der Immunglobuline. Das Ansprechen auf die Therapie beweist nachträglich die richtige Diagnose. Die Therapiedauer beträgt mindestens zwei Jahre. Danach kann versucht werden, bei fehlender entzündlicher Aktivität die Therapie auszuschleichen. Die Rezidivrate liegt allerdings bei 90 %. Dann ist eine dauerhafte Immunsuppression indiziert. Im Falle eines Therapieversagens bleibt die Lebertransplantation als Ultima Ratio mit guten Langzeiterfolgen.

MERKE
Unter einer Interferon-Therapie, die aufgrund der Fehldiagnose einer chronischen Virushepatitis begonnen wird, kommt es zur massiven Verschlechterung einer AIH.

Prognose

Ohne Therapie schreitet die Erkrankung fort und hat eine hohe Mortalität. Durch die immunsuppressive Therapie kann die 10-Jahres-Überlebensrate auf über 90 % gesteigert werden. Allerdings kommt es auch unter Behandlung in bis zu 40 % zu einer Zirrhose. Die 5-Jahres-Überlebensrate nach Lebertransplantation liegt bei etwa 80–90 %. In mehr als 40 % der Fälle wird jedoch eine Rekurrenz der AIH in der transplantierten Leber beobachtet.

8.1.6 Toxisch bedingte Leberschäden

Alkoholbedingte Lebererkrankung

Der chronische Alkoholabusus ist in Mitteleuropa, Nord- und Mittelamerika die häufigste Ursache von Lebererkrankungen. Die alkoholinduzierte Schädigung äußert sich als Fettleber, alkoholische Steatohepatitis (ASH, „Fettleberhepatitis"; ➤ 8.1.2) und Leberzirrhose. Fettleber und alkoholische Steatohepatitis sind dabei potenziell reversibel.

Die toxische Alkoholgrenze ist individuell unterschiedlich. Bei einem chronischen Alkoholkonsum von mehr als 60 g bei Männern und mehr als 20 g bei Frauen täglich (➤ Abb. 8.39) kommt es bei 30 % zu einer Fettleberhepatitis. Es entwickeln aber nur 20 % aller Alkoholiker eine Leberzirrhose, sodass hier neben dem Geschlecht auch Mangel- und Fehlernährung, Vorerkrankungen der Leber, zusätzliche leberschädigende Medikamentenbelastung und genetische Prädispositionen wie Hämochromatose und Dyslipidämien eine Rolle zu spielen scheinen.

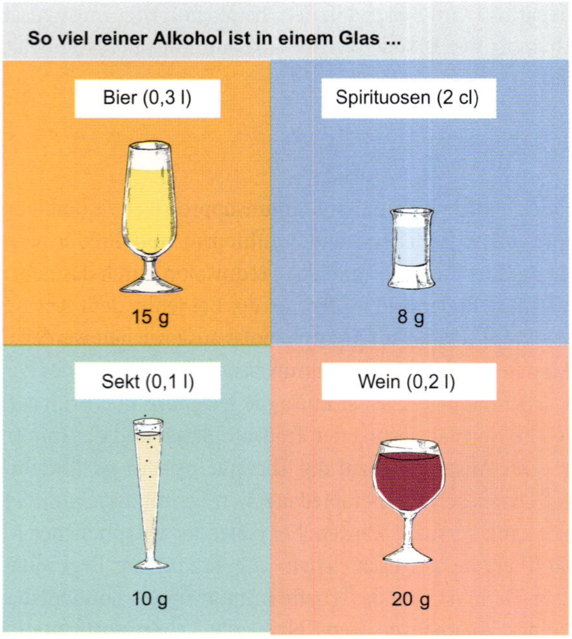
So viel reiner Alkohol ist in einem Glas ...
Bier (0,3 l)
15 g
Spirituosen (2 cl)
8 g
Sekt (0,1 l)
10 g
Wein (0,2 l)
20 g

Abb. 8.39 Durchschnittlicher Alkoholgehalt verschiedener Getränke [A400]

MERKE
Toxische Grenze des Alkoholkonsums:
- bei Männern 60 g/Tag
- bei Frauen 20 g/Tag

Klinik

Die Lebererkrankung bei Alkoholabusus verläuft in drei Stadien:
- Fettleber ohne entzündliche Reaktion (Steatosis hepatis)
- Alkoholische Steatohepatitis (ASH, Fettleberhepatitis)
- Mikronoduläre Leberzirrhose (➤ 8.1.2)

Alkoholische Fettleber
Bei der alkoholischen Fettleber (Verfettung vgl. ➤ 8.1.2) finden sich uncharakteristische Oberbauchbeschwerden wie Druckgefühl. Man tastet eine druckschmerzhafte, vergrößerte Leber. Gelbsucht tritt praktisch nie auf. Fast immer ist die γ-GT erhöht; auch die Transaminasen können (leicht) erhöht sein. Aufgrund der durch den chronischen Alkoholismus bedingten Mangelernährung (z. B. Folsäuremangel) findet sich häufig eine Erhöhung des mittleren Erythrozytenvolumens (Makrozytose). Sonografisch ist die Leber vergrößert und echoverdichtet. Die nichtalkoholische Fettleber (NAFLD) wird in ➤ 10.3.4 besprochen.

Alkoholische Fettleberhepatitis, ASH
Bei fortgesetztem Alkoholabusus kann es zu einer akuten Exazerbation mit Appetitlosigkeit, Oberbauchbeschwerden, Erbrechen, Gewichtsverlust und Fieber kommen. In bis zu 50 % tritt ein Ikterus auf. Typischerweise finden sich Leberhautzeichen (➤ 8.1.4). Eine begleitende Splenomegalie wird nicht selten beobachtet. Weitere Komplikationen sind Aszites, Durchfälle, eine Begleitpankreatitis sowie ein hepatorenales Syndrom (➤ 8.1.8). Infolge eines Vitamin-B_1-Mangels kann es in seltenen Fällen zu einer lebensbedrohlichen Wernicke-Enzephalopathie kommen (Augenmuskelparesen, Ataxie, Halluzinationen, Erregungszustände, aber auch Apathie).

Pathogenese

Der genaue Mechanismus der alkoholbedingten Leberschädigung ist umstritten. Mehrere Faktoren scheinen eine Rolle zu spielen (➤ Abb. 8.40): Zum einen kommt es zu einer überschüssigen Kalorienzufuhr durch den aufgenommenen Alkohol, was die Fettleberbildung begünstigt. Zum anderen kommt es im Zuge der Verstoffwechselung des Alkohols über die Alkohol-Dehydrogenase zu einer erhöhten Produktion von NADPH (Nikotinsäureamiddinukleotidphosphat), welches die Fettsäuresynthese und Triglyzeridbildung fördert. Außerdem beeinträchtigt Alkohol die hepatische Lipoproteinsekretion, sodass sich Fett in den Hepatozyten ansammelt. Dies führt letztendlich zur Leberverfettung.

Die NADPH-Erhöhung führt zudem zu einer verminderten Glukoneogenese mit der Gefahr der Hypoglykämie. Darüber hinaus ist das

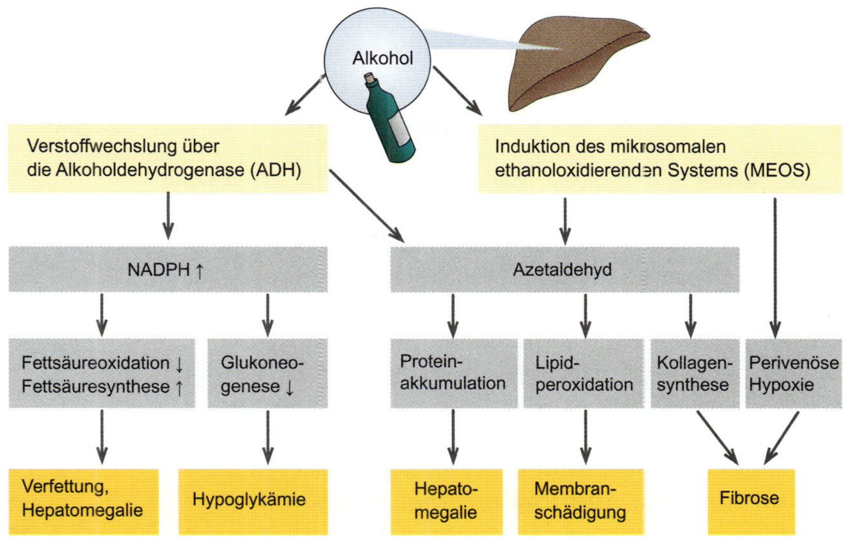

Abb. 8.40 Pathogenese der alkoholischen Fettleber und Zirrhose [L157]

beim oxidativen Abbau des Alkohols entstehende Acetaldehyd direkt hepatotoxisch und führt zu Proteinakkumulation und vermehrter Kollagensynthese. Weiterhin kommt es durch NADPH zu einer Laktat-Vermehrung mit nachfolgender Induktion einer Fibrose.

Chronischer Alkoholismus führt zudem zur Induktion des Zytochrom-P_{450}-abhängigen mikrosomalen Ethanol-oxidierenden Systems (MEOS), das im endoplasmatischen Retikulum lokalisiert ist. Der hierbei entstehende Acetaldehyd kann die Mikrotubuli der Leberzellen schädigen und verschiedene Sekretionsprozesse beeinträchtigen. Es kommt zu einer Proteinakkumulation, Lipidperoxidation und Kollagensynthese. Durch die Lipidperoxidation wird die Leberzellmembran geschädigt. Die Proteinakkumulation und die Leberverfettung führen zu einer Hepatomegalie. Der gesteigerte Sauerstoffverbrauch bei der mikrosomalen Oxidation führt zur Hypoxie in den perivenösen Bezirken. Nachfolgend kommt es zu einer Stimulierung der Kollagensynthese mit zunehmender Fibrosierung.

Histologie

Zunächst entsteht eine Leberzellverfettung mit Proliferation des endoplasmatischen Retikulums, die bei Alkoholabstinenz vollständig rückbildungsfähig ist. Bei fortgesetztem Alkoholabusus treten zunächst eine entzündliche Infiltration und eine vermehrte Fibrosierung von der Zentralvene bis zum Periportalfeld auf, die histologisch als sog. **Maschendrahtfibrose** imponiert. Weiterhin finden sich intrazellulär die sog. hyalinen **Mallory-Körperchen** (alkoholische Hyalinklumpen von perinukleär gelegenem eosinophilem Material, das wahrscheinlich aggregierten intrazellulären Filamenten entspricht). Über die Leberfibrose entsteht dann das Vollbild der kleinknotigen Leberzirrhose (Laënnec-Zirrhose, ➤ 8.1.8) mit frühzeitiger Entwicklung einer portalen Hypertension.

Sonderfall Zieve-Syndrom

Das Zieve-Syndrom ist ein alkoholtoxischer Leberschaden mit der Trias **Hepatitis – milde hämolytische Anämie – Hyperlipidämie** und tritt meist nach protrahiertem Alkoholexzess auf.

Pathogenese
Die Pathogenese ist nicht sicher geklärt. Die Patienten sind ikterisch aufgrund der hepatischen Cholestase und der Hämolyse und haben oft rechtsseitige Oberbauchschmerzen.

Diagnostisches Vorgehen
Laborchemisch findet sich eine Erhöhung der Transaminasen und der Cholestaseparameter. Die LDH und die Retikulozyten sind erhöht. Das Serum ist aufgrund der starken Erhöhung der Triglyzeride milchig. Charakteristischerweise finden sich im Knochenmark Schaumzellen, eine Sternalpunktion zur Differenzialdiagnose zu anderen hämatologischen Erkrankungen ist jedoch selten indiziert.

Therapie
Unter strikter Alkoholkarenz verschwinden die Symptome innerhalb von ca. vier Wochen. Eine spezifische Therapie existiert nicht.

Diagnostisches Vorgehen

Die Diagnose einer alkoholischen Leberschädigung ergibt sich aus der typischen Konstellation von Anamnese, Klinik, Laborbefunden und Sonografie. Da die Patienten ihre Alkoholexzesse nicht selten verschweigen, ist die Abgrenzung zu den anderen Hepatitisformen wichtig und gelingt manchmal (wenn auch selten) nur durch die Leberhistologie.

Labor

Laborchemisch finden sich Erhöhungen der **γ-GT,** der alkalischen Phosphatase und der Transaminasen.

Die **Transaminasen** sind bei der Fettleber nur wenig (weniger als das 5-Fache der Norm), bei der Alkoholhepatitis dagegen mäßig (5- bis 10-fach) erhöht; anders als bei anderen Formen der akuten Hepatitis, insbesondere der Virushepatitis, kommen starke Erhöhungen der Transaminasen nur selten vor. Auch ist im Gegensatz zu den Virushepatitiden die GOT bei den alkoholbedingten Schädigungen meist höher als die GPT (de-Ritis-Quotient > 1, ➤ 8.1.1).

Je nach Schwere der Erkrankung kommt es zu einer **Hyperbilirubinämie** und einer Synthesestörung mit Verminderung von **Serumalbumin** und **Quick-Wert.** In der Elektrophorese findet man eine

8

Vermehrung der γ-Globuline und vor allem eine **IgA-Erhöhung.** Im roten Blutbild zeigt sich häufig eine **Makrozytose** (MCV > 95 fl) aufgrund des den chronischen Alkoholismus begleitenden Folsäuremangels. Eine **Leukozytose** ist insbesondere bei der Alkoholhepatitis häufig.

Als Marker für höheren Alkoholkonsum steht das **CDT** (**C**arbohydrate-**D**eficient **T**ransferrin) zur Verfügung, das – ähnlich dem HbA_{1c} bei Diabetes mellitus – bei vermehrtem Alkoholkonsum langfristig erhöht ist. Durch das beim Alkoholabbau entstehende Acetaldehyd wird die enzymatische Glykosylierung von Transferrin gehemmt. Es entsteht das kohlenhydratdefiziente Transferrin, das enzymatisch und immunologisch nachweisbar ist. CDT ist erhöht, wenn über mehr als sieben Tage > 50–80 g Alkohol täglich aufgenommen werden. Die Halbwertszeit beträgt 14–17 d. CDT-Erhöhungen nichtalkoholischer Ursache finden sich nur bei schwerer Leberinsuffizienz, in der Schwangerschaft und bei angeborenen Transferrin-Varianten.

Sonografie

Sonografisch zeigt sich bei der Fettleber und bei der akuten Fettleberhepatitis eine vergrößerte Leber mit vermehrter Echogenität (➤ Abb. 8.7).

Therapie

Entscheidend sind die Alkoholabstinenz und das Vermeiden hepatotoxischer Medikamente.

Die Patienten werden hochkalorisch (2.500 kcal/d) parenteral unter adäquater Flüssigkeits-, Elektrolyt- und Vitaminzufuhr ernährt. Vor allem Vitamin B_1 (Thiamin) muss ergänzt werden, da durch eine hochkalorische Ernährung ein Vitamin-B_1-Mangel demaskiert und eine Wernicke-Enzephalopathie ausgelöst werden kann. Begleiterkrankungen des chronischen Alkoholismus wie zum Beispiel ein Folsäuremangel müssen ausgeglichen werden.

Eine Behandlung mit Glukokortikoiden (0,5 g/kg täglich für 4 Wochen) kann versucht werden.

Prognose

Die Krankenhausletalität der alkoholischen Fettleberhepatitis beträgt 30 %. Die weitere Prognose hängt von der Fortsetzung des Alkoholmissbrauchs ab (➤ Abb. 8.41). Bei strenger Alkoholkarenz kann es zur Ausheilung kommen. Bei fortgesetztem Alkoholabusus entwickelt sich aus der Fettleberhepatitis in 40 % eine Leberzirrhose. Todesursachen sind die Folgen der Leberzirrhose (➤ 8.1.8) wie Leberkoma, gastrointestinale Blutungen, hepatorenales Syndrom und Infektionen.

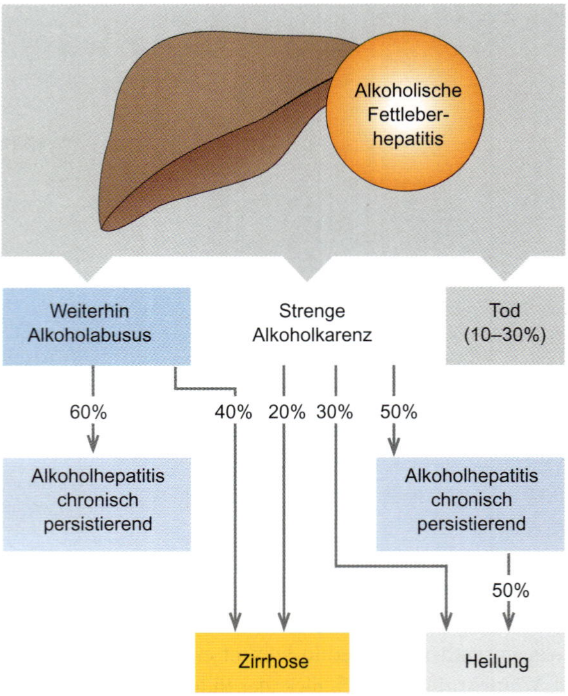

Abb. 8.41 Verlaufsmöglichkeiten der alkoholischen Fettleberhepatitis [L157]

Medikamentöse Leberschäden und Intoxikationen

Eine klinisch signifikante Hepatotoxizität durch Medikamente ist insgesamt selten und tritt nicht häufiger als bei einem von 10.000 bis 100.000 Patienten auf. Allerdings muss von einer hohen Dunkelziffer nicht diagnostizierter oder nicht gemeldeter Fälle ausgegangen werden. Immer wieder mussten in der Vergangenheit Arzneimittel, die in den klinischen Zulassungsstudien keinen Anhalt für gefährliche Nebenwirkungen gezeigt hatten, nach ihrer Zulassung und großflächigen Verbreitung wegen vereinzelter Fälle lebensbedrohlicher Hepatotoxizität vom Markt genommen werden, so zum Beispiel vor einigen Jahren das orale Antidiabetikum Troglitazon. Wichtig ist daher, bei allen Leberfunktionsstörungen auch an eine mögliche Medikamententoxizität zu denken. Dabei sind nicht nur rezeptpflichtige Arzneien betroffen. Gerade auch frei verkäufliche Präparate wie Paracetamol oder das scheinbar harmlose Phytopharmakon Kava-Kava sind notorisch für ihre potenzielle Hepatotoxizität.

MERKE

Medikamente können prinzipiell jede akute oder chronische Lebererkrankung imitieren.

Es können obligat und fakultativ hepatotoxische Stoffe unterschieden werden:

- **Obligate Hepatotoxine** führen vorhersehbar, dosisabhängig und reproduzierbar zu einer Leberschädigung (z. B. Paracetamol, Tetrazykline, Methotrexat). Der Schädigungsmechanismus ist dabei der direkte zytotoxische Effekt des Medikaments mit nachfolgender Leberzellnekrose.
- **Fakultative Hepatotoxine** führen nach unterschiedlich langer Latenz dosisunabhängig bei nur einem kleinen Prozentsatz der exponierten Personen zu Leberschäden (Idiosynkrasie). Die meisten medikamenteninduzierten Leberschäden sind fakultativ

(z. B. Chlorpromazin, Antikonzeptiva, Anabolika). Schädigungsmechanismen umfassen die (individuell variable) Produktion toxischer Metaboliten sowie eine immunvermittelte Zellschädigung, in deren Rahmen das Medikament oder einer seiner Metaboliten als Hapten wirkt.

Klinik

Vereinbarungsgemäß wird der Leberschaden anhand des vorherrschenden Leberenzymmusters eingeteilt in eine zytotoxische Verlaufsform, eine cholestatische oder einen Mischtyp (➤ Tab. 8.5). Von einem klinisch signifikanten Schaden wird ausgegangen, wenn die GPT (ALT) > 3-fach der Norm, die alkalische Phosphatase (AP) > 2-fach der Norm oder das Bilirubin > 2-fach der Norm (assoziiert mit erhöhter AP oder erhöhter GPT) angestiegen sind.

Zytotoxisch wirkende Medikamente

Eine im Vordergrund stehende **GPT-(ALT-)Erhöhung** charakterisiert die zytotoxische (hepatitische) Verlaufsform, die mit Fettleber, akuter oder selten fulminanter Hepatitis einhergeht. Es stehen unspezifische Symptome einer akuten oder chronischen Hepatitis (➤ 8.1.5) wie Übelkeit, Inappetenz, Oberbauchbeschwerden oder Fatigue im Vordergrund. Bei fulminanten Verläufen kann sich das ganze klinische Spektrum des akuten Leberversagens präsentieren (➤ 8.1.2). Durch Tetrazykline und Valproinsäure kann es beispielsweise zu einer Leberzellverfettung mit uncharakteristischen Oberbauchbeschwerden kommen. Medikamente, die eine fulminante Hepatitis auslösen können, sind unter anderem Paracetamol und Isoniazid.

Cholestatisch wirkende Medikamente

Bei vorherrschender intrahepatischer Cholestase (**AP und Bilirubin erhöht**) findet sich ein Ikterus und die Patienten beklagen Juckreiz. Man kann eine kanalikuläre Form ohne histologisch nachweisbare Pericholangitis (z. B. durch anabole und kontrazeptive Steroide) sowie eine hepatokanalikuläre Cholestase mit Pericholangitis (z. B. durch Chlorpromazin und Erythromycin) differenzieren. Die letztere Verlaufsform zeigt eine ausgeprägte Eosinophilie und in 40–80 % Fieber und Schmerzen im rechten Oberbauch. In letzter Zeit wurde auch cholestatische Hepatitis nach Einnahme von Ecstasy beschrieben.

Tab. 8.5 Typische Verlaufsformen und Auslöser medikamenteninduzierter Lebertoxizität

Zytotoxische Verlaufsform (GPT-Erhöhung)	Mischtyp (GPT- und AP-Erhöhung)	Cholestatische Verlaufsform (AP- und Bilirubin-Erhöhung)
• Allopurinol • Baclofen • INH • Ketoconazol • MTX • NSAR • Omeprazol • Paracetamol • Valproinsäure • Statine • Tetrazyklin • Antiretrovirale Substanzen	• ACE-Hemmer • Amitriptylin • Azathioprin • Carbamazepin • Phenobarbital • Phenytoin • Sulfonamide • Cotrimoxazol • Verapamil	• Amoxicillin/Clavulansäure • Anabole Steroide • Chlorpromazin • Clopidogrel • Phenothiazin • Trizyklische Antidepressiva

Pathogenese der Leberschädigung

Es gibt keine einzelne kausale Pathogenese für die toxische Leberschädigung. Je nach Substanz liegen sehr unterschiedliche Schädigungsmechanismen vor. Dabei können direkt zelltoxische Mechanismen vorliegen, die Hepatozyten oder das Gallengangsepithel betreffen. Andere Substanzen wiederum binden sich kovalent an Zelloberflächenproteine und lösen dann als Komplex eine Immunreaktion aus, die zur Schädigung führt. Genetische Variabilität spielt eine wichtige Rolle bei der Anfälligkeit für lebertoxische Reaktionen. Bekannt sind zum Beispiel angeborene Polymorphismen der N-Acetyl-Transferase (sog. langsame Azetylierer haben ein erhöhtes Risiko für toxische Reaktionen auf Isoniacid). Individuelle zusätzliche Risikofaktoren wie Fehlernährung oder Alkoholabusus erhöhen das Risiko weiter. Generell sind Erwachsene anfälliger als Kinder und Frauen eher betroffen als Männer.

Diagnostisches Vorgehen

Die Medikamententoxizität wird letztendlich durch den Ausschluss anderer Ursachen für eine Lebererkrankung wahrscheinlich gemacht (➤ Abb. 8.29). Entscheidend sind eine sorgfältige Medikamentenanamnese (unter Einschluss möglicher Nahrungsergänzungsstoffe und frei verkäuflicher Arzneien), die Klinik und die Leberhistologie (Letztere vor allem zum Ausschluss anderer Lebererkrankungen).

Therapie

Eine spezifische Therapie besteht in der Regel nicht (Ausnahme: Paracetamol, hierfür gibt es eine Antidottherapie). Entscheidend ist alleinig das Absetzen des möglicherweise auslösenden Medikaments. Schwierig ist es, wenn mehrere Medikamente oder gleichzeitig weitere Noxen (Ethanol, gewerbliche Substanzen) als Auslöser infrage kommen. Hier müssen zusätzlich eine sichere Alkoholkarenz (ggf. durch Krankenhausaufenthalt) und evtl. ein Arbeitsplatzwechsel angestrebt werden.

Intoxikationen

Paracetamol

Paracetamol, ein nicht selten in suizidaler Absicht eingenommenes Analgetikum und Antipyretikum, wirkt schon ab Dosen von 5 g (10 Tabletten!) hepatotoxisch. Paracetamol wird normalerweise glukuronidiert und sulfatiert sowie über Cytochrom-P_{450}-abhängige Oxidasen metabolisiert und an Glutathion gebunden im Urin ausgeschieden. Übersteigt die eingenommene Dosis die vorhandene Glutathion-Kapazität, kommt es durch toxische Metaboliten zu einer akuten Leberzellnekrose. Fatale Verläufe kommen ab 20 g vor, bei vorgeschädigter Leber auch schon bei geringeren Dosen. In den USA wurde die akzidentelle oder suizidale Intoxikation mit frei verkäuflichem Paracetamol im Jahr 2005 als die häufigste zur Lebertransplantation führende Ursache des akuten Leberversagens geführt.

Klinik

Initial kommt es zu einer Reizung des oberen Magen-Darm-Trakts mit Erbrechen. Nach einem beschwerdefreien Intervall von 24 h treten die Zeichen einer fulminanten Hepatitis mit rapidem Anstieg der Transaminasen, Ikterus, Hypoglykämie und metabolischer Azidose auf. Der Gipfel der Leberschädigung wird am zweiten bis vierten Tag erreicht.

Therapie

Neben der sofortigen enteralen Verabreichung von Aktivkohle steht eine Antidot-Therapie mit einem membrangängigen Vorläufer des Glutathions im Vordergrund. Medikament der Wahl ist das sonst als Hustenlöser bekannte N-Acetylcystein, das in hoher Dosis intravenös verabreicht wird. Die Therapie sollte innerhalb von acht Stunden nach Tabletteneinnahme begonnen werden.

Die Prognose ist – sofern die Phase des akuten Leberversagens mit seinen Komplikationen (➤ 8.1.2) überlebt wird – gut: der Leberschaden heilt vollständig aus.

Knollenblätterpilzvergiftung

Die giftigen Inhaltsstoffe Knollenblätterpilzvergiftung des Knollenblätterpilzes sind α-Amanitin und Phallotoxine. Beide Gifte sind kochfest und sehr stabil. Schon wenige Gramm eines frischen Pilzes können tödlich sein.

Klinik

Nach einer Latenz von 6–24 Stunden kommt es zu kolikartigen Bauchschmerzen und Diarrhö, im Anschluss daran zu einer akuten Leberzellnekrose mit Transaminasenanstieg, Ikterus, fulminantem Leberversagen sowie akutem Nierenversagen. Weitere Komplikationen sind Blutungen durch eine hepatische Koagulopathie und ein Coma hepaticum (➤ 8.1.8) im Rahmen des Leberversagens.

Diagnostisches Vorgehen

Die Diagnose wird durch die Anamnese sowie den **Zeitungspapier-Test** (verdächtiges Pilzstück fest auf Zeitungspapier drücken, 6 ml 20-prozentige Salzsäure zugeben → positiv bei Blauverfärbung) vermutet und durch Nachweis des Toxins erhärtet.

Therapie

Neben der primären Giftelimination und den allgemeinen intensivmedizinischen Maßnahmen muss eine frühzeitige Antidottherapie mit Silymarin intravenös begonnen werden. Weiterhin ist die hoch dosierte Gabe von Penicillin indiziert. Beide Substanzen hemmen die Aufnahme von α-Amanitin in die Leberzelle.

8.1.7 Cholestatische Lebererkrankungen

Primär biliäre Zirrhose

Die primär biliäre Zirrhose ist eine chronische cholestatische Erkrankung der Leber, die aller Wahrscheinlichkeit nach eine Autoimmungenese hat und vorwiegend die mikroskopisch kleinen intrahepatischen Gallenwege betrifft. Ihr natürlicher Verlauf ist der einer chronischen, nichteitrigen, destruierenden Cholangitis, die in eine biliäre Zirrhose mündet. In 90 % der Fälle sind Frauen über 40 Jahre betroffen. Die Prävalenz beträgt 40–80/100.000 Einwohner, die jährliche Inzidenz etwa 5/100.000. Charakteristisch ist die Assoziation zu einer Fülle weiterer Autoimmunerkrankungen, sodass die Patientinnen mitunter primär rheumatologisch gesehen werden, bevor der Verdacht einer Lebererkrankung aufkommt.

Klinik

Die Erkrankung bleibt häufig jahrelang asymptomatisch und fällt meist zufällig durch einen erhöhten γ-GT-Wert im Serum auf. In 20–70 % beginnt die Erkrankung klinisch mit einem über Jahre anhaltenden Pruritus, bis es dann zu einem klinisch manifesten Ikterus kommt. Viele Patienten beklagen die für chronische Lebererkrankungen typische quälende Abgeschlagenheit (Fatigue). Weiterhin können xanthomatöse Ablagerungen im Bereich der Ellenbogen, der Handlinien und Handinnenflächen, der Achillessehne, aber auch an Ober- und Unterlidern auftreten. Melanin-Einlagerungen führen zu einer Dunkelverfärbung der Haut (Pathogenese unbekannt). Weitere Komplikationen der Cholestase sind eine Steatorrhö, ein Vitaminmangel für fettlösliche Vitamine und – damit assoziiert, aber pathogenetisch nicht ganz klar – eine Osteoporose. Im Spätstadium der Erkrankung finden sich die typischen Zeichen der Leberzirrhose (➤ 8.1.2). Bei 40 % liegen gleichzeitig Gallensteine vor.

Die primär biliäre Zirrhose ist oft mit anderen Autoimmunerkrankungen wie Sjögren-Syndrom (70 %), systemische Sklerose, systemischer Lupus erythematodes, Polymyositis (➤ 13.9), rheumatoide Arthritis (➤ 13.6, 40 %) oder Autoimmunthyreoiditis (20 %) assoziiert.

Klinisches Profil der primär biliären Zirrhose

- 90 % Frauen
- Alter 40–59 Jahre
- Pruritus, Ikterus, Hautpigmentierung
- Labor: AP, GOT (AST), Bilirubin, IgM erhöht
- Antimitochondriale Antikörper
- Extrahepatische immunvermittelte Syndrome*
- Leberbiopsie: zelluläre Gallenwegsinfiltration, evtl. Granulome, Kupferablagerungen

* Sicca-Syndrom, Sjögren-Syndrom, rheumatoide Arthritis, Autoimmunthyreoiditis, renal-tubuläre Azidose, MCTD (**M**ixed **C**onnective-**T**issue **D**isease), Polymyositis, Polymyalgia rheumatica, Lungenfibrose, CREST-Syndrom, systemischer Lupus erythematodes, perniziöse Anämie, Colitis ulcerosa, exogene Pankreasinsuffizienz, Myasthenia gravis.

Diagnostisches Vorgehen

Heute wird die PBC häufig bereits in einem asymptomatischen, frühen Stadium diagnostiziert, noch bevor Juckreiz und Ikterus auftreten. Erster Hinweis ist eine γ-GT-Erhöhung. Der Ultraschall zur weiteren Abklärung einer Gallenwegserkrankung zeigt typischerweise unauffällige intra- und extrahepatische Gallenwege.

Spezifisch für die PBC ist der serologische Nachweis antimitochondrialer Antikörper (AMA), insbesondere vom Subtyp M2 (Antigen an der inneren Mitochondrienmembran mit Antikörpertiter > 1 : 100, in > 90 % der Fälle) gegen das Antigen PDH-E2 (Pyruvat-Dehydrogenase). Antikörper gegen Gallengänge lassen sich in 75 % nachweisen. Weitere Auffälligkeiten sind:

- Erhöhung der alkalischen Phosphatase bei nur gering erhöhten Transaminasen
- Erhöhung der γ-Globuline in der Serumelektrophorese; diese ist auf eine IgM-Erhöhung zurückzuführen, die bei den meisten Patienten auftritt
- Im Spätstadium Anstieg des Bilirubins
- Hypercholesterinämie

Die Diagnose wird im Zweifelsfall mit einer Leberpunktion gesichert. Bei typischem klinischem Bild und positivem Nachweis antimitochondrialer Antikörper ist die histologische Sicherung der Diagnose jedoch entbehrlich.

Differenzialdiagnose

Hier ist in erster Linie an toxische Leberschäden (Hinweise über die Anamnese), Gallensteinleiden (Nachweis mittels Sonografie) und die primär sklerosierende Cholangitis (Diagnostik mittels ERCP) zu denken sowie an alle anderen Ursachen des Ikterus (➤ 8.1.3).

Therapie

Wichtigstes therapeutisches Prinzip ist die möglichst frühzeitige Gabe von **Ursodeoxycholsäure**. Dadurch wird die biliäre Ausscheidung von Gallensäuren gesteigert, es verbessern sich die Laborparameter und auch (allerdings geringfügig) die transplantatfreie Überlebensdauer. Die Therapie muss lebenslang durchgeführt werden. Bei unzureichendem Ansprechen nach einem Jahr wird **Obeticholsäure** allein oder zusätzlich zu Ursodeoxycholsäure gegeben. Übergangsformen zwischen PBC und autoimmuner Hepatitis profitieren von der zusätzlichen immunsuppressiven Therapie mit Steroiden und Azathioprin.

Im Spätstadium (Serum-Bilirubin > 6 mg/dl) ist eine **Lebertransplantation** indiziert. Sie ist die einzige zur Verfügung stehende kurative Therapieoption der primär biliären Zirrhose (➤ 8.1.12).

Der Juckreiz kann durch Cholestyramin (ein Anionenaustauscher, der die in den Darm sezernierten Gallensäuren bindet und dadurch deren enterohepatischen Kreislauf unterbricht) sowie die Gabe von fettlöslichen Vitaminen (A, D, E, K) i. m. gemildert werden. Alternativ kommen der Opioid-Antagonist Naltrexon oder die Antibiotika Metronidazol bzw. Rifampicin als Enzyminduktoren des Gallensäurenabbaus gegen den Juckreiz zum Einsatz.

Prognose

Der Verlauf der Erkrankung ist variabel und kann anhand der Bilirubinwerte abgeschätzt werden: Bei normalen Bilirubinwerten beträgt die mittlere Überlebenszeit ca. 12 Jahre, bei Werten zwischen 1 und 6 mg/dl bis zu sechs Jahre und über 6 mg/dl lediglich zwei Jahre. Die Prognose nach Lebertransplantation ist gut. Das 10-Jahres-Überleben liegt bei 70–90 %. Eine Rekurrenz der Erkrankung tritt in 20 % auf.

MERKE

Die Serum-Bilirubinkonzentration ist der beste prognostische Parameter der PBC.

Primär sklerosierende Cholangitis (PSC)

Die PSC ist eine chronisch-entzündliche Lebererkrankung vermutlich autoimmuner Genese, die durch eine fortschreitende entzündliche und fibrosierende Destruktion der Gallenwege charakterisiert ist. Dabei kommt es zu einer zunehmenden Cholestase und schließlich zur Leberzirrhose. Die Prävalenz liegt bei 5–10 pro 100.000 mit deutlichem Anstieg in den letzten Jahren. Männer sind dreimal so häufig betroffen wie Frauen. Das Manifestationsalter liegt bei 25–45 Jahren.

Klinik

Die frühen Stadien der Erkrankung bleiben häufig symptomlos und werden dann nur zufällig durch eine Erhöhung von alkalischer Phosphatase und γ-GT entdeckt. Erst später entwickeln sich die typischen Symptome Müdigkeit, Ikterus und Juckreiz. Im weiteren Verlauf kommt es zu kompletten Gallenwegsverschlüssen mit biliärer Zirrhose. Die Erkrankung mündet letztlich in ein chronisches Leberversagen. Die Erkrankung wird häufig durch Episoden bakterieller Cholangitiden kompliziert.

Bis zu 70–90 % der Patienten leiden gleichzeitig an einer Colitis ulcerosa, seltener auch an einem Morbus Crohn. Umgekehrt haben ca. 5–10 % aller Kolitis-Patienten eine PSC.

Ätiologie und Pathogenese

Die Ursache dieser Erkrankung ist unbekannt. 70 % der Betroffenen sind Männer. Eine erhöhte Prävalenz wird bei Menschen mit HLA-B8 und HLA-DR3 gesehen. Die enge Assoziation zwischen PSC und Colitis ulcerosa legt eine autoimmune Ursache nahe, allerdings haben aber nur wenige Patienten mit Colitis ulcerosa auch eine PSC. Für eine autoimmune Ursache sprechen erhöhte IgM-Spiegel bei 50 % der Patienten sowie der Nachweis von Autoantikörpern gegen antineutrophile zytoplasmatische Antikörper (p-ANCA) in bis zu 85 %. Dieser Marker ist aber nicht spezifisch für die PSC. Auch bei Patienten mit Colitis ulcerosa ohne PSC lässt sich häufig ein ANCA nachweisen.

Es gibt keinen zuverlässigen Serummarker, der eine frühzeitige Diagnose der PSC mit ausreichender Sensitivität und Spezifität ermöglichen würde.

Histologisch typisch ist ein periportales, entzündliches Ödem mit später zwiebelschalenartiger Fibrose um die Gallengänge. Die Gallengänge werden infolgedessen narbig zerstört, und es bilden sich Mottenfraßnekrosen. Durch Bildung von Bindegewebssepten wird allmählich der zirrhotische Umbau der Leber eingeleitet.

Diagnostisches Vorgehen

Am Anfang der Diagnostik stehen erhöhte Gallengangsparameter (alkalische Phosphatase und γ-GT, später folgen ein erhöhtes Bilirubin und eine Hypercholesterinämie). Die **ERCP** ist der Goldstandard in der bildgebenden Diagnostik der PSC. Sie zeigt ein charakteristisches Bild mit irregulären, 0,5–2 cm langen Strikturen und divertikelartigen Erweiterungen der intra- und evtl. auch extrahepatischen Gallenwege (sog. Perlenschnur; ➤ Abb. 8.42). Auch die **MRCP** (Magnetresonanz-Cholangiopankreatografie) zeigt die Veränderungen – nicht-invasiv – mit einer Sensitivität von etwa 90 %. Im Gegensatz zur primär biliären Zirrhose ist der Nachweis antimitochondrialer Antikörper negativ. Zur weiteren Differenzierung ➤ Tab. 8.6. Bei Patienten mit Colitis ulcerosa und erhöhter alkalischer Phosphatase liegt in 90 % eine PSC vor, sodass hier eine ERCP oder MRCP dringend indiziert ist. Differenzialdiagnostisch ist eine IgG4-assozierte Cholangitis zu berücksichtigen. Hier zeigen sich erhöhte IgG4 Serumspiegel und IgG4 positive lymphoplasmazelluläre Infiltrate.

Therapie

Trotz der vermutlich autoimmunen Genese der Erkrankung sind bisher alle Versuche einer immunsuppressiven Therapie (z. B. Methotrexat, Ciclosporin A, Azathioprin) erfolglos geblieben. Die

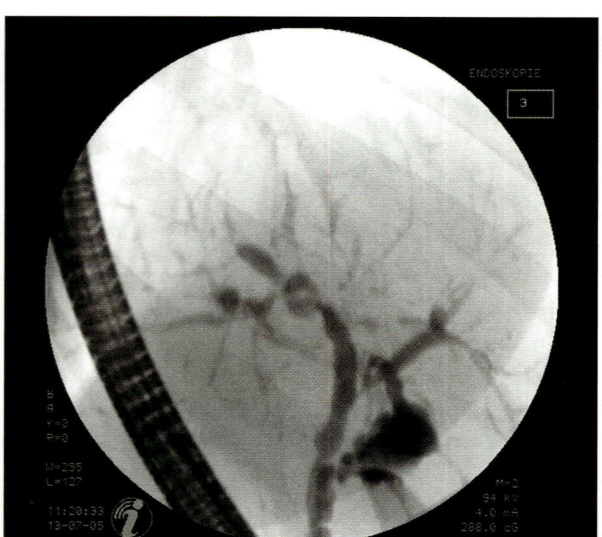

Abb. 8.42 ERCP-Befund bei PSC. Kaliberschwankungen und Stenosierungen der intrahepatischen Gallenwege, die in der Peripherie verdämmern. DHC = Ductus hepaticus communis. [M181]

Tab. 8.6 Vergleich primär sklerosierende Cholangitis und primär biliäre Zirrhose

	Primär-sklerosierende Cholangitis (PSC)	Primär-biliäre Zirrhose (PBC)
Manifestationsalter	M : F = 3 : 1; 25.–45. Lebensjahr	Niemals im Kindesalter, selten vor dem 30. Lebensjahr, 90 % der Patienten sind Frauen ab dem 40. Lebensjahr
Antikörper	p-ANCA in 30–85 %	Anti-M2-Antikörper (AMA) in 95 %
Assoziation mit anderen Erkrankungen	> 80 % entzündliche Darmerkrankungen, v. a. Colitis ulcerosa, seltener Morbus Crohn	Z. B. CREST-Syndrom, Sjögren-Syndrom, rheumatoide Arthritis, Hashimoto-Thyreoiditis, Hypercholesterinämie
Histologie	Portalfeldverbreiterung, zwiebelschalenartige Fibrose um die Gallengänge mit Vernarbung, Mottenfraßnekrosen, Leberzirrhose	Epitheloidzellige Granulome, Proliferation der kleinen Gallengänge, Mottenfraßnekrosen, Leberzirrhose
Lokalisation	Intra- und extrahepatische Manifestation	Intrahepatische Manifestation
Diagnose	Klinik, Antikörper, perlenschnurartiges Bild in der ERCP	Klinik, Antikörper und Leberpunktion, ERCP normal
Therapie	Immunsuppressiva ohne Effekt auf Erkrankung, parenterale Supplementation fettlöslicher Vitamine, Pruritusbehandlung mit Cholestyramin, Ursodeoxycholsäure, Lebertransplantation	Ursodeoxycholsäure (UDCA) allein und in Kombination mit Budenosid. Evtl. Colchicin oder Methotrexat. Cholestyramin bei Pruritus, parenterale Supplementation fettlöslicher Vitamine, Lebertransplantation
Prognose	Bei intra- und extrahepatischer Manifestation schlechte Prognose (4–10 Jahre Überlebenszeit); in 9–15 % Übergang in ein Cholangiokarzinom	Verlauf variabel: bei asymptomatischem Verlauf keine Einschränkung der Lebenserwartung; bei Ikterus weniger als zwei Jahre Lebenserwartung, hepatozelluläres Ca in 5–7 %

Behandlung ist daher primär symptomatisch. Ziel ist die Symptomfreiheit des Patienten (Ikterus, Juckreiz).

- Die hoch dosierte Gabe von **Ursodeoxycholsäure** 20 mg/kg pro Tag reduziert den Pruritus und verbessert die Leberfunktion. Sie verlangsamt offenbar auch den Verlauf der Erkrankung.
- Die endoskopische Therapie **(Ballondilatation, Stent-Einlage)** von hochgradigen Stenosen in den großen Gallengängen verbessert den Galleabfluss. Eine begleitende antibiotische Therapie ist wichtig zur Verhütung der gefürchteten bakteriellen Superinfektion der veränderten Gallengänge.
- Körpereigene opioidartige Substanzen stehen im Verdacht, eine Rolle bei dem durch Cholestase hervorgerufenen Juckreiz zu spielen. Die Gabe von **Naltrexon,** einem Morphin-Antagonisten,

der bislang in der Entzugsbehandlung Opiatsüchtiger eingesetzt wurde, führt zur Verminderung des Pruritus.
- Die **Lebertransplantation** ist die Ultima Ratio in der Therapie der PSC. Die 5-Jahres-Überlebensrate nach Lebertransplantation beträgt 75–85 %. Die Rekurrenz im Transplantat beträgt allerdings 20 %. Der Zeitpunkt der Transplantation sollte also nicht zu frühzeitig gewählt werden.

Prognose

Die Prognose der Erkrankung ist sehr variabel und hängt vom Befallsmuster ab. Der alleinige intrahepatische Befall hat eine ausgezeichnete Langzeitprognose, während die mittlere Überlebensdauer bei kombiniertem Befall der intra- und extrahepatischen Gallenwege nur ca. 4–10 Jahre beträgt. Es besteht ein erhöhtes Risiko eines cholangiozellulären Karzinoms (➤ 8.2.7) im Verlaufe der PSC. Seine Frühdiagnostik stellt ein bislang ungelöstes Problem dar. Insbesondere bei schon bestehender Leberzirrhose oder gleichzeitig vorhandener Colitis ulcerosa ist das Risiko auf bis zu 30 % erhöht. Auch das Risiko eines kolorektalen Karzinoms ist bei PSC und gleichzeitig vorliegender Colitis ulcerosa noch einmal um den Faktor 5 erhöht.

Overlap-Syndrome

In einem Fünftel der Fälle kommen Übergangsformen zwischen PBC, Autoimmunhepatitis (➤ 8.1.5) und auch primär-sklerosierender Cholangitis vor. Hinweisend kann ein parallel zum AMA auftretender positiver antinukleärer Antikörper (ANA) sein. Auch ein Nichtansprechen auf die Therapie bzw. ein Krankheitsrezidiv ist verdächtig auf ein Overlap-Syndrom insbesondere zwischen PBC und autoimmuner Hepatitis. Hier sollte unbedingt eine histologische Klärung durch Leberpunktion erfolgen.

8.1.8 Leberzirrhose und ihre Komplikationen

Bei der Leberzirrhose handelt es sich um das irreversible Endstadium der fibrösen Vernarbung und damit verbundener hepatozellulärer Regenerationsversuche, zur Pathogenese ➤ 8.1.2. Histologisch besteht eine chronische, diffuse Lebererkrankung mit Zerstörung der Läppchen- und Gefäßstruktur, entzündlicher Fibrose, Ausbildung bindegewebiger Septen und Regeneratknotenbildung.

Die Leberzirrhose ist die irreversible pathologische Endstrecke verschiedener chronischer Lebererkrankungen und damit die letztendliche Antwort auf so unterschiedliche Reize wie Viren, Toxine, abnorme Metaboliten oder chronische Stauung.

Die fibröse Vernarbung hat zwei wesentliche Konsequenzen: eine **hepatozelluläre Funktionsstörung** und, durch die mechanisch bedingte Einschränkung und lokale Umleitung des Blutstroms, einen **Pfortaderhochdruck.**

Die Leberzirrhose nimmt an Häufigkeit zu, wobei in Deutschland ca. 30 Todesfälle auf 100.000 Einwohner/Jahr zu verzeichnen sind.

Krankheitsbild Leberzirrhose

Klinik

Die Symptome entstehen einerseits durch die hepatozelluläre Funktionsstörung, andererseits durch die portale Hypertension.

Die Patienten klagen über allgemeine Symptome wie Abgeschlagenheit, Leistungsminderung, Druck- oder Völlegefühl im Oberbauch sowie Gewichtsabnahme oder – durch den Aszites bedingte – Gewichtszunahme.

Bei der klinischen Untersuchung finden sich die typischen Leberhautzeichen (➤ Abb. 8.18 und ➤ Abb. 8.19). Die Leber ist palpatorisch derb und vergrößert, später – bei zunehmender zirrhotischer Schrumpfung – klein.

Häufig besteht gleichzeitig eine durch die portale Hypertension bedingte Splenomegalie. Durch hormonelle Störungen (Testosteron-Verminderung und Östrogen-Vermehrung) kommt es beim Mann zu Potenzstörung, Hodenatrophie und Verlust der männlichen Sekundärbehaarung. Eventuell besteht eine Gynäkomastie. Frauen leiden unter Menstruationsstörungen und sekundärer Amenorrhö.

Klinik der Leberzirrhose

Durch hepatozelluläre Funktionsstörung bedingt:
- Allgemeinsymptome: Abgeschlagenheit, Leistungsminderung, Gewichtsabnahme
- Ikterus
- Leberhautzeichen
- Gynäkomastie, Hodenatrophie
- Foetor hepaticus
- Ödeme als Folge der Hypalbuminämie
- Zeichen der hepatischen Enzephalopathie

Durch portale Hypertension bedingt:
- Druck- oder Völlegefühl im Oberbauch
- Aszites (dann evtl. auch Gewichtszunahme)
- Splenomegalie, evtl. Hypersplenismus mit Thrombozytopenie
- Caput medusae
- Ösophagusvarizenblutung

Komplikationen

Die Komplikationen der Leberzirrhose sind zahlreich und meist schwerwiegend: portale Hypertension mit Ösophagusvarizenblutung, Aszites, spontane bakterielle Peritonitis, hepatische Enzephalopathie und Leberkoma, hepatorenales Syndrom und Leberzellkarzinom. Sie werden im Detail weiter unten behandelt.

Ätiologie

In Mitteleuropa und Nordamerika sind der Alkoholabusus (50 %) und die chronische Virushepatitis (20–25 %) – an erster Stelle die Hepatitis C – die häufigsten Ursachen für eine Leberzirrhose. In Afrika und Asien steht mit bis zu 90 % die chronische Virushepatitis an erster Stelle. Hinzu kommen weitere, seltenere Ursachen.

Ursachen der Leberzirrhose

- Alkoholabusus
- Chronische Virushepatitis (B, C und D)
- Autoimmune chronische Hepatitis
- Medikamenteninduzierte und toxische Leberschäden
- Biliär bedingte Zirrhose:
  - Primär biliäre Zirrhose
  - Gallenwegserkrankungen wie Atresie, Stenose, Caroli-Syndrom (angeborene Stenosen und zystische Erweiterungen der intrahepatischen Gallengänge) und primär sklerosierende Cholangitis
- Stoffwechselerkrankungen (➤ 8.1.9): Morbus Wilson, Hämochromatose, α_1-Antitrypsin-Mangel, Glykogenose Typ IV, Galaktosämie, Tyrosinose, Mukoviszidose
- Kardiovaskuläre Erkrankungen wie Budd-Chiari-Syndrom (posthepatischer Verschluss der Lebervenen), chronische Rechtsherzinsuffizienz, Pericarditis constrictiva
- Selten: tropische Infektionen wie Schistosomiasis und Leberegel; jejunoilealer Bypass (Pathogenese unklar).

Pathologie

Die alkoholische Zirrhose entsteht über die Zwischenstadien Fettleber und Fettleberhepatitis. Endstadium ist die kleinknotige Leberzirrhose (Knoten kleiner als 3 mm).

Die meisten anderen Ursachen der Leberzirrhose – vor allem die chronischen Hepatitiden und schwerste toxische Leberschädigungen – führen zum Bild der „postnekrotischen" Zirrhose mit makronodulären oder gemischtknotigen Regeneraten (von 3–30 mm Größe). Die Zirrhosemorphologie (mikro- versus makronodulär) erlaubt jedoch keinen sicheren Rückschluss auf die Ätiologie!

Diagnostisches Vorgehen

Labor

Es finden sich die Zeichen einer Leberinsuffizienz verminderten Lebersyntheseparametern. Während entzündlicher Schübe kommt es durch Störung der Leberzellintegrität und der Entgiftungsfunktion zum Anstieg der Transaminasen, der γ-GT und in zwei Dritteln der Fälle zu einer Hyperbilirubinämie. Bei stark eingeschränkter Entgiftungsfunktion steigt das endogen gebildete **Ammoniak** im Serum an.

Die weitere Labordiagnostik umfasst immunologische und virologische Parameter sowie Kupfer, Eisen und α_1-Antitrypsin zum Ausschluss angeborener Stoffwechselerkrankungen (➤ 8.1.9).

Typische Laborkonstellation bei Leberinsuffizienz

- **Erniedrigt:**
  - Cholinesterase
  - Vitamin-K-abhängige Gerinnungsfaktoren (II, VII, IX, X) und nicht-Vitamin-K-abhängige Gerinnungsfaktoren (I, V, XII, XIII)
  - Quick-Wert
  - AT III, Protein C, Protein S
  - Albumin
- **Erhöht (im entzündlichen Schub):** GOT, GPT, γ-GT, Bilirubin, NH_3 (Ammoniak)

Sonografie

Das Echomuster ist inhomogen mit abgerundetem Leberrand und unregelmäßiger Leberoberfläche aufgrund von knotigen Veränderungen (➤ Abb. 8.43). Der Lobus caudatus kann vergrößert sein. Die Sonografie ist das ideale Mittel zur Darstellung der Komplikationen Aszites und portale Hypertension mit Splenomegalie. Mithilfe der Duplexsonografie kann der Pfortaderfluss bestimmt und eine Pfortaderthrombose nachgewiesen werden.

Leberbiopsie

Die definitive Diagnose einer Zirrhose wird durch die Leberbiopsie gestellt. Eine histologische Sicherung ist heute bei eindeutigen indirekten Kriterien jedoch nur noch in Ausnahmefällen indiziert, da sich die therapeutischen Konsequenzen vorwiegend an der klinischen Symptomatik orientieren.

Therapie

Allgemeinmaßnahmen

Wichtig ist, Noxen wie Alkohol und hepatotoxische Medikamente zu meiden. Die Ernährung sollte eiweiß- (1 g/kg täglich) und kalorienreich (2.000–3.000 kcal täglich) sein. Eine Ausnahme hiervon ist die dekompensierte Zirrhose mit drohender hepatischer Enzephalopathie, hier ist eine Eiweißreduktion angezeigt. Bei chronischem

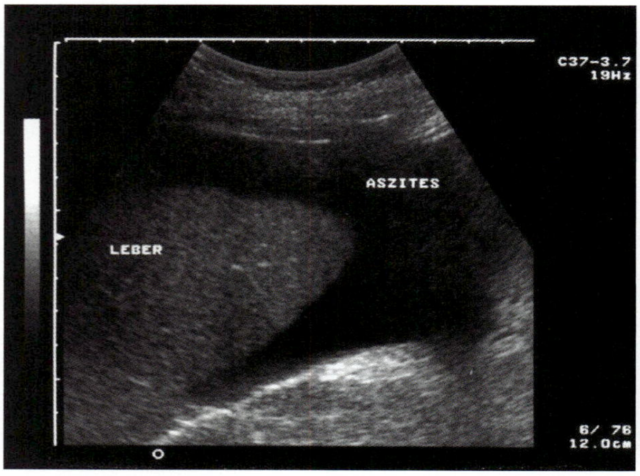

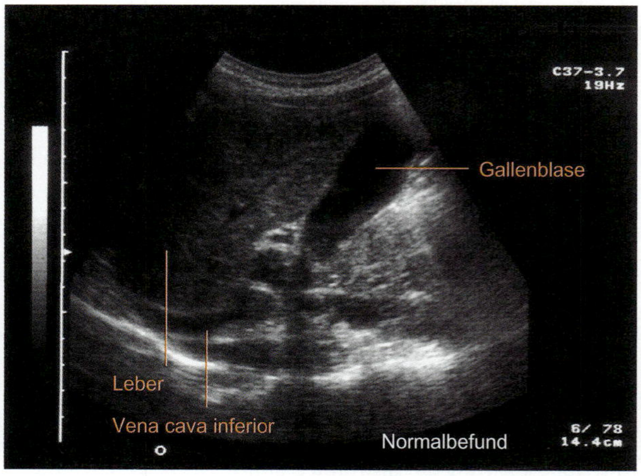

Abb. 8.43 Sonografischer Aspekt einer zirrhotischen und einer normalen Leber [M181]

Alkoholismus wird Folsäure zugeführt, bei Cholestase die fettlöslichen Vitamine.

Spezifische Therapie

Die auslösende Grunderkrankung kann bei nicht zu weit fortgeschrittenem zirrhotischem Umbau (also wenn die Veränderungen noch nicht irreversibel sind) und nach Abwägung der Therapierisiken behandelt werden. Infrage kommen eine immunsuppressive Therapie (bei chronischer Autoimmunhepatitis) sowie der Versuch einer Viruselimination mit Virostatika (bei chronischer Virushepatitis). Bei einer Hämochromatose sollte durch wiederholte Aderlässe der Körpereisenbestand vermindert werden, bei Morbus Wilson wird Kupfer mithilfe des Chelatbildners D-Penicillamin eliminiert. Die Behandlung von Komplikationen ist unten näher beschrieben.

Gegebenenfalls ist eine Lebertransplantation anzustreben. Dazu ist jedoch aufgrund der Wartezeit von mindestens ein bis zwei Jahren bei chronischen Lebererkrankungen eine rechtzeitige Anmeldung notwendig.

Prognose

Zur prognostischen Einschätzung dient der Child-Pugh-Score (➤ Tab. 8.7). Mit seiner Hilfe können dem Patienten stadiengerechte Therapieverfahren, z. B. eine Lebertransplantation (➤ 8.1.12), empfohlen werden.

Tab. 8.7 Child-Pugh-Score zur Prognoseabschätzung bei Leberzirrhose

	1 Punkt	2 Punkte	3 Punkte
Albumin [g/l]	> 35	28–35	< 28
Aszites	Fehlend	Gering	Ausgeprägt
Bilirubin [mg/dl] (µmol/l)	< 2 (≤ 34)	2–3 (34–51)	> 3 (≥ 51)
Quick-Wert	> 70	40–70	< 40
Enzephalopathie	Keine	Leicht	Präkoma, Koma

Child A: 5–6 Punkte, Child B: 7–9 Punkte, Child C: 10–15 Punkte; Letalität nach einem Jahr bei Child A gering, bei Child B 20–40 %, bei Child C 40–60 %

PRAXISBEZUG

Aus Patientensicht: Leberzirrhose

Diskrepant zu der eigentlichen Schwere der Erkrankung klagen Patienten mit Leberzirrhose meist erst im fortgeschrittenen Stadium über Beschwerden wie Mattigkeit oder verminderte Leistungsfähigkeit. So sind es oft erst die akut lebensbedrohlichen **Komplikationen,** die dem Patienten verdeutlichen, unter welch schwerwiegender Erkrankung er leidet. Besonders traumatisch wird die Ösophagusvarizenblutung empfunden.

Psychische Folgen

Die psychischen Folgen sind unterschiedlich:

- Ein **Patient mit Alkoholerkrankung** gesteht sich oft erst dann seine Erkrankung ein, wenn der Zusammenbruch des bisherigen Lebensgefüges droht. Die Diagnose „alkoholbedingte Leberzirrhose", aber vor allem das Er- und Überleben einer der Komplikationen (z. B. Ösophagusvarizenblutung), stürzt den Patienten deshalb oft in eine schwere psychische Krise, welche wegen der objektiv düsteren Aussichten sowie der gleichzeitig bestehenden körperlichen Schwäche und der bisweilen begleitenden ZNS-Funktionsstörungen (hepatische Enzephalopathie) nur schwer zu bestehen ist. Die entstehende Konfrontation kann aber zugleich eine Chance sein, die Tragweite der Alkoholerkrankung zu erkennen, und die Therapiebereitschaft fördern.
- Für einen Patienten, dessen Leberzirrhose durch eine chronische Virushepatitis, eine Autoimmun- oder Stoffwechselerkrankung bedingt ist, steht die Zirrhose meist am Ende einer längeren, deprimierenden Krankheitsgeschichte, welche häufig die Aufgabe des Berufs und lieb gewonnener Hobbys beinhaltet. Er weiß oft, dass er eine eingeschränkte Lebenserwartung hat, und muss sich, besonders wenn es zu Allgemeinbeschwerden oder Komplikationen gekommen ist, mit seinem absehbaren Tod auseinandersetzen. Ist eine Lebertransplantation indiziert, so können das Warten auf ein Spenderorgan und die Sorge im Vorfeld der Operation eine zusätzliche Belastung bedeuten. Nicht gerade verbessert wird die psychische Verfassung dadurch, dass das soziale Umfeld Zirrhotiker häufig als Alkoholiker stigmatisiert.

Sekundärprävention und Aufklärung

Die Leber des Patienten darf keinesfalls weiter geschädigt werden. Entscheidend sind vor allem:

- **Strikte Alkoholabstinenz:** Alkoholabstinenz kann bei alkoholbedingter Zirrhose lebensrettend sein. Die Ärztin muss deshalb bei alkoholkranken Patienten auf eine Suchttherapie hinwirken. Erfolg wird eine Suchttherapie allerdings erst dann haben, wenn der Patient selbst „trocken" werden will.
- **Vermeidung lebertoxischer Medikamente:** Die Auswahl der Medikamente ist zunächst Sache der Ärztin, aber auch der Patient muss wissen, dass er nicht eigenmächtig frei verkäufliche Medikamente, wie z. B. Paracetamol, einnehmen darf.
- **Kenntnis möglicher Komplikationen:** Der Patient muss wissen, welche Komplikationen auftreten können, wie er ihnen möglichst vorbeugen kann und was im „Ernstfall" zu tun ist. Dazu gehört unter anderem:
  - Achten auf Blutungen und Schutz vor Verletzungen wegen der oft begleitenden Gerinnungsstörungen
  - Aufgrund der erhöhten Infektionsgefahr bei reduziertem Allgemeinzustand Beachtung von Warnzeichen einer Infektion und deren Meldung an die Ärztin
- **Ernährung:** Es wird eiweiß- und kalorienreiche Kost empfohlen (außer bei dekompensierter Zirrhose).

Psychische Unterstützung

Wie viel Unterstützung der Patient braucht, hängt von vielen Faktoren ab, unter anderem:

- Fähigkeit, mit Belastungen umzugehen (hierzu gehört auch die „Schuldfrage", die vor allem bei Alkoholikern oft von der Umwelt, aber auch vom Patienten selbst aufgeworfen wird)
- Einbindung in das soziale Umfeld
- Stadium und Dauer der Erkrankung

Wichtig ist, dem Patienten die Möglichkeit zu geben, über seine Gefühle zu sprechen. Er sollte Gelegenheit haben, seine Ängste vor dem Tod, Schuldgefühle (wegen des Alkoholkonsums) und Selbstmitleid zu formulieren und auch die verzweifelte Frage nach einem (neuen) Sinn in seinem Leben zu stellen. Patienten mit Alkoholerkrankung sind, besonders wenn ihr soziales Umfeld gerade zusammengebrochen ist, suizidgefährdet.

Auch sollte mit dem Patienten besprochen werden, ob evtl. weitere Hilfestellungen notwendig sind, zum Beispiel Suchttherapie oder Selbsthilfegruppen für alkoholkranke Patienten (➤ 14), Psychotherapie, Seelsorger.

Aszites

Die Aszitesbildung bei Leberzirrhose ist auf mehrere, sich ergänzende und potenzierende Faktoren zurückzuführen: Der vermehrte intrahepatische Durchflusswiderstand der zerstörten Leber resultiert in portaler Hypertension, die wiederum zur Dilatation der Venen im Splanchnikus-Stromgebiet mit venösem Pooling des Bluts führt. Dieses „versackte“ Blut hat die Aktivierung vasokonstriktorischer und antinatriuretischer Mechanismen auf arterieller Seite zur Folge. Es kommt zu Salz- und Wasserretention durch sekundären Hyperaldosteronismus, verminderter Ausscheidung von freiem Wasser mit Verdünnungshyponatriämie und intrarenaler Vasokonstriktion. Letztere kann in ein hepatorenales Syndrom mit Nierenversagen münden. Die Volumenexpansion durch die Salz- und Wasserretention sowie der erhöhte intrakapilläre Druck überfordern die Kapazität des interstitiellen Lymphabtransportes im Splanchnikusgebiet, verstärkt noch durch die Hypalbuminämie infolge der verminderten Syntheseleistung der Leber. Aszites ist die Folge (➤ Abb. 8.44).

Die Hälfte aller Patienten entwickelt innerhalb von zehn Jahren nach der Diagnosestellung einer Zirrhose Aszites. Dies ist ein prognostisch schlechtes Zeichen; nur 30–40 % dieser Patienten überleben die nächsten fünf Jahre.

Klinik

Die Patienten bemerken eine Zunahme des Bauchumfangs sowie zunächst einen ausgeprägten Meteorismus („vor dem Regen kommt der Wind“). Klinisch lassen sich Aszitesmengen ab 500 ml nachweisen. Massiver Aszites führt über einen Zwerchfellhochstand zur Behinderung der Atmung und zur Refluxösophagitis. Eventuell entwickeln sich aufgrund des erhöhten intraabdominalen Drucks Bauchwand-, Leisten- und Zwerchfellhernien. Bei Spannungsaszites (gespannte Bauchhaut bei massivem Aszites) treten oft Schmerzen hinzu.

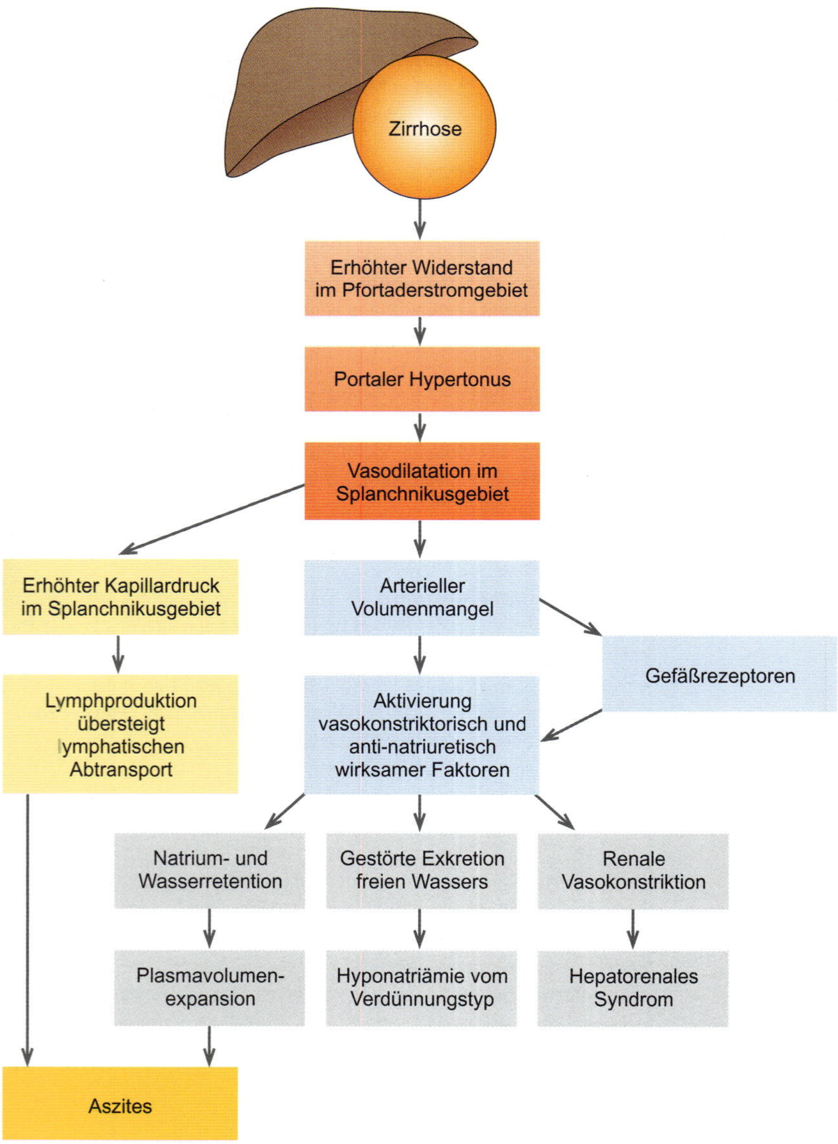

Abb. 8.44 Pathogenese von Aszites, Verdünnungshyponatriämie und hepatorenalem Syndrom bei Leberzirrhose [L141]

Diagnostisches Vorgehen

Die Sonografie ist die beste Untersuchungsmethode zum Nachweis eines Aszites (nachweisbar ab 100 ml, typischerweise im Morrison-Pouch zwischen Leber und rechter Niere). Ätiologisch unklarer Aszites muss immer punktiert werden. Hierzu wird der rechte oder linke Unterbauch unter sonografischer Kontrolle mit einer dünnen Kanüle punktiert, und 20–30 ml Aszitesflüssigkeit werden abgesaugt und wie in ➤ 8.1.3 besprochen analysiert. Auch im Computertomogramm stellt sich Aszites eindeutig dar (➤ Abb. 8.45).

Therapie

Bei geringem Aszites (Gewichtszunahme bis ca. 3 kg) genügen Kochsalz- und Flüssigkeitsrestriktion. Je nach körperlicher Verfassung ist überwiegende Bettruhe sinnvoll. Wichtig sind das tägliche Wiegen sowie eine sorgfältige Bilanzierung der Flüssigkeitsein- und -ausfuhr, um den Therapieerfolg zu kontrollieren.

In ausgeprägteren Fällen (Gewichtszunahme um mehr als 3 kg) werden zusätzlich Diuretika gegeben. Das Therapieziel liegt bei einem Gewichtsverlust von 1 kg täglich bei Aszites mit peripheren Ödemen, bei alleinigem Aszites bei 0,5 kg täglich.

Zu rasches Ausschwemmen birgt die Gefahr, dass sich die hepatische Enzephalopathie bis hin zum Leberkoma verschlechtert, sich Elektrolytstörungen (z. B. Hyponatriämie und Hypokaliämie) einstellen und sich ein hepatorenales Syndrom entwickelt.

Bei ausgeprägtem Spannungsaszites mit Bauchschmerzen und/oder erschwerter Atmung bei hochstehenden Zwerchfellen bzw. bei therapierefraktärem Aszites (in etwa 10 % der Fälle) ist eine therapeutische Aszitespunktion (Parazentese) indiziert.

Aszites-Management

Geringer Aszites
- **Kochsalzrestriktion** auf 3–6 g täglich
- **Flüssigkeitsrestriktion** auf einen Liter täglich
- ggf. Bettruhe

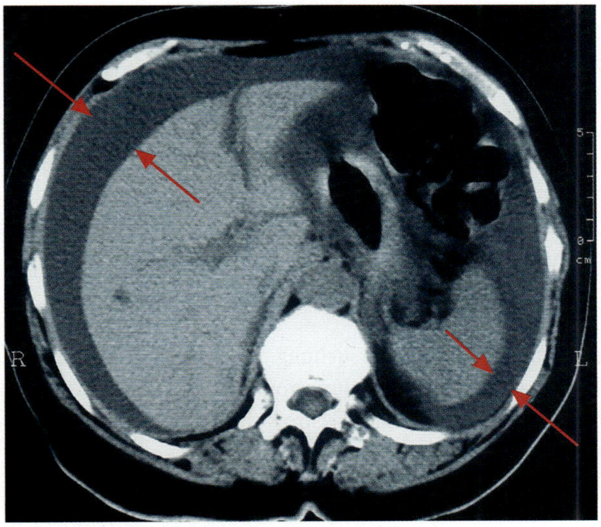

Abb. 8.45 Aszites im CT [B159]

Ausgeprägter Aszites
Zusätzlich:
- Aldosteron-Antagonisten (Spironolacton 100–200–400 mg täglich), ggf. kombiniert mit Furosemid 20–80–160 mg täglich; wegen der gleichzeitig bestehenden portalen Gastropathie (➤ 8.1.2) bevorzugt parenterale Applikation
- Sorgfältige **Ein- und Ausfuhr-Bilanz,** täglich **wiegen**
- Ggf. zusätzlich ein Thiazid-Diuretikum, z. B. Xipamid
- Mindestens zweimal wöchentlich die **Natriumausscheidung** im 24-h-Urin kontrollieren (bei Rückgang der Natriumausscheidung auf < 10 mmol/l Gefahr eines hepatorenalen Syndroms)
- **Elektrolyte im Serum** zweimal wöchentlich kontrollieren

Ziel: 1 kg Gewichtsverlust täglich bei Aszites mit peripheren Ödemen, bei alleinigem Aszites nicht mehr als 0,5 kg täglich.

Diuretikarefraktärer Aszites
Ein Aszites wird als diuretikarefraktär bezeichnet, wenn durch maximale i. v. Diuretikagabe (Spironolacton 400 mg täglich und Furosemid 160 mg täglich) keine ausreichende Mobilisierung des Aszites gelingt oder wenn die Diuretika wegen Nebenwirkungen abgesetzt werden müssen und es darunter zu einer Zunahme des Aszites kommt (Vorkommen bei ca. 10 % der Patienten). Vorgehen bei diuretikarefraktärem Aszites:
- **Diagnostische Aszitespunktion.** Diese dient zum Ausschluss einer spontanen bakteriellen Peritonitis.
- **Tägliche Aszitespunktion** von 4–6 Liter. Um einem Volumenmangel und einem hepatorenalen Syndrom vorzubeugen, wird kochsalzarmes Albumin in einer Dosis von 6–8 g/l Punktat gegen Ende der Punktion intravenös infundiert. Zusätzlich wird dadurch das „Nachlaufen" des Aszites reduziert.
- **TIPS** (**t**ransjugulärer **i**ntrahepatischer **p**ortosystemischer **S**hunt): radiologisch platzierter Stent zwischen Lebervenen und Pfortaderästen. In Kombination mit Diuretika gelingt es bei zwei Dritteln der Patienten, den Aszites zu beseitigen. Mögliche Komplikationen sind ein Stent-Verschluss und das Auftreten bzw. die Verschlechterung einer hepatischen Enzephalopathie
- Anlage eines **peritoneovenösen Shunts** nach LeVeen oder **operative portokavale Anastomose:** Diese Verfahren sind aufgrund der häufig auftretenden Komplikationen wie Infektion oder Verschlechterung einer hepatischen Enzephalopathie heute nicht mehr indiziert.

Spannungsaszites
Therapeutische Punktion von bis zu 6 l Aszites. Falls mehr als 5 l abgelassen werden, sollte mit kochsalzarmer Albuminlösung substituiert werden.

Spontane bakterielle Peritonitis

Im Rahmen eines Aszites kann es durch Penetration von Darmbakterien durch die Darmwand zu einer bakteriellen Peritonitis kommen, ohne dass eine Hohlorganperforation vorliegt. Betroffen sind bis zu 10 % der Patienten mit Aszites bei Leberzirrhose. Auslösend sind meist gramnegative Erreger, z. B. *E. coli, Proteus* oder Klebsiellen, seltener – vor allem nach vorangegangenen Aszitespunktionen – grampositive Keime wie Staphylokokken oder Streptokokken. In etwa 10 % werden Anaerobier nachgewiesen.

MERKE
Auch ein therapierefraktärer Aszites sollte an eine spontane bakterielle Peritonitis denken lassen.

- **Klinisch** finden sich abdominale Schmerzen, Fieber, verminderte Darmgeräusche und mitunter eine Nierenfunktionsverschlechterung.
- **Pathogenetisch** liegt zum einen eine bakterielle Fehlbesiedlung des Dünndarms bei Patienten mit Aszites vor, in deren Rahmen es häufig zu einer bakteriellen Translokation der Bakterien in die mesenterialen Lymphknoten kommt. Zum anderen ist die lokale Abwehr gestört, sodass über eine Bakteriämie und über Lymphgefäße Bakterien in den Aszites gelangen.
- **Diagnostisch** entscheidend sind der Nachweis von neutrophilen Granulozyten (> 250/ml) und der mikrobiologische Nachweis von Bakterien im Aszitespunktat (Punktat sofort in Blutkulturflaschen umfüllen, positiv in zwei Dritteln der Fälle mit bakteriellem Aszites).
- **Therapie:** Initial wird ungezielt mit Cephalosporinen (z. B. Ceftriaxon i. v.) und zusätzlich meist einer anaerobierwirksamen Substanz (z. B. Metronidazol i. v.) behandelt, später nach Antibiogramm. Häufig kommt es jedoch zum Rezidiv (70 % innerhalb eines Jahres), weshalb bei Risikopatienten gegebenenfalls eine prophylaktische Therapie mit einem Gyrasehemmer (per os) indiziert ist. Die Prognose von Patienten mit durchgemachter spontaner bakterieller Peritonitis ist schlecht (Einjahresüberlebensrate 14 %).

Portale Hypertension

Allgemeine Grundlagen und Pathogenese ➤ 8.1.2.

Die portale Hypertension tritt im Spätstadium der Zirrhose auf und ist durch ihre Folgen (v. a. Ösophagusvarizenblutungen) prognostisch bedeutsam. Mindestens die Hälfte der Patienten mit Leberzirrhose entwickeln gastroösophageale Varizen. Ein Drittel dieser Patienten erleidet eine gastrointestinale Blutung. Die Letalität der ersten Blutung beträgt 30 %. Ohne Rezidivprophylaxe kommt es bei zwei Drittel der Patienten im ersten Jahr zu einer Rezidivblutung.

Klinik

Die Patienten klagen über unspezifische Beschwerden mit Druckgefühl im Oberbauch und Meteorismus. Klinische Erstmanifestation können entweder die Ausbildung von Aszites oder eine Ösophagusvarizenblutung sein. Neben den Zeichen der vorliegenden Grunderkrankung (z. B. Leberhautzeichen bei Leberzirrhose) findet sich in mehr als der Hälfte der Fälle eine tastbare Splenomegalie.

Komplikationen

Die für den Patienten lebensentscheidende Komplikation ist die obere gastrointestinale Blutung. Bei Leberzirrhose ist diese meistens auf eine Ösophagusvarizenblutung zurückzuführen, aber:

- In 20 % bestehen blutende Magenfundusvarizen.
- Bei 20 % besteht eine portale hypertensive Gastropathie.
- Zudem finden sich Ulzera sowie erosive Gastritiden als Blutungsquelle.
- Weiterhin kommt ein Mallory-Weiss-Syndrom (➤ 7.3.9) in Betracht. Hier handelt es sich um Längsrisse der Schleimhaut am gastroösophagealen Übergang durch rezidivierendes Erbrechen.

Zur endoskopischen Therapie der Blutungen ➤ 7.7.5.

Gastrointestinale Komplikationen der Leberzirrhose

Stadien der Ösophagusvarizen
- **Stadium I:** Venenektasien, die nach Luftinsufflation verstreichen
- **Stadium II:** einzelne ins Lumen vorgewölbte Varizenstränge, die nach Luftinsufflation verbleiben
- **Stadium III:** deutliche Lumeneinengung des Ösophagus durch vorgewölbte Varizenstränge, evtl. *„red spots"* als Zeichen einer Epithelausdünnung
- **Stadium IV:** Ösophaguslumen durch Varizenstränge verlegt; deutliche Ausdünnung des Epithels, z. T. Erosionen

Einteilung der Magenvarizen
- **Gastroösophageale Varizen:**
  - **Typ I:** an der kleinen Kurvatur über die Kardia hinausziehende Varizen
  - **Typ II:** an der großen Kurvatur über die Kardia hinausziehende Varizen
- **Gastrale Varizen:**
  - **Typ I:** isolierte Fundusvarizen
  - **Typ II:** Varizen in anderen Magenabschnitten
- **Einteilung der portalen Gastropathie:**
  - **Grad 1:** oberflächliche gefelderte Schleimhaut
  - **Grad 2:** multiple diffuse Schleimhauteinblutungen, *„red cherry spots"*

Diagnostisches Vorgehen

Labor

Spezifische Laborbefunde außer denen der Grunderkrankung existieren nicht. Eventuell können im Rahmen eines Hyperspleniesyndroms eine Anämie, Leukopenie und Thrombozytopenie auftreten (➤ 3.5.1).

Sonografie

Mithilfe der Duplexsonografie ist es möglich, die Fließrichtung und Flussgeschwindigkeit in der Pfortader zu bestimmen. Insbesondere Untersuchungen nach einer Reizmahlzeit korrelieren mit dem Ausmaß der portalen Hypertension: Normalerweise kommt es zum deutlichen Anstieg des Blutflusses in der V. portae; bei Pfortaderhochdruck ist der Anstieg nur minimal oder fehlt gänzlich.

Gastroskopie

Eine endoskopische Untersuchung des oberen Gastrointestinaltrakts ist obligat zur Beurteilung von Ösophagusvarizen sowie von Fundusvarizen und portaler Gastropathie, deren Ausprägung prognostisch wichtig ist.

Therapie

Medikamentös

Durch **Vasokonstriktion** im Splanchnikusgebiet senken nichtkardioselektive Betablocker (z. B. Propranolol oder Carvedilol) den Pfortaderdruck um 20–40 % und dienen damit der Primär- und Sekundärprophylaxe von Ösophagusvarizenblutungen. Nitrate (Isosorbitmononitrat) und möglicherweise auch Spironolacton können ebenfalls den portalen Druck senken.

Bei einer akuten Blutung kann durch die Gabe von Terlipressin, einem vasokonstriktorisch wirksamen Vasopressin-Abkömmling, die Splanchnikusdurchblutung vermindert werden, der Pfortaderdruck gesenkt und dadurch die Blutung gestillt werden. Auch Somatostatin bzw. sein länger wirksames Analogon Octreotid sind wirksam (vgl. ➤ 7.7.5).

Ligatur und Sklerosierung

Nach der ersten Ösophagusvarizenblutung sollte eine **Gummibandligatur** angelegt werden. Unter Umständen kommt auch eine primär prophylaktische – d. h. vor der ersten Blutung durchgeführte – interventionelle Therapie infrage. Zusätzlich können die Varizenstränge sklerosiert werden ➤ (7.7.5).

Ballontamponade

Bei akuter Blutung, die sich endoskopisch nicht beherrschen lässt, ist das Einführen einer **Senkstaken-Blakemore-Sonde** (Doppelballonsonde) oder einer **Linton-Nachlas-Sonde** (Einballonsonde) möglich (➤ Abb. 7.79).

TIPS

Beim **transjugulären intrahepatischen portosystemischen Shunt** (TIPS) wird unter radiologischer Kontrolle eine Verbindung zwischen hepatischen und portalen Venen geschaffen, um die portale Hypertension zu reduzieren. Indikationen sind portale Hypertension, therapierefraktärer Aszites und hepatorenales Syndrom. Oft verschlechtert sich anschließend vorübergehend die Leberfunktion. Die perioperative Komplikationsrate beträgt 1,5 %. In 20–25 % der Fälle kommt es zu einer Verschlechterung der hepatischen Enzephalopathie. Kontraindikationen sind ein Stadium Child C, Bilirubin > 5 mg/dl, hepatozelluläres Karzinom, Enzephalopathie (> Stadium 1), Herzinsuffizienz sowie Pfortaderthrombose.

Operativ

Operative Maßnahmen sind Shunt-Operationen mit Anlage eines portokavalen, mesokavalen oder splenorenalen Shunts werden heute aufgrund der hohen Komplikationsrate kaum noch durchgeführt. Einzige **kurative** Therapie der portalen Hypertension ist die **Lebertransplantation**.

Hepatische Enzephalopathie und Leberkoma

Bei fehlender Entgiftungsleistung der Leber entwickelt sich ein komplexes neuropsychiatrisches Syndrom mit Bewusstseins- und Verhaltensstörungen, Flapping Tremor und verschiedenen anderen neurologischen Symptomen. Es kann zum einen im Rahmen des akuten Leberversagens auftreten, zum anderen Zeichen der Dekompensation einer vorbestehenden chronischen Lebererkrankung mit Zirrhose sein. Aufgrund der funktionellen Genese ist die Enzephalopathie potenziell reversibel. Diskrete neurologische Manifestationen mit eingeschlossen, sind 30–70 % der Leberzirrhotiker von einer hepatischen Enzephalopathie betroffen.

Klinik

Bei der hepatischen Enzephalopathie kommt es durch die im ➤ Kasten „Wichtige Auslöser" zusammengefassten Faktoren zu zunehmenden neurologischen Auffälligkeiten (Stadien ➤ Abb. 8.46). Diese betreffen das Bewusstseinsniveau (Apathie, Desorientierung bis hin zum Koma), die „höheren" ZNS-Funktionen (intellektuelle Einbußen, Persönlichkeitsstörungen, Demenz) und auch neuromuskuläre Funktionen (Flapping Tremor, Hyperreflexie, Myoklonus). Selten treten ein Parkinson-ähnliches Bild sowie Paraparesen auf.

- Im Anfangsstadium typisch ist die sog. **konstruktive Apraxie,** bei der die Nachzeichnung einfacher Diagramme (z. B. Haus mit Dach) nicht mehr gelingt (➤ Abb. 8.47).
- Ein weiteres typisches Merkmal ist der sog. **Flapping Tremor** (Asterixis), ein grobschlägiges Zittern der Hände.
- Typisch ist auch das Auftreten einer Störung der **Tag-Nacht-Rhythmik.**

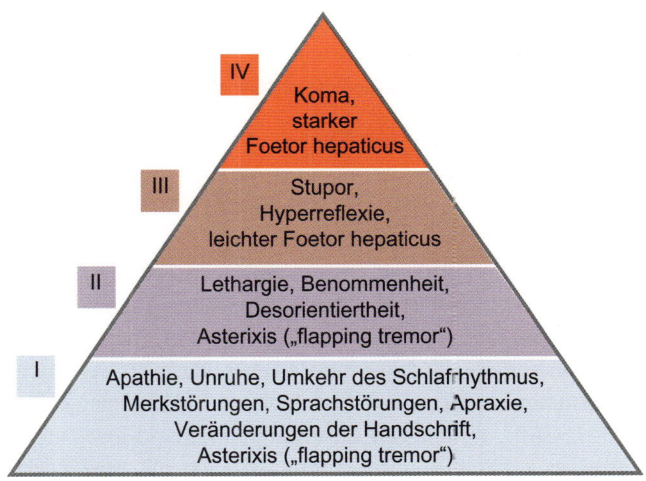

Abb. 8.46 Stadien der hepatischen Enzephalopathie [L157]

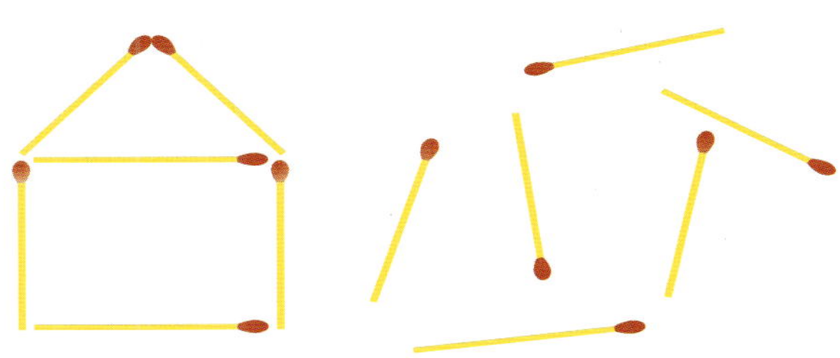

Abb. 8.47 Streichholz-Test bei hepatischer Enzephalopathie. Der Patient leidet unter konstruktiver Apraxie und kann einfache Formen nicht nachlegen. [L141]

8

Bei raschem Entstehen – vor allem im Rahmen eines akuten Leberversagens – kann ein manifestes Hirnödem mit Koma und Zeichen des erhöhten Hirndrucks im Vordergrund stehen (Kopfschmerzen, Hypertonie, Erbrechen, Augenmuskellähmungen, Mydriasis mit erloschener Lichtreaktion).

Ätiologie und Einteilung

Grundsätzlich kann eine hepatische Enzephalopathie auf drei Wegen entstehen:

- Bei akutem Leberversagen (**Typ A;** ➤ 8.1.2)
- Bei portosystemischem Shunt **(Typ B)** unabhängig von einer Lebererkrankung
- Bei Leberzirrhose **(Typ C)**

Bei der Leberzirrhose steht die chronisch verminderte Entgiftungsleistung der Leber im Vordergrund. Sie führt zu einem chronischen Verlauf der Enzephalopathie, typischerweise mit episodenhaften Dekompensationen. Auslöser akuter Verschlechterungen sind häufig gastrointestinale Blutungen (z. B. aus Ösophagusvarizen), eiweißreiche Ernährung, Elektrolytstörungen (z. B. Hyponatriämie), Medikamente wie z. B. Diuretika und Sedativa, großvolumige Aszitespunktion, Infektionen, Obstipation, Minderperfusion der Leber bei Schock, Operation, Diarrhö und Erbrechen.

Wichtige Auslöser einer hepatischen Enzephalopathie

- Gastrointestinale Blutungen: typischer Auslöser, da das eiweißreiche Blut von Darmbakterien abgebaut wird und die Aminosäuren als Quelle des NH_3 resorbiert werden
- Eiweißexzess („Steak mit Milch")
- Obstipation: vermehrte enterale Resorption von Bakterienprodukten
- Infektion oder Sepsis
- Diuretika (z. B. bei Aszites) und Sedativa.

Pathogenese

Die hepatische Enzephalopathie ist multifaktoriell bedingt (➤ Abb. 8.48). Im Wesentlichen ist sie auf eine Anreicherung von neurotoxischen Substanzen zurückzuführen, die aus dem Darm aufgenommen und normalerweise durch die intakte Leber eliminiert werden, vor allem Ammoniak, Mercaptan, Fettsäuren und γ-Aminobuttersäure (GABA). GABA fördert den Einstrom von Chlorid-Ionen in das Neuron, es kommt zu einer Hyperpolarisation mit verminderter Erregbarkeit, die sich klinisch als Angstdämpfung, Sedierung und Schlaf äußert.

Das Ammoniak wird im ZNS zu Glutamin abgebaut. Dieses reichert sich in den Gliazellen an und führt bei Überschreiten eines Grenzwertes zu einer Zellschwellung. Bei chronischer Lebererkrankung mit langsamem Ammoniak- bzw. Glutaminanstieg kann die Zelle osmotische Kompensationsmechanismen in Gang setzen und die Zellschwellung und das nachfolgende Hirnödem begrenzen. Beim akuten Leberversagen mit entsprechend raschem Entstehen kommt es zu manifestem Hirndruck.

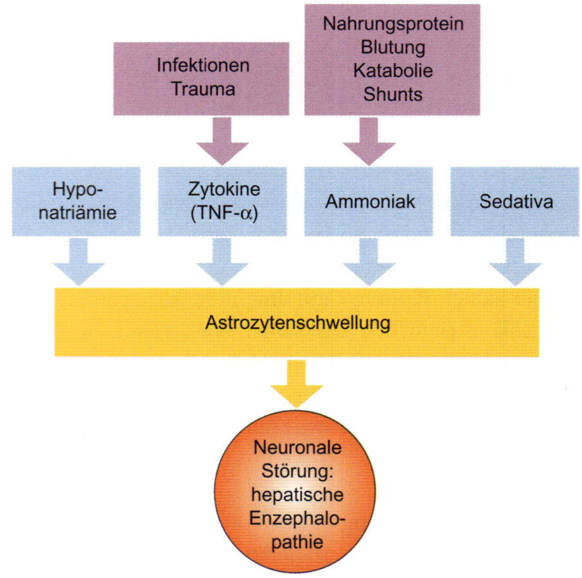

Abb. 8.48 Pathogenese der hepatischen Enzephalopathie (HE) bei chronischen Lebererkrankungen. Verschiedene Faktoren führen zu einer leichtgradigen chronischen Astrogliaschwellung, die sekundär die neuronale Funktion beeinträchtigt. [L141]

Diagnostisches Vorgehen

Die Diagnose der hepatischen Enzephalopathie beruht auf der neuropsychiatrischen Klinik und den Zeichen einer Leberinsuffizienz (➤ 8.1.4).

Labor

Analog zur Leberzirrhose finden sich eine Störung der Leberzellintegrität, Cholestasezeichen, eine Verminderung der Syntheseparameter und eine Erhöhung von Ammoniak und Bilirubin.

Die weitere Labordiagnostik erfolgt je nach Grunderkrankung und begleitender Komplikation: Blutbild und Gerinnungsstatus bei gastrointestinaler Blutung; Elektrolyte und Kreatinin bei Oligo- oder Anurie; Blutzucker, BGA und Laktat bei Koma und Schock.

Weitere Untersuchungen

Sonografisch finden sich Zeichen der Leberzirrhose oder der malignen Leberinfiltration und ggf. Zeichen einer portalen Hypertension. Das EEG zeigt eine diffuse Hirnleistungsstörung. Die Anreicherung von Glutamin lässt sich durch eine Protonen-MRT-Spektrografie nachweisen (nur von wissenschaftlichem Interesse).

Differenzialdiagnose

Die Differenzialdiagnose der hepatischen Enzephalopathie ist insofern wichtig, als die meisten in Betracht kommenden Krankheiten ebenfalls im Rahmen von Lebererkrankungen und dort gerade bei Alkoholikern vorkommen! Sie umfasst insbesondere:

- Hypoglykämie
- Subdurales Hämatom

- Wernicke-Enzephalopathie (➤ 15.2.4)
- Drogen- oder Medikamentenintoxikation
- Meningoenzephalitis

Therapie

Die Therapie stützt sich auf die Behandlung der auslösenden Faktoren und die Verminderung des Anfalls toxischer Eiweißabbauprodukte. Zusammengefasst sind die Therapieprinzipien:

- **Beseitigung auslösender Faktoren:** Insbesondere gastrointestinale Blutungen und Infektionen (z. B. spontane bakterielle Peritonitis) müssen erkannt und effektiv therapiert werden. Diuretika, Sedativa und Tranquilizer sollten abgesetzt werden. Ein Kaliummangel muss ausgeglichen werden. Auch die Korrektur eines Zinkmangels kann eine hepatische Enzephalopathie bessern. Eine metabolische Alkalose regelt den Harnstoffzyklus hoch, sollte also belassen werden. Eine metabolische Azidose dagegen wird ausgeglichen.
- **Darmreinigung:** Die wesentliche Quelle toxischer Metaboliten wie Ammoniak ist Eiweiß aus der Nahrung oder aus gastrointestinalem Blut, das im Kolon durch Bakterien gespalten wird. Daher ist die Darmreinigung durch laxierende Maßnahmen das wichtigste Therapieprinzip der hepatischen Enzephalopathie. Wenn auch nicht in plazebokontrollierten Studien getestet, so wird doch in der täglichen Praxis meist **Laktulose** als Laxans eingesetzt (➤ Pharma-Box). Neben der abführenden Wirkung verschiebt es den intestinalen pH, sodass die Aktivität proteolytisch aktiver Bakterien reduziert wird. Laktulose wird so dosiert, dass der Patient zwei weiche Stühle pro Tag hat.
- **Darmsterilisation:** Durch orale Gabe **nichtresorbierbarer Antibiotika** (Neomycin, Paromycin) kann die Darmflora reduziert und damit ebenfalls die proteolytische Aktivität im Darm reduziert werden. Es ist jedoch nur eine kurzfristige Gabe über wenige Tage indiziert, da mit einer Resorption von 2–3 % der applizierten Antibiotika-Menge zu rechnen ist. Langfristig kann die hepatische Enzephalopathie durch Gabe von Rifaximin p. o. reduziert werden.
- **Eiweißrestriktion, verzweigtkettige Aminosäuren:** Das Nahrungseiweiß sollte auf 1 g/kg Körpergewicht reduziert werden. Bei schweren Verläufen kann initial für drei Tage auf 20–30 g Gesamteiweiß täglich reduziert werden. Die orale Zufuhr **verzweigtkettiger Aminosäuren** (Leucin, Isoleucin, Valin) hemmt den Proteinabbau und fördert bei Patienten mit chronischer hepatischer Enzephalopathie eine positive Stickstoffbilanz.
- **L-Ornithin-L-Aspartat:** Ornithin fördert als Substrat den Ammoniak-Abbau über den Harnstoffzyklus. Aspartat verbessert den Ammoniak-Abbau durch Bereitstellung von Substrat für die Glutaminsynthese in der Leber. Die i. v. Gabe beider Substanzen senkt die Ammoniakspiegel und kann eine akute hepatische Enzephalopathie bessern.
- **Spurenelemente und Vitamine:** Viele Leberzirrhotiker haben einen Zinkmangel. Die Substitution von **Zink** kann einen positiven Effekt bei der hepatischen Enzephalopathie zeigen. Auch Vitamine, insbesondere **Thiamin** (Vitamin B_1), sollten substituiert werden.
- **Lebertransplantation:** Wenn alle anderen therapeutischen Maßnahmen versagen, ist bei geeigneten Patienten eine Lebertransplantation zu erwägen.

Pharma-Box: Laktulose

Wirkstoff

Laktulose = Disaccharid aus 4β-d-Galactosid-d-Fruktose

Wirkungsmechanismus und Eigenschaften

- Laktulose wird nicht resorbiert und gelangt deshalb unverändert in den Dickdarm, wo sie von Darmbakterien zu Milch- und Essigsäure abgebaut wird. Hierdurch wird die Darmtätigkeit angeregt und vermehrt Wasser im Darmlumen zurückgehalten: laxierende Wirkung.
- Laktulose hemmt die bakterielle Urease und damit die Ammoniak-Bildung im Darm.
- Laktulose erniedrigt den pH-Wert des Darms: Verringerung der Reabsorption von Ammoniak aus dem Kolon durch erhöhte Ionisierung zu NH_4^+.

Indikationen

- Bei schweren Leberfunktionsstörungen zur Vermeidung einer hepatischen Enzephalopathie
- Chronische Obstipation
- Sanierungsversuch bei Dauerausscheidern von Salmonellen

Nebenwirkungen

Diarrhö, Meteorismus, Flatulenz, abdominale Krämpfe (selten), Pneumatosis coli (sehr selten).

Kontraindikationen

Galaktose-Intoleranz, Ileus.

Weitere Therapiemöglichkeiten

- Ein möglicherweise bestehendes Hirnödem muss bei normaler Nierenfunktion mit Volumenentzug durch Osmodiuretika, z. B. Mannit, bei eingeschränkter Nierenfunktion dagegen durch Hämofiltration behandelt werden.
- Hepatotoxische Medikamente sowie ZNS-unterdrückende Medikamente (etwa Benzodiazepine) sind strikt zu meiden.
- Kurzfristig kann die wiederholte Gabe des Benzodiazepin-Antagonisten Flumazenil hilfreich sein.
- Da die Patienten Stressulzera entwickeln können, muss eine Ulkusprophylaxe, z. B. mit Pantoprazol, durchgeführt werden.
- Bei Therapieversagen kommt als kausale Therapie nur eine Lebertransplantation infrage.

Hepatorenales Syndrom

Beim hepatorenalen Syndrom handelt es sich um eine Form des hämodynamisch bedingten funktionellen Nierenversagens, das als schwerwiegende Komplikation mit hoher Letalität bei fortgeschrittener Lebererkrankung auftritt. Das mediane Überleben ohne Therapie bei schwerem Verlauf (Typ I) beträgt weniger als einen Monat. Fast immer besteht gleichzeitig ein Aszites.

Pathogenese

Zugrunde liegt eine schwerwiegende **renale Vasokonstriktion** mit relativer Ischämie der Nierenrinde und verminderter glomerulärer Filtration bei gleichzeitiger peripherer und **splanchnischer Vasodilatation.** Die tubuläre Funktion ist typischerweise nur gering beeinträchtigt. Der Pathomechanismus der renalen Vasokonstriktion ist multifaktoriell und im Detail noch immer unklar; eine Störung im Renin-Angiotensin-System, im renalen Prostaglandin-System oder eine Endotoxinämie werden diskutiert. Die Nieren weisen typischerweise keine histologischen Veränderungen auf, und die Nierenfunktion kehrt nach erfolgreicher Therapie des Leberversagens (etwa durch Lebertransplantation) wieder in den Normalbereich zurück.

MERKE

Mögliche Auslöser sind eine zu rigorose Therapie eines Aszites mit Diuretika, eine therapeutische Aszitespunktion (Abzug größerer Volumina), eine spontane bakterielle Peritonitis bzw. Sepsis oder gastrointestinale Blutungen.

Klinik

Es gibt zwei **Verlaufsformen** des hepatorenalen Syndroms. Bei der **akuten, schweren Form (Typ I)** kommt es, z. B. ausgelöst durch eine spontane bakterielle Peritonitis, rasch zu einer Oligoanurie mit Verdopplung des Kreatinins auf Werte > 2,5 mg/dl in weniger als zwei Wochen. Fast immer bestehen ein therapierefraktärer Aszites und eine arterielle Hypotonie bei vermindertem Intravasalvolumen trotz Hypervolämie. Zu den Zeichen der Überwässerung kommt später die Urämie.

Bei der **schleichenden, chronischen Form (Typ II)** des hepatorenalen Syndroms besteht eine stabile Einschränkung oder nur langsame Verschlechterung der Nierenfunktion.

Diagnostisches Vorgehen

Diagnostische Kriterien des hepatorenalen Syndroms

(Internationaler Ascites Club 2015)

1. Leberzirrhose mit Aszites
2. Serumkreatinin > 1,5 mg/dl oder GFR < 40 m/min
3. Keine Verbesserung des Serumkreatinins nach zwei Tagen trotz Absetzen von Diuretika und Gabe von Albumin (1 g/kg KG pro Tag, maximal 100 g/d)
4. Kein vorliegender Kreislaufschock
5. Keine aktuelle oder kurz zurückliegende Therapie mit nephrotoxischen Medikamenten
6. Kein Hinweis auf parenchymatöse Nierenerkrankung (keine Proteinurie > 500 mg/24 h, keine Mikrohämaturie)
7. Kein auffälliger Nierensonografiebefund

Differenzialdiagnostisch muss ein akutes zirkulatorisches, medikamententoxisches oder septisches Nierenversagen ausgeschlossen werden. Für ein hepatorenales Syndrom spricht, wenn sich nach Absetzen evtl. Diuretika und nach Volumengabe keine anhaltende Verbesserung der Nierenfunktion zeigt. Die Urinuntersuchung zeigt höchstens eine geringgradige Proteinurie und kein auffälliges Sediment. Der Ultraschallbefund der Nieren ist unauffällig. Typisch sind eine **Verdünnungshyponatriämie** (Früh- und Warnsymptom!) sowie eine Natriumausscheidung im Urin von weniger als 10 mmol/l und eine Urinosmolalität von mehr als 500 mosmol/l. Wegen der erhaltenen Tubulusfunktion ist die Natriumrückresorption beim hepatorenalen Syndrom nicht gestört, und die **Urin-Natriumkonzentration** ist meist < 10 mmol/l im Spontanurin. Beim akuten Nierenversagen anderer Genese beträgt sie dagegen in der Regel > 40 mmol/l (➤ 11.12).

Therapie

Eine effektive kausale Therapie ist schwierig. Am effektivsten ist die Lebertransplantation, diese bietet sich aber natürlich nur als Ultima Ratio bei geeigneten Patienten an (➤ 8.1.12). Diuretika und nichtsteroidale Antiphlogistika werden abgesetzt. Beim Typ I müssen die Patienten häufig vorübergehend dialysiert werden. Durch die Gabe vasoaktiver Substanzen wird versucht, die periphere und splanchnische Vasodilatation zu korrigieren, ohne dabei die intrarenale Vasokonstriktion zu verstärken. Durch gleichzeitige Albuminsubstitution wird versucht, das intravasale Volumen anzuheben. Am ehesten kommen **Vasopressin-Abkömmlinge** zum Einsatz, insbesondere Terlipressin (alternativ Noradrenalin i. v.). In Einzelfällen konnte das hepatorenale Syndrom durch die Anlage eines TIPS erfolgreich behandelt werden.

Prophylaxe: Wegen der schwierigen Therapie des hepatorenalen Syndroms ist seine Vermeidung umso wichtiger. Wird ein Aszites behandelt, sind regelmäßig Natriumausscheidung und Serum-Kreatinin zu kontrollieren. Bei Absinken des Urin-Natriums oder Anstieg des Serum-Kreatinins müssen Diuretika vorübergehend abgesetzt werden.

Prognose

Die Letalität des hepatorenalen Syndroms Typ I beträgt 80 bis 90 %. Die Prognose des Nierenversagens wird durch die Prognose der Lebererkrankung bestimmt. Bei Restitution der Leberfunktion bzw. nach Lebertransplantation ist das Nierenversagen häufig reversibel.

Hepatopulmonales Syndrom

1977 wurde als neue Entität das hepatopulmonale Syndrom beschrieben. Es wird definiert als eine durch ein erhöhtes intrapulmonales Shunt-Volumen ausgelöste Hypoxämie (PaO_2 < 70 mmHg, arterioalveoläre Sauerstoffdifferenz > 20 mmHg, beide in Raumluft) bei Patienten mit schwerer Hepatopathie, die keine pulmonale oder kardiale Erkrankung aufweisen. Zugrunde liegt eine generelle pulmonale Vasodilatation. Bei 5–15 % der Patienten mit Leberzirrhose lässt sich zumindest eine leichte Form des hepatopulmonalen Syndroms nachweisen. Die Erkrankung tritt nicht nur bei Patienten mit

8

Leberzirrhose auf, sondern kann sich auch bei schwerer chronischer Hepatitis oder bei einem akuten Leberversagen manifestieren.

Klinik

Die Patienten klagen über Dyspnoe vor allem im Stehen, die sich im Liegen bessert.

MERKE

Bei der kardialen Dyspnoe ist es genau umgekehrt: Die Dyspnoe bessert sich im Stehen.

Häufig besteht eine Hyperventilation. Ansonsten zeigen die Patienten die typischen klinischen Befunde einer meist schweren Lebererkrankung wie Spider-Nävi, Ikterus, Aszites und Palmarerytheme.

Pathogenese

Die pulmonale Vasodilatation wird auf die Unfähigkeit der Leber zurückgeführt, vasodilatierende Substanzen – vor allem Stickoxid (NO) – aus dem Blut zu entfernen; ein Anstieg von Stickoxid tritt vor allem bei portosystemischem Blutfluss, d. h. bei portaler Hypertension mit Kollateralenentwicklung und damit Umgehung der Leber, auf.

Dem erhöhten Blutfluss durch die Lungenkapillaren (erhöhte Lungenperfusion) steht eine unveränderte Lungenventilation gegenüber, sodass ein gestörtes Ventilations-Perfusions-Verhältnis bei funktionellem intrapulmonalem Shunt resultiert (➤ 6.1.2).

Diagnostisches Vorgehen

Dyspnoe ist ein häufiges respiratorisches Begleitsymptom bei fortgeschrittener Lebererkrankung. Ihre Prävalenz beträgt bis zu 70 %, wobei Aszites bzw. Pleuraergüsse die größten Einflussfaktoren auf die Dyspnoe eines Leberkranken darstellen. Davon muss ein hepatopulmonales Syndrom abgegrenzt werden.

Eine vergleichende BGA im Liegen und im Stehen deckt einen Abfall des PaO_2 im Stehen und eine erhöhte arterioalveoläre Sauerstoffdifferenz auf (AaO_2 > 20 mmHg in Raumluft). Durch Gabe von 100-prozentigem Sauerstoff lässt sich die Hypoxämie leicht beheben.

Die intrapulmonalen Shunts lassen sich durch ein thorakales oder besser noch durch ein transösophageales Kontrastmittel-Echokardiogramm (cave jedoch bei Ösophagusvarizen!) nachweisen. Nicht lungengängiges Echokontrastmittel lässt sich bei intrapulmonalen Shunts innerhalb von etwa sechs Herzschlägen nach i. v. Injektion im linken Ventrikel nachweisen (bei intrakardialen Rechts-links-Shunts vergehen dagegen nur maximal drei Herzschläge bis zum Nachweis). Die Lungenperfusionsszintigrafie mit Nukliden, die eine gesunde Lunge nicht passieren, zeigt aufgrund der Shunts Radioaktivität auch in extrapulmonalen Organen.

Therapie

Die einzige in größeren Patientenkollektiven belegte erfolgreiche Therapie des hepatopulmonalen Syndroms ist aktuell die Lebertransplantation. Symptomatisch kann die Luftnot durch kontinuierliche Sauerstoffgabe gemildert werden. Eine medikamentöse Therapie existiert nicht. Die Erkrankung schreitet fort und die Mortalität ist mit 40 % in drei Jahren hoch. Ob der TIPS die Prognose verbessert, ist umstritten.

Leberzellkarzinom

Synonym: hepatozelluläres Karzinom.

Die wichtigste Risikokonstellation für die Entwicklung eines Leberzellkarzinoms ist die Leberzirrhose auf dem Boden einer chronischen Hepatitis, vor allem der Hepatitis C (➤ Abb. 8.49). Die Leberzirrhose muss als Präkanzerose für die Entstehung eines Leberzellkarzinoms eingestuft werden.

Bis zu 90 % der Leberzellkarzinome entstehen auf dem Boden einer Leberzirrhose. Jährlich entwickeln 3–6 % der Leberzirrhotiker ein Leberzellkarzinom.

Die maligne Entartung ist die Endstufe eines Prozesses von Leberzelluntergang, Bindegewebsneubildung und Regeneration.

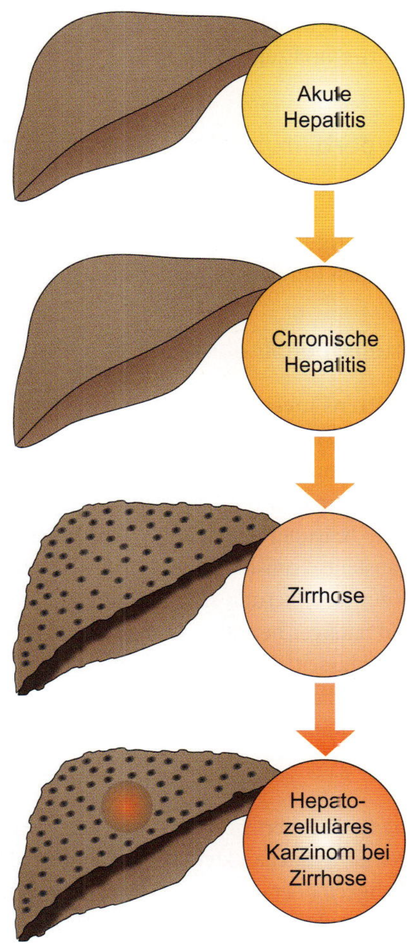

Abb. 8.49 Formale Pathogenese des hepatozellulären Karzinoms (HCC). Am häufigsten entwickelt sich das HCC über eine chronische Virushepatitis mit nachfolgender Leberzirrhose. [L141]

Zugrunde liegt eine durch die regenerative Proliferation veränderte Genexpression. Je nach Ursache der Leberzirrhose kommen unterschiedliche Auslöser der molekularen Veränderung infrage, z. B. der Einbau von Hepatitis-B-DNA-Sequenzen in das Hepatozytengenom oder die Bildung von Sauerstoffradikalen bei der alkoholischen Leberzirrhose.
Weitere Informationen zum Leberzellkarzinom ➤ 8.1.11.

8.1.9 Stoffwechselkrankheiten der Leber

Die häufigste angeborene Stoffwechselkrankheit der Leber ist die **Hämochromatose** (➤ 10.7), gefolgt von der selteneren **Kupferspeicherkrankheit** (Morbus Wilson, ➤ 10.8). Bei den Stoffwechselerkrankungen der Leber handelt es sich um vererbbare Störungen einzelner metabolischer Reaktionen, in deren Folge Schädigungen der Leber und/oder extrahepatischer Gewebe auftreten. Die zugrunde liegenden Enzymdefekte, Rezeptorstörungen und andere Pathomechanismen sind meist bekannt, die Therapie jedoch häufig problematisch.

Im weiteren Sinne sind auch viele der familiären Hyperlipidämiesyndrome (➤ 10.4.2) als Stoffwechselerkrankungen der Leber anzusehen, da ihnen häufig defekte Rezeptoren für bestimmte Lipoproteine bzw. gestörte Synthesereaktionen im Apolipoprotein- und Lipoprotein-Stoffwechsel zugrunde liegen.

Familiäre Hyperbilirubinämiesyndrome

Bei den familiär vererbbaren Hyperbilirubinämien unterscheidet man unkonjugierte (indirektes Bilirubin vermehrt) und konjugierte Hyperbilirubinämien (direktes Bilirubin vermehrt).

Unkonjugierte Hyperbilirubinämie

Icterus intermittens juvenilis
Synonyme: Morbus Meulengracht, Morbus Gilbert.

Es handelt sich um eine autosomal-rezessiv vererbte Störung der Bilirubin-Aufnahme in die Leberzelle sowie eine verminderte Konjugation von Bilirubin durch eine Verminderung der UDP-Glukuronyl-Transferase um bis zu 80 % bei homozygoten Patienten. Circa 5 % der Bevölkerung sind (heterozygot) befallen, wobei Männer viermal häufiger betroffen sind als Frauen. Der Gendefekt wurde 1995 entschlüsselt. Die Insertion eines zusätzlichen TA in die TATA-Box des für die UDP-Glukuronyl-Transferase kodierenden Gens UGT1A1 vermindert die Expression des Gens.

Klinik
Die Erkrankung manifestiert sich meist um das 20. Lebensjahr. Die Patienten klagen über uncharakteristische Beschwerden wie Kopfschmerzen, Müdigkeit oder depressive Verstimmung. Durch Fasten, Stresssituationen, Infektionskrankheiten und Alkoholexzess können ikterische Krisen ausgelöst werden. Selten kann auch eine Narkose Auslöser sein und darf dann nicht mit einem toxischen Leberversagen durch Halothan verwechselt werden.

Diagnostisches Vorgehen
Klinisch findet sich ein leichter Ikterus, laborchemisch eine Erhöhung des indirekten Bilirubins auf Werte zwischen 1 und 3 mg/dl, seltener bis 6 mg/dl. Alle übrigen Laborbefunde sind unauffällig. Eine Hämolyse muss differenzialdiagnostisch ausgeschlossen werden (➤ 3.3.5). Die Diagnose kann durch den **Fasten-Test** (48-stündige Kalorienreduktion auf 400 kcal täglich mit Anstieg des unkonjugierten Bilirubins auf das Zwei- bis Dreifache) oder den **Nikotinsäure-Test** bestätigt werden (i. v. Gabe von 50 mg Nikotinsäure führt zum zwei- bis dreifachen Bilirubin-Anstieg). Alternativ kommt ein Barbiturat-Versuch infrage (Abfall des Bilirubins nach 100 mg Phenobarbital p. o.). Die Leberhistologie ist mikroskopisch unauffällig, es lässt sich jedoch eine verminderte UDP-Glukuronyl-Transferase-Aktivität im Lebergewebe nachweisen. Eine Leberbiopsie ist allerdings nur bei unklaren klinischen Befunden indiziert.

Prognose
Die Patienten bedürfen keiner Therapie, die Prognose ist gut. Der anamnestische Hinweis auf einen Morbus Meulengracht ist u. U. jedoch wichtig im Zusammenhang mit bestimmten Arzneimitteln. So ist z. B. die Toxizität des Zytostatikums Irinotecan bei Vorliegen eines Morbus Meulengracht erhöht.

Crigler-Najjar-Syndrom
Es handelt sich um eine äußerst seltene Erkrankung (< 1/1.000.000), bei der die Bilirubin-UDP-Glukuronyl-Transferase vollständig fehlt (Typ I) oder deren Aktivität stark vermindert ist (Typ II). Das Gen, das für dieses Enzym codiert, ist das UGT1A1-Gen. Es wurde 1991 entschlüsselt. Ein bzw. zwei Jahre später wurden die ersten Mutationen beschrieben, die für die beiden Formen des Crigler-Najjar-Syndroms verantwortlich sind. Der Erbgang ist autosomal-rezessiv.

Beim **Typ I** kommt es unmittelbar postpartal zu einem schweren Ikterus. Die Prognose ist schlecht. Durch tägliche Phototherapie unter UV-Licht lässt sich zumindest ein Teil des unkonjugierten Bilirubins in ein wasserlösliches und damit nierengängiges Photoisomer umwandeln. Die Gabe von Kalziumkarbonat steigert den Effekt durch Verringerung des enterohepatischen Kreislaufs. Mit dem Wachstum der betroffenen Kinder lässt jedoch die Wirksamkeit nach und die Kinder müssen meist noch vor Eintritt in die Pubertät lebertransplantiert werden, um ein Überleben zu sichern.

Bei **Typ II** liegen die Serumbilirubinwerte meist zwischen 6 und 25 mg/dl, können jedoch in Stresssituationen bis 40 mg/dl erreichen. Die Prognose ist günstig. Phenobarbital als hepatischer Enzyminduktor kann den Bilirubinspiegel senken. Als Langzeittherapie ist Phenobarbital jedoch nicht indiziert. Als kausale Therapie kommt auch eine Lebertransplantation oder evtl. eine Hepatozytentransplantation infrage.

Konjugierte Hyperbilirubinämie

Dubin-Johnson-Syndrom
Sehr seltene Erkrankung mit milder intermittierender Hyperbilirubinämie von 2–5 mg/dl (60 % direktes Bilirubin). Frauen sind häufiger befallen als Männer. Häufig tritt der Ikterus im Anschluss an

eine Schwangerschaft oder nach Einnahme von oralen Kontrazeptiva auf. Im Urin lässt sich vermehrt Koproporphyrin I nachweisen.

Die Diagnose wird laparoskopisch und histologisch gestellt. Die Leber hat eine dunkle Pigmentierung durch ein zentroazinär eingelagertes braunschwarzes Pigment („schwarze Leber"). Die Lebenserwartung ist nicht eingeschränkt. Therapeutische Maßnahmen erübrigen sich.

Rotor-Syndrom
Sehr seltene familiäre Hyperbilirubinämie mit Bilirubinwerten von 2–5 mg/dl mit vorwiegend direktem Bilirubin. Die Patienten sind klinisch beschwerdefrei. Es handelt sich um eine Ausscheidungsstörung für direktes Bilirubin. Auch hier ist die Prognose sehr gut und eine Therapie nicht erforderlich.

Idiopathische rezidivierende Cholestase (Summerskill-Tygstrup)
Es handelt sich um ein sehr seltenes autosomal-rezessiv vererbtes Krankheitsbild mit einem intermittierend auftretenden intrahepatischen Verschlussikterus. Die Krankheit verläuft in Schüben. Die Prognose der Erkrankung ist gut, die Lebenserwartung nicht vermindert. Eine Besserung der Cholestase lässt sich durch die orale Gabe von Ursodeoxycholsäure erreichen (➤ 8.1.2 und ➤ 8.1.7).

α_1-Antitrypsin-Mangel

α_1-Antitrypsin (Synonym: α_1-Protease-Inhibitor, α_1-PI) ist ein in der Leber synthetisierter Proteasen-Inhibitor, der in der α_1-Globulin-Fraktion der Elektrophorese wandert und 85 % der α_1-Globuline ausmacht (Näheres ➤ 6.3.3).

Klinik

Je nach Ausprägung des α_1-Antitrypsin-Mangels kommt es bei der schweren **homozygoten Form** vom Phänotyp Pi-ZZ schon im Kindesalter zu einer neonatalen Hepatitis mit prolongiertem Ikterus, Hepatosplenomegalie und Minderwuchs. Meist manifestiert sich der α_1-Antitrypsin-Mangel jedoch erst im Erwachsenenalter. Bei den Erwachsenen steht insbesondere die Ausbildung eines Lungenemphysems im Vordergrund (➤ 6.3.3). Außerdem entwickeln ca. 10–20 % der Patienten eine Leberzirrhose.

Diagnostisches Vorgehen

Die Diagnose wird durch Bestimmung von α_1-Antitrypsin im Serum gestellt. In der Leberhistologie finden sich hepatozelluläre Einschlüsse, Riesenzellen, Mottenfraßnekrosen, portale Fibrose und zuletzt eine Zirrhose.

MERKE
Verwandte ersten Grades sollten ebenfalls auf einen α_1-Antitrypsin-Mangel untersucht werden, um frühzeitig die Diagnose zu stellen und eine Substitutionsbehandlung einleiten zu können.

Therapie

Bei Erwachsenen steht die Therapie des Lungenemphysems im Vordergrund. Bei den schweren homozygoten Formen kann rekombinantes α_1-Antitrypsin intravenös substituiert werden. Als kurative Maßnahme kommt bei schweren Fällen eine Lebertransplantation in Betracht.

8.1.10 Leberbeteiligung bei Allgemeinerkrankungen

Infektionen

Virusinfektionen

Außer bei den Hepatitis-A- bis -E-Viren kommt es auch bei verschiedenen anderen Viruserkrankungen zu einer Leberbeteiligung. Am wichtigsten sind die infektiöse Mononukleose durch das Epstein-Barr-Virus, die Zytomegalievirus-Infektion, die Infektion mit Herpes simplex oder Varicella Zoster (welche vor allem bei immunsupprimierten Patienten eine Rolle spielen) sowie Röteln im Rahmen der Röteln-Embryopathie und Gelbfieber. Selten ist eine Leberbeteiligung bei Infektionen mit Adenoviren, Enteroviren, ECHO-Viren, dem Lassa-Virus, Marburg-Virus und Ebola-Virus.

Spirochätosen

Bei der kongenitalen **Lues** kommt es zur diffusen interstitiellen Hepatitis, bei der erworbenen Lues im Sekundärstadium zur granulomatösen Hepatitis und im Tertiärstadium zu Verkäsungen durch Gummen. Das **Rückfallfieber** (verursacht durch *Borrelia recurrentis*) kann zu einem schweren Ikterus führen (Therapie mit Tetrazyklinen). Die **Leptospirose** (Morbus Weil) kann zu Ikterus, Hämorrhagien und einer Nephritis führen.

Amöbiasis

Primär kommt es zu einer Infektion des Dickdarms mit *Entamoeba histolytica* und nachfolgender Amöbenruhr (➤ 14.10.1). Die Erkrankung wird fäkal-oral durch die zystischen Formen der Amöben übertragen. Der Leberabszess ist die häufigste Form der extraintestinalen Manifestation. Die Patienten klagen dabei über Druckgefühl im rechten Oberbauch und subfebrile Temperaturen. Häufig finden sich eine Erhöhung der alkalischen Phosphatase und eine Leukozytose. Die Diagnose wird durch Sonografie und CT gestellt und durch den Nachweis von Antikörpern bestätigt. Die Therapie besteht in der Gabe von Metronidazol.

Pyogener Leberabszess

Häufiger Erreger bakterieller Leberabzesse sind *E. coli, Klebsiella pneumoniae,* Enterokokken und Staphylokokken. Ursache ist eine Einschwemmung dieser Erreger aus dem Bereich des Pfortadersystems, z. B. nach Appendizitis, oder eine direkte Keiminvasion, z. B. bei Pericholezystitis (wandüberschreitende Cholezystitis). Klinisch

8

finden sich Oberbauchschmerzen und Fieber, laborchemisch systemische Entzündungszeichen (Linksverschiebung im Blutbild, BSG- und CRP-Erhöhung). Die Diagnose erfolgt durch Sonografie und CT. Größere Abszesse können chirurgisch reseziert oder durch perkutane Spüldrainage behandelt werden. Wegen der Gefahr der Keimverschleppung sollte eine Punktion nur unter antibiotischem Schutz durchgeführt werden.

Wurmerkrankungen

Selten kommt es durch Aszension von *Ascaris lumbricoides* zu einem Gallengangverschluss mit posthepatischem Ikterus, einer Hepatitis oder einer Abszessbildung. Therapeutisch wird Mebendazol p. o. gegeben.

Echinokokkose

Die Finne des Hundebandwurms *(Echinococcus granulosus)* führt zu solitären Leberzysten, die etwa 1 cm pro Jahr wachsen. Der Befall mit Fuchsbandwurm *(Echinococcus multilocularis)* führt durch infiltratives Wachstum zu wabenartigen Zysten in der Leber.

- **Klinik:** Die Patienten klagen über Schmerzen im rechten Oberbauch. Oft kommt es zu einer Cholangitis oder portalen Hypertension.
- **Diagnostisches Vorgehen:** Häufig verkalken die Zysten und sind dann auf der Abdomenleeraufnahme nachzuweisen. Weitere diagnostische Maßnahmen sind die Sonografie und das CT (➤ Abb. 8.50).
  Eine diagnostische Punktion der Zysten ist bei Verdacht auf *Echinococcus* wegen Verschleppung der Eier in die Peritonealhöhle kontraindiziert.
- **Therapie:** Die Zysten sollten in toto chirurgisch entfernt werden. Zusätzlich kann eine Behandlung mit Mebendazol durchgeführt werden.

Die Prognose von *Echinococcus granulosus* ist gut, die Zehnjahresüberlebensrate bei *Echinococcus multilocularis* dagegen mit 30 % schlecht.

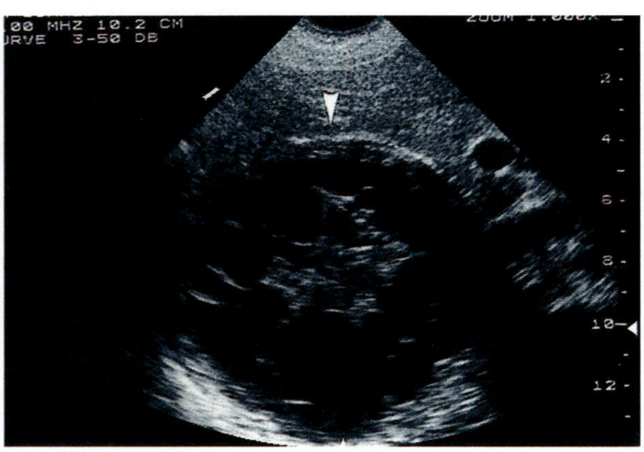

Abb. 8.50 Echinokokkose in der Sonografie. Typisch für die Infektion mit *E. multilocularis* (Fuchsbandwurm) sind mehrfach gekammerte, wabenartige Leberzysten mit sklerosiertem Randsaum (Pfeil). [M473]

Parasitenerkrankungen

Schistosomiasis (Bilharziose)

Die Parasiten *Schistosoma mansoni* und *Schistosoma japonicum* legen ihre Eier in den intrahepatischen Pfortaderästen ab und lösen dadurch eine granulomatöse Entzündung mit portaler Hypertension (intrahepatischer Block) aus. Die Schistosomen dringen durch die Haut in die Blutbahn ein und lagern sich in der Leber ab. Typisch sind eine starke Bluteosinophilie (60 %) und Cholestasezeichen (Erhöhung von AP und γ-GT). Die Diagnose wird durch Nachweis der Schistosomen-Eier im Stuhl oder Rektumbiopsat, durch Nachweis von Granulomen in der Leberbiopsie und durch Nachweis von Antikörpern gegen Schistosomen im Blut gestellt. Die Therapie besteht in der Gabe von Praziquantel.

MERKE

Die häufigste Ursache der Leberzirrhose in den Tropen ist die Bilharziose.

Leberegel

Fasciola hepatica infiziert die Leber. Komplikationen sind Ikterus, Gallengangsteine und selten ein Cholangiokarzinom. Die Therapie erfolgt mit Praziquantel.

Weitere Leberinfektionen

Weitere nichtparasitäre Infektionserkrankungen, die die Leber betreffen, sind die Bruzellose, die Tuberkulose, Pilzinfektionen mit *Candida* oder mit *Cryptococcus neoformans,* Malaria, Leishmaniose und Babesiose.

Weitere parasitäre Infektionen der Leber sind die Zystizerkose (Schweinebandwurm), die Toxokariasis (Hundeaskariden) und die Strongyloidiasis.

Leber und extrahepatische Erkrankungen

Herzinsuffizienz

Im Rahmen einer Herzinsuffizienz kann es zu einer akuten oder chronischen Stauungsleber kommen. Bei der akuten Stauungsleber findet sich ein Anstieg der LDH, GOT, GPT und des Bilirubins. Die Leber ist bei der Palpation typischerweise vergrößert zu tasten. Sonografisch finden sich gestaute Lebervenen. Je nach Ausprägung kann Aszites nachweisbar sein. Bei der chronischen Stauungsleber entwickelt sich eine zunehmende Fibrose, die in sehr seltenen Fällen zu einer Leberzirrhose führen kann *(„cirrhose cardiaque“).*

Schockleber

Durch verminderte Leberdurchblutung im Rahmen eines Schockgeschehens kommt es zu vorwiegend zentrolobulär (➤ 8.1.2) gelegenen Nekrosen. Besteht die Minderdurchblutung weniger als 12

Stunden, sind die Veränderungen meist reversibel. Laborchemisch steigen die Transaminasen auf Werte über 1.000 U/l an.

Rheumatische Erkrankungen

Vor allem beim systemischen Lupus erythematodes, aber auch bei der rheumatoiden Arthritis, der Polymyalgia rheumatica und der Panarteriitis nodosa kann es zu einer Mitbeteiligung der Leber – meist als Hepatitis oder Cholestase – kommen. Die Sarkoidose kann zu einer granulomatösen Hepatitis führen.

Hämatologische Systemerkrankungen

Diese können sämtlich zu einer Infiltration der Leber führen. Es kommt zur Erhöhung der Leberwerte im Serum, einer Exkretionsstörung, ggf. mit Ikterus, und selten zu Leberinsuffizienz.

Colitis ulcerosa

Die Colitis ulcerosa geht in ca. 6 % der Fälle mit einer primär sklerosierenden Cholangitis (➤ 8.1.7) einher.

Amyloidose

Bei vielen systemischen Amyloidosen (➤ 10.9) entwickelt sich eine Hepatomegalie durch Ablagerungen von Amyloidfibrillen. Folge sind uncharakteristische Oberbauchschmerzen infolge der Größenzunahme der Leber sowie erhöhte Leberenzymwerte.

Postoperativer Ikterus

Nicht selten findet sich postoperativ ein Ikterus. Die Ursachen sind vielfältig. Infrage kommen: Hämolyse nach Transfusion, Hypoxie und Ischämie der Leber bei Schock, medikamentös induzierte Hepatitiden (z. B. chirurgische Komplikationen wie Verletzung des Gallengangs, zurückgelassener Choledochusstein oder Unterbindung der A. hepatica.

Hepatopathie bei total-parenteraler Ernährung

1–3 Wochen nach Beginn einer total-parenteralen Ernährung kommt es – wahrscheinlich durch eine bakterielle Überwucherung des Dünndarms mit vermehrter Endotoxinbildung – zu einer Erhöhung der Cholestase-Parameter und Transaminasen und zur Verfettung der Leber. Die Gallenblase erscheint sonografisch oft komplett Slugde-gefüllt (weiße Gallenblase). Therapeutisch kommt neben dem frühzeitigen Beginn einer enteralen Ernährung auch eine Darmsterilisation infrage.

Leber und Schwangerschaft

Präeklampsie/HELLP-Syndrom

Bei einer Präeklampsie (**EPH-Gestose; E**dema, **P**roteinuria, **H**ypertension) kommt es mit einer Häufigkeit von 5 % im letzten Trimenon der Schwangerschaft zu Oberbauchschmerzen, Meteorismus, Erhöhung von Transaminasen, alkalischer Phosphatase, Bilirubin sowie zu einer Proteinurie. Eine schwere Verlaufsform ist das **HELLP-Syndrom** (**H**emolytic Anemia, **El**evated **L**iver enzymes, **L**ow **P**latelets). Der Ikterus wird häufig durch die Hämolyse verstärkt. Histologisch finden sich Thromben in den Pfortaderästen sowie hämorrhagische Lebernekrosen. Pathogenetisch besteht eine endotheliale Dysfunktion, die über eine thrombotische Mikroangiopathie zu mannigfaltigen Organschäden an Gefäßen, Nieren, Gehirn und Leber führt. Ursächlich scheint ein pathologischer Gefäßfaktor plazentaren Ursprungs als Gegenspieler von vaskulärem endothelialem Wachstumsfaktor (VEGF) und plazentarem Wachstumsfaktor (PlGF) die entscheidende Rolle bei der Krankheitsentstehung zu spielen. Die Therapie ist symptomatisch und besteht aus einer raschen Schwangerschaftsbeendigung (und damit auch Entfernung der Plazenta). Die mütterliche Sterblichkeit beim HELLP-Syndrom beträgt ca. 4 %.

Akute Schwangerschaftsfettleber

Seltene Erkrankung (1/10.000 Schwangerschaften), bei der sich im letzten Trimenon nach einem kurzen Prodromalstadium eine fulminante Hepatitis mit akutem Nierenversagen, disseminierter intravasaler Gerinnung und Pankreatitis entwickelt. Histologisch findet sich eine mikrovesikuläre Verfettung der Hepatozyten mit geringer Entzündung und wenig Nekrosen mit eher zentral angeordneten Zellkernen im Zytoplasma. Die Ätiologie ist unklar, einige Fälle wurden nach der Gabe von Tetrazyklinen beobachtet. Pathogenetisch handelt es sich um eine Störung der β-Oxidation von Fettsäuren und eine Erhöhung der freien Fettsäuren. Laborchemisch finden sich Zeichen des Leberzerfalls und der Cholestase. Die Syntheseleistung fällt rasch ab. Die Letalität der Mutter und des Kindes beträgt heute jeweils etwa 20 %. Die Therapie besteht in einer sofortigen Beendigung der Schwangerschaft durch Sectio sowie der Behandlung des Leberversagens (➤ 8.1.2).

Intrahepatische Schwangerschaftscholestase

Bei dieser Erkrankung kommt es mit einer Häufigkeit von etwa 1/1.000 bis 1/10.000 Schwangerschaften im dritten Trimenon zu Ikterus und Pruritus. Vermutlich handelt es sich nicht um ein einheitliches Krankheitsbild, sondern um ein Syndrom mit multifaktoriellem pathogenetischem Hintergrund. Anamnestisch findet sich häufig ein vorangegangener Ikterus nach Einnahme von Kontrazeptiva. Die mütterliche Prognose ist gut, es bestehen jedoch eine erhöhte Frühgeburtenrate (bis 30 %) und kindliche Mortalität. Die Therapie besteht in einer Unterbindung des enterohepatischen Kreislaufs der Gallensäuren mit Cholestyramin.

8.1.11 Lebertumoren

Lebertumoren werden seit der Verbreitung sensitiver bildgebender Diagnostikverfahren wie Sonografie, Duplexsonografie oder MRT zunehmend als Zufallsbefund ansonsten asymptomatischer

Patienten diagnostiziert. Die meist benignen Raumforderungen werden vier- bis fünfmal häufiger bei Frauen gefunden und haben in der Regel einen harmlosen klinischen Verlauf. Seltene Komplikationen sind vor allem Ruptur und Blutung der Läsion.

Bei symptomatischen Patienten mit Gewichtsverlust, Aszites oder Ikterus besteht dagegen der klinische Verdacht auf ein malignes Geschehen. Zahlenmäßig weitaus am häufigsten sind Leberraumforderungen Folge einer Metastasierung bei extrahepatischem Primärtumor, z. B. Bronchial-, Mamma- oder kolorektalem Karzinom. Bei vorbestehender Leberzirrhose kann es sich aber auch um ein hepatozelluläres Karzinom handeln.

Gutartige Lebertumoren

Leberhämangiom

Hämangiome sind die häufigsten gutartigen Tumoren. Sie werden in bis zu 20 % aller Autopsien gefunden, vorwiegend bei Frauen mittleren Alters (F : M = 5 : 1). Sie können solitär oder multipel auftreten und einen Durchmesser von mehreren Zentimetern aufweisen (➢ Abb. 8.51). Hämangiome sind häufig ein symptomloser Zufallsbefund bei der Sonografie. Hier stellen sie sich meist als echoreiche Herde dar. Ihre Pathogenese ist weitgehend unklar. Ein hormoneller Einfluss durch Sexualhormone ist anzunehmen aufgrund ihrer Assoziation zu Pubertät, Schwangerschaft und Einnahme von oralen Antikonzeptiva. Die diagnostische Sicherung und Abgrenzung gegenüber anderen Lebertumoren erfolgt durch ein MRT oder eine kontrastmittelgestützte Sonografie. Eine seltene Komplikation ist die Spontanruptur mit Blutung in die Bauchhöhle bei oberflächlicher Lage großer Hämangiome. Eine Therapie ist nur bei Blutungen notwendig oder wenn das Hämangiom infolge seiner Größe und Lage zu Beschwerden führt.

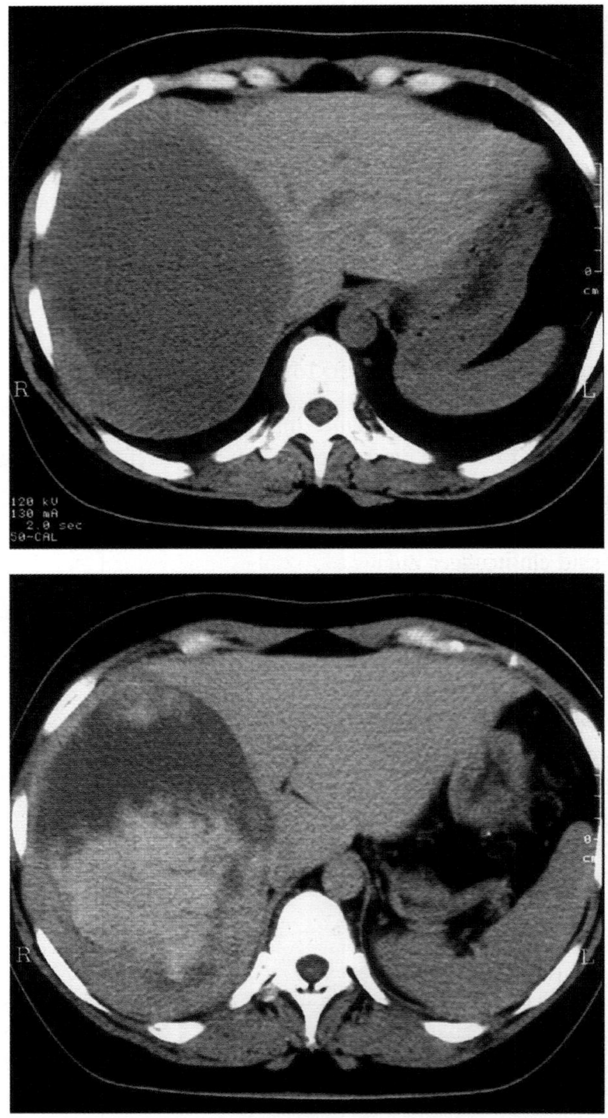

Abb. 8.51 Riesenhämangiom der Leber im CT. Vor Kontrastmittelapplikation stellt sich das Hämangiom als hypodense Raumforderung dar (oben); nach Kontrastmittelinjektion färbt sich der Tumor von der Peripherie her an. [B159]

Fokale noduläre Hyperplasie (FNH)

Die FNH ist der zweithäufigste benigne Lebertumor. Sie betrifft Frauen vier- bis fünfmal häufiger als Männer. In 20 % der Fälle tritt die FNH im Kindesalter auf. Selten kommt es zu Symptomen wie Druck im rechten Oberbauch. Die Diagnose wird sonografisch am besten mit Kontrastmittel (radiäre Anordnung der Gefäße), mit Kontrastmittel-CT, MRT gestellt. Eine maligne Entartung wird nicht gesehen. Pathogenetisch handelt es sich nicht um eine echte Neoplasie, sondern um eine Hyperplasie einer angeborenen vaskulären Malformation.

Leberzelladenom

Es ist insgesamt selten. Es handelt sich um eine benigne Proliferation von Hepatozyten. Ätiologisch besteht eine starke Assoziation zur Einnahme von oralen Kontrazeptiva über lange Zeit bei entsprechender genetischer Disposition. Betroffen sind Frauen im dritten und vierten Lebensjahrzehnt. Leberzelladenome treten solitär oder multipel auf, sind meist im rechten Leberlappen gelegen, haben einen Durchmesser von mehreren Zentimetern und sind von einer Kapsel umgeben. Häufig kommt es zu Einblutungen oder Nekrosen in den zentralen Anteilen mit heftigen Abdominalschmerzen. Eine Ruptur mit lebensbedrohlicher Blutung kommt in 10 % der Fälle vor.

Die Diagnose erfolgt mittels Kontrastmittelsonografie, CT mit Kontrastmittelapplikation oder im MRT. Der Übergang in ein Karzinom wurde beschrieben, ist aber nicht bewiesen.

Die Therapie besteht im Absetzen der Hormontherapie. Bei weiterem Wachstum bzw. sehr großen Adenomen (größer als 10 cm, maligne Entartung?) muss ggf. eine chirurgische Resektion erfolgen. Bei einer Schwangerschaft besteht ein erhöhtes Rupturrisiko.

Peliosis hepatis

Erweiterung der Sinusoide mit Ausbildung von blutgefüllten Hohlräumen im Leberparenchym. Diese Erkrankung kommt als sog.

bakterielle bazilläre Angiomatose bei AIDS-Patienten vor. Ursache ist eine Infektion mit *Bartonella henselae,* einer Rickettsien-Art. Laparoskopisch finden sich dunkelblaue Flecken unter der Leberkapsel. Selten kommt es als Komplikation zu Ruptur oder Blutung.

Caroli-Syndrom

Seltene autosomal-rezessiv vererbte Erkrankung mit unregelmäßig-sackartig aufgeweiteten intrahepatischen Gallenwegen und multiplen Gallengangsteinen (Choledocholithiasis, ➤ 8.2.4). Das Syndrom geht gehäuft mit einer polyzystischen Nierenerkrankung (➤ 11.10.1) einher. Klinische Probleme bereiten die rezidivierenden Cholangitiden mit Fieber und Schmerzen im rechten Oberbauch.

Leberzysten

Sie sind ein häufiger Zufallsbefund bei der sonografischen Untersuchung (ca. 5 %). Ätiologisch werden sie in angeborene und erworbene Leberzysten unterschieden. Angeborene Leberzysten treten entweder solitär oder multipel, z. B. im Rahmen der autosomal-dominanten polyzystischen Nierenerkrankung (➤ 11.10.1), auf. Sie haben nur krankhafte Bedeutung, wenn es zur Einblutung oder Zysteninfektion kommt.

Die Diagnose erfolgt durch Sonografie (echofreies, rundes, scharf abgegrenztes Areal mit distaler Schallverstärkung) und CT (➤ Abb. 8.52). Differenzialdiagnostisch sind erworbene Zysten – z. B. nach Traumen oder Echinokokkus-Zysten (➤ 8.1.10) – abzugrenzen.

Maligne Lebertumoren

Primäres Leberzellkarzinom

Synonym: hepatozelluläres Karzinom, **HCC.**

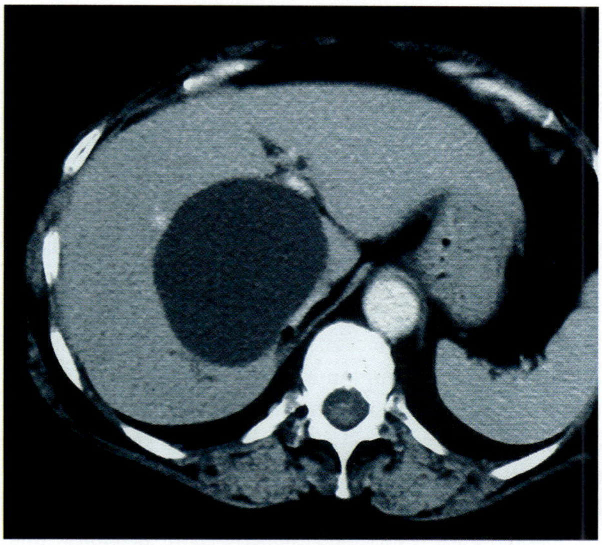

Abb. 8.52 Solitäre Leberzyste im CT [B159]

Das HCC ist die achthäufigste Tumorerkrankung weltweit. In Europa und Nordamerika ist es selten (Inzidenz 4/100.000), in Asien und Afrika jedoch häufig (Inzidenz 150/100.000). Dort ist das HCC der häufigste maligne Tumor bei Männern, bedingt durch die hohe Prävalenz der chronischen Hepatitis B und C.

Als zunehmender Risikofaktor für das hepatozelluläre Karzinom insbesondere in den industrialisierten Ländern wird die nichtalkoholische Steatohepatitis (NASH) als eine Folge des metabolischen Syndroms gesehen. Diese wird in naher Zukunft zumindest in unseren Breiten die virale Hepatitis als Hauptrisikofaktor des HCC ersetzen.

Klinik

In der Regel besteht eine Leberzirrhose in der Vorgeschichte. Allerdings kann gerade bei Patienten mit einer NASH die Leberzirrhose unbekannt sein oder sogar fehlen. Insofern werden leider die meisten Patienten eher über ihre Zirrhose symptomatisch. Dies macht ein engmaschiges Screening von Risikopopulationen sinnvoll, hier wird bei entsprechenden Risikofaktoren eine halbjährliche sonografische Kontrolle sowie die Bestimmung des Alphafetoprotein empfohlen

Ätiologie

Bei Patienten mit Leberzirrhose treten in ca. 5 % pro Jahr Leberzellkarzinome auf. Je nach Genese der Leberzirrhose besteht ein unterschiedlich hohes Risiko der Karzinomentwicklung (➤ Tab. 8.8):

- **Hohes Risiko:** bei chronischer Hepatitis-C- und -B-Infektion (vor allem bei neonataler Infektion) und Hämochromatose
- **Mittleres Risiko:** bei alkoholinduzierter Zirrhose, α_1-Antitrypsin-Mangel und Autoimmunhepatitis, NASH (insbesondere bei Zirrhose)
- **Niedriges Risiko:** bei Morbus Wilson, primär-biliärer Zirrhose und primär-sklerosierender Cholangitis.

Seltenere Ursachen sind Aflatoxine des Schimmelpilzes *Aspergillus flavus* (befällt Nüsse, Weizen, Reis und Sojabohnen) und Verabreichung des früher verwandten radioaktiven Röntgenkontrastmittels Thorotrast.

Ob orale Kontrazeptiva oder orale Androgene ein primäres Leberzellkarzinom verursachen, ist umstritten.

Sekundäre Risikofaktoren sind männliches Geschlecht, Alter und Zigarettenkonsum.

Tab. 8.8 Verschiedene chronische Lebererkrankungen und ihr Risiko zur Entwicklung eines hepatozellulären Karzinoms (HCC)

Lebererkrankung	HCC-Risiko
Hepatitis C	65 %
Hepatitis B und D	50 %
Hämochromatose	35 %
Alkoholabusus	25 %
NASH	8 %
Primär biliäre Zirrhose	7 %
Morbus Wilson	4 %

8

Diagnose

Laborchemisch ist das α-**Fetoprotein** (AFP) als Tumormarker der wichtigste einzelne Parameter, der auf ein HCC hinweist. Werte über 300–400 ng/ml sind als hoch verdächtig einzustufen. Es besteht aber keine Korrelation zwischen AFP-Serumspiegel und Tumorgröße bzw. Prognose. Die Sensitivität beträgt 40–60 %, die Spezifität 70–90 %. Darüber hinaus finden sich Zeichen der chronischen Lebererkrankung mit variabel erhöhten Transaminasen, AP, γ-GT und Bilirubin sowie die Marker der Leberzirrhose (z. B. Quick- und Albumin-Erniedrigung).

Bei der bildgebenden Diagnostik steht die **Sonografie** an erster Stelle, obwohl das HCC in der durch die Leberzirrhose ohnehin stark inhomogenen Leber schwer zu erkennen ist. Im Vordergrund steht dabei insbesondere die kontrastmittelunterstützte Sonografie, die das typische früharterielle Anreichern im Tumor als stark hinweisendes Kriterium zeigen kann. Zeigt sich dieses typische Verhalten auch im triphasischen CT oder im MRT, gilt die Diagnose als gesichert.. Im Zweifelsfalle kann eine sonografisch gesteuerte Feinnadelpunktion eine histologische Sicherung herbeiführen.

Bei Patienten mit Leberzirrhose sollten als Vorsorgeuntersuchung alle 6 Monate eine Sonografie und die Bestimmung des α-Fetoproteins erfolgen.

Einteilung

Eine Besonderheit des HCC ist, dass bei einem überwiegenden Anteil der Patienten weniger der Tumor als vielmehr das Ausmaß der Leberzirrhose bzw. der hepatischen Funktion für die Prognose entscheidend ist. Insofern erfolgt die Einteilung des HCC nicht mehr nur primär über das TNM-Stadium, sondern vielmehr über eine Kombination aus Größe des Tumors und Leberfunktion. Hier hat sich die Einteilung nach BCLC (Barcelona Clinic Liver Cancer) durchgesetzt. Aus dieser Klassifikation können auch direkt die möglichen Therapieoptionen abgeleitet werden.

Therapie

Bei solitären, kleinen Tumoren (BCLC 0/A) kommt die **Leberteilresektion** mit kurativem Ansatz infrage, dafür eignen sich jedoch weniger als 20 % der Patienten. Bei den intermediären Stadien (multinodulär, BCLC B) ist bei geeigneten Patienten die **Lebertransplantation** eine Alternative mit guter Langzeitprognose (5-Jahres-Überlebensrate 60–85 % versus 30–50 % ohne Transplantation, ➤ Abb. 8.54). Ansonsten kommen interventionelle Therapieverfahren zum Einsatz, wie eine arterielle Katheterembolisation bzw. Chemoembolisation des Tumors mit Lipidol plus Chemotherapeutikum über die A. hepatica. In fortgeschrittenem Stadium mit z. B. Pfortaderinvasion oder extrahepatischer Metastasierung (BCLC C) ist eine palliative Systemtherapie möglich. Das HCC ist gegenüber Chemotherapie resistent, zum Einsatz kommt hier primär eine Kombination aus einem Checkpoint-Inhibitor (Atezolizumab) in Kombination mit einem Hemmer des vaskulären endothelialen Wachstumsfaktors (VEGF-Antikörper Bevacizumab). Des Weiteren haben Tyrosinkinaseinhibitoren (Sorafenib, Lenvatinib, Cabozantinib) ihren Stellenwert, sodass sich die Prognose dieser Patienten in den letzten Jahren deutlich verbessert hat. Nur bei Patienten im Endstadium der Erkrankung oder bei ausgeprägter Einschränkung der Leberfunktion (BCLC D) ist nach wie vor die beste supportive Therapie als einzige Therapieform möglich.

Prognose

Die Gesamtprognose des HCC ist in der Regel schlecht. Meist besteht zum Zeitpunkt der Diagnosestellung bereits eine okkulte intrahepatische Metastasierung bzw. Multilokularität. Hinzu kommt der durch die zugrunde liegende Leberzirrhose ohnehin häufig bereits reduzierte Gesamtzustand des Patienten. Umso mehr kommt der Primärprävention des HCC (Impfung gegen Hepatitis B, Prävention der Hepatitis C, Therapie der chronischen Virushepatitis) Bedeutung zu.

Hämangiosarkom

Seltener maligner mesenchymaler Tumor der Leber. Das Erkrankungsalter liegt zwischen 50 und 60 Jahren, Männer sind häufiger betroffen als Frauen.

Ätiologie: Vinylchlorid, Arsen, Thorotrast, im Rahmen des Kaposi-Sarkoms bei AIDS.

Die Patienten fallen durch Schmerzen im rechten Oberbauch sowie allgemeine Tumorzeichen auf. Ohne Resektion beträgt die Überlebenszeit 6 Monate, nach Lebertransplantation beträgt die Fünfjahresüberlebensrate 25 %.

Weitere seltene Lebertumoren

Hepatoblastom (maligner embryonaler Tumor bei Kindern), Leiomyosarkom, Fibrosarkom, Rhabdomyosarkom.

Lebermetastasen

Die Leber ist aufgrund ihrer doppelten Blutversorgung, des hohen Blutflusses und der Filterfunktion der Kupffer-Zellen sehr vulnerabel für die Invasion mit Tumorzellen.

MERKE

95 % aller Lebertumoren sind Metastasen.

Lebermetastasen finden sich besonders bei malignen Tumoren des Bauchraums (z. B. kolorektales Karzinom), bei Bronchialkarzinomen und bei Mammakarzinomen.

- Das klinische Erscheinungsbild hängt von der Lokalisation ab. Bei zentralem Sitz kann es zu einem Ikterus kommen. Sonst sind Metastasen **häufig symptomlos.**
- Laborchemisch findet sich eine Erhöhung der γ-GT und der alkalischen Phosphatase. An **Tumormarkern** können AFP, CEA und Ca 19–9 erhöht sein.
- Die Diagnose erfolgt durch Sonografie, Angio-CT, MR-Tomografie sowie ultraschallgesteuerte Feinnadelbiopsie und Stanzbiopsie (➤ Abb. 8.53).

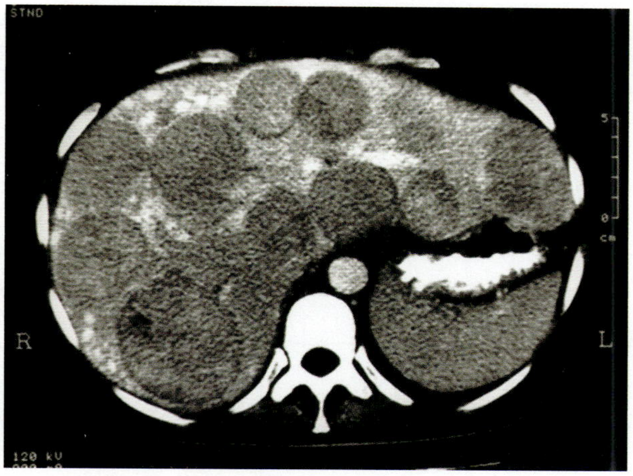

Abb. 8.53 Lebermetastasen im CT [F263]

- Bei Solitärmetastasen kann eine **chirurgische Resektion** erwogen werden. Weitere Therapiemaßnahmen bestehen in der Perfusion mit **Zytostatika** über einen in die A. hepatica eingelegten Katheter.

8.1.12 Lebererkrankungen im Umbruch

Beispiel: Kontrastmittelsonografie

Mithilfe einer bestimmten Geräteeinstellung (niedriger mechanischer Index) wird das Gefäßsystem mit Hilfe einen lungengängigen Kontrastmittels dargestellt. Hierbei kommen mit Schwefelhexafluorid-Gas gefüllte Mikrobläschen zur Anwendung. Das Gas ist absolut ungefährlich und wird nach 10 min über die Lunge abgeatmet

Die Indikation besteht vor allem in der Abklärung unklarer Leber-, Nieren- und Bauchspeicheldrüsenbefunde, einer verbesserte Gefäßdiagnostik und traumatologischen Fragestellungen.

Nach Aufklärung und Venenverweilkanüle wird der unklare Befund zunächst sonografisch lokalisiert und dann das Kontrastmittel injiziert. Es werden die verschieden Phasen der Durchblutung (früharteriell, venös und bei der Leber auch portalvenös) beurteilt.

Die Vorteil ist ein schnelles Verfahren, das fast schmerzfrei ist, eine sehr gute Verträglichkeit auch bei auch bei Nieren- und Schilddrüsenproblemen aufweist und keine Strahlenbelastung hat. Nachteile sind die Untersucherabhängigkeit und ggf. wie bei jedem Ultraschall eine evtl. Luftüberlagerung.

Beispiel: Therapie der chronischen Virushepatitiden

Ein Meilenstein des medizinischen Fortschritts ist die Behandlung der chronischen Hepatitis C (➤ 8.1.5). Nach der Entdeckung des Hepatitis-C-Virus wurden Patienten, die zuvor als „Non-A-Non-B-Hepatitis“ geführt worden waren, zunächst mit dem 1957 entdeckten **Interferon** (IFN) behandelt. Interferone sind überwiegend Glykoproteine, die sich in die drei Klassen α, β und γ unterteilen lassen. α und β werden aufgrund vieler Gemeinsamkeiten als Typ-I-Interferone zusammengefasst. γ-Interferone (Typ II) haben einen eigenen Rezeptor und andere Eigenschaften. Normalerweise wird die Interferonsynthese in Lymphozyten durch Virus-RNA oder bakterielle Antigene stimuliert. Die IFN werden dann sezerniert und an den jeweiligen Rezeptor gekoppelt. Die einzelnen Wirkungen sind:

- **Antivirale Wirkung:** IFN induzieren das Enzym 2,5-Oligoadenyl-Synthetase, welches RNAsen stimuliert und damit die Virusreplikation hemmt.
- **Immunmodulatorische Wirkung:** Durch die Induktion der Expression von Oberflächenantigenen (Histokompatibilitätsantigene der Klasse I und II sowie Fc-Rezeptoren) sind die IFN für die Einleitung einer Immunantwort von entscheidender Bedeutung. Zusätzlich kommt es zur Aktivierung der Zytokinsynthese (Interleukin-1 und -2, Tumornekrosefaktor). Die Zytokine wiederum stimulieren Makrophagen, Killerzellen und zytotoxische T-Zellen, die Viren eliminieren können.
- **Antiproliferative Wirkung:** Durch Herunterregulieren z. B. von Pro-Onkogenen besteht ein antiproliferativer Effekt auf Tumorzellen, aber auch auf Zellen des hämatopoetischen Systems.

Die therapeutischen Erfolge waren bescheiden. Nur bei ca. 15 % der Patienten konnte das Virus erfolgreich eliminiert werden („sustained virological response“, SVR). Zudem waren die Nebenwirkungen der Therapie mit grippeähnlichen Symptomen, Abgeschlagenheit, Appetitlosigkeit, Gewichtsabnahme, Schlafstörungen, Haarausfall, Diarrhö, Knochenmarkdepression, Infektionen und psychiatrischen Reaktionen (Depression, Reizbarkeit, Affektlabilität) so heftig, dass die Behandlung oft abgebrochen werden musste.

Anfang der 2000er Jahre wurde die Therapie durch **Pegylierung des Interferons** einfacher, besser verträglich und wirksamer. Zusätzlich wurde IFN jetzt mit dem Nukleosid-Analogon **Ribavirin** kombiniert. Die Heilungsraten verbesserten sich auf im Schnitt 40 %. Trotzdem dauerte die Therapie oft ein Jahr.

Der entscheidende Durchbruch erfolgte 2014 mit der Einführung einer ersten Interferon-freien Therapie in Europa. Hierbei kommen sog. direkt antiviral wirkende Substanzgruppen (DAA, **D**irect **A**ntiviral **A**gents) zum Einsatz:

- **Protease-Inhibitoren** (mit der Endung –previr): Simeprevir, Paritaprevir, Telaprevir, Boceprevir. Sie hemmen die virale Protease und behindern die Bildung funktionsfähiger Viren.
- **NS5A-Inhibitoren** (mit der Endung –asvir): Daclatasvir, Lepipasvir, Ombitasvir. Sie hemmen spezifisch die Virusreplikation.
- **Nukleosidische/nukleotidische Polymerase-Inhibitoren** (mit der Endung –uvir): Sofosbuvir. Durch Hemmung der viralen Polymerase werden keine funktionsfähigen Viren gebildet.

Alle DAA wirken direkt auf die Virusreplikation und erzielen in einer 3er-Kombinationstherapie eine SVR von über 95 %. Vorteilhaft ist zudem, dass die Nebenwirkungen gering sind (Kopfschmerzen, Schlafstörungen, Juckreiz) und die Therapie einfach ist. Statt ein- bis dreimal pro Woche Interferon subkutan zu spritzen (und jedes Mal ein Grippesyndrom zu erleiden), kann der Patient bei der DAA-Therapie alle Medikamente oral einnehmen. Dies erhöht die Compliance erheblich. Die Therapiedauer beträgt je nach Vorbehandlung, Zirrhosegrad und Genotyp 12 bis 24 Wochen.

Die chronische Hepatitis C ist somit theoretisch heilbar geworden. Ganz unproblematisch ist die Lage in der Praxis allerdings nicht. Man rechnet in Deutschland mit ca. 300.000 Patienten, wobei es eine so hohe Dunkelziffer gibt, dass die EU die Länder aufgerufen hat, die Frühdiagnostik zu fördern. Zudem ist die Therapie sehr teuer: Die Kosten betragen je nach Schema 40.000–80.000 Euro (Sofosbuvir machte als „1000 $ pill" als teuerste Tablette der Welt Schlagzeilen). Weltweit sind ca. 170 Millionen Menschen – vor allem in Ländern der Dritten Welt – infiziert. Für sie scheint eine derart teure Therapie in weiter Ferne.

Beispiel: Lebertransplantation

Die weltweit erste erfolgreiche Lebertransplantation gelang 1967 in Pittsburgh, Pennsylvania. Die Lebertransplantation ist lebensrettend bei verschiedenen akuten und chronischen Lebererkrankungen (Kasten „Lebertransplantation"). Im Jahr 2020 wurden in Deutschland 826 Lebertransplantationen, davon 52 Lebendorganspenden als Leberteiltransplantationen durchgeführt. Im gleichen Zeitraum wurden 1.400 Patienten neu zur Lebertransplantation angemeldet. Zu den häufigsten Indikationen für eine Lebertransplantation gehört die Leberzirrhose bei chronischer Hepatitis C (➤ Abb. 8.54).

Lebertransplantation

Indikationen
- **Chronische Lebererkrankungen** (häufig): mit einem Bilirubin > 10 mg/dl, Albumin < 2,25 g/l, Quick < 30 %, hepatischer Enzephalopathie, therapierefraktärem Aszites, progredienter Katabolie, hepatorenalem Syndrom, biliärer Septikämie.
- Fulminantes, akutes **Leberversagen** durch Virushepatitis, Medikamente, Intoxikation (selten): ab einem Bilirubinspiegel von > 20 mg/dl, Quick < 20 %, mit einer fortgeschrittenen hepatischen Enzephalopathie oder bei einem zunehmenden hepatorenalen Syndrom

Kontraindikationen
Allgemeine Kontraindikation gegen die Operation, Sepsis, metastasierende Erkrankung, fortlaufender Alkohol- und Drogenabusus, AIDS.

Relative Kontraindikationen
Alter > 60 Jahre, Pfortaderthrombose, chronische Niereninsuffizienz.

Den richtigen Zeitpunkt für eine Lebertransplantation bei chronischer Lebererkrankung zu bestimmen ist schwierig. Es muss die Wartezeit von 1–2 Jahren mitberücksichtigt werden. Beim selteneren akuten Leberversagen ohne zugrunde liegende chronische Lebererkrankung ist eine Transplantationsmeldung mit höchster Dringlichkeitsstufe möglich. Sie lässt die Wartezeit auf Tage bis wenige Wochen schrumpfen.

Eine generelle Indikation zur Aufnahme auf die Warteliste besteht, wenn
- der Child-Pugh-Score ≥ 7 ist (➤ 8.1.8, ➤ Tab. 8.7),
- ein therapierefraktärer Aszites besteht,
- eine portale Hypertension bereits zu einer Varizenblutung geführt hat,
- im Verlauf bereits eine spontane bakterielle Peritonitis aufgetreten ist.

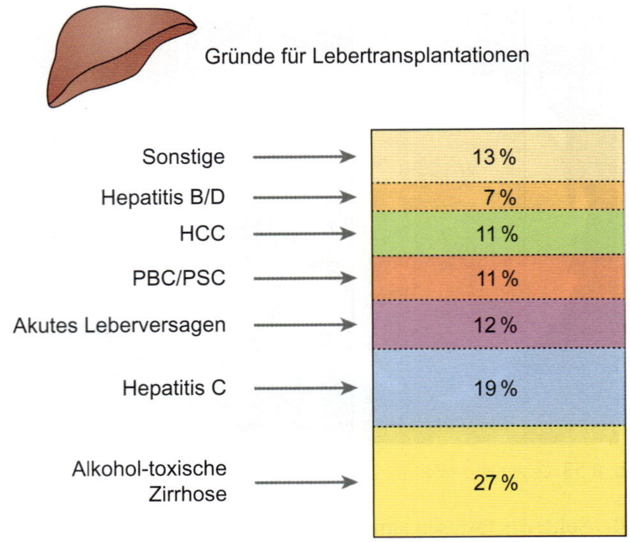

Abb. 8.54 Indikationen zur Lebertransplantation bei 370 Patienten am Klinikum Großhadern der LMU, München von 1997 bis 2009. HCC = hepatozelluläres Karzinom; PBC = primär biliäre Zirrhose; PSC = primär sklerosierende Cholangitis. [L231]

Im Allgemeinen wird die Leber **orthotop** transplantiert, d. h., die körpereigene Leber wird entfernt und durch eine Spenderleber eines verstorbenen Spenders ersetzt. In Sonderfällen (fulminantes Leberversagen und angeborene Stoffwechselerkrankungen der Leber) können auch zusätzlich eine Leber oder Leberteile (**auxiliäre** Lebertransplantation) transplantiert werden. Spender und Empfänger müssen die gleiche Blutgruppe haben. Bei der Auswahl ist ein HLA-kompatibles Organ wünschenswert, jedoch aufgrund der meist vorliegenden akuten Dringlichkeit nicht immer zu realisieren Näheres zur Transplantationsimmunologie ➤ 5.5).

Aufgrund des bestehenden Organmangels versucht man, neue Wege zu gehen. Die **Split-Technik** teilt die Spenderleber in einen kleineren und einen größeren Teil, sodass zwei Empfänger (meist ein Kind und ein Erwachsener) gleichzeitig transplantiert werden können. Eine andere Möglichkeit ist die **Lebersegment-Lebendtransplantation**. Hier wird dem Spender (meist Elternteil) der linke Leberlappen reseziert und dem Empfänger (Kind) transplantiert. Die Lebendspende eines Lebersegments hatte 2005 in Deutschland einen Anteil von 8 % unter den Lebertransplantationen.

Nachsorge

Die Patienten müssen lebenslang immunsuppressiv behandelt werden (Ciclosporin oder Tacrolimus, Prednisolon und Mycophenolat). Die 1-Jahres-Überlebensrate beträgt 80 %, die 5-Jahres-Überlebensrate ca. 60 % und ist von der Grunderkrankung abhängig. Die schlechteste Prognose besteht bei Lebertumoren, die beste bei hereditären metabolischen Erkrankungen.

Wie bei vielen anderen Transplantationen bringt jedoch auch die erfolgreiche Lebertransplantation keine definitive Heilung, vielmehr wird eine Krankheit durch eine krankheitsähnliche Situation mit besserer Langzeitprognose ersetzt.

Komplikationen

- Chirurgisch: **Leckage** der Gallengangsanastomose
- Cholangitis, **Galleabflussprobleme**
- **Akute Abstoßungen** in 50–80 %: rasche Funktionsverschlechterung und Leberenzymanstieg; gutes Ansprechen auf hoch dosierte Glukokortikoid-Therapie oder Gabe von monoklonalen Antikörpern wie Rituximab
- **Chronische Abstoßungen** in 5 %: langsam progrediente Funktionsverschlechterung mit einer schlechten Prognose
- **Infektionen** (aufgrund der Immunsuppression) mit opportunistischen Erregern, z. B. CMV, *Pneumocystis carinii* (neuer offizieller Name: *Pneumocystis jiroveci*)
- **Rekurrenz der Grunderkrankung** im Transplantat, z. B. Hepatitis B.

8.2 Gallenblase und Gallenwege

J.-P. Wellhoener

Die häufigste Erkrankung der Gallenwege sind Gallensteine. Man schätzt, dass in der westlichen Bevölkerung wenigstens 20 % aller Frauen und 8 % aller Männer Gallensteine haben. Die meisten dieser Steinträger bleiben beschwerdefrei und sind nicht behandlungsbedürftig. Nur etwa 10 % aller Steinträger entwickeln innerhalb von fünf Jahren Symptome wie Ikterus, Gallenwegskoliken oder Entzündungen. Von diesen Patienten muss die Hälfte chirurgisch behandelt werden.

In Deutschland wurden 2019 ca. 200.000 Cholezystektomien durchgeführt. Erkrankungen der Gallenwege sind u. a. deswegen eine der teuersten Erkrankungen des Magen-Darm-Trakts für das Gesundheitswesen.

8.2.1 Anatomie und Physiologie

Anatomie der Gallenblase

Topografie

Die Gallenblase ist ca. 9 cm lang und hat ein durchschnittliches Füllungsvolumen von 50 ml. Sie ist mit der unteren Seite der Leber verwachsen und liegt oberhalb des Colon transversum, in direkter Nachbarschaft des Bulbus duodeni.

Bei ca. 20 % der Bevölkerung sind kongenitale Anlageanomalien der Gallenwege ohne signifikanten Krankheitswert nachzuweisen. Dazu zählen Doppelanlagen der Gallenblase, Agenesie oder nur rudimentäre Ausbildung der Gallenblase, Riesengallenblase oder Gallenblasendivertikel. Lageanomalien wie eine linksseitige oder intrahepatisch gelegene Gallenblase bleiben klinisch ebenfalls meistens inapparent und sind nicht behandlungsbedürftig.

Pathologische Prozesse der Gallenblase, wie z. B. Entzündungen oder Neoplasien, können die unmittelbar benachbarten Organe in Mitleidenschaft ziehen. Andererseits können z. B. Geschwüre des Duodenums in die Gallenblase perforieren.

Bei praller Füllung überragt die Gallenblase den Leberrand und kann unmittelbar durch die Bauchdecke getastet werden.

Makroanatomie

An der Gallenblase unterscheidet man Fundus (Boden), Corpus (Körper) und Collum (Hals). Der sich im Durchmesser verjüngende Hals geht in den 3–5 cm langen Ductus cysticus über, der im großen Gallengang (Ductus choledochus) mündet.

Der Ductus cysticus ist mit spiralig verlaufenden Schleimhautfalten ausgekleidet (Plica spiralis Heisteri), die sowohl den Ablauf der Galle aus der Gallenblase wie auch die Füllung ventilartig regulieren. Die Gallenblasenwand ist 1–2 mm dick und besteht aus drei Schichten:

- **Schleimhaut:** Das lumenseitige Schleimhautepithel ist einschichtig hochprismatisch und hat einen schmalen Bürstensaum an der lumenseitigen Zelloberfläche. Man findet im Epithelverband Hauptzellen und endokrine (enterochromaffine) Zellen. Die Hauptzellen transportieren Na^+- und Cl^--Ionen aktiv aus der Blasengalle in das Interstitium, was wiederum Wasser und Ionen nach sich zieht und zur Eindickung der Blasengalle führt. Die Schleimhaut ist gefältelt und vergrößert dadurch ihre Oberfläche.
- **Muskelschicht:** Sie besteht aus scherengitterartig angeordneten Muskelspiralen, die die Kontraktion und damit Entleerung der Gallenblase ermöglichen.
- **Adventitia** (Peritoneum): Sie heftet den Gallenblasenkorpus an die Unterseite der Leber oder stellt eine Verbindung mit dem Peritonealüberzug her. Eine Entzündung der Gallenblase führt daher häufig zu einem umschriebenen Druckschmerz als Zeichen eines lokalen Peritonismus.

Gefäß- und Nervenversorgung

Die Gallenblase wird hauptsächlich über die A. cystica mit sauerstoffreichem Blut versorgt. Zusätzlich penetrieren kleinere Blutgefäße aus der Leber das Gallenblasenbett und versorgen Teile des Korpus. Da das venöse Blut über die V. cystica in die Pfortader abströmt, manifestieren sich Gallenblasenkarzinome neben der Peritonealkarzinose frühzeitig durch Lebermetastasen. Die Lymphgefäße ziehen zu den Lymphknoten in der Leberpforte.

Sowohl sympathische wie auch parasympathische Nervenfasern erreichen die Gallenblase über den Plexus hepaticus, der die Gallenblasenkontraktion bis zu einem gewissen Grade moduliert. Der wesentliche Stimulus für die Gallenblasenkontraktion ist jedoch das Hormon Cholezystokinin (s. u.).

Anatomie der extrahepatischen Gallenwege

Der rechte und der linke Ductus hepaticus verlassen die Leber über die Leberpforte und vereinigen sich zum Ductus hepaticus communis. Er vereinigt sich mit dem aus der Gallenblase kommenden Ductus cysticus zum Ductus choledochus. Dieser verläuft zwischen den Schichten des Omentum minus, vor der Pfortader und rechts der Leberarterie. Er kreuzt dorsal die Pars superior duodeni und den Pankreaskopf und mündet von oben schräg in die Wand des Duodenums ein (➤ Abb. 8.55).

Papilla duodeni

An der Mündungsstelle in der Duodenalwand bildet eine aufgeworfene Schleimhautfalte die Papilla duodeni major. Der Durchmesser des Gallengangs beträgt sonografisch lediglich 2–6 mm. Größere Durchmesser gelten als pathologisch erweitert. Etwas oberhalb der Mündung des Ductus choledochus kann auf einer Papilla duodeni minor ein zusätzlicher Ausführungsgang des Pankreas münden, der Ductus pancreaticus accessorius.

Die Papilla duodeni major bildet mit dem Sphincter Oddi eine funktionelle Stenose für abgehende kleinere Steine und Gallenblasengrieß. Eine endoskopische Schlitzung der Papille reicht daher häufig aus, um einen extrahepatischen cholestatischen Ikterus zu behandeln.

Sphincter Oddi

Der Gallengang wird in seiner gesamten Länge von einer spiralförmigen, glatten Muskelschicht umschlossen, die an der Mündung in das Duodenum den Sphincter Oddi ausbildet. Der Sphinkter wirkt als Ventil und soll einen Reflux von Duodenalinhalt in die Gallengänge verhindern. Bei Nahrungsaufnahme öffnet sich der Sphinkter wellenartig, um Galle in das Duodenum passieren zu lassen.

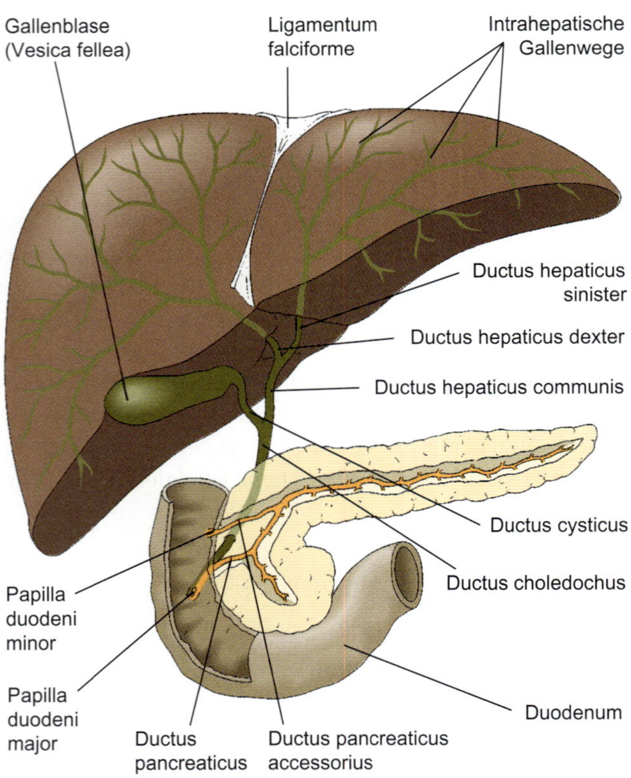

Abb. 8.55 Verlauf der Gallenwege und des Pankreasgangs [L190]

Physiologie

Aufgabe der Gallenblase

Die Gallenblase füllt sich bei Nahrungskarenz über den Ductus cysticus, konzentriert die Galle und gibt sie in das Duodenum während der Nahrungsaufnahme ab. Die sezernierte Galle emulgiert mit der Nahrung aufgenommene Fette und macht sie damit fettspaltenden Enzymen besser zugänglich (➤ 8.1.1). Ist der Gallefluss oder die Gallenproduktion gestört, so kann alimentäres Fett nur noch schlecht verdaut werden und es kommt zur Fettstuhlbildung. 95 % der Gallensäuren werden resorbiert und über die Pfortader der Leber wieder zugeführt (enterohepatischer Kreislauf der Gallensäuren). Dabei erfolgen 30 % der Resorption **passiv** im gesamten Darm und 75 % **aktiv** ausschließlich im terminalen Ileum.

Bei Entzündungen des terminalen Ileums (bei Morbus Crohn oder anderen Darmerkrankungen) kann es zu einem Gallesäureverlustsyndrom kommen mit Fettresorptionsstörung und Steatorrhö (➤ 7.5.6). Außerdem ist die Galle durch Reduktion der Gallensäurekonzentration erhöht lithogen.

Steuerung der Gallenblasenentleerung

Die Gallenblase muss sich vollständig entleeren können, um die Bildung von Gallengrieß und Débris, welche die Steinformation begünstigen, zu verhindern.

Die Kontraktion der Gallenblase wird sowohl cholinerg als auch hormonell gesteuert. Cholezystokinin, welches im Intestinum in enterochromaffinen Zellen des Dünndarms gebildet wird, wird bei Kontakt der Dünndarmmukosa mit fetthaltiger Nahrung in die Blutbahn sezerniert und führt nach einer Latenz von 2–3 Minuten zu einer kräftigen Kontraktion der Gallenblase und zu einer Erschlaffung des Sphincter Oddi. Auch Parasympathomimetika (z. B. Nikotin) und eine Aktivierung des N. vagus führen zu einer Kontraktion der Gallenblase. Da sich die Gallenblase nur im gefüllten Zustand sonografisch gut darstellen lässt, sollten Patienten zur elektiven Untersuchung nicht nur nüchtern sein, sondern auch die Wartezeit nicht mit einer Zigarette überbrücken.

Die Lebensqualität ist nach Cholezystektomie kaum beeinträchtigt; denn nach Entfernung der Gallenblase kommt es zu einem ständigen Fluss kleiner Gallemengen in das Duodenum. Dies ist für eine befriedigende Verdauungsleistung ausreichend, wenn auf sehr fettreiche Mahlzeiten verzichtet wird.

8.2.2 Gallenblasensteine (Cholezystolithiasis)

10–15 % der Bevölkerung haben eine Cholezystolithiasis, wobei Frauen etwa 2-3-mal häufiger betroffen sind als Männer. Die Häufigkeit nimmt mit steigendem Alter zu. Im Alter von 75 Jahren haben 20 % der Männer und 35 % der Frauen eine Cholezystolithiasis. Gallenblasensteine sind der häufigste sonografische Organbefund bei Oberbauchbeschwerden, aber nicht immer deren Ursache. Zwei Drittel aller Gallenblasensteinträger leiden nie oder nur sehr selten an Symptomen. Die Chance, dass ein stummer Stein eine operationspflichtige Symptomatik entwickelt, beträgt 1 % pro Jahr.

Steinarten

Man unterscheidet drei verschiedene Steinarten (➤ Tab. 8.9 und ➤ Abb. 8.56):

- **Cholesterinsteine** bestehen hauptsächlich aus Cholesterin (> 50 %), haben eine kristallartige Konsistenz und sind nur zu 15 % röntgendicht, d. h., sie können schlecht radiologisch diagnostiziert werden.
- **Pigmentsteine** bestehen hauptsächlich aus schwarzem, polymerisiertem Calciumbilirubinat (> 50 %) und Cholesterin (< 25 %).
- **Gemischte Steine** sind hart und dunkel, zu 60 % röntgendicht und weniger häufig.

Cholesterinsteine und gemischte Steine sind in der westlichen Welt am häufigsten (80 %), während Pigmentsteine in Asien gehäuft vorkommen.

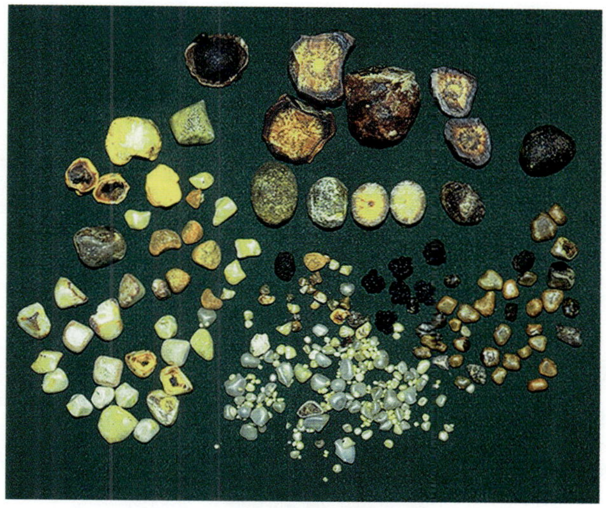

Abb. 8.56 Verschiedene Gallensteine. Cholesterinsteine sind hellgelb und kugelig-oval, Bilirubinsteine sind schwarz und klein. Die übrigen Steine sind gemischte Steine. [T173]

Klinik

Die Cholezystolithiasis kommt in drei klinischen Verlaufsformen vor:

- Symptomlos („stumme Gallensteine", ca. 75 %)
- Mit unspezifischen Oberbauchbeschwerden wie Völlegefühl und Blähungen, Übelkeit und Erbrechen
- Als akute Gallenkolik, meist durch Steinpassage in den Ductus cysticus hervorgerufen; plötzlicher Beginn und Zunahme über einen Zeitraum von Stunden; häufig in das rechte Schulterblatt ausstrahlend, anamnestisch manchmal fettreiches Mahl vor der Kolik eruierbar

Besteht gleichzeitig ein Ikterus (gelbe Haut und Konjunktiven, entfärbter Stuhl), muss an einen Stein im Ductus choledochus gedacht werden (➤ 8.2.4). Sitzt der Stein im Ductus cysticus, so klagt der Patient über Koliken, hat jedoch keinen Ikterus, und es besteht lediglich ein Druckschmerz über der prall gefüllten Gallenblase.

Komplikationen (➤ Abb. 8.57)

- **Akute Cholezystitis, Gallenblasenempyem:** Oberbauchschmerzen, starkes Krankheitsgefühl, Fieber, Schüttelfrost und Leukozytose. Sonografisch findet sich eine verdickte und dreigeschichtete Gallenblasenwand.
- **Chronische Cholezystitis:** unspezifische Symptome wie Völlegefühl und Übelkeit; Druck unter dem rechten Rippenbogen und deutlicher Schmerz bei tiefer Palpation der Gallenblase.

Tab. 8.9 Gallensteine

	Cholesterinsteine	Gemischte Steine	Schwarze Pigmentsteine	Braune Pigmentsteine
Zusammensetzung	Cholesterin	Cholesterin (> 50 %) und Pigment	Calciumbilirubinat (> 50 %), Cholesterin	Bilirubin-Pigment (ca. 50 %), Cholesterin
Morphologie	Gelb-graue Solitärsteine, glatte Oberfläche, kristallin, Bruchfläche radiärstrahlig	Multiple Steine, höckerige Oberfläche, auf der Bruchfläche jahresringartiges Muster	Schwarz, multipel, hart	Braun, weich, zerbrechlich
Häufigkeit	80 %		20 %	
Wichtigste Ursachen	• Adipositas • Weibliche Geschlechtshormone • Schwangerschaft • Ileumerkrankung • Höheres Alter • Gallenblasenhypokontraktilität		• Genetische Faktoren • Chronische Hämolyse • Leberzirrhose • Höheres Alter	• Bei Gallenblaseninfektion: Hydrolyse des konjugierten Bilirubins • Assoziation mit sklerosierender Cholangitis
Röntgendichte	15 %		60 %	60 %
Therapie	• Akut bei nachgewiesenem Stein im Gallengang • Im Intervall (ca. 6–8 Wochen) nach Gallenkolik und weiteren Steinen in der Gallenblase oder bei rezidivierenden Entzündungen		Wie bei Cholesterinsteinen	Galle oft nicht steril, evtl. Cholezystektomie zur Fokussanierung

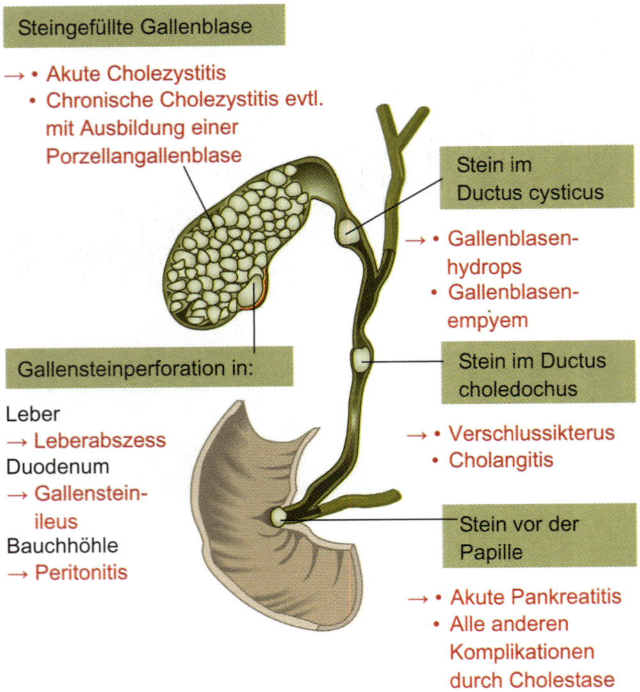

Abb. 8.57 Mögliche Komplikationen der Cholezystolithiasis [L190]

Fehlende charakteristische Laborveränderungen erschweren die Diagnose. Sonografisch findet sich der Aspekt einer Cholezystolithiasis mit verdickter, fibrosierter Gallenblasenwand.

- **Gallensteinperforation** (selten): Bei Perforationen in die freie Bauchhöhle kommt es zur biliären Peritonitis mit einer hohen Letalität. Perforiert der Gallenstein in benachbarte Hohlorgane wie das Duodenum oder das Kolon, kann es zu einem Verschluss des Darmlumens, dem sog. **Gallensteinileus,** kommen. In der Abdomenleeraufnahme stellt sich Luft im Gallenwegssystem dar **(Aerocholie).**
- Es kann zur Verlegung des D. choledochus mit **Verschlussikterus** und möglicher **bakterieller Cholangitis** kommen.
- **Gallenblasenhydrops** durch Zystikusverschluss: große, mit Galle gefüllte, starre Gallenblase, die sich gut in der Sonografie darstellen lässt. Klinisch bestehen unspezifische Symptome wie Druckgefühl im rechten Oberbauch. Folgen sind narbige Veränderung der Gallenblasenwand mit Kalkeinlagerung und Ausbildung einer Porzellangallenblase. Therapie: Cholezystektomie. Ein Gallenblasenhydrops kann außer im Zusammenhang mit Gallensteinen auch bei malignen Abflussstörungen der Gallenwege auftreten.
- **Porzellangallenblase:** Die Gallenblase ist porzellanweiß und steinhart, weil sich als Folge der chronischen Entzündung Kalk in die Gallenblasenwand eingelagert hat. Die Kalkablagerung ist in der Röntgenaufnahme des Abdomens gut zu erkennen. In einer Porzellangallenblase entwickelt sich in 20 % ein Gallenblasenkarzinom; sie gilt daher als Präkanzerose.
- **Akute biliäre Pankreatitis** bei Steinabgang bis vor die Papilla Vateri; Folge ist ein Verschluss des Ductus hepaticopancreaticus.

Ätiologie und Pathogenese

Cholesterinsteine

Cholesterin kann mithilfe der Gallensäuren auch in einer sehr hohen Konzentration in Lösung gehalten werden. Kommt es jedoch zu einem relativen Übergewicht an Cholesterin, besteht die Gefahr der Steinbildung.

Aus diesem Grund führt pathogenetisch entweder eine gesteigerte **Cholesterinsynthese** oder eine Verminderung der **Lösungsvermittler Gallensäuren** oder **Phosphatidylcholin (Lecithin)** zur Entstehung von Gallensteinen. Das Gallensteinrisiko korreliert nicht mit dem Serum-Cholesterinspiegel, sondern mit dem verminderten HDL-Cholesterin- und dem erhöhten Triglyzeridspiegel. Als wichtigste Risikofaktoren gelten fettreiche Ernährung, Adipositas, weibliche Geschlechtshormone und familiäre Veranlagung.

Risikofaktoren für Cholesterin- und gemischte Gallensteine

- **Adipositas:** Verschiebung des Cholesterin-/Gallensäureverhältnisses durch erhöhte biliäre Cholesterinsekretion. Auch rasche, aktive Gewichtsreduktion erhöht das Risiko.
- **Metabolisches Syndrom:** Neben Adipositas gehen auch Dyslipidämie, Insulinresistenz und Typ-2-Diabetes mit einem erhöhten Gallensteinrisiko einher.
- **Genetische Faktoren:** Eine erhöhte Gallensteinneigung ist belegt bei verminderter Lezithinsekretion aufgrund einer Mutation des ABCB4-Gens (**Low Phospholipid-associated Cholelithiasis,** LPAC) oder erhöhter Aktivität des Cholesterin-Transporters bei Mutation des ABCG8-Gens. Verschiedene weitere genetische Faktoren, z. B. Mutationen des Apolipoprotein-E-Gens, werden als Risikofaktor vermutet.
- **Weibliches Geschlecht:** Östrogene erhöhen die Lipoproteinrezeptorzahl in der Leber, wodurch vermehrt Cholesterin aus der Nahrung aufgenommen und in die Galle sezerniert wird. Gleichzeitig vermindern Östrogene den Pool an Gallensäuren.
- **Schwangerschaft:** ein Hauptrisikofaktor wegen des Östrogenexzesses (s. o.) und aufgrund einer Änderung in der Gallezusammensetzung zugunsten lithogener hydrophober Gallensäuren. Weiterhin schwächt Progesteron die Gallenblasenmotilität und es kommt zur Stase und Eindickung der Galle.
- **Ileumerkrankungen:** Durch Störung des enterohepatischen Kreislaufs kommt es zum Gallensäureverlust und damit zu einer lithogenen Imbalance in der Gallezusammensetzung.
- **Medikamente:** Fibrate steigern die Cholesterinsekretion in die Galle; Ciclosporin hemmt die kanalikuläre Gallensäuren-Exportpumpe.
- **Erhöhtes Alter:** Es kommt zu vermehrter Exkretion von Cholesterin bei gleichzeitig verminderter Konzentration an Gallensäuren.
- **Hypokontraktilität der Gallenblase:** Während der Schwangerschaft, während langer parenteraler Ernährung (z. B. auf Intensivstation) oder während des Fastens sowie bei autonomer Neuropathie, z. B. im Rahmen eines Diabetes mellitus, kommt es zu verminderten Kontraktionen der Gallenblase, sodass die enthaltene Galle allmählich eindickt und Gallengrieß (Sludge) ausfällt.

MERKE

Adipöse Frauen, die mehrere Kinder zur Welt gebracht haben, erfüllen viele dieser Risikofaktoren und neigen daher zur Bildung von Cholesterinsteinen *(„fourty, female, fat, fertile, family")*.

8

Pigmentsteine

Pigmentsteine sind wesentlich seltener. Ein Risikofaktor für die Entstehung von **schwarzen Bilirubinpigmentsteinen** ist die chronische Hämolyse, bei der die Ausscheidung von konjugiertem und unkonjugiertem Bilirubin erhöht ist.

Braune Pigmentsteine entstehen durch bakterielle Hydrolyse von konjugiertem zu unkonjugiertem Bilirubin. Die Galle ist bei Vorliegen eines solchen Steins unsteril. Da die Inzidenz von bakteriellen und parasitären Erkrankungen der Gallenwege in Asien höher ist, erklärt dies womöglich das gehäufte Vorkommen brauner Pigmentsteine in dieser Region.

In unseren Breitengraden sind braune Pigmentsteine in nahezu 100 % assoziiert mit Gallenwegsstrikturen, sklerosierender Cholangitis oder dem **Caroli-Syndrom** (angeborene intrahepatische Gallengangserweiterungen ohne sonstige histologische Abnormitäten), da diese Krankheiten in ihrem Verlauf zu einer bakteriellen Besiedlung der Gallenwege führen.

Diagnostisches Vorgehen

Ziel der Diagnostik ist es, möglichst schnell zu erfassen, ob ein bislang symptomloser Gallenstein eine Gallenkolik verursacht oder eine akute Gallenblasenentzündung vorliegt. Wichtig ist auch zu klären, ob Komplikationen aufgetreten sind, die eine rasche invasive Therapie erfordern.

Anamnese

- **Schmerzcharakter:** Koliken oder Dauerschmerz als Zeichen einer bereits entwickelten Entzündung und einer möglichen peritonitischen Reizung? Auftreten der Schmerzen nach einer fettreichen Mahlzeit?
- Hinweise auf ein **länger bestehendes Steinleiden:** vormalige kolikartige Oberbauchbeschwerden? Entfärbter Stuhl?

Körperliche Untersuchung

Eine gestaute Gallenblase lässt sich unter Umständen schon als Vorwölbung an der Bauchwand erkennen. Die Palpation der Gallenblase sollte vorsichtig mit den Fingerspitzen unternommen werden. Oftmals ist die Gallenblase zunächst schmerzlos palpabel. Erst bei gleichzeitiger tiefer Inspiration des Patienten stößt die Gallenblase gegen die Finger des Untersuchers und es kommt zu einem inspiratorischen Stopp aufgrund plötzlicher Schmerzen **(Murphy-Zeichen).** Gleichzeitig bestehender Ikterus ist Hinweis auf einen Gallenwegsverschluss, der eine rasche Therapie (z. B. ERCP mit Papillotomie) erfordert. Fieber und Schüttelfrost sind Zeichen einer systemischen Beteiligung bei Cholezystitis oder Cholangitis und erfordern sofortige Intervention.

Labor

Ein Anstieg der Cholestaseparameter γ-GT und alkalische Phosphatase sowie eine Hyperbilirubinämie charakterisieren eine Steinwanderung in die Gallenwege (➤ 8.2.4). Die Bestimmung des Pankreasenzyms Lipase im Serum hilft bei der Suche nach einer möglichen komplizierenden Pankreatitis (➤ 8.3.3). Leukozytose und erhöhtes C-reaktives Protein geben Hinweise auf eine komplizierende akute Cholezystitis (➤ 8.2.3).

Sonografie

Das primäre diagnostische Mittel der Wahl zur Beurteilung von Gallenblase und Gallenwegen ist die Oberbauchsonografie. Der Nachweis einer Cholezystolithiasis gelingt zu > 95 % (➤ Abb. 8.58). Ferner wird nach sonografischen Zeichen einer Cholezystitis und nach einer Gallengangs- und/oder Pankreasgangserweiterung sowie evtl. vorhandenen Gallengangskonkrementen gefahndet.

Therapie

Asymptomatische Gallenblasensteine bedürfen keiner Therapie. Unspezifische Symptome wie Aufstoßen, Flatulenz und Völlegefühl kommen bei Gallensteinträgern nicht häufiger vor als bei „Gallensteinlosen" und werden von Patienten mit Gallensteinen oft überinterpretiert.

Gallensteinkolik

Bei einer Gallenkolik steht die Schmerztherapie im Vordergrund. Zur Linderung der akuten Kolik gibt man Spasmolytika wie N-Butylscopolamin.

Zur Schmerzbekämpfung sind NSAR (z. B. Ibuprofen) oder Metamizol Mittel der Wahl, alternativ kann Pethidin, ein wenig spasmogenes Opioid, eingesetzt werden.

CAVE!

Andere Opioide sollten nur bei extremen Schmerzen und dann nur in Verbindung mit Spasmolytika gegeben werden.

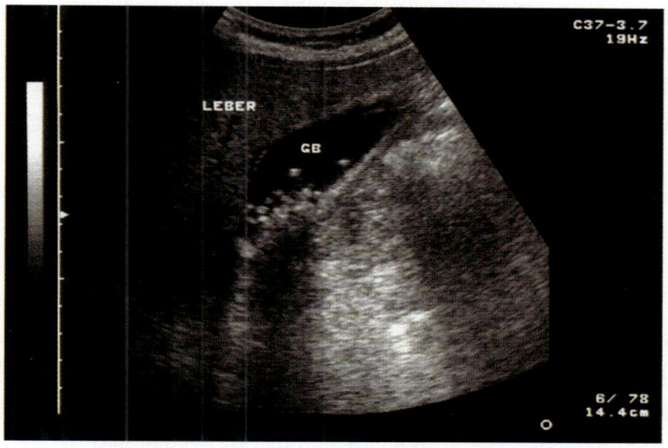

Abb. 8.58 Sonografischer Befund bei Cholezystolithiasis. Man erkennt multiple, wenige Millimeter große Konkremente, die sich im Gallenblasenhals sammeln. Die Morphologie der Gallenblasenwand ist unauffällig, es liegen keine Zeichen einer Cholezystitis (Verdickung, Dreischichtung) vor. [M181]

Der Patient sollte während des Anfalls bis zur vollständigen Beschwerdefreiheit **nüchtern** bleiben, da jeder Nahrungsreiz durch Cholezystokinin eine Gallenblasenkontraktion verursacht. Zudem kann es im Verlauf zu operationspflichtigen Komplikationen kommen. Die Ernährung bzw. Flüssigkeitssubstitution erfolgt in dieser Zeit parenteral.

Verfahren zur Gallensteinentfernung

Operation (> 90 %)
Die heute zur Routine gewordene **minimalinvasive Cholezystektomie** hat eine Mortalität von weniger als 1 % und ist die Therapie der Wahl. Vorteile für den Patienten liegen in einer deutlich verkürzten Krankenhausliegedauer und in einer im Vergleich zur konventionellen Cholezystektomie schnelleren Rekonvaleszenz und Wiedereingliederung in den Arbeitsprozess. Dass dies auch insgesamt volkswirtschaftliche Vorteile hat, ist ein angenehmer Nebeneffekt.

In nur 5 % aller Fälle müssen Cholezystektomien konventionell durchgeführt werden. Die Mortalität bei konventioneller Vorgehensweise ist zwar bei jungen Patienten ebenfalls vergleichsweise gering, steigt jedoch bei über 70-Jährigen auf 14 % an.

Bei Verdacht auf eine **Perforation** der Gallenblase in die Bauchhöhle (freie Luft in der Leberloge in der Abdomenleeraufnahme) oder auf eine **Peritonitis** sowie bei drohender Perforation sollte der Patient innerhalb der nächsten Stunden operiert werden.

Litholyse (< 10 %)
Die Litholyse stellt bei entsprechendem Wunsch des Patienten oder bei Kontraindikationen zu einer Operation eine weitere Therapieform dar, die allerdings nur für kleinere Steine unter 2 cm Durchmesser indiziert ist.

- **Prinzip:** Ursodeoxycholsäure bewirkt die Auflösung von kleineren Cholesterinsteinen (bis max. 5 mm), wenn noch eine ausreichende Kontraktionsfähigkeit der Gallenblase gegeben ist. Durch Hemmung der HMG-CoA-Reduktase-Aktivität wird die hepatische Cholesterinbildung vermindert. Die Therapie dauert 6–24 Monate. Bei geeigneten Patienten wird nach 6 Monaten bei ca. 60 % Steinfreiheit erreicht, die Therapie muss allerdings noch einige Monate darüber hinaus fortgesetzt werden.
- **Bewertung:** Die Fünfjahresrezidivrate einer erneuten Steinbildung beträgt nach Lyse ca. 40–50 %. Auch unter laufender Therapie ist noch das Risiko von Koliken einschließlich aller Komplikationen gegeben. Aus diesen Gründen ist die Litholyse nur ausnahmsweise Therapie der Wahl.

ESWL (extrakorporale Stoßwellenlithotripsie (< 10 %)
Durch die Stoßwellentherapie gelingt es häufig, die Mehrzahl der Gallenblasensteine so klein zu fragmentieren, dass sie dann über den Gallengang in den Darm abgehen können. Die besten Resultate werden bei einer Steingröße von weniger als 2 cm erzielt.

Die Fragmente führen aber ihrerseits bei 5 % der Behandlungen zu Koliken und machen eine operative Notfallintervention nötig. Ein weiterer Nachteil ist der relativ teure und nicht überall vorhandene technische Aufwand der Stoßwellenlithotripsie. Seit der Etablierung der minimal-invasiven Chirurgie wird die ESWL für Gallenblasensteine nur noch ausnahmsweise eingesetzt (hat aber weiter einen gewissen Stellenwert bei Choledocholithiasis.

8.2.3 Akute Cholezystitis

Die akute Gallenblasenentzündung tritt meist als Komplikation der Cholezystolithiasis auf (➤ Abb. 8.59). Bei über 95 % aller akuten Cholezystitisfälle liegen Gallensteine vor. Eine akute Cholezystitis ohne Gallensteine (akalkulöse Cholezystitis) kommt selten bei schweren Systemerkrankungen vor (u. a. bei ausgedehnten Verbrennungen, langdauernder Intensivtherapie, bei schwer verlaufenden vaskulitischen Systemerkrankungen). Eine akute Cholezystitis ist i. d. R. abakteriell, sekundär aber häufig mit Enterokokken, *E. coli* oder Klebsiellen infiziert. Die Besiedlung der Gallenblase mit Keimen geschieht wahrscheinlich hämatogen durch enterale Keime.

MERKE
Nur bei 50 % der Patienten lassen sich Keime nachweisen.

Klinik

Die Klinik ist der einer Gallenblasenkolik ähnlich. Eventuell berichtet der Patient über vorangegangene Oberbauchkoliken bei vorbestehender Cholezystolithiasis. Mit fortschreitender Erkrankung entwickelt sich aus einem anfänglich lokalen Oberbauchschmerz

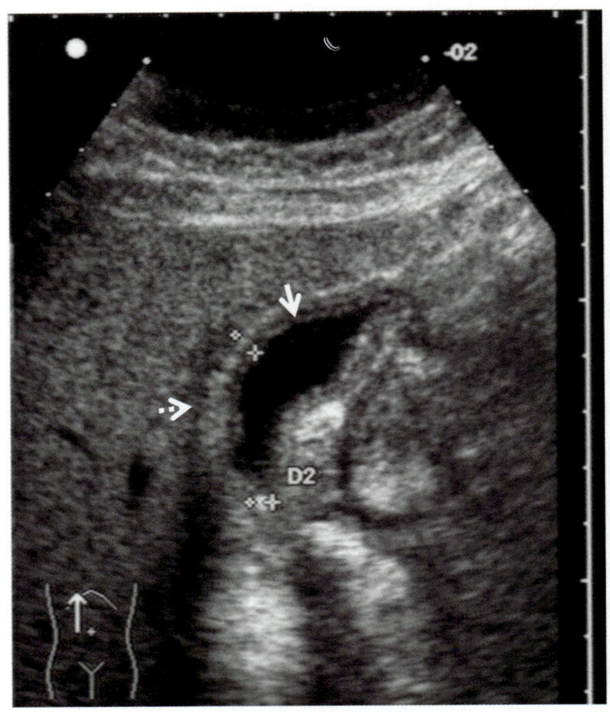

Abb. 8.59 Sonografisches Bild einer akuten Cholezystitis im Oberbauchlängenschnitt rechts. [M488]

ein diffuser, sich verschlimmernder Schmerz mit Ausstrahlung zwischen beide Schulterblätter. Der Patient klagt über Übelkeit und Erbrechen. Die prall gefüllte Gallenblase ist extrem druckempfindlich.

CAVE!
Anders als bei der reinen Gallenkolik hat der Patient Zeichen der systemischen Beteiligung mit Fieber und evtl. Schüttelfrost.

Komplikationen

- **Gallenblasenempyem:** Durch Verschluss des Ductus cysticus und Infektion mit eiterbildenden Bakterien ist es eine ernste Komplikation. Gallenblasenempyeme können Fokus für eine lebensbedrohliche gramnegative Sepsis sein.
- **Gallenblasengangrän:** Infolge einer Überdehnung der Gallenblasenwand kommt es zur Ischämie mit einer fokalen Nekrose. Gallenblasengangräne prädisponieren zur Perforation.
- **Perforation:** Die meisten Gallenblasenperforationen sind gedeckt oder perforieren in das Duodenum. Kommt es zur eher seltenen Perforation in die freie Bauchhöhle, steigt die Mortalität des Patienten sprunghaft an (60 %) und eine sofortige chirurgische Intervention ist nötig.
- **Gallensteinileus:** Infolge einer Perforation in das Duodenum kann der Gallenblasenstein das Darmlumen verschließen.

Diagnostisches Vorgehen

Bei klinischem Verdacht auf eine akute Cholezystitis sollte sofort eine Oberbauchsonografie durchgeführt werden. Hier sieht man in aller Regel Gallenblasensteine und eine für die Entzündung charakteristische Dreischichtung der Gallenblasenwand (➤ Abb. 8.59).

Das Labor zeigt eine Erhöhung der GOT, GPT und manchmal des Bilirubins und auch der γ-GT und alkalischen Phosphatase, wenn eine Cholestase vorliegt. Die Entzündungsparameter (CRP, Leukozyten) sind erhöht.

CAVE!
Bei älteren Menschen kann eine Leukozytose fehlen.

Die Laborwerte dienen in jedem Fall der Verlaufskontrolle und sollten sich unter der Therapie rasch verbessern.

Therapie

Die Therapie der akuten Cholezystitis besteht aus folgenden Komponenten:

- **Nahrungskarenz:** Dadurch werden Kontraktionen der Gallenblase vermieden.
- **Schmerzbehandlung:** Zum Einsatz kommen nichtspasmogen wirkende Opiate.
- **Systemische Antibiose:** Nach der Abnahme von Blutkulturen erfolgt die kalkulierte intravenöse Antibiose, vorzugsweise mit Ceftriaxon oder einem anderen gallengängigen Antibiotikum (Fluorochinolon, Ampicillin/Sulbactam) mit passendem Keimspektrum. Hierdurch werden auch postoperative bakterielle Komplikationen minimiert.
- **Cholezystektomie:** Diese sollte in jedem Fall erfolgen, und der Chirurg sollte zum frühestmöglichen Zeitpunkt hinzugezogen werden. Eine frühe Cholezystektomie (d. h. Stunden nach Symptombeginn) verkürzt den Krankenhausaufenthalt deutlich, oft ist jedoch eine ein- bis zweitägige präoperative Stabilisierungsphase zum Volumen- und Elektrolytausgleich nötig. Verdacht auf Gangrän, Perforation, Gallensteinileus oder Gallenblasenempyem sind Indikationen zur sofortigen OP.

CAVE!
Eine klinische Verschlechterung mit Entwicklung einer Peritonitis kann durch Analgesie kaschiert werden.

8.2.4 Choledocholithiasis und Cholangitis

Choledocholithiasis

Bei Gallensteinen im Gallengangssystem spricht man von Choledocholithiasis. In 15–30 % der Fälle von Cholezystolithiasis liegt gleichzeitig eine Choledocholithiasis vor. Durch Migration eines Gallenblasensteins in den Ductus cysticus und den Ductus choledochus kommt es zum Gangverschluss und Galleaufstau und oft im Verlauf zur bakteriellen Entzündung. Meistens stammen intraduktale Steine aus der Gallenblase und bestehen aus Cholesterin (➤ Abb. 8.60). Es kann aber auch zu Steinneubildung im Gallengang kommen. Hier handelt es sich meistens um Pigmentsteine bei Patienten mit chronischer Hämolyse oder rezidivierenden Entzündungen der Gallengänge.

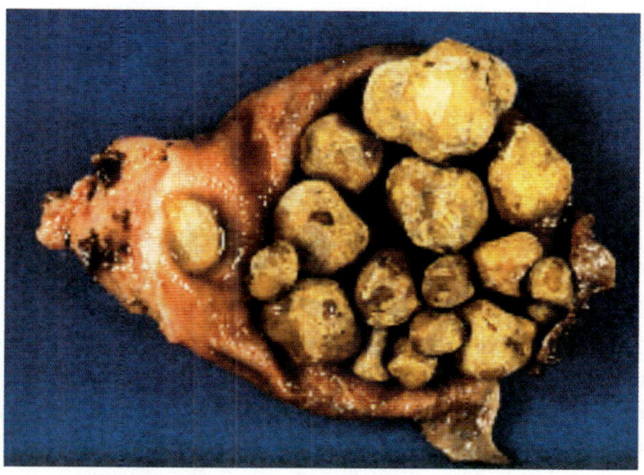

Abb. 8.60 Operationspräparat einer steingefüllten Gallenblase. Kleine Konkremente können sich in den Gallengang mobilisieren und dort zu kolikartigen Schmerzen und zum Gallenstein führen. [E545]

8

Klinik

Symptomatische Steine (über 90 % aller Gallengangsteine) machen sich durch kolikartige Schmerzen, Übelkeit und Erbrechen bemerkbar. Als Zeichen der Cholestase (ab einem Gesamtbilirubin von etwa > 2 mg/dl) finden sich ein Ikterus, entfärbter Stuhl und dunkler Urin. Eventuell berichten die Patienten über Gallenblasensteine oder eine Cholezystektomie in der Vorgeschichte. Oft entwickelt sich im Verlauf der Erkrankung eine Cholangitis.

Gallengangsteine können in Einzelfällen über Jahre hinaus asymptomatisch bleiben und spontan ohne Symptome in das Duodenum abgehen.

Cholangitis

Die akute Cholangitis ist ein schweres Krankheitsbild und gekennzeichnet durch die sog. **Charcot-Trias:**

- Fieber, Schüttelfrost
- Oberbauchschmerz
- Ikterus

Die Entzündung der Gallenwege ist primär bakteriell, meist sind *E. coli* oder Klebsiellen die Verursacher. Die Entzündung der Gallenblase (➤ 8.2.3) hingegen ist primär abakteriell, und es kommt erst sekundär zur bakteriellen Besiedelung.

Diagnostisches Vorgehen

Die Diagnostik besteht aus der Bewertung bestimmter Laborparameter in Kombination mit bildgebenden Verfahren. Ziel ist die Abschätzung des Ausmaßes des Krankheitsbildes und der Dringlichkeit einer Therapie.

Labor

Im Labor findet man eine hohe alkalische Phosphatase, γ-GT und ein erhöhtes Bilirubin. GOT und GPT sind meist nur mäßig erhöht. Bei Cholangitis finden sich außerdem eine Leukozytose und Erhöhung der Akute-Phase-Proteine (z. B. C-reaktives Protein).

Bildgebende Diagnostik

Die **Oberbauchsonografie** erbringt den Nachweis von Gangdilatationen, häufig kann auch direkt ein Konkrement in den Gallenwegen aufgespürt werden.

Bei der **Endosonografie** können über einen endoskopischen Schallkopf im Duodenum das gesamte Gallenwegssystem und das Pankreas mit hoher Auflösung beurteilt werden. Der Vorteil gegenüber der konventionellen Sonografie liegt in der räumlichen Nähe des Schallkopfs zu den Gallenwegen. Die Endosonografie ist hilfreich bei der Differenzialdiagnose von Gallengangsverschlüssen, da sie gleichermaßen Konkremente und Tumoren mit hoher Sensitivität darstellen kann. Sie hat daher die ERCP als diagnostisches Werkzeug verdrängt und ist auch beim Staging von Pankreas- oder Gallengangskarzinomen das Verfahren der ersten Wahl geworden. Gleichzeitig ermöglicht die Endosonografie z. B. auch diagnostische Feinnadelbiopsien verdächtiger Weichteilvermehrungen am Pankreas. Da sich besonders bei älteren Patienten mit Gallenblasensteinen in 30 % zusätzlich Gallengangsteine finden, ist die Endosonografie vor einer Cholezystektomie obligat.

Mittel der Wahl zur weiteren Diagnostik und vor allem zur Therapie von Gangobstruktionen bleibt die **ERCP** (endoskopische retrograde Cholangiopankreatografie). Bei der ERCP wird der Gallengang endoskopisch sondiert und Kontrastmittel in den Ductus choledochus injiziert. Eine anschließende Röntgenaufnahme lässt Gallengangsteine als Aussparung erkennen (➤ Abb. 8.61). Bei großen und/oder impaktierten Gallengangsteinen kann vor der ERCP

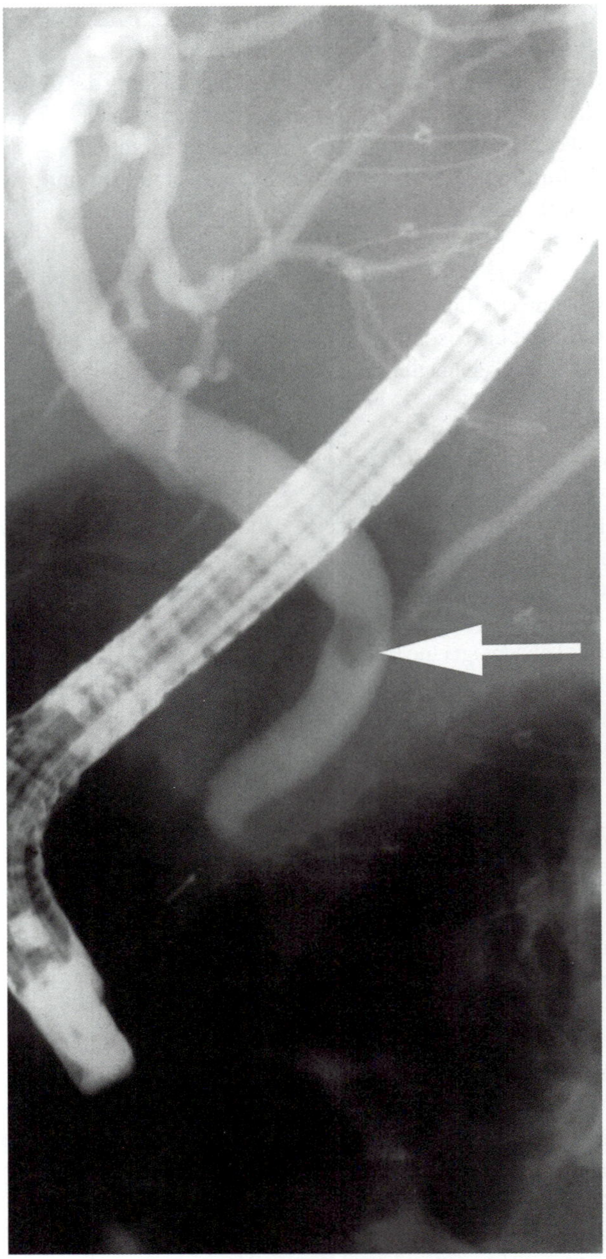

Abb. 8.61 Singulärer Choledochusstein (Pfeil) in der ERCP [F264]

8

alternativ eine perkutane Stoßwellenlithotripsie [ESWL] durchgeführt werden. Die ERCP bietet den Vorteil gleichzeitiger therapeutischer Interventionsmöglichkeiten:

- Schlitzung der Papille (Sphinkterotomie; erleichtert den Steinabgang durch den Sphincter Oddi)
- Greifen intraduktaler Steine mittels eines Körbchens (➤ Abb. 8.62),
- „Säuberung" des Gangs mittels Ballondurchzug (mechanische Lithotripsie bei großen impaktierten Steinen mittels einer Schlinge, die um den Stein gelegt wird und diesen zerdrückt)
- Laserlithotripsie über einen in den Gallengang vorgebrachten Laserlichtleiter
- Einlage eines Stents, um Strikturen oder tumorbedingte Impressionen zu überbrücken

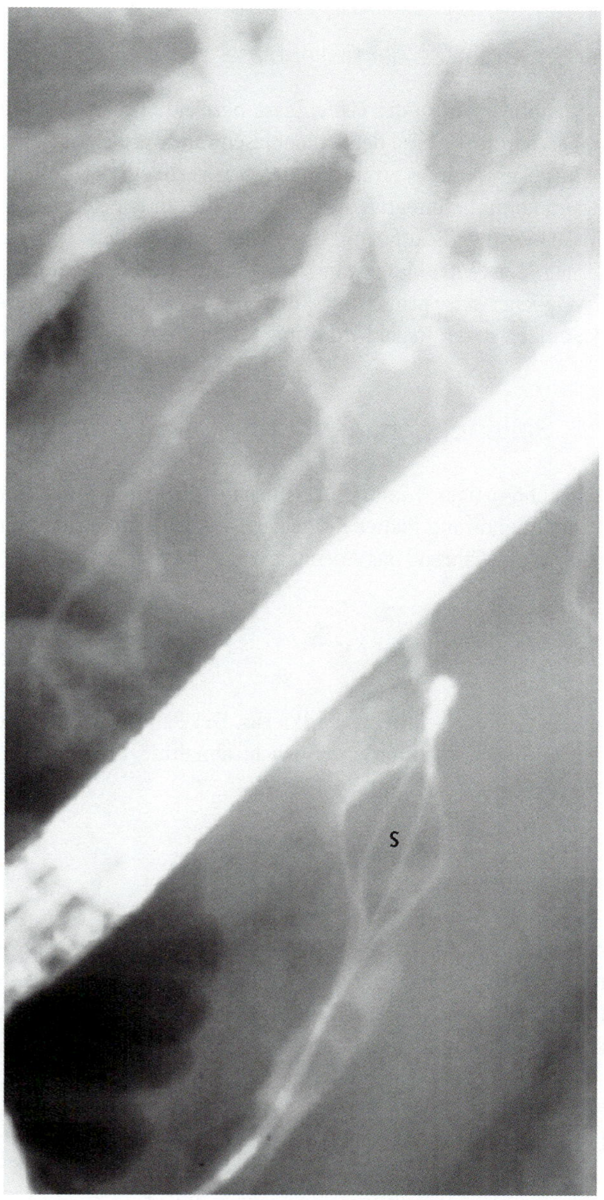

Abb. 8.62 Gallensteinentfernung aus dem Ductus choledochus mittels Dormia-Körbchen (S) [E546]

Sowohl Erfolgs- als auch Komplikationsraten der ERCP sind stark abhängig von der Erfahrung des Untersuchers. Die häufigsten akuten Komplikationen sind die Pankreatitis (5 %) und Blutungen nach Sphinkterotomie (2 %). Langzeitkomplikationen sind Rezidive von intraduktalen Steinen, narbige Papillenstenosen und aszendierende Cholangitiden durch Zerstörung des natürlichen Verschlussmechanismus an der Papille. Aus diesem Grund wird die Indikation zur Sphinkterotomie bei jungen Patienten kontrovers diskutiert und auf alternative Verfahren wie die Ballondilatation des Sphinkters zurückgegriffen.

Die **perkutane transhepatische Cholangiografie** (PTC, ➤ 8.1.4) ist eine diagnostische Alternative zur ERCP, insbesondere bei widrigen anatomischen Verhältnissen, wie sie z. B. bei Patienten nach einer Billroth-II-Operation vorliegen. Bei der PTC wird – sonografisch gesteuert – ein dilatierter intrahepatischer Gallengang transkutan punktiert und der Ductus choledochus anterograd mit Kontrastmittel gefüllt. Das Blutungsrisiko ist bei dieser Untersuchung höher als bei der ERCP.

Weitere bildgebende Verfahren sind die **Computertomografie** mit ähnlicher Sensitivität wie die transabdominale Sonografie und zunehmend die **MR-Cholangiopankreatografie (MRCP)**, die eine dreidimensionale Darstellung des extrahepatischen Gallengangsystems erlaubt und insbesondere bei Patienten hilfreich ist, die aufgrund von Voroperationen (z. B. Billroth II) für eine ERCP oder Endosonografie nicht infrage kommen. Kleinere Steine (< 4 mm) werden allerdings möglicherweise übersehen und Verengungen des Gangsystems überbewertet.

Differenzialdiagnose

Die Abklärung der Galleabflussbehinderung sollte umgehend erfolgen. Differenzialdiagnostisch kann es sich bei radiologisch gesicherten Gangabbrüchen um ein Cholangiokarzinom, eine Gallengangsstriktur oder ein von außen komprimierendes Pankreaskopfkarzinom handeln. Sollte sich durch Sonografie oder Endosonografie der Verdacht erhärten, dass es sich nicht um einen Stein handelt, so müssen weitere bildgebende Verfahren, wie MRT oder Abdomen-CT, angewandt werden. Eine endgültige Diagnose kann durch eine endosonografisch gesteuerte Feinnadelbiopsie des tumorverdächtigen Bereichs gestellt werden, allerdings ist die so gewonnene Zytologie in 10–20 % falsch negativ. Daher entscheidet man sich bei operablen Befunden oft für eine primär chirurgische Exploration.

Differenzialdiagnose bei Verschluss der Gallenwege

Bei Verschluss der Gallenwege durch einen Stein oder einen Tumor hängt die Differenzialdiagnose entscheidend von der Lokalisation des Hindernisses ab:

- Ein langsam wachsender **Tumor im Ductus cysticus** führt lediglich zu einer Abflussbehinderung der Blasengalle und einem schmerzlosen Gallenblasenhydrops.
- Ein **Verschluss an der Bifurkation** zum Ductus hepaticus communis (Klatskin-Tumor) zeigt eine Kombination aus cholestatischem Ikterus und leerer kleiner Gallenblase.
- Ein **Tumor der Papilla Vateri** zeigt neben dem cholestatischen Ikterus zusätzlich gestaute extrahepatische Gallenwege mit prall gefüllter Gallenblase.

Therapie

Die Therapie besteht in der Beseitigung des Hindernisses. Bei gleichzeitiger Cholangitis muss eine antibiotische Therapie erfolgen:

Verfahren der Wahl ist die **ERCP.** Sollten die Steine dieser Maßnahme nicht zugänglich sein, erfolgt die Operation zur Cholezystektomie mit Choledocholithotomie.

Da Ceftriaxon zu 40 % über die Galle ausgeschieden wird, ist es bei Entzündungen der Gallenwege das Antibiotikum der Wahl. Sein Spektrum umfasst neben *E. coli* auch Klebsiellen als Hauptverursacher der bakteriellen Cholangitis. Ebenfalls sehr gut wirksam sind Mezlocillin, Piperacillin und Ciprofloxacin, insbesondere wenn in der Kultur Enterokokken nachgewiesen werden.

8.2.5 Gallenblasenpolypen und -adenome

Gallenblasenpolypen: Cholesterolpolypen

Gallenblasenpolypen sind gutartige Tumoren der Gallenblasenwand mit teilweise geringem Entartungspotenzial. Sie sind klein und bestehen meist aus hypertrophiertem Schleimhautepithel mit eingelagerten Cholesterolestern (Cholesterolpolypen).

Sie werden meist zufällig in der Sonografie entdeckt (➤ Abb. 8.63) und bleiben in der Regel symptomlos. Bei sporadisch vorkommender Ablösung von der Gallenblasenwand können sie Koliken verursachen. Ein symptomatischer, Koliken verursachender Polyp ist eine Indikation zur Cholezystektomie.

Gallenblasenpolypen: Adenome

Adenome stellen sich ebenfalls meist als Gallenblasenpolypen in der Sonografie dar. Sie sind sehr viel seltener als Cholesterolpolypen, treten meist singulär auf und verursachen keinerlei Symptomatik. Ab einer Größe von mehr als 10 mm besteht jedoch ein signifikantes Entartungsrisiko, weshalb auch symptomlose Gallenblasenpolypen ab einer Größe von mehr als 10 mm im Durchmesser entfernt werden. Größere Gallenblasenpolypen (Adenome) unter 10 mm werden mittels Ultraschall regelmäßig, z. B. halbjährlich kontrolliert.

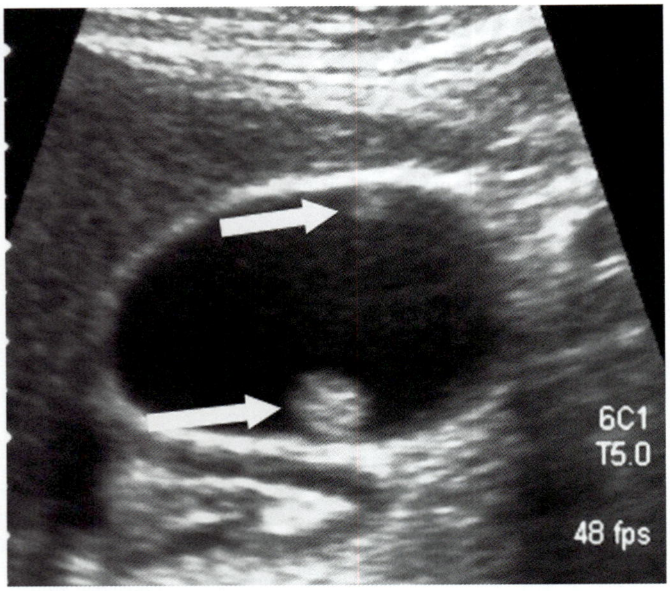

Abb. 8.63 Gallenblasenpolypen in der Sonografie. Polypen haben im Gegensatz zu Gallensteinen keinen Schallschatten (➤ Abb. 8.22). [F265]

Cholesterose/Cholesteatose

Bei der Cholesterose sieht man beetartige Auflagerungen an der Gallenblasenwand; sie bestehen aus schaumzelligen Histiozyten, die Cholesterinester eingelagert haben. Die Histiozyten proliferieren und sind aufgrund ihres Cholesteringehaltes sonografisch gut zu erkennen. Sie haben kein malignes Potenzial. Eine Indikation zur Therapie besteht nicht.

Adenomyomatose der Gallenblase

Als Adenomyomatose der Gallenblase bezeichnet man eine Situation, bei der die Mukosa der Gallenblasenwand verdickt ist, ebenso die Muscularis, und es zu intramuralen Divertikeln der Gallenblasenwand kommt. Sonografisch sieht man dies in der Regel als Gallenblasenwandverdickung mit zystisch erscheinenden Strukturen innerhalb der Gallenblasenwand. Insgesamt ist dieser Zustand selten. Möglicherweise geht er mit einem gering erhöhten Malignitätsrisiko einher. In der Regel wird sonografisch überwacht.

8.2.6 Gallenblasenkarzinom

Seltener, bösartiger Tumor mit schlechter Prognose. Man unterscheidet Adeno- und Plattenepithelkarzinome. Letztere sind besonders bösartig, während das Adenokarzinom häufiger ist.

Klinik

Häufig besteht ein schmerzloser Ikterus. Der Patient klagt über diffuse Oberbauchbeschwerden, Gewichtsabnahme und allgemeine Schwäche.

Metastasierung

Aufgrund der ausgezeichneten Versorgung der Gallenblase mit Lymphgefäßen liegen zum Zeitpunkt der Diagnosestellung meistens Lymphknotenmetastasen vor. Das Gallenblasenbett der Leber ist – wie auch alle anderen angrenzenden Strukturen – oft tumorös infiltriert.

Ätiologie

Obwohl in 75 % der Fälle gleichzeitig Gallenblasensteine vorliegen, gibt es keinen Beweis für einen ursächlichen Zusammenhang.

Eine kalzifizierte Gallenblase (sog. Porzellangallenblase) hat ein 20-prozentiges Risiko, maligne zu entarten.

Diagnostisches Vorgehen

Bei der körperlichen Untersuchung imponiert meistens ein harter Tumor im rechten Oberbauch. In der Laboruntersuchung finden sich Zeichen der Cholestase, in der Sonografie ist der Tumor gut zu erkennen.

In der Computertomografie oder MRT des Oberbauchs erkennt man die Ausdehnung des Tumors und evtl. eine Infiltration anderer Organe.

Diagnostische Sicherheit kann letztlich nur durch operative Entfernung des Tumors und histologische Begutachtung gewonnen werden.

Therapie und Prognose

Es existiert kein kurativer Ansatz bei einem Gallenblasenkarzinom, da bei Diagnosestellung die Metastasierung bzw. Infiltration anderer Organe bereits fortgeschritten ist. Die einzigen Langzeitüberlebenden sind Cholezystektomie-Patienten, bei denen in der histologischen Aufbereitung der resezierten Gallenblase zufällig ein Carcinoma in situ gefunden wurde. Behandlungsversuche wie Teilhepatektomie oder Bestrahlungen haben die Prognose nicht verbessern können. Bei bereits in der Bildmorphologie erkennbaren Fernmetastasen oder Organinfiltration wird von einer Cholezystektomie abgesehen.

8.2.7 Gallengangskarzinom (Cholangiokarzinom)

Langsam wachsender, spät metastasierender Tumor, der trotzdem eine schlechte Prognose hat. Betroffen sind vor allem Patienten über 60 Jahre. Anatomisch, aber auch ätiologisch und therapeutisch wird unterschieden zwischen sogenannten intrahepatischen und extrahepatischen cholangiozellulären Karzinomen. Bei Letzteren handelt es sich um Tumoren der Hepaticusgabel (Klatskin-Tumoren) sowie des Ductus hepatocholedochus.

Klinik

Die Symptome sind ein schmerzloser Ikterus mit Juckreiz und eine starke Tumorkachexie. Metastasen werden selbst in der Autopsie nur bei 50 % der Patienten gefunden.

Der prolongierte schwere Ikterus mündet schließlich in ein Leberversagen, meistens in Kombination mit einer Cholangiosepsis.

Lokalisation und Formen

Intrahepatische cholangiozelluläre Karzinome können sich teils wie das hepatozelluläre Karzinom manifestieren, zeigen allerdings kein so typisches Kontrastmittelverhalten. Prädilektionsstellen für die extrahepatischen cholangiozellulären Karzinome sind der Zusammenfluss des linken und rechten Ductus hepaticus (dann **Klatskin-Tumor** genannt) und der Zusammenfluss von Ductus cysticus und Ductus hepaticus communis. Histologisch handelt es sich um Adenokarzinome; die Tumoren sind klein, umgeben das Lumen des Gangs ringförmig und breiten sich entlang der Gallenwege aus.

Ätiologie

Prädisponierende Faktoren für die Entstehung eines Cholangiokarzinoms sind eine Colitis ulcerosa, eine primär-sklerosierende Cholangitis und Infektionen mit Trematoden (*Clonorchis sinensis*). Gallensteine sind kein Risikofaktor für das Cholangiokarzinom.

Diagnostisches Vorgehen

Die Verdachtsdiagnose eines Cholangiokarzinoms muss gestellt werden bei Patienten mit langsam progredientem, schmerzlosem Ikterus, acholischen Stühlen und rapidem Gewichtsverlust. In den Blutuntersuchungen sind die Cholestase-Parameter unspezifisch erhöht. In der Sonografie imponieren intrahepatische dilatierte Gallengänge und eine kollabierte Gallenblase. Die Obstruktion kann mittels Endosonografie, ERCP der Gallenwege oder PTC dargestellt werden. Jede fixierte Kontrastmittelaussparung des Gallengangs ist primär tumorverdächtig. Die sichere Diagnose wird durch die endosonografisch gesteuerte Feinnadelbiopsie oder die laparoskopische Biopsie gestellt.

Differenzialdiagnose

Bei Zustand nach Cholezystektomie muss bei distalen Verschlüssen und fehlendem Steinnachweis differenzialdiagnostisch an eine gutartige narbige Striktur des Gallengangs gedacht werden.

Therapie und Prognose

Je nach Sitz wird mit palliativem oder kurativem Ziel therapiert. Cholangiokarzinome sitzen zu 60 % im oberen Drittel des Gallengangsystems. Hat der Tumor die Hepatikusgabel und beide Hepatikusäste infiltriert, ist der Befund nicht mehr operabel. Sitzt der Tumor unterhalb der Hepatikusgabel (Klatskin Typ I oder II; ➤ Abb. 8.64) oder noch weiter distal und wird die Diagnose frühzeitig gestellt, wird eine Operation unter palliativen oder sogar kurativen Gesichtspunkten erwogen. Hier beträgt die mittlere Überlebenszeit aber trotzdem nur 24 Monate.

Palliative Therapie

Die Entscheidung zur palliativen Therapie fällt, wenn Metastasierung oder Ausdehnung eine komplette Entfernung der Tumormasse unmöglich machen. Da das Cholangiokarzinom erst im

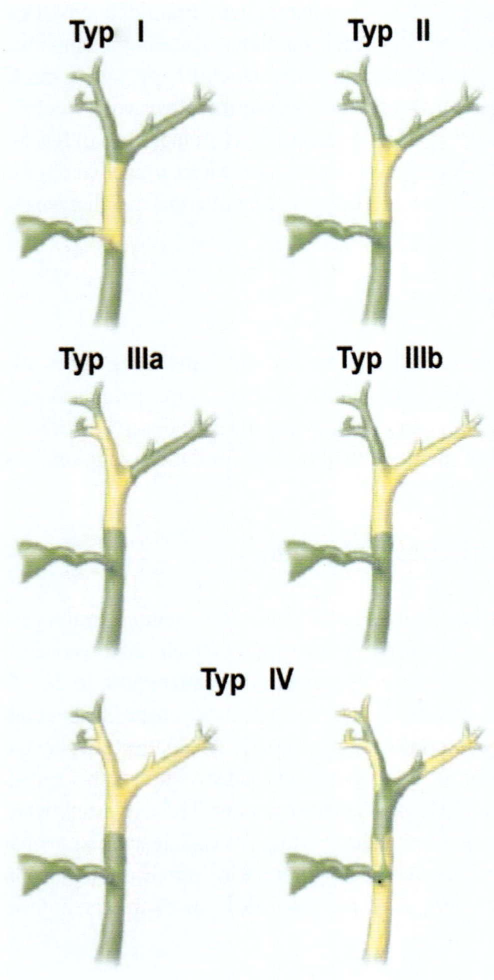

Abb. 8.64 Klassifikation der perihilären Cholangiokarzinome (Klatskin-Tumoren) [H034–001]

symptomatischen Stadium diagnostiziert wird und damit erst, wenn es weit im Wachstum fortgeschritten ist, werden die meisten Patienten unter palliativen Gesichtspunkten behandelt.

Nichtoperable extrahepatisch wachsende Tumoren können mittels ERCP) und Einlage eines Stents in den Gallengang symptomatisch behandelt werden. Die Ziele sind die dauerhafte und schnelle Ableitung der Galle und ein rasches Abklingen des Ikterus. Die mittlere Überlebensrate verlängert sich dadurch. Durch die ergänzende Radiofrequenzablation kann der Ikterus oft herausgezögert werden. Das durchschnittliche Überleben konnte hiermit auf 10–14 Monate verlängert werden.

Liegt der Tumor weiter proximal oder ist die ERCP nicht durchführbar, so kann die Galle mittels perkutaner transhepatischer Drainage ausgeleitet werden.

Für alle cholangiozellulären Karzinome ist der lebensverlängernde Nutzen einer Chemotherapie gegenüber „best supportive care" belegt, primär kommt hier eine Chemotherapie mit Gemcitabin und Cisplatin zum Einsatz. Eine Besonderheit stellen hierbei die intrahepatischen cholangiozellulären Karzinome dar. Diese gelten als Paradebeispiel eines Tumors mit einer Vielzahl von molekularen Alterationen, die eine gezielte personalisierte Therapie möglich machen. Molekulare Veränderungen, die teilweise schon mit molekularen Substanzen gezielt gehemmt werden können, betreffen Alterationen des FGFR-2-Signalweges, IDH1-Mutationen sowie Mutationen des BRAF-Onkogens, die zusammen bei bis zu 30 % der Patienten mit intrahepatischem Cholangiokarzinom nachweisbar sind.

8.3 Pankreas

A. Brüning, N. Homann

Das in der Antike fälschlich als funktionsloses Fleisch (griech. *pan kreas* = alles Fleisch) angesehene Pankreas hat mit seinen exokrinen und endokrinen Funktionen wichtigen Anteil an der Verdauung (Digestion) der Nahrungsbestandteile und der Aufrechterhaltung der Glukose-Homöostase.

Erkrankungen des Pankreas sind häufig; die Inzidenz der akuten Pankreatitis wird mit 10–46/100.000, die der chronischen Pankreatitis mit 5–12/100.000 pro Jahr beziffert.

Das Organ ist eher selten von Infektionen betroffen, kann jedoch wie die Leber durch Alkohol und andere chemische Noxen geschädigt werden. Auch Pankreaskarzinome sind mit ca. 6.000–8.000 Neuerkrankten pro Jahr in Deutschland eher selten, zeigen aber eine zunehmende Inzidenz.

Zur bildgebenden Diagnostik des Pankreas steht heute eine Reihe von Methoden zur Verfügung, die in der Hand erfahrener Untersucher sehr detaillierte Aussagen zur Morphologie zulassen (hochauflösende Sonografie, Computertomografie, MRT, Endosonografie, ERCP, MRCP, s. u.). Zur Untersuchung der endokrinen Funktion stehen einerseits der Glukosetoleranztest, andererseits eine Reihe von nichtinvasiven und invasiven Tests für die exokrine Funktion zur Verfügung.

8.3.1 Anatomie und Physiologie

Anatomie

Lage

Das Pankreas liegt retroperitoneal im Oberbauch, dorsal des Magens, mit der Bursa omentalis als Gleitspalt und mit dem Ansatz des Mesocolon transversum horizontal vor dem Pankreas. Der Pankreaskopf liegt fest verankert im „duodenalen C" des Duodenums. Durch diese anatomische Nähe können bei einer Pankreatitis Nekrosen und Ergüsse in der Bursa omentalis und der freien Bauchhöhle entstehen; bevorzugt ziehen Nekrosestraßen allerdings ins Retroperitoneum bis in die Nieren- und die Psoasloge hinein. Durch die Nähe zum Ductus choledochus führen Vergrößerungen des Pankreaskopfs durch Tumor oder Entzündung häufig zum Ikterus.

Embryonalentwicklung

Das Pankreas entwickelt sich aus einer ventralen und dorsalen Anlage. Durch die entwicklungsbedingte Lageänderung des Duodenums wandert die ventrale Anlage mitsamt dem Ductus choledochus nach dorsal und liegt dann unter und hinter der dorsalen Anlage. Das Parenchym und die Ausführungsgänge vereinigen sich später, wobei der Ausführungsgang **(Ductus pancreaticus = Ductus Wirsungianus)** in der Regel aus dem ventralen Pankreasgang und dem distalen Anteil des dorsalen Pankreasgangs gebildet wird (➤ Abb. 8.65).

Pankreasgänge

Der Ductus pancreaticus mündet in über ¾ der Fälle gemeinsam mit dem Ductus choledochus an der Papilla Vateri ins Duodenum, wobei sich die beiden Gänge meistens vorher vereinigen. Der Ausführungsgang der hinteren Pankreasanlage **(Ductus pancreaticus accessorius = Ductus Santorini)** mündet meist in den Ductus pancreaticus, kann aber auch oberhalb der Papilla Vateri ins Duodenum münden (Papilla duodeni minor). In 5 % ist er der alleinige Ausführungsgang des Pankreas.

Da fast immer kleine Pankreasgänge in den durch den Pankreaskopf verlaufenden Ductus choledochus münden, sind Gallengangsystem und Pankreas fast immer miteinander verbunden. Bei einem Abflusshindernis im Bereich der Papilla Vateri kann so ein Gallerückstau auch bei getrennten Mündungen des Ductus choledochus und Ductus pancreaticus in das Duodenum zu einer Pankreatitis führen.

Physiologie

Das Pankreas hat zwei voneinander unabhängige Funktionen: eine endokrine und eine exokrine Funktion. Endokrin steht die Regulierung des Glukose-Stoffwechsels durch Insulin im Vordergrund, exokrin die intestinale Verdauung durch verschiedene Enzyme im Pankreassekret.

Endokrine Hormone

Verstreut im exokrinen Drüsengewebe liegen die sogenannten **Langerhans-Inseln,** in denen Hormone gebildet werden, v. a. Insulin (in den B-Zellen), Glukagon (in den A-Zellen) und Somatostatin (in den D-Zellen). Das endokrine Gewebe macht 1–2 % des Pankreas aus (➤ Tab. 8.10).

Tab. 8.10 Pankreashormone und ihre Funktion

Hormon	Funktion
Glukagon (➤ 10.1.1)	Erhöht den Glukosespiegel im Serum
Insulin (➤ 10.1.1)	Senkt den Glukosespiegel im Serum, wirkt anabol
Pankreatisches Polypeptid	Hemmt Gallefluss, Darmmotilität und exokrine Pankreassekretion
Somatostatin	Hemmt die Sekretion von Insulin und Glukagon

Exokrine Funktion

Das Pankreas produziert täglich ca. 2 l alkalischen Pankreassaft mit einem pH um 8,5. Die Sekretion wird der Nahrungsaufnahme angepasst. Das Pankreassekret enthält neben Wasser und Bikarbonat v. a. Enzyme und in geringer Menge alkalische Phosphatase und karzinoembryonales Antigen (CEA) sowie CA 19–9. CEA und CA 19–9 dienen beide im Serum als Tumormarker. Einige Enzyme werden in ihrer aktiven Form produziert, z. B. α-Amylase und Lipase, andere als Proenzyme, z. B. Trypsinogen, Chymotrypsinogen und Phospholipase A, die im Duodenum durch Enzyme der Duodenalschleimhaut aktiviert werden (➤ Tab. 8.11). Das sezernierte Eiweiß Lithostatin verhindert, dass die im Pankreassekret zahlreichen Kalziumionen kristallisieren.

Um eine Selbstandauung durch die Enzyme zu vermeiden, produziert das Pankreas Inhibitoren, die eine Aktivierung der Enzyme innerhalb des Pankreas verhindern.

Regulierung der exokrinen Sekretion

Zephale Phase
Bereits die Erwartung, der Anblick oder Geruch von Essen führt direkt über den N. vagus sowie indirekt, z. B. über Cholezystokinin, zu einer gesteigerten Pankreassekretion.

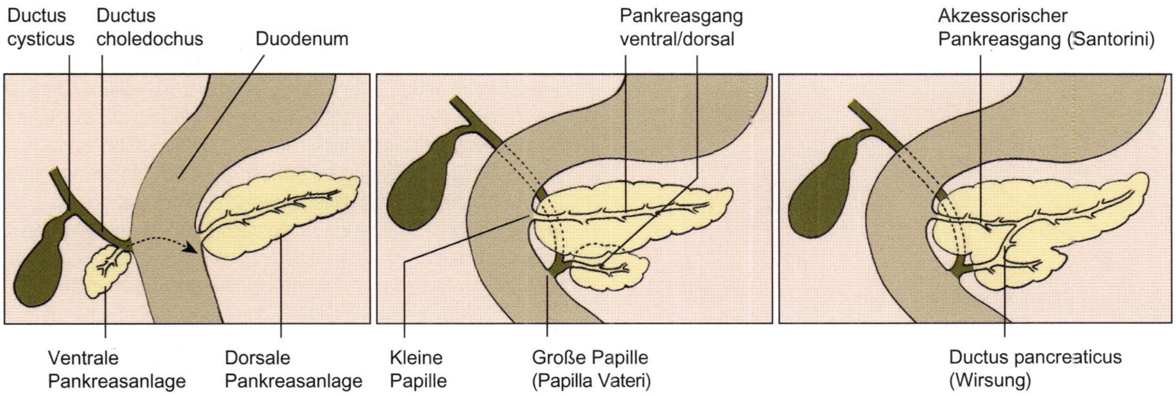

Abb. 8.65 Embryonalentwicklung des Pankreas [L157]

Tab. 8.11 Pankreasenzyme und ihre Funktion

Enzym	Funktion
In aktiver Form sezernierte Enzyme	
α-Amylase	Spaltet Stärke und Glykogen zu Oligo- und Disacchariden
Lipase	Spaltet Esterbindungen, z. B. Triglyzeride zu Monoglyzeriden und Fettsäuren
Phosphodiesterasen: Desoxyribonuklease, Ribonuklease	Spalten Nukleinsäuren in Oligonukleotide
Sterinesterhydrolase	Spaltet Sterine, z. B. Cholesterin
In inaktiver Form sezernierte Enzyme	
Endopeptidasen: Trypsin, Chymotrypsin, Elastase, Kallikrein	Spalten Proteine
Exopeptidasen: Carboxypeptidase A und B, Aminopeptidase	Spalten Aminosäuren von den Endabschnitten der Proteine ab
Phospholipase A und B	Spalten Phospholipide, Lecithin, Kephalin

Gastrale Phase
Im Wesentlichen zwei Mechanismen beeinflussen die Pankreassekretion:

- Eine Dehnung der Magenwand führt zu einem Reiz des N. vagus.
- Menge und Konzentration des Nahrungsbreies, die der Magen in das Duodenum gibt, beeinflussen Menge und Zusammensetzung des Pankreassekrets.

Intestinale Phase
Bei einer Reizung der Duodenalschleimhaut durch Salzsäure, Gallensäuren und Nahrungsmittel sezernieren endokrine Zellen in der Mukosa die Hormone Cholezystokinin (Pankreozymin) und Sekretin. Sekretin stimuliert v. a. die Wasser- und Bikarbonatsekretion im Pankreas, Pankreozymin und der N. vagus die Enzymsekretion (> Abb. 8.66).

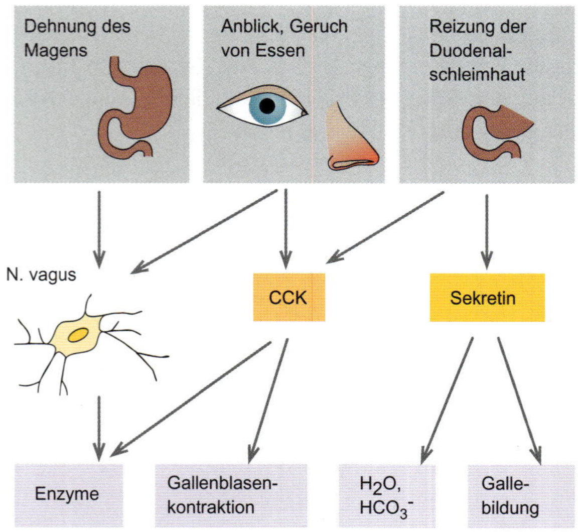

Abb. 8.66 Regulierung der Pankreassekretion (CCK = Cholezystokinin) [L157]

Erst wenn die Sekretionsleistung auf weniger als 20 % fällt, kommt es zu klinischen Symptomen. Individuell unterschiedlich können Enzyme aus dem Magen oder Duodenum die Funktion der Pankreasenzyme übernehmen, sodass der Grad der Pankreaszerstörung stark von dem Grad der Funktionseinschränkung abweichen kann.

Regeneration

Das Pankreas kann sich nach Entzündungen gut regenerieren, wenn keine hemmenden Einflüsse vorliegen. Besonders Alkohol und ein gestörter Abfluss des Pankreassafts stören die Regeneration.

Nach Resektionen kann das Pankreas zumindest teilweise „nachwachsen". Bei Pankreasteilresektionen im Säuglingsalter wächst das Pankreas sogar oft zu einer Größe nach, die der gesunder Kinder entspricht.

8.3.2 Diagnostisches Vorgehen

Exokrine Funktion

Hinweise auf eine exokrine Funktionsstörung sind Gewichtsverlust und Fettstuhl (Steatorrhö) mit voluminösen, übel riechenden und fettglänzenden Stühlen.

Labor

Lipase
Die Lipase ist ein pankreasspezifisches Enzym, das auch aus Aszites und Pleuraerguss bestimmt werden kann. Es kommen zwar auch nichtpankreatische Lipasen vor, wie etwa die Lipoprotein-Lipase der Endothelzellen, diese haben jedoch andere strukturelle und funktionelle Merkmale. Ein weiteres Pankreasenzym ist die α-Amylase. Sie kommt jedoch auch in den Speicheldrüsen vor und wird wegen ihrer geringen Spezifität heutzutage kaum noch zur Beurteilung der Pankreatitis bestimmt.

Eine Erhöhung der Lipase (bzw. weniger spezifisch auch der α-Amylase) weist auf eine akute Pankreatitis oder einen akuten Schub einer chronischen Pankreatitis hin. Eine Erniedrigung kann Hinweis auf ein fortgeschrittenes Stadium einer chronischen Pankreatitis sein („ausgebrannte Pankreatitis").

Differenzialdiagnose eines Lipaseanstiegs

- Anstieg im Serum 5–6 h nach Beginn der Erkrankung. Die Erhöhung hält bei akuter Pankreatitis 3–6 d oder Wochen an; die Höhe des Anstiegs lässt keinen Rückschluss auf die Prognose zu.
- Eine massive Erhöhung bis 80-fach zeigt sich bei akuter Pankreatitis bzw. bei einem Schub einer chronischen Pankreatitis
- Eine 12- bis 15-fache Erhöhung nach ERCP ist nur bei korrespondierenden Schmerzen als pathologisch zu werten!
- Eine bis 5-fache Erhöhung tritt bei akutem Abdomen auf, z. B. bei Cholezystitis, Ileus, Niereninsuffizienz oder diabetischer Ketoazidose.
- Ein länger bestehender Anstieg ist auf eine Pankreaspseudozyste verdächtig.

- Die Lipase kann bei Patienten mit fortgeschrittener Niereninsuffizienz, diabetischer Ketoazidose und bei postoperativen Patienten nach größeren, z. B. thorakalen Eingriffen „falsch positiv" (maximal 2- bis 3-fach der Norm) erhöht sein.
- Bei ca. 2 % der Bevölkerung sind die Pankreasenzyme asymptomatisch erhöht. Meist liegt eine Komplexbildung mit Immunglobulinen vor; in Bezug auf die Lipase spricht man dann von einer „Makrolipase". Dieser Befund hat keine pathologische Bedeutung, kann diagnostisch aber in die Irre führen.

Die Diagnose einer chronischen Pankreatitis im Frühstadium ist mit einer Enzymbestimmung oft nicht möglich, da die Enzyme außer im akuten Schub meistens normal sind. Allerdings sind erhöhte Werte Anlass, eine sorgfältige Untersuchung des Pankreas mit Sonografie und Funktionstests durchzuführen. Zur Verlaufsbeobachtung einer chronischen Pankreatitis eignen sich die Enzyme nur bedingt. In dieser Situation ist dann eher die Überwachung der endokrinen und exokrinen Funktion sowie eventueller Komplikationen angezeigt.

Trypsin, Pankreaselastase 1, Phospholipase A_2
Diese Enzyme werden nicht routinemäßig bestimmt, sind aber z. T. für Gewebeschädigung sensitiver und spezifischer als die Lipase. Besonders die Pankreaselastase 1 fällt sehr langsam über 2 Wochen ab.

Funktionstests

Die Funktionstests erfassen die exokrine Pankreasfunktion und werden v. a. für die Diagnostik und Verlaufskontrolle der chronischen Pankreatitis eingesetzt.

- **Elastase 1** im Stuhl: Die Konzentration dieses Enzyms im Stuhl (normal > 200 mg/dl) spiegelt die exokrine Funktion des Pankreas wider. Es wird durch eine Pankreasenzymsubstitution nicht verändert und eignet sich daher auch zur Verlaufsbeurteilung unter Enzymsubstitution. Erniedrigte Werte bei unklarer chronischer Diarrhö sprechen für eine exokrine Pankreasinsuffizienz als Ursache der Diarrhö. Falsch positive Ergebnisse kommen bei flüssigem Stuhlgang vor. Da die heutigen Tests spezifisch die humane Elastase bestimmen, ist eine Beurteilung auch unter Substitution mit Enzympräparaten möglich, die meist aus dem Schweinepankreas stammen. Dies ist der heute am häufigsten genutzte Screeningtest für die exokrine Pankreasinsuffizienz.
- **Pankreolauryl-Test** (PABA-Test): Ein oral gegebenes Tripeptid (PABA) wird durch Pankreasesterasen gespalten und nachfolgend werden die Abbauprodukte im Urin oder Serum bestimmt. Alternative zur Elastasebestimmung im Stuhl bei flüssigem Stuhlgang.
- **Stuhlgewicht und Fettgehalt des Stuhls:** liefert einen groben Anhalt für die Pankreasfunktion. Bei vermehrter Fettausscheidung von > 7 g/Tag ist die exokrine Leistung auf < 25 % gesunken. Der Test ist nur noch von geringer klinischer Relevanz.
- **Sekretin-Pankreozymin-Test** (Sekretin-Cholezystokinin-Test oder Sekretin-CCK-Test): Eine doppelläufige Duodenalsonde wird gelegt, über das eine Lumen kontinuierlich der Magensaft abgesaugt, über das andere fraktioniert Duodenalsekret jeweils vor und nach Stimulation mit Sekretin und Pankreozymin i. v. gewonnen. Dieser klassische und relativ präzise Test („Goldstandard") ist für den klinischen Alltag meist zu umständlich, wird in Zentren aber in Studien eingesetzt.

Endokrine Funktion

Störungen der endokrinen Funktion sind meistens eine gestörte Glukosetoleranz oder ein manifester Diabetes mellitus. Zur Abklärung der Sekretionsreserve der B-Zellen wird die Insulinsekretion nach Glukosebelastung gemessen (oraler Glukosetoleranz-Test, oGTT) oder mindestens zweimal der Nüchternblutzucker bestimmt. Auch die Bestimmung des HbA_{1c}-Werts hat diagnostische Aussagekraft (➤ 10.1.5). Selten treten endokrin aktive Tumoren (➤ 8.3.6) auf, bei denen dann gezielt die entsprechenden Hormone – beispiels-weise Gastrin bei Verdacht auf ein Zollinger-Ellison-Syndrom – bestimmt werden.

Bildgebende Verfahren

Sonografie und Endosonografie

Die Abdomensonografie erlaubt in ≈ 80 % eine gute Beurteilung von Größe und Struktur des Pankreas und ist deshalb der erste bildgebende Untersuchungsschritt. Gelegentlich erschweren Adipositas oder Meteorismus allerdings eine Beurteilung. Bei einer akuten Pankreatitis dient die Sonografie weniger der Diagnosestellung, welche durch Klinik und Labor gesichert wird, als vielmehr der Beurteilung des Krankheitsverlaufs, der Erkennung von Komplikationen (z. B. Nekrosestraßen, Pseudozystenbildung) und der ätiologischen Zuordnung, z. B. durch Beurteilung der Gallenwege und des Ductus pancreaticus.

Eine spezielle sonografische Technik stellt die **Endosonografie** dar, bei der der Schallkopf über ein Endoskop eingeführt und vom Lumen des Magens oder des Duodenums aus geschallt wird. Auf diese Weise sind Prozesse im Pankreas ab einer Größe von wenigen Millimetern erkennbar. Insbesondere beim Tumorstaging ist die Endosonografie für die Bestimmung des T-Stadiums der konventionellen Sonografie und der CT überlegen (➤ Abb. 8.67). Ergänzend zur Charakterisierung entzündlicher Prozesse, Lokalisation von Steinen und zystischen Läsionen sowie zur Steuerung endoskopischer Punktionen im Pankreasbereich erlangt die Endosonografie eine zunehmende Rolle im Rahmen interventioneller Verfahren (Zystendrainage/Zugang ins Retroperitoneum zur endogastralen Nekrosektomie).

Computertomografie, MRT

Mit der CT oder der MRT gelingt eine gute Darstellung der Größe und Struktur des Pankreas. Sie werden ergänzend zu Sonografie und Endosonografie eingesetzt:

- wenn eine sonografische Beurteilung unzureichend ist, z. B. bei Meteorismus,

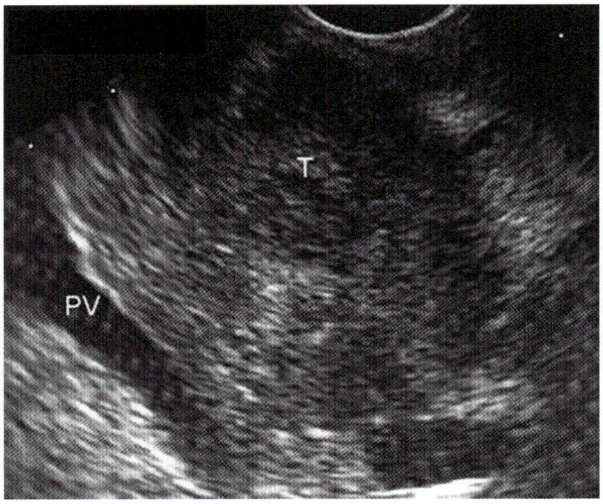

Abb. 8.67 Pankreaskarzinom in der Endosonografie. Großer echoinhomogener Tumor (T) am Übergang Pankreaskopf zu Pankreaskorpus. Nach dorsal stellt sich die Pfortader (PV) dar. [F266]

- bei einer akuten Pankreatitis, um das Ausmaß der Organveränderung und evtl. extrapankreatischer Nekrosen zu erfassen (allerdings ist eine Beurteilung der Nekrosen oft erst nach > 48 h sinnvoll),
- vor einer Operation als zusätzliches Verfahren, z. B. zum Erfassen von N- und M-Stadium bei Pankreaskarzinom,
- das CT zur Nadelführung bei Feinnadelpunktionen und perkutaner Blockade des Plexus coeliacus zur Schmerzbehandlung, z. B. bei chronischer Pankreatitis (nachrangig nach Endosonografie).

MRCP

Die Darstellung von Gallenwegen und Pankreasgangsystem im MRT (MRCP, **M**agnet**r**esonanz**c**holangio**p**ankreatografie) kann mit einem MRT des Oberbauchs kombiniert werden. Grobe Gangveränderungen, Steine und Tumoren können in der MRCP inzwischen recht sensitiv erfasst werden. Das MRT des Oberbauchs ermöglicht eine zeitgleiche Darstellung der komplementären Organstrukturen und ihrer Pathologie.

Im Vergleich zur ERCP ist die Darstellung feiner Gangveränderungen allerdings noch unzureichend (z. B. bei chronischer Pankreatitis oder bei PSC) und es fehlt die Möglichkeit zur Intervention, z. B. bei Steinleiden.

ERCP und ERC

Die endoskopische retrograde Cholangio(pankreato)grafie (➤ Abb. 8.68) erlaubt die Beurteilung des Pankreasgangs, inzwischen wird sogar an einer endoskopischen Beurteilung des Pankreasgangs (Pankreatoskopie) gearbeitet. Allerdings ist sie als diagnostische Maßnahme weitgehend durch die Endosonografie und die radiologisch bildgebenden Verfahren abgelöst worden und hat ihre Bedeutung eher in der Behandlung (Drainagen bei Ikterus/Steinentfernung etc.).

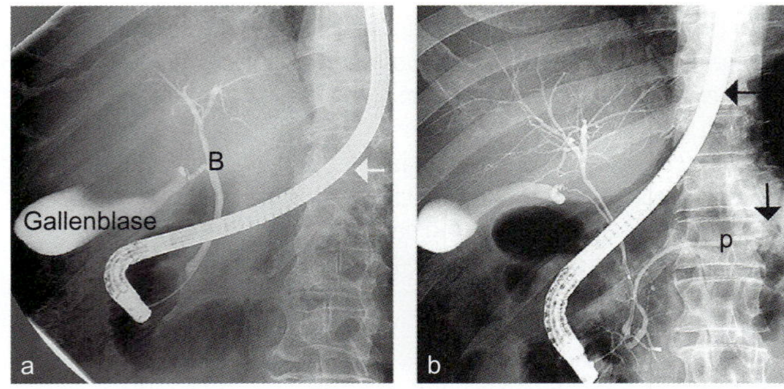

Abb. 8.68 Normale ERCP der Gallenwege und des Pankreasgangs. Pankreasgang (P) und Gallenwege (B) stellen sich regelrecht dar. ← = Endoskop, ↓ = Darstellung des Pankreasgangs mit tumorbedingtem Abbruch. [S008–4]

Eine ERCP kann eine Pankreatitis auslösen oder verstärken. Diese „Post-ERCP"-Pankreatitis ist der Grund dafür , dass die Indikation zur ERCP heute fast nur noch besteht, wenn auch absehbar eine therapeutische Intervention damit verbunden ist.

Abdomen-Übersicht

Eine Röntgenaufnahme des Abdomens gehört durch die Entwicklung von Sonografie und Computertomografie nicht mehr zur Routinediagnostik von Pankreaserkrankungen (➤ Abb. 8.69). Wertvoll ist die Abdomenübersicht allerdings immer noch bei der Differenzialdiagnose eines akuten Abdomens, um Ileuszeichen zu erkennen.

Angiografie

Eine Angiografie kann bei der Lokalisation von endokrinen Tumoren und Gefäßanomalien hilfreich sein.

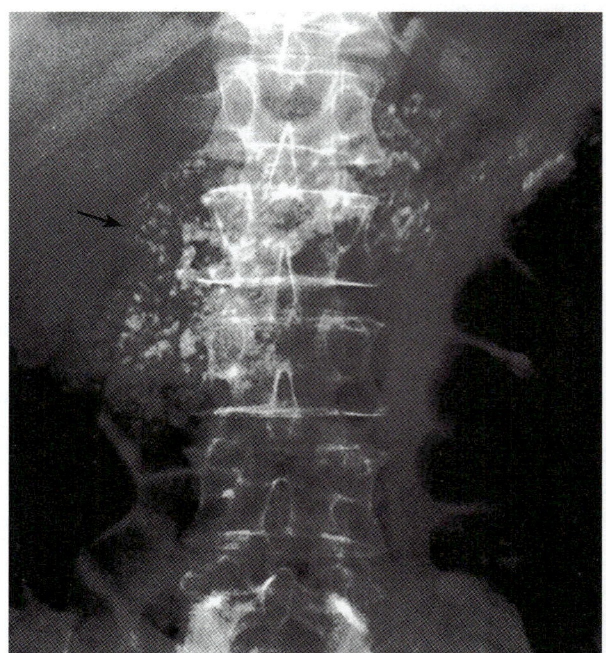

Abb. 8.69 Pankreasverkalkungen in der Abdomenübersicht [E420]

Feinnadelpunktion

Eine sonografisch, endosonografisch oder CT-gesteuerte Feinnadelpunktion kann bei V. a. infizierte Pankreasnekrosen oder -pseudozysten einen Keimnachweis ermöglichen oder Prozesse unklarer Dignität (gutartiger oder bösartiger Prozess) abklären.

8.3.3 Akute Pankreatitis

Eine akute Entzündung des Pankreas entsteht am häufigsten durch eine Choledocholithiasis (biliäre Pankreatitis) oder durch exzessiven Alkoholgenuss. Leitsymptome sind abdominale Schmerzen und die Erhöhung der Lipase. Durch inadäquate Aktivierung von pankreatischen Verdauungsenzymen geht die schwere akute Pankreatitis mit einer starken systemischen Inflammation einher, die in ein SIRS (**S**ystemic **I**nflammatory **R**esponse **S**yndrome, ➤ 14.6) mit Multiorganversagen und hoher Letalität münden kann. Bei der akuten Pankreatitis kann es sich um ein einmaliges Ereignis handeln, oft kommt es jedoch zu Rezidiven (➤ Abb. 8.70).

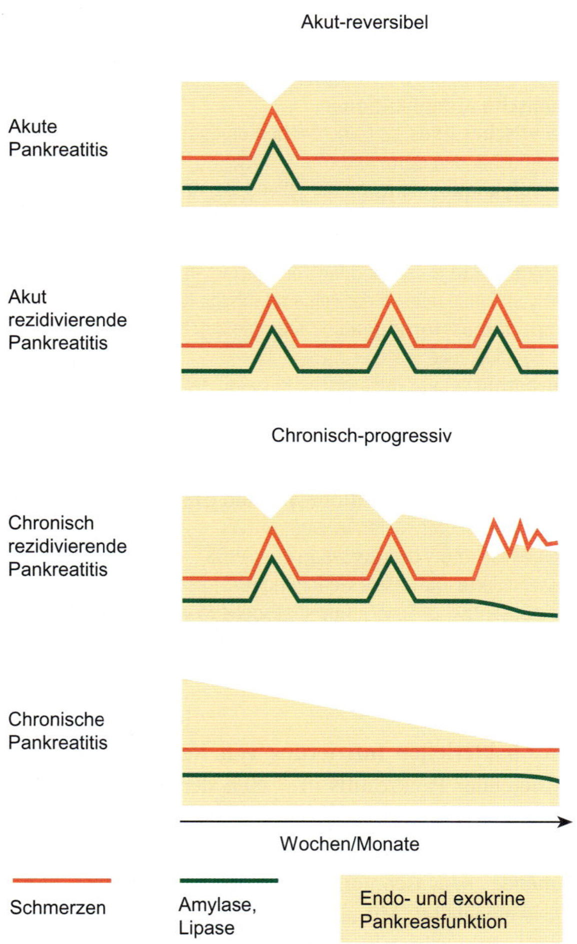

Abb. 8.70 Verlaufsformen der Pankreatitis [L157]

Klinik

Typisch ist der abrupt einsetzende, heftige, bohrend oder dumpf empfundene **Oberbauchschmerz,** der häufig **gürtelförmig** in den Rücken ausstrahlt. Bei biliärer Genese können gleichzeitig sich überlagernd rechtsseitige, ggf. kolikartige Oberbauchschmerzen bestehen. Oft werden Übelkeit und Erbrechen beklagt. Meteorismus und verminderte bis fehlende Darmgeräusche weisen auf einen **paralytischen (Sub-)Ileus** hin. Begleitende Allgemeinveränderungen können von Fieber bis zu Schockzeichen reichen (➤ Tab. 8.12).

Typisch ist der **„Gummibauch“,** eine elastische Bauchdeckenspannung bei oft gleichzeitig bestehendem Meteorismus. Grund ist eine peritoneale Reizung. Zeichen einer Peritonitis, wie z. B. ein brettharter Bauch und Klopfschmerzen, können für bakteriell infizierte Nekrosen sprechen.

In 10–20 % kann sich eine hämorrhagisch-nekrotisierende Pankreatitis entwickeln, die in 20–80 % letal verläuft. Ein Hinweis auf Nekrosen können in Einzelfällen petechiale Blutungen oder Hämorrhagien, besonders periumbilikal (**Cullen-Zeichen,** ➤ Abb. 8.71) oder in den Flanken (**Grey-Turner-Zeichen,** ➤ Abb. 8.72) sein.

Ein **Ikterus** deutet auf einen Gallengangsverschluss im Bereich des Pankreaskopfs als Ursache der Pankreatitis hin. Hinweise auf einen chronischen Alkoholkonsum sprechen für eine alkoholbedingte Pankreatitis.

Die Schmerzen bei Pankreaserkrankungen sind fast immer viszerale Schmerzen, d. h., sie sind dumpf, schlecht lokalisierbar sowie länger anhaltend. Erst wenn das parietale Peritoneum mitbetroffen ist, kommt es zu einem somatischen, d. h. scharfen, gut lokalisierbaren Schmerz. Dann ist der Krankheitsprozess aber schon weit fortgeschritten und hat weiter entfernte Strukturen – u. a. das parietale Peritoneum – erreicht.

Einteilung (Atlanta-Klassifikation)

Verschiedene klinische und CT-basierte Scoring-Systeme versuchen frühzeitig diejenigen Patienten zu identifizieren, die von einem schweren Verlauf der akuten Pankreatitis bedroht sind. Aus prognostischen Gründen ist für diese Patienten eine besonders

Tab. 8.12 Häufigkeit von Symptomen bei akuter Pankreatitis

Symptom	Häufigkeit
Schmerzen	> 90 %
Ausstrahlung in den Rücken	50 %
Übelkeit, Erbrechen	75 %
Meteorismus, Darmparese	75 %
„Gummibauch“ (elastische Bauchdeckenspannung)	50 %
Fieber	50 %
Schockzeichen	50 %
Anurie, Oligurie	20 %
Ikterus	20 %

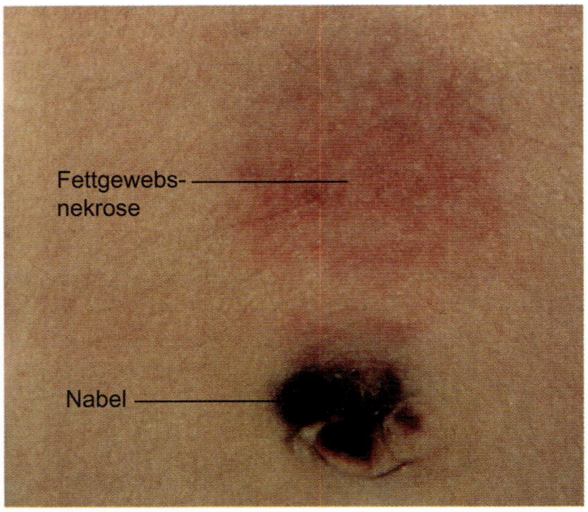

Abb. 8.71 Cullen-Zeichen. Einblutungen in den Nabel vom Retroperitonealraum her bei akuter hämorrhagischer Pankreatitis. Durch zirkulierende Lipase sind zusätzlich intrakutane Fettnekrosen oberhalb des Nabels entstanden. [M186]

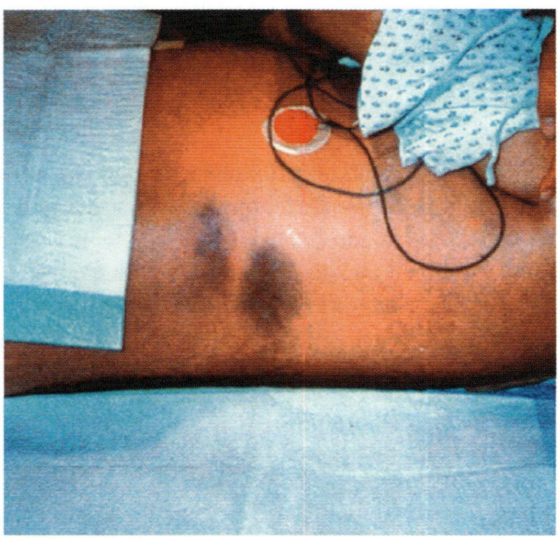

Abb. 8.72 Grey-Turner-Zeichen. Einblutungen in die Flanken sind typisch für eine hämorrhagisch nekrotisierende Pankreatitis. [E273]

engmaschige, intensivmedizinische Betreuung notwendig. Die sog. Atlanta-Klassifikation teilt die akute Pankreatitis klinisch ein in:

- **Leichte Pankreatitis:** mäßige Schmerzen, Enzymanstieg, geringe abdominale Symptomatik. Leichte Verläufe gehen mit einem Pankreasödem einher, das wieder zurückgeht und keine oder nur geringe Parenchymschäden hinterlässt. Die Letalität liegt um 1 %. Leichte Fälle werden leicht übersehen. Andererseits können Patienten mit rezidivierenden Pankreatitiden das Anfangsstadium oft genau erkennen und entsprechende Maßnahmen einleiten, z. B. Arztbesuch oder Nahrungskarenz.
- **Schwere Pankreatitis:** Lokale Komplikationen (Nekrose, Abszess, Pseudozyste) und/oder Organkomplikationen an einem oder mehreren extrapankreatischen Organen treten in Erscheinung, z. B. akutes Nierenversagen, Acute Respiratory Distress Syndrome (ARDS), disseminierte intravasale Gerinnung (DIC) u. a. Die Letalität solcher Verläufe liegt um ca. 17 %.

Als prognostisch ungünstige Laborwerte gelten ein erhöhtes **C-reaktives Protein** (CRP), erniedrigtes Seriumkalzium, erhöhter Hämatokrit, deutliche Hyperglykämie, erhöhtes Kreatinin und Laktadehydrogenase (LDH), nicht aber der Lipasewert.

Nach den betroffenen Pankreasanteilen in den bildgebenden Untersuchungen kann zwischen Pankreaskopf-, Pankreasschwanzpankreatitis oder Entzündung des gesamten Pankreas unterschieden werden.

Komplikationen

Die Komplikationen der akuten Pankreatitis sind mannigfaltig und können lokal oder systemisch sein (➤ Abb. 8.73).

Komplikationen der akuten Pankreatitis

Lokale Komplikationen
- Bildung von Nekrosen, Pankreaspseudozysten, Einblutung in Pseudozysten, Kompression der Gallenwege durch Pseudozysten
- Bakterielle Superinfektion von Nekrosen
- Strikturen des Pankreasgangs oder Ductus choledochus mit weiteren Pankreatitiden und Galleaufstau; bei erfolgloser endoskopischer Behandlung → Pankreatojejunostomie

Systemische Komplikationen
- **Paralytischer Ileus** als Folge der peritonitischen Reizung mit Flüssigkeitsverlust in den Darm und evtl. Schock
- **Hyperglykämie:** meist vorübergehend, bei nekrotisierender Pankreatitis evtl. Entwicklung eines pankreopriven (d. h. durch B-Zell-Untergang ausgelösten) dauerhaften Diabetes mellitus
- **Hypokalzämie** durch Bindung von Kalzium in Fettgewebsnekrosen und Hypalbuminämie; in der Folge tetanische Krämpfen möglich
- **Herzrhythmusstörungen** und Krämpfe durch Hypokalzämie und/ oder Hypokaliämie
- **Pleuraergüsse** als sympathische Reizergüsse
- **Intraabdominale Blutung** aus Erosionen oder Ulzera in den Magen-Darm-Trakt, in eine Pseudozyste oder durch Arrosion größerer Gefäße in die freie Bauchhöhle
- **Systemisches Inflammationssyndrom** (SIRS), dadurch
  - prärenales akutes Nierenversagen (ANV)
  - Acute respiratory distress syndrome (ARDS)
  - disseminierte intravasale Gerinnung (DIC)
  - Sepsis, septischer Schock (meist ausgehend von Darmkeimen, die über Nekrosen oder paralytischen Darm die Blutbahn erreichen)
  - Laktatazidose

Zu einer **bakteriellen Infizierung von Nekrosen** kommt es bei nekrotisierender Pankreatitis in ≈ 40 % der Fälle (➤ Abb. 8.74). Meist werden Keime des Gastrointestinaltrakts in den Nekrosen nachgewiesen. Hinweise sind hohes Fieber, starke Leukozytose, zunehmende Bauchschmerzen. Bereits bei Verdacht wird eine Antibiose eingeleitet. Mit einer diagnostischen Feinnadelpunktion kann versucht werden, den Keim zu bestimmen. Bei komplizierten superinfizierten Nekrosen kann heute endoskopisch interventionell ein Débridement über einen endosonografisch gesteuerten Zugang durchgeführt werden. Bei sehr ausgeprägten Nekrosestraßen mit Superinfektionen wird in Einzelfällen offen-operativ vorgegangen,

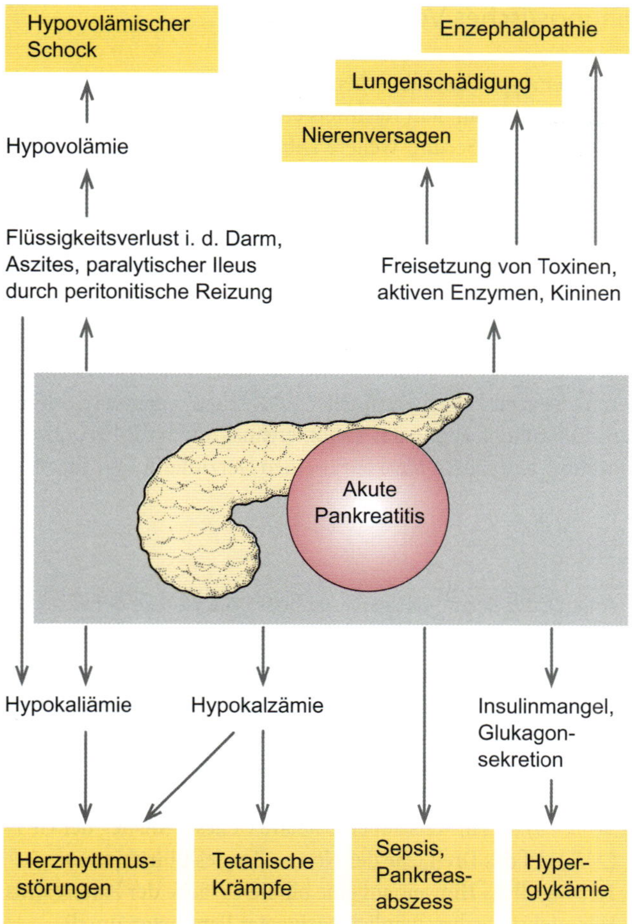

Abb. 8.73 Komplikationen der akuten Pankreatitis [L157]

wobei man dies letztere Verfahren aufgrund der hohen Komplikationsrate weitgehend verlassen hat.

In 30–50 % der Fälle entwickelt sich eine **Pankreaspseudozyste,** die von wenigen Zentimetern bis mehr als 20 cm groß werden kann. Es handelt sich um abgekapselte Ergüsse ohne Epithelauskleidung mit oder ohne Verbindung zum Pankreasgangsystem. Hinweise auf eine Pseudozyste sind anhaltende Schmerzen und anhaltend hohe oder wieder ansteigende Serumlipasespiegel trotz Therapie.

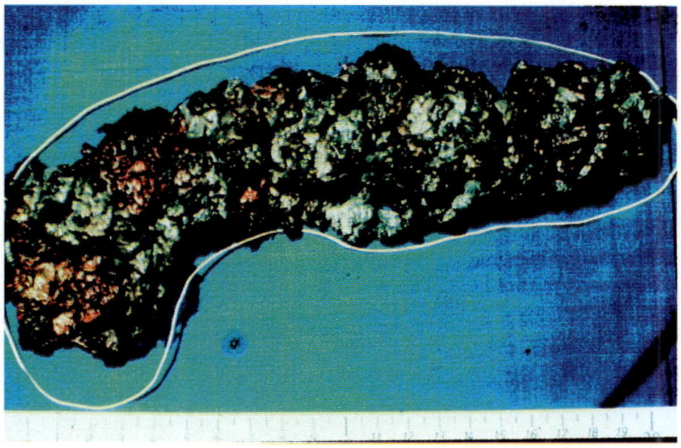

Abb. 8.74 Nekrotisierende Pankreatitis. OP-Präparat: Die schwarz-grünlichen Bereiche sind nekrotische Areale. [F284]

Der Nachweis gelingt durch Sonografie oder CT. Akute Zysten verschwinden in 50 % spontan. Große Zysten ohne Zeichen einer Remission sollten behandelt werden, da sie rupturieren, sich bakteriell infizieren können oder zu Einblutungen neigen. Bevorzugt werden heutzutage endosonografisch gesteuerte endogastrale-/duodenale Drainagen, eine Operation ist nur noch selten nötig.

MERKE

Die Kombination verschiedener Komplikationen kann in ein Multiorganversagen münden und erklärt die hohe Sterblichkeit der akuten schweren Pankreatitis!

Ätiologie und Pathogenese

Gallenwegserkrankungen, meist **Choledocholithiasis,** und **Alkohol** sind mit Abstand die häufigsten Ursachen für eine akute Pankreatitis. Darüber hinaus gibt es weitere, seltene Ursachen. In etwa 25 % der Fälle bleibt die Ursache ungeklärt.

Ursachen für eine akute Pankreatitis

Sehr häufige Ursachen
- Gallenwegserkrankungen mit 50–60 % der Fälle (meist Choledocholithiasis; relativ häufig nur Mikrolithiasis! – relativ häufig nach einer Gravidität)
- Alkoholmissbrauch mit 20–40 % der Fälle

Seltenere Ursachen
- Medikamentös (meist leichte Pankreatitis): Thiazid-Diuretika, Furosemid, Steroide, Aminosalicylsäure-Präparate, Azathioprin, Interferon u. v. a.
- Nach ERCP, Sphincter-Oddi-Manometrie oder traumatisch (stumpfes Bauchtrauma oder postoperativ)
- Infektionen, z. B. Salmonellen, Mumps, Hepatitis, Adeno- oder Coxsackie-Viren (eher leichte Begleitpankreatitis)
- Pankreaskarzinom (bei „idiopathischer" Pankreatitis bei Patienten > 50 Jahre daran denken!)
- Begleitend bei Sprue (Papillenstenose!) oder chronisch-entzündlichen Darmerkrankungen (z. B. Morbus Crohn des Duodenums)
- Bei Anlagestörungen: Pancreas divisum
- Autoimmunpankreatitis: Gelegentlich begleitend verschiedene AK im Serum nachweisbar mit unklarem pathogenetischem Stellenwert für die akute Pankreatitis; akute Begleitpankreatitiden bei Autoimmunerkrankungen wie Lupus erythematodes und Panarteriitis nodosa
- Hereditäre Pankreatitis: Assoziation mit einigen definierten Gendefekten (z. B. Mutationen im kationischen Trypsinogen, Mutationen im Serinprotease-Inhibitor [Kazal Typ-I-SPINK]), häufig in eine chronische Pankreatitis übergehend)
- Primärer Hyperparathyreoidismus (Hyperkalzämie)
- Schwere Hypertriglyzeridämie

Typische **Auslöser** der Erkrankung sind ein Steinabgang oder ein Alkoholexzess. Die sich anschließenden pathogenetischen Vorgänge sind aber noch nicht bis ins Detail geklärt. Einen schematischen Überblick gibt ➤ Abb. 8.75.

Verschiedene Noxen können zu einem **Ödem des Pankreasparenchyms** führen. Beschränkt sich der Schaden auf diese

8

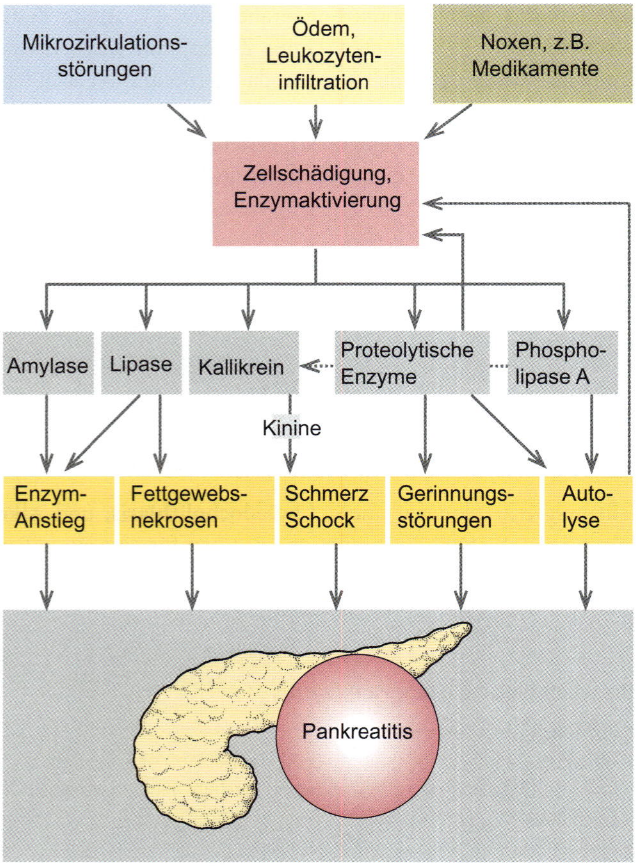

Abb. 8.75 Pathogenetische Vorgänge bei einer akuten Pankreatitis [L157]

Ödementwicklung und kommt es nicht zur Enzymfreisetzung, zeigt sich klinisch meist ein leichter Verlauf und in der Regel ist eine Restitutio ad integrum zu erwarten. Durch direktes Einwirken von Noxen oder über Mikrozirkulationsstörungen, Ödem und lokale Azidose können aber auch Enzyme, v. a. Trypsinogen, freigesetzt und aktiviert werden. Die Folgen der ungesteuerten Enzymfreisetzung sind vielgestaltig:

- **„Selbstverdauung" des Pankreas** bis zur vollständigen Zerstörung
- Retroperitoneale **Nekrosen,** seltener Nekrosen in Nieren, Herz und Gehirn durch freigesetzte Enzyme
- **Fettgewebsnekrosen** durch Übertritt von Enzymen in die freie Bauchhöhle mit Kalzium-Einlagerungen (→ Hypokalzämie), peritonitischer Reizung und Aszites (→ Plasmaverlust)
- **Schmerzen und Mikrozirkulationsstörungen** durch freigesetztes Kallikrein und Kinine
- **Gerinnungsstörungen** als Schockfolge oder als direkte Wirkung proteolytischer Enzyme
- **Entgleisung von Stoffwechsel** sowie Wasser- und Elektrolythaushalt, besonders Hyperglykämie, Hypokaliämie und Hypokalzämie
- **Schock** durch Hypovolämie als Folge von u. a. Aszites, Blutung, Erbrechen, Ileus und vasoaktive Substanzen

Diagnostisches Vorgehen

Neben dem typischen klinischen Bild basiert die Diagnose einer akuten Pankreatitis auf dem Nachweis erhöhter Pankreasenzyme (Lipase; ➢ 8.3.2) im Serum. Weitere Laborwerte und die bildgebenden Verfahren (Sonografie, ggf. CT) sichern die Diagnose, dienen der Ursachenklärung und zeigen die Schwere der Erkrankung an.

Die Differenzialdiagnose am Anfang einer akuten Pankreatitis entspricht in der Regel der des akuten Abdomens (➢ 7.7.1). Darüber hinaus muss differenzialdiagnostisch ein Herzinfarkt (Hinterwandinfarkt) ausgeschlossen werden, da sich die klinischen Beschwerden ähneln können und auch das EKG bei einer Pankreatitis ähnliche Veränderungen zeigen kann. Hier hilft neben Anamnese und körperlicher Untersuchung das Labor, ergänzt durch die Troponin-Bestimmung als frühem Marker für einen Herzinfarkt (➢ Tab. 8.13).

Labor

- Anstieg der Serum-Lipase bis auf das 80-Fache, in der Regel um das 10- bis 20-Fache der Norm
- Systemische Entzündungszeichen: Leukozyten, C-reaktives Protein; als zusätzliche und prognostische Hinweise auf einen schweren (oft nekrotisierenden) Verlauf: Anstieg von LDH, Blutzucker, Kreatinin, Hämatokrit; erniedrigtes Kalzium
- Zeichen der Cholestase (GPT, GOT, γ-GT, AP, Bilirubin; ➢ 8.1.3) als Hinweis auf eine biliäre Genese; Anstieg der GPT (ALT) auf das Dreifache der Norm oder des Bilirubins auf > 1,35 mg/dl als Hinweis auf eine biliäre Ursache der Pankreatitis
- Hämatokrit: wahrscheinlich geeigneter Parameter, um die Flüssigkeitstherapie zu steuern
- Blutgasanalyse: zur Erfassung einer drohenden respiratorischen Insuffizienz und einer Azidose
- Blutgerinnung: zur Erfassung einer drohenden disseminierten intravasalen Gerinnung (DIC, ➢ 3.7.7)
- Kreatinin: als Parameter der Nierenfunktion, Anstieg bei begleitendem akutem Nierenversagen

Bildgebende Verfahren

- **Sonografie:** Ödem, Aszites, Nekrosen, Pseudozysten, Gallen(weg)steine, Galleaufstau
- **CT** bei unklaren Sonografiebefunden, ausbleibender klinischer Besserung innerhalb der ersten drei Tage und präoperativ (➢ Abb. 8.76); bei schweren Verläufen CT-Verlaufskontrollen (Ausmaß der Nekrosen, Pseudozystenbildung, Gasbildung im Gewebe als Zeichen bakterieller Superinfektion?)
- **Röntgen-Thorax:** evtl. linksseitiger Pleuraerguss durch Reizung der Pleura sowie basale Atelektasen, eventuell Zeichen des Lungenversagens (ARDS)
- **Endosonografie:** bei V. a. biliäre Ursache und unklarem sonografischem Befund

8

Tab. 8.13 Wichtige Differenzialdiagnosen einer akuten Pankreatitis

Erkrankung	Typischer Befund	Diagnostisches Vorgehen
Magen-Darm-Ulkus	• Schmerzen im Oberbauch, oft abhängig von Nahrungsaufnahme • Häufig Übelkeit, gelegentlich Erbrechen • Risikofaktoren: z. B. NSAR, Stress, Rauchen	Vorsicht: bei Penetration eines Ulkus in das Pankreas Begleitpankreatitis • Ösophagogastroduodenoskopie • Bei V. a. Perforation Rö-Thorax: evtl. Luftsichel unter dem Zwerchfell
Gallenerkrankungen	• Cholezystitis: Schmerzen im rechten Oberbauch, evtl. in die rechte Schulter ausstrahlend, Fieber • Cholelithiasis: von leichtem Unbehagen bis zum Vollbild einer Kolik mit sich steigernden, an- und abschwellenden Schmerzen	Vorsicht: Ein Gallengangsverschluss kann zu einer biliären Pankreatitis führen. • Sorgfältige abdominale Untersuchung • Sonografie, bei V. a. Choledocholithiasis (Gallengangsteine) ERC • Labor: Entzündungsparameter, Leber- und Gallenwerte
Mesenterialinfarkt	• Akuter Verschluss eines großen Gefäßes: plötzliche, heftige Schmerzen mit Übelkeit, oft stilles Intervall 4–12 h nach Beginn, rascher Verfall • Verschluss kleinerer Gefäße mit ischämischer Nekrose: geringere Schmerzen, blutiger Stuhl, Peritonitis • Chronischer Verschluss: anamnestisch postprandiale Schmerzen (Angina abdominalis), bei Nekrose je nach Ausdehnung lokalisierte bis generalisierte Peritonitis und ggf. rascher Verfall	Vorsicht: oft erhöhte Pankreasenzyme • Bei Verdacht sofort Doppler-Sonografie oder Angiografie, um Verschluss der Gefäße auszuschließen; oft Therapiemöglichkeit über den Angiografiekatheter, z. B. lokale Lysetherapie • Im Zweifelsfall oder wenn die Diagnostik sich verzögert, rasche Probelaparotomie, da sich die Prognose rapide verschlechtert
Reizmagen, Reizdarm	• Wechselnde Beschwerden, oft belastungsabhängig, Schlaf nicht gestört • Reizmagen: epigastrische Schmerzen, Appetitlosigkeit • Reizkolon: Schmerzen v. a. im Bereich der Kolonflexuren, Obstipation und Diarrhö, Schleimbeimengungen im Stuhl	Organische Ursachen müssen ausgeschlossen werden, v. a.: • Verwachsungen nach Bauchoperationen • Pankreaspseudozyste • Laktose-Intoleranz, Sprue • Akute intermittierende Porphyrie, chronische Bleivergiftung
Herzinfarkt, speziell Hinterwandinfarkt	• Todesangst, Brustenge, Atemnot • Schmerz strahlt evtl. in den linken Arm oder Hals aus • V. a. bei Hinterwandinfarkt: Erregungsleitungsstörungen mit Sinusbradykardie oder AV-Block	Vorsicht: bei Hinterwandinfarkt oft nur abdominale Schmerzen, bei einer Pankreatitis evtl. Schmerzausstrahlung in die linke Schulter • Herzenzyme • EKG
Basale Pneumonie, Pleuritis	• Oft plötzlich einsetzende atemabhängige Schmerzen • In der Anamnese häufig vor Kurzem „Erkältung"	• Sorgfältig abhören • Rö-Thorax
Akute Porphyrie	• Diffuse Bauchschmerzen, Übelkeit, Erbrechen • Psychische und neurologische Symptome, z. B. Paresen, Sensibilitätsstörungen, Kopfschmerzen, Psychosen • Dunkelfärbung des Urins • Obstipation	• Anamnestisch als Auslöser: Medikamenteneinnahme, Infektion, Alkoholkonsum, Fasten • Labor: im Urin Porphobilinogen und δ-Aminolävulinsäure erhöht
Chronische Bleivergiftung	• Heftige, plötzliche Koliken im Bauchraum, Maximum oft um Nabel, Meteorismus • Anämie, grauer Bleisaum am Zahnfleisch • Anorexie, Kopfschmerzen, Polyneuropathie	• Erhöhte Bleiwerte in Urin und Serum • δ-Aminolävulinsäure und Koproporphyrin im Urin erhöht
Ketoazidotisches Koma	• Polyurie, Polydipsie, Exsikkose • Übelkeit, Erbrechen • Hyporeflexie, Somnolenz • Kussmaul-Atmung	Labor: Blutzucker im Serum, Blutgasanalyse, Ketonkörper im Urin
Störungen im Bereich der Brustwirbelsäule	• Schmerzen, die sich im Bereich eines oder mehrerer Dermatome ausbreiten und lageabhängig sind • Keine vegetativen Begleitsymptome	• Schmerzprovokation durch Druck auf eine Rippe oder einen Wirbelsäulenabschnitt oder Husten • Röntgenaufnahme der Brustwirbelsäule

Therapie

Patienten mit schwerer Pankreatitis müssen intensivmedizinisch behandelt werden. Sobald klinisch oder sonografisch der Verdacht auf eine Obstruktion der Gallenwege als Ursache besteht, ist eine ERC indiziert, ggf. mit Papillotomie, Steinentfernung und evtl. Drainageeinlage.

Die Therapie verfolgt drei Hauptziele: **Pankreas „ruhig stellen", Schmerzen bekämpfen, Schock und Komplikationen vermeiden bzw. behandeln.**

Pankreas ruhig stellen

- Initial orale Nahrungs- und Flüssigkeitskarenz und parenterale Ernährung, aber frühzeitiger Wiederbeginn einer enteralen Ernährung
- Magensonde, um Magen- und Duodenalsekrete bei schwereren Verläufen und Darmatonie kontinuierlich abzusaugen
- Magensäuresekretion medikamentös hemmen (i. d. R. mit Protonenpumpen-Inhibitoren, z. B. Pantoprazol).

8

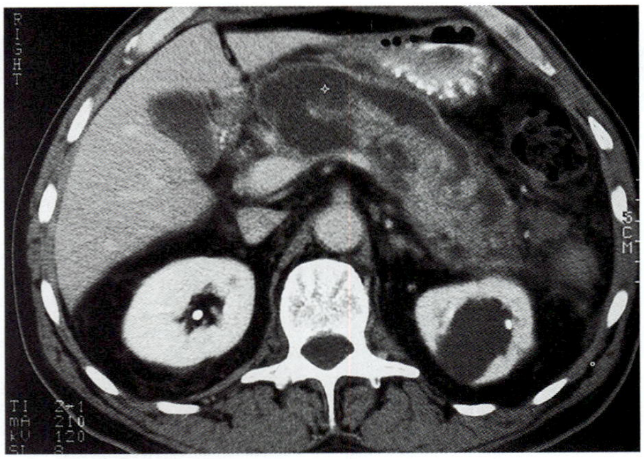

Abb. 8.76 Akute Pankreatitis im Kontrastmittel-CT. Im Kopfbereich sind partielle Nekrosen zu erkennen, Korpus und Schwanz zeigen noch normal durchblutete Parenchymanteile. [M187]

Schmerz bekämpfen

Oftmals wird der Patient unter Metamizol nicht beschwerdefrei und die Behandlung muss durch Morphin-Derivate ergänzt werden. Nach Ausschöpfen dieser medikamentösen Optionen der Schmerztherapie ist ggf. eine Therapie über einen Periduralkatheter sinnvoll.

Schock und Komplikationen vermeiden

Für die Schockvermeidung ist eine ausreichende **parenterale Flüssigkeitszufuhr** (meist mind. 3–5 Liter/Tag) sehr wichtig. Sie sollte möglichst nach dem ZVD gesteuert werden. Eine Steuerung nach dem Hämatokrit (Einstellung auf 30–35 %) scheint die Prognose ebenfalls günstig zu beeinflussen.

Die Studienlage zur systemischen **Antibiotikagabe** zur Prophylaxe einer Sepsis bei Pankreatitis ist uneinheitlich. Klinisch entscheidet man sich bei einer nach Atlanta-Kriterien schweren Pankreatitis mit Fieber über 38 °C für einen frühzeitigen empirischen Antibiotika-Einsatz. Gebräuchliche Substanzen sind Breitbandantibiotika aus der Imipenem-Gruppe oder eine Kombination aus Gyrasehemmer (z. B. Ciprofloxacin) plus Metronidazol i. v.

Bei unzweifelhafter biliärer Obstruktion (Ikterus, Steinnachweis, Erweiterung des Ductus hepaticus communis, DHC), insbesondere in Kombination mit Fieber, ist das Abflusshindernis mittels **ERC** als Notfallindikation zu beseitigen. Bei unsicherer Situation ist der Nutzen einer notfallmäßigen ERC nicht eindeutig erwiesen. Hier sollte eine rasche diagnostische Klärung, z. B. per Endosonografie, erfolgen und eine ERC nur bei sicherem Nachweis einer Obstruktion (beispielsweise durch einen impaktierten Stein) durchgeführt werden. Zur Prophylaxe von Thrombose und Verbrauchskoagulopathie wird **Heparin** gegeben.

Ernährung

Im Vordergrund steht zunächst die **Flüssigkeitssubstitution.** Danach sollte begonnen werden, den Patienten **enteral zu ernähren.** Die Ernährung kann über eine Sonde erfolgen, und hat neben der nötigen Kalorienzufuhr das Ziel, eine Mukosaatrophie im Dünndarm zu verhindern; mehrere Studien belegen den Vorteil dieses Vorgehens gegenüber der früher proklamierten parenteralen Ernährung.

Operation

Eine Operationsindikation in Form von Débridements nekrotischen Gewebes ist streng zu stellen, da die Letalität von Eingriffen in der akuten Pankreatitis sehr hoch ist! Operationsindikationen sind zunehmende, nicht beherrschbare Komplikationen trotz Intensivtherapie, infizierte Nekrosen oder infizierte Pankreaspseudozysten.

Nekrosen werden heute allerdings zunehmend interventionell endoskopisch über einen meist transgastralen Zugangsweg behandelt. Der optimale Zeitpunkt zur Intervention ist schwierig zu definieren. Konsens herrscht darüber, erst bei Superinfektion und möglichst nicht zu früh zu intervenieren.

8.3.4 Chronische Pankreatitis

Die chronische Pankreatitis ist eine fortschreitende Entzündung des Pankreas mit irreversiblen Schäden. Sie kann mit akuten Schüben (chronisch-rezidivierend) oder chronisch-progredient verlaufen. Gelegentlich wird noch die obstruktive chronische Pankreatitis als Sonderform geführt, bei der ein Gangverschluss zu Veränderungen führt, die nach Beseitigen des Hindernisses in der Regel reversibel sind, wenn die Obstruktion nicht zu lange bestanden hat.

Klinik

(➤ Tab. 8.14)

Typisch ist ein rezidivierender, selten ein persistierender Oberbauchschmerz, der in den Rücken ausstrahlen kann. Die Schmerzen treten oft bei oder nach einer Nahrungsaufnahme auf oder verstärken sich dann deutlich.

CAVE!
In knapp 10 % der Fälle bestehen keine Schmerzen.

Begleiterscheinungen sind Übelkeit, Völlegefühl und Meteorismus. Oft sind die Beschwerden abhängig von der Nahrungsaufnahme. In fortgeschrittenen Fällen zeigen sich Folgen der Funktionsaus-

Tab. 8.14 Häufigkeit von Symptomen bei chronischer Pankreatitis

Symptom	Häufigkeit
Schmerzen	> 90 %
Gewichtsabnahme	70 %
Steatorrhö	70 %
Übelkeit, Erbrechen	50 %
Diabetes mellitus	20 %
Ikterus	15 %
Verkalkungen	15 %

fälle des Pankreas: Zeichen der Malabsorption wie Gewichtsverlust, Fettstühle und Mangelerscheinungen (exokrine Insuffizienz) und Diabetes mellitus (endokrine Insuffizienz). Der Gewichtsverlust und die Mangelerscheinungen können sich aber im klinischen Bild auch überlagern mit den Folgen eines chronischen Alkoholkonsums.
Akute Schübe gleichen klinisch der akuten Pankreatitis.

Komplikationen

- **Pankreaspseudozysten** (➤ Abb. 8.77) sind bei chronischen Pankreatitiden häufiger als bei akuten und bilden sich selten zurück. Zur Therapie der Pankreaspseudozysten ➤ 8.3.3.
- **Pankreasgangstrikturen** und Pankreasgangsteine (Pankreatikolithiasis) unterhalten ggf. die chronische Pankreatitis und sollten endoskopisch therapiert werden.
- **Gallengangsobstruktionen** können zum Ikterus führen und sollten ebenfalls endoskopisch behandelt werden.
- **Gastrointestinale Blutungen** treten bei ≈ 10 % der Patienten auf und sind häufiger Folge einer portalen Hypertonie durch eine Milzvenenthrombose oder einer begleitenden Lebererkrankung als von Blutungen aus Magen-Darm-Ulzera.
- **Malignome:** Bei Patienten mit einer chronischen Pankreatitis ist die Inzidenz von Pankreaskarzinomen nachweislich erhöht.

Ätiologie

In den Industriestaaten ist in gut 80 % der Fälle **chronischer Alkoholkonsum** die Ursache einer chronischen Pankreatitis. Die Dosis-Wirkungs-Beziehung ist weniger eindeutig als bei der alkoholtoxischen Leberzirrhose, und auch die Häufigkeit der Erkrankung bei Überschreiten der kritischen Alkoholmenge (20 bis 30 g/d für Frauen und 40–50 g/d für Männer) ist deutlich geringer, sodass man von einem modulierenden Einfluss von genetischen und anderen Risikofaktoren ausgeht (z. B. Rauchen!).

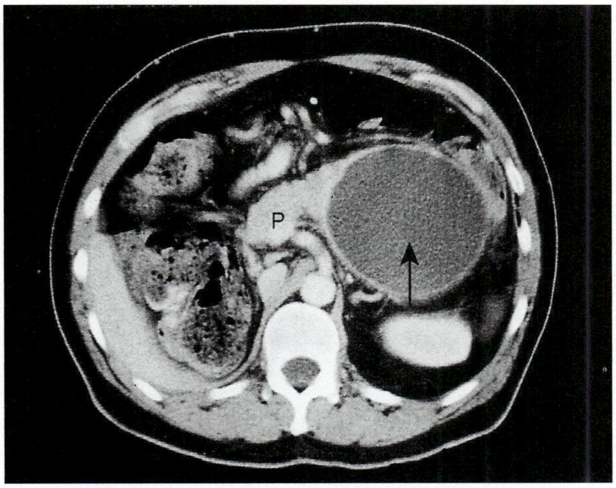

Abb. 8.77 Pankreaspseudozyste im CT (schwarzer Pfeil) [E499-001]

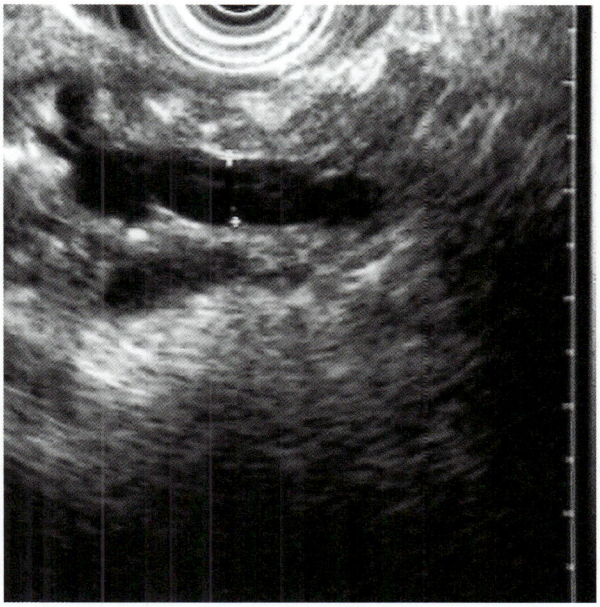

Abb. 8.78 Chronische Pankreatitis in der Endosonografie. Die Schallsonde liegt der dorsalen Magenwand an. Dargestellt ist ein Pankreas mit inhomogenem Parenchym und vereinzelten kleinen Verkalkungen mit dorsalem Schallschatten. Der Pankreasgang (Markierungen) ist stark unregelmäßig verbreitert. [E500]

Bei den Patienten finden sich häufig multiple Verkalkungen des Pankreas (kalzifizierende Form, ➤ Abb. 8.78), wobei diese Verkalkungen sowohl das Gangsystem als auch das Parenchym betreffen können.

Weitere Risikofaktoren und Ursachen für eine chronische Pankreatitis:

- Rauchen gilt als unabhängiger Risikofaktor der chronischen Pankreatitis.
- Eine Pankreasgang- und Papillenobstruktion tritt bei Vernarbung, Tumor oder chronischer Entzündung in diesem Bereich auf.
- Hereditäre Störungen (u. a. Punktmutation im Gen des kationischen Trypsinogens, PRSS1) können ebenfalls eine chronische Pankreatitis verursachen.
- Bei einem Teil der Fälle ist ein Autoimmunprozess die Ursache (autoimmune Pankreatitis). Es werden AK gegen Lactoferrin oder Carboanhydratase II sowie eine Vermehrung von CD4- und CD8-Lymphozyten im peripheren Blut gefunden. Ein Teil dieser Fälle ist mit IgG4 assoziiert. Oft zeigt sich eine Sklerosierung des Pankreas (sklerosierende Form). Bei dieser Autoimmunerkrankung sind Männer häufiger als Frauen betroffen. Sie zeigt sich mit anderen Autoimmunerkrankungen oder in bestimmten Fällen mit chronisch-entzündlichen Darmerkrankungen. Diese Unterform der Pankreatitis spricht auf eine Steroidtherapie an.

Seltene Ursachen sind ein primärer Hyperparathyreoidismus mit chronischer Hyperkalzämie (oft mit Verkalkungen des Pankreas), eine Hyperlipidämie, Mukoviszidose und in Dritte-Welt-Ländern ein chronischer Eiweißmangel.

Ein Viertel der Fälle einer chronischen Pankreatitis gilt als idiopathisch.

Pathogenese

Zur Pathogenese der durch **chronischen Alkoholkonsum** induzierten chronischen Pankreatitis existieren mehrere Modelle, wobei vermutlich eine Kombination dieser Faktoren eine Rolle spielt. So hat Alkohol und insbesondere sein erster Metabolit Azetaldehyd einen direkten toxischen Effekt auf die Azinuszelle. Eine besonders gut die Chronizität der Schädigung erklärendes Modell besagt, dass es in Analogie zur Pathogenese der alkoholischen Leberzirrhose zu rezidivierenden Entzündungsschüben mit sekundärer Kollagenbildung und Fibrose kommt. Hierbei stehen die pankreatischen Sternzellen (in Analogie zur Kupffer-Sternzelle bei der Leber) im Mittelpunkt des pathogenetischen Modells. Die manchmal postulierte Zusammensetzung des Pankreassekrets mit einem erhöhten Proteingehalt und herabgesetzter Löslichkeit für Kalzium durch Alkohol spielt vermutlich keine bedeutende Rolle.

Die Hyperkalzämie beim **primären Hyperparathyreoidismus** scheint die Pankreaszellen direkt zu schädigen. Es kommt dann auch zu hohen Kalziumkonzentrationen in den Pankreasgängen, Kalzium fällt aus und behindert den Abfluss des Pankreassaftes.

Akute Schübe werden wahrscheinlich dann ausgelöst, wenn zusätzliche schädigende Einflüsse hinzukommen, z. B. ein Alkoholexzess oder ein biliärer Rückstau.

Diagnostisches Vorgehen

Wichtig ist, die Ätiologie zu klären, um behebbare Ursachen nicht zu übersehen. Daneben interessiert die Funktionsreserve des Pankreas, die mithilfe von **Funktionstests** abgeschätzt werden kann (➤ 8.3.2).

Häufig steht ein akuter Schub am Anfang einer chronischen Pankreatitis. Andere typische Zeichen einer chronischen Pankreatitis sind in der Regel Spätzeichen. Bei Verdacht kann sonografiert und die Lipase bestimmt werden. Erhöhte Werte stützen die Diagnose eines Schubs. Als Screening für die exokrine Funktion eignet sich am ehesten die **Stuhlelastase.** In der weiteren bildgebenden Diagnostik sind vor allem die **abdominale Sonografie,** ergänzt durch die **Endosonografie** (➤ Abb. 8.78 und ➤ Abb. 8.79), geeignet, frühe morphologische Veränderungen zu zeigen. Die **ERCP** ist zwar sehr sensitiv in der Beurteilung von Gangveränderungen, allerdings wird sie heute nur durchgeführt, wenn damit auch eine sinnvolle therapeutische Intervention verbunden werden kann, denn es besteht dabei das Risiko, einen akuten Schub zu induzieren. In Einzelfällen ist ein **CT** oder **MRT** indiziert, um die weitere Umgebung des Pankreasorgans mit abzubilden (wenn die Sonografie nicht ausreicht).

Oft ist die Unterscheidung zwischen chronischer Pankreatitis und Pankreaskarzinom nicht sicher möglich. Alle bildgebenden Verfahren können hier u. U. versagen. Dann kann (meist endosonografisch gesteuert) eine **Feinnadelpunktion** durchgeführt werden; ggf. muss eine Klärung laparoskopisch in Operationsbereitschaft erzwungen werden. Alternativ kommt je nach Einzelfall ggf. eine engmaschige Überwachung mittels der o. a. bildgebenden Verfahren in Frage. Auch ein deutlich erhöhter **CA-19–9-Wert** kann einen Hinweis auf

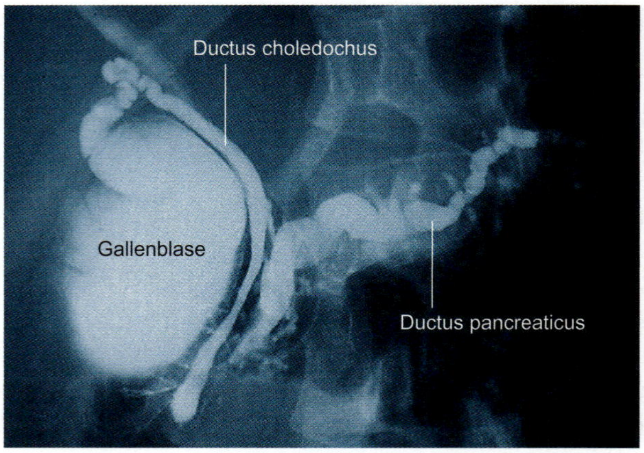

Abb. 8.79 Chronische Pankreatitis in der ERCP. Diese Pankreatitis hat sich als Folge eines Abflusshindernisses (bei einem Gallensteinleiden) entwickelt. Der Pankreasgang ist erweitert und geschlängelt. [M466]

eine maligne Genese darstellen. Geringe CA-19–9-Erhöhungen sind dagegen bei chronischer Pankreatitis fast die Regel.

Kausale Therapie

Die Prognose ist v. a. vom weiteren Alkohol- und Nikotinkonsum des Patienten abhängig.

Alkoholkarenz und insbesondere der **Verzicht auf das Rauchen** als einen vermutlich entscheidenden Co-Faktor in der Progression sowie das **Vermeiden pankreastoxischer Medikamente** sind entscheidend. Alkoholkarenz vermindert in der Regel die Schwere und Häufigkeit akuter Schübe und die Geschwindigkeit der Pankreaszerstörung. Echte Stillstände mit Defektheilung sind allerdings selten. Medikamentös lässt sich die Entzündung nicht beeinflussen.

Abflussbehinderungen durch Gallenwegsteine und Strikturen sollten endoskopisch oder chirurgisch beseitigt werden. Endoskopisch können auch Steine und Strikturen des Pankreasgangs angegangen werden. Bei Strikturen wird meist ein Stent eingelegt. Operativ erfolgt bei starken Schmerzen meist eine Kombination eines „drainierenden" (Pankreatikojejunostomie) und eines „resezierenden" (limitierte Pankreaskopfexzision) Eingriffs z. B. im Sinne einer Operation nach Frey oder Beger.

Symptomatische Therapie

Die symptomatische Therapie hat verschiedene Ziele:

- Behandlung des akuten Schubs
- Schmerzbehandlung
- Substitution von Verdauungsenzymen bei exokriner Insuffizienz
- Substitution von Insulin bei endokriner Insuffizienz
- Ggf. Substitution von Mangelzuständen (fettlösliche Vitamine)

Behandlung des akuten Schubs

Akute Schübe werden wie eine akute Pankreatitis behandelt (➤ 8.3.3).

Schmerzbehandlung

Schmerzen im Rahmen einer chronischen Pankreatitis haben viele Ursachen:
- Entzündung des Pankreasgewebes
- Sekretaufstau in Pankreas- oder Gallengang
- Pankreaspseudozysten, die die Pankreaskapsel dehnen oder auf Nachbarorgane drücken
- Zweiterkrankungen wie Magen-Darm-Ulzera oder Diarrhö bei Maldigestion

Besonders Steine im Pankreasgang können Schmerzen auslösen. Es kann versucht werden, den Gang endoskopisch zu sanieren **(Papillotomie, Steinextraktion, Stent-Anlage).** Gegebenenfalls ist die Kombination der Endoskopie mit einer extrakorporalen **Lithotripsie** (➤ 8.2.2) sinnvoll.

Können die Ursachen nicht beseitigt werden oder bestehen weiterhin Schmerzen, werden **Schmerzmittel** nach Bedarf (u. a. Metamizol oder auch morphinbasierte Schmerztherapien) gegeben. Um deren Nebenwirkungen zu vermeiden, können dem Patienten auch invasive Verfahren angeboten werden, z. B. die perkutane, CT-gesteuerte Blockade des Plexus coeliacus mit Medikamenten. Als letzte Möglichkeit bleibt, wie oben angeführt, eine Operation des Pankreas.

Die orale Gabe von **Pankreasenzymen,** um reflektorisch die Pankreassekretion zu hemmen und damit Schmerzen zu vermeiden, hat (wenn überhaupt) nur zum Teil die gewünschte Wirkung, kann aber zur Linderung versucht werden.

Behandlung der exokrinen Insuffizienz

Bei der exokrinen Insuffizienz wird einerseits die Nahrung angepasst, andererseits werden vor allem fehlende Pankreasenzyme substituiert, meist durch Extrakte aus dem Schweinepankreas. Im Vordergrund steht die Substitution von Lipase. Die Dosierung richtet sich nach den klinischen Zeichen der Malabsorption und dem Stuhlverhalten. Da Lipase säurelabil ist, setzt man bei Patienten mit erhaltener Säuresekretion des Magens besonders verkapselte und damit säuregeschützte Präparate ein.

Behandlung der endokrinen Insuffizienz

Die endokrine Insuffizienz tritt im Zeitverlauf meist erst nach der exokrinen Insuffizienz des Pankreas auf. Viele Patienten mit einem langsamen Verlauf der chronischen Pankreatitis können über längere Zeit mit einer Diät den Diabetes mellitus gut einstellen. Kommt es jedoch zu einem insulinpflichtigen Diabetes mellitus, so ist dessen Behandlung schwierig: Die hohe Insulin-Empfindlichkeit der Zielgewebe, die ebenfalls gestörte Glukagonsekretion, unregelmäßige Nahrungsaufnahme (z. B. durch Appetitlosigkeit) sowie die unausgeglichene exokrine Pankreasinsuffizienz mit schwankender Nahrungsabsorption machen die Insulinsubstitution zu einer schwierigen Gratwanderung. Oft ist eine häufige Gabe (> 5-mal täglich) von kurz wirksamem Insulin notwendig.

Ernährung bei chronischer Pankreatitis
- Kein Alkohol, kein Nikotin
- Kohlenhydrat- und eiweißreiche Kost
- Ggf. Substitution der fettlöslichen Vitamine (A, D, E, K) bei nachgewiesenem Mangel
- Ggf. Elektrolytsubstitution: Kalzium, Eisen und Magnesium

Ausreichende Pankreasenzymsubstitution kann aber die Substitution anderer Komponenten oft überflüssig machen!

Pharma-Box: Pankreasenzyme

Wirkstoffe

Gemisch aus Lipase, Amylase, Proteasen und Pankreatin.

Wirkungsmechanismus und Eigenschaften

Ersatz der durch das Pankreas produzierten Verdauungsenzyme. Oral zugeführte Pankreasenzyme werden im Magen hydrolysiert bzw. inaktiviert und müssen durch galenische Maßnahmen vor frühzeitiger Inaktivierung geschützt werden.

Indikationen

Exokrine Pankreasinsuffizienz (z. B. bei chronischer Pankreatitis oder nach Pankreasresektionen), Z. n. Magenresektion.

Nebenwirkungen

Beschwerden im Magen-Darmbereich, allergische Reaktionen; sehr selten bei sehr hoher Dosierung Kolonstrikturen.

Kontraindikationen

Akute Pankreatitis, akute Schübe chronischer Pankreaserkrankungen.

Klinische Anwendung

Initial z. B. 25.000 IE Lipase pro Tag zu den Hauptmahlzeiten, 10.000 IE zu Zwischenmahlzeiten. Es kann versucht werden, den Bedarf nach dem Nahrungsfett abzuschätzen, z. B. initial 2.000 IE Lipase pro Gramm Nahrungsfett. Steigerung der Dosis ggf. nach klinischen Kriterien (Stuhlfrequenz, Stuhlmenge, Fettbeimischung). Bei Totalausfall der Pankreasfunktion ausreichend hoch dosieren, u. U. bis 400.000–800.000 IE Lipase pro Tag!

Steroidtherapie

Die seltenen, differenzialdiagnostisch oft schwer abzugrenzenden Fälle einer **Autoimmunpankreatitis** sprechen gut (> 98 %) auf eine Kortikoidtherapie an.

8.3.5 Zystische Pankreasläsionen

Zystische Pankreasläsionen sind relativ häufig; die meisten von ihnen sind gutartig oder haben nur ein geringes Malignitätspotenzial. Allerdings machen intraduktale papilläre muzinöse Neoplasien (IPMN) ungefähr ein Viertel aller zystischen Läsionen aus, und von ihnen hat eine Untergruppe von ca. 30 % ein variables bis hohes Malignitätspotenzial (➤ Tab. 8.15).

Diese Läsionen sind oft asymptomatisch oder die Symptomatik ist unspezifisch (Druck im Oberbauch o. Ä.). Die Differenzialdiagnose ist sehr schwierig. Alle verfügbaren bildgebenden Untersuchungen (transabdominale Sonografie, Endosonografie, CT, MRT, ggf. ergänzt um ERCP) kommen zum Einsatz. Durch Abstimmung in einem entsprechend erfahrenen interdisziplinären Team muss geklärt werden, welche Läsionen überwacht und welche reseziert werden können.

8.3.6 Pankreaskarzinom

Das Pankreaskarzinom ist der weitaus häufigste Tumor des Pankreas; es macht 2–3 % der malignen Tumoren aus. Fast immer handelt es sich um ein Adenokarzinom, das vom Gangepithel, seltener vom Azinusepithel ausgeht. Die meisten Pankreaskarzinome (über 80 %) sind solide Tumoren, seltener handelt es sich um zystische Tumoren (➤ 8.3.5). Der Altersgipfel der Häufigkeit liegt zwischen dem 60. und 80. Lebensjahr.

Risikofaktoren sind neben dem Alter Rauchen, chronische oder genetisch bedingte rezidivierende Pankreatitis, ein metabolisches Syndrom, bestimmte chemische Noxen sowie angeborene Faktoren (z. B. im Rahmen eines hereditären, nichtpolypösen Kolonkarzinomsyndroms, HNPCC, ➤ 7.5.9 mit ➤ Tab. 7.10). Der Tumor geht einher mit bestimmten molekulargenetischen Veränderungen wie z. B. Mutationen der Onkogene K-ras, p53.

Die **Prognose** ist schlecht: Die mittlere Überlebenszeit des meist bei Diagnose schon metastasierten Tumors beträgt ohne Therapie sechs Monate. Über 70 % der Karzinome sind im Pankreaskopf lokalisiert, sie machen die meisten der unter kurativer Intention operierten Pankreaskarzinome aus, da sie durch den durch Kompression auf den Gallengang verursachten Ikterus oft in früheren Stadien diagnostiziert werden. Tumoren im Pankreaskörper und -schwanz haben dagegen eine besonders ungünstige Prognose, da sie selten Symptome hervorrufen.

Seltener sind die sich oft gutartig manifestierenden neuroendokrinen Tumoren, die nicht immer endokrin aktiv sind. Die Entscheidung für oder gegen eine Operation ist abhängig von einer Vielzahl von Faktoren (Größe, biologisches Verhalten, Differenzierungsgrad, mechanische Verdrängung).

Tab. 8.15 Übersicht über die zystischen Pankreasveränderungen (nach Schlitter et al. 2011)

Typ	Häufigkeit	Malignitätspotenzial
Pseudozysten	40 %	Keines
IPMN gesamt	25 %	Verschieden
Seitengang-IPMN	ca. 70 % aller IPMN	Gering
Hauptgang-IPMN	ca. 30 % aller IPMN	Variabel bis hoch
Muzinös-zystische Neoplasien (MCN)	10 %	Gering
Serös-zystische Neoplasien (SCN)	10–20 %	Sehr gering
Solide-pseudopapilläre Neoplasien (SPN)	< 5 %	Gering

Klinik

Die Klinik ist im Frühstadium unspezifisch. Ikterus kann ein Frühsymptom des Pankreaskopftumors sein. Im Verlauf treten häufig teils starke Oberbauchschmerzen (oft gürtelförmig oder typischerweise auch in den Rücken ziehend) und ein starker Gewichtsverlust auf (➤ Tab. 8.16). Weitere Erscheinungen können sein:

- Steatorrhö, Diabetes mellitus
- Aszites
- Selten Courvoisier-Zeichen: tastbar vergrößerte, schmerzlose Gallenblase als Zeichen eines chronischen Gallestaus

Diagnostisches Vorgehen

Die **bildgebenden Verfahren** dienen der Beurteilung der Ausdehnung und damit der Abschätzung der Operabilität. Obligatorisch sind Sonografie und Dünnschicht-CT (➤ Abb. 8.80) Die Endosonografie ist im Pankreaskopfbereich der CT im Nachweis von Ausdehnung und Lymphknotenbefall überlegen. Gleichzeitig kann feinnadelbioptisch eine Zytologie zur Diagnosesicherung gewonnen werden. In der ERCP zeigen sich evtl. ergänzend Gangabbrüche oder -unregelmäßigkeiten (➤ Abb. 8.81). In vielen Fällen ist es nicht möglich, durch die präoperative Diagnostik eine Differenzierung zu treffen (insbesondere zwischen chronischer Pankreatitis und Malignom), es wird u. U. eine explorative Laparotomie erforderlich.

Im **Labor** finden sich meist nur unspezifische Hinweise auf ein Tumorleiden wie erhöhte Blutsenkung oder Eisenverwertungsstörung mit Anämie. Die Tumormarker CA 19–9 und CEA sind weder sensitiv noch spezifisch genug, um für die Erstdiagnose hilfreich zu sein. CA 19–9 kann aber als Verlaufsparameter hilfreich sein.

MERKE

Der Tumormarker CA 19–9 steigt erst in fortgeschrittenen Stadien an, ist aber zur Verlaufsbeurteilung geeignet. Der Tumormarker CEA ist unspezifischer als CA 19–9, kann aber ebenfalls zur Verlaufsbeobachtung herangezogen werden.

Therapie

Kurative Maßnahmen

Aussicht auf Heilung besteht nur, wenn der Tumor lokal operabel ist. Entscheidend hierfür sind die lokalen arteriellen Gefäße (A. hepatica, A. mesenterica superior, Truncus coeliacus). Je nach Ausmaß der Infiltration oder Ummauerung dieser Gefäße wird der Tumor als nicht resektabel, „borderline“ resektabel und lokal irresektabel eingestuft. Sämtliche bildgebenden Verfahren können nicht immer eine Gefäßinvasion des Tumors ausschließen, sodass eine Entschei-

Tab. 8.16 Häufigkeit der Symptome bei Pankreaskopf- und Pankreaskörper- bzw. Pankreasschwanzkarzinom

Symptom bei Diagnosestellung	Häufigkeit beim Pankreaskopfkarzinom	Häufigkeit beim Pankreaskörper- oder Pankreasschwanzkarzinom
Gewichtsverlust	90 %	80 %
Schmerzen	80 %	80 %
Verdauungsstörungen	70 %	30 %
Ikterus	70 %	10 %
Courvoisier-Zeichen	50 %	Selten
Thrombophlebitis	5 %	5 %

dung zur (kurativen) Resektion oft erst aufgrund des Operationssitus getroffen werden kann. Bei Pankreaskorpustumoren wird das Pankreas meist vollständig entfernt, bei Pankreasschwanztumoren reicht gelegentlich eine Teil-(Links-)Resektion. Beim Pankreaskopftumor erfolgt in der Regel eine **Operation nach Whipple oder Kausch,** bei der der Pankreaskopf inkl. Duodenum entfernt wird. Für die Re-Anastomosierung von Pankreas- und Gallengang über Dünndarmschlingen und den Magen existieren verschiedene OP-Varianten.

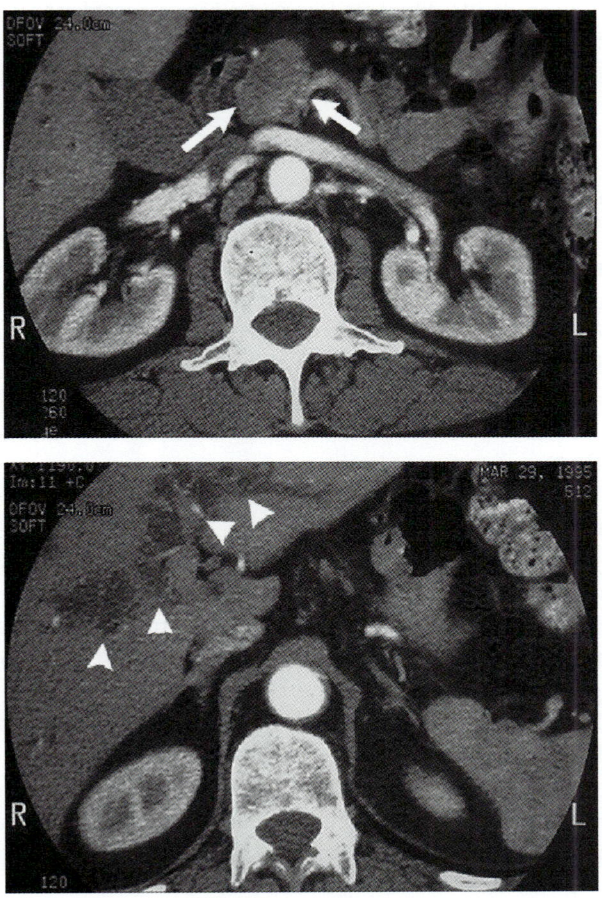

Abb. 8.80 Pankreaskarzinom im CT. Die Pfeile in **A** zeigen auf ein kleines Pankreaskopfkarzinom, das zu einem Aufstau und einer Dilatation der intrahepatischen Gallenwege geführt hat **(B).** [E211–100]

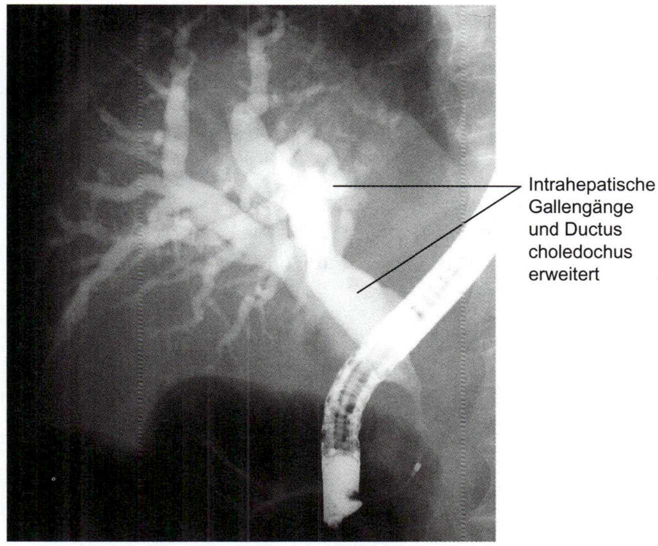

Abb. 8.81 Pankreaskarzinom in der ERCP. Die Gallenwege sind erweitert, lassen sich aber auf ganzer Länge darstellen. Der Pankreasgang ist jedoch nur im Kopfbereich darstellbar, dann bricht das Kontrastmittel wegen des Karzinoms im Pankreasschwanz ab. [R229]

Adjuvante Therapie/neoadjuvante Therapie

Aktuell ist bei resektablen Tumoren nach Operation sowohl nach R0- als auch nach R1-Resektion eine 6-monatige adjuvante Therapie mit FOLFIRINOX (Dreifachkombination Irinotecan/Oxaliplatin/5-Fluorouracil mit Folinsäure), alternativ mit Gemcitabin (ggf. ergänzt um Capecitabin p. o.) Standard, womit eine Verlängerung des krankheitsfreien wie auch des Gesamtüberlebens erreicht werden kann. Der Stellenwert von neoadjuvanten Therapiestrategien wird zurzeit in Studien untersucht, gilt aber als sehr vielversprechend.

Bei „borderline" resektablen und lokal irresektablen Tumoren kann versucht werden, durch eine aggressive Polychemotherapie eine sekundäre Resektabilität zu erreichen.

Palliative Therapie

Palliative Maßnahmen zielen darauf, die Gallen- und Nahrungspassage zu erhalten. Dies sollte möglichst durch eine endoskopische Stent-Einlage, meist in den Ductus choledochus, ggf. auch ins Duodenum, erfolgen. Alternative ist u. U. eine palliative Operation, z. B. eine biliodigestive Anastomose oder Gastroenterostomie.

Palliative Chemotherapien können als Monotherapie (Gemcitabin), Kombination (zusätzlich Albumin-gebundenes Paclitaxel) oder Dreifachkombination (FOLFIRINOX) durchgeführt werden und je nach gewähltem Regime bis zu einer Verdoppelung des Überlebens führen. Eine Zweitlinientherapie (z. B. mit 5-Fluorouracil/Oxaliplatin, alternativ mit 5-Fluorouracil/liposomal gebundenem Irinotecan) kann Patienten in gutem Allgemeinzustand je nach Vortherapie angeboten werden. In Einzelfällen kommen bei Nachweis der entsprechenden molekularen Alterationen in der Erhaltungstherapie sogenannte PARP-Inhibitoren nach vorheriger platinhaltiger Chemotherapie in Betracht. Darüber hinaus wird ggf. eine palliative Schmerz-/Bestrahlungs- und Ernährungstherapie erfolgen.

Substitutionstherapie

Nach totaler Pankreasentfernung müssen Insulin und Verdauungsenzyme ersetzt werden. Während die Pankreasenzyme in hohen Dosen substituiert werden (Pharma-Box in ➤ 8.3.4), ist der Insulin-Bedarf vergleichsweise gering, da beim pankreopriven Diabetes mellitus im Gegensatz zum Typ-2-Diabetes eine hohe Insulin-Empfindlichkeit der Zielgewebe besteht (➤ 8.3.4).

Nach einer Pankreasteilresektion ist die exokrine und endokrine Restfunktion oft ausreichend.

8.3.7 Neuroendokrine Tumoren (NET) des gastroenteropankreatischen Systems

Diese Tumoren werden als NET-Tumoren unterschieden in Foregut-, Midgut- und Hindgut-Tumoren sowie in die NET-Tumoren des Pankreas. Dabei handelt es sich um seltene, jedoch wegen ihrer endokrinen Wirkungen und ihrer anderen Tumorbiologie differenzialdiagnostisch wichtige, teils gutartige, teils bösartige Tumoren.

Diagnostisches Vorgehen

Die Diagnose wird fast immer klinisch und laborchemisch gestellt. Bei Verdacht werden die entsprechenden Hormone bestimmt. Die bildgebenden Verfahren können die Tumoren oft nicht lokalisieren, da sie meistens zu klein sind (< 2 cm). Das empfindlichste Verfahren ist die **Endosonografie.** Konventionelle Sonografie und CT können nur ≈ 40 % der Tumoren lokalisieren.

Im weiteren Verlauf wird bei Verdacht auf eine systemische Streuung neben den anderen bildgebenden Verfahren als Besonderheit oft die sog. **Octreotid-Szintigrafie** in Kombination mit einem CT eingesetzt (**DOTATOC-** oder **DOTATE-PET-CT**), die sich die fast immer vorhandenen Somatostatin-Rezeptoren auf den Tumoren zunutze macht. Dies ist diagnostisch vor einer geplanten Therapie sinnvoll. Hier werden Antikörper gegen den Somatostatin-Rezeptor mit einem radioaktiven Nuklid (oft ^{177}Lutetium) versehen und zur Destruktion der Tumoren verwendet (sog. **Radiorezeptor-Therapie**). Als Tumormarker eignet sich **Chromogranin A.**

8

Insulinom

Das Insulinom ist der häufigste endokrine Pankreastumor. Er ist in 90 % gutartig und in 90 % solitär, 5 % liegen außerhalb des Pankreas. Häufig produziert der Tumor neben Insulin weitere Hormone.

Klinik

Führend sind **Hypoglykämien** besonders morgens oder nach körperlicher Anstrengung. Die Symptome reichen von vegetativen Erscheinungen infolge einer reaktiven Katecholaminausschüttung (Blässe, Herzrasen, Zittern, Durchfall) bis zu Verwirrtheitszuständen, epileptischen Anfällen oder Koma. Die oft bestehenden psychischen Auffälligkeiten, v. a. psychotische Symptome, führen nicht selten zu Fehldiagnosen. Gelegentlich schildern die Patienten Heißhunger, starke Gewichtszunahme oder -abnahme. Ein Hinweis kann auch ein pathologischer oraler Glukosetoleranz-Test sein, da die Hyperinsulinämie die Insulinsekretion der B-Zellen hemmt.

Diagnostisches Vorgehen

Die Diagnose wird durch den Nachweis einer Hypoglykämie und Hyperinsulinämie gestellt, die gleichzeitige Bestimmung des C-Peptids schließt exogen zugeführtes Insulin aus. Dafür ist unter stationären Bedingungen ggf. ein **Fastenversuch** über 1–2 Tage notwendig, unter dem beim Insulinom fast immer eine Hypoglykämie auftritt.

Die Lokalisation des Tumors kann sehr schwierig sein. Gelingt die Lokalisation mit Sonografie, CT, Angiografie und ggf. Endosonografie, MRT oder Insulin-Bestimmung aus selektiv kanülierten Gefäßen nicht, ist eine operative Exploration evtl. mit intraoperativer Sonografie zu erwägen.

Differenzialdiagnostisch kommen Angstattacken, Hyperventilationszustände sowie andere endokrin aktive Tumoren wie das Phäochromozytom oder das Karzinoid in Betracht.

Lokale Therapie

Ziel ist die chirurgische Tumorentfernung. Ist eine OP nicht möglich, kann das Medikament Diazoxid eingesetzt werden, das die Insulinsekretion hemmt. Octreotid ist ebenfalls symptomatisch wirksam. Selten ist eine Chemotherapie notwendig, z. B. bei Metastasierung.

Gastrinom

Synonym: Zollinger-Ellison-Syndrom (➤ 7.4.4)
Die gastrinproduzierenden Tumoren liegen zu 75 % im Pankreas und zu 20 % im Duodenum. 60 % sind maligne. Häufig tritt der Tumor multipel auf (➤ Abb. 8.82).

VIPom

Synonym: Verner-Morrison-Syndrom
In je 25 % handelt es sich um Nicht-B-Inselzell-Adenome und Karzinome, in 20 % um eine Inselzellhyperplasie und in 20 % um ein kleinzelliges Bronchialkarzinom. Gelegentlich treten Mischformen mit Karzinoid und Phäochromozytom auf. Circa 50 % der VIPome zeigen ein malignes Wachstumsverhalten.

Die Tumoren produzieren das vasoaktive intestinale Polypeptid (VIP). Es kommt zu wässrigen Durchfällen, Hypokaliämie und Hypo- oder Achlorhydrie (WDHH- oder WDHA-Syndrom). Daneben bestehen meist eine durch die Bikarbonat-Verluste bedingte metabolische Azidose, Dehydratation und oft eine Hyperkalzämie und -glykämie.

Die Diagnose wird anhand der Laborkonstellation und durch den Nachweis des erhöhten VIP-Serumspiegels gestellt.

Etwa ein Drittel der Pat. kann durch Tumorresektion geheilt werden.

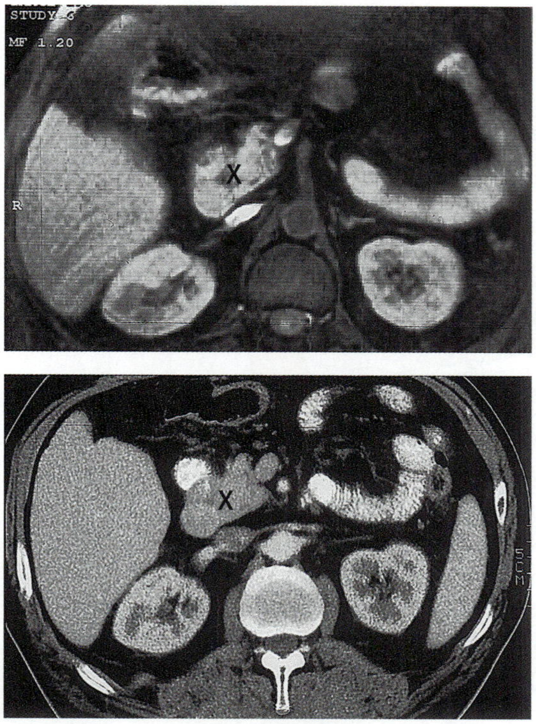

Abb. 8.82 Gastrinom im CT und MRT. Oben: MRT. Das Gastrinom (x) stellt sich signalintensiv retroduodenal dar. Unten: Spiral-CT. Deutliche Kontrastmittelaufnahmen im Gastrinom. [M 187]

Glukagonom

Es handelt sich um einen seltenen, glukagonproduzierenden Pankreastumor. Klinisch am auffälligsten sind Hauterscheinungen: ein wanderndes, teils bullöses, teils nekrotisierendes Exanthem (Erythema necroticans migrans) besonders an den Beinen und in der Leistenregion. Weitere Symptome können ein meist nicht insulinpflichtiger Diabetes mellitus und eine Anämie sein. Erhöhte Glukagonspiegel im Plasma sichern die Diagnose.

Somatostatinom

Der meist bösartige Tumor sitzt überwiegend im Pankreas, seltener in der Dünndarmwand und hat bei Diagnose oft schon metastasiert. Typische Symptome der erhöhten Somatostatinsekretion sind Motilitätsstörungen mit gestörter Magenentleerung und Gallenblasenkontraktion (Steinbildung) sowie Störungen des Hormonstoffwechsels (Diabetes mellitus und Fettstühle). Diagnostisch kann der erhöhte Somatostatinspiegel nachgewiesen werden. Therapeutisch wird der Tumor möglichst reseziert. Eine spezifische medikamentöse Therapie ist nicht verfügbar.

Allgemeine Therapieprinzipien bei NET

Für alle Tumoren und auch die funktionell inaktiven Tumoren gilt bezüglich der Therapie, dass möglichst eine **Resektion** angestrebt wird. Ansonsten richtet sich die Therapie nach der Ausbreitungsart (metastasiert versus lokal) und Differenzierung des Tumors (gut versus schlecht), wobei für Letztere als Besonderheit nicht nur der Differenzierungsgrad, sondern auch der Proliferationsindex (gemessen als sog. MIB-Index) entscheidend ist.

- Bei **schlecht differenzierten Tumoren** wird im Allgemeinen eine Chemotherapie mit Cisplatin/Etoposid durchgeführt.
- Bei **gut differenzierten Tumoren** kann je nach Situation und oft sequenziell eine Therapie mit Somatostatin, dem Tyrosinkinase-Inhibitor Sunitinib, dem mTOR-Inhibitor Everolimus, den Zytostatika Streptozotocin/5-Fluorouracil (dies nur beim Pankreas und nicht bei anderen Lokalisationen) und auch eine Radiopeptid-Therapie (z. B. an ^{177}Lutetium gekoppeltes Somatostatin) durchgeführt werden.
- Eine Besonderheit bei den **gut differenzierten NET des Pankreas sowie des Dünn- und Dickdarms** besteht darin, dass aufgrund des oft gutartigen biologischen Verhaltens auch Metastasen häufig noch kurativ reseziert und daher bei Einsatz aller verfügbaren Therapieoptionen 5-Jahres-Überlebensraten bis 60 % erzielt werden können.

8.3.8 Pancreas divisum, Pancreas anulare, ektopes Pankreasgewebe

Pancreas divisum

Gelegentlich (bei 2–7 % aller Menschen) verschmelzen dorsale und ventrale Pankreasanlage nicht komplett. Es verbleiben dann zwei getrennte Gangsysteme, der Ductus Wirsungianus für die kleinere ventrale Pankreasanlage (drainierend über die Major-Papille) und der Ductus Santorini für die größere dorsale Pankreasanlage (drainierend über die Minor-Papille). Meist bleibt dies asymptomatisch; in Einzelfällen kann durch diese Varietät aber eine chronische Pankreatitis unterhalten werden. In diesen Fällen ist eine endoskopische Therapie mit Sphinkterotomie der Minor-Papille und ggf. Stent-Einlage indiziert.

Pancreas anulare

Das ist eine sehr seltene ringförmige Ummauerung des Duodenums mit Pankreasgewebe. Ursache ist eine embryonale Fehlentwicklung, bei der die ventrale Anlage teils dorsal und teils ventral wandert. Meist tritt im Kleinkindalter galliges Erbrechen auf, es kann zum Ileus kommen. Die Therapie besteht in der Duodeno-Duodenostomie oder Duodeno-Jejunostomie. Der Pankreasring sollte nicht durchtrennt werden, da es postoperativ oft zu Pankreasfisteln oder Pankreatitiden kommt.

Ektopes Pankreasgewebe

Ektopes exokrines Pankreasgewebe kann im gesamten Magen-Darm-Trakt, besonders in einem Meckel-Divertikel (➤ 7.5.8), gefunden werden und verursacht meist keine Symptome. Gelegentlich kommt es zu Ulzerationen und Blutungen. Die Diagnose wird dann in der Regel histologisch am Operationspräparat gesichert.

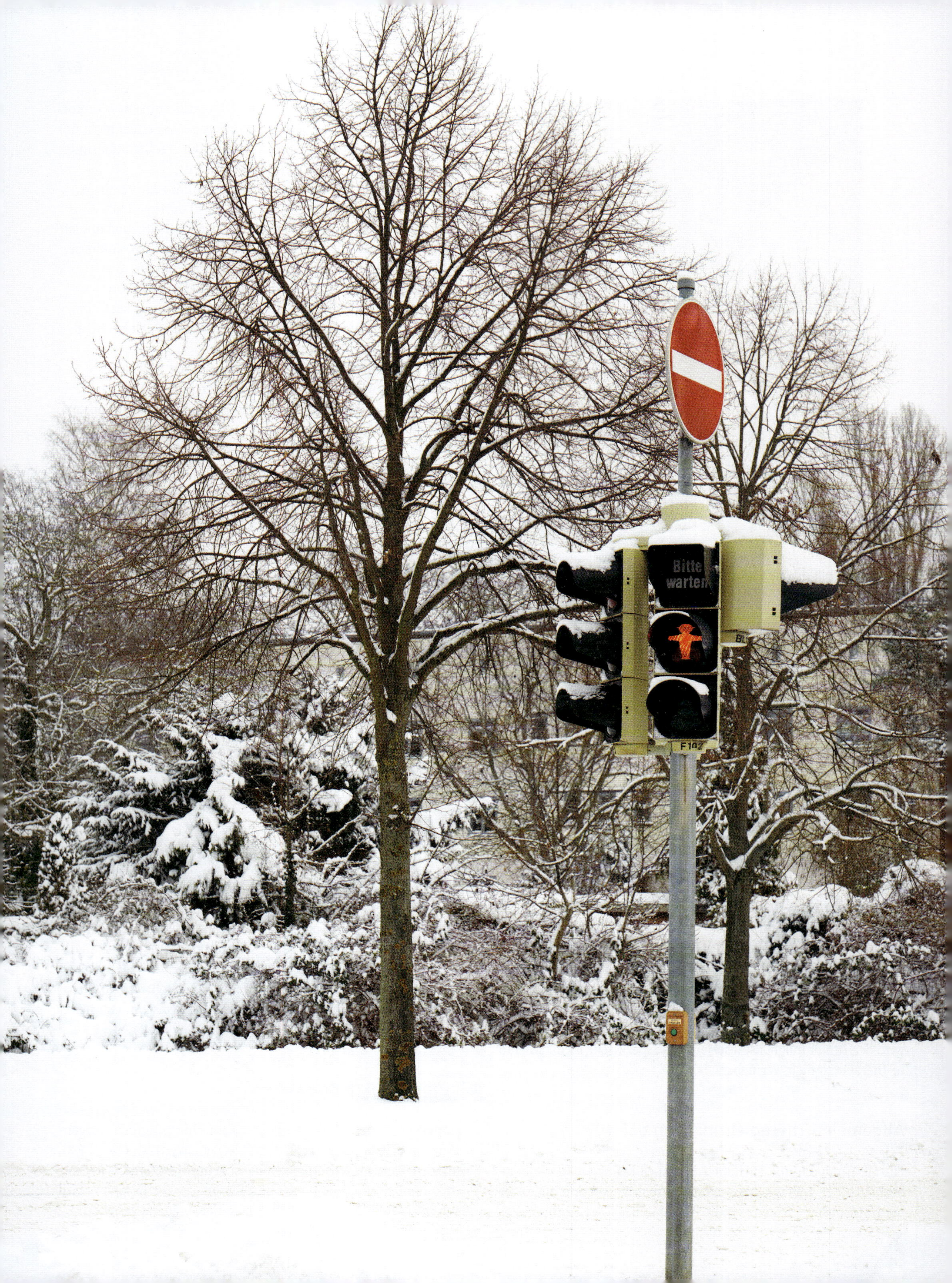
Bitte
warten
F 102

KAPITEL

9

B. Bätge, C. Dodt, D. Müller-Wieland

Endokrines System

Mit der phylogenetischen Differenzierung der Organismen gewann die Signalübertragung zwischen Gehirn und Organen sowie Effektorzellen an Bedeutung.

- Die **elektrische Signalübertragung** ermöglicht eine extrem rasche Anpassung von Körperfunktionen. Sie wirkt durch die obligate Benutzung anatomisch präformierter (Nerven-)Bahnen jedoch stets selektiv und punktuell (z. B. Erregung einer Muskelgruppe).
- Die **chemische Signalübertragung** dagegen ist breit angelegt. Durch die meist strukturspezifische Wirkung der chemischen Substanzen (Bindung an extra- oder intrazelluläre Rezeptoren) ist sie jedoch keineswegs unspezifisch.

Viele Zellen des Körpers nehmen an der chemischen Signalübertragung teil (man denke zum Beispiel an die Zytokin-Produktion der Immunzellen), einige Zelltypen haben sich jedoch auf die Sekretion chemischer Botenstoffe spezialisiert. Die in solchen Zellen gebildeten Signalstoffe werden **Hormone** genannt. Diese können entweder über die Blutbahn an entfernte Orte transportiert werden (klassischer **endokriner** Effekt, z. B. Schilddrüsenhormone) oder lokal auf die Umgebungsstrukturen wirken (**parakriner** Effekt, z. B. Gastrin des Magens). Darüber hinaus bilden sekretorische Zellen vieler Organe Hormone mit neurotransmitterähnlichen Effekten (**neurokrine** Wirkung, z. B. VIP) sowie Hormone mit sowohl parakriner als auch endokriner Wirkung (z. B. die Enterogastrone des Gastrointestinaltrakts). Die Magen-Darm-Hormone und ihre Regulation sind in ➤ 7.1.2 behandelt.

Rolle der Hormone

Hormone beeinflussen die Stoffwechselaktivität einzelner Gewebe und Organe und nehmen damit wichtige Aufgaben bei Wachstum, Entwicklung und Steuerung der Reproduktionsmechanismen wahr. Sie haben jedoch auch adaptive Funktionen, indem sie die

Körperantwort situativ verändern können (z. B. als Antwort auf Stress, Trauma, Infektionen, Temperaturänderung, Durst, Hunger oder intravasale Volumenverluste). Darüber hinaus beeinflussen sie Stimmung, Gemüt und die vielfältigen anderen Kapriolen der Psyche, und es ist deshalb nicht verwunderlich, dass der Ausfall vieler Hormone aus dem Betroffenen einen „anderen Menschen" macht.

Einige Hormone sind lebenswichtig, d. h., ihr Wegfall ist mit dem Leben nicht vereinbar (z. B. Kortisol und Thyroxin).

Epidemiologie

Endokrinologische Störungen sind nicht selten, einige sind echte Volkskrankheiten. Neben dem Diabetes mellitus spielen vor allem die Schilddrüsenerkrankungen und Veränderungen des Knochenstoffwechsels (insbesondere die Osteoporose) eine erhebliche klinische Rolle. Auch die inzwischen in epidemischem Ausmaß auftretende Adipositas rückt immer stärker ins Blickfeld der Endokrinologie. Zwar sind durch „Drüsenstörungen" ausgelöste Formen der Adipositas extrem selten (beispielsweise Stammfettsucht bei Morbus Cushing); mit besserem Verständnis der Fettspeicherung hat sich aber gezeigt, dass endokrine Funktionen auch bei der primären Adipositas eine herausragende Rolle spielen – nach heutigem Verständnis beeinflusst das Fettgewebe als größtes endokrines Organ des menschlichen Körpers nicht nur den Stoffwechsel der Fette, Kohlenhydrate und Eiweiße, sondern auch den Gehirnstoffwechsel und hier insbesondere die Appetitkontrolle (Genaueres ➤ 10.3.2).

Prüfungsschwerpunkte

+++	Schilddrüse: Laborwerte, Hyper-/Hypothyreose, Autoimmunthyreoiditis Hashimoto, Morbus Basedow, Morbus Addison (Symptome, Elektrolytverschiebungen), Addison-Krise, Osteoporose (Ursachen, Therapie)
++	Hyperparathyreoidismus (Ursachen, Labor), Phäochromozytom (Symptome, Therapie), Hypophysentumor (Symptome, Labor), AGS, Morbus Cushing (Dexamethasontest, CRH-Test), MEN I + II, thyreotoxische Krise
+	Thyreoiditis de Quervain (Symptome, Therapie), Schilddrüsenkarzinome (Typen, Therapien), Conn-Syndrom

9.1 Anatomie, Physiologie, Biochemie

D. Müller-Wieland

Hormonsekretion und -transport

Endokrine Hormone gehören verschiedenen biochemischen Klassen mit entsprechend unterschiedlichen Eigenschaften an (➤ Tab. 9.1):

- Polypeptide (sog. Peptidhormone): z. B. Insulin, Prolaktin
- Steroide (sog. Steroidhormone): z. B. die Nebennierenrinden- und Sexualhormone
- Amine (von einer einzigen Aminosäure abgeleitete Hormone): z. B. die Schilddrüsenhormone und Katecholamine wie Adrenalin und Dopamin

Tab. 9.1 Die drei Hormonklassen

Klasse	Hormon	Hauptbildungsort
Aminosäure-Abkömmlinge	Thyroxin und Trijodthyronin	Schilddrüse
	Adrenalin und Noradrenalin	Nebennierenmark
Peptidhormone	Oxytocin, Adiuretin (ADH) Releasing-Hormone Inhibiting-Hormone	Hypothalamus
	Insulin	B-Zellen des Pankreas
	Wachstumshormon, Prolaktin, TSH, ACTH, FSH, LH	Hypophysenvorderlappen
	Kalzitonin	C-Zellen der Schilddrüse
	Parathormon (PTH)	Nebenschilddrüse
Steroidhormone	Aldosteron, Kortisol	Nebennierenrinde
	Östrogene und Progesteron	Eierstöcke
	Testosteron	Hoden

TSH = Thyreoidea-stimulierendes Hormon, ACTH = adrenokortikotropes Hormon, FSH = Follikel-stimulierendes Hormon, LH = luteinisierendes Hormon

MERKE

Da Polypeptide im Verdauungstrakt zerlegt werden, können diese Hormone im Gegensatz zu den anderen Hormonen nicht oral substituiert werden (Beispiel: Insulin).

Die Hormone werden in den systemischen Blutkreislauf sezerniert und haben deshalb körperweit jeweils ähnliche Konzentrationen. Eine Ausnahme sind die hypothalamischen Releasing-Hormone, welche in das hypophysäre Pfortadersystem abgegeben werden und dadurch in der Hypophyse extreme Konzentrationsgipfel erreichen.

Viele Hormone (vor allem Steroide und Schilddrüsenhormone) werden in der Blutzirkulation an Proteine gebunden (sog. Bindungsproteine), hier steht nur der ungebundene Hormonanteil (oft unter 1 % der Gesamthormonkonzentration) für biologische Wirkungen zur Verfügung. Durch die Bindung werden Schwankungen in den Plasmaspiegeln abgepuffert. Die Proteinbindung erfolgt dabei zum einen an spezifische Proteine mit hoher Affinität (z. B. thyroxinbindendes Globulin für die Schilddrüsenhormone, kortisolbindendes Globulin für das Kortisol), zum anderen an unspezifische Proteine mit niedriger Affinität, vor allem Albumin.

Bindungsproteine von Hormonen

- Thyroxin: thyroxinbindendes Globulin, thyroxinbindendes Präalbumin
- Trijodthyronin: thyroxinbindendes Globulin, Albumin
- Kortisol: kortisolbindendes Globulin
- Testosteron und Östradiol: sexualhormonbindendes Globulin
- *Insulin-like-Growth-Faktor* 1 (IGF-1, Mediator des Wachstumshormons): IGF-binding Protein (IGFBP).

PRAXISBEZUG

Da die biologische Aktivität vom ungebundenen („freien") Hormonanteil ausgeht, wird – wo immer möglich – der freie Anteil direkt bestimmt (etwa das „freie" T_4, ➤ 9.4.2).

9

Hormonwirkung

Hormone wirken an extrazellulären oder intrazellulären Rezeptoren. Hierdurch kann ihre unterschiedliche Wirkgeschwindigkeit teilweise erklärt werden:

- Steroidhormone und Schilddrüsenhormone sind membrangängig und wirken über **intrazelluläre Rezeptoren:** Sie binden sich an Proteine vor allem des Zytosols, werden dann als Rezeptor-Hormon-Komplexe in den Zellkern transportiert, wo sie durch Reaktion mit der DNA die Gen-Transkription beeinflussen. Sie wirken deshalb langsam (innerhalb von Stunden).
- Peptidhormone können die Zellmembran nicht passieren und wirken daher über **Rezeptoren in der Zellmembran,** welche wiederum sog. Second-Messenger aktivieren (z. B. cAMP, Kalzium-Phospholipide) oder selbst als Tyrosinkinase durch Bindung des Hormons aktiviert werden. Die Second-Messenger wiederum bewirken:
  - Änderungen des Ionentransports an der Zellmembran: Dieser „nicht-genomische“ Effekt ist für eine rasche Hormonwirkung innerhalb von Sekunden bis Minuten verantwortlich.
  - Änderungen der DNA, RNA oder Proteinsynthese: Dieser „genomische“ Effekt erklärt die langsamere Wirkung innerhalb von Minuten bis Stunden.

Die Rezeptoren wurden pharmakologisch bei der Entwicklung sogenannter Antihormone benutzt. So besetzt z. B. das bei bestimmten Formen des Mammakarzinoms eingesetzte Tamoxifen die Östrogen-Rezeptoren. Das RU 486 (Mifeproston) besetzt die Progesteron-Rezeptoren und blockiert so die für die Aufrechterhaltung der Schwangerschaft erforderliche Progesteron-Wirkung.

Steuerung der Hormonsekretion und -wirkung

Hormone unterliegen zum einen einer ausgeprägten Autoregulation durch negatives und positives Feedback, zum anderen wird ihre Sekretion durch neurogene Einflüsse vor allem über den Hypothalamus gesteuert. Daneben wird die Hormonwirkung durch eine Veränderung der Hormonsensitivität der Zielgewebe sowie durch Einflüsse des autonomen Nervensystems beeinflusst.

Die Regulationsmechanismen im Detail

- **Feedback:** Im Hypothalamus produzierte Releasing-Hormone (z. B. TRH) bewirken die Sekretion der Hypophysenhormone (z. B. TSH), welche wiederum die periphere Hormondrüse (z. B. Schilddrüse) zur Produktion bzw. Abgabe des peripheren Hormons (z. B. T_3 und T_4) veranlassen (➤ Abb. 9.1). Die Konzentration der peripheren Hormone wird von Hypophyse und Hypothalamus gemessen. Bei erhöhten Konzentrationen wird die Abgabe der hypophysären Hormone und der hypothalamischen Releasing-Hormone gebremst (sog. **negatives Feedback**). Neben diesem negativen Feedback spielt vor allem bei der Steuerung des Menstruationszyklus ein **positives Feedback** eine Rolle (Anstieg eines Hormons löst die Sekretion eines übergeordneten

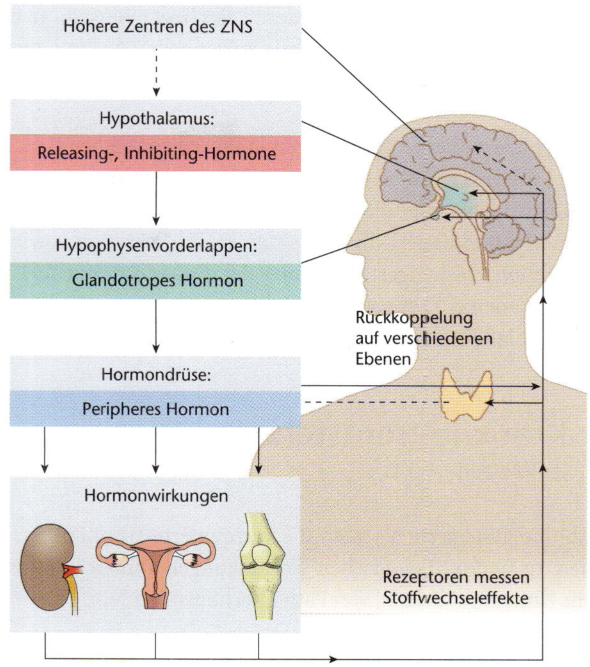

Abb. 9.1 Hierarchie der Hormonregulation [L190]

Hormons aus – im Falle des weiblichen Zyklus: ansteigende Östrogenkonzentrationen triggern die GnRH-Sekretion).
- **Anzahl und Sensitivität der Hormonrezeptoren:** Durch längere Einwirkung erhöhter Hormonkonzentrationen kommt es bei manchen Hormonen (z. B. Insulin, Katecholamine, Angiotensin II) zu einer Verminderung oder erniedrigten Sensitivität der Hormonrezeptoren an den Zielgeweben (sog. Down-Regulation, ➤ 9.2). Diese hat vor allem beim Insulin erhebliche klinische Bedeutung (sogenannte Insulinresistenz). Im umgekehrten Falle (d. h. bei chronisch erniedrigten Hormonspiegeln) kann es durch Erhöhung der Rezeptordichte oder -sensitivität zur verstärkten peripheren Hormonwirkung kommen (Up-Regulation).
- **Neurogene Einflüsse:** Diese erfolgen entweder über das ZNS oder über das autonome Nervensystem:
  - **Steuerung durch das ZNS:** Viele Hormondrüsen – insbesondere aber die Nebenniere und die Keimdrüsen – sind über die hypothalamisch-hypophysäre Achse neurogenen Einflüssen ausgesetzt. Der Hypothalamus spielt hier eine wichtige Rolle als Mittler zwischen Umwelt und Innenwelt sowie zwischen ZNS und Körper. Er ist unter anderem an der Regulation von Durst, Hunger und Körpertemperatur beteiligt, vermittelt aber auch den zirkadianen Rhythmus, den Menstruationsrhythmus sowie die Effekte von körperlicher Bewegung, Stress und Emotionen.
  - **Steuerung durch das autonome Nervensystem:** Die Sekretion der „Stresshormone“ (v. a. Katecholamine) wird darüber hinaus auch über das autonome Nervensystem beeinflusst.

Rhythmik der Hormonsekretion

Nur wenige Hormone haben konstante Gewebe- bzw. Serumspiegel; Beispiele sind die Schilddrüsenhormone, deren Spiegel sich im

9

Verlauf der Zeit praktisch nicht ändern. Dies liegt einerseits an einer kontinuierlichen Sekretion der Schilddrüsenhormone, andererseits an ihrer langen Halbwertszeit (T_4 etwa hat eine Halbwertszeit von ca. 7 Tagen).

Andere Hormone werden dagegen in Pulsen abgegeben (LH, FSH und ACTH werden z. B. in etwa 2-stündigen Pulsen sezerniert).

Darüber hinaus folgt die Sekretion vieler Hormone biologischen Rhythmen (zirkadianer Rhythmus der ACTH-Sekretion sowie der GH-Sekretion, 28-tägiger Rhythmus der Gonadotropine LH und FSH), bei denen z. T. exogene und endogene Faktoren (Licht, Temperatur, Schlaf, Stress) eine Rolle spielen.

9.2 Krankheitsentstehung

D. Müller-Wieland

Sowohl die gesteigerte als auch die verminderte Hormonsekretion können zu endokrinologischen Erkrankungen führen. Auslösend hierfür kann eine Vielzahl von Pathomechanismen sein.

Tumoren

Die meisten Tumoren in Hormondrüsen sind gutartig. Sie können aus dem endokrinen Funktionsgewebe entstehen (z. B. Schilddrüsenadenom) und führen dann meist zu einer Überfunktion, sie können aber auch das interstitielle Gewebe betreffen (z. B. bestimmte Schilddrüsenkarzinome) und dann unter Umständen durch Verdrängung des Funktionsgewebes eine Unterfunktion auslösen.

Über- und Unterfunktion können bei multifunktionellen Drüsen wie der Hypophyse auch koexistieren, z. B. indem ein hormonproduzierendes Adenom durch lokale Verdrängungseffekte die Sekretionsleistung des angrenzenden Funktionsgewebes beeinträchtigt. So kann etwa ein Hypophysenadenom einerseits Wachstumshormon produzieren (➤ 9.6.5), andererseits aber die angrenzenden LH- und FSH-produzierenden Zellen schädigen und so einen Hypogonadismus mit Zyklusstörungen bzw. Libido- und Potenzverlust bedingen.

Sonderformen tumorbedingter Endokrinopathien sind:

- **Paraneoplastische Syndrome:** Bildung von Substanzen mit hormonähnlicher Wirkung oder aber eines bestimmten Hormons selbst. So können etwa beim kleinzelligen Bronchialkarzinom Substanzen mit ADH-ähnlicher Wirkung gebildet werden (Kasten „Paraneoplastische Syndrome“ in ➤ 6.9.1).
- **Multiple endokrine Neoplasien (MEN):** Genetische Defekte lassen hormonsezernierende Neoplasien in mehreren Hormondrüsen entstehen.

MEN und APS

Die pathogenetischen Veränderungen bei Endokrinopathien können primär eine einzige Drüse betreffen (z. B. Hypophysenadenome), sie können jedoch auch nichtendokrines Gewebe mit einbeziehen (z. B. Morbus Basedow) oder mehrere endokrine Drüsen gleichzeitig betreffen. Letzteres wird im Rahmen von Neoplasien und von Autoimmunprozessen gesehen:

Multiple endokrine Neoplasien (MEN)

Dies sind seltene, mutationsbedingte, autosomal-dominant vererbte Erkrankungen mit (meist gutartigen) Neoplasien an verschiedenen endokrinen Organen.

- **MEN I (Wermer-Syndrom)**: primärer Hyperparathyreoidismus, Inselzelltumoren des Pankreas (v. a. Gastrinome und Insulinome), Hypophysenadenome
- **MEN IIA (Sipple-Syndrom)**: primärer Hyperparathyreoidismus, medulläres Schilddrüsenkarzinom, Phäochromozytom
- **MEN IIB (Gorlin-Syndrom)**: wie MEN IIA, zusätzlich jedoch Schleimhautneurinome (z. B. der Zunge) und marfanoider Habitus (groß, hager, spinnenfingrig)

Die zugrunde liegenden Mutationen konnten in den letzten Jahren aufgeklärt werden und ermöglichen so ein genetisches Screening von Familien: MEN IIA und MEN IIB beruhen auf einer Mutation des RET-Protoonkogens (einer Tyrosinkinase) auf Chromosom 10, bei MEN I liegt eine Mutation im sog. „Menin"-Gen vor, einem Tumorsuppressor-Gen auf Chromosom 11.

Autoimmunes polyglanduläres Syndrom (APS)

Durch Autoimmunphänomene)ausgelöste, in der Regel zur Unterfunktion führende Erkrankung mehrerer Hormondrüsen, oft von nichtendokrinen Autoimmunphänomenen wie Myasthenia gravis oder Sjögren-Syndrom begleitet.

- **APS Typ I:** primärer Hypoparathyreoidismus, Morbus Addison, mukokutane Kandidose
- **APS Typ II:** Morbus Addison und entweder autoimmune Schilddrüsenentzündung (Schmidt-Syndrom) oder Typ-1-Diabetes (Carpenter-Syndrom); evtl. treten zusätzlich Zöliakie, Myasthenia gravis oder primärer Hypogonadismus auf
- **APS Typ III:** beliebige Kombination von autoimmuner Schilddrüsenentzündung und zwei anderen Autoimmunerkrankungen (endokriner oder organspezifischer Natur) inklusive perniziöser Anämie, ohne zwingendes Vorhandensein von Morbus Addison oder Diabetes mellitus.

Entzündung

Entzündungen von Hormondrüsen sind entweder durch Infektionen bedingt (selten, z. B. bakterielle Thyreoiditis) oder durch Autoimmunprozesse. Praktisch jede Hormondrüse kann von autoimmunen Prozessen befallen sein. Die mit der autoimmunen Stimulation verbundene Entzündung kann selten zur (transienten) Überfunktion des Organs führen, häufiger ist die Unterfunktion durch Gewebeschädigung und Vernarbung.

Sonderformen der autoimmunbedingten Endokrinopathien sind:

- **Immunogene Hyperthyreose (Morbus Basedow):** Die im Rahmen dieser Erkrankung produzierten Antikörper stimulieren die Schilddrüse dauerhaft und führen zur Schilddrüsenüberfunktion.
- **Autoimmune polyglanduläre Syndrome** (➤ Kasten „MEN und APS“): Diese entstehen durch organübergreifende Autoimmunprozesse.

Ausfall des übergeordneten Hormons

Fällt das übergeordnete Hormon aus, so kommt es zur Unterfunktion der von diesem Hormon stimulierten Drüse. So führt der Ausfall der hypophysären TSH-Produktion zur (dann als **sekundär** bezeichneten) Hypothyreose.

Pathogenetische Klassifikation von Hormonachsenstörungen

- **Primäre Störung:** Störung der Hormondrüse (d.h. des peripheren Hormons)
- **Sekundäre Störung:** Störung auf der Ebene der Hypophyse (d.h. des glandotropen Hormons)
- **Tertiäre Störung:** Störung auf der Ebene des Hypothalamus (d.h. des Releasing-Hormons).
- Als **autonome Störung** wird eine von der physiologischen Feedback-Hemmung abgekoppelte Sekretion bezeichnet (z.B. „autonomes" Schilddrüsenadenom).

Enzymdefekte

Die Biosynthese vieler Hormone läuft über mehrere enzymatisch katalysierte Schritte. Ist eines der Enzyme defekt, so kommt es zum Mangel des zu bildenden Hormons und zum Aufstau der Vorstufen. Klassischer Vertreter dieser Gruppe ist das vor allem in der Pädiatrie bedeutsame **adrenogenitale Syndrom** (➤ 9.7.3).

Rezeptoranomalien

Ein seltener, aber pathogenetisch wichtiger Mechanismus ist die **Resistenz der Hormonrezeptoren.** Hierdurch kann ein Hormon trotz normaler oder gar erhöhter Plasmaspiegel keine biologische Wirkung erzielen. Beispiele sind der Pseudohyperparathyreoidismus, die testikuläre Feminisierung, der Typ-2-Diabetes sowie die familiäre Schilddrüsenhormonresistenz.

9.3 Diagnostische Prinzipien

D. Müller-Wieland

Die Diagnostik bei Endokrinopathien stützt sich auf drei Schritte:

- Erkennen der klinischen Verdachtsmomente
- Aufdecken der abnormen Hormonsekretion
- Lokalisation der Endokrinopathie

Die Einhaltung der Reihenfolge garantiert eine rasche, schlanke und auch kostengünstige Diagnosefindung.

MERKE

Es gilt: Funktionsdiagnostik kommt vor Lokalisationsdiagnostik.

Erkennen der klinischen Verdachtsmomente

Dieser Schritt ist oft sehr schwierig, denn Endokrinopathien können zu Beginn klinisch weitgehend unauffällig verlaufen.

Dies liegt einerseits daran, dass sich Hormonstörungen mit vielfältigen, oft diffusen und schlecht lokalisierbaren Beschwerden mit einer breiten Differenzialdiagnose präsentieren, z.B. allgemeine Schwäche bei Nebenniereninsuffizienz oder Kopfschmerzen bei hypophysären Tumoren.

Zum anderen beginnen die Erkrankungen oft schleichend und schreiten nur langsam fort (z.B. Gesichtsveränderungen bei der Akromegalie).

MERKE

Endokrinopathien müssen auch und gerade bei vagen Allgemeinsymptomen differenzialdiagnostisch bedacht werden.

Neben Allgemeinsymptomen rufen Endokrinopathien vor allem Veränderungen des Körperbaus, der Haut und der Geschlechtsmerkmale bzw. -funktion hervor.

Häufige Symptome bei Endokrinopathien

Allgemeinerscheinungen

- Müdigkeit, Schwäche, Depression
- Appetitveränderungen
- Angst, Palpitationen, Tremor
- Veränderungen des Durstgefühls, Polydipsie, Polyurie
- Veränderungen des Wärmeempfindens

Veränderungen des Körperbaus

- Körpergröße (Hochwuchs, Kleinwuchs)
- Körpergewicht (Gewichtsverlust, Adipositas)

Haut und Haare

- Veränderungen von Dermis und Epidermis (veränderte Textur und Pigmentierung, Trockenheit, Schwitzen)
- Veränderungen der Haare und Hautanhangsgebilde (Haarausfall, Dünnerwerden der Haare, Hirsutismus, Onycholyse)

Geschlechtsorgane

- Veränderungen von Libido und Potenz
- Veränderungen der Pubertät (Pubertas praecox oder Pubertas tarda)

Fertilitätsstörungen

- Zyklusstörungen (Oligo- und Amenorrhö)
- Veränderungen des Brustgewebes: Gynäkomastie, Galaktorrhö, Brustatrophie

Aufdecken der abnormen Hormonsekretion

Trotz ihrer extrem niedrigen Konzentrationen im Blut (10^{-9} bis 10^{-12} mol/l) stehen für fast alle Hormone empfindliche Labortests (meist Immunoassays) zur Verfügung. Die Interpretation setzt jedoch einige Kenntnis der hormonellen Physiologie voraus (➤ 9.1):

- **Proteinbindung:** Die Messung der Gesamtkonzentration der an Plasmaeiweiße gebundenen Hormone kann irreführend sein, da die Konzentration der Plasmaproteine im Krankheitsfalle evtl. fluktuiert, z.B. Zunahme des Geschlechtshormon-bindenden Globulins bei Leberzirrhose (→ Abfall des freien Testosterons mit klinischer Feminisierung) oder östrogeninduzierte Zunahme des thyroxinbindenden Globulins (auch durch die „Pille").
- **Physiologische Schwankungen der Hormonspiegel:** Nur Hormone mit stabiler Sekretion und langer Halbwertszeit (z.B. Schilddrüsenhormone) können unabhängig von Abnahmezeit und -bedingungen interpretiert werden. Die Spiegel anderer

9

Hormone sind abhängig von der Tageszeit (z. B. Kortisol), dem Menstruationszyklus (z. B. Östradiol), der Nahrung (z. B. Insulin) und der Position (z. B. Renin).

- **Abhängigkeit von externer Stimulation:** Alle „Stresshormone" (Katecholamine, Prolaktin, GH, ACTH, Kortisol) werden durch externe Stressfaktoren beeinflusst. Allein die venöse Punktion kann hier das Ergebnis verfälschen, sodass diese Hormone oft aus liegenden Venenkathetern abgenommen werden.

Provokationstests

Die Interpretation von Basalspiegeln ist aus oben genannten Gründen schwierig. Hinzu kommt, dass geringgradige Hormonstörungen oft keine signifikanten Änderungen der Basalspiegel bewirken, sondern sich evtl. nur an einer Abflachung der Spitzenspiegel zeigen. Durch endokrinologische Provokationstests können die Unterschiede zwischen Normalzustand und Krankheitszustand akzentuiert werden. Diese nutzen die natürlichen Stimulations- und Feedback-Mechanismen des Körpers aus.

MERKE

Stimulationstests bringen eine Drüsenunterfunktion stärker zum Vorschein, Suppressionstests dagegen eine Überfunktion bzw. eine autonome Produktion.

- **Stimulationstests:** Die Stimulation eines Hormons durch ein übergeordnetes Hormon (entweder glandotropes oder Releasing-Hormon) deckt die verminderte Sekretionskapazität der gestörten oder geschädigten Drüse auf. *Beispiel:* Bei der primären Nebenniereninsuffizienz bleibt nach ACTH-Gabe der zu erwartende Anstieg des Serum-Kortisols aus. Neben übergeordneten Hormonen können auch andere bekannte Stimuli des jeweiligen Hormons verwendet werden, z. B. Arginin oder Clonidin beim Wachstumshormon.
- **Suppressionstests:** Die Gabe eines peripheren Hormons unterdrückt normalerweise durch den negativen Feedback-Mechanismus die Sekretion des vorgeschalteten glandotropen oder Releasing-Hormons. Unterbleibt die Suppression, so muss eine autonome (d. h. vom Feedback-Mechanismus abgekoppelte) Drüsensekretion oder ein ektoper hormonproduzierender Tumor angenommen werden. *Beispiel:* Beim Morbus Cushing (ACTH-produzierender Hypophysentumor) bleibt nach Gabe eines synthetischen Steroidhormons die erwartete Suppression der hypophysären ACTH-Produktion aus.

Lokalisation der Endokrinopathie

Hier kommen die bildgebenden Verfahren zum Einsatz, wobei die vorangeschaltete Funktionsdiagnostik meist schon einen konkreten Verdacht auf den Ort der Störung ergibt:

- **Ultraschall:** vor allem bei der Schilddrüsendiagnostik
- **CT:** zur Darstellung der intraabdominalen Drüsen (z. B. Ovarien, Nebenniere)
- **MRT:** vor allem zur Abklärung intrakranialer Tumoren geeignet (Hypophysenadenome, Kraniopharyngeom, Sellatumoren)
- **Nuklearmedizinische Untersuchungen:** z. B. ^{123}Jod-Szintigrafie zur Lokalisation einer ektopen Schilddrüse

9.4 Schilddrüse

B. Bätge

Die Schilddrüse beeinflusst die Stoffwechselaktivität vieler Gewebe. Sie erkrankt häufiger als andere endokrine Drüsen, ihre Störungen können jedoch sowohl funktionell als auch strukturell leichter abgeklärt werden als die der meisten anderen Hormondrüsen. Auch sind Schilddrüsenerkrankungen fast immer mit relativ einfachen Mitteln behandelbar. Schilddrüsenerkrankungen manifestieren sich in:

- **Funktionsstörungen,** d. h. Störungen der Sekretion der Schilddrüsenhormone mit entweder Überfunktion **(Hyperthyreose)** oder Unterfunktion **(Hypothyreose),**
- **Strukturveränderungen:** Diese können als Vergrößerung das ganze Organ betreffen (diffuse **Struma)** oder fokal als (benigne oder maligne) **Knoten** in Erscheinung treten.

MERKE

Nicht jede Strukturveränderung muss gleichzeitig mit einer Funktionsstörung einhergehen!

9.4.1 Anatomie und Physiologie

Anatomie

Die schmetterlingsförmige Drüse besteht aus zwei durch den **Isthmus** verbundenen **Seitenlappen.** Sie ist am Schildknorpel des Kehlkopfs angeheftet und bewegt sich deshalb bei Schluckbewegungen auf und ab (➤ Abb. 9.2).

Embryologie

Das Schilddrüsengewebe deszendiert während der Embryonalentwicklung vom Zungengrund zu seinem späteren Situs vor der Trachea. Verbliebenes Schilddrüsengewebe kann bisweilen am Zungengrund (**Zungenschilddrüse** mit evtl. Entwicklung einer Zungengrundstruma) oder entlang dem Deszensus-Weg in der Mittellinie des Halses gefunden werden.

Histologie

Das Schilddrüsengewebe besteht aus **Follikeln,** die von einem einschichtigen kubischen Follikelepithel ausgekleidet sind und einer Basalmembran aufsitzen (➤ Abb. 9.3). Zwischen den Basalmem-

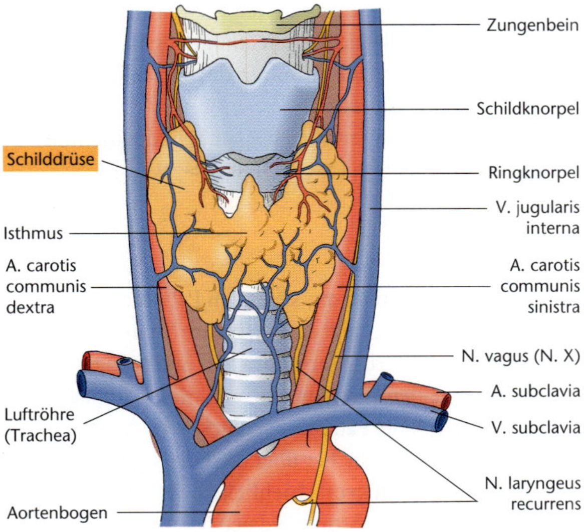

Abb. 9.2 Anatomie der Schilddrüse. Sie liegt in enger Nachbarschaft zu Trachea, Halsgefäßen, N. recurrens und N. vagus. Die Drüse wiegt etwa 15–25 g (Frauen bis 18 g, Männer bis 25 g) und ist auch im Normalzustand unterhalb des Schildknorpels oft tastbar. [L190]

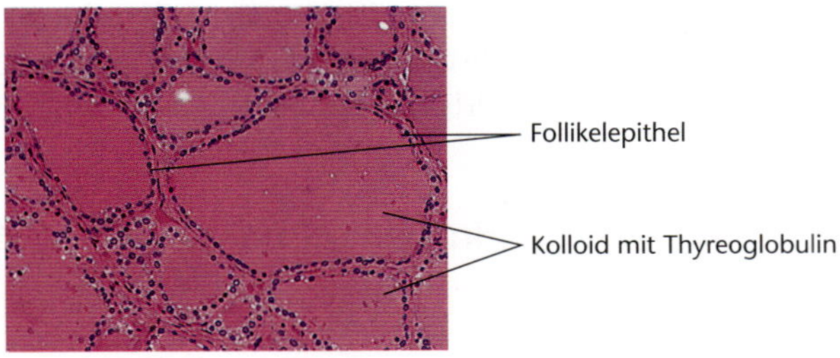

Abb. 9.3 Schilddrüse im lichtmikroskopischen Bild [M375]

branen liegen die **parafollikulären Zellen,** von denen einige als Kalzitonin-sezernierende **C-Zellen** besondere sekretorische Aufgaben haben. In den Follikeln liegt das von den Thyreozyten gebildete Thyreoglobulin, ein jodiertes Glykoprotein, in dessen Verbund die Biosynthese von T_3 und T_4 stattfindet. Die Abgabe von T_3 und T_4 aus den Follikeln erfolgt durch Hydrolyse des Thyreoglobulins.

Physiologie

Die zentrale Aufgabe der Schilddrüse besteht in der Synthese und Sekretion der Schilddrüsenhormone **Trijodthyronin (T_3)** und dessen Vorläufer **Thyroxin (T_4).** Beide werden aus der Aminosäure Tyrosin durch Anlagerung von elementarem Jod gebildet. T_4 enthält vier Jod-Atome, T_3 dagegen nur drei.

- T_3 hat eine Halbwertszeit von etwa einem Tag und ist das an den Zellkernrezeptoren wirksame Hormon. Es wird im Gegensatz zum T_4 nur in geringen Mengen in der Schilddrüse selbst gebildet, kann jedoch auch peripher, z. B. in der Leber, mithilfe des Enzyms Dejodase aus T_4 gebildet werden (sog. **Konversion,** hierfür ist lediglich die Abspaltung eines Jod-Atoms notwendig). Fast das gesamte T_3 ist proteingebunden, nur 0,4 % des T_3 zirkulieren in der biologisch aktiven, freien Form **(fT_3).**
- **T_4** hat eine längere Halbwertszeit (ca. 7 Tage) und liegt im Serum noch stärker proteingebunden vor, nur 0,04 % zirkulieren in der freien Form **(fT_4).** Obwohl es auch eigene – extranukleäre – Wirkungen hat, kommt ihm vor allem eine Prohormon-Funktion zu, d. h., es ist eine Hormonvorstufe, aus der das am Zellkern aktive Hormon T_3 gebildet wird.

Zur biologischen Wirkung der Schilddrüsenhormone ➤ Abb. 9.4. T_3 und T_4 werden in der Schilddrüse im Thyreoglobulin gespeichert und bei Bedarf in die Blutbahn abgegeben. Die Proteinbindung im Blut erfolgt vor allem an ein spezifisches **thyroxinbindendes Globulin (TBG),** aber auch an Albumin und Präalbumin. Nur der verbleibende freie Anteil des Hormons ist biologisch aktiv und nimmt an der Rückkoppelungsregulation teil.

Die Menge und Bindungsfähigkeit der Bindungsproteine unterliegt vielfältigen physiologischen und pathophysiologischen Einflüssen. Die Gesamtmenge der transportierten Schilddrüsenhormone schwankt deshalb, nicht jedoch ihr freier Anteil. Daher werden i. d. R. stets die freien Hormone (fT_3 und fT_4) bestimmt.

Jod-Aufnahme

Jodid wird von den Thyreozyten aktiv mithilfe eines speziellen Transportsystems (des Natrium-Jodid-Symporters) aufgenommen,

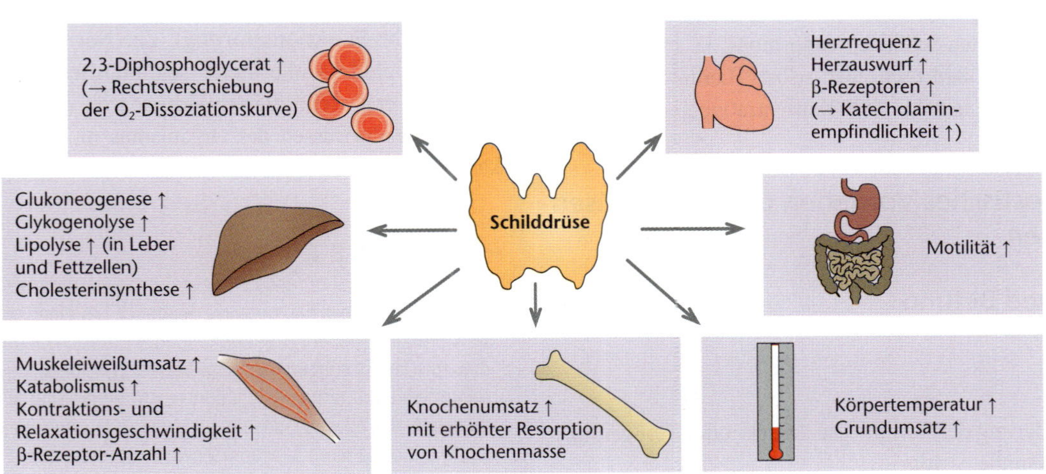

Abb. 9.4 Die Wirkungen der Schilddrüsenhormone auf die verschiedenen Zielorgane [L157]

zu elementarem Jod oxidiert **(Jodination)** und daraufhin in das Tyrosin eingebaut **(Jodisation).** Der Tagesbedarf des Erwachsenen an Jod liegt bei 200 µg und wird in Deutschland trotz deutlicher Verbesserungen in den letzten Jahren immer noch nicht ganz gedeckt.

Jodmangel

Ein Jodmangel ist üblicherweise definiert als eine Jodidausscheidung von weniger als 100 µg Jodid/g Kreatinin im Urin. Die Schilddrüse kann sich zunächst durch vermehrte Jod-Utilisation und eine verstärkte Sekretion von T_3 (spart ein Jod-Atom ein) an den Mangelzustand anpassen. Erst bei extremer Jod-Armut wird die TSH-Bildung durch Abfall der produzierten Hormonmenge angeregt und führt zur Strumabildung. Folgen des Jodmangels sind:

- **Hypertrophie und Hyperplasie** der Schilddrüse (Struma) durch auto- und parakrine Sekretion von Wachstumsfaktoren**,** wie z. B. *Epidermal Growth Factor* (EGF). Diese Zunahme des Funktionsgewebes kann die Jod-Utilisation oft langfristig verbessern, führt aber häufig zu nachteiligen raumfordernden Effekten.
- **Schilddrüsenautonomie:** Sie ist zumindest zum Teil durch Jodmangel bedingt und stellt wohl eine Fehladaptation an einen chronischen Jodmangel dar (➤ 9.4.4). Bei fast allen älteren Struma-Patienten lässt sich zumindest ein gewisses Maß an Autonomie nachweisen.

Hypothalamisch-hypophysärer Regelkreis

Synthese der Schilddrüsenhormone T_3 und T_4 sowie ihre Abgabe aus Thyreoglobulin unterliegen dem stimulierenden Einfluss des im Hypophysenvorderlappen produzierten Thyreoidea-stimulierenden Hormons *(thyroid stimulating hormone,* TSH) oder Thyreotropins. Dessen Sekretion wiederum erfolgt als Antwort auf die Sekretion des TRH (Thyreotropin-Releasing-Hormon) durch den Hypothalamus. Die Achse aus Hypothalamus, Hypophysenvorderlappen und Schilddrüse wird dadurch zum Regelkreis, sodass die freien Schilddrüsenhormone im Serum einen hemmenden Einfluss auf die TSH-Sekretion, womöglich auch auf die TRH-Sekretion besitzen (negativer Feedback-Mechanismus).

TSH stimuliert aber nicht nur die Synthese von T_3 und T_4 in den Follikeln sowie die Hydrolyse des Thyreoglobulins und damit die Abgabe der bereits synthetisierten Schilddrüsenhormone. Es stimuliert auch das Wachstum der Schilddrüsenzellen selbst. Hierdurch kommt es nach längerer Einwirkung hoher TSH-Konzentrationen zur Struma.

9.4.2 Diagnostisches Vorgehen bei Schilddrüsenerkrankungen

Anamnese und Befund

Anamnese

- Größenveränderung der Schilddrüse, Druck- oder Kloßgefühl, Heiserkeit, Dyspnoe, Stridor
- Schilddrüsenerkrankungen in der Familie (insbesondere Struma)
- Medikamentenanamnese, Ernährungsgewohnheiten (jodiertes Salz? Fisch?), Kontrastmittelapplikation in den letzten Monaten (die damit verbundene Jod-Zufuhr kann eine latente Hyperthyreose manifest werden lassen)
- Gezielte Fragen nach Symptomen einer Schilddrüsenüberfunktion oder -unterfunktion (➤ 9.4.4 und ➤ 9.4.5)

Befund

Die Schilddrüse wird immer am sitzenden Patienten untersucht:

- Inspektion des Halses: Liegt eine sichtbare **Struma** vor?
- Palpation der Schilddrüse (erfordert viel Erfahrung): Palpation von vorne mit beiden Daumen bzw. von hinten mit den übrigen Fingern beider Hände, Patienten schlucken lassen, sodass die Schilddrüse dem Untersucher über die Finger gleitet. Die Schilddrüse ist immer **schluckverschieblich,** auch wenn sie vergrößert ist (Abgrenzung von nichtthyreoidalen Schwellungen).
- Ggf. Auskultation: Bei stark vaskularisierter Struma, etwa bei Morbus Basedow, kann ein **„Schwirren"** zu hören sein.
- Bei der ausführlichen Allgemeinuntersuchung liegt besonderes Augenmerk auf Haut (Myxödem, ➤ 9.4.5, Feuchtigkeit, warme Hände, Haartextur), Herz-Kreislauf-System (Herzrhythmusstörungen, Bradykardie/Tachykardie, Hypertonie/Hypotonie), Augen (erweiterte Lidspalte und Exophthalmus bei Morbus Basedow mit endokriner Orbitopathie, ➤ 9.4.4).

Abklärung der Schilddrüsenfunktion

Bestimmung des basalen TSH

Das basale, d. h. nicht durch Stimulationsverfahren angeregte TSH ist der empfindlichste Parameter zur Beurteilung der Schilddrüsenfunktion. Dieser Wert kann selbst dann schon eine Funktionsstörung der Schilddrüse anzeigen, wenn die peripheren Schilddrüsenhormone noch im Normbereich liegen: Bei eingeschränkter Sekretionskapazität der Schilddrüse zum Beispiel steigt das TSH an, durch die damit verbundene vermehrte Stimulation der Schilddrüse ist der Gesamtausstoß an Schilddrüsenhormonen trotz der Funktionseinschränkung normal (sog. **latente** = fakultative = subklinische **Funktionsstörung**). Zur Normabweichung der peripheren Schilddrüsenhormone (sog. **manifeste Funktionsstörung**) kommt es erst, wenn die Schilddrüse trotz erheblicher Stimulation mit den Bedürfnissen des Organismus nicht mehr Schritt halten kann (➤ Tab. 9.2).

PRAXISBEZUG

Bei der Interpretation des TSH ist zu beachten, dass die Konzentration an TSH nicht nur über das negative Feedback bei einer primären Schilddrüsenstörung verändert sein kann, sondern auch hypophysäre oder hypothalamische Störungen der TSH-Sekretion widerspiegeln kann. Solche sekundären und tertiären Schilddrüsenstörungen sind allerdings so selten, dass sich die alleinige Bestimmung des TSH ohne gleichzeitige Bestimmung der peripheren Schilddrüsenwerte als Screening-Test der Schilddrüsenfunktion durchgesetzt hat.

Tab. 9.2 Typische Laborkonstellationen bei Funktionsstörungen der Schilddrüse

TSH*	fT_4, fT_3	Diagnose
↓	↑	(Manifeste) Hyperthyreose
↓	normal	(Latente) Hyperthyreose
↑	↓	(Manifeste) Hypothyreose
↑	Normal	(Latente) Hypothyreose
↑	↑	Sekundäre oder tertiäre Hyperthyreose
↓	↓	Sekundäre oder tertiäre Hypothyreose

*Normbereich 0,4–4 mU/l
TSH = Thyreoidea-stimulierendes Hormon; fT_3 freies Trijodthyronin, fT_4 = freies Thyroxin

Bestimmung der peripheren Schilddrüsenhormone

Heute werden fast nur noch die **freien Hormone** (fT_3 und fT_4) bestimmt, denn die **Gesamtkonzentration** der peripheren Schilddrüsenhormone T_3 und T_4 kann auch auf eine Erhöhung des thyroxinbindenden Globulins (TBG) – etwa bei Östrogen-Therapie oder Schwangerschaft – zurückzuführen sein. Umgekehrt können T_3 und T_4 bei Leberzirrhose oder nephrotischem Syndrom erniedrigt sein, ohne dass eine Hypothyreose vorliegt.

TRH-Test

Dieser Stimulationstest, bei dem die TSH-Spiegel vor und nach i. v. Gabe von TRH bestimmt werden, wird nur noch selten durchgeführt, wenn die Bestimmung des basalen TSH keine eindeutige Zuordnung erlaubt oder der Verdacht auf sekundäre bzw. tertiäre Schilddrüsenfunktionsstörungen besteht. Angesichts der möglichen Nebenwirkungen (z. B. Hypophyseninfarkt) und der eingeschränkten Aussagekraft des Tests sollte eine sehr strenge Indikationsstellung erfolgen.

Ätiologische Abklärung und bildgebende Untersuchungen

Sonografie (> Abb. 9.5 und > Abb. 9.6)

Die Sonografie ist im Quer- und Längsschnitt ist unverzichtbar für:

- Aussagen über mögliche **Strukturveränderungen,** z. B. zur Abklärung von Schilddrüsenknoten (solide oder zystische Veränderungen?),
- Aussagen zum **Echomuster,** z. B. charakteristische Echoarmut bei Autoimmunthyreoiditis,
- Bestimmung der **Schilddrüsenvolumina:** Die oberen Grenzwerte für das Volumen des Schilddrüsengewebes betragen bei Frauen 18 ml, bei Männern 25 ml (Formel zur Annährung: Länge × Breite × Tiefe [cm] × 0,5 = Volumen [ml]). **Daumenregel:** die normale Schilddrüse ist nicht größer als das Daumenendglied des entsprechenden Patienten.
- Steuerung der Feinnadelbiopsie.

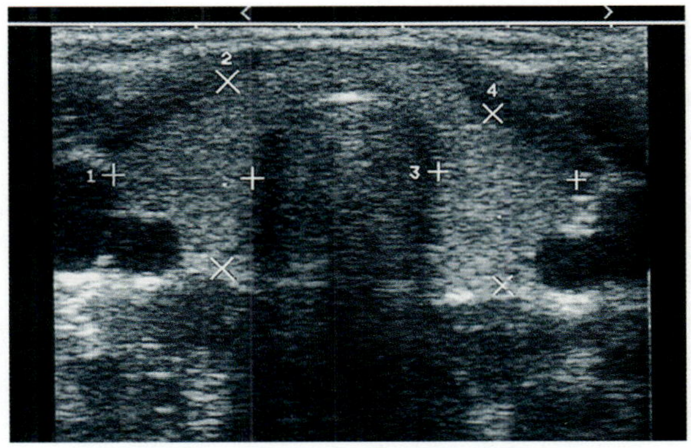

Abb. 9.5 Sonografischer Normalbefund der Schilddrüse. Zur Volumenbestimmung müssen die Längs- und Querdurchmesser in zwei Ebenen ermittelt werden (weiße Kreuzchen, zweite Ebene nicht mit abgebildet). [M103]

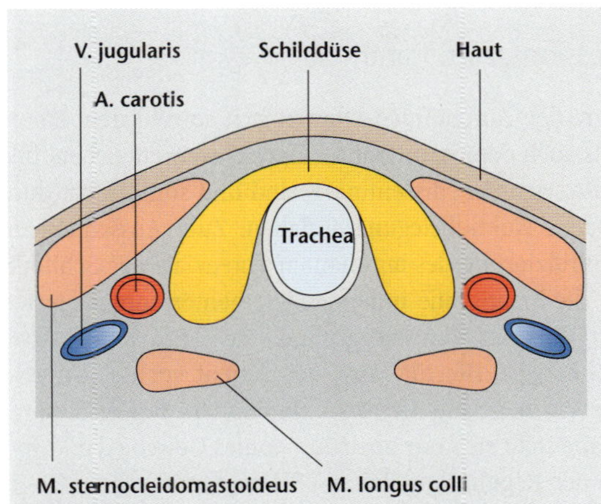

Abb. 9.6 Schematische Darstellung eines sonografischen Normalbefunds der Schilddrüse [L157]

Szintigrafie

Prinzip: Funktionell aktive Follikelzellen nehmen neben stabilem Jod auch verschiedene andere radioaktive Substanzen auf. Daher ist eine Aussage über den Funktionszustand des Schilddrüsenparenchyms sowie eine Lokalisation funktionsgestörter Areale möglich **(„Funktionstopografie“).**

PRAXISBEZUG

Die Aufnahme des Radionuklids ist bei erhöhten Jodkonzentrationen gestört. 4–6 Wochen vor der Untersuchung sollten deshalb keine jodhaltigen Medikamente oder Kontrastmittel gegeben und auch keine jodhaltigen Desinfektionsmittel verwendet werden.

Meist wird die quantitative Szintigrafie mit ^{99m}Technetium-Pertechnetat ($^{99m}TcO_4$) durchgeführt. Die Tc-Szintigrafie erlaubt die Quantifizierung der Schilddrüsenfunktion, indem die Radionuklidaufnahme (TcTU: *technetium thyroideal uptake*, ein indirektes Maß der Jodaufnahme) gemessen wird. Darüber hinaus sind folgende funktionstopografischen Aussagen über unterschiedlich speichernde Schilddrüsenareale möglich:

- **Kalter Knoten** ohne nennenswerte Speicherung, z. B. Zyste, Schilddrüsenkarzinom (➤ Abb. 9.7).
- **Warmer Knoten** (➤ Abb. 9.8) mit im Vergleich zur normal belegten Umgebung stärkerer Speicherung (z. B. „autonomes Adenom" = unifokale Autonomie)
- **Heißer Knoten** (➤ Abb. 9.9) mit intensiver Speicherung bei subnormaler Speicherung des übrigen Schilddrüsengewebes (z. B. dekompensiertes autonomes Adenom)
- **Diffuse Mehrspeicherung** (z. B. bei disseminierter Autonomie)

MERKE

Die Karzinomwahrscheinlichkeit in einem szintigrafisch kalten, sonografisch echoarmen, nichtzystischen Knoten beträgt ca. 4 %. Jeder derartige Knoten ist daher malignitätsverdächtig und muss abgeklärt werden (Kasten „Schilddrüsenknoten").

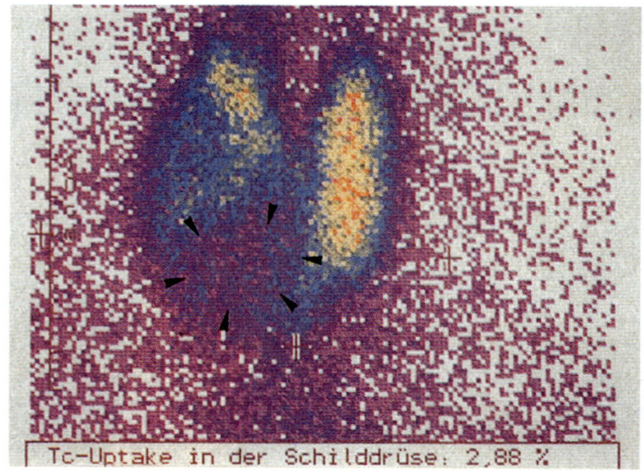

Abb. 9.7 Schilddrüsenszintigrafie eines kalten Schilddrüsenknotens im rechten Schilddrüsenlappen: Im Bereich des Knotens speichert sich kein Technetium, während das übrige Schilddrüsengewebe eine normale Technetium-Aufnahme zeigt. [M467]

Suppressionsszintigramm

Geringgradige Autonomien können sich sowohl dem laborchemischen als auch dem szintigrafischen Nachweis entziehen, insbesondere dann, wenn sie disseminiert sind und somit nicht durch eine inhomogene Nuklidbelegung auffallen. Zum Ausschluss und ggf. zur Quantifizierung des autonomen Potenzials der Schilddrüse ist deshalb die Szintigrafie unter medikamentös supprimiertem TSH indiziert (Suppressionsszintigramm, das TSH sollte dabei unter 0,1 mU/l liegen). Hierfür muss der Patient vor der Untersuchung mehrere Wochen lang Thyroxin einnehmen. In der Suppressionsszintigrafie stellt sich nur noch autonomes Gewebe dar, d. h. Areale, die sich der Regulierung durch TSH entzogen haben. Die Quantifizierung des autonomen Schilddrüsengewebes erfolgt durch die Bestimmung der Radionuklidaufnahme (TcTU) unter Suppressionsbedingungen.

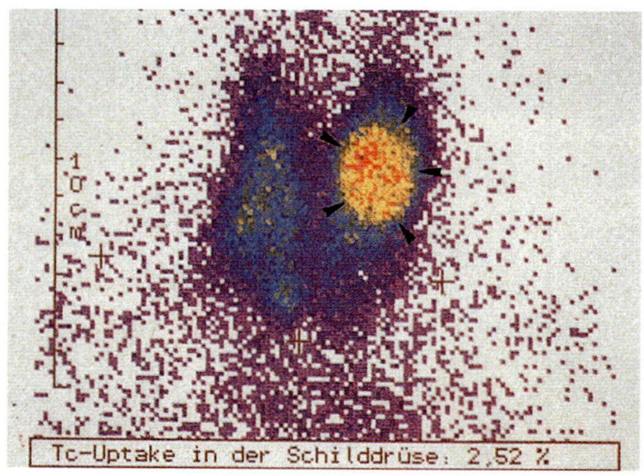

Abb. 9.8 Warmer Knoten (unifokale Autonomie) im linken Schilddrüsenlappen: Im Bereich des Adenoms reichert sich das Technetium intensiv an, das übrige Gewebe speichert noch im normalen Umfang. [M467]

Schilddrüsenknoten

Schilddrüsenknoten sind – vor allem im höheren Alter – häufig. Meist liegen gutartige Adenome, Kolloidknötchen, Zysten oder knotige Entzündungen (z. B. bei Thyreoiditis) zugrunde. Folgende **Risikofaktoren** sprechen für ein malignes Geschehen:

- **Anamnese:** vorhergegangene Bestrahlung (z. B. gegen Thymusvergrößerung oder Hämangiome), neu aufgetretener Knoten mit raschem Wachstum, jugendliches Alter, männliches Geschlecht, positive Familiengeschichte (medulläres Karzinom)
- **Befund:** harter, fixierter singulärer Knoten, Lymphadenopathie, Heiserkeit (Stimmbandlähmung)

Bildgebung: in der Szintigrafie kalter Knoten; im Ultraschall echoarm, solide, „höher als breit" (Ananas statt Brotlaib), irreguläre Ränder, Mikroverkalkungen (nach sog. TIRADS-Kriterien)

Einzelknoten sollten deshalb immer mittels Sonografie, Szintigrafie und ggf. durch Feinnadelpunktion (bei > 1 cm) abgeklärt werden.

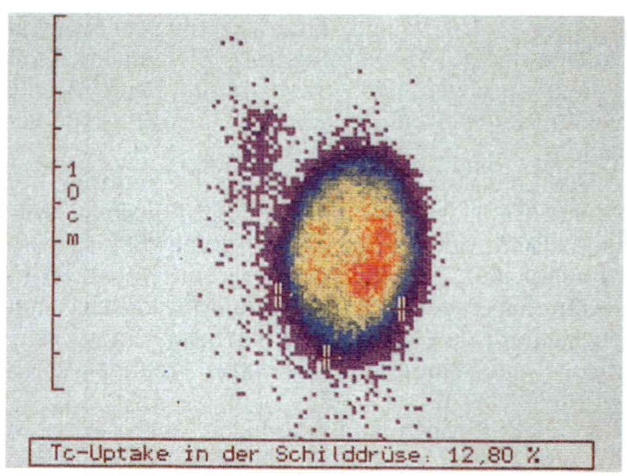

Abb. 9.9 Heißer Knoten (unifokale Autonomie) im linken Schilddrüsenlappen: Während das Adenom intensiv Technetium aufnimmt, ist die Speicherung im Restgewebe unterdrückt. [M467]

Feinnadelbiopsie (Aspirationszytologie)

Diese wird zur zytologischen Klärung einer fokalen Läsion meist ab etwa 1 cm Größe durchgeführt (Adenom? Thyreoiditis? Zyste? Karzinom?). Die Punktion sollte stets unter Ultraschallkontrolle erfolgen. Allerdings lässt sich bei jeder dritten Punktion keine klare Aussage über die zugrunde liegende Läsion treffen.

Schilddrüsenautoantikörper

Die autoimmune Entzündung der Schilddrüse ist eine der häufigsten Ursachen einer Schilddrüsenfunktionsstörung (z. B. Hashimoto-Thyreoiditis, Morbus Basedow). Bestimmt werden können Autoantikörper gegen verschiedene antigene Bestandteile der Schilddrüse:

- **Autoantikörper gegen TSH-Rezeptor** (TRAK), finden sich in mehr als 90 % beim Morbus Basedow.
- **Autoantikörper gegen thyreoidale Peroxidase** (TPO-AK, früher mikrosomale Antikörper, MAK) sind erhöht bei Hashimoto-Thyreoiditis (in etwa 90 %), teilweise auch beim Morbus Basedow.
- **Thyreoglobulin-Antikörper** (TgAK, früher TAK) sind erhöht bei Hashimoto-Thyreoiditis, jedoch unspezifisch.

9.4.3 Struma

Als Struma wird grundsätzlich jede **Vergrößerung der Schilddrüse** bezeichnet, unabhängig von ihrer Konsistenz oder einer möglicherweise gleichzeitig bestehenden Funktionsstörung. Eine Struma kann **eutop** (normale Lage der Schilddrüse im Halsbereich oder substernal) oder **dystop** (intrathorakal oder am Zungengrund) gelegen sein. Die Größenbestimmung ist einfach und schnell mittels Sonografie möglich und ersetzt oft die WHO-Stadieneinteilung, die auf dem Inspektions- bzw. Palpationsbefund bei der körperlichen Untersuchung beruht.

MERKE

Die normale Größe der Schilddrüse ist allerdings von der endemischen Jodversorgung abhängig (die Schilddrüsen deutscher Kinder sind im Schnitt doppelt so groß wie die skandinavischer Kinder).

Manche der Siedlungsräume des Menschen sind aufgrund geologischer Besonderheiten Jodmangelgebiete. Mehr als 200 Mio. Menschen leiden weltweit an einer Struma, so auch etwa 25 % der Deutschen. Dabei bestehen aufgrund der unterschiedlichen geologischen Gegebenheiten starke regionale Unterschiede. In den vergangenen Jahren hatte sich in Deutschland die Jodversorgung durch die Einführung von jodiertem Salz im Haushalt und in der Lebensmittelindustrie sowie durch Jodid-Zusätze zum Kraftfutter der Milchkühe deutlich gebessert. Die Jodversorgung wird heute als knapp ausreichend angesehen und liegt damit im unteren europäischen Mittelfeld.

Klinik

Nicht selten ist die Struma ein Zufallsbefund, und der Arzt wird wegen kosmetischer Bedenken aufgesucht (> Abb. 9.10). Die Konsistenz der Struma ist je nach Ätiologie, Stadium und Ausprägung variabel (> Kasten „Formen der Struma").

Eventuell spürt der Patient ein Druck- oder Kloßgefühl im Hals, später können Schluckbeschwerden und ein Gefühl der Luftnot auftreten. Bei länger bestehender großer Struma kann ein inspiratorischer Stridor als Folge der druckbedingten Tracheomalazie entstehen (heute ebenso wie die durch Gefäßkompression bedingte obere Einflussstauung selten).

Ätiologie und Pathogenese

Die Struma durch endemischen Jodmangel (**„endemische Struma"**) ist die in den meisten Ländern häufigste Form. Betroffen sind auch Menschen mit erhöhtem Jodbedarf (z. B. während der Wachstumsphase, Schwangerschaft und Laktation). Durch den endemischen alimentären Jodmangel entsteht eine Hyperplasie und Hypertrophie der Thyreozyten. Klinisch besteht in den ersten Jahren eine diffuse Schilddrüsenvergrößerung (Struma diffusa), später kommt es durch regressive und degenerative Veränderungen oft zum knotigen Gewebeumbau (Knotenkropf, Struma nodosa).

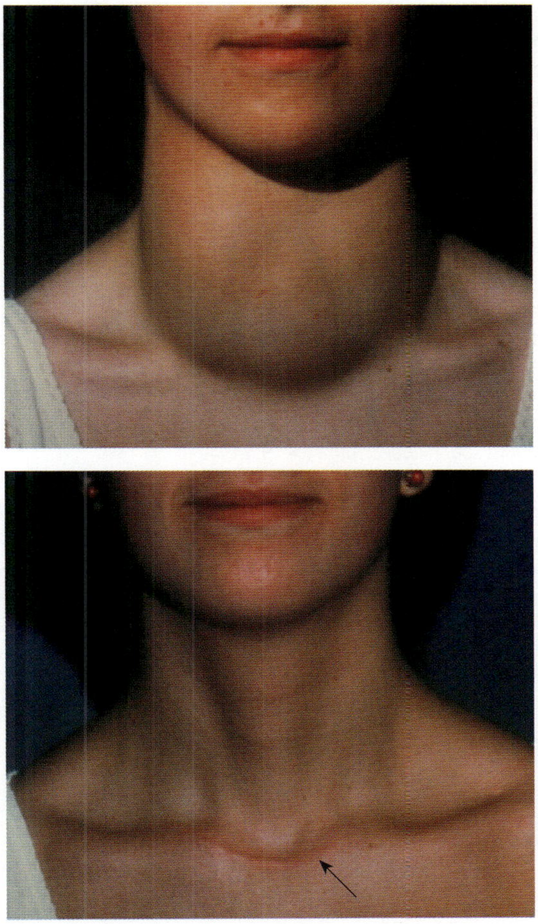

Abb. 9.10 20-jährige Patientin mit Struma nodosa vor und nach Operation (Pfeil: Strumektomie-Narbe). Die Patientin war euthyreot. [T127]

9

Jodmangel kann neben der Struma auch eine thyreoidale Autonomie auslösen, sodass bei manchen Patienten in der Struma autonome Knoten vorliegen. Diese können wie alle Formen der Autonomie in eine hyperthyreote Stoffwechsellage übergehen, sodass dann eine hyperthyreote Knotenstruma vorliegt.

Neben dem Jodmangel können weitere Mechanismen eine **„nichtendemische"** oder **„sporadische Struma"** bedingen; sie sind insgesamt aber deutlich seltener:

- Morbus Basedow: Schilddrüsenvergrößerung aufgrund der autoimmunen Stimulation (meist weiche, symmetrische Struma); starke Vaskularisierung der Schilddrüse, sodass u. a. ein Schwirren getastet oder ein thyreoidales Strömungsgeräusch auskultiert werden kann
- Schilddrüsenentzündungen (➤ 9.4.6) (schmerzhafte, harte Struma bei akuter oder subakuter Thyreoiditis)
- Maligne Tumoren (Schilddrüsenkarzinom, Lymphom, Metastasen), schmerzlose, harte Struma
- Stimulation durch TSH- oder TRH-produzierende Tumoren
- Strumigene Substanzen (bestimmte Kohlsorten, Maniok, Thiocyanate, Lithium u. a.): Behinderung der Jodverwertung oder der Synthese von Schilddrüsenhormonen mit der Folge einer meist diffusen Struma
- Jodverwertungsstörungen: seltene, oft angeborene Biosynthesedefekte der Schilddrüsenhormone
- Hormonresistenz: unzureichende Wirkung der Schilddrüsenhormone in den Zielzellen der Körpergewebe (sowohl TSH als auch fT_4 und fT_3 sind erhöht) – angeboren

Erscheinungsformen der Struma

- Weich und symmetrisch: oft bei Jodmangel, aber auch bei Morbus Basedow
- Knotig: z. B. bei autonomen Adenomen, im Spätstadium des Jodmangels oder bei Hashimoto-Thyreoiditis
- Schmerzhaft und hart: bei akuter oder subakuter Thyreoiditis
- Schmerzlos und hart: bei Schilddrüsenkarzinom
- Eisenhart: sog. Riedel-Struma (➤ 9.4.6)

Tab. 9.3 Mögliche Schilddrüsenfunktion bei Struma

Stoffwechsellage	Vorkommen
Euthyreot	Endemische Struma, kompensierte Schilddrüsenautonomie
Hyperthyreot	Morbus Basedow, dekompensierte Schilddrüsenautonomie, Thyreoiditis im Anfangsstadium
Hypothyreot	Thyreoiditis im Spätstadium (hier ist die Schilddrüse allerdings eher klein), strumigene Substanzen, Jodverwertungsstörungen (oft auch euthyreot)

Diagnostisches Vorgehen

Dieses hat drei Zielrichtungen:

- **Feststellung der Stoffwechsellage** durch Bestimmung des TSH (➤ Tab. 9.3)
- **Quantifizierung der Schilddrüsenvergrößerung** durch sonografische Volumenbestimmung, evtl. auch durch CT (Erfassung retrosternaler oder thorakaler Strumaanteile); Abklärung einer Trachealkompression durch Tracheazielaufnahmen abgeklärt werden, ggf. während der Patient saugt bzw. presst (dies ermöglicht die Diagnose einer Tracheomalazie)
- **Ätiologische Zuordnung** durch Sonografie (z. B. Echoarmut bei Entzündung), Szintigrafie (bei Verdacht auf Autonomie oder Malignität) und ggf. Bestimmung der Schilddrüsenantikörper (Ausschluss einer Hashimoto-Thyreoiditis oder eines Morbus Basedow) bzw. Feinnadelbiopsie

Therapie

Die endemische Struma kann auf drei Wegen therapiert werden: medikamentös, operativ oder nuklearmedizinisch. Die Therapie der nichtendemischen Strumaformen folgt jeweils spezifischen Ansätzen, sie ist in den entsprechenden Abschnitten besprochen.

Medikamentöse Therapie

Zur antihyperplastischen Strumatherapie stehen zwei Substanzen zur Verfügung: Jodid und Thyroxin. Die Kombinationstherapie mit beiden Substanzen ist am erfolgsversprechendsten. Entscheidend in der Strumatherapie ist die **Frühzeitigkeit des Therapiebeginns.** Die medikamentöse Behandlung ist bei lange bestehenden, bereits regressiv umgebauten Strumen wirkungslos. Auch autonomes Schilddrüsengewebe spricht in der Regel nicht mehr auf die medikamentöse Therapie an.

- Jodid beseitigt den intrathyreoidalen Jodmangel und dadurch die kompensatorische Hyperplasie. Diese Therapie wird heute bei der euthyreoten Struma bei Jugendlichen und Kindern bevorzugt. Bei Patienten über 40 Jahren muss vor Therapiebeginn neben einer Autoimmunerkrankung der Schilddrüse auch eine manifeste oder latente Hyperthyreose durch TSH-Bestimmung ausgeschlossen werden, um die Gefahr einer durch Jodid-Gabe ausgelösten hyperthyreoten Dekompensation zu vermeiden. Die substituierte Jodid-Dosis beträgt 200 µg/d beim Erwachsenen und 100 µg/d bei Kindern (ungefährer Tagesbedarf).
- Bei einer Kombinationstherapie mit L-Thyroxin und Jodid bremst der Thyroxin-Zusatz die der Hypertrophie zugrunde liegende TSH-Produktion und bildet damit ein zusätzliches Therapieprinzip. In der Schwangerschaft ist diese Therapieform Mittel der Wahl. Die individuell richtige Substitutionsdosis wird durch Kontrolle der Schilddrüsenwerte ermittelt – angestrebt wird ein niedrig-normales TSH bei normalen fT_3- und fT_4-Werten.
- Durch die medikamentöse Kombinationstherapie lässt sich das Schilddrüsenvolumen um 10 %, das Knotenvolumen um 20 % verkleinern.

PRAXISBEZUG

Die alleinige Gabe von Schilddrüsenhormonen (L-Thyroxin = T_4) als längerfristige Monotherapie ist pathogenetisch weniger sinnvoll und führt nach Absetzen zwangsläufig zu einem Strumarezidiv.

Individualisierte Strumektomie

Die grundsätzlich individualisierte operative Therapie ist für große Knotenstrumen über 50 ml, insbesondere bei lokalen mechanischen Komplikationen oder bei Malignomverdacht, angezeigt. In der Regel werden beide Schilddrüsenlappen *„near total"* reseziert, das heißt unter Belassung eines kleinen Geweberestes. Bei knotigem Umbau der Schilddrüse kann eine (Hemi-)Thyreoidektomie nötig sein, auch um komplikationsträchtige Rezidiveingriffe zu vermeiden. Postoperativ ist eine Rezidivprophylaxe mit Jodid, bei nicht ausreichendem Restgewebe auch eine Substitution mit L-Thyroxin erforderlich. Bei der Substitutionstherapie wird Thyroxin so dosiert, dass der TSH-Spiegel im Normbereich liegt.

Risiken der Strumektomie liegen vor allem in der möglichen Läsion des N. recurrens (in ca. 1 %), welche zu chronischer Heiserkeit oder – bei beidseitiger Schädigung – zur Stimmbandlähmung führen kann. Die versehentliche Mitentfernung der im Bereich der oberen und unteren Pole lokalisierten Epithelkörperchen birgt die Gefahr der postoperativen parathyreopriven Kalziummangel-Tetanie sowie des langfristig substitutionspflichtigen Hypoparathyreoidismus (in ca. 1–3 %).

Radiojodtherapie

Die Radiojodtherapie ist eine risikoärmere Alternative zum operativen Vorgehen. Der Therapieeffekt tritt erst nach ca. 3–6 Monaten ein, eine Volumenreduktion bis 50 % ist möglich. Mögliche Nebenwirkung (in unter 10 % der Fälle) ist eine substitutionspflichtige Hypothyreose.

Strumaprophylaxe

Der tägliche Bedarf an Jodid von 180–200 µg bei Jugendlichen und Erwachsenen kann in Jodmangelgebieten (zu denen größere Teile Mitteleuropas gehören) über die normale Nahrungsaufnahme meist nicht gedeckt werden. Fischreiche Nahrung und die Verwendung von jodiertem Speisesalz (20 µg Jod/g) können eine gewisse Abhilfe schaffen. Von größerer Bedeutung ist die industrielle Verwendung von Jodsalz in Fertigprodukten wie Backwaren und Konserven. Auf diesem Gebiet hat Deutschland in den letzten Jahrzehnten aufgeholt. Eine Prophylaxe mit Jodid-Tabletten wird generell während der Schwangerschaft und der Stillzeit empfohlen.

9.4.4 Hyperthyreose

Die Hyperthyreose ist durch einen Überschuss von Schilddrüsenhormonen an den Zielorganen gekennzeichnet und spiegelt eine bedarfsübersteigende Funktionslage der Schilddrüse wider („Überfunktion"). Sie ist in aller Regel auf eine Störung der Schilddrüse, extrem selten der übergeordneten Steuerzentren (sekundäre und tertiäre Überfunktion) zurückzuführen. Je nach Schweregrad wird unterschieden:

- **Latente Hyperthyreose:** Hier sind die peripheren Schilddrüsenwerte noch im Normalbereich, das TSH ist jedoch supprimiert (➤ Tab. 9.2). Anders als der oft verwendete Begriff der „subklinischen" Hyperthyreose impliziert, können jedoch schon in diesem Stadium klinische Hyperthyreosezeichen bestehen.
- **Manifeste Hyperthyreose:** Die peripheren Schilddrüsenwerte sind erhöht, klinische Symptome liegen (meist) vor (➤ Tab. 9.2)
- **Thyreotoxische Krise (Thyreotoxikose):** Es kommt zu einer lebensbedrohlichen Verschlimmerung der hyperthyreoten Stoffwechsellage

MERKE

In 5 % der Fälle von Hyperthyreose liegt eine isolierte T_3-Erhöhung bei normalem T_4 vor.

Die Hyperthyreose ist häufig: 2 % aller Frauen durchlaufen in ihrem Leben eine klinische Hyperthyreose. Frauen sind fünfmal häufiger betroffen als Männer. Bei jüngeren Patienten liegt der Hyperthyreose typischerweise ein Morbus Basedow zugrunde, während sich bei älteren Patienten eher eine Autonomie bei Struma nodosa findet.

Klinik

Kaum ein Krankheitsbild variiert so stark wie die Hyperthyreose. Es gibt wohl kaum einen Arzt, der nicht schon eine Hyperthyreose übersehen hätte.

Beim alten Menschen kann z. B. ein Vorhofflimmern bzw. eine Herzinsuffizienz das einzige Symptom sein, oder es können sich eine Apathie oder Depressionen entwickeln, wodurch sich Überschneidungen zum hypothyreotischen Krankheitsbild ergeben.

Bei jungen Patienten ist manchmal nur der „ausgeflippte" Gefühlshaushalt augenfällig.

Die Symptome resultieren aus der Wirkung der Schilddrüsenhormone (➤ Abb. 9.11):

- **Hypermetabolismus:** Schweißneigung mit Wärmeintoleranz, Gewichtsverlust
- **Erhöhte Katecholaminempfindlichkeit** des Herzens (adrenerge Stimulation): z. B. Tachykardie, Rhythmusstörungen, Palpitationen, evtl. Herzinsuffizienz
- Wirkung auf **Haut, Nerven- und Muskelgewebe:** Diarrhö, Haarausfall, Myopathie, warme Peripherie („heißer Händedruck"), evtl. Palmarerythem; charakteristisch: feinschlägiger Fingertremor
- **Psychische Symptome:** Unruhe, Nervosität bis hin zur Psychose, selten aber auch Adynamie und Müdigkeit)

PRAXISBEZUG

Aus Patientensicht: die Hyperthyreose

Ein Patient mit Hyperthyreose leidet subjektiv vor allem unter den psychischen Folgen der Erkrankung. Darüber hinaus stehen die manchmal als bedrohlich empfundenen Herzrhythmusstörungen im Vordergrund, die typischerweise abends nach dem Zubettgehen als Herzrasen auftreten. Manche Patienten haben sich an das hyperthyreote „Unter-Strom-Stehen" so gewöhnt, dass sie sich mit dem Wegfall der Überstimulation nicht gerne abfinden. Für weibliche Patienten stellt zudem die Gewichtszunahme unter der Therapie ein Problem dar, das die Compliance gefährden kann. Dagegen wird die wieder zunehmende Haarfülle in aller Regel begrüßt.

Psychische Veränderungen

Die Veränderungen beginnen häufig schleichend und werden vom Patienten und von seiner Umgebung zunächst nicht wahrgenommen. Der Patient wird zunehmend rastlos, nervös, leicht erregbar und emotional labil. Er hat oft das Gefühl, dass nicht er nervös sei, sondern seine Umgebung. Für den Patienten können zudem Schlafstörungen quälend sein.

Patienteninformation

- Der Patient sollte keine jodhaltigen Substanzen aufnehmen, da sie zu einer Entgleisung bis hin zur thyreotoxischen Krise führen können.
- Auf jodiertes Speisesalz verzichten, auch wenn darin nur geringe Mengen Jodid enthalten sind. Die Radiojod-Therapie ist für viele Patienten (und leider auch Ärzte) mit irrationalen Ängsten verbunden, welche es durch sorgfältige Aufklärung abzubauen gilt.
- Röntgenkontrastmitteluntersuchungen, wenn überhaupt, sollten nur nach vorheriger Rücksprache mit dem behandelnden Arzt durchgeführt werden.
- Da Jod in verschiedenen Medikamenten enthalten ist (z. B. Amiodaron, verschiedene Augentropfen), darf der Patient keine Medikamente ohne Wissen seines Arztes einnehmen.
- Bei thyreostatischer Behandlung muss der Patient über mögliche Nebenwirkungen der eingesetzten Medikamente informiert sein und vor allem wissen, dass die Behandlung erst nach ein bis zwei Monaten voll „wirkt".

Äußere Umgebung

- Ein hyperthyreoter Patient ist an sich schon nervös und hektisch. Unruhe und Hektik in seinem Umfeld wirken sich oft ungünstig aus. Stationäre Patienten sollten ein ruhiges Zimmer erhalten – in schweren Fällen muss der Patient Bettruhe einhalten.
- Wenn der Patient sich durch Besucher weiter aufregt, sollten die Besuche eingeschränkt werden.
- Die Raumtemperatur sollte den Wünschen des Patienten angepasst werden, meist empfindet er Temperaturen unter 20 °C als angenehm.
- Der Patient sollte auf koffeinhaltige Getränke verzichten.

Latente Hyperthyreose

Eine Schilddrüsenautonomie führt zunächst zur Suppression der TSH-Ausschüttung (und damit zum Wegfallen der im „normalen" Schilddrüsengewebe stattfindenden Hormonproduktion). Die peripheren Hormonspiegel können über Jahre und Jahrzehnte normal bleiben. Auch in diesem Fall können jedoch (gerade bei älteren Patienten) intermittierend oder andauernd Symptome auftreten, typischerweise phasenweises Herzrasen (meist kurz nach dem Zubettgehen), Diarrhö und Gewichtsverlust. Auch Vorhofflimmern ist häufiger bei latenter Hyperthyreose als bei Euthyreose. In Zweifelsfällen sollte die latente Hyperthyreose behandelt werden.

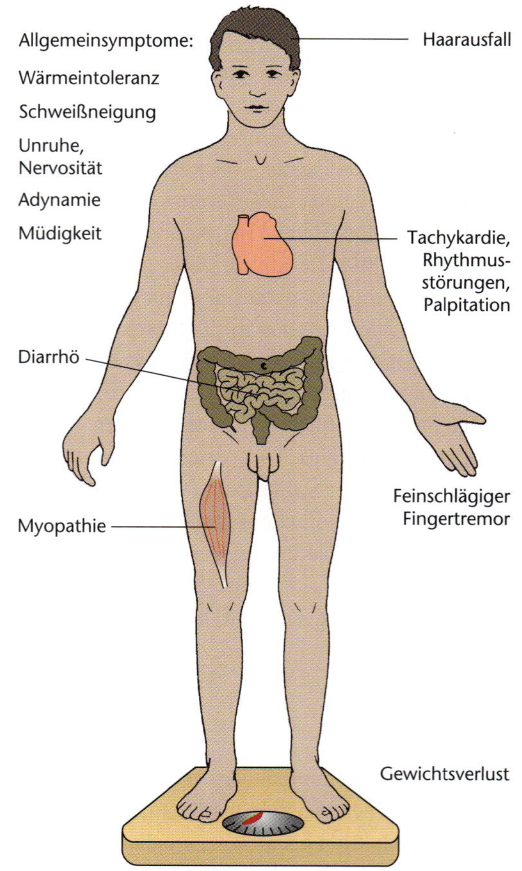

Abb. 9.11 Symptomenspektrum bei Hyperthyreose [L157]

Thyreotoxische Krise

Diese akut lebensbedrohliche Entgleisung einer meist vorbestehenden Hyperthyreose wird oft durch die Gabe jodhaltiger Kontrastmittel bei vorbestehender funktioneller Autonomie ausgelöst, seltener durch schwere Infektionen, Trauma oder Operation. **Klinisch** finden sich eine extreme Sinustachykardie oder Tachyarrhythmie bei Vorhofflimmern, hohes Fieber, Unruhe sowie Schwitzen, Erbrechen, Exsikkose, Delirium und Muskelschwäche, im Endstadium kommen Schock und Koma hinzu.

Bei der Therapie handelt es sich um einen internistischen Notfall, die Behandlung erfolgt auf der Intensivstation:

- Ersatz von Flüssigkeit und Elektrolyten (häufig besteht eine Exsikkose)
- Hoch dosierte Gabe von Thyreostatika (Thiamazol)
- Betablocker zur Dämpfung der Katecholaminwirkung
- ggf. Glukokortikoide (zur Therapie der oft begleitenden stressbedingten Nebennierenrindeninsuffizienz)
- Plasmapherese und/oder subtotale Thyreoidektomie bei durch Jod-Kontamination ausgelöster Krise

Ätiologie und Pathogenese

Verschiedene Erkrankungen können zu einer Hyperthyreose führen; häufige Ursachen sind aber nur die funktionelle Autonomie und der Morbus Basedow.

Häufige Ursachen (ca. 90 %)
- Funktionelle Autonomie der Schilddrüse (meist ältere Patienten)
- Immunogene Hyperthyreose: Morbus Basedow (häufig jüngere Patienten)

Weniger häufige Ursachen
- Subakute Thyreoiditis (de Quervain)
- Postpartale Thyreoiditis
- Hyperthyreosis factitia
- Hashimoto-Thyreoiditis mit transienter hyperthyreoter Phase zu Beginn (engl. *Hashi-toxicity*)

Sehr seltene Ursachen
- Metastatisches Schilddrüsenkarzinom
- TSH-produzierender hypophysärer Tumor
- Hypophysäre Resistenz gegen die peripheren Schilddrüsenhormone (unterbrochene Feedback-Hemmung)
- Ektope Bildung von Schilddrüsenhormon (Struma ovarii)
- Blasenmole (das im Trophoblasten produzierte HCG hat dieselbe α-Untereinheit wie TSH und hat damit TSH-ähnliche Wirkungen)

Funktionelle Autonomie

Hierbei handelt es sich um eine TSH-unabhängige, d. h. dem hormonellen Regelkreis entzogene und damit nicht mehr bedarfsgerechte, Schilddrüsenhormonproduktion. Die Auslöser der autonomen Entwicklung sind unbekannt, Jodmangel spielt aber eine wichtige Rolle. Auf molekularer Ebene konnten inzwischen somatische aktivierende Mutationen in Molekülen des TSH-Signaltransduktionsweges nachgewiesen werden, die an der Entstehung der Autonomie beteiligt sind.

Je nach Verteilungsmuster der autonomen Bezirke im Szintigramm unterteilt man in **unifokale** („autonomes Adenom"), **multifokale** und **disseminierte** Autonomie. Eine hyperthyreote Stoffwechsellage entwickelt sich erst dann, wenn die autonome Zellmasse so groß ist, dass die autonom produzierte Hormonmenge den körperlichen Bedarf übersteigt. Dies findet meist erst nach jahrelangem Bestehen der Autonomie statt.

MERKE

Durch exogene Jodzufuhr kann eine latente Hyperthyreose manifest werden. Vor einer Strumabehandlung mit Jodid sollte eine solche daher ausgeschlossen werden. Auch vor Applikation jodhaltiger Kontrastmittel bei Risikopatienten (anamnestische Schilddrüsenerkrankung, höheres Alter) ist der Ausschluss einer latenten Hyperthyreose obligat.

Morbus Basedow (Graves' disease)

Der Merseburger Arzt von Basedow und sein englischer Kollege Graves beschrieben dieses Krankheitsbild unabhängig voneinander um 1840. Nach heutiger Auffassung handelt es sich um eine Multisystemerkrankung autoimmuner Genese, die mit einer Hyperthyreose, einer diffusen Struma sowie mit einer Ophthalmopathie und Dermopathie einhergehen kann. Die in der Erstbeschreibung erwähnte Kombination von Struma, Exophthalmus und Tachykardie wird auch als Merseburger Trias bezeichnet.

Klinik des Morbus Basedow

- **Schilddrüse:** Es zeigen sich eine entzündliche Vergrößerung (Struma) und eine Hyperthyreose mit Stimulation des TSH-Rezeptors durch Antikörper (TSH-Rezeptor-AK)
- **Endokrine Orbitopathie** (➤ Abb. 9.12): ein- oder beidseitige Protrusio bulbi durch entzündliche Schwellung der retrobulbären Orbitastrukturen mit Exophthalmus, Lidretraktion, Konvergenzschwäche **(Möbius-Zeichen),** fehlender Oberlidsenkung bei Blicksenkung **(Graefe-Zeichen),** weißem, über der Hornhaut sichtbarem Sklerenstreifen **(Dalrymple-Zeichen),** seltenem Lidschlag **(Stellwag-Zeichen).** In fortgeschrittenen Stadien können Sehnervenkompression und Augenmuskelstörungen hinzukommen (Doppelbilder, Gesichtsfeld- und Visuseinschränkungen). Die endokrine Orbitopathie tritt bei etwa 50 % der Patienten mit Morbus Basedow auf; die Schwere korreliert dabei nicht mit der Schilddrüsenfunktion. Die endokrine Orbitopathie ist bei Rauchern achtmal häufiger als bei Nichtrauchern. Sie kann den anderen Manifestationen des Morbus Basedow vorangehen oder nachfolgen. Selten tritt die endokrine Orbitopathie isoliert auf und kann dann auch mit euthyreoter oder hypothyreoter Stoffwechsellage einhergehen.
- **Endokrine Dermopathie:** Sie äußert sich als zirkumskriptes Myxödem an Tibia oder Vorfuß (umschriebene Hautverdickung ohne Dellenbildung auf Druck) mit Onycholyse (Ablösung der Nägel vom Nagelbett)

Die Krankheit kann mit anderen Autoimmunerkrankungen wie Vitiligo, atrophischer Gastritis, Myasthenia gravis, Nebennierenrindeninsuffizienz oder systemischem Lupus erythematodes (SLE) assoziiert sein.

Pathogenese

Zugrunde liegen stimulierende Antikörper gegen den TSH-Rezeptor und andere Körpergewebe, welche in über 80 % der Fälle nachweisbar sind (TSH-R-AK = TRAK). Der Immunprozess wird möglicherweise durch ein Infektionsgeschehen in Gang gesetzt. Für eine genetische Prädisposition sprechen die familiäre Häufung sowie die Assoziation mit bestimmten HLA-Typen. F : M = 5 : 1.

Die durch die Autoimmunreaktion ausgelösten Entzündungsvorgänge zeigen sich z. B. in einer lymphozytären Infiltration des Organs.

Darüber hinaus kommt es zu einer Dauerstimulation des TSH-Rezeptors und damit zur Hyperthyreose. In etwa 70 % der Fälle treten zusätzlich Antikörper gegen die thyreoidale Peroxidase auf (TPO-AK), die wahrscheinlich ohne funktionelle Bedeutung sind.

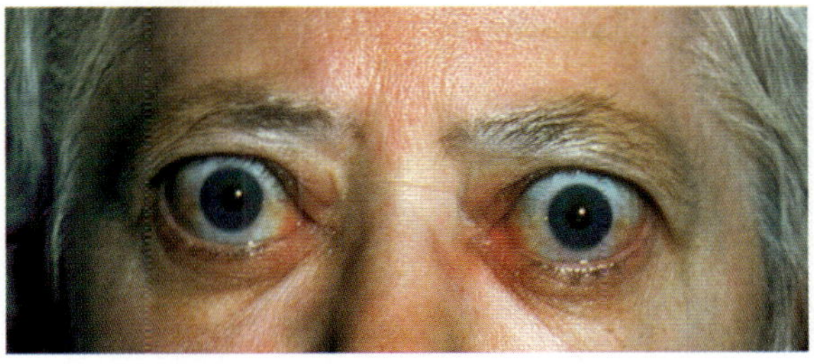

Abb. 9.12 Exophthalmus bei endokriner Orbitopathie bei Morbus Basedow. Auffallend sind neben den hervortretenden Bulbi der starre Blick und die zurückgezogenen Oberlider. [T127]

Endokrine Orbitopathie

Begleitend, aber auch von der Schilddrüsenbeteiligung unabhängig kann es in etwa 50 % zu einer sog. endokrinen Orbitopathie sowie zu lokalen Hautveränderungen kommen. Letztere werden als zirkumskriptes Myxödem bezeichnet, haben jedoch mit dem bei der Hypothyreose gesehenen Myxödem nichts zu tun!

Diagnostisches Vorgehen bei Hyperthyreose

Analog zu den anderen Schilddrüsenerkrankungen stützt sich die Diagnostik auf zwei Schritte (➤ Abb. 9.13): die Feststellung der Stoffwechsellage und die ätiologische Abklärung (➤ 9.4.2).

Feststellung der Stoffwechsellage

Es erfolgen die Bestimmung des basalen TSH als Suchtest und die anschließende Bestimmung der freien Schilddrüsenhormone zur Bestätigung einer manifesten Hyperthyreose. Die Bestimmung des fT_3 ist dabei gegenüber der Bestimmung des fT_4 sensitiver, da insbesondere bei begleitendem Jodmangel eine isolierte T_3-Hyperthyreose bestehen kann.

MERKE

Die viel seltenere isolierte T_4-Hyperthyreose kann bei älteren oder schwerkranken Patienten auftreten und ist Ausdruck einer verminderten Konversion von T_4 zu T_3.

Ätiologische Abklärung

- **Anamnese:** exzessive Jodaufnahme in der Anamnese (z. B. Röntgenkontrastmittel oder jodhaltige Medikamente wie Amiodaron) als Hinweis auf eine dekompensierte Autonomie
- **Befund:** Augenbeteiligung oder zirkumskriptes Myxödem nur bei Morbus Basedow

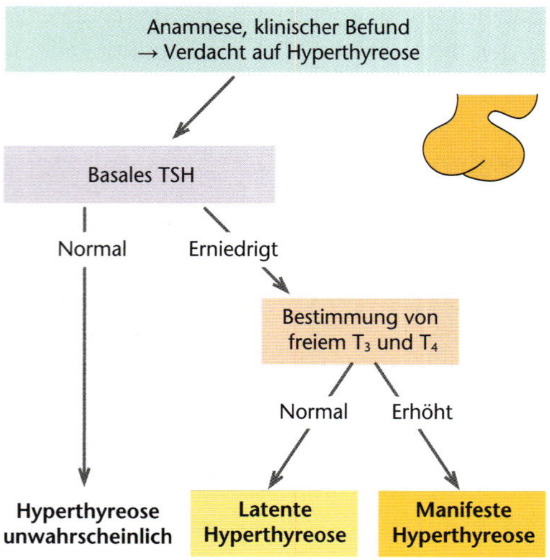

Abb. 9.13 Diagnostisches Screening bei Verdacht auf Hyperthyreose [L157]

- **Schilddrüsensonografie**
- **Schilddrüsenantikörper:** Ausschluss bzw. Bestätigung eines Morbus Basedow oder einer Autoimmunthyreoiditis
- Ggf. **Szintigrafie:** vor allem zum Nachweis einer Autonomie, teilweise auch zur Erleichterung der diagnostischen Zuordnung (verminderte Tc-Aufnahme bei Thyreoiditis Hashimoto im Gegensatz zum Morbus Basedow)

Befunde bei Morbus Basedow

Die **Sonografie** zeigt typischerweise eine diffuse, meist wolkiginhomogene Echoarmut (dunkles Organ) der meist vergrößerten Schilddrüse. Auf die quantitative **Szintigrafie** kann bei typischem sonografischem Bild verzichtet werden. Bei differenzialdiagnostischen Schwierigkeiten, z. B. bei fehlender endokriner Orbitopathie, kann die **Antikörperdiagnostik** bei der Abgrenzung gegen eine disseminierte Autonomie helfen. Der Nachweis von TSH-R-AK und von TPO-AK im Serum spricht für Morbus Basedow. Ein Ultraschall oder MRT der Orbita kann die Schwellung der Augenmuskeln nachweisen (oft selbst bei fehlenden klinischen Zeichen einer Orbitopathie nachweisbar).

Befunde bei funktioneller Autonomie

Autonome Areale können nur szintigrafisch diagnostiziert werden. Sofern nicht ohnehin ein supprimiertes TSH vorliegt (funktionell relevante Autonomie), ist ein Szintigramm unter medikamentöser TSH-Suppression erforderlich (➤ 9.4.2 und ➤ Abb. 9.9).

Sonografisch zeigen sich bei fast allen Patienten mit uni- oder multifokaler Autonomie auch strukturelle Inhomogenitäten, typischerweise eine Struma nodosa.

Therapie bei Hyperthyreose

Die Wahl der Therapie hängt von der zugrunde liegenden Ursache und dem Alter des Patienten ab.

Medikamentöse Therapie

Dies ist der beim Morbus Basedow wegen der häufigen Spontanremissionen zunächst eingeschlagene Weg. Bei funktioneller Autonomie dagegen kommt die medikamentöse Therapie nur überbrückend zum Einsatz, um die Voraussetzung zu einer definitiven Therapie (meist totale Strumaresektion oder ablative Radiojod-Therapie) zu schaffen.

MERKE

Wegen des verzögerten Wirkungseintritts von Thyreostatika ist initial oft eine symptomatische Therapie mit Betablockern (zur Verminderung der Tachykardie) und ggf. Sedativa (zur Linderung von Unruhe und Angstgefühlen) erforderlich.

Der Morbus Basedow wird typischerweise für ein Jahr thyreostatisch behandelt, bevor ein Auslassversuch gewagt wird. Bei der Hälfte der

Patienten kommt es prompt zum Rezidiv (bei jungen Patienten und bei Rauchern sogar noch häufiger), welches dann ggf. erneut medikamentös oder operativ bzw. durch Radiojod-Therapie „definitiv" behandelt wird.

Anwendung von Thyreostatika

Zum Einsatz kommen Substanzen aus der Gruppe der **Thionamide** (Thioharnstoff-Derivate) sowie seltener Natriumperchlorat. Die thyreostatische Therapie ist vor allem aus zwei Gründen knifflig:

- Thyreostatika sind relativ nebenwirkungsreich. Regelmäßige Kontrollen sind unerlässlich. Da die Nebenwirkungen dosisabhängig sind, muss möglichst niedrig dosiert werden.
- Die Compliance der Patienten kann auf Dauer schwierig sein. Manchmal sind Patienten so an die ständige psychische Stimulation durch eine lange bestehende Hyperthyreose gewöhnt, dass sie nur ungern auf diesen „Speed" verzichten. Auch eine Gewichtszunahme unter der Therapie kann zu Compliance-Problemen führen. Basedow-Patienten mit initial starker Unruhe und Stimmungslabilität zeigen jedoch nach 1–2 Wochen Therapie häufig eine beeindruckende Dankbarkeit!

Pharma-Box: Thyreostatika

Wirkstoffe

- Thionamid-Gruppe („schwefelhaltige Thyreostatika"):
  - Thiamazol
  - Carbimazol (wird im Organismus zu Thiamazol umgewandelt)
  - Propylthiouracil
- Perchlorat

Wirkungsmechanismus und Eigenschaften

- Thiamazol, Carbimazol und Propylthiouracil verhindern durch Hemmung der Peroxidasen die Umwandlung von Jodid in Jod und damit den Einbau von Jod in die Vorstufen der Schilddrüsenhormone **(Jodisationshemmstoffe-).** In der Folge werden weniger Schilddrüsenhormone ausgeschüttet.
- Perchlorat-Ionen hemmen die Aufnahme von Jod in die Schilddrüse **(Jodinationshemmstoff).**

Indikationen

- Thionamide: Initialbehandlung des Morbus Basedow, präoperative Normalisierung der Schilddrüsenfunktion bei autonomen Adenomen
- Perchlorat: wegen schwerer Nebenwirkungen nur, wenn andere Thyreostatika nicht einsetzbar sind

Nebenwirkungen

- Allergische Agranulozytose (< 1 %), Leukopenie, Thrombopenie, Transaminasen-Anstieg und Cholestase (diese schweren Nebenwirkungen sind in ihrer Häufigkeit dosisabhängig), Exantheme, Übelkeit, Diarrhö
- Bei Überdosierung vermehrte Ausschüttung von TSH mit resultierender Kropfbildung und Hypothyreose
- Perchlorat: zusätzlich aplastische Anämie und Gefahr eines nephrotischen Syndroms

Kontraindikationen

Bestehende oder vorausgegangene schwere Nebenwirkungen (Agranulozytose, Leberschaden) durch Medikamente der gleichen Substanzgruppe.

Klinische Anwendung

- Die benötigte Dosis ist individuell sehr unterschiedlich. Deshalb fordert die Einstellung des Patienten Fingerspitzengefühl und Geduld. Man fängt zunächst mit einer vom klinischen Bild abhängigen Dosis an, welche dann über Wochen schrittweise reduziert wird. Ziel ist es, die geringstmögliche Erhaltungsdosis herauszufinden, bei der das TSH im Normbereich liegt.
- Die Steuerbarkeit der Therapie ist schwierig, da Thionamide lediglich die Synthese, nicht jedoch die Freisetzung der Schilddrüsenhormone hemmen und somit ihr Effekt in der Regel erst mit einer Zeitverzögerung von zwei bis acht Wochen vollständig eintritt und erst dann eine euthyreote Stoffwechsellage erzielt wird. Entsprechend langsam reagiert der periphere Hormonspiegel auf Dosisänderungen.
- Da die Erhaltungsdosis sehr niedrig liegen kann (manchmal unter der Grenze der Zerteilbarkeit der Tabletten), bevorzugen manche Kliniker die Kombination mit Thyroxin („Bremsen und Gasgeben", engl. „*block and replace*"), da hierdurch ein TSH-Anstieg zuverlässiger verhindert werden kann. Diese Kombination empfiehlt sich besonders bei Patienten mit schwer einstellbarer Hyperthyreose mit wechselndem Dosisbedarf.
- Eine Überdosierung mit konsekutiver Hypothyreose muss strikt vermieden werden, insbesondere bei gleichzeitiger endokriner Orbitopathie, da es hierdurch zur Verschlimmerung der Augensymptomatik kommen kann.
- In der Schwangerschaft sollte die Behandlung nur durch Spezialisten erfolgen; hier sind engmaschige Kontrollen notwendig (Thyreostatika sind plazentagängig, weniger jedoch die Schilddrüsenhormone – daher Struma- und Hypothyreoserisiko beim Neugeborenen).

Therapiekontrolle

fT_3, fT_4, TSH-basal, Blutbild, Transaminasen, alkalische Phosphatase, γ-GT.

Operative Therapie (individualisiert)

Diese besteht beim M. Basedow in der Regel in der Thyreoidektomie. Die subtotale Strumektomie ist die bei der funktionellen Autonomie bevorzugte Option insbesondere bei jüngeren, gut operablen Patienten mit großen Strumen oder Knotenstrumen. Vorher wird eine Euthyreose durch etwa sechswöchige Gabe von Thyreostatika angestrebt. Bei jodinduzierter Hyperthyreose bei funktioneller Autonomie erfolgt ggf. auch eine sofortige OP, da hier leicht eine thyreotoxische Krise entstehen kann.

Als Folge der OP kann sich in Abhängigkeit von der Größe des Restgewebes eine Hypothyreose entwickeln (dies ist sehr häufig, postoperative TSH-Kontrollen sind deshalb notwendig). Weitere **Komplikationen:**

- Rekurrensparese: Das Risiko lässt sich durch intraoperatives Neuromonitoring des N. recurrens auf unter 1 % senken.
- Parathyreoprive Tetanie: Sie tritt bei versehentlicher Mitentfernung von Nebenschilddrüsen auf (➤ 9.5.3 – Risiko ebenfalls unter 1 %).

MERKE

Bei der funktionellen Autonomie mit noch normalen peripheren Schilddrüsenhormonspiegeln ist oft ein abwartendes Verhalten gerechtfertigt, sofern keine Symptome vorliegen. Eine latente Hyperthyreose wird mit einer Wahrscheinlichkeit von ca. 5 % pro Jahr symptomatisch. Wichtig: der Patient muss auf die Gefahren einer Jod-Applikation (v. a. durch Kontrastmittel) hingewiesen werden.

Radiojod-Therapie mit ^{131}J

Sie ist eine Alternative zur Thyreoidektomie, insbesondere bei älteren Erwachsenen, bei eingeschränkter Operabilität, fehlender mechanischer Beeinträchtigung sowie bei Hyperthyreoserezidiv nach Strumektomie. Die Therapie bedeutet eine Gratwanderung zwischen dem Risiko eines Hyperthyreoserezidivs und dem einer späteren Hypothyreose, welche sich manchmal erst Jahre nach der Therapie manifestiert. Nach der Behandlung kommt es innerhalb von 6–12 Wochen zur Euthyreose. Die Schilddrüsenfunktion wird zunächst engmaschig, später jährlich kontrolliert.

Nebenwirkungen

Hypothyreose (15 % Frühhypothyreosen, danach etwa 2 % pro Jahr), fortbestehende Hyperthyreose (15 %), Strahlenthyreoiditis (selten, reversibel). Ein erhöhtes somatisches oder genetisches Mutationsrisiko konnte nicht nachgewiesen werden. Es gibt aber Hinweise, dass sich eine endokrine Ophthalmopathie beim Morbus Basedow unter der Radiojod-Therapie verschlechtern kann.

- Die Patienten sollten vor Beginn der Radiojod-Therapie euthyreot sein (Vorbehandlung mit Thyreostatika), da es im Zuge der ^{131}J-Aufnahme zur Abgabe bereits gebildeten Schilddrüsenhormons in die Zirkulation kommt.
- Die Nebenwirkungen einer Radiojod-Behandlung sind geringer als bei der Schilddrüsenoperation.

9

Behandlung der endokrinen Orbitopathie

Diese ist stadienabhängig und stützt sich neben lokalen Maßnahmen (z. B. befeuchtende Augentropfen, Uhrglasverband bei fehlendem Lidschluss) auf Retrobulbärbestrahlung und/oder Kortikosteroide zur Hemmung der autoimmunen Reaktion sowie unter Umständen auf eine Operation der Augenmuskeln. Rauchentwöhnung verbessert die Prognose!

CAVE!

Bei der Normalisierung der Schilddrüsenfunktion bei Morbus Basedow sollte eine Hypothyreose vermieden werden, da letztere eine endokrine Orbitopathie verschlechtert!

Prognose der Hyperthyreose

Morbus Basedow

Die Verläufe sind sehr unterschiedlich, eine dauerhafte Remission nach 12-monatiger Thyreostatikagabe ist möglich (50 %), ebenso wie rezidivierende Phasen von Hyperthyreosen. In der Schwangerschaft kommt es häufig zu einer Besserung. Selten kommt es im Spätstadium der Erkrankung als Folge von entzündlichen Reparaturprozessen zu einem „ausgebrannten Basedow" mit Hypothyreose. Die endokrine Orbitopathie bessert sich nach Erzielen einer euthyreoten Stoffwechsellage je nach Schweregrad mehr oder weniger deutlich.

Funktionelle Autonomie

Die Therapie durch Radiojod oder Operation ist meistens definitiv, zu einem Hyperthyreoserezidiv kommt es nur in seltenen Fällen.

9.4.5 Hypothyreose

Die Hypothyreose ist definiert als Mangel an Schilddrüsenhormonen an den Zielorganen. Man unterscheidet die häufige primäre, d. h. thyreogene Form von der seltenen sekundären Form mit gestörter hypophysärer TSH-Sekretion. Die hypothalamische, tertiäre Hypothyreose ist eine Rarität.

MERKE

Die häufigste Ursache der Hypothyreose des Erwachsenen ist die Hashimoto-Thyreoiditis.

Klinik

Oft ist der Beginn schleichend, sodass die Diagnose erst spät gestellt wird. Das klinische Vollbild ist jedoch eindrucksvoll (➤ Abb. 9.14). Es leitet sich direkt von den fehlenden Hormonwirkungen ab:

- **Hypometabolismus:** Kälteintoleranz, Gewichtszunahme, Antriebsarmut
- **Verminderte Katecholaminempfindlichkeit** des Herzens: Bradykardie, Perikarderguss (durch generalisiertes Myxödem bedingt)
- Wirkung auf **Haut, Nerven- und Muskelgewebe:** teigige Haut, struppige Haare, evtl. durch ein generalisiertes Myxödem (➤ Abb. 9.15) aufgedunsener Körper, raue Stimme (Myopathie der Kehlkopfmuskeln), Muskelschwäche und Muskelschmerzen, verlängerte Entspannungsphase bei Muskeleigenreflexen (das

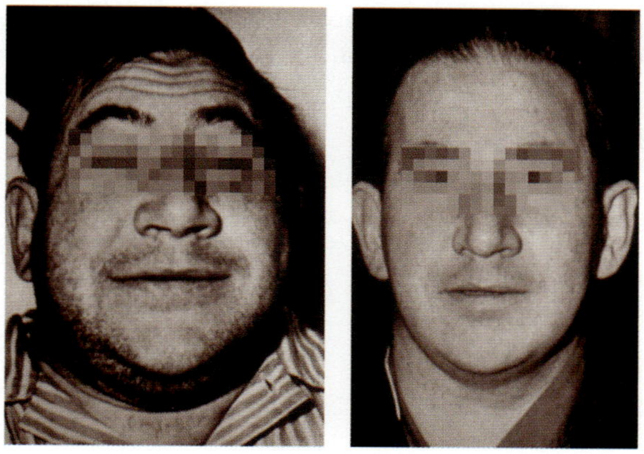

Abb. 9.14 30-jähriger Patient mit Hypothyreose. Auffallend sind das teigige Gesicht, das struppige Haar und die mühsam offengehaltenen Augen. Der Patient leidet seit vielen Jahren an Kälteempfindlichkeit und Verlangsamung. Rechts: derselbe Patient unter Therapie mit Schilddrüsenhormonen. Alle Beschwerden und Symptome sind verschwunden. [T127]

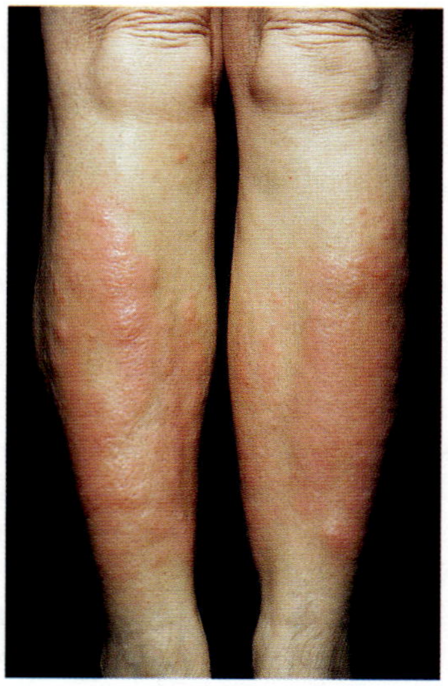

Abb. 9.15 Myxödem bei Hypothyreose: teigige Schwellung an der Unterschenkelvorderseite und auf den Fußrücken. Die Haut ist apfelsinenschalenartig grobporig mit gelb-brauner Färbung. [E385-001]

Knie „bleibt hängen"), Obstipation (verringerte gastrointestinale Motilität)

- **Psychische Symptome:** Depression, Antriebsarmut, Verlangsamung

MERKE

Das **Myxödem** zeichnet sich im Gegensatz z.B. zu kardial bedingten Ödemen dadurch aus, dass ein Eindrücken mit dem Finger keine Dellen hinterlässt. Es entsteht durch die subkutane Infiltration mit Mukopolysacchariden, welche Wasser binden.

Darüber hinaus werden häufig Hypercholesterinämie, Anämie sowie Menstruationsstörungen beobachtet. Die schwerste Form der Hypothyreose, das lebensbedrohliche **„Myxödemkoma"** mit den Leitsymptomen Hypoventilation, Hypothermie und Hypotension ist eine Rarität (für diejenigen, die ihr medizinisches Wissen wie eine Briefmarkensammlung organisieren: dies ist eine Blaue Mauritius). Aber das Übersehen dieses Syndroms führt in der Regel zum Tode des Patienten, deswegen: dran denken! Wie bei der Hyperthyreose ist die Klinik der Hypothyreose sehr variabel. Vor allem bei älteren Patienten sind oligosymptomatische Verläufe, mit z. B. nur Adynamie und Obstipation, häufig.

Auch bei Kindern und jungen Frauen verläuft die Hypothyreose oft wenig klassisch: Bei Kindern wird evtl. nur eine Gedeihstörung bzw. Minderwuchs oder eine verspätete Pubertät bemerkt. Bei jungen Frauen können Zyklusstörungen, Infertilität und Hyperprolaktinämie (das erhöhte TRH stimuliert auch die Prolaktinausschüttung, ➤ 9.6.5 und ➤ Abb. 9.27) die einzigen Zeichen sein.

MERKE

Der Ausschluss einer Hypothyreose gehört zu jeder Fertilitätsdiagnostik.

Ätiologie

Kongenitale Hypothyreose

Die angeborene Hypothyreose ist ätiologisch heterogen und kann etwa auf einer Schilddrüsenaplasie oder -dysplasie, Jodfehlverwertung oder einer Schilddrüsenhormonresistenz beruhen. Das klinische Bild der kongenitalen Hypothyreose ist durch das in Deutschland heute verbindliche **Neugeborenen-Screening** selten geworden. Symptome sind zunächst eine Makroglossie, Obstipation, Icterus neonatorum prolongatus; später Gedeihstörung, Entwicklungsverzögerung und verminderte Intelligenz (sog. **Kretinismus** als unbehandeltes Vollbild).

Erworbene Hypothyreose

- Endzustand nach allen Formen der Schilddrüsenentzündung, z. B. nach Hashimoto-Thyreoiditis (Autoimmunthyreoiditis), seltener passager bei der Thyreoiditis de Quervain oder Übergang eines Morbus Basedow in eine Hypothyreose
- Iatrogen nach „überschießender Behandlung" einer anderen Schilddrüsenerkrankung durch Strumektomie, Radiojod-Behandlung oder Thyreostatika
- Bei extremem Jodmangel (früher z. B. in Alpenlagen)
- Durch verschiedene Medikamente, z. B. Lithium, das die Schilddrüsenhormonsynthese stört

Sekundäre Formen sind durch Hypophysentumoren oder Hypophysenschädigung durch Trauma, Bestrahlung oder Resektion bedingt. Entsprechend findet sich hier nie eine Struma, dafür häufig aber Ausfälle anderer Hormonachsen (etwa Gonadotropine oder ACTH).

Diagnostisches Vorgehen

Die Diagnostik ist geradlinig und meist wenig aufwendig (➤ Abb. 9.16, ➤ 9.4.2):

9

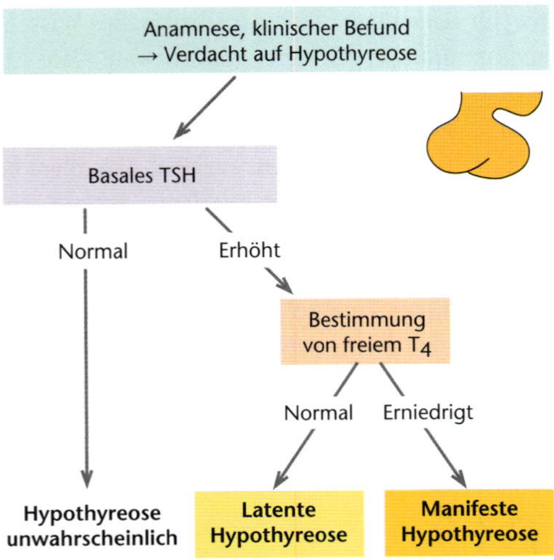

Abb. 9.16 Diagnostisches Screening bei Verdacht auf Hypothyreose [L157]

- Die **Festlegung der Stoffwechsellage** gelingt durch die Bestimmung des TSH (bei primärer Hypothyreose erhöht) und der peripheren Schilddrüsenwerte.
- Die **Abklärung der Ätiologie** ist häufig schon durch die Anamnese möglich (vorangegangene Schilddrüsenoperation oder Radiojodtherapie, Einnahme von Thyreostatika oder Lithium). Eine Autoimmunthyreoiditis kann sonografisch (Echoarmut) und durch die Bestimmung der Autoantikörper diagnostiziert werden.
- Bei Verdacht auf eine sekundäre oder tertiäre Hypothyreose kann der TRH-Test hilfreich sein (➤ 9.4.2). Bei schwerkranken Intensivpatienten ist insbesondere fT_3 erniedrigt (evtl. auch TSH und fT_4), ohne dass eine echte Hypothyreose vorliegt. Ein solches **Low-T_3-Syndrom** könnte eine Schutzregulation zur Herabsetzung des Stoffwechsels darstellen – hierfür spricht, dass gleichzeitig eine biologisch inaktive Form des T_3 – das reverse T_3 (rT_3) – ansteigt. Das „Low-T_3-Syndrom" wird meist nicht spezifisch behandelt.

MERKE
T_3 kann bei der Hypothyreose wegen der kompensatorisch gesteigerten Konversion von T_4 zu T_3 erniedrigt oder normal sein.
Begleitend sind Cholesterin und Triglyzeride oft erhöht (reduzierte Lipolyse), evtl. auch Kreatinkinase, LDH und GOT als Ausdruck einer Myopathie.

Therapie

Bei fast allen der Hypothyreose zugrunde liegenden Schilddrüsenerkrankungen ist eine lebenslange Substitution mit L-Thyroxin notwendig. Ausnahmen sind passagere Formen wie die thyreostatikainduzierte Hypothyreose oder die Thyreoiditis de Quervain.

Die Schilddrüsenhormone werden dabei einschleichend dosiert. Dies ist besonders bei lange bestehender Hypothyreose oder kardialen Begleiterkrankungen wie KHK oder Herzrhythmusstörungen wichtig, da eine zu schnelle Substitution das Risiko von Herzrhythmusstörungen (auf dem Boden einer erhöhten Katecholaminsensitivität) und – wegen des erhöhten Sauerstoffbedarfs des Herzens – das Risiko eines Herzinfarkts erhöht.

PRAXISBEZUG
Substitutionsziele sind das subjektive Wohlbefinden und eine Normalisierung des TSH. Die erforderliche Dosis ist individuell unterschiedlich, die Normalisierung des TSH nach Substitutionsbeginn dauert etwa sechs bis acht Wochen.

9.4.6 Thyreoiditis

Hierunter wird eine heterogene Gruppe ätiologisch verschiedener Krankheiten zusammengefasst. Alle Formen der Thyreoiditis können initial mit einer hyperthyreoten Stoffwechsellage einhergehen, da es im Rahmen der entzündlichen Stimulation zur Schädigung von Thyreozyten mit Zerstörung der Follikelstruktur und damit Freisetzung („Leck") von T_3 und T_4 kommt.

MERKE
In der Schilddrüsenszintigrafie zeigt sich im Gegensatz zu den anderen Formen der Hyperthyreose typischerweise eine verminderte Nuklidaufnahme.

- Die (häufige) **chronische Thyreoiditis (Hashimoto)** ist autoimmun bedingt, in 90 % der Fälle sind TPO-Antikörper nachweisbar. Oft handelt es sich um einen Zufallsbefund. Klinisch dominieren die Zeichen der meist begleitenden Hypothyreose.
- Die (seltene) **subakute Thyreoiditis (de Quervain)** ist viral oder parainfektiös bedingt. Klinisch zeigen sich eine derbe, (druck) schmerzhafte Schwellung der Drüse sowie Allgemeinbeschwerden (Fieber, Abgeschlagenheit).
- Die extrem seltene bakterielle oder virale **akute Thyreoiditis** nimmt einen hochakuten Verlauf mit nicht zu übersehendem Lokalbefund (Rötung, Schwellung).
- Die Ätiologie der ebenfalls extrem seltenen **Riedel-Thyreoiditis** ist unklar.

Chronische Thyreoiditis Hashimoto

Die Hashimoto-Thyreoiditis, auch **lymphozytäre Thyreoiditis** oder **Autoimmunthyreoiditis vom Hashimoto-Typ** genannt, ist eine chronische, autoimmun bedingte Entzündung der Schilddrüse. Sie ist bei Weitem die häufigste Form der Thyreoiditis und eine der häufigsten Autoimmunerkrankungen überhaupt. Obwohl sie in der „heißen Anfangsphase" bisweilen eine Hyperthyreose auslösen kann (*„Hashi-toxicity"*), führt sie im Verlauf regelhaft zu einer Hypothyreose.

Die Hashimoto-Thyreoiditis kann mit anderen Autoimmunerkrankungen assoziiert sein, z. B. Typ-1-Diabetes, Sprue, perniziöser Anämie, Nebennierenrindeninsuffizienz, Vitiligo oder Myasthenia gravis (➤ 9.2, „Autoimmunes polyglanduläres Syndrom Typ II").

Klinik

Im Gegensatz zu den anderen Formen der Thyreoiditis sind die Patienten meist beschwerdefrei *(„silent thyreoiditis“)*. Die Schilddrüse kann vergrößert oder – bei der atrophischen Verlaufsform – verkleinert sein, ist jedoch stets schmerzlos. Im Verlauf, häufig erst nach Jahren, entwickelt sich eine Hypothyreose mit entsprechender Klinik (➤ 9.4.5).

Ätiologie und Pathogenese

Die Entzündung wird durch Autoantikörper gegen Schilddrüsenperoxidase und Thyreoglobulin ausgelöst und unterhalten, die auslösenden Faktoren der Autoaggression sind unbekannt. Die Krankheit befällt gehäuft Frauen im mittleren Alter, es bestehen eine familiäre Häufung und eine Assoziation mit HLA-DR3, -DR5 und -B8 sowie mit anderen Autoimmunerkrankungen. Die in der Anfangsphase nicht selten bestehende Hyperthyreose erklärt sich durch eine destruktionsbedingte Freisetzung präformierten Schilddrüsenhormons im Rahmen der lymphozytären Infiltration.

Diagnostisches Vorgehen

Typisch sind die in etwa 90 % vorhandenen Autoantikörper gegen thyreoidale Peroxidase **(TPO-AK).** Weniger spezifisch sind Antikörper gegen Thyreoglobulin (TgAK). In seltenen Fällen können auch Antikörper gegen TSH-Rezeptoren (TSH-R-AK) nachgewiesen werden. Übergänge in einen Morbus Basedow sind beschrieben worden.

Sonografisch besteht ein homogen echoarmes Schallmuster wie bei Morbus Basedow; die Abgrenzung ist aber klinisch meist problemlos möglich, ggf. kann die quantitative Szintigrafie hilfreich sein: Hier wird bei Hashimoto-Thyreoiditis meist eine – im Gegensatz zur exzessiven Speicherung bei Morbus Basedow – verminderte Radionuklidaufnahme beobachtet. In unklaren Fällen ist die Zytologie oder Histologie beweisend (lymphozytäre Infiltrate mit eingestreuten **Hurthle-Zellen** = vergrößerte basophile follikuläre Zellen).

Therapie

Diese beschränkt sich bei Hypothyreose auf die Hormonsubstitution mit L-Thyroxin, die bei langem Verlauf einschleichend begonnen werden sollte. Kortikosteroide oder Immunsuppressiva haben keinen Effekt. Eine Strumaresektion ist nur bei Malignomverdacht oder mechanischen Komplikationen zu erwägen, bei ausgeprägten Krankheitssymptomen evtl. auch zu Verbesserung der Lebensqualität.

Subakute Thyreoiditis de Quervain

Diese auch als **granulomatöse Thyreoiditis** bezeichnete Form ist wahrscheinlich viral bedingt, könnte aber auch durch postinfektiöse Autoimmunprozesse entstehen. Es besteht eine Assoziation mit HLA-BW35. Autoantikörper können jedoch nicht nachgewiesen werden. F : M = 5 : 1. Histologisch besteht eine granulomatöse histiozytäre Entzündung mit Riesenzellen. Anamnestisch wird häufig ein vorausgegangener Virusinfekt genannt, meist der oberen Luftwege.

Klinik

Akuter bis subakuter Verlauf mit häufig sehr schmerzhafter und derber Schwellung der Schilddrüse, gelegentlich ist der Verlauf jedoch schmerzlos („silent thyreoiditis“). Zusätzlich bestehen Allgemeinsymptome wie Abgeschlagenheit und Fieber, die BSG ist deutlich erhöht.

Die Stoffwechsellage ist zu Beginn durch Follikelzerstörung leicht hyperthyreot, im Verlauf kommt es jedoch zur Euthyreose, evtl. sogar zeitweise zur Hypothyreose.

In der Sonografie zeigt sich ein charakteristisches landkartenartiges Bild, vergrößerte zervikale Lymphknoten.

Therapie

Eine kausale Therapie ist unbekannt, meist kommt es innerhalb von Monaten zur Spontanheilung. Eine symptomatische Therapie mit NSAR oder Kortikosteroiden kann lindernd wirken.

MERKE
In 10 % entwickelt sich eine permanente Hypothyreose, in diesem Fall erfolgt eine Substitution mit L-Thyroxin.

Akute Thyreoiditis

Extrem selten. Sie kann durch bakterielle Besiedlung im Rahmen einer Bakteriämie, viral oder als Strahlenthyreoiditis nach Radiojod-Therapie entstehen.

- **Klinisch** imponieren ein akuter Beginn, lokale Schmerzhaftigkeit, Rötung und Fieber. Die Stoffwechsellage bleibt meist euthyreot.
- **Therapie:** Antibiotika bei bakterieller Thyreoiditis, ggf. Abszessdrainage. Bei Strahlenthyreoiditis Antiphlogistika, evtl. Kühlung und Kortikosteroide.

Riedel-Thyreoiditis

Sehr seltene Thyreoiditis mit „eisenhartem“ Befund. Sie ist immunvermittelt und gehört zu den IgG4-assoziierten, fibrosierenden Erkrankungen, die unterschiedliche Organsysteme betreffen können.

9.4.7 Schilddrüsenmalignome

Schilddrüsenmalignome sind vergleichsweise selten. Die jährliche Gesamtinzidenz beträgt etwa 3 pro 100.000 Einwohner in Europa, häufiger kommen diese Malignome in China und Hawaii sowie in der Gegend um Tschernobyl in der Ukraine vor. Die jährliche

Mortalitätsrate des Schilddrüsenkarzinoms liegt bei etwa 5 pro 1 Million Einwohner, damit steht es an 11. Stelle der Krebstodesursachen.

MERKE

In Autopsien finden sich in 10–20 % klinisch unerkannt gebliebene papilläre Mikrokarzinome (sog. okkulte Karzinome).

Einteilung

Zu etwa 95 % handelt es sich um **Karzinome.** Andere Malignome (Lymphome, Fibrosarkome, Teratome) oder Metastasen in der Schilddrüse sind eine Rarität.

Übersicht: Schilddrüsenkarzinome

Man unterscheidet differenzierte Karzinome (papillär; follikulär), undifferenzierte Karzinome (anaplastisch) und Karzinome mit C-Zell-Differenzierung (medullär). Sie unterscheiden sich in Histologie, Metastasierung und Prognose.

Papilläres Schilddrüsenkarzinom

Mit etwa 55 % aller Schilddrüsenkarzinome der häufigste Karzinomtyp:

- **Histologie:** typische papilläre Epithelformationen, Primärtumor und Metastasen meist noch jodspeichernd (wichtig für die Therapie), aber szintigrafisch als „kalt" imponierend, weil sie deutlich weniger Jod speichern als gesundes Schilddrüsengewebe
- **Metastasierung:** Primärmanifestation meist als Solitärknoten, danach meist regionale lymphogene Metastasierung
- **Prognose:** relativ gut, jedoch stark abhängig vom Patientenalter (jung = gut)

Follikuläres Schilddrüsenkarzinom

30 % aller Schilddrüsenkarzinome, gehäuft in Jodmangelgebieten (d. h. Strumaendemiegebieten):

- **Histologie:** Die histologische Diagnose ist aufgrund der an normales Schilddrüsengewebe erinnernden follikulären Differenzierung oft schwierig. Primärtumor und Metastasen sind meist noch jodspeichernd, aber wie das papilläre Schilddrüsenkarzinom szintigrafisch „kalt" (s. o.).
- **Metastasierung:** Leitsymptom ist der Solitärknoten; es kommt zu einer frühzeitigen hämatogene Metastasierung (v. a. in Lunge, Skelett und Gehirn),
- **Prognose:** Sie gilt insbesondere bei jüngeren Patienten relativ gut.

Anaplastisches (undifferenziertes) Schilddrüsenkarzinom

Etwa 10 % aller Schilddrüsenkarzinome:

- **Histologie:** undifferenzierter, hoch maligner Tumor mit aggressiver Ausbreitung; stark entdifferenziertes Gewebe, das nicht zur Jodspeicherung fähig ist (entscheidender therapeutischer Nachteil)
- **Metastasierung:** sowohl lymphogen als auch hämatogen
- **Prognose:** mit einer mittleren Überlebenszeit von ca. acht Monaten sehr schlecht

Medulläres Schilddrüsenkarzinom

Etwa 5 % aller Schilddrüsenkarzinome:

- **Histologie:** im Gegensatz zu den übrigen Schilddrüsenkarzinomen nicht von Follikelepithelzellen, sondern von den kalzitoninproduzierenden C-Zellen der Schilddrüse ausgehend, demzufolge nicht jodspeichernd
- **Metastasierung:** lymphogen und hämatogen
- **Prognose:** relativ gut
- **Ätiologie:** Das medulläre Schilddrüsenkarzinom tritt in 80 % sporadisch, in 20 % familiär mit autosomal-dominanter Vererbung auf. Ein Teil der familiären Formen tritt im Rahmen von multiplen endokrinen Neoplasien (MEN, ➤ 9.2) auf.

Klinik

Das erste Zeichen sind meist ein oder mehrere schmerzlose, derbe Strumaknoten. Später können Schluckbeschwerden, Rekurrensparese mit Heiserkeit, Horner-Syndrom und obere Einflussstauung entstehen. Beim medullären Schilddrüsenkarzinom kommt es in ca. 25 % zur paraneoplastischen Sekretion vasoaktiver Substanzen mit den entsprechenden Erscheinungen (➤ 12.6.3).

MERKE

Die beim medullären Schilddrüsenkarzinom chronisch erhöhten Kalzitoninspiegel gehen *nicht* mit einer Hypokalzämie oder Knochenmasseveränderung einher, weil sich bei chronischer Kalzitonin-Einwirkung eine Wirkungsabschwächung zeigt (Escape-Phänomen, ➤ 9.5.1).

Ätiologie

Gesichert (und durch den Kernreaktorunfall in Tschernobyl leider erneut bestätigt) sind ionisierende Strahlen als wichtiger Entstehungsfaktor. Die Assoziation mit multiplen endokrinen Neoplasien (MEN, ➤ 9.2) legt für das medulläre Karzinom zudem eine genetische Komponente nahe.

Diagnostisches Vorgehen

Ein differenziertes diagnostisches Vorgehen vermeidet unnötige operative Eingriffe: Nur hinter einer kleinen Minderheit von Schilddrüsenknoten verbirgt sich ein maligner Tumor!

Diagnosesicherung

Jeder verdächtige Befund wird durch Sonografie und Szintigrafie abgeklärt. Sonografisch verdächtige (➤ 9.4.2) und szintigrafisch nichtspeichernde („kalte") Knoten müssen weiter durch Feinnadelpunktion zytologisch abgeklärt werden. Weiterführend können Schilddrüsenkarzinome mittels Positronenemissionstomografie durch Auffälligkeiten des Glukosestoffwechsels oder den Nachweis von Somatostatin-Rezeptoren (beim medullären Schilddrüsenkarzinom) abgeklärt und im Verlauf definiert werden.

Familienanamnese

Diese ist vor allem wegen der familiären Häufung bei medullärem Schilddrüsenkarzinom wichtig (MEN, ➤ 9.2).

Tumormarker

Tumormarker werden vor allem zur Verlaufsbeurteilung eingesetzt.

- **Thyreoglobulinspiegel** im Serum sind bei der Nachsorge von Patienten mit papillärem oder follikulärem Karzinom hilfreich. Eine Erhöhung dieses Markers deutet auf das Vorliegen von Metastasen hin.
- Ein **erhöhtes Kalzitonin** kann bereits im Rahmen der Initialdiagnostik auf ein medulläres Schilddrüsenkarzinom hinweisen. Im Rahmen der Therapie kann es die Verlaufsbeurteilung erleichtern.
- Der Nachweis einer **Mutation am RET-Protoonkogen** beweist das Vorliegen eines MEN II bzw. eines familiären medullären Schilddrüsenkarzinoms.

Therapie

Die Operation ist die Ersttherapie bei allen Schilddrüsenmalignomen. Jodspeichernde Tumoren können zusätzlich durch Radiojod-Therapie behandelt werden. Eine Strahlentherapie kommt bei den strahlensensiblen, nicht jodspeichernden, undifferenzierten Schilddrüsenkarzinomen zur Anwendung. Eine Chemotherapie ist nur palliativ wirksam.

Für genetisch betroffene Kinder, die im Rahmen eines Familien-Screenings bei MEN auffallen, wird heute die präventive Thyreoidektomie empfohlen, da diese im Verlauf zu 100 % ein medulläres Schilddrüsenkarzinom entwickeln würden.

Vorgehen

Wenn möglich, erfolgt zunächst die radikale Thyreoidektomie mit selektiver Lymphknotendissektion, danach bei papillären oder follikulären Karzinomen die Radiojod-Gabe zum Nachweis speichernder Schilddrüsenreste bzw. Metastasen. Es schließt sich die Radiojod-Therapie an, die so lange wiederholt wird, bis keine Speicherung mehr nachweisbar ist. Zwischen den Behandlungen und danach erhält der Patient L-Thyroxin in TSH-supprimierender Dosis zur Wegnahme des Wachstumsstimulus.

Nachsorge

Die lebenslange Nachsorge erfolgt durch regelmäßige szintigrafische und radiologische Kontrollen sowie Verlaufsbeobachtung des jeweiligen Tumormarkers.

MERKE

Bei differenzierten Schilddrüsenkarzinomen treten in ca. 20 % nach der Primärtherapie Rezidive/Metastasen auf, u. U. auch noch nach Jahrzehnten.

9.5 Kalziotrope Hormone und metabolische Knochenerkrankungen

B. Bätge

Die Bedeutung metabolischer Knochenerkrankungen hat durch die Zunahme der Lebenszeit der Bevölkerung sowie durch die Verfügbarkeit medikamentöser Präventionsstrategien zugenommen.

Metabolische Knochenerkrankungen treten in zwei histologisch unterschiedlichen Formen auf:

- **Osteoporose** bzw. **Osteopenie** (häufig): Schwund von Knochenmasse, d. h. von Knochenmatrix *und* Mineralanteil (➤ 9.5.6)
- **Osteomalazie** (hierzulande inzwischen selten): ungenügende Mineralisierung der Knochenmatrix (➤ 9.5.5)

Kombinierte (und dadurch besonders schwere) Störungen des Knochenstoffwechsels treten bei der durch chronische Nierenerkrankungen bedingten **renalen Osteopathie** (➤ 9.5.4) auf.

Eine lokale Form der metabolischen Knochenerkrankungen ist der **Morbus Paget** (Osteodystrophia deformans, Osteitis deformans). Hier kommt es durch bisher unbekannte Auslöser (diskutiert wird ein sog. Slow Virus) zu einem lokalisiert übersteigerten Knochenabbau mit gleichzeitigem chaotischem Knochenneubau. Es resultiert ein poröser, vaskularisierter, häufig deformierter Knochen, der leicht bricht und Schmerzen bereitet. Häufig handelt es sich jedoch um einen Zufallsbefund am asymptomatischen Patienten. Eine Manifestation ist in jedem Skelettanteil möglich, in etwa einem Drittel der Fälle ist nur ein Knochen befallen (monostotische Form). Die Therapie erfolgt mit Bisphosphonaten unter Kontrolle der alkalischen Phosphatase (= Krankheitsmarker).

9.5.1 Grundlagen

Ein Viertel des Körpergewichts des Erwachsenen besteht aus Knochen. Dieser wiederum besteht aus der von den Osteoblasten gebildeten kollagenfaserreichen **Knochenmatrix** und den **Mineralbestandteilen** Kalzium, Phosphat und, in geringen Anteilen, Magnesium. Das Knochengewebe wird in einem beständigen Prozess aus Knochenresorption und Knochenanbau umgeformt und adaptiert. Dabei wird die osteoklastäre und osteoblastäre Aktivität über ein Netzwerk lokaler Faktoren genau abgestimmt (sog. Coupling).

Ca^{2+}- und Phosphat-Homöostase

Der Knochen ist der Hauptspeicher von Kalzium und Phosphat. 20 % des Kalzium-Bestands der Knochen werden pro Jahr zwischen Knochen und übrigem Körper ausgetauscht. Dieser Austausch sowie die Aufnahme von Kalzium und Phosphat über den Darm und deren Ausscheidung über die Niere unterliegen der Steuerung durch ein komplexes endokrines System. Dieses umfasst die beiden Polypeptidhormone **Parathormon (PTH)** und **Kalzitonin** sowie das Steroidhormon 1,25-Dihydroxycholecalciferol (1,25-$(OH)_2$-Vitamin D_3 = **Kalzitriol)**, deren Wirkungen in ➤ Tab. 9.4 zusammengefasst sind.

Die Sekretion von PTH und Kalzitonin wird durch einen Feedback-Mechanismus hauptsächlich über den Serumspiegel des ionisierten Kalziums beeinflusst. Dies gilt auch für die Biosynthese des biologisch aktiven Vitamin-D-Hormons, des 1,25-$(OH)_2$-Vitamin D_3, welches zusätzlich noch durch den Serum-Phosphatspiegel und durch PTH und Kalzitonin reguliert wird (➤ Abb. 9.17).

Die Komponenten des kalziotropen Systems

Kalzium ➤ 12.6, ➤ Abb. 9.17; Phosphat ➤ 12.7.

Parathormon (PTH)

In den Nebenschilddrüsen gebildetes Polypeptidhormon aus 84 Aminosäuren. Biologisch aktiv ist nur das aminoterminale 1–34-Peptid. Im Serum sind sowohl **intaktes PTH** in geringer Konzentration (< 50 pg/ml) als auch verschiedene **inaktive Fragmente** nachweisbar. Heutzutage wird lediglich das intakte PTH bestimmt.

Die wesentlichen Wirkungen des PTH auf Skelett, Nieren und Darm sind in ➤ Tab. 9.4 wiedergegeben. Die Sekretion unterliegt physiologischerweise einem negativen Feedbackmechanismus durch den Serumspiegel des ionisierten Kalziums.

Tab. 9.4 Hauptwirkungen von Parathormon, Kalzitonin und Kalzitriol

Hormon	Hauptfunktion	Skelett	Nieren	Darm
PTH	Verhinderung eines zu niedrigen Ca^{2+}-Spiegels	↑ Mobilisierung von Ca^{2+} und Phosphat*	↑ Ca^{2+}-Reabsorption** ↓ Phosphat-Reabsorption (= ↑ Phosphatausscheidung) ↑ Synthese von 1,25$(OH)_2D_3$	Keine direkte Wirkung
Kalzitonin	Verhinderung eines zu hohen Ca^{2+}-Spiegels	↓ Mobilisierung von Ca^{2+} und Phosphat	↓ Reabsorption von Ca^{2+} und Phosphat	Keine direkte Wirkung
Kalzitriol (biologisch aktives Vitamin D)	Förderung der Knochenmineralisierung	↑ Mineralisierung	↑ Ca^{2+}-Reabsorption	↑ Resorption von Ca^{2+} und Phosphat

*PTH aktiviert sowohl die Osteoklasten als auch die Osteoblasten, die Wirkung auf die Osteoklasten überwiegt jedoch (osteoporotischer Gesamteffekt). Das Verhältnis von Knochenneubau zu -abbau wird zusätzlich durch die Sexualhormone Östrogen und Testosteron, die Schilddrüsenhormone, lokale Faktoren (Zytokine und Wachstumsfaktoren), körperliche Aktivität, Umweltnoxen und Ernährungszustand beeinflusst.
**Trotz der gesteigerten Ca^{2+}-Reabsorption am distalen Tubulus überwiegt wegen der stark erhöhten Filtration von Ca^{2+} in der Regel die Ausscheidung von Kalzium (kalziurischer Gesamteffekt).

Kalzitonin

In den parafollikulären C-Zellen der Schilddrüse gebildetes neuroendokrines Polypeptidhormon aus 32 Aminosäuren. Die Sekretion wird stimuliert durch einen Anstieg des ionisierten Serum-Kalziums sowie durch gastrointestinale Hormone wie Gastrin, Cholezystokinin und Glukagon. Kalzitonin wirkt hemmend auf Osteoklasten. Die akute Hormonwirkung besteht dadurch in einer Abnahme des Serum-Ca^{2+}. Damit ist Kalzitonin ein natürlicher **PTH-Antagonist.** Kalzitonin kann im Serum bestimmt werden.

MERKE
Interessanterweise kommt es bei chronisch erhöhten Serum-Kalzitoninspiegeln (z. B. C-Zell-Karzinom) sowie bei chronisch erniedrigten Kalzitoninspiegeln (z. B. nach Thyreoidektomie) zu keiner nennenswerten Auswirkung auf den Serum-Kalziumspiegel. Diese Wirkungsabschwächung an den Zielorganen bei chronischer Exposition wird als „Escape"-Phänomen bezeichnet und beruht möglicherweise auf einer Rezeptor-Down-Regulation. Somit ist Kalzitonin physiologischerweise ein **Akuthormon.**

Vitamin D

Dies ist eine Gruppe bioaktiver Hormone, die auf zwei Wegen entstehen:

- **Aufnahme mit der Nahrung** als Vorläuferhormone (Prä-Prohormone: Vitamin D_3 = **Cholecalciferol)** tierischer Herkunft bzw. Vitamin D_2 = **Ergocalciferol** pflanzlicher Herkunft. Wichtige Quellen: ölige Fischarten, Eigelb, Pilze, Milchfett (bei sonnenlichtexponierten, d. h. frei grasenden Kühen)
- **Endogene Synthese** von Cholecalciferol in der Haut aus dem Vorläufer 7-Dehydrocholesterin durch UV-B-Licht (d. h. durch Sonneneinwirkung)

Der endogen synthetisierte Vitamin-D-Anteil stellt dabei mit > 90 % der Vitamin-D-Versorgung den entscheidenden Anteil dar. Bei dunkelhäutigen Menschen ist die Syntheseleistung deutlich geringer, sodass gerade in den Wintermonaten oft eine Unterversorgung herrscht.

MERKE
Sonnenlicht ist die weitaus effektivste Prävention gegen Vitamin-D-Mangel!

Speicherung und Aktivierung

Die genannten Vitamin-D-Formen sind biologisch inaktiv. Sie werden deshalb zunächst in der Leber zum Prohormon 25-Hydroxycholecalciferol (25-$(OH)D_3$ = Kalzidiol) hydroxyliert. Dieses ist die Speicherform des Vitamins D und korreliert deshalb gut mit der Bioverfügbarkeit von Vitamin D; es ist jedoch ebenfalls biologisch praktisch inaktiv.

Bei Bedarf wird das Kalzidiol in der Niere zum biologisch aktiven 1,25-Dihydroxycholecalciferol [1,25-$(OH)_2D_3$ = Kalzitriol = D-Hormon] hydroxyliert. Der letzte Syntheseschritt wird durch PTH sowie niedrige Serumspiegel von Kalzium und Phosphat stimuliert.

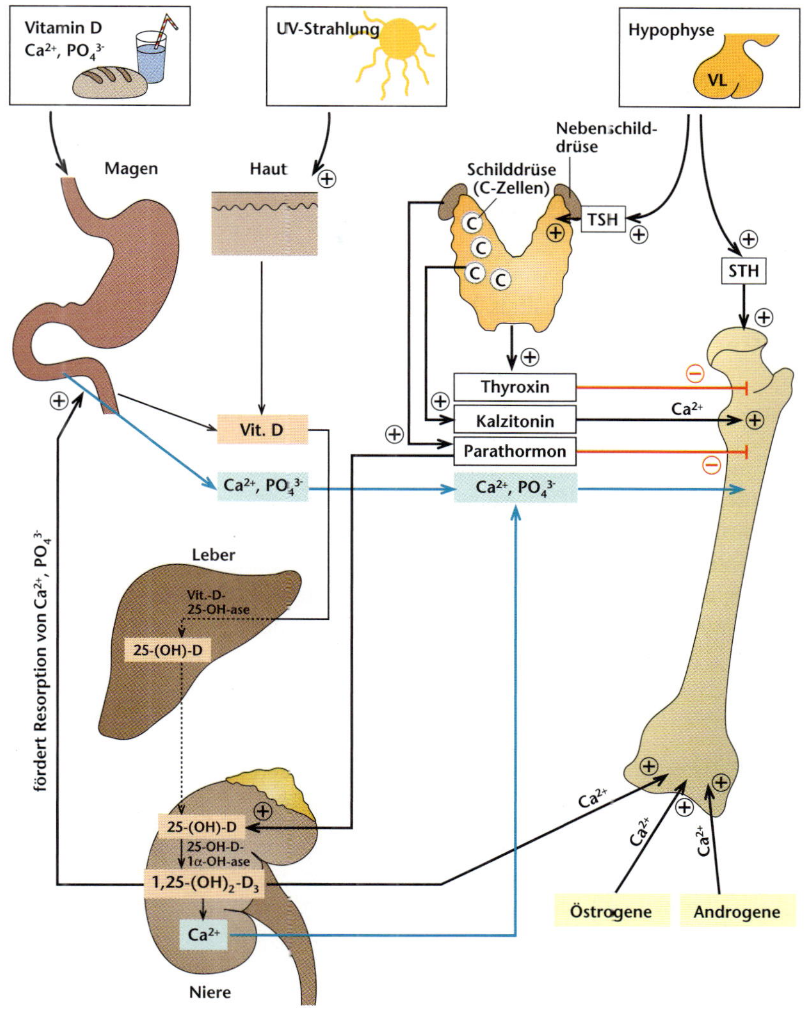

Abb. 9.17 Kalzium- und Knochenstoffwechsel: Schematische Darstellung der wichtigsten Komponenten [L157]

Aufgrund dieser bedarfsgerechten Steuerung sowie der Tatsache, dass sich in den Zielorganen ein spezifischer, nukleärer Rezeptor befindet, stellt diese Substanz ein Steroidhormon und kein Vitamin im klassischen Sinne dar. Außerdem gibt es Hinweise auf Interaktionen des Vitamins D mit dem hämatopoetischen und dem Immunsystem.

Klinische Bedeutung

Die klinisch bedeutsamste Ursache für eine Störung des Vitamin-D-Stoffwechsels ist die chronische Niereninsuffizienz, bei der es infolge mangelnder Kalzitriolsynthese in der Niere unbehandelt zur renalen Osteopathie (➤ 9.5.4) kommt. Exogener Vitamin-D-Mangel kommt in den Industrienationen nur noch selten vor.

MERKE

Bei Patienten mit Malabsorptionssyndrom (➤ 7.5.6) sowie bei Zuwanderern aus anderen Ländern muss an den nutritiven bzw. verhaltensbedingten Vitamin-D-Mangel gedacht werden, etwa bei ganzkörperverschleierten Frauen.

9.5.2 Hyperparathyreoidismus (HPT)

Parathormon wird in vier weizenkorngroßen Knötchen an der Rückseite der Schilddrüse, den **Nebenschilddrüsen** (➤ Abb. 9.18), gebildet, seltener auch in ektop liegenden Nebenschilddrüsen in anderen Teilen des Halses oder Mediastinums.

Als Hyperparathyreoidismus wird eine vermehrte Sekretion von Parathormon bezeichnet. Sie tritt in vier Formen auf:

- **Primärer Hyperparathyreoidismus** (häufig): Funktionsstörung der Nebenschilddrüse selbst. Die Nebenschilddrüse produziert „ohne Anlass", d. h. bei zunächst normalen Serum-Kalziumspiegeln, einen Überschuss an Parathormon.
- **Sekundärer Hyperparathyreoidismus** (weniger häufig): Es handelt sich um eine durch eine Hypokalzämie jedweder Ursache ausgelöste „reaktive" Mehrproduktion von Parathormon.
- **Tertiärer Hyperparathyreoidismus** (selten): Ein lange bestehender sekundärer Hyperparathyreoidismus (z. B. bei chronischer Niereninsuffizienz) kann sich von der Feedback-Kontrolle abkoppeln, d. h., die reaktive Mehrsekretion an Parathormon geht dann trotz erhöhter Serum-Kalziumspiegel weiter.
- **Pseudohyperparathyreoidismus:** Hierbei erfolgt eine paraneoplastische Sekretion von parathormonähnlichen Substanzen.

9

Primärer Hyperparathyreoidismus (pHPT)

Primäre Nebenschilddrüsenüberfunktion mit im Verhältnis zum Serum-Ca^{2+} inadäquat hoher Parathormonsekretion.

Der primäre Hyperparathyreoidismus ist mit einer Prävalenz von ca. 1/1.000 Einwohner eine relativ häufige endokrine Erkrankung, er ist neben malignen Erkrankungen die häufigste Ursache einer Hyperkalzämie.

Nach wie vor geht man von einer großen Dunkelziffer aus. Frauen und Männer sind im Verhältnis 2 : 1 betroffen, der Altersgipfel liegt in der zweiten Lebenshälfte.

Klinik

Der primäre Hyperparathyreoidismus präsentiert sich mit einer ungewöhnlichen Vielfalt von häufig uncharakteristischen Beschwerden, wobei schwere, multisymptomatische Krankheitsbilder wegen der vereinfachten Labordiagnostik und damit früheren Diagnosestellung heute kaum noch gesehen werden. 50 % der Erkrankungen sind derzeit bei Diagnosestellung asymptomatisch, der Rest leidet vor allem an renalen (in ca. 25 %) und ossären (ca. 10 %) Manifestationen.

Klinik des primären Hyperparathyreoidismus im Überblick

Allgemeinsymptome
Die Hyperkalzämie verursacht Polydipsie und Polyurie. Weiterhin: leichte Ermüdbarkeit, Depression, proximale Muskelschwäche, neuromuskuläre Dysfunktion mit Faszikulationen. Gehäuftes Auftreten von Gicht, Pseudogicht (Chondrokalzinose) und arteriellem Hypertonus.
Weichteilverkalkungen sind beim primären Hyperparathyreoidismus sehr selten.

Renale Befunde
Nephrolithiasis oder seltener Nephrokalzinose (umschriebene Verkalkungen im Nierenparenchym, schlechte Prognose). In fortgeschrittenen Stadien kann es zur Niereninsuffizienz kommen.

Ossäre Befunde
Beschleunigter Knochenumbau durch gesteigerte PTH-Sekretion. Hierdurch entstehen zum einen eine generalisierte Osteopenie (in ca. 25 %), zum anderen lokalisierte, subperiostale Resorptionszonen an den Metakarpalknochen (➤ Abb. 9.19) sowie der „Pfeffer- und Salz-Schädel" mit radiologischer Aufhebung der Dreischichtung der Kalotte. Klinisch werden unter Umständen ziehende, rheumatoide Rücken- und Gelenkbeschwerden sowie osteoporotische Frakturen beobachtet. Nach erfolgreicher Therapie des pHPT kommt es zur weitgehenden Rückbildung der Skelettmanifestationen.
Als „ossäre Maximalform" kann die Ostitis fibrosa cystica generalisata (von Recklinghausen) auftreten: osteoklastäre, pseudozystische Markwucherungen mit Hämosiderin-Ablagerungen (sog. braune Tumoren), heute eine Rarität.

Gastrointestinale Befunde
Beschrieben sind ein gehäuftes Auftreten von Ulcera ventriculi und duodeni, Pankreatitis und Gallensteinen. Eine direkte pathophysiologische Verbindung zu diesen Komplikationen ist aber nicht gesichert.

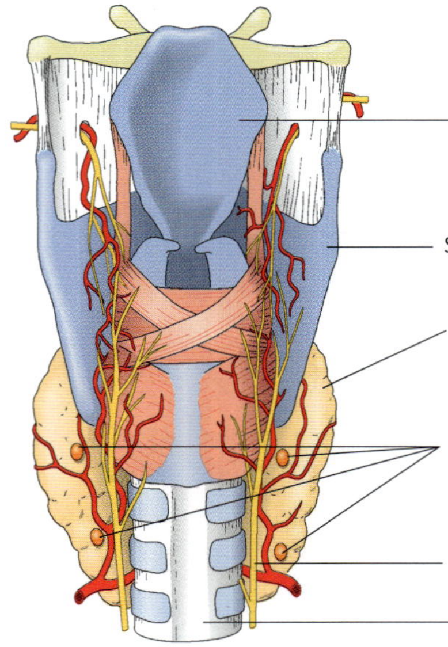

Abb. 9.18 Anatomie der Nebenschilddrüsen: Ansicht von dorsal auf Luftröhre und Schilddrüse [L190]

Eine (seltene) Komplikation des pHPT ist die **hyperkalzämische Krise** mit Polyurie, Polydipsie, Erbrechen und Eintrübung (➤ 12.6.3). Hierzu kann es kommen, wenn ein Patient mit pHPT etwa bettlägerig wird oder sein Kalziumspiegel durch die Gabe von Vitamin D oder von Thiaziden ansteigt.

MERKE
Das Vollbild des primären Hyperparathyreoidismus (im Angelsächsischen: *„stones, bones, abdominal groans, psychic moans with fatigue overtones")* ist heute eine Rarität, und auch die im Deutschen geläufige Trias aus „Stein-, Bein- und Magenpein" wird nur noch selten beobachtet.

Ätiologie

Dem primären Hyperparathyreoidismus liegen die folgenden Veränderungen der Nebenschilddrüsen zugrunde:

- Gutartiges, solitäres Adenom (80 % der Fälle)
- Hyperplasie der Nebenschilddrüsen (15–20 % der Fälle); fast immer alle vier Nebenschilddrüsen betroffen, selten nur zwei oder drei
- Das meist wenig aggressive Nebenschilddrüsenkarzinom (< 1 %)

Die meisten Formen des primären Hyperparathyreoidismus sind sporadisch, familiäre Formen kommen jedoch vor, am häufigsten im Rahmen einer multiplen endokrinen Neoplasie (MEN I oder MEN IIA, ➤ 9.2).

Pathogenese

In allen Fällen des primären Hyperparathyreoidismus kommt es zu einem Verlust der physiologischen Rückkoppelungskontrolle der PTH-Sekretion durch das extrazelluläre ionisierte Ca^{2+}. Grundlage hierfür ist wahrscheinlich eine gestörte Sensitivität der Nebenschilddrüsenzellen für Ca^{2+}. Der primäre Hyperpa-

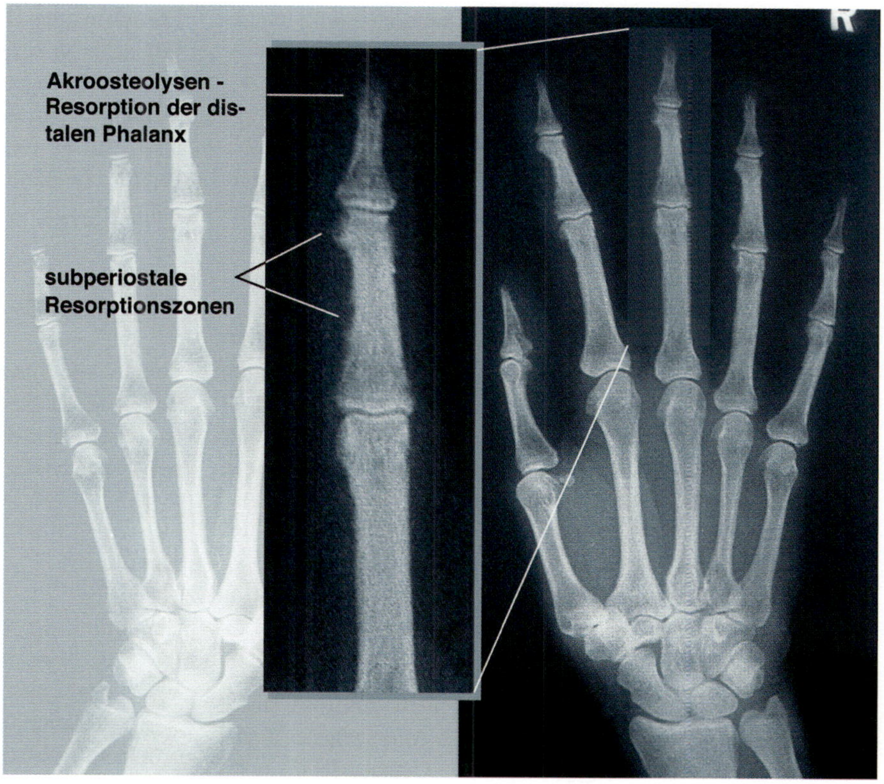

Abb. 9.19 Subperiostale Resorptionszonen am Zeige- und Mittelfinger beim primären Hyperparathyreoidismus [M181]

rathyreoidismus ist praktisch die einzige Hyperkalzämie-Form mit nichtsupprimiertem, d.h. erhöhtem oder hochnormalem PTH-Serumspiegel.

Zu Krankheitserscheinungen kommt es durch die über das Parathormon ausgelöste Hyperkalzurie (z.B. Nierensteine), die PTH-bedingte erhöhte Knochenresorption (z.B. Osteomalazie, Osteoporose, Frakturen) sowie die Hyperkalzämie selbst (Allgemeinsymptome und neuropsychiatrische Erscheinungen).

Diagnostisches Vorgehen

Die „diagnostische Mühle" wird meist wegen eines erhöhten Kalziumwertes angeworfen, der im Rahmen einer Routineuntersuchung oder bei der Abklärung von Nierensteinen oder Skelettbeschwerden gemessen wurde.

Diagnosestellung

Die Diagnose des pHPT selbst ist einfach, sie wird laborchemisch durch die Messung des intakten PTH (➤ 9.5.1) in Kombination mit dem Serum-Kalzium gestellt. Beim pHPT ist das intakte PTH dann fast immer erhöht, niemals jedoch supprimiert wie bei praktisch allen anderen Hyperkalzämie-Formen. Häufig finden sich eine erhöhte alkalische Phosphatase im Serum (erhöhter Knochenumsatz) sowie ein erniedrigtes oder niedrig normales Serumphosphat.

Abschätzung des Ausmaßes der Störungen

Die Nieren werden auf das Vorliegen einer Nephrokalzinose bzw. Nephrolithiasis (Sono, Röntgen) untersucht, das Skelettsystem wird durch gezielte Röntgenuntersuchungen der Prädilektionsstellen für subperiostale Resorptionszonen beurteilt (Phalangen, Becken, Schädelkalotte, Rippen).

Abklärung der Adenomlokalisation

Diese ist präoperativ sinnvoll und erfolgt durch Sonografie des Halses, ggf. ergänzt durch CT bzw. MRT oder auch eine Technetium-Sestamibi-Szintigrafie. Nicht selten gelingt die definitive Adenomlokalisation erst intraoperativ durch den (erfahrenen!) Chirurgen.

Therapie

MERKE

Der pHPT ist nur durch chirurgische Entfernung der betroffenen Nebenschilddrüsenanteile heilbar.

In der Vergangenheit wurde jeder diagnostizierte Patient operiert. Da viele Patienten heute zum Zeitpunkt der Diagnosestellung symptom- und beschwerdefrei sind und die Krankheit meist nur langsam oder überhaupt nicht fortschreitet, wird mehr und mehr versucht, nur solche Patienten zu operieren, die klinische Symptome oder aber – bei fehlender Symptomatik – ein erhöhtes Risiko für die Entwicklung pHPT-assoziierter Komplikationen haben. Man versucht daher, prädiktive Kriterien für das Auftreten von Komplikationen zu entwickeln, wie z.B. bei mehrfachen Messungen deutlich erhöhtes Serum-Kalzium, Skelettbefall, Nierenfunktionseinschränkung, Nephrolithiasis, erhöhte Ausscheidung von Kalzium im Urin oder jugendliches Alter (da die jungen Patienten noch eine langjährige hyperparathyreote Stoffwechsellage vor sich haben). Als Alternative bzw. zur Überbrückung bis zur Operation kann eine symptomatische Therapie der Hyperkalzämie erfolgen (➤ 12.6.3).

Operationsverfahren

Beim solitären oder Doppeladenom wird das Adenom exstirpiert. Bei Hyperplasie aller vier Nebenschilddrüsen erfolgt die Resektion von 3½ Drüsen. Bei Karzinomverdacht wird der Tumor *en bloc* mit der gleichseitigen Schilddrüse reseziert.

Postoperative Nachbetreuung

Postoperativ muss der Serum-Kalziumspiegel regelmäßig kontrolliert werden, da kurze hypokalzämische Phasen häufig sind, bis das verbliebene, bislang supprimierte Nebenschilddrüsengewebe wieder ausreichend PTH sezerniert (parathyreoprive Tetanie). Diese Phase kann bei Patienten mit Skelettbefall länger dauern, da es hier postoperativ zu einer beschleunigten Kalzium- und Phosphat-Einlagerung in den Knochen kommt (sog. *„hungry bones"*, Rekalzifizierungstetanie).

Weitere Formen des Hyperparathyreoidismus

Sekundärer Hyperparathyreoidismus (sHPT)

Reaktive Steigerung der PTH-Sekretion, meist ausgelöst durch Hypokalzämie und/oder Vitamin-D-Mangel. Am häufigsten findet sich diese Form bei der Niereninsuffizienz (renaler sHPT, meist mit renaler Osteopathie, ➤ 9.5.4), selten bei der intestinalen Malabsorption (intestinaler sHPT) sowie Störungen des Vitamin-D-Stoffwechsels. Durch den erhöhten Knochenumsatz liegt meist eine parallele Erhöhung der alkalischen Phosphatase vor.

Klinisch stehen die Zeichen der Grunderkrankung sowie die durch massive ossäre Umbauvorgänge bedingten Knochenschmerzen und Spontanfrakturen im Vordergrund. Die anderen beim primären Hyperparathyreoidismus gesehenen Symptome (wie etwa Nephrokalzinose) treten dagegen nicht auf, da sie durch die Hyperkalzämie bedingt sind.

Tertiärer Hyperparathyreoidismus

Der sekundäre Hyperparathyreoidismus kann sich nach Jahren zu einem tertiären Hyperparathyreoidismus entwickeln, bei dem der ursprünglich die Parathormon-Sekretion regulierende negative Feedback-Mechanismus zwischen PTH-Sekretion und Serum-Ca^{2+} nicht mehr „greift" (autonome Nebenschilddrüsenüberfunktion bei Hyperplasie). Trotz normaler oder erhöhter Kalziumkonzentrationen wird daher PTH weiter sezerniert. Der tertiäre Hyperparathyreoidismus wird meist nach langjähriger Niereninsuffizienz gesehen und tritt somit fast ausschließlich bei Dialysepatienten auf.

Das klinische Erscheinungsbild ähnelt dem sekundären Hyperparathyreoidismus, es kommt jedoch häufiger zu extraossären Verkalkungen, da das Kalzium-Phosphat-Produkt nicht nur wegen der hohen Ca^{2+}-Spiegel, sondern auch wegen der durch die Niereninsuffizienz ebenfalls hohen Phosphatspiegel stark erhöht ist.

MERKE

Der symptomatische tertiäre Hyperparathyreoidismus ist eine absolute Operationsindikation.

9

Pseudohyperparathyreoidismus

Unglückliche Bezeichnung für die tumorinduzierte Hyperkalzämie mit supprimiertem PTH. Besser ist die internationale Bezeichnung *humoral hypercalcemia of malignancy (HHM)*, da die paraneoplastische Sekretion verschiedener Substanzen wie PTH-related Peptide, Zytokine oder von aktivem Vitamin D die Hyperkalzämie induzieren.

9.5.3 Hypoparathyreoidismus

Nebenschilddrüsenunterfunktion mit im Verhältnis zum Serum-Ca^{2+} inadäquat niedriger PTH-Sekretion. Die Erkrankung ist selten. Die charakterisierende Befundkonstellation ist die Hypokalzämie bei niedrigem oder normalem PTH.

Klinik

Die Klinik ist durch die Folgen der Hypokalzämie bedingt (➤ 12.6.2), welche sich nur in ausgeprägten Fällen manifestiert:

- Hypokalzämische Tetanie mit Pfötchenstellung, Stimmritzenkrampf, unter Umständen generalisierter zerebraler Krampfanfall bei erhaltenem Bewusstsein, positives **Chvostek-Zeichen** (Zucken des Mundwinkels bei Beklopfen des N. facialis der Wange), positives **Trousseau-Zeichen** (Pfötchenstellung nach Aufblasen der Blutdruckmanschette auf den Mitteldruckwert)
- Gelegentlich gestörte Zahnentwicklung, Alopezie, trockene Haut, Katarakt („Tetanie-Star"), selten intrakraniale Verkalkungen und damit geistige Retardierung bei früher Manifestation

Ätiologie

Der Hypoparathyreoidismus entsteht in den meisten Fällen postoperativ, autoimmunologisch oder durch Magnesiummangel.

- **Postoperativ:** häufigste Entstehungsform, insbesondere nach ausgedehnten Halsoperationen (z. B. radikale Thyreoidektomie bei Schilddrüsenkarzinom) durch versehentliche Mitentfernung der Nebenschilddrüsen (heute seltener durch vorsichtigere Operationstechniken und wegen der sicherheitshalber durchgeführten Autotransplantation von Nebenschilddrüsenanteilen in den M. sternocleidomastoideus oder M. brachioradialis); seltener nach Bestrahlung im Halsbereich
- **Autoimmunologisch:** z. B. im Rahmen eines polyglandulären Autoimmunsyndroms (➤ 9.2)
- **Hypomagnesiämie:** bei lang andauernder, schwerer Hypomagnesiämie, z. B. bei Alkoholikern

Sehr seltene Sonderformen des Hypoparathyreoidismus beruhen auf einer (angeborenen) Endorganresistenz gegen PTH, sie werden als Pseudohypoparathyreoidismus bezeichnet (kennzeichnend sind zumindest bei vollständiger Resistenz Hypokalzämie und Hyperphosphatämie).

Diagnostisches Vorgehen

Den wichtigsten Hinweis gibt meist die Anamnese (vorangegangene Halsoperation oder Bestrahlung im Halsbereich). Wie der Hyperparathyreoidismus ist jedoch auch der Hypoparathyreoidismus eine laborchemische Diagnose, die aufgrund der Konstellation Hypokalzämie mit gleichzeitig nicht nachweisbaren oder unangemessen niedrigen (d. h. nicht kompensatorisch erhöhten) PTH-Spiegeln gestellt werden kann. Eine begleitende Hyperphosphatämie ist häufig.

Therapie

Ziel ist die Anhebung des Serum-Kalziumspiegels in Bereiche, die den Patienten vor Komplikationen der Hypokalzämie bewahren und gleichzeitig eine Hyperkalzurie und damit das Risiko einer Nephrolithiasis vermeiden. Angestrebt wird ein niedrig-normales Serum-Ca^{2+}. Eingesetzt werden:

- Kalzium-Präparate: z. B. 1 g Ca^{2+} täglich zusätzlich zur Nahrung (bei Tetanie i. v. Gabe) sowie
- Vitamin-D-Präparate (z. B. Dihydrotachysterol, Cholecalciferol, Kalzitriol oder 1-Hydroxycholecalciferol).

Durch die kalziumerhöhende Therapie kann eine Hyperkalzurie mit Nierensteinen, Nephrokalzinose oder Verschlechterung der Nierenfunktion entstehen, ggf. werden deshalb zusätzlich Thiazid-Diuretika zur Verringerung der Ca^{2+}-Ausscheidung im Urin gegeben.

9.5.4 Renale Osteopathie

Synonym: CKD-MBD = *chronic kidney disease – mineral and bone disorder;* „renale Osteodystrophie" bezeichnet lediglich knochenhistologische Veränderungen.

Unter dem Begriff der renalen Osteopathie werden alle mit einer chronischen Niereninsuffizienz assoziierten Skelettsymptome und Störungen des Mineralstoffwechsels zusammengefasst.

Die Niere als Ausscheidungsorgan, endokrines Organ sowie Erfolgsorgan für PTH spielt für den Knochenstoffwechsel eine zentrale Rolle: Zum einen hat die renale Ausscheidung von Ca^{2+}, Phosphat und Magnesium einen unmittelbaren Einfluss auf deren Homöostase; zum anderen erfolgt die Synthese des aktiven Vitamin-D-Metaboliten Kalzitriol in der Niere. Jede dieser Funktionen ist bei Patienten mit renaler Osteopathie mehr oder weniger gestört.

Klinik

Am häufigsten sind Knochenschmerzen, Muskelschwäche insbesondere der proximalen Muskulatur, Skelettdeformitäten (besonders bei Kindern) und Wachstumsretardierung (nur bei Kindern).

Zusätzlich kommt es bei Überschreiten des Löslichkeitsprodukts von Ca^{2+} und Phosphat ($Ca \times P > 6$ mmol/l) zu extraossären Verkalkungen. Diese sind besonders periartikulär im Bindegewebe, u. a. auch in den mittelgroßen Arterien, seltener viszeral zu finden.

Pathogenese

Im Mittelpunkt des pathogenetischen Geschehens steht die Mehrsekretion von Parathormon. Diese kommt auf zwei Wegen zustande (➤ Abb. 9.20):

- Im Rahmen der chronischen Niereninsuffizienz kommt es zunächst zur **verminderten Kalzitriolsynthese** im Nierenparenchym. Dies löst durch einen Abfall des Serum-Kalziums eine Mehrsekretion von PTH aus, welches wiederum einen stimulierenden Einfluss auf die renale Kalzitriolsynthese hat.
- Bei schwerer Niereninsuffizienz kommt es zur **verminderten renalen Phosphatausscheidung,** wodurch eine Hyperphosphatämie mit konsekutiver Abnahme des ionisierten, „freien" Serum-Kalziums entsteht (wegen des nicht veränderbaren Löslichkeitsprodukts von Kalzium und Phosphat führt eine Phosphat-Erhöhung zu einer Abnahme der Kalziumkonzentration). Die Hypokalzämie wiederum stellt einen weiteren Stimulus für eine Steigerung der PTH-Sekretion dar.

Insgesamt entwickelt sich also ein renaler, sekundärer Hyperparathyreoidismus (➤ 9.5.2). Zusätzlich kommt es bei Erschöpfung der Syntheseleistung für Kalzitriol (bei schwerer Parenchymstörung) zum Abfall des Kalzitriols.

Folgen für den Knochenstoffwechsel

Aufgrund dieses pathophysiologischen Ablaufs ergibt sich klinisch meist eine Kombination folgender Faktoren:

- Gesteigerter Knochenumbau *(„high turnover")* im Sinne einer **Osteoporose:** Folge der PTH-Wirkung

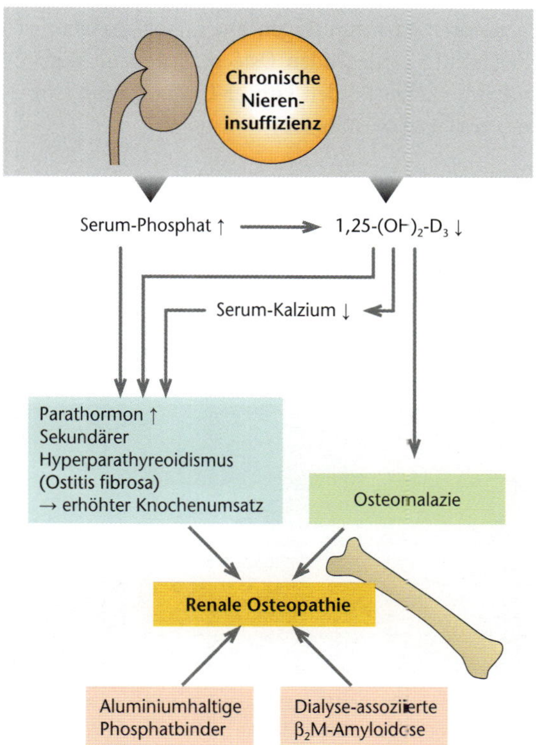

Abb. 9.20 Pathogenese der renalen Osteopathie [L157]

- Gestörte Knochenmineralisierung im Sinne einer **Osteomalazie:** Folge der verminderten Wirkung von Kalzitriol
- Adyname Osteopathie *(„low turnover"):* kann bei zu starker therapeutischer PTH-Suppression entstehen, sollte vermieden werden

Diagnostisches Vorgehen

Laborbefunde

Neben den Laborbefunden der dekompensierten Niereninsuffizienz (Erhöhung von Kreatinin und Harnstoff, renale Anämie) zeigt sich eine typische reno-osteopathische Konstellation.

Laborkonstellation bei der renalen Osteopathie

- Hyperphosphatämie (häufig, insbesondere wenn die glomeruläre Filtrationsrate unter 30 % absinkt)
- Normales oder erniedrigtes Serum-Kalzium
- Intaktes PTH im Serum bei praktisch allen Patienten mit fortgeschrittener Niereninsuffizienz deutlich erhöht
- Alkalische Phosphatase (bzw. ihr knochenspezifisches Isoenzym) im Serum in Abhängigkeit vom Ausmaß der Knochenumsatzerhöhung im Rahmen des sekundären Hyperparathyreoidismus erhöht

Knochenveränderungen und radiologische Zeichen

Im Röntgenbild zeigen sich die Zeichen der **Osteitis fibrosa** als Ausdruck des sekundären Hyperparathyreoidismus: subperiostale Resorptionen, fleckige Osteosklerose, kortikale Auflockerungen, besonders an den Fingerphalangen und an der Wirbelsäule, bei Kindern gestörte Wachstumsfugen. Die radiologischen Zeichen der meist gleichzeitig vorliegenden Osteomalazie sind weniger spezifisch: In Extremfällen werden **Looser-Umbauzonen** (sog. Pseudofrakturen) gesehen (➤ Abb. 9.21).

Therapie

Schwierig! Wichtige Ziele der langfristigen Behandlung sind:

- Normalisierung der Serumspiegel von Kalzium und Phosphat, um dadurch einer permanenten PTH-Stimulation vorzubeugen

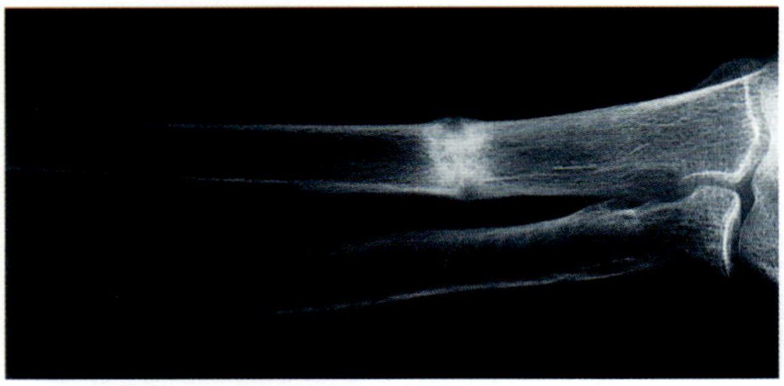

Abb. 9.21 Looser-Umbauzone (Pseudofraktur) in der Ulna bei einer 72-jährigen Patientin mit Vitamin-D-Mangel bei Sonnenlichtmangel, Milchunverträglichkeit und Z. n. Gastrektomie [M103]

- Vermeidung extraossärer Kalzifikationen inkl. kardiovaskulärer Komplikationen
- Tolerierung eines mäßig erhöhten PTH zur Vermeidung einer adynamen Osteopathie

Diese Ziele werden durch medikamentöse Phosphatreduktion, Vitamin-D-Substitution sowie evtl. Parathyreoidektomie erreicht.

Therapie der renalen Osteopathie

- **Phosphatreduktion:** Zunächst wird versucht, die Phosphatspiegel insbesondere durch Vermeidung von Fleisch- und Milchprodukten zu senken; langfristig müssen jedoch meist aluminiumfreie Phosphatbinder wie Kalziumkarbonat oder Kalziumglukonat gegeben werden. Nebenwirkungen: evtl. Hyperkalzämie.
- **Ggf. zusätzliche Kalzium-Gabe:** Diese sollte in Form von Kalziumkarbonat erfolgen.
- **Vitamin-D-Substitution:** Substitution von 1,25(OH)$_2$-Vitamin-D$_3$ (Kalzitriol) als Alternative zur Gabe von Phosphatbindern (die gleichzeitige Anwendung von Phosphatbindern und Vitamin D ist wegen der Gefahr der Hyperkalzämie nicht ungefährlich). Zur Vermeidung extraossärer Verkalkungen sollte die Kalzitriol-Medikation erst nach Senkung des Phosphatspiegels durch Phosphatbinder beginnen, anderenfalls kommt es zur Überschreitung des Löslichkeitsprodukts von Ca^{2+} und Phosphat. Nebenwirkungen: Nephrolithiasis, Nephrokalzinose, Hyperkalzämie. **Achtung:** Wegen der **Gefahr der Vitamin-D-Hypervitaminose** sollte bei allen chronisch mit Vitamin D behandelten Patienten regelmäßig das Serum-Kalzium bestimmt werden. Die ersten Symptome der D-Hypervitaminose sind Übelkeit und Erbrechen.
- Bei therapierefraktärem tertiärem HPT (➤ 9.5.2) kommt die **Parathyreoidektomie** mit autologer Transplantation von Nebenschilddrüsenresten in den Unterarm infrage.

9.5.5 Osteomalazie und Rachitis

Beiden Krankheitsbildern liegt die **gestörte Mineralisierung** der organischen Knochenmatrix zugrunde.

- Der Begriff der **Rachitis** bezeichnet die gestörte Mineralisation des **wachsenden Skeletts** mit Befall sowohl des Knochens als auch der Wachstumsfuge. Skelettdeformierungen sind deshalb häufiger Leitbefund.
- Der Begriff der **Osteomalazie** bezeichnet dagegen die gestörte Mineralisierung von Spongiosa und Kompakta des **erwachsenen Skeletts,** d. h. nach Wachstumsfugenschluss. Skelettdeformierungen werden wegen des abgeschlossenen Wachstums nur in Extremfällen gesehen.

Klinik

Bei der **Rachitis** bestehen Skelettverformungen, Frakturanfälligkeit, Muskelschwäche sowie Wachstumsstörungen (Minderwuchs). Die Skelettverformungen bestehen in verdickten epiphysealen Wachstumszonen und evtl. gebogenen Röhrenknochen (➤ Abb. 9.22). Der viel zitierte „rachitische Rosenkranz" (aufgetriebene Knorpel-Knochen-Grenzen an den Rippen) wird nur noch selten gesehen.

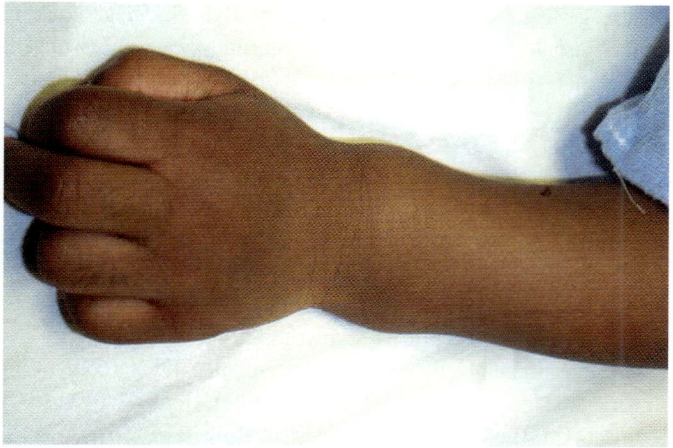

Abb. 9.22 Rachitis: Schwellung im Bereich beider Handgelenke durch Auftreibungen an den Knochenenden mit Doppelhöckerbildung [M387]

Das klinische Bild der **Osteomalazie** des Erwachsenen ist weniger dramatisch. Eventuell bestehen diffuse Knochenschmerzen, Muskelschwäche mit Gangstörungen (typisch: Watschelgang bei Schwäche der Glutealmuskulatur). Knochenverformungen (z. B. Knochenverbiegungen) treten nur in schweren Fällen auf.

Pathogenese

Die Knochenmasse des Körpers regeneriert sich kontinuierlich in einem ausgewogenen Prozess der Knochenresorption durch Osteoklasten und der Knochenbildung durch Osteoblasten. Die von den Osteoblasten primär gebildete Matrixsubstanz wird Osteoid genannt. Dieses wird dann sekundär durch den Einfluss von Vitamin D kalzifiziert.

Zur Osteomalazie kommt es deshalb bei allen Prozessen, welche mit einer verminderten Vitamin-D-Bioverfügbarkeit oder mit einem schweren Mangel an Kalzium oder Phosphat einhergehen. Hierdurch wird die neu gebildete Matrixsubstanz ungenügend mineralisiert. Letzteres führt zur Verbreiterung der Osteoidsäume. Die Knochenmasse selbst ist zunächst meist unverändert. Die ungenügende Mineralisierung macht den Knochen anfällig für Verformungen und Frakturen.

Ätiologie

Die häufigsten Ursachen der Osteomalazie sind Vitamin-D-, Kalzium- und Phosphatmangel.

Vitamin-D-Mangel

- **Exogen:** epidemiologische Daten weisen auf eine Unterversorgung bei etwa einem Fünftel der Kinder und Jugendlichen sowie bei älteren Menschen hin. Kinder verbringen immer mehr Zeit in geschlossenen Räumen, und bei älteren Menschen nimmt die Fähigkeit zur Bildung von Vitamin D in der Haut ab. In Zuwandererfamilien spielen zudem rigide Kleidervorschriften eine Rolle (➤ 9.5.1)
- **Gastrointestinal** bedingt: Bei gestörter Fettaufnahme im Rahmen eines Malassimilationssyndroms (auch nach Magen-Darm-Resektionen) können die fettlöslichen Vitamin-D-Vorstufen nicht aufgenommen werden. Ebenso kann es bei schweren Leberschädigungen zu einem Abfall der Vitamin-D-Speicherform 25-(OH)-D_3 (Kalzidiol, ➤ 9.5.1) kommen.
- **Renal** bedingt: Bei chronischer Niereninsuffizienz erfolgt eine ungenügende Aktivierung des 25-(OH)-D_3 zu 1,25-(OH)-D_3, z. B. im Rahmen der renalen Osteopathie (➤ 9.5.4).
- **Medikamentös** bedingt: Antikonvulsiva wie Phenytoin, Fluoride, ältere Bisphosphonate und Aluminium führen zu Störungen des Vitamin-D-Stoffwechsels.
- Selten sind **hereditäre Störungen** des Vitamin-D-Stoffwechsels.

Kalziummangel

Ein Kalziummangel ist fast immer durch Vitamin-D-Mangel bedingt und kommt primär nur extrem selten vor (etwa bei schweren Malassimilationszuständen oder Malnutrition).

Phosphatmangel

- **Erworbener Phosphatmangel** kommt bei Malnutrition, Alkoholismus und übermäßiger Einnahme von aluminiumhaltigen Antazida vor (Aluminium bindet Phosphat). Auch bestimmte paraneoplastisch gebildete Substanzen können zum Phosphat-Mangel führen.
- **Kongenitale Störungen** der Phosphatausscheidung sind selten und gehen dann oft mit Störungen des Vitamin-D-Metabolismus bzw. partieller Endorganresistenz gegenüber 1,25-$(OH)_2$-D_3 einher. Dies ist beispielsweise der Fall bei tubulären Nierenstörungen (z. B. Fanconi-Syndrom, Phosphatdiabetes oder bestimmte Formen der renal-tubulären Azidose) sowie bei bestimmten hereditären Syndromen (z. B. Hypophosphatasie, hereditäre Pseudomangelrachitis).

Diagnostisches Vorgehen

Die diagnostische Mühle wird hier meist durch klinische Auffälligkeiten wie pathologische Frakturen oder Knochenschmerzen in Schwung gebracht. Das Vorgehen folgt dann zwei Fragestellungen:

Liegt eine Osteomalazie vor?

Erste Hinweise auf eine Osteomalazie finden sich im Labor durch Veränderungen der Konzentrationen von Ca^{2+}, Phosphat, Parathormon (PTH) sowie der alkalischen Phosphatase (AP), ➤ Tab. 9.5.

9

Tab. 9.5 Typische Laborkonstellationen bei verschiedenen Formen der Osteomalazie

	Vitamin-D-Mangel (ohne Niereninsuffizienz)	Chronische Niereninsuffizienz	Renal-tubuläre Defekte
Phosphat i. S.	↓	↑	↓
Ca2 + i. S.	n–↓	↓	n
25-(OH)-Vitamin D3	↓	n	unterschiedlich
1,25-(OH)2-Vitamin D3	n (–↓)	↓	unterschiedlich
PTH	↑	↑	unterschiedlich
n = normal			

MERKE
Diese Veränderungen können schon vorliegen, wenn bildgebende Verfahren noch normale Befunde anzeigen, und sind bereits behandlungsbedürftig.

Das Ausmaß der Entmineralisierung kann durch die Knochendensitometrie (➤ 9.5.6) dokumentiert werden. Gezielte Röntgenaufnahmen des Skeletts (z. B. Wirbelsäule, Becken und proximaler Oberschenkel) zeigen evtl. eine verwaschene Spongiosazeichnung, Fischwirbel sowie Looser-Umbauzonen.

MERKE
Looser-Umbauzonen (auch Pseudofrakturen genannt, ➤ Abb. 9.21) sind ein spezifischer Befund bei der Osteomalazie. Sie zeigen sich als streifenförmige Aufhellungszonen insbesondere im Bereich der Femora, Scapulae und des Beckens. Diese verlaufen meist im Bereich größerer Arterien im Knochen und entstehen möglicherweise durch den mechanischen Pulsationsstress.

Die Knochenbiopsie sichert die Diagnose, ist aber nur selten erforderlich. Histologisch sieht man eine Verdickung des Osteoidsaums als Ausdruck der gestörten Mineralisierung.

Wodurch wird die Osteomalazie ausgelöst?

Je nach zugrunde liegender Störung finden sich Veränderungen der Serumspiegel für Kalzium, Phosphat, 25-OH-Vitamin-D_3 bzw. 1,25-$(OH)_2$-Vitamin-D_3 sowie eine veränderte Phosphatausscheidung im Urin.

MERKE
Bei der Osteomalazie sind Laborveränderungen des kalziotropen Systems im Gegensatz zur Osteoporose meist vorhanden.

Nicht selten bestehen reaktive Erhöhungen der Spiegel von PTH (durch die v. a. bei den gastrointestinalen und renalen Formen entstehende Hypokalzämie) oder alkalischer Phosphatase (durch den reaktiv gesteigerten Knochenumsatz). ➤ Tab. 9.5 zeigt typische Laborkonstellationen für verschiedene zugrunde liegende Störungen.

Therapie

Die therapeutische Strategie ist abhängig von der zugrunde liegenden Störung.

- Bei Vitamin-D-Mangel bzw. -Malabsorption wird Vitamin D_3 (Cholecalciferol) substituiert, evtl. mit zusätzlicher Ca^{2+}-Gabe.
- Bei Störung des Vitamin-D-Stoffwechsels wird vor allem die Grundkrankheit (z. B. Niereninsuffizienz) behandelt und der wirksame Metabolit 1,25-$(OH)_2$-Vitamin-D_3 (Kalzitriol) substituiert (vgl. Therapie der renalen Osteopathie in ➤ 9.5.4).
- Bei renal-tubulären Störungen ist die Therapie schwierig und umfasst unter anderem die Phosphat-Supplementation sowie Kalzitriol-Gaben.

9.5.6 Osteoporose

Die Osteoporose ist die häufigste systemische Skeletterkrankung. Sie ist durch den Verlust von Knochenmasse, -struktur und -funktion gekennzeichnet. Folge ist ein gesteigertes Frakturrisiko.

MERKE
Im Gegensatz zur Osteomalazie ist die Knochenmasse vermindert, die Mineralisierung des Knochens jedoch normal. Begleitende biochemische Abweichungen sind die Ausnahme.

Die WHO hat eine Definition erarbeitet, die auf der **Knochendichtemessung** basiert. Danach liegt eine **Osteoporose** vor, wenn die Knochendichte mehr als 2,5 Standardabweichungen unterhalb des Mittelwertes der jüngeren Erwachsenen liegt (sogenannter T-Wert). Von einer **Osteopenie** spricht man bei Werten zwischen –1 und –2,5 Standardabweichungen. Die Ergänzungen **„manifest“** bzw. **„präklinisch“** bezeichnen dabei, ob bereits Frakturen eingetreten sind oder nicht. Die Knochenmassenerniedrigung ist ein Risikofaktor für das Auftreten von Frakturen, wobei das Frakturrisiko pro Standardabweichung um das 2- bis 3-Fache zunimmt. Für die Ermittlung des individuellen Frakturrisikos sind weitere, klinische Faktoren relevant (➤ Tab. 9.6). Hierbei sind das Alter, das Geschlecht sowie schon eingetretene Wirbelkörperfrakturen von herausragender Bedeutung.

Epidemiologie

In Deutschland ist von ca. 6 Mio. Erkrankten auszugehen. Frauen sind 3- bis 4-mal häufiger betroffen als Männer. Kaukasier und Asiaten sind häufiger als Schwarze betroffen, was auf eine genetische Prädisposition hinweist. Weitere häufige Risikofaktoren sind: positive Familienanamnese, magerer Habitus (BMI < 20 kg/m^2), Bewegungsarmut, Rauchen, Alkohol, kalziumarme Ernährung,

Tab. 9.6 Risikofaktoren für osteoporotische Frakturen (modifiziert nach: Leitlinie Osteologie – Empfehlungen des Dachverbandes Osteologie [DVO]: Prophylaxe, Diagnostik und Therapie der Osteoporose, AWMF 2017).

Allgemeine Risiken bei Frauen nach der Menopause und Männern	Neurologische/psychiatrische Erkrankungen
• Wirbelkörperfraktur (niedrigtraumatisch) • Nichtvertebrale Fraktur (niedrigtraumatisch) • Multiple intrinsische Stürze/Immobilität • Rauchen und COPD/hoher Alkoholkonsum • Untergewicht und Gewichtsabnahme	• Epilepsie und Antiepileptika • Schizophrenie • Apoplektischer Insult • Morbus Alzheimer/Morbus Parkinson/Depression
Endokrinologische Erkrankungen	**Frakturrisiken durch eine medikamentöse Therapie**
• Cushing-Syndrom und subklinischer Hyperkortisolismus • Primärer Hyperparathyreoidismus • Wachstumshormonmangel bei Hypophyseninsuffizienz • Männlicher Hypogonadismus • Subklinische und manifeste Hyperthyreose, sofern persistierend • Diabetes mellitus Typ 1 und Typ 2	• Hormonablative Therapie/Aromatasehemmer • Prednisolon ≥ 3.5 mg/d über mehr als 3 Monate • Hochdosiert Glukokortikoide inhalativ • Therapie mit Thiazolidindionen (Glitazonen) • Medikamente, die Stürze begünstigen • Antidepressiva/Antiepileptika/Opioide
Rheumatologische Erkrankungen	**Andere Erkrankungen**
• Rheumatoide Arthritis • Spondylitis ankylosans • Systemischer Lupus Erythematodes	• Herzinsuffizienz • Monoklonale Gammopathie unklarer Signifikanz • Alkoholische Lebererkrankung • Anorexia nervosa
Gastroenterologische Erkrankungen	**Generell**
• Zöliakie • B II-Magenresektion oder Gastrektomie	• Frauen ab dem 70. LJ • Männer ab dem 80. LJ

Leistungssport mit resultierender Amenorrhö sowie Nulliparität, späte Menarche, frühe Menopause und Milchunverträglichkeit. Die Krankheit kommt in den westlichen Industrienationen der nördlichen Hemisphäre gehäuft vor. Ein Drittel der weißen Frauen erleiden in ihrem Leben eine Osteoporose-assoziierte Fraktur.

Die Zahl der Osteoporose-induzierten Schenkelhalsfrakturen wird für Deutschland auf 130.000 pro Jahr geschätzt. Aufgrund der demografischen Entwicklung wird die mit dem Alter assoziierte Osteoporose in den nächsten Jahren häufiger auftreten.

Klinik

Die Osteoporose verursacht im präklinischen Stadium (d. h. ohne Frakturen) zunächst keine Beschwerden. Die angegebenen Rückenschmerzen haben häufig andere, z. B. degenerative Ursachen. Im Verlauf kann es jedoch ohne adäquates Trauma zu Frakturen und damit einer manifesten Osteoporose kommen:

- **Wirbelkörperfraktur** (besonders Th7 bis L1, typisch für die postmenopausale Osteoporose): häufig akute, bewegungsabhängige Schmerzen (es sind aber auch klinisch stumme Frakturen möglich), später Kyphose der Brustwirbelsäule mit schrägen paravertebralen Hautfalten (sog. **Tannenbaumphänomen**), Abnahme der Körpergröße, zunehmende chronische Schmerzen durch Verspannungen und Fehlbelastungen
- **Distale Radiusfraktur** (sog. **Colles-Fraktur**): radiale Abknickung („Bajonettstellung") und dorsale Verschiebung des Radius; meist nach Sturz auf die Hand
- **Schenkelhalsfraktur** (typisch für die senile Osteoporose): meist bei alten Patienten, außenrotiertes, verkürztes Bein und Leistendruckschmerz. Die Mortalität innerhalb der ersten drei Monate beträgt bis zu 20 %.

In schweren Fällen kommt es auch häufiger zu Frakturen an anderen Stellen des Skelettsystems.

CAVE!

Das Frakturrisiko älterer Menschen ist nicht nur durch die mangelnde Resistenz des Knochens, sondern auch durch das erhöhte Sturzrisiko durch Einschränkung des Sehvermögens, Gangunsicherheit, Muskelschwäche und Arzneimittelnebenwirkungen bedingt.

Pathogenese

Physiologisch nimmt die Knochenmasse in den ersten drei Lebensjahrzehnten kontinuierlich zu, danach kommt es zu einem allmählichen Knochenmasseverlust. Mit Einsetzen der Menopause beschleunigt sich die Rate des Knochenverlustes bei der Frau; in den ersten 5–10 postmenopausalen Jahren verliert die Frau etwa 2 % ihrer Knochenmasse pro Jahr. Aus unbekannten Gründen verläuft dieser Verlust bei manchen Frauen besonders schnell (sog. *„fast losers"*).

Sowohl ein **mangelhafter Aufbau** der maximalen Knochenmasse *(peak bone mass)* bis zum 30. Lebensjahr als auch ein **beschleunigter Knochenmasseverlust** danach (oder eine Kombination aus beidem) kann zu einer kritischen Knochenmasseerniedrigung führen.

Zahlreiche Einflüsse können die Balance zwischen osteoblastärer und osteoklastärer Aktivität stören und so letzten Endes ein Überwiegen des osteoklastären Abbaus gegenüber dem osteoblastischen Aufbau auslösen: ein Mangel an Sexualhormonen (Menopause, Ovarektomie, Hypogonadismus), ein Überschuss an Glukokortikoiden (Cushing-Syndrom, medikamentös), ein Hyperparathyreoidismus, Mangel an körperlicher Aktivität, Kalzium und Sonnenlicht; Rauchen, Alkoholismus, Untergewicht (ob durch Krankheit oder modischen Ehrgeiz bedingt), viele chronische Krankheiten, insbesondere chronisch-entzündliche Erkrankungen und solche, die mit einer intestinalen Malabsorption einhergehen (z. B. Morbus Crohn).

Der Verlust an Knochenmasse führt zur Ausdünnung von Kortikalis und Spongiosa und zur Störung der Mikroarchitektur mit perforierten Trabekeln, was das Frakturrisiko zusätzlich steigert.

9

Ätiologie

Grundsätzlich werden primäre – d. h. von Grunderkrankungen unabhängige – von sekundären – d. h. auf definierten Grunderkrankungen bzw. iatrogenen Einflüssen beruhenden – Formen unterschieden. Die primären Formen sind im Vergleich zu den sekundären Formen weitaus häufiger. Bei der primären Osteoporose konnten zahlreiche Faktoren identifiziert werden, die eine niedrige Knochenmasse begünstigen.

- **Primäre Osteoporoseformen**
  - Postmenopausale Osteoporose (Typ I, etwa 10 bis 15 Jahre nach der Menopause)
  - Senile Osteoporose (Typ II, jenseits des 70. Lebensjahres).
- **Sekundäre Osteoporoseformen**
  - Durch Krankheiten mit Hormonstörungen: Hypogonadismus (auch iatrogen: z. B. Ovarektomie), Hyperkortisolismus, Hyperthyreose, Hyperparathyreoidismus, Hyperprolaktinämie (→ sekundärer Östrogenmangel), Wachstumshormonmangel
  - Durch andere Krankheiten: Malabsorption (auch iatrogen: z. B. nach Magen-Darm-Resektionen), rheumatoide Arthritis, Anorexia nervosa, Leberzirrhose, seltene erbliche Bindegewebserkrankungen
  - Durch **Medikamente:** Glukokortikoide, Ciclosporin, Antikonvulsiva, Schilddrüsenhormone in suppressiver Dosis, Heparin

Die **postmenopausale (Typ-I-)Osteoporose** tritt im Schnitt 10–15 Jahre nach der Menopause auf und wird auf den Verlust der knochenanabolen Wirkung der Sexualhormone zurückgeführt. Ein kleinerer Teil der Männer entwickelt dieselbe Störung, das Geschlechterverhältnis (F : M) beträgt 8 : 1. Histologisch steht der Verlust trabekulärer Knochenmasse im Vordergrund, sodass Frakturen insbesondere der Wirbelkörper und des distalen Radius (sog. Colles-Fraktur) auftreten.

Die **senile (Typ-II-)Osteoporose** tritt jenseits des 70. Lebensjahrs auf und betrifft beide Geschlechter (F : M = 2 : 1). Eine wichtige Rolle spielen nutritiver Kalziummangel, Vitamin-D-Mangel und -Synthesestörung (Sonnenlichtmangel, Nierenfunktionsstörung) mit daraus resultierendem sekundärem Hyperparathyreoidismus sowie die körperliche Inaktivität. Histologisch dominiert der Verlust sowohl von kortikaler als auch von trabekulärer Knochenmasse, sodass als typische Fraktur die Schenkelhalsfraktur auftritt.

9

Diagnostisches Vorgehen

Pathologische Fraktur

Die radiologische Sicherung von pathologischen Frakturen bei manifester Osteoporose gelingt relativ einfach (Wirbelfrakturen mit Grund- und Deckplatteneinbruch, Keilwirbel mit Buckelbildung bis hin zum Totalkollaps mit Plattwirbel, andere Frakturen je nach Beschwerdebild).

MERKE

Von einer Wirbelfraktur wird erst dann gesprochen, wenn die Vorder-, Mittel- oder Hinterkante um mehr als 20 % erniedrigt ist.

Präklinische Formen

Schwieriger dagegen ist die Diagnostik einer präklinischen Osteoporose oder Osteopenie. Hier dient die Einschätzung des individuellen Frakturrisikos als Entscheidungshilfe zur Durchführung der **Basisdiagnostik.** Grundlage sind klinische, altersgewichtete Risikofaktoren, wie sie in großen epidemiologischen Studien herausgearbeitet wurden. Dabei sind das Alter, das Geschlecht und bereits eingetretene Wirbelkörperfrakturen die zentralen, in ihrer Bedeutung präzise belegten Risikofaktoren. So verdoppelt sich das Frakturrisiko mit jeder Altersdekade, ebenso bereits bei einem leichten Wirbelkörperbruch. Bei einem oder mehreren Risikofaktoren (altersabhängig), oder bei einem Frauenalter > 80 bzw. einem Männeralter > 70 Jahren ergibt sich die Indikation zur **Basisdiagnostik.**

Basisdiagnostik

- **Knochendichtemessung** mittels DXA-Technik
- Erfassung von Wirbelkörperfrakturen **(konventionelles Röntgen)**
- **Basislabor:** Ca^{2+} (erhöht z. B. bei Hyperparathyreoidismus), Phosphat (erhöht bei renaler Osteopathie), alkalische Phosphatase (erhöht bei gesteigertem Knochenumsatz, damit unspezifisch für viele metabolische Knochenerkrankungen), Kreatinin (erhöht bei renaler Osteopathie) und BSG/CRP (aktive Entzündung?), Blutbild und Serumelektrophorese (Plasmozytom als Ursache einer pathologischen Fraktur?), γGT, TSH

Hinweis: Im Gegensatz zur Osteomalazie treten Laborabweichungen bei der Osteoporose praktisch nicht auf. Die angeführten Laborverfahren dienen daher in erster Linie dem Ausschluss anderer Krankheiten. Ggf. kann die Bestimmung von Vitamin D, Testosteron (bei Männern) oder von Knochenumsatzparametern bei weiterführenden Fragestellungen hilfreich sein.

Knochendichtemessung

Methode der Wahl ist die strahlungsarme **Röntgen-Absorptiometrie (DXA):** hierbei wird die beim Durchtritt durch den Knochen absorbierte (geringe!) Röntgenstrahlung zweier unterschiedlicher Strahlenquellen gemessen, was die Differenzierung von Knochen- und Weichgewebe erlaubt und so die Knochendichte errechnen lässt. Als am besten in seiner klinischen Bedeutung erfasstes Verfahren ist es der WHO-Standard und erlaubt auch die Verlaufsbeobachtung z. B. nach der Therapie. Sie wird auch zum Screening von Hochrisikogruppen (z. B. zu Beginn und während einer Langzeit-Kortikoidtherapie) eingesetzt. Gemessen wird an LWS, am Schenkelhals und/oder am distalen Radius. Weitere, in ihrer klinischen Verwertung weniger gut belegte Verfahren sind die **quantitative Computertomografie** (QCT, hohe Strahlenbelastung!) oder der **quantitative Ultraschall** (QUS). Eine Übertragung der Messwerte von einem auf ein anderes Verfahren ist nicht möglich.

MERKE

Differenzialdiagnose der pathologischen Fraktur:
- Primäre und sekundäre Formen der Osteoporose
- Knochen(mark)neoplasie (v. a. Metastasen, Plasmozytom)
- Osteomalazie

Therapie und Prävention

Die beste Therapie der Osteoporose ist ihre Prävention durch Ausschaltung vermeidbarer Risikofaktoren, insbesondere Rauchen und körperliche Inaktivität. Das Ziel von Therapie und Prävention ist die Vermeidung osteoporosebedingter Frakturen, d. h. des Übergangs in ein manifestes Stadium.

Basismaßnahmen zur Prävention

Die vorbeugenden Maßnahmen sollten bereits in der Kindheit ansetzen, um eine möglichst hohe **Peak Bone Mass** zu erzielen (Robert Lindsay: *„Osteoporosis is a pediatric disease."*).

- Am Wichtigsten ist **Bewegung,** entweder „in der freien Wildbahn" oder ggf. unter krankengymnastischer Anleitung; die mechanische Belastung des Skeletts stellt den wohl stärksten Stimulus für den Knochenanbau dar. Dies gilt auch im Alter, wo Freizeitsport und ärztlich verordnete Bewegungstherapie das Frakturrisiko entscheidend senken können („Alter schützt vor Schwitzen nicht").
- Sturzvermeidung: Es sollten eine Ursachen- und Risikoabklärung und ggf. zielgerichtete Maßnahmen erfolgen.
- Knochenprotektiv wirken zudem die Vermeidung von Untergewicht, der Verzicht auf Rauchen und eine ausgewogene Ernährung mit **adäquater Ca^{2+}-Versorgung** (z. B. Milch, Käse, Quark). Es sollten täglich 1.000 bis max. 1.500 mg Ca^{2+} aufgenommen werden, ein gesteigerter Bedarf besteht z. B. in der Pubertät und in der Schwangerschaft. Dabei ist die nutritive Aufnahme der Supplementierung durch Tabletten überlegen – die regelmäßige Einnahme von Kalziumpräparaten ist in Studien mit einem erhöhten Herzinfarktrisiko verbunden (möglicherweise fördern die relativ hohen Serum-Spitzenspiegel die Verkalkung von Plaques).
- Sicherstellung einer **adäquaten Vitamin-D-Versorgung,** insbesondere bei älteren, in Heimen lebenden Menschen (Sonnenlichtmangel! Dieser kann durch 30-minütige Sonnenlichtexposition pro Tag an Gesicht und Armen vermieden werden); hier ist evtl. die Gabe von 800–1.200 Einheiten Vitamin D pro Tag angezeigt. Der 25-OH-D_3-Spiegel sollte im oberen Normbereich liegen; dadurch lässt sich das Frakturrisiko zumindest bei älteren Menschen in Heimen nachweislich reduzieren.

MERKE

Ganz wichtig ist auch die Überprüfung des bestehenden Medikamentenplans: Glukokortikoide und Glitazone steigern das Frakturrisiko; viele Psychopharmaka und kreislaufwirksame Medikamente steigern die Sturzgefahr.

Spezifische Therapiemaßnahmen bei Osteoporose

- Die o. g. Basismaßnahmen sind in jedem Falle fortzuführen. Sollte das individuelle Risikofaktorprofil ein deutlich erhöhtes Frakturrisiko ergeben (vgl. ➤ Tab. 9.6), ist zusätzlich eine medikamentöse Therapie indiziert.
- **Medikamente:** Diese umfassen einerseits Medikamente, die den Knochenaufbau fördern („Stimulanzien", z. B. Teriparatid), andererseits solche, die den Knochenabbau hemmen („Anti-Resorber"), z. B. Bisphosphonate oder selektive Österogenrezeptor-Modulatoren (SERMs). Aufgrund der engen physiologischen Koppelung von Knochenan- und -abbau können auch Anti-Resorber in einer Nettozunahme der Knochenmasse resultieren. Sie sind heute das verbreitetste Therapieprinzip.

Pharma-Box: Osteoporosetherapie

Medikamentöse Therapie der Osteoporose

Bisphosphonate

Alendronat, Ibandronat, Zoledronat und Risedronat verbinden sich mit dem Hydroxyapatit des Knochens und hemmen so die osteoklastäre Resorption. Sie sind wegen ihrer recht guten Verträglichkeit und nachgewiesenen frakturvermindernden Wirkung das Mittel der ersten Wahl bei allen Formen der Osteoporose (Alendronat vor Risedronat). Sie werden meist oral eingenommen und sowohl prophylaktisch als auch therapeutisch eingesetzt. Eine seltene, aber schwerwiegende Nebenwirkung ist die Osteonekrose des Kieferknochens, die aber fast nur bei parenteraler Gabe bei Krebspatienten auftritt.

Selektive Östrogenrezeptor-Modulatoren (SERM

Diese)Substanzen agieren je nach Zielgewebe als Agonisten oder Antagonisten des Östrogens. **Raloxifen** und **Bazedoxifen** haben am Knochen einen östrogenartigen, osteoprotektiven Effekt und können die Häufigkeit von Wirbelfrakturen, Bazedoxifen auch von peripheren Frakturen senken.

Denosumab

Dieser humane monoklonale Antikörper ist gegen RANKL *(Receptor Activator of Nuclear Factor κB Ligand)* gerichtet und hemmt daher die Osteoklastenaktivierung über den RANL(L)/Osteoprotegerin-Signalweg. Das subkutan alle 6 Monate zu applizierende Medikament reduziert die Frakturrate und ist zur Behandlung der Osteoporose bei postmenopausalen Frauen sowie zur Behandlung des Knochenschwunds bei Männern mit Prostatakrebs unter Androgenentzugstherapie indiziert.

Rekombinante Parathormon-Peptide

Teriparatid (rekombinantes PTH 1–34) stimuliert den Knochenaufbau und senkt die Frakturrate insgesamt; die Häufigkeit von Hüftfrakturen bleibt jedoch unverändert. Es wird subkutan appliziert als Mittel der dritten Wahl bei manifester schwerer Osteoporose, insbesondere nach bereits eingetretenen Frakturen. Rekombinante PTH-Peptide sind sehr teuer. Die Therapiedauer ist auf 24 Monate begrenzt.

Die zur Behandlung der Osteoporose eingesetzten Medikamente sind in der Pharmabox besprochen. Mit diesen Medikamenten lässt sich im Mittel eine etwa 50-prozentige Reduktion des Frakturrisikos erzielen.

Die postmenopausale Östrogensubstitution bleibt wegen des erhöhten Brustkrebsrisikos, der gesteigerten kardiovaskulären Mortalität und des erhöhten Thromboembolierisikos postmenopausalen Patientinnen mit vasomotorischen Beschwerden vorbehalten.

Therapie bei bereits eingetretenen Frakturen:

- Eine ausreichende Analgesie ist zu gewährleisten, um so den Teufelskreis aus Schmerz und Immobilität zu durchbrechen.
- Als invasive Verfahren bieten sich bei nicht zu beherrschenden Schmerzen bei Wirbelkörperfrakturen die Vertebro- oder Kyphoplastie an. Hierbei wird aufrichtender Zement in den frakturierten Wirbelkörper eingebracht.
- Orthopädische Hilfsmittel als Dauertherapie sind nach Möglichkeit zu vermeiden, da sie meist mechanische Entlastung und damit weiteren Knochenabbau bedeuten.

9.6 Erkrankungen des Hypothalamus und der Hypophyse

C. Dodt

9.6.1 Anatomie und Physiologie

Viele endokrine Funktionen werden durch das zentrale Nervensystem kontrolliert, vornehmlich über Hypothalamus und Hypophyse, die eine funktionelle Regulationseinheit darstellen (> Abb. 9.23).

- Der **Hypothalamus** liegt an der Hirnbasis um den dritten Ventrikel herum direkt über dem Hypophysenstiel, der die Verbindung zur Hypophyse darstellt.
- Die **Hypophyse** (engl.: *pituitary*) liegt eingebettet in die Sella turcica der Schädelbasis. Direkt über dieser Grube verläuft das Chiasma opticum. Diese Nähe erklärt die bei hypophysären Raumforderungen auftretenden Gesichtsfeldausfälle. Seitlich an der Hypophyse liegen der Sinus cavernosus, die Karotiden sowie der II., IV. und VI. Hirnnerv. Die Größe der Hypophyse ist sehr variabel und beträgt ungefähr 15 × 10 × 6 mm; ihr Gewicht liegt unter 1 Gramm. Man unterscheidet zwei funktionell unabhängige, bereits in der Embryogenese separat angelegte Anteile:
  - **Hypophysenvorderlappen** (HVL, „Adenohypophyse"), in dem insgesamt sechs Hormone synthetisiert werden: LH, FSH, TSH, ACTH, Prolaktin und GH. Darüber hinaus werden im HVL zahlreiche Endorphine gebildet, die aus Peptidvorstufen der ACTH-Synthese abgeleitet sind.
  - **Hypophysenhinterlappen** (HHL, „Neurohypophyse"), der Speicherort für die zwei hypothalamisch gebildeten Hormone Vasopressin (auch antidiuretisches Hormon, ADH, genannt) und Oxytocin ist.

Hormonsekretion und ihre Steuerung

Entsprechend der funktionellen Unabhängigkeit der beiden Hypophysenlappen unterscheidet sich auch die Regulation der Hormonsekretion:

- Der **Hypophysenhinterlappen** besteht aus den Axonen zweier hypothalamischer Kerngebiete (Nucleus supraoptici und Nucleus paraventricularis). Die Axone verlaufen im Hypophysenstiel und transportieren die in den genannten Hypothalamuskernen

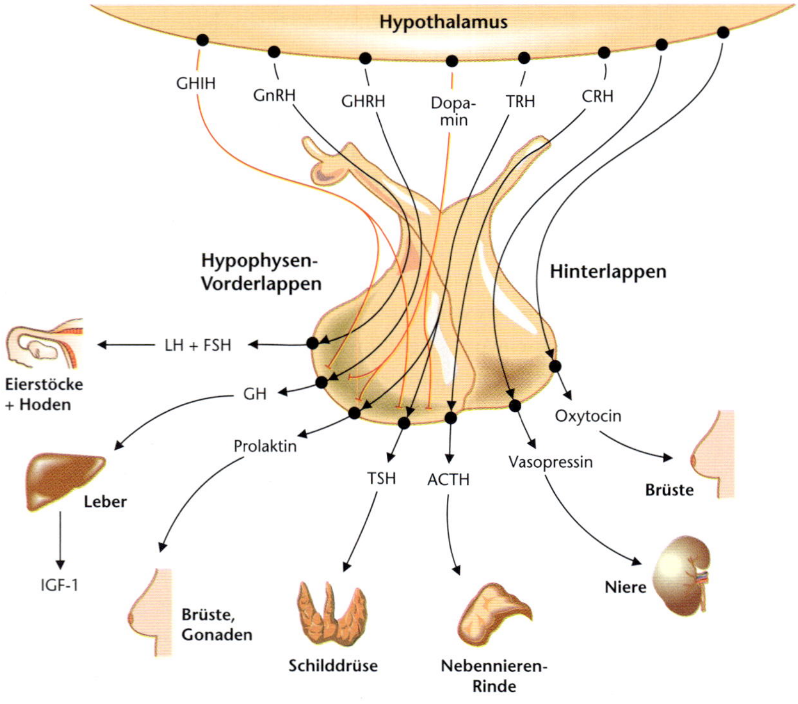

Abb. 9.23 Sekretion und Steuerung der hypophysären Hormone. GH, Prolaktin und adrenokortikotropes Hormon (ACTH) sind Polypeptide, während Follikel-stimulierendes Hormon (FSH), luteinisierendes Hormon (LH) und Thyroidea-stimulierendes Hormon (TSH) Glykoproteine sind. Letztere sind aus derselben α-Untereinheit aufgebaut und haben jeweils spezifische, ihre unterschiedlichen biologischen Effekte begründende β-Untereinheiten. GHIH = Growth Hormone Inhibiting Hormone (Somatostatin); GnRH = Gonadotropin Releasing Hormone; GHRH = Growth Hormone Releasing Hormone; TRH = Thyreotropin Releasing Hormone; CRH = Corticotropin Releasing Hormone. [L253]

gebildeten Nonapeptide Vasopressin und Oxytocin in den Hinterlappen, von wo sie durch Stimulation hypothalamischer Rezeptoren in die Blutbahn abgegeben werden.

- Die Synthese und Sekretion der **Hypophysenvorderlappenhormone** wird dagegen typischerweise durch übergeordnete, im Hypothalamus produzierte Hormone (Releasing-Hormone oder hypophysiotrope Hormone) kontrolliert. Die hypothalamischen Hormone erreichen den Vorderlappen über das im Hypophysenstiel verlaufende **Pfortadersystem.** Dabei unterliegen viele der Hypophysenvorderlappenhormone einer dualen Kontrolle durch stimulatorische und inhibitorische Hormone und werden außerdem durch hypothalamische Neurotransmitter beeinflusst. Fast alle hypophysären sowie viele hypothalamische Hormone werden zusätzlich durch die peripheren Hormonspiegel im Sinne eines negativen Feedbacks beeinflusst:

Regulation der Hormonsekretion im Hypophysenvorderlappen

Die Steuerung der Hormonsekretion des Hypophysenvorderlappens unterliegt einer teilweise rückgekoppelten Steuerung durch zentral-endokrine, peripher-endokrine sowie peripher- und zentral-neuronale Faktoren. Die Steuerung erfolgt über folgende Hormone:

- **Periphere Hormonspiegel** (negatives und positives Feedback): negative Feedback-Steuerung durch die peripheren Drüsenhormone innerhalb der thyreotropen, gonadotropen und adrenokortikotropen Regelkreise; Induktion des LH-Peaks zur Ovulation durch Östradiol in Form eines positiven Feedbacks
- **Inhibitorische hypothalamische Hormone:** v. a. für die nicht-glandotropen HVL-Hormone (also für Wachstumshormon und Prolaktin), z. B. durch hypothalamisches Dopamin
- **Stimulierende hypothalamische Releasing-Hormone** (teilweise ebenfalls unter negativer Feedback-Kontrolle durch die peripheren Hormonspiegel): für alle glandotropen HVL-Hormone, also für TSH, ACTH, LH und FSH
- **Neurotransmitter** bzw. **hypothalamisch gebildete Neuropeptide** (z. B. natriuretischer Faktor oder VIP): Freisetzung häufig als Kotransmitter mit den Hormonen, neuromodulatorische Wirkungen

9.6.2 Pathogenese

Hypothalamisch-hypophysäre Erkrankungen können auf unterschiedlichen Wegen symptomatisch werden:

- **Überproduktion eines oder mehrerer Hormone:** z. B. Akromegalie bei GH-Übersekretion, Galaktorrhö bei Prolaktin-Übersekretion; meist durch endokrin aktive HVL-Tumoren bedingt (➤ 9.6.5).
- **Unterproduktion eines oder mehrerer Hormone** (Hypopituitarismus): z. B. sekundäre oder tertiäre Hypothyreose oder Nebenniereninsuffizienz; kongenital, infektiös, vaskulär, traumatisch, autoimmun oder durch tumoröse Verdrängung bzw. Infiltration bedingt
- **Folgen der lokalen Raumforderung:** z. B. Gesichtsfeldausfälle bei Kompression der Sehnerven oder Kopfschmerzen als wenig spezifisches Symptom

9.6.3 Störungen der ADH-Sekretion

Antidiuretisches Hormon (**ADH** oder **Vasopressin**) wird in den magnozellulären Neuronen der supraoptischen und paraventrikulären Kerne des vorderen Hypothalamus gebildet. Die Sekretion wird durch den Einfluss hypothalamischer Osmorezeptoren sowie arterieller oder kardialer Barorezeptoren stimuliert. Weitere Reize sind Gefäßverletzungen, Erbrechen und verschiedene Umweltfaktoren wie Schmerz, emotionaler und körperlicher Stress, Kälte und Medikamente. Erfolgsorgane des ADH sind:

- **Niere** (genauer die distalen Tubuli und Sammelrohre), deren Permeabilität für Wasser durch ADH erhöht wird. Dies führt zu einer vermehrten Rückresorption von Wasser, dem namensgebenden antidiuretischen Effekt.
- **Arteriolen des Gefäßsystems,** durch deren Konstriktion der Blutdruck gesteigert wird. Aus diesem Grund wurde das Hormon ursprünglich „Vasopressin" genannt.

Rolle des ADH in der Wasserhomöostase

ADH als das zentrale Effektorhormon der Wasserhomöostase beeinflusst Osmoregulation und Natriumhaushalt (➤ 12.1.3). Entsprechend dieser „Wächterfunktion der freien Wasser-Balance" äußern sich Störungen der ADH-Sekretion klinisch oder laborchemisch durch:

- Abweichungen der Natriumkonzentration des Extrazellularraums: Hyponatriämie versus Hypernatriämie,
- Abweichungen der Serumosmolalität (bzw. -tonizität): osmotische Hypertonie versus Hypotonie,
- Abweichungen des Extrazellularvolumens: Dehydratation versus Hyperhydratation.

Diabetes insipidus (DI)

Übersetzt heißt dieser Begriff „geschmackloser Durchfluss", was ihn vom „honigsüßen Durchfluss" des Diabetes mellitus abgrenzt. Die geschmackliche Analyse des Urins ist heute aufgrund laborchemischer Untersuchungsmöglichkeiten für Urinzusammensetzung und Elektrolytkonzentrationen nicht mehr erforderlich.

Der DI beschreibt eine Störung des osmotischen Gleichgewichts mit vermehrter renaler Ausscheidung von freiem Wasser infolge verminderter Wirkung des antidiuretischen Hormons. Die resultierende extrazelluläre Dehydratation führt zur ausgeprägten Polydipsie und (konzentrierungsbedingten) Hypernatriämie.

Klinik

Die klinischen Manifestationen ergeben sich aus der fehlenden Wirkung des ADH mit unzureichender Harnkonzentrierung und Verlust an freiem Wasser:

- **Störung des Extrazellularvolumens:** Dehydratation bis hin zum Schock, extreme Polyurie (bis zum 20-Fachen der Normalmenge) und unkontrollierbare Polydipsie („trinkt aus der Kloschüssel")

- **Störung der Natriumkonzentration und der Osmolalität:** Hypernatriämie (lebensgefährlich bei ineffektivem Durstmechanismus, z. B. bewusstloser Patient), Hyperosmolalität
- **Störungen der Urinzusammensetzung:** fehlende Harnkonzentrierungsfähigkeit (Asthenurie) mit einer Urinosmolalität von meist unter 100 mosmol/l; verminderte Natriumausscheidung im Urin wegen des intravasalen Volumenmangels mit entsprechendem Anstieg des Aldosterons

Ätiologie und Pathogenese

Ein Diabetes insipidus kann entweder durch einen Mangel an ADH oder durch ein vermindertes Ansprechen der Niere auf ADH bedingt sein. Entsprechend unterscheidet man zwei Formen, die sich in ihrer Symptomatik jedoch nicht unterscheiden:

Zentraler Diabetes insipidus (ADH-Mangel)

Zugrunde liegt eine verminderte ADH-Sekretion des Hypophysenhinterlappens. Sie kann durch Störungen der hypothalamischen Osmorezeptoren, der hypothalamischen ADH-Synthese, des hypothalamisch-hypophysären ADH-Transports sowie durch eine frühzeitige Inaktivierung des ADH bedingt sein. Ursachen:
- **Schädel-Hirn-Trauma:** oft während der ersten 24 Stunden und dann wieder nach 7–10 Tagen (zweiphasiger, meist passagerer Verlauf)
- **Tumorwachstum bzw. -infiltration:** Kraniopharyngeome, Hypophysenadenome, Germinome, Gliome, Histiocytosis X, Hirnmetastasen, leukämische Infiltration, paraneoplastisch (z. B. Bronchialkarzinom, Mammakarzinom)
- **Operationen** im Gebiet von Hypothalamus und Hypophyse
- Selten: Sarkoidose, Autoimmunerkrankungen, Infektionen (Meningitis, Enzephalitis, Tuberkulose, Lues), Thrombosen, Sheehan-Syndrom (postpartale Nekrose der Hypophyse), idiopathisch

Der zentrale Diabetes insipidus kann komplett (ADH fehlt, selten) oder partiell sein (im Verhältnis zur Serumosmolalität zu niedrige ADH-Sekretion).

Renaler Diabetes insipidus (ADH-Resistenz)

Zugrunde liegt ein vermindertes Ansprechen der Nieren auf ADH. Diese Form ist vergleichsweise selten und zeigt eine starke Variabilität. Die Maximalformen sind meist hereditär. Ursachen:
- Chronische Nierenerkrankungen mit Schädigung der Sammelrohre: z. B. chronische Pyelonephritis, polyzystische Nieren
- Akute Nierenerkrankungen: akute tubuläre Nekrose, obstruktive Uropathie
- Selten:
  - Medikamentös: z. B. Lithium, Methoxyfluran-Anästhesie, Colchicin, Zytostatika
  - Kongenital oder hereditär bei schwerer Hyperkalzämie oder Hypokaliämie

Diagnostisches Vorgehen

Bestätigung der Diagnose

Vorrangig ist die differenzialdiagnostische Abgrenzung zu anderen, zum Teil häufigeren Ursachen der Polyurie und Polydipsie, insbesondere dem Diabetes mellitus, der psychogenen Polydipsie, einem Diuretika-Abusus oder einer schweren Hyperkalzämie. Diese gelingt in der Regel durch folgende Untersuchungen:
- **Anamnese** sowie **einfache Laboruntersuchungen** (Glukose und Kalzium im Serum)
- **Bestimmung der Osmolalität** im Serum und Urin: sowohl bei der zentralen als auch bei der renalen Form eines Diabetes insipidus unphysiologisches Missverhältnis zwischen erhöhter Serum- und erniedrigter Urinosmolalität

In Zweifelsfällen kann ein **Durstversuch** die Diagnose erhärten: Beim Dursten steigt beim Diabetes insipidus die Urinosmolalität nur unzureichend an, da der physiologisch zu erwartende ADH-Anstieg ausbleibt.

Unterscheidung von zentralen und renalen Formen

Dies ist durch den **Vasopressin-Test** (Gabe von ADH oder seiner Analoga, etwa Desmopressin) möglich. Nur beim zentralen Diabetes insipidus kommt es durch ADH-Gabe zu einer Harnkonzentrierung, nicht jedoch bei der endorganresistenten renalen Form. Zusätzlich ist bei zweideutigen Resultaten eine ADH-Bestimmung im Serum möglich (meist verzichtbar), evtl. unter Durstbedingungen oder nach Infusion einer hypertonen Kochsalzlösung.

Abklärung der Ätiologie

Die Ätiologie ist meist offensichtlich (z. B. Schädel-Hirn-Trauma), bei Unklarheiten ermöglicht die bildgebende Regionaldiagnostik, am besten mittels MRT, eine differenzierte Abklärung.

Therapie

Falls die Ursache des zentralen DI nicht behoben werden kann, wird eine Substitutionsbehandlung mit ADH bzw. Desmopressin (ADH-Analogon) eingeleitet, das meist intranasal gegeben wird. Die Dosis wird abhängig von der Urinmenge titriert (angestrebt werden 1,5–2 l/Tag). Die Patienten sollen sich außerdem regelmäßig wiegen.

Schwieriger ist die Therapie des renalen Diabetes insipidus. Kann das Grundleiden nicht behandelt werden, ist die adäquate Flüssigkeitszufuhr entscheidend. Der erste Therapieschritt besteht in einer salz- und proteinarmen Diät, die durch eine Reduktion auszuscheidender Moleküle die Flüssigkeitsausscheidung vermindert. Oft ist die Gabe von Thiaziddiuretika hilfreich (Reduktion des Flüssigkeitsangebots im Sammelrohr). Bei Patienten mit guter Nierenfunktion wird versucht, die glomeruläre Filtrationsrate durch Gabe von Indometacin, evtl. in Kombination mit ACE-Hemmern, zu senken.

Syndrom der inadäquaten ADH-Sekretion (SIADH)

Das SIADH beschreibt eine Störung des osmotischen Gleichgewichts mit verminderter renaler Ausscheidung von freiem Wasser infolge inadäquat hoher Sekretion des antidiuretischen Hormons. Die resultierende extrazelluläre Hyperhydratation führt zur (verdünnungsbedingten) Hyponatriämie und erniedrigter Serumosmolalität bei konzentriertem Urin.

MERKE
Die im Verhältnis zur Serumosmolalität zu hohe ADH-Sekretion wird durch Sekretionsreize hervorgerufen, die den Einfluss der Serumosmolalität auf die ADH-Sekretion überspielen. Das führt dazu, dass im Verhältnis zur Serumosmolalität (inadäquat) zu viel ADH sezerniert wird. Solche Sekretionsreize können starke Schmerzen, thorakale Prozesse (Pneumonie, Herpes Zoster der Thoraxwand), Verbrennungen oder Operationen sein.

Ätiologie und Pathogenese

Bis zu 15 % der hospitalisierten Patienten leiden an einem SIADH, das meist nur mit milden Hyponatriämien einhergeht. Mögliche Auslöser sind:

- **Intrathorakale Erkrankungen:** Der auslösende Mechanismus ist unbekannt; denkbar ist eine Stimulation der Barorezeptoren bei intrathorakalen Druckveränderungen, z. B. bei Atemnot. Beobachtet wird das SIADH z. B. bei Pneumonie, obstruktiven Atemwegserkrankungen, künstlicher Beatmung mit PEEP *(positive endexpiratory pressure),* Pneumothorax.
- **Intrakraniale Erkrankungen:** Dazu zählen Schädel-Hirn-Trauma, Meningitis, Enzephalitis, Subarachnoidalblutung.
- **Medikamente:** Die Mechanismen des medikamenteninduzierten SIADH sind nicht im Einzelnen geklärt, doch können alle Erbrechen induzierenden Medikamente über diesen (physiologischen) Reiz eine ADH-Sekretion auslösen: trizyklische Antidepressiva, Chlorpropamid, Clofibrat, Haloperidol, Oxytocin, Antiepileptika, Thiaziddiuretika, Zytostatika wie Cyclophosphamid.
- **Paraneoplastisch:** Ursächlich sind Tumoren, die ADH oder ADH-Analoga sezernieren (besonders beim kleinzelligen Bronchialkarzinom).
- **Endokrin:** Mögliche Ursachen sind HVL-Insuffizienz, Hypothyreose, Nebennierenrindeninsuffizienz.
- **Infektiös:** Das SIADH kann im Rahmen einer HIV-Infektion auftreten.
- **Idiopathisch:** Nicht immer lässt sich eine Ursache identifizieren.

Klinik

Das SIADH ist oft asymptomatisch. Besteht eine klinische Symptomatik, so ist diese durch die entstehende Verdünnungshyponatriämie mit nachfolgendem Gewebe- und vor allem Hirnödem bedingt und äußert sich in Übelkeit, Kopfschmerzen, Erbrechen, Appetitlosigkeit, Sturzneigung sowie psychischen Störungen und ggf. zerebralen Krämpfen. Sie ist abhängig von der Geschwindigkeit, mit der sich die Hyponatriämie entwickelt (➤ 12.3.2).

Diagnostisches Vorgehen

Oft zeigen Patienten mit einem SIADH keine klinisch dramatischen Veränderungen. Ödeme fehlen, da die Wasserretention in der Regel auf unter 3–4 Liter begrenzt ist (das gilt nicht für die ADH-Antwort nach Operationen, wo oft massive Ödeme auftreten können). Gerade bei älteren Menschen ist eine Gangunsicherheit mit Sturzneigung das einzige Symptom.
Bei Verdacht auf SIADH wird folgendermaßen vorgegangen:

Differenzialdiagnostische Abklärung
Hierzu werden andere Erkrankungen, die mit einer vermehrten Volumenretention einhergehen, ausgeschlossen. Diese sind insbesondere die Niereninsuffizienz (Bestimmung von Kreatinin und Harnstoff) und Krankheiten mit einem sekundären Hyperaldosteronismus (Herzinsuffizienz, Leberzirrhose).

Bestätigung der Diagnose
Dies gelingt über die Bestimmung des Serum-Natriums (erniedrigt), der Osmolalität im Serum (erniedrigt) und im Urin (erhöht, häufig höher als die Serumosmolalität). Zusätzlich sollte das Urin-Natrium bestimmt werden, das bei einem SIADH wegen der intravasalen Volumenexpansion und dadurch bedingten Aldosteron-Suppression erhöht ist. Die Bestimmung des ADH ist wegen häufiger Fluktuationen (z. B. durch Schmerzreize) meist nicht hilfreich.

Genaueres zur diagnostischen Abklärung der Hyponatriämie ➤ 12.3.2.

Ätiologische Zuordnung des SIADH
Sie ist meist klinisch möglich, kann aber z. B. beim paraneoplastischen Syndrom Probleme bereiten.

Therapie

Die Hyponatriämie beim SIADH entwickelt sich meist langsam und verursacht deshalb selten ausgeprägte zentralnervöse Symptome. Im Vordergrund steht die Entdeckung der Ursache des SIADH (Medikamente?) und deren Beseitigung.

Therapie der Wahl ist die **Flüssigkeitsrestriktion** (< 1 l pro Tag), die in den allermeisten Fällen ausreicht. Die zusätzliche Gabe von Schleifendiuretika kann die Diurese oft erfolgreich in Gang setzen, manchmal kommt die Ausscheidung aber erst nach der zusätzlichen oralen (!) Gabe von Kochsalz in Gang (bis 9 g/Tag). Ein medikamentöses Therapieprinzip ist die Gabe von Vasopressin-2-Rezeptorantagonisten, den sogenannten **Vaptanen** (z. B. Tolvaptan).

Eine notfallmäßige – nicht ungefährliche – intravenöse hypertone Natriuminfusion ist nur bei bedrohlichen zentralnervösen Symptomen wie Kopfschmerzen mit Erbrechen, Somnolenz oder zerebralen Krampfanfällen erforderlich, die auf ein Hirnödem mit der Gefahr einer Hirneinklemmung hinweisen (das Serum-Natrium liegt dann oft unter 100 mmol/l). Weil durch eine zu rasche Korrektur des Serum-Natriumspiegels die Gefahr der pontinen Myelinolyse besteht, muss extrem vorsichtig vorgegangen werden (➤ 12.3.2).

9.6.4 Hypophysenvorderlappeninsuffizienz

Eine HVL-Insuffizienz **(Hypopituitarismus)** entwickelt sich bei Ausfall einer, mehrerer oder aller Partialfunktionen des HVL. Im letzteren Falle spricht man auch vom **Panhypopituitarismus.** Alle Formen des Hypopituitarismus sind selten.

Klinik

Sie ist davon abhängig, welche HVL-Partialfunktionen in welchem Ausmaß über welchen Zeitraum ausgefallen sind, sowie teilweise vom Zeitpunkt des Ausfalls (z. B. prä- oder postpubertär).

Chronische HVL-Insuffizienz

Die Partialfunktionen des HVL (Kasten „Partialbilder der chronischen HVL-Insuffizienz") fallen in einer typischen Reihenfolge aus: zuerst die Gonadotropine (LH vor FSH), dann das Wachstumshormon und zuletzt die vital wichtigen Systeme TSH und ACTH. Isolierte chronische Störungen sind selten und betreffen dann meist entweder die Gonadotropine oder das Wachstumshormon (➤ Abb. 9.24).

„Partialbilder" der chronischen HVL-Insuffizienz

Die folgenden partiellen Ausfälle des HVL können einzeln oder kombiniert vorkommen:

- **Sekundärer Hypogonadismus** (LH und FSH erniedrigt): Libidoverlust, sekundäre Amenorrhö bei Frauen, Impotenz und Bartwuchsminderung bei Männern
- **Sekundäre Hypothyreose** (TSH erniedrigt): Kälteintoleranz, Adynamie, Bradykardie, in der Regel weniger eindrucksvoll als bei der primären Hypothyreose
- **Sekundäre Nebennierenrindeninsuffizienz** (ACTH erniedrigt): Hypotonie, Schwäche, Blässe, Übelkeit
- **Störungen der Prolaktinsekretion:** bei Hyperprolaktinämie Galaktorrhö, bei Hypoprolaktinämie Ausfall der postpartalen Laktation als einziges klinisches Symptom
- **Wachstumshormonmangel:** Wachstumsstillstand bzw. Minderwuchs bei Ausfall vor der Pubertät (➤ Abb. 9.25); im Erwachsenen klinisch oft inapparent, kann aber auch eine unspezifische Adynamie bedingen

MERKE

Ein Prolaktinmangel entsteht nur bei einem hypophysären Defekt. Bei hypothalamischen Schäden ohne hypophysäre Destruktion bewirkt der Wegfall der inhibitorischen Steuerung durch Dopamin eine Hyperprolaktinämie.

Ein Ausfall multipler HVL-Funktionen ist bei klinisch erhaltener Gonadenfunktion (Mann: Erektion, Frau: Menstruation) unwahrscheinlich.

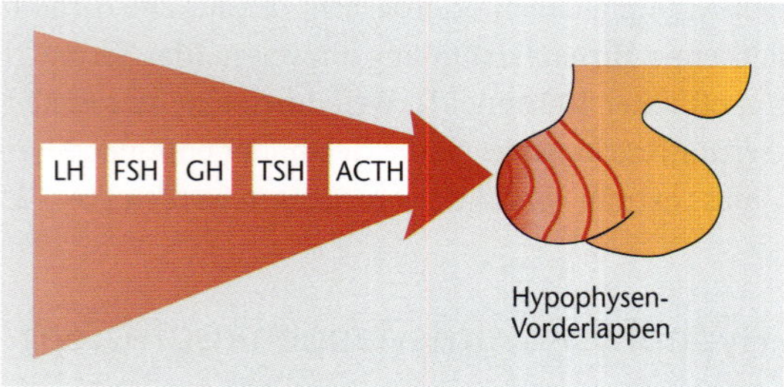

Abb. 9.24 Reihenfolge des Ausfalls der Partialfunktionen bei HVL-Insuffizienz (von links nach rechts) [L157]

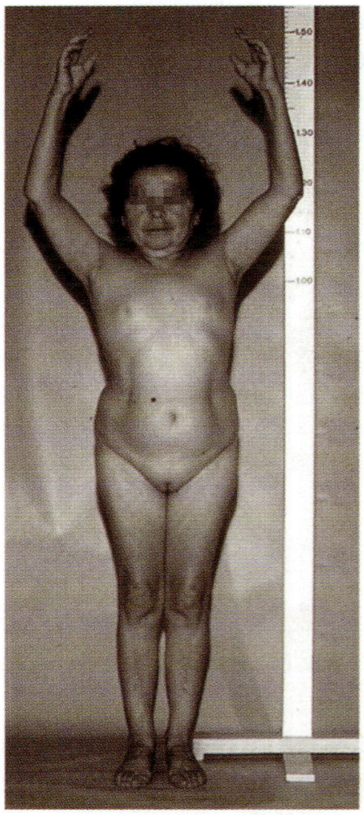

Abb. 9.25 Patientin mit einer seit Kindheit bestehenden Hypophysenvorderlappeninsuffizienz. Die Patientin ist mit 1,20 m Körpergröße minderwüchsig. Die Brüste sind kaum entwickelt, die Schambehaarung fehlt. Auch Schilddrüsen- und Nebennierenrindenhormone sind vermindert. [T127]

Akute HVL-Insuffizienz

Bei der akuten HVL-Insuffizienz steht klinisch der Ausfall von ACTH im Vordergrund. Der ACTH-Mangel zeigt sich durch Hypotonie, Schwäche, Adynamie und Hypoglykämie bis hin zum „hypophysären Koma", das klinisch dem Addison-Koma (➤ 9.7.2) ohne schwerwiegende Elektrolytstörung entspricht. Der Ausfall von TSH kann die Situation innerhalb von Tagen verschärfen. Der Ausfall von GH, FSH und LH führt zu keiner akuten Krise.

Ätiologie

Der Ausfall der Hypophysenfunktion kann durch traumatische, neoplastische, entzündliche und andere Ursachen ausgelöst werden:

- **Neoplastisch:** hypophysäre Tumoren (Adenome), hypothalamische Tumoren (➤ 9.6.6)
- **Traumatisch:** hypophysäre Operationen, Schädel-Hirn-Trauma
- **Angeboren:** Prader-Willi-Syndrom, Laurence-Moon-Biedl-Syndrom, Kallmann-Syndrom
- **Entzündlich:** autoimmune Hypophysitis, Tuberkulose, Syphilis, Meningoenzephalitis
- **Infiltrativ:** Histiozytose, Hämochromatose, Sarkoidose, Amyloidose, Metastasen
- **Vaskulär:** postpartale Nekrose (Sheehan-Syndrom), Karotis-Aneurysma, Sinus-cavernosus-Thrombose
- **Medikamentös:** lang dauernde Glukokortikoid-Therapie

Die chronische HVL-Insuffizienz ist meist durch einen Tumor bedingt. Die akute HVL-Insuffizienz entsteht meist traumatisch oder durch die postpartale Nekrose des HVL im Rahmen größerer Blutverluste (Sheehan-Syndrom).

Häufigste Ursache für eine hypophysäre ACTH-Mindersekretion ist eine unzureichende Glukokortikoidsubstitution bei Patienten, die eine chronische Glukokortikoid-Therapie erhalten und unvorhergesehen akuten Belastungen wie Infekten, Trauma, Operationen, Durchfall und Erbrechen ausgesetzt sind.

Diagnostisches Vorgehen

Schritt 1: Feststellung der ausgefallenen Partialfunktionen

Durch genaue Anamnese und den klinischen Befund kann der Ausfall der einzelnen Partialfunktionen im „Vollbild" gut erfasst werden. Da es sich aber oft um langsam progrediente Prozesse handelt, ist die Hormonanalyse unverzichtbar. Die Erniedrigung einzelner peripherer Hormone wie Testosteron, Östradiol, fT_3 und fT_4, Kortisol sowie des IGF-1 (Somatomedin: Mediator des Wachstumshormons) kann erste Hinweise geben, ebenso wie die Bestimmung der betroffenen HVL-Hormone LH, FSH, TSH, ACTH, GH und Prolaktin.

Da die Konzentrationen vieler peripherer und hypophysärer Hormone physiologischerweise im Tages- und Zyklusverlauf schwanken, ist die Abklärung der hypophysären Fehlfunktionen durch Stimulationstests bei Weitem sensitiver. Bei den Stimulationstests mit Releasing-Hormonen bleibt dabei der normalerweise zu erwartende Anstieg der hypophysären Hormone aus.

Schritt 2: Abklärung der ausgefallenen „Hormonebene"

Die Differenzierung zwischen hypophysärer und hypothalamisch bedingter HVL-Insuffizienz ist ebenfalls durch die Stimulationstests möglich. Bei hypothalamisch bedingter HVL-Insuffizienz mit intakter Hypophyse fallen sie normal aus oder zeigen eine paradox gesteigerte Hormonantwort.

Schritt 3: Lokalisationsdiagnostik bzw. Abklärung der Ätiologie

Insbesondere bei Tumorverdacht ist eine bildgebende Diagnostik des Gehirns durch MRT angezeigt.

Therapie

Neben der Behandlung einer evtl. Grundkrankheit müssen die ausgefallenen peripheren Hormone substituiert werden (➤ Abb. 9.26):

- Glukokortikoide (Kortison oder Hydrokortison) sowie L-Thyroxin sind die einzigen lebensnotwendigen Hormone und müssen rasch, konsequent und bedarfsgerecht zugeführt werden. Die Gabe von Mineralokortikoiden ist – anders als bei der primären NNR-Insuffizienz – wegen der größtenteils ACTH-unabhängigen Steuerung der Mineralokortikoide nicht erforderlich.

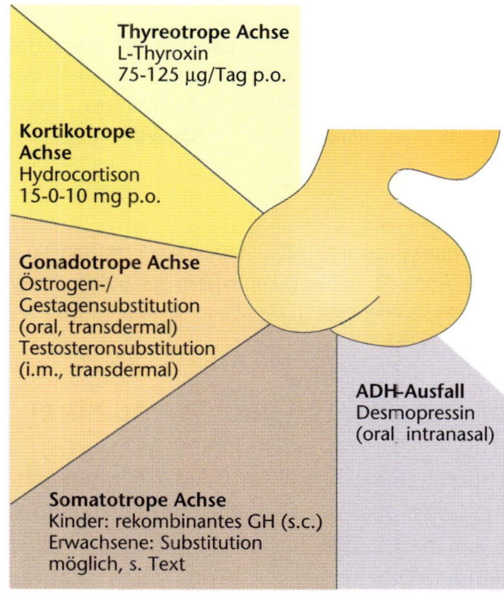

Abb. 9.26 Substitutionstherapie bei Hypophyseninsuffizienz [L157]

- Bei Frauen werden Östrogen/Gestagen-Kombinationspräparate gegeben; bei Kinderwunsch kann die Ovulation durch Clomifen induziert werden.
- Beim Mann wird regelmäßig (alle 3–4 Wochen) ein lang wirksames Testosteron-Derivat i. m. gespritzt (z. B. Testosteron-o-Enanthat. Es stehen auch Testosteron-Pflaster, -Gels und enorale (über die Mundschleimhaut resorbierbare) Applikationsformen zur Verfügung.
- Bei Kindern wird das Wachstumshormon substituiert. Ein Wachstumshormonmangel bei Erwachsenen kann zu klinisch manifesten Veränderungen führen (vor allem verminderte Muskel- und Knochenmasse, verminderte Leistungsfähigkeit und verminderte psychische Belastbarkeit), und ausgewählte Patienten mit einem Ausfall der somatotropen Achse profitieren von einer Wachstumshormontherapie.
- Eine Prolaktinsubstitution ist noch nicht etabliert, verfügbares rekombinantes humanes Prolaktin ist noch nicht kommerziell verfügbar.

Prophylaxe akuter Entgleisungen

Eine erhebliche Bedeutung kommt der Prophylaxe der akuten HVL-Insuffizienz bei Operationen oder Erkrankungen zu. Bei solchen Belastungssituationen steigt der Kortisol-Bedarf des Körpers beträchtlich an, sodass selbst bei Beibehaltung der normalen Substitutionsdosis ein akuter Hypokortisolismus entstehen kann. Bei Erkrankungen, Trauma oder vor Operationen wird deshalb die Kortison-Dosis je nach erwarteter oder vorhandener Belastung sofort auf das 2- bis 6-Fache der chronischen Substitutionsdosis erhöht. Wegen der langen Halbwertszeit der Schilddrüsenhormone (T_4 um 7 Tage) und des nur geringfügig erhöhten Bedarfs unter Stress ist eine Schilddrüsenhormonsubstitution weniger entscheidend.

CAVE!

Bei Verdacht auf ein hypophysäres Koma müssen die Glukokortikoide **vor** den Schilddrüsenhormonen gegeben werden, da Thyroxin durch seine „stoffwechselfördernde" Wirkung die adrenale Insuffizienz verschlimmern und dadurch eine akute Addison-Krise auslösen kann.

MERKE

Für akute Belastungssituationen (z. B. unfallbedingtes Trauma) sollte der langfristig (> 2 Wochen) mit Glukokortikoiden behandelte Patient immer einen Notfallausweis oder ein SOS-Armband bei sich tragen.

9.6.5 Hormonaktive Hypophysentumoren

Hypophysentumoren machen etwa 10 % der Hirntumoren aus und sind meist gutartig. 90 % der Hypophysentumoren sind Adenome, von denen annähernd 75 % hormonell aktiv sind. Sie werden in **Mikroadenome** (Durchmesser < 10 mm) und **Makroadenome** (Durchmesser > 10 mm) unterteilt. Mikroadenome werden oft durch Hypersekretion auffällig. Bei Makroadenomen treten mit zunehmender Größe Verdrängungssymptome durch den Ausfall anderer Hormonachsen sowie Gesichtsfeldausfälle hinzu.

Neben Adenomen finden sich sehr viel seltener Kraniopharyngeome, Rathke-Zysten, Meningeome, Gliome und Pinealome.

Hormonproduzierende Hypophysentumoren

Zumeist handelt es sich um **Prolaktinome** (60 % der hormonaktiven Hypophysentumoren, s. u.), **GH-produzierende Tumoren** (etwa 20 % der hormonaktiven Hypophysentumoren) oder um **ACTH-produzierende Hypophysentumoren** (10 %). LH-, FSH- oder TSH-produzierende Tumoren sind extrem selten. Hormonaktive Tumoren können aber nicht nur zu Überfunktionssyndromen, sondern durch lokale Verdrängungseffekte auch zur Unterfunktion benachbarter Hypophysenanteile führen.

MERKE

In seltenen Fällen produzieren „hormonproduzierende" Hypophysentumoren lediglich inaktive α-Untereinheiten der Glykoprotein-Hormone LH, FSH oder TSH.

Diagnostisches Vorgehen

Die diagnostische Aufarbeitung von Hypophysentumoren – ob hormonell aktiv oder nicht – folgt den folgenden Schritten:

Schritt 1: Anamnese und klinische Untersuchung
Typisch ist, dass die Veränderungen so langsam fortschreiten, dass sie von den Patienten und nächsten Angehörigen nicht bewusst wahrgenommen werden.

- Durch Kompression oder Infiltration des Chiasma opticum bzw. des N. opticus verschlechtert sich die **Sehfähigkeit** oder es entwickeln sich **Gesichtsfeldausfälle,** typisch ist die bilaterale Hemianopsie. Auf gezieltes Nachfragen geben die Betroffenen meist situationsabhängige Gangunsicherheit an. Eine orientierende Gesichtsfeldprüfung kann diese Ausfallserscheinungen evtl. aufdecken.
- **Prüfung der übrigen Hirnnerven** (II, IV und VI); diese können durch Kompression oder Thrombosierung des Sinus cavernosus Funktionsausfälle zeigen.
- Fragen nach Veränderungen der sekundären Geschlechtsmerkmale, nach der Libido oder Gewichtsveränderungen liefern allgemeine Hinweise. Zusätzlich sollten ein begleitender Diabetes mellitus (durch ACTH- oder GH-Erhöhung) oder ein Hypertonus (durch ACTH-Erhöhung) erfragt werden. Schließlich ist die Frage nach Veränderungen des allgemeinen Aussehens und der Körperproportionen (durch GH-Erhöhung) wegweisend (hier können alte Fotos des Patienten zum Vergleich herangezogen werden).

Schritt 2: Tumornachweis
CT und MRT dienen dem bildgebenden Nachweis des Hypophysenadenoms. Das MRT kann bis zu 3 mm kleine Läsionen erkennen. Zur besseren Abgrenzung des normalen HVL-Gewebes wird das Kontrastmittel Gadolinium verwendet. Die seitliche Schädelaufnahme zum Nachweis einer erweiterten Sella ist obsolet.

Schritt 3: Abklärung der hormonellen Sekretionslage
Hypophysentumoren können mit unveränderter hormoneller Sekretion, mit hormoneller Übersekretion oder mit hormoneller Untersekretion einhergehen. Gemischte Bilder kommen vor, da hormonproduzierende Tumoren andere Drüsenbereiche schädigen können. Eine Abklärung des Hormonstatus durch Anamnese, Befund, Labor und Stimulationstests ist deshalb unerlässlich (➤ 9.6.4).

Therapie

- **Entfernung des Tumors:** Therapie der Wahl bei allen Adenomen (Ausnahme: Prolaktinom). Kleinere Tumoren können transsphenoidal („durch die Nase") entfernt werden, größere Tumoren müssen „offen", d. h. transkranial, operiert werden. Eine Alternative zur Operation ist die **Bestrahlung.** Sie hat jedoch nur einen langsamen und unzuverlässigen Effekt über Jahre, weshalb sie nur bei Inoperabilität oder Rezidivtumoren zum Einsatz kommt.
- **Medikamentöse Schrumpfung des Tumors:** Diese Strategie ist nur bei bestimmten Zelltypen möglich. Sie ist z. B. beim Prolaktinom eine Standardtherapie und wird auch bei der Akromegalie eingesetzt.
- **Blockierung der peripheren Hormonwirkung** durch Rezeptorantagonisten. Der GH-Rezeptor-Antagonist Pegvisomant vermag die GH-Wirkung zu blockieren, ohne selbst agonistisch zu wirken.
- **Substitution** der ausgefallenen Hormonfunktionen (➤ Abb. 9.26).

Prolaktinom und Hyperprolaktinämie

Übersicht Prolaktin

Der primäre Wirkort des Prolaktins ist das weibliche Brustgewebe, wo es im Zusammenwirken mit anderen Hormonen die **Laktation** vorbereitet. Während der Schwangerschaft steigen die Prolaktinspiegel stark an. Der abrupte Abfall von Östrogen und Progesteron plazentaren Ursprungs nach der Geburt bei weiterhin hohen Prolaktinspiegeln induziert die Milchproduktion.

Die hypophysäre Sekretion steht vor allem unter inhibitorischer Kontrolle durch hypothalamisches Dopamin. Stimulierend wirken TRH, vasoaktives intestinales Polypeptid (VIP) und Östrogene. Prolaktin wirkt hemmend sowohl auf die GnRH-Sekretion des Hypothalamus als auch auf die Gonaden, wo es die LH-Effekte hemmt. Dies erklärt z. B. das häufige Ausbleiben der Monatsregel während des Stillens (➤ Abb. 9.27).

Klinik

Die Klinik der Hyperprolaktinämie erklärt sich aus der direkt laktogenen und der gonadensuppressiven Wirkung von Prolaktin.

- Bei **Frauen** entwickeln sich Galaktorrhö, Amenorrhö bzw. Zyklusunregelmäßigkeiten, und die Libido ist vermindert. Parallel zu den physiologischen Vorgängen bei der natürlichen Induktion der Laktation (Östrogen-Abfall nach der Geburt) tritt die Galaktorrhö oft nach Absetzen oraler Antikonzeptiva auf.
- Die Symptomatik bei **Männern** beschränkt sich meist auf Libidoverlust und Impotenz. Gelegentlich findet sich eine Gynäkomastie, eine Galaktorrhö ist selten.

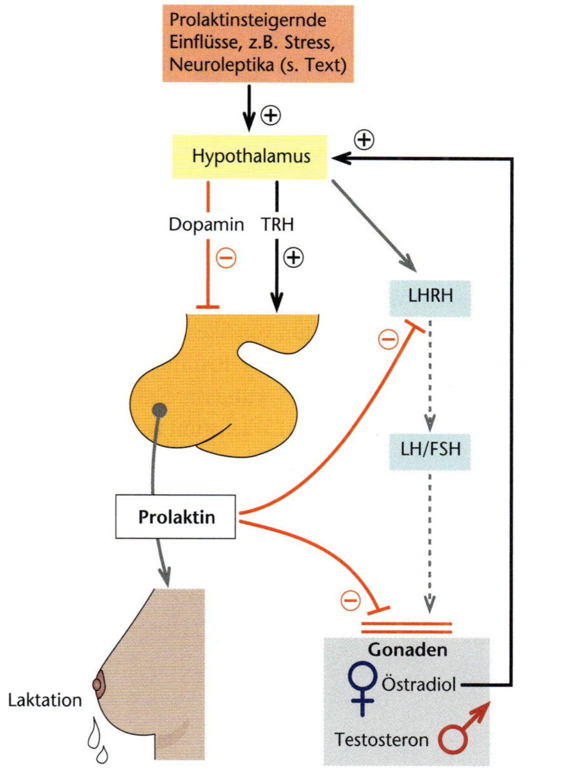

Abb. 9.27 Die Regulation der Prolaktinsekretion und der Einfluss von Prolaktin auf die gonadotrope Achse, die hier übersichtshalber außerhalb der Hypophyse abgebildet ist. [L157]

Der im Zuge der Gonadensuppression entstehende Östrogenmangel ist auch Ursache für die Entwicklung einer Osteoporose bei lange bestehender Hyperprolaktinämie.

Ätiologie

Eine ganze Reihe von Medikamenten kann über eine Störung der hypothalamischen Regulation der Prolaktinsekretion eine (meist geringgradige) Hyperprolaktinämie verursachen. Auch hypothalamische Tumoren oder entzündliche Prozesse können zu einer Störung des inhibitorischen tuberoinfundibulären, hypothalamischen Dopamin-Tonus führen und so die Prolaktinsekretion entzügeln. Ursachen sind:

- **Prolaktinom:** bei Prolaktinspiegeln von dauerhaft über 200 ng/ml wahrscheinlich
- **Medikamente:** α-Methyldopa, trizyklische Antidepressiva, Butyrophenone, Opioide, H_2-Blocker, Metoclopramid, Phenothiazine, Östrogene (Antikonzeptiva), Reserpin, Thioxanthine
- **ZNS-Erkrankungen:** entzündlich-infiltrativ (Sarkoidose, Histiozytose), traumatisch, neoplastisch (hypothalamische oder paraselläre Tumoren)
- **Andere Erkrankungen:** Hypothyreose, Niereninsuffizienz, Leberzirrhose, polyzystische Ovarien, Läsionen der Thoraxwand (Verbrennungen, Herpes zoster), Läsionen des Rückenmarks, Krampfanfälle, Nebenniereninsuffizienz
- **Physiologisch:** Schwangerschaft, Stillzeit, Reizung der Mamillen, Koitus, Schlaf, Stress, körperliche Belastung, Hypoglykämie, Dehydratation, Essen

MERKE

Der fördernde Einfluss von Stress auf die Prolaktinsekretion erklärt unter anderem das Ausbleiben der Periode unter chronischem Stress!

Diagnostisches Vorgehen

Die Diagnostik verfolgt die folgende Strategie:

- **1. Schritt: Ausschluss medikamentöser Ursachen** einer Hyperprolaktinämie (Medikamente mit entsprechenden Nebenwirkungen)
- **2. Schritt: Bestätigung der Hyperprolaktinämie** durch mehrfache Bestimmung der basalen Prolaktinwerte
- **3. Schritt: Lokalisationsdiagnostik** durch MRT
- **4. Schritt: Testung der Funktion** der anderen hypophysären Achsen zum Ausschluss begleitender Unterfunktionen oder weiterer hormonaktiver Tumoren (extrem selten)

Therapie

Bei der Therapie symptomatischer Hyperprolaktinämien nutzt man die inhibitorische Kapazität der Dopamin-Agonisten, die an die D_2-Dopamin-Rezeptoren des Hypothalamus binden. Auch große Prolaktinome sprechen meist gut auf die Behandlung an und schrumpfen. Das früher oft verwendete Bromocriptin wird zunehmend durch lang wirkende Agonisten wie Cabergolin oder

Quinagolid ersetzt. Patientinnen, die schwanger werden möchten, können mit Bromocriptin oder Cabergolin behandelt werden. Eine Operation ist nur in den seltensten Fällen erforderlich.

Akromegalie

Der Wachstumshormonüberschuss ist sehr selten, die Inzidenz liegt bei 3 pro 1 Mio. pro Jahr. Am häufigsten sind Patienten mittleren Alters betroffen.

Übersicht Wachstumshormon

Wachstumshormon, auch **somatotropes Hormon** genannt, wird durch zwei Hormone hypothalamischen Ursprungs reguliert, das hypothalamische Releasing-Hormon **GHRH** sowie das hemmende **Somatostatin (GHIH).**

GH bindet sich an Rezeptoren in der Leber und induziert dort die Bildung des Insulin-ähnlichen Wachstumsfaktors 1 (*Insulin-Like-Growth-Faktor* 1, IGF-1). Dieser wird im Blutkreislauf an verschiedene Bindungsproteine gebunden transportiert, deren wichtigstes das IGF-bindende Protein 3 (IGF-BP3) ist. IGF-1 vermittelt fast alle wachstumsfördernden Effekte des Wachstumshormons. GH wirkt jedoch auch direkt auf den Kohlenhydratmetabolismus.

Der stärkste physiologische Stimulus der GH-Sekretion ist die Hypoglykämie. Daneben kann GH durch Arginin, L-Dopa, Clonidin und Propranolol stimuliert werden (➤ Abb. 9.28). Diese Zusammenhänge werden bei der Testung der GH-Sekretionsreserve mithilfe von Stimulationstests ausgenutzt.

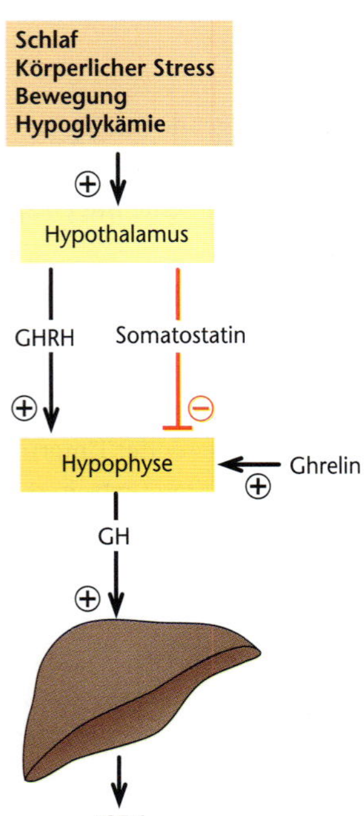

Abb. 9.28 Die Regulation der Wachstumshormonsekretion [L157]

Wirkungen des Wachstumshormons (GH)

- Förderung von Zellwachstum und -vermehrung an den Zielorganen (v. a. Bewegungsapparat und Bindegewebe)
- Steigerung der Glukoneogenese in der Leber sowie Stimulierung der Glukagonsekretion

Der Wachstumshormonüberschuss kann je nach zeitlichem Auftreten zwei verschiedene klinische Bilder erzeugen. Bei Auftreten vor der Pubertät resultiert ein **hypophysärer Riesenwuchs,** der sich meist frühzeitig manifestiert. Die Akromegalie des Erwachsenen dagegen beginnt schleichend mit allmählichem, überwucherndem Wachstum besonders von Bindegewebe und Knochen. Hierdurch vergröbern und vergrößern sich v. a. der Gesichtsschädel, Hände und Füße. Typisch sind ferner eine Verdickung der Haut und eine Vergrößerung von Orbitalwülsten, Nase, Lippen und Zunge, wodurch bisweilen eine kloßige Sprache entsteht. Ebenfalls häufig sind Karpaltunnelsyndrome.

Die Symptome bestehen zum Zeitpunkt der Diagnosestellung rückblickend meist schon jahrelang, sind aufgrund ihres schleichenden Auftretens jedoch weder dem Patienten noch seiner Umgebung aufgefallen. Außenstehende bzw. neu hinzugezogene Ärzte sehen hier klarer, und der Vergleich mit älteren Fotos ermöglicht u. a. sogar eine Blickdiagnose (➤ Abb. 9.29 und ➤ Abb. 9.30).

Ätiologie

Fast immer liegt ein GH-produzierendes HVL-Adenom zugrunde. Ein hypothalamischer bzw. ektoper GH-Releasing-Hormon-Exzess ist beschrieben, jedoch eine Rarität (z. B. durch GRH-produzierende Karzinoide der Lunge), ebenso wie der Mangel des auf die GH-Sekretion inhibierend wirkenden Somatostatins.

Pathophysiologie

Krankheitssymptome entstehen auf drei Wegen:

- Das Wachstumshormon induziert einen **Anstieg des IGF** mit nachfolgendem Wachstum der ektodermalen Gewebe. Neben einem verstärkten Wachstum von Skelett und Weichteilen entsteht auch eine Viszeromegalie (z. B. diffuse Struma in 60 %).
- Die **intrakraniale Raumforderung** mit Sellavergrößerung durch lokales (hypophysäres) Wachstum verursacht Kopfschmerzen und Sehstörungen. Durch Druckatrophie angrenzender Drüsenbereiche (LH und FSH) kann es zu Zyklusstörungen, Libido- bzw. Potenzverlust kommen, ggf. auch zur verminderten Ausschüttung weiterer Hypophysenhormone.
- Durch die **kontrainsulinäre Wirkung** des GH sinkt die Glukose-Toleranz mit möglicher Manifestation eines Diabetes mellitus.

Diagnostisches Vorgehen

Häufig ist eine charakteristische Anamnese eruierbar: Schuhe, Handschuhe und Kopfbedeckungen passen nicht mehr. Beweisend ist die endokrine Funktionsdiagnostik mit anschließender Lokalisationsdiagnostik:

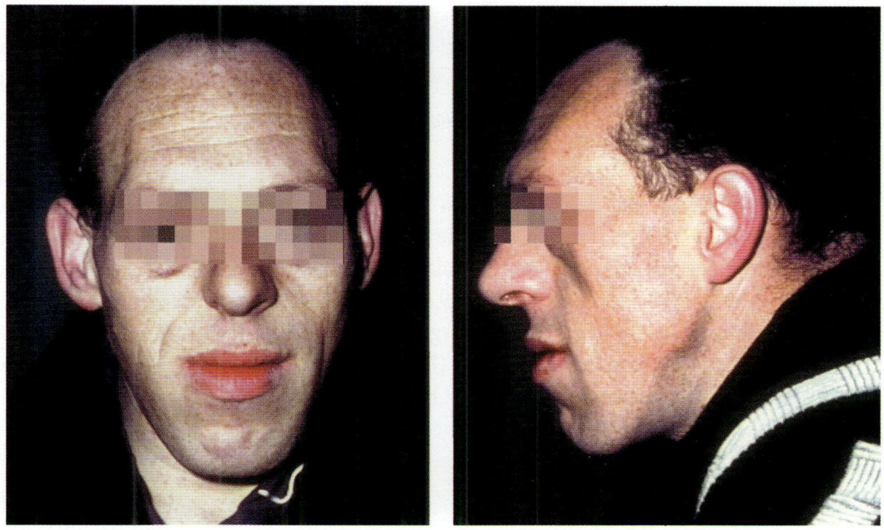

Abb. 9.29 30-jähriger Patient mit Akromegalie. Stirnbein, knöcherne und knorpelige Nase sind deutlich vergröbert. [T127]

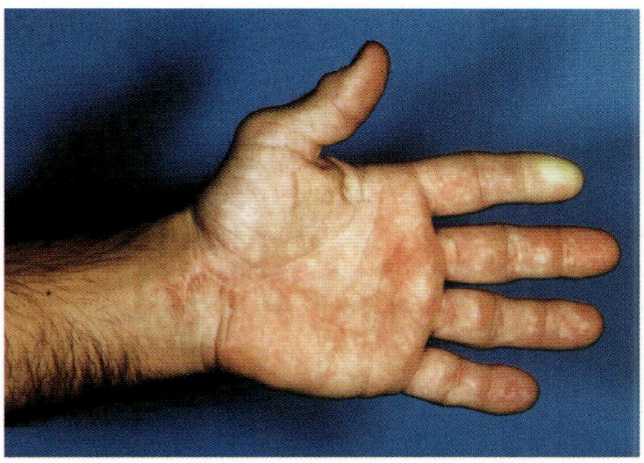

Abb. 9.30 Hand eines Patienten mit Akromegalie. Die Hände haben sich vergrößert und vergröbert. Wie viele Akromegalie-Patienten litt dieser Mann unter einem Karpaltunnelsyndrom, das bereits dreimal operiert wurde. [M107]

- **GH im Serum:** Wegen der ausgeprägten tageszeitlichen Schwankungen (nächtlicher Gipfel) und der relativ kurzen Serumhalbwertszeit (ca. 20–30 min) sind Einzelbestimmungen sinnlos. Ein Tagesprofil ist aussagekräftiger, jedoch aufwendig. Hilfreicher sind deshalb Mediatorbestimmungen (IGF-1) sowie Funktionstests.
- **IGF-1 im Serum:** Die einfache IGF-1-Serumbestimmung ist ausreichend aussagekräftig, da das komplexgebundene IGF-1 eine Serumhalbwertszeit von bis zu 18 Stunden besitzt und seine Serumkonzentration gut mit der Krankheitsaktivität korreliert.
- **Funktionstestung:** Der normalerweise starke Abfall des GH beim oralen Glukosetoleranz-Test bleibt bei Akromegalie aus.
- **Abklärung der übrigen hypophysären Funktionen:** Häufig findet sich begleitend ein partieller oder kompletter Hypopituitarismus.
- Ein GH < 1 ng/ml nach Glukosebelastung schließt eine Akromegalie aus.
- Lokalisationsdiagnostik ➤ 9.6.4.

Therapie

Sie erfolgt chirurgisch, strahlentherapeutisch und medikamentös. Die medikamentöse Therapie kommt in der Regel nur als Übergangslösung oder bei Undurchführbarkeit der anderen Verfahren zum Einsatz.

- Die **transsphenoidale Adenomektomie** ist potenziell kurativ und sollte von spezialisierten Zentren durchgeführt werden. Sie kommt bei allen Mikroadenomen, resektablen Makroadenomen und lokalen Verdrängungssymptomen zum Einsatz.
- **Octreotid und Lanreotid** sind lang wirksame parenterale Somatostatin-Analoga (GH-Inhibition) mit guter Effektivität (40–65 % Ansprechen). Heute ist eines dieser Medikamente die medikamentöse Therapie der Wahl, die oft für drei Monate vor einer transsphenoidalen Operation angewendet wird.
- **Cabergolin** ist ein oraler Dopamin-Agonist mit GH-senkender Wirkung. Zur erfolgreichen GH-Erniedrigung kommt es nur bei etwa 30 % der Patienten, häufiger jedoch zur klinischen Besserung.
- **Pegvisomant** ist ein GH-Rezeptor-Antagonist, der die peripheren GH-Wirkungen blockiert.
- Bestrahlung, Protonen-Therapie und stereotaktische Bestrahlung kommen zum Einsatz, wenn die medikamentösen und operativen Optionen ausgeschöpft sind.

Morbus Cushing und Cushing-Syndrom

Erhöhte periphere Kortisolspiegel (Hyperkortisolismus) führen zum klinischen Bild des **Cushing-Syndroms.** Dieses kann durch eine Vielzahl von Erkrankungen ausgelöst werden, darunter dem durch eine hypophysäre Übersekretion von ACTH gekennzeichneten **Morbus Cushing.**

Übersicht ACTH

ACTH reguliert die adrenale Sekretion von Glukokortikoiden. Seine Freisetzung wird durch das hypothalamische Corticotropin-Releasing-Hormon (CRH) stimuliert, das wiederum einer zirkadianen Steuerung unterliegt und von psychologischem und körperlichem Stress beeinflusst wird. Die peripheren Glukokortikoide wirken hemmend sowohl auf das ACTH als auch auf das CRH (doppeltes negatives Feedback, ➤ Abb. 9.31).

Klinik

Die Klinik ergibt sich aus den Wirkungen der Glukokortikoide (Pharma-Box in ➤ 9.7.1). Typisch sind die Adipositas mit einer stammbetonten Fettverteilung (zentripetale Adipositas), Vollmondgesicht und Stiernacken (➤ Abb. 9.32). Das Gesicht ist plethorisch (blutvoll), die Supraklavikulargruben charakteristischerweise durch Fettgewebe ausgefüllt. Gleichzeitig tritt eine Hautatrophie mit Hämatomneigung und Bildung rot-violetter, mindestens 1 cm breiter (!) Striae auf. Diese sind von den oft bei der „normalen" Adipositas auftretenden blassen, schmalen Striae abzugrenzen. Weiterhin entwickeln sich eine proximale Muskelschwäche (die Patienten können oft nicht aus der Hocke aufstehen), eine arterielle Hypertonie, ein Diabetes mellitus, eine Osteoporose und psychische Erkrankungen (meist Depressionen). Bei einem Morbus Cushing werden auch adrenale Androgene vermehrt ausgeschüttet. Bei Frauen entwickeln sich deshalb Hirsutismus, Akne und Amenorrhö. Kortisol unterdrückt aber auch die LH-Sekretion und bewirkt dadurch eine Libidoverminderung und Impotenz bei Männern. Einen Überblick über die Häufigkeit der einzelnen Symptome gibt ➤ Tab. 9.7.

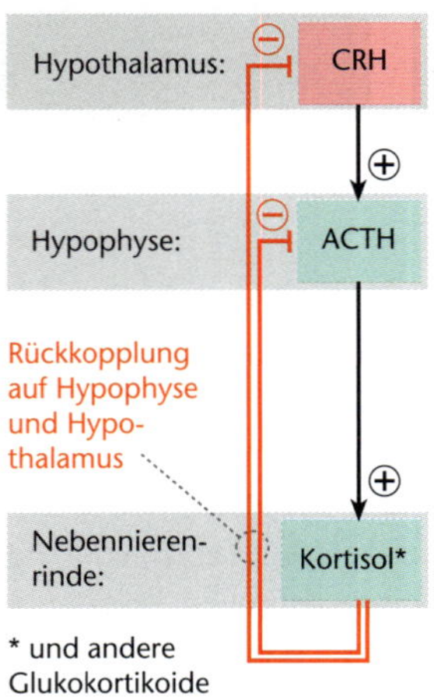

Abb. 9.31 Die Regulation der kortikotropen Achse [L190]

Ätiologie

Die weitaus häufigste Ursache des Cushing-Syndroms ist die **therapeutische Gabe von Glukokortikoiden** zur Entzündungssuppression. An zweiter Stelle folgt der **Morbus Cushing,** der durch einen Kortisol-Exzess nach vermehrter Sekretion von hypophysärem ACTH hervorgerufen wird, meist durch ein hypophysäres, ACTH-produzierendes Adenom.

Vom Morbus Cushing muss das **ektope ACTH-Syndrom** differenziert werden, bei dem das ACTH paraneoplastisch durch Tumorzellen neuroektodermalen Ursprungs (meist kleinzellige Bronchialkarzinome) ausgeschüttet wird. Im Gegensatz zum Morbus Cushing sind bei dieser Störung die ACTH- und Kortisolspiegel von jeder übergeordneten hypothalamischen Steuerung unabhängig.

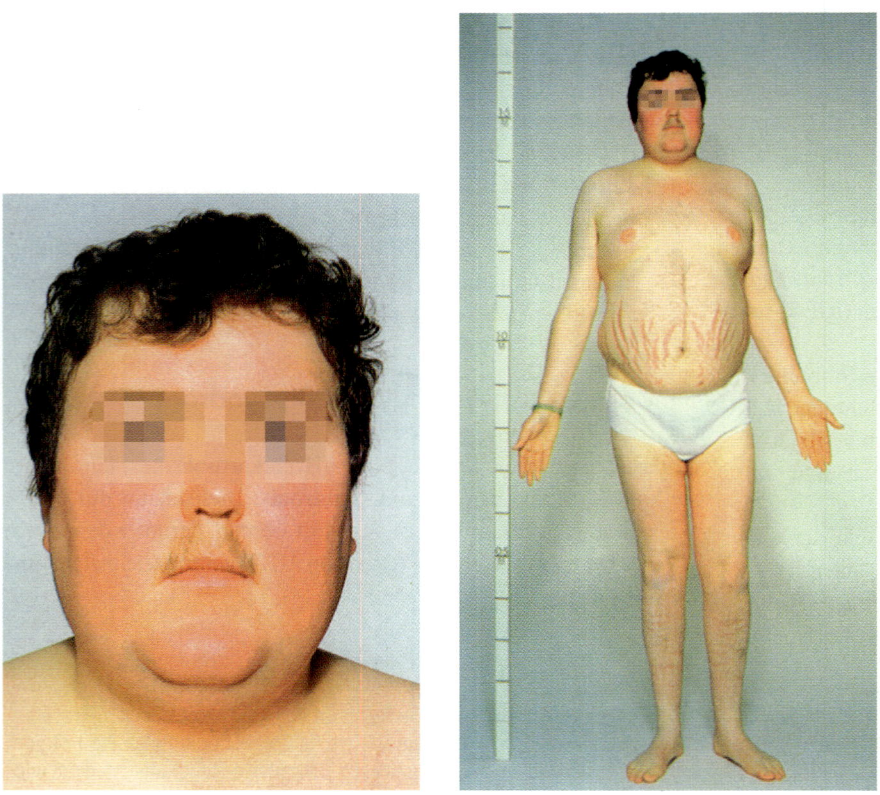

Abb. 9.32 Patient mit Cushing-Syndrom. Typisch sind das Vollmondgesicht und die roten Wangen (Plethora) sowie die Stammfettsucht mit ausgeprägten Striae. [E273]

Tab. 9.7 Symptome des Cushing-Syndroms

Symptom	Häufigkeit
Adipositas	88 %
Hochdruck	85 %
Psychische Störungen	80 %
Impotenz, Libidoverlust	80 %
Osteoporose	80 %
Hirsutismus	75 %
Glukoseintoleranz	75 %
Hyperlipidämie	70 %
Plethora	70 %
Menstruationsstörung	70 %
Muskelschwäche	65 %
Striae	50 %
Akne	35 %
Hämatomneigung	35 %

Ätiologie des nichtiatrogenen Cushing-Syndroms

ACTH-abhängig (85 %)
- hypothalamisch-hypophysär (= Morbus Cushing)
- Ektope ACTH-Sekretion
- Ektope CRH-Sekretion

ACTH-unabhängig (15 %)
- Adenom der Nebennierenrinde
- Karzinom der Nebennierenrinde
- Noduläre adrenale Hyperplasie

Sonderformen
- Zyklisches Cushing-Syndrom
- Cushing-Syndrom durch Hypersekretion kortikotroper Substanzen.

Diagnostisches Vorgehen (› Abb. 9.33)

Schritt 1: Nachweis einer inadäquat vermehrten Kortisolsekretion

Die Diagnose einer pathologisch erhöhten Kortisolsekretion aufgrund von Einzelwerten ist nicht möglich, da ACTH und Kortisol physiologischerweise pulsatil in einem zirkadianen Rhythmus sezerniert werden (Abfall der Sekretion in der ersten Schlafhälfte und Anstieg in den frühen Morgenstunden). Zudem wird die Kortisolsekretion bei Stress erhöht, sodass allein die Krankenhausaufnahme oder die Blutabnahme selbst zu erhöhten Werten führen können. Bessere Alternativen zur Messung der Kortisolsekretion sind:

- **24-h-Kortisolausscheidung im Urin:** Diese Messung ergibt einen über den Tagesverlauf „integrierten" Wert und umgeht damit die tageszeitliche Beeinflussung.
- **23 Uhr Speichelkortisol:** Typisch für das Cushing-Syndrom ist das Ausbleiben des Kortisol-Abfalls in den Abend- und Nachtstunden.
- **Hemmtest mit niedrig dosiertem Dexamethason:** Um Mitternacht wird 1 mg Dexamethason eingenommen und das Plasma-Kortisol 8 Stunden später bestimmt. Physiologisch ist die Unterdrückung der Kortisolsekretion und damit ein Abfall des Plasma-Kortisolspiegels. Lässt sich durch Dexamethason die Kortisolsekretion nicht unter 80 nmol/l (< 2 µg/dl) absenken, besteht der dringende Verdacht auf ein Cushing-Syndrom. Mögliche Ursachen für falsch positive Testergebnisse sind eine Depression, floride Infektionen oder Alkoholismus.

Schritt 2: Unterscheidung eines Morbus Cushing von anderen Formen des Cushing-Syndroms

Das ACTH-produzierende Hypophysenadenom sezerniert zwar inadäquate Mengen von ACTH, steht jedoch noch immer unter negativer Feedback-Hemmung durch Kortisol, wenn auch mit

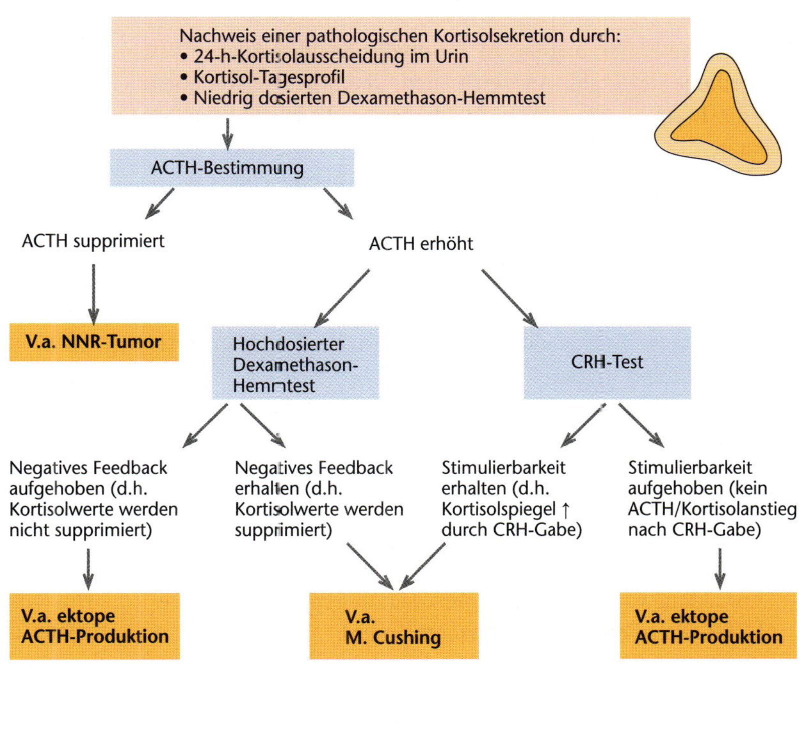

Abb. 9.33 Diagnostisches Vorgehen beim Cushing-Syndrom [L157]

einem nach oben verschobenen Schwellenwert. Auch sind die Adenomzellen insofern intakt, als sie auf eine Stimulation durch CRH reagieren können.

Im Gegensatz hierzu sind die ektope ACTH-Produktion sowie der nicht-ACTH-vermittelte Hyperkortisolismus durch externe Kortisol-Gaben nicht supprimierbar, da beide autonom – d. h. von der zentralen Regulation abgekoppelt – sind. Auch kann die Kortisolproduktion in diesen Fällen nicht durch CRH gesteigert werden, da die hypophysäre ACTH-Produktion durch die periphere Überversorgung mit Kortisol maximal unterdrückt ist.

Die differenzialdiagnostische Unterscheidung zwischen dem hypothalamisch-hypophysär verursachten Morbus Cushing und dem Cushing-Syndrom anderer Ursache gelingt deshalb durch die **Plasma-ACTH-Bestimmung,** einen **hoch dosierten Dexamethason-Test** und einen **CRH-Test.** Das Plasma-ACTH ist beim primären Hyperkortisolismus (Adenom oder Karzinom der Nebennierenrinde) supprimiert, bei den ACTH-abhängigen Formen normal oder erhöht. Bei einem Morbus Cushing werden durch den hoch dosierten Dexamethason-Test in 90 % die Kortisolspiegel um mehr als 50 % des Ausgangswertes reduziert; der CRH-Test führt in den allermeisten Fällen zu einer deutlichen Stimulation der ACTH- und Kortisolsekretion.

In seltenen Zweifelsfällen können eine **Katheterisierung beider Sinus petrosus** und Blutabnahme zur Bestimmung des hypophysär produzierten ACTH zur Diagnosefindung notwendig werden.

Schritt 3: Lokalisationsdiagnostik

In Abhängigkeit von den Ergebnissen der vorgenannten Untersuchungen wird die Hypophyse mittels MRT dargestellt. Zur Identifizierung der Quelle des ektop produzierten ACTH erfolgen CT-Untersuchungen z. B. der Lunge bzw. der Nebennieren, falls ein Nebennierenadenom vermutet wird.

Therapie

Die operative Entfernung des ACTH-produzierenden Adenoms ist die Methode der Wahl. Ausweich- und Überbrückungsverfahren sind die Bestrahlung, Adrenalektomie sowie die medikamentöse Therapie.

- **Operative Therapie:** Hypophysenadenome werden operativ (transnasal = transsphenoidal) entfernt. Gelegentlich können ACTH-produzierende Mikroadenome durch die bildgebenden Verfahren nicht entdeckt werden, lassen sich aber intraoperativ durch erfahrene Neurochirurgen darstellen und entfernen. Postoperativ muss für eine individuell sehr variable Zeit Hydrokortison substituiert werden.
- Eine **Bestrahlung der Hypophyse** kann in den Fällen, in denen eine Operation nicht erfolgreich war (in ca. 15 % bei Mikroadenomen, sehr viel häufiger bei Makroadenomen), durchgeführt werden.
- Eine **bilaterale Adrenalektomie** kann bei mangelndem Operationserfolg erwogen werden, führt aber gelegentlich zur Entwicklung von sogenannten Nelson-Tumoren der Hypophyse (ACTH-sezernierende Hypophysentumoren).
- Eine **medikamentöse Therapie** mit adrenostatischen, also die Kortisolsynthese blockierenden Substanzen kommt bei inoperablem Nebennierenrindenkarzinom oder paraneoplastischer ektoper ACTH-Sekretion zum Einsatz. Sie erfolgt mit Ketoconazol plus Octreotid oder mit Metyrapon, seltener auch mit Mitotan, das sonst nur für die Therapie des Nebennierenkarzinoms eingesetzt wird.

9.6.6 Erkrankungen des Hypothalamus

Alle Erkrankungen des Hypothalamus können auch dessen Funktion als „endokrines Steuerorgan" beeinträchtigen. Sie sind insgesamt recht selten. Die häufigsten Ursachen sind nachfolgend zusammengefasst.

Hypothalamische Erkrankungen mit Hormonstörungen

- Häufigste Ursache: große **Adenome der Hypophyse,** die sich supraselIär in die hypothalamische Region ausbreiten
- **Andere hypophysär-hypothalamische Tumoren:** Kraniopharyngeome (im Kindes- bzw. Jugendalter häufiger, beim Erwachsenen selten); Meningeome, Pinealome, Histiocytosis X, Metastasen
- **Meningitiden und Enzephalitiden**
- **Granulomatöse Entzündungen:** Tuberkulose, Sarkoidose
- **Kongenitale Störungen:**
  - Fehlbildungen der „Mittelstrukturen": Lippen-Kiefer-Gaumen-Spalte, Enzephalozele
  - Kallmann-Syndrom: autosomal-dominant vererbte Migrationsstörung von GnRH-produzierenden und olfaktorischen Neuronen mit hypothalamischem (tertiärem) Hypogonadismus und durch Verkümmerung des Bulbus olfactorius bedingter Anosmie

Klinik

Symptome werden durch die Hormonausfälle und den Ausfall der anderen hypothalamischen Steuerungsfunktionen, bei Raumforderungen auch durch den entstehenden Hirndruck hervorgerufen:

- **Hormonausfälle:** Die Symptome hypothalamischer endokriner Störungen sind abhängig von der betroffenen Hormonachse. Sie entsprechen denen der hypophysären Störungen, sind aber oft weniger ausgeprägt. Zunächst ist meist die somatotrope Achse oder die gonadotrope Achse betroffen. Ausfallerscheinungen anderer Hormonachsen sind selten. Zusätzlich kann evtl. die ADH-Sekretion gestört sein (Diabetes insipidus oder SIADH).
- **Ausfall anderer Steuerungsfunktionen:** Neben endokrinen Störungen können auch andere dem Erhalt der Homöostase dienende Funktionen betroffen sein, wie Temperaturregulation, Appetit (Hyperphagie), Schlaf-Wach-Regulation, Vigilanz und emotionale sowie vegetative Steuerung.

Diagnostisches Vorgehen

Die Diagnose einer hypothalamischen Störung ergibt sich aus den Symptomen der hormonellen Störung, dem Ausfall anderer hypothalamischer Funktionen sowie den Folgen einer evtl. bestehenden Raumforderung.

9

9.7 Erkrankungen der Nebenniere

C. Dodt

9.7.1 Anatomie und Physiologie

Die Nebennieren des Erwachsenen wiegen zusammen 8 bis 10 Gramm und liegen retroperitoneal oberhalb und medial der oberen Nierenpole. Sie bestehen aus der **Nebennierenrinde (NNR, Adrenokortex)** und einem Kernbereich **(Medulla).**

Der Kortex macht ca. 90 % des Gewichts aus und ist morphologisch in drei Schichten unterteilt, die sich aufgrund eines unterschiedlichen Enzymbesatzes auch funktionell durch die von ihnen produzierten Steroide unterscheiden:

- In der direkt unter der Kapsel liegenden **Zona glomerulosa** wird **Aldosteron** synthetisiert.
- Die angrenzende **Zona fasciculata** ist der Hauptsyntheseort des **Kortisols;** sie macht 70 % des Adrenokortex aus.
- Noch weiter innen, an die Medulla heranreichend, liegt die **Zona reticularis,** in der vor allem die adrenalen **Androgene** (Dehydroepiandrosteron [DHEA] und Androstendion) und nur zu einem geringen Teil Kortisol synthetisiert werden.

Der Nebennierenrindenkortex dient also der Steroidbiosynthese, bei der das Ausgangsmolekül Cholesterin enzymatisch in die drei Steroidklassen Mineralokortikoide, Glukokortikoide und Androgene umgewandelt wird (➤ Abb. 9.34 und ➤ Abb. 9.35).

Glukokortikoide

Die **Glukokortikoide** sind nach ihrem Effekt auf den **Kohlenhydratstoffwechsel** benannt. In der Tat ist ihre Hauptaufgabe die Bereitstellung von Energieträgern (Glukose und Fettsäuren), was ihre Rolle bei der Stressbewältigung erklärt („Stresshormone"). Wie Glukokortikoide physiologisch wirken, ist in der Pharma-Box „Glukokortikoide" beschrieben. Dort werden auch die Nebenwirkungen bei endogener Überproduktion oder bei externer Zufuhr überphysiologischer Dosen vorgestellt (s. dazu auch ➤ Abb. 9.36). Die Glukokortikoidsekretion der Nebennieren steht unter hypophysär-hypothalamischer Kontrolle durch CRH und ACTH.

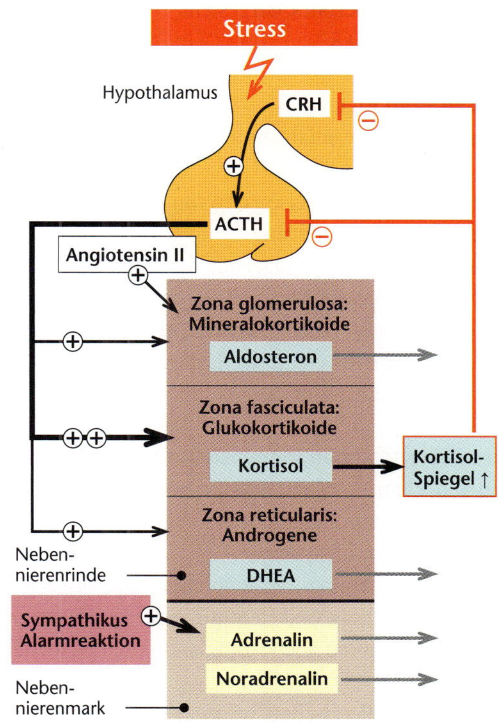

Abb. 9.34 Produktionsort und Steuerung der Nebennierenrindenhormone (ACTH = adrenokortikotropes Hormon, CRH = Corticotropin-Releasing-Hormon, DHEA = Dehydroepiandrosteron) [L157]

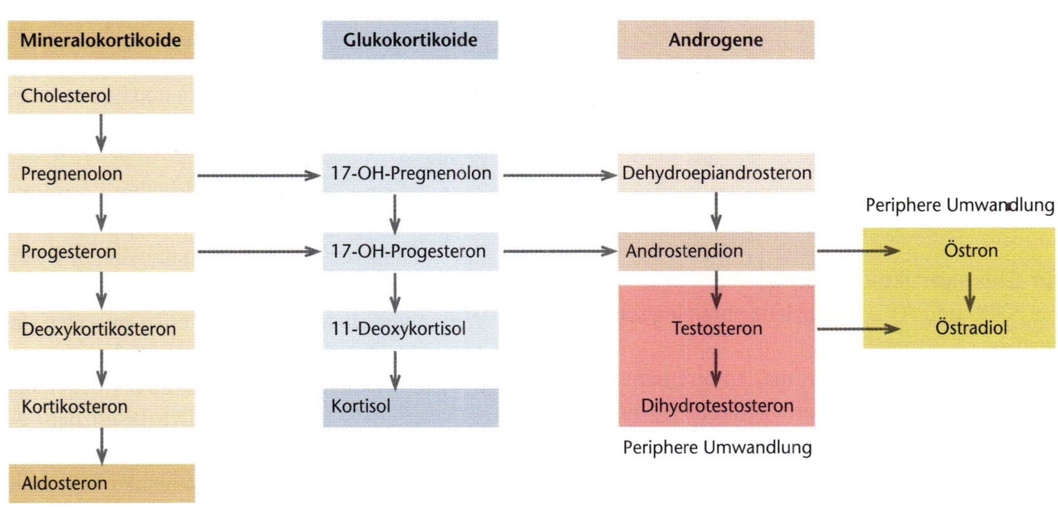

Abb. 9.35 Die adrenale Steroidbiosynthese: Die Umwandlung der Androgene Dehydroepiandrosteron und Androstendion zu Testosteron sowie die Bildung der Östrogene erfolgen außerhalb der Nebenniere, u. a. im Fettgewebe. [L157]

9

Pharma-Box: Glukokortikoide

Wirkungsmechanismus und Eigenschaften

Glukokortikoide entfalten ihre vielfältigen Wirkungen intrazellulär nach Bindung an einen plasmatischen Rezeptor. Dieser Komplex bindet an Rezeptoren im Zellkern und induziert die Bildung von m-RNA. Im Folgenden werden die physiologischen Wirkungen der Glukokortikoide im Überblick dargestellt.

Wirkstoffe ➤ Tab. 9.8

Metabolische Homöostase

- **Kataboler Effekt:** Eiweißabbau in Haut, Muskulatur und Fettgewebe
- **Fettsäureregulierung:** Freisetzung von Fettsäuren ins Blut, Steigerung der Fettspeicherung
- **Blutzuckerregulierung:** Steigerung der Glukoneogenese, Steigerung der Glykogenspeicherung, Steigerung der Insulinspiegel
- **Mineralokortikoider (Rest-)Effekt:** Natrium- und Wasserretention, Kalium-Verluste, verminderte enterale Kalziumresorption, gesteigerte renale Kalziumausscheidung

Antiinflammatorische und immunsuppressive Wirkungen

- Steigerung der intravasalen Leukozytenkonzentration
- Migration von Entzündungszellen
- Suppression des Immunsystems:
  - Hemmung der Entzündungsamplifikation: Stabilisierung die Lysosomenmembran und Hemmung der Synthese von Entzündungsmediatoren wie Prostaglandinen, Leukotrienen und Thromboxan
  - Hemmung der allergischen Spätphase-Antwort (➤ 5.3.1): Verminderung der Eosinophilenzahl und Zytokine

Kardiovaskuläre Regulation

Erhöhte Herzauswurfleistung, erhöhter Gefäßtonus.

Bindegewebe, Knochengewebe

Abbau von Kollagen und Bindegewebe, Hemmung der Osteoblasten, Stimulierung der Osteoklasten.

Endokrine Regulation

Hemmung der Reproduktionsachse, Hemmung der Wachstumshormonachse.

Indikationen für Glukokortikoidtherapie

- Substitution bei NNR- und HVL Insuffizienz physiologische Dosis Hydrokortison ca. 30 mg/Tag
- Antientzündliche Therapie z. B. bei Asthma, Autoimmunerkrankungen, Vaskulitiden, Allergien, Inhalationstrauma („Rauchvergiftung")
- Hirnödemprophylaxe bei Tumoren durch Verminderung der Gefäßdurchlässigkeit
- Antiproliferativ: Induktionstherapie bei Leukämien
- Immunsuppression bei Organtransplantation

Nebenwirkungen (nicht bei Substitutionstherapie!)

Nebenwirkungen (➤ Abb. 9.36) treten dann auf, wenn langfristig überphysiologische Dosen gegeben werden. Diese sogenannte **„Cushing-Schwelle"** wird mit 7,5 mg Prednisolon pro Tag (oder der äquivalenten Dosis eines anderen Glukokortikoids) angegeben. Allerdings: auch niedrigere Dosen können bei langfristiger Anwendung Nebenwirkungen auf manche Organe haben (so kommt etwa eine Osteoporose auch schon bei weitaus niedrigeren Tagesdosen vor).

- NNR-Atrophie bei längerer Therapie oberhalb der „Cushing-Schwelle", Gefahr einer Addison-Krise (➤ 9.7.2) durch abruptes Absetzen
- Schwächung der Infektabwehr
- Blutbildveränderungen: Thrombozyten ↑, Erythrozyten ↑, Neutrophile ↑, Eosinophile ↓, Basophile ↓, Lymphozyten ↓
- Diabetogene Wirkung; Hypertonus durch Na^+- und Wasserretention; Hypokaliämie, metabolische Alkalose
- Katabole Wirkung: Osteoporose, Wundheilungsstörungen, Wachstumshemmung, Muskelschwäche und erhöhte Muskelermüdbarkeit
- Aseptische Knochennekrosen (v. a. Hüftkopf und Kalkaneus)
- Stammfettsucht, Vollmondgesicht, erhöhte Blutfette
- Aktivierung von gastrointestinalen Ulzera (Induktion neuer Ulzera umstritten)
- Haut: Atrophie, Striae rubrae, Akne und brüchige Kapillaren
- Auge: „nach einer Woche Hornhautulkus, nach einem Monat akuter Glaukomanfall, nach einem Jahr Katarakt"; Letzteres in 20 % nach einem Jahr Therapie über der Cushing-Schwelle
- Endokrines Psychosyndrom: Euphorie, Depression, Unruhe, Verwirrung

Kontraindikationen (z.T. relativ)

Magen-Darm-Ulzera, Osteoporose, Psychosen, Herpes simplex, Herpes zoster, Varizellen, vor und nach Schutzimpfungen, Glaukom, Hypertonie, Diabetes mellitus, erstes Trimenon der Schwangerschaft, Tbc.

Klinische Anwendung

- In Notfällen großzügig dosieren und i. v. verabreichen (z. B. 100 mg Prednison i. v.); Nebenwirkungen bei Kurzzeittherapie gering
- Tagesdosis wegen zirkadianer Rhythmik bevorzugt morgens vor 8 Uhr geben.
- Zur Verringerung der NNR-Suppression intermittierende Gabe (jeden zweiten Morgen 1,5- bis 2-fache Tagesdosis) anstreben
- Wenn möglich, lokale Therapeutika einsetzen (inhalativ bei Atemwegsobstruktion, Klysma bei Kolitis)
- Bei Therapiedauer von mehr als zwei Wochen über der Cushing-Schwelle an die Gefahr einer NNR-Insuffizienz denken und ggf. ACTH-Test durchführen
- Bei Dauertherapie und vorbestehender Tuberkulose Prophylaxe mit Isoniazid erwägen
- Osteoporoseprophylaxe bei Dauertherapie (Kalzium und Vitamin-D-Supplementation, Bisphosphonate)

Mineralokortikoide

Die **Mineralokortikoide** sind nach ihrem Effekt auf den **Elektrolythaushalt** benannt.

Das funktionell wichtigste Mineralokortikoid ist das **Aldosteron.** Seine Hauptfunktionen sind die Regulation des Wasserhaushalts und die K^+-Homöostase. Es bewirkt in den Zellen des Sammelrohrs und des distalen Tubulus eine Aktivierung der Na^+-K^+-ATPase, die passiv aus dem Harn in die Tubuluszelle diffundiertes Na^+ aktiv in den Extrazellularraum pumpt. Dies erhöht das negative Potenzial im Tubuluslumen und bewirkt so eine Sekretion von K^+ und H^+. Durch die Regulation der tubulären Natrium-Rückresorption steuert es den Natriumbestand des Körpers und somit das Extrazellularvolumen.

Die Sekretion von Aldosteron wird vor allem durch das **Renin-Angiotensin-Aldosteron-System** reguliert. Angiotensin II stimuliert innerhalb weniger Minuten nach seiner Freisetzung die Sekretion von Aldosteron. Ein zweiter, ebenso wichtiger regulativer Faktor ist das Kalium-Ion. Eine Hyperkaliämie bewirkt eine Stimulation, eine Hypokaliämie eine Inhibition der Aldosteronsekretion. Die Stimulierung durch ACTH ist von untergeordneter Bedeutung.

Androgene

Androgene werden in der Nebenniere in reichlichem Ausmaß synthetisiert (v. a. **Dehydroepiandrosteron** und sein Sulfat sowie **Androstendion**). Bei der Frau machen sie mehr als 50 % der Gesamtandrogene aus (der Rest wird ovariell produziert). Beim Mann spielen die adrenalen Androgene im Vergleich zu den in den Leydig-Zellen des Hodens produzierten Androgenen (v. a. Testosteron) eine geringe Rolle, ihre biologische Aktivität macht nur 20 % der Gesamtandrogene aus. Die adrenalen Androgene können peripher zu Testosteron und Dihydrotestosteron umgewandelt werden. Die Steuerung der NNR-Androgene erfolgt über ACTH, evtl. auch über ein noch nicht identifiziertes anderes hypophysäres Hormon.

Tab. 9.8 Wirkstoffe der Glukokortikoidtherapie

Substanz	Relative Glukokortikoidwirkung	Relative Mineralokortikoidwirkung	Cushing-Schwelle [mg/Tag]
Kortisol*	1	1	
Kortison**	0,7	1	30
Hydrokortison	0,8	0,8	40
Prednison	4	0,6	7,5
Prednisolon	4	0,6	7,5
Dexamethason	30	0	2
Methylprednisolon	5	0	6

*physiologisches „Referenz"-Glukokortikoid
**im Körper aus Kortisol gebildet (Entfernung einer OH-Bindung), aber auch häufig verwendetes synthetisches Produkt

Klinik

Im Falle einer Überproduktion treten bei der Frau Akne, Hirsutismus und Virilisierung auf, ein Ausfall der adrenalen Androgenproduktion führt zu Abnahme oder Verlust der Achsel- und Schambehaarung. Beim Mann wird eine adrenale Überproduktion von Androgenen wegen ihrer relativ geringen Menge im Verhältnis zur testikulären Testosteronausschüttung klinisch nicht auffällig.

9.7.2 Nebennierenrindeninsuffizienz

Sowohl für das Verständnis der Nebennierenstörungen als auch für die diagnostische Zuordnung ist die Unterscheidung zwischen primären und sekundären Nebennierenstörungen entscheidend:

- Die **primäre Funktionsstörung** der Nebennieren wird auch als **Morbus Addison** bezeichnet und beruht meist auf einer Zerstörung adrenaler Zellen durch einen Autoimmunprozess.

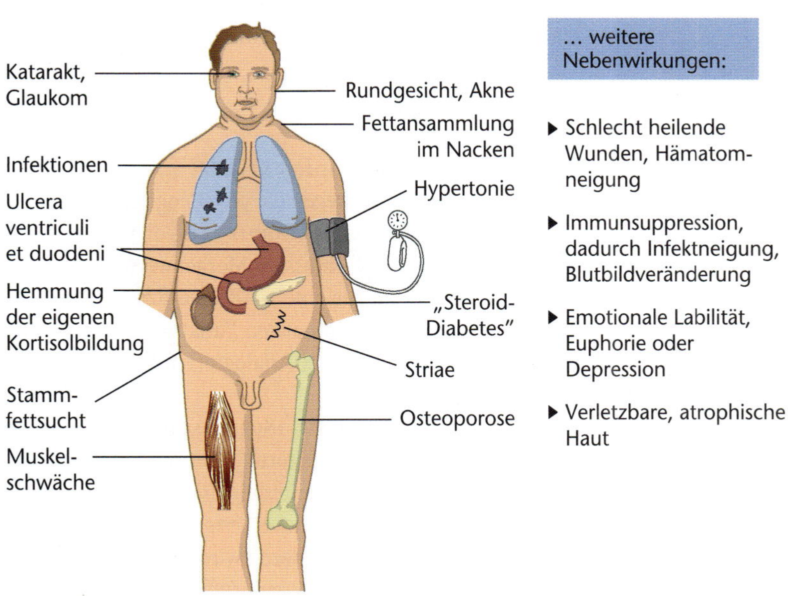

Abb. 9.36 Mögliche Nebenwirkungen einer Glukokortikoid-Therapie (Auswahl). Dasselbe Bild wird auch bei endogener Überproduktion von Glukokortikoiden gesehen und als Cushing-Syndrom bezeichnet. [L138]

- Die **sekundäre Nebenniereninsuffizienz** ist Folge einer verminderten ACTH-Sekretion. Meist ist eine lang dauernde Kortikosteroid-Einnahme Ursache der Störung, seltener sind Hypophysenadenome (➤ 9.6.5) oder Traumen (➤ 9.6.4).

Primäre Nebenniereninsuffizienz (Morbus Addison)

Bei dieser seltenen, wegen ihrer klinischen Bedeutung jedoch wichtigen Erkrankung wird die gesamte Nebennierenrinde zerstört. Im Gegensatz zu den sekundären Störungen, bei denen die Mineralokortikoidsekretion wegen ihrer weitgehend ACTH-unabhängigen Steuerung über das Renin-Angiotensin-Aldosteron-System (➤ 1.14.1) weitgehend intakt bleibt, finden sich hier auch Symptome eines Mineralokortikoidmangels.

Klinik

Beim Morbus Addison kommen sowohl chronische Verläufe mit einem langsamen und graduellen Ausfall als auch akute Verläufe mit raschem Erlöschen der Nebennierenrindenfunktion vor. Besonders bedrohlich ist der Nebennierenausfall in Stresssituationen. Dabei kann es rasch zu lebensbedrohlichen Schockzuständen kommen **(Addison-Krise),** die keine Fehldiagnose verzeihen.

Die Krankheitszeichen beim Morbus Addison sind bedingt durch den Hormonausfall sowie die gesteigerte ACTH-Sekretion bei Wegfall der negativen Feedback-Hemmung:

- **Kortisolmangel:** Schwäche, Übelkeit, Appetitlosigkeit, Erbrechen und Gewichtsverlust, Bauchschmerzen bis hin zu „Pseudoperitonismus", gelegentlich niedrige Blutzuckerwerte bis hin zur Hypoglykämie
- **Mangel an Mineralokortikoiden** (bzw. der mineralokortikoiden Wirkung des Kortisols): Hyponatriämie, Dehydratation, Hyperkaliämie, Azidose und Hypotension
- **Androgenmangel:** bei Frauen gelegentlich Verlust der Achsel- und Pubesbehaarung durch Ausfall der adrenalen Androgene festzustellen.
- **Gesteigerte Sekretion von ACTH:** Die hohen ACTH-Spiegel führen zu einer direkten Stimulation der Melanozyten der Haut. Die resultierende **Hyperpigmentation** ist eines der klassischen Symptome des Morbus Addison und ist besonders deutlich an sonnenbeschienenen Hautflächen und Arealen mit hoher Druckbelastung (Ellenbogen, Knie), häufig auch an Narben und Handinnenlinien zu sehen (➤ Abb. 9.37).

Darüber hinaus können Anämie, Lymphozytose und Eosinophilie sowie durch die katabole Wirkung ein Anstieg von Kreatinin und Harnstoff auftreten.

Symptome des Morbus Addison

- Schwäche, Appetitlosigkeit, Gewichtsverlust 100 %
- Hyperpigmentation der Haut 90 %
- Hypotension 90 %
- Gastrointestinale Störungen 55 %
- Salzhunger 20 %

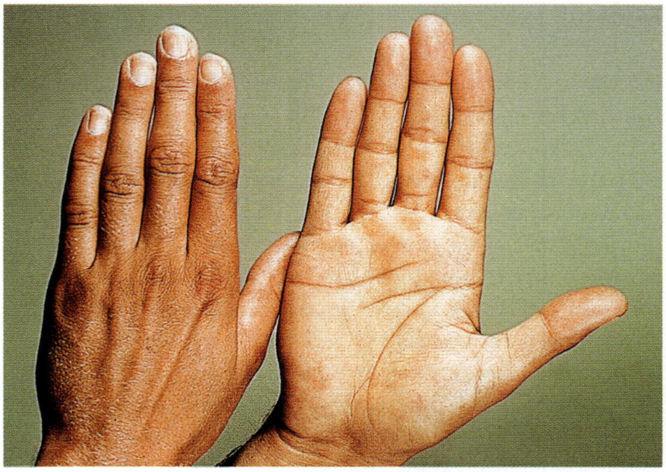

Abb. 9.37 Handlinien bei Morbus Addison [S100]

Addison-Krise

Diese auch als **akuter Hypoadrenalismus** oder Addison-Koma bezeichnete Verlaufsform ist ein lebensbedrohlicher Zustand, der entweder durch rasche Vernichtung der Nebennierenrinde (z. B. bei Meningokokken-Sepsis) oder durch Exazerbation einer vorbestehenden chronischen Nebenniereninsuffizienz durch eine zusätzliche Belastung wie Trauma, Operation oder Infektionen entsteht. Das klinische Bild ist durch Bewusstseinstrübung, Fieber, Dehydratation und Hypoglykämie gekennzeichnet, ein – evtl. tödlicher – Schockzustand kann auftreten.

Ursache der primären adrenokortikalen Insuffizienz ist in 80 % eine Zerstörung des Adrenokortex durch Autoimmunprozesse **(Autoimmunadrenalitis).**

Seltenere Ursachen der Unterfunktion der Nebennieren sind die Tuberkulose (früher häufigste Ursache), andere Infektionen wie CMV oder HIV, Sepsis (vor allem Meningokokken-Sepsis mit Waterhouse-Friderichsen-Syndrom, ➤ 3.7.7), Metastasen, bilaterale adrenale Blutungen, Sarkoidose, Amyloidose, Hämochromatose, Medikamente (z. B. Ketoconazol, Etomidat), das adrenogenitale Syndrom und die Adrenoleukodystrophie, eine vor allem pädiatrisch bedeutsame mitochondriale Erkrankung.

Diagnostisches Vorgehen

Wie ist die Funktion der Nebennierenrinde?

Die basalen Kortisolspiegel sind wegen der physiologischen Schwankungen wenig aussagekräftig. Liegen sie über 18 µg/dl, ist zumindest eine akute Addison-Krise ausgeschlossen; Morgenwerte unter 5 µg/dl sind annähernd beweisend für eine NNR-Insuffizienz. Aussagekräftiger für die Beurteilung der adrenalen Funktion ist ein ACTH-Test (Gabe eines synthetischen ACTH-Analogons mit nachfolgender Messung des Serum-Kortisols).

Ein normaler Anstieg des Kortisols (> 18 µg/dl) schließt eine primäre NNR-Insuffizienz aus, eine sekundäre Störung (verminderte hypophysäre ACTH-Sekretion) kann jedoch weiterhin als Ursache in Betracht kommen (➤ Abb. 9.38). Im Rahmen dieses Tests sollte auch der basale ACTH-Spiegel bestimmt werden, hierdurch wird die Differenzierung von primärer und sekundärer Nebenniereninsuffizienz möglich.

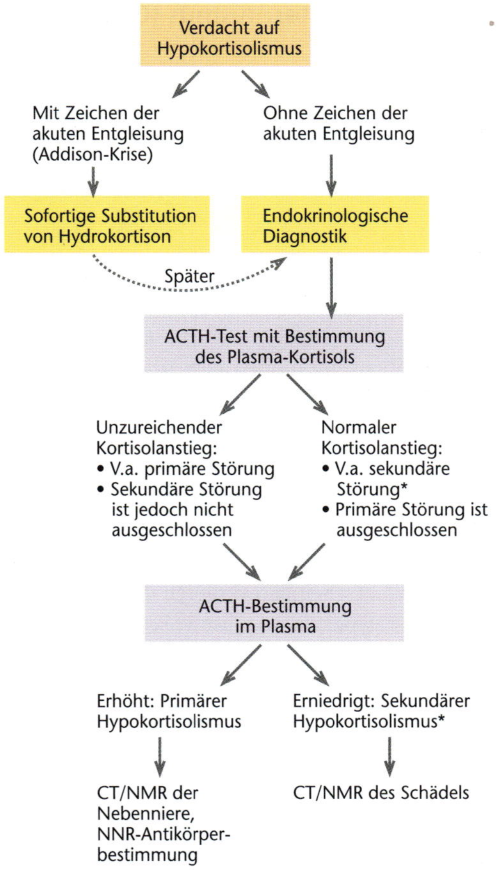

Abb. 9.38 Diagnostisches Vorgehen bei Hypokortisolismus. *Ein tertiärer Hypokortisolismus mit mangelnder thalamischer CRH-Sekretion ist extrem selten. Er kann ggf. durch einen CRH-Test nachgewiesen werden. Der ACTH-Anstieg nach CRH-Gabe bleibt beim sekundären Hypokortisolismus aus, ist beim tertiären jedoch erhalten. NMR = nukleare Magnetresonanz [L157]

Besteht eine primäre oder sekundäre Insuffizienz?

Diese Frage kann zum Teil klinisch beantwortet werden und wird dann im Labor bestätigt.

- **Klinische Hinweise:** Da bei der sekundären Nebenniereninsuffizienz die ACTH-Spiegel niedrig sind, fehlen die Zeichen der Hyperpigmentation. Auch die Zeichen des begleitenden Mineralokortikoidmangels wie Salzhunger, Hyperkaliämie oder Hypotonie fehlen im Gegensatz zu primären Formen. Da die Glukokortikoidachse die resistenteste hypophysäre Funktion darstellt, liegen im Falle eines hypophysären Ausfalls meist bereits Zeichen des Ausfalls anderer Hormonachsen vor.
- **Bestätigung im Labor:** Die topografische Zuordnung gelingt durch die Bestimmung des Plasma-ACTH. Bei einer primären Störung ist das Plasma-ACTH in Relation zum gleichzeitig gemessenen Kortisol deutlich erhöht, bei einer sekundären Störung dagegen normal oder erniedrigt. Da beim Morbus Addison auch meist die Zona glomerulosa betroffen ist, ist auch die Bestimmung von Plasma-Aldosterons sinnvoll und ergibt erniedrigte Werte.

Therapie

Die sofortige Therapie kann bei der Addison-Krise lebensrettend sein und muss bei Verdacht noch vor einer ausgefeilten Diagnostik erfolgen.

- **Glukokortikoidsubstitution:** Die Basisdosis liegt bei 20 bis 30 mg Kortisol (Hydrokortison) pro Tag. Dem natürlichen zirkadianen Sekretionsmuster nachempfunden, werden z. B. 20 mg morgens und 10 mg mittags gegeben. Auch die abendliche Gabe von 2,5–5,0 mg Dexamethason ist möglich. Die Dosis muss bei vermehrter körperlicher Aktivität oder kleineren operativen Eingriffen um 10–20 mg erhöht werden. Bei leichten Infekten wird die Dosis verdoppelt.
- **Mineralokortikoidsubstitution** (nur bei primärer Nebenniereninsuffizienz): morgendliche Substitution des synthetischen Mineralokortikoids 9α-Fluor-Kortisol (Fludrocortison), das die gleiche mineralokortikoide Aktivität wie Aldosteron hat. Auch hier muss die Substitutionsdosis im Verlauf individuell angepasst werden. Zielkriterien sind normale Serum-Elektrolytwerte, ein normaler Schellong-Test sowie ein normales Plasma-Renin.
- **Androgensubstitution.** Bei Frauen ist es möglich, dass trotz adäquater Glukokortikoid- und Mineralokortikoidsubstitution keine gute Lebensqualität erreicht wird. In diesen Fällen kann eine Dehydroepiandrosterongabe versucht werden, die in diesen Fällen die Lebensqualität und Stimmung verbessern kann.

PRAXISBEZUG

In schweren Stresssituationen (v. a. bei fieberhaften Infekten, Operationen oder Unfällen) wird zur Vermeidung einer Addison-Krise die fünffache Dosis Hydrokortison, z. B. 100 bis 200 mg/24 h, parenteral appliziert.
Die Substitutionsdosis muss im Verlauf individuell angepasst werden. Kriterien hierfür sind das körperliche Wohlbefinden, das Körpergewicht (Ziel ist das vor der Erkrankung gemessene Körpergewicht) und der Blutdruck.

Die Patienten sollen einen Addison-Pass erhalten und ausführlich über die Notwendigkeit einer Erhöhung der Kortisol-Dosis in Stresssituationen geschult werden!

Sekundäre Nebenniereninsuffizienz

Die häufigste Ursache des sekundären Hypoadrenalismus ist eine langfristige Therapie nicht endokriner Erkrankungen mit Glukokortikoiden, bei der es zur Unterdrückung der hypothalamisch-hypophysär-adrenalen Achse kommt. Darüber hinaus kann ein Panhypopituitarismus zugrunde liegen (➤ 9.6.4). Die Mineralokortikoidsekretion bleibt wegen ihrer weitgehend ACTH-unabhängigen Steuerung über das Renin-Angiotensin-System intakt. Die sekundäre Nebenniereninsuffizienz wird durch einen CRH-Test erfasst.

PRAXISBEZUG

Wann genau und in welchem Ausmaß es bei der Therapie mit Glukokortikoiden zur adrenalen Suppression kommt, ist variabel. Kurzfristige Therapien (etwa die 3–7-tägige „Burst"-Therapie bei Asthma-Exazerbationen) führen zu keiner lang anhaltenden adrenalen Suppression.

Klinik

Die Symptome der sekundären Nebenniereninsuffizienz sind weniger eindeutig, im Vordergrund stehen Schwäche, Appetitlosigkeit, Übelkeit und abdominale Symptome. Eine Hyperpigmentation entwickelt sich nicht, auch die Zeichen des Mineralokortikoidmangels (Dehydratation und Hyperkaliämie) fehlen.

Wie die Patienten mit primärem Hypokortisolismus sind auch die Patienten mit sekundärem Glukokortikoidmangel bei akutem Stress oder bei plötzlicher Reduktion der eingenommenen Glukokortikoiddosis (im Falle der Glukokortikoid-Therapie) durch eine Addison-Krise gefährdet.

9.7.3 Überfunktionssyndrome der Nebennierenrinde

Eine Überfunktion der Nebennierenrinde kann entweder auf Krankheiten der Nebenniere selbst beruhen (primäre Störungen) oder auf einer inadäquaten Stimulation der Nebenniere (sekundäre Störungen).

Klinik

Die primären Störungen der Nebennierenrinde können alle drei Rindenschichten betreffen und somit zu folgenden Erscheinungen führen:

- Hyperkortisolismus
- Hyperaldosteronismus
- Hyperandrogenismus
- Mischbilder: Diese ergeben sich z. B. häufig bei kongenitalen Enzymstörungen (kongenitale adrenale Hyperplasie).

Alle vier Störungen sind relativ selten. Sie sind meist durch Adenome oder Hyperplasie, seltener durch Karzinome bedingt.

Der primäre Hyperkortisolismus ist im Vergleich zum sekundären Hyperkortisolismus (Morbus Cushing) selten und wird dort besprochen (➤ 9.6.5).

Primärer Hyperaldosteronismus (Conn-Syndrom)

Seltene, durch ein Adenom oder eine Hyperplasie entstehende Überfunktion der Zona glomerulosa mit den Leitbefunden Bluthochdruck und Hypokaliämie (➤ Abb. 9.39).

Klinik

Die **Hypertonie** ist zum einen durch das wegen der vermehrten Na^+-Rückresorption erhöhte Plasmavolumen bedingt („Volumenhochdruck"); zum anderen scheint es durch die erhöhten Mineralokortikoidkonzentrationen auch zu einer gesteigerten Empfindlichkeit der Blutgefäße gegenüber Katecholaminen und damit zu einem erhöhten peripheren Widerstand zu kommen („Widerstandshochdruck").

Die **Hypokaliämie** kann so ausgeprägt sein, dass sich Müdigkeit, Muskelschwäche und eine metabolische Alkalose entwickeln, die durch die tubuläre „Sparschaltung" (Sekretion von H^+- statt K^+-Ionen) bedingt ist. Wahrscheinlich verlieren die Nieren aufgrund der lange bestehenden Hypokaliämie ihre volle Konzentrierungsfähigkeit, sodass es zusätzlich zu Polyurie und Polydipsie und so zur Dehydratation kommen kann. Andererseits ist in vielen Fällen beim Hyperaldosteronismus auch keine Hypokaliämie zu beobachten.

Ätiologie

- **Nebennierenadenom:** Die häufigste Ursache (ca. 70 %) eines primären Hyperaldosteronismus ist ein autonom aldosteronproduzierendes Adenom der Nebennierenrinde.
- **Idiopathische Hyperplasie der Nebennierenrinde** (20 %): Hierbei besteht zwar eine Überproduktion von Aldosteron mit allen pathophysiologischen Konsequenzen, gleichzeitig sind aber im Gegensatz zum Adenom physiologische, durch Angiotensin II vermittelte Regulationsmechanismen zumindest teilweise weiter wirksam. Die zum Teil erhaltene Regulation ist für die diagnostische Sicherung dieser Form durch den Orthostase-Test bedeutend.

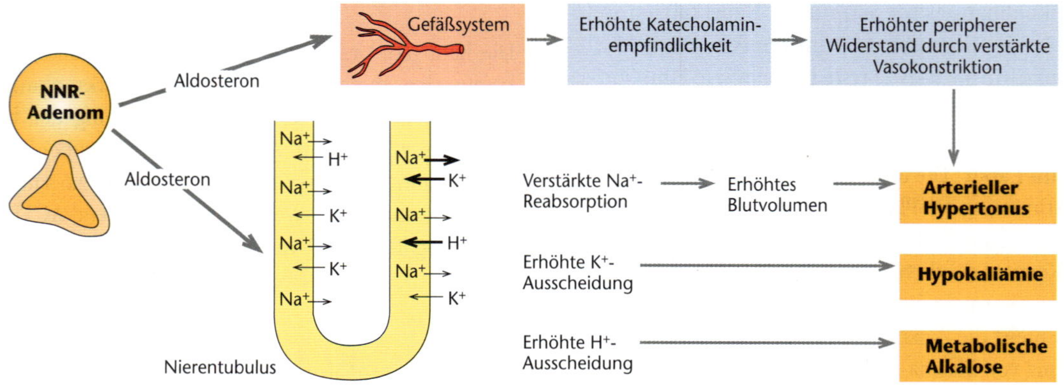

Abb. 9.39 Pathogenese des primären Hyperaldosteronismus [L157]

Selten sind adrenale Karzinome (1 %), adrenale Enzymdefekte im Rahmen des adrenogenitalen Syndroms (3β-Hydroxysteroid-Dehydrogenase-Mangel, 11β-Hydroxylase-Mangel oder 17α-Hydroxylase-Mangel) oder eine autosomal-dominante Aldosteron-Übersekretion.

Von diesen Formen abzugrenzen ist der durch Lakritzabusus hervorgerufene Pseudohyperaldosteronismus. Die in der Lakritze enthaltene Glycyrrhizinsäure hemmt die enzymatische Inaktivierung des Kortisols an Mineralokortikoid-Rezeptoren der Niere und verstärkt so die mineralokortikoiden Wirkungen des Kortisols. Die „eigentlichen" Mineralokortikoide sind dabei jedoch supprimiert.

Diagnostisches Vorgehen

Bei jedem Patient mit Hypertonus und Hypokaliämie, ohne dass Letztere durch die Einnahme von Diuretika erklärt ist, muss an die Möglichkeit eines primären Hyperaldosteronismus gedacht werden. Hochrisikopatienten wie solche mit schwerer Hypertonie und schlechtem Therapieansprechen, positiver Familienanamnese für frühzeitige vaskuläre Komplikationen eines Bluthochdrucks oder einem zufällig entdeckten Nebennierentumor sollten auch bei Normokaliämie auf einen primären Hyperaldosteronismus hin untersucht werden.

Schritt 1: Aldosteron-Renin-Quotient

Im Mittelpunkt der Diagnostik steht die Bestimmung des Aldosteron-Renin-Quotienten. So erlaubt z. B. die Bestimmung der Reninkonzentration oder der Plasma-Renin-Aktivität die Unterscheidung zwischen einer diuretikainduzierten Hypokaliämie und einem primären Hyperaldosteronismus. Bei einem primären Hyperaldosteronismus ist Renin meist nicht messbar niedrig, bei Diuretikaeinnahme deutlich erhöht. Setzt man den gemessenen Reninspiegel (ng/l) ins Verhältnis zum gleichzeitig bestimmten Aldosteronspiegel (ng/l), lässt sich eine relativ verlässliche Aussage darüber machen, ob ein primärer Hyperaldosteronismus vorliegt. Die gleichzeitige Einnahme von Aldosteronantagonisten oder ACE-Hemmern erschwert die Interpretation der Ergebnisse.

Der Aldosteron-Renin-Quotient liegt bei Patienten mit essenzieller Hypertonie zwischen 4 und 10 und bei Patienten mit einem primären Hyperaldosteronismus zwischen 30 und 50, Verdacht bei > 20. Ist der Aldosteron-Renin-Quotient nicht erhöht, aber eine Hypokaliämie nicht anders als durch einen Hyperaldosteronismus zu erklären, muss an einen Mineralokortikoidexzess ohne Hyperaldosteronismus gedacht werden (Lakritzabusus, Deoxykortison produzierender Tumor, Morbus Cushing).

Schritt 2: Bestätigung der Diagnose

Hierzu werden **Suppressionstests** verwendet:

- Die rasche Infusion von NaCl sollte z. B. wegen der damit verbundenen Expansion des Intravasalvolumens zur Suppression von Aldosteron führen. Bleibt diese aus, ist ein autonomer Prozess wahrscheinlich. Dieser Test darf verständlicherweise bei Herzinsuffizienz nicht durchgeführt werden.
- Durch die orale Gabe des ACE-Hemmers Captopril ist eine Unterdrückung des die Aldosteronsekretion stimulierenden Angiotensin-Systems zu beobachten und somit bei nicht-autonomen Prozessen eine Abnahme von Aldosteron. Eine mangelnde Suppression im Captopril-Test spricht deshalb für ein autonomes Adenom. Alternativ kann auch ein Suppressionstest mittels Gabe von Fludrokortison, einem Mineralokortikoid, durchgeführt werden.

Schritt 3: Abgrenzung eines Adenoms gegen eine Hyperplasie

Als erster Schritt sollte hier eine CT durchgeführt werden. Einseitige adrenale Raumforderungen mit einem Durchmesser > 4 cm sind malignitätsverdächtig. Eine bilaterale Hyperplasie ist gelegentlich im CT zu erkennen, kann aber auch ohne morphologische Veränderungen bestehen. Oft muss die Frage, ob eine bilaterale adrenale Hyperplasie oder ein Adenom vorliegt, durch eine selektive Katheterisierung der Nebennierenvenen geklärt werden. Unilaterale Adenome führen zu einer meist mindestens 4-fach erhöhten Aldosteronsekretion auf der betroffenen Seite, während eine bilaterale Hyperplasie keine seitendifferenten Aldosteronspiegel aufweist. Diese Untersuchung gehört in die Hände eines erfahrenen Radiologen, der eine hohe Sicherheit im Auffinden der oft sehr kleinen Nebennierenvenen hat.

Therapie

Die Therapie besteht in der laparoskopischen Entfernung des Adenoms. In mehr als 70 % der Fälle lassen sich die Symptome inklusive des Hypertonus beheben. Auf jeden Fall empfiehlt sich die Vorbehandlung mit dem Aldosteron-Antagonisten Spironolacton für 1–2 Monate. Hierdurch wird die Volumenretention vermindert und die Kalium-Bilanz korrigiert.

Die idiopathische Hyperplasie wird nicht primär operiert, da auch eine subtotale Adrenalektomie den Hypertonus meist nicht kuriert. Bei dieser Form des Hyperaldosteronismus steht die antihypertensive Therapie im Vordergrund.

Sekundärer Hyperaldosteronismus

Ein sekundärer Hyperaldosteronismus entwickelt sich immer dann, wenn die Reninproduktion der Niere exzessiv angefeuert wird. Ursachen sind somit alle mit einer Minderperfusion der Niere einhergehenden Erkrankungen, z. B. Nierenarterienstenose und Glomerulonephritis, aber auch Krankheiten mit vermindertem effektivem Intravasalvolumen (➤ 12.1.3) wie Herzinsuffizienz oder Hypoproteinämie (nephrotisches Syndrom, Leberzirrhose) oder ein primärer Elektrolytverlust durch Defekte des tubulären Elektrolytaustauschs (z. B. Bartter-Syndrom).

MERKE

Die typische Laborkonstellation ist ein erhöhtes Aldosteron bei erhöhtem Renin.

Der sekundäre Hyperaldosteronismus bedarf als Kompensationsmechanismus keiner Behandlung, die über die Therapie der zugrunde liegenden primären Störung hinausgeht. Ist die primäre Erkrankung nicht *per se* zu therapieren (wie z.B. die Herzinsuffizienz), ist es sinnvoll, durch ACE-Hemmer, Angiotensin-Rezeptor-Antagonisten oder Spironolacton den Hyperaldosteronismus zu vermindern und so die Nachlast des Herzens zu senken.

Adrenaler Androgenexzess

Eine vermehrte adrenale Androgensynthese führt zu einem Anstieg der adrenalen Androgene Dehydroepiandrosteron (DHEA) und Androstendion, die peripher zum Testosteron umgewandelt werden. Der Überschuss der Androgene äußert sich in Hirsutismus, Oligomenorrhö (und dadurch bedingte Fertilitätsstörungen), Virilisierung und Akne.

MERKE

Als Hirsutismus bezeichnet man einen Haarwuchs mit männlicher Ausprägung bei Frauen, eine Virilisierung ist durch weitere Zeichen der Vermännlichung (tiefe Stimme, Klitorishypertrophie, Zunahme der Muskelmasse) gekennzeichnet.

Ursachen des adrenalen Androgenexzesses

Ursache einer Hyperandrogenämie adrenalen Ursprungs sind Hyperplasie, Adenome und Karzinome der Zona reticularis, die insgesamt selten sind. Häufiger ist das adrenogenitale Syndrom (AGS).

Adrenogenitales Syndrom

Das adrenogenitale Syndrom **(AGS)** ist durch genetisch bedingte enzymatische Defekte in der Steroidsynthese gekennzeichnet, die zu einem Mangel an Glukokortikoiden mit oder ohne begleitenden Mangel an Mineralokortikoiden („Salzverlust"-Formen) führen. Durch die mangelnde Kortisol-Produktion wird der Adrenokortex vermehrt durch ACTH stimuliert und so eine Hyperplasie der Nebenniere mit Überproduktion der Steroide, deren Synthese nicht beeinträchtigt ist, hervorgerufen („Aufstau" von Steroidvorläufern vor dem jeweiligen Enzymblock mit Umleitung der Biosynthese in die intakten Pfade). Auf diese Weise kommt es zur Mehrproduktion von Mineralokortikoiden und adrenalen Androgenen.

In seiner vollen Ausprägung ist das adrenogenitale Syndrom eine Erkrankung des frühen Kindesalters. Das nichtklassische AGS kann jedoch als sog. Late-Onset-Form bei Erwachsenen auftreten. 1–5 % aller Frauen, die an einem Hirsutismus und einer Oligomenorrhö leiden, weisen diese Störung der Kortisolsynthese auf.

Die Diagnose wird durch den Nachweis von 17-OH-Progesteron (einer Vorstufe des Kortisols) unter Basalbedingungen und nach Stimulation mit ACTH gestellt.

9.7.4 Phäochromozytom

Das Phäochromozytom ist ein von den chromaffinen Zellen des sympathischen Nervensystems abstammender katecholaminproduzierender Tumor. Er ist zu 90 % im **Nebennierenmark** lokalisiert, 10 % kommen extraadrenal im Bereich des thorakalen oder abdominalen **Grenzstrangs** vor. Bei einem Viertel der Erkrankungsfälle treten Tumoren an mehreren Orten gleichzeitig auf. Das Phäochromozytom ist meist gutartig, 10 % sind maligne.

Das Phäochromozytom kann auch im Rahmen der multiplen endokrinen Neoplasie (MEN, ➤ 9.2) auftreten.

Physiologie der Katecholamine

Im Nebennierenmark werden die Katecholamine Noradrenalin, Adrenalin und Dopamin produziert (➤ Abb. 9.40). Noradrenalin mit seinen vorwiegend α-agonistischen Eigenschaften verursacht im Gefäßsystem eine Vasokonstriktion, während Adrenalin mit seinen vorwiegend β-adrenergen Eigenschaften eine periphere Vasodilatation sowie positiv-inotrope und -chronotrope Effekte am Herzen hat.

MERKE

Während Noradrenalin im gesamten sympathischen Nervensystem produziert wird, wird Adrenalin fast ausschließlich in der adrenalen Medulla produziert. Der Beitrag der Medulla zur Gesamtproduktion an Noradrenalin ist dagegen klein. Ein Ausfall der Medulla bleibt daher klinisch stumm; während die Überfunktion dramatische Symptome verursacht.

Klinik

Das Phäochromozytom synthetisiert zum größten Teil Noradrenalin, weniger Adrenalin, selten Dopamin. Die meisten Symptome

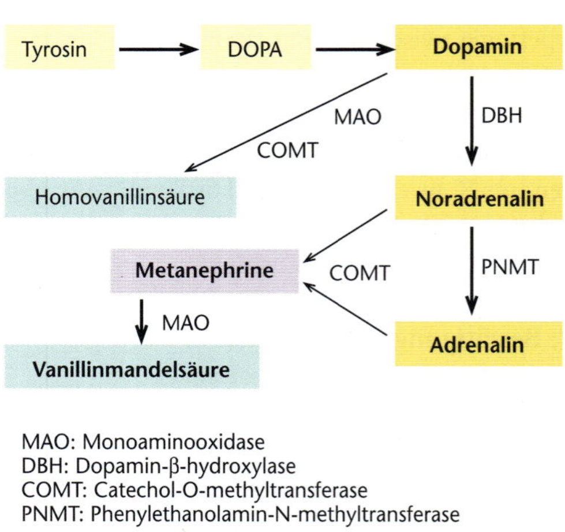

Abb. 9.40 Katecholaminsynthese und -abbau [L157]

sind auf die überschießende Wirkung dieser Katecholamine zurückzuführen. Daneben kann jedoch eine große Anzahl weiterer Peptide (z. B. Somatostatin, Substanz P, CRH, ACTH, Neuropeptid Y) ausgeschüttet werden.

Häufig findet sich eine arterielle Hypertonie, anfallsweise Tachykardie und Palpitationen, Kopfschmerzen oder -druck, blasse Akren, Schweißausbrüche, Panikattacken, Übelkeit und Erbrechen. Die Beschwerden können durch emotionalen Stress, Anstrengung, Druck auf das Abdomen oder Anästhesie ausgelöst werden.

Manche Patienten fallen vor allem durch eine orthostatische Hypotonie auf.

Diagnostisches Vorgehen

Sicherung der Diagnose

Sie ist durch Messung der Katecholamin- und Katecholaminmetaboliten-Ausscheidung im 24-h-Urin möglich. Als Metaboliten eignen sich besonders die Metanephrine und Normetanephrine, die die Bestimmung von Vanillinmandelsäure ersetzt haben. In Zweifelsfällen und bei erhöhten Plasmakatecholaminwerten kann ein Clonidin-Suppressionstest durchgeführt werden. Drei Stunden nach der Gabe dieses den zentralen Sympathikotonus hemmenden Medikaments sollte die Katecholaminkonzentration normalerweise deutlich reduziert sein. Beim Phäochromozytom ist dieser Abfall nicht nachweisbar.

Lokalisationsdiagnostik

Sie erfolgt durch das MRT, das in der T2-gewichteten Aufnahme die Phäochromozytome besonders eindeutig darstellen kann. Auch im CT lassen sich größere Tumoren darstellen (➤ Abb. 9.41). Ein ^{131}Jod-Metaiodbenzylguanidin-Szintigramm (MIBG) ist eine weitere, relativ spezifische Methode zur Lokalisation auch kleiner Tumoren, vor allem wenn sie extraadrenal vermutet oder wenn Metastasen gesucht werden.

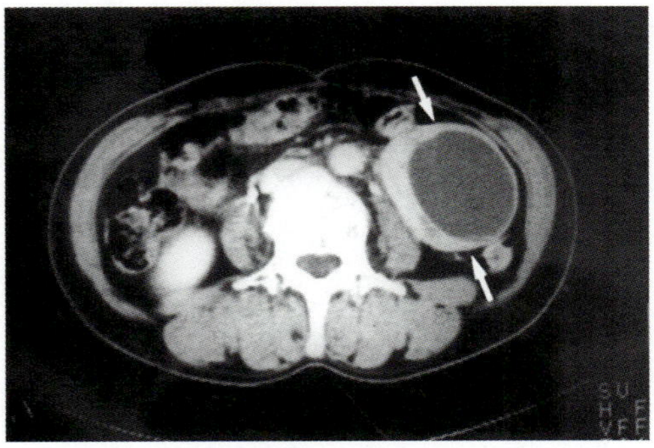

Abb. 9.41 Extraadrenales Phäochromozytom. Die 5 cm große Raumforderung im Becken ließ zunächst an ein Ovarialkarzinom denken. [F267]

Therapie

Ziel ist die vollständige operative Entfernung nach entsprechender präoperativer medikamentöser Vorbehandlung. Durch die Gabe des nichtkompetitiven α-adrenergen Antagonisten Phenoxybenzamin über mehrere Wochen werden die postoperativen hämodynamischen Folgen des Katecholaminüberschusses ausgeglichen. Diese entstehen dadurch, dass die Patienten aufgrund der Konstriktion des venösen und arteriellen Gefäßbetts stark an intravaskulärer Flüssigkeit verarmt sind, was zu massiven Blutdruckabfällen nach der Operation führen kann. Gelegentlich ist bei ausgeprägter Tachykardie auch die Gabe von β-blockierenden Substanzen indiziert. Diese darf allerdings nicht vor der Gabe eines α-Blockers begonnen werden, da sonst durch den Wegfall der β-Adrenozeptor-vermittelten Vasodilatation massive Blutdrucksteigerungen auftreten können.

Prognose

Auch nichtmaligne Phäochromozytome können in 5–10 % der Fälle erneut auftreten, weswegen eine postoperative Verlaufskontrolle angezeigt ist. Da Phäochromozytome die Erstmanifestation eines MEN (➤ 9.2) sein können, ist eine Suche nach dem RET-Protoonkogen (vgl. ➤ 9.4.7) sinnvoll.

9.7.5 Inzidentalom und Karzinom

Zufällig entdeckte Nebennierentumoren werden mit der Wortschöpfung **Inzidentalom** belegt. Sie sind ein häufiges Problem: etwa zwei von 100 Computertomografien zeigen Inzidentalome. Dabei kann es sich um endokrin aktive oder inaktive Adenome oder Karzinome, Phäochromozytome, Zysten, Lipome oder Metastasen handeln. Die meisten Läsionen haben keine klinische Bedeutung, müssen jedoch von denen unterschieden werden, die operativ reseziert werden sollten, insbesondere den NNR-Karzinomen.

Nebennierenrindenkarzinom

Nur 0,01 % der zufällig entdeckten Raumforderungen der Nebennierenrinde sind Karzinome. Diese haben allerdings eine sehr schlechte Prognose. Die Therapie besteht in einer Resektion des Tumors und einer Chemotherapie mit Mitotan, das als Abkömmling des Insektizids DDT relativ spezifisch zytotoxisch auf Glukokortikoid-sezernierende Zellen der Nebennierenrinde wirkt.

Diagnostisches Vorgehen

Zwar gibt es in der Bildgebung einige Merkmale, die ein benignes Adenom vermuten lassen (z. B. der hohe Fettgehalt, glatte Begrenzung, rasches Auswaschen des Kontrastmittels), letztendlich entscheidend für das Vorgehen sind aber die endokrine Aktivität und die Größe der Läsion.

Die endokrine Abklärung erfolgt durch den Ausschluss einer Kortisolüberproduktion mittels Dexamethason-Hemmtest sowie durch die Bestimmung der Katecholamine und ihrer Metaboliten im 24-h-Urin an drei verschiedenen Tagen (Letzteres als Screening auf ein Phäochromozytom). Ein Hyperaldosteronismus ist sehr unwahrscheinlich, wenn unter normaler Salzzufuhr eine Normokaliämie und ein normaler Blutdruck bestehen. Eine Bestimmung adrenaler Androgene erübrigt sich, wenn keine klinischen Zeichen wie Hirsutismus und Virilisierung auf ihre Hypersekretion hinweisen.

Therapie

Generell wird empfohlen, alle Raumforderungen über 4 cm zu entfernen, da bekannt ist, dass ab dieser Größe überproportional häufig maligne Befunde vorliegen. Bei einem bekannten Primärtumor anderer Lokalisation beträgt die Wahrscheinlichkeit, dass es sich bei der NNR-Raumforderung um eine Metastase handelt, 30–50 %.

Ist eine endokrine Aktivität nicht nachzuweisen und der Tumor weniger als 4 cm groß, kann auf eine Operation verzichtet und das Wachstumsverhalten der Läsion nach sechs Monaten nochmals kontrolliert werden.

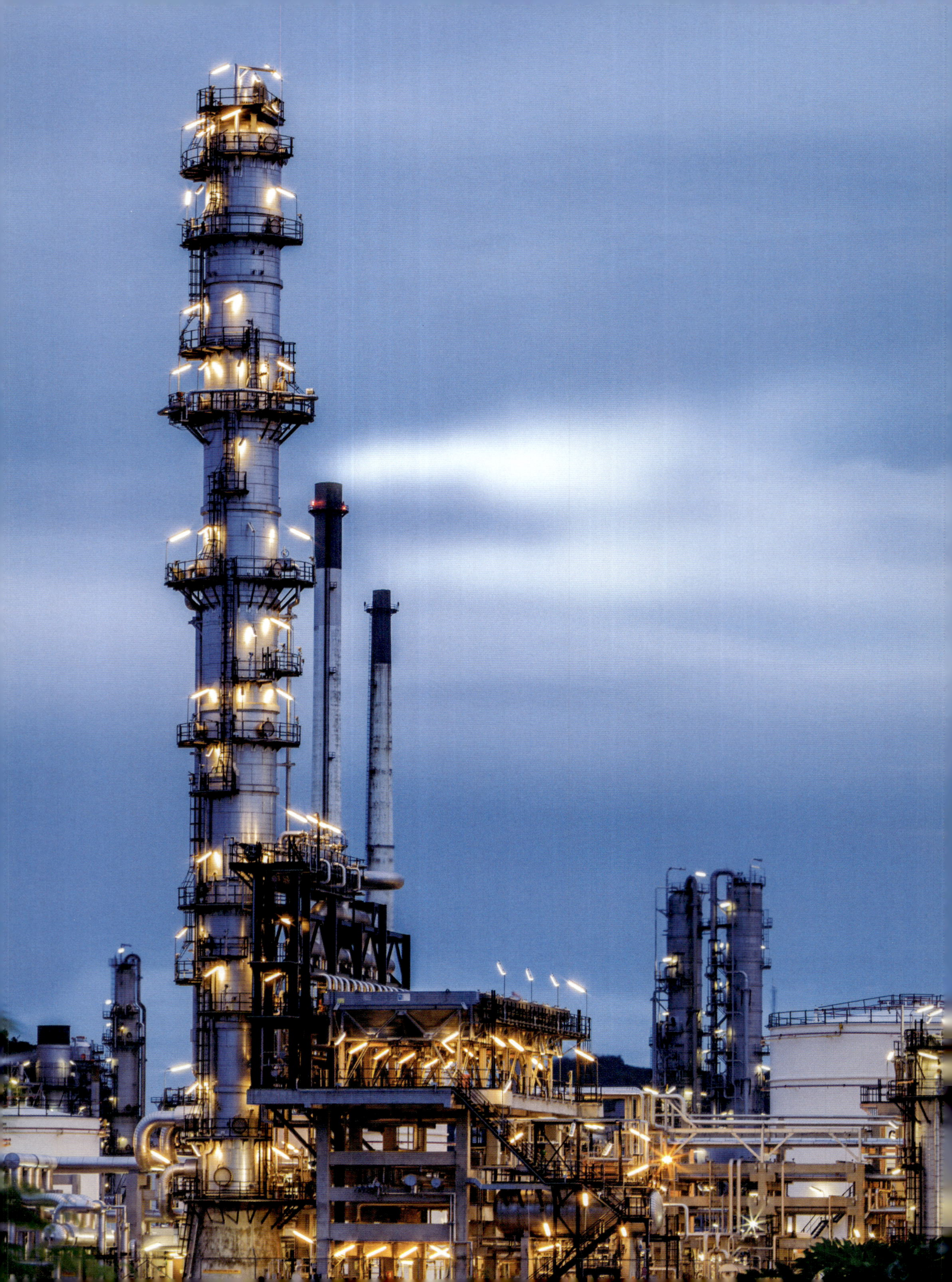

KAPITEL

10 Stoffwechsel

D. Müller-Wieland

Das Leben in der Überflussgesellschaft ist mit seinen eigenen Risiken verbunden: Das quantitative Überangebot an Nahrung sowie die häufig ungünstige Auswahl der Nahrungsmittel (fettreich, arm an Faserstoffen), gepaart mit einem soziokulturell verankerten Bewegungsmangel (vorwiegend sitzende Tätigkeiten, motorgetriebene Fortbewegung), sind wesentliche Ursachen für das häufige Auftreten von Diabetes mellitus, Übergewicht und Adipositas mit metabolischem Syndrom und Fettleber sowie Fettstoffwechselstörungen und Gicht.

Prüfungsschwerpunkte

+++	**Diabetes mellitus (sehr häufig),** metabolisches Syndrom, Hämochromatose
++	Morbus Wilson, Hyperglykämie, Adipositas
+	Porphyrie, Hypoglykämie, Hyperurikämie, Gicht

10.1 Diabetes mellitus

Wörtlich übersetzt bedeutet der im Altertum geprägte Begriff Diabetes mellitus „honigsüßer Durchfluss". Beim Diabetes mellitus handelt es sich um ein Stoffwechselsyndrom, das sich vordergründig vor allem durch den erhöhten Blutzucker auszeichnet, bei dem jedoch nicht nur der Kohlenhydratstoffwechsel, sondern auch der Fett- und Eiweißstoffwechsel tief greifend gestört ist. Ursache ist die unzureichende Insulinwirkung an Leber-, Fett- und Muskelzelle. Diese kann entweder durch einen autoimmun bedingten Insulinmangel (Typ-1-Diabetes) oder durch eine verminderte Ansprechbarkeit der Gewebe auf Insulin (Insulinresistenz) und gestörte Insulinsekretion (Typ-2-Diabetes) bedingt sein.

Epidemiologie des Diabetes mellitus

Etwa 9 % der erwachsenen deutschen Bevölkerung haben einen Diabetes mellitus, ca. 8 Millionen einen Typ-2-Diabetes und372.000 einen Typ-1-Diabetes. Die Dunkelziffer liegt bei mindestens 2 Millionen, bei kardiovaskulären Hochrisikopatienten sogar deutlich höher. *(Deutscher Gesundheitsbericht Diabetes 2021)*

10.1.1 Physiologie

Glukose-Stoffwechsel

Energielieferant

Glukose spielt wegen ihrer hervorragenden Energiebilanz (1 Mol Glukose liefert bei der Oxidation 38 Mol ATP) nicht nur eine zentrale Rolle in der Energieversorgung der höheren Tierwelt, sie ist auch Ausgangsstoff für die Energiespeicherung in Form von Glykogen und Fett und für die Synthese von Proteinen (➤ Abb. 10.1). Ein Großteil der über die Nahrung aufgenommenen Kohlenhydrate enthält Glukose (➤ Tab. 10.1). Der durchschnittliche Glukose-Bedarf des gesunden Erwachsenen beträgt 2–4 mg/kg/min.

Besonders Erythrozyten und das ZNS sind auf eine kontinuierliche Versorgung mit Glukose angewiesen, da sie ihren Energiebedarf nicht – wie andere Organe – aus dem Abbau von Aminosäuren und Fetten decken können (das ZNS kann allerdings nach einer gewissen Anpassungszeit, z. B. beim Fasten, einen Teil der benötigten Energie aus dem Abbau von Ketonkörpern decken).

Regulation des Glukosespiegels

Der Körper verfügt über einen ausgeklügelten hormonellen Apparat, um das schwankende Glukose-Angebot an den schwankenden Glukose-Bedarf anzupassen. Dieses hormonelle Regelwerk stimmt die Glukose-Speicherung, die Glukoneogenese aus Aminosäuren und Fetten sowie die Glukose-Einschleusung in die Zellen genau aufeinander ab. In diesem Regelmechanismus steht das Insulin als wichtigstes blutzuckersenkendes Hormon mehreren blutzuckersteigernden („kontrainsulinären“) Hormonen gegenüber (➤ Abb. 10.2).

Der Blutzuckerspiegel wird im Zuge dieser komplexen Regulation auf 80 ± 20 mg/dl (4,5 ± 1 mmol/l) eingestellt (➤ Abb. 10.3).

Nierenschwelle

Glukose wird normalerweise im proximalen Tubulus fast vollständig (bis auf 2–25 mg/dl) aus dem Primärharn via Sodium-Glukose-Transporter (SGLT) 1 und 2 resorbiert. Übersteigt die Konzentration im Serum die Nierenschwelle (beim gesunden Erwachsenen 8,3–

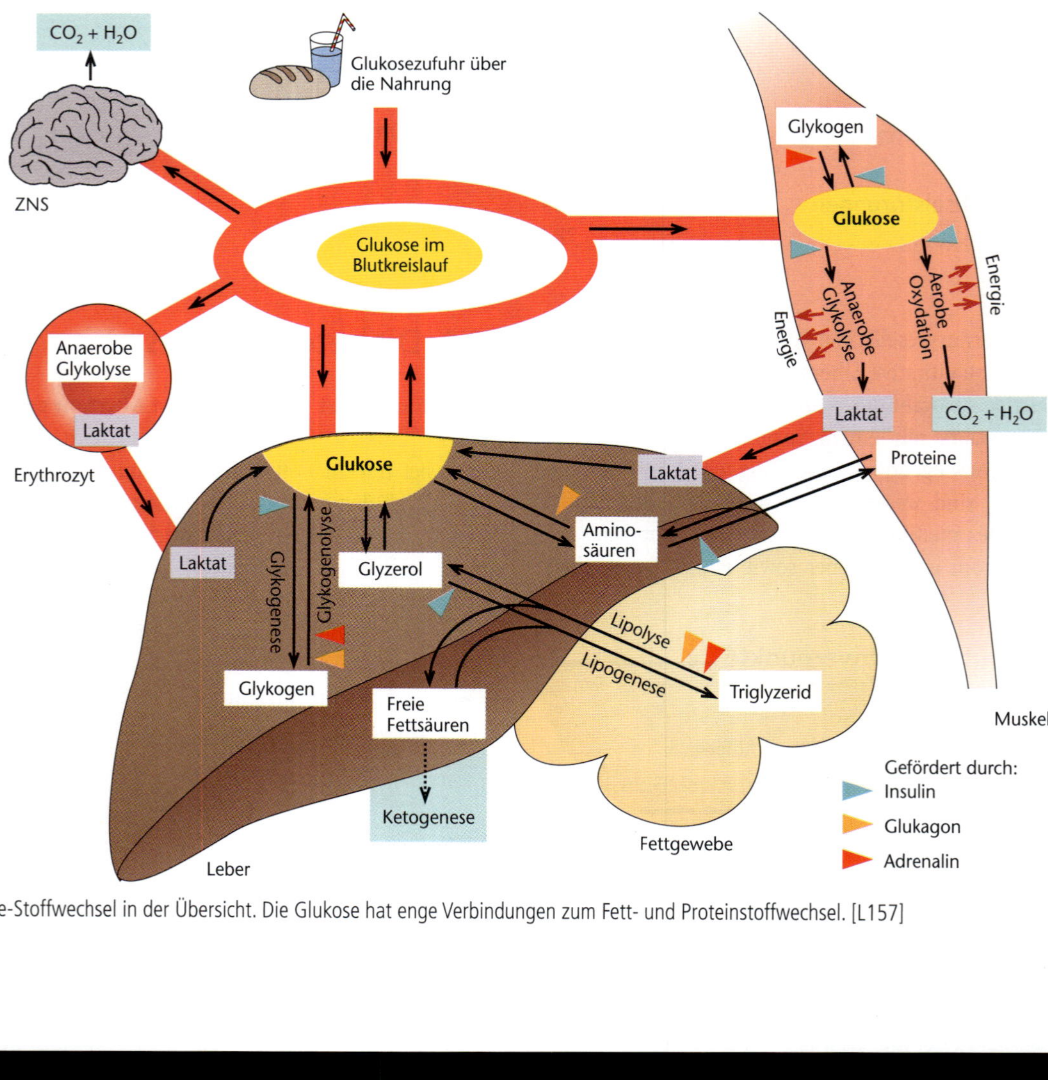

Abb. 10.1 Glukose-Stoffwechsel in der Übersicht. Die Glukose hat enge Verbindungen zum Fett- und Proteinstoffwechsel. [L157]

10

Tab. 10.1 Mit der Nahrung aufgenommene Kohlenhydrate

Kohlenhydrat	Bausteine	Vorkommen
Monosaccharide		
D-Glukose (Traubenzucker)	D-Glukose	Früchte, Honig
D-Fruktose (Fruchtzucker)	D-Fruktose	Früchte, Honig
D-Galaktose	D-Galaktose	Bestandteil von Laktose
Disaccharide		
Saccharose (Rohrzucker)	D-Glukose + D-Fruktose	Zuckerrüben, -rohr, Früchte
Laktose (Milchzucker)	D-Glukose + D-Galaktose	Milch, Milchprodukte
Maltose	D-Glukose + D-Glukose	Keime, bei Stärkeverdauung
Polysaccharide		
Amylose, Amylopektin	D-Glukose	Stärke, Getreide, Kartoffeln
Glykogen	D-Glukose	Leber, Muskel
Invertzucker	D-Glukose + D-Fruktose	Hydrolysierte Stärke
Glukosesirup	D-Glukose	Hydrolysierte Stärke

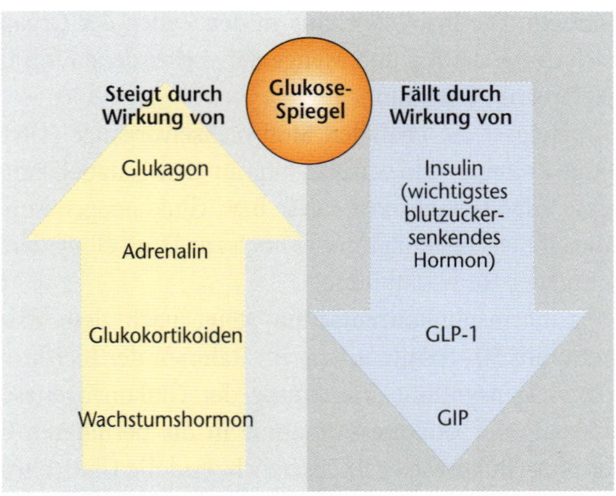

Abb. 10.2 Regulation des Glukosespiegels durch verschiedene Hormone. (GIP = Gastric Inhibitory Polypeptide, auch Glucose-Dependent Insulinotropic Peptide; GLP-1 = Glucagon-Like Peptide-1) [L141]

10 mmol/l = 150–180 mg/dl) oder ist diese durch eine Behandlung mit SGLT2-Hemmern (➤ 10.1.6) therapeutisch erniedrigt, kommt es zu einer **Glukosurie.**

Insulin und seine Wirkungen

Insulin wird in den β-Zellen (oder B-Zellen) der Langerhans-Inseln des Pankreas produziert. Es entsteht aus einem Vorgängerprotein, dem **Proinsulin,** aus welchem im Golgi-Komplex und in den β-Granula ein sog. *connective peptide* (C-Peptid) abgespalten wird. Dieses liegt äquimolar zum biologisch aktiven Insulin vor, und hat mit 25 Minuten eine längere Halbwertszeit. Seine Konzentration

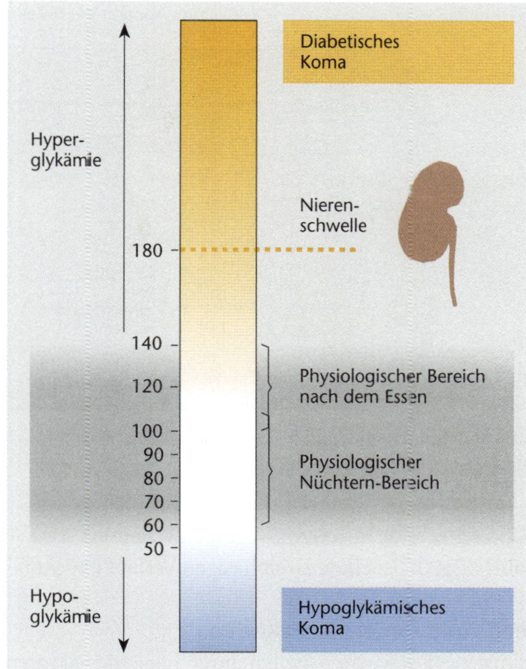

Abb. 10.3 Blutzuckerspiegel (Angaben in mg/dl). Nach der *Internationalen Hypoglykämie-Studiengruppe* liegt eine klinisch signifikante Hypoglykämie bei Werten < 54 mg/dl bzw. 3,0 mmol/l vor, oberhalb von 126–140 mg/dl (7,0–7,8 mmol/l eine Hyperglykämie. Ab einer Blutzuckerkonzentration von 180 mg/dl (10 mmol/l) ist die Nierenschwelle überschritten. [L190]

wird durch exogene Insulinzufuhr nicht erhöht. Auch unterliegt es keiner Reaktion mit Insulin-Antikörpern.

Insulin bildet dann Hexamere, die in den Granula durch **Zink** stabilisiert werden (➤ Abb. 10.4); die Hexamere zerfallen bei der Ausschleusung des Insulins in die Blutbahn. Auch subkutan appliziertes Normalinsulin bildet Hexamere, wodurch eine zügige Resorption verhindert wird. Diese Hexamerbildung wird bei den schnell wirkenden Insulin-Analoga durch Austausch von Aminosäuren in der B-Kette verhindert, die schnellere Resorption kommt der Insulinkinetik eines Gesunden näher.

Insulinsekretion

Kinetik der Sekretion

Die gesamte Insulinsekretion eines normalgewichtigen Erwachsenen beträgt etwa **40 Einheiten pro Tag.** Da Insulin der wichtigste Kontrollfaktor für die Mobilisierung und Speicherung von Glukose ist, reflektiert sein Serumspiegel in etwa den gegenwärtigen Ernährungszustand (hoch, wenn Nahrung resorbiert wird, niedrig im Hungerzustand).

Neben der durch Glukosereiz ausgelösten Insulinsekretion besteht auch eine **basale Insulinsekretion.** Durch die zyklische Sekretion der „kontrainsulinären" Hormone (hohes Wachstumshormon am Morgen, hohe Glukokortikoide am Morgen und Nachmittag) steigt auch die basale Insulinsekretion am frühen Morgen und am späten Nachmittag.

Die Insulinsekretion unterliegt einem direkten Rückkoppelungsmechanismus über den Blutzuckerspiegel. Die auf den Anstieg des

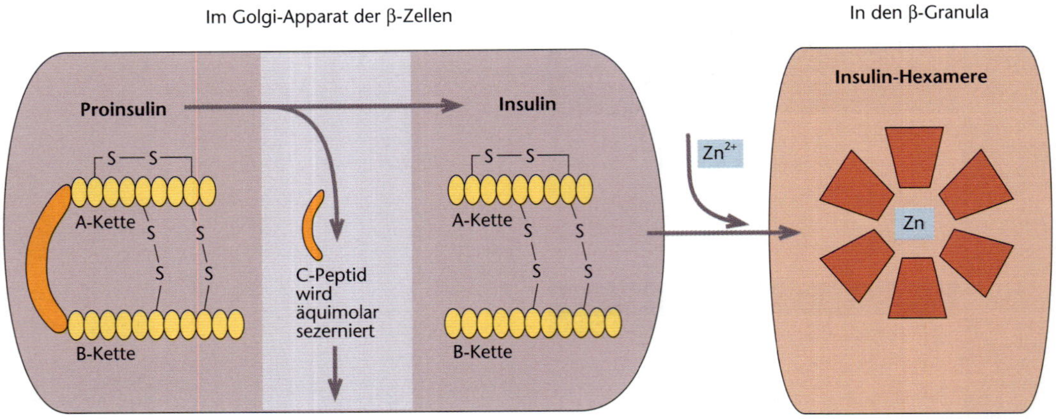

Abb. 10.4 Biosynthese und Sekretion von Insulin. Insulin bildet in den β-Granula Hexamere, die durch Zink stabilisiert werden. Erst bei der Exozytose kommen die Insulinmoleküle einzeln in die Blutbahn. [L157]

Blutzuckers erfolgende Insulinantwort (Schwellenreiz etwa 90 mg/dl = 5 mmol/l) zeigt dabei einen zweiphasigen Verlauf (➤ Abb. 10.11).

Hemmende und fördernde Faktoren

Die Insulinsekretion wird zusätzlich durch folgende Faktoren gefördert (➤ Abb. 10.5):

- Direkte, glukoseunabhängige Stimulierung der β-Zelle: bestimmte Aminosäuren (v. a. Leucin), Mannose, β-adrenerge Stimulation
- Verstärkung des Glukose-Effekts an der β-Zelle: gastrointestinale Hormone wie GIP (Gastric Inhibitory Polypeptide [= Glucose-Dependent Insulinotropic Peptide]), GLP-1 (Glucagon-Like Peptide-1), Cholezystokinin, Sekretin, Gastrin, Aminosäuren (Arginin, Lysin), Fettsäuren, Ketonkörper, Acetylcholin (Vagusreiz)

Die Insulinsekretion wird dagegen gehemmt durch folgende Faktoren:

- Das Insulin selbst (negatives Feedback)
- Adrenalin, Noradrenalin und anderweitige α_2-adrenerge Stimulation, zusätzlich Stimulation der Glukagonsekretion durch Katecholamine, was auch zur Erhöhung des Glukosespiegels führt
- Chronisch hohe Glukosekonzentrationen (Verminderung der Insulinausschüttung auf einen Glukosereiz)

Determinanten des Blutzuckerspiegels

Die Blutzuckerhomöostase wird hauptsächlich durch die exogene Glukose-Zufuhr, die endogene Glukose-Bilanz, den Insulinspiegel, kontrainsulinäre Hormone, die Insulinsensitivität der Körperzellen sowie das Ausmaß der insulinunabhängigen Glukose-Aufnahme (z. B. durch Muskelaktivität) beeinflusst. Von all diesen Faktoren ist die Insulinwirkung die zentrale und am raschesten veränderbare Einflussgröße.

Insulinwirkungen

Insulin bindet an der Zelloberfläche den Insulinrezeptor. Der Insulinrezeptor besteht in der Regel aus zwei extrazellulären Alpha-Untereinheiten, die Insulin binden, die wiederum durch Disulfatbrücken an zwei transmembrane beta-Untereinheiten gebunden sind. Die intrazelluläre Domäne der Beta-Untereinheit ist eine Tyrosinkinase, die nach Bindung von Insulin an den Rezeptor sich selbst aktiviert. In der Folge werden verschiedenen Insuliunrezeptorsubstrate Tyrosin-phosphoryliert, die dann wiederum weitere nachgeschaltete Signalproteine binden können. So entstehen verschiedene Signalkomplexe, die die Effekte von Insulin auf Wachstum, Genexpression, Stoffwechselwege und Glukoseaufnahme vermitteln. Die Insulinwirkung in den Zellen der Organe wird wesentlich durch die Art und Menge der vorhandenen intrazellulären Signalproteine bestimmt.

Insulin steigert die anabolen Stoffwechselvorgänge (Glykogen-, Lipid- und Proteinsynthese) und hemmt den Katabolismus (Glykogenolyse, Lipolyse und Proteolyse bzw. Glukoneogenese). Durch den antikatabolen Effekt kommt es auch zur Drosselung der Ketonkörper- und der Harnstoffbildung.

Die Plasma-Insulinkonzentration steigt nach dem Essen auf Gipfelwerte um 50–100 µU/ml an. Im Rahmen der hierdurch aktivierten Glykogensynthese, Hemmung der Glukoneogenese sowie der Förderung der Glukose-Aufnahme in die peripheren Gewebe sinkt der Blut-Glukosespiegel. Zusätzlich wird die Überführung des

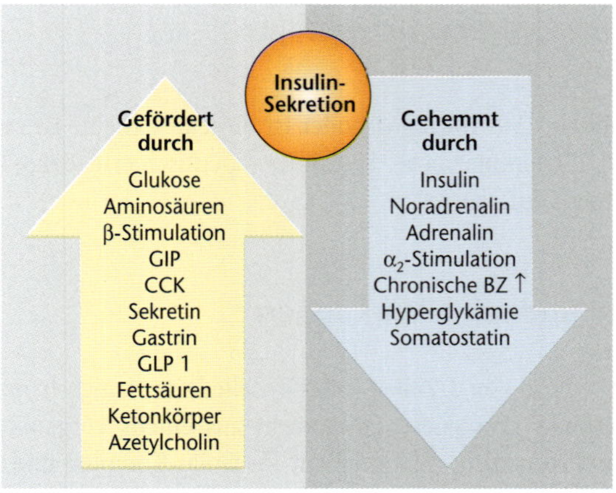

Abb. 10.5 Fördernde und hemmende Einflüsse auf die Insulinsekretion [L157]

aufgenommenen Substrats in Speicherformen gefördert (erhöhte Glykogensynthese und Lipogenese), wohingegen die Lipolyse und die Ketogenese gehemmt werden. Während des Fastenintervalls fällt der Insulinspiegel auf etwa ein Zehntel des postprandialen Spitzenwertes ab. Dieser Abfall ermöglicht die Glukoneogenese, die Glykogenolyse und die Lipolyse und damit die Stoffwechselprozesse, die eine adäquate Versorgung des Körpers mit endogenem Substrat gewährleisten.

Wirkungen am Kohlenhydratstoffwechsel

Insulin stimuliert in der Leberzelle die Glykogen-Bildung, sodass die frei in die Leberzelle diffundierte Glukose nicht mehr aus der Zelle diffundieren kann. Außerdem wird der Glykogen-Abbau durch Hemmung der Glykogen-Phosphorylase gehemmt. In der Muskelzelle wie in den meisten übrigen Körperzellen fördert Insulin die Glukose-Aufnahme, dies wird durch den insulinabhängigen Glukose-Transporter 4 vermittelt. Nervenzellen hingegen nehmen insulinunabhängig Glukose auf.

Wirkungen am Fettstoffwechsel

Die Kapazität der Glykogensynthese in der Leber ist begrenzt, sodass ein Teil der phosphorylierten Glukose in der Leber unter Insulinwirkung zu Fettsäuren umgewandelt wird. Ähnlich wirkt Insulin in der Fettzelle. Auch ohne Insulin kann die Leber freie Fettsäuren in Triglyzeride (Speicherform der Fettsäuren) umwandeln. Fettsäuren gelangen, durch Lipoproteine auf dem Blutwege transportiert, zur Fettzelle. Hier fördert Insulin die Bereitstellung von Glyzerin zum Aufbau der Triglyzeride. Insulin hemmt außerdem die Lipolyse in den Fettzellen. Daher kommt es bei Insulinmangel zur gesteigerten Lipolyse und Abmagerung.

Wirkungen am Proteinstoffwechsel

Insulin ermöglicht den aktiven Transport vieler Aminosäuren in die Zellen. Außerdem steigert es die Proteinsynthese bei gleichzeitiger Hemmung des Proteinabbaus.

Weitere Wirkungen

Insulin stimuliert den Membrantransport von Ionen speziell in der Leber-, Fett- und Muskelzelle, hierdurch kommt es zum Beispiel zum Einstrom von Kalium in die Zellen. Letzteres wird bei der Therapie der schweren Hyperkaliämie genutzt (➤ 12.5.4).

Insulinsensitivität und Insulinresistenz

Insulin wirkt über Rezeptoren der Zelloberflächen, welche den Glukose-Einstrom in die Zelle vermitteln. Die Insulinwirkung ist also nicht nur vom Insulinspiegel, sondern auch von der Ansprechbarkeit der Insulinrezeptoren an den Zelloberflächen der Körperzellen abhängig.

Ist die Ansprechbarkeit der Insulinrezeptoren oder die Signalweiterleitung nach dem Rezeptor vermindert, so spricht man von **Insulinresistenz.** Sie spielt beim Zustandekommen des metabolischen Syndroms eine zentrale Rolle (➤ 10.3.4). Durch die sinkende Insulinsensitivität im Verlauf des Typ-2-Diabetes steigen sowohl die Insulinspiegel als auch die Blutzuckerspiegel.

Die Ansprechbarkeit der rezeptorvermittelten Signalübertragung von Insulin vermindert sich bei chronischer Hyperglykämie oder Hyperinsulinämie und erhöht sich durch körperliches Training.

Auswirkungen von Insulinmangel oder Insulinresistenz (➤ Abb. 10.6)

- **Kohlenhydratstoffwechsel:** Unter Insulinmangel kommt es zum einen zu einer verminderten Aufnahme von Glukose in die Zellen, zum anderen zur Glykogenolyse und zur Steigerung der Glukoneogenese in der Leber. Alle diese Faktoren begründen einen Blutzuckeranstieg.
- **Fettstoffwechsel:** Unter Insulinmangel werden in der Leber freie Fettsäuren abgebaut. Aus diesen bildet die Leber über Acetyl-CoA Azetessigsäure, die zu β-Hydroxy-Buttersäure und Azeton umgewandelt wird. Durch die saure Wirkung dieser sog. Ketonkörper entsteht bei schwerem Insulinmangel das ketoazidotische Koma. Bei Anwesenheit von Insulin kann Azetessigsäure wieder zu Acetyl-CoA umgewandelt und in peripheren Zellen zur Energiegewinnung genutzt werden. Die Verstoffwechselung der Fettsäuren in der Leber wird durch den Insulin/Glukagon-Quotienten hormonell reguliert. Ist Insulin sehr niedrig und Glukagon erhöht, werden die Fettsäuren in die Ketogenese verstoffwechselt. Daher kann ein ketoazidotisches Koma ohne adäquate Dosen von Insulin nicht durchbrochen werden. Zudem erklärt sich so auch, warum Patienten mit Typ-2-Diabetes, die meist keinen absoluten Insulinmangel haben, ein hyperosmolares (sehr hohe Glukose ohne Ketonkörper) – aber nicht ketoazidotisches – Koma entwickeln.
- **Proteinstoffwechsel:** Unter Insulinmangel kommt es in der Muskel- und Leberzelle zur gesteigerten Proteolyse mit nachfolgender Harnstoffbildung und Eiweißverlusten aus der Muskelzelle (Gewichtsverlust, Wasting).
- Als indirekte Wirkung der resultierenden Hyperglykämie kommt es zur osmotischen Diurese mit Wasser- und Elektrolytverlusten und damit zur Hypokaliämie, Hyponatriämie und Exsikkose.

Insulin-„Gegenspieler"

Dem Insulin als wichtigstem blutzuckersenkendem Hormon stehen mehrere blutzuckersteigernde, „kontrainsulinäre" Hormone gegenüber (➤ Abb. 10.2).

Glukagon

Die Freisetzung des Glukagons aus den α-Zellen des Pankreas wird durch niedrige Glukosespiegel, aber auch durch Aminosäuren und Pankreozymin stimuliert. Glukagon wirkt praktisch nur in der Leber, wo es die Glykogenolyse und insbesondere die Glukoneogenese, die Proteolyse sowie den Kaliumausstrom aus der Zelle fördert.

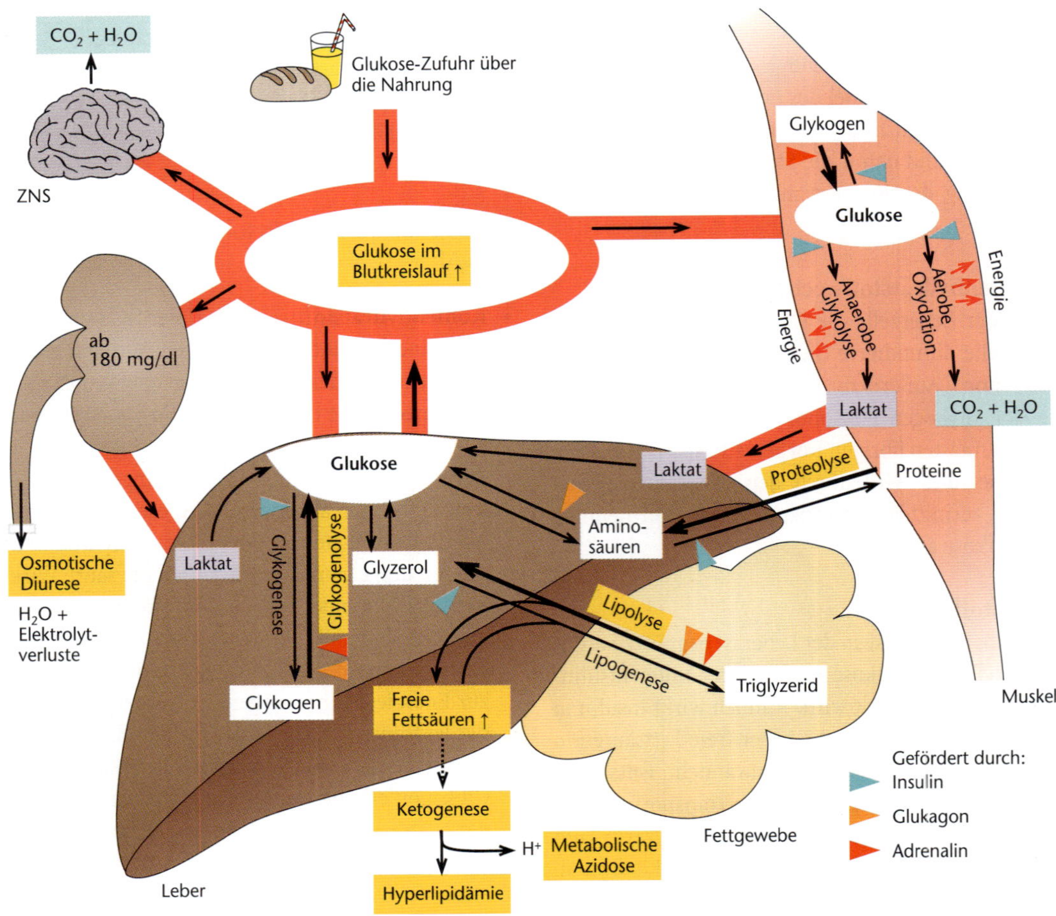

Abb. 10.6 Die wichtigsten Auswirkungen des Insulinmangels (gelb hervorgehoben) [L157]

Adrenalin und Noradrenalin

Adrenalin und Noradrenalin stimulieren die Glykogenolyse in Leber- und Muskelzellen, die Glukoneogenese in der Leber sowie die Lipolyse und Proteolyse. Sie sorgen damit für eine prompte Mobilisierung energiereicher Substrate aus ihren Speichern. Außerdem hemmen sie die Insulinsekretion.

Glukokortikoide

Glukokortikoide fördern u. a. in der Leber und Niere die Glukoneogenese und im Fettgewebe die Freisetzung von Glyzerin und Fettsäuren. Diese dienen in der Leber zur Glukoneogenese und hemmen in der Muskulatur die Glukose-Utilisation, was einen Blutzuckeranstieg zur Folge hat. Auch fördern Glukokortikoide die Katecholaminwirkung.

Wachstumshormon

Dieses wird von der Hypophyse sezerniert und wirkt am Fettgewebe lipolytisch. In der Leber wird die Glukose-Utilisation gehemmt, die Glykogen- und Proteinsynthese dagegen stimuliert. Die zyklische Sekretion von Wachstumshormon mit hohen Spiegeln in den frühen Morgenstunden ist für den erhöhten Insulinbedarf in den Morgenstunden verantwortlich (sog. „Dawn-Phänomen").

10.1.2 Einteilung des Diabetes mellitus

Die Einteilung des Diabetes mellitus orientiert sich an der Ätiologie der verschiedenen Diabetes-Formen und stellt einen Konsens der WHO, ADA *(American Diabetes Association)* und DDG *(Deutsche Diabetes Gesellschaft)* dar. Es werden vier Kategorien unterscheiden: Typ-1-Diabetes, Typ-2-Diabetes, sonstige Diabetesformen (fälschlicherweise häufig als Typ-3-Diabetes bezeichnet) und Gestationsdiabetes.

Typ-1-Diabetes

Immunologisch bedingter Diabetes

Dieser Diabetes-Typ entsteht durch eine autoimmunologisch bedingte Zerstörung der β-Zellen; die Insulinproduktion nimmt dabei immer mehr ab. Er kann in jedem Alter auftreten, am häufigsten bei Kindern und Jugendlichen (➤ Abb. 10.7). Der im späteren Erwachsenalter auftretende immunologisch bedingte Diabetes wird als LADA (Latent Autoimmune Diabetes in Adults, auch Late-Onset Autoimmune Diabetes in Adults) bezeichnet. Häufig können gegen Bestandteile der β-Zellen gerichtete Antikörper (➤ 10.1.4)

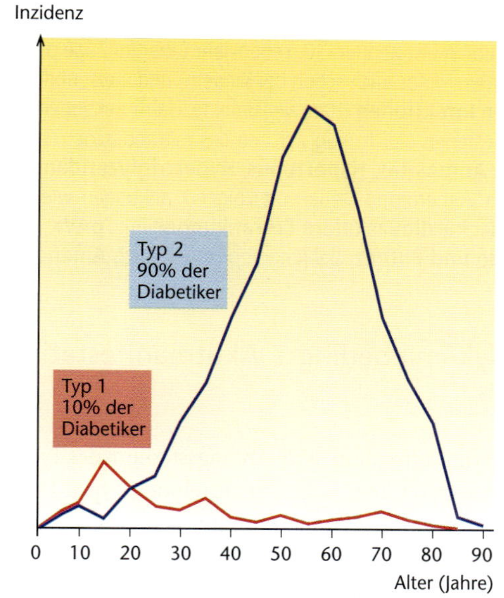

Abb. 10.7 Inzidenz des Typ-1- und Typ-2-Diabetes. Etwa 9 % der deutschen Bevölkerung leiden unter einem Diabetes mellitus. [L157]

nachgewiesen werden. Da die betroffenen Patienten nicht ausreichend Insulin produzieren können, sind sie auf die Zufuhr exogenen Insulins zur Lebenserhaltung angewiesen (daher der Begriff „insulinpflichtig"). Die β-Zell-Zerstörung kann – vor allem bei Jugendlichen – sehr rasch erfolgen. Sie kann aber auch langsam verlaufen und selten auch im hohen Alter auftreten (LADA).

Idiopathischer Typ-1-Diabetes

Es gibt einige Patienten, die insulinabhängig sind, ohne dass ein autoimmunologisches Geschehen nachzuweisen ist. Die meisten dieser Patienten sind afrikanischer oder asiatischer Abstammung. Häufig finden sich Schwankungen zwischen Ketoazidose und einem wechselnden Ausmaß von Insulinabhängigkeit.

Typ-2-Diabetes

Dieser Diabetes-Typ betrifft über 95 % der Patienten mit Diabetes, er ist durch eine Resistenz der peripheren Gewebe gegenüber den Wirkungen des Insulins (Insulinresistenz) und eine Störung der Insulinsekretion charakterisiert.

Da die Patienten in aller Regel genug Insulin produzieren, um ihr Leben aufrechtzuerhalten, wurden sie auch als „nicht Insulinpflichtig"" bezeichnet (was nicht heißt, dass sie nicht bisweilen Insulin zur Verbesserung ihrer Stoffwechsellage benötigen, d. h. „insulinbedürftig" zur Therapie sind).

Sonstige Diabetes-Formen

Diese Gruppe von Diabetes-Formen wird häufig fälschlicherweise „Typ-3-Diabetes" genannt. Dies entspricht jedoch nicht der offiziellen, an der Pathogenese orientierten Klassifikation der WHO.

Genetische Defekte der β-Zell-Funktion

Diese Klasse umfasst den als MODY (Maturity Onset Diabetes of the Young) bezeichneten Diabetes. Es liegt eine autosomal-dominante Vererbung mit nahezu vollständiger Penetranz vor; mehr als 10 genetische Formen sind bekannt. Etwa 85 % der Fälle sind MODY 2 (ca. 15 %) und MODY 3 (ca. 70 %). Bei MODY 2 ist die Glukokinase defekt; es ist ein milder klinischer Verlauf und Spätschäden sind selten. Bei MODY 3 ist ein Transkriptionsfaktor (HNF-1α) defekt, so kommt es zu einer reduzierten Insulinsekretion mit renaler Glukosurie.

Genetische Defekte in der Insulinwirkung

Diese sind extrem selten, zugrunde liegen meist Mutationen des Insulinrezeptors. Eine typische, jedoch keineswegs spezifische Krankheitserscheinung bei diesen Formen ist deshalb die bei peripherer Insulinresistenz auftretende Acanthosis nigricans (➤ 10.1.5).

Erkrankungen des exokrinen Pankreas

Hierzu gehören alle Diabetes-Formen, die durch eine Erkrankung des Pankreas mit nachfolgender endokriner Insuffizienz bedingt sind, v. a. Pankreatitis, Pankreatektomie bzw. traumatische oder neoplastische Zerstörung des Pankreas, zystische Pankreasfibrose bei Mukoviszidose (Cystic Fibrosis-Related Diabetes Mellitus, CFRDM) sowie Hämochromatose.

Endokrine Erkrankungen

Alle Hormone, die Insulin-antagonistisch wirken, können bei Erhöhung eine Zuckerstoffwechselstörung hervorrufen. Entsprechend kann ein Diabetes mellitus folgende Erkrankungen begleiten: Akromegalie (GH, STH), Morbus Cushing (ACTH, Glukokortikoide), Conn-Syndrom (Aldosteron), Glukagonom (Glukagon), Phäochromozytom (Adrenalin, Noradrenalin), Somatostatinom (Somatostatin), Hyperthyreose (verminderte Insulinempfindlichkeit).

Medikamentös oder chemisch bedingt

Neben toxischer Schädigung der β-Zellen (z. B. durch Pentamidin i. v.) beeinträchtigen einige Substanzen die Insulinwirkung (z. B. Betablocker, Thiazide). Auch Glukokortikoide und Thyroxin können eine Zuckerstoffwechselstörung hervorrufen. Unter α-Interferon-Therapie kann es zum Diabetes mellitus mit Nachweis von Inselzellantikörpern kommen.

Infektionsbedingter Diabetes mellitus

Auch beim „normalen" Typ-1-Diabetes spielen vermutlich Infektionen als Auslöser eine Rolle, etwa durch Coxsackie-B-, Zytomegalie-, Adeno- und Mumpsviren. Eindeutig infektionsbedingte Formen werden jedoch als eigene Klasse geführt, etwa wenn gleichzeitig eine angeborene Rötelninfektion und ein Diabetes vorliegen. Dass es sich beim infektionsbedingten Diabetes um eine Untergruppe des Typ-1-Diabetes handelt, legt auch die Tatsache nahe, dass dabei häufig dieselben HLA-Marker und Antikörper wie beim Typ-1-Diabetes gefunden werden.

Seltene immunologisch bedingte Diabetesformen

Hierzu gehören das „Stiff-Man-Syndrom“, eine autoimmunologische Erkrankung des Zentralnervensystems mit hohen GAD-Antikörpern (➤ 10.1.4), sowie Erkrankungen mit Anti-Insulinrezeptor-Antikörpern, wie etwa beim systemischen Lupus erythematodes. Auch hier kann eine Acanthosis nigricans (➤ 10.1.5) auftreten.

Genetische Syndrome, die manchmal mit Diabetes assoziiert sind

Dazu gehören z. B. das Down-Syndrom, Klinefelter-Syndrom, Turner-Syndrom, die Friedreich-Ataxie, die Chorea Huntington, das Laurence-Moon-Biedl-Syndrom, die myotone Dystrophie, manche Porphyrien und das Prader-Willi-Syndrom.

Gestationsdiabetes

Der Gestationsdiabetes ist die häufigste Stoffwechselstörung in der Schwangerschaft. Er ist definiert als eine Glukosetoleranzstörung, die erstmals in der Schwangerschaft auftritt oder erkannt wird. Sie tritt bei fast 8 % der Schwangeren auf. Das Risiko, in der Folge einen Typ-2-Diabetes zu manifestieren, ist 7-fach erhöht (➤ 10.1.7).

10.1.3 Klinik

Die klinischen Manifestationen von Typ-1- und Typ-2-Diabetes sind zumindest teilweise durch den gewebeschädigenden Einfluss der Hyperglykämie bedingt und insofern ähnlich. Andere Manifestationen sind durch die jeweiligen Begleitfaktoren bedingt (z. B. Hyperinsulinämie bei Typ-2-Diabetes) und begründen die Unterschiede in den klinischen Verläufen (Kasten „Klinische Besonderheiten“).

Während den Typ-1-Diabetiker praktisch immer die hyperglykämiebedingten Akutsymptome wie Gewichtsverlust, Polyurie oder Polydipsie zum Arzt führen, sind es beim Typ-2-Diabetiker nicht selten die chronischen Folgeerscheinungen des Diabetes (z. B. periphere Verschlusskrankheit, Polyneuropathie) oder die Erscheinungen des begleitenden metabolischen Syndroms (z. B. Hypertonus oder Adipositas).

10

Klinische Besonderheiten des Typ-1-und des Typ-2-Diabetes

Besonderheiten des Typ-1-Diabetes
Manifestation meist vor dem 30. Lebensjahr (mit einem Gipfel in der Pubertät) und häufig unter Stresssituationen wie Infektionen oder Operationen, mit Polyurie, **Polydipsie, Exsikkose, Inappetenz, Gewichtsverlust, Kräfteverfall** und **Müdigkeit.**

Besonderheiten des Typ-2-Diabetes
Manifestation meist ab dem 30. Lebensjahr (aber im Zuge der Adipositas-Epidemie neuerdings auch schon bei Kindern) und meist undramatisch mit rekurrenten **Infektionen** (Harnwegsinfekte, Hautinfektionen) oder **Pruritus.** Oft bestehen gleichzeitig Zeichen des metabolischen Syndroms, z. B. **androide Adipositas, Hypertonus, Hypertriglyzeridämie.**
Klinisch im Vordergrund stehen oft Folgeerkrankungen wie **Polyneuropathie** oder **kardiovaskuläre Erkrankungen** inkl. **pAVK, Nachlassen von Libido und Potenz,** bei jüngeren Frauen auch **Amenorrhö.**

Hyperglykämiebedingte Akutmanifestationen des Diabetes

Klinische Symptome können im Anfangsstadium des Typ-1-Diabetes sowie beim sich oft über Jahre entwickelnden Typ-2-Diabetes völlig fehlen: Bei Screening-Aktionen fühlten sich zwei von drei neu entdeckten Typ-2-Diabetikern „gesund“!

- **Allgemeinsymptome:** Typisch sind Müdigkeit, Leistungsschwäche sowie Gewichtsabnahme durch gesteigerte Glukoneogenese mit Abnahme der Muskelmasse sowie Kalorienverluste (bis 200 g Glukose pro Tag!) über den Urin.
- **Polyurie und Polydipsie:** Die Polyurie ist durch die osmotische Wirkung der Glukose bedingt und resultiert in einer ausgeprägten Polydipsie, welche häufig Tagesablauf und Nachtruhe stört.
- **Zeichen der Abwehrschwäche:** Häufig treten Harnwegsinfekte (insbesondere bei der Frau) sowie Hautinfektionen wie Furunkulosen oder Mykosen auf, z. B. Soorbefall im Genitalbereich (Balanitis, Vulvovaginitis).
- **Pruritus:** Dieser kann generalisiert oder lokal sein, z. B. im Anal- und Genitalbereich. Zugrunde liegt z. B. ein Pilzbefall oder eine Exsikkose.
- **Weitere Symptome** können sein: Refraktionsanomalien mit Sehstörungen durch veränderte Quellungseigenschaften der Linse (Wasser- und Glukose-Aufnahme), nächtliche Wadenkrämpfe (durch Flüssigkeits- und Elektrolytverschiebungen), Heißhunger.
- Bei zunehmender Entgleisung der Stoffwechsellage treten Übelkeit, evtl. mit diffusen Abdominalschmerzen (Pseudoperitonitis, ➤ 7.7.4), Kussmaul-Atmung (➤ 6.1.2) sowie eine allgemeine Verlangsamung bis hin zum Koma auf.

Chronische Folgeerscheinungen

Diese auch als **diabetische Sekundärerkrankungen** bezeichneten Störungen sind teilweise durch die Insulinresistenz sowie durch die chronische Hyperglykämie bedingt und entstehen fast alle auf dem Boden von mikroskopischen oder makroskopischen Gefäßschädigungen. Sie bestimmen das klinische Bild im fortgeschrittenen Stadium. Durch mikroangiopathische Veränderungen sind vor allem Niere (diabetische Glomerulosklerose), Retina (diabetische Retinopathie) und das periphere Nervensystem (diabetische Neuropathie) betroffen. Darüber hinaus entstehen makroangiopathische Veränderungen an den Arterien des Herzens (koronare Herzkrankheit, KHK), der Extremitäten (PAVK) und des Kopfes (Schlaganfallrisiko erhöht). Zudem sind u. a. Fettleber bzw. Fettleberhepatitis, chronisch obstruktive Lungenerkrankungen, Depression, neurodegenerative Erkrankungen und bestimmte Krebsformen deutlich häufiger. Genaueres zu den Sekundärkomplikationen ➢ 10.1.10.

10.1.4 Ätiologie und Pathogenese

Die unterschiedlichen Diabetes-Formen haben jeweils unterschiedliche ätiologische und pathogenetische Merkmale (➢ Tab. 10.2). Sowohl der Typ-1- als auch der Typ-2-Diabetes entwickeln sich auf dem Boden einer (allerdings jeweils spezifischen) genetischen Disposition.

Typ-1-Diabetes

Dem Typ-1-Diabetes liegt eine autoimmun vermittelte **Zerstörung der β-Zellen** des Pankreas zugrunde. Mit absinkender β-Zell-Masse sinkt die endogene Insulinsekretion ab, bis der Punkt erreicht ist, an dem die verfügbare Insulinmenge nicht mehr ausreicht, um die Blutzuckerspiegel im Normbereich zu halten.

Die Prädisposition zur autoimmunen Entgleisung ist mit Sicherheit erblich verankert (➢ Abb. 10.8). Dass jedoch auch Umweltfaktoren die Empfänglichkeit beeinflussen, zeigen die seit etwa 20 Jahren beobachtete kontinuierliche Zunahme des Typ-1-Diabetes in den Industrieländern sowie die Tatsache, dass genetisch ähnliche Populationen mit unterschiedlichem Lebensstil stark divergierende Inzidenzraten aufweisen (etwa Finnland und Estland). Dass das Immunsystem heute empfänglicher für Typ-1-Diabetes und andere entzündliche Entgleisungen ist, wird durch die unter modernen

Tab. 10.2 Überblick über Typ-1- und Typ-2-Diabetes

Kriterium	Typ-1-Diabetes	Typ-2-Diabetes
Zeitpunkt des Auftretens	Meist Kinder, Jugendliche und junge Erwachsene	Meist mittleres und höheres Lebensalter
Klinik	Schlanker Patient, Erstmanifestation verläuft oft als akute Erkrankung mit Ketoazidose	Übergewichtiger Patient, oft gleichzeitig Zeichen des metabolischen Syndroms, oligosymptomatische Erscheinung (➢ 10.1.3)
Realisationsfaktoren	Chronische Autoimmunreaktion, fraglich getriggert durch virale oder toxische Auslöser	Alter, Übergewicht bei ungesunder Ernährung, Bewegungsmangel
Endogene Insulinproduktion	Deutlich erniedrigt	Insulin vorhanden, aber zu niedrig für bestehende Insulinresistenz
Reaktion auf längeres Fasten	Gefahr der Ketoazidose	Sinken des Blutzuckerspiegels
Reaktion auf Insulinentzug	Vitale Gefährdung: Ketoazidose	Hyperglykämie ohne Ketoazidose, in Extremfällen hyperosmolares Koma

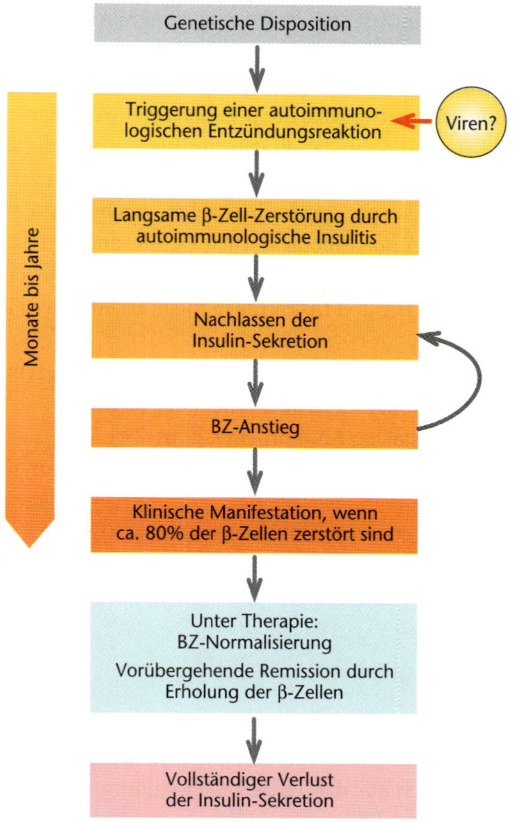

Abb. 10.8 Vermutete Pathogenese des Typ-1-Diabetes [L157]

Lebensbedingungen stark reduzierte mikrobielle Stimulierung erklärt („Hygiene-Hypothese", ((➢ 5.3.1))).

Welche Ereignisse den Autoimmunprozess bei entsprechend empfänglichen Individuen im Einzelfall auslösen, bleibt in der Regel unklar, und auch epidemiologische Studien können allenfalls mögliche Kandidaten benennen, wie Virusinfektionen (z. B. Cocksackie B4, Mumps, Röteln, Mononukleose), Nahrungsbestandteile (z. B. Kuhmilchproteine sowie Gluten bei nicht gestillten Kindern) oder Toxine (z. B. Nitrosamine oder auch Bafilomycine etwa aus Kartoffeln).

Genetische Prädisposition

Ist ein Elternteil an Typ-1-Diabetes erkrankt, liegt das Risiko für das Kind bei 5 %, wenn der Vater Typ-1-Diabetes hat, und 2,5 % im Falle der Mutter. Der genaue genetische Defekt konnte bisher nicht definiert werden. Es ist jedoch seit Längerem bekannt, dass die genetische Prädisposition mit bestimmten HLA-Mustern korreliert: Das Risiko, einen Typ-1-Diabetes zu entwickeln, ist bei Vorliegen von HLA-DR3 und -DR4 erhöht (> 90 % der Patienten tragen diese Merkmale).

Immunbedingte Zellzerstörung

Autoimmunologische Reaktionen gegen Inselzellgewebe führen zur lokalen Entzündungsreaktion **(Insulitis).** Diese ist durch Autoantikörper, aber auch durch zelluläre Immunreaktionen vermittelt. Sie führt innerhalb von Wochen, meist aber innerhalb von Monaten bis Jahren zur völligen Zerstörung der β-Zellen der Langerhans-Inseln mit absolutem Insulinmangel. Spätestens manifestiert sich die Erkrankung, wenn etwa 80 % der β-Zellen zerstört sind.

Bereits bei noch normalen Blutzuckerspiegeln sind verschiedene Antikörper nachweisbar. Bei 80 % der Patienten mit Typ-1-Diabetes können Autoantikörper gegen Inselzellen nachgewiesen werden (**ICA** = Islet Cell Autoantibodies). Die Bestimmung mittels Immunfluoreszenz ist aufwendig, daher Bestimmung weitestgehend durch Nachweis von GADA und IA-2A die in mehr als 90 % der Fälle positiv sind:

- Glutaminsäure-Decarboxylase-Antikörper **(GADA),** typisch für den Typ-1-Diabetes im Erwachsenenalter (LADA)
- Tyrosin-Phosphatase-Antikörper (z. B. **IA-2A**)
- Insulin-Autoantikörper **(IAA),** besonders bei Kindern nachweisbar
- Antikörper gegen einen Zink-Transporter (**ZnT8A**)

Die Antikörperspiegel sinken im Verlauf der Jahre ab, z. T. unter die Nachweisgrenze: Der Immunprozess „brennt aus".

Therapiebedingte Remissionsphase

Bei ca. 30 % der Typ-1-Diabetiker schließt sich an die Manifestationsphase nach exogener Insulintherapie eine Phase der Zellerholung an. Sie erklärt sich aus der Tatsache, dass die Insulinausschüttung bei chronisch hohen Blutzuckerspiegeln gehemmt ist; nach therapiebedingter Blutzuckernormalisierung steigt die Insulinsekretion der noch intakten β-Zellen deshalb (vorübergehend) an. Diese durch sinkenden exogenen Insulinbedarf erkennbare Phase wird auch als **Honeymoon-Phase** bezeichnet. Während dieser bis zu 18 Monate dauernden Remissionsphase wird vermehrt endogenes Insulin produziert, bevor die β-Zell-Funktion vollends erlischt.

Begleitende Autoimmunerkrankungen

Die dem Typ-1-Diabetes zugrunde liegende Disposition zur autoimmunen Entgleisung ist nicht gewebespezifisch: Bis zu 3 % der Patienten weisen bei Diagnosestellung eine manifeste Hypothyreose auf. Bei bis zu einem Drittel der Kinder und Jugendlichen mit Typ-1-Diabetes können Schilddrüsenantikörper nachgewiesen werden. Seltener ist die Assoziation des Typ-1-Diabetes mit einem autoimmunen polyglandulären Syndrom (➤ 9.2).

Gewebeschädigung im Rahmen des Diabetes

Die chronische Hyperglykämie hat eine vielfältig schädigende Wirkung auf die Körperzellen und ist für die chronischen Folgeerscheinungen des Diabetes verantwortlich (man spricht in diesem Zusammenhang auch von **„Glukotoxizität"**).

Chronisch hohe Glukosekonzentrationen schädigen auch die β-Zellen selbst. Es kommt zu einer verminderten Insulinausschüttung auf einen Glukosereiz, wobei die erste Phase der Insulinsekretion (➤ Abb. 10.11) verloren geht.

Typ-2-Diabetes

Der Typ-2-Diabetes beruht ebenfalls teilweise auf einer genetischen Prädisposition, benötigt aber genauso wie der Typ-1-Diabetes bestimmte Realisationsfaktoren (➤ Abb. 10.9).

Genetische Prädisposition

Die zugrunde liegenden genetischen Einflüsse sind vielfältig. Die einfache Formel „defektes Gen = Krankheit" geht beim Diabetes wie bei den meisten anderen Krankheiten nicht auf – hier sind viele Gene am Krankheitsgeschehen beteiligt. Es handelt sich um Gen-Varianten (Polymorphismen), die sich im Lauf der Menschheitsgeschichte entwickelt haben. Im Gegensatz zu den monogenen Erbkrankheiten sind Polymorphismen keine obligaten Krankheitsauslöser – krank machende Effekte entstehen vielmehr erst durch Gen-Umwelt-Interaktionen.

Es liegt keine Assoziation mit dem HLA-System vor. Die Prävalenz unter Geschwistern liegt bei 38 %. Die bedeutende Rolle der genetischen Prädisposition bei Typ-2-Diabetes beruht auch auf der Beobachtung, das eineiige Zwillinge eine sehr hohe sogenannte Konkordanzrate haben, das heißt beide manifestieren im Alter einen Diabetes.

Soziokulturelle Realisationsfaktoren („Lebensstil")

Umweltfaktoren speilen für die Manifestation des Typ-2-Diabetes eine wichtige Rolle (Trigger der Manifestation):

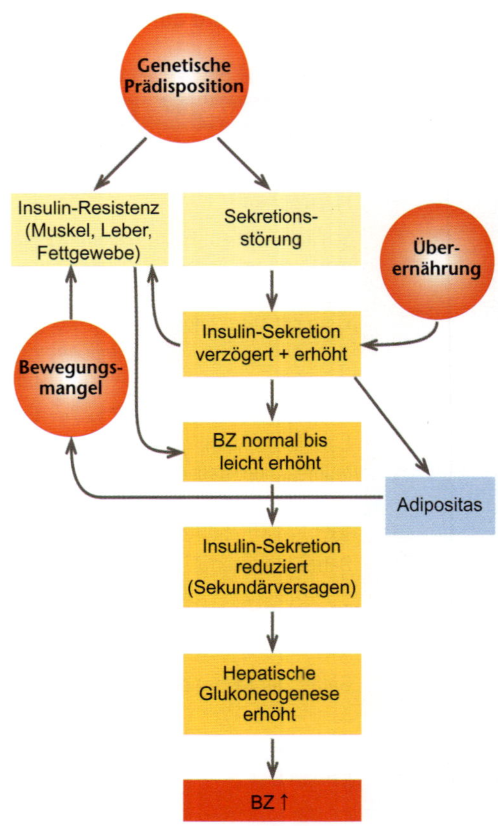

Abb. 10.9 Entwicklung des Typ-2-Diabetes [L157, L143]

10

- **Überernährung:** Chronische Überernährung führt zu chronisch höheren Glukosewerten, zu Übergewicht mit erhöhter Inflammation und Veränderungen der Fettverteilung (➤ 10.3.), alle Aspekte können eine Insulinresistenz erhöhen.
- **Bewegungsmangel:** Durch Bewegungsmangel kommt es zum Abfall der insulinunabhängigen Glukose-Aufnahme in die Muskelzelle und damit ebenfalls zur Hyperinsulinämie mit nachfolgender Insulinresistenz.
- **Sozialer Dysstress,** wie Schlafmangel, Schichtarbeit, starkes Rauchen und seelische Belastung fördern die Kalorienaufnahme, und auf zellulärer Ebene führen Stress-induzierte Signalkaskaden auch zu einer verminderten Insulinwirkung bzw. Insulinresistenz.

Insulinresistenz und ihre Folgen

Die Insulinresistenz wiederum leitet zwei pathogenetische Kaskaden ein:

- Die mangelnde Glukose-Aufnahme in die Muskelzelle und die gesteigerte Glukoneogenese in der Leber bedingen – wie in einem Teufelskreis – eine weitere Blutzuckererhöhung. Diese kann selbst durch eine Mehrsekretion von Insulin nicht kompensiert werden. Nach Jahren, meist jedoch nach Jahrzehnten kann es zur Erschöpfung der Insulinsekretion kommen und damit zur Insulinabhängigkeit (sog. **Sekundärversagen,** ➤ Abb. 10.10).
- Die Insulinresistenz führt zu weiteren metabolischen Entgleisungen (metabolisches Syndrom, ➤ 10.3.4): gesteigerte Lipolyse mit Triglyzeriderhöhung (Dyslipoproteinämie), Erhöhung des extrazellulären Natriumgehalts sowie stammbetonte Fettsucht mit sog. „ektoper" Lipidansammlung in den Organen, z. B. Fettleber. Liegt ein metabolisches Syndrom vor, so ist nicht nur das Risiko für einen Diabetes deutlich erhöht, sondern auch das für einen Herzinfarkt.

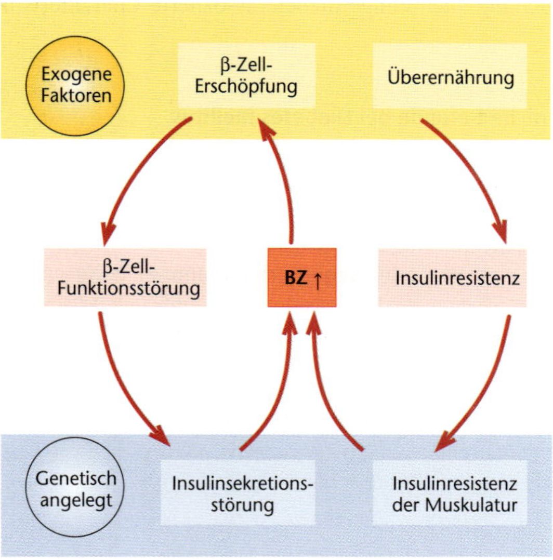

Abb. 10.10 Exogene und genetische Einflüsse auf die BZ-Erhöhung. Im Laufe der Jahre nimmt die Insulinsekretion immer weiter ab. [L157]

Veränderungen der Insulinsekretion

Schon früh im Krankheitsverlauf verändert sich die Insulinsekretion des Pankreas, wobei zunächst die erste rasche Phase der Insulinsekretion vermindert ist (➤ Abb. 10.11). Dies zeigt sich als postprandiale Hyperglykämie. Letztere kann im klinischen Alltag durch den oralen Glukosetoleranz-Test aufgedeckt werden (➤ 10.1.5).

Wodurch das endokrine Pankreas die Fähigkeit zur adäquaten Insulinsekretion verliert, ist unbekannt. Diskutiert wird ein pathologisch sezerniertes und als Amyloidbestandteil abgelagertes Inselzellpolypeptid (IAPP = Islet Amyloid Polypeptide, ➤ 10.9). Andererseits könnte das Pankreas auch durch die im Rahmen der Insulinresistenz auftretende Hyperglykämie mit ihren zytopathischen Effekten (z. B. erhöhte Apoptose-Rate der β-Zellen) geschädigt werden.

Gewebeschädigung im Rahmen des Typ-2-Diabetes

Wie beim Typ-1-Diabetes spielt auch beim Typ-2-Diabetes die Glukotoxizität eine wesentliche gewebeschädigende Rolle; betroffen sind hierbei wie beim Typ-1-Diabetes vor allem die kleinen Gefäße **(Mikroangiopathie).**

Das beim Typ-2-Diabetes so zentrale Insulinresistenz-Syndrom erklärt einen weiteren Teil der bei chronischem Diabetes entstehenden Gewebeschädigung, insbesondere die **Makroangiopathie,** welche im Zuge von Hypertonus und Atherosklerose (➤ 10.4) auftritt.

10.1.5 Diagnostisches Vorgehen

Im Folgenden werden die der Krankheitserkennung dienende **Erstdiagnostik** sowie die diagnostischen Maßnahmen zur **Verlaufsbeurteilung** besprochen.

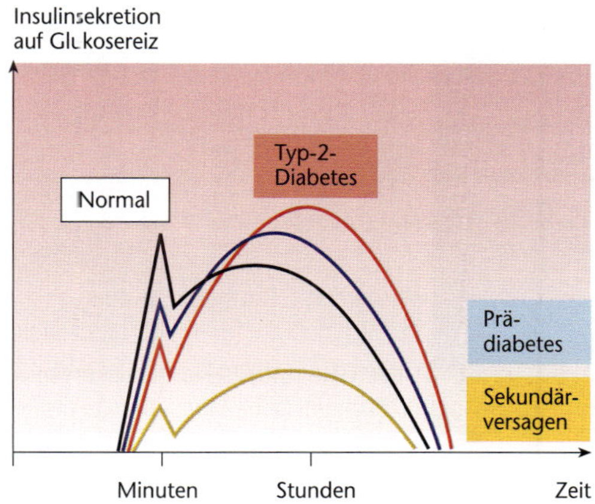

Abb. 10.11 Veränderungen der Insulinsekretion auf einen Glukose-Reiz. Beim manifesten Diabetes fehlt die frühe Phase der Insulinfreisetzung. Die späte Insulinsekretion ist erhalten, wahrscheinlich aber inadäquat für die zugrunde liegenden Insulinresistenz. [L157]

Erstdiagnostik

Sind die Zeichen des unkontrollierten Diabetes (z. B. Polyurie, Polydipsie und Gewichtsverlust) vorhanden, ist der Diabetes leicht zu erkennen. Zur Bestätigung ist lediglich die Bestimmung des Blutzuckerspiegels erforderlich (die Diagnose ist bestätigt bei einem Wert ≥ 200 mg/dl = 11,1 mmol/l; ➤ Tab. 10.3). Solche typischen Bilder werden vor allem beim Typ-1-Diabetes gesehen.

- Bei folgenden **Verdachtssymptomen** sollte nach einem Diabetes gefahndet werden: Gewichtsverlust, Durst, Polyurie, Müdigkeit, Pruritus vulvae, Balanitis.
- Zum **primären Screening** auf Diabetes wird der Diabetes-Risiko-Test® empfohlen (www.dife.de/diabetes-risiko-test/). Bei erhöhten Fragebogen-Scores, manifester kardiovaskulärer Erkrankung oder Vorliegen von Übergewicht mit weiteren Risikofaktoren – wie z. B. Hypertonie, Dyslipidämie (erhöhte Triglyzeridwerte oder niedrige HDL-Werte), positive Familienanamnese (Typ-2-Diabetes bei Verwandten ersten Grades), Gestationsdiabetes, polyzystische Ovarien (PCO-Syndrom) oder nichtalkoholische Fettleber – ist vorzugehen wie in ➤ Abb. 10.12 beschrieben.

Anamnese

Lediglich der durch die unmittelbaren Folgen der Hyperglykämie geprägte Typ-1-Diabetes lässt sich aus einer typischen Anamnese diagnostizieren: Meist wird ein recht stereotyper Verlauf aus Polyurie, Polydipsie, Gewichtsverlust und Müdigkeit geschildert. Die Anamnese muss jedoch auch folgende Fragestellungen beantworten, die für alle Diabetes-Formen wichtig sind:

- Liegen Symptome von **Vor- oder Begleiterkrankungen** vor – z. B. andere Autoimmunerkrankungen (insbes. Thyreoiditis) bei Typ-1-Diabetes oder Zeichen des metabolischen Syndroms bei Typ-2-Diabetes?
- Liegen Symptome einer **Stoffwechselentgleisung** vor – z. B. Exsikkose, Aceton-Geruch, Somnolenz?
- Liegen Symptome von **diabetischen Spätschäden** vor – z. B. Durchblutungsstörungen, Neuropathie, Sehstörungen, Hypertonie?

Tab. 10.3 Diagnosekriterien des Diabetes mellitus (Plasmaglukose)

	Nüchtern-BZ	oGTT-2-Stunden-Wert
Normal	< 100 mg/dl (< 5,6 mmol/l)	< 140 mg/dl (< 7,8 mmol/l)
Abnorme Nüchtern-Glukose (IGF)*	≥ 110 bis < 126 mg/dl (≥ 6,1 bis < 7,0 mmol/l)	Normal
Gestörte Glukosetoleranz (IGT)*	< 126 mg/dl (< 7,0 mmol/l)	≥ 140 bis < 200 mg/dl (≥ 7,8 bis < 11,1 mmol/l)
Diabetes	Wiederholt ≥ 126 mg/dl (≥ 7,0 mmol/l)	Wiederholt ≥ 200 mg/dl (≥ 11,1 mmol/l)
	Oder: Gelegenheits-Plasmaglukosespiegel ≥ 200 mg/dl (≥ 11,1 mmol/l) mit Polydipsie, Polyurie und ungeklärtem Gewichtsverlust	

*Diese Kategorien gehen mit einem erhöhten Risiko für die Entwicklung eines Diabetes und einer Makroangiopathie einher. Sie werden deshalb auch teilweise als „Prädiabetes", intermediäre Hyperglykämie oder gestörte Glukosehomöostase bezeichnet.
BZ = Blutzucker, oGTT = oraler Glukosetoleranztest, IGF = Impaired Fasting Glucose, IGT = Impaired Glucose Tolerance

MERKE

Zeichen einer begleitenden Endokrinopathie müssen sorgfältig eruiert werden, da ein Typ-1-Diabetes im Rahmen von polyglandulären endokrinen Syndromen oder zusammen mit anderen Autoimmunerkrankungen auftreten kann (➤ 10.1.4).

Nicht selten kann beim Typ-1-Diabetes ein Infekt in der unmittelbaren Vorgeschichte (z. B. 1–4 Wochen vor Präsentation) eruiert werden. Nur selten dürfte es sich dabei um das den Autoimmunprozess auslösende Ereignis handeln, da der Zerstörungsprozess nur in Ausnahmefällen derart rapide verläuft. Vielmehr sind solche „Vorinfekte" als den Insulinbedarf steigernde und damit manifestationsauslösende „Stoffwechselstressoren" anzusehen.

Da insbesondere beim Typ-2-Diabetes eine genetische Prädisposition vorliegt, kommt der **Familienanamnese** eine große Bedeutung zu.

Körperliche Untersuchung

Da der Typ-2-Diabetes selbst im Manifestationsstadium meist klinisch stumm ist, ist der körperliche Befund meist durch die oft auffälligen metabolischen Vor- und Begleiterkrankungen geprägt. Erst wenn Spätschäden vorliegen oder – wie etwa häufig beim Typ-1-Diabetes – der Stoffwechsel dekompensiert, sind eindeutige klinische Befunde zu erheben. Selten kann die genaue körperliche Untersuchung auch einige diabetesassoziierte Charakteristika enthüllen.

Körperliche Befunde bei Diabetes mellitus

- Zeichen der **Stoffwechseldekompensation:** Exsikkose, Kussmaul-Atmung, Aceton-Geruch, Somnolenz, Tachykardie
- Zeichen einer evtl. manifestationsfördernden **Infektionskrankheit:** z. B. Harnwegsinfekt oder Pneumonie
- Zeichen einer **Vor- oder Begleiterkrankung:** Hinweise auf ein metabolisches Syndrom mit z. B. Hypertonie und erhöhtem Taillenumfang als Zeichen vermehrter viszeraler Fettverteilung (➤ 10.3) oder auch autoimmune Begleiterkrankungen (z. B. Schilddrüsenvergrößerung, abnorme Hautpigmentierung bei Morbus Addison)
- Zeichen von diabetischen **Spätschäden:** Sehstörungen, Veränderungen des Augenhintergrunds, Neuropathie, pAVK, diabetische Cheiroarthropathie an Füßen oder Händen (➤ 10.1.10)

Eine **Acanthosis nigricans** ist eine unspezifische lokale Vergröberung und Schwarzfärbung der Haut. Vor allem die intertriginöse Form kann ein Zeichen der Insulinresistenz sein und wird deshalb

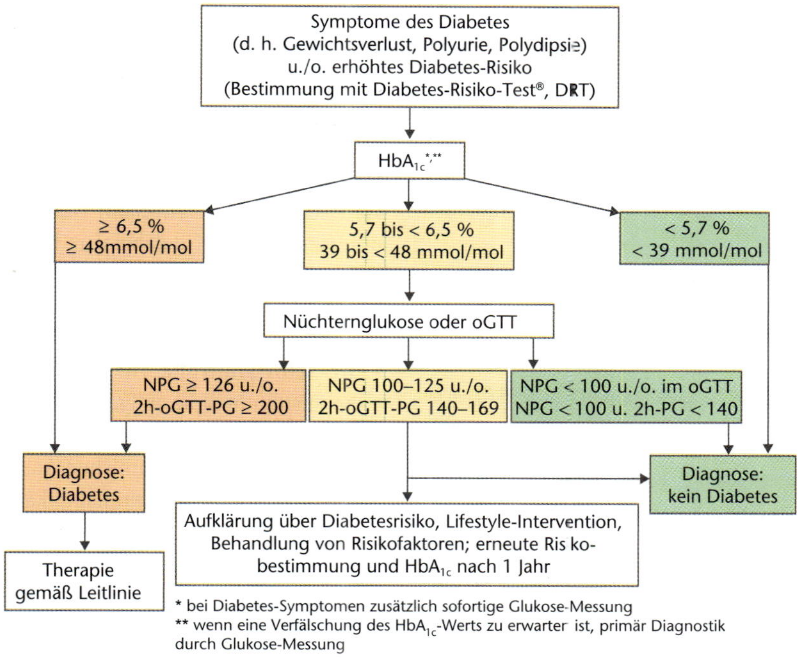

Abb. 10.12 Diagnostisches Vorgehen bei Verdacht auf Diabetes. Bei Messwerten deutlich ober- oder unterhalb der Glukose-/HbA_{1c}-Normwerte sowie klinischer Plausibilität ist in aller Regel die Einzelbestimmung eines Parameters ausreichend; grundsätzlich ist eine zeitnahe/parallele Bestätigung durch Bestimmung des gleichen oder des anderen Parameters (HbA_{1c} bzw. Glukose) wünschenswert. Bei zwei divergenten Werten gilt der „schlechtere" Wert; dieser sollte wiederholt werden und entscheidet dann über die Diagnose. Ggf. erfolgt eine Kontrolle nach 3 oder 6 Monaten. NPG = Nüchtern-Plasmaglukose, oGTT = oraler Glukosetoleranz-Test (75 g), 2h-oGTT-PG = 2h-Plasmaglukose im oGTT (mg/dl) [L253]

bisweilen bei adipösen Patienten mit Typ-2-Diabetes sowie bei einigen genetischen Formen der Insulinresistenz gefunden.

Labor

Die Diagnose des Diabetes mellitus wird über den Glukosespiegel im Plasma gestellt (➤ Tab. 10.1 und ➤ Abb. 10.12). Ein Diabetes mellitus liegt vor, wenn

- der Plasmaglukosespiegel im **Nüchternzustand** bei zwei unabhängigen Messungen von 126 mg/dl oder mehr (≥ 7 mmol/l, ein mmol/l Glukose entspricht 18 mg/dl) liegt,
- bei einem **symptomatischen** Patienten (also einem Patienten mit Polyurie, Polydipsie und unerklärtem Gewichtsverlust) und einem „Gelegenheits"-Plasmaglukosespiegel von ≥ 200 mg/dl (≥ 11,1 mmol/l) gemessen wird (d. h. egal, ob morgens oder abends, nüchtern oder nicht),
- ein **oraler Glukosetoleranz-Test** einen 2-Stunden-Wert von ≥ 200 mg/dl (≥ 11,1 mmol/l) ergibt,
- der HbA_{1c}-Wert von 48 mmol/mol Hb (≥ 6,5 %) oder höher liegt.

Bei Werten, die oberhalb der Normalwerte, jedoch unterhalb der als Diabetes definierten Werte liegen, wird je nach Befundkonstellation von einer abnormen Nüchtern-Glukose (IGF) (der oGTT ist hier normal) oder einer gestörten Glukosetoleranz (IGT) (hier ist auch der oGTT abnormal) gesprochen (➤ Tab. 10.3). Da dies Vorstufen des Diabetes mellitus sein können, die auch bereits mit einem erhöhten kardiovaskulären Risiko assoziiert sind, werden die Befunde jährlich überwacht und insbesondere weitere mögliche Gefäßrisiken (Rauchen, Hypertonus, LDL-Cholesterin) minimiert.

Falsch niedrige Messwerte können entstehen, wenn die Blutproben nicht mit einem Glykolyse-Hemmstoff versetzt werden (in den handelsüblichen Entnahmeröhrchen enthalten).

Befundinterpretation

Die angegebenen Referenzwerte beziehen sich auf venöses Plasma. Da Plasma im Vergleich zum Vollblut einen höheren Wasseranteil hat und sich die Glukose als wasserlösliches Molekül nur im Wasserverteilungsraum des Bluts findet, liegen die Plasmawerte immer etwas höher (ca. 10 %) als im Vollblut; dies gilt auch für Kapillarblut.

Urinuntersuchungen

Urinuntersuchungen auf Glukose haben bei der Erstdiagnostik des Diabetes keinen Stellenwert. Die Bestimmung der Urin-Ketone kann eine diabetische Stoffwechselentgleisung anzeigen: entsprechende Streifentests gehören deshalb zum häuslichen Testrepertoire vor allem beim Typ-1-Diabetes.

Die Untersuchung des Urins auf Mikroalbumin (Urin-Albumin/Kreatin-Quotient, UACR) ist ein sensitiver Test auf das Vorliegen einer diabetesbedingten Nephropathie und hat eine hohe Korrelation mit dem kardiovaskulären Risiko. Sie wird in mindestens einjährigen Abständen kontrolliert.

Oraler Glukosetoleranz-Test (oGTT)

Der orale Glukosetoleranz-Test ist ein zwar aufwendiger, bei Einhaltung der Standardbedingungen jedoch ausreichend reproduzierbarer Test. Er hat einen Stellenwert vor allem bei widersprüchlichen Blutzuckerwerten, gestörter Glukosetoleranz, abnormer Nüchternglukose, Ausschluss einen Diabetes bei klinischem Verdacht und zur Diagnose des Gestationsdiabetes.

- **Durchführung:** drei Tage kohlenhydratreiche (mindestens 150 g/d) Kost. Nach 10–16-stündiger Nahrungs-(und Alkohol-) Karenz trinkt der Patient am Morgen 75 g Glukose oder Oligosaccharide innerhalb von 5 Minuten im Sitzen oder Liegen. Der Plasmazucker wird nüchtern und nach 120 Minuten nach dem Trinken bestimmt.
- **Interpretation:** Zur Abgrenzung von pathologischer Glukosetoleranz und Diabetes mellitus vgl. ➤ Tab. 10.3.

Diagnostik von Begleiterkrankungen und diabetischen Folgeschäden

Die Folgeerkrankungen des Diabetes bestimmen die weitere Lebenserwartung und Lebensqualität entscheidend. Bei Diagnosestellung des Typ-2-Diabetes liegen häufig schon eine Angiopathie, Neuropathie, Nephropathie und Retinopathie vor. Die folgenden Untersuchungen dienen der Aufdeckung von Begleiterkrankungen und diabetischen Folgeschäden:

- **Nierenfunktionsstatus:** eGFR (geschätzte glomeruläre Filtrationsrate), Untersuchung auf Mikroalbuminurie (empfindlichster Parameter zur Erkennung einer diabetischen Nephropathie, Grenzwert bei 30 mg/24 h bzw. 20 mg/min oder 20 mg/l im Nachturin) bzw. UACR
- **Lipidstatus** (Cholesterin, Triglyzeride, HDL-Cholesterin) und Harnsäurespiegel zur Beurteilung weiterer Risikofaktoren des „metabolischen Syndroms"; Bestimmung von LDL-Cholesterin (und auch Non-HDL-Cholesterin) rechnerisch aus diesen Werten nach der Friedewald-Formel (Cholesterin – Triglyzeride/5 – HDL-Cholesterin) oder zusätzlich direkte Bestimmung
- **Augenhintergrunduntersuchung** in Mydriasis
- **Kardiovaskuläre Untersuchung:** Fußpulse, Karotis-Strömungsgeräusche, EKG, ggf. Herzecho und NTproBNP wegen Herzinsuffizienz mit und ohne erhaltene linksventrikuläre Funktion (HFrEF/HFpEF)
- **Neurologische Untersuchung:** Reflexe, Vibrations- und Temperaturempfinden (➤ Abb. 10.13)
- **Schilddrüse:** autoimmune Hypothyreosen in ca. 3 % der Kinder und Jugendlichen mit Typ-1-Diabetes (→ TSH-Bestimmung, ➤ 9.4.2)

Ätiologische Abklärung

Eine Abklärung einer eventuell sekundären Diabetes-Form ist nur sinnvoll, wenn das klinische Bild den Verdacht auf eine diabetogene endokrine Erkrankung nahelegt. Es sollten dann ausgeschlossen werden: Morbus Cushing, Morbus Conn, Phäochromozytom, Hyperthyreose.

Diagnostische Maßnahmen zur Verlaufsbeurteilung

Nur wenn die diabetische Stoffwechseleinstellung regelmäßig überprüft wird, kann die Therapie optimiert und können Stoffwechselentgleisungen sowie die Entwicklung von Komplikationen verhindert bzw. verlangsamt werden. Der Hauptteil der Kontrolluntersuchungen wird dabei vom Patienten durchgeführt.

- **Regelmäßige BZ-Kontrollen durch den Arzt** sollten je nach Einstellungsqualität von 1 × wöchentlich bis 1 × im Quartal durchgeführt werden.
- **BZ-Selbstkontrolle:** Die BZ-Kontrolle durch den Patienten ist bei Insulintherapie obligat. Der Patient misst seinen BZ in der Regel 4 × pro Tag (und einmal in der Woche nachts), bei Erkrankungen oder ungewöhnlichen Anstrengungen auch häufiger. Bei Therapie mit oralen Antidiabetika ohne Hypoglykämiegefahr ist der Wert der häuslichen BZ-Selbstkontrolle abhängig vom jeweiligen Patienten und seinen Therapiezielen zu besprechen.. Ggf. kommen auch kontinuierliche Glukosemesssysteme, insbesondere bei Patienten mit Typ-1-Diabetes oder einer intensivierten Insulintherapie in Betracht.
- **Harnzucker-Selbstkontrolle:** Der Harnzucker korreliert nicht zuverlässig mit dem Blutzucker (➤ 10.1.1). Auf eine Harnzuckerkontrolle kann jedoch ausgewichen werden, wenn ein Patient zu BZ-Selbstkontrollen nicht in der Lage ist oder wenn das Therapieziel in der Harnzuckerfreiheit besteht (z. B. bei älteren Typ-2-Diabetikern).
- **Keton-Selbstbestimmung:** Sie werden mit Teststreifen semiquantitativ bestimmt (+, ++, +++). Ketone zeigen intrazellulären Glukosemangel und damit Mangel an Insulin an. Dieser führt zur Lipolyse – die entstehenden Ketonkörper spiegeln das Ausmaß der Lipolyse wider. So kann auch Fasten zu einer leichten Ketonurie führen. Ketone sind ein Warnzeichen der diabetischen Stoffwechselentgleisung und sollten daher

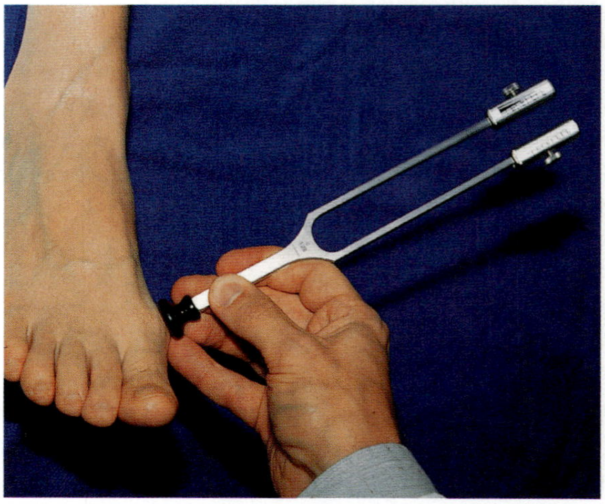

Abb. 10.13 Stimmgabel-Test zur Untersuchung des Vibrationsempfindens [M108]

10

insbesondere bei Typ-1-Diabetes bei interkurrenten Krankheiten oder deutlicher Verschlechterung der BZ-Werte untersucht werden.

- **HbA_{1c}-Bestimmung:** Glukose lagert sich während der gesamten Lebensdauer der Erythrozyten an das Hämoglobin an; hierdurch entsteht glykiertes Hämoglobin, dessen stabile Unterfraktion (HbA_{1c}) gemessen werden kann. Dieser Wert spiegelt die Blutzuckerspiegel der vergangenen 8–12 Wochen wider. Der Normwert (kein Diabetes) liegt bei < 39 mmol/mol Hb (< 5,7 %). Er sollte einmal pro Quartal bestimmt werden. Der HbA_{1c}-Zielwert sollte individualisiert festgelegt werden und u. a. Alter, Diabetesdauer, Komorbidität und Risiko für Hypoglykämien berücksichtigen.

Fehlerquellen bei HbA_{1c}-Bestimmung

- Falsch hohe Werte bei Niereninsuffizienz, Alkoholabusus, Hyperlipoproteinämie, hoch dosierter Salicylat-Therapie sowie zum Ende der Schwangerschaft und Stillzeit
- Falsch niedrige Werte bei verkürzter Erythrozytenlebenszeit (Hämoglobinopathie, Sichelzell-, hämolytische Anämie, Blutverluste) und in der ersten Hälfte der Gravidität

Bei den genannten Fehlerquellen kann ggf. auf die Bestimmung von **Fructosamin** ausgewichen werden (Fructosamine = glykosylierte Serumproteine, hauptsächlich Albumin und IgG). Der Fructosaminspiegel spiegelt den Blutzuckerspiegel der vergangenen 2–3 Wochen wider.

Weitere Untersuchungen im Rahmen der Verlaufsdiagnostik (➤ Tab. 10.4)

- Körperliche Untersuchung: bei jedem Arztbesuch (Gewicht, RR, Fußuntersuchung, ggf. Insulininjektionsstellen, Blutentnahmestellen bei BZ-Selbstbestimmung)
- Untersuchung auf Albumin im Urin (1 × pro Jahr), Lipidprofil (mindestens 1 × pro Jahr)
- Augenuntersuchung, neurologische Untersuchung, angiologische Untersuchung (jeweils 1 × pro Jahr)

Tab. 10.4 Verlaufsdiagnostik bei Betroffenen mit Diabetes im Überblick

Körperliche Untersuchung	Laboruntersuchung (Ziele der DDG in Klammern)*
Erster Arztbesuch und mindestens einmal jährlich	

• Größe, Gewicht (BMI-Ziel für Frauen 20–25 kg/m², für Männer 19–24 kg/m²)
• Blutdruck
• Fußinspektion
• Pulsstatus, Gefäßauskultation
• Neurologische Reflexe, Vibrationsempfinden, Temperaturempfinden
• Augen: Fundus, Sehschärfe
	• Nüchtern-Blutzucker im Plasma (Ziel je nach Alter und Patientensituation, ideal: 90–120 mg/dl [5,0–6,7 mmol/l])*
	• HbA_{1c} (ideal < 6,5 %, bei Typ-2-Diabetes 6,5–7,5 %; individualisiert festlegen in Abhängigkeit auch von Alter, Komorbiditäten unter Vermeidung von Hypoglykämien und ausgeprägter Gewichtszunahme)*
	• eGFR (normal)
	• UACR (negativ)
	• LDL-Cholesterin (abhängig vom Risiko, bei kardiovaskulärer Erkrankung oder mehreren Risikofaktoren und mikrovaskulärem Endorganschaden idealerweise < 55 mg/dl [1,4 mmol/l, Non-HDL-Cholesterin ≤ 30 mg/dl über LDL-C
	• HDL-C (möglichst ♂ > 40 mg/dl [> 1,1 mmol/l]; ♀ > 50 mg/dl [> 1,3 mmol/l])
	• Triglyzeride (möglichst < 150 mg/dl < [1,73 mmol/l])
	• Urin auf
	  – Zucker (negativ)
	  – UACR (negativ)
	  – Ketonkörper (negativ)
	• TSH basal (normal)
	• GOT/GPT und FIB4-Score

Mindestens alle 3 Monate	
• Gewicht • Blutdruck • Fußinspektion • Inspektion der Insulininjektionsorte und Blutentnahmeorte	• Blutzucker • HbA_{1c} • Cholesterin • Triglyzeride • HDL-Cholesterin • Berechnung oder Bestimmung von LDL-Cholesterin

eGFR = geschätzte glomeruläre Filtrationsrate, UACR = Urin-Albumin/Kreatinin-Ratio, LDL = Low-Density-Lipoprotein, HDL = High-Density-Lipopotein, TSH = Thyroidea-stimulierendes Hormon, GOT = Glutamat-Oxalazetat-Transaminase, GPT = Glutamat-Pyruvat-Transaminase, FIB4-Score = Fibrose-4-Score
*Die Ziele für die Stoffwechseleinstellung geben die Praxisempfehlungen der Deutschen Diabetes Gesellschaft (DDG) 2021 wieder.

10.1.6 Therapie

Therapieziele bei Typ-1-Diabetes

Die an Typ-1-Diabetes-Patienten durchgeführte und 1993 veröffentlichte *Diabetes Control and Complications Trial* (DCCT) zeigte, dass eine enge Einstellung des Blutzuckerspiegels auf einen fast normalen Bereich die Entwicklung und das Fortschreiten der diabetesassoziierten Komplikationen verhindern bzw. verzögern kann. Die intensivierte Insulintherapie mit HbA_{1c}-Werten von < 52 mmol/mol Hb (< 7,0 %) und durchschnittlichen Blutzuckerwerten von < 140 mg/dl (< 7,8 mmol/l) halbierte das Neuauftreten sowie die Progression von mikrovaskulären Spätkomplikationen wie Retinopathie, Proteinurie oder Neuropathie im Vergleich zur weniger intensiven „Standard"-Insulintherapie. Dies galt in der Folge auch für das Auftreten makrovaskulärer Ereignisse. Seither ist die enge Blutzuckerkontrolle das wichtigste Therapieziel beim Typ-1-Diabetes. Bei Patienten mit kontinuierlichem Glukosemonitoring (CGM) wird angestrebt, für eine tägliche Dauer von mindestens 70 % im Zielbereich (Time-in-Range) von 70 mg/dl–180 mg/dl zu sein.

Therapieziele bei Typ-2-Diabetes

Diabetes mellitus Typ 2 ist eine demografisch zunehmende, chronische Krankheit mit komplexer Pathophysiologie und multiplen therapeutischen Möglichkeiten. Die Prognose wird durch Multimorbidität (z. B. Fettleber/NASH, COPD, Depression, neurodegenerative Erkrankungen etc.) sowie mikrovaskuläre Komplikationen (z. B. Retinopathie, Neuropathie, diabetisches Fußsyndrom, Nephropathie mit chronischer Niereninsuffizienz) und kardiovaskuläre Komplikationen (Myokardinfarkt, Schlaganfall, pAVK und Herzinsuffizienz) bestimmt. Für Patienten, die wegen einer Herzinsuffizienz hospitalisiert werden, ist die Prognose beispielsweise sehr schlecht, und etwa die Hälfte dieser Patienten verstirbt innerhalb von nur drei Jahren.

Tab. 10.5 Orientierungsgrößen für mittelbare Therapieziele bei Typ-2-Diabetes

Indikator	Orientierungsgrößen der Therapieziele
Nüchtern-/präprandiale Plasmaglukose (venös)	100–125 mg/dl (5,6–6,9 mmol/l)
Postprandiale Plasmaglukose (venös) 1–2 Std. postprandial	140–199 mg/dl (7,8–11,0 mmol/l)
Indikator	Individualisierung der Therapieziele
HbA_{1c}	HbA_{1c}-Zielkorridor von 6,5–7,5 % (48–58 mmol/mol Hb) zur Prävention von Folgekomplikationen und Vermeidung von schweren Hypoglykämien. Bei multimorbiden älteren Menschen und Menschen mit stark eingeschränkter Lebenserwartung HbA_{1c}-Wert < 8,0 % (< 64 mmol/mol Hb), seltener < 8,5 % (< 69 mmol/mol Hb). Falls nur antidiabetische Medikationen ohne intrinsisches Hypoglykämierisiko eingesetzt werden, können auch niedrigere HbA_{1c}-Wert-Ziele vereinbart werden.
Harnsäure	Serumspiegel ≤ 6,0 mg/dl (357 µmol/l)[1]
Lipide	LDL-Cholesterin-Senkung: • Sehr hohes Risiko in der Primär- und Sekundärprävention: ≥ 50 % LDL-C-Reduktion von der Basis vor lipidsenkender Therapie und ein LDL-C-Ziel < 1,4 mmol/l (< 55 mg/dl) • Hohes Risiko: ≥ 50 % LDL-C-Reduktion von der Basis und ein LDL-C < 1,8 mmol/l (< 70 mg/dl) • Mäßiges Risiko: < 2,6 mmol/l (< 100 mg/dl) • Niedriges Risiko: < 3,0 mmol/l (< 116 mg/dl)[2,3]
Gewichtsabnahme bei Übergewicht	• Bei BMI von 27–35 kg/m²: > 5 % Gewichtsabnahme • Bei BMI > 35 kg/m²: > 10 % Gewichtsabnahme
Blutdruck	Systolischer Blutdruck: 120–140 mmHg (≥ 65 Jahre 130–140 mmHg; ≤ 65 Jahre 120–129 mmHg), diastolischer Blutdruck: < 80 mmHg (nicht < 70 mmHg); wenn die Therapie ohne relevante Nebenwirkungen ist[4]

[1]Wang R, Song Y, Yan Y et al. Elevated serum uric acid and risk of cardiovascular or all-cause mortality in people with suspected or definite coronary artery disease: A meta-analysis. Atherosclerosis 2016; 254: 193–199
[2]Parhofer KG, Birkenfeld AL, Krone W et al. Lipidtherapie bei Patienten mit Diabetes mellitus. Diabetologie 2021; 16 (Suppl. 2): S312–S318
[3]Montvida O, Klein K, Kumar S et al. Addition of or switch to insulin therapy in people treated with glucagon-like peptide-1 receptor agonists: A real-world study in 66 583 patients. Diabetes Obes Metab 2017; 19 (1): 108–117
[4]The Task Force for the management of arterial hypertension of the European Society of cardiology (ESC) and the European Society of Hypertension (ESH). 2018 ESC/ESH guidelines for the management of arterial hypertension. Eur Heart J 2018; 39: 3021–3104

Deswegen müssen bei einer fachübergreifenden Versorgung drei Ebenen berücksichtigt werden: die Früherkennung mit Prävention, die effektive, patientenzentrierte medikamentöse Therapie und eine zielführende, das soziale Umfeld berücksichtigende Versorgungsstrategie bei komplex erkrankten Patienten.

In Bezug auf die medikamentöse Senkung des Blutzuckers ist das allgemeine Ziel der Diabetestherapie die Blutzuckersenkung ohne Hypoglykämien und Gewichtszunahme. Mittelfristig muss eine Reduktion der mikro- und makrovaskulären Komplikationen erreicht werden können; neue Aspekte sind eine mögliche günstige Beeinflussung des Krankheitsverlaufs (z. B. Remission oder Heilung) sowie neuer Komorbiditäten, die bei Diabetes häufiger auftreten (z. B. neurodegenerative Erkrankungen und Malignome). In den letzten Jahren haben zahlreiche Studien gezeigt, dass mit bestimmten Therapiestrategien (z. B. SGLT2-Hemmer oder GLP1-Rezeptoragonisten) die Prognose hinsichtlich kardiovaskulärer Komplikationen, Herzinsuffizienz und Progression einer Niereninsuffizienz verbessert werden kann. Daher stehen HbA_{1c}-unabhängig Prognoseverbesserung und Organprotektion bei einer patientenzentrierten Therapie im Vordergrund. Einen Überblick über die mittelfristigen Therapieziele zeigt ➤ Tab. 10.5.

Bei kardiovaskulären Endpunktstudien werden drei Designs bzw. Arten von Studien unterschieden: Vergleich von Therapiestrategien, Überlegenheits- und Sicherheitsstudien.

- Bei einem **Vergleich von Therapiestrategien** wird bei vergleichbarer Absenkung des Risikofaktors (z. B. Blutzucker) gefragt, ob zwischen zwei Substanzen ein Unterschied in Bezug auf kardiovaskuläre Ereignisse besteht.
- Bei **Überlegenheitsstudien** wird der Risikofaktor im Vergleich zur Placebo-Gruppe gesenkt; beste Beispiele sind die Studien zur Senkung des Herzinfarktrisikos durch die Cholesterinsynthese-Hemmer bzw. Statine. In der Diabetologie wurde bei Patienten mit Typ-2-Diabetes mit diesem Design die kardiovaskuläre Bedeutung einer deutlichen Blutzucker- bzw. HbA_{1c}-Reduktion in den Studien UKPDS, ACCORD, ADVANCE und VADT untersucht. Bis auf den Metformin-Arm in UKPDS wurde in diesen Studien der primäre Endpunkt für kardiovaskuläre Ereignisse nicht signifikant verbessert; das Risiko für Myokardinfarkte war aber insbesondere bei zuvor kurzer Diabetesdauer reduziert.
- **Sicherheitsstudien** werden von der amerikanischen Zulassungsbehörde für neue Diabetes-Medikamente gefordert. Sie sind so angelegt, dass die zu untersuchende Substanz zwar mit Placebo verglichen wird, dass aber auch im Placebo-Arm der Studie der relevante Risikoparameter, in diesem Falle HbA_{1c} bzw. Blutzucker, gemäß Studienprotokoll vergleichbar mit anderen Mitteln gesenkt wird. Daher testet ein solches Studiendesign allein die Frage, ob eine therapeutische Substanz einen eigenen bzw. einen von der Blutzuckersenkung unabhängigen Effekt auf das kardiovaskuläre Risiko hat. Diese Studien sind für DPP4-Hemmer, SGLT2-Hemmer und GLP1-Rezeptoragonisten durchgeführt worden. DPP-4-Hemmer sind sicher und SGLT-2-Hemmer sowie GLP-1-Rzeptoragonisten zeigten sogar eine Überlegenheit, d. h., eine kardiovaskuläre Risikoreduktion, die unabhängig vom HbA_{1c} war (zur Übersicht vgl. ➤ Tab. 10.7).

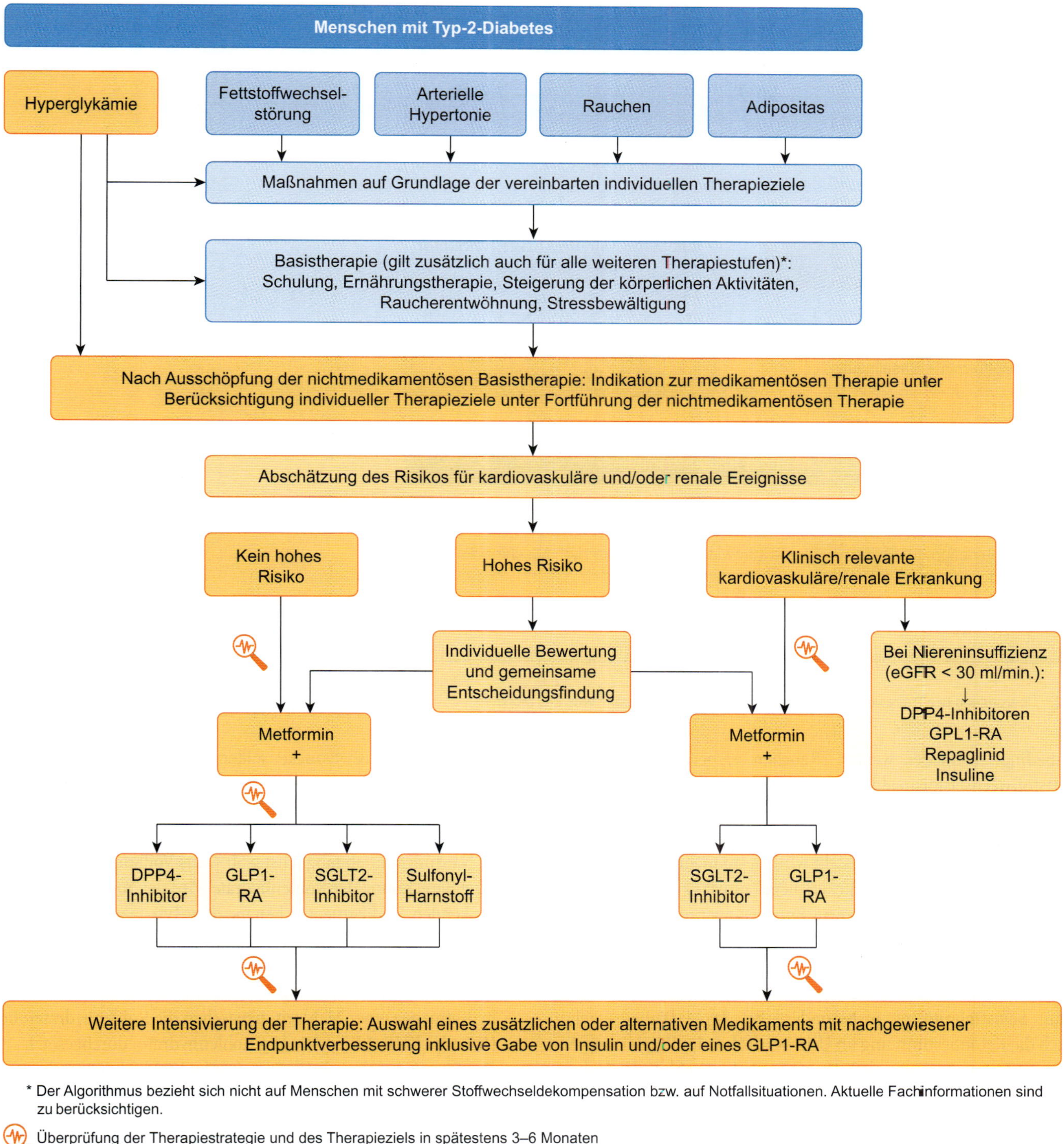

Abb. 10.14 Therapiealgorithmus der Deutschen Diabetes Gesellschaft zum Typ-2-Diabetes [F847-007, L143]

Die Pfeiler der Diabetestherapie

Die Pfeiler der Diabetestherapie werden im Folgenden kurz dargestellt. Eine Zusammenfassung der Praxisempfehlungen der *Deutschen Diabetes Gesellschaft* (DDG) und der Nationalen Versorgungsleitlinie zeigen ➤ Abb. 10.14 und ➤ Abb. 10.15.

Allgemeiner Lebensstil und Bewegung

Regelmäßige körperliche Aktivität steigert die Insulinempfindlichkeit und senkt dadurch den Insulinbedarf und den Blutzuckerspiegel. Vor allem beim Typ-2-Diabetes wirkt die körperliche Aktivität der Insulinresistenz entgegen. Dabei sollte mindestens dreimal in der Woche für mindestens 30 Minuten eine leicht anstrengende Tätigkeit durchgeführt werden. Zusätzliche „Gefäßrisiken“ sollten

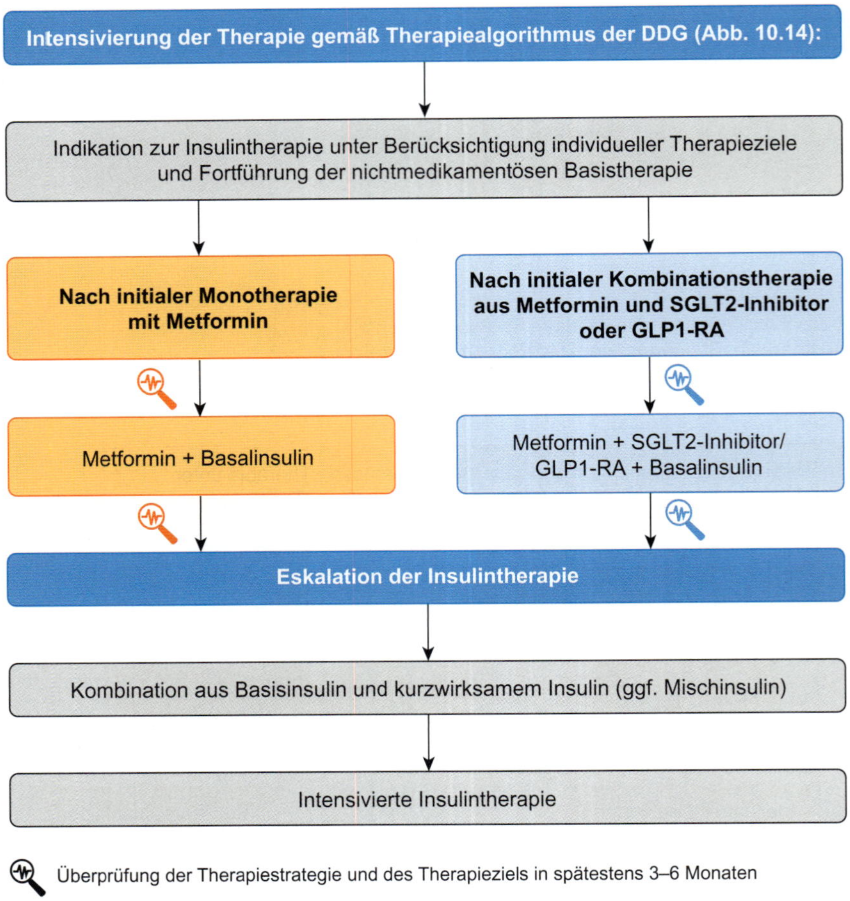

Abb. 10.15 Algorithmus zur Insulintherapie gemäß Nationaler Versorgungsleitlinie Typ-2-Diabetes als Ergänzung zu ➤ Abb. 10.14 [F847-007, L143]

unbedingt vermieden werden (Rauchen, Hypertonus, Adipositas, Fettstoffwechselstörungen).

Stoffwechselselbstkontrolle durch den Patienten

Je enger der Blutzucker eingestellt wird, desto mehr „Daten" braucht der Patient über seinen Blutzuckerspiegel, um das zugeführte Insulin an den Bedarf anzupassen sowie Entgleisungen des Stoffwechsels, etwa bei interkurrenten Infekten, zu verhindern. Die häuslichen Blutzuckermessungen sind die „Conditio sine qua non" des mit Insulin behandelten Diabetes, sowohl bei Typ 1 als auch bei Typ 2. Zum Selbstmonitoring insbesondere bei Typ-1-Diabetes gehört auch die Ketonbestimmung im Urin bei drohender Entgleisung. Seit einiger Zeit stehen nun auch kontinuierliche (unblutige) Glukose-Messungen im Interstitium des Unterhautfettgewebes (CGM/FGM) zur Verfügung; diese sollten aber durch einen Diabetologen erklärt und indiziert werden.

Ernährung

Es gibt keine besondere Diabetes-Diät. Empfohlen wird das, was auch für Gesunde gilt: eine vollwertige Mischkost mit komplexen Kohlenhydraten (Vollkornprodukte), die mengenmäßig so konsumiert und mit Bewegung kombiniert wird, dass ein möglichst normales Körpergewicht erreicht wird. Grob gelten die folgenden Richtlinien:

- Allgemein wird eine ausgewogene, ballaststoffreiche, reduktive Ernährungsweise empfohlen.
- Glukose und Haushaltszucker sollten wegen der raschen Aufnahme mit raschem BZ-Anstieg gemieden werden, da sie meist nicht mit der Kinetik des zugeführten Insulins zur Deckung zu bringen sind.
- Bevorzugt werden sollten komplexe Kohlenhydrate (stärkehaltige Nahrungsmittel, möglichst > 50 % aus Vollkorn).
- Eine Berechnung der Kohlenhydrate wird den mit blutzuckersenkenden Medikamenten behandelten Typ-1- und Typ-2-Diabetikern empfohlen, damit die Medikation (vor allem Insulin) bedarfsgerecht angepasst werden kann. In Deutschland hat sich für die Berechnung der Insulindosis für die Kohlenhydratmenge einer Mahlzeit inzwischen die Kohlenhydrateinheit (KE oder KHE; 1 KE = 10–12 g Kohlenhydrate) durchgesetzt.
- Der Eiweißverzehr soll 15–20 % (1 g/kg KG) nicht überschreiten, weil sich die Eiweißbelastung für die Nieren ungünstig auswirkt und die Glukoneogenese in der Leber gefördert wird. Bei beginnender Niereninsuffizienz ist eine Beschränkung auf maximal 45 g pro Tag angezeigt.
- Wichtig ist nicht die Quantität, sondern die Qualität der Fette (➤ 15.1.4). Sie sollten als einfach und mehrfach ungesättigte Fettsäuren zugeführt werden (z. B. Olivenöl).
- Die Berechnung von Kalorien ist dann sinnvoll, wenn adipöse Diabetiker abnehmen wollen (➤ 10.3.3).

Medikamentöse Therapie

Zur medikamentösen Blutzuckersenkung kommen Insulin sowie beim Typ-2-Diabetes auch verschiedene, vorwiegend oral anzuwendende Substanzen infrage, die im Folgenden detailliert beschrieben werden.

Schulungsinhalte für Patienten mit Diabetes

Die Mobilisierung der therapeutischen Eigenverantwortlichkeit des Patienten ist für Verlauf und Prognose entscheidend. Alle medizinischen Ratschläge sind nur insoweit sinnvoll, als sie das Leben des individuellen Patienten, dessen Präferenzen, Ressourcen und Begrenzungen berücksichtigen (➤ 15.2.5). Ärzte sollten die Patienten auf ihrem *eigenen* Weg unterstützen!

Schulungsinhalte für alle Betroffenen

- Erklärung der Krankheit
- Diätetik: Zusammensetzung der Nahrung – speziell: Kaloriengehalt sowie Kohlenhydrat- und Fettgehalt, Alkohol als Energieträger und potenzieller Hypoglykämieauslöser
- Körperpflege: speziell Fußpflege – wichtig zur Vermeidung von Hautinfektionen und zur Vorbeugung gegen das diabetische Fußsyndrom
- Lebensweise: Bewegung, Körpergewicht
- Erläuterung anderer kardiovaskulärer Risikofaktoren (Rauchen, Hypertonus)

Zusätzliche Schulungsinhalte bei Einnahme blutzuckersenkender oraler Antidiabetika

- Stoffwechselselbstkontrolle (BZ-Bestimmung, Ketonbestimmung im Urin, evtl. Urinzuckerbestimmung)
- Berechnung der Kohlenhydrate pro Mahlzeit, Kaloriengehalt der Nahrung
- Auswirkung von körperlicher Bewegung auf den Blutzuckerspiegel
- Zeichen der Hypoglykämie und deren Behebung
- Wirkungsweise der oralen Antidiabetika

Zusätzliche Schulungsinhalte bei Einstellung auf Insulin

- Blutzuckerselbstkontrolle
- Umgang mit Insulin, Dosisanpassung, Spritz-Ess-Abstand, Injektionsorte
- Verhalten bei Krankheit, Reisen, drohender Entgleisung

Alle Patienten werden mit einem Diabetes-Pass versehen, in dem die wichtigen Stoffwechselparameter dokumentiert werden und der an die regelmäßigen Kontrollen erinnert.

Einen Notfallausweis erhalten alle Patienten, die durch die medikamentöse Therapie hypoglykämiegefährdet sind.

PRAXISBEZUG

Die Bedeutung, die ein Diabetes mellitus für einen Patienten hat, hängt von vielen verschiedenen Faktoren ab, z. B.: Alter des Patienten bei Beginn der Erkrankung, Typ des Diabetes, Dauer und Schwere der Erkrankung bzw. der Folgeerkrankungen.

Typ-1-Diabetes

Vor Einführung der Insulintherapie war die Erkrankung tödlich. Heute kann ein Patient mit Diabetes mellitus auch viele Jahre oder sein ganzes Leben ohne Folgeschäden erleben.

Alltag

Das Leben eines Patienten mit Typ-1-Diabetes ist dennoch alles andere als normal. Mahlzeiten und Insulintherapie müssen aufeinander abgestimmt und jeweils berechnet werden. Körperliche Belastungen und alltägliche Krankheiten (z. B. Grippe) müssen bei der Selbsttherapie berücksichtigt werden. Urlaub von der Erkrankung gibt es keinen.

Komplikationen

Bei optimaler Compliance lässt sich das Auftreten von Spätkomplikationen durch die exogene Insulintherapie deutlich verzögern, teilweise sogar verhindern. Der Patient hat aber ein erhöhtes Risiko, später an einer Makro- und/oder Mikroangiopathie mit der Gefahr des Herzinfarkts, eventuell auch an Nieren- und Augenschäden oder peripheren Durchblutungsstörungen oder einer diabetischen Polyneuropathie zu erkranken. Außerdem muss er – gerade bei enger Einstellung – mit einer Hypoglykämie rechnen.

Psychische Konflikte

Das hohe Maß an täglicher Intervention und Eigenverantwortung kann vor allem bei Kleinkindern und im Jugendalter zum Konfliktbereich werden. Im Jugendalter stehen oft die Gegenwartsorientierung und Unverletzbarkeitsfantasie der Pubertät einer an Zukunftszielen orientierten Therapie im Wege. Jugendliche Diabetiker gehen deshalb nicht selten durch eine Phase der aggressiven Verweigerung („Ich will genauso normal sein wie mein Freund!"), in der sie die Verantwortung für ihre Krankheit verleugnen mit entsprechend katastrophalen Auswirkungen auf ihre Stoffwechselkontrolle. Diese Konflikte machen die in der Pubertät notwendige Übergabe von Macht und Verantwortung von den Eltern auf das Kind noch schwieriger, als sie ohnehin schon ist. Probleme entstehen oft dann, wenn z. B. die Eltern eines Jugendlichen zu viel Kontrolle ausüben und damit seine Selbstständigkeit und Eigenverantwortung behindern, aber auch, wenn sie ihm zu früh zu viel Eigenverantwortung aufbürden.

Typ-2-Diabetes

Fehlendes „Krankheitsgefühl"

Ein Patient mit Typ-2-Diabetes erkrankt meist erst im mittleren bis höheren Alter (vor allem übergewichtige Patienten). Über Jahre hinweg hat der Patient keinerlei oder nur geringe Symptome. Häufig werden die erhöhten Blutzuckerwerte zufällig entdeckt. Der Arzt weiß um die Gefährdung des Patienten durch die Folgeerkrankungen, der Patient jedoch hat häufig keinerlei Beschwerden und empfindet die vom Arzt angeordnete Diät und ggf. medikamentöse Therapie oft einfach als Last. Er erlebt die täglichen Nachteile der Therapie, selten jedoch ihre Vorteile.

Bagatellisierung des Risikos

Patienten mit Typ-2-Diabetes haben meist ein 2- bis 3-fach erhöhtes kardiovaskuläres Risiko, entsprechend etwa dem Risiko eines Menschen ohne Diabetes nach Myokardinfarkt. Diabetes ist eben nicht nur „ein bisschen erhöhter Blutzucker".

Komplikationen

Das Bild wechselt, wenn Folgeschäden aufgetreten sind – beispielsweise Sensibilitätsstörungen, Schmerzen und Gehstörungen bis hin zu Lähmungen. Die Schmerzen können so stark sein, dass das Gewicht der Bettdecke schon unerträglich ist. Durch die Sensibilitätsstörungen bemerkt der Patient kleinere Wunden (z. B. durch Druckstellen in den Schuhen oder bei falscher Nagelpflege) an den Füßen nicht. Da die Wundheilung wegen der diabetischen Angiopathie schlecht ist, infizieren sich die Wunden leicht und können sich zu einer diabetischen Gangrän entwickeln, deren Therapie Maßnahmen bis hin zur Amputation der betroffenen Gliedmaße umfasst.

Hilfestellungen

Wichtigste Hilfestellungen sind vor allem Information und Schulung des Patienten sowie das Bemühen, Therapie und Diät an den Patienten anzupassen und nicht umgekehrt.

Insulintherapie

Insulin ist ein äußerst potentes, das Überleben sicherndes Medikament. Sein Nebenwirkungspotenzial ist vor allem auf Hypoglykämien beschränkt. Bei Patienten mit Typ-1-Diabetes ist die Insulintherapie lebensnotwendig. Die Strategie der Insulinsubstitution ist dabei so flexibel und bedarfsgerecht wie möglich zu gestalten und die physiologische Insulinsekretion ist so gut wie möglich zu simulieren.

Bei Patienten mit Typ-2-Diabetes, die eine Insulinresistenz haben, stehen therapeutische Lebensstilmaßnahmen, die Therapie anderer kardiovaskulärer Risikofaktoren (z. B. Hypertonie, erhöhte LDL-Cholesterin-Werte) und die Blutzuckersenkung mit oralen Medikamenten in Vordergrund. In diesem Fall ist die Insulintherapie in aller Regel die „letzte" Option (➤ Abb. 10.14).

Indikationen

Insulin ist bei Typ-1-Diabetes immer indiziert. Patienten mit Typ-2-Diabetes werden nur dann mit Insulin behandelt, wenn eine vernünftige Ernährung und Steigerung der Bewegung keine ausreichende BZ-Senkung mehr erzielen.

Unterschiedliche Therapiemodalitäten

Die Insulintherapie folgt je nach Patient und Situation unterschiedlichen Modalitäten (➤ Abb. 10.16):

Basal unterstützte orale Therapie (BOT)
Wenn bei einem Patienten mit Typ-2-Diabetes die orale Therapie nicht mehr ausreicht und morgens zu hohe Blutzuckerwerte auftreten, kann die Insulintherapie mit einem Verzögerungsinsulin zur Nacht begonnen werden.

Supplementäre Insulintherapie (SIT)
Wenn bei einem Patienten mit Typ-2-Diabetes unter oraler Therapie die Blutzuckerwerte nach dem Essen zu hoch sind, kann die Insulintherapie mit zusätzlichem Normalinsulin zum Essen begonnen werden.

Konventionelle Insulintherapie (CT)
Die konventionelle Insulintherapie besteht aus einer festgelegten zweimaligen Insulindosis (Misch-/oder Verzögerungsinsulin) pro Tag: Eine Injektion (meist ⅔ der Tagesgesamtdosis) wird zum Frühstück und eine Injektion zum Abendbrot verabreicht. Zur Anwendung kommen Mischungen aus Normal- und NPH-Insulinen oder nur NPH-Insuline (➤ Abschnitt „Insulinpräparate"). Durchführbar ist diese Form nur bei stabiler Stoffwechsellage und regelmäßigem Tagesablauf.

Diese Form kommt beim Typ-1-Diabetiker nur infrage, wenn die kognitiven Fähigkeiten und/oder die Bereitschaft zu mehreren Insulininjektionen und damit BZ-Kontrollen *nicht* vorhanden sind. Ansonsten sollten Patienten mit Typ-1-Diabetes immer möglichst mit einer intensivierten Insulintherapie behandelt werden. Diese Patienten und Therapie gehört in die Hände der Diabetologen.

CAVE!
Bei Vergessen einer Zwischenmahlzeit oder zu geringem Kohlenhydratanteil in den Hauptmahlzeiten besteht die Gefahr der Hypoglykämie.

Intensivierte Insulintherapie (ICT)
Unter intensivierter Insulintherapie, auch ICT (**i**ntensivierte **c**onventionelle **T**herapie) genannt, versteht man die 1- bis 2-mal tägliche Gabe eines Verzögerungsinsulins, kombiniert mit der zusätzlichen bedarfsorientierten Zufuhr von schnell wirkendem Insulin vor den Mahlzeiten **(Basis-Bolus-Konzept):**

- **Basalinsulin** zur Abdeckung des Basalbedarfs: ca. 40–60 % des Gesamtinsulinbedarfs.
- **Normalinsulin** oder schnell wirksames Insulin-Analogon als Bolus zu den Mahlzeiten: Die Menge dieses Insulins kann je nach geplanter Kohlenhydrataufnahme sowie vor der Mahlzeit

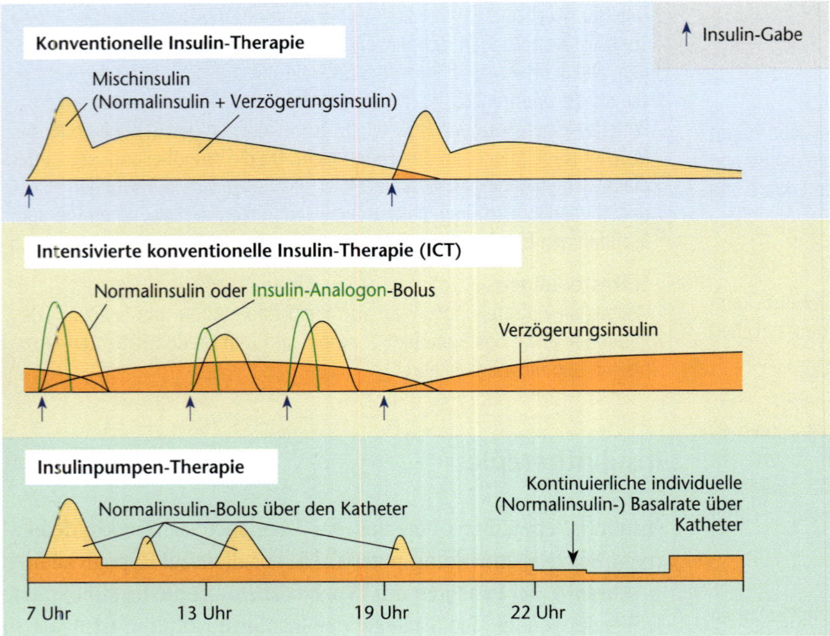

Abb. 10.16 Verschiedene Therapieschemata der Insulintherapie [L157, L190]

gemessenem Blutzuckerspiegel variiert werden (Korrekturformel im ➤ Abschnitt „Therapieanpassung und -kontrollen durch den Patienten").

Insulinpumpen-Therapie

Über eine kleine tragbare Pumpe erfolgt eine kontinuierliche, subkutane Insulininfusion von Normalinsulin. Die Basalrate kann während des Tagesrhythmus unterschiedlich hoch sein, sodass auch zwischen den Mahlzeiten ein gleichmäßig normwertiger Blutzuckerspiegel erreicht wird. Vor den Mahlzeiten kann der Patient über die Pumpe zusätzliche Insulindosen abrufen. Der Insulinbedarf liegt 10–20 % unter dem anderer Therapieregimes. Diabetische Neuropathien und Angiopathien sollen sich unter dieser Therapie bessern. Inzwischen können diese Systeme auch mit den kontinuierlichen Glukose-Messsystemen gekoppelt werden (sog. Hybrid-Systeme). Die Kopplung mit Algorithmen zur Glukose-gesteuerten Insulindosisapplikation entspricht einer Entwicklung hin zum „künstlichen Pankreas".

- **Voraussetzungen:** ausreichende Motivation und Zuverlässigkeit des Patienten (mindestens 4–6 BZ-Bestimmungen täglich)
- **Indikationen:** besonders bei Patienten, die häufig an schweren Hypoglykämien leiden, bei Langzeitdiabetikern mit stark schwankenden BZ-Werten (sog. **Brittle-Diabetes**) oder bei einer geplanten Schwangerschaft
- **Komplikationen:** Entzündungen im Bereich der Injektionsstelle, rasche Entwicklung einer Ketoazidose bei Unterbrechung der Insulinzufuhr

Insulinpräparate

In Deutschland wird gentechnisch hergestelltes Humaninsulin angeboten. Die tierischen Insuline vom Rind oder Schwein sind in Deutschland nicht mehr gelistet. Die Einteilung der Insulinpräparate orientiert sich an deren Wirkdauer (➤ Abb. 10.17 und ➤ Tab. 10.6):

Schnell wirkende Insulin-Analoga (Lispro-Insulin, Insulin-Aspart und Glulisin-Insulin)

Das reguläre Insulinmolekül hat die Eigenschaft, sich zu Hexameren zu vernetzen. Bei subkutaner Injektion liegen so sechs Insulinmoleküle zusammen, die zunächst in Dimere und dann in Monomere zerfallen. Physiologisch wirksam sind nur die in die Blutbahn diffundierenden Monomere. Durch Austausch der Aminosäure Lysin gegen Prolin in der B-Kette geht die Eigenschaft, Hexamere zu bilden, verloren, und das Insulinmolekül wird bei s. c. Injektion rasch resorbiert.

Indikation: Sogenannte Gabe eines „Bolus" zur BZ-Korrektur und Abdeckung des Insulinbedarfs für zugeführte Kohlenhydrate; dasselbe gilt für Normalinsulin.

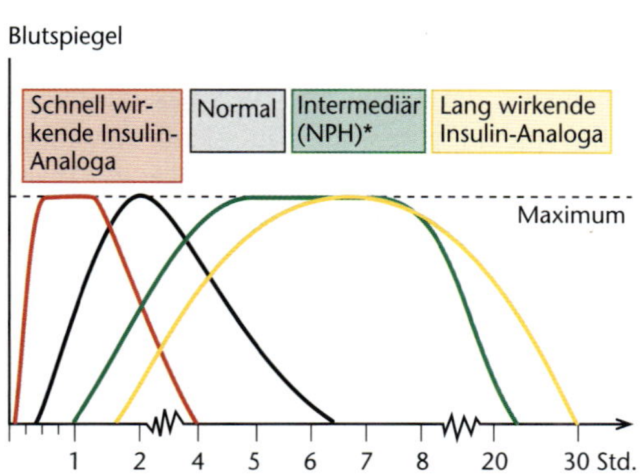

* Beginn der Wirkung nach Hersteller unterschiedlich, Wirkungsdauer von der Injektionsmenge abhängig

Abb. 10.17 Wirkprofile verschiedener Insulinpräparate [L157]

Tab. 10.6 Marktübersicht Insuline (Auswahl). Wirkmaximum und insbesondere die Wirkdauer (in Klammern) sind auch wesentlich von der applizierten Menge bzw. Dosis abhängig („je mehr, desto länger"). Diese sind mittlere geschätzte Angaben und sind individuell unterschiedlich bei Patienten und auch teils unterschiedlich für die einzelnen aufgeführten Präparate. Bei den Angaben in der Tabelle handelt es sich um mittlere geschätzte Werte. Die Kombinationen und Mischungen können nach den einzelnen Komponenten („mix" in der Tabelle) abgeschätzt werden und sind daher nicht extra aufgeführt.

Insulinart	Wirkeintritt	Wirkmaximum (Wirkdauer)	Handelspräparate
(**Cave:** Verwechslungsgefahr)			
Normalinsuline	30–60 min	3 h (8 h)	Actrapid®, Berlinsulin® H Normal, Insulin B. Braun® Rapid, Huminsulin® Normal, Insuman® Rapid
Depotinsuline	2–4 h	4–8 h (14 h)	Berlinsulin® H Basal, Insulin B. Braun® Basal, Huminsulin Basal®, Insuman® Basal, Protaphane®
Analoginsuline	Ca. 20 min 10–15 min	2–2,5 h (4–5 h) 2 h (4 h)	Schnell wirkend: Humalog®/Liprolog®, Insulin lispro Sanofi®, NovoRapid®, Apidra®, Sehr schnell wirkend: Ultra rapid lispro (Liumjev®), Faster Aspart (Fiasp®)
	1–3 h	Ca. 8–12 h (20–30 h)	Lang wirkend: Glargin (U100: Lantus®, Abasaglar®; U300:Tujeo®), Detemir (Levemir®), Degludec (Tresiba®)
	Mix	Mix	Fixkombination Glargin mit GLP1-RA Lixisenatid: Suliqua®
Mischinsuline	Mix	Mix	Actraphane® 30/50, Berlinsulin® H (30/70), Insulin B. Braun® Comb 30/70, Huminsulin Profil III, Insuman® Comb 15, 25, 50, Degludec/Aspart (70/30)
Mischinsuline mit schnell wirkenden Analoginsulinen	Mix	Mix	Humalog® Mix 25/50, Liprolog® Mix 25/50, Novo Mix® 30

Normalinsulin

Auf dem Markt sind gentechnisch hergestellte Humaninsuline erhältlich.

Verzögerungsinsulin

Auch als **Basalinsuline** bezeichnet. Die galenische Wirkverzögerung wird durch Beimischung von Eiweißen erreicht (NPH-Insuline = Neutral-Protamin-Hagedorn-Insuline. Hagedorn war der Erfinder dieser Insulinpräparation). Sie sind im Gegensatz zu den lang wirkenden Insulin-Analoga trübe und müssen vor der Injektion gut durchmischt werden:

NPH-Insuline: indiziert zur Abdeckung des Basalbedarfs bei intensivierter Therapie, in Kombination mit Normalinsulin bei konventioneller Insulintherapie

- **Lang wirkende Insulin-Analoga** (Glargin-Insulin, Detemir-Insulin, nur 1(–2) Injektionen/Tag): indiziert zur Abdeckung der Basalrate

Mischinsuline

Mischungen aus Normal- und Basalinsulinen. Eingesetzt werden NPH-Insuline und lang wirkende Insulin-Analoga.

Indikation: konventionelle Insulintherapie, besonders bei älteren Menschen mit Typ-2-Diabetes mit regelmäßigem Tagesablauf und konstantem Blutzucker.

Komplikationen der Insulintherapie

- **Hypoglykämie** (➤ 10.2): Hierzu kommt es bei einem Missverhältnis von Insulinangebot, Kohlenhydrataufnahme und Muskelarbeit.
- **Hautveränderungen am Injektionsort:** Diese sind durch die Verwendung der gentechnisch hergestellten Humaninsuline sowie chromatografische Reinigung der tierischen Insuline selten geworden. Häufigste Komplikation ist heute das Hämatom durch versehentliche Verletzung eines Hautgefäßes. Zu den Hautveränderungen gehören:
  - Infektionen mit Ulzeration und Nekrosen
  - Lipoatrophie: Atrophie des subkutanen Fettgewebes, evtl. durch immunologische Prozesse; unter Humaninsulin oder -analoga bisher nicht beobachtet
  - Lipidhypertrophie durch lokale Stoffwechselwirkung des Insulins mit Vermehrung des Fettgewebes
  - Lokale allergische Sofortreaktion: bei Humaninsulinen oder -analoga nicht bekannt
  - Allergische Hautreaktion vom Spättyp (T-Zell-vermittelt), Infiltrationen, Schwellungen, Rötungen, Schmerzen. Auftreten 24–48 Stunden nach Injektion
  - Lokale Bindegewebevermehrung infolge der immer wieder gesetzten mechanischen Reize
  - Versehentliche Intrakutaninjektion mit Ablagerung von Hämosiderin und Melanin sowie evtl. Hautatrophie
- **Sehstörungen** (relative Weitsichtigkeit): Sie kommt durch Rehydratation der Linse während der Phase der Kompensation des Diabetes (1–3 Wochen nach Therapiebeginn) zustande.
- **Insulinresistenz durch Antikörper:** definiert als Insulinbedarf > (100–)200 IE Insulin pro Tag über mindestens 48 Stunden. Ursache hierfür sind insulinbindende Antikörper (IgG, IgM), die jedoch bei Humaninsulinen praktisch unbekannt sind. Damit ist diese Insulinresistenz heute extrem selten.
- **Insulin-Ödeme** können passager bei der Neueinstellung auf Insulin durch Verschiebungen im Wasser- und Elektrolythaushalt (Natriumretention) auftreten.

Regeln zur „Einstellung" mit Insulin

Typ-1-Diabetes

Patienten mit Typ-1-Diabetes müssen immer sofort auf Insulin eingestellt werden. Bei der Therapie ist zu berücksichtigen:

- Während der Remissionsphase des Typ-1-Diabetes („Honeymoon-Phase", ➤ 10.1.4) kann der Insulinbedarf vorübergehend stark absinken.
- **Somogyi-Phänomen:** Nächtliche Hypoglykämien können durch eine hormonelle Gegenregulation zu erhöhten morgendlichen Blutzuckerwerten führen. Dieses Phänomen kann durch nächtliche Blutzuckerbestimmungen erkannt und die Insulindosierung entsprechend angepasst werden.
- **Dawn-Phänomen:** Der Insulin-Gegenspieler GH kann aufgrund seiner zirkadianen Rhythmik dazu führen, dass in den frühen Morgenstunden gehäuft Hyperglykämien auftreten. Die relative Insulinresistenz in den Morgenstunden ist auch der Grund, weshalb bei der Verteilung des Insulins über den Tagesverlauf höhere Morgendosen als Mittag- bzw. Abenddosen gewählt werden.
- **Brittle-Diabetes:** Hierbei handelt es sich um einen besonders instabilen Typ-1-Diabetes mit Neigung zu schweren Hypoglykämien in raschem Wechsel mit Hyperglykämien sowie mit Ketoseneigung.

Typ-2-Diabetes

Beim Typ-2-Diabetes muss die Indikation für Insulin äußerst zurückhaltend und patientenabhängig gestellt werden, da die Insulintherapie mit deutlichen Nachteilen für den Patienten verbunden ist, insbesondere mit einer Gewichtszunahme („Insulin-Mast") und dem Risiko von Hypoglykämien. Eine Insulintherapie ist vor allem dann indiziert, wenn der HbA_{1c}-Wert hoch ist und eine schnelle Stoffwechselverbesserung erreicht werden soll (➤ Abb. 10.18). Meist ist anfänglich die Einführung eines Basalinsulins zusätzlich zur oralen Therapie eine gute Wahl. Häufig kann im weiteren Verlauf dann die Therapie bei stabiler BZ-Lage und kürzerer Diabetesdauer allein mit oralen Antidiabetika oder GLP1-Rezeptoragonisten fortgeführt werden.

Therapieanpassung und -kontrollen durch den Patienten

Wie oft der BZ kontrolliert wird, hängt vom Therapieziel ab.

- Eine optimale Kontrolle bei Typ-1-Diabetes kann durch mindestens **vier Blutzuckerbestimmungen pro Tag** erreicht werden. Der BZ wird dann vor jeder Mahlzeit bestimmt (und die Insulindosis dann in Abhängigkeit von der geplanten BE-Aufnahme

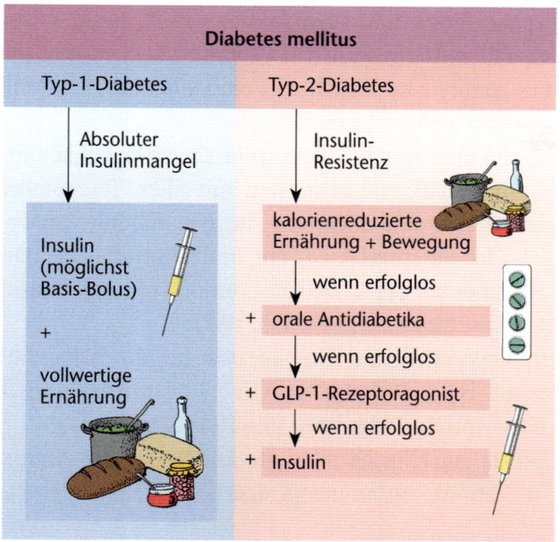

Abb. 10.18 Therapie des Typ-1- und Typ-2-Diabetes im Vergleich [L190]

angepasst). Eine BZ-Kontrolle vor dem Zubettgehen ist anzuraten (Vorbeugung nächtlicher Hypoglykämien durch Spätmahlzeiten).

- Bei stabil mit Insulin eingestellten Typ-2-Diabetikern können dagegen 1–2 Blutzuckertagesprofile pro Woche reichen.
- Die **Blutzuckerziele** richten sich nach Alter und Patiententyp: So ist für einen Typ-1-Diabetiker ein Nüchtern-BZ von 100 mg/dl anzustreben; für einen 80-jährigen Typ-2-Diabetiker dagegen ist ein Nüchtern-BZ von 140 mg/dl angemessen.
- Werden diese Ziele überschritten, so kann nach einer – individuell in Abhängigkeit von der Insulinsensitivität ermittelten – **Korrekturformel** (z. B. „30er"-, „40er" oder auch „60er"-Regel) der zusätzliche Insulinbedarf abgeschätzt werden: Bei einer sog. 30er-Regel muss beispielsweise für jede 30 mg/dl, die der Zielwert überschritten wird, eine IE Insulin pro Injektion mehr gegeben werden.

Therapie mit anderen Antidiabetika

Bei Patienten mit Typ-1-Diabetes ist das Ziel einer Diabetestherapie die effektive, sichere und individualisiert abgestimmte Senkung des Blutzuckers und HbA_{1c}, um das Risiko für mikro- und makrovaskuläre Spätkomplikationen zu reduzieren.

Bei Patienten mit Typ-2-Diabetes stehen die Verbesserung der kardiorenalen Prognoseverbesserung und Organprotektion im Vordergrund; die HbA_{1c}-Senkung erfolgt in Abhängigkeit von Komorbiditäten, Alter, individuellen Lebenszielen etc. In diesem Sinne sollte bei erhöhtem kardiovaskulärem Risiko ein GLP1-Rezeptoragonist oder SGLT2-Hemmer gegeben werden, bei chronischer Herzinsuffizienz ein SGLT2-Hemmer und bei eingeschränkter Nierenfunktion ein SGLT2-Hemmer oder ggf. GLP1-Rezeptoragonist unabhängig von bzw. zusätzlich zur zugrundeliegenden antidiabetischen Therapie. Zur Stoffwechselkontrolle stehen neben Metformin weitere Substanzen zur Verfügung, wobei Hypoglykämie-sichereren Substanzen wie z. B. den DPP4-Hemmern der Vorzug gegeben werden sollte (➤ Pharma-Box „Orale Antidiabetika).

Biguanide

Die Biguanide, von denen in Deutschland nur **Metformin** zugelassen ist, sind ein klassisches anti-hyperglykämisches Medikament, das keine Hypoglykämien verursacht und keinen Einfluss auf die endogene Insulinsekretion hat. Trotz seines nicht vollständig bekannten Wirkmechanismus ist es zurzeit das Mittel der Wahl bzw. die klassische „Basismedikation" bei Patienten mit Typ-2-Diabetes. Ein kardioprotektiver Effekt wurde in der UKPDS-Studie in einer kleines Gruppe von Patienten mit neu diagnostiziertem Diabetes beobachtet. Ein klinisch bedeutsamer Effekt ist die fehlende Gewichtszunahme unter Metformin-Therapie, Gewichtsreduktionen sind berichtet worden.

Metformin kann effektiv allein oder in Kombination mit anderen oralen Antidiabetika oder Insulin eingesetzt werden.

Nebenwirkungen von Metformin sind eine milde, meist selbstlimitierte Diarrhö, Übelkeit und Inappetenz. Einige Patienten klagen über einen metallischen Geschmack im Mund, abdominale Beschwerden oder Missempfindungen. Daher sollte man niedrig dosiert beginnen, z. B. mit 500 mg abends, und dann bis maximal 2 × 1000 mg steigern.

Inkretin-basierte Therapiestrategien

Inkretin-basierte Therapiestrategien zielen auf die Modulation der Effekte von Darmhormonen, z. B. sogenanntes Glukagon-Like-Peptide (GLP)-1. GLP1 hemmt die Freisetzung von Glukagon und erhöht glukoseabhängig (daher Hypoglykämie-sicher!) die Insulinfreisetzung. Endogenes GLP1 hat nur eine kurze Halbwertzeit, daher werden therapeutisch DPP4-Hemmer, die den Abbau von GLP1 hemmen, oder GLP1-Rezeptoragonisten eingesetzt, die so verändert sind, dass sie eine lange Halbwertzeit haben.

DPP4-Hemmer senken den HbA_{1c}-Wert effektiv und nachhaltig um ca. 0,8 %. Dies ist bei einer Kombinationstherapie in aller Regel ein additiver Effekt.DPP4-Hemmer sind gewichtsneutral. Sie können im Gegensatz zu Metformin und SGLT2-Hemmern auch bei einer glomerulären Filtrationsrate unter 60 ml/min gegeben werden und sind im Gegensatz zu den Sulfonylharnstoffen auch bei terminaler Niereninsuffizienz zugelassen. Hier muss die Dosis reduziert werden; dies wird wegen des pharmakokinetischen Profils und nicht wegen eventuell beobachteter Nebenwirkungen empfohlen. Kardiovaskuläre Endpunktstudien haben die Sicherheit der Therapie bestätigt (außer für Saxagliptin bei manifester chronischer Herzinsuffizienz).

GLP1-Rezeptoragonisten müssen subkutan injiziert werden und sind stabile Analoga des GLP1. Die HbA_{1c}-Senkung ist stärker als bei DPP4-Hemmern, und es kommt auch zu einer Gewichtsreduktion um durchschnittlich etwa 4–5 kg. Initial ist häufig eine Übelkeit zu beobachten, die unter Fortführung der Therapie meist abnimmt oder verschwindet. Große Endpunktstudien haben gezeigt, dass in Deutschland verfügbare GLP1-Rezeptoragonisten (Liraglutid, Semaglutid, Dulaglutid) das kardiovaskuläre Risiko senken. Sie haben keinen Effekt auf die chronische Herzinsuffizienz. Bei Patienten mit Albuminurie reduzieren sie die Progression der Nephropathie.

SGLT2-Hemmer

Diese Substanzen inhibieren kompetitiv einen natriumabhängigen Glukose-Transporter (Sodium-Glukose-Transporter 2, SGLT2), der fast ausschließlich im proximalen Tubulus der Niere vorkommt. Normalerweise werden mit den 180 Litern Primärharn auch ca. 180 Gramm Glukose filtriert, die zu über 90 % durch SGLT2 rückresorbiert werden, der Rest geht über den SGLT1-Transporter. Diese Glukose-Rückresorption ist bei Patienten mit Typ-2-Diabetes sogar erhöht.

Wird der Natrium-Glukose-Kotransport gehemmt, kommt es zu einer Absenkung der „Nierenschwelle" und in Folge zu einer therapeutisch gewünschten Ausscheidung von Glukose. Die hoch selektiven SGLT2-Hemmer erzielen so nicht nur eine Absenkung des HbA_{1c} um 0,8–1,0 %, sondern auch einen Kalorienverlust (70–80 g Glukose entsprechen ca. 280–320 kcal); dies könnte eine Ursache für die zu beobachtende Gewichtsreduktion von ca. 2–4 kg sein. Zudem hat die therapeutisch gewünschte Glukosurie eine osmotische Wirkung; dies könnte eine Ursache für die Reduktion des systolischen Blutdrucks von im Mittel 4 mmHg sein.

SGLT2-Hemmer sind bei Metformin-Unverträglichkeit in Monotherapie anwendbar und ansonsten mit allen Therapiestrategien kombinierbar. Sie sind nicht für die Behandlung von Patienten mit Typ-1-Diabetes zugelassen. Zur Indikation und Zulassung der SGLT2-Hemmer bei Typ-2-Diabetes mit und ohne Herzinsuffizienz oder Niereninsuffizienz (vgl. ➢ Tab. 10.7).

Zusammenfassend sind Therapieziele für die Behandlung von Patienten mit Typ-2-Diabetes in ➢ Tab. 10.5 und das klinische Vorgehen in ➢ Abb. 10.14 und ➢ Abb. 10.15 dargestellt.

Die Effekte auf klinisch relevante Endpunkte der Antidiabetika sind in ➢ Tab. 10.7 zusammengefasst.

Tab. 10.7 Orientierende, vergleichende Betrachtung der Substanzklassen (Zusammenfassung der Evidenz gemäß Nationale Versorgungsleitlinie Typ-2-Diabetes, 2. Aufl. Version 1, 2021) [W988-003]

Medikament	Gesamt-Mortalität	Kardiovaskuläre Endpunkte	Mikrovaskuläre Endpunkte[1]	Renale Endpunkte	Hypoglykämien	HBA_{1c}, Gewicht	Anmerkungen/ausgewählte Sicherheitshinweise
Metformin	(↓)	(↓)	(0)	(0)	↔	HBA_{1c} ↓↓ Gewicht ↓	
SGLT2-Hemmer							Risiko der Laktatazidose Bei Krankheit („sick days") pausiere
Empagliflozin	↓*	MACE: ↓ CV-Tod: ↓ HHI: ↓	k.A.	↓	↔	HBA_{1c} ↓↓ Gewicht ↓	
Canagliflozin	0	MACE: ↓ CV-Tod: 0 HHI: ↓	k.A.: Retinopathie, Neuropathie; Amputationen 0 bis ↑	↓	↔	HBA_{1c} ↓↓ Gewicht ↓	
Dabagliflozin	0*	MACE: 0 CV-Tod: 0 HHI: ↓	k.A.: Retinopathie, Neuropathie; Amputationen 0	↓	↔	HBA_{1c} ↓↓ Gewicht ↓	
GLP1-Rezeptorantagonisten							Gastrointestinale Nebenwirkungen, Gallensteine Injektionen notwendig Gewichtsreduktion (bei Frailty unerwünscht)
Liraglutid	↓*	MACE: ↓ CV-Tod: ↓ HHI: 0	Retinopathie: 0 k.A.: Neuropathie, Amputationen	↓	↔	HBA_{1c} ↓↓ Gewicht ↓	
Exenatid	↓*	MACE: 0 CV-Tod: 0 HHI: 0	k.A.: Retinopathie, Neuropathie; Amputationen 0	k.A.	↔	HBA_{1c} ↓↓ Gewicht ↓	
Semaglutid	0*	MACE: ↓ CV-Tod: 0 HHI: 0	Retinopathien: ↑ k.A.: Neuropathie, Amputationen	↓	↔	HBA_{1c} ↓↓ Gewicht ↓	
Lixisenatid	0*	MACE: 0 CV-Tod: 0 HHI: 0	k.A.: Retinopathie, Amputation, Neuropathie	k.A.	↔	HBA_{1c} ↓↓ Gewicht ↓	
Albiglutid	0*	MACE: ↓ CV-Tod: 0 HHI: k.A.	Retinopathie: 0 k.A.: Neuropathie, Amputation	k.A.	↔	HBA_{1c} ↓↓ Gewicht ↓	

10

Tab. 10.7 Orientierende, vergleichende Betrachtung der Substanzklassen (Zusammenfassung der Evidenz gemäß Nationale Versorgungsleitlinie Typ-2-Diabetes, 2. Aufl. Version 1, 2021)— (Forts)

Medikament	Gesamt-Mortalität	Kardiovaskuläre Endpunkte	Mikrovaskuläre Endpunkte[1]	Renale Endpunkte	Hypoglykämien	HBA_{1c}, Gewicht	Anmerkungen/ausgewählte Sicherheitshinweise
Dulaglutid	0	MACE: ↓ CV-Tod: 0 HHI: 0	Retinopathie: 0 k.A.: Neuropathie, Amputation	↓	↔	HBA_{1c} ⇊ Gewicht ↓	
Sulfanylharnstoffe und DPP4-Inhibitoren							
Sulfanylharnstoffe	(0)	MACE: k.A. CV-Tod: (0) HHI: (0)	(0 bis ↓)	(0 bis ↓)	⇈	HBA_{1c} ⇊ Gewicht ↑	Risiko schwerer prolongierter Hypoglykämien
DPP4-Inhibitoren	(0)	MACE: k.A. CV-Tod: (0) HHI: (0)	(0)	(0)	↔	HBA_{1c} ↓ Gewicht ↔	Risiko für Pankreatitis, entzündliche Darmerkrankungen
Ggf. ab Stufe 3 des Algorithmus							
Insulin	(0)	(0)	(↓)	(0)	⇈	HbA_{1c} (dosisabhängig) Gewicht ⇈	

Effektangaben: ↓: positiver Effekt (Endpunkt wurde in den Studien seltener erreicht); ↑: negativer Effekt (Endpunkt wurde in den Studien häufiger erreicht); 0: der Endpunkt wurde nicht beeinflusst; k.A.: keine Angabe; renale Endpunkte: bei SGLT2-Inhibitoren und GLP-1-RA bezogen auf renale Kompositendpunkte.
Annahmen in Klammern () stammen aus Studien mit niedriger methodischer Qualität, oder es lag keine ausreichende Evidenz zur Beurteilung vor.
Hypoglykämien: ↑: erhöhtes Risiko; ↔: geringes Risiko, k.A.: keine Angabe
HbA_{1c}: ↓: Senkung
Gewicht: ↑: Gewichtszunahme; ↓: Gewichtsabnahme
Gesamtmortalität: *: Die Studie war nicht für den Endpunkt Gesamtmortalität gepowert.
Abkürzungen: MACE: kardiovaskulärer Tod, Schlaganfall, Myokardinfarkt (Definitionen teils heterogen); CV-Tod: kardiovaskulärer Tod; HHI: Herzinsuffizienz-bedingte Hospitalisierung.
[1]Mikrovaskuläre Endpunkte: Retinopathie, Neuropathie, Amputationen

Pharma-Box: Orale Antidiabetika

Biguanid-Derivat Metformin

Wirkmechanismen und Eigenschaften
Durch Hemmung von Transportvorgängen an der Mitochondrienmembran kommt es zur verzögerten Glukoseresorption aus dem Darm, zur Hemmung der Glukoneogenese in der Leber und zur verstärkten Glukoseaufnahme besonders in der Muskelzelle.

Indikationen
Basismedikament für alle Patienten mit Typ-2-Diabetes (zugelassen ab dem 10. Lebensjahr).

Nebenwirkungen
Gastrointestinale Störungen, Blutbildveränderungen, Laktatazidose. Letztere tritt im Gegensatz zu den inzwischen vom Markt genommenen Biguaniden der ersten Generation nur extrem selten auf, ist jedoch wegen ihres oft schweren Verlaufs gefürchtet.

Kontraindikationen
- Nierenfunktionsstörungen: GFR < 30 ml/min (bei GFR 45–60 ml/min max. 2.000 mg/d; Fortführung bei GFR 30–45 ml/min mit max. 1.000 mg/d möglich; Letzteres nach Auffassung der Autoren allenfalls sehr zurückhaltend und unter regelmäßiger Kontrolle anzuwenden)
- Leberfunktionsstörungen, Alkoholabusus (erhöhtes Risiko für eine Laktatazidose), Reduktionskost unter 1.000 kcal (daher bei diagnostischen oder therapeutischen Eingriffen, Infektionen und anderen klinischen Zuständen, die eine Nahrungskarenz erfordern, Pausierung von mindestens 48 Stunden bzw. bis zum Zeitpunkt, zu dem der Patient wieder Nahrung zu sich nehmen kann)
- Respiratorische und kardiale Insuffizienz, PAVK ab Stadium IIa
- Gravidität

Klinische Anwendung
Die Gefahr der Laktatazidose ist bei Beachtung der Kontraindikationen gering.

Gliptine (= DPP4-Inhibitoren)

Wirkstoffe
Sitagliptin, Vildagliptin, Saxagliptin, Linagliptin

Wirkungsmechanismus und Eigenschaften
Durch Hemmung des Enzyms Dipeptidyl-Peptidase IV (DPP4) verlängert sich die Halbwertszeit der Inkretinhormone GLP1 (glucagon-like peptide-1) und GIP (gastric inhibitory polypeptide, auch glucose-dependent insulinotropic peptide). Dieses führt u. a. zu einer glukoseunabhängigen erhöhten Insulinausschüttung. Außerdem kommt es zu einer postprandialen Glukagonsuppression sowie einer Verlangsamung der Magenentleerung.

10

Indikation

Als zusätzliches Medikament bei Typ-2-Diabetikern, wenn unter Metformin oder Insulin-Sensitizer keine ausreichende Blutzuckernormalisierung gelingt.

Nebenwirkungen

Gravierende NW sind bisher nicht bekannt.

Kontraindikationen

- Gravidität, Alter < 18 Jahre
- Bei Niereninsuffizienz muss die Dosis nach Herstellerangaben halbiert bzw. geviertelt werden.

Klinische Anwendung

Über ein neues Wirkprinzip führen die Gliptine durch die Erhöhung der Inkretine glukoseabhängig zu einer physiologischen Insulinsekretion beim Typ-2-Diabetiker. Vorteile sind die Hypoglykämie-Sicherheit sowie eine eher senkende Wirkung auf das Körpergewicht. Allerdings sind die Daten zur Wirksamkeit noch dürftig.

Als Monotherapie mit kardiovaskulärer Sicherheitsstudie stehen Sitagliptin und Saxagliptin in Deutschland zur Verfügung, Saxagliptin sollte bei manifester Herzinsuffizienz nicht gegeben werden.

GLP1-Rezeptoragonisten (= GLP1-Analoga bzw. Inkretin-Mimetika)

Wirkstoffe

Liraglutid, Exenatid, Dulaglutid

Wirkungsmechanismus und Eigenschaften

Das GLP1 kann nicht nur über eine Inhibition von DPP4, sondern auch direkt stimuliert werden. Dadurch sinkt die Insulinsekretion, außerdem kommt es zu einer postprandialen Glukagonsuppression sowie einer Verlangsamung der Magenentleerung.

Liraglutid (1 ×/Tag s. c.), Semaglutid (1 ×/Woche s. c. oder 1 ×/Tag oral) und Dulaglutid (1 ×/Woche s. c.) haben eine kardioprotektive Wirkung gezeigt.

Nebenwirkungen

Übelkeit und Durchfall treten meist zu Beginn der Therapie und häufig nur vorübergehend auf. Einzelfälle einer akuten Pankreatitis wurden berichtet.

Kontraindikationen

Niereninsuffizienz (GFR < 15 ml/min), Gravidität, Alter < 18 Jahre

Klinische Anwendung

Bei Patienten mit kardiovaskulärer Vorerkrankung oder hohem Risiko konnten Liraglutid, Semaglutid und Dulaglutid die Häufigkeit der untersuchten kardiovaskulären Ereignisse signifikant senken (➤ Tab. 10.7).

SGLT2-Inhibitoren

Wirkstoffe

Dapagliflozin (ggf. in Fixkombination mit Metformin), Empagliflozin

Wirkungsmechanismus und Eigenschaften

Durch selektive Hemmung von SGLT2 im proximalen Tubulus der Niere kommt es zu einer therapeutisch erwünschten Glukosurie mit Senkung des HbA_{1c}, aber auch von Gewicht und Blutdruck. Die Ergebnisse kardiorenaler Endpunktstudien sind in ➤ Tab. 10.7 zusammengefasst.

Nebenwirkungen

Harnwegsinfekte in ca. 1–2 % , in ca. 6–8 % der Fälle Genitalinfektionen durch Pilze.

Kontraindikationen:

- Typ-1-Diabetes
- Schwangerschaft
- Bei Patienten, die keine Mahlzeiten zu sich nehmen können, ähnlich wie bei Metformin Pausierung von mindesten 48 Stunden empfehlenswert (sogenannte „Sick Day Rule“), da erhöhtes Risikos für eine sog. euglykämische Ketoazidose, also Ketoazidose bei Typ-2-Diabetes und relativ niedrigen Blutzuckerwerten (sogar < 200 mg/dl)

Klinische Anwendung

Gabe zusätzlich zu Metformin oder anderen blutzuckersenkenden Medikamenten, bei Metformin-Unverträglichkeit auch in der Primärtherapie. Bevorzugte Indikation bei kardiovaskulärer Vorerkrankung, insbesondere bei chronischer Herz- oder Niereninsuffizienz.

Sulfonylharnstoffe

Wirkstoffe

- Erste Generation: Tolbutamid (nicht mehr im Handel)
- Zweite Generation: z. B. Glibenclamid
- Dritte Generation: Glimepirid

Wirkmechanismen und Eigenschaften

Sulfonylharnstoffe steigern die Insulinsekretion über eine Hemmung der ATP-sensitiven Kaliumkanäle der β-Zellen. Der Effekt ist unabhängig vom BZ-Spiegel, daher birgt dieses Therapieprinzip die Gefahr von Hypoglykämien.

Indikationen

Typ-2-Diabetiker, wenn Ernährung, Bewegung und Gewichtsnormalisierung zur Stoffwechselkontrolle nicht ausreichen und die anderen oralen Antidiabetika ineffektiv oder kontraindiziert sind.

Nebenwirkungen

Bei Sulfonylharnstoffen kann es zu protrahierten Hypoglykämien kommen, bei einigen Präparaten zu Alkoholintoleranz, Knochenmarkdepression, cholestatischem Ikterus, allergischen Hautreaktionen, gastrointestinalen Symptomen.

Kontraindikationen

Absoluter Insulinmangel, Gravidität, schwere Nieren- und Leberinsuffizienz, Ketoazidose.

Wechselwirkungen
Die Wirkung wird durch Kumarine, Phenylbutazon, Probenecid, Tetrazykline und Acetylsalicylsäure gesteigert, durch Thiaziddiuretika, die „Pille" sowie Steroide abgeschwächt.

Sulfonylharnstoff-Analoga, „Glinide"

Wirkstoffe
Repaglinid

Wirkungsmechanismus und Eigenschaften
Wie Sulfonylharnstoffe. Die Halbwertszeit beträgt etwa eine Stunde, die maximale Wirkung tritt in etwa 45 Minuten ein. Die Tablette wird daher vor einer Mahlzeit eingenommen.

Kohlenhydratresorptionsverzögerer

Wirkstoffe
- Ballast- und Quellstoffe, z. B. Guar oder Pektin
- α-Glukosidase-Hemmer, z. B. Acarbose oder Miglitol.

Wirkmechanismus und Eigenschaften
Ballast- und Quellstoffe quellen durch Wasserzugabe im Magen auf. Die Magenentleerung wird dadurch gehemmt und die Resorption der Kohlenhydrate verzögert. Es kommt zur Abflachung des postprandialen Blutzuckeranstiegs.

α-**Glukosidase-Hemmer** hemmen die α-Glukosidase im Bürstensaum der Dünndarmepithelien. Hierdurch wird der Stärkeabbau verzögert und die Glukoseresorption verlangsamt. Auch dieses Prinzip führt zur Abflachung des postprandialen Blutzuckeranstiegs.

Indikationen
Typ-2-Diabetes in der frühen Krankheitsphase, um den postprandialen Blutzuckeranstieg zu dämpfen. In Ausnahmefällen werden α-Glukosidase-Hemmer auch beim Typ-1-Diabetes zusätzlich zum Insulin gegeben.

Kontraindikationen
Schwangerschaft, Stillzeit, Lebererkrankungen, Ileus.

Nebenwirkungen
- Ballast- und Quellstoffe: Diarrhö, Meteorismus, verzögerte Aufnahme von Medikamenten
- α-Glukosidase-Hemmer: Meteorismus, Diarrhö, Bauchschmerzen (Kohlenhydratmalabsorption), besonders bei Aufnahme von Zuckern oder Bier

Klinische Anwendung
Diese Substanzklasse wird mit mäßigem Erfolg in Kombination mit anderen Antidiabetika eingesetzt. Mangelnde Compliance lässt die Therapie oft scheitern.

Glitazone (Insulin-Sensitizer)

Wirkstoffe
Pioglitazon, einziger noch auf dem Markt verfügbarer Wirkstoff. Patienten der GKV dürfen ihn in der Regel nicht mehr neu verschrieben bekommen. Bei begründeten Ausnahmen kann eine Kasse die Kosten evtl. übernehmen.

Wirkungsmechanismus und Eigenschaften
Diese Substanzen binden an den Peroxisome-Proliferator-activated-Rezeptor (PPAR) und steigern dadurch die Insulinempfindlichkeit im Fett-, Muskel- und Lebergewebe.

Indikation
Typ-2-Diabetiker bei nicht ausreichender Wirkung von maximal dosiertem Metformin oder Sulfonylharnstoffen.

Nebenwirkungen
Gewichtszunahme und meist passagere Ödeme, Verstärkung einer Herzinsuffizienz, GPT-Erhöhung, Durchfall, Kopfschmerzen. Bei Frauen besteht ein erhöhtes Frakturrisiko, v. a. Zunahme von Blasenkrebserkrankungen.

Kontraindikationen
Lebererkrankungen, Herzinsuffizienz, Niereninsuffizienz, Insulintherapie.

Klinische Anwendung
In Deutschland als Monotherapie sowie in Kombination mit Metformin bei übergewichtigen Patienten zugelassen (bei Metformin-Unverträglichkeit auch in Kombination mit Sulfonylharnstoffen). Daten, nach denen Pioglitazon makrovaskuläre Komplikationen günstig beeinflussen kann, sind umstritten, da das Frakturrisiko bei Frauen sowie die Häufigkeit der Herzinsuffizienz erhöht werden.

10.1.7 Diabetes und Schwangerschaft

Bei schlecht eingestelltem Diabetes sind die perinatale Sterblichkeit (z. B. durch Frühgeburten), die Fehlbildungsrate sowie die perinatale Morbidität deutlich erhöht. Säuglinge von Müttern mit diabetischer Stoffwechsellage erkranken vor allem an postpartaler Hypoglykämie, Hypokalzämie, Hyperbilirubinämie und Kardiomyopathie.

Diabetikerinnen, die schwanger werden, oder Frauen mit Gestationsdiabetes sind deshalb als Risikoschwangere zu klassifizieren, das Schwangerschaftsvorsorgeprogramm ist entsprechend zu intensivieren.

Schwangere Diabetikerinnen

Physiologischerweise haben stoffwechselgesunde Frauen während der Schwangerschaft niedrigere BZ-Werte. Auch bei der schwangeren Diabetikerin sind enge Einstellungsgrenzen anzustreben. Der mittlere Blutglukosewert (MBG) eines Tages (Mittelwert aus sechs Messungen, d. h. jeweils vor und 1–2 Stunden nach den Hauptmahlzeiten) sollte zwischen 90 und 110 mg/dl (5,0–6,1 mmol/l) liegen. Dieses ist nur durch eine intensivierte (ICT) oder Pumpentherapie zu erreichen. Auch eine Ketose durch zu tiefe BZ-Werte oder

Hungern sollte vermieden werden, da dies ebenso wie die Hyperglykämie die Fehlbildungsrate erhöht.

MERKE

Liegen keine gravierenden Spätkomplikationen (Niereninsuffizienz, schwere Retinopathie) vor, gibt es keinen Grund, einer Diabetikerin von einer Schwangerschaft abzuraten. Dabei sollte die Diabetikerin bereits präkonzeptionell für mindestens drei Monate optimal eingestellt sein (HbA_{1c} < 7 %, besser < 6,5 %), da erhöhte Glukosespiegel für den Fetus toxisch wirken.

Durch Diät nicht kontrollierbare Typ-2-Diabetikerinnen *müssen* bei einer Schwangerschaft auf Insulin eingestellt sein, da viele orale Antidiabetika wegen ihrer teratogenen Potenz kontraindiziert sind. Außerdem ist eine zuverlässige Stoffwechseleinstellung mit Insulin besser zu erreichen.

Die korrekte Einstellung wird erschwert durch den steigenden Insulinbedarf und die Stoffwechselschwankungen in der Schwangerschaft: In den ersten 16 Wochen der Schwangerschaft besteht eine erhöhte Hypoglykämiegefahr, dann steigt der Insulinbedarf bis vier Wochen vor Ende der Schwangerschaft stark an (bis 150 %), um mit der Entbindung wieder deutlich abzufallen.

Gestationsdiabetes

Diabetes bzw. eine gestörte Glukosetoleranz, die erstmals in der Schwangerschaft auftreten. Dabei kann sich die Glukosestoffwechselstörung nach der Schwangerschaft wieder normalisieren, eventuell nach Jahren wieder auftreten oder in einem Vorstadium (Glukosetoleranz-Störung, ➤ 10.1.5 und ➤ Tab. 10.3) persistieren.

Durch die Wirkung plazentarer Hormone entsteht während der Schwangerschaft eine Insulinresistenz (➤ 10.1.1), welche eine erhöhte Insulinsekretion erfordert. Eine Glukosetoleranzstörung entwickelt sich, wenn das Pankreas aufgrund einer angeborenen eingeschränkten Sekretionskapazität oder aufgrund eines vorbestehenden metabolischen Syndroms mit Hyperinsulinämie nicht in der Lage ist, den erhöhten Glukoseumsatz in der Schwangerschaft durch eine erhöhte Insulinproduktion „abzudecken".

Bei Glukosurie oder einem kapillären Nüchtern-BZ über 92 mg/dl (5,1 mmol/l) in der Schwangerschaft sollte dieser Befund kontrolliert und ggf. ein Gestationsdiabetes durch einen diagnostischen oGTT ausgeschlossen werden. In der Schwangerschaft liegt die Nierenschwelle für Glukose niedriger; 10 % der Schwangeren weisen eine Glukosurie auf.

Der Gestationsdiabetes wird mit Diät behandelt; wenn diese nicht ausreicht, ist eine Einstellung auf Insulin erforderlich.

Diagnosekriterien für den Gestationsdiabetes

50-g-Glukose-Screening-Test
- 50 g Glukose in 200 ml Wasser, in 5 Minuten getrunken.
- Indikation bei Übergewicht (BMI > 27 kg/m²), positiver Familienanamnese, Geburt eines Kindes mit > 4,5 kg, Hydramnion, Z. n. Totgeburten, vorangegangenen Fehlbildungen, habituellem Abort, alle Schwangeren in SSW 24 + 0 bis 27 + 6
- Pathologisch bei kapillärem 1-h-Blutzucker über 135 mg/dl (7,5 mmol/l)
- Bei pathologischem Testergebnis „diagnostischen" oGTT einige Tage später durchführen:

Diagnostischer oGTT
- 75 g Glukose in 400 ml Wasser
- Indikation bei auffälligem 50-g-Glukose-Screening-Test
- Pathologisch (kapilläres Vollblut) bei:
  - Nüchternblutzucker > 92 mg/dl (5,1 mmol/(l)
  - 1-h-Wert > 180 mg/dl (10 mmol/l)
  - 2-h-Wert > 153 mg/dl (8,5 mmol/l)
- Bei pathologischem Wert: Gestationsdiabetes
- Bei Nüchternwert ≥ 126 mg/dl (7,0 mmol/l) und/oder der 2-h-Wert ≥ 200 mg/dl (11,1 mmol/l): manifester Diabetes

10.1.8 Akutkomplikationen des Diabetes

Die Akutkomplikationen des Diabetes sind auf eine Stoffwechselentgleisung zurückzuführen, die grundsätzlich auf zwei Arten verlaufen kann: als nichtketotisches, **hyperosmolares Syndrom** oder als **diabetische Ketoazidose.** Die Hypoglykämie als weitere Akutkomplikation wird an anderer Stelle besprochen (➤ 10.2).

Da beide Krankheiten in ein Koma münden können, werden sie bisweilen etwas unglücklich auch als **Coma diabeticum** zusammengefasst. Beide Syndrome treten häufig aber auch ohne Koma auf. Das ketoazidotische Koma ist häufiger als das hyperosmolare Koma (➤ Tab. 10.8).

- Der **Typ-1-Diabetes** mit seinem meist absoluten Insulinangel verläuft in der Regel als **ketoazidotische Entgleisung** – im Vordergrund steht die Azidose (pH < 7,3; Bikarbonat < 15 mmol/l) durch Ketonkörper.

Tab. 10.8 Ketoazidotisches Koma und hyperosmolares Koma im Vergleich

<table>
<tr><th>Ketoazidotisches Koma</th><th>Hyperosmolares Koma</th></tr>
<tr><td colspan="2">• Exsikkose durch osmotische Diurese bei massiver Glukosurie, evtl. mit Tachykardie, Hypotonie bis hin zum Schock
• Somnolenz bis hin zum Koma mit erloschenen motorischen Reaktionen durch zentrale Regulationsstörung bei Dehydratation und Elektrolytstörungen
• Oligo-/Anurie bis hin zum akuten Nierenversagen infolge Volumenmangels
• Evtl. Hypokaliämie, Herzrhythmusstörungen, evtl. Hyponatriämie</td></tr>
<tr><td>BZ zwischen 300 und 700 mg/dl (16,6–39 mmol/l)</td><td>BZ meist > 800 mg/dl (44 mmol/l)</td></tr>
<tr><td>Metabolische Azidose mit:
• erhöhten Plasmaketonen, Ketonurie
• Kussmaul-Atmung
• Aceton-Geruch</td><td>Allenfalls geringgradige Ketonurie</td></tr>
<tr><td>• Erbrechen (azidotische Gastritis)
• Pseudoperitonitis diabetica</td><td>Keine spezifischen Zeichen der Säurebelastung</td></tr>
</table>

- Beim **Typ-2-Diabetes** dagegen kommt es wegen der noch vorhandenen Insulinsekretion nur in geringem Maße zur Ketogenese, im Vordergrund steht die **hyperosmolare Entgleisung.**

Mischformen aus ketoazidotischen und hyperosmolaren Formen sind möglich.

Ketoazidotisches Koma

In 25 % ist eine Ketoazidose die **Erstmanifestation** eines Diabetes mellitus. Ansonsten entsteht das ketoazidotische Koma durch **Unterbrechung der Insulinzufuhr** (z. B. Defekt bei Insulinpumpen) sowie bei Unterlassung oder Reduzierung der Insulintherapie trotz erhöhten Bedarfs (z. B. bei Krankheit, Operationen, Übelkeit und Erbrechen). Die Letalität liegt je nach Alter bei 1–10 %; daher sollte die Therapie auf einer Intensivstation bzw. mindestens auf einer Intermediate-Care-Station behandelt werden.

Hyperglykämie und Bewusstseinsstörung

Durch Insulinmangel kommt es zur Zunahme der hepatischen Glukoneogenese bei gleichzeitig verminderter Glukoseutilisation der insulinsensitiven Gewebe. Daraus resultiert eine **Hyperglykämie** mit Anstieg des osmotischen Drucks; der BZ liegt dabei meist noch unter 700 mg/dl (39 mmol/l). Der osmotische Druckanstieg führt zu einer intrazellulären Dehydratation und osmotischen Diurese mit Wasser- und Elektrolytverlusten (Na^+, K^+, Mg^{++}, Phosphat und Kalzium). Als Folge der intrazellulären Dehydratation entsteht eine **Bewusstseinsstörung,** in deren Folge das Wasserdefizit nicht mehr ausgeglichen werden kann. In schweren Fällen kommt es deshalb zur **Hypovolämie** mit Kreislaufdekompensation (➤ Abb. 10.19 und ➤ Abb. 10.20).

Azidose und Elektrolytentgleisung

Gleichzeitig kommen wegen des Insulinmangels die periphere Lipolyse und daraus resultierend die **Ketogenese** in der Leber in Gang: Die aus dem Fettgewebe mobilisierten langkettigen Fettsäuren werden aufgrund des Insulinmangels in der Leber nicht mehr zu Triglyzeriden umgebaut, sondern zu Ketonen oxidiert (mitochondriale β-Oxidation mit den Endprodukten Acetacetat und β-Hydroxybutyrat). Hierdurch entsteht eine **metabolische Azidose** mit einer sekundären **Elektrolytentgleisung** (K^+ wird intrazellulär im Austausch mit H^+ freigesetzt, ➤ 11.5.1). Durch die so entstehende Erhöhung der extrazellulären Kaliumkonzentration kann der K^+-Spiegel zunächst trotz der renalen K^+-Verluste noch normal, selten auch erhöht sein. Spätestens nach Beginn der Therapie und entsprechend nachlassender Azidose wird dann meist eine ausgeprägte Hypokaliämie beobachtet.

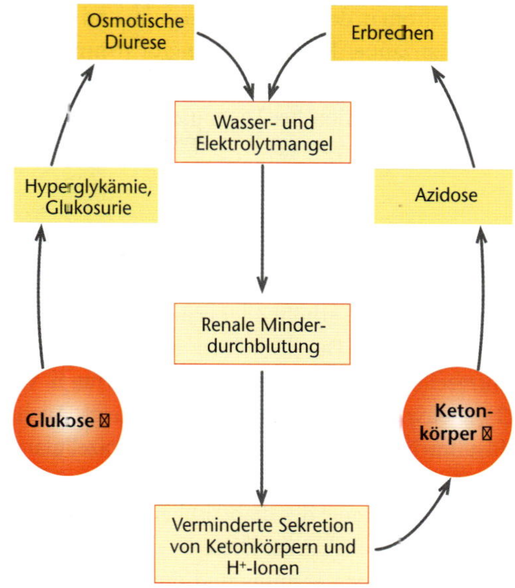

Abb. 10.19 Veränderungen beim ketoazidotischen Koma. Hyperglykämie und Azidose führen zu Dehydratation und Elektrolytentgleisungen. [L157]

Elektrolytveränderungen beim diabetischen Koma

Natrium

Der Gesamtbestand an Na^+ ist infolge der osmotischen Diurese (mit den daraus resultierenden Elektrolytverlusten) vermindert. Da die begleitenden Wasserverluste die Na^+-Verluste jedoch übersteigen können, ist die extrazelluläre Na^+-Konzentration nicht selten im Normalbereich, z. T. sogar erhöht.

Die Na^+-Konzentration unterliegt zusätzlich dem Effekt der osmolaritätsbedingten Verdünnung: Hohe Glukosespiegel bedingen

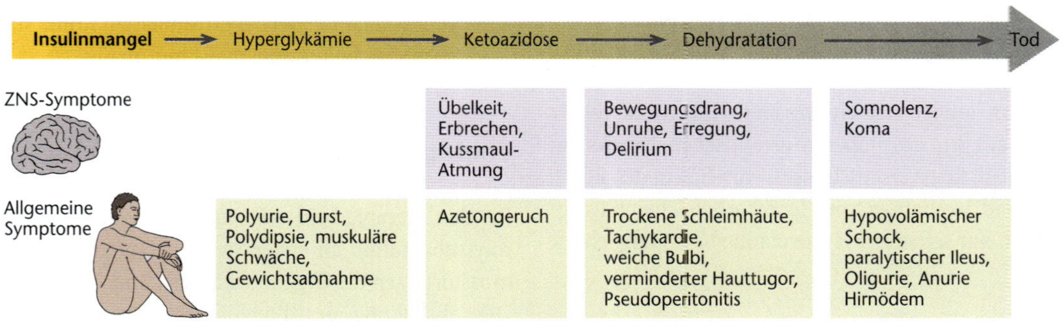

Abb. 10.20 Symptome und Befunde des ketoazidotischen Komas im zeitlichen Verlauf [L157]

10

einen Wassereinstrom in den Extrazellularraum und damit eine Verdünnungshyponatriämie. Für jede 100 mg/dl (6 mmol/l) Glukose-Erhöhung sinkt die Na^+-Konzentration dabei um 1,6 mmol/l. Daher kann die Na^+-Konzentration bei Diagnosestellung erniedrigt, normal oder erhöht sein.

Kalium

Auch hier ist der Gesamtbestand aufgrund der osmotischen Diurese vermindert. Die extrazelluläre K^+-Konzentration kann bei Diagnosestellung jedoch normal, erhöht oder erniedrigt sein, und zwar aus den folgenden Gründen: Durch die evtl. begleitende Azidose wird K^+ vom Intrazellularraum in den Extrazellulärraum verschoben (➤ 11.5.1), sodass die Konzentration dort ansteigt. Auch sorgt die fehlende Insulinwirkung dafür, dass K^+ im Extrazellularraum verbleibt (➤ 10.1.1).

Im Rahmen der Therapie des diabetischen Komas kommt es fast regelhaft zu einer Hypokaliämie. Diese ist durch die Wirkung des therapeutisch zugeführten Insulins und durch die zurückgehende Azidose bedingt.

Hyperosmolares Koma

Ätiologie

Das hyperosmolare Koma tritt vor allem beim Typ-2-Diabetes auf und ist die Folge einer starken Blutzuckererhöhung bei relativem Insulinmangel. Mögliche Ursachen sind:

- Häufung von Diätfehlern sowie Unterdosierung oder Vergessen der oralen Medikation
- Gesteigerter Insulinbedarf bei Infektionen (Harnwege, Lunge) oder anderen Erkrankungen, Unfällen, bei Operationen oder postoperativ sowie bei Hyperthyreose. Auch die Einnahme kontrainsulinärer Medikamente (z. B. Glukokortikoide) kann den Insulinbedarf steigern.

Pathogenese

Die Hyperglykämie entsteht auf gleichem Wege wie beim ketoazidotischen Koma, ist jedoch ebenso wie die Hyperosmolarität und nachfolgende Hypovolämie oft noch ausgeprägter (BZ meist über 800 mg/dl [44 mmol/l]). Die Ketogenese kommt in der Leber jedoch nicht in dem Ausmaß wie beim Typ-1-Diabetes in Gang, weil sie durch die noch vorhandene Insulinmenge blockiert wird.

Das Ausmaß der Dehydratation wird sowohl beim hyperosmolaren als auch beim ketoazidotischen Koma meist unterschätzt, da der Extrazellularraum infolge der Hyperosmolarität meist relativ wenig betroffen ist (wegen des höheren osmotischen Drucks im ECR kommt es zu Flüssigkeitsverschiebungen vom ICR in den ECR). Dies ist auch der Grund, weshalb es trotz der oft erheblichen Flüssigkeitsverluste (bis 10 l) nur selten zur Hypovolämie bzw. zum Schock kommt.

Klinik

Beide Formen verlaufen in zwei Phasen: einer Prodromalphase (Präkoma) mit zunehmender Inappetenz, Polyurie, Polydipsie, Gewichtsverlust und Exsikkose (evtl. mit Kollapsneigung) und schließlich dem Koma.

Beim ketoazidotischen Koma werden zusätzlich die Zeichen der metabolischen Säurebelastung gesehen: Aceton-Geruch, Kussmaul-Atmung, Erbrechen und Abdominalbeschwerden (sog. **Pseudoperitonitis diabetica**). Die Pathogenese der Pseudoperitonitis ist unklar: sie könnte durch Ketonkörper, Azidose oder K^+-Verschiebungen ausgelöst sein. Das klinische Bild entspricht dem einer Peritonitis, die Symptome verschwinden jedoch prompt unter Stoffwechselregulierung.

MERKE

Komplikationen entstehen aufgrund der Flüssigkeitsverschiebungen (Hirnödem bis Hirneinklemmung) und durch die Elektrolytverschiebungen (v. a. Hypo- bzw. Hyperkaliämie mit Herzrhythmusstörungen). Die Letalität liegt zwischen 40 und 60 %.

Diagnostisches Vorgehen

Basisuntersuchungen

- BZ: beim ketoazidotischen Koma meist unter 700 mg/dl (39 mmol/l), beim hyperosmolaren Koma meist über 800 mg/dl (44 mmol/l)
- Ketone im Urin: beim ketoazidotischen Koma meist stark positiv, beim hyperosmolaren Koma variabel
- Blutgasanalyse (pH, Bikarbonat) zur Festlegung des Ausmaßes der Azidose
- Na^+ und K^+: Veränderungen uneinheitlich (➤ Abschnitt „Elektrolytveränderungen beim diabetischen Koma“)
- Kreatinin und Harnstoff
- Blutbild zum Ausschluss von Infektionen

Ergänzende Untersuchungen

- Laktat (Ausschluss einer Laktatazidose bei Biguanid-Therapie; ➤ 10.1.9)
- Mg^{++}, Kalzium, Phosphat
- Serumosmolalität: bei hyperosmolarem Koma stark erhöht, bei ketoazidotischem Koma meist nur mäßig

Therapie

Bei der Therapie beider Formen steht die Flüssigkeits- und Elektrolytsubstitution an erster Stelle, da Hypovolämie und Herzrhythmusstörungen die Organe schädigen und zum Tode führen können. Die Absenkung des Blutzuckerspiegels muss *langsam* erfolgen (möglichst nicht mehr als 50 mg/h), weil sonst die Gefahr eines Hirnödems besteht. Die Rekompensation des Stoffwechsels wird engmaschig intensivmedizinisch kontrolliert. Sie stützt sich auf folgende Pfeiler:

MERKE
Wichtigste Kontraindikation zur initialen Kaliumsubstitution ist die Anurie (Gefahr der iatrogenen Hyperkaliämie).

- **Flüssigkeitssubstitution:** Das Flüssigkeitsdefizit kann beim hyperosmolaren Koma bis ¼ des Gesamtkörperwassers betragen (d. h. ca. 9 l, im ketoazidotischen Koma ca. 6 l). Der Ausgleich erfolgt mit isotoner physiologischer Kochsalzlösung über 24–48 Stunden. Dieser muss bei älteren, evtl. herz- und niereninsuffizienten Patienten unter engmaschiger Venendruck- und Elektrolytkontrolle erfolgen.
- **Insulinsubstitution** durch i. v. Dauerinfusionen von niedrig dosiertem Normalinsulin (z. B. 5 IE/h). Angestrebt wird eine langsame BZ-Senkung von max. 50–100 mg/dl/h (2,8–5,5 mmol/l/h), sonst besteht die Gefahr des Hirnödems. Das Insulin darf also nicht „blind" gegeben werden. Ist der Blut-Glukosespiegel auf ca. 250 mg/dl (13,9 mmol/l) gesenkt, wird die Flüssigkeitszufuhr bei weiterlaufender Insulingabe auf 5-prozentige Glukoselösung (z. B. in ½-normaler Kochsalzlösung) umgestellt.
- **Kaliumsubstitution:** In der Regel muss bereits mit der initialen Flüssigkeitssubstitution K^+ zugeführt werden. Bei Kaliumspiegeln unter 4,8 mmol/l kann eine orale Kaliumsubstitution von mindestens einer Woche erforderlich sein, um das intrazelluläre Defizit („Hypokalie" bei meist normalem Serum-Kalium) auszugleichen.
- **Korrektur des Na^+-Haushalts:** Die Na^+-Konzentration des Blutes muss in der Therapiephase eng überwacht werden, da der Na^+-Spiegel wegen der absinkenden Glukosekonzentration ansteigt (Nachlassen der Verdünnungshyponatriämie). Die Na^+-Zufuhr in den Infusionslösungen wird entsprechend angepasst.
- **Azidosekorrektur:** Diese stellt sich durch die Insulingabe von selbst ein. Eine (vorsichtige) Gabe von Bikarbonat bei einem pH < 7,1 wird teilweise empfohlen, ist jedoch umstritten (➤ 12.10.4).

MERKE
Auch wenn sich der Blutzuckerspiegel normalisiert, darf die Insulinzufuhr beim ketoazidotischen Koma nicht unterbrochen werden, da nur durch Insulingabe die zugrunde liegende Azidose korrigiert werden kann. Therapieziel ist nicht nur die Normalisierung des Blutzuckers, sondern die Beseitigung der Azidose! Bei zu rasch abfallenden BZ-Werten wird deshalb nicht einfach die Insulinzufuhr zurückgedreht, sondern höher konzentrierte Glukoselösung eingesetzt! Ist die Azidose beseitigt und der Patient so weit wiederhergestellt, dass er essen kann, wird auf subkutane Insulin-Bolusgaben umgestellt.

10.1.9 Laktatazidotisches Koma

Ein laktatazidotisches Koma kann unter Biguanid-Therapie auftreten. Definitionsgemäß handelt es sich um einen veränderten Bewusstseinszustand bei einem Blut-Laktatspiegel > 5 mmol/l und einem pH < 7,25.

Klinik

Auch hier stehen wie beim ketoazidotischen Koma neben der Bewusstseinstrübung die Zeichen der Säureüberladung im Vordergrund: Übelkeit, Appetitlosigkeit, Durchfälle, Erbrechen (und abdominale Beschwerden), Muskelschwäche und Kussmaul-Atmung.

Ätiologie und Pathogenese

Durch eine Hemmung von Transportvorgängen an den Mitochondrienmembranen mit nachfolgend veränderter Pyruvatkonzentration und Veränderungen des $NADH/NAD^+$-Quotienten kommt es zur Laktatbildung. Als Auslöser kommen neben der Biguanid-Therapie hypoxische Zustände (Glykolyse unter O_2-Mangel, z. B. im Schock) und die Zufuhr von Alkohol, Fruktose, Sorbit, Xylit oder Zyanid (Hemmung der Atmungskette) infrage. Daher sind Infusionen mit diesen Zuckeraustauschstoffen wegen der Gefahr der Laktatazidose (auch bei Nicht-Diabetikern) nicht unproblematisch.

Lebererkrankungen können den Laktatüberhang fördern (verminderte Umwandlung von Laktat in Glukose).

Diagnostik und Therapie

Diagnostisch beweisend sind der stark erhöhte Blut-Laktatspiegel sowie der erniedrigte pH-Wert. Die Therapie erfolgt durch forcierte Diurese oder Hämodialyse zur Elimination der Biguanide.

MERKE
Azidoseausgleich mit Bikarbonat nur bei pH < 7,0, da beim Abbau von Laktat endogen Bikarbonat gebildet wird, sodass leicht eine Alkalose entstehen kann. Diese muss jedoch wegen der dann schlechteren O_2-Abgabe ins Gewebe unbedingt vermieden werden (➤ 6.1.2).

10.1.10 Spätkomplikationen des Diabetes mellitus

Die mit dem Diabetes mellitus assoziierten Spätkomplikationen sind für 80 % der Diabetiker schicksalbestimmend. Da sie z. T. schon vor Manifestation des Diabetes auftreten (z. B. Makroangiopathie), sollte man sie eher als „Langzeitmanifestationen" des Diabetes verstehen (➤ Abb. 10.21).

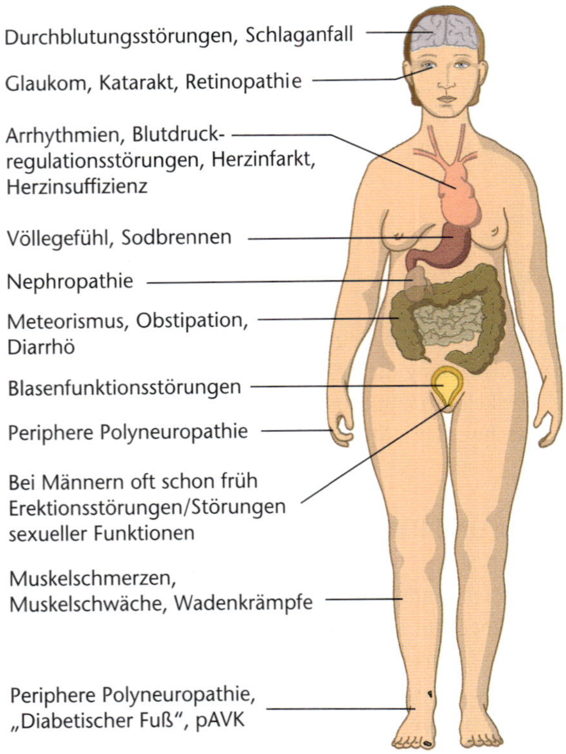

Abb. 10.21 Diabetische Spätkomplikationen und Symptome [L138]

Je nach Typ des Diabetes stehen im Vordergrund:

- Beim Typ-1-Diabetes: mikroangiopathische Veränderungen (Glomerulosklerose, Retinopathie, Neuropathie, Gangrän)
- Beim Typ-2-Diabetes: makroangiopathische Veränderungen (v. a. KHK und zerebrovaskuläre Schädigungen)

Makroangiopathische Veränderungen

Die Makroangiopathie (Arteriosklerose der großen und mittleren Arterien) beim Typ-2-Diabetiker entsteht als Folge des metabolischen Syndroms (Hyperinsulinämie, Fettstoffwechselstörung, Hypertonus, ➤ 10.1.4) und korreliert daher nicht unbedingt mit der Dauer der Glukosestoffwechselstörung. Sie ist sowohl von der Klinik als auch von der Pathophysiologie her *nicht* diabetesspezifisch und findet sich häufig schon im Stadium des subklinischen Diabetes. Beim Typ-1-Diabetiker ist eine frühzeitige Makroangiopathie (vor dem 40. Lebensjahr) seltener.

Formen der Makroangiopathie

- **Koronare Herzkrankheit (KHK):** führende Todesursache der Diabetiker, eine Angina pectoris fehlt dabei oft („stumme Myokardischämie"). Neben der „klassischen" Mehrgefäßerkrankung kann auch eine mikroangiopathische KHK vorliegen *(small vessel disease)*
- **Zerebrale Durchblutungsstörung:** Transitorische ischämische Attacken (TIA) und Schlaganfälle treten als Folge thromboembolischer Verschlüsse bei arteriosklerotischen Stenosen und/oder ulzerösen Plaques der Karotiden auf.
- **Arteriere Verschlusskrankheit (AVK):** im Vergleich zur nichtdiabetischen AVK bevorzugt peripher-akrale Lokalisation (Unterschenkel-Verschlusstyp). Aufgrund fehlender Kollateralisation (Kollateralarterien sind ebenfalls betroffen) entsteht meist ein komplizierter Krankheitsverlauf (➤ Abb. 10.22).
- **Chronische Herzinsuffizienz mit oder ohne erhaltene linksventrikuläre Pumpfunktion:** Eine chronische Herzinsuffizienz (HF) mit reduzierter (r) linksventrikulärer Pumpfunktion (EF) – also HFrEF – ist meist ischämisch bedingt, wohingegen die erhaltene Pumpfunktion (preserved, also HFpEF) meist durch Diabetes, Adipositas, Hypertonie, Alter etc. bestimmt wird; vgl. ➤ 1.7)

Mikroangiopathische Veränderungen

Hierbei handelt es sich um eine **diabetesspezifische Gefäßschädigung** mit Verdickung der kapillären Basalmembran. Pathogenetisch spielt vor allem die chronische Hyperglykämie eine Rolle mit den folgenden Auswirkungen:

- Verstärkte Glykosylierung von Proteinen mit nachfolgenden Funktionsveränderungen
- Änderungen der Zusammensetzung der Basalmembran
- Anhäufung von Sorbit in bestimmten Zelltypen mit konsekutiv vermehrter Wassereinlagerung
- Sekundäre Mikrothrombosen

Diabetische Glomerulosklerose

Synonym: Kimmelstiel-Wilson-Glomerulosklerose (➤ 11.6), typisch für Typ-1-Diabetes.

Bei Typ-2-Diabetes sprechen wir von Nephropathie bei Diabetes, da es meist ein Mischbild ist.

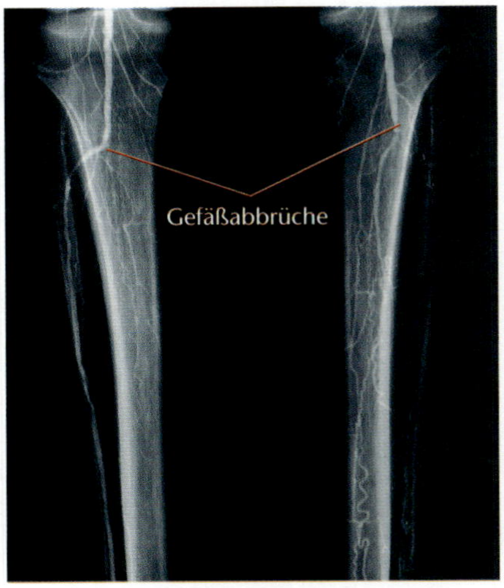

Abb. 10.22 Angiografie des Unterschenkels: typischer Befund eines Patienten mit Diabetes und multiplen Verschlüssen und „Verdämmerung" der Unterschenkelarterien beider Beine [M108]

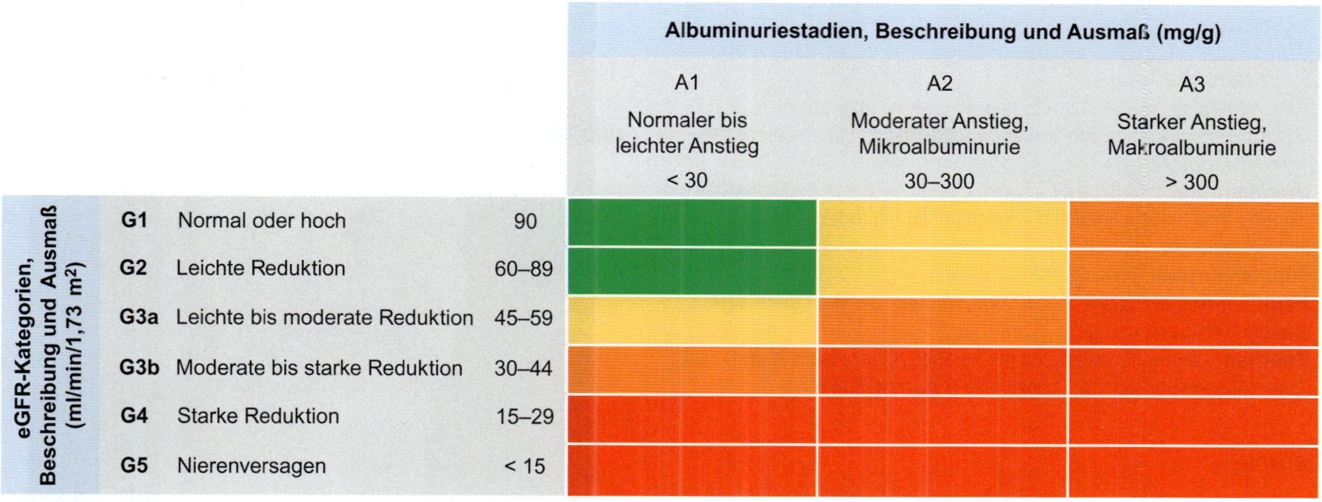

Abb. 10.23 Stadien der chronischen Niereninsuffizienz nach KIDGO. Farblich markiert ist das Risiko für einen ungünstigen Verlauf:
Grün: niedriges Risiko (wenn keine Marker von chronischen Nierenerkrankungen vorhanden sind, keine CKD); gelb: moderat erhöhtes Risiko; orange: hohes Risiko; rot: sehr hohes Risiko) [F877-004]
CKD = „chronic kidney disease"; eGFR = geschätzte glomeruläre Filtrationsrate

Nach 20 Jahren ist bei 20–30 % der insulinpflichtigen Diabetiker eine manifeste diabetische Nephropathie mit Proteinurie nachweisbar (➤ Abb. 10.23). Daher gehört die jährliche Albuminurie-Bestimmung zum Routinevorsorgeprogramm. Häufigkeit und Schwere korrelieren mit der Diabetesdauer sowie der Stoffwechsel- und Hypertonuseinstellung. Eine Therapie mit SGLT2-Hemmern und der frühzeitige Einsatz von ACE-Hemmern können die Progression verhindern.

Neben der diabetischen Nephropathie treten weitere diabetesassoziierte Nierenveränderungen auf: Arterio-/Arteriolosklerose der Nierengefäße (➤ 11.7.1) sowie – durch die stärkere Infektneigung bedingt – Pyelonephritiden bzw. interstitielle Nephritiden.

Diabetische Retinopathie

Häufigste nicht traumatische Erblindungsursache:

- Die Erkrankung beginnt als **nichtproliferative Retinopathie** (sog. Background-Retinopathie): Früheste Zeichen sind Mikroaneurysmen, dann punktförmige Hämorrhagien sowie „harte" Exsudate (scharf abgegrenzte weißliche Flecken: Hinweis auf Extravasation) und „weiche" Exsudate (Cotton-Wool-Herde: unscharf begrenzte, weißliche Flecken als Folge von Arteriolen- und Venolenverschlüssen).
- Später dominiert die **proliferative Retinopathie:** Von der Netzhaut in den Glaskörper sprossende Gefäße (Neovaskularisation) führen zur Glaskörperblutung. Die nachfolgende narbige Schrumpfung des perivaskulären Bindegewebes bedingt die Netzhautablösung. Eine Früherkennung durch jährliche funduskopische Untersuchungen wird angestrebt. Therapie: Laserkoagulation.

Diabetische Neuropathie

Pathogenetisch werden Störungen des Polyol- und Myoinosit-Stoffwechsels, eine Mikroangiopathie der Vasa nervorum mit hypoxischer Schädigung und Störungen des axonalen Transportsystems diskutiert.

- **Periphere sensomotorische Polyneuropathie** (häufig): Sie tritt symmetrisch vor allem im Bereich der distalen Unterschenkel und Füße auf, klinisch bestehen Hypo-, Dys- und Parästhesien *(„burning feet")* sowie motorische Störungen, bei hauptsächlicher Störung der Tiefensensibilität auch Ataxie. Befunde: Ausfall des Achillessehnenreflexes beidseits, vermindertes Vibrationsempfinden.
- **Diabetische Mononeuropathie** (selten). Sie ist meist sensibel-motorisch, klinisch imponieren jedoch oft die motorischen Ausfälle.
- **Neuropathie der Hirnnerven** (z. B. mit Paresen der äußeren Augenmuskeln): tritt selten auf.
- **Asymmetrisch proximale Neuropathie:** Die diabetogene Amyotrophie im Bereich des Lendenmarks äußert sich durch Schwäche und Atrophie der Oberschenkel-Becken-Muskulatur.
- **Autonome diabetische Neuropathie:** Die Schädigung von Sympathikus und Parasympathikus ist mit vielfältigen klinischen Manifestationen verbunden (➤ Abb. 10.24).

Folgen der diabetischen autonomen Neuropathie

- **Herz** (Vagus-Schädigung): Ruhetachykardie, fehlende Frequenzvariation bis hin zur „Frequenzstarre"
- **Gefäßsystem:** Gefäßdilatation durch „Autosympathektomie", besonders an den Füßen, sowie asympathikotone orthostatische Hypotonie
- **Gastrointestinaltrakt (diabetische Enteropathie):** Motilitätsstörung durch Schädigung des Parasympathikus

- Ösophagus: Dysphagie
- Magen: Entleerungsstörung (Gastroparese) mit sekundärem gastroösophagealem Reflux
- Darm: veränderte Motilität (Obstipation/Diarrhö im Wechsel)
- Störung der Sekretion von Magensäure sowie von Pankreasenzymen (Folge: Dyspepsie).

- **Urogenitaltrakt:** Miktionsbeschwerden, durch Parasympathikusschädigung atone Blase, eventuell mit Restharnbildung (Infektionsgefahr), erektile Impotenz
- **Pupillenmotorik:** verlangsamte Mydriasis
- **Haut:** Sistieren der Schweißproduktion, Atrophie der Haut durch veränderte Gefäßversorgung
- **Knochen:** aseptische Osteolysen mit herabgesetzter Stabilität und „zusammengebrochenem" Fußgewölbe **(Charcot-Fuß)**

Therapie

Gesichert wirksam sind nur die optimale BZ- und RR-Einstellung sowie Alkohol- und Nikotinverzicht. Eine sensomotorische Neuropathie kann ggf. symptomatisch mit α-Liponsäure, Gabapentin, Pregabalin, Paroxetin oder Amitriptylin behandelt werden. Die Erscheinungen der autonomen Neuropathie werden organspezifisch behandelt, z. B. Erythromycin bei Gastroparese, Sildenafil, Tadalafil oder Vardenafil bei erektiler Dysfunktion.

Das diabetische Fußsyndrom

Pathogenetisch wirken vier Faktoren bei der Entstehung des „diabetischen Fußes" zusammen: diabetische Neuropathie, Angiopathie

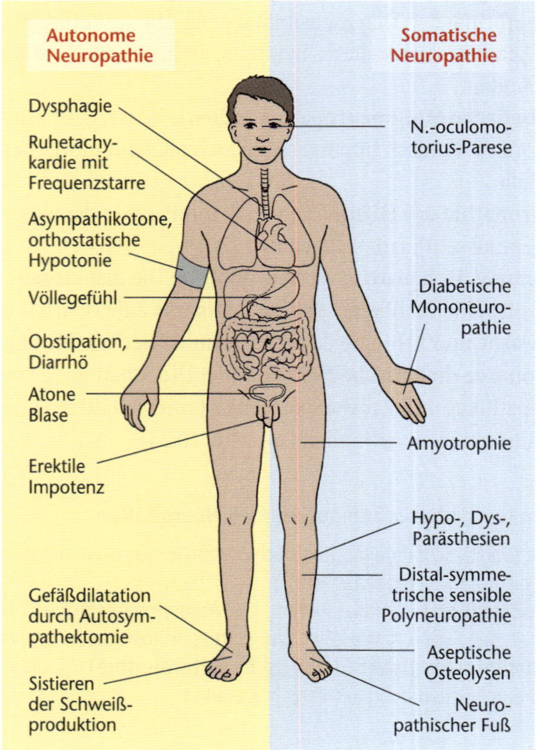

Abb. 10.24 Symptome der diabetischen Neuropathie [L157]

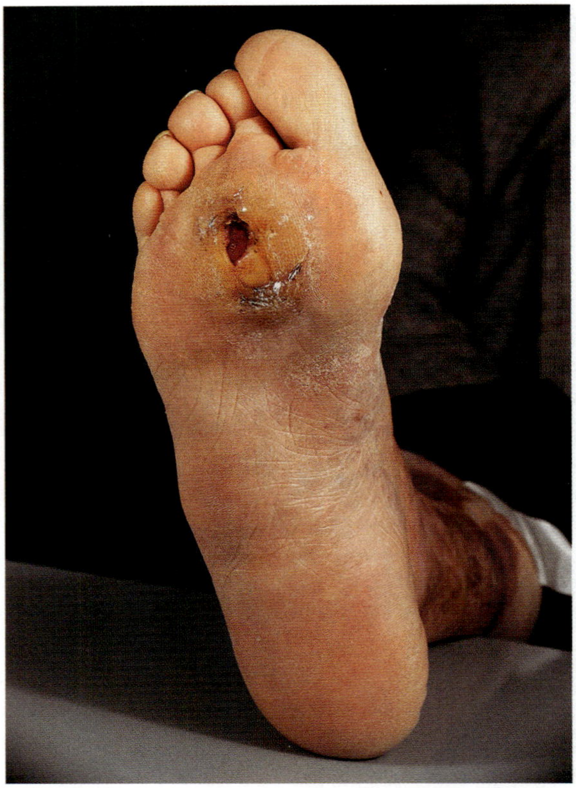

Abb. 10.25 Mal perforans: Leitbefund des diabetischen, neuropathischen Fußes [M108]

(Zusammenspiel von Makro- und Mikroangiopathie), diabetische Infektanfälligkeit und diabetische Osteopathie (trophische Störungen des Knochens mit Osteolysen).
In der Folge treten folgende Störungen auf:

- **Neuropathischer Fuß:** Leitbefund ist das **Mal perforans** (wie ausgestanzt wirkende Fußulzera, ➤ Abb. 10.25). Das Mal perforans entsteht im Bereich der größten mechanischen Belastung, meist am Vorfuß, ist meist schmerzlos und folgt häufig keiner primären Verletzung. Oft bestehen gleichzeitige trophische Hautstörungen.
- **Ischämisch-gangränöser Fuß** („feuchte" Gangrän, ➤ 2.2.1, Abb. 2.7b): Leitbefund ist der Gewebsuntergang an Druckstellen (Hacke, Zehenspitzen), die Läsionen sind meist schmerzhaft. Häufig entstehen Osteomyelitiden. Der feucht-gangränöse Verlauf ist Folge von Infektionen und von Mikrozirkulationsstörungen.

Therapie

An erster Stelle steht die Druckentlastung durch spezielles **Schuhwerk;** ggf. kann durch rekanalisierende Therapie eine Verbesserung der Durchblutung erreicht werden. Bei manifesten Druckschäden ist eine intensive Lokaltherapie mit Behandlung von Infektionen (inkl. systemischer Antibiose) angezeigt, eventuell wird eine sog. **Minor-Amputation** (d. h. lediglich Entfernung der Nekrosen ohne Fuß-/Unterschenkelexartikulation) erforderlich.

Prophylaxe

Regelmäßige Entfernung von Hyperkeratosen, Einfetten, Schutz vor Nässe, Wärme und Kälte, tägliche Inspektion auf Pilzbefall oder Bagatellverletzungen, spezielle Schuhe mit weichem Fußbett und Abrollsohle.

Weitere Diabetes-Komplikationen

- **Diabetische Fettleber:** Zur Fettspeicherung kommt es durch Re-Synthese von Triglyzeriden in der Leber bei vorhandenem Insulin und gesteigertem Substratangebot (Fettsäuren, Glyzerol) (➤ 10.3.4).
- **Cataracta diabetica:** Sie zeigt sich als beidseitige, radiär gestellte, schneeflockenartige Trübung.
- **Sekundärglaukom** nach Rubeosis iridis: Es kommt zur Neubildung von Gefäßen in der Iris mit Behinderung des Kammerwasserabflusses.
- **Diabetische Cheiroarthropathie:** Verminderung der Beweglichkeit der kleinen Gelenke, besonders der Finger. Sie tritt bei etwa einem Drittel der „fortgeschrittenen" Diabetiker auf. Die genaue Pathogenese ist unbekannt, wahrscheinlich spielen sowohl mikroangiopathische als auch neuropathische Veränderungen eine Rolle. Die Betroffenen klagen über steife Finger, den Verlust an Fingerfertigkeit, seltener über Schmerzen. Ist der Fuß betroffen, so trägt die Bewegungseinschränkung zur Entwicklung des diabetischen Fußsyndroms bei.
- **Hämatologische Veränderungen:** Durch die Glykosylierung kommt es zu Funktionsveränderungen an praktisch allen Blutzellen. Die wichtigsten sind:
  - Verschlechterung der Sauerstoffversorgung (Abnahme der Erythrozytenverformbarkeit, verringerte Sauerstoffaffinität)
  - Hyperkoagulopathie (Störung der Thrombozytenfunktion, Veränderung der Plasmaproteine)
  - Infektanfälligkeit (Störung der Leukozytenfunktion, Veränderung der Plasmaproteine)

10.1.11 Prävention: Genetik und Lebensstil

Wesentliche Risikofaktoren für Typ-2-Diabetes sind Übergewicht mit ungünstiger Fettverteilung, reduzierte körperliche Aktivität und ein erhebliches genetisches Risiko. Große und langfristig angelegte prospektive Interventionsstudien zur Reduktion des kardiovaskulären Risikos durch Lebensstiländerungen gibt es bisher nicht. Allerdings wurde eine (jedoch nicht speziell auf Diabetes-Patienten bezogene) Analyse zur Interaktion von Lebensstil und genetischem Risiko für kardiovaskuläre Komplikationen publiziert. Prospektiv wurden dafür in großen Kohorten mit über 50.000 Teilnehmern mehr als 20 Jahre lang die kardiovaskulären Komplikationsraten beobachtet und bis zu 50 genetische Marker für ein erhöhtes kardiovaskuläres Risiko analysiert, die sich aus neueren genomweiten Untersuchungen ergeben hatten.

In der Analyse dieser großen Kohorten zeigte sich, dass das Risiko für kardiovaskuläre Komplikationen bei gesundem Lebensstil um 46 % geringer als bei ungesunder Lebensweise war. Klinisch relevant war nun die Analyse der Interaktion: Der Unterschied im kardiovaskulären Risiko war unabhängig vom genetischen Risiko. Das heißt, „gesunder Lebensstil" war immer mit einem niedrigeren Risiko verbunden.

10.2 Hypoglykämie

Definition

Laborchemisch wird die Hypoglykämie als ein Blutzuckerwert von < 45 mg/dl (2,5 mmol/l) im kapillären Vollblut definiert. Diese Definition ist jedoch nicht unproblematisch, denn klinische Zeichen einer Hypoglykämie können bei begleitenden Stoffwechselstörungen (z. B. Diabetes mellitus) bei Laborwerten zwischen 25 und 100 mg/dl (1,4–5,55 mmol/l) auftreten; ebenso werden bei gesunden Frauen bisweilen Fastenwerte unter 45 mg/dl (2,5 mmol/l) gemessen. Die Diagnose der Hypoglykämie sollte deshalb nur bei gleichzeitigem Vorliegen von biochemischer Abweichung *und* klinischen Symptomen gestellt werden.

Ist die Hypoglykämie mit Schockzeichen verbunden, so spricht man vom **hypoglykämischen Schock.**

Physiologische Gegenregulation bei Hypoglykämie

Niedrige Blutzuckerwerte stimulieren die Sekretion der gegenregulatorischen Hormone Glukagon, Adrenalin, Kortisol und Wachstumshormon.

Beim Gesunden beruht die hormonelle Gegenregulation vor allem auf der Sekretion von Glukagon durch die A-Zellen des Pankreas. Die Adrenalinsekretion spielt eine untergeordnete Rolle. Beim Typ-1-Diabetiker geht die pankreatische Glukagon-Antwort während der ersten fünf Krankheitsjahre verloren, sodass die Adrenalin-Antwort der entscheidende antihypoglykämische Mechanismus ist. Die Sekretion von Kortisol und Wachstumshormon ist so langsam, dass sie zur akuten Erholung aus einer hypoglykämischen Krise nicht beiträgt.

Die kurz dauernde Hypoglykämie führt nicht zu strukturellen Zellveränderungen. Bei längerer Hypoglykämie oder schwerem hypoglykämischem Schock kann es jedoch zu irreversiblen Hirnschädigungen kommen (z. B. Demenz durch kortikale Defekte).

Anpassung der gegenregulatorischen Antwort

Bei Patienten mit chronischer Hypoglykämie (z. B. bei Insulinom-Patienten oder bei intensiv behandelten Diabetikern mit sehr niedrigen Durchschnittswerten oder häufiger hypoglykämischer Entgleisung) verschiebt sich die Schwelle für die gegenregulatorische Antwort nach unten.

CAVE!

Diese Patienten „spüren" ihre Hypoglykämie z. B. erst bei Blutzuckerwerten von 30–35 mg/dl. Oder sie nehmen sie gar nicht mehr wahr und werden gleich bewusstlos. Wegen dieser Wahrnehmungsstörung erhöht jede Hypoglykämie die Gefahr einer erneuten Hypoglykämie.

Zur Hypoglykämie führende Grunderkrankungen

- **β-Zell-Tumoren** (Insulinom, ➤ 8.3.7): Da die Patienten oft gut an die Hypoglykämie angepasst sind und anderweitig gesund erscheinen, wird das Insulinom oft erst nach Jahren diagnostiziert.
- **Non-β-Zell-Tumoren:** Viele extrapankreatische Tumoren können auf paraneoplastischem Wege zur Hypoglykämie führen. Diese wird durch Wachstumsfaktoren mit insulinähnlicher Wirkung hervorgerufen und kommt vor allem bei großen mesenchymalen Tumoren, hepatozellulären Tumoren, gastrointestinalen Tumoren oder Lymphomen vor.
- **Leucin-induzierte Hypoglykämie:** Leucin gehört zu den insulinsteigernden Aminosäuren, es kommt in Fleisch und Fisch vor.
- **Gestörte Glukose-Homöostase („Prädiabetes", ➤ 10.1.5):** Patienten mit eingeschränkter Glukosetoleranz neigen zu postprandialen Hypoglykämiephasen, welche schon Jahre vor Manifestation eines Diabetes auftreten können. Die Hypoglykämie ist durch die veränderte Kinetik der Insulinsekretion bedingt (initial verzögerte, dann überschießende Sekretion).
- **Lebererkrankung:** Es besteht eine eingeschränkte Glykogen-Speicherung und eingeschränkte Glukoneogenese.
- **Chronische Pankreatitis:** Es kommt zu einer Inselzellhypertrophie mit erhöhter Insulinsekretion
- **Intensivmedizinische Erkrankungen** mit eingeschränktem Substratangebot: Sepsis, Schock, Herzinsuffizienz, schwere Fehlernährung und Nierenversagen können zur Hypoglykämie führen.
- **ZNS-Erkrankungen:** Eine hypophysäre Insuffizienz führt zur Verminderung der blutzuckersteigernden Hormone.
- **Nebenniereninsuffizienz (Morbus Addison):** Durch den Ausfall des Kortisols kommt es zu Einschränkungen der Glukoneogenese mit nachfolgender Hypoglykämie.
- **Angeborene Kohlenhydratstoffwechselerkrankungen** (v. a. pädiatrisch relevant): Dabei sind die Hypoglykämien durch mangelnde Umwandlung bestimmter exogener Zuckerarten oder mangelnde endogene Glukoseproduktion bedingt, z. B. bei hereditärer Fruktoseintoleranz, Galaktosämie, Glykogenosen, Defekten der β-Oxidation.
- **Selten:** Zu Hypoglykämien kommt es auch bei Muskelerkrankungen (z. B. Dystrophia myotonica, mit Störungen im Bereich der Insulinrezeptoren verbunden), nach Magen-OP oder Vagotomie (Spätdumping, ➤ 7.4.7), bei renaler Glukosurie (➤ 11.3.2), bei Autoantikörpern gegen Insulin oder gegen Insulinrezeptoren.

Klinik

Die Symptome der Hypoglykämie sind von Mensch zu Mensch sehr unterschiedlich, für eine bestimmte Person jedoch meist recht konstant (➤ Abb. 10.26).

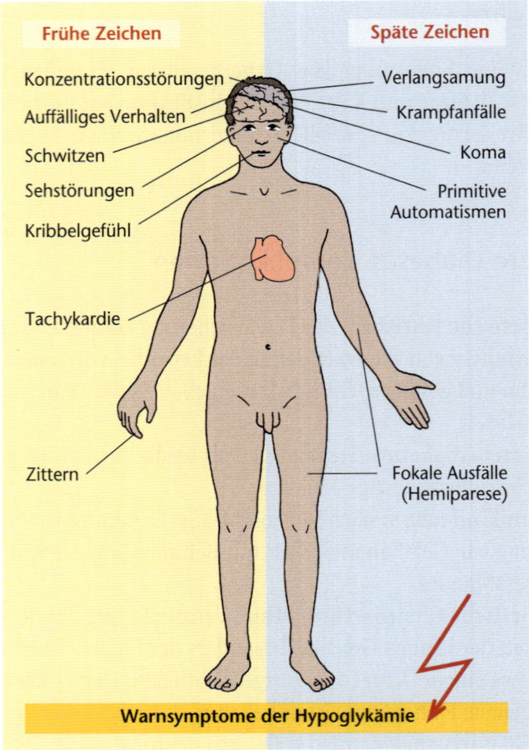

Abb. 10.26 Zeichen der Hypoglykämie [L157]

MERKE

Ein wichtiges Ziel bei der Betreuung von Menschen mit Diabetes ist, dass jeder Betroffene „seine" Hypoglykämiesymptome wahrzunehmen und richtig zu interpretieren lernt.

Die Symptome entstehen entweder durch die kompensatorische Gegenregulation mit Ausschüttung blutzuckersteigernder Hormone oder durch Substratmangel im Gehirn („Neuroglukopenie").

Bei Patienten mit schlecht eingestelltem Diabetes können bei einem BZ von 100 mg/dl (5,5 mmol/l) schon Zeichen der Hypoglykämie auftreten, bei streng eingestellten Patienten erst bei einem BZ von < 30 mg/dl (1,7 mmol/l).

Verlauf in Phasen

Die akute Hypoglykämie hat drei klinische Phasen, welche sich allerdings überschneiden können:

- **Parasympathikotone Reaktion:** Heißhunger, Müdigkeit, Harn- und Stuhldrang, selten auch Übelkeit und Erbrechen
- **Sympathikotone Reaktion:** Unruhe, Schwitzen, Tachykardie, Tremor, Hyperventilation, Mydriasis, Hypertonie, Angst
- **Zentralnervöse Reaktion:** Kopfschmerzen, Sehstörungen, Verhaltensauffälligkeiten (aggressives, sinnlos-läppisches Verhalten, Euphorie, Verstimmung, Verwirrtheit), primitive Automatismen (Schmatzen, Greifen, Grimassieren), fokale Ausfälle (Hemiplegie), Somnolenz, Koma, zerebrale Krampfanfälle, zentrale Atem- und Kreislaufregulationsstörungen

MERKE

Die sympathikotonen Reaktionen werden häufig bei länger bestehendem Diabetes und älteren Menschen nicht wahrgenommen, da aufgrund der Neuropathie die adrenerge Gegenregulation abgeschwächt ist.

Bei Patienten mit Typ-2-Diabetes sind wiederholte Hypoglykämien mit einer erhöhten Demenzprävalenz assoziiert. Aufgrund der Sympathikusaktivierung besteht auch eine erhöhte kardiale Mortalität.

Hypoglykämischer Schock und diabetisches Koma

Menschen mit Diabetes sind sowohl durch Unterzuckerung (hypoglykämischer Schock, in der Regel durch Medikamentenüberdosierung), als auch durch Überzuckerung (diabetisches Koma, in der Regel durch Medikamentenunterdosierung) bedroht. Beide Krankheitsbilder überschneiden sich, müssen wegen unterschiedlicher therapeutischer Konsequenzen jedoch klar unterschieden werden (➤ Tab. 10.9).

Ätiologie und Einteilung

Eine Hypoglykämie kann aus folgenden Gründen auftreten:

- **Grunderkrankungen** mit verändertem Kohlenhydratmetabolismus: Diese Form wird bisweilen auch – etwas unglücklich – als **„symptomatische Hypoglykämie"** bezeichnet.
- **Intoxikation,** Alkohol oder Medikamenteneinnahme (sog. **exogene Hypoglykämie**):
  - Hauptursache ist eine Überdosierung von Insulin und Sulfonylharnstoffen.
  - Ebenfalls häufig ist die alkoholbedingte Hypoglykämie (Alkohol hemmt die hepatische Glukoneogenese)
- „Funktionelle" Überreaktionen (sog. **funktionelle Hypoglykämie** oder idiopathische reaktive Hypoglykämie): Dieses recht umstrittene Syndrom beruht eventuell auf einer Überstimulierung der β-Zellen und wird z. B. bei „vegetativ labilen" Menschen oder nach Kohlenhydratexzessen beobachtet (exzessive Kohlenhydratzufuhr, z. B. im Rahmen des oGTT kann vor allem bei Frauen zur überschießenden Insulinproduktion führen). Es ist nicht immer möglich, die berichteten Hypoglykämiesymptome mit einer biochemischen Abweichung der Glukosekonzentration zu korrelieren, sodass die Diagnose häufig unklar bleibt.
- **Einnahme bestimmter Medikamente:**
  - **Insulin**
  - **Sulfonylharnstoffe:** Auftreten von Hyperglykämien nicht nur durch Überdosierung, sondern auch bei normaler Dosierung über pharmakologische Interaktionen mit anderen Medikamenten (Wirkungsverstärkung der Sulfonylharnstoffe durch Verdrängung aus der Plasmaeiweißbindung, z. B. bei Therapie mit Kumarinen, Phenylbutazon, Probenecid, Tetrazyklinen, ASS).
  - **Betablocker:** unterbinden die durch Katecholamine angeregte Glykogenolyse im Muskelgewebe
  - **Salizylate:** Erhöhung der Insulinsekretion über die Prostaglandin-Hemmung, vor allem bei Kindern erhöhen
  - Selten: MAO-Hemmer, Disopyramid, Pentamidin (Letzteres kann zur β-Zell-Zerstörung führen)

Tab. 10.9 Symptome des hypoglykämischen Schocks und Unterscheidungskriterien zum Coma diabeticum

Parameter	Hypoglykämischer Schock	Coma diabeticum
BZ	< 40 mg/dl (2,2 mmol/l)	> 300 mg/dl (16,7 mmol/l)
Entwicklung	Akut, innerhalb von Minuten	Über Tage, langsam progredient
Prodromi	Heißhunger, Kopfschmerzen, Tremor, Schwitzen, Verhaltensauffälligkeiten	Polyurie, Polydipsie, Inappetenz, Schwäche, allgemeine Verlangsamung
Haut	Kalt, schweißig	Trocken, warm, exsikkiert
Atmung	Normal bis unregelmäßig	Vertieft, evtl. Aceton-Geruch (nach Äpfeln riechend)
Bulbi	Normal	Weich
Neurologie	Hyperreflexie, evtl. pathologische Reflexe, zerebrale Krampfanfälle	Hyporeflexie, Somnolenz
Muskulatur	Hyperton	Hypoton

MERKE

Betablocker können außerdem die „adrenergen" Symptome der Hypoglykämie maskieren, sodass sie dem Diabetiker in doppelter Hinsicht gefährlich werden können.

Diagnostisches Vorgehen

Anamnese

Erfragt werden: Symptome, Medikamenteneinnahme (Antidiabetika, Betablocker, Acetylsalicylsäure), Alkoholmissbrauch, Abhängigkeit von der Nahrungsaufnahme, Familienanamnese.

Der Zeitpunkt des Auftretens kann für die Differenzierung wichtig sein:

- **Postprandial** treten auf: funktionelle Hypoglykämien, durch Nahrungsmittelaufnahme bedingte Hypoglykämien (eingeschränkte Glukose-Toleranz, leucininduzierte Hypoglykämien, Spätdumping, Fruktoseintoleranz, Galaktosämie), Hypoglykämie im Rahmen des Prädiabetes.
- **Im Fastenintervall** (d. h. vor Mahlzeiten) dagegen treten die medikamenten- und alkoholinduzierten Hypoglykämien sowie die von einem Insulinom oder paraneoplastisch induzierten Hypoglykämien auf.

Labor

Hier empfiehlt sich ein schrittweises Vorgehen. Der Nachweis eines erniedrigten Blutzuckers gelingt oft nur durch die Verordnung eines ambulanten Glukose-Messgeräts, welches der Patient dann bei entsprechender Symptomatik zur Blutzuckerselbstbestimmung einsetzt.

Bei Verdacht auf ein Insulinom kann der Insulinspiegel im Blut bestimmt werden (meist nicht ergiebig). Aussagekräftiger ist ein dreitägiger Hungerversuch (im Krankenhaus), bei dem alle vier Stunden der Blutzuckerspiegel gemessen wird und bei Erreichen eines Blutzuckerspiegels von unter 50 mg/dl (2,8 mmol/l) Insulin und C-Peptid bestimmt werden.

MERKE

Das C-Peptid (➤ 10.1.1) als Marker für die endogene Insulinproduktion wird auch bei V. a. selbst induzierte Hypoglykämie (Hypoglycaemia factitia) bestimmt. Bei exogener Insulin-Überdosierung werden hohe Insulinwerte, jedoch niedrige C-Peptid-Werte gemessen.

Besteht ein Verdacht auf eine prädiabetische Hypoglykämie, ist der orale Glukosetoleranz-Test (oGTT) für die Diagnose entscheidend. Die reaktive idiopathische Hypoglykämie dagegen ist eine Ausschlussdiagnose.

Therapie

Die Therapie der Hypoglykämie beruht auf der Gabe von Glukose und evtl. auch von Glukagon.

- Bei erhaltenem Bewusstsein werden 20–40 g Glukose als Flüssigkeit (z. B. ein Glas Fruchtsaft) p. o. gegeben.
- Bei Bewusstlosigkeit wird durch den Laien 1 mg Glukagon i. m. gespritzt, welches für insulinbehandelte Diabetiker regelmäßig als Notfallmedikament verschrieben wird (wirkt nicht bei alkoholinduzierter Hypoglykämie). Durch den Arzt werden dann zusätzlich 40 ml 40-prozentige Glukose im Nebenschluss zu z. B. Ringer-Lösung i. v. gespritzt (bei wachem Patienten auch oral gegeben).
- Bei weiter anhaltender Bewusstlosigkeit wird eine Glukose-Infusion (mit 5- oder 10-prozentiger Glukose) begonnen und so lange fortgeführt, bis der Patient wieder zu Bewusstsein kommt.

MERKE

Bei der unter Sulfonylharnstoff-Therapie auftretenden Hypoglykämie besteht wegen der langen Halbwertszeit die Gefahr eines protrahierten Verlaufs, daher müssen diese Patienten mindestens über 24 Stunden klinisch überwacht werden.

Bei der alimentär bedingten Hypoglykämie (Spätdumping, leucininduziert, Prädiabetes, idiopathisch-reaktive Hypoglykämie) stehen diätetische Maßnahmen im Vordergrund, wie die Vermeidung von Einfachzuckern, häufige kleine Mahlzeiten sowie Restriktion der täglichen Kohlenhydratzufuhr auf 35 bis 40 % der Gesamtkalorien.

Differenzialdiagnose

Verläuft die Hypoglykämie mit Bewusstseinsverlust, so sind alle „Koma-Auslöser" zu berücksichtigen, also v. a. Schädel-Hirn-Trauma, Intoxikation, ZNS-Infektionen und Schlaganfall. Die Differenzialdiagnose der ohne Bewusstlosigkeit verlaufenden Hypoglykämie ist schwieriger. Das liegt an dem bunten, von der ZNS-Dysfunktion und der adrenergen Gegenregulation geprägten Bild:

- Neurologische Krankheiten: Epilepsie, Schlaganfall, Hirntumoren, Narkolepsie oder Migräne
- Psychiatrische Krankheiten: Angstattacken, Depression, Schizophrenie oder Demenz
- Vergiftungen mit Alkohol (cave: „Penner auf der Parkbank" mit schwerer Hypoglykämie), Schlafmitteln oder Kohlenmonoxid sowie mit Medikamenten, Drogenentzug
- Hypothyreose, primärer Hyperparathyreoidismus oder Phäochromozytom
- Adams-Stokes-Anfall, Hyperventilationssyndrom

MERKE

Bei jedem bewusstlosen Patienten sollte bis zum Beweis des Gegenteils eine Hypoglykämie vermutet werden.

10.3 Übergewicht und Adipositas

Der Stoffwechsel der Säugetiere hat sich unter den Bedingungen eines stark fluktuierenden Nahrungsangebots entwickelt und ist aus gutem Grund asymmetrisch: Zu Zeiten des Nahrungsüberschusses wird Energie abgelagert und zu Zeiten des Mangels mobilisiert. Die Fettzelle sichert damit das Überleben frei lebender Tiere. Verglichen mit seiner paläolithischen Vorgeschichte leben Menschen in hochentwickelten Ländern heute jedoch in einer Nährlösung: Nahrung ist unbegrenzt und jederzeit verfügbar, und die **Asymmetrie des Stoffwechsels** verkehrt sich in einen Fluch. Der Teil der Menschheit, für den heute Milch und Honig fließen, muss ironischerweise miterleben, wie sich sein wirtschaftlicher Erfolg in Krankheit und Behinderung verkehrt.

Die Adipositas hat sich in den vergangenen Jahren zur größten Epidemie der Industrienationen entwickelt, mit schwerwiegenden Diagnosen im Schlepptau wie Diabetes, Bluthochdruck und KHK. In Deutschland haben ca. 60 % der Erwachsenen einen BMI ≥ 25 und ca. 20–25 % einen BMI ≥ 30 kg/m^2.

Beobachtungen der vergangenen Jahre legen nahe, dass die Adipositas-Epidemie sehr stark von **Bewegungsmangel** getrieben wird, der eng mit sozioökonomischen Änderungen am Arbeitsplatz und im Transitwesen sowie einem veränderten Freizeitverhalten verbunden ist. Die Einbindung des Bewegungsmangels in die modernen Lebensbedingungen erklärt u. a., warum die Anstrengungen des Gesundheitswesens (und der Patienten!) bisher den Anstieg der Adipositas nicht haben begrenzen können.

Schwierigkeiten der Definition

Unter Adipositas wird ein der Gesundheit abträgliches Ausmaß von Übergewicht verstanden. Bei welchem Körpergewicht das Kriterium der Gesundheitsschädlichkeit erfüllt ist, ist umstritten, da auch die Fettverteilung, der ethnische Hintergrund, Begleitkrankheiten sowie das Manifestationsalter der Adipositas die Morbidität entscheidend beeinflussen. So sind viele körperlich aktive ältere Menschen mit moderatem Übergewicht keineswegs kränker als schlanke Menschen (dieser Zusammenhang gilt insbesondere für Frauen), während moderat adipöse jüngere Patienten mit einer ungünstigen Fettverteilung oft schwerwiegende Komplikationen (insbesondere Herz-Kreislauf-Erkrankungen) entwickeln. Auch neigen vor allem nichtkaukasische Ethnien (Schwarze, Südamerikaner, Indianer, Pazifikbewohner) bei Gewichtszunahme verstärkt zu Komplikationen (verstärkte Neigung zur Insulinresistenz).

Bei zusätzlichen Risikofaktoren (Rauchen, Hypertonus, Fettstoffwechselstörungen, Diabetes mellitus) kann bereits ein relativ geringes Übergewicht nachteilige Folgen haben.

Anthropometrische Definitionen

Als Maß für das Übergewicht hat sich der **Körpermasse-Index** (Body-Mass-Index = **BMI;** ➤ Abb. 10.27) durchgesetzt: Da der BMI das Gewicht auf die Körperlänge bezieht, ermöglicht er eine bessere Einschätzung des Körperfetts als das Gewicht allein. Er wird berechnet als Körpergewicht in kg geteilt durch Körperlänge in m^2.

- Normalwert: BMI von 18,5–25 kg/m^2.
- Werte von 25–30 kg/m^2: Übergewicht (Präadipositas)
- Werte von 30–35 kg/m^2: Adipositas Grad 1
- Werte von 35–40 kg/m^2: Adipositas Grad 2
- Werte > 40 kg/m^2: Adipositas Grad 3

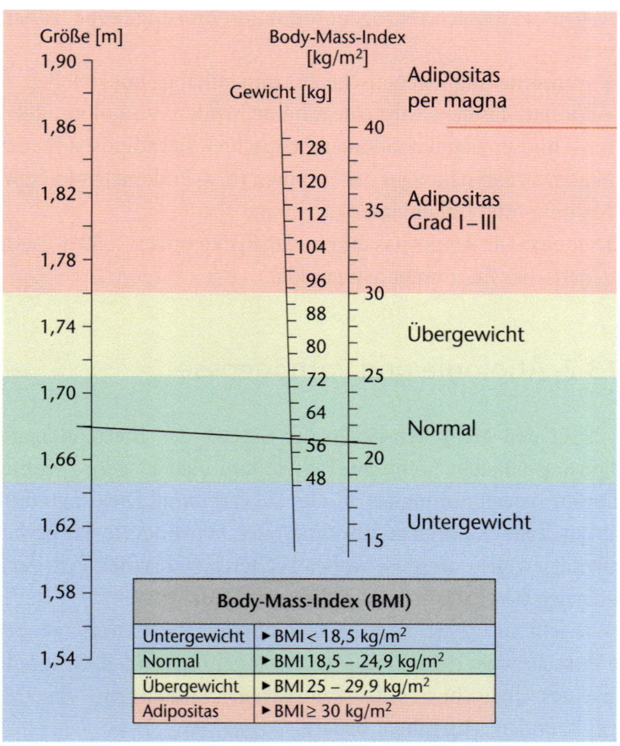

Abb. 10.27 Nomogramm zum Body-Mass-Index. Verbindet man Körpergröße und Gewicht mit einer Linie, so lässt sich aus deren Verlängerung der Body-Mass-Index ablesen. [L190]

Der BMI kann den Körperfettgehalt bei sehr muskulösen Personen überschätzen sowie bei Personen mit verringerter Muskelmasse (z. B. im Alter) unterschätzen.

Der Körperfettgehalt kann durch die Messung der bioelektrischen Impedanz (**bioelektrische Impedanz-Analyse,** BIA) genauer bestimmt werden. Diese Methode beruht auf dem Prinzip, dass verschiedene Körpergewebe (Körperfettmasse, Muskulatur, Knochen) bei Stromdurchfluss unterschiedliche Widerstände aufweisen.

Fettverteilung

Die Fettmasse bzw. der BMI korreliert nur schlecht mit der Morbidität bei Adipositas. Zusätzlich zur Fettmasse spielt vor allem der Lebensstil eine Rolle: „Dicke in Bewegung" sind deutlich gesünder. Wahrscheinlich spielt auch die **Fettverteilung** eine wichtige Rolle: Überwiegend im Abdomen gespeichertes Fett **(androide Fettverteilung)** bzw. **„Stammfettsucht"** oder „Apfelform", ➤ Abb. 10.28) geht in den meisten epidemiologischen Studien mit einem höheren Risiko für Folgekrankheiten einher als die **gynäkoide Fettverteilung** mit einer Prädominanz von subkutanem Hüft- und Glutealspeck („Birnenform", ➤ Abb. 10.29). Der Einfluss der Fettverteilung erklärt sich damit, dass die androide Fettverteilung einen Marker für ein mit der Adipositas assoziiertes metabolisches Syndrom (➤ 10.3.4) darstellen könnte, d. h., dass bei diesen Patienten eine Insulinresistenz mit Neigung zu Atherosklerose, Bluthochdruck und Gicht besteht.

Warum die Fettverteilung mit derart unterschiedlichen Verläufen verbunden ist, ist letztlich unbekannt. Bekannt ist, dass die Fettzelle selbst ein potentes endokrines Organ ist, das nicht nur an der Appetitregulation beteiligt ist, sondern auch die Insulinempfindlichkeit beeinflusst, und zwar über die Sekretion freier Fettsäuren sowie sogenannter Adipokine (z. B. IL-6, TNF-α, Adiponectin). Es könnte sein, dass abdominale Fettzellen einen „ungünstigeren" Mix an Adipokinen sezernieren als Fettzellen anderer Lokalität.

Die Beurteilung der Fettverteilung erfolgt am einfachsten durch Messung des Taillenumfangs; die Bestimmung des Verhältnisses von Taillen- zu Hüftumfang *(waist-to-hip ratio)* bringt keine Vorteile. Ein

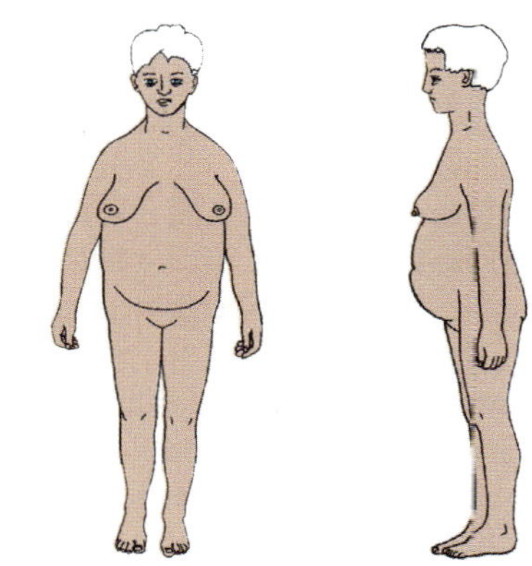

Abb. 10.28 Androider Fettverteilungstyp („Apfelform") mit dickem Bauch und relativ schlankem Gesäß und schlanken Extremitäten. Jede 5 cm zusätzlicher Bauchumfang korrelieren bei Männern statistisch mit einer Erhöhung der Mortalität um 17 % (bei der Frau: 13 %). [L215]

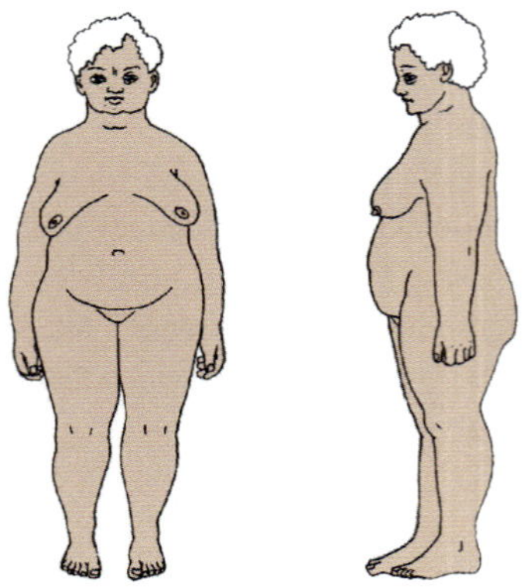

Abb. 10.29 Gynäkoider Fettverteilungstyp („Birnenform") mit Fettansatz hauptsächlich an Hüften und Oberschenkeln [L215]

erhöhtes Risiko für Folgekrankheiten wird bei einem Taillenumfang von > 102 cm (bei Männern) bzw. 88 cm (bei Frauen) beobachtet.

10.3.1 Klinik und Komplikationen

Die Adipositas schädigt den Menschen auf zwei Arten:

- Zum einen stellt sie eine mechanische Überbeanspruchung dar.
- Zum anderen ist sie oft (aber nicht immer) mit krankhaften Stoffwechselveränderungen assoziiert.

Die der Adipositas zugrunde liegende kalorische Überversorgung erhöht nicht nur das Körpergewicht, sondern legt auch einen Grundstein für die Entstehung des metabolischen Syndroms (➤ 10.3.4). Entsprechend häufig neigen Adipöse zu Diabetes, Hypertonus und Arteriosklerose. Warum manche Menschen trotz Adipositas von der Entwicklung eines metabolischen Syndroms relativ verschont bleiben und andere normalgewichtige Menschen „metabolisch adipös" sind, ist Gegenstand der Forschung. Ein Schlüssel im Verständnis könnte eine sogenannte „ektope" Fettverteilung sein (➤ 10.3.4). Insgesamt hat die Adipositas folgende Probleme im Schlepptau:

- **Hypertonus:** Pro 10 kg Übergewicht steigt der systolische Blutdruck um 3 mmHg (0,4 kPa), der diastolische um 2 mmHg (0,25 kPa). Die Ursachen sind wahrscheinlich multifaktoriell: Gesteigertes Blutvolumen, erhöhte sympathische Aktivität und Hyperinsulinämie tragen alle zur Blutdruckerhöhung bei.
- **Diabetes mellitus** (➤ 10.1.4): Mit zunehmendem Körpergewicht steigt die Häufigkeit eines metabolischen Syndroms und des Diabetes mellitus.
- **Fettstoffwechselstörungen:** Begleitend (➤ 10.4.1) zur Adipositas kommt es zur Erniedrigung des HDL-Cholesterins, Erhöhung der Triglyzeride, bei deutlichem Übergewicht ggf. auch zum LDL-Cholesterin-Anstieg.
- **Koronare Herzkrankheit:** Sie tritt gehäuft im Rahmen des begleitenden metabolischen Syndroms auf.
- **Schlafapnoesyndrom und chronische alveoläre Hypoventilation** (➤ 6.6): Beide Entitäten sind durch diaphragmale und abdominale Fettdepots sowie die fettbedingte obere Luftwegsverengung bedingt. Sie stehen im Mittelpunkt vieler deletärer Folgeprozesse, wie chronischer Müdigkeit, pulmonaler Hypertension mit Cor pulmonale sowie plötzlichen Herztods (Letzterer ist wahrscheinlich durch die arrhythmogenen Effekte episodischer Hypoxie bedingt). Als Extremform ist das nach einer Romanfigur von Charles Dickens benannte Pickwick-Syndrom anzusehen mit der Trias: extreme Adipositas – Zyanose – Somnolenz.
- **Herzinsuffizienz:** Diese entwickelt sich als Folge des chronischen Hypertonus (Linksherzinsuffizienz) sowie der chronischen alveolären Hypoventilation (Rechtsherzinsuffizienz, Cor pulmonale). Häufig ist auch bereits frühzeitig eine diastolische Dysfunktion (HFpEF) zu beobachten.
- **Thromboembolische Komplikationen:** Diese können mechanisch (Fettmassen behindern den venösen Abfluss) und durch das begleitende metabolische Syndrom bedingt sein.
- **Cholezystolithiasis:** Diese folgt der bei Adipositas chronisch erhöhten biliären Cholesterinausscheidung.
- **Leberzellverfettung:** Sie ist bei mehr als 25–35 % der Übergewichtigen anzutreffen (➤ 8.1.2).
- **Hyperurikämie:** Sie ist Folge des mit der chronischen Überernährung erhöhten Harnsäure-Umsatzes (➤ 10.5).
- **Degenerative Gelenkerkrankungen:** Diese betreffen fast alle Gelenke, v. a. jedoch das Kniegelenk (Gonarthrose).
- **Nierenerkrankungen:** Bei extremer Adipositas (> 100 % über Normalgewicht) kann ein nephrotisches Syndrom durch Nierenvenenthrombose entstehen (zugrunde liegt ein Antithrombinmangel).
- **Endokrinologische Störungen:** Bei adipösen Männern fällt der Testosteronspiegel ab (Abnahme der Libido), bei Frauen treten Zyklusstörungen auf. Menarche und Menopause treten wegen der lokalen Östrogenproduktion im Fettgewebe früher ein.
- **Karzinome** (pathogenetische Zusammenhänge unklar): Bei adipösen Männern wird eine erhöhte Inzidenz an Kolon-, Rektum- und Prostatakarzinomen beobachtet. Bei adipösen Frauen häufen sich gynäkologische Tumoren (V. a. Endometrium- sowie Mamma- und Gallenblasenkarzinome).
- **Demenz:** Die Adipositas erhöht das Risiko um etwa 30 % (pathogenetischer Zusammenhang unklar).

10.3.2 Ätiologie und Pathogenese

Auch für den Menschen gelten die Gesetze der Thermodynamik: Adipositas entsteht, wenn ein Individuum über längere Zeit mehr Kalorien zu sich nimmt, als er oder sie verbrennt. Dies kann durch eine zu hohe Kalorienzufuhr und/oder verminderte körperliche Aktivität erreicht werden, wobei Letzteres wahrscheinlich der in modernen Gesellschaften dominierende Faktor ist.

Wie fein austariert diese Balance physiologischerweise ist, zeigt die Tatsache, dass es für eine Gewichtszunahme von z. B. 10 kg lediglich eines Überschusses der kalorischen „Einnahmen" von 0,3 % gegenüber den „Ausgaben" bedarf.

Dies erklärt, warum Bewegung bzw. Bewegungsmangel die kalorische Balance so stark beeinflussen kann: Je nach Grad der körperlichen Aktivität werden zwischen 15 und 50 % der aufgenommenen Kalorien verbrannt.

Tatsächlich lassen sich mit diesem kalorischen Balancemodell die beiden Hauptursachen von Übergewicht leicht verstehen: Relative kalorische Überernährung sowie relativer Mangel an Bewegung – wer zu viel isst und sich zu wenig bewegt, wird dick.

Endogene Faktoren bestimmen mit

Ist das alles? Sicherlich nicht. Denn neben der exogenen „Dosis" an Kalorien bzw. Bewegung bestimmen auch endogene Faktoren, wie stark die zugeführten Kalorien „anschlagen". Während manche Menschen selbst unter Bedingungen des Nahrungsüberflusses schlank bleiben, sind in bestimmten Populationen wie etwa bei den Pima-Indianern in den USA fast alle Menschen übergewichtig.

Welcher biologische Mechanismus die von Mensch zu Mensch offensichtlich unterschiedliche Fetthomöostase und „Futterverwertung" erklärt, ist nicht abschließend geklärt. Die Forschung weist auf mehrere Kandidaten hin, z. B. die individuelle Thermogenese (Energiebilanz) und die metabolisch-endokrin relevante Aktivität der Darmflora.

Die Gründe für Überernährung

Warum essen manche Menschen über den Bedarf hinaus? Das hat zum einen mit dem Angebot zu tun und zum anderen mit der zentralen Regulation (Hypothalamus) des Hunger- und Sättigungsgefühls. Genetische Defekte in diesen Zentren können mit schwerer Adipositas assoziiert sein, wie z. B. Defekte im Gen des Melatonin-4-Rezeptors, welches für die adipo-neuronale Rückkopplung und damit für die Stärke des Appetits mit verantwortlich ist.

Adiponeuronale Rückkopplung

Eine Homöostase des Fettgewebes ist nur möglich, wenn die Masse des Fettgewebes und das Essverhalten eng aufeinander abgestimmt sind. Das Fettgewebe verfügt dazu über eine neuronale oder humorale Kommunikation mit dem Gehirn, welche das Essverhalten steuert. Gut aufgefüllte Fettzellen bilden z. B. ein Gewebehormon, **Leptin,** das ins Gehirn zirkuliert, dort an Rezeptoren bindet und die Sekretion bestimmter Neurotransmitter beeinflusst, welche wiederum an der Unterdrückung des Appetits beteiligt sind. Die bei Adipösen gemessenen Leptinspiegel sind entsprechend hoch (die gleichzeitig **verminderte Leptinempfindlichkeit** des Gehirns macht die Appetitbremse allerdings wirkungslos). Neben Leptin sind viele andere Signalstoffe an der Appetitkontrolle beteiligt, wie Neuropeptid Y, Ghrelin, Endorphine sowie Proopiomelanocortin (der Vorläufer von ACTH). Sie alle könnten über genetische Polymorphismen ihrer jeweiligen Rezeptoren eine „Veranlagung zur Fettspeicherung" erklären.

Die Gründe für Bewegungsmangel

Dass sich Menschen heute weniger bewegen als noch vor ein bis zwei Generationen, hat keine biologischen, psychischen oder moralischen, sondern rein kulturelle Gründe: Waren die Lebensumstände (Arbeit, Transport) früher darauf angelegt, dass Menschen sich viel bewegten, so sind sie heute darauf angelegt, eben dies nicht zu tun (➤ 15.1.5).

Teufelskreise

Ist die kalorische Balance einmal gestört und beginnt die Fettzelle mit ihrer eigentlichen Aufgabe, der Fettspeicherung, so entstehen mehrere Teufelskreise:

- Sobald die Hyperplasie der Fettzellen etabliert ist, verhindern mehrere Mechanismen deren Involution: Zum einen bleibt die Zahl der Fettzellen selbst bei negativer Kalorienbilanz konstant, und die nun „hungernden" Fettzellen senden potente appetitstimulierende Signale an das Gehirn.
- Zum Zweiten reagiert der Stoffwechsel des Adipösen auf eine unterkalorische Ernährung mit einer Einschränkung des Energieverbrauchs (deswegen nehmen Menschen, die abgenommen haben, dann auch schneller wieder zu, sogenannter Yo-Yo-Effekt).

Dies kann mit erklären, warum die Adipositas so therapieresistent ist.

Primäre und sekundäre Formen von Adipositas

Neben der im Vorangehenden beschriebenen sog. **primären** Adipositas kommen sehr seltene, von Patienten jedoch oft verdächtigte **sekundäre** Formen vor, die auf andere Grunderkrankungen mit Störungen der Fetthomöostase zurückzuführen sind, z. B.

- **Morbus Cushing** oder **Cushing-Syndrom:** Die Betroffenen fallen durch die spezifische Art der Fettverteilung auf: Stammfettsucht, Vollmondgesicht, Stiernacken. Typisch sind die Striae rubrae distensae („rote Schwangerschaftsstreifen").
- **Hypothyreose:** Sie führt nur bei wenigen Patienten zu deutlicher Adipositas.
- **Erbkrankheiten mit Adipositas:** Diese sind selten und eher pädiatrisch relevant, z. T. mit hypothalamischen Funktionsstörungen: Laurence-Moon-Biedl-Syndrom, Prader-Willi-Syndrom, Fröhlich-Syndrom.
- **Insulinome:** Hier ist die Adipositas Folge der durch Hypoglykämie ausgelösten Hyperphagie.
- **Zirkadiane Rhythmusstörungen:** Adipositas kann auch infolge einer als *Night-eating Syndrome* bezeichneten Störung des zirkadianen Rhythmus auftreten.
- **Medikamente:** Eine Gewichtszunahme erfolgt häufig unter trizyklischen Antidepressiva, Östrogenen (Antibabypille), Betablockern, Lithium und antipsychotischen Medikamenten.
- **Hirntumoren:** Diese können mit einer Hyperphagie einhergehen.

10.3.3 Therapie

Wann eine Behandlung mit dem **Ziel der Gewichtsreduktion** angeboten werden sollte, ist nach wie vor umstritten. Für die Entscheidung, ob einem Patienten mit Übergewicht eine

Behandlung anzuraten ist, sind die drei prognostisch entscheidenden Risikofaktoren in Rechnung zu stellen: **BMI, Taillenumfang** und **Begleitrisiken.** Wenn eine Dyslipoproteinämie, Hypertonie oder Typ-2-Diabetes bei einem BMI über 25 oder Taillenumfang über 100 cm vorliegt, ist gerade bei jüngeren Patienten die Therapieindikation gesichert.

Therapieziele

Eine Gewichtsreduktion hört sich vom Prinzip her denkbar einfach an: Sie kann durch Reduzierung der Energiezufuhr und/oder durch Erhöhung des Energieverbrauchs erreicht werden. Dem steht die Realität entgegen, in der es nach derzeitigem Stand der Wissenschaft keine wirksame Methode der Gewichtsreduktion gibt, die für mehr als eine kleine Minderheit der Bevölkerung mittel- oder langfristig wirksam ist.

Zudem ist inzwischen ausreichend dokumentiert, dass der gesundheitsfördernde Effekt der Gewichtsreduktion nicht auf der Verringerung der Fettmasse *per se* beruht – selbst eine massive subkutane Fettabsaugung hat keinen Effekt auf den Stoffwechsel oder die Insulinresistenz. Langfristig entscheidender als die Gewichtsreduktion *per se* sind die **Effekte der Bewegung** und die **Umstellung der Ernährung.** Dies gilt es bei der Beratung der Patienten zu berücksichtigen. Erstes Ziel muss also die Änderung der Ernährungs- und Bewegungsroutine sein. Bei der Therapieplanung gilt es deshalb Folgendes zu berücksichtigen:

- Viele Studien zeigen, dass schon durch die Umstellung auf eine **gesünderen Ernährung** Blutfette und Blutdruck signifikant gesenkt werden können – mit oder ohne Gewichtsreduktion.
- **Körperliche Aktivität** hat entscheidende Langzeiteffekte auf das kardiovaskuläre Risiko, und diese sind zu einem substanziellen Teil vom Körpergewicht unabhängig. So ist insbesondere bei Frauen die funktionelle Kapazität (ein Maß für körperliche Fitness) ein besserer Prädiktor für das kardiovaskuläre Risiko als der BMI und sogar als die Fettverteilung („being fit is more important than being fat“). Der untrainierte Bewegungsapparat muss dabei langsam an mehr Aktivität gewöhnt werden – Überlastungen sind sonst vorprogrammiert.
- Die **Vermeidung der Risikofaktoren** muss genauso hohe Priorität haben wie die Gewichtsreduktion; die Einstellung des Rauchens etwa kann größere Gesundheitseffekte haben als die Gewichtsabnahme!
- Bestehen bereits Adipositas-assoziierte Erkrankungen wie KHK, Typ-2-Diabetes oder ein Schlafapnoesyndrom, so werden diese konsequent behandelt. Gewichtsreduktion ist ein Teil dieser Anstrengung.

10

Prinzipien der Gewichtsreduktion

Viele der Diät-Dogmen der letzten 20 Jahre (etwa, dass nur fettarme Ernährung zur Gewichtsreduktion tauge) müssen als gescheitert betrachtet werden: Anstatt auf die Grundbaustoffe – Fett, Kohlenhydrate, Eiweiß – zu fokussieren, sollten die Qualität der Ernährung (insbesondere Obst- und Gemüseanteil) sowie die begleitende Verhaltensmodifikation (insbesondere Bewegung) betont werden. Vergleicht man verschiedene Diäten (wie etwa Atkins, Weight Watchers, Zone) miteinander, so sind sowohl die Gewichtseffekte als auch die Stoffwechseleffekte meist vergleichbar. Studien zeigen auch: Wie viele Kalorien aus Fett, Protein oder Kohlenhydraten stammen, ist für die „Wirkung" einer Diät zweitrangig. Wichtiger ist, dass die Ernährung reich an Früchten und Gemüse ist, und noch wichtiger ist, dass diese Ernährungsweise langfristig beibehalten wird. Wichtigstes Ziel in der Beratung ist deshalb, mit dem Patienten die Diät zu finden, die für ihn am besten „passt".
Erstes Ziel ist die Reduktion der Kalorien (Energiezufuhr) verbunden mit der Erhöhung des Energieverbrauchs (körperliche Aktivität mit Erhalt auch der Muskelmasse, die den Grundumsatz wesentlich mitbestimmt):

- Diät möglichst mit **verhaltenstherapeutischen Maßnahmen** kombinieren: Beratung, Selbsthilfegruppen, Selbstsicherheitstraining, Frustrationsbewältigung. Gleichzeitig bestehende Depressionen werden behandelt.
- **Realistische Erwartungen** sind entscheidend. Ziel des Abnehmens ist nicht das Idealgewicht – die angestrebten Gesundheitseffekte stellen sich schon bei einer Gewichtsstabilisierung ein. Eine Abnahme des Körpergewichts um 5–10 % ist erstrebenswert, langfristig entscheidender ist jedoch das „Halten" des Gewichts. Bei zu hoch gesteckten Zielen stellt sich oft rasch ein „Frusteffekt" ein, der kontraproduktiv wirkt.
- Die Gewichtstherapie endet nicht nach Erreichen des gewünschten Gewichts! Fast alle Patienten nehmen danach wieder unaufhaltsam zu. Nach der Gewichtsabnahme (z. B. über sechs Monate) schließt sich die „Erhaltungstherapie" an; Ziel ist jetzt „lediglich", das erreichte Gewicht zu halten bzw. den Gewichtsanstieg zu begrenzen.
- Es sollten moderate Einschränkungen erfolgen: Mit Verzicht auf 0,5 Liter Bier täglich (= 300 kcal) kann ein Gewichtsverlust von über einem Kilogramm pro Monat erreicht werden.
- Rigide Vorsätze sind kontraproduktiv („nie wieder Schokolade"), genau festgelegte Esspläne mit „Kalorienzählerei" ebenfalls – besser sind flexible Pläne („vor dem dritten Bier eine Minute nachdenken").
- Bei der Besprechung der Diätziele müssen die **persönlichen Lebensumstände** berücksichtigt werden (z. B. Schichtdienst, Familiengewohnheiten).
- Wenn möglich, **Einbeziehung der Lebenspartner:** Ist der Familienkühlschrank mit Torte vollgepackt, fällt der übergewichtigen Tochter die Diät schwer.
- Betonung der „flüssigen Nahrung": Säfte und Softdrinks enthalten viele Kalorien, alle **Getränke sollten kalorienfrei** sein (am besten Wasser). „Diätprodukte" sind keine Alternative, da auch Zuckeraustauschstoffe die Insulinsekretion stimulieren (→ verstärkter Hunger).
- Ein weiteres Konzept besteht in der „Hungerzeit", bei der eine katabole Stoffwechsellage möglichst lange erhalten bleibt. Das steckt hinter dem sogenannten **Intervall-Fasten** oder „16 + 8" (mindestens 16 Stunden keine Nahrung bzw. keine Kohlenhydrate).

CAVE!

Diäten mit extrem niedriger Kalorienzahl sind langfristig nicht nur nutzlos, sondern auch akut gefährlich. Sie können z. B. über Elektrolytstörungen mit ventrikulären Arrhythmien zum Tode führen. Diäten von unter 800 kcal pro Tag sollten stets ärztlich begleitet werden.

Erhöhung des Energieverbrauchs

Körperliche Bewegung bewirkt nicht nur eine Gewichtsreduktion, sondern wirkt sich auch positiv auf die Allgemeingesundheit aus. Rigide Bewegungsprogramme sind meist nutzlos, da ihr Effekt nicht vorhält. Körperliche Betätigung kann vor allem dann zur Gewichtsreduktion führen, wenn sie in die **normale Tagesroutine** integriert wird (z. B. Treppen benutzen anstatt Aufzug fahren, zum Einkaufen gehen anstatt mit dem Auto fahren).

Rolle der Medikamente

Die Therapie der Adipositas mit zentral wirkenden Appetitzüglern vom Amphetamin-Typ (z. B. Phenylpropanolamin) war wenig effektiv, jedoch äußerst nebenwirkungsreich, und ist heute obsolet. Gleiches gilt für die jahrelang eingesetzten Substanzen Sibutramin und Rimonabant.

Einziges zugelassenes Medikament zur Gewichtsreduktion ist derzeit der Lipase-Hemmer **Orlistat,** der im Prinzip eine Fettmalabsorption verursacht; die Fettresorption kann um bis zu 30 % sinken. Nebenwirkungen sind u. a. Mangel an fettlöslichen Vitaminen und Osteoporose. Eine langfristige Gewichtsreduktion ist auch mit Orlistat nur in Ausnahmefällen möglich.

Zudem sind **GLP1-Rezeptoragonisten** (Liraglutid, Semaglutid und Dulaglutid) in höheren Dosierungen in der Evaluierung.

Chirurgische Maßnahmen

Bei schwerer Adipositas (BMI > 40 kg/m^2 oder BMI > 35 kg/m^2 bei Vorliegen von Sekundärerkrankungen) können nach Scheitern der konventionellen Therapie operative Verfahren infrage kommen:

- **Banding:** Laparoskopisch-endoskopisch wird dabei ein verstellbares Magenband um den Magenfundus bzw. die Kardia gelegt, das nach erfolgreicher Gewichtsreduktion endoskopisch wieder entfernt werden kann.
- **Magenbypass durch Roux-Y-Anastomose:** dabei wird der Magen sozusagen stillgelegt und der Nahrungsbrei direkt in das Jejunum eingeleitet.
- **Schlauchmagen-Operation:** Dabei werden über 80 % des Magens reseziert, der Restmagen zu einer Art Schlauch gestaltet.
- **Biliopankreatische Diversion mit oder ohne Duodenalswitch:** komplexe Operation, bei der ein Schlauchmagen gebildet und ein Teil des Dünndarms parallel geschaltet wird.

Bewertung: Die Adipositas-Chirurgie ist effektiv hinsichtlich der Reduktion des Körpergewichts, der Besserung oder Remission eines Diabetes und langfristig der Reduktion des begleitenden kardiovaskulären Risikos. Je nach Verfahren lassen sich unterschiedlich große Effekte erzielen (Banding am geringsten). Jedoch müssen Nebenwirkungen (Malabsorption, Verdauungsprobleme) und mögliche Komplikationen wie Perforation und Strikturen berücksichtigt werden.

10.3.4 Metabolisches Syndrom

Klassifikation und Pathogenese

Das metabolische Syndrom (Syndrom X, Insulinresistenz Syndrom, Wohlfahrtssyndrom) besteht aus einer Konstellation metabolischer Veränderungen, die mit einem erhöhten Risiko für kardiovaskuläre Komplikationen und Typ-2-Diabetes einhergehen. Wesentliche Kriterien sind ein zentral betontes Übergewicht, erhöhte Triglyzeride und niedriges HDL-Cholesterin, erhöhte Nüchternglukose und arterielle Blutdruckwerte. Dieses Zusammenkommen von metabolischen und kardiovaskulären Risikofaktoren in einem Individuum wird als metabolisches Syndrom (MetS) bezeichnet. ➤ Tab. 10.10 fasst einen internationalen und allgemein akzeptierten Klassifikationsvorschlag zusammen.

Ein MetS ist häufig, ca. 20–40 % je nach Alter und Klassifikationskriterien in einer gesunden Bevölkerung ohne Diabetes und kardiovaskuläre Erkrankung. Zudem sind zahlreiche andere Erkrankungen oder klinisch relevante Veränderungen mit einem MetS assoziiert:

- Adipositas, Typ-2-Diabetes, Prä-Diabetes
- Hypertonie, kardiovaskuläre Erkrankungen, chronische Herzinsuffizienz (insbes. HFpEF), Vorhofflimmern
- Hypertriglyzeridämie, nichtalkoholische Fettlebererkrankung (NAFDL oder NASH), Hyperurikämie oder Gicht
- Lipodystrophien (angeboren oder erworben, z. B. bei antiretroviralen HIV-Therapien)
- Polyzystisches Ovar-Syndrom (PCOS)
- Obstruktives Schlafapnoe-Syndrom
- Kognitive Dysfunktion und Demenz
- Antidepressiva
- Osteoarthritis
- Erhöhtes Risiko für verschiedene maligne Erkrankungen

Eine zugrunde liegende **Insulinresistenz** ist die am meisten akzeptierte Hypothese, wobei Störungen der zellulären Insulinwirkung in unterschiedlichen Signalkaskaden und Zellen wahrscheinlich zu differenten klinischen Phänotypen führen könnten. Das klinische Erscheinungsbild ist wahrscheinlich abhängig von der Summe bzw. dem Spektrum betroffener Störungen einer Insulinwirkung und ihrer Modulation durch z. B. Adipokine und andere inflammatorische Modulatoren inkl. des Mikrobioms etc. Im Folgenden fokussieren wir auf Aspekte zur klinischen Bedeutung einer veränderten Fettverteilung mit Blick auf eine Fettleber, kardiale Funktion und Herzinsuffizienz.

Veränderte Fettverteilung als Pathomechanismus

Nach heutigem Verständnis ist nicht allein die Menge des Fettgewebes das wesentliche pathophysiologische Phänomen. Eine

Tab. 10.10 Klassifikationskriterien des metabolischen Syndroms

Mindestens drei der folgenden fünf Charakteristika	
Taillenumfang	> 102 cm für Männer, > 88 cm für Frauen
Triglyzeride	≥ 150 mg/dl oder Therapie mit Fibraten oder Nikotinsäure
HDL-Cholesterin	< 40 mg/dl für Männer, < 50 mg/dl für Frauen oder Therapie mit Fibraten oder Nikotinsäure
Blutdruck	≥ 130/85 mmHg oder Therapie mit Antihypertensiva
Plasmaglukose	≥ 100 mg/dl oder Diabetes oder Therapie mit Antidiabetika

wichtige Rolle spielt insbesondere die abnorme Ablagerung von Fett in anderen Zellen oder Organen (**ektope Lipidakkumulation,** ➤ Abb. 10.30). Mediatoren für das erhöhte kardiovaskuläre Risiko und Insulinresistenz sind hierbei humorale, inflammatorische und metabolische Faktoren, die u. a. durch veränderte Fettzellen, z. B. viszerale Fettzellen, freigesetzt werden. Sind die normale Speicherkapazität und Plastizität des subkutanen Fettgewebes und seine Möglichkeiten der Anpassung an eine erhöhten Energiebilanz erschöpft, kommt es zu einer Rekrutierung von Entzündungszellen im Fettgewebe sowie zu einer vermehrten Ablagerung von Fett in anderen Zellen, wodurch sich die Funktion dieser Zellen verändert. Beispiele hierfür sind:

- Viszerale Fettzellen → Freisetzung von Mediatoren
- Leberzellen → Insulinresistenz in der Leber
- Herzmuskelzellen → veränderte Kontraktilität

Zahlreiche Studien untermauern die These der **Lipotoxizität,** wonach eine erhöhte intrazelluläre Lipidakkumulation mit einer Funktionsstörung der betreffenden Zelle verbunden ist. In diesem Sinne wird im Moment auch weiter erforscht, welche Rolle veränderte Fettverteilungen und Fettdepots, wie z. B. auch Fettdepots nahe am Herzen (epikardiales Fett) oder um die Gefäße (perivaskuläres Fett), eine Rolle für Herzfunktion oder Arteriosklerose haben könnten.

Fettleber als Manifestation des metabolischen Syndroms

Ein frühes Phänomen einer Insulinresistenz ist die vermehrte Freisetzung von freien Fettsäuren aus dem Fettgewebe. Diese inhibieren wiederum die zelluläre Signaltransduktion von Insulin. Werden vermehrt freie Fettsäuren z. B. in die Leberzellen aufgenommen, kann u. a. eine vermehrte intrazelluläre Ablagerung und damit eine ektope Lipidakkumulation die Folge sein. Ein klinisch wichtiges Beispiel hierfür ist die **nichtalkoholische Fettlebererkrankung (NAFLD).** Sie geht häufig mit Insulinresistenz, Adipositas und Diabetes einher und kann als eine Manifestation des metabolischen Syndroms in der Leber verstanden werden.

Eine Fettleber ist mit einem erhöhten kardiovaskulären Risiko assoziiert. Zudem ist sie die häufigste Ursache für eine sogenannte Fettleberhepatitis (NASH), die wiederum mit einem erhöhten Risiko für Leberzirrhose und hepatozelluläre Karzinome verbunden ist. Damit ist die Fettleber mit NASH die häufigste Hepathopathie.

Therapie

Neben der Gewichtsreduktion sind für die medikamentöse Therapie Substanzen in der Entwicklung, die den Gehalt von Fett, die Entzündungsprozesse und idealerweise auch die Fibrosierung der Leber reduzieren. Hierbei werden auch klassische Diabetesmedikamente wie z. B. GLP1-Rezeptoragonisten und SGLT2-Hemmer untersucht, die erste vielversprechende Ergebnisse zeigen.

10.4 Fettstoffwechselstörungen

Unter dem Begriff der „Fettstoffwechselstörungen“ (Dyslipoproteinämien, Dyslipidämien) werden Abweichungen des Lipoproteintransports und des Fettmetabolismus zusammengefasst. Sie werden in primäre und sekundäre Formen unterteilt.

10.4.1 Physiologie

Cholesterin (engl. *Cholesterol*) und Triglyzeride spielen im Körperstoffwechsel wichtige Rollen. Triglyzeride sind vor allem Energieträger, während das Cholesterin ein zentrales Strukturmolekül der Zellmembranen sowie Ausgangsmolekül der Steroid- und

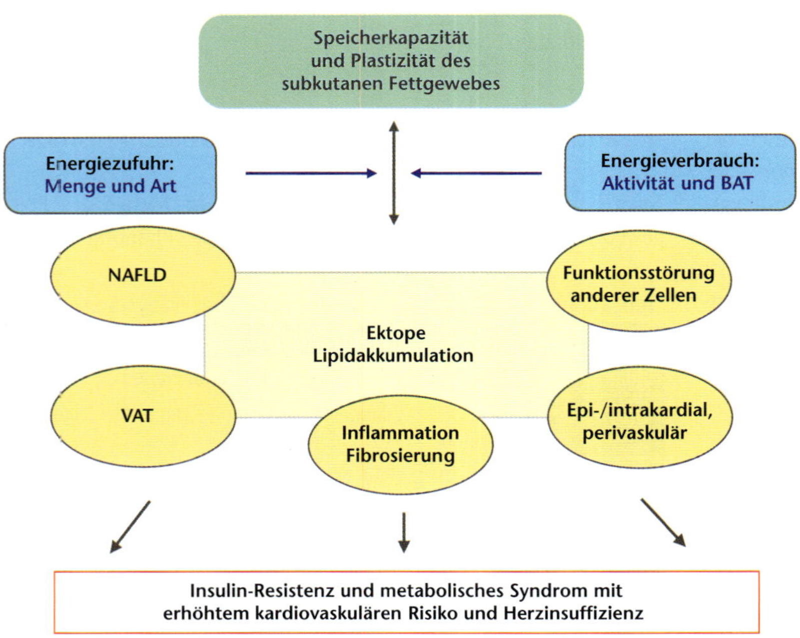

Abb. 10.30 Metabolisches Syndrom: ektope Fettakkumulation als Schnittstelle zwischen Fettgewebe, Energiehaushalt, Insulinresistenz und kardiovaskulärem Risiko (Details vgl. Text). NAFLD: nicht alkoholische Fettleber-Erkrankung, VAT: viszerales Fettgewebe, BAT: braunes Fettgewebe. [L141]

10

Gallensäuresynthese ist. Cholesterin und Triglyzeride werden teilweise über die Nahrung zugeführt, zu einem anderen Teil endogen aus Vorgängersubstanzen synthetisiert.

Transport der Blutfette

Sowohl Cholesterin als auch Triglyzeride können im Blut wegen ihrer Wasserunlöslichkeit nur in makromolekularen Verbindungen mit lösungsvermittelnden Phospholipiden und Eiweißkörpern transportiert werden. Die so entstehende „Transportverbindung" wird als **Lipoprotein** bezeichnet. Die im Serum nachzuweisenden Lipoproteine werden nach ihrer durch Zentrifugation bestimmten Dichte in verschiedene Fraktionen eingeteilt: Chylomikronen, Very-Low-Density-Lipoprotein (VLDL), Low-Density-Lipoprotein (LDL) und High-Density-Lipoprotein (HDL) (➤ Kasten „Stoffwechselfunktionen der Lipoproteinklassen"). Der Proteinanteil dieser Molekülaggregate wird als **Apolipoprotein** bezeichnet (➤ Abb. 10.31). Die Apolipoproteine sind nicht nur austauschbare Struktur- und Stabilisierungselemente, sondern haben eine wichtige „übergeordnete" Rolle als Regulatoren von Lipoproteinsynthese und -abbau, bei denen sie u. a. als Enzymaktivatoren wirken und als Liganden für die Lipoprotein-Rezeptoren. Sie können – wie im Falle des Lipoprotein-(a)-Mangels – selbst pathogenetische Bedeutung besitzen (➤ 10.4.3).

Blutfette und Atherogenese

In den letzten Jahrzehnten ist durch epidemiologische Querschnittsanalysen sowie longitudinale Kohortenstudien und interventionelle kardiovaskuläre Endpunktstudien mit verschiedenen Therapiestrategien belegt worden, dass ein kausaler Zusammenhang zwischen atherogenen Lipoproteinpartikeln und dem kardiovaskulären Risiko besteht. Ergänzend zeigen diverse genetische, zellbiologische, tierexperimentelle und morphologische Studien, dass **atherogene Lipoproteine** eine kausale Bedeutung bei der Entstehung, Progression und Ruptur atherosklerotischer Plaques haben. Laborchemische Parameter für atherogene Lipoproteine sind u. a. LDL-Cholesterin, Non-HDL-Cholesterin (Gesamt-Cholesterin minus HDL-Cholesterin) und Apo-B100. Aufgrund dieser umfassenden Evidenz wird davon ausgegangen, dass niedrigere LDL-C-Werte „besser" als höhere sind.

Das derzeitige Konzept geht daher (analog zum Konzept „Pack Years" für Zigarettenrauchen und COPD-Risiko) davon aus, dass das **atherosklerotische Gefäßrisiko** bzw. die schädigende Wirkung durch die kumulative „Dosis" bzw. Expositionszeit atherogener Lipoproteinpartikel auf das arterielle Gefäßsystem bedingt wird (➤ Abb. 10.32). Dies macht verständlich, warum Menschen mit primär genetisch bedingt erhöhten Cholesterinwerten (z. B. familiäre Hypercholesterinämie), die lebenslang höhere LDL-C-Werte haben, bereits bei jüngerem Lebensalter ein deutlich erhöhtes kardiovaskuläres Risiko haben können. Zudem wird das klinische kardiovaskuläre Risiko durch die individuelle Vulnerabilität der Arterien mitbestimmt, die wiederum höher ist, je mehr weitere kardiovaskuläre Risikofaktoren vorliegen (➤ Abb. 10.32).

Strategie der **atheroprotektiven Lipidsenkung** ist es daher, die atherogenen Lipoproteinpartikel soweit zu senken, dass möglichst keine klinisch relevante Erosion oder Ruptur einer atherosklerotischen Plaque bei dem Patienten noch auftritt. Daher empfehlen die wissenschaftlichen Fachgesellschaften, wie z. B. die aktualisierten Empfehlung von 2019 der ESC/EAS, **Risiko-stratifizierte Zielwerte für das LDL-Cholesterin** (LDL-C), z. B. bei Patienten mit sehr hohem Risiko ein LDL-C < 55 mg/dl bzw. 1,4 mmol/l und eine mindestens 50-prozentige Reduktion vom Ausgangswert. Weitere Auswertungen zeigen, dass statistisch die allermeisten Patienten in den Bereich einer Plaque-Regression kommen, deren

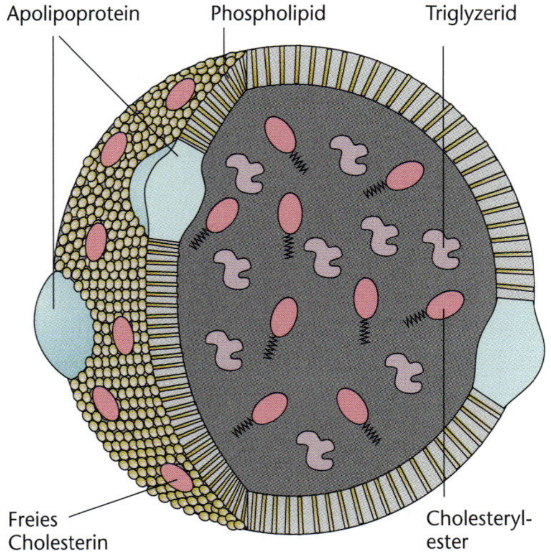

Abb. 10.31 Zusammensetzung der Lipoproteine. Der Anteil an Cholesterin und Triglyzeriden bestimmt, zu welcher Lipoproteinfraktion die Lipoproteine gehören. [L157]

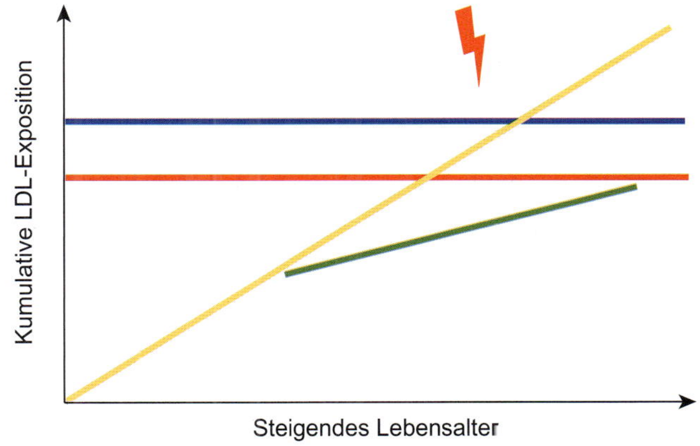

Abb. 10.32 Beziehung zwischen lebenslanger Exposition (Dauer und Höhe) atherogener Lipoproteine und Schädigungen der arteriellen Gefäßwand. Atherogene Lipoproteine wie LDL (gelbe Linie) führen über die Lebensdauer zu einer Schädigung der Gefäßwand und ggf. zu atherosklerotischen Komplikationen (Blitz). Die Empfänglichkeit der Gefäßwand (blaue Linie) gegenüber der Schädigung durch Lipoproteine ist individuell und wird durch begleitende Risikofaktoren (z. B. Diabetes) erhöht (rote Linie). Dadurch treten bei gleicher Lipoproteinkonzentration Ereignisse früher auf. Ziel der LDL-Cholesterin-senkenden Therapie (grüne Linie) ist es, ein Ereignis über die verbleibende Lebenszeit zu vermeiden. [O257, L143]

LDL-Cholesterinspiegel unter 50 mg/dl gesenkt wurden. Zudem haben bisher alle Auswertungen von Interventionsstudien gezeigt, dass das Risiko umso niedriger war, je niedriger der erreichte LDL-Cholesterinwert unter Therapie gewesen ist.

MERKE

Atherogene Lipoproteine sind kausale Faktoren für die Atherosklerose und ihre klinischen Komplikationen; sie werden laborchemisch durch LDL-Cholesterin, Non-HDL-Cholesterin, ApoB-100 und Lp(a) erfasst.

Jede Zelle kann Cholesterin bilden, aber keine kann Cholesterin abbauen. Daher spielen die Leber und ihr LDL-Rezeptor eine Schlüsselrolle für eine therapeutische Senkung der LDL-Cholesterinspiegel bzw. atherogener Lipoproteine. LDL-Cholesterin wird in der Leber aufgenommen und in Form von Gallensäuren oder freiem Cholesterin über die Galle ausgeschieden. Brown und Goldstein haben 1985 den Nobelpreis für Medizin und Physiologie für die Entschlüsselung genetischer Grundlagen der familiären Hypercholesterinämie, der Struktur und Funktion des LDL-Rezeptors sowie seiner Rolle bei der Regulation des zellulären Cholesterinstoffwechsels erhalten. Diese grundlegenden Erkenntnisse haben zur Entwicklung der **Statine** geführt, die durch Hemmung des Schlüsselenzyms der Cholesterinbiosynthese, der HMG-(Hydroxy-Methyl-Glutaryl-)CoA-Reduktase, zu einer Erhöhung der LDL-Rezeptoren in der Leber führen und damit zur Senkung der Spiegel von LDL-Cholesterin (LDL-C) im Blut. Dieses Therapiekonzept führte in den großen Statin-Studien zu einer drastischen Senkung des kardiovaskulären Risikos.

Entsprechend haben auch der Cholesterinabsorptionshemmer **Ezetimib** sowie die **Proprotein-Convertase Subtilisin/Kexin-(PCSK-)9-Antikörper,** die ebenfalls indirekt und direkt die LDL-Rezeptoraktivität in der Leber erhöhen, zu einer Senkung des kardiovaskulären Risikos geführt. Insofern kann man bisher sagen, dass eine LDL-Cholesterinsenkung auf Grund einer Erhöhung der LDL-Rezeptoraktivität in der Leber mit einer Reduktion des kardiovaskulären Risikos verbunden ist.

MERKE

Der LDL-Rezeptor in der Leber ist ein zentraler Regulator der LDL-Spiegel im Blut, da er zum großen Teil LDL aufnimmt. Die Aktivität des Rezeptors bestimmt damit wesentlich die Höhe der LDL-C-Konzentration im Blut.

Prinzipien der Entstehung von Dyslipoproteinämien

Fettstoffwechselstörungen sind in aller Regel asymptomatisch, außer bei bereits bestehenden kardiovaskulären Komplikationen oder ggf. akuter Pankreatitis bei schwerer Hypertriglyzeridämie. Daher sollte immer auf klinische Zeichen möglicher sekundärer Ursachen, wie z. B. Adipositas, Diabetes mellitus, Hyothyreose und eingeschränkte Nierenfunktion geachtet werden, bzw. diese sollten ausgeschlossen oder ggf. behandelt werden.

Die Regulation des Lipid- und Lipoproteinstoffwechsels und ihre möglichen primären und sekundären pathophysiologischen Veränderungen sind sehr komplex. In ➤ Abb. 10.33 ist eine schematische Übersicht dargestellt. Es wird der exogene vom endogenen und reversem Cholesterin-Rücktransport unterschieden.

Der **exogene** bzw. auch postprandiale Weg beschreibt den Stoffwechsel diätetischer Lipide. Diese werden als Triglyzeride (TG) und Cholesterinester (CE) in den Enterozyten des Dünndarms zusammen mit Apo-48 (einem „trunkierten" Apo-B-100) in Chylomikronen (die größten Lipoproteine) MTTP-abhängig verpackt und gelangen über Lymphgefäße und den Ductus thoracicus in die zunächst venöse Blutbahn (MTTP = Mikrosomales Triglyzerid-Transfer-Protein). In der Blutbahn spaltet die Lipoproteinlipase die TG und Fettsäuren werden freigesetzt.

Der **endogene** Weg beschreibt den Stoffwechsel der Lipide, die in der Leber gebildet und auch wiederum aufgenommen werden. In der Leber werden die Bestandteile der Lipoproteine (Triglyzeride [TG], Cholesterin und Apo-B-100) und ihrer Rezeptoren gebildet. Diese Stoffwechselwege werden hormonell und metabolisch u. a. durch eine Reihe Metaboliten-abhängiger Transkriptionsfaktoren reguliert. Die freigesetzten VLDL interagieren über verschiedene Bindungspartner mit dem Endothel, wo ihre TG u. a. durch Lipasen (z. B. Lipoprotein-Lipase, LPL) hydrolysiert werden. Dadurch werden diese Lipoproteine relativ cholesterinreicher und dichter, es entstehen VLDL-Remnants, Intermediat-Density-Lipoproteine (IDL) und LDL. Die LDL binden Apo-B-100-abhängig an den LDL-Rezeptor, der bei normalen LDL-Cholesterinspiegeln in den meisten Zellen supprimiert ist, aber nicht an der Leber.

Der **reverse Cholesterin-Rücktransport** wird wesentlich durch HDL-Partikel vermittelt. Es beginnt mit einem Efflux von freiem Cholesterin via ABCG1 oder ABCA1, welches durch die Lecithin-Cholesterin-Acyltransferase (LCAT) verestert und auch über Cholesterylester-Transfer-Protein (CETP) an VLDL/LDL übertragen werden kann. CE-angereicherte HDL-Partikel können auch direkt an der Leber, z. B. über den Scavenger-Rezeptor B1 (SR-B1) binden und Cholesterin an die Leber abgeben.

Klassifikation von Dyslipoproteinämien

Es werden vier Klassen von Fettstoffwechselstörungen nach dem Lipid-Phänotyp unterschieden:

- Hypercholesterinämie
- Kombinierte Hyperlipidämien
- Hypertriglyzeridämien
- Hypolipoproteinämien

Bei diesen vier Klassen von Veränderungen der Blutlipide und Lipoproteine sind primäre von sekundären Formen zu unterscheiden, siehe Zusammenstellung in ➤ Tab. 10.11. Veränderungen betreffen vor allem Rezeptoren, Apoproteine, Enzyme und intrazelluläre Transkriptionsfaktoren, die insbesondere die Lipid-Homöostase der Leber (z. B. Fettleber mit Insulinresistenz) betreffen. Der klinische bzw. Lipid-Phänotyp hängt wesentlich davon ab, welches funktionelles Ausmaß der jeweilige genetische oder regulatorische Defekt bzw. seine Kombinationen auf die Funktion des Proteins, wie z. B. den LDL-Rezeptor, haben.

10

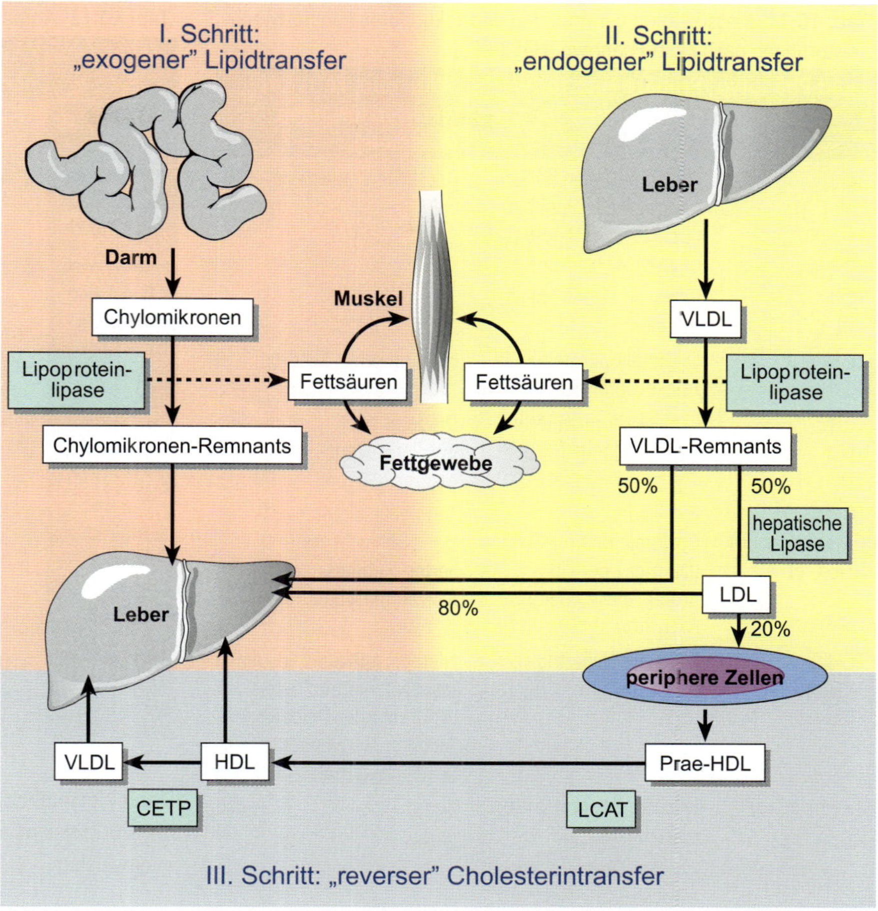

Abb. 10.33 Lipid- und Lipidproteinstoffwechsel. Die Stoffwechselwege werden unterschieden in exogenen (rot), endogenen (gelb) und reversen Cholesterin-Rücktransport (blau). [L106]
CETP = Cholesterinester-Transfer-Protein, HDL = High-Density-Lipoprotein, LCAT = Lezithin-Cholesterin-Acyltransferase, LDL = Low-Density-Lipoprotein, VLDL = Very-Low-Density-Lipoprotein

Lipoproteinklassen

Übersicht: Stoffwechselfunktionen der Lipoproteinklassen

Chylomikronen
- **Transportweg:** Chylomikronen transportieren Lipide (Triglyzeride und Cholesterin) vom Darm in extrahepatische Gewebe und in die Leber.
- **Funktion:** Transportform der aus der Nahrung aufgenommenen Lipide. Sie wandern über die Lymphe unter Umgehung der Leber in die Peripherie. Dort werden die Triglyzeride utilisiert. Die jetzt cholesterinreichen Reste der Chylomikronen gelangen als sogenannte **„Remnants"** zum Abbau in die Leber.

VLDL (Very-Low-Density-Lipoprotein)
- **Transportweg:** VLDL transportieren Lipide von der Leber in die extrahepatischen Gewebe.
- **Funktion:** Sekretions- und Transportform der in der Leber synthetisierten Triglyzeride; Vorläufer von LDL.

LDL (Low-Density-Lipoprotein)
- **Transportweg:** LDL transportieren Cholesterin von der Leber in die extrahepatischen Gewebe.
- **Funktion:** Die VLDL werden nach der Utilisation der Triglyzeride in der Peripherie zu den cholesterinreichen LDL. Sowohl die Leber als auch die peripheren Gewebe, aber auch Makrophagen und Histiozyten nehmen LDL

HDL (High-Density-Lipoprotein)
- **Transportweg:** HDL transportieren Cholesterin aus extrahepatischen Geweben zur Leber.
- **Funktion:** kann freies Cholesterin von peripheren Geweben aufnehmen und entweder direkt oder über Zwischenstufen wieder der Leber zuführen (anti-atherogene Wirkung).

Aufbau und Eigenschaften der Lipoproteine ➤ Tab. 10.12

Chylomikronen

Die über die Nahrung aufgenommenen und von den intestinalen und pankreatischen Lipasen hydrolysierten Nahrungsfette (d.h. Cholesterin und die aus den Triglyzeriden abgespaltenen freien Fettsäuren) werden in den Epithelzellen des Dünndarms verestert und in ein „Paket" aus Phospholipiden, freiem Cholesterin und zwei Apolipoproteinen (ApoA-I und ApoB-48) integriert. Dieser Komplex wird als **Chylomikron** bezeichnet.

Chylomikronen werden über das Lymphgefäßsystem in den Blutkreislauf aufgenommen, wo sie sich mit zusätzlichen Apolipoproteinen verbinden (vor allem mit ApoE und bestimmten Formen von ApoC).

Tab. 10.11 Klassifikation der primären und sekundären Fettstoffwechselstörungen nach Lipid-Phänotyp [H058-005]

Lipid-Phänotyp	Primäre Fettstoffwechselstörungen	Sekundäre Fettstoffwechselstörungen (Beispiele)
TC ↑ LDL-C ↑↑	Familiäre Hypercholesterinämie (z. B. Defekt im LDL-Rezeptor, Apo-B100, oder PCSK9)	Deutliche Cholestase
TC ↑ LDL-C ↑	Polygene Hypercholesterinämie	
TC ↑↑ TG ↑↑	Dysbetalipoproteinämie Apo-E-Isoformen	Nephrotisches Syndrom
TC ↑ TG ↑ LDL-C ↑	Familiäre kombinierte Hyperlipidämie (FCHL)	Diabetes mellitus und Insulinresistenz
TG ↑↑↑ (durch Chylomikronen) HDL-C ↓↓	Familiäres Chylomikronämie-Syndrom (Defizienz der Lipoproteinlipase oder ihrer Aktivatoren)	Terminale Niereninsuffizienz, schlecht kontrollierter Diabetes, Alkohol, Schwangerschaft
TG ↑ VLDL ↑ HDL-C ↓	Familiäre Hypertriglyzeridämie	Niereninsuffizienz, Insulinresistenz/Metabolisches Syndrom oder Diabetes, Alkohol, Medikamente, Schwangerschaft
↑–↑↑↑ LP (a)	Isolierte Lipoprotein(a)-Erhöhung	
HDL-C ↓↓↓	HDL-Defizienzen (ApoA-I-Defizienz, Tangier Disease, LCAT-Defizienz, Fischaugenkrankheit)	Sepsis
HDL-C ↓↓	Hypoalphalipoproteinämie (Heterozygote Formen der HDL-Defizienzen)	Diabetes, Entzündungen
TC ↓↓ TG ↓↓ LDL-C ↓↓↓	A-β -Lipoproteinämie Homozygote Hypobetalipoproteinämie	
TC ↓↓ TG ↓↓ LDL-C ↓↓	Hypobetalipoproteinämie Chylomicron Retention Disease	Leberzirrhose, Sepsis

TC = Gesamtcholesterin, TG = Triglyzeride, LDL-C = LDL-Cholesterin, HDL-C = HDL-Cholesterin, LCAT = Lecithin-Cholesterin-Acyltransferase
↑ mäßig erhöht; ↑↑ stark erhöht (häufig > 95. Perzentile), ↑↑↑ extrem erhöht (> 99. Perzentile)
↓ mäßig erniedrigt; ↓↓ stark erniedrigt (< 5. Perzentile), ↓↓↓ extrem erniedrigt oder nicht messbar (< 1. Perzentile)

Funktion
Die im Chylomikron enthaltenen Triglyzeride werden in den Blutkapillaren von der endothelgebundenen Lipoprotein-Lipase hydrolysiert, wodurch freie Fettsäuren entstehen. Diese werden von Fettzellen zur Speicherung und von Muskelzellen zur β-Oxidation aufgenommen.

Der verbleibende, relativ dichte Chylomikronrest *(chylomicron remnant)* mit seinem hohen Cholesteringehalt wird von der Leber aufgenommen.

Tab. 10.12 Aufbau und Eigenschaften der Lipoproteine

	Chylomikronen	VLDL	LDL	HDL
Dichteklasse (g/nl)	< 0,95	0,95–1,006	1,019–1,063	1,063–1,121
Elektrophoretische Einteilung	Auftragsstelle	Prä-β-Position	β-Position	δ-Position
Physiologischer Anteil im Nüchternserum	Nur postprandial messbar, Anteil abhängig vom Cholesterin und von Triglyzeriden	Bis 10 %	Bis 70 %	Bis 20 %
Syntheseort	Darm	Leber	Aus VLDL	Leber, Darm
Zusammensetzung (Cholesterin [%]/Triglyzeride [%])	3/90	15/65	45/10	20/5
Beteiligte Apolipoproteine	B-48/ApoA-I, C, E	B-100, C, E	B 100	A-I, A-II, C

Unter Normalbedingungen sind Chylomikronen und ihre Remnants im Blutkreislauf nur wenige Stunden nach der Nahrungsaufnahme nachweisbar.

VLDL

Die endogen in der Leber produzierten Lipide (Cholesterin und Triglyzeride) werden von der Leberzelle in einem Komplex aus freiem und verestertem Cholesterin, Triglyzeriden, Phospholipiden und wiederum einer charakteristischen Gruppe von Apolipoproteinen (ApoB-100, ApoC, ApoE) in die Blutzirkulation sezerniert. Diese Partikel werden nach ihrer Dichte als Very-Low-Density-Lipoproteine (VLDL) bezeichnet.

Funktion
Wie die Chylomikronen versorgt auch VLDL die Fett- und Muskelzellen mit Triglyzeriden, welche über die endotheliale Lipoprotein-Lipase aus dem Komplex gelöst werden.

Der verbleibende VLDL-Rest wird entweder über intermediäre Zwischenstufen zu einem etwas dichteren Lipoprotein (Low-Density-Lipoprotein, LDL) verwandelt oder nach Passage des Blutkreislaufs später wieder von der Leberzelle aufgenommen.

VLDL sind mit einer Überlebenszeit von 20 Minuten extrem kurzlebig, LDL dagegen überleben 3–5 Tage in der Blutbahn.

LDL

LDL entstehen aus VLDL, wenn diese ihren Triglyzeridanteil in der Peripherie abgegeben haben. Sie bestehen praktisch ausschließlich aus Cholesterinestern und enthalten lediglich ein Apolipoprotein (ApoB-100). LDL transportieren 70 % des Plasmacholesterins.

Funktion

Sie führen als „Überbleibsel" des VLDL den Transport des in der Leber bereitgestellten Cholesterins in die Peripherie zu Ende. Fast alle Zellen können LDL über Membranrezeptoren (LDL-Rezeptoren) aufnehmen, um ihren Bedarf nach Cholesterin zu befriedigen.

LDL spielen bei der Atherogenese (➤ 2.3.1) eine zentrale Rolle.

Lipoprotein (a)

Eine kleine Untergruppe von LDL besitzt neben dem ApoB-100 noch ein zusätzliches Glykoprotein, das dem Plasminogen verwandte ApoA; Letzteres wirkt am Endothel der Gefäße in einem „antiplasminogenen" Sinne, indem es die lokale Thrombolyse hemmt. Das ApoA-haltige LDL wird als Lipoprotein (a) bezeichnet; es scheint ein eigenständiger Risikofaktor für die Atherogenese zu sein. Sein Plasmaspiegel wird streng genetisch kontrolliert. Umweltfaktoren (Ernährung, Rauchen) spielen im Gegensatz zum normalen LDL und HDL nur eine untergeordnete Rolle.

HDL

High-Density-Lipoproteine (HDL) werden sowohl von der Leberzelle als auch von den Epithelzellen des Dünndarms in Form von Vorgängerpartikeln sezerniert, welche vornehmlich Phospholipide und Proteine enthalten (z. B. diverse Formen von ApoA sowie ApoC). Diese Partikel nehmen in der Zirkulation Cholesterin von den VLDL, den LDL sowie den peripheren Geweben auf und verestern es.

Ein Teil des auf diesem Wege entstehenden Cholesterinesters wird in dem nun als HDL bezeichneten Lipoprotein gespeichert, ein anderer Teil wird wieder zurück zu den VLDL und LDL transferiert.

Funktion

HDL können von der Leber aufgenommen werden und bewerkstelligen auf diese Weise einen „umgekehrten Cholesterintransport" (von der Peripherie zur Leber, wo das aufgenommene Cholesterin über die Galle ausgeschieden werden kann). Durch die Cholesterin entsorgende Wirkung und weitere Funktionen, wie z. B. die Verbesserung der endothelialen Dysfunktion, die anti-oxidative Kapazität sowie auch anti-inflammatorische Effekte, kommt der HDL-Fraktion eine gefäßprotektive Bedeutung zu.

Primäre (= hereditäre oder „familiäre") Dyslipoproteinämien (➤ Tab. 10.11)

- **Polygene Hypercholesterinämie** (ca. 70 % der primären Dyslipoproteinämien): Etwa zwei Drittel des Cholesterinspiegels eines Menschen sind genetisch determiniert. Damit haben fast alle Hypercholesterinämien eine genetische Komponente. Diese ist in den meisten Fällen nicht an einem einzigen Gen festzumachen, sondern polygen veranlagt. Da es keine Labormarker für diese Formen gibt, werden die polygenen Hypercholesterinämien pragmatisch definiert als Cholesterinerhöhungen (z. B. über die 95. Perzentile einer Bevölkerung hinaus), für die keine (mono) genetische (z. B. Defekt im LDL-Rezeptor, Apo-B100-Protein oder PCSK9-Gen) oder sekundäre Ursache (Funktionsstörung der Schilddrüse, Niere oder Leber) zu finden ist (➤ Tab. 10.11).
- **Familiäre (monogene) Hypercholesterinämie:** Diese Fälle machen weniger als 5 % der primären Dyslipoproteinämien aus. Sie sind autosomal-dominant vererbt, meist heterozygot, sehr selten homozygot. Die Erkrankung ist meist auf einen Defekt des LDL-Rezeptors mit eingeschränkter Rezeptorzahl (< 50 % der Norm) zurückzuführen. Veränderungen des Apo-B-100 oder PCSK9 kommen auch vor; PCSK9 reguliert den LDL-Rezeptor. Die LDL im Serum sind deshalb in etwa verdoppelt. Bei homozygoten Formen fehlen die Rezeptoren praktisch ganz, die LDL im Serum sind extrem hoch.
  - Die **heterozygote Form** (Häufigkeit 1/300, durchschnittliche Cholesterinspiegel um 370 mg/dl [9,6 mmol/l]) ist für ca. 5 % der Herzinfarkte bei unter 60-Jährigen verantwortlich.
  - Bei **homozygoten Formen** kommt es zur extremen LDL-Erhöhung mit Xanthomen und frühzeitigem Herzinfarkt, teils bereits im Kindesalter. Der defekte LDL-Rezeptor kann in Speziallabors nachgewiesen werden.
- **Familiär defektes ApoB-100** (familiärer ApoB-100-Defekt): relativ häufig (1/500), resultiert aus der Substitution einer einzelnen Aminosäure im ApoB-100, was zu einer unzureichenden Aufnahme von LDL durch den LDL-Rezeptor führt. Klinisch sind die ApoB-100-Defekte nicht von der familiären Hypercholesterinämie zu unterscheiden.
- **Apolipoprotein-E(ε4)-Varianten:** Das Apolipoprotein E kommt beim Menschen in drei Allelen vor, die sich jeweils in einer Aminosäure unterscheiden, nämlich als ApoE2, ApoE3 und ApoE4. Die E-4-Variante kann als Phänotyp E 3/4 bzw. E 4/4 den LDL-Spiegel mäßig erhöhen und geht deshalb mit einem gesteigerten KHK-Risiko einher.
- **Familiäre kombinierte Hyperlipidämie:** autosomal-dominante, relativ häufige (1/300) Fettstoffwechselstörung, welche sowohl zur Hypertriglyzeridämie als auch zur Hypercholesterinämie führen kann (⅓ manifestiert sich als reine Hypercholesterinämie, ⅓ als reine Hypertriglyzeridämie und ⅓ als Mischform). Im Serum sind LDL und/oder VLDL erhöht. Diese Form der Stoffwechselstörung wird häufig im Rahmen des metabolischen Syndroms gesehen (➤ 10.3.4). Der genetische Defekt ist unbekannt.
- **Familiäre Hypertriglyzeridämie:** autosomal-dominant vererbt, ebenfalls oft im Rahmen eines metabolischen Syndroms gesehen. Die Häufigkeit liegt bei 1/500 (25 % der gesamten Hypertriglyzeridämien).
- **Familiäre Dysbetalipoproteinämie:** nach der in der Elektrophorese beobachteten breiten β-Bande benannt. Die in der β-Bande laufenden Lipoproteine enthalten die Chylomikronen-Remnants und VLDL-Vorstufen. Zugrunde liegt ein Polymorphismus des Apolipoproteins E, wodurch Chylomikronen-Remnants und intermediäre VLDL-Formen nicht mehr von den hepatischen Rezeptoren erkannt werden und sich Triglyzeride im Serum anhäufen. Obwohl eine homozygote Veränderung am infrage

stehenden ApoE (Apo E2/2) bei 1–2 % der Bevölkerung gesehen wird, kommt es nur beim Vorliegen einer weiteren Störung – ob genetisch oder exogen – zur Dyslipidämie, die dann auch als **familiäre Hyperlipidämie Typ III** bezeichnet wird (Prävalenz 1/1.000). Typischerweise liegen die Triglyzeride bei 400 bis > 1.000 mg/dl, das Gesamtcholesterin bei 300–800 mg/dl.
- **Familiäre Chylomikronämie-Syndrome** (familiärer Lipoprotein-Lipase- oder Apoprotein-C-II-Mangel): Bei diesem autosomal-rezessiv vererbten Defekt ist die Lipoprotein-Lipase, ihr Aktivator Apolipoprotein C-II oder ihr Inhibitor Apolipoprotein C-III gestört. Bei homozygot Betroffenen können die Triglyzerid-Serumspiegel 10.000 mg/dl übersteigen und schon im Kindesalter zu Pankreatitiden und eruptiven Xanthomen führen.
- **Lipoprotein-(a)-Hyperlipoproteinämie:** Eine Erhöhung des Lp(a) über 30 mg/dl kommt bei 20 % der Mitteleuropäer vor. Das physiologisch in der LDL-Gruppe vorkommende Lipoprotein (a) wirkt atherogen. ⅔ aller KHK-Patienten haben erhöhte Lp(a)-Werte. Im Alter von > 70 Jahren sind Lp(a)-Erhöhungen dagegen selten. Der Erbgang ist bisher unbekannt, die klinischen Folgen hängen stark von der Ausprägung des Defektes ab.
- **Familiäre Hypoalphalipoproteinämie** (nach der in der Elektrophorese beobachteten schmalen α-Bande benannt; die α-Bande enthält die HDL): Dieser mit einer HDL-Erniedrigung (< 35 mg/dl [0,9 mmol/l]) einhergehende Defekt ist häufig und bedingt ein hohes Arterioskleroserisiko (5 % der Bevölkerung und jeder zweite KHK-Patient haben ein erniedrigtes HDL). Die Vererbung ist autosomal-dominant. Daneben sind noch andere, sehr seltene genetische Syndrome mit extrem niedrigen HDL-Werten bekannt, z. B. Tangier-Krankheit, familiärer ApoA-I-Mangel oder Lezithin-Cholesterol-Acyltransferasemangel.

MERKE

Neben der familiären Form kommt eine HDL-Erniedrigung bei jeder Hypertriglyzeridämie vor. Dies ist wahrscheinlich neben analytischen Aspekten u. a. dadurch bedingt, dass HDL mit Chylomikronen und VLDL vermehrt Cholesterinester gegen Triglyzeride austauschen, sodass das HDL-Cholesterin sinkt.

Sekundäre Lipoproteinstoffwechselstörungen

Wegen des oft kombinierten Vorliegens von primären und sekundären Störungen ist ihr Anteil an den Fettstoffwechselstörungen schwer zu bestimmen; die rein sekundären Formen werden oft auf 20–40 % geschätzt (➤ Tab. 10.11).

10

10.4.2 Klinik und Folgekrankheiten

Hypercholesterinämie

Die Hypercholesterinämie (ebenso wie die HDL-Erniedrigung) ist meist klinisch „stumm“ und wird bei Routine- oder Screening-Laboruntersuchungen entdeckt. Sie kann sich jedoch auch durch folgende Zeichen manifestieren:
- **Arteriosklerose mit Folgekrankheiten:** Frühe atherosklerotische Veränderungen korrelieren sowohl mit dem Gesamtcholesterinspiegel als auch mit dem LDL-Cholesterin. Die Hypercholesterinämie ist somit eine der „Vorgängerkrankheiten“ von KHK, Herzinfarkt, pAVK und zerebrovaskulärem Insult. Zur Pathogenese der Atherosklerose ➤ 2.3.1. Als grobe Regel steigert jede Erhöhung des LDL-Cholesterins um 10 mg/dl (0,25 mmol/l) das KHK-Risiko um 10 %.
- **Xanthome** (selten): Histologisch sind dies Cholesterin- und Phospholipid-beladene Schaumzellen. Folgende Formen treten auf: planare (flach erhabene) oder tuberöse (knotige) Xanthome (➤ Abb. 10.34), Achilles- und Fingerstrecksehnenxanthome sowie Augenlidxanthelasmen (gelbliche unregelmäßige Einlagerungen).
- **Arcus lipoides corneae** (selten): Es zeigt sich ein schmaler, grauweißer, vom Hornhautlimbus abgesetzter Trübungsring der Kornea (➤ Abb. 10.35).

Allerdings: Xanthelasmen und Arcus lipoides corneae sind nicht nur selten, sondern auch unspezifisch: sie kommen in 50 % auch bei normolipämischen Patienten vor.

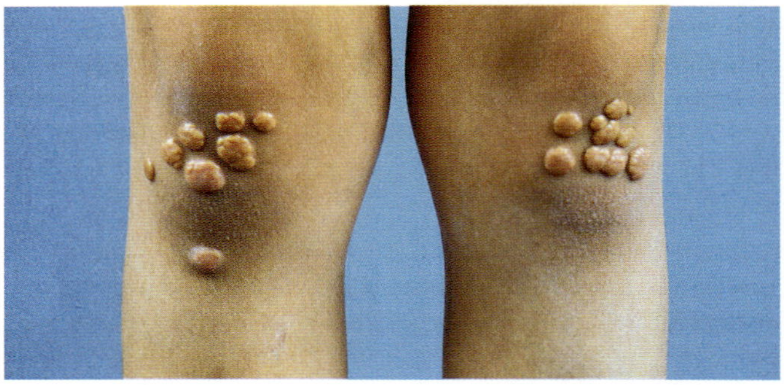

Abb. 10.34 Tuberöse Xanthome am Knie bei einem Patienten mit homozygoter familiärer Hypercholesterinämie [T409]

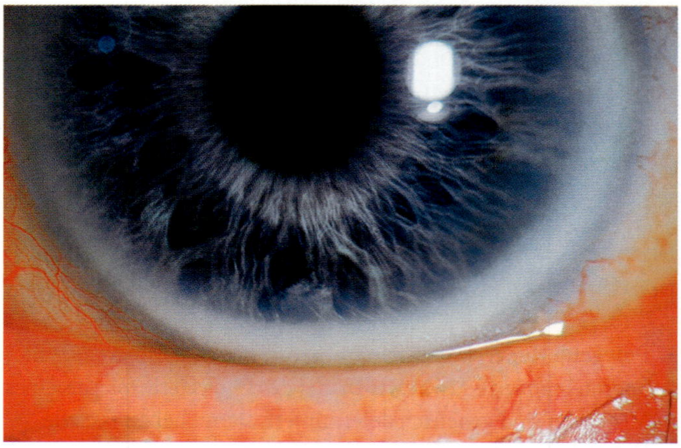

Abb. 10.35 Arcus lipoides bei einem Patienten mit homozygoter familiärer Hypercholesterinämie [E426]

Hypertriglyzeridämie

Unmittelbare Effekte der Hypertriglyzeridämie werden nur bei massiv erhöhten Werten gesehen, wie sie etwa bei bestimmten genetischen Fettstoffwechselstörungen vorliegen. Allerdings kann eine dauerhafte Hypertriglyzeridämie eine Erniedrigung der HDL-Fraktion bedingen und dadurch indirekt atherogen wirken. Vorkommen können bei einer Hypertriglyzeridämie unter anderem:

- **Rezidivierende Pankreatitis:** intrapankreatische Aktivierung der proteolytischen Enzyme durch Triglyzeride (Pathomechanismus bisher ungeklärt)
- **Eruptive Xanthome:** rot-gelbe Papeln, besonders auf den Pobacken (erst bei Triglyzeridspiegeln > 1.000 mg/dl [11,5 mmol/l])
- **Lipaemia retinalis:** sahnefarbene Blutgefäße im Augenhintergrund (bei Triglyzeridspiegeln > 2.000 mg/dl [23,0 mmol/l])
- **Fettleber:** unspezifisch und selten stark ausgeprägt

10.4.3 Diagnostisches Vorgehen

Während zu Screening-Zwecken ein Minimalprogramm (z. B. Bestimmung des Gesamtcholesterins) ausreicht, kommt bei den meisten anderen Fragestellungen ein **vollständiger „Lipidstatus“** zum Einsatz: Er besteht aus der Bestimmung des Gesamtcholesterins und der Triglyzeride sowie des HDL-Cholesterins; das LDL kann dann aus diesen Werten berechnet werden.

Weitere Untersuchungen (nur bei speziellen Fragestellungen, z. B. V. a. monogene Fettstoffwechselstörung) sind Lipidelektrophorese (zur Einteilung nach Frederickson), Apolipoprotein-Bestimmung, Familienuntersuchung, evtl. genetische Diagnostik/Untersuchung von Kandidatengenen.

Bei trübem Serum (Lipämie) wird das Serum zusätzlich 24 Stunden im Kühlschrank beobachtet. Ist die Trübung durch eine Chylomikronämie bedingt, setzt sich eine Rahmschicht ab.

Berechnung der Blutfettwerte

Im Labor sind Triglyzeride, Gesamtcholesterin sowie HDL-Cholesterin leicht zu bestimmen. Die Bestimmung der LDL-sowie VLDL-Fraktionen kann direkt erfolgen oder einfach berechnet werden:

- Da im Nüchternserum alles Cholesterin auf die drei Lipoproteinfraktionen LDL, HDL und VLDL verteilt ist, ergibt sich das Gesamtcholesterin aus: LDL + HDL + VLDL.
- Da ca. 20 % der VLDL (gemessen als Triglyzeride im nüchternen Zustand) Cholesterin sind, kann das VLDL-Cholesterin durch Triglyzeride/5 berechnet werden.
- Die LDL-Cholesterin-Konzentration ergibt sich dann nach der sog. **Friedewald-Formel** (die aber nur bei Triglyzeridwerten bis 400 mg/dl anwendbar ist): LDL-Cholesterin = Gesamtcholesterin – HDL-Cholesterin – Triglyzeride/5.
- Non-HDL-Cholesterin: erfasst im nüchternen Zustand Cholesterin „aller“ atherogenen Lipoproteine und wird berechnet als Cholesterin gesamt minus HDL-Cholesterin. Es sollte in aller Regel nicht mehr als 30 mg/dl über den LDL-Cholesterinwerten liegen.

Screening-Empfehlungen

Einmal sollte jeder Erwachsene seinen Lipidstatus kennen (z. B. im Check-up 35). Definitiv sollte bei allen Patienten mit Risikofaktoren (Hypertonus, Nikotinabusus, Diabetes mellitus, Adipositas, positive Familienanamnese mit Gefäßerkrankungen) ein vollständiger Lipidstatus erhoben werden.

10.4.4 Therapie

Therapieziele und Risikostratifizierung

Da LDL-Cholesterin ein kausaler Risikofaktor für die Arteriosklerose und ihre Komplikationen ist, reduziert die LDL-Cholesterinsenkung das kardiovaskuläre Risiko. Die Effizienz dieser Maßnahme hängt natürlich von der Höhe des Ausgangsrisikos ab. Daher werden die empfohlenen Zielwerte für das LDL-Cholesterin in Abhängigkeit vom kardiovaskulären Gesamtrisiko gesehen.

Die gemeinsamen Leitlinien zur Lipidtherapie der *Europäischen Gesellschaft für Kardiologie* (ESC) und der *Europäischen Atherosklerose-Gesellschaft* (EAS) wurden im August 2019 aktualisiert. Die wesentlichen LDL-Cholesterin-Zielwerte und die Risikostratifizierung gemäß ESC/EAS-Empfehlungen sind in ➤ Tab. 10.13 zusammengefasst.

In Bezug auf einen möglichen LDL-C-Schwellenwert sind Befunde aus früheren IVUS-Studien interessant, die zeigten, dass die Plaque-Progression bei Werten um 70 mg/dl sistiert. Eine Regression des Plaque-Volumens war hingegen bei allen Studienpatienten erst zu beobachten, wenn ein LDL-C-Wert um 50 mg/dl erreicht wurde. Weitere tierexperimentelle und erste klinische Studien zeigen auch, dass sich unter einer deutlichen LDL-Cholesterinsenkung der atherosklerotische Plaque stabilisiert.

Im Gegensatz zum LDL-Cholesterin fehlen Therapiestrategien zur Senkung der Triglyzeride oder Steigerung des HDL-Cholesterins, die in kardiovaskulären Endpunktstudien eine signifikante Risikoreduktion belegen. Daher werden für diese Lipidparameter keine Zielwerte mehr angegeben, sondern nur „wünschenswerte“ Spiegel.

Allgemeine Therapiemaßnahmen

Die Therapie stützt sich auf drei Pfeiler:

- Ausschaltung begleitender Risikofaktoren
- Lebensstiländerung: gesunde Ernährung, Bewegung
- Medikamente

Zur **Senkung der LDL-Cholesterinwerte** sind Statine die Mittel der ersten Wahl, dann Kombination mit Ezetimib, ggf. Bempedoinsäure und bei besonders hohem Risiko (PCSK)-Antikörper (➤ Pharma-Box „Lipidsenker“). Bei einer kombinierten Hyperlipidämie steht die LDL-Cholesterinsenkung im Vordergrund.

Bei ein er Hypertriglyzeridämie sollten therapeutische **Lebensstilmodifikation** (Gewichtsreduktion, Alkoholkarenz und Optimierung der Stoffwechseleinstellung bei Diabetes) im Vordergrund

10

Tab. 10.13 Risikokategorien und Zielwerte für LDL-Cholesterin nach den Empfehlungen der ESC/EAS

Risikokategorie	Definition/Kriterien	Zielwert für LDL-Cholesterin
Sehr hoch	• Dokumentierte kardiovaskuläre Erkrankung: Z. n. Myokardinfarkt/akutem Koronarsyndrom, perkutane Koronarintervention, koronare Bypass-Operation, andere arterielle Revaskularisationsverfahren, Schlaganfall, transitorisch-ischämische Attacke, periphere arterielle Verschlusskrankheit • Eindeutiger Nachweis einer kardiovaskulären Erkrankung in der Bildgebung: z. B. signifikante Plaque in der Koronarangiografie oder im Carotis-Ultraschall • Diabetes mellitus mit Endorganschaden (z. B. Proteinurie) oder wesentlichen Risikofaktoren wie Rauchen, Hypertonie oder Dyslipidämie • Schwere chronische Nierenerkrankung (GFR < 30 ml/min/1,73 m²) • Rechnerischer SCORE (Systematic Coronary Risk Estimation) von > 10 % für eine tödliche kardiovaskuläre Erkrankung in den nächsten 10 Jahren	< 55 mg/dl (1,4 mmol/l) oder Reduktion um ≥ 50 % vom Ausgangswert.
Hoch	• Deutlich erhöhter einzelner Risikofaktor: insbesondere Cholesterin > 310 mg/dl bzw. 8,0 mmol/l (z. B. familiäre Hypercholesterinämie) oder Blutdruck ≥ 180/110 mmHg • Diabetes mellitus ohne Kriterien für sehr hohes Risiko (einige junge Patienten mit Typ-1-Diabetes haben ggf. nur ein moderates oder niedriges Risiko) • Moderate chronische Nierenerkrankung (GFR 30–59 ml/min/1,73 m²) • Rechnerischer SCORE ≥ 5 % bis < 10 % für eine tödliche kardiovaskuläre Erkrankung in den nächsten 10 Jahren	< 70 mg/dl (1,8 mmol/l) oder Reduktion um ≥ 50 % vom Ausgangswert
Niedrig bis moderat	• Rechnerischer SCORE < 1 % (niedriges Risiko) bzw. < 5 % (moderates Risiko) für eine tödliche kardiovaskuläre Erkrankung in den nächsten 10 Jahren	< 115 mg/dl (3,0 mmol/l)

stehen. Ein Fibrat sollte nur zur Prävention einer Pankreatitis indiziert sein, bei Triglyzeridwerten von > 10 mmol/l (ca. 800 mg/dl).

Kürzlich hat die Reduce-It-Studie gezeigt, dass das kardiovaskuläre bei Patienten mit kardiovaskulärer Erkrankung oder Diabetes und bei Triglyzeriden über 150 mg/dl durch Gabe hochkonzentrierter Eicosapenthaensäure bei gleichzeitiger Gabe von Statinen deutlich gesenkt werden kann. Ein kardioprotektiver Effekt durch Kombinationspräparate von Omega-3-Fischölen konnte nicht gezeigt werden.

MERKE

Modifizierbare Ursachen einer Dyslipoproteinämie (z. B. Diabetes, Hypothyreose, cholestatische Lebererkrankungen oder chronische Niereninsuffizienz) sollten stets zuvor ausgeschlossen bzw. behandelt werden.

Diät

Diätrichtlinien bei Hypercholesterinämie

Die Diätempfehlungen entsprechen etwa der mediterranen Ernährungspyramide (➤ Abb. 15.2).

- **Fettreduktion und -austausch:** Wichtiger als die in vielen Richtlinien noch immer empfohlene Fettreduktion auf < 30 % der Gesamtkalorien ist die Beachtung der Art der verzehrten Fette. Gesättigte, d. h. tierische Fette sollten unter 7 % liegen, denn gesättigte Fette und Trans-Fettsäuren erhöhen die Cholesterinsynthese in der Leber. Dies führt zu einer Verminderung der LDL-Rezeptoren der Leber und damit zur „atherogenen Lipidämie" mit hohen LDL-Werten. Die gesättigten Fettsäuren sollten möglichst durch ω-3-Fettsäuren ersetzt werden.
- **Weitere Diätziele** sind die Gewichtsnormalisierung und regelmäßiger Fischkonsum (cholesterinsenkender Effekt der ω-3-Fettsäuren, ➤ 15.1.4). Auch Pflanzensterole/-stanole (z. B. in Nüssen, Samen, Hülsenfrüchten) haben LDL-senkende Effekte, ebenso wie lösliche Faserstoffe.

Diät bei Hypertriglyzeridämie

Häufig kann der Triglyzeridspiegel schon durch Gewichtsreduktion und Alkoholkarenz normalisiert werden. Eine strikte, fettsenkende Diät kann den Triglyzeridspiegel um etwa 30–40 % senken, wobei auch hier kombinierte Lebensstilansätze weitaus effektiver sind. Die Diät beruht auf ähnlichen Prinzipien wie die Diät bei Hypercholesterinämie.

Bewegung

Durch Bewegung steigen langfristig die HDL-Spiegel an, was eine gefäßprotektive Wirkung mit sich bringt. Auch wenn die LDL-Spiegel meist weniger stark absinken, ist die Bewegung Grundpfeiler jeder Therapie bei Dyslipoproteinämien, da hierdurch auch andere Begleitrisiken (wie etwa eine arterielle Hypertonie oder Typ-2-Diabetes) oft entscheidend gemindert werden.

Medikamentöse Therapie

Eine medikamentöse Therapiestrategie bzw. Stufentherapie ist im Abschnitt „Allgemeine Therapiemaßnahmen" zusammengefasst. Einzelheiten zu den verwendeten Medikamentengruppen sind der Pharma-Box zu entnehmen.

Pharma-Box: Lipidsenker

HMG-CoA-Reduktase-Hemmer (Cholesterinsynthese-Enzymhemmer = CSE-Hemmer, „Statine")

Wirkstoffe
- Atorvastatin
- Fluvastatin
- Lovastatin
- Pravastatin
- Rosuvastatin
- Simvastatin

Wirkmechanismus
Hemmung der intrazellulären Cholesterinsynthese durch kompetitive Hemmung des Hydroxymethylglutaryl-Coenzyms A, des geschwindigkeitslimitierenden Enzyms der hepatischen Cholesterinbiosynthese. Durch Abfall des intrazellulären Cholesterins werden vermehrt LDL-Rezeptoren an den Hepatozyten gebildet.

Nebenwirkungen
- Blähungen, Diarrhö, Übelkeit, Kopfschmerzen, passagerer Transaminasenanstieg
- Gefürchtet: Myopathie (Muskelschwäche und Muskelschmerzen) mit oder ohne CK-Anstieg, kann in sehr seltenen Fällen in eine Rhabdomyolyse (CK-Anstieg, Nierenversagen) münden
- Leberwerte kontrollieren: Anstieg der Transaminasen in max. 5 % der Fälle, selten über das Dreifache der Norm
- Risiko für die Manifestation eines Typ-2-Diabetes gering erhöht

Kontraindikationen
Lebererkrankungen, Myopathie, Kinder, Schwangerschaft, Stillzeit.

Klinische Anwendung
Gut verträgliche und wegen 1 × täglicher (meist abendlicher) Dosierung leicht einzunehmende Substanzgruppe, deren kardioprotektiver Effekt durch klinische Endpunktstudien belegt ist. Unterschiede der Präparate bestehen aber in der Stärke der Wirkung in der zugelassenen Dosierung (am stärksten: Rosuvastatin, Atorvastatin). Die Leberwerte sollten unter Therapie regelmäßig überwacht werden.

Cholesterin-Resorptionshemmer

Wirkstoffe
- Ezetimib
- Fixkombinationen mit Statinen (Simvastatin, Atorvastatin)

Wirkmechanismus
Die Aufnahme von Cholesterin aus Nahrung und Gallensaft im Darmtrakt wird gehemmt, ohne die Resorption von Triglyzeriden und fettlöslichen Vitaminen zu beeinflussen. Dadurch ergeben sich eine LDL-Senkung um 20 %, Triglyzeridsenkung bis 14 % und ein HDL-Anstieg bis 3 %.

Nebenwirkungen
Myalgien, Rhabdomyolyse, Hepatitis, Pankreatitis, Thrombozytopenie.

Klinische Anwendung
In Kombination mit Statinen, wenn der LDL-Zielwert mit Statinen nicht erreicht wird, oder bei CSE-Hemmer-Unverträglichkeit.

PCSK9-Antikörper

Wirkstoffe
- Evolocumab
- Alirocumab
- Incliseran

Wirkmechanismus
PCSK9 bindet an den LDL-Rezeptor und führt in Leberzellen zu dessen Abbau. Durch Hemmung von PCSK9 kommt es zu einer Vermehrung der LDL-Rezeptoren und damit zu einer Abnahme von LDL-Cholesterin im Blut. Die Antikörper müssen alle zwei oder vier Wochen subkutan mit einer Stechhilfe selbst injiziert werden. Incliseran hemmt die RNA-Bildung in der Leber, Nach initialer Gabe muss es erneut nach 3 Monaten, dann 6-monatlich injiziert werden. Die LDL-C-Blutspiegel werden bei Gabe zusätzlich zu einer bereits bestehenden Lipidtherapie im Mittel um 50–60 % gesenkt.

Nebenwirkungen
Die Daten der bisherigen Studienprogramme zeigen, dass die Therapie sicher ist und dass das kardiovaskuläre Risiko in Endpunktstudien (Evolocumab/Alirocmab) gesenkt wird. Für Incliseran laufen noch Endpunktstudien.

Klinische Anwendung
Schwere Hypercholesterinämie bei Patienten mit progredienter kardiovaskulärer Erkrankung, genetischer Hypercholesterinämie, Unverträglichkeit von Statinen und/oder Indikation für eine LDL-Apherese. In Deutschland muss die Indikation durch Kardiologen, Nephrologen, Endokrinologen, Angiologen oder Lipidspezialisten gestellt werden.

Acyl-Synthase-Hemmer

Wirkstoff
Bempedoinsäure und Fixkombinationen mit Ezetimib

Wirkmechanismus
Die Bildung von Cholesterin wird in der Leber auf einer Stufe *vor* der HMG-CoA-Reduktase (Statine) gehemmt. Bempedoinsäure wird hierzu durch ein leberspezifisches Enzym aktiviert. Daher möglicherweise weniger Myalgien etc. als bei Statinen. LDL-Senkung um 15–20 %, geringe Triglyzeridsenkung.

Nebenwirkungen
Geringer Anstieg der Harnsäure, daher nicht bei Gicht geben.

Klinische Anwendung
In Kombination mit Statinen und Ezetimib, wenn der-Zielwert für LDL-Cholesterin bisher nicht erreicht wird oder eine Statin-Unverträglichkeit vorliegt. Eine klinische kardiovaskuläre Endpunktstudie läuft zurzeit noch.

Omega-3-Fischöl

Wirkstoff
Icosapentethyl

Wirkmechanismus
Icosapentethyl ist eine angereicherte Präparation der Eicospentaensäure (EPA). Reduziert gering die Triglyzeride, reduziert inflammatorische Parameter und hat u.a. mögliche günstige Effekte auf Thrombozyten, endotheliale Dysfunktion und Plaque-Stabilisierung.

Nebenwirkungen
Erhöhtes Risiko für Vorhofflimmern und klinisch nicht relevante Blutung, aber Reduktion der Schlaganfallrate.

Klinische Anwendung
Patienten mit kardiovaskulärer Erkrankung oder Diabetes mit weiteren Risikofaktoren unter Statintherapie und Triglyzeriden ≥ 150 mg/dl und < 500 mg/dl. Reduktion des kardiovaskulären Risikos in einer großen Endpunktstudie belegt.

Fibrinsäure-Derivate

Wirkstoffe
- Bezafibrat
- Phenofibrat

Wirkmechanismus
Förderung der Lipoprotein-Lipase-Aktivität, hierdurch wird insbesondere die VLDL-Fraktion gesenkt. Man erreicht eine Triglyzeridsenkung bis 50 %, eine LDL-Senkung um 10 % und einen HDL-Anstieg bis 30 %.

Nebenwirkungen
Gastrointestinale Störungen, CK-Erhöhung, Transaminasenanstieg, allergische Reaktionen, Gallensteinbildung, Thrombosen.

Klinische Anwendung
Entsprechend dem Wirkmechanismus ggf. bei Hypertriglyzeridämie sinnvoll, nicht zur Senkung des Cholesterins geeignet.

10

Ionenaustauscher

Wirkstoffe
- Colestyramin
- Colestipol

Wirkmechanismus und Eigenschaften
Die Gallensäuren werden dem enterohepatischen Kreislauf entzogen und stehen zur Cholesterinsynthese nicht mehr zur Verfügung. Damit werden eine Senkung des LDL um 20–30 % und eine leichte HDL-Erhöhung erreicht. Die Triglyzeride können allerdings auch ansteigen.

Nebenwirkungen
Häufig Blähungen, Völlegefühl, Obstipation.

Kontraindikation
Hypertriglyzeridämie > 400 mg/dl, da die Triglyzeride bei Gabe von Ionenaustauschern noch ansteigen können.

Wechselwirkungen
Ionenaustauscher absorbieren auch fettlösliche Vitamine und Medikamente. Diese müssen daher zwei 2 Stunden vor oder 4 Stunden nach dem Ionenaustauscher eingenommen werden.

Klinische Anwendung
Erprobte und generell sichere Medikamentenklasse, allerdings mit subjektiv beeinträchtigenden Nebenwirkungen.

10.5 Hyperurikämie und Gicht

Ein Teil der Tierwelt kann Harnsäure zu Allantoin und dann weiter zu Harnstoff verstoffwechseln. Ein anderer Teil (etwa Vögel, Reptilien und manche Säugetiere wie die Menschenaffen) hat diese Fähigkeit – unabhängig voneinander – eingebüßt bzw. aufgegeben. Evolutionsbiologisch betrachtet deutet dies auf einen Vorteil des „urikosurischen Lebensstils" hin. Dieser könnte in der mit Ascorbinsäure vergleichbaren antioxidativen Wirkung der Harnsäure liegen oder darin, dass die „direkte" Ausscheidung von Harnsäure wassersparend wirkt.
Im klinischen Sprachgebrauch werden unterschieden:

- **Hyperurikämie:** definiert als Harnsäurespiegel von > 6,4 mg/dl (380 µmol/l). Betroffen sind mehr als 25 % der Männer; Frauen sind meist erst nach der Menopause betroffen, da Östrogene eine urikosurische Wirkung haben. Mit steigenden Harnsäurespiegeln steigt auch das Risiko einer Gicht. Dabei zeigt sich eine „Schwellenwert"-Dynamik: Bei Werten zwischen 6,4 und 7 mg/dl (380–416 µmol/l) kommt es nur in 2 %, bei Werten ab 8 mg/dl (475 µmol/l) aber in bis zu 40 % zu einer manifesten Gicht.
- **Manifeste Gicht:** Uratausfälle im Gewebe (Gelenke, Tophi, Niere). Die Gicht tritt bei etwa 1,5 % der Bevölkerung auf. Der Manifestationsgipfel liegt zwischen 40 und 60 Jahren. Männer und Frauen sind etwa im Verhältnis 7:1 betroffen. Die Gicht verläuft chronisch mit akuten Exazerbationen (akuter Gichtanfall). Der Anfall ist sozusagen die „Spitze des Eisbergs" der Hyperurikämie.

Einteilung der Hyperurikämie

Wie bei den meisten Stoffwechselstörungen unterscheidet man primäre (genetisch determinierte) und sekundäre, d. h. im Rahmen anderer Krankheiten auftretende, Formen.

Primäre (familiäre) Hyperurikämie

Die primäre Hyperurikämie ist für 95 % der Hyperurikämien verantwortlich. Sie ist entweder durch mangelnde Harnsäureausscheidung (in 99 % der Fälle) oder durch Harnsäure-Überproduktion (1 %) bedingt:

- **Polygenetisch bedingte Verminderung der renalen tubulären Harnsäuresekretion:** Überschreitet der alimentäre Harnsäureanfall die eingeschränkte Eliminationskapazität der Niere, so kommt es zum Harnsäurerückstau. Die bei vernünftiger Ernährung anfallenden Harnsäuremengen werden jedoch auch bei genetischer Prädisposition zur Hyperurikämie bewältigt. Die primäre Hyperurikämie ist damit größtenteils eine genetisch veranlagte Erkrankung bei Fehlernährung.
- **Genetische Defekte mit Überproduktion von Harnsäure:** z. B. Mangel des Enzyms Hypoxanthin-Guanin-Phosphoribosyl-Transferase beim X-chromosomal-rezessiv vererbten **Lesch-Nyhan-Syndrom** (primäre kindliche Gicht mit Entwicklungsstörungen und choreoathetotischen ZNS-Erscheinungen).

Harnsäureerhöhende Einflüsse (Ernährung, Medikamente)

- **Überernährung:** Dieser wohl wichtigste Manifestationsfaktor stellt gleichzeitig das Verbindungsglied zu vielen mit der Gicht einhergehenden Begleiterkrankungen dar, insbesondere denen des metabolischen Syndroms (➤ 10.3.4). Insbesondere gibt es einen Zusammenhang zwischen Harnsäure und Fruktosezufuhr bei hyperkalorischer Ernährungsweise. Tatsächlich wird die Gicht in über einem Drittel der Fälle von Fettstoffwechselstörungen, Fettleber, Adipositas, Hypertonus sowie Insulinresistenz begleitet.
- **Purinreiche Kost:** Viel Purin ist z. B. in Fleisch und Innereien enthalten.
- **Alkohol** führt zur Ansäuerung der Flüssigkeit im Extrazellularraum; hierdurch wird die Harnsäureausscheidung in der Niere behindert.
- **Medikamente:** Insbesondere Diuretika und niedrig dosiertes Aspirin können die renale Harnsäureausscheidung vermindern.

Sekundäre Hyperurikämie

Diese kann durch zwei Mechanismen ausgelöst werden:

- **Vermehrter Harnsäureanfall bei Zelluntergang:** Dieser tritt auf bei myelo- oder lymphoproliferativen Erkrankungen, hämolytischer Anämie; beim Tumorlyse-Syndrom bei Zytostatika-Therapie (➤ 12.5.4) und bei Strahlentherapie.
- **Reduzierte renale Harnsäureelimination:** kompensierte Niereninsuffizienz, Medikamente (z. B. Diuretika, Ciclosporin, Ethambutol), Ketose (Fasten, fettreiche Diät, dekompensierter Diabetes mellitus), Intoxikationen (CO, Blei), endokrine Erkrankungen (Nebenschilddrüsenfunktionsstörungen, Hypothyreose, Akromegalie), Laktatazidose, Alkohol. Die Harnsäure-Reabsorption ist mit der Natrium-Reabsorption gekoppelt, welche bei Volumenmangel aufgrund des hohen Aldosteronspiegels erhöht ist. Somit kann auch bei intravaskulärem Volumenmangel (z. B. bei Dehydratation, Diabetes insipidus oder Therapie mit Diuretika) der Harnsäurespiegel ansteigen.

10.5.1 Klinische Manifestationen der Hyperurikämie

Akuter Gichtanfall

Dies ist eine dramatische, jedoch selbstlimitierende Exazerbation der Gicht und wird durch akut den Harnsäurespiegel oder die Harnsäure-Löslichkeit beeinflussende Ereignisse ausgelöst, z. B. durch „Feste und Fasten" (opulente Mahlzeiten, Alkoholgenuss, aber auch durch Nahrungskarenz), Gewebetrauma, chirurgische Eingriffe oder Medikamenteneinnahme (z. B. Saluretika).

Klinisch besteht initial in ⅔ der Fälle eine oft nächtlich beginnende, sehr schmerzhafte Monarthritis, davon 90 % an der unteren Extremität, vornehmlich am Zehengrundgelenk **(Podagra,** ➤ Abb. 10.36), aber auch am Daumengrundgelenk **(Chiragra).** Die Arthritiden halten oft etwa eine Woche an und hören dann von selbst auf. Im Alter kommen jedoch auch polyarthritische Anfälle vor.

Die akute Gelenkgicht zeigt die lokalen Zeichen der Entzündung: Rötung, Schwellung und einen ausgeprägten Berührungsschmerz (Bettdecke wird nicht ertragen). Sie kann wegen der Zytokinproduktion auch mit systemischen Erscheinungen (Fieber) einhergehen.

Im Labor finden sich eine Leukozytose sowie andere Zeichen der „Akute-Phase"-Reaktion (erhöhte BSG, CRP, α_2-Globulin). Die Wahrscheinlichkeit, einen Gichtanfall zu erleiden, korreliert mit dem Harnsäure-Serumspiegel. Die Serum-Harnsäure kann im Anfall jedoch auch normal sein.

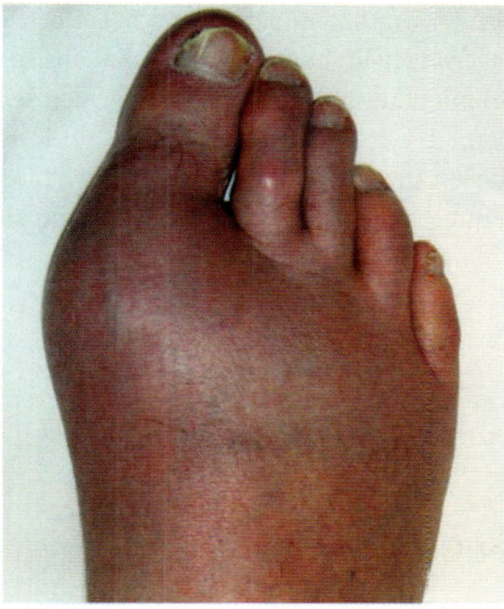

Abb. 10.36 Typisches Bild einer akuten Podagra mit Rötung und Schwellung des Großzehengrundgelenks bei akutem Gichtanfall [G523]

Chronische Manifestationen der Gicht

Kristallarthropathie und Tophi

Mononatriumurat-Ablagerungen in Knochen, Knorpel, Synovia und Sehnen lösen eine lokale Entzündungsreaktion aus, die zum einen das betroffene Gewebe schädigen, zum anderen fibrotische Reaktionen auslösen kann mit nachfolgender Bildung von Bindegewebsknoten **(Tophi).** Die chronische Schädigung des Gelenks wird als **Kristallarthropathie** bezeichnet (➤ 13.11.1).

An der Haut sind die Tophi als kleine, nichtverschiebliche, schmerzlose harte Knoten zu fühlen. Sie können jedoch in praktisch jedem Organ außer dem ZNS auftreten und spiegeln in etwa Dauer und Schweregrad einer Gicht wider.

- **Weichteiltophi** kommen vor allem am ulnaren Unterarm, an der Ohrmuschel, der Achillessehne sowie an Druckstellen (z. B. Ferse, Olekranon) vor. Durch druckbedingte Ulzeration können an diesen Stellen „breiartige" Uratkristalle freigesetzt werden.
- **Knochentophi** zeigen sich im Röntgenbild als **Usur** (gelenknaher Knochendefekt) und kommen in praktisch allen Knochen vor. Betreffen sie das Gelenk, können sie zur destruktiven Arthropathie beitragen.

Uratnephropathie

Entsprechend der in der Niere stattfindenden Uratausscheidung ist dieses Organ neben dem Bewegungsapparat der zweite hauptsächliche Schädigungsort. Die Uratnephropathie tritt in zwei Formen auf:

- **Uratnephrolithiasis** (bei 10–25 % der Gichtpatienten): Voraussetzungen sind eine hohe Uratausscheidung, saurer Urin oder Substanzen, die die Löslichkeit der Harnsäure herabsetzen (z. B. Ascorbinsäure). Obwohl über 80 % der entstehenden Steine reine Uratsteine sind, können auch gemischte Kalziumoxalat oder -phosphatsteine mit nur geringem Uratanteil entstehen.
- **Uratnephropathie:** Diese entsteht nur bei sehr hohen Serum-Uratspiegeln und wird deshalb vor allem bei akuter Überproduktion (z. B. bei Tumorlyse-Syndrom, ➤ 12.5.4) gesehen. Bei der Uratnephropathie kommt es zu:
  - Uratablagerungen im Lumen der Tubuli („obstruktive" Nephropathie) mit oft dramatischem Verlauf: Oligurie, Anurie, Erbrechen,
  - interstitiellen Uratablagerungen mit milder Proteinurie und meist geringgradiger Niereninsuffizienz (insgesamt sehr selten).

MERKE
Jeder Harnsäure enthaltende Nierenstein ist auf Gicht verdächtig. Reine Uratsteine sind röntgendurchlässig.

Verlauf der Gichtkrankheit

Die Gicht verläuft in Stadien. Nach einem langen asymptomatischen Vorstadium, während dessen sich entsprechende Gewebespiegel aufbauen, kommt es zum ersten manifesten Anfall. Diesem folgen fast regelhaft durch asymptomatische Perioden getrennte Rezidive. Diese Phase geht schließlich in die **chronische Gicht** über. Auch diese kann mit akuten Exazerbationen einhergehen. Bei 20–30 % verläuft die Erkrankung als primär-chronische Gicht ohne Stadien I–III. Der Krankheitsverlauf korreliert mit dem Gewebespiegel der Harnsäure und der jeweiligen entzündlichen Wirtsreaktion. Die Serum-Harnsäurespiegel sind zwar meist erhöht, können jedoch während aller Stadien auch normal sein.

Typischer Verlauf der Gichtkrankheit

- **Stadium I: asymptomatische Hyperurikämie (Prä-Gicht):** Diese kann Jahre bis Jahrzehnte dauern.
- **Stadium II: Erstmanifestation:** Es tritt erstmals die Gichtarthritis (akuter Gichtanfall) oder Nephrolithiasis auf.
- **Stadium III: asymptomatisches Stadium (interkritische Phase):** Nach Abklingen des ersten Anfalls besteht monate- bis jahrelang Symptomfreiheit. In der Regel kommt es jedoch schon im ersten Jahr zum Rezidiv (60 % der Gicht-Patienten), nur 7 % bleiben ohne Rezidive. Die interkritischen Phasen werden nach jedem Anfall kürzer.
- **Stadium III: chronische Gicht:** Diese tritt meist nach 5–15 Jahren erhöhter Harnsäurespiegel auf, klinisch imponieren schmerzhafte polyartikuläre Gelenkveränderungen sowie Nephropathie.

Pathogenese

Harnsäure ist das Endprodukt des Purin-Stoffwechsels, d. h., sie entsteht aus dem endogenen Abbau der Nukleotidbasen Adenin und Guanin sowie aus den über die Nahrung aufgenommenen Purinen (➤ Abb. 10.37). Pro Tag fallen aus exogener Zufuhr und endogener Synthese 350 mg Harnsäure an. Diese werden zu ⅔ über die Niere und zu ⅓ über den Stuhl ausgeschieden.

Die renale Ausscheidung kann durch genetische Einflüsse (z. B. Polymorphismen der Harnsäure-Transportproteine) begrenzt sein und die familiäre Neigung zu Gicht erklären. Bei positiver Harnsäure-Bilanz steigen die Harnsäurespiegel im Plasma und in anderen extrazellulären Flüssigkeiten an. Wird die Löslichkeitsgrenze von 6,4 mg/dl (380 µmol/l) überschritten, kommt es zu folgenden Prozessen:

- **Chronische Ablagerungen** bei jahrelanger positiver Harnsäurebilanz: Es entstehen Tophi in Weichteilen und Knochen, Uratnephrolithiasis und Uratnephropathie.
- **Akuter Gichtanfall:** Steigt die Uratkonzentration in der Gelenkflüssigkeit plötzlich an oder sinkt die Löslichkeitsschwelle für Urate z. B. durch einen Temperatur- oder pH-Abfall, bilden sich Mikrokristalle. Diese wiederum werden phagozytiert, was nach Untergang der Leukozyten zur Freisetzung lysosomaler Entzündungsmediatoren führt mit der Folge der **Synovitis.** Durch die Freisetzung lysosomaler und anderer Enzyme kann auch der Knochen geschädigt werden **(Gelenkdestruktion).**

10

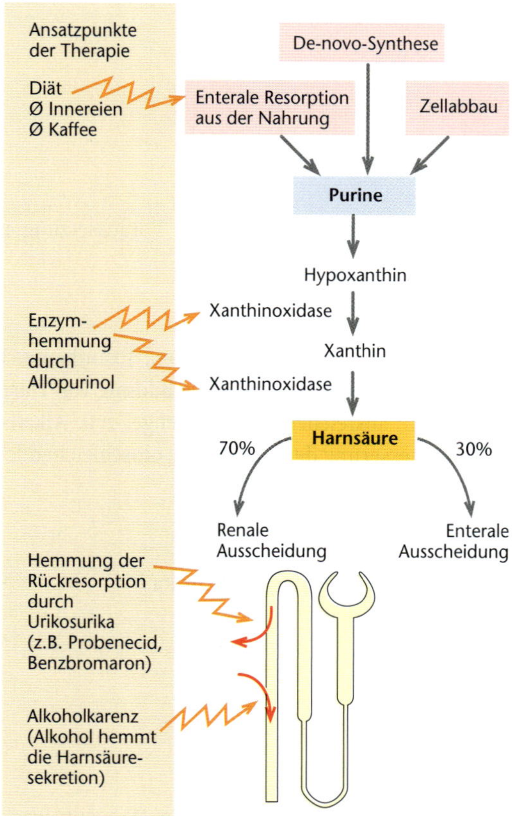

Abb. 10.37 Purinstoffwechsel und Angriffsorte der Gicht-Therapeutika [L157]

10.5.2 Diagnostisches Vorgehen

Die Verdachtsdiagnose ergibt sich aus dem recht typischen klinischen Bild. Nicht selten sind die Serum-Harnsäurespiegel während des Anfalls normal oder sogar erniedrigt, eine Erhöhung lässt sich dann oft erst 2–3 Wochen nach dem Anfall nachweisen.

Die Abgrenzung der Gichtarthritis zu anderen Formen der Arthritis wie rheumatoider Arthritis (➤ 13.6), reaktive Arthritis (➤ 13.7.3) oder eitrige Arthritis ist meist nicht schwierig und stützt sich vor allem auf Anamnese (Risikofaktoren, Symptome) und körperlichen Befund. Die Serum-Harnsäure ist in aller Regel erhöht.

Eine weitere, allerdings mit normalen Harnsäurespiegeln einhergehende Differenzialdiagnose ist die ähnlich verlaufende **Pseudogicht** (Chondrokalzinose). Letztere ist durch eine altersbedingte oder hereditär veranlagte Ablagerung von Kalziumpyrophosphat-Dihydrat-Kristallen im Gelenkknorpel (v. a. am Knie) bedingt, die sich im Gelenkpunktat unter dem Polarisationsmikroskop nachweisen lassen. Bestehen Zweifel an der Diagnose (z. B. bei auch im Intervall normalen Harnsäurespiegeln), so spricht eine dramatische Besserung nach der Gabe von Colchicin für das Vorliegen eines Gichtanfalls (Colchicin wirkt im Gegensatz zu den NSAR relativ spezifisch gegen die Gicht).

Bei atypischen Verläufen oder normalen Harnsäurespiegeln ist eine Gelenkpunktion zur Untersuchung der Synovialflüssigkeit angezeigt; sie zeigt im polarisierten Licht als pathognomonischen Befund mit nadelförmigen Uratkristallen beladene Leukozyten.

Zur Suche nach den Ursachen sollte bei der Erstmanifestation zumindest einmal ein erhöhter Zellumsatz (etwa bei Leukämie, Plasmozytom) ausgeschlossen werden (Differenzialblutbild, LDH, BSG). Bei jüngeren Patienten sollte auch eine Nierenfunktionsstörung ausgeschlossen werden (Kreatinin im Serum und Kreatinin-Clearance-Bestimmung).

10.5.3 Therapie

Ziele der Therapie sind Anfallsfreiheit sowie Verhinderung von Nierenschäden und Gelenkschäden durch Senkung des Harnsäurespiegels, möglichst unter 6 mg/dl (360 µmol/l).

Allgemeinmaßnahmen

Die Therapie stützt sich primär auf eine Anpassung der Diät und des Lebensstils (und ist deshalb entsprechend schwierig):

- Purinarme Kost: wenig Fleisch, keine Innereien
- Reichlich Trinken (Diurese fördert die Harnsäureausscheidung)
- Wenn möglich, harnsäureerhöhende Medikamente meiden (z. B. Diuretika, niedrig dosiertes Aspirin, Ciclosporin, Ethambutol)
- Einschränkung des Alkoholkonsums, speziell von Bier (enthält purinreiche Hefen)
- Normalisierung des Körpergewichts

MERKE
Vorsicht ist allerdings beim Fasten geboten: Durch den Katabolismus kommt es zu rasch ansteigendem Harnsäurespiegel, evtl. mit Auslösung eines Gichtanfalls.

Medikamentöse Therapie

Diese ist dann indiziert, wenn eine manifeste Gicht vorliegt oder wenn sich bei asymptomatischer Hyperurikämie der Harnsäurespiegel durch Allgemeinmaßnahmen nicht unter 9 mg/dl (535 µmol/l) senken lässt. Eine realistische Zielsetzung ist die Senkung des Harnsäurespiegels in den Normbereich (< 6,4 mg/dl [384 µmol/l]; besser noch wäre eine Senkung unter 6 mg/dl. Die infrage kommenden Medikamentengruppen (➤ Pharma-Box „Gicht-Therapeutika") haben folgende Wirkungen:

- Reduzierung der die Harnsäureproduktion: hypourikämische oder **urikostatische Medikamente** (Allopurinol, Febuxostat)
- Erhöhung der renale Harnsäureausscheidung: **urikosurische Medikamente** (Benzbromaron und Probenecid)
- Umwandlung der Harnsäure in ein wasserlösliches Produkt: **ureolytische Medikamente** (auf dem Markt lediglich Rasburicase; wird wegen der hohen Kosten nur bei akuten Hyperurikämien – etwa bei Tumorlyse-Syndrom, ➤ 12.5.4 – eingesetzt).

Obwohl bei weitaus den meisten Gicht-Patienten keine Überproduktion, sondern vielmehr eine verminderte Ausscheidung an

Harnsäure vorliegt, sind die urikostatischen Medikamente die Mittel der Wahl bei der Dauertherapie. Theoretische Befürchtungen, dass die Urikosurika zur vermehrten Steinbildung beitragen könnten, haben sich nicht bewahrheitet.

Therapie des Gichtanfalls

Medikamentöse Therapie

Hier kommen mehrere Medikamente zum Einsatz, welche allesamt entzündungshemmend wirken und dadurch die lokalen und systemischen zytokinvermittelten Krankheitssymptome lindern:

- Mittel der Wahl sind **nichtsteroidale Antiphlogistika,** z. B. Ibuprofen oder Diclofenac (NSAR, Pharma-Box in ➤ 13.6). Sind NSAR nicht ausreichend wirksam oder werden sie nicht vertragen, können der COX-2-Inhibitor Etoricoxib oder auch orale Glukokortikoide (Pharma-Box in ➤ 9.7.1) als Alternative eingesetzt werden.
- **Colchicin:** In hoher Dosierung treten bei diesem altgedienten, aus der Herbstzeitlose gewonnenen Mittel wegen der gastrointestinalen Toxizität nicht selten Durchfall und Übelkeit auf. Beim schweren Gichtanfall ist Colchicin jedoch nach wie vor eine Alternative.

Pharma-Box: Gicht-Therapeutika

Urikostatika

Wirkstoff
- Allopurinol
- Febuxostat

Wirkmechanismus
Hemmung der Xanthinoxidase und damit des Purinabbaus (Urikostatikum).

Indikation
Mittel der Wahl zur Dauertherapie der Gicht.

Nebenwirkungen
Gastrointestinale Symptome, Transaminasenanstieg, Leukopenien, selten toxisch-allergische Reaktionen mit Vaskulitis, Dermatitis und Nierenversagen.

Wechselwirkung
Hemmt u. a. den Abbau von Azathioprin und Theophyllin.

Klinische Anwendung
Sollten erst 1–2 Wochen nach einem akuten Gichtanfall gegeben werden, da sie einen Gichtanfall verschlimmern können. Bei Beginn der prophylaktischen Therapie sollte die Dosis umso geringer sein, je höher der Harnsäurespiegel ist, damit kein Gichtanfall ausgelöst wird.

Urikosurika

Wirkstoffe
- Benzbromaron
- Probenecid

Wirkmechanismus
Hemmung der tubulären Rückresorption. Voraussetzung ist eine normale Nierenfunktion.

Nebenwirkungen
Gastrointestinale Störungen, Kopfschmerzen, Exantheme, Urtikaria, Kristallurie. Es besteht die Gefahr der Bildung von Harnsäuresteinen (Prävention: ausreichende Trinkmenge, evtl. Alkalisierung des Harns zur Verbesserung der Löslichkeit, einschleichende Dosierung).

Wechselwirkung
ASS vermindert die Wirkung der Urikosurika.

Ureolytika

Wirkstoff
Uratoxidase-Enzym (Rasburicase)

Wirkmechanismus
Überführt Harnsäure durch Oxidation in das gut wasserlösliche Allantoin und verhindert so das akute Nierenversagen beim Tumorlyse-Syndrom.

Nebenwirkungen
Fieber, Erbrechen, Übelkeit, Durchfall, Kopfschmerzen, allergische Reaktionen, Induktion von AK gegen Rasburicase.

Colchicin

Wirkmechanismus
Hemmung der Mitose und der Phagozytoseaktivität der Leukozyten, wodurch die Freisetzung der lysosomalen Entzündungsmediatoren gehemmt wird.

Indikation
Das Medikament hat keinen Einfluss auf den Harnsäurespiegel und ist damit nur zur Coupierung des Gichtanfalls geeignet.

Nebenwirkungen
Übelkeit, Erbrechen, Bauchschmerzen, Diarrhö bis zur hämorrhagischen Gastroenteritis (Mitosehemmung beeinträchtigt die sich schnell erneuernde Darmschleimhaut). Bei toxischen Dosen Nierenschädigung, aufsteigende Paralyse bis Atemlähmung; bei chronischer Gabe Knochenmarkdepression, Haarausfall.

Kontraindikation
Schwangerschaft, Niereninsuffizienz.

MERKE

Allopurinol und Febuxostat dürfen im akuten Anfall nicht eingesetzt werden, da sie eine Gichtattacke verschlimmern können. Daher Allopurionol zur Rezidivprophylaxe und in den ersten sechs Monaten Kombination mit niedrig dosiertem Colchicin.

Lokaltherapie

- **Kühlung** zur Unterdrückung der Entzündungsreaktion und Abmilderung der Schmerzen
- **Ruhigstellung** zur Minimierung der Schmerzen

10.6 Porphyrie

10.6.1 Übersicht

Bei Porphyrien ist die Hämsynthese aufgrund angeborener oder durch Intoxikation erworbener Enzymdefekte gestört. Sieben der acht an der Hämsynthese beteiligten Enzyme können betroffen sein (➤ Abb. 10.38). In der Folge kommt es zum Aufstau der jeweils vor dem Enzymblock liegenden Substanzen (sog. **Porphyrine** bzw. deren Vorstufen). Diese werden über den Urin ausgeschieden und teilweise auch in der Haut und anderen Organen abgelagert.

Insgesamt acht Porphyrien sind beschrieben (die Porphyria cutanea tarda kommt in heterozygoter und homozygoter Form vor). Nur zwei Porphyrien kommen jedoch in nennenswerter Häufigkeit vor: die **akute intermittierende Porphyrie** (AIP, ➤ 10.6.4) und die **Porphyria cutanea tarda** (PCT, ➤ 10.6.3).

Je nachdem, ob die Porphyrin-Überproduktion vor allem im Knochenmark oder in der Leber stattfindet, wird eine Porphyrie als **erythropoetisch** oder als **hepatisch** bezeichnet.

Die mit den verschiedenen Porphyrien verbundenen Organschädigungen kommen auf zwei unterschiedlichen Wegen zustande: Bei der Porphyria cutanea tarda und den erythropoetischen Porphyrien steht die **Ablagerung der Porphyrine** mit toxischer Gewebeschädigung im Vordergrund. Die akuten hepatischen Porphyrien dagegen stellen **molekulare Regulationskrankheiten** dar: Hier ist unter bestimmten Bedingungen (etwa bei der Metabolisierung bestimmter Pharmaka) die Rückkopplung des Biosyntheseprodukts (Häm) auf das Schlüsselenzym der Produktion (Aminolävulinsäure-Synthase) gestört, sodass gegenregulatorisch bestimmte Zwischenstufen im Exzess gebildet werden.

Die meisten Porphyrien manifestieren sich nur im Zusammenspiel mit exogenen Realisationsfaktoren (z. B. Alkoholkonsum, bestimmte Medikamente, Bleivergiftung).

Klinik

Mit Ausnahme der Porphyria cutanea tarda verlaufen alle hepatischen Formen akut mit Multiorganbeteiligung (d. h. als **akute Porphyrien**), die anderen Porphyrien verlaufen chronisch, vornehmlich mit Beteiligung der Haut (sog. **chronische Porphyrien**).

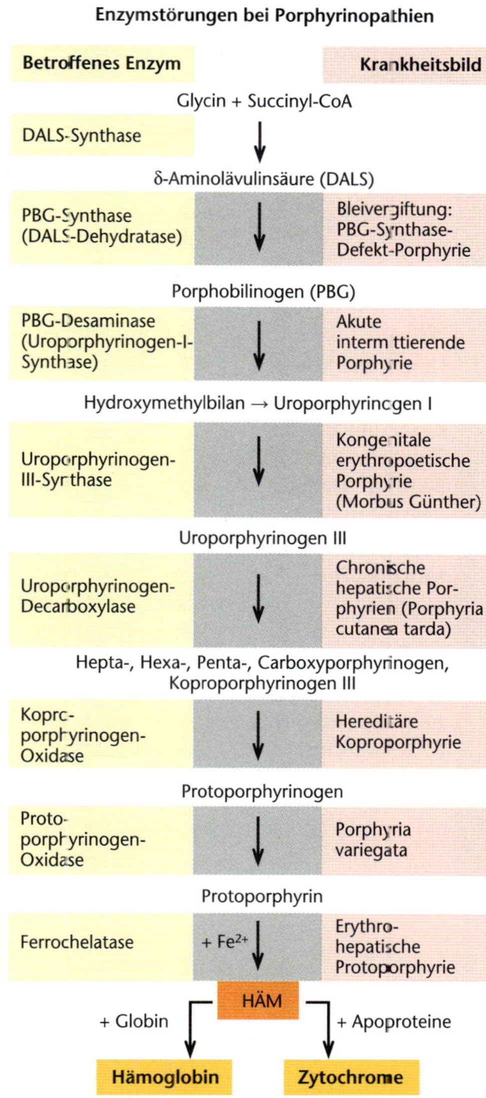

Abb. 10.38 Enzymstörungen bei der Hämsynthese, die zu Porphyrien führen [L157]

Die Porphyrien manifestieren sich vor allem an Haut und Nervensystem (➤ Tab. 10.14):

- **Haut:** Photodermatosen mit Blasenbildung, De- und Hyperpigmentation, Hypertrichose, Rötung, Juckreiz, Brennen, Schwellung
- **Nervengewebe:**
  - Neuropathien mit Neuralgien, Paresen oder Sensibilitätsstörungen
  - ZNS-Störungen mit Kopfschmerzen, Psychosen, Krampfanfällen, Somnolenz
  - Störungen der autonomen Innervation der Eingeweide mit Abdominalschmerzen, Obstipation, Erbrechen, Diarrhö
  - Störung der Kreislaufregulation: Hypertension, Tachykardie

Darüber hinaus werden selten Hepatomegalie, Leberschädigung, Anämie, Fieber und Blutbildveränderungen beobachtet.

10

Tab. 10.14 Übersicht über die klinische Erscheinungen der Porphyrien

	Porphyrie	Symptome
Hepatische Porphyrien	**Akute intermittierende Porphyrie (AIP)**	Neurologisch bzw. neuropathisch bedingte Erscheinungen: Übelkeit, Erbrechen, **Bauchschmerzen,** Diarrhö, Obstipation, Ileus, Muskelhypotonie, respiratorische Insuffizienz, sensorische Neuropathie, Krampfanfälle, Psychosen
	Porphyria variegata (VP)	• Neurologisch bedingte Erscheinungen (wie bei AIP) • Evtl. Photosensitivität (wie bei PCT)
	Hereditäre Koproporphyrie (HCP)	
	Akute hepatische Porphyrie mit δ-ALS-Synthase-Defekt (Doss-Porphyrie)	
	Porphyria cutanea tarda (PCT)	**Photosensitivität:** Hautbrüchigkeit, Blasen, Krustenbildung, Narben, sklerodermieartige Veränderungen, Hyper- und Hypopigmentation, Hypertrichose
Erythropoetische Porphyrien	**Kongenitale erythropoetische Porphyrie (CEP = Morbus Günther)**	• Photosensitivität: Hautbrüchigkeit, Blasen, Krustenbildung, Narben, sklerodermieartige Veränderungen, Hyper- und Hypopigmentation, Hypertrichose, rotes Zahnfleisch • Hämolytische Anämie • Splenomegalie

MERKE

Für viele Porphyrien typisch (aber nicht obligat) ist eine rote oder orangefarbene Urinverfärbung.

Diagnostisches Vorgehen

Der wichtigste Teil der Diagnostik ist das **„Daran-Denken".**

Laborchemisch werden bei entsprechendem Verdacht die jeweiligen vor dem Enzymblock aufgestauten **Porphyrine im Urin, Stuhl oder Plasma** nachgewiesen (➤ Tab. 10.15), bei der Porphyria cutanea tarda können die Porphyrine in der **Leberbiopsie** durch Fluoreszenz sichtbar gemacht werden.

10.6.2 Klassifikation und Ätiologie

Primäre Porphyrien

Hepatische Porphyrien

Akute hepatische Porphyrien

Alle akuten hepatischen Formen imponieren durch **akute neurologische Symptome;** bei der Koproporphyrie und der Porphyria variegata können aber Photodermatosen zusätzlich auftreten. Zugrunde liegt eine durch „Entgleisung" der Häm-Biosynthese ausgelöste Polyneuropathie, die bei längerem Bestehen in eine axonale Degeneration und Demyelinisierung übergehen kann. Deshalb ist die frühzeitige Diagnose bei der akuten hepatischen Porphyrie entscheidend.

Entsprechend dem Ort der metabolischen Entgleisung (Leber) werden die hepatischen Porphyrien durch leberwirksame exogene Faktoren gefördert. Solche Manifestationsfaktoren sind vor allem Alkohol, jedoch auch viele Medikamente (z. B. Barbiturate, Sulfonamide, Östrogene).

- **Akute intermittierende Porphyrie:** Erbgang autosomal-dominant, Häufigkeit 1/20.000; vor allem abdominale und neurologische Symptomatik; ➤ 10.6.4
- **Porphyria variegata:** Erbgang autosomal-dominant, Häufigkeit 1/100.000 (in Südafrika relativ häufig); bei Männern überwiegend kutane, bei Frauen eher die neurologische Symptomatik; Therapie wie bei akuter intermittierenden Porphyrie, wegen der Photosensibilisierung zusätzlich Lichtschutzsalben
- **Hereditäre Koproporphyrie:** Erbgang autosomal-dominant, Häufigkeit 1/5.000; Photodermatose in 20 %, außerdem neurologische (V. a. abdominale) Symptomatik
- **Porphyrie bei δ-Aminolävulinsäure-Synthase-Mangel:** extrem selten

Tab. 10.15 Übersicht über die Laborbefunde bei Porphyrien

Porphyrie	Erythrozyten	Plasma	Urin	Stuhl
Akute intermittierende Porphyrie (AIP)	–	–	δ-Aminolävulinsäure, Porphobilinogen	–
Porphyria variegata (VP)	–	Protoporphyrin	δ-Aminolävulinsäure, Porphobilinogen	Protoporphyrin
Hereditäre Koproporphyrie (HCP)	–	Coproporphyrin	δ-Aminolävulinsäure, Porphobilinogen, Coproporphyrin	Coproporphyrin
Porphyria cutanea tarda (PCT)	–	Uroporphyrin, 7-Carboxylporphyrin	Uroporphyrin, 7-Carboxylporphyrin	Uroporphyrin, 7-Carboxylporphyrin, Isocoproporphyrin
Kongenitale erythropoetische Porphyrie (CEP)	Uroporphyrin I, Coproporphyrin I	Uroporphyrin I, Coproporphyrin I	Uroporphyrin, 7-Carboxylporphyrin	–
Erythropoetische Protoporphyrie (EPP)	Protoporphyrin	Protoporphyrin	–	Protoporphyrin

Porphyria cutanea tarda (PCT)
Die PCT ist die einzige *chronische* hepatische Porphyrie. Sie ist gleichzeitig die häufigste Porphyrie überhaupt. Zugrunde liegt die exzessive Speicherung von Porphyrinen. Sie verläuft vor allem als **chronische Dermatose.** Ihr Erbgang ist autosomal-dominant (Genaueres ➤ 10.6.3).

Erythropoetische Porphyrien

Alle erythropoetischen Porphyrien sind extrem selten und zeigen sich klinisch als Photodermatosen. Zwei Formen sind bekannt:
- Kongenitale erythropoetische Porphyrie (Morbus Günther): Erbgang autosomal-rezessiv
- Erythropoetische Protoporphyrie: Erbgang autosomal-dominant

Sekundäre Porphyrien

Hierunter werden durch unterschiedliche Grunderkrankungen ausgelöste singuläre oder multiple Hemmungen von Enzymen der Häm-Biosynthese zusammengefasst. Es handelt sich sozusagen um Mitreaktionen des Porphyrin-Stoffwechsels bei bestimmten Erkrankungen bzw. Expositionen. Ursächlich im Vordergrund stehen toxische Belastungen (z. B. durch Blei und andere Schwermetalle, Alkohol, Arzneimittel, Umweltchemikalien) und Lebererkrankungen (Alkoholismus, Leberzirrhose, chronische Hepatitis, Hämochromatose), aber auch andere Erkrankungen (z. B. hämolytische, sideroblastische, aplastische Anämien sowie myeloproliferative Syndrome). Die sekundären Porphyrien sind wesentlich häufiger als die primären Formen, haben aber wegen des klinisch stummen Verlaufs **keinen eigenen Krankheitswert.** Viele Autoren bevorzugen deshalb den Begriff der **sekundären Porphyrinurien und Porphyrinämien.** Da die auslösenden Grunderkrankungen bisweilen „porphyrieähnlich" verlaufen (etwa mit Bauchschmerzen), kommen Verwechslungen mit primären Porphyrien vor.

Sekundäre Porphyrien haben vor allem differenzialdiagnostische Bedeutung bei der Laborbefundinterpretation. Im Labor wird ein gering- bis mäßiggradiger Anstieg der Koproporphyrinausscheidung im Urin beobachtet, die Porphyrin-Vorläufer δ-Aminolävulinsäure und Porphobilinogen sind aber anders als bei den akuten Porphyrien nicht erhöht. (Ausnahme ist die heute sehr seltene akute oder chronische Bleiintoxikation, bei der die δ-Aminolävulinsäure erhöht sein kann und die eine Laborkonstellation wie bei der extrem seltenen Porphyrie bei δ-Aminolävulinsäure-Synthase-Mangel ergibt.)

10.6.3 Porphyria cutanea tarda (PCT)

Die Porphyria cutanea tarda (= **chronische hepatische Porphyrie**) ist durch einen Defekt der **Uroporphyrinogen-Decarboxylase** bedingt. Dieser ist meist genetisch bedingt, kann aber auch toxisch verursacht sein. Neben der Enzymstörung muss zusätzlich ein Leberschaden zur Entwicklung einer PCT vorliegen (Hepatitis, Zirrhose, Fibrose oder eine Hämosiderose). Sind diese beiden Vorbedingungen erfüllt – liegen also eine Enzymopathie *und* eine Hepatopathie vor –, so können bestimmte Manifestationsfaktoren die klinischen Erscheinungen auslösen, vor allem Alkohol, Östrogene, Hämodialyse und bestimmte Toxine (Dioxine, Hexachlorbenzol). Männer und Frauen sind im Verhältnis 2 : 1 betroffen; der Erkrankungsgipfel liegt nach dem 40. Lebensjahr. ⅔ der Fälle gelten als alkoholinduziert.

Die bei vielen Patienten vorgefundene Hämosiderose könnte durch eine Häufung bestimmter eisenspeichernder Genmutationen bei PCT-Patienten erklärt werden.

Die genetisch bedingte Form der PCT ist fast immer heterozygot und autosomal-dominant vererbt. Eine homozygote (bzw. compound-heterozygote) Form mit Manifestation bereits in der Kindheit ist extrem selten („hepatoerythropoetische Form").

Klinik

Betroffen sind Haut und Leber. Der Verlauf ist extrem variabel (die Porphyrinurie kann der einzige Befund sein).
- **Haut:** erhöhte Vulnerabilität; Photodermatose mit De- und Hyperpigmentierung und Blasenbildung an lichtexponierten Hautbereichen (speziell Handrücken, ➤ Abb 10.39); vermehrte schwarze Lanugobehaarung (Hypertrichose im Schläfen- und Jochbeinbereich sowie periorbital); stark gebräunte oder livide-plethorische Gesichtsfarbe
- **Leber:** hepatozelluläre Schädigung durch Porphyrin-Einlagerung; Hepatomegalie mit erhöhten Transaminasen
- **Urin:** kann durch Porphyrinurie rosa bis braun verfärbt sein

Therapie

Allein durch Weglassen der auslösenden Noxen (Alkohol, Kontrazeptiva) können die Symptome verschwinden. Sonnenlicht muss vermieden werden (Verhalten, Kleidung, Lichtschutzsalbe).

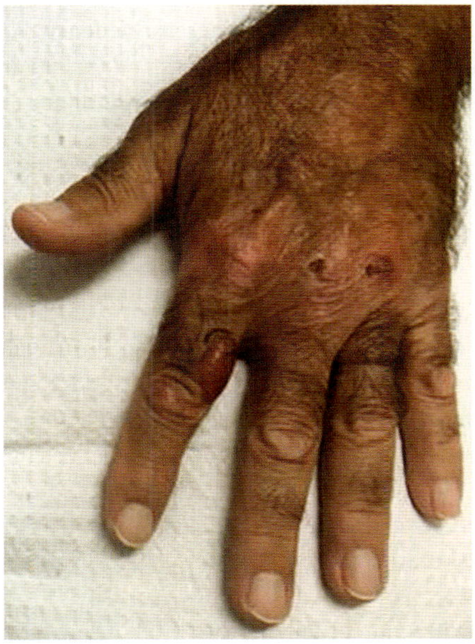

Abb. 10.39 Porphyria cutanea tarda [G1160]

Regelmäßige Aderlässe, welche auf die in der Regel begleitende Hämosiderose zielen, können aus unbekannten Gründen Rezidive verhindern.

CAVE!
Aderlässe sind bei Patienten mit Leberzirrhose allerdings wegen des Proteinverlustes kontraindiziert.

Bei schweren Verläufen wird versucht, Porphyrine aus den Geweben – speziell der Leber – zu entfernen, z. B. durch niedrig dosierte Chloroquin-Behandlung (bis zu 8–12 Monate lang). Die Prognose ist günstig, wenn die auslösenden Noxen gemieden werden.

10.6.4 Akute intermittierende Porphyrie (AIP)

Diese zu den akuten hepatischen Porphyrien zählende Form wird durch einen autosomal-dominant vererbten Defekt der Porphobilinogen-Desaminase ausgelöst. Sie ist das Chamäleon unter den Porphyrien. Durch die Vielzahl der Symptome kommt es nicht selten zu Fehldiagnosen (etwa Operationen wegen eines „akuten Abdomens“). Etwa 90 % der Fälle verlaufen asymptomatisch; andererseits können die Verläufe so schwerwiegend sein, dass es z. B. durch aufsteigende Lähmungen zum Tode kommt (lesenswertes Beispiel in der Literatur: „Paula“ von Isabel Allende). Das Prädilektionsalter liegt zwischen dem 20. und 40. Lebensjahr; das Geschlechterverhältnis (M : F) beträgt 1 : 3.

Exogene Auslöser spielen eine große Rolle, z. B. porphyrinogene – meist Cytochrom-P-450-induzierende – Medikamente, Stress, Hunger, Alkohol sowie der weibliche Zyklus (v. a. prämenstruell).

Klinik

Die klinischen Erscheinungen sind äußerst variabel: Neben einer Rotfärbung des Harns durch die ausgeschiedenen Porphyrine in 99 % der Fälle kann eine ganze Reihe von Akutsymptomen auftreten, am häufigsten **Bauchkoliken** und Tachykardien.

CAVE!
Bei allen durch Arzneimittelgabe bedingten „Krisen“ auch an eine AIP denken!

Symptome der akuten intermittierenden Porphyrie

- **Abdominale Symptome:** Bauchkoliken (91 %), Erbrechen (53 %), Obstipation (38 %) oder auch Diarrhö
- **Neurologisch-psychiatrische Symptome:** Paresen und Muskelschwäche (48 %), sensorische Störungen (34 %), Kopfschmerzen, Neuralgien, Psychosen, Krampfanfälle, Somnolenz
- **Kardiovaskuläre Symptome:** Tachykardie (86 %), Bluthochdruck (73 %)
- **Andere:** evtl. Anämie, Leukozytose, GOT-/GPT-Anstieg mit Ikterus, Fieber und Oligurie

Therapie und Prognose

Das Absetzen aller porphyrinogenen Medikamente versteht sich von selbst. Bei schweren Verläufen können intensivmedizinische Maßnahmen erforderlich werden.

- Glukose- und/oder Fruktose-Infusion unter intensivmedizinischer Überwachung zur Drosselung der δ-Aminolävulinsäure-Synthese
- Evtl. Häminarginat-Infusionen (Häm bremst die δ-ALS-Synthase)
- Symptomatische Therapie bei Schmerzen, Hypertonus, Krampfanfällen, Atemlähmung, peripheren Lähmungen

Der Prävention kommt eine Schlüsselrolle zu: Auslöser vermeiden, Vorsicht mit Medikamenten. Die Prognose ist verhalten: Die Rückbildung der Paresen kann mehrere Wochen bis viele Monate dauern.

Verbotene Medikamente bei akuter intermittierender Porphyrie (Auswahl):
Barbiturate, Chlordiazepoxid, Clonidin, Diclofenac, Hydantoine, Griseofulvin, Halothan, Imipramin, Meprobamat, Methyldopa, Östrogene, Progesteron, Pyrazolon-Verbindungen, Sulfonamide, Theophyllin, Tolbutamid, Valproinsäure, Alkohol

10.7 Hämochromatose

Synonyma: Siderose, Hämosiderose, Eisenspeicherkrankheit

Primäre Hämochromatose

Die idiopatische (primäre oder hereditäre) Hämochromatose ist eine autosomal-rezessiv vererbte Eisenspeichererkrankung, bei der es durch Eisenüberladung der Gewebe zu Multiorganstörungen kommt. Fast immer liegt eine homozygote oder compound-heterozygote C282Y-Mutation des HFE-Gens vor, welches die Eisenaufnahme im Dünndarm steuert. Bei heterozygoter Mutation des HFE-Gens kann es zu einer milden Eisenakkumulation kommen. Diese kann selbst keine Hämochromatose auslösen, sorgt aber dafür, dass Lebererkrankungen schwerer verlaufen, da Eisen Leberschäden potenzieren kann.

MERKE
Obwohl genotypisch im selben Maße betroffen wie Männer, erkranken Frauen wegen der zyklusbedingten Eisenverluste etwa 10-mal seltener als Männer und praktisch nur in der Menopause.

Sekundäre Hämochromatose

Eine sekundäre Hämochromatose kann bei ineffektiver oder hypoplastischer Erythropoese auftreten („erythropoetische Form“), in deren Rahmen Eisen zunächst im Knochenmark, später auch in anderen Geweben abgelagert wird – so z. B. bei sideroblastischer

Anämie, schwerer hämolytischer Anämie (Thalassämie, Sphärozytose) oder aplastischer Anämie. Auch im Rahmen von chronischen Lebererkrankungen (v. a. bei alkoholbedingten Formen) kann es sekundär zu Eisenablagerungen kommen. Die Hauptursache der sekundären Hämochromatose ist heute jedoch die transfusionsbedingte Eisenüberladung bei Krankheiten mit chronischem Bedarf an Bluttransfusionen, etwa bei Thalassämien (mit jedem Erythrozytenkonzentrat wird so viel Eisen aufgenommen, wie der Darm normalerweise in sechs Monaten resorbiert).

Klinik

Durch die pathologischen Eisenablagerungen kommt es zu verschiedenen Organerscheinungen, die sich meist ab dem 40. Lebensjahr manifestieren. Patienten sind infektanfälliger als die Normalbevölkerung (häufigere Pneumonien und Durchfallerkrankungen), was die Bedeutung der Eisensequestration bei Infektionserkrankungen unterstreicht (die „Infektanämie" entzieht den Bakterien einen kritischen Wuchsstoff).

MERKE

Typische Trias aus Lebererkrankung, Diabetes mellitus und vermehrter Hautpigmentierung. Alkohol kann durch die additive Zellschädigung sowie durch Mobilisierung des im Ferritin gespeicherten Eisens als Manifestationsfaktor wirken, die Hämochromatose wird deshalb bei Alkoholkranken gehäuft beobachtet.

Organbeteiligung bei Hämochromatose

- **Leber:** Hepatomegalie in 90 %, Leberzirrhose in 75 % (ohne alkoholbedingte Schädigung erst dann, wenn mehr als 2 % des Leber-Trockengewichts aus Eisen bestehen)
- Braunfärbung der **Haut** (90 %) durch Ablagerung von Eisen sowie erhöhten Melanin-Gehalt
- **Milz:** Splenomegalie in 30 %
- **Herz:** sekundäre (meist dilatative) Kardiomyopathie, oft mit ventrikulären Arrhythmien sowie digitalisrefraktärer Herzinsuffizienz
- **Pankreas:** endokrine Insuffizienz mit sekundärem Diabetes mellitus (wegen der begleitenden Hautfärbung auch **„Bronzediabetes"** genannt)
- **Endokrine Störungen** (70 %) mit Hypophyseninsuffizienz, Nebennierenrindeninsuffizienz und Hypogonadismus (testikuläre Atrophie und Libidoverlust als Folgen der durch Eisenablagerung gestörten Hypothalamus-Hypophysen-Gonaden-Funktion)
- Schmerzhafte **Arthropathien** (50 %) zuerst der Hand-, später auch der Hüft- und Kniegelenke

Ätiologie und Pathogenese

Ein Drittel des Körpereisens ist in Form von Speichereisen entweder an Ferritin oder an unlösliche Hämosiderin-Aggregate gebunden (Näheres zum Eisenstoffwechsel ➤ 3.1.2). Patienten mit hereditärer Hämochromatose absorbieren 2- bis 3-mal mehr Eisen im Dünndarm als Nichtbetroffene. Sie lagern entsprechend mehr Eisen in Parenchymzellen (als Ferritin) oder in Zellen des retikuloendothelialen Systems (als Hämosiderin) ab. Das abgelagerte Eisen entfaltet zum einen zytotoxische Wirkungen mit Schädigung der Zellorganellen und induziert zum anderen die Kollagenproduktion und damit Fibrosierung.

Symptome treten erst nach der überschüssigen Speicherung von etwa 20–40 g Eisen auf. Dies erklärt, weshalb die meisten Patienten erst mit 40–60 Jahren erkranken.

Diagnostisches Vorgehen

Die Diagnose stützt sich auf folgende Schritte:

- **Nachweis der Eisenüberladung:** Laborchemisch finden sich ein hohes Serumeisen sowie eine erhöhte Transferrinsättigung (> 45 %; normal 15–40 %). Der beste Marker – auch zur Beurteilung des Verlaufs – ist jedoch die Bestimmung des Serum-Ferritins als Maß für den Gesamtbestand an Eisen im Körper. Die Eisenüberladung der Leber kann auch im MRT semiquantitativ nachgewiesen werden.
- **Sicherung der Diagnose** durch Mutationsanalyse: Die Genanalyse ist nur in der Zusammenschau mit der Klinik verwertbar. Wegen der nur 25-prozentigen Penetranz des Gendefekts ist nicht jede positive Gendiagnose beweisend.
- **Abschätzung der Organschäden:** Um Art und Ausmaß einer eventuellen Leberschädigung zu bestimmen, wird bei manchen Patienten (bei sehr hohem Ferritin > 1.000 µg/l, Hepatomegalie oder erhöhten Transaminasen) eine Leberpunktion durchgeführt. Im Gewebe kann in Zweifelsfällen dann der Eisengehalt genau bestimmt werden. Schädigungen anderer Organe lassen sich durch Abdominalsonografie, oralen Glukosetoleranz-Test, EKG, Echokardiografie, endokrine Diagnostik sowie die Röntgen-Untersuchung schmerzhafter Gelenke feststellen.

MERKE

Das Risiko für ein hepatozelluläres Karzinom ist 200-fach höher als bei anderen Leberzirrhose-Patienten, weshalb eine besondere Überwachung mit regelmäßiger Sonografie und Bestimmung des α-Fetoproteins angezeigt ist.

Im Interesse der Frühbehandlung sollte bei der Diagnose einer hereditären Hämochromatose eine Familienuntersuchung zur Identifizierung weiterer betroffener Mitglieder empfohlen werden.

Therapie

- **Diät:** Nahrungsmittel mit hohem Eisengehalt – z. B. Fleisch, Fleischkonzentrate – sind zu meiden. Alkohol muss tabu sein.
- **Aderlass:** wirksamste Maßnahme zum Eisenentzug. Hierzu werden wöchentlich 500 ml Blut entnommen (entsprechend ca. 250 mg

Eisen). Durch Erythroapherese (Konzentrierung der entnommenen Erythrozyten) lassen sich die Eiweißverluste reduzieren. Der Hämoglobinwert sollte über 11 g/dl liegen. Die Therapiekontrolle erfolgt durch Bestimmung des Serum-Ferritins. Die Eisenspeicher sind ausreichend entleert, wenn das Serum-Ferritin < 20 ng/ml beträgt. Hierzu sind oft 50–100 Aderlässe erforderlich. Danach kann die Häufigkeit der Aderlässe auf 1 × vierteljährlich reduziert werden. Unter der Aderlass-Therapie bessern sich häufig ein bestehender Diabetes mellitus und auch die Leberfunktion.

- **Medikamentöse Therapie mit Chelatoren** wie etwa Deferoxamin (Desferrioxamin; Desferal®), Deferipron oder Deferasirox: Kann wegen einer bestehenden Anämie kein Aderlass durchgeführt werden, so kann Eisen medikamentös entzogen werden. Die hierzu eingesetzten Chelatoren werden als Dauerinfusion, subkutan (Deferoxamin) oder oral (Deferipron, Deferasirox) gegeben und können auch kombiniert werden. Die Substanzen bilden mit Eisen Chelate, die dann über die Nieren ausgeschieden werden. Diese Therapie wird v. a. bei transfusionsbedingten sekundären Hämochromatosen eingesetzt.
- Als Ultima Ratio kommt eine **Lebertransplantation** infrage.

Prognose

Sie ist ganz stark vom Zeitpunkt der Diagnose abhängig. Vor dem 35. Lebensjahr bildet sich noch keine schwerwiegende Leberschädigung aus, und die Lebenserwartung ist bei konsequenter Therapie normal. Liegt bei Therapiebeginn bereits eine Zirrhose vor, so sind nach 10 Jahren nur noch 10–70 % der Patienten am Leben. Todesursache ist meist die Leberzirrhose, seltener eine Kardiomyopathie oder endokrinologische Störungen.

10.8 Morbus Wilson

Synonym: hepatolentikuläre Degeneration

Der Morbus Wilson ist eine autosomal-rezessiv vererbte Kupferstoffwechselstörung mit verminderter biliärer Ausscheidung von Kupfer und pathologischen Kupferablagerungen in verschiedenen Geweben (z. B. Leber, Stammganglien, Auge, Niere). Das defekte Gen liegt auf dem Chromosom 13 und kann von über 250 verschiedenen Mutationen betroffen sein. Die Häufigkeit liegt bei 1/30.000.

Kupfer

- Kupfer ist ein für mehrere Enzymsysteme essenzielles Spurenelement.
- Die tägliche Kupferaufnahme beträgt ca. 1–3 mg. Im Gegensatz zur Eisenaufnahme ist die Kupferaufnahme kaum reguliert, kann aber z. B. durch enteral gegebenes Zink vermindert werden.
- Das enteral aufgenommene Kupfer wird zunächst an Albumin und andere Proteine gebunden und zur Leber transportiert. Dort wird es entweder gespeichert oder biliär ausgeschieden oder unter Bindung an Coeruloplasmin – das spezifische Transportprotein des Serum-Kupfers – ins Plasma sezerniert.
- Freies Kupfer ist zytotoxisch, und Intoxikationen können zu schwerwiegender Hämolyse sowie Leber- und Nierenversagen führen.

10

Klinik

Die Erkrankung manifestiert sich meist in der 2. und 3. Lebensdekade – Erstmanifestationen treten nicht vor dem 5. und selten nach dem 32. Lebensjahr auf. Die Symptome sind variabel, betroffen können Leber, ZNS, Niere, Herz und Blutzellen sein. Folgende Symptome können auftreten:

- **Leber** (häufig): Über eine Fettleber entwickeln sich eine chronische Hepatitis und schließlich eine Leberzirrhose, eine chronisch-aktive Hepatitis und ein fulminantes Leberversagen.
- **Augensymptome** (häufig): Typischerweise findet sich eine gold-braun-grüne Verfärbung des Kornealrandes durch Kupfereinlagerungen in die Descemet-Membran (**Kayser-Fleischer-Kornealring,** ➢ Abb. 10.40).
- **ZNS** (45 %): Die neurologisch-psychiatrische Symptomatik geht mit einem parkinsonähnlichen Bild mit Rigor, Tremor, Dysarthrie und psychischen Störungen einher.
- **Hämolytische Anämie** (15 %): Diese kann unter Umständen die Erstmanifestation der Erkrankung sein.
- **Nierenschädigung** (selten): Proteinurie, Phosphaturie, Aminoazidurie können als Zeichen eines tubulären Schadens bis hin zu akutem Nierenversagen auftreten.
- **Kardiomyopathie** (selten).

Chronische Verläufe fallen durch die Entwicklung einer Leberzirrhose auf. Ist die Transportkapazität des Plasmas überschritten, kommt es durch zytotoxisches freies Kupfer zu akuten Krisen, die sich als fulminante Hepatitis oder schwere hämolytische Anämie manifestieren.

Pathogenese

Beim Morbus Wilson ist die biliäre Kupferausscheidung gestört. Zugrunde liegt wahrscheinlich ein defektes transmembranöses Kupfertransportprotein. Nachfolgend kommt es zur exzessiven Anreicherung des Kupfers in der Leber mit kupferinduzierter Entzündungsreaktion und Entwicklung einer Leberzirrhose. Durch Zelluntergang wird Kupfer in das Gefäßsystem ausgeschwemmt, mit

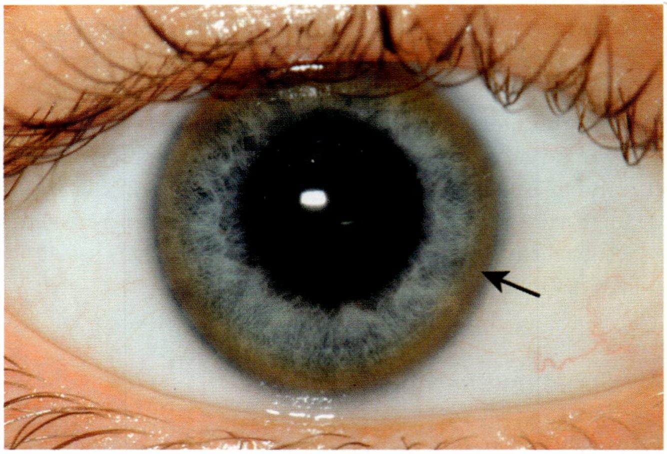

Abb. 10.40 Kayser-Fleischer-Kornealring [E396]

toxischen Effekten an anderen Organen. Ist diese Ausschwemmung massiv (rascher Leberzelluntergang), kann es wie bei der Kupferintoxikation zu einer hämolytischen Anämie kommen.

Bei den meisten Patienten ist zudem das Coeruloplasmin im Serum erniedrigt (dies ist jedoch Folge und nicht die Ursache des Morbus Wilson). Kupfer wird statt an Coeruloplasmin leicht dissoziierbar an Albumin gebunden, sodass es zur zusätzlichen Kupferüberladung der Organe und erhöhten Kupferausscheidung im Urin kommt. Normale Coeruloplasminspiegel können durch Freisetzung von Coeruloplasmin aus zugrunde gegangenen Leberzellen sowie bei anderweitigen Entzündungsreaktionen (Coeruloplasmin ist ein Akute-Phase-Protein) vorgetäuscht werden.

Diagnostisches Vorgehen

Kein einzelner Test ist beweisend, es wird jedoch ein typisches Muster an Laborkonstellationen beobachtet:

- Coeruloplasmin im Serum ist vermindert (< 20 mg/dl). Bei den meisten Patienten ist das freie Kupfer im Serum erhöht (> 50 µg/dl) und auch die Kupferausscheidung im Urin gesteigert (> 100 µg/Tag).
- Immer wird die Kornea mittels Spaltlampenuntersuchung auf einen Kayser-Fleischer-Ring untersucht.
- Der Nachweis des erhöhten Kupfergehalts in der Leber gelingt durch eine **Leberbiopsie.** Kupferkonzentrationen von mehr als 250 µg/g Leber (Normalwert ist 10–50 µg/g) sind in Verbindung mit einem erniedrigten Coeruloplasmin für die Diagnose ausreichend. Erhöhte Kupferkonzentrationen werden jedoch auch bei manchen anderen Lebererkrankungen, z. B. bei der primär-biliären Zirrhose gesehen.
- In Zweifelsfällen wird im Radiokupfer-Test der Einbau von oral aufgenommenem, radioaktiv markiertem Kupfer in Coeruloplasmin über 48 h erfasst. Alternativ kann die Gabe von 500 mg D-Penicillamin mit Erhöhung der Kupferausscheidung im Urin auf mehr als 600 µg/6 h auf einen Morbus Wilson hinweisen (sog. Penicillamin-Belastungstest).
- Die Genanalyse ist im Gegensatz zur Hämochromatose wegen der Vielzahl an möglichen Mutationen kein Routinetest.

MERKE

Bei jeder akuten oder chronischen Hepatitis vor dem 30. Lebensjahr oder einer hämolytischen Anämie mit negativem Coombs-Test bei jugendlichen Patienten muss ein Morbus Wilson ausgeschlossen werden.

Therapie

Diese stützt sich auf eine kupferarme Diät sowie die Gabe kupferbindender Medikamente:

- **Kupferarme Diät:** Diese ist schwierig, da Kupfer ubiquitär vorkommt. Empfehlung: Leber, Niere, Hirn, Schokolade, Kakao, Nüsse, Pilze und Bohnen meiden.
- **D-Penicillamin:** orale Gabe als kontinuierliche, lebenslange Therapie. D-Penicillamin bindet als Chelatbildner freies Kupfer im Serum, welches dann komplexiert über die Nieren ausgeschieden wird. Nebenwirkungen: In 20 % der Fälle kommt es zu einer Verschlechterung der neurologischen Symptomatik. Weitere NW sind Hörstörungen, Hautreaktionen, Fieber, ein nephrotisches Syndrom oder ein systemischer Lupus erythematodes.
- **Andere kupferbindende Medikamente:** Bei Unverträglichkeit von D-Penicillamin (z. B. bei Albuminurie) kommt Triethylentetramin oder Zinkacetat infrage (vermindert die intestinale Kupferresorption).

MERKE

D-Penicillamin wirkt als Anti-Pyridoxin, es muss deshalb gleichzeitig Vitamin B_6 substituiert werden.

Der Erfolg der Therapie wird durch Bestimmung der Kupferausscheidung im Urin und Kontrolle der Proteinurie erfasst. Bei fortgeschrittener Lebererkrankung muss evtl. eine Lebertransplantation angestrebt werden.

Prognose

Sowohl die neurologisch-psychiatrische Symptomatik als auch die Leberschädigung bilden sich unter der Therapie zurück. Fibrose und Zirrhose werden jedoch nicht beeinflusst. Die frühzeitige Diagnose und Therapie sind entscheidend. Bei Therapiebeginn im asymptomatischen Stadium kann die Lebenserwartung normal sein.

10.9 Amyloidosen

Amyloidosen entstehen durch die extrazelluläre Ablagerung von **Amyloid.** Amyloide entstehen durch Fehlfaltung physiologischer Eiweiße, die sich mit Serumglykoproteinen verbinden und sich anschließend an Basalmembranen sowie an retikulären oder kollagenen Fasern in Organen als unlösliche und proteaseresistente Eiweiß-Kohlenhydrat-Fibrillen ablagern.

Durch die Ablagerung kann es zu Funktionseinschränkungen der Organe kommen. Amyloidosen treten zum einen als auf bestimmte Gewebe beschränkte **Lokalphänomene** oder aber **systemisch** auf.

Die weltweit häufigste Systemamyloidose ist die **Amyloidose A,** die wichtigsten lokalen Amyloidosen sind die des – bei systemischen Amyloidosen verschonten – ZNS, vor allem die **Alzheimer-Krankheit,** bei der es zur Ablagerung eines aus dem physiologischen Amyloid-β-Precursor-Protein gebildeten β-Amyloids kommt. Auch andere neurodegenerative Erkrankungen wie die Parkinson-Krankheit, amyotrophe Lateralsklerose und Morbus Huntington gehen mit der Ablagerung von Amyloid einher.

Bisher sind über 20 verschiedene Amyloide beschrieben, die jeweils aus unterschiedlichen Vorläuferproteinen hervorgehen. Manche Amyloidosen sind erblich bedingt (z. B. bestimmte Formen der Alzheimer-Erkrankung), andere sind die Folge verschiedener, meist entzündlicher Grunderkrankungen. Eine infektiöse Induktion ist nur für die Prion-Erkrankungen beschrieben, die ebenfalls durch die Ablagerung von Amyloid gekennzeichnet sind (➤ 14.1.2).

Ätiologie und Klassifikation

Es wurde versucht, die Amyloidosen in primäre, familiär-hereditäre und sekundäre (d. h. mit Grunderkrankungen assoziierte) Formen einzuteilen. Da viele Amyloidosen jedoch bis heute ätiologisch ungeklärt sind, ist eine vertretbare Systematisierung nach der Ätiologie wenig sinnvoll. Die im Folgenden benutzte Einteilung richtet sich nach dem Lokalisationstyp und den beteiligten Amyloiden (➤ Tab. 10.16). Per Konvention werden die Amyloidosen nach dem fehlgefalteten Vorläuferprotein abgekürzt.

Diagnostisches Vorgehen

- Bei **systemischen Amyloidosen** tiefe Biopsie im Bereich der Schleimhaut des Magen-Darm-Trakts (speziell des Rektums)
- Bei **lokalisierten Amyloidosen** Punktion des betroffenen Organs, z. B. Niere, Leber, Endokard, N. suralis, Gingiva oder Muskulatur
- **Hautfettgewebeuntersuchung** als Alternative z. B. zur Myokardbiopsie, auch bei lokalen Amyloidosen teilweise diagnostisch

Lichtmikroskopisch können eine typische grüne Doppelbrechung nach Kongorot-Färbung, elektronenmikroskopisch ein fibrillärer Aufbau und β-Faltblattstrukturen erkannt werden. Das pathologische Protein wird dann immunohistochemisch klassifiziert.

Therapie

Bei fast allen Amyloidosen kann durch die aggressive Behandlung der Grundkrankheit ein Stillstand erwartet werden. Spezifische Therapieansätze bestehen für:

- **Leichtkettenamyloidose:** Es kann eine Behandlung mit alkylierenden Substanzen (wie beim multiplen Myelom; ➤ 3.6.4) versucht werden, evtl. kommt eine autologe Stammzelltransplantation infrage.
- **Amyloid A:** Dimethylsulfoxid blockiert die Amyloidbildung in vitro und hat auch in Studien – z. B. bei Alzheimer-Patienten – klinische Effekte gezeigt. Beim familiären Mittelmeerfieber erfolgt die Therapie mit Colchicin.
- **Amyloid TTR:** kann insbesondere bei kardialer Beteiligung mit Herzinsuffizienz behandelt werden (Spezial-Therapie!). In einer ersten klinischen Studie hierzu ist auch eine Absenkung des Amyloids durch eine CRSP-basierte Gentherapie berichtet worden.

Tab. 10.16 Amyloid-Typen (Auswahl)

Amyloidtyp	Bildung aus (Eiweiß)
Amyloid A	Physiologisches Serumamyloid A (physiologisches Akute-Phase-Protein)
Amyloid L	Leichtketten (oder Fragmente davon) von Immunglobulinen
Amyloid β_2M	β_2-Mikroglobulin
Amyloid TTR	Transthyretin (in der Leber und dem Plexus chorioideus synthetisiertes Transportprotein)

Generalisierte Amyloidosen

Amyloid-L-Amyloidose (Leichtkettenamyloidose)

Diese in Deutschland häufigste Form der generalisierten Amyloidosen kommt vor allem bei monoklonaler Paraproteinämie (➤ 3.7.4) vor: Bei 10–20 % der Patienten mit multiplem Myelom, Morbus Waldenström oder MGUS liegt eine begleitende, durch Immunglobulinfragmente ausgelöste Amyloidose vor.

Klinik und Pathogenese

Amyloid L wird aus Teilen der leichten Ketten von Immunglobulinen gebildet. Es wird in Magen-Darm-Trakt, Herz, peripheren Nerven, Nieren, seltener auch in Leber, Gelenken und Haut abgelagert. Hierdurch tritt ein „gemischtes Bild" mit Abdominalbeschwerden, Herzinsuffizienz, peripherer Neuropathie, nephrotischem Syndrom, Hautblutungen, Karpaltunnelsyndrom und einer charakteristischen Zungenvergrößerung auf.

Amyloid-A-Amyloidose

Das beteiligte Amyloid entsteht aus einer Degradation des bei entzündlichen Erkrankungen im Überschuss vorliegenden Akute-Phase-Proteins Serumamyloid A. Entsprechend wird diese Amyloidose vor allem bei chronisch-entzündlichen Systemerkrankungen gesehen, z. B.:

- Chronische Entzündungen: chronisch-rheumatische Erkrankungen (z. B. rheumatische Arthritis, Morbus Bechterew, Kollagenosen), chronisch-entzündliche Darmerkrankungen (Colitis ulcerosa, Morbus Crohn), chronische Infekte (Bronchiektasen, Osteomyelitis, Tbc, Lepra, Lues)
- Tumorerkrankungen: insbesondere Morbus Hodgkin
- Familiäres Mittelmeerfieber (➤ 13.8.4).

Klinik und Pathogenese

Befallen sind häufig die Nieren (→ Proteinurie, später Niereninsuffizienz), Leber und Milz (→ Hepatosplenomegalie) und immer der Magen-Darm-Trakt (→ Magenulzera, Malabsorption, beides jedoch selten). Selten treten Nebenniereninsuffizienz und Hypertonie auf.

Seltenere systemische Amyloidosen

- **Dialyseabhängige Amyloidose:** Nach 5–10-jähriger Dialyse entsteht aus β_2-Mikroglobulin das Dialyseamyloid β_2M, welches sich speziell in den Gelenken ablagert und dort zu einer destruktiven

Arthropathie (einschließlich Spondylarthritis), subchondralen Knochenzysten (→ Spontanfrakturen) und Karpaltunnelsyndrom führen kann.
- **Kardiale Amyloidosen** entstehen v. a. durch Amyloid TTR, das sich im Alter am Herzen, aber auch systemisch ablagert und zu Herzinsuffizienz oder Arrhythmien führen kann.
- **Amyloid-F-Amyloidose:** Es handelt sich um eine sehr seltene generalisierte familiäre Amyloidose mit Polyneuropathie.

Lokale Amyloidosen

In verschiedenen Körpergeweben können unterschiedliche Amyloide mit oft ungeklärter Bedeutung und Pathogenese nachgewiesen werden, z. B.:

- Klinisch stumme **„Altersamyloide"** (jenseits des 70. Lebensjahrs): Ursprung in Aorta, großen Gefäßen, Samenblasen, Hoden, Knorpelstrukturen
- **Morbus Alzheimer:** Ablagerung von **A-β-Peptid,** einem aggregierten Spaltprodukt des physiologischen Amyloid-β-Precursor-Proteins
- **Endokrine Amyloidosen:** bei Endokrinopathien entstehende lokale Amyloidosen, die zur weiteren Organschädigung beitragen könnten, z. B. **Amyloid Cal** (aus Procalcitonin) bei medullärem Schilddrüsenkarzinom, **Amyloid IAPP** (aus Inselzell-assoziiertem Polypeptid) bei Inselzelltumoren und Typ-2-Diabetes
- **Vorhofamyloid ANF:** Entstehung vermutlich aus dem natriuretischen Peptid, bei 70 % aller über 70-Jährigen nachweisbar (→ Herzrhythmusstörungen, selten).

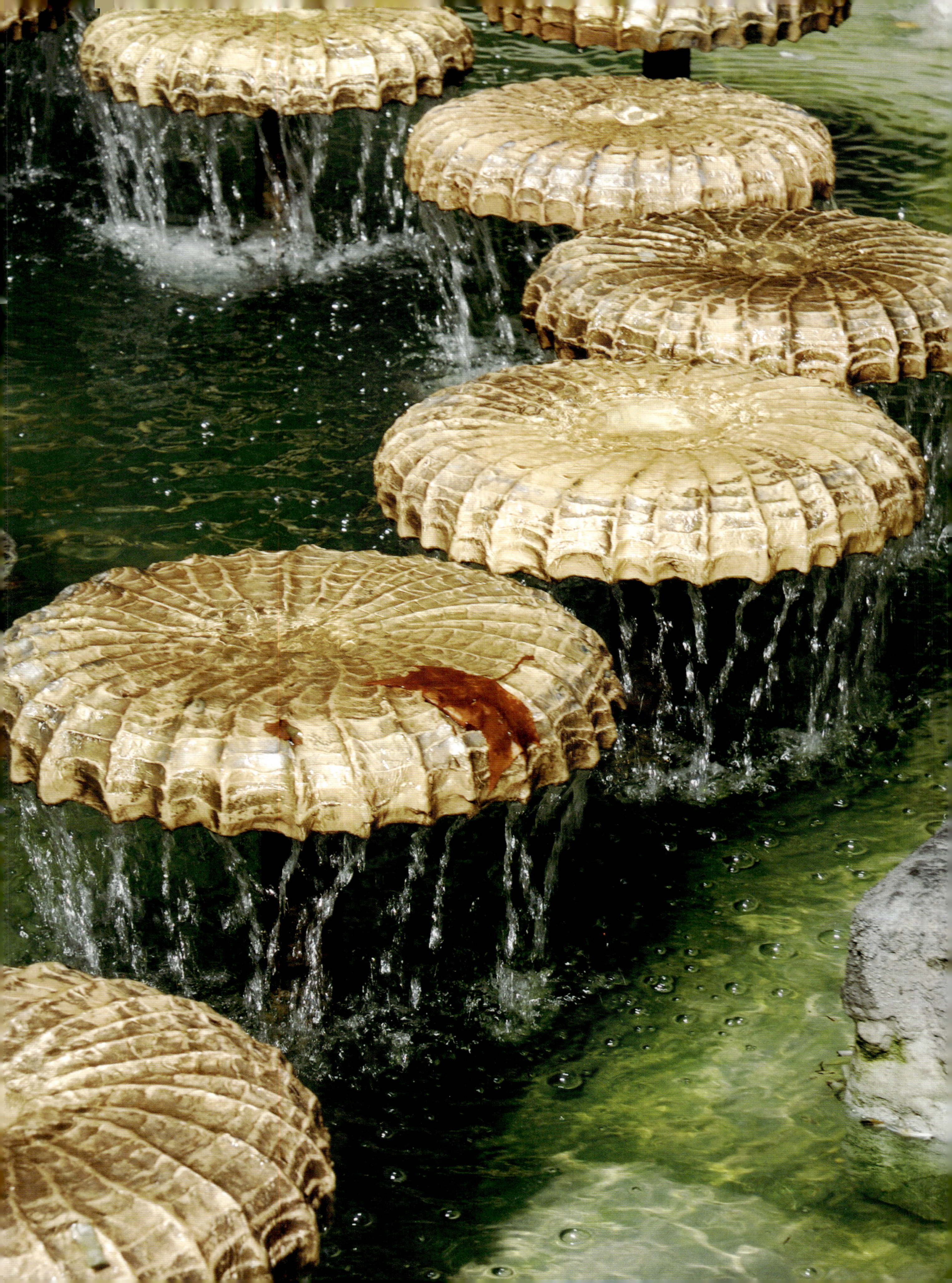

KAPITEL

11 Niere

C. Schneuzer

In Deutschland leben etwa 9 Mio. Menschen mit einer chronischen Nierenerkrankung. Bei ca. 95.000 Patienten ist eine regelmäßige Dialysebehandlung erforderlich. Etwa 12.000 der Dialysepatienten warten auf eine Nierentransplantation. Aufgrund der immer noch zu niedrigen Spendenbereitschaft in der Bevölkerung können jährlich nur etwa 2.000 Nieren verpflanzt werden. Für die betroffenen Patienten bedeutet dies in Abhängigkeit von Begleitfaktoren Wartezeiten von 5–12 Jahren auf ein ersehntes Transplantat.

Die Ursachen akuter und chronischer Nierenerkrankungen sind mannigfaltig. Die mit etwa 30 % häufigste Einzelursache ist die diabetische Nephropathie als Langzeitfolge der Zuckererkrankung. Arteriosklerotische Langzeitschäden spielen ebenfalls eine wichtige Rolle, v. a. die hypertensive Nephropathie bei langjährigem Bluthochdruck. Daneben finden sich die primären Nierenerkrankungen (Glomerulonephritis, interstitielle Nephritis, Zystennierenerkrankung) und – seltener – die Mitbeteiligung der Nieren bei anderen systemischen Erkrankungen wie Kollagenosen und Vaskulitiden.

Das frühzeitige Erkennen und die konsequente Behandlung dieser Erkrankungen sind entscheidend, um so weit als möglich eine Progredienz in die chronische Niereninsuffizienz zu verhüten.

Funktion und Regulation der Nieren sind äußerst komplex und gehen weit über ihre Aufgaben bei der Wasser-, Säure-Base- und Elektrolythomöostase hinaus. So sind sie nicht nur Erfolgsorgan bei der Regulation des Extrazellularvolumens, sondern beteiligen sich durch endokrine und parakrine Wirkungen auch an der Regulation des Blutdrucks, der Blutbildung sowie des Knochenstoffwechsels. Die Komplexität des Organs Niere wird besonders deutlich, wenn ihre Funktion infolge einer chronischen Niereninsuffizienz ersetzt werden muss. Eine aufwendige diätetische, medikamentöse und maschinelle Therapie ist notwendig, um dem betroffenen Patienten ein möglichst beschwerdefreies Leben zu ermöglichen und schwerwiegende chronische Schäden für den Gesamtorganismus zu minimieren.

Prüfungsschwerpunkte

+++	Harnwegsinfekt, Pyelonephritis, nephrotisches Syndrom, Glomerulonephritiden
++	Chronische Niereninsuffizienz, tubulointerstitielle Nierenerkrankungen, diagnostische Möglichkeiten bei Nierenerkrankungen
+	Akutes Nierenversagen, zystische Nierenerkrankungen, Nephrolithiasis

11.1 Anatomie und Physiologie

11.1.1 Anatomische Grundlagen

➤ Abb. 11.1 zeigt die Topografie des Harnsystems. Zum Aufbau von Nierenrinde und -mark ➤ Abb. 11.2.

Nephron

Das Nephron ist die funktionelle Einheit der Niere (➤ Abb. 11.3). Es besteht aus dem Glomerulus mit Bowman-Kapsel und dem darin liegenden Kapillarknäuel (➤ Abb. 11.4). Aus der glomerulären Kapillare wird der Primärharn in den Bowman-Kapselraum abfiltriert. Die Kapsel geht in das Tubulussystem über, bestehend aus proximalem Konvolut, Henle-Schleife, distalem Konvolut und Sammelrohr. Letzteres mündet in die Kelche des Nierenbeckens (Pyelon). Jede Niere besteht aus ca. einer Million Nephronen. Die funktionelle Reservekapazität ist groß genug, dass auch mit nur einer gesunden Niere eine normale Nierenfunktion aufrechterhalten werden kann. Erst bei einer Reduktion der Anzahl funktionierender Nephrone um mehr als 60–70 % tritt eine Niereninsuffizienz ein.

Glomerulärer Filter

Die glomeruläre Filtrationsbarriere (➤ Abb. 11.5) ist aus drei Bestandteilen aufgebaut:

- Aus dem **fenestrierten Endothel** der glomerulären Kapillare
- Aus einer **Basalmembran** aus vernetzten Kollagenfibrillen
- Aus den außen zum Kapselraum hin abschließenden, ineinander farnartig verzahnten **Podozyten** (➤ Abb. 11.4)

Die glomeruläre Basalmembran (GBM) stellt den eigentlichen Filter dar. Die Porengröße ihres kollagenen Maschenwerks liegt bei 40.000–60.000 Dalton. Negative Oberflächenladungen der Basalmembran erzeugen eine zusätzliche elektrostatische Barriere (sog. Ladungsselektivität) für Proteine, die ebenfalls negative Ladungen an ihrer Oberfläche tragen (z. B. Albumin). Inzwischen weiß man jedoch, dass auch die – durch schlitzmembranartige Tight Junctions untereinander verzahnten – Podozyten eine sehr wichtige Rolle in diesem Filtrationsprozess spielen. Genetische Defekte in der Eiweißstruktur dieser Schlitzmembranen führen zu einem nephrotischen Syndrom trotz intakter glomerulärer Basalmembran.

Juxtaglomerulärer Apparat

An der Verbindung zwischen Glomerulus und distalem Konvolut bilden spezialisierte Zellen den juxtaglomerulären Apparat (➤ Abb. 11.3), in dem Renin synthetisiert wird (Renin-Angiotensin-Aldosteron-System, ➤ 1.14.1 mit ➤ Abb. 1.125).

Nierendurchblutung

Ungefähr 25 % (ca. 1,2 l/min) des Herzzeitvolumens fließen durch die Nieren mit ihrer besonderen Gefäßarchitektur aus zwei hintereinandergeschalteten Widerstandsgefäß-Kapillarsystemen (➤ Abb. 11.2 und ➤ Abb. 11.3):

- Vasa afferentia versorgen die Kapillarschlingen des Glomerulus.
- Vasa efferentia münden über die Vasa recta in die peritubulären Kapillaren des Kortex.

Durch Autoregulation über die Widerstandsgefäße in den Vasa afferentia **(Bayliss-Effekt)** wird die Nierendurchblutung weitgehend konstant gehalten.

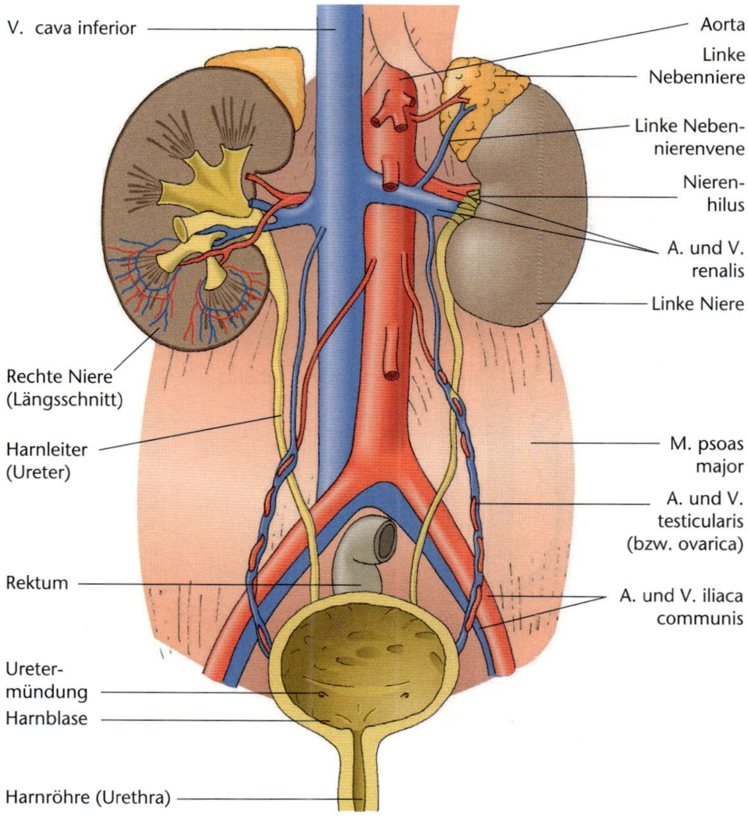

Abb. 11.1 Topografie des Harnsystems. Dargestellt sind beide Nieren und das ableitende Harnsystem. Der Längsschnitt durch die rechte Niere zeigt in der oberen Hälfte die Markpyramiden mit ihrer Mündung in die Nierenpapillen. In der unteren Hälfte ist die intrarenale Verzweigung der Blutgefäße dargestellt. [L190]

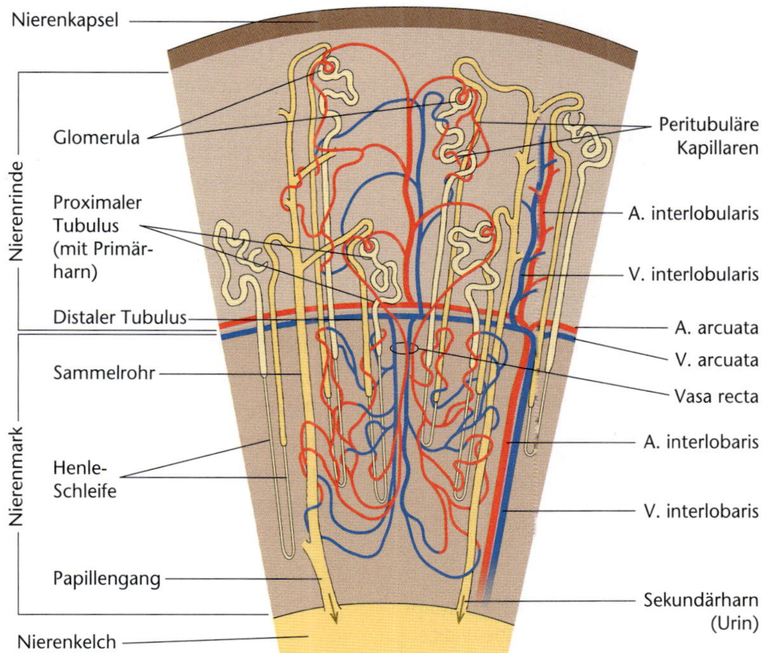

Abb. 11.2 Makroskopische Detailansicht der linken Niere mit der Gefäßarchitektur in Nierenrinde und Nierenmark. Die ins Nierenmark ziehenden Vasa recta geben die peritubulären Kapillaren ab, die entscheidend für den Ionen- und Stoffaustausch bei den tubulären Sekretions- und Resorptionsvorgängen sowie der Konzentrierung des Harns sind. [L190]

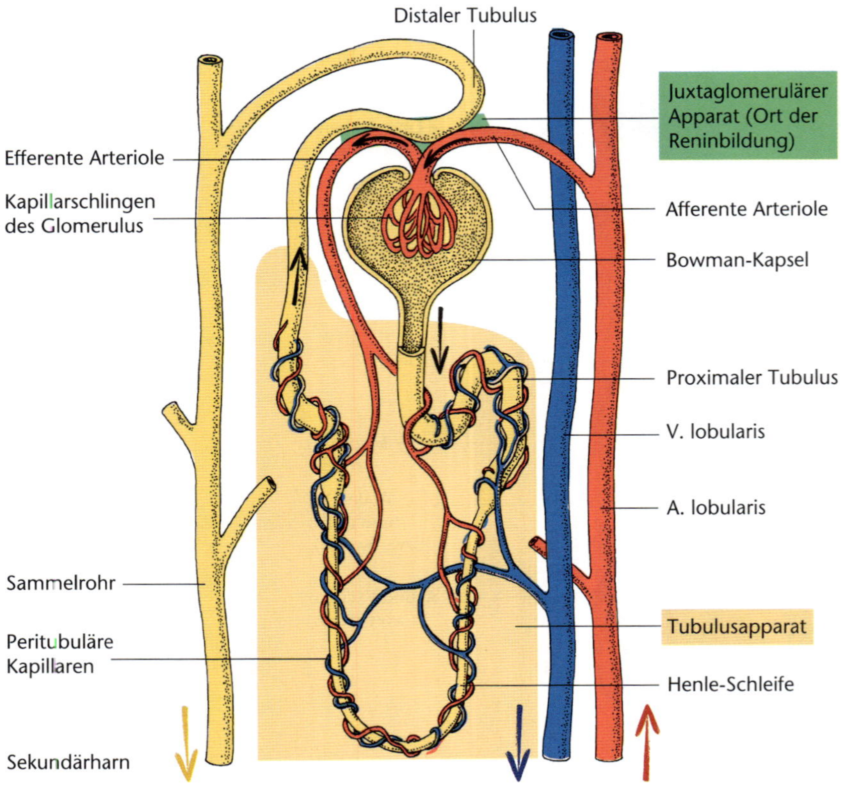

Abb. 11.3 Das Nephron. Glomerulus und Tubulusapparat mit zuführendem (afferentem) und ableitendem (efferentem) Gefäß in schematischer Darstellung. [L190]

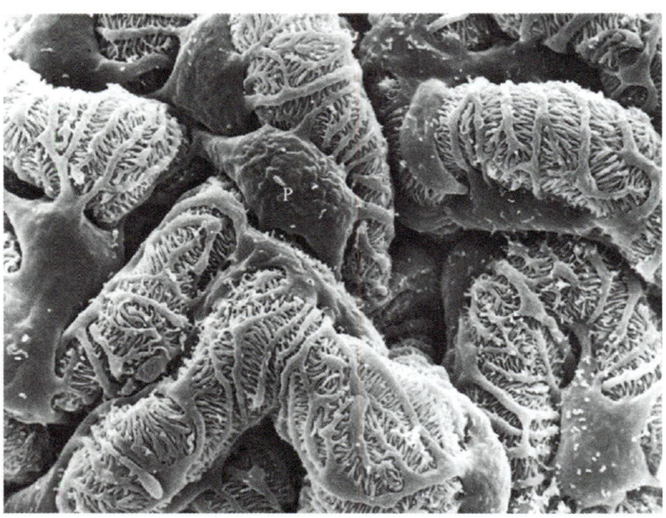

Abb. 11.4 Glomeruläre Kapillarschlingen im Rasterelektronenmikroskop. Die Bowman-Kapsel ist eröffnet. Der Blick ist frei auf einen Ausschnitt des schleifenförmig gewundenen glomerulären Kapillarknäuels. Die Außenseite der Kapillaren wird von Podozyten (P) bedeckt, deren Fußfortsätze sich wie Farnblätter über die Kapillaren ausbreiten. Sie bilden das innere Blatt der Bowman-Kapsel und stellen nach heutiger Kenntnis einen funktionell bedeutenden Anteil an der glomerulären Filtrationsbarriere. [C160]

MERKE

Bei erhaltener Autoregulation führen selbst systolische Blutdruckschwankungen zwischen 80 und 200 mmHg zu keiner wesentlichen Änderung der Nierendurchblutung.

11.1.2 Physiologie

Harnpflichtige Substanzen

Im Stoffwechsel anfallende Endprodukte, die nicht weiter verstoffwechselt werden können, müssen vom Körper ausgeschieden werden. Dies kann über die Leber und Galle im Stuhl, durch Abatmung über die Lunge, durch Ausscheidung in den Bronchialschleim oder durch Abfiltrieren (der sog. **harnpflichtigen Substanzen**) in den Urin geschehen.

Die harnpflichtigen Substanzen werden passiv, d. h. allein durch **glomeruläre Filtration,** oder aktiv durch **tubuläre Sekretion** (z. B. organische Säuren und Basen) ausgeschieden. Voraussetzung zur Ausscheidung einer Substanz im Urin ist deren Wasserlöslichkeit; diese kann primär gegeben sein oder aber – z. B. durch Glukuronidierung in der Leber und anschließende Reabsorption im enterohepatischen Kreislauf – geschaffen werden.

Für den Organismus wertvolle Substanzen (Glukose, Aminosäuren, Peptide u. a.) sollen dagegen nicht im Urin verloren gehen. Sie werden über Resorptionsvorgänge entlang dem Tubulussystem – meist mithilfe aktiver, d. h. energieabhängiger Transportvorgänge – zurückgewonnen (➤ Abb. 11.6).

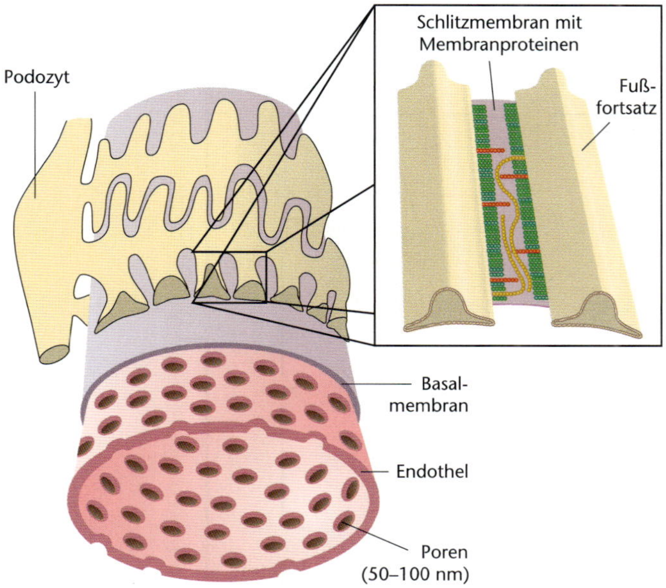

Abb. 11.5 Glomeruläre Filtrationsbarriere (Schemazeichnung). Die eigentliche Filtrationsbarriere wird gebildet von der glomerulären Basalmembran und den Proteinen der Schlitzmembranen zwischen den podozytären Fußfortsätzen. Genetische Defekte im Bereich dieser Schlitzmembran führen zu einem schweren nephrotischen Syndrom. [L157]

MERKE

Aufgaben der Nieren

- Entgiftung des Körpers durch Ausscheidung von wasserlöslichen Stoffwechselendprodukten und Pharmaka; täglich müssen ≥ 1.200 mOsmol/kg H_2O stickstoffhaltiger Verbindungen aus dem Eiweißstoffwechsel als harnpflichtige Substanzen ausgeschieden werden (z. B. Kreatinin, Harnstoff, Ammoniak, Harnsäure).
- Aufrechterhaltung der Volumen- und Elektrolythomöostase
- Regulierung des Säure-Base-Haushalts
- Hormonsynthese: z. B. Erythropoetin, Renin sowie Hydroxylierung von 1-Hydroxycholecalciferol zu 1,25-Dihydroxycholecalciferol, dem aktiven Metaboliten des Vitamins D
- Blutdruckregulation (Renin-Angiotensin-Aldosteron-System, Kinin-Kallikrein-System)

Primärharn

Durch den glomerulären Filter (➤ Abb. 11.5) werden täglich etwa 170 l Primärharn in die Bowman-Kapsel und das Tubulussystem abfiltriert. Die pro Minute abgepresste Menge entspricht der **glomerulären Filtrationsrate (GFR).** Die Höhe der GFR ist abhängig von:

- dem effektiven Filtrationsdruck (hydrostatischer Druck minus onkotischer Druck im Plasma): Ein erniedrigter hydrostatischer Druck findet sich z. B. im Rahmen eines Schockgeschehens oder bei vorgeschalteter Nierenarterienstenose mit Druckabfall über der Stenose.
- der Filtrationsfläche: Sie ist abhängig von der Anzahl funktionsfähiger Nephrone (reduziert z. B. bei chronischer Niereninsuffizienz).
- der molekularen Siebfunktion: Die geringe Porengröße der glomerulären Basalmembran und ihre negative Ladung verhindern den Übertritt von korpuskulären Bestandteilen und größermolekularen Eiweißen in das tubuläre System und damit ihre Ausscheidung mit dem Urin.

Siebfunktion des glomerulären Filters

- Substanzen mit einem Molekulargewicht ≤ 5.500 Dalton (D) werden uneingeschränkt filtriert.
- Substanzen zwischen 5.500 und 60.000 D werden mit zunehmender Einschränkung filtriert.
- Teilchen ≥ 60.000 D (Albumin und alle anderen Plasmaproteine) können den glomerulären Filter nicht passieren.

Glomerulär filtrierte kleinmolekulare Proteine werden tubulär fast vollständig aktiv rückresorbiert. Der physiologische tägliche Eiweißverlust über den Harn liegt dadurch unter 150 mg/24 h.

Störungen

Störungen der Tubulusfunktion, z. B. bei (tubulo)interstitiellen Erkrankungen, führen bevorzugt zu einer **tubulären Proteinurie** mit Verlust kleinmolekularer Proteine wie α_2-Mikroglobulin über den Urin. Eine Podozytenschädigung sowie ein Verlust der negativen Ladung der Basalmembran (Ladungsselektivität), wie sie u. a. für die Minimal-Change-Glomerulonephritis typisch ist, hat insbesondere eine **Albuminurie** zur Folge. Schwerere strukturelle Schäden an der glomerulären Basalmembran führen zu einer unselektiven glomerulären Proteinurie (➤ 11.3.2), z. B. bei membranöser Glomerulonephritis.

Konzentrierung des Harns

Die harnpflichtigen Substanzen werden auf dem Weg zum Nierenbecken durch **Wasserentzug aus dem Primärharn** konzentriert.

Das geschieht nach dem Prinzip des Gegenstroms zwischen Henle-Schleife und Blutkapillaren des Nierenmarks (Vasa recta). Treibende Kraft ist ein aktiv – d. h. unter Aufwendung von Energie – aufgebauter osmotischer Gradient zwischen Tubulus und Interstitium, welcher dadurch entsteht, dass ständig Natrium- und Chlorid-Ionen aus dem aufsteigenden Teil der Henle-Schleife in das umgebende Interstitium transportiert werden.

Entlang diesem osmotischen Gefälle tritt Wasser aus dem Tubulussystem ins Interstitium aus. Der plasmaisotone Primärharn mit einer Osmolalität von ca. 300 mOsmol/kg H_2O kann durch den Wasserentzug auf bis zu 1.200 mOsmol/kg H_2O konzentriert werden (➤ Abb. 11.6).

Rückresorption von Wasser

Von den täglich gebildeten 170 l **Primärharn** werden etwa 168 l im Tubulussystem rückresorbiert, davon 65 % im proximalen Tubulus und 30 % im distalen Tubulus und ein kleiner Teil in den Sammelrohren. Letztgenannter Anteil wird durch das antidiuretische Hormon (ADH) aus dem Hypophysenhinterlappen reguliert.

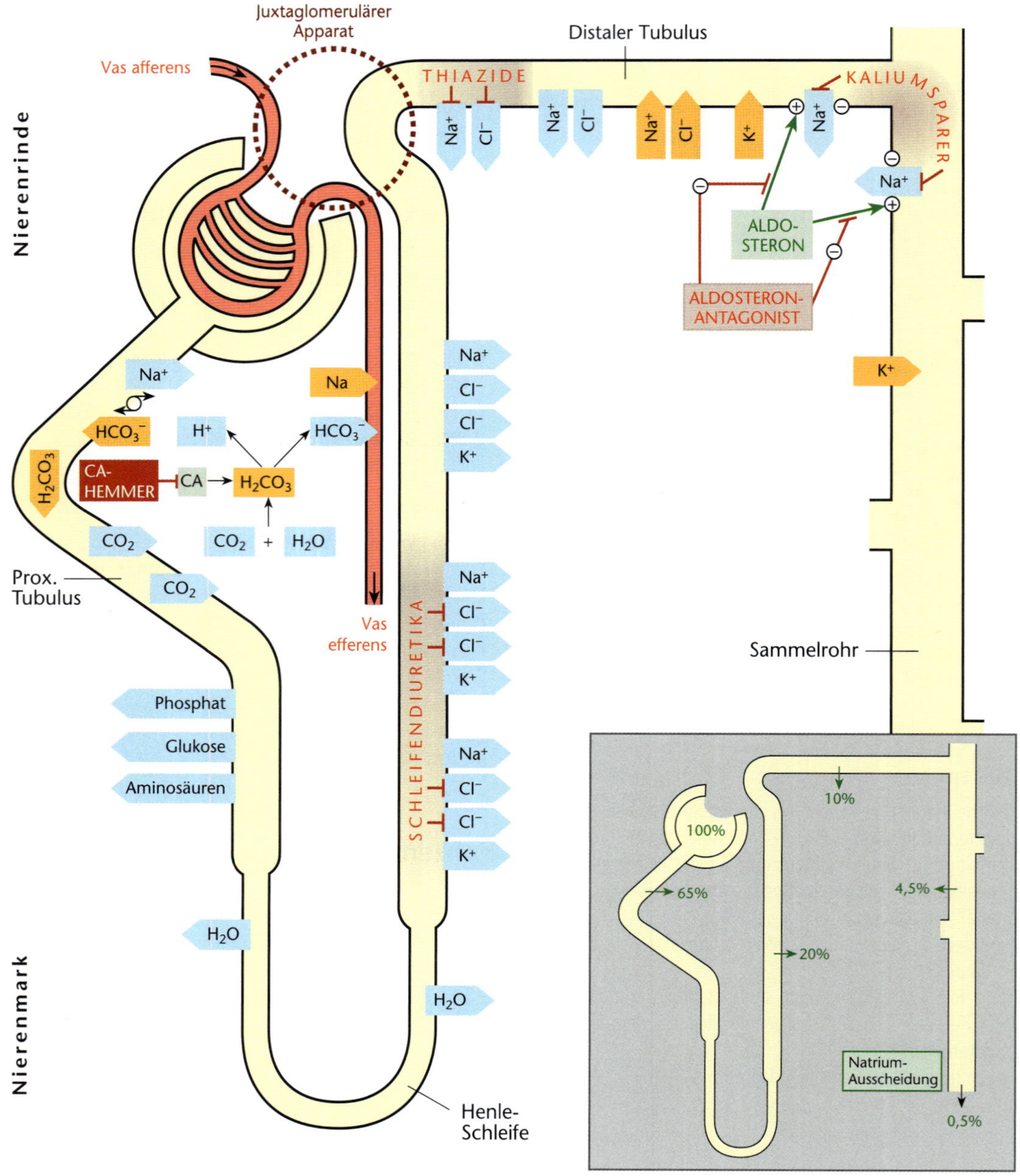

Abb. 11.6 Schematische Darstellung der Tubulusfunktion mit den Hauptorten der Rückresorption bzw. tubulären Sekretion einzelner Bestandteile des Primärharns sowie den Angriffspunkten der einzelnen Diuretika-Klassen. In der kleinen Abbildung rechts unten sind die Anteile der Natrium-Rückresorption in den einzelnen Nephronabschnitten dargestellt. CA = Carboanhydratase. [L157]

Antidiuretisches Hormon

Seine Aufgabe ist die Aufrechterhaltung der **Isoosmolalität** des Plasmas. ADH steht unter Regulation durch hypothalamische Osmorezeptoren. Es erhöht die Wasserdurchlässigkeit der Sammelrohre, d. h., unter ADH-Wirkung tritt mehr Wasser aus den Sammelrohren in das Niereninterstitium zurück und verdünnt das Plasma, dessen Osmolalität dadurch geringer wird. Dabei sinkt die Diurese, wohingegen sie unter verminderter ADH-Ausschüttung steigt (➤ 9.6.3).

Salzhaushalt

Die tägliche Kochsalzaufnahme (NaCl) über die Nahrung beträgt je nach Essgewohnheiten 5–15 g. Bei einer Plasma-Natriumkonzentration von 140 mmol/l werden bei einer Primärharnmenge von 170 l täglich 23,8 Mol = 1,43 kg NaCl in die Tubuli filtriert.

Um Kochsalzaufnahme und -ausscheidung in der Balance und damit die Plasma-Natriumkonzentration konstant zu halten, müssen mehr als 99 % des primär filtrierten NaCl zurückresorbiert werden (➤ Abb. 11.6). 60–70 % dieser Menge werden im **proximalen**

Tubulus durch die **Na^+-K^+-ATPase** aktiv zurück ins Interstitium gepumpt (Cl^- folgt passiv); Wasser folgt dem Natrium zum Ausgleich des dabei entstehenden osmotischen Gradienten (s. o.).

Am **dicken aufsteigenden Teil der Henle-Schleife** werden 15–20 % des NaCl aktiv durch die Na^+-K^+-ATPase an der basolateralen Zellmembran und einen zweiten Carrier an der luminalen Seite der Zelle rückresorbiert. Dieser Carrier wird durch Schleifendiuretika (Furosemid, Torasemid u. a.) gehemmt.

Weitere 10–20 % des NaCl werden im **distalen Tubulus** und im **Sammelrohr** aktiv resorbiert (Angriffspunkt der Thiazid-Diuretika). Dabei entsteht ein transepitheliales Potenzial, das im Austausch u. a. K^+-Ionen aus der Zelle in das Lumen treibt.

Aldosteron

Die Na^+-Resorption im distalen Tubulus und im Sammelrohr untersteht dem Einfluss von Aldosteron, das die NaCl-Ausscheidung in den Urin kontrolliert. Die NaCl-Menge, die im Urin erscheint, kann unter dem hormonellen Einfluss zwischen 0,5 und 5 % der im primären Glomerulusfiltrat enthaltenen Menge schwanken. Ein Hyperaldosteronismus führt zu einer vermehrten NaCl- und Wasserretention mit vermehrter K^+-Ausscheidung (➤ 9.7.3).

Die Hemmung der Aldosteron-Wirkung an der Niere liegt den schwach wirkenden, kaliumsparenden Diuretika Spironolacton und Eplerenon als pharmakologisches Wirkprinzip zugrunde.

Regulierung des Säure-Base-Haushalts

Bei einer normalen Ernährung, die 70 g Eiweiß enthält, fallen im Stoffwechsel täglich ca. **190 mmol H^+-Ionen** an. Sie kommen chemisch hauptsächlich als fixe (also nicht über die Lungen abzuatmende) Säuren vor: HCl (aus dem Stoffwechsel von Arginin, Histidin und Zystin), $H_2PO_4^-$ und Milchsäure. 130 mmol/d H^+-Ionen werden durch Bindung an organische Anionen wie Glutamat, Aspartat und Laktat neutralisiert.

Die restlichen 60 mmol/d H^+-Ionen müssen gepuffert bzw. frei im Urin ausgeschieden werden. Dies geschieht über vier Mechanismen:

- Ausscheidung als titrierbare Säuren, d. h. nach Umwandlung von

$$Na_2HPO_4 + H^+ \rightarrow NaH_2PO_4 + Na^+$$

  unter energieabhängiger Rückresorption des Na^+ oder in Form von Harnsäure oder Zitronensäure
- Bikarbonat-Rückresorption im proximalen Tubulus
- Ausscheidung von Säureäquivalenten als NH_4^+
- Sekretion freier H^+-Ionen

Der Urin-pH beträgt normalerweise 5–7, der Harn enthält also nur 0,01–0,1 mmol/l freier H^+-Ionen. Der weit überwiegende Teil der ausgeschiedenen H^+-Ionen liegt in Form titrierbarer Säure ($H_2PO_4^-$) vor.

Tab. 11.1 Hormonwirkungen auf die Niere

Hormon	Syntheseort	Wirkungen
Antidiuretisches Hormon (ADH, Adiuretin)	Neurohypophyse	• Passive Rückresorption von Wasser aus den Sammelrohren ↑
Aldosteron	Nebennierenrinde	• Rückresorption von Na^+ im distalen Tubulus ↑ • Ausscheidung von K^+ und H^+ ↑
Parathormon	Nebenschilddrüsen	• Renale Ausscheidung von Phosphat ↑ • Renale Rückresorption von Kalzium ↑
Kalzitonin	C-Zellen der Schilddrüse	• Kalziumausscheidung über die Niere ↑
Atriales natriuretisches Peptid	Vorhofmyokard	• Natriurese und Diurese nach Dehnung des Vorhofmyokards • Indirekte Hemmung der Reninsekretion

Hormonwirkungen auf die Niere

Die Niere ist Zielorgan einer ganzen Reihe von Hormonen (➤ Tab. 11.1).

11.2 Leitsymptome und Syndrome

11.2.1 Leitsymptome

Oligurie, Anurie

Abnahme der Harnmenge – von normalerweise ca. 1,5 l/d – auf ≤ 500 ml (Oligurie) bzw. ≤ 100 ml/d (Anurie). Vorkommen bei Exsikkose (z. B. durch zu geringe Trinkmenge), beim akuten Nierenversagen und im fortgeschrittenen Stadium der chronischen Niereninsuffizienz.

MERKE

Bei einer Oligo-/Anurie muss zuallererst eine Harnwegsobstruktion mittels klinischer Untersuchung (prall gefüllte Blase, Prostatahyperplasie?) und Sonografie (Hydronephrose?) ausgeschlossen werden.

Polyurie

Harnmenge ≥ 3.000 ml/d. Vorkommen u. a. bei Polydipsie, im Rahmen eines dekompensierten Diabetes mellitus (osmotische Diurese bei Glukosurie), in der polyurischen Phase eines akuten Nierenversagens, unter Diuretika-Therapie, bei Diabetes insipidus und auch nach Alkoholgenuss (Alkohol hemmt die ADH-Ausschüttung), ferner selten bei renalen Tubulopathien (➤ 11.9.3).

Nykturie

Vermehrtes nächtliches Wasserlassen. Am häufigsten im Rahmen einer Herzinsuffizienz oder auch bei Blasenentleerungsstörungen durch Prostataerkrankungen. Bei einer Herzinsuffizienz führt körperliche Anstrengung zu einer relativen Minderdurchblutung der Nieren. (Nächtliche) körperliche Ruhe dagegen geht mit vermehrter Nierendurchblutung und gesteigerter Harnproduktion einher. Bei verminderter Konzentrationsleistung des Nierenmarks, z. B. bei tubulointerstitieller Erkrankung der Nieren, ist ebenfalls eine Nykturie anzutreffen.

Dysurie

Dieser Begriff wird in doppelter Bedeutung verwendet:
- Erschwertes Wasserlassen bei Harnwegsobstruktion (z. B. Prostatahypertrophie beim älteren Mann)
- Schmerzen und Brennen beim Wasserlassen (Algurie) als Leitsymptom für Infekte der unteren Harnwege (z. B. Urethritis, Zystitis)

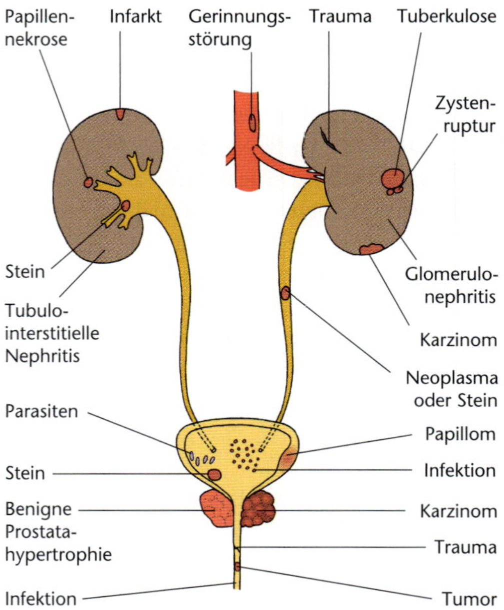

Abb. 11.7 Mögliche Ursachen der Hämaturie in Nieren und ableitenden Harnwegen [L157]

Pollakisurie

Harndrang in kurzen Abständen, obwohl die Blase gar nicht entsprechend gefüllt ist, typisch bei Zystitis.

Hämaturie

➤ Abb. 11.7

Makrohämaturie

Mit bloßem Auge sichtbare Rotfärbung des Urins (ab 1 ml Blut/Liter Urin).

MERKE

Eine Blutung in den unteren Harnwegen (z. B. Urethra) tritt zu Beginn des Wasserlassens auf und nimmt zum Ende der Miktion durch die Verdünnung mit dem nachfließenden Harn ab.

Mikrohämaturie

Eine Mikrohämaturie ist eine nur unter dem Mikroskop sichtbare Vermehrung von Erythrozyten (≥ 4/ml) bzw. das Auftreten von Erythrozytenzylindern im Urin (➤ Abb. 11.8a). Verformte, dysmorphe Erythrozyten, insbesondere Akanthozyten (➤ Abb. 11.9) und Erythrozytenzylinder sprechen für eine glomeruläre Herkunft des Blutes und sind in der Regel Ausdruck einer akuten Glomerulonephritis (➤ Abb. 11.8e).

Eine nichtglomeruläre Erythrozyturie kann zum Beispiel durch Harnwegssteine, Neoplasien der Harnwege, hämorrhagische Zystitis, Prostatitis oder Urethritis verursacht sein.

Pyurie

Milchige, eitrige Trübung des Urins bei Harnwegsinfekt.

Schäumender Urin

Ein beim Wasserlassen blasig aufschäumender Urin kann ein Hinweis auf das Vorliegen einer Proteinurie sein.

Harninkontinenz

- **Dranginkontinenz** (Urge-Inkontinenz): Harninkontinenz bei unerträglichem Harndrang und nicht entsprechend gefüllter Blase, typisch bei Harnwegsinfektion
- **Stressinkontinenz:** Harninkontinenz ohne Harndranggefühl bei körperlicher Belastung, z. B. Husten, Niesen, Sport

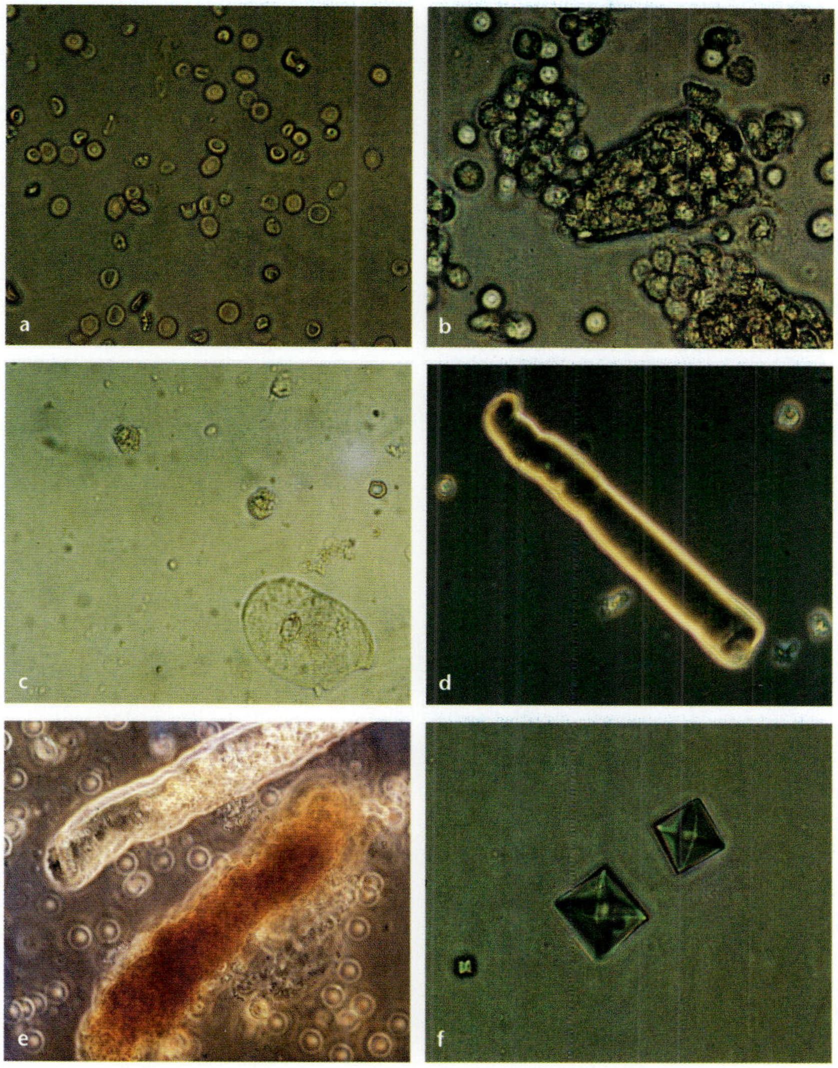

Abb. 11.8 Verschiedene Urinsedimente im konventionellen Licht (LM) oder im Phasenkontrastmikroskop (PhM), 400-fache Vergrößerung. a) Mikrohämaturie (LM); b) Leukozyturie und Leukozytenzylinder (PhM); c) Epithelzellen (LM): Plattenepithel- (große Zelle) und Tubulusepithelzelle (kleine, runde Zelle mit zentralem Kern); d) hyaliner Zylinder (PhM); e) Erythrozytenzylinder und Wachszylinder (PhM); f) Oxalat-Kristalle (LM). [M181]

Flankenschmerzen

Ein- oder doppelseitig auftretende, meist dumpfe Schmerzen im Bereich der Flanken sind typisch für die akute Pyelonephritis (DD Lumbago), können aber auch im Rahmen einer akuten Glomerulonephritis auftreten.

Kolikartige, häufig heftigste Flankenschmerzen mit Ausstrahlung in die Leistengegend oder in die Hoden- bzw. Schamregion sind ein Leitsymptom der Nephro-/Urolithiasis.

Ödeme

Renal bedingte Ödeme kommen vor allem im Rahmen eines nephrotischen Syndroms vor (➤ 11.5.1) und können stark ausgeprägt sein. Periorbital lokalisierte Ödeme sind typisch bei der akuten Post-Streptokokken-Glomerulonephritis (weitere Infos zum Thema Ödeme ➤ 12.4).

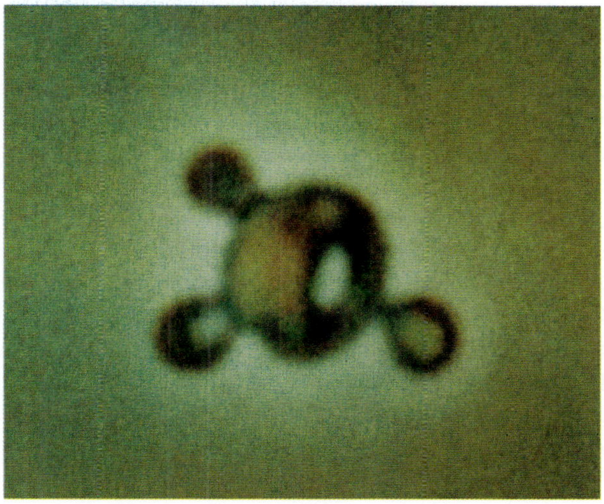

Abb. 11.9 Dysmorpher Erythrozyt mit bläschenartiger Ausstülpung der Zellmembran (sog. Akanthozyt) im Phasenkontrastmikroskop bei einem Patienten mit Glomerulonephritis. Gesamtvergrößerung im Original 630-fach. [M181]

11

11.2.2 Klinische Syndrome

Begriffsdefinitionen

- **Nephropathie:** allgemeine Bezeichnung für eine Erkrankung der Nieren jeglicher Ursache, z. B. Refluxnephropathie, diabetische Nephropathie
- **Glomerulopathie:** allgemeiner Begriff für eine primär vom Glomerulus ausgehende Erkrankung; entzündlich → Glomerulonephritis, nichtentzündlich (degenerativ) → Glomerulosklerose
- **Tubulopathie:** vom tubulären Apparat der Nieren ausgehende Erkrankung
- **Nephritis:** entzündliche Nierenerkrankung, z. B. Glomerulonephritis, tubulointerstitielle Nephritis
- **Harnwegserkrankung:** Erkrankung der ableitenden Harnwege vom Pyelon abwärts. Die Pyelonephritis markiert den Übergang von der Harnwegserkrankung (pyelo-) zur tubulointerstitiellen Nierenerkrankung (-nephritis).

Klinische Syndrome

Die Erkrankungen der Nieren und Harnwege lassen sich anhand ihres klinischen Verlaufs in ihrer Mehrzahl in zehn verschiedene Syndromkomplexe einteilen. Die Vergegenwärtigung dieser klinischen Syndrome und ihrer Kardinalsymptome kann helfen, eine Systematik in die teilweise verwirrende Nosologie zu bringen:

- **Harnwegsinfektionen, Pyelonephritis** (➤ 11.4): Leitsymptome Dysurie, Pollakisurie, Flankenschmerz, Fieber, signifikante Bakteriurie (➤ 11.3.2), Leukozyturie, Leukozytenzylinder
- **Nephrotisches Syndrom** (➤ 11.5.1): Ödeme, „große“ Proteinurie $\geq 3{,}5$ g/24 h, Hypoproteinämie, Hyperlipidämie
- **Nephritisches Syndrom** (➤ 11.5.2): Oligurie, arterieller Hypertonus, periorbitale Ödeme, Hämaturie, Erythrozytenzylinder und Azotämie. Ist der klinische Verlauf rasch progredient mit raschem Nierenfunktionsverlust bis ins komplette akute Nierenversagen, spricht man von rasch-progredienter Glomerulonephritis (RPGN, ➤ 11.5.8).
- **Akutes Nierenversagen** (➤ 11.12): Anurie, Oligurie und dokumentierter akuter Abfall der GFR über die letzten Tage oder Wochen, häufig begleitet von arteriellem Hypertonus, Ödemen, Hämaturie, Proteinurie und Zylindrurie
- **Chronisches Nierenversagen** (➤ 11.13): initial meist symptomloser, über Monate bis Jahre langsam progredienter Anstieg der Retentionswerte im Serum (Azotämie), im späten Stadium Zeichen der Urämie, häufig arterieller Hypertonus, Oligurie oder Polyurie, Elektrolytstörungen, metabolische Azidose, sekundärer Hyperparathyreoidismus, sonografisch meist verkleinerte Nieren
- **Renal-tubuläre Störungen** (➤ 11.9.3): Nykturie, Polyurie, renale Osteodystrophie, Elektrolytstörungen, metabolische Azidose, sonografisch häufig normal große Nieren
- **Nephrolithiasis** (➤ 11.15): Steinabgang, Nierenkoliken, Hämaturie, Leukozyturie, sonografisch und/oder röntgenologisch nachgewiesene Konkremente
- **Harnwegsobstruktion, postrenales Nierenversagen** (➤ 11.12): Oligurie, Anurie, Azotämie, mechanische Behinderung des Harnabflusses, gestaute Harnwege, Restharn in der Blase, sonografisch häufig vergrößert erscheinende Nieren
- **Asymptomatische Urinauffälligkeiten:** zufällig aufgefallene Hämaturie, „kleine“ Proteinurie $\leq 3{,}0$ g/24 h oder sterile Leukozyturie ohne klinische Beschwerden oder Zeichen der Nierenfunktionsstörung
- **Renaler arterieller Hypertonus** (➤ 1.14): systolisch und/oder diastolisch erhöhter Blutdruck auf dem Boden einer Nierenerkrankung (renoparenchymatöser Hochdruck) oder einer Nierenarterienstenose (renovaskulärer Hochdruck); evtl. mit sekundären Organschäden (linksventrikuläre Hypertrophie des Herzens, Fundus hypertonicus der Netzhaut)

11.3 Diagnostisches Vorgehen

Die Säulen der nephrologischen Diagnostik sind:

- Anamnese und körperliche Untersuchung
- Quantitative und qualitative Harnuntersuchung
- Blutdiagnostik: Blutbild, Retentionsparameter, Elektrolyte, immunologische Parameter wie z. B. antinukleäre Antikörper oder Komplementfaktoren
- Sonografie und evtl. andere bildgebende Untersuchungsverfahren
- Nierenbiopsie

11.3.1 Anamnese und körperliche Untersuchung

Anamnese

Jetzige Anamnese

Die aktuelle Anamnese schließt die Frage nach den „nephrologischen“ Leitsymptomen (➤ 11.2.1) ein, also Störungen des Wasserlassens, Urinauffälligkeiten, Flankenschmerzen, Ödeme, hoher Blutdruck.

Ein vor kurzer Zeit stattgefundener Infekt der oberen Luftwege, zum Beispiel eine Angina tonsillaris, kann auf eine Post-Streptokokken-Glomerulonephritis bzw. eine infektassoziierte Glomerulonephritis hinweisen. Fieber, Arthralgien, allgemeines Krankheitsgefühl oder Exantheme sind verdächtig auf eine Nierenbeteiligung im Rahmen von Systemerkrankungen, z. B. SLE, Purpura Schoenlein-Henoch oder Granulomatose mit Polyangiitis.

Vorerkrankungen

Viele Erkrankungen aus ganz verschiedenen Formenkreisen schädigen sekundär die Nieren. Auch nephrotoxische Substanzen können die Ursache einer Nierenerkrankung sein, insbesondere nichtsteroidale Antirheumatika (NSAR), Antibiotika, z. B.

Aminoglykoside, Chemotherapeutika. Unter bestimmten Umständen schädigen auch Röntgenkontrastmittel die Nieren.

MERKE

Häufige Vorerkrankungen bei Niereninsuffizienz

Folgende Vorerkrankungen sollten bei nephrologischen Patienten abgefragt werden. Sie haben eine häufige Assoziation zu Nierenerkrankungen:

- **Diabetes mellitus:** diabetische Nephropathie (➤ 11.6)
- **Arterieller Hypertonus:** hypertensive Schädigung der Nieren oder Hypertonus als Folge einer chronischen Nierenerkrankung
- Gehäufte **Blasen- oder Nierenentzündungen** in der Kindheit: Anlagestörung der ableitenden Harnwege, z. B. vesikoureteraler Reflux
- **Nierenkoliken, Steinabgang im Urin:** Nephrolithiasis, rezidivierende Harnwegsinfektionen
- **Analgetika-Abusus:** Analgetika-Nephropathie (➤ 11.11.1), regelmäßige Einnahme von NSAR oder Paracetamol-haltigen Mischanalgetika
- **Gicht:** Gichtanfälle in der Vergangenheit können ein Hinweis auf eine Nephrolithiasis (➤ 11.15) oder eine chronische Gichtnephropathie (➤ 11.9.2) sein.
- **Krankheiten in der Schwangerschaft:** z. B. Präeklampsie, Harnaufstau oder akute Pyelonephritis-Episoden
- **Rheumatische Arthritis, Kollagenosen:** z. B. Amyloidniere, Lupusnephritis bei SLE, medikamenteninduzierte membranöse Glomerulonephritis nach Goldtherapie oder Penicillamin
- **Tuberkulose:** Urogenital-Tbc, sterile Leukozyturie (➤ 11.3.2)

Familienanamnese

Gibt es Nierenerkrankungen in der Familie, zum Beispiel eine Nephrolithiasis oder eine Refluxnephropathie? Sind hereditäre Nierenerkrankungen bekannt, z. B. autosomal-dominante Zystennieren (➤ 11.10.1)?

Sozialanamnese

Besteht eine berufliche Exposition gegenüber potenziell nephrotoxischen Substanzen, z. B. Blei, Kadmium oder organischen Lösungsmitteln? Gibt es einen Anhalt für einen Tabletten- oder Drogenabusus?

Klinischer Befund

Bei akuter Erkrankung

Ein Klopfschmerz über den Nieren und Fieber zusammen mit dysurischen Beschwerden spricht zum Beispiel für eine akute Pyelonephritis. Unwohlsein, Makrohämaturie, Bluthochdruck, Lidödeme, periphere Ödeme und evtl. Oligo-/Anurie sprechen hingegen für eine akute Glomerulonephritis.

Bei chronischer Erkrankung

Chronische Nierenerkrankungen können zu chronischer Niereninsuffizienz führen, die meist über Monate oder Jahre schleichend verläuft. Klinischer Befund bei chronischer Niereninsuffizienz ➤ 11.13.

11.3.2 Harnuntersuchungen

Urin wird **makroskopisch** auf grobe Veränderungen hin inspiziert (z. B. Eiter, Makrohämaturie), mit **Teststreifen** (Urinstix) orientierend auf das Vorhandensein u. a. von Erythrozyten, Leukozyten oder Eiweiß untersucht und in der **mikroskopischen** Untersuchung semiquantitativ (Urinsediment) oder quantitativ (Zählkammer) nach Zellbestandteilen oder Zylindern aufgearbeitet. Die **Urinkultur** dient der mikrobiologischen Diagnostik. Biochemische Analysen aus dem **Sammelurin** erlauben quantitative Aussagen zur Höhe von Proteinurie, Kreatinin-Clearance und Elektrolytausscheidung pro Tag. In der **Urinelektrophorese** kann eine Proteinurie weiter nach ihrem Ursprungsort (tubulär, glomerulär) differenziert werden. Die **Urinzytologie** erlaubt Rückschlüsse auf das Vorhandensein neoplastischer oder entzündlicher Zellen im aufgearbeiteten Urin.

Harngewinnung

Spontanurin, Mittelstrahlurin

Am einfachsten ist eine aussagekräftige Urinprobe aus morgendlichem Spontanurin zu gewinnen. Morgenurin ist naturgemäß konzentriert, evtl. in der Blase vorhandene Bakterien hatten Zeit zur Vermehrung und sind daher leichter nachzuweisen. Um Kontaminationen aus der Harnröhre zu vermeiden, verwertet man **Mittelstrahlurin,** dessen korrekte Gewinnung dem Patienten erklärt werden sollte.

PRAXISBEZUG

Gewinnung von Mittelstrahlurin

- Bei der Frau die Labien mit zwei Fingern auseinanderspreizen bzw. beim Mann die Vorhaut retrahieren, damit die Urethraöffnung freiliegt
- Periurethrale Haut mit einem feuchten Gaze-Tupfer reinigen. Es sollte steriles Wasser oder Kochsalzlösung verwendet werden, kein Desinfektionsmittel.
- Eine erste Urinportion in die Toilette verwerfen („Ausspülen" der Harnröhre)
- Die zweite (mittlere) Urinportion in einem sterilen Probenbehälter auffangen
- Restlichen Blaseninhalt in die Toilette entleeren
- Die beschriftete Probe rasch ins Labor transportieren; alternativ kühl stellen bei 4 °C bis zur Verarbeitung

Katheterurin, suprapubische Blasenpunktion

Um eine Kontamination durch Harnröhrenbakterien, Vaginalfluor etc. sicher zu vermeiden, kann der Urin durch Einmalkatheterisierung oder sterile, suprapubische Blasenpunktion gewonnen werden.

24-Stunden-Sammelurin

Der Sammelurin dient der Harnvolumenmessung, Bestimmung der Kreatinin-Clearance (➤ 11.3.3), Proteinuriediagnostik und der quantitativen Urinelektrolytbestimmung.

Meist wird über 24 h gesammelt, beginnend z. B. um 7:00 Uhr früh. Zu diesem Zeitpunkt entleert der Patient seine Blase in die Toilette. Jede folgende Miktion geschieht in ein sauberes Sammelgefäß bis zum nächsten Morgen um 7:00 Uhr, wenn die Blase ein letztes Mal in das Sammelgefäß entleert wird.

Urinbefunde

Makroskopischer Befund

Eine Urinprobe sollte mit bloßem Auge im Gegenlicht betrachtet werden. **Helligkeit und Farbe** geben erste mögliche Hinweise auf eine zugrunde liegende Erkrankung. Die Konzentration gelöster Substanzen im Harn wird anhand der **Osmolalität** des Urins (z. B. durch Messung der Gefrierpunktserniedrigung im Kryometer) bestimmt.

- **Heller, wasserklarer Urin:** bei starker Diurese; Osmolalität < 800 mOsmol/kg
- **Dunkler Urin:** Hinweis auf starke Harnkonzentrierung; Osmolalität > 1.200 mOsmol/kg, z. B. bei Dehydratation
- **Rötlicher Urin** kommt bei Makrohämaturie, Hämoglobinurie (z. B. hämolytisch-urämischem Syndrom) oder Myoglobinurie vor, er kann ferner durch Nahrungsmittel (Rote Bete) oder Medikamente (z. B. Rifampicin) verursacht sein.
- **Bierbrauner Urin** ist ein Zeichen einer direkten Bilirubinurie oder Porphyrinurie.
- **Trüber Urin** ist verdächtig auf einen Harnwegsinfekt mit Pyurie (= starke Leukozyturie). Er ist oft mit einem unangenehmen, stechenden Geruch vergesellschaftet.

MERKE
Ausnahme: Beim Diabetes mellitus ist der Urin hell und hat dennoch eine hohe Osmolalität infolge der Glukosurie.

Mikroskopischer Befund

Im **Urinsediment** finden sich die abzentrifugierten festen Bestandteile des Urins (➤ Abb. 11.8):

- **Leukozyten:** Normalerweise finden sich 1–4 Leukos/µl. Eine Vermehrung kommt vor allem bei Harnwegsinfektionen vor; bei stärkerer Ausprägung ist eine Trübung des Urins erkennbar (Pyurie; s. o. und ➤ Abb. 11.8b).
- **Erythrozyten:** Sie sind durch Spielen an der Mikrometerschraube an der Doppelringstruktur erkennbar, normal sind ca. 1–4/µl. Vermehrt sind sie bei Blutung innerhalb der ableitenden Harnwege (hämorrhagische Entzündung, Steine, Tumoren) oder bei glomerulärer Entzündung (Glomerulonephritis).
- **Zylinder:** Sie sind tubulären Ursprungs und stellen Ausgussformen des Tubuluslumens dar (➤ Abb. 11.8d, e). Die zylindrische Form beweist ihre Herkunft aus den Nieren. Ihr Auftreten ist mehr oder minder spezifisch mit bestimmten renalen Erkrankungen verknüpft (➤ Tab. 11.2).
- **Plattenepithelien** stammen aus den ableitenden Harnwegen, bei Frauen ist eine Verunreinigung durch periurethrales Epithel häufig (➤ Abb. 11.8c).
- **Tubulusepithelien** sind kleine rundliche Zellen mit zentralem Kern. Sie kommen bei renalen Erkrankungen generell vermehrt im Sediment vor (➤ Abb. 11.8c).
- **Kristalle** können bei Nephrolithiasis eine gewisse diagnostische Bedeutung erlangen. Ihre jeweilige Form lässt u. a. Rückschlüsse auf die chemische Natur der Konkremente zu (➤ Abb. 11.8f).

MERKE
Der Nachweis von Formveränderungen (Dysmorphien) im Phasenkontrastmikroskop spricht für eine glomeruläre Herkunft der Erythrozyten (➤ Abb. 11.9).

PRAXISBEZUG
Betrachtung des Urinsediments
Das Urinsediment kann nach Zentrifugation und Auftragen auf einen Objektträger mit Deckgläschen halbquantitativ unter dem Mikroskop begutachtet werden. Genauer, aber aufwendiger ist die Untersuchung des frischen, unzentrifugierten Urins in einer Zählkammer bei 400-facher Vergrößerung. Die bei Urinsedimenten häufig gebräuchliche Angabe „pro Gesichtsfeld" ist sehr ungenau. Je nach Herstellungsvorschrift für das Urinsediment entspricht ein Gesichtsfeld etwa 0,5–1 µl bei 400-facher Vergrößerung.

Tab. 11.2 Urinzylinder

Zylinderart	Morphe, Herkunft	Erkrankung
Hyaline Zylinder	Transparent und homogen, bestehen hauptsächlich aus einem tubulären Glykoprotein (Tamm-Horsfall-Protein), das in den distalen Tubuluszellen gebildet wird	Auch im normalen Urin zu finden, weisen nicht auf eine bestimmte Nierenerkrankung hin; vermehrt bei Dehydratation und Proteinurie
Leukozytenzylinder	Typische Kernstruktur polymorphkerniger Leukozyten	Bei akuter Pyelonephritis oder akuter interstitieller Nephritis anderer Genese, aber auch bei glomerulären Erkrankungen
Erythrozytenzylinder	Rötlich schimmernde Zylinder aus miteinander verbackenen Erythrozyten in einer hyalinen Matrix	Pathognomonisch für die renale Herkunft einer Hämaturie, insbesondere bei akuter Glomerulonephritis bzw. einem akuten Schub einer chronischen Glomerulonephritis
Granulierte Zylinder	Bestehen aus Zelldetritus, Fett und aggregierten Proteinen	Bei glomerulären und interstitiellen Nierenerkrankungen, gelegentlich auch beim Gesunden
Wachszylinder	Breite, homogene, amorphe Gebilde; entstehen in den Sammelrohren bei geringem Harnfluss	Fast pathognomonisch für die chronische Niereninsuffizienz

Chemische Harnanalyse

Eine einfache Möglichkeit zum **Urin-Screening** ist die **Teststreifen-Analyse** im Urinstix (enzymatisch reagierende Felder), z. B. für pH, Osmolalität, Glukose, Leukozyten, Erythrozyten und Protein. Im Teststreifen lässt sich auch Nitrit nachweisen, das von Nitritreduktase bildenden Bakterien wie z. B. vielen gramnegativen Stäbchen (u. a. *E. coli*) gebildet wird (➤ Abb. 11.10).

Glukosurie

Glomerulär filtrierte Glukose wird aktiv im proximalen Tubulus rückresorbiert. Bei physiologischen Glukose-Konzentrationen im Serum erscheint keine Glukose im Harn. Wird jedoch die Transportkapazität der Glukoseresorption überschritten, kommt es zur Glukosurie. Die **„Nierenschwelle"** im Serum, ab der es zur Glukosurie kommt, ist individuell leicht unterschiedlich und liegt etwa bei **180 mg/dl.**

Von der Glukosurie bei Hyperglykämie ist die **renale Glukosurie** zu unterscheiden. Sie ist eine angeborene oder erworbene Störung der Glukose-Rückresorption mit pathologisch erniedrigter Nierenschwelle, d. h., Glukose erscheint auch bei Normoglykämie im Harn.

Proteinurie

Physiologischerweise erscheinen täglich bis zu 150 mg Proteine im Harn (➤ Tab. 11.3). Die Nachweisgrenze für konventionelle Teststreifen liegt bei ca. 30 mg/dl. Zur Quantifizierung der ausgeschiedenen Eiweißmenge pro Tag kann der Urin über 24 h gesammelt und dann im Labor untersucht werden. Eine häufige Fehlerquelle besteht im unvollständigen Sammeln (Urinverlust bei Defäkation, Patient ist unterwegs und vergisst Uringefäß, Morgenurin 2-mal hinzugerechnet etc.). Einfacher und mit guter Annäherung lässt sich die pro Tag ausgeschiedene Eiweißmenge auch aus dem Spontanurin abschätzen, wenn man die Eiweißkonzentration ins Verhältnis setzt zur Kreatininkonzentration im Harn (in der Laboranforderung: Eiweiß-Kreatinin-Quotient bzw. Albumin-Kreatinin-Quotient). 1 g Urinprotein/g Kreatinin entspricht ca. 1 g Urinproteinausscheidung pro Tag. Desweiteren kann aus dem Spoturin zur genaueren Beurteilung eine elektrophoretische Differenzierung der Proteinurie erfolgen (Mikro-SDS-PAGE o. Disk-Elektrophorese).

Darüberhinaus ist die Prüfung auf freie Leichtketten (Bence-Jones-Proteinurie) aus dem Spoturin mittels Immunfixationselektrophorese möglich.

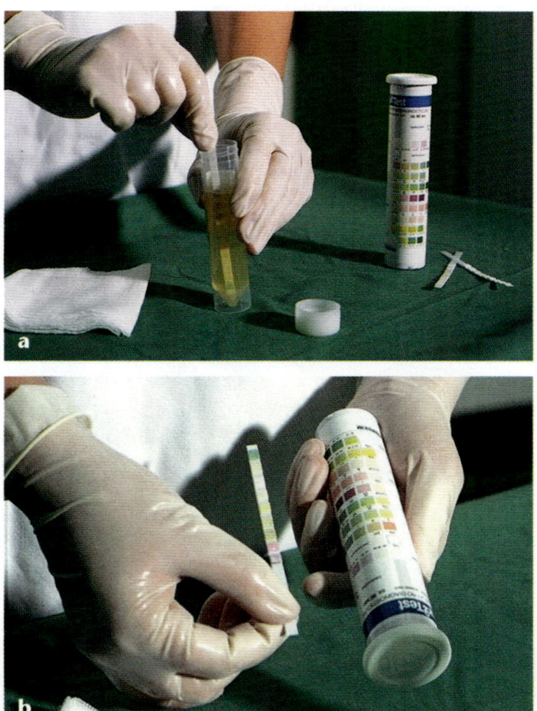

Abb. 11.10 Urinteststreifen. a) Kurzes Eintauchen des Teststreifens in den Urin, danach Abstreifen überschüssigen Urins, z. B. am Gefäßrand. b) Anschließend nach vom Hersteller vorgegebener Wartezeit Vergleich der Testfelder mit der Farbskala auf dem Behälter. [K183]

Tab. 11.3 Nichtpathologische Formen der Proteinurie

Reversible Proteinurie (> 150 mg/24 h)	Falsch positive „Proteinurie"
• Nach körperlicher Belastung • Orthostatische Proteinurie	• Bei stark alkalischem Urin (Vegetarier!) • Bei vaginalem Fluor

MERKE

Auch die Messung der sog. **Mikroalbuminurie** (d. h. einer Eiweißkonzentration ≤ 30 mg/dl) ist in speziellen Teststreifensystemen enzymatisch möglich (Micraltest®). Damit können frühzeitig diabetische oder hypertensive Nierenschäden erfasst werden.

Differenzierung der Proteinurie

Quantitativ

Man kann eine Proteinurie grob quantitativ unterteilen in (➤ Tab. 11.4):

- Milde Proteinurie ≤ 0,5 g/24 h
- Leichtgradige Proteinurie ≤ 1,5 g/24 h
- Mäßige/mittelgradige Proteinurie ≤ 3,5 g/24 h
- „Große" Proteinurie > 3,5 g/24 h, häufig mit den Symptomen eines nephrotischen Syndroms einhergehend (➤ 11.5.1)

Tab. 11.4 Ursachen einer Proteinurie

Proteinurie ≤ 3 g/d	Proteinurie ≥ 3 g/d
• Fieber • Orthostase • Interstitielle Nephritis • Akute Pyelonephritis • Glomerulonephritis	• Glomerulonephritis • Nierenbeteiligung bei Systemerkrankungen, z. B. SLE • Bence-Jones-Proteinurie bei Plasmozytom • Nierenamyloidose • Diabetische Glomerulosklerose • Präeklampsie (EPH-Gestose)

Qualitativ

Die Differenzierung der Proteinurie nach Molekulargewicht der bevorzugt ausgeschiedenen Eiweiße in der Urinelektrophorese gibt Hinweise auf die Lokalisation der Erkrankung (➤ Tab. 11.5):

- Kleinmolekulare Proteine ≤ 60.000 D: **tubulärer Schaden,** gestörte tubuläre Rückresorption glomerulär filtrierter Proteine
- Hochmolekulare Proteine > 60.000 D: **glomerulärer Schaden,** aufgehobene „Siebfunktion" des Glomerulus

MERKE

Bence-Jones-Proteine (➤ 3.6.4) können im Urinteststreifen negativ sein. Bei entsprechendem Verdacht muss deshalb eine Immunelektrophorese aus dem Spoturin oder 24-Stunden-Urin zum Nachweis einer monoklonalen Gammopathie durchgeführt werden.

Urinkultur

Probengewinnung

Gewöhnlich wird die Urinkultur aus dem Mittelstrahlurin gewonnen. Bei bettlägerigen Patienten kann Katheterurin oder selten auch mal ein Blasenpunktionsurin notwendig werden. Um das Keimwachstum bis zur Weiterverarbeitung zu verlangsamen, muss die Probe ggf. im Kühlschrank zwischengelagert werden.

Tab. 11.5 Unterscheidung der Proteinurie nach den ausgeschiedenen Eiweißen

Proteinurie-Typ	Bevorzugte Eiweiße	Mol.-Gewicht	Vorkommen
Renale Proteinurie			
Selektiv-glomeruläre	Albumin, Transferrin	67 kD 76 kD	Minimal-Change-GN
Unselektiv-glomeruläre	Alle molekularen Größen: Albumin, Transferrin, IgG	 67 kD 76 kD 150 kD	Glomerulonephritiden, diabetische Glomerulosklerose, Nierenamyloidose
Tubuläre	α_1-Mikroglobulin	33 kD	Tubuläre Nephropathien, interstitielle Nephritis
Glomerulär-tubuläre Mischproteinurie	Klein- und großmolekulare Plasmaeiweiße		Glomerulopathie mit sekundärer tubulärer Beteiligung
Postrenale	Großmolekulare Eiweiße: α_2-Makroglobulin	725 kD	
Überlauf-Proteinurie			
Bence-Jones-Proteinurie	Immunglobulin-Leichtketten: Freie Kappa-LK Freie Lambda-LK Kappa-/Lambda-LK-Quotient	 22 kD 45 kD	Gammopathie, Plasmozytom
Myoglobinurie	Myoglobin	17 kD	Rhabdomyolyse
Hämoglobinurie	Hämoglobin	64 kD	Hämolyse

MERKE

Blutkulturen und Liquor müssen dagegen im Wärmeschrank gelagert werden.

Eine einfach durchzuführende Methode zur Anlage einer Urinkultur stellt die Eintauchkultur dar (z. B. Uricult®).

Bewertung

Quantitativ wird die Urinkultur anhand der Anzahl gewachsener Kolonien/ml Harn (cfu = colony forming units/ml) bewertet (➤ Abb. 11.11 und ➤ Tab. 11.6). Eine sog. **signifikante Bakteriurie** liegt klassischerweise bei ≥ 10^5 cfu/ml vor **(Kass-Zahl).** Ab dieser Zahl kann bei Vorliegen einer einzigen Erregerspezies im Mittelstrahlurin auch ohne klinische Symptome in 80 % der Fälle von einem Harnwegsinfekt ausgegangen werden.

Liegt gleichzeitig eine Leukozyturie vor, ist die Diagnose gesichert. Werden in der Urinkultur dagegen ≥ 2 Keimarten nachgewiesen, ist eine Kontamination der Urinprobe wahrscheinlich (z. B. durch perivaginale Flora). Differenzialdiagnose der negativen Urinkultur ➤ 11.4.

MERKE

Die Keimzahl im Urin ist unter Berücksichtigung der klinischen Situation zu werten: Bei Patientinnen mit dysurischen Beschwerden, nach Nierentransplantation und generell bei Männern sind bereits Keimzahlen zwischen 10^2 und 10^4 cfu/ml signifikant.

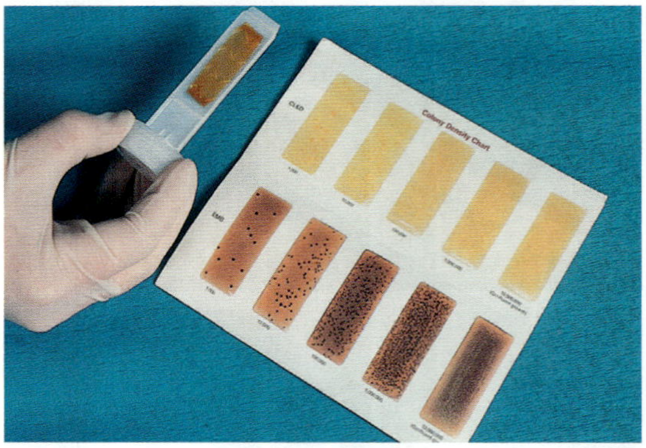

Abb. 11.11 Eintauchkultur (Uricult®). Ablesen der ungefähren Keimzahl durch Vergleich mit der vom Hersteller mitgelieferten Vergleichstabelle – hier: Keimzahl < 1.000/ml. [E501]

Tab. 11.6 Signifikante Keimzahlen in der Urinkultur

	Mittelstrahlurin	Einmal-Katheter-Urin	Punktionsurin
Signifikant (Keime/ml)	10^5	$(10^2–)10^4$	$\geq (10^0–)10^1$
Verdächtig (Keime/ml)	$10^2–10^4$	10^2	> 0

11.3.3 Blutdiagnostik

Bei eingeschränkter Nierenfunktion, also erniedrigter glomerulärer Filtrationsrate, steigt die Konzentration harnpflichtiger Substanzen im Serum an **(Azotämie),** im fortgeschrittenen Stadium entwickeln sich die Symptome einer Harnvergiftung **(Urämie).** Es existiert eine Vielzahl potenzieller Urämietoxine. Das komplexe klinische Bild der Urämie lässt sich nicht auf ein einzelnes Urämiegift zurückführen, sondern ist durch die Summe toxisch wirkender harnpflichtiger Substanzen verursacht.

Nierenfunktionsparameter im Serum

Die gebräuchlichsten Messparameter zur Bestimmung der Nierenfunktion sind Kreatinin, Cystatin C und Harnstoff im Serum.

Kreatinin

Normalwert:
- Frau: < 0,9 mg/dl (80 µmol/l)
- Mann: < 1,1 mg/dl (100 µmol/l)

Kreatinin ist ein Abbauprodukt des **Muskelstoffwechsels.** Es wird renal vorwiegend durch glomeruläre Filtration, aber auch in geringem Ausmaß durch tubuläre Sekretion eliminiert. Ein Anstieg im Serum erfolgt erst bei einer Nierenfunktionseinschränkung von mehr als 50–60 % (➤ Abb. 11.12).

MERKE

Falsch hohe Werte entstehen je nach Labormethode durch sog. Pseudokreatinine (z. B. Ketonkörper), bei Muskelläsionen, Jogging oder hoher Muskelmasse. Falsch niedrige Werte kommen bei geringer Muskelmasse (z. B. Kachexie) und Hyperbilirubinämie vor.

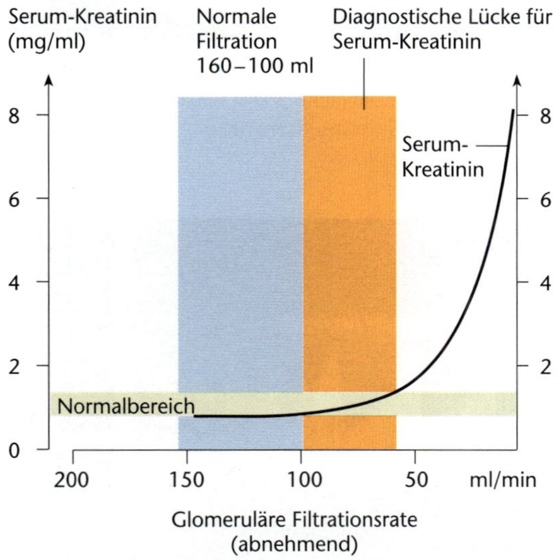

Abb. 11.12 Beziehung zwischen Serum-Kreatininspiegel und glomerulärer Filtrationsrate (GFR). Ein Anstieg des Serum-Kreatinins über den Normbereich hinaus findet erst nach Abnahme der GFR um mindestens 50 % statt. [L253]

Sensitiver und spezifischer als Kreatinin reflektiert der Spiegel von **Cystatin C** im Serum die Nierenfunktion, insbesondere sinnvoll im Grenzbereich zwischen niedrig normaler und leicht eingeschränkter Nierenfunktion. Cystatin C ist unabhängig von der Muskelmasse; wird glomerulär frei filtriert und nicht tubulär sezerniert.

Harnstoff

Normalwert: 10–50 mg/dl (2–8 mmol/l)
Harnstoff ist Endprodukt des **Eiweißmetabolismus** in der Leber und eigentlich kein guter Parameter für die Nierenfunktion, da seine Höhe im Serum von vielerlei weiteren Faktoren abhängt. Er wird diureseabhängig renal eliminiert, d. h., seine Ausscheidung steigt mit der produzierten Urinmenge. Die Serumkonzentration ist zusätzlich von Proteinzufuhr sowie Katabolismus (z. B. Fieber, Sepsis) abhängig. Ein Anstieg im Serum erfolgt erst bei einer Nierenfunktionseinschränkung ab 60–70 %. Vereinfacht dargestellt, kann ab einer Serum-Harnstoffkonzentration ≥ 200–240 mg/dl bei den meisten Patienten mit beginnenden urämischen Symptomen wie Appetitlosigkeit, Übelkeit, Durchfall, Konzentrationsschwäche u. a. gerechnet werden (➤ 11.12).

MERKE

Bei leicht eingeschränkter Nierenfunktion steigt das Serum-Kreatinin vor dem Harnstoff an, ist also der empfindlichere Marker. Bei weit fortgeschrittener, (prä)terminaler Niereninsuffizienz korreliert die Harnstoffkonzentration im Serum dagegen besser mit dem klinischen Schweregrad der Urämie als die Serum-Kreatininkonzentration.

Clearance-Messungen

Als **Clearance** bezeichnet man dasjenige Plasmavolumen, das pro Zeiteinheit von der zu messenden Substanz befreit wird.

Clearance-Messungen dienen dem frühzeitigen Erkennen einer Nierenfunktionseinschränkung. Sie sind vor allem aussagekräftig, wenn das Serum-Kreatinin noch im Normbereich liegt. Die am einfachsten und am häufigsten ausgeführte Messung ist die der **endogenen Kreatinin-Clearance.** Sie korreliert im klinischen Alltag am besten mit der wahren **glomerulären Filtrationsrate** (GFR).

Näherungsformeln

Näherungsweise kann die Kreatinin-Clearance und damit die GFR auch ohne aufwendige (und häufig ungenaue) Urinsammlung abgeschätzt werden. Zur Abschätzung der GFR (*estimated* GFR, eGFR) wurden verschiedene Formeln entwickelt. Die früher gebräuchliche Cockroft-Gault-Formel wurde inzwischen verlassen; klinisch am weitesten verbreitet sind derzeit die **MDRD-Formel** und die **CKD-EPI-Formel.** Dabei sollte die MDRD-Formel nur bei einer eGFR < 60 ml/min/1,73 m^2 und die CKD-EPI-Formel bei einer eGFR > 60 ml/min/1,73 m^2 verwendet werden, denn es hat sich gezeigt, dass die MDRD-Formel bei fast normaler Nierenfunktion die GFR systematisch zu niedrig angibt.

Berechnung der Kreatinin-Clearance/GFR

Endogene Kreatinin-Clearance

- Entspricht annähernd der glomerulären Filtrationsrate (GFR)
- Indiziert bei allen Nierenerkrankungen zur Bestimmung der exkretorischen Nierenfunktion
- Normbereich ca. 100–120 ml/min
- Sammelurin zur Bestimmung benötigt

Ausgangswerte: Sammelurinmenge pro Zeiteinheit (24 h), Kreatinin-Konzentration in Serum und Urin

$$Cl(Krea) = \frac{U(Krea) \times UZV[ml/min]}{S(Krea)}$$

Cl = Clearance, Krea = Kreatinin, UZV = Urinzeitvolumen, U = Urinkonzentration

CKD-EPI-Formel

- Benötigt keinen Sammelurin

Ausgangswerte: Kreatinin-Konzentration im Serum, Alter, Geschlecht, Rasse

Weiblich:

- Bei Serum-Kreatinin < 0,7: GFR = $144 \times (S(Krea)/0{,}7)^{-0{,}329} \times 0{,}993^{Alter}$
- Bei Serum-Kreatinin > 0,7: GFR = $144 \times (S(Krea)/0{,}7)^{-1{,}209} \times 0{,}993^{Alter}$

Männlich:

- Bei Serum-Kreatinin < 0,9: GFR = $141 \times (S(Krea)/0{,}9)^{-0{,}411} \times 0{,}993^{Alter}$
- Bei Serum-Kreatinin > 0,9: GFR = $141 \times (S(Krea)/0{,}9)^{-1{,}209} \times 0{,}993^{Alter}$

Jeweils × 1,159 bei schwarzer Hautfarbe

MDRD-Formel

- Benötigt keinen Sammelurin
- Kann vom Laborcomputer direkt zusammen mit dem gemessenen Serum-Kreatinin ausgegeben werden

Ausgangswerte: Kreatinin-Konzentration im Serum, Alter, Geschlecht, Rasse

$$GFR = 180 \times [S(Krea)/0{,}95]^{-1{,}154} \times [Alter]^{-0{,}203} \times 0{,}742 [\text{für Frauen}] \times 1{,}21 [\text{für Schwarze}]$$

11.3.4 Bildgebende Untersuchungen

Sonografie

Sie ist die Methode der Wahl zur schnellen, nichtinvasiven, orientierenden Untersuchung der Nieren, der Nebennierenregion, des Retroperitoneums, der Blase und der Prostata (➤ Abb. 11.13).

Die **farbkodierte Duplexsonografie** ermöglicht eine orientierende Darstellung der Nierendurchblutung, z. B. bei V. a. Nierenarterienstenose oder Nierenvenenthrombose (➤ Abb. 11.14).

CT und MRT

Diese Schnittbildverfahren werden zur weiteren Abklärung der sonografischen Befunde eingesetzt, z. B. in der Diagnostik von **Abszessen** und **Nierentumoren.** Schnellere Computer und moderne Software-Erweiterungen der Geräte lassen auch zunehmend **nichtinvasive Gefäßdiagnostik** nach intravenöser Kontrastmittelgabe zu, wie z. B. die sog. Spiral-CT-Untersuchung oder die MRT-Angiografie der Nierenarterien.

Infusionsurogramm (i. v.-Urogramm)

Dieses für urologische Fragestellungen zur Anwendung kommende Verfahren erlaubt Aussagen zu Form und Lage der Nieren sowie zu Durchblutung und Ausscheidungsfunktion (➤ Abb. 11.15). Es

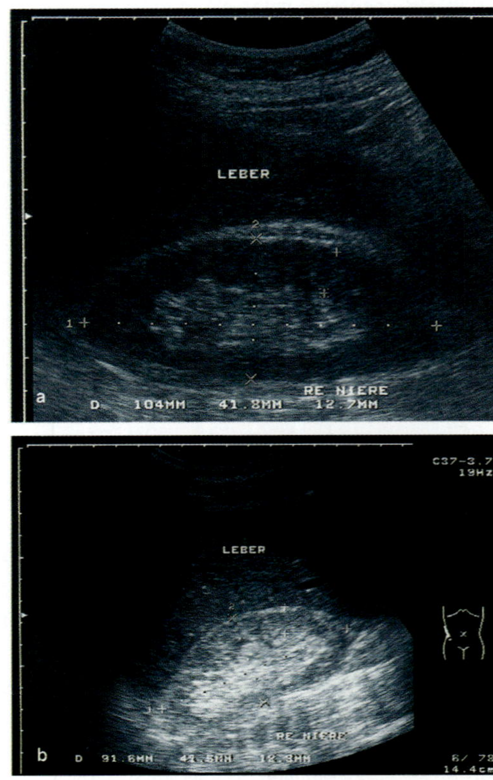

Abb. 11.13 a) Sonografischer Befund einer normalen Niere. b) Im Vergleich dazu eine verkleinerte („geschrumpfte"), echoverdichtete Niere bei einem Patienten mit chronischer Niereninsuffizienz im Dialysestadium. [M181]

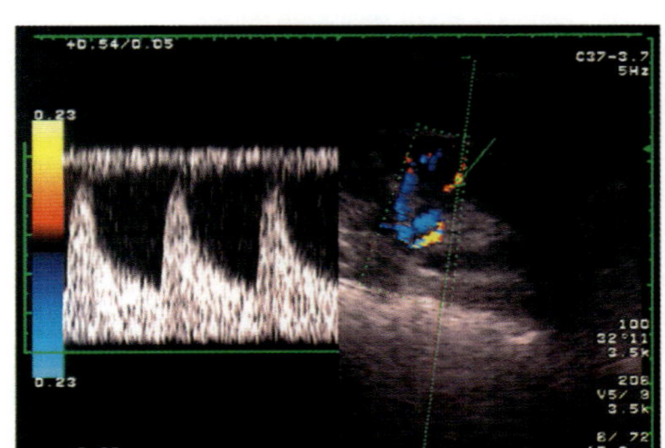

Abb. 11.14 Farbduplexsonografischer Befund der Niere mit unauffälligem arteriellem Signal auf Höhe der Aa. interlobares (Segmentarterien) [M181]

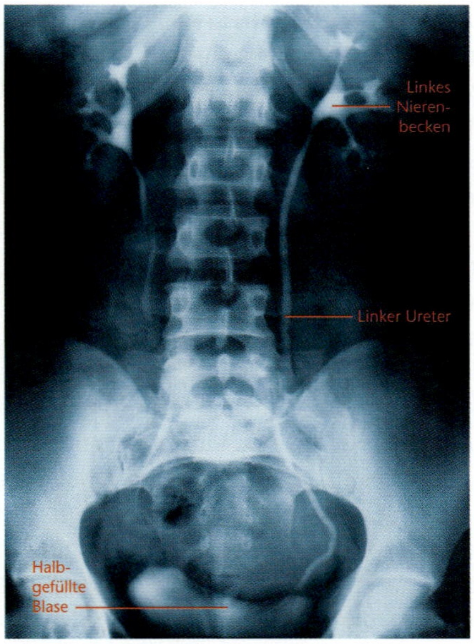

Abb. 11.15 Intravenöses Urogramm, Normalbefund. Die Nierenbeckenkelche sind beidseits unauffällig und zart. Im unteren Bildteil ist die Blase mit dem abgeflossenen Kontrastmittel sichtbar. [T170]

wird allerdings nur noch selten angewendet aufgrund der relativ hohen Kontrastmittel- und Strahlenexposition. CT und MRT liefern zumeist detaillierte Informationen; Goldstandard zur Steindetektion ist das CT.

MERKE

Kontraindikationen für i.v.-Röntgenkontrastmittel beachten: Kontrastmittelallergie, Schilddrüsenüberfunktion, Plasmozytom, eingeschränkte Nierenfunktion mit Kreatinin-Erhöhung ≥ 2,5 mg/dl.

Bei eingeschränkter Nierenfunktion wird das Kontrastmittel (KM) verlangsamt eliminiert, sodass die renale KM-Anreicherung nur gering und die Aussagefähigkeit der Methode eingeschränkt ist. Durch toxische Wirkung des KM kann es vor allem beim Plasmozytom, aber auch bei der diabetischen Nephropathie mit gleichzeitig bestehender Proteinurie zum akuten Nierenversagen kommen (➤ 11.11.3). Ist die KM-Gabe unumgänglich, ist insbesondere auf eine ausreichende Hydrierung des Patienten zu achten, da die Gefahr eines akuten Nierenversagens beim exsikkierten Patienten besonders hoch ist.

Isotopennephrografie (ING)

Die ING ist eine nuklearmedizinische Untersuchungsmethode und dient der Funktionsdiagnostik der Nieren. Dabei wird die Aktivität eines intravenös applizierten Tracers (meist **^{99m}Tc-DMSA**) beidseits über der Nierenregion mit einer Gammakamera aufgezeichnet. Man erhält Aktivitäts-Zeit-Kurven für jede Seite. Daraus wird die **seitengetrennte Clearance** für die verabreichte Substanz errechnet. Sie zeigt mit hoher Sensitivität eine Einschränkung und Seitenunterschiede der Nierenfunktion auf. Letzteres ist z. B. vor geplanter einseitiger Nephrektomie relevant (➤ Abb. 11.16).

Angiografie

Diese Methode wird als konventionelle Angiografie (➤ Abb. 11.17) oder als venöse bzw. arterielle digitale Subtraktionsangiografie (DSA, ➤ 2.2.1) zur Darstellung der Nierengefäße eingesetzt. Indikationen sind insbesondere die weitere Abklärung bei Verdacht auf **Nierenarterienstenose** und die Darstellung der **Vaskularisierung von Nierentumoren,** vor allem des Nierenzellkarzinoms.

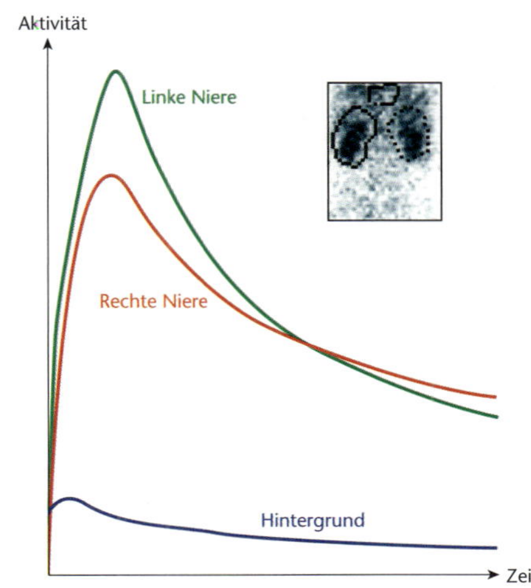

Abb. 11.16 Normalbefund eines Isotopennephrogramms. Der Tracer ^{99m}Tc-DMSA reichert sich in beiden Nieren unter der Gammakamera gleichmäßig an (rechter Bildteil) und zeigt eine normale Aktivitäts-Zeit-Kurve der Ausscheidung (linker Bildteil). [L231]

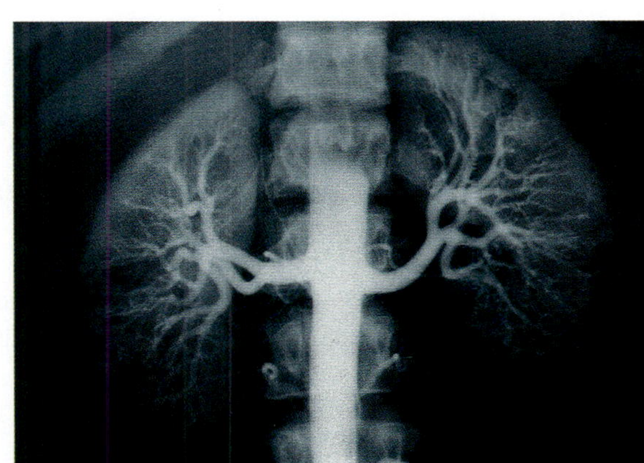

Abb. 11.17 Normalbefund einer konventionellen Angiografie der Nieren. Aufgrund der darüber liegenden Leber steht die rechte Niere etwas tiefer als die linke. [M181]

11.3.5 Nierenbiopsie

Zur Abklärung und Differenzierung insbesondere von glomerulären Erkrankungen (➤ 11.5) ist in bestimmten Fällen eine perkutane Nierenbiopsie erforderlich, um durch histologische Untersuchungen Art, Schweregrad und Prognose der Nierenerkrankung zu eruieren (➤ 11.5.4).

Wichtige **Indikationen** für eine Nierenbiopsie sind:

- Der klinische Verdacht auf eine Glomerulonephritis, insbesondere bei rasch progredientem Verlauf mit akuter Nierenfunktionsverschlechterung und Kreatinin-Anstieg (RPGN, ➤ 11.5.8)
- Eine wiederholt nachweisbare Proteinurie ≥ 1 g/Tag
- Ein steroidresistentes nephrotisches Syndrom bei Kindern (➤ 11.5.1)
- Eine isolierte Hämaturie und/oder geringgradige Proteinurie (< 1 g/Tag) bei Systemerkrankungen oder erblichen Erkrankungen (z. B. Vaskulitis, SLE, Goodpasture-Syndrom, Alport-Syndrom)

Bei isolierter (Mikro-)Hämaturie, die sich nicht urologisch erklären lässt (z. B. Nephrolithiasis, ➤ 11.15), ist bei normaler Nierenfunktion in der Regel aufgrund der guten Prognose keine Indikation zur Nierenbiopsie gegeben.

Meist wird die linke Niere unter Ultraschallsicht in Lokalanästhesie punktiert. Die gefürchtetste Komplikation ist die Nachblutung.

11.4 Harnwegsinfektion und Pyelonephritis

Eine Harnwegsinfektion (HWI) ist eine entzündliche Erkrankung der Harnwege, die durch Bakterien oder selten durch Pilze, Protozoen oder Viren verursacht wird. Diagnostisches Merkmal ist die **Bakteriurie** bei **gleichzeitiger Leukozyturie.**

Eine Unterscheidung zwischen echter Harnwegsinfektion und bakterieller Kontamination des Urins wird durch das Konzept der signifikanten Bakteriurie (➤ 11.3.2) erleichtert.

Einteilung

Nach ihrer Lokalisation unterscheidet man:

- **Untere Harnwegsinfekte** ohne klinischen Befall der Nieren; z. B. Urethritis, Prostatitis oder Zystitis
- **Obere Harnwegsinfekte,** bei denen Nierenbecken und angrenzendes Parenchym der Niere(n) mit befallen sind. Nach der histopathologischen Systematik gehört die Pyelonephritis eigentlich zu den (bakteriellen) tubulointerstitiellen Nephritiden (➤ 11.9). Aufgrund ihrer pathogenetischen Zugehörigkeit zu den Harnwegsinfekten wird sie jedoch hier behandelt.

Sonderformen

MERKE

Bei Patienten mit Blasenverweilkatheter findet man nach 2–3 Wochen immer eine Bakteriurie.

- **Asymptomatische Bakteriurie:** symptomlose bakterielle Besiedlung der Harnwege bei signifikanter Keimzahl, kommt bei 5 % der gesunden erwachsenen Frauen vor und sehr häufig bei Patienten mit Blasenverweilkathetern
- **Akutes Urethralsyndrom/Reizblase:** Bis zu 50 % der Frauen, die wegen dysurischer Beschwerden den Arzt aufsuchen und die klinische Symptomatik eines Harnwegsinfekts schildern, haben einen sterilen oder scheinbar sterilen Urin (Keimnachweis gelingt nur auf Spezialmedien).
- **Chronische (rezidivierende) Pyelonephritis:** chronische tubulointerstitielle Nephritis, die meist auf dem Boden einer chronischen Harnwegsobstruktion (obstruktive Nephro-/Uropathie, ➤ Abb. 11.18) oder eines vesikoureteralen Refluxes entsteht. Rezidivierende akute Pyelonephritiden verursachen eine nachfolgende narbige Defektheilung, die zu einer chronischen Niereninsuffizienz (➤ 11.13) führen kann. Ein weiterer wichtiger Risikofaktor für das Entstehen einer chronischen Pyelonephritis ist die Nephrolithiasis.

MERKE

Eine chronische rezidivierende Pyelonephritis entwickelt sich nur auf dem Boden vorbestehender prädisponierender Faktoren. Eine unkomplizierte akute Pyelonephritis geht in Abwesenheit weiterer Risikofaktoren nicht in eine chronische Verlaufsform über.

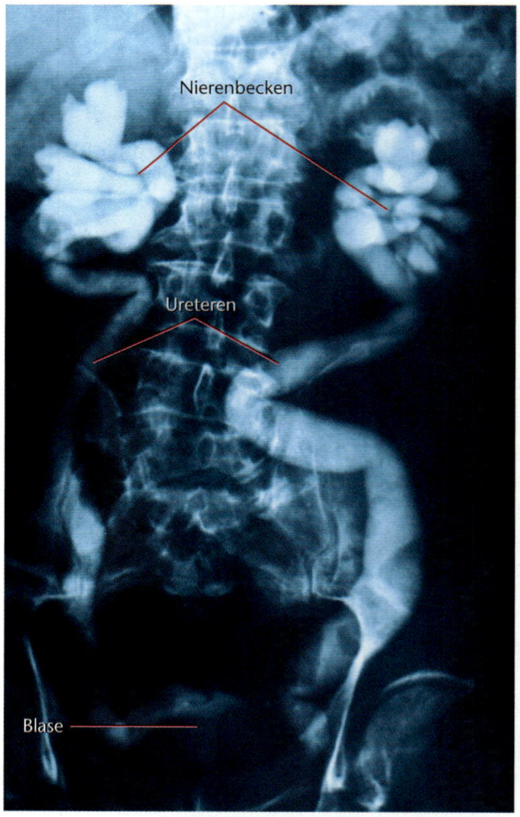

Abb. 11.18 i.v.-Urogramm mit beidseitigem Harnstau infolge fortgeschrittener Prostatahyperplasie. Deutliche Erweiterung von Harnleiter und Nierenbeckenkelchsystem beidseits. Der Blasenboden wird durch die vergrößerte Prostata angehoben. [M181]

Klinik

Zystitis

Die Symptome der Zystitis bestehen in Dysurie, Pollakisurie **(Dysurie-Pollakisurie-Syndrom)** sowie evtl. zusätzlich in einer Dranginkontinenz. Beim Kleinkind kann Bettnässen bei ansonsten eigentlich schon „trockenem" Kind Hinweis auf eine Harnwegsinfektion sein. Zystitiden verlaufen typischerweise ohne Fieber. Der Urin kann trüb und übel riechend sein.

MERKE

In 30 % der Zystitiden ist die Niere klinisch stumm mitbeteiligt (subklinische Pyelonephritis).

Akute Pyelonephritis

Sie kann als schweres Krankheitsbild mit der typischen Konstellation
- Flankenschmerz,
- Dysurie,
- Fieber, Schüttelfrost,
- Leukozytose und CRP-Erhöhung

verlaufen. Makropathologisch finden sich keilförmige Abszessstraßen im Nierenparenchym zwischen Papille und Rinde.

MERKE

Ein atypisches klinisches Bild der akuten Pyelonephritis ist besonders bei Kindern, alten Patienten, Diabetikern und Nierentransplantierten möglich. Fieber unklarer Genese, Erbrechen, Bauchschmerzen oder Verwirrtheitszustände können hier die einzigen Symptome einer akuten Pyelonephritis sein. Mögliche Fehldiagnosen sind u. a. Lumbago und chirurgische Ursachen eines akuten Abdomens.

Chronische (rezidivierende) Pyelonephritis

Sie verläuft uncharakteristisch. Bei zugrunde liegendem **vesikoureteralem Reflux** treten meist Schübe im Sinne einer rezidivierenden akuten Pyelonephritis auf. Im Verlauf kommt es infolge der Defektheilung der einzelnen Schübe zur narbigen Schrumpfung der Nieren (➤ Abb. 11.19).

Die klinische Erstmanifestation erfolgt u. U. erst im fortgeschrittenen Stadium und zeigt sich dann mit den Zeichen einer chronischen Niereninsuffizienz (➤ 11.13).

Urethritis

Leitsymptome der Harnröhrenentzündung sind Brennen und Jucken beim Wasserlassen sowie eitriger Ausfluss. Eine Urethritis kann mit einer reaktiven Arthritis und Uveitis einhergehen und wird dann als **Reiter-Syndrom** bezeichnet (➤ 13.7.3).

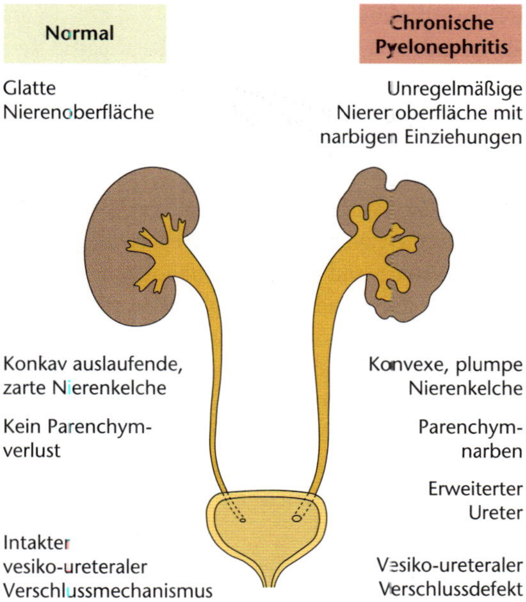

Abb. 11.19 Morphologische Veränderungen bei chronischer Pyelonephritis infolge vesikoureteralen Refluxes (rechter Bildausschnitt). Im Vergleich dazu eine normale Niere (linke Seite). [L157]

Akute bakterielle Prostatitis

Meist liegt ein schweres Krankheitsbild mit Schmerzen in Unterbauch und Perineum, eingeschränktem Allgemeinzustand und Fieber vor.

Akutes Urethralsyndrom/Reizblase

Akutes Urethralsyndrom und Reizblase verursachen gleichermaßen Dysurie und Pollakisurie. Der klinische Befund und die Routinelaboruntersuchungen sind jedoch unauffällig. Mitunter zeigt sich eine Leukozyturie, sie ist aber nicht zwingend. Die Urinkultur auf Standardnährböden ist negativ. Während sich bei der Reizblase auch nach weitergehender Untersuchung keine infektiösen Ursachen ausmachen lassen (eher psychovegetative Genese), können beim akuten Urethralsyndrom schließlich doch schwer anzüchtbare Erreger auf Spezialnährböden nachgewiesen werden. Dies sind insbesondere Chlamydien, Herpes-Viren und *N. gonorrhoeae.*

Komplikationen

Urosepsis

Eine lebensbedrohliche Komplikation der akuten Pyelonephritis ist die Urosepsis. Am meisten gefährdet sind Patienten mit Harnstau, diabetischem Spätsyndrom und alte Patienten. Aufgrund des typischen Keimspektrums der Harnwegsinfektionen (s. u.) verläuft sie meist als **gramnegative Sepsis.** Ein rechtzeitiges Erkennen und frühzeitige Einleitung der Therapie mit Volumensubstitution, systemischer antibiotischer Therapie und Beseitigung von Harnabflussstörungen können lebensrettend sein.

11

Andere Komplikationen

- **Rezidivierende HWI** bei der Frau sind überwiegend Neuinfektionen, beim Mann dagegen sind sie meist durch Persistenz des primären Erregers bedingt.
- Ausbildung von **Infektsteinen** (magnesium- und phosphathaltige Struvit-Steine, ➤ 11.15)
- **Intrarenale Abszesse** (Nierenkarbunkel) und **perirenale Abszesse** kommen am häufigsten bei Nephrolithiasis und Harnstau vor. Diabetiker sind besonders gefährdet, möglicherweise aufgrund von Mikro- und Makroangiopathie mit lokal gestörten Durchblutungsverhältnissen der Nieren. Klinische Symptome und Befunde gleichen denen der akuten Pyelonephritis. Ein erster Verdacht auf eine Abszessbildung stellt sich bei über längere Zeit fortbestehendem Fieber und Infektzeichen trotz wirksamer i. v. Antibiotikatherapie ein (➤ Abb. 11.20).
- **Chronische Niereninsuffizienz** als Folge einer chronischen Pyelonephritis (➤ 11.13).

Epidemiologie

Die Harnwegsinfektion ist die häufigste Infektionskrankheit der Frau. Ihre Inzidenz bei jüngeren Frauen liegt bei ca. 5 % und steigt mit zunehmendem Alter auf mehr als 20 % an. Bei jungen Männern ist sie selten (Ausnahme: im ersten Lebensjahr sind Jungen häufiger betroffen als Mädchen).

Im höheren Alter sind Männer fast ebenso häufig betroffen wie Frauen (Behinderung des Harnabflusses, ➤ Abb. 11.18).

MERKE

Bei 5 % der schwangeren Frauen findet man eine asymptomatische Bakteriurie im ersten Trimenon. Unbehandelt entstehen daraus in 20–30 % akute Pyelonephritiden.

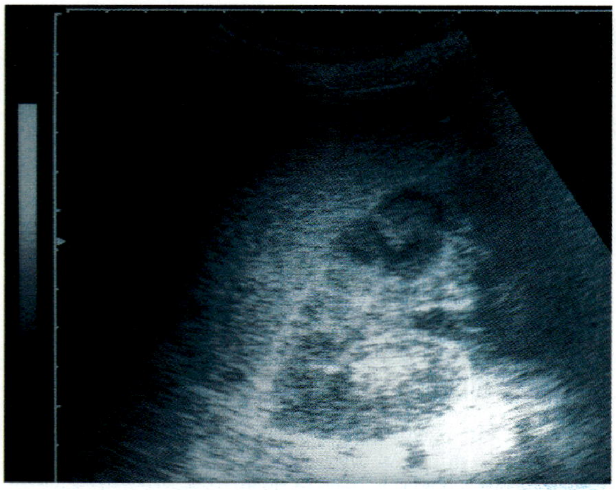

Abb. 11.20 Sonografischer Befund bei Nierenabszess. Abgebildet ist die kraniale Hälfte der rechten Niere im Längsschnitt. Im mittleren Drittel der Nierenrinde stellt sich der Nierenabszess als umschriebene echoarme, inhomogene Struktur dar. Angedeutet ist ein gestautes Nierenbeckenkelchsystem als prädisponierender Faktor für die Abszessbildung. [M181]

Pathogenese

Infektionsweg

In 95 % der Fälle ist eine aufsteigende Infektion mit Darmkeimen ursächlich. Nur in 5 % liegt eine hämatogene Streuung zugrunde, ausgehend von einem Sepsisherd, v. a. bei immungeschwächten Patienten oder bei Endokarditis.

Pathogenetische Faktoren für HWI und Pyelonephritis

Allgemeine Faktoren

- **Anatomische Gegebenheiten:**
  - Frauen: kürzere Urethra, Nähe der Austrittsstelle zum Anus, Besiedlung des periurethralen Gewebes durch gramnegative fäkale Flora
  - Männer: Präputium als mögliches Keimreservoir, Prostatasekret wirkt bakterizid.
- **Niedriges Urinvolumen:** fehlender Spüleffekt
- **Durchnässung, Unterkühlung**
- **Geschlechtsverkehr:** „Honeymoon-Zystitis" bei Frauen (mechanische Irritation der Urethra durch die Nachbarschaft zur Vagina)
- **Schwangerschaft:** passagere Obstruktion der Harnwege durch den Uterus, hormonell bedingte Erschlaffung und Erweiterung der Ureteren
- **Harnblasenkatheter**
- **Diabetes mellitus:** Neigung zu Vulvovaginitiden, polyneuropathische Blasenentleerungsstörungen, Neigung zu aufsteigenden oberen HWI, septischen Komplikationen, Papillennekrosen und Abszessbildungen
- **Analgetikaabusus** (➤ 11.11.1, Papillennekrosen): Störungen der medullären Nierendurchblutung
- **Abwehrschwäche,** Immunsuppression

Harnabflussstörungen

- **Obstruktion der Harnwege,** z. B. bei Prostatahyperplasie (➤ Abb. 11.18): Urinstase führt zu einer erhöhten Transitzeit des Urins mit vermehrter Zeit zum Bakterienwachstum. Bei erhöhtem intravesikalem Druck kommt es zu einem sekundären vesikoureteralen Reflux, s. u.
- **Urolithiasis** (➤ Abb. 11.21, Blasenstein): Eine Harnwegsobstruktion erleichtert die bakterielle Kolonisation, Steine bieten günstige Wachstumsbedingungen, denn Bakterien sind hier für Antibiotika kaum erreichbar („Nische"), Bakterien wiederum fördern die Steingenese → Teufelskreis.
- **Vesikoureteraler Reflux:** je nach Schweregrad Rückfluss von Urin während der Miktion aus der Blase in die Ureteren bis ins Nierenbecken und evtl. bis ins Nierenparenchym. Folge ist eine Keimverschleppung aus den unteren Harnwegen in die Nieren. Der Reflux ist primär angeboren (defekter Ventilmechanismus der Harnleitermündung in die Blase) oder sekundär erworben (durch erhöhten intravesikalen Druck) bei angeborenen Harnwegsobstruktionen.
- **Neurogene Blasenentleerungsstörungen:** Reflexblase bzw. schlaffe Blasenlähmung bei traumatischer Querschnittslähmung, Meningomyelozele, Multipler Sklerose oder Diabetes mellitus. Folgen sind Harnwegsobstruktion, Restharnbildung, Inkontinenz. Zusätzliches Risiko besteht bei Dauerkatheterisierung der Blase oder regelmäßiger (Selbst-)Katheterisierung.

Bakterielle Virulenzfaktoren

- **Glykokalix-Bildung:** bakterielle Produktion eines umgebenden, schleimähnlichen „Biofilms", der resistent gegen Wirtsabwehr und Antibiotika macht
- **Urease-Bildung:** Infektsteinbildung
- **Adhäsine:** z. B. P-Pili (spezifische Fimbrien einiger *E.-coli*-Stämme), die sich über Disaccharidverbindungen an P-Blutgruppen-Antigene auf der

11

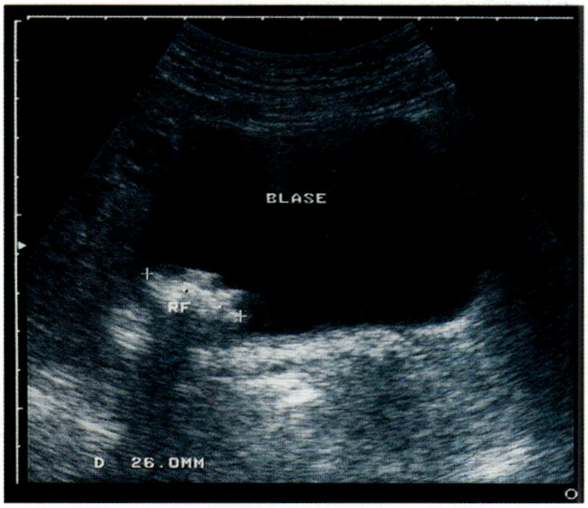

Abb. 11.21 Sonografischer Befund der Blase bei einem 73-jährigen Patienten mit rezidivierenden Zystitiden. Im Blasenlumen stellt sich als echoreiche Struktur mit dorsaler Schallauslöschung ein großer (bei Umlagerung beweglicher) Blasenstein als Prädispositionsfaktor für die rezidivierenden Harnwegsinfektionen dar. [M181]

Oberfläche des Uroepithels binden können und dadurch vermehrt am Epithel haften. Erhöhte Disposition für aufsteigende Pyelonephritiden bei Patienten mit den Blutgruppenmerkmalen P1, pk oder P.
- **Hämolysin-Bildung:** Schädigung des Uroepithels

Ätiologie

Ambulant erworbene HWI

Bei ambulant erworbenen HWI wird bei Frauen am häufigsten *E. coli* (bis 80 %) nachgewiesen. Weiterhin findet man Koagulase-negative Staphylokokken, Klebsiellen und *Proteus mirabilis. Enterococcus faecalis* ist in 20–30 % der Fälle an Mischinfektionen beteiligt.

MERKE

Die häufigsten Erreger von Harnwegsinfekten gehören zur gramnegativen Fäkalflora, *E. coli* ist der häufigste harnwegspathogene Keim.

Typische Urethritis- und seltenere Zystitiserreger sind *Chlamydia trachomatis* (30–50 %), *Ureaplasma urealyticum* (10–20 %), Trichomonaden, Herpes simplex Typ II und *Neisseria gonorrhoeae.* Zur Diagnose sind besondere Kulturmedien bzw. spezielle Nachweismethoden (Polymerasekettenreaktion [PCR] oder Elektronenmikroskopie, z. B. bei viralen Infekten wie EBV, CMV oder Herpes) nötig.

MERKE

Bei Patientinnen mit dysurischen Beschwerden ohne Keimnachweis in den Standardkulturverfahren (akutes Urethralsyndrom, Reizblase) sollten schwer anzuzüchtende Keime (z. B. Chlamydien) ausgeschlossen werden, die sich in Standardkulturverfahren nicht nachweisen lassen.

Krankenhaus-HWI

Diese Harnwegsinfektionen werden häufiger von Hospitalkeimen verursacht, z. B. *Pseudomonas aeruginosa, Serratia marcescens, Enterobacter aerogenes,* daneben *Proteus mirabilis* und *Klebsiella pneumoniae.* Bei immunsupprimierten oder abwehrgeschwächten Patienten werden auch *Candida-* und andere Pilzinfektionen der Harnwege gefunden.

Eine nichtinfektiöse, toxische hämorrhagische Zystitis ist u. a. nach Cyclophosphamid, z. B. im Rahmen einer zytostatischen Tumortherapie, möglich.

Diagnostisches Vorgehen

Die einmalige Episode einer unkomplizierten, ambulant erworbenen Zystitis bei der Frau kann ohne Keimnachweis und weitergehende Diagnostik behandelt werden. Sinnvoll ist die Kontrolle des Therapieerfolgs einige Tage nach Beendigung der antibiotischen Therapie durch Anlage einer Urinkultur.

MERKE

Bei Kindern, Männern, rezidivierenden HWI, Krankenhauspatienten und bei Schwangeren ist dagegen eine gezielte Diagnostik notwendig.

Wiederholte Harnwegsinfektionen beim Kleinkind sind ein wichtiger Indikator für eine übergeordnete Harnwegsanomalie, häufig einen vesikoureteralen Reflux. Sie müssen daher diagnostisch abgeklärt werden.

Harnanalyse

Uringewinnung (➤ 11.3.2). **Harnteststreifen** zeigen das Vorhandensein von Leukozyten und Nitrit im Urin an. Da eine Reihe von Erregern jedoch kein Nitrit bilden, ist der fehlende Nitritnachweis im Urin kein Ausschluss einer Harnwegsinfektion!

Im **Urinsediment** finden sich vermehrt Leukozyten (≥ 10/µl) und Bakterien, gelegentlich auch Erythrozyten. Leukozytenzylinder sind ein Indiz für eine Mitbeteiligung der Niere(n) (➤ Abb. 11.22).

Eine **Urinkultur** kann z. B. auf Eintauchnährböden angelegt werden. Findet sich eine Leukozyturie bei negativer Urinkultur (sog. „sterile" Leukozyturie,), ist differenzialdiagnostisch u. a. an eine Urogenital-Tbc zu denken.

MERKE

Differenzialdiagnose der sterilen Leukozyturie

- Urogenitaltuberkulose
- Infektion mit Keimen, die nur auf Spezialnährböden wachsen: z. B. Chlamydien, *Ureaplasma,* Gonokokken
- Abakterielle interstitielle Nephritis: z. B. Analgetika-Nephropathie, akute interstitielle Nephritis
- Nephrolithiasis

11

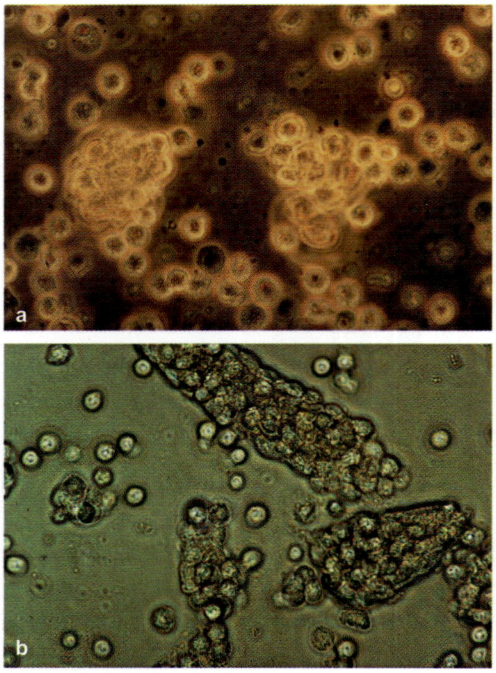

Abb. 11.22 Sedimentbefund bei Harnwegsinfektion, 400-fache Vergrößerung. a) Massenhaft Leukozyten, z.T. in Haufen zusammengelagert (Phasenkontrastmikroskop). b) Leukozytenzylinder bei akuter Pyelonephritis (Lichtmikroskop). [M181]

Blutuntersuchungen

Bei hochfieberhafter Erkrankung sollte eine Blutkultur vor Beginn der antibiotischen Therapie angelegt werden, um eine hämatogene Streuung einer akuten Pyelonephritis nachzuweisen (Urosepsis). Die weiteren Blutuntersuchungen zeigen eine Leukozytose und erhöhte Werte für CRP und BSG. Bei akuter Pyelonephritis kann es gelegentlich, insbesondere bei einer begleitenden Dehydratation, zu einer passageren Kreatinin-Erhöhung bis selten hin zum Vollbild eines akuten Nierenversagens (➤ 11.12) kommen.

Bildgebende Diagnostik

Bei der bildgebenden Diagnostik steht die abdominelle Sonografie oben an, die zumindest orientierend Aufschluss über Größe und Morphologie der Nieren gibt.

MERKE

Bei jeder akuten Pyelonephritis ist die Sonografie von Nieren und Blase obligat zum frühzeitigen Ausschluss eines zugrunde liegenden Harnaufstaus (➤ Abb. 11.23).

Eine weitergehende bildgebende Diagnostik ist indiziert bei rezidivierenden HWI, wobei bei Männern und Kindern die Diagnostik generell großzügig eingeleitet werden sollte. Ein Beispiel einer subpelvinen Abflussbehinderung zeigt ➤ Abb. 11.24.

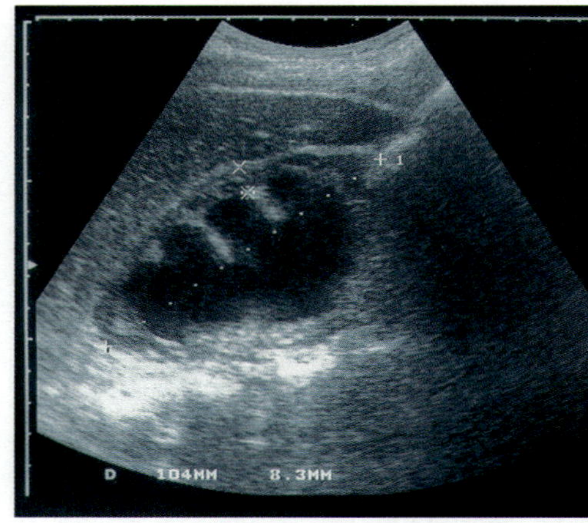

Abb. 11.23 Sonografischer Befund der rechten Niere bei chronischem Harnstau infolge eines infiltrierend wachsenden Rektumkarzinoms. Erkennbar sind ein massiv dilatiertes Nierenbeckenkelchsystem und ein deutlich verschmälertes Nierenparenchym (x ---) als Anzeichen einer schon länger bestehenden Stauung. [M181]

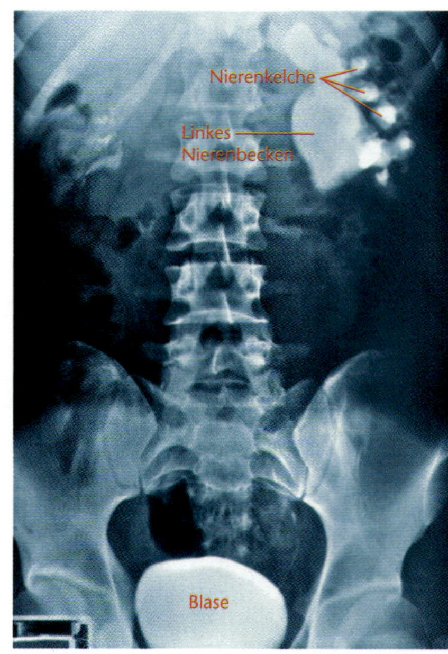

Abb. 11.24 i.v.-Urogramm bei subpelviner Stenose links infolge eines Uretersteins (nicht sichtbar) [M181]

Therapie

Urethritis, Zystitis und klinisch milde verlaufende akute Pyelonephritis können ambulant behandelt werden. Bei hochfieberhaften Erkrankungen und akuter Pyelonephritis in der Schwangerschaft ist eine stationäre Behandlung indiziert.

Allgemeine flankierende Maßnahmen bei Harnwegsinfekten sind die Anwendung von Wärme, spasmolytische und analgetische Therapie und die Aufrechterhaltung einer guten Diurese von wenigstens 2 l pro Tag durch ausreichende Flüssigkeitszufuhr, z. B. in Form eines „Blasentees" (Spüleffekt). Die zentrale Therapie besteht in einer Antibiose. Vor der Einleitung der antibiotischen Therapie sollte eine Urinkultur abgenommen werden.

Chronische (rezidivierende) Pyelonephritis

Akute Schübe werden antibiotisch behandelt. Gegebenenfalls vorliegende Harnwegsobstruktionen müssen aufgedeckt und behandelt werden.

Ein vesikoureteraler Reflux beim Kleinkind muss so früh wie möglich diagnostiziert und therapiert werden, da die Nieren in diesem Alter besonders empfindlich für irreversible Parenchymnarben sind. Vermutlich geht die terminale Niereninsuffizienz in bis zu 10 % auf eine chronisch-rezidivierende Pyelonephritis bei in der Kindheit nicht ausreichend therapiertem vesikoureteralem Reflux zurück. Die antibiotische Dauerprophylaxe sowie die frühzeitige und konsequente antibiotische Therapie akuter Infektepisoden hat heute Vorrang vor einer operativen Therapie des ein- oder beidseitigen Refluxes (Anti-Reflux-Plastik). Da sich mit zunehmendem Längenwachstum des Kindes auch ein vesikoureteraler Reflux häufig bessert oder gar ganz zurückbildet, ist eine operative Therapie nur selten notwendig.

Therapie der Harnwegsinfektion

Unkomplizierte Zystitis

Orale Kurzzeitantibiose mit harnwegsgängigem Antibiotikum, z. B. Fosfomycin-Trometamol (3.000 mg für 1 Tag), retardiertes Nitrofurantoin (2 × 100 mg für 5 Tage), Pivmecillinam (2–3 × 400 mg für 3 Tage). Fluorchinolone sollten aufgrund des NW-Profils nicht mehr bei der unkomplizierten Zystitis verwendet werden. Bei Misserfolg Urinkultur und Antibiogramm mit anschließender ein- bis mehrwöchiger gezielter Antibiose.

Akute Pyelonephritis, akute Prostatitis

- Bei hohem Fieber Blutkultur vor Beginn der antibiotischen Therapie anlegen
- Bei schwerem Verlauf intravenöse Breitbandantibiose (Fluorchinolone oder Cephalosporin der 3. Generation), 48 h nach Entfieberung kann auf eine orale antibiotische Therapie umgestellt werden; z. B.:
  - Ciprofloxacin 2–3 × 400 mg i. v.
  - Ceftriaxon 1 × 2 g i. v.
- Bei leichtem klinischem Verlauf orales Antibiotikum (Flourchinolone, Cephalosporin der 2. oder 3. Generation oder Ampicillin + β-Lactamase Inhibitor); z. B.:
  - Ciprofloxacin 2 × 500 mg p. o.
  - Levofloxacin 1 × 750 mg p. o.
  - Cefpodoxim 2 × 200 mg p. o.
  - Amoxicillin + Clavulansäure 875 + 125 mg p. o.
- Ggf. gezieltes Umsetzen der Antibiose nach Erhalt des Antibiogramms. Gesamte Therapiedauer 7–14 Tage.
- Korrektur prädisponierender urologischer Probleme

Bakteriurie beim Patienten mit Blasendauerkatheter

Eine Therapie der asymptomatischen Bakteriurie ist nicht indiziert. Konsequente antibiotische Therapie symptomatischer HWI-Episoden; wann immer möglich Entfernung des Katheters.

Rezidivierende HWI

- Bei mehr als 3–4 Infektepisoden p. a. ggf. niedrig dosierte Dauerchemoprophylaxe über 3–6 Monate. Die Wahl des Antibiotikums sollte sich nach der isolierten Bakterienspezies richten, z. B. Cephalosporin, Cotrimoxazol, Flourchinolone oder Nitrofurantoin.
- Alternativ bei kooperativen Patientinnen frühzeitige Selbstmedikation bei ersten Symptomen eines HWI mit einem für „den Fall der Fälle" bereitgehaltenen Harnwegsantibiotikum
- Beim Mann oft Erregerpersistenz in der Prostata (chronische bakterielle Prostatitis), da die chronisch entzündete Prostata für die meisten Antibiotika nur schlecht erreichbar ist. Häufig ist eine Langzeittherapie über 3 Monate oder länger mit einem Flourchinolon notwendig.

Honeymoon-Zystitis

Blase nach dem Geschlechtsverkehr entleeren, ggf. prophylaktische Einmaldosistherapie mit einem Harnwegsantibiotikum jeweils nach dem Verkehr.

Urethritis

(Therapie der Gonorrhö ➤ 14.12.2)

- *Chlamydia trachomatis, Ureaplasma urealyticum* und Mykoplasmen: Doxycyclin über 7 Tage oder Azithromycin über 1–3 Tage, Partnermitbehandlung
- Trichomonaden: Metronidazol, Partnermitbehandlung

Pilzinfektionen der Harnwege

- **Candida-Zystitis:** bei katheterisiertem Patienten evtl. Spülbehandlung der Blase mit Amphotericin B, ansonsten orale Behandlung mit einem Triazol, z. B. Fluconazol
- **Candida-Pyelonephritis, Candida-Sepsis:** systemische Therapie mit Fluconazol i. v., bei schwerem Verlauf oder Resistenz gegen Fluconazol z. B. Voriconazol i. v.

Akutes Urethralsyndrom

Therapieversuch mit einem Tetrazyklin über 7 Tage oder Azithromycin über 1–3 Tage. Je nach vermuteter Ätiologie, ansonsten rein symptomatische Therapie (Analgesie, Spasmolyse).

Asymptomatische Bakteriurie

Sie muss normalerweise nicht behandelt werden. Behandlungsbedürftig ist sie jedoch bei Schwangerschaft, Kindern, vor urologischen Eingriffen und bei immunsupprimierten Patienten.

MERKE

Medikamente zur Nacht einnehmen lassen, dadurch lange Verweilzeit in der Blase. Anleitung zu „doppelter Miktion" (erneutes Wasserlassen nach einigen Minuten) verringert Restharn in der Blase.

11.5 Glomeruläre Erkrankungen

Synonym: Glomerulopathien

Glomeruläre Erkrankungen sind eine heterogene Gruppe von Erkrankungen, die sich entweder **primär** an den Glomeruli abspielen (ohne Anzeichen einer Systemerkrankung) oder die **sekundär** im Verlauf verschiedenster Systemerkrankungen (v. a. Diabetes mellitus, Kollagenosen, Vaskulitiden) auftreten können. Pathogenetisch unterteilt man in entzündliche und nichtentzündliche (degenerative) Glomerulopathien.

Ein lange (> 5–10 Jahre) bestehender Diabetes mellitus, ein über Jahre bis Jahrzehnte schlecht eingestellter chronischer arterieller Hypertonus und eine systemische Amyloidose sind die Hauptauslöser nichtentzündlicher Glomerulopathien.

Die klinischen Symptome bei glomerulären Erkrankungen verschiedener Ätiologie gleichen einander. Diese sind durch ein unterschiedlich starkes Ausmaß von Hämaturie, Zylindrurie, Proteinurie, arterieller Hypertonie und Nierenfunktionseinschränkung mit erniedrigter GFR gekennzeichnet.

Überblick über die Glomerulopathien

- **Primäre Glomerulopathie:** ohne Anzeichen einer systemischen Erkrankung
- **Sekundäre Glomerulopathie:** bei vorliegender Systemerkrankung (z. B. Diabetes mellitus, Hochdruckerkrankung oder Vaskulitis)
- **Entzündliche Glomerulopathien** = Glomerulonephritis (GN):
  - Idiopathische (primäre) GN, z. B. IgA-Nephropathie, membranöse GN
  - Infektassoziierte GN
  - GN bei entzündlichen Systemerkrankungen (sekundäre GN)
  - Paraneoplastische GN, z. B. membranöse GN bei kleinzelligem Bronchialkarzinom

Nichtentzündliche („degenerative") Glomerulopathien

- Diabetische Glomerulosklerose
- Schädigung als Bluthochdruckfolge (hypertensive Nephropathie, ➤ 1.14.1
  - Benigne Nephrosklerose
  - Maligne Nephrosklerose
- Nierenamyloidose

Thrombotische Mikroangiopathien (➤ 11.8.6)

- Hämolytisch-urämisches Syndrom (HUS)
- Thrombotisch-thrombozytopenische Purpura (TTP)

Hereditäre Glomerulopathien (➤ 11.5.9)

- Alport-Syndrom
- Benigne familiäre Hämaturie

Folgen der glomerulären Schädigung

Folgen einer Schädigung der Glomeruli sind eine **Hämaturie** bzw. **Zylindrurie** bei Übertritt von Erythrozyten durch die geschädigte glomeruläre Basalmembran ins tubuläre System und/oder eine **Proteinurie** infolge erhöhter Durchlässigkeit der glomerulären Filtrationsbarriere für großmolekulare Proteine (Albumin, Transferrin, Immunglobuline).

Komplexe Funktionsstörungen – u. a. des juxtaglomerulären Systems – tragen zur Entstehung eines (renoparenchymatösen) **arteriellen Hypertonus** (➤ 1.14) bei. Zunehmende sklerotische Veränderungen der Glomeruli und begleitend auch des Tubulointerstitiums resultieren in einer Abnahme der Anzahl funktionstüchtiger Nephrone und schließlich in der Erniedrigung der glomerulären Filtrationsrate mit **Niereninsuffizienz** (➤ Abb. 11.25).

Je nachdem, welche Symptome und Befunde im Vordergrund stehen, lassen sich vier verschiedene klinische Syndrome abgrenzen, welche jeweils einen spezifischen Krankheitsverlauf aufweisen:

- Asymptomatische Proteinurie oder Hämaturie
- Akutes nephritisches Syndrom (Sonderform: raschprogredienter Verlauf)
- Chronischer Verlauf
- Nephrotisches Syndrom

Asymptomatische Proteinurie oder Hämaturie

Häufigste Manifestationsform einer glomerulären Erkrankung ist die als Zufallsbefund, z. B. bei der Musterung oder bei einer betriebs-

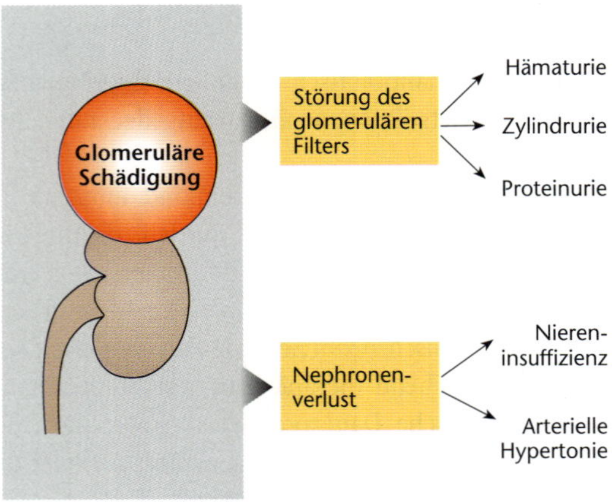

Abb. 11.25 Formale Pathogenese einer glomerulären Schädigung [L157]

ärztlichen Untersuchung, festgestellte asymptomatische Proteinurie oder Hämaturie, die durch einen positiven Urinstix auffällt. Es kann sich um einen harmlosen Befund handeln. Da jedoch durchaus eine ernsthafte glomeruläre Erkrankung möglich ist, sollte eine nephrologische Abklärung erfolgen.

Differenzialdiagnose von Ödemen

Erhöhter Kapillardruck

- Vermehrtes Plasmavolumen bei renaler Natriumretention
- Herzinsuffizienz, Cor pulmonale
- Primäre Nierenerkrankung, einschließlich nephrotisches Syndrom
- Medikamente: z. B. nichtsteroidale Antiphlogistika, Minoxidil, Kortison
- Schwangerschaft, prämenstruelle Ödeme
- Diuretikainduzierte idiopathische Ödeme (Pseudo-Bartter-Syndrom)
- Venöse Obstruktion
- Leberzirrhose, Lebervenenobstruktion
- Akutes Lungenödem
- Venenthrombose

Hypalbuminämie

- Eiweißverlust:
  - Nephrotisches Syndrom
  - Eiweißverlusterkrankungen des Darms
- Verminderte Albuminsynthese:
  - Lebererkrankungen
  - Malnutrition

Vermehrte kapilläre Durchlässigkeit

- Idiopathische Ödeme
- Verbrennungen
- Trauma

11

- Inflammation, Sepsis
- Allergische Reaktionen, Angioödem

Lymphatische Obstruktion oder erhöhter interstitieller onkotischer Druck

- Nach Mastektomie
- Maligne Lymphknotenvergrößerungen
- Hypothyreoidismus

Akutes nephritisches Syndrom

Definition und Klinik ➤ Tab. 11.7. Das nephritische Syndrom verläuft für den Patienten meist als ein hochakutes, dramatisches Krankheitsgeschehen mit raschem Beginn, Flankenschmerzen, Makrohämaturie, Luftnot und Blutdruckkrisen. Bei schweren Verläufen kann eine vorübergehende Intensivüberwachung notwendig sein.

Ein isoliert nephritischer Verlauf einer Glomerulonephritis kommt v. a. bei der Post-Streptokokken-GN, anderen infektassoziierten Glomerulonephritiden und sekundär im Rahmen von entzündlichen Systemerkrankungen (➤ 13.9 und ➤ 13.10) vor.

Eine Sonderform des akuten nephritischen Syndroms stellt der sog. **rasch-progrediente** Verlauf dar, bei dem neben einem akuten nephritischen Verlauf ein rascher Nierenfunktionsverlust über Wochen oder wenige Monate im Vordergrund steht. Dieser Verlauf tritt typischerweise bei der akut-nekrotisierenden intra-/extrakapillären Glomerulonephritis auf (Synonym: „rasch-**p**rogrediente **Gl**omerulo**n**ephritis, **RPGN**", ➤ 11.5.8).

Chronischer Verlauf

In einen **chronischen Verlauf** münden alle Glomerulopathien, bei denen die initiale Krankheitsaktivität fortschreitet. Der chronische Verlauf ist durch einen langsamen Nierenfunktionsverlust über Jahre bis Jahrzehnte charakterisiert. Histologisch ist die ursprüngliche Erkrankung nicht mehr zu diagnostizieren. Stattdessen findet man vernarbte (sklerosierte) Glomeruli, atrophierte Tubuli und eine tubulointerstitielle Fibrose.

Tab. 11.7 Differenzierung nephritisches/nephrotisches Syndrom

Nephrotisches Syndrom	Akutes nephritisches Syndrom
• Proteinurie ≥ 3,5 g/24 h • Ödeme (häufig stark ausgeprägte, eindrückbare periphere Ödeme) bei vermindertem onkotischem Druck und vermehrter Salz- und Wassereinlagerung • Hypoproteinämie • Hyperlipoproteinämie durch erhöhte hepatische Lipoproteinsynthese: Erhöhung von Cholesterin (VLDL, LDL), später auch von Triglyzeriden	• Hämaturie, Zylindrurie (Makrohämaturie möglich) • Salz- und Wasserretention • Ödeme (v. a. Lidödeme) durch primäre Überwässerung bei normalem onkotischem Druck • Arterieller Hypertonus • Evtl. Oligo-/Anurie mit Lungenödem (*fluid lung*) • Dumpfe Flankenschmerzen

Klinisches Endstadium ist die **Urämie** mit morphologischer Entwicklung von **Schrumpfnieren.** Die Therapie bei chronischen Verlaufsformen entspricht der bei chronischer Niereninsuffizienz (➤ 11.13).

11.5.1 Nephrotisches Syndrom

Definition und Klinik ➤ Tab. 11.7. Der Begriff „nephrotisches Syndrom" oder „Nephrose" an sich sagt nichts über die Ätiologie der Glomerulopathie aus, diese kann sowohl entzündlich als auch nichtentzündlich bedingt sein. Subjektiv sind für den Patienten häufig allein die Ödeme auffällig. Eine verminderte intravasale Gefäßfüllung bei niedrigem onkotischem Druck bzw. unter diuretischer Therapie kann darüber hinaus mit orthostatischen Kreislaufstörungen und Hypotonie einhergehen.

Klinik

Die Kardinalsymptome des nephrotisches Syndroms sind lageunabhängige Ödeme (im Gegensatz zu lageabhängigen Ödemen, z. B. bei Herzinsuffizienz), Proteinurie, Hypoproteinämie und Hyperlipoproteinämie.

MERKE
Lokalisation der Ödeme bei nephrotischem Syndrom: zunächst Beinödeme (➤ Abb. 11.26), evtl. auch Lid- und Gesichtsödeme, später generalisierte Ödeme, evtl. Aszites und Pleuraergüsse.

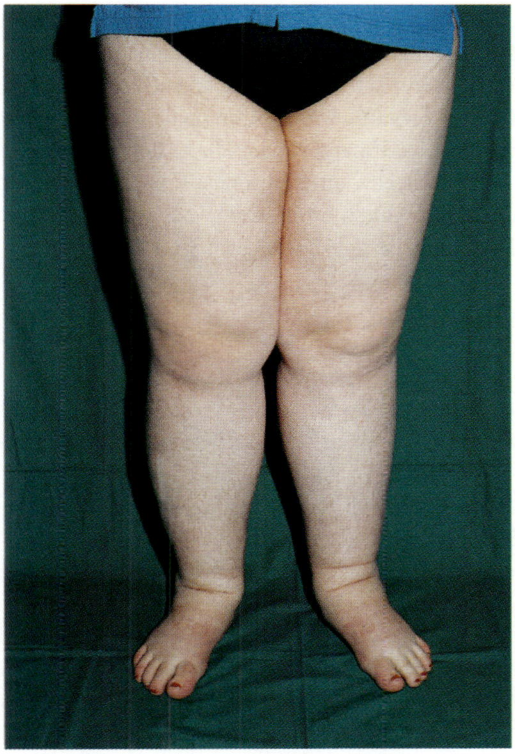

Abb. 11.26 Patientin mit massiven Beinödemen bei nephrotischem Syndrom im Rahmen einer Präeklampsie. Urin-Proteinausscheidung 30 g/d. [M181]

Hinzu kommt eine erhöhte Infektanfälligkeit durch Immunglobulinverlust in den Urin. Hypovolämie und durch Proteinverlust bedingte Dysbalance zwischen gerinnungsaktiven und gerinnungshemmenden Substanzen wie Antithrombin III und anderen führen zu erhöhter venöser Thromboseneigung, besonders bei einem Serum-Albumin < 20 g/l. Gefürchtet ist in diesem Zusammenhang insbesondere eine Nierenvenenthrombose mit akutem Nierenversagen.

Ätiologie

Die wichtigsten **Glomerulonephritiden,** die mit einem nephrotischen Syndrom einhergehen, sind die membranöse GN (häufigste Ursache beim Erwachsenen), die Minimal-Change-GN (häufigste Ursache beim Kind) und die fokal-segmentale sklerosierende GN (➤ 11.5.7).

Weitere häufige **nichtentzündliche Ursachen** sind die diabetische Glomerulosklerose (Kimmelstiel-Wilson, ➤ 11.6) und die Nierenamyloidose (➤ 11.8.8).

Pathogenese

Das nephrotische Syndrom ist eine Erkrankung der **Podozyten.** Podozyten bilden das viszerale oder innere Blatt der Bowman-Kapsel und sind die aktiven Regulatoren der Filtrationsbarriere, die im gesunden Glomerulus vor allem von der sog. **Schlitzmembran** zwischen den Fußfortsätzen der Podozyten gebildet wird. Die Schlitzmembran sitzt auf der Außenseite der glomerulären **Basalmembran** auf und stellt eine Barriere für Proteine (insbesondere Albumin) dar.

Beim nephrotischen Syndrom wird die Struktur der Schlitzmembran geschädigt und es kommt zur Verschmelzung, Retraktion und Ablösung der Fußfortsätze. Dadurch können Proteine (bis hin zu sehr großen Eiweißmolekülen, wie z. B. Immunglobuline) verloren gehen. Die glomeruläre **Basalmembran** mit ihrer Ladungsselektivität spielt bei der Proteinurie eine untergeordnete Rolle. Die Schädigung der Epithelzellen kann durch Immunkomplexformationen, Immunglobulinablagerungen entstehen oder auch zytokinbedingt sein.

Pathophysiologie der Ödembildung

Ödeme entstehen durch eine renale Natrium- und Wasserretention. Diese wird auf drei mögliche Ursachen zurückgeführt (➤ Abb. 11.27):

- Das klassische Konzept, die über Jahre angenommene **„Underfill-Theorie"** geht davon aus, dass der intravasale **onkotische Druck** durch den niedrigen Albumingehalt reduziert wird. Dadurch wandert Plasma aus dem Kapillarlumen ins Interstitium, sodass sich Ödeme entwickeln. Der entstehende Volumenmangel im Gefäßbett aktiviert das Renin-Angiotensin-Aldosteron-System, das die Retention von Natrium und Wasser erhöht und die Ödemsituation weiter verschlechtert.
- Nach der **„Overfill-Theorie"** kommt es in den proteurischen Nephronen primär zu einer erhöhten **Natrium- und Wasserretention.** Der zugrunde liegende Mechanismus ist bisher nur teilweise verstanden. In dem glomerulären Filtrat wird vermehrt Plasminogen ausgeschieden und in Plasmin umgewandelt. Plasmin aktiviert dann proteolytisch den epithelialen Natriumkanal (ENaC) im Sammelrohr, sodass es zu einer vermehrten Natriumretention kommt. Die renale Salz- und Wasserretention führt zu einer Expansion des Intravasalvolumens und über die Zunahme des kapillären hydrostatischen Drucks zu einer Transsudation von Wasser aus dem Gefäßbett in das Interstitium: Es kommt zu Ödemen. Zudem konnte gezeigt werden, daß glomerulär vermehrt Proteasen filtriert werden und diese Proteasurie zu einer direkten Aktivierung des epithelialen Natriumkanals (ENaC) im Sammelrohr führt, mit ebenfalls konsekutiver Natrium- und Wasserretention.

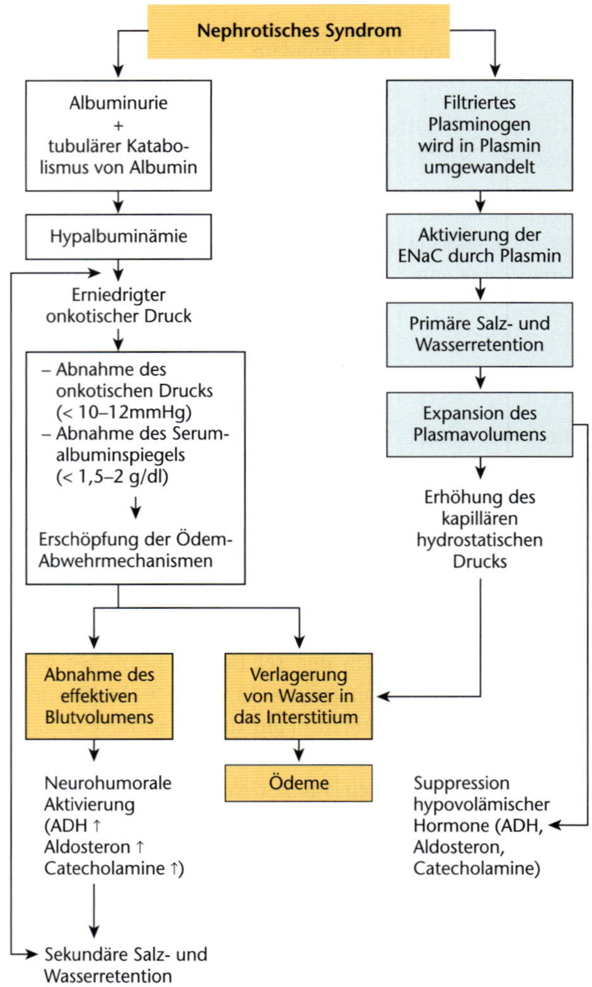

Abb. 11.27 Pathogenese des Ödems bei nephrotischem Syndrom [L157]

Diagnostisches Vorgehen

Proteinurie quantifizieren

Initial kann aus praktischen Gründen der Eiweiß-Kreatinin- und Albumin-Kreatinin-Quotient aus dem Spontanurin bestimmt werden. In der Folge dann ggf. noch Proteinuriebestimmung aus dem 24-Stunden-Sammelurin (**Cave:** Sammelfehler!). . Zusätzlich kann eine Urinelektrophorese die Proteinurie in selektiv-glomerulär (fast ausschließliche Albuminausscheidung) oder unselektiv-glomerulär klassifizieren (➤ 11.3.2).

Serumbestimmungen

Die Serumbestimmung von Gesamteiweiß und Albumin zeigt das Ausmaß der Hypoproteinämie an. Dies ist wichtig zu wissen, da die Schwere der Hypalbuminämie mit einer erhöhten Thrombosegefährdung korreliert. Eine Hypogammaglobulinämie zeigt eine erhöhte Infektgefährdung insbesondere für bakterielle Infektionen an. Zum Teil massiv erhöhte Cholesterin- und Triglyzeridspiegel im Serum markieren die reaktive Hyperlipidämie.

Die Serumelektrophorese zeigt ein typisches Muster – eine Erniedrigung der Albumin-Zacke bei gleichzeitiger Erhöhung der α_2- und β-Globulin-Zacken durch gesteigerte hepatische Lipoproteinsynthese. Bei Hypogammaglobulinämie ist die γ-Zacke erniedrigt (➤ Abb. 11.28).

Nierenfunktionsprüfung

Immer sollten auch die Retentionswerte (Kreatinin, eGFR, ggf. Cystatin C und Harnstoff) im Serum bestimmt werden, da sie Auskunft darüber geben, ob die Nierenfunktion normal oder eingeschränkt ist. Beide Verläufe sind möglich.

Nierenbiopsie

Das nephrotische Syndrom ist eine klassische Indikation zur Nierenbiopsie mit histologischer Klärung der Erkrankungsursache. Je nach Befund können Therapie und Prognose der Erkrankung sehr unterschiedlich sein (s. u. und ➤ 11.3.5).

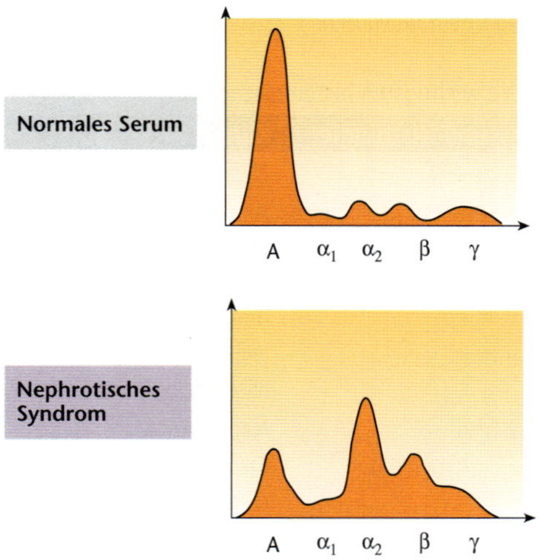

Abb. 11.28 Typische Serumelektrophorese bei nephrotischem Syndrom. Albumin- und γ-Fraktion sind erniedrigt, die α_2- und β-Zacke sind, als Ausdruck einer vermehrten Konzentration von Lipoproteinen im Serum, erhöht. [L157]

Therapie

Ursächlich steht die Therapie der jeweiligen Grundkrankheit im Vordergrund, z. B. die immunsuppressive Behandlung einer Minimal-Change-GN oder einer membranösen Glomerulonephritis.

Symptomatische Maßnahmen

Ödemausschwemmung durch Trinkmengenbeschränkung, Kochsalzrestriktion auf ≤ 5 g/d sowie vor allem Diuretika („Saluretika"), um die deutlich positive Salzbilanz zu korrigieren. Bevorzugt werden Schleifendiuretika.

MERKE

Die Ödemausschwemmung muss kontrolliert erfolgen, da sonst eine Hypovolämie sowie Thrombosen auftreten können. Der niedrige onkotische Druck erschwert eine rasche Mobilisation der interstitiellen Ödemflüssigkeit zurück ins intravaskuläre Kompartiment. Wichtig: regelmäßige Kontrolle von Körpergewicht und Serumelektrolyten (Cave: K^+ ↓ unter Diuretika-Therapie).

MERKE

Aldosteronantagonisten und Triamteren können bei Niereninsuffizienz zur Hyperkaliämie führen.

Senkung der Proteinurie

- **Eiweißarme Diät** ≤ 1 g/kg KG tgl. Eine eiweißreiche Diät führt zu einer glomerulären Hyperperfusion, was wiederum die Eiweißausscheidung über die Nieren steigert. Durch eine Restriktion der Eiweißzufuhr mit der Nahrung lässt sich somit die Eiweißausscheidung drosseln. Bei bereits ausgeprägter Hypoproteinämie ist diese diätetische Maßnahme allerdings selten konsequent durchführbar.
- **RAAS-Blocker** senken den glomerulären Perfusionsdruck durch Vasodilatation der efferenten glomerulären Arteriole und können die Proteinurie um bis zu ein Drittel senken, gleichzeitig wirken sie einer Hypokaliämie entgegen. Eine schrittweise Dosissteigerung bis zur maximalen und z. T. bis zu supramaximaler Dosierung ist zumeist erforderlich, um die Proteinurie adäquat zu beeinflussen. Dabei muss der Blutdruck engmaschig kontrolliert werden. Eine Kombinationstherapie von ACE-Hemmern und AT1-Antagonisten wird nicht mehr empfohlen, da sich die Nebenwirkungsrate – ohne positiven Effekt auf die Mortalität und Progression – deutlich erhöht.

MERKE

Die i. v.-Gabe von Albumin zur Auffüllung des Proteinverlusts ist wirkungslos (wird renal wieder ausgeschieden) und teuer.

Pharma-Box: Diuretika

Wirkungsmechanismus und Eigenschaften

Alle Diuretika) erhöhen die Urinausscheidung (Diurese), indem sie direkt in die Filtervorgänge der Nieren eingreifen (➤ Abb. 11.6).

- **Schleifendiuretika** hemmen die Rückresorption von Na^+, K^+, Cl^-, Ca^{2+} und Mg^{2+} in der aufsteigenden Henle-Schleife, in der Folge werden diese Elektrolyte zusammen mit Wasser vermehrt ausgeschieden. Beispiele: Furosemid, Torasemid.
- **Thiaziddiuretika** hemmen den Na^+/Cl^--Kotransporter im distalen Tubulus. Dadurch wird die Rückresorption von Na^+, Cl^- und Wasser gehemmt. Auch die Ausscheidung von K^+ und Mg^{2+} nimmt zu. Ca^{2+} wird dagegen im Rahmen eines Kompensationsmechanismus vermehrt rückresorbiert, was zu einer Hyperkalzämie als Nebenwirkung führen kann.
- **Kaliumsparende Diuretika** hemmen die Resorption von Na^+ im Austausch gegen K^+ oder H^+ (distaler Teil des distalen Tubulus und proximaler Teil des Sammelrohrs), eine identische Wirkung haben Aldosteron-Antagonisten über die Abschwächung der Aldosteron-Wirkung (Rezeptorblockade).
- **Osmotische Diuretika** können nicht aus dem Primärharn rückresorbiert werden und binden osmotisch Wasser im Tubuluslumen; dadurch kommt es zur vermehrten Ausscheidung eines verdünnten Urins.
- Schleifendiuretika sind am stärksten wirksam.
- Triamteren und Amilorid werden wegen ihrer geringen diuretischen Wirkung ausschließlich in Kombination mit Thiaziden oder Schleifendiuretika eingesetzt.
- Alle Diuretika (Ausnahme: Aldosteron-Antagonisten) wirken nach glomerulärer Filtration vom Tubuluslumen aus. Thiaziddiuretika und osmotische Diuretika verlieren bei erniedrigter GFR < 30 ml/min ihre Wirksamkeit. Schleifendiuretika sind dagegen – in hoher Dosierung! – auch bei einer GFR < 10 ml/min noch wirksam und eignen sich daher zum Einsatz bei eingeschränkter Nierenfunktion.

Indikationen

Ödemausschwemmung, Hypertonus, Herzinsuffizienz, forcierte Diurese bei Intoxikationen (v. a. osmotische Diuretika).

Nebenwirkungen

Blutdruckabfall mit Kreislaufkollaps, erhöhte Thrombosegefahr. Hypokaliämie, Hypomagnesiämie mit Wadenkrämpfen und Gichtanfälle bei Schleifendiuretika, Hyperkaliämie bei kaliumsparenden Diuretika, vor allem durch Aldosteron-Antagonisten.

Kontraindikationen

Präkoma und Coma hepaticum, Exsikkose, Na^+ i. S. < 125 mmol und andere Elektrolytentgleisungen, relativ auch bei Cor pulmonale, erhöhter Thromboseneigung und Alkalose.

Weitere Maßnahmen

- **Thromboseprophylaxe:** bei ausgeprägter Hypalbuminämie ≤ 20 g/l therapeutische Heparinisierung, Beine wickeln. Bei chronischem Verlauf ist eine Marcumarisierung indiziert.
- **Behandlung der reaktiven Hypercholesterinämie** beim nephrotischen Syndrom: cholesterinarme Diät und lipidsenkende Therapie mit HMG-CoA-Reduktase-Hemmern.
- **Infekttherapie und -prophylaxe:** gezielte Antibiotikatherapie akuter Infekte unter einem nephrotischen Syndrom. Für i. v.-Gammaglobulingaben gilt das Gleiche wie für Albumininfusionen: Sie sollten vermieden werden. Eine Impfung vor allem gegen Pneumokokken ist empfehlenswert.

11.5.2 Glomerulonephritiden, Allgemeines

Glomerulonephritiden (GN) sind zwar insgesamt selten, sie stellen jedoch – nach der diabetischen Nephropathie und der vaskulären Nephropathie – die dritthäufigste Ursache der chronischen Niereninsuffizienz in Europa dar.

Da die Einteilung der Glomerulonephritiden unter verschiedenen Aspekten vorgenommen wird – z. B. nach klinischen, histopathologischen, elektronenmikroskopischen oder immunhistochemischen Kriterien –, herrscht bei der Nomenklatur ein gewisses Durcheinander. Am sinnvollsten ist es, sich die wichtigsten histologischen Formen anhand ihres typischen klinischen Bildes einzuprägen (➤ Tab. 11.8).

Epidemiologisches Spotlight

- Mesangioproliferative GN vom IgA-Typ (➤ 11.5.4): häufigste GN im Erwachsenenalter
- Membranöse GN (➤ 11.5.5): häufigste Ursache eines nephrotischen Syndroms beim Erwachsenen
- Minimal-Change-GN (➤ 11.5.6): häufigste Ursache eines nephrotischen Syndroms im Kindesalter
- Infektassoziierte GN; die klassische Form der akuten Post-Streptokokken-GN (akute endokapillär-proliferative GN; ➤ 11.5.3) mit nephritischem Syndrom ist heutzutage durch rechtzeitige Antibiotika Behandlung selten geworden.

Tab. 11.8 Die wichtigsten histologischen Formen der GN

Bezeichnung und Histologie	Klinischer Verlauf
Minimal-Change-GN	Nephrotisches Syndrom
Infektassoziierte GN/postinfektiöse GN (endokapillär-proliferative GN)	Akutes nephritisches Syndrom
IgA-Nephropathie (mesangioproliferative GN vom IgA-Typ)	Asymptomatische Hämaturie/Proteinurie, Hypertonie
Fokal-segmentale Glomerulosklerose	Nephrotisches Syndrom, chronische Nierenfunktionsstörung
Membranöse GN	Nephrotisches Syndrom
Membranoproliferative GN	Mikrohämaturie, nephrotisches Syndrom, chronische Nierenfunktionsstörung
Rasch-progrediente GN (nekrotisierende intra-/extrakapillär-proliferative GN mit diffuser Halbmondbildung)	Akutes nephritisches Syndrom mit rasch progredientem Verlauf

Ätiologie

Die Ätiologie der meisten Formen ist unklar. Nur bei postinfektiösen Verlaufsformen wie der akuten Post-Streptokokken-GN ist ein Zusammenhang mit einem vorausgegangenen Infekt offensichtlich. Bei der mesangioproliferativen GN vom IgA-Typ und einigen anderen Formen wird ebenfalls ein postinfektiöser Auslöser vermutet, ist aber bislang nicht bewiesen.

Glomerulonephritiden treten immer in beiden Nieren gleichzeitig auf. Es können **diffus** alle Glomeruli befallen sein. Mitunter ist der Befall jedoch nur **fokal,** d. h., nicht alle Glomeruli sind gleichermaßen befallen. Ist darüber hinaus nur ein Teil des Schlingenkonvoluts des Glomerulus betroffen, spricht man von **segmentalem** Befall (➤ Abb. 11.29). Ein Beispiel für eine fokal und segmental auftretende Glomerulonephritis ist die fokal-segmentale Glomerulosklerose, ➤ 11.5.7.

Pathogenese

Immunologische Vorgänge sind bestimmend für die Auslösung einer Glomerulonephritis. Die genauen pathogenetischen Abläufe sind jedoch bei einigen Glomerulonephritiden immer noch spekulativ.

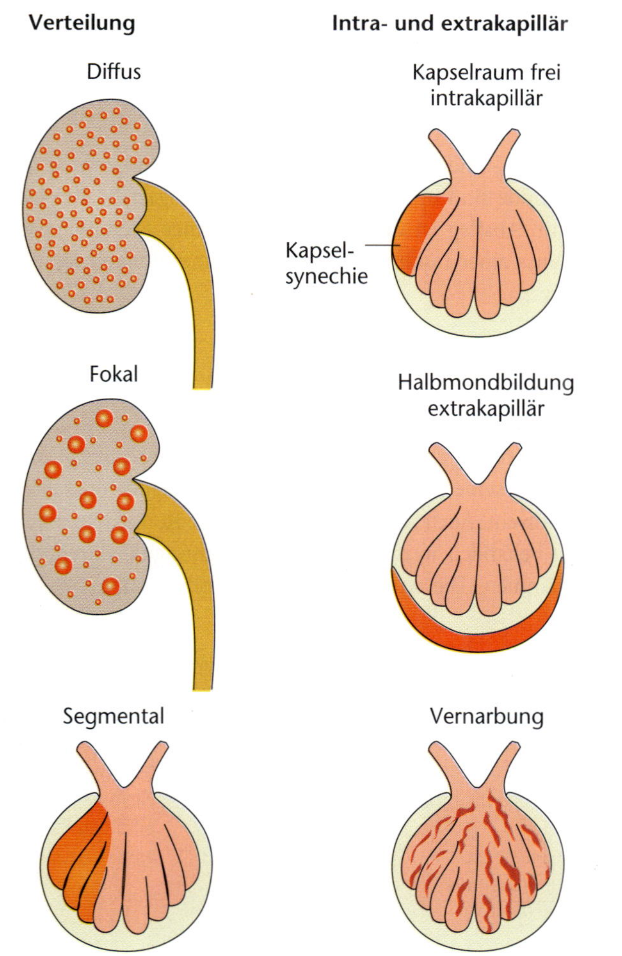

Abb. 11.29 Verschiedene mögliche Befallsmuster der Nieren bei Glomerulonephritis. Immer sind beide Nieren gleichermaßen befallen. [L157]

Abgelagerte Immunkomplexe

Bei der Immunkomplexnephritis sind es Immunkomplexe, bestehend aus einem Antigen (z. B. Streptolysin O aus Streptokokken der Gruppe A) und dem zugehörigen Antikörper (in diesem Falle der Anti-Streptolysin-O-Antikörper), die sich beim Durchströmen der Nieren an der glomerulären Kapillare ablagern. Sie führen lokal zur Aktivierung der Komplementkaskade (➤ 5.1) mit nachfolgender entzündlicher Reaktion in der glomerulären Kapillare und Endothelzellproliferation. Beispiele: akute Post-Streptokokken-GN (histologisch: endokapillär-proliferative GN), mesangioproliferative GN, membranöse GN.

Autoantikörper gegen Basalmembran

Bei der Anti-Basalmembran-Antikörper(Anti-GBM-AK)-Glomerulonephritis dagegen bildet das Immunsystem aufgrund eines bisher nicht geklärten Auslösers einen pathogenen Autoantikörper gegen ein Epitop auf den Kollagenfibrillen der glomerulären Basalmembran (sog. NC1-Domäne der α_3-Kette des Typ-IV-Kollagens). Die Anlagerung des Anti-GBM-AK an die glomeruläre Basalmembran löst eine Entzündungsreaktion mit Zerstörung der GBM aus. Immunhistologisch stellt sich eine bandförmige, lineare Ablagerung von körpereigenem IgG entlang der GBM dar (➤ Abb. 11.31 g–i). Die Erkrankung befällt häufig Nieren und Lunge gleichzeitig (**pulmorenales Syndrom, Goodpasture-Syndrom,** ➤ 11.8.1). Die Erklärung dafür ist die antigene Verwandtschaft zwischen glomerulärer und alveolärer Basalmembran.

Diagnostisches Vorgehen

Die diagnostische Strategie entspricht dem unter dem Abschnitt „Diagnostisches Vorgehen" (bei „Nephrotischem Syndrom" (➤ 11.5.1) beschriebenen Vorgehen.

- **Klinische Verdachtsmomente** sind: Hämaturie, Zylindrurie (➤ Abb. 11.30), Proteinurie oder eine Kreatinin-Erhöhung i. S. und u. a. ein begleitender arterieller Hypertonus

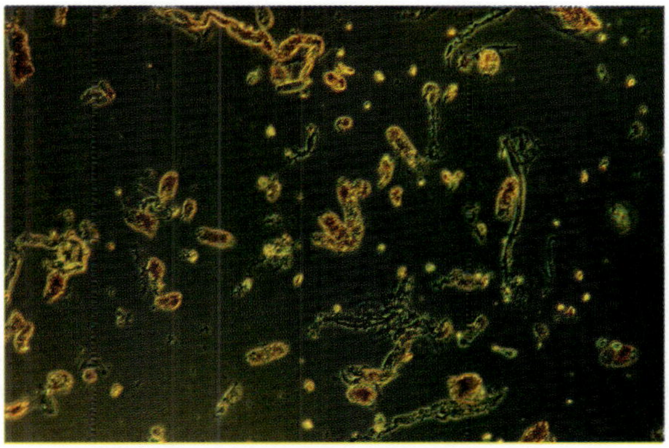

Abb. 11.30 Urinsediment bei aktiver Glomerulonephritis mit massenhaft vermehrten rot-bräunlich gefärbten Erythrozytenzylindern. Phasenkontrastmikroskop, 100-fache Vergrößerung. [M181]

- **Sonografie:** Normal große Nieren und ein normales Blutbild ohne Anzeichen für eine renale Anämie sprechen für eine akute Verlaufsform. Verkleinerte Nieren im Ultraschall und eine renale Anämie sind Anzeichen für einen bereits seit längerer Zeit bestehenden, chronischen Krankheitsverlauf.
- **Immunologische Serumdiagnostik:** Ihr kommt große Bedeutung in der Diagnostik der sekundären Glomerulonephritisformen zu, insbesondere bei Systemerkrankungen wie den ANCA-assoziierten Vaskulitiden (➤ 11.8.2), bei Systemischem Lupus erythematodes (➤ 11.8.4) oder Goodpasture-Syndrom (s. o.). Gesucht wird nach zytoplasmatischen Anti-Neutrophilen-Antikörpern (c-ANCA und p-ANCA), Antikörpern gegen Doppelstrang-DNA (Anti-ds-DNA-AK) und gegen glomeruläre Basalmembran (Anti-GBM-Antikörper). Bei einer Immunkomplex-Pathogenese lassen sich darüber hinaus mitunter erniedrigte Komplementspiegel (CH50, C3, C4) als Ausdruck des Komplementverbrauchs nachweisen.
- **Nierenbiopsie** (➤ 11.3.5): Bestehen keine Kontraindikationen (Blutungsneigung, bereits stark geschrumpfte Nieren mit nur noch schmalem Parenchymsaum, nicht kontrollierbarer Hypertonus), sollte die histologische Diagnose möglichst immer durch eine Nierenbiopsie herbeigeführt werden. Sie erhöht die Therapiesicherheit beim Einsatz von Kortikosteroiden oder Immunsuppressiva und ermöglicht eine Prognoseabschätzung anhand des histologischen Typs der GN und vorliegender irreversibler narbiger Veränderungen.

11.5.3 Infektassoziierte GN/postinfektiöse GN

Die postinfektiöse GN entsteht durch die Reaktion des Immunsystems auf bestimmte Infektionen. Als Auslöser kommen viele Infektionen infrage. Das gemeinsame Merkmal ist die inflammatorischen Schädigung durch Immunkomplexablagerungen (Antigen-Antikörper-Komplexe) im Glomerulus. Das klassische Beispiel der Immunkomplex-Nephritis ist die akute Post-Streptokokken-GN, die in den westlichen Ländern dank der Antibiotikatherapie allerdings nur noch selten beobachtet wird. Eine postinfektiöse GN kann auch auftreten bei Staphylokokken, Haut-/Weichteilinfektionen, gramnegativen Erregern, bei bakterieller Endokarditis oder infiziertem ventrikuloatrialem Shunt (sog. Shunt-Nephritis). Durch Klappenvegetationen können nebenbefundlich auch bakterielle Mikroembolisationen die Nieren erreichen.

Klinik

Die Post-Streptokokken-GN (Pharyngitis) präsentiert sich häufig als nephritisches Syndrom mit Hämaturie, Proteinurie, Ödemen und Hypertonie. 1–4 Wochen nach einem ausgeheilten Infekt entwickelt der Patient subfebrile Temperaturen, Arthralgien und dumpfe Schmerzen in beiden Nierenlagern. Der Urin ist durch Makrohämaturie rötlich braun verfärbt. Durch Salz- und Wasserretention bestehen eine Oligo-/Anurie und morgendliche Lidödeme. Durch die Wassereinlagerung kann es zum Lungenödem mit Dys- und Orthopnoe kommen. Typisch ist ein begleitender arterieller Hypertonus, der krisenhaft exazerbieren kann.

Ätiologie

Infektfokus ist eine Pharyngitis/Tonsillitis durch β-hämolysierende **Streptokokken der Gruppe A.** Besonders in Ländern mit schlechten hygienischen Verhältnissen können darüber hinaus primär-eitrige Hauterkrankungen (Pyodermien) zugrunde liegen.

Pathogenese

Der bakterielle Infekt führt zur Antikörperbildung gegen bakterielle Exoenzyme (z. B. Streptolysin), dabei entstehen Ag-AK-Komplexe, die sich an Basalmembran und Mesangium des Glomerulus (und auch in Gelenken → Arthralgien) ablagern können. Durch Komplement-, Zytokin- und Thrombozytenaktivierung wird eine floride, abakterielle Entzündung (Glomerulonephritis) ausgelöst. Mit zunehmender Antigeneradikation durch antibiotische Therapie und bakterienneutralisierende Antikörper kommt es zur allmählichen Abheilung der Entzündung.

Diagnostisches Vorgehen

Die bei Urin- und Blutuntersuchungen sowie sonografisch erhobenen Befunde sind in ➤ Tab. 11.9 zusammengestellt. Bei raschem Kreatinin-Anstieg ist die Durchführung einer Nierenbiopsie zum Ausschluss einer rasch progredienten Glomerulonephritis (RPGN) angezeigt.

Therapie

Im Vordergrund stehen die antibiotische Therapie des Streptokokken-Infekts bzw. seine Sekundärprophylaxe mit Penicillin oder alternativ Erythromycin. Auch Angehörige und nähere Kontaktpersonen sollten mit behandelt werden, um die Ausbreitung der Streptokokken einzudämmen. Die weitere Therapie ist rein symptomatisch und

Tab. 11.9 Befunde bei infektassoziierter Glomerulonephritis

Urinbefunde	Serumbefunde	Sonstige
• Erythrozyturie • Erythrozytenzylinder • Dysmorphe Erythrozyten • Unselektive glomeruläre Proteinurie (< 3 g/24 h)	• Kreatinin-Clearance ↓ • Retentionswerte (↑) • Komplementaktivität (C3, C4, CH50) ↓ • ASL-Titer ↑↑ (50 %) • Anti-DNAse-B-Titer ↑↑ (> 80 %) • Insbesondere bei Hautinfektionen	• Sono: große, geschwollene Nieren • Nierenbiopsie: bei erhöhten Retentionswerten (DD: RPGN!)

besteht in körperlicher Schonung, Trinkmengenbeschränkung, kochsalzarmer Diät und Gabe von Schleifendiuretika (tägliche Gewichtskontrolle) sowie medikamentöser Blutdruckeinstellung (bevorzugt RAAS-Blocker mit einschleichender Dosis). Kortikosteroide als Pulstherapie evtl. kurzfristig bei kompliziertem Verlauf erwägen (Datenlage uneinheitlich).

Prognose

Bei Kindern kommt es in ≥ 90 % zur Ausheilung der Erkrankung. Bei Erwachsenen bleiben in 50 % Residuen mit leichter Hämaturie und Proteinurie bestehen, die langfristig kontrollbedürftig bleiben. Bei älteren Patienten und bei nicht durch Streptokokken bedingter postinfektiöser Genese ist die Prognose schlechter. Es kann sich eine chronische Glomerulonephritis mit histologischem Übergang in eine mesangioproliferative GN und Nierenfunktionsverlust mit späterer Dialysepflichtigkeit entwickeln.

11.5.4 IgA-Nephropathie (IgAN)

DieIgAN ist die weltweit häufigste Form der idiopathischen Glomerulonephritis (15–40 % aller GN). Die Diagnose kann nur gestellt werden, wenn in einer Nierenbiopsie typische histologische Befunde vorliegen (s. u.). Die Pathogenese ist nicht vollständig bekannt. Vorliegende Befunde deuten u. a. auf eine fehlgesteuerte Produktion von IgA mit Veränderung der Zuckerseitenketten (Glykosylierung) des sog. IgA1-Moleküls hin. Ursächlich scheint es sich also um eine „IgA-Glykosylierungsstörung" zu handeln, evtl. mit dadurch induzierter Bildung von IgG-Autoantikörpern gegen das „untergalaktosylierte" IgA. Einige Befunde weisen auch auf Veränderungen in Gen-Loci hin, die für die mukosale Immunität von Bedeutung und mit dem Auftreten der IgAN assoziiert sind.

Klinik

Der klinische Verlauf ist sehr variabel und kann alle klinischen Syndrome bei glomerulären Erkrankungen (➤ 11.5.2) imitieren. Häufig aber fallen die Patienten im Rahmen von Routineuntersuchungen durch eine asymptomatische Mikrohämaturie und/oder geringe Proteinurie auf oder sie suchen die Ärztin wegen rezidivierender Makrohämaturie-Episoden und dumpfer Flankenschmerzen auf, die in zeitlichem Zusammenhang mit unspezifischen Erkältungserkrankungen auftreten und nach wenigen Tagen spontan wieder verschwinden. In seltenen Fällen entwickelt sich ein nephrotisches oder nephritisches Snydrom bzw. ein akuter rasch-progressiver Verlauf.

Diagnostisches Vorgehen

Histologisch findet sich im Nierenbiopsat eine diffuse oder fokal-segmentale Proliferation des Mesangiums (➤ Abb. 11.31). Die Diagnose wird immunhistologisch anhand granulärer Ablagerungen von IgA und Komplement C3 im Mesangium gestellt.

PRAXISBEZUG

Triple-Diagnostik des Nierenbiopsats

Zur diagnostischen Aufarbeitung eines Nierenbiopsates gehören neben der **lichtmikroskopischen Untersuchung** des meist PAS-gefärbten Präparats auch die **Immunhistologie** und die **Elektronenmikroskopie.** Erst alle drei Untersuchungsverfahren gemeinsam erlauben eine sichere histopathologische Diagnose. Bei der Minimal-Change-GN ist z. B. eine Diagnose ohne Elektronenmikroskopie nicht zu stellen (➤ 11.5.6). Bei der IgA-Nephropathie andererseits ist erst der immunhistologische Nachweis von IgA und Komplement C3 im Mesangium diagnostisch. Der lichtmikroskopische Nachweis mesangialer Proliferationen alleine ist für die Diagnosestellung zu unspezifisch und nicht ausreichend.

Therapie

Die Behandlung der IgA-Nephropathie ist nach wie vor in der Diskussion. Es gibt keine kausale Therapie. Eine optimale supportive Therapie mit besonderem Fokus auf Maßnahmen zur Blutdrucksenkung und Reduktion der Proteinurie sollte bei allen IgAN-Patienten primäres Ziel sein. Dabei kommen bevorzugt ACE-Hemmer oder Angiotensin-II-Rezeptor-Blocker zum Einsatz. Der Stellenwert einer immunsuppressiven Therapie ist noch immer umstritten.

Nach aktueller Studienlage sollte bei IgAN-Patienten mit einer persistierenden Proteinurie (> 1 g/Tag) und erhaltener Nierenfunktion (eGFR > 50 ml/min) trotz optimaler supportiver Therapie der Einsatz von Kortikosteroiden erwogen werden. Bei rasch progredientem Verlauf im Sinne einer RPGN ist auch ein Therapieversuch mit Cyclophosphamid, Azathioprin oder Mycophenolatmofetil möglich.

Prognose

Etwa 50 % der Patienten mit IgA-Nephropathie entwickeln eine chronische Glomerulonephritis mit fortschreitender Niereninsuffizienz. Bei 30–50 % der Patienten tritt ein arterieller Hypertonus auf, 10 % verlaufen als nephrotisches Syndrom. Risikofaktoren sind höheres Alter, männliches Geschlecht und eine konstant nachweisbare Proteinurie.

11.5.5 Membranöse GN (MG)

Die MG ist die häufigste Ursache des nephrotischen Syndroms beim Erwachsenen. Es handelt sich um eine Podozytopathie, bei der es zur Bildung von Antikörpern gegen Podozytenantigene kommt.

Die primäre Form der MG hat eine Autoimmunpathogenese, die sekundäre Form tritt in Verbindung mit malignen Tumoren, Infektionen, Autoimmunerkrankungen und Medikamentenexposition auf. Es bestehen z. B. Assoziationen zu Hepatitis B und C, Bronchial- und

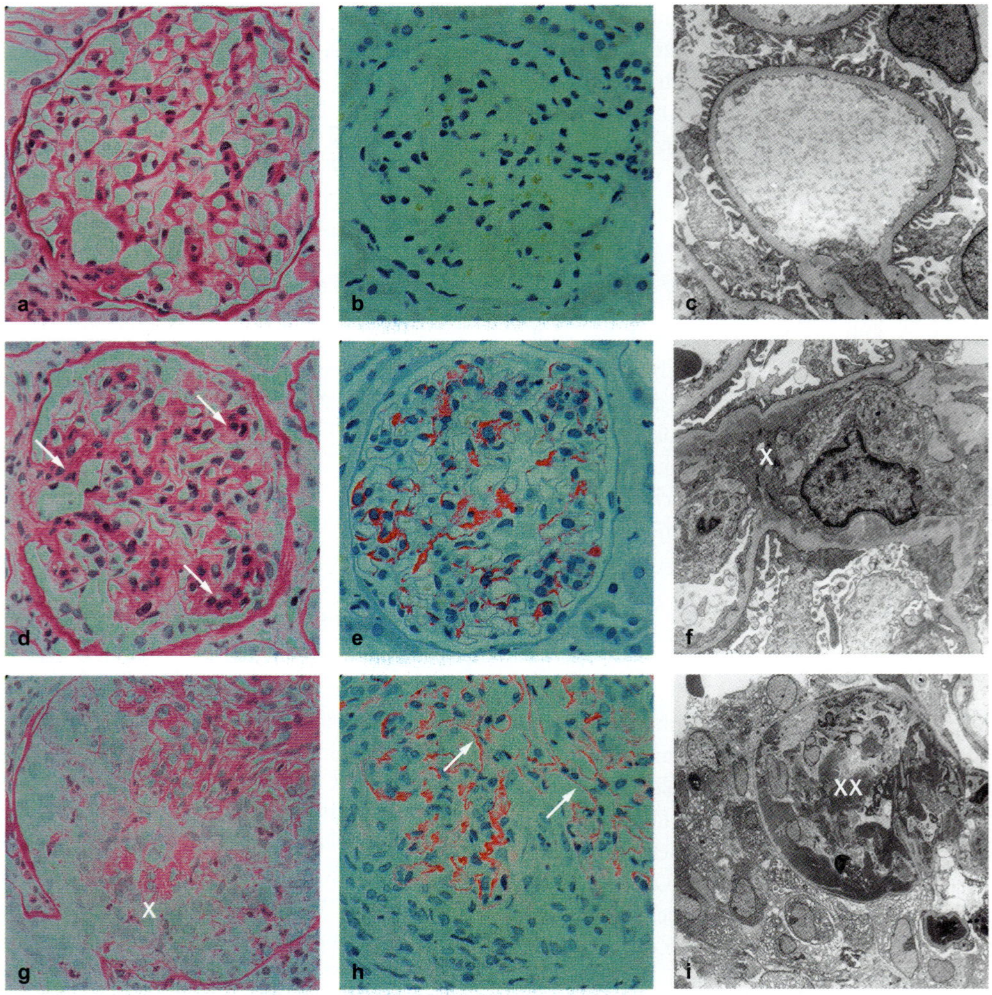

Abb. 11.31 a–c) Normalbefund einer Nierenbiopsie in der Triple-Diagnostik. a) Die Lichtmikroskopie ist von unauffälliger Zellularität (PAS-Färbung). b) Die Immunhistochemie ist negativ, hier beispielhaft dargestellt für IgA. c) Die Elektronenmikroskopie zeigt eine normale glomeruläre Kapillare. d–f) Mesangioproliferative GN vom IgA-Typ. d) Die Lichtmikroskopie (PAS-Färbung) ist gekennzeichnet durch ein diffus verbreitertes zellvermehrtes Mesangium (→). e) In der Immunhistochemie findet sich ein granuläres Muster mesangialer IgA-Positivität (rot). f) Die Elektronenmikroskopie bestätigt elektronendichte Depots im Mesangium (X). g–i) Nekrotisierende Anti-GBM-Antikörper-Nephritis (Goodpasture-Syndrom). g) Typischerweise zeigt die PAS-Färbung im Lichtmikroskop eine segmentale glomeruläre Nekrose (blasse Areale) und ein halbmondförmiges Kapselproliferat (X). h) In der Immunhistochemie finden sich lineare Ablagerungen von IgG entlang der glomerulären Basalmembran, charakteristisch für das Goodpasture-Syndrom (rot). i) Die Elektronenmikroskopie bestätigt die segmentale Nekrose mit Fibrinpräzipitaten (XX). (Diese Histologien wurden dankenswerterweise zur Verfügung gestellt von Prof. Dr. med. U. Helmchen, UKE, Nierenregister, Hamburg.) [T363]

Kolonkarzinom, Lymphomen, SLE, Sjögren-Syndrom und der Einnahme von NSAR.

Bei der primären Form wurde ein Podozyten-Membranprotein identifiziert, der sog. Phospholipase-A2-Rezeptor, der zu einer Autoantikörperbildung mit Immunkomplexbildung und folgender Komplementaktivierung führt. Die Histologie ist charakterisiert durch Immunkomplexablagerungen auf der Außenseite der glomerulären Basalmembran (subepithelial). Diese Autoantikörper sind bei ca. 70 % aller Patienten mit MG nachweisbar und können mittlerweile durch validierte Testsysteme im Serum zuverlässig analysiert werden. Bei Nachweis der **PLA2R-Antikörper** ist die Diagnose einer primären MG gesichert. Die PLA2R-AK-Spiegel verlaufen parallel zur Proteinurie; ein hoher Spiegel geht einher mit einem schnelleren Verlust der Nierenfunktion. Daher werden Spiegelkontrollen zunehmend zur Therapiesteuerung bzw. Aktivitätssteuerung und Verlaufsbeobachtung eingesetzt. Die Diagnose sollte mittels Nierenbiopsie gesichert werden. Auch hier kann der PLA2R-AK nachgewiesen werden.

Desweiteren wird in seltenen Fällen als weiteres Autoantigen das sog. Thrombospondin type-1 domain-containing 7A (THSD7A) nachgewiesen mit entsprechenden Antikörpern gegen THSD7A. Auch hier korreliert der AK-Spiegel mit der klinischen Aktivität. Es besteht eine höhere Assoziation zu Malignomen.

Klinisch/prognostisch kommt es im Verlauf bei einem Drittel der Fälle zur Spontanheilung, bei einem Drittel zu einer chronische Proteinurie ohne GFR-Verlust und bei einem Drittel zeigt sich ein progredienter Verlauf mit chronischer Niereninsuffizienz.

Bei allen PLA2R1-AK-negativen bzw. THSD7A positiven Patienten empfiehlt es sich, eine Tumorsuche durchzuführen (z. B. Thorax-CT, Koloskopie).

Therapie

Grundsätzlich erfolgt eine supportive Therapie (➤ 11.5.1). Aufgrund der Möglichkeit der Spontanremission ist eine Wait-and-see-Strategie möglich. Bei Persistenz der großen Proteinurie über 3–6 Monate oder progredientem Verlauf mit Verschlechterung der Nierenfunktion besteht eine Indikation zur immunsuppressiven Therapie nach Schema. Dabei primär kombinierte Prednisolon-Cyclophosphamid-TherapiePrednisolon im Wechsel mit Cyclophosphamid, ggf. auch CNI-Inhibitoren oder der CD20-Antikörper Rituximab mit Wirkung gegen B-Lymphozyten (verminderte Bildung von Autoantikörpern) eingesetzt.

Nach Nierentransplantation tritt in bis zu 45 % erneut eine MG auf. Das Risiko korreliert mit der Höhe der PLA2R-AK-Spiegel.

11.5.6 Minimal-Change-GN (MCG)

Sie ist eine mit nephrotischem Syndrom einhergehende GN ohne lichtmikroskopischen oder immunhistologischen Befund. Elektronenmikroskopisch erkennt man Verschmelzungen der Podozyten-Fußfortsätze, die für die Erkrankung pathognomonisch sind (➤ 11.5.4, Kasten „Triple-Diagnostik des Nierenbiopsats“). Typisch ist eine selektive glomeruläre Proteinurie mit fast ausschließlicher Albuminurie. Grund ist eine Schädigung der Podozyten und damit der epithelialen Schlitzmembran.

MERKE
Die Minimal-Change-GN ist bei Kindern zwischen 2 und 6 Jahren die häufigste Ursache des nephrotischen Syndroms, bei Erwachsenen dagegen nur in ca. 10 %.

Klinik

Nephrotisches Syndrom ➤ 11.5.1. Die Patienten fühlen sich subjektiv kaum beeinträchtigt. Sie suchen den Arzt wegen peripherer Ödeme und Gewichtszunahme auf.

Komplikationen: Bei Zunahme des glomerulären Schadens Übergang in eine unselektive glomeruläre Proteinurie mit Verlust von Gerinnungsfaktoren und Immunglobulinen. Es resultieren eine verstärkte Thromboseneigung (u. a. Gefahr der Nierenvenenthrombose) und Infektanfälligkeit.

MERKE
Besonders bedrohlich kann eine Pneumokokken-Sepsis werden – daher rechtzeitige Impfung der betroffenen Kinder.

Ätiologie und Pathogenese

Die meisten Fälle (> 90 %) treten idiopathisch (primär) auf. Nur selten (< 10 %) findet sich eine zugrunde liegende Ursache (sekundäre MCG): Bei Erwachsenen lässt sich manchmal der Gebrauch von nichtsteroidalen Antiphlogistika (z. B. Diclofenac) als Auslöser identifizieren (➤ 11.11.2). Auch maligne Erkrankungen können im Rahmen eines paraneoplastischen Geschehens ursächlich sein für eine sekundäre MCG.

Die Pathogenese der primären MCG ist unklar. Ein Faktor scheint eine Störung der T-Zell-Immunität zu sein, die sich durch Steroide behandeln lässt. Daneben gibt es Hinweise auf eine vermehrte Freisetzung von Zytokinen, welche zur Podozytenschädigung führen. Durch Verschmelzung der Fußfortsätze, Schädigung der Schlitzmembran und Verlust der negativen Ladung der glomerulären Basalmembran wird diese vermehrt durchlässig für negativ geladene Eiweiße (v. a. Albumin). Es resultiert eine glomeruläre, selektive Proteinurie.

Diagnostisches Vorgehen

In der Urindiagnostik findet sich eine große Proteinurie ≥ 3 g/24 h, die zumindest im Frühstadium der Erkrankung selektiv glomerulär ist (Albuminurie). Die GFR ist häufig normal. Das Urinsediment zeigt bis auf evtl. hyaline Zylinder einen Normalbefund. Im Serum imponieren eine Hypalbuminämie und eine sekundäre Hyperlipoproteinämie. Bei Erwachsenen wird die Diagnose primär histologisch gesichert, während bei Kindern eine Nierenbiopsie in der Regel erst nach einem erfolglosen Therapieversuch mit Steroiden vorgeschlagen wird.

Therapie

- Grundsätzlich erfolgt eine supportive Therapie (➤ 11.5.1).
- 90 % der Patienten sprechen auf Kortikosteroide an. Davon wird ein Drittel nach 2 Monaten Therapie rezidivfrei, ein Drittel muss mit 1–2 Rezidiven rechnen, ein Drittel der Patienten ist nur unter Dauermedikation mit Steroiden rezidivfrei zu halten (Steroidabhängigkeit).
- Bei Nichtansprechen oder Steroidabhängigkeit Therapieversuch mit Immunsuppressiva (insbesondere Cyclophosphamid, ggf. Rituximab)
- Antikoagulation bei ausgeprägter Hypalbuminämie
- Pneumokokken-Impfung bei Hypogammaglobulinämie

Prognose

Kinder haben eine gute Prognose. Bei Erwachsenen ist dagegen häufiger ein histologischer Übergang in eine fokal-segmentale Glomerulosklerose (➤ 11.5.7) zu beobachten. Diese ist therapeutisch kaum zu beeinflussen und mündet in die chronische Niereninsuffizienz.

11.5.7 Fokal-segmentale Glomerulosklerose (FSGS)

Die FSGS ist per Definition zunächst eine reine histologische Diagnose aus der Nierenbiopsie. Sie ist gekennzeichnet durch sklerotische

Läsionen einzelner Glomeruli (fokal) und Glomerulusabschnitte (segmental) und in etwa 10–30 % der Fälle Ursache für ein nephrotisches Syndrom.

Ätiologie und Pathogenese

Es wird zwischen einer primären und einer sekundären FSGS unterschieden. Die **primäre FSGS** ist idiopathisch. Sehr wahrscheinlich liegt ihr eine Minimal-Change-Glomerulonephropathie zugrunde, die sich degenerativ weiter verändert und durch sklerotische Umbauprozesse zu einer FSGS mit Nierenfunktionsverlust wird. Wie bei der Minimal-Change-GN wird eine zytokinvermittelte immunologische Ursache angenommen. Vieles spricht für einen zirkulierenden, den Podozyten schädigenden „Permeabilitätsfaktor".

Die **sekundäre FSGS** tritt weitaus häufiger als die primäre auf und bildet histologisch die gemeinsame Endstrecke nahezu aller glomerulären Erkrankungen oder Läsionen, die zu einem chronischen Nierenfunktionsverlust führen. Somit kann ein sehr breites Spektrum initialer Schädigungen eine FSGS auslösen. Pathogenetisch gemeinsam scheint allen Auslösern eine Schädigung der Podozyten zu sein, die zu Proteinurie und Podozytenverlust mit nachfolgenden zellulären und sklerotischen Veränderungen führt. Zu einer sekundären FSGS können unter anderem die meisten Zivilisationskrankheiten (Bluthochdruck, Diabetes, Adipositas etc.) führen. Hierbei kommt es aufgrund der veränderten Hämodynamik zu einer glomerulären Hyperfiltration mit entsprechender Schädigung. Aber auch eine Reihe anderer Erkrankungen können zu einer Glomerulosklerose führen, die fokal und segmental auftreten kann (HIV, Hepatitis B, Heroinmissbrauch, medikamentös-toxisch, hämatologische Erkrankungen).

Klinik

Klinisch manifestiert sich die primäre FSGS meist durch ein nephrotisches Syndrom, teilweise mit Hämaturie und Hypertonie sowie auch mit eingeschränkter Nierenfunktion. Bei der sekundären FSGS hängen die klinischen Befunde auch von der zugrunde liegenden Erkrankung ab. Die Proteinurie ist meist geringer, Ödeme, Bluthochdruck, Hämaturie und Niereninsuffizienz sind optionale Befunde (nephritisch und/oder nephrotisch).

Für die korrekte Diagnosestellung und Abgrenzung gegenüber anderen Glomerulonephritiden ist eine Nierenbiopsie unbedingt erforderlich.

Therapie

Die Therapie der primären FSGS ähnelt der der Minimal-Change-GN und erfolgt primär mit Steroiden, ggf. im Verlauf zusätzlich mit Calcineurin-Inhibitoren. Außerdem erfolgt eine supportive Therapie (s. o.). Bei der sekundären FSGS stehen die Therapie der auslösenden Grunderkrankung sowie eine optimale supportive Therapie im Vordergrund.

Die FSGS führt häufig im Verlauf zu einem progredienten Nierenfunktionsverlust. Nach Nierentransplantation besteht eine Rezidivhäufigkeit von ca. 30 % im Transplantat.

11.5.8 Rasch progrediente Glomerulonephritis (RPGN)

Klinik

Die RPGN ist eine aggressive Form der Glomerulonephritis mit nephritischem Verlauf (s. o.) und raschem Nierenfunktionsverlust innerhalb von Wochen bis Monaten. Es handelt sich nicht um eine eigene Entität, sondern um eine Form der schweren glomerulären Entzündung, die letztlich bei fast jeder GN auftreten kann. Histologisch ist die RPGN charakterisiert durch extrakapilläre Proliferationen mit sog. zellulären Halbmonden. Die weitaus häufigste Ursache der RPGN sind ANCA-assoziierte Vaskulitiden.

Pathogenetische Einteilung

- **RPGN ohne Immunablagerungen** (40 %), sog. pauci-immune Verlaufsform, häufig assoziiert mit dem Auftreten von antineutrophilen zytoplasmatischen Antikörpern (ANCA) im Serum, z. B. bei Granulomatose mit Polyangiitis (➤ 13.10.4) bzw. mikroskopischer Polyarteriitis (➤ 13.10.1).
- **Immunkomplex-RPGN** (40 %), z. B. schwer verlaufende postinfektiöse GN oder im Rahmen eines SLE (➤ 13.9.1)
- **Anti-GBM(= glomeruläre Basalmembran)-AK-Nephritis** (20 %) ohne und mit Lungenbeteiligung (Goodpasture-Syndrom, ➤ Abb. 11.31 g–i)

Histologie

Typischerweise zeigt die Histologie eine nekrotisierende Glomerulonephritis mit intra- und extrakapillärer Proliferation und diffuser Halbmondbildung im Bowman-Kapselraum. Bei der Anti-GBM-Nephritis sind lineare Ablagerungen von IgG entlang der Basalmembran pathognomonisch (➤ Abb. 11.31 g–i).

Diagnostisches Vorgehen

Das diagnostische Vorgehen ist identisch mit dem bei anderen Glomerulonephritiden.

- **Blutbefunde:** Sie zeigen systemische Entzündungszeichen mit Leukozytose, BSG-Beschleunigung und CRP-Erhöhung. Je nach Dauer der Erkrankung ist das Serum-Kreatinin bereits mehr oder weniger stark angestiegen.
- **Immunologische Serumdiagnostik** ➤ 11.5.2

MERKE
Nierenbiopsie: Sie ist entscheidend für die weitere Therapieplanung und Prognoseabschätzung bei der RPGN.

Therapie

Eckpfeiler der Therapie bei RPGN sind:

- Frühzeitige, hoch dosierte intravenöse Gabe von Kortikosteroiden
- Immunsuppressive Therapie mit Cyclophosphamid, z. B. als intravenöse Stoßtherapie
- Plasmapherese (maschinelle Plasmaaustausch-Behandlung) bei Nachweis zirkulierender Anti-GBM-Antikörper, ggf. auch bei ANCA-assoziierter Erkrankung

Prognose

Die Prognose der RPGN ist entscheidend vom Zeitpunkt der Diagnosestellung und der zugrunde liegenden Ursache abhängig. Mit Ausnahme der postinfektiösen Form der RPGN ist die Prognose überwiegend schlecht; ca. 80 % der unbehandelten Patienten entwickeln innerhalb eines Jahres eine terminale Niereninsuffizienz. Bei den ANCA-assoziierten Formen hängt die Prognose vom histologischen Befund, insbesondere der Halbmondbildung ab. Das renale 5-Jahres-Überleben liegt bei 50–80 %.

11.5.9 Membranoproliferative Glomerulonephritis (MPGN)

Die membranoproliferativen Glomerulonephritiden sind eine Gruppe von sehr seltenen Erkrankungen. Das Verständnis ihrer Pathogenese hat in den letzten Jahren deutliche Fortschritte erzielt. Die Einteilung erfolgt heute in eine Komplement-vermittelte Form und eine Immunkomplex-vermittelte Form. Diese Einteilung ist bezüglich der Therapie und der Prognose relevant.

- Bei der **Komplement-vermittelten MPGN** (C3-Glomerulonephritis) sind genetische Fehlregulationen des Komplementsystems für die Entstehung verantwortlich.
- Die **Immunkomplex-vermittelte MPGN** wird durch zirkulierende Immunkomplexe ausgelöst. Es lassen sich in der Regel ursächliche Grunderkrankungen identifizieren, z. B. Infektionen (Hepatitis B/C), Autoimmunerkrankungen (Systemischer Lupus erythematodes, rheumatoide Arthritis) oder Malignome (z. B. Melanom, Lymphome). Die Therapie hängt von der zugrunde liegenden Ursache ab.

11.5.10 Hereditäre Glomerulopathien

Alport-Syndrom

Das Alport-Syndrom ist eine seltene erbliche Erkrankung mit Mutation des Typ-IV-Kollagen-Gens. Die Vererbung erfolgt X-chromosomal hemizygot oder autosomal homozygot und führt im Verlauf zum terminalen Nierenversagen. Typ-IV-Kollagen ist Bestandteil der Basalmembran; durch die Mutation kommt es zu Störungen der Basalmembranstruktur in den Glomeruli, im Innenohr sowie in der Augenlinse und der Retina (sog. extrarenale Manifestation).

Die heterozygoten Anlageträger der Alport-Mutation haben häufig einen milden Verlauf. Man bezeichnet diese Form auch als „Syndrom der dünnen Basalmembran" oder „familiäre benigne Hämaturie". Hierbei zeigt sich klinisch meist nur eine chronische Mikrohämaturie aufgrund der abnorm dünnen glomerulären Basalmembran (Elektronenmikroskopie). Die Nierenfunktion ist in der Regel normal und es bestehen keine extrarenalen Symptome. Im höheren Alter sind bei bis zu 40 % der Patienten Nierenfunktionseinschränkungen möglich. Die Behandlung erfolgt rein symptomatisch, ggf. werden ACE-Hemmer eingesetzt.

Klinik

Renale Symptome sind (Mikro-)Hämaturie, zum Teil auch Proteinurie, mittel- bis langfristig entwickelt sich eine glomeruläre und interstitielle Fibrose mit progredienter Niereninsuffizienz. Als extrarenale Manifestationen treten Innenohrschwerhörigkeit und typische Augenveränderungen (z. B. Retinitis pigmentosa) auf.

Die Diagnose erfolgt mittels Nierenbiopsie: Bei der elektronenmikroskopischen Untersuchung zeigt sich die charakteristische Aufsplitterung und Lamellierung der glomerulären Basalmembran.

Therapie

Eine kausale Therapie ist nicht möglich. Möglichst frühzeitig sollte eine Nephroprotektion mit RAAS-Blockern eingeleitet werden. Dabei werden insbesondere ACE-Hemmer eingesetzt, ggf. noch HMG-CoA-Reduktase-Inhibitoren und Paricalcitol.

11.6 Diabetische Nephropathie (DN)

Sie ist die klinische Manifestation einer diabetischen Mikroangiopathie an der Niere, welche sich als Spätkomplikation bei 30–40 % der Patienten ca. 10–15 Jahre nach Erstmanifestation eines Typ-1- oder Typ-2-Diabetes mellitus entwickelt. Die diabetische Nephropathie durchläuft klassischerweise zwei Phasen:

- Stumme Phase von 10–15 Jahren mit initialer glomerulärer Hyperfiltration, gefolgt vom Auftreten einer Mikroalbuminurie (➤ Abb. 11.32)
- Phase der klinisch manifesten Nephropathie mit persistierender Albuminurie/Proteinurie (> 300 mg/Tag), Hypertonie und progredientem GFR-Verlust

Häufig wird synonym der Begriff der **diabetischen Glomerulosklerose** gebraucht. Weitere mit Diabetes mellitus assoziierte Nierenerkrankungen:

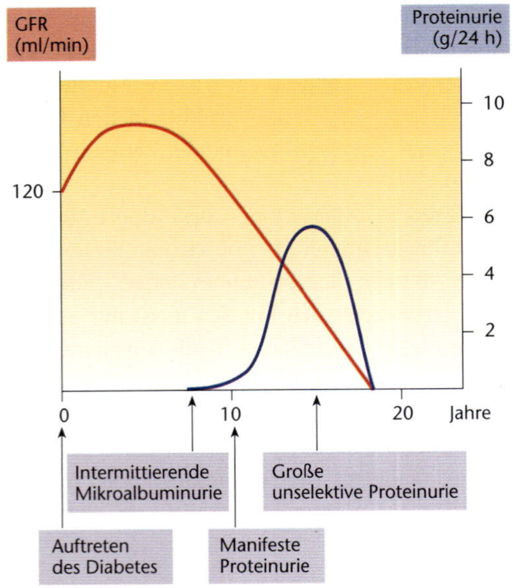

Abb. 11.32 Typischer zeitlicher Verlauf von glomerulärer Filtrationsrate (GFR) und Proteinurie bei diabetischer Nephropathie [L157]

MERKE

Nierenbeteiligung bei Diabetes mellitus

- Gehäufte Harnwegsinfekte/Pyelonephritiden
- Arterio-/Arteriolosklerose der Nierengefäße
- Diffuse und noduläre diabetische Glomerulosklerose (Kimmelstiel-Wilson)

Die diabetische Glomerulosklerose verläuft progredient. Erst mit zunehmender Proteinurie wird sie für den Patienten symptomatisch, zumeist in Form eines nephrotischen Syndroms und erhöhten Blutdrucks (➤ Abb. 11.32). Nach der Einteilung der Deutschen Diabetesgesellschaft werden – in Anlehnung an die internationale Klassifikation der chronischen Niereninsuffizienz der KDIGO (➤ 11.13) – fünf Stadien unterschieden (➤ Tab. 11.10). Es gibt zudem immer mehr Hinweise, dass Beginn und Progress des Nierenfunktionsverlusts auch unabhängig von der Entwicklung einer Albuminurie sind. So sind Typen der DN beschrieben mit einem GFR-Verlust ohne Albuminurie oder auch mit einem GFR-Verlust und erst nachfolgend auftretender Albuminurie.

MERKE

Die diabetische Glomerulosklerose geht meist mit einer diabetischen Retinopathie einher. Eine Proteinurie bei einem diabetischen Patienten ohne Retinopathie lenkt den Verdacht auf eine eigenständige, primäre Glomerulonephritis. Zur Klärung sollte dann eine Biopsie durchgeführt werden.

Pathogenese

Eine genetische Disposition erklärt, warum ein Teil diabetischer Patienten eine Nephropathie im Laufe ihres Lebens entwickelt, ein größerer Teil aber nicht. Die Hyperglykämie führt über eine gestörte renale Hämodynamik initial zu einer Hypertrophie von Glomeruli und Nieren sowie zu einer erhöhten GFR (Hyperfiltration). Histologisch bilden sich im Verlauf erst diffuse, später noduläre Glykoproteinablagerungen im Mesangium aus (➤ Abb. 11.33). Es treten eine Hyalinose präkapillärer Gefäße und eine Schädigung der glomerulären Basalmembran ein, die zu Mikroalbuminurie und schließlich manifester Proteinurie führen. Zudem zeigen sich histologisch tubulointerstitielle Schäden mit interstitieller Fibrose und tubulärer Atrophie. Bei weiterem Fortschreiten fällt die GFR und das Serum-Kreatinin steigt an. Endstadium der Erkrankung ist die dialysepflichtige chronische Niereninsuffizienz.

Tab. 11.10 Stadien der diabetischen Nierenerkrankung mit ihren Begleiterkrankungen (modifiziert nach Praxisleitlinie der Deutschen Diabetesgesellschaft)

Stadium/ Beschreibung	Albumin-Ausscheidung (mg/g)	Glomeruläre Filtrationsrate[1] (ml/min/1,73m² KO)	Assoziierte Begleiterkrankungen
Nierenschädigung mit normaler Nierenfunktion			
1a Mikroalbuminurie	30–300	>90	• Serum-Kreatinin im Normbereich • Blutdruck im Normbereich, ansteigend oder Hypertonie • Dyslipidämie, Progression von KHK, AVK, Retinopathie und Neuropathie
1b Makroalbuminurie	>300	>90	
Nierenschädigung mit Niereninsuffizienz (NI)			
2 Leichtgradige NI	>300	60–89	• Serum-Kreatinin grenzwertig oder erhöht • Dyslipidämie, Hypertonie • Häufigere Progression von KHK, AVK, Retinopathie und Neuropathie • Anämieentwicklung, Störung des Knochenstoffwechsels
3 Mäßiggradige NI	Abnehmend	30–59	
4 Hochgradige NI	Unterschiedlich	15–29	
5 Terminale NI	Unterschiedlich	< 15	

[1] Die glomeruläre Filtrationsrate (eGFR) ist ein Indikator der Nierenfunktion, der mittels standardisierter Formeln (z. B. MDRD-Formel, CKD-EPI-Formel) abgeschätzt werden kann. Die Messung der Kreatinin-Clearance dient auch der Einschätzung der GFR.
Albuminurie und Nierenfunktionsverlust sind unabhängige Risikomarker für die kardiovaskuläre Morbidität und Mortalität. Sie identifizieren Menschen mit Diabetes als kardiovaskuläre Hochrisikogruppe.

Therapie

Die Therapie steht auf drei Säulen:

- **Primärprophylaxe:** konsequente Blutzuckereinstellung! Es wurde gezeigt, dass dadurch die Häufigkeit, aber auch die Progredienz der diabetischen Nephropathie vermindert werden kann. Zur Primärprävention der Nephropathie ist ein HbA_{1c}-Wert zwischen 6,5 % und 7,5 % anzustreben. Dabei gilt der obere

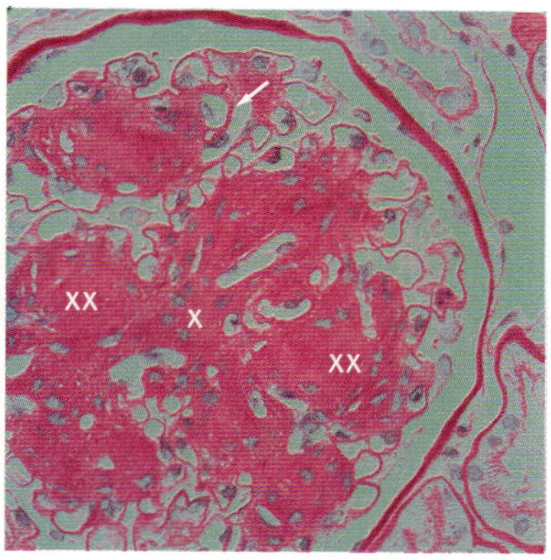

Abb. 11.33 Noduläre diabetische Glomerulosklerose (Kimmelstiel-Wilson). Die Glomerulosklerose infolge einer diabetischen Stoffwechselstörung ist gekennzeichnet durch eine Verbreiterung der glomerulären Basalmembran (→) und eine Zunahme der mesangialen Matrix (X). Beide Veränderungen beginnen schon wenige Jahre nach dem Auftreten des Diabetes und betreffen anfangs alle Glomeruli in gleichem Maße (= diffuse Form). Später treten im Mesangium kugelige Glykoproteinablagerungen auf (= noduläre Form, XX), die allein für den Diabetes spezifisch sind. (Befund dankenswerterweise zur Verfügung gestellt von Prof. Dr. med. U. Helmchen, UKE, Hamburg) [T363]

Zielbereich für Patienten mit makroangiopathischen Komplikationen oder gestörter Hypoglykämiewahrnehmung.

- **Sekundärprophylaxe:** Hier sollte zur Verhinderung der Progression ein HbA_{1c}-Wert von < 7,0 % angestrebt werden. Zudem ist es wichtig zu beachten, dass die Dosierung der antidiabetischen Therapie entsprechend der nachlassenden Nierenfunktion angepasst wird. Bei Typ-2-Diabetikern und leicht- bis mittelgradiger Niereninsuffizienz wird neben Lifestyle- und Metformin-Therapie eine Sodium/Glukose-Cotransporter-2(SGLT2)-Hemmer-Therapie empfohlen. Einen kardiovaskulären Nutzen haben auch Glucagon-like-Peptide-1(GLP1)-Rezeptor-Agonisten.
- Die **Kontrolle des Bluthochdrucks** ist die wichtigste Maßnahme zum Erhalt der Nierenfunktion. Der Zielblutdruck sollte bei < 140/80 mmHg liegen; in Abhängigkeit von der Proteinurie sind noch niedrigere Werte anzustreben. Bei einer Proteinurie von > 3 g/Tag sollte der Blutdruck < 125/75 mmHg sein. Zur Blutdrucksenkung können alle Substanzklassen eingesetzt werden. RAAS-Blocker (ACE-Hemmer und AT1-Blocker) reduzieren die Albuminurie effektiver als andere Substanzen und sollten primär eingesetzt werden. Eine Kombination von beiden Substanzgruppen wird nicht empfohlen.
- **Weitere Therapiemaßnahmen:** LDL-Cholesterin unter 100 mg/dl absenken, Thrombozytenaggregationshemmung bei Vorliegen kardiovaskulärer Komplikationen (z. B. mit ASS 100 mg/Tag), Rauchen einstellen, Körpergewichtsreduktion, Eiweißrestriktion bei fortgeschrittener Erkrankung und chronischer Niereninsuffizienz (0,8–1,0 g/kgKG täglich).

Prognose

Die diabetische Glomerulosklerose ist im Stadium der Mikroalbuminurie noch potenziell reversibel, wenn eine strikte Blutzucker- und Blutdruckeinstellung erreicht wird. Für den Verlauf ist weiterhin die

Tab. 11.11 Prognostische Faktoren bei der diabetischen Nephropathie

Beeinflussbare Faktoren	Nicht beeinflussbare Faktoren
• Hypertonuseinstellung • Diabeteseinstellung • Rauchen • Dyslipoproteinämie • Eiweißkonsum • Proteinurie • Zeitpunkt der Intervention	• Alter • Diabetesdauer • Genetische Faktoren

Güte der Blutdruckeinstellung ein wesentlicher prognostischer Marker für die Progredienz der Nephropathie. Weitere Einflussfaktoren ➤ Tab. 11.11.

Begleitende Harnwegsinfektionen müssen konsequent behandelt werden, um eine zusätzliche Schädigung der Nieren im Rahmen einer akuten oder rezidivierenden Pyelonephritis zu verhindern.

Das kardiovaskuläre Risiko ist bei Patienten mit diabetischer Nephropathie deutlich erhöht gegenüber Nichtdiabetikern. Das Risiko, einen Herzinfarkt zu erleiden, steigt um das 4- bis 6-Fache. Auch die Mortalität nach Herzinfarkt ist um das 3- bis 6-Fache erhöht gegenüber Nichtdiabetikern. Das hohe kardiovaskuläre Risiko setzt sich auch in der terminalen Niereninsuffizienz (➤ 11.13) fort. Dialysepatienten mit einem Diabetes mellitus als Grunderkrankung haben eine gegenüber Nichtdiabetikern deutlich kürzere Lebenserwartung, die jedoch durch Einstellung von insbesondere Blutzucker und Blutdruck erfolgreich verbessert werden kann. Allerdings sollten in diesem späten Stadium der diabetischen Schädigung sowohl der Blutdruck (Zielwert 140/90 mmHg) als auch der Blutzucker (Zielwert für HbA_{1c}: 7,5 %) nicht mehr zu streng eingestellt werden. Arterielle Hypotension und Hypoglykämieneigung können sonst die Gesamtmortalität noch weiter erhöhen.

MERKE

Intravenöse Kontrastmittel können bei diabetischer Nephropathie oder Nierenamyloidose (besonders bei der Plasmozytomniere, s. u.) zum akuten Nierenversagen führen.

11.7 Vaskuläre Nephropathie

Synonym: ischämische Nephropathie

Die arteriosklerotische Schädigung der Nieren wird unter dem Oberbegriff der vaskulären Nephropathie zusammengefasst. Zwei Entitäten lassen sich dabei unterscheiden, die gemeinsam vorkommen und sich pathogenetisch gegenseitig verstärken können:

- **Hypertensive Nephrosklerose:** Ein lange bestehender Bluthochdruck führt zur Arteriolosklerose (Nephrosklerose) der kleinen Nierengefäße mit nachfolgender Niereninsuffizienz.
- **Nierenarterienstenose(n) durch Arteriosklerose:** Im Rahmen einer Arteriosklerose treten einzelne Stenosen der zuführenden oder auch multiple Stenosen der intrarenalen Nierenarterien auf. Sie verursachen einen sekundären renovaskulären Bluthochdruck, der wiederum die Anteile der Niere bzw. der kontralateralen Niere hypertensiv schädigt, die nicht durch eine vorgeschaltete Lumeneinengung „geschützt" sind.

Bei 10–15 % der Dialysepatienten liegt ursächlich eine vaskuläre Nephropathie als Grunderkrankung vor. Typisch ist, dass bei den betroffenen Patienten in der Regel gleichzeitig weitere kardiovaskuläre Manifestationen bestehen, wie z. B. ein Diabetes mellitus, eine koronare Herzerkrankung, eine pAVK oder eine zerebrovaskuläre Erkrankung.

11.7.1 Nierenschädigung bei Bluthochdruck

Synonyma: hypertensive Nephropathie, Nephrosklerose
Sie ist direkte Hypertonusfolge und entwickelt sich durch eine arteriosklerotische Schädigung kleiner und kleinster Nierengefäße. Je nach klinischem Verlauf unterscheidet man eine sog. benigne und eine maligne Form.

Benigne Nephrosklerose

Meist sind ältere Patienten mit seit langer Zeit bestehendem arteriellem Hypertonus betroffen. Die sog. benigne Nephrosklerose kann nach Jahren bis Jahrzehnten in einer terminalen Niereninsuffizienz enden. Der Begriff „benigne" ist daher unglücklich gewählt.

Klinik

Die Patienten sind meist asymptomatisch. Die Folgen der Hypertonie zeigen sich allerdings auch an anderen Organen, z. B. in Form von Linksherzhypertrophie, Linksherzinsuffizienz und Netzhautveränderungen (Fundus hypertonicus, ➤ 1.14.1).

Pathogenese

Durch chronische Druckbelastung der Gefäße kommt es zum sklerotischen Umbau besonders der kleinen Nierenarterien und -arteriolen mit Hyalinablagerungen. Folge sind ischämische Schädigungen der Glomeruli und Tubuli.

Diagnostisches Vorgehen

Die Befunde sind uncharakteristisch. Es finden sich eine geringe Hämaturie und Proteinurie, im Frühstadium eine sog. **Mikroalbuminurie** (➤ 11.3.2); das Serum-Kreatinin kann bei Diagnosestellung bereits erhöht sein. Sonografisch sind die Nieren häufig verkleinert und zeigen im Parenchym vermehrt Gefäßreflexe sklerotischer kleiner Arterien. Die langjährige Hochdruckanamnese, der relativ blande Urinsedimentbefund und negative immunologische Laborbefunde schließen eine Glomerulonephritis weitgehend aus.

Therapie

Entscheidend für den Verlauf ist die konsequente antihypertensive Therapie. Dies gilt insbesondere, wenn gleichzeitig noch ein Diabetes mellitus vorliegt (s. o.). Weitere kardiovaskuläre Risikofaktoren wie Hyperlipidämie müssen mit behandelt werden, ein Nikotinkonsum sollte unbedingt eingestellt werden. Wie für die chronische Niereninsuffizienz allgemein (➤ 11.13), so gilt auch für die Nierenschädigung durch Nephrosklerose, dass ACE-Hemmer und Angiotensin-II-Rezeptor-Antagonisten einen besonders günstigen Effekt auf den Langzeitverlauf haben. Nierenarterienstenosen (➤ 11.7.2) als Ursache des hohen Blutdrucks müssen allerdings ausgeschlossen sein.

Prognose

Insbesondere bei schlechter Blutdruckeinstellung muss mit einer über Jahre schleichenden Progression bis hin zur terminalen Niereninsuffizienz gerechnet werden. Nach diabetischer Nephropathie und chronischer Glomerulonephritis gehört die hypertensive Nephropathie zu den führenden Ursachen einer dialysepflichtigen Niereninsuffizienz in Deutschland.

Maligne Nephrosklerose

Die maligne Nephrosklerose ist die renale Manifestation eines entgleisten („malignen") arteriellen Hypertonus (➤ 1.14). **Klinisch** äußert sich die Schädigung der Niere durch Mikro- oder Makrohämaturie, Proteinurie und akutes Nierenversagen. **Pathogenetisch** liegt eine hypertensive Schädigung der Nierengefäße mit fibrinoider Nekrose der Arteriolen, zwiebelschalenähnlichen Wandproliferationen und Nekrosen größerer Gefäße vor, welche sekundäre glomeruläre und tubuläre Schädigungen nach sich ziehen. Typisch sind intravasale Thromben. Histologisch sind die Veränderungen nicht von denen einer thrombotischen Mikroangiopathie bei hämolytisch-urämischem Syndrom (HUS, ➤ 11.8.6) zu unterscheiden.

Das diagnostische Vorgehen und die Therapie entsprechen denen des hypertensiven Notfalls, (➤ 1.14.2).

Nierenschaden bei Hochdruck oder Hochdruck bei Nierenschaden?

So wie eine über Jahre bestehende schlecht eingestellte arterielle Hypertonie zu einer chronischen Nierenschädigung führen kann, gehen viele Nierenerkankungen, insbesondere im Stadium der chronischen Niereninsuffizienz, mit einer sekundären (renoparenchymatösen) Hypertonie (➤ 1.14.1) einher. Die klinische Unterscheidung, was zuerst da war, also die Frage nach „der Henne und dem Ei", ist häufig nicht mehr sicher möglich. Die konsequente Einstellung des Hypertonus steht in beiden Fällen im Vordergrund, um das Fortschreiten der Niereninsuffizienz so weit als möglich zu verhindern bzw. zu verlangsamen.

11.7.2 Nierenarterienstenose

Sie entsteht bei älteren Patienten meist auf dem Boden einer Atherosklerose; bei jüngeren Frauen liegt häufig ursächlich eine fibromuskuläre Dysplasie zugrunde (((➤ 2.3.9))). Selten liegen auch andere Ursachen vor (z. B. Aneurysmen).

Klinik

Durch den sog. **Goldblatt-Mechanismus** entwickelt sich ein renal vaskulärer Hochdruck, bei dem typischerweise besonders die diastolischen Blutdruckwerte erhöht sind.

MERKE

Goldblatt-Mechanismus

Eine Stenose der A. renalis (>60–70 %) führt zu einer verminderten Durchblutung der betroffenen Niere. Reaktiv kommt es zur Ausschüttung von Renin aus dem juxtaglomerulären Apparat und damit zur Aktivierung des Renin-Angiotensin-Aldosteron-Systems. Dieses bewirkt eine periphere Vasokonstriktion (Angiotensin-II-Wirkung) und Natrium-/Wasserretention sowie Hypokaliämie (Aldosteron-Wirkung); es kommt zum arteriellen Hypertonus.

Typisch ist weiterhin eine **Hypokaliämie** aufgrund des sekundären Hyperaldosteronismus. Ein **Gefäßgeräusch** bei der Auskultation über dem Epigastrium oder der betroffenen Flanke kann klinisch ein weiterer Hinweis sein. Auch ein Kreatinin-Anstieg nach Beginn einer Hochdrucktherapie mit einem Hemmstoff des Renin-Angiotensin-Systems ist verdächtig auf eine (beidseitige) Nierenarterienstenose.

Diagnostisches Vorgehen

Insbesondere bei Patienten mit schwerer arterieller Hypertonie muss eine sekundäre Form der Hypertonie, zu der mit am häufigsten die renovaskuläre Hypertonie zählt, ausgeschlossen werden (➤ 1.14.1). Eine Nierenarterienstenose wird bestätigt (bzw. wahrscheinlich) durch:

- Die **duplexsonografische Untersuchung,** die eine hohe Sensitivität zum Nachweis einer Nierenarterienstenose aufweist und in geübten Händen bei den nichtinvasiven Untersuchungsmethoden heute an erster Stelle zur Sicherung der Diagnose steht
- Alternativ die invasiveren und teureren Screening-Verfahren mittels **CT**- bzw. **MR-Angiografie**
- Die **Angiografie** der Nierenarterien (➤ Abb. 11.34) ist die Methode der Wahl zur definitiven Klärung; gleichzeitig besteht die therapeutische Option zur perkutanen transluminalen Angioplastie (PTA, Ballondilatation).

MERKE

Falsch negative Ergebnisse können bei beidseitigen Nierenarterienstenosen auftreten.

Therapie

Bei isolierter Nierenarterienstenose (NAST) der zuführenden extrarenalen Nierenarterie ist die **perkutane transluminale Angioplastie (PTA)** Methode der Wahl, in der Regel mit Stent-Einlage in das verengte Gefäßlumen. Sehr selten ist die operative Nierengefäßrekonstruktion indiziert. Bei der atherosklerotischen NAST steht allerdings eindeutig die konservative medikamentöse Therapie im Vordergrund. Große Studien konnten zeigen, dass sich keine Vorteile einer interventionellen Therapie ergeben. Nur in bestimmten individuellen Fällen kann eine Revaskularisierung sinnvoll sein. Bei kleineren oder multipel auftretenden intrarenalen Stenosen besteht keine interventionelle oder chirurgische Therapiemöglichkeit.

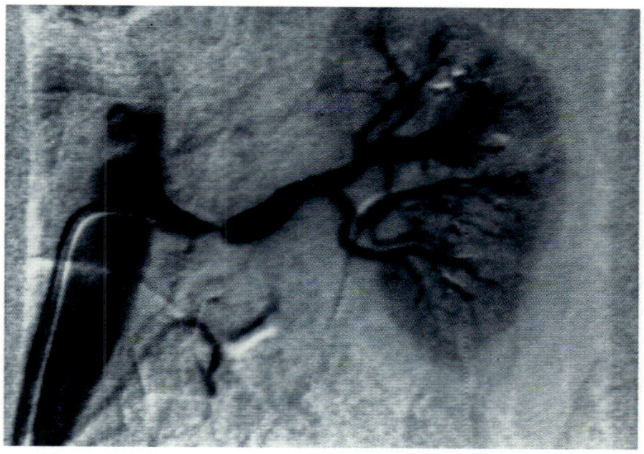

Abb. 11.34 Angiografie in DSA-Technik mit Nachweis einer umschriebenen linksseitigen Nierenarterienstenose atherosklerotischer Genese [M181]

Prognose

Ohne Behandlung drohen ein schleichender Funktionsverlust und eine Schrumpfung der betroffenen Niere mit kompensatorischer Hypertrophie der kontralateralen Niere. Bei fibromuskulärer Dysplasie (meist junge Frauen) ist nach erfolgreicher Behandlung in 80 % mit einer Normalisierung des arteriellen Blutdrucks zu rechnen. Schlechtere Erfolgschancen haben die arteriosklerotisch bedingten Stenosen. Grundsätzlich gilt: Je länger eine Stenose mit assoziiertem Hypertonus besteht, umso geringer sind die Chancen der Blutdrucknormalisierung nach Beseitigung der Stenose (sog. **fixierter Hypertonus**). Ursächlich dafür ist u. a. die Hochdruckschädigung der eigentlich gesunden, nichtstenosierten Niere, in der sich eine Arteriolosklerose (Nephrosklerose, s. o.) entwickelt, die dann einen **renoparenchymatösen Hochdruck** unterhält.

11.8 Nierenbeteiligung bei anderen Systemerkrankungen

Die Nieren können auch bei einer Reihe entzündlicher Systemerkrankungen im Rahmen einer sekundären Glomerulonephritis oder durch andere pathogenetische Mechanismen mitbeteiligt sein, so u. a. bei

- Goodpasture-Syndrom
- Vaskulitiden, insbesondere
  - Granulomatose mit Polyangiitis (GPA)
  - Mikroskopischer Polyarteriitis (MPA)
  - Panarteriitis nodosa
  - Purpura Schoenlein-Henoch

- Kollagenosen, insbesondere
  - Systemischem Lupus erythematodes
- Gemischter Kryoglobulinämie

Nicht primär nephritisch ist die Beteiligung der Nieren bei:

- Thrombotischer Mikroangiopathie (HUS/TTP)
- Paraproteinämie
- Ssystemischer Amyloidose
- Harnsäurenephropathie

11.8.1 Goodpasture-Syndrom

Als RPGN verlaufende Anti-Basalmembran-Nephritis in Kombination mit Lungenblutungen (Hämoptysen). Bezüglich der Vorstellungen zur **Pathogenese** ➤ 11.5.2 mit ➤ Abb. 11.31.

Klinik

Meist akutes Krankheitsbild mit Bluthusten, Anämie, raschprogredientem Nierenversagen. In Einzelfällen können Nieren oder Lunge auch isoliert befallen sein.

Diagnostisches Vorgehen und Therapie

Nachweis zirkulierender antiglomerulärer Basalmembran-Antikörper. Nierenbiopsie: Histologie wie bei RPGN mit immunhistologischem Nachweis linearer Ablagerungen von IgG entlang der glomerulären Basalmembran. Therapie RPGN.

Prognose

Unbehandelt verläuft das Goodpasture-Syndrom nicht selten tödlich aufgrund von Lungeneinblutungen und Asphyxie bei durch Blut verlegten Bronchien. Bezüglich der Nieren gilt: je frühzeitiger die Therapieeinleitung, desto besser die Prognose.

11.8.2 ANCA-assoziierte Vaskulitiden (AAV)

Zu den häufigsten Ursachen der als RPGN verlaufenden nekrotisierenden intra- und extrakapillären Glomerulonephritis gehören die ANCA-assoziierten Vaskulitiden. Während die Granulomatose mit Polyangiitis (GPA) meist mit einem sich zytoplasmatisch anfärbenden **(cANCA)** Antikörper gegen das Zielantigen Proteinase 3 assoziiert ist, findet sich bei Patienten mit **mikroskopischer Polyangiitis** häufiger ein gegen perinukleär lokalisierte Myeloperoxidase gerichteter **pANCA.**

Klinisch weisen beide Erkrankungsbilder große Ähnlichkeiten und Überschneidungen auf. Die Therapie ist bei beiden Entitäten die gleiche.

Granulomatose mit Polyangiitis (GPA)

Die GPA (früher: Morbus Wegener) (➤ 13.10.4) ist eine nekrotisierende, granulomatöse Vaskulitis mit primärem Befall des Respirationstrakts. Eine Nierenbeteiligung lässt sich bei ≥ 80 % der Patienten nachweisen (Generalisationsstadium). Sie kann sich auf eine asymptomatische Hämaturie und Proteinurie beschränken. Ein Verlauf als RPGN (➤ 11.5.8) ist jedoch nicht selten und präsentiert sich dann als dramatisches Krankheitsbild mit raschem Nierenfunktionsverlust, mit oder ohne gleichzeitige Lungenbeteiligung (pulmorenales Syndrom).

Mikroskopische Polyangiitis (MPA)

Mit einer Nierenbeteiligung ist in 70 % der Fälle zu rechnen. Wie bei den anderen entzündlichen Systemerkrankungen bestimmt sie wesentlich die Prognose. Mit Befall kleiner Arterien und Kapillaren ist ein Verlauf als rasch progrediente Glomerulonephritis typisch. Der serologische Nachweis eines gegen Myeloperoxidase gerichteten p-ANCA macht die Diagnose wahrscheinlich (➤ 13.10.3).

Therapie und Prognose

Sie besteht im Generalisationsstadium einer ANCA-assoziierten Vaskulitis mit Nieren- und/oder Lungenbeteiligung in der kombinierten Gabe von hoch dosierten **Kortikosteroiden** und **Cyclophosphamid.** Letzteres wird heute in der Induktionstherapie meist als intravenöse Bolusgabe im Abstand von je 3–4 Wochen verabreicht. Zunehmend spielt auch der CD20-Antikörper Rituximab eine Rolle in der Therapie der AAV. Um Rezidive zu vermeiden, wird die Therapie nach 3–6 Monaten remissionserhaltend mit **Azathioprin** (z. B. Imurek®), **Mycophenolat-Mofetil** (z. B. Cellcept®) als orale Therapie oder Rituximab i. v. fortgeführt.

Unbehandelt verläuft die ANCA-assoziierte Vaskulitis in der Regel letal. Seit Einführung der immunsuppressiven Therapie mit Cyclophosphamid hat sie jedoch eine deutlich bessere Prognose. Viele Patienten mit bereits fortgeschrittener Nierenbeteiligung bei Diagnosestellung werden bzw. bleiben allerdings im Verlauf dialysepflichtig.

11.8.3 Purpura Schoenlein-Henoch

Als häufigste Form der Hypersensitivitätsangiitiden mit Nierenbeteiligung kommt die Purpura Schoenlein-Henoch vor allem bei Kindern und jungen Männern vor (➤ 13.10.6).

Klinik und diagnostisches Vorgehen

Die klinische Symptomatik (Bauchschmerz, Purpura, Arthralgien) liefert einen ersten Verdachtsmoment. Die renale Beteiligung beschränkt sich meist auf eine leichte Proteinurie und Mikrohämaturie. Selten kann es jedoch auch zu renalem Hypertonus, nephrotischem Syndrom oder auch einem Verlauf als RPGN mit raschem

Kreatininanstieg und einem „aktiven" Urinsediment (d. h. mit Vorliegen von Erythrozytenzylindern) kommen. Histologisch findet sich eine mesangioproliferative GN, manchmal mit Zeichen der extra- und intrakapillären Proliferation und Halbmondbildung. Typisch ist der immunhistologische Nachweis von IgA-Ablagerungen im Glomerulus und in der betroffenen Haut.

Therapie

Bei nephrotischem Syndrom oder Verlauf als RPGN ist eine hoch dosierte Gabe von Kortikosteroiden indiziert. Die Prognose bei milder renaler Beteiligung ist gut und erfordert meist keine weitergehende Therapie.

11.8.4 Lupusnephritis

Beim SLE (➤ 13.9.1) entwickeln ca. 50–70 % der Patienten im Verlauf eine klinisch oder laborchemisch fassbare Nierenbeteiligung in Form einer Glomerulonephritis.

MERKE

Diese sog. Lupusnephritis bestimmt wesentlich die Prognose der Erkrankung.

Klinik

Meist stehen die extrarenalen Manifestationen des SLE klinisch im Vordergrund. Die Nierenbeteiligung verläuft nicht selten als asymptomatische Proteinurie und Hämaturie. Es kann jedoch im Verlauf zu schleichender GFR-Abnahme und arteriellem Hypertonus kommen. Seltener werden ein nephrotisches Syndrom oder eine RPGN beobachtet.

Pathogenese

Es handelt sich um eine Immunkomplexnephritis. Bioptisch werden sechs verschiedene histologische Formen der glomerulären Schädigung unterschieden (➤ Tab. 11.12), die von einer leichten mesangialen Form der Glomerulonephritis über eine fokal-proliferative bis hin zur schwer verlaufenden diffus-proliferativen Form reichen. Seltener ist eine membranöse GN (s. o.).

Diagnostisches Vorgehen

Zur Diagnostik des SLE ➤ 13.9.1. Für eine renale Beteiligung des SLE sprechen ein „aktives" Urinsediment mit Nachweis von Erythrozytenzylindern, eine Proteinurie und ansteigende Serum-Kreatininwerte. Bei Verdacht sollte eine Nierenbiopsie zur Sicherung der Diagnose angestrebt werden. Neben der histologischen Klassifikation der

Tab. 11.12 Formen der Lupusnephritis (LN)

Klasse	Klinische Manifestation	Immunsuppressive Therapie
I Minimale mesangiale LN	Mikrohämaturie ± Proteinurie	Richtet sich nach den übrigen SLE-Manifestationen (z. B. Hydroxychloroquin)*
II Mesangial proliferative LN	Mikrohämaturie ± Proteinurie	Richtet sich nach den übrigen SLE-Manifestationen (z. B. Hydroxychloroquin)*
III Fokal proliferative LN	Nephritisches Sediment, variable Proteinurie, GFR-Verlust möglich	Remissionsinduktion mit Cyclophosphamid (i. v.-Bolusgaben nach Schema) Oder: Mycophenolat-Mofetil (MMF) + Methylprednisolon sowie Belimumab, gefolgt von Prednisolon Oder CNIs Remissionserhaltung mit MMF oder Azathioprin, oder CNIs
IV Diffus proliferative LN	Nephritisches Sediment, variable Proteinurie, GFR-Verlust möglich	Wie Klasse III
V Membranöse LN	Proteinurie, nephrotisches Syndrom, GFR-Verlust im Langzeitverlauf	Bei Proteinurie > 3 g/Tag analog zu Klasse III/IV, sonst wie Klasse I, II, VI
VI Fortgeschrittene sklerosierende LN	GFR-Verlust	Richtet sich nach den übrigen SLE-Manifestationen

*Engmaschiges Monitoring im Verlauf, da häufig Übergang in Klasse III oder IV

GN können anhand des Biopsats die Aktivität bzw. Chronizität der Erkrankung und die Langzeitprognose abgeschätzt werden.

Therapie

Insbesondere bei der schweren diffus proliferativen Form der Lupusnephritis werden hoch dosiert **Kortikosteroide** gegeben. Zusätzlich verbessert **Cyclophosphamid i. v.,** gegeben über einen Zeitraum von ca. 6 Monaten, oder auch MMF p. o. die Prognose. Neu zugelassen für die aktive Lupusnephritis III–V ist der Anti-BLys/BAFF-Antikörper Belimumab (Benlysta®), sowohl in der Induktionstherapie als auch für die Erhaltungsphase als Zusatztherapie. Bei therapierefraktärem Verlauf zusätzlich Versuch mit Rituximab oder Voclosporin.

Tritt eine terminale Niereninsuffizienz ein, ist bei einem Teil der Patienten unter der Dialyse eine bemerkenswerte Besserung der extrarenalen Manifestationen des SLE zu verzeichnen. Warum dies so ist, ist nicht bekannt.

Prognose

Die Prognose für die Niere ist bei rein mesangialer GN am besten und bei diffus proliferativer GN am schlechtesten. Tritt eine terminale

Niereninsuffizienz ein, lassen sich die betroffenen Patienten sowohl an der Hämodialyse als auch an der Peritonealdialyse (➤ 11.14) gut behandeln. Allerdings sind bei der Hämodialyse Shunt-Probleme (Thrombosen) häufig. Die Ergebnisse nach Nierentransplantation sind gut, Erkrankungsrezidive unter der chronischen immunsuppressiven Therapie nach Nierentransplantation selten.

11.8.5 Kryoglobulinämie

Kryoglobuline sind abnorme Immunglobuline, die im Blut zirkulieren und bei Kälte zu Immunkomplexen präzipitieren. Sie treten entweder primär/essenziell ohne fassbare Ursache auf (ca. 30 %) oder sekundär im Rahmen verschiedener Erkrankungen (ca. 70 %), z. B. lymphoproliferative Erkrankungen, Autoimmunerkrankungen (SLE, Sjögren-Syndrom) und Infektionen (Hepatitis B und C, HIV).

Es gibt drei Gruppentypen von Kryoglobulinen. Eine Nierenbeteiligung wird insbesondere bei den sog. **gemischten Kryoglobulinen** Typ II oder, seltener, Typ III gesehen (mono- und polyklonale IgM und/oder IgG). Sie können durch subendotheliale Immunkomplexablagerungen in den Nieren zu einer membranoproliferativen Glomerulonephritis führen (➤ 11.5.9).

Klinisch finden sich häufig eine Hämaturie, Proteinurie und auch ein nephrotisches Syndrom. Mitunter ist aber auch eine progrediente GFR-Abnahme zu beobachten. Eine therapeutische Beeinflussung ist schwierig und besteht vor allem in der **Behandlung der Grunderkrankung** (z. B. antivirale Therapie bei chronisch-aktiver Hepatitis B oder C).

Bei milden Verlaufsformen der essenziellen Kryoglobulinämie ist eine vorübergehende **Verlaufsbeobachtung** gerechtfertigt, da bei ca. 30 % der Patienten eine partielle oder komplette Remission eintritt. Bei schweren Verlaufsformen mit progredienter Niereninsuffizienz, schwerer Polyneuropathie und akralen Durchblutungsstörungen empfiehlt sich eine kombinierte Therapie mit **Plasmapherese** zur Entfernung der Kryoglobuline aus der Blutbahn und eine **immunsuppressive Therapie** mit Steroiden und dem CD-20-Antikörper Rituximab zur Unterdrückung der Neubildung von Kryoglobulinen.

11.8.6 Thrombotische Mikroangiopathien

Thrombotische Mikroangiopathien (TMA) sind Erkrankungen, die primär die Arteriolen betreffen. Mikrovaskuläre Thrombosen führen zu einer hämolytischen Anämie und Thrombozytopenie. Eine Beteiligung der Nieren und des ZNS ist typisch. Zu den TMA gehören:

- **Thrombotisch-thrombozytopenische Purpura** (TTP)
- **Shigatoxin-induziertes hämolytisch-urämisches Syndrom** (STEC-HUS)
- **Atypisches hämolytisch-urämisches Syndrom** (aHUS)

Ätiologie/Pathogenese

Bei der **TTP** ist eine verminderte Aktivität der **Metalloprotease ADAMTS13** ursächlich, deren Funktion die Spaltung des vom Gefäßendothel freigesetzten ultragroßen Von-Willebrand-Faktors ist. Wird ADAMTS13 durch Autoantikörper oder durch Gendefekte vermindert funktionsfähig, kommt es durch die großen, nicht gespaltenen Von-Willebrand-Faktor-Moleküle zur Aggregation von Thrombozyten mit resultierender Mikrothrombenbildung.

Die Pathologie des **aHUS** wird durch eine überschießende Aktivität des Komplementsystems erklärt. Bei 40–60 % der Patienten lassen sich Mutationen nachweisen, die zu einer gestörten Regulation des Komplementsystems führen. Kommt es zu einer Stimulation des Komplementsystems, wird das Gefäßendothel nicht ausreichend vor einer Schädigung durch Komplement geschützt. Am häufigsten ist der Komplementfaktor H betroffen, aber auch andere Mutationen sind bekannt (➤ Tab. 11.13).

Der Manifestation von TTP und aHUS geht häufig ein auslösendes Ereignis voraus, welches zu einer Endothelschädigung führt. Beispiele für einen solchen Trigger sind Infektionen oder auch Autoimmunerkrankungen wie Systemischer Lupus erythematodes, allogene Stammzelltransplantation, Medikamente (z. B. Chemotherapeutika, Calcineurin-Inhibitoren), Neoplasien, maligne Hypertonie oder Schwangerschaft. In ca. einem Drittel der Fälle lässt sich kein Auslöser identifizieren.

Das **STEC-HUS** wird durch das Shigatoxin im Rahmen von Enteritiden verursacht. Am häufigsten tritt es nach Infektion mit einem enterohämorrhagischen *E. coli* auf. Es sind unterschiedliche verursachende Serotypen bekannt. Auch *Shigella dysenteriae* und *Streptococcus pneumoniae* können durch Shigatoxin oder Shiga-like-Toxin Auslöser sein.

Klinik

Durch Läsionen am Gefäßendothel und die nachfolgende Mikrothrombosierung resultiert eine mechanische Fragmentierung von Erythrozyten und Verstopfung der Arteriolen und Kapillaren mit ischämischen Läsionen in den betreffenden Organen (➤ Tab. 11.14).

Tab. 11.13 Ätiologie der TMA

Krankheitsentität	Auslösende Ursache
Shigatoxin-induziertes hämolytisch-urämisches Syndrom (STEC-HUS)	Bakterielle Infektion, Shigatoxin und Verozytentoxin von enterohämorrhagischen *E.-coli*-Stämmen (EHEC), *Shigella dysenteriae*, *Citrobacter*, Pneumokokken
Atypisches hämolytisch-urämisches Syndrom (aHUS)	Störung der Komplementregulation: • Hereditäre Mutationen (Mangel an Faktor H, I, MCP-Mutation), familiäre Häufung • Faktor-H-Autoantikörper (selten) • Überaktivität des Komplementsystems – unspezifische Auslöser (Infekte, Medikamente, autoimmunologische Vorgänge) führen zur Exazerbation
Thrombotisch-thrombozytopenische Purpura (TTP)	ADAMTS13-Metalloprotease Mangel: • Autoantikörper gegen ADAMTS13 • Hereditärer ADAMTS13-Mangel (selten) Auslöser: Infekte, autoimmunologische Vorgänge (z. B. SLE mit Antiphospholipid-AK), Medikamente, Schwangerschaft

Tab. 11.14 Klinik der TMA

Symptome	STEC-HUS	aHUS	TTP
Diarrhö/Enterokolitis	+++ Ca. 7–14 d vorher, blutige Durchfälle!	++	–
Neurologische Störungen (Verwirrtheit, Vigilanzminderung, Krampfanfälle, neurologische Ausfälle, Insulte)	+	++	+++
Renale Beteiligung	+++	+++	++
Hämolytische Anämie, Thrombozytopenie	+++	+++	+++

Die TMA bilden somit eine Gruppe von klinischen Syndromen. Die Manifestation ist häufig akut mit diffuser Klinik, die Übergänge zwischen den Krankheitsbildern sind zum Teil fließend, sodass eine präzise Trennung und Differenzierung zwischen den TMA anhand von Anamnese und Klinik sowie einfachen Laborparametern schwierig ist. Hinweisend können z. B. eine vorausgegangene (gastrointestinale) Infektion beim HUS oder primär neurologische Symptome bei der TTP sein.

Die intravasale Hämolyse mit konsekutiver Anämie verursacht körperliche Leistungsminderung, Abgeschlagenheit und rasche Ermüdbarkeit. Weitere mögliche Symptome sind Kopfschmerz, Schwindel, Belastungsdyspnoe und Tachykardie.

Diagnostisches Vorgehen

Als Hinweis auf die Hämolyse ist die LDH erhöht und Haptoglobin erniedrigt. Typisch sind Fragmentozyten im Blutausstrich (> 2 %). Der Coombs-Test ist negativ, die Komplementfaktoren C3 und C4 können durch einen erhöhten Verbrauch erniedrigt sein. Leider sind bei bis zu 50 % der aHUS-Patienten die Komplementspiegel normal, zudem sind erniedrigte Werte nicht spezifisch, sondern auch bei TTP und STEC-HUS möglich.

Die Diagnosesicherung wird durch den Nachweis von Shigatoxin im Serum (PCR), Stuhldiagnostik zum EHEC-Nachweis (inkl. Schnelltest) sowie die Bestimmung der ADAMTS13-Aktivität und der ADAMTS13-Autoantikörper versucht.

Für das aHUS ist eine genetische Untersuchung möglich, aber nicht zwingend erforderlich, da in 40–60 % der aHUS-Fälle kein bekannter Defekt nachgewiesen wird.

Labor-Differenzierung anhand der ADAMTS13-Aktivität:

- TTP: < 5 % ADAMTS13-Aktivität
- aHUS: ≥ 5 % ADAMTS13-Aktivität
- STEC-HUS: Shigatoxin/EHEC-positiv

Da insbesondere die ADAMTS13-Diagnostik nur in Speziallabors möglich ist und das Ergebnis erst mit deutlicher zeitlicher Verzögerung kommt, sollte bei entsprechender Klinik mit Nachweis von Fragmentozyten zeitnah eine Plasmapherese begonnen werden.

MERKE

Proben zur TMA-Diagnostik müssen vor der ersten Plasmaseparation abgenommen werden.

Therapie

Für das **STEC-HUS** ist keine kausale Therapie bekannt. Wenn möglich, sollten keine Thrombozytenkonzentrate gegeben werden. Eine Antibiotikatherapie war lange kontraindiziert, da eine erhöhte Toxinausschüttung befürchtet wurde, was sich bewahrheitet hat. Gabe von Meropenem, Azithromycin und Darmdekontamination mit Rifaximin hilfreich; keine Gyrasehemmer.

Bei **aHUS** wird eine Plasmapherese zur Entfernung von C3a und C5a, mit einer Substitution von normalem Komplement, empfohlen. Eine Therapie mit dem C5-Antikörper Eculizumab oder Ravulizumab kann den Krankheitsverlauf verbessern. Beim Autoantikörper-vermittelten aHUS ist eine Immunsuppression nötig.

Die Therapie der **TTP** besteht in der Plasmapherese (ADAMTS13-Antikörper werden entfernt und zusätzlich ADAMTS13 substituiert) sowie der Gabe von Caplicizumab. Caplicizumab istein sog. bivalenter Nanobody-Einzeldomänenantikörper, der die Interaktion zwischen vWF und Thrombozyten hemmt. Zusätzlich Immunsuppression mit Rituximab (Hemmung der der Produktion von ADAMTS13-AK). Spricht die Therapie an, normalisiert sich die Thrombozytenzahl.

11.8.7 Nierenbeteiligung bei Paraproteinämie

Die bei monoklonaler Gammopathie (MGUS, ➤ 3.6.4) bzw. beim Multiplen Myelom (➤ 3.6.4) gebildeten monoklonalen Immunglobulinleichtketten („Paraproteine") können zu einer schweren, häufig prognosebestimmenden Nephropathie führen.

Neu hinzugekommen ist in diesem Zusammenhang die Entität der **MGRS,** der **monoklonalen Gammopathie renaler Signifikanz.** Unter diesem Begriff werden verschiedene renale Läsionen zusammengefasst, bei denen eine direkte Nierenschädigung durch Ablagerungen von Bestandteilen monoklonaler Immunglobuline ausgelöst wird. Obwohl es dabei zu einer progredienten Niereninsuffizienz bis hin zur Dialysepflicht kommen kann, haben Patienten mit einer monoklonale-Gammopathie-assoziierten Nierenerkrankung keine klare Therapieindikation, wenn sie nicht die diagnostischen Kriterien des Multiplen Myeloms erfüllen. Dennoch lässt sich durch eine Therapie und Unterdrückung des verantwortlichen Zellklons ein Erhalt der Nierenfunktion erzielen. Es zeigt sich somit, dass für die Entwicklung einer Nierenschädigung nicht unbedingt die Menge, sondern vielmehr die biochemische Beschaffenheit des monoklonalen Paraproteins entscheidend ist.

Klinik

Häufig finden sich eine progrediente Niereninsuffizienz bis hin zum akuten Nierenversagen, evtl. begleitet von einem nephrotischen

Syndrom. Die Nierenbeteiligung kann die klinische Erstmanifestation der Paraproteinämie bzw. des Multiplen Myeloms sein.

Pathogenese

Drei pathogenetische Mechanismen und Krankheitsentitäten werden dabei beobachtet:

- Die **klassische „Plasmozytom-Niere"** entsteht beim Multiplen Myelom durch Ausfällung von Paraprotein im Tubulussystem der Niere, was zu tubulärer Obstruktion und umgebender tubulointerstitieller Entzündung führt. Histologisch findet sich ein mit PAS-positivem Material ausgefülltes Tubulussystem. Patienten mit hohem Myelomgradienten und zusätzlicher Dehydratation sind besonders gefährdet, ein akutes Nierenversagen im Rahmen eines multiplen Myeloms zu erleiden. Eine begleitende Hyperkalzämie ist ein weiterer Risikofaktor für ein Nierenversagen. Das Gleiche gilt für intravenös appliziertes Röntgenkontrastmittel.
- Die monoklonalen Leichtketten verursachen eine **AL-Amyloidose** (➤ 11.8.8).
- Selten findet sich eine **Kongorot-negative Leichtketten-Glomerulopathie.** Die Ablagerungen der Leichtketten sind nur im Elektronenmikroskop zu erkennen.

MERKE
Die Gabe von Röntgenkontrastmittel bei Patienten mit Paraproteinämie kann zum akuten Nierenversagen führen.

Diagnostik

Nicht selten erfolgt die Diagnosestellung primär in der Nierenbiopsie, die aufgrund eines ätiologisch unklaren akuten Nierenversagens bzw. eines nephrotischen Syndroms durchgeführt wurde. Der Nachweis von Paraproteinen im Serum mittels Serum-Elektrophorese gelingt nur bei höheren Konzentrationen der monoklonalen Leichtketten. Ausgeschiedene Leichtketten finden sich in der Urin-Elektrophorese als „Bence-Jones-Proteine". Der Leichtkettentyp (Kappa oder Lambda) wird in der Immunelektrophorese ausdifferenziert. Die weitere hämatologische Diagnostik und die Knochenmarkbiopsie klären, ob es sich um ein Multiples Myelom oder um eine monoklonale Gammopathie unklarer Signifikanz (MGUS) handelt.

MERKE
Insbesondere bei älteren Patienten sollten bei jeder neu diagnostizierten Proteinurie oder Niereninsuffizienz folgende Untersuchungen durchgeführt werden:

- Serumelektrophorese und -immunfixation, freie Leichtketten im Serum
- Bence-Jones-Proteinurie/Urin-Immunfixation mit Quantifizierung der Proteinurie (Eiweiß- bzw. Albumin/Kreatinin-Quotient)

11

Therapie und Prognose

Die Therapie der Nierenbeteiligung bei Paraproteinämie ist schwierig, und die Lebenserwartung der Patienten in der Regel stark eingeschränkt, insbesondere bei AL-Amyloidose (s. u.). Mehrere Studien zeigen eine Verbesserung der Nierenfunktion und auch eine Verbesserung der Lebenserwartung nach Hochdosis-Chemotherapie mit nachfolgender autologer Stammzelltransplantation. Auch der Einsatz des Proteasom-Inhibitors Bortezomib beim Multiplen Myelom hat die Prognose verbessert. Zu den weiteren Therapiemöglichkeiten ➤ 3.6.4.

11.8.8 Nierenamyloidose

Amyloidosen sind Erkrankungen mit extrazellulärer Ablagerung unlöslicher fibrillärer pathologischer Proteine. Die wichtigsten Formen mit Nierenbeteiligung sind die **AL-Amyloidose** im Rahmen einer monoklonalen Gammopathie (s. o. und ➤ 3.6.4) und die **AA-Amyloidose,** die bei chronisch entzündlichen Erkrankungen wie z. B. rheumatoider Arthritis auftreten kann. Es können verschiedene Organe betroffen sein, z. B. Nieren, Herz, Nervengewebe, Leber, Milz, Nebennieren, Zunge und Gelenke. Die Nieren sind in 80–90 % der Fälle betroffen. Histologisch finden sich charakteristische **Kongorot-positive** extrazelluläre Ablagerungen von Proteinfibrillen mit β-Faltblattstruktur in der Niere, vor allem entlang der glomerulären Basalmembran (➤ Abb. 11.35). Weitere Einzelheiten zur Amyloidose ➤ 10.9.

Klinik

In allen Fällen der Nierenamyloidose ist die renale Symptomatik durch ein nephrotisches Syndrom und chronischen Nierenfunk-

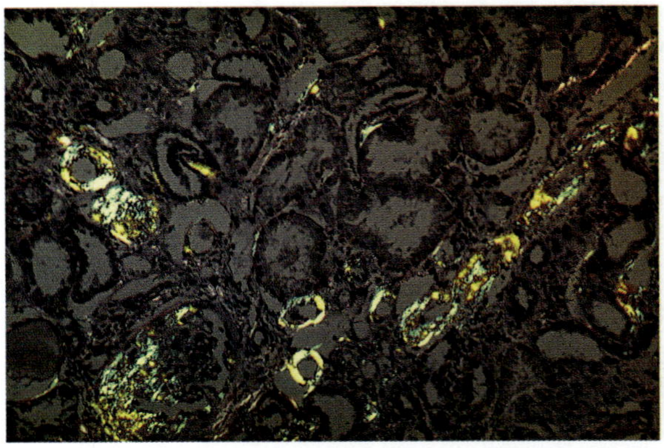

Abb. 11.35 Nierenhistologie bei Amyloidose. Die Kongorot-Färbung zeigt unter polarisiertem Licht ein gelb-grünliches Aufleuchten (Metachromasie) von Amyloid in einem Glomerulus (links unten im Bild) und in den Gefäßwänden von Arteriolen. Eine Unterscheidung in die einzelnen Amyloid-Typen ist nur immunhistologisch möglich. Hier handelte es sich um eine AA-Amyloidose bei einer Patientin mit bereits jahrzehntelang bestehender chronischer Polyarthritis. [M181]

tionsverlust gekennzeichnet. Weitere Symptome hängen von der Erkrankungsform ab.

Prognose

Im Verlauf mündet die Nierenamyloidose in einem hohen Prozentsatz über Monate bis Jahre in die terminale Niereninsuffizienz. Die Prognose wird entscheidend vom Ausmaß der kardialen und polyneuropathischen Beteiligung bestimmt. Die Patienten versterben häufig am kardialen Versagen, bevor sie das Terminalstadium einer chronischen Niereninsuffizienz erreicht haben. Die mittlere Überlebenszeit bei manifester AL-Amyloidose (Leichtketten-Amyloidose, ➤ 3.6.4) beträgt trotz Therapie nur ca. 12 Monate, ohne Therapie 6–7 Monate!

11.8.9 Kardiorenales Syndrom (CRS)

Treten eine Herzinsuffizienz und ein Nierenversagen gleichzeitig auf, spricht man vom kardiorenalen Syndrom. Insbesondere bereits kardial und/oder renal vorgeschädigte Patienten mit Diabetes oder Arteriosklerose sind betroffen. Kommt es dann zur Dekompensation der kardialen Funktion, z. B. durch ein hypertensives Lungenödem, einen Herzinfarkt oder eine akute Verschlechterung einer chronischen Herzinsuffizienz, tritt häufig parallel eine Verschlechterung der Nierenfunktion mit Anstieg des Serumkreatinins und Abfall der Diurese ein. Mit Verbesserung der akuten kardialen Situation kommt es in der Regel auch zur Verbesserung der Nierenfunktion **(akutes kardiorenales Syndrom).**

Ist die Herzfunktion jedoch chronisch eingeschränkt (*low-output*), kommt es zu einer Minderperfusion der Nieren und chronischem Nierenfunktionsverlust **(chronisches kardiorenales Syndrom).** Eine Mikro- oder Makroangiopathie durch Arteriosklerose fördern das Krankheitsgeschehen.

Pathophysiologisch kann unterschieden werden, ob primär ein prärenales Nierenversagen bei führender Linksherzinsuffizienz vorliegt (Vorwärtsversagen) mit renaler Hypoperfusion, Aktivierung des RAAS und Sympathikus mit konsekutiver Salz- und Wasserretention, oder ein intrarenales Nierenversagen aufgrund renal-venöser Stauung bei führender Rechtsherzinsuffizienz (Rückwärtsversagen). Die Klassifikation des CRS erfolgt mittels der Einteilung nach Ronco (➤ Tab. 11.15).

Tab. 11.15 Klassifikation des kardiorenalen Syndroms nach Ronco [F849-005]

Typ	Grunderkrankung	Folgeerkrankung
I Akutes kardiorenales Syndrom	Akute kardiale Dysfunktion	Akutes Nierenversagen
II Chronisches kardiorenales Syndrom	Chronische Herzinsuffizienz	Chronische Niereninsuffizienz
III Akutes renokardiales Syndrom	Akutes Nierenversagen	Akute kardiale Dysfunktion
IV Chronisches renokardiales Syndrom	Chronische Niereninsuffizienz	Chronische Herzinsuffizienz, kardiovaskuläre Ereignisse
V Sekundäres kardiorenales Syndrom	Systemerkrankung (z. B. Sepsis, septischer Schock, Autoimmunerkrankungen, Diabetes mellitus)	Kombinierte Herz- und Nierendysfunktion

Therapie

Entscheidend für die Therapie ist der Ausgleich des Flüssigkeitshaushalts. Eine forcierte Diuretikatherapie der Herzinsuffizienz führt allerdings häufig zu einer weiteren Verschlechterung der Nierenfunktion. Umgekehrt führt eine Volumenüberladung durch Rückstau des venösen Blutes ins Nierenvenensystem ebenfalls zu einer Abnahme der Nierenfunktion und gleichzeitiger Verschlechterung der Herzleistung. Als letzte Therapieoption steht oft nur die Dialyse (➤ 11.14) zur Auswahl. Dabei bietet insbesondere die Peritonealdialyse als kreislaufschonendes Verfahren Vorteile.

11.8.10 Hepatorenales Syndrom

➤ 8.1.8

11.9 Tubulointerstitielle Erkrankungen

Synonym: interstitielle Nephritis/Nephropathie

Die tubulointerstitielle Nephritis ist eine entzündliche Erkrankung der Niere, die primär vom Tubulusapparat und dem Interstitium ausgeht. Traditionell wird nach klinischem Verlauf eine akute interstitielle Nephritis von einer chronischen tubulointerstitiellen Nephritis unterschieden. Dabei geht die akute Entzündung in einen chronisch-fibrosierenden und damit irreversiblen Prozess über.

Zu dieser heterogenen Krankheitsgruppe mit unterschiedlichen Ursachen gehören infektassoziierte und nicht infektbedingte Erkrankungen. Am häufigsten ist die medikamentös induzierte interstitielle Nephritis mit akutem Nierenversagen.

Die sog. Tubulopathien treten meist sekundär im Rahmen einer tubulointerstitiellen Nephritis auf. In seltenen Fällen können sie aber auch hereditär und als isolierte Tubulusfunktionsstörung vorkommen (➤ 11.9.3).

Einteilung der tubulointerstitiellen Nierenerkrankungen

Bakterielle tubulointerstitielle Nephritis (➤ 11.4)
- Akute Pyelonephritis
- Chronische rezidivierende Pyelonephritis (Refluxnephropathie, obstruktive Nephropathie)

Nichtbakterielle tubulointerstitielle Nephritis
- Akute interstitielle Nephritis: idiopathisch, medikamentös-allergisch, parainfektiös, viral (z. B. Hantavirus-Infektion), stoffwechsel- und medikamentenassoziiert
- Chronische interstitielle Nephritis

- Analgetika-Nephropathie
- Uratnephropathie
- Nephrokalzinose
- Balkan-Nephropathie

Tubulopathien (erworben oder hereditär)

- Renal-tubuläre Azidose, Bartter-Syndrom, primäre renale Glukosurie, Fanconi-Syndrom u. a.

Klinik

Das klinische Bild tubulointerstitieller Nierenerkrankungen wird vom Ort der Schädigung innerhalb des Tubulussystems beeinflusst (➤ Abb. 11.36):

- **Proximaler Tubulus:** metabolische Azidose durch Bikarbonatverlust, tubuläre Proteinurie, Aminoazidurie, Glukosurie und Phosphaturie (Fanconi-Syndrom)
- **Distaler Tubulus:** metabolische Azidose durch verminderte H^+-Ionen-Ausscheidung, Natrium-Verlust, Hyperkaliämie
- **Sammelrohre:** ADH-Resistenz → renaler Diabetes insipidus mit Polyurie
- **Nierenmark** (Medulla): eingeschränktes Konzentrationsvermögen → Polyurie
- Sekundäre **glomeruläre Schädigung:** GFR ↓, glomeruläre Proteinurie, arterieller Hypertonus

11.9.1 Akute interstitielle Nephritis (AIN)

Die akute interstitielle Nephritis ist eine wichtige Differenzialdiagnose bei einem akuten Nierenversagen und kann letztendlich nur bioptisch definitiv gesichert werden. Sie kann vor allem durch eine Vielzahl von Medikamenten (medikamentenallergisch) ausgelöst werden, aber auch als parainfektiöse Begleitreaktion bei bakteriellen Infektionskrankheiten oder als direkte virale Infektion des Interstitiums entstehen (➤ Tab. 11.16). Auch im Rahmen von Systemerkrankungen kann eine AIN ausgelöst werden.

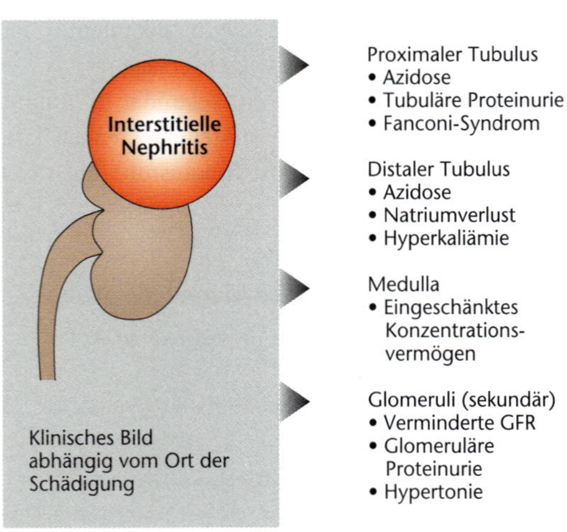

Abb. 11.36 Klinisches Bild tubulointerstitieller Nierenerkrankungen in Abhängigkeit vom vorherrschenden Schädigungsort [L157]

Tab. 11.16 Ätiologie der akuten interstitiellen Nephritis

Ursache	Häufigkeit	Beispiel
Medikamente	> 75 %	• **Antiinfektiva:** Penicillinderivate, Cephalosporine, Cotrim und andere Sulfonamide, Gyrasehemmer (v. a. Ciprofloxacin), Vancomycin, Linezolid, Rifampicin, Aciclovir, Interferon etc. • **Diuretika:** Thiazide, Furosemid, Torasemid, Triamteren • **NSAR:** unspezifische COX-Hemmer: ASS, Ibuprofen, Fenoprofen, Naproxen, Indomethacin, COX-2-Hemmer • 5-Aminosalicylsäure • **Antikonvulsiva und zentrale Substanzen:** Phenytoin, Carbamazepin, Valproinsäure, Levetiracetam, Clozapin • **Andere Medikamente:** Allopurinol, Omeprazol, Cimetidin, Rosuvastatin, Azathioprin, Carbimazol, Lenalidomid, Ciclosporin, Chemotherapeutika
Infektionen	5–10 %	• Bakterien: Brucellen, *Campylobacter,* Yersinien, *E. coli,* Legionellen, Salmonellen, Streptokokken, Staphylokokken • Viren: CMV, EBV, Hanta, HIV, Polyomaviren • Andere: Leptospiren, Mykobakterien, Mykoplasmen, Toxoplasmen, Rickettsien, Schistosomen, Leishmanien, Pilze
Systemerkrankungen	10–15 %	Sarkoidose, Sjögren-Syndrom, SLE
Idiopathisch	1–5 %	Anti-TBM, Tubulointerstitielle-Nephritis-und-Uveitis-Syndrom (TINU), IgG4-assoziierte Nephritis

PRAXISBEZUG

Nierenschädigung durch NSAR

NSAR nehmen unter den Medikamenten, die eine renale Funktionsverschlechterung auslösen, eine Sonderstellung ein, da sie über zwei Pathomechanismen wirken können: Neben der akuten, dosisunabhängigen allergischen interstitiellen Nephritis kann auch eine akute Tubulusnekrose infolge einer prärenalen Schädigung durch Hemmung der vasodilatatorischen Prostaglandine auftreten. Darüber hinaus findet sich für NSAR-Präparate gelegentlich eine Assoziation mit lymphozytären Infiltrationen und einem Verlust der podozytären Fußfortsätze in Form einer Minimal-Change-Glomerulonephritis oder auch unter dem Bild einer membranösen Glomerulonephritis (➤ 11.5.5).

Pathogenese

Hauptfaktor bei der Entstehung einer akuten interstitiellen Nephritis ist eine überschießende zellvermittelte Immunantwort des Körpers auf ein schädigendes Agens. Darüber hinaus wurde in einzelnen Fällen die Bildung antitubulärer Basalmembranantikörper beobachtet.

Klinik

Die interstitielle Nephritis verläuft häufig klinisch inapparent und kann allein durch ein zufällig diagnostiziertes erhöhtes Serum-Kreatinin auffällig werden. Seltener verläuft sie als manifestes akutes Nierenversagen (➤ 11.12). Es können aber auch weitere, auf eine allergische Genese hinweisende Befunde auftreten, zum Beispiel ein makulopapulöses Exanthem, Arthralgien oder Fieber. In der Anamnese ist insbesondere auch nach Infektsymptomen zu fragen. Typischerweise tritt eine akute interstitielle Nephritis schon während oder kurz nach einem akuten Infekt auf und unterscheidet sich hierin von der postinfektiösen Glomerulonephritis, die erst einige Wochen nach überwundenem akutem Infekt manifest wird (➤ 11.5.3).

MERKE

Unterscheide:

- Akute interstitielle Nephritis: **parainfektiös** (Auftreten schon während oder kurz nach einem Infekt)
- Akute postinfektiöse GN: **postinfektiös** (Auftreten einige Wochen nach einem überwundenen Infekt)

Diagnostisches Vorgehen

Hauptbefund ist das erhöhte Serum-Kreatinin. Bei der Urinuntersuchung sind häufig eine Mikrohämaturie und auch eine sterile Leukozyturie, evtl. mit Leukozytenzylindern im Urinsediment, nachzuweisen. Die Proteinurie ist vom tubulären Typ (➤ 11.3.2) und beträgt selten mehr als 3 g täglich. Bei Auslösung durch nichtsteroidale Antiphlogistika kann jedoch auch ein nephrotisches Syndrom mit großer Proteinurie vorkommen. Selten sind eine Eosinophilie oder ein erhöhtes IgE i. S. Bei schwerem Verlauf mit progredientem Kreatininanstieg und drohendem akutem Nierenversagen sollte eine Nierenbiopsie zur Diagnoseklärung herangezogen werden (mononukleäres interstitielles entzündliches Infiltrat).

Therapie

Die Therapie besteht im Absetzen eines möglicherweise auslösenden Medikaments bzw. in der konsequenten antibiotischen Therapie bei vermuteter parainfektiöser Genese. Die übrige Therapie ist rein symptomatisch. Bei progredientem Nierenversagen kann vorübergehend eine Dialysetherapie notwendig sein. Bei medikamentös-allergischer Genese kann eine Therapie mit Steroiden den Krankheitsverlauf abkürzen.

Prognose

Nach Beseitigung der auslösenden Ursache fast immer Restitutio ad integrum. Insbesondere nach chronischer Medikamentenexposition (z. B. NSAR, ➤ 11.11.2) sind aber auch Defektheilungen möglich.

Sonderform: Hantavirus-Nephritis

Synonym: hämorrhagisches Fieber mit renalem Syndrom **(HFRS)**
Dabei handelt es sich um eine akute hämorrhagische interstitielle Nephritis nach Infektion mit einem Hantavirus aus der Familie der Bunyaviren. Bekannt wurde die Erkrankung durch Befall von amerikanischen GIs während des Korea-Krieges. Aber auch in Europa sind Hantaviren endemisch (v. a. Puumula-Virus).

Übertragungsmodus

Mäuse und Ratten dienen als Erregerreservoir. Der Erreger wird über das Einatmen virushaltiger Ausscheidungen übertragen.

MERKE

Besondere Infektionsgefahr besteht für Land-/Waldarbeiter, Jäger und Soldaten.

Klinik

Die Virulenz der Erreger ist regional verschieden, sodass zwei Verlaufsformen die Klinik prägen:

- **Europäische, milde Verlaufsform** (Puumula-Virus, Nephropathia epidemica): Inkubationszeit 2–3 Tage, Fieber, Glieder- und Kopfschmerzen. Am 3.–4. Tag Exanthem mit Petechien, Verwirrtheitszustände, Oligurie, Azotämie, Proteinurie, Hämaturie, Leukozyturie. Circa 3 Tage später spontane Restitution mit polyurischer Phase. Die Prognose ist in der Regel gut.
- **Asiatische, schwere Verlaufsform** (Hantaan-Virus, Koreanisches hämorrhagisches Fieber): Inkubationszeit 10–25 Tage, danach Fieber. Nach 5 Tagen Hypotension und Schock, am 8. Tag akutes oligurisches Nierenversagen, am 7.–11. Tag zerebrale Symptome (Verwirrtheit, Krampfanfälle), einige Tage später beginnende Diurese, Rekonvaleszenz über 3–6 Wochen, Mortalität um 6–7 %.

Diagnostisches Vorgehen und Therapie

Hantaviren können serologisch durch spezifische IgM- und IgG-Antikörper (ELISA) nachgewiesen werden. Differentialdiagnostisch muss die Hantavirus-Infektion vor allem von den Leptospirosen abgegrenzt werden (➤ 14.11.3). Die Therapie ist symptomatisch.

11.9.2 Chronische interstitielle Nephritiden

Zu den wichtigsten Formen der chronischen interstitiellen Nephritis gehören die durch Schmerzmittelabusus toxisch bedingte Analgetika-Nephropathie (➤ 11.11.1), mit Hyperurikämie und Gicht assoziierte Nierenerkrankungen, die Nephrokalzinose und die Balkan-Nephropathie.

Gicht-Nephropathie (Uratnephropathie)

Eine Hyperurikämie bzw. eine Gicht kann sich an Nieren und Harnwegen in drei unterschiedlichen Formen manifestieren:

- **Nephrolithiasis:** in 20–40 % Ausbildung von Uratsteinen (➤ 11.15)
- **Akute Uratnephropathie:** Sie tritt bei Tumorpatienten mit Tumorlyse-Syndrom auf (➤ 12.5.4). Akute Harnsäure-Ausfällungen können bei schwerer Hyperurikämie infolge Zytostatikabehandlung mit Zellzerfall zu einer Tubulusobstruktion mit nachfolgendem akutem Nierenversagen führen.
- **Chronische Gichtniere:** Tubulointerstitielle Ausfällungen von Harnsäurekristallen, gefördert durch niedrige Urinmenge und sauren pH des Urins führen im Niereninterstitium zu einer Fremdkörperreaktion, die über die Entzündungsreaktion eine interstitielle Nephritis mit tubulärer Proteinurie und langsam fortschreitender chronischer Niereninsuffizienz bedingt. Meist besteht eine destruierende Gicht-Arthropathie, häufig mit Tophi. Ein begleitender arterieller Hypertonus ist der wesentliche Risikofaktor für eine Progredienz in eine terminale Niereninsuffizienz. Disponierend ist weiterhin eine chronische Blei-Exposition (z. B. Arbeiter in Batteriewerken).

Hyperurikämie – ein kardiovaskulärer und renaler Risikofaktor

Während die klassische Gicht mit Tophi und Gelenkdestruktionen heute nur noch selten anzutreffen ist, ist die symptomlose Hyperurikämie für sich mit arterieller Hypertonie und erhöhter kardiovaskulärer Mortalität assoziiert oder sogar als unabhängiger Risikofaktor anzusehen. Aber auch das Fortschreiten einer chronischen Niereninsuffizienz jeglicher Ätiologie wird durch übermäßige Harnsäurespiegel vermutlich gefördert. Die verminderte Ausscheidungsleistung bei Niereninsuffizienz für sich erhöht die Serum-Harnsäurespiegel. Serumspiegel über 10–12 mg/dl (Norm bis 6 mg/dl für Frauen bzw. 7 mg/dl für Männer) sollten daher auch bei fehlender Gicht-Anamnese diätetisch und medikamentös durch die Xanthinoxidasehemmer Allopurinol oder Febuxostat gesenkt werden (➤ 10.5.3).

Diagnostisches Vorgehen und Klinik

Meist ist eine Gicht bzw. Hyperurikämie aus der Vorgeschichte bekannt, disponierend wirkt eine chronische Blei-Exposition. Im Labor wird eine erhöhte Harnsäure im Serum nachgewiesen (bei Tumorlyse-Syndrom häufig exzessiv erhöht, ➤ 12.5.4). Im Urinsediment sind Harnsäurekristalle als Monouratkristalle oder als sog. Ziegelmehl sichtbar, daneben besteht eine tubuläre Proteinurie (➤ 11.3.2), evtl. werden auch die Zeichen der chronischen Niereninsuffizienz beobachtet.

MERKE

Bei Oligurie nach Zytostase an eine akute Uratnephropathie denken.

Therapie

- Diuresesteigerung durch orale oder intravenöse Bewässerung, z. B. während einer Chemotherapie
- Anheben des Urin-pHs auf ca. 7,0 (Selbstkontrolle durch pH-Indikatorpapier) mit Zitratsalzen, z. B. Uralyt-U®. In diesem Bereich sind die Uratkristalle am leichtesten löslich.
- Senkung des Serum-Harnsäurespiegels durch Xanthinoxidase-Hemmer (Allopurinol, Febuxostat)
- Akute Uratnephropathie: Förderung des Harnsäureabbaus durch gentechnisch hergestelltes Enzym Rasburicase (Fasturtec®)

Nephrokalzinose

Bei der Nephrokalzinose finden sich diffuse Verkalkungen des Nierenparenchyms, entweder als primäre Verkalkung des bis dahin gesunden Nierengewebes oder als sekundäre Kalzifikation bei vorgeschädigtem, nekrotischem Nierengewebe. Geringe Parenchymverkalkungen sind harmlos.

Klinik

Die Nephrokalzinose an sich ist in den meisten Fällen symptomlos und macht sich häufig nur durch ein gleichzeitig vorliegendes Nierensteinleiden bemerkbar. Ein ausgeprägter Befund kann zu einer chronischen Niereninsuffizienz führen.

Ätiologie

Die Ursachen der Nephrokalzinose entsprechen denen kalziumhaltiger Nierensteine (➤ 11.15). 75 % sind durch Hyperparathyreoidismus oder durch Malignome mit Knochenbeteiligung bedingt. Sekundäre Parenchymverkalkungen kommen z. B. bei Analgetika-Nephropathie (Papillennekrosen → sekundäre Papillenverkalkungen), Markschwammniere (➤ 11.9.2) und Oxalose vor.

MERKE

Hyperkalzämien müssen immer ursächlich abgeklärt werden.

Pathogenese

Ein erhöhtes Kalzium-Angebot an die Nieren führt zur vermehrten Kalzium-Ausscheidung (Hyperkalziurie). Dabei entstehen abhängig von pH, Parathormon-Spiegel, Kalzium-Phosphat-Produkt und Ausscheidung inhibitorischer Substanzen Parenchymverkalkungen, die zu einer chronischen interstitiellen Nephritis führen können.

Diagnostisches Vorgehen

Die intrarenalen Verkalkungen lassen sich sonografisch oder röntgenologisch nachweisen bzw. treten nicht selten als Zufallsbefund zutage (➤ Abb. 11.37). Die weitere Diagnostik entspricht der bei Hyperkalzämie (➤ 12.6.3).

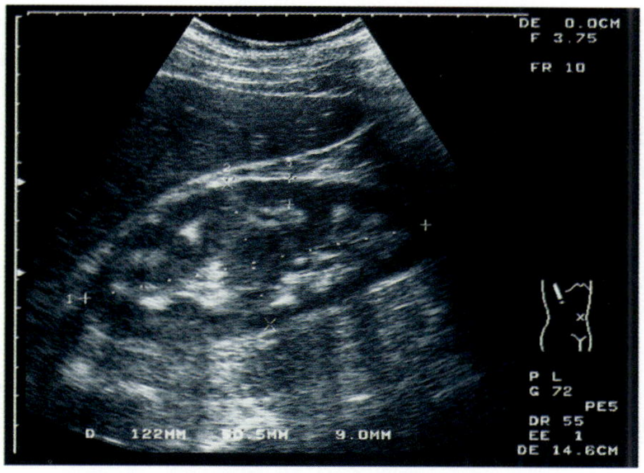

Abb. 11.37 Sonografischer Befund bei Nephrokalzinose. Vornehmlich im Nierenmark zeigen sich größere echoreiche (weiße) Areale, teilweise mit dorsaler Schallauslöschung (dunkle radiäre Bänder entfernt vom Schallkopf) als Zeichen einer kompletten Resorption des Schalls in dem kalzifizierten Gewebe. [M181]

Therapie

Normalisierung des Kalzium-Phosphat-Haushalts durch Therapie des Grundleidens (Parathyreoidektomie, Behandlung des Tumors). Unterstützend symptomatische Therapie durch reichliche Flüssigkeitszufuhr. Therapie der akuten Hyperkalzämie ➤ 12.6.3.

Prognose

Frühe Stadien der Nephrokalzinose ohne Nierenfunktionsstörung sind potenziell reversibel. Bei schon eingetretener Nierenfunktionseinschränkung ist jedoch ein Fortschreiten der Niereninsuffizienz bis zur Dialysepflichtigkeit möglich.

Balkan-Nephropathie

Die Balkan-Nephropathie ist eine chronische interstitielle Nephritis mit endemischem Auftreten in den Balkanländern. Sie ist mit dem vermehrten Auftreten eines Urothelkarzinoms assoziiert. In manchen kleineren Dörfern Bulgariens ist sie in bis zu 20 % Todesursache. Insbesondere toxische und infektiöse Faktoren werden als Ursache angesehen, u. a. die chronische Aufnahme des pflanzlichen Giftes Aristolochiasäure über Verunreinigung der Getreideernte durch eine sporadisch in den Feldern wachsende Clematispflanze, ➤ 11.11.

11.9.3 Tubulopathien

Isolierte Tubulopathien sind selten angeborene Defekte tubulärer Partialfunktionen. Häufiger treten gleichartige Defekte jedoch sekundär im Rahmen interstitieller Nephritiden auf. Die Klinik ist abhängig von der gestörten Partialfunktion (➤ Tab. 11.17). Je nach Lokalisation der Störung können unterschiedliche Symptome und Befunde auftreten (➤ Abb. 11.36). Streng genommen gehören auch die zystischen Nierenerkrankungen zu den tubulären Defekten, sie werden jedoch wegen ihrer typischen Morphologie in einem eigenen Unterkapitel behandelt (➤ 11.10).

Tab. 11.17 Übersicht über die Tubulopathien

Erkrankung	Funktionsstörung	Klinische Folge
Bartter-Syndrom (autosomal-rezessiv)	Störung des Kalium-Transports	Chronische Hypokaliämie
Pseudo-Bartter-Syndrom		Chronische Hypokaliämie infolge Diuretika-Abusus (meist junge Frauen)
Familiärer Phosphatdiabetes (X-chromosomal-dominant)	Phosphatrückresorption ↓	Hypophosphatämische Vitamin-D-resistente Rachitis
Diabetes insipidus renalis (X-chromosomal)	Ansprechen von distalem Tubulus und Sammelrohren auf ADH ↓	Polyurie, Polydipsie, hypotoner Urin, Hypernatriämie
Primäre renale Glukosurie (autosomal-rezessiv)	Glukose-Reabsorption im proximalen Tubulus ↓	Glukosurie bei normaler Serum-Glukose, DD: Diabetes mellitus!
Zystinurie (autosomal-rezessiv)	Gestörte Rückresorption basischer Aminosäuren (u. a. Zystin)	Zystin-Steine
Renal-tubuläre Azidose Typ I (autosomal-dominant)	H^+-Ionen-Sekretion im distalen Tubulus ↓	Hyperchlorämisch-hypokaliämische Azidose; Skelettbeschwerden, Nephrokalzinose
Renal-tubuläre Azidose Typ II (wahrscheinlich X-chromosomal)	Bikarbonat-Rückresorption im proximalen Tubulus ↓, Kaliurese	Hypokaliämische, hyperchlorämische Azidose → Erbrechen, Volumendepletion
Idiopathisches Fanconi-Syndrom (autosomal-rezessiv), Synonym: De-Toni-Debré-Fanconi-Syndrom	Gestörter Transport von Aminosäuren, Glukose, H^+ und PO_4^{3-}	Aminosäurenverlust, renaler Diabetes, proximale tubuläre Azidose und Vitamin-D-resistente Rachitis

MERKE

Ist der Elektrolyttransport bei einer Tubulopathie insgesamt betroffen, resultiert klinisch ein sog. renales Salzverlustsyndrom mit Hyponatriämie, Hypokaliämie, Hypochloridämie und Hypophosphatämie sowie damit einhergehender Dehydratation durch Wasserverlust.

11.10 Zystische Nierenerkrankungen

Merkmal der zystischen Nierenerkrankungen (Überblick ➤ Tab. 11.18) ist die Erweiterung der Tubuli und/oder Sammelrohre mit multipler Zystenbildung im Nierenparenchym. Gemeinsame genetische Grundlage scheinen verschiedene genetische Defekte im Aufbau und in der Funktion der Zilien zu sein (Zilienhypothese).

Von den zystischen Nierenerkrankungen (sog. Zystennieren) abzugrenzen sind vereinzelte **erworbene Nierenzysten,** die häufig

Tab. 11.18 Übersicht über die hereditären zystischen Nierenerkrankungen

Kongenitale Zystennieren	• Autosomal-dominante Form → Erwachsene • Autosomal-rezessive Form → Kinder
Nephronophthise-Komplex	• Juvenile Nephronophthise • Medulläre zystische Nierenerkrankung
Markschwammnieren	• Sporadisch auftretend oder autosomal-dominant vererbt

als Zufallsbefund bei der Sonografie der Nieren oder in der CT diagnostiziert werden (➤ Abb. 11.38 und ➤ Abb. 11.39). Sie treten mit zunehmendem Alter oder als degenerative Sekundärzysten bei länger bestehender chronischer Niereninsuffizienz jeglicher Genese auf und sind nur selten von klinischer Bedeutung (durch Schmerzen, Hämaturie, Zysteninfektion, maligne Entartung), obwohl sie zum Teil monströse Ausmaße annehmen können.

MERKE
Zystennieren = schwerwiegende Erkrankung
Nierenzysten = meist harmloser Zufallsbefund

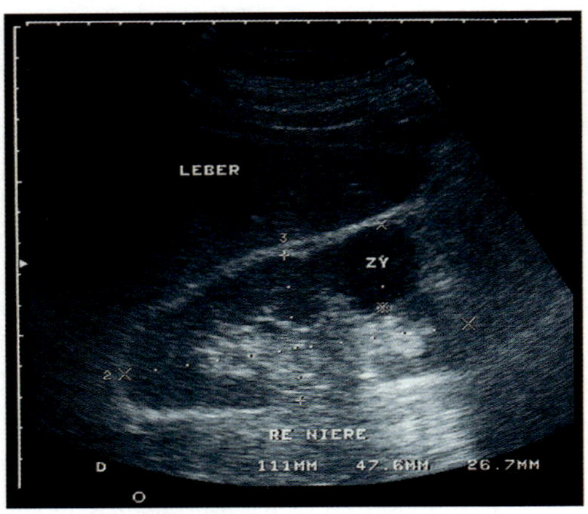

Abb. 11.38 Sonografischer Zufallsbefund einer Niere mit singulärer Zyste (ZY) [M181]

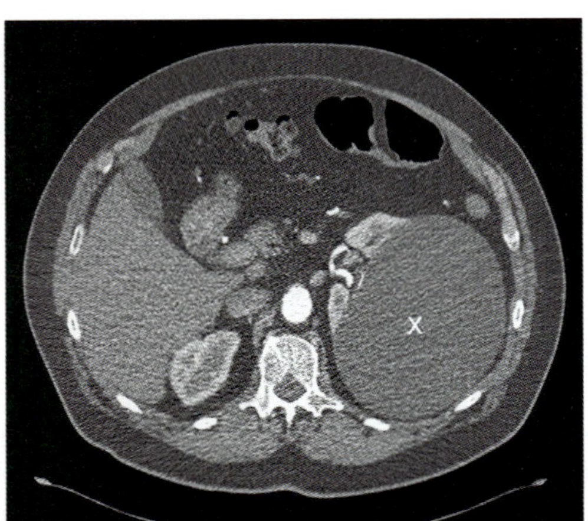

Abb. 11.39 Monströse singuläre Nierenzyste (x) in der CT des Abdomens. Die Patientin klagte über ein dumpfes Druckgefühl im linken Mittelbauch. [E507]

11.10.1 Kongenitale Zystennieren

Familiär auftretende Erkrankung mit Ausbildung multipler Nierenzysten. Man kennt eine autosomal-dominante und eine rezessive Form.

Autosomal-dominante polyzystische Nierenerkrankung (ADPKD)

Die ADPKD ist mit einer Prävalenz von 1 : 1000 der häufigste erbliche Defekt, der zu einer chronischen Niereninsuffizienz führt (5–10 % der erwachsenen Dialysepatienten).

Klinik

Klinische Manifestation meist zwischen dem 20. und 50. Lebensjahr mit knotig vergrößerten, palpablen Nieren, arteriellem Hypertonus (75 %), Hämaturie, Flankenschmerz und zunehmender Niereninsuffizienz. Nicht selten haben die Patienten eine Erythrozytose durch vermehrt gebildetes Erythropoetin (s. u.).

MERKE
Patienten mit kongenitalen Zystennieren zeichnen sich gegenüber Patienten mit fortgeschrittener Niereninsuffizienz anderer Genese meist durch Fehlen oder geringere Ausprägung einer renalen Anämie aus.

Extrarenale Manifestationen
Zusätzlich auftretende extrarenale Manifestationen der Erkrankung sind Ausdruck des zugrunde liegenden systemischen Ziliendefekts:

- Gleichzeitig bestehende Zysten, z. B. in Leber, Pankreas und Milz, meist klinisch stumm, evtl. epigastrische Beschwerden, selten progredientes Leberversagen
- Intrakranielle Aneurysmen (5–10 %), thorakale und abdominelle Aortenaneurysmen, Aortenklappeninsuffizienz
- Herzklappendefekte, z. B. Mitralklappenprolaps (25 %)
- Kolondivertikel

Komplikationen

Infektion oder Ruptur von Zysten, gehäufte Nierensteinbildung (bei bis zu 25 %), subarachnoidale Blutungen, Mitralinsuffizienz, Aorteninsuffizienz, Trikuspidalinsuffizienz.

Ätiologie

Die Erkrankung wird autosomal-dominant vererbt und befällt Frauen und Männer mit gleicher Häufigkeit. Es sind zwei genetische Defekte bekannt. Das „**p**olycystic **k**idney **d**isease (PKD)-1-Gen (85 % der Fälle) ist auf Chromosom 16 lokalisiert und das PKD-2-Gen (15 % der Fälle) auf Chromosom 4. Die Gene kodieren die Proteine Polycystin-1 und Polycystin-2; dies sind ziliäre Proteine, welche an der Signalübertragung im Nephron beteiligt sind. Ein Gendefekt führt zur Zystenbildung in allen Abschnitten des Nephrons. Die

PKD-1-Mutation führt rund 20 Jahre früher zu einer terminalen Niereninsuffizienz, Mutationen im PKD-2-Gen verursachen eine mildere Verlaufsform der ADPKD.

Pathogenese

Die unterschiedlich großen Zysten komprimieren benachbarte gesunde Nephrone durch mechanischen Druck und lokalisierte Obstruktion. Es kommt zu lokalen Ischämien mit Atrophie der Nephrone und Funktionsverlust. Die Ischämien führen zur vermehrten Ausschüttung von Erythropoetin aus den peritubulären Zellen und zur lokalen Stimulation des Renin-Angiotensin-Aldosteron-Systems mit konsekutivem arteriellem Hypertonus, der bei den Patienten ausgeprägt sein kann.

Diagnostisches Vorgehen

Meist ist die Familienanamnese bereits positiv und nicht selten sind mehrere Familienmitglieder dialysepflichtig, nierentransplantiert oder an der Nierenerkrankung verstorben. Die Diagnose lässt sich heutzutage leicht mit der Sonografie stellen. Mithilfe der CT können Größenausdehnung der Nieren und Mitbeteiligung von Leber und Pankreas gesichert werden (➤ Abb. 11.40).

Therapie

Eine kausale Therapie ist nicht möglich. Zurzeit gibt es verschiedene experimentelle Ansatzpunkte; die aktuell einzige zugelassene Therapie zur Progressionsverzögerung der Zystenbildung ist der Vasopressin-2-Rezeptor (V2R)-Antagonist Tolvaptan. Es konnte gezeigt werden, dass Vasopressin (ADH) durch Aktivierung von V2R eine wichtige Rolle beim Zystenwachstum spielt. Aufgrund der Nebenwirkungen wie z. B. Polyurie und Polydipsie ist ein Therapieversuch jedoch sorgfältig abzuwägen. Vor dem Hintergrund scheint grundsätzlich eine höhere tägliche Trinkmenge sinnvoll zu sein, um eine gewisse Suppression von Vasopressin zu erzielen (mind. 3 l/Tag Urinmenge anstreben). Im Rahmen der supportiven Therapie ist eine optimale Blutdruckeinstellung essenziell und kann die Progression verzögern. Hierfür sollten aufgrund der Pathophysiologie RAAS-Blocker bevorzugt werden.

Bei extremer Größe der Nieren oder schwer zu beherrschenden Komplikationen ist u. a. die Nephrektomie notwendig. Bei terminaler Niereninsuffizienz Einleitung der Dialysebehandlung, Screening weiterer Familienmitglieder durch Sonografie der Nieren und des Abdomens und ggf. genetische Beratung.

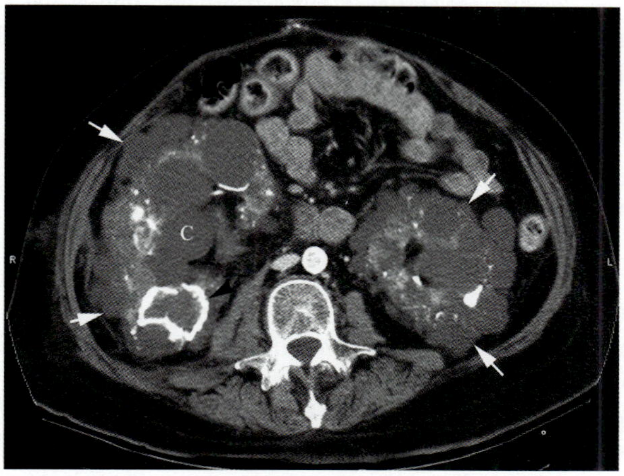

Abb. 11.40 Computertomografischer Befund bei kongenitalen adulten Zystennieren. Das Nierenparenchym ist fast vollständig aufgebraucht und durch multiple flüssigkeitsgefüllte Zysten (C) ersetzt, z. T. mit Kalzifizierungen (→, helle Areale). [F274-001]

Prognose

50 % der Betroffenen erreichen das 70. Lebensjahr, ohne dass eine Dialysepflichtigkeit eingetreten wäre. Die Prognose ist durch die Möglichkeit der Dialyse und Transplantation heute gut. Todesursache sind inzwischen meist kardiovaskuläre Komplikationen. Bei einer Minderheit der Patienten sind die Zysten auch in der Leber so ausgeprägt, dass neben der Niereninsuffizienz eine Leberinsuffizienz eintritt. In Einzelfällen ist dann eine kombinierte Nieren- und Lebertransplantation zu erwägen.

Autosomal-rezessive polyzystische Nierenerkrankung (ARPKD)

Synonym: Zystennieren Typ I nach Potter
Es handelt sich um eine seltene pädiatrische Erkrankung (ca. 1 auf 6.000–14.000 Geburten). Die Kinder zeigen bereits bei Geburt palpatorisch vergrößerte Nieren, die von unzähligen Zysten durchsetzt sind. Die Leber kann in erheblichem Ausmaß von Zysten mit befallen sein. Intrauterin kann bereits ein Oligohydramnion bestehen mit kompressionsbedingten Komplikationen für den Fetus (pulmonale Hypoplasie, Anomalien der Extremitäten, zurückgesetztes Kinn, flache Nase u. a.). Der klinische Verlauf ist durch Niereninsuffizienz, arteriellen Hypertonus und mögliche Leberfunktionsstörungen charakterisiert. Viele der betroffenen Kinder sterben bereits in der Neonatalperiode.

11.10.2 Nephronophthise-Komplex, Markschwammniere

Es handelt sich um seltene, im Gegensatz zu den kongenitalen Nierenzysten kleinzystische, „schwammartige" Nierenerkrankungen. Je nach Zystenlokalisation unterscheidet man den **Nephronophthise-Komplex** und die **Markschwammnieren.**

Nephronophthise-Komplex

Phthise = Parenchymschwund. Pathologisch handelt es sich um multiple medulläre und kortikomedulläre, meist nur wenige Millimeter kleine Zysten an der Mark-Rinden-Grenze bei insgesamt asymmetrisch vernarbten und geschrumpften Nieren (im Gegensatz zu den großen Nieren bei kongenitalen Zystennieren). Die Pathogenese ist unbekannt. Die meisten Patienten werden schon in jugendlichem Alter dialysepflichtig. Zwei klinische Formen werden unterschieden:

- Autosomal-rezessiv vererbte **juvenile Nephronophthise:** assoziiert mit Blindheit bei retinaler Degeneration, selten auch mit Skelett- und ZNS-Abnormalitäten
- Autosomal-dominante **medulläre Zystenerkrankung:** erst im jungen Erwachsenenalter klinisch auffällig.

Markschwammnieren

Markschwammnieren sind durch sporadisch vorkommende oder autosomal-dominant vererbte zystische Aufweitung der Sammelrohre bedingt. Sie finden sich als Zufallsbefund in ca. 0,5 % aller durchgeführten i. v.-Urogramme. Der Manifestationsgipfel liegt in der Adoleszenz und im 3. und 4. Lebensjahrzehnt. Die Klinik ist bestimmt durch die zystenbedingten Komplikationen (Nierensteine, Harnwegsinfekte, Hämaturie). Ein arterieller Hypertonus ist dagegen untypisch.

Die Prognose ist gut. Im Gegensatz zu den anderen zystischen Nierenerkrankungen entwickelt sich fast nie eine chronische Niereninsuffizienz.

11.11 Toxische Nephropathien

Durch direkt toxische Wirkung ausgelösten Nierenerkrankungen begegnet man im klinischen Alltag leider recht häufig. Während schmerzmittelbedingte chronische Nierenschäden aufgrund verbesserter Aufklärung und reduzierten Suchtpotenzials rezeptfrei verkäuflicher Substanzen deutlich seltener geworden sind als noch vor 20 Jahren, sind es heute vor allem die Ärzte selbst, die ihre Patienten potenziell nephrotoxischen Substanzen aussetzen, z. B. Röntgen-Kontrastmitteln, nephrotoxischen Antibiotika, nichtsteroidalen Antiphlogistika. Aber auch ein vermeintlich „gesundes" Phytopharmakon hat in den 1990er-Jahren in Belgien traurige Berühmtheit erlangt, als mehr als 120 junge Frauen nach Einnahme von Schlankheitspillen auf Basis eines chinesischen Heilkrautes eine rasch fortschreitende Nierenfibrose erlitten und irreversibel dialysepflichtig wurden **(chinese herb nephropathy).** Ursache war eine falsche Rezeptierung durch einen Übersetzungsfehler aus der chinesischen Schrift in die englische Umlautsprache. So wurde anstatt eines harmlosen Pflänzleins ein hochgiftiges, Aristolochiasäure-haltiges Kraut (Balkan-Nephropathie, ➤ 11.9.2) verkauft.

11.11.1 Analgetika-Nephropathie

Synonym: Phenacetin-Niere

Nach jahrelanger regelmäßiger Einnahme von Phenacetin oder Paracetamol-haltigen Analgetika-Mischpräparaten (Paracetamol + ASS + Koffein) kommt es zur Ausbildung einer chronischen interstitiellen Nephritis, die aufgrund ihrer besonderen Ätiologie und morphologischen Charakteristika als Analgetika-Nephropathie bezeichnet wird. Zu 75 % sind Frauen im mittleren Alter betroffen.

Phenacetin wurde in den 1980er-Jahren vom Markt genommen. Es hatte neben der analgetischen eine gewisse euphorisierende Wirkung und damit eine süchtig machende Potenz. Das Gleiche gilt jedoch auch für Koffein- und Paracetamol-haltige Analgetika-Mischpräparate, die nach wie vor freiverkäuflich zu erhalten sind. Die gelegentliche Einnahme von Paracetamol, Novaminsulfon oder Aspirin hat dagegen keine nachweisbaren langfristigen Folgen für die Nierenfunktion. Zu nichtsteroidalen Antiphlogistika ➤ 11.11.2.

Klinik

Meist werden chronische Kopf- oder Rückenschmerzen berichtet, die die jahrelange Analgetika-Einnahme begründen. Die körperliche Untersuchung zeigt häufig vorgealtert wirkende Patient(inn)en. An der Haut fällt ein typisches, schmutzig-grau-bräunliches Hautkolorit durch Ablagerung von Analgetika-Metaboliten auf.

Die Nephropathie an sich bleibt lange asymptomatisch. Die Symptome entwickeln sich erst im Laufe der entstehenden chronischen Niereninsuffizienz und deren Folgen (➤ 11.13). Die auftretende renale Anämie kann durch eine erosive Gastritis verstärkt werden, z. B. bei zusätzlich Acetylsalicylat-haltigen Analgetika-Mischpräparaten.

Komplikationen

Typisch für die Analgetika-Nephropathie sind ihre Komplikationen, insbesondere die Papillenschädigungen (die sonografisch sichtbar sein können) und die Neigung zur Ausbildung von Urothelkarzinomen, die eine lebenslange Überwachung der Urinzytologie notwendig machen. Papillenverkalkungen, Papillennekrosen und Papillenabgang führen zu Nierenkoliken und Hämaturie. Die Tubulusschädigung geht mit verminderter Konzentrationsfähigkeit der Nieren (Polyurie, Nykturie), Elektrolytstörungen und häufig einer metabolischen (renal-tubulären) Azidose einher. Sekundäre bakterielle Superinfektionen äußern sich in einer akuten oder chronisch-rezidivierenden Pyelonephritis.

Pathogenese

Vermutete Mechanismen: Phenacetin wird zu Paracetamol als Hauptmetabolit umgewandelt. Über eine Hemmung der Prostaglandin-Synthese, die zu einer Abnahme von vasodilatatorisch wirksamem Prostaglandin E_2 in der Niere führt, wird die Durchblutung der Medulla vermindert. Hierdurch können lokale Ischämien mit der Folge von Papillennekrosen und chronischen tubulointerstitiellen Entzündungen auftreten. Desweiteren kommt es durch die Metabolisierung zu Acetaminophen und reaktiven Metaboliten mit Schädigung der Nierenpapillen.

11

Diagnostisches Vorgehen

- **Anamnese:** chronische Schmerzzustände und regelmäßige Einnahme meist koffeinhaltiger Analgetika-Mischpräparate, Hochrechnen der geschätzten kumulativen Dosis, Polyurie und Nykturie als Hinweis auf Konzentrationsdefekt der Nieren
- **Sonografie** mit Frage nach Papillenverkalkungen und pyelonephritischen Narben, Nierenschrumpfung
- **i. v.-Urogramm und CT** werden kaum noch durchgeführt. Darstellung von medullären Kalzifikationen, verkalkten Papillennekrosen sowie vernarbten und geschrumpften Nieren.
- **Urin:** evtl. Nachweis des Paracetamol-Metaboliten N-Acetyl-p-Aminophenol möglich, evtl. renaler Salzverlust (> 30 mmol/d unter salzfreier Kost), (sterile) Leukozyturie, Mikrohämaturie, leichte Proteinurie können vorkommen.

Therapie

Stopp des Analgetikamissbrauchs, Therapie der Komplikationen (antibiotische Therapie von Sekundärinfektionen, Blutdruckeinstellung).

Prognose

Sie ist abhängig vom Zeitpunkt der Diagnose. Nach Absetzen des Analgetikums kann mit einer Verbesserung der Nierenfunktion gerechnet werden. Bei allerdings fortgeschrittenen Stadien der chronischen Niereninsuffizienz (Stadium 4 und höher) ist der Progress kaum noch aufzuhalten. Hier ist das therapeutische Ziel die Progressionsverlangsamung. Früher war die Analgetika-Nephropathie in 5–10 % der Fälle Ursache für eine dialysepflichtige Niereninsuffizienz. Inzwischen sind die Zahlen erfreulicherweise rückläufig.

11.11.2 Nierenschäden durch nichtsteroidale Antirheumatika (NSAR)

Muskuloskelettale Beschwerden – insbesondere im Bereich der Wirbelsäule – gehören zu den häufigsten Gründen für einen Arztbesuch. Entsprechend gehören NSAR zu den sehr häufig verschriebenen analgetisch und antiphlogistisch wirksamen Substanzen. Nierenkomplikationen sind relativ selten, allerdings aufgrund der hohen Verschreibungsfrequenz dennoch recht häufig anzutreffen.

Neben den klassischen NSAR (z. B. Diclofenac, Ibuprofen, Indometacin, Naproxen) sind auch die COX-2-Hemmer (z. B. Celecoxib) mit Nierentoxizität assoziiert. Pathogenese und damit klinisches Bild können bei NSAR-assoziierten Nierenschäden sehr unterschiedlich sein (➤ Tab. 11.19). Bemerkenswert ist, dass NSAR selten auch einmal ein klassisches nephrotisches Syndrom auslösen können, das sich histologisch als Minimal-Change-Glomerulonephritis ausdrückt.

Tab. 11.19 Klinische Syndrome bei Nierenschädigung durch NSAR

Akutes Nierenversagen
• Hämodynamisch bedingt durch intrarenale Vasokonstriktion der afferenten Arteriolen (Prostaglandinsynthese-Hemmung!) • Akute interstitielle Nephritis
Nephrotisches Syndrom
• Minimal-Change-GN • Selten membranöse GN
Störungen des Elektrolyt- und Flüssigkeitshaushalts
• Hyponatriämie, Hyperkaliämie • Ödeme • Arterieller Hochdruck • Verminderte Diuretika-Wirkung

11.11.3 Kontrastmittelassoziierte Nierenschädigung

Die Inzidenz dieser „Erkrankung" ist stark abhängig von der Definition der akuten Nierenschädigung, der Art und Dosis des Kontrastmittels, der durchgeführten Prozedur und natürlich von Risikofaktoren – vor allem vorbestehende Niereninsuffizienz. Eine genaue Definition ist immer noch schwierig. Derzeit gilt die allgemeine **AKI-Definition:**

Anstieg des Serum-Kreatinins um > 0,5 mg/dl oder mehr als 25 % vom Ausgangswert innerhalb von 24 h nach Durchführung einer Röntgenkontrastuntersuchung (z. B. CT-Untersuchungen, Herzkatheter, Angiografie).

Konventionelle iodhaltige Röntgenkontrastmittel (z. B. Ultravist®) können nach systemischer Gabe zu einer akuten, toxisch bedingten Nierenfunktionsverschlechterung bis hin zum dialysepflichtigen akuten Nierenversagen führen. Nach chirurgisch und septisch bedingten Nierenversagen ist die kontrastmittelinduzierte Nierenschädigung in einigen Studien die dritthäufigste Ursache für ein im Krankenhaus erworbenes akutes Nierenversagen mit Dialysepflichtigkeit (➤ 11.12). Es muss angemerkt werden, dass interventionelle Untersuchungen (z. B. Herzkatheter, Becken-Bein-Angio) häufiger zu einem postinterventionellem AKI führen als rein diagnostische KM-Gaben. Ursächlich ist neben einer höheren KM-Menge vermutlich auch das zusätzliche Auftreten von (Cholesterin-)Embolien, z. B. durch Plaque-Rupturen.

Klinik

Innerhalb von 24 h nach Kontrastmittelexposition kommt es zu einem meist symptomlosen Kreatininanstieg im Serum. In schweren Fällen ist ein normurisches oder auch oligo-/anurisches akutes Nierenversagen mit allen klinischen Komplikationen möglich (➤ 11.12). Für bestimmte Patientengruppen besteht eine deutliche Risikokonstellation:

- Dehydratation zum Zeitpunkt der Kontrastmittelgabe
- Vorbestehender Diabetes mellitus
- Vorbestehende Niereninsuffizienz mit GFR < 30 ml/min
- Alter > 75 Jahre

- Herzinsuffizienz mit niedrigem Blutdruck
- Vorbestehende Proteinurie, insbesondere Paraproteinurie (➤ 11.3.2)
- Nephrotisches Syndrom, Leberzirrhose
- Begleitmedikation mit Metformin und nichtsteroidalen Antirheumatika (NSAR, s. u.)

Pathogenese

Der Schädigungsmechanismus ist nicht gänzlich aufgeklärt. Es handelt sich um eine Kombination aus direkter toxischer Schädigung und einer zusätzlichen ischämischen Schädigung des Tubulusepithels (Kontrastmittelgabe führt zu einer Vasokonstriktion). Reaktive Sauerstoffradikale einerseits und eine reduzierte Durchblutung des Nierenmarks andererseits haben eine wesentliche pathogenetische Bedeutung, denen in präventiven Strategien begegnet wird.

Prävention der kontrastmittelassoziierten Nierenschädigung

- Verwendung **niedrig- oder isoosmolarer Röntgenkontrastmittel (möglichst < 100 ml);** diese gehen seltener mit Nierenschäden einher als ältere, hochosmolare Substanzen.
- **Biguanide** (Metformin) müssen 2 Tage vor der Untersuchung abgesetzt werden wegen der erhöhten Gefahr einer schweren Laktazidose.
- Die **wesentliche Prophylaxe** vor Röntgenkontrastmittelgabe ist die ausreichende **Hydratation** des Patienten, insbesondere von Patienten mit einer Risikokonstellation (s. o.). Hilfreich kann eine intravenöse Flüssigkeitssubstitution sein in der Zeit von 6 h vor bis 12 h nach der Kontrastmittelgabe (z. B. Infusion von 1.000 ml NaCl 0,9 %). **Cave:** Hypervolämie bei Herzinsuffizienz!
- Eine sog. „prophylaktischen Hämodialyse" unmittelbar nach einer Kontrastmittelapplikation ist nicht indiziert.
- ACC und Natriumhydrogencarbonat haben keinen nachweisbaren Nutzen!

Therapie und Prognose

Die Therapie ist supportiv und entspricht der Therapie des akuten Nierenversagens (➤ 11.12). In der Regel ist die Nierenfunktionseinschränkung transient. Sie erreicht nach ca. 3 Tagen ihren Höhepunkt und ist meist innerhalb von 10 Tagen reversibel. Schlechter ist die Prognose bei Patienten, die dialysepflichtig werden nach Kontrastmittelexposition. Hier ist der Nierenschaden in bis zu 20–50 % irreversibel.

11.11.4 Antibiotikaassoziierte Nierenschäden

Nierenschäden durch antimikrobielle Substanzen können durch verschiedene Mechanismen auftreten:

- **Medikamentös-allergisch** ausgelöst: unter dem Bild einer akuten interstitiellen Nephritis (➤ 11.9.1), z. B. Rifampicin, Penicillin
- **Medikamentös-toxisch** ausgelöst: d. h. durch direkte toxisch schädigende Wirkung der Substanz
- Medikamentöse glomeruläre Schäden: v. a. selektive Podozytenschädigungen (Minimal-Change-GN oder sekundäre FSGS)

Bei den meisten Substanzen kommt es dosisabhängig zur direkten toxischen Tubulusschädigung. Wird die Substanz renal eliminiert, wird das Risiko der toxischen Schädigung durch eine vorbestehende Nierenfunktionseinschränkung erhöht, insbesondere wenn keine Dosisanpassung bei Niereninsuffizienz erfolgt. Klassische Beispiele sind die **Aminoglykoside** (Gentamycin, Tobramycin), aber auch neuere Substanzen wie **Vancomycin** oder **Teicoplanin.** Für die Antimykotika hat insbesondere **Amphotericin B** ein ausgeprägtes nephrotoxisches Potenzial. Bei der antiretroviralen Therapie des HIV-Patienten (➤ 14.14) besteht bei Gabe von **Indinavir** die Gefahr von kristallinen Ausfällungen des unverändert renal eliminierten Anteils der Substanz im Tubulussystem mit der Folge einer intrarenalen Obstruktion mit Nierenversagen.

Prophylaxe, Therapie

Eine strenge Indikationsstellung ist – insbesondere bei vorbestehenden Nierenerkrankungen – notwendig zur Verhütung toxischer Nierenschäden durch Substanzen mit nephrotoxischem Potenzial. Grundsätzlich gilt für die betroffenen Antibiotika:

- Dosis und Dosierungsintervall an die Nierenfunktion anpassen
- Regelmäßige Kontrolle des Serum-Kreatinins
- Regelmäßige Serumspiegelbestimmungen, wo möglich (z. B. Aminoglykoside, Vancomycin)
- Vorzugsweise einmal tägliche Gabe (Aminoglykoside)
- Ausreichende Hydrierung des Patienten (Dehydratation erhöht die Konzentration der schädigenden Substanz im Tubulussystem!)
- Applikationsdauer so kurz wie aus infektiologischen Gründen möglich (z. B. Aminoglykosidgabe auf max. 5 Tage begrenzen)

Ist es zu einer Nierenschädigung gekommen, ist die Therapie in der Regel rein supportiv und besteht – wenn möglich – im Absetzen der angeschuldigten Substanz (➤ 11.12).

11.12 Akute Nierenschädigung (AKI)

Synonym: akutes Nierenversagen (ANV), engl.: *acute kidney injury* **(AKI)**

Im deutschsprachigen Raum ist der Begriff „akutes Nierenversagen" noch sehr verbreitet. Es sollte allerdings die umfassendere Bezeichnung „akute Nierenschädigung" bzw., in Anlehnung an die international gebräuchliche Bezeichnung „AKI", bevorzugt werden. Im Unterschied zum „akuten Nierenversagen", das grundsätzlich eine schwere Organstörung impliziert, beinhaltet die „akute Nierenschädigung" das gesamte Spektrum vom leichten Anstieg des Serum-Kreatinins bis hin zum manifesten Organversagen.

Die akute Nierenschädigung ist definiert als plötzliche, über Stunden bis Tage auftretende, prinzipiell reversible Verschlechterung der Nierenfunktion mit Abfall der GFR und meist auch Anurie. Früher erfolgte die Definition auf Grundlage der sog. RIFLE-Kriterien. Heute werden überwiegend die **KDIGO-Kriterien** (➤ Tab. 11.20) verwendet.

Tab. 11.20 Definition und Stadien der akuten Nierenschädigung

Stadium	Serum-Kreatinin	Urinausscheidung
1	Anstieg um ≥ 0,3 mg/dl **oder** 1,5- bis 2-facher Anstieg zum Ausgangswert	< 0,5 ml/kg/h für ≥ 6 h
2	2- bis 3-facher Anstieg	< 0,5 ml/kg/h für ≥ 12 h
3	3-facher Anstieg **oder** Serum-Kreatinin > 4 mg/dl **oder** Beginn einer Nierenersatztherapie	< 0,3 ml/kg/h für ≥ 24 h **oder** Anurie für ≥ 12 h

Definition der AKI nach KDIGO:

- Anstieg des Serum-Kreatininspiegels um > 0,3 mg/dl innerhalb von 48 h oder
- Anstieg des Serum-Kreatininspiegels auf das ≥ 1,5-Fache des Ausgangswerts innerhalb von 7 Tagen oder
- Abfall der Urinausscheidung auf < 0,5 ml/kgKG/h für mindestens 6 h

Klinik

Die akute Nierenschädigung zeigt einen typischen phasenhaften Verlauf:

MERKE
Gefahr von Dehydratation und Elektrolytverlust über den Harn, daher ist ausreichende Substitution notwendig.

- **Initial- bzw. Schädigungsphase:** Die Klinik wird bestimmt vom auslösenden Ereignis, wie z. B. Blutdruckabfall im hämorrhagischen Schock. Die Nierenfunktion ist noch normal. Dauer: Stunden bis Tage.
- **Oligo-/anurische Phase:** Abnahme oder Sistieren der Urinausscheidung, **Isosthenurie** („Harnstarre", d. h. Unfähigkeit der Niere, den Urin zu konzentrieren), Anstieg der Retentionswerte (Azotämie). Elektrolytstörungen (v. a. Hyperkaliämie) und Zeichen der Überwässerung mit arterieller Hypertonie, peripheren Ödemen, evtl. Zeichen des Lungenödems. Urämische Symptome wie bei der chronischen Niereninsuffizienz (z. B. urämische Perikarditis) sind eher selten. Dauer: Tage bis wenige Wochen.
- **Erholungsphase oder polyurische Phase:** Mit Erholung der Tubuluszellen setzt die Urinausscheidung wieder ein. Häufig über einige Tage Polyurie von 4–5 l/d, da die tubuläre Konzentrationsfähigkeit zunächst noch vermindert ist und hohe Serumharnstoffwerte eine osmotische Diurese auslösen.
- **Regenerationsphase:** Normalisierung von Diurese und Nierenfunktion über Wochen bis Monate.

MERKE
Gefahr von Dehydratation und Elektrolytverlust über den Harn, daher ist eine ausreichende Substitution notwendig.

Komplikationen

Die Komplikationen der akuten Nierenschädigung ergeben sich aus der sistierenden exkretorischen Nierenfunktion und der gestörten Wasserausscheidung:

- **Fluid Lung:** durch Hyperhydratation bedingtes interstitielles Lungenödem. Klinisch Dyspnoe bei unauffälligem Auskultationsbefund mit radiologisch charakteristischem schmetterlingsförmigem Infiltrat der Lungen.
- **Hyperkaliämie und metabolische Azidose** mit Herzrhythmusstörungen bis hin zum Kammerflimmern und Herzstillstand
- **Urämie** wie bei der chronischen Niereninsuffizienz (s. u.)

Ätiologie

Die wichtigsten Ursachen einer AKI sind renale Minderperfusion, exogen-toxische Schädigung und **postrenale Obstruktion.** Die **hämodynamischen Ursachen** beinhalten im Wesentlichen den septischen Schock, große Operationen, den kardiogenen Schock und die Hypovolämie. Die wesentlichen **exogen-toxischen Ursachen** sind nephrotoxische Antibiotika (v. a. Aminoglykoside, Glykopeptide), Zytostatika und Röntgenkontrastmittel.

Trotz der sehr heterogenen Pathophysiologie der AKI unterscheidet man traditionell hinsichtlich der Ätiologie weiterhin die drei Formen prärenal, intrarenal und postrenal:

- Eine **„prärenale" Schädigung** liegt vor, wenn es sich um ein schnell reversibles Nierenversagen durch Reduktion der effektiven Nierenperfusion handelt. Diese geht per definitionem nicht mit einer strukturellen Schädigung des Nierengewebes einher.
- Bei einer **„intrarenalen" AKI** bestehen dagegen (klinische oder histologische) Hinweise auf eine strukturelle Schädigung.
- Eine Obstruktion im Bereich der ableitenden Harnwege führt zu einer **„postrenalen" Nierenschädigung** (➤ Abb. 11.41, ➤ Tab. 11.21).

Diese Einteilung (prä-, intra-, postrenal) ist allerdings problematisch, da z. B. fast jede Obstruktion der ableitenden Harnwege mit strukturellen Gewebedefekten in der Niere einhergehen kann und somit auch als intrarenale Nierenschädigung zu werten ist. Auch der Übergang einer „prärenalen" in eine strukturelle („intrarenale") Schädigung ist fließend. Zwar führt eine reduzierte Nierenperfusion zunächst zu einer funktionellen GFR-Reduktion im Sinne eines „prärenalen" Nierenversagens, aber je länger und ausgeprägter diese ist, desto größer ist das Risiko einer strukturellen Schädigung des Nierengewebes. Klinisch ist die Unterscheidung zwischen prärenaler und intrarenaler Schädigung häufig nicht möglich.

Pathogenese

Die häufigste Ursache der AKI ist die akute Tubulusnekrose. Sie entsteht durch eine renale Ischämie bei prolongierter Hypotonie, z. B. im Rahmen einer perioperativen Kreislaufinsuffizienz bei herzchirurgischen Eingriffen oder bei kardiopulmonaler Reanimation.

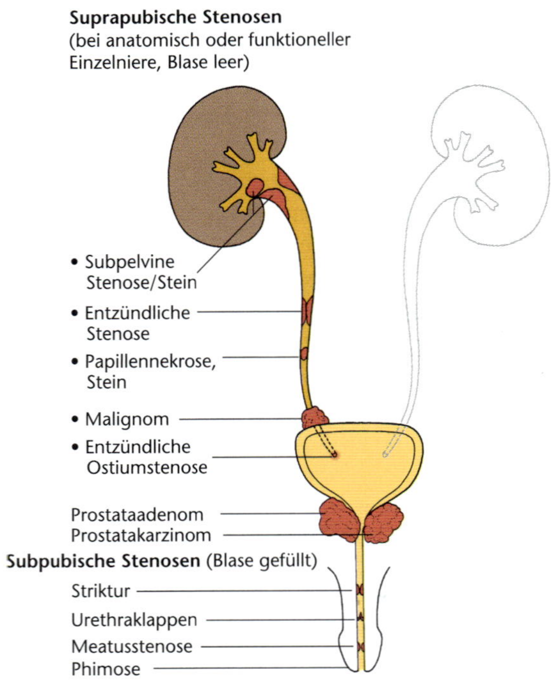

Abb. 11.41 Mögliche Ursachen einer postrenalen Nierenschädigung. Oberhalb der Blase gelegene Obstruktionen führen nur dann zur AKI, wenn die kontralaterale Niere ebenfalls geschädigt ist. Bei unterhalb der Blase gelegenen Obstruktionsursachen sind dagegen primär beide Nieren betroffen. [L157]

Tab. 11.21 Ätiologie der akuten Nierenschädigung (Verläufe meist überlappend!)

Prärenal	**„Zirkulatorisches Nierenversagen"** durch Kreislaufschock, Hypotension, Herzinsuffizienz, Dehydratation (postoperativ, Polytrauma, Verbrennung, Sepsis, Pankreatitis, Peritonitis), Blutung, rupturiertes Bauchaortenaneurysma, Nierenarterienstenose und Embolie, hepatorenales Syndrom **Häufige Kofaktoren:** Therapie mit ACE-Hemmern oder NSAID (schränken renalen Plasmafluss und GFR zusätzlich ein), Eklampsie
Intrarenal	
Tubuli/ Interstitium, Glomeruli/ kleine Gefäße	• **Akute Tubulusnekrose (ATN) toxisch oder ischämisch:** KM, Schwermetalle, Hämolyse, Rhabdomyolyse („Crush-Niere", z. B. bei Polytrauma, Verbrennung, Alkohol, Barbituratintoxikation), Medikamente (Aminoglykoside, Cisplatin, Methotrexat, Amphotericin B), Ischämie: Hypovolämie, Hypotension, Sepsis • **Intrarenale Obstruktion** (Plasmozytom, Uratkristalle), Cholesterinembolie, z. B. nach Linksherzkatheter • **Interstitielle Nephritis** (medikamentös-toxische/ allergische Schädigung): z. B. durch Sulfonamide, Sulfonylharnstoffe, Penicilline, Rifampicin, NSAID, HES, Serumkrankheit, Virusinfekte (z. B. Hantavirus-Infektion) • Rasch-progressive GN, Glomerulonephritiden, Vaskulitiden der kleinen Gefäße (Granulomatose mit Polyangiitis, mikroskopische Polyangiitis, Lupus), TTP/ HUS, DIC
Postrenal	Obstruktive Uropathie, Prostatavergrößerung, Urolithiasis, Malignome im kleinen Becken, Blasenatonie bei neurogener Blase, andere Harnabflussstörungen

Durch Vasokonstriktion kommt es zur Abnahme der Nierendurchblutung und im Verlauf sinkt die GFR. Aufgrund der Gefäßanatomie in der Niere werden die Tubuli im Nierenmark nicht mehr ausreichend mit Sauerstoff versorgt und infolge der Ischämie sterben die Tubulusepithelzellen ab.

Diagnostisches Vorgehen

MERKE

Bei prärenaler AKI ist eine **Diskrepanz zwischen peripherer Überwässerung und intravasalem Flüssigkeitsstatus** zu beachten. Beispielweise können Ödeme bei erniedrigtem onkotischem Druck durch Hypalbuminämie oder bei gesteigerter kapillärer Permeabilität und Vasodilatation im Rahmen einer Sepsis auftreten. Hier muss bei der klinischen Untersuchung auf Zeichen der Überwässerung (obere und untere Einflussstauung) geachtet werden. Auch eine Sonografie der V. cava inferior (dilatiert oder kollaptisch?) kann hilfreich sein.

- **Anamnese:** z. B. OP, Trauma, Blutdruckabfall, Medikamenteneinnahme?
- **Einfuhr-/Ausfuhrkontrolle** (Stundendiurese), täglich Körpergewicht, ZVD-Messung
- **Labor:** Häufig ist eine umfassende Labordiagnostik (Serum, Urin) notwendig, um die umfangreichen Differenzialdiagnosen, die unterschiedliche Therapieansätze erfordern, auszuschließen. Zur Differenzierung zwischen prärenaler und renaler Nierenschädigung ➤ Tab. 11.22.
- **Sonografie:** Große Nieren sprechen für eine AKI, verkleinerte Nieren eher für ein chronisches Nierenleiden (➤ Abb. 11.42). Ausschluss eines Nierenbeckenaufstaus durch „postrenale" AKI.
- **Röntgen-Thorax:** Überwässerung (*Fluid Lung*)?
- **Nierenbiopsie** bei Verdacht auf renale AKI, z. B. RPGN (➤ 11.5.8)

Tab. 11.22 Hilfestellung zur Differenzierung zwischen prärenaler Funktionseinschränkung und renaler Form der akuten Nierenschädigung*

Laborparameter	Prärenal	Renal
Serum-Harnstoff (mg/dl)/Serum-Kreatinin (mg/dl)	> 40	25–40
Urin-Natrium (mmol/l)	< 20	> 40
Urin-Osmolalität (mosmol/kg H_2O)	> 500	< 350
Urin-Kreatinin/Plasma-Kreatinin	> 40	< 20
Fraktionelle Natriumexkretion (FE_{Na}): (Urin-Na × Plasma-Kreatinin)/ (Plasma-Na × Urin-Krea) × 100	< 1 %	> 1 %
Fraktionelle Harnstoffexkretion (FEHst): (Urin-Hst × Plasma-Kreatinin)/(Plasma-Hst × Urin-Krea) × 100	< 35 %	> 50 %

*Zu beachten ist, dass die Ergebnisse der genannten Urinuntersuchungen durch natriuretische Diuretika verfälscht werden – daher unbedingt rechtzeitig Urindiagnostik durchführen!

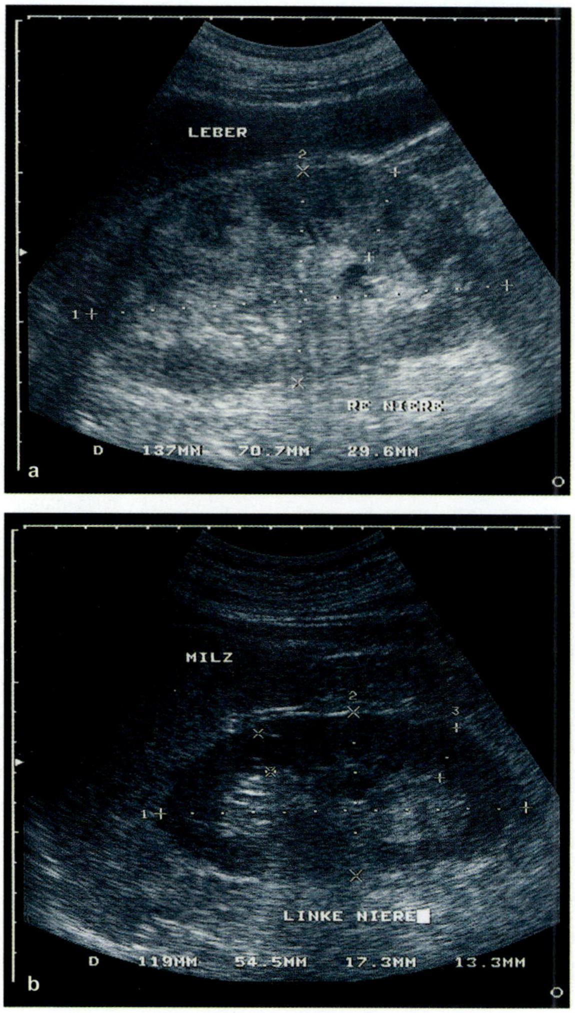

Abb. 11.42 a) Sonografischer Befund einer Niere bei akutem Nierenversagen bei einem älteren Patienten nach Ruptur eines infrarenalen Bauchaortenaneurysmas mit Blutungsmangelschock und Notfalloperation. Es findet sich eine große Niere mit breiter, geschwollen erscheinender, echoreicher Nierenrinde. b) Im Vergleich dazu der Befund einer normalen Niere. [M181]

Tipp: Furosemid-Stress-Test (funktioneller Provokationstest)

Der Test kann eine leichtere AKI von einer progredienter Funktionsverschlechterung abgrenzen, da Furosemid nur über intakte Tubuli eine verstärkte Diurese bewirken kann.

- Durchführung: einmaliger Bolus von 1 mg/kg KG i. v. (bei Vormedikation mit Schleifendiuretika 1,5 mg/kg KG)
- Bewertung: normalerweise Diurese von mind. 200 ml in den folgenden 2 h. Bei < 200 ml höhergradige tubuläre Störung und drohende Dialysepflichtigkeit
- Bei negativem Test Furosemid absetzen

Cave: Nicht durchführen bei chronischer Niereninsuffizienz im Stadium 4–5 bzw. eGFR < 30 ml/min.

MERKE

Bei einer prärenalen AKI infolge einer Verminderung des zirkulierenden Blutvolumens und Abnahme der renalen Perfusion kommt es kompensatorisch zu einer Aktivierung des RAAS und Katecholaminausschüttung, was an intakten Nierentubuli zu einer fast vollständigen Natriumrückresorption führt. Zudem wird die Sekretion von ADH gesteigert, sodass vermehrt Wasser rückresorbiert wird und die Urinosmolalität zunimmt.
Bei Erkrankungen wie einer fortgeschrittenen Herzinsuffizienz oder Leberzirrhose ist die Diagnostik erschwert, da hier das effektive zirkulatorische Volumen bereits vermindert ist.

Biomarker

Durch die Einführung von sog. „Schädigungs"-Biomarkern in Kombination mit den konventionellen Messgrößen der Nierenfunktion (Serum-Kreatinin, Urinausscheidung) wird zunehmend eine Unterscheidung von strukturellen und funktionellen Nierenschädigungen möglich. Diese Biomarker sind primär Urin-Marker und zeigen eine strukturelle Schädigung des Nephrons an. Sie sind derzeit nur in wenigen Zentren routinemäßig in der klinischen Diagnostik verfügbar.Die derzeit gebräuchlichsten sind Proteine, die vom geschädigten Nierentubulus als Antwort auf eine Schädigung gebildet oder aus dem geschädigten Nierentubulus freigesetzt werden. Klinisch verfügbar ist in Europa bisher TIMP-2 (*Tissue inhibitor of metalloproteinase* 2), IGFBP7 (*Insulin-like growth factor binding protein* 7) als NephroCheck®-Test und NGAL (Neutrophilen-Gelatinase-assoziiertes Lipokalin), welches im Urin oder auch Plasma gemessen werden kann. Weitere Marker-Kandidaten, die sich in der präklinischen Testung befinden und im Urin bestimmt werden, sind KIM-1 (*Kidney injury molecule*-1), IL-18 (Interleukin 18) und L-FABP (L-*type fatty acid binding protein*).
Insgesamt ist die Aussagekraft dieser Marker-Kandidaten noch nicht vollständig geklärt. Somit werden sie auch in den gültigen Leitlinien bisher nur zur Verwendung in Studien empfohlen und nicht in der klinischen Routine.

Therapie

In der Regel ist eine intensivmedizinische Überwachung des Patienten erforderlich.

Therapie der zugrunde liegenden Erkrankung

Bei funktioneller Oligurie Behebung des Flüssigkeitsmangels. Bei einem postrenalen Nierenversagen setzt die Diurese nach Korrektur des Harnabflusses (z. B. Dauerkatheter) meist spontan wieder ein.

Beim oligo-/anurischen ANV

- **Flüssigkeitsbilanzierung**
- Ausreichende **Hydratation** (Ziel: ZVD 8–12 mmHg)
- Schleifendiuretika in hoher Dosierung, z. B. Furosemid 500 mg pro Tag über Perfusor i. v.
- Bei arterieller Hypotonie Gabe von **Arterenol** plus evtl. **Dobutamin** i. v. zur Erhöhung des Perfusionsdrucks in den Nieren. Die Gabe von Dopamin i. v. in „Nierendosis" ist obsolet (gehäufte ventrikuläre Rhythmusstörungen).
- Nierenersatztherapie: bei erfolgloser konservativer Therapie frühzeitige Einleitung der **Hämodialyse** oder **-filtration** (➤ 11.14.1 und ➤ 11.14.2)

MERKE

Schleifendiuretika beim exsikkierten Patienten verschlechtern die Prognose des AKI!

PRAXISBEZUG

Dialyse-Indikationen bei AKI

Konservativ nicht beherrschbare Komplikationen:
- Hyperkaliämie, metabolische Azidose
- Überwässerung, *Fluid Lung*
- Rascher Anstieg der Harnstoffwerte i. S. auf > 200 mg/dl (35 µmol/l)
- Weitere Zeichen der Urämie, z. B. urämische Perikarditis

Kontrolle und Korrektur der Serumelektrolyte

- Hyperkaliämie: K^+-arme Diät, orales Ionenaustauschharz (z. B. Resonium®), Dialyse
- Bei metabolischer Azidose: Bikarbonat-Gabe, Dialyse
- Adäquate Kalorienzufuhr, bei schwer kranken Patienten ggf. parenterale Ernährung

Vor allem beim Übergang in die polyurische Phase des ANV müssen Ein- und Ausfuhr sorgfältig bilanziert sowie evtl. Flüssigkeits- und Elektrolytverluste konsequent ausgeglichen werden.

Prognose

Beim postoperativen, posttraumatischen oder septischen **oligo-/anurischen AKI** besteht eine hohe Letalität von 50–70 %, die sich auch unter Nierenersatztherapie nicht bessern lässt. Ursache für die weiterhin hohe Mortalität sind die durch die Grunderkrankung mit bedingten Komplikationen wie unkontrollierbare Sepsis und Multiorganversagen (MOV).

Das primär **normurische AKI,** häufig nephrotoxisch ausgelöst, hat nach Absetzen der auslösenden Substanz (z. B. nichtsteroidales Antirheumatikum, ➤ 11.11.2) in der Regel einen kürzeren Verlauf mit besserer Prognose mit Restitution der Nierenfunktion.

11.13 Chronische Niereninsuffizienz

Synonym: CKD (engl.: *chronic kidney disease*)

Bei der chronischen Niereninsuffizienz kommt es über Monate und Jahre zu einer irreversiblen, progredienten Abnahme der glomerulären Filtrationsrate als Ausdruck einer durch chronische Destruktion schwindenden Anzahl funktionstüchtiger Nephrone. Am Ende des Krankheitsgeschehens steht die terminale Niereninsuffizienz, die unbehandelt zum Tode führt und eine Nierenersatztherapie in Form von Dialyse oder Nierentransplantation unumgänglich macht. Die chronische Niereninsuffizienz ist gemeinsame Endstrecke aller renalen oder systemischen Erkrankungen, die zu einer chronischen Nierenschädigung führen. Die zahlenmäßig größte Bedeutung kommt dabei heute dem Diabetes mellitus zu. Bei einem Drittel neu ins chronische Dialyseprogramm aufgenommener Patienten (Inzidenz) in Deutschland liegt ursächlich ein Typ-2-Diabetes vor!

MERKE

Ursachen der terminalen Niereninsuffizienz
- Diabetische Nephropathie 34 % (Typ-1-Diabetes 3 %, Typ-2-Diabetes 31 %)
- Vaskuläre (hypertonie- und arteriosklerosebedingte) Nephropathie 24 %
- Chronische GN 12 %
- Interstitielle Nephropathie, chronische Pyelonephritis 8 %
- Zystennieren 5 %
- Systemerkrankungen 4 %
- Sonstige Ursachen 5 %
- Chronische Niereninsuffizienz unbekannter Genese 8 %

Definition der CKD

Eine CKD liegt vor, wenn Abweichungen von der normalen Nierenstruktur oder Nierenfunktion über mehr als 3 Monaten bestehen. Zur Diagnosestellung muss neben der Zeitspanne mindestens eines der beiden anderen Kriterien (Strukturschaden und/oder Funktionsverlust) vorliegen.

Als bester Indikator für die Nierenfunktion gilt die glomeruläre Filtrationsrate (GFR). Dabei gilt allgemein ein Absinken der glomerulären Filtrationsrate (GFR) unter die Schwelle von 60 ml/min/1,73m² als chronische Niereninsuffizienz.

Strukturelle oder andere funktionelle renale Störungen sind zum Beispiel:
- Proteinurie, insbesondere Albuminurie (Albumin/Kreatinin-Quotient: Albumin > 30 mg/g Kreatinin)
- Strukturelle Veränderungen in der bildgebenden Diagnostik oder Histologie
- Pathologisches Urinsediment, u. a. Hämaturie
- Renal-tubuläre Schäden
- Z. n. Nierentransplantation

Stadieneinteilung der chronischen Niereninsuffizienz

Aufgrund der zentralen Bedeutung der glomerulären Filtrationsrate (GFR) für die Prognose und Komplikationen einer Nierenerkrankung wird eine CKD anhand der Schwere der GFR-Minderung eingeteilt. Die Einteilung erfolgt in fünf Stadien, wobei Stadium 3 aufgrund der Datenlage bezüglich Risikoprofil und Komplikationen nochmals in die Stadien 3a und 3b unterteilt wird.

MERKE

Wichtig ist, sich dessen bewusst zu sein, dass eine leicht eingeschränkte GFR Stadium 2 (60–89 ml/min) ohne Vorliegen weiterer Marker einer Nierenschädigung (wie z. B. Proteinurie, pathologisches Sediment) noch keine chronische Niereninsuffizienz bedeutet!

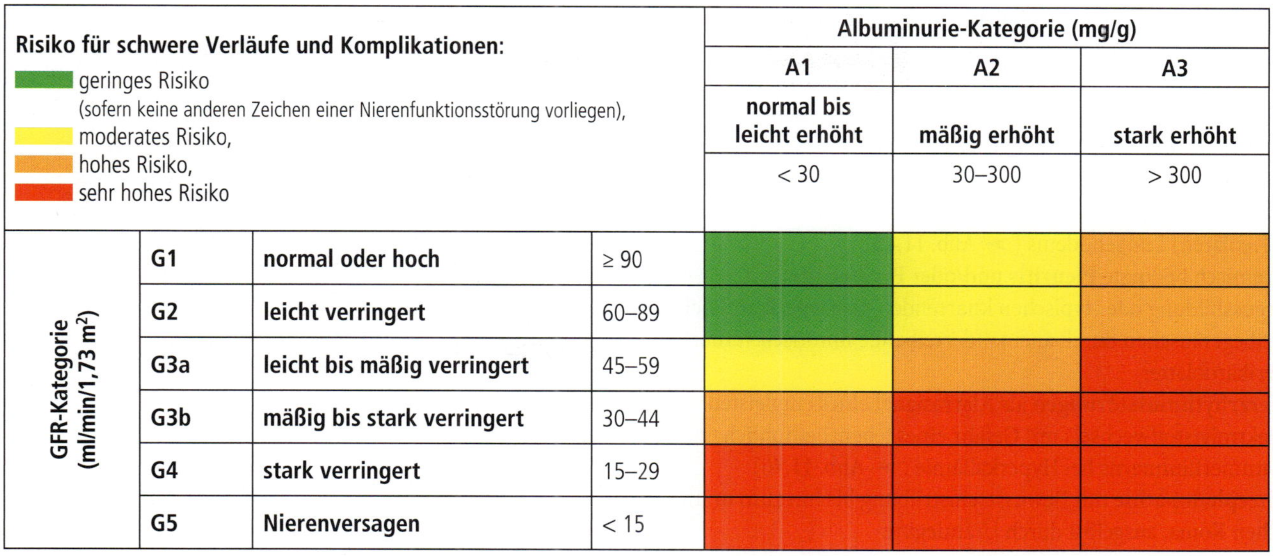

Abb. 11.43 Prognoseabschätzung der CKD anhand der GFR und Albuminurie (KDIGO 2012) [F779–002]

Da auch die Albuminurie von zentraler Bedeutung ist für die Prognose und Komplikationen der CKD-Patienten, wurde die CKD-Stadieneinteilung zusätzlich erweitert um den Faktor Albuminurie (A1–3):

- **A1** Urin-Albumin < 30 mg/g
- **A2** 30–300 mg/g
- **A3** > 300 mg/g Kreatinin

Dadurch ergibt sich ein Risikoprofil, das in ➤ Abb. 11.43 zusammengefasst ist: Je niedriger die GFR und je ausgeprägter die Albuminurie, umso höher ist die kardiovaskuläre Mortalität.

Klinik der chronischen Niereninsuffizienz

Mit Abfall der GFR unter 60 ml/min finden sich zunehmend folgende Befunde (➤ Abb. 11.44):

- **Renale Anämie** (s. u.): rasche Ermüdbarkeit, verminderte körperliche Belastbarkeit, Tachykardie, aschfahle Hautfarbe, blasse Konjunktiven
- **Arterieller Hypertonus** (s. unten)
- **Knochenbeschwerden, Juckreiz** und **extraossäre Verkalkungen** (renale Osteodystrophie, s. u.)
- **Metabolische Azidose** (➤ 12.10.4)
- **Periphere Polyneuropathie** mit vermindertem Vibrationsempfinden, Gangstörungen, symmetrisch abgeschwächten Muskeleigenreflexen (V. a. Achillessehnenreflex). Die Beine können kaum still gehalten werden (*Restless Legs*), evtl. Muskelkloni. Ursache sind die vermutlich durch Urämiegifte direkt ausgelösten toxischen Schädigungen der Myelinscheiden der langen Axone.
- Charakteristischer harnartiger **Foetor ex ore**
- **Gestörte Gonadenfunktion** (Amenorrhö, Infertilität), Impotenz
- **Hämatomneigung** durch urämisch bedingte Thrombozytenfunktionsstörung

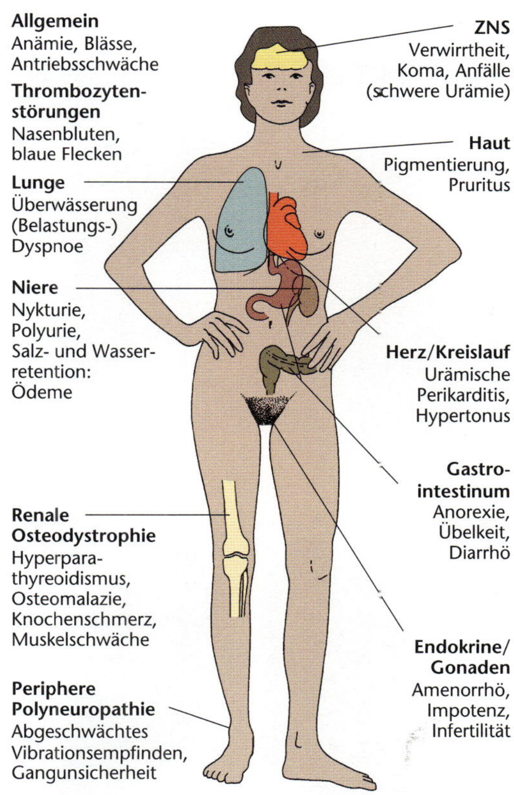

Abb. 11.44 Symptome und klinische Befunde bei chronischer Niereninsuffizienz (Urämie) [L157]

Vollbild der Urämie („Harnvergiftung")

Das terminale Stadium 5 eines unbehandelten, akuten oder chronischen Nierenversagens ist ein lebensbedrohliches Krankheitsbild, das unbehandelt zum Tode führt. Neben den o. g. Kardinalbefunden, die bereits in einem früheren Stadium der Niereninsuffizienz auftreten können, ist es gekennzeichnet durch:

- **Appetitlosigkeit, Übelkeit, Erbrechen** und **Diarrhö** durch urämisch bedingte Gastroenteropathie
- **Hyperhydratation** als Folge mangelnder Diurese mit Dys-/Orthopnoe, zentraler Zyanose, sichtbarem Halsvenenstau, peripheren Ödemen, radiologischen Zeichen **eines interstitiellen Lungenödems** (*Fluid Lung*) bzw. auskultatorisch feuchten Rasselgeräuschen im Falle eines bereits fortgeschrittenen (alveolären) Lungenödems (➤ Abb. 11.45)
- Urämisch bedingte **Pleuritis** und/oder **Perikarditis** mit Ergussbildung oder typischen knarrenden pleuroperikardialen Reibegeräuschen durch aneinanderreibende fibrotisch verhärtete Perikardblätter
- **Herzrhythmusstörungen** als Alarmsignal eines entgleisten Elektrolytstoffwechsels mit Gefahr eines lebensbedrohlichen Kammerflimmerns bei Hyperkaliämie (➤ Abb. 11.46)
- **Enzephalopathie** mit Bewusstseinstrübung bis hin zum urämischen Koma, ausgelöst durch Urämiegifte

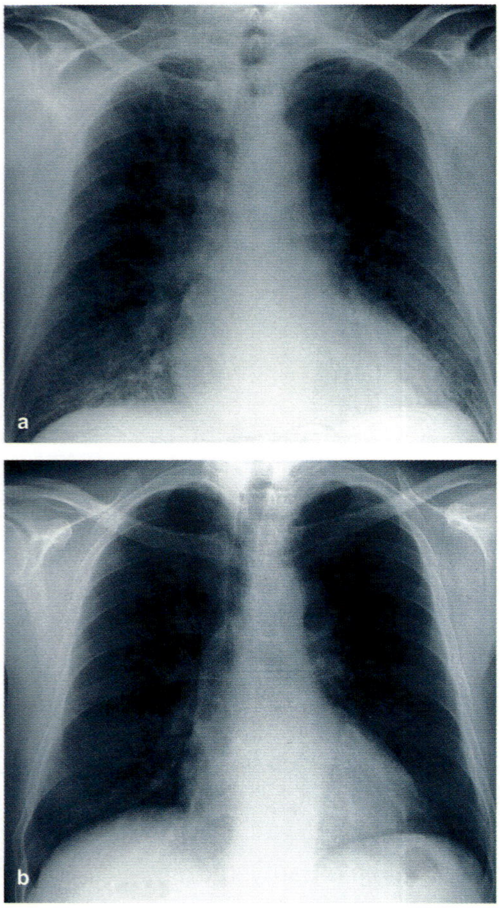

Abb. 11.45 Röntgenbefund der Lunge. a) Interstitielles und alveoläres Lungenödem bei einem 66-jährigen Patienten mit terminaler Niereninsuffizienz. Der Herzschatten ist links verbreitert. b) Rückbildung der Stauungszeichen und klinischen Symptome (Orthopnoe, Dyspnoe) innerhalb einiger Tage nach wiederholter Hämodialyse und Ultrafiltration mit Senkung des Sollgewichts des Patienten nach Dialyse um 3 kg. [M181]

Hyperkaliämie

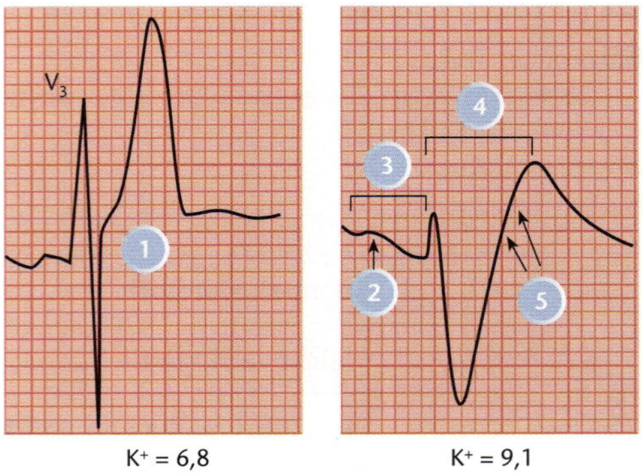

1. Überhöhung der T-Welle
2. P-Abflachung
3. PQ-Verlängerung
4. QRS-Verbreiterung (Schenkelblockbild)
5. Verschmelzung von S- und T-Welle, QT-Verkürzung;

Weiterhin:
- Ventrikuläre Extrasystolen
- Terminal Übergang in Kammerflimmern

Abb. 11.46 EKG-Veränderungen bei Hyperkaliämie [L157]

Pathogenese

Die Folgen einer zunehmenden Niereninsuffizienz leiten sich aus den nachlassenden physiologischen Funktionen der Niere ab:

Abnahme der exkretorischen Nierenfunktion

Mit zunehmender Einschränkung der Nierenfunktion kommt es zur Retention sog. Urämietoxine (v. a. Abbauprodukte des Eiweiß- und Purinstoffwechsels). Es ist eine Reihe von Substanzen insbesondere aus dem Eiweißstoffwechsel identifiziert, die in der Summe als Urämiegifte wirken und die Krankheitsveränderungen auslösen können. Die urämischen Krankheitssymptome sind nicht Folge eines einzelnen „Urämiegiftes".

MERKE

Harnstoff und Kreatinin sind Markersubstanzen für die Konzentration harnpflichtiger Stoffe in Blut und Urin. Sie besitzen selbst keine toxischen Wirkungen.

Zum Anstieg der Retentionswerte kann es auch bei noch erhaltener Diurese kommen. Entscheidend ist die verminderte Fähigkeit der Nieren, harnpflichtige Substanzen im Urin zu konzentrieren (→ Urinosmolalität ↓, spezifisches Gewicht des Urins ↓ → Isosthenurie). Erst bei weiter fortschreitendem Untergang der Nephrone nimmt auch die Diuresemenge ab, evtl. bis zum völligen Sistieren der Urinausscheidung (Anurie) mit Gefahr der Hyperhydratation („Überwässerung").

Störungen im Wasser-, Elektrolyt- und Säure-Base-Haushalt

- **Natrium-Haushalt:** Je nach Diuresemenge und tubulärer Funktion nimmt das Gesamtkörpernatrium zu (mit konsekutiver Zunahme des Gesamtkörperwassers und arteriellem Hypertonus). Es ist aber auch ein Salzverlust über die Nieren möglich, der dann zum Gegenteil, nämlich intravasalem Volumenmangel, führt (v. a. bei chronischer interstitieller Nephritis).
- **Kalium-Haushalt:** Zunächst wird Kalium verstärkt im distalen Tubulus ausgeschieden und muss möglicherweise diätetisch substituiert werden. Mit zunehmender Diureseeinschränkung und metabolischer Azidose besteht jedoch die Gefahr der Hyperkaliämie, die dann durch eine kaliumreiche Diät (v. a. Obst, Gemüse und Milch) und kaliumsparende Diuretika (Amilorid, Triamteren, Spironolacton) noch verstärkt wird.
- **Kalzium- und Phosphat-Haushalt:** Schon bei Einschränkung der glomulären Filtrationsrate auf ≤ 60 ml/min sinkt die Phosphat-Ausscheidung. Die entstehende Hyperphosphatämie bewirkt eine vermehrte Ausschüttung von Parathormon aus der Nebenschilddrüse mit der Folge eines **sekundären Hyperparathyreoidismus,** und sie ist ein wesentlicher pathogenetischer Faktor für die bei terminal niereninsuffizienten Patienten deutlich akzeleriert auftretende Arteriosklerose (Mediasklerose). Sie führt zu einer stark erhöhten kardiovaskulären Mortalität von Dialysepatienten.
- **Säure-Base-Haushalt:** Bei starker Einschränkung der GFR sinkt die Ausscheidung von H^+-Ionen. Nichtflüchtige Säuren häufen sich an und bewirken eine metabolische Azidose, verstärkt durch verminderte Bikarbonat-Rückresorption im proximalen Tubulus.

CAVE!
Kaliumsparende Diuretika sind bei CKD kontraindiziert.

Renale Osteodystrophie

Die im Rahmen der chronischen Niereninsuffizienz auftretenden Knochenveränderungen werden unter dem Begriff der renalen Osteodystrophie zusammengefasst. Die pathogenetischen Hauptfaktoren sind:
- Ein **sekundärer Hyperparathyreoidismus,** der bereits im Stadium 2 der Niereninsuffizienz beginnen kann
- Eine Mineralisationsstörung des Knochens durch **Mangel an aktivem 1,25(OH)$_2$-Vitamin D$_3$,** welches von den geschädigten Nieren vermindert synthetisiert wird
- **Hyperphosphatämie** durch gestörte Phosphat-Elimination führt zu **kardiovaskulären Komplikationen.**
- Nach langjähriger (> 5 Jahre) Dialysetherapie kann eine **dialyseassoziierte Amyloidose** (➤ 10.9) mit pathologischer Ablagerung von β_2-Mikroglobulin zu weiteren ossären Problemen führen.

CAVE!
ACE-Hemmer und Angiotensin-II-Rezeptor-Antagonisten können ebenfalls durch Hemmung der Aldosteron-Produktion eine Hyperkaliämie verstärken.

Verminderte inkretorische Nierenfunktion und hormonelle Adaptationsvorgänge

- **Renale Anämie:** durch verminderte Erythropoetin-Bildung in der Niere (und durch Urämietoxine gestörte Erythrozytenbildung, normochrome, normozytäre Anämie)
- **Renoparenchymatöser arterieller Hypertonus:** durch Natrium- und Wasserretention, Aktivierung des Renin-Angiotensin-Aldosteron-Systems und verminderte renale Bildung von vasodepressorischen Substanzen (z. B. Kallikrein-Kinin-System, renale Prostaglandine)
- **Renale Osteodystrophie:** u. a. durch Störung im Vitamin-D-Stoffwechsel (s. o. und ➤ 9.5.4).

MERKE
Die größte klinische Bedeutung kommt heute der gesteigerten vaskulären Kalzifizierung (Mediasklerose, Weichteilverkalkungen) durch den gestörten Kalzium- und Phosphathaushalt im Rahmen der renalen Osteodystrophie zu.

Diagnostisches Vorgehen

Ziele der Diagnostik bei der CKD sind die Abschätzung der Dynamik des Verlaufs anhand des Anstiegs der harnpflichtigen Substanzen im Serum und der nachlassenden glomerulären Filtrationsrate sowie das frühzeitige Erkennen urämischer Komplikationen (sekundärer Hyperparathyreoidismus, renale Anämie, metabolische Azidose).

MERKE
Weiterhin müssen kardiovaskuläre Risikofaktoren bei der CKD frühzeitig diagnostisch mit abgeklärt werden, da insbesondere ein schlecht eingestellter Diabetes mellitus und ein arterieller Hypertonus den Progress der Niereninsuffizienz beschleunigen.

Neben den hierzu erforderlichen Blut- und Urinuntersuchungen (s. u.) sind immer auch eine sorgfältige Anamnese und klinische Untersuchung des Patienten erforderlich, die nach den o. g. vielfältigen klinischen Symptomen und Befunden einer CKD forscht.

Je nach Stadium der Niereninsuffizienz wird eine ambulante nephrologische Vorstellung des Patienten 1- bis 2-mal pro Jahr bei nur leicht erhöhtem Serum-Kreatinin notwendig sein oder aber im Abstand von wenigen Wochen bis Tagen bei Erreichen einer CKD im Stadium 4. In diesem Stadium ist auch die Vorbereitung einer Nierenersatztherapie (Auswahl des geeigneten Dialyseverfahrens, Shunt-Anlage, ➤ 11.14) dringend indiziert.

Blutdiagnostik, Clearance-Bestimmungen

- In den **Stadien 1 und 2** der CKD normale Serumretentionswerte; endogene Kreatinin-Clearance im Stadium 2 beginnend eingeschränkt.
- Ab dem **Stadium 3 der CKD** Anstieg von Kreatinin und Harnstoff im Serum (Näherungsformel zur Abschätzung der

endogenen Kreatinin-Clearance ➤ 11.3.3) sowie normochrome, normozytäre Anämie und Elektrolytveränderungen (Hypo- oder Hyperkaliämie, Hyperphosphatämie bei gleichbleibendem oder sinkendem Kalzium i. S.). Erhöhtes intaktes Parathormon („intakt“, weil der Laborassay die Konzentration des funktionstüchtigen Anteils des Hormons misst), evtl. begleitet von erhöhter alkalischer (Knochen-)Phosphatase als Ausdruck eines vermehrten Knochenabbaus bei osteoklastischer Wirkung des erhöhten Parathormons im Serum (➤ 9.5.2). In der Blutgasanalyse häufig Zeichen der metabolischen Azidose (➤ 12.10.4).

Urindiagnostik

Osmolalität ↓, spezifisches Gewicht ↓, im fortgeschrittenen Stadium Isosthenurie (fehlende Konzentrationsfähigkeit der Niere). Urinsediment und biochemische Harnanalytik ergeben Hinweise auf die Ursache der CKD (z. B. Zylinder, Proteinurie; ➤ 11.3.2).

Bildgebende Diagnostik

- **Sonografie** (➤ Abb. 11.47): beidseits verkleinerte Nieren („Schrumpfnieren“) mit verschmälertem, echodichtem Parenchymsaum. (Ausnahmen finden sich bei der Amyloidose und der diabetischen Nephropathie → dort häufig fast normal große Nieren. Die adulte Form der Zystennieren präsentiert sich auch im Stadium der CKD mit vergrößerten Nieren).
- **Echokardiografie** insbesondere bei hypertonen Patienten zur Beurteilung von Herzgröße und Hypertrophie des linken Ventrikels, im fortgeschrittenen Stadium der Niereninsuffizienz Ausschluss eines Perikardergusses (z. B. bei urämischer Perikarditis)

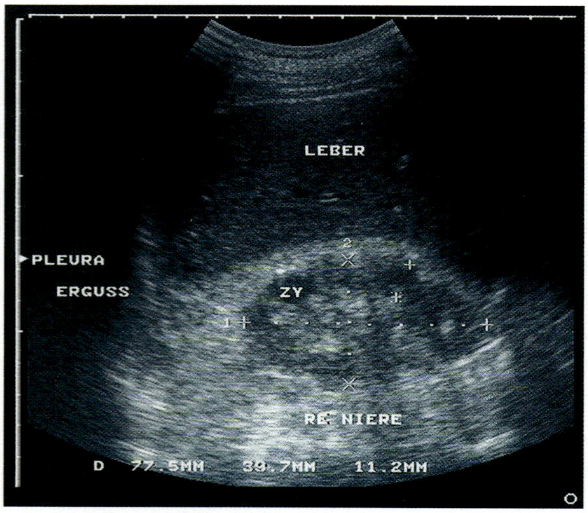

Abb. 11.47 Sonografischer Befund der rechten Niere im Flankenlängsschnitt bei einem Dialysepatienten mit einer chronischen Glomerulonephritis als Grunderkrankung. Die Niere ist stark verkleinert mit verschmälertem Parenchymsaum, echoverdichtet und schlecht von der Umgebung abzugrenzen. Im kranialen Anteil kommt eine kleine Zyste zur Darstellung (ZY). Nebenbefundlich ist ein rechtsseitiger Pleuraerguss mit angeschnitten. [M181]

MERKE

Ein i.v.-Urogramm ist bei erhöhten Retentionswerten kontraindiziert (➤ 11.3.4).

Therapie

Sie stützt sich auf drei Säulen: Therapie des Grundleidens, Aufhalten bzw. Verlangsamen der Progression der CKD sowie Behandlung der durch die CKD bedingten Beschwerden und Komplikationen. Eine konservative Therapie ist bis ins Stadium 5 der CKD möglich; eine Nierenersatztherapie sollte in Abhängigkeit von der Klinik und vom Patientenalter begonnen werden (➤ 11.14).

Therapie des Grundleidens

Behandlung z. B. einer zugrunde liegenden GN (➤ 11.5) oder Systemerkrankung, Beendigung eines Analgetika-Abusus, konsequente Antibiose, Antibiotika-Prophylaxe bei rezidivierendem HWI im Rahmen einer Refluxnephropathie, Korrektur einer Nierenarterienstenose.

Aufhalten der Progression der CKD

Die Erfahrung zeigt, dass die GFR bei einer chronischen Niereninsuffizienz in etwa linear über die Zeit abnimmt (➤ Abb. 11.48). Therapieziel sollte sein, die Progression der Niereninsuffizienz aufzuhalten oder wenigstens zu verlangsamen, um ein dialysepflichtiges Stadium V der CKD möglichst weit in die Zukunft zu verschieben. Dies wird erreicht durch:

- **Konsequente Einstellung eines arteriellen Hypertonus:** Zielwert ist ein Blutdruck nicht über 125/75 mmHg im 24-Stunden-Mittel. Besonders ACE-Hemmer und auch Angiotensin-II-Rezeptor-Antagonisten haben neben ihrem blutdrucksenkenden einen zusätzlichen nephroprotektiven Effekt

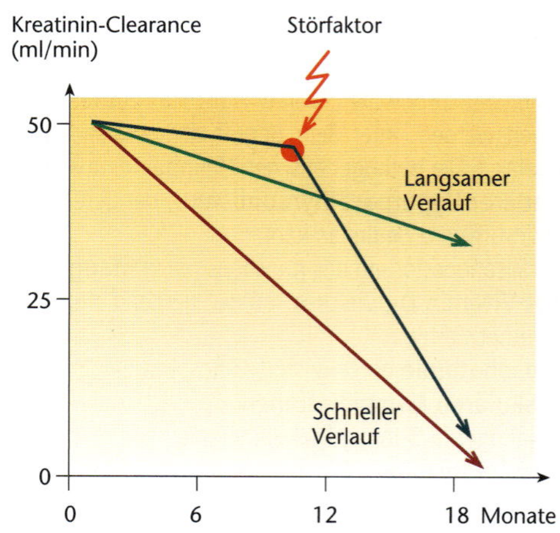

Abb. 11.48 Progredienz der Niereninsuffizienz. Insbesondere durch konsequente Blutdruckeinstellung, vorzugsweise mit Hemmstoffen des Renin-Angiotensin-Systems, kann die Progression einer chronischen Niereninsuffizienz verlangsamt werden. Bei den meisten Patienten ist die Abnahme der GFR über die Zeit linear, vorausgesetzt, der Verlauf ist stabil und wird nicht durch Störfaktoren (interkurrierende Erkrankungen, Röntgenkontrastmittelgabe, nephrotoxische Medikamente u. a.) negativ beeinflusst. [L157]

und können die Progredienz einer CKD verlangsamen. Nierenarterienstenosen als Ursache der verminderten GFR müssen jedoch ausgeschlossen sein. Nephrotoxische Medikamente und Röntgenkontrastmittel sind, soweit irgend möglich, zu vermeiden.

- **Strikte BZ-Einstellung beim diabetischen Patienten:** Je besser der HbA_{1c}-Wert eingestellt ist, desto flacher verläuft der Abfall der GFR über die Zeit (➤ 11.6). Die Gefahr, die von möglichen Hypoglykämien unter sehr strenger BZ-Einstellung ausgeht, muss jedoch dagegen abgewogen werden.
- **Eiweißarme Diät** (≤ 1 g/kg KG tgl.). Eine durch eiweißarme Diät verminderte Konzentration an Aminsoäuren und Peptiden im Blut reduziert die langfristig schädliche glomeruläre Hyperperfusion der noch intakten Glomeruli. Insbesondere bei diabetischen Patienten mit Nephropathie ist ein günstiger Effekt auf den Langzeitverlauf der CKD gezeigt worden. Der Effekt muss jedoch ins Verhältnis gesetzt werden zum Aufwand und zum möglichen Verlust an Lebensqualität für den Patienten.

Symptomatische Behandlung

- Bei **Hyperphosphatämie** und Zeichen des sekundären Hyperparathyreoidismus:
  - Phosphatarme Diät: Meidung phosphatreicher Speisen wie z. B. Schmelzkäse
  - Orale Phosphat-Binder: schwer resorbierbare Kalziumsalze wie Ca-Acetat oder kalziumfreie Phosphat-Binder (z. B. Sevelamer oder Lanthancarbonat). Aluminiumhaltige Phospat-Binder werden wegen der Gefahr einer aluminiuminduzierten Enzephalopathie und Osteomalazie nicht mehr eingesetzt.
  - Orale Substitution von Vitamin D_3 (meist als aktives 1,25$(OH)_2$-Cholecalciferol), das eine hemmende Wirkung auf die Parathormon-Ausschüttung aus den Nebenschilddrüsen hat
- Ausgleich der **renalen Anämie** durch rekombinantes humanes Erythropoetin (rHuEPO) in Verbindung mit einer ausreichenden oralen oder intravenösen Eisensubstitution. Meist sind 1–3 s. c. Applikationen pro Woche ausreichend. Es sollte ein Hb-Wert um ca. 12 g/dl angestrebt werden.
- Bei Neigung zu **Hyperkaliämie** kaliumarme Diät, evtl. Austauscherharze (z. B. Resonium®)
- Bei **metabolischer Azidose** Gabe von oralem Natriumbikarbonat-Salz
- Bei **Hypertonus und Ödemen:** Kochsalzrestriktion (≤ 6 g tgl.), Gabe von Schleifendiuretika, Trinkmenge abhängig vom Hydratationszustand und von der Restdiurese des Patienten; regelmäßige Gewichtskontrolle zu Hause
- Bei erhaltener Diurese: hohe Trinkmenge > 2,5 l täglich anstreben. Mit erhöhter Urinmenge lässt sich bei verringerter Konzentrationsleistung der Nieren eine verminderte Ausscheidung harnpflichtiger Substanzen bis zu einem gewissen Maß kompensieren.
- Bei progredienter CKD: Patienten frühzeitig über eine spätere Dialysepflichtigkeit und die **Möglichkeiten der Nierenersatztherapie** (Hämodialyse, Peritonealdialyse, Nierentransplantation) aufklären. Es sollte individuell über Familienplanung, Probleme und Möglichkeiten der Berufstätigkeit unter Dialysebedingungen und Rentenansprüche im Rahmen des Schwerbehindertengesetzes aufgeklärt werden.
- Anlage einer Hämodialysefistel bzw. eines Peritonealdialysekatheters rechtzeitig vorbereiten (➤ 11.14)

11.14 Nierenersatztherapie

Wenn die GFR bzw. die Kreatinin-Clearance unter 15 ml/min gesunken ist, erreicht die chronische Niereninsuffizienz das terminale Stadium (CKD Stadium 5). Wenn medikamentös-konservativ nicht mehr beherrschbare urämische Zeichen auftreten, muss ein lebenserhaltender Ersatz der verloren gegangenen Nierenfunktion durch physikalische Verfahren oder durch Nierentransplantation erfolgen.

Indikationen zur Dialysetherapie

Absolute Indikationen

Konservativ nicht beherrschbare urämische Komplikationen wie
- Hyperhydratation mit *Fluid Lung* oder alveolärem Lungenödem
- Hyperkaliämie, metabolische Azidose
- Urämische Perikarditis oder urämische Gastritis

Relative Indikationen
- Konservativ nicht einstellbarer Hypertonus
- Harnstoff i. S. ≥ 40 mmol/l (240 mg/dl)

Urämiesymptome und Serum-Kreatinin korrelieren nur wenig miteinander, daher gibt es keinen festen Kreatinin-Wert, der zur Dialyse zwingt.

Aktuell gibt es in Deutschland etwa 95.000 Dialysepatienten.
Die physikalische Nierenersatztherapie (Dialyse) stützt sich auf zwei prinzipielle Methoden:
- **Extrakorporale Blutreinigungsverfahren:** Hämodialyse, Hämofiltration und Hämodiafiltration (Mischform aus Hämodialyse und Hämofiltration)
- **Peritonealdialyse:** Die Peritonealdialyse ist ein besonders kreislaufschonendes Verfahren und ist vor allem für die Patientenselbstbehandlung in häuslicher Umgebung (Heimdialyse) geeignet.

11.14.1 Hämodialyse

Griech. **dialyse** = Auflösung. Die Funktionsprinzipien der Hämodialyse sind die physikalischen Prinzipien der **Stoffdiffusion** entlang einem Konzentrationsgradienten und die **Ultrafiltration** von Flüssigkeiten entlang einem Druckgradienten. Dabei entsteht zusätzlich ein gewisser Stoffentzug durch **Konvektion** (➤ Abb. 11.49 und ➤ Abb. 11.50).

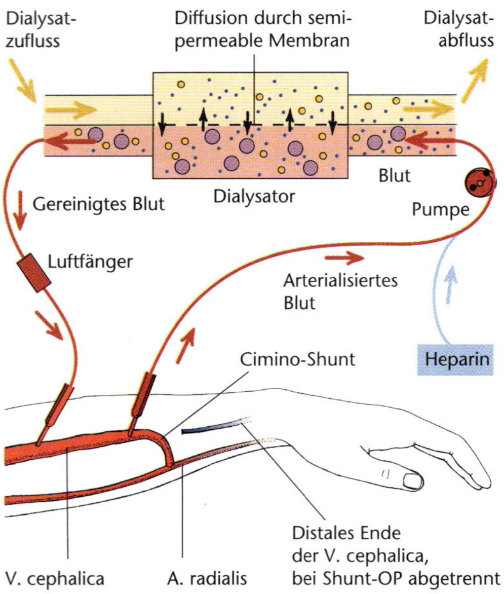

Abb. 11.49 Prinzip der Hämodialyse: Aus dem punktierten Shunt-Gefäß (➤ Abb. 11.51) wird das Blut des Patienten mithilfe einer Schlauchpumpe entlang einer semipermeablen Membran – dem eigentlichen Dialysator – geleitet. Auf der Gegenseite der Membran strömt Dialysatflüssigkeit in entgegengesetzter Richtung. Durch Diffusion findet der Stoffaustausch über die Membran statt. Über einen hydrostatischen Druckgradienten kann zusätzlich freies Wasser von der Blutseite auf die Dialysatseite abgepresst (ultrafiltriert) und damit der Wasserhaushalt des oligo-/anurischen Patienten korrigiert werden. [L190]

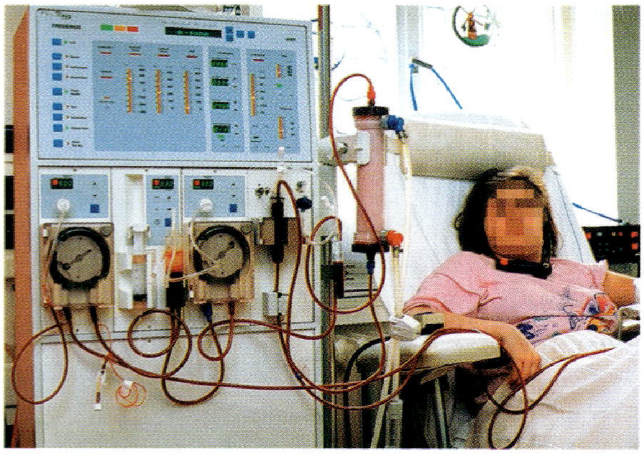

Abb. 11.50 Patient während der Hämodialyse. Rechts im Bild ist die Dialysemaschine zu erkennen, hier rechts am Bildrand der Dialysator, der die semipermeable Membran enthält, an dessen Grenzfläche der eigentliche Stoffaustausch stattfindet. [K303]

Diffusiver Stoffaustausch

Über einen geeigneten Gefäßzugang am Arm, der operativ in Lokalanästhesie oder Leitungsanästhesie angelegt werden muss (meist arteriovenöse **Cimino-Brescia-Fistel**- am Unterarm) (➤ Abb. 11.51) wird das Blut des Patienten (ca. 200–300 ml/min) über ein Schlauchsystem entlang der semipermeablen Membran eines Dialysators (sog. Kapillardialysator) gepumpt. An der Außenseite der Kunststoffmembran strömt gegenläufig das **Dialysat** vorbei. Es besteht aus einer Elektrolyt- und Bikarbonatlösung, in der die wichtigsten Elektrolyte in der Konzentration vorgegeben werden, auf die das Patientenblut korrigiert werden soll.

Dadurch erfolgen die Entfernung von Urämietoxinen aus dem Blut und der Ausgleich von Elektrolyt- und Säure-Base-Haushalt durch:

- **Elimination** von Stoffen, abhängig von der Porengröße der Membran, bei der Hämodialyse vorzugsweise kleinmolekulare Substanzen wie Elektrolyte, H^+-Ionen, Harnstoff, Kreatinin, Glukose und Aminosäuren. Die Porengröße der Membran verhindert den Verlust größermolekularer Substanzen, wie Proteine oder zellulärer Substanzen.
- **Zufuhr** von benötigten Substanzen, abhängig von der vorgegebenen Konzentration im Dialysat, z. B. Kalzium und Bikarbonat

Ultrafiltration

Um dem Patienten überschüssiges, nicht ausgeschiedenes Wasser zu entziehen, wird bei der Dialysebehandlung über ein durch die Dialyseschlauchpumpen aufgebautes hydrostatisches Druckgefälle über der Dialysemembran nach Bedarf zusätzlich Wasser entzogen. Praktisch wird dem Patienten dazu – abhängig vom Befinden und

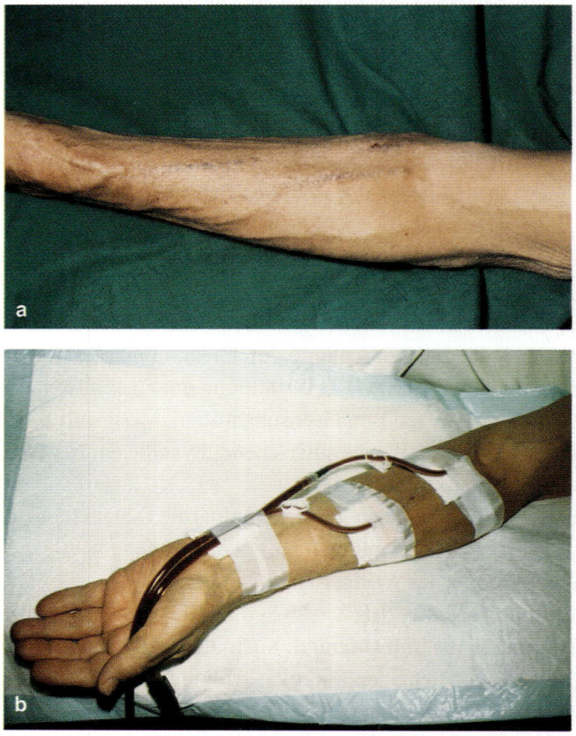

Abb. 11.51 Dialyse-Shunt (Cimino-Brescia-Fistel). a) Am linken Bildrand ist die Narbe über der Anastomose zwischen A. radialis und der abführenden Shunt-Vene zu erkennen. Die Arterie wird Seit-zu-End auf die Shunt-Vene anastomosiert, sodass ein Teil des arteriellen Blutes (meist ca. 500–1.000 ml/min) unter erhöhtem Druck über die Shuntvene zurück zum Herzen fließt. Das Shunt-Gefäß zeichnet sich als Vorwölbung unter der Haut ab. Auch die Punktionsstellen sind schwach zu erkennen. b) Der gleiche Arm mit liegenden Shunt-Nadeln, die durch einen Pflasterverband während der Dialyse befestigt sind. Die distale Nadel fördert das arterialisierte Shunt-Blut zur Dialysemaschine, die proximale Nadel infundiert das dialysierte Blut zurück in den Patienten. [M181]

klinischen Befund – in regelmäßigen Abständen ein Sollgewicht zugewiesen, das mit Ende jeder Dialyse erreicht werden soll. Ein durchschnittlicher anurischer Dialysepatient wird zwischen zwei Dialysebehandlungen etwa 1,5–4,0 kg an Flüssigkeit und damit Gewicht zunehmen.

Die **Behandlungsfrequenz** bei der chronisch-intermittierenden Hämodialyse beträgt im Regelfall 3 × 4–5 h/Woche. Dazu werden meist die Tage Montag – Mittwoch – Freitag bzw. Dienstag – Donnerstag – Samstag gewählt.

Komplikationen

- **Shunt-Komplikationen** (häufig): Shunt-Thrombose, Shunt-Infektion (evtl. bis zur Sepsis), selten Shunt-Ruptur mit Blutung. Vorübergehend muss dann die Hämodialyse über einen zentralvenösen Katheter erfolgen.
- **Blutdruckabfall** während der Behandlung (häufig)
- **Dysäquilibriumsyndrom:** zerebrale Symptomatik bei zu rascher Entfernung des Harnstoffs aus dem Gefäßsystem (Hirnödem)
- Selten allergische und pyrogene (fiebererzeugende) Reaktionen

Aus Patientensicht: Dialyse

Die chronische Dialysebehandlung schränkt den Patienten erheblich in seiner Aktivität und Lebensführung ein:

Hoher Zeitaufwand
In der Regel sind dreimal wöchentlich 4–5 h Hämodialyse notwendig, sodass dem Patienten erheblich weniger Zeit für Beruf und Freizeit bleibt. Oft ist eine geregelte Berufsausübung nicht mehr möglich. Mehrtägige Unternehmungen müssen zeitlich mit der nächsten Dialyse abgestimmt werden. Im Urlaub muss gewährleistet sein, dass am Urlaubsort eine regelmäßige Hämodialyse möglich ist.

Einschränkungen durch Erkrankung und Therapie
Wohlbefinden und Leistungsfähigkeit können durch die Niereninsuffizienz an sich individuell unterschiedlich gestört sein, zum Beispiel durch Knochenbeschwerden oder chronischen Juckreiz. Häufig bestehen darüber hinaus beim Dialysepatienten weitere chronische Erkrankungen, wie ein Diabetes mellitus, eine Herzinsuffizienz oder eine pAVK, die ein normales Leben mitunter unmöglich machen und die Krankheit gezwungenermaßen in den Mittelpunkt des Lebens rücken.
Auch die Hämodialyse selbst ist nicht ohne Belastungen für den Patienten: Bei fehlender Restdiurese ist eine Flüssigkeitsrestriktion notwendig, deren Einhaltung für manchen Patienten quälend sein kann. Auch die Homöostase des Kalium- und Phosphat-Haushalts erfordert die Einhaltung strikter Diätvorschriften. Zusätzlich sind meist viele Tabletten, vor allem Phosphat-Binder und Blutdruckmedikamente, regelmäßig einzunehmen.
Eine besondere Sorge eines jeden Hämodialysepatienten stellt die Shunt-Fistel dar. Sie ist sozusagen seine „Lebensader". Shunt-Komplikationen, wie Thrombose oder Infektion, können verheerend sein und mehrwöchige Krankenhausaufenthalte erzwingen. Am Shunt-Arm dürfen daher keine Blutabnahmen oder Blutdruckmessungen erfolgen, auch darf dort keine einschnürende Kleidung getragen werden. Der Patient muss dies wissen und ggf. selbst darauf hinweisen.

Psychische Belastungen
Der Patient ist von den Mitarbeitern des Dialysezentrums und von „der Maschine", die seine Nierenfunktion ersetzt, unweigerlich abhängig. Psychische Konflikt- und Belastungssituationen, die sich nicht selten als Partner- oder Familienkonflikte manifestieren, sind dabei unausweichlich.
Ein wichtiger Hoffnungsanker für viele Betroffene ist daher die Perspektive einer Nierentransplantation. Es bleibt jedoch die Ungewissheit, wie lange darauf gewartet werden muss und ob ein transplantiertes Organ dauerhaft funktionieren wird (➤ 11.14.4).

Hilfestellungen
Heim-Hämodialyse
Eine Heimdialyse kann die psychosoziale Situation des Patienten verbessern. Die Heim-Hämodialyse ist jedoch nur mit einem verantwortungsbewussten Partner möglich. Dieses Behandlungsverfahren wird heute von den Dialysezentren leider nur selten angeboten.
Peritonealdialyse
Für den Patienten, der bereit ist, seine Dialysetherapie weitgehend eigenständig zu Hause durchzuführen, kann die Peritonealdialyse die ideale Lösung darstellen. In der Regel ist kein Partner zur Durchführung notwendig. Allzu starke Abhängigkeiten werden vermieden.
Hauptsorge bei der Peritonealdialyse ist das Auftreten einer Peritonitis. Der aufmerksame und gut geschulte Patient kann sie aber frühzeitig bemerken, sodass sie meist durch eine ambulante Antibiotikatherapie beherrscht werden kann.
Bei nachlassender Nierenrestausscheidung kommt die Peritonealdialyse jedoch zumeist an ihre technischen Grenzen. Eine Umstellung auf Hämodialyse kann dem Patienten dann nur selten erspart werden.
Krankheitsbewältigung
Ein Dialysepatient und seine Angehörigen benötigen viel Geduld und Unterstützung beim Umgang mit ihrer chronischen Erkrankung. Dabei ist das gesamte Team eines Dialysezentrums gefordert. Bei der Bewältigung der ganz alltäglichen Sorgen können außerdem Selbsthilfegruppen und Patientenzeitschriften hilfreich sein.

11.14.2 Hämofiltration

Stofftransport durch Konvektion

Das wie bei der Hämodialyse mithilfe einer Pumpe über ein Schlauchsystem fließende Blut des Patienten wird unter hydrostatischem Druck über eine Dialysemembran mit hoher Wasserdurchlässigkeit (High-Flux-Membran) geleitet. So wird analog zum Vorgang im Glomerulus ein „Primärharn" (allerdings proteinfrei) abgepresst. Das abgepresste Volumen wird, abzüglich des zu entziehenden Volumens, durch eine Elektrolytlösung ersetzt. In 4–6 h können so ca. 15 bis zu 65 l Extrazellularflüssigkeit ausgetauscht werden.

- **Vorteil gegenüber der Hämodialyse:** Kreislaufschonung (weniger hypotone Episoden während der Behandlung), bessere Elimination größermolekularer Urämietoxine (sog. Mittelmoleküle), ansonsten ähnliche Komplikationen wie bei der Hämodialyse
- **Nachteil gegenüber der Hämodialyse:** teurer durch die großen Mengen an notwendiger steriler Elektrolytlösung
- **Behandlungsdauer:** meist entsprechend der Hämodialyse drei Behandlungen/Woche à 4–6 h

Kontinuierliche veno-venöse Hämofiltration

Diese Variante der Hämofiltration (Abkürzung: **CVVH**) wird für kreislaufinstabile Patienten auf der Intensivstation eingesetzt. Mit langsam eingestellter Blutpumpe von 100–150 ml/min und einem Flüssigkeitsaustausch von ca. 1–3 l pro Stunde wird langsam und kontinuierlich über 24 h hämofiltriert. Nachteilig sind die durchgehend notwendige Antikoagulation und wie oben die hohen Kosten der Substitutionslösungen.

11.14.3 Peritonealdialyse

Die Peritonealdialyse (PD) eignet sich insbesondere für die Patientenselbstbehandlung zu Hause. Voraussetzung für eine erfolgreiche Therapie mit der PD ist eine noch vorhandene Urinrestausscheidung.

Funktionsprinzip

Das gut durchblutete Peritoneum (Größe ca. 1,0–1,2 m^2) dient als biologische semipermeable Membran. Über einen implantierten Katheter werden ca. 2.000 ml Dialysat über ein Beutel-Schlauch-System streng steril in die Bauchhöhle instilliert, dort 4–8 h belassen (Verweilzeit), um dann gegen neue Dialyseflüssigkeit ausgetauscht zu werden. Elektrolyte und Säure-Base-Haushalt äquilibrieren sich durch Diffusion mit dem Dialysat, ebenso wandern Urämietoxine in die Spüllösung und werden so aus dem Körper entfernt. Durch Zugabe von Glukose ins Dialysat entsteht ein osmotischer Gradient, der freies Wasser in die Spüllösung zieht (Ultrafiltration) und entsprechend Gewicht reduziert. Ein Austausch der intraperitonealen Dialyselösung ist 4- bis 5-mal täglich notwendig.

Formen

- **Kontinuierliche ambulante Peritonealdialyse** (CAPD): Beutelwechsel manuell durch den Patienten, 4- bis 5-mal täglich (➤ Abb. 11.52)
- **Nächtliche intermittierende Peritonealdialyse** (NIPD): Beutelwechsel mithilfe einer Maschine („Cycler“), über Nacht, als Heimdialyse an 7 Tagen der Woche. Alternativ kann dieses Verfahren bei hilfsbedürftigen oder unselbstständigen Patienten als sog. intermittierende Peritonealdialyse (IPD) ca. 3×/Woche in einem Dialysezentrum durchgeführt werden.

Komplikationen

- **Infektionen des Katheteraustritts und Kathetertunnels** machen eine lokale antiseptische Therapie erforderlich, bei Tunnelinfektion ist u. a. eine orale antibiotische Therapie indiziert. Bei drohender Durchwanderung der Bauchwand chirurgische Katheterexplantation und Neuanlage.
- **CAPD-assoziierte Peritonitis** mit abdominellen Beschwerden, Trübung des Dialysats, hohem Leukozytengehalt, Fieber und Leukozytose bis hin zur Sepsis. Die durch Peritonealdialyse bedingte Peritonitis kann bei frühzeitiger systemischer oder intraperitonealer Antibiotikagabe rasch zur Ausheilung gebracht werden.

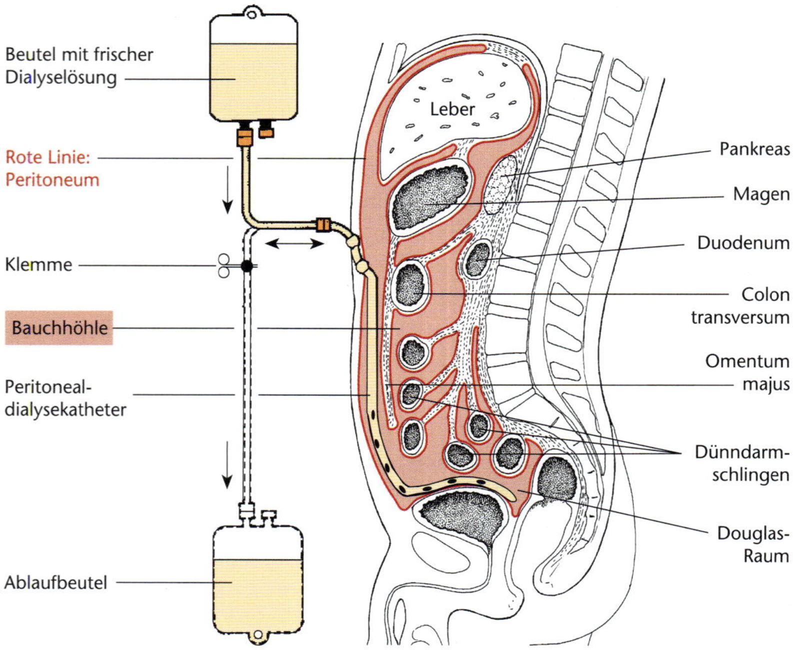

Abb. 11.52 Prinzip der kontinuierlichen ambulanten Peritonealdialyse (CAPD). Über einen Peritonealdialysekatheter wird 4- bis 5-mal täglich frische, sterile Dialyselösung in die Bauchhöhle instilliert. Der Stoffaustausch findet zwischen Dialysat in der Bauchhöhle und dem Blut in den peritonealen Kapillaren mit dem Peritoneum als trennender semipermeabler Membran statt (Diffusion). Durch Zugabe von Glukose ins Dialysat entsteht ein osmotischer Gradient, der zusätzlich freies Wasser aus dem Blut in die Dialyselösung entzieht (Ultrafiltration). [L190]

11.14.4 Nierentransplantation

Erst 1997 wurde im Bundestag ein Transplantationsgesetz verabschiedet, das die Grundlagen der Organtransplantation nach der sog. **erweiterten Zustimmungslösung** festlegt: Eine Organentnahme ist nur statthaft, wenn der Verstorbene bereits zu Lebzeiten – z. B. in einem Organspendeausweis – einer Organentnahme im Falle seines Hirntods zugestimmt hat bzw. die Angehörigen nach dessen Tod zustimmen. Auch der Hirntod ist durch diese Gesetzesregelung als Kriterium für die Definition des Todes anerkannt worden.

Im Jahr 2012 wurde im Transplantationsgesetz die sog. **Entscheidungslösung** eingeführt, nach der **jeder** Bundesbürger ab dem 16. Lebensjahr eine Entscheidung für oder gegen eine Organ- oder Gewebespende nach dem eigenen Tod abgeben soll.

Leider ist die Organspendebereitschaft in der Bevölkerung noch immer sehr gering und trägt wesentlich zur hohen Zahl von Patienten bei, die auf eine Transplantation warten. Im Jahr 2020 erfolgten 1.909 durchgeführte Nierentransplantationen, davon 1.459 postmorale Spenden und 450 Lebendnierenspenden. 2.926 Patienten wurden im Jahr 2020 zur Nierentransplantation angemeldet.

Bedingt durch die paarige Anlage der Nieren mit grundsätzlich normaler Lebenserwartung nach Spende einer der beiden gesunden Nieren, macht dadurch die Lebendnierenspende von Verwandten 1. Grades (z. B. Eltern für ihre nierenkranken Kinder), aber auch von nichtverwandten nahestehenden Personen (z. B. Ehepartner) inzwischen einen steigenden Anteil aus.

Die Nierentransplantation kann erfolgen als:

- **Allogene Leichennierentransplantation** von einem hirntoten Spender (> 76 %)
- **Lebendspende** (> 23 %) von einem gesunden Verwandten 1. Grades (Verwandtennierentransplantation) oder
- Lebendspende von einer nahestehenden, gesunden, aber nicht blutsverwandten Person, z. B. Ehepartner (Nicht-Verwandten-Lebendtransplantation)

Organspende und -vergabe

Die Organ**spende** wird in Deutschland über die **Deutsche Stiftung Organtransplantation (DSO)** und die Organ**vergabe** über **Eurotransplant** mit Hauptsitz in Leiden/Holland gesteuert. Die derzeit 40 deutschen Transplantationszentren melden die Daten aller potenziellen Transplantatempfänger in Leiden, wo auch die Daten der zur Verfügung stehenden Leichenspendernieren eingehen. Eurotransplant ist ein Zusammenschluss der Benelux-Staaten, Österreichs, Deutschlands, Kroatien, Ungarn und Sloweniens. Die Zuteilung des Spenderorgans eines verstorbenen Patienten zu einem geeigneten Empfänger geschieht anhand von Histokompatibilität (Blutgruppe, HLA-Typisierung) und Prioritätskriterien wie Wartezeit, kurze Entfernung zwischen Spenderorgan und Transplantationszentrum sowie Dringlichkeit.

Ischämiezeit

Prognostische Bedeutung für die Organfunktion nach Nierentransplantation hat u. a. die Ischämiezeit des Transplantatorgans. Das ist die Zeit, die die Niere nach Entnahme vom Spender ohne Blutzirkulation gekühlt und steril in Konservierungslösung („kalte" Ischämiezeit) verbringt, bevor sie an den neuen Empfängerkreislauf anastomosiert ist. Wegen der guten Planbarkeit der Lebendspende (praktisch zeitgleiche Operation von Spender und Empfänger) mit minimaler Ischämiezeit für die Spenderniere ist die Prognose für die Organfunktion in der Regel besser als für die allogene Leichenspenderniere.

OP-Prinzip

Es wird jeweils nur eine Niere transplantiert. Die Spenderniere wird dabei extraperitoneal in die Fossa iliaca des Patienten eingebracht. Die Nierengefäße werden mit den Iliakalgefäßen des Patienten anastomosiert, der Ureter direkt an die Blase angeschlossen (➤ Abb. 11.53).

Transplantabilität

Bevor ein Patient bei Eurotransplant auf die Transplantationsliste gesetzt werden kann, muss die Transplantabilität des Patienten festgestellt werden. Kontraindikationen müssen ausgeschlossen werden. Entscheidende Bedeutung kommt der Evaluation des kardiovaskulären Status des Patienten zu. Kardiovaskuläre Ereignisse (Herzinfarkt, Apoplex) sind die häufigste Todesursache unter Dialyse und nach Nierentransplantation. Eine besondere Risikogruppe stellen Diabetiker dar, deren Gefäßstatus (koronar und peripher) vorher großzügig invasiv abgeklärt werden sollte.

Nierentransplantation: Kontraindikationen

Absolute Kontraindikationen
- Malignome
- Floride Ulkuskrankheit
- Zytotoxische Antikörper des Empfängers gegen Spenderlymphozyten („positives Crossmatch")
- Chronische Infektionen
- Fortgeschrittene Arteriosklerose mit KHK oder zerebrovaskulärer Beteiligung

Relative Kontraindikationen
- Alter ≥ 70 Jahre
- Mangelnde Patientencompliance
- Schwere psychiatrische Erkrankungen

Immunsuppression

Um Abstoßungsreaktionen des Fremdgewebes zu vermeiden, ist eine lebenslange immunsuppressive Therapie nach jeder allogenen Nierentransplantation notwendig. Die meisten Patienten erhalten

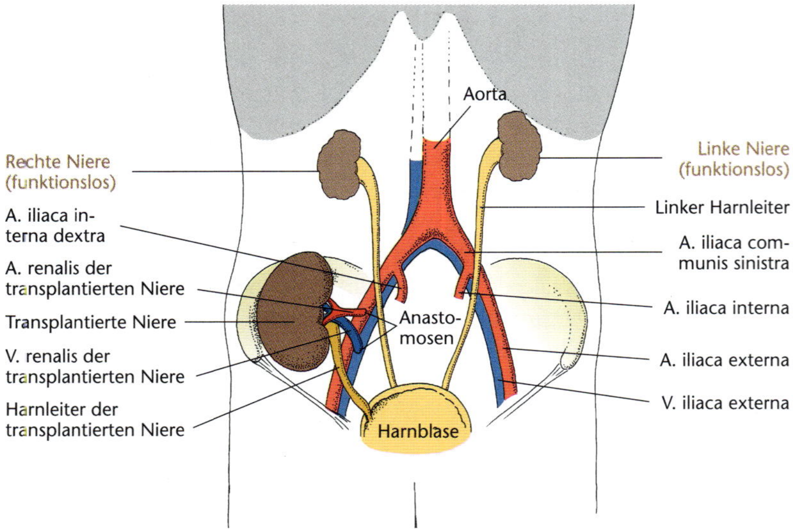

Abb. 11.53 Lage der transplantierten Niere im Unterbauch (Fossa iliaca). Die Niere liegt, durch die Beckenschaufel geschützt, extraperitoneal. Nierenarterie und -vene werden an die A. bzw. V. iliaca externa anastomosiert, der Transplantat-Ureter mit der Blase verbunden. [L190]

eine Zweier- oder Dreierkombination der im folgenden Kasten genannten Medikamente. Bezüglich der Nebenwirkungen der immunsuppressiven Therapie ➤ 5.5.

Pharma-Box: Immunsuppressiva

Bei Nierentransplantation

- **Ciclosporin A (z. B. Sandimmun optoral®, Neoral®):** blockiert u. a. die Produktion von Interleukin-2 in T-Helferzellen → Hemmung der Proliferation und Differenzierung von T-Zellen; wichtige Nebenwirkung: Nephrotoxizität
- **Tacrolimus (z. B. Prograf®):** Wirkung wie Ciclosporin A, jedoch etwa 100-fach stärker; ebenfalls dosisabhängig nephrotoxisch
- **Mycophenolat-Mofetil (z. B. Cellcept®, Myfortic®):** seit 1996 zugelassen; Wirkung ähnlich dem Azathioprin (s. u.), jedoch spezifischer auf Lymphozyten; deutliche Reduktion akuter Abstoßungsepisoden in den ersten Wochen nach Transplantation, jedoch auch Anstieg v. a. von schweren CMV-Infektionen
- **Azathioprin (z. B. Imurek®):** blockiert die DNA- und RNA-Synthese in immunkompetenten Lymphozyten → antiproliferative Wirkung
- **Sirolimus (Rapamune®), Everolimus (Certican®):** hemmen die Aktivierung und Proliferation von T-Lymphozyten; Nebenwirkungen u. a.: Hyperlipidämie, Ödemneigung, Akne und Panzytopenie
- **Glukokortikoide (z. B. Decortin H, Urbason®):** u. a. hemmende Effekte auf das Monozyten-Makrophagen-System über Hemmung der Interleukin-1- und Interleukin-6-Sekretion

Komplikationen

Perioperative Komplikationen sind Nierengefäßthrombosen, Blutungen, Ureterleckage, Lymphozele, Wundheilungsstörungen und die verzögerte Funktion (*delayed graft function*) des Transplantats durch akute Tubulusnekrose (ATN).

Daneben ist vor allem die **akute Abstoßungsreaktion** in den ersten Wochen und Monaten nach Transplantation häufig. Sie tritt in etwa 15–30 % der Fälle auf und ist mit den heutigen immunsuppressiven Therapieschemata recht gut beherrschbar (➤ 5.5). Der langfristige Verlauf nach Nierentransplantation ist dagegen vor allem durch das Auftreten einer **chronisch-schleichenden Transplantatdysfunktion** geprägt, die sowohl einer immunologischen Reaktion als auch chronisch-degenerativen Prozessen (z. B. Hochdruckschaden) entspringt. Ferner stellt die **nephrotoxische Potenz** von Ciclosporin A und Tacrolimus langfristig ein Problem dar. Bei einigen Nierenerkrankungen kann es darüber hinaus nach Transplantation zu einem **Wiederauftreten der Grunderkrankung** in der transplantierten Niere kommen, z. B. bei fokaler Sklerose, IgA-Nephritis und hämolytisch-urämischem Syndrom. Wichtige **Infektkomplikationen** in den ersten Monaten nach der Transplantation sind z. B. Harnwegsinfekte, CMV-Infektion oder atypische Pneumonien (z. B. durch *Pneumocystis jiroveci*, ➤ 14.14).

Prognose

Unter Dreifach-Immunsuppression mit Ciclosporin A, Mycophenolat-Mofetil und Steroiden beträgt das 1-Jahres-Transplantatüberleben ca. 90 %, bei Verwendung von Tacrolimus liegt es noch etwas höher. Nach 5 Jahren sind noch etwa 70 % der Transplantate funktionstüchtig. In der Zukunft verbesserungsbedürftig sind die Strategien zur Verhinderung der chronischen Transplantatdysfunktion. Weiterhin hilft die konsequente Behandlung der kardiovaskulären Risikofaktoren, das Transplantat- und Patientenüberleben zu verbessern, also die Optimierung von Blutdruck, Blutfetten, Blutzuckereinstellung und Förderung einer gesunden, körperlich aktiven Lebensweise.

11.15 Nephrolithiasis

Synonym: Urolithiasis
Bei der Nephrolithiasis kommt es zur Steinbildung im Nierenbecken-Kelch-System und in den ableitenden Harnwegen. Die vier wichtigsten Harnsteinarten sind:

- Kalziumhaltige Steine
- Struvit- oder Infektsteine
- Harnsäure-Steine
- Seltene Steinarten, z. B. Zystin-Steine

MERKE
Von der Nephrolithiasis abzugrenzen sind diffuse Verkalkungen des Nierenparenchyms, die als Nephrokalzinose zusammengefasst werden (➤ 11.9.2).

Die häufigsten Steinlokalisationen und -formen sind in ➤ Abb. 11.54 dargestellt. Von der Lage, Form und Größe der Steine hängt die bevorzugte urologische Therapie ab.

Epidemiologie

Das Harnsteinleiden ist eine häufige Erkrankung mit einer Inzidenz von 1–3 % pro Jahr. Die Prävalenz beträgt 5 % (1–10 %) bei Erwachsenen. Männer sind doppelt so häufig betroffen wie Frauen, der Häufigkeitsgipfel liegt zwischen dem 20. und 40. Lebensjahr. Es besteht eine unterschiedliche geografische Verteilung mit größerer Häufigkeit in trocken-heißen Regionen der Erde sowie in den wohlhabenden Industrienationen (eiweiß- und purinreiche Ernährung). In ca. 5–10 % besteht eine genetische Prädisposition.

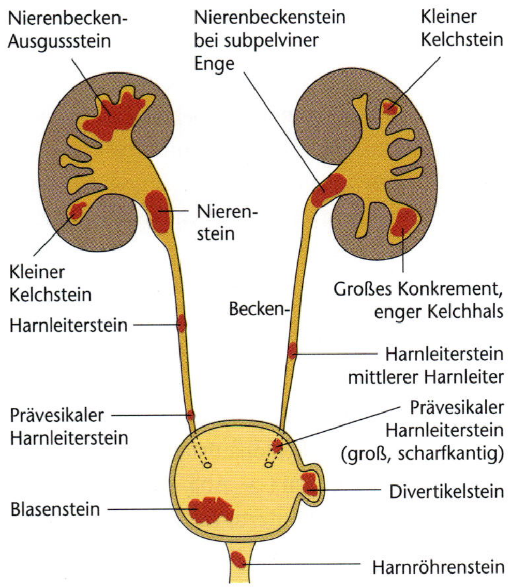

Abb. 11.54 Steinformen und -lokalisationen bei Nephro-/Urolithiasis [L157]

Risikofaktoren für Nierensteinleiden

- Familiäre Disposition
- Hyperoxalurie, Hyperkalziurie, Hypozitraturie
- Diätetik: erhöhter Konsum von tierischem Eiweiß, Milchprodukten, Alkohol, Kaffee und schwarzem Tee (Oxalat!), ungenügende Trinkmenge, Bewegungsmangel, Adipositas
- Medikamente: z. B. Laxanzien, Vitamin D
- Vorerkrankungen: Gicht, Harnwegsinfektionen, Diabetes mellitus, Bluthochdruck, Tumoren, Knochenerkrankungen, Hyperparathyreoidismus, Kurzdarmsyndrom (→ Hyperoxalurie)

MERKE
Eine Nephrolithiasis verdoppelt das Risiko zur Entwicklung einer chronischen Niereninsuffizienz!

Klinik

Nichtobstruierende Steine sind meist asymptomatisch und häufig ein Zufallsbefund auf Röntgenaufnahmen des Abdomens oder im Ultraschall. Kommt es jedoch zur Harnleiterobstruktion – Prädilektionsstellen hierfür sind die physiologischen Engen des Ureters am Kelchhals, am pelviureteralen Übergang, an der Gefäßkreuzung mit den Iliakalgefäßen und am Ureterostium in die Blase –, so entwickelt sich eine schmerzhafte **Nierenkolik:**

- **Stärkste, kolikartige** (d. h. an- und abschwellende) Schmerzen im Rücken oder im seitlichen Unterbauch, abhängig vom Sitz des Steins, bei tief sitzenden Steinen Ausstrahlung in Hoden bzw. Schamlippen möglich
- **Makrohämaturie,** v. a. bei Abgang von Konkrementen über die Urethra; fast immer Mikrohämaturie
- **Allgemeinsymptome:** Übelkeit, Erbrechen, u. a. Subileussymptomatik

MERKE
Tieferwandern des Schmerzes spricht für eine Verlagerung des Konkrements nach distal. In die Blase abgewanderte Steine verursachen Symptome wie bei Zystitis oder Urethritis.

Komplikationen

Wichtigste Komplikationen der Nephrolithiasis sind Harnwegsinfektion, Urosepsis und postrenales Nierenversagen. Bei persistierender Obstruktion und rezidivierenden Harnwegsinfekten kann eine chronische Niereninsuffizienz eintreten (chronische Pyelonephritis bei obstruktiver Nephropathie).

Ätiologie

Die häufigsten Steine sind Kalziumoxalat- oder -phosphat-Steine, die meist aufgrund einer **Hyperoxalurie** bzw. Hyperkalziurie entstehen (➤ Tab. 11.23):

Tab. 11.23 Die häufigsten Harnsteinarten und ihre Ätiologie

Steinart	Ätiologie
Kalziumoxalat (75 %)	• Idiopathische Hyperkalziurie • Idiopathische Hyperoxalurie • Primärer Hyperparathyreoidismus • Vitamin-D-Intoxikation, Milch-Alkali-Syndrom • Renal-tubuläre Azidose
Kalziumphosphat (5 %)	Harnwegsinfekte durch harnstoffspaltende Bakterien (v. a. Proteus-Spezies)
Struvit-Steine (10 %), Magnesiumammoniumphosphat	Harnwegsinfekte durch harnstoffspaltende Bakterien (v. a. Proteus-Spezies)
Harnsäure-Steine (5 %)	• Gicht (~ 50 %) • Idiopathische Hyperurikosurie (~ 50 %) • Dehydratation • Lesh-Nyhan-Syndrom (selten)
Zystin-Steine (1–2 %)	Zystinurie (autosomal-rezessiv, selten)
Medikamentensteine (selten)	z. B. Sulfonamid-Steine

- **Resorptive Hyperkalziurie:** erhöhte Urin-Kalziumausscheidung (≥ 5,0 mmol/24 h) bei gleichzeitig erhöhtem Serum-Kalzium, z. B. bei primärem Hyperparathyreoidismus
- **Absorptive Hyperkalziurie:** erhöhte Kalziumausscheidung (≥ 5,0 mmol/24 h) bei normalem Serum-Kalzium, meist idiopathisch bedingte erhöhte Kalzium-Absorption aus dem Darm und konsekutiv vermehrte Ausscheidung im Urin -
- **Idiopathische Hyperoxalurie**

Eine Hyperurikosurie verursacht **Harnsäure-Steine** durch:

- Harnsäure-Überproduktion im Rahmen einer Gicht (➤ 10.5), selten genetisch bedingt (Lesh-Nyhan-Syndrom)
- Erhöhte Purin-Zufuhr in der Nahrung (Fleisch)
- Vermehrten Zellzerfall, z. B. im Rahmen einer Chemotherapie bei Neoplasien
- Urikosurische Medikamente

Pathogenese

Das pathogenetische Prinzip der Steinbildung in den Harnwegen ist eine zugrunde liegende Dysbalance zwischen **lithogenen** (steinfördernden) und **steinverhindernden** Substanzen bzw. Mechanismen. Im Allgemeinen führt ein erhöhter Anfall eines lithogenen Salzes im Urin zur Überschreitung des Löslichkeitsprodukts mit Übersättigung des Urins. Es kommt zur Nukleation, d. h. zu einer initialen Kristallisationskeimbildung oder Anlagerung an präformierte Kristallisationskeime. Die weitergehende Kristallbildung lässt Aggregate von Kristallen entstehen, die zu sichtbaren Steinen heranwachsen können.

Die Lithogenese ist ein multifaktorielles Geschehen und stark vom individuellen Risikoprofil des Patienten abhängig (➤ Abb. 11.55), z. B. von:

- Der Menge der **antilithogenen Substanzen** im Urin (Inhibitoren der Lithogenese), z. B. Zitrat, Pyrophosphate, Mukopolysaccharide

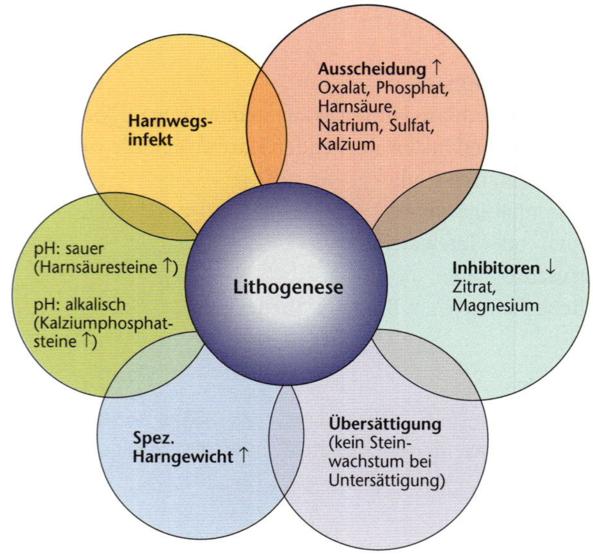

Abb. 11.55 Nephrolithiasis: Zusammenspiel lithogener und antilithogener Faktoren [L157]

- **Urin-pH:** Neutralisierter Urin (pH 6–7) erhöht die Löslichkeit für Harnsäure, senkt jedoch die für Kalziumphosphat.
- **Harnstase:** begünstigt Steinentstehung.
- **Trinkmenge** (Spüleffekt bei hoher Trinkmenge)
- **Infektionen der Harnwege:** gesteigerte Lithogenität durch Urease-Aktivität einiger Bakterienstämme, die durch Harnstoffspaltung Ammoniak freisetzen, das den Harn alkalisiert. Dadurch kommt es zur Ausfällung von Magnesiumammoniumphosphat und Kalziumphosphat. Die Bakterien selbst können wiederum zu Kristallisationskeimen für neue Steine werden.

Diagnostisches Vorgehen

- **Anamnese:** familiäre Belastung, Lebens- und Ernährungsgewohnheiten
- **Blutuntersuchungen:** Kalzium, Phosphat, Harnsäure, Kreatinin, alkalische Phosphatase, evtl. Parathormon
- **Urinanalyse:** Urinteststreifen (pH, spezifisches Gewicht, Erythrozyten, Leukozyten, Nitrit), Urinmikroskopie (Nachweis von Erythrozyten, Leukozyten, Bakterien, Urinkristallen), 24-Stunden-Sammelurin an drei verschiedenen Tagen mit quantitativer Bestimmung der ausgeschiedenen Mengen für Kalzium, Harnsäure, Oxalat, Zystin und Magnesium
- **Steinanalyse:** Bestimmung abgegangener Steine durch chemische Analyse, Infrarotspektroskopie oder Röntgendiffraktometrie
- **Bildgebende Diagnostik:**
  - Sonografie (als primäre bildgebende Diagnostik): schattengebende Konkremente, Pyelonaufstau, Zeichen chronischer Parenchymveränderungen (➤ Abb. 11.56)
  - Kontrastmittelfreie Computertomografie, Low-dose-Modus (aktueller Goldstandard): in der Steindetektion auch bei nicht röntgendichten Konkrementen überlegen, bietet Zusatzinfor-

mationen über die Steinzusammensetzung und Entzündungsreaktion.
- i. v. Urogramm (nicht mehr Diagnostik der ersten Wahl): Kontrastmittelaussparung durch Steine (DD: Tumor)

MERKE
Kalziumhaltige Steine sind auch auf der Röntgenleeraufnahme des Abdomens zu erkennen, nicht jedoch Urat-, Zystin- und Struvit-Steine.

Therapie bei Nierenkolik

Da viele Nierensteine mit < 6 mm Durchmesser spontan abgehen, besteht die Therapie bei einer Nierenkolik zunächst aus symptomatischen Maßnahmen (Schmerzbekämpfung und Förderung des Steinabgangs durch körperliche Bewegung und Flüssigkeitszufuhr). Erst wenn diese Maßnahmen erfolglos sind, wird eine medikamentöse Litholyse (bei Harnsäure-Steinen) oder eine urologische Steinentfernung eingeleitet.

Schmerzbekämpfung

Stark wirkende Analgetika (z. B. Metamizol, Pethidin) und Spasmolytika (z. B. Butylscopolamin), evtl. Analgesie über Epiduralkatheter.

MERKE
Bei den Morphin-Derivaten ist generell Vorsicht geboten, da sie über eine Tonuserhöhung an glatten Sphinktermuskeln eine Kolik verstärken können. Bei sehr starken Schmerzen sind sie jedoch unverzichtbar.

Litholyse

Nur bei Harnsäure-Steinen möglich.

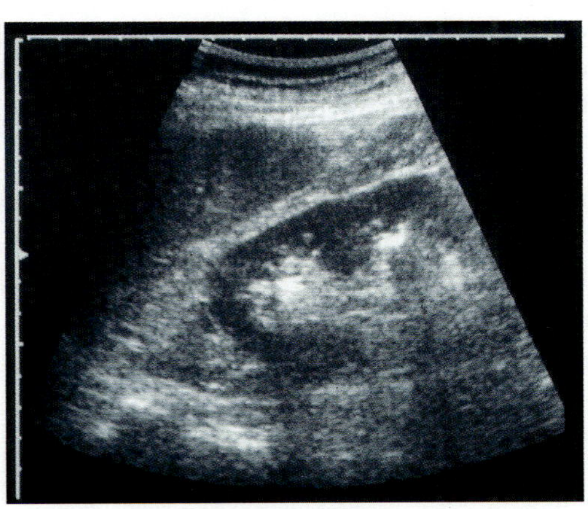

Abb. 11.56 Sonografischer Befund bei Nephrolithiasis. Erkennbar sind zwei echodichte (helle) Strukturen im Nierenbeckenkelchsystem der rechten Niere mit dorsaler Schallauslöschung (dunkle Schweife). [M181]

Förderung des Steinabgangs

- Ausreichende Flüssigkeitszufuhr, evtl. Diuretika
- Wärmeapplikation
- Nach Möglichkeit intensive körperliche Betätigung (Treppenlaufen) zur mechanischen Förderung des Steinabgangs

Urologische Steinentfernung

Eine urologische Steinentfernung ist primär bei therapieresistenten Schmerzen, ausgeprägter Harnwegsobstruktion, begleitendem Harnwegsinfekt sowie großen Steinen ohne Chance auf Spontanabgang indiziert. Sekundär sollte sie bei Steinen erfolgen, die trotz konservativer Therapie über einen Zeitraum von 1–3 Wochen noch nicht abgegangen sind.
Die hierzu angewandten Verfahren sind:
- **Extrakorporale Stoßwellenlithotripsie (ESWL):** berührungsfreie Nierensteinzertrümmerung durch Stoßwellen, je nach physikalischem Prinzip elektrohydraulisch, elektromagnetisch oder piezoelektrisch, Erfolgsrate > 90 %
- **Perkutane Ultraschall- oder Laserlithotripsie** durch eine kleine Flankeninzision
- **Endoskopische Ultraschall- oder Laserlithotripsie** über ein Zystoskop
- Endoskopische Entfernung eines Steins mittels Fasszange oder Schlinge **(Zeiss-Schlinge,** ➤ Abb. 11.57)
- Operative Steinentfernung über eine **Pyelotomie** (heute nur noch selten notwendig)

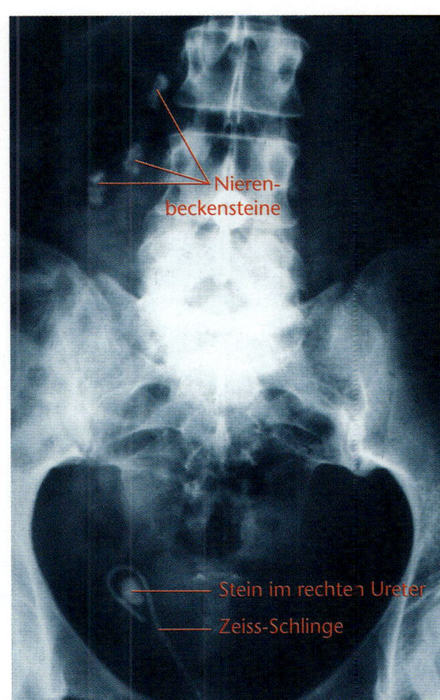

Abb. 11.57 Einlage einer Zeiss-Schlinge zur Entfernung eines Konkrements im rechten distalen Harnleiter (Röntgenübersichtsaufnahme des Abdomens). Die Schlinge legt sich um den Stein und wird mit kleinen Gewichten unter Zug gesetzt. Schlinge und Stein gehen so nach einigen Tagen ab. Im rechten Nierenbecken sind drei weitere Steine sichtbar. [M181]

Steinprävention

Nach Erstdiagnose einer Nephrolithiasis sollte eine Sekundärprophylaxe erfolgen, die ein weiteres Steinwachstum eindämmt.

Steinprävention

Allgemeine Maßnahmen
Generell gilt die Einhaltung einer ausreichenden Trinkmenge von 2–3 l pro Tag, vor allem auch zur Nacht.

Infektsteine
Harnwegsinfektionen müssen frühzeitig erkannt und konsequent antibiotisch behandelt werden. Eine urologische Steinentfernung ist anzustreben. Bei phosphathaltigen Steinen sollte der Urin mittels Methionin (alternativ Obstessig, saure Säfte) angesäuert werden. Die intestinale Phosphat-Absorption kann durch Aluminiumhydroxid reduziert werden.

Kalziumhaltige Steine
Nach Ausschluss eines primären Hyperparathyreoidismus Einsatz von Thiaziddiuretika zur Reduktion der Kalziumausscheidung im Urin. Die Verordnung einer Ca^{2+}-armen Diät ist heute obsolet. Wichtiger ist die Reduzierung der Oxalat-Zufuhr mit der Nahrung (enthalten in schwarzem Tee, Zitrusfrüchten, Spinat, Rhabarber, Schokolade, Kakao). Mit der Gabe von oralem Kalzium (z. B. als Calciumcitratsalz) kann die Bindung von Kalzium an Oxalat die Aufnahme von Oxalat über den Darm vermindert werden, da das entstehende Calciumoxalatsalz unverdaut mit dem Stuhl ausgeschieden wird. Weiterhin wirkt Citratsalz inhibitorisch auf die Steinbildung.

Harnsäure-Steine
Bei Harnsäure-Steinen ist eine Litholyse möglich. Eine Auflösung der Konkremente und eine Rezidivprophylaxe können durch Anhebung des Urin-pHs auf 6,5–7,0 mittels oraler Citratsalze (z. B. Uralyt-U® mit Selbstkontrolle des Urin-pH durch Urinteststreifen), durch hohe Trinkmenge, purinarme Ernährung (Reduktion von Fleisch, Innereien und Alkohol) sowie die Xanthinoxidase-Hemmer Allopurinol oder Febuxostat erreicht werden.

Zystin-Steine
Alkalisierung des Urins durch Citrat- oder Bikarbonatsalz.

11.16 Nierentumoren

Häufigster parenchymatöser Nierentumor des Erwachsenen ist das **Nierenzellkarzinom, ein Adenokarzinom.**

Epithelialen Ursprungs ist dagegen das **Urothelkarzinom,** das u. a. als Langzeitkomplikation der Analgetika-Nephropathie (➤ 11.11.1) auftreten kann.

Häufigster Nierentumor des Kindes ist das **Nephroblastom** (Wilms-Tumor, Mischgeschwulst aus embryonalem Gewebe), das bevorzugt im 3. und 4. Lebensjahr auftritt. Gutartige epitheliale Tumoren **(Adenome)** sind selten, genauso wie gut- oder bösartige **mesenchymale Tumoren,** die von der Nierenkapsel ausgehen.

11.16.1 Nierenzellkarzinom

Synonyma: Adenokarzinom der Niere, Hypernephrom, Grawitz-Tumor

Epidemiologie

Inzidenz 1/10.000/Jahr, M : F = 2 : 1, Häufigkeitsgipfel 55–60 Jahre, selten familiäre Häufung bei chromosomalen Aberrationen (Translokation zwischen Chromosom 3 und Chromosom 8) sowie beim autosomal-dominant vererbten Von-Hippel-Lindau-Syndrom (Angiomyomatose des Kleinhirns, der Retina sowie zystische und angiomatöse Veränderungen in Nieren, Pankreas und Leber).

Etablierte **Risikofaktoren** sind Zigarettenrauchen, hoher BMI und ein arterieller Hypertonus. Auch erworbene Nierenzysten prädisponieren für ein Nierenzellkarzinom(➤ 11.10).

Klinik

Es gibt keine typischen Frühsymptome, alle klinischen Zeichen können Ausdruck einer schon fortgeschrittenen Tumorerkrankung sein:
- Klassische Trias aus Makrohämaturie (60 %), Flankenschmerzen (20–50 %) und palpablem Flankentumor (20–40 %)
- Allgemeinsymptome (50 %): Abgeschlagenheit, Gewichtsverlust, Kachexie, BSG ↑
- Paraneoplastische Hormonbildung („urologisches Chamäleon"), ähnlich wie beim kleinzelligen Bronchialkarzinom (➤ 6.9.1)

Komplikationen

Einwachsen des Tumors in die V. cava inferior und Abriss von Tumorzapfen: Tumorembolie, Lungenembolie, Pneumonie. Hämatogene Metastasierung über die V. renalis und V. cava inferior in Lunge und Mediastinum (≥ 70 % der Metastasen), Knochen, Leber, Hirn.

Diagnostisches Vorgehen

Meist wird der Tumor als Zufallsbefund in einer **Ultraschalluntersuchung** entdeckt. Zur Bestätigung und zum Staging werden eine **CT** (➤ Abb. 11.58) oder ein **MRT** benötigt. Die Aufnahme von Kontrastmittel in den Tumor ist höchst verdächtig für seine maligne Genese.

Bei zweifelhafter Diagnose besteht die Möglichkeit der Feinnadelbiopsie, die jedoch eine Gefahr der Verschleppung von Tumorgewebe in sich birgt.

Stadien und 5-Jahres-Überlebensraten des Adenokarzinoms der Niere

Klassifikation nach Flocks, 5-Jahres-Überleben in Klammern angegeben:

Stadium I (70–80 %):	Tumor innerhalb der Nierenkapsel
Stadium II (50–65 %):	Durchbruch durch die Nierenkapsel, aber intakte Gerota-Faszie
Stadium III A (25–50 %):	Infiltration von Nierenvene oder V. cava inferior
Stadium III B (5–15 %):	Befall regionaler Lymphknoten
Stadium IV (≤ 5 %):	Infiltration benachbarter Organe oder Fernmetastasierung

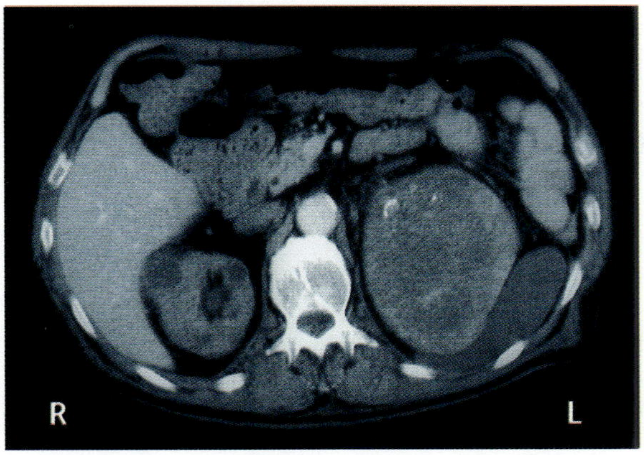

Abb. 11.58 Nierenzellkarzinom in der Computertomografie (CT) des Abdomens. Die linke Niere ist nicht mehr in ihrer Struktur erkennbar, sondern durch eine inhomogene Tumormasse mit einigen Verkalkungen im ventralen Anteil verdrängt. Nebenbefundlich findet sich eine Parenchymzyste im lateralen Anteil der kontralateralen Niere. [M181]

TNM-Klassifikation

- T1: Tumor höchstens 7 cm groß, auf die Niere begrenzt
- T2a: Tumor größer als 7–10 cm, auf die Niere begrenzt
- T2b: Tumor > 10 cm
- T3a Invasion in Nierenvene oder perirenale Infiltration
- T3b: Invasion in V. cava unterhalb des Zwerchfells
- T3c: Invasion in V. cava oberhalb des Zwerchfells
- T4: Tumordurchbruch der Gerota-Faszie, der sich über das Stadium T3 hinaus ausdehnt

Befall der lokalen Lymphknoten

- N0: Kein Befall der lokalen Lymphknoten nachweisbar
- N1: Metastase in einem einzigen lokalen Lymphknoten; Größe höchstens 2 cm
- N2: Metastase in einem einzigen lokalen Lymphknoten; Größe von mehr als 2 cm, aber höchstens 5 cm; oder Metastasen in mehreren lokalen Lymphknoten, wobei keine größer ist als 5 cm
- N3: Metastasen in lokalen Lymphknoten, die größer sind als 5 cm

Metastasierung

- M1: keine Fernmetastasen nachweisbar
- M2: Vorliegen von Fernmetastasen

Pathologie

Es handelt sich histologisch um ein Adenokarzinom, das vornehmlich papillär wächst (80–90 %) und nach dem zytologischen Typ weiter unterteilt werden kann in klarzellig, chromophilzellig, chromophob, Onkozytom und Ductus-Bellini-Typ.

Therapie

Eine **kurative chirurgische Therapie** ist möglich, wenn keine Fernmetastasen vorliegen:

- Tumoren unter 4 cm Größe werden organerhaltend mit Sicherheitsabstand im Gesunden reseziert.
- Bei größeren Tumoren wird die gesamte befallene Niere entfernt (radikale Tumornephrektomie).
- Lymphadenektomie

Palliative Therapie bei metastasierender Erkrankung

In den letzten Jahren konnte ein deutlicher Fortschritt des progessionsfreien Überlebens erzielt werden durch neuere **Tyrosinkinase-Inhibitoren (TKI)** und **Immuncheckpoint-Inhibitoren (IO),** z. T. in Kombination mit Interferon-alpha, Neoangiogenese-Hemmer VEGF-Antikörper Bevacizumab (VEGF = vascular endothelial growth factor) und mTOR-Inhibitoren.

Es stehen unterschiedliche Kombinations- und Monotherapien in Abhängigkeit vom Risikoprofil zur Verfügung. Die Erstlinientherapie sind Kombinationstherapien mit Tyrosinkinasehemmern (TKI) Axitinib und den Immuncheckpoint-Inhibitoren (IO) Pembrolizumab oder Avelumab, ab Zweitlinientherapie werden insbesondere auch die TKIs Cabozantinib und Sunitinib (Sutent®) eingesetzt.

11.17 Fehlbildungen

Fehlbildungen und Lageanomalien der Nieren und der Harnwege sind relativ häufig (ca. 1/100 bis 1/1.000). Meist werden sie als Zufallsbefund bei der Sonografie oder einem anderen bildgebenden Verfahren entdeckt. Wenn Symptome bestehen, werden sie nicht durch die Fehlbildung an sich, sondern durch sekundär auftretende Harnwegsobstruktion und Harnwegsinfektionen verursacht. Die wichtigsten Formen sind in ➤ Abb. 11.59 zusammengefasst.

Nierenagenesie/Nierenhypoplasie

Dabei handelt es sich um die einseitig (die beidseitige Form ist nicht mit dem Leben vereinbar) völlig fehlende **(Agenesie)** oder unterentwickelt angelegte **(Hypoplasie)** Niere. Durch Hyperplasie der zweiten Niere bleibt die Entwicklungsstörung meist folgenlos.

MERKE

Vor Nierenbiopsie oder operativen Eingriffen an der Niere muss sichergestellt werden, dass zwei normal angelegte Nieren vorhanden sind.

Doppelniere

Gedoppelte Nieren fallen recht häufig als Zufallsbefund in der Sonografie oder im Infusionsurogramm auf (➤ Abb. 11.60). Der jeweils zugehörige Harnleiter kann ebenfalls komplett doppelt angelegt sein **(Ureter duplex)** oder sich als gespaltener Harnleiter **(Ureter fissus)** vor Eintritt in die Blase zu einem Harnleiter vereinigen. Doppelnieren bleiben meist symptomlos, können aber mit einer erhöhten Anfälligkeit für Harnwegsinfektionen einhergehen.

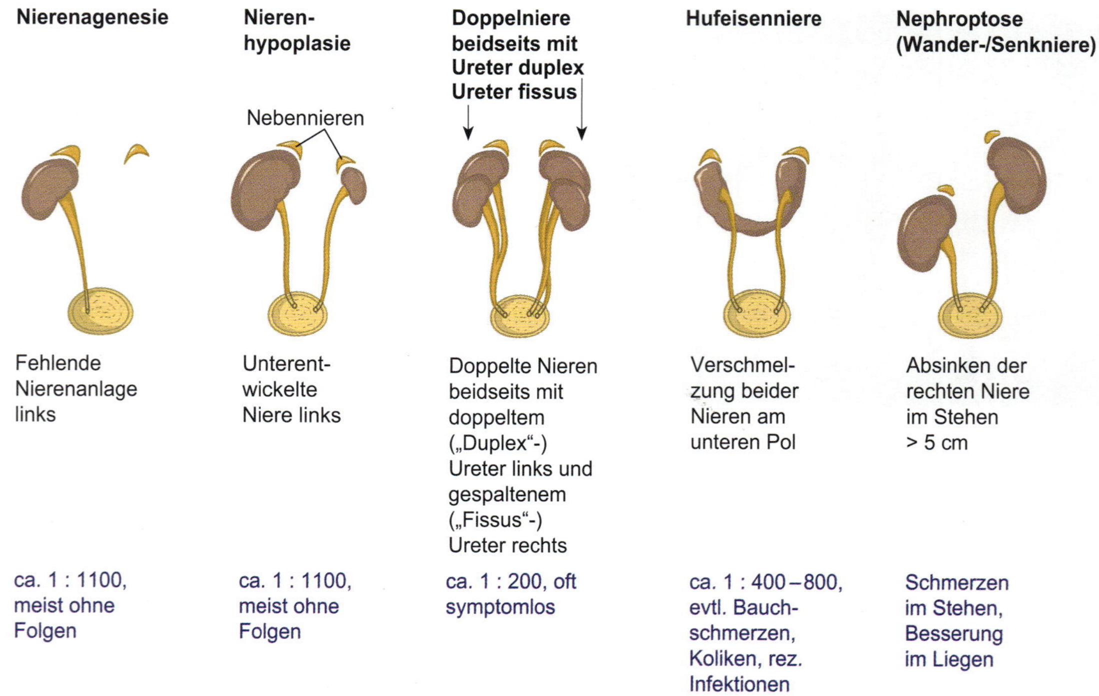

Abb. 11.59 Überblick über angeborene Nierenfehlbildungen, ihre Häufigkeit und typische Beschwerden [L138]

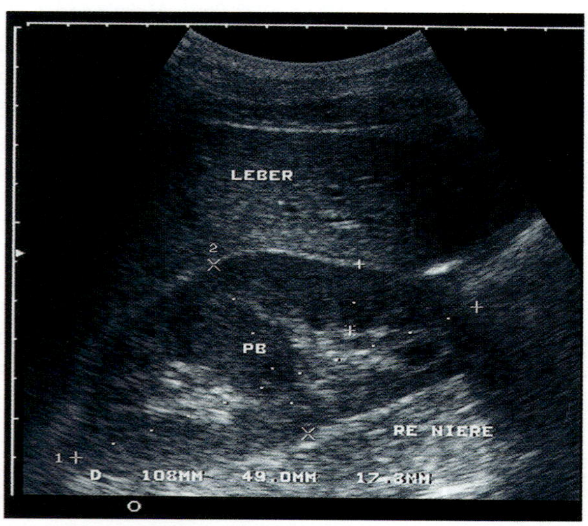

Abb. 11.60 Sonografischer Befund bei Doppelniere (Längsschnitt der linken Niere). Zufallsbefund bei einem beschwerdefreien Patienten ohne Anamnese gehäufter Harnwegsinfektionen. Das Nierenbeckenkelchsystem wird durch eine Parenchymbrücke (PB) in einen kranialen und einen kaudalen Anteil geteilt. Ob ein echter Ureter duplex oder ein Ureter fissus vorliegt, kann nur durch eine Kontrastmitteldarstellung (z. B. i. v. Urogramm) geklärt werden. [M181]

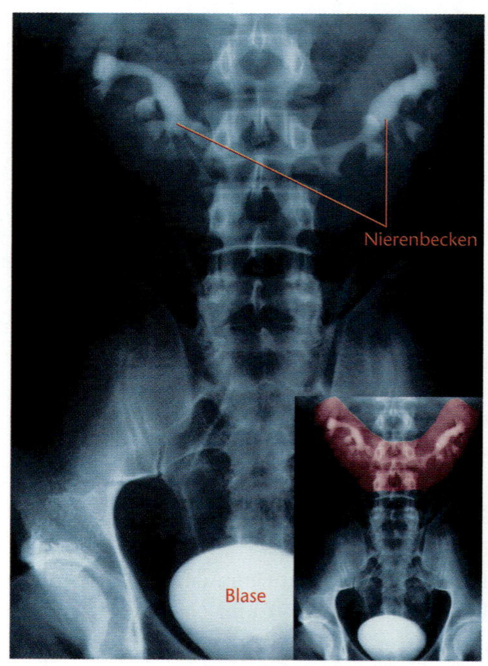

Abb. 11.61 Hufeisenniere im i. v.-Urogramm. Die Nierenbecken sind nach schräg zur Mittellinie gekippt und die beiden unteren Nierenpole verschmelzen vor der Wirbelsäule. [T170]

Hufeisenniere

Sie ist die häufigste Nierenfehlanlage (ca. 1/80). Sie geht familiär gehäuft mit anderen Nierenfehlbildungen einher. Die kaudalen Nierenpole sind verschmolzen und überkreuzen Aorta und V. cava inferior. Gleichzeitig besteht eine Malrotation der verschmolzenen Organe (➤ Abb. 11.61). Sonografisch kann der Befund leicht als präaortale Raumforderung missgedeutet werden. Es können abdominelle Schmerzen, Nephrolithiasis, Harnstau und rezidivierende Harnwegsinfektionen als komplizierende Faktoren auftreten.

Nephroptose („Wanderniere")

Muskelhypotonie, Kachexie oder allgemeine Bindegewebsschwäche können dazu führen, dass sich eine oder beide Nieren im Stehen um mehr als 5 cm gegenüber der Lage im Liegen senken. Durch gleichzeitige Rotation sind eine passagere Minderdurchblutung und auch Harnwegsobstruktion möglich. Lumboabdominelle Schmerzen, die sich im Liegen bessern, und gehäufte Harnwegsinfektionen können die Folge sein. Therapeutisch ist u. a. eine operative Nephropexie notwendig.

11.18 Niere und Schwangerschaft

Während der Schwangerschaft kommt es physiologischerweise zu einem Anstieg des renalen Plasmaflusses (RPF) und der glomerulären Filtrationsrate (GFR) um jeweils 30–50 %. Das Serum-Kreatinin sinkt ab auf Werte um 0,5 mg/100 ml (45 µmol/l), Werte von mehr als 0,9 mg/100 ml (80 µmol/l) sind bereits pathologisch und bedürfen einer weitergehenden Untersuchung. Systolischer und diastolischer Blutdruck sinken (abhängig vom Schwangerschaftstertial) um bis zu 10–15 mmHg. Ursache dafür sind u. a. eine Vasodilatation des uterinen, renalen und kutanen Gefäßbetts, eine verminderte Empfindlichkeit der Arteriolen gegenüber Angiotensin II sowie aus der Plazenta sezernierte vasodilatatorische Prostaglandine.

Störungen in der uteroplazentaren Einheit sind häufig mit Bluthochdruck in der Schwangerschaft assoziiert und gehen im Extremfall mit Präeklampsie und HELLP-Syndrom einher (➤ 8.1.10).

Akute Pyelonephritis in der Schwangerschaft

Die akute Pyelonephritis ist die häufigste ernste Komplikation während der Schwangerschaft. Circa 5 % der erwachsenen Frauen weisen eine asymptomatische Bakteriurie auf, aus der sich in 30 % der Fälle während der Schwangerschaft durch Keimaszension eine symptomatische Pyelonephritis entwickelt. Prädisponierend sind die physiologische Erweiterung der Ureteren in der Schwangerschaft und vorbestehende Anomalien der ableitenden Harnwege, vor allem eine Refluxnephropathie (➤ 11.4).

MERKE

Bei vorbestehender Nierenfunktionseinschränkung aufgrund einer Refluxnephropathie kommt es häufig zu einer raschen Progression der Niereninsuffizienz während der Schwangerschaft.

Vorbestehende Nierenerkrankungen

Patientinnen mit kongenitalen Zystennieren zeigen in der Regel einen günstigen Schwangerschaftsverlauf. Bei hinzutretender arterieller Hypertonie verschlechtert sich jedoch die Prognose für Mutter und Kind (auch hinsichtlich der Nierenfunktion).

Der Verlauf von IgA-Nephritis und Minimal-Change-Glomerulonephritis wird kaum beeinflusst, während andere GN-Formen während einer Schwangerschaft mit einer raschen Progression einhergehen können.

Die Prognose einer Schwangerschaft bei diabetischer Nephropathie ist dagegen schlechter. Das Gleiche gilt für schwangere Frauen mit vorbestehendem Systemischem Lupus erythematodes oder mit systemischer Sklerose.

Schwangerschaft bei Dialysepatientinnen

Eine Schwangerschaft unter Dialyse ist selten, da die meisten Patientinnen amenorrhoisch sind. Die Häufigkeit von Schwangerschaften bei Dialysepatientinnen ist nach Einführung der Erythropoetin-Therapie jedoch etwas angestiegen. Bei bestehender Gravidität besteht eine erhöhte fetale Mortalität. In der europäischen Literatur wird jedoch von mehreren hundert erfolgreich bis zu Ende ausgetragenen Schwangerschaften berichtet.

Schwangerschaft nach Nierentransplantation

Die Konzeptionsrate ist nach erfolgreicher Transplantation deutlich verbessert. Viele Schwangerschaften werden erfolgreich ausgetragen; die Frühgeburtenrate ist jedoch hoch. Gefahren bestehen u. a. in einem häufig während der Schwangerschaft erhöhten Blutdruck. Eine Schädigung des Fetus durch die immunsuppressive Therapie ist dagegen kaum ein Problem.

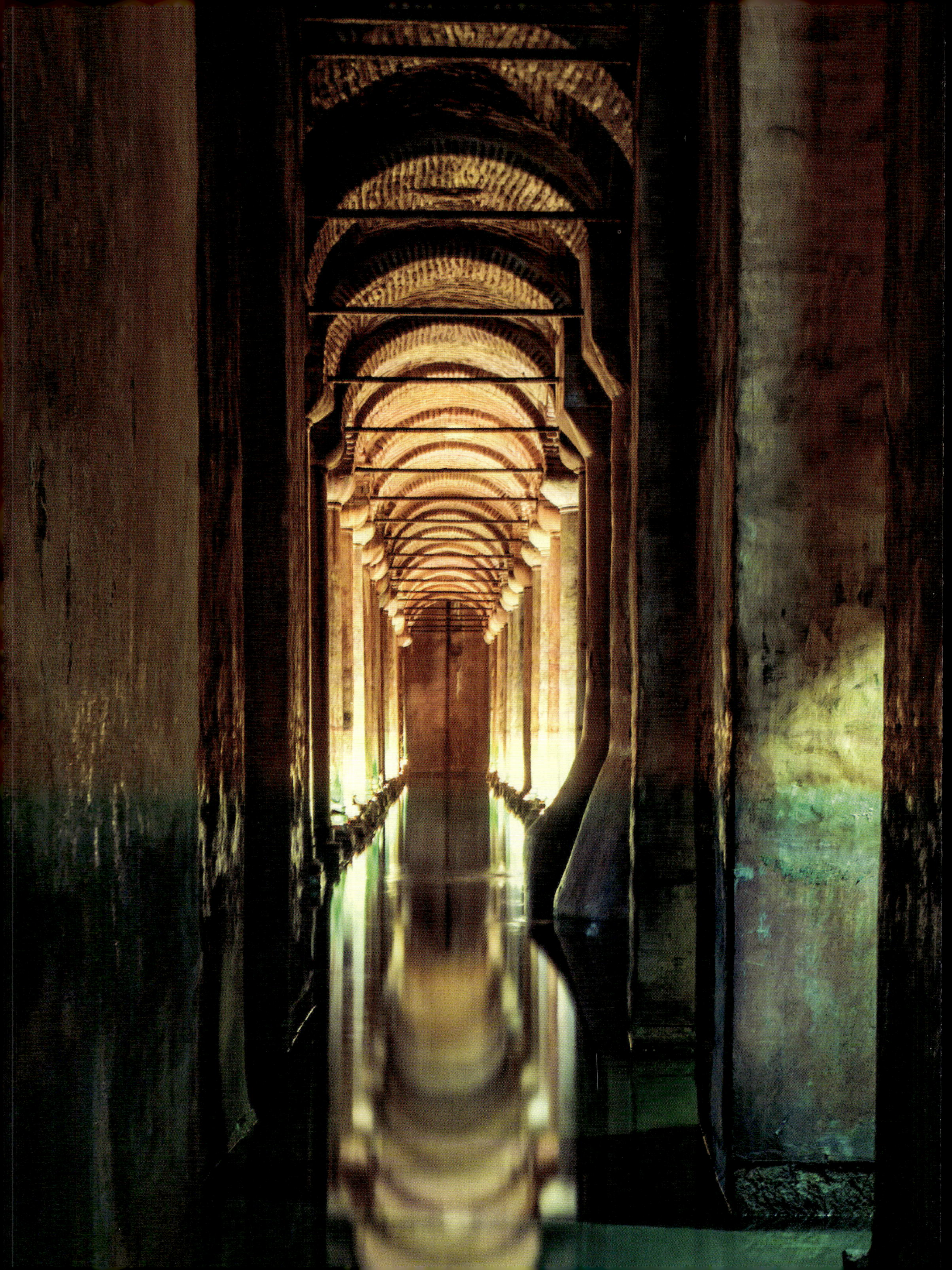

KAPITEL

12

C. Schneuzer

Wasser- und Elektrolythaushalt

Das Leben entstand im Wasser. Auch wenn sich die komplexeren Lebewesen mit der Besiedelung von Land und Luft rein räumlich vom Wasser lösen konnten, ist ihr Stoffwechsel noch immer an das wässrige Milieu gebunden. Der Mensch ist damit wie die anderen Landbewohner zum regelmäßigen Besuch eines Wasserlochs (oder eines Getränkeautomaten) gezwungen.

Flüssigkeit ist jedoch nicht alles. Leben kann sich nur dort entfalten, wo die flüssige Phase in ihrer chemischen Zusammensetzung in engen Grenzen konstant bleibt – und das unter den unterschiedlichsten Umweltbedingungen, beim Trekking im Himalaya genauso wie beim Spaziergang auf dem Mond. Zu diesen lebenserhaltenden Eckwerten gehören eine bestimmte Konzentration von Wasserstoffionen (pH-Wert), eine bestimmte Konzentration an gelösten Stoffen (Osmolarität) und eine bestimmte Konzentration und Verteilung bestimmter Elektrolyte.

Viele Zell-, Enzym- und Membranfunktionen laufen nur ab, wenn diese Zutaten in bestimmten Kompartimenten in einer bestimmten Konzentration vorliegen („am richtigen Ort, in der richtigen Menge, zur richtigen Zeit"). Dieser enge Funktionsrahmen muss trotz stark fluktuierender Aufnahme von Wasser, Salzen, Säuren und Basen aufrechterhalten werden und hieran sind fast alle Organe – vor allem die Lunge, die Nieren, die Leber, die Nebennieren, die Haut und das ZNS – beteiligt. Kein Wunder, dass das Verständnis der Homöostase (so wird die Aufrechterhaltung des beschriebenen inneren Milieus auch genannt) für den Studierenden recht schweißtreibend sein kann.

Störungen des Wasser- und Elektrolythaushalts sind meist Folge komplexer Grunderkrankungen. Nicht selten sind sie aber auch iatrogen induziert, z. B. wenn die evolutionären Schutzmechanismen durch moderne Erfindungen wie intravenöse Infusionen oder Diuretika umgangen werden.

Die klinischen Konsequenzen einer gestörten Homöostase sind vielfältig. Sie können von einer unspezifischen Muskelschwäche bis hin zu lebensbedrohlichen Herzrhythmusstörungen und ZNS-Symptomen wie Krampfanfällen und Koma reichen. Schon manche rätselhafte Erkrankung ließ sich durch die Bestimmung der Serumelektrolyte, der Blutgase oder der Urinosmolalität plötzlich erhellen.

Prüfungsschwerpunkte

+++	Säure-Base-Haushalt (Interpretation Blutgasanalyse, gemischte Störungen, Azidose, Alkalose), Hyperkaliämie (Aldosteron-Mangel) Hypokaliämie, Herzrhythmusstörungen durch Elektrolytverschiebungen
++	Hyperkalzämie (als Medikamentennebenwirkung), Hyper-, Hyponatriämie (Ursachen, als Medikamentennebenwirkung [Diuretika, Katecholamine, Metformin], Ödeme), DD Hyperosmolares Koma – laktatazidotisches Koma, Pathomechanismen, Therapie
+	Hyperventilation

12.1 Physiologie

12.1.1 Körperwasser und seine Verteilung

Wassergehalt des Körpers

Das Gesamtkörperwasser macht beim Erwachsenen je nach Alter und Fettgehalt zwischen 45 und 70 % des Körpergewichts aus, beim gesunden erwachsenen Mann etwa 60 %. Zwei Drittel des Gesamtkörperwassers liegen **intrazellulär,** ein Drittel **extrazellulär.** Nur 8 % und damit etwa 5 l des Gesamtkörperwassers befinden sich **intravasal.**

Leider kann der Wassergehalt des Körpers nicht mit Routinemethoden gemessen werden. Der Arzt muss sich deshalb bei der Einschätzung des Wasserhaushalts auf klinische Zeichen verlassen, die ihm entweder eine Wasserüberladung (Hyperhydratation) oder einen Wassermangel (Dehydratation) anzeigen (➤ 12.4).

Kompartimente

Um den Flüssigkeitshaushalt des Körpers besser zu verstehen, hat es sich bewährt, den Körper in verschiedene, durch Zell- oder Basalmembranen **abgegrenzte Flüssigkeitsräume** einzuteilen, die sog. Kompartimente (➤ Abb. 12.1). Wegen der selektiven Permeabilität der Körpermembranen sowie aufgrund aktiver Pumpmechanismen hat jedes Kompartiment eine andere chemische Zusammensetzung. Da sich Wasser frei über die Kompartimente verteilt, ist die Teilchenkonzentration **(osmotischer Druck)** in allen Kompartimenten jedoch etwa gleich hoch.

Kompartimente

- Zwei Drittel des Körperwassers befinden sich im **Intrazellularraum (ICR).**
- Ein Drittel des Gesamtkörperwassers liegt extrazellulär. Der **Extrazellularraum (ECR)** teilt sich in weitere Räume auf:
  - **Interstitieller Raum:** drei Viertel des Extrazellularraums
  - **Intravasaler Raum:** ein Viertel des Extrazellularraums
- Daneben enthält der Extrazellularraum noch zwei weitere klinisch wichtige, volumenmäßig im Normalfall jedoch zu vernachlässigende Räume:
  - **Transzellulärer Raum:** physiologischerweise vorkommende Flüssigkeitsansammlungen in Synovial- oder Endothelhöhlen, z. B. Liquor, Synovia, Galle, intraokuläre Flüssigkeit
  - Sog. **potenzieller Raum** (auch, etwas unglücklich, als **„dritter Raum"** bezeichnet): Körperräume, die sich im Krankheitsfalle mit Flüssigkeit füllen können, z. B. Peritoneal- oder Pleurahöhle

Wasserbewegungen zwischen den Kompartimenten

Die Verteilung des Wassers zwischen den verschiedenen Verteilungsräumen (und damit ihr relatives Volumen) wird von osmotischem, kolloidosmotischem und hydrostatischem Druck bestimmt.

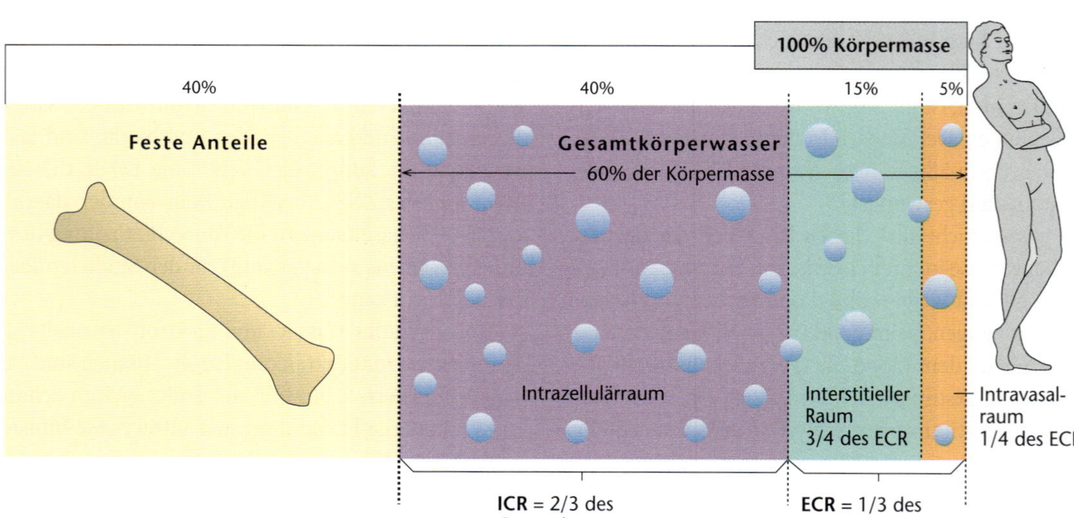

Abb. 12.1 Die Flüssigkeitsräume (Kompartimente) des Körpers [L157]

- **Osmotischer Druck:** Zwischen Räumen unterschiedlicher Teilchenkonzentration, die durch eine zwischen den Räumen befindliche **semipermeable Membran** (z. B. Zellmembran) getrennt sind, wird durch das physikalische Bestreben, den Konzentrationsunterschied auszugleichen, ein messbarer Druck ausgeübt: der osmotische Druck. Er führt zu ausgleichenden Wasserbewegungen und damit zu Volumenänderungen der Ausgangsräume (➤ 12.1.2).
- **Kolloidosmotischer Druck (onkotischer Druck):** An Membranen, die nur für große Moleküle undurchlässig sind (z. B. die Basalmembran der Kapillaren), entsteht analog zum osmotischen Druck der **kolloidosmotische Druck.** Er wird im Gefäßsystem vor allem durch Proteine – besonders Albumin – aufgebaut.
- **Hydrostatischer Druck:** gravitationsbedingter, d. h. allein durch das Gewicht einer Flüssigkeit auf ihre Umgebung ausgeübter Druck (z. B. Druck der Blutsäule auf die Gefäßwände). Im arteriellen Schenkel des Kreislaufs wird der hydrostatische Druck durch den vom Herzen aufgebauten Druck entscheidend beeinflusst, im venösen Schenkel spielt die Schwerkraft die entscheidende Rolle.

Verteilung zwischen Intra- und Extrazellularraum

Die relative Verteilung des Gesamtkörperwassers zwischen diesen durch Zellmembranen getrennten Kompartimenten wird durch deren osmotischen Druck bestimmt. Physiologischerweise ist der osmotische Druck von Intra- und Extrazellularraum (trotz der unterschiedlichen Ionenzusammensetzung) aufgrund der freien Diffusionsmöglichkeit für Wasser zwischen den Kompartimenten etwa gleich und recht konstant.

Nennenswerte **osmotische Abweichungen** entstehen besonders dann, wenn die Konzentration des mengenmäßig bei Weitem überwiegenden Teilchens des Extrazellularraums – des Natriums – aus dem Lot gerät: Der resultierende osmotische Druckunterschied sorgt für Nettobewegungen von Wasser zwischen den Kompartimenten, welche dadurch volumenmäßig verändert werden. Es kommt also entweder zu einem Volumenverlust des ICR zugunsten des ECR oder umgekehrt (➤ Abb. 12.2).

Verteilung zwischen Intra- und Extravasalraum

Intra- und Extravasalraum werden von der Basalmembran der Kapillaren getrennt. Die relative Verteilung des Körperwassers zwischen diesen Räumen wird durch die im Interstitium und in der Kapillare wirkenden **kolloidosmotischen und hydrostatischen Drücke** sowie die **Permeabilität** der Kapillaren bestimmt.

Die Basalmembran ist für Elektrolyte frei permeabel, sie hält jedoch Proteine zurück. Durch Proteine wird im Wesentlichen der onkotische Druck aufgebaut (s. o.), der die Flüssigkeit in den Gefäßen hält bzw. zu einer Flüssigkeitsverschiebung in die Gefäße führt. Dem wirkt der hydrostatische Druck entgegen, der vom Herzen und von der Schwerkraft aufgebaut wird. Besonders im arteriellen Schenkel der Kapillaren wird deshalb Flüssigkeit aus den Gefäßen ins Interstitium „abgepresst“, während es im venösen Schenkel infolge der erhöhten Kolloidkonzentration zur Wiederaufnahme von Wasser in das Gefäßlumen kommt.
Diese Prozesse stehen beim Gesunden im Gleichgewicht.

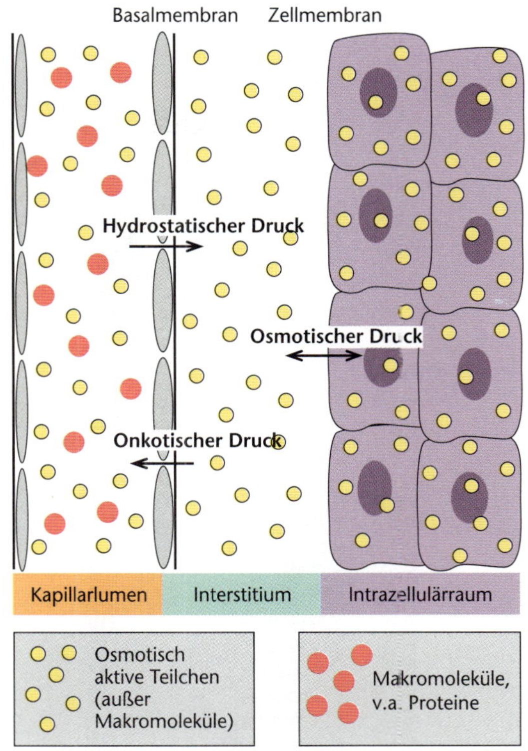

Abb. 12.2 Homöostase im ICR und ECR Die Wasserbewegungen zwischen ICR und ECR werden durch den osmotischen Druck bestimmt, die Verschiebungen innerhalb des ECR zwischen Interstitium und Intravasalraum durch den hydrostatischen und den onkotischen Druck. [L157]

Elektrolytverteilung zwischen den Kompartimenten

Intra- und Extrazellularraum unterscheiden sich grundsätzlich in ihrer Elektrolytzusammensetzung. Intrazellulär überwiegt als Kation bei Weitem **Kalium,** extrazellulär **Natrium.** Negative Ladung tragen intrazellulär überwiegend **Proteine und Phosphate,** extrazellulär im Wesentlichen **Chlorid und Bikarbonat** (➤ Abb. 12.3).

Die unterschiedliche Elektrolytzusammensetzung wird durch aktive Pumpmechanismen an der Zellmembran aufrechterhalten (die Na^+-K^+-Pumpe hält Natrium im Extrazellularraum, Kalium dagegen im Intrazellularraum).

Intra- und Extrazellularvolumen

Das **Volumen von Intra- und Extrazellularraum** hängt von deren jeweiligem Wassergehalt ab.
- Dieser wird zum einen – wie im vorangegangenen Abschnitt beschrieben – von der **Osmolalität** (bzw. dem von ihr ausgeübten **osmotischen Druck**) bestimmt: Fügt man dem Extrazellularraum z. B. Mannitol zu, kommt es zur Volumenausdehnung des Extrazellularraums auf Kosten des Intrazellularraums (➤ Abb. 12.4). Die Osmolalität bestimmt also die **relative Volumenverteilung** zwischen den Kompartimenten bzw. die relative Größe des ICR und ECR.

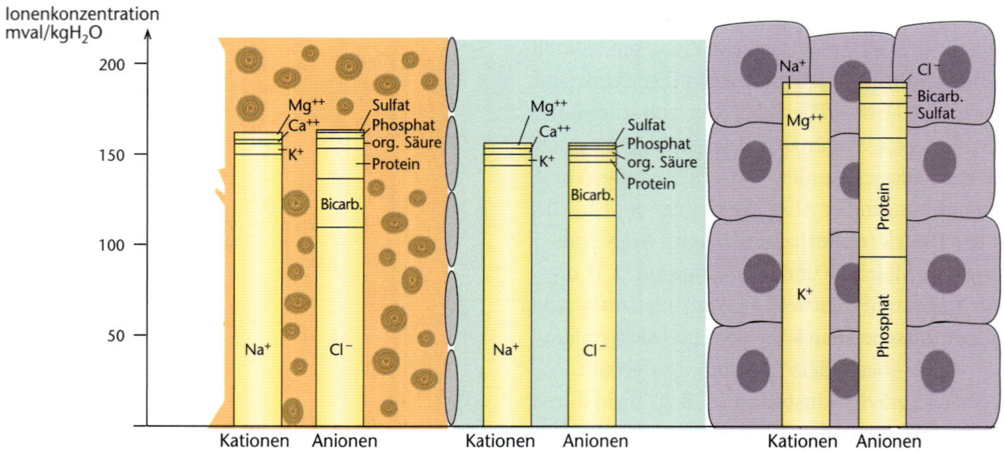

		Intravasalraum	Interstitium	Intrazellulärraum
Kationen	Na^+	150	144	10
	K^+	5	5	160
	Mg^{++}	2	2	28
	Ca^{++}	3	3	0
Anionen	Cl^-	110	114	3
	Bicarb.	27	28	10
	Protein	17	4	65
	Phosphat	2	2	100
	org. Säure	4	4	0
	Sulfat	1	1	20

Abb. 12.3 Flüssigkeitsräume und ihre Elektrolytzusammensetzung: Die im ICR etwas höhere Teilchenkonzentration ist die Folge der dort höher konzentrierten, nichtdiffusiblen Proteine (Donnan-Effekt). [L157]

- Darüber hinaus wird die Größe von ECR und ICR durch die absolute **Menge der Elektrolyte** im Kompartiment bestimmt: Fügt man dem Extrazellularraum z. B. isotone Kochsalzlösung zu, erhöht sich die Osmolalität des ECR dadurch nicht und die Natriumkonzentration ändert sich allenfalls minimal. Was sich ändert, ist der **Natriumbestand** des Extrazellularraums. Da das Natrium aufgrund aktiver Regulationsmechanismen fast ausschließlich im ECR verbleibt, kommt es durch den erhöhten Natriumbestand zur Volumenausdehnung des ECR. Der Intrazellularraum verändert sich in diesem Falle volumenmäßig praktisch nicht, es handelt sich also um eine absolute Volumenausdehnung des ECR (➤ Abb. 12.4).

Die beiden Kationen Na^+ und K^+ sind die einzigen mengenmäßig bedeutenden „kompartimentgebundenen" Elektrolyte, sodass nur sie als volumenbestimmend gelten können (Na^+ für den ECR, K^+ für den ICR). Die Bedeutung des Natriums übersteigt dabei die des Kaliums erheblich, da lediglich das Extrazellularvolumen aktiv durch übergeordnete Steuerungsmechanismen reguliert wird.

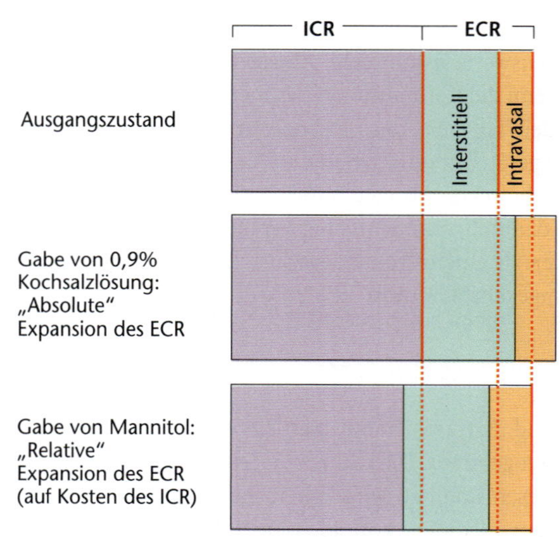

Abb. 12.4 Veränderung des ICR- und ECR-Volumens durch Gabe von isotoner Kochsalzlösung und Mannitol [L157]

Natriumgehalt und Extrazellularvolumen

Die Steuerung des Extrazellularvolumens (und – da das Intrazellularvolumen nicht aktiv reguliert wird – des gesamten Körperwassers) erfolgt über die Retention bzw. Exkretion von Natrium. Das absolute Volumen des Gesamtkörperwassers korreliert somit mit dem **Natriumgehalt** des Körpers.

Der Körper passt die tägliche Natriumausscheidung an die tägliche Natriumaufnahme an. Dies geschieht physiologischerweise in erster Linie über den **Renin-Angiotensin-Aldosteron-Mechanismus** sowie über **nierenwirksame Peptide** (➤ 12.1.3).

Der enge Zusammenhang zwischen Natriumgehalt und Wassergehalt erklärt, warum die Natriumausscheidung der Nieren so stark fluktuieren kann. Die Natriumausscheidung über den Urin kann von einem Bruchteil eines Millimols bis zu 2.000 mmol pro Tag variieren: „Nur durch Natriumkonservierung schafft es der Mensch von Wasserloch zu Wasserloch."

Therapeutische Anwendung physiologischer Prinzipien

Die intravenöse Zufuhr eines identischen Volumens an Kolloidlösung (z. B. 5-prozentige Albumin-Lösung), isotoner Kochsalzlösung (enthält je 154 mmol/l Natrium und Chlorid) und 5-prozentiger Glukose-Lösung hat sehr unterschiedliche Effekte auf die einzelnen Flüssigkeitsräume (➤ Abb. 12.5):

- **Glukose-Lösung** wird gleichmäßig auf alle Kompartimente verteilt. Dies ist dadurch bedingt, dass die Glukose im Körper metabolisiert wird und das verbleibende „freie" Wasser ungehindert über die Körpermembranen diffundieren kann. (Voraussetzung für die „Volumenneutralität" der Glukose-Lösung ist allerdings das Vorhandensein von Insulin. Fehlt Insulin [z. B. im diabetischen Koma], kommt es durch den osmotischen Effekt der nicht in den Intrazellularraum transportierten und dort verstoffwechselten Glukose zu einer Volumenausdehnung des Extrazellularraums auf Kosten des Intrazellularraums.)
- Isotone **Kochsalzlösung** verbleibt praktisch ausschließlich im extrazellulären Kompartiment, weil Natrium aufgrund der beschriebenen aktiven Pumpmechanismen nicht in den ICR gelangen kann. Isotone Kochsalzlösung ist eine Möglichkeit für die Behandlung des extrazellulären Wassermangels, etwa bei interstitiellen Wasserverlusten im Rahmen von Durchfall. Aufgrund des relativ hohen Natrium-Chlorid-Anteils können höhere Infusionsvolumina sogar nachteilig sein (hyperchlorämische Azidose) – führt zu mehr AKIs (➤ 11.12).
- **Kolloidlösung** verbleibt als hochmolekulare Lösung im vaskulären Kompartiment (Intravasalraum), weil die enthaltenen Makromoleküle nicht über die Basalmembran ins Interstitium diffundieren können. Kolloidale Lösungen erscheinen deshalb als die perfekte Behandlung für den intravasalen Wassermangel (Hypovolämie). Ihre hypothetische Überlegenheit bei der Therapie der Hypovolämie gegenüber der isotonen Kochsalzlösung hat sich in klinischen Versuchen jedoch nicht bestätigt.

Weitere wichtige Infusionslösungen

- **Ringer-Laktat:** leicht hypotone Kristalloidlösung mit der folgenden Zusammensetzung: Na^+ (130 mmol/l), K^+ (4 mmol/l), Ca^{2+} (3 mmol/l), als begleitendes Anion liegt neben Chlorid (109 mmol/l) Laktat vor (28 mmol/l). Wie andere organische Anionen (z. B. Acetat, Zitrat, Glukonat) wird Laktat in der Leber zu Bikarbonat metabolisiert. Ähnlich der physiologischen Kochsalzlösung wird Ringer-Laktat zur initialen Schocktherapie bei Hypovolämie verwendet. Vorteile sind die geringere Chloridbelastung. Nachteilig kann das verwendete Laktat dann sein, wenn beim schwerwiegenden Schock die Leberzellen so weit geschädigt sind, dass das Laktat nicht zu Bikarbonat metabolisiert werden kann.
- **Hydroxyethylstärke (HES):** synthetisches Kolloid, das als Plasmaexpander bei Hypovolämie Verwendung fand. Die theoretischen Vorteile konnten klinisch nicht bestätigt werden. Zudem sind allergische, z. T. lebensbedrohliche Reaktionen und sogar ein gehäuftes Auftreten eines AKI beschrieben worden. Entsprechend wird der Einsatz in den Sepsisleitlinien und KDIGO-Leitlinien zum AKI nicht mehr empfohlen.

„Freies" Wasser

Jede Infusionslösung transportiert eine bestimmte Menge an Wasser in den Körper. „Freies" Wasser beschreibt denjenigen Anteil des infundierten Wassers, der nicht durch volumenwirksame Teilchen „gebunden" ist. So besteht z. B. 5-prozentige Glukose-Lösung zu 100 % aus freiem Wasser, da nach Metabolisierung der Glukose lediglich reines Wasser zurückbleibt. Eine 0,45-prozentige (d. h. 0,5-normale) Kochsalzlösung enthält 500 ml freies Wasser pro Liter, während Ringer-Laktat mit seinem Ionengehalt von 274 mmol/l etwa 50 ml freies Wasser pro Liter enthält (wenn man eine normale Serumosmolalität von 290 mmol/l zugrunde legt).

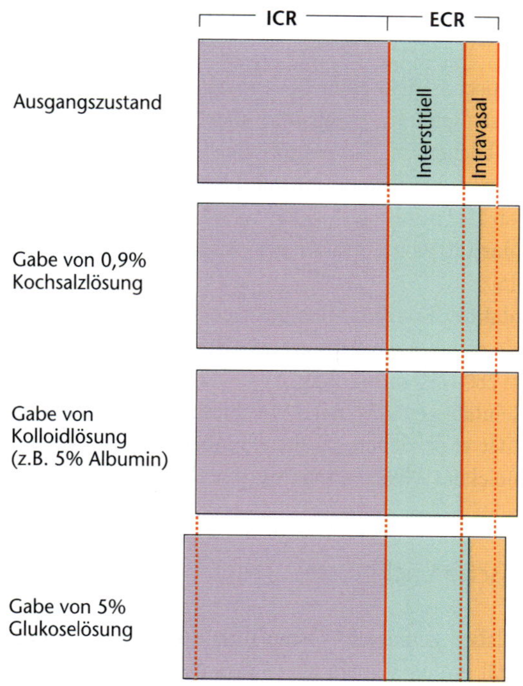

Abb. 12.5 Auswirkung der Zufuhr von jeweils 2 l verschiedener Flüssigkeiten (ohne Berücksichtigung der physiologischen Gegenregulation) [L157]

Flüssigkeitsbedarf und Wasserumsatz

Der tägliche Wasserumsatz beim gesunden Erwachsenen beträgt ca. 2–2,5 l pro Tag. Zufuhr und Ausfuhr verteilen sich wie in ➤ Abb. 12.6 beschrieben. Der Flüssigkeitsbedarf hängt von vielen Faktoren ab, so zum Beispiel vom Kalorienverbrauch (d. h. dem Stoffwechselumsatz), den Bedürfnissen der Thermoregulation, den aktuellen Wasserverlusten (z. B. Durchfall), der Zufuhr von Salzen und Proteinen sowie der Konzentrationsfähigkeit der Nieren.

Als Faustregel für den Stoffwechselumsatz gilt, dass 1 ml Wasser benötigt wird, um eine Kilokalorie Energie zu verstoffwechseln und ihre Abbauprodukte auszuscheiden. Kalorienbedarf und Wasserbedarf sind somit eng gekoppelt.

Die Ausscheidung über die Körperoberflächen, vorrangig über Haut und Lunge, wird als **Perspiration** bezeichnet. Sie kann unterteilt werden in:

- **Perspiratio sensibilis:** „spürbare" Perspiration (Schweiß)
- **Perspiratio insensibilis:** „nicht spürbare" Perspiration über Hautverdunstung und Lunge. Sie kann bei Fieber und bei Tachypnoe bis zu 50 % der Ausfuhr betragen und damit entscheidende Flüssigkeitsverluste bewirken.

Flüssigkeitsbilanz

In der Klinik wird bei vielen Krankheitsbildern der Wasserumsatz rechnerisch erfasst, um Abweichungen im Flüssigkeitshaushalt frühzeitig zu erkennen und entsprechende Gegenmaßnahmen einzuleiten. Bei diesen „bilanzierten" Patienten wird am Bett oder im Krankenblatt ein sog. Bilanzbogen geführt, in dem **Ein- und**

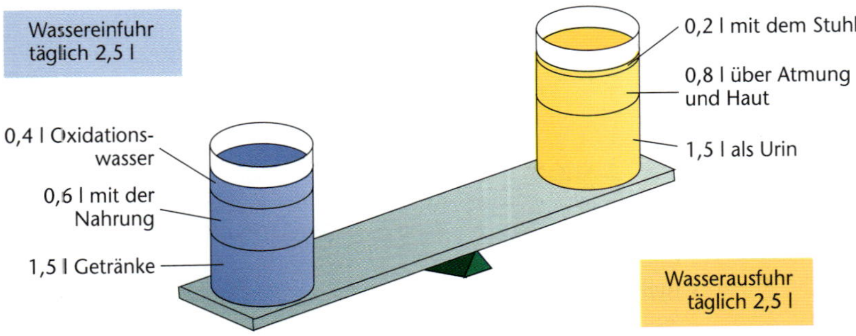
Wassereinfuhr
täglich 2,5 l
0,4 l Oxidations-
wasser
0,6 l mit der
Nahrung
1,5 l Getränke
0,2 l mit dem Stuhl
0,8 l über Atmung
und Haut
1,5 l als Urin
Wasserausfuhr
täglich 2,5 l

Abb. 12.6 Physiologische tägliche Wasserein- und -ausfuhr [A400]

Ausfuhr über 24 h addiert werden. Bei der Einfuhr muss rechnerisch noch das Oxidationswasser hinzugeschlagen werden, bei der Ausfuhr die Perspiration.

Flüssigkeitsbilanz

Einfuhr
- Trinkmenge, Flüssigkeit in Speisen, Sonden, Infusionen
- Oxidationswasser: bis 300 ml/Tag, bei stark katabolen Zuständen wie bei Fieber und Hyperthyreose oder postoperativ bis zu 600–900 ml/Tag. (Als Faustregel kann gelten: Für jede 100 kcal Energieverbrauch werden etwa 15 ml Oxidationswasser frei.)

Ausfuhr
- Urinmenge
- Stuhl: nur grobe Schätzung möglich (bei normalem Stuhlgang 100–150 ml, bei Diarrhö wesentlich mehr)
- Sekretion aus Sonden, Drainagen, Fisteln
- Perspiration: bei normaler Körpertemperatur bis 900 ml/Tag, bei Fieber zusätzlich ≈ 1 l pro Grad Temperatur

Tab. 12.1 Durchschnittliche Elektrolytkonzentrationen und tägliche Produktionsmengen von Körpersekreten (in mmol/l)

Sekret	Na^+	K^+	Cl^-	HCO_3^-	H^+	Menge (ml in 24 h)
Magen	20–80	5–20	100–150	0	0–30	2.500
Galle	120–140	5	100	60	0	500
Pankreas	120–140	5–15	40–80	100–150	0	1.500
Dünndarm	100–140	5–15	90–130	50	0	1.000
Kolon	60	70	15	30	0	200
Durchfall	10–90	10–80	10–110	20–50	0	1.000–30.000
Verbrennung	140	5	110	Bis 30	0 (Protein: 3–5 g/dl)	Bis mehrere Liter

Salzkonzentrationen der verschiedenen Körperflüssigkeiten

Die Kenntnis der Zusammensetzung der Körperflüssigkeiten ist aus zwei Gründen wichtig: Zum einen können die physiologischen Konsequenzen eines Verlusts an bestimmten Flüssigkeiten nur dann abgeschätzt werden, wenn ihre Zusammensetzung bekannt ist. Zum Zweiten müssen im klinischen Alltag Sekretverluste häufig therapeutisch ersetzt werden. Die Wahl der entsprechenden Substitutionslösung hängt von der Zusammensetzung der verlorenen Flüssigkeit ab (➤ Tab. 12.1). Da die Zusammensetzung der Sekrete z. T. variiert, werden deren Bestandteile bei Bedarf im Labor analysiert (was im Fall von peranalen Flüssigkeitsverlusten nicht immer auf die Begeisterung des Laborpersonals stößt).

Folgende **Faustregeln** gelten:
- Bei starkem Schwitzen müssen trotz der relativen Hypotonie des Schweißes neben Wasser auch Elektrolyte (v. a. NaCl) ersetzt werden.
- Verluste an Magensaft (durch Erbrechen oder Absaugsonden) führen zu H^+- und Cl^--Verlusten (→ hypochlorämische metabolische Alkalose).
- Bei Verlust von Galle oder Pankreassaft dominieren Bikarbonatverluste (→ metabolische Azidose).

12.1.2 Osmotische Konzentration

Der osmotische Effekt einer Lösung hängt nicht von ihrer Ladung oder Masse, sondern einzig und allein von der Zahl der in ihr gelösten Teilchen ab. Ein osmotischer Konzentrationsunterschied von nur einem Milliosmol (mosmol) baut dabei einen osmotischen Druck von 19,3 mmHg (2,57 kPa) auf. Man unterscheidet:
- **Osmolarität:** Konzentration gelöster Teilchen pro **Liter.** Einheit: osmol/l.
- **Osmolalität:** Konzentration gelöster Teilchen pro **Kilogramm.** Einheit: osmol/kg. Normwert der Osmolalität im Plasma oder Serum 280–296 mosmol/kg.

Bei proteinhaltigen Lösungen wie Blutplasma ist die Angabe der Osmolalität vorzuziehen, da diese Einheit berücksichtigt, dass die Eiweißmoleküle selbst ein relativ großes Volumen einnehmen.

Osmotische Lücke

Die im Labor gemessene Osmolalität sollte von der geschätzten Osmolalität um nicht mehr als 15 mosmol/kg abweichen. Tut sie es dennoch (der Kliniker spricht dann von einer **osmotischen Lücke**), kann vermutet werden, dass physiologischerweise nicht vorkommende osmotisch aktive Substanzen im Serum vorhanden sind, wie z. B. Mannitol, Ethylalkohol oder andere Alkohole wie Methanol oder Ethylenglykol.

Eine osmotische Lücke kann deshalb bei der Diagnostik von unklaren Vergiftungen hilfreich sein. Sie spielt auch bei der Abklärung einer metabolischen Azidose eine entscheidende Rolle (➤ 12.10.3).

PRAXISBEZUG

Abschätzung der Serumosmolalität

Die Serumosmolalität lässt sich anhand der Konzentrationen der im Serum hauptsächlich osmotisch wirksamen Einzelkomponenten abschätzen:

$$\text{Osmolalität}\,(\text{mosmol/kg}) \cong 2 \times Na^+\,(\text{mmol/l}) + \text{Glukose}\,(\text{mmol/l}) + \text{Harnstoff}\,(\text{mmol/l})$$

- Falls Glukose und Harnstoff in mg/dl angegeben werden, sind folgende Umrechnungsfaktoren einzusetzen: 2 × Na^+ (mmol/l) + Glukose (mg/dl)/18 + Harnstoff (mg/dl)/5,9.
- Bei normalen Glukose- und Harnstoffkonzentrationen kann näherungsweise auch nach der Formel 2 × Na^+ (mmol/l) + 10 geschätzt werden.

Osmolalität versus Tonizität

Während die Osmolalität den osmotischen Druck und damit die Teilchenkonzentration einer Lösung beschreibt, bezeichnet die Tonizität den Effekt einer Lösung (z. B. Plasma) auf das Volumen einer Zelle. Lösungen, die einer Zelle Wasser entziehen, nennt man **hyperton,** diejenigen, die das Volumen einer Zelle erhöhen, sind **hypoton.** Lösungen ohne Volumeneffekt sind **isoton.**

Nun hängt die Tonizität einer Lösung praktisch direkt mit ihrer Osmolalität zusammen – mit einer feinen Einschränkung: Teilchen, die ungehemmt über die Zellmembran diffundieren (z. B. Harnstoff, Ethanol), tragen zwar zur Osmolalität einer Lösung, nicht jedoch zu ihrer Tonizität bei, da sich ihr osmotisches Potenzial wegen der raschen Equilibrierung nicht in Volumeneffekten niederschlägt.

Osmolalitätsabweichungen

Osmolalitätsänderungen (z. B. durch extrazelluläre Wasser- und/oder Elektrolytverluste) führen zu Wasserverschiebungen zwischen den Kompartimenten und damit zu Veränderungen der Elektrolytkonzentrationen in den Verteilungsräumen.

Da insbesondere die Hirnzellen sehr empfindlich auf Milieuänderungen reagieren, äußern sich Abweichungen vor allem durch zerebrale Symptome: Somnolenz bis Koma, hirnorganisches Psychosyndrom, Krampfanfälle.

12.1.3 Übergeordnete Steuerung

Die Homöostase des **Wasser-Elektrolyt-Osmolalitäts-Haushalts** ist komplex. Sie zielt in zwei Richtungen: Volumenregulation und Osmoregulation. Das grundsätzliche Verständnis wird erleichtert, wenn man sich drei **Grundprinzipien** vor Augen hält:

- Das einzige aktiv durch Steuerungsmechanismen regulierte Kompartiment ist der **Extrazellularraum.**
- Die **Volumenregulation** des Extrazellularraums erfolgt durch Ausscheidung (oder Retention) von **Natrium.**
- Die Regulation der Teilchenkonzentration **(Osmoregulation)** erfolgt dagegen durch Ausscheidung (oder Retention) von **freiem Wasser.**

Vier wesentliche **Regulationsmechanismen** spielen für die Aufrechterhaltung von Osmolalität und Volumen eine Rolle:

- Renin-Angiotensin-Aldosteron-System
- Nierenwirksame Peptide
- ADH-Sekretion
- Durstmechanismus

Dabei stehen die ersten zwei Mechanismen vor allem im Dienst der **Volumenregulation** (und damit auch der Kreislaufregulation) – wie in ➤ 12.1.1 besprochen, wirken sie letztendlich über eine Veränderung des extrazellulären Natriumgehalts.

Die letzteren zwei Mechanismen beeinträchtigen die Wasserbilanz und stehen deshalb primär im Dienst der **Osmoregulation.** Ihr Anteil an der Steuerung des Extrazellularvolumens ist normalerweise gering, kann jedoch im Krankheitsfalle die Osmolalitätsregulation „übertrumpfen" und damit für den Volumenstatus entscheidend werden.

Renin-Angiotensin-Aldosteron-System (RAAS)

In der Niere registrieren Zellen des juxtaglomerulären Apparats die Natriumkonzentration des Primärharns. Zusätzlich messen Barorezeptoren im arteriellen Schenkel des Glomerulus den Blutdruck.

Bei Abfall der Nierendurchblutung – in geringem Maße auch bei Abfall der Natriumkonzentration im Primärharn – wird vermehrt Renin gebildet und damit das Renin-Angiotensin-Aldosteron-System aktiviert (➤ Abb. 12.7). Durch die Wirkung von Angiotensin II kommt es zur Vasokonstriktion verschiedener Gefäßsysteme, durch die Wirkung von Aldosteron zur vermehrten Natrium- und Wasserretention. Der letztere Mechanismus führt zu einer Zunahme des Extrazellularvolumens und damit auch des Blutvolumens.

Nierenwirksame Peptide

Die Aktivierung venöser Dehnungsrezeptoren in den intrathorakalen Kapazitätsgefäßen und im rechten Herzvorhof beeinflusst die Wasser- und Natriumbalance durch:

- Auslösung autonomer Reflexe, die ihrerseits wiederum die renale Natriumausscheidung beeinflussen

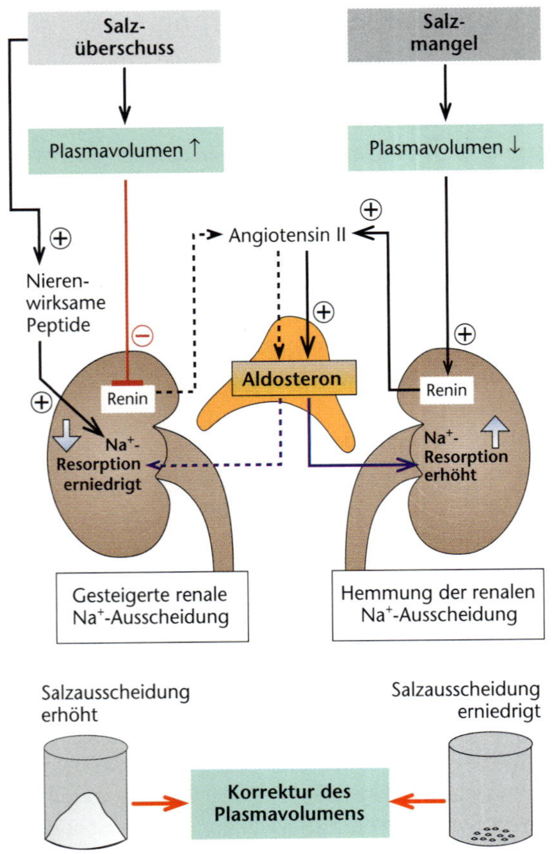

Abb. 12.7 Plasmavolumenregulation über das RAAS und nierenwirksame Peptide. Beide Mechanismen wirken über eine Regulation des extrazellulären Natriumgehalts. [L157]

- Aktivierung hormonaler Mediatoren mit natriuretischer Wirkung, darunter das **a**triale **n**atriuretische **P**eptid (ANP). Diese Mediatoren wirken z. T. antagonistisch zum RAAS-System, ihr Nettoeffekt besteht in der gesteigerten Natriumausscheidung durch die Nieren.

ADH-Sekretion

Die ADH-Sekretion des Hypothalamus wird in erster Linie durch hypothalamische **Osmorezeptoren** gesteuert. Steigt die Osmolalität des Extrazellularraums an, wird die Ausschüttung von ADH gesteigert und die renale Wasserausscheidung gedrosselt (➤ Abb. 12.8).

Erst in zweiter Linie wird die ADH-Sekretion durch **Druckrezeptoren** in der Medulla und in den Pulmonalarterien modifiziert. Steigt der intravaskuläre Druck, so wird im Hypothalamus die Ausschüttung von antidiuretischem Hormon gehemmt und dadurch die Urinausscheidung erhöht (Gauer-Henry-Reflex). Dieser Reflex „übertrumpft“ die Osmoregulation jedoch erst bei starken intravaskulären Druckverlusten. Hierzu müssen etwa 10–20 % des Intravasalvolumens verloren gehen.

Der stärkste physiologische Stimulus der ADH-Sekretion ist das Erbrechen, starke unphysiologische Stimuli sind Gefäßverletzungen sowie Verbrennungen, intraabdominelle Operationen und Trauma.

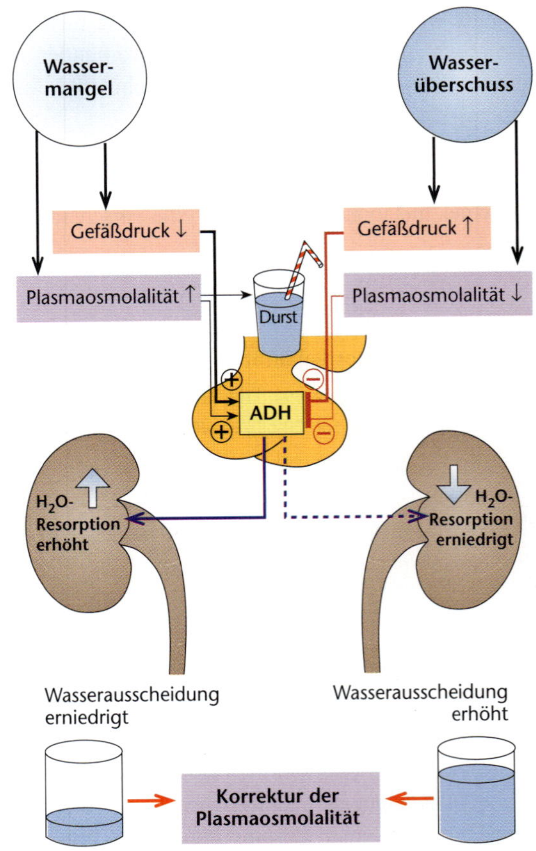

Abb. 12.8 Osmolalitätsregulation über den Durstmechanismus und die ADH-Sekretion: Bei starken Volumenveränderungen wirken diese beiden Mechanismen aber auch bei der Volumenregulation mit. [L157]

Durstmechanismus

Steigt die Serumosmolalität an, kommt es über vom thalamischen Durstzentrum ausgehende Regelkreise zum Durstgefühl und somit zur Wasseraufnahme (➤ Abb. 12.8).

Zusätzliche Steuerungsmechanismen im Krankheitsfall

Im Krankheitsfall können weitere Mechanismen an der Volumen- und Osmolalitätshomöostase beteiligt sein. So kommt es beispielsweise bei längerfristig gesteigertem Extrazellularvolumen über eine Blutdruckerhöhung im Intravasalraum zu einer Druckdiurese.

Klinische Zusammenhänge

Effektives und ineffektives Extrazellularvolumen

Derjenige Anteil des extrazellulären Volumens, der zur Perfusion der Organe beiträgt (und somit die Barorezeptoren und die Reninsekretion beeinflusst), wird **effektives zirkulierendes Volumen** genannt. Dieses ist im Normalfall mit dem Intravasalvolumen identisch, kann jedoch im Krankheitsfalle erheblich kleiner sein.

So trägt das Intravasalvolumen z. B. bei **Herzinsuffizienz** aufgrund des Pumpversagens nicht im vollen Maße zur Organperfusion bei. Obwohl das Intravasalvolumen erhöht ist, wird das Renin-Angiotensin-Aldosteron-System aufgrund des erniedrigten renalen Perfusionsdrucks angekurbelt, sodass es zur Natriumretention und damit weiteren Ausweitung des Extrazellularvolumens kommt (mit den bekannten Folgen der Ödembildung).

Auch bei **Flüssigkeitsverlusten in den „dritten Raum"** ist der Extrazellularraum als Ganzes zwar ausgeweitet, aufgrund der Verlagerung des Volumens in hämodynamisch ineffektive Räume (z. B. die Bauchhöhle) ist das der Organperfusion dienende Extrazellularvolumen vermindert.

Urinbefunde als Parameter des Extrazellularraums

Die Regulation des ECR-Volumens über den extrazellulären Natriumgehalt bedeutet, dass die **Natriumkonzentration des Urins** entscheidende (und häufig unterschätzte) diagnostische Hinweise auf das **effektive extrazelluläre Volumen** geben kann. Betrachtet man die oben beschriebenen Regulationsmechanismen des Extrazellularvolumens, erkennt man z. B., dass die **ausgeschiedene Natriummenge** mehr oder weniger direkt den **Aldosteronspiegel** im Blut widerspiegelt.

Eine erniedrigte Natriumkonzentration des Urins lässt demnach auf einen hohen Aldosteronspiegel im Blut und damit ein relativ geringes effektives Extrazellularvolumen schließen, während eine hohe Urin-Natriumkonzentration für eine supprimierte Aldosteronsekretion und damit ein erhöhtes effektives Extrazellularvolumen spricht.

Ebenso erlaubt die **Urinosmolalität** wichtige Rückschlüsse auf den **ADH-Spiegel** und damit die Osmolalität des ECR. Ist der ADH-Spiegel hoch, wird in den Sammelrohren freies Wasser zurückgehalten, sodass es zu einer erhöhten Urinosmolalität (bzw. spezifischem Gewicht) kommt.

MERKE

Bei der Interpretation der Urinosmolalität ist zu berücksichtigen, dass diese nicht nur durch die ADH-gesteuerte Verfügbarkeit an freiem Wasser beeinflusst wird, sondern auch durch die Konzentration der ausgeschiedenen Elektrolyte (v. a. Natrium), welche größtenteils die Wirkung des Aldosterons widerspiegeln. Will man also aus der Urinosmolalität Schlüsse auf die ADH-Sekretion ziehen (klinisch vor allem bei der Betreuung postoperativer Patienten von Bedeutung), subtrahiert man von der Gesamtosmolalität des Urins die Teilchenkonzentration der darin enthaltenen Elektrolyte (in der Praxis werden meist nur Natrium und Kalium bestimmt und das Resultat zur Berücksichtigung der anionischen Partner verdoppelt). Die so errechnete, nicht elektrolytbedingte Osmolalität korreliert gut mit den Serum-ADH-Spiegeln.

12.2 Diagnostisches Vorgehen

Fast alle Störungen des Wasser- und Elektrolythaushalts münden letztendlich in **drei Endstrecken:**

- **Volumenstörungen:** Je nach Ausmaß und begleitender Osmolalitätsstörung gehen die Störungen des Extrazellularvolumens mit mehr oder weniger ausgeprägten Störungen des Intravasalvolumens (Kreislaufstörungen) einher.
- **Osmolalitätsstörungen**
- **Elektrolytstörungen**

CAVE!

Die Terminologie der Volumenstörungen ist verwirrend. Störungen des Extrazellularvolumens als Ganzes werden oft als Hydratationsstörungen (Dehydratation/Hyperhydratation) bezeichnet, während für Störungen des Intravasalvolumens der Begriff „Volumenstörung" (Hypovolämie/Hypervolämie) verwendet wird.

Die genannten Störungen betreffen zumindest bei längerem Bestehen sowohl den Extrazellularraum (ECR) als auch den Intrazellularraum. Da die Störungen jedoch meist im ECR entstehen (z. B. Elektrolytverluste über Urin, Durchfall, Erbrechen) und auch die Gegenregulation primär im ECR erfolgt (z. B. über die Renin-Angiotensin-Aldosteron-Achse), ist dieser das klinisch relevantere Kompartiment.

Leider ist die Diagnostik oft dadurch erschwert, dass Elektrolyt-, Osmolalitäts- und Volumenstörungen gleichzeitig vorliegen. Umso wichtiger ist ein systematisches diagnostisches Vorgehen. Folgende Fragen können die klinische Einschätzung erleichtern:

Bestehen Zeichen einer Störung des Intravasalvolumens (Hypovolämie, Hypervolämie)?

Diese Frage ist vordringlich zu beantworten, da intravasaler Volumenmangel zum Schock führen kann.

Zeichen einer Hypovolämie sind:

- Eingeschränktes Bewusstsein
- Eingeschränkte Hautperfusion: kühle, klamme Haut mit verzögerter Kapillarfüllung nach Fingerdruck
- Tachykardie, schwache periphere Pulse
- Verminderte Urinproduktion
- Orthostatische Hypotonie, später Kreislaufversagen

Die Zeichen einer Hypervolämie sind weniger spezifisch; sie fällt oft erst durch eine zunehmende Herzinsuffizienz, evtl. auch durch eine arterielle Hypertonie auf.

Bestehen Zeichen einer Störung des Extrazellularvolumens (Dehydratation, Hyperhydratation)?

Volumenstörungen des Intravasalraums treten nur selten isoliert – d. h. ohne begleitende Volumenveränderung des gesamten Extrazellularraums – auf (z. B. in der Frühphase eines raschen Blutverlusts). Umgekehrt betrifft jede signifikante Volumenstörung des ECR früher oder später auch den Intravasalraum (z. B. hypovolämischer Schock nach lange bestehender Durchfallerkrankung). Es ist dennoch wichtig, das Extrazellularvolumen jeweils unabhängig vom Status des Intravasalraums einzuschätzen, da sich Volumenstörungen wegen vielfältiger Kompensationsmechanismen oft erst spät am Intravasalraum manifestieren.

Typische **Zeichen der extrazellulären Dehydratation** sind z. B.:

- Trockene Schleimhäute
- Verminderte Schweißproduktion (kein Achselschweiß), bei Kindern auch verminderte Tränenproduktion
- Verminderter Hautturgor bis hin zu stehenden Hautfalten

Die Zeichen der **Hyperhydratation** sind wiederum weniger spezifisch, evtl. liegen periphere Ödeme, Aszites oder Lungenödeme vor.

Bestehen spezifische Zeichen einer Osmolalitätsstörung oder einer Elektrolytabweichung?

Diese Frage ist klinisch oft schwer zu beantworten, da sich die Zeichen von Elektrolytabweichungen und Osmolalitätsstörungen überlappen und beide zudem nur unspezifische klinische Erscheinungen produzieren. Sowohl Osmolalitätsänderungen als auch Elektrolytstörungen – vor allem die des Natriums – führen zu ZNS-Symptomen (zerebrale Krampfanfälle sowie Bewusstseinsstörungen). Andere Elektrolytentgleisungen sind praktisch „klinisch stumm" (so ist das erste klinische Zeichen einer Hyperkaliämie oft der Tod durch Kammerflimmern). Zur definitiven Diagnostik muss deshalb oft das **Labor** zu Hilfe gezogen werden, mithilfe dessen z. B. Abweichungen der Osmolalität (➤ 12.1.2) und der Serumelektrolyte samt dem sie beeinflussenden chemischen Milieu (z. B. Glukose, pH-Wert, Albumin) erkannt werden. Auch im **EKG** lassen sich manche Elektrolytabweichungen erkennen (z. B. K^+, Ca^{2+}).

12.3 Natrium

12.3.1 Physiologie

Natrium ist das **Hauptkation des extrazellulären Raums.** Diese herausragende Stellung beruht auf aktiven Transportmechanismen an der Zellmembran, die Natrium auf der Extrazellulärseite, Kalium auf der Intrazellularseite anreichern **(Na^+-K^+-Pumpe).**

Der **Natriumgradient** an der Zellmembran ist mit entscheidend für die Erregbarkeit der Zelle. Störungen der Natriumkonzentration führen deshalb zu Zellfunktionsstörungen. Diese sind vor allem an den Zellen des ZNS zu erkennen.

Darüber hinaus determiniert Natrium das Volumen und die Osmolalität des ECR.

Natriumbestand, Natriumkonzentration

Um die physiologischen Wirkungen des Natriums zu verstehen, muss zwischen Natriumbestand und Natriumkonzentration unterschieden werden (➤ Abb. 12.9).

- Der Natrium**bestand** ist die Gesamtmenge des Natriums im Extrazellularraum. Er bestimmt aufgrund der starken Bindung des Natriums an den Extrazellularraum dessen Wassergehalt und damit das Extrazellularvolumen.

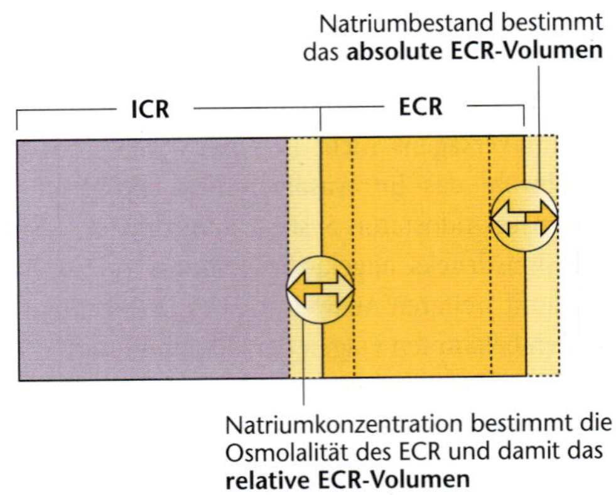

Abb. 12.9 Natriumbestand und Natriumkonzentration [L157]

- Davon abzugrenzen ist die Natrium**konzentration** im ECR. Sie bestimmt zu weiten Teilen die Gesamtosmolalität des ECR. Der Normwert im extrazellulären Kompartiment (und damit im Serum) ist 135–144 mmol/l.

Beide Größen werden unterschiedlich reguliert: Die **Natriumkonzentration** wird im Rahmen der **Osmolalitätsregulation** über **ADH** und den **Durstmechanismus** geregelt, während der **Natriumbestand** im Rahmen der **Volumenregulation** über das **RAAS** und **nierenwirksame Peptide** reguliert wird (➤ Abb. 12.7 und ➤ Abb. 12.8). Während die Natriumkonzentration messbar ist, ist der Natriumbestand nur klinisch abschätzbar. Wichtigstes Kriterium ist dabei der extrazelluläre Hydratationszustand (➤ 12.4).

Beide Größen werden in engen Grenzen konstant gehalten. Sie ändern sich häufig parallel, nicht selten jedoch auch gegenläufig. So führt z. B. die Infusion einer 3-prozentigen Kochsalzlösung nicht nur zu einer Erhöhung der extrazellulären Natriumkonzentration und Osmolalität, sondern auch zu einer Erhöhung des Natriumbestands. Die Infusion von freiem Wasser dagegen verringert die Natriumkonzentration und die Osmolalität, nicht aber den Natriumbestand.

Desgleichen kann es bei Natriumverlusten aus dem ECR (etwa bei Durchfallerkrankungen) sowohl zu einer Erhöhung der Natriumkonzentration (Wasserverluste überwiegen Natriumverluste) wie auch einer Erniedrigung der Natriumkonzentration (Natriumverluste überwiegen Wasserverluste) oder gleichbleibender Natriumkonzentration (balancierte Natrium- und Wasserverluste) kommen.

Störungen der Natriumkonzentration

Abweichungen der Natriumkonzentration werden als Hyponatriämie (Natrium i. S. < 135 mmol/l) oder Hypernatriämie bezeichnet (Natrium i. S. > 145 mmol/l).

Ursache einer **Hyponatriämie** ist entweder der Verlust von Natrium, z. B. über Nieren oder Darm **(Verlusthyponatriämie),** oder die erhöhte Wasseraufnahme **(Verdünnungshyponatriämie).** Erstere Form geht mit einer Verminderung des ECR-Volumens einher, sodass Zeichen der Dehydratation vorliegen. Letztere Form dagegen geht häufig mit Zeichen der Wasserüberladung (Hyperhydratation) einher.

Die viel seltenere **Hypernatriämie** weist praktisch immer auf einen Wasserverlust hin, z. B. als Folge eines Diabetes insipidus.

Klinik des gestörten Natriumhaushalts

Aus der physiologischen Funktion des Natriums kann das klinische Erscheinungsbild bei Störungen im Natriumhaushalt hergeleitet werden:

- Veränderungen der **Natriumkonzentration** führen zu:
  - Gestörter Membranfunktion: Diese kann zentralnervöse Störungen wie Krampfanfälle oder Bewusstseinsstörungen hervorrufen.
  - Abweichungen der Osmolalität: Die hierdurch ausgelösten Wasserverschiebungen zwischen den Kompartimenten verursachen zentralnervöse Störungen.
- Veränderungen des **Natriumbestands** ziehen **Volumenstörungen** (➤ 12.4) nach sich.

12.3.2 Hyponatriämie

Klinik

Das klinische Erscheinungsbild ist durch die **gestörte Zellfunktion im ZNS** gekennzeichnet. Durch die mit der Hyponatriämie einhergehende Wasserverschiebung in den Intrazellularraum schwellen die Hirnzellen an. Entwickelt sich die Hyponatriämie langsam, treten Symptome in der Regel erst ab einer Natriumkonzentration von < 115 mmol/l auf (bei rascher Entwicklung auch schon ab 125 mmol/l).

Häufige **Symptome** sind Reizbarkeit, allgemeine Schwäche, Muskelkrämpfe, Kopfschmerzen, Nausea, Erbrechen; später Bewusstseinsstörungen (Verwirrung, Lethargie bis hin zum Koma), zerebrale Krampfanfälle und Zeichen der Hirneinklemmung.

Beruht die Hyponatriämie auf Natriumverlusten, stehen klinisch oft die Zeichen der begleitenden Hydratationsstörung im Vordergrund (Exsikkose).

Ätiologie und Pathogenese

Natriumverluste

- **Verluste über den Magen-Darm-Trakt:** Diarrhö, Erbrechen, chirurgische Fisteln, Ileus oder Pankreatitis mit Natriumverlusten in den „dritten Raum" (➤ Abb. 12.10)
- **Verluste über die Nieren:** Diuretika-Therapie, osmotische Diurese, Nephritis mit Salzverlust, Nebenniereninsuffizienz (erniedrigte Aldosteronspiegel)

Durch die mit dem Natriumverlust einhergehende Volumenstörung werden potente **Regulationsmechanismen** aktiviert (tubuläre Natriumreabsorption durch Aktivierung des RAAS sowie nierenwirksamer Peptide, ➤ 12.1.3), sodass die Serumkonzentration des Natriums bei verlustbedingter Ätiologie selten unter 130 mmol/l fällt.

Natriumverdünnung

Hierbei kommt es durch ein relatives **Überwiegen von freiem Wasser** zu einem Abfall der Natriumkonzentration. Der Gesamtbestand an Natrium und damit das ECR-Volumen kann dabei erniedrigt, normal oder erhöht sein!

Ist die verminderte Natriumkonzentration von einer Erhöhung des Natriumbestands begleitet (Hyperhydratation), kommt es im Rahmen der Volumenregulation zu einer potenten Natriurese, was die Hyponatriämie exazerbiert. Hier können dann extrem niedrige Natriumkonzentrationen auftreten.

Zu einer Natriumverdünnung kann es kommen bei:

- Erhöhter Sekretion von ADH: „adäquater" ADH-Exzess (v. a. Übelkeit/Erbrechen, postoperativ, bei Verbrennungen, bei Trauma) sowie „inadäquater" ADH-Exzess (SIADH, ➤ 9.6.3) bei pulmonalen oder intrakraniellen Erkrankungen (stärkster nicht osmotischer Reiz zur ADH-Ausschüttung)
- Bedingungen, bei denen die Wasserausscheidung der Nieren durch andere Prozesse gestört ist: Herzinsuffizienz, Niereninsuffizienz, schwerer Mangel an Schilddrüsenhormonen oder Glukokortikoiden
- Wasserintoxikation („Süßwasservergiftung"), psychogener Polydipsie
- Krankheiten mit osmotischer Überladung: Hyperglykämie (etwa im diabetischen Koma), Gabe von Mannitol, Ethanol oder Kontrastmitteln
- Nephrotischem Syndrom und Leberzirrhose: Durch den mit der Hypoproteinämie einhergehenden Abfall des intravasalen onkotischen Drucks kommt es zur signifikanten Hypovolämie, durch die neben Aldosteron auch vermehrt ADH sezerniert wird (→ Wasserretention).

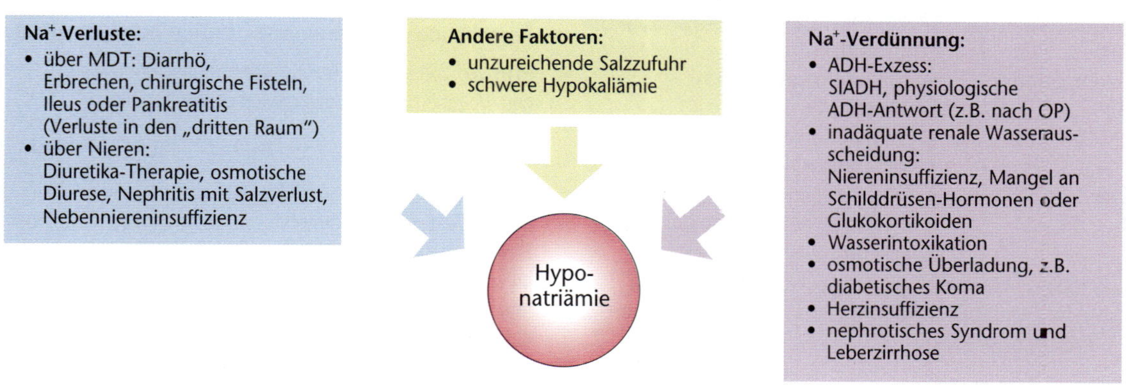

Abb. 12.10 Ursachen der Hyponatriämie [L157]

MERKE

Bei Hyperglykämie fällt die Serum-Natriumkonzentration wegen der glukosebedingten Wasserretention im ECR um 1,7 mmol/l pro 100 mg/dl Glukose-Überschuss.

Andere Bedingungen

- Unzureichende Salzzufuhr (selten)
- Bei schwerer Hypokaliämie kommt es zum transzellulären Austausch von Kalium gegen Natrium, sodass das Serum-Natrium abfällt.

Diagnostisches Vorgehen

Zunächst muss geklärt werden, ob es sich um eine **Verlusthyponatriämie** oder um eine **Verdünnungshyponatriämie** handelt. Verlusthyponatriämien gehen in der Regel mit extrazellulären Volumenverlusten, Verdünnungshyponatriämien mit einem normalen oder erhöhten Extrazellulärvolumen einher. Zur klinischen **Einschätzung des ECR-Volumens** ➤ 12.2.

Die **Untersuchung des Urins** kann hilfreich sein, die Befunde müssen allerdings sorgfältig interpretiert werden (➤ Tab. 12.2):

Tab. 12.2 Differenzierung der Hyponatriämie nach Extrazellularvolumen* und Natriumkonzentration des Urins

Erniedrigtes Extrazellularvolumen	
Erniedrigte Urin-Natriumkonzentration (< 30 mmol/l): extrarenale Natriumverluste, z. B. durch • Gastrointestinale Verluste • Pankreatitis • Verbrennungen	**Erhöhte Urin-Natriumkonzentration (> 30 mmol/l):** renale Natriumverluste, z. B. durch • Diuretika • Nebenniereninsuffizienz • Osmotische Diurese • Nephropathie mit Salzverlust
Normales Extrazellularvolumen	
Erhöhte Urin-Natriumkonzentration (> 30 mmol/l): • SIADH** • Hypothyreose • Hypopituitarismus (Glukokortikoidmangel) • Wasserintoxikation/Polydipsie • Exzessive parenterale Zufuhr hypotoner Lösungen	
Erhöhtes Extrazellularvolumen	
Erniedrigte Urin-Natriumkonzentration (< 30 mmol/l): • Nephrotisches Syndrom • Herzinsuffizienz • Leberzirrhose	**Erhöhte Urin-Natriumkonzentration (> 30 mmol/l):** • Exogener Natriumexzess • Chronische Niereninsuffizienz • Akutes Nierenversagen • Physiologischer ADH-Exzess, etwa nach Operationen

*Beurteilung durch klinische Untersuchung (➤ 12.2, ➤ 12.4)
**Das SIADH kann bei geringer Salzzufuhr auch mit einer erniedrigten Urin-Natriumkonzentration einhergehen.

- Salzverluste über den Darm führen zu einem erniedrigten Urinvolumen mit geringer Natriumkonzentration.
- Salzverluste über die Nieren führen zu einer erhöhten Urin-Natriumkonzentration.

Auch bei Hyponatriämien mit einem erhöhten effektiven Extrazellularvolumen (➤ 12.1.3) steigt wegen der damit einhergehenden Unterdrückung des RAAS die Natriumkonzentration im Urin. Dies gilt z. B. für die Hyponatriämie bei – adäquat oder inadäquat – erhöhter ADH-Sekretion.

PRAXISBEZUG

Verlaufsbeurteilung bei Hyponatriämie

Hilfreich zur Beurteilung der Situation ist die Bestimmung von Na^+ und K^+ im Urin (Spontanurin absolut ausreichend!), um dann die Summe von Na^+ + K^+ ins Verhältnis zum Serum-Natrium zu setzen:

- Urin-Natrium + Urin-Kalium > Serum-Natrium bedeutet, dass das Serum-Natrium weiter abfallen, d. h. sich verschlechtern wird.
- Urin-v + Urin-Kalium < Serum-Natrium bedeutet, dass das Serum-Natrium wieder ansteigen wird.

Therapie

Die Therapie stützt sich auf drei Pfeiler:

- Liegt eine begleitende **Volumenstörung** vor, wird diese vorrangig behandelt: durch Gabe isotoner Lösungen bei Schock bzw. Hypovolämie, Volumenausgleich bei Dehydratation oder durch Flüssigkeitsrestriktion bzw. Diuretika bei Hyperhydratation.
- Ist die **Hyponatriämie symptomatisch** (liegen also z. B. ZNS-Symptome wie Krampfanfälle oder Bewusstseinsstörungen vor), muss die Natriumkonzentration akut, aber **langsam** durch Gabe von **hypertoner (z. B. 3-prozentiger) Natriumlösung** angehoben werden. Es wird keine volle Korrektur der Natriumkonzentration angestrebt, der Natriumspiegel sollte in 24 h, wenn möglich, um nicht mehr als 8 mmol/l angehoben werden.
- Sind die **Symptome beseitigt,** wird die Natriumkonzentration **langsam** in den Normalbereich gebracht. Dies kann (bei einer Verlusthyponatriämie) durch Zufuhr **isotoner Kochsalzlösung** geschehen oder (bei einer Verdünnungshyponatriämie) durch Wasserrestriktion bzw. Behandlung der zugrunde liegenden Ursachen.

Berechnung der Natriumsubstitution bei Hyponatriämie

Prinzip: Die angestrebte Konzentrationserhöhung für Natrium wird mit dem Volumen des Verteilungsraums multipliziert:

$$\left(Na^+_{soll} - Na^+_{ist}\right) \times 40\,\%^* \text{ des Körpergewichts } \left(\text{in Liter}\right)$$

*Theoretisch wäre der Verteilungsraum für Natrium (entspricht dem ECR) mit 20 % des Körpergewichts zu veranschlagen. Dennoch werden bei Erwachsenen 40 % (bei Kindern 60 %) des Körpergewichts eingesetzt, da im Zuge der intravenösen Rehydratationstherapie zunächst der Intravasalraum rasch aufgefüllt wird, wodurch eine Natriurese einsetzt, noch bevor der gesamte ECR vollständig „aufgefüllt" ist.

- Stets wird der (oft überraschend variable) Effekt der Natriumsubstitution durch (z. B. stündliche) Kontrollen des Serum-Natrium überprüft.
- Durch die obige Formel wird lediglich die Abweichung der Natriumkonzentration korrigiert, eine evtl. begleitende Volumenstörung (d. h. Störung des Natriumbestands) bleibt davon unberührt.

Beispiel: Soll eine erniedrigte Natriumkonzentration von 105 mmol/l bei einer 100 kg schweren Frau in 6 h auf 110 mmol/l angehoben werden, werden in diesem Zeitraum (bei Annahme eines „Verteilungsfaktors" von 40 %) 5 mmol/l × 0,4 × 100 l an Natrium (also 200 mmol Natrium) zugeführt. Das wären z. B. 390 ml einer 3-prozentigen Natriumlösung – Letztere enthält 513 mmol Natrium/l.

CAVE!

Die Korrektur muss auch bei akuten Erscheinungen **langsam** (nicht schneller als 1 mmol/l/h) erfolgen, da sonst wegen rascher Osmolalitätsänderungen Krampfanfälle sowie das sog. **osmotische Demyelinisierungssyndrom** auftreten können. Bei Letzterem handelt es sich um eine osmolalitätsbedingte Schädigung vor allem der Hirnstammneurone (pontine Myelinolyse) mit teilweise bleibenden neurologischen Ausfällen.

Eine neue Form der Therapie der Hyponatriämie zeichnet sich durch die Entwicklung **„aquaretischer" Medikamente** ab. Diese antagonisieren die Wirkung von ADH am Sammelrohr (z. B. Demeclocyclin) oder an den für die Vermittlung der renalen Wirkung des ADH zuständigen V2-Rezeptoren (Tolvaptan). Durch Induktion einer reinen Wasserdiurese ohne Elektrolytverluste könnte die verdünnungsbedingte Hyponatriämie (etwa bei Herzinsuffizienz, Leberzirrhose oder SIADH) in Zukunft effektiver behandelt werden. Als Alternative kann durch die orale Verabreichung von **Harnstoff** (15–30 g/Tag) eine osmotische Wasserdiurese erzielt werden. Es konnte gezeigt werden, dass die Gabe über 12 Monate zu einer ähnlichen Korrektur der Serum-Natriumkonzentration führt wie Tolvaptan. Zur Therapie des SIADH (➤ 9.6.3).

12.3.3 Hypernatriämie

Im Vergleich zur Hyponatriämie ist die Hypernatriämie selten. Dies liegt daran, dass der Körper mit dem Durstmechanismus und der ADH-Regulation über potente Steuerungsmechanismen verfügt, die einen Anstieg der Serum-Natriumkonzentration verhindern.

Klinik

Kennzeichnend ist wiederum die **gestörte Zellfunktion im ZNS,** die zum einen direkte Folge der gestörten Membranprozesse ist, zum anderen auf die Wasserverschiebungen mit Dehydratation der Hirnzellen zurückzuführen ist.

Darüber hinaus kann es bei der Hypernatriämie bzw. ihrer Therapie zu zwei spezifischen Schädigungsmustern kommen:

- Das schrumpfende Hirnvolumen kann Risse und Thrombosen der Brückenvenen an der Hirnoberfläche sowie der parenchymatösen Hirngefäße verursachen **(vaskulärer Insult).**
- Die Korrektur einer Hypernatriämie kann eine schwerwiegende reaktive **Hirnschwellung** auslösen.
- Dieses zunächst paradox erscheinende Phänomen beruht darauf, dass die Gehirnzelle einen einmaligen Schutzmechanismus entwickelt hat, der sie im Falle eines hypertonen Extrazellularraums überleben lässt. Sie exprimiert nämlich in dieser Situation zum Schutz vor deletärem Volumenentzug osmotisch aktive Substanzen (sog. Idiosmole, wahrscheinlich Neurotransmitter), die die intrazelluläre Osmolalität sozusagen „künstlich" erhöhen. Sinkt im Rahmen der Therapie der extrazelluläre Natriumspiegel ab, verursacht die relativ hohe intrazelluläre Osmolalität einen raschen Wassereinstrom in die Hirnzelle mit zum Teil tödlichen Folgen.

Auch bei der Hypernatriämie hängt die Klinik ganz entscheidend vom Zeitraum ab, in dem sich die Störung entwickelt. Häufige **Symptome** sind Irritabilität, Hyperreflexie, Muskelspasmen, Nackensteifigkeit, Krampfanfälle, Ataxie, Hyperthermie und Bewusstseinsstörungen bis hin zum Koma.

Ätiologie und Pathogenese

Wasserverluste

Durch den Verlust an freiem Wasser kommt es zu einer Konzentration des extrazellulären Natriums (Konzentrationshypernatriämie, ➤ Abb. 12.11). Der Natriumbestand ist zumeist verringert. Klinisch stehen die Zeichen des Volumenverlusts im Vordergrund:

- Wasserverluste über die Nieren: Nierenerkrankungen mit eingeschränkter Konzentrierung des Urins (Nephropathien), polyurisches Nierenversagen, Diabetes insipidus (zentral oder renal, ➤ 9.6.3)
- Wasserverluste über Magen-Darm-Trakt (Diarrhö), Lungen (Hyperventilation, z. B. bei Fieber), Haut (Hitzeregulation) oder in den „dritten Raum" (z. B. Verbrennungen, Ileus)

Natriumexzess (selten)

Hierbei kommt es zu einer Erhöhung des Natriumbestands und damit einer Ausdehnung des Extrazellularvolumens (Hyperhydratation), welche klinisch meist im Vordergrund steht. Verantwortlich sind:

- Exogene Salzzufuhr (z. B. iatrogen im Rahmen der Intensivtherapie mit Natriumbikarbonat)
- Endogene Natriumretention durch Hyperaldosteronismus (➤ 9.7.3)

Diagnostisches Vorgehen

Primär muss geklärt werden, ob der Hypernatriämie ein Natriumexzess oder ein Wasserverlust zugrunde liegt. Hierzu ist die **Untersuchung des Hydratationszustands** entscheidend (➤ 12.2). Wasserverluste gehen mit extrazellulären Volumenverlusten,

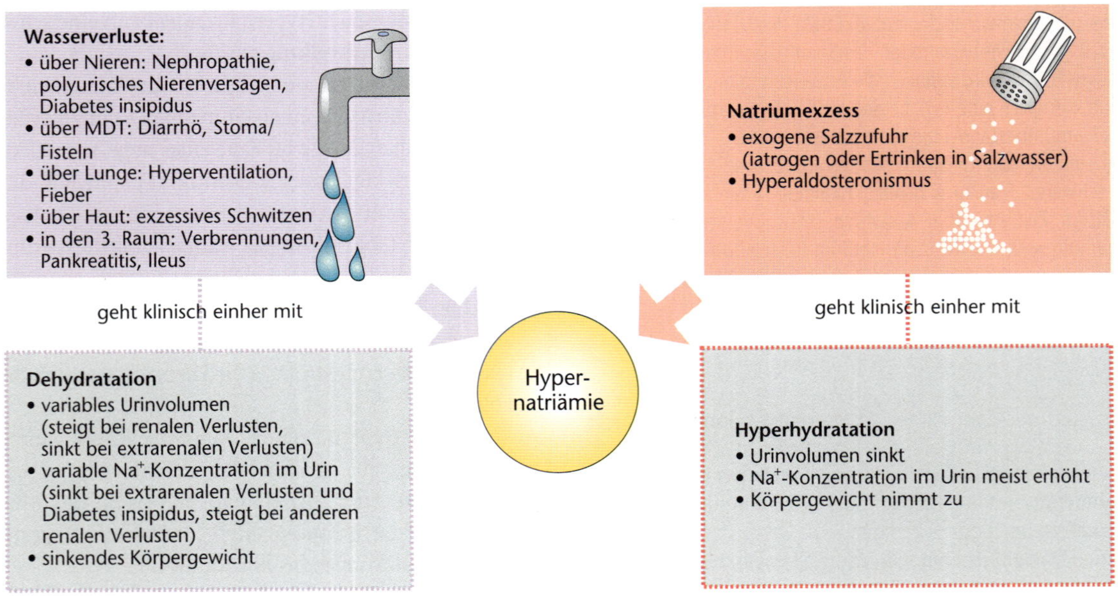

Abb. 12.11 Ursachen der Hypernatriämie [L157]

Natriumexzesse mit einem normalen oder erhöhten Extrazellularvolumen einher.

Die **Untersuchung des Urins** kann hilfreich sein, die Befunde müssen wiederum sorgfältig interpretiert werden (➤ Tab. 12.2).

- Eine erhöhte Konzentration des Urin-Natriums deutet auf extrazelluläre Volumenexpansion und damit einen Natriumexzess hin.
- Die Urinkonzentration (gemessen als Urinosmolalität oder als spezifisches Gewicht) gibt Auskunft über die Wasserausscheidung und damit indirekt auch über die ADH-Spiegel im Blut (➤ 12.1.3). Ein verdünnter Urin deutet auf renale Wasserverluste hin, ein konzentrierter Urin auf extrarenale Wasserverluste.

Therapie

Wie oben beschrieben beinhaltet die Therapie der Hypernatriämie schwere Risiken und muss deshalb genau geplant werden.

- Liegt eine begleitende **Volumenstörung** vor, so wird diese vorrangig behandelt (Gabe **isotoner Lösungen** bei begleitender Dehydratation, Gabe von Diuretika bei Hyperhydratation).
- Ist die **Hypernatriämie symptomatisch** (liegen also z. B. ZNS-Symptome wie Krampfanfälle oder Bewusstseinsstörungen vor), so muss die Natriumkonzentration durch Gabe **hypotoner Lösungen langsam** ausgeglichen werden. Ein vernünftiges Therapieziel ist z. B. ein Natriumspiegel von 150 mmol/l. Dabei sollte der Natriumspiegel um nicht mehr als um **0,5–1 mmol/l pro Stunde** (und nicht mehr als 10 mmol pro 24 h) fallen, da es sonst aufgrund der intrazellulär gebildeten Idiosmole (s. o.) zum Hirnödem kommen kann.

Behandlung der Hypernatriämie

Die für den Konzentrationsausgleich benötigte Gesamtmenge an freiem Wasser kann berechnet werden, indem man die Differenz aus der gegenwärtigen und der angestrebten Natriumkonzentration durch die angestrebte Natriumkonzentration teilt und das Ergebnis mit dem Volumen des Verteilungsraums (in diesem Fall des Gesamtkörperwassers) multipliziert:

$$\frac{(Na^+_{ist} - Na^+_{soll})}{Na^+_{soll}} \times 60\,\% \text{ des Körpergewichts (in Liter)}$$

Anstelle dieser etwas komplizierten Formel kann man auch grob von einem Wasserbedarf von 4 ml/kg KG für jedes den Normalwert übersteigende mmol/l an Natrium ausgehen:

$$\left(Na^+_{ist} - Na^+_{soll}\right) \times \left(4\,ml/kg\,KG\right)$$

Freies Wasser kann dabei in Form von 5-prozentiger Glukose-Lösung (1 l enthält 1 l freies Wasser) oder als ¼- bzw. ⅓-normale Kochsalzlösung (1 l enthält dann jeweils 0,75 l bzw. 0,5 l freies Wasser) zugeführt werden (➤ 12.1.1, Kasten „Therapeutische Anwendung physiologischer Prinzipien").

Beispiel: Soll ein erhöhter Natriumwert von 170 mmol/l bei einem 100 kg schweren Mann in 24 h auf 160 mmol/l gesenkt werden, werden in diesem Zeitraum (bei Annahme eines Verteilungsfaktors von 60 %) 10/160 × 0,6 × 100 l an freiem Wasser (also 3,75 l) zugeführt.

CAVE!

Durch die obige Formel wird lediglich die Abweichung der Natriumkonzentration korrigiert, eine evtl. begleitende Volumenstörung (d. h. Störung des Natriumbestands) bleibt davon unberührt.

Zur Behandlung der Hypernatriämie bei Diabetes insipidus ➤ 9.6.3.

12.4 Störungen des Wasserhaushalts

Störungen des Wasserhaushalts sind von denen des Natriumhaushalts nicht zu trennen, da das Extrazellularvolumen in erster Linie durch seinen Gehalt an Natrium bestimmt wird. Entsprechend erfolgt die Steuerung des Extrazellularvolumens primär über die Ausscheidung bzw. Retention von Natrium (➤ 12.1.3).

Definitionen

De- und Hyperhydratation

Die Begriffe De- und Hyperhydratation bezeichnen eine **Volumenverminderung bzw. -vermehrung des extrazellulären Körperwassers.** Hydratationsstörungen können je nach begleitender Natriumkonzentration von Osmolalitätsstörungen begleitet sein, d. h., sie können isoton (= ohne begleitende Osmolalitätsänderung), hypoton oder hyperton sein. In den beiden letzteren Fällen sind sie mit Flüssigkeitsverschiebungen und damit Volumenänderungen auch des ICR verbunden.

Zu begleitenden Osmolalitätsstörungen kommt es dann, wenn freies Wasser und Körpersalze in ungleichgewichtigem Verhältnis verloren gehen bzw. zurückgehalten werden. So führt z. B. die Cholera zu stärkeren Natrium- als Wasserverlusten, sodass eine hypotone Dehydratation resultiert.

Hydratationsstörungen führen stets auch zu einer mehr oder weniger stark ausgeprägten Störung des Intravasalvolumens und damit zu Kreislaufsymptomen (s. u.).

Hypo- und Hypervolämie

Die Begriffe Hypo- und Hypervolämie bezeichnen eine **Verminderung bzw. Vermehrung des Intravasalvolumens.** Eine reine, d. h. primär durch eine Störung des Intravasalraums bedingte Hypovolämie ist z. B. die akute Blutung. Hier kommt es praktisch ausschließlich zu Kreislaufsymptomen (z. B. erniedrigtem Blutdruck und erhöhter Pulsfrequenz). Zeichen der Dehydratation treten erst später hinzu. Umgekehrt können zunächst den gesamten Extrazellularraum betreffende Volumenstörungen (De- oder Hyperhydratation) früher oder später zur Hypo- oder Hypervolämie mit entsprechenden Kreislaufstörungen führen.

Eine reine Hypervolämie ist z. B. durch eine akute Überinfusion von Blut oder Albumin-Lösungen möglich.

PRAXISBEZUG

Kompensationsmechanismen bei akutem Blutverlust

- Bis zu 1 l akuten Verlusts an intravasaler Flüssigkeit kann vom Erwachsenen ohne klinische Zeichen kompensiert werden.
- Bei größeren Verlusten kommt es zunächst zur lageabhängigen Hypotension **(orthostatische Dysregulation)** als einem der ersten und verlässlichsten Zeichen der Volumenminderung.
- Danach sinkt der Blutdruck im venösen System. ZVD und pulmonalkapillärer Verschlussdruck sind dann erniedrigt.
- Später kommt es zu einer Umverteilung des zirkulierenden Blutvolumens zugunsten der zentralen lebenswichtigen Organe (Gehirn, Herz, Niere). Diese **Zentralisierung** der Durchblutung kommt durch eine Konstriktion der Gefäße von Haut und Magen-Darm-Trakt zustande.
- Weitere Blutverluste führen zu einem signifikanten **Abfall des Herzschlagvolumens.** Folge sind Tachykardie, fadenförmiger Puls und evtl. Oligo- oder Anurie. Spätzeichen ist die arterielle Hypotonie.

Diagnostisches Vorgehen

Störungen des Wasserhaushalts beeinflussen sowohl den Flüssigkeitsgehalt der Kompartimente als auch die Osmolalität bzw. Natriumkonzentration. Die klinische Diagnostik verfolgt deshalb drei **Fragestellungen:**

- Wie stark ist der **Intravasalraum** betroffen: Bestehen Zeichen von Hypo- oder Hypervolämie?
- Wie stark ist der **Extrazellularraum** verändert: Gibt es Zeichen der Dehydratation oder Hyperhydratation?
- Wie stark ist die **Osmolalität** gestört: Liegen Zeichen einer Osmolalitätsstörung vor?

Labor und apparative Diagnostik sind hilfreiche Ergänzungen, da sie oft Hinweise auf die zugrunde liegende Erkrankung liefern. Allerdings kann das Labor zur Einschätzung des Extrazellularvolumens – wie in ➤ 12.2 besprochen – allenfalls Hinweise geben.

Anamnese

Die Anamnese ist selten wegweisend, die Symptome sind in der Regel von der Grundkrankheit bestimmt. Wichtige Fragen sind:

- **Grunderkrankungen** (Herz-, Leber- oder Nierenkrankheiten), Medikamenteneinnahme, v. a. Diuretika?
- Vermehrte **Flüssigkeitsverluste,** z. B. Erbrechen, Durchfälle, Fieber, Urinausscheidung?
- **Flüssigkeitsaufnahme,** Gewichtsveränderungen, Durstgefühl?

Befund

Je nach vorwiegend betroffenem Kompartiment (Intravasalraum **versus** gesamter Extrazellularraum) können Kreislaufstörungen von Hydratationsstörungen abgetrennt werden. In Wirklichkeit treten sie meist gemeinsam auf (➤ Tab. 12.3).

Flüssigkeitsbilanz

Die **Gegenüberstellung von Ein- und Ausfuhr** („Bilanzierung") kann klinisch enorm hilfreich sein (➤ 12.1 1), denn hierdurch können Volumenüberschüsse bzw. laufende Verluste rasch erkannt werden.

Körpergewicht

Akute Änderungen des Körpergewichts reflektieren eine Zu- oder Abnahme des Gesamtkörperwassers. Insofern bietet die tägliche Gewichtsmessung eine einfache (und häufig nicht genutzte) Möglichkeit, um Abweichungen des Extrazellularvolumens zu erkennen.

Tab. 12.3 Klinische Erscheinungen bei Störungen des Wasserhaushalts

	Volumenmangel	Volumenüberschuss
Den Intravasalraum betreffend	• Tachykardie • Orthostatische Hypotonie • Oligurie • Verlangsamte Kapillarfüllung auf Fingerdruck (Rekapillarisierungszeit), gemessen z. B. durch Druck auf die Haut des Brustkorbs oder auf das Nagelbett – normal sind < 2 s • Kühle Peripherie • Hypotonie	• Hypertonie • Vermehrte Jugularvenenfüllung (Stauung bei 45°-Oberkörperhochlage deutet auf erhöhtes Volumen in den zentralen Venenabschnitten hin) • Hepatojugulärer Reflux (Jugularvenen füllen sich bei Druck auf die Leber)
Den gesamten ECR betreffend	• Trockene Schleimhäute • Kein Axillarschweiß • Verminderte Tränenproduktion (bei Kindern) • Verminderter Hautturgor	• Tachypnoe • S3-Galopprhythmus (➤ 1.4.2) • Aszites, Lungenödem • Hautödeme

Leider gibt das Körpergewicht keine Auskunft über die Verteilung des Körperwassers auf die Kompartimente. Auch können beträchtliche Wasserbewegungen zwischen den Kompartimenten auftreten (z. B. bei der Entwicklung eines Aszites), ohne dass sich das Körpergewicht ändert.

Labor

Leider sind Laborbefunde bei Störungen des Wasserhaushalts wenig spezifisch (➤ Abb. 12.12). Insbesondere die Untersuchung des Urins kann jedoch wertvolle Hinweise auf den Volumenstatus geben:

- **Natriumausscheidung im Urin:** Wie in ➤ 12.1.3 besprochen, führt ein extrazellulärer Volumenmangel zur Aldosteronsekretion und damit zu einer niedrigen Urin-Natriumkonzentration (< 20 mmol/l). Die Natriumausscheidung kann auch als sog. fraktionierte Natriumausscheidung auf die Nierenfunktion bezogen werden, sodass eine Unterscheidung zwischen einer Volumenstörung (prärenales Nierenversagen) und einer renal bedingten Oligurie möglich wird.
- **Urinkonzentration:** Die häufigste Ursache von Störungen des Wasserhaushalts ist ein extrazellulärer Volumenmangel, der physiologischerweise zur ADH-Sekretion und damit zu einem konzentrierten Urin führt. Die Urinkonzentration kann entweder als Osmolalität oder als spezifisches Gewicht gemessen werden; bei letzterer Methode ist zu berücksichtigen, dass schwerere Teilchen (z. B. Glukose oder Eiweiße) den Messwert mehr beeinflussen als leichte Teilchen (Elektrolyte), was vor allem bei Glukosurie schwer interpretierbare Ergebnisse erbringt.
- **Harnstoff im Serum:** Bei gedrosselter Diurese diffundiert mehr Harnstoff ins Gefäßsystem zurück, sodass der Harnstoff-Serumspiegel bei Dehydratation ansteigt.
- **Hämokonzentration:** Bei länger bestehender Dehydratation kommt es zu einer Konzentrierung der Blut- und Plasma-

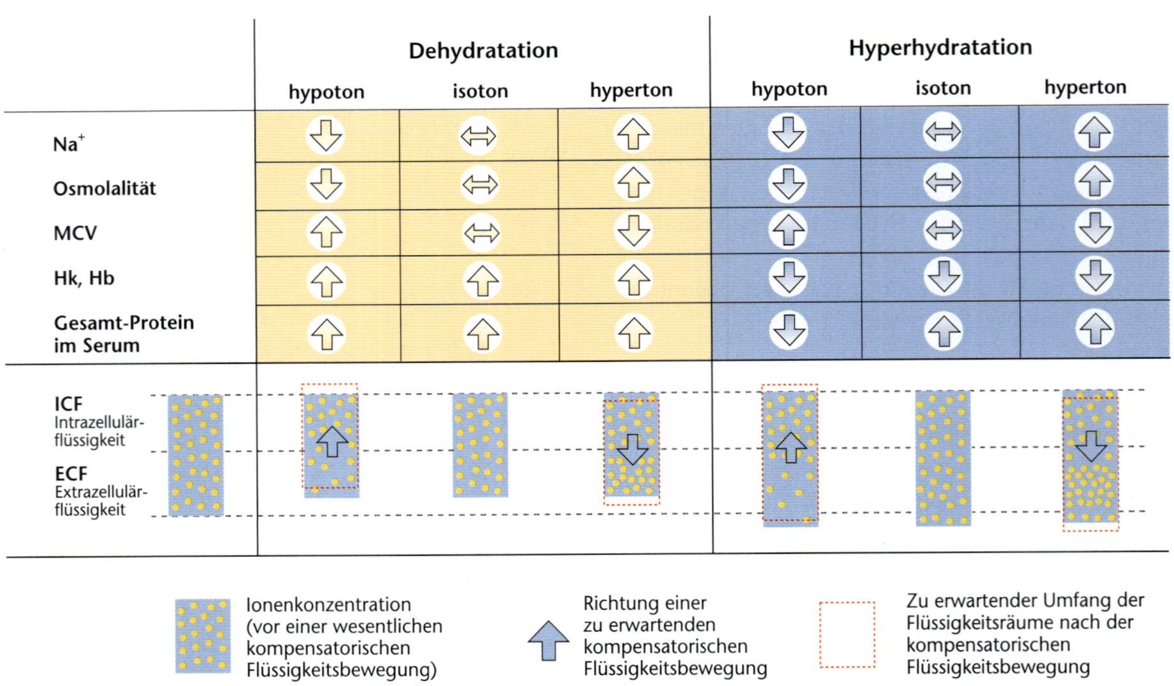

Abb. 12.12 Laborbefunde bei Störungen des Natrium- und Wasserhaushalts [L157]

bestandteile und damit zu einem Anstieg von Hämatokrit (um etwa 6–8 % pro Liter intravasalen Volumenverlusts), Albumin, Kalzium, Harnsäure u. a.

Differenzierung von Volumenstörung und Nierenschädigung bei Oligurie

Teilt man den Quotienten aus Urin- und Plasma-Natriumkonzentration durch denjenigen aus Urin- und Plasma-Kreatininkonzentration, erhält man die sog. **fraktionierte Natriumausscheidung**:

$$(Na^{+}_{ist} - Na^{+}_{soll}) \times (4\ ml/kgKG)$$

Werte von < 1 deuten auf eine Volumenstörung, Werte von > 1 auf eine Nierenschädigung hin.

Das Harnstoff-Kreatinin-Verhältnis im Serum kann hilfreich sein, um eine Hypovolämie (prärenale Nierenschädigung) von einer intrinsischen Nierenschädigung („renale" Nierenschädigung) abzugrenzen. Bei reiner Hypovolämie steigt der Harnstoff bei Weitem schneller an als das Kreatinin (HSt/Krea = 15–20), während sich bei einer Nierenschädigung beide Werte etwa gleich schnell ändern (HSt/Krea = 10–15).

Invasive Messungen

Es gibt keine verlässliche Messung des Extrazellulärvolumens. Das Intravasalvolumen dagegen kann indirekt über spezielle Druckmessungen im zentralen Venensystem (Messung des **zentralen Venendrucks, ZVD**) und im pulmonalen Arterien- bzw. Kapillarsystem (Messung des **pulmonalkapillären Verschlussdrucks**) abgeschätzt werden (Genaueres ➤ 1.4.3).

12.4.1 Dehydratation

Häufige Ursachen der Dehydratation sind zu geringe Flüssigkeitszufuhr oder Flüssigkeitsverluste über Nieren, Gastrointestinaltrakt, Haut oder Lungen. Je nach begleitender Osmolalitätsstörung werden isotone, hypotone und hypertone Dehydratation unterschieden.

Klinik

Die klinischen Zeichen der Dehydratation werden als **Exsikkose** bezeichnet, z. B. trockene Schleimhäute, fehlender Axillarschweiß, fehlende Tränenproduktion, rissige Zunge (z. T. mit borkigen Belägen) und stehende Hautfalten durch erniedrigten Hautturgor.

Diese Zeichen treten erst ab mehreren Litern Volumendefizit auf und sind bei kachektischen und älteren Patienten nicht immer vorhanden. Auch **Durst** fehlt bei älteren Menschen oft.

Bei schweren Störungen treten **ZNS-Symptome** auf: Somnolenz bis Koma, hirnorganisches Psychosyndrom, Krampfanfälle.

Ätiologie

Eine Dehydratation kann bedingt sein durch:

- **Gastrointestinale Verluste:** z. B. durch Erbrechen, Diarrhö, gastrointestinale Fisteln
- **Renale Verluste:** z. B. durch Diuretika-Therapie, polyurische Phase der akuten Nierenschädigung oder bei Morbus Addison durch ausfallende Aldosteronsekretion und damit eingeschränkte Salzretention (➤ 12.1.3)
- **Verluste in den „dritten Raum":** z. B. bei Ileus oder Pankreatitis
- **Hautverluste:** z. B. bei starkem Schwitzen oder bei Verbrennungen
- **Unzureichende Flüssigkeitszufuhr:** Besonders gefährdet sind Säuglinge und alte Menschen.

Therapie

Schocktherapie

Vorrangiges Ziel ist bei **allen** Formen der Dehydratation die Beseitigung einer evtl. bestehenden Hypovolämie, d. h. die Wiederherstellung eines ausreichenden Intravasalvolumens. Hierzu werden gegebenenfalls so lange isotone Kristalloidlösungen gegeben (z. B. 0,9-prozentige Kochsalzlösung oder Ringer-Laktat), bis sich die Zeichen des Kreislaufdefizits bessern (Anstieg des Blutdrucks, Rückgang der Pulsfrequenz, Einsetzen der Urinproduktion).

CAVE!

Bei Hypovolämie mit Exsikkose sollten keine „Plasmaexpander" (➤ 12.1.1) gegeben werden. Sie verstärken das extravasale Flüssigkeitsdefizit, da Wasser in den Intravasalraum diffundiert.

Rehydrierungsphase

Nach dieser ersten Phase der Schocktherapie wird das extrazelluläre Volumendefizit ausgeglichen:

- Hierzu wird zunächst das zu ersetzende Volumen festgelegt (➤ Tab. 12.4). Ist ein Normalgewicht bekannt, kann das Volumendefizit direkt aus dem gemessenen Gewichtsverlust abgelesen werden.
- Dieses Volumen wird nun über 24–48 h ersetzt (24 h bei der hypotonen oder isotonen Dehydratation, 48 h bei der hypertonen Dehydratation, s. u.).
- Je nach begleitender Tonizität werden für die Rehydrierung unterschiedliche Lösungen verwendet. Bei **hypertoner Dehydratation** kommt eine ¼-normale (¼-isotone) Glukose-Kochsalz-Lösung mit Kaliumzusatz, selten auch eine reine Glukoselösung mit Kaliumzusatz zum Einsatz, bei **isotoner Dehydratation** eine ½-normale Glukose-Kochsalz-Lösung mit Kaliumzusatz, bei **hypotoner Dehydratation** eine ½-normale Glukose-Kochsalz-Lösung mit Kaliumzusatz.

Tab. 12.4 Schweregrade der Dehydratation (mit Angabe der Wasserverluste in % des Körpergewichts)

Leicht (3–5 %)	Mäßig (6–8 %)	Schwer (9–12 %)
• Etwas trockene Schleimhäute • Konzentrierter Urin • Verminderter Axillarschweiß • Leicht erhöhte Herzfrequenz	• Trockene Schleimhäute • Oligurie • Verminderter Hautturgor • Erhöhte Herzfrequenz • Normaler Blutdruck	• Erniedrigter Blutdruck • Verminderte Hautperfusion (verlängerte Füllungszeit auf Fingerdruck) • Azidose • Anurie

CAVE!

Bei Oligurie sollte die Substitutionslösung zunächst kaliumfrei sein, bis die Gefahr einer akuten Nierenschädigung mit Hyperkaliämie ausgeschlossen ist.

12.4.2 Isotone Dehydratation

Sie entsteht durch extrazelluläre Natrium- und Wasserverluste in gleichgewichtigem Verhältnis; das Serum-Natrium liegt im Bereich von 130–150 mmol/l. Häufige Ursachen sind gastrointestinale Flüssigkeitsverluste (Erbrechen, Diarrhö) und Verluste in den „dritten Raum" (Ileus, Aszites, Pankreatitis). Klinisch bestehen Zeichen der Exsikkose (s. o.), in schwerwiegenden Fällen auch der Hypovolämie.

Labor

Hämatokrit und Gesamteiweiß sind erhöht, Serum-Natrium und -osmolalität normal. Die Urinosmolalität ist bei normaler Nierenfunktion erhöht, die Urin-Natriumkonzentration erniedrigt (außer bei renalen Flüssigkeitsverlusten).

Therapie

In leichten Fällen ist die orale Flüssigkeitsgabe mit Kochsalz, z. B. als Fleisch- oder Gemüsebrühe, ausreichend. Bei schwerem Volumenmangel ist eine intravenöse Schocktherapie und Rehydrierung erforderlich (s. o.).

12.4.3 Hypotone Dehydratation

Der extrazelluläre Wasserverlust ist geringer als der Salzverlust. Der resultierende relative Wasserüberschuss im Extrazellularraum – messbar als Hyponatriämie (Serum-Natriumkonzentration < 130 mmol/l) – führt durch osmotische Flüssigkeitsverschiebung zum **intrazellulären Ödem.** Häufige Ursachen sind gastrointestinale Verluste über nasogastrische Sonden, Fisteln, Erbrechen oder Durchfall (insbesondere bei Cholera). Eine hypotone Dehydratation kann auch iatrogen durch Diuretika-Therapie ausgelöst werden.

Klinik

Die Symptome des extrazellulären Volumenmangels stehen im Vordergrund. Oft kommt es bereits frühzeitig zu **Kreislaufsymptomen,** da der Intravasalraum durch die Flüssigkeitsverschiebung nach intrazellulär zusätzlich „ausgeraubt" wird. Nur bei starker Hyponatriämie kommt es zu zentralnervösen Störungen wie Somnolenz, hirnorganischem Psychosyndrom oder Krampfanfällen.

Labor

Hämatokrit und Gesamteiweiß sind erhöht, Serum-Natrium und -osmolalität erniedrigt. Bei diuretikabedingter hypotoner Dehydratation ist die Natriumkonzentration im Urin meist > 20 mmol/l, sonst liegt sie bei intakter Nierenfunktion darunter.

Therapie

Bei leichten Störungen wird salzhaltige Flüssigkeit oral gegeben (z. B. Brühe). Schwere Volumenstörungen werden durch intravenöse Schock- und Rehydrierungstherapie ausgeglichen (s. o.). Eine schwere Hyponatriämie mit zentralnervösen Symptomen (wie z. B. Krampfanfällen oder Koma) wird durch intravenöse Gabe von Kochsalz (z. B. als 3-prozentige Kochsalzlösung) auf etwa 115 mmol/l korrigiert (zur Berechnung der benötigten Natriummenge ➤ 12.3.2). Es besteht hierbei, besonders bei Herzkranken, die Gefahr einer starken Kreislaufbelastung sowie eines Hirnödems.

12.4.4 Hypertone Dehydratation

Der extrazelluläre Wasserverlust überwiegt den Salzverlust. Der resultierende relative Salzüberschuss im Extrazellularraum – messbar als Hypernatriämie (Serum-Natrium > 150 mmol/l) – führt durch osmotische Flüssigkeitsverschiebung zur vorwiegend **intrazellulären Dehydratation.**

Häufige Ursachen sind Diarrhö sowie lang anhaltendes Fieber, Schwitzen oder Hyperventilation (z. B. bei Pneumonie). Eine weitere typische Ursache ist der Diabetes insipidus (➤ 9.6.3).

Eine Sonderform ist die hypertone Dehydratation bei Hyperglykämie im Rahmen eines entgleisten Diabetes mellitus. Die Hypertonie ist hier nicht durch einen relativen Natriumüberschuss bedingt, sondern durch die erhöhte Serum-Glukose.

Klinik

Meist bestehen nur geringe Hypovolämiezeichen, da zum Ausgleich der erhöhten Osmolalität im Serum Flüssigkeit von intra- nach extrazellulär verschoben wird und der Intravasalraum so weitgehend „geschont" wird. Im Vordergrund stehen **Symptome des ZNS** wie Durst, Fieber, Somnolenz und hirnorganisches Psychosyndrom.

Labor

Hämatokrit, Gesamteiweiß, Serum-Natrium und -Osmolalität sind erhöht. Im Urin ist das Natrium trotz des hohen Serum-Natriums erniedrigt, da wegen des extrazellulären Volumendefizits Natrium zurückgehalten wird (RAAS-Aktivierung). Bei intakter Nierenfunktion ist auch die Urinosmolalität erhöht (Ausnahme ist der Diabetes insipidus, ➤ 9.6.3).

Therapie

Bei leichten bis mäßigen Störungen reicht reichliche orale Zufuhr „freier" Flüssigkeit wie Tee oder Wasser. Liegen zentralnervöse Symptome (wie z. B. Krampfanfälle oder Koma) vor, wird der Natriumspiegel durch Infusion freien Wassers (z. B. als 5-prozentige Glukose-Lösung) auf etwa 150 mmol/l gesenkt (zur Berechnung der benötigten Wassermenge: ➤ 12.3.3 unter „Therapie").

Anschließend wird langsam – d. h. über mindestens 48 h – rehydriert. Eine geeignete Lösung hierfür ist z. B. ¼-normale Kochsalzlösung mit Kalium.

CAVE!

Je schwerwiegender und länger bestehend die hypertone Dehydratation ist, desto größer ist bei plötzlichem Flüssigkeitsangebot das Risiko des Hirnödems. Darum muss bei zu raschem Abfall der Serum-Natriumkonzentration (regelmäßige Kontrollen!) auf eine Lösung mit höherem Natriumgehalt gewechselt werden.

12.4.5 Hyperhydratation

Leitsymptome sind Gewichtszunahme, praller Hautturgor, Tachykardie und Venenstauung. Gegebenenfalls kommt es zu Ödemen in Haut oder Lunge sowie zu Ergüssen (z. B. Pleuraergüssen). Nicht selten tritt im Rahmen der Volumenbelastung eine Herzinsuffizienz auf.

Zur **Pathogenese und Differenzialdiagnose** von Ödemen (➤ Abb. 12.13):

Differenzialdiagnose von Ödemen

Hautödeme sind schmerzlose, nicht gerötete Schwellungen infolge Ansammlung wässriger Flüssigkeit im interstitiellen Raum von Haut oder Schleimhäuten (Ausnahmen: Myxödem und Lipödem, s. u.). Sie können **lokalisiert** oder **generalisiert** (d. h. am ganzen Integument) auftreten. (Lageabhängige Manifestationen sind bei den generalisierten Formen aber nicht ausgeschlossen.)

Pathogenese

Hautödeme entstehen durch:

- Erhöhten hydrostatischen Druck, z. B. bei venöser Thrombose, Herzinsuffizienz, Natrium- und Wasserretention
- Verminderten onkotischen Druck (durch Hypoproteinämie), z. B. bei nephrotischem Syndrom, enteralem Eiweißverlust, Leberschaden, Malnutrition
- Kapillarwandschäden allergischer (z. B. beim angioneurotischen Ödem), entzündlicher oder ischämischer Natur
- Störungen des Lymphabflusses als primäres oder sekundäres Lymphödem (meist als lokalisiertes Ödem, ➤ 2.5.2)

Ätiologie der generalisierten Ödeme

- Ödeme bei **Rechtsherzinsuffizienz** sind typischerweise symmetrisch in den abhängigen Körperpartien lokalisiert (beim mobilen Patienten z. B. an Fußrücken, Knöchel, Unterschenkel; beim bettlägerigen Patienten an den unten liegenden Regionen des Körperstamms, z. B. bei Rückenlage im Bereich des Sakrums). Häufig bestehen zusätzlich Aszites und Pleuraergüsse (rechts > links).
- Durch eine **Hypoproteinämie** bedingte Ödeme führen zu weitgehend lageunabhängigen Ödemen und treten erst ab einem Serumprotein < 20 g/l bzw. Albumin < 15 g/l auf. Besonders bei Krankheiten der Leber ist wegen des meist gleichzeitig bestehenden portalen Hypertonus mit einem begleitenden Aszites zu rechnen.
- Bei **mangelhafter Wasserausscheidung** bei akutem oder chronischem Nierenversagen können ebenso generalisierte Ödeme auftreten.
- Beim **Hyperaldosteronismus** (➤ 9.7.3) kommt es durch Natriumretention zur Expansion des Extrazellularraums und evtl. zu Wassereinlagerungen im Körpergewebe. Ein sekundärer Hyperaldosteronismus kann z. B. bei der Herzinsuffizienz eine Ödembildung verstärken.
- Seltenere Ursachen sind **Medikamente,** wie Mineralo- und Glukokortikoide (bewirken eine Natriumretention), Kalziumantagonisten wie Nifedipin (führen zu erhöhtem Kapillardruck durch Relaxation präkapillärer Arteriolen) sowie Östrogene.

Ätiologie der lokalisierten Ödeme

- Die meisten lokalisierten Ödeme finden sich an den Unterschenkeln, vorzugsweise als **Phlebödem** durch z. B. tiefe Beinvenenthrombose oder häufiger beim postthrombotischen Syndrom (➤ 2.4.4). Die Zehen sind meist ausgespart, oft klagen die Patienten über Schmerzen, die Haut ist livide verfärbt.
- Im Gegensatz dazu sind Lymphödeme (➤ 2.5.2) meist schmerzfrei, ohne Hautverfärbung und beziehen die Zehen mit ein.
- Umschriebene Ödeme können außerdem an unterschiedlichen Körperstellen durch Entzündungsmediatoren (z. B. bei Erysipel, Insektenstiche) entstehen. **Sonderformen** sind das allergische Quincke-Ödem (v. a. im Bereich der Augenlider) und das Ödem beim Sudeck-Syndrom, einer postoperativ auftretenden autonomen Regulationsstörung.

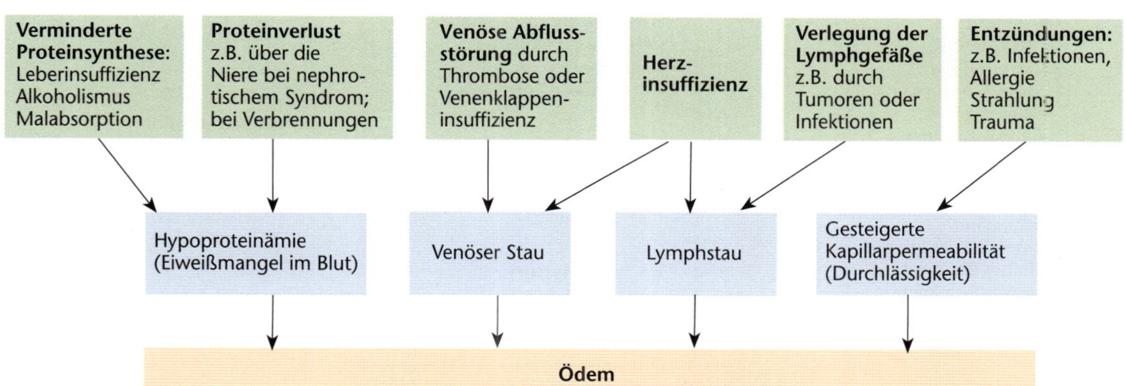

Abb. 12.13 Übersicht über die mögliche Pathogenese eines Ödems [A400]

MERKE
Das **Myxödem** bei Hypothyreose ist durch bindegewebige Auftreibung, das **Lipödem** (symmetrische, oft schmerzhafte Schwellung des Fettgewebes, v. a. an den Unterschenkeln) durch Auftreibung des Fettgewebes bedingt. In beiden Fällen besteht keine Wassereinlagerung.
Cave: Der Fingerdruck beim Myxödem und beim Lipödem hinterlässt keine Delle!

Therapie der Hyperhydratation (alle Formen)

- Behandlung der Grundkrankheit
- Flüssigkeitsbilanz, Gewichtskontrolle
- Flüssigkeitsrestriktion, bei Hyperaldosteronismus auch Kochsalzrestriktion
- Vorsichtig ausschwemmen: Je nach Ausprägung der Störung und Nierenfunktion kommen Thiazid- oder Schleifendiuretika zum Einsatz, ggf. in Kombination mit kaliumsparenden Diuretika.
- Ggf. Dialyse oder Hämofiltration bei Überwässerung mit Niereninsuffizienz

Isotone und hypotone Hyperhydratation

Extrazelluläre Überwässerung mit normaler oder relativ verminderter Salzkonzentration. Bei der durch einen relativen Salzmangel im Extrazellularraum (→ erniedrigtes Serum-Natrium) ausgezeichneten hypotonen Hyperhydratation kommt es durch osmotische Flüssigkeitsverschiebung zum **intrazellulären Ödem** mit entsprechenden zentralnervösen Symptomen.

CAVE!
Eine verminderte Salzkonzentration bei Hyperhydratation darf keineswegs mit einem (substitutionsbedürftigen) Natriummangel gleichgesetzt werden. Vielmehr ist die häufig gemessene Hyponatriämie Folge der Verdünnung. Der Natriumbestand des Körpers ist bei den meisten Formen der Hyperhydratation normal bis erhöht.

Ätiologie und Pathogenese

Die iso- bzw. hypotone Hyperhydratation entsteht auf drei Wegen (➤ Abb. 12.14):
- Erhöhte Natriumretention, z. B. bei:
  - Sekundärem Hyperaldosteronismus (etwa bei Herzinsuffizienz, ➤ 1.7.2)
  - Überschuss an Mineralo- oder Glukokortikoiden, z. B. iatrogen, Cushing- oder Conn-Syndrom (➤ 9.7.3)
  - Nephrotischem Syndrom und Leberzirrhose (Erklärung ➤ 12.3.2)
- Erhöhte Wasserretention, z. B. bei:
  - Syndrom der inadäquaten ADH-Sekretion (SIADH, ➤ 9.6.2)
  - Herzinsuffizienz
  - Niereninsuffizienz, besonders im akuten Stadium
- Übermäßige Flüssigkeitsbelastung, z. B. durch Überinfusion oder Ertrinken in Süßwasser, ➤ Abb. 12.14

Hypertone Hyperhydratation

Extrazelluläre Überwässerung mit relativem Salzüberschuss (selten). Durch den extrazellulären Salzüberschuss, messbar als erhöhtes Serum-Natrium, kommt es infolge osmotischer Flüssigkeitsverschiebung zur **intrazellulären Dehydratation** mit entsprechenden zentralnervösen Symptomen.

Ätiologie

Die hypertone Hyperhydratation hat drei hauptsächliche Ursachen:
- In der Mehrzahl der Fälle ist sie **iatrogen** bedingt, z. B. durch Infusion von Natriumbikarbonat-Lösung oder hypertoner Kochsalzlösung sowie i. v.-Gabe stark natriumhaltiger Penicillinsalze.
- Primärer **Hyperaldosteronismus** mit Natriumretention: Die Symptome sind in der Regel nur gering ausgeprägt.
- Ertrinken in Salzwasser

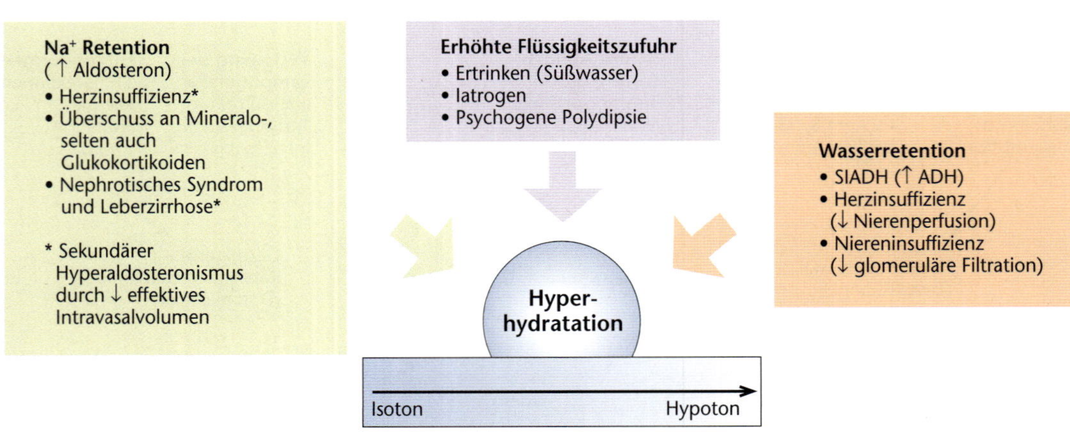

Abb. 12.14 Ätiologie und Pathogenese der isotonen und hypotonen Hyperhydratation [L157]

12.5 Kalium

12.5.1 Physiologie

Kalium ist das häufigste Kation des **Intrazellularraums.** 98 % des Körperkaliums liegen intrazellulär. Der Serumspiegel sagt deshalb nur wenig über den Gesamtbestand des Körpers aus.

Normbereich im Serum: 3,6–4,8 mmol/l. Abweichungen unter oder über diese Grenzen werden als Hypo- bzw. Hyperkaliämie bezeichnet (➤ Abb. 12.15).

Physiologische Funktion

Neuromuskuläre Erregbarkeit

Der Kaliumgradient an der Zellmembran hält das **Ruhemembranpotenzial** aufrecht und hat damit eine entscheidende Bedeutung für die elektrische Erregbarkeit der Nerven- und Muskelzellen. Die intrazelluläre Kaliumkonzentration ist dabei relativ stabil. Was sich unter pathologischen Bedingungen ändert, ist vor allem die extrazelluläre Kaliumkonzentration.

- **Hyperkaliämie** erhöht das Ruhepotenzial und steigert dadurch die neuromuskuläre Erregbarkeit. Im Extremfall kann es zur Muskellähmung durch **Depolarisationsblock** kommen.
- **Hypokaliämie** vermindert das Ruhepotenzial und damit die neuromuskuläre Erregbarkeit. Auch dadurch kann schließlich eine Muskellähmung durch einen **Hyperpolarisationsblock** entstehen.
- Die akute Störung verläuft dabei immer weit bedrohlicher als die chronische.

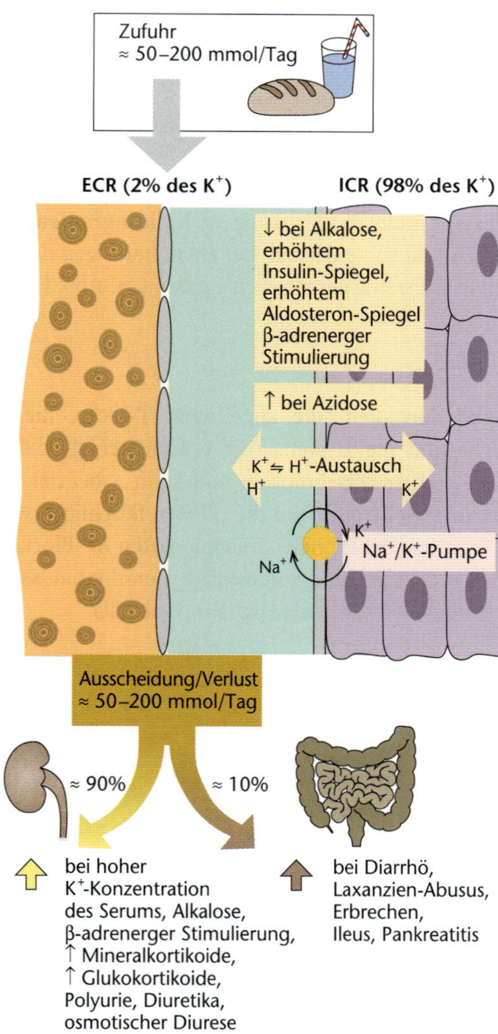

Abb. 12.15 Überblick über den Kaliumhaushalt [L157]

Kaliumwirkung am Herzen

Am Herzen wird die Erregbarkeit bei mäßiger **Hyperkaliämie** (Kalium 5,5–8 mmol/l) zunächst gesteigert. Erst bei erheblicher Hyperkaliämie mit Kalium > 8 mmol/l wird die Erregbarkeit gesenkt. Die initiale Erregungssteigerung ist durch eine zunehmende Kaliumpermeabilität der Zellmembran bedingt, die spätere Abnahme durch eine Verminderung des Membranpotenzials.

Bei Operationen am Herzen wird Kalium deshalb ggf. als kardioplegische Lösung eingesetzt, d. h., der Herzmuskel wird durch eine hyperkaliämische Lösung elektrisch entkoppelt und damit ruhig gestellt („plegisch").

Eine **Hypokaliämie** führt am Herzen zur Abnahme der Kaliumpermeabilität und damit zur Förderung der Erregungsrückbildung im Ventrikel. Dadurch können ektope erregungsbildende Zentren aktiviert und Rhythmusstörungen ausgelöst werden.

MERKE

Sowohl eine Hypo- als auch eine Hyperkaliämie können Herzrhythmusstörungen auslösen bzw. verstärken.

Bedarf, Regulation und Verteilung

Der tägliche Bedarf an Kalium liegt bei ca. 1 mmol/kg KG.

Aufnahme und Ausscheidung

Kalium wird oral aufgenommen. Ausgeschieden wird es zu etwa 90 % renal und zu 10 % enteral. In der Niere wird Kalium vom Glomerulus frei filtriert und fast vollständig im proximalen Tubulus rückresorbiert. Die Ausscheidung über die Niere findet im distalen Tubulus und im Sammelrohr statt und ist auf Natrium im Tubuluslumen angewiesen.

Die **renale** Kalium**sekretion** wird insbesondere von Aldosteron reguliert. Daneben wird die Kaliumausscheidung durch hohe Kalium-Plasmaspiegel, hohe Natriumkonzentrationen im distalen Tubulus, Gluko- und Mineralokortikoide sowie β-adrenerge Stimulation gefördert. Auch der Säure-Base-Haushalt und die Urinflussgeschwindigkeit beeinflussen die Kaliumausscheidung: Die renale Kaliumsekretion steigt mit der Diureseleistung an (Kaliurese bei Polyurie). Durch eine gute Diurese kann daher eine Hyperkaliämie verhindert werden, und andererseits kann eine gesteigerte Diurese – z. B. osmotische Diurese im Rahmen eines diabetischen Komas – zu einem schweren Kaliummangel führen.

Die Fähigkeit des Körpers zur **Kaliumkonservierung** ist im Vergleich zu Natrium deutlich eingeschränkt. Selbst bei beginnender Hypokaliämie werden noch ungefähr 10 mmol/l Kalium über den Urin ausgeschieden.

Verteilung des Kaliums über die Kompartimente

Auch die Verteilung über die Kompartimente verläuft nur träge. Bei hyperkaliämischen Zuständen dauert die Anpassung über eine kaliumarme Diät Tage.

Die Verteilung des Kaliums zwischen Intra- und Extrazellularraum wird von vier Faktoren beeinflusst:

- **Säure-Base-Status:** Intrazelluläre Kaliumionen werden je nach pH-Wert des Extrazellularraums gegen H^+-Ionen ausgetauscht (sog. **Transmineralisation**). Bei Azidose steigt die Kaliumkonzentration im Blut (Aufnahme von H^+-Ionen in die Zelle), bei Alkalose sinkt die Kaliumkonzentration (Abgabe von H^+-Ionen nach extrazellulär). Als Faustregel gilt, dass eine Änderung des Blut-pHs um 0,1 zu einer gegensinnigen Änderung des Serum-Kaliums um 0,4–0,5 mmol/l führt.
- **Osmolalität:** Bei extrazellulärer Hyperosmolalität kommt es zu einer konvektiven Umverteilung *(Solvent Drag)* von intra- nach extrazellulär.
- **Insulinkonzentration:** Kalium wird im Ko-Transport mit Glukose nach intrazellulär verschoben.
- **β-adrenerge Stimulation:** Auch hier wandert Kalium nach intrazellulär.

CAVE!

Ein normales Serum-Kalium bei Azidose zeigt deshalb einen Kaliummangel an.

MERKE

Drei dieser Faktoren werden therapeutisch genutzt. Bei Hyperkaliämie kann zum einen Insulin (mit Glukose) eingesetzt werden, zum anderen können Bikarbonat sowie β-adrenerge Medikamente gegeben werden, um eine rasche Umverteilung des Kaliums nach intrazellulär zu erreichen (➤ 12.5.4).

12.5.2 Diagnostisches Vorgehen

Eine Störung des Kaliumhaushalts kann durch drei Bedingungen entstehen: Zum einen kann die **Kaliumaufnahme,** zum Zweiten die **Kaliumausscheidung** und zum Dritten die **Verteilung des Kaliums** zwischen Intra- und Extrazellularraum gestört sein. Neben der Einschätzung der Schwere der Elektrolytstörung zielt die Diagnostik deshalb auf eine Abklärung der Nierenfunktion, die für die Ausscheidung entscheidend ist.

Um Verteilungsstörungen zu erkennen, müssen der Säure-Base-Status sowie die Osmolalität im Serum bekannt sein.

Labor

- **Elektrolyte im Serum:** Hierbei ist eine mögliche Verfälschung des Kaliumwerts durch zu langes Stauen während der Abnahme oder Stehenlassen der Probe zu beachten. Auch ein vorzeitiger Zellzerfall in der Probe bei exzessiv erhöhten Leukozyten- oder Thrombozytenzahlen (z. B. im Rahmen einer hämatologischen Systemerkrankung) verfälscht die Werte. Ursache ist jeweils die Freisetzung von intrazellulärem Kalium durch Zellzerfall oder Hämolyse.
- **Kreatinin:** Ein erhöhtes Kreatinin deutet auf eine eingeschränkte Kaliumausscheidung bei Niereninsuffizienz hin.
- **CK, LDH:** Eine Erhöhung kann einen vermehrten Zell- bzw. Muskelzerfall andeuten, bei dem Kalium aus der Zelle freigesetzt wird.
- **BGA:** Extrazelluläre Kaliumspiegel können **nur** in der Zusammenschau mit dem Säure-Base-Haushalt interpretiert werden (➤ 12.5.1).
- **Elektrolyte im Urin:** Bei Kaliumwerten von > 25 mmol/l ist ein renaler Kaliumverlust wahrscheinlich, bei < 25 mmol/l liegen evtl. enterale Verluste oder eine Verteilungsstörung (s. u.) vor.

EKG

Der im Labor gemessene Kalium-Serumwert korreliert wegen des vorwiegend intrazellulären Vorkommens von Kalium nur schlecht mit den Auswirkungen und der Bedrohlichkeit der Störung. Das EKG erlaubt eine grobe Einschätzung des **Kaliumgradienten an der Zellmembran** und sollte deshalb bei allen Störungen der Kaliumkonzentration frühzeitig geschrieben werden (➤ Abb. 12.16).

Hypokaliämie

Zeichen sind vor allem die abgeflachte T-Welle, die gesenkte ST-Strecke und die U-Welle (die evtl. höher als die T-Welle und auch mit dieser verschmolzen sein kann – bei der sog. **TU-Verschmelzungswelle** erscheint die QT-Zeit fälschlicherweise verlängert). Besonders bei Digitalis-Therapie treten AV-Blockierungen sowie supraventrikuläre und ventrikuläre Herzrhythmusstörungen auf (Hypokaliämie verstärkt die Digitalis-Toxizität).

MERKE

Merkspruch aus dem britischen Erfahrungsgut: *„No pot – no tea"* *(no potassium* [Kalium] *– no T-wave)!*

Hyperkaliämie

Zeichen sind die verlängerte PQ-Zeit, ein verplumpter QRS-Komplex, hohes T (**„Kirchturm-T"** – mit höheren Kalium-Serumspiegeln wird es zunehmend breiter und zeltförmiger, die QT-Zeit wird dadurch verlängert) und eine schenkelblockartige Deformierung des Kammerkomplexes. Bei hohen Serumspiegeln (> 6,5 mmol/l) drohen ventrikuläre Tachykardien, Kammerflimmern und schließlich Asystolie.

12.5.3 Hypokaliämie

Klinik

Bei Hypokaliämie sind mehrere Funktionssysteme betroffen:

- **Neuromuskuläre Funktionen** (einschließlich glatter Muskulatur): Als Ausdruck der gestörten neuromuskulären Erregbarkeit kommt es zu Muskelschwäche (besonders der unteren Extremität), Muskelkrämpfen, Bildung von Muskelwülsten bei Beklopfen, Obstipation bis hin zum Ileus, Blasenentleerungsstörungen, Hyporeflexie und Muskelhypotonie.
- **Kardiovaskuläre Funktionen:** Am Herzen kann es zu Rhythmusstörungen, besonders zur Extrasystolie, kommen (EKG-Veränderungen ➤ Abb. 12.16), ein niedriger Blutdruck ist häufig.
- **Renale Funktionen:** Als wichtige Funktionsstörung kann sich bei Hypokaliämie eine ADH-resistente Polyurie ausbilden (renaler Diabetes insipidus). Eine chronische Hypokaliämie, wie bei chronischem Diuretika- oder Laxanzienabusus, kann zu einer interstitiellen Nephropathie und zu Nierenzystenbildung führen.
- **Insulin:** Eine Hypokaliämie kann zu einer Störung der Insulinsekretion und der Glukosetoleranz führen.
- Die Wirkung und Toxizität von Digitalisglykosiden werden verstärkt.

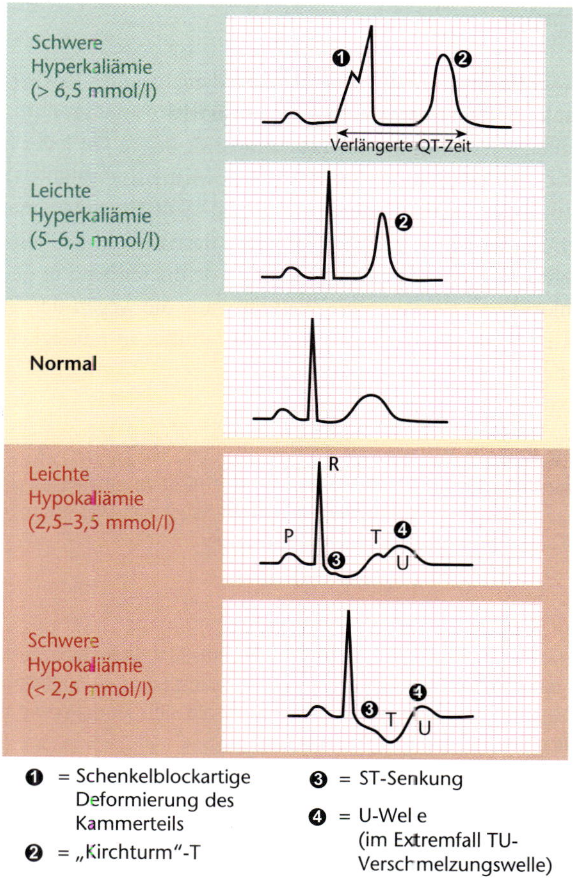

Abb. 12.16 EKG-Veränderungen bei Kaliumstörungen [A400]

Ätiologie

Eine Hypokaliämie ist fast immer durch vermehrte Verluste (Verlusthypokaliämie) oder eine Umverteilung nach intrazellulär (Verteilungshypokaliämie) bedingt. Primär unzureichende Zufuhr spielt fast nur bei falscher parenteraler Ernährung eine Rolle (➤ Abb. 12.17).

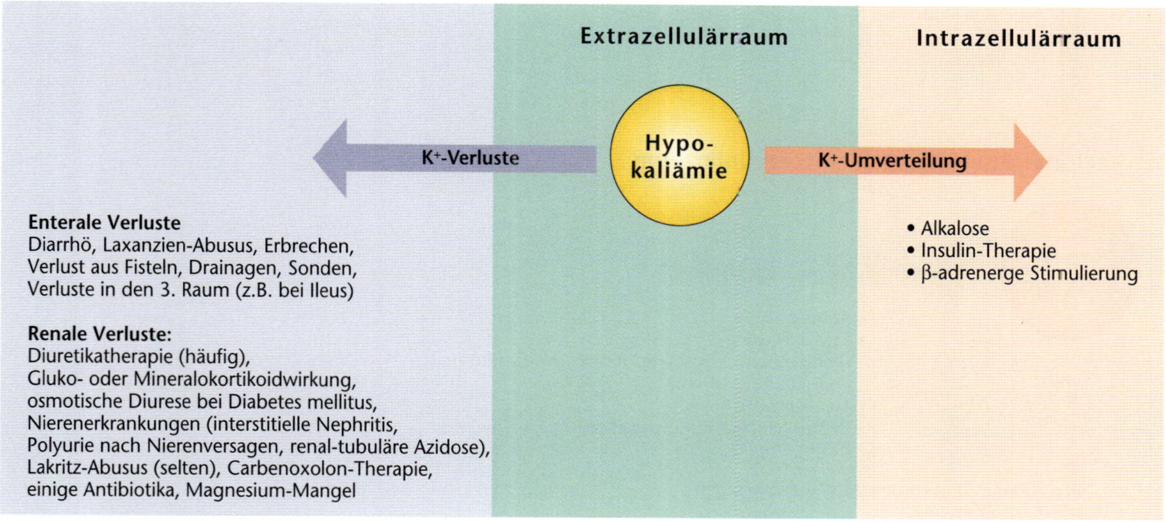

Abb. 12.17 Ursachen der Hypokaliämie [L157]

Therapie

Die Kaliumsubstitution ist besonders dringlich bei kardial Vorerkrankten (insbesondere bei digitalisierten Patienten) und bei Patienten mit manifesten Herzrhythmusstörungen. Für jedes mmol Abweichung des Kalium-Serumspiegels wird ein absolutes Defizit von 100 mmol angenommen. Für die **orale Substitution** eignet sich kaliumreiches Obst, z. B. Trockenobst, Bananen, Erdbeeren oder Tomaten. Von der Menge her besser zu definieren sind orale Kaliumchlorid- oder Kaliumphosphatpräparate, die wegen der Gefahr von Ulzera im Magen-Darm-Trakt aber immer in Flüssigkeit aufgelöst eingenommen werden sollten.

MERKE

Kaliumbikarbonat ist als Substitutionssalz nicht zu empfehlen, da bei einer Hypokaliämie häufig schon eine Alkalose besteht. Hier sollte besser ein **Kaliumchlorid**präparat eingesetzt werden.

CAVE!

Die rasche Infusion von Kalium kann Herzrhythmusstörungen auslösen und damit tödlich sein. Intravenöse Kaliumsubstitution in höheren Konzentrationen (z. B. > 60 mmol/l) erfolgt deshalb stets langsam und unter Herzmonitor-Kontrolle.

CAVE!

Wird gleichzeitig eine Azidose behandelt (etwa bei einer diabetischen Ketoazidose), ist mit einem erheblichen Substitutionsbedarf zu rechnen, da während der Korrektur der Azidose erhebliche Mengen an Kalium nach intrazellulär verschoben werden.

Wenn eine orale Therapie nicht durchführbar ist (z. B. bei Intensivpatienten), wird **intravenös substituiert.** Kalium kann in Konzentrationen > 20 mmol/l das Gefäßendothel reizen, sodass die Gabe über eine periphere Vene schmerzhaft sein kann. Konzentrationen > 60 mmol/l werden nur über zentrale Zugänge gegeben. Um Störungen der Reizleitung am Herzen zu vermeiden, werden bei der intravenösen Substitution generell nicht mehr als 20 mmol Kalium pro Stunde gegeben und eine Tagesdosis von 3 mmol/kg KG nicht überschritten.

12.5.4 Hyperkaliämie

Klinik

Das klinische Bild wird oft durch die Grunderkrankung bestimmt, es gibt kein typisches Leitsymptom. Gelegentlich treten Parästhesien („Ameisenlaufen“, pelzige Zunge) oder Muskelzuckungen auf. Lebensbedrohlich sind v. a. Herzrhythmusstörungen (➤ 1.8) bis hin zum Kreislaufstillstand (dieser kann das erste Zeichen einer Hyperkaliämie sein!).

Ätiologie

Gesunde Nieren können selbst hohe Konzentrationen von Kalium problemlos ausscheiden.

Die häufigste Ursache einer Hyperkaliämie ist eine **verminderte renale Ausscheidung** bei Niereninsuffizienz. Andere klinisch wichtige Ursachen sind Azidose, Zellschädigung und die Gabe von kaliumsparenden Diuretika (➤ Abb. 12.18).

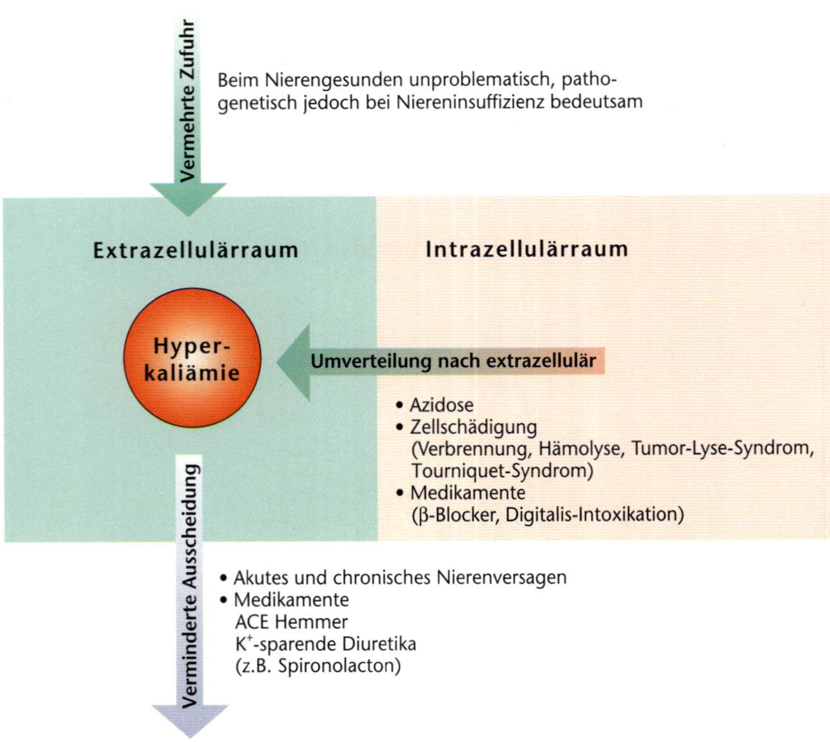

Abb. 12.18 Ursachen der Hyperkaliämie [L157]

Ätiologie der Hyperkaliämie

Vermehrte Zufuhr
Eine vermehrte orale Zufuhr ist beim Nierengesunden unproblematisch. Gefährlich ist sie für Patienten mit fortgeschrittener Niereninsuffizienz. Für solche Patienten kann schon der vermehrte Obst- und Gemüsegenuss, z. B. von Bananen oder Tomaten, gefährlich sein.

Verminderte Ausscheidung
Die verminderte Ausscheidung spielt beim akuten und chronischen Nierenversagen eine Rolle, kann jedoch lange Zeit durch Ausscheidung über den Dickdarm kompensiert werden.

Umverteilung nach extrazellulär
Azidose führt durch Austausch von H^+ gegen K^+ zur Hyperkaliämie (➤ 12.5.1).
So begünstigen bei der diabetischen Ketoazidose Insulinmangel und Azidose eine Serumhyperkaliämie. Diese manifestiert sich in der Praxis jedoch nur selten, da die gleichzeitig bestehende Osmodiurese aufgrund des hohen Blutzuckers eine vermehrte Kaliumausscheidung nach sich zieht.
Bei metabolischer Azidose aufgrund einer Niereninsuffizienz dagegen wirken die mangelhafte Ausscheidung von Kalium und die Transmineralisation gleichsinnig, sodass es zu einer erheblichen Hyperkaliämie kommt.

Zellschädigung
Diese führt zur Freisetzung intrazellulären Kaliums. Beispiele sind stärkere Verletzungen und Verbrennungen, Hämolyse, Zustand nach Chemotherapie (s. u.) sowie Tourniquet-Syndrom (Reperfusion einer zeitweise mangelhaft durchbluteten Extremität).

Medikamente
Eine Hyperkaliämie wird begünstigt durch Betablocker (Verschiebung von Kalium von intra- nach extrazellulär), ACE-Hemmer und AT1-Antagonisten (v. a. in Kombination mit kaliumsparenden Diuretika), kaliumsparende Diuretika sowie depolarisierende Muskelrelaxanzien (z. B. Succinylcholin). Eine schwere Digitalis-Intoxikation führt über eine Blockade der Na^+-K^+-ATPase zu einer Hyperkaliämie.

Tumorlyse-Syndrom und Hyperviskositätssyndrom

Die rasche Zerstörung von Tumorzellen –insbesondere im Rahmen der Chemotherapie von Leukämien, Lymphomen und des kleinzelligen Bronchialkarzinoms – setzt intrazelluläre Abbauprodukte wie Kalium, Phosphor, Urate und Säureäquivalente frei. Wegen ionischer Summenbeziehungen besteht zudem eine Hypokalzämie. Die Erscheinungen beginnen 1–2 Tage nach Beginn der Chemo- oder Bestrahlungstherapie:
- Durch ↑ Urate: Nierenversagen
- Durch ↑ Kalium: Herzarrhythmie, Herzinsuffizienz
- Durch ↓ Kalzium: Tetanie, Bewusstseinsstörungen, Krampfanfälle

Die Therapie besteht in der intravenösen Zufuhr von Flüssigkeit (isotoner Kochsalzlösung) und Diuretika (z. B. Furosemid) sowie der Gabe von Allopurinol zur raschen renalen Uratausscheidung. Durch Gabe von Natriumbikarbonat wird der Urin alkalisiert (pH-Ziel > 7,0), wodurch die Uratausscheidung erleichtert wird. In schweren Fällen wird eine Nierenersatztherapie erforderlich. Die genannten Therapiestrategien werden meist schon prophylaktisch vor Beginn einer intensiven Chemotherapie angesetzt.
Das Tumorlyse-Syndrom kann von einem **Hyperviskositätssyndrom** begleitet sein, das vor allem bei Leukämien wegen des erhöhten Zellgehalts oder des Vorliegens pathologischer Proteine (z. B. Gammopathien) auftreten kann. Klinische Zeichen sind Kopfschmerzen, Somnolenz, Seh- und Hörstörungen bis hin zu Krampfanfällen und Myokardinfarkt. Das Hyperviskositätssyndrom wird durch Flüssigkeitszufuhr, Aderlass, evtl. auch Plasmapherese behandelt.

Therapie

Die Therapie folgt drei **Prinzipien:** Zum einen wird versucht, überschüssiges und toxisch wirksames Kalium in die Zellen einzuschleusen, zum Zweiten wird die Kaliumausscheidung gefördert und zum Dritten werden die toxischen Effekte des Kaliums auf die Herzmuskelzelle verringert (letzteres Prinzip ist dabei in der Akuttherapie vorrangig).

Schutz der Herzmuskelzelle

Bei hohen Werten oder absehbarer kardialer Gefährdung kann kurzfristig **Kalziumglukonat** gegeben werden. Dieses reduziert die toxischen Effekte des Kaliums auf die neuromuskuläre Erregbarkeit (➤ 12.5.1).

Einschleusung von Kalium in die Zellen

- Infusion von Glukose und Insulin
- Gabe von Natriumbikarbonat
- Gabe von β-Sympathomimetika (z. B. Salbutamol-Inhalationen): Hierdurch kommt es zum Transport von Kalium in die Zelle und auch zu einer vermehrten tubulären Sekretion von Kalium.

Förderung der Ausscheidung

Letzten Endes wird der Kaliumbestand des Körpers nur durch folgende Maßnahmen vermindert:
- Orale oder rektale Kationenaustauscher, die Na^+ oder Ca^{2+} gegen K^+ im Darm austauschen, z. B. Resonium®
- Forcierte Diurese durch Schleifendiuretika
- Dialyse als letzte Möglichkeit

12.6 Kalzium

12.6.1 Physiologie

Kalzium hat neben seiner Rolle bei der **Knochenmineralisierung** entscheidende Funktionen bei der **elektromechanischen Koppelung** der Muskulatur sowie als Kofaktor bzw. **Second Messenger** vieler Enzyme.

Kalziumhaushalt

Normbereich im Serum: Gesamtkalzium 2,2–2,65 mmol/l; ionisiertes Kalzium 1,1–1,4 mmol/l.

Verteilung
Der Gesamtbestand des Körpers an Kalzium beträgt ca. 1 kg. 99 % davon befinden sich im Knochen als Hydroxyapatit-Kristalle, nur etwa 0,3 % im Intravasalraum. Etwa 1 % des Skelett-Kalziums ist frei mit der Extrazellulärflüssigkeit austauschbar und dient als wichtiger Reservespeicher.
40 % des Serum-Kalziums sind an Albumin gebunden, 10 % sind komplex gebunden, 50 % liegen ionisiert („frei") vor. Biologisch wirksam ist lediglich der ionisierte Anteil, der in engen Grenzen konstant gehalten wird. Im Labor wird in der Regel das Gesamtkalzium gemessen, das gut mit dem ionisierten Anteil korreliert. Bei hohem bzw. erniedrigtem

Serum-Albumingehalt wird ein hohes bzw. erniedrigtes Gesamtkalzium gemessen; die Konzentration des ionisierten Kalziums ändert sich dabei nicht. Um trotz erhöhter oder erniedrigter Serum-Albuminspiegel eine Aussage über das Vorliegen einer Hypo- oder Hyperkalzämie machen zu können, kann das sog. albuminkorrigierte Kalzium berechnet werden:

$$\text{Korrigiertes } Ca^{2+}\left[\text{mmol/l}\right] = \text{gemessenes } Ca^{2+}\left[\text{mmol/l}\right] - \left(0{,}025 \times \text{Serum-Albumin}\left[\text{g/l}\right]\right) + 1$$

Der Anteil des ionisierten Kalziums am Gesamtkalzium wird durch pH-Verschiebungen verändert. Azidose steigert, Alkalose senkt den Anteil des ionisierten Kalziums, da bei erniedrigtem pH-Wert der Kalzium-Protein-Komplex vermehrt dissoziiert. Das häufigste klinische Beispiel ist die Hyperventilationstetanie (➤ 6.1.2).

Bedarf, Aufnahme und Ausscheidung

Die normale tägliche orale Kalziumaufnahme liegt zwischen 0,5 und 1,5 g. Davon werden je nach aktuellem Bedarf ca. 30–50 % resorbiert.
Etwa ein Drittel der täglichen Kalziumausscheidung erfolgt über den Darm, ein weiteres Drittel über die Nieren. Zwischen Knochen und Extrazellulärflüssigkeit besteht ein täglicher Austausch in beide Richtungen von ca. 0,25–0,5 g Kalzium.
Ein vermehrter Kalziumbedarf besteht in Schwangerschaft und Stillzeit sowie in der Pubertät, aber z. B. auch bei Beginn der Therapie einer Osteomalazie mit Vitamin D.

Neuromuskuläre Erregbarkeit

Kalzium beeinflusst zusammen mit anderen Ionen die neuromuskuläre Erregbarkeit. Bei **Hyperkalzämie** sinkt die neuromuskuläre Erregbarkeit. Im EKG drückt sich dies durch eine verkürzte QT-Zeit aus, die T-Welle kann breit und konvexbogig sein. Es kommt vermehrt zu Herzrhythmusstörungen, auch bedrohlichen ventrikulären Herzrhythmusstörungen bis hin zur Asystolie.

CAVE!
Die Ansprechbarkeit auf Digitalis und damit die Digitalis-Toxizität steigt bei Hyperkalzämie.

Bei **Hypokalzämie** steigt die neuromuskuläre Erregbarkeit. Dies zeigt sich am Symptomenkomplex der Tetanie (➤ 12.6.2). Im EKG ist die QT-Zeit verlängert, die T-Welle kann negativ sein, evtl. ist der QRS-Komplex verbreitert. Auch hier sind bedrohliche Herzrhythmusstörungen möglich. Die Ansprechbarkeit auf Digitalis sinkt.

Beziehung zum Phosphathaushalt

Kalzium und Phosphat haben ein relativ geringes Löslichkeitsprodukt. Bei Hyperphosphatämie sinkt darum die Kalziumkonzentration ab und umgekehrt. Fällt Kalzium oder Phosphat über das Löslichkeitsprodukt (das unter physiologischen Bedingungen bei 40 mg/dl liegt) hinaus an, kann es zum Ausfall von Kalziumphosphat, evtl. mit Organverkalkungen, kommen.

Regulation des Kalziumhaushalts

Der Kalziumspiegel im Blut hängt vom Kalziumaustausch zwischen Knochen und Extrazellularraum, von der renalen Kalziumausscheidung und von der intestinalen Kalziumaufnahme ab. Alle drei Prozesse werden hormonell reguliert, und zwar durch **Parathormon, Kalzitonin** und **Kalzitriol** (die aktive Form des Vitamins D); ➤ Abb. 12.19. Details ➤ 9.5.1.

Die Regulationsmechanismen des Kalziumhaushalts, besonders die Parathormon-Ausschüttung, reagieren nur auf den **ionisierten** (biologisch aktiven) Anteil des Gesamtkalziums.

Niedrige Kalziumspiegel

Ein verminderter Plasmaspiegel an freiem Kalzium führt zur Parathormon-Sekretion. Dieses Hormon erhöht den Kalziumspiegel zum einen durch seine direkten Effekte auf Nieren, Darm und Knochen, zum anderen indirekt, indem es den Umbau von Vitamin D in Leber und Nieren zum stoffwechselaktiven 1,25-$(OH)_2$-D_3 (Kalzitriol) fördert. Kalzitriol wiederum hat kalziumsteigernde Effekte an Nieren, Darm und Knochen.

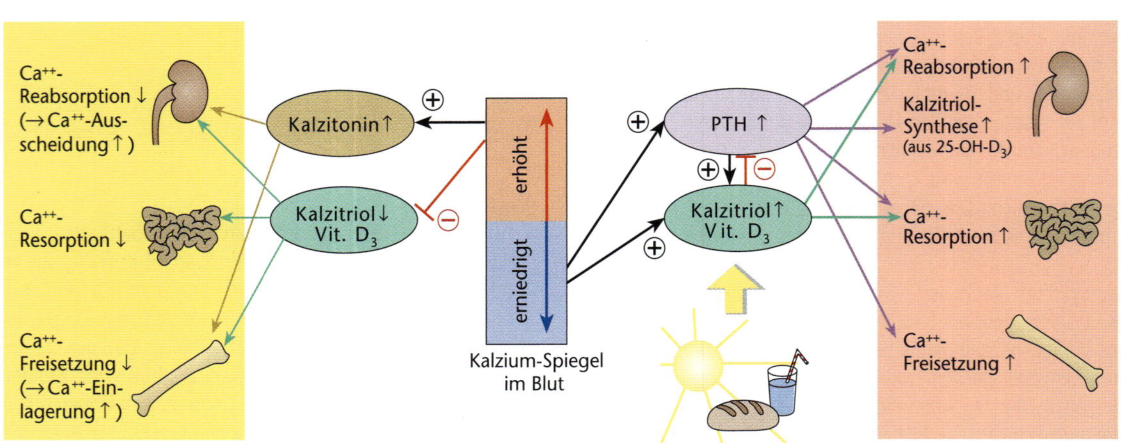

Abb. 12.19 Regulation des Kalziumhaushalts [L157]

12

Hohe Kalziumspiegel

Das Schilddrüsenhormon Kalzitonin senkt den Kalziumspiegel durch Förderung der Kalziumeinlagerung in den Knochen sowie durch Förderung der renalen Kalziumausscheidung. Der kalziumsenkende Effekt wird durch die bei hohen Kalziumspiegeln absinkende Plasmakonzentration an Kalzitriol unterstützt.

12.6.2 Hypokalzämie

Leitsymptom ist die **Tetanie,** meist jedoch ist die Hypokalzämie ein Zufallsbefund oder zeigt sich im EKG als verlängerte QT-Zeit. Die häufigsten Ursachen der Hypokalzämie sind ein erniedrigtes Albumin sowie PTH- oder Vitamin-D-Mangel.

Klinik

Die klinischen Erscheinungen betreffen vor allem neuromuskuläre und (besonders bei vorbestehender Herzkrankheit) kardiovaskuläre Funktionen.

Neuromuskuläre Funktionen

Die erhöhte neuromuskuläre Erregbarkeit zeigt sich in:

- Parästhesien (perioral, symmetrisch an Händen oder Füßen)
- Hyperreflexie
- Tetanischen Krämpfen (Tetanie) der Muskulatur mit „Pfötchenstellung" der Hände, Spitzfußstellung, „Fischmaulstellung" des Mundes, selten Broncho- oder Laryngospasmus. Bei chronischer Hypokalzämie können psychische Symptome wie Erregbarkeit, Angst, Depressionen und Psychosen auftreten.

CAVE!

Bei azidotischer Stoffwechsellage, z. B. bei Niereninsuffizienz, tritt eine Tetanie trotz oft deutlicher Hypokalzämie nicht in Erscheinung, da die Azidose den Anteil des ionisierten Kalziums steigert.

Kardiovaskuläre Funktionen

- Verminderte Kontraktilität mit Herzinsuffizienz, Hypotonie bis hin zum Schock
- Bradykardie, Asystolie
- Im EKG ist die ST-Strecke und damit die QT-Zeit verlängert.

Ätiologie

Unterschieden werden chronische und akute (transiente) Hypokalzämien. ➤ Abb. 12.20.

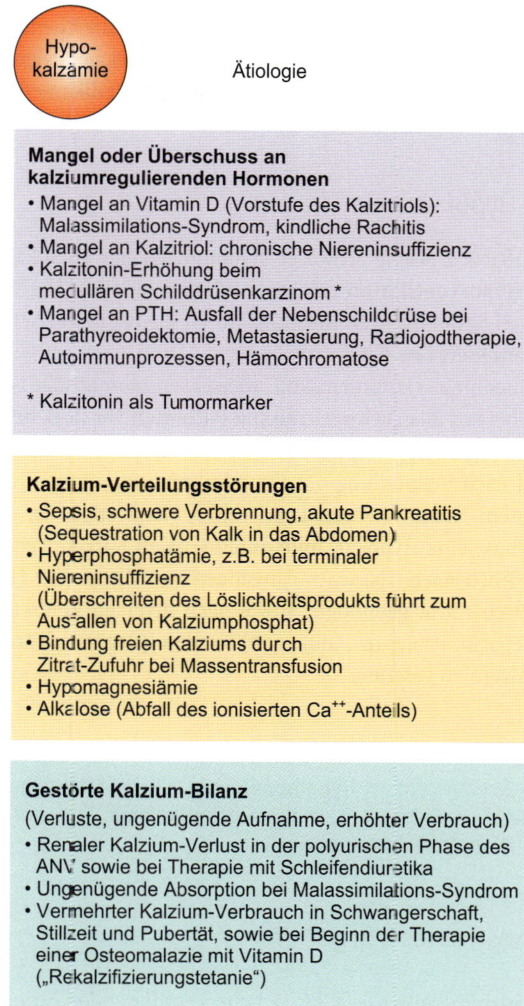

Abb. 12.20 Ätiologie und Pathogenese der Hypokalzämie [L157]

Chronische Hypokalzämie

Eine chronische Hypokalzämie ist seltener als eine chronische Hyperkalzämie. Die häufigsten Ursachen in der Übersicht:

- **Malassimilationssyndrom:** Malassimilation bedingt eine Hypalbuminämie, Mangel an Vitamin D und verminderte Kalziumabsorption; alle diese Faktoren führen zu einem verminderten Kalziumspiegel im Serum.
- **Chronische Niereninsuffizienz:** Durch die Phosphatretention bei chronischer Niereninsuffizienz (➤ 11.13) kommt es bei konstantem Löslichkeitsprodukt zur Verminderung des ionisierten Kalziums, außerdem besteht ein Mangel an in der Niere gebildetem Kalzitriol.
- **Hypoparathyreoidismus:** Wegen der verminderten Parathormon-Wirkung sinken die Kalziumspiegel ab. Zu Symptomen kommt es nur in schweren Fällen, z. B. als Folge einer versehentlichen Parathyreoidektomie im Rahmen einer Schilddrüsenresektion (sog. parathyreoprive Tetanie; ➤ 9.5.3).

- **Vitamin D- bzw. Kalzitriolmangel,** z. B. durch ungenügende Vitamin-D-Zufuhr, fehlendes Sonnenlicht, unzureichende Konversion von Vitamin D zu Kalzitriol bei chronischen Nieren- und Lebererkrankungen sowie als unerwünschte Medikamentenwirkung (z. B. Cisplatin, Phenytoin, Diuretika)

Akute Hypokalzämie

Die häufigste Ursache schwerer symptomatischer Hypokalzämien ist die **Hyperventilation** (Hyperventilationstetanie). Hierbei wird der Anteil des ionisierten Kalziums durch die respiratorische Alkalose vermindert (➤ 6.1.2).

Darüber hinaus kommen akute, meist asymptomatische Hypokalzämien bei fast allen **schwerkranken Patienten** vor (z. B. bei Sepsis, Verbrennungen, Ileus) und sind Ausdruck einer Verteilungsstörung. Sie sind nach Behandlung der Grunderkrankung meist rückläufig. Bei akutem Nierenversagen kann selten passager in der polyurischen Phase eine Hypokalzämie durch renalen Kalziumverlust entstehen. Auch nach Massentransfusionen von Zitrat-Blut (Kalzium wird durch Zitrat gebunden) sowie nach diversen Medikamenten (z. B. Heparin, Protamin, Glukagon) werden gelegentlich transiente Hypokalzämien gesehen.

CAVE!

Bei Krankheitsbildern mit **Hypalbuminämie,** z. B. bei Leberzirrhose oder nephrotischem Syndrom, kann das **Gesamtkalzium bei normalem ionisiertem Kalzium erniedrigt** sein.

Diagnostisches Vorgehen

Sofern nicht bereits Klinik (z. B. hyperventilierender Patient) oder Anamnese (z. B. Schilddrüsenoperation, chronische Niereninsuffizienz) deutliche Hinweise geben, sollten zur ätiologischen Abklärung bestimmt werden:

- Albumin, um eine verminderte Bindungskapazität auszuschließen (erübrigt sich bei Bestimmung des ionisierten Kalziums)
- Kreatinin zur Einschätzung der Nierenfunktion
- PTH zum Ausschluss eines Hypoparathyreoidismus (➤ 9.5.3)
- Vitamin-D-Metaboliten (Kalzitriol und 25-OH-D_3)
- Magnesium, zum Ausschluss einer ursächlichen Hypomagnesiämie
- Phosphat – wegen des gemeinsamen Löslichkeitsprodukts (➤ 12.6.1)
- Evtl. Blutgase – Alkalose? (ionisiertes Kalzium obligat)

Begleitende Phosphatveränderungen

Diagnostische Hinweise können sich auch aus der gleichsinnigen oder gegensinnigen Veränderung des Phosphats ergeben:

- Sind sowohl Kalzium als auch Phosphat erniedrigt, deutet dies auf eine Störung auf der Ebene des Vitamins D hin: Da Phosphat renal ausgeschieden wird, muss Parathormon ausreichend wirksam sein. Ausnahme: Hypomagnesiämie, hier liegt die Störung auf der Ebene des Parathormons (➤ 9.5.3).
- Ist Kalzium erniedrigt, jedoch Phosphat erhöht, weist dies auf eine Störung auf der Ebene des PTH hin. Ausnahme: Niereninsuffizienz, hier ist das Phosphat trotz erhöhtem PTH erhöht.

Provokationstests

Bei Verdacht auf eine Hypokalzämie ohne eindeutige Symptome können klinische Provokationstests Hinweise geben.

- **Trousseau-Test:** Durch Aufblasen einer RR-Manschette auf arteriellen Mitteldruck für 3 min wird die Pfötchenstellung der Hand provoziert.
- **Chvostek-Zeichen:** Beklopfen des N. facialis vor dem Kiefergelenk führt zu Muskelzuckungen (auch bei 10 % der Normalbevölkerung auslösbar).

Therapie

Behandlung der Tetanie

Bei Tetanie kann mit Kalziumglukonat 10 % intravenös behandelt werden (nie beim digitalisierten Patienten, da die Digitalis-Toxizität durch Hyperkalzämie gesteigert wird). Die Tetanie bei respiratorischer Alkalose aufgrund einer psychogenen Hyperventilation wird vorrangig durch Plastikbeutelrückatmung therapiert (➤ 6.1.2). Durch die Rückatmung des ausgeatmeten CO_2 sinkt der Blut-pH, sodass das ionisierte Kalzium ansteigt.

Behandlung der chronischen Hypokalzämie

Grundlage der Therapie der chronischen Hypokalzämie ist die orale Kalziumsubstitution, z. B. mit 2–3 g Kalziumkarbonat täglich. Dazu kommt evtl. je nach Grundkrankheit die zusätzliche Gabe von Vitamin D oder Kalzitriol (nur letztere Form des Vitamins D ist bei Hypoparathyreoidismus wirksam, da ohne Parathormon kein 1,25-Dihydroxyvitamin D gebildet werden kann).

Behandlung begleitender Elektrolytstörungen

Eine evtl. begleitende Hyperphosphatämie sollte mit behandelt werden, da es sonst durch die therapiebedingte Kalziumzufuhr zu Organverkalkungen kommen kann (Ausfällung von Kalziumphosphat bei Überschreiten des Löslichkeitsprodukts). Ebenso muss eine auslösende oder begleitende Hypomagnesiämie behandelt werden. Eventuell wird eine Kalziumsubstitution dadurch sogar unnötig.

12.6.3 Hyperkalzämie

Die Patienten haben oft keine Symptome. Die Diagnose wird meistens durch Laborbefunde zufällig gestellt.

Klinik

Je nach Ausmaß und Entstehungsgeschwindigkeit der Serum-Kalziumerhöhung sind möglich:

- **Neuromuskuläre Symptome:** z. B. Abgeschlagenheit, Muskelschwäche, Somnolenz, Koma, hirnorganisches Psychosyndrom
- **Gastrointestinale Störungen:** Appetitlosigkeit, Übelkeit und Erbrechen, Gewichtsverlust, Verstopfung; bei Hyperparathyreoidismus aus ungeklärter Ursache auch Ulkuskrankheit und Pankreatitis
- **Renale Störungen:** Nephrolithiasis und Nephrokalzinose, renaler Diabetes insipidus mit Polyurie und Polydipsie
- **Kardiale Störungen:** Herzrhythmusstörungen, QT-Zeit ↓

Hyperkalzämische Krise

Selten, z. B. im Rahmen osteolytischer Metastasen, kommt es zu einer akuten Exazerbation der Hyperkalzämie im Sinne einer hyperkalzämischen Krise. Symptome sind:

- Herzrhythmusstörungen: z. B. ventrikuläre Extrasystolen, Asystolie
- Polyurie und Polydipsie
- Übelkeit, Erbrechen, Exsikkose, Fieber
- Somnolenz bis hin zum Koma, hirnorganisches Psychosyndrom, psychotische Erscheinungen
- Bei vorbestehender Niereninsuffizienz drohen in der hyperkalzämischen Krise ein akutes Nierenversagen sowie Organverkalkungen infolge des zusätzlich erhöhten Phosphats – z. B. Nephrokalzinose, Mediaverkalkungen der Arterien, Kalkablagerungen in Konjunktiva und Hornhaut.

Ätiologie

Maligne Grundkrankheiten und Hyperparathyreoidismus erklären ungefähr 90 % der Hyperkalzämien. Alle anderen Ursachen sind selten.

Eine extreme, akut aufgetretene Hyperkalzämie mit schwerem klinischem Bild spricht eher für eine maligne Genese; eine chronische, mäßige Hyperkalzämie bei vergleichsweise gesund wirkenden Patienten für einen primären Hyperparathyreoidismus.

Ursachen der Hyperkalzämie

Tumoren (ca. 65 %)
Vor allem im Rahmen von Knochenmetastasen, aber auch bei soliden Primärtumoren, z. B. Bronchial-, Nierenzell- oder Mammakarzinom sowie bei Plasmozytom und Lymphom. Pathogenetisch spielen die paraneoplastische Sekretion von PTH-ähnlichen Peptiden oder von osteolytischen Faktoren sowie die lokale Knochendestruktion eine Rolle.

Parathormonassoziierte Ursachen
- Primärer Hyperparathyreoidismus durch Adenom, Hyperplasie; sehr selten auch bei Karzinom und multiplen endokrinen Neoplasien (MEN I oder IIA, ➤ 9.2)
- Lithium-Therapie: führt aus unbekannten Gründen zu einer PTH-Erhöhung, die i. d. R. reversibel ist
- Familiäre hypokalziurische Hyperkalzämie: seltene, mit erhöhtem PTH einhergehende autosomal-dominante Rezeptorstörung

Vitamin-D-assoziierte Ursachen
- Vitamin-D-Intoxikation
- Akromegalie
- Granulombildende Krankheiten: Bei Sarkoidose und Tuberkulose wird – möglicherweise in den Granulomen – unkontrolliert Vitamin D zu Kalzitriol umgebaut.

Ursachen mit erhöhtem Knochenumsatz
- Hyperthyreose
- Akromegalie
- Immobilisation, besonders bei Kindern und Jugendlichen
- Vitamin-A-Intoxikation

Ursachen mit Nierenversagen
- Tertiärer Hyperparathyreoidismus (➤ 9.5.2)
- Milch-Alkali-Syndrom: Therapie mit Kalziumkarbonat und viel Milch führt unter Umständen zum chronischen Nierenversagen, heute selten.

Andere Ursachen
- Bei Morbus Addison oder plötzlichem Absetzen einer Glukokortikoid-Therapie entsteht gelegentlich eine leichte bis mäßige Hyperkalzämie, die sich wahrscheinlich durch vermehrte intestinale Kalziumresorption und gleichzeitig verminderte renale Kalziumausscheidung erklären lässt.
- Therapie mit Phosphatbindern: Durch Abfall des Phosphats steigt der andere Partner des Löslichkeitsprodukts (Kalzium) an.
- Therapie mit Thiaziddiuretika: Kommt es hierunter zu einer Hyperkalzämie, liegt oft ein maskierter Hyperparathyreoidismus vor. Thiaziddiuretika erhöhen bei sonst gesunden Personen den Kalziumspiegel kaum.

Diagnostisches Vorgehen

Ein primärer Hyperparathyreoidismus wird durch ein erhöhtes PTH bei gleichzeitiger Hyperkalzämie nachgewiesen. Typisch ist die gleichzeitige Hypophosphatämie –es sei denn, die Niere ist so geschädigt, dass die Phosphatausscheidung eingeschränkt ist.

Pathologische Frakturen oder Knochenschmerzen lassen an einen Knochentumor oder ossäre Metastasen denken (Abklärung z. B. durch Skelettszintigrafie).

Therapie

Die Behandlung der Grunderkrankung und eine Reduktion der Kalziumzufuhr (z. B. durch Meiden von Milchprodukten) sind vorrangig. Oft besteht bei Hyperkalzämie ein erhebliches Volumendefizit, das ausgeglichen werden muss. Weitere Maßnahmen sind:

- Wenn möglich, Digitalis und Thiazide absetzen (die Digitalis-Toxizität ist bei Hyperkalzämie gesteigert, Thiazide erhöhen den Kalziumspiegel, s. o.)
- Forcierte Diurese unter Bilanzierung, z. B. mit Furosemid
- Medikamentöse Kalziumsenkung durch Glukokortikoide: Glukokortikoide erhöhen die Kalziumausscheidung und hemmen die intestinale Kalziumresorption.

- Bei tumorbedingter Hyperkalzämie: Biphosphonate hemmen die Osteoklasten, über einen ähnlichen Mechanismus wirkt das heute kaum noch eingesetzte Mitramycin.
- Gabe von Kalzitonin (schnellste Wirkung)
- Evtl. Hämodialyse

12.7 Phosphat

12.7.1 Physiologie

Phosphat ist das häufigste **intrazelluläre Anion** und vor allem für den intrazellulären **Energiehaushalt** bedeutsam (Bereitstellung von ATP). Auch ist es ein wichtiger Bestandteil vieler Enzyme, z. B. des für den O_2-Transport ins Gewebe verantwortlichen 2,3-Diphosphoglycerats. Weiterhin hat Phosphat intrazellulär, aber auch im Tubulussystem der Niere eine wesentliche Funktion als Puffersubstanz (➤ 12.10.1). Der Normalwert des Phosphats im Serum ist alters- und geschlechtsabhängig, als Richtwert kann der Bereich 0,84–1,45 mmol/l (2,6–4,5 mg/dl) gelten. Symptome treten erst bei Spiegeln unter 0,5 mmol/l auf.

Phosphathaushalt

Durchschnittlich liegen beim Menschen 700 g Phosphat im Körper vor. 85 % des Phosphatbestands sind als Hydroxyapatit im knöchernen Skelett gebunden. Die verbleibenden 15 % finden sich ganz überwiegend intrazellulär, nur ≈ 0,1 % des Gesamtbestands liegt in der Extrazellularflüssigkeit vor.

Aufnahme, Ausscheidung

Die Aufnahme erfolgt oral mit Resorption im Duodenum und oberen Jejunum, die Ausscheidung vorrangig über die Niere.

Regulation

Reguliert wird der Phosphatspiegel über Parathormon, Kalzitriol und FGF-23 (Fibroblast growth factor 23). Die Steuerung erfolgt in engem, allerdings größtenteils gegensinnigem Zusammenhang mit der Regulation des Kalziums (➤ Abb. 9.17):

- **Parathormon** stimuliert die Phosphatausscheidung der Niere und die Phosphatmobilisation aus den Knochen.
- **Kalzitriol** (aktives Vitamin D = 1,25-$[OH]_2$-D_3) fördert die Phosphatresorption im Darm und die Phosphatmobilisation aus dem Knochen. Es hemmt die renale Phosphatausscheidung. Andererseits stimuliert Phosphatmangel die Kalzitriol-Bildung aus dem biologisch inaktiven Kalzidiol (= 25-[OH]-D_3) in der Niere.
- **FGF-23** ist ein in den Osteoblasten gebildetes Polypeptidhormon mit zentraler Bedeutung für den Phosphathaushalt. Bei einem Anstieg des Phosphatspiegels führt die vermehrte Sekretion von FGF-23 zur verstärkten renalen Phosphatausscheidung, Hemmung der Vitamin-D-Bildung und Drosselung der PTH-Sekretion.

12.7.2 Hypophosphatämie

Klinik

Die Mehrzahl der Symptome einer schweren Hypophosphatämie (Serumspiegel < 0,3 mmol/l) erklären sich durch die mangelhafte ATP-Bereitstellung. Entsprechend sind bei Phosphatmangel vor allem Gewebe mit hohem Energiebedarf (Herz, Muskeln, Nerven und hämatologische Zellen) betroffen:

- Kardiomyopathie mit Herzinsuffizienz und Herzrhythmusstörungen
- Muskelschwäche, respiratorische Insuffizienz bis hin zur Beatmungspflichtigkeit; bei schwerem Phosphatmangel auch Rhabdomyolyse
- Zentralnervöse Symptome, z. B. vermehrte Erregbarkeit, zerebrale Krampfanfälle, hirnorganisches Psychosyndrom, Koma
- Leukozyten- und Erythrozytenfunktionsstörung mit vermehrter Infektanfälligkeit und verschlechterter Sauerstoffbilanz der Gewebe (bedingt durch Abfall des 2,3-DPG)

Ätiologie

Chronischer Phosphatmangel

- **Verminderte Zufuhr:** z. B. bei Alkoholismus
- **Mangelnde Phosphataufnahme** bzw. chronische gastrointestinale Sekretverluste: z. B. durch chronisch-rezidivierendes Erbrechen, sekretorische Diarrhöen unter Therapie mit Phosphatbindern oder bei Vitamin-D-Mangel
- **Vermehrte renale Phosphatausscheidung:** bei primärem Hyperparathyreoidismus (Hyperkalzämie und Hypophosphatämie), bei einer Reihe von renal-tubulären Störungen (z. B. renal-tubuläre Azidose), gelegentlich auch im Rahmen eines akuten Nierenversagens, bei Hyperaldosteronismus sowie unter Diuretikatherapie
- **Parathyreoidektomie** bei primärem Hyperparathyreoidismus: Die vermehrte Knochenmineralisierung kann einen Phosphatmangel bedingen.

MERKE

Chronischer Alkoholabusus kann aufgrund eines „renalen Phosphat-Lecks" zu einer schweren Hypophosphatämie führen. Im Alkoholentzug wird die Hypophosphatämie dann durch Phosphatverschiebung in die Zelle noch verstärkt.

Akuter Phosphatmangel

Der akute Phosphatmangel beruht meistens auf einer Verschiebung von extrazellulärem Phosphat in die Muskelzellen bei bestehendem chronischem Phosphatmangel.

- Die Hauptursache hierfür ist das sog. **Realimentierungssyndrom.**
- **Insulinwirkung:** z. B im Rahmen der Therapie einer ketoazidotischen Entgleisung (➤ 10.1.1)
- **Alkalose**

PRAXISBEZUG

Realimentierungssyndrom (engl. refeeding syndrome)

Bei länger bestehender kalorischer Unterernährung werden die intrazellulären Elektrolyt- und vor allem Phosphatspeicher entleert. Werden nun wieder ausreichend Kohlenhydrate aufgenommen, sorgen die rasch ansteigenden Insulinspiegel dafür, dass Phosphat in die Zellen verschoben wird, wo es die im Rahmen des gesteigerten Zellstoffwechsels ablaufenden Phosphorylierungsprozesse unterhält.

Das Wichtigste: Daran denken!

An ein Realimentierungssyndrom wird oft nicht rechtzeitig gedacht. Es kann in den ersten vier Tagen nach längerem Fasten, bei der Behandlung der Anorexia nervosa oder generell bei der Behandlung kachektischer Patienten (etwa bei Krebserkrankungen oder AIDS) sowie bei Alkoholismus auftreten. Wird bei diesen Patienten ein Nahrungsaufbau gestartet (enteral oder parenteral), sollte Phosphat selbst bei normalen Phosphatspiegeln oral substituiert werden (bei Phosphatspiegeln unter 0,6 mmol/l ist eine intravenöse Substitution erforderlich). Gleichzeitig werden auch Kalium und Magnesium laufend ersetzt. Stets sollte der Nahrungsaufbau langsam (mit unter 50 % des Kalorienbedarfs) begonnen werden.

Diagnostisches Vorgehen

Gesamtkörperbestand und Serumkonzentration des Phosphats können erheblich voneinander abweichen. Der Serum-Phosphatwert allein erlaubt darum nur sehr eingeschränkt eine diagnostische Aussage über die ausreichende Phosphatversorgung des Körpers. Deshalb sollte der Serum-Phosphatspiegel im Zusammenhang mit Kalzium, Alkalischer Phosphatase (Maß für den Knochenumsatz und damit die Phosphatfreisetzung) und Kreatininwert (eingeschränkte Phosphatausscheidung bei Niereninsuffizienz) beurteilt werden.

Therapie

Primär sollte die Grundkrankheit behandelt werden.

Besteht die Möglichkeit der oralen Zufuhr, eignen sich Milchprodukte gut zur Substitution. Alternativ stehen Phosphat-Tabletten zur Verfügung, die allerdings relativ häufig Durchfälle auslösen. Zur intravenösen Therapie werden je nach begleitender Elektrolytstörung Natrium- oder Kaliumphosphat-Lösungen verwendet.

CAVE!

Wegen des gemeinsamen Löslichkeitsprodukts kann eine bestehende Hypokalzämie durch Phosphatzufuhr verschlimmert und sollte deshalb vorrangig korrigiert werden. Phosphat daher niemals zu kalziumhaltigen Infusionslösungen mischen!

12.7.3 Hyperphosphatämie

Klinik und Therapie

Eine Hyperphosphatämie tritt nur bei schweren Grundkrankheiten auf. Die Phosphaterhöhung selbst zeigt kein spezifisches klinisches Bild. Therapeutische Konsequenzen hat die Hyperphosphatämie bei fortgeschrittener Niereninsuffizienz, bei der sie die Entwicklung des sekundären Hyperparathyreoidismus und der renalen Osteodystrophie fördert (➤ 9.5.4). Hier wird eine phosphatarme Diät angeboten und Kalziumkarbonat als Phosphatbinder eingesetzt. Wegen der meist begleitenden Hypokalzämie mit sekundärem Hyperparathyreoidismus wird Kalziumkarbonat oft mit Kalzitriol kombiniert, auch wenn Letzteres wiederum die Phosphatabsorption steigert. Deshalb müssen die Kalzium- und Phosphatwerte regelmäßig kontrolliert werden.

Ätiologie

Die **verminderte Ausscheidung** bei Niereninsuffizienz ist die häufigste Ursache. Auch unter Biphosphonat-Therapie sowie bei einer Reihe seltener Erkrankungen (z. B. Pseudoxanthoma elasticum) kommt es zur verminderten renalen Phosphatausscheidung.

Seltener ist die **vermehrte Aufnahme,** z. B. bei gesteigerter Phosphatresorption im Gastrointestinaltrakt, bei Vitamin D-Überschuss oder bei Einnahme phosphathaltiger Laxanzien.

Bei **raschem Zellzerfall,** z. B. bei Rhabdomyolyse oder Therapie einer Leukämie (Tumorlyse-Syndrom; ➤ 12.5.4, Kasten „Tumorlyse-Syndrom und Hyperviskositäts-Syndrom"), wird Phosphat aus der Zelle freigesetzt.

12.8 Magnesium

Primäre Störungen des Magnesiumhaushalts sind selten. Meist entwickeln sich Hypo- oder Hypermagnesiämien nur vor dem Hintergrund schwerer und klinisch meist auffälligerer Störungen im Wasser- und Elektrolythaushalt.

Hypo- und Hypermagnesiämie zeigen sich vor allem in gestörter neuromuskulärer Erregbarkeit und einer gestörten Herzfunktion. Veränderungen im EKG sehen denen bei Kalium-Stoffwechselstörungen zum Verwechseln ähnlich (➤ Abb. 12.16).

An Störungen im Magnesiumhaushalt sollte insbesondere dann gedacht werden, wenn ein Patient im Rahmen anderer Elektrolytstörungen neurologische Auffälligkeiten entwickelt.

12.8.1 Physiologie

Magnesium gehört mit Kalium und Phosphat zu den Hauptionen des **Intrazellularraums.** Ein Mangel eines dieser Ionen ist häufig vom Mangel eines anderen Ions begleitet. Im Körper befinden sich insgesamt etwa 20–25 g Magnesium (Mg^{2+}), davon 1 % in der

Extrazellularflüssigkeit, ein Drittel intrazellulär. Die restlichen zwei Drittel befinden sich in den Knochen. Von der intrazellulären Fraktion entfällt ein wesentlicher Anteil auf den Skelettmuskel.

Der Normalwert im Serum liegt bei 0,7–1,1 mmol/l. Der Magnesiumanteil im Plasma ist zu 30 % an Albumin gebunden.

Magnesiumhaushalt

Resorption und Ausscheidung

Magnesium wird in Jejunum und Ileum resorbiert. Beim Gesunden werden ≈ 30–40 % des Angebots aufgenommen, bei Magnesiummangel wesentlich mehr. Die Magnesiumresorption ist teilweise abhängig von Vitamin D. Ausgeschieden wird Magnesium hauptsächlich über die Niere.

Regulation

Magnesium unterliegt wie Kalzium einer Regulation durch Parathormon. Magnesiummangel stimuliert, Magnesiumerhöhung hemmt die Parathormonsekretion. Allerdings führt starker Magnesiummangel zur Blockade der Parathormon-Sekretion.

Funktion

Magnesium ist ein wesentlicher Kofaktor für zahlreiche, insbesondere am Ionentransport beteiligte Enzyme. So sind z. B. die Adenylat-Zyklase, die Phosphodiesterase und die Na^+-K^+-ATPase auf Magnesium angewiesen. Weiter hemmt Magnesium die Transmitterfreisetzung an diversen Synapsen; die Erregbarkeit von Nerven und Muskeln wird dadurch gemindert. Auch hemmt Magnesium die intrazelluläre Kalziumbereitstellung und wirkt damit als natürlicher Kalziumantagonist *(nature's own calcium channel blocker).*

Dies wird z. B. für die Wehenhemmung ausgenutzt: Die Zufuhr von Magnesium vermindert die Kontraktilität der glatten Muskulatur. Auch bei der Therapie des schweren Asthmaanfalls wird Magnesium (mit eher mäßigem Erfolg) eingesetzt. Bei der kardiopulmonalen Reanimation wird Magnesium bei nachgewiesenen Torsade-de-Pointes-Arrhythmien (➤ 1.8.5) verwendet, alle anderen Arrhythmien lassen sich durch Magnesium nicht beeinflussen.

Bei der Hypomagnesiämie ist umgekehrt die neuromuskuläre Erregbarkeit gesteigert, sodass es zur Tetanie kommen kann.

12.8.2 Hypomagnesiämie

Die Hauptursachen sind mangelnde Zufuhr oder mangelnde intestinale Resorption sowie renale Verluste. Die Ursachen führen oft zusätzlich zu – klinisch meist führender – Hypokaliämie und Hypokalzämie.

Ätiologie der Hypomagnesiämie

- **Verminderte Aufnahme** aus dem Gastrointestinaltrakt: bei Diarrhö, rezidivierendem Erbrechen, Malabsorptionssyndrom, Mangelernährung, Alkoholmissbrauch
- **Vermehrte renale Ausscheidung:** in der polyurischen Phase des akuten Nierenversagens, bei renal-tubulären Störungen, durch Diuretika, bei osmotischer Diurese (z. B. bei Diabetes mellitus)
- **Vermehrter Bedarf:** z. B. in der Schwangerschaft
- **Akute Pankreatitis:** Bildung von Magnesiumseifen durch Fettnekrosen
- Bei Hyperaldosteronismus, Hyperparathyreoidismus, Hyperthyreose, malignen osteolytischen Erkrankungen, Phosphatmangel
- Selten primäre Hypomagnesiämie im Rahmen genetischer Magnesiumverlustsyndrome (z. B. intestinal bedingte Hypomagnesiämie, autosomal-rezessiv vererbt).

Klinik

Die Symptome sind häufig unspezifisch und von denen der begleitenden Elektrolytstörungen schlecht abzugrenzen.

- **Kardiale Symptome:** Herzrhythmusstörungen wie ventrikuläre Extrasystolen, Tachykardien (typisch ist die Torsade-de-Pointes-Tachykardie ➤ 1.8.5), Angina pectoris aufgrund von Koronarspasmen
- Die Empfindlichkeit gegenüber Digitalis-Präparaten ist gesteigert.
- **Erhöhte neuromuskuläre Erregbarkeit** mit Wadenkrämpfen, Hyperreflexie, Tetanie (➤ 12.6.2), viszeralen Spasmen (z. B. Laryngo-, Pylorospasmus, Krämpfen im Magen-Darm-Trakt); evtl. Rhabdomyolyse
- Bei schwerem Mangel **neurologische Zeichen:** depressive Verstimmung, Konzentrationsschwäche, Schwindel, hirnorganisches Psychosyndrom, Somnolenz bis Koma, zerebrale Krampfanfälle

Therapie

Ziel ist die Anhebung des Magnesiumspiegels auf hoch normale Werte, v. a. bei kardial Vorerkrankten, beim akuten Myokardinfarkt und bei Digitalisierung. Bei chronischen Zuständen reicht oft magnesiumhaltige Nahrung wie Getreide, Nüsse, Erbsen, Bohnen oder die orale Gabe von Magnesiumsalzen. Bei akuter, symptomatischer Hypomagnesiämie kann Magnesiumsulfat intravenös gegeben werden. Vorsicht ist aber bei einer Nierenfunktionseinschränkung geboten.

12.8.3 Hypermagnesiämie

Die Ursache ist meist eine Niereninsuffizienz. Daher ist die Hypermagnesiämie überwiegend mit einer Hyperkaliämie vergesellschaftet, von der sie vom klinischen Bild und von der Therapie her kaum zu trennen ist (➤ 12.5.4).

Klinik

Bei geringgradiger Hypermagnesiämie treten Symptome wie Verstopfung, Übelkeit und Erbrechen sowie Muskelschwäche und Störungen der kardialen Erregungsleitung (besonders im AV-Knoten-Bereich) auf.

Bei ausgeprägter Hypermagnesiämie kann es zum paralytischen Ileus, Blutdruckabfall bis zum Schock, Herzstillstand, Atemlähmung und Koma kommen. Aufgrund der „Summenbeziehung" zu Kalzium (s. o.) kann eine Tetanie auftreten.

Ätiologie

Die Hypermagnesiämie ist meist Folge einer Niereninsuffizienz und tritt besonders auf, wenn bei Nierenfunktionseinschränkung noch iatrogen Magnesium zugeführt wird, z. B. in bestimmten Antazida, Laxanzien und Dialyseflüssigkeiten.

Therapie

Maßnahmen ähneln denen bei Hyperkaliämie. Ziel ist die Verschiebung von Magnesium nach intrazellulär:

- Glukose plus Insulin i. v.
- Kalziumglukonat i. v. (dies steigert die intrazelluläre Verfügbarkeit von Kalzium)
- Ggf. Dialyse

12.9 Chlorid

Knapp 90 % des Chlorids des Organismus befinden sich **extrazellulär.** Der Normbereich im Serum ist 97–108 mmol/l. Einen besonders hohen Chloridanteil haben Schweißdrüsenepithelien und die Belegzellen des Magens.

Den Abweichungen der Chloridkonzentration ist keine spezifische Klinik zuzuordnen. Diese wird von den Abweichungen der jeweils begleitenden Kationen, vor allem Natrium, bestimmt.

Aufnahme, Ausscheidung, Regulation

Die Aufnahme erfolgt zusammen mit Natrium im Ileum, die Ausscheidung über die Nieren in der Regel ebenfalls zusammen mit Natrium. Chlorid folgt Natrium passiv, wenn Änderungen der Konzentration im Verteilungsraum auftreten. Indirekt unterliegt es somit auch der Steuerung durch Aldosteron.

Die Chloridbestimmung im Serum hat per se wegen der Parallelität der Chloridkonzentration zur Natriumkonzentration keine große klinische Relevanz. Sie kann jedoch zur Ermittlung der Anionenlücke (➤ 12.10.3) und bei der Differenzialdiagnose der Säure-Base-Störungen (➤ 12.10) von Bedeutung sein.

12.9.1 Störungen im Chloridhaushalt

Die meisten Abweichungen der Chloridkonzentration sind durch Störungen des Natrium- und Wasserhaushalts zu erklären. Daneben verändert sich die extrazelluläre Chloridkonzentration vor allem im Rahmen von Säure-Base-Störungen.

Ätiologie

Erniedrigtes Serum-Chlorid

- Bei bestimmten Formen der metabolischen Alkalose (➤ 12.10.5):
  - Verlust von Magensaft durch Erbrechen oder über Sonden (Laborbefund: hypochlorämische, hypokaliämische metabolische Alkalose, Chlorid im Urin erniedrigt, Kalium im Urin erhöht)
  - Bei Syndromen mit erhöhter Konzentration von Mineralokortikoiden kann es im Rahmen der metabolischen Alkalose zum Bikarbonatanstieg kommen. Kompensatorisch zum Bikarbonat fällt dann als weiteres wesentliches Anion das Chlorid ab; typisches Beispiel ist die „Kontraktionsalkalose", ➤ 12.10.5. Dasselbe gilt für die iatrogene Bikarbonatzufuhr. Auch bei der respiratorischen Azidose entsteht kompensatorisch ein erhöhtes Bikarbonat, das ebenfalls das Serum-Chlorid senkt.
- Diuretika-Therapie mit Furosemid oder Etacrynsäure beeinflusst die tubuläre Chloridresorption. Es resultiert ein erniedrigtes Serum-Chlorid mit hohen Urin-Chloridkonzentrationen.

Erhöhtes Serum-Chlorid

- Bei bestimmten Formen der metabolischen oder metabolisch kompensierten Azidose (nämlich Azidosen ohne erhöhte Anionenlücke, ➤ 12.10.4):
  - Verlust bikarbonatreicher Sekrete führt zum kompensatorischen Chloridanstieg, z. B. bei Diarrhö, Dünndarm- und Pankreasfisteln.
  - Diverse Formen der renal-tubulären Azidose gehen als Folge tubulärer Transportdefekte mit erhöhten Chloridwerten einher.
  - Bikarbonaterniedrigung im Rahmen einer chronischen Hyperventilation, z. B. bei ZNS-Erkrankungen und bei Fieber, führt über die respiratorische Alkalose zu niedrigem Bikarbonat und damit zur kompensatorischen Chloriderhöhung.
- Gabe von chloridhaltigen Lösungen: z. B. Ammoniumchlorid, Argininchlorid, Kochsalzlösung

12.10 Säure-Base-Haushalt

12.10.1 Physiologie

Der Körper ist einer **konstanten Säurebelastung** ausgesetzt, die auf vier Wegen entsteht:

- **Oxidativer Abbau von Fetten und Kohlenhydraten** zu Wasser und CO_2: Das so entstandene CO_2 wird kontinuierlich über die Lungen abgeatmet und deshalb auch „volatile“ Säurebelastung genannt. Bei intakter Lungenfunktion führt sie zu keiner Säureakkumulation in den Körperflüssigkeiten.
- Aufnahme von **Säureäquivalenten über die Nahrung**
- **Verstoffwechselung der Aminosäuren** u. a. zu Schwefelsäure und organischen Säuren: Die aus der Nahrung aufgenommenen und aus der Verstoffwechselung von Aminosäuren entstehenden Säuren werden auch als „fixe“ Säurebelastung bezeichnet. Sie sind letzten Endes über die Nieren auszuscheiden.
- **Anaerobe Glykolyse:** Bei der unvollständigen Verbrennung von Kohlenhydraten werden Protonen freigesetzt und auch bei der Verbrennung von Fetten (β-Oxidation) entstehen Säureäquivalente wie etwa Hydroxybutyrat. Die Säurebelastung erhöht sich akut, wenn die Konzentration der anfallenden Säuren die Pufferkapazität bzw. die Stoffwechselkapazität der Leber überschreitet, z. B. im Rahmen der diabetischen Ketoazidose oder der „Laktatazidose“.

MERKE

Die gängige Auffassung, dass die Bildung von Milchsäure (Laktat) für die metabolische Azidose bei anaerober Glykolyse verantwortlich sei, stimmt nicht. Laktat selbst reagiert basisch, seine Produktion wirkt der Azidose entgegen. Bei der Umwandlung von Pyruvat zu Laktat durch die Laktat-Dehydrogenase (LDH) wird ein Teil der Protonen aufgenommen, die bei der Umwandlung von Glukose zu Pyruvat freigesetzt werden. Die Azidose entsteht durch die H^+-Freisetzung bei der Hydrolyse des ATP, etwa in der Muskelzelle bei körperlicher Arbeit. Die Laktatproduktion ist also die Folge und nicht die Ursache der metabolischen Azidose.

Die Enzymmaschinerie des Körpers kann nur innerhalb einer bestimmten Konzentration an H^+-Ionen optimal arbeiten. Der Körper hat deshalb Mechanismen entwickelt, welche die fluktuierenden Säure-(und Base-)Belastungen so regulieren, dass der pH-Wert der Extrazellularflüssigkeit zwischen 7,35 und 7,45 konstant bleibt (➤ Abb. 12.21). Diese Regulation erfolgt über die Ausscheidung von Säure- oder Basenäquivalenten und über Puffersysteme.

Puffer

Puffer sind Mischungen aus schwachen Säuren bzw. Basen und deren Salzen; sie haben die Fähigkeit, sowohl H^+-Ionen als auch OH^--Ionen zu binden. Puffer können damit Änderungen der Wasserstoffionenkonzentration über weite Bereiche kompensieren und die durch physiologische oder pathologische Säure- und Basebelastung entstehenden pH-Änderungen minimieren. Die gesamte Pufferkapazität des Körpers liegt bei 15 mmol/kg KG. Weniger als die Hälfte der Gesamtpufferkapazität liegt extrazellulär.

Alle Puffer des Körpers stehen miteinander im Gleichgewicht, sodass Änderungen des extrazellulären Bikarbonat-Puffers die Änderungen der Gesamtpufferkapazität widerspiegeln.

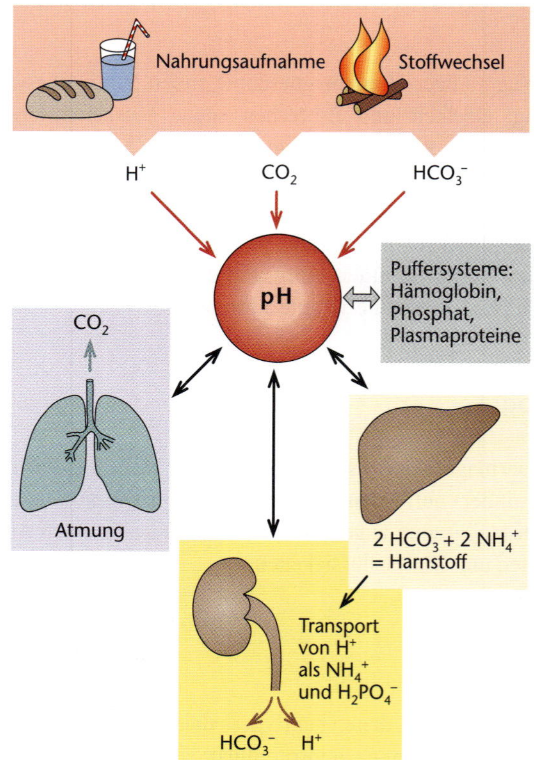

Abb. 12.21 Einflüsse auf den pH-Wert des Blutes [L157]

- Extrazellulär und damit im Plasma wirkt vor allem der Bikarbonat-Puffer, in geringerem Maße auch der Phosphat-Puffer.
- Intrazellulär wirken vor allem der Phosphat-, Bikarbonat- und der Proteinpuffer, in den Erythrozyten auch der Hämoglobin-Puffer.

Bikarbonat-Puffer

Das wichtigste Puffersystem ist der **Bikarbonat-Kohlendioxid-Puffer.** Er puffert 75 % der anfallenden Säure-Base-Äquivalente ab und steht in enger Verbindung zu den Regulationsmechanismen in der Lunge und der Niere. Die Reaktionsgleichung, nach der die einzelnen Verbindungen ineinander überführt werden, lautet:

$$HCO_3^- + H^+ \leftrightarrow H_2CO_3 \leftrightarrow H_2O + CO_2$$

Die einzelnen Verbindungen des Bikarbonat-Puffers liegen im Blut in einem Gleichgewicht vor. Fällt eine Substanz vermehrt an, läuft die Reaktion so lange in die entgegengesetzte Richtung, bis das ursprüngliche Reaktionsgleichgewicht (Verhältnis zwischen Ausgangsstoff und Produkt) wiederhergestellt ist. Liegt z. B. vermehrt H^+ vor (metabolische Azidose), so werden vermehrt H_2CO_3 (Kohlensäure) und CO_2 gebildet. Das vermehrte CO_2 kann über die Lunge abgeatmet werden. Bei einer Alkalose dagegen (H^+-Mangel) wird über eine verlangsamte Atmung CO_2 im Blut zurückgehalten und vermehrt HCO_3^- (Bikarbonat) gebildet, das über die Niere ausgeschieden werden kann.
Als Messwert des Bikarbonat-Puffers wird oft das **Standardbikarbonat** angegeben (➤ 12.10.3). Es bezeichnet die Bikarbonatkonzentration bei standardisierter CO_2-Konzentration. Der Normwert beträgt 22–26 mmol/l.

Gesamtpufferbasen

Die Gesamtheit der anionischen, zur Abpufferung zur Verfügung stehenden Gruppen der Plasmapuffer, also im Wesentlichen Bikarbonat- und Phosphatgruppen, werden als **Gesamtpufferbasen** bezeichnet und liegen im Normalfall in einer Konzentration von etwa 48 mmol/l vor. Die Abweichung der tatsächlich gemessenen Pufferbasen von diesem Wert wird als Basenüberschuss **(Base Excess, BE)** bezeichnet. Dieser Wert sagt aus, wie stark die Puffersysteme in Anspruch genommen werden, um einen bestimmten pH-Wert bei einem normalen pCO_2 aufrechtzuerhalten. Er kann damit auch bei (noch) unverändertem pH-Wert eine Säure-Base-Störung anzeigen (➤ 12.10.3).

Ausscheidung

Lunge, Leber und Niere regulieren den Säure-Base-Haushalt. Dabei wird die Regulation über die Lunge als **respiratorische Regulation,** diejenige über Leber und Niere als **metabolische Regulation** bezeichnet.

Lunge

Die Lunge atmet laufend die im Stoffwechsel entstehenden Säureäquivalente in Form von Kohlendioxid ab. Durch Änderung des Atemminutenvolumens kann sie die Menge des ausgeschiedenen Kohlendioxids beeinflussen und damit an der Säure-Base-Regulation teilnehmen (Steigerung des Atemminutenvolumens bei Azidose, Hypoventilation bei Alkalose).

Die Regulationsmechanismen der Lunge greifen relativ schnell und sind hochpotent: Pro Zeiteinheit kann die Lunge 100-mal mehr Säureäquivalente ausscheiden als z. B. die Nieren.

Leber

Aus dem Stoffwechsel von Aminosäuren fallen Bikarbonat (HCO_3^-) und Ammonium (NH_4^+) in etwa gleichem Maße an. Das sauer reagierende (und toxische) Ammonium kann auf zwei Wegen aus dem Körper entfernt werden:

- **Im Harnstoffzyklus:** Bikarbonat und Ammonium können in der Leber zu Harnstoff verstoffwechselt werden. Die beiden Moleküle werden dabei nach folgender Summenformel verbraucht:

$$2NH_4^+ + 2HCO_3^- \rightarrow CO_2 + 3H_2O + \underset{\text{(Harnstoff)}}{NH_2-\underset{\underset{O}{\|}}{C}-NH_2}$$

- Saure (NH_4^+) und basische (HCO_3^-) Stoffwechselprodukte werden bei diesem Stoffwechselweg in gleicher Menge verbraucht. Der Harnstoff wird über die Niere ausgeschieden, das CO_2 über die Lunge „abgeraucht".
- Alternativ kann NH_4^+ **über die Nieren** ausgeschieden werden: Ammonium wird bei diesem Stoffwechselweg in der Leber an Glutamat gebunden, wodurch Glutamin entsteht, das zur Niere transportiert wird und dort wieder zerfällt. NH_4^+ wird dann als Säureäquivalent ausgeschieden, Bikarbonat verbleibt im Stoffwechsel.

Welcher Stoffwechselweg beschritten wird, hängt größtenteils vom Säure-Base-Status des Blutes ab: Bei Azidose wird die renale Ammoniumausscheidung gefördert (was zur Konservierung von Bikarbonat und Nettoausscheidung von H^+ führt), bei Alkalose wird der Harnstoffzyklus bevorzugt.

Niere

Die Niere reguliert den Säure-Base-Haushalt auf mehreren Wegen:

- Sie führt die Regulation der Leber (s. o.) zu Ende, indem sie Glutamin zu NH_4^+ und Oxoglutarat spaltet. Die sauren NH_4^+-Ionen werden ausgeschieden. Oxoglutarat wird „recycelt" und steht in der Leber erneut für die Bildung von Glutamin zur Verfügung.
- Sie kann H^+-Ionen gegen Na^+ austauschen. Die Ausscheidung beruht auf einer aldosteronempfindlichen Pumpe, die Na^+ gegen H^+ (oder K^+) ausscheidet. Hierdurch wird verständlich, dass eine vermehrte Na^+-Rückresorption (➤ Abb. 12.22) – etwa bei Hyperaldosteronismus – zur H^+- und/oder Kaliumausscheidung führt, d. h. zu Hypokaliämie und/oder Alkalose. Meist überwiegt die Hypokaliämie.
- Bikarbonat als Basenäquivalent wird im Normalfall in der Niere völlig rückresorbiert. Bei alkalischer Stoffwechsellage kann jedoch die Bikarbonat-Rückresorption vermindert werden. Im Extremfall kann Bikarbonat sogar tubulär über einen HCO_3^-/Cl^--Austausch sezerniert werden.

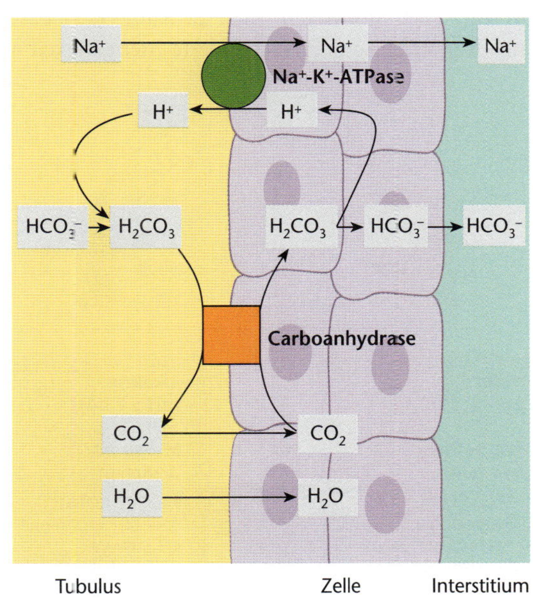

Abb. 12.22 Natriumreabsorption in der Niere. Die Tubuluszellen sind zur Sekretion von H^+ im Austausch mit Na^+ befähigt: Der (durch die Na^+-K^+-ATPase vermittelten) Ausschleusung von Natriumionen ins Interstitium folgt ein passiver Einstrom von Na^+ aus dem Tubulus in die Zelle. An diesen Einstrom ist die Ausschleusung von H^+ in den Tubulus gekoppelt. Das H^+ entsteht durch Dissoziation von H_2CO_3, dessen Bildung aus CO_2 und H_2O durch die Karboanhydratase gefördert wird. Wird die Karboanhydratase (z. B. medikamentös) gehemmt, kann der proximale Tubulus kein H^+ mehr ausscheiden. [L157]

Der größte Teil der über den Urin ausgeschiedenen H^+-Ionen wird im Tubuluslumen an Hydrogenphosphat gebunden (sog. Phosphat-Puffer des Urins). Der Urin-pH wird so im Bereich zwischen 4,5 und 8,2 konstant gehalten.

MERKE

Der Urin-pH kann deshalb wichtige Hinweise auf eine metabolische Kompensation einer Säure-Base-Störung geben: Der Urin-pH steigt bei Bikarbonatverlusten an (z. B. im Rahmen einer metabolischen Alkalose) und sinkt bei Netto-H^+ Verlusten ab (z. B. im Rahmen einer metabolischen Azidose oder bei metabolischer Kompensation einer primär respiratorischen Azidose).

Die renalen und hepatischen Regulationsmechanismen greifen langsamer (innerhalb von Tagen) als die der Lunge (Sekunden bis Minuten).

12.10.2 Säure-Base-Störungen und ihre Kompensation

Die zwei grundlegenden Säure-Base-Störungen sind die **Azidose** (pH < 7,36) und die **Alkalose** (pH > 7,44). Ihnen liegen entweder Abnormalitäten des Atmungssystems (respiratorische Störungen) oder solche des Stoffwechsels bzw. der Nieren (metabolische Störungen) zugrunde (➤ Abb. 12.23).

Metabolische und respiratorische Störungen

Bei **respiratorischen Störungen** fallen die Säure- oder Basenäquivalente durch gesteigerte oder verminderte Atemtätigkeit an. Störungen des Atmungssystems führen primär zu einer veränderten pulmonalen Kohlendioxid-Abatmung und damit zu einem abnormen pCO_2.

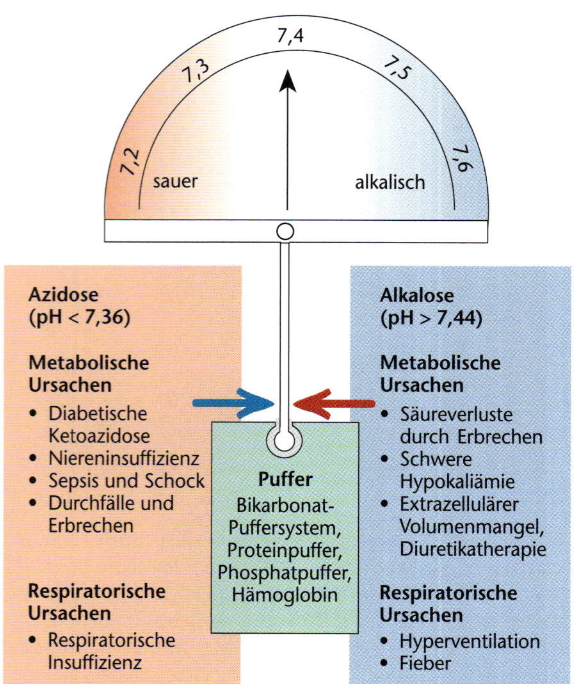

Abb. 12.23 Häufige Ursachen von Azidosen und Alkalosen [A400]

Bei **metabolischen Störungen** fallen Säure- oder Basenäquivalente durch Störungen entweder des Stoffwechsels oder der renalen Säureausscheidung an. Diese Störungen führen primär zu einer abnormen Bikarbonatkonzentration, da Säureüberschüsse oder -defizite eine Titrierung des Bikarbonats bewirken.

Die beschriebenen Störungen können sich überlagern (sog. **gemischte Störungen,** s. u.).

Kompensation

Jede primäre Säure-Base-Störung setzt physiologischerweise jeweils komplementäre **Kompensationsmechanismen** in Gang:

- Bei **primär respiratorischen Störungen** erfolgt eine **metabolische** Antwort (metabolische Kompensation), diese besteht in der (rasch einsetzenden) Abpufferung durch die Körperflüssigkeiten und in der (langsam einsetzenden) Änderung der renalen Säure-Base-Ausscheidung.
- Bei **primär metabolischen Störungen** erfolgt eine **respiratorische** Antwort (respiratorische Kompensation), d. h. eine Anpassung der aktuell abgeatmeten CO_2-Menge.

Dies bedeutet, dass zu der primären Störung (im Labor als Veränderung des pCO_2 oder der Bikarbonatkonzentration erkennbar) stets eine jeweils begleitende (kompensatorische) sekundäre Störung tritt, also wiederum eine – allerdings komplementäre – Veränderung der Bikarbonatkonzentration oder des pCO_2. Die zu erwartenden kompensatorischen Änderungen von pCO_2 und Bikarbonat können berechnet (➤ Tab. 12.5) oder aus Nomogrammen wie in ➤ Abb. 12.24 abgelesen werden. ➤ Abb. 12.25 gibt das bei den jeweiligen Störungen vorliegende Verhältnis zwischen Blut-pH-Wert und dem pCO_2 wieder.

MERKE

Faustregel: **„m**etabolisch – **m**iteinander" (bei metabolischen Störungen verändern sich pH, pCO_2 und HCO_3^- gleichsinnig).

PRAXISBEZUG

Ob die Kompensation einer Säure-Base-Störung adäquat erfolgt, lässt sich aus der Blutgasanalyse sehr schnell erkennen: Die respiratorische Kompensation einer **metabolischen Azidose** geschieht in einem Verhältnis von **1 : 1** (1 mmol/l HCO_3 zu 1 mmHg pCO_2), bei der **metabolischen Alkalose** beträgt das Kompensationsverhältnis **1 : 0,7.** Bei chronischen **respiratorischen Störungen** erfolgt die Kompensation in einem Verhältnis von **1 : 0,3.** Pro 1 mmHg pCO_2-Änderung ändert sich die HCO_3-Konzentration gleichsinnig um 0,3 mmol/l.

Reine oder gemischte Störungen

Die meisten Säure-Base-Störungen resultieren aus einer einzigen primären Störung (mit der jeweils dazugehörigen komplementären Antwort). Diese Störungen werden **„einfache Säure-Basen-**

Tab. 12.5 Säure-Base-Störungen und ihre Kompensation

Art der Störung	Primäre Veränderung	Kompensatorische Veränderung	Berechnung der kompensatorischen Veränderung	Mechanismus der Kompensation
Metabolische Azidose	H^+ ↑ HCO_3^- ↓	pCO_2 ↓	pCO_2 um 1 mmHg ↓ pro 1 mmol/l HCO_3^- ↓ (1 : 1)	Alveoläre Hyperventilation
Metabolische Alkalose	H^+ ↓ HCO_3^- ↑	pCO_2 ↑	pCO_2 um 0,7 mmHg ↓ pro 1 mmol/l HCO_3^- ↑ (1 : 0,7)	Alveoläre Hypoventilation
Respiratorische Azidose	pCO_2 ↑	HCO_3^- ↑	HCO_3^- akut um 0,1 mmol/l ↑ pro 1 mmHg pCO_2 ↑ (1 : 0,1) HCO_3^- chron. um 0,3 mmol/l ↑ pro 1 mmHg pCO_2 ↑ (1 : 0,3)	Erhöhung der renalen Bikarbonat-Schwelle
Respiratorische Alkalose	pCO_2 ↓	HCO_3^- ↓	HCO_3^- akut um 0,1 mmol/l ↓ pro 1 mmHg pCO_2 ↓ (1 : 0,1) HCO_3 chron. um 0,3 mmol/l ↓ pro 1 mmHg pCO_2 ↓ (1 : 0,3)	Erniedrigung der renalen Bikarbonat-Schwelle

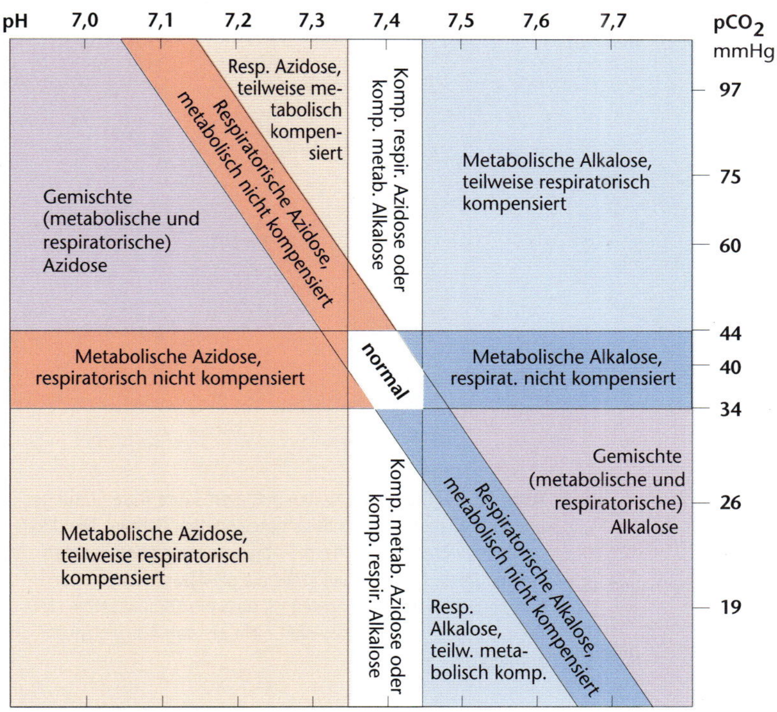

Abb. 12.24 Säure-Base-Nomogramm. Die Änderung des pCO_2 ist entweder primär (bei respiratorischen Störungen) oder sekundär (bei metabolischen Störungen). [L157]

Störungen" genannt. Bisweilen (v. a. bei schwerkranken Patienten) liegen jedoch mehrere Säure-Base-Störungen gleichzeitig vor. Diese werden **„gemischte Säure-Basen-Störungen"** genannt. Der Netto-Effekt gemischter Störungen kann additiv sein (z. B. metabolische Azidose + respiratorische Azidose), er kann jedoch auch gegenläufig sein (z. B. metabolische Azidose und respiratorische Alkalose).

Ob eine einfache oder eine gemischte Störung vorliegt, kann aus der Blutgasanalyse abgelesen werden, wenn die bei einfachen Störungen zu erwartenden kompensatorischen Änderungen bekannt sind (➤ Tab. 12.5): Weichen diese von den errechneten Werten ab, ist eine gemischte Störung anzunehmen (➤ Abb. 12.24). Ebenfalls hilfreich ist die Feststellung einer vergrößerten Anionenlücke (s. unten).

Kompensierte und dekompensierte Störungen

Hat der Körper genug Zeit zur Gegenregulation und wird sein Regulationspotenzial nicht durch die Schwere der Störung überwältigt, bringt er den pH-Wert näherungsweise wieder in den Normbereich zurück. Solche **kompensierten Säure-Base-Störungen** gehen also mit einem (nahezu) normalen pH einher und spiegeln sich laborchemisch lediglich in Veränderungen des Bikarbonats (Standardbikarbonat oder BE) oder des pCO_2 wider.

Ein normaler pH-Wert schließt das Vorliegen einer Säure-Base-Störung also keineswegs aus.

CAVE!

Dekompensierte Störungen liegen vor, wenn der Blut-pH den Normbereich von 7,36–7,44 verlassen hat.

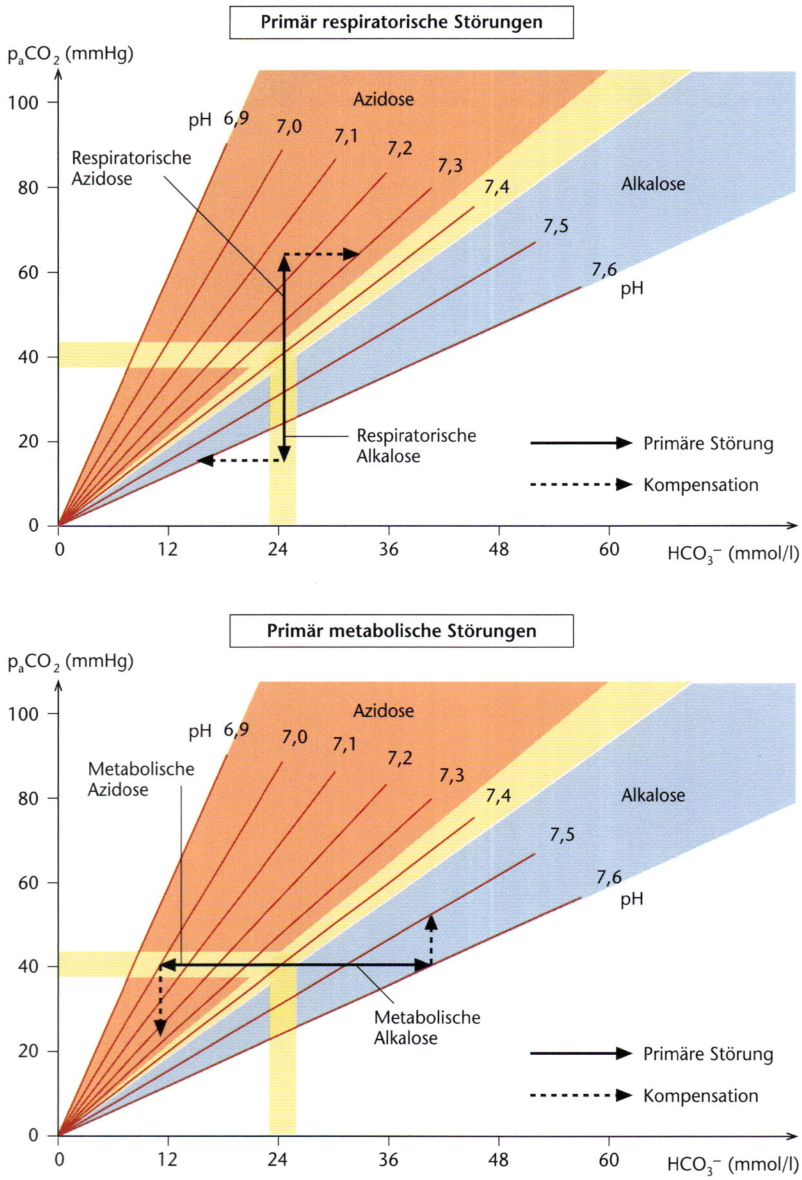

Abb. 12.25 Diagramm zu den primären Säure-Base-Störungen und ihrer Kompensation mit eingezeichnetem Beispiel. Die durchgezogenen Pfeile geben die pH-Abweichungen ohne Kompensation, die durchbrochenen Pfeile die pH-Abweichungen nach Kompensation an. Zu beachten ist, dass die Kompensation stets nur partiell ist, d.h. den pH-Wert nicht bis zum Ausgangswert korrigiert. [L157]

12.10.3 Diagnostisches Vorgehen

Grundlage der Diagnostik der Säure-Base-Homöostase ist die **Blutgasanalyse** (➤ Abb. 12.24 und ➤ Abb. 12.25). Sie erlaubt nicht nur die Unterscheidung zwischen metabolischen und respiratorischen Störungen, sondern zudem die Abgrenzung einfacher von gemischten Säure-Base-Störungen. Neben der Anamnese gibt bei einer metabolischen Azidose die **Anionenlücke** (s. u.) sowie die Bestimmung des Serum-Chlorids wichtige Hinweise auf die Ätiologie, bei einer metabolischen Alkalose die Messung der Chloridausscheidung im Urin.

Blutgasanalyse (BGA)

Die meisten Blutgasautomaten messen den pH-Wert, den pCO_2 und den pO_2. Die Bikarbonatkonzentration und die Basenabweichung (Base Excess) werden aus der **Henderson-Hasselbalch-Gleichung** errechnet, müssen dann aber für den jeweils herrschenden pCO_2 korrigiert werden. Hierfür stehen Nomogramme, z. B. nach **Astrup** zur Verfügung. Die Normwerte sind in ➤ Tab. 12.6 zusammengefasst.

$$\frac{(U_{Na} / P_{Na})}{(U_{krea} / P_{krea})} \times 100$$

Tab. 12.6 Normwerte der Blutgasanalyse

	Arterielles Blut	Gemischt-venöses Blut*	Venöses Blut
pH	7,40 (7,37–7,44)	7,36 (7,31–7,41)	7,36 (7,31–7,41)
pCO_2 in mmHg	35–45	41–51	40–52
HCO_3^- in mmol/l	22–26	22–26	22–28
Base Excess	–2 bis +2	–2 bis +2	–2 bis +2

*Aus dem rechten Vorhof gewonnen mittels Pulmonalis-Katheter

Aus dieser Gleichung und aus anderen physiologischen Prinzipien leiten sich die drei „Goldenen Regeln" der Blutgasanalyse ab:

„Goldene Regeln" der BGA

Regel I (für respiratorische Störungen)
Eine Veränderung des pCO_2 um 10 mmHg geht mit einer gegenläufigen Veränderung des pH um 0,08 Einheiten einher. (Wenn der pCO_2 steigt, fällt der pH, wenn der pCO_2 sinkt, steigt der pH.)

Regel II (für metabolische Störungen)
Eine Veränderung des pH um 0,15 entspricht einer gleichsinnigen Basenveränderung von 10 mmol/l. (Das heißt, bei einem pH-Anstieg steigt der BE bzw. das Standardbikarbonat um 10, bei einem pH-Abfall sinken die beiden Werte um 10 mmol/l.)

Regel III
Im Rahmen der Kompensation auftretende Abweichungen von pCO_2 oder Bikarbonat können keine volle Korrektur der Säure-Base-Störung bewirken.

pH

Die pH-Bestimmung trennt die kompensierten (pH im Normbereich) von den dekompensierten (pH außerhalb des Normbereichs) Störungen ab. Der pH-Normwert im arteriellen Blut ist 7,36–7,44.

Standardbikarbonat

Das Standardbikarbonat ist ein Maß für den Bikarbonat-Puffer. Es korreliert mit dem Grad der metabolischen Störung oder dem Grad der metabolischen Kompensation. Normwert im Serum ist 22–26 mmol/l. Das Standardbikarbonat wird deshalb „standardisiert" genannt, weil es bei definiertem pCO_2 und definierter Temperatur gemessen wird (der Bikarbonatwert einer Lösung wird nämlich durch den jeweils herrschenden CO_2-Partialdruck sowie die Temperatur beeinflusst).

Base Excess

Der Basenüberschuss (engl. *base excess,* BE) zeigt an, um wie viel die aktuelle Konzentration an Gesamtpufferbasen von ihrem normalen Ausgangswert abweicht und gibt damit den Verbrauch oder die Akkumulation von Pufferbasen an:

- Positiver BE: Die Konzentration an Pufferbasen ist erhöht = Akkumulation von Pufferbasen.
- Negativer BE: Die Konzentration an Pufferbasen ist vermindert = Verbrauch von Pufferbasen.

Der Normwert liegt bei –2 bis + 2. Der BE ist unabhängig vom begleitenden pH-Wert und kann damit selbst bei normalem pH-Wert das Ausmaß einer Säure-Base-Störung anzeigen. Die Angabe des Base Excess ist damit hilfreich, um eine metabolische Kompensation (s. u.) zu erkennen.

Partialdrücke der Blutgase

Der pCO_2 ist zusammen mit dem pO_2 die wichtigste respiratorische Regelgröße; er reflektiert das Atemminutenvolumen und gibt somit einen Hinweis entweder auf die primäre Ventilationsstörung oder auf das Ausmaß einer respiratorischen Kompensation.

Interpretation einer BGA

Die BGA-Interpretation ist komplex. Folgende Fragen sollten schrittweise beantwortet werden:

Azidose oder Alkalose?

Hierauf gibt der pH-Wert die Antwort. Da kompensatorische Änderungen keine vollständige Korrektur der Säure-Base-Störung bewirken können (Goldene Regel III), können auch kompensierte Störungen nach den (dann allerdings geringeren) pH-Abweichungen klassifiziert werden.

In seltenen Fällen ist der pH-Wert jedoch normal (z. B. bei gemischten Störungen). In diesem Fall wird aus ➤ Tab. 12.5 abgelesen, welche Störung am ehesten „Sinn macht", d. h., welche Abweichung (die des pCO_2 oder die des HCO_3^-) relativ am größten ist.

Respiratorische oder metabolische Störung?

Hierzu wird untersucht, welche der beiden Komponenten (pCO_2 oder Bikarbonat bzw. BE) im gleichen Sinne wie der pH verändert ist.

- Sind bei einer Azidose sowohl pCO_2 als auch Bikarbonat (bzw. BE) erniedrigt, handelt es sich um eine **metabolische Azidose,** da lediglich das erniedrigte Bikarbonat eine Azidose erklärt.
- Sind bei einer Azidose sowohl pCO_2 als auch Bikarbonat (bzw. BE) erhöht, handelt es sich um eine **respiratorische Azidose,** da lediglich der erhöhte pCO_2 die Azidose erklärt.
- Sind bei einer Alkalose sowohl pCO_2 als auch Bikarbonat (bzw. BE) erniedrigt, handelt es sich um eine **respiratorische Alkalose,** da lediglich der erniedrigte pCO_2 eine Alkalose erklärt.
- Sind bei einer Alkalose sowohl pCO_2 als auch Bikarbonat (bzw. BE) erhöht, handelt es sich um eine **metabolische Alkalose,** da lediglich das erhöhte Bikarbonat eine Alkalose erklärt.

Einfache oder gemischte Säure-Base-Störung?

Eine gemischte Störung liegt immer dann vor, wenn die beiden Komponenten (pCO_2 und Bikarbonat) im gleichen „Stoffwechselsinne" wie der pH verändert sind (also wenn z. B. bei einer Azidose sowohl der pCO_2 erhöht als auch das Bikarbonat erniedrigt ist – eine solche Konstellation lässt sich nur als eine Kombination aus metabolischer und respiratorischer Azidose erklären). Außerdem liegt eine gemischte Störung immer dann vor, wenn die aus ➤ Tab. 12.5 errechneten kompensatorischen Abweichungen nicht mit den tatsächlichen Werten der Blutgasanalyse übereinstimmen.

Messfehler?

Egal, ob kompensiert oder unkompensiert, einfach oder gemischt – jede BGA folgt dem gesetzmäßigen Zusammenhang zwischen pH,

pCO_2 und HCO_3^-. Verletzt eine BGA die „Goldenen Regeln", so liegt ein Messfehler vor.

Weitere Untersuchungen

Serum

Wegen der engen Beziehungen zwischen Kalium- und Wasserstoffionenhaushalt (➤ 12.10.1) sollte das **Kalium** bestimmt werden.

Wird eine metabolische Azidose vermutet, so kann die **Laktat**-Bestimmung hilfreich sein (Laktat ist ein Stoffwechselprodukt des anaeroben Kohlenhydratabbaus; es ist z. B. im Schock, bei Gewebenekrose, aber auch bei starker körperlicher Belastung erhöht – Details ➤ 12.10.1).

Urin

Bei normaler Nierenfunktion kann am **Urin-pH** die Regulationsfunktion der Niere nachvollzogen werden. Bei Azidose ist der Urin stark sauer, bei Alkalose alkalisch. Ketonkörper im Urin als saure Endprodukte des anaeroben Fettabbaus sind bei Hunger und diabetischer Ketoazidose erhöht. Bei ausgeprägter Hypokaliämie kann der ausgeschiedene Urin ebenfalls leicht sauer sein. Bei dieser „paradoxen Azidurie" werden Säureäquivalente ausgeschieden, um Kalium einzusparen. Die Untersuchung der **Chloridkonzentration** des Urins kann zur ätiologischen Abklärung einer metabolischen Alkalose hilfreich sein (➤ 12.10.5).

Anionenlücke

Die Anionenzusammensetzung im Plasma ist relativ konstant. Veränderungen können auf Stoffwechselstörungen mit Anfall von normalerweise nicht vorhandenen Anionen (zumeist Säuren) hinweisen und an Abweichungen der sog. Anionenlücke erkannt werden (➤ Abb. 12.26). Die Anionenlücke ist unverzichtbar bei der ätiologischen Abklärung einer metabolischen Azidose (➤ 12.10.4) sowie zum Erkennen kombinierter Säure-Base-Störungen. Ihre Berechnung geht von folgenden Annahmen aus:

- Die normalerweise im Serum vorhandenen **Kationen** sind Na^+, K^+, Ca^{2+} und Mg^{2+}.
- Diesen stehen – in summengleichem Verhältnis – die normalerweise im Serum vorhandenen **Anionen** gegenüber: Cl^-, HCO_3^- sowie Serumproteine, Sulfate, anorganisches Phosphat und organische Säuren in niedriger Konzentration (die vier Letzteren, im Routinelabor nicht gemessenen Anionen werden auch als „Anionenrest" zusammengefasst).
- Im Routinelabor werden meist lediglich Na^+, K^+, Cl^- und HCO_3^- erfasst. Die Differenz zwischen den routinemäßig erfassten Kationen (Na^+ und K^+) und Anionen (Cl^- und HCO_3^-) beträgt normalerweise 12 ± 2 mmol/l und beruht darauf, dass im Plasma mehr nicht gemessene Anionen als Kationen vorhanden sind.
- Zur Vereinfachung wird K^+ bei der Berechnung der Anionenlücke ignoriert, da es weniger als 5 % der Kationen ausmacht. Um

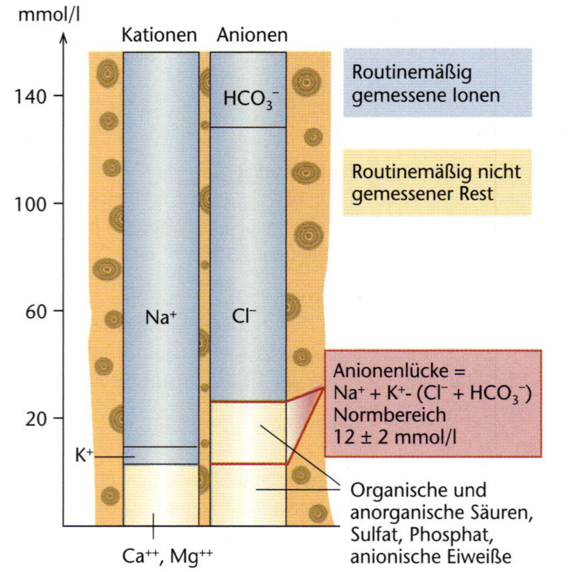

Abb. 12.26 Ionenstruktur des Plasmas mit Anionen- und Kationenrest sowie Anionenlücke [L157]

das Vorhandensein von fremden Säuren festzustellen, kann die Anionenlücke dann einfach im Kopf folgendermaßen berechnet werden:

$$\textbf{Anionenlücke} = Na^+ - \left(Cl^- + HCO_3^-\right)$$

- Die so berechnete Anionenlücke beträgt normalerweise **12 ± 2 mmol/l.**

Erhöhte Anionenlücke

Ist die Anionenlücke nun **erhöht,** reflektiert dies entweder

- mengenmäßige Veränderungen der normalerweise im Anionenrest vorliegenden Substanzen oder
- das Vorliegen normalerweise nicht vorhandener Anionen.

Geht eine metabolische Azidose nämlich mit einer erhöhten Anionenlücke einher, ist anzunehmen, dass die Azidose entweder durch Erhöhung körpereigener, normalerweise jedoch nur in geringen Mengen vorhandener Anionen (z. B. **Laktat** – dieses Anion entsteht bei der anaeroben Glykolyse und ist ein guter Marker für die dabei resultierende Säurebelastung) oder aber durch **exogen zugeführte Anionen** (z. B. Salicylat) bedingt ist (➤ Abb. 12.27).

Normale Anionenlücke

Eine metabolische Azidose mit **normaler** Anionenlücke dagegen ist entweder durch Bikarbonatverluste bedingt (das ausgeschiedene Bikarbonat wird kompensatorisch durch Chlorid ersetzt, sodass die Anionenlücke unverändert bleibt) oder durch die – selten vorkommende – **Zufuhr von an Chlorid** gekoppelten Säureäquivalenten, z. B. HCl oder Ammoniumchlorid.

Metabolische Azidosen ohne Anionenlücke sind deshalb praktisch immer **hyperchlorämische Azidosen.**

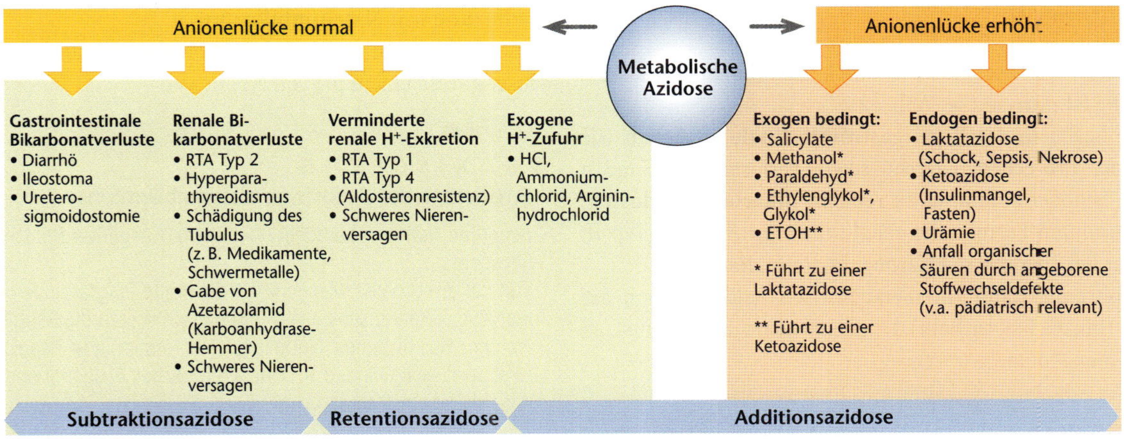

Abb. 12.27 Differenzialdiagnose der metabolischen Azidose. RTA = renal-tubuläre Azidose; ETOH = Ethylalkohol. [L157]

Erniedrigte Anionenlücke

Erniedrigungen der Anionenlücke sind selten. Sie sind auf erhöhte Kationen (z. B. bei Hyperkalzämie) oder auf ein über eine eventuelle Bikarbonatkompensation hinaus erhöhtes Chlorid zurückzuführen.

Auch eine **Hypalbuminämie** senkt die Anionenlücke, da Albumin ein Teil der nicht gemessenen Anionen ist. Normalerweise mit Anionenlücke einhergehende metabolische Azidosen zeigen deshalb bei Hypalbuminämie keine „Lücke".

12.10.4 Azidose

Bei zunehmender Azidose kommt es durch die H^+-Wirkung auf die glatte Gefäßmuskulatur zu einer peripheren Vasodilatation. Allgemeine Zeichen dafür sind warme, gerötete Haut, Blutdruckabfall und Herzfrequenzanstieg. Bei schwerwiegender Azidose erleidet die Zellfunktion Schaden. Es kommt zu einer Störung des Herzmuskels, zu Herzrhythmusstörungen und ZNS-Störungen (von Verwirrtheit bis Koma).

Bei akuter Azidose wird die Sauerstoff-Bindungskurve nach rechts verschoben (→ verbesserte periphere O_2-Abgabe). Herz und Gefäße sind für Katecholamine vermindert ansprechbar.

Die durch die Azidose bedingte Transmineralisation (➤ 12.5.1) kann zur Hyperkaliämie führen. Die Atmung ist in Abhängigkeit von der Art der Azidose (respiratorisch versus metabolisch) entweder vermindert oder gesteigert.

Metabolische Azidose

Ätiologie

Bikarbonat ist immer erniedrigt (die Bikarbonaterniedrigung kann entweder auf direkte Bikarbonatverluste oder auf Titration gegen H^+-Ionen beruhen). Ätiologisch werden **Additions-, Subtraktions-** und **Retentionsazidosen** unterschieden. Zur Differenzierung wird die Anionenlücke mit herangezogen (➤ Abb. 12.27). Einen groben Anhaltspunkt kann auch die Chloridkonzentration im Serum geben, die bei fehlender Anionenlücke fast immer erhöht ist.

Additionsazidose

Eine Additionsazidose entsteht durch zusätzlichen Anfall von Säure (diese kann endogen produziert oder exogen zugeführt sein). Sie geht deshalb mit einer **erhöhten Anionenlücke** einher (Ausnahme ist die Zufuhr von HCl oder Ammoniumchlorid):

- **Ketoazidose:** vermehrter Anfall von Ketonkörpern bei diabetischer Stoffwechselentgleisung, Hunger oder Alkoholismus
- **Laktatazidose:** vermehrter Laktatanfall bei Gewebehypoxie, Gewebenekrose, Sepsis, Schock, aber auch durch Vergiftung mit Ethylenglykol, Methanol und anderen Alkoholen (das Laktat ist dabei nur ein – basischer – Marker für die Freisetzung von H^+-Ionen, ➤ 12.10.1)
- **Intoxikationen** mit Salizylaten oder Paraldehyd
- (Angeborene) **Stoffwechseldefekte** mit einem abnormen Anfall organischer Säuren oder Aminosäuren (v. a. bei Kindern)
- Zufuhr von HCl, Ammonium- oder Kalziumchlorid

Osmotische Lücke

Besteht der Verdacht auf eine Vergiftung mit Stoffen, die Säuren sind oder zu Säuren verstoffwechselt werden (z. B. Methanol, Ethylenglykol, Acetylsalicylsäure), kann die Bestimmung der sog. osmotischen Lücke im Blutplasma hilfreich sein, da solche Substanzen osmotisch aktiv sind und nicht ohne Weiteres erfasst werden.

$$\text{Osmotische Lücke (OL)} = \text{Osmolalität}_{\text{gemessen}} - \text{Osmolalität}_{\text{berechnet}}$$

$$\text{Osmolalität}_{\text{berechnet}}\left[\text{mosmol/l}\right] = 2 \times Na^+ + \text{Glukose}/18\left[\text{mg/dl}\right] + \text{Harnstoff}/2{,}8\left[\text{mg/dl}\right]$$

Um Glukose und Harnstoff von mg/dl in mmol/l umzurechnen, dividiert man den Glukosewert durch 18 und den Harnstoffwert durch 2,8.
Bei Vergiftungen mit Säuren ist ein Anstieg der OL zu erwarten, insbesondere wenn **OL > 10 mosmol/l,** besteht der Verdacht auf eine Intoxikation.

Subtraktionsazidose

Eine Subtraktionsazidose entsteht durch Bikarbonatverlust. Die **Anionenlücke ist normal** (➤ Abb. 12.27).

Zugrunde liegen in der Regel **gastrointestinale Ursachen** wie rezidivierendes Erbrechen, Diarrhö sowie Verluste über Sonden oder Fisteln. Seltener kommt es zu **renalen Bikarbonatverlusten,** z. B. bei bestimmten Formen der renal-tubulären Azidose (Typ II, ➤ 11.9) oder bei Therapie mit Karboanhydrase-Hemmern.
Erbrechen führt nur dann zur metabolischen Azidose, wenn der Verlust von (bikarbonatreichem) Duodenalsekret den Verlust an Magensäure mengenmäßig überwiegt.

Retentionsazidose

Eine Retentionsazidose tritt bei verminderter renaler Säureausscheidung auf. Ursachen können sein:

- **Akutes oder chronisches Nierenversagen:** Hierbei kommt es einerseits durch die eingeschränkte renale H^+-Exkretion zur Retentionsazidose, andererseits durch verminderte tubuläre Bikarbonat-Rückresorption zur Subtraktionsazidose (in beiden Fällen ist die **Anionenlücke normal**). Schwere Fälle (Urämie) verursachen durch den Anfall saurer Stoffwechselprodukte (z. B. Sulfate) eine zusätzliche Additionsazidose; bei Letzterer ist die Anionenlücke erhöht.
- Bestimmte Formen der **renal-tubulären Azidose** (Typ I und Typ IV, ➤ 11.9)

Urin-Anionenlücke

Zur Differenzierung einer metabolischen Azidose mit normaler Anionenlücke kann die Bestimmung der Urin-Anionenlücke ($Cl^- - [Na^+ + K^+]$) sehr hilfreich sein. Wenn die Nieren fähig sind, genug H^+-Ionen in Form von NH_4^+ auszuscheiden, sollte die Chloridkonzentration im Urin hoch sein, da NH_4^+ als Ammoniumchlorid ausgeschieden wird (NH_4^+ selbst lässt sich leider nicht direkt im Urin messen). Wenn die Cl^--Ausscheidung höher ist als die Summe der Natrium- und Kaliumausscheidung, ist dies ein Hinweis auf eine gastrointestinale Ursache der Azidose (➤ Abb. 12.27), da die Niere ja offensichtlich fähig ist, Säureäquivalente auszuscheiden.

- $Cl^- > (Na^+ + K^+)$ = extrarenale Ursache
- $Cl^- < (Na^+ + K^+)$ = renale Ursache (DD: H^+-Ausscheidung ↓ oder HCO_3^--Bildung ↓ bzw. HCO_3^--Verlust)

Kompensation

Die Kompensation einer metabolischen Säurebelastung erfolgt zum einen durch die renale Ammonium-Ausscheidung (diese erreicht ihr kompensatorisches Maximum innerhalb von 2–4 Tagen), zum anderen durch die pulmonale CO_2-Abatmung, die sich klinisch als Hyperventilation zeigt. Die volle respiratorische Kompensation kommt innerhalb von 11–24 h in Gang.

Therapie

Primär muss die Grundkrankheit behandelt werden (z. B. Schockbehandlung). Ist diese gut beeinflussbar, tritt oft ein spontaner Ausgleich der Azidose ein.

Pufferung mit Natriumbikarbonat
Eine Pufferung mit Natriumbikarbonat erfolgt nur bei schwerer Azidose, d. h. ab einem pH von 7,1.

PRAXISBEZUG

Errechnung des Bedarfs an Natriumbikarbonat

Bedarf an Natriumbikarbonat (in mmol/l) = negativer BE × ⅓ des Körpergewichts.
Von der errechneten Menge sollte die Hälfte langsam über einen zentralen Venenkatheter substituiert und danach sollten die Blutgase analysiert werden. Nur in akuter Notfallsituation (protrahierte Reanimation) kann es sinnvoll sein, blind, d. h. ohne Kenntnis des Ausgangswerts, zu puffern (Effektivität umstritten).

Nachteile der Bikarbonat-Therapie
Die Gabe von Bikarbonat könnte geradezu als ideale Therapie betrachtet werden, neutralisiert sie doch die deletäre Säurebelastung des Körpers. Leider hat sie einige schwerwiegende Nachteile, die den Einsatz wohlbedacht sein lassen wollen:

- Bei zu rascher Korrektur einer Azidose besteht die Gefahr einer Hypokaliämie durch Transmineralisation (➤ 12.5.1) und damit die Gefahr von Herzrhythmusstörungen. Ebenso kann es durch den plötzlichen Abfall des ionisierten Kalziums zur Tetanie kommen (➤ 12.6.2).
- Als Folge der Natriumzufuhr kann eine Volumenbelastung des Kreislaufs mit Gefahr der Herzinsuffizienz und des Lungenödems eintreten.
- Das Bikarbonat dissoziiert bei der Pufferung zu CO_2, das nur dann über die Lungen ausgeschieden werden kann, wenn keine begleitende respiratorische Insuffizienz vorliegt.
- Außerdem kann es durch Pufferung mit Bikarbonat zu einer „paradoxen ZNS-Azidose“ kommen: Bikarbonat dissoziiert zu H_2O und CO_2, welches die Blut-Hirn-Schranke leichter überwindet als Bikarbonat, sodass evtl. eine ZNS-Azidose mit Funktionsstörung und Minderperfusion der Hirnzellen entsteht.
- Eine rasche Azidosekorrektur verschiebt die Sauerstoff-Bindungskurve nach links mit Gefahr der Gewebehypoxie.

„Schlechte Werte“ sind also nicht immer physiologisch nachteilig, sondern können Ausdruck wichtiger adaptiver Prozesse sein (so kann der Bär z. B. seinen Winterschlaf nur unter den Bedingungen der Azidose mit gesteigerter peripherer Sauerstoffnutzung halten). Die bloße Orientierung an Normwerten kann also klinisch unsinnig oder sogar gefährlich sein.

Folgen einer (chronischen) metabolischen Azidose

- Muskelschwund
- Eiweiß-Katabolismus (u. a. verminderte Albumin-Synthese)
- Knochenschwund (kompensatorische ossäre HCO_3-Freisetzung, Stimulation von Osteoklasten/Hemmung von Osteoblasten)
- Verstärkte renale interstitielle Fibrosierung durch:
  - RAAS-Aktivierung (v. a. Aldosteron ↑)
  - Komplementaktivierung
  - Endothelin ↑

- Verminderte myokardiale Funktion (HZV ↓, Kontraktilität ↓, Inotropie ↓, Arrhythmien ↑)
- Systemische und pulmonale Venokonstriktion

Respiratorische Azidose

Sie tritt bei Ventilationsstörungen im Rahmen der respiratorischen Insuffizienz auf. Der Anstieg des pCO_2 kann durch Lungenerkrankungen, Erkrankungen der Atemmuskulatur oder durch zentrale Atemregulationsstörungen bedingt sein (➤ 6.1.2).

Klinik

Der Symptomenkomplex der respiratorischen Azidose umfasst:
- Atemnot als Zeichen der respiratorischen Insuffizienz
- Zyanose als Zeichen der oft begleitenden Hypoxie
- Hirnödem mit Benommenheit, Somnolenz bis Koma, Kopfschmerz, Schwindel, Schwitzen, Unruhe, Papillenödem (alles Zeichen der CO_2-bedingten zerebralen Vasodilatation)

Kompensation

Nach unmittelbarer Kompensation durch endogene Pufferung (wirkt innerhalb von 5–10 min) tritt die chronische Kompensation innerhalb von 3–5 Tagen durch erhöhte renale Säureausscheidung (bzw. Retention von Bikarbonat) ein.

Therapie

Ist die Atemstörung nicht rasch beeinflussbar, muss je nach klinischem Bild – bei einem pH < 7,2 evtl. auch unabhängig davon – mit der assistierten Beatmung begonnen werden.

12.10.5 Alkalose

Eine Alkalose kann durch Transmineralisation zur Hypokaliämie und so z. B. zu Herzrhythmusstörungen führen. Bei respiratorischer Alkalose droht wegen des oft schwerwiegenden pH-Anstiegs die hypokalzämische Tetanie.

Metabolische Alkalose

Klinik

Das klinische Bild wird oft durch die begleitende Hypokaliämie bestimmt (➤ 12.5.3). Im Vordergrund können dann Herzrhythmusstörungen stehen.

Eine kompensatorische Hypoventilation ist nur in begrenztem Ausmaß möglich und klinisch meist schlecht erfassbar. Eine Tetanie durch Abnahme des ionisierten Kalziums prägt, anders als bei der respiratorischen Alkalose, das Bild nur selten.

Ätiologie und Pathogenese

Eine metabolische Alkalose ist viel seltener als eine metabolische Azidose. Dies liegt daran, dass die renale Bikarbonatausscheidung hoch effektiv ist und nur selten überfordert wird.
Einer metabolischen Alkalose können drei Mechanismen zugrunde liegen, die teilweise nebeneinander wirken können:
- Gesteigerte **Ausscheidung von H^+-Ionen:**
  - Magensaftverlust durch Erbrechen oder über Sonden
  - Bei schwerer Hypokaliämie: Hier wird zur Einsparung von K^+ im Rahmen der gekoppelten K^+/H^+-Ausscheidung vermehrt H^+ ausgeschieden; außerdem kommt es bei schwerer Hypokaliämie zum transzellulären Austausch von K^+ gegen H^+ (➤ 12.5.1).
- Übersteigerte **Zufuhr von Bikarbonat:** übermäßige, meist iatrogene Bikarbonat- oder Zitrat-Zufuhr, z. B. in Blutkonserven (nur bei Gabe von mehr als zehn Konserven relevant). Neben Zitrat werden auch andere organische Anionen, wie z. B. Glukonat, Acetat und Laktat, in der Leber zu Bikarbonat verstoffwechselt.
- Mangelhafte Ausscheidung **(Retention) von Bikarbonat** (häufigster Mechanismus). Hierzu kommt es auf zwei Wegen:
  - Durch Chloridverarmung: Wenn der Körper proportional mehr Chlorid als Natrium verliert, wird als Folge der Chloridverarmung renal Natrium konserviert, was wiederum die Reabsorption von $NaHCO_3$ steigert. Diese Gruppe von Alkalosen zeichnet sich durch eine niedrige Chloridkonzentration im Urin (< 10 mmol/l) aus und kann durch die intravenöse Zufuhr von NaCl behandelt werden **(„chloridsensitive" Alkalose).** Ursachen sind die Therapie mit Diuretika, gastrointestinale Verluste durch Erbrechen oder Magensonden, Chlorid-Diarrhö (seltene angeborene Durchfallsform bei Kindern) oder Chloridverluste durch villöse Adenome (ebenfalls selten).
  - Wird die Niere direkt – d. h. nicht durch eine Chloridverarmung – zur Retention von Bikarbonat stimuliert, liegt eine **„chloridresistente" Alkalose** vor. Sie zeichnet sich durch höhere Urin-Chloridwerte aus (> 10–20 mmol/l) und kann durch die Zufuhr von NaCl nicht durchbrochen werden. Ursachen sind ein unphysiologischer Mineralokortikoid-Exzess (Conn-Syndrom, Cushing-Syndrom – Wirkmechanismus wie beim physiologischen Aldosteron-Exzess, s. u.) und das Bartter-Syndrom (angeborene tubuläre Rückresorptionsstörung für Chlorid).

Eine pathophysiologische Mischform stellt die Alkalose durch extrazellulären Volumenmangel **(Kontraktionsalkalose)** dar: Der extrazelluläre Volumenmangel führt zum einen zu einer verminderten glomerulären Filtration von Bikarbonat, zum andern zur Aldosteronerhöhung. Aldosteron stimuliert nicht nur die renale H^+/K^+-Ionen-Ausscheidung (Na^+ wird im distalen Tubulus auf Kosten von H^+ und K^+ konserviert), sondern bewirkt auch eine Bikarbonatretention (da Na^+ nicht ausgeschieden wird, unterbleibt die zur Korrektur der Alkalose notwendige $NaHCO_3$-Ausscheidung). Die Kontraktionsalkalose kann durch NaCl-Zufuhr, d. h. durch extrazelluläre Volumenexpansion, gut behandelt werden, da die erhöhten

Aldosteronspiegel hierdurch (anders als beim Conn- oder Cushing-Syndrom) prompt abfallen.

Bei Patienten, bei denen lange Zeit eine respiratorische Azidose mit Hyperkapnie bestanden hat, führt eine plötzliche Besserung des Zustands mit raschem CO_2-Abfall ebenfalls zu einer metabolischen Alkalose **(post-hyperkapnische metabolische Alkalose),** da diese Patienten als Kompensation hohe Bikarbonatkonzentrationen aufgebaut haben. Erst nach Tagen ist dieser Kompensationsmechanismus wieder „herunterreguliert" und die Alkalose gleicht sich aus.

Die metabolische Alkalose ist häufig von einer **Hypokaliämie** begleitet. Dies erklärt sich zum einen durch die oft erhöhten Mineralokortikoid-Spiegel (z. B. bei Kontraktionsalkalose), zum anderen durch die Transmineralisation, in deren Rahmen Kaliumionen bei Alkalose im Austausch gegen H^+-Ionen nach intrazellulär wandern.

Diagnostisches Vorgehen

Zusätzlich zur „regulären" Diagnostik bei Säure-Base-Störungen (➤ 12.10.3) kann die Bestimmung der Chloridkonzentration des Urins hilfreich sein, um chloridsensitive von chloridresistenten Formen der Alkalose (s. o.) zu unterscheiden. Das Serum-Kalium sollte stets bestimmt werden.

Kompensation

Die Kompensation der metabolischen Basenbelastung erfolgt durch pulmonale CO_2-Retention (Hypoventilation). Die volle respiratorische Kompensation kommt innerhalb von 1–2 Tagen in Gang.

Der respiratorischen Kompensation sind allerdings enge Grenzen auferlegt, da es bei Hypoventilation rasch zur Hypoxie kommt, welche dann den Atemantrieb übernimmt und die CO_2-Retention begrenzt.

Therapie

Wichtigstes Prinzip sind die **Behandlung der Grundkrankheit** und der Ausgleich einer evtl. begleitenden oder ursächlichen **Kaliumstörung.** Die Kontraktionsalkalose sowie die chloridsensitiven Formen der Alkalose sprechen auf **Volumenersatz** mit isotoner NaCl-Lösung an. Diuretika werden abgesetzt. In extrem schweren Fällen wird Argininhydrochlorid oder HCl über einen zentralen Venenkatheter gegeben. Bei posthyperkapnischer metabolischer Alkalose kann in ausgeprägten Fällen der Karboanhydratase-Hemmer Acetazolamid einmalig i. v. oder p. o. gegeben werden.

Respiratorische Alkalose

Klinik

Auslöser ist die Hyperventilation (➤ 6.1.2). Leitsymptom ist die Tetanie durch Abnahme des ionisierten Kalziums. Durch zerebrale Mangeldurchblutung aufgrund der Erniedrigung des pCO_2 mit Gefäßverengung kann es zu Bewusstseinsstörungen und Krampfanfällen kommen.

Kompensation

Die chronische Kompensation geschieht innerhalb von 2–3 Tagen durch verminderte renale Säureausscheidung (bzw. Ausscheidung organischer Bikarbonat-Vorläufer).

Therapie

Die entscheidende Therapie ist die Behandlung der zugrunde liegenden Hyperventilation (➤ 6.1.2).

Vorgehen bei komplexen Säure-Base-Störungen

Besteht der Verdacht auf eine komplexe, „tertiäre" Säure-Base-Störung, also mehrere gleichzeitig bestehende metabolische sowie kombinierte metabolische und metabolisch-respiratorische Störungen, ist zur Abklärung die Anionenlücke essenziell. Man betrachtet die Differenz zwischen der berechneten Anionenlücke und der normalen Anionenlücke unter Hinzunahme des HCO_3^--Spiegels (sog. **Delta-delta**):

Delta-delta = $AL_{berechnet} - AL_{normal} + HCO_3^-$

- Delta-delta > 30 = metabolische Alkalose
- Delta-delta < 23 = metabolische Azidose mit normaler AL
- Normalwert: Delta-delta = 24 ± 1

Hier ein Beispiel

Der Patient ist chronischer Alkoholiker und leidet unter einer akuten Pneumonie und mehrfachem Erbrechen.

Blutgasanalyse

Gemessene Werte: pH = 7,31, HCO_3^- = 29 mmol/l, pCO_2 = 55 mmHg, Na^+ = 135 mmol/l, Cl^- = 80 mmol/l, K^+ = 2,8 mmol/l.

Analyse

- pH 7,31 → Azidose
- pCO_2 = 55 mmHg → respiratorische Azidose
- HCO_3^- = 29 mmol/l → metabolische Kompensation?
  Pro 1 mmHg CO_2 ↑ steigt HCO_3^- kompensatorisch um ≈ 0,1 mmol/l an.
- 16 mmHg × 0,1 mmol/l/mmHg = 1,6 mmol/l
- 1,6 mmol/l + 24 mmol/l (normaler HCO_3^--Wert) = 25,6 mmol/l HCO_3^-

→ akute respiratorische Azidose, überkompensiert mit HCO_3^- von 29 mmol/l

Anionenlücke?

Anionenlücke = 135 – (29 + 80) = 26
→ Anionenlücken-positive metabolische Azidose

Delta-delta?

Delta-delta = (26–12) + 29 = 43
→ metabolische Alkalose

Diagnose: kombinierte akute respiratorische Azidose + metabolische Azidose + metabolische Alkalose.

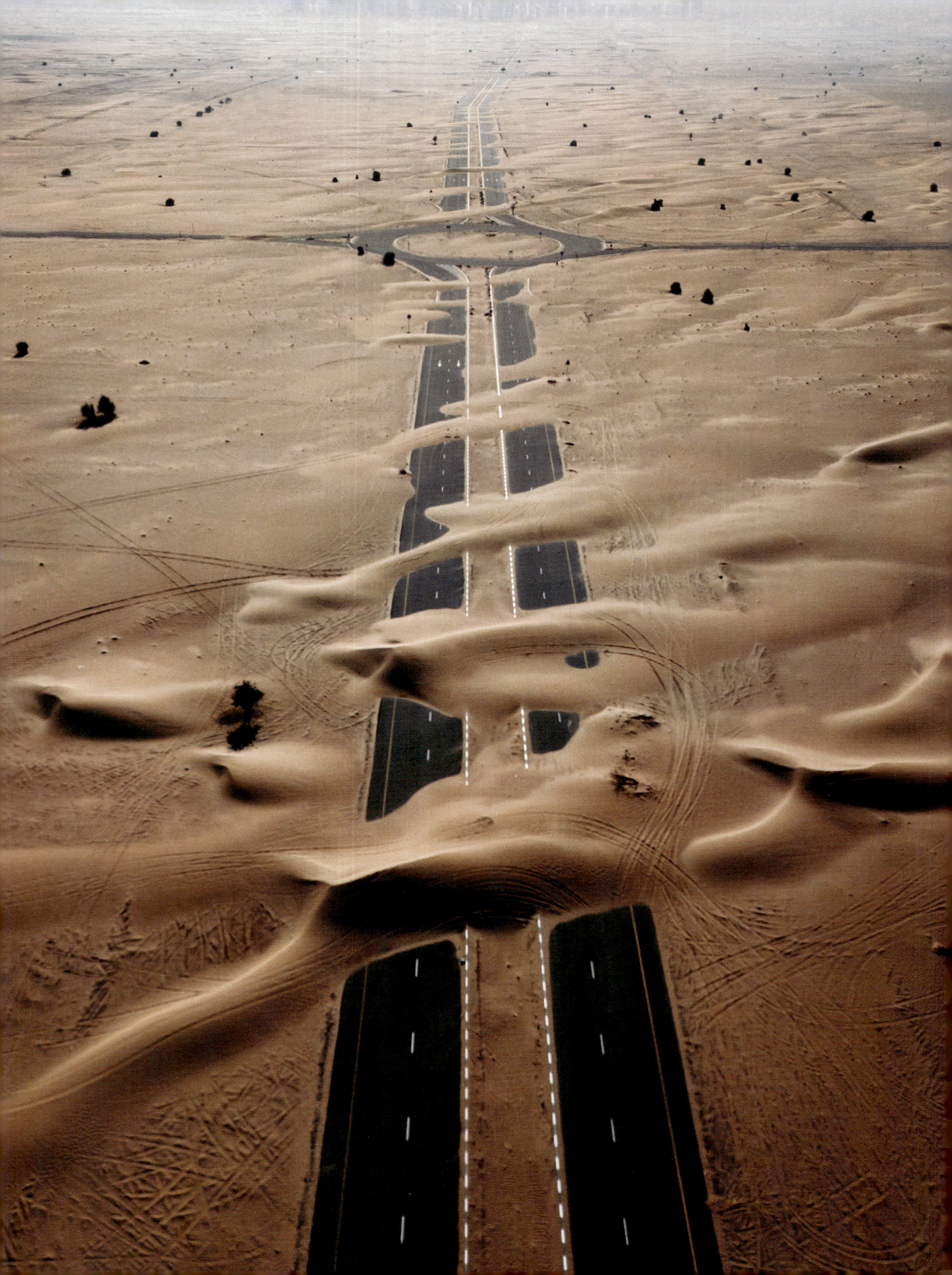

KAPITEL

13

M. Braun

Rheumatologie

Der Begriff „Rheuma" leitet sich aus dem griechischen *rheumein* (fließen, strömen) ab. Er beruht auf der Vorstellung der antiken Medizin, dass vom Gehirn in den Körper herabfließende Säfte die Krankheit verursachen.

Das Fachgebiet der Rheumatologie ist sowohl national als auch international nicht eindeutig definiert. In Deutschland befasst sich die Rheumatologie hauptsächlich mit den nichttraumatischen Erkrankungen der Gelenke und der sie umgebenden Strukturen wie Kapseln, Bursen, Sehnen und Muskulatur. Hinzu kommen systemische entzündliche Erkrankungen des Bindegewebes (Kollagenosen) und der Gefäße (Vaskulitiden). Die isolierte Erkrankung von Muskeln (Myopathie) oder Knochen (Osteopathie) wird in Deutschland nicht den rheumatischen Erkrankungen zugerechnet, obwohl diese Erkrankungen durchaus „rheumaähnliche" Beschwerden verursachen können. Bei der Diagnostik und Therapie degenerativer rheumatischer Erkrankungen bestehen Überlappungen mit dem orthopädischen Fachgebiet.

Die Symptomatik rheumatischer Erkrankungen betrifft keineswegs ausschließlich den Bewegungsapparat. Insbesondere bei den systemisch entzündlichen Erkrankungen stehen Manifestationen an vielerlei Organen – vom Auge bis zum Darm – im Vordergrund. Rheumatische Erkrankungen sind häufig: Sie machen etwa 20 % aller Diagnosen in den westlichen Industrieländern aus und sind nach Kreislauf- und Atemwegserkrankungen die dritthäufigste

Krankheitsgruppe. In der Mortalitätsstatistik dagegen treten rheumatische Krankheiten gegenüber Herz-Kreislauf- und Krebserkrankungen deutlich in den Hintergrund. Nur etwa 0,5 % der Todesfälle sind Folge rheumatischer Erkrankungen, dennoch verlaufen rheumatische Erkrankungen häufig schwerwiegend. Entzündlich-rheumatische Erkrankungen führen zu vorzeitiger Berentung: Der Anteil der arbeitenden Patienten mit rheumatoider Arthritis liegt in Deutschland etwa 20 % unter der Quote gesunder Gleichaltriger, er steigt aber dank verbesserter Therapieoptionen.

Prüfungsschwerpunkte

+++	Rheumatoide Arthritis (ACR-Kriterien, Prädilektionsstellen [Knopfloch-, Schwanenhalsdeformität], Therapie [DMARD, NSAR], Diagnostik [Gelenkpunktat]), Morbus Bechterew, Granulomatose mit Polyangiitis, SLE (Diagnostik: ANA, AK gegen Doppelstrang-DNA, Immunfluoreszenz), rheumatisches Fieber, Polymyalgia rheumatica, Arteriitis temporalis Horton (Diagnostik, Hochdosis-Steroide)
++	Sjögren-Syndrom, systemische Sklerose (Symptome, Diagnostik), Polymyositis, Dermatomyositis, Gicht – Pseudogicht (Ursachen, Therapie), Nebenwirkungen DMARDs
+	Fibromyalgiesyndrom, juvenile Arthritis

13.1 Anatomie

Die wichtigste Aufgabe des Gelenks ist es, zielgerichtete Bewegungen zu ermöglichen. Voraussetzung hierfür ist die koordinierte und effektive Wechselwirkung zwischen dem Gelenk selbst und der neuromuskulären Einheit, welche die Gelenkbewegungen antreibt. Nur durch ein fein abgestimmtes Zusammenspiel von Muskeln, Sehnen, Bändern, Knorpel und Knochen kann die auf das Gelenk einwirkende Last so verteilt werden, dass keine hohen Reibungskräfte und damit keine Abnutzung auftreten. Das Gelenk ist deshalb untrennbar mit seinen fibroneuromuskulären Umgebungsstrukturen verbunden (➤ Abb. 13.1).

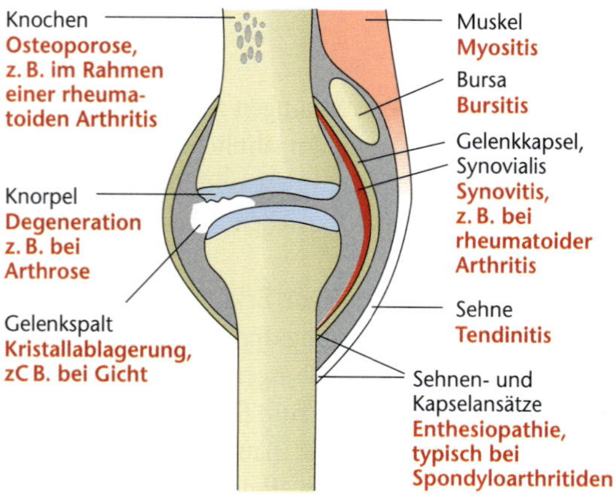

Abb. 13.1 Gelenkstrukturen und mögliche rheumatische Krankheitsprozesse [L157]

Aufbau

Das gesunde Gelenk besteht aus mit hyalinem Knorpel bedeckten Gelenkflächen und der Gelenkkapsel, die innen durch eine ein- bis dreischichtige **Synovialis** (Gelenkinnenhaut) ausgekleidet wird. Die Synovialis produziert die Synovialflüssigkeit (**Synovia,** lat.: „wie Eiweiß“). Die Synovialis bedeckt alle intraartikulären Strukturen bis auf die Knorpelflächen und wird durch ein reiches Gefäßbett aus gefensterten Mikrogefäßen versorgt; sie enthält darüber hinaus Lymphgefäße und Nervenfasern.

Gelenkknorpel

Der Knorpel verteilt den Druck, der auf die Gelenkfläche wirkt, auf die Spongiosa. Er besteht aus einer dünnen Population von **Chrondrozyten,** welche für die Produktion und Aufrechterhaltung der **Knorpelmatrix** verantwortlich sind. Letztere besteht vor allem aus Kollagen und Proteoglykanen. Das **Kollagen** ist dabei für die räumliche Struktur, die **Proteoglykane** sind für die mechanische Komprimierbarkeit verantwortlich.

Der Knorpel, der keine Kapillaren enthält, wird durch Diffusion aus der Synovia ernährt. Knorpel zählt zu den bradytrophen Geweben; aus diesem Grund ist eine Regeneration nur bedingt möglich.

Synovia

Die Synovia ernährt den Gelenkknorpel und „schmiert“ das Gelenk. Sie ist reich an **Hyaluronsäure,** die die Viskosität bedingt. Die Synovia ist zellarm (< 200 Leukozyten/mm^3) und ähnelt im Eiweiß-, Elektrolyt- und Glukosegehalt dem Serum.

Periartikuläre Strukturen

Die bei rheumatischen Erkrankungen betroffenen periartikulären Strukturen sind vor allem Sehnenansätze, Sehnenscheiden und Bursen. Eine Bursa ist entweder eine beutelartige Aussackung der Gelenkkapsel oder eine in sich geschlossene, zystenartige Struktur. Bursen dienen als Polster zwischen Knochen und Sehnen.

13.2 Einteilung

Die rheumatischen Krankheitsbilder umfassen sowohl bedrohliche, rasch zur Invalidität führende Erkrankungen als auch blande, chronisch verlaufende Erkrankungen mit guter Prognose. Eine einheitliche Klassifikation ist bis heute nicht gelungen.

Folgende orientierende Einteilung in Krankheitsgruppen nach pathogenetischen Kriterien ist gebräuchlich:

- Entzündlich-rheumatische Systemerkrankungen: Arthritiden, Kollagenosen, Vaskulitiden
- Nichtentzündlich („degenerativ“): Arthrosen

- Weichteilrheumatisch: Betroffen sind ausschließlich die nichtartikulären Strukturen (Muskel, Sehnen, Schleimbeutel): Tendopathie, Fibromyalgie, Bursitis.
- Stoffwechselbedingt: Kristallarthropathien

Die degenerativen und weichteilrheumatischen Erkrankungen sind am häufigsten: In einer rheumatologischen Sprechstunde liegt das Verhältnis bei etwa 40 (degenerativ) zu 30 (weichteilrheumatisch) zu 30 (entzündlich).

Entzündlich-rheumatische Krankheitsbilder

Die entzündlich-rheumatischen Erkrankungen (➤ Tab. 13.7) sind seltener als die übrigen Formen, verlaufen dafür aber häufiger schwerwiegend. Die gemeinsame pathophysiologische Endstrecke dieses Formenkreises ist die **Entzündungsreaktion.** Immunphänomene spielen bei allen Formen eine Rolle und erklären die sich vielfach überlappenden klinischen Bilder und die praktisch bei allen Formen auftretenden **Autoantikörper.**

Unterteilt werden die entzündlich-rheumatischen Krankheitsbilder nach dem pathologisch-anatomischen Reaktionsterrain.

Entzündliche Arthritiden (➤ 13.6)

Betroffen ist vor allem die Synovialis. Extraartikuläre Manifestationen durch Mitbeteiligung der kleinen Gefäße sind häufig, zum Beispiel in Form von sog. Rheumaknoten bei der rheumatoiden Arthritis. Die häufigsten entzündlichen Arthritiden sind die **rheumatoide Arthritis** und die **Spondyloarthritiden** (von griech. *spondylos* = Wirbel).

MERKE

Unter dem Begriff „Spondyloarthritis" werden HLA-B27-assoziierte Arthritiden mit und ohne Wirbelsäulenbeteiligung und mit negativem Rheumafaktor zusammengefasst (➤ 13.7).

Kollagenosen (➤ 13.9)

Diese Erkrankungen verlaufen generalisiert (systemisch). Neben verschiedenen Organen sind vor allem Bindegewebe und Blutgefäße befallen. Als Ausdruck einer autoimmunen Stimulierung finden sich unterschiedliche Muster von nicht organspezifischen Autoantikörpern, insbesondere Antikörper gegen Kernsubstanzen (antinukleäre Antikörper) und zirkulierende Immunkomplexe. Auch organspezifische Antikörper können isoliert werden.

Typische Kollagenosen sind der **SLE,** die **systemische Sklerose,** das **Sjögren-Syndrom** und die **Polymyositis.**

Primäre Vaskulitiden (➤ 13.10)

Diese sind durch entzündliche Infiltrationen der Gefäßwände und Nekrosen unterschiedlicher Gefäße gekennzeichnet. Bei fast allen Vaskulitiden spielen Autoimmunprozesse eine wichtige Rolle. An der Autoimmunreaktion können Immunkomplexe, die im Blut zirkulieren und sich in Gefäßen ablagern, aber auch Autoantikörper und Kryoglobuline beteiligt sein.

Zu den primären Vaskulitiden zählen unter anderem die Polyarteriitis nodosa, die Granulomatose mit Polyangiitis und die Polymyalgia rheumatica. Die primären Vaskulitiden werden abgegrenzt gegenüber den sekundären Vaskulitiden, die beispielsweise im Rahmen von Infektionen, Neoplasien oder Kollagenosen auftreten.

Kristallarthropathien (➤ 13.11)

Es handelt sich um eine Sonderform der rheumatischen Erkrankungen, bei denen durch abgelagerte Kristalle lokale Entzündungsreaktionen ausgelöst und unterhalten werden. Typischer Vertreter ist die **Gicht.**

Nichtentzündliche degenerative Erkrankungen (➤ 13.12)

Ihr Verlauf ist meist chronisch und weniger „aggressiv" als der der entzündlich-rheumatischen Erkrankungen. Der Gelenkknorpel wird durch mechanische Faktoren wie Fehlbelastungen (z. B. bei Skoliose und Hüftdysplasie) oder trophische Störungen (z. B. postentzündlich und posttraumatisch) geschädigt.

MERKE

Auch bei den degenerativen Erkrankungen kommt es phasenweise zu entzündlichen Prozessen in den Gelenken.

Weichteilrheumatische Erkrankungen (➤ 13.13)

Unter diesem Begriff werden die Erkrankungen der periartikulären Gewebe zusammengefasst. Sie führen zu nichtartikulären Schmerzen z. B. an Sehnen oder Sehnenansatzstellen, den sog. Tender Points. Da die Sehnenansätze jedoch periartikulär liegen, geben die Patienten häufig „Gelenkschmerzen" an.

Prototyp dieser Gruppe ist das generalisierte **Fibromyalgiesyndrom.** Typisch ist die Verbindung mit funktionellen, vegetativen Beschwerden wie Schlafstörungen oder Magen-Darm-Beschwerden.

Weichteilrheumatische Erkrankungen sind häufig, sie sind jedoch diagnostisch schwieriger fassbar, da pathophysiologische Veränderungen oft nicht nachweisbar sind. Im Sinne eines biopsychosozialen Modells wird heute davon ausgegangen, dass sowohl psychische als auch somatische, aber auch soziale Faktoren für ihre Genese verantwortlich sind.

13.3 Leitsymptome

Die rheumatischen Erkrankungen bieten – was die Manifestationen am Bewegungsapparat selbst angeht – ein recht uniformes

Beschwerdebild: Immer wiederkehrende Manifestationen sind **Gelenkschmerz, Weichteilschmerz** und **Bewegungseinschränkungen.** Die bei vielen rheumatischen Erkrankungen vorkommenden **extraartikulären Erscheinungen** bieten dagegen als Ausdruck einer systemischen Autoimmunreaktion eine Vielzahl von Symptomen und Befunden (➤ Abb. 13.2 und ➤ Tab. 13.1).

Tab. 13.1 Schmerzcharakteristika beim rheumatischen Gelenkschmerz

Entzündlich	Degenerativ
Ruheschmerz	Belastungs-, Anlaufschmerz
Morgensteifigkeit (Stunden)	„Anlaufsteifigkeit" (Minuten, unabhängig von der Tageszeit)
Besserung durch Bewegung	Verstärkung bei Bewegung
Besserung im Tagesverlauf	Verstärkung im Tagesverlauf

Gelenkschmerz

Der Gelenkschmerz kann **monoartikulär** (ein Gelenk), **oligoartikulär** (2–4 Gelenke) oder **polyartikulär** (> 4 Gelenke) auftreten. Die unterschiedlichen Schmerzcharakteristika bei entzündlichen und degenerativen Prozessen zeigt ➤ Tab. 13.1.

Weichteilschmerz

Der Weichteilschmerz kann an allen Weichteilen des Bewegungsapparats auftreten.

- Die **Enthesiopathie** beschreibt schmerzhafte, zum Teil entzündete, meist gelenknahe Sehnenansatzpunkte. Sie ist typisch für eine Spondyloarthritis, ➤ 13.7.

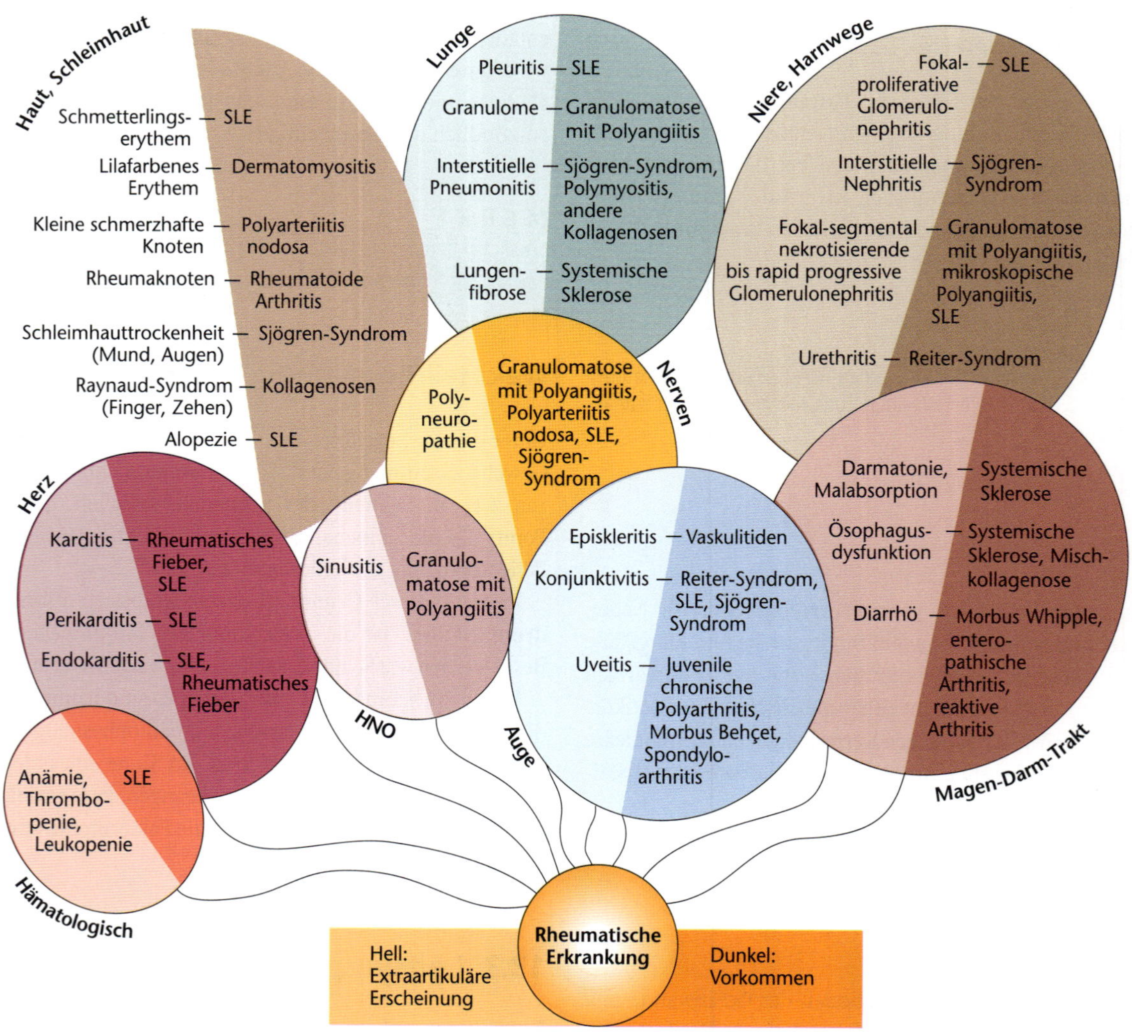

Abb. 13.2 Extraartikulare Erscheinungen bei rheumatischen Erkrankungen [L253]

- Bei der **Tendopathie** ist die Sehne in ihrem gesamten Verlauf betroffen. Die Schmerzen strahlen in die umliegende Muskulatur aus.
- Eine **Tenosynovialitis** (Tendovaginitis, Sehnenscheidenentzündung) führt zu bewegungsabhängigen Schmerzen im Bereich der betroffenen Sehnenscheide(n). Bei Bewegung entsteht zudem ein knarrendes Reibegefühl entlang der Sehnenscheide (Krepitation).
- Eine **Bursitis (Schleimbeutelentzündung)** entwickelt sich häufig durch mechanische Überlastung oder bei einer rheumatoiden Arthritis.
- Bei der **Polymyalgia rheumatica** und **Polymyositis** tritt ein Druck- und Bewegungsschmerz in der Muskulatur auf.

Bewegungseinschränkung

Zur Bewegungseinschränkung kommt es sowohl bei entzündlichen als auch bei degenerativen Erkrankungen. Gründe sind Schwellungen der Gelenke, der umgebenden Weichteile und Gelenkkapselkontrakturen. Eine **reversible** Form der Bewegungseinschränkung ist die Morgensteifigkeit, die besonders bei entzündlichen Erkrankungen auftritt (s. o.). Zu **irreversiblen** Bewegungseinschränkungen kommt es durch Gelenkdestruktionen, die sowohl bei entzündlichen als auch bei degenerativen Erkrankungen im Spätstadium auftreten können.

Extraartikuläre Manifestationen

Extraartikuläre Manifestationen sind bei allen entzündlich-rheumatischen Erkrankungen häufig. Die Beteiligung einzelner Organe kann bei den Kollagenosen und den Vaskulitiden so weit gehen, dass die artikulären Erscheinungen klinisch in den Hintergrund treten (➢ Abb. 13.2).

13.4 Ätiologie und Pathogenese

Ätiologie und Pathogenese der verschiedenen rheumatischen Erkrankungen sind nur teilweise aufgeklärt. Eine wichtige Rolle, insbesondere bei den entzündlichen Erkrankungen, spielen genetische Einflüsse und Autoimmunprozesse. Bei den Arthrosen stehen dagegen degenerative Prozesse im Mittelpunkt (➢ Abb. 13.3).

Genetische Einflüsse

Viele rheumatische Erkrankungen sind mit bestimmten HLA-Typen (z. B. HLA-B27; ➢ 5.2) assoziiert (➢ Tab. 13.2). Gewisse HLA-Typen scheinen also mit einer Disposition für selektive Entgleisungen des Immunsystems verknüpft zu sein. Dies bedeutet aber nicht, dass Patienten mit diesem HLA-Typ in jedem Fall eine rheumatische Erkrankung bekommen müssen; sie tragen lediglich ein höheres Risiko. Unter diagnostischen Gesichtspunkten ist die HLA-Typisierung deshalb nur in Ausnahmefällen hilfreich.

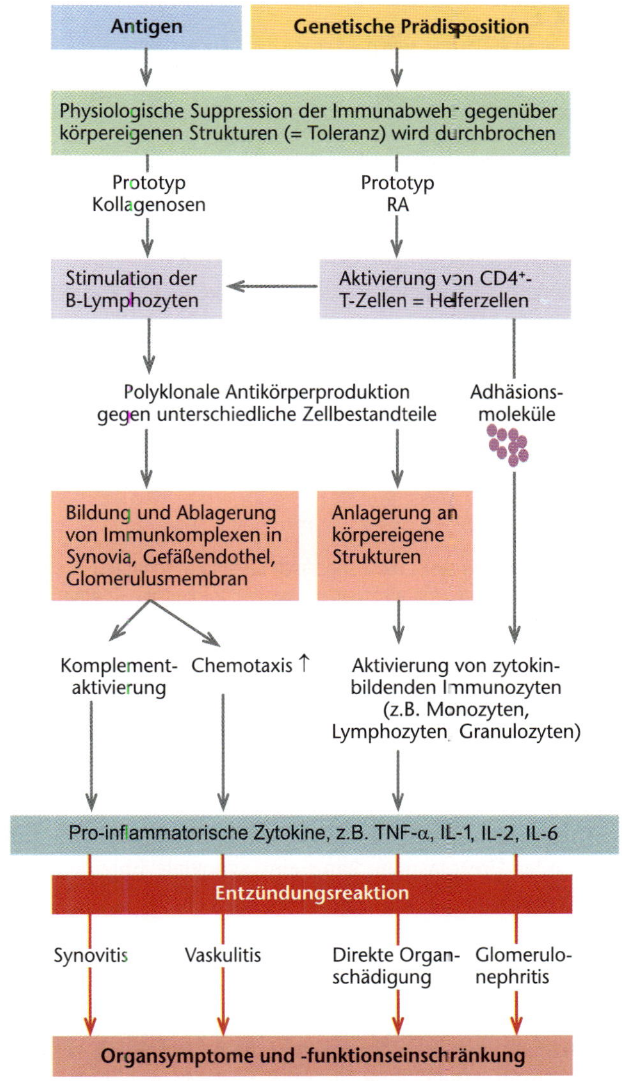

Abb. 13.3 Übersichtsschema zur Pathogenese der Autoimmunerkrankungen. RA = rheumatoide Arthritis. [L157]

Tab. 13.2 HLA-Assoziationen bei rheumatischen Erkrankungen nach Kelly (1992)

Erkrankung	HLA-Marker	Häufigkeit des HLA-Typs bei den Erkrankten	Häufigkeit des HLA-Typs in der Normalbevölkerung
Morbus Bechterew	B27	90 %	9 %
Reiter-Syndrom	B27	79 %	9 %
Psoriasis-Arthritis	B27	48 %	9 %
Enteropathische Arthritis	B27	52 %	9 %
Rheumatoide Arthritis	DR4	70 %	30 %
SLE	DR2	46 %	22 %
SLE	DR3	50 %	25 %
Sjögren-Syndrom	DR3	70 %	25 %

MERKE

Da sich der HLA-Typ im Laufe des Lebens nicht ändert, ist eine wiederholte Bestimmung nicht sinnvoll.

Autoimmunprozesse (➤ 5.2)

Ein intaktes Immunsystem reguliert und supprimiert B- und T-Lymphozyten, sodass körpereigene Strukturen toleriert werden. Bei den entzündlich-rheumatischen Erkrankungen tritt durch meist unbekannte Auslöser eine Störung der Immunregulation ein, bei der es unter anderem zu einer Aktivierung von T- und B-Zell-Klonen mit nachfolgender Bildung von Autoantikörpern kommen kann (➤ Tab. 13.3). Genaueres zur Pathogenese der Autoimmunerkrankungen ➤ 5.2.

MERKE

Autoantikörper sind meist nicht spezifisch für eine bestimmte Erkrankung. Es gibt nur wenige Autoantikörper, die pathognomonisch für eine Erkrankung sind, z. B. Doppelstrang-DNA-Antikörper (ds-DNA) beim SLE.

Einige Trigger für Autoimmunprozesse im Rahmen rheumatischer Erkrankungen sind bekannt, insbesondere bei den reaktiven Arthritiden (➤ 13.7.3), an deren Zustandekommen Enteritis-Erreger wie Salmonellen, Shigellen, Yersinien und *Campylobacter jejuni* beteiligt sind. Auch eine Urogenitalinfektion, z. B. mit Chlamydien oder Ureaplasmen, kann eine synoviale Entzündungsreaktion triggern.

Degenerative Prozesse

Im Mittelpunkt der Pathogenese steht die **pathologisch veränderte Synovialflüssigkeit.** Eine zusätzliche schädigende Rolle spielen wahrscheinlich neurale und vaskuläre Faktoren.

Die Folgen sind eine eingeschränkte Knorpelernährung und eine reduzierte Gelenkschmierung. Diese schädigenden Einflüsse – verstärkt durch **biomechanische Faktoren** wie Übergewicht oder Überlastung – führen zur Degeneration der Knorpelsubstanz: Der Knorpel verarmt an Proteoglykanen und es bilden sich Risse in dem Geflecht aus kollagenen Fibrillen im oberflächlichen Knorpel. Die Chondrozyten degenerieren, die Knorpelsubstanz nimmt ab.

Durch untergehende Knorpelsubstanz und Kollagenfasern wird die Einwanderung von Entzündungszellen mit Freisetzung lysosomaler Enzyme ausgelöst. Die daraus entstehende **Synovialitis** kann zu Gelenkergüssen führen (sog. **aktivierte Arthrose**).

MERKE

Die Synovialitis bei degenerativen Prozessen ist selten so ausgeprägt wie bei der rheumatoiden Arthritis.

Die Verschmälerung der Knorpelschicht führt zu einer erhöhten Druckbelastung des subchondralen Knochens. Dadurch kommt es zu kleinen Einbrüchen in den Markraum und es bilden sich Zysten, die mit Zelldetritus gefüllt und im Röntgenbild als **„Geröllzysten"** sichtbar sind.

MERKE

Eine chronische Arthritis kann zu einer Arthrose führen (Sekundärarthrose) – und umgekehrt kann auch eine Arthrose arthritisch aktiviert werden (aktivierte Arthrose).

13.5 Diagnostisches Vorgehen

Die Diagnostik kann besonders im Anfangsstadium durch wechselnde Symptomatik und häufige Überlappung mit anderen rheumatischen und nichtrheumatischen Erkrankungen erschwert sein. Folgende Strategie hat sich bewährt:

1. Stufe: Basisuntersuchungen

Hierzu gehören Anamnese und klinischer Befund sowie Labor- und Röntgenuntersuchungen.

MERKE

Eine genaue Anamnese und der klinische Befund führen in > 90 % zur Diagnose.

Das Labor unterstützt die klinische Diagnose und hilft bei der weiteren Differenzierung sowie bei der Frage nach eventuellen Organbeteiligungen. Bei Arthrosen sind z. B. die Entzündungsparameter nicht erhöht; Kollagenosen können durch die Bestimmung der entsprechenden Autoantikörper weiter differenziert werden (➤ Tab. 13.3). Eine Röntgenaufnahme der betroffenen Gelenke kann zur Diagnosesicherung und als Ausgangsbefund hilfreich sein.

MERKE

Röntgenbilder sollten im Seitenvergleich gemacht werden, um Veränderungen besser erfassen zu können.

2. Stufe: Weitere bildgebende Verfahren

Diese dienen der anatomischen Definition der Gelenkveränderungen sowie der Einschätzung der Aktivität des Krankheitsprozesses (➤ 13.5.2).

- Durch **Sonografie** können die am Entzündungsprozess beteiligten Strukturen dargestellt werden (z. B. Gelenkerguss, Proliferation der Synovialis, Bursen, Sehnenscheiden) und Komplikationen wie die Baker-Zyste (➤ 13.6) erkannt werden. Mit der Doppler-Sonografie kann zusätzlich eine entzündlich bedingte verstärkte Durchblutung der Synovialis (Hyperperfusion) diagnostiziert werden.

Tab. 13.3 Autoantikörper bei rheumatischen Erkrankungen (Häufigkeit in %)

Antikörper	Antigen	RA	SLE	SJÖ	SS	SSc	PM	DM	GPA	PAN	Gesunde
Gegen Zellkernsubstanzen (sog. antinukleäre Antikörper, ANA)											
ANA	Zellkernbestandteile	40	95	90	100	95	85	85	33	20	> 60 J.: 20
ds-DNA	Doppelstrang-DNA	–	60	–	–	–	–	–	–	–	–
ss-DNA	Einzelstrang-DNA	60	90	–	–	–	–	–	–	–	–
Sm	Kernprotein und RNA	–	25	–	–	–	–	–	–	–	–
U1-RNP	68 kD aus Kernprotein und RNA	–	35	–	100	10	15	15	–	–	–
SS-A (Ro)	52 und 60 kD aus Kernprotein und RNA	–	35	65	–	–	–	–	–	–	–
SS-B (La)	48 kD nukleäres Phosphoprotein	–	20	55	–	–	–	–	–	–	–
Scl 70	Topoisomerase-1	–	–	–	–	20	–	–	–	–	–
PM-Scl	75-kD-Kern-Protein-Komplex	–	–	–	–	➤ 4	10	5	–	–	–
Jo 1	Histidyl-, RNA-Synthetase	–	–	–	–	–	30	5	–	–	–
Antizentromer	Kinetochor	–	–	–	–	50	–	–	–	–	–
Gegen Serumeiweißkörper											
Rheumafaktor (RF)	Fc-Region von Immunglobulinen	70	35	75	50	40	40	40	–	–	> 60 J.: 5
CCP	Citrullin	70	–	–	–	–	–	–	–	–	–
Gegen Zytoplasmakomponenten											
cANCA	Proteinase-3	–	–	–	–	–	–	–	90	< 5	–
pANCA	u. a. Myeloperoxidase (MPO)	16	20	25	–	–	< 10	–	< 5	70 (mPAN)	–

- **CT und MRT** sind gezielten Fragestellungen vorbehalten, wenn die konventionellen Röntgenbilder keine genaue Aussage zulassen, z. B. MRT der Sakroiliakalgelenke oder MRT des ZNS bei Vaskulitis.
- Die **Szintigrafie** wird bei unsicherer Diagnose eingesetzt. Sie ist sehr sensitiv für Gelenkentzündungen (wenige falsch negative Ergebnisse), aber wenig spezifisch (häufig falsch positive Ergebnisse).

3. Stufe: Invasive und Spezialdiagnostik

Je nach Verdachtsdiagnose sind ergänzende apparative Untersuchungen indiziert, zum Beispiel die Kapillarmikroskopie, Biopsie (z. B. Haut, Muskel, Nerv, Gefäße) oder Arthroskopie.

13.5.1 Basisuntersuchungen

Anamnese

Die Anamnese soll neben der genauen Lokalisation und der Art der Beschwerden klären, nach welchem Muster die Gelenke betroffen sind: Eine rheumatoide Arthritis manifestiert sich zum Beispiel eher symmetrisch und besonders an vielen kleineren Gelenken (Handgelenk, Finger-, Zehengelenke; ➤ Tab. 13.4), Spondyloarthritiden bevorzugen wenige größere Gelenke (Hüftgelenk, Kniegelenke, Schultergelenke).

Anamnese bei Verdacht auf rheumatische Erkrankungen

- **Lokalisation der Beschwerden:** z. B. Gelenke, Wirbelsäule, Muskulatur, Sehnen?
- **Verteilungsmuster:** Welche Gelenke und Muskeln oder Muskelgruppen sind befallen? Mono-, oligo-, polyartikulärer, symmetrischer oder asymmetrischer Befall?
- **Beschwerdecharakter:** z. B. Dauer, Belastungs- und Lageabhängigkeit, Morgensteifigkeit, Schwellung, Rötung, Überwärmung, Anlaufschmerz, Wetterfühligkeit, Linderung durch Wärme oder Kälte?
- **Begleitsymptome:** allgemeine Symptome wie Krankheitsgefühl, Abgeschlagenheit und Fieber? Hinweise auf extraartikuläre Manifestationen, z. B. an Haut, Augen, Magen-Darm-Trakt und Urogenitalsystem?
- **Familienanamnese:** Gibt es in der Familie Erkrankungen wie z. B. Morbus Bechterew, Gicht, Psoriasis, Polyarthrose?
- **Sozialanamnese:** z. B. Beruf, körperliche Belastung, Rentenantrag?
- **Ethnische Abstammung:** Einige Arthritis-Formen (wie das familiäre Mittelmeerfieber, Morbus Behçet) kommen in bestimmten Bevölkerungsgruppen gehäuft vor.

Tab. 13.4 Terminologie der Hand- und Fußgelenke

Gelenk	Fachbezeichnung	Abkürzung
Fingergrundgelenk	Metakarpophalangealgelenk	MCP
Zehengrundgelenk	Metatarsophalangealgelenk	MTP
Finger-, Zehenmittelgelenk	Proximales Interphalangealgelenk	PIP
Daumen-, Großzehenmittelgelenk	Interphalangealgelenk	IP
Finger-, Zehenendgelenk	Distales Interphalangealgelenk	DIP

Körperliche Untersuchung

Status der Gelenke

MERKE

Stets im Seitenvergleich:
Look at it, feel it, move it.

Inspektion und Palpation

Besonders sollte auf Achsenabweichungen und Entzündungszeichen wie Schwellungen und Rötungen geachtet werden. Die **Konsistenz einer Schwellung** kann sich anfühlen:

- **Hart und knöchern:** z. B. durch periartikuläre Verkalkungen bei Arthrose
- **Derb:** z. B. als Folge der Kapselverdickung bei rheumatoider Arthritis
- **Weich:** z. B. durch Gelenkerguss bei akuten entzündlichen Prozessen. Ein Kniegelenkerguss kann durch eine „tanzende Patella" nachgewiesen werden.

MERKE

Tanzende Patella: Mit der Hand den Recessus suprapatellaris ausstreichen, dann die Patella gegen das Femur drücken – bei Erguss „federt" die Patella.

Eine **Rötung oder Überwärmung** eines Gelenks ist typisch für eine **Arthritis,** ebenso wie tastbar verdickte Sehnenscheiden. Der **Bewegungs- und Druckschmerz** ist bei der Arthritis ausgeprägter als bei Arthrose. Zeichen für eine **Arthrose** sind bei aktiver und passiver Bewegung auftretende **Reibegeräusche.** Druckschmerzhafte Sehnen und Sehnenansätze können Symptome von weichteilrheumatischen Erkrankungen oder Spondyloarthritiden sein.

Prüfung der Gelenkbeweglichkeit

Die Gelenke werden im Hinblick sowohl auf eingeschränkte als auch auf Beweglichkeit (Instabilität) geprüft. Die Dokumentation der Gelenkbeweglichkeit erfolgt nach der **Neutral-Null-Methode** (= Nulldurchgangs-Methode, ➤ Abb. 13.4). Ausgangsposition der Messung ist die anatomische Normalstellung (aufrechter gerader Stand mit gestreckten Armen, Daumen nach vorne). In dieser Position befinden sich per definitionem alle Gelenke in der Null-Stellung. An dem zu prüfenden Gelenk werden dann alle Gelenkachsen aktiv und passiv mit einem Winkelmesser vermessen.

Funktionsprüfung der Wirbelsäule

Die Funktionsprüfung der Wirbelsäule umfasst:

- Die Maße nach **Schober** und **Ott** (➤ Abb. 13.5), Seitneigung, Rotation
- **Kinn-Sternum-Abstand, Hinterkopf-Wand-Abstand** (Patient steht aufrecht an einer Wand)
- Ergänzend: **Atembreite** zur Beurteilung der Beweglichkeit der Kostotransversalgelenke (Differenz [in cm] zwischen den Thoraxumfängen bei maximaler Inspiration und maximaler Exspiration)

Die Bewegungsmaße sind besonders für die Verlaufsbeurteilung wichtig.

Verteilungsmuster

Das Verteilungsmuster der betroffenen Gelenke gibt Hinweise auf die Grunderkrankung (➤ Tab. 13.7). Das sog. **„Männchen-Schema"** erleichtert die Dokumentation des Befallsmusters (➤ Abb. 13.6).

Status der Muskulatur

Hier ist insbesondere zu prüfen, ob Muskelatrophien vorliegen (Inspektion, Palpation). Mit der Palpation wird darüber hinaus nach druckschmerzhaften Muskeln gesucht. Kontrakturen werden durch die Prüfung der Beweglichkeit erfasst (s. o.). Abschließend wird die grobe Kraft orientierend geprüft (z. B. Händedruck).

Ganzkörperstatus

Die allgemeine Untersuchung ist wegen häufiger extraartikulärer Erscheinungen unverzichtbarer Teil jeder rheumatologischen Untersuchung. Ein besonderes Augenmerk ist auf Haut, Fingernägel, Schleimhäute, Augen, Herz und Nervensystem zu richten.

Labor

Entzündungsaktivität

Die Entzündungsaktivität lässt sich anhand der **BSG** und des **CRP** und evtl. einer Serumeiweißelektrophorese abschätzen. Die Analyse der **Komplementfaktoren C3** und **C4** gehört nicht zum Routineprogramm, kann jedoch bei bestimmten Fragestellungen hilfreich sein, zum Beispiel um die Aktivität eines SLE oder einer Immunkomplex-Vaskulitis festzustellen.

Autoantikörper

Zum Screening sind Rheumafaktor, antinukleäre Antikörper (ANA) und bei Vaskulitisverdacht antineutrophile zytoplasmatische Antikörper (ANCA) geeignet.

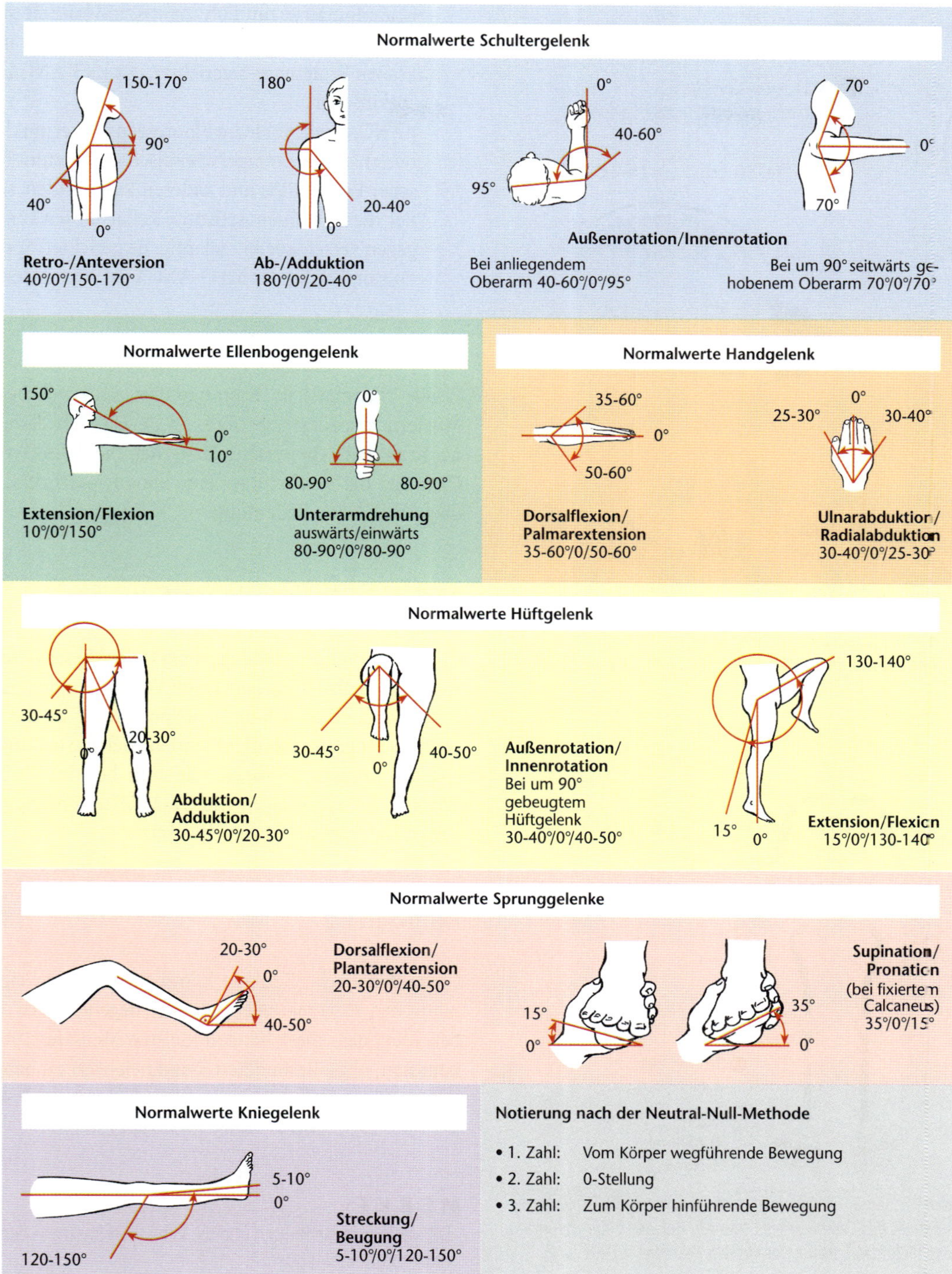

Abb. 13.4 Neutral-Null-Methode. Die Beweglichkeit jedes Gelenks wird mit drei Gradzahlen, getrennt durch zwei Schrägstriche, angegeben. Für das Kniegelenk z. B. bedeutet 0°/0°/100°, dass es sich komplett strecken lässt (= 0°), aber nur 100° (statt 150°) beugen lässt. Beim Ellenbogengelenk bedeutet z. B. 0°/10°/130°, dass ein Streckdefizit von 10° besteht und die Beugung nur bis 130° (statt 150°) geht. Die zweite Zahl gibt die Null-Stellung an. Falls diese nicht erreicht wird, steht die Gradzahl für den Winkel, der der Null-Stellung am nächsten kommt. [L190]

- Der **Rheumafaktor (RF)** ist ein im Serum und in der Synovia nachweisbarer Autoantikörper – meist vom IgM-Typ – gegen Immunglobuline der Klasse IgG. Er kann bei fast allen Formen der rheumatoiden Arthritis nachweisbar sein, ist jedoch keineswegs für diese Erkrankung spezifisch (➤ Tab. 13.3). Spezifischer ist der **CCP-Antikörper** für eine rheumatoide Arthritis, er kommt nicht bei anderen rheumatischen Erkrankungen vor (➤ 13.6).
- **Antinukleäre Antikörper (ANA):** Es handelt sich um eine heterogene Gruppe von Autoantikörpern gegen Zellkernstrukturen, die vor allem bei Kollagenosen nachweisbar sind. Bei verschiedenen Kollagenosen treten bestimmte Subgruppen in spezifischen

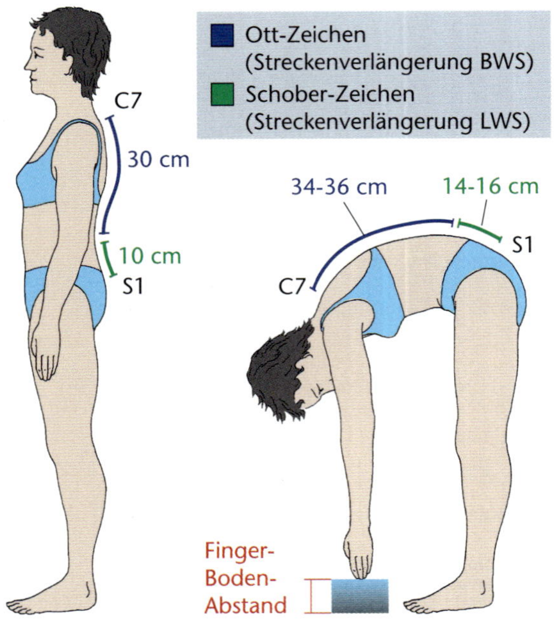

Abb. 13.5 Funktionsprüfung der Wirbelsäule nach Schober und Ott. Die Messstrecken vergrößern sich bei Rumpfbeugung normalerweise jeweils um 4 cm. Vergrößert sich die Messstrecke nur gering oder gar nicht, liegt eine eingeschränkte Beweglichkeit der Wirbelsäule vor. [L190]

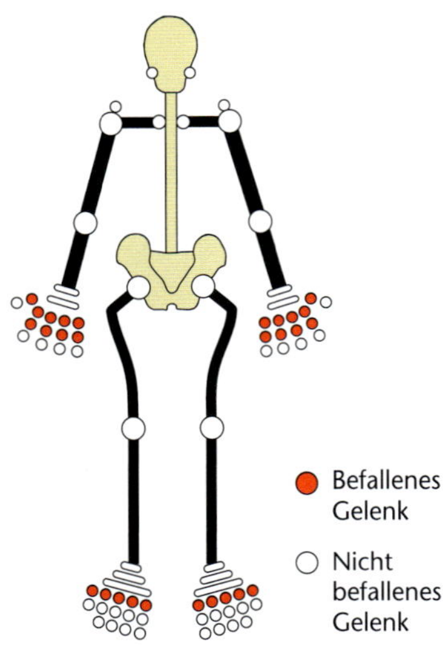

Abb. 13.6 „Männchen-Schema". Diese Vordrucke erleichtern die Dokumentation des Verteilungsmusters des Gelenkbefalls, hier am Beispiel einer rheumatoiden Arthritis mit ausschließlichem Befall der kleinen Gelenke. [L190]

Mustern auf. Eine Kollagenose kann deshalb durch Bestimmung dieser Subgruppen (**e**xtrahierbare **n**ukleäre **A**ntikörper, **ENA,** ➤ Tab. 13.14) weiter differenziert werden.

- **A**nti**n**eutrophile **z**ytoplasmatische **A**ntikörper **(ANCA).** Die gegen neutrophile Granulozyten gerichteten Autoantikörper sind bei Vaskulitiden (z. B. Granulomatose mit Polyangiitis, Polyangiitis) und selten bei Kollagenosen nachweisbar. Eine weitere Eingrenzung erlaubt die Bestimmung der beiden Untertypen:
  - **cANCA** (**z**ytoplasmatische Fluoreszenz = feingranuläre Anfärbung im Zytoplasma) ist hoch spezifisch für die Granulomatose mit Polyangiitis und kommt nur sehr selten bei anderen Vaskulitiden vor. Der cANCA ist meist gegen das Enzym Proteinase-3 gerichtet, der PR3-ANCA ist daher noch spezifischer.
  - **pANCA** (**p**erinukleäre Fluoreszenz = perinukleär betonte Färbung) ist weit weniger spezifisch und kommt bei mikroskopischer Polyangiitis und anderen Vaskulitiden, selten auch bei der rheumatoiden Arthritis, Kollagenosen vor. Der pANCA ist gegen verschiedene Zielantigene gerichtet. Spezifischer für die Polyangiitis ist der MPO-ANCA (MPO = Myeloperoxidase).

HLA-Typisierung

Einige rheumatische Erkrankungen sind mit bestimmten HLA-Mustern assoziiert (➤ Tab. 13.2). Da sich dadurch jedoch keine Krankheit „beweisen" lässt, hat die HLA-Typisierung, außer HLA-B27 bei Verdacht auf eine Spondyloarthritis, in der Routinediagnostik keine Bedeutung.

13.5.2 Bildgebende Verfahren

Eine Röntgenuntersuchung ist bei Gelenkbeschwerden obligat, auch wenn im Frühstadium oft keine Veränderungen nachweisbar sind. Empfindlicher, jedoch auch unspezifischer ist die Szintigrafie. Die Gelenksonografie kann entzündete Gelenkstrukturen und intraartikuläre Ergüsse erkennen und hilft bei der Verlaufsbeurteilung. Weitere Untersuchungen wie CT, MRT und Angiografie werden bei speziellen Fragestellungen eingesetzt.

Röntgen

Charakteristische Befunde kommen bei vielen chronischen rheumatischen Erkrankungen vor. Bei degenerativen Befunden ist zu beachten, dass diese bei den meisten Menschen über 65 Jahre vorkommen, ohne besonderen Krankheitswert zu haben. Charakteristische Röntgenveränderungen bei Arthritis und Arthrose sind in ➤ Abb. 13.36 und ➤ Abb. 13.37 dargestellt.

MERKE
Der radiologische Befund und die klinischen Beschwerden korrelieren nicht unbedingt miteinander.

Knochenszintigrafie

Diese erlaubt Aussagen sowohl über die Lokalisation des entzündlichen Prozesses als auch über dessen Aktivität (➤ Abb. 13.7). Eine Differenzierung von intra- und periartikulärer Entzündung ist möglich.

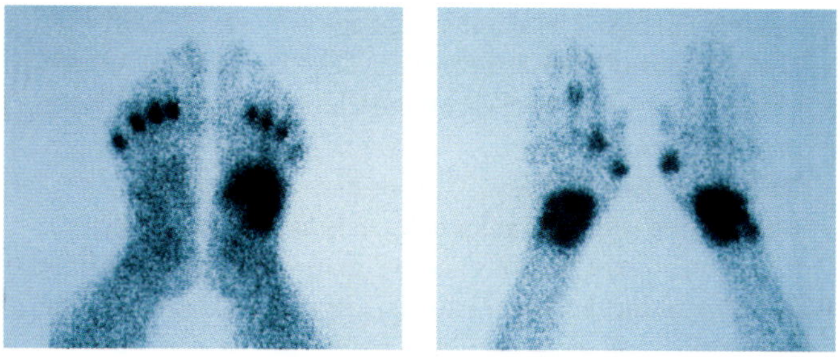

Abb. 13.7 Szintigrafiebefunde einer Patientin mit rheumatoider Arthritis. Das Radionuklid hat sich in den befallenen Gelenken der Hände und Füße angereichert (schwarze Flecken). [M114]

MERKE

In der Szintigrafie werden gelegentlich entzündliche Gelenke gefunden, die noch beschwerdefrei sind. Dieser Nachweis ist insofern hilfreich, als das Verteilungsmuster der Gelenkentzündungen die Diagnosestellung erleichtern kann.

Gelenksonografie

Befunde im Bereich des Bewegungsapparats sind unter anderem Gelenkerguss, Baker-Zyste (➤ 13.6), Synovialisverdickung (bei chronischen Arthritiden), Sehnenscheidenerguss (bei einer Tenosynovialitis) oder Sehnenverkalkungen (bei degenerativen Prozessen) (➤ Abb. 13.8). Zusätzlich kann die vermehrte Durchblutung einer Arthritis durch die Duplexsonografie dargestellt werden (Hyperperfusion im Power-Doppler).

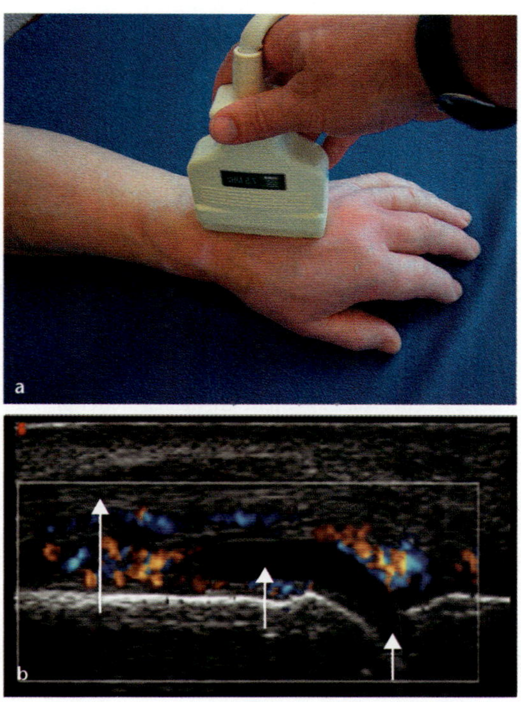

Abb. 13.8 Sonografische Darstellung eines Fingermittelgelenkergusses bei RA. a) Positionierung des Schallkopfes. b) Sonografiebild des Fingermittelgelenks mit Erguss und Hyperperfusion als Ausdruck der Entzündung. [M114]

CT

Das CT wird differenzialdiagnostisch eingesetzt, um mögliche Nervenkompressionen an der Wirbelsäule abzuklären. Auch eine fortgeschrittene Sakroiliitis kann diagnostisch gesichert werden, das MRT ist jedoch im Frühstadium sensitiver.

MRT

Das MRT ist bei der Diagnostik vieler Gelenkerkrankungen sensitiver als das Röntgen und spezifischer als die Szintigrafie. So kann zum Beispiel eine akute Arthritis besser gegen osteogene Prozesse – wie gelenknahe Osteomyelitis und aseptische Knochennekrosen – abgegrenzt werden. Weiterhin hat das MRT eine herausragende Bedeutung bei der Diagnostik einer beginnenden Sakroiliitis oder traumatischer Gelenkaffektionen, z. B. gerissener Kreuzbänder oder eines Meniskusrisses (➤ Abb. 13.20).

Angiografie

Die Angiografie kann in Ausnahmefällen bei der Diagnostik von Vaskulitiden hilfreich sein. Fragestellungen sind zum Beispiel die Beurteilung der Mesenterialgefäße bei Polyarteriitis nodosa (➤ 13.10.2) und die Beurteilung der Aorta beim Takayasu-Syndrom (➤ 13.10.6).

13.5.3 Invasive Diagnostik

Biopsien

Biopsien sind besonders bei den Vaskulitiden und einigen Kollagenosen anzustreben. Die Gewebeprobe wird je nach Krankheitsbild aus Haut, Muskulatur, Nerven, Niere sowie Nasen- oder Nasennebenhöhlenschleimhaut gewonnen (➤ Tab. 13.5). Eine Biopsie der entzündlich veränderten Synovialis bringt dagegen selten wegweisende differenzialdiagnostische Informationen und ist überflüssig.

Tab. 13.5 Biopsien bei rheumatischen Erkrankungen

Erkrankung	Biopsien von
Dermato-Polymyositis	Muskel
Sjögren-Syndrom	Unterlippe
Arteriitis temporalis	A. temporalis beidseits
Granulomatose mit Polyangiitis	Nasennebenhöhle, Bronchien, Niere
Systemische Sklerose	Haut
Polyarteriitis nodosa	Nerv, Haut
Mikroskopische Polyangiitis	Niere

Gelenkpunktion

Diese dient entweder der Entlastung des Gelenks bei massivem Erguss oder der Untersuchung der Gelenkflüssigkeit (➤ Abb. 13.9), die wertvolle differenzialdiagnostische Informationen bei Arthritiden unklarer Genese geben kann (➤ Tab. 13.6).

MERKE

Bei jeder unklaren Arthritis sollte die **Gelenkflüssigkeit (Synovia)** untersucht werden. Aber: Die Indikation für eine Gelenkpunktion muss sorgfältig gestellt werden, da eine mögliche iatrogene Infektion fatale Folgen für das Gelenk haben kann. Bei konsequentem Einhalten der Sterilitätsbedingungen sind iatrogene Infektionen aber extrem selten.

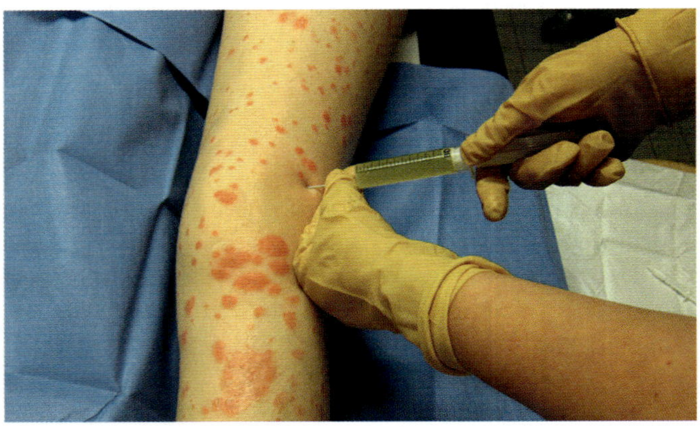

Abb. 13.9 Punktion eines geschwollenen Kniegelenks bei einer Patientin mit Psoriasis vulgaris und Verdacht auf Psoriasisarthritis. Die trübe Punktatfärbung weist auf eine entzündliche Ursache hin. [M114]

Tab. 13.6 Befunde und Differenzialdiagnose bei Gelenkpunktionen (Synovia-Analyse)

	Normalbefund	Rheumatoide Arthritis	Arthrose	Bakterielle Infektion	Kristallarthropathie
Farbe	Strohgelb	Gelb	Hellgelb	Eitrig-trüb	Gelb
Leukozyten/ml	200	5.000–30.000	200–2.000	20.000–80.000	5.000–30.000
Granulozytenanteil	< 25 %	> 60 %	< 30 %	> 90 %	> 60 %
Rheumafaktor	–	++	–	–	–
Komplement	Normal	Stark erniedrigt	Normal	Erniedrigt	Normal
Protein	Normal	Stark erhöht	Normal	Stark erhöht	Normal
Glukose	Normal	Erniedrigt	Normal	Erniedrigt	Normal
Kristalle	–	–	–	–	++
Rhagozyten	–	++	–	–	–

Die Gelenkflüssigkeit wird untersucht auf:

- **Leukozytenzahl:** bei Arthrose erniedrigt, bei Arthritis erhöht
- **Kristalle:** beweisend bei Gicht und Chondrokalzinose (Phasenkontrastmikroskopie)
- **Bakterien:** bei infektiöser Arthritis nachweisbar
- **Rhagozyten** (mit Immunkomplexen beladene Granulozyten): bei rheumatoider Arthritis nachweisbar, jedoch nicht spezifisch
- **Rheumafaktor:** bei rheumatoider Arthritis im Gelenkpunktat gelegentlich früher als im Serum nachweisbar

Ergänzende Untersuchungen

Je nach Verdacht oder Erkrankung können weitere Untersuchungen sinnvoll sein:

- **EMG** zur Differenzierung zwischen entzündlichen (z. B. Myositis), nichtentzündlichen (z. B. Myopathie) und neurogenen Muskelerkrankungen
- **Sinuskopie** mit Biopsie bei V. a. Granulomatose mit Polyangiitis
- **haut-, augen- und nervenärztliches Konsil** zur näheren Diagnostik extraartikulärer Manifestationen

13.6 Rheumatoide Arthritis

Die Charakteristika der verschiedenen Arthritiden sind in ➤ Tab. 13.7 zusammengefasst. In der Untergruppe der **entzündlichen Arthritiden** werden entzündlich-rheumatische Erkrankungen mit primärem Gelenkbefall zusammengefasst; Hauptvertreter sind die rheumatoide Arthritis und die Spondyloarthritiden; die **rheumatoide Arthritis** (RA) ist dabei die häufigste Form.

MERKE

Der Begriff der „entzündlichen Arthritiden" ist insofern missverständlich, als auch viele Erkrankungen aus den anderen entzündlich-rheumatischen Gruppen – wie Kollagenosen und Vaskulitiden – mit entzündlicher Gelenkbeteiligung einhergehen. Auch können nichtrheumatische Erkrankungen entzündliche Arthritiden verursachen, wie zum Beispiel die infektiösen Arthritiden. Sie spielen differenzialdiagnostisch eine wichtige Rolle.

Seltenere Arthritiden wie die Arthritis bei Borreliose oder das rheumatische Fieber passen nicht in dieses Schema. Pathogenetisch gehören sie eigentlich als postinfektiöse Immunreaktionen zu den reaktiven Arthritiden, es bestehen jedoch keine HLA-B27-Assoziation und kein Wirbelsäulenbefall. Sie werden deshalb als eigene Gruppe geführt. Zur Differenzialdiagnose der Arthritis ➤ Tab. 13.7.

Klinik

Synonym: chronische Polyarthritis (cP)

Es handelt sich um eine schubweise verlaufende, chronische Synovialitis, die zu destruierenden Gelenkveränderungen führt.

Zusätzlich bestehen oft extraartikuläre Manifestationen, z. B. Rheumaknoten (s. u.).

Die RA ist die häufigste Arthritisform in den westlichen Industrieländern: Etwa 1 % der Bevölkerung erkrankt insgesamt. Die RA kann ab dem 3. und noch jenseits des 80. Lebensjahrs auftreten, mit einem Gipfel zwischen dem 35. und 50. Lebensjahr (F : M = 3 : 1). Es besteht eine um ca. 7 Jahre reduzierte Lebenserwartung, bei konsequenter immunsuppressiver Behandlung kann die vorzeitige Sterblichkeit verhindert werden.

Tab. 13.7 Übersicht über die wichtigsten Gelenkerkrankungen und ihre differenzialdiagnostischen Merkmale

Gruppe	Diagnose	Typische Merkmale
Entzündliche Arthritiden	Rheumatoide Arthritis (RA)	Symmetrischer Gelenkbefall, besonders der Finger-, Zehengrund- und -mittelgelenke; Endgelenke nicht befallen Bei älteren Patienten oligo- oder polyartikulärer Befall der großen Gelenke (z. B. Knie, Schultern, Handgelenke)
	Spondyloarthritiden	
	Psoriasis-Arthritis	Asymmetrischer Befall; Befall „im Strahl"; Haut- und Nagelveränderungen; typische Röntgenbefunde (➤ Abb. 13.23 und ➤ Abb. 13.24)
	Reaktive Arthritis, z. B. nach urogenitalem oder enteritischem Infekt	Bevorzugt die untere Extremität; oft mit Erythema nodosum, Diarrhö, Urethritis, Augenentzündung Labor: Keimnachweis, Serologie
	Ankylosierende Spondylitis (Morbus Bechterew)	Besonders junge Männer betroffen; 90 % HLA-B27-positiv; Sakroiliitis, Wirbelsäuleneinsteifung
	Enteropathische Arthritis	Assoziation mit Morbus Crohn und Colitis ulcerosa
	Sonderformen	
	Rheumatisches Fieber	Selten; jugendliches Alter, springende Arthritis, meist größere Gelenke Labor: ASL-Titer erhöht, RF-negativ
	Borreliose	Häufig Monarthritis (typische Anamnese: Zeckenbiss, Erythema migrans) Labor: Borrelien-Serologie
Kollagenosen	z. B. Systemischer Lupus erythematodes (SLE); auch Poly-Dermatomyositis, systemische Sklerose, Mischkollagenosen, Sjögren-Syndrom	Nichterosive Arthritis, vielfältige Begleitsymptome (➤ Abb. 13.26) Labor: ANA positiv, weitere Autoantikörper (➤ Tab. 13.3 und ➤ Tab. 13.13)
Vaskulitiden	Polymyalgia rheumatica	Höheres Alter; Myalgien an Schultern/Hüften; Arteriitis temporalis Labor: BSG > 50 mm
	Polyarteriitis nodosa	Nichterosive Oligoarthritis; Aneurysmen, Neuropathie; Myositis in der Biopsie
	Granulomatose mit Polyangiitis (GPA) und mikroskopische Polyangiitis	Nichterosive Oligoarthritis; Trias HNO-, Lungen-, Nierenbefall; cANCA bzw. pANCA positiv
	Morbus Behçet	Uveitis, Mund-, Genitalulzerationen
	Eosinophile Granulomatose mit Polyangiitis (eGPA)	Granulomatöse Vaskulitis, Bluteosinophilie, Asthma bronchiale
	Hypersensitivitätsvaskulitis (z. B. Purpura: Schoenlein-Henoch)	Palpable Purpura und Petechien
Kristallarthropathien	Gicht	Meist Monarthritis besonders des Großzehengrundgelenks, Tophi z. B. an den Ohren Labor: Harnsäure erhöht; im Gelenkpunktat charakteristische Kristalle
	Chondrokalzinose	Meist Monarthritis, aber auch polyartikulär Gelenkpunktion: charakteristische Kristalle
Weitere mit Arthritiden einhergehende Erkrankungen	Familiäres Mittelmeerfieber	Östliche Mittelmeerländer, Familienanamnese; Polyserositis, Bauchschmerzen, Fieber
	Morbus Whipple	Malabsorption, Keimnachweis in der Duodenalbiopsie
	Sarkoidose (➤ 6.5.2)	Untere Extremität bevorzugt betroffen; häufig Erythema nodosum Rö-Thorax: Hiluslymphknoten
Infektiöse Arthritis	z. B. septische Arthritis	Keimnachweis im Gelenkpunktat
Arthrosen	Polyarthrose	Höheres Alter; Befall der Fingerend- und -mittelgelenke sowie Hüftgelenke; Heberden-, Bouchard-Knoten Labor: BSG und CRP normal, RF negativ

13

Stadien der Erkrankung

Initialphase

Anfangs können unspezifische Allgemeinsymptome wie Abgeschlagenheit, Schwitzen und subfebrile Temperaturen im Vordergrund stehen. Nach Wochen bis Monaten tritt eine typische symmetrische, periphere Arthritis hinzu mit:

- **Schwellungen** und **Morgensteifigkeit** an den kleinen Gelenken von Händen (➤ Abb. 13.10) und Füßen als Zeichen der Synovialitis. Prädilektionsgelenke sind an der Hand die Handgelenke, Fingergrund- und -mittelgelenke, am Fuß die Zehengrund- und –mittelgelenke,
- **Druckschmerz:** schmerzhafter Querdruck der MCP-Gelenke (schmerzhafter Händedruck = **Gaenslen-Zeichen**) und MTP-Gelenke,
- **verminderter grober Kraft.**

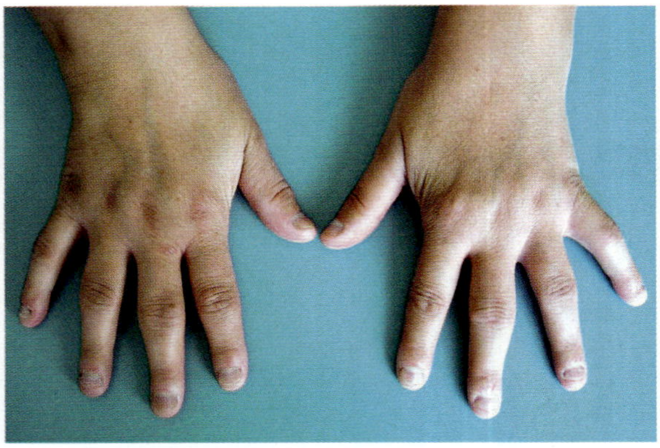

Abb. 13.10 Beginnende rheumatoide Arthritis mit Schwellungen der Fingergrund- (MCP) und Mittelgelenke (PIP) [T127]

MERKE

Die Endgelenke und Daumensattelgelenke sind bei einer RA nie betroffen.

Als Ausdruck einer Mitreaktion der Synovialis von Schleimbeuteln und Sehnen können periartikuläre Manifestationen auftreten, z. B. **Tenosynovialitis** und **Bursitis.**

Spätphase

Trotz zwischenzeitlicher Remissionen kommt es bei vielen Patienten zur zunehmenden Funktionseinschränkung der Gelenke mit typischen Erscheinungsbildern:

- **Hände: Ulnardeviation** durch zerstörte Handwurzelknochen und Subluxation der Fingergrundgelenke sowie sog. **Schwanenhals** und **Knopflochdeformität** bei Schäden an den Gelenkkapseln und am Bandapparat der Strecksehnen (➤ Abb. 13.11). Die Immobilität der Gelenke führt zusätzlich zu Muskelatrophien der Mm. interossei der Hände und am Daumenballen, sichtbar an den am Handrücken eingesunkenen Zwischensehnenräumen.
- **Zehen:** Hammerzehen durch kraniale Dislokation im Zehengrundgelenk

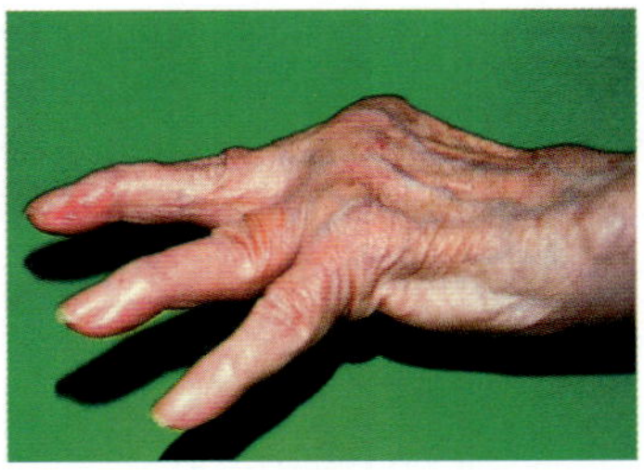

Abb. 13.11 Schwanenhalsdeformität. Die Finger sind im Mittelgelenk überstreckt und im Endgelenk gebeugt. Auch die Mm.-interossei-Atrophie und Ulnardeviation ist sichtbar. [M114]

- **HWS:** Lockerung des Lig. transversum und Arrosion des Dens axis mit Instabilität führen zur Kompression des Rückenmarks, die bei ruckartigen Bewegungen letal sein kann.

Endstadium

Endstadium der Gelenkdestruktionen auch an den großen Gelenken sind Sekundärarthrose und Ankylose (Gelenkversteifung).

Verlauf und typisches Befallmuster

Der Verlauf ist **schubweise** mit Phasen ausgeprägter Arthritis einerseits und Remissionen andererseits.

Nach oligoartikulärem Beginn wird schließlich das typische **polyartikuläre Befallsmuster** der rheumatoiden Arthritis erreicht (➤ Abb. 13.12): Befall von Fingermittel- und -grundgelenken, Handgelenken, Ellenbogen, Schultergelenken, HWS, Knien, Sprunggelenken und Zehengelenken.

Die Hüfte ist nur bei 10 % der Patienten befallen. Die Fingerendgelenke bleiben im Gegensatz zur Arthrose meist ausgespart.

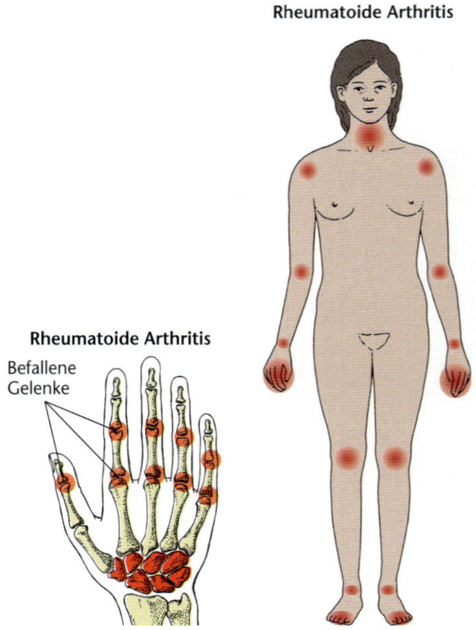

Abb. 13.12 Befallmuster bei RA. Typisch sind der symmetrische Befall kleiner und großer peripherer Gelenke und die häufige Aussparung der Hüft- und Fingerendgelenke. [L157, L190]

Karpaltunnelsyndrom

Werden die Handgelenke befallen, kann durch die proliferierende Synovialis der N. medianus komprimiert werden. Typische Symptome sind Taubheit und Parästhesien der ersten drei Finger, besonders nachts **(Brachialgia paraesthetica nocturna).**

Baker-Zyste

Bei rezidivierenden Kniegelenkergüssen sackt die Kniegelenkkapsel durch den erhöhten intraartikulären Flüssigkeitsdruck meist in der Kniekehle aus. Gefürchtet ist die Ruptur der Baker-Zyste mit Synoviaaustritt in die Unterschenkelmuskulatur, die sich klinisch wie eine Unterschenkelvenenthrombose darstellt. Ansonsten ist die Zyste als komprimierbare Schwellung in der Kniekehle zu tasten. Die Diagnose wird sonografisch gestellt. Therapeutisch wird die Extremität hochgelagert und gekühlt und der Gelenkerguss abpunktiert und Kortikosteroide instilliert.

PRAXISBEZUG

Allgemeine Tipps im Umgang mit Rheumapatienten

Man tut dem Rheumatiker keinen Gefallen, wenn man ihm aus Ungeduld oder Fürsorglichkeit Handgriffe abnimmt. Wichtiger ist die **„Hilfe zur Selbsthilfe",** damit der Patient in Bewegung bleibt.

- Bei **voraussehbaren Belastungssituationen** (z. B. Krankengymnastik, besondere Arbeiten im Haushalt) hilft es, die Einnahme der Schmerzmittel so zu legen, dass sich deren größte Wirksamkeit während der körperlichen Belastung entfaltet.
- Kühlen der Gelenke im Vorfeld der Belastung vermindert die Schmerzen.
- Gerade morgens, wenn viele feine Handgriffe und Bewegungen zum Waschen und Ankleiden erforderlich sind, **leiden die Patienten** unter ihrer **Morgensteifigkeit.** Probleme entstehen beim Kämmen und Zähneputzen, im schlimmsten Fall reicht sogar die Beweglichkeit nicht aus, um sich nach dem Toilettengang zu säubern.
  - Die Tagesplanung sollte der Morgensteifigkeit Rechnung tragen: keine Termine auf den frühen Vormittag legen. Um die Morgensteifigkeit früher zu überwinden, sollten die Medikamente vor dem Aufstehen eingenommen werden (besonders Kortikosteroide).
- **Hilfe für den Alltag:** Kleidung und Schuhe sollten leicht anzuziehen sein, z. B. durch Klettverschlüsse und große Ausschnitte. Griffverlängerungen und -verdickungen, Zuknöpfhilfen u. a. können hilfreich sein. Über die ergotherapeutische Abteilung können Hilfsmittel aller Art für Küche und Haushalt besorgt und speziell angefertigt werden.
- **Sturzgefährdung:** Die eingeschränkte Beweglichkeit erhöht die Sturzgefahr und die oft zusätzlich bestehende Osteoporose führt leichter zu Frakturen. Die Umgebung des Patienten sollte so sicher wie möglich sein, z. B. durch aufgeräumte und rutschfeste (trockene!) Böden, keine hohen Teppichkanten, sicher verlegte Kabel, festes Schuhwerk.
- Haltegriffe an den Wänden (besonders im Bad); Haltevorrichtungen für Gehstöcke, damit sie immer gut erreichbar sind
- Rheumapatienten werden bei ungünstigem Verlauf wegen der über die Jahre zunehmenden Arbeitseinschränkung häufig zu **Frührentnern.**
- Ein prinzipielles „Sportverbot" ist nicht sinnvoll, auch gelenkbelastende Sportarten können weiter durchgeführt werden, soweit sie beim individuellen Patienten zu keiner Beschwerdezunahme führen.

Extraartikuläre Manifestationen

Zusätzlich zur Synovialitis kommt es bei 50 % der Patienten im Verlauf zu extraartikulären Manifestationen (➤ Abb. 13.13). Die Hälfte hiervon ist durch eine Vaskulitis bedingt und zeigt sich als Rheumaknoten oder als rheumatoide Vaskulitis (➤ Tab. 13.8).

- **Rheumaknoten:** Bei etwa 20 % finden sich derbe subkutane Knoten, die periartikulär über den Sehnen lokalisiert sind (z. B. über Trizeps- und Achillessehne), aber auch in anderen Körpergeweben – z. B. in Pleura, Perikard und Lunge – auftreten können.
- **Niere:** Sehr selten tritt eine Glomerulonephritis auf. Häufiger sind eine Amyloidose oder medikamenteninduzierte Schäden, z. B. durch NSAR oder die früher häufig verwendeten Gold-Präparate.
- **Sekundäres Sjögren-Syndrom:** Autoimmunprozesse bewirken eine sterile Entzündung exokriner Drüsen mit **Sicca-Symptomatik** (trockene Augen, trockener Mund, ➤ 13.9.5).
- **Amyloidose** (➤ 10.9): Nach langjährigem Verlauf kann eine AA-Amyloidose auftreten. Im Vordergrund der Symptomatik stehen ein nephrotisches Syndrom und eine chronische Niereninsuffizienz (➤ 11.8.8), seltener eine Kardiomyopathie oder gastrointestinale Symptome. Die Amyloidose wird mit einer Rektum-, Bauchhautfett- oder Nierenbiopsie in der Kongorot-Färbung nachgewiesen.
- **Osteoporose:** Sie tritt zunächst periartikulär (radiologisches Frühzeichen), später generalisiert auf. Ihre Manifestation wird

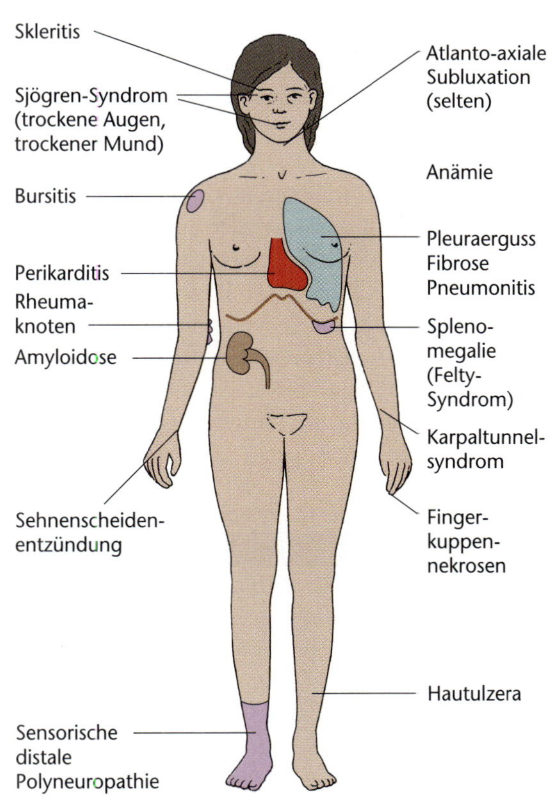

Abb. 13.13 Extraartikuläre Manifestationen der rheumatoiden Arthritis [L157]

Tab. 13.8 Extraartikuläre Manifestationen bei der RA

Ursache	Beispiele
Systemische Manifestation	Rheumatoide Vaskulitis, Rheumaknoten, Sjögren-Syndrom
Folgen chronischer Immunstimulation	Anämie, Sonderform: Felty-Syndrom
Sekundärkomplikationen der RA	Amyloidose, Osteoporose

zusätzlich durch Inaktivität und Langzeit-Steroidmedikation gefördert.

- **Rheumatoide Vaskulitis:** seltene, histologisch als nekrotisierende Vaskulitis verlaufende Komplikation. Alle Organsysteme können befallen sein, die häufigen Manifestationen sind in ➤ Tab. 13.9 zusammengestellt.

Ätiologie und Pathogenese der RA

Die Ursache ist unbekannt, die Pathogenese nur lückenhaft erklärt. Genetische Faktoren spielen eine Rolle. Dies zeigt sich durch die Assoziation mit bestimmten HLA-Typen. Bestimmte Untergruppen von DR4 gehen z. B. mit einem etwa 6-fachen relativen Risiko für eine RA einher. Rauchen erhöht das Risiko, an einer RA zu erkranken.

Im Zentrum der entzündlichen Arthritiden steht die **Synovialitis.** Der chronische Entzündungsprozess der Synovialis wird durch ein bisher unbekanntes Antigen ausgelöst. Die Zellen der normalerweise einschichtigen Synovialis, die makrophagenähnlichen (Typ A) und die fibroblastenähnlichen Synoviozyten (Typ B) proliferieren und die Typ-A-Zellen sezernieren große Mengen an TNF-α und Interleukin-1. Diese beiden Zytokine stehen am Anfang der Entzündungskaskade und führen zu einer Vielzahl von immunologischen Folgereaktionen (➤ Abb. 13.14). Histologisch findet man im akuten Stadium granulozytäre Infiltrate; im chronischen Stadium treten lymphozytäre Infiltrate mit Plasmazellen auf, die Rheumafaktoren produzieren, und es bilden sich Lymphfollikel. Die Gelenkzerstörung geschieht einerseits durch die Proliferation der Synovialis, den sog. **Pannus,** andererseits durch Freisetzung von proteolytischen Enzymen und Matrix-Metalloproteinasen (aus Typ-B-Zellen). Die Folge ist die Zerstörung von Faser- und hyalinem Knorpel und des gelenknahen Knochens, was sich röntgenologisch als sichtbare Erosion zeigt.

Tab. 13.9 Manifestationen der rheumatoiden Vaskulitis

Organ	Symptome
Haut	Fingerkuppennekrosen, Mikronekrosen am Nagelfalz, Ulzera z. B. am Unterschenkel
Nerven	Befall der Vasa nervorum: sensorische distale Polyneuropathie, Mononeuritis multiplex
Herz	Perikarditis (50 %, klinisch meist ohne Bedeutung), Befall der Koronarien (selten)
Lunge	Interstitielle Fibrose, Pneumonitis, Pleuritis (häufig, klinisch meist ohne Bedeutung), intrapulmonale Rheumaknoten
Augen	Skleritis

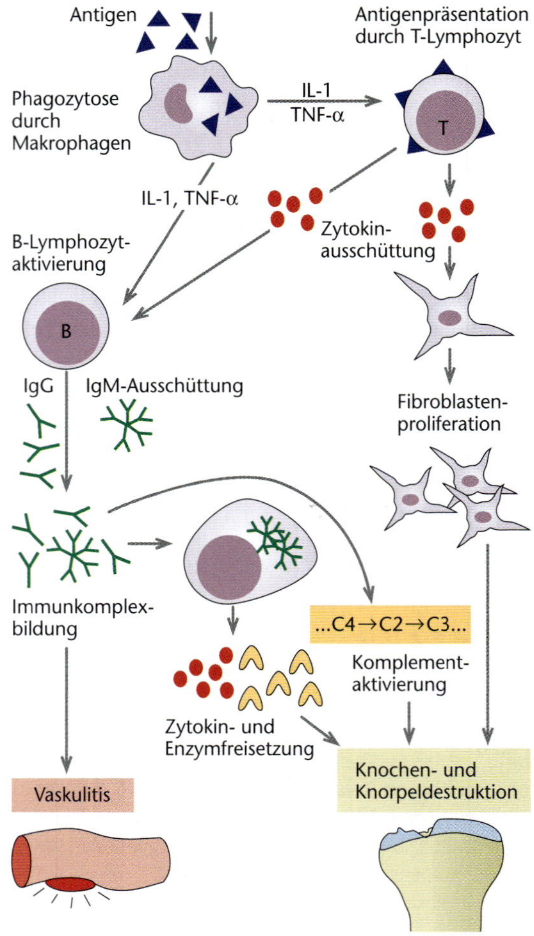

Abb. 13.14 Pathogenetische Vorgänge bei der Synovialitis [L157]

Diagnostisches Vorgehen

Das diagnostische Vorgehen folgt dem in ➤ 13.5 vorgestellten Stufenplan. Wichtigste diagnostische Instrumente sind die Anamnese und die körperliche Untersuchung. Aktuelle Klassifikationskriterien (EULAR/ACR-Kriterien) erlauben eine frühe Diagnosestellung (➤ Tab. 13.10).

Labor

Neben erhöhten Entzündungsparametern wie BSG und CRP liegt oft eine chronische Entzündungsanämie vor. Das Blutbild zeigt meist eine Leuko- und Thrombozytose. Der **Rheumafaktor (RF)** ist bei ca. 70 % der Patienten positiv (im ersten Jahr der Erkrankung jedoch noch nicht). Sein Nachweis ist nicht spezifisch für die RA; er kann auch bei anderen Erkrankungen und bei älteren gesunden Menschen auftreten. Antikörper gegen **citrulliniertes zyklisches Peptid (CCP-Antikörper)** finden sich dagegen bereits im Frühstadium der Erkrankung und besitzen eine Spezifität von ca. 95 % für die RA. Der CCP-Nachweis deutet auf einen aggressiveren (radiologisch: erosiven) Verlauf. Der kombinierte Nachweis von RF und CCP-Antikörpern hat eine Spezifität von nahezu 100 % für die RA.

Tab. 13.10 EULAR/ACR-Klassifikationskriterien für die rheumatoide Arthritis 2010 [F723-004]

Kriterien	Punkte
Gelenkbeteiligung	
1 mittleres/großes Gelenk mit Arthritis	0
2–10 mittlere/große Gelenke mit Arthritis	1
1–3 kleine Gelenke mit Arthritis	2
4–10 kleine Gelenke mit Arthritis	3
Mehr als 10 kleine Gelenke mit Arthritis	5
Serologie	
Rheumafaktor und CCP negativ	0
Rheumafaktor und/oder CCP positiv	2
Rheumafaktor und/oder CCP hochtitrig positiv	3
Dauer der Arthritis	
< 6 Wochen	0
> 6 Wochen	1
Entzündungsparameter	
CRP und BSG normal	0
CRP und/oder BSG erhöht	1

MERKE

Der RF ist nicht spezifisch für eine RA. Positive Rheumafaktoren werden auch bei vielen Kollagenosen und bei 5 % der Gesunden über 60 Jahre gefunden. Antikörper gegen citrulliniertes zyklisches Peptid (CCP-Antikörper) besitzen dagegen eine hohe Spezifität für die RA.

Bildgebende Verfahren

Für die prognostisch wichtige Frühdiagnostik der RA an einzelnen Gelenken hat die **Arthrosonografie** mit der Möglichkeit der Duplexsonografie (Power-Doppler) zunehmende Bedeutung bekommen. Auch die **MRT** mit und ohne signalverstärkende Kontrastmittel hat in den vergangenen Jahren zunehmende Bedeutung erlangt, Erosionen und ein Knochenödem können frühzeitig nachgewiesen werden. Beide Verfahren erlauben zusätzlich eine Aussage über die aktuelle Aktivität der Erkrankung in einzelnen Gelenken, ➤ Abb. 13.8 und ➤ Abb. 13.15.

Die **konventionelle Röntgendiagnostik** insbesondere der Hände und Füße dient der Diagnosebestätigung bzw. als Ausgangsbefund zur Verlaufseinschätzung. Im Frühstadium zeigen Röntgenbilder jedoch in 80 % einen Normalbefund, gelegentlich nur eine Weichteilschwellung und eine gelenknahe Osteoporose. Erst später werden eine Gelenkspaltverschmälerung und Erosionen als Zeichen der Knorpel- und Knochenschädigung sichtbar (➤ Abb. 13.16 und ➤ Abb. 13.17).

Bei erosiver oder langjähriger RA sollte die HWS mit einer Inklinationsaufnahme geröntgt werden. Bei einer arthritischen Beteiligung können gesehen werden:

- Eine atlanto-dentale Instabilität mit Dorsalflexion des Dens bei Inklination, wodurch evtl. das Rückenmark mechanisch irritiert wird

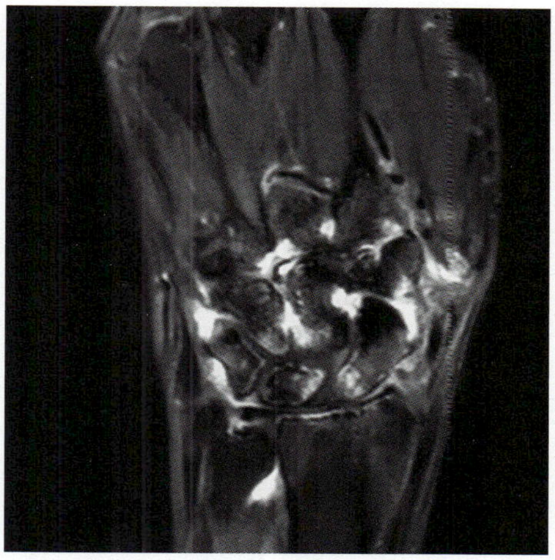

Abb. 13.15 MRT Handwurzel: In der T2-Wichtung zeigt sich der synovitische Erguss (weiß) um die Handwurzelknochen, geringer auch im Handgelenk. [M114]

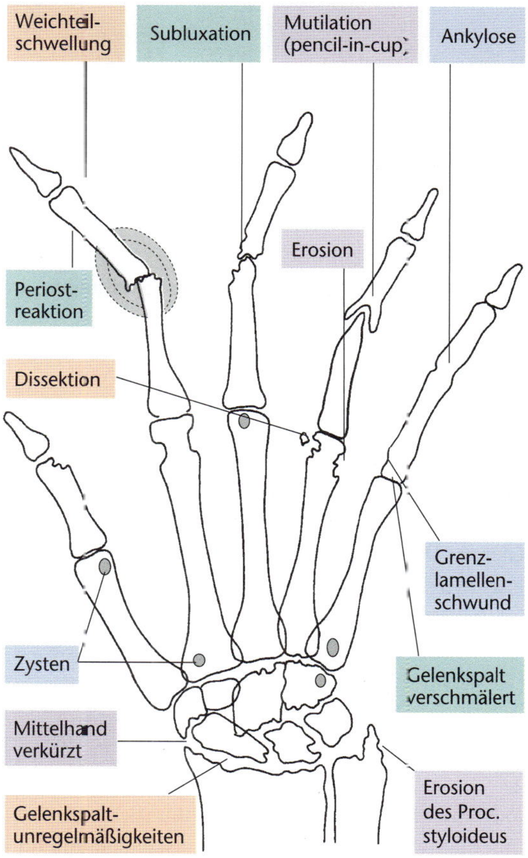

Abb. 13.16 Schema der möglichen Röntgenbefunde bei RA am Beispiel der Hand (unterschiedliche Krankheitsstadien) [L157]

- Erosion des Dens
- Penetration des Dens ins Foramen magnum mit der Gefahr einer Rückenmarkkompression

Die **Knochenszintigrafie** zeigt eine pathologisch vermehrte Anreicherung in den arthritischen Gelenken. Sie besitzt eine hohe Empfindlichkeit besonders im Frühstadium und kann

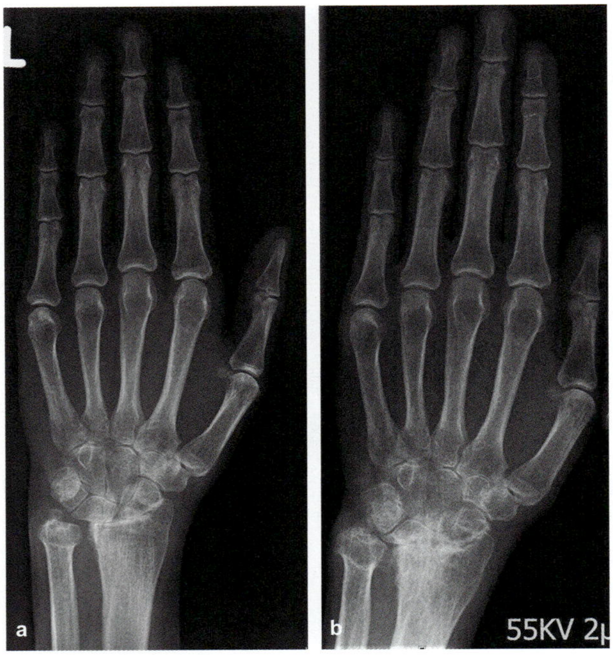

Abb. 13.17 Röntgenbefunde der rechten Hand bei RA. Die Bilder zeigen die Entwicklung der Veränderungen über 6 Jahre. Deutliche Zunahme der Zerstörung des Handgelenks mit Sinterung des Os lunatum und Os scaphoideum. [M114]

daher Hinweise auf entzündliche Prozesse erbringen, noch bevor Veränderungen im Röntgenbild oder Schwellungen auftreten (➤ Abb. 13.7).

Gelenkpunktion

Die Synoviaanalyse (Untersuchung des Gelenkpunktats) kann zwischen einem entzündlichen (= hohe Leukozytenzahl) und einem degenerativen Erguss (= niedrige Leukozytenzahl, ➤ 13.5.3) differenzieren. Differenzialdiagnostisch von Bedeutung sind beispielsweise der Nachweis von Rhagozyten oder Kristallen. Der Rheumafaktor ist im Erguss manchmal früher nachweisbar als im Serum.

Therapie

Unbehandelt nimmt die RA fast ausnahmslos einen chronischen Verlauf mit über Jahre irreversiblen Gelenkschäden und funktioneller Behinderung. Je frühzeitiger im Krankheitsverlauf eine Therapie eingeleitet wird, desto wahrscheinlicher lässt sich eine Remission erreichen und die Gelenkdestruktion aufhalten.

Die Therapie ist insgesamt symptomatisch (➤ Abb. 13.18) und verfolgt drei Ziele:

- Die Entzündung und nachfolgende Gelenkdestruktion medikamentös zu unterdrücken
- Die Schmerzen zu lindern
- Die Gelenkfunktionen zu erhalten oder wiederherzustellen

Die Therapie der RA ist eine **interdisziplinäre Herausforderung.** Die Therapieziele und insbesondere der Funktionserhalt sind nur durch vielschichtige und tägliche Maßnahmen zu erreichen – u. a. Krankengymnastik, Ergotherapie, Patientenaufklärung (Schulung), und regelmäßige körperliche Aktivität. Die medikamentöse Therapie liefert die Basis für eine erfolgreiche adjuvante Therapie.

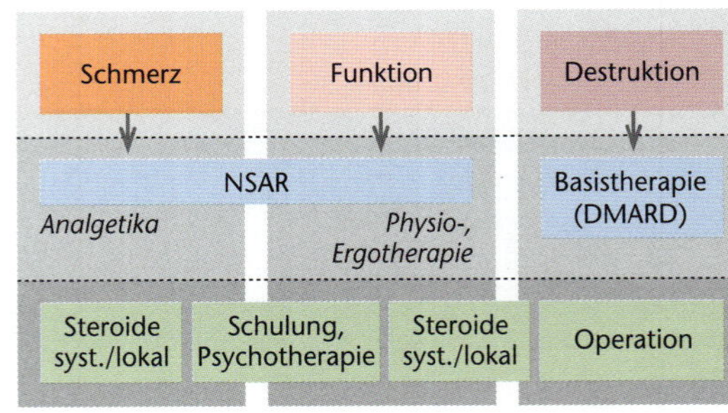

Abb. 13.18 Therapeutische Ansätze bei RA [L141]

MERKE

Es gibt **keine** kausale Therapie der RA.

Adjuvante Therapie

Krankengymnastik

Da die Beweglichkeit die Lebensqualität wesentlich bestimmt, ist eine gezielte und konsequente Krankengymnastik entscheidend. Bei bestehenden Einschränkungen kann das Erlernen neuer Techniken vorrangig sein. Generell gilt: im Schub Traktion und passives Durchbewegen; ansonsten Funktionserhaltung durch Mobilisieren und Stabilisieren.

Ergotherapie

Die Ergotherapie ist gezielt darauf ausgerichtet, Fertigkeiten zu erhalten oder mit Hilfsmitteln zu verbessern. Zum Beispiel werden orthopädische Schuhe, Schienen und Manschetten individuell gefertigt oder angepasst. So können Handgelenksmanschetten die körperliche Belastbarkeit erhöhen und Nachtschienen die Subluxation der Fingergrundgelenke (Ulnardeviation) verzögern.

Bei HWS-Beteiligung wird eine Halskrawatte verordnet, um bei ruckartiger Inklination die Gefahr eines letalen Dens-Bruches zu verhindern.

Medikamentöse Therapie

Prinzipien

Basis der antiinflammatorischen Therapie ist heute der frühzeitige und langfristige Einsatz krankheitsmodifizierender antirheumatischer Substanzen (**Basistherapie** = DMARD = *disease modifying antirheumatic drugs,* s. u.). Zur raschen Symptomlinderung im akuten Schub sind dagegen nach wie vor **Kortikosteroide** unausweichlich. Bei mono- oder oligoartikulärem Befall können sie auch intraartikulär gegeben werden. Ansonsten wird bei einem Schub mit oralen Glukokortikoiden behandelt (Steroid-Stoß) und ggf. die

Basistherapie umgestellt. Kommt es zur anhaltenden Remission, wird wegen der Nebenwirkungen zunächst das Steroid und dann evtl. die Dosis der Basistherapeutika reduziert.

MERKE

Die Basistherapie mit krankheitsmodifizierenden Antirheumatika (DMARD) sollte möglichst frühzeitig eingeleitet werden, da Gelenkdestruktionen besonders in den ersten 2 Jahren nach Krankheitsbeginn auftreten können (sog. **erosive Verläufe**) und die Langzeitprognose verschlechtern.

Substanzen

Die einzeln oder in Kombination zum Einsatz kommenden Medikamentengruppen sind die nichtsteroidalen Antirheumatika (NSAR), Kortikosteroide und die Basistherapeutika (DMARD). Nur Steroide und DMARD sind in der Lage, den destruierenden, erosiven Verlauf zu beeinflussen.

- Bei den krankheitsmodifizierenden Antirheumatika **(DMARD,** Synonym: **Basistherapeutika;** s. o.) handelt es sich um eine Langzeittherapie, die die immunologische Entzündungsreaktion vor allem auf der Ebene der Lymphozytenproliferation bremst (Methotrexat, Leflunomid). Gentechnisch hergestellte Antikörper gegen die proinflammatorischen Zytokine TNF-α, Interleukin-6 oder B-Lymphozyten (sog. **Biologica,** *biologicals*) wirken ebenfalls antiinflammatorisch und erweitern seit einiger Zeit das Spektrum der DMARD. Im Gegensatz zu den NSAR müssen die Basistherapeutika regelmäßig, d. h. auch im symptomfreien Intervall, eingenommen werden: „an guten wie an schlechten Tagen". Eine Basistherapie ist bei jeder chronisch-aktiven Arthritis mit Schwellungen und erhöhten Entzündungsparametern indiziert und sollte innerhalb von 3 Monaten nach Diagnosestellung begonnen werden. Die Wirkung tritt verzögert – je nach Medikament erst Wochen bis zu 6 Monate nach Therapiebeginn – ein. Der Einsatz wird zum Teil durch erhebliche Nebenwirkungen beschränkt. Bei schwerem Verlauf ist eine Kombinationstherapie verschiedener Basistherapien oder ein *biological* indiziert.
- **Kortikosteroide** (➤ 9.7.1, Kasten „Glukokortikoide") führen zu einem raschen Wirkungseintritt und lindern symptomatisch Schmerzen, Gelenkschwellung und -steifigkeit. Eine (längerfristige) niedrig dosierte Steroidtherapie (≤ 7,5 mg Prednisolon) verhindert Gelenkdestruktionen und kann die Zeit bis zum Wirkungseintritt einer Basistherapie überbrücken. Als Lokaltherapie kommt auch eine intraartikuläre Gabe unter streng aseptischen Bedingungen infrage, womit ein Abschwellen und eine Schmerzlinderung für mehrere Wochen bis 1 Jahr erreicht werden kann.
- **Nichtsteroidale Antirheumatika (NSAR)** werden zur Linderung der Schmerzen und der Gelenksteifigkeit bedarfsweise bei akuten Beschwerden eingesetzt. Ihre Potenz reicht nicht aus, um einen chronisch-erosiven Entzündungsverlauf der RA einzudämmen.

MERKE

Kortikosteroide sind keine Basistherapie; höhere Dosen sollten wegen der Langzeitnebenwirkungen so kurzfristig wie möglich verabreicht werden.

Pharma-Box: DMARD

Basistherapeutika DMARD (*disease modifying antirheumatic drugs;* auch ➤ Tab. 13.21)

Wirkungsmechanismus und Eigenschaften

Diese pharmakologisch heterogene Gruppe zeichnet sich durch eine entzündungshemmende Wirkung bei entzündlich-rheumatischen Erkrankungen aus. Der genaue Wirkmechanismus ist z. T. nicht genau bekannt. Neben einer antiproliferativen Wirkung auf Lymphozyten scheinen alle Immunsuppressiva, das Immunsystem im Sinne einer Suppression (Hemmung der Makrophagen-Lymphozyten-Aktivität) zu beeinflussen. Die Biologica wirken durch Blockierung der proinflammatorischen Schlüsselenzyme TNF-α und IL-6 in der Entzündungskaskade oder durch T-Zell-Aktivierungshemmung bzw. B-Zell-Inaktivierung.

Indikationen

Aktive entzündlich-rheumatische Erkrankungen. Rheumatoide Arthritis und substanzspezifisch weitere Indikationen, die im Text näher spezifiziert sind.

Nebenwirkungen

- **Methotrexat:** Schleimhautulzera (Stomatitis, Gastritis) und Leberwerterhöhung, Haarausfall; selten reversible Pneumonitis, Knochenmarkdepression. Bei den in der Rheumatologie gegebenen Dosen sind schwerwiegende Nebenwirkungen selten. Wegen Teratogenität der Substanz ist jedoch eine zuverlässige Antikonzeption notwendig. Kontraindiziert bei eingeschränkter Nierenfunktion!
- **Chloroquin:** Keratopathie, Sehstörungen (regelmäßige augenärztliche Kontrollen!)
- **Andere Immunsuppressiva und Zytostatika:** Knochenmarkdepression
- **Ciclosporin A:** Niereninsuffizienz, Hypertonie
- **TNF-α-Antagonisten:** Erhöhung der Infektneigung, Reaktivierung einer alten Tuberkulose, vermehrtes Auftreten von Lymphomen (Infliximab)
- **IL-6-Rezeptor-Antagonist** (Tocilizumab): Erhöhung der Infektneigung, Hepatopathie, Hypercholesterinämie
- **T-Zell-Aktivierungshemmer (Abatacept):** Erhöhung der Infektneigung
- **B-Zell-Antikörper** (Rituximab): erhöhte Infektneigung möglich
- **Cyclophosphamid:** hämorrhagische Blasenentzündung und Blasenkarzinom (Prophylaxe mit Mesna), erhöhtes Neoplasierisiko

Wechselwirkungen

Bei gleichzeitiger Gabe von Allopurinol muss die Dosis von Azathioprin reduziert werden. Cyclophosphamid verstärkt die Wirkung von Sulfonylharnstoffen, bei gleichzeitiger Gabe von Allopurinol ist die Knochenmarkdepression verstärkt.

13

Klinische Anwendung bei der RA

Methotrexat (MTX) ist wegen der insgesamt guten Toleranz und des schnellen Wirkeintritts Mittel der 1. Wahl. Als Alternative bei Unverträglichkeit von MTX wirkt Leflunomid ähnlich stark, schwächer wirksam ist Sulfasalazin und noch schwächer Chloroquin. Bei unzureichendem Effekt von MTX ist eine Kombinationstherapie (z. B. MTX/Leflunomid oder MTX/Sulfasalazin) indiziert. Erst nach Ausschöpfen von mindestens zwei DMARD ist der Einsatz der Biologica – vorzugsweise in Kombination mit MTX – indiziert.

Pharma-Box: Nichtsteroidale Antirheumatika (NSAR)

Wirkungsmechanismus und Eigenschaften

Nichtsteroidale Antirheumatika (NSAR) wirken durch Hemmung der Zyklooxygenase (COX), die die Umwandlung von Arachidonsäure in Prostaglandine (→ schmerz- und entzündungsstillende Wirkung), Prostazyklin und Thromboxan (→ gerinnungshemmende Wirkung) katalysiert. Sie liegt in zwei Isoenzymen vor: COX-1 kommt in den meisten Geweben des Körpers und der Thrombozyten vor; im Gastrointestinaltrakt ist sie an der Synthese schleimhautprotektiver Prostaglandine beteiligt. COX-2 kommt nur in wenigen Organen (z. B. Niere) vor, wird aber in entzündetem Gewebe (z. B. Synovia) induziert.

Die meisten NSAR (wie z. B. ASS, Ibuprofen oder Diclofenac) hemmen beide Isoenzyme. Da sie auch die protektive Prostaglandin-Sekretion im Magen-Darm-Trakt reduzieren, können sie schleimhautschädigend wirken: Circa 30 % der Patienten klagen daher über gastrointestinale Nebenwirkungen. COX-2-selektive Substanzen (z. B. Celecoxib, Etoricoxib) sind größtenteils in ihrer Wirkung auf den bei Entzündungen aktivierten COX-2-Stoffwechselpfad beschränkt. Sie haben keinen Einfluss auf die Thrombozytenfunktion und weniger gastrointestinale Nebenwirkungen

Indikationen

Entzündungs- und (leichtere) Schmerzzustände vor allem bei rheumatischen (entzündlichen) Erkrankungen.

Nebenwirkungen

Magen-Darm-Ulzera (Risiko bei alleiniger Gabe von NSAR 4-fach, bei Kombination mit Glukokortikoiden dosisabhängig bis 15-fach erhöht; ein geringeres Risiko besteht bei COX-2-selektiven NSAR), verlängerte Blutungszeit (nur bei unselektiven NSAR), Asthma (durch Hemmung der Prostaglandine werden relativ mehr Leukotriene gebildet), ZNS-Störungen (Schwindel, Seh-, Gehörstörungen), Ödeme, toxische Nephropathie (➤ 11.11.2). Unter NSAR wurde ein leicht erhöhtes kardiovaskuläres Risiko beobachtet. Sie sind daher bei Patienten mit KHK oder erhöhtem kardiovaskulärem Risiko als Dauertherapie kontraindiziert. Vorsicht bei hämorrhagische Diathese (nur für nichtselektive NSAR), chronische Magen-Darm-Beschwerden, Asthma bronchiale (v. a. ASS kann bei ca. 10 % der Asthmatiker zu einer Atemwegsobstruktion führen), Schwangerschaft (Wehenhemmung, Hemmung fetaler Prostaglandine). Die Kombination mit Prednisolon-Dosen ≥ 10 mg erhöht gastrointestinale Nebenwirkungen erheblich.

Zusätzliche Maßnahmen

- **Kryotherapie:** z. B. Eisbeutel auf akut entzündete Gelenke; hilfreich im entzündlichen „Schub"
- **Synoviorthese:** Bei wiederholten Ergüssen kann ein Radionuklid oder eine verödende Substanz intraartikulär zur langfristigen Synovialisverödung gegeben werden (Radiosynoviorthese oder chemische Synoviorthese).
- **Orthopädische Rheumachirurgie:** Verschiedene chirurgische Verfahren können den Verlauf der RA positiv beeinflussen:
  - **Synovektomie** (➤ Abb. 13.19): Entfernung der verdickten Synovialis und Pannus, indiziert bei rezidivierender Synovialitis
  - Im Endstadium mit chronischen Schmerzen und Funktionseinschränkungen kann ein **Gelenkersatz** vorgenommen werden. Eventuell führt eine **Versteifung** zur Funktionsverbesserung, z. B. der Handgelenke oder Sprunggelenke.
  - Die Spaltung des Lig. transversum am Handgelenk kann ein Karpaltunnelsyndrom durch Dekompression des N. medianus verbessern.
  - HWS-Instabilität: Bei Auftreten von neurologischen Symptomen (zervikale Myelopathie) ist die Spondylodese (Versteifung) der Schädelbasis bis C2 indiziert.
- **Diät:** Es wird eine arachidonsäurearme (d. h. fleischarme) Mischkost empfohlen. Eine milde entzündungshemmende Wirkung wird den Omega-3-Fettsäuren zugeschrieben („Fischöl").
- Mitarbeit in der **Rheumaliga:** Selbsthilfeorganisation (von Gymnastik bis Rentenantrag)

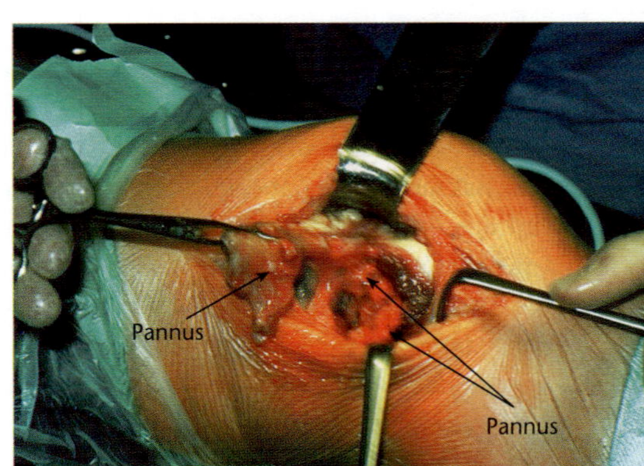

Abb. 13.19 Offene Synovektomie am Kniegelenk. Die proliferierte Synovialis (Pannus) wird entfernt. [M114]

Sonderformen

Juvenile idiopathische Arthritis

Es handelt sich um eine rheumatoide Arthritis bei Kindern unter 16 Jahren. Der immungenetische Hintergrund ist teilweise ein anderer als bei der RA des Erwachsenen; so ist zum Beispiel der Rheumafaktor meist negativ. Es werden Subgruppen mit oligoartikulärem, polyartikulärem und systemischem Verlauf unterschieden. Eine Augenbeteiligung (Uveitis) und positive ANA kommen häufiger vor.

Die systemische Form der seronegativen juvenilen rheumatoiden Arthritis wird **Still-Syndrom** genannt. 40 % der Patienten sind < 4 Jahre alt. Sehr selten kommt diese Form im Erwachsenenalter vor (adulter Morbus Still). Die häufigsten Symptome sind: Fieberschübe (100 %), Arthritis (100 %), makulopapulöses Erythem (90 %), Hepatosplenomegalie (80 %), Myokarditis (60 %), Polyserositis (60 %), massiv erhöhte Ferritinwerte (70 %) und gelegentlich eine Nephropathie (13 %). Es bestehen ein starkes Krankheitsgefühl und eine ausgeprägte Leukozytose.

Differenzialdiagnostisch müssen vor allem septische und hämatologische Erkrankungen abgegrenzt werden.

Felty-Syndrom

Das Felty-Syndrom bezeichnet eine systemisch verlaufende RA beim Erwachsenen. Im Gegensatz zum Still-Syndrom ist der Rheumafaktor hoch positiv und das Blutbild zeigt eine Neutropenie, die die erhöhte Infektanfälligkeit erklärt. Eine autoimmune Sequestrierung der Granulozyten in der Milz führt zur Splenomegalie. Durch den aggressiven Verlauf kommt es zu Gelenkdestruktionen und häufig zu extraartikulären Manifestationen wie Fieber und Polyserositis. Laborchemisch lassen sich zirkulierende Immunkomplexe und bei ca. 40 % pANCA (➤ 13.5.1) nachweisen.

Alters-RA (Late-Onset-RA)

Die Alters-RA manifestiert sich nach dem 60. Lebensjahr; M : F = 1 : 1. Sie verläuft meist als Oligoarthritis der großen Gelenke wie Knie und Schulter und kann mit niedrig dosierten Steroidgaben therapiert werden, aggressiv-erosive Verläufe kommen jedoch vor.

Prognose

70 % zeigen einen gelenkdestruierenden Verlauf der RA. Nach 20 Jahren haben ca. 60 % der Patienten deutliche Funktionseinschränkungen im täglichen Leben. Für eine ungünstige Prognose sprechen der initiale Befall vieler Gelenke, eine stark erhöhte BSG bzw. hohes CRP, CCP-Antikörper-Nachweis und hohe Rheumafaktor-Titer. Die Lebenserwartung der RA ist um etwa 7 Jahre verkürzt. Das kardiovaskuläre Risiko ist bei Patienten mit RA entzündungs- und therapiebedingt deutlich erhöht. Häufige Todesursache sind daher Myokardinfarkte (3-fach erhöhtes Risiko, s. o.), aber auch Infektionen. Auch maligne Lymphome sind vermehrt. Durch eine effektive, eine Remission erzielende Basistherapie können die Co-Morbiditäten verringert werden und die Lebenserwartung sowie der Anteil der Berufstätigen sind neuerdings vergleichbar mit Gesunden.

13.7 Spondyloarthritiden

Die zweite Hauptgruppe der entzündlich-rheumatischen Arthritiden sind die Spondyloarthritiden (von griech. *spondylos* = Wirbel). Unter dem Begriff der Spondyloarthritiden werden mehrere Untergruppen mit ähnlichen Merkmalen zusammengefasst.

Viele Spondyloarthritiden treten im Rahmen extraartikulärer Erkrankungen auf (z. B. Psoriasis-Arthritis) und gehen zudem häufig mit extraartikulären Manifestationen einher, v. a. an Auge, Haut und Schleimhaut. Druckschmerzhafte, entzündete Sehnenansätze und Kapseln (Enthesiopathie) sind auffallend häufig.

MERKE

Eigenschaften der Spondyloarthritiden

- Axiale und/oder periphere Gelenkbeteiligung
- Negativer Rheumafaktor („seronegative Arthritis")
- Entzündliche Wirbelsäulenbeschwerden oder Arthritis/Synovitis mit asymmetrischem Befall bevorzugt an den unteren Extremitäten
- Erbliche Disposition bei Assoziation mit HLA-B27

Achtung: Es können jedoch alle Gelenke betroffen sein und die Wirbelsäulenbeteiligung kann fehlen. Auch wird bei längst nicht allen Patienten ein positives HLA-B27 gefunden. Der Begriff der Spondyloarthritiden ist insofern ein Kunstbegriff.

Ätiologie

Untergruppen Spondyloarthritis

- Ankylosierende Spondylitis (Morbus Bechterew)
- Psoriasis-Arthritis
- Reaktive Arthritis, Reiter-Syndrom
- Enteropathische Arthritis bei Morbus Crohn und Colitis ulcerosa
- Undifferenzierte Spondyloarthritiden

Diagnostisches Vorgehen

Die Diagnostik ist initial oft schwierig. Wegweisend sind:

- Eigenanamnese: z. B. Durchfallepisoden bei enteropathischer Arthritis, Dysurie bei reaktiver Arthritis
- Familienanamnese, z. B. Psoriasis-Erkrankung
- Klinische Hinweise: z. B. Augenentzündungen bei Reiter-Syndrom, Psoriasis-Effloreszenzen bei Psoriasis-Arthritis

Das Labor ist unspezifisch. Eine Ausnahme ist der serologische Nachweis einer akut durchgemachten bakteriellen Infektion bei

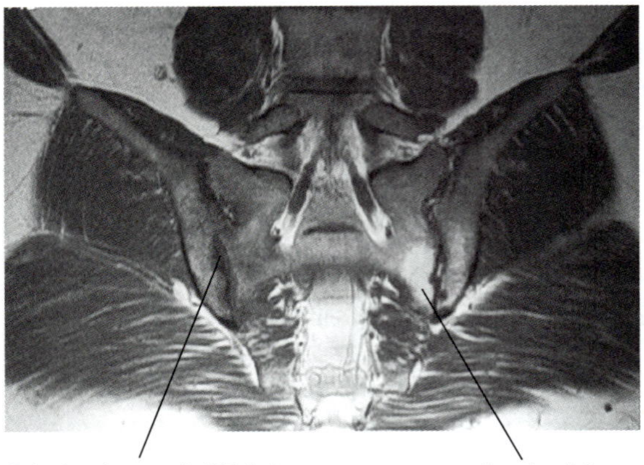

Abb. 13.20 MRT-Befund einer Sakroiliitis. Deutlich erkennbar sind die Gelenkspaltunregelmäßigkeiten mit Erosionen und das Knochenödem (bei akuter Entzündung im Sakroiliakalgelenk). [M114]

einer reaktiven Arthritis. Autoantikörper sind selten nachweisbar, häufig dagegen HLA-B27. Ist eine definitive Zuordnung (noch) nicht möglich, spricht man von einer undifferenzierten Spondyloarthritis.

MERKE

Klassifikationskriterien Spondyloarthritis

Es sollten entweder vorliegen: Sakroiliitis in der Bildgebung und ≥ 1 weiteres Kriterium, oder HLA-B27 positiv und ≥ 2 weitere Kriterien:

- Entzündlicher Rückenschmerz
- Arthritis/Daktylitis
- Enthesitis (entzündlicher Sehnenansatzschmerz)
- Uveiitis
- Psoriasis/entzündliche Darmerkrankung
- Positive Familienanamnese
- HLA-B27 positiv
- Sakroiliitis in der Bildgebung: Entzündungszeichen MRT (➤ Abb. 13.20) oder radiologisch Sakroiliitis

Quelle: Assessment in Ankylosing Spondylitis International Society, ASAS 2009

13.7.1 Ankylosierende Spondylitis

Synonyme: Spondylitis ankylosans, **Morbus Bechterew**
Die ankylosierende Spondylitis ist eine chronische Arthritis der Wirbel- und Sakroiliakalgelenke, die im Verlauf zu einer Ankylose (Einsteifung) der Wirbelsäule führt. Es können jedoch auch periphere Gelenke betroffen sein („periphere Beteiligung"), wobei Schulter- und Hüftgelenke noch zum Stammskelett zählen.

Das Geschlechterverhältnis M : F beträgt 3 : 1. Der Manifestationsgipfel liegt bei 25 Jahren, die Erkrankungsprävalenz bei etwa 0,5–1,0 %. 90 % der Erkrankten sind HLA-B27-positiv.

Klinik

Leitsymptom ist der über längere Zeit bestehende „entzündliche Rückenschmerz":

MERKE

Entzündlicher Rückenschmerz

- Alter < 45 Jahre
- Nächtliche/frühmorgendliche Rückenschmerzen
- Besserung bei Bewegung
- Morgensteifigkeit des Rückens

Weitere mögliche Symptome

- **Achillodynie:** Schmerzen am Achillessehnenansatz
- **Enthesiopathie:** Auch andere Bänder und Sehnen können am Knochenansatz entzündlich verändert sein, z. B. an der Wirbelsäule.
- Periphere Beteiligung: in 50 % der Fälle als **Oligoarthritis,** z. B. von Knie-, Sprung- und Handgelenk
- Extraartikuläre Manifestationen:
  - Eine rezidivierende **Uveitis** tritt im Verlauf der Erkrankung bei 30–50 % der Patienten auf.
  - Selten (< 5 %) sind **kardiale Komplikationen** wie Reizleitungsstörungen oder Aorteninsuffizienz nach Aortitis und **renale Schäden** durch eine sekundäre Amyloidose (➤ 11.8.8).
- Mit zunehmender Einsteifung der Rippengelenke kann es zu einer Abnahme der Vitalkapazität der Lunge kommen.

MERKE

Die Oligoarthritis kann bei jüngeren Patienten über lange Zeit die einzige Manifestation bleiben.

Ätiologie und Pathogenese

Die Ätiologie ist unbekannt. An den betroffenen Gelenken proliferiert Bindegewebe, das sich knorpelig umwandelt und verkalkt (Ossifikation). Daneben entstehen Erosionen an Wirbelgelenken, Wirbelkörpern und Bandscheiben.

Diagnostisches Vorgehen

Abortive frühe Verläufe, fehlende initiale Röntgenveränderungen und Ähnlichkeit zu anderen rheumatologischen Erkrankungen verzögern die Diagnosestellung der ankylosierenden Spondylitis bis zu 5 Jahren.

MERKE
Das klinische Symptom „entzündlicher Rückenschmerz" weist bei jungen Erwachsenen auf eine Spondyloarthritis.

Die **Funktionsprüfung** der Wirbelsäule und Sakroiliakalgelenke dient auch der Verlaufskontrolle (➤ Tab. 13.11, ➤ Abb. 13.21).

Im **Labor** sind die Entzündungsparameter gering- bis mäßiggradig erhöht und der Rheumafaktor ist stets negativ.

Wichtigstes bildgebendes Verfahren für die Frühdiagnostik ist das **MRT** der Sakroiliakalgelenke, ➤ Abb. 13.20. Die **Knochenszintigrafie** zeigt im Frühstadium symmetrische pathologische Anreicherungen an den Sakroiliakalgelenken, einzelnen Wirbelsäulenabschnitten und entzündlichen Sehnenansätzen (Enthesiopathie).

Tab. 13.11 Funktionsprüfung der Wirbelsäule bei Morbus Bechterew

Gelenke	Untersuchung
Sakroiliakalgelenke	Gelenkdruckschmerz, Mennell-Zeichen (➤ Abb. 13.21)
LWS	Schober-Maß eingeschränkt (➤ Abb. 13.5)
BWS	Ott-Maß eingeschränkt (➤ Abb. 13.5)
HWS	Kinn-Sternum-Abstand beim Kopfbeugen > 2 cm (normal 0 cm)
Rippengelenke	Atembreite < 4 cm bei max. Inspiration und Exspiration (normal ≥ 4 cm)

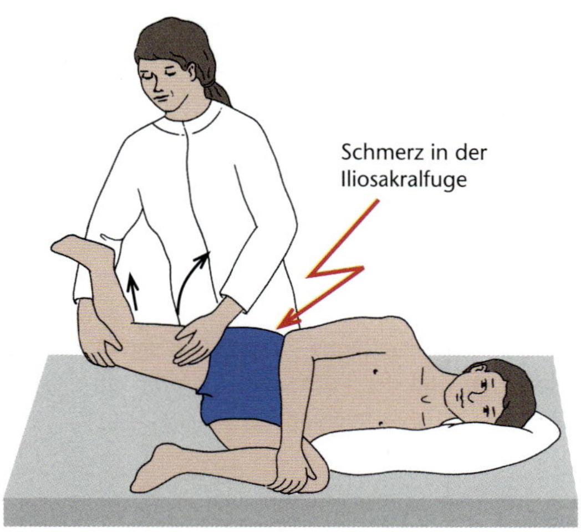

Abb. 13.21 Mennell-Handgriff in Seitenlage. Retroflexion des oberen Beines löst einen Schmerz im Sakroiliakalgelenk aus. [L157]

Bei bereits fortgeschrittenem Befund zeigt das konventionelle **Röntgen** der Sakroiliakalgelenke das sog. **„bunte Bild"** (Nebeneinander von Ankylose, Sklerose und Erosionen). Charakteristisch und beweisend an der Wirbelsäule sind **Syndesmophyten** (knöcherne Ausziehungen von einer Wirbelkörperkante zur nächsten), die zuerst am thorakolumbalen Übergang auftreten. Das Endstadium zeigt die **„Bambusstabwirbelsäule"** mit vollständig aufgehobener Beweglichkeit.

Therapie

Hauptsäulen der Therapie der ankylosierenden Spondylitis sind die **Krankengymnastik** und der symptomatische Einsatz von **NSAR.** Eine Basistherapie z. B. mit MTX wie bei der rheumatoiden Arthritis ist bei Wirbelsäulenbefall und Sakroiliitis unwirksam. Dagegen zeigen TNF-α-Antikörper und Interleukin-17 Antikörper (Secukinumab) eine gute Effektivität bei NSAR-resistenten Verläufen. Ihre Indikation muss jedoch – auch aufgrund der extrem hohen Kosten – sorgsam gestellt werden. Bei Beteiligung peripherer Gelenke wird eine Basistherapie mit MTX oder **Sulfasalazin** eingeleitet.

Wärme lindert die Wirbelsäulenschmerzen – im Gegensatz zu den Gelenkschmerzen bei allen anderen entzündlich-rheumatischen Erkrankungen. Für die periphere Arthritis sind jedoch **Kälteanwendungen** indiziert. Entscheidend für die Beweglichkeit ist die **Krankengymnastik,** die der Patient erlernen und täglich selbst durchführen muss. Ziele sind die Mobilisierung der Wirbelgelenke und muskuläre Stabilisierung. Bei vollständiger Einsteifung kann die meist ausgeprägte Kyphose operativ korrigiert werden.

Prognose

Ein Drittel der Patienten entwickelt im Verlauf schwere Funktionseinschränkungen mit entsprechenden psychosozialen Handicaps für Berufstätigkeit, Alltag und Freizeit. Das Vollbild geht mit chronischen Schmerzen und vollständiger Einsteifung der Wirbelsäule einher (➤ Abb. 13.22). Prognostisch ungünstige Faktoren sind männliches Geschlecht, frühes Manifestationsalter (< 25 J.) und frühzeitige periphere Arthritiden, insbesondere eine Koxitis. Diese ungünstigen Prognosefaktoren haben sich durch die Biologica-Therapie deutlich gebessert.

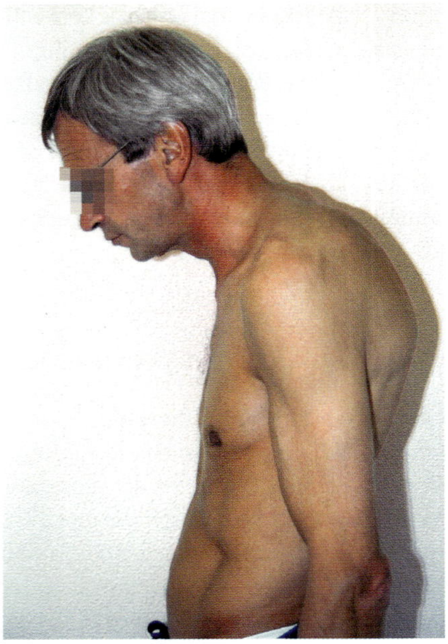

Abb. 13.22 Typische Haltung bei Morbus Bechterew im fortgeschrittenen Stadium [M114]

13.7.2 Psoriasis-Arthritis

Die Psoriasis-Arthritis **(Arthritis psoriatica)** ist eine Gelenkmanifestation der Psoriasis. Sie tritt bei ca. 5–30 % der Patienten mit Psoriasis vulgaris auf. Meist entwickelt sie sich mit einigen Jahren Latenz nach Beginn der Hauterkrankung, kann aber auch (in etwa 20 %) den Hautveränderungen vorausgehen. Männer und Frauen sind gleich häufig betroffen; das Hauptmanifestationsalter liegt zwischen dem 30. und 55. Lebensjahr.

Klinik

Grundsätzlich kann jedes Gelenk betroffen sein. Im Gegensatz zur rheumatoiden Arthritis ist der Beginn meist asymmetrisch und schleichend, oft als Mono- oder Oligoarthritis (70 %). Bei symmetrischem Befall (< 25 % der Fälle) kann die Abgrenzung zur rheumatoiden Arthritis schwierig sein. Später kommen andere Gelenke hinzu. Typisch ist der Befall „im Strahl", d. h., das Grund-, Mittel- und Endgelenk eines Fingers oder einer Zehe sind betroffen; seltener ist ein transversaler Befall z. B. aller Fingermittelgelenke (> Abb. 13.23). Enthesiopathien sind häufig. In 5–40 % der Fälle kommt es zur Wirbelsäulenbeteiligung und einem der Spondylitis ankylosans ähnlichen Verlauf. Bei etwa 5 % der Patienten nimmt die Erkrankung einen mutilierenden, gelenkdestruierenden Verlauf (> Abb. 13.24).

MERKE

Synopsis der Psoriasis-Arthritis

- Asymmetrische Oligoarthritis (70 %), Beteiligung der Fingerendgelenke, Befall im Strahl oder als Transversalbefall
- Psoriasis vulgaris beim Patienten selbst oder in seiner Familie
- Nagelveränderungen

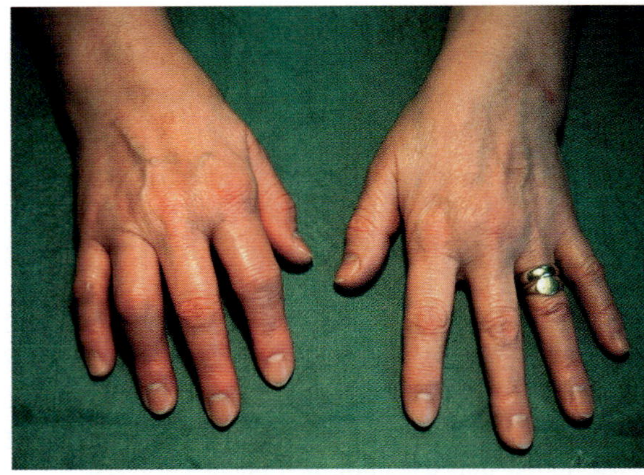

Abb. 13.23 Psoriasis-Arthritis mit typischem asymmetrischem Befall aller Fingermittelgelenke der rechten Hand [M114]

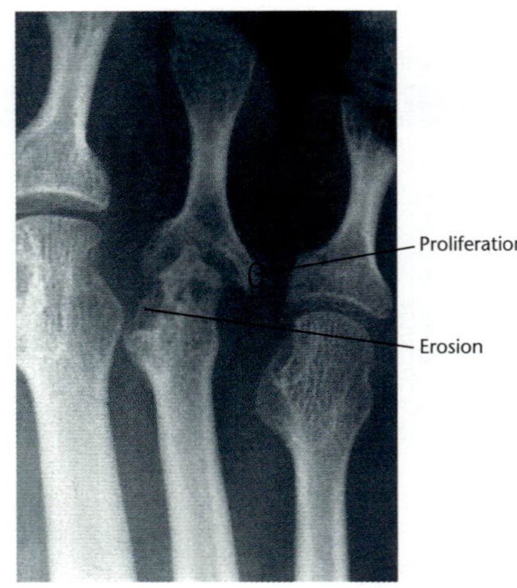

Abb. 13.24 Röntgenveränderungen bei Psoriasis-Arthritis. Typisch sind die gleichzeitig vorliegenden fortgeschrittenen Erosionen und Proliferationen. Daneben sieht man auch völlig intakte Gelenke. [M114]

- Rheumafaktoren negativ, keine Rheumaknoten
- Charakteristische Röntgenveränderungen: gleichzeitiges Vorliegen von Erosionen und Proliferationen

Eine extraartikuläre Beteiligung – abgesehen von den psoriatischen Herden der Haut und der Enthesitis – kommt im Gegensatz zur rheumatoiden Arthritis selten vor.

Ätiologie

Die Ätiologie ist wie bei der Psoriasis vulgaris unbekannt. Eine genetische Disposition ist gesichert. Immunologisch kommt der Aktivierung von T-Zellen (TH1, TH17) eine wesentliche Rolle zu. Proinflammatorische Zytokine wie TNF-α, Interleukin-17 und 23 setzen dann sekundäre entzündliche Prozesse in Gang. Die Histologie zeigt eine Synovialitis mit T-Zell-Infiltraten. Mit einbezogen in den entzündlichen Prozess sind die Gelenkkapseln und Sehnenansätze (Enthesitis). Dort entstehen durch osteoklastische und -blastische Aktivierung die röntgenologisch charakteristischen Verkalkungen und Protuberanzien (Vorsprünge).

Diagnostisches Vorgehen

Charakteristische radiologische Veränderungen sichern die Diagnose: Sie bestehen aus gleichzeitig vorliegenden Erosionen und Proliferationen (➤ Abb. 13.24). Bei der mutilierenden Form kommt es zu erosiven Osteolysen besonders der Finger, die dadurch verkürzt sind und teleskopartig ausgezogen werden können.

Darüber hinaus wird nach **Hauteffloreszenzen** einer Psoriasis vulgaris gesucht, besonders an den Prädilektionsstellen wie Ellenbogen, Knie, Bauchnabel und Haaransatz.

Seltener ist die **Psoriasis inversa** mit Hauteffloreszenzen der Hand- und Fußinnenfläche. Die Nägel zeigen oft kleine Defekte (Tüpfelnägel), Verdickungen oder Abbröckelungen (Onycholysis).

MERKE

Bei 20 % der Patienten liegen keine psoriatischen Hautherde vor (sog. **Psoriasis-Arthritis sine psoriasis**).

Im **Labor** sind die Entzündungsparameter wie BSG und CRP mäßig erhöht. Autoantikörper wie der Rheumafaktor sind negativ. Die Harnsäure ist aufgrund des erhöhten Zellumsatzes erhöht (Fehldiagnose: Gicht!).

Therapie

Bei mildem oligoarthritischem Verlauf ist die Therapie symptomatisch mit **NSAR,** evtl. begleitet von intraartikulären **Steroidinjektionen, evtl.** eine Basistherapie mit **Sulfasalazin.** Bei aggressiverem Verlauf ist Methotrexat indiziert. Methotrexat hat auch einen günstigen Effekt auf die Psoriasis vulgaris. Weiterhin werden Ciclosporin A und Leflunomid eingesetzt.

Wie bei der rheumatoiden Arthritis hat die Entwicklung der **TNF-α-Antikörper** und Interleukin-17- und -23-Antikörper zu einer wesentlichen Verbesserung der Therapiemöglichkeiten bei sehr schweren Verläufen geführt. Sie sind auch gegen den psoriatischen Hautbefall effektiv wirksam. Nebenwirkungen und Kontraindikationen müssen jedoch, neben ihrem hohen Preis (Jahrestherapiekosten 10.000 bis 30.000 Euro!), beachtet werden (➤ 13.6).

Neben der pharmakologischen Therapie ist die **Physiotherapie** essenzieller Bestandteil der Behandlungsstrategie. **Operative Maßnahmen** sind Synovektomie und Gelenkersatz.

MERKE

Die Hautbehandlung ist wichtig, da die Aktivität der Arthritis mit dem Hautbefall korrelieren kann. Die **Prognose** ist mit Ausnahme der mutilierenden Form (< 5 % der Fälle) günstiger als bei der RA.

13.7.3 Reaktive Arthritis

Unter der Bezeichnung „reaktive Arthritiden" wird eine Gruppe von nichtinfektiösen Arthritiden der unteren Extremität zusammengefasst, deren gemeinsames Merkmal ihr zeitliches Auftreten nach urogenitalen oder gastrointestinalen bakteriellen Infekten ist. Eine Autoimmungenese wird vermutet. Reaktive Arthritiden sind in 50 % der Fälle mit HLA-B27 assoziiert.

MERKE

Es handelt sich nicht um infektiöse (septische) Arthritiden, sondern um infektvermittelte (parainfektiöse) Arthritiden. Entsprechend können im Gelenk keine vitalen Bakterien nachgewiesen werden, sondern höchstens geringe Mengen Genombestandteile in der Polymerasekettenreaktion (PCR) detektiert werden.

Reaktive Arthritiden sind häufig: Es erkranken bis zu 50.000 bis 100.000 Einwohner pro Jahr, vorwiegend junge Erwachsene.

Klinik

Anamnestisch kann manchmal eine wenige Wochen vor Auftritt der Gelenkbeschwerden abgelaufene **Urethritis** oder **Durchfallepisode** erfragt werden. Diese Beschwerden sind bei Auftreten der Arthritis meist bereits wieder abgeklungen. Typisch ist die akute, asymmetrische Mono- oder Oligoarthritis meist der unteren Extremität, seltener der Sakroiliakal-, Finger- oder Handgelenke. Die Arthritis wird oft von einer Enthesitis, z. B. Achillodynie, begleitet. Extraartikuläre Symptome sind seltener und zeigen sich z. B. als Erythema nodosum, Konjunktivitis, Uveitis oder Balanitis.

MERKE

Besteht die Trias Arthritis, Urethritis und Uveitis, spricht man von einem **Reiter-Syndrom** *(„Can't see, can't pee, can't climb a tree").*

Ätiologie

Die sterile Synovialitis tritt 1–4 Wochen nach einem Infekt mit gramnegativen Bakterien auf. Die wichtigsten Erreger in Mittel- und Nordeuropa sind *Chlamydia trachomatis,* Yersinien und Salmonellen (➤ Tab. 13.12).

Das HLA-B27 könnte dadurch eine pathogenetische Rolle spielen, dass es Aminosäuresequenzen und bestimmte Oberflächenantigene mit den für die Arthritis auslösenden Bakterien teilt (molekulares Mimikry). Hierdurch könnte die immunologische Toleranz von Chlamydienbestandteilen bzw. eine immunologische, autoreaktive Kreuzreaktion ausgelöst werden.

Tab. 13.12 Auslöser einer reaktiven Arthritis

Erreger	Klinik	Keimnachweis
Chlamydia trachomatis	Urethritis	• Urin (Ligase-Kettenreaktion, LCR) • Serologisch: ELISA (IgA, IgG) • Urethra-, Zervix-Abstrich (Direktnachweis mit Immunfluoreszenz oder PCR)
Mykoplasmen, Ureaplasmen	Urethritis	• Serologisch: KBR • Urethra-, Zervix-Abstrich (Direktnachweis)
Yersinia enterocolitica	Enteritis	• Serologisch: ELISA (IgA, IgG), besser: Immunoblot • Stuhlkulturen • Direktnachweis in Kolonbiopsie
Campylobacter jejuni	Enteritis	• Serologisch: KBR • Stuhlkulturen
Salmonellen, Shigellen	Enteritis	• Serologisch: KBR • Stuhlkulturen

Diagnostisches Vorgehen

Im **Labor** sind BSG und CRP mäßig bis deutlich erhöht. Autoantikörper und RF sind sämtlich negativ. Eventuell gelingt der serologische Nachweis der verursachenden Erreger. In der Regel sind die IgA-Antikörper als Zeichen einer immunologischen Frühantwort bei Schleimhautinfekten erhöht. 50–80 % der Patienten sind HLA-B27-positiv.

Stuhlkulturen sind selten positiv. Harnröhren- und Zervixabstrich bzw. Untersuchung des Urins mittels Ligase-Kettenreaktion (LCR) können eventuell eine Chlamydieninfektion nachweisen.

Die **Gelenkpunktion** hilft bei der Differenzialdiagnose, z. B. beim Ausschluss einer septischen Arthritis oder einer Kristallarthropathie.

Im Frühstadium kann die **Szintigrafie** die asymmetrische Arthritis bestätigen.

Therapie

Nur bei noch nachweisbarem Chlamydien-Infekt (z. B. in der Harnröhre) ist eine antibiotische Therapie angezeigt, bei Yersinien-Nachweis in der Stuhlkultur jedoch nicht (Gefahr der Chronifizierung). Ansonsten ist meist die medikamentöse Therapie mit **NSAR** ausreichend. Eventuell sind Gelenkpunktionen zur Entlastung oder zur intraartikulären Steroidinjektion erforderlich. Bei extraartikulärem Befall – besonders bei Uveitis – können vorübergehend **Steroide** (lokal, systemisch) eingesetzt werden. Bei einer Krankheitsdauer > 6 Monate ist eine Basistherapie z. B. mit **Sulfasalazin** indiziert.

Prognose

Etwa 25–30 % der Krankheitsfälle werden chronisch; ca. zwei Drittel der Patienten sind jedoch nach 6 Monaten beschwerdefrei. Aufgrund der genetischen Disposition sind allerdings weitere Schübe möglich. HLA-B27-positive Patienten mit extraartikulärer Beteiligung haben eine schlechtere Prognose. Hier kommt es häufiger zu chronischen Verläufen und in ca. 10 % zu destruierenden Gelenkveränderungen. Häufiger chronisch verläuft die Chlamydien-induzierte reaktive Arthritis, im Gegensatz zur Yersinien-induzierten Arthritis.

13.7.4 Enteropathische Arthritis

Enteropathische Arthritiden sind der Oberbegriff für **Arthritiden** bei Colitis ulcerosa und Morbus Crohn (➤ 7.5.12). Sie treten bei etwa 20 % der Erkrankten auf, vor allem an der unteren Extremität, meist am Kniegelenk. Seltener verläuft die Arthritis als asymptomatische Sakroiliitis oder als Spondylitis ankylosans. 50 % der Patienten mit enteropathischer Arthritis sind HLA-B27-positiv. Bei Patienten mit Gelenkbefall tritt häufig ein **Erythema nodosum** auf.

MERKE

Die Manifestation am Achsenskelett kann der Darmerkrankung um Jahre vorausgehen, die Arthritis der peripheren Gelenke dagegen tritt stets **nach** der Darmerkrankung auf und korreliert mit deren Krankheitsaktivität.

Röntgenologisch besteht eine Arthritis der peripheren Gelenke ohne Erosionen; bei Achsenskelettbefall gleichen die Veränderungen der Spondylitis ankylosans Sulfasalazin und bei schwerem Verlauf TNF-α-Blocker bessern die Kolitis und die Arthritis.

13.8 Weitere Arthritiden

13.8.1 Lyme-Arthritis

Durch Borrelien *(B. burgdorferi, B. afzelii, B. garinii)* verursachte chronisch-entzündliche Arthritis. Die zu den Spirochäten zählenden Erreger werden durch einen **Zeckenbiss** übertragen und können in mehreren Stadien verlaufen und verschiedene Organsysteme befallen (Lyme-Borreliose, ➤ 14.11.4). Im Rahmen der Spätstadien der Borreliose entwickelt sich, bevorzugt am Knie, eine **Mono- oder Oligoarthritis,** die Wochen bis Monate anhält. Gelenkerosionen sind dabei selten und die Arthritis ist häufig schmerzlos. Pathogenetisch handelt es sich um eine reaktive Arthritis.

Aufgrund der Bewaldung sind Zecken und damit auch die Borreliose in Süddeutschland häufiger. In den letzten Jahren zeigt sich jedoch eine deutliche Zunahme Borrelien-infizierter Zecken auch in Norddeutschland.

Ätiologie

Als Ursache für die Gelenkbeschwerden wird eine Antigenpersistenz in der Synovialmembran vermutet. Tatsächlich können in der Synovialis mit der Polymerasekettenreaktion (PCR) Bakterienbestandteile nachgewiesen werden. Ob die Arthritis direkt durch die Bakterien oder indirekt über eine durch Bakterienantigene getriggerte Immunreaktion ausgelöst wird, ist nicht gesichert.

Diagnostisches Vorgehen

MERKE
Die Diagnose ist schwierig! Die Borreliose verläuft selten klassisch und stadiengerecht.

Da die Lyme-Arthritis eine Spätmanifestation der Borreliose darstellt, finden sich meist nur IgG-Antikörper – diese finden sich jedoch aufgrund der Durchseuchung auch häufig bei Gesunden. Das Labor ist daher nur unter Einbeziehung der klinischen Symptomatik hilfreich (➤ 14.11.4).

Die **Gelenkpunktion** ergibt eine sterile, granulozytäre Synovitis (➤ Tab. 13.6). Beweisend ist der Borrelien-Nachweis aus der Synovia mittels PCR.

Bei Akrodermatitis (➤ 14.11.4) muss evtl. zur Abgrenzung gegen die systemische Sklerose eine Hautbiopsie durchgeführt werden. Sie zeigt eine Sklerosierung und Atrophie aller Hautschichten.

Therapie

Eine antibiotische Therapie ist angezeigt, um evtl. noch im Körper und in der Synovia vorhandene, Antigen-wirkende Borrelien abzutöten. Bei alleiniger Arthritis werden **Tetrazykline** (Doxycyclin) über 2–4 Wochen gegeben, bei Beschwerdepersistenz bzw. bei Karditis oder neurologischer Manifestation das Cephalosporin **Ceftriaxon** i. v. Eine prophylaktische Antibiose nach Zeckenbiss ist nicht sinnvoll: Nur etwa jeder hundertste Zeckenbiss führt zur Borrelien-Übertragung.

Selten tritt, wie auch bei der Behandlung anderer Spirochätenerkrankungen, eine Herxheimer-Reaktion (➤ 14.12.1) auf.

Prognose

Die Gelenkbeteiligung der Borreliose ist gut behandelbar, bei einer Minderheit persistieren Fibromyalgie-ähnliche Symptome (➤ 13.13.1).

13.8.2 Rheumatisches Fieber

Das rheumatische Fieber ist eine systemische Erkrankung, die in der Folge von Racheninfektionen durch β-hämolysierende Streptokokken der Gruppe A auftreten kann. Pathogenetisch handelt es sich um eine Autoimmunreaktion, bei der akut eine reaktive Arthritis der mittleren und großen Gelenke, eine Karditis und eine Enzephalitis im Vordergrund stehen. Die β-hämolysierende Streptokokken der Gruppe A können auch eine postinfektiöse Glomerulonephritis auslösen (➤ 11.5.3). Die Herzbeteiligung ist prognosebestimmend, wobei der Befall der Herzklappen und die resultierenden Herzklappenfehler die im langfristigen Verlauf wichtigste Bedeutung haben (➤ 1.13). Nach Angaben der WHO von 2004 liegt die Gesamtprävalenz der rheumatischen Herzerkrankung bei mindestens 15 Mio. In Industrieländern ist das rheumatische Fieber durch den verbreiteten Einsatz von Antibiotika sehr selten geworden, während die Inzidenz in ärmeren Ländern immer noch sehr hoch ist.

Klinik

1–3 Wochen nach einem akuten Streptokokken-Infekt (meist Tonsillitis) tritt Fieber auf. Es entwickelt sich eine von Gelenk zu Gelenk springende Arthritis, an der Haut kann sich ein Erythema anulare, ein Erythema nodosum oder subkutane Rheumaknoten bilden. Eine Myokarditis mit Tachykardie und Arrhythmie oder eine Endokarditis mit warzenförmigen Ablagerungen von Immunkomplexen am Klappenrand führt zu einem Vitium, am häufigsten der Mitral- und Aortenklappe. Seltener ist eine Enzephalitis mit typischer Chorea minor (unwillkürliche Bewegungen und Grimassieren). Das **Labor** zeigt deutlich erhöhte Entzündungsparameter und erhöhte Antikörper-Titer gegen Streptokokkenantigene: Anti-Streptolysin- (ASL) und spezifischer Anti-DNAse-B-Antikörper.

Therapie

Es wird mit **Penicillin G** therapiert, **ASS** (2–3 g/d) wirkt antiinflammatorisch. Bei einer Karditis werden meist **Glukokortikoide** gegeben. Danach bei diagnostischen oder operativen Eingriffen erfolgt eine Endokarditisprophylaxe (➤ 1.9.1).

Prognose

Prognostisch entscheidend ist, ob sich ein Herzklappenfehler entwickelt.

MERKE
„Das rheumatische Fieber beleckt die Gelenke, aber beißt das Herz!"

13.8.3 Morbus Whipple

Sehr seltene, durch *Tropheryma whippelii* (grampositive Aktinomyzeten) ausgelöste Erkrankung der Dünndarmschleimhaut und anderer Körpergewebe (➤ 7.5.6).

Eine Gelenkbeteiligung kann als Arthritis der großen Gelenke vorkommen. Sie kann den übrigen Manifestationen um bis zu 2 Jahre vorausgehen! Wahrscheinlich handelt es sich um eine direkt durch den Erreger ausgelöste Arthritis (infektiöse Arthritis).

Die **Diagnose** wird durch die Duodenumbiopsie gesichert. Therapiert wird mit Cotrimoxazol oder auch Tetrazyklinen. Die Therapiedauer beträgt mindestens 12 Monate.

13

13.8.4 Familiäres Mittelmeerfieber

Das familiäre Mittelmeerfieber ist eine autosomal-rezessiv vererbte Systemerkrankung. Zugrunde liegt die Mutation eines an der Entzündungsregulation beteiligten Gens (MEFV-Gen) auf Chromosom 16. Sie kommt besonders (aber nicht ausschließlich) bei Bewohnern des östlichen Mittelmeerraums vor; betroffen sind insbesondere Nicht-Aschkenasim-Juden, Armenier, Türken und Araber. Charakteristische Autoimmunphänomene für dieses Krankheitsbild gibt es nicht.

Die Diagnose wird nach klinischen Kriterien gestellt. Die ersten Symptome einer **schubhaften Polyserositis** machen sich zwischen dem 5. und 15. Lebensjahr, selten nach dem 50. Lebensjahr bemerkbar: 1–2 Tage anhaltende Schübe mit **Fieber** und **Abdominalschmerzen,** pleuritischen Thoraxschmerzen, Aszites sowie **akuter Arthritis** (vorwiegend der großen Gelenke) treten dann in unregelmäßigen Abständen von Wochen bis Monaten auf. Die Arthritis kann destruierend mit Gelenkspaltverschmälerung und proliferativen Knochenveränderungen verlaufen. Wichtigste Spätkomplikation ist die **Amyloidose** (➤ 10.9) mit evtl. nachfolgender **Niereninsuffizienz** (➤ 11.8.8).

Colchicin mildert die Schübe und verzögert das Auftreten und den Verlauf der Amyloidose.

13.9 Kollagenosen

Der unscharfe Begriff der Kollagenosen umfasst systemische Autoimmunerkrankungen mit chronisch-entzündlichen Prozessen vorwiegend an Bindegewebe und Blutgefäßen. Eine Übersicht über die Familie der Kollagenosen gibt ➤ Abb. 13.25.

Prinzipiell kann jedes Organ beteiligt sein (➤ Abb. 13.26). Weitere Kennzeichen sind **Immunphänomene** wie organunspezifische Autoantikörper, z. B. gegen Kernmaterial gerichtete antinukleäre Antikörper, deren Subgruppen wichtige diagnostische Hinweise geben. Besonders im Anfangsstadium überlappen sich die einzelnen Kollagenosen klinisch, sodass eine eindeutige diagnostische Zuordnung oft erst im Krankheitsverlauf möglich ist.

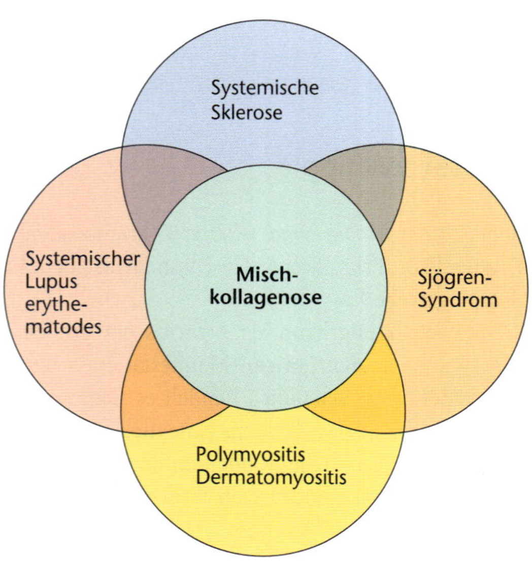

Abb. 13.25 Übersicht über die Kollagenosen [L157]

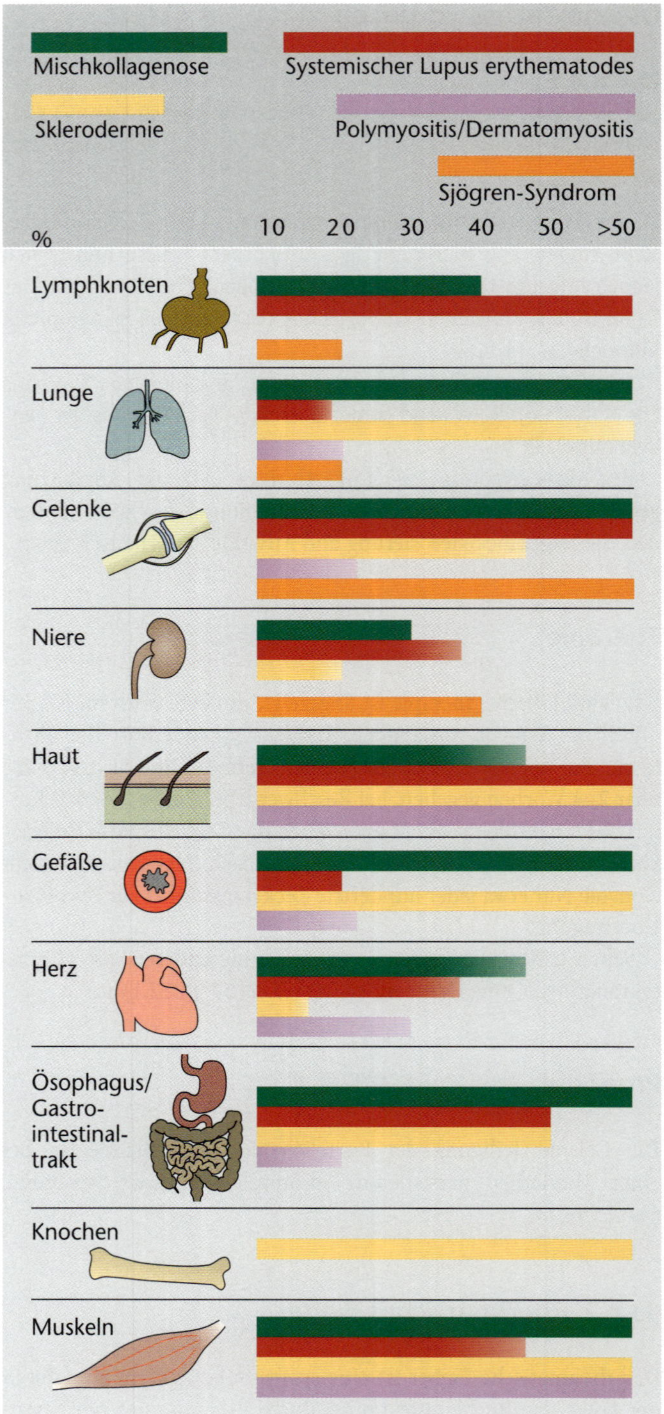

Abb. 13.26 Organbefall bei verschiedenen Kollagenosen: Eine Kollagenose kann prinzipiell jedes Organsystem in Mitleidenschaft ziehen, dennoch bevorzugen die verschiedenen Kollagenosen jeweils bestimmte Organe. [L157]

MERKE

Die **Arthritiden** im Rahmen von Kollagenosen sind in der Regel asymmetrisch und nicht erosiv, d. h., es treten keine röntgenologisch nachweisbaren Knochendefekte auf.

Zur Pathophysiologie der Autoimmunprozesse ➤ 5.2.

13.9.1 Systemischer Lupus erythematodes

Der systemische Lupus erythematodes (SLE) ist eine multisystemische Autoimmunerkrankung, die besonders häufig bei Frauen (F : M = 10 : 1) und meist im mittleren Lebensalter auftritt. Die Prävalenz liegt bei 20–50 pro 100.000 Einwohner. Die Inzidenz beträgt etwa 5 Fälle pro 100.000 Einwohner und Jahr.

Klinik

Das klinische Bild wechselt in Abhängigkeit von der Organbeteiligung. Der SLE kann **akut** – mit ganz im Vordergrund stehenden Allgemeinbeschwerden wie **Fieber, Abgeschlagenheit, Gelenkschmerzen und Serositis** –, aber auch chronisch-rezidivierend mit den unterschiedlichsten Störungen verlaufen und wurde deshalb zu Recht als **„Chamäleon"** bezeichnet. Die beim akuten SLE auftretenden Allgemeinsymptome werden zunächst nicht selten als „Grippe" verkannt und behandelt. Oft treten erst später die charakteristischen Organsymptome hinzu (➤ Abb. 13.27). Zu den Beschwerden kann außerdem das Raynaud-Phänomen an den Fingern gehören, mit Kältempfindlichkeit, Taubheitsgefühlen und erheblichen Schmerzen. Es besteht häufig eine Photosensibilität. Etwa ein Drittel der Patientinnen hat ein sekundäres Fibromyalgiesyndrom.

Ätiologie und Pathogenese

Die Ätiologie der Erkrankung ist unbekannt. Schübe können durch Sonnenbestrahlung der UV-empfindlichen Haut („Sonnenallergie"), bestimmte Medikamente wie Sulfonamide, aber auch durch hormonelle Veränderungen, z. B. durch Einnahme der „Pille" oder Schwangerschaft, ausgelöst werden.

Eine genetische Disposition besteht bei HLA-DR2- und -DR3-positiven Patienten mit dreifachem relativem Risiko. Durch eine Immunmodulation kommt es zur B-Zell-Aktivierung und Bildung von organunspezifischen Autoantikörpern. Hierzu gehören Antikörper gegen:

- **Zellkernsubstanzen,** z. B. DNA, RNA, Histoneiweiß, Ribonukleoproteine. Diese Antikörper werden als antinukleäre Antikörper (ANA) und extrahierbare nukleäre Antikörper (ENA) zusammengefasst und spielen bei der Diagnostik des SLE eine entscheidende Rolle (➤ Tab. 13.13).
- **Zelloberflächenantigene,** z. B. gegen Thrombozyten oder Erythrozyten
- **Serumeiweißkörper,** z. B. gegen Immunglobuline: „Rheumafaktor"

Autoantikörper führen zu:

- **Zytotoxischen Reaktionen:** Antikörper gegen zirkulierende Blutzellen verursachen z. B. eine Anämie, Thrombopenie oder Leukopenie.
- **Immunkomplexbildung:** Immunkomplexe aus Antikörper und Antigen werden in der Synovialmembran, in den Glomerula, der Haut oder in den Gefäßen anderer Organgebiete abgelagert. Sie lösen zum Beispiel durch Bindung von Komplement die Entzündungskaskade aus (➤ 5.1). Die daraufhin einwandernden Makrophagen, Granulozyten und Lymphozyten führen zur Zytokinproduktion mit Zell- und Gewebeschäden.

Diagnostisches Vorgehen

Die Diagnose basiert auf Klinik und Labor.

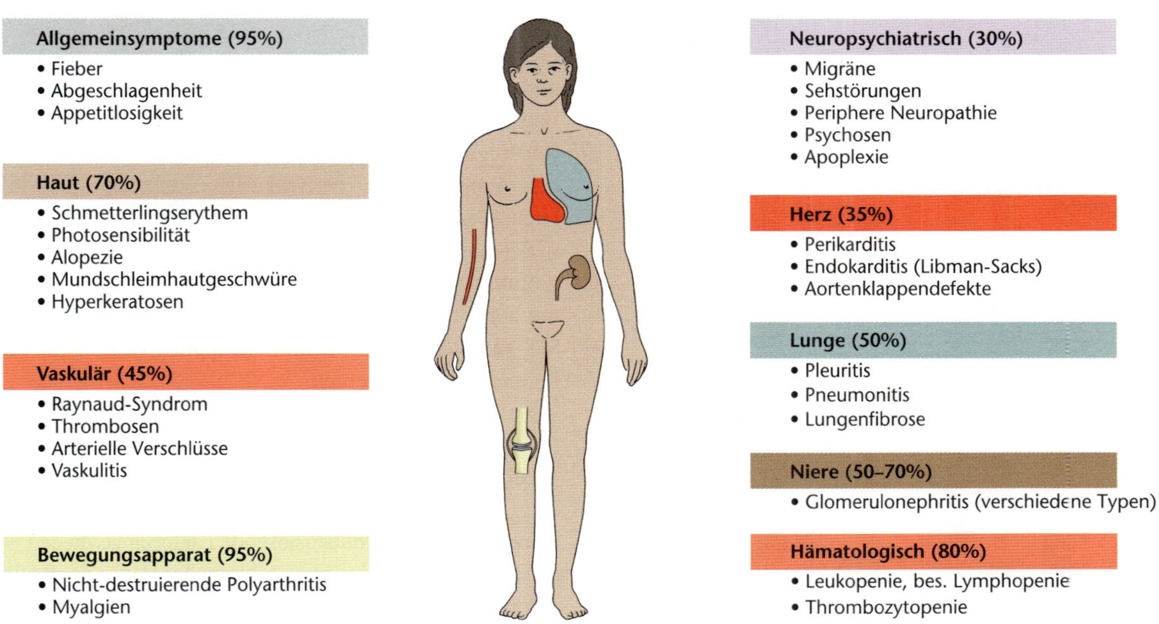

Abb. 13.27 Symptome bei SLE [L157]

Tab. 13.13 Nukleäre Autoantikörper bei SLE und ihre Bedeutung

Antikörper	Gerichtet gegen	Bedeutung und Differenzialdiagnose
ANA (Suchtest)	Zellkernbestandteile (beinhaltet alle spezifischen ENA-Antigene und DNA-Ak)	Bei vielen Autoimmunerkrankungen vorhanden; bei SLE praktisch immer nachweisbar. Wenn ANA positiv sind, ist eine weitere Differenzierung der Antikörper (ENA, dsDNA-Ak) notwendig.
Anti-DNA-AK	DNA	dsDNA-Ak sind für SLE spezifisch, ssDNA-Ak nicht. ds-DNA-Ak sind bei schweren systemischen Verläufen meist positiv, korrelieren mit Krankheitsaktivität.
Sm	„Smith"-Antigen (saures Glykoprotein)	Hoch spezifisch für SLE, jedoch nur in 10 % nachweisbar
Anti-RNP-AK	Ribosomales Protein (Ribonukleoproteine)	Positiv bei Mischkollagenose (hochtitrig), SLE, Polymyositis und systemischer Sklerose
SS-A (Ro)	Ribonukleoprotein im Zytoplasma und im Zellkern	Bei sekundärem Sjögren-Syndrom, ANA-negativem SLE, SLE im Alter
SS-B (La)	Ribonukleoprotein im Kern	Primäres Sjögren-Syndrom. Falls positiv bei SLE, ist eine Nierenbeteiligung unwahrscheinlich.
Anti-Histon	Histone	Bei medikamenteninduziertem SLE

SLE-Klassifikationskriterien* (ACR/EULAR 2019)

Hämatologisch:	
• Leukopenie	3
• Thrombozytopenie	4
• Autoimmunhämolyse	4
Neuropsychiatrisch:	
• Delir	2
• Psychose	3
• Epileptischer Anfall	5
Haut/Schleimhaut:	
• Alopezie	2
• Mundschleimhautulzera	2
• Diskoide Hautveränderungen	4
• Akuter Hautlupus	6
Serositis:	
• Pleura-/Perikarderguss	5
• Akute Perikarditis	6
Gelenke:	
• Arthritis	6
Nierenbeteiligung:	
• Proteinurie > 0,5 g/24 h	4
• Nierenbiopsie Klasse II, V Nephritis	8
• Nierenbiopsie Klasse III, IV Nephritis	10
Labor:	
• Anti-Phopholipid-Antiköper (Cardiolipin-AK, Beta-2-Glykoprotein, Lupus-Antikoagulanz)	2
• Komplement C3 oder C4 erniedrigt	3
• Komplement C3 und C4 erniedrigt	4
• dsDNS- oder Sm-Antikörper	6

* Diagnose SLE bei ≥ 10 Punkte und ≥ 1 klinisches Kriterium

Labor

Im Blutbild fallen eine normochrome Anämie, Thrombopenie und Leukopenie (insbesondere Lymphopenie) auf. Die BSG ist je nach Krankheitsaktivität erhöht, das CRP häufig nicht.

Zahlreiche immunologische Auffälligkeiten sind nachweisbar, aber nicht unbedingt spezifisch für den SLE. Einzige pathognomonische – also die Krankheit beweisende – Antikörper sind Antikörper gegen Doppelstrang-DNA (dsDNA) und Sm-Protein. Sie sind aber nicht sehr sensitiv, können also nicht immer nachgewiesen werden, selbst wenn die Diagnose der Krankheit auf anderem Wege als gesichert gilt.

Immunologische Befunde bei systemischem Lupus erythematodes

- **Antinukleäre Antikörper (ANA)** überwiegend der IgG-Klasse sind in 95 % nachweisbar mit meist homogenem oder nukleolärem Muster in der Immunfluoreszenz (➤ Tab. 13.13). ANA sind gegen eine Vielzahl von nukleären Antigenen gerichtet. Sie finden sich auch bei vielen anderen Autoimmunkrankheiten sowie gelegentlich bei älteren Gesunden.
- **Autoantikörper gegen Doppelstrang-DNA** (dsDNA) und **Sm-Protein** sind pathognomonisch, jedoch weniger sensitiv. Die Anti-dsDNS-AK-Titer korrelieren mit der Krankheitsaktivität, ANA-Titer nicht.
- **Antiphospholipid-Antikörper, z. B. Cardiolipin-AK,** sind bei ≈ 50 % nachweisbar, aber nicht spezifisch für SLE. Sie verursachen Thrombosen, arterielle Verschlüsse und Fehlgeburten bei SLE (Antiphospholipidsyndrom, ➤ 13.9.2).
- **Rheumafaktor** in ≈ 30 % positiv
- **Erniedrigte Werte für C3, C4 und CH50** durch komplementbindende Immunkomplexe sind typisch für einen akuten Schub.
- Der direkte Coombs-Test (➤ 5.2) ist in 10–40 % positiv.

Die Immunkomplexbildung führt zu einem Komplementverbrauch (erniedrigte C3-, C4-, CH50-Spiegel).

Biopsie

Es können immunhistologisch Immunkomplexablagerungen und Komplement an der Basalmembran der Glomerula oder der Haut nachgewiesen werden (sog. Lupus-Banden), die zur Zerstörung der Basalmembran führen. Die Hautbiopsie zeigt zusätzlich mononukleäre, perivaskuläre, subkutane Zellinfiltrate. Die Lupus-Banden sind auch in nichtbetroffenen Hautarealen zu finden.

Bei nephrotischem Syndrom oder sich verschlechternder Nierenfunktion (➤ 11.8.4) ist eine Nierenbiopsie dringend angezeigt, um Form und Grad der glomerulären Schädigung im Rahmen des SLE zu untersuchen. Die immunsuppressive Therapie muss diesem Befund angepasst werden.

Therapie

Präventiv sollten schubauslösende Faktoren gemieden werden, wie etwa eine direkte Sonnenbestrahlung der Haut oder Beginn der Einnahme eines Ovulationshemmers.

Die Therapie richtet sich nach der Schwere der Erkrankung und der Organmanifestation. Beim SLE mit blandem Verlauf können **NSAR** oder eine Basistherapie mit **Chloroquinderivaten** ausreichend sein. Steht die Arthritis im Vordergrund, ist **Methotrexat** indiziert.

Bei schweren Verläufen ist eine kontinuierliche **Steroidmedikation,** ggf. als Stoß während einer akuten Phase, nötig.

Kommt es zu einer bedrohlichen Nieren- oder Herzbeteiligung, muss eine immunsuppressive Therapie mit **Cyclophosphamid** oder **Azathioprin** durchgeführt werden. Alternativ hat **Mycophenolat-Mofetil** (Abschnitt „Immunsuppression", ➤ 11.14.4) eine zunehmende Bedeutung für die Induktions- und Erhaltungstherapie erlangt, ein Lymphozytenproliferationshemmer mit günstigerem Nebenwirkungsprofil als Cyclophosphamid.

Neuere Therapieoptionen bei schweren Verläufen sind der Antikörper **Belimumab** gegen den B-Zell-Stimulator (BLyS) und als Ultima Ratio bei schwerstkranken Patienten die **autologe Stammzelltransplantation.**

Verlauf und Prognose

Der Verlauf ist schubhaft. Beim systemischen Verlauf hängt die Prognose entscheidend von der Organmanifestation ab: Bei ca. 10 % bestehen eine schwere ZNS-Beteiligung oder progrediente Niereninsuffizienz, die mit einer schlechteren Prognose einhergehen. Eine frühzeitige Diagnosestellung und Therapieeinleitung ist daher für die Gesamtprognose mit bestimmend. Insgesamt leben > 90 % der Patienten nach 5 Krankheitsjahren. In den ersten Krankheitsjahren sind die akute Erkrankung selbst und Infektionen unter der Immunsuppression die häufigste Todesursache, später vor allem atherosklerotisch bedingte Herz-Kreislauf-Komplikationen.

PRAXISBEZUG

Hilfestellungen für Patienten mit SLE

- Bewegung
- Kälteschutz der Hände: frühzeitig Handschuhe anziehen, warme Handbäder bzw. Wollstrümpfe anziehen
- Morgens heiß duschen und 5 min Dehnübungen durchführen, das mindert einschießende Muskelschmerzen.
- Konsequenter Sonnenschutz mit Sonnencremes mit hohem Lichtschutzfaktor; Schatten bevorzugen
- Mitarbeit in der Rheumaliga, Austausch mit anderen Betroffenen, regelmäßige Gymnastik zur Kontrakturprophylaxe bzw. Muskelkräftigung
- Für das Sicca-Syndrom: immer ein Glas Wasser griffbereit haben, oft kleine Schlucke trinken. Konsequent Tränenersatzflüssigkeit nutzen.

Sonderformen

Medikamentös induzierter SLE

Diese Erkrankung zeigt ein lupusähnliches Bild, das durch eine Vielzahl von Medikamenten ausgelöst werden kann, z. B. Procainamid, Hydralazin, Penicillamin, Interferon, Methyldopa, Neuroleptika und Cholesterinsynthesehemmer. F : M = 1 : 1. Symptome sind eine nichterosive Polyarthritis und eine blande Polyserositis, z. B. Pleuritis oder Perikarditis. Selten sind diffuse Erytheme. Der medikamenteninduzierte SLE heilt nach Absetzen des auslösenden Medikaments spontan aus.

Diagnostisches Vorgehen

Grundlage ist die Medikamentenanamnese. Pathognomonisch sind Histon-Antikörper. dsDNA-Antikörper und erniedrigtes Komplement finden sich nie.

Diskoider LE

Dies ist eine auf die Haut begrenzte „Lokalvariante" des Lupus erythematodes. Es finden sich schuppende, atrophische Papeln und Hyperkeratosen besonders an lichtexponierten Stellen. Eine Lokaltherapie mit steroidhaltigen Salben ist meist ausreichend, ansonsten erfolgt auch hier eine Basistherapie mit Chloroquin.

MERKE

Beide Formen haben eine bessere Prognose als der systemische Verlauf.

13.9.2 Antiphospholipidsyndrom

Synonym: Antikardiolipinsyndrom

Anti-Phospholipid-Antikörper sind verschiedene, gegen Phospholipide (u. a. in Zellmembranen) gerichtete Autoantikörper, z. B. Lupusantikoagulanz, β_2-Glukoprotein- und Anti-Cardiolipin-Antikörper. Diese Antikörper beeinträchtigen einerseits die Gerinnung (z. B. hemmen Lupusantikoagulanzien die Prothrombinkomplex-Bildung), andererseits aktivieren sie die Thrombozytenadhärens am Gefäßendothel. Klinisch stehen thromboembolische Manifestationen im Vordergrund, wobei es bei ausgeprägter Thrombopenie auch zur Blutungsneigung kommen kann. Unterschieden wird ein primäres Antiphospholipidsyndrom von einem sekundären, das bei anderen entzündlich-rheumatischen Erkrankungen, insbesondere häufig bei SLE, vorkommt. Klinische Symptome treten selten auf, können jedoch gravierend sein. Im Vordergrund steht eine erhöhte Neigung zu venösen und arteriellen Thrombosen, bei jungen Frauen sind rezidivierende Aborte typisch.

Klinik

- Thrombozytopenie
- (Rezidivierende) venöse und/oder arterielle Thrombosen, gelegentlich Apoplexie
- Wiederholte Aborte

Selten kommt es zu „katastrophalen" Verläufen mit Organthrombosen (z. B. Nierenvenenthrombose, Budd-Chiari-Syndrom), die zu einem akuten Multiorganversagen mit hoher Letalität führen können. Mikroangiopathisch bedingte Hautmanifestationen treten als chronische Ulzerationen oder auch als Livedo reticularis in Erscheinung.

13

Diagnostisches Vorgehen

Der wiederholte Nachweis von **Lupusantikoagulanzien** im Serum bzw. der direkte Nachweis von **Anti-Cardiolipin- und β-2-Glykoprotein AK** im Serum (ELISA) und eine klinische Manifestation (s. o.) führen zur Bestätigung der Diagnose.

Die Anti-Cardiolipin-AK verursachen einen falsch positiven TPPA-Test (➤ 14.12.1) durch Kreuzreaktivität mit Bakterienmembranen. Falls eine Syphilis ausgeschlossen werden soll, muss zur Kontrolle deshalb ein *Treponema-pallidum*-Immobilisationstest durchgeführt werden.

Lupusantikoagulans-AK verursachen eine isolierte PTT-Verlängerung, die dadurch als Suchtest eingesetzt werden kann.

Therapie

Wegen der Thromboseneigung wird prophylaktisch **ASS** gegeben. Sind bereits Thrombosen aufgetreten, wird dauerhaft mit **Marcumar**® (Ziel-INR 2,0–3,0) antikoaguliert. Direkte orale Antikoagulanzien (DOAC) sind nicht wirksam. Bei ausgeprägter Thrombopenie (die nicht vor Thrombosen schützt!) werden **Glukokortikoide** eingesetzt, alternativ **Immunglobuline** wie bei der idiopathischen thrombopenischen Purpura (ITP, ➤ 3.7.4). Als effektiv hat sich auch der Anti-CD20-Antikörper **Rituximab** gegen B-Zellen erwiesen.

13.9.3 Systemische Sklerose

Synonyma: Sklerodermie, progressive Systemsklerose
Die systemische Sklerose (SSc) ist eine seltene, potenziell letal verlaufende Systemerkrankung des Bindegewebes mit Fibrose der Haut, der Gefäße und der inneren Organe. Pathogenetisch ist sie charakterisiert durch eine autoimmune Entzündung, Schädigung der Gefäße und eine exzessive Produktion und Ablagerung von Kollagen.

Die Erkrankung manifestiert sich meist zwischen dem 30. und 50. Lebensjahr. Die Prävalenz beträgt ca. 6–25 Fälle auf 100.000 Einwohner. Frauen sind häufiger betroffen (F : M = 3 : 1); sie sind meist mittleren Alters.

Klinik

Es werden zwei Formen der systemischen Sklerose unterschieden:

- In Abhängigkeit vom Organbefall zeigt sich bei der **diffusen systemischen Sklerose** ein sehr variables klinisches Bild (➤ Tab. 13.14). Die Haut ist ödematös und wird zunehmend straffer und verhärtet. Besonders ausgeprägt ist der Vorgang an den Fingern **(Sklerodaktylie,** ➤ Abb. 13.28). Später kommt es zu Kontrakturen. Im Endstadium ist die Haut verhärtet, dünn und atrophisch. Die Patientinnen leiden unter zunehmenden Bewegungseinschränkungen, zum Teil mit Gelenkschmerzen, und extrem empfindlicher Haut. Sie sind sehr kälteempfindlich. Bei Befall des Gesichts haben sie Schwierigkeiten, den Mund zu öffnen, was das Essen und die Zahnhygiene erschwert. Lidschlussprobleme führen zu Schlafproblemen und Entzündungen der Augen. Hinzu kommt ein Verlust an mimischen Ausdrucksmöglichkeiten (Maskengesicht). Bei Befall des Ösophagus und des Magen-Darm-Trakts leiden sie unter Schluckbeschwerden, Schmerzen, Durchfall und Obstipation. Je nach Befall der inneren Organe treten weitere Probleme hinzu (z. B. zunehmende Atemnot bei Lungenbeteiligung).
- Die **limitierte kutane systemische Sklerose** oder **CREST-Syndrom** (C = Kalzinose, R = Raynaud-Phänomen, E = Ösophagusdysfunktion, S = Sklerodaktylie, T = Teleangiektasie) ist eine Variante der systemischen Sklerose mit milderem Verlauf und fehlendem Lungen- und Nierenbefall. Die Kalzinose zeigt sich im Röntgenbild der Hände und Füße als periartikuläre Verkalkung. Charakteristisch sind Autoantikörper gegen Zentromere (➤ Tab. 13.16).
- Als eine Sonderform ohne Organbeteiligung manifestiert sich die sog. **Morphea** mit narbenähnlichen, umschriebenen Sklerosierungen, z. T. mit Hyperpigmentierung. Sie hat eine gute Prognose.

Tab. 13.14 Klinische Manifestationen der systemischen Sklerose

Organ	Klinische Symptomatik
Haut	Gesicht: mimische Starre, Mikrostomie (Verkleinerung der Mundöffnung), periorale Fältelung („Tabaksbeutelmund"), Teleangiektasien
Finger, Zehen	Raynaud-Phänomen (➤ 2.3.8) bei 95 %, Nekrosen (gangränös, „rattenbissartig" an den Fingerspitzen; ➤ Abb. 2.34
Gastrointestinaltrakt	Verkürztes Zungenband, Ösophagushypomotilität bei 50 % mit Schluckstörung und Reflux, Darmatonie, Malabsorption
Lunge	Belastungsdyspnoe, Reizhusten bei 70 %, später Lungenfibrose, bei 10 % pulmonale Hypertension
Niere	Niereninsuffizienz, Niereninfarkte, sekundäre Hypertension
Herz	Perikarditis, Myokardfibrose, Rhythmusstörung
Bewegungsapparat	Nichterosive Arthritis bei 50 %, Sehnenscheidenverdickung, Kontrakturen

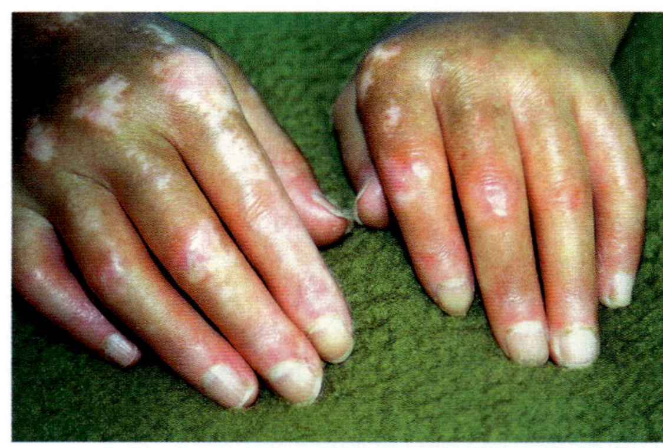

Abb. 13.28 Hände einer Patientin mit systemischer Sklerose. Die Hände sind geschwollen, die Haut ist atrophisch, zeigt Pigmentstörungen und glänzt wachsartig (sog. Glanzhaut). [M114]

Ätiologie und Pathogenese

Die Ätiologie ist unbekannt. Initial findet sich eine vaskuläre Dysfunktion durch ein Ungleichgewicht zwischen Endothelin (stärkster physiologischer Gefäßkonstriktor!) und Stickoxiden (Vasodilatator). Proinflammatorische Zytokine führen zu aktivierten Adhäsionsmolekülen und lösen eine mononukleäre Entzündungsreaktion aus. In der Folge kommt es zu einer exzessiven Einwanderung von Fibroblasten, die perivaskulär Kollagen ablagern. An den Gefäßen kommt es zur Intimaproliferation mit Gefäßokklusionen, die zum Beispiel zu Niereninfarkten, Finger- und Zehennekrosen führen.

Diagnostisches Vorgehen

Sicherung der Diagnose

Klinisch wegweisend sind die **Hautveränderungen,** initial besonders der Hände. Die **Kapillaroskopie** (mikroskopische Untersuchung der Nagelbettkapillaren) zeigt im Anfangsstadium in 90 % das charakteristische Nebeneinander von Megakapillaren und rarefiziertem Kapillarbeet. Gegebenenfalls kann eine Hautbiopsie die Diagnose sichern.

Das **Labor** zeigt das typische Autoantikörpermuster (➤ Tab. 13.15).

Nachweis von Funktionseinschränkungen

Ösophagusmanometrie oder **-breischluck** demonstrieren den Ösophagusbefall. Eine reduzierte **Diffusionskapazität** ist Frühzeichen einer pulmonalen Beteiligung, später finden sich eine Vitalkapazitätseinschränkung sowie radiologische Zeichen der Lungenfibrose, die mit einer pulmonalen Hypertonie einhergeht.

Therapie

Es gibt kein etabliertes Therapieregime. Als **antiinflammatorische Basistherapie** zeigen Methotrexat und bei Lungenbefall Cyclophosphamid eine gewisse Wirksamkeit. Steroide werden nur bei ausgeprägter Ödembildung der Haut, Perikarditis oder Polyarthritis gegeben.

Tab. 13.15 Autoantikörper bei systemische Sklerose

Antikörper	Antigen	Bedeutung
ANA	Zellkernbestandteile	Bei 95 %, nicht spezifisch
Zentromer	Kinetochor	Besonders bei CREST-Syndrom, selten bei systemischer Sklerose
Scl-70	Topoisomerase 1	Bei 20 %, hohe Spezifität, häufig bei Lungenbeteiligung

Das **Raynaud-Phänomen** und **periphere Gefäßschäden** werden symptomatisch mit Kälteschutz, nitroglyzerinhaltigen Cremes und Kalziumantagonisten, v. a. Nifedepin, therapiert. Eine nachgewiesene Wirkung hat auch parenteral verabreichtes Prostazyklin (Iloprost, Therapie der pAVK in ➤ 2.3.2).

Spezifisch **antifibrotische Therapiestrategien,** z. B. mit dem Endothelin-Rezeptor-Antagonisten **Bosentan oder dem Thyrosinkinase Inhibitor Nintedanib,** bremsen die Progredienz einer Lungenfibrose. Als erfolgreich hat sich in verzweifelten Einzelfällen einer systemischen Sklerose die autologe Stammzelltransplantation erwiesen.

PRAXISBEZUG

Hilfestellungen für Patienten mit systemischer Sklerose

- Bewegung
- Häufige knetende Handbewegungen (z. B. mit Schaumgummibällen) helfen, die Handbeweglichkeit möglichst lange zu erhalten
- Aufgrund der schlechten Beweglichkeit ist „etwas mehr Zeit nötig", um Dinge zu tun.
- Ölhaltige Waschsubstanzen und Cremes verwenden. Die Kleidung sollte nicht einengen oder scheuern.
- Kälte und übermäßige Sonnenbestrahlung sollten vermieden werden.
- Auf eine gute Mundhygiene (z. B. mit elektrischer Zahnbürste und Mundspülung) achten, regelmäßige Zahnarztbesuche einberaumen.
- Lieber mehrere kleine Portionen am Tag und evtl. weiche oder passierte Kost anbieten
- Nach dem Essen nicht hinlegen (beim Hinlegen kommt es sonst zu vermehrtem Reflux von Speisebrei in die Speiseröhre)
- Ausreichend trinken (gegen die Austrocknung), Kaffee und Alkohol meiden
- Psychische Unterstützung bei der Krankheitsverarbeitung, der weiteren Lebensplanung und ggf. auch bei der Auseinandersetzung mit dem baldigen Tod (Unterstützung bei chronischer Erkrankung und Sterben, ➤ 15.3).
- Angenehme Raumtemperatur schaffen, damit die Patientinnen nicht frieren
- Bei Lidschlussproblemen zur Nacht ein Augengel auftragen und eine Schlafbrille aufsetzen; evtl. muss über Nacht ein Salbenverband aufgelegt werden.

Als adjuvante Therapie kommen je nach Symptomatik Lymphdrainage und krankengymnastische Kontrakturprophylaxe zum Einsatz.

Prognose

Die Prognose ist vom Organbefall abhängig: Lebenslimitierend sind die Komplikationen bei Nierenbeteiligung (besonders durch die resultierende Hypertonie) und die Lungenfibrose (pulmonale Hypertonie mit Cor pulmonale).

Eine gute Prognose hat die kutane Form, die lediglich zu Hautveränderungen führt.

13.9.4 Verwandte Erkrankungen

Sklerodermiforme Erkrankungen

Mögliche exogene Auslöser sind unter anderem Pentazocin, Bleomycin, aromatische Kohlenwasserstoffe und PVC.

In Spanien hat das *toxic oil syndrome* (mit Industrieöl verunreinigtes Speiseöl) in den 1980er-Jahren z. T. letale Krankheitsverläufe hervorgerufen.

Inzwischen konnte nachgewiesen werden, dass Silikonimplantante dagegen nicht, wie früher vermutet, Auslöser sklerodermiformer Erkrankungen sind.

Eosinophile Fasziitis

Die eosinophile Fasziitis (Schulman-Syndrom) ist durch sklerodermе Hautveränderungen und fehlende viszerale Beteiligung gekennzeichnet. Charakteristisch ist die Eosinophilie im Differenzialblutbild. Die tiefe Hautbiopsie zeigt eosinophile Infiltrate der Muskelfaszien. Die Prognose ist gut: Oft kommt es zur spontanen Remission nach 2–5 Jahren.

13.9.5 Sjögren-Syndrom

Das Sjögren-Syndrom (SS) ist die **häufigste Kollagenose,** die Inzidenz beträgt 43 pro 100.000 Einwohner in Europa. Es befällt vorwiegend Frauen mittleren Alters (F : M = 9 : 1).
Unterschieden werden:

- Primäres Sjögren-Syndrom
- Sekundäres Sjögren-Syndrom: Dies kommt bei 30 % der Patienten mit einer rheumatoiden Arthritis und bei 10 % der Patienten mit SLE vor. Auch Patienten mit systemischer Sklerose können betroffen sein.
- Sehr häufig ist eine reine Sicca-Symptomatik ohne Anhalt für eine systemische Erkrankung mit autoimmuner Genese. Sie kommt bei Älteren in bis zu 30 % vor. Sie ist durch Drüsenatrophie oder Medikamentennebenwirkungen bedingt. Autoantikörper lassen sich bei diesen Patienten nicht nachweisen.

Klinik

Leitsymptom ist das **Sicca-Syndrom:** Xerophthalmie (trockene Augen), die sich initial oft nur als Brennen oder Fremdkörpergefühl äußert, und Xerostomie (trockener Mund). Der Speichelmangel begünstigt unter anderem Karies. Es können grundsätzlich alle Schleimhäute betroffen sein: Genitalschleimhäute, Atemwege, Verdauungstrakt. Aufgrund der Trockenheit kann es zu Ulzerationen besonders der Skleren kommen. Eventuell sind Parotis und Submandibularis-Drüsen geschwollen und druckdolent.

Die **extraglandulären** Manifestationen (➤ Tab. 13.16) erinnern klinisch vielfach an die Organmanifestationen beim SLE, sind jedoch klinisch meist blander.

Tab. 13.16 Extraglanduläre Beteiligung beim Sjögren-Syndrom

Organ	Erkrankung
Niere	Interstitielle Nephritis in 40 %, meist milder Verlauf mit tubulärer Azidose. Sehr selten immunkomplexbedingte Glomerulonephritis.
Muskulatur	Myopathie
Gelenke	Arthralgien, seltener nichtdestruierende symmetrische Arthritis
Nerven	Sensorische Polyneuropathie, Mononeuritis multiplex, seltener ZNS-Beteiligung
Lunge	Bei 10 % klinisch meist blande interstitielle Pneumonitis
Gefäße	Hypersensitivitätsvaskulitis in 25 %: betroffen sind ZNS und Haut mit palpabler Purpura und Urtikaria
Lymphsystem	Adenopathie, Splenomegalie, Pseudolymphom

Wichtigste Komplikation bei 10 % ist das **Pseudolymphom** Es handelt sich um eine benigne lymphoproliferative Lymphadenopathie, vor allem zervikal, in der Parotis und den Lungen. Insgesamt entwickeln 5 % im gesamten Verlauf ein Non-Hodgkin-Lymphom (➤ 3.6.4).

MERKE
Es besteht eine Koinzidenz zwischen Sjögren-Syndrom und einer primär-biliären Zirrhose (PBC ➤ 8.1.7).

Ätiologie

Die Ätiologie ist nicht bekannt. Es besteht eine Assoziation mit HLA-DR3.

Auslöser der Autoimmunerkrankung ist möglicherweise ein Virus (Epstein-Barr, Retroviren). Es folgen entzündliche Veränderungen an den exokrinen Drüsen: lymphozytäre Infiltrate aus $CD4^+$-T-Lymphozyten und B-Lymphozyten mit Sekundärfollikeln im Drüsengewebe. Daneben kann es zur Beteiligung anderer, nichtdrüsiger Organe kommen, wahrscheinlich vermittelt durch Immunkomplexe.

Diagnostisches Vorgehen

Ausgeschlossen sein müssen eine vorangegangene Strahlentherapie von Kopf und Hals und andere Erkrankungen wie Lymphom, Sarkoidose, eine HIV-Infektion oder Hepatitis C. Auch für diese Erkrankung wurden Diagnosekriterien entwickelt, die sich auf die klinische Symptomatik und technische Untersuchungen stützen.

Klassifikationskriterien des Sjögren-Syndroms (Internationale Konsensus-Kriterien, 2002)

Bei Vorliegen von 4 der 6 Hauptkriterien (obligat: Histologie oder SS-A-, SS-B-Nachweis) gilt die Diagnose als gesichert.
- Xerophthalmie > 3 Monate

- Xerostomie, Schwellung der Parotisdrüsen
- Pathologischer Schirmer-Test
- Unterlippenbiopsie: lymphozytäre Infiltration
- Pathologische Speicheldrüsenszintigrafie, Sialografie
- Autoantikörper:
  - ANA in 70 % positiv oder
  - Extrahierbare nukleäre Autoantikörper (ENA): SS-A (Synonym Ro), SS-B (Synonym La)
  - RF: unspezifisch; in 75 % positiv

Technische Untersuchungen

- Der **Schirmer-Test** sichert die Xerophthalmie. Dazu wird ein Löschpapierstreifen ins Unterlid eingelegt und dessen Befeuchtung durch die Tränenflüssigkeit nach 5 min beurteilt. Pathologisch ist eine Befeuchtung von < 5 mm in 5 min.
- Eine **Unterlippenbiopsie** zeigt charakteristische lymphozytäre Infiltrate in den Mundschleimhautdrüsen.
- Die verminderte exokrine Leistung kann mit einer **Speicheldrüsenszintigrafie** gesichert werden.

Labor

Im Labor fallen eine erhöhte BSG und z. T. exzessiv erhöhte γ-Globuline auf. Autoantikörper können nachgewiesen werden: ANA, SS-A, SS-B, RF. Eventuell werden Antikörper gegen interlobuläre Ausführungsgänge exokriner Drüsen in der Immunfluoreszenz der Lippenbiopsie sichtbar.

Bei Vorliegen eines Pseudolymphoms (s. o.) kann ein M-Gradient der γ-Globuline im Serum auf ein Non-Hodgkin-Lymphom hinweisen. Die Gammopathie wird durch eine Immunelektrophorese bestätigt.

Bei Auftreten einer Lymphadenopathie muss eine Lymphknotenbiopsie zur Frühdiagnose eines Lymphoms durchgeführt werden.

Therapie

Die Therapie ist symptomatisch:

- Künstliche Tränenflüssigkeit oder Kontaktlinsen zum Hornhautschutz. Die Viskosität der Sekrete exokriner Drüsen kann mit Mukolytika wie Bromhexin oder Pilocarpin vermindert werden.
- Reichliche Flüssigkeitsaufnahme; regelmäßige zahnärztliche Kontrollen wegen der erhöhten Kariesneigung
- Bei Arthralgien: NSAR
- Bei Arthritis und extraglandulärem Befall: Basistherapie mit krankheitsmodifizierenden Antirheumatika (DMARD) wie Chloroquin oder Methotrexat, evtl. Gabe von Glukokortikoiden. Bei den seltenen schwereren Verläufen evtl. Immunsuppression mit Azathioprin, Cyclophosphamid oder B-Zell-Antikörper Rituximab.

Prognose

Trotz der häufigen extraglandulären Beteiligung ist die Prognose gut, die Organbeteiligung meist milde und nicht progredient. Lokal komplizierend können Hornhautulzerationen sein. Ein evtl. aus einem Pseudolymphom entstandenes Non-Hodgkin-Lymphom verschlechtert die Prognose.

MERKE

Das Sicca-Syndrom bessert sich unter einer Basistherapie wegen der entzündungsbedingten Drüsenatrophie nur eingeschränkt.

13.9.6 Polymyositis, Dermatomyositis

Diese beiden seltenen entzündlichen Systemerkrankungen betreffen primär die Muskulatur. Die Dermatomyositis (DM) unterscheidet sich von der Polymyositis (PM) durch die zusätzliche entzündliche Hautbeteiligung. Ihre Prävalenz beträgt 1–5 auf 100.000 Einwohner. F : M = 2–3 : 1. Die Manifestationsgipfel liegen bei 10–20 Jahren bzw. 40–50 Jahren.

Klinik

Die PM und DM haben einen schleichenden Beginn, später verlaufen sie schubartig. Meist ist eine **proximale Muskelschwäche** vorhanden, die sich auch als Muskelkater äußern und schmerzhaft sein kann. Betroffen ist die Schulter-Oberarm- und Becken-Oberschenkel-Muskulatur (➤ Abb. 13.29).

Weitere mögliche Manifestationen sind ein Raynaud-Phänomen, eine Dysphagie und Arthralgien. Bei der DM zeigt die **Haut** bei einem Drittel der Patienten eine ödematöse violette Verfärbung periorbital und über den Armen und Beinen. Eventuell finden sich Erytheme über den dorsalen Fingergrundgelenken **(Gottron-Zeichen).** Seltener sind Nagelfalzulzerationen, die vereinzelt auch bei der PM zu sehen sind.

Lunge und Herz werden als innere Organe ebenfalls häufig mit betroffen und bestimmen die langfristige Prognose:

- Interstitielle Lungenbeteiligung **(Alveolitis, Fibrose)** bei bis zu mehr als 50 % der Patienten mit Reizhusten und Dyspnoe (häufig Anti-Synthetase-Antikörper Jo-1 positiv)
- **(Peri-)Myokarditis** in 5–30 %: Die CK-MB ist erhöht, Arrhythmien oder eine Herzinsuffizienz können auftreten.

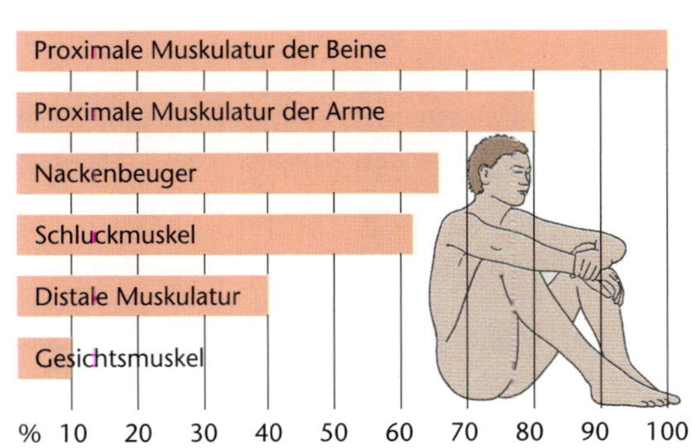

Abb. 13.29 Bevorzugte Lokalisation der Muskelschwäche bei PM/DM [L157]

13

Ätiologie und Pathogenese

Die Ätiologie ist unbekannt. Diskutiert werden virale Auslöser, z. B. Coxsackie-Viren. Pathogenetisch kommt es zur Aktivierung von $CD8^+$-Lymphozyten durch $CD4^+$-Lymphozyten. Die $CD8^+$-Lymphozyten rufen zusammen mit Makrophagen zytotoxische Muskelzellschäden hervor. Histologisch zeigen sich perivaskuläre lymphozytäre Muskelfaserinfiltrationen. Ungeklärt ist die Assoziation der Myositis zu Neoplasien (paraneoplastische Myositis).

Diagnostisches Vorgehen

Die Diagnose basiert auf vier Kriterien.

MERKE

Diagnosekriterien der PM und DM

- Typische Klinik (stammnahe Muskelschwäche)
- CK-Erhöhung: korreliert mit der Krankheitsaktivität. Die ebenfalls mit dem Muskelabbau korrelierende Aldolase ist weniger spezifisch.
- Veränderungen im EMG: multifokale Reizabschwächung, erhöhte Erregbarkeit und Fibrillationen. Dies weist auf das gemeinsame Vorliegen von gesunder und befallener Muskulatur hin.
- Histologie: Biopsie aus elektromyografisch befallenem Muskel

Bei Vorhandensein aller vier Kriterien gilt die Diagnose als sicher, bei 2–3 Kriterien als wahrscheinlich. Für die DM gilt zusätzlich das Vorhandensein einer der oben beschriebenen Hauterscheinungen als diagnostisches Kriterium. Differenzialdiagnostisch auszuschließen sind eine paraneoplastische Myositis, medikamenteninduzierte Formen der Myopathie, z. B. unter Gabe von Cholesterinsynthese-Hemmern (➤ 10.4.6), die Polymyalgia rheumatica (➤ 13.10.5), erbliche Muskeldystrophien, eine Myasthenia gravis und erregerbedingte Myositiden, z. B. bei Trichinose (➤ 14.17.2).

Labor

Neben der CK sind bei floridem Muskelfaserzerfall auch GOT und LDH erhöht. Als unspezifische Autoantikörper finden sich ANA und RF bei < 50 %. Spezifische Autoantikörper sind Jo-1, besonders bei Lungenbeteiligung, und PM-Scl.

MERKE

Bei myositischen Beschwerden muss eine paraneoplastische Genese ausgeschlossen werden, z. B. ein Hodgkin-Lymphom oder Prostatakarzinom.

Therapie und Prognose

Zuerst wird mit **Glukokortikoiden** behandelt, im Schub hoch dosiert. Zur Wirkverstärkung und zur langfristigen Einsparung von Steroiden wird zusätzlich meist eine Basistherapie eingeleitet, z. B. mit **Azathioprin, Methotrexat, Cyclophosphamid oder Rituximab.** Therapieerfolge werden auch mit **Immunglobulinen** i. v. erzielt. Die Prognose ist ernst: Nach 5 Jahren sind ca. 25 % an einer Lungen- oder Herzbeteiligung verstorben, 50 % beschwerdefrei und 25 % weisen trotz Therapie eine Myopathie auf.

13.9.7 Mischkollagenose

Synonyma: MCTD = *mixed connective tissue* disease, Sharp-Syndrom

Die Mischkollagenose hat klinische und laborchemische Merkmale unterschiedlicher Kollagenosen wie der Polymyositis, systemischen Sklerose und der SLE. Charakteristisch sind das Vorkommen von hochtitrigen nukleären Antikörpern gegen Ribonukleoproteine (RNP) und der im Vergleich zu anderen Kollagenosen gutartige Verlauf.

Klinisch stehen Raynaud-Phänomen, nichtdestruierende Polyarthritis, geschwollene Hände *(puffy hands)*, Myositis und eine Ösophagusdysfunktion im Vordergrund. Seltener bestehen eine klinisch manifeste Lungenbeteiligung mit Belastungsdyspnoe und Pleurareiben, eine (selten progressive) Nierenbeteiligung und eine Perikarditis oder Myokarditis.

Im **Labor** ist ANA positiv, RNP-Antikörper werden hochtitrig nachgewiesen. Der Rheumafaktor ist in 50 % positiv. Es besteht eine Leuko- und Thrombozytopenie.

Die **Prognose** ist günstig. Die **Therapie** erfolgt symptomatisch, z. B. mit NSAR. Erst bei manifester viszeraler Beteiligung werden Glukokortikoide oder Immunsuppressiva gegeben. In diesen Fällen ist die Prognose ungünstiger und in etwa vergleichbar mit der Prognose bei SLE.

MERKE

Bei einem Teil der Patienten entwickelt sich im Verlauf das Vollbild eines SLE oder einer systemischen Sklerose.

13.10 Primäre Vaskulitiden

13.10.1 Überblick

Vaskulitiden sind autoimmun bedingte entzündliche Erkrankungen der Gefäße unterschiedlicher Pathogenese. Von der Aorta bis zur Kapillare können alle Gefäßkaliber betroffen sein und somit auch alle Organe. Daher können verschiedene Vaskulitiden ähnliche Organmanifestationen haben und die eindeutige diagnostische Zuordnung ist mitunter schwierig. Somit stellen Diagnostik und Therapie eine interdisziplinäre Herausforderung dar.

Primäre und sekundäre Vaskulitiden

Die entzündlich-rheumatischen Vaskulitiden werden auch als primäre Vaskulitiden bezeichnet: Sie haben keine erkennbare Ursache und sind nicht mit anderen Grunderkrankungen assoziiert.

Im Verlauf kommt es zur immunologisch vermittelten Schädigung der Gefäße mit Gefäßlumenobstruktion und Ischämie.

Die Vaskulitis kann granulomatös oder nekrotisierend verlaufen. Sie kann die kleinen, mittleren oder großen Gefäße, meist die Arterien, betreffen (➤ Abb. 13.30 und ➤ Tab. 13.17).

Die primären Vaskulitiden werden gegenüber den sekundären Vaskulitiden abgegrenzt, die als Folge anderer Erkrankungen auftreten, z. B. bei:

- autoimmunen Erkrankungen wie SLE und RA,
- chronisch-entzündlichen Darmerkrankungen,
- Infektionskrankheiten wie viralen Hepatitiden und Zytomegalie-Infektion,
- Neoplasien, z. B. Haarzell-Leukämie.

Sekundäre Vaskulitiden können auch medikamentös bedingt sein. Die Gefäßschäden sind zum Teil – wie bei den primären Vaskulitiden –immunologisch vermittelt, d. h. durch Autoantikörper oder Immunkomplexe, oder aber durch eine zellulär vermittelte, direkte Zellwandschädigung.

Klinik

Das klinische Bild ist je nach befallenem Gefäßabschnitt und Sitz der Gefäßläsion sehr variabel. Im **Frühstadium** ist die Klinik oft uncharakteristisch und erinnert häufig an eine Infektion oder einen neoplastischen Prozess: Fieber, Adynamie, Gewichtsverlust, Nachtschweiß, „rheumatische" Beschwerden. Dies ist durch die anfänglich im Vordergrund stehende Überexpression von proinflammatorischen Zytokinen mit entsprechend unspezifischen Gewebereaktionen zu erklären. Erst **später** treten die durch die Gefäßschädigung selbst ausgelösten Symptome in den Vordergrund. Da alle Organsysteme betroffen sein können, reichen die Symptome von Hautveränderungen (z. B. Ulzerationen, Knoten, Erytheme) über Neuropathien bis hin zu Organstörungen (z. B. Niere, Leber).

Tab. 13.17 Übersicht: primäre Vaskulitiden

Vaskulitis	Gefäßbefall	Pathologie	Besonderheiten
Hypersensitivitätsvaskulitis (z. B. Schoenlein-Henoch)	Arteriolen, Kapillaren, Venolen	Leukozytoklastisch (= perivaskuläre Infiltrate mit nekrotischen Leukozyten)	Hautbefall (Petechien, Purpura), Arthralgien, Gastrointestinal- und Nierenbefall
Mikroskopische Polyangiitis	Kleine Arterien, Kapillaren, Venen	Nekrotisierend	Glomerulonephritis (definitionsgemäß), pANCA, MPO-AK
Granulomatose mit Polyangiitis (GPA, Morbus Wegener)	Kleine, seltener mittlere Arterien	Nekrotisierend, granulomatös	HNO-, Lungen-, Nierenbefall, cANCA, Proteinase-3-AK
Eosinophile Granulomatose mit Polyangiitis (eGPA, Churg-Strauss-Syndrom)	Kleine, seltener mittlere Arterien	Granulomatös	Lungenbefall, Asthma bronchiale, Eosinophilie, pANCA
Polyarteriitis nodosa	Mittlere, seltener kleine Arterien	Nekrotisierend	Angiografie: renale, mesenteriale Aneurysmen
Arteriitis temporalis	Große Arterien	Granulomatöse Riesenzell-arteriitis	Befall der A.-carotis-Äste
Takayasu-Arteriitis	Große Arterien	Riesenzell-arteriitis	Aortabefall

Im Rahmen einer Vaskulitis können auch Arthralgien und Arthritiden auftreten. Bei der Arthritis bei Vaskulitis handelt es sich wie bei den Kollagenosen um eine nichterosive Oligoarthritis, d. h. eine Arthritis ohne Knorpel- und Knochenzerstörung.

Im Verlauf der Erkrankungen kann sich das klinische Spektrum wandeln, d. h., vorher nicht betroffene Organsysteme werden in den Entzündungsprozess einbezogen.

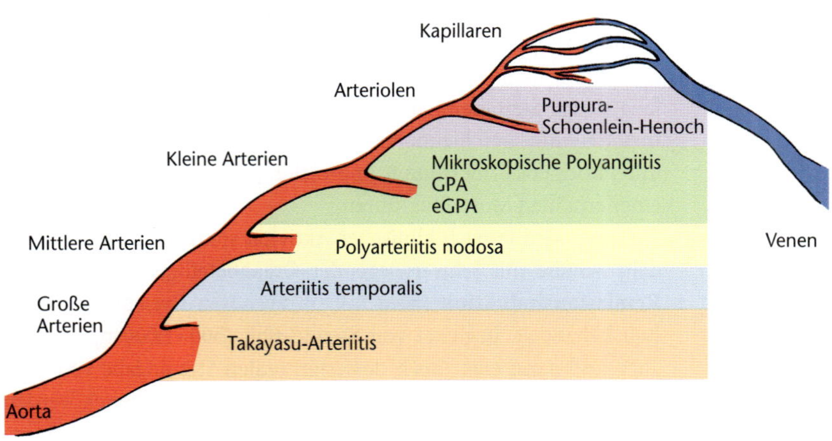

Abb. 13.30 Die verschiedenen Vaskulitiden befallen charakteristischerweise unterschiedliche Gefäßabschnitte. [L157]

Pathogenese

Bei fast allen primären Vaskulitiden spielen Autoimmunprozesse eine wichtige Rolle. Es können **Immunkomplexe,** die im Blut zirkulieren und sich in Gefäßen ablagern, **Autoantikörper** und **T-Lymphozyten** beteiligt sein. Eine Einteilung der primären Vaskulitiden ist nach verschiedenen pathogenetischen Prinzipien möglich:

- Nach Autoantikörpern: ANCA-assoziiert versus ANCA-negativ
- Nach Immunkomplexbildung: Immunkomplex-Vaskulitis versus pauci-immune, d. h. ohne Bildung von Immunkomplexen einhergehende, Vaskulitis (s. u.)
- Nach Granulombildung: granulomatöse Vaskulitis versus nicht-granulomatöse Vaskulitis
- Nach Gefäßbefall: kleine/mittlere/große Gefäße

Aufgrund der unklaren Ätiologie ist keine der genannten Einteilungen vollständig befriedigend. Ein Teil der Immunpathogenese soll im Folgenden erläutert werden.

Immunkomplex-Vaskulitis

In der Gefäßwand werden humorale Immunkomplexe aus Immunglobulinen und Komplementbestandteilen nachgewiesen. Folglich sind häufig die Komplementfaktoren C3 und C4 erniedrigt. Eine typische Immunkomplexvaskulitis ist z. B. die SLE-Vaskulitis.

MERKE

Die Immunkomplexablagerungen im Gewebe werden in der Regel histologisch nachgewiesen (z.B. in einer Haut- oder Nierenbiopsie). Die Bestimmung von Immunkomplexen im Blut ist dagegen diagnostisch nicht spezifisch und nur wenig sensitiv.

Granulomatöse Vaskulitis

Wahrscheinlich führen T-Lymphozyten zu einer zellulären immunpathologischen Reaktion vom Typ IV nach Coombs und Gell (➤ 5.3.1). Hierdurch kommt es zu einer granulomatösen Entzündung. Vertreter sind die Arteriitis temporalis und das Takayasu-Syndrom.

MERKE

Auch bei anderen Vaskulitis-Formen kommt es zur Granulombildung, z. B. bei der Granulomatose mit Polyangiitis (GPA). Diese Granulome werden aber nicht durch eine Typ-IV-Reaktion ausgelöst.

Pauci-immune Vaskulitis

Bei dieser Form der Immunvaskulitis (lat. *pauci* = wenig) können weder Immunkomplexe noch eine zelluläre Immunreaktion vom Spättyp nachgewiesen werden. Die Komplementfaktoren sind nicht erniedrigt. Man nimmt hier eine Auslösung über Autoantikörper an. Charakteristischerweise werden Autoantikörper gegen neutrophile Granulozyten nachgewiesen (ANCA-assoziierte Vaskulitiden). Typische Vertreter sind die Granulomatose mit Polyangiitis, mikroskopische Polyangiitis und das Kawasaki-Syndrom.

Diagnostisches Vorgehen

Aufgrund des sehr variablen klinischen Bildes ist die Diagnose der einzelnen Vaskulitiden oft schwierig. Sie wird weiterhin erschwert durch häufige Überlappungen der Krankheitsbilder und durch den oft schubweisen Verlauf. Beweisende Marker gibt es nicht.

Einen wichtigen diagnostischen Stellenwert haben die **ANCA** (➤ Abb. 13.8); cANCA sind bei Granulomatose mit Polyangiitis, pANCA u. a. bei mikroskopischer Polyangiitis nachweisbar.

Biopsien aus erkranktem Gewebe mit immunhistologischer Aufarbeitung erlauben die diagnostische Sicherung und Unterscheidung von:

- granulomatösen Formen, z. B. GPA, eGPA,
- nekrotisierenden Formen, z. B. Polyarteriitis nodosa,
- leukozytoklastischen Formen, z. B. Hypersensitivitätsvaskulitis (➤ Tab. 13.17).

Die Histologie bestätigt die Vaskulitis – sie erlaubt seltener eine klare Differenzierung zwischen den unterschiedlichen Vaskulitiden.

Die bei den Immunkomplexvaskulitiden beobachtete C3- und C4-Erniedrigung korreliert mit der Krankheitsaktivität. Die **Abgrenzung** zu den Kollagenosen und zur rheumatoiden Arthritis kann schwierig sein, da sich Autoimmunphänomene inklusive der nachgewiesenen Autoantikörper überschneiden und auch Kollagenosen und die rheumatoide Arthritis mit Vaskulitiden einhergehen können.

Therapie

Die Therapie ist anspruchsvoll, da sich klinisch aktive Phasen und Remissionen abwechseln. Um die Schübe frühzeitig zu erkennen und die Therapie gegebenenfalls anzupassen, sind engmaschige klinische und serologische Verlaufskontrollen erforderlich (u. a. Entzündungsparameter, ANCA-Titer, Kreatinin und Urinstatus).

Immunsuppression

Die Mortalität der systemisch-nekrotisierenden Vaskulitiden konnte durch Immunsuppression mit **Cyclophosphamid-** und **Steroidgaben** dramatisch gebessert werden.

Probleme ergeben sich allerdings durch gravierende Nebenwirkungen nach längerer Anwendung von Cyclophosphamid: Knochenmarkdepression, erhöhtes Risiko für Blasenkarzinom und Lymphom, hämorrhagische Zystitis und Ovarialinsuffizienz. Eine langfristige Steroideinnahme führt u. a. zu Osteoporose, Diabetes mellitus und beschleunigter Atherosklerose. Zusätzlich können unter hoch dosierter Immunsuppression gravierende Infektionen zu einer erhöhten Mortalität führen.

Daher wird je nach klinischer Aktivität stadienadaptiert behandelt: Schübe mit schwerwiegender Organbeteiligung werden zur **Remissionsinduktion** meist mit intravenösen Cyclophosphamid-Boli behandelt, begleitet von Steroid-Boli (500–1.000 mg) über 3 Tage und dann einer hoch dosierten oralen Steroidgabe von etwa 1 mg/kg Prednisolon tgl. In therapierefraktären Situationen werden zunehmend auch Biologica (➤ 13.6) wie der Anti-B-Lymphozyten-Antikörper Rituximab oder Anti-Interleukin-6-Antikörper (z. B. bei

Arteriits temporalis) eingesetzt. Nach (Teil-)Remission wird dann auf weniger toxische Behandlungsstrategien zum **Remissionserhalt** umgestellt, z. B. Azathioprin 100–150 mg tgl., Mycophenolat-Mofetil 1–2 g tgl. oder Methotrexat 15–25 mg 1 × wöchentlich.

13.10.2 Polyarteriitis nodosa

Synonyme: Panarteriitis nodosa, PAN

Die Polyarteriitis nodosa ist eine systemische nekrotisierende Vaskulitis an kleinen und v. a. mittleren Arterien, die alle Wandschichten betrifft (gr. *pan* = ganz). An den betroffenen Arterien bilden sich in 20 % perlschnurartige Knoten und Aneurysmen, die der Erkrankung ihren Namen gaben. Häufig sind das Nervensystem sowie Mesenterial- und Nierengefäße betroffen. Die klassische PAN verläuft ohne Glomerulonephritis (es kann jedoch eine ischämisch bedingte Nierenschädigung vorliegen). Tritt eine Glomerulonephritis im Rahmen einer PAN auf, handelt es sich um eine Sonderform, die **mikroskopische Polyangiitis** (mPAN, ➤ 13.10.3).

F : M = 1 : 3. Der Erkrankungsgipfel liegt zwischen 40 und 50 Jahren. Die Prävalenz beträgt 0,5–0,9 pro 100.000 Einwohner.

Klinik

Meist leiden die Patienten an einem schweren Krankheitsgefühl mit Allgemeinsymptomen wie Fieber, Schwäche, Nachtschweiß, Gewichtsverlust und Kopfschmerzen (s. u.). Die relative Häufigkeit der Palette der Symptome des vaskulitischen Organbefalls zeigt ➤ Abb. 13.38.

Organbeteiligung bei PAN

- **Haut:** Livedo reticularis („landkartenartige" venöse Gefäßzeichnung) besonders der Extremitäten, Hautulzerationen, Erythem mit schmerzhaften subkutanen Knoten
- **Bewegungsapparat:** Arthralgie, Arthritis, Myalgie, Myositis
- **Nierengefäße:** ischämische Schädigung mit Protein-/Hämaturie, Kreatininerhöhung, Nierenversagen, Hypertonie, jedoch **keine** Glomerulonephritis
- **Nervensystem:** Polyneuropathie, Mononeuritis multiplex, zerebrale und zerebelläre Funktionsstörung
- **Gastrointestinaltrakt:** abdominelle Koliken, Übelkeit, Erbrechen bei Mesenterialarterienbefall, Infarzierung der Leber und des Pankreas
- **Herz:** koronare Herzerkrankung durch vaskulitische Beteiligung der Koronarien
- Selten betroffen: Testes, Ovarien

Ätiologie und Pathogenese

Die Ätiologie ist unbekannt. Die Tatsache, dass bis zu 30 % der Patienten HBs-Ag-positiv sind, spricht für eine pathogenetische Bedeutung der Hepatitis B. Das HBs-Ag kann serologisch, in Form von zirkulierenden Immunkomplexen und in Zellwänden nachgewiesen werden.

Diagnostisches Vorgehen

Im Labor lenkt eine positive Hepatitis-B-Serologie den Verdacht auf die PAN. Bei 40 % der Patienten ist der RF positiv und in bis zu 70 % sind verminderte Komplementfaktoren nachweisbar. Im Gegensatz zur mikroskopischen Form der PAN ist der ANCA-Titer negativ (➤ 13.10.3).

Eine Histologie aus einem betroffenen Muskel, einem Nerv, z. B. N. suralis, oder der Haut sichert die Diagnose; sie zeigt peri- und intravaskuläre Leukozyteninfiltrate mit Intimaproliferation und fibrinoider Nekrose mit Gefäßokklusion.

Falls keine Biopsie möglich ist, kann die Angiografie der mesenterialen und renalen Gefäße bis 1 cm große Aneurysmen sowie eventuelle Verschlüsse der mittleren Arterien aufzeigen.

Therapie und Prognose

Unbehandelt ist die Prognose mit einer 5-Jahres-Überlebensrate von 10 % sehr schlecht. Bei HBs-Ag-negativen Patienten mit progredientem Organbefall wird mit hoch dosierten **Glukokortikoiden** und **Cyclophosphamid,** zumeist als intravenöse Stoßtherapie alle 3–4 Wochen, therapiert, was die Prognose erheblich bessert. Liegt eine chronische Hepatitis B vor, wird primär antiviral therapiert (➤ 8.1.5), Therapie der chronischen Hepatitis B).

MERKE

Die Langzeitprognose hängt entscheidend von der Nierenfunktion und den daraus resultierenden kardiovaskulären Komplikationen wie Hypertonus ab.

13.10.3 Mikroskopische Polyangiitis

Im Gegensatz zur klassischen PAN betrifft die mPAN die **kleinen Arteriolen** (daher: „mikroskopisch"). Immer ist die Niere mit befallen, häufig auch Gelenke, Muskulatur und Haut. Schwerste Verläufe treten als sog. **pulmorenales Syndrom** mit Kapillaritis der Lunge und Hämoptysen sowie Glomerulonephritis (GN) in Erscheinung.

Die **Diagnose** wird durch die Nierenbiopsie gestellt: Sie zeigt eine fokal-segmental nekrotisierende GN oder rapid-progressive GN ohne Immunkomplexablagerungen. Bei 70 % der Patienten finden sich **pANCA** (➤ 13.5.1), die gegen die perinukleär vorkommende Myeloperoxidase (MPO) als Zielantigen gerichtet sind.

Therapiert wird wie bei der klassischen PAN mit 3- bis 4-wöchentlichen intravenösen Cyclophosphamid-Boli und oralem Prednisolon.

13.10.4 Granulomatose mit Polyangiitis (GPA)

Synonym: Wegener-Granulomatose

Die nekrotisierende und granulomatöse Vaskulitis mit primärer Entzündung der kleinen, seltener der mittleren Arterien und Venen befällt den HNO-Trakt und die oberen Luftwege. Später kommt es im Generalisationsstadium zu einer vaskulitischen Systemerkrankung mit der klassischen Trias **HNO-, Lungen-** und **Nierenbefall.**

Klinik

Im **Initialstadium** bestehen vor allem Symptome des HNO- und Respirationstrakts wie chronische Rhinitis mit Borkenbildung an der Nase oder Sinusitis und Dyspnoe (➤ Tab. 13.18).

Im **Generalisationsstadium** kommen Allgemeinsymptome wie Fieber, Gewichtsverlust und Abgeschlagenheit sowie weitere Symptome, je nach befallenem Organsystem, hinzu. Bedrohlich kann die Nierenbeteiligung werden. Eine sich entwickelnde raschprogrediente Glomerulonephritis führt unbehandelt zum Tod.

MERKE

Die klinischen Beschwerden werden im Initialstadium leicht mit chronischen infektiösen HNO-Entzündungen verwechselt: Ein fehlendes Ansprechen auf Antibiotika weist auf eine Granulomatose mit Polyangiitis hin.

Ätiologie

Die Ätiologie ist unbekannt. Diskutiert wird eine Infektinduktion der Schleimhäute des HNO- und Lungenbereichs gegen ein unbekanntes bakterielles oder virales Antigen. Charakteristisch für die

Tab. 13.18 Klinische Manifestationen der Granulomatose mit Polyangiitis

Organ	Häufigkeit	Klinik und Befunde
Nase	> 90 %	Chronische Rhinitis mit Borkenbildung, Sinusitis, Epistaxis, Schleimhautulzerationen, Sattelnase durch zerstörten Knorpel (➤ Abb. 13.31)
Respirationstrakt	> 90 %	Dyspnoe, Hämoptoe, subglottische Stenose; Rö.: Lungenrundherde, Pseudokavernenbildung, Atelektasen
Ohr	60 %	Otitis, Taubheit, Mastoiditis
Niere	85 %	Meist blande Beteiligung mit fokaler Glomerulonephritis mit Hämaturie und Proteinurie. Nicht selten jedoch schwerwiegender Verlauf durch rasch-progrediente GN mit rasch fortschreitender Niereninsuffizienz (➤ 11.5.7).
Bewegungsapparat	67 %	Arthralgien, Arthritis, Myalgien, Myositis
Auge	60 %	Episkleritis mit Ulzerationen, Konjunktivis, Protrusio bulbi durch retrobulbäres Granulom (➤ Abb. 13.32)
Haut	45 %	Palpable Purpura, Ulzerationen
Nerven	22 %	Polyneuropathie, Hirnnervenneuritis, Mononeuritis multiplex
Herz	12 %	Perikarditis, Koronariitis mit Angina pectoris

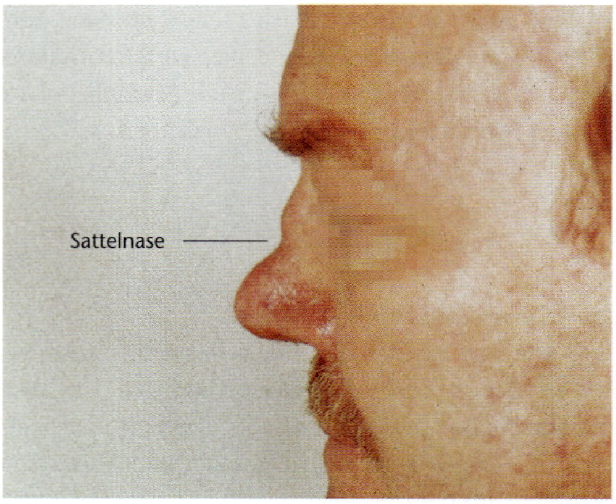

Abb. 13.31 Sattelnase bei GPA. Durch Infiltration und Zerstörung des Nasenknorpels kommt es zur Deformität. [M114]

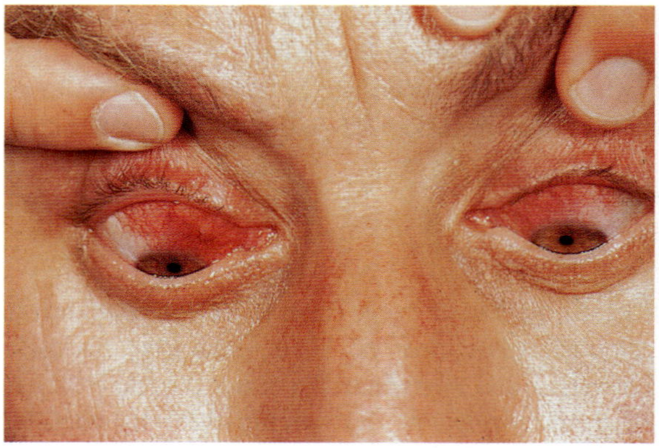

Abb. 13.32 GPA mit Episkleritis. Diese meist nicht schmerzhafte Veränderung ist eine vaskulitische Manifestation am Auge. [M114]

Erkrankung sind **cANCA** (➤ 13.5.1). Zielantigen der ANCA ist die Proteinase-3 in neutrophilen Granulozyten. Möglicherweise lösen cANCA eine Degranulation der Granulozyten mit nachfolgender Endothelschädigung aus. Immunkomplexe spielen wahrscheinlich eine untergeordnete Rolle.

Diagnostisches Vorgehen

MERKE

Die Diagnostik beruht auf der Klinik, dem cANCA- und Proteinase-3-Nachweis im Serum und der histologischen Sicherung der Erkrankung.

Zur **histologischen Sicherung** sind eventuell wiederholte Biopsien aus den oberen Luftwegen, Lungengewebe oder Nasennebenhöhlen erforderlich. Bei renaler Beteiligung (nephritisches Sediment, Proteinurie, Kreatininerhöhung) ist eine Nierenbiopsie indiziert. Die Histologie zeigt perivaskuläre Infiltrate, vorwiegend aus neutrophilen Granulozyten, sowie Granulome vor allem im HNO-Bereich und in der Lunge, die aus geordneten mononukleären Zellen, Epitheloidzellen und fibrinoiden Nekrosen zusammengesetzt sind. In der

Nierenhistologie ist eine fokal-nekrotisierende Glomerulonephritis typisch.

Im **Labor** sind cANCA und Proteinase-3 Antikörper (PR3) von hoher diagnostischer Spezifität. Sie sind in etwa 60–70 % der Fälle im Initialstadium und in 85 % im Generalisationsstadium nachweisbar.

MERKE

Der cANCA- und PR3-Titer korreliert recht gut mit der Krankheitsaktivität. Er erlaubt damit z. B. bei erhöhten Entzündungsparametern die Unterscheidung eines Infekts (Titer negativ bzw. unverändert) von einem neuen Schub (Titer ansteigend).

Der **Röntgenthorax** zeigt diffuse Lungeninfiltrate oder Granulome. Häufig besteht eine Diskrepanz zwischen den ausgeprägten röntgenologischen Befunden und geringen pulmonalen Beschwerden.

Therapie und Prognose

Unbehandelt führt die GPA zum Tode. Im **Initialstadium** mit Befall von HNO- und oberem Respirationstrakt wird mit Prednisolon unter engmaschiger klinischer Kontrolle behandelt. Die Wirkungsweise ist unklar, möglicherweise spielt die Suppression von Infekten der oberen Luftwege die entscheidende Rolle. Im **Generalisationsstadium** kommen zur **Remissionsinduktion** Glukokortikoide und Methotrexat, bei Nieren- oder schwerem Lungenbefall immer Cyclophosphamid als intravenöse Bolustherapie oder Rituximab zum Einsatz. Unter Cyclophosphamid wird eine Reduktion der Leukozyten auf ca. 4.000 angestrebt (sog. Leukozyten-adaptierte Cyclophosphamid-Dosis). Alternativ kann mit dem B-Zell-Antikörper Rituximab eine Remission erzielt werden. Zum **Remissionserhalt** ist nach ca. 3 Monaten Cyclophosphamid eine Umstellung auf weniger toxische Substanzen wie Azathioprin oder auch auf Mycophenolat-Mofetil oral möglich. Die Gesamttherapiedauer sollte wenigstens 12 Monate betragen (Rezidivneigung!). Die Langzeitprognose der GPA hat sich unter der konsequenten immunsuppressiven Therapie dramatisch verbessert.

13.10.5 Polymyalgia rheumatica, Arteriitis temporalis

Die Polymyalgia rheumatica (PMR) und die seltenere Arteriitis temporalis (Synonym: **Riesenzellarteriitis, Arteriitis Bing-Horton)** kommen gemeinsam vor: 50 % der Patienten mit Arteriitis temporalis haben begleitend eine PMR, 10 % eine Arteriitis temporalis. Die Patienten sind häufig über 50 Jahre, meist über 60 alt und gehäuft Frauen. Die Inzidenz in Europa liegt bei etwa 20–40 Fälle pro 100.000 Einwohner und Jahr.

MERKE

PMR und Arteriitis temporalis können auch getrennt auftreten.

Klinik

Leitsymptom der Polymyalgia rheumatica sind symmetrische **Muskelschmerzen** und **Steifigkeit** im Schultergürtel und Oberarm sowie Beckengürtel und Oberschenkel. Im Gegensatz zu den Myositiden besteht keine objektivierbare Schwäche der Muskulatur. 20 % der Patienten haben zusätzlich eine bioptisch nachweisbare Arteriitis temporalis.

Leitsymptom der Arteriitis temporalis sind temporale Kopfschmerzen, charakteristisch ist die **verdickte, druckdolente** und evtl. **pulslose Temporalarterie.** Selten, aber klinisch wichtig sind auch der Befall der Äste des Aortenbogens mit Blutdruckdifferenz an den Armen und die Koronaritis mit Angina pectoris. Circa 50 % haben zusätzlich eine Polymyalgia rheumatica.

MERKE

Der Befall der Karotis-Äste führt zu Kopfschmerzen und zerebralen Durchblutungsstörungen; bei Befall der A. ophthalmica kann es zu Sehstörungen oder plötzlicher Erblindung kommen. Bei Verdacht auf Arteriitis temporalis müssen sofort hoch dosiert Steroide eingesetzt werden.

Diagnostisches Vorgehen

Die Diagnose erfolgt vor allem klinisch, da es **keine beweisenden Marker** gibt.

Die Farbduplexsonografie der Temporalarterie zeigt bei Vaskulitis eine echoarme Wandverdickung („Halo") und ggf. Stenosierung des Gefäßes. Besteht der klinische Verdacht auf zusätzlichen Befall der Aorta und ihrer Äste, kann der entzündliche Gefäßprozess am besten im MRT oder PET bildgebend dargestellt werden.

MERKE

Kardinalsymptome bei Arteriitis temporalis und PMR

- Alter > 50, oft > 65 Jahre
- Beidseitiger Schmerz und Steifigkeit in Nacken oder Rumpf, Schultern oder Oberarmen und Oberschenkeln über mehr als einen Monat
- Neu aufgetretene Kopfschmerzen, evtl. Amaurosis fugax (Warnsignal, drohende Erblindung!)
- Claudicatio der Kaumuskulatur
- Verdickte A. temporalis (Histologie: Riesenzellarteriitis)
- Labor: BSG nach 1 h > 40 mm, CRP erhöht

Goldstandard zum Nachweis bzw. Ausschluss einer Arteriitis temporalis ist die **Temporalarterienbiopsie** (einfacher ist aber der Nachweis mittels Farbduplexsonografie). Sie ist bei ca. 20 % der Patienten auch ohne klinische Zeichen wie Pulslosigkeit und Verdickung positiv. Aufgrund des segmentalen Befalls muss die Biopsie mehrere Zentimeter lang sein. Histologisch zeigen sich mononukleäre Zellinfiltrate, vorwiegend Monozyten und T-Helfer-Lymphozyten sowie Granulome und Riesenzellen (daher „Riesenzellarteriitis"). Der histologische Befund ist identisch mit dem der Takayasu-Arteriitis (➤ 13.10.6).

MERKE

Autoantikörper, Muskelenzyme wie CK und Aldolase, **Muskelbiopsie** und neurologische Untersuchung inklusive EMG sind bei der Arteriitis temporalis sämtlich negativ.

Für den Fall, dass es sich um ein isoliertes Vorliegen der PMR handelt und damit eine histologische Sicherung der Diagnose nicht möglich ist, müssen Differenzialdiagnosen ausgeschlossen werden (➤ Tab. 13.19).

MERKE

Bei einem Teil der Patienten mit typischer Polymyalgie oder histologisch gesicherter Arteriitis temporalis kann eine okkulte Neoplasie vorliegen.

Therapie

Mittel der Wahl sind **Glukokortikoide,** initial 20 mg Prednisolon pro Tag. Bei Befall großer Arterien, z. B. Temporal- oder Koronararterien, muss höher dosiert werden (bis 1 mg/kg KG). Die Dosis wird nach Klinik und BSG-Verlauf langsam über einen Verlauf von 1–2 Monaten auf eine Erhaltungsdosis von 5–7,5 mg reduziert. Bei Arteriitis temporalis muss wegen der Erblindungsgefahr die Normalisierung der Entzündungsparameter durch Anpassung der Steroiddosis angestrebt werden. Bei anhaltender Entzündungsaktivität ist die MTX- oder Tocilizumab (Interleukin-6-Antikörper)-Therapie indiziert.

Tab. 13.19 Differenzialdiagnose der Polymyalgia rheumatica

Krankheitsbild	Diagnostische Differenzierung
Polymyositis, Dermatomyositis	Muskelschwäche führend, Myalgie weniger ausgeprägt, CK erhöht, evtl. Nachweis von PM-Scl oder Jo-1; typisches EMG-Muster; abnorme Befunde in der Muskelbiopsie
Rheumatoide Arthritis, besonders Alters-RA	RF, CCP positiv, Knochenszintigrafie zeigt Gelenkbefall; später: Erosionen im Röntgen
Virale Myalgien	Vorausgegangener Infekt; evtl. erhöhte EBV-, Herpes-, Parvovirentiter; BSG normal; evtl. auch bei HIV-Infektion
Hypothyreose	TSH erhöht; fT_3, fT_4 erniedrigt; typische Klinik
Polyneuropathie	Sensible, motorische Polyneuropathie z. B. bei Diabetes mellitus, im EMG Denervierungszeichen, verlangsamte Nervenleitungsgeschwindigkeit
Fibromyalgiesyndrom	Druckschmerzhafte Sehnenansätze, normale BSG, Autoantikörper negativ
Durch Medikamente induzierte Myopathie	z. B. Steroide, Fibrate, Cholesterinsynthese-Hemmer, D-Penicillamin
Paraneoplastisch, z. B. Lambert-Eaton-Syndrom	Ausschlussdiagnose, Tumorsuche durch okkultes Blut im Stuhl, Sonografie, Rö-Thorax, Koloskopie, Gastroskopie, gynäkologischer und urologischer Status, ggf. Knochenszintigrafie

MERKE

Das Ansprechen auf die Steroidmedikation ist prompt und kann als weiteres diagnostisches Kriterium gewertet werden.

Verlauf und Prognose

Die notwendige Therapiedauer liegt bei 1–4 Jahren. Eine zu kurze Therapiedauer geht mit Rezidiven einher. Zu beachten sind die Nebenwirkungen der Steroidtherapie, v. a. Osteoporose, Diabetes mellitus und Infektionen. Bei anhaltend hohem Steroidbedarf über 10 mg Prednisolon ist eine steroidsparende immunsuppressive Basistherapie mit Methotrexat notwendig.

13.10.6 Weitere Vaskulitiden

Morbus Behçet

Die Ätiologie ist unbekannt. Betroffen sind Südeuropäer und Mittelmeeranrainer.
Der Morbus Behçet ist mit HLA-B5 assoziiert.

Klinik

Schubweise chronischer Verlauf mit:
- Aphthen und Ulzerationen der Mund- und Genitalschleimhaut
- Uveitis anterior
- Oligoarthritis, meist der unteren Extremität
- Evtl. Erythema nodosum, Pyoderma (eitrige, nichtinfektiöse Hautnekrosen). Selten Meningoenzephalitis oder Perikarditis.

Diagnostisches Vorgehen

Wegweisend ist die Trias **Mund-, Genital-** und **Augenaffektionen.** Das Röntgen zeigt eine Arthritis ohne Erosionen. Im Labor werden keine Autoantikörper nachgewiesen.

Therapie

Zum Einsatz kommen topische und orale Steroide und auch Colchicin zur Behandlung der Aphthen und Arthritis, bei systemischem Befall ist eine immunsuppressive Therapie mit Substanzen wie Chlorambucil, Cyclophosphamid oder Ciclosporin A indiziert.

Eosinophile Granulomatose mit Polyangiitis (eGPA)

Synonym: Churg-Strauss-Vaskulitis
Die typische Trias besteht aus **granulomatöser Vaskulitis, Bluteosinophilie** evtl. mit IgE-Erhöhung und **Asthma bronchiale.** Klinisch ist die eGPA der PAN ähnlich, jedoch steht die eosinophile Alveolitis im Vordergrund. pANCA- und MPO-Antikörper werden

bei 30–60 % der Fälle nachgewiesen. Aufgrund der selteneren Nierenbeteiligung ist die Prognose günstiger als bei der PAN.

Hypersensitivitätsvaskulitis

Synonyma: Vasculitis allergica, leukozytoklastische Vaskulitis. Ein typischer Vertreter ist die Purpura Schoenlein-Henoch. Die Vaskulitis wird durch unterschiedliche Antigene, die als immunogenes Allergen wirken, hervorgerufen.

Klinik

Betroffen sind die kleinen Gefäße (Arteriolen, Kapillaren, Venolen) vorwiegend der Haut der unteren Extremität. Klinische Erscheinungen der Vaskulitis sind palpable Purpura (feinpapulöse, daher palpable Effloreszenzen, ➤ Abb. 13.33), Urtikaria, Ulzerationen und evtl. Hautnekrosen. Systemische Verläufe mit Fieber, Gelenk- und Muskelschmerzen sowie Mitbeteiligung von Lunge, Milz und vor allem Nieren kommen vor.

MERKE

Der Nierenbefall zeigt sich durch eine Hämaturie (evtl. mit Kreatinin-Anstieg), der Befall des GI-Trakts durch einen positiven Haemoccult®-Test.

Ätiologie

- **Exogene Antigene:** Blutprodukte (Serumkrankheit), Medikamente wie ASS, Sulfonamide oder Penizilline. Infekte mit Streptokokken, Hepatitis-B- und anderen Viren
- **Endogene Antigene:** bei Neoplasien, z. B. Hodgkin-Lymphom oder Plasmozytom, Kollagenosen wie SLE, Komplementdefekten, Kryoglobuline

Diagnostisches Vorgehen

Eine **Hautbiopsie** ermöglicht die Abgrenzung zu anderen Vaskulitisformen: Für eine Hypersensitivitätsvaskulitis sprechen Leukozyteninfiltrate und perivasal nekrotische Leukozyten (leukozytoklastisch), Endothelschwellung, extravasale Erythrozyten und Immunkomplexe.

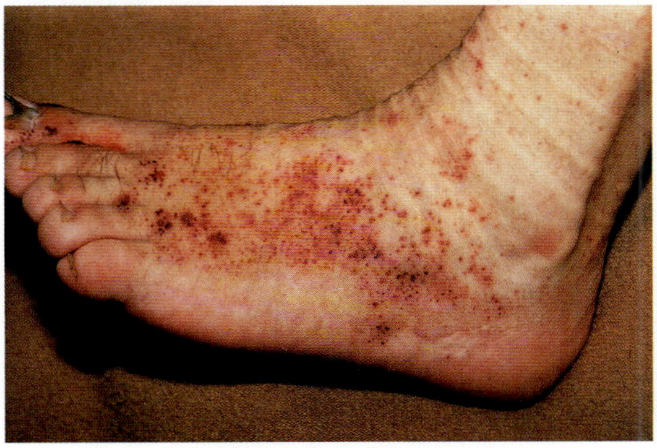

Abb. 13.33 Purpura bei Hypersensitivitätsvaskulitis: im Hautniveau liegende Petechien [M114]

Therapie und Prognose

Bei schweren Verläufen werden **Kortikosteroide** eingesetzt. Da Organbeteiligungen selten sind, ist die Prognose in der Regel gut. Die Erkrankung ist meist selbstlimitierend.

Purpura Schoenlein-Henoch

Sie ist der typische Vertreter einer Hypersensitivitätsangiitis (➤ 3.7.6) und kommt gehäuft im Kindesalter vor. Auslöser sind wahrscheinlich infektassoziierte Immunphänomene. Die klassischen Symptome umfassen eine palpable Purpura, Arthralgien, abdominelle Koliken und bei 40 % eine Glomerulonephritis mit Hämaturie mit oder ohne Nierenfunktionsverschlechterung (➤ 11.8.3). Die Prognose im Kindesalter ist gut: Meist kommt es zur spontanen Remission. Nur bei Nierenmitbeteiligung ist eine Therapie mit Kortikosteroiden, bei schweren Verläufen auch Cyclophosphamid notwendig. Beim Erwachsenen ist die Prognose nicht so günstig. Eine terminale Niereninsuffizienz mit dauerhafter Dialysepflicht ist möglich.

Kryoglobulinämie

Kryoglobuline sind im abgekühlten Serum ausfallende Immunkomplexe, die aus IgM-Rheumafaktoren und IgG bestehen. Am häufigsten ist die sog. gemischte Kryoglobulinämie bei Hepatitis-C-positiven Patienten. Die zirkulierenden Immunkomplexe lagern sich in den Arteriolen und Kapillaren ab und führen dort zur Vaskulitis. Bei den Patienten kommt es zu einem makulopapulösen Exanthem, Arthralgien, Hepatosplenomegalie, Lymphadenopathie, Pleuraergüssen, Raynaud-Phänomen und Immunkomplexglomerulonephritis (➤ 11.5.2). Die Diagnose wird durch den Kryoglobulinnachweis im frischen, warmen Blut gestellt.

MERKE

Kryoglobuline treten nicht bei Rheumafaktor-positiver RA auf, da sich keine intravasalen Immunkomplexe bilden.

Kawasaki-Syndrom

Das Kawasaki-Syndrom **(mukokutanes Lymphknotensyndrom)** betrifft meist Kinder unter 5 Jahren. Die Ätiologie ist wahrscheinlich viral. Befallen sind große Arterien, z. B. die Koronarien. Gefürchtet ist besonders die Koronariitis mit Aneurysmenbildung und einer Letalität um 3 % durch Herzinfarkt.

Die **Klinik** ist durch antibiotikaresistente Temperaturerhöhungen, Konjunktivitis, Stomatitis mit Erdbeerzunge wie bei Scharlach,

Palmarerythem mit grober, an den Fingern nach 2–3 Wochen beginnender Schuppung sowie Lymphknotenschwellung gekennzeichnet. Therapiert wird mit Immunglobulinen i. v. und ASS.

CAVE!

Steroide sind nicht indiziert, da sie die Bildung von Aneurysmen fördern.

Takayasu-Syndrom

Diese seltene Vaskulitis befällt fast ausschließlich junge Frauen. Betroffen sind vorwiegend der Aortenbogen und die abzweigenden großen Arterien. Durch entzündliche Gefäßwandveränderungen, die histologisch Riesenzellen wie bei der Arteriitis temporalis (➤ 13.10.5) zeigen, kommt es zu Stenosen. Die **Symptome** hängen von den betroffenen Gefäßen ab:

- Subclavia-Verschluss: kühler Arm mit Pulslosigkeit
- Subclavia-Stenose: RR-Differenz an den Armen
- Renalis-Stenose: Hypertonus

Häufige Begleitsymptome sind allgemeine Abgeschlagenheit und subfebrile Temperaturen. Über den betroffenen Gefäßen lassen sich evtl. Strömungsgeräusche auskultieren.

Die **Diagnose** wird mit Angio-CT oder -MRT des Thorax, dopplersonografisch oder angiografisch gesichert. Zur **Therapie** werden Glukokortikoide, Antihypertensiva und Thrombozytenaggregationshemmer wie ASS eingesetzt.

13.11 Kristallarthropathien

Den Kristallarthropathien liegt eine entzündliche **Reaktion auf Fremdkörper** zugrunde. Zwei Reaktionsmuster sind – am Beispiel der Gicht-Arthropathie – zu unterscheiden:

- **Akut-entzündliche Reaktion,** z. B. im Gichtanfall mit akuter Arthritis. Durch Anstieg der interstitiellen Urat-Konzentration kommt es zur Bildung phagozytierbarer Mikrokristalle. Nach Phagozytose zerfallen die uratbeladenen Leukozyten und setzen Kinine frei, die wiederum die Entzündungskaskade aktivieren.
- **Chronisch-degenerative Reaktion:** Prädilektionsstellen sind Gewebe mit hoher interstitieller Urat-Konzentration (z. B. Nierengewebe) sowie Gewebe, die saure Mukopolysaccharide enthalten (z. B. Knorpel, Bindegewebe und Knochen). Dort kommt es zur Urat-Ablagerung mit chronischer Entzündung. Die Urat-Ablagerungen führen zu Defekten im Knorpel und Knochen und zur Knotenbildung, den Tophi.

13.11.1 Gicht

Die Gicht wird ausführlich in ➤ 10.5 besprochen. Hier werden schwerpunktmäßig die gichtbedingten Gelenkbeschwerden erläutert.

Klinik

Akuter Gichtanfall

Die Gicht beginnt meist mit einer akuten Monarthritis **(Arthritis urica).**

Betroffen ist in der Hälfte der Fälle das Großzehengrundgelenk (der Gichtanfall in diesem Gelenk wird **Podagra** genannt, ➤ Abb. 13.34), seltener das Sprunggelenk oder Knie, noch seltener die obere Extremität. Charakteristisch ist der plötzliche Beginn mit stärksten Entzündungszeichen wie Schwellung, Rötung und extremem Bewegungsschmerz. Gelegentlich kommt es am Knie oder Ellbogen zu einer Bursitis.

MERKE

Die Arthritis urica ist die häufigste Monarthritis beim Mann.

Chronische Gicht

Kommt es zu rezidivierenden Arthritisschüben mit irreversiblen Gelenkschäden, spricht man von chronischer Gicht. Charakteristisch ist die Tophusbildung, besonders an der Ohrmuschel.

Diagnostisches Vorgehen

Im Anfall sind die Entzündungsparameter stark erhöht: BSG (bis 100 mm), CRP, Leukozyten.

MERKE

Oft, jedoch nicht immer ist der Harnsäurespiegel erhöht: Männer > 7,0 mg/dl (476 µmol/l); Frauen > 6,5 mg/dl (389 µmol/l).

Beweisend ist die Untersuchung des Gelenkergusses. Im Polarisationsmikroskop zeigen sich negativ doppeltbrechende nadelförmige Uratkristalle (➤ Abb. 13.35). Charakteristische radiologische Ver-

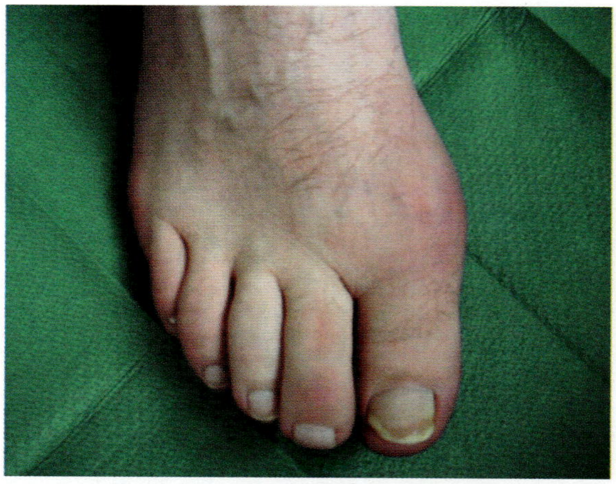

Abb. 13.34 Typische Podagra bei Gicht. Rötung und Schwellung des Großzehengrundgelenks. [M114]

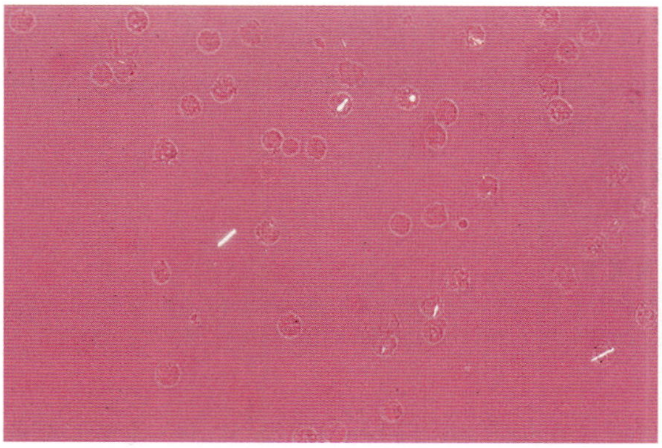

Abb. 13.35 Harnsäurekristalle in der Synoviaanalyse: nadelförmige, im Phasenkontrastmikroskop doppelt lichtbrechende Kristalle [M114]

änderungen treten erst bei chronischem Verlauf auf: lochstanzartige Defekte ohne Sklerosierungssaum (intraossale Tophi), Usuren; später völlige Gelenkzerstörung mit Subluxation.
Therapie: ➤ 10.5.3.

13.11.2 Chondrokalzinose (Pseudogicht)

Es wird zwischen einer primären und einer sekundären Form unterschieden:

- **Primäre Form:** ätiologisch unklare Kristallarthropathie, ausgelöst durch Ablagerung von Kalziumpyrophosphatkristallen in Faserknorpel (Bandscheiben und Menisken) sowie in hyalinem Knorpel der Gelenke. Polyartikuläre Verlaufsformen sind möglich.
- **Sekundäre Form** bei Hyperparathyreoidismus (➤ 9.5.2): Sie ist meist klinisch stumm und ein röntgenologischer Zufallsbefund an den Menisken. Selten kommt es zu Arthritiden; dann meist zu einer Gonarthritis mit akutem Beginn und klinischer Symptomatik wie bei einem Gichtanfall.

MERKE
Das Großzehengrundgelenk ist anders als bei der Gicht nie betroffen.

Das **Labor** zeigt deutlich erhöhte Entzündungsparameter. Harnsäure, Kalzium und Phosphat sind bei primären Formen im Normbereich. Die Kristalle können im Gelenkerguss mit der Polarisationsmikroskopie als positiv doppeltbrechend nachgewiesen werden.

Die **Therapie** bei einer akuten Arthritis besteht in Colchicin- oder NSAR-Gaben (➤ 10.5.3).

13.12 Degenerative Gelenkerkrankungen

Die degenerativen Gelenkerkrankungen umfassen degenerative Veränderungen der Extremitätengelenke **(Arthrosen)** und der Wirbelsäule **(Spondylarthrosen).** Sie gehören zu den häufigsten Erkrankungen mit unterschiedlichen geschlechtsspezifischen Manifestationen: Bei Frauen ist die Arthrose der Fingergelenke, Knie und Hüfte häufiger, bei Männern dominieren degenerative Wirbelsäulenerkrankungen.

Insgesamt sind Männer und Frauen gleichermaßen betroffen. Für die Bundesrepublik Deutschland werden ca. 5 Millionen Patienten, etwa 6 % der Bevölkerung, geschätzt (zum Vergleich RA: ≈ 800.000 Patienten bzw. 1 % der Bevölkerung). Mit etwa 35 % ist die Arthrose die häufigste Ursache chronischer Schmerzen in Europa. Die gesundheitsökonomische Bedeutung ist entsprechend groß. Arthrose-Patienten werden in Deutschland eher von Orthopäden als von Internisten betreut, weshalb das Krankheitsbild hier nur kurz dargestellt wird.

Klinik

Typisch ist der lokale, häufig durch Belastungen ausgelöste Gelenkschmerz. Betroffen sind vor allem Hände, Knie, Hüften und Wirbelsäule. Der Schmerz verstärkt sich meist im Laufe des Tages und lässt bei körperlicher Schonung nach.

Charakteristisch sind der **Anlaufschmerz** wenige Minuten nach einer Ruhephase und eine **Wetterfühligkeit** mit Schmerzverstärkung bei Wetterumschlägen. Morgensteifigkeit kann vorkommen, hält im Gegensatz zur rheumatoiden Arthritis allerdings nur wenige Minuten an. Eine Überwärmung und Schwellung des Gelenks tritt im Gegensatz zur Arthritis nur bei Überlastung auf. Es wird dann von einer **aktivierten Arthrose** gesprochen.

MERKE
Eine zunächst nichtentzündliche Arthrose kann sich zu einer Arthritis entwickeln (Pfropfarthritis), umgekehrt bewirkt eine primär-entzündliche Arthritis (z. B. RA) langfristig arthrotische Veränderungen am Gelenk.

Die Beschwerden verlaufen über Jahre langsam progredient. Im Verlauf kommt es zu zunehmender **Bewegungseinschränkung,** im Endstadium zu Achsenfehlstellungen (z. B. Varus- oder Valgusstellung) und Mutilationen mit Gelenkinstabilität. Die Arthrose verläuft selten monartikulär, meist sind mehrere Gelenkregionen symmetrisch befallen (oligoartikuläres Befallsmuster).

Hände

Diese Form tritt vor allem bei Frauen in der Menopause auf. Eine erbliche Komponente ist gesichert. Primär betroffen sind Fingerendgelenke, Mittelgelenke und das Daumensattelgelenk (➤ Abb. 13.36). Manifestationen sind:

13

- Derbe Knochenauftreibungen („Knoten“) an der Streckseite der Endgelenke (Heberden-Knoten) und Mittelgelenke (Bouchard-Knoten)
- Tastbare schmerzhafte Krepitationen am Daumensattelgelenk (Rhizarthrose)
- Morgendlicher Anlaufschmerz und Steifigkeit: Dauer lediglich wenige Minuten (im Gegensatz zur RA; ➢ 13.6)

Die Hand- und Fingerfunktion ist im Verlauf wenig beeinträchtigt. Die Rhizarthrose beeinträchtigt jedoch das Greifen durch die schmerzhafte Opposition des Daumens.

MERKE
Bei isoliertem arthrotischem Befall der Fingergrundgelenke, meist Metakarpophalangealgelenke II und III, ist an eine Hämochromatose zu denken, die auch vor der Leberbeteiligung auftreten kann (➢ 10.7).

Hüfte

Die Koxarthrose tritt in der Regel ab dem 50. Lebensjahr auf. Frauen sind häufiger betroffen. Die typischen Befunde sind:

- Schmerzen beim Gehen, die initial auf die Knie projiziert werden, später in die Leiste mit typischem Druckschmerz. Anfangs Belastungsschmerz, später auch Ruheschmerz.
- Bewegungseinschränkung der Innenrotation, Abduktion und Extension
- Typischer Gang: Die Patienten neigen sich seitlich über das betroffene Bein, wenn sie es belasten, um den Druck auf das Gelenk zu vermindern.

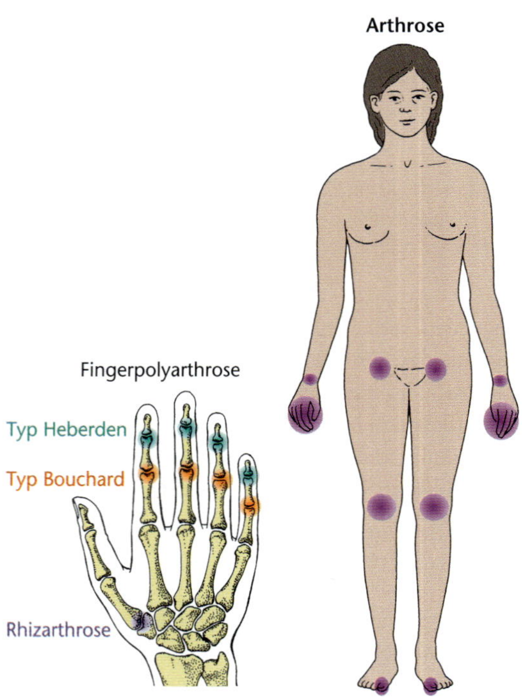

Abb. 13.36 Befallsmuster bei Arthrose (inkl. Hände). Im Vergleich zur rheumatoiden Arthritis (➢ Abb. 13.1) sind vor allem die statisch am meisten belasteten Gelenke befallen. [L190]

Knie

Von einer Gonarthrose sind bevorzugt Frauen betroffen. Meist liegt ein beidseitiger Befall vor.

Wirbelsäule

MERKE
Degenerative Wirbelsäulenerkrankungen sind die häufigste Ursache von Rückenschmerzen und bedingen etwa 50 % aller Rentenanträge.

Betroffen sind die Bandscheiben und die Wirbelgelenke. Aufgrund der Statik ist die LWS am häufigsten betroffen. Prädisponierende Faktoren sind Fehlstellungen wie Skoliose, Kyphose oder Lordose und Überlastungen.

Leitsymptom ist der **Rückenschmerz** im Bereich des betroffenen Segments. Typisch ist die Provokation durch bestimmte Bewegungen wie Bücken oder Aufrichten. Durch mechanische Irritiation der Spinalnerven kommt es häufig zur radikulären Ausstrahlung in das betreffende Dermatom **(Lumbago „Hexenschuss“).** Ein neurologisches Defizit, z. B. Reflexausfall oder Hyposensibilität, weist auf einen Bandscheibenprolaps hin.

MERKE
Oft besteht keine Korrelation zwischen subjektivem Beschwerdebild und radiologischen Veränderungen.

Ätiologie

Der Ausgangspunkt der degenerativen Veränderungen ist der Gelenkknorpel. Nach der Ätiologie werden primäre und sekundäre Arthrosen unterschieden:

- **Primäre Arthrosen:** Knorpeldegeneration ohne erkennbare Ursache. Sie kommt meist im höheren Lebensalter vor (Durchschnittsalter 60 Jahre). Die Arthrose ist polyartikulär und verläuft langsam progredient.
- **Sekundäre Arthrosen:** Sie sind die Folge bestimmter Grundkrankheiten und führen früher zu Beschwerden als die primären. Sekundäre Arthrosen sind in der Regel oligoartikulär. Pathogenetisch führt ein Missverhältnis zwischen Gelenkbelastung und struktureller Belastungstoleranz zum Knorpelverlust; ein solches Missverhältnis tritt zum Beispiel bei angeborenen Achsenfehlstellungen auf.

Ursachen einer sekundären Arthrose

- Angeborene Gelenkdeformitäten, z. B. Hüftdysplasie
- Trophische Störungen, z. B. Osteochondrosis dissecans, Morbus Perthes
- Funktionelle Störungen, z. B. Beinlängendifferenz, Skoliose
- Postentzündlich, z. B. bei RA, Psoriasis-Arthritis
- Posttraumatisch, z. B. bei Gelenkinkongruenz nach Fraktur
- Metabolisch, z. B. Hämochromatose, Gicht

Diagnostisches Vorgehen

- **Körperliche Untersuchung:** derbe Gelenkverdickung als Zeichen einer Kapselverkalkung, Reibegeräusche bei Bewegung (Krepitationen) und Bewegungseinschränkungen. Oft ist die gelenknahe Muskulatur durch die mangelnde Beweglichkeit atrophisch.
- **Röntgen:** Frühe Zeichen sind Gelenkspaltverschmälerungen, die durch den Knorpelverlust entstehen. Später kommt es zu subchondraler Sklerosierung, osteophytären Anlagerungen und Kapselverkalkungen (➤ Abb. 13.37).
- **Gelenkpunktion:** Diese kommt nur bei differenzialdiagnostischer Unsicherheit in Betracht und zeigt einen zellarmen Erguss als Ausdruck der aktivierten Arthrose (< 2.000 Zellen/nl).

Differenzialdiagnose

Die Arthrose muss vor allem gegenüber der RA abgegrenzt werden (➤ Tab. 13.20).

Therapie

Eine kausale Therapie der primären Arthrose gibt es nicht. Therapieziele sind
- die Schmerzen zu lindern,
- die Funktion der betroffenen Gelenke zu erhalten und
- den degenerativen Prozess zu verlangsamen.

Bei den sekundären Arthrosen richtet sich die Therapie nach der zugrunde liegenden Ursache. Wenn möglich, werden z. B. Fehlstellungen prophylaktisch korrigiert.

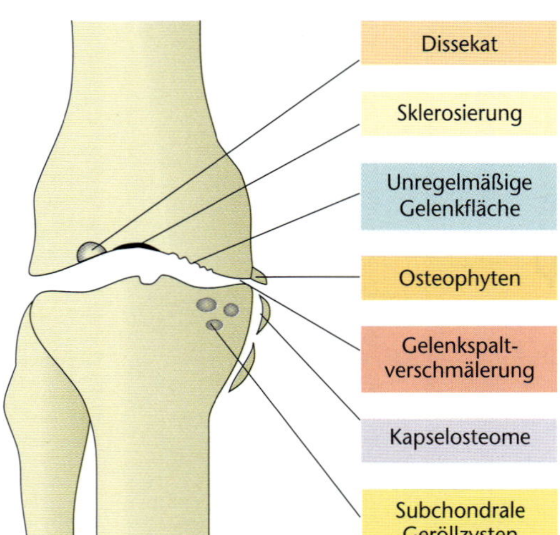

Abb. 13.37 Mögliche Röntgenbefunde bei Arthrose [L157]

Tab. 13.20 Differenzialdiagnose Arthrose – Arthritis

	Arthrose	Rheumatoide Arthritis
Primäres Reaktionsterrain	Knorpel	Synovialis
Befallsmuster der Gelenke	Oligoartikulär, Bevorzugung großer Gelenke	Polyartikulär, Bevorzugung kleiner Gelenke
Befallsmuster der Hand	Fingerendgelenke (DIP); Daumensattelgelenk (Rhizarthrose)	Handgelenk, Fingergrund- und Mittelgelenke (MCP, PIP)
Morgensteifigkeit	Nur kurz (Minuten)	Ausgeprägter und länger
Lokalbefund	Selten Schwellung	Rötung, Schwellung, Überwärmung
Schmerzcharakteristik	Anlaufschmerz, Belastungsschmerz	Ruheschmerz, Besserung durch Bewegung
Extraartikuläre Erscheinungen	Keine	Viele, z. B. Rheumaknoten
Entzündungsparameter	Normalerweise nicht erhöht (Ausnahme: aktivierte Arthrose)	Normalerweise erhöht
Rheumafaktor	Negativ	Meist positiv
Gelenkpunktion	Zellarm, hellgelb	Zellreich, gelb

PRAXISBEZUG

Therapieverfahren bei Arthrose

- **Physikalisch:** Wärmeanwendung, im aktivierten Stadium Kaltanwendungen (Kryotherapie), Elektrotherapie (durch Hochfrequenz wird eine Tiefendurchwärmung, durch Niederfrequenz eine Analgesie erreicht)
- **Krankengymnastisch:** Kontrakturprophylaxe, Korrektur von Fehlhaltungen, muskuläre Stabilisierung
- **Hilfsmittel:** z. B. Manschetten, Gehstöcke
- **Operativ:**
  - Arthroskopische Knorpelglättung
  - Umstellungsosteotomie zur Entlastung überbeanspruchter Gelenkabschnitte, Statikverbesserung
  - Prothesen: z. B. Totalendoprothese als Hüft-, Kniegelenksersatz oder Schlittenprothesen
  - Experimentell: autologe Chondrozytentransplantation (ACT) oder autologe osteochondrale Transplantation (OCT) mit Eigengewebe aus einem gesunden Gelenk
  - Die **Transplantation von Knorpel** ist aufwendig und kann in ihrer Effektivität noch nicht abschließend beurteilt werden.
- **Medikamentös:**
  - NSAR, Analgetika; bei Aktivierung evtl. intraartikuläre Glukokortikoide
  - Eine intraartikuläre Injektion von Hyaluronsäure verringert bei einem Teil der Patienten die Schmerzen und verzögert die Progredienz der Knorpeldestruktion. Eine Evidenz aus größeren Studien zur Wirksamkeit liegt jedoch nicht vor.

MERKE

Ein einmal eingetretener Knorpelverlust kann nicht wieder rückgängig gemacht werden.

13.13 Weichteilrheumatische Erkrankungen

Unter diesem „weichen“ Begriff werden primär nichtentzündliche Erkrankungen der periartikulären Weichteile wie Sehnen, Gelenkkapseln und Bindegewebe zusammengefasst. Die Nomenklatur mit einer Vielzahl von Synonyma ist verwirrend, da die Definitionen zum Teil ungenau sind. Erkrankungen dieses Formenkreises sind häufig, sie machen etwa 12 % in einer Allgemeinarztpraxis aus. Neben dem **Fibromyalgiesyndrom** kommen vor allem **Tendopathien** vor.

13.13.1 Fibromyalgiesyndrom

Das Fibromyalgiesyndrom ist nach Arthrosen und degenerativen Wirbelsäulenleiden die häufigste Erkrankung des Bewegungsapparats. Frauen sind 6- bis 8-mal häufiger betroffen als Männer. Die Prävalenz beträgt anhand der Diagnosekriterien des American College of Rheumatology 1–3 %, unspezifische Fibromyalgie-artige Beschwerden mit *Tender Points* werden sogar in > 10 % angegeben. Betroffen sind vor allem Frauen im beginnenden Klimakterium. Die Ätiologie ist unbekannt. Außer einem gestörten Tiefschlaf (Non-REM-Schlaf) und einer neurohormonellen Dysfunktion mit erniedrigtem Tryptophan- und erniedrigtem Serotonin-Spiegel im Liquor sind keine pathophysiologischen Veränderungen nachweisbar. Dies könnte auf eine gestörte zentrale Schmerzverarbeitung als mögliche Ursache hinweisen. Psychische, somatische und soziale Faktoren spielen eine Rolle in der multifaktoriellen Genese der Erkrankung.

Klinik

Die Klinik wird oft eindrucksvoll geschildert:

- **Chronische, ausgedehnte Schmerzen** über mehr als 3 Monate in allen Körperregionen mit generalisierten diffusen Schmerzen der Muskeln (oft muskelkaterähnlich), der Sehnen und Gelenke
- **Parästhesien** und subjektives Gefühl von Gelenkschwellungen
- Ständige **Müdigkeit** sowie **Schlafstörungen.** Oft liegt eine **depressive Stimmungslage** vor.

Eine Arthritis ist nicht objektivierbar. Es besteht jedoch eine ausgeprägte Druckempfindlichkeit bestimmter Sehnenansätze und Muskeln (*Tender Points,* ➤ Abb. 13.38).

Diagnostisches Vorgehen

Die Diagnose basiert auf dem klinischen Befund der Druckschmerzpunkte: 11 von 18 müssen positiv sein. Labor, Röntgen und Knochenszintigrafie sind unauffällig.

Differenzialdiagnostisch müssen ausgeschlossen werden: eine entzündlich-rheumatische Erkrankung mit begleitender Enthesiopathie wie Psoriasis-Arthritis, Polymyositis, Polymyalgia rheumatica und Hypothyreose, aber auch diffuse Schmerzen im Rahmen von paraneoplastischen Syndromen.

Therapie

Bei den **nichtmedikamentösen** Therapieformen ist die aktive Bewegungstherapie, möglichst in Verbindung mit kognitiver Verhaltenstherapie und Patientenschulungsprogrammen, mittelfristig beschwerdelindernd. **Medikamentös** haben sich niedrig dosiert

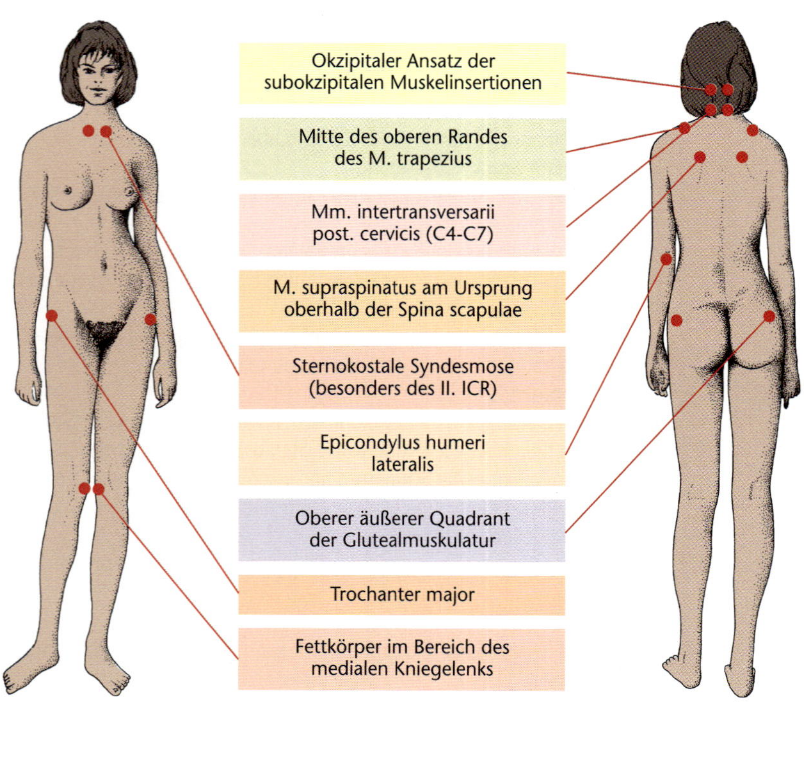

Abb. 13.38 Druckschmerzpunkte beim Fibromyalgiesyndrom: gelenknahe Sehnenansätze (= *Tender Points*) [L157]

Amitriptylin und andere Antidepressiva als wirksam erwiesen. Analgetisch kommt Tramadol allein oder in Kombination mit Paracetamol zum Einsatz. Starke Opiate, NSAR und Steroide sind meist wirkungslos und kontraindiziert.

MERKE

Wichtig ist die langfristige Betreuung und Aufklärung des Patienten darüber, dass die Erkrankung keine Gelenk- oder Muskelschäden verursacht.

Prognose

Nach 4 Jahren sind noch 97 % symptomatisch. Remissionen sind am ehesten bei erst kurzem Krankheitsverlauf innerhalb der ersten 2 Jahre zu erzielen.

13.14 Rheumatologie im Umbruch

Medikamentöse Therapie entzündlich-rheumatischer Erkrankungen

Die medikamentöse Therapie der rheumatoiden Arthritis begann im vergangenen Jahrhundert mit der Entwicklung der Acetylsalicylsäure. 1946 löste die Entdeckung der entzündungshemmenden Wirkung der Glukokortikoide eine Euphorie aus – bis die Nebenwirkungen unter der unkontrolliert hoch dosierten Therapie zur Ernüchterung führten.

Die am längsten bekannte Basistherapie im heutigen Sinne für die rheumatoide Arthritis ist die Goldtherapie (1929). Zu dieser Zeit wurde auch erstmals der positive Effekt von Chloroquin beim Lupus erythematodes beschrieben. Aber erst die weitere pharmakologische Entwicklung der Antirheumatika nach dem Krieg und die weitere Entwicklung der Basistherapien mit krankheitsmodifizierenden Antirheumatika (engl. *disease modifying antirheumatic drugs,* DMARD) gestaltete das Leben der Patienten erträglicher.

Die unbekannte Ätiologie entzündlich-rheumatischer Erkrankungen ist eine wesentliche Ursache der eingeschränkten Therapierbarkeit. Zwar haben immunologische Erkenntnisse verschiedene Schritte der Pathogenese verständlicher gemacht, die jeweils auslösende Immunmodulation (z. B. bakterielle/virale Antigene, Autoantigene) bleibt jedoch unbekannt. Wie vor hundert Jahren ist das Ziel der Therapie bei den entzündlich-rheumatischen Erkrankungen, die chronisch-autoimmune Entzündungsreaktion medikamentös zu unterdrücken. Sogenannte Basistherapeutika und Steroide sind hierzu in der Lage, können jedoch zum Teil erhebliche Nebenwirkungen verursachen, z. B. eine erhöhte Infektanfälligkeit durch Suppression des Immunsystems. Die längste Erfahrung bei Autoimmunerkrankungen besteht mit monoklonalen TNF-α-Blockern.

Neuere Behandlungsstrategien

Neuere Behandlungsstrategien haben zum Ziel, selektiv immunsupprimierend einzugreifen, d. h. einzelne Zytokine der Entzündungskaskade (➤ 5.3.1) selektiv durch monoklonale Antikörper zu hemmen. Diese Biologicals sollen die physiologische Immunabwehr möglichst wenig beeinträchtigen. Die intrazelluläre Hemmung eines Zytokins ist durch Hemmung der Januskinasen (JAK) möglich. Der JAK-STAT-Signalweg induziert die Transkription spezifischer Zielgene. Diese Signalhemmung ist durch JAK-Hemmer möglich (➤ Tab. 13.21).

Behandlungsansätze sind:

- Hemmung der am Beginn der Entzündungskaskade stehenden proinflammatorischen Zytokine (TNF-α, Interleukin-1 und -2). Die Therapie mit **TNF-α-Antagonisten,** die zirkulierenden TNF-α bzw. dessen Rezeptoren blockieren (Infliximab, Etanercept, Adalimumab), sind etabliert und zeigen vielversprechende Erfolge. Das gleiche Therapiekonzept verfolgt der Interleukin-1-Antikörper Anakinra, der in Kombination mit MTX ebenfalls für die Behandlung der RA zugelassen wurde, aber weniger effektiv ist.
- Hemmung kostimulierender, auf die T-Zelle wirkender Signale: **Abatacept, Interleukin-12, -17, -23 Antikörper**
- Hemmung von B-Zellen (monoklonaler Antikörper **Rituximab**)
- Antikörper gegen Adhäsionsmoleküle **(ICAM-1)**

Insgesamt werden zurzeit ca. 80 verschiedene monoklonale Antikörper auf ihre Wirksamkeit geprüft.

Bei der rheumatoiden Arthritis wird derzeit untersucht, inwieweit sich eine spezifische Toleranz durch Gabe von **Kollagen Typ II** erzielen lässt, dem eine Rolle als entzündungsunterhaltendes Autoantigen zugesprochen wird.

Tab. 13.21 Neue immunmodulatorische Substanzen

Substanz	Beschreibung/Wirkungsweise
B-Zell-Blockade	CD20-Antikörper (Rituximab) wirkt immunsuppressiv durch Hemmung der B-Zell-Proliferation.
Interleukin-6-Antikörper	Il-6-Rezeptor-Antikörper blockiert Akute-Phase-Proteine wie CRP.
Signal-Transduction-Pathway-Hemmer	CTLA4-Ig (Abatacept) hemmt die T-Lymphozyten-Aktivierung durch zytokininduzierte Aktivierungssignale (z. B. durch TNF-α).
Interleukin-17-Antikörper	CD17+-T-Helferzellen produzieren IL-17. IL-17 spielt bei der Entstehung der Psoriasis eine wichtige Rolle. Secukinumab ist ein IL-17-Antikörper.
Interleukin-12, -23-Antikörper	IL-12 stimuliert T-Zellen, IL-23 ist bei der Pathogenese der Psoriasis beteiligt. Ustekinumab ist ein IL-12- und IL-17-Antikörper.
Januskinase-Hemmer	Hemmen intrazellulären JAK-STAT-Signalweg und Transkription von Genen. Dieser Signalweg wird von Zytokinen und z. B. Erythropoetin benutzt.

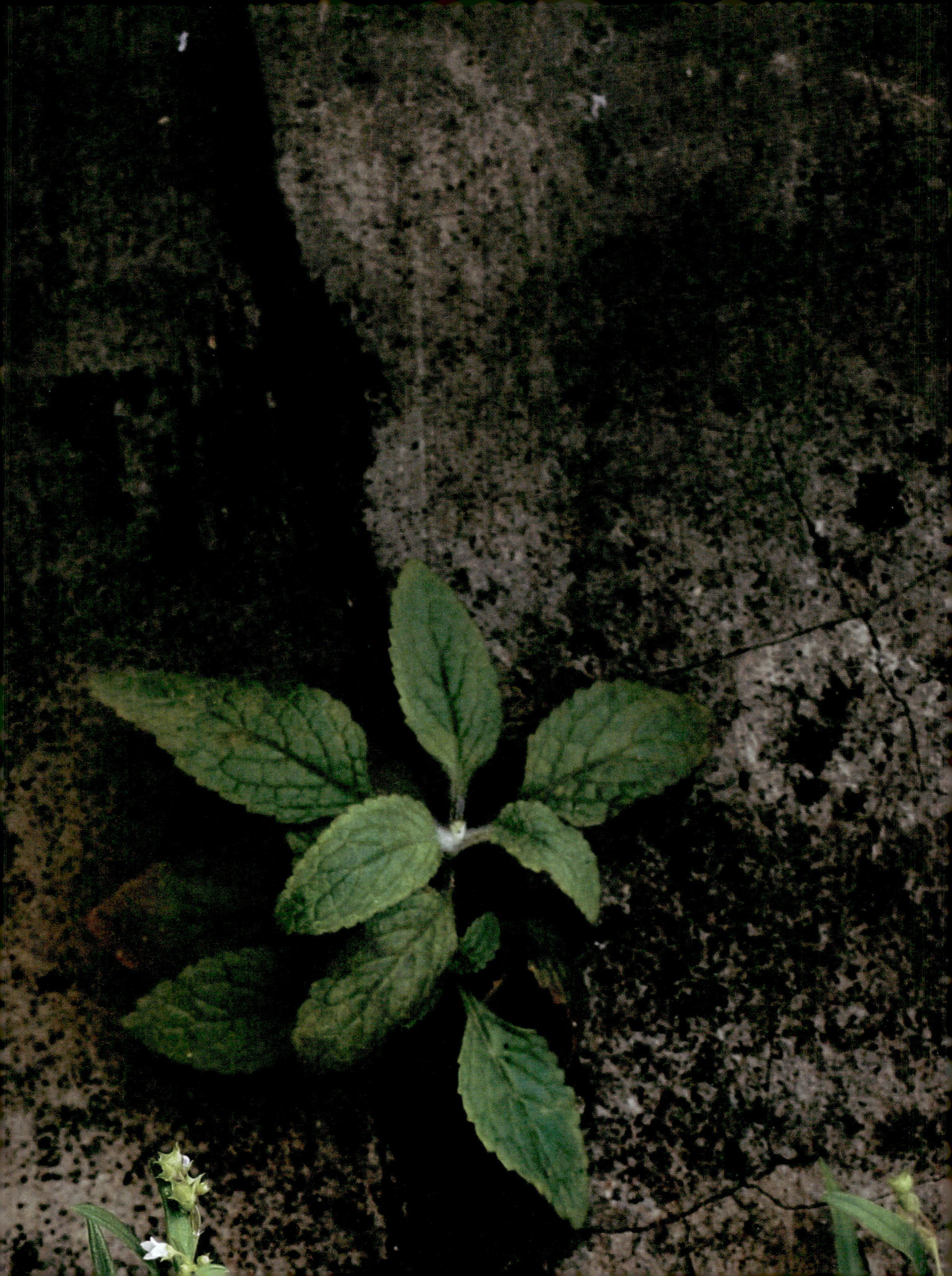

KAPITEL

14 Infektionskrankheiten

M. Stoll, G.M.N. Behrens, H. Renz-Polster, C. Scheibenbogen

Jahrtausendelang waren Infektionskrankheiten auch in den reichen Ländern der Erde die häufigste Todesursache (> Abb. 14.1). Noch 1918/19 starben an der durch Europa ziehenden Influenza-Epidemie mehr Menschen als in den vier Jahren davor während des Ersten Weltkriegs. Ein Jahrhundert später überrollte die COVID-19-Pandemie die Menschheit, forderte Millionen Menschenleben und hatte immense Auswirkungen auf die Wirtschaft und das soziale Leben. In ihrem Ausmaß noch verheerender waren die Epidemien des Mittelalters, die sowohl die Gesellschaft als auch die Psyche unserer Vorfahren entscheidend mitprägten. Viele Historiker betrachten etwa die Pest als über weite Strecken des Mittelalters wirtschafts- und kulturbestimmend.

Erst mit der Verbesserung der Lebensumstände für die breite Masse der Bevölkerung in Mitteleuropa und Nordamerika sowie mit der Entwicklung von Antibiotika und Impfstoffen änderte sich dies für diese Gegenden – aber auch nur dort: Weltweit starben auch vor der immer noch anhaltenden COVID-19-Pandemie mehr Menschen an Infektionskrankheiten als an Herz-Kreislauf-Erkrankungen und Krebserkrankungen zusammen.

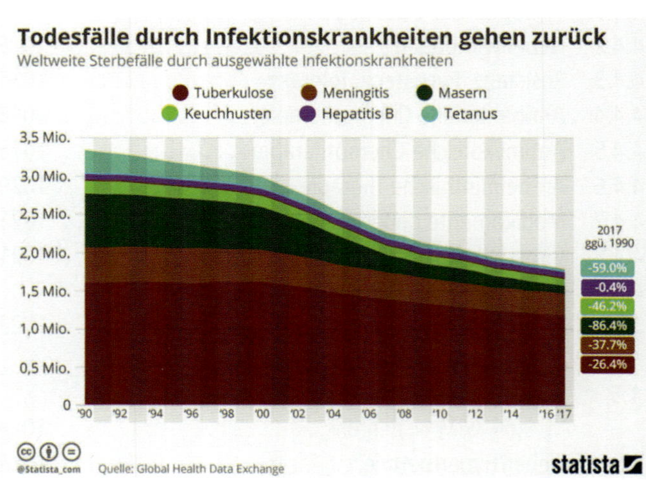

Abb. 14.1 Seit 1990 sterben an Infektionskrankheiten weltweit immer weniger Menschen, die Todesfälle durch Krankheiten, gegen die geimpft werden kann, ist stark zurückgegangen. Als Gründe können laut RKI Verbesserungen in Bezug auf Hygiene, Ernährung, Infektionstherapie und Impfungen genannt werden. [V692]

MERKE

Die Geschichte der Infektiologie ist keinesfalls abgeschlossen. Pro Jahr wird etwa ein neuer humanpathogener Erreger entdeckt und die Erreger verbreiten sich bei 2 Milliarden Luftpassagieren pro Jahr immer schneller.

Die internationale Perspektive

Obwohl in aller Regel durch wirksame Medikamente behandelbar, haben sich Infektionskrankheiten in den letzten beiden Jahrzehnten weltweit weiter ausgebreitet: Rund um den Globus leiden etwa 1,8 Milliarden Menschen an Durchfallerkrankungen, 250 Mio. an Malaria, ebenso viele haben Schistosomiasis. Die AIDS-Epidemie hat ganze Länder an den Rand des sozioökonomischen Zusammenbruchs geführt. Die Lebenserwartung in Botswana war durch AIDS innerhalb von 15 Jahren von 62 auf 48 Jahre gefallen, steigt aber mit Einführung wirksamer Therapie seit 2001 wieder an.

Während die Globalisierung ökonomischer Chancen in den letzten Jahren breit diskutiert wurde, sind die globalen Anstrengungen zur Bekämpfung der Infektionskrankheiten in den armen Ländern weiterhin unzureichend: Forschungsausgaben für Tuberkulose und Malaria betragen einen Bruchteil der für weit weniger bedrohliche Erkrankungen (wie etwa Heuschnupfen oder Erektionsstörungen) im Norden ausgegebenen Beträge, und der Transfer von Medikamenten insbesondere gegen AIDS und neuerdings auch von Impfstoffen gegen SARS-CoV-2 ist weiterhin durch die hohen Preise, logistische Schwierigkeiten und Patentrechte begrenzt. Aber auch viele Entwicklungsländer haben durch eine ebenfalls von Tabus und Opportunismus geprägte Gesundheitspolitik zur weiteren Ausbreitung insbesondere der AIDS-Epidemie beigetragen. COVID-19 erwies sich ebenso – kulturübergreifend – als Herausforderung, für die einerseits im medizinischen Bereich in atemberaubender Geschwindigkeit höchst erfolgreich wirksame Impfstoffe entwickelt wurden, die Epidemiologie mit ihren Modellen gute Vorhersagen zur Ausbreitung mit und ohne spezifische Präventivmaßnahmen treffen konnte, aber die Umsetzung wirksamer Maßnahmen durch Ignoranz, mangelnden Willen und wissenschaftsfeindlichen Verschwörungstheorien in ihrer Wirksamkeit begrenzt wurden.

Die ernüchternde Situation der Infektiologie nach der Jahrtausendwende ist somit die der **„therapeutischen Apartheid“:** Während im Norden inzwischen selbst Rhinoviren (Erreger des Schnupfens) durch teure Medikamente bekämpft werden, ist das Gesundheitswesen in vielen Ländern der Dritten Welt nicht in der Lage, selbst minimale Beträge für das Tuberkulose-DOTS-Programm der WHO (➤ 6.4.3) aufzubringen, welches dem Leben der Patienten Jahre hinzufügen könnte – von dem Zugewinn an Produktivität und Lebensqualität ganz zu schweigen.

Sieg über die Infektionskrankheiten?

Der noch vor wenigen Jahren gerne beschworene „Sieg über die Infektionskrankheiten“ ist somit nicht in Sicht. Spätestens mit der HIV-Pandemie ist er grundsätzlich fragwürdig geworden. Dies hat viele Gründe:

- Sozial unterentwickelte Gebiete (zu denen auch die städtischen Randgebiete vieler Industrienationen zählen) sind weiterhin ein idealer Nährboden für die Entstehung und Ausbreitung übertragbarer Krankheiten. Kriege, Flüchtlingsbewegungen und massenhafte Verarmung mit Zusammenbruch des öffentlichen Gesundheitswesens (wie in den peripheren Staaten der ehemaligen UdSSR) haben armutsbedingte Infektionskrankheiten wie Tuberkulose explosionsartig anwachsen lassen.
- Viele Infektionskrankheiten treten in direkter Folge medizinischer Errungenschaften auf (medikamentöse Immunsuppression, Implantation von Fremdkörpern, Organtransplantation, antineoplastische Therapie).
- Chronische Erkrankungen und die in Industrienationen endemische massive Stoffwechselschädigung durch Fehlernährung und Bewegungsmangel erleichtern die Ausbreitung bestimmter Infektionskrankheiten (so z. B. als Begleitinfektionen bei Diabetes mellitus, ➤ 10.1).
- Im Zuge seiner ökonomischen Expansion dringt der Mensch immer tiefer in bisher isolierte Ökosysteme vor und kommt dadurch mit neuen Erregerreservoiren und Vektoren in Kontakt (➤ 14.1.1). Dieser Prozess wird durch den Klimawandel beschleunigt. So ist das von Mücken übertragene, zuvor nur in Afrika heimische Chikungunya-Fieber seit 2007 in West- und Südeuropa endemisch, das ebenfalls von Mücken übertragene Sindbis-Virus hat 2010 Deutschland erreicht. Mehrere Coronaviren, die alle als Anthropozoonosen auf den Menschen übergingen, haben seit Beginn des Jahrtausends zunächst zu höchst bedrohlichen Ausbrüchen und Epidemien mit hoher Morbidität und Mortalität geführt (SARS: 2002, MERS: 2012). Diese konnten epidemiologisch vor allem durch Containment-Maßnahmen wieder beendet werden, bevor COVID-19 (seit 2019) die bisher noch anhaltende und jetzt schon folgenschwerste Pandemie seit mindestens einem Jahrhundert auslöste.

Auch die Medizin selbst hat ihren Anteil daran, dass der „Sieg über die Infektionskrankheiten“ nicht gelingen will. „Alte“ und besiegt geglaubte Infektionskrankheiten greifen mit der Entwicklung resistenter, z. T. hochvirulenter Stämme wieder um sich. Viele Pneumokokken- und *Haemophilus-influenzae*-Stämme sind heute β-Lactam-resistent und Methicillin- und gar Vancomycin-resistente Staphylokokken sind auf dem Vormarsch. Nach allem, was wir wissen, haben hierzu Medizin und Tierzucht durch den unkritischen und jeder Wissenschaft hohnsprechenden Einsatz von Antibiotika entscheidend beigetragen. Heute sind Methicillin-resistente Staphylokokken in den USA für mehr Todesfälle verantwortlich als HIV.

MERKE

Mit der impfbedingten Verdrängung der Pocken ist der modernen Medizin zum ersten und bisher einzigen Mal die globale Ausrottung einer Krankheit gelungen, auch wenn die Bedrohung durch gelagerte Restbestände des Virus fortbesteht.
Die seit Mitte 2022 rasch zunehmenden Infektionen mit den sog. "Affenpocken" könnten diesen Erfolg z.T. wieder zu nicht machen.

Prüfungsschwerpunkte

+++	Malaria tropica (Verlauf, Therapie, Klinik), septischer Schock (Erreger), Impfstoffe, Tbc (BCG, Therapie), blutige Diarrhö: Erreger, EHEC; HIV (häufige Infektionen, Therapie), Typhus abdominalis (Komplikationen), Cholera (Therapie), Influenza (Neuraminidase-Hemmer), Legionellose, Meningokokken, COVID-19 (Prävention, Pandemieplan [Infektionsepidemiologie], Impfstrategien)
++	Tumorauslösende Erreger (HPV 16/18, *H. pylori*, EBV, Hepatitis B), Waterhouse-Friderichsen-Syndrom, Streptokokken, Herpesviren, viszerale (Kala-Azar) und kutane Leishmaniose, Gonorrhö
+	Echinokokkose, Leptospirose, Borreliose, Aspergillose

14.1 Grundbegriffe und -probleme

M. Stoll, G. M. N. Behrens

14.1.1 Kolonisation – Mikrobiom – Kontamination – Infektion

Kolonisation, Infektion und Umwelt

Obwohl wir uns häufig in einem dichotomen Verhältnis zu unserer Umwelt sehen, sind wir mit ihr intim verwoben: Jeder von uns ist Lebensraum **(Mikrobiom)** für etliche hundert Gramm fremder Biomasse in Form von Trillionen anderer Organismen, die teilweise „einfach mitessen", teilweise aber auch unsere Lebensfunktionen unterstützen. Hunderte von verschiedenen mikrobiellen Spezies besiedeln unseren Organismus; deren Zellzahl überwiegt die Zahl der Zellen ihres menschlichen Wirts um den Faktor zehn. Nur ein winziger Teil der Mikroben ist pathogen und das meist nur unter bestimmten Bedingungen. Die mit der ersten Lebensminute beginnende mikrobielle Kolonisierung macht den Menschen zu einem komplexen Ökosystem. Die bakterielle Besiedlung der Haut und des unteren Magen-Darm-Trakts trägt beispielsweise nicht nur zur unspezifischen Immunabwehr bei, sondern ermöglicht teilweise erst das Leben von höheren Organismen (z. B. durch die Bereitstellung von Vitamin K durch Darmbakterien). Auch gibt es immer mehr Hinweise darauf, dass der verblüffende Anstieg chronisch-entzündlicher Erkrankungen in den Industrienationen auf ein gestörtes Verhältnis zwischen Mikroorganismen und ihrem Wirt zurückzuführen ist, ➤ 5.2).

„Ökologischer" Bauplan

Selbst unsere Feinstruktur ist beredtes Zeugnis unserer Verschränkung mit der belebten Umwelt: So sind zumindest die Mitochondrien, vielleicht auch andere Zellorganellen aus ehemals in unsere Körperzellen einverleibten Bakterien hervorgegangen und stellen damit eine evolutionsbiologisch eminent effektive Form der Symbiose dar. Auch haben frühere Infektionen ihre Spuren im humanen Genom hinterlassen; beispielsweise wirken „einverleibte" Sequenzen von Retroviren bei der Bildung des Synzytiotrophoblasten mit. Umgekehrt haben viele Viren Gene von ihren Säugetierwirten inkorporiert und sich dadurch Selektionsvorteile verschafft.

Infektion und Koexistenz

Wer allerdings von einem grundsätzlich harmonischen Verhältnis von Mensch und Mikroben ausgeht, irrt. Denn die hoch adaptierte und letzten Endes lebensnotwendige Koexistenz zwischen niedrigen und höheren Lebewesen ist das Resultat einer langen und keineswegs friedlichen Geschichte: Viele der Mikroben, die in dem ständigen Prozess von Mutation und Selektion in biologische Nischen (wie z. B. den Menschen) eindringen, sind zunächst äußerst pathogen, d. h., sie schädigen oder zerstören ihren Wirt. Erst in einem jahrtausendelangen Prozess kommt es zu einer genetischen und immunologischen wechselseitigen Anpassung, in deren Folge die Virulenz der Erreger abnimmt. So können z. B. Herpesviren, die schon die hominiden Vorfahren der Steinzeitmenschen geplagt haben, endogen im Menschen persistieren, ohne wirtsschädigend zu sein; dasselbe gilt für die Tuberkelbakterien. Umgekehrt gibt es zahllose Beispiele, mit welch ungehemmter Dynamik sich neu in das Lebensfeld des Menschen geratene Erreger ausbreiten können. So wurden z. B. die „Neuen Welten" Nordamerikas, Australiens und des Amazonasbeckens keineswegs nur durch die Waffen der Kolonisatoren erobert, sondern auch durch die neuen Mikroben, welche die Eroberer auf ihren Schiffen und auf Haut und Schleimhäuten mitbrachten (z. B. Masern und Pocken). Es wird geschätzt, dass bis zu 90 % der indigenen Völker Nordamerikas durch bis dahin unbekannte Infektionskrankheiten ausgelöscht wurden. Umgekehrt müssen selbst friedliche Touristen bis heute mit Montezumas Rache rechnen, wenn sie sich auf Reisen der ihrem Immunsystem noch unbekannten Vielfalt südlicher Mikroorganismen aussetzen.

Auch die zivilisatorische Entwicklung des Menschen hat neue Infektionen heraufbeschworen, denn jeder Schritt des Menschen auf dem Weg zu sichereren Nahrungsquellen, besseren Wohnverhältnissen und mehr Reichtum hat auch die wechselseitige Adaptation der Arten neu durchmischt: Der Weg vom Sammler zum Viehhüter setzte den Menschen vielen ursprünglich an die Tierwelt angepassten Erregern aus, die Gründung großer Städtegemeinschaften ermöglichte die massenhafte Ausbreitung von Seuchenerregern.

Der Tanz geht weiter

Der Prozess der Koevolution von Mensch und Mikroben wird nie abgeschlossen sein und es ist deshalb ein – leider weit verbreitetes – Missverständnis, es gelte nur die bestehende Liste der menschenpathogenen Erreger „abzuarbeiten" und wir hätten das Thema Infektionskrankheiten ein für alle Mal erledigt. Das Gegenteil ist der Fall: Mit dem Vordringen des Menschen in die letzten ökologischen Nischen wurden weitere Krankheitserreger aufgestöbert und weitere Vektoren in Menschennähe gebracht – z. B. ging HIV wahrscheinlich beim Vordringen des Menschen in die Lebensräume der Primaten vom Schimpansen auf den Menschen über und hat sich in dem neuen Reservoir zu einer der grausamsten Seuchen der bekannten Geschichte entwickelt (➤ 14.14). Dasselbe gilt für das

Ebola-Virus und mutmaßlich auch für die jüngsten drei humanpathogenen Coronaviren (SARS-CoV-1, SARS-CoV-2 und MERS-CoV).

Auch klimatische Einflüsse prägen die Begegnung der Arten: Mit der globalen Erwärmung zum Beispiel sind Migrationen von Insekten und Nagetieren verbunden; in diesem Zusammenhang wird eine weitere Ausbreitung etwa von Malaria, Schistosomiasis, Onchocerciasis und Gelbfieber erwartet. Bei der lokalen Epidemiologie von FSME und Borreliose wird diese Ausbreitung hierzulande zunehmend spürbar.

Durch globalen Reise-, Geschäfts- und Geschlechtsverkehr sind Menschen aller Kontinente, epidemiologisch gesprochen, in ein engeres Ökosystem, ein „globales Dorf", zusammengerückt – an einem einzigen Tag überschreiten etwa 2 Millionen Menschen und eine unvorstellbare Menge von Gütern nationale Grenzen und mit ihnen Trillionen von Mikroorganismen – die Vektoren des Gelbfiebers, des Dengue-Fiebers und der asiatischen Virusenzephalitis etwa wurden in den letzten Jahrzehnten über Autoreifen aus Asien in die Neue Welt importiert.

Iatrogene Einflüsse

Auch Umweltveränderungen, die eigentlich der Gesundung und besseren Ernährung des Menschen dienen, schufen neue Nischen für bisher kaum in Menschennähe existenzfähige Organismen. Insbesondere Krankenhäuser haben sich als ideale Umschlagplätze und Brutstätten für hoch virulente Organismen erwiesen. Durch die Massentierhaltung mit ihrem unkritischen Einsatz von Antibiotika wurden in großem Maßstab Resistenzgene selektiert, die sich nicht an Artengrenzen halten. Dasselbe gilt für die Prion-Erkrankungen, die als unerwünschte Nebenwirkung der industrialisierten Viehmast den Weg durch den Artenstammbaum angetreten haben.

An der Geschichte der Infektionskrankheiten ist der Mensch mit seinen kulturellen, sozialen und wirtschaftlichen Bestrebungen also aktiv beteiligt. Das Verständnis des Menschen als Ökosystem wird für die Zukunft keine geringere Bedeutung haben, als dies im 19. und 20. Jahrhundert die Entdeckung der Mikroben und die Entwicklung der Hygiene hatten.

Kolonisation

Unter Kolonisation versteht man die Besiedlung von Haut und Schleimhäuten durch Mikroorganismen, ohne dass seitens des Wirtsorganismus eine Abwehrreaktion erfolgt und ohne dass der Wirt geschädigt wird.

MERKE

Auch pathogene Mikroorganismen können für eine Kolonisation verantwortlich sein. Letztere Gruppe spielt eine wichtige epidemiologische Rolle, z. B. bei der Verbreitung von *Neisseria meningitidis,* die bei vielen gesunden Menschen im Nasen-Rachen-Raum vorkommt. Auch Salmonellen-Dauerausscheider sind klinisch nicht erkrankt, können aber bei Missachtung hygienischer Grundregeln zur Ansteckungsquelle für andere Individuen werden.

Der normale menschliche Körper enthält schätzungsweise 10^{15} – d. h. eine Quadrillion – Bakterien und Pilze aus bis zu mehreren tausend Spezies – Mikrobiom genannt –, von denen eine größere Anzahl unbekannt ist. Allein der Speichel beherbergt z. B. eine Milliarde Bakterien pro Milliliter und Stuhl eine Trillion Bakterien pro Gramm. Die Bakterien, die den menschlichen Organismus kolonisieren, sind allerdings auf bestimmte Standorte beschränkt (➤ Abb. 14.2). Die Tuben, der Uterus und die Blase sind z. B. normalerweise keimfrei; Scheide und distale Urethra dagegen stark mit Bakterien besiedelt.

Kontamination

Von Kontamination wird gesprochen, wenn Mikroorganismen, die nicht zur normalen Standortflora gehören, durch Kontakt mit keimhaltigem Material auf ansonsten nicht mit dem Keim besiedelte Gegenstände oder auf die Haut gelangen. Kontaminierte Gegenstände oder Lebensmittel und mangelnde Hygiene spielen in der Epidemiologie eine wichtige Rolle bei der Keimübertragung.

Infektion, Infektionskrankheit, Infestation

Unter **Infektion** versteht man das Eindringen von Mikroorganismen in die Gewebe eines Makroorganismus. Eine **Infektionskrankheit** liegt vor, wenn im Verlauf der Infektion – typischerweise am Ende der symptomfreien Inkubationszeit – klinische Krankheitszeichen auftreten. Der klinische Verlauf einer Infektionskrankheit wird von Schädigungsfaktoren der Erreger (Erregerzahl und Virulenz) und von den Antwort- bzw. Abwehrmechanismen des Wirts geprägt (Genaueres ➤ 14.2). Von einer **Infestation** spricht man, wenn Parasiten einen Wirtsorganismus besiedeln, ohne in ihn einzudringen.

Klinische Verläufe von Infektionskrankheiten

Die meisten Infektionskrankheiten beginnen mit einem **Prodromalstadium**, also mit unspezifischen Symptomen wie Fieber, Gliederschmerzen und Abgeschlagenheit. Diese sind Ausdruck der in Gang kommenden wirtsseitigen, proinflammatorisch gesteigerten Immunantwort, also nicht vom Erreger selbst bewirkt. Sie verlaufen deshalb vergleichsweise uniform. Nur wenige Infektionskrankheiten beginnen schlagartig.

MERKE

Schlagartig einsetzende Infektionskrankheiten (Beispiele)

- Grippe (Influenza)
- Viele Formen der Sepsis (v. a. gramnegative Sepsis)
- Cholera
- Klebsiellen-Pneumonie
- Toxinvermittelte Gastroenteritiden
- Erkrankungen durch Coxsackie-Viren: Herpangina, Bornholm-Krankheit
  – Coronavirusinfektionen, z. B. Covid-19

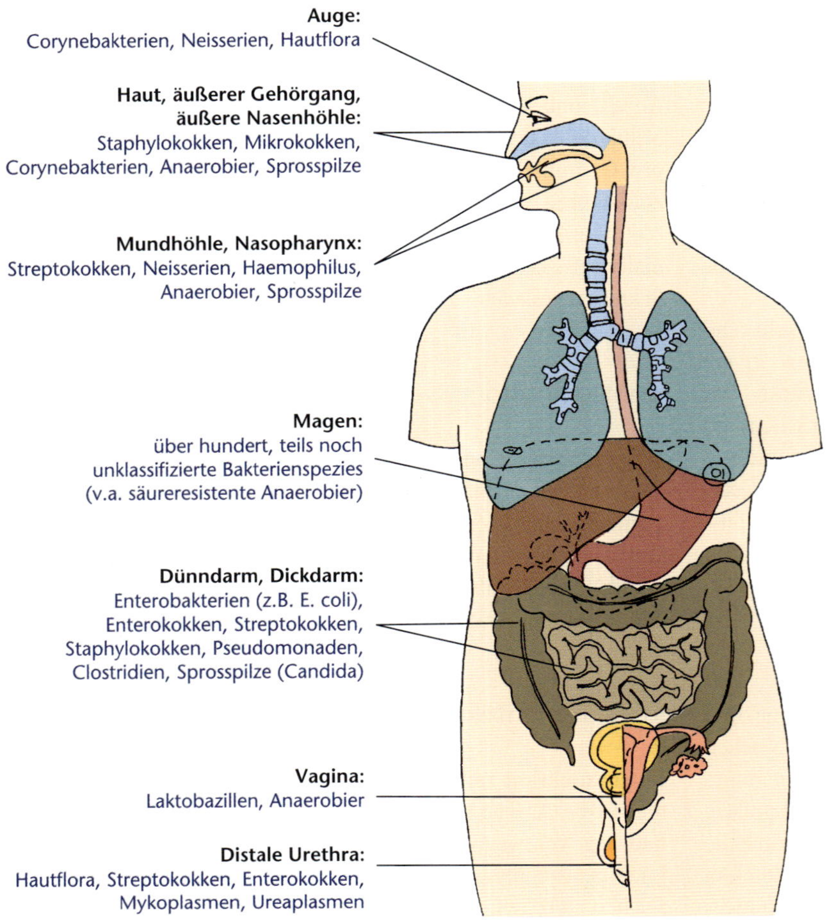

Abb. 14.2 Physiologische Bakterienflora des Menschen (Mikrobiom) [L157]

Für einige Infektionskrankheiten ist ein **mehrphasiger Verlauf** mit symptomarmem oder -freiem Intervall typisch. Die unterschiedlichen Krankheitsphasen sind dadurch bedingt, dass der Infektion des „Eintrittsorgans“ (etwa Haut oder Gastrointestinaltrakt) nach Dissemination sekundär systemische Manifestationen folgen. Einen solchen Krankheitsverlauf findet man bei den bakteriellen Krankheiten Lues und Lyme-Borreliose (beide triphasisch), Leptospirose und Tuberkulose (beide biphasisch) und bei den Protozoonosen Malaria und Schlafkrankheit. Auch Viruserkrankungen verlaufen mitunter mehrphasisch, z. B. Poliomyelitis, FSME und Dengue-Fieber.

Inkubationszeit

Die Zeitspanne zwischen Infektion und dem Auftreten erster Symptome, die Inkubationszeit also, kann je nach Erreger und Abwehrlage des Makroorganismus wenige Stunden (z. B. Nahrungsmittelvergiftung mit Staphylokokken), aber auch Jahrzehnte (z. B. Lepra, Prionerkrankungen) dauern (➤ Tab. 14.1 und ➤ Abb. 14.3).

Nosokomiale versus ambulant erworbene Infektion

Eine nosokomiale Infektion ist eine im Krankenhaus erworbene Infektion. Die klinischen Symptome treten also frühestens nach einer Krankenhausaufenthaltsdauer auf, die der Inkubationszeit der Infektionskrankheit entspricht (die Krankheit kann also auch nach Entlassung aus dem Krankenhaus auftreten). Praktischerweise

Tab. 14.1 Typische Inkubationszeiten verschiedener Erreger (Auswahl)

Inkubationszeit (IKZ)	Beispiele
Ultrakurz (wenige Stunden)	Toxinbedingte Gastroenteritiden (Staphylokokken, *Bacillus cereus, Clostridium perfringens*)
Kurz (bis 1 Woche)	Typisch für die meisten bakteriellen Erreger; bei einigen wichtigen Viren, v. a. „Luftwegserreger" (Rhinoviren, RSV, Influenza-Viren, Parainfluenza-Viren), aber auch bei anderen häufigen Viren wie Rotaviren und Herpes-simplex-Virus
Mittellang (1–4 Wochen)	Typisch für die meisten viralen Erkrankungen, nur ausnahmsweise bei Bakterien (z. B. Typhus, Keuchhusten, Lues, Chlamydien); ebenfalls typisch für Protozoonosen (z. B. Malaria*, Lambliasis, Amöbiasis)
Lang (> 1Monat)	Typisch für viele Wurmerkrankungen; nur ausnahmsweise bei Viruserkrankungen (z. B. Tollwut*, Hepatitis A**, B, C, D, E) oder bakteriellen Erkrankungen (z. B. Brucellose***, Granuloma inguinale***, Lepra)

*IKZ kann > 12 Monate betragen
**IKZ etwa 4 Wochen
***IKZ kann jedoch auch im mittellangen Bereich liegen.

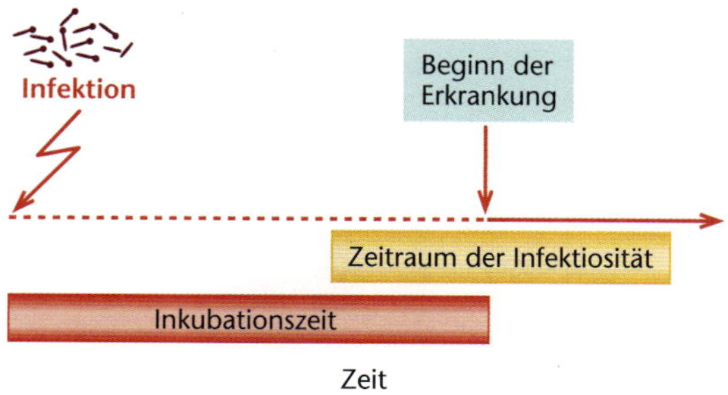

Abb. 14.3 Schema eines typischen Infektionsverlaufs. Beachtenswert: Der Patient kann andere schon anstecken, bevor sich Krankheitszeichen einstellen. [L157]

werden solche Infektionen als nosokomial angesehen, die innerhalb von 48 h nach Aufnahme in das Krankenhaus auftreten, wenn nicht eine längere Inkubationszeit bekannt ist.

MERKE

5 % der stationär aufgenommenen erwachsenen Patienten erleiden eine nosokomiale Infektion, 1–2 % davon sterben an ihrer Erkrankung.

Die im Krankenhaus erworbenen Infektionen weisen ein besonderes Keimspektrum und epidemiologische Eigenschaften auf. Die häufigsten „Hospitalkeime" sind *Staphylococcus aureus,* Enterokokken, *Pseudomonas aeruginosa* und *Candida*-Spezies.

Die Übertragung wird durch die besonderen Umstände einer Therapie im Krankenhaus gefördert:

PRAXISBEZUG

Infektionsfördernde Faktoren im Krankenhaus

- Unterbrechung von Haut- und Schleimhautbarriere: Wundinfektionen, Harnwegsinfekte durch Katheter
- Immobilität: Pneumonie
- Verwendung von Implantaten
- Immunsupprimierende Therapie
- Verwendung von Breitbandantibiotika mit nachfolgender Selektion hoch resistenter Bakterien beim Patienten (z. B. *Clostridioides difficile*) und im Krankenhaus (z. B. MRSA)
- Chronische Begleitkrankheiten mit entsprechender Schwächung des Immunsystems

Mangelnde Hygiene, also ein Sorgfaltsmangel während der Behandlung, kann das Risiko beträchtlich steigern. In der öffentlichen Diskussion wird aber fälschlicherweise angenommen, das Auftreten nosokomialer Infektionen sei notwendigerweise und immer auf solche Sorgfaltsmängel zurückzuführen.

MERKE

Es wird geschätzt, dass die Hälfte der Nosokomialinfektionen verhindert werden könnte, wenn das Krankenhauspersonal den etablierten Hygienerichtlinien der Deutschen Krankenhauskommission folgen würde (wie z. B. hygienische Händedesinfektion vor jedem Patientenkontakt). Der ketzerische Spruch „Es ist ungefährlicher, eine Klobrille zu küssen, als einem Arzt die Hand zu geben" ist gar nicht so weit hergeholt. Das Potenzial der Hygienemaßnahmen wurde durch den Verzicht auf Händegeben und das Tragen eines Mundschutzes im Rahmen der SARS-CoV-2-Pandemie eindrucksvoll unter Beweis gestellt!

Von den nosokomialen Infektionen werden die **ambulant erworbenen** Infektionen, d. h. im normalen sozialen Umfeld (englisch: *community acquired*) erworbene Infektionen, unterschieden.

Persistierende (latente) Infektion

Nicht immer geht aus dem Kampf zwischen Erreger und Wirtsabwehr ein klarer Sieger hervor. Oft kommt es zu einem als „latente" oder persistierende Infektion bezeichneten Patt. Hierbei überleben Erreger im Körper, die verborgen (= latent) in eine ruhende Phase des Generationszyklus eintreten können. Sobald die Immunantwort des Körpers durch Krankheit, Alter oder anderweitige Immunsuppression geschwächt wird, können sie sich vermehren und eine Krankheit auslösen. Beispiele sind *Mycobacterium tuberculosis,* Herpes-simplex- oder Varicella-Zoster-Viren.

14

14.1.2 Erreger und ihre Eigenschaften

Was ist ein „Erreger"?

Die Ende des 19. Jahrhunderts von **Henle** und **Koch** entwickelten **Postulate** etablierten Kriterien, um eine bestimmte Krankheit kausal mit einem spezifischen Erreger zu verbinden.

MERKE

Die Henle-Koch-Postulate

Sie besagen **erstens,** dass der Erreger

- regelmäßig in jedem Fall bei einer bestimmten Infektionskrankheit anzutreffen ist,
- isolierbar ist und
- außerhalb des erkrankten Individuums auf festen Nährmedien anzüchtbar ist,

und **zweitens,** dass durch eine Infektion bei einem anderen Organismus (Mensch oder Tier) mit dem so gewonnenen Erreger ein gleiches oder ähnliches Krankheitsbild hervorgerufen werden kann.

Sie sind im Prinzip noch heute gültig, müssen jedoch an manchen Stellen relativiert und erweitert werden. So ist z. B. seit der Entdeckung der obligat intrazellulären Bakterien und v. a. der Viren und Prionen die Anzüchtbarkeit der Erreger außerhalb des Organismus in der ursprünglich gemeinten Form nicht immer möglich.

MERKE

Auch wenn das erste Henle-Koch-Postulat fordert, dass der Erreger „immer" bei einer bestimmten Infektionskrankheit anzutreffen ist, so kann – und muss – die ärztliche Diagnose einer spezifischen Infektionserkrankung oft auch dann gestellt werden, wenn der Erreger (noch) nicht nachgewiesen werden konnte. Im Gegenteil: Eine notwendige empirische Therapie darf ohne Erregernachweis nicht unterlassen werden.

Prominenteste Erkrankung mit einer amtlichen Falldefinition, die allein auf der klinischen ärztlichen Diagnose – also ohne Bestätigung durch Erregernachweis – beruhen kann, ist die Tuberkulose. Von dieser hatte Robert Koch das Henle-Koch-Postulat mit abgeleitet (➤ 6.4.3, „Diagnostisches Vorgehen").

Pathogenität, Virulenz

Ein Erreger ist **pathogen,** wenn er zu einer Infektionskrankheit führen kann.

- **Obligat pathogen** ist ein Keim, der bei jedem nicht immunen Wirt eine Infektionskrankheit auslösen kann. Beispiele sind die „Kinderkrankheiten", z. B. Varizellen.
- **Fakultativ pathogene** Erreger führen nur unter wirtsseitig prädisponierenden Umständen (etwa bei Immunsuppression) zu einer Infektionskrankheit. Sie werden auch als „Opportunisten" bezeichnet. Häufig handelt es sich dabei um endogene Infektionen durch Keime der Standortflora, z. B. Candida-Infektionen bei AIDS-Patienten, oder aber die Reaktivierung latenter Infektionen, wie z. B. mit *Toxoplasma gondii* oder Viren der Herpes-Familie.

Die **Virulenz** beschreibt auf der Erregerseite, wie rasch und in welchem Ausmaß dieser eine Krankheit auslösen kann, und ist damit sozusagen ein Maß für seine „Schädlichkeit". Die einzelnen Faktoren, die zur Virulenz eines Erregers beitragen, werden in ➤ 14.2.1 besprochen.

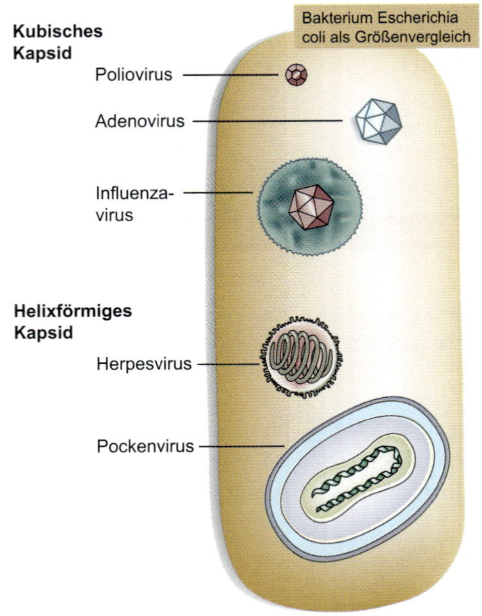

Abb. 14.5 Größenvergleich und Aufbau verschiedener Viren [L157]

Erregerarten

Überraschend vieles, „was da kreucht und fleucht" – vom 2 nm großen Poliovirus bis zum 10 m langen Bandwurm –, taugt als Erreger für Infektionskrankheiten.

Viren

Sie machen den weitaus größten Anteil der Erreger menschlicher Infektionskrankheiten aus. Alle Viren sind obligat intrazelluläre Parasiten, da sie selbst keine Stoffwechselaktivität besitzen und ohne den Stoffwechsel der Wirtszelle weder Proteine synthetisieren noch sich vermehren können. Ihre Klassifizierung erfolgt nach der in ihrem Kernanteil **(core)** enthaltenen Nukleinsäure (entweder DNA oder RNA) und nach der Gestalt ihrer Proteinhülle (Kapsid, ➤ Abb. 14.4 und ➤ Abb. 14.5); manche Viren sind zusätzlich noch von einer Glykoprotein- und Lipidhülle überzogen (sog. Envelope). Eine Übersicht zur Klassifizierung gibt ➤ Tab. 14.2.

Viren können nur unter Benutzung wirtseigener Mechanismen in die Körperzellen eindringen, z. B. durch Fusion, Endozytose oder Pinozytose. Voraussetzung ist jeweils die vorherige Anbindung an bestimmte Zelloberflächenrezeptoren. In der Zelle werden die Nukleinsäuren aus der Virushülle freigesetzt und vermehren sich entweder über die Stoffwechselmaschinerie der Zelle (sog. **produktive Infektion**) oder persistieren ohne Replikation (sog. **latente Infektion**). Einige Viren vermögen sich dazu als provirale DNA in das Wirtsgenom zu integrieren.

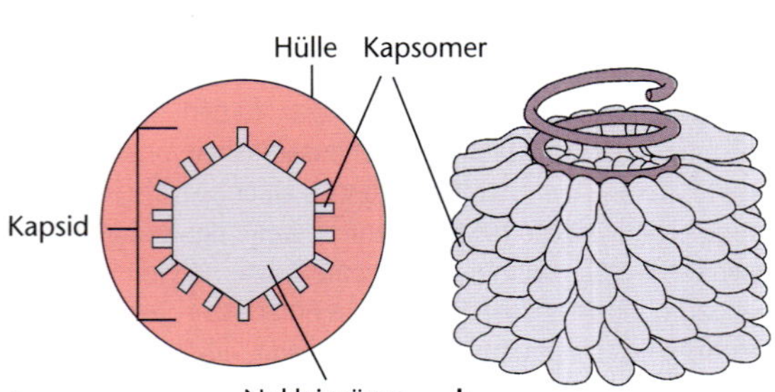

Abb. 14.4 Viren. a) Schematische Darstellung eines ikosaedrischen (das Kapsid bildet 20 gleichseitige Dreiecke) Virus. b) Helikal-symmetrische Form mit Anordnung der Kapsomere entlang der spiralförmigen Nukleinsäure. [L157]

Der Wirt kann bei Viruserkrankungen auf mehreren Wegen geschädigt werden, z. B. durch direkte Zelllyse, über eine Veränderung der antigenen Eigenschaften der Zelle mit nachfolgender „Immundestruktion" (z. B. Hepatitis B) oder auch durch eine neoplastische Transformation der infizierten Zelle.

Etwa 400 Virenspezies bewohnen den menschlichen Körper, viele davon verursachen keine Krankheiten. Verschiedene pathogene Virenarten können identische Krankheitsbilder auslösen (z. B. obere Atemwegserkrankungen). Umgekehrt kann ein und dasselbe Virus je nach Alter und Abwehrlage des Patienten verschiedene Erkrankungen hervorrufen (z. B. Herpes-simplex-Virus oder Zytomegalie-Virus).

Bakterien (➤ Tab. 14.3)

Bakterien sind Prokaryonten, die weder Zellkerne noch ein endoplasmatisches Retikulum besitzen (➤ Abb. 14.6 und ➤ Abb. 14.7). Sie synthetisieren ihre eigene DNA, RNA und Proteine, benötigen aber für ihre Lebensfunktionen ein günstiges Wirtsklima. Die meisten Bakterien können sich nur außerhalb von Körperzellen vermehren (z. B. Streptokokken), andere sind sowohl zu extra- wie auch intrazellulärer Teilung befähigt (z. B. *Mycobacterium tuberculosis*). Die Zellwände von Bakterien bestehen typischerweise entweder aus zwei Phospholipid-Doppelschichten mit einer dazwischen gelegenen Peptidoglykan-Zwischenschicht **(gramnegative Bakterien)** oder aus einer einfachen Phospholipid-Doppelschicht, bedeckt von

Tab. 14.2 Auswahl humanpathogener Viren

	Familie	Gattung (Genus)	Art (Auswahl)	Typische Krankheitsbilder
DNA-Viren	Herpesviridae	Simplex-Virus	Herpes simplex Typ 1 (HHV-1*) Herpes simplex Typ 2 (HHV-2*)	Gingivostomatitis, H. labialis, genitalis, Enzephalitis, H. corneae, Mononeuritis simplex
		Varicella-Virus	Varicella-Zoster-Virus (HHV-3*)	Varizellen, Zoster, Pneumonie, Enzephalitis
		Cytomegalovirus	Zytomegalie-Virus (HHV-5*)	Hepatitis, konnatale Zytomegalie, Pneumonie, Nephritis, Enzephalitis
		Lymphocryptovirus	Epstein-Barr-Virus (HHV-4*)	Mononukleose, Hepatitis, Burkitt-Lymphom
			Humanes Herpesvirus 6 (HHV-6*)	Exanthema subitum
	Poxviridae	Orthopoxvirus	Variola-Virus	Pocken
		Molluscipoxvirus	Molluscum-contagiosum-Virus	Molluscum contagiosum
	Hepadnaviridae	Hepadnavirus	Hepatitis-B-Virus	Hepatitis B
	Papovaviridae	Papilloma-Virus	Humanes Papilloma-Virus	Warzen, Zervixkarzinom
	Adenoviridae	Mastadenovirus	Subgenus A–F	Keratoconjunctivitis epidemica, Pneumonie, akute hämorrhagische Zystitis
	Parvoviridae	Parvovirus	Parvovirus B19	Ringelröteln
RNA-Viren	Orthomyxoviridae	Influenza-Virus	Influenza-A-, -B-, -C-Viren	Influenza
	Paramyxoviridae	Morbillivirus	Masern-Virus	Masern
		Paramyxovirus	Mumps-Virus	Mumps
			Parainfluenza-Viren	Atemwegsinfekte
		Pneumovirus	Respiratory-Syncytial-Virus (RSV)	Pharyngitis, Bronchitis
	Rhabdoviridae	Lyssa-Virus	Rabies-Virus	Tollwut
	Flaviviridae	Flavivirus	FSME-Virus	Meningoenzephalitis
			Dengue-Virus	Dengue-Fieber
			Gelbfieber-Virus	Hepatitis, hämorrhagisches Fieber
			Hepatitis-C-Virus	Hepatitis
	Togaviren	Rubivirus	Rubeola-Virus	Röteln
		Alphavirus	Östliches Pferdeenzephalitis-Virus	Enzephalitis
	Picornaviridae	Enterovirus	Polio-Virus	Kinderlähmung
			Coxsackie A	Herpangina
			Coxsackie B	Myokarditis, Bornholm-Erkrankung, Meningitis
		Rhinovirus	Rhinoviren	Schnupfen
		Heparnavirus	Hepatitis-A-Virus	Epidemische Hepatitis
	Bunyaviridae	Phlebovirus	Sandmückenfieber-Virus	Sandmückenfieber
		Nairovirus	Krim-Kongo-Virus	Hämorrhagisches Fieber, Hepatitis
		Hanta-Virus	Hanta-Virus	Hämorrhagisches Fieber, Nephropathie
	Arenaviridae	Arenavirus	Lassa-Virus	Lassafieber: Hämorrhagie, Enzephalopathie, Pharyngitis
	Retroviridae	HTLV-BLV-Gruppe	Human T-cell Lymphotropic Virus 1 und 2	Leukämien
		Lentivirus	HIV-1 und -2	AIDS
	Caliciviridae	Hepevirus	Hepatitis-E-Virus	Hepatitis E
	Filoviridae	Filovirus	Ebola-Virus, Marburg-Virus	Hämorrhagisches Fieber
	Reoviridae	Rotavirus	Rotavirus	Gastroenteritis
	Coronaviridae	Coronavirus	SARS-CoV-2, Coronavirus NL63, humanes Pneumonie-assoziiertes Coronavirus	Atemwegserkrankungen, COVID-19, SARS, MERS

*HHV = Humanes Herpesvirus

Tab. 14.3 Auswahl pathogenetisch bedeutsamer Bakterien

Morphologie, Wuchs- und Färbeverhalten		Gattung (Genus) (Auswahl)	Art (Spezies) (Auswahl)	Krankheitsbilder (Auswahl)
Grampositive Kokken		Staphylokokken	*S. aureus, Staphylococcus epidermidis*	Abszesse, Sepsis, Wundinfektionen
		Streptokokken	*Streptococcus pyogenes, S. agalactiae, S. pneumoniae*	Tonsillitis, Säuglingssepsis, Pneumonien, Meningitiden
		Enterokokken	*Enterococcus faecalis* und *faecium*	Sepsis, Harnwegsinfekte
Gramnegative Kokken		Meningokokken	*Neisseria meningitidis*	Meningitis, Sepsis
		Gonokokken	*Neisseria gonorrhoeae*	Gonorrhö
		Moraxellen	*Moraxella catarrhalis*	Otitis, Atemwegsinfekte
Grampositive Stäbchen	Sporenlos	Corynebakterien	*Corynebacterium diphtheriae*	Diphtherie
		Listerien	*Listeria monocytogenes*	Meningitis, Listeriose
	Sporenbildner (aerob)	Bacillus	*Bacillus anthracis*	Milzbrand
	Sporenbildner (anaerob)	Clostridien	*Clostridioides difficile, C. tetani, C. botulinum, C. perfringens*	Enteritis, Tetanus, Botulismus, Gasbrand
	Säurefest (aerob)	Mykobakterium	*M. tuberculosis, M. leprae*	Tuberkulose, Lepra
	Actinomyzeten (aerob)	Actinomyces	*Actinomyces israelii, Nocardia sp.*	Abszesse, Pneumonie
Gramnegative Stäbchen	Aerob	Salmonellen	*Salmonella typhi, Salmonella paratyphi A, Salmonella enteritidis*	Typhus, Paratyphus, Gastroenteritis
		Shigellen	*Shigella dysenterica, Shigella flexneri, Shigella sonnei*	Bakterielle Ruhr
		Escherichia	*E. coli*	Harnwegsinfekte, Sepsis
		Yersinien	*Yersinia pestis, Yersinia enterocolitica*	Pest, Enteritis
		Pseudomonaden	*Pseudomonas aeruginosa*	Bronchitiden, Wundinfektionen
		Brucellen	*Brucella abortus, Brucella melitensis*	Morbus Bang, Malta-Fieber
		Legionellen	*Legionella pneumophilia*	Pneumonie
		Haemophilus	*Haemophilus influenzae*	Otitis media, Pharyngitis, Pneumonie
		Bordetella	*Bordetella pertussis*	Keuchhusten
		Vibrionen	*Vibrio cholerae, Vibrio vulnificus*	Cholera, Enteritis, Wundinfektionen nach Baden im Meerwasser (v. a. Ostsee)
		Campylobacter	*Campylobacter jejuni*	Enteritis
		Enterobacteriaceae	Klebsiellen, *Proteus mirabilis,* Enterobacter	Harnwegsinfekte, Pneumonien
	Anaerob	Bacteroides-Gruppe	Fusobacterium	Nekrotisierende Mischinfektionen, Abszesse
Spirochäten		Leptospiren	*Leptospira interrogans*	Morbus Weil u. a.
		Treponemen	*Treponema pallidum*	Lues
		Borrelien	*Borrelia spp.*	Borreliose (Lyme disease)
Mykoplasmen			*Mycoplasma pneumoniae, Ureaplasma urealyticum*	Atypische Pneumonien, Urogenitalinfekte
Obligate Zellparasiten		Rickettsien	*R. prowazekii*	Fleckfieber
		Coxiellen	*Coxiella burnetii*	Q-Fieber
		Chlamydien	*Chlamydia psittaci, Chlamydia trachomatis, Chlamydia pneumoniae*	Vogelzüchterpneumonie, Trachom, Genitalinfekte, Bronchitis, Pneumonie

einer Peptidoglykan-Schicht, die jedoch bis zu 40 Lagen umfassen und bis zu 30 % der Trockenmasse des Bakteriums ausmachen kann **(grampositive Bakterien).**

Neben diesen „Grundmodellen“ kommen zum Teil hoch spezialisierte Sonderformen vor:

- **Spirochäten** sind schwer anzüchtbare, spiralige, mobile Organismen, von denen vier Gattungen menschenpathogen sind: Treponemen (Syphilis, Pinta, Frambösie), Leptospiren (Morbus Weil und andere), Borrelien (Borreliose) und Spirillen (Rattenbissfieber).
- **Anaerobier** sind gegenüber Sauerstoff in unterschiedlichem Maße intolerant. Sie bewohnen Haut, Schleimhäute und Darm und können Infektionskrankheiten zum einen durch Kontamination ansonsten steriler Körperräume (Aspirationspneumonie,

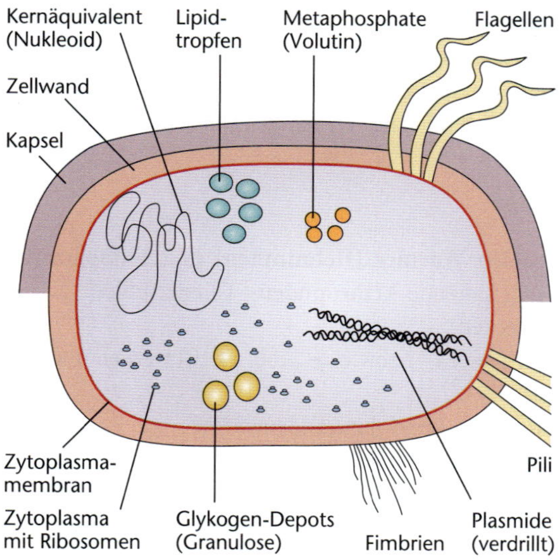

Abb. 14.6 Grundstruktur von Bakterien [L157]

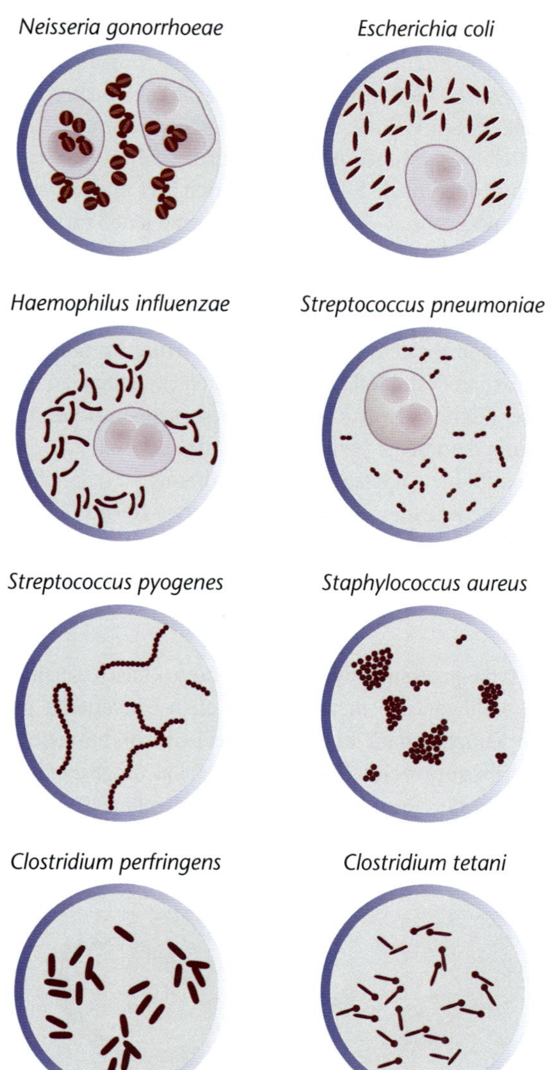

Abb. 14.7 Bakterien im schematischen Vergleich [L157]

Perforationsperitonitis) oder bei Gewebehypoxie (diabetischer Fuß, Druckgeschwüre) auslösen. In der Regel handelt es sich dabei um polymikrobielle Infektionen. Klinische „Marker" für Anaerobierinfektionen sind fauliger Geruch und Gasproduktion (Hautkrepitus, radiologischer Nachweis von Gas). Viele Anaerobier produzieren z. T. lebensgefährliche Exotoxine, z. B. Clostridien.

- **Mykobakterien** sind eine Gruppe stäbchenförmiger, schwach grampositiv färbender Bazillen (z. B. *M. tuberculosis, M. leprae, M. avium*). Als langsam wachsende, obligat aerobe Erreger verursachen sie v. a. chronische Erkrankungen mit einer Vielzahl von zellvermittelten Immunreaktionen.
- **Aktinomyzeten und Nokardien** sind schwach grampositiv färbende, fadenförmige Bakterien, die teils zur Standortflora der Mundhöhle gehören und beim Immungesunden nur selten zu Infektionskrankheiten führen.

Chlamydien, Rickettsien und Mykoplasmen

Diese Organismen haben neben bakterienähnlichen Eigenschaften (z. B. Empfindlichkeit gegenüber Antibiotika) spezifische strukturelle und metabolische Eigenheiten, wie etwa die fehlende Zellwand bei Mykoplasmen und die fehlende ATP-Synthese bei Chlamydien. Rickettsien und Chlamydien sind aufgrund ihres unvollständigen Energiestoffwechsels obligat intrazelluläre Erreger und damit den Viren ähnlich, Mykoplasmen dagegen sind extrazelluläre Parasiten.

- **Rickettsien** vermehren sich im Zytoplasma des Gefäßendothels und lösen dadurch Vaskulitiden mit vielfältigen Manifestationen wie Hautausschlägen, Pneumonien, ZNS-Erkrankungen und Hepatitiden aus. Die meisten Rickettsien werden durch Insektenbisse übertragen.
- **Chlamydien** sind obligat intrazelluläre Parasiten, die – im Gegensatz zu Viren – stets sowohl DNA als auch RNA enthalten. Wie Viren können sie kein ATP synthetisieren und sind damit vom Energiestoffwechsel der Wirtszelle abhängig. Die drei menschenpathogenen Chlamydienarten sind: *C. trachomatis, C. psittaci, C. pneumoniae.*
- **Mykoplasmen** und die eng verwandten Ureaplasmen sind die kleinsten bekannten Organismen mit eigenem Stoffwechsel. Sie haben zwar eine Zellmembran, jedoch keine Zellwand. Gegen die Zell**wand** gerichtete Antibiotika, wie z. B. β-Lactam-Antibiotika, sind gegen Mykoplasmen daher wirkungslos. Vier Mykoplasmenarten sind menschenpathogen: *M. pneumoniae, M. hominis, Ureaplasma urealyticum und M. fermentans.* Mykoplasmen befallen die Epithelzellen der Luftwege. Ureaplasmen werden sexuell übertragen und befallen den Urogenitaltrakt.

Pilze

Pilze besitzen dicke, polysaccharid- und chitinhaltige Zellwände. Sie vermehren sich durch Sprossung und/oder Sporenbildung (➤ Abb. 14.8). Letztere Eigenschaft verleiht zusätzliche Umweltresistenz. Viele Pilzarten befallen nur die oberflächlichen Hautschichten bzw. Haarschaft und Nägel (Dermatophyten). Bestimmte Arten sind zur subkutanen Invasion befähigt mit konsekutiver Abszess- oder Granulombildung (z. B. Sporotrichose). Eine tiefere Gewebeinvasion kommt

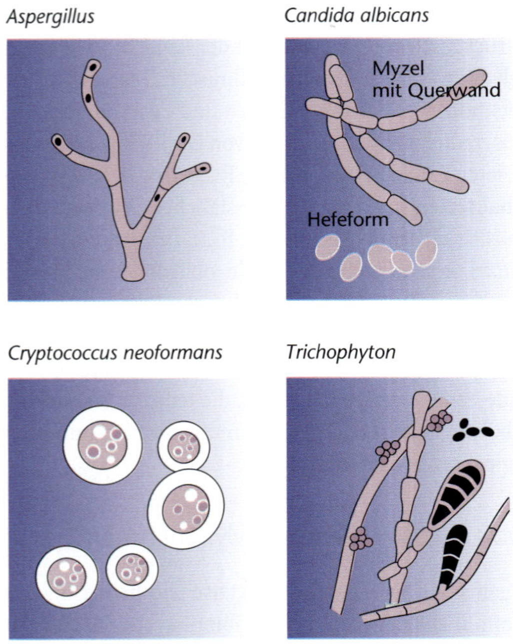

Abb. 14.8 Pilze im schematischen Vergleich [L157]

nur bei wenigen geografisch begrenzten Pilzarten vor (z. B. *Coccidioides, Blastomyces)*. Viele Pilze sind Teil der normalen Körperflora in Haut und Darm (z. B. *Candida, Aspergillus, Mucor, Pneumocystis*) und können im Falle einer Immunsuppression als opportunistische Erreger lebensbedrohliche systemische Infektionen auslösen.

Protozoen

Protozoen sind mobile, von einer Plasmamembran umgebene „tierische" Einzeller mit komplexen zytoplasmatischen Organellen (➤ Abb. 14.9). Sie werden sexuell *(Trichomonas vaginalis)*, fäkal-

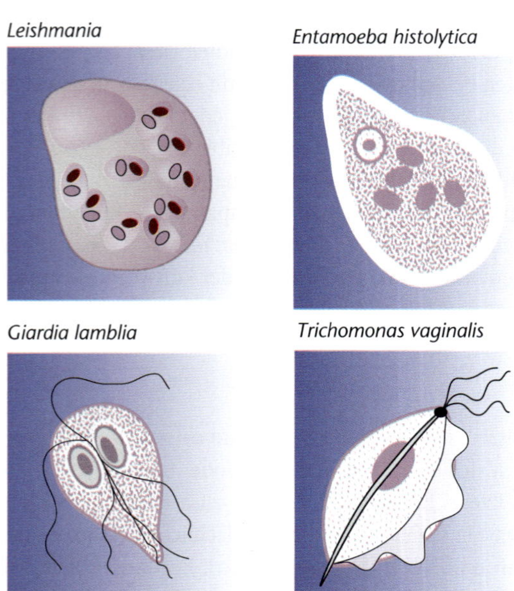

Abb. 14.9 Protozoen im schematischen Vergleich [L157]

oral *(Entamoeba histolytica, Giardia lamblia)*, über blutsaugende Insekten (Plasmodien und Leishmanien) oder durch Tierkontakte (Aufnahme von durch Katzen übertragenen Oozysten bzw. zystenhaltigem Fleisch im Falle von *Toxoplasma gondii)* übertragen.

Mehrzeller

Hierzu zählen **Würmer (Helminthen)** und **Ektoparasiten,** d. h. an der Haut haftende **Arthropoden** („Gliederfüßler": Läuse, Flöhe, Wanzen, Zecken).

Würmer (➤ 14.17 sowie ➤ Abb. 14.10) werden in drei Klassen eingeteilt:

- **Nematoden** = Rund- bzw. Fadenwürmer
- **Zestoden** = Flach- bzw. Bandwürmer
- **Trematoden** = Saugwürmer

Sie durchlaufen vielgestaltige Lebenszyklen und wechseln meist zwischen sexueller Reproduktion im Körper des Wirtes und asexueller Reproduktion im Körper des Vektors bzw. Zwischenwirts. Der Mensch kann sowohl Wirt als auch Vektor sein, sodass er je nach Wurmspezies nicht nur erwachsene Würmer mit den von ihnen produzierten Eiern oder Larven (z. B. Askariden) enthalten kann, sondern auch unreife Wurmvorstufen (z. B. *Toxocara canis*) oder asexuelle Larven (z. B. *Echinococcus*). Krankheitszeichen entstehen auf verschiedenen Wegen:

- Unmittelbare **Gewebeschädigung** durch Infiltration, Verdrängung oder lokale Entzündung durch Eier und Larven.
  Zur unmittelbaren Gewebeschädigung sind jene Wurmarten befähigt, für die der Mensch nicht den Endwirt, sondern den Zwischenwirt bzw. Vektor darstellt, z. B. Echinokokken, Filarien, Schistosomen.
- Würmer können dem Körper durch **Nahrungskonkurrenz** resorbierbare Nährstoffe und Mineralien entziehen. So entzieht z. B. der Fischbandwurm seinem Wirtsorganismus Vitamin B_{12} und kann damit eine perniziöse Anämie auslösen.
- Würmer können **Wirtsgewebe als Nahrung** zu sich nehmen. 1.000 Hakenwürmer verbrauchen z. B. etwa 100 ml Blut pro Tag und können so eine Eisenmangelanämie verursachen.

Prionen

Prionen (von **protein only**) sind aberrante (falsch gefaltete) und dadurch pathogene Formen eines bei allen Säugetieren physiologisch im Knochenmark und Nervengewebe vorkommenden Proteins, des **Prionproteins (PrP).** Letzteres hat möglicherweise eine Funktion bei der Regeneration von Stammzellen und spielt evtl.

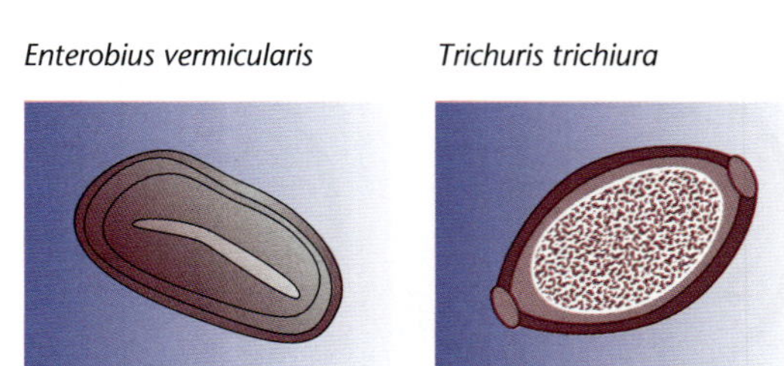

Abb. 14.10 Wurmeier [L157]

auch beim Langzeitgedächtnis eine Rolle. Prionen können in vielen Säugetierarten rasch progrediente neurodegenerative Erkrankungen auslösen, vier Formen sind bisher für den Menschen beschrieben.

Prion-Erkrankungen sind fast immer erblich bedingt; bisher sind etwa 20 Mutationen des Prionprotein-Gens bekannt. Nur etwa 1 % aller Fälle von Prion-Erkrankungen ist infektiöser Ursache, wobei ritualistischer Kannibalismus im Falle von Kuru eine Rolle spielte und industrieller Kannibalismus (Verfütterung arteigener Proteine im Rahmen der Massentierhaltung) bei der bovinen spongioformen Enzephalopathie der Kuh. Bis auf Kuru und die iatrogene sowie variante Form der **Creutzfeldt-Jakob-Krankheit** sind alle humanen Prion-Erkrankungen vererbt.

Formen und Übertragung

Die Übertragung von Prionen von Wirt zu Wirt erfolgt wahrscheinlich über den Magen-Darm-Trakt. Für einige Prion-Erkrankungen ist eine Infektiosität über Artengrenzen hinweg nachgewiesen; so ist die variante Creutzfeldt-Jakob-Krankheit des Menschen z. B. von an BSE erkrankten Kühen erworben.
Beispiele von Prion-Erkrankungen:

- **Kuru** (Mensch): historische, ehemals durch rituellen Kannibalismus in Neuguinea übertragene Enzephalopathie
- **Creutzfeldt-Jakob Disease** (CJD, Mensch): klinisch rasche Demenz und Myoklonus. Sie kommt in vier Formen vor: als genetisch bedingte **familiäre Form** (Keimbahnmutation), als vielleicht durch somatische Mutation bedingte **sporadische Form,** als infektionsbedingte **iatrogene Form** (Übertragung des Prions durch Transplantationen) sowie als (ebenfalls infektionsbedingte) **variante Form** (Übertragung des Prions von BSE-infizierten Kühen).
- **Gerstmann-Sträussler-Scheinker-Krankheit** (Mensch): durch Keimbahnmutation ausgelöste Enzephalopathie
- **Fatale familiäre Insomnie** (Mensch): äußerst seltene, autosomal-dominante Form der Enzephalopathie

Variante Creutzfeldt-Jakob-Krankheit

Synonym: neue variante Creutzfeldt-Jakob-Krankheit (nvCJD)
Alle bisherigen Fälle wurden vom Rind auf den Menschen übertragen. Da aber evtl. kontaminiertes bovines Material an viele andere Nutztiere verfüttert wurde, könnte eine Übertragung grundsätzlich auch über andere Arten und deren Prionvarianten erfolgen. Wegen der variablen, evtl. jahrzehntelangen Inkubationszeit ist immer noch nicht ganz absehbar, wie viele Menschen sich im Rahmen der britischen BSE-Epidemie der 1990er-Jahre mit der varianten Form von CJD infiziert haben; es wird jedoch von mindestens mehreren hundert Fällen ausgegangen. Die Inzidenzraten für nvCJD sind aber nach radikaler Umstellung der Rindermast in den letzten Jahren bereits wieder gesunken.

Klinik
Im Gegensatz zur sporadischen Form sind v. a. jüngere Erwachsene betroffen. Nach einer Inkubationszeit von mehreren Jahren uniformes Krankheitsbild mit Tod meist innerhalb von 2 Jahren: zunächst Verhaltensauffälligkeiten, Depression, Halluzinationen. Frühzeitig treten Gesichts- und Gliederdysästhesien auf, gefolgt von zerebellären Symptomen (Ataxie). Später Demenz und Myoklonus.

Diagnostik
Das Hirn-CT ist entweder normal oder zeigt eine unspezifische milde Atrophie. Das EEG ist unspezifisch verändert. Im MRT evtl. Signalerhöhung im posterioren Thalamus. In ca. 50 % Nachweis eines sog. 14–3–3-Proteins durch Lumbalpunktion. Durch Biopsie der Rachenmandeln kann PrP^{Sc} nachgewiesen werden. Definitive Diagnose durch Hirnbiopsie.

Therapie
Eine ursächliche Behandlung ist nicht möglich.

In der Tierwelt sind Prion-Erkrankungen nicht selten: u. a. BSE (Kühe), Scrapie (Schaf), Chronic Wasting Disease (Elch), Feline Spongiform Encephalopathy (Katzen).

Pathogenese

Eine Prionerkrankung entsteht dadurch, dass das in vielen Nervenzellen vorhandene, physiologische Prionprotein (sog. zelluläres Prionprotein, PrP^{C}) seine dreidimensionale Konformation ändert und in ein pathologisch konformiertes, „falsch gefaltetes", nun unlösliches und proteaseresistentes Prionprotein übergeht (z. B. in ein PrP^{Sc}, wobei Sc für Scrapie steht). Das pathologische Prionprotein kann sich in Aggregaten zusammenklumpen, Fibrillen formen und so zur Zellschädigung führen. Dabei kann das ursprüngliche zelluläre Prionprotein **verschiedene pathologische Konformationen** annehmen, was erklärt, dass ein und dasselbe Protein die Grundlage mehrerer phänotypisch verschiedener Krankheiten ist (beim Menschen z. B. können vier verschiedene Krankheitsformen entstehen, s. o.). Die Konformationsänderung erfolgt entweder als Folge einer pathologischen genetischen Kodierung oder durch Kontakt des physiologischen Proteins mit einer aberrant konformierten Form (z. B. einem durch die Nahrung aufgenommenen Prion). Als Folge des Kontakts entsteht ein noch immer nicht voll verstandener „autokatalytischer" Schneeballeffekt, durch den immer mehr physiologisches Prionprotein in die fehlgefaltete Konformation übergeht.

Interessanterweise liegt auch vielen anderen degenerativen Erkrankungen eine dreidimensionale Fehlfaltung physiologischer Proteine zugrunde, die sich dann in als **Amyloid** bezeichneten Fibrillen ablagern und zelltoxisch wirken (➤ 10.9). Obwohl Amyloid morphologisch den aberranten Prionprotein-Formen ähnlich ist, ist es nicht von Organismus zu Organismus übertragbar (d. h. nichtinfektiös). Auch entsteht jede Amyloidose im Gegensatz zu den Prionerkrankungen aus einem **spezifischen** Protein.

MERKE
Die Erforschung der Prionen hat neue Fragen bezüglich der Klassifizierung von Infektionen aufgeworfen. Prionen erfüllen die Henle-Koch-Postulate (s. o.) und sind damit im klassischen Sinne Mikroben, auch wenn sie keine Erbsubstanz besitzen. Ob sie „leben", ist eine philosophische Frage: Sie sind variabel (d. h. können verschiedene Formen annehmen), können sich vermehren und ihre Eigenschaften exakt vererben. Dies sind alles Eigenschaften, die als „Leben" bezeichnet werden können. Was sie wahrscheinlich nicht besitzen, ist die Fähigkeit sich an Umweltveränderungen anzupassen, was für viele Biologen ein weiteres „Lebenskriterium" ist.

14.1.3 Epidemiologie und Übertragung

M. Stoll, G. M. N. Behrens, H. Renz-Polster

Die Kenntnis wichtiger Kenngrößen von Infektionskrankheiten erlaubt die wissenschaftlich begründete Rekonstruktion oder Vorhersage des Verlaufs einer Epidemie. Zu diesen Parametern gehören potenzielle Infektionsquellen, Übertragungswege, Kontagions- und Manifestationsindex. Im Rahmen der SARS-CoV-2-Pandemie ist z. B. der R-Wert als Maß für die Übertragbarkeit sogar in Laienkreisen bekannt geworden. Die Epidemiologie ist damit ein entscheidendes gesundheitspolitisches Werkzeug für die Planung von Präventions- und Gegenmaßnahmen.

Wir schreiben das Jahr 2028. Aus Anchorage, Alaska, wird eine auffällige Häufung von schweren Lungenentzündungen unbekannter Ursache berichtet. Erste Untersuchungen zeigen, dass die Patienten fast alle eine *country fair,* also eine Art Jahrmarkt, auf dem Land besucht hatten. Drei der Patienten jedoch hatten lediglich Kontakt zu diesen Besuchern, ohne selbst auf dem Jahrmarkt gewesen zu sein. Erinnerungen an den Beginn der SARS-CoV-2-Pandemie im Jahr 2019 werden wach: Entsteht hier eine neue Pandemie? Und damit stehen Fragen im Raum wie: Um welchen Erreger handelt es sich? Wo kommt er her? Wie gefährlich ist er? Wie gut übertragbar ist er von Mensch zu Mensch? Wie passiert die Übertragung? Wer ist empfänglich? Wie rasch breitet er sich in der Bevölkerung aus? Wie kann er eingedämmt werden?

Ausbreitung

Die zeitliche und geografische Verteilung bzw. Ausbreitung einer Infektionskrankheit ist im folgenden Kasten beschrieben. Bei jeder der Verbreitungsformen können saisonale, altersabhängige, klimaabhängige, höhenabhängige, verhaltensabhängige, von genetisch-ethnischen oder von Vorerkrankungen abhängige Häufungen auftreten. ➤ Abb. 14.11.

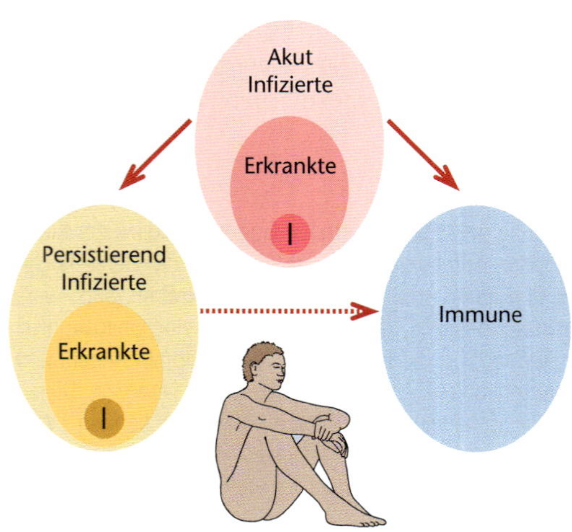

Abb. 14.11 Infektionsepidemiologisch relevante Gruppen [L157]

MERKE

- **Endemisch:** Hier treten in einem bestimmten Gebiet regelmäßig Infektionsfälle auf, bleiben aber über die Zeit relativ konstant: Beispiel: Malaria.
- **Epidemisch:** Die Infektionsfälle werden in einer bestimmten Region und in einem begrenzten Zeitraum immer häufiger. Beispiel: Typhus.
- **Pandemisch:** Die Epidemie breitet sich über die Grenzen eines bestimmten Landes oder auch eines Kontinents aus. Beispiel: SARS-CoV-2.

Die Folgen der Ausbreitung

Die auf die Population bezogenen gesundheitlichen (und indirekt auch sozialen) Auswirkungen einer Erregerausbreitung hängt von mehreren Faktoren ab:

- Von der **Übertragbarkeit des Erregers**
- Von der Fähigkeit eines Erregers, **nach erfolgter Infektion auch Krankheitsverläufe auszulösen**
- Von der Fähigkeit eines Erregers, **tödliche Verläufe auszulösen**
- Von den ergriffenen **Schutz- und Eindämmungsmaßnahmen (containment)**

Übertragbarkeit

Die Übertragbarkeit hängt von vielen Einflüssen ab, etwa der Inkubationszeit (➤ Tab. 14.1), dem Zeitabstand von der Ansteckung bis zur Erregerausscheidung, dem Anteil an asymptomatischen Überträgern etc. Die Übertragbarkeit eines Erregers lässt sich mit dem **Kontagionsindex** beschreiben. Er gibt die erregerspezifische Infektionswahrscheinlichkeit nach Erstkontakt wider und wird als Quotient aus infizierten Empfänglichen und exponierten Empfänglichen berechnet. Dieser liegt z. B. bei Masern sehr hoch (0,95), bei Polio sehr niedrig (0,1).

Die Übertragbarkeit kann auch durch die **Reproduktionsrate (R)** des Erregers ausgedrückt werden. Sie beschreibt die durchschnittliche Anzahl von empfänglichen Kontaktpersonen, auf die ein Infektiöser einen Erreger überträgt. Weil sich diese Einflussgrößen ändern, schwankt die Reproduktionsrate im Verlauf einer Epidemie. In einer komplett nichtimmunen Population, z. B. zu Beginn einer Epidemie mit einem neuen Erreger, wird dieser Wert auch als **Basisreproduktionszahl (R_0)** bezeichnet.

Die **Basisreproduktionszahl (R_0)** [sprich: R-Null] ist eine infektionsepidemiologische, dimensionslose Kennzahl, welche die Dynamik eines Ausbruchsgeschehens charakterisiert. R_0 gibt die Anzahl von sekundären Erkrankungen („Ansteckungen") wieder, die von einem Krankheitsfall zu Beginn eines Ausbruchs oder einer Pandemie ausgehen. Sie gibt – unabhängig von einem Zeithorizont – die Anzahl sekundär Infizierter wieder. Sie wird wesentlich, aber nicht allein, vom Kontagionsindex bestimmt. Dieser Wert schwankt allerdings von Population zu Population, da Übertragungen von vielen, vor Ort jeweils unterschiedlichen Randbedingungen abhängig sind – ob diese nun saisonal, altersabhängig, verhaltensabhängig oder genetischer Natur sind (siehe oben).

Die **Nettoreproduktionszahl (R)** beschreibt im weiteren Verlauf eines dynamischen Infektionsgeschehens die durch Präventionsmaßnahmen und Immunitätslage der Bevölkerung veränderte Ausbreitungstendenz der Infektion. Um zusätzlich die Infektionsdynamik auch mit einer Zeitdimension zu beschreiben, wird statt der Nettoreproduktionszahl R zuweilen die **Inzidenz-Verdopplungszeit** angegeben, also die Zeitspanne, in der sich die Inzidenzrate in der Zielpopulation verdoppelt.

Wie rasch sich ein Erreger in einer Population ausbreitet, hängt zudem davon ab, wie viele der Infizierten überhaupt an der Übertragung teilnehmen. Dieses Verteilungsverhältnis (gemessen als **Dispersionsfaktor κ**) kann relativ gleichmäßig sein – alle Infizierten geben dann den Erreger mit ähnlicher Wahrscheinlichkeit weiter (etwa bei der Influenza). Oder die Dispersion kann stark ungleichgewichtig sein, wie etwa bei SARS-CoV-2, wo über weite Strecken der Pandemie etwa 80 % der Übertragungen auf nur 2 % der Infizierten zurückzuführen waren.

Krankheitslast

Welche Krankheitslast in Folge einer Erregerausbreitung entsteht, hängt zum einen von der **Virulenz** des Erregers ab, d. h. von seiner Fähigkeit, im Wirt Schadwirkungen auszulösen, sowie von der jeweiligen Abwehrkraft des Wirtes. Letztere wiederum beruht auf seiner erregerspezifischen Immunität und seiner sonstigen Resistenz, ob diese nun biologischer Natur ist oder durch Präventions- bzw. Behandlungsmaßnahmen erworben ist.

Die mit einer Erregerausbreitung einhergehenden gesundheitlichen Folgen in der Bevölkerung werden als **Morbidität** (Krankheitslast) beschrieben. Sie drückt aus, wie viele Krankheitsfälle ein Erreger pro Bevölkerungs- und Zeiteinheit auslöst (z. B. pro 100.000 Menschen pro Jahr).

Letalität und Mortalität

Die Fähigkeit eines Erregers, **tödliche Verläufe auszulösen,** wird in Bezug auf die Population auch als Letalität oder Mortalität bezeichnet. Dabei beschreibt die **Letalität** die Proportion der durch die Krankheit auftretenden Todesfälle (z. B. in Prozent), während die **Mortalität** die Anzahl an durch die Krankheit verursachten Todesfälle in einer Population beschreibt (z. B. pro 100.000 und Jahr).

Aus den auftretenden Todesfällen lässt sich auch eine **infektionsbezogene bzw. fallbezogene Letalitätsrate** (engl. *infection fatality rate* [IFR] bzw. *case fatality rate* [CFR]) berechnen, also das mit einem Infektions- bzw. Krankheitsfall verbundene Sterberisiko (z. B. in Prozent). Leider hat dieser Wert in der Praxis seine Tücken.

CAVE!

IFR und CFR sind kontextabhängig.

In der SARS-CoV-2-Pandemie wurden diese beiden Begriffe oft fälschlicherweise als Erregereigenschaften verstanden („SARS-CoV-2 hat eine infektionsbezogene Sterblichkeit von xy Prozent", oder: „die infektionsbezogene Sterblichkeit von SARS-CoV-2 entspricht der des Erregers xy").

In Wirklichkeit jedoch sind diese Parameter stark von Randbedingungen abhängig, wie etwa vom Bevölkerungsaufbau (vor allem Alterspyramide und Häufigkeit und Art der Vorerkrankungen), den medizinischen Behandlungsmöglichkeiten und vor allem davon, in welchem Teil der Bevölkerung ein Erreger gerade grassiert: Betrifft er eher vulnerable Bevölkerungsgruppen, steigt die IFR an. Konkret heißt das, dass jede Population zu jedem Zeitpunkt einer Epidemie mit einer anderen infektionsbezogenen Letalität rechnen muss. Zudem lassen sich die Bezugsgrößen oft nur schwer bestimmen, etwa, welcher Anteil der Bevölkerung aktuell tatsächlich infiziert ist. Die anfängliche Suche nach „der" infektionsbezogenen Letalitätsrate von SARS-CoV-2 (oder gar der Angabe eines „weltweiten Mittelwerts") gehört zu den aus epidemiologischer Sicht dürftigsten Kapiteln der SARS-CoV-2-Pandemie.

Wie die SARS-CoV-2-Pandemie gezeigt hat, sind sowohl die Krankheitslast als auch die Sterblichkeit in einer Epidemie oft stärker von Wirtfaktoren als von Erregerfaktoren abhängig. So hat der stärkere intergenerationelle Kontakt in den südlichen Ländern Europas zu einer dort höheren Sterblichkeit geführt. Zudem hat sich erneut die soziale Benachteiligung als wohl stärkstes Sterberisiko erwiesen, da die Betroffenen sich sowohl häufiger anstecken als auch mit schwereren Krankheitsverläufen rechnen müssen. Dies begründet auch, warum Gesellschaften mit großer sozialer Ungleichheit schlechter durch die Pandemie gekommen sind als sozial ausgeglichenere Gesellschaften.

Eindämmungsmaßnahmen (containment)

Vor allem aber hängen die gesundheitlichen Auswirkungen einer Erregerausbreitung in einer Population von den getroffenen **Schutz- und Gegenmaßnahmen** sowie dem **natürlichen Verlauf** einer Epidemie ab. Hierbei handelt es sich teilweise um eine Gratwanderung, da manche der Gegenmaßnahmen selbst wieder gesundheitlich nachteilige Auswirkungen haben.

Diese Eindämmungseffekte bestehen in:

- Gegen die Ausbreitung gerichtete physikalische, verhaltensbezogene, soziale oder politische Maßnahmen (von freiwilligen Kontakteinschränkungen über Kontaktverfolgung und Quarantänemaßnahmen bis zu Grenzschließungen)
- Impfungen oder präventive Gabe von Medikamenten (z. B. von Neuraminidasehemmern während einer schweren Influenza-Epidemie)
- „Natürlicher" Aufbau einer Immunität, in deren Zug die Übertragungsmöglichkeiten in einer Population so stark ausgedünnt werden, dass der Erreger sich schließlich nicht weiter epidemisch ausbreiten kann. Dieser Zustand wird **als populationsbezogene Immunität** (Herdenschutz, Herdenimmunität) bezeichnet, der dazu erforderliche Anteil an Unempfänglichen als **Herdenimmunitätsschwelle.** Wie hoch diese liegt, hängt von der Ansteckungsfähigkeit des Erregers und seiner Dispersion (s. o.) ab, aber auch davon, wie komplett der Schutz der „Unempfänglichen" ist (so können z. B. geimpfte Personen bei manchen Erregern dennoch als Überträger auftreten, obwohl sie selbst nicht erkranken, etwa bei SARS-CoV-2).

Die **Herdenimmunität,** also die Rate der Menschen in der Zielpopulation, die durch Impfung oder durchgemachte Infektion einen spezifischen Immunschutz gegen den Erreger entwickelt hat, bestimmt das Ende einer Epidemie/Pandemie (➤ Abb. 14.11). In Kenntnis von R_0 lässt sich die **Herdenimmunitätsschwelle** (HI_{min})

berechnen als der Mindestanteil von Immunen, um eine weitere Ausbreitung des Infektionsgeschehens zu beenden: $\mathbf{HI_{min} = 100 - [100/R_0]}$.

Weil weder die Erregerausbreitung noch die Eindämmungseffekte gleichförmig verlaufen, verschiebt sich das Verhältnis zwischen Infektionsdruck und Empfänglichkeit in einer Population beständig, sodass Epidemien und Pandemien in Wellen verlaufen (ähnlich den Staus auf der Autobahn).

Übertragung

Erreger können auf vielfältige Weise übertragen werden:

- **Von Mensch zu Mensch** (sog. **Anthroponosen**): z. B. durch Tröpfcheninfektion, Hautkontakt, fäkal-oral, über Vektoren oder Gegenstände (z. B. Türklinken), sexuell (genitaler, analer oder oraler Schleimhautkontakt) oder diaplazentar
- **Von Tier zu Mensch** (sog. **Anthropozoonosen**): über Aerosole, Vektoren sowie über Haut- und Schleimhautkontakt mit Tieren oder tierischen Produkten. Typische und wichtige Zoonosen sind Brucellose, Leptospirose, Tollwut, Katzenkratzkrankheit, Tularämie, Psittakose, Milzbrand und Yersiniose.
- **Übertragung über Nahrungsmittel:** Dies ist der typische Übertragungsweg für pathogene Darmkeime. Eine Erkrankung kann hierbei durch die Aufnahme bereits außerhalb des Körpers gebildeter Toxine als „Lebensmittelvergiftung" mit Toxinen aus Staphylokokken, *Clostridium botulinum* oder *Bacillus cereus* entstehen. Der Wirt kann aber auch durch intestinal gebildete Toxine (z. B. enterotoxische *E. coli,* Choleratoxin) oder durch direkte Gewebeeffekte (z. B. enteroinvasive *E. coli,* Shigellen, Salmonellen) geschädigt werden.
- **Übertragung über die unbelebte Umwelt** (Boden, Luft und Gewässer): Manche Erreger können den Menschen über Aerosole (z. B. Klebsiellen über Klimaanlagen), über den Boden (z. B. Clostridien, Schistosomen, Hakenwürmer, Histoplasmose) oder über das Wasser (z. B. ubiquitäre Mykobakterien) infizieren.

Erregerreservoir

Als Infektionsquellen kommen in erster Linie **erkrankte Menschen** in Betracht, die Erreger oftmals in großer Zahl ausscheiden. Schon vor den klinischen Zeichen einer Infektionskrankheit und auch nach der Genesung können Individuen als Rekonvaleszenz- oder Dauerausscheider eine Infektionsquelle darstellen. Außerdem können gesunde Individuen fakultativ pathogene Bakterien übertragen, die sie z. B. im Nasopharynx (z. B. Meningokokken), auf der Haut *(Staphylococcus epidermidis)* oder im Darm beherbergen (bestimmte Arten von *E. coli*). Neben erkrankten Menschen kommen folgende Reservoire in Betracht:

- **Klinisch gesundes Krankenhauspersonal** spielt insbesondere bei den nosokomialen Infektionen als Erregerreservoir eine Rolle.
- **Haus- und Wildtiere** sind ein wichtiges Keimreservoir: z. B. Hühner für Salmonellen und Campylobacter; Katzen für Toxoplasmen, Nagetiere für Tularämie, Insekten etwa für Malaria.
- Auch **Erde und Luft** beherbergen zahllose potenziell pathogene Keime (z. B. Klebsiellen, Clostridien und Hakenwürmer).

Altersmäßige, jahreszeitliche und geografische Häufung

Altersmäßige Häufung

Die altersmäßige Häufung bestimmter Infektionskrankheiten liegt in epidemiologischen und wirtsspezifischen Faktoren begründet: Hochkontagiöse Krankheiten mit einem hohen Manifestationsindex betreffen naturgemäß meist Kinder („Kinderkrankheiten"), sexuell übertragene Infektionen vor allem junge Erwachsene. Die spezifische Immunitätslage in der **Schwangerschaft** lässt persistierende Infektionskrankheiten aufflackern (z. B. Tuberkulose) und andere Infektionskrankheiten schwerer verlaufen (z. B. Salmonellose). Einige Infektionskrankheiten (z. B. Pneumonien oder Haut- und Weichteilinfektionen) bevorzugen das **höhere Lebensalter** wegen seiner teilweise eingeschränkten Abwehrlage und werden durch ein anderes Erregerspektrum ausgelöst; hierzu gehören Harnwegsinfekte durch Klebsiellen oder Proteus-Spezies sowie Meningitiden durch Listerien.

Neugeborene sind wegen spezifischer Expositionsfaktoren (Passage durch den mikrobiell besiedelten Geburtskanal) sowie aufgrund ihrer besonderen Immunitätslage für bestimmte Infektionen prädisponiert (z. B. Streptokokken der Gruppe B) und zeigen für viele Infektionskrankheiten spezifische Verläufe (z. B. *Bordetella-pertussis*-Infektionen).

Einige Kinderkrankheiten können sehr erfolgreich durch allgemein empfohlene Impfungen verhindert werden. Dadurch ist der Durchseuchungsgrad der Bevölkerung für viele Kinderkrankheiten so weit zurückgegangen, dass auch zunehmend ungeimpfte Erwachsene betroffen werden können (etwa Röteln, Masern, Mumps). Der Begriff der „Kinderkrankheit" ist deshalb vielfach überholt.

Jahreszeitliche Häufung

Viele Infektionskrankheiten treten zu bestimmten Jahreszeiten gehäuft auf (➤ Tab. 14.4).

Örtliche Häufung

Manche Infektionskrankheiten zeigen eine ausgeprägte geografische Häufung, die mitunter schon innerhalb von Deutschland deutlich zutage tritt. Die Frühsommermeningoenzephalitis (FSME) beispielsweise kommt ganz überwiegend in bestimmten Gebieten Süd- und Ostdeutschlands vor.

Neben klimatischen und umweltbiologischen Faktoren (z. B. Verbreitungsgebiet der notwendigen Vektoren) sind jedoch auch sozioökonomische Faktoren für die geografischen Häufungen verantwortlich (Besiedlungsdichte, sanitäre und hygienische Voraussetzungen, Ernährungsvoraussetzungen, geänderte ökologische Bedingungen für Vektoren und deren mögliche Nebenwirte bei Anthropozoonosen u. a.m.).

Tab. 14.4 Infektionskrankheiten mit ausgeprägter jahreszeitlicher Häufung und ihre Erreger

Jahreszeit	Gehäuft auftretende Erkrankungen; Erreger
Frühjahr und Herbst	„Erkältungskrankheiten" durch z. B. Rhinoviren
Sommer	• Bakteriell bedingte Gastroenteritiden: Salmonellen, Shigellen, *Campylobacter jejuni* • Durch Arthropoden übertragene Krankheiten: FSME, Borreliose • Histoplasmose: *Histoplasma capsulatum* • Sommergrippe: Coxsackie-Virus, ECHO-Viren, Mykoplasmen
Winter	• Atemwegsinfekte: u. a. *Haemophilus influenzae, Bordetella pertussis, Corynebacterium diphtheriae* • Pneumonien: Pneumokokken • Gastroenteritis: Rotaviren • Meningitis: *Neisseria meningitidis* • „Erkältungskrankheiten": Influenza- und Parainfluenza-Viren, Respiratory-Syncytial-Virus • Röteln: Rubeola-Viren

MERKE

Viele Krankheiten des „Tropengürtels" sind keineswegs an bestimmte klimatische Voraussetzungen gebunden, sondern stellen schlichtweg „Krankheiten der Armut" dar (z. B. Cholera, Lepra). Der Begriff der „Tropenkrankheiten" ist deshalb irreführend.

14.1.4 Prävention

Die Prävention von Infektionen beruht auf Expositionsprophylaxe und Dispositionsprophylaxe.

MERKE

Zahlreiche Maßnahmen zur Bekämpfung von Infektionskrankheiten ziehen erhebliche, ethisch oft umstrittene Eingriffe in die Freiheiten und Rechte des Individuums nach sich. Die entsprechende Gesetzgebung hat hier eine Balance zwischen individuellen Rechten und gesellschaftlichem Gesamtinteresse zu finden. Das gilt einerseits schon für präventive Impfungen, die auf eine „Herdenimmunität" der Bevölkerung abzielen, und andererseits besonders für Meldepflichten, Tätigkeitsverbote und Quarantänemaßnahmen. Seit 2001 sind die wesentlichen gesetzlichen Bestimmungen hierzu in einem umfassenden Infektionsschutzgesetz (IFSG) zusammengefasst (mehr dazu: http://www.hygieneinspektoren.de/aktuell/infektionsschutz.html). Dort werden in regelmäßigen Abständen neue **meldepflichtige Erkrankungen** festgelegt (seit 2012 z. B. auch bloße Verdachtsfälle auf MRSA) oder frühere Meldepflichten gelöscht.
Im Kontext der Corona-Pandemie entwickelte sich eine Kontroverse, inwieweit das IfSG ohne die weitere Mitsprache der Parlamente behördliche Stellen pauschal zu teilweise beträchtlichen Eingriffen in die Grund- und Freiheitsrechte zur Pandemieprävention ermächtigen darf.

Zur **Expositionsprophylaxe** zählen Maßnahmen, die einen Kontakt gesunder Individuen mit Erregern verhindern. Dazu zählen allgemeine hygienische (z. B. Händewaschen vor dem Essen) und sanitäre Maßnahmen (z. B. Abwasserentsorgung), Desinfektion und Sterilisation kontaminierter Gegenstände, Bekämpfung tierischer Infektionsquellen, Therapie infizierter Personen sowie Isolierung menschlicher Infektionsquellen (Quarantänemaßnahmen).

Durch Maßnahmen der **Dispositionsprophylaxe** soll die Empfänglichkeit gesunder Individuen verringert werden, für die ein Kontakt mit Krankheitserregern unvermeidbar ist. Hierzu gehören die aktive und passive Immunisierung sowie in besonderen Fällen die Chemoprophylaxe (s. u.).

Neben Maßnahmen der vor allem auf das Individuum ausgerichteten **Verhaltensprävention** ist auch die nur auf politischer und gesamtgesellschaftlicher Ebene zu gewährleistende, strukturell ansetzende **Verhältnisprävention** ein wesentliches Element: Sie will Einfluss auf Gesundheit und die Vermeidung von Krankheit nehmen, indem sie gesundheitsfördernde und risikoarme Lebensbedingungen der Menschen am Arbeitsplatz und im öffentlichen Leben anstrebt.

14

MERKE

Im Rahmen der Dispositionsprophylaxe nicht zu unterschätzen, sind auch gesunde Ernährung und ein ausgeglichener, bewegungsreicher Lebensstil.

Dispositionsprophylaxe

Chemoprophylaxe

Eine Chemoprophylaxe ist die prophylaktische Einnahme von Antibiotika oder Chemotherapeutika. Sie ist in besonderen Ausnahmefällen indiziert.

Indikationen zur Chemoprophylaxe (Beispiele)

- Reisen in Malariaendemiegebiete (➤ 14.16.1)
- Bei bestimmten Immundefekten oder bei immunsupprimierten Patienten
- Nach Milzentfernung oder bei funktioneller Asplenie (etwa im Rahmen der Sichelzellanämie, ➤ 3.3.5)
- Nach Herzklappenersatz oder rheumatischem Fieber (Endokarditisprophylaxe, ➤ 1.9.1)
- Zur Ansteckungsprophylaxe für ausgewählte Kontaktpersonen bei Erkrankungen mit Meningokokken, *Haemophilus influenzae* Typ B oder *Bordetella pertussis*
- Zur Verminderung der Darmflora bei schwerer Leberinsuffizienz mit Enzephalopathie
- Bei vesikoureteraler Refluxkrankheit (Vorbeugung von Harnwegsinfektionen)

Da dieses Verfahren eine präemptive Chemotherapie darstellt, deren Erfolg auf der zwar frühzeitigen Einleitung, aber einer oft erst **postinfektionellen** Wirksamkeit beruht, wird auch der paradoxe Begriff der „Postexpositionsprophylaxe" synonym gebraucht.

Impfungen

Impfungen stellen das wichtigste Mittel der Dispositionsprophylaxe dar. Grundsätzlich sind aktive Immunisierung und passive Immunisierung zu unterscheiden.

Aktive Immunisierung

Die Beobachtung, dass mit den harmlosen Kuhpocken in Kontakt geratene Menschen nicht an den gefährlichen Pocken erkrankten, führte im 18. Jahrhundert zu erfolgreichen Versuchen mit einer Kuhpocken-Impfung. Diese „Vakzinierung“ (von lat. *vacca* = Kuh) ist bis heute synonym für das Konzept der aktiven Immunisierung: Ein Training des Immunsystems durch das Auslösen einer protektiven Immunantwort gegen eine schwere Erkrankung, ohne dass die Erkrankung selbst durchgemacht werden muss. Dazu werden dem Impfling verabreicht:

- Lebende, jedoch abgeschwächte (attenuierte) Erreger
- Tote (inaktivierte) Erreger
- Antigene Bestandteile von Erregern, sog. „Spaltvakzine“ (z. B. Kapselbestandteile)
- Vektorviren (z. B. Adenoviren), die ein Zielantigen exprimieren (z. B. das Spike Antigen von SARS-CoV-2): „Vektorimpfstoffe“
- In Mikropartikel verpackte m-RNA, die den genetischen Code für spezifische Erregerproteine enthält: „mRNA-Impfstoffe“
- Erregerprodukte (z. B. abgeschwächte Toxine = Toxoide)

Neben dem eigentlichen mikrobiellen Antigen enthält der Impfstoff auch Suspensionsflüssigkeit (von sterilem Wasser bis hin zur „Badelösung“ der das Antigen produzierenden Gewebekultur), Konservierungsstoffe, Stabilisatoren und Antibiotika. Dies ist bei der Einschätzung allergischer Impfreaktionen zu berücksichtigen (s. u.). Manche Impfstoffe enthalten zudem Adjuvanzien (z. B. Aluminiumsalze), das sind Hilfsstoffe mit verstärkender Wirkung auf die Immunantwort.

Darauf antwortet die geimpfte Person mit einer spezifischen Immunantwort in Form einer Antikörperbildung und/oder einer begleitenden zellulären Immunreaktion, sodass ihr Organismus bei erneuter Exposition gegen die Ausbildung der Infektionskrankheit geschützt ist.

Die Schutzwirkung aktiver Impfungen kann zwischen einigen Monaten bis lebenslang andauern.

Bei Erkrankungen mit einer langen Inkubationszeit können aktive Impfungen auch postexpositionell eingesetzt werden (sog. Inkubationsimpfungen), z. B. gegen Tetanus, Hepatitis B, Tollwut und Masern, zum Teil auch kombiniert mit einer passiven postexpositionellen Immunisierung (sog. Simultanimpfung).

Inzwischen ist ein Impfstoff gegen mehrere Serotypen des humanen Papilloma-Virus zugelassen worden. Abgesehen von der aktiven Hepatitis-B-Impfung, die nicht nur vor der Hepatitis, sondern auch der späteren Entwicklung des hepatozellulären Karzinoms schützt, ist dies der erste Impfstoff, der exklusiv zur Vorbeugung gegen eine Krebserkrankung – Gebärmutterhalskrebs – eingesetzt wird.

Impfstofftypen für aktive Impfungen

- **Lebend:** Masern, Mumps, Röteln, Typhus (oral), Windpocken, Gelbfieber (und die inzwischen in Deutschland nicht mehr eingesetzten Impfstoffe OPV [Polio oral] und BCG)
- **Inaktiviert:** Cholera, Hepatitis A, Influenza, Keuchhusten (neuerer azellulärer Impfstoff), Tollwut, IPV (Polio parenteral)
- **Antigene Bestandteile:** Keuchhusten (älterer zellulärer Impfstoff), Hepatitis B, *Haemophilus influenzae,* Meningokokken, Pneumokokken, Typhus (parenteral)
- **mRNA:** Hierbei wird mRNA z. B. in Muskelzellen übertragen, die einzelne Proteine (z. B. Spike-Protein des SARS-CoV-2) synthetisieren, welche eine gezielte Immunantwort induziert. Beispiele Comirnaty®, Spikevax®.
- **Vektorimpfstoffe:** verwenden Vektorviren (Adenoviren), die das Spikeprotein exprimieren. Kein Lebendimpfstoff! Beispiele Vaxzevria®, COVID-19 Vaccine Jannsen®.
- **Toxoide:** Tetanus, Diphtherie

Passive Immunisierung

Bei der passiven Immunisierung werden dem Impfling funktionsfähige Antikörper zugeführt, die entweder ein anderes Lebewesen nach Kontakt mit den Antigenen des Erregers gebildet hat oder die gentechnologisch produziert sind. Bei **homologen Impfseren** sind die Antikörper vom Menschen gebildet, bei **heterologen Impfseren** von anderen Säugetieren, z. B. Pferd, Schaf, Rind. Da die kaum noch eingesetzten heterologen Seren auch Fremdantigene der anderen Spezies (heterologe Antigene der Serumproteine und Gewebeantigene) enthalten, sind hier Unverträglichkeitsreaktionen wie Serumkrankheit oder Anaphylaxie häufig und im Falle einer Zweitapplikation nahezu die Regel. Die Schutzwirkung der passiven Immunisierung beginnt praktisch mit Zufuhr des Serums, hält jedoch nur so lange an, wie die zugeführten Antikörper im Blut des Impflings zirkulieren (typischerweise 2–6 Wochen).

MERKE

Dem raschen Wirkungseintritt ist es zu verdanken, dass manche passiven Impfstoffe auch postexpositionell, d. h. nach einer möglichen Ansteckung, eingesetzt werden können, z. B. Varizellen-Immunglobuline, Hepatitis-B-Immunglobulin, Tetanus-Immunglobuline. Hier gelten aber dennoch enge Zeitfenster.

Grundsätzliche Nachteile einer passiven Impfung sind die relativ kurze Schutzwirkung, die Gefahren anaphylaktischer Reaktionen und – wegen des biologischen Ursprungs der passiven Impfstoffe – eine nicht völlig auszuschließende Gefahr der Übertragung von Virusinfektionen. Bisher steht erst ein gentechnisch hergestellter monoklonaler Antikörper zur Verfügung – das 1998 eingeführte Immunglobulin gegen das Respiratory Syncytial Virus (RSV), das vor allem bei Säuglingen eingesetzt wird.

Passive Impfungen

- Mit homologen Antiseren:
  - Tetanus: Antikörper gegen das von *C. tetani* gebildete Toxin
  - Hepatitis A: Antikörper gegen das *Hepatitis-A*-Virus
  - Hepatitis B: Antikörper gegen das *Hepatitis-B*-Virus
  - Tollwut: Antikörper gegen das Rabies-Virus (postexpositionell)
  - Röteln: Antikörper gegen das Rubeola-Virus (z. B. Schwangere nach Exposition)
  - Varizellen: Antikörper gegen das Varicella-Zoster-Virus (z. B. Immunsupprimierte)
  - FSME: Antikörper gegen das entsprechende Flavivirus (z. B. nach Zeckenstich)
  - Masern: Antikörper gegen das Masern-Virus
  - CMV: Antikörper gegen das Zytomegalie-Virus

- Humorale Immundefekte: regelmäßige Gabe von intravenösen oder auch subkutan applizierbaren, polyvalenten Immunglobulingemischen (IVIG, 7S-Immunglobuline)
- Mit heterologen Antiseren:
  - Botulismus: Antikörper gegen das von *C. botulinum* gebildete Toxin
  - Gasbrand: Antikörper gegen die von *C. perfringens* gebildeten Toxine
  - Diphtherie: Antikörper gegen das von *Corynebacterium diphtheriae* gebildete Toxin

Simultanimpfung

Um einerseits die sog. **Impflücke** zwischen Gabe des Aktivimpfstoffs und der Schutzwirkung selbst produzierter Antikörper zu schließen und andererseits die überlegene und anhaltende Wirksamkeit einer Aktivimpfung so früh wie möglich zu induzieren, wird in definierten postexpositionellen Fällen gleichzeitig die aktive und passive Immunisierung durchgeführt, z. B. bei Tetanus und Tollwut. Damit sich Antigen (Aktivimpfstoff) und Antikörper (Passivimpfstoff) nicht gegenseitig antagonisieren, ist strikt zu beachten, dass bei simultaner Verabreichung die Impfstoffe in verschiedene Körperregionen verimpft werden. Als Faustregel gilt: Aktive intramuskuläre Impfungen beim Erwachsenen in der Regel in den Oberarm (M. deltoideus), bei Säuglingen stattdessen in den Oberschenkel (M. vastus lateralis). Die passive Impfung erfolgt je nach Impfstoff in den Oberarm, Oberschenkel oder intraglutäal.

Indikationen und Kontraindikationen

Allgemein kann eine Impfung empfohlen werden, wenn die betreffende Person in einem Endemiegebiet lebt, die Gefahren und drohenden Komplikationen durch eine Infektionskrankheit erheblich sind und das Impfrisiko demgegenüber als gering einzuschätzen ist.

Kontraindikationen gegen Impfungen sind Erkrankungen oder Störungen, die die Immunabwehr des Betreffenden erheblich schwächen oder das Impfrisiko anderweitig erhöhen, beispielsweise:

- **Allergien gegen Impfbestandteile:** z. B. Hühnereiallergie (sehr selten!) bei Influenza- und Gelbfieber-Impfung
- **Immunsuppression** (angeborene oder erworbene Immundefekte, immunsuppressive Therapie, maligne Systemerkrankungen): Hier sind jeweils spezielle und oft impfstoffspezifische Regeln zu beachten. Mögliche Kontraindikationen betreffen in unterschiedlichem Ausmaß bestimmte Lebendimpfstoffe. Generell ist zu bedenken, dass der Erfolg von Aktivimpfungen einer Leistung des Immunsystems entspricht – und daher bei Immundefizienz weniger sicher ist. Trotzdem werden bestimmte Aktivimpfungen gerade für Patienten mit Immundefekten empfohlen (z. B. Pneumokokken). Dem geringeren Impferfolg bei Immunschwäche wird zum Teil mit intensivierter Impfdosis (z. B. Hepatitis B) Rechnung getragen.
- **Schwangerschaft:** keine Lebendimpfstoffe
- **Akute Infektionskrankheiten:** relative Kontraindikation; banale Infekte stellen keine Kontraindikation dar.

MERKE

Ein geschwächtes Immunsystem ist ganz generell eine bevorzugte Indikation zur Impfung (z. B. gegen Influenza und Pneumokokken). Dabei sind aber einerseits die möglichen Kontraindikationen gegen einige Lebendimpfungen zu beachten und andererseits der meist weniger stark ausgeprägte oder weniger lang anhaltende Impferfolge der aktiven Impfung.

Bei einigen stoßweise gegebenen Immunsuppressiva sollten bestimmte Zeitfenster vor und nach einem Puls für die Impfung gemieden werden. Hierzu existieren zunehmend detaillierte Handlungsempfehlungen und Leitlinien (z. B. Ehl S et al. Bundesgesundheitsbl 2018; 61: 1034–1051. Niehuis T et al. Bundesgesundheitsbl 2017, 60: 674–684).

MERKE

Spezielle Impfindikationen

- Gefährdete Berufsgruppen, z. B. FSME-Schutzimpfung für Förster, Hepatitis-A-Impfung für Pflegepersonal in Heimen
- Reisen in Endemiegebiete, z. B. Hepatitis-A-Impfung, Gelbfieberimpfung
- Besonders gefährdete Personen, z. B. Schutzimpfung gegen Pneumokokken bei Splenektomie oder Schädelbasisfrakturen
- Postexpositionell, z. B. aktive und passive Tollwutschutzimpfung nach Kontakt mit infizierten Tieren

Impfrisiken, Impfreaktion

Das wesentliche Impfrisiko bei aktiven Impfungen mit Lebendimpfstoffen ist die Auslösung einer klinisch relevanten Infektionskrankheit, der sog. **Impfkrankheit**. Sie gleicht der Krankheit, die bei „natürlicher" Infektion mit dem Erreger ausgelöst würde, verläuft jedoch meist deutlich milder. In Einzelfällen, v. a. bei ungünstiger Immunitätslage des Impflings, kann auch eine schwer verlaufende Infektionskrankheit mit allen möglichen Komplikationen resultieren (z. B. sog. Impfpolio bei oraler Polioimpfung, die in Deutschland auch deshalb von der parenteralen Polioimpfung mit Totimpfstoff abgelöst worden ist) (➤ Tab. 14.8).

Von der Impfkrankheit ist die bei Aktivimpfungen häufig auftretende **Impfreaktion** abzugrenzen. Sie ist durch die Immunstimulation verursacht und durch unspezifische Symptome wie subfebrile Temperatur, Fieber, Rötung an der Einstichstelle, leichtes Unwohlsein, Gelenkschmerzen und Abgeschlagenheit gekennzeichnet.

Das statistische Risiko für eine schwere Impfkrankheit durch indikationsgerecht durchgeführte Impfungen ist verschwindend gering. Zumindest die potenziellen wirtschaftlichen Folgen – und damit auch die juristischen Risiken der impfenden Ärzte – werden durch eine finanzielle staatliche Absicherung der Impfopfer abgedeckt. In diesem Zusammenhang ist zu beachten, dass seit 2001 im Infektionsschutzgesetz (IFSG) eine **ärztliche Meldepflicht** bereits bei Verdacht, aber nur bei „einer über das übliche Ausmaß einer Impfreaktion hinausgehenden gesundheitlichen Schädigung" an das zuständige Gesundheitsamt besteht.

Zeitliche Abstände

Es hat sich gezeigt, dass die erzeugten Antikörpertiter bei simultaner Gabe verschiedener aktiver Impfstoffe genauso hoch sind wie bei getrennter Gabe. Dies hat die Entwicklung von Kombinationsimpfungen ermöglicht (z. B. Sechsfachimpfung des Säuglings).

Ungünstige Interaktionen sind lediglich bei gleichzeitiger Gabe von Gelbfieber- und Cholera-Impfstoffen beobachtet worden. Diese Reiseimpfungen sollten deshalb nicht gleichzeitig durchgeführt werden. Auch hat sich gezeigt, dass die Wahrscheinlichkeit einer Impfreaktion (z. B. Fieber mit nachfolgenden Fieberkrämpfen) bei Kindern durch die kombinierte Gabe von Lebendimpfstoffen (z. B. Masern-Röteln-Mumps kombiniert mit Varizellen) erhöht ist.

14

MERKE
Werden Lebendimpfungen getrennt gegeben, sollten sie mindestens einen Monat auseinanderliegen, da die Impfantwort sonst nicht optimal ist. Für Totimpfstoffe gelten dagegen keine Mindestabstände.

Impfkalender

Bei vielen Impfungen wird die schützende Titerhöhe erst nach mehreren Impfungen erreicht (z. B. Tetanus, Pertussis, Polio, *Haemophilus influenzae,* Hepatitis B). Bei diesen Impfungen besteht die **Grundimmunisierung** also aus sequenziellen Impfungen.

Bei einigen Impfungen fällt der nach Grundimmunisierung erreichte Schutz im Verlauf der Zeit so weit ab, dass die Titerhöhe durch sog. **Auffrischimpfungen** (Booster-Impfungen) angehoben werden muss (z. B. Tetanus: Booster-Impfungen alle 10 Jahre).

Impfkalender beruhen auf Empfehlungen der WHO oder auf den Empfehlungen der Impfkommissionen der einzelnen Länder. In Deutschland zuständig ist die Ständige Impfkommission (STIKO) am Robert Koch-Institut, die derzeit einmal jährlich die Empfehlungen aktualisiert (abrufbar unter www.rki.de). Man unterscheidet **Regelimpfungen** mit erheblichem Nutzen für die Volksgesundheit (➤ Tab. 14.5) von Reiseimpfungen (➤ Tab. 14.6) und Impfungen in Sonderfällen, den sog. **Indikationsimpfungen** für bestimmte Berufs- und Risikogruppen (➤ Tab. 14.7).

Für zahlreiche Indikationen stehen unterschiedliche Impfstoffe verschiedener Anbieter zur Verfügung. Diese können in der Anwendung variieren. Für die Indikation und die Verabreichung sollten daher die Angaben der Hersteller genau beachtet werden.

Tab. 14.5 Regelimpfungen für alle Erwachsenen

Impfung	Durchführung	Schutzdauer
Alle im Kindesalter verpassten Regelimpfungen	Je nach Impfung	Je nach Impfung
Diphtherie-Auffrischimpfung	In Kombination mit Tetanus-Impfstoff (Td-Impfstoff i. m.)	Ca. 10 Jahre
Tetanus-Auffrischimpfung	Td-Impfstoff i. m.	Ca. 10 Jahre

„Impfmüdigkeit"

Während Impfungen noch vor zwei Generationen allgemein als ideale Prophylaxe gegen Infektionskrankheiten akzeptiert wurden, sind sie heute bei vielen Menschen – insbesondere Eltern – umstritten. Die Gründe hierfür sind vielfältig, ganz im Vordergrund stehen zwei Befürchtungen: Impfungen seien ein Eingriff in das Immunsystem, der andere Erkrankungen fördern könnte (vom Autismus bis zu Allergien), und Impfungen verhinderten die natürliche Auseinandersetzung des Immunsystems mit Erregern, wodurch es insgesamt geschwächt würde.

Unabhängig vom „wissenschaftlichen" Gehalt dieser Befürchtungen sollten sie ernst genommen und ihr Hintergrund verstanden werden, damit eine sachliche Aufklärung möglich wird. Hierzu ein paar Überlegungen:

- Impfgegner und -skeptiker sind keine „Spinner", sondern machen sich Sorgen um das Wohl ihrer Kinder.
- Impfungen sind nicht „generell nebenwirkungsfrei" und sollten auch nicht so deklariert werden: Eine ganze Generation von Kindern erhielt etwa den 1991 wegen häufiger Nebenwirkungen vom Markt genommenen zellulären Pertussisimpfstoff (die als Nebenwirkung beobachteten Fieberkrämpfe dürften erklären, weshalb Impfungen von manchen Eltern

Tab. 14.6 Impfungen bei Reisen in entsprechende Endemiegebiete (Auswahl)*

Impfung gegen	Aktive/passive Immunisierung	Impfstoffart und Applikation	Schutzdauer	Anmerkungen
Cholera	Aktiv	Totimpfstoff 2 × s. c. im Abstand von 1–2 Wochen	Ab 6. Tag für ca. 6 Monate	Schlecht verträglich; für „Standardtourismus" nicht angezeigt; Schutzrate ca. 60 %
Typhus	Aktiv	Totimpfstoff (einmalig s. c./i. m.) oder Lebendimpfstoff (3 × an den Tagen 1, 3, 5 oral)	Ab 3. Woche für ca. 3 Jahre	Bei Reisen in Endemiegebiete; Schutzrate ca. 60–90 %
Gelbfieber	Aktiv	Lebendimpfstoff; einmalige Injektion (s. c.)	Ab ca. 10. Tag für ca. 10 Jahre	Bei Reisen in Endemiegebiete; Impfung nur durch zugelassene Impfstellen
Hepatitis A	Aktiv oder passiv oder kombiniert	Aktiv: Totimpfstoff (i. m.) 4 Wochen vor Reisebeginn und erneut nach 6–12 Monaten; als Kombinationsimpfung mit Hepatitis B dreimalige Impfung Passiv: einmalige Immunglobulingabe	Aktiv: guter Schutz nach 2–3 Wochen; nach Abschluss der Impfserie ca. 10 Jahre Passiv: sofort für ca. 3 Monate	Zur Haushaltsprophylaxe (erkranktes Haushaltsmitglied) oder bei Reisen in Endemiegebiete mit hoher Hepatitis-Frequenz
Meningokokken	Aktiv	Einmalige s. c. Injektion eines Totimpfstoffs mit Antigenen der Gruppen A und C	Ab ca. 7. Tag für ca. 3–5 Jahre	Reisen in den sog. Meningitisgürtel Afrikas südlich der Sahara oder nach Südamerika
Hepatitis B	Aktiv**	Gentechnisch produziertes HBs-Ag, i. m.-Gabe in den Monaten 1, 2, 6	Schutzwirkung ca. 90 % nach der 3. Impfung für eine Dauer von ca. 5–10 Jahren	Nicht grundimmunisierte Personen bei Reisen in Endemiegebiete

*Vor jeder Reise aktuelle Informationen bei regionalem Tropeninstitut oder bei Fachgesellschaften (aktuelle Linkliste unter: http://www.fit-for-travel.de) erfragen.
**Eine passive postexpositionelle Immunisierung ist möglich.

Tab. 14.7 Indikationsimpfungen für bestimmte Berufsgruppen und Risikopatienten (Auswahl)

Impfung gegen	Personengruppe	Durchführung (Grundimmunisierung)	Schutzdauer	Anmerkung
Hepatitis B* (seit 1995 allgemein empfohlen im Impfprogramm für Kinder)	Medizinisches Personal, Dialysepatienten, Hämophilie-Patienten, Promiskuitive; Männer, die Sex mit Männern haben; Personen mit engem Kontakt zu HBV-positiven Personen	3 Injektionen mit HBs-Ag zu den Zeitpunkten 1., 2. und 6. Monat	90-prozentiger Schutz nach der 3. Impfung für eine Dauer von ca. 5–10 Jahren	Passive Immunisierung ist postexpositionell mit Hyperimmunglobulin möglich.
Influenza	Bei Personen > 60 Jahre; bei erhöhtem Gesundheitsrisiko durch chronische Erkrankungen; bei erhöhter Gefährdung (z. B. medizinisches Personal)	Jährlich mit jeweils neu entwickeltem Impfstoff	Nur für die jeweilige Saison (➤ 14.9.3)	Ärzte: mit gutem Beispiel vorangehen!
FSME	Waldarbeiter, Förster und andere Personen, die sich in Endemiegebieten viel im Wald aufhalten	Inaktiviertes Virus; Impfung zu den Zeitpunkten 1., 3. und 12. Monat	Relativ guter Schutz ab der 2. Teilimpfung. Schutzdauer nach Komplettimpfung ca. 3–5 Jahre	Passive Immunisierung bietet keinen sicheren Schutz und ist schlecht verträglich. Die Passivimpfung ist in Deutschland nicht mehr erhältlich.
Pneumokokken	Personen > 60 Jahre; Personen (inkl. Kinder) mit erhöhter gesundheitlicher Gefährdung (chronische Erkrankungen, nach Splenektomie, hämolytische Anämie etc.)	Konjugat-Totimpfstoff 13-valent, einmalig Polysaccharid-Totimpfstoff, 23-valent, einmalig	2 Wochen nach Impfung, lebenslang (?) 2 Wochen nach Impfung für bis zu 6 Jahre	Der Konjugat-Impfstoff, der im Gegensatz zum Polysaccharid-Impfstoff auch bei Kindern < 2 Jahren „angeht", ist für Erwachsene inzwischen zugelassen.
Röteln	Vor einer Schwangerschaft bei Frauen ohne AK-Titer	Rubeola-Lebendimpfstoff einmalig	Lebenslang	Nach Impfung Titerkontrolle
Tollwut	Präexpositionell bei Tierärzten, evtl. Jägern und speziellem Laborpersonal; postexpositionell nach Risikokontakt	Nach Herstellerangaben		Auffrischung nach Angaben des Herstellers; simultane Passivimpfung bei Hochrisiko-Exposition
Keuchhusten	Frauen mit Kinderwunsch sowie Haushaltsmitglieder vor der Geburt eines Kindes	Azellulärer Pertussis-Totimpfstoff	10 Jahre	Gefährdet sind vor allem junge Säuglinge. Seit 2009 Auffrischimpfungen auch für Erwachsene allgemein empfohlen.

*Die Grundimmunisierung gegen Hepatitis B ist für Kinder allgemein empfohlen.

überhaupt mit Verhaltensstörungen in Verbindung gebracht werden). Auch die befürchtete Kontamination von Impfstoffen hat einen realen Hintergrund. So gibt es Hinweise, dass durch die Kontamination des Polio-Impfstoffes in den Jahren 1955 bis 1963 mit dem onkogenen *Simian-Virus 40* möglicherweise Hunderte von Non-Hodgkin-Lymphomen induziert wurden.

- Die Befürchtung, dass Impfungen das Immunsystem insgesamt schwächen könnten, beruht auf rationalen Annahmen. Auch unter Wissenschaftlern wird die Notwendigkeit von Infektionen zur adäquaten Entwicklung des Immunsystems breit diskutiert (➤ 5.3.1). Und tatsächlich gibt es Hinweise, dass z. B. durchgemachte Masern das Immunsystem zumindest eine Zeitlang auf „Entzündungsdämpfung" einstellen – was möglicherweise einer Allergieentwicklung vorbeugen könnte.
  Allerdings: Angesichts der Vielzahl der Erreger, mit denen das Immunsystem in Kontakt kommt, dürfte die Impfung gegen eine kleine Auswahl besonders gefährlicher Erreger nicht zu Buche schlagen, zumal das Immunsystem sich auch bei Impfungen aktiv – wenn auch in abgeschwächter Form – mit dem jeweiligen Erreger „befasst". Auch epidemiologische Daten geben Entwarnung: In einer großen dänischen Studie wurde kein Zusammenhang zwischen Impfungen in der Kindheit und dem Risiko anderer Infektionskrankheiten gefunden (JAMA 294:699–705, 2005).
- Dass nicht alle Impfungen präventive Ideallösungen sind, sollte anerkannt werden, da sie teilweise nur einen zeitweiligen Schutz verleihen (problematisch ist dies z. B. bei Pertussis) oder Erkrankungen in ein späteres Lebensalter verschieben können, in dem Komplikationen häufiger auftreten (problematisch z. B. bei der Varizellen-Impfung).
  Dennoch sind die meisten Impfungen im Vergleich zu den früheren Epidemien mit den wilden Erregern die bessere Lösung, da sie deren oft erhebliche Mortalität und Morbidität vermeiden, die leider bei vielen Eltern nicht mehr im Bewusstsein sind – wer erinnert sich noch an die Eisernen Lungen der Polio-Epidemien (➤ Tab. 14.8 sowie ➤ Abb. 0.3 im Kapitel „Helfen und Heilen")?

Tab. 14.8 Erkrankungs- und Impfkomplikationen im Überblick

Erkrankung	Symptome	Inzidenz bei Erkrankung	Inzidenz als Impfkomplikation
Masern	Enzephalitis	1/500 bis 1/10.000	< 1/1.000.000
Mumps	Meningitis	1/15	1/100.000 bis 1/1.000.000
Röteln	Embryopathie	Bis 60 %	0
Polio	Lähmung	1/100	0 (bei parenteralem Impfstoff IPV)
Hepatitis B	Chronische Hepatitis B, Leberzirrhose, Leberzellkarzinom	1/10 bis 1/1.000	0
Tollwut	Tod	100 %	0

- Hilfreich für besorgte Eltern ist vor allem Transparenz des Wissens. Deswegen sollten sie darüber aufgeklärt werden, dass die komplexe und je nach epidemiologischer Situation wechselnde Bewertung von Nutzen und Risiken jeder Impfung durch die vom Bundesministerium für Gesundheit eingesetzte Expertenkommission (STIKO) geschieht. Die aktuellen Impfempfehlungen sind auf den Internetseiten des Robert Koch-Instituts (www.rki.de) einsehbar. Um eine optimale Balance zwischen Nutzen und Risiko zu gewährleisten, werden die Impfempfehlungen stetig aktualisiert und dem aktuellen Wissensstand angepasst.
- Empfohlene Impfungen haben einen zuweilen auch von Ärzten unterschätzten Nutzen. Anhand der bestehenden Datenlage kann von einer verklärten Sicht der natürlichen Immunisierung (z. B. sog. Masern-Party) nur eindringlich gewarnt werden.

MERKE

Was wir den Eltern sagen können, ist, dass die heutigen Impfstoffe breit getestet sind und dass sich Hinweise auf schwerwiegende Nebenwirkungen oder auf eine Rolle bei der Auslösung von Erkrankungen (Autismus bis Allergien) nicht ergeben haben.

14.2 Pathophysiologie

M. Stoll, G. M. N. Behrens

Der Organismus kann bei einer Infektion durch den Erreger selbst (bzw. seine Bestandteile oder Stoffwechselprodukte) oder als Folge seiner eigenen Abwehrreaktionen geschädigt werden. Der Schweregrad einer Infektionskrankheit wird also sowohl von mikrobiellen Faktoren als auch von Wirtsfaktoren bestimmt:

- **Mikrobielle Faktoren** umfassen Zahl und Eigenschaften der infektionsauslösenden Organismen (d. h. Virulenz des Erregers).
- **Wirtsfaktoren** umfassen die durch die mikrobielle Invasion ausgelösten Abwehrreaktionen.

MERKE

Die Wirtsfaktoren stehen dabei ganz im Vordergrund: In vielen Fällen wird die Schädigungswirkung der Erreger durch die körperlichen Abwehrvorgänge und die dabei ausgelösten Entzündungsprozesse potenziert oder erst ermöglicht. Zahlreiche Schädigungen, die man früher der Wirkung der Mikroorganismen zuschrieb, beruhen tatsächlich auf der Reaktion des Wirtsorganismus.

14.2.1 Virulenzfaktoren

Die Virulenz – und damit das Schädigungspotenzial – eines Erregers beruht auf Faktoren, die es dem Erreger ermöglichen,

- sich im Wirtsorganismus festzusetzen, auszubreiten und zu vermehren.
- den Abwehrmechanismen des Wirtes zu entkommen.

Festsetzung, Ausbreitung und Vermehrung

Manche Mikroben befallen ausschließlich die oberflächlichen Epithelzellen (z. B. Papilloma-Viren), andere bleiben auf das Lumen von Hohlorganen beschränkt (z. B. *Vibrio cholerae*). Wieder andere haben die Fähigkeit zur invasiven Ausbreitung, d. h., sie verbreiten sich von Zelle zu Zelle, im Interstitium, in serösen Höhlen, über die Lymphbahnen oder über den Blutweg.

Viele Erreger verfügen über spezifische Mechanismen, die ihnen die Verankerung und Ausbreitung im Wirtsmechanismus erleichtern; hierzu gehören z. B.:

- Die Sekretion bestimmter **Adhäsine** oder die Ausbildung von „Zellhaaren" (Pili), die es Bakterien ermöglichen, sich an Zellen festzusetzen (genutzt z. B. von *E. coli, N. gonorrhoeae* und vielen Streptokokken)
- Die Produktion **lytischer Enzyme,** welche dem Erreger die Gewebepenetration ermöglichen (z. B. Koagulasen, genutzt z. B. von manchen Staphylokokken)
- Die Sekretion bzw. Freisetzung von gewebeschädigenden **Exo- oder Endotoxinen zur Erleichterung der** Invasion

Unterlaufen der Immunabwehr

Viele Erreger verfügen über spezifische Mechanismen, die es ihnen ermöglichen, die Immunantwort des Körpers zu unterlaufen und dadurch zusätzliche Virulenz zu gewinnen:

- Manche Mykobakterien überleben oft jahrelang als intrazelluläre Parasiten, indem sie die Aktivierung der Lysosomen hemmen.
- Viele Viren entgehen der Neutralisation durch Antikörper, da sie sich nur intrazellulär vermehren.
- Die wenig immunogene Kohlenhydratkapsel vieler Bakterien umhüllt deren Antigenstrukturen und verhindert dadurch die spezifische Erkennung durch das Immunsystem, wie z. B. die antikörperabhängige Phagozytose durch Makrophagen (z. B. bei *S. pneumoniae, N. meningitidis* und *H. influenzae*).

- Manche *E.-coli*-Stämme besitzen spezifische Antigene, die eine Komplementaktivierung verhindern, andere Bakterien (*S. pneumoniae, H. influenzae* und Neisserien) bilden Proteasen, die das vom Wirt gebildete IgA inaktivieren.
- Viele Viren (z. B. Influenza-Viren) und Bakterien (z. B. *S. pneumoniae*) verändern ihre Antigeneigenschaften beständig, sodass die spezifische Immunität stets lückenhaft bleibt.
- Die wohl potenteste Art der Immunevasion ist die von manchen Viren ausgelöste generelle Immunsuppression (z. B. HIV).

14.2.2 Gewebeschädigung durch Mikroben

An der Gewebeschädigung sind, wie oben ausgeführt, sowohl mikrobielle als auch Wirtsfaktoren beteiligt (➤ Abb. 14.12):

- **Direkte mikrobielle Zellinvasion mit nachfolgendem Zelltod:** Dies ist das typische Schädigungsmuster durch Viren und intrazelluläre Bakterien, d. h. durch Erreger, die über die Fähigkeit zur Penetration ins Zellinnere verfügen. Die Zellschädigung kann dabei auf vielen Wegen erfolgen, z. B. durch Lyse der Wirtszelle, Inhibition der Proteinsynthese oder Veränderung der Wirtszellmembran durch Virusproteine.
- **Genetische Transformation der Zelle:** Jedes Virus baut sein Genom in die Wirtszelle ein und kann dadurch seine eigene Vermehrung (die oft in der Zerstörung der Wirtszelle endet) befördern. Einige wenige Viren können zudem eine **Gewebeentartung** induzieren (sog. **onkogene** Viren), z. B. Epstein-Barr-Virus (➤ Burkitt-Lymphom), Hepatitis-B-Virus (➤ hepatozelluläres Karzinom) und humanes Papillom-Virus (➤ Zervixkarzinom, Analkarzinom). Wie onkogene Viren genau wirken, ist unbekannt, sie inaktivieren evtl. bestimmte Tumorsuppressorgene.
- **Zellschädigung durch Sekretion schädigender Toxine:** Diese Substanzen können Zellen direkt zerstören, aber z. B. auch die Blutgefäße eines Organgebiets schädigen mit nachfolgender ischämischer Nekrose (z. B. das α-Toxin von *Clostridium perfringens*).
- **Auslösung einer zellschädigenden Immunantwort bzw. Entzündungsreaktion:** Obwohl die Immunantwort des Körpers primär gegen den Erreger gerichtet ist, kann sie zur Wirtsschädigung beitragen, z. B. durch Hypersensitivitätsreaktionen oder durch verschiedene Formen und Folgen der Entzündungsreaktion wie z. B. Abszessbildung, Granulombildung, Nekrose, Induktion von chronischer Entzündung sowie Autoimmunität und Narbenbildung. So kommt es etwa im Rahmen der durch Herpesviren ausgelösten Immunprozesse nicht selten zu Erythema multiforme, Thrombozytopenie und Schädigungen des zentralen Nervensystems.

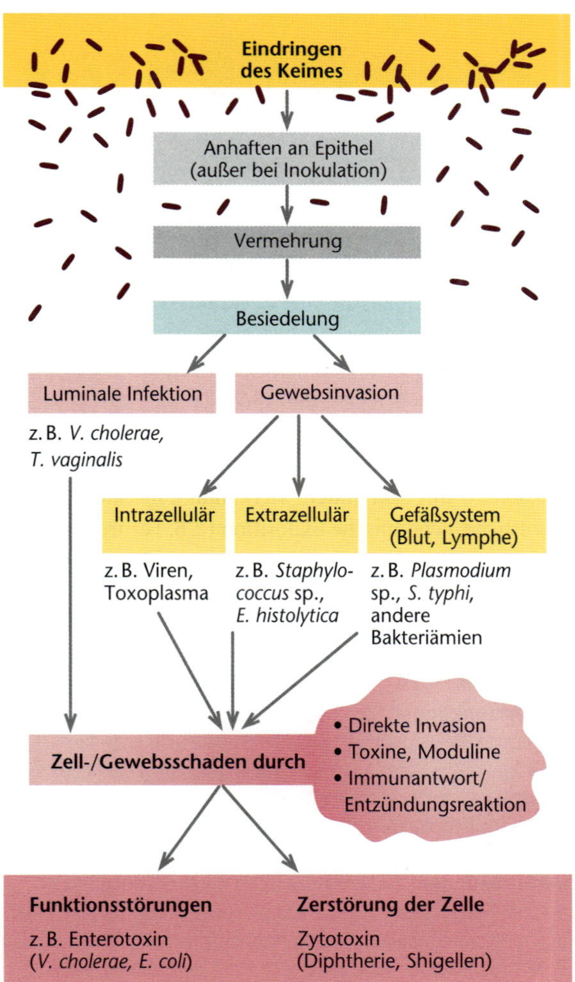

Abb. 14.12 Pathogenese von Infektionen [L157]

Toxine

Toxine spielen bei der bakteriellen Invasion und Schädigung des Wirtsorganismus eine herausragende Rolle; zwei Klassen von Toxinen werden unterschieden:

- **Exotoxine** sind aktiv sezernierte, meist thermolabile Proteine mit Enzymeigenschaften, die die Gewebe des Makroorganismus direkt schädigen können und gegen die der Makroorganismus eine Immunität entwickeln kann. Die Exotoxine haben spezifische Angriffspunkte, z. B. Tetanus-Toxin und Botulinus-Toxin im Nervensystem, Hämolysine, Streptokinine und Hyaluronidase an Blut- und Gewebezellen, staphylogenes Enterotoxin und Cholera-Toxin an Epithelzellen des Magen-Darm-Trakts.
- **Endotoxine** sind Lipopolysaccharide aus der Zellwand gramnegativer Bakterien, die beim Bakterienzerfall frei werden. Sie lösen eine Abwehrkaskade aus, die nicht nur den Krankheitserreger, sondern auch Gewebe des Makroorganismus schädigen kann. Diese Reaktion kann so schwerwiegend sein, dass der infizierte Wirt stirbt (Endotoxinschock, z. B. bei gramnegativer Sepsis).

Entzündungsreaktion

Jede Abwehrreaktion, ob spezifisch oder unspezifisch, löst eine Gewebereaktion aus. Diese kann die Abwehr unterstützen, aber auch den Wirtsorganismus schädigen. Die von aktivierten Makrophagen, Monozyten und T-Helferzellen abgegebenen Zytokine (v. a. Tumornekrosefaktor-α, Interleukin-1 und -6) stimulieren nicht nur gegen Erreger gerichtete Effektorzellen (T-Effektorzellen, NK-Zellen), sondern auch andere Zellen des Wirtsorganismus, z. B. Gefäßendothel, Synovialzellen, Fibroblasten etc.

Die derart stimulierten Zellen bilden eine Reihe von Entzündungsmediatoren (➤ 5.1, z. B. Prostaglandine, Leukotriene, *Colony-stimulating Factors* etc.), die z. B. die Gefäßpermeabilität steigern, die Blutgefäße erweitern und sensible Nervenendigungen stimulieren. Zusätzlich fördern sie Sekretion und Wirkung anderer Mediatoren, z. B. Histamin und Bradykinin. Die Wirkung der Mediatoren kann lokal beschränkt bleiben (lokale Entzündung) oder systemische Symptome (von Fieber bis zum Schock) verursachen.

- Die klassischen lokalen Entzündungssymptome sind **rubor, tumor, calor, dolor** und **functio laesa** (Rötung, Schwellung, Überwärmung, Schmerz, Funktionsstörung).
- Häufige Leitsymptome generalisierter Infektionen sind Fieber, vergrößerte lymphatische Organe, Hauterscheinungen sowie Blutdruckabfall bzw. Schock.

Zur Rolle von Infektionen bei der Auslösung von Autoimmunerkrankungen ➤ 5.2.

14.3 Diagnostik

M. Stoll, G. M. N. Behrens

In der Diagnostik von Infektionskrankheiten spielen neben Anamnese, körperlicher Untersuchung und Verlaufsbeobachtung vor allem Laboruntersuchungen eine wichtige Rolle (➤ Abb. 14.13). Da pathogene Mikroben empfindliche und an jeweils spezielle ökologische Nischen angepasste Organismen sind, ist ein direkter Erregernachweis nicht immer möglich. Die Diagnostik folgt dann indirekten Spuren, die sich aus der Reaktion des Wirtsorganismus ergeben; sie kann bisweilen zu einer detektivischen Mission werden (und entsprechende Leidenschaften wecken).

14.3.1 Diagnostische Strategie

Infektionskrankheiten verursachen einen ganzen „Blumenstrauß" von Symptomen. Oft ist es deshalb zunächst nicht einfach, hinter dem Dickicht von Symptomen den spezifischen Erreger zu erkennen. Eine schrittweise Vorgehensweise mit der Beantwortung dreier Fragen hat sich bewährt:

- Ist eine Infektionskrankheit in Betracht zu ziehen?
- Wo ist der Infektionsherd im Körper lokalisiert?
- Gibt es spezifische Hinweise auf einen möglichen Erreger und seine Quelle?

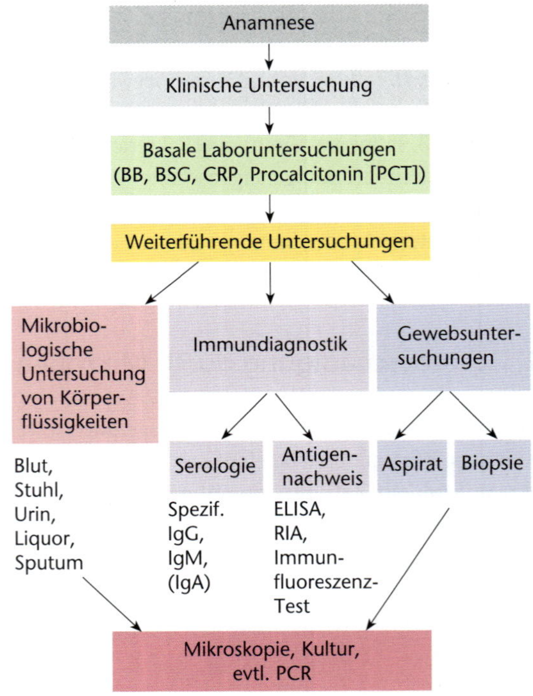

Abb. 14.13 Diagnostisches Vorgehen bei Infektionskrankheiten im Schema [L157]

Liegt eine Infektionskrankheit vor?

Infektionskrankheiten überschneiden sich in ihrer Symptomatik z. B. mit rheumatischen, hämatologischen und bestimmten Stoffwechselerkrankungen. Die Kenntnis der Symptome der wichtigsten Infektionskrankheiten ist deshalb unerlässlich. Außerdem müssen Faktoren erkannt werden, die eine Infektionskrankheit wahrscheinlicher machen. Diese Faktoren fallen in zwei Gruppen:

- **Disposition:** alle Faktoren, die einen Wirt empfänglicher für eine Infektion machen (➤ Tab. 14.9)
- **Exposition:** Faktoren, die zu verstärktem Erregerkontakt und damit zu einer erhöhten Infektionswahrscheinlichkeit führen, z. B. Kontakte mit Erkrankten, Tierkontakt, Insekten- oder Zeckenstiche, geografische Exposition (z. B. Fernreisen), berufliche Exposition (vom Gesundheitswesen bis Sex-Gewerbe) usw. (➤ Tab. 14.10)

Dispositionsfaktoren für Infektionskrankheiten

- **Grunderkrankungen:** Immundefekte (z. B. infolge von HIV), Stoffwechselerkrankungen (z. B. Diabetes mellitus), aber auch Fremdkörperimplantate (z. B. Herzklappen), vorausgegangene Operationen (z. B. Wundinfektion), Unfälle (bakterielle Meningitis nach Schädelbasisfraktur) oder Organdefekte (Infektanfälligkeit beim nephrotischen Syndrom, Sepsis bei Hypo- oder Asplenie, ➤ 3.5.2)
- **Vorerkrankungen:** z. B. Influenza (führt durch Schädigung des Surfactant-Systems evtl. zu einer „Grippepneumonie", z. B. mit Klebsiellen). Andere Vorerkrankungen begünstigen eine fortgeleitete Infektion (z. B. Mastoiditis oder Meningitis nach Otitis media, bakterielle Mediastinitis nach Infektion der Rachenmandeln)

Tab. 14.9 In der Diagnostik von Infektionskrankheiten zu berücksichtigende Dispositionsfaktoren (Auswahl)

Dispositionsfaktor	Häufige Erreger	Erkrankung	Besonderheiten
Zelluläre Immundefekte, z. B. bei HIV	*Toxoplasma gondii*	Toxoplasmose	Bei manchen Immundefekten auch chronische Verlaufsformen möglich
Agranulozytose oder Granulozytendefekte	*E. coli*, Staphylokokken	Sepsis, Abszesse	Oft foudroyante Verläufe
Hypogammaglobulinämie, z. B. beim Plasmozytom	*S. pneumoniae, Neisseria meningitidis, Haemophilus influenzae*	Chronische sinubronchiale Infekte, Otitis media	Infekte bei humoralen Abwehrdefekten sind typischerweise durch bekapselte Erreger bedingt und betreffen Grenzflächenorgane (Haut, GIT, Bronchialsystem)
Tumorerkrankungen	Varicella-Zoster-Virus	Zoster	Gelegentlich als erstes klinisches Zeichen einer Tumorerkrankung
Bronchiektasen	*Proteus mirabilis, Pseudomonas*, andere gramneg. Stäbchen	Bronchopneumonien, Abszesse	Prophylaktisch regelmäßige Bronchialtoilette
Lungenemphysem, Asthma	*Aspergillus fumigatus*	Allergische bronchopulmonale Aspergillose (ABPA)	Gehäufte bronchopulmonale Infekte auch durch andere Erreger, vor allem Bakterien
Diabetes mellitus	Staphylokokken, Streptokokken, *E. coli*	Hautabszesse, Endokarditis, Pyelonephritis	Insgesamt erhöhte Infektanfälligkeit, vor allem Harnwegsinfekte
Linksherzinsuffizienz	*Streptococcus pneumoniae*	„Stauungspneumonie"	Auch andere Pneumonieerreger
Mukoviszidose	*Pseudomonas, S. aureus, Burkholderia cepacia*	Lungeninfektionen	Verlauf oft durch Kachexie und sekundären Diabetes mellitus kompliziert
Asplenie (anatomisch oder funktionell)	*S. pneumoniae*, andere bekapselte Bakterien	Sepsis, Peritonitis	Impfung und Chemoprophylaxe aller Patienten nach Splenektomie
Unterernährung	*Mycobacterium tuberculosis*	Tuberkulose	Erhöhte Infektanfälligkeit durch zelluläre und humorale Abwehrschwäche
Immundefekte	Je nach betroffenem „Arm" des Immunsystems jeweils unterschiedliches, teilweise typisches Krankheits- und Erregerspektrum (➤ 5.2)		
Urogenitale Fehlbildungen	*E. coli, Enterococcus faecalis*	Harnwegsinfekte, Pyelonephritis	Oft durch Harnaufstau oder durch unzureichende Ventilfunktionen bedingt
Schluckstörungen: rezidivierende Aspirationen	Standortflora des Pharynx, inkl. Anaerobier	Bronchitiden, Pneumonien	*Silent aspirations* werden oft – gerade bei alten Menschen – nicht wahrgenommen.

- **Medikamente:** z. B. Glukokortikoide, Zytostatika, Immunsuppressiva
- **Lebensstil:** z. B. intravenöser Drogenmissbrauch, Rauchen (erhöhte Inzidenz von Otitis media bei „passivrauchenden" Kindern), Promiskuität, aber auch körperliche Inaktivität

Wo ist der Infektionsherd lokalisiert?

Diese Frage kann sowohl klinisch als auch durch bildgebende und labortechnische Verfahren beantwortet werden; bei der klinischen Einschätzung ist Folgendes zu beachten:

- Nur in Ausnahmefällen beginnt die Krankheit mit primär organspezifischen Symptomen, z. B. bei Klebsiellen-Pneumonie, Tularämie, Cholera oder Bornholm-Krankheit. Den meisten Infektionskrankheiten geht eine mehr oder weniger unspezifische Prodromalphase voraus (➤ 14.1.1), sodass sich oft erst im Verlauf spezifische Hinweise auf den Erregerherd ergeben.
- Symptome bei Infektionskrankheiten können im Bereich der Eintrittspforte des Erregers auftreten (z. B. Erythema migrans bei Borreliose, Husten bei Pneumonie), sie können jedoch auch wegen der oft nachfolgenden Erregerdissemination an anderen Organen (z. B. Enzephalitis bei Borreliose) oder gar systemisch auftreten (etwa Septikämie bei Leptospirose). Zu solchen „Fernwirkungen" kommt es auch durch die mit der Infektabwehr verbundenen Immunreaktionen (z. B. Arthritis bei Borreliose) oder durch toxinbedingte Wirkungen (z. B. Schädigung des ZNS durch Tetanus-Toxin oder Hauterscheinungen bei Scharlach).

Welches ist der Erreger?

Diese Frage kann von verschiedenen Richtungen aus angegangen werden:

- **Klinisch:** Leider ist die klinische „Erregerdiagnose" nur sehr eingeschränkt möglich. Die Inspektion des Trommelfells mag eine akute Otitis media zwar recht offensichtlich enthüllen, sie verrät jedoch nicht, ob diese durch Pneumokokken, *Moraxella catarrhalis* oder *Haemophilus influenzae* bedingt oder gar viraler Genese ist. Auch wenn die Symptome bei Infektionskrankheiten nur selten **erregerspezifisch** sind, können manche Erscheinungen aber wenigstens als typisch für bestimmte Erreger gelten, z. B. Koplik-Flecken bei Masern, girlandenförmige Hautrötung bei *Parvovirus B19*, „Sternenhimmel-Ausschlag" bei Windpocken oder süßlich riechende Rachenbeläge bei Diphtherie. Gelegentlich sind auch bestimmte klinische Konstellationen (Syndrome) erregerspezifisch: stakkatoartiger Husten mit „Aufziehen“ und Erbrechen glasigen Schleims bei Keuchhusten, Tonsillitis mit Eiterstippchen, „Himbeerzunge“ und „Sandpapierausschlag“ bei Scharlach. Außerdem kann die Beobachtung des Fieberverlaufs wertvolle Hinweise zur Erregereingrenzung geben (➤ 14.5.1).

- **Labortechnisch:** Hier steht ein Arsenal von Tests zum direkten oder indirekten Erregernachweis zur Verfügung. Alle Verfahren setzen die genaue Kenntnis der optimalen Entnahme-, Konservierungs-, Versand- und Aufbereitungstechniken voraus (➤ 14.3.3).
- **Epidemiologisch:** Die Aufdeckung der Infektionsquelle durch epidemiologische Methoden ist oft die schnellste und eleganteste Art der Erregeridentifizierung (➤ 14.1.3). Manchmal genügt der Anruf beim lokalen Gesundheitsamt, um eine unklare Diarrhö auf den Kryptosporidien-Ausbruch an einem Badesee zurückzuführen. Umgekehrt ist die Epidemiologie auf Meldungen der Fälle angewiesen, weshalb gerade für unklare Durchfallerkrankungen besondere Meldepflichten nach dem Infektionsschutzgesetz bestehen.

14.3.2 Anamnese und Befund

Anamnese

Sie folgt der in ➤ 14.3.1 dargelegten Strategie:

Kommt eine Infektionskrankheit in Betracht?

Der Patient wird hierzu gezielt nach allgemeinen Symptomen gefragt, die für eine Infektionskrankheit sprechen, v. a. Fieber, Schüttelfrost, Lymphknotenschwellungen, Abgeschlagenheit, Myalgien, Arthralgien und Kopfschmerzen sowie Symptome an „Grenzflächenorganen“:

- Gastrointestinaltrakt: Schluckbeschwerden, Übelkeit, Durchfall, Bauchschmerzen
- Respirationstrakt: Husten, Auswurf, Schnupfen, Heiserkeit
- Urogenitaltrakt: Dysurie, Pollakisurie, Ausfluss
- Haut: Hautausschläge, umschriebene Hautveränderungen

Darüber hinaus werden Fragen zur Disposition und Exposition gestellt (➤ Tab. 14.9 und ➤ Tab. 14.10).

PRAXISBEZUG

Fragen zur Ortung der Infektionsquelle

- Kontakt zu anderen Patienten mit bereits diagnostizierten Infektionskrankheiten?
- Kontaktpersonen mit ähnlichen Symptomen erkrankt?
- Gemeinschaftsunterkunft? Gemeinschaftsverpflegung?
- Tiefkühlprodukte? Unpasteurisierte Milchprodukte?
- Berufsanamnese: Kontakt zu (kranken) Tieren?
- Hobbys/Haustiere: Tierkontakte?
- Auslandsreisen? Reisen in Malaria-Endemiegebiete, hygienische Verhältnisse am Urlaubsort?
- Chronische Krankheiten?
- Medikamenteneinnahme, insbesondere Antibiotika?
- Blutprodukte erhalten?
- Vorausgegangene Verletzungen, Operationen?
- Sexualanamnese?

Tab. 14.10 In der Diagnostik von Infektionskrankheiten zu berücksichtigende Expositionsfaktoren (Auswahl)

Expositionsfaktor	Übertragene Erreger	Erkrankung	Besonderheiten
Aufenthalt im Wald	FSME-Virus	FSME	Nur in Endemiegebieten durch Zeckenstich
	Borrelia spp.	Borreliose	Durch Zeckenstich
Patientenversorgung	Hepatitis-B-Virus	Hepatitis B	Bei Hautverletzungen und Schleimhautexposition
	Mycobacterium tuberculosis	Tuberkulose	Aerosolinhalation
	HIV	AIDS	Stichverletzungen
Tierzucht, Tierkontakte	*Erysipelothrix rhusiopathiae*	Schweine-Rotlauf	Kontaktinfektion bei Hautverletzungen
	Bacillus anthracis	Milzbrand	Direkter Kontakt mit infiziertem Tier (Bauern, Metzger, Wollhändler)
	Coxiella burnetii	Q-Fieber	Durch Kontakt mit Schafen
	Rabies	Tollwut	Kontakt mit infizierten Wildtieren
	Chlamydia psittaci	Ornithose	Vogelzucht: Papageien, Tauben
	Toxoplasma gondii	Toxoplasmose	Kontakt mit Katzenkot
	Brucella abortus	Morbus Bang	Schafe, Ziegen
Tropenaufenthalte	*Malaria species*	Malaria	Stich der Anopheles-Mücke
	Dengue-Virus	Dengue-Fieber	Stich infizierter Mücken (z. B. *Aedes aegypti*)
	Trypanosoma brucei	Schlafkrankheit	Tsetse-Fliege
Promiskuität, abhängig von den Sexualpraktiken	HIV	AIDS	Ungeschützte Sexualkontakte
	Hepatitis B und andere **STI**	z. B. Hepatitis	Ungeschützte Sexualkontakte
Tiefbau, Erdarbeiten	*Histoplasma capsulatum*	Pneumonie	Inhalation erregerhaltiger Aerosole
	Leptospira interrogans	Leptospirose	In Feuchtgebieten, wassergefüllten Kanälen
	Ancylostoma duodenale	Hakenwurm-Befall	Arbeiten in Reisfeldern

Wo ist der Infektionsherd lokalisiert?

Die anamnestische Lokalisierung eines möglichen Infektionsherdes ist in den meisten Fällen nicht schwierig. Hinweise bieten die organsystembezogenen Beschwerden des Patienten, die systematisch aktiv abgefragt werden sollten. Nicht nur im Sexualbereich verhindert zuweilen das Schamgefühl der Patienten, manche Beschwerden von sich aus zu thematisieren.

Besonderes Augenmerk gilt den immunologischen Grenzflächenorganen:

- Bestehen katarrhalische, respiratorische Symptome, z. B. Husten oder Auswurf?
- Gastrointestinale Beschwerden, z. B. Durchfälle, Übelkeit oder Erbrechen?
- Veränderungen an der Haut oder den sichtbaren Schleimhäuten?
- Brennen beim Wasserlassen? Pollakisurie? Ausfluss aus der Harnröhre? Trüber oder fötider Urin?
- Ausfluss aus dem Genitaltrakt oder Beschwerden bei sexueller Aktivität?

Auch hier werden die entsprechenden Fragen zur Disposition und Exposition ausgewertet.

Welches ist der mögliche Erreger?

Für die Eingrenzung des möglichen Erregerspektrums und zur Ortung der Infektionsquelle werden die im Kasten angesprochenen Punkte systematisch „abgefragt" (> Tab. 14.9 und > Tab. 14.10).

Körperliche Untersuchung

Infektionskrankheiten mit ihrer oft phantastischen Vielgestalt fordern die Untersuchungskünste des Arztes heraus. Da praktisch jedes Organ von der Haut bis zum Augenhintergrund betroffen sein kann, kommt einer systematischen, umfassenden Befunderhebung (Ganzkörperstatus mit detaillierter Untersuchung von Haut, Schleimhäuten, Lymphknoten, Bewegungsapparat, Abdominal- und Genitalorganen) geradezu strategische Bedeutung zu.

14.3.3 Labor

Die Labordiagnostik bei Verdacht auf eine Infektionskrankheit zielt in zwei Richtungen:

- **Untersuchung der Antwort des Wirtsorganismus:** z. B. durch Bestimmung sog. „Entzündungsmarker". Da diese lediglich die entzündliche Gewebereaktion widerspiegeln, sind sie nicht spezifisch für eine Infektion und schon gar nicht für einen bestimmten Erreger. Weitere Hinweise auf das Vorliegen und evtl. sogar die Art einer Infektion kann die histologische oder zytologische Untersuchung der Gewebereaktion liefern (s. u.).
- **Identifizierung des Erregers:** Sie erfolgt direkt (durch Kultur, Gensonde oder serologischen Antigennachweis, Mikroskopie) oder indirekt (Antikörpernachweis). Die Erregeridentifikation ist nicht nur Grundlage der spezifischen Diagnostik, sondern auch der kalkulierten Therapie sowie der Planung von Präventivstrategien und ist deshalb in jedem Fall anzustreben.

Untersuchung der Wirtsantwort

„Entzündungsmarker"

Nomen est omen: Entzündungsmarker markieren Entzündungen **jedweder** Genese – es gibt keine spezifischen Entzündungsmarker für bestimmte Infektionen! Im Klinikalltag spielen Marker aber eine wichtige Rolle als Verlaufsparameter und als frühe Entscheidungshilfen bei einem Infektgeschehen zur differenzialdiagnostischen Abgrenzung und Therapieindikation, z. B. bei der Pneumonie.

BSG

Die Veränderung der Blutsenkungsgeschwindigkeit beruht auf der Vermehrung von hochmolekularen Proteinen im akuten Infekt, wie z. B. Immunglobulinen, Immunkomplexen, α_2-Makroglobulin, Fibrinogen und Akute-Phase-Proteinen. Diese Proteine beeinflussen die durch negative Ladungen an der Zelloberfläche unterhaltene Abstoßung zwischen den Erythrozyten, sodass diese sich leichter in „Geldrollenformation" übereinander legen und dadurch rascher absinken.

Vorteile Einfach und preiswert.

Nachteile Die BSG ist träge, sie steigt mit etwa einem Tag Latenz nach Infektbeginn deutlich an und normalisiert sich erst Wochen nach Beendigung der Infektion. Sie ist unspezifisch und auch erhöht bei Anämie, Polymyalgia rheumatica, Makrozytose, Paraproteinämie, Tumor, Schwangerschaft u. a.

C-reaktives Protein (CRP)

Das CRP gehört zur heterogenen Gruppe der Akute-Phase-Proteine, neben Komplementfaktoren (z. B. C3), Protease-Inhibitoren, metallbindenden Proteinen (z. B. Haptoglobin, Coeruloplasmin, Ferritin), Procalcitonin und Fibrinogen, die alle im Rahmen der physiologischen Veränderungen nach einer Gewebeverletzung und -entzündung ansteigen.

Das CRP kann sich als Opsonin an Bakterienhüllen binden und die „klassische" Komplementkaskade aktivieren.

Vorteile Relativ preiswert, spezifischer für Infektionen als die BSG; frühzeitigerer Anstieg (ca. 6–8 h) und raschere Normalisierung, daher als Verlaufsparameter geeignet.

Nachteil Wenig spezifisch zur Abgrenzung eines infektiösen Geschehens von anderen Ursachen einer Entzündung (es ist daher unzulässig, CRP als „Infektparameter" zu bezeichnen!).

Procalcitonin (PCT)

PCT ist neuerer Biomarker, der insbesondere bei bakteriellen und Pilzinfektionen einen frühen und ausgeprägten Konzentrationsanstieg mit Korrelation zur Schwere des Krankheitsprozesses zeigt. In der klinischen Praxis ist PCT inzwischen eine wichtige Entscheidungshilfe für die Einleitung einer antimikrobiellen Chemotherapie.

Die PCT-Bestimmung ist bisher aber meist noch teurer als die des CRP und kommt somit für Verlaufskontrollen eines Infektgeschehens weniger in Betracht.

Neben den genannten gibt es weitere mögliche geeignete Surrogatmarker für das Ausmaß spezifischer Infektionen, z. B. die LDH für *Pneumocystis-jiroveci-*(früher: *carinii-*)Infektionen oder Ferritin für systemische mykobakterielle Erkrankungen.

Blutbild

Eine **Leukozytose** (mit oder ohne Linksverschiebung) kann als Ausdruck der Immunantwort bei Infektionen auftreten. Sie wird v. a. bei bakteriellen Infektionen beobachtet. Virale Infekte führen seltener zur Leukozytose, manchmal gehen sie auch mit Neutropenie, einer Lymphozytose oder aber auch einer Lymphopenie einher. Im Einzelfall kann jedoch keineswegs vom Ausmaß der Leukozytose auf die Art des Erregers geschlossen werden!

Häufig tritt im Rahmen der akuten Entzündungsreaktion auch eine **Thrombozytose** auf, welche ebenfalls die allgemeine Knochenmarkstimulierung widerspiegelt. Gelegentlich sieht man bei bakteriellen und viralen Infektionen eine **Leukopenie.** Ursachen können ein erhöhter Verbrauch im Anfangsstadium der Infektionskrankheit oder „überwältigende“ Infektionen wie Sepsis, Miliartuberkulose oder Typhus sein.

Typische Blutbildveränderungen bei Infektionskrankheiten

- **Leukozytose:**
  - Mit vorwiegender Granulozytose: die meisten bakteriellen Infektionen
  - Mit vorwiegender Lymphozytose: Keuchhusten, CMV
- **Neutropenie:** virale Infektionen, Typhus, Brucellose, foudroyante Sepsis
- **Lymphozytose** (oft mit normaler Leukozytenzahl): virale Infektionen
- **Eosinophilie:** Infektion mit Parasiten, Wurmerkrankungen
- **Atypische Lymphozyten:** EBV-Infektion (Mononukleose)
- **Monozytose:** Lues, Tuberkulose, Brucellose sowie im Anfangsstadium vieler anderer Infektionskrankheiten

Andere Entzündungsparameter

Entzündungen verändern nicht nur den Zellgehalt der Körperflüssigkeiten, sondern auch ihre chemische Zusammensetzung (z. B. Eiweißgehalt, Zuckergehalt). Praktisch jede am Infektionsort gewonnene Körperflüssigkeit kann auf solche Entzündungsparameter untersucht werden, so z. B.:

- Der **Urin** auf Leukozyten, Erythrozyten, Proteingehalt, Zellaggregate etc.
- Der **Liquor** auf Proteingehalt, Zuckergehalt, Leukozyten, Erythrozyten etc. (➤ 14.8)
- Der **Stuhl** auf Leukozyten

In ähnlicher Weise werden Pleuraflüssigkeit, Perikarderguss, Vaginalsekret, Sputum, Peritonealflüssigkeit oder bronchoalveoläre Lavageflüssigkeit untersucht.

Histopathologische, zytologische und immunologische Verfahren

Histopathologische Untersuchung

Die histopathologische Untersuchung betroffenen Gewebes kann spezifische Formen der Entzündungsreaktion enthüllen und damit die Diagnostik entscheidend erleichtern. Sie bestätigt oft die alte Weisheit des Chirurgen: **„Zwischen Arzt und Diagnose liegt nur die Haut.“**

- **Granulozyteninfiltrate** weisen auf eine akute bakterielle Infektion hin.
- **Lymphozyteninfiltrate** spiegeln chronische, nichtbakterielle Entzündungen wider.
- **Granulome** sind für mykobakterielle und bestimmte Pilzerkrankungen typisch.
- **Eosinophile Infiltrate** sind typisch für Wurmerkrankungen.

Einige wenige Erreger haben ein spezifisches histopathologisches Erscheinungsbild (z. B. „Palisadenbildung“ bei Katzenkratzkrankheit, obliterative Endarteriitis bei Syphilis). Ansonsten ist immer zu bedenken, dass die o. g. histopathologischen Entzündungsbilder nicht nur bei Infektionen, sondern auch bei Lymphomen, Autoimmunopathien, Vaskulitiden oder im Randgebiet von Tumoren beobachtet werden können.

Zytologische Untersuchung

Selten kann auch die zytologische Untersuchung Hinweise auf den Erreger geben, wie etwa der vom Grund eines geöffneten Hautbläschens erhaltene Abstrich bei Herpes simplex mit typischen Zellphänomenen (mehrkernige Riesenzellen).

Hauttests

Eine elegante Methode der Erregerdiagnostik ergibt sich aus der Analyse der zellvermittelten Immunantwort des Wirtes durch intradermale Hauttests (z. B. bei V. a. Tuberkulose, Histoplasmose oder Aspergillose). Wichtig ist dabei, dass gleichzeitig mit dem zu testenden Antigen ein Kontrollantigen (z. B. ein ubiquitärer Erreger wie etwa Candida, der in jedem Falle ein positives Resultat erbringen sollte) getestet wird, um eine allgemeine Anergie auszuschließen.

In den letzten Jahren gingen die Verfügbarkeit und Verwendung solcher Hauttests aus verschiedenen Gründen zurück; inzwischen werden sie teilweise durch spezifischere In-vitro-Testverfahren (z. B. IGRA = Interferon-γ-Release Assay bei V. a. Tuberkulose) ersetzt.

Erregernachweis

Im Rahmen der speziellen mikrobiologischen Diagnostik können Erreger oder ihre Toxine **direkt** – mit Kulturen, Mikroskopie oder Gensonden – oder **indirekt** – z. B. über Reaktionen mit Antikörpern – nachgewiesen werden. Die Wahl des Nachweisverfahrens hängt vom Erreger ab: Je schwerer ein Erreger isolierbar ist, desto größere Bedeutung gewinnen die indirekten serologischen Nachweisverfahren.

- **Bakterielle Infektionen:** Bakterien können meist direkt, z. B. mikroskopisch im **gefärbten Abstrich** oder durch die **Blut-, Stuhl-** oder **Liquorkultur,** nachgewiesen werden. Zum Vorgehen bei der Abnahme von Blutkulturen ➤ Abb. 14.14 bis ➤ Abb. 14.17. In wenigen Fällen, v. a. bei Spirochäten (z. B. Lues, Borreliose) und Mykoplasmen, haben jedoch die serologischen Verfahren Vorrang.

- **Virale Infektionen:** Aufgrund der oft nicht praktikablen Anzucht von Viren hat in dieser Gruppe der **serologische Nachweis** von Antikörpern oder Antigenen die größte Bedeutung. **Direkte Verfahren** wie die PCR sind auf dem Vormarsch, aber (noch) vergleichsweise teuer. Inzwischen kommen vermehrt Multiplex-PCRs zum Einsatz, die aufgrund ihrer Spezifität, hohen Sensitivität und dem raschen Ergebnis bei richtiger Indikationsstellung nicht nur rational, sondern auch wirtschaftlich rationell sind. Ein direkter elektronenmikroskopischer Viruspartikelnachweis ist grundsätzlich bei einigen Infektionen wie Herpes oder Tollwut möglich, wird aber wegen zu großen Aufwands und zu hoher Kosten in der Routinediagnostik praktisch nie benutzt.
- **Pilzinfektionen:** Aufgrund des langsamen Wachstums von Pilzkulturen spielen bei vermuteten Pilzinfektionen entweder die mikroskopische Beurteilung von Abstrichen oder serologische Verfahren die größere Rolle. Die einzigen relativ verlässlichen serologischen Antigen-Tests bei klinisch relevanten, systemischen Pilzinfektionen sind der Kryptokokken-Antigentest und der Aspergillus-Antigentest (= Galaktomannan-Test).
- **Parasiten** können durch mikroskopische Untersuchung von Körpersekreten oder serologisch nachgewiesen werden.

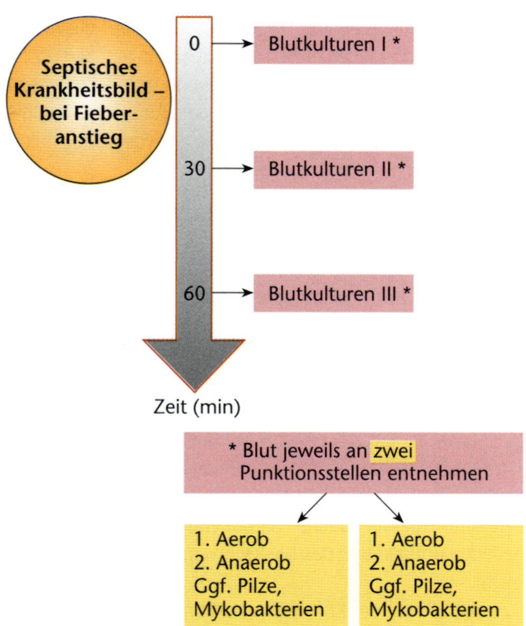

Abb. 14.14 Mögliches intensiviertes Vorgehen zur Abnahme von Blutkulturen bei septischem Patienten mit dringlicher Behandlungsindikation. Wichtig ist eine frische Punktion nach adäquater Hautdesinfektion, idealerweise im Fieberanstieg. Mehrere Blutkulturen und die gleichzeitige Entnahme aus venöser und arterieller Punktion erhöhen die Sensitivität. Wie intensiv durch Blutkulturen nach Erregern gefahndet wird, hängt von der klinischen Situation ab. Ist der Patient noch ohne Antibiose, sollten in jedem Fieberanstieg Blutkulturen entnommen werden. [L157]

CAVE!

Materialien zum direkten mikrobiologischen Erregernachweis sollten so rasch wie möglich zum Labor verbracht werden. Ist eine Lagerung (z. B. über Nacht) notwendig, soll das Material im Kühlschrank (z. B. Sputum, Mittelstrahlurin, Liquor) bei 4 °C gelagert werden. Blutkulturen hingegen sind bei Raumtemperatur oder – je nach Herstellerangabe ggf. auch bei 37 °C im Brutschrank zu lagern.

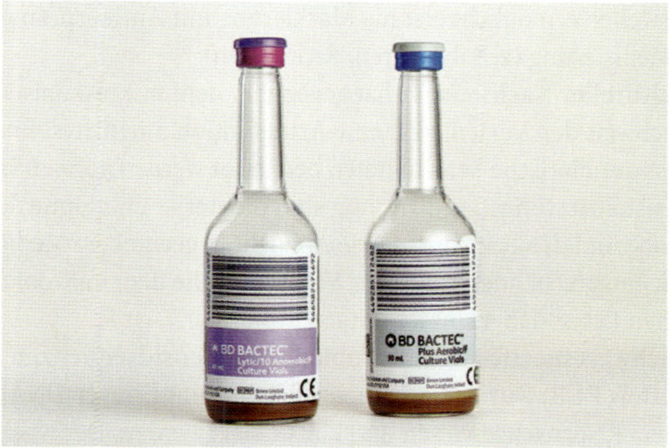

Abb. 14.15 Für die Blutkultur werden Flaschen für die Inkubation unter aeroben und anaeroben Bedingungen unterschieden. Stets sollten beide Flaschen befüllt werden. Für die Inkubation unter aeroben Bedingungen muss die Flasche unmittelbar nach der Blutentnahme belüftet werden. [K115]

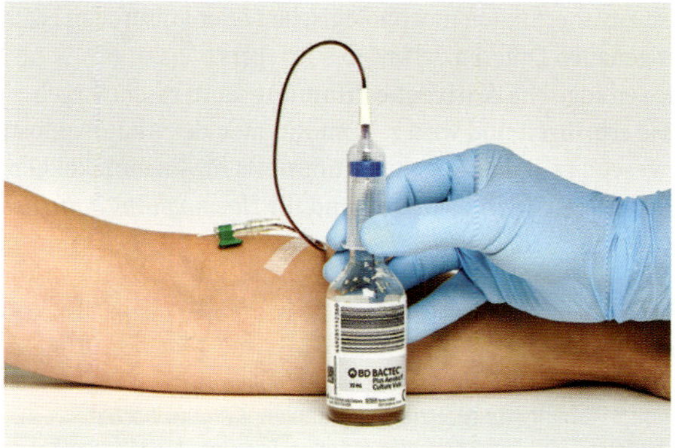

Abb. 14.16 Gefäß punktieren und Blut entnehmen. Bei der Verwendung von Vakuumsystemen kann die Blutentnahme unmittelbar in die vorgewärmte Kulturflasche erfolgen. [K115]

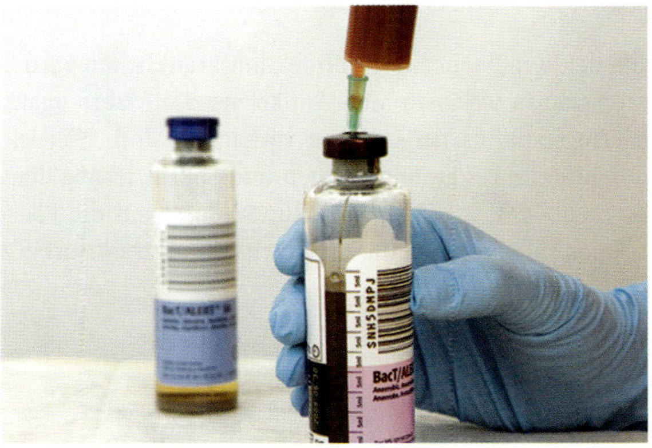

Abb. 14.17 Alternativ wird Blut in einer Spritze abgenommen und dieses anschließend die vorgewärmten Blutkulturflaschen steril injiziert. [K115]

Direkter Erregernachweis

Hierzu stehen mehrere Methoden zur Verfügung:

- **Morphologischer Nachweis** mithilfe des Mikroskops: Für die Visualisierung im Mikroskop ist eine Färbung meist unerlässlich, die jeweils bestimmte Charakteristika der Zellwand oder Hülle ausnutzt. Neben Bakterien können auch Leptospiren, Plasmodien und Trypanosomen mikroskopisch nachgewiesen werden. Bisweilen ermöglicht erst die Markierung mit Antikörpern die Visualisierung (z. B. bei Viren, Rickettsien).
- **Kultureller Nachweis:** Er hat gegenüber dem mikroskopischen Nachweis den Vorteil, dass eine Artdefinition möglich ist und dass antibiotische Sensitivitäten bestimmt werden können (sog. Resistenztestung, s. u.). Wichtig sind die sterile Entnahme der Probe und der Transport sowie Anzucht in geeigneten Medien. Ein entsprechender klinischer Verdacht sollte dem mikrobiologischen Labor daher immer mitgeteilt werden.
- **Nachweis spezifischer mikrobieller Nukleosidsequenzen mittels PCR:** Durch die Sequenzanalyse kann Erreger-DNA oder -RNA nachgewiesen und klassifiziert werden. Der Nachweis wird durch eine vorherige Amplifikation des genetischen Materials mithilfe der Polymerasekettenreaktion (PCR) erleichtert bzw. erst ermöglicht. Dieses Verfahren wird für Organismen eingesetzt, die nicht zur Standortflora gehören und schwer anzüchtbar sind. Es dient als zusätzliche Untersuchung nach dem zuvor erfolgten morphologischen oder kulturellen Nachweis der genauen Differenzierung des Erregers.
- Die serologische **Antigenbestimmung** kann rasche Ergebnisse erbringen und wird z. T. im Rahmen der Akutdiagnostik eingesetzt (z. B. Latexagglutinationstests für Pneumokokken, Legionellen, Meningokokken und für *Haemophilus influenzae*).

Färbungen

- Gram-Färbung: für die meisten Bakterien
- Silber-Färbung: für Pilze, Legionellen, *Pneumocystis*
- Giemsa-Färbung: für Malaria, Leishmanien, *Campylobacter*
- Säurefeste Ziehl-Neelsen- oder Auramin-Färbung: für Mykobakterien, Kryptosporidien und Nokardien
- Schiff-Färbung: für Pilze und Amöben

Indirekte (serologische) Diagnostik

Mithilfe der Serodiagnostik von Infektionskrankheiten wird untersucht, ob und in welchem Maß Antikörper des Makroorganismus gegen erregerspezifische Antigene vorhanden sind. Hierbei können durch Serumverdünnungsreihen und Spezifizierung der Antikörpertypen (IgM, IgG, ggf. IgA) Rückschlüsse auf die Phase der ablaufenden Infektion und die Heftigkeit der Wirtsantwort gezogen werden (➤ Abb. 14.18).

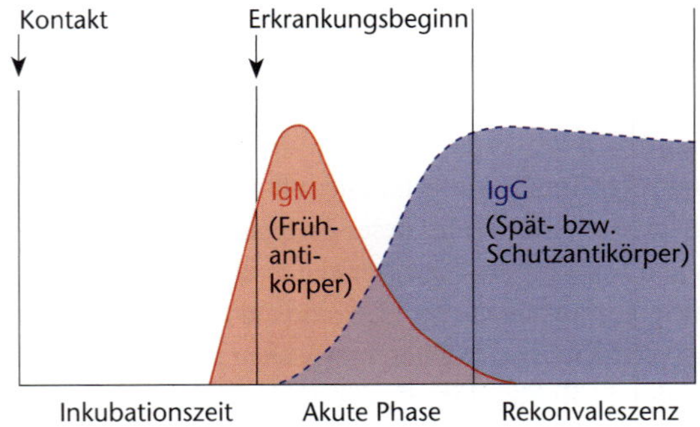

Abb. 14.18 Antikörperproduktion im Infektionsverlauf [L190]

Verfahren der Serodiagnostik

Agglutinationsreaktion

Mithilfe der Agglutinationsreaktion kann ein Serum sowohl auf Antikörper als auch auf Antigene geprüft werden. Beispiele für Agglutinationsreaktionen sind die Blutgruppenbestimmung und der Coombs-Test. Sind die Testantigene an Latexpartikel gebunden, spricht man von einem **Latex-Test,** der z. B. zum Nachweis des CRP und des Rheumafaktors verwendet wird.

- Soll ein Patientenserum auf bestimmte **Antikörper** untersucht werden, gibt man die dazugehörigen Antigene, die im Labor als Testsubstanz in korpuskulärer Form vorrätig gehalten werden, dazu. Enthält das Patientenserum den gesuchten Antikörper, bilden sich Antigen-Antikörper-Komplexe, die als Agglutinine (Klumpen) sichtbar werden.
- Soll ein Patientenserum auf das Vorliegen bestimmter **Antigene** untersucht werden (z. B. auf Blutgruppeneigenschaften), gibt man Testreagenzien mit homologen (d. h. vom Menschen stammenden) Antikörpern gegen das zu suchende Antigen hinzu. Ist das Antigen im Patientenserum enthalten, kommt es zu einer sichtbaren Verklumpung, d. h. Agglutinationsreaktion.

Immunpräzipitation

Die Immunpräzipitation dient dem Nachweis von im Patientenserum gelösten Erregerantigenen. Dem zu prüfenden Patientenserum wird eine bestimmte Menge homologer Testantikörper, die gegen das zu suchende Erregerantigen gerichtet sind, zugegeben. Während die Antigene des Erregers und die zugegebenen Testantikörper einzeln gut löslich sind, bilden sich bei positiver Reaktion – d. h., wenn das Patientenserum das betreffende Erregerantigen enthält – Antigen-Antikörper-Komplexe, die unlöslich sind und deshalb einen sichtbaren Niederschlag bilden (sog. Immunpräzipitate).

Komplementbindungsreaktion (KBR)

Die Komplementbindungsreaktion weist komplementbindende Antikörper der Gruppe IgG und IgM nach. Man benötigt dazu das jeweilige Testantigen und den sog. **„immunologischen Zoo":** Meerschweinchen-Serum, Schaf-Erythrozyten und Kaninchen-Antikörper gegen die Schaf-Erythrozyten. Klinisches Beispiel ist die **Treponema-pallidum-**KBR (sog. Wassermann-Reaktion).

- Zunächst wird das zu untersuchende Patientenserum für 30 min auf 56 °C erwärmt, um das patienteneigene Komplementsystem zu zerstören. Jetzt gibt man das Antigen und eine kleine definierte Menge Komplement aus einem Meerschweinchen-Serum dazu. Ist der gesuchte Antikörper im Patientenserum enthalten, reagiert er mit dem zugegebenen Antigen und das Meerschweinchen-Komplement wird verbraucht.
- In der zweiten Phase der KBR fügt man dem Gemisch Schaf-Erythrozyten und die gegen sie gerichteten Kaninchen-Antikörper zu. Wurde bei vorhandenem Antikörper in der ersten Phase das Meerschweinchen-Komplement vollständig verbraucht, ist eine Hämolyse der Schaf-Erythrozyten nicht möglich. War der gesuchte Antikörper nicht im Serum, ist das Meerschweinchen-Komplement noch vorhanden und führt zu einer Hämolyse der Erythrozyten.
  Also: keine Hämolyse = Test positiv: der Patient verfügt über den gesuchten Antikörper!

Immunfluoreszenz, Enzym-, Lumineszenz- oder Radioimmunoassay (EIA, ELISA, LIA oder RIA)

Diese Tests dienen dem Nachweis von Antigenen oder Antikörpern im Serum eines Patienten, die in so geringer Konzentration vorkommen, dass sie mit anderen Methoden nicht mehr messbar sind.

- Zur Untersuchung des Patientenserums auf ein bestimmtes **Antigen** gibt man eine vorberechnete Menge des Standardantigens und eine begrenzte Menge von radioaktiv oder enzymatisch markierten Antikörpern zu, die gegen das zu untersuchende Antigen gerichtet sind. Das patienteneigene Antigen im Testserum und das zugegebene Antigen treten in Konkurrenz um die zugegebenen Antikörper.
- Nach der Inkubation des Ansatzes werden alle nicht in Komplexen gebundenen Antikörper ausgewaschen. Die Intensität der Strahlung (RIA), der Lumineszenz (LIA) oder der Enzymreaktion (ELISA) gibt nun Aufschluss über die Menge des im Testserum vorhandenen Antigens. Die Antigen-Antikörper-Reaktion wird also indirekt anhand einer Fluoreszenz, radioaktiver Strahlung oder durch Enzymaktivität sichtbar gemacht.
- Diese Tests eignen sich sowohl zur quantitativen als auch zur hoch sensitiven qualitativen Suchreaktion. Um die Sensitivität der Suchreaktion noch zu steigern, wird inzwischen in einigen Tests, wie z. B. dem HIV-EIA, kombiniert nach Vorhandensein von spezifischen Antikörpern und Erreger-Antigen gesucht.

Die serologische **Antikörperdiagnostik** hat einen eingeschränkten klinischen Nutzen, da Antikörper erst spät im Verlauf einer Infektionskrankheit auftauchen und noch sehr lange nach einer Infektion nachweisbar sein können (➤ Abb. 14.18). Im Einzelfall kann dadurch oft nicht entschieden werden, ob es sich um eine frische oder eine „alte“ Infektion handelt.

Eine frische Infektion gilt nur bei Vorliegen von IgM-Antikörpern und einem Titeranstieg um zwei Stufen oder mehr innerhalb von 2 Wochen als bewiesen.

Resistenzprüfung

Als Resistenz wird die Unempfindlichkeit des Erregers gegen übliche in vivo erreichbare Konzentrationen von Antibiotika bzw. Virostatika bezeichnet. Sie kann auf unterschiedlichen Mechanismen beruhen (➤ 14.4.3).

Nach der Anzucht und Isolierung eines Bakteriums in bestimmten Nährmedien wird in der Regel die Resistenz gegen gängige Antibiotika untersucht **(Resistenzprüfung).** Das Ergebnis der Resistenzprüfung wird Antibiogramm genannt. Zur Resistenzprüfung werden vor allem zwei Verfahren eingesetzt:

- Der quantitative **Reihenverdünnungstest:** Nährmedien mit abnehmender Antibiotikakonzentration werden mit einer definierten Menge Bakteriensuspension beimpft. Bestimmt wird die **minimale Hemmkonzentration (MHC),** d. h. die niedrigste Antibiotikakonzentration, bei der die Bakterien nicht mehr wachsen.
- Der qualitative oder semiquantitative **Agardiffusions-Test:** Mit verschiedenen Antibiotika getränkte Papierplättchen werden auf Agarplatten gelegt, die gleichmäßig mit Bakterienrasen bewachsen sind. Die so erzielten Aussagen – empfindlich, weniger empfindlich, resistent – sind zwar weniger genau quantifizierbar, aber sind schneller, einfacher und preiswerter zu erhalten als durch die Bestimmung der MHC.

Ähnliche Verfahren existieren für Viren: Zur Resistenzprüfung von Virusisolaten – z. B. bei Hepatitis B oder HIV-Infektion – wird eine Sequenzierung bestimmter viraler Genabschnitte durchgeführt (Genotypisierung). Aufwendiger – und derzeit kaum in der klinischen Routinediagnostik eingesetzt – ist die phänotypische Resistenztestung bei Viren, wobei im Prinzip die Virusvermehrung in virusinfizierten Zellkulturen in Anwesenheit antiviraler Substanzen in unterschiedlicher Konzentration gemessen wird.

14.4 Therapie

M. Stoll, G. M. N. Behrens

MERKE

Auf der einen Seite gibt es kaum eine rationalere, erfolgreichere und kosteneffektivere Pharmakotherapie als die Antibiotikatherapie. Andererseits wird in kaum einem Gebiet der Medizin mehr therapeutischer Unfug getrieben als beim Einsatz antimikrobieller Therapeutika!

Regelmäßig werden offensichtlich viral (z. B. viele obere Atemwegsinfektionen) oder gar nicht infektiös bedingte Krankheitsbilder (z. B. Asthma) primär mit Antibiotika behandelt. Zudem folgt die Auswahl der Antibiotika häufig den durch die pharmazeutische Industrie vorgegebenen Moden und Trends anstatt rationaler Überlegungen.

Weitaus die meisten Antibiotika werden für nichttherapeutische Zwecke in der Viehzucht eingesetzt: Niedrig dosierte Antibiotika als Futtermittelzusatz beschleunigen den Fleischansatz und werden trotz gut dokumentierter Förderung resistenter tier- und humanpathogener Keime nach wie vor in der Viehmast eingesetzt – pikanterweise zum Teil mit staatlicher Förderung durch Befreiung von der Umsatzsteuer.

Dabei verfügt die Infektiologie über ein Arsenal von hoch wirksamen Medikamenten, um das viele andere Fachgebiete sie beneiden. Als eines der wenigen Gebiete der Medizin stehen ihr kausale – d. h. gegen den Auslöser des Krankheitsgeschehens selbst gerichtete – Wirkstoffe zur Verfügung. Diese sind in ihrer Wirkung zwar nicht erregerspezifisch, in den meisten Fällen jedoch in ihrer pharmakologischen Wirkung auf Mikroorganismen beschränkt (was leider nicht heißt, dass sie nicht mitunter schwerwiegende systemische Nebenwirkungen verursachen können).

Antibiotika

Antimikrobielle Medikamente sind entweder natürliche Produkte anderer Mikroben (z. B. Penicillin), chemisch im Labor hergestellte Verbindungen (z. B. Sulfonamide) oder semisynthetische Substanzen, d. h. chemische Modifikationen natürlich vorkommender Substanzen (z. B. Nafcillin).

Die ersten, noch heute eingesetzten antimikrobiellen Medikamente waren die in den 1930er-Jahren entdeckten Sulfonamide, gefolgt vom Penicillin in den 1940er-Jahren.

In jüngerer Zeit gewinnen zunehmend auch antivirale Chemotherapeutika an Bedeutung. Hier waren Nukleosid-Analoga die ersten Substanzen, aus deren Gruppe einzelne Vertreter u. a. gegen Herpesviren, Hepatitis-B-Virus und HIV wirksam sind. Inzwischen sind neue antivirale Medikamente aus ganz neuen Substanzklassen zugelassen oder in Entwicklung, wie etwa die an bestimmte Rezeptoren oder das aktive Zentrum bestimmter Enzyme bindenden „nichtpeptidomimetischen Protease-Hemmer", Integrasehemmer oder „nicht-Nukleosid-analoge Reverse-Transkriptase-Hemmer", deren Ausgangsmoleküle computergestützt entworfen und anhand der vom Computer vorgeschlagenen Molekülstruktur dann erst synthetisiert und getestet wurden.

PRAXISBEZUG

Die Vielzahl der heute verfügbaren Antibiotika, ihr unterschiedliches Wirkspektrum, ihre z.T. erheblichen Nebenwirkungen, die manchmal aggressive Werbung der Hersteller, die Multimorbidität vieler Patienten und die zunehmende Resistenzentwicklung machen die Auswahl des „richtigen" Antibiotikums zu einer Herausforderung. In der Beschränkung auf klar definierte Indikationen zur Antibiotikatherapie und auf die Verwendung eines begrenzten Spektrums gut bekannter, etablierter Medikamente im ambulanten Bereich liegt in diesem Fall eine Tugend.

Wir müssen uns bewusst sein, dass wir mit dem Einsatz von Antibiotika aktiv in den „ökologischen Mikrokosmos" unserer mikrobiellen Flora eingreifen, die sich unter dem Selektionsdruck der Antibiotika permanent ändert: Die Zunahme von inzwischen auch „wild" vorkommenden Keimen wie MRSA (Methicillin-resistente Staphylokokken), Makrolid-resistenten Pneumokokken, Vancomycin-resistenten Enterokokken und Chinolon-resistenten *E. coli* unterstreichen die Gefahren. Deswegen ist die Halbwertszeit des Wissens in der Antibiotikatherapie besonders kurz – gerade in den Krankenhäusern mit den zunehmenden Problemen von Hospitaliskeimen. Hier schafft sich die Medizin leider selbst den Bedarf an immer neuen, gegen die Problemkeime wirksamen Antibiotika.

14.4.1 Therapeutische Strategie

Die Festlegung einer rationalen therapeutischen Strategie bei Infektionskrankheiten ist nicht nur für den Erfolg der individuellen Therapie, sondern auch für die Verhinderung nachteiliger Effekte (Nebenwirkungen, Resistenzentwicklung, Verschleuderung von Ressourcen) entscheidend.

Die Therapie baut auf zwei Pfeilern auf:
- Überprüfung der Indikation
- rationale Auswahl des Antibiotikums

Überprüfung der Indikation

Dieser Schritt kann nicht ernst genug genommen werden. Infektionskrankheiten sollten nur dann chemotherapeutisch behandelt werden, wenn sie

- **mit hinreichender Wahrscheinlichkeit bakteriell bedingt sind:** Dieses Kriterium ist z. B. bei den meisten Infekten der oberen Luftwege nicht erfüllt. Wo immer klinisch sinnvoll, sollte sich die Therapie auf eine Erregeridentifikation stützen (s. u.).
- **schwerwiegend genug sind,** um die Nachteile der antibiotischen Therapie zu rechtfertigen: Die oft unterschätzten unerwünschten Wirkungen der antibiotischen Therapie können vom Durchfall über anaphylaktische Reaktionen bis hin zur Förderung von Resistenzentwicklungen reichen. So hat sich etwa in der Behandlung der akuten Otitis media des Kindes – der zweithäufigsten Diagnose der Medizin überhaupt – in den letzten Jahren ein Paradigmenwechsel vollzogen. In vielen Ländern wird die Mittelohrentzündung nur noch dann antibiotisch behandelt, wenn sie mit einer deutlichen Einschränkung des Allgemeinbefindens einhergeht und nicht innerhalb einer definierten Zeit von selbst abheilt.
- **nicht durch andere Maßnahmen der Erregereradikation besser zu behandeln sind:** Viele durch Fremdkörperimplantate (z. B. zentrale Venenkatheter) bedingte Infektionskrankheiten können z. B. ohne Entfernung des Fremdmaterials nicht adäquat behandelt werden. Ebenso sind Abszesse und manche „tiefen" Infektionen (z. B. Fasziitis, Peritonitis, Appendizitis, Osteomyelitis) oft antibiotisch kaum zu behandeln; sie erfordern in der Regel eine chirurgische Sanierung, gemäß der alten chirurgischen Regel: **„Ubi pus, ibi evacua".**

Es gilt aber auch, dass die Einleitung einer indizierten empirischen Antiinfektivatherapie zeitkritisch ist: Gerade bei schweren Infektionserkrankungen wie bei einer bakteriellen Sepsis oder einer viralen Enzephalitis darf die Therapie nicht vergezögert werden.

Rationale Auswahl des Antibiotikums

Viele Faktoren sind bei der Festlegung einer antibiotischen Therapie zu berücksichtigen: die Art des Erregers und seine antibiotische Empfindlichkeit, der Ort der Infektion, die Art der Infektion (oberflächlich, abszedierend, disseminiert), die spezifischen Charakteristika der zur Wahl stehenden Antibiotika (vom Wirkspektrum über die Gewebegängigkeit bis zur Toxizität), die Applikationsart, die Therapiedauer, die lokale Resistenzsituation, die Kosten etc. Hierauf beruhen die folgenden Kernentscheidungen:

Empirisch versus gezielt

Da die Erregeridentifikation nicht nur für die Auswahl des Antibiotikums, sondern häufig auch für die Festlegung der Therapiedauer eine entscheidende Rolle spielt, werden – wo immer möglich – entsprechende Kulturen vor Gabe des Antibiotikums abgenommen.

CAVE!

Ein kultureller Erregernachweis kann schon Minuten nach intravenöser Gabe eines Antibiotikums nicht mehr gelingen.

Ist der Erreger mit seiner antibiotischen Empfindlichkeit bei Therapiebeginn bereits bekannt, kann ein Antibiotikum mit engem Wirkungsspektrum gewählt werden **(„gezielte" Therapie).** Auch bei unbekanntem Erreger sollte die Wahl des Antibiotikums keineswegs „blind" erfolgen, sondern rationellen, durch Erfahrung begründeten Grundsätzen folgen (**„empirische"** bzw. **„kalkulierte" Therapie**).

Kalkulierte Antibiose

Bei unbekanntem Erreger richtet sich die Auswahl des Antibiotikums nach:

- Der **Erregerwahrscheinlichkeit:** Welche Erreger sind erfahrungsgemäß die wahrscheinlichsten Auslöser?
- Der **Schwere der Erkrankung:** Je schwerwiegender die Erkrankung, desto „breiter" wird zunächst behandelt.
- Dem **Ort der Erkrankung:** Infektionen von relativ „abgeschirmten" Orten (ZNS bzw. Meningen, Abszesse, Endokard) sowie disseminierte Infektionen (Sepsis) erfordern höhere Dosen als z. B. oberflächliche Hautinfektionen, Erkrankungen der oberen Luftwege oder Harnwegsinfekte.
  - Abszesse beeinträchtigen die antibiotische Aktivität durch einen niedrigen pH in der Abszesshöhle (erschwert insbesondere die Wirkung von Aminoglykosiden), durch die Bindung mancher Antibiotika durch Leukozyten oder ihre Stoffwechselprodukte sowie durch die eingeschränkte Stoffwechselaktivität der Mikroorganismen in der Abszesshöhle.
  - Die Penetration vieler Antibiotika ins ZNS ist durch die Blut-Hirn-Schranke eingeschränkt, sie erzielen im Liquor eines Gesunden nur eine Konzentration von 3–30 % des Blutspiegels (z. B. Vancomycin und β-Lactam-Antibiotika). Die Penetration ist im Fall einer Infektion des ZNS durch eine entzündungbedingte Steigerung der Durchlässigkeit der Blut-Hirn-Schranke jedoch erheblich besser.
- Den **lokalen Resistenzmustern:** Ist z. B. ein nennenswerter Anteil der Pneumokokken in einem bestimmten Einzugsgebiet Penicillin- und Cephalosporin-resistent, wird bei schwerwiegenden Erkrankungen mit möglicher Pneumokokken-Beteiligung initial mit einem Cephalosporin der dritten Generation in Kombination mit z. B. Vancomycin behandelt.

CAVE!

Entscheidungen nach dem Schrotschuss-Prinzip führen unweigerlich zur Entwicklung von Resistenzen.

Bakterizid versus bakteriostatisch

- **Bakteriostatisch wirksame Antibiotika** hemmen das Wachstum und die weitere Vermehrung der Mikroorganismen, töten das einzelne Bakterium jedoch nicht ab. Eine Eliminierung der Krankheitserreger gelingt deshalb nur im Zusammenspiel mit der Abwehr des Makroorganismus.
- **Bakterizide Antibiotika** dagegen haben eine direkt toxische Wirkung auf den Mikroorganismus, welcher vollständig abgetötet wird, unabhängig davon, ob er in Teilung begriffen ist oder nicht.

Als Regel kann gelten, dass gegen die Zellwand gerichtete Antibiotika bakterizid sind, die meisten gegen die ribosomale Proteinsynthese gerichteten Antibiotika dagegen bakteriostatisch (Ausnahme: Aminoglykoside).

Die früher wichtige Unterscheidung zwischen bakteriostatischen und bakteriziden Antibiotika ist heute nur noch bei Infektionen bestimmter „abgeschirmter" Körperregionen (Meningen, Herzklappen, Endokard) klinisch von Bedeutung; diese werden möglichst mit bakteriziden Antibiotika behandelt. Die Abwehrmechanismen des Wirts reichen an diesen Orten nicht aus, um bakteriostatisch behandelte Bakterien vollends auszuschalten. Auch bei einem schwerwiegenden vorbestehenden Immundefekt sollten bakterizide Antibiotika bevorzugt werden.

Mono-versus-Kombinationstherapie

Die Kombination verschiedener Antibiotika dient u. a. dazu, im Rahmen einer kalkulierten Therapie die „Wirklücken" im Keimspektrum eines einzelnen Antibiotikums zu schließen. Darüber hinaus kann sie jedoch in manchen Fällen noch weitere entscheidende Vorteile bieten:

- Sie wird oft bei **schwerwiegenden Infektionen** (z. B. Sepsis) eingesetzt, da die therapeutische Effektivität der Antibiose erhöht werden kann. Eine erhöhte Effektivität kommt insbesondere bei der Wahl synergistischer Kombinationen zustande. So erhöhen z. B. zellwandaktive Antibiotika (z. B. β-Lactam-Antibiotika) die Wirksamkeit von Aminoglykosiden, indem sie die Zellwand für das Aminoglykosid „durchlässiger" machen.
- Die Wahrscheinlichkeit einer **Resistenzentwicklung** kann vermindert werden. Dies spielt insbesondere bei der Therapie der Tuberkulose eine Rolle.

Oral versus parenteral

Die orale Antibiotikatherapie besitzt manche Vorteile, u. a. ist sie kostengünstig und kann zu Hause durchgeführt werden. Da die Resorption von Antibiotika über den Darm jedoch von vielen verschiedenen Faktoren (z. B. Kreislaufsituation des Patienten) abhängig ist und deshalb erhebliche Schwankungen aufweisen kann und auch die maximal applizierbare Dosis häufig durch lokale Nebenwirkungen begrenzt ist, wird bei schwerwiegenden Infektionen zunächst die parenterale Gabe, meist als intravenöse Infusion, bevorzugt.

MERKE

Intramuskulär gegebene Antibiotika werden in der Regel gut resorbiert (eine wichtige Einschränkung ist der Schock; außerdem dürfen i. m.-Injektionen bei Gerinnungsstörungen nicht gegeben werden).

Manche Antibiotika sind nur in oraler Darreichungsform erhältlich (z. B. einige Makrolid-Antibiotika), andere können bei oraler Einnahme fast ebenso hohe Serumspiegel erreichen wie bei parenteraler Gabe (z. B. Clindamycin, Metronidazol, Fluorchinolone, z. B. Ciprofloxacin). Einige Antibiotika erzielen bei oraler Einnahme wegen ihrer pharmakologischen Eigenschaften deutlich niedrigere Serumspiegel als bei parenteraler Verabreichung (z. B. β-Lactam-Antibiotika). Dieser Nachteil kann teilweise durch höhere orale Dosen ausgeglichen werden.

Nach anfänglicher intravenöser Therapie kann oft auf eine orale Therapie umgestellt werden (sog. **Sequenztherapie**). Dafür müssen allerdings bestimmte Bedingungen erfüllt sein.

Orale Antibiose

Bevor von einer intravenösen auf eine orale Antibiotikatherapie umgestellt wird, muss geprüft werden, ob …

- die entsprechende Infektion ein Keimspektrum aufweist, das auf ein oral applizierbares Antibiotikum anspricht. Dies ist z. B. bei Arthritis, Erysipel, Pneumonie, Bakteriämie ohne ZNS-Beteiligung und Harnwegsinfekten häufig der Fall. Lebensbedrohliche Infektionen, ZNS-Infektionen oder Endokarditis müssen dagegen stets intravenös behandelt werden, da hier hohe Serumspiegel zur Infektionskontrolle benötigt werden.
- die Infektionszeichen gebessert sind: Der Patient sollte entfiebert (oder das Fieber zumindest zurückgehen) und die Entzündungsmarker (Leukozytose, BSG, CRP) sollten rückläufig sein.
- ein adäquates orales Antibiotikum zur Verfügung steht, am besten mit im Antibiogramm nachgewiesener Aktivität.
- der Patient nicht unter Erkrankungen leidet, die ein Resorptionsdefizit befürchten lassen, z. B. Erbrechen, Durchfall oder schwere Herzinsuffizienz.

Definierte Therapie

Jede antibiotische Therapie sollte zur Maximierung der Wirksamkeit und Vermeidung unerwünschter individueller wie epidemiologischer Wirkungen möglichst genau definiert sein.

Zeitdauer

Die Behandlungsdauer richtet sich nach derArt der Infektion und kann zwischen einmaliger Gabe (z. B. bei Gonorrhö) und monatelanger Therapie (z. B. bei Osteomyelitis, Endokarditis oder Tuberkulose) schwanken.

Die optimale Zeitauer der antibiotischen Therapie wurde für die wenigsten Krankheiten systematisch untersucht. Die meisten noch heute für „gängige" Infektionen (obere Atemwegserkrankungen, Pneumonie, Sepsis, Meningitis) gültigen Angaben sind von der Therapiedauer bei der Streptokokken-Pharyngitis mit oralem Penicillin abgeleitet. Hier hatten frühe Studien ergeben, dass eine 10-tägige Therapie das rheumatische Fieber zuverlässiger verhindert als eine 7-tägige Therapie. Seither werden diese beiden Zahlen zur Festsetzung der Therapiedauer der meisten Infektionskrankheiten bevorzugt, was den Medizinerspruch erklärt: **„Man behandelt entweder so viele Tage, wie der Herr brauchte, um die Welt zu erschaffen, oder so viele Tage, wie der Patient Finger an den Händen hat."** Erst in jüngster Zeit wurden Versuche zu einer rationalen Begründung kürzerer Therapieformen bei leicht zugänglichen Infektionen unternommen, z. B. Einmaldosis bei Otitis media oder Harnwegsinfekt. Auch wird neuerdings versucht, die Therapiedauer an bestimmte Verlaufsparameter (z. B. CRP, PCT) zu koppeln. Dabei zeichnet sich in zahlreichen Studien ab, dass gerade häufige Infektionen, wie die ambulant erworbene Pneumonie mit kürzeren Behandlungszeiten ebenso erfolgreich und mit weniger Nebenwirkungen behandelt werden können. Dies schlägt sich inzwischen auch in aktualisierten Therapieleitlinien nieder.

MERKE

Als klassische (jedoch nicht systematisch überprüfte) Faustregel kann gelten, dass das Antibiotikum 3 Tage nach Entfieberung abgesetzt werden kann. Möglicherweise wird dieses Intervall künftig kürzer.

Drug Monitoring

Bestimmte Antibiotika (z. B. Aminoglykoside oder Vancomycin) haben einen engen therapeutischen Bereich, d. h. antibakteriell wirksame und toxische Blutspiegel liegen eng beieinander. Hier kann die angemessene Dosierung durch die **Messung von Serumspiegeln** erleichtert werden. Toxische **Spitzenspiegel,** die typischerweise eine halbe Stunde nach der Applikation der Medikamentendosis gemessen werden, erzwingen eine Dosisreduktion. Toxische **Talspiegel,** die typischerweise eine halbe Stunde vor der Medikamentengabe gemessen werden, erfordern eine Verlängerung des Dosisintervalls.

Bei Vancomycin und bestimmten Antimykotika werden die Talspiegel nicht nur zur Beurteilung der Toxizität, sondern auch zur Sicherstellung eines ausreichend wirksamen Serumspiegels bestimmt. Bei anderen Antibiotika sind eher der Spitzenspiegel oder die **Dosisverlaufsfläche** (*area under the curve,* AUC) für den Therapieerfolg entscheidend. Diese Parameter werden berücksichtigt, wenn pharmakokinetische Zielwerte definiert werden.

Verlaufskontrolle

In jedem Fall sollte der Erfolg der antibiotischen Therapie genau beobachtet und dokumentiert werden: Bei unverändertem Fieberverlauf muss über einen Wechsel des Antibiotikums nachgedacht werden. Allerdings muss man dem Antibiotikum eine gewisse Zeitspanne zubilligen, um eine klinische Verbesserung des Krankheitsbildes zu bewirken. Bei „Therapieversagen" sollten – möglichst nach einer kurzen Antibiotikapause – erneut Erregerkulturen angelegt werden, um eine primäre oder erworbene Resistenz des Erregers auszuschließen.

Mögliche Gründe für ein Versagen der antibiotischen Therapie

- Non-Compliance des Patienten (➤ 15.2.5)
- Zu geringe Antibiotikakonzentration am Infektionsort, z. B. bei Abszessen oder Fremdkörperinfektionen
- Nicht infektionsbedingtes Krankheitsbild, z. B. Kollagenosen, Vaskulitiden, Drug Fever, SIRS
- Zelluläre oder humorale Immundefekte mit rekurrenten Infekten (selten, jedoch oft vermutet)

Anpassung an individuelle Begleitumstände

Neben dem vermuteten Erregerspektrum müssen bei der Wahl des Antibiotikums weitere Faktoren berücksichtigt werden: spezifische Nebenwirkungen, Vorerkrankungen des Patienten sowie Unverträglichkeiten oder Allergien.

So wird man einer Schwangeren keine potenziell fruchtschädigenden Antibiotika (z. B. Tetrazykline oder Chinolone) verordnen. Patienten mit einer höhergradigen Niereninsuffizienz sollten nephrotoxische Substanzen (wie Aminoglykoside oder Vancomycin) nur mit einem engen pharmakologischen Drugmonitoring erhalten; für überwiegend renal ausgeschiedene Medikamente sind Empfehlungen zur Dosisanpassung zu beachten.

14.4.2 Nebenwirkungen

Trotz ihrer meist selektiven pharmakologischen Wirkung auf Zellstrukturen von Mikroorganismen sind Nebenwirkungen bei antibiotischer Therapie häufig.

- **Allergische Nebenwirkungen** (➤ 5.3.6) sind ein dosisunabhängiger Effekt, der eine Sensibilisierung voraussetzt. Das Antibiotikum fungiert dabei als Hapten und wird durch Kopplung an ein Trägermolekül zum Vollantigen, das dann z. B. eine anaphylaktische Sofortreaktion auszulösen vermag.
- Andere allergische Reaktionen sind selten (z. B. immunkomplexvermittelte Hypersensitivität beim **Stevens-Johnson-Syndrom,** einer verzögert auftretenden bullösen Hautreaktion nach Gabe von Sulfonamiden oder β-Lactam-Antibiotika).
- **Idiosynkratische Nebenwirkungen:** nichtallergische, durch die pharmakologischen Eigenschaften des Medikaments nicht erklärte Reaktionen, z. B. Hämolyse bei Sulfonamiden (nur bei Menschen mit G6PD-Mangel), periphere Neuropathie durch Isoniazid (nur bei „langsam azetylierenden" Menschen); ➤ 5.3.6.
- **Toxische Nebenwirkungen** sind grundsätzlich dosisabhängig und beruhen auf einer besonderen Affinität bestimmter Antibiotika zu einzelnen Organsystemen (z. B. ototoxische, nephrotoxische, knochenmarktoxische Wirkung). Die Schädigungen können reversibel oder irreversibel sein. Die Toxizität eines Antibiotikums hängt von der Gesamtmenge des zugeführten Medikaments ab oder tritt erst oberhalb bestimmter Serumspiegel auf. So ist z. B. Gentamycin nephrotoxisch, ototoxisch und neurotoxisch. Während die Nephro- und die Neurotoxizität reversibel sind, ist die Schädigung des Innenohrs irreversibel. Eine Organschädigung kann gehäuft dann auftreten, wenn die Gentamycin-Gesamtmenge ca. 3.000 mg übersteigt oder wenn der Spitzenserumspiegel über 10 mg/ml hinausgeht.
- **Biologische Nebenwirkungen** sind Folge der Hemmung der normalen Standortflora. Es kann zu Überwucherungen mit pathologischen Keimen in Mundhöhle, Magen-Darm- oder Urogenitaltrakt kommen. Klinisch imponieren dann z. B. Antibiotika-assoziierte Diarrhöen, Mundsoor, pseudomembranöse Kolitis (➤ 14.10).

MERKE

Allergische Nebenwirkungen betreffen meist eine ganze Antibiotikagruppe (Ausnahme: Chinolone), toxische und idiosynkratische Nebenwirkungen sind an Eigenschaften der Einzelsubstanz gekoppelt und biologische Nebenwirkungen betreffen grundsätzlich alle Antibiotika.

PRAXISBEZUG

Die Diagnose „Allergie auf ein Antibiotikum" sollte zurückhaltend gestellt und die allergische Reaktion möglichst genau dokumentiert werden. Hautreaktionen oder Fieberanstiege nach Erstgabe können häufig auch durch die zugrunde liegende Infektion erklärt werden (Herxheimer-Reaktion). Viele Patienten halten fälschlicherweise auch toxische oder biologische Nebenwirkungen für eine Allergie. Häufig ist zudem patientenseitig die Subsumierung einer allergischen Reaktion auf irgendein Antibiotikum unter den Begriff einer „Penicillinallergie". Die zu leichtfertig gestellte Diagnose einer „Allergie" kann bei etwaigen künftigen schwerwiegenden Infektionen fatale Folgen nach sich ziehen (➤ 5.3.6).

14.4.3 Resistenz, Persistenz, Toleranz

Bakterien vermehren sich viele tausend Male schneller als ihre Wirtsorganismen. Der durch die Gabe von Antibiotika ausgeübte Selektionsdruck führt unausweichlich zu **Resistenzen** und damit der Einschränkung von therapeutischen Möglichkeiten bei Infektionskrankheiten (➤ 14.1.1).

Das Versagen oder Wiederaufflammen einer Infektionskrankheit muss jedoch nicht zwangsläufig auf einer Keimresistenz beruhen, sondern kann auch auf eine **Persistenz** oder **Toleranz** der Erreger zurückzuführen sein.

Resistenz

Unter Resistenz versteht man die Unempfindlichkeit oder Widerstandsfähigkeit von Mikroorganismen gegen die im Körper des Wirtsorganismus erreichbaren Antibiotikakonzentrationen. Man unterscheidet die „natürliche" Resistenz eines Mikroorganismus gegen bestimmte Antibiotikagruppen von der erworbenen Resistenz.

Die Begriffe **natürliche** und **primäre Resistenz** werden oft gleichgesetzt und beschreiben die vorbestehende Eigenschaft bestimmter Spezies, grundsätzlich unempfindlich gegen bestimmte Antibiotika zu sein. Beispiele mit praktischer Bedeutung sind die natürliche Resistenz von *E. coli* und anderen gramnegativen Keimen gegenüber Makroliden, Penicillin, Clindamycin und Glykopeptid-Antibiotika. Enterokokken sind wiederum primär resistent gegenüber Cephalosporinen (sog. Enterokokken-Lücke der Cephalosporine). Eine primäre Resistenz kann andererseits auch bedeuten, dass ein Wirt mit Erregern kolonisiert ist, die irgendwann zuvor eine Resistenz gegen Antibiotika erworben haben. Deswegen muss man in Deutschland derzeit in 10 % der neu entdeckten Tuberkulose-Fälle mit einer primären Isoniazid-Resistenz rechnen. Die Anzahl primär gegen Antibiotika resistenter Isolate variiert über die Zeit und nach der Region: Primäre Penicillin-Resistenz bei Pneumokokken *(S. pneumoniae)* gab es vor Jahrzehnten praktisch überhaupt nicht. Inzwischen muss damit in Deutschland bei bis zu 10 % der Pneumokokken-Infektionen gerechnet werden, in Spanien und Ungarn bei 50 % und mehr. Letztlich handelt es sich also um eine Besiedlung (oder Infektion) mit Erregern, deren Wildtyp keine natürliche Resistenz aufwies, die aber irgendwann in ihrer Evolution diese Resistenz erworben haben.

Pharma-Box: Penicilline

Wirkmechanismus und Eigenschaften

Penicilline gehören aufgrund ihrer chemischen Struktur zu den β-Lactam-Antibiotika und wirken bakterizid durch die Hemmung der Biosynthese der Bakterienzellwand. Das erste „natürliche" Penicillin wurde 1928 durch Alexander Fleming als Stoffwechselprodukt von verschiedenen Penicillumspezies entdeckt, was die Ära der antibiotischen Therapie einleitete (obwohl es schon vorher Antibiotika gab) und wesentlich zur Akzeptanz der modernen naturwissenschaftlich begründeten Medizin beitrug.

Schon rasch nach breitem Einsatz des Penicillins entstanden Resistenzgene, die wiederum zur Weiterentwicklung zunächst von **Penicllinase-festen Penicillinen** (z. B. Flucloxacillin oder Methicillin), zu **Penicillinen mit β-Lactamase-Inhibitoren** (welche heute zu den am häufigsten verwendeten Antibiotika zählen) und schließlich zu **Cephalosporinen** führten und damit den Wettlauf zwischen Bakterien und antimikrobiellen Wirkstoffen einläuteten, welcher bis heute nicht entschieden ist.

Substanzen

Beispiele: Penicillin V (oral resorbierbar), Penicilling G (zur systemischen Anwendung), Aminopenicilline mit oder ohne Betalaktamaseinhibitor (z. B. Amoxycillin für die orale Anwendung oder Ampicillin für die systemische Gabe; β-Lactamase-Inhibitoren sind z. B. Clavulansäure, Sulbactam und Tazobactam).

Indikationen

Infektionen v. a. mit grampositiven Bakterien wie Streptokokken, Pneumokokken oder auch Enterokokken (Aminopenicilline) und Anaerobier (hier oft mit β-Lactamase-Inhibitor kombiniert). Zwar sind nur noch 30 % der Staphylokokken penicillinsensibel, bei diesen ist aber Penicillin hoch wirksam. Peniclin V und G wirken dagegen nicht gegen gramnegative Bakterien (mit Ausnahme der Neisserien, die gramnegative Kokken sind).

Pharmakokinetik

Alle β-Lactam-Antibiotika wirken über einen möglichst stabilen Spiegel (und nicht wie z. B. Aminoglykoside über den Spitzenspiegel). Dies macht in der Regel eine mehrfach tägliche Gabe notwendig. Die Elimination erfolgt überwiedend renal, weswegen Penicilline bei Niereninsuffizienz in ihrer Dosis reduziert werden müssen. Dabei gilt die Regel, dass die Initialdosis immer in voller Dosis gegeben werden muss.

Kontraindikation

Vor allem Penicillinallergie. Allerdings hat nur etwa 1 % der Patienten, die angeben, eine Penicillinallergie zu haben, nach Gabe schwerwiegende Nebenwirkungen. Daher sollte die Angabe einer Penicillinallergie immer genau hinterfragt werden.

Nebenwirkungen

Allergische Reaktionen bis hin zum anaphylaktischen Schock. Bei hoher Dosierung Krampfanfälle. Selten interstitielle Nephritis. Vor allem bei Therapie einer Lues (Syphillis) kann es zu einer Jarisch-Herxheimer Reaktion mit Fieber und Schüttelfrost kommen. Ursache dieser Nebenwirkung ist eine massenhafte Freisetzung von Endotoxinen durch die rasche und effektive Abtötung der Bakterien.

Cephalosporine

Wirkmechanismus und Eigenschaften

Cephalosporine sind Breitbandantibiotika und zählen zu den β-Lactam-Antibiotika. Sie wirken bakterizid und sind auch gegen gramnegative Erreger wirksam. Sie werden typischerweise in „Generationen" eingeteilt, wobei bei Generation 1 bis 3 die sehr gute Wirksamkeit im grampositiven Bereich auf den gramnegativen Bereich ausgeweitet wurde. Hingegen sind Cephalosporine der 3. Generation (wie z. B. das breit eingesetzte Ceftriaxon) gegen Staphylokokken weniger gut wirksam als ein Cephalosporin der 2. Generation (wie z. B. Cefuroxim). Die Cephalosporine der 4. und 5. Generation sind Reserveantibiotika, welche auch gegen einige hochresistente Bakterien (z. B. MRSA oder Pseudomonaden) wirken.

Indikationen

Beispiele: perioperative Prophylaxe (hier als Einmalgabe), nahezu alle bakterielle Infektionen von Lunge, Nieren, Knochen und Abdomen.

Pharmokokinetik

Die allermeisten Ceohalosporine werden oral schlecht resorbiert, was zum einen zu erniedrigten systemischen Wirkspiegeln führt, zum anderen zu stärkeren gastrointestinalen Nebenwirkungen, weswegen Cephalosporine ganz überwiegend systemisch und nicht p. o. gegeben werden sollten. Die meisten Cephalosporine werden überwiegend renal eliminiert, weswegen bei Niereninsuffizienz eine mögliche Dosisreduktion beachtet werden muss.

Nebenwirkungen

Diese Substanzgruppe ist grundsätzlich exzellent verträglich, Allergien sind selten (unter 1 %). Aufgrund ihrer hohen Wirksamkeit sind Cephalosporine Treiber für Clostridieninfektionen und die Entstehung hochresistenter Bakterien, wie z. B. MRSA.

Makrolide

Wirkmechanismus und Eigenschaften

Makrolide sind im Gegensatz zu den β-Lcktam-Antibiotika bakteriostatisch wirksam. Dafür wirken Sie auch gegen intrazelluläre Erreger wie Chlamydien, Mycoplasmen oder Legionellen. Darüber hinaus wirken sie auch gegen grampositive Erreger. Makrolide wirken nicht gegen gramnegative Erreger und Anaerobier. Häufig verwendete Substanzen sind Clarithromycin und Azithromycin, Erythromycin wird aufgrund der fast obligaten Durchfälle seltener verwendet.

Indikationen

Beispiele: ambulant erworbene Pneumonie, Pertussis oder als Alternative bei Penicillinallergie.

Pharmakokinetik

Makrolide weisen eine gute bis sehr gute orale Bioverfügbarkeit auf, weswegen sie in der Regel oral gegeben werden. Nur ein kleiner Teil wird renal eliminiert, weshalb bei Niereninsuffizienz keine Dosisreduktion notwendig ist.

Nebenwirkungen

GIT-Unverträglichkeit (v. a. Erythromycin, welches dafür als Reservemedikament bei chronischer Obstipation gilt).

Wechselwirkungen

Makrolide haben sehr häufig Wechselwirkungen mit anderen Medikamenten wie z. B. Kumarinen (Marcumar®!) oder Ciclosporin: Daher sollte die **Begleitmedikation** immer kritisch geprüft werden, wenn Makrolide eingesetzt werden

Fluorchinolone

Synonym: **Gyrasehemmer** aufgrund der Hemmung der bakteriellen Topoisomerase II (einer Gyrase).

Wirkmechanismus und Eigenschaften

Sie wirken bakterizid. Aufgrund ihrer ausgezeichneten Wirksamkeit bei Infektionen v. a. mit gramnegativen Bakterien wurden Chinolone sehr breit eingesetzt, obwohl sie schwerwiegende und z. T. irreversible Nebenwirkungen haben. Daher unterliegt diese Substanzgruppe seit 2019 einer deutlichen Anwendungseinschränkung. Chinolone wirken gegen nahezu alle grampositiven und gramnegativen Erreger einschließlich *Pseudomonas* und multiresistenten Keimen. Allerdings sind (was nicht verwunderlich ist) dadurch auch zahlreiche Resistenzen entstanden. Chinolone wirken auch gegen intrazelluläre Erreger, wie z. B. Legionellen. Dagegen wirken Chinolone nicht gegen Anaerobier, Enterokokken, MRSA und eine Reihe von anderen Erregern.

Indikationen

Heute nur noch schwerwiegende Infektionen (die z. B. zur Krankenhauseinweisung geführt haben) oder bei mittelschweren Infektionen, für die keine alternative Therapie zur Verfügung steht (was allerdings eher die Ausnahme wäre).

Pharmakokinetik

Die orale Bioverfügbarkeit ist ausgezeichnet, sodass in der Regel keine systemische Gabe notwendig ist.

Nebenwirkungen

Eine typische und gefürchtete Nebenwirkung sind eine Tendinopathie, ein Achillessehnenriss sowie die Auslösung eines Psychosyndroms bis hin zum Suizid.

Chinolone dürfen bei Kindern, während der Schwangerschaft und Stillzeit sowie bei ZNS-Erkrankungen nicht eingesetzt werden (es sei denn, die Gabe ist alternativlos). Sie weisen wie Makrolide häufig Wechselwirkungen auf, weswegen die Begleitmedikation immer zu überprüfen ist.

Erworbene Resistenz kann sich unter dem Selektionsdruck von Antibiotika rasch entwickeln: *Survival of the fittest* bedeutet, dass in den gewaltigen Populationen von Mikroben, die uns kolonisieren, stets die Erreger übrig bleiben, die durch eine zufällig vorhandene Mutation unempfindlicher gegen ein eingesetztes Antibiotikum waren als ihre Artgenossen. Von diesen sekundär resistent gewordenen Verwandten geht dann nach Ende der Antibiotikabehandlung die Rekolonisierung des Wirts aus, denn deren nichtresistente Verwandten vom Wildtyp sind ja zuvor vernichtet worden. Damit steigt unter dem Einsatz von Antibiotika die Resistenzrate. Risiken dafür sind neben dem häufigen Einsatz von Antibiotika auch Unterdosierung und andere Anwendungsfehler. Oft haben die selektierten resistenten Stämme aber einen Selektionsnachteil, wenn der Selektionsdruck durch Antibiotika wegfällt. In einer finnischen Studie fand man über 40 % Makrolid-resistente Isolate von *S. pyogenes* bei Kindern und verschärfte daraufhin 1990 die Verschreibungsbedingungen für diese Antibiotikagruppe. Nur 5 Jahre später war die Resistenzrate auf unter 10 % zurückgegangen.

Dies gilt aber möglicherweise nicht für alle erworbenen Resistenzen: Methicillin-resistente *S.-aureus*-(MRSA-)Stämme waren vor Kurzem noch eine Erscheinung, die vorwiegend als „Hospitalismuskeim" bestimmte Bereiche des Gesundheitswesens betraf. Inzwischen sind recht pathogene MRSA-Stämme nachgewiesen worden, die sich fernab vom Krankenhaus kurioserweise gerade unter Sportlern gut verbreiten.

Die erworbene Resistenz kann durch Mutation im Erbgut des Bakteriums und nachfolgende Selektion entstehen oder über Plasmide durch Konjugation (Verschmelzung) von Bakterium zu Bakterium weitergegeben werden (➤ Abb. 14.19).

Persistenz

Die meisten Antibiotika wirken nur auf proliferierende Keime. Befinden sich die Erreger zum Zeitpunkt der Antibiotikawirkung nicht in einer Vermehrungsphase, sondern in „Wartestellung", können sie nach Absetzen des Medikaments wieder in den Generationszyklus eintreten. Klinisch kommt es zum Infektionsrezidiv nach Absetzen des Antibiotikums (z. B. bei der Tbc-Therapie bedeutsam).

Toleranz

Von Toleranz spricht man, wenn die im Makroorganismus erreichte Antibiotikakonzentration eines eigentlich bakteriziden Antibiotikums zwar das Wachstum des Mikroorganismus hemmt (also bakteriostatisch wirkt), nicht aber bakterizid wirkt. Zu diesem Phänomen kommt es v. a., wenn die in vivo erforderliche bakterizide Konzentration eines Antibiotikums wesentlich höher liegt als die in vitro gemessene minimale Hemmkonzentration (➤ 14.3.3), an der sich die Wahl des Antibiotikums oft orientiert.

14.4.4 Antibakterielle Chemotherapie

Die klassischen, gegen Bakterien wirksamen Medikamente werden auf Basis ihrer chemischen Grundstruktur eingeteilt, welche wiederum ihren jeweiligen Wirkmechanismus bestimmt (➤ Tab. 14.11). Obwohl sie stark unterschiedliche Wirkspektren aufweisen, ist keines der heute verfügbaren Antibiotika artspezifisch.

14.4.5 Antimykotische Chemotherapie

Einer im Vergleich zu den antibakteriell wirksamen Chemotherapeutika deutlich geringeren Zahl von Antimykotika stehen Erreger gegenüber, bei denen die Resistenzentwicklung im klinischen Alltag weniger schnell eintritt. Die hohe Wirksamkeit der Antimykotika ist jedoch mit einer teilweise erheblichen Toxizität bei systemischer

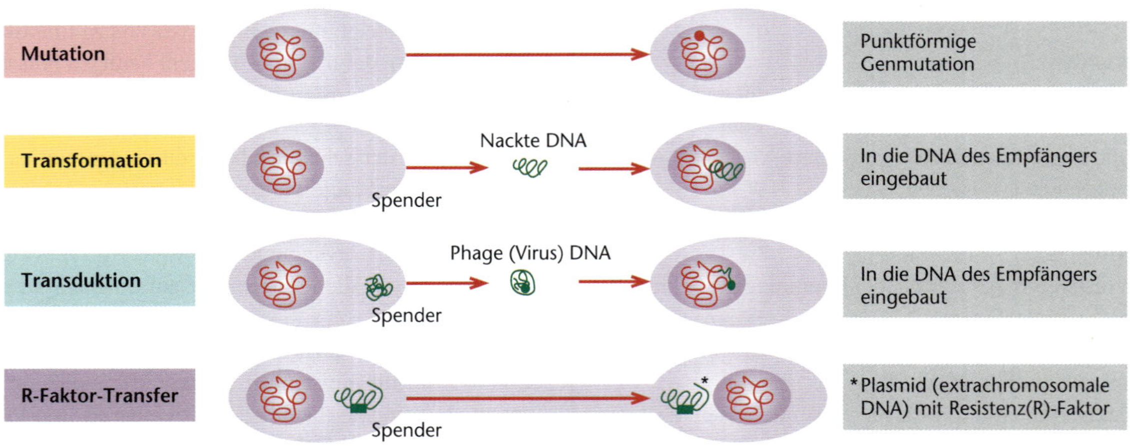

Abb. 14.19 Mechanismen der Resistenzentwicklung gegen Antibiotika. Resistenzvermittelnde DNA-Sequenzen können entweder durch Mutation oder durch Übertragung von bereits resistenten „Spenderbakterien" erworben werden. DNA kann als nackte Substanz, über Bakteriophagen oder durch Konjugation übertragen werden. [L157]

Tab. 14.11 Antibiotika

Antibiotika-Gruppe	Freiname (Beispiele)	Wirkweise	Wirkspektrum
Penicilline			
Penicillin	Penicillin G Penicillin V Propicillin	Bakterizid durch Hemmung der Zellwandsynthese	Grampositive Kokken, grampositive Stäbchen, Spirochäten; gramnegative Kokken
Aminopenicilline	Ampicillin Amoxicillin		Wie Penicillin, plus *Haemophilus infl.*, Salmonellen, Shigellen, *E. coli,* Listerien, Enterokokken
Acylaminopenicilline	Mezlocillin Piperacillin		Wie Aminopenicilline, erweitert in den gramnegativen Bereich, z. B. *Pseudomonas*, Enterobakterien (Klebsiellen, *Proteus, E. coli,* Salmonellen)
Staphylokokken-Penicilline*	Flucloxacillin Oxacillin Dicloxacillin		Wie Penicillin, jedoch penicillinasefest, für leichtere Infektionen durch penicillinasebildende Kokken geeignet
Cephalosporine			
1. Generation Cephalosporine	Cefazolin Cefalexin Cefadroxil	Bakterizid durch Hemmung der Zellwandsynthese	Enterobakterien, Streptokokken, Staphylokokken; keine Wirkung auf Pseudomonaden und Enterokokken
2. Generation Cephalosporine	Cefuroxim Cefoxitin Cefaclor Loracarbef		Wie 1. Generation, erweitert auf gramnegative Stäbchen *(Haemophilus infl.),* Cefoxitin auch auf gramneg. Anaerobier
3. Generation Cephalosporine	Cefotaxim Ceftriaxon Cefixim Ceftazidim Ceftibuten		Gramnegative Kokken, Enterobakterien, *Haemophilus,* Salmonellen, *Proteus,* Klebsiellen; Wirkungslücke: *Pseudomonas* (Ausnahme: Ceftazidim und Cefsulodin), Anaerobier, Enterokokken, unzureichende Wirkung auf Staphylokokken
4. Generation Cephalosporine	Cefepim Cefpirom		Wie 3. Generation, zusätzlich Pseudomonaden und Staphylokokken

Tab. 14.11 Antibiotika. (*Forts.*)

Antibiotika-Gruppe	Freiname (Beispiele)	Wirkweise	Wirkspektrum
Weitere β-Lactam-Antibiotika			
Monobactame	Aztreonam	Bakterizid durch Hemmung der Zellwandsynthese	Breites Spektrum im aeroben gramnegativen Bereich, Lücke im gesamten grampositiven Bereich
Carbapeneme	Imipenem Meropenem		Sehr breites Spektrum im grampositiven wie gramnegativen Bereich
Sonstige Antibiotika			
Glykopeptide	Vancomycin Teicoplanin	Bakterizid durch Hemmung der Zellwandsynthese	Grampositive Kokken, Clostridien, Corynebakterien
Tetrazykline	Doxycyclin Minozyclin	Bakteriostatisch durch Hemmung der ribosomalen Proteinsynthese	Intrazelluläre Erreger, Mykoplasmen, *S. pyogenes*, Pneumokokken, gramnegative Kokken, Vibrionen, Salmonellen, Shigellen, Brucellen, Actinomyceten
Makrolide und Ketolide	Erythromycin Roxithromycin Clarithromycin Azithromycin Telithromycin**		Wie Penicillin; zusätzlich *Haemophilus infl.*, Mykoplasmen, Chlamydien, Legionellen, *Helicobacter*
Aminoglykoside	Gentamycin Tobramycin Amikacin Streptomycin		Staphylokokken, Enterobakterien, *Pseudomonas;* Streptomycin auch gegen Tuberkelbakterien
Chloramphenicol	Chloramphenicol	Bakteriostatisch durch Hemmung der ribosomalen Proteinsynthese	Ähnlich wie Tetrazykline: Salmonellen, Chlamydien, Mykoplasmen, Leptospiren
Lincosamine	Clindamycin		Grampositive Kokken, Anaerobier *(Bacillus, Corynebacterium, Actinomyces), Toxoplasma gondii*
Oxazolidinone	Linezolid		Grampositive Kokken: *S. aureus* (auch Methicillin-resistente Formen), *Enterococcus* spp. (auch Vancomycin-resistente Formen), *S. pneumoniae*
Gyrasehemmer (= Chinolone)	Ofloxacin Ciprofloxacin Levofloxacin Gatifloxacin Moxifloxacin	Bakterizid durch Hemmung der DNA-Synthese	Sehr breites Spektrum im gramnegativen und grampositiven Bereich
Nitroimidazole	Metronidazol Tinidazol	Bakterizid durch Induktion von DNA-Strangbrüchen	Anaerobier, Protozoen (Trichomonaden, Lamblien, Amöben)
Sulfonamide in Kombination mit Diaminopyrimidinen***	Sulfamethoxazol plus Trimethoprim (Cotrimoxazol)	Bakteriostatisch durch Hemmung der Tetrahydrofolsäure-Synthese	Grampositive und gramnegative Kokken, gramneg. Stäbchen

*Wirksamkeit gegenüber Staphylokokken kann auch durch die Kombination eines Penicillins (etwa Ampicillin, Amoxicillin, Piperacillin) mit einem Hemmstoff der β-Lactamase erreicht werden. Beispiele: Amoxicillin + Clavulansäure oder Ampicillin + Sulbactam.
**Telithromycin ist der erste Vertreter der Gruppe der Ketolide; Letztere bauen auf das Ringsystem der Makrolide auf, besitzen jedoch spezifische Veränderungen in Position 3. Telithromycin hat ein engeres Wirkspektrum als Azithromycin, wirkt aber noch auf makrolidresistente Keime, insbesondere *S. pneumoniae*.
***Sulfonamide werden aufgrund erheblicher Resistenzentwicklungen nicht mehr allein eingesetzt. Das Diaminopyrimidin Trimethoprim dagegen wird teilweise auch als Monosubstanz bei Harnwegsinfekten angewandt.

Gabe verbunden. Dagegen gilt grundsätzlich, dass die Toxizität lokal angewandter Antimykotika wegen geringer Resorption zu vernachlässigen ist.

Einige neuere Antimykotika, wie etwa neu entwickelte Triazole oder Echinocandine, sind vergleichsweise gut verträglich und haben eine hervorragende Wirksamkeit auch bei verschiedenen invasiven Mykosen, sind allerdings extrem teuer.

Dem Infektionsverhalten der Pilze folgend, kann man lokal oder systemisch wirksame Antimykotika unterscheiden (➤ Tab. 14.12).

Tab. 14.12 Antimykotika

Wirkstoffgruppe Substanzen	Indikationen	Nebenwirkungen Kontraindikationen	Applikation
Polyene: bilden durch Anlagerung an Ergosterin eine hydrophile „Pore" in der Pilzmembran.			
Amphotericin B*	*Candida albicans, Aspergillus, Cryptococcus,* Histoplasmen	Nephrotoxisch! GIT-Störungen, Fieber, Schüttelfrost, BB-Veränderungen, seltener hepatotoxisch, bei intrathekaler Gabe neurotoxisch	Lokal, oral (wird kaum resorbiert), zur systemischen Therapie deshalb i.v., schlecht liquorgängig, evtl. intrathekale Gabe
Nystatin	Sprosspilze, wie *Candida albicans*	Allergische Reaktionen, GIT-Störungen	Lokal, oral bei intestinaler Mykose
Imidazol-Antimykotika: hemmen die Ergosterin-Synthese (essenzieller Bestandteil der Pilzmembran). Da die Wirkung über eine Hemmung des Cytochrom-P450-Systems vermittelt wird, sind Wechselwirkungen und individuell unterschiedliche Serumspiegel häufig.			
Clotrimazol	Dermatophyten, Schimmel- und dimorphe Pilze, *Candida*	NW sehr selten	Lokal
Miconazol	Wie Clotrimazol	GIT-Störungen, Juckreiz, Fieber, bei i.v. Gabe kardiale NW!	Lokal, oral oder i.v. bei systemischer Mykose
Ketoconazol	*Candida,* Dermatophyten, Histoplasmen	Hepatitis, Gynäkomastie, Impotenz, Übelkeit, Hautausschläge und Juckreiz	Lokal, oral, Resorption nur bei saurem Magen-pH
Triazol-Antimykotika: aus den Imidazol-Antimykotika entwickelte, auch oral verwendbare Antimykotika. Wirkmechanismus siehe Imidazol-Antimykotika.			
Fluconazol	*Candida,* Dermatophyten, *Cryptococcus*	GIT-Störungen, Hautausschläge, hepatotoxisch, Neuropathien	Oral, bei systemischer Mykose i.v.
Itraconazol	Wie Fluconazol, zusätzlich wirksam gegen invasive Pilze wie *Aspergillus*	GIT-Störungen, Hepatitis (reversibel)	Oral, i.v.
Voriconazol	Wie Fluconazol, zusätzlich Fluconazol-resistente *Candida*-Stämme, *Aspergillus*	GIT-Störungen, Hautausschläge, hepatotoxisch, Farbvisusveränderungen	Oral, i.v.
„Pro-Antimetaboliten": Flucytosin wird nur in Pilzzellen zu Fluorouracil verstoffwechselt, das in das Genom der Pilzzelle eingebaut wird und dort die Funktion der DNA stört.			
Flucytosin	Generalisierte Candidosen und Kryptokokkosen sowie Aspergillosen	Schwere Panzytopenien, Allergien, Hepatotoxizität, GIT-Störungen	Oral, i.v., oft in Kombination mit Amphotericin B
Alkaloid-Ähnliche: Mitosehemmung durch Anlagerung an die Spindelproteine der Pilzzelle			
Griseofulvin	Fadenpilze, Dermatophyten	Hepatotoxisch, Störung der Hämatopoese, GIT- und neurologische Störungen	Oral
Sonstige Antimykotika			
Terbinafin	Fadenpilzbefall von Haut und Schleimhäuten, Onychomykosen	Geschmacksstörungen, Hautreaktionen	Oral
Naftifin	Pilzerkrankungen der Haut	Hautreaktionen	Lokal
Ciclopirox	Breitspektrumantimykotikum bei Befall der Haut	Hautreaktionen	Lokal
Echinocandine: Hemmung der Zellwandsynthese			
Caspofungin	Invasive Aspergillose	Fieber, Übelkeit, Flush	i.v.
Anidulafungin	Invasive Candidose	Fieber, Übelkeit, Flush	i.v.
Micafungin	Invasive Candidose	Übelkeit, Ausschlag	i.v.

*Wegen seiner erheblichen Nebenwirkungen im Klinikjargon auch als „Ampho terrible" bezeichnet. Inzwischen liegt eine besser verträgliche, jedoch teurere liposomale Darreichungsform zur i.v.-Gabe vor.

14.4.6 Anthelminthische Therapie

Einen Überblick über die Therapie der verschiedenen Wurmerkrankungen gibt ➢ Tab. 14.13. Im Folgenden seien die wichtigsten Anthelminthika vorgestellt:

- **Mebendazol** ist Mittel der Wahl bei Infektionen durch Nematoden (z.B. Askariden, Oxyuren, Fadenwürmer). Es hemmt die Aufnahme von Glukose durch die Parasiten und führt so zum Absterben der Würmer. Da die enterale Resorption durch den Wirt sehr gering ist, treten kaum Nebenwirkungen auf, gelegentlich kann es zu GIT-Symptomen (Übelkeit, Diarrhöen, Tenesmen) kommen.
- **Albendazol** ist wie Mebendazol ein Benzimidazol-Antihelminthikum und wird vor allem zur Langzeittherapie bei inoperablen *Echinococcus*-Infektionen eingesetzt. Es wird zu einem geringen Teil resorbiert und kann neben GIT-Störungen auch Blutbildveränderungen und einen Transaminasenanstieg verursachen.

Tab. 14.13 Pharmakologische Therapie ausgewählter Wurminfektionen

Parasit	Intestinale und/oder Gewebeinfektion	Anthelminthikum der Wahl	Alternative
Nematoden			
Askariden	Vorwiegend intestinaler Befall, trachealer Wanderweg der Larven	Mebendazol, Albendazol	Pyrantel
Oxyuren	Intestinale Infektion	Mebendazol	Pyrantel
Ancylostomen	Perkutane Larveninvasion, intestinaler Befall	Mebendazol	Pyrantel
Strongyloidosis	Perkutane Larveninvasion	Tiabendazol	Mebendazol, Albendazol, Ivermectin
Filariosen	Lymphatische, kutane, Bindegewebsinfektion, Konjunktiven- und Augenbefall	Diethyl-Carbamazin	Ivermectin
Trichinellose	ZNS- und Muskelbefall	Mebendazol	
Zestoden			
Taenia solium, Taenia saginata, Diphyllobothrium latum, Hymenolepsis	Darmbefall	Praziquantel	Niclosamid
Echinococcus granulosus	Leberbefall	Operation	Mebendazol-Dauertherapie
Echinococcus multilocularis	Lungenbefall	Albendazol-Dauertherapie	Mebendazol-Dauertherapie
Zystizerkose (Schweinebandwurm)	Mensch als Zwischenwirt	Praziquantel	Flubendazol
Trematoden			
Schistosomiasis	Haut-, Leber-, Lungen-, ZNS-, Urogenital- und Darmwandbefall	Praziquantel	Metrifonat, Oxamniquin
Fasziolose (Leberegel)	Gallenwege, Leberparenchym	Albendazol	Praziquantel
Paragonimus (Lungenegel)	Lungenparenchym	Praziquantel	

- **Tiabendazol** ist der gleichen Wirkstoffgruppe zuzuordnen, hat aber ein breiteres Wirkspektrum. Außer auf Nematoden wirkt es auf Trichiuren und *Strongyloides.* Da es neben gastrointestinalen Nebenwirkungen auch zu zentralnervösen Störungen wie Schwindel, Benommenheit, Kopfschmerzen und zu Hypotonie kommen kann, sollte Tiabendazol nur bei Befall mit Trichiuren oder *Strongyloides stercoralis* gegeben werden. Bei schwerer Nieren- und Leberinsuffizienz ist es kontraindiziert.
- **Praziquantel** wird bei Infektionen durch Zestoden (Bandwürmer) eingesetzt, ist aber auch bei Schistosomiasis wirksam. Bereits eine einmalige Gabe tötet die Bandwürmer durch Schädigung aller Wandschichten nach einer Einwirkzeit von nur 15 min. Da Praziquantel enteral resorbiert wird, werden auch die Gewebeformen der Parasiten erreicht. Mögliche Nebenwirkungen sind Kopf- und Bauchschmerzen, Müdigkeit und Urtikaria. In der Schwangerschaft ist Praziquantel kontraindiziert.
- **Niclosamid** ist ein weiteres Medikament, das gut zur Therapie einer Zestoden-Infektion eingesetzt werden kann. Es hemmt den anaeroben Stoffwechsel der Würmer. Da Niclosamid praktisch nicht resorbiert wird, werden Gewebeformen der Parasiten nicht erreicht, allerdings treten auch bis auf geringe GIT-Nebenwirkungen keine unerwünschten Effekte auf.
- **Pyrantel** ist ein Breitband-Anthelminthikum, das ebenso wie Mebendazol bei Infektionen durch Nematoden (Oxyuren, Askariden, Fadenwürmer und Hakenwürmer) eingesetzt wird. Pyrantel wirkt durch Hemmung der Cholinesterase depolarisierend an der motorischen Endplatte des Wurmes, sodass dieser eine spastische Parese entwickelt. Das Medikament wird als Einmaldosis gegeben, die Behandlung dann am 14. Tag noch einmal wiederholt. Da Pyrantel kaum resorbiert wird, treten selten systemische Nebenwirkungen wie Benommenheit oder Kopfschmerzen auf, es kann jedoch zu GIT-Störungen kommen. In der Schwangerschaft und bei Kleinkindern sollte Pyrantel nicht verabreicht werden.

14.4.7 Medikamente gegen Protozoen

Die gegen Protozoen gerichteten Medikamente können sowohl zur Therapie als auch teilweise zur Chemoprophylaxe von Protozoeninfektionen eingesetzt werden. Die Nebenwirkungen sind teilweise erheblich (> Tab. 14.14).

14.4.8 Virostatika

Bei der Entwicklung virostatisch wirksamer Substanzen ergeben sich grundsätzliche Schwierigkeiten aus dem obligat intrazellulären Wachstums- und Vermehrungsverhalten der Erreger. Da die Viren für ihre Vermehrung wirtseigene Enzyme nutzen, kann die antivirale Therapie auch auf die Wirtszelle selbst toxisch wirken.

Eine **Virusselektivität** eines Virostatikums ist dann gegeben, wenn entweder virusspezifische Enzyme der Replikation gehemmt werden oder eine signifikant höhere Affinität der virostatisch eingesetzten Medikamente zu viralen als zu wirtseigenen Enzymen ausgenutzt wird. Zahlreiche experimentelle Studien mit Substanzen, welche die Virusvermehrung auf verschiedenen Ebenen hemmen, versuchen, diesem Ideal möglichst nahe zu kommen.

14

Tab. 14.14 Gegen Protozoen gerichtete Medikamente

Substanz	Wirkspektrum	Wirkmechanismus	NW	Anwendung zu Prophylaxe und Therapie
Nitroimidazol-Antibiotika: Metronidazol, Tinidazol, Nimorazol	*Trichomonas vaginalis, Giardia lamblia, Entamoeba histolytica* (Magna-Form), *Toxoplasma gondii*	Hemmung der Nukleinsäuresynthese	Stomatitis, Glossitis, Metallgeschmack, Neurotoxizität, im Tierversuch mutagen und karzinogen	Orale oder i. v.-Gabe zur Therapie, keine Prophylaxe
Pentamidin	Trypanosomen, Leishmanien, *Pneumocystis jirovecii*	Vielfache Wirkung, inkl. Hemmung der Nukleinsäure- und Proteinsynthese	Anaphylaxie, Blutzuckerentgleisungen, Pankreatitis, Blutbildungsstörungen, Bronchospasmus	Inhalation oder i. v.-Therapie, auch Prophylaxe von Pneumocystis-Pneumonien
Chloroquin	Blutschizontozid auf alle Malaria-Erreger, jedoch zunehmende Resistenzen bei *Plasmodium falciparum*	Umstritten; hemmt die Utilisierung des aufgenommenen Hämoglobins	GIT- und neurotoxische Reaktionen, Korneatrübung, Retinopathie, Neuro-/Myopathie	Oral, in schweren Fällen auch i. m. zur Prophylaxe und Therapie aller Malaria-Formen, wenn keine Resistenzen vorliegen
Chinin	Blutschizontozid auf alle Plasmodien, Anwendung bei Chloroquin-resistenten Plasmodien	Vielfache Wirkungen; beeinträchtigt die Plasmodien-DNA	Neurotoxizität, Kopfschmerz, Schwindel, Seh- und Hörstörungen, Erregungs- und Verwirrtheitszustände, kardiale, GIT- und hämatologische NW	Oral, in Notfällen i. v., nur zur Therapie
Halofantrin	Multiresistente Malaria tropica, blutschizontozid auf alle Malaria-Erreger	Hemmung der Hämpolymerase	GIT-, zentralnervöse und dermatologische NW	Oral, zur Therapie der akuten, multiresistenten Malaria tropica
Mefloquin	Blutschizontozid auf alle Plasmodien	Wie Chloroquin	Psychosyndrome, neurologische, GIT- und dermatologische NW	Oral, eigentlich Reservepräparat, Prophylaxe und Therapie aller Chloroquin-resistenten Malaria-Formen
Primaquin	Gewebeschizonten und Gametozyten aller Malaria-Erreger; hypnozoitozid, nicht wirksam auf Blutschizonten	Wie Chinin	Met-Hb-Bildung, Hämolyse bei G-6-PD-Mangel! GIT-Störungen	Orale Anwendung, Kombination mit Chloroquin zur vollständigen Sanierung einer Malaria tertiana
Pyrimethamin	Gewebe- und blutschizontozid auf alle Plasmodien-Arten sowie Toxoplasmen	Hemmt die Dihydrofolat-Reduktase des Erregers	GIT-NW, Überempfindlichkeitsreaktionen (auf den Sulfonamid-Anteil im Kombinationspräparat): Lyell- und Stevens-Johnson-Syndrom, Agranulozytose, Thrombopenie, neurotoxisch	Therapie der multiresistenten Malaria tropica. Wegen der Gefahr zwar sehr seltener, dann aber schwerer NW ist die (wirkungsstärkere) Kombination mit Sulfadoxin (Fansidar®) nicht mehr im Handel.
Atovaquon	Blutschizontozid auf alle Plasmodien-Arten, wirksam auch gegen andere Protozoen wie *Pneumocystis jirovecii*	Hemmt die Nukleinsäuresynthese	Gastrointestinale Beschwerden, Kopfschmerzen	Orale Anwendung zur Therapie der Malaria tropica, insbesondere in Gegenden mit Chloroquin-Resistenz; meist in Kombination mit Proguanil, welches die Wirkung verstärkt

Tab. 14.15 Ansatzpunkte verschiedener Virostatika*

Substanz (Auswahl)	Wirkmechanismus	Spektrum	Nebenwirkungen (Auswahl), Anmerkungen*
¹ = Nukleosid-Analoga, ² = Nukleotod-Analoga			
Aciclovir¹	Hemmen die virale DNA-Polymerase	Herpesviren	Anstieg von Kreatinin und Harnstoff
Valaciclovir¹		Herpes zoster	Wie Aciclovir (Prodrug von Aciclovir)
Ganciclovir¹		CMV-Retinitis, CMV-Reaktivierung	Hämatotoxizität
Cidofovir²		Zytomegalie (CMV)	Nephrotoxizität
Ribavirin¹	Hemmt die Bildung von viralem Guanosin-Monophosphat (GMP)	RSV**, Hepatitis C	Grippeähnliche Symptome
Adefovir²		Hepatitis B	Nephrotoxizität
Interferone			
Interferon-α-2a	Hemmen die Proteinsynthese	Hepatitis B + C	Grippeähnliche Symptome, Abfall der Leuko- und Thrombozyten; heute bei Hepatitis C nur noch in Ausnahmefällen
Interferon-α-2b		Hepatitis B + C	

Tab. 14.15 Ansatzpunkte verschiedener Virostatika* (*Forts.*)

Substanz (Auswahl)	Wirkmechanismus	Spektrum	Nebenwirkungen (Auswahl), Anmerkungen*
Neuraminidase-Inhibitoren			
Zanamivir	Hemmen der Virusfreisetzung Durch Hemmung der Neuraminidase	Influenza A + B	Grippeähnliche Symptome
Oseltamivir			Übelkeit und Erbrechen (selten)
Inhibition der CAP-abhängigen Endonuklease PA			
Baloxavir-Marboxil	Hemmen der Virusreplikation	Influenza A + B	Vergleichbar zu Oseltamivir
Andere			
Amantadin und Rimantidin	Verhindern das Eindringen von Influenza-A-Viren in die Wirtszelle	Influenza A	Mundtrockenheit, Kopfweh, Blutdruckabfall; Resistenzen sind häufig.
Foscarnet	Hemmt die virale DNA-Polymerase	Herpesviren, CMV	Erbrechen, Durchfall, Schädigung von Nieren, Nerven, Leber

*Viele Virostatika sind in der Schwangerschaft kontraindiziert.
**RSV = Respiratory Syncytial Virus, u. a. Erreger der Bronchiolitis des Säuglings

Resistenzentwicklung

Erschwert wird die virostatische Therapie zusätzlich durch eine rasche Resistenzentwicklung der Erreger und durch die Tatsache, dass Viren sich in ihrem Aufbau und Vermehrungsverhalten so sehr unterscheiden, dass es keine „Breitspektrumvirostatika“ geben kann. Nur in Einzelfällen (immunsupprimierte Patienten, Patienten in Transplantationszentren) ist die prophylaktische Gabe von Virostatika gerechtfertigt, um endogene Reaktivierungen zu unterbinden, z. B. gegen CMV oder Varizellen.
Der Vielzahl von prinzipiell denkbaren und in experimenteller Erprobung befindlichen Ansatzpunkten stehen einige wenige klinisch erprobte virostatisch wirksame Substanzen gegenüber (➤ Tab. 14.15; die speziell gegen Retroviren entwickelten Substanzen sind im Detail in ➤ Kap. 14.14 behandelt).

14.4.9 Infektiologie im Umbruch: neue Therapieansätze

Immunmodulatoren

Das Immunsystem kann auf vielen Wegen manipuliert werden: durch immunsuppressive bzw. entzündungshemmende Medikamente, durch Impfungen mit mikrobiellen Antigenen, durch die Gabe von Immunglobulinen oder durch Manipulation der Kommunikation innerhalb des Immunsystems. Die letztere, auch als **Immunmodulation** bezeichnete Strategie geht davon aus, dass es oft gerade die körpereigenen Abwehrprozesse im Rahmen einer Infektionskrankheit sind, die durch übersteigerte Reaktionen eine Schädigung des Makroorganismus verursachen. Durch eine Manipulation des körpereigenen Zytokin- und Chemokin-Netzwerks soll die durch Zytokine „angefeuerte“ Entzündungs- und Schädigungskaskade unterbrochen werden. Immunmodulation bedeutet den Eingriff in das extrem komplexe, selbstregulierende und bisher nicht umfassend verstandene Immunsystem, insofern sind sehr viele Ansätze theoretisch denkbar, schon weniger Ansätze befinden sich in einer Phase von **Proof of concept**-Untersuchungen, noch weniger Ansätze wurden überhaupt in klinischen Studien untersucht, die wenigsten bisher mit Erfolg. Mit zunehmend spezifischeren Substanzen und Aufklärung der Immunpathophysiologie sind auf diesem Gebiet jedoch für die Zukunft Erfolge zu erwarten.

MERKE
Auch Immunsuppressiva wie Glukokortikoide oder Zytostatika hemmen die Überreaktion des Immunsystems. Da sie aber breit und unspezifisch wirken, unterdrücken sie auch vorteilhafte Komponenten des Immunsystems; sie haben sich klinisch bei foudroyanten Infektionen, z. B. Sepsis, nicht bewährt. Bei ausgewählten Infektionen (Meningitis, schwere Pneumocystis-Pneumonie) haben Glukokortikoide jedoch Bedeutung.

Zur Immunmodulation könnten spezifische Zytokin-Synthesehemmer, Zytokin-Antikörper oder Zytokin-Antagonisten und regulatorische Zytokine eingesetzt werden. Schon seit Längerem werden Interferon-α (z. B. bei den chronischen Hepatitiden B und C), Interferon-β (bei schweren Virusinfektionen immunsupprimierter Patienten) und Interferon-γ (zur Infektionsprophylaxe bei chronischer Granulomatose, ➤ 5.1) eingesetzt. Zuweilen hilft der Zufall beim Wissensfortschritt: So konnte – unabhängig von der antiretroviralen Wirkung auf HIV – für einige Proteasehemmer eine immunmodulatorische Wirkung gezeigt werden. Aufgrund dessen werden inzwischen mit Erfolg HIV-Proteasehemmer in einem tierexperimentellen Sepsismodell eingesetzt und sind vielleicht in der Zukunft therapeutisch beim Menschen nutzbar.

Die bisherige Entwicklung solcher Therapiekonzepte bei der Sepsis ist aber von vielen Rückschlägen gekennzeichnet gewesen. Etanercept und andere TNF-Blocker galten als Kandidaten einer rationalen, immunmodulatorischen Sepsistherapie, verschlimmerten aber den Verlauf septischer Krankheitsbilder, sodass die angestrebte Indikation nunmehr eine Kontraindikation ist. Auch der Einsatz von rekombinantem aktiviertem Protein C (Drotrecogin-α) erwies sich als Fehlschlag. Ein grundsätzliches Problem in der Entwicklung von immunmodulatorischen Verfahren in der Sepsis besteht darin, dass die Konzepte an wohldefinierten, artefiziellen Modellen entwickelt werden, aber im klinischen Alltag septische Krankheitsbilder heterogen und meist in der Kürze des hochakuten Geschehens diagnostisch schlecht charakterisierbar sind.

„Biologische" Antibiotika

Neuartige antimikrobielle Therapieoptionen ergeben sich durch den Einsatz von **Bakteriophagen,** die als bakterienselektive Viren gezielt auf bestimmte Bakterienstämme angesetzt werden könnten. Neuerdings wird auch an einem Einsatz der von Bakteriophagen produzierten **lytischen Enzyme** geforscht. Auch könnten natürliche, in Insekten und Säugetieren vorkommende **antimikrobielle Peptide** (z. B. Kathelicidine oder Cecropine aus dem Darm des Schweins) als Antibiotika eingesetzt werden.

Die Entdeckung chemischer Signalsequenzen, mithilfe deren Bakterienkolonien ihre Selbstorganisation steuern (sog. *Quorum Sensing*), öffnet einen weiteren Weg zur Entwicklung hochselektiver Antibiotika; dabei könnte z. B. das artspezifische Wachstums- und Organisationsverhalten durch die Gabe entsprechender **Signalstoffe** beeinflusst und die Bakterienart damit dem „ökologischen Untergang" geweiht werden. Erste Versuche mit Furanonen aus der roten Meeresalge verliefen erfolgversprechend.

Probiotische Therapie

In immer mehr Bereichen der Medizin werden lebende Bakterien therapeutisch eingesetzt. So ist die orale Gabe des Keims *Lactobacillus* inzwischen nicht nur zur Therapie verschiedener Diarrhö-Formen (z. B. durch Rotavirus-assoziierte Diarrhö, Antibiotika-assoziierte Diarrhö) etabliert, sondern auch eine vielversprechende Therapie zur lokalen Immunmodulation bei Morbus Crohn. Die prophylaktische Gabe von Laktobazillen sowie die Impfung mit bestimmten bakteriellen DNA-Abschnitten (sog. CpG-Motive, ➤ 5.3.1) wird darüber hinaus als mögliche Strategie zur Prophylaxe allergischer Erkrankungen erforscht (➤ 5.1).

14.5 Leitsymptome und -befunde

M. Stoll, G. M. N. Behrens

Weitere Leitsymptome sind an anderer Stelle behandelt: Diarrhö (➤ 14.5.3, ➤ 7.5.1), Meningismus (➤ 14.8), Splenomegalie (➤ 3.5.1).

14.5.1 Fieber/Hyperthermie

Die Körpertemperatur spiegelt die Balance zwischen wärmeerzeugenden bzw. -erhaltenden und wärmeabgebenden Mechanismen wider (➤ Abb. 14.20). Dieses Gleichgewicht wird durch hypothalamische Kerngebiete in der Formatio reticularis reguliert. Sie geben jeweils einen bestimmten Sollwert für die Körpertemperatur vor, der im Tagesverlauf normalerweise um nicht mehr als 1–1,5 °C schwankt. Zentrale Temperaturerhöhungen über 38,3 °C sind pathologisch.

Ätiologie

Einer erhöhten Körpertemperatur können drei Mechanismen zugrunde liegen:

- **Sollwertverstellung** des hypothalamischen Thermoregulationszentrums: Sie wird vor allem durch die bei Entzündungsreaktionen freigesetzten endogenen Pyrogene wie IL-1, IL-6 und TNF-α bewirkt. An der Verstellung des Sollwerts sind aber auch exogene Pyrogene aus Bakterienstoffwechsel- und -zerfallsprodukten oder Medikamente beteiligt, die ihrerseits die Bildung endogener Pyrogene auslösen. Diese Substanzen stimulieren die Produktion von Prostaglandinen im hypothalamischen Gefäßendothel, die für die Sollwertverstellung verantwortlich sind. Das

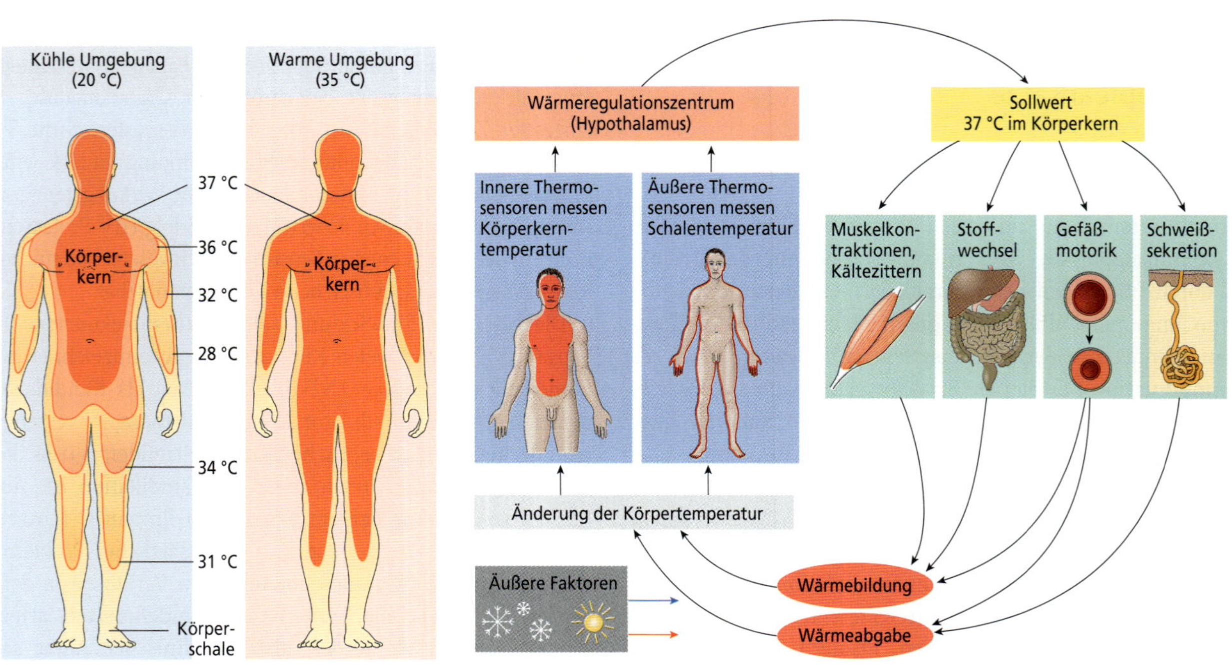

Abb. 14.20 Regelkreis zur Konstanterhaltung der Körperkerntemperatur. Innere und äußere Thermosensoren beeinflussen das Wärmeregulationszentrum im Thalamus, welches die Reaktionsmuster zur Wärmeproduktion und -ableitung im Körper steuert. [L190]

hieran beteiligte Schlüsselenzym Zyklooxygenase kann durch Antipyretika (= Zyklooxygenase-Inhibitoren) gehemmt werden.
- **Inadäquate Hitzeproduktion,** die den Hitzeverlust überschreitet. Dieser Mechanismus spielt bei der malignen Hyperthermie (erblich bedingte „Entzügelung" der Hitzeproduktion durch bestimmte Medikamente, v. a. Anästhetika), Hyperthyreose, Phäochromozytom oder Salicylat-Überdosierung eine Rolle.
- **Inadäquate Hitzeabgabe,** d. h. einen im Vergleich zur Hitzeproduktion ungenügenden Hitzeverlust: Dies ist der bei Hitzschlag, Vergiftung mit Anticholinergika sowie bei bestimmten Hautkrankheiten (z. B. ektodermale Dysplasie) vorherrschende Mechanismus.

Nur Temperaturerhöhungen durch den erstgenannten Mechanismus, die thalamische Temperatur-Sollwertverstellung, werden als **Fieber** bezeichnet. Die beiden letztgenannten Mechanismen entspringen einem Missverhältnis aus Wärmeabgabe und Wärmeentstehung und führen zu **Hyperthermie.**

MERKE

Aus der pathophysiologischen Unterscheidung ergibt sich differenzialtherapeutisch die Konsequenz, dass Zyklooxygenase-Hemmer nur bei Fieber wirksam sein können, nicht aber bei Hyperthermie.

MERKE

Da Fieber auf physiologischen Mechanismen beruht, sind extreme Temperaturerhöhungen (> 40,6 °C) selten; bei der Hyperthermie dagegen können teilweise gewebeschädigende Temperaturentgleisungen beobachtet werden.

Eine erhöhte Körpertemperatur kann bei allen Krankheiten auftreten, die eine Entzündungsantwort auslösen, z. B. bei Infektionen, Gewebezerstörung (Infarkt, Trauma), malignen Erkrankungen, immunbedingten Erkrankungen (rheumatische Erkrankungen, Serumkrankheit, Autoimmunerkrankungen, ➤ Tab. 14.16) und auch durch Medikamente. Nach dem Verlauf sind verschiedene Fiebertypen zu unterscheiden, die Hinweise auf seine Ursache geben können (➤ Abb. 14.21).

Fieber – nützlich oder schädlich?

Einige Vorgänge der Immunantwort laufen **in vitro** bei erhöhten Temperaturen geringgradig schneller ab. Außerdem nimmt die Virulenz bestimmter Mikroorganismen bei höheren Temperaturen ab. Dies könnte erklären, weshalb z. B. experimentell infizierte Eidechsen instinktiv sonnige Plätze aufsuchen und ihre Körpertemperatur dadurch um mehrere Grade erhöhen. Wenn man die Tiere daran hindert, den Schatten zu verlassen, steigt ihr Risiko, an der Infektion zu versterben, an. Auch konnte gezeigt werden, dass die Dauer der durch Influenza A bedingten Grippe beim Menschen 3 Tage kürzer ist, wenn auf eine fiebersenkende Behandlung verzichtet wird. Die Antikörperproduktion nach Impfungen bei Kindern ist höher, wenn auf die oft übliche prophylaktische Gabe von Antipyretika nach Impfungen verzichtet wird. Auch wenn es keinen definitiven klinischen

Tab. 14.16 Ursachen von Fieber

Fiebertyp	Ursache
Infektionsbedingtes Fieber	Durch Bakterien, Viren, Parasiten oder Pilze
Kollagenosen, Autoimmunerkrankungen	z. B. bei Lupus erythematodes, Morbus Crohn, Colitis ulcerosa, Morbus Still
Andere Immunreaktionen	Serumkrankheit (➤ 5.5), Transfusionsreaktionen
Tumorfieber	Bei okkulten und manifesten Tumorerkrankungen
Drug Fever	Durch Medikamente, z. B. Penicilline, Cephalosporine, Sulfonamide; häufig überstrapazierte Ausschlussdiagnose
Exsikkose („Durstfieber")	Wahrscheinlich durch Anreicherung endogener Pyrogene sowie unzureichende Wärmeabgabe bei Zentralisation des Kreislaufs bedingt
Gewebeverletzung („Resorptionsfieber")	Posttraumatisch, nach Darmnekrose oder Lungenembolie, selten bei großen Hämatomen
Münchhausen-Syndrom („faktitielles Fieber")	Vortäuschen von fieberhaften Erkrankungen, um einen sekundären Krankheitsgewinn zu erzielen (z. B. Erwärmen des Thermometers im Wasserbad, aber auch Selbstinokulation mit Pyrogenen, also Induktion von „echtem" Fieber)

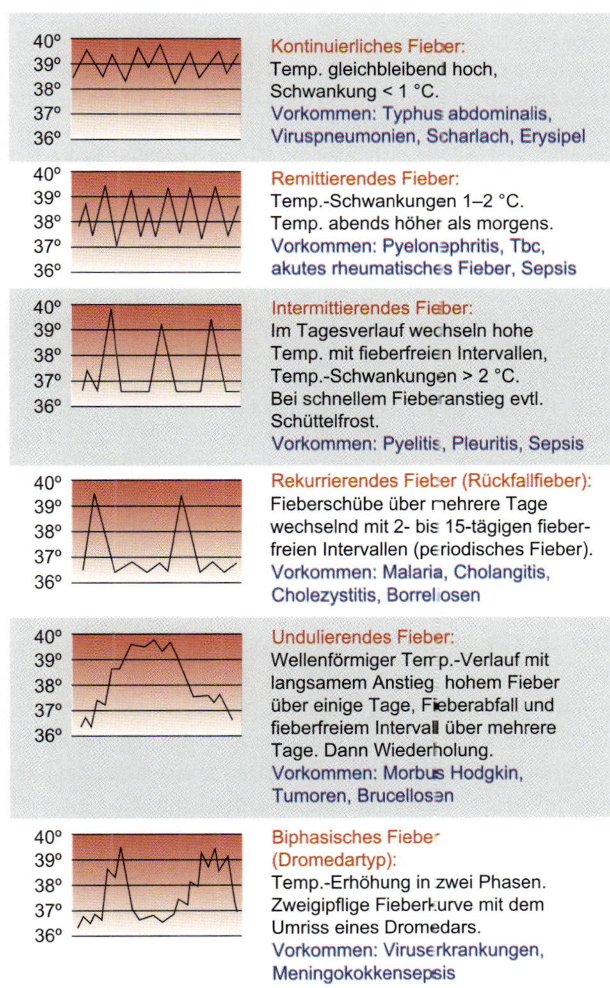

Abb. 14.21 Typische Fieberverlaufskurven. Diese Verläufe sind heute durch den Einsatz von Antibiotika und fiebersenkenden Medikamenten jedoch nur noch selten deutlich zu beobachten. [A400]

Nachweis gibt, dass Fieber bei **jeder** Erkrankung den Krankheitsverlauf positiv beeinflusst, so muss davon ausgegangen werden, dass Fieber den Heilungsprozess in vielen Fällen unterstützt.

Allerdings stehen dem die bekannten negativen Effekte des Fiebers entgegen, wie z. B. die kardiovaskuläre Belastung durch das erhöhte Herzminutenvolumen (nachteilig vor allem bei Herzinsuffizienz), der erhöhte Sauerstoffverbrauch (nachteilig vor allem bei Schock), die reversible ZNS-Dysfunktion durch veränderte Reizleitung (nachteilig vor allem bei älteren Patienten) sowie zerebrale Krampfanfälle (Vorkommen insbesondere bei Kindern, allerdings ist hier ein positiver Einfluss einer Fiebersenkung nicht gesichert). Bei Vorliegen der genannten Risikokonstellationen sollte deswegen auf fiebersenkende Maßnahmen nicht verzichtet werden. Im Umkehrschluss gilt aber auch: Bei ansonsten gesunden Menschen mit fieberhafter Erkrankung gibt es keinen wissenschaftlich abgesicherten Hinweis, dass die Gabe von Antipyretika mit mehr Nutzen als Schaden verbunden ist.

PRAXISBEZUG

Maßnahmen bei Fieber

Fiebersenkende Maßnahmen können bei einer Erhöhung der Körpertemperatur ≥ 38,5 °C und subjektiver starker Beeinträchtigung des Allgemeinbefindens zur Linderung erwogen werden. Medizinisch indiziert sind sie bei Gefährdung des Patienten durch die kardiopulmonale Belastung.

- **Medikamentöse Fiebersenkung** durch Hemmung des Arachidonsäure-Stoffwechsels (z. B. durch Paracetamol, ASS, Ibuprofen, Metamizol). Durch die verminderte Bildung von Prostaglandinen, die die zentrale Temperaturverstellung bewirken, wird die Körpertemperatur abgesenkt:
  - Paracetamol (oder ASS) oral oder als Zäpfchen. 500 mg senken die Temperatur innerhalb von 30–90 min um etwa 1 °C.
  - Metamizol bei Fieber, das auf andere Maßnahmen nicht anspricht
- Wegen des hohen Flüssigkeitsbedarfs (1 l Wasser pro Tag je 1 °C Temperaturerhöhung) muss für ausreichende **Zufuhr von Flüssigkeit** gesorgt werden.
- Obwohl häufig empfohlen, ist die externe Wärmeabfuhr durch Brustwickel, Wadenwickel, körperwarme Bäder oder kühle Decken weniger effektiv. Die Körpertemperatur sinkt um etwa 0,5 °C ab. Sind die Wickel zu kalt, so bewirken sie eine periphere Vasokonstriktion und führen dadurch letztlich zu einer reduzierten Wärmeableitung. Grundsätzlich sollten kühlende Wickel nur in der Phase des Fieberabfalls zum Einsatz kommen, in der die Extremitäten warm und gut durchblutet sind.

Fieber unklarer Genese

Engl. *fever of unknown origin* (FUO), *pyrexia of unknown origin* (PUO): Fieber > 38,3 °C, das mindestens 3 Wochen besteht und dessen Ursache nicht innerhalb von 3 Tagen Krankenhausaufenthalt oder nach 3 Arztbesuchen aufgeklärt werden kann.

FUO ist nicht nur ein häufiges, sondern auch ein ernst zu nehmendes klinisches Problem: In mehr als der Hälfte der Fälle liegt eine potenziell tödliche Erkrankung zugrunde.

Ätiologie

Grundsätzlich kommen bei FUO als Fieberursachen infektiöse, neoplastische oder Autoimmunerkrankungen in Betracht.

Häufigere Diagnosen bei FUO

Patienten ohne besondere Prädisposition

- **Infektionen** (etwa 40 %):
  - Abszesse: meist intraabdominell (z. B. subphrenisch, Leber, Milz, Becken), aber auch in Lunge oder Gehirn
  - Tuberkulose
  - Infektionen der Gallenwege (z. B. durch Gallensteine bedingte Cholangitis oder Gallenblasenempyem)
  - Infektionen der Harnwege (z. B. durch Nierensteine bedingte Pyelonephritis oder perinephritischer Abszess)
  - Sinusitis
  - Endokarditis, mykotisches Aneurysma
  - Osteomyelitis
  - Infektionen von Fremdkörpern, insbesondere durch intravenöse Katheter
  - Seltene systemische Infektionen: Q-Fieber, Toxoplasmose, Brucellose, Infektionen mit EBV oder CMV, Lues, Lyme-Krankheit, Tularämie, Katzenkratzkrankheit, Morbus Whipple
- **Neoplasien** (etwa 30 %): Lymphome, Leukämien, solide Tumoren, z. B. Nierenkarzinom, Pankreaskarzinom, hepatozelluläres Karzinom, Vorhofmyxom, Kolonkarzinom
- **Immunbedingt** (20 %): Kollagenosen, Vaskulitiden und andere Autoimmunerkrankungen, z. B. SLE, Panarteriitis nodosa, Arteriitis temporalis, Morbus Still, familiäres Mittelmeerfieber, Sarkoidose, Medikamente
- **Factitia** (bis 10 %): durch den Patienten selbst induziertes Fieber, z. B. durch Injektion pyrogener Substanzen. Es handelt sich um eine ernst zu nehmende psychosomatische Störung; trotz planvollen Vorgehens liegt aber meist keine bewusste Täuschungsabsicht vor. Deutlich gehäuft sind Frauen aus dem medizinischen Berufsfeld betroffen.
- Undiagnostiziert (etwa 10 %)

Patienten mit definierter Prädisposition

- **Neutropenie:** perianale Infektionen, peridontale Infektionen, systemische Candidiasis, Aspergillose, Katheterinfektion
- **Nosokomial erworbenes FUO:** pseudomembranöse Kolitis, Medikamentenfieber, Thrombophlebitis, Lungenembolie
- **HIV (Human Immune Deficiency Virus):** *Mycobacterium-avium*-Komplex, Tuberkulose, Non-Hodgkin-Lymphome, Zytomegalie, Medikamentenfieber, Darmparasiten (z. B. Kryptosporidien), Viren (v. a. der Herpes-Gruppe)

Diagnostisches Vorgehen

Retrospektiv hätten viele Fälle von „unklarem" Fieber eher aufgeklärt werden können, wären die einfachen, universalen Regeln der Diagnostik bei Infektionskrankheiten beachtet worden:

- **Dokumentation des Fiebers:** Die Messung sollte mindestens einmal in Gegenwart einer Pflegeperson durchgeführt werden. Bei nur geringstem Verdacht auf ein selbst induziertes Fieber ist eine beaufsichtigte Simultanmessung an zwei oder drei Lokalisationen (z. B. sublingual oder im Gehörgang, axillär und rektal) angezeigt.
- **Sorgfältige, wiederholte Anamnese:** Fragen nach Gewichtsverlust (chronisch-entzündliche Erkrankungen, Tuberkulose, Neoplasien), Gelenk- und Hautbeschwerden (Kollagenosen, systemische Infektionen), Medikamenteneinnahme, intravenösem Drogengebrauch, vorausgegangenen Operationen, Reisen, Beruf, Kontakten mit Erkrankten, Sexualkontakten, Tierkontakten (inklusive Zeckenstichen, Mückenstichen), Ernährungsgewohnheiten (rohes Fleisch, roher Fisch, unpasteurisierte Milch) und Fieberverlauf

- **Sorgfältige Befunderhebung:** Schwerpunkte sind die Untersuchung der Haut, des Bewegungsapparats, der Lymphknoten, der Augen (z. B. Uveitis bei Kollagenosen), der Nebenhöhlen, die rektale Untersuchung, vaginale Untersuchung und die wiederholte Untersuchung auf Herzgeräusche (z. B. bei Endokarditis oder Vorhofmyxom): **„Listen, look and feel – and put a finger in every hole."**
- **Risikofaktoren:** Hinweise auf Immunsuppression (Anamnese, Sexualverhalten), implantiertes Fremdmaterial (Port-Katheter, Herzklappen, Stents, Silikonimplantate, Penisprothesen, Magenligaturen u. a. m.), Krankenhausaufenthalt (nosokomial erworbenes FUO), vorausgegangene Fernreise
- **Laboruntersuchungen** zur Abschätzung der Entzündungsaktivität, der Organfunktionen sowie zur Gewinnung erster ätiologischer Hinweise: Blutbild, Blutkultur (möglichst mehrfach), Urinanalyse, Urinkultur, CRP, BSG, PCT, Leberenzyme, Kreatinin, Harnstoff, Elektrolyte sowie antinukleäre Antikörper und Komplementfaktoren (als Screening-Test für Kollagenosen); bei anamnestischen Risikofaktoren (gezielt erfragen) oder verdächtigem klinischen Bild (z. B. generalisierte Lymphadenopathie): HIV-Test.
- **Bildgebende Verfahren:** Routinemäßig werden ein Röntgenthorax sowie ein Röntgen (bzw. CT) der Nebenhöhlen durchgeführt. Wird hier kein Herd nachgewiesen, schließen sich ein Abdominal-CT und eine Echokardiografie an.
- **Stufendiagnostik:** Bei sich aus den o. g. Untersuchungen ergebenden Verdachtsdiagnosen sollte großzügig die weitere spezifische Diagnostik eskaliert werden. Dazu zählen insbesondere eine gezielte Erreger-Serologie (z. B. auf persistierende oder reaktivierbare Infektionen, wie HSV, VZV, EBV, CMV, Toxoplasma, Borrelien, Lues, Brucellen), eine intensivierte Rheumaserologie (z. B. α-Fodrin-Antikörper, ANCA, ANA, RF) und gezielte invasive Diagnostik (z. B. Intestinoskopie, Bronchoskopie, Knochenmarkpunktion, Biopsien von Lokalbefunden – z. B. Lymphknoten, Hautausschlägen –, Liquorpunktion, Ultraschall oder CT-gesteuerte Punktionen).

MERKE

Ein intrakutaner Tuberkulin-Test oder ein IGRA (*Interferon-γ Release Assay*) sollte immer durchgeführt werden.

Mit diesen Untersuchungen lässt sich die Mehrzahl der Fälle von FUO ätiologisch klären. Nur wenige Patienten können auch innerhalb eines Jahres nicht diagnostiziert werden. Deren Prognose ist gut: Bei fast allen dieser Patienten kommt es im Laufe der Zeit zu einer Spontanremission.

14.5.2 Vergrößerte lymphatische Organe

Zahlreiche Infektionen können das lymphatische System stimulieren und zur Vergrößerung lymphatischer Organe führen. Man findet Milz-, Tonsillen- oder Lymphknotenvergrößerungen, die generalisiert oder lokalisiert auftreten können. Im Gegensatz zu malignen Erkrankungen des lymphatischen Systems sind die Lymphknoten bei Infektionskrankheiten eher weich, druckdolent und gut verschieblich. Unklare, persistierende Lymphknotenschwellungen sollten konsequent abgeklärt werden.

PRAXISBEZUG

Vorgehen bei vergrößerten Lymphknoten

Alle nicht eindeutig durch Infektionen bedingten persistierenden Lymphknotenschwellungen sind auf eine maligne Erkrankung verdächtig und sollten mit Nachdruck abgeklärt werden, z. B. nach folgendem Schema:
- Bei bekannter, mit Lymphadenopathie einhergehender Grunderkrankung (z. B. Mononukleose, infektiöse: Behandlung und Nachkontrolle nach 2–6 Wochen)
- Bei großen (> 2–3 cm) oder harten Lymphknoten: LK-Biopsie
- Bei begleitenden „Systembeschwerden" (Gewichtsverlust, Leistungsknick, „B-Symptomatik" [➤ 3.6.3]): LK-Biopsie
- Bei kleineren (< 2–3 cm), weichen LK ohne begleitende „Systembeschwerden": evtl. antibiotische Behandlung, evtl. Blutbild (Mononukleose? Ausschluss Leukämie); Beobachtung und Kontrolle nach 2–6 Wochen:
  - Bei zunehmendem Befund: LK-Biopsie
  - Bei unverändertem Befund: Verlaufskontrolle oder LK-Biopsie

- **Generalisierte Lymphadenopathie** (relativ selten): Sie kann das vorherrschende Symptom sein bei infektiöser Mononukleose (➤ 14.13.1), HIV-Infektion, Zytomegalie, Toxoplasmose und Tuberkulose. Begleitend tritt sie bei Lues, Leptospirose, Lyme-Krankheit, aber auch bei Masern, Hepatitis B und Röteln auf.
- **Lokalisierte Lymphadenopathie** (häufig): Sie kommt vor allem bei Infektionen mit pyogenen Erregern (*Staphylococcus aureus,* Streptokokken der Gruppe A) in einer eitrigen (suppurativen) Form vor und kann Mundhöhlen-, Rachen- und peridontale Infektionen begleiten. Weitere typische Krankheiten mit lokaler Lymphknotenschwellung sind die Katzenkratzkrankheit (derbe Schwellung vor allem der Achsellymphknoten), Tuberkulose (sog. Scrophula: verbackene, evtl. exulzerierende Halslymphknoten), Pest, Tularämie (auch als ulzeroglanduläres Fieber bezeichnet) oder sexuell übertragbare Krankheiten (inguinale Lymphknotenschwellung).

14.5.3 Leitsymptome an Grenzflächenorganen

Die Auseinandersetzungen des Immunsystems mit möglichen Infektionserregern findet oft zuerst an den Eintrittspforten statt, den Grenzflächenorganen Haut und Schleimhaut (GI-Trakt, Respirationstrakt, Urogenitaltrakt). Die Symptome sind dort häufig recht uniform – und damit nicht unbedingt richtungweisend für eine spezifische Diagnose.

Exanthem und Enanthem

Exantheme oder Enantheme können sowohl bei bakteriellen als auch bei viralen Infektionskrankheiten auftreten und sind entweder Folge der Freisetzung von Exotoxinen (z. B. bei Scharlach), direkter

Tab. 14.17 Hautausschläge bei Infektionskrankheiten (Beispiele)

Makulopapulös	Vesikulär	Petechien oder Purpura	Erythrodermie (diffus)	Schleimhaut
• Enteroviren • EBV, CMV, HIV • Masern, Röteln • Hepatitis B • Parvovirus B19 (Ringelröteln) • Humanes Herpesvirus 6 (Dreitagefieber = Roseola infantum) • *Treponema pallidum* • *Salmonella typhi*	• Varicella-Zoster-Virus • Herpes-simplex-Virus • Coxsackie A • *Staphylococcus aureus* (Impetigo, diese ist nur im Frühstadium und bei Säuglingen vesikulär)	• *N. gonorrhoeae* • *N. meningitidis* • Rickettsien • ECHO-Viren • *Streptococcus viridans*	*Streptococcus pyogenes:* • Scharlach • Streptokokkenbedingtes Toxischer-Schock-Syndrom *Staphylococcus aureus* (klassisches Toxischer-Schock-Syndrom)	• Coxsackie A (Bläschen) • Rubella, EBV, GAS (Petechien) • Masern (Koplik-Flecken) • HSV, Anaerobier, *T. pallidum*, Histoplasmose (Ulzerationen)

Zellschädigung durch Viren oder indirekt Folge infektbedingter Immunreaktionen (z. B. Komplementablagerung, Vaskulitis). Sie sind meist unspezifisch, bisweilen jedoch für eine bestimmte Infektionskrankheit typisch (z. B. Varizellen) oder gar pathognomonisch (z. B. Koplik-Flecken bei Masern; ➤ Tab. 14.17).

Übelkeit, Diarrhö

Beide Symptome finden sich vorwiegend bei entzündlichen Veränderungen des oberen (Übelkeit und Erbrechen) oder unteren (Diarrhö) Gastrointestinaltrakts, dann häufig kombiniert oder als Sequenz von zunächst Übelkeit und dann Diarrhöen. Diesen Symptomen kommt teilweise eine physiologische, reinigende Wirkung zu, z. B. bei Enteritis durch Enterotoxine. Deshalb sollte bei Diarrhöen nicht sofort mit einer symptomatischen Therapie begonnen werden. Nur selten lässt sich aus dem Symptom auf die Genese schließen, z. B. bei „Reiswasserstühlen" bei der Cholera. Mehr zum Leitsymptom „Diarrhö" (➤ 7.5.1).

Husten, Auswurf

Die katarrhalischen Symptome des Respirationstrakts sind besonders häufig Ausdruck einer – meistens banalen – Infektion, die auch Menschen mit normalem Immunsystem mehrmals im Jahr erleiden können. Unzuverlässig ist die differenzialdiagnostische Wertung der **Sputumfärbung.** Handelt es sich um **blutig** tingiertes Sputum, sind Tbc, Tumor und Lungenembolie an oberster Stelle der Differenzialdiagnosen. **Unproduktiver Husten** lenkt den Verdacht in die Richtung viraler Erkrankungen, atypischer Pneumonien oder physikalischer/chemischer Irritationen. Mehr zum Leitsymptom Husten ➤ 6.1.3.

14.6 Bakteriämie und Sepsis

M. Stoll, G. M. N. Behrens

Die bloße Anwesenheit von lebensfähigen Mikroorganismen in der Blutbahn ohne klinisch bedeutsame Vermehrung oder Organabsiedlung wird als **Bakteriämie** bezeichnet. Bei einer **Sepsis** kommt es durch Bakterienvermehrung und Organbesiedlung zu einer systemischen Antwort des Organismus mit Immunphänomenen (wie Fieber oder Leukozytose bzw. -penie), kardiovaskulären Zeichen (Hypotonie, Tachykardie), Tachypnoe sowie Organstörungen (z. B. an Niere und Leber). Eine Sepsis mit resultierendem Organversagen wird als **schwere Sepsis** oder auch als **Sepsissyndrom** bezeichnet (➤ Tab. 14.18). Der Begriff „Septikämie" ist nichtssagend und sollte nicht mehr verwendet werden.

Tab. 14.18 Begriffsdefinitionen zur Sepsis

Makulopapulös	Schleimhaut
Bakteriämie	Anwesenheit von Erregern in der Blutbahn ohne systemische Entzündungsreaktion
Sepsissyndrom	Überwiegend synonym zu SIRS verwendet zur Beschreibung einer überschießenden Entzündungreaktion des Körpers
Sepsis	SIRS plus Nachweis eines Infektionsfokus bzw. positiver Keimnachweis
Schwere Sepsis	Sepsis mit Organdysfunktion, Minderperfusion oder Hypotonie. Beispiele: metabolische Azidose (als Ausdruck der Minderperfusion), akutes Nierenversagen, akute respiratorische Insuffizienz, Gerinnungsstörungen, septische Enzephalopathie und andere Organfehlfunktionen.
Septischer Schock	Sepsisinduzierte Hypotonie unter 90 mmHg bzw. notwendige Gabe von Katecholaminen trotz ausreichender Flüssigkeitszufuhr
Refraktärer septischer Schock	Um den Blutdruck über 60 mmHg zu halten, sind hohe Dosen von Katecholaminen nötig.
Multiorganversagen (MOV)	Dysfunktion/Versagen von ≥ 2 Organsystemen, entweder primär durch den sepsisbedingten Kreislaufzusammenbruch oder sekundär aufgrund der sepsisinduzierten Immunantwort

MERKE

Sepsis und SIRS

Die im Rahmen der Sepsis erregerbedingt auftretende systemische Entzündungsantwort kann auch durch Verbrennungen, schwere Traumata oder bestimmte Toxine ausgelöst werden. Eine derart zustande kommende Reaktion ist klinisch von einer Sepsis nicht zu unterscheiden, da die einmal aktivierte „Entzündungskaskade" unabhängig von der auslösenden Ursache abläuft. Aus diesem Grund wurde der Oberbegriff SIRS (Systemic Inflammatory Response Syndrome) für alle entzündungsbedingten systemischen Reaktionen mit Endorganschädigung vorgeschlagen. Die Sepsis ist die weitaus häufigste Ursache eines SIRS.

Systemic Inflammatory Response Syndrome (SIRS)

Systemische, durch Mediatoren induzierte Reaktion auf eine Vielzahl von infektiösen und nichtinfektiösen Schädigungen. Folgende Kriterien oder Symptome müssen in mindestens 2 Punkten erfüllt sein:

- Hyperthermie (> 38,0 °C) oder Hypothermie (< 36,0 °C), bestätigt durch rektale, intravasale oder intravesikale Messung
- Hyperventilation (Atemfrequenz > 20/min) oder $PaCO_2$ < 33 mmHg
- Tachykardie (> 90/min)
- Leukozyten > 12.000/µl, Leukopenie < 4.000/µl oder > 10 % Stabkernige
- Fakultative Kriterien sind ein Thrombozytenabfall (bzw. eine Thrombozytopenie) und ein AT-III-Abfall.

Organdysfunktion und Multiorganversagen

Das Organversagen im Rahmen einer Sepsis kann sich zeigen durch:

- **Akutes Lungenversagen/ARDS (acute respiratory distress syndrome):** v. a. bei gramnegativer Sepsis
- **Akutes Nierenversagen bzw. Niereninsuffizienz:** kann durch die im Rahmen des Kreislaufversagens erworbene akute tubuläre Nekrose entstehen und äußert sich zunächst als Oligurie bzw. Anurie; bei rascher Volumenexpansion ist sie meist reversibel.
- **Akute Leberinsuffizienz oder Leberversagen:** zunächst Nachweis erhöhter Leberenzyme im Serum, später Gerinnungsstörungen (durch Faktorenmangel), hepatische Enzephalopathie sowie cholestatischer Ikterus
- **Disseminierte intravasale Gerinnung** (DIC): Die endotoxin- und mediatorbedingte Schädigung des Gefäßendothels, der Thrombozyten, des Knochenmarks und anderer Teile des zellulären und humoralen Gerinnungssystems verursacht eine zunächst gesteigerte, dann insuffiziente Blutgerinnung bei gleichzeitiger Thromboseneigung mit oft lebensbedrohlichen Blutungen (➤ 3.7.7).
- **Akute ZNS-Schädigung** mit Bewusstseinsstörungen bis hin zum Koma
- **Gastrointestinale Stressblutung,** evtl. Pankreatitis

Beim **Multiorganversagen** versagen mindestens zwei vitale Organsysteme. Der Schweregrad korreliert mit der Anzahl und dem Schädigungsausmaß der betroffenen Organe.

Epidemiologie

Mit Zunahme der Therapiemöglichkeiten für schwerkranke und immungeschwächte Patienten hat die Inzidenz der Sepsis stark zugenommen. Pro Jahr dürften in Deutschland über 100.000 Fälle vorkommen. Etwa 25 % der Sepsen verlaufen tödlich. Folgende Krankheiten kommen als häufige Auslöser in Betracht: Lungenentzündung (44 %), Infektionen der Harnwege (ca. 10 %), der Bauchorgane (ca. 10 %) sowie Wund- und Weichteilinfektionen (ca. 5 %).

Die am häufigsten zu einer Sepsis führenden Erreger sind: Staphylokokken, Streptokokken, *E. coli, Enterobacter* spp. sowie *Pseudomonas aeruginosa.* Pilzbedingte Formen sind seltener, spielen jedoch bei iatrogener (z. B. Knochenmarktransplantationen) oder anderweitiger (z. B. AIDS) Immunsuppression eine wichtige Rolle.

Pathophysiologie

Die Sepsis ist durch die Antwort des Wirts auf die Erregerinvasion bedingt und kann insofern als wirtsschädigende Maximalvariante der Erregerabwehr angesehen werden (➤ Abb. 14.22). Bakterielle Abbauprodukte wie z. B. die Lipopolysaccharide gramnegativer (➤ Abb. 14 23) oder die Peptidoglykane grampositiver Bakterien lösen eine mehrdimensionale Entzündungsreaktion aus, in deren Mittelpunkt die Produktion von Zytokinen (insbesondere TNF-α und IL-1) durch Monozyten bzw. Makrophagen steht. Diese Zytokine können in höheren Konzentrationen sowohl direkt gewebeschädigend wirken als auch die Entzündungsreaktion durch Aktivierung anderer Immunzellen (v. a. Granulozyten) amplifizieren. Im Rahmen dieser Amplifikation kommt es zur massiven Produktion gewebetoxischer Substanzen (z. B. von freien Sauerstoffradikalen oder NO, ➤ 5.3.1) sowie weiterer effektorischer Mediatoren (z. B. Prostaglandine, Leukotriene etc.).

Die freigesetzten Mediatoren haben vielfältige, teilweise synergistische, teilweise antagonistische Effekte auf das Gefäßendothel, die glatte Gefäßmuskulatur, die Blutplättchen sowie andere gewebeständige und migratorische Entzündungszellen. Hierdurch kann es auf drei verschiedenen Wegen zur Schädigung der Endothel- und Organzellen kommen:

- **Zytotoxische Zellschädigung:** Zytotoxische Mediatoren (z. B. Proteasen und Thromboxane) führen direkt zu strukturellen und funktionellen Zell- und Gewebeschäden.
- **Endotoxisch-hypoxische Zellschädigung:** Die Wirkung bakterieller Endotoxine auf den Sauerstoffstoffwechsel der Zellen führt zur Bildung freier Sauerstoffradikale mit nachfolgender endotoxisch-hypoxischer Zellschädigung.
- **Ischämisch-hypoxische Zellschädigung:** Als Folge einer gestörten Mikro- und Makrozirkulation kann die Zelle funktionell und strukturell geschädigt werden:
  - **Mikrozirkulationsstörung:** Durch die überwiegende Vasodilatation sowie durch arteriolovenöse Shunts und Permeabilitätsänderungen der Endothelzellen und kapilläre Mikrothrombenbildung kommt es zur Extravasation von Intravasalvolumen (interstitielles Ödem) und zu einer insuffizienten Mikrozirkulation. Hieraus wiederum resultiert ein Missverhältnis zwischen O_2-Angebot und O_2-Bedarf mit nachfolgender ischämisch-hypoxischer Zellschädigung.
  - **Makrozirkulationsstörung (Schock):** Durch die massive Vasodilatation vor allem der Körperperipherie sinkt der systemische Gefäßwiderstand. Anfänglich kann dies durch ein gesteigertes Herzminutenvolumen ausgeglichen werden (sog. **hyperdyname Phase**), sodass der Blutdruck und damit Perfusionsdruck der Gewebe aufrechterhalten werden kann. Im weiteren Verlauf kommt es trotz massiv gesteigerter Herzleistung zu einem Abfall des Blutdrucks **(relatives Kreislaufversagen).** In der Endphase fällt oft auch die Herzleistung infolge der Azidose, Hypoxie und mediatorbedingten Schädigung des Herzmuskels ab **(hypodyname Phase).** Es resultiert die mangelnde Versorgung der Körpergewebe mit Substrat und Sauerstoff (Schock) und damit eine ischämisch-hypoxische Zellschädigung.

Für eine Sepsis prädisponierend sind eine Abwehrschwäche (etwa im Rahmen eines Diabetes mellitus), Tumorerkrankungen sowie Nieren- oder Lebererkrankungen. Der Infektionsherd kann posttraumatisch, nach invasiven Eingriffen oder auch im Zuge einer zunächst unkomplizierten Infektion der Harnwege, des Gastrointestinal- oder Respirationstrakts, der Haut oder anderer Organsysteme entstehen.

Klinik und Verlauf

Der klinische Verlauf der Sepsis ist Ausdruck der Bildung, Freisetzung und Aktivierung zellulärer und humoraler Mediatoren und ist weitgehend erregerunabhängig:

- **Fieber und Schüttelfrost** bestehen anfangs fast immer, können aber bei älteren Patienten oder schwerem, überwältigendem Verlauf auch fehlen. Hypothermie bedeutet eine schlechte Prognose.
- **Respiratorische Alkalose** durch die im Anfangsstadium vorhandene Hyperventilation
- **Hauterscheinungen** im Spätstadium als Folge einer disseminierten intravasalen Koagulation (Petechien, Ekchymosen). Im Frühstadium können teilweise erregerspezifische Hautausschläge beobachtet werden, z. B.:
  - Flächige Hautrötung beim **toxischen Schocksyndrom** durch toxinproduzierende Staphylokokken und Streptokokken (➤ 14.7.1 und ➤ 14.7.2)
  - Runde, 1–15 cm große Flecken mit rotem Hof und zentralem Bläschen bzw. Nekrose bei gramnegativer Sepsis, insbesondere *Pseudomonas aeruginosa (Ecthyma gangraenosum)*
  - Petechien in der Anfangsphase der Meningokokkensepsis

Im Verlauf können **Zeichen der kardiovaskulären Insuffizienz** hinzutreten (septischer Schock mit Hypotension und Tachykardie). Typischerweise ist die Haut dabei wegen der anfänglichen Vasodilatation warm, weshalb diese Schockform auch als „warmer Schock" gegenüber dem hypovolämischen und kardiogenen Schock abgegrenzt wird.

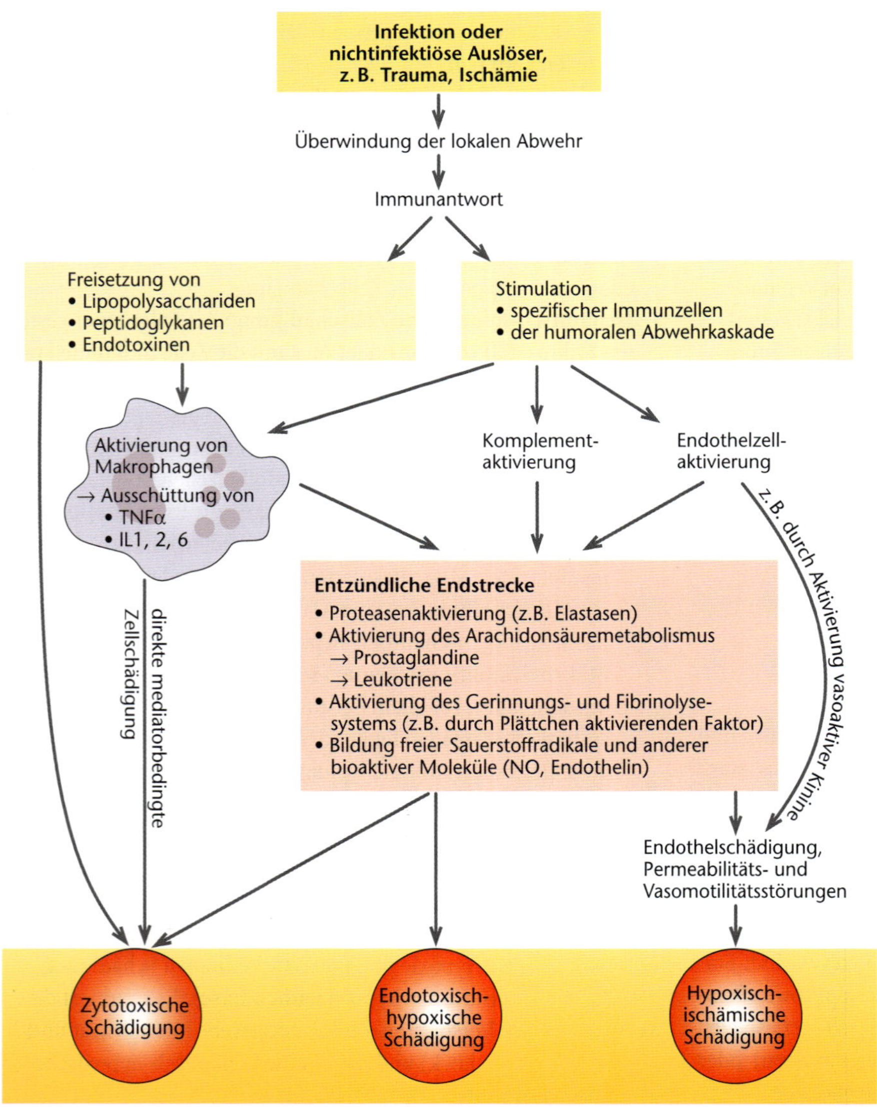

Abb. 14.22 Pathogenese der Sepsis [L157]

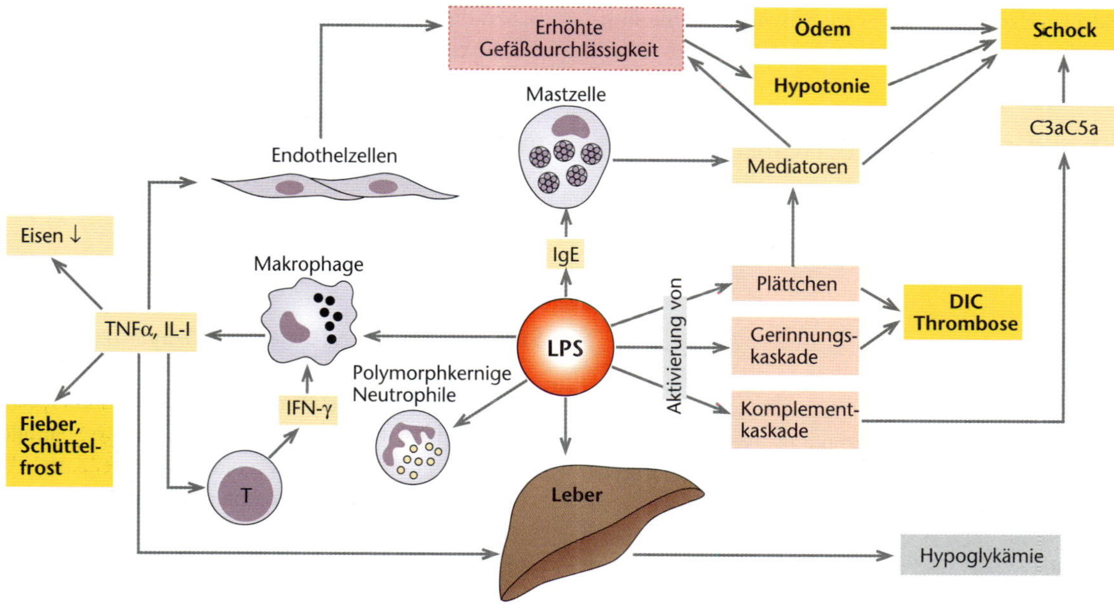

Abb. 14.23 Bakteriämie und Sepsis. Einfluss von bakteriellem Lipopolysaccharid (LPS, Endotoxin) auf die Aktivierung von Entzündungsmediatoren und des Gerinnungssystems. LPS ist eines der stärksten bekannten Antigene. DIC = disseminierte intravaskuläre Koagulation. [L157]

Diagnostisches Vorgehen

Die Diagnose einer Sepsis folgt zwei Fragestellungen:

- **Liegt eine Sepsis vor?** Die Antwort ergibt sich aus der körperlichen Untersuchung, dem Erregernachweis und der Interpretation der Vitalzeichen.
- **Wodurch wurde die Sepsis ausgelöst?** Hierzu werden vor allem Blutkulturen abgenommen (➤ Abb. 14.14), wobei zwei Blutkulturen in 89 %, drei Blutkulturen in 99 % den Erreger identifizieren können. Die weiteren Möglichkeiten des Erregernachweises (z. B. serologische Verfahren, Hautbiopsie, ➤ 14.3) sind zunächst von untergeordneter Bedeutung, können jedoch nach erfolgreicher Initialtherapie eine Rolle spielen.

Therapie

Der Therapieerfolg ist vor allem von einem frühzeitigen Behandlungsbeginn abhängig. 20 % der Sepsis-Patienten versterben innerhalb von 2 Wochen. Im Stadium des septischen Schocks steigt dieser Wert auf 50 %.

MERKE

Die Therapie der Sepsis sollte möglichst schon in der Praxis des niedergelassenen Arztes beginnen, falls ein Patient dort mit entsprechenden Symptomen vorstellig wird. Es konnte z. B. für die Meningokokken-Sepsis eindeutig belegt werden, dass die intramuskuläre Gabe etwa eines breit wirksamen Cephalosporins noch **vor** der Verlegung die Prognose verbessert. Blutkulturen sollten nur dann abgenommen werden, wenn sie die Therapie nicht wesentlich verzögern: **„No blood culture in a living patient is better than a positive blood culture in a dead patient."!**

Nach wie vor ist die Therapie des Sepsissyndroms vorwiegend symptomatisch. Erst seit einigen Jahren wird versucht, die immunologische Wirtsantwort zu beeinflussen, bisher jedoch mit eher moderatem Erfolg.

Die Therapie der Sepsis stützt sich auf vier Säulen:

- **Sanierung des Infektionsherdes und antimikrobielle Chemotherapie:** Die antibiotische Therapie wird bei Sepsisverdacht sofort begonnen, möglichst nach Abnahme von Blutkulturen. In Unkenntnis des Erregers wird das mikrobielle Spektrum breit abgedeckt, z. B. durch die Kombination eines Cephalosporins der 3. Generation mit einem Aminoglykosid oder aber durch eine Monotherapie mit einem Carbapenem oder einem Cephalosporin der 3. oder 4. Generation. Bei V. a. Staphylokokken-Sepsis wird ein gegen Staphylokokken wirksames Antibiotikum wie z. B. Vancomycin hinzugefügt, bei V. a. Anaerobier-Infektion (z. B. bei Abdominalinfektionen) Metronidazol. Eine evtl. chirurgische Herdsanierung sollte so früh wie möglich erfolgen.
- **Intensivmedizinische Therapie:** Verbesserung der Gewebeoxygenierung durch Volumengabe, Sauerstoffzufuhr und kardiovaskuläre Unterstützung durch Gabe von Vasopressoren und positiv inotrope Substanzen.
- **Modulation der immunologischen Wirtsantwort:** Diese Strategie wurde ursprünglich durch die Gabe von Glukokortikoiden verfolgt, welche sich in Studien als wirkungslos erwiesen haben. Mit der Zulassung von rekombinantem **aktiviertem Protein C** (Drotrecogin-α) schien für erwachsene Patienten mit schwerer Sepsis und Multiorganversagen eine wirksame immunmodulatorische Therapieoption zu bestehen. Neuere Studien haben diese Wirksamkeit nicht belegen können. Die Zulassung für Drotrecogin-α wurde daraufhin 2011 widerrufen.
- **Therapie der spezifischen Organkomplikationen.** In diesem Rahmen sind engmaschige Laborkontrollen des Gerinnungsstatus, der korpuskulären Blutbestandteile, des

Wasser-Elektrolyt-Haushalts und der spezifischen Organleistungen erforderlich.

14.7 Die häufigsten bakteriellen Erreger

M. Stoll, G. M. N. Behrens

Enteritiserreger (*E. coli,* Salmonellen, Shigellen, *Campylobacter,* Yersinien u. a.) ➤ 13.10.

14.7.1 Staphylokokken

Staphylokokken (➤ Abb. 14.24) sind grampositive, aerobe, fakultativ anaerobe, in Haufen wachsende Bakterien, die zur normalen Standortflora der Haut und Schleimhäute zählen. Man unterscheidet die koagulasepositive Spezies *Staphylococcus aureus* (bei ca. 20 % der Menschen nachweisbar) und die ebenfalls humanmedizinisch bedeutsamen koagulasenegativen Spezies *Staphylococcus saprophyticus* und *Staphylococcus epidermidis.* Staphylokokken zählen zu den häufigsten Erregern schwerer nosokomialer Infektionen.

Staphylococcus aureus

Staphylococcus aureus kann bei lokaler Invasion akute lokale Infektionsprozesse wie Furunkel, Karbunkel, Mastitis puerperalis oder auch Impetigo contagiosa verursachen und bei ungünstiger Abwehrlage des Wirtsorganismus von dort aus im Rahmen einer Bakteriämie metastatische Absiedlungen bilden. Gefürchtet sind die Superinfektion einer Viruspneumonie nach Influenza, die Osteomyelitis, Ostitis oder die Endokarditis mit rascher Klappenzerstörung. Eine eitrige, meist beidseitige Parotitis ist fast pathognomonisch für *S. aureus,* jedoch sehr selten. Als systemische akute Staphylokokken-Infektion ist die Staphylokokken-Sepsis (verantwortlich für 40 % aller Sepsis-Fälle) ebenso häufig wie die *E.-coli*-Sepsis und mit einer hohen Letalität behaftet.

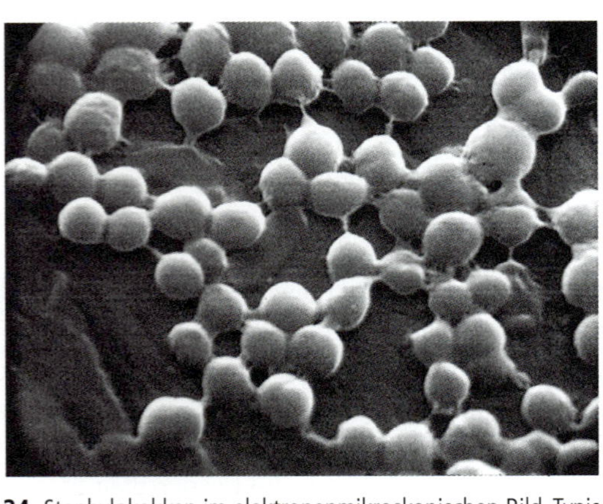

Abb. 14.24 Staphylokokken im elektronenmikroskopischen Bild. Typisch ist die unterschiedlich ausgeprägte haufen- oder traubenförmige Anordnung der Kugelbakterien. [E540]

Neben diesen invasiven Infektionen spielen die **toxinvermittelten Erkrankungen** – Staphylococcal-Scalded-Skin-Syndrom (SSSS), Toxic-Shock-Syndrom (TSS) und Lebensmittelvergiftungen – eine besondere Rolle. Neuerdings werden zunehmend virulente **PVL-produzierende** Staphylokokken (PVL = Panton-Valentine-Leukocidin) isoliert; diese verursachen schwer zu behandelnde Hautabszesse sowie lebensbedrohliche Verläufe mit Sepsis und nekrotisierender Pneumonie.

Staphylococcal-scalded-Skin-Syndrom (SSSS)

- **Klinik:** Die von bestimmten *S.-aureus*-Stämmen gebildeten Exfoliativtoxine A und B verursachen durch Spaltbildung im Stratum granulosum (intraepidermal) eine blasige Abhebung von Epidermisteilen. Man unterscheidet eine generalisierte Form (Morbus Ritter von Rittershain; vorwiegend bei Säuglingen und Kleinkindern) und eine lokalisierte Form (bullöse Impetigo). Klinisch zeigt sich abrupt ein generalisiertes Erythem mit hohem Fieber, dem nach wenigen Stunden großflächige blasige Hautablösungen folgen.
- **Therapie:** Bei adäquater Kreislaufstabilisierung mit Volumen- und Elektrolytsubstitution ist die Prognose gut, die abgestoßenen Epidermisanteile werden nach kurzer Zeit ersetzt. Bei immunkompromittierten Patienten und Neugeborenen hat die generalisierte Form des SSSS jedoch nach wie vor eine Letalität von bis zu 50 %.

Toxic-Shock-Syndrom (TSS)

Die Erkrankung wird u. a. durch das Toxic-Shock-Syndrom-Toxin-1 (TSS-Toxin-1) verursacht, das vor allem nach Besiedlung von über 24 h in situ verbleibenden Vaginaltampons mit bestimmten *Staphylococcus-aureus*-Stämmen entsteht. Das klinische Vollbild ist durch Fieber, Hypotonie bzw. protrahierten Schock und ein feinfleckiges Exanthem gekennzeichnet. Zur Diagnose eines Toxic-Shock-Syndroms müssen mindestens zwei weitere Organsysteme zusätzlich betroffen sein (z. B. akutes Nierenversagen und Gerinnungsstörungen). 90 % der Fälle des TSS sind durch Vaginaltampons bedingt (menstruelles TSS). 5–10 % der Fälle verlaufen letal.

Lebensmittelvergiftungen

Hitzestabile Enterotoxine sind die Ursache vieler Lebensmittelvergiftungen. Sie werden von bestimmten Stämmen von *S. aureus* (selten auch von *S. epidermidis*) in kontaminierten Nahrungsmitteln gebildet und können bei entsprechender Konzentration in der aufgenommenen Nahrung mit einer Latenz von wenigen Stunden eine hochakute Enterotoxikose hervorrufen. Anders als bei stärkerer Kontamination mit gramnegativen Keimen, die ebenfalls Enterotoxinbildner sein können, sind Staphylokokken nicht am Geruch zu erkennen. Charakteristisch sind die kurze Latenz und die Erkrankung aller, die von der kontaminierten Speise gegessen hatten (Meldepflicht beachten).

MERKE
Da es sich nicht um eine Infektion, sondern um eine Intoxikation handelt, sind Antibiotika primär nicht indiziert.

Diagnostisches Vorgehen und Therapie

Die **Diagnose** der *S.-aureus*-vermittelten Krankheitsbilder erfolgt klinisch sowie durch Erregernachweis in Abstrichmaterial und Blutkultur; der Toxinnachweis ist nur in wenigen Laboren möglich.

Die **Therapie** von *S.-aureus*-Infektionen erfolgt mit penicillinasefesten sog. Staphylokokken-Penicillinen, wie Oxacillin und Flucloxacillin, mit staphylokokkenwirksamen Cephalosporinen (solche der 1. oder der 4. Generation) oder Clindamycin. Auch Carbapeneme und Kombinationen von Antibiotika der Penicillin-Gruppe mit β-Lactamase-Hemmern (z. B. Amoxicillin/Clavulansäure oder Piperacillin/Tazobactam) sind staphylokokkenwirksam und können ggf. mit dem ebenfalls wirksamen Rifampicin kombiniert werden. Lebensbedrohliche Infektionen oder solche mit Methicillin-resistenten Staphylokokken (MRSA) werden oft mit Vancomycin oder Linezolid behandelt.

Zu beachten bei der Therapie von Blutstrominfektionen mit *S. aureus* ist die ausreichend lange und ausreichend hoch dosierte systemische Therapie über mindestens 14 Tage; bei komplizierter Bakteriämie (zusätzlich: Endokarditis oder septische Absiedlungen; Vorhandensein von Fremdmaterial oder Prothesen; positive Blutkulturen im Therapieverlauf oder keine Entfieberung innerhalb von 72 h) sind dies 28 Tage.

MERKE
Die multiresistenten *S.-aureus*-Stämme (Methicillin-resistente *S. aureus*, MRSA) sind nicht virulenter als andere *S.-aureus*-Stämme. Eine Kolonisierung mit MRSA-Stämmen stellt daher **keine** Behandlungsindikation per se dar. Wegen der beschränkten Auswahl wirksamer Antibiotika sind MRSA schwierig zu behandeln. Sie sprechen häufig nur noch auf Glykopeptide wie Vancomycin und Teicoplanin, auf Linezolid, auf das Streptogramin-Präparat Quinupristin/Dalfopristin (Synercid®) oder auf das Glycylcyclin Tigecyclin an. Eine Lokaltherapie zur Sanierung von MRSA-Trägern mit Mupirocin ist möglich.

Koagulasenegative Staphylokokken

Die koagulasenegativen Staphylokokken gehören zur normalen Standortflora des Menschen. Infektionen sind normalerweise endogen bedingt und treten oft als opportunistische Infektionen bei Fremdkörpern (ventrikuloperitonealer Shunt, künstliche Herzklappen, intravaskuläre Katheter) und Immunschwäche (Frühgeborene, AIDS) auf.

Klinisch dominieren chronisch-larviert verlaufende Septikämien, Rechtsherzendokarditiden oder Infektionen durch irreversibel an Plastikmaterial gebundene *S.-epidermidis*-Stämme. *Staphylococcus saprophyticus* ist bei jungen sexuell aktiven Frauen für ca. 10 % der Harnwegsinfekte verantwortlich; bei aszendierender Infektion sind schwere Verläufe bis zur Pyelonephritis und Urosepsis möglich, jedoch selten.

14.7.2 Streptokokken

Streptokokken sind grampositive kugelige Mikroorganismen, die in flüssigen Medien durch Teilung kleine Ketten bilden.

- **β-hämolysierende Streptokokken** sind auf Kulturplatten von einem vollständigen Hämolysehof umgeben. Sie werden je nach Zusammensetzung ihrer Zellwandantigene in die Lancefield-Gruppen A, B, C und G eingeteilt. Einziger Vertreter der Gruppe A ist *Streptococcus pyogenes* (*group A streptococcus*, **GAS**), der gleichzeitig der humanpathogenetisch bedeutsamste Vertreter der Streptokokken-Gruppe ist. Die Streptokokken der Gruppen B (*Streptococcus agalactiae*, **GBS**) und C (*Streptococcus equisimilis*) sowie der Gruppe G sind vor allem als Erreger von Wundinfektionen, Pharyngitis und Sepsis bei immungeschwächten Patienten von Bedeutung. *Streptococcus agalactiae* ist der häufigste Erreger der Neugeborenensepsis.
- **α-hämolysierende Streptokokken** sind auf der Kulturplatte von einem grünen, jedoch nicht hämolytischen Hof umgeben. Sie werden auch „vergrünende" Streptokokken (*S. viridans*) bzw. wegen ihres bevorzugten Vorkommens im Mund auch „orale Streptokokken" genannt und bestehen aus vielen Spezies: z. B. *S. mutans*, *S. bovis*, *S. sanguis* und *S. salivarius*. Sie sind an der Entstehung von Karies und dentogenen Abszessen beteiligt und können eine bakterielle Endokarditis verursachen (➤ 1.9.1).
- Als eigene Streptokokken-Gruppe wird der früher als *Pneumococcus* bezeichnete *Streptococcus pneumoniae* geführt.

Weitere Streptokokken mit spezifischen Zellwandantigenen werden nach Lancefield als Gruppen D, F, H und K bezeichnet. Sie treten selten als pathogene Keime in Erscheinung. Eng verwandt mit den Streptokokken sind die heute als eigene Gruppe geführten **Enterokokken** (z. B. *E. faecalis* und *E. faecium*).

Streptokokken der Gruppe A (*Streptococcus pyogenes; GAS*)

Erregerreservoir ist der Oropharynx des Menschen, wo *Streptococcus pyogenes* bei ca. 10–20 % aller Individuen nachweisbar ist. Die Infektion erfolgt somit entweder endogen über Schleimhautläsionen oder als Tröpfcheninfektion. Pathogenetisch bedeutsame Faktoren der GAS-Infektion sind u. a. das stark phagozytosehemmende M-Protein, bestimmte Zellwandbestandteile, aber auch Exoenzyme wie die Streptolysine O und S, Streptokinase oder Desoxyribonuklease.

Klinik

Häufigste und wichtigste Streptokokkeninfektion Mitteleuropas ist die **akute Streptokokken-Pharyngitis** (➤ 14.9.2). Nach einer

Inkubationszeit von 1–4 Tagen kommt es vor allem in der kalten Jahreszeit bei Kindern ab dem Säuglingsalter zu Halsschmerzen, Fieber und allgemeinem Krankheitsgefühl. Gelegentlich treten Exantheme und abdominelle Symptome auf. Gefürchtet, aber im Zeitalter der Antibiotika seltener geworden sind Komplikationen wie Peritonsillar- oder Retropharyngealabszess (➤ 14.9.2), Meningitis, Otitis und Pneumonien.

Eine Sonderform ist der **Scharlach** (➤ 14.9.2), der durch ein von bestimmten Streptokokken-Stämmen gebildetes **„erythrogenes Toxin“** verursacht wird. Er unterscheidet sich von anderen Formen der Streptokokken-Pharyngitis lediglich durch das Auftreten von typischen Haut- und Schleimhauterscheinungen.

Zweitwichtigste Manifestation der GAS-Infektion sind **Hautinfektionen,** die in (sub)tropischen Gegenden deutlich häufiger auftreten, wie z. B. Erysipel (➤ Abb. 14.25), Impetigo und Fasciitis necroticans.

Andere Erkrankungen durch Streptokokken sind relativ selten, z. B. Endokarditis, Perikarditis oder Osteomyelitis. Bei allen pyogenen Streptokokkeninfekten besteht die Gefahr einer Streptokokken-Sepsis, die durch einen besonders fulminanten Verlauf mit früh einsetzender Verbrauchskoagulopathie (Purpura fulminans) gekennzeichnet ist. Das Wochenbettfieber, das früher eine der häufigsten Todesursachen junger Frauen war, ist eine peripartale Sonderform der Streptokokken-Sepsis (Puerperalsepsis).

Komplikationen

Komplikationen können ähnlich dem Toxic-Shock-Syndrom der Staphylokokken auftreten *(streptococcal toxic shock syndrome):* Multiorganerkrankung mit abdominellen Symptomen, Kreislaufversagen, Myokarditis und Krampfanfällen oder Bewusstseinsstörungen.

Streptokokken-Folgekrankheiten

Nach allen Infektionen mit *Streptococcus pyogenes* können durch Induktion von Autoimmunreaktionen (vermutlich ausgelöst durch Kreuzantigenität von Zellwandbestandteilen und körpereigenen Geweben) sog. Streptokokken-Folgekrankheiten auftreten:

- Nach Racheninfekten kann mit einer Latenz von ca. 20 Tagen ein **rheumatisches Fieber** auftreten (➤ 13.8.2). Obwohl es mit bestimmten Serotypen assoziiert ist (z. B. Typen 1, 3, 5, 6, 18, 19 und 24), konnte das spezifische auslösende Antigen bisher nicht nachgewiesen werden.
- Circa 14 Tage nach Streptokokken-Pharyngitis, aber auch nach streptokokkenbedingten Hautinfektionen wird gelegentlich die **akute postinfektiöse Glomerulonephritis** (➤ 11.5.2) beobachtet, die eine relativ gute Prognose hat.

MERKE

Im Gegensatz zum rheumatischen Fieber ist die akute postinfektiöse Glomerulonephritis durch eine frühzeitige antibiotische Therapie der Streptokokken-Infektion nicht zu verhindern.

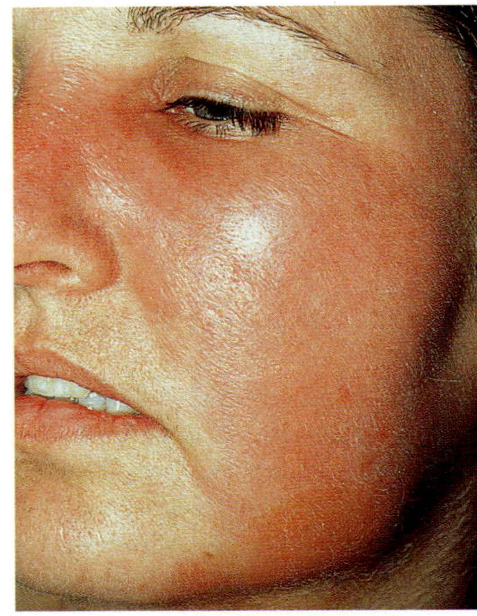

Abb. 14.25 Patientin mit Gesichtserysipel [E1084]

Diagnostisches Vorgehen

Die Diagnose der Streptokokken-Infektionen erfolgt aufgrund des meist typischen klinischen Bildes und des direkten Erregernachweises in Abstrichen oder Kulturen. Der Nachweis von ansteigenden Antikörperkonzentrationen (Anti-Streptolysin oder Anti-DNAse) kann bisweilen zur Aufdeckung einer vorausgegangenen Streptokokken-Infektion hilfreich sein, z. B. bei vermuteter Post-Streptokokken-Glomerulonephritis. Bei Racheninfektionen ist ein stärkerer Anstieg des Antistreptolysin-Titers, bei Hautinfektionen des Anti-DNAse-Titers zu verzeichnen.

Therapie

Die Therapie der A-Streptokokken-Infekte erfolgt durch Oralpenicilline, in schweren Fällen auch i. v.

Streptococcus viridans

Viridans-Streptokokken gehören zur normalen oropharyngealen Flora, von wo aus sie bei Mikrotraumen (wie Zähneputzen, Mundspülen), vor allem aber bei HNO- und zahnärztlichen Eingriffen eine Bakteriämie verursachen können. Da sie an biologischen Oberflächen haften können, sind sie an ca. 40 % aller Endokarditiden ursächlich beteiligt. Bei gegebener Disposition (Klappenvitien und Klappenersatz) ist deshalb bei bestimmten chirurgischen oder zahnhygienischen Manipulationen eine Chemoprophylaxe z. B. mit Penicillin V oder Amoxicillin indiziert (➤ 1.9.1). Die früher sehr breit gefassten Empfehlungen zur Endokarditisprophylaxe sind seit 2007 nur noch auf Risikogruppen beschränkt. Im Jahre 2021 schlug die American Heart Association vor, die Indikation zur Prophylaxe künftig noch weiter einzuschränken. Eine manifeste Endokarditis wird parenteral entweder über mindestens 4 Wochen mit Penicillin G, Ampicillin oder Ceftriaxon behandelt. In einer Kombinationsbehandlung mit Gentamycin kann die Behandlungsdauer – abhängig vom Antibiogramm – auf 2 Wochen reduziert werden.

Streptococcus pneumoniae

Es handelt sich um grampositive lanzettförmige Diplokokken (früher: Pneumokokken), die von einer Polysaccharidkapsel umgeben sind. Diese Kapsel stellt als Phagozytoseschutz einen wesentlichen Virulenzfaktor des Mikroorganismus dar. Durch serologische Klassifikation der Kapseltypen können verschiedene Serotypen unterschieden werden. Erregerreservoir ist der Mensch, die Infektion erfolgt endogen oder durch Tröpfchen. Splenektomierte Patienten weisen wegen der selektiven Abwehrschwäche gegen bekapselte Organismen eine besondere Gefährdung für Pneumokokkeninfektionen auf. Typische durch Pneumokokken bedingte Erkrankungen sind:

- **Im Respirationstrakt** die Pneumonie, typischerweise als Lobärpneumonie (➤ 6.4.1). Diese nahm unbehandelt einen stadienhaften („typischen") Verlauf und wird heute außer bei abwehrgeschwächten Individuen nur noch selten gesehen. Weit häufiger sind heute die durch Pneumokokken bedingte Bronchopneumonie, Sinusitis, Otitis media sowie Mastoiditis.
- **Im ZNS** die Pneumokokken-Meningitis, die entweder **per continuitatem** oder durch hämatogene bzw. lymphatische Ausbreitung entsteht. Sie ist die zweithäufigste Meningitisform des Erwachsenenalters.
- Selten ist die **Pneumokokken-Endokarditis:** Wie alle Pneumokokken-Infektionen wird auch sie durch abwehrschwächende Grunderkrankungen (u. a. Malignome, Alkoholabusus, nephrotisches Syndrom) begünstigt.

Diagnostik und Therapie

Die Diagnose erfolgt durch Kultur oder mikroskopisch im Gram-Präparat. Antibiotikum der Wahl bei bekanntem Erreger ist nach wie vor Penicillin G. Da – derzeit zunehmend, vor allem in südeuropäischen Ländern – auch Penicillin-resistente Stämme gefunden werden, sollte bei lebensbedrohlichen Erkrankungen (z. B. Meningitis) mit einem breit wirkenden Antibiotikum (z. B. Cephalosporin der 3. Generation) kombiniert werden, bei bekannten Resistenzen kommt Vancomycin zum Einsatz. Eine aktive Immunisierung wird inzwischen breit empfohlen: neben den klassischen immunkompromittierten Risikopatienten – etwa nach Splenektomie oder Schädelbasisbruch – auch für alle Personen mit chronischen Erkrankungen, für Kleinkinder und ab dem 60. Lebensjahr.

14.7.3 Haemophilus influenzae

Haemophilus influenzae ist ein gramnegatives Stäbchen, welches zur normalen Flora des oberen Respirationstrakts zählt und in der Kultur bestimmte Blutbestandteile (u. a. Faktor X und V) für Wachstum und Vermehrung benötigt (daher der Name **haemophilus** = blutliebend). Von humanpathogenetischer Bedeutung sind vor allem die (heute durch die Regelimpfung seltenen) bekapselten Stämme des Serotyps B sowie die kapsellosen (nichttypisierbaren) Stämme. Die Infektion – vor allem von Kindern – erfolgt über „abgeschneuzte" Tröpfchen, bei Erwachsenen häufiger endogen.

Krankheitsspektrum

- *Haemophilus influenzae* ist einer der wichtigsten Erreger eitriger **Bronchitiden** bei Patienten mit vorgeschädigten Bronchialsystemen (Bronchiektasen, Lungenemphysem). Bei über 80 % solcher Infektexazerbationen sind nichtbekapselte *Haemophilus-influenzae*-Stämme beteiligt.
- Bekapselte Stämme des Serotyps B **(HiB)** waren bis Ende der 1990er-Jahre bei Kindern zwischen 2 Monaten und 2 Jahren die häufigsten Erreger von **Meningitis und Sepsis.** Heute sind diese Krankheitsbilder durch die weitverbreitete Impfung selten geworden.
- Die **Epiglottitis** des Schulkind- und Erwachsenenalters ist heute ebenfalls nur noch selten durch *Haemophilus influenzae* bedingt (es dominieren hier *Streptococcus pyogenes* und *S. pneumoniae*). Klinisch handelt es sich um einen lebensbedrohlichen Notfall mit hohem Fieber, Halsschmerzen, Dysphagie und Heiserkeit; in 50 % kommt es zu einem inspiratorischen Stridor mit Dyspnoe, der die Verlegung der oberen Luftwege anzeigt.

Diagnostisches Vorgehen und Therapie

Die Diagnosestellung bei *Haemophilus-influenzae*-Infektionen stützt sich auf den (schwierigen) kulturellen Erregernachweis aus Sputum, Abstrich, Blut oder Liquor. In 10–20 % der Antibiogramme werden Resistenzen aufgrund einer β-Lactamase-Bildung vorgefunden. Wie bei den Pneumokokken sind (Multi-)Resistenzen in Südeuropa häufiger (Reiseanamnese!). Bei schweren Infektionen werden Cephalosporine der dritten Generation, Gyrasehemmer (Ciprofloxacin, Levofloxacin bzw. Moxifloxacin) oder Carbapeneme bevorzugt. Für die gezielte orale Therapie kommen Azithromycin und neben den Gyrasehemmern auch Cefuroxim-Axetil oder Cefixim infrage.

Andere *Haemophilus*-Spezies wie *H. parainfluenzae* oder *H. haemolyticus* sind seltene Erreger von Infektionen des oberen Respirationstrakts: Otitis media, Sinusitis, Tracheitis. Die Anzucht ist sehr schwierig und langwierig, sodass ein größerer Teil der sog. kulturnegativen Endokarditiden auf diese Erregergruppe zurückzuführen sein dürfte.

14.8 ZNS-Infektionen

M. Stoll, G. M. N. Behrens

Im Vergleich zu anderen Infektionen sind ZNS-Entzündungen zwar selten, aber meist schwerwiegend. Da ihre Prognose ganz entscheidend von einer raschen und adäquaten Behandlung abhängt, handelt es sich bei jeder ZNS-Infektion um einen **Notfall.**

ZNS-Infektionen treten als **Meningitis** (Entzündung der Hirnhäute), **Enzephalitis** (Entzündung des Hirnparenchyms), **Myelitis**

(Entzündung des Rückenmarks) oder als **Hirnabszess** (fokale Infektion intrazerebraler Strukturen) auf.

Die meisten ZNS-Entzündungen sind infektiös bedingt. Seltenere Ursachen sind postinfektiöse Immunprozesse (akute disseminierte Enzephalomyelitis [ADEM], ➤ 14.8.2), Autoimmunerkrankungen (z. B. SLE oder Sjögren-Syndrom als Vaskulitis), eine diffuse Aussaat maligner Prozesse (z. B. leukämische Meningitis) sowie Irritationen durch Blut (bei Subarachnoidalblutung), eingeschwemmtes Körpergewebe (sog. **chemische Meningitis** nach Operationen mit Eröffnung des Spinalkanals), Sarkoidose oder Bestrahlung bzw. Hitze („Sonnenstich").

Erregerspektrum

Das Erregerspektrum unterscheidet sich je nach Immunlage.

Typische Erreger von ZNS-Infektionen

Immunkompetenter Wirt

- **Bakterien:** *Neisseria meningitidis, Haemophilus influenzae* (heute selten), *S. pneumoniae, S. aureus,* gramnegative Stäbchen (z. B. *E. coli*), Borrelien
- **Viren:** Herpes simplex, Enteroviren (ECHO-Viren, Coxsackie, Polio), Mumps, Masern, HIV, Epstein-Barr-Virus, durch Arthropoden übertragene Viren (z. B. FSME)

Immungeschwächter Wirt

- **Geschwächte zelluläre Immunantwort:** *Listeria monocytogenes, Cryptococcus neoformans, Candida albicans, Toxoplasma gondii, Histoplasma capsulatum, Coccidioides immitis,* Zytomegalie-Virus, *Mycobacterium tuberculosis, Treponema pallidum* und Herpes-simplex-Virus
- **Geschwächte humorale Immunantwort oder nach Milzentfernung:** *Neisseria meningitidis* (v. a. bei Komplementdefekten), *S. pneumoniae, Haemophilus influenzae,* Enteroviren

Klinik

ZNS-Infektionen sollten bei folgenden Konstellationen vermutet werden:

- Trias aus Kopfschmerzen, Fieber und Meningismus
- Veränderte ZNS-Funktionen (Bewusstseinslage, neurologische Auffälligkeiten) und Fieber
- Anderweitig unklare Veränderungen der Bewusstseinlage (auch ohne Fieber)

ZNS-Infektionen können mit Migräneanfällen, Subarachnoidalblutungen sowie Intoxikationen, Sepsis oder Schlaganfällen verwechselt werden.

MERKE

Beim fiebernden Kind ist das klinische Bild im Falle einer Meningitis oft wenig richtungsweisend. Daher ist bei jedem fiebernden Kind die sorgfältige Prüfung der Meningismus-Zeichen unerlässlich (➤ Abb. 14.26).

Diagnostisches Vorgehen

Jede vermutete ZNS-Entzündung muss rigoros und unverzüglich in den folgenden drei Schritten abgeklärt werden:

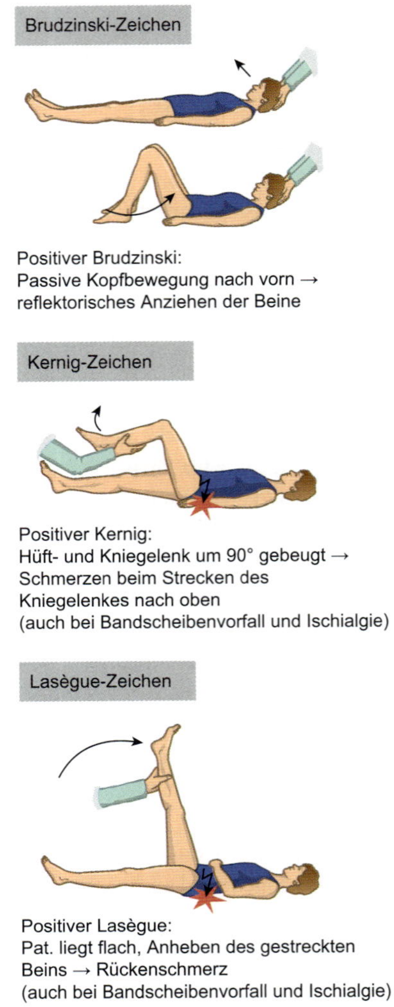

Abb. 14.26 Klinische Meningitiszeichen [L138]

Schritt 1: Anamnese und Befund

- **ZNS-Funktion:** Bewusstseinslage, neurologische Auffälligkeiten
- **Meningismus:** Nackensteifigkeit, Kernig-Zeichen, Brudzinski-Zeichen, Lasègue-Zeichen (➤ Abb. 14.26)
- **Zeichen erhöhten Hirndrucks:** Kopfschmerzen, Übelkeit und Erbrechen; veränderte Bewusstseinslage; Verlust der Lichtreaktion; Papillenödem; Verlust der okulovestibulären Reflexe (abnorme Antwort auf kalorische Stimulation des Ohrkanals) bzw. der okulomotorischen Reflexe (negatives Puppenaugenphänomen); abnorme motorische Antwort auf Schmerz oder Stimulation (Beuge- oder Streckkrämpfe); im Endstadium Veränderung des Atemmusters (Cheyne-Stokes-Atmung, später Schnappatmung, Apnoe oder „Maschinenatmung"), Blutdrucksteigerung, Bradykardie
- **Eintrittspforten:** Operationen an Rückenmarkkanal oder Ventrikelsystem; Z. n. Schädelbasisbruch; Liquorrhö; Mittelohrentzündung, Mastoiditis, Sinusitis
- **Risikofaktoren:** beispielsweise Z. n. Milzentfernung (erhöhte Wahrscheinlichkeit für Infektionen mit kapselhaltigen Bakterien), Komplementdefekte (erhöhte Wahrscheinlichkeit für

Meningokokkeninfektionen), Immundefekte (erhöhte Wahrscheinlichkeit für Listerien-, Parasiten- oder Pilzinfektionen), intrakranielle Fremdkörper (z. B. ventrikuloperitonealer Shunt mit erhöhter Wahrscheinlichkeit für Meningitis, insbesondere durch Staphylokokken)
- **Systemische Beteiligung:** Sepsiszeichen; Hautausschlag (z. B. Petechien bei Meningokokken-Bakteriämie)

Schritt 2: Erregernachweis

Er erfolgt in aller Regel mittels Lumbalpunktion. Der gewonnene Liquor wird zur mikroskopischen Untersuchung und zur Erregeranzucht verwendet. Außerdem wird er auf indirekte Zeichen einer Entzündung untersucht (Glukose-Konzentration, Eiweißkonzentration, Zellzählung und -differenzierung). Hierdurch lassen sich oft schon Verdachtsmomente bezüglich der beteiligten Erregerklasse gewinnen (➤ Tab. 14.19). Auch können bestimmte bakterielle Antigene im Liquor – teilweise (z. B. bei der Kryptokokken-Meningitis) auch mit hoher Sensitivität im Serum – serologisch, oft in Minutenschnelle, nachgewiesen werden.

MERKE

Besteht der dringende Verdacht auf eine schwere bakterielle Meningitis, darf die Behandlung durch die Lumbalpunktion nicht verzögert werden! In diesem Fall wird vor der Lumbalpunktion mit der antibiotischen Behandlung begonnen (*shoot first, tap later*).

PRAXISBEZUG

Kontraindikationen der Lumbalpunktion

Bei erhöhtem intrakraniellem Druck kann die Lumbalpunktion durch die plötzliche distale Druckentlastung eine Einklemmung zentraler Hirnteile in den Tentoriumschlitz oder das Foramen magnum bewirken. Diese Gefahr ist bei der akuten Meningitis äußerst gering. Bei subakut entstehenden Hirninfektionen (z. B. Hirnabszess) oder bei anderen Raumforderungen ist diese lebensbedrohliche Komplikation allerdings nicht selten. Deshalb sind folgende Regeln zu beachten:
- Bei langsam entstehender ZNS-Erkrankung, fokalen neurologischen Zeichen, Krampfanfällen, Koma, einseitigen Kopfschmerzen oder Stauungspapille sollte vor der Punktion ein CT oder MRT durchgeführt werden.
- Bei akut auftretender ZNS-Erkrankung ohne obige Zeichen sollte dann auch ohne Schichtbildgebung punktiert werden, wenn diese die Diagnostik unzumutbar verschieben würde. Dies ist bei akut auftretenden schweren Krankheitsbildern sicher immer dann der Fall, wenn eine Bildgebung nicht sofort durchführbar ist.

Schritt 3: bildgebende Untersuchung

Bei auffälligem neurologischem Befund (Lähmungen, Bewusstseinsveränderungen) oder allen nicht sicher als Meningitis identifizierbaren ZNS-Entzündungen wird ein CT oder MRT des Kopfes durchgeführt. Das CT dient der Fragestellung nach Hirnabszessen und Blutungen. Bei Veränderungen des Hirngewebes (z. B. ADEM, Enzephalitis, HIV-assoziierten Entzündungen) sowie des Rückenmarks ist das MRT dem CT in der Sensitivität überlegen, als Notfalluntersuchung aber oft nicht verfügbar.

14.8.1 Entzündungen der Hirnhäute

Eine Meningitis ist die klinisch nachweisbare entzündliche Veränderung der – meist weichen – Hirnhäute. Häufig sind angrenzende Strukturen (Liquor, Hirnparenchym) mit betroffen. Ätiologisch liegen in der Regel Infektionen mit Bakterien, Viren, seltener auch Pilzen, Protozoen oder Parasiten zugrunde. Sonderformen stellen der **meningeale Reizzustand** – als entzündliche Begleitreaktion bei schweren Allgemeinkrankheiten, bei Subarachnoidalblutung oder bei Insolation (Sonnenstich) –, die **„chemische" Meningitis** – durch Verschleppung von Fetttröpfchen in den Liquor bei Operationen – sowie die durch Infiltration maligner Zellen bedingte **Meningeosis carcinomatosa, lymphomatosa** bzw. **leucaemica** dar, die mit einem ähnlichen klinischen Bild einhergehen können.

Pathogenese

Die Erreger erreichen die Meningen auf drei verschiedenen Wegen:
- Bei intakter Dura: **per continuitatem** von den Schleimhäuten des Mittelohrs, der Mastoidzellen oder des Nasopharynx (typischer Weg der Pneumokokkeninfektion)

Tab. 14.19 Typische Liquorbefunde bei Meningitis

	Normal	Aseptische Meningitis (viral)	Bakterielle Meningitis	Mykobakterien und Pilze
Aussehen	Klar	Klar bis trübe	Trübe bis eitrig	Trübe, viskös
Granulozyten	Keine	Keine*	200–3.000/µl	0–200/µl
Mononukleäre Zellen	< 5/µl	10–100(–1.000)/µl	< 50/µl	100–300/µl
Proteingehalt	20–40 mg/dl	Leicht erhöht (40–80 mg/dl)	Stark erhöht (50–200 mg/dl)	Sehr stark erhöht (50–300 mg/dl)
Glukose-Gehalt	> 50 % des BZ	> 50 % des BZ	< 50 % des BZ oder < 45 mg/dl** (2,5 mmol/dl)	< 1/3 des BZ**
Öffnungsdruck	70–180 mmH_2O	Normal bis leicht erhöht	Stark erhöht	Mäßig bis stark erhöht

*Granulozyten können jedoch in der Anfangsphase vorherrschen.
**Ein niedriger Liquorzucker tritt ansonsten praktisch nur bei der Subarachnoidalblutung auf.

- Bei Schädel-Hirn- oder Wirbelsäulentrauma mit Liquorfistel: durch **Keimaszension** aufgrund einer Duraverletzung
- Im Rahmen einer Bakteriämie oder Virämie: **hämatogen** (typischer Weg der Meningokokken-Infektion). Auch die tuberkulöse Meningitis entsteht zumeist im Rahmen einer Miliartuberkulose.

Bei der **akuten bakteriellen Meningitis** kommt es zur Infiltration der Arachnoidea mit neutrophilen Granulozyten. Dieser Eiter organisiert sich später zu Adhäsionen, die Hirnnervenlähmungen verursachen können und durch eine starke Einschränkung der Liquorabflussfläche die Entstehung eines Hydrozephalus begünstigen. Ein begleitendes Ödem des Hirnparenchyms wird fast immer beobachtet. Es entsteht durch eine mediatorbedingte Steigerung des zerebralen Blutflusses und Permeabilitätsänderungen der Hirnkapillaren sowie durch die entzündliche (zytotoxische) Zellschädigung.

Bei **viraler Meningitis** herrscht meist eine lymphozytäre Entzündungsreaktion ohne Eiter- und Adhäsionsbildung vor. Ein begleitendes Hirnödem tritt nur bei begleitender Infektion des Hirngewebes selbst auf (Meningoenzephalitis).

MERKE
Bereits der Verdacht auf eine Meningokokken-Meningitis ist meldepflichtig.

Epidemiologie

Die Inzidenz aller Meningitis-Formen beträgt zusammen ca. 15/100.000 und Jahr, davon sind etwa die Hälfte eitrige bakterielle Meningitiden. Die Letalität beträgt je nach Erregertyp und Erkrankungsalter 10–20 % (bei Pneumokokken-Meningitiden von über 50-Jährigen ca. 50 %). Defektheilungen kommen in bis zu 50 % der Fälle vor; so kommt es etwa nach Pneumokokken-Meningitis in über 50 % zu Hörschäden bis hin zur Taubheit.

Bakterielle Meningitis

Jenseits des Säuglingsalters werden über 80 % aller bakteriellen Meningitiden durch die bekapselten Erreger Pneumokokken, Meningokokken oder *Haemophilus influenzae* hervorgerufen; letzterer Erreger spielt heute aufgrund der allgemeinen Schutzimpfung gegen HIB nur noch eine untergeordnete Rolle. Seltener sind u. a. Listerien, *Mycobacterium tuberculosis* und Treponemen. Bei nachweisbarer Eintrittspforte sowie bei alten Patienten können auch *Proteus, E. coli* oder Staphylokokken nachgewiesen werden.

Nach vorwiegender Lokalisation der entzündlichen Veränderungen kann ein mehr die Konvexität betreffender Befall der Hirnhäute (**Haubenmeningitis**– bei den meisten bakteriellen Meningitiden) oder ein mehr die basalen Zisternen betreffender Befall (**basale Meningitis** – bei tuberkulöser Meningitis) unterschieden werden. Dies hat für die Therapie nur geringe Konsequenzen, erklärt jedoch die unterschiedliche klinische Symptomatik (vorwiegender Hirnnervenbefall bei tuberkulöser Meningitis).

Klinik

Die Meningitis ist eine Spektrumkrankheit, d. h., sie verläuft je nach Erreger, Dauer der Infektion vor Therapiebeginn und individueller Wirtsantwort unterschiedlich schwer. Ein fulminanter Verlauf wird bei einem Viertel der bakteriellen Meningitiden beobachtet, ein chronischer Verlauf v. a. bei tuberkulöser Meningitis.

- **Prodromalphase:** allgemeine Abgeschlagenheit, zunehmende Kopfschmerzen und langsam ansteigende fieberhafte Temperaturen
- **Meningismus:** Dieser Begriff beschreibt eine Reihe klinischer Phänomene (> Abb. 14.26), durch die der Patient versucht, die für ihn schmerzhafte Zugbelastung der Hirnhäute zu vermeiden. Dazu zählen:
  - Kopfschonhaltung, Nackensteifigkeit, Opisthotonus (Überstrecken des Halses)
  - **Kernig-Zeichen:** aktive Kniebeugung bei passivem Anheben des gestreckten Beines von der Unterlage
  - **Lasègue-Zeichen:** bei demselben Manöver auftretende heftige Schmerzen in Kreuz, Gesäß und Bein
  - **Brudzinski-Zeichen:** Beugung der Beine, wenn der Hals passiv gebeugt wird.
- Beim **Vollbild** kommt es zusätzlich zu hohem Fieber, Photophobie, Erbrechen, Schüttelfrost, schweren Kopfschmerzen und Bewusstseinsstörungen. In schweren Fällen kann ein Papillenödem auftreten. Fokale neurologische Ausfälle werden bei 20 % der Patienten (insbesondere bei Pneumokokken-Meningitis) beobachtet. Hirnnervenausfälle kommen v. a. bei der tuberkulösen Meningitis vor.

CAVE!
Bei milden Verläufen kann ein Meningismus das auffälligste klinische Zeichen sein.

MERKE
Bei ca. einem Fünftel der Fälle wird kein Meningismus beobachtet (v. a. bei Säuglingen, alten oder komatösen Patienten).

Komplikationen

Insbesondere bei der bakteriellen Meningitis sind Komplikationen selbst bei frühzeitiger Diagnose und Therapie häufig:

- **SIADH** (> 9.6.3): wohl die häufigste Komplikation und fast immer passager
- **Hydrozephalus:** Durch entzündliche Reaktionen der Arachnoidea mit nachfolgender „Verklebung“ kommt es zu einem Hydrocephalus aresorptivus, bei Einbruch von Eiter in das Ventrikelsystem auch zu einem Hydrocephalus occlusus. Bei schwerer Hirnschädigung kann es nach Untergang von Hirngewebe zum Hydrocephalus e vacuo kommen.
- **Hirnabszess:** durch Keimverschlepppung bedingte Komplikation, die oft durch neurologische Ausfälle und persistierendes Fieber auffällt

- **Subdurale Eiteransammlung** (Empyem) sowie **subdurale Ergüsse,** die oft neurochirurgisch drainiert werden müssen
- **Septische Sinus-venosus-Thrombose:** schwerste Komplikation mit Protrusion des Auges, externer und interner Ophthalmoplegie und Papillenödem
- **Epileptische Anfälle:** Durch den Entzündungsprozess, vaskulitische Reaktionen oder durch Vernarbungen können elektrische Foci mit oft transienten, bisweilen jedoch chronischen epileptischen Anfällen entstehen. Akute Krampfanfälle treten bei 20 % der Patienten mit bakterieller Meningitis auf.
- Bleibende **neurologische Ausfälle,** v. a. Taubheit und Blindheit

Diagnostisches Vorgehen

Die zentrale diagnostische Maßnahme ist die Lumbalpunktion mit Untersuchung des Liquors (➤ Tab. 14.19):

- Die **mikroskopische Untersuchung** des gefärbten Präparats (v. a. Gram-Färbung) liefert oft schon erste Hinweise auf den Erreger (z. B. gramnegative Diplokokken: *Neisseria meningitidis;* grampositive Diplokokken: *S. pneumoniae.* Kryptokokken sind nur in einer Tuschefärbung nachweisbar).
- Bestimmung der **Zellzahl** (Leukozyten) und **Zellmorphologie** (lymphozytär versus granulozytär versus blastär)
- **Laborchemische Untersuchung** auf Zucker- und Eiweißgehalt
- **Latex-Tests:** Für bestimmte bakterielle Antigene stehen einfache, in Minutenschnelle durchführbare Latex-Tests zur Verfügung, z. B. für Meningokokken, Pneumokokken, *Haemophilus influenzae, E. coli* und Kryptokokken.
- Anlegen einer **Liquorkultur** zum Keimnachweis mit Resistenztestung
- **Blutkulturen** zum Erregernachweis: in ca. 40–50 % der Fälle positiv!

Der **normale Liquor** ist kristallklar, enthält weniger als 5 mononukleäre Zellen pro Mikroliter, nicht mehr als 45 mg/dl Protein und hat eine Glukose-Konzentration von > 50 % der Serum-Glukose.

Im Rahmen von Infektionen kommt es in unterschiedlichem Ausmaß zum Anstieg der weißen Blutzellen (sog. **Pleozytose**), des Proteins und zu einem Abfall der Glukose (Letzterer ist wahrscheinlich vor allem durch die entzündungsbedingte Veränderung der Blut-Hirn-Schranke verursacht). Typischerweise steigt die Proteinkonzentration bei viralen Entzündungen nur gering an, bei bakteriellen oder tuberkulösen Entzündungen dagegen deutlich. Während bei der bakteriellen Meningitis die segmentkernigen neutrophilen Leukozyten dominieren, sind bei der viralen, tuberkulösen und durch Rickettsien, Spirochäten sowie Pilze bedingten Meningitis die Lymphozyten dominierend.

MERKE
Stets sollte sich eine genaue Abklärung der Ursache anschließen. Hierzu gehören z. B. die Otoskopie (Otitis media?) sowie ein CT der Nebenhöhlen (inklusive der Mastoidzellen) und der Schädelbasis (Fraktur mit kommunizierender Liquorfistel?).

Therapie

Die kalkulierte antibiotische Therapie beginnt sofort nach der Liquorentnahme, bei schwersten Verläufen auch schon vor der Lumbalpunktion (*shoot first, tap later*). Die Wahl des Antibiotikums hängt von dem erwarteten Erreger und den lokalen Resistenzverhältnissen ab. In der Regel wird zunächst ein Cephalosporin der 3. Generation (z. B. Ceftriaxon) in Kombination mit Ampicillin (wirksam gegen Listerien) eingesetzt, evtl. ergänzt durch Vancomycin, das gegen resistente Pneumokokken-Stämme und eventuell beteiligte Staphylokokken wirksam ist (z. B. entscheidend nach neurochirurgischen Eingriffen oder offenen Schädel-Hirn-Traumen). Im Notfallmanagement sollte die initiale empirische Therapie auch die parenterale Gabe von Aciclovir mit einschließen, bis eine virale Genese ausgeschlossen ist.

Tuberkulöse Meningitiden werden mit gut liquorgängigen Antituberkulotika in einer vierfachen, initial von der antitubekulotischen Standardkombination abweichenden Induktionstherapie (Isoniazid, Rifampicin, Pyrazinamid, Streptomycin oder Fluorchinolon – für 2 Monate) und in einer verlängerten Kontinuitätsphase (Isoniazid und Rifampicin – für weitere 10 Monate) insgesamt über 12 Monate behandelt.

MERKE
Die oft mäßige Liquorgängigkeit der meisten Antibiotika ist durch die entzündungsbedingte Permeabilitätsstörung der Kapillaren deutlich verbessert.

Die Dauer der antibiotischen Therapie (➤ 14.4.1) richtet sich nach dem Erreger und sollte mindestens 2–3 Wochen betragen. Nach Erhalt eines Antibiogramms kann ggf. auf eine gezielte Antibiose umgestellt werden.

Ob der frühzeitige Einsatz von **Kortikosteroiden** Langzeitschäden (wie etwa Hörschäden) vorbeugen kann, gilt seit Langem für die tuberkulöse Meningitis als gesichert. Eine Cochrane-Metaanalyse zeigte 2007 einen Nutzen von Kortikosteroiden auch für andere bakterielle Meningitiden bei Erwachsenen und bei Kindern in Industrieländern.

Prophylaktische Maßnahmen

Bei der durch Meningokokken oder *Haemophilus influenzae* bedingten Meningitis wird eine **Umgebungschemoprophylaxe** mit dem Antibiotikum Rifampicin durchgeführt, da das Risiko, an einer Meningitis zu erkranken, für enge Kontaktpersonen um bis zu 900-mal über dem der Normalbevölkerung liegt. Als Kontaktpersonen werden Haushaltsmitglieder definiert sowie medizinisches Personal mit engen Kontakten mit Aerosolen oder mit den Schleimhäuten des Erkrankten (z. B. bei der Intubation).

MERKE
Bei Reisen in Endemiegebiete (z. B. in den „Meningitisgürtel" Afrikas) ist eine aktive Immunisierung gegen bestimmte Meningokokken-Stämme (u. a.

14

Meningococcus A und *C*) möglich. Die Impfung gegen C-Meningokokken gehört seit 2006 zu den empfohlenen Regelimpfungen für Kinder in Deutschland. Gegen den in Europa vorherrschenden Stamm B steht seit 2013 ein Impfstoff zur Verfügung. Bisher empfiehlt die STIKO die Impfung gegen Meningitis B nicht als Regelimpfung, sondern lediglich für Personen mit einem erhöhten Erkrankungsrisiko (i.e. bestimmte Immundefekte, insbesondere Komplementdefekte, Asplenie, Therapie mit Eculizumab).

Prognose und Verlauf

Unbehandelt ist die Prognose bakterieller Meningitiden nach wie vor schlecht. Ein Drittel der erwachsenen Patienten mit bakterieller Meningitis versterben, 5–10 % bleiben taub, in 10 % verbleiben andere schwerwiegende neurologische Schäden. Von den bakteriellen Formen hat die Meningokokken-Meningitis die beste Prognose, Pneumokokken- und Listerien-Meningitiden nehmen einen deutlich schwereren Verlauf. Selbst im Zeitalter der Antibiotika kommt es bei Letzteren in bis zu 50 % zu Defektheilungen mit Augenmuskel- und Fazialisparesen, persistierendem Krampfleiden, Hydrozephalus und Taubheit.

Weitere Formen der Meningitis

Virusmeningitis

Die Virusmeningitis verläuft in den meisten Fällen weitaus milder als die akute eitrige Meningitis. Sie ist oft mit einer Infektion zentraler Nervenzellen vergesellschaftet **(Meningoenzephalitis).**

Differenzialdiagnostisch sind von den viralen Meningitiden abzugrenzen:

- Tuberkulöse Meningitis
- Pilzmeningitis (z. B. *Cryptococcus*-Meningitis bei AIDS)
- Meningitis bei Leptospirose, Syphilis und Borreliose

Diese Formen werden gelegentlich wegen der im Liquor vorherrschenden Zellart (➤ Tab. 14.19) als **lymphozytäre** Meningitiden zusammengefasst.

Erreger

Am häufigsten (> 95 %) sind Enteroviren (vor allem **Coxsackie- und ECHO-Viren**); daneben kommen Arbo-, Adeno- und verschiedene Herpesviren vor. Betroffen sind vor allem Kinder und junge Erwachsene, mit gehäuftem Auftreten in Frühjahr und Sommer. Die Mumps-Meningitis tritt im Gegensatz dazu meist in den Wintermonaten auf.

Klinik

Die Symptomatik ähnelt der bei bakterieller Meningitis, ist aber in den meisten Fällen milder. Die oft begleitenden Kopfschmerzen werden nicht selten als schwerwiegend beschrieben und durch Sitzen, Stehen oder Husten verschlimmert. Psychische Veränderungen, Grand-Mal- oder fokale Anfälle sowie andere neurologische Herdsymptome sprechen für einen Mitbefall der Hirnsubstanz. Gelegentlich wird die Meningitis von systemischen Manifestationen des Erregers begleitet, z. B. Herpangina bei Coxsackie-Viren, Lippeneruptionen bei HSV, Parotitis bei Mumps-Virus.

Diagnostik und Therapie

Ausschlaggebend für die Diagnostik sind der typische Liquorbefund (➤ Tab. 14.19) und ein Titeranstieg in der Virusserologie. Einige Viren können auch direkt durch Kultur bzw. PCR im Liquor nachgewiesen werden.

Therapeutisch sind in den meisten Fällen lediglich symptomatische Maßnahmen möglich, wie etwa die Gabe von Analgetika und Antipyretika. Eine virostatische Behandlung ist nur bei der Herpes-Meningoenzephalitis sowie der Varicella-Zoster-Meningitis möglich.

MERKE

Da diese Formen selten bereits primär ausgeschlossen werden können, sollte bei jeder enzephalitischen (Begleit-)Symptomatik wegen des schweren Verlaufs der Herpes-Enzephalitis immer frühzeitig mit einer hoch dosierten Aciclovir-Therapie (3 × 10 mg/kg KG) begonnen werden.

„Aseptische Meningitis"

Dieser Begriff beschreibt eine heterogene Gruppe von Meningitiden, bei denen im Liquor zwar Entzündungszellen gefunden werden, in der Kultur jedoch keine Erreger nachweisbar sind. Eine solche Konstellation kann entweder bei Infektionen mit schwer kultivierbaren Erregern (Spirochäten [wie Borrelien, Treponemen oder Leptospiren], Viren, Pilzen, Mykoplasmen) oder bei nichtinfektiösen Formen der Meningitis (z. B. nach Bestrahlung, Kontrastmittelgabe oder Einschwemmung von Fett bei Operationen am Spinalkanal) vorliegen. Eine erhöhte Zellzahl im Liquor kann darüber hinaus auf eine Entzündung des Hirnparenchyms (Enzephalitis) zurückzuführen sein.

Differenzialdiagnose der „sterilen" (aseptischen) Pleozytose

- **Schwer kultivierbare Erreger:** Borrelien, Leptospiren, *Treponema pallidum,* Pilze, Mykoplasmen, Viren
- **„Fortgeleitete Entzündungsreaktion":** entzündliche Veränderung des Liquors bei Hirnabszess oder Epiduralabszess, Sinusitis, Mastoiditis
- **Post-infektiöse Immunprozesse:** akute demyelinisierende Enzephalomyelitis (ADEM, ➤ 14.8.2)
- **Diffuse Aussaat maligner Prozesse:** z. B. leukämische Meningitis
- **Rheumatische Erkrankungen:** SLE, ZNS-Vaskulitis, Behçet-Syndrom, Sjögren-Syndrom
- **Medikamente:** NSAR, Cotrimoxazol
- **Andere:** Irritationen durch Blut (bei Subarachnoidalblutung), eingeschwemmtes Körpergewebe (sog. chemische Meningitis nach Operationen mit Eröffnung des Spinalkanals), Sarkoidose, Bestrahlung bzw. Hitze (Sonnenstich)

14.8.2 Entzündungen des Hirnparenchyms

Infektionen des Hirngewebes können entweder **per continuitatem** (z. B. als Komplikation einer Meningitis) oder hämatogen (so die meisten Formen der Virusenzephalitis) entstehen. Durch funktionelle Beeinträchtigung des Gehirngewebes können Krampfanfälle, neurologische Ausfälle, Verhaltensstörungen, Psychosen oder auch Bewusstseinsstörungen auftreten.

MERKE

Bewusstseinsstörungen treten entweder bei bihemisphärischem diffusem Befall oder bei Hirnstammbeteiligung (Beeinträchtigung der Formatio reticularis) auf.

Enzephalitis

Eine Enzephalitis ist fast immer viral bedingt, typischerweise durch HSV, Enteroviren (ECHO-Viren, Coxsackie-Viren) oder durch über Arthropoden (wie z. B. Zecken) übertragene Viren (Arboviren, FSME). Auch einige Bakterien, wie etwa Rickettsien, Mykoplasmen oder Spirochäten, können das Gehirngewebe und oft gleichzeitig das Rückenmark **(Enzephalomyelitis)** befallen.

Klinik

Viren verursachen entweder fokale oder disseminierte Entzündungen. Selbstlimitierende Verläufe mit Kopfschmerzen und Benommenheit sind häufig; schwerwiegende Verläufe kommen vor allem bei HSV (s. u.), Tollwut- und Varicella-Zoster-Viren vor. Hier kann es zu Krampfanfällen und fokalen Ausfällen sowie Bewusstseinsstörungen bis hin zum Koma kommen.

Diagnostisches Vorgehen

Der Liquor kann völlig normal sein; nicht selten tritt aber eine geringgradige, vorwiegend lymphozytäre Pleozytose auf.

Herpes-Enzephalitis

Eine Sonderform mit schwerem Verlauf und hoher Letalität ist die HSV-Enzephalitis, die mit hämorrhagisch-nekrotisierendem Befall vor allem der Temporallappen einhergeht. Sie ist für etwa 10 % der Enzephalitiden verantwortlich. Der Infektionsweg verläuft in der Regel neurogen-transaxonal von der Nase aus, seltener über eine Aktivierung von im Ganglion Gasseri persistierenden Viren.

Klinik

Zunächst besteht nur eine unspezifische Allgemeinsymptomatik, zu der sich im Verlauf neurologische Symptome gesellen – wie z. B. eine Aphasie und, da meist der linke Schläfenlappen betroffen ist, eine Halbseitenlähmung sowie fokale und generalisierte epileptische Anfälle. Unbehandelt entwickelt sich ein Koma mit Zeichen der intrakraniellen Drucksteigerung.

Diagnostisches Vorgehen

Da die Veränderungen in den bildgebenden Verfahren (fokale, vor allem temporale Herde) dem klinischen Verlauf um etwa 3 Tage hinterherhinken und ein Serumtiteranstieg spezifischer Antikörper frühestens nach einer Woche zu erwarten ist, muss die **Diagnose klinisch** gestellt werden. Der Liquorbefund kann hilfreich sein (lymphozytäre Pleozytose mit oft deutlicher Erhöhung der roten Blutkörperchen und mit meist normalen Glukose-Spiegeln). Durch die PCR-Untersuchung des Liquors steht ein sensitives und spezifisches diagnostisches Hilfsmittel zur Verfügung.

Therapie und Prognose

Schon bei Verdacht auf eine HSV-Enzephalitis ist die virostatische Behandlung mit **Aciclovir** angezeigt. Auch bei optimaler Behandlung ist eine Letalität von 20 % zu verzeichnen. 25 % der Überlebenden weisen gravierende Residualschäden wie Paresen oder persistierende amnestische Störungen auf.

Myelitis

Eine Myelitis kann mit oder ohne Enzephalitis auftreten und hat ein ähnliches Erregerspektrum. Verläuft die Infektion über den ganzen Querschnitt des Marks **(transverse Myelitis),** können eine Schwäche der unteren Extremität, beidseitige Sensibilitätsstörungen sowie ein Verlust der Blasen- und Darmfunktion auftreten. Ein intraparenchymaler Prozess verursacht oft nur sensorische Ausfälle. Die klassische **Poliomyelitis** mit Befall der Vorderhornzellen, schlaffer Parese und Muskelschmerzen ist heute aufgrund der zur Verfügung stehenden Schutzimpfung selten.

Akute demyelinisierende Enzephalomyelitis (ADEM)

Hierbei handelt es sich um eine wahrscheinlich immunologisch vermittelte und postinfektiös nach vielen Virusinfektionen (z. B. nach Mumps, Varizellen, Enteroviren) auftretende Entzündungsreaktion mit **Demyelinisierung der Axone**, die oft Hirnstamm und Rückenmark mit einbezieht. Die Symptomatik entspricht der bei akuter Enzephalitis, mit Häufung von neurologischen Ausfällen, Hirnstamm- und Rückenmarksymptomen. Die Prognose ist variabel, schwere Verläufe bis hin zum apallischen Syndrom sind leider wegen fehlender Therapiemöglichkeiten nicht selten.

MERKE

Der Begriff „akute demyelinisierende Enzephalomyelitis" trifft den zugrunde liegenden Pathomechanismus gut und sollte deshalb gegenüber dem ebenfalls gebrauchten Begriff „akute disseminierte Enzephalomyelitis" bevorzugt werden.

14.9 Infektiöse Erkrankungen der oberen Luftwege

M. Stoll, G. M. N. Behrens

Infektionen der oberen Luftwege stellen in allen Altersgruppen die häufigsten Erkrankungen überhaupt dar. Sie sind in der Regel viral bedingt und verlaufen fast immer selbstlimitierend und gutartig. Komplikationen müssen jedoch z. B. bei Streptokokken-Infekten (Glomerulonephritis, rheumatisches Fieber) oder der Sinusitis (Meningitis, Hirnabszess, Sinus-cavernosus-Thrombose) bedacht werden.

14.9.1 Die „Erkältung"

Was der Volksmund als „Erkältung" bezeichnet, ist eine Infektion der oberen Luftwege, in deren Rahmen es zur Entzündung und sekretorischen Stimulation des Nasen-, Nebenhöhlen- und Rachenepithels kommt. Auslöser sind Entero-, Rhino-, Corona-, Adeno-, RS- und Influenza-Viren. Diese werden durch Tröpfcheninfektion, vor allem aber durch direkten Kontakt (z. B. Händeschütteln mit anschließendem Hand-zu-Mund-Kontakt) übertragen. Der ätiologische Beitrag der in vielen Sprachräumen namensgebenden „Kälte" (Erkältung, *cold*) liegt weder darin, dass eine kältebedingte Schwächung der Körperabwehr zur Krankheitsentstehung beiträgt, noch darin, dass sich einige der auslösenden Viren bei Temperaturen unter 37 °C – wie sie im oberen Respirationstrakt üblich sind – am besten vermehren können. Vielmehr dürfte das „Frösteln" als ein den katarrhalischen Beschwerden vorausgehendes erstes Symptom zum Schluss einer ursächlichen Rolle der „Kälte" geführt haben.

Die weiteren Symptome sind bekannt: Rhinorrhö („Fließnase" oder „Schnupfen"), Niesen, evtl. Halsschmerzen oder trockener Husten. Muskelschmerzen und Fieber sind ebenfalls häufig. Im Zuge der Schleimhautentzündung kommt es zur Infiltration durch Entzündungszellen sowie zur zytotoxischen Schädigung der Schleimhaut; hierdurch ändern sich im Laufe der Erkrankung Farbe und Konsistenz des sezernierten Schleims.

Rhinitis und Rhinorrhö

Nicht jede laufende Nase ist auf eine Infektion der oberen Luftwege zurückzuführen. Weitere Erkrankungen mit Rhinorrhö sind:

- **Sinusitis:** mukopurulentes Sekret, oft mit Kopfschmerzen, Fieber und Nebenhöhlenbeschwerden
- **Vasomotorische Rhinitis:** unspezifische Hyperreagibilität der Nasenschleimhaut auf physikalische Reize, wie Kälte oder trockene Luft mit meist wässrigem Sekret oder behinderter Nasenatmung
- **Allergische Rhinitis:** meist klares, visköses Sekret, oft mit juckender, „verstopfter" Nase und Konjunktivitis. Das Sekret enthält eine Vielzahl von Eosinophilen. Der Patient weist meist weitere „allergische Stigmata" auf: dunkle Schatten unter den Augen, Querfurche der Nase („allergischer Gruß"), positive Familienanamnese für atopische Erkrankungen.
- **Liquoraustritt (Liquorrhö):** Nach Schädel-Hirn-Trauma oder neurochirurgischen Eingriffen kann es durch Liquorfisteln zum Ablaufen von Liquor durch die Nase kommen. Dieser kann von den anderen nasalen Sekreten durch seinen geringen Eiweiß- und relativ hohen Glukose-Gehalt unterschieden werden (etwa mithilfe eines Urin-Streifentests).

MERKE

Die im Schleim nachweisbaren Bakterien spiegeln die natürliche bakterielle Kolonisierung der oberen Luftwege wider; sie sind – wie auch die viel geübte farbliche Beurteilung des Sputums – kein diagnostisches Kriterium, um eine angenommene bakterielle „Superinfektion" zu diagnostizieren.

Bakteriell bedingte Komplikationen von Entzündungen in den oberen Luftwegen sind die Sinusitis und die Otitis media. Nur diese sollten – falls erforderlich – antibiotisch behandelt werden.

Nicht jedem Patienten ist die offensichtliche Machtlosigkeit der Medizin gegen die häufigsten Gebrechen des täglichen Lebens zu vermitteln („Heutzutage kann man auf den Mars fliegen und Sie sagen mir, Sie können nichts gegen meine Erkältung tun?"). In diesem Fall helfen geduldiges Aufklären über den zu erwartenden Verlauf der Erkrankung sowie der Verweis auf lindernde, im jahrtausendelangen Kampf zwischen Mensch und Virus erprobte „Hausmittel".

14.9.2 Pharyngitis

Auch die Pharyngitis ist meist viral bedingt, Erreger sind die auch für die „Erkältung" verantwortlichen Viren. Daneben haben allerdings zum Teil recht typische und mitunter gefährliche Krankheiten ihren Sitz im Pharynx, so z. B. Scharlach, bakterielle Epiglottitis, Diphtherie, Mononukleose sowie die durch Anaerobier bedingte Angina Plaut-Vincenti. Die Abgrenzung dieser Erkrankungen von der großen Masse der blanden virusbedingten Pharyngitiden bereitet wegen des typischen Verlaufs meist keine Schwierigkeiten.

Erreger

Die weitaus meisten Halsentzündungen sind viral bedingt, z. B. durch Rhinoviren, Coronaviren oder Adenoviren. Bakterielle Erreger der Pharyngitis sind vor allem Streptokokken der Gruppe A (für 15 % der Pharyngitiden verantwortlich), seltener der Gruppe C. Daneben spielen *Mycoplasma pneumoniae* und *Chlamydia pneumoniae* eine Rolle. *Yersinia enterocolitica* und *Neisseria meningitidis* sind ebenso wie die sexuell übertragenen Bakterien *(Neisseria gonorrhoeae, Treponema pallidum)* selten.

Klinik

Halsschmerzen, Schmerzen beim Schlucken, Fieber, Heiserkeit und geschwollene Halslymphknoten stehen im Vordergrund. Die Rachenmandeln können geschwollen (Tonsillitis) und schmerzhaft sein (Angina tonsillaris). Ulzerationen der Mund- und Rachenschleimhaut kommen entweder als unspezifische Reaktion („Aphthen") oder bei Herpes simplex, Anaerobiern, Coxsackie-Viren (Herpangina), Syphilis oder bestimmten Pilzinfektionen (Soor, Histoplasmose –nur bei immungeschwächten Patienten) vor.

PRAXISBEZUG

Bläschen oder Ulzerationen der Mundschleimhaut

- **Aphthen:** flache, schmerzhafte Ulzerationen mit gerötetem Grund. Aphthen können in wiederkehrenden Schüben auftreten; die Ursache dafür ist unbekannt.
- **Infektiöse Ursachen:** Herpes simplex, Anaerobier (Vincent-Stomatitis), Coxsackie-Virus A (Herpangina), Syphilis, Histoplasmose
- **Systemische Krankheiten** mit Mundläsionen: Behçet-Syndrom, SLE, Reiter-Syndrom, Morbus Crohn, Erythema multiforme, Pemphigus, Pemphigoid. Auch die Folgen einer stark verminderten Speichelproduktion, z. B. beim Sjögren-Syndrom, können wie eine Mukositis imponieren.

Diagnostisches Vorgehen

Die Identifizierung dieses mikrobiologischen Zoos ist möglich, sollte aus Kosten- und Praktikabilitätsgründen jedoch nur bei begründetem Verdacht bzw. ungewöhnlichen Verläufen versucht werden.

In der Praxis spielt vor allem die differenzialdiagnostische Abgrenzung der virusbedingten Pharyngitiden gegenüber der häufigsten bakteriell bedingten und zudem komplikationsträchtigen Streptokokken-Pharyngitis bzw. -Tonsillitis („Streptokokken-Angina") eine Rolle. Die klinische Abgrenzung nach den diagnostischen Kriterien der Streptokokken-Pharyngitis ist sensitiv und spezifisch genug, um die probatorische antibiotische Behandlung einer vermuteten Streptokokken-Pharyngitis zu rechtfertigen. In Zweifelsfällen sollten ein **Streptokokken-Schnelltest** und/oder eine Rachenkultur durchgeführt werden.

MERKE

Diagnostische Kriterien der Streptokokken-Pharyngitis

Für eine Streptokokken-Pharyngitis sprechen:

- Fieber > 38,5 °C
- Stippchen bzw. Exsudate auf den geschwollenen Tonsillen
- Petechien der Uvula und Rachenmukosa
- Vergrößerte und schmerzhafte submandibuläre oder anterior-zervikale Lymphknoten
- Abwesenheit meist viral bedingter Zeichen wie Konjunktivitis, Husten oder Durchfall

Komplikationen

Sie sind insgesamt selten, bedürfen jedoch der besonderen Aufmerksamkeit, da sie möglichst frühzeitig antibiotisch bzw. chirurgisch behandelt werden müssen, um eine Ausbreitung der Entzündung ins Mediastinum, in den Halsraum, das ZNS, die Jugularvenen (septische Jugularvenenthrombose) oder Karotiden (Arrosion mit Massenblutung) sowie eine Obstruktion der oberen Luftwege zu verhindern.

Komplikationen der Pharyngitis

- **Peritonsillarabszess** (engl. *quinsy*): unilateraler peritonsillärer Abszess bzw. Phlegmone. Klinisch stehen Schluckbeschwerden, evtl. auch Trismus (die durch einen Muskelspasmus bedingte Unfähigkeit, den Mund zu öffnen) im Vordergrund. Die Uvula ist zur Seite verzogen, das peritonsilläre Gewebe geschwollen.
- **Septische Jugularvenenthrombose:** zunehmend druckschmerzhafter Hals, Schwellung des Kieferwinkels, hohes Fieber, evtl. septische Lungenembolie. Beteiligt sind oft Fusobakterien.
- **Retropharyngealabszess:** bei Kindern meist durch bakterielle Besiedlung der pharyngealen Lymphknoten bedingt und nicht selten. Beim Erwachsenen sind diese Lymphknoten atrophiert, sodass die Erkrankung fast nur nach Verletzungen des Rachenraums auftritt. Klinik: Schluckschwierigkeiten, obere Atemwegsobstruktion.
- **Lateraler Pharyngealabszess:** selten, wegen der hier verlaufenden Gefäßstraßen jedoch gefährlich. Es kann zur septischen Jugularvenenthrombose sowie Arrosion der Karotis kommen (Frühzeichen: Blut im Mittelohr sowie Blutspuren im Pharynx).
- **Ludwig-Angina:** Phlegmone des Mundbodens, meist nach odontogener Infektion mit Anaerobiern. Indurierter Submandibularraum, nach oben abgehobene Zunge.

Zur Lokalisation dieser Erkrankungen ist das CT von herausragender Bedeutung. Die Therapie erfolgt intravenös mit Breitspektrumantibiotika, die sowohl gegen Staphylokokken als auch gegen Anaerobier wirksam sein sollten, z. B. ein Cephalosporin der 3. Generation in Kombination mit Clindamycin. Bei Abszessen ist eine chirurgische Drainage erforderlich.

Therapie

Die typische oder **blande Pharyngitis** wird der heilenden Kraft der Zeit anheimgestellt. Lindernde Lutschbonbons können das Warten auf Besserung erträglicher gestalten. Eine antibiotische Therapie ist auch dann nicht angezeigt, wenn das Nasensekret gelb oder grün (oder lila) ist

CAVE!

Eine medikamentöse Therapie ohne belegten Nutzen gefährdet den Patienten und läuft sowohl modernem evidenzbasiertem Denken als auch alten ärztlichen Überzeugungen **(primum non nocere)** entgegen.

Die Behandlung der Wahl bei der **Streptokokken-Angina** ist die Gabe eines Oralpenicillins über 10 Tage. Der Patient sollte darüber aufgeklärt werden, dass die Symptome oft schon nach 2–3 Tagen abklingen, die antibiotische Therapie zur Verhinderung eines rheumatischen Fiebers jedoch weitergeführt werden muss.

Diphtherie

Infektion mit dem grampositiven und unbeweglichen Stäbchen *Corynebacterium diphtheriae.*

Typisch sind die Y-förmige Lagerung der Bakterien und die Darstellung von Polkörperchen in der Neisser-Färbung. Pathogen sind nur lysogene, d. h. das Diphtherie-Toxin bildende Stämme.

Nach dem Zusammenbruch des öffentlichen Gesundheitswesens in vielen Staaten der ehemaligen Sowjetunion ist die Diphtherie im Osten Europas wieder endemisch; in Westeuropa treten durch zunehmende Impfmüdigkeit Kleinepidemien und Einzelinfektionen auf. Die Übertragung erfolgt durch Tröpfcheninfektion; Infektionsquelle ist der Mensch.

Klinik

Häufigste Manifestation ist die **Rachendiphtherie** (➤ Abb. 14.27), andere Formen sind Nasen-, Kehlkopf-, Bindehaut-, Nabel- oder Wunddiphtherie. Nach einer Inkubationszeit von 1–6 Tagen kommt es zu einer lokalen Infektion mit charakteristischen **Pseudomembranen** (aus Fibrin, Leukozyten und Epithelzellen), die beim Versuch, sie abzustreifen, bluten. Die Krankheit selbst wird durch das Toxin ausgelöst.

Die Körpertemperatur ist mäßig erhöht, häufig wird ein süßlich-fauliger Mundgeruch bemerkt, die lokalen Lymphknoten sind geschwollen. 4–5 Tage nach Infektionsbeginn können sekundär **toxisch bedingte Komplikationen** auftreten: diphtherische Myokarditis mit Rhythmusstörungen (vorwiegend Überleitungsstörungen bis zum drittgradigen AV-Block), toxische Nephropathie und diphtherische Polyneuritis (mit Paresen der Larynx-/Pharynxmuskulatur oder peripherer Muskeln).

MERKE

Gelegentlich werden primär-toxische Formen der Diphtherie beobachtet, die schon vor dem Auftreten von Lokalmanifestationen einen foudroyanten Verlauf nehmen.

Diagnostisches Vorgehen

Die Diagnose wird klinisch gestellt. Ergänzend kann der mikrobiologische Nachweis toxinbildender (!) Erreger erfolgen. Differenzialdiagnostisch ist an eine Streptokokken-Tonsillitis, Mononukleose, Agranulozytose oder Angina Plaut-Vincenti zu denken.

Therapie

Antibiose mit Penicillin G oder Erythromycin sowie frühzeitige Gabe von Antitoxinserum (verfügbar über die Notfalldepots, s. Rote Liste). Letzteres kann eine Serumkrankheit bzw. Anaphylaxie auslösen, da nur Pferdeserum zur Verfügung steht. Wichtigste prophylaktische Maßnahme ist die Toxoidimpfung, die zu den allgemein empfohlenen Impfungen gehört und bei jedem Erwachsenen alle 10 Jahre aufgefrischt werden sollte – am besten als „Td“, also kombiniert mit der Tetanus-Impfung (und ggf. zusätzlich Polio und Pertussis – auch als Vierfachimpfstoff erhältlich).

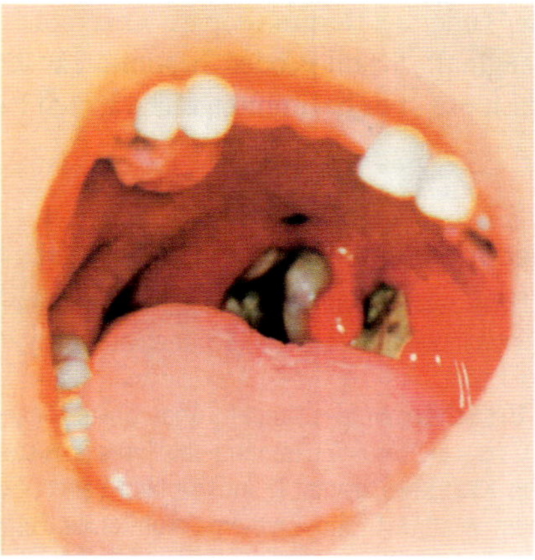

Abb. 14.27 Rachendiphtherie [E503]

Scharlach

Scharlach ist eine akute Infektionskrankheit mit zur Bildung der **erythrogenen Toxine** A, B und C befähigten Streptokokken der Lancefield-Gruppe A *(Streptococcus pyogenes)*. Die Übertragung erfolgt meist durch Tröpfcheninfektion. Der Scharlach unterscheidet sich von der nichterythrogenen Streptokokken-Pharyngitis grundsätzlich nur durch seine toxinbedingten Haut- und Schleimhauterscheinungen. Epidemiologie, klinischer Verlauf, immunbedingte Folgeerscheinungen und Behandlung decken sich ansonsten mit der nichterythrogenen Streptokokken-Pharyngitis bzw. -Tonsillitis (s. o.). Die früher beobachteten sepsisähnlichen („toxischen“) Verläufe sind heute selten. Betroffen sind vor allem Kinder ab dem Kleinkindalter, nach der Pubertät ist Scharlach seltener. Eine Immunität entsteht immer nur für den jeweiligen Streptokokken-Serotyp, sodass Scharlach mehrmals durchgemacht werden kann.

Klinik

Nach einer Inkubationszeit von 2–4 Tagen kommt es zu einem **stürmischen Krankheitsbeginn** mit Symptomen einer Pharyngitis oder Tonsillitis. Die Zunge ist zunächst gelb-weißlich belegt, nach Abschilferung verbleibt eine fleischrote Zunge mit prominenten Papillen (**„Himbeerzunge“).**

PRAXISBEZUG

So wie das französische Schaf „bäh" macht und nicht „mäh", so bezeichnen englischsprachige Ärzte die beim Scharlach zu beobachtenden Zungenveränderungen hartnäckig als *„strawberry tongue"*. Wer nun Recht hat, konnte bisher weder bei den Schafen noch bei der Zunge endgültig geklärt werden.

Ab dem 2.–3. Tag entwickeln sich die typischen feinfleckigen Exantheme und Enantheme zunächst im Bereich der oberen Thoraxapertur und der Leisten und breiten sich in Richtung des Gesichts – unter Aussparung des Mund-Kinn-Dreiecks – aus (zirkumorale Blässe). Ab der zweiten Woche des unbehandelten Verlaufs kommt es zur lamellären Schuppung der Palmar- und Plantarhaut (➤ Abb. 14.28).

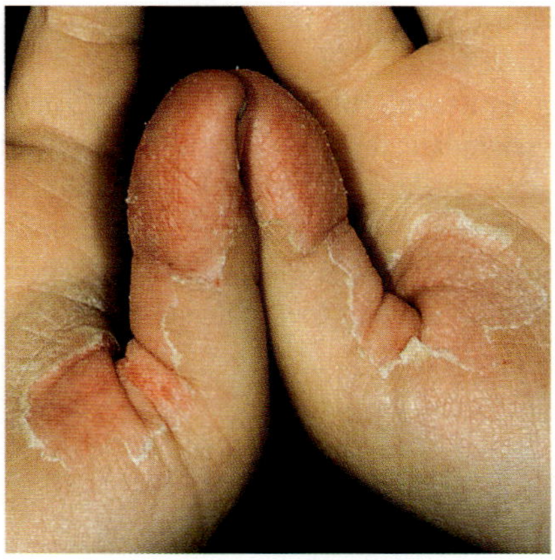

Abb. 14.28 Hautabschälungen nach Scharlach [E385-001]

Als **Komplikationen des Scharlachs** können die von anderen Streptokokken-Erkrankungen bekannten Folgekrankheiten infektassoziierte Glomerulonephritis oder rheumatisches Fieber (mit Endo- und Myokarditis) auftreten (➤ 11.5.2 und ➤ 13.8.2).

Eine frühzeitige antibiotische Behandlung mit Penicillin V über 10 Tage (oder einem Cephalosporin über 5–7 Tage) verkürzt den Krankheitsverlauf und beugt den genannten Komplikationen vor.

14.9.3 Influenza

Epidemiologie

Influenza-Viren sind die wohl wichtigsten Auslöser akuter Atemwegserkrankungen. Sie werden in **vier Typen** eingeteilt: **Influenza A, B, C** und **Thogoto-Virus.** Die menschliche Influenza-Erkrankung kann von den Influenza-Viren A, B und C ausgelöst werden, wobei die Influenza C sehr mild verläuft. Die Influenza A verläuft oft schwerer als die Influenza B.

Im Gegensatz zur Influenza B, die nur humanpathogen ist, infiziert die Influenza A auch Tiere. Alle Influenza-Virustypen sind gleich aufgebaut: Sie bestehen aus acht locker verbundenen RNA-Segmenten, die von einer Membran umhüllt sind. Jedes RNA-Segment kodiert für spezifische Viruskomponenten, von welchen vor allem die **Neuraminidase** und das **Hämagglutinin** interessant sind, da diese Oberflächenstrukturen für die Immunantwort im infizierten Organismus mitverantwortlich sind. Insgesamt können 13 verschiedene Hämagglutinine [H1 bis H13] und 9 verschiedene Neuraminidasen [N1 bis N9] vorkommen. Unter den humanen Influenza-A-Typen kommen nur drei Hämagglutinine [H1 bis H3] und vor allem zwei Neuraminidasen [N1 und N2] vor. Hierdurch ergeben sich verschiedene Kombinationsmöglichkeiten und damit Oberflächenprofile. Die Influenza A mit ihren vielen Subtypen hat ihr natürliches Reservoir in der Tierwelt, z. B. bei Vögeln und Schweinen, die selbst aber oft nicht erkranken. Derzeit zirkulieren beim Menschen die beiden **Influenza-A-Subtypen H1N1 und H3N2.**

Der hohe Manifestationsindex (Erkrankungsrate) der Influenza wird durch zwei Phänomene erklärt: Zum einen sammeln sich im Rahmen der natürlichen Evolution der Influenza-Viren ständig Punktmutationen in den Hämagglutinin- und Neuraminidase-Genen an (sog. **Antigen-Drift);** hierdurch entstehen immer neue „Oberflächenvarianten" und damit auch Varianten von Influenza-A- und -B-Viren, gegen die keine Immunität besteht. Der zweite Mechanismus betrifft nur die Influenza A, da nur diese über ein entsprechendes (Tier-)Reservoir verfügt. Hier können sich entweder Influenza-Subtypen im Tierreservoir so verändern, dass sie menschenpathogen werden, oder es können sich neue Hämagglutinin-Gene aus dem Tierreservoir in bereits bekannte, menschenpathogene Subtypen einmischen („rekombinieren"). Durch das Vorhandensein von gleich 8 RNA-Kopien pro Virus ist für Influenza-Viren die Rekombinationswahrscheinlichkeit (bzw. sprachlich richtig aber weniger gut verständlich: „Reassortierungswahrscheinlichkeit") besonders hoch. Eine Gefahr als lebende Bioreaktoren stellen hier insbesondere die Schweine dar, weil sie sowohl für aviäre als auch für humane Influenza-Typen empfänglich sind und daher als Ausgangspunkt für Reassortanten verschiedener Virusvarianten angesehen werden. In diesen Fällen wird das Immunsystem des Menschen mit einem völlig neuen Hämagglutinin konfrontiert (sog. **Antigen-Shift**); hierdurch können schwere Pandemien entstehen. Eine solche Pandemie wurde zuletzt 2009 durch ein neues H1N1-Influenzavirus (sog. „Schweinegrippe") ausgelöst, dessen erstes Auftreten sich direkt bis in einen mexikanischen Schweinemastbetrieb zurückverfolgen ließ.

Fortbestehende Gefahr Vogelgrippe

Wild lebende Wasservögel sind die natürlichen Wirte der Influenza A, meist erkranken sie selbst daran nicht. Auch sind deren Viren in aller Regel nicht virulent genug, um auf Menschen übertragen werden zu können. Der seit 1997 im Geflügel Südostasiens zirkulierende **Influenza-A-Subtyp H5N1** ist jedoch deutlich virulenter: Zum einen ist er in der Lage, die Vögel selbst zu schädigen (das heißt, eine sog. **Vogelgrippe** = Geflügelpest = *avian influenza* auszulösen). Zum anderen kann er bei intensivem Kontakt auch direkt auf Menschen übertragen werden. Mit einem Gipfel im Jahre 2006 wurden bisher mehrere hundert Menschen mit dem H5N1-Influenza A Virus infiziert, von denen etwa 60 % starben. Auch danach sind weitere sporadische Fälle an verschiedenen Orten auf der ganzen Welt beobachtet worden. Da der neue Subtyp sowohl in domestiziertem Geflügel als auch in wilden Zugvögeln nachgewiesen wurde, besteht die Gefahr einer raschen globalen Ausbreitung über Südostasien (das bisherige Verbreitungsgebiet der Vogelgrippe) hinaus.

Allerdings ist das Virus glücklicherweise mit einer einzigen dokumentierten Ausnahme bisher nicht von Mensch zu Mensch übertragbar gewesen und schon von daher ist eine Pandemie sehr unwahrscheinlich. Auch besteht die Hoffnung, dass das Virus inzwischen einer weitgehend gegen H5N1 immunen Wildvögelpopulation gegenübersteht, also kaum noch ein empfängliches natürliches Wirtsreservoir hat. Mit seiner hohen Pathogenität hat H5N1 aber immer noch das theoretische Potenzial zu einem für die Menschheit äußerst gefährlichen pandemiefähigen Virus, wenn es z. B. durch ein Reassortment mit humanpathogenen Influenza-A-Viren zu einer höheren Wahrscheinlichkeit der Übertragung von Mensch zu Mensch kommt. Ob dies geschehen wird, ist aber völlig ungewiss. Immerhin hatte das Vogelgrippe-(H5N1-)Virus es bewirkt – schon bevor es vom weit freundlicheren Schweinegrippe-(H1N1-)Virus im weltweiten Wettlauf um die nächste Pandemie im Jahre 2009 überraschend überholt wurde –, dass die Politik mit international abgestimmten Pandemieplänen auf das Problem reagiert. Dazu gehören eine intensive epidemiologische Surveillance und die beschleunigte Entwicklung spezifischer Impfstoffe, falls dies notwendig werden sollte. In der Tat war es 2009 erstmals gelungen, in einer Pandemie rechtzeitig einen wirksamen Impfstoff bereitzustellen, bevor der Gipfel der Infektionswelle erreicht war. Welche Rolle die Bevorratung und der Einsatz von Neuraminidasehemmern zur Abschwächung einer Pandemie spielen können, ist Gegenstand anhaltender kontroverser Diskussionen. Da die Influenza seit 2020 (temporär) in der öffentlichen Wahrnehmung von COVID-19 verdrängt wurde und als Folge des Lockdowns gerade auch Influenzaerkrankungen stark rückläufig waren, bleibt dies derzeit offen.

Die Fragestellung bleibt dennoch spannend, denn im aktuellen epidemiologischen Wettlauf mit neuen Influenza-A-Subtypen wurden zuletzt 2021 die aviären Varianten H7N7, H5N8 und H10N3 auch beim Menschen nachgewiesen. Zudem könnten sich Verschiebungen und Lücken in der weltweiten humanen Herdenimmunität gegen bisher zirkulierende Influenza-Subtypen durch die Lockdownmaßnahmen in der Corona-Pandemie entwickeln, die einer neuerlichen Influenzapandemie Vorschub leisten könnten.

MERKE

In den letzten 100 Jahren traten vier Influenza-Pandemien auf (1918, 1957, 1968 und 2009). In der Pandemie von 1918 starben bis zu 50 Millionen Menschen – vorwiegend im jungen und mittleren Erwachsenenalter!

Interpandemische Influenza-Epidemien der nördlichen Hemisphäre treten gewöhnlich im Januar und Februar auf und dauern 6–8 Wochen. Ihre explosive Verbreitung ist durch die **kurze Inkubationszeit** von 1–4 Tagen und den **hohen Kontagionsindex** (➤ 14.1.3) begünstigt. Übertragen werden die Viren durch Aerosole („Tröpfcheninfektion").

Klinik

Die Symptome überlappen sich mit denen vieler anderer „Luftwegserreger" und reichen von der milden „Erkältung" bis hin zu letalen Verläufen.

Typisch ist der **plötzliche Erkrankungsbeginn** mit Gliederschmerzen, Kopfweh, hohem Fieber (teils mit Schüttelfrost) und Augenschmerzen. Der plötzliche Beginn der Symptome – von einer Minute auf die nächste – ist so charakteristisch, dass manche Patienten meist noch nach Jahren genau angeben können, was sie zu diesem Zeitpunkt gerade gemacht haben. Häufig werden eine relative Bradykardie sowie eine heiße, trockene Haut mit gerötetem Gesicht beobachtet.

Diese frühen, rein „systemischen" Symptome werden nach 1–2 Tagen durch respiratorische Symptome ersetzt: Halsschmerzen, Bindehautreizung, Schnupfen und trockener Husten, der auf eine Bronchitis hinweist.

Nur wenige Patienten – vor allem Ältere oder Schwangere – entwickeln eine sekundäre, durch bakterielle Superinfektion bedingte Pneumonie, die sich durch plötzliche Rückkehr hohen Fiebers im Spätstadium der Krankheit manifestieren kann und meist durch *S. pneumoniae, S. aureus* oder *Haemophilus influenzae* bedingt ist. Begleitend kann eine Meningoenzephalitis oder Myokarditis auftreten.

Diagnostisches Vorgehen und Therapie

Die Diagnose wird in der Regel allein klinisch – im Kontext mit der aktuellen epidemiologischen Situation – gestellt. Ausgewählte Praxen in ganz Deutschland führen zur Erfassung der Ausbreitung und zur Charakterisierung der Virustypen regelmäßig bei allen Patienten mit Grippesymptomen eine virologische Diagnostik durch (**AGI** – Arbeitsgruppe Influenza). In jedem Jahr ist während der Grippesaison von der 40. bis zur 15. Kalenderwoche die regionale Falldichte im Internet in einer „thermografischen" Deutschlandkarte aktuell einsehbar (https://influenza.rki.de).

Sollte ein Erregernachweis angestrebt werden, gelingt dieser durch einen Abstrich aus dem Nasopharynx. Hochwertige **Antigen-Schnelltests** sind inzwischen eingeführt. Diese Tests erhalten zunehmend eine Bedeutung bei der Indikationsstellung für eine antivirale Therapie mit Neuraminidasehemmern. Der direkte Virusnachweis durch Anzüchtung sowie der Antikörpernachweis spielen im Akutfall keine Rolle.

Die Therapie ist symptomatisch. Die Influenza kann im Frühstadium auch kausal bekämpft werden: Gegen die Influenza A und B stehen die Neuraminidasehemmer Zanamivir (Relenza® – zur Inhalation) und Oseltamivir (Tamiflu® – zur oralen Applikation) zur Verfügung; sie müssen innerhalb der ersten zwei Tage gegeben werden. Beide sind ebenfalls zur (postexpositionellen) Prophylaxe zugelassen. Die Wirksamkeit des in der letzten Pandemie von Regierungen massenhaft bevorrateten Oseltamivir ist jedoch umstritten, nachdem 2012 bekannt wurde, dass für die wissenschaftliche Bewertung wichtige Daten vom Hersteller systematisch zurückgehalten wurden. Auch sind die Nebenwirkungen möglicherweise weitaus schwerwiegender als vom Hersteller angegeben.

Seit Anfang 2021 ist zur Behandlung und Postexpositionsprophylaxe der Influenza A als weiteres Virostatikum mit einem eigenen Wirkmechanismus (➤ 14.4.8) Baloxavir-Marboxil (Xofluza®) in Europa zur Zulassung gekommen.

Amantadin und Rimantidin (➤ 14.4.8) hemmen ebenfalls die Virusreplikation bei Influenza A. In den ersten 3 Tagen gegeben, mildern sie bei 50 % der Patienten den Krankheitsverlauf. Resistenzen sind allerdings häufig. Risikopatienten (z. B. immunsupprimierte Patienten) können auch prophylaktisch behandelt werden.

MERKE

Patienten über 60 Jahre, in der Patientenversorgung tätige Personen sowie alle Patienten mit chronischen Erkrankungen (insbesondere Atemwegserkrankungen) sollten an der jährlichen Influenza-Impfung teilnehmen. Die spezifische Schutzwirkung der Impfung ist allerdings eher bescheiden. Andererseits hat die Impfung offenkundig günstige pleiotrope Effekte und vermindert für die Geimpften in zahlreichen Kohortenstudien übereinstimmend „allgemein" das Risiko für Hospitalisierung und Tod in der Wintersaison.

Komplikationen und Prognose

Die **Prognose** hängt ganz entscheidend von der körperlichen Konstitution des Wirts und der genetischen Konstitution des Erregers ab.

Komplikationen sind vor allem die sekundäre bakterielle Pneumonie, die Otitis media sowie eine interstitielle Pneumonie (bis zu 10 %, vor allem bei Kindern). Gelegentlich wird eine Perikarditis, Sinusitis, Myositis oder Enzephalitis gesehen. Da von schweren Verläufen vor allem bereits vorerkrankte und damit anfällige Menschen betroffen sind, lässt sich die Sterblichkeit schwer schätzen. Epidemiologen behelfen sich hier mit der Erfassung der sog. „Übersterblichkeit", also derjenigen Todesfälle, die während einer Grippeepidemie **zusätzlich** zur regulären Rate registriert werden. Für Jahre mit durchschnittlich virulenten Grippestämmen wird für Deutschland eine Zahl von 14.000 Grippe-Toten geschätzt.

Wir neigen nach vielen Jahren relativ leicht verlaufender Epidemien dazu, Influenza auf die leichte Schulter zu nehmen; betrachten wir jedoch die Geschichte („den Boden, auf dem wir stehen"), so sind aller Respekt und Besorgnis angebracht.

14.9.4 Sinusitis

Mit dem Begriff „Sinusitis" werden Entzündungen von Stirnhöhlen, Kieferhöhlen, Keilbeinhöhle und Siebbeinzellen zusammengefasst; oft sind mehrere oder alle dieser Höhlen gemeinsam betroffen. Unabhängig von der Lokalisation entstehen Sinusitiden, wenn der jeweilige, zwischen den Nasenmuscheln mündende Ausführungsgang verlegt ist. Meist liegt dem eine Schwellung der Nasenschleimhäute – z. B. bei viralen Infekten der oberen Luftwege, allergischen Schleimhautreaktionen, Polypen oder Verlagerung des Nasenseptums – zugrunde. Einen Sonderfall bildet die oft nach zahnärztlichen Eingriffen auftretende fortgeleitete Entzündung der Kieferhöhlen bei Infektionen der Zähne im Oberkiefer.

Die Schleimhäute der Nebenhöhlen weisen unter normalen Bedingungen keine Keimbesiedlung auf. Bei Verlegung des Ausführungsgangs staut sich das bei Entzündungen der oberen Luftwege vermehrt gebildete Sekret in den Nebenhöhlen. Die normale Reinigungstätigkeit der Zilien wird behindert und Bakterien können sich ungehindert vermehren.

Erreger

Bei akuten Sinusitiden sind meist *Streptococcus pneumoniae,* Anaerobier, *Haemophilus influenzae* und verschiedene Streptokokken-Spezies die Auslöser. Bei chronischen Verläufen finden sich vorwiegend Anaerobier.

Klinik

Häufigstes Symptom ist ein auf die Nasennebenhöhlen projizierter dumpfer, drückender Schmerz, der sich beim Bücken und bei körperlicher Anstrengung verstärkt und von einer klaren oder eitrigen einseitigen Rhinorrhö begleitet wird. Des Weiteren kann durch den an der Rachenhinterwand herablaufenden Schleim ein v. a. nächtlicher Reizhusten ausgelöst werden. Bei starker Ausprägung einer Kiefer- oder Stirnhöhlenentzündung können in der Nachbarschaft Hautschwellungen auftreten.

MERKE
Ein einseitiger Schnupfen beim Erwachsenen ist immer verdächtig auf eine Sinusitis.

Komplikationen

Insgesamt selten können im Gefolge einer Sinusitis Orbitalödeme und -abszesse, Sinus-cavernosus-Thrombosen, Meningitiden und intrakranielle Abszesse auftreten. Erste Hinweise auf deren Vorliegen geben hartnäckige diffuse Kopfschmerzen, hohes Fieber mit Schüttelfrost, Leukozytose > 15.000/µl und Sehstörungen wie etwa Doppelbilder.

Diagnostisches Vorgehen

Bei der klinischen Untersuchung sind oft die Austrittspunkte des N. ophthalmicus und des N. maxillaris druckschmerzhaft, ebenso wie der Bereich über den Nebenhöhlen (sofern Stirn- oder Kieferhöhlen betroffen sind). Röntgen- oder (besser) CT-Untersuchungen können den Verdacht in Zweifelsfällen bestätigen.

Therapie

In unkomplizierten Fällen ist der Einsatz von Medikamenten meist nicht erforderlich. Physikalische Maßnahmen wie die Inhalation von Salzwasser lassen die Nasenschleimhäute abschwellen und tragen dazu bei, den Schleim zu verflüssigen. Der therapeutische Effekt ist allerdings fraglich. Selbst bei hartnäckigem Bestehen der Symptome hat sich eine Antibiose nicht als wirksamer gezeigt als die Placebo-Gabe. Hohes Fieber oder periorbitale Entzündungszeichen (Schwellung, Rötung, Schmerzen) jedoch sind Indikationen für eine Antibiotikatherapie (z. B. Cephalexin oder Amoxicillin/Clavulansäure). In therapieresistenten Fällen der akuten Sinusitis kann eine operative Drainage der Nebenhöhlen erforderlich sein.

MERKE
Bei therapieresistenter, chronischer Sinusitis sind immer auch nichtinfektiöse Ursachen in Betracht zu ziehen: allergische Rhinitis, Tumoren, Vaskulitiden (v. a. Granulomatose mit Polyangiitis, eosinophile Granulomatose

mit Polyangiitis), malignes Lymphom bzw. Midline-Granuloma, Mykosen (z. B. Aspergillus), Mukoviszidose und Ziliendysfunktion.

14.10 Infektiöse Darmerkrankungen

M. Stoll, G. M. N. Behrens

14

Akute gastroenterale Infektionskrankheiten durch Bakterien, Viren, Pilze und Parasiten gehören zu den häufigsten Erkrankungen überhaupt. Durch den Massentourismus in warme und arme Länder haben sie zusätzlich an Bedeutung gewonnen (**Reisediarrhö,** in Südamerika auch „Montezumas Rache" genannt). Ebenso sind die Enteritis-Syndrome bei symptomatisch HIV-Infizierten klinisch bedeutsam.

Reisediarrhö

Akute Diarrhö, welche meist innerhalb von 14 Tagen in einem Entwicklungsland erworben wird (Erkrankungsgipfel am 3. Tag).
Betroffen sind ca. 50 % der etwa 30 Mio. Menschen, die jedes Jahr aus den Industriestaaten in Entwicklungsländer reisen. Die Übertragung der Erreger erfolgt über Blattgemüse, falsch gelagertes Fleisch oder mit Fäkalien kontaminierte Milch bzw. Wasser. Erreger sind in 40 % der Fälle enterotoxische *E. coli,* darüber hinaus Shigellen, Salmonellen, Viren (insbesondere Norwalk- und Rotaviren), *Giardia lamblia* und andere.
Obwohl die akuten Erkrankungen meist selbstlimitierend verlaufen, zerstören sie nicht selten die Schleimhaut, sodass es zu postenteritischen Malabsorptionserscheinungen kommt. Die prophylaktische Antibiotikagabe ist wegen Nebenwirkungen (z. B. Lichtdermatosen bei Cotrimoxazol) und Resistenzentwicklung umstritten. Hygienische Vorbeugungsmaßnahmen wie Vermeidung von Blattgemüse, unpasteurisierter Milch und schlecht durchgegarten Speisen sind in jedem Falle angezeigt (*peel it, boil it, grill it or forget it*). Bei dysenterischen Verläufen (Blutbeimengungen oder Fieber) sollte antibiotisch behandelt werden (z. B. mit Ciprofloxacin oder Cotrimoxazol). Das motilitätshemmende Medikament Loperamid kann die Symptome bessern, evtl. aber auch den Verlauf verlängern; keinesfalls sollte es bei dysenterischen Formen gegeben werden, um septische Verläufe zu vermeiden. Stets ist für ausreichende Zufuhr unkontaminierter Flüssigkeit zu sorgen (z. B. WHO-Lösung, ➤ 7.1.2 mit ➤ Abb. 7.10).
Ein erweiterter Begriff der Reisediarrhö schließt auch enteritische Krankheitsbilder ein, die bei Reisen in „Nichtentwicklungsländer" erworben werden. Diese können dort – ebenfalls durch lokal prävalente darmpathogene virale Erreger – oder aber lokal endemische enterotoxische Erreger (Salmonellen, Shigellen, *Campylobacter,* ETEC) ausgelöst werden.

Neben den vor allem mit Durchfällen einhergehenden „klassischen" infektiösen Krankheitsbildern sind heute weitere Darmerkrankungen, wie z. B. der Morbus Whipple, als infektiös bedingt erkannt. Für viele weitere Magen-Darm-Erkrankungen (z. B. Zöliakie und chronisch-entzündliche Darmerkrankungen) wird darüber hinaus ein infektiöser Auslöser diskutiert.

MERKE

Infektiöse Durchfallerkrankungen sind eine der Hauptursachen der Sterblichkeit in Entwicklungsländern. Allerdings ist die hohe Prävalenz weniger an eine bestimmte Klimazone („Tropen") gebunden, sondern an sozioökonomische Lebensbedingungen. Der Begriff der „Tropenkrankheiten" sollte deshalb besser durch den der „Krankheiten armer Länder" ersetzt werden.

CAVE!

Bei schwerem Verlauf in entsprechenden Endemiegebieten muss auch an eine Amöbenruhr gedacht werden.

Pathogenese

Pathogenitätsfaktoren bei Enteritiserregern sind:

- **Adhärenz,** d. h. die Fähigkeit des Erregers, sich an der Darmoberfläche festzusetzen
- **Enterotoxizität,** d. h. die Fähigkeit, Enterotoxine zu bilden. Diese regen die Enterozyten zur Sekretion von Flüssigkeit an (z. B. enterotoxische *E. coli* oder Cholera-Bakterien).
- **Zytotoxizität,** d. h. die Fähigkeit, Zytotoxine zu bilden. Diese führen zur Zerstörung der Enterozyten und damit zu schweren entzündlichen Durchfällen (z. B. enterohämorrhagische *E. coli, Clostridioides difficile*).
- **Invasivität,** d. h. die Fähigkeit zur Durchdringung der Mukosa. Auch hier kommt es typischerweise zu blutigen Durchfällen sowie zu Fernwirkungen im Körper, z. B. Sepsis oder Leberabszessen. Typische **enteroinvasive Erreger** sind Salmonellen, Shigellen, *Campylobacter,* enteroinvasive *E. coli,* unter besonderen Bedingungen auch *Entamoeba histolytica.*

MERKE

Eine besondere Form der Enterotoxizität liegt bei der Lebensmittelvergiftung vor. Hier liegt das Enterotoxin bereits präformiert im aufgenommenen Nahrungsmittel vor. Eine Besiedelung des Darmtrakts und Vermehrung der Erreger ist nicht erforderlich (z. B. Staphylokokken, *Clostridium perfringens*).

Klinische Verläufe

Alle gastrointestinalen Infektionen können von viszeralen Schmerzen (diffusen oder krampfartigen Bauchschmerzen), vegetativen Reaktionen (Übelkeit oder Erbrechen) sowie Exsikkose begleitet sein. Leitsymptom ist aber in der Regel die Diarrhö. Darüber hinaus sind die klinischen Verläufe je nach Pathogenitätsfaktoren der beteiligten Erreger unterschiedlich (➤ Tab. 14.20):

- Bei den **zytotoxinbildenden** sowie den **enteroinvasiven Erregern** steht die entzündliche Schleimhautschädigung im Vordergrund, die sich klinisch als Dysenterie äußern kann: kolikartige Schmerzen mit Beimischungen von Blut, Schleim oder Eiter zum Stuhl, etwa als „bakterielle Ruhr" oder „Amöbenruhr".
- **Enteroinvasive Erreger** führen darüber hinaus durch ihre Fähigkeit zur Schleimhautpenetration zu systemischen Verläufen mit Fieber, Darmperforation, Sepsis sowie sekundären Organkomplikationen wie Osteomyelitis oder Leberabszessen.
- Bei den **enterotoxinbildenden Bakterien** dominiert die sekretorische Stimulierung bei strukturell intakter Mukosa (wasserartige Durchfälle, oft mit Erbrechen).

Tab. 14.20 Unterschiedliche Verläufe von Darminfektionen

	Entzündlich	Sekretorisch	Invasiv
Klinik	Dysenterie mit kolikartigen Schmerzen, im Stuhl Beimischung von Schleim, Eiter, Blut	Sekretorische Entgleisung mit wässrigen Durchfällen	Allgemeinsymptome wie Fieber, Immunreaktionen (z. B. reaktive Arthritis)
Pathomechanismus	Zytotoxische Enterotoxine oder direkte Epithelzerstörung	Sekretionssteigernde Enterotoxine	Durchwanderung der Mukosa und Bakteriämie
Lokalisation	Kolon	Jejunum	Ileum
Erreger (Beispiele)	Shigellen, einige Salmonellenarten, *Campylobacter jejuni*, Amöben, enteroinvasive *E. coli* (EIEC)	*Vibrio cholerae*, enterotoxische *E. coli* (ETEC)	*Salmonella typhi*, *Yersinia enterocolitica*

- Die **Lebensmittelvergiftung** als Sonderform der enterotoxischen Infektion verläuft ebenfalls nach dem „sekretorischen Muster“ mit schweren Brechdurchfällen nach einer „Inkubationszeit“ von wenigen Stunden.

MERKE

Die kürzeste Inkubationszeit haben dabei die Staphylokokken und *Bacillus cereus* mit 2–3 h (je kürzer die Inkubationszeit, desto schwerer der Verlauf). Bei diesen Erkrankungen dominiert relativ häufig das Erbrechen die klinische Symptomatik (emetischer Verlauf).

Von manchen Erregern können sekundäre Immunprozesse mit nachfolgenden Organschädigungen ausgelöst werden (z. B. **reaktive Arthritiden** bei Salmonellen, Yersinien, *Campylobacter*).

Ist der obere Gastrointestinaltrakt mit schleimhautschädigenden Erregern befallen (häufig z. B. bei *Giardia lamblia*), kann es zu Resorptionsstörungen mit den entsprechenden Symptomen kommen (Malassimilationssyndrom, ➤ 7.5.6).

Eine Sonderform der infektionsbedingten Darmerkrankungen entsteht im Rahmen von z. B. durch Analverkehr übertragenen **Proktitiden.** Typische Erreger sind hierbei Herpes-simplex-Viren, *Chlamydia trachomatis* (Lymphgranuloma venereum; LGV) sowie *Neisseria gonorrhoeae.* Klinisch stehen Tenesmen, rektale Schmerzen sowie analer Ausfluss im Vordergrund, selten dominiert die Diarrhö. Die Diagnose erfolgt durch Prokto- oder Sigmoidoskopie und gezielten Erregernachweis.

Diagnostisches Vorgehen

Die meisten Formen der infektiösen Diarrhö sind unkompliziert und selbstlimitierend. Daneben treten jedoch komplikationsträchtige Formen auf, die sofort und intensiv abgeklärt und womöglich behandelt werden sollten. Folgende Warnzeichen weisen auf komplizierte Verläufe hin:

- Zeichen einer systemischen Beteiligung: hohes Fieber, Schüttelfrost, „toxisches“ Erscheinungsbild
- Blutige Diarrhö
- Peritonitische Zeichen: Abwehrspannung, Druckschmerz

Auch eine länger als 7–10 Tage anhaltende Diarrhö sollte weiter abgeklärt werden.

Anamnese und Befund

Neben den Symptomen (Stuhlbeschaffenheit, -konsistenz, -häufigkeit, -beimengungen) ist stets nach evtl. vorangegangenen Auslandsaufenthalten (Reisediarrhö, s. o.) sowie dem Genuss „verdächtiger“ Nahrungsmittel zu fragen (ungekochtes Fleisch, Schalentiere, nichtpasteurisierte Milch oder Obstsäfte). Weitere Fragen richten sich nach der Infektionsquelle: Sonstige erkrankte Personen? Haustiere (z. B. Reptilien bei Verdacht auf Salmonellose)?

Auch andere Ursachen der akuten Diarrhö (➤ 7.5.1) müssen bei der Anamnese berücksichtigt werden, wie z. B. die Einnahme von Antibiotika (Antibiotika-assoziierte Diarrhö, pseudomembranöse Kolitis) oder Laxanzien.

Die Befunderhebung konzentriert sich auf den Allgemeinzustand (Zeichen einer systemischen Infektion?), die Stuhlinspektion sowie die Untersuchung auf peritonitische Zeichen und Dehydratation.

Erregernachweis

Dieser ist bei der Vielzahl der Enteritiserreger nicht einfach und stützt sich auf:

- Mikrobiologische Untersuchungen des Stuhls (Stuhlkulturen bei Bakterien, Gram-Färbung und lichtmikroskopische Untersuchung des Frischpräparats bei Protozoen, ELISA, PCR oder Elektronenmikroskopie zum Nachweis von viralen Erregern)
- Blutkulturen bei septischen Verläufen
- Serologische Untersuchungen: Sie sind meist wenig aussagekräftig, da es nur bei invasiven Erregern zum Titeranstieg im Blut kommt und dieser oft erst mit einer Latenz von mehreren Tagen einsetzt.
- Toxin-Nachweise im Stuhl (z. B. für *Clostridioides-difficile*-Toxin)
- Erreger können in Spezialfällen auch aus dem Duodenalsaft oder in Schleimhautproben nachgewiesen werden (z. B. bei Amöbenbefall des Dünndarms).

MERKE

Die Isolierungsrate für Bakterien bei akuter Diarrhö liegt unter 5 %. Es ist deshalb vertretbar, außerhalb der Klinik Stuhlkulturen nur bei schweren Durchfallserkrankungen zu veranlassen, z. B. bei fieberhaften oder dysenterischen Verläufen oder bei blutigem Durchfall. Auch Leukozyten im Stuhl können ein Hinweis auf eine wahrscheinlich bakterielle Ursache sein.

Weitere Untersuchungen des Stuhls

Blutbeimengungen im Stuhl sind ein Zeichen für eine Schleimhautschädigung; auch Leukozyten oder Eiter im Stuhl weisen auf entzündliche Formen einer Enteritis hin.

MERKE

Nicht alle invasiven Erreger führen im selben Maße zu einer Stuhl-Leukozytose: Diese ist z. B. bei *Campylobacter,* Shigellen und enteroinvasiven *E. coli* stets vorhanden, bei Salmonellen, Yersinien sowie *Clostridioides difficile* jedoch variabel. Bei nicht enteroinvasiven *E. coli,* Viren, Protozoen und bei der Lebensmittelvergiftung wird keine Stuhl-Leukozytose gesehen.

Therapie

In der Regel beschränkt sich diese auf symptomatische Maßnahmen wie die Behandlung der begleitenden Dehydratation und Elektrolytentgleisung. Bewährt haben sich orale Rehydratationslösungen auf Elektrolyt-Zuckerbasis (➤ Abb. 7.10); seltener – z. B. bei dominierendem Erbrechen – muss intravenös rehydriert werden.

Die Antibiotikagabe bei Darminfektionen ist selten angezeigt, da es dadurch zu keiner Verkürzung der Krankheit kommt – bisweilen sogar zu einer Verlängerung der Erregerausscheidung. Ausnahmen sind schwere Erkrankungen mit systemischer Beteiligung (Fieber) oder blutigen Durchfällen sowie protrahierte Verläufe. Antibiotisch behandelt werden also z. B. Typhus/Paratyphus (die im Gegensatz zur Salmonellenenteritis beide zu Anfang mit einer länger anhaltenden Verstopfung einhergehen und erst später zu Durchfällen führen; ➤ 14.10.1), bedrohlich verlaufende Shigellosen, Cholera und die pseudomembranöse Kolitis (s. u.). Auch Protozoeninfektionen (z. B. mit Lamblien und Amöben) sowie Wurminfektionen werden antimikrobiell therapiert.

MERKE

Die häufig eingesetzten Quellmittel (z. B. Pektine), Adsorbenzien (z. B. Kohle) oder motilitätshemmenden Medikamente (Antidiarrhoika wie z. B. Loperamid) behindern die Elimination der Erreger mit dem Stuhl und sollten daher im frühen Verlauf einer Diarrhö und bei dysenterischem Verlauf vermieden werden.

14.10.1 Relevante Enteritiserreger

Bakterien

Salmonellen

Von den etwa 2.000 klassifizierten Serotypen sind etwa 120 humanpathogen, die häufigsten davon sind *S. typhimurium, S. enteritidis* und *S. heidelberg*. Der Serotyp ist dabei jeweils durch drei Oberflächenantigene bestimmt (O, H und Vi). Typhöse Verläufe (s. u.) werden in der Regel durch *S. typhi,* aber auch durch *Salmonella typhimurium* und *S. parathyphi* hervorgerufen.

Übertragung
Übertragen werden Salmonellen meist über durch menschlichen oder tierischen (insbesondere Geflügel, Reptilien) Kot kontaminierte Nahrungsmittel. Die **Inkubationszeit** bei akuter Gastroenteritis beträgt 8–48 h, bei Typhus bis zu 60 Tage.

Klinik
Die Verlaufsformen der Salmonellen-Infektionen sind variabel; folgende **Krankheitsbilder** werden beobachtet:

- Akute Gastroenteritis bzw. Enterokolitis: milde Brechdurchfälle bis hin zu hochfieberhaften Dysenterien mit blutigen Stühlen und Tenesmen
- Typhus/Paratyphus mit Bakteriämie und Sepsis (enteritisches Fieber): Inkubationszeit meist 7–14 Tage, oft mit ausgeprägtem Krankheitsgefühl, Myalgien, Arthralgien, Husten und Kopfweh. Hinzu treten schwere Bauchschmerzen, oft initial mit Obstipation, später Diarrhöen (erbsbreiartig), die blutig werden können. Typisch sind ein in Relation zum Fieber niedriger Puls sowie Roseolen am Körperstamm (leicht erhabene, 2–4 mm große Flecken). Sekundäre Organbeteiligungen sind häufig (septische Arthritis, Osteomyelitis, Hepatitis). Weitere typische Komplikationen sind auch Darmblutung und -perforation.
- Fokale abgegrenzte Infektionen (z. B. bakterielle Arthritis oder Meningitis) nach Durchwanderung des Darms
- Asymptomatische Verläufe sind häufig – die Betroffenen sind dann häufig langfristige Träger und Ausscheider mit Persistenz der Erreger, z. B. in der Gallenblase.

Therapie
Unkomplizierte Verläufe bedürfen nur einer symptomatischen Therapie (Flüssigkeits- und Elektrolytersatz). Allerdings ist ein zusätzlicher Antibiotikaeinsatz gerechtfertigt bei kompliziertem Verlauf (hohes Fieber, blutige Diarrhöen, Hinweise auf septischen Verlauf, Krankheitsdauer länger als eine Woche) oder bei Infektion von Risikopatienten (Krebspatienten, Patienten mit Herzklappenfehlern, HIV-Patienten u. a.). Zum Einsatz kommen dann Cotrimoxazol, Chinolone, Ampicillin oder Cephalosporine der 3. Generation.

Eine Sonderstellung nimmt auch bei der Therapie der typhöse Verlauf ein, der immer eine antibiotische Therapie erfordert. Wegen Resistenzbildungen ist ein Resistogramm wünschenswert. Meist kommen Chinolone zum Einsatz.

Vibrionen

Obwohl **Cholera** das **weltweit** bedeutendste Bakterium dieser Gruppe ist (betroffen ist vor allem Indien), sind andere Vibrionen weitaus häufiger für Durchfallerkrankungen in den Industrieländern verantwortlich (z. B. *Vibrio parahaemolyticus* oder *V. vulnificus*). Diese verlaufen jedoch weit weniger dramatisch als die Cholera. Durch *V. vulnificus* bedingte Wundinfektionen nach dem Baden in der Ostsee nehmen jedoch zu.

Die Cholera hat eine kurze **Inkubationszeit** von wenigen Stunden bis zu 6 Tagen. Durch hohe Enterotoxizität (das Cholera-Toxin stimuliert die Adenylatzyklase und führt zu massiver Chlorid-Sekretion des Kryptenepithels) kommt es rasch zu **sekretorischen Durchfällen** mit bedrohlichen Wasser- und Elektrolytverlusten, bei gleichzeitig kaum veränderter Schleimhaut.

Therapie
Die Therapie besteht auch hier primär in Flüssigkeits- und Elektrolytersatz. Bei Zeichen der Hypovolämie ist eine zusätzliche Antibiotikatherapie gerechtfertigt, die den Verlauf der Erkrankung signifikant abkürzt. Mittel der ersten Wahl sind Tetrazykline.

Kolibakterien

Inkubationszeit 12–72 h.

Klinik
Je nach Stamm („Pathovar") kommen unterschiedliche **klinische Verläufe** vor:

- Enteropathogene *E. coli* **(EPEC)** verursachen durch Zerstörung der Mikrovilli eine schwere Säuglingsdiarrhö.
- Enterotoxinbildende Kolibakterien **(ETEC)** verursachen choleraähnliche sekretorische Durchfälle und sind die bei Weitem häufigsten Erreger der Reisediarrhö.
- Enteroinvasive *E. coli* **(EIEC)** verursachen blutige und schleimige Durchfälle (Dysenterie).
- Enterohämorrhagische *E. coli* (**EHEC** = zytotoxinproduzierende *E. coli* = verotoxinproduzierende *E. coli* = *E. coli* O157:H7) sind hochinvasiv und können neben einer hämorrhagischen Kolitis mit Durchfällen das **hämolytisch-urämische Syndrom** (> 11.8.6) auslösen. Die Übertragung erfolgt v. a. über ungekochtes Fleisch.

Fast alle durch Kolibakterien verursachten Erkrankungen werden rein symptomorientiert behandelt. Beim hämolytisch-urämischen Syndrom (HUS) wird sogar vermutet, dass eine Antibiotikatherapie den Verlauf ungünstig beeinflusst. Beim HUS können intensivmedizinische Maßnahmen, Hämodialyse und Bluttransfusionen erforderlich werden.

Shigellen

Inkubationszeit 1–5 Tage.
40 Serotypen sind bekannt. Schon kleinste Mengen (10 bis 100 Organismen) können eine schwerwiegende Infektion auslösen. Shigellen sind zum einen enteroinvasive Organismen, sie bilden zum anderen aber auch ein Enterotoxin, welches für die wässrigen Durchfälle in der Initialphase der Krankheit verantwortlich ist. Die **Übertragung** erfolgt von Mensch zu Mensch.

Typischerweise treten zunächst Fieber, Bauchschmerzen und eine wässrige Diarrhö auf; deren Volumen nimmt jedoch rasch ab und es folgen blutige Stühle mit Tenesmen. Eventuell kommt es zur Generalisierung mit Schnupfen, Husten bis hin zur Sepsis.

Therapie
Ähnlich wie bei anderen Erregern bedürfen die meisten Verläufe nur einer symptomatischen Therapie. Bei komplizierten Verläufen (Salmonellen) kommen primär Chinolone zum Einsatz. Bei Infektionen aus Asien eher Drittgenerations-Cephalosparin.

Campylobacter

Inkubationszeit 2–15 Tage.
Campylobacter wird meist über kontaminiertes Fleisch, Milch oder Wasser übertragen. Weltweit dürfte *Campylobacter* der häufigste bakterielle Darminfektionserreger sein. Verantwortlich für Darminfektionen sind vor allem *Campylobacter jejuni* und *C. coli.*

Die Krankheit beginnt mit **Prodromen** aus Fieber, Kopfschmerzen und Gliederschmerzen, nach 12–24 h gefolgt von Diarrhöen, welche profus wässrig bis blutig sein können und etwa 5–7 Tage lang anhalten. Die Erkrankung kann in Ausnahmefällen über Monate laufen, sodass zum Teil Verwechslungen mit chronisch-entzündlichen Darmerkrankungen möglich sind. Gelegentlich kann eine reaktive Arthritis oder ein Guillain-Barré-Syndrom in der Folge auftreten.

Selten kommt es zur Bakteriämie und septischen Erscheinungen sowie Absiedelungen in anderen Organen bis hin zur Meningoenzephalitis.

Therapie
Analog zu Salmonellen und Shigellen.

Yersinien

Inkubationszeit 4–21 Tage.
Die wichtigsten humanpathogenen Vertreter sind *Yersinia enterocolitica* und *Yersinia pseudotuberculosis.* Die **Übertragung** erfolgt über kontaminierte Lebensmittel.

Typisch ist ein penetrierender **Verlauf** mit Invasion der Ileum- und Kolonschleimhaut und Ausbildung kleiner Ulzera. Als Zeichen der Allgemeinreaktion entwickeln sich Fieber, Leukozytose und evtl. ein Erythema nodosum, seltener Organbeteiligungen.

MERKE
Yersinien-Infektionen können durch eine akute Lymphadenitis mesenterica eine Appendizitis vortäuschen (Pseudoappendizitis) oder aber bei enterokolitischem Verlauf einem Morbus Crohn ähneln.

Die Infektion verläuft meist selbstlimitierend innerhalb von 4 Wochen, es sind aber auch über Monate protrahierte und septische Verläufe möglich.

Therapie
Analog zu Salmonellen und Shigellen.

Listerien (> 14.11.2)

Listerien sind grampositive und relativ hitzeresistente Bakterien; sie werden durch Milch, Milchprodukte und Fleisch übertragen.

Die Erreger rufen eine Gastroenteritis oder ein grippeähnliches Krankheitsbild hervor. Bei immungeschwächten Patienten kann auch eine Bakteriämie mit konsekutiver Meningitis auftreten.

Die **Diagnose** stützt sich auf den mikroskopischen oder kulturellen Erregernachweis. Bei gefährdeten, z. B. immungeschwächten Patienten wird mit hohen Dosen Ampicillin behandelt.

Intestinale Tuberkulose (➤ 6.4.3)

Heutzutage sehr seltenes Krankheitsbild. Der Erreger, typischerweise *Mycobacterium bovis,* kommt in Deutschland bei Rindern praktisch nicht mehr vor. Die Erkrankung kann den gesamten Magen-Darm-Trakt betreffen und ein Morbus-Crohn-ähnliches Krankheitsbild hervorrufen. Die Behandlung gehorcht den Regeln der antituberkulotischen Therapie (➤ 6.4.3). *M. bovis* ist immer PZA-resistent.

Lebensmittelvergiftung

Inkubationszeit: 2 h bis 2 Tage.
Erreger sind Staphylokokken, *Bacillus cereus* oder *Clostridium perfringens.* Durch die Aufnahme eines außerhalb des Körpers gebildeten (präformierten) Enterotoxins kommt es nach „Genuss" toxinhaltiger Lebensmittel zu explosionsartigen Durchfällen, oft auch heftigem Erbrechen.

Viren

Die häufigsten Enteritiserreger überhaupt – besonders bei Kindern, aber auch bei Erwachsenen – sind Viren (Rota-, Noroviren sowie Astroviren, Adenoviren und Coronaviren). Die Verläufe sind, zumindest bei der sonst gesunden westlichen Bevölkerung, meist kurz und selbstlimitierend. Aber auch bei vielen anderen Viruserkrankungen kommen enteritische Begleiterscheinungen vor, z. B. im Rahmen von Poliomyelitis, Virushepatitis, Zytomegalie oder Influenza. Die Diagnose erfolgt durch ELISA, Elektronenmikroskopie oder PCR des Stuhls. Die Therapie ist immer symptomorientiert (Ausnahme: durch CMV-bedingte Enteritis bei AIDS-Patienten, sie wird spezifisch behandelt; ➤ 14.14).

Pilze

Primäre Pilzenteritiden kommen praktisch nicht vor, sie können jedoch im Rahmen einer ausgeprägten Abwehrschwäche (z. B. infolge einer HIV-Infektion) eine Rolle spielen. Der an sich apathogene Darmbewohner *Candida albicans* kann dann pathogen werden; auch kann es zu vom Darm ausgehenden generalisierten Infektionen kommen.

Parasiten

Enteritiserreger unter den Parasiten sind vor allem die Protozoen **Lamblien** und **Amöben** (beide meist nach Auslandsreisen) sowie **Kryptosporidien.** Seltener sind *Isospora belli* sowie verschiedene Würmer. Die pathogene Potenz des nicht selten gefundenen Protozoons *Blastocystis hominis* ist umstritten. Kryptosporidien und *Isospora* spielen vor allem bei HIV-Patienten eine Rolle. Bei Auslandsreisenden sind Amöben und Lamblien von erheblicher Bedeutung.

Amöben

Entamoeba histolytica ist ein weltweit verbreiteter Parasit mit zwei Lebensformen: **Trophozoit** (Magnaform) und **Zyste** (Minutaform). Die Infektion erfolgt fäkal-oral durch Zysten. Aus den Zysten entwickeln sich im Dünndarm Trophozoiten. Diese können durch bestimmte Virulenzfaktoren zur Schleimhautinvasion befähigt sein und dann eine **Amöbenkolitis** (ausgestanzte Schleimhautulzerationen, meist in Zökum und Colon ascendens) hervorrufen.

Die meisten Infektionen verlaufen asymptomatisch. Symptomatische Infektionen verlaufen als:

- Akute Amöbenruhr: 1–4 Wochen nach Infektion (Aufnahme von Zysten über kontaminierte Nahrung bzw. Trinkwasser) kommt es zu einer 1–4 Wochen anhaltenden schweren Kolitis mit himbeergeleeartigen Durchfällen (oft breiiger, von Schleim und Blutspuren durchsetzter Stuhl), Bauchschmerzen und Tenesmen, manchmal auch Fieber. Komplikation: fulminante Verläufe mit Kolonperforation und Peritonitis.
- Chronische Verläufe mit rezidivierender Kolitis
- Extraintestinale Verläufe: auch ohne vorangehende Kolitis oder Enteritis können noch Monate bis Jahre nach der Infektion **Leberabszesse** (➤ 8.1.10) auftreten.

Kinder, Schwangere und Immungeschwächte haben ein besonders hohes Risiko, einen akuten und schweren Verlauf zu erleiden. Die Letalität einer schweren Amöbenkolitis liegt bei ca. 2 %.

Der **Amöbennachweis** aus dem frischen Stuhl ist störanfällig und darum relativ unzuverlässig. Als beweisend gelten lediglich Magnaformen mit amöboider Bewegung und phagozytierten Erythrozyten (dies ist deshalb wichtig, weil neben den pathogenen *Entamoeba histolytica* auch apathogene Amöbenformen wie etwa *Entamoeba dispar* im Stuhl vorkommen können). Am sichersten sind der Nachweis aus Biopsien in ulzerierten Regionen (i. d. R. im Rahmen einer Koloskopie) sowie der Nachweis über PCR im Stuhl.

Die **Therapie** der symptomatischen Kolitis erfolgt durch die orale Gabe von Metronidazol (Therapiedauer 10 Tage). Gelegentlich persistieren jedoch Amöben trotz Antibiotikagabe, in diesem Fall wird das orale Kontaktamöbizid Paromomycin gegeben.

Werden bei asymptomatischen Personen im Stuhl lediglich Zysten nachgewiesen, reicht die 10-tägige Behandlung mit Paromomycin aus.

Lamblien

Auch *Giardia lamblia* ist ein weltweit verbreiteter Parasit mit den Lebensformen Trophozoit und Zyste. **Hauptinfektionsquelle** ist verunreinigtes Trinkwasser. Aber auch fäkal-orale Übertragung ist möglich. Das **Krankheitsspektrum** variiert von asymptomatischem Verlauf mit Ausscheidung über kurze selbstlimitierende Verläufe einer Gastroenteritis mit oft schaumigen Durchfällen und Flatulenz bis hin zu schweren und protrahierten Verläufen (Letzteres besonders bei Immungeschwächten). Bei entsprechenden Verläufen ist die Entwicklung eines Malassimilationssyndroms mit einer Zottenatrophie ähnlich der Sprue möglich. Der **Erregernachweis** gelingt mikroskopisch im frischen Stuhl (Nachweis der Lamblien oder ihrer Zysten) sowie mittels ELISA aus dem Stuhl oder aus Duodenalsaft oder -biopsien. Als **Therapie** kommt Metronidazol über eine Woche zum Einsatz.

14.10.2 Antibiotikaassoziierte Diarrhö

Der Gebrauch von Antibiotika – ob oral oder parenteral – stört durch die damit verbundene Unterdrückung bestimmter Bakterienstämme das Gleichgewicht der Darmflora mit der klinischen Folge einer Diarrhö (sog. antibiotikaassoziierte Diarrhö). Diese ist häufig (sie kommt je nach Antibiotikum in 2–20 % vor) und dosisabhängig, meist mild und hört nach Absetzen des Antibiotikums von selbst auf. Eine Schleimhautschädigung oder -invasion wird dabei nicht gesehen und pathogene Erreger können in der Regel nicht nachgewiesen werden. Durch die orale Einnahme probiotischer Mikroben (z. B. *Lactobacillus* GG) oder des Hefepilzes *Saccharomyces boulardii* lässt sich die Diarrhö verkürzen (Einnahme mit Beginn der Antibiotikatherapie – keine Kassenleistung).

Seltener kommt es zur Überwucherung des Kolons mit pathogenen Keimen (meist *Clostridioides difficile,* aber auch *Clostridium perfringens* Typ A oder *S. aureus*). Hierdurch kann eine oft schwer verlaufende Kolitis mit Bauchkrämpfen, Fieber und Leukozytose ausgelöst werden. Die durch *C. difficile* ausgelöste Kolitis verläuft typischerweise (aber nicht immer) als sog. **pseudomembranöse Kolitis** (s. u.).

14.10.3 Pseudomembranöse Kolitis

Clostridioides difficile ist ein bei 5 % der gesunden Bevölkerung im Darm nachzuweisender Anaerobier (bei Säuglingen kommt der Keim häufiger vor). Bei Krankenhauspatienten, welche mit Antibiotika behandelt werden, kann bei ca. 20 % *C. difficile* nachgewiesen werden. Der Keim ist im Krankenhaus ubiquitär und wird wahrscheinlich durch Gegenstände oder das Personal auf den Patienten übertragen, wo er wegen des gestörten Darmmilieus gut wächst. Unter bestimmten, noch nicht näher definierten Bedingungen kann der Keim eine schwere Kolitis mit sekretorischer Diarrhö auslösen. Zwei pathogene Stämme spielen eine Rolle: ein enterotoxinproduzierender Stamm (Toxin A) und ein zytotoxinproduzierender Stamm (Toxin B).

Das Zytotoxin löst eine oft schwere Kolitis aus, das Enterotoxin eine sekretorische Diarrhö. Klinisch können die beiden Formen nicht unterschieden werden.

Klinik

Im Vordergrund steht eine wässrige Diarrhö mit Unterbauchkrämpfen. Der Stuhl kann Schleimbeimengungen enthalten, selten auch Blut. Fieber ist häufig. In schweren Fällen kommt es zur fulminanten Kolitis mit Durchwanderungsperitonitis und Perforation, die unbehandelt zum Tod führen kann.

Die Kolitis beginnt wenige Tage nach der initialen Antibiotikagabe, allerdings können die Durchfälle auch noch bis zu 6 Wochen nach Therapiebeginn einsetzen. Auslösende Antibiotika sind häufig Clindamycin, Ampicillin oder Cephalosporine, jedoch kann fast jedes Antibiotikum eine pseudomembranöse Kolitis verursachen.

Diagnostisches Vorgehen und Therapie

Bei der Abdominaluntersuchung fällt ein druckschmerzhafter linker Unterbauch auf. Die Sigmoidoskopie zeigt eine gerötete, ulzerierte, in schweren Fällen mit Membranen bedeckte Rektum- und Sigmaschleimhaut; in 20 % ist zusätzlich das Colon ascendens beteiligt.

Die Toxine können im Stuhl nachgewiesen werden, in der Stuhlkultur wächst *Clostridioides difficile.* In 50 % der Fälle sind Leukozyten im Stuhl zu finden.

Behandelt wird die Kolitis durch Absetzen der Antibiotika und die orale Gabe von Vancomycin. Fidaxomicin ist ebenfalls wirksam und hat eine geringere Rezidivrate, ist aber deutlich teurer. Metronidazol ist nur bakteriostatisch wirksam und wird inzwischen nur noch als Alternative bei Unverträglichkeit oder Nichtverfügbarkeit von Vancomycin oder Fidaxomicin eingesetzt. Alternativ kann eine „Stuhltransplantation" erwogen werden, deren Stellenwert aus bisher vorliegenden Studien für diese Indikation noch nicht abschließend beurteilbar ist.

Rückfälle sind nicht selten. Die Patienten werden nach Möglichkeit isoliert, um eine Verbreitung des Keimes im Krankenhaus zu verhindern.

14.11 Anthropozoonosen

M. Stoll, G. M. N. Behrens

Zooanthroponosen bzw. **Anthropozoonosen** (engl. *animal-borne diseases*) sind aus der Tierwelt auf den Menschen übertragene Infektionskrankheiten.

Wie Thomas R. Mönch bemerkt, können durch Tiere bedingte Infektionen **„außergewöhnlich tödlich"** sein. Dies liegt nicht nur an ihrer Virulenz, sondern auch daran, dass sie oft zu spät erkannt werden. In der Tat gehören viele der bekannteren Anthropozoonosen zu den „Chamäleons" der Medizin und imitieren unter anderem neoplastische oder rheumatologische Erkrankungen. Erst im Spätstadium lösen viele Anthropozoonosen durch Lymphadenopathien, Hauterscheinungen und neurologische Zeichen verhältnismäßig typische Krankheitsbilder aus, in der Anfangsphase verlaufen sie oft lange Zeit als „Fieber unklarer Genese". Die mangelnde diagnostische Ausbeute ist auch darauf zurückzuführen, dass die Erregeridentifikation oft schwierig ist.

Herkunft und Übertragung

Die meisten Mikroben benötigen für ihre Vermehrung, Verbreitung oder Übertragung einen lebenden Wirt. Viele dieser Mikroben sind für ihren Tier-Wirt nicht pathogen, können jedoch auf den Menschen übertragen werden und in diesem Wirtsmilieu zu Krankheiten führen. Die Übertragung erfolgt durch direkte Inokulation (Bisse, Kratzer) oder indirekt über Aerosole, Exkremente, Staub, Sekrete, Haare, kontaminierte Nahrungsmittel oder über Ektoparasiten („Überträger", Vektoren, > Tab. 14.21).

Einige aus der Tierwelt übertragene Erreger sind fast ausschließlich für immungeschwächte Patienten gefährlich (z. B. das durch Hunde übertragene *Capnocytophaga canimorsus* oder die durch Vögel übertragene Histoplasmose und Kryptokokkose).

Die Ursache für eine ganze Reihe spektakulärer Ausbrüche „neuer" Infektionskrankheiten sind ebenfalls Zoonosen, bei denen der Mensch vorübergehend oder auch dauerhaft zum neuen Wirt wurde. Hierzu zählen hämorrhagische Fieber (Ebola-, Lassa-Fieber), COVID-19, MERS und SARS (durch Coronaviren, die u. a. in Fledertieren, Kamelen, Wildkatzen und Marderartigen endemisch sind), aber auch Influenza-Pandemien, Gelbfieber und HIV.

Tab. 14.21 An der Übertragung von Anthropozoonosen beteiligte Ektoparasiten

Insekten-Vektor	Erkrankung
Zecken	Lyme-Borreliose, Frühsommermeningoenzephalitis, Tularämie, Q-Fieber, Rückfallfieber, Babesiose, Virusenzephalitis (Arboviren)
Mücken	Malaria, Dengue-Fieber, Filariosen, Virusenzephalitis (Arboviren)
Milben	Milbenfleckfieber, Rickettsienpocken
Läuse	Murines Fleckfieber, epidemisches Fleckfieber
Flöhe	Pest, murines Fleckfieber
Fliegen	Tularämie, Onchozerkose, Trypanosomiasis, Leishmaniose

MERKE

Anthropozoonosen haben durch die weite Verbreitung von Haustieren sowie das Vordringen des Menschen in praktisch alle Tierhabitate an Bedeutung gewonnen. Der in letzter Zeit zu beobachtende Trend zu „exotischen" Haustieren (Schlangen, Affen etc.) macht die tierische Infektionsfront noch überraschungsträchtiger. Eine herausragende Rolle spielt auch die in immer größeren „Monokulturen" und nicht selten unter barbarischen Bedingungen betriebene Massentierzucht (Geflügel, Schweine, Nerze, Marderhunde u. a. m.), einschließlich deren meist blutigen Verwertung im industriellen Maßstab. Es wird geschätzt, dass mehr als die Hälfte der etwa 1.400 bekannten humanpathogenen Erreger durch Tiere übertragen wird.

Diagnostisches Vorgehen

Viele der vom Tier auf den Menschen übertragenen Krankheiten haben einen mehr oder weniger spezifischen Wirt oder einen bestimmten Überträger. Die Frage nach Kontakten zu Tieren und zu den „typischen" Vektoren ist deshalb der erste Schritt zur Diagnose (> Tab. 14.21 und > Tab. 14.22).

Tab. 14.22 Tierreservoire für wichtige menschenpathogene Erreger

Tierart	Erreger in Abhängigkeit vom Übertragungsweg:		
	Bisse oder Kratzer	**Vektoren/Parasiten**	**Sekrete**
Haustiere			
Hunde	*S.. aureus, Pasteurella, Capnocytophaga canimorsus*, Brucellen, Rabies-Viren	*Francisella tularensis, Borrelia* spp.	Leptospiren, Salmonellen, *Campylobacter, Toxocara canis, Echinococcus*
Katzen	*Pasteurella, Bartonella henselae, Francisella tularensis*, Rabies-Viren, *Yersinia pestis*	*Borrelia* spp., *Francisella tularensis, Yersinia pestis, Bartonella henselae*	Toxoplasmen, Salmonellen, *Campylobacter, Coxiella burnetii, Toxocara cati*
Vögel	*Erysipelothrix*		*Chlamydia psittaci*, Salmonellen, *Cryptococcus neoformans, Histoplasma capsulatum*
Reptilien			Salmonellen
Nutztiere			
Küe	Rabies-Virus		Brucellen, Leptospiren, Kryptosporidien, Salmonellen
Schafe, Ziegen			Brucellen, *Coxiella burnetii, Echinococcus*, Salmonellen
Pferde	Rabies-Virus	Enzephalitisviren	*Rhodococcus equi*, Brucellen, Leptospiren, Salmonellen
Schweine			Brucellen, Leptospiren, Kryptosporidien, Salmonellen
Geflügel		Enzephalitisviren	*Chlamydia psittaci*, Salmonellen
Wildtiere			
Hasen		*Francisella tularensis, Yersinia pestis*	*Francisella tularensis, Yersinia pestis*
Hirsche und Rehe		*Borrelia* spp., Francisella tularensis	*Bordetella pertussis*
Füchse	Rabies-Virus		*Vibrio cholerae*
Mäuse	Hanta-Virus	*Borrelia* spp., *Salmonella typhi, Yersinia pestis*	Leptospiren, Hanta-Virus
Fledermäuse	Rabies-Virus		*Histoplasma capsulatum*, Ebola-Virus

Außerdem sind andere Übertragungsmöglichkeiten zu berücksichtigen, wie z. B. unpasteurisierte Milch, Aufenthalt oder Hobbys im Freien, Beruf (z. B. Kanalarbeiter, Förster) oder Herkunft des Trinkwassers.

14.11.1 Yersiniosen

Historisch bedeutsamster Vertreter der Yersinien ist *Yersinia pestis,* der Erreger der Pest, die unbehandelt zu den gefährlichsten Zooanthroponosen überhaupt gehört. Weitaus häufiger sind jedoch *Yersinia enterocolitica* und *Yersinia pseudotuberculosis,* die ebenfalls von Tieren übertragen werden können und überwiegend enteritische Krankheitsbilder auslösen (➤ 14.10.1). Die Übertragung erfolgt von wilden Nagetieren bzw. deren Flöhen. Die pneumonische Form der Pest kann auch von Mensch zu Mensch oder von Katze zu Mensch über Aerosole übertragen werden (weit häufiger ist sie jedoch hämatogen bedingt).

In Europa spielt die Pest praktisch keine Rolle mehr, in ärmeren Ländern mit niedrigerem Hygienestandard (Ratten und Flöhe in Menschennähe) oder in der Nähe von größeren Importhäfen wie etwa im Süden der USA (Einschleppung infizierter Ratten) werden noch gelegentlich sporadische Erkrankungen beobachtet.

Klinisch verläuft die Pest entweder als sog. **Beulenpest** (bubonische Pest) mit Fieber und schmerzhafter regionaler Lymphadenopathie, als **pneumonische Pest** mit Husten, Dyspnoe und Hämoptyse oder als **septische Pest** mit schwerem Sepsissyndrom. Meningitische Formen sind selten.

Therapeutisch werden Chinolone, Doxycyclin und auch Cotrimoxazol eingesetzt; die Krankheit ist heute gut behandelbar.

14.11.2 Listeriose

Listeria monocytogenes ist ein aerobes, grampositives Stäbchen, das ubiquitär in der Natur vorkommt und bei einer großen Zahl von Nutz- und Haustieren (z. B. Schafen, Ziegen, Kühen) Krankheiten verursachen kann. Die Infektion des Menschen erfolgt durch direkten Tierkontakt oder über **Tierprodukte,** z. B. Milch, Weichkäse, aber auch ungekochtes Fleisch. Da Listerien auch bei tiefen Temperaturen noch vermehrungsfähig sind, ist die wichtigste prophylaktische Maßnahme die Pasteurisierung von Milch. Außerdem sollten Menschen bestimmter Risikogruppen Tierkontakte meiden (z. B. Schwangere und Immungeschwächte).

Neugeborene sind durch eine Sepsis, Pneumonie bzw. Meningitis gefährdet, die diaplazentar, im Geburtskanal sowie nach der Geburt erworben werden kann. Die diaplazentare Infektion des Fetus führt oft zum Abort.

Klinik

Die meisten Infektionen beim Erwachsenen verlaufen inapparent, bei immungeschwächten Patienten kann es zu Meningitis, Enzephalitis, septischen Krankheitsbildern, seltener auch zu Konjunktivitis oder Endokarditis kommen.

Diagnostisches Vorgehen und Therapie

Die Diagnostik erfolgt durch Erregernachweis in Blut- und Liquorkultur oder wird mikroskopisch durch Biopsien (bei der seltenen granulomatösen Verlaufsform: **Listeriome**) gestellt.

In der Therapie werden Ampicillin und Acylaminopenicilline eingesetzt, ggf. sollte mit Aminoglykosiden kombiniert werden. Bei lokalisierten kutanen oder okulären Formen kommen auch Tetrazykline zum Einsatz.

14.11.3 Leptospirosen

Leptospirosen sind akute Erkrankungen, die durch Infektionen mit verschiedenen Serotypen der Spezies *Leptospira interrogans* hervorgerufen werden. Leptospiren kommen weltweit vor, die Infektion erfolgt über Schleimhäute oder kleine Hautwunden, durch Kontakt mit erkrankten Tieren oder durch keimhaltigen Urin in kontaminierten Gewässern. In Europa stellen **Nagetiere** das Haupterregerreservoir dar.

Klinik

Es werden eine anikterische „grippale" Verlaufsform, die für die **hohe Dunkelziffer** der Leptospirosen verantwortlich zeichnet, und eine zweiphasige schwere Verlaufsform unterschieden.

Bei Letzterer treten nach einer Inkubationszeit von 5–14 Tagen aus vollem Wohlbefinden heraus Schüttelfrost, hohes Fieber, Muskel- und Kopfschmerzen, evtl. Hypotonie und relative Bradykardie auf. Ursache sind transitorische Bakteriämien, die selten auch zu Konjunktivitiden, Episkleritiden oder flüchtigen makulösen Exanthemen führen können. Nach einer Krankheitsdauer von 3–8 Tagen und einem kurzen afebrilen Intervall tritt die Krankheit in die zweite Phase mit Leber- (Hepatomegalie, Ikterus, Leberversagen), Nieren- (Nephritis, Niereninsuffizienz) und ZNS-Beteiligung (aseptische Meningitis) Die schwere ikterische Verlaufsform bei Leberbefall wird auch als **Morbus Weil** bezeichnet und hat eine Letalität von 25 %.

Als Spätmanifestation kann, wie bei anderen Spirochätosen, eine Mesaortitis mit Aneurysmenbildung auftreten.

Diagnostisches Vorgehen und Therapie

Wegen des schwierigen Erregernachweises wird die Diagnose durch einen Titeranstieg in der Agglutinationsreaktion und KBR gestellt. Die antibiotische Therapie erfolgt mit Penicillin G oder Doxycyclin. Bei Therapiebeginn ist – nach der Erstgabe – mit einer Jarisch-Herxheimer-Reaktion (➤ 14.12.1) zu rechnen.

14.11.4 Durch Borrelien ausgelöste Erkrankungen

Borrelien sind gramnegative Spirochäten. Weltweit verursachen über 15 verschiedene Spezies von Borrelien das von Zecken übertragene **endemische Rückfallfieber,** während nur *Borrelia recurrentis* das durch Läuse übertragene und derzeit praktisch nur in Afrika vorkommende **epidemische Rückfallfieber** verursacht. Das Erregerreservoir für alle Formen des Rückfallfiebers sind wilde Nagetiere. Vom Rückfallfieber abgegrenzt wird die in den 1970er-Jahren des letzten Jahrhunderts entdeckte **Lyme-Borreliose,** deren Erregerreservoir ausgesprochen artenreich ausfällt: Neben höheren Wildtieren, wie Rehen, besteht es aus Mäusen, Vögeln, Reptilien, Igeln, Füchsen und Kaninchen.

Klinisch ist das Rückfallfieber durch schwere, grippeähnliche Symptome mit hohem Fieber und einem flüchtigen, makulären, manchmal petechialen Hautausschlag gekennzeichnet. Multiple Organkomplikationen können vorkommen (ikterische, meningitische, myokarditische sowie pneumonische Verläufe). Nach 3–7 Tagen kommt es zur kritischen Entfieberung, nach mehreren Tagen bis Wochen erneut zu einem fieberhaften Rückfall und so weiter. Die Rückfälle werden progressiv milder und kürzer und hören schließlich ganz auf.

Lyme-Krankheit (Lyme-Borreliose)

Diese nach dem amerikanischen Landkreis, in dem der Erreger erstmals entdeckt wurde, benannte Form der Zeckenborreliose ist eine unbehandelt stadienhaft verlaufende Erkrankung durch *Borrelia burgdorferi,* welche vor allem Nagetiere und Waldsäugetiere, wie Rehe, Mäuse, Igel, befällt. Auch andere Borrelienarten können in Mitteleuropa für eine Lyme-Borreliose verantwortlich sein, die dann jedoch teilweise klinisch etwas unterschiedlich verläuft (z. B. *B. garinii, B. afzelii, B. valaisiana, B. lusitaniae* und *B. spielmani*/A14S). Diese Erreger werden zusammen mit *Borrelia burgdorferi* auch als *„Borrelia burgdorferi* sensu lato" bezeichnet (also als *Borrelia burgdorferi* „im weiteren Sinne" – *Borrelia burgdorferi* selbst wird dann als *„Borrelia burgdorferi* sensu stricto" bezeichnet). Das Verbreitungsgebiet der Borrelien ist hierzulande vom Lebensraum des Vektors, des **Holzbocks** (Zecke, *Ixodes ricinus),* abhängig (➤ Abb. 14.29). Neuinfektionen treten vor allem zwischen Juni und August auf. Die Lyme-Krankheit ist eine der häufigsten Anthropozoonosen und ist in vielen Gegenden der Welt häufiger als alle anderen vektorübertragenen Erkrankungen zusammen. Das Verbreitungsgebiet in Europa ist sehr unterschiedlich – generell gilt: Je mehr Wald (auch Naherholungsgebiete) und je mehr Feuchtgebiete, desto höher ist die Verbreitung. Die Durchseuchung ist schwer zu schätzen, aber bei lokalen Zeckenuntersuchungen können bis zu 50 % der Zecken befallen sein. Nur ein geringer Teil der Zeckenstiche führt allerdings zu einer Übertragung (eine klinisch manifeste Infektion tritt nach ca. 0,3–1,4 % der Zeckenstiche auf). Das Risiko der Übertragung nimmt nach einer Saugdauer über 24 h deutlich zu. Klinisch stumme Infektionen sind häufig, je nach Berufsgruppe lassen sich bei bis zu 25 % der klinisch Gesunden Borrelien-AK nachweisen.

Klinik

- **Stadium I:** Nach einer Inkubationszeit von Tagen bis wenigen Wochen nach Zeckenstich tritt bei 80 % der infizierten Patienten um die Einstichstelle herum das **Erythema chronicum migrans** auf (➤ Abb. 14.30). Es beginnt als roter Fleck oder Papel und entwickelt sich zentrifugal über Tage bis Wochen zu einer 5–15 cm großen, ringförmigen Rötung, oft mit zentraler Abblassung. Begleitend können milde Allgemeinsymptome wie Kopf- und Muskelschmerzen sowie Fieber, manchmal auch Meningismus auftreten.
- **Stadium II** (frühes Disseminations-Stadium): Wochen bis Monate nach Infektion kommt es im Rahmen einer Spirochätä-

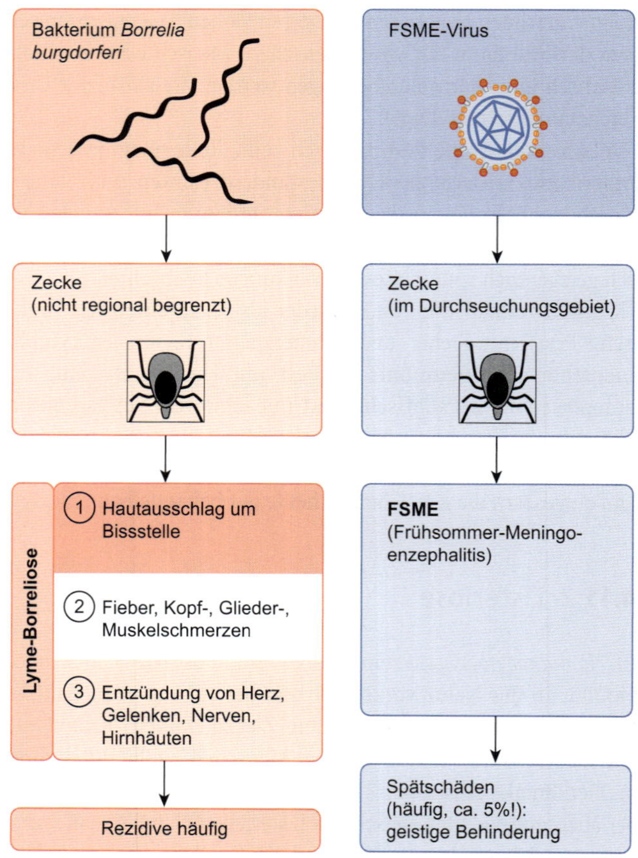

Abb. 14.29 Gegenüberstellung von Lyme-Borreliose und FSME [L143]

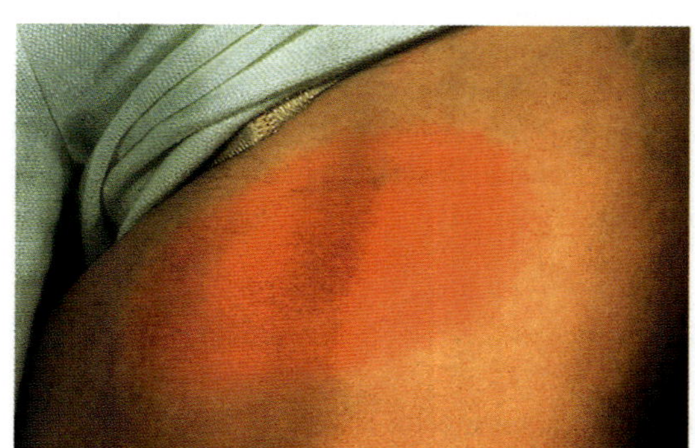

Abb. 14.30 Erythema chronicum migrans [E394]

mie mit Organabsiedelungen bei etwa der Hälfte der Infizierten zu einer lymphozytären **Meningoradikulitis (Bannwarth)** mit quälenden radikulären Nervenschmerzen (vor allem nachts und meist zur Bissstelle ausstrahlend) sowie **Hirnnervenparesen** (vor allem Fazialisparese, aber auch die Augenmuskeln können gelähmt sein). Neben diesen auch als **Neuroborreliose** zusammengefassten Erscheinungen kann –selten, dann aber fast pathognomonisch – ein **Lymphozytom** auftreten, eine livide Verhärtung am Ohrläppchen, einer Brustwarze oder woanders. Gefürchtet, aber noch seltener ist die **Lyme-Karditis,** die typischerweise mit Rhythmusstörungen einhergeht. Aber auch Allgemeinsymptome können in diesem Stadium auftreten, von einer Aussaat vieler kleiner Erythema-migrans-Herde auf der Haut bis zu meningitischen oder enzephalitischen Verläufen (vor allem bei Kindern). Auch okuläre Beteiligungen mit Iridozyklitis oder Chorioretinitis kommen vor.
- **Stadium III** (spätes Disseminations-Stadium): Monate bis Jahre nach Infektion treten vielfältige Organstörungen auf, besonders typisch sind **Gelenkerscheinungen** (Mono- bis Oligoarthritis vorwiegend der großen Gelenke) und **Hauterscheinungen** (Acrodermatitis chronica atrophicans Herxheimer: fleckige Hautatrophien der distalen Extremitäten). **Neurologische Erscheinungen** (Müdigkeit, Hörverlust, Enzephalomyelitis, Polyneuropathie) sind selten und werden teilweise auch als „Neuroborreliose des III. Stadiums" bezeichnet. Sie sind aber oft nicht klar einer Borrelien-Infektion zuzuordnen (Wer ist **nicht** müde?).

Wie auch bei anderen Spirochätosen können die genannten Stadien in einzelnen Fällen auch in deutlich kürzerer Folge auftreten oder sich gelegentlich auch überlappend oder zeitgleich manifestieren.

Diagnostisches Vorgehen

Die Diagnose ist schwierig und wird **meist klinisch** gestellt, da in den Anfangsstadien nur bei 10–40 % der Patienten spezifische Antikörper im Blut nachzuweisen sind. Manche Patienten bilden auch im weiteren Verlauf keine nachweisbaren Antikörper. Erschwert wird die Antikörperdiagnostik dadurch, dass sich die Borreliose-Erreger (*Borrelia burdorferi* sensu lato) serologisch im Routinelabor nicht unterscheiden lassen, die klinischen Verläufe jedoch teilweise verschieden sind. Hinzu kommt, dass ein Erythema migrans in einem Teil der Fälle entweder fehlt oder nicht bemerkt wird und der Zeckenstich nur von der Hälfte der Patienten erinnert wird. Paradoxerweise zeigte eine prospektive epidemiologische Studie, dass Menschen aus Endemiegebieten, die einen Zeckenstich erinnerten, seltener eine Borreliose entwickelten.

Bei der Neuroborreliose des zweiten Stadiums kann eine **Lumbalpunktion** typische Veränderungen des Liquors nachweisen (Pleozytose und Eiweißerhöhung). In den späteren Stadien ist die Serologie (und auch die Liquordiagnostik) noch weniger von Nutzen, da falsch negative und falsch positive Resultate nicht selten sind. Außerdem ist oft schwer zu entscheiden, ob ein positiver Titer nicht vielleicht eine vergangene und damit irrelevante Infektion widerspiegelt. Auch PCR-Verfahren sind nicht immer treffsicher, dasselbe gilt für die teilweise wenig standardisierten und kaum validierten Lymphozytentransformationstests oder Tests an NK-Zellen.

Wegen der labordiagnostischen Unschärfe gilt bei der Borreliose deshalb: Je typischer die Klinik, desto geringer ist die Wertigkeit der serologischen Befunde!

MERKE

Die Borrelien-Serologie, ursprünglich entwickelt gegen die in den USA besonders verbreitete Spezies *B. burgdorferi* sensu stricto fällt nicht selten falsch positiv oder auch falsch negativ aus. Nach wie vor sind serologische Verlaufsuntersuchungen aber ein entscheidender Baustein der Diagnostik. Insofern fehlt bisher ein zufriedenstellender Goldstandard in der Diagnostik von Borreliosen. Verbesserungen sind für die Zukunft dadurch zu erwarten, dass eine besser standardisierte Serodiagnostik etabliert wird.

Therapie

Als Erstes muss die **Zecke entfernt** werden. Hierzu kursieren viele Mythen, was Methode und Drehrichtung angeht. Verbreitet ist die Empfehlung, die Zecke möglichst nahe an der Einstichstelle mit einer gut schließenden Pinzette zu packen (nicht zu fest) und dann vorsichtig daran zu ziehen (nicht rupfen!). Dabei sollte kein Druck auf den Leib der Zecke ausgeübt werden, damit es nicht zum Rückfluss von infektiösem Mageninhalt der Zecke in die Bisswunde kommt. Aus diesem Grund eignet sich die beschriebene Pinzettentechnik nur für Zeckenstiche in den größeren Entwicklungsstadien: Selbst adulte Zecken sind vor der Blutmahlzeit nur 2–4 mm groß. Der Mensch wird aber ganz überwiegend von den viel kleineren Nymphen gestochen. Um diese – wie gefordert – frühzeitig zu entfernen, sind **Einmalrasierer** geeignet. Dabei wird der distale Anteil des Stechwerkzeugs auf Hautniveau abgeschnitten, aber kein Druck auf Körper oder Kopf der Zecke ausgeübt. Dem gelegentlich stark überschätzten Risiko einer sekundären lokalen Infektion an der Einstichstelle kann – wie nach der Pinzettenmethode – durch anschließende Lokaldesinfektion vorgebeugt werden. Keinesfalls sollte das Wohlbefinden einer noch saugenden Zecke mit Desinfektionsmitteln, Chemikalien, Abbrennen mit einem Feuerzeug oder durch Betupfen mit Öl beeinträchtigt werden. Die Daten zu einer tatsächlichen Erhöhung des Übertragungsrisikos durch die genannten Maßnahmen sind allerdings kontrovers.

Eine **Chemoprophylaxe nach einem erfolgten Zeckenstich** auch ohne Krankheitszeichen wird in Europa nicht empfohlen. Diese kann jedoch in Hochrisikogebieten sinnvoll sein (Doxycyclin, 200 mg einmalig) und ist nach Datenlage auch effektiv. Ein **vorbeugender aktiver Impfstoff** – allein wirksam gegen *B. burgdorferi* sensu stricto – war effektiv und bis 2002 in den USA zugelassen. Ein neuer, vielversprechender Vakzinekandidat, **VLA15,** ist seit 2020 in klinischen Phase-2-Studien. Dieser multivalente, Protein-Subunit-Impfstoff richtet sich gegen das OspA-Antigen von verschiedenen Borrelienspezies (sensu lato), die in Nordamerika und Europa vorherrschen.

Therapie der Borreliose: Im Frühstadium wird mit Doxycyclin oral (bei Unverträglichkeit oder bei Kindern auch Amoxicillin) über 2–4 Wochen behandelt. Ebenfalls wirksam sind Makrolide und Cephalosporine. Schwere Spätverläufe (Herzbeteiligung, ZNS-Beteiligung) werden 2–4 Wochen lang mit parenteralem Ceftriaxon, einem Cephalosporin der 3. Generation, behandelt.

Nicht alle Spätstadien der Borreliose heilen aus. Dies kann zwei Gründe haben und beide haben differenzialtherapeutische und differenzialdiagnostische Konsequenzen:

- Klinische Symptome der Spätstadien der Borreliose sind vermutlich kaum noch Ausdruck der Infektion selbst, sondern eher Folge einer fehlgeleiteten immunologischen (Auto-)Reaktion.
- Die Beschwerden sind nicht einer Borreliose, sondern einer anderen Erkrankung – beispielsweise einer Fibromyalgie oder einer Kollagenose – zuzuordnen.

Beide Gründe rechtfertigen eine Zurückhaltung bei unkritischen Wiederholungen der Antibiotikatherapie, zumal auch erhebliche Langzeitfolgen von prolongierten, hoch dosierten Cephalosporin-Therapien beschrieben sind.

Prognose

Schäden können trotz Behandlung verbleiben (z. B. eine Myokarditis oder eine Arthritis, die in 10 % persistiert). Bei früher Behandlung jedoch heilt die Borreliose in aller Regel komplett aus.

14.11.5 Brucellosen

Brucellosen sind eine Gruppe chronisch verlaufender septikämischer Infektionskrankheiten. Weltweit werden jährlich ca. eine halbe Million Brucellen-Infektionen beobachtet. Am häufigsten sind Brucellosen in Lateinamerika und den Mittelmeerländern. Das Erregerreservoir sind Nutztiere und Hunde, seltener Wildtiere.

Der Erreger ist ein kleines, bevorzugt intrazellulär lebendes, gramnegatives Stäbchen. Die Übertragung erfolgt durch direkten Kontakt mit erkrankten Tieren oder über **unpasteurisierte Milch** bzw. Milchprodukte.

Klinik

In Abhängigkeit von geografischem Auftreten und Wirt unterscheidet man **Malta-Fieber** *(Brucella melitensis),* das jedoch nicht auf Malta beschränkt ist, **Schweinebrucellose** *(Brucella suis),* **Hundebrucellose** *(Brucella canis)* sowie den durch *Brucella abortus* ausgelösten **Morbus Bang.** Nach einer Inkubationszeit von einer Woche bis mehreren Monaten entwickelt sich zunächst ein grippeähnliches Bild, das oft wegen des vorwiegenden Befalls des retikuloendothelialen Systems von einer Hepatosplenomegalie und einer ausgeprägten Lymphadenopathie begleitet wird. Typisch ist der undulierende Fieberverlauf. Bei mehr als 50 % ist das Skelettsystem befallen (Sakroileitis, periphere Arthritis, Osteomyelitis der Wirbelkörper). Andere Organbeteiligungen sind seltener, z. B. Endokarditis, Meningoenzephalitis oder Orchitis. Chronische Verläufe mit rekurrentem Fieber, Gelenkschmerzen und Abgeschlagenheit können auftreten.

Diagnostisches Vorgehen und Therapie

Die Diagnose wird durch KBR (falsch positive Reaktionen kommen bei Yersinien-Infektionen vor), Erregernachweis (schwierige Kultur), die mäßige BSG-Erhöhung und den klinischen Verlauf gestellt. Gelegentlich werden ein Transaminasen- und ein Bilirubin-Anstieg beobachtet. Zur Therapie wird eine Kombination aus intrazellulär wirksamen Antibiotika, z. B. Doxycyclin (für Kinder: Cotrimoxazol) plus Rifampicin über 6 Wochen, gegeben.

14.11.6 Ornithose (Psittakose)

Der Erreger der Ornithose ist *Chlamydia psittaci,* ein gramnegatives, **obligat intrazelluläres** Bakterium, das auf den Energiestoffwechsel der Wirtszelle angewiesen ist. Die Übertragung erfolgt durch direkten Kontakt mit infizierten **Vögeln** (Keimreservoir) oder durch Einatmen erregerhaltiger Stäube (Vogelmist).

Klinik

Die Ornithose ist eine zweiphasig verlaufende systemische Erkrankung, deren Hauptmanifestation die **primär atypische Pneumonie** ist. Nach dem Einatmen der Stäube gelangt der Erreger über die Epithelien des Respirationstrakts hämatogen in die retikuloendothelialen Zellen von Leber und Milz. Hier findet die Keimvermehrung statt, die sich klinisch durch eine Hepatosplenomegalie, evtl. mit leichtem Ikterus und Transaminasenerhöhung, äußert. Nach einer Inkubationszeit von 7–14 Tagen kommt es zu hohem Fieber, trockenem Husten (evtl. später mit Schleim- oder Blutbeimengungen) und starken Kopfschmerzen. Andere Organmanifestationen wie Perikarditis oder Myokarditis sind selten.

Diagnostisches Vorgehen

Die Diagnose wird klinisch durch Nachweis einer atypischen Pneumonie mit ausgeprägtem Röntgenbefund (alveoläre und interstitielle konfluierende Infiltrate mehrerer Lungensegmente) und begleitender Hepatosplenomegalie gestellt. Beweisend ist ein Antikörpertiter von ≥ 1:32 oder ein Titeranstieg in der KBR.

Therapie

Antibiotika der Wahl sind Doxycyclin, alternativ Erythromycin oder andere Makrolide. Bei frühzeitiger Therapie ist die Prognose gut.

MERKE

Die beiden anderen wichtigen Chlamydien-Erkrankungen durch **C. pneumoniae** und **C. trachomatis** besitzen kein tierisches Erregerreservoir. Sie werden im Gegensatz zur Ornithose ausschließlich von Mensch zu Mensch übertragen.

14.11.7 Rickettsiosen

Rickettsien sind gramnegative pleomorphe, kokkoide und **obligat intrazellulär** lebende Bakterien, die eine Vielzahl von exanthematischen oder mit zyklischen Fieberschüben einhergehende Allgemeininfektionen hervorrufen können. Es gibt mehrere Gattungen, z. B. *Rickettsia, Coxiella* und die erst kürzlich entdeckte Gattung *Ehrlichia.* Mit der Ausnahme von *Rickettsia prowazekii,* dem Erreger des epidemischen Fleckfiebers, haben alle Rickettsien ein tierisches Erregerreservoir; fast immer sind dies niedere Säugetiere. Da mit Ausnahme des Q-Fiebers alle Rickettsiosen durch Arthrophoden übertragen werden, kommen sie bevorzugt in Not- und Kriegszeiten oder in Massenunterkünften mit schlechten hygienischen Verhältnissen vor.

Rickettsiosen sind derzeit vor allem als Reisekrankheiten relevant (➤ Tab. 14.23), daneben sind jedoch in Deutschland auch fünf Rickettsienarten endemisch, die alle von Zecken übertragen werden und meist mild verlaufen (z. B. als „Sommergrippe" durch *R. helvetica,* als Lymphadenitis durch *R. slovaca*), seltener auch als exanthematische, also „fleckfieberhafte" Verläufe (z. B. durch *R. monacensis* oder *R. massiliae*).

Klinik

Die Krankheitsbilder der Rickettsiosen lassen sich in drei größere Gruppen einteilen (➤ Tab. 14.23):

- Eine das **Q-Fieber** (ausgelöst durch *Coxiella burnetii*) sowie die **Ehrlichiose** (ausgelöst durch *Ehrlichia chaffeensis*) umfassende Gruppe
- **Fleckfiebergruppe,** also fieberhafte, von Exanthemen begleitete Allgemeinerkrankungen – durch *R. rickettsii, R. conorii, R. sibirica, R. australis, R. akari,* die alle bevorzugt durch Zecken übertragen werden
- **„Typhöse" Rickettsiosen,** also schwer verlaufende, oft mit ZNS-Beteiligung verlaufende Erkrankungen, u. a. das endemische murine Fleckfieber *(R. typhi),* das Milbenfleckfieber (engl. **„scrub typhus"** durch *R. tsutsugamushi*) und das epidemische Fleckfieber *(R. prowazekii).*

Therapie

Alle Rickettsiosen sprechen – zumindest in den Anfangsstadien – relativ gut auf Doxycyclin an.

Q-Fieber

Das Q-Fieber ist eine Infektion durch *Coxiella burnetii,* dessen Keimreservoir **symptomlose Nutztiere** sind. Diese scheiden die Erreger mit ihren Exkrementen aus, in denen das Bakterium auch im getrockneten Zustand über längere Zeiträume überlebt und infektionsfähig bleibt. Die Übertragung erfolgt über Milchprodukte, Exkremente, Staub oder durch direkten Kontakt.

Tab. 14.23 Übersicht über die weltweit häufigsten, durch Rickettsien bedingten Erkrankungen

Krankheit	Rickettsien-Spezies	Bevorzugte geografische Verbreitung	Übertragung	Natürliches Reservoir
Epidemisches Fleckfieber	*R. prowazekii*	Südafrika, Afrika, Asien, Nordamerika	Kleiderläuse	Menschen, Flughörnchen
Murines Fleckfieber (endemisches Fleckfieber)	*R. typhi*	Weltweites Vorkommen, v. a. wärmere Länder	Rattenflöhe	Ratten
Tsutsugamushi-Fieber (Milbenfleckfieber, Buschfieber)	*R. tsutsugamushi*	Südostasien, Japan, Australien	Milben	Nagetiere
Rocky Mountain spotted fever (RMSF)	*R. rickettsii*	Westliche Hemisphäre, USA (v. a. mittlere Atlantikküste)	Zecken	Nagetiere, Hunde
Boutonneuse-Fieber, Kenia-/Südafrikanisches/Indisches Zeckenstichfieber	*R. conorii*	Afrika, Indien, Mittelmeerraum sowie Schwarzmeerküste	Zecken	Nagetiere, Hunde
Queensland-Zeckenstichfieber	*R. australis*	Australien	Zecken	Nagetiere, Beuteltiere
Nordasiatisches Zeckenstichfieber	*R. sibirica*	Sibirien, Mongolei	Zecken	Nagetiere
Rickettsien-Pocken	*R. akari*	USA, Korea, Staaten der früheren UdSSR	Milben	Ratten, Mäuse
RMSF (Rocky Mountain spotted fever)-Ähnliche	*R. canada*	Nordamerika	Zecken	Nagetiere
Ehrlichiose (meist milder Verlauf als „Sommergrippe", teilweise jedoch mit Myokarditis oder Meningitis)	*Ehrlichia chaffeensis*	Südosten Nordamerikas	Zecken	Hunde
Q-Fieber (s. Text)	*Coxiella burnetii*	Weltweites Vorkommen	Keine*	Rinder, Schafe, Ziegen

*Menschliche Infektionen durch Staubinhalation

14

Klinik

Nach einer Inkubationszeit von ca. 3 Wochen setzt die Krankheit plötzlich mit frontalen Kopfschmerzen, Schüttelfrost bei hohen Temperaturen und Myalgien ein. Vorherrschende Organmanifestation des Q-Fiebers ist eine **atypische Pneumonie,** die differenzialdiagnostisch gegen andere oder z. B. durch Mykoplasmen, *Chlamydia pneumoniae, Chlamydia psittaci* bedingte atypische Pneumonien abgegrenzt werden muss.

Gelegentlich werden auch eine granulomatöse Hepatitis oder Enzephalopathie beobachtet sowie– wegen der fehlenden Anzüchtbarkeit des Erregers in Routinekulturen „kulturnegativ“ genannte – Endokarditiden, die auch lange nach der Primärerkrankung noch mit Herzgeräuschen und thromboembolischen Komplikationen manifest werden können.

Diagnostisches Vorgehen und Therapie

Die Diagnose wird durch einen Titeranstieg der KBR gesichert, die Therapie der Wahl ist die Gabe von **Tetrazyklin,** alternativ Makrolid oder Chinolon über einen Zeitraum von 2 Wochen. Im Falle von kardialer Mitbeteiligung – insbesondere bei vorbestehenden Risikofaktoren für Endokarditis – wird die Kombination eines Tetrazyklins mit Hydroxychloroquin über einen längeren Zeitraum (bis zu 24 Monate) empfohlen.

MERKE
Eine Impfung ist möglich, jedoch nur bei besonders exponierten Berufsgruppen sinnvoll.

Epidemisches Fleckfieber

Das epidemische Fleckfieber ist eine fast nur noch in Afrika, selten auch in Osteuropa vorkommende, schwere akute Allgemeininfektion durch *R. prowazekii.* Die Übertragung erfolgt durch Kleiderläuse. Der Erreger war ein häufiger Begleiter der Feldzüge der Vergangenheit, er entschied womöglich mehr Kriege als die Waffenkunst (jeder dritte Soldat aus Napoleons Russland-Armee war infiziert).

Klinik

Nach einer Inkubationszeit von 1–2 Wochen (durchschnittlich 10 Tagen) beginnt die Erkrankung plötzlich mit Kopf- und Gliederschmerzen, Schüttelfrost und hohem Fieber.

Circa 4–7 Tage nach Erkrankungsbeginn tritt ein makulopapulöses Exanthem auf, das sich vom Stamm auf die Extremitäten ausbreitet und hämorrhagisch werden kann. Nicht selten kommt es zur akuten Kreislaufdekompensation mit Oligo-/Anurie und Koma, an der bis zu 50 % der unbehandelten Patienten versterben.

Diagnostisches Vorgehen und Therapie

Die Diagnose wird klinisch und durch KBR oder Weil-Felix-Reaktion, die die Kreuzantigenität zwischen *Proteus*-Stämmen und Rickettsien ausnutzt, gestellt. In der Therapie kommen Tetrazykline – bei dieser Indikation sogar bei Kindern – zur Anwendung. Ebenfalls als wirksam gegen Rickettsien beschrieben sind Azithromycin, Telithromycin und Fluorchinolone.

14.11.8 Tollwut (Rabies, Lyssa)

Die Tollwut als klassische Anthropozoonose wird durch ein RNA-Virus aus der Familie der Rhabdoviren verursacht.

Epidemiologie

Die Übertragung erfolgt durch den Biss eines erkranktes Tieres, seltener auch durch Lecken nicht intakter Haut, da das Virus im Speichel enthalten ist. Erregerreservoir sind wild lebende Füchse, Wölfe und Marder, die die Krankheit wiederum auf andere Tiere (z. B. Rotwild, Hunde) übertragen. Tiere erkranken stets manifest– eine Ausnahme bilden frei lebende Fledermäuse in einigen Teilen der USA. Aufgrund von Impfungen frei lebender Tiere konnte die Häufigkeit der Erkrankung gesenkt werden. Sie liegt derzeit für Deutschland bei 1–3 Erkrankungen pro Jahr.

Klinik

Nach einer Inkubationszeit von 4–6 Wochen (5 Tage bis 1 Jahr) treten zunächst Schmerzen und Taubheitsgefühl im Bereich der Verletzungsstelle auf. Innerhalb kürzester Zeit ist die betroffene Extremität paretisch, es folgen zentralnervöse Symptome mit Angst, Schlafstörungen, Schlund- und Muskelkrämpfen, Tremor sowie Atemstörungen. Charakteristisch ist die Unfähigkeit des Patienten, Wasser zu trinken (Hydrophobie). Der Tod erfolgt wenige Tage nach Erkrankungsbeginn.

MERKE
Die Tollwut hat im Vollbild eine Letalität von 100 %. Bislang haben weltweit erst sieben Patienten eine Erkrankung überstanden, alle bis auf einen hatten zuvor oder postexpositionell eine Vakzinierung erhalten.

Diagnostisches Vorgehen

Beim tollwutverdächtigen Tier ist die **Isolierung des Virus** aus Speichel, Hirngewebe, Liquor und Urin möglich. Es kann mikroskopisch mittels direkten Fluoreszenztests in Abklatschpräparaten der Kornea und post mortem im Gehirn nachgewiesen werden (Negri-Körperchen). Auf jeden Fall sollte das Gehirngewebe des verdächtigen Tieres untersucht werden.

Beim klinischen Verdachtsfall wird der Erregernachweis in Biopsien aus der Nackenhaut, aus Speichel oder Liquor geführt.

Therapie

Es existiert **keine etablierte virusspezifische Therapie,** auch wenn in einem spektakulären Einzelfall nach Langzeitsedation und Beatmung gemeinsam mit einem Bündel aus intensivmedizinischen Maßnahmen und der Gabe von Ribavirin die junge Patientin gerettet werden konnte. Trotzdem gilt weiterhin: Sobald Symptome der Erkrankung auftreten, kommt für den Patienten jede Hilfe zu spät. **Prophylaktisch** sollte jede durch ein Tier verursachte Wunde sorgfältig mit Wasser und Seife gereinigt werden. Das weitere Vorgehen hängt von den Umständen ab, unter denen die Verletzung entstanden ist. Bei begründetem Verdacht auf eine mögliche Tollwutinfektion (fremdes oder wild lebendes Tier mit oder ohne auffälliges Verhalten, Tollwut-Endemiegebiet) müssen sofort eine aktive (5 Injektionen innerhalb eines Monats) und – bei erhöhtem Risiko – zu Anfang auch eine passive Immunisierung durchgeführt werden. Die Impfung verhindert den Ausbruch der Erkrankung zuverlässig, wenn sie vor Ausbruch der Symptome gegeben wird.

14.11.9 Anthrax

Anthrax oder **Milzbrand** (gr. **anthrax** = Kohle) wird durch den vorwiegend Tiere befallenden *Bacillus anthracis,* einen aeroben grampositiven Sporenbildner, hervorgerufen. Die **Sporen** sind äußerst resistent und langlebig (bis zu 40 Jahre), was von den Militärs vieler Länder geschätzt wird. Welches Bedrohungspotenzial von den Sporen ausgeht, zeigte sich im Jahr 2002, als mit der Post verschickte Anthrax-Sporen in den USA mehrere Menschen zu Schaden und Tod brachten. „Natürliche“ Infektionen des Menschen kommen vor allem bei Personen vor, die beruflichen Kontakt zu Tieren oder deren Produkten wie Wolle oder Häuten haben.

„Anthropozidosen“

Seit dem Ersten Weltkrieg werden Infektionserreger in vielen Ländern militärisch als Massenvernichtungswaffen eingesetzt, erprobt oder gelagert – oft unter der Vorgabe „defensiver“ Gründe. Wie rasch und unproblematisch der angeblich der Besserung der Menschheit dienende wissenschaftliche Fortschritt in ein erhebliches Vernichtungspotenzial umgesetzt werden kann, zeigt die Tatsache, dass inzwischen viele Militärlabors über genetisch „verbesserte“ (und sicherlich nicht nur in einem defensiven Sinn verbesserte) Mikroben verfügen.

Zu den heute als potenzielle **Anthropozidosen** (auf die Vernichtung von Menschen abzielende Infektionskrankheiten) relevanten Infektionen gehören viele längst besiegt geglaubte Erkrankungen, wie pulmonaler Anthrax, Tularämie, Pest und Pocken. Letztere wurden zwar 1980 durch die WHO als ausgerottet erklärt, jedoch in einem russischen und einem US-amerikanischen Labor weiter gelagert. Angesichts massiver, nach dem Zusammenbruch der ehemaligen UdSSR zutage getretener Sicherheitslücken ist der ultimative Verbleib der Viren in den vorgegebenen Einrichtungen nicht garantiert, wie auch der Nachweis gezeigt hat, dass es sich bei den 2002 in den USA in krimineller Absicht verschickten Anthrax-Sporen um einen Stamm aus eigenen nationalen Beständen handelte. Gemeinsam mit Erregern von viralem hämorrhagischem Fieber, Rotlauf, Virusenzephalitis und einigen bakteriellen Toxinen wird dieses Waffenarsenal an Anthropozidosen auch als das dreckige Dutzend (*dirty dozen*) bezeichnet.

MERKE

Nach Inokulation werden die Sporen von Makrophagen aufgenommen und zu den Lymphknotenstationen transportiert, wo sie auskeimen und als teilungsfähige Bakterien freigesetzt werden. Entsprechend ist das klinische Bild oft zweiphasig.

Diagnostisches Vorgehen

Die Diagnose kann in einem regulären mikrobiologischen Labor vermutet werden (in der Gram-Färbung breite, bekapselte, grampositive Bazillen; charakteristisches Wuchsverhalten auf Schafblut-Agar), muss jedoch in einem Speziallabor bestätigt werden.

Klinik und Therapie

Anthrax kommt in drei Formen vor:

- **Kutane Form:** 95 % der natürlichen Anthrax-Fälle des Menschen. Der kutane Milzbrand entsteht durch Inokulation von Sporen in die Haut. Er beginnt mit einer schmerzlosen, juckenden „Milzbrandpapel“, auf der sich nach 1–2 Tagen eine Blase oder mehrere Bläschen entwickeln; zudem besteht ein oft erhebliches Ödem. Nachdem die Bläschen aufbrechen, bildet sich der charakteristische, namensgebende schwarze Schorf. Selten kommt es zu einer Bakteriämie. Die Behandlung erfolgt in der Regel oral mit Ciprofloxacin, Doxycyclin oder Amoxicillin. Meist kommt es zur komplikationslosen Rückbildung.
- **Gastrointestinale Form:** Der gastrointestinale Milzbrand wird durch befallenes Fleisch übertragen, er ist sehr selten. Der klinische Verlauf entspricht zunächst dem einer Darmgrippe, später entwickeln sich blutige Stühle. Durch schwere Darmulzerationen und eine hämorrhagische abdominelle Lymphadenitis versterben 50 % der Patienten.
- **Pulmonale Form:** Der pulmonale Milzbrand, erworben durch direkte Inhalation von Sporen, beginnt mit grippeähnlichen Symptomen, die wenige Tage dauern. Anschließend entwickelt sich rasch eine Anthrax-Sepsis. Trotz Behandlung durch intravenöses Ciprofloxacin und Intensivtherapie versterben fast alle betroffenen Patienten.

Eine postexpositionelle Prophylaxe ist mit Ciprofloxacin (oder Doxycyclin) möglich.

14.12 Sexuell übertragene Krankheiten (STI)

M. Stoll, G. M. N. Behrens

Ein bunter Haufen von mehr als 25 pathogenen Erregern nimmt an den sexuellen Erfahrungen des Menschen teil, darunter Viren, Bakterien, Protozoen und Ektoparasiten. Der Übertragungsweg über die am Sexualakt beteiligten Schleimhäute ist dabei äußerst effektiv: Insgesamt werden weltweit pro Jahr etwa 330 Millionen Krankheiten sexuell erworben. Etwa 25 % der Bewohner von Industrieländern erwerben mindestens einmal im Leben eine STI.

Der alte Begriff der **Geschlechtskrankheiten** umfasste laut Geschlechtskrankheitengesetz die vier sexuell übertragbaren Krankheiten: Gonorrhö, Lues, Ulcus molle und Lymphogranuloma inguinale. Der Begriff wurde inzwischen durch den der **sexuell übertragenen Krankheiten** (STI: *sexually transmitted infection*) ersetzt. Diese Umtaufe trägt der Tatsache Rechnung, dass sich viele durch Geschlechtsverkehr erworbene Erkrankungen nicht an Geschlechtsorganen manifestieren und dass Sex je nach menschlicher Interessenlage nicht nur an und mithilfe von Sexualorganen stattfindet (z. B. anale oder orale Übertragung).

Entsprechend zählen heute die HIV-Infektion, aber auch die Virushepatitis, Herpes genitalis, Papilloma-Virosen, sexuell erworbene Chlamydien-Infektionen, *Granuloma inguinale,* die Candidose des Genitaltrakts sowie Infektionen durch *Ureaplasma urealyticum* und Trichomonaden zu den sexuell übertragenen Krankheiten (➤ Tab. 14.24). Im weiteren Sinne können auch der Filzlausbefall oder Skabies den STI zugerechnet werden.

In den letzten Jahren haben vor allem der Herpes genitalis und die durch das Papilloma-Virus hervorgerufenen Feigwarzen an Häufigkeit zugenommen. Fast in Vergessenheit geraten waren die klassischen Sexualerkrankungen zumindest in Zentraleuropa, von denen in den letzten zwei Dekaden die Lues und inzwischen auch das Lymphogranuloma venereum kräftig auf dem Vormarsch sind.

Die Bedeutung der STI geht über ihr unmittelbar gewebeschädigendes Potenzial hinaus: Sie sind häufige Ursachen von Infertilität (insbesondere Gonokokken und Chlamydien), Neoplasien (insbesondere humane Papilloma-Viren) sowie Organversagen (chronische Hepatitis durch Hepatitis-Virus B und C).

Tab. 14.24 Befunde und Erreger bei STI

Syndrom	Erreger
Urethritis*	*Neisseria gonorrhoeae, Chlamydia trachomatis, Ureaplasma urealyticum, Trichomonas vaginalis, Mycoplasma* spp., HSV
Zervizitis**	*Neisseria gonorrhoeae, Chlamydia trachomatis,* HSV, *Trichomonas vaginalis*
Vaginitis (oder Vaginosis)**	*Trichomonas vaginalis, Candida albicans, Gardnerella vaginalis, Mobiluncus* spp., Anaerobier (v. a. Bacteroides)
Genitalwarzen	HPV, *Treponema pallidum*
Genitalgeschwüre	*Treponema pallidum,* HSV, *Haemophilus ducreyi* (Ulcus molle), *Calymmatobacterium granulomatis* (Granuloma inguinale), *C. trachomatis* (Lymphogranuloma venereum)
Proktitis und Proktokolitis	*Chlamydia trachomatis, Neisseria gonorrhoeae, Treponema pallidum,* HSV, *Shigella, Salmonella, Campylobacter, Entamoeba histolytica*
Entzündliche Beckenerkrankungen und Infertilität	*Neisseria gonorrhoeae, Chlamydia trachomatis, Mycoplasma hominis*
Fetale und neonatale Infektionen	*Neisseria gonorrhoeae, Chlamydia trachomatis,* HSV, *Treponema pallidum,* HIV, Zytomegalie-Virus

*Leitsymptom ist urethraler Ausfluss.
**Leitsymptom ist vaginaler Ausfluss.

MERKE

STI gedeihen in vielen Ländern auch auf dem Boden von Menschenrechtsverletzungen (Misshandlung und sexuelle Ausbeutung von Frauen), Armut und sozialer Entwurzelung. Die Bekämpfung von STI hat damit auch eine soziale Komponente.

Diagnostisches Vorgehen

Die Diagnostik der STI hat mit mehreren Problemen zu kämpfen:

- Ärzte schätzen das Infektionsrisiko ihrer Patienten oft falsch ein: Jeder sexuell aktive Erwachsene – ob verheiratet oder nicht, ob kinderreich oder nicht, ob reich oder arm und unabhängig vom Bildungsgrad – kann von STI betroffen sein!
- STI treten oft gemeinsam auf: Jeder Patient mit einer nachgewiesenen STI sollte daher stets auch auf das Vorliegen von anderen STI (inklusive HIV) untersucht werden!
- Die Erhebung einer Sexualanamnese gehört für die meisten Ärztinnen und Ärzte zu den weniger beliebten beruflichen Tätigkeiten; dieser Teil der Gesundheitsvorsorge wird deshalb oft vernachlässigt.
- Umgekehrt stehen auch die von STI betroffenen Patientinnen und Patienten oft vor hohen Barrieren aus Unsicherheit und Scham, wenn diese in einer – oft schnörkelos und ökonomisch durchgetakteten – Sprechstunde auf das mit Stigma und Angst besetzte Thema hinlenken wollen.

Das Wissen um die Häufigkeit sexuell übertragener Erkrankungen sollte jeden Arzt zur diagnostischen Wachsamkeit veranlassen und ihm über die peinlichen Aspekte der entsprechenden Fragen bzw. Untersuchungen hinweghelfen. Die Sorge, dass das Erheben einer Sexualanamnese das Vertrauensverhältnis zwischen Arzt und Patienten stört, ist auch weitgehend unbegründet. Erstens wissen die Patienten die Gründlichkeit durchaus zu schätzen, die sich darin niederschlägt, auch „danach" gefragt zu werden. Zweitens ist – ohne einen spezifischen Anlass – die gründliche Erstanamnese der geeignetste Zeitpunkt, beiläufig, aber umfassend und diskret die Sexualanamnese zu erheben, mit der gleichen Neutralität wie die Berufsanamnese, am besten ohne große Überleitung z. B. zwischen der Frage nach „Allergien" und der „Medikamentenanamnese".

Im Übrigen gibt es kaum eine unverfänglichere zweite Chance: Man kann seinen Patienten zwar ohne Probleme und auch ohne vorher je eine Reiseanamnese erfragt zu haben, nach 3 Wochen stationärer Behandlung z. B. mit der Frage nach einem möglichen Aufenthalt im Amazonasbecken konfrontieren – aber kaum mit der singulären Frage nach der Häufigkeit von ungeschütztem permissivem gleichgeschlechtlichem Analverkehr, wenn vorher das Thema Sexualität völlig ausgespart blieb.

Vorgehen

Sowohl das bloße Screening als auch die gezielte Diagnostik bei entsprechendem Verdacht besteht aus drei Schritten:

- **Anamnese:** frühere STI, Zahl und Art von Sexualkontakten, Zahl der PartnerInnen, sexuelle Orientierung, Empfängnisverhütung, Gebrauch von Kondomen und anderen Barrieremethoden, Impfstatus gegen Hepatitis B, Auslandsreisen, Drogengebrauch, Fragen nach genitalem oder urethralem Ausfluss sowie Genitalveränderungen (Entzündungen, Warzen, Geschwüre)
- **Befund:** v. a. abnorme Befunde der Haut, des Pharynx, der Genitalien, des Rektums sowie der Lymphknoten
- **Screening-Untersuchungen:** Da viele STI lange Zeit asymptomatisch verlaufen, wird folgendes Minimalprogramm empfohlen:
  - **Beim Mann:** Urethralabstrich mit Kultur (*C. trachomatis,* Gonokokken), Urinanalyse (Trichomonaden), Rektalabstrich (nur bei entsprechender Sexualpraxis), Rachenabstrich (nur bei Beschwerden)
  - **Bei der Frau:** Vaginalabstrich für Kultur (*C. trachomatis,* Gonokokken, *Candida*), Mikroskopie (Trichomonaden, *Candida*), (bakterielle Vaginose); sonst wie bei den Männern

14.12.1 Lues (Syphilis)

Bis zum Beginn der antibiotischen Ära war die Syphilis eine der am weitesten verbreiteten und am meisten gefürchteten Krankheiten überhaupt, was auch ihr lateinischer Name Lues – der schlichtweg „Seuche" bedeutet – zum Ausdruck bringt. Die Lues ist eine chronische, stadienhaft verlaufende, meist venerische Infektionskrankheit mit Multiorganbefall. Das Reservoir des Erregers *Treponema pallidum,* eines gramnegativen, beweglichen Stäbchens, ist der Mensch; die Infektion erfolgt meist genital über kleine Schleimhautläsionen, aber auch über die intakte Haut.

Klinik

Die Krankheit verläuft in vier Phasen (➤ Tab. 14.25):

- **Primärstadium** (Lokalbefall, ➤ Abb. 14.31): Nach einer Inkubationszeit von bis zu 5 Wochen entsteht im Bereich der Eintrittspforte der Primärherd, das **Ulcus durum** (schmerzloses Geschwür mit harten Rändern). Die regionären Lymphknoten sind ebenfalls schmerzlos vergrößert und induriert. Während des Primärstadiums beginnt die Generalisation der Erreger, was etwa 8 Wochen nach Auftreten des Primärkomplexes zum Sekundärstadium führt.
- Das **Sekundärstadium** (systemischer Befall) tritt 6 Wochen bis 6 Monate nach Exposition auf und dauert etwa 1–3 Monate. Es überlappt sich bei einem Viertel der Patienten mit dem Primärstadium und ist gekennzeichnet durch multimorphe Exantheme (generalisiert roseolenartig oder stammbetont makulopapulös), hochinfektiöse Condyloma lata (plaqueartige, v. a. perianale Läsionen), Lymphadenitis, diffus-kleinfleckige Alopecia luetica und verschiedene Organmanifestationen wie spezifische Pneumonien, Meningitiden, Hepatitiden. Gewichtsverlust, generalisierte Lymphadenopathie und Fieber zeigen die systemische Natur dieser Phase an. Ausnahmsweise kann schon im Sekundärstadium eine frühzeitige ZNS-Manifestation (Neurolues) auftreten.
- Das **Latenzstadium** ist asymptomatisch und kann viele Jahre bis lebenslang andauern. Oft treten in dieser Phase – meist milde – Rückfälle in das Sekundärstadium auf.
- Ein **Tertiärstadium** machen nicht alle Patienten durch. Es treten subkutane Hautknoten, sog. **Gummen,** oder derbe braunrote Knoten **(tertiäres Syphilid)** auf. Bei Befall der Gefäße entstehen Aneurysmen der Aorta ascendens, bei Befall der Knochen Deformitäten (Sattelnase). Gewebemanifestationen im Bereich

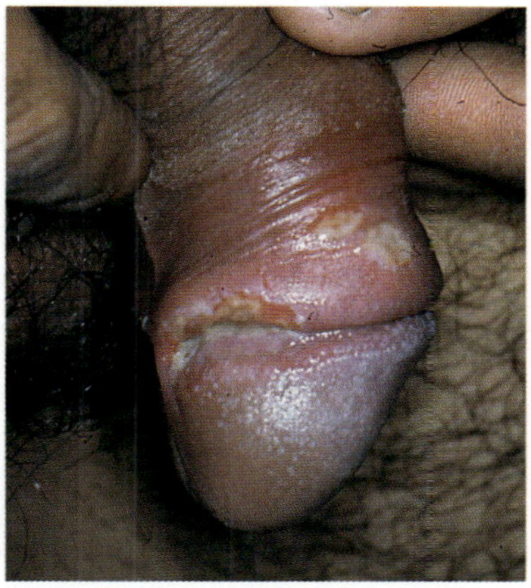

Abb. 14.31 Primäraffekt bei Lues [E385-001]

Tab. 14.25 Natürlicher Verlauf der unbehandelten Syphilis (nach: Stobo JD: The Principles and Practice of Medicine, 23rd ed.; Appleton & Lange, 1996)

Stadium	Typische Symptome/Befunde	Dauer des Krankheitsverlaufs	Dauer der Symptome	Serologie (in %)	
				VDRL	FTA-ABS
Primär	Ulcus durum	21 Tage (10–90)	2–12 Wochen	72	91
Sekundär	Exanthem, Condyloma lata, fleckige Veränderungen der Schleimhäute, Lymphadenopathie, Alopezie	6 Wochen bis 6 Monate	1–3 Monate	100	100
Latenzstadium	Rezidive des Sekundärstadiums oder asymptomatisch	< 1 Jahr	So lange, bis die tertiäre Syphilis auftritt	73	97
Tertiär	Neurosyphilis, kardiovaskuläre Syphilis, Gummen	1 Jahr bis zum Tod	Bis zum Tode	77	99

des ZNS werden als **Neurosyphilis** zusammengefasst: **progressive Paralyse,** chronische Enzephalitis mit Frontalhirnbetonung, Demenz, **Tabes dorsalis** (Areflexie, „lanzinierende" Hyperalgesien, Ataxie).

Diagnostisches Vorgehen

Die definitive Diagnose wird durch die (selten mögliche) **mikroskopische Identifikation von Spirochäten** im Dunkelfeld gestellt; eine Anzüchtung von *Treponema pallidum* ist nicht möglich. Zumeist muss deshalb auf serologische Verfahren ausgewichen werden. Der **serologische Nachweis** ist nur in der Kombination von non-treponemalen Suchtests (z. B. *Treponema-pallidum*-Partikel-Agglutinationstest, TPPA) und treponemalen Bestätigungstests (z. B. Fluoreszenz-Treponema-Antikörper-Absorptionstest = FTA-ABS) möglich. Da diese Tests lebenslang positiv bleiben können, sagen sie nichts über die derzeitige Krankheitsaktivität aus. Zum Nachweis einer aktiven Infektion wird deshalb ggf. eine Cardiolipin-Komplementbindungsreaktion oder der teurere VDRL-Test (Mikroflockungsreaktion) angeschlossen.

Therapie

Chemotherapeutikum der Wahl ist Penicillin, in bestimmten Stadien gleichwertig auch Ceftriaxon. Darreichungsform und Länge der Therapie variieren je nach Stadium. Alternativ kommen Doxycyclin oder Tetracyclin zum Einsatz. Um irreversible Organschädigungen zu vermeiden, muss die Therapie im Primär-, spätestens im Sekundärstadium begonnen werden. Eine ausführliche Übersicht über die stadiengerechte Therapie der Syphilis, einschließlich besonderer Situationen wie konnataler Syphilis, Syphilis bei HIV-Infektion und dem Vorgehen bei Penicillinallergie, sind in der Langfassung der Leitlinie „Diagnostik und Therapie der Syphilis" der Deutschen STI-Gesellschaft ausführlich dargestellt.

MERKE

Etwa 4–8 h nach Injektion der **ersten** Antibiotikadosis kommt es bei 50–80 % der Patienten (im Stadium I) zu einer durch Endotoxinfreisetzung aus den zerfallenden Bakterien bedingten **Jarisch-Herxheimer-Reaktion,** einer mehrere Stunden anhaltenden fieberhaften Reaktion mit Kopfschmerzen und Unwohlsein. Diese sollte nicht als allergische Reaktion auf das Mittel der Wahl fehlgedeutet werden.

14.12.2 Gonorrhö

Die Gonorrhö ist die häufigste meldepflichtige Geschlechtskrankheit, sie ist im Vergleich zu den viralen STI jedoch selten. Trotz chiffrierter Meldepflicht der Erkrankung gibt es wohl eine hohe Dunkelziffer.

MERKE

Die Gonorrhö ist bei Frauen nicht nur häufiger, sondern verläuft wegen der häufigen Keimaszension auch schwerwiegender.

Gonokokken sind gramnegative Diplokokken, deren Erregerreservoir der Genital-, Rektal- und gelegentlich Pharyngealbereich auch asymptomatischer Menschen ist. Gonokokken leben ausschließlich auf **Zylinderepithelien,** auf Plattenepithelien kommen sie nicht vor. Im Zylinderepithel werden die Gonokokken von den Epithelzellen phagozytiert und zur Basalmembran verbracht, wo sie eine eitrige Entzündung des subepithelialen Gewebes verursachen.

Die Übertragung erfolgt überwiegend sexuell (vaginal, anal, Fellatio, Cunnilingus – „Die Gonokokke sitzt und lauscht, was an ihr vorüberrauscht").

Klinik

Nach einer Inkubationszeit von 2–7 Tagen kommt es zur **eitrigen Urethritis,** evtl. mit „rahmigem" Ausfluss. Die aszendierende Infektion führt bei der Frau zu Zervizitis, Endometritis und Adnexitis (bis hin zur Peritonitis). Beim Mann sind eine Prostatitis und Epididymitis möglich.

In bis zu 20 % entwickelt sich im Rahmen eines chronischen Verlaufs eine Sterilität. **Reaktive Arthritiden** entstehen durch hämatogene Aussaat, manche Formen sind möglicherweise auch immunologischer Genese. Bei ungünstiger Abwehrlage ist eine Gonokokken-Sepsis oder Gonokokken-Endokarditis möglich.

Bei entsprechenden Sexualpraktiken können eine Gonokokken-Proktitis (schmerzhafte Defäkation, Juckreiz, Obstipation, analer Ausfluss) und -pharyngitis (Verlauf ähnlich wie bei Streptokokken-Pharyngitis) auftreten; beide verlaufen jedoch in bis zu 50 % asymptomatisch.

Diagnostisches Vorgehen und Therapie

Die **Diagnose** wird durch mikroskopische Untersuchung urethraler und zervikaler Abstriche gestellt. Die **Therapie** kann durch eine Einmaldosis von Cephalosporinen der dritten Generation (z. B. Ceftriaxon i. m. oder Cefixim p. o.) erfolgen; da meist eine Koinfektion mit Chlamydien angenommen werden muss, wird zusätzlich mit oralem Azithromycin therapiert. Alleine sollte Azithromycin ebenso wie Chinolone und andere früher verwendete Antibiotika wegen häufiger Resistenzen heute nicht mehr eingesetzt werden. Die Resistenzraten gegen Cefixim steigen ebenfalls, sodass inzwischen die i. m.-Gabe von erhöhten Ceftriaxon-Dosen empfohlen wird (500 mg i. m. bis 150 kg Körpergewicht; 1 g Ceftriaxon i. m. bei Gewicht > 150 kg).

Der Therapieerfolg sollte eine Woche nach der Behandlung mikroskopisch kontrolliert werden. Da eine Gonorrhö nur bei „ungeschütztem" Geschlechtsverkehr erworben wird, ist an die gleichzeitige Infektion mit anderen sexuell übertragbaren Krankheiten zu denken (Lues, HIV u. a.).

MERKE

Stets sollten die Sexualpartner mit behandelt werden, da sonst Reinfektionen (Pingpong-Effekt) auftreten.

14.12.3 Chlamydia trachomatis

C. trachomatis ist in den Industrienationen der häufigste Erreger von STI; Krankheiten durch *C. trachomatis* sind mindestens zehnmal häufiger als solche durch Gonokokken.

Klinik

- *C. trachomatis* ist für 40 % der Urethritiden bei Männern verantwortlich. Die Infektion verläuft jedoch häufig asymptomatisch. Auch Frauen bemerken die Infektion oft nicht. Eine akute Salpingitis kann auftreten und eine spätere Infertilität bedingen. Nach neueren Vorstellungen kann *Chlamydia trachomatis* auf immunologischem Wege das Reiter-Syndrom auslösen (➤ 13.7.3).
- Bestimmte, vor allem in den Tropen vorkommende Serotypen von *Chlamydia trachomatis* sind für das **Lymphogranuloma venereum,** eine in Europa seltene, dagegen v. a. in Afrika, Indien und Südostasien endemische STI, verantwortlich. Das klinische Bild ist charakteristisch: Zunächst tritt in etwa 25 % eine schmerzlose ulzerierende Papel am Genitale auf, der nach wenigen Tagen eine schmerzhafte regionale Lymphadenopathie folgt. Die zunächst mit der Haut verbackenen Lymphknoten werden später weich und schmelzen ein. In Europa sind zunehmend MSM (Männer, die Sex mit Männern haben) betroffen, die sich meist im chronischen Stadium mit einer mitunter extrem schmerzhaften Proktitis präsentieren.

Diagnostisches Vorgehen und Therapie

Die **Diagnose** erfolgt entweder durch einen direkten Fluoreszenz-Antikörpertest oder durch einen Enzym-Immunoassay eines Gewebeabstrichs.

Die **Therapie** der akuten Infektion erfolgt durch eine Einmaldosis von Azithromycin (p. o.). Spätere Stadien werden über 3 Wochen mit Doxycyclin oder Azithromycin und Cotrimoxazol behandelt.

Weitere Formen der sexuell erworbenen nichtgonorrhoischen Urethritis werden durch *Ureaplasma urealyticum* sowie *Bacteroides* spp. und Mykoplasmen, selten auch durch HSV verursacht.

14.12.4 Herpes simplex

Sexuell übertragene Herpes-simplex-Erkrankungen sind zu 90 % durch **HSV Typ II** (➤ 14.13) bedingt. Seltener ist bei orogenitalem Kontakt auch Typ I der Auslöser. Empfänglich für sexuell übertragenen Herpes sind die Genitalschleimhaut („Herpes genitalis"), der Anus sowie Mund und Oropharynx.

Sexuell übertragene Herpes-Infektionen sind in starkem Anstieg begriffen. Etwa ein Drittel der erwachsenen Bevölkerung zeigt serologische Zeichen einer durchgemachten HSV-2-Infektion.

Klinik

- Die **Erstinfektion** ist in aller Regel symptomatisch und schließt systemische Manifestationen wie Fieber, Abgeschlagenheit, Kopf- und Muskelschmerzen ein. An den exponierten Stellen entwickeln sich multiple flache, schmerzhafte Geschwüre. Eine inguinale schmerzhafte Lymphadenopathie ist häufig. Im Rahmen der Virämie treten bei 25 % eine aseptische Meningitis sowie eine autonome Neuritis mit Harnverhalt, Impotenz und vermindertem Analsphinktertonus auf. Über 2 Wochen verkrusten die Geschwüre und bilden sich zurück. Bei Inokulation des Virus durch den Patienten kann es zu einer herpetischen Keratitis sowie Dermatitis kommen. Bei Analverkehr kann eine äußerst schmerzhafte, fieberhafte Proktitis auftreten.
- **Reaktivierung:** Da die Viren in Nervenganglien überleben können, kommt es wie beim Herpes labialis häufig zu Rezidivschüben, die jedoch meist milder als die Erstinfektion verlaufen und beim Immunkompetenten im Laufe der Zeit an Intensität und Frequenz abnehmen.

Diagnostisches Vorgehen und Therapie

Die Diagnose wird als Blickdiagnose oder auch durch Virusisolation aus den Geschwüren gestellt. Während des aktiven Stadiums, d. h., bevor die Geschwüre verkrustet sind, kann die orale Einnahme von Aciclovir, Valaciclovir oder Famciclovir (bei Erstinfektion z. B. über 7–10 Tage) den Krankheitsverlauf abmildern.

Eine Übertragung auf das Neugeborene kommt vor allem bei zur Geburtszeit aktiver Erstmanifestation vor; in diesem Fall liegt das Risiko für das Kind bei etwa 50 %. Deshalb wird dann zu einer Kaiserschnittentbindung geraten, die die Übertragung jedoch auch nicht zuverlässig verhindern kann.

14.12.5 Andere STI

Anogenitale Warzen

Diesen liegt die sexuelle Übertragung des humanen Papilloma-Virus (v. a. HPV Typ 6 und 11) zugrunde. Anogenitale Warzen dürften heute die häufigste STI überhaupt sein, in bestimmten Regionen sind bis zu 35 % der sexuell aktiven Teenager betroffen.

Klinik

Nach einer Inkubationszeit von 2 Wochen bis zu einem Jahr können die Warzen auftreten, die je nach Erregertyp und Wirtsantwort flach bis blumenkohlartig sind. Sie befinden sich meist am externen Genitale, können jedoch auch Scheide, Zervix und Urethra befallen und werden durch Juckreiz, Brennen oder Blutungen symptomatisch. Bestimmte HPV-Typen können genitale Dysplasien und Karzinome, v. a. das Zervixkarzinom, auslösen.

Diagnostisches Vorgehen

Die Diagnose erfolgt durch Inspektion. Läsionen am inneren Genitale sollten wegen des Dysplasiepotenzials durch einen Papanicolaou-Abstrich abgeklärt werden. Bei länger bestehenden Veränderungen wird zur Risikoabschätzung auch die Typisierung der HPV-Viren empfohlen.

Therapie und Vorbeugung

Etwa 25 % der anogenitalen Warzen bilden sich innerhalb von 3 Monaten zurück. Ist das hoffende Abwarten von keinem zufriedenstellenden Ergebnis gesegnet, kann die lokal-ablative Therapie mit Podophyllin, Trichloressigsäure, Kryotherapie oder Laser versucht werden. Keine der Therapiemodalitäten hat überwältigende Erfolge. Neu entwickelte Impfstoffe haben sich als effektiv in der Vorbeugung von Genitalwarzen (und Zervixkarzinomen) erwiesen und sind seit 2007 für alle Mädchen zwischen 12 und 17 Jahren als Regelimpfung empfohlen, seit 2018 ebenso als Regelimpfung für Jungen, jedoch für diese im Altersfenster von 9 bis 14 Jahren.

Trichomonaden

Trichomonaden sind begeißelte Protozoen und werden vorwiegend sexuell übertragen. Sie infizieren vor allem Vagina und Urethra, es kommt zu vaginalem, meist schaumig gelblichem Ausfluss sowie lokaler Irritation. Die Zervix kann viele kleine hämorrhagische Gebiete aufweisen („Erdbeer-Zervix"). Bei Männern verläuft die Infektion meist asymptomatisch, kann aber bisweilen eine Urethritis verursachen. Die **Therapie** erfolgt durch die orale Gabe von Metronidazol über z. B. 7 Tage oder die Einmaltherapie mit Tinidazol. Partnerbehandlung nicht vergessen!

Ulcus molle

Auch **weicher Schanker** (engl. *chancroid*) genannte, infektiöse und kontagiöse Lokalinfektion, die durch *Haemophilus ducreyi*, ein gramnegatives Stäbchen, verursacht wird. Sie wird vorwiegend sexuell übertragen, bleibt meist auf das Genitale beschränkt und hinterlässt keine Immunität. Das Ulcus molle ist eine Erkrankung v. a. der tropischen und subtropischen Regionen und tritt häufig gemeinsam mit anderen sexuell übertragenen Krankheiten auf.

Klinik

Nach einer Inkubationszeit von 2–6 Tagen kommt es zu mehreren Papeln bzw. Pusteln im Genitalbereich, die in schmerzhafte Geschwüre übergehen. Bei Männern treten meist nur vereinzelt Ulzera auf, während Frauen multiple Geschwüre aufweisen können, dafür aber weniger Schmerzen haben. Meist heilt das Ulcus molle nach wenigen Wochen spontan wieder ab.

Diagnostisches Vorgehen und Therapie

Die Diagnosestellung erfolgt meist aufgrund der Klinik, ein Erregernachweis aus dem Wundsekret ist möglich (Kultur auf Spezialnährböden). Zur Therapie werden Makrolide (z. B. Azithromycin als Einmaldosis p. o.) oder Ceftriaxon i. m. gegeben, Sexualpartner müssen mitbehandelt werden.

Granuloma inguinale (Donovanosis)

In den Industrieländern ist das Granuloma inguinale (nicht zu verwechseln mit dem Lymphgranuloma inguinale [➤ 14.12.3]) eine extrem seltene STI, hervorgerufen durch *Klebsiella granulomatis* (frühere Nomenklatur: *Calymmatobacterium granulomatis*), ein gramnegatives, bekapseltes Stäbchen. Hochprävalenzgebiete sind Indien, Papua-Neuguinea, Zentral- und Nordaustralien, Vietnam, Subsahara-Afrika, Karibik und Süd- und Mittelamerika. Männer erkranken häufiger als Frauen Die Infektion beginnt 2–4 Wochen nach Inokulation mit einer schmerzlosen Papel am externen Genitale, welche später ulzeriert und kaum von einem Plattenepithelkarzinom zu unterscheiden ist. Die Therapie erfolgt mit Tetrazyklinen.

14.13 Systemische Herpesvirus-Erkrankungen

M. Stoll, G. M. N. Behrens

Die Familie der Herpesviren umfasst etwa 80 DNA-Viren, acht sind humanpatogen. Nach ihrem Wirtsspektrum, ihrer Gewebespezifität und ihrem Wachstumsverhalten werden sie in drei Unterfamilien eingeteilt (➤ Abb. 14.32):

- α-Herpesviren: Herpes-simplex-Gruppe mit den beiden Vertretern HSV-1 und -2 sowie das Varicella-Zoster-Virus
- β-Herpesviren: Humane Vertreter sind das Zytomegalie-Virus (= humanes Herpesvirus 5) sowie die humanen Herpesviren 6 und 7
- γ-Herpesviren: EBV (= humanes Herpesvirus 4) sowie humanes Herpesvirus 8 [alias: KSHV = Kaposi-Sarkom-Herpesvirus]

Die Viren der Herpes-Gruppe zeichnen sich durch mehrere interessante Eigenschaften aus:

- **Tropismus:** Verschiedene Herpesviren bevorzugen unterschiedliche Gewebe, was die unterschiedlichen klinischen Verläufe erklärt. So wachsen die α-Herpesviren z. B. gut in Epithelzellen und Fibroblasten und verursachen deshalb häufig mukokutane Erscheinungen. β-Herpesviren dagegen wachsen nur in Fibroblasten, während sich die γ-Herpesviren nur in Lymphozyten vermehren; Letztere fallen deshalb klinisch durch lymphoproliferative Erscheinungen auf.

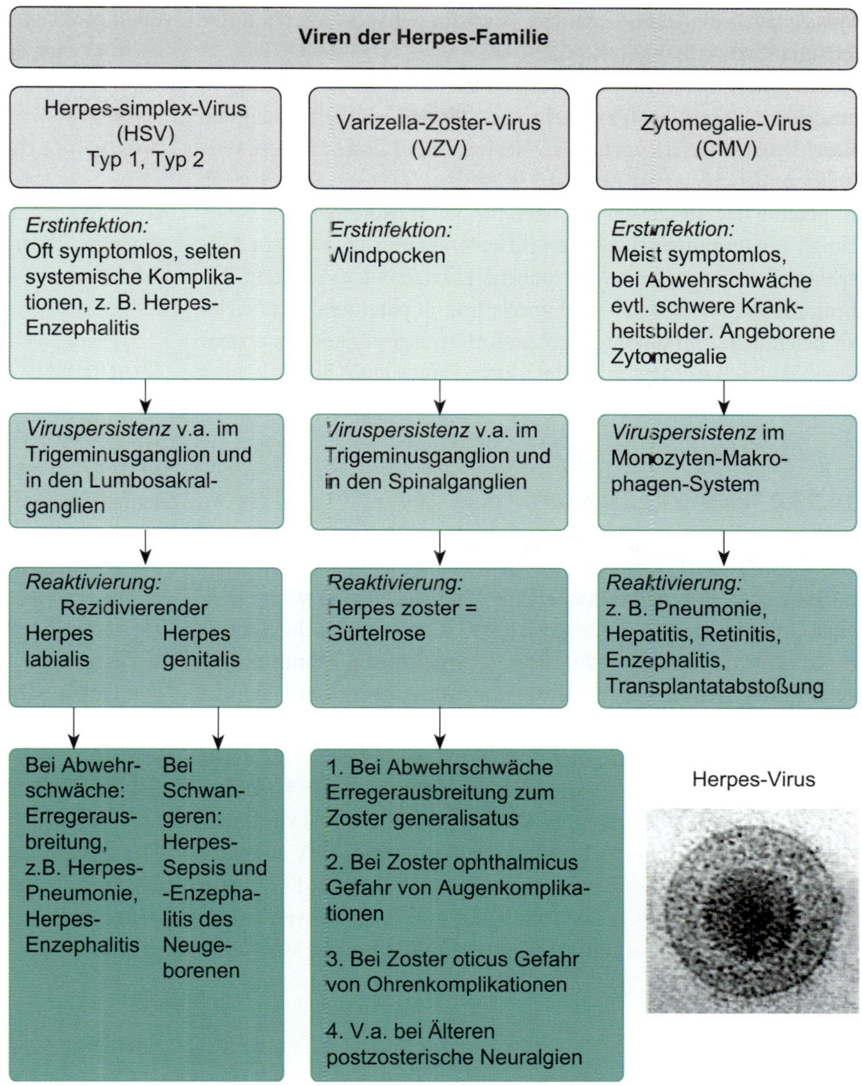

Abb. 14.32 Durch Viren der Herpes-Familie verursachte Erkrankungen [L215, Foto: G168]

- **Latenz:** Alle Herpesviren induzieren eine lebenslange latente Infektion des Wirtsorganismus, wo sie in spezifischen Zelltypen persistieren (HSV-1 und -2 z. B. in sensorischen Nervenganglien, viele andere Herpesviren in lymphatischen Zellen); sie können bei einer Veränderung der Immunbalance reaktiviert werden.
- **Transformation:** Die meisten Herpesviren sind in der Lage, befallene Zellen zu transformieren; dies spielt klinisch jedoch wahrscheinlich nur für die lymphotropen Herpesviren eine Rolle, die teilweise eine maligne Lymphoproliferation induzieren können. Sehr selten kann jedoch z. B. EBV auch Karzinome auslösen (z. B. Nasopharyngealkarzinome).

Die Übertragung der Herpesviren erfolgt durch Inokulation frischer, virushaltiger Körperflüssigkeit in empfindliches Körpergewebe wie orale, anale oder genitale Mukosa sowie Respirationstrakt und Blutbahn. Dies macht verständlich, weshalb die Übertragung v. a. durch Intimkontakte erfolgt und dass langfristig nur wenige Individuen den Viren entgehen können.

Verhaltensweisen, die den Austausch von Körperflüssigkeiten fördern (z. B. die Gruppenerziehung von Kindern), lassen die Inzidenzzahlen ansteigen.

Die Krankheiten der Herpes-Familie

Das humane Herpesvirus 6 ist der hauptsächliche Erreger des **Dreitagefiebers** (Roseola infantum), einer an sich gutartigen, exanthematischen Kinderkrankheit, die wegen des raschen Fieberanstiegs für bis zu ein Drittel der Fieberkrämpfe verantwortlich ist.

Das humane Herpesvirus 7 ist nach serologischen Studien wahrscheinlich auch ein Mitverursacher des Dreitagefiebers.

Das humane Herpesvirus 8 ist für das AIDS-assoziierte **Kaposi-Syndrom** verantwortlich, außerdem ist es assoziiert mit Lymphomen (primäres Effusionslymphom [PEL] und Plasmozytom) und der Castleman-Krankheit.

Aus der Herpes-simplex-Gruppe können die Herpes-simplex-Viren 1 und 2 (auch humane Herpesviren 1 und 2 genannt) den bekannten **Herpes labialis,** die **Herpes-Enzephalitis** (➤ 14.8.2), sexuell übertragene Infektionen (z. B. Herpes genitalis, ➤ 14.12.4) sowie eine oft schwer verlaufende **Keratoconjunctivitis herpetica,** eine kongenitale Infektion des Neugeborenen und bei Immundefekten auch eine schwere Ösophagitis und disseminierende Erkrankung auslösen. Schwere Krankheitsbilder werden durch Aciclovir,

Valaciclovir, Famciclovir oder ggf. Brivudin behandelt. Brivudin ist jedoch unwirksam gegen HSV-2.

Der durch das Varicella-Zoster-Virus (humanes Herpesvirus 3) ausgelöste **Herpes zoster** besteht in einem schmerzhaften, auf den Bereich einer (selten mehrerer) Nervenwurzel beschränkten vesikulären Ausschlag (➤ Abb. 14.33). Schmerzen können auch nach Abheilung des Ausschlags bestehen bleiben (postherpetische Neuralgie). Bei immungeschwächten Patienten kann sich aus dem Ausschlag eine disseminierte, oft tödliche Erkrankung entwickeln. Bei Immunkompromittierten wird immer primär parenteral mit Aciclovir behandelt. Immunkompetente mit Herpes zoster können primär oral behandelt werden, mit Valaciclovir, Famciclovir, Brivudin oder auch mit dem schlechter resorbierbaren Aciclovir p. o.

14.13.1 EBV-Infektionen

Das **Epstein-Barr-Virus** ist ein überaus erfolgreiches Virus: Es infiziert etwa 90 % der Menschen, oft schon vor dem Erwachsenenalter, und persistiert dann lebenslang im Körper, wahrscheinlich in B-Gedächtniszellen. Es ist Auslöser der **infektiösen Mononukleose (Pfeiffer-Drüsenfieber,** ***kissing disease*****),** einer Erkrankung, die v. a. zwischen dem 10. und 35. Lebensjahr auftritt. Daneben ist es für eine Vielzahl von malignen Erkrankungen verantwortlich, von B-Zell-Lymphomen bei Immundefizienz über seltene **Nasopharyngealkarzinome** bis hin zum afrikanischen **Burkitt-Lymphom.** Auch ein Teil der Hodgkin-Lymphome scheint durch EBV ausgelöst zu sein (➤ 3.6.4). Darüber hinaus schaltet das Epstein-Barr-Virus Risikogene für eine SLE-Erkrankung an und kann daher bei entsprechender Prädisposition eine Lupuserkrankung zur Manifestation bringen.

Klinik

Nach einer Inkubationszeit von 5–15 Tagen entwickeln die Patienten eine Trias aus Halsschmerzen, Fieber und generalisierter Lymphadenopathie, oft mit Milzschwellung. Manchmal treten zudem Kopf- und Muskelschmerzen auf, seltener (in 5–10 %) auch ein vorübergehendes makulopapuläres Exanthem. Eine entzündliche Mitreaktion der Leber ist häufig, jedoch selten klinisch bedeutsam.

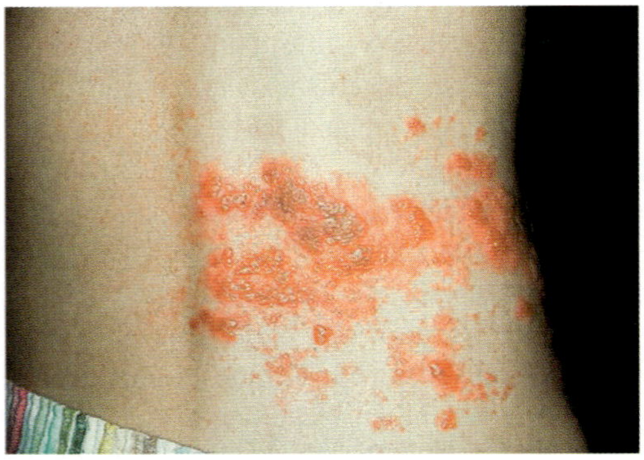

Abb. 14.33 Befund eines Herpes zoster im Dermatom L3 rechts [E541]

Die Krankheit ist in ihrem Verlauf selbstlimitierend und heilt nach ca. 2 Wochen aus.

Komplikationen

In selteneren Fällen kann es zu einer autoimmunhämolytischen Anämie, Thrombozytopenie, Enzephalitis, aseptischen Meningitis oder zu einem Guillain-Barré-Syndrom kommen.

Diagnostisches Vorgehen und Therapie

Die meisten der Patienten zeigen eine signifikante Lymphozytose mit charakteristischen morphologischen Veränderungen der Lymphozyten: Sie sind sehr groß mit einer basophilen Vakuole im Plasma und einem exzentrisch gelegenen, unterteilten Kern (sog. **atypische Lymphozyten** oder **„Pfeiffer-Zellen",** ➤ Abb. 14.34).

Die Diagnose erfolgt durch den Nachweis von Kapselantikörpern (IgM). In über 90 % sind Kryoglobuline im Serum nachweisbar. Eine wirkungsvolle antivirale Therapie existiert nicht, die Behandlung ist symptomatisch.

14.13.2 Zytomegalie

Das **Zytomegalie-Virus (CMV)** ist weltweit verbreitet, die Durchseuchung in den Industrieländern liegt zwischen 50 und 100 %. Die Ausscheidung des Virus erfolgt über Nasen-Rachen-Raum, Urin und Sperma, außerdem ist eine diaplazentare Übertragung möglich.

Klinik

Die Infektion mit CMV ist in aller Regel asymptomatisch. Sehr selten kann es bei der Erstinfektion zu einem Mononukleose-ähnlichen Krankheitsbild mit Fieber, Myalgien, Arthralgien und Hepatitis kommen. Bei intrauteriner Infektion können schwere Verläufe mit ZNS-Verkalkungen, Retinitis, Hepatosplenomegalie und Thrombozytopenie des Neugeborenen auftreten.

Die Zytomegalie ist jedoch vor allem **bei immungeschwächten Patienten** gefürchtet und spielt bei AIDS und Organtransplanta-

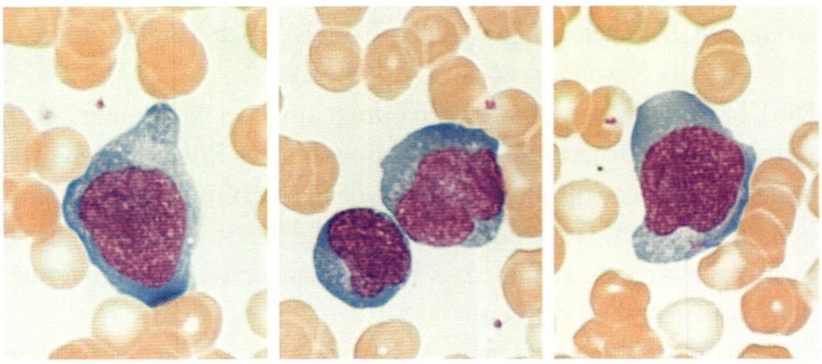

Abb. 14.34 EBV Infektion: Typische Pfeiffer-Zellen mit Vakuolen im peripheren Blutausstrich [E471]

tionen eine wichtige Rolle; hier verursacht sie eine CMV-Retinitis, schwere Ösophagitis, Enteritis und Cholangitis sowie interstitielle Nephritis, Pneumonie und ZNS-Infektionen.

Diagnostisches Vorgehen

Die Diagnose erfolgt durch Biopsie aus Ulzerationen des Ösophagus oder des Kolons mit Nachweis von Riesenzellen mit Einschlusskörperchen (**„Eulenaugen"**) und Anzüchtung des Virus in Fibroblastenkulturen. Außerdem stehen serologische Tests zum Nachweis von Antikörpern und des pp65-Early-Antigens zur Verfügung. Auch PCR-Methoden dienen dem Replikationsnachweis. Letztere sind aber so empfindlich, dass auch asymptomatische Personen positiv getestet werden können. Bei der CMV-Retinitis zeigt die Fundoskopie weißliche Exsudate und Blutungen („Quark und Ketchup"), die Diagnosestellung ist für den geübten Ophthalmologen eine Blickdiagnose, die durch serologische Tests und PCR nicht zu ersetzen ist.

Therapie

Bei Immunkompetenten ist keine Therapie erforderlich, da es sich um ein selbstlimitierendes Krankheitsbild handelt, nach dessen Überstehen das Virus im menschlichen Körper persistiert.

Bei Immunsuppression (z. B. HIV oder nach Organtransplantation) stehen vier Medikamente zur Verfügung: Ganciclovir, Valganciclovir, Foscarnet und Cidofovir.

14.14 HIV

M. Stoll, G. M. N. Behrens

Im Sommer 1981 berichteten die amerikanischen **Centers for Disease Control** (CDC) von einer unerklärlichen Häufung von *Pneumocystis-jirovecii-*(früher *carinii-*)Pneumonien (5 Patienten) und Kaposi-Sarkomen (16 Patienten) unter zuvor gesunden Homosexuellen in Los Angeles und New York. Da man diese beiden Krankheitsbilder bislang nur sehr selten und dann bei schwer immunsupprimierten Patienten beobachtet hatte, wurde ein *acquired immune deficiency syndrome* (AIDS) postuliert.

Zwei Jahre später fand die Gruppe um Montagnier den dafür verantwortlichen Erreger: das *Human Immune Deficiency Virus* (HIV, ➤ Abb. 14.35).

14.14.1 Eigenschaften des HIV

Typen und Aufbau

Das HIV gehört zur Gruppe der Lentiviren (lat. *lenti* = langsam) aus der Familie der **Retroviren.** Mindestens zwei HIV-Typen kommen vor: **HIV-1** mit seinen 9 Subtypen (bei uns am häufigsten: B-Clade) ist für die überwiegende Mehrzahl der Infektionen verantwortlich und unterscheidet sich in seiner Nukleotidsequenz

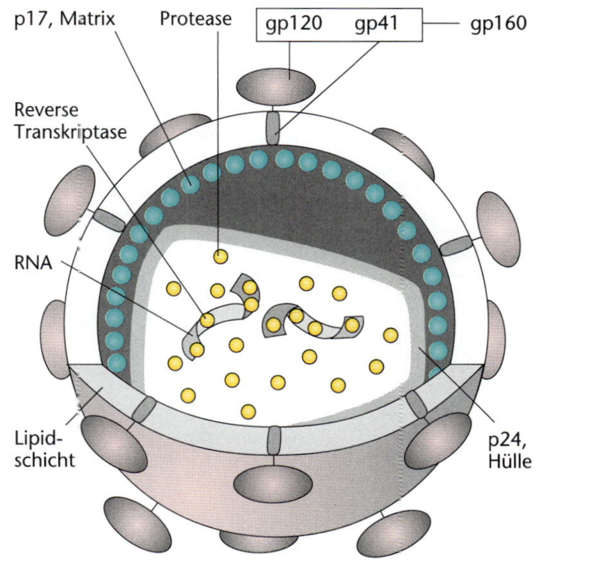

Abb. 14.35 Struktur des HI-Virus [L157]

deutlich von **HIV-2,** welches gehäuft bei westafrikanischen Patienten vorkommt und einen zwar günstigeren Krankheitsverlauf hat, aber schwieriger antiretroviral zu behandeln ist. So sind z. B. Nicht-Nukleosid-Reverse-Transkriptase-Inhibitoren und einzelne Protease-Inhibitoren nicht gegen HIV-2 wirksam.

Das HIV hat die Form eines Würfels mit 20 dreieckigen Seiten (Eikosaeder) und trägt auf seiner Oberfläche charakteristische Spikes (Oberflächenrezeptor **gp120**), die über das Glykoprotein gp41 in einer Lipidmembran verankert sind. Das HIV-Genom kodiert die Strukturproteine für Hülle (gp120, gp41) und Kernkapsel **(p24)** sowie für die reverse Transkriptase und verschiedene Regulationsgene.

Replikationszyklus

Als Retrovirus fertigt das HIV bei der Replikation zunächst mithilfe seiner reversen Transkriptase (RT), eines in Zellen von Eukaryonten nicht vorkommenden Enzyms, eine doppelsträngige DNA-Kopie seiner eigenen Virus-RNA an.

Anschließend wird dieser provirale DNA-Doppelstrang mithilfe der HIV-Integrase in das Genom der Wirtszelle integriert. Hier ist das Virus für die körpereigene Abwehr unerreichbar. Bei Aktivierung der Zelle wird die Virus-DNA mit abgelesen, es entsteht mRNA, die Polyproteine kodiert, die zu Viren zusammengebaut und im sog. „Budding" aus der Zelle ausgeschleust werden, bevor sie dann noch von einer spezifischen HIV-Protease in ein infektionsfähiges Virus umgewandelt werden (➤ Abb. 14.36 und ➤ Abb. 14.37).

MERKE

Die reverse Transkriptase des HIV arbeitet – anders als andere Transkriptasen – ohne eine interne Fehlerkontrolle (*proofreading*). Sie kopiert daher kaum ein Virus fehlerfrei. Dadurch entstehen im Körper eines HIV-Infizierten in kurzer Zeit viele unterschiedliche Mutanten, was zu Medikamentenresistenz, zu neuen pathogenen Viren und zur Überlistung der spezifischen Immunität des Wirtes (Escape-Mutationen) führen kann.

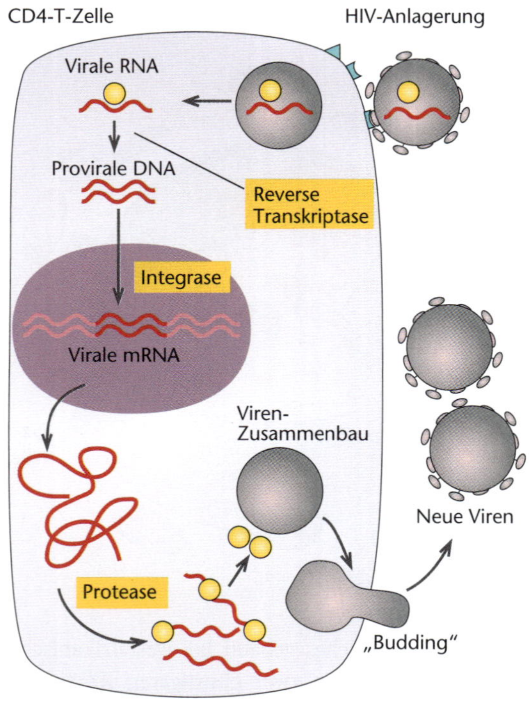

Abb. 14.36 Replikationszyklus des HI-Virus [L157]

14.14.2 Epidemiologie

Viele Viren haben in der Vergangenheit den genetischen Übergang von einem Tierwirt auf den Menschen vollzogen (z. B. Pocken), so auch das HI-Virus. Dieses ging aus dem Simian Immunodeficiency Virus (SIV) hervor, von dem mehr als 70 % der afrikanischen Schimpansen befallen sind. Es besteht eine größere Homologie von HIV-1 zum SIV des Schimpansen als zwischen HIV-1 und -2. Interessanterweise gelang es gleich drei genetisch verschiedenen Stämmen (HIV-1 Gruppe M und den HIV-2 Subtypen A und B) vermutlich schon Mitte der 1950er-Jahre oder früher, epidemisches Potenzial zu erreichen. Wie und wann genau die Artengrenze überschritten wurde und welche Umwelteinflüsse diese Epidemie ermöglicht haben, ist noch immer umstritten. Es spricht aber einiges dafür, dass HIV bei den Menschen in Zentralafrika schon länger endemisch ist. Möglicherweise konnten ausreichend große Virusmengen von SIV bei der Jagd von Schimpansen in den menschlichen Wirt gelangen oder aber vielleicht bei einer „medizinischen" Behandlung mit Affenblutinokulationen. Die epidemische Verbreitung von HIV in der zweiten Hälfte des 20. Jahrhunderts könnte durch zwei Faktoren begünstigt worden sein: zum einen durch die Kontrolle und Eradikation der Pocken, deren im Dekadenrhythmus sich wiederholende Epidemien mit einer fast 100-prozentigen Mortalität unter Immunkompromittierten jede beginnende HIV-Epidemie gewissermaßen im Keim erstickt hätten. Zum anderen durch das geänderte Migrationsverhalten innerhalb des afrikanischen Kontinents mit Zunahme der Prostitution vor allem in Minengebieten.

Weltweit sind derzeit etwa 38 Millionen Menschen mit HIV infiziert, mehr als die Hälfte davon lebt in Afrika. In einigen Regionen Afrikas sind mehr als 50 von 100 Einwohnern infiziert, mit einem Abfall der mittleren Lebenserwartung der Bevölkerung um Jahrzehnte. Auch in den entwickelten Ländern trug HIV zunächst signifikant zur Gesamtmortalität bei. Bis Mitte der 1990er-Jahre starben in den USA mehr junge Menschen zwischen 20 und 44 Jahren an AIDS als an anderen Ursachen. Seither ist in Westeuropa und den USA die Mortalität mit der Einführung wirksamer antiretroviraler Therapien um bis zu 90 % zurückgegangen und die meisten therapierten Patienten haben heute eine annähernd normale Lebenserwartung.

Die epidemiologische Situation ist weltweit sehr unterschiedlich: In Deutschland ist jeder 1.000. Einwohner mit dem HI-Virus infiziert, mit großen regionalen Unterschieden. In den USA, aber auch in Italien und Spanien sind es fünfmal mehr, in Russland zehnmal mehr, in einigen Regionen Zentralafrikas mehrere hundertmal mehr.

Übertragungswege und Risikogruppen

Mukosale Übertragung

AIDS ist primär eine **sexuell übertragene** Erkrankung. Das Risiko der Übertragung pro Akt ist methodisch bedingt schwer zu ermitteln. Epidemiologische Studien gehen von einem Transmissionsrisiko von 0,1–1 % aus. Bei bestimmten Sexualpraktiken oder Sex unter Drogen (sog. Chem-Sex) ist das Risiko um bis zu mehr als 10-fach erhöht, bei Vorliegen einer Geschlechtskrankheit und ausgehend von Personen mit frischer HIV-Infektion noch höher.

Rezeptiver Verkehr birgt höhere Transmissionsrisiken als insertiver. Insofern haben bei heterosexuellen Kontakten Frauen ein höhe-

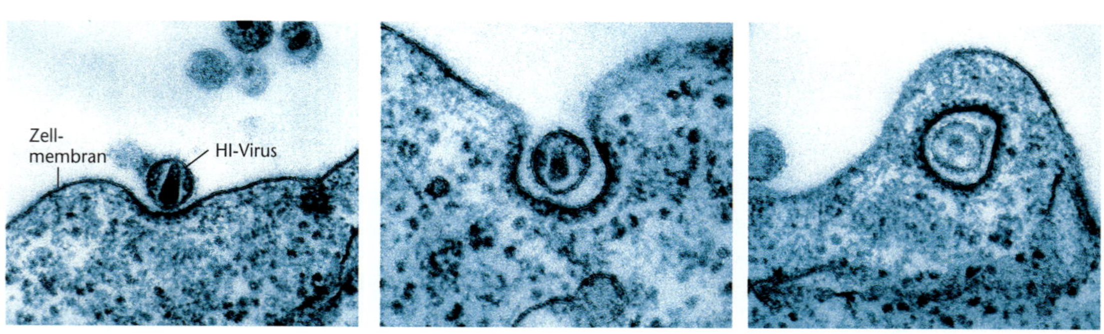

Abb. 14.37 Eindringen von HIV in eine menschliche Zelle (elektronenmikroskopische Aufnahme) [T178]

res Risiko, sich mit HIV zu infizieren, als Männer. In der westlichen Welt ist die HIV-Infektion (bisher) häufiger bei Männern mit homosexuellen Kontakten zu finden als bei Heterosexuellen. Dies erklärt sich einerseits aus den besonderen Risiken des Analverkehrs unter homosexuellen Männern – zum anderen aus den „Zufällen" einer noch jungen Epidemie. Weltweit sind inzwischen mehr Frauen als Männer mit HIV infiziert, in Deutschland steigt der relative Anteil der auf heterosexuellem Wege Infizierten.

Parenterale Übertragung

Schon geringe Mengen infizierten Blutes reichen für eine Übertragung aus. Es kann auf folgenden Wegen zu einer Übertragung kommen:

- **Transfusionen und Blutprodukte:** Besonders betroffen waren in der Vergangenheit Hämophile, denen vor 1985 nicht getestete und stets aus mehreren Blutspenden gepoolte Gerinnungsfaktoren verabreicht wurden. Das Risiko, sich heute durch eine ELISA-getestete Blutkonserve zu infizieren, beträgt hierzulande unter 1 : 5.000.000
- **Akzidentelle Nadelstichverletzungen** mit einer **nachweislich** HIV-kontaminierten Nadel führen im Mittel in ca. 0,3 % der Fälle zur Infektion. Dieses Risiko ist inzwischen recht genau abzuschätzen: Es liegt höher bei Stichverletzungen mit Hohlnadeln, wenn diese sichtbar blutig kontaminiert oder nachweislich zuvor intravasal platziert waren. Eine Postinfektionsprophylaxe mit antiretroviralen Medikamenten ist dann sinnvoll. Das Risiko ist niedriger, wenn es sich um chirurgische Nadeln handelt, oder bei einer nur oberflächlichen Stichverletzung.
- **Intravenöser Drogengebrauch:** Konsumenten intravenöser Drogen stellten in vielen Regionen zu Beginn der Epidemie das größte Kollektiv dar. In den Mittelmeerländern gilt dies zum Teil auch heute noch (allerdings ist es dort weniger unschicklich, sich zu einem Drogengebrauch zu bekennen als zur Homosexualität). Die Transmissionsrisiken bei der Benutzung gemeinsamer Fixer-Utensilien liegen ungefähr so hoch wie für akzidentelle Nadelstichverletzungen, also bei 0,5 % und darüber. Problematisch ist, dass der intravenöse Drogengebrauch oft das epidemiologische Einfallstor für HIV in eine regionale Population ist: In der sehr kleinen Gruppe von Drogennutzern gibt es eine rasche Ausbreitung von HIV, die innerhalb von Monaten bis zu > 90 % des Kollektivs betreffen kann. Drogenkonsumenten haben aber ihrerseits Sexualpartner und betreiben evtl. Beschaffungsprostitution oder waren (in Zeiten, als HIV-Tests noch nicht eingeführt waren) bestrebt, sich als Plasmaspender ein Zubrot zu verdienen.

Vertikale Übertragung

Die Infektion von der Mutter auf das Kind kann sowohl in utero (selten) als auch **perinatal** durch den Geburtsakt selbst erfolgen. Auch die Übertragung von der Mutter auf den Säugling beim Stillen ist beschrieben. Das Risiko der Übertragung lässt sich durch geeignete geburtshilfliche Maßnahmen (evtl. elektiver Kaiserschnitt, Desinfektionsmaßnahmen), eine rechtzeitige antiretrovirale Therapie (ART) der Mutter und eine antiretrovirale Prophylaxe des Kindes von 20–30 % auf unter 1 % reduzieren. Diese Zahlen illustrieren die Bedeutung des HIV-Tests zu Beginn der Schwangerschaft im Rahmen der Vorsorgeuntersuchungen. In vielen Entwicklungsländern überwiegt der Nutzen des Stillens die Risiken einer HIV-Transmission, sodass dort schon lange ausdrücklich nicht vom Stillen abgeraten wird. Das Stillen ist unter medizinischer Begleitung und optimaler ART nun auch hierzulande eine Option für Mütter mit HIV.

PRAXISBEZUG

Die präventive Gabe von antiretroviralen Medikamenten an Neugeborene von Müttern mit HIV legte zugleich den Grundstein für die **medikamentöse Postexpositionsprophylaxe (PEP)** beim Erwachsenen. Heute setzen wir manchmal nach einem Ereignis mit einem hohen Übertragungsrisiko für HIV antiretrovirale Medikamente ein, um die Etablierung einer chronischen HIV-Infektion zu verhindern.

Prävention

Die direkten Krankheitskosten der HIV-Infektion sind hoch und liegen in Deutschland bei etwa 25.000 € pro Jahr und Person. Zusätzlich fallen – infolge von Krankheit und vorzeitigen Produktivitätsausfällen – hohe indirekte Kosten an. Insofern ist eine effektive Prävention volkswirtschaftlich lohnend. Leider wird in die Prävention aber zunehmend weniger investiert mit der fatalen Folge gleich bleibender Neuinfektionsraten, denn Prävention ist naturgemäß eine dauerhafte Herausforderung.

Geeignete Maßnahmen sind die Aufklärung insbesondere der jungen Bevölkerung über die Übertragungswege und sinnvolle Vorsichtsmaßnahmen. Die Benutzung von Kondomen beim Geschlechtsverkehr mindert das Risiko nachhaltig. Ebenso ist die regelmäßige vorsorgliche Einnahme von antiretroviralen Medikamenten für Menschen, die durch ihr Sexualverhalten ein hohes Risiko für eine HIV-Infektion haben, eine effektive Methode sich zu schützen (**Präexpositionsprophylaxe,** PrEP). Und nicht zuletzt ist die effektive antiretrovirale Therapie (ART) der HIV-Infektion als Schutz für andere von Bedeutung, denn sie verhindert die Übertragung von HIV. Wichtig sind auch niederschwellige und anonyme Testangebote, die – mit einer Beratung verbunden – von den Gesundheitsämtern angeboten werden. Wenig sinnvoll ist es, dass der HIV-Test beim Hausarzt nur dann als Kassenleistung erfolgen darf, wenn der Patient diesem erläutert hat, warum er eine Übertragung befürchtet. Entgegen der Hoffnungen der Kirche und anderer Gruppen scheitern Enthaltsamkeit und Treue als Präventionsstrategien bei einer nach Auskunft der Anthropologie „leicht polygamen" Art wie der des Homo sapiens regelhaft.

MERKE

Menschen mit HIV, die regelmäßig eine antiretrovirale Therapie einnehmen und bei denen die Menge von HIV-RNA im Blut unterhalb der Nachweisgrenze liegt, gelten nicht als infektiös.

MERKE

Keine Übertragungswege ...

... sind unabhängig von einer HIV-Therapie die gemeinsame Benutzung von Essbesteck, Geschirr oder Toilette, soziale Kontakte, Insektenstiche, Küssen oder der Kontakt von virushaltigem Material mit der intakten Haut.

Insofern besteht auch keine sachliche Berechtigung, Personen wegen eines positiven HIV-Antikörperstatus besonderen Isolationsmaßnahmen zu unterziehen. Leider ist diese Botschaft noch immer nicht bei allen Beschäftgten unseres Gesundheitssystems angekommen.

14

Epidemiologische Trends

Global gesehen, steigen die Prävalenzraten am steilsten in den Ländern Osteuropas und Südostasiens, während sie in Afrika südlich der Sahara leicht sinken. Seit etwa 2001 steigen die Ende der 1990er-Jahre stark abgefallenen Inzidenzen in Europa und den USA wieder an, was auf eine höhere Risikobereitschaft – nicht nur bei Homosexuellen – zurückzuführen ist. Die geschätzte Zahl der Neuinfektionen lag in Deutschland 2019 bei 2.600 Fällen und damit auf einem ähnlichen Niveau wie in den Vorjahren. Die Reduktion der Mortalität durch die derzeitigen Therapieoptionen führt zu einer steigenden Gesamtzahl (Prävalenz) Infizierter.

Die Situation in den Entwicklungsländern hat sich in den letzten Jahren etwas verbessert. Ende 2019 erhielten 60–70 % der Menschen in Entwicklungsländern, die eine HIV-Therapie benötigen, eine antiretrovirale Therapie. Dass Aufklärungskampagnen wirkungsvoll sein können, zeigt das Beispiel Ugandas, wo die Infektionsrate durch ein gut organisiertes nationales Anti-AIDS-Programm in den letzten 10 Jahren um die Hälfte gesunken ist. Die Situation bleibt problematisch (➤ 14.14.6, Kasten „AIDS und Gesundheitsbarrieren“).

14.14.3 Pathogenese

Die pathogenetische Grundlage von AIDS ist der progrediente Untergang von $CD4^+$-T-Lymphozyten mit nachhaltigen Auswirkungen auf die zelluläre Immunkompetenz.

Untergang der $CD4^+$-T-Zellen

HIV-Bindung an Wirtszellen

HIV bindet mit seinem Hüllenprotein gp120 (➤ Abb. 14.35) an den CD4-Rezeptor auf T-Zellen und Monozyten/Makrophagen. Hierzu verwendet es neben CD4 die Chemokin-Rezeptoren CCR-5 (M) bzw. CXCR4 (T) als Korezeptoren. Rasch erfolgt eine Disseminierung der Infektion im lymphatischen Gewebe, das für den gesamten Verlauf der Infektion Virusreservoir bleibt.

Zelluntergang und seine Folgen

HIV führt im Wesentlichen über zwei Mechanismen zur Zerstörung der $CD4^+$-T-Lymphozyten:

- Als Zielzelle und Hauptreplikationsort von HIV geht ein großer Teil der $CD4^+$-T-Lymphozyten durch die zytopathischen Effekte der Infektion direkt zugrunde.
- Der mit HIV infizierte $CD4^+$-T-Lymphozyt wird zum vom eigenen Immunsystem Gejagten – dadurch gehen permanent weitere $CD4^+$-T-Lymphozyten zugrunde.

Besonders fatal ist die Tatsache, dass gerade die aktivierten $CD4^+$-T-Lymphozyten am empfänglichsten für HIV sind. Insofern findet der Verlust an immunologischer Kompetenz besonders bei „vielgefragten“ Immunantworten statt – dies sind gerade die für persistierende (HSV, VZV, EBV, Toxoplasma und HIV selbst) oder ubiquitäre Infektionserreger (*Candida, Pneumocystis,* atypische Mykobakterien) zuständigen Immunantworten. Die Folge sind **opportunistische Infektionen,** d. h. Infektionen mit Erregern, die ein gesundes Immunsystem problemlos in Schach halten kann.

Da spezifische Immunantworten von genetisch unterschiedlichen T-Zell-Klonen ausgehen, ist irgendwann der letzte auf diese Immunantworten spezialisierte Kombattant aus der Armee der körpereigenen Abwehr an der Front der Immunabwehrschlacht verstorben – und kann nicht wieder ersetzt werden. Durch den Verlust der spezifischen $CD4^+$-T-Zellen werden zunehmend die T-Zell-vermittelten Immunreaktionen gestört.

Ein funktioneller Beleg hierfür sind die meist fehlenden Reaktionen im Tuberkulin-Hauttest und in anderen intradermalen Funktionstests (➤ 5.1.1). Ein klinisch bedeutsamer Immundefekt mit unmittelbarer Gefährdung für opportunistische Infektionen beginnt bei HIV-Infizierten spätestens ab einem Wert von $< 200/\mu l$ $CD4^+$-T-Zellen.

Funktionseinschränkung weiterer Immunzellen

Obwohl nur die $CD4^+$-Zellen direkt vom Zelluntergang betroffen zu sein scheinen, kommt es wegen der zentralen modulierenden Rolle der $CD4^+$-T-Lymphozyten im Immungeschehen im Verlauf der Erkrankung zu tiefgreifenden funktionellen Störungen auch der anderen Lymphozytenpopulationen:

- Die zytotoxische T-Zell-Antwort wird abgeschwächt, obwohl die Zahl dieser Zellen steigt.
- Die NK-Zell-Aktivität gegen Tumorzellen und virusinfizierte Zellen nimmt trotz oft ansteigender NK-Zell-Zahlen ab.
- Die Fähigkeit der B-Zellen, auf präsentierte Antigene durch Antikörperbildung zu reagieren, nimmt trotz der beobachteten poly- oder oligoklonalen Hypergammaglobulinämie ab.

Viruslast

Wann es zu Krankheitserscheinungen kommt, wird bestimmt durch die langsam kippende Balance zwischen Destruktion (und damit Viruslast, HIV-RNA) und Erneuerung von $CD4^+$-T-Zellen. Die initial sehr hohe Viruslast fällt durch die effektive T-Zell-Antwort des Wirtes bis auf einen für die weitere Prognose entscheidenden *Setpoint* ab (➤ Abb. 14.38). Rechenmodelle lassen vermuten, dass in einem HIV-Infizierten im Mittel pro Tag etwa 10 Milliarden neue Viren gebildet werden, deren Halbwertszeit 6 h bis 2 Tage beträgt. Entsprechend werden jeden Tag mehr als eine Milliarde $CD4^+$-T-Zellen umgesetzt (ca. 5 % des $CD4^+$-T-Zell-Pools). Die lange klinische Latenz zwischen Infektion und ersten AIDS-Manifestationen beruht daher nicht auf einer virologischen Latenz, sondern vielmehr auf der lange kompensierenden Regenerationskapazität des Immunsystems.

14.14.4 Klinik

Einteilung nach der CDC-Klassifikation

Die HIV-Infektion wird anhand von zwei Kriterien klassifiziert (➤ Tab. 14.26 und ➤ Tab. 14.27):

- Der $CD4^+$-T-Zell-Zahl im peripheren Blut (**Laborkriterien** 1, 2 und 3) und
- den klinischen Symptomen (**klinische Kriterien** A, B und C)

Nach einer Empfehlung des amerikanischen **Centers for Disease Control** (CDC) von 1993 sollen Erwachsene und Jugendliche ≥ 13 Jahre nach den ➤ Tab. 14.26 und ➤ Tab. 14.27 klassifiziert werden. Die Patienten werden dabei nach dem schlechtesten jemals erreichten Stadium eingeordnet. In Deutschland gilt jedes C Stadium als AIDS, in den USA definieren auch $CD4^+$-T-Zellen unter 200/µl (A3 und B3) das Stadium AIDS. Die WHO-Klassifikation berücksichtigt allein klinische Symptome und Befunde ohne die CD4-T-Zellzahl und eignet sich somit besser für Situationen, in denen Laboruntersuchungen nicht verfügbar sind.

Tab. 14.26 Revidierte europäische CDC-Klassifikation der HIV-Infektion (s. a. ➤ Abb. 14.1)

$CD4^+$-T-Zellen	Klinik A	Klinik B	Klinik C
1: ≥ 500/µl	A1	B1	C1 (AIDS)
2: 200–499/µl	A2	B2	C2 (AIDS)
3: < 200/µl	A3	B3	C3 (AIDS)

Akute symptomatische HIV-Primärinfektion

Bei über zwei Dritteln der Infizierten tritt während der Serokonversion (etwa 5–30 Tage nach Infektion) eine mononukleoseähnliche akute grippale Erkrankung auf, die sog. **Primärinfektion.** Viele dieser Patienten suchen deswegen einen Arzt auf, aber nur bei wenigen wird die korrekte Diagnose gestellt, da in der Regel lediglich unspezifische Symptome vorliegen. Wachsamkeit ist geboten, wenn sich solche Symptome – insbesondere begleitet von einem „lachsfarbenen" makulopapulösen Exanthem, gastrointestinalen Symptomen und einer Lymphadenopathie – erst protrahiert über einige Wochen zurückbilden.

MERKE

Primärinfektion

- **Allgemeinsymptome:** Fieber, Pharynitis, Lymphadenopathie, Kopfschmerzen, Arthralgien und Myalgien, Lethargie, Gewichtsverlust, Übelkeit, Diarrhö
- **ZNS:** Meningitis, Enzephalitis, periphere Neuropathie, Myelopathie
- **Haut:** Exanthem, Schleimhautulzera

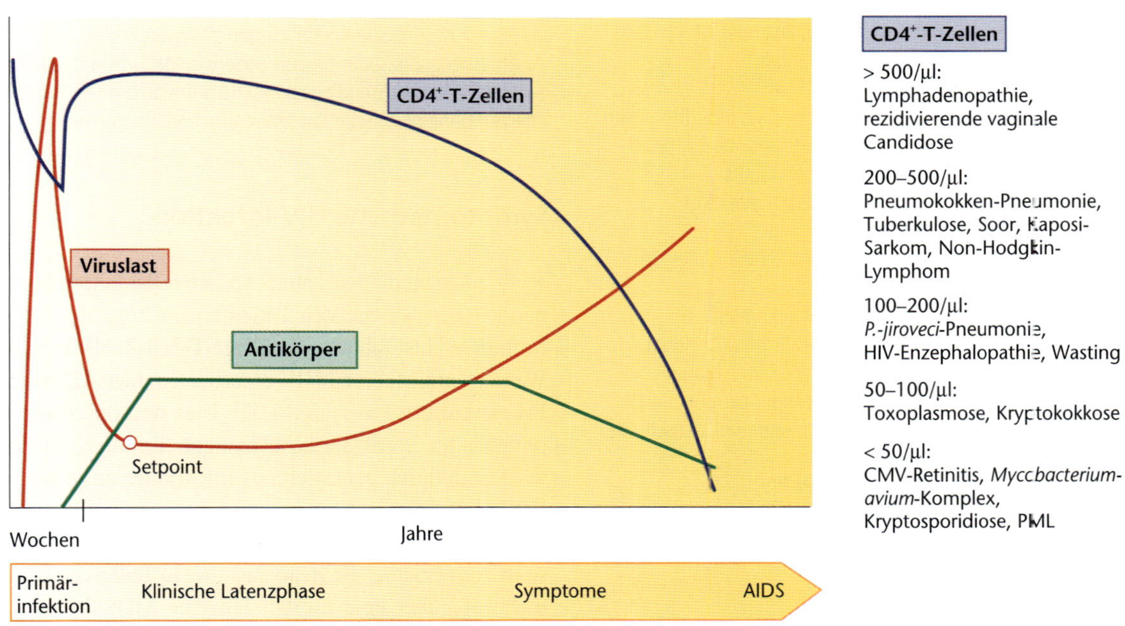

Abb. 14.38 Natürlicher Verlauf einer HIV-Infektion beim Erwachsenen [L157]

Mit älteren Antikörper-Suchtests war die Diagnose während der Primärinfektion schwierig zu sichern, da die Patienten in dieser Phase noch keine Antikörper entwickelt haben und das HIV nur direkt – z. B. mittels PCR oder Antigen – nachgewiesen werden konnte. Die neuen HIV-Suchtests (ELISA) messen jedoch auch HIV-Antigen: Der ELISA-Antigen-Test ist (hoch!) positiv, wenn der Western-Blot noch komplett negativ oder nicht sicher positiv ist.

Tab. 14.27 Klinische Einteilung der HIV-Infektion (CDC-Klassifikation)

Klinik A	• Asymptomatische Infektion • Symptomatische Primärinfektion • Persistierende Lymphadenopathie (≥ 2 nichtinguinale Knoten, ≥ 1 cm, ≥ 3 Monate)
Klinik B	Symptomatisch, auf HIV zurückzuführen, aber nicht A oder C – unter anderem: • Bazilläre Angiomatose • Candidiasis: vaginal (≥ 1 Monat, therapieresistent) oder oropharyngeal • Diarrhö ≥ 4 Wochen • Fieber ≥ 38,5 °C • Herpes zoster > 1 Dermatom oder Rezidiv • Orale Leukoplakie • Listeriose • Periphere Neuropathie • HIV-Entero-, Nephro- oder Myopathie • Idiopathische thrombozytopenische Purpura • Tuben- oder Ovarialabszesse • Zervikale Dysplasie PAP-IVa (= schwere Dysplasie oder Carcinoma in situ) • Mikroangiopathie an Retina und Konjunktiven • Kutane Xerodermie und mukosale Sicca-Syndrome
Klinik C(AIDS)	Alle AIDS-definierenden Erkrankungen. Die häufigsten Krankheitsbilder sind dabei: • *Pneumocystis-jirovecii*-Pneumonie: (s. u.) • Toxoplasmose (➤ 14.16.2) • Tuberkulose (pulmonal oder extrapulmonal) • *Mycobacterium-avium*-Komplex oder *M. kansasii* – disseminiert oder extrapulmonal • Bakterielle Pneumonien > 1/Jahr • Candidiasis in Ösophagus, Trachea oder Bronchien • Herpes-simplex-Schleimhautulzera (≥ 1 Monat), Bronchitis, Pneumonitis, Ösophagitis • CMV-Retinitis oder systemische Infektion (➤ 14.13.2) • Salmonellen-Septikämie (> 1 seit HIV-Infektion) • Kaposi-Sarkom (s. u.) • Kryptokokken-Infektion: extrapulmonal • Kryptosporidien-Infektion: Diarrhö ≥ 1 Monat • *Isospora-belli*-Infektion: Diarrhö ≥ 1 Monat • Histoplasmose: disseminiert oder extrapulmonal • Malignes Lymphom (Burkitt, immunoblastisch oder primär zerebral) • Invasives Zervixkarzinom (PAP-V) • HIV-Demenz • Progressive multifokale Leukenzephalopathie = PML (s. u.) • Wasting-Syndrom (s. u.)

MERKE

Die symptomatische HIV-Primärinfektion ist ein prognostisch ungünstiges Zeichen. Der Nutzen einer antiretroviralen Therapie ist bisher nicht in einer randomisierten Studie untersucht. Pro und Contra einer Therapie sollte durch einen HIV-Spezialisten mit dem Patienten besprochen werden.

Latenzphase

Bei den meisten HIV-Infizierten folgen mehrere Jahre der weitgehend asymptomatischen klinischen Latenz, in der allerdings das Virus in keiner Weise latent ist, sondern eine dauerhaft hohe Replikationsrate hat. Einige Patienten behalten eine persistierende generalisierte Lymphadenopathie, die klinisch und prognostisch keine Bedeutung hat. In diesem Stadium hilft die Messung der HIV-RNA im Blut, um das **Progressionsrisiko** abzuschätzen. Die Gefahr, unbehandelt innerhalb der nächsten 6 Jahre an AIDS zu sterben, ist bei < 500 HIV-1-RNA-Kopien/ml (bDNA) etwa 1 %, bei mehr als 30.000 HIV-1-RNA-Kopien/ml aber fast 70 %.

Etwa 5 % der HIV-Infizierten, die *Long-Term-Non-Progressors* sind auch nach ≥ 10 Jahren noch asymptomatisch und haben eine normale $CD4^+$-T-Zell-Zahl. Man kennt mehrere Faktoren, die mit einem günstigeren Verlauf einhergehen:

- Jüngeres Lebensalter
- Eine starke zytotoxische Anti-HIV-$CD8^+$-T-Zell-Antwort
- Ein defektes Virus
- Weibliches Geschlecht
- Das Vorliegen einer Mutation des CCR-5-Chemokin-Rezeptors, welcher als Korezeptor für das HIV dient (s. o.)
- Das Vorliegen einer replikativen Infektion mit dem apathogenen Flavivirus namens GB-Virus C (GBV-C; früher fälschlich Hepatitis-G-Virus benannt)
- Intravenöser Drogengebrauch

PRAXISBEZUG

Leider sind alle bisher identifizierten positiven Prädiktoren entweder genetisch vorgegeben oder bergen anderweitige substanzielle Risiken, sodass sie aus Sicht der Grundlagenwissenschaft von großem Interesse sind, aber derzeit ohne praktische Konsequenzen bleiben müssen.

Symptomatische HIV-Infektion

Nach einer medianen Latenz von etwa 10 Jahren kommt es unbehandelt bei den meisten Patienten im Zuge des fortschreitenden Immundefekts (abfallende $CD4^+$-T-Zell-Zahl) mit zunehmender Wahrscheinlichkeit zu HIV-assoziierten oder **AIDS-definierenden Erkrankungen** (➤ Tab. 14.27). Dies sind opportunistische Infektionen oder ungewöhnliche maligne Tumoren, die ihrerseits alle wiederum durch persistierende Infektionen ausgelöst werden (EBV, HPV, HHV-8).

Die regionale Verteilung der Komplikationen ist unterschiedlich; so ist zum Beispiel die Histoplasmose in Teilen der USA sehr häufig, in Europa aber eine Rarität. Einzelne AIDS-definierende Erkrankungen treten gehäuft bei Patienten aus bestimmten Risikogruppen auf (z. B. Kaposi-Sarkome bei Homosexuellen).

Häufige klinische Syndrome

Luftnot

In frühen Krankheitsphasen ist die bakterielle **Pneumonie** durch Pneumokokken die wahrscheinlichste Ursache. Bei Patienten mit ≤ 200/µl $CD4^+$-T-Zellen muss an die unbehandelt letal verlaufende *Pneumocystis-jirovecii*-**Pneumonie** (gleichnamiger Kasten) gedacht werden. Sie ist hierzulande die häufigste AIDS-definierende Erkrankung und zugleich die häufigste HIV-Erstmanifestation. Typisch ist ein eher schleichender Beginn mit Fieber, trockenem Husten und Dyspnoe. Die Auskultation ist ebenso unauffällig wie in frühen Stadien das Röntgenbild, welches später typischerweise ein schmetterlingförmiges, zentral betontes interstitielles Infiltrat zeigt.

Pneumocystis-jirovecii-Pneumonie

Erreger
Lange als Protozoon klassifizierter Pilz, ubiquitär vorkommend, Seroprävalenz 80 % schon bei Kindern, meist Reaktivierung.

Klinik
Trockener Husten, Fieber, Dyspnoe.

Diagnostik
Unauffällige Auskultation, oft starke Diffusionsstörung mit Hypoxie, Erregernachweis aus bronchoalveolärer Lavage (BAL) mit Immunfluoreszenz, Giemsa- oder Grocott-Färbung, keine Kultur möglich, die PCR löst die Immunfluoreszenz als Diagnostik der Wahl ab, im Röntgenbild schmetterlingförmiges, milchglasartiges interstitielles Infiltrat, initial in 10 % normaler Befund, im CT milchglasartige Verschattung mit Aussparung der subpleuralen Areale.

Therapie
Therapie der ersten Wahl ist hoch dosiertes Cotrimoxazol i. v. (bis zu 4 × höhere Dosis als bei Harnwegsinfekt) über 3 Wochen, bei pO_2 < 70 mmHg in Kombination mit Glukokortikoiden. Das häufige allergische Drug Fever kann meist mit Steroiden behandelt werden.

Prophylaxe
Etwa 20 % der AIDS-Patienten sind mit diesem Keim besiedelt, ohne krank zu sein. Zudem sind Neuinfektionen als Übertragung zwischen Immunsupprimierten beschrieben. Eine Prophylaxe mit Cotrimoxazol ist bei < 200 $CD4^+$-Zellen/µl Standard.

Fieber

Bei HIV-Infizierten sind – unabhängig vom Immunstatus – subfebrile Temperaturen, verbunden mit Nachtschweiß und evtl. auch Gewichtsverlust, ein häufiges HIV-assoziiertes B-Symptom. Die Einschätzung als B-Symptomatik bleibt aber immer eine Ausschlussdiagnose, weil die Symptome auch auf opportunistische Infektionen und Tumoren hinweisen können. Differenzialdiagnostisch sind aber – je nach individuellem Risikoverhalten – auch Geschlechtskrankheiten und anorektale Infektionen (z. B. **Lues, Gonorrhö,** *Chlamydia trachomatis,* **HSV**), oft erst spät erkannte Fieberursachen. Darüber hinaus kann Fieber auch Folge einer Infektion bzw. Reaktivierung mit „regulären" Bakterien, Salmonellen, atypischen Mykobakterien, Pilzen (z. B. *Cryptococcus neoformans*) oder Viren (z. B. **CMV**) sein.

Diarrhö

Jeder zweite HIV-Infizierte leidet irgendwann unter Durchfällen. In der großen Mehrzahl der Fälle lassen sich keine Erreger nachweisen und persistierende Diarrhöen müssen dann als ein HIV-assoziiertes B-Symptom gewertet werden. Differenzialdiagnostisch infrage kommen neben toxischer Diarrhö (häufige Nebenwirkung z. B. vieler Protease-Inhibitoren) auch Infektionen: **Salmonellen, Shigellen** und *Campylobacter* verursachen meist akute Beschwerden; Auslöser einer chronischen Diarrhö sind selten Parasiten (z. B. **Kryptosporidien, Isosporen**). Bei weit fortgeschrittenem Immundefekt müssen atypische **Mykobakterien** und Viren **(CMV, HSV, Adenovirus)** bedacht werden. Das intestinale **Kaposi-Sarkom** als Ursache der Diarrhö ist eine Rarität. Die spezifische Therapie besonders der parasitären Infektionen ist undankbar. Durch eine effektive antiretrovirale Therapie lässt sich inzwischen jedoch häufig eine vollständige Eradikation erzielen.

Haut- und Schleimhautläsionen

Die **seborrhoische Dermatitis** ist das häufigste dermatologische Problem, das etwa 50 % aller HIV-infizierten Patienten betrifft. Bevorzugt sind das Gesicht, die Axillen und die Genitalien mit großen, fettig-gelben Schuppen belegt. Da eine Assoziation mit der Besiedlung durch den Hefepilz Pityrosporum ovale besteht, wird therapeutisch mit gutem Erfolg lokal Ciclopirox oder Ketoconazol eingesetzt.

Das **Kaposi-Sarkom** (KS) wurde auch in der Zeit vor AIDS als einer der häufigsten Tumoren in Afrika gefunden. Eine weitere, ursprünglich von M. Kaposi beschriebene endemische Variante findet sich selten, vorwiegend bei älteren Männern mit sekundärer Immundefizienz in Südosteuropa. Zu Beginn der HIV-Pandemie war das Kaposi-Sarkom eine der häufigsten AIDS-definierenden Erkrankungen und betraf im Verlauf ihrer Infektion bis zu 90 % der HIV-infizierten homo- oder bisexuellen Männer. Die Verteilung des opportunistischen Tumors erklärt sich aus der Beteiligung des sexuell übertragbaren, an der Tumorentstehung beteiligten HHV-8 sowie der Inhibition des Tumorwachstums durch β-HCG. Aus unbekannten Gründen ist in den 1990er-Jahren die Inzidenz des HIV-assoziierten Kaposi-Sarkoms unabhängig von der Einführung antiretroviraler Therapien zurückgegangen, sodass das Kaposi-Sarkom heute selten ist.

Das KS entsteht zunächst vorwiegend an der Haut, seltener zugleich auch an den Schleimhäuten, multizentrisch, also nichtmetastasierend, als violette bis braunrote Flecken oder Tumorknoten (➤ Abb. 14.39). Die Läsionen können nur wenige Millimeter groß sein (häufig den Spaltlinien folgend) oder auch ganze Gliedmaßen durch Lymphödeme grotesk deformieren. Mit zunehmender Anzahl von Haut- und Schleimhautherden steigt das Risiko, Organmanifestationen zu erleiden. Hier sind vor allen Dingen die Lymphknoten, der gesamte Intestinaltrakt und selten die Lunge betroffen.

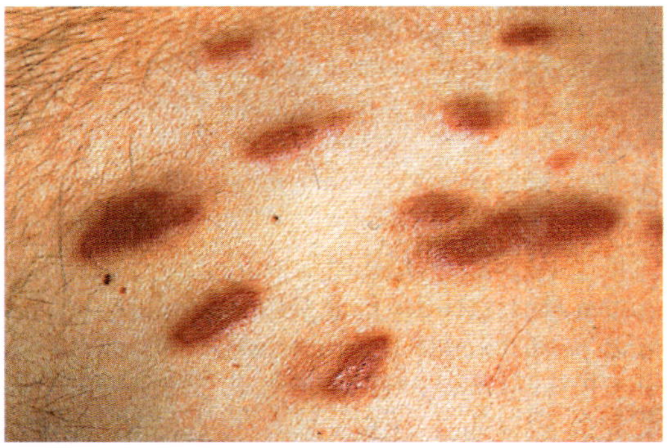

Abb. 14.39 Kaposi-Sarkom, hier an der unteren Extremität, bei AIDS [M487]

Kaposi-Sarkom

Erreger
Humanes Herpesvirus 8 (HHV-8 oder auch Kaposi-Sarkom-Herpesvirus, KSHV), 1994 entdeckt; dieses Virus ist auch Kofaktor für bestimmte Lymphome.

Klinik
Kleine rot-braun-livide, nicht schmerzhafte, flache (makulöse) oder leicht erhabene (noduläre) Gefäßtumoren, multilokulär, typischerweise spindelförmig in den Spaltlinien der Haut lokalisiert. Bei Lokalisation im Gesicht und an den Unterschenkeln können diese Tumoren leicht zum Lymphödem führen. Ein Organbefall ist selten und wenn, dann meist intestinal (häufig: weicher Gaumen!), sehr selten pulmonal (dann mit sehr schlechter Prognose).

Diagnostik
Histologie: Spindelzellproliferation, Hämosiderin in Makrophagen.

Therapie
- Die Einleitung einer ART ist die erste Therapie: Im Rahmen der Immunrekonstitution kommt es bei ca 90 % zur Rückbildung des Sarkoms.
- Bei **lokalisierten Prozessen** oder zur gezielten Therapie einzelner störender Läsionen: Radiatio, Kryotherapie
- **Systemisch:** Bei stark progredienter Erkrankung, bei Persistenz trotz ART mit disseminierten Läsionen oder bei ausgedehntem Organbefall ist eine zusätzliche systemische Therapie indiziert. Liposomales Doxorubicin ist Mittel erster Wahl. Hoch dosiertes IFN-α kann bei gutem Immunstatus (> 400/µl $CD4^+$-T-Zellen) eingesetzt werden.

Kaposi-Sarkome können – seltener – auch bei noch annähernd normalen $CD4^+$-T-Zell-Zahlen auftreten. Je nach Ausdehnung stellen Kaposi-Sarkome nur ein kosmetisches Problem oder eine lebensbedrohliche Erkrankung dar, entsprechend ist die Therapie auszurichten.

Differenzialdiagnostisch abzugrenzen ist die klinisch ähnliche, in Europa extrem seltene **bazilläre Angiomatose** (Histologie); diese wird durch *Bartonella henselae* (Erreger der Katzenkratzkrankheit) ausgelöst und kann antibiotisch behandelt werden.

Gewichtsverlust

Neben dem vermutlich multifaktoriell ausgelösten **Wasting** (unfreiwilliger Gewichtsverlust von ≥ 10 % in Verbindung mit Fieber, Diarrhö oder Schwäche für ≥ 30 Tage ohne anderen Grund als HIV) kommen neoplastische (z. B. **Non-Hodgkin-Lymphom**) und systemisch infektiöse Ursachen (z. B. **Mykobakterien, CMV**) differenzialdiagnostisch in Betracht. Man sollte daneben an lokale Infektionen wie z. B. **Soor-Stomatitis** oder **Soor-Ösophagitis** denken, welche Dysphagie verursachen können, oder an eine **zerebrale Toxoplasmose,** welche Dysgeusie (schlechten Geschmack) bewirken kann. Auch führt die **psychische Belastungssituation** häufig zu einem Appetitverlust.

Kopfschmerzen und andere ZNS-Symptome

Ein möglicher erster Hinweis auf eine ZNS-Manifestation der HIV-Infektion – noch vor Krampfanfällen – ist oft der chronische, zunehmende Kopfschmerz. Häufigste HIV-assoziierte Ursache ist eine **Toxoplasmose,** die leider oft bis zum Auftreten neurologischer Ausfälle ganz asymptomatisch bleibt (➤ 14.16.2). Eine **Kryptokokken-Meningitis** –hier ist der Kopfschmerz ein nahezu obligates Frühsymptom – oder ein **primäres ZNS-Lymphom** (15 % aller HIV-assoziierten Lymphome, < 50/µl $CD4^+$-T-Zellen) kommen differenzialdiagnostisch infrage. Kognitive Einschränkungen finden sich bei der **HIV-Enzephalopathie** (20 % aller AIDS-Patienten, zunehmende Tendenz), bei der zerebralen **Lues** und der zerebralen **CMV,** gelegentlich aber auch bei einer **progressiven multifokalen Leukenzephalopathie** (**PML,** JC-Virus, Entmarkungsherde im MRT). Zum fortschreitenden klinischen Erkrankungsbild der PML gehören typischerweise Ataxien mit unsicherem Gangbild, Sprechstörungen und Schluckstörungen.

Visusverlust

Früher häufig und gefürchtet war vor allem bei Patienten mit < 50/µl $CD4^+$-T-Zellen die **Zytomegalievirus(CMV)-Retinitis,** die heute dank antiretroviraler Therapien (ART, ➤ 14.14.6) nur noch selten vorkommt. Inzwischen häufiger und meist im Verlauf der ersten Monate nach Einleitung einer ART finden sich entzündliche Erkrankungen, die auch weiter anterior gelegene Augenabschnitte als die Retina betreffen: Chorioretinitis und Iridozyklitis. Diese sind häufig ebenfalls durch CMV bedingt und manifestieren sich – als Folge der wieder erstarkenden Immunkompetenz – als **Immun-Rekonstitutions-und-Inflammations-Syndrom (IRIS)** unter ART mit einem anderen klinischen Bild. Differenzialdiagnostisch kommen die Chorioretinitis durch **Toxoplasmose** (➤ 14.16.2), *Candida* oder Herpesviren oder eine Augenbeteiligung bei **Syphilis** in Betracht.

14.14.5 Diagnostisches Vorgehen

Nachweis

Serologische Verfahren

Standard ist der kombinierte HIV-Antikörper- und -Antigen-Suchtest im Serum mittels ELISA (Screeningtest der 4. Generation); positive Ergebnisse müssen im arbeitsintensiveren Western Blot bestätigt werden. Hier müssen Antikörper gegen mehrere definierte

HIV-Antigene nachweisbar sein. Sensitivität und Spezifität dieses kombinierten Verfahrens liegt bei ≥ 99,9 %. Um aber Verwechslungen zu vermeiden, sollte im Falle eines erstmals positiven Testergebnisses jeweils zusätzlich eine zweite Blutprobe untersucht werden.

MERKE

Falsch negative Befunde bei der serologischen Diagnostik sind in dem Fenster zwischen Infektion und Antikörperbildung möglich, jedoch werden durch die neueste Testgeneration im ELISA auch HIV-Antigenbestandteile (p24) mit erkannt.

Direkte Nachweisverfahren

Der direkte Nachweis von Virus-RNA mittels **PCR** kann in Fällen helfen, bei denen die Serologie noch keine Aussagekraft hat, z. B. bei sehr frischer Infektion oder bei Neugeborenen HIV-infizierter Mütter, die wegen mütterlicher Antikörper stets serologisch positiv sind. Die HIV-RNA kann, muss aber nicht in der zweiten Woche nach Infektion nachweisbar sein.

Anamnese und körperliche Untersuchung

Das erste Anamnesegespräch mit einem HIV-infizierten Patienten sollte neben psychosozialen Aspekten folgende Themen ansprechen: allgemeine Gesundheit, Impfungen, Drogen- und Medikamentenkonsum, sexuelle Vorlieben, Reiseanamnese und die Möglichkeit beruflicher Exposition (Nadelstiche, Arbeit im Sexgewerbe).

CAVE!

Da es hierbei um sehr intime Bereiche geht, ist absolute Vertraulichkeit wichtig.

Bei der körperlichen Untersuchung des Patienten sollten besondere Beachtung finden: Körpergewicht, Mundschleimhaut, Augen (einschließlich Fundoskopie), Lymphknoten, Haut, Genitalien, kognitive Leistungsfähigkeit. Bei Patientinnen sind regelmäßige gynäkologische Kontrollen (einschließlich PAP-Abstrich) aufgrund des erhöhten Zervixkarzinomrisikos erforderlich. Ebenfalls sinnvoll ist eine regelmäßige proktologische Vorsorge für homosexuell aktive Männer, ggf. mit zytologischem Screening, da diese etwa 80-mal häufiger an Analkarzinomen erkranken.

Labor

$CD4^+$-T-Zellen

Je weniger $CD4^+$-T-Zellen ein HIV-infizierter Patient hat, desto größer ist sein Risiko für opportunistische Erkrankungen. Die $CD4^+$-Zellzahl ist darüber hinaus für die Stadieneinteilung (➤ Tab. 14.26) sowie für Therapieentscheidungen (z. B. über AIDS-Prophylaxe) maßgeblich.

Virusquantifizierung

Die Viruslast der unbehandelten Infektion in der sog. Latenzphase dient der Abschätzung des mittel- und längerfristigen Risikos, an AIDS zu erkranken. Zusätzliche Bedeutung hat die Virusquantifizierung bei der Kontrolle der ART – und sollte nach spätestens 12 Wochen Therapie unter der Nachweisgrenze der Methoden (derzeit 20–50 RNA-Kopien/ml) liegen (➤ 14.14.6). Die Bestimmung der üblicherweise in Log-Stufen angegebenen Viruslast im Plasma gelingt mit verschiedenen Methoden, die jeweils unterschiedliche Normwerte haben, z. B. RT-PCR, NASBA, bDNA. Sinnvollerweise sollte daher zwischen diesen Methoden für die Verlaufskontrolle des einzelnen Patienten nicht gewechselt werden.

Sonstige Laboruntersuchungen

Häufig finden sich im Rahmen der unbehandelten HIV-Infektion hämatologische Auffälligkeiten wie eine Granulozytopenie, Thrombozytopenie oder Anämie. Fast immer besteht eine unspezifische B-Zell-Stimulation und damit eine polyklonale Gammopathie. Diese hämatologischen Veränderungen können sich unter Therapie normalisieren; allerdings können einzelne Medikamente ihrerseits toxische Blutbildveränderungen hervorrufen.

Bei jedem Patienten sollten eine Hepatitis-A, -B und -C-Serologie, eine Lues-, Toxoplasmose- und CMV-Serologie durchgeführt werden. Zusätzlich sollte bei allen Patienten mit möglichem Kontakt zu Menschen mit TB ($CD4^+$-T-Zellen > 200/μl) ein Interferon-γ-Release-Assays (Quantiferon®, Elispot®) durchgeführt werden.

Es wird empfohlen, möglichst zeitnah zur Erstdiagnose der HIV-Infektion eine initiale Resistenzbestimmung in Speziallabors durchzuführen, um an den Ergebnissen die ART auszuwählen. Zusätzlich kann es unter Therapie sinnvoll sein, ein pharmakologisches Drug-Monitoring (Spiegelkontrollen) der verwendeten antiretroviralen Substanzen durchzuführen.

14.14.6 Therapie

Mithilfe des kombinierten Einsatzes von in der Regel drei antiretroviral wirksamen Substanzen, die an unterschiedlichen Orten des Virusreplikationszyklus (➤ Abb. 14.36) ansetzen, gelingt es, Morbidität und Mortalität HIV-infizierter Patienten entscheidend zu senken: **antiretrovirale Therapie** (ART; synonym **h**och **akti**ve **a**nti**r**etrovirale **T**herapie (*highly active antiretroviral therapy*, HAART).

Wann beginnen?

Die Antwort auf diese Frage ist seit Mitte der 1990er-Jahre heiß umstritten – und selbst der kleinste gemeinsame Konsens ständig im Fluss. Das zunächst ausgegebene Paradigma des Virologen David Ho (*hit hard, hit early*) überschätzte den Segen der Therapie und unterschätzte die Risiken.

MERKE

Metabolische Störungen

Unter antiretroviraler Therapie kann es gelegentlich zu metabolischen Störungen wie Fettverteilungsstörungen, Hyperlipidämie, pathologischer Glukosetoleranz und Osteoporose kommen. Das kardiovaskuläre Risiko kann ansteigen. Das Risiko unterscheidet sich je nach Substanz, die neueren Substanzen sind häufig besser verträglich. Der belegte Nutzen der antiretroviralen Therapie überwiegt aber bei sachgerechter Indikationsstellung bei Weitem die Risiken selbst pessimistischer Hochrechnungen der Langzeitrisiken.

Die Ernüchterung über ausbleibende Komplettheilungen, die Erkenntnis vielfältiger unerwarteter Langzeitnebenwirkungen, die Entwicklung resistenter Viren unter Therapie und die Beobachtung, dass auch ein sehr später Beginn noch zu guter Immunrekonstitution führen kann, ließen das Pendel weit zurückschlagen. Inzwischen hat es sich durch die Entwicklung besser wirksamer und verträglicherer Kombinationen wieder zurückbewegt: Laut Empfehlung der deutsch-österreichischen Leitlinie von 2020 „soll" heute auch bei asymptomatischen Menschen mit HIV und unabhängig von der CD4⁺-Zellzahl eine Therapie erfolgen. Selbstverständlich ist der Therapiebeginn stets abhängig von der Bereitschaft des Patienten. Nur selten ist die ART eine Notfallindikation, sodass in aller Regel genug Zeit bleibt, die Vor- und Nachteile der ART zu klären, denn Therapieabbrüche und -unterbrechungen verschlechtern die Prognose deutlich.

MERKE

In der bis 2015 durchgeführten START-Studie zu dieser Frage zeigte sich ein früher ART-Beginn als vorteilhaft (wenngleich die *number needed to treat* über 5 Jahre 128 betrug). Die Debatte um den Zeitpunkt des Therapiebeginns hat sich damit wohl endgültig beruhigt.

Womit?

Seit 1996 ist die Kombinationstherapie mit 3 verschiedenen antiviralen Substanzen Standard (➤ Tab. 14.28). Die in zahlreichen Studien belegten Vorteile einer solchen ART sind die stärkere Suppression der Virusreplikation, die Vermeidung von Resistenzen und die dadurch erzielte Verbesserung von Immunstatus und Lebensqualität. Die zugelassenen Kombinationen in der Primärtherapie bestehen fast ausnahmslos aus zwei **Nukleosid-Analoga (nRTI)** (*nucleoside backbone*) und einem **nichtnukleosidalen Reverse-Transkriptase-Inhibitor (NNRTI),** einem meist geboosteten **Protease-Inhibitor (PI)** oder einem Integraseinhibitor.

MERKE

Boosting

Ein Durchbruch wurde erzielt mit der Einführung des Boostings. Ritonavir, ein Protease-Inhibitor, fiel durch besonders eindrucksvolle Arzneiinteraktionen auf, die vor allem dadurch erklärt sind, dass es sich um den stärksten bekannten Hemmstoff der „Leberentgiftungsmaschine" **Cytochrom-P450–3A4** handelte, die für den Abbau sehr vieler Medikamente verantwortlich ist. Aus der anfänglichen Not wurde eine Tugend – und Ritonavir hat heute eine Zulassung als Medikament, das zur **Verlangsamung des Abbaus anderer Medikamente** genutzt werden kann, was als „Boosting" bezeichnet wird. Dieses Boosting spielt eine bedeutende Rolle bei fast allen anderen Protease-Hemmern, die inzwischen überwiegend nur noch zusammen mit einer (antiretroviral subtherapeutischen) „Babydosis" Ritonavir verabreicht werden. Sie können so in ihrer Dosisstärke und -häufigkeit reduziert werden und erreichen trotzdem bessere Wirkspiegel. Andererseits besteht mit Ritonavir die Gefahr lebensgefährlicher Interaktionen mit anderen Medikamenten. Einige viel verwendete Medikamente erreichen bei Einnahme der Standarddosis mit Ritonavir zum Teil lebensbedrohende Konzentrationen, z. B. der CSE-Hemmer Atorvastatin, das Antihistaminikum Terfenadin und das Potenzmittel Sildenafil.

MERKE

Immunrekonstitutions- und Inflammationssyndrom (IRIS)

Insbesondere bei Patienten mit initial sehr schlechtem Immunstatus (CD4 < 200/µl) und hoher Viruslast kann es unter ART parallel zur Immunrekonstitution zu einer paradoxen Verschlechterung mit ausgeprägter Inflammationsreaktion (IRIS; ausgelöst durch präexistente, kryptogene Antigene) kommen. Besonders häufig ist ein IRIS bei Mykobakterien, Kryptokokken, CMV und der PML, kann aber bei vielen anderen Infektionen und Autoimmunopathien vorkommen.

Wie lange?

Therapieziel ist die Suppression der Virusreplikation unter die Nachweisgrenze der derzeit verfügbaren Assays. Solange dies gelingt, ist das Risiko einer Krankheitsprogression gering und die Ausbildung resistenter Virusstämme unwahrscheinlich. Es kann eine Regeneration des Immunsystems stattfinden, wobei die CD4⁺-T-Zellen häufig nur sehr langsam oder nicht vollständig bis in den Normbereich steigen.

Kommt es zu einem erneuten Anstieg der Viruslast um mehr als 0,5 Log-Stufen, so ist davon auszugehen, dass entweder resistente Virusstämme vorhanden sind oder aber die Einnahme unzuverlässig ist (mangelnde *Adherence*). Somit sollten die *Adherence* hinterfragt und gestärkt sowie eine genotypische Resistenztestung und evtl. eine Medikamentenspiegelmessung veranlasst werden, um anhand der dort gefundenen Ergebnisse ggf. die gesamte Kombination auszutauschen. Prinzipiell ist die ART eine lebenslange Therapie.

MERKE

Die Einnahmetreue (*Adherence*) des Patienten während der ersten Kombination ist von entscheidender Bedeutung für die Langzeitprognose.

Prophylaxen

Wie bei anderen Immundefekten kommt der Infektionsverhütung durch prophylaktische Chemotherapie eine entscheidende Bedeutung zu. Die empfohlene Einnahmestrategie richtet sich nach der CD4⁺-T-Zell-Zahl und dem Expositionsrisiko.

Patienten mit weniger als 200/µl CD4⁺-T-Zellen sollten Cotrimoxazol (480 mg täglich oder 960 mg 3 ×/Woche) als Primärprophy-

Tab. 14.28 Substanzklassen für die HIV-Therapie (Stand: Juli 2021)

Beispielsubstanzen	Wirkmechanismus	Auswahl typischer unerwünschter Arzneiwirkungen (UAW); Bemerkungen
Nukleosidische Reverse-Transkriptase-Inhibitoren (NRTI)		
Tenofovir-Disoprixil und -Alafenamid, Emtricitabin, Abacavir, Lamivudin, Zidovodin	Hemmung der reversen Transkriptase durch Einbau als falsches Nukleosid in die DNA, dadurch Kettenabbruch	Müdigkeit, GI-Beschwerden, Blutbildveränderungen, Hypersensitivitätsreaktion (Abacavir)
Nichtnukleosidische Reverse-Transkriptase-Inhibitoren (NNRTI)		
Efavirenz, Rilpivirin, Nevirapin, Doravirin	Hemmung der reversen Transkriptase durch nichtkompetitive Bindung	Rasche Resistenzbildung; psychische Störungen, Exanthem, Fieber, Übelkeit, Hepatopathie
Protease-Inhibitoren (PI)		
Lopinavir, Darunavir, Atazanavir	Hemmung der HIV-Protease und Störung der Proteinsynthese	Kombination mit Ritonavir als Booster; höhere Resistenzschwelle; GI-Störungen, Lipid-, Glukoseregulationsstörungen, Atazanvir: Hyperbilirubinämie
Integrase-Inhibitoren (INI)		
Dolutegravir, Raltegravir, Elvitegravir, Bictegravir	Hemmung des Strangtransfers der viralen DNA in die Wirts-DNA	Schnelle Wirkung, kaum Resistenzen (Dolutegravir, Bictegravir); wenige UAW: Kopfschmerzen, GI-Störungen, Gewichtszunahme
Entry-Inhibitoren (EI)		
Enfurvitid (s.c.-Injektion), Maraviroc, Ibalizumab (i.v.), Fostemsavir	Hemmung des Eintritts von HIV in die Zelle durch Hemmung verschiedener Rezeptoren	Mittel der Reserve oder als Zugabe; Enfurvitid: Schmerzen und Exanthem an der Injektionsstelle; Maraviroc: nur bei CCR5-tropen Viren; Fostemsavir und Ibalizumab nur bei mulitresistenten Viren
Booster-Substanzen		
Ritonavir, Cobicistat	Wirkungsverstärkung anderer PI durch Hemmung des Leberenzyms CYP 3A4PI	Ritonavir: GI-Beschwerden, viele Interaktionen Cobicistat: Einsatz auch mit Elvitegravir
Kombinationspräparate		
Es sind in Deutschland insgesamt etwa 15 Kombinationspräparate zugelassen, in denen zwei NRTI allein oder zwei NRTI mit einer weiteren Substanz (NRTI, NNRTI, INI, ggf. mit Cobicistat) kombiniert sind, um die Zahl der täglichen Tabletten zu verringern. Eine Idealtherapie besteht aktuell aus einer Tablette pro Tag, die eine komplette ART enthält (*single tablet regime*, STR).		

laxe gegen *Pneumocystis jirovecii* und Toxoplasmose einnehmen. Die Primär- und Sekundärprophylaxen können ausgesetzt werden, wenn durch antiretrovirale Therapie die $CD4^+$-T-Zellen stabil über 200/µl angestiegen sind. Patienten mit einem positiven Interferon-γ-Release-Assay (Quantiferon®, Elispot®) oder mit Tuberkulose(TB)-Exposition reduzieren ihr TB-Erkrankungsrisiko durch eine präventive Therapie, z. B. mit Isoniazid für 9 Monate.

Impfungen

Eine die Ansteckung mit HIV verhindernde Impfung steht auf absehbare Zeit nicht zur Verfügung.

Alle Routineimpfungen sollten so früh wie möglich im Krankheitsverlauf erfolgen und entsprechend den Empfehlungen der STIKO regelmäßig aufgefrischt werden. Patienten mit über 300 Helferzellen können wie Nicht-HIV-Infizierte geimpft werden.

Patienten mit AIDS sollten wegen der möglicherweise unzureichenden Immunantwort keine Lebendimpfungen erhalten (Ausnahme: Masern/Mumps/Röteln bei Kindern). Alle HIV-Infizierten sollten gegen *Haemophilus influenzae* B, gegen Pneumokokken, gegen COVID-19 und jeden Herbst gegen Influenza-Viren geimpft werden. Von besonderer Bedeutung ist auch die Hepatitis-B-Impfung, insbesondere bei Patienten mit fortgesetzter Risikoexposition (homosexuelle Männer und Konsumenten intravenöser Drogen) sowie die Hepatitis-A-Impfung bei promiskuitivem Sexualverhalten und Personen mit einer Lebererkrankung (z. B. Hepatitis B oder C).

Prognose

Aufgrund der neuen vielfältigen Therapiemöglichkeiten ist die Prognose inzwischen weniger durch die HIV-assoziierten Erkrankungen als durch Begleiterkrankungen wie Hepatitis, koronare Herzkrankheit oder Diabetes mellitus bestimmt. Die Studien zeigen, dass die Immunrekonstitution unter ART auch nach Jahren stabil bleibt, aber unterschwellige Störungen des Immunsystems und eine chronisch-systemische Entzündungsreaktion können persistieren. Dennoch haben die meisten Patienten heute eine annähernd normale Lebenserwartung, wenn sie möglichst frühzeitig nach der Infektion behandelt werden. In allen Industriestaaten ist die HIV-Mortalität stark gesunken, die Zahl der HIV-Neuinfektionen ist in den letzten Jahren aber wieder angestiegen (➤ 14.14.2). Die Mortalität an HIV in den Entwicklungsländern bleibt skandalös hoch.

14

PRAXISBEZUG

AIDS und Gesundheitsbarrieren

„Amidst the poverty of Africa, I stand before you because I am able to purchase health. I am here because I can pay for life itself. To me this seems a shocking and monstrous inequity – that simply because of affluence I should be living when others have died. No more than Germans in the Nazi era […] can we at this conference today say that we bear no responsibility for more than 30 million people in resource-poor countries who face death from AIDS unless medical care and treatment is made accessible to them."

(Edwin Cameron, HIV-infizierter südafrikanischer Richter vor der internationalen AIDS-Konferenz in Durban, Südafrika 2000)

Durch die AIDS-Epidemie ist die Lebenserwartung in den Ländern südlich der Sahara teilweise um mehr als 15 Jahre abgesunken, ganze Gesellschaften sind kulturell und ökonomisch entwurzelt worden. Weltweit sind inzwischen mehr als 37 Millionen Menschen an AIDS gestorben.

Dabei wurde die Ätiologie von AIDS rasch aufgeklärt, wirksame Medikamente wurden innerhalb weniger Jahre entwickelt und die Epidemie ist in den reichen Ländern durch die Einführung der ART abgeklungen – ein in der Geschichte der Medizin bisher beispielloser Erfolg konzertierter Bemühungen von der Grundlagenforschung bis in die Klinik.

Und doch ist ein Ende der weltweiten Epidemie nicht in Sicht und AIDS breitet sich weiter über die armen Kontinente aus.

Die AIDS-Epidemie unterstreicht, dass die Gesundheitsbarrieren in den armen Ländern nach wie vor erheblich sind und dass auch im Zeitalter der Globalisierung eine nachhaltige Entwicklung in den armen Ländern bisher nicht stattgefunden hat.

- **Medizinische Barrieren:** Impfprogramme sind wegen ihrer Langzeitwirkung und ihrer Kosteneffizienz gerade in armen Ländern die bevorzugte Strategie zur Bekämpfung von Infektionskrankheiten. Leider war die Entwicklung eines effektiven HIV-Impfstoffs bisher erfolglos (s. Text).
- **Materielle Barrieren** machen die für westliche Märkte entwickelten kausal wirksamen antiretroviralen Medikamente für arme Bevölkerungsschichten unerschwinglich (selbst wenn AIDS durch nichts anderes als ein Glas sauberes Wasser am Tag zu heilen wäre, stünde in vielen Ländern eine adäquate Therapie nur einer Minderheit der Betroffenen zur Verfügung).
- **Kulturelle Barrieren** verhindern die Implementation von an sich wirkungsvollen Präventivmaßnahmen (dass diese auch in armen Ländern erfolgreich sein können, zeigt das Beispiel Uganda, dem es gelungen ist, die Epidemie durch die Verteilung von Kondomen und durch Gesundheitsaufklärung zumindest einzudämmen).
- **Politische Barrieren** sorgen dafür, dass die Prioritäten bei der Bekämpfung internationaler Gesundheitsprobleme falsch gesetzt werden – so haben z. B. manche afrikanischen Regierungen dringende Maßnahmen zur Bekämpfung der Krise lange Zeit unterminiert. Auch aufseiten der reichen Länder ist erst in den letzten Jahren der Wille zu einem kraftvollen internationalen Kampf gegen AIDS gewachsen. Noch im Jahr 2000 z. B. fand es das reichste Land der Erde opportun, ein Entwicklungsland wegen der geplanten Produktion generischer AIDS-Medikamente vor der Welthandelsorganisation zu verklagen. Auch die pharmazeutische Industrie gab ihre rigide Position zum internationalen Handels- und Patentrecht nur zögernd und unter Druck der Öffentlichkeit auf. Insofern ist der Umgang mit der HIV-Infektion ein Spiegelbild der von Partikularinteressen geprägten Weltpolitik. Die Hoffnung in der frühen Phase der HIV-Pandemie, dass HIV vielleicht ein Katalysator werden könnte, der die Menschheit dazu bringt, ihre drängendsten Probleme gemeinsam und in Solidarität zu lösen, hat sich bisher nicht erfüllt.

14.15 Wichtige Pilzinfektionen

M. Stoll, G. M. N. Behrens

Pilze sind eukaryontische Organismen, die für Wachstum und Vermehrung auf organische Substrate angewiesen sind und sich durch das Vorliegen einer Zellwand auszeichnen.

Da viele Pilze (insbesondere *Candida*) auch zur normalen Flora der Haut und Schleimhäute des Menschen gehören, können Pilzinfektionen zum Teil als opportunistische Infektionen bei entsprechender Grundkrankheit verstanden werden (es handelt sich dann meist um **endogene Infektionen,** d. h. von der physiologischen Flora des Wirtes selbst ausgehende Infektionen). Bei den **exogenen** Mykosen entstammt der Erreger der Außenwelt; auch hier ist eine manifeste Erkrankung vor allem bei entsprechend geschwächter Abwehrlage (AIDS, maligne Grundkrankheit, Leukämien, Diabetes mellitus) möglich.

Eine Übersicht über die wichtigsten menschenpathogenen Pilze gibt ➤ Tab. 14.29.

Einteilung

Ungeachtet ihrer biologischen Klassifikation werden die humanpathogenen Pilze der Einfachheit halber nach dem **DHS-System** eingeteilt:

Tab. 14.29 Auswahl medizinisch wichtiger Pilze (aus: Brandis H, Pulverer G: Lehrbuch der medizinischen Mikrobiologie, 6. Aufl., 1998)

Pilzgruppe	Pilzart	Bevorzugt befallene Organe
Dermatophyten	*Trichophyton rubrum, T. mentagrophytes* u. a.	Haut, Nägel, Haare
	Microsporum canis, M. audouinii, M. gypseum u. a.	Haare, Kopfhaut, Haut
	Epidermophyton floccosum	Haut
Sprosspilze (Hefen)	*Candida albicans, C. tropicalis, C. pseudotropicalis, C. parapsilosis, C. krusei* u. a.	Schleimhäute („Soor"), bei Abwehrschwäche, Organmykosen, Sepsis
	Cryptococcus neoformans	Lunge, Gehirn
	Malassezia furfur, vormals: *Pityrosporum ovale*	Haut (Pityriasis versicolor), seborrhoisches Ekzem
Schimmelpilze	*Aspergillus fumigatus, A. niger* u. a.	Lunge, Ohr
	Rhizopus-Arten	Ohr, Nebenhöhlen
	Mucor-Arten	Gefäße
	Cladosporium	Hirnabszesse, Verletzungsmykosen
Dimorphe Pilze	*Coccidioides immitis*	Lunge, Hirnhaut
	Paracoccidioides brasiliensis	Mundhöhle, Lunge
	Blastomyces dermatitidis	Lunge, Haut, Knochen
	Histoplasma capsulatum	Lunge
	Sporothrix schenkii	Nach Verletzungen durch Dornen: Geschwüre, Abszesse, Lymphangitis

- **Dermatophyten (D)** rufen in der Regel lokale Infektionen keratinhaltiger Strukturen (Haut und Hautanhangsgebilde) hervor (➤ Abb. 14.40 und ➤ Abb. 14.41). Zu ihnen gehören v. a. *Trichophyton, Microsporum, Epidermophyton;* jedoch können auch Pilze der anderen Klassen Keratinstrukturen befallen (z. B. *Candida* und *Sporothrix).* Dermatophyten verursachen oft chronisch verlaufende schilfernde, erythematöse und teilweise papulöse Hautausschläge (**tinea** = Mottenfraß; engl. *ringworm*); je nach betroffenem Hautgebiet unterscheidet man Tinea capitis, Tinea pedis, Tinea unguium und Tinea corporis.
- **Hefen (H)** bzw. Sprosspilze vermehren sich durch Aussprossung. Zu ihnen gehören im Wesentlichen die Gattungen *Candida* und *Cryptococcus.*
- **Schimmelpilze (S)** wachsen durch Verlängerung und Verzweigung ihrer Hyphen. Zu ihnen zählen v. a. die *Aspergillus*-Arten.
- Darüber hinaus kommen im außereuropäischen Raum obligatpathogene sog. **dimorphe Pilze** vor, die je nach Umweltbedingungen hyphenartiges oder sprossendes Wachstum zeigen, z. B. *Histoplasma, Sporothrix, Blastomyces dermatitidis* und andere.

Infektionsverlauf

Pilzinfektionen können sich selten systemisch ausbreiten, viel häufiger verlaufen sie lokal (in der Epidermis sowie subkutan). Wie eine Pilzerkrankung verläuft, ist vor allem durch die Abwehrlage des Wirtes, durch die „ökologischen" Bedingungen in der Umgebung der Pilze und am wenigsten durch die Pathogenität des Pilzes selbst vorgegeben: Dies gilt für die systemische Situation (Immundefizienz, diabetische Stoffwechsellage mit günstigem Substratangebot für den Pilz, Verdrängung der Bakterienflora – als hoch überlegene Konkurrenten der Pilze – durch Antibiotika) wie für die lokale Situation: Pilze wachsen gerne, wo es feucht, warm und dunkel ist und die Waffen des Immunsystems erst auf Anforderung hingelangen müssen. Krankheitszeichen entstehen dann dort durch Gewebeinfiltration und die darauffolgende Entzündungsantwort.

Toxinbedingte Wirkungen stehen im Gegensatz zu den bakteriellen Infektionen nicht im Vordergrund, obwohl die Bildung bestimmter Exotoxine (Aflatoxine) in vitro nachgewiesen wurde.

Darüber hinaus können Pilze allergische Reaktionen auslösen (z. B. allergische bronchopulmonale Aspergillose, ➤ 14.15.3).

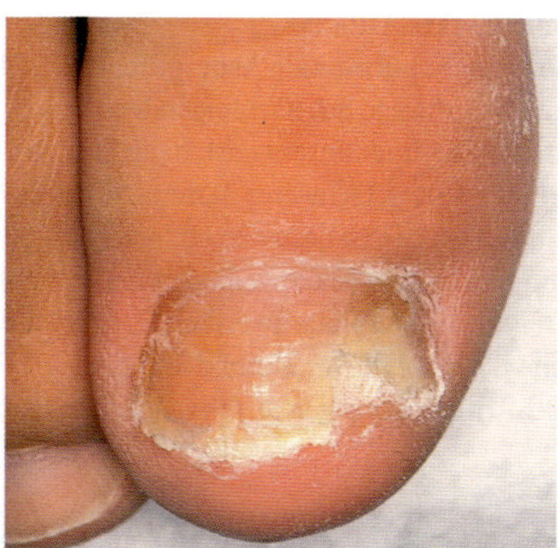

Abb. 14.40 Onychomykose des Großzehennagels [E508]

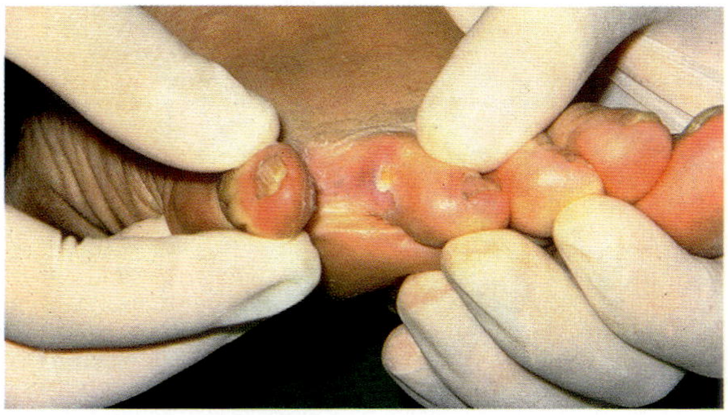

Abb. 14.41 Dermatomykose [T195]

14.15.1 Candida

Candida gehört zur Gruppe der Sprosspilze und kann bei entsprechend geschwächter Abwehrlage sowohl lokale als auch systemische Infektionen hervorrufen. Es handelt sich hierbei meist um endogene Infektionen, da *Candida* in geringer Zahl zur normalen Flora der Haut und des Gastrointestinaltrakts zählt. 80 % der Infektionen werden durch die Spezies *Candida albicans* hervorgerufen.

Klinik

Zu Beginn der Infektion steht die lokale Pilzvermehrung (➤ Abb. 14.42), die z. B. durch eine im Rahmen einer vorangegangenen antibiotischen Therapie gestörte normale Flora begünstigt wird. Es kommt zum bevorzugt intertriginösen Hautbefall bzw. zur Ausbreitung unter Nägeln (Paronychie) oder in anderen feuchten Gebieten (Vulva, Präputium) sowie an Schleimhäuten (Mundsoor).

Bei weiterer Verschlechterung der Abwehrlage können sich die Pilze durch eine hämatogene Streuung ausbreiten und zur *Candida*-Sepsis, *Candida*-Pneumonie oder *Candida*-Pyelonephritis führen. Diese Erkrankungen verlaufen in den meisten Fällen etwas milder

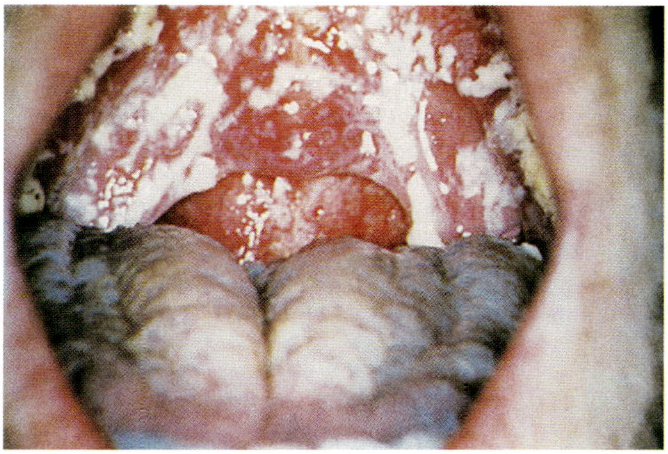

Abb. 14.42 Candida-Soor. Typischer Befall mit Prädilektionsort am Übergang vom harten zum weichen Gaumen. [E543]

14

als bakterielle Infektionen – so ähnelt die *Candida*-Pneumonie im Verlauf der Tbc und auch eine *Candida*-Sepsis zeigt eine langsamere Progredienz als bakterielle Erkrankungen. Septische Absiedlungen im Augenhintergrund, an den Herzklappen oder – besonders gerne – an Kunststoffimplantaten und Kathetern sind möglich.

Diagnostisches Vorgehen

Für den erfahrenen Kliniker sind Candidosen oft Blickdiagnosen. Die Diagnose der lokalen Infektion kann durch die mikroskopische Untersuchung eines Abstrichs erhärtet werden. Bei systemischer Candidose sind mehrere Blutkulturen an aufeinanderfolgenden Tagen notwendig, sehr aussagefähig für eine systemische Infektion ist auch die Candidurie im Mittelstrahlurin. Zum Nachweis eines invasiven Wachstums können Biopsien mit histologischer Aufarbeitung herangezogen werden. Auch ein serologischer Nachweis von *Candida*-Antigenen im Blut kann manchmal zur Diagnose der systemischen Candidose hilfreich sein.

Andererseits ist der Nachweis von *Candida* als physiologischer Bestandteil der Schleimhautflora allein für nichts beweisend. Oft übersehen wird die Möglichkeit artefizieller Vermehrungen von *Candida* in asservierten Proben: Im Bronchialsekret eines Patienten mit Pneumokokken-Pneumonie sterben – nicht nur bei unsachgemäßer Lagerung – die Pneumokokken nach Entnahme vergleichsweise rasch ab, während gramnegative Keime und *Candida*, insbesondere bei Wärme, munter im Sputumröhrchen weiterwachsen. Der Mikrobiologe findet dann *E. coli* und *Candida albicans*, aber nicht mehr *S. pneumoniae*. Beide mikrobiologisch gefundenen Keime sind aber nicht die Erreger der Infektion!

MERKE
Völlig unsinnig ist in der Regel auch die nicht selten geübte Behandlung eines mikrobiologischen Nachweises von „Candida im Stuhl".

Therapie

Für die lokale Therapie sind Nystatin und lokal anwendbare Imidazol-Derivate (z. B. Miconazol, Clotrimazol) meist ausreichend. Bei systemischem Befall oder *Candida*-Sepsis ist die systemische Therapie mit Caspofungin oder Analidafungin die Behandlung der Wahl. Bei ZNS-(Mit-)Beteiligung ist die kombinierte Therapie mit liposomalen Amphotericin B in Kombination mit 5-Flucytosin indiziert.

Eine besondere Bedeutung kommt der Prophylaxe einer systemischen Infektion bei Risikopatienten zu (z. B. bei Abwehrschwäche und gleichzeitiger Antibiotikagabe): rechtzeitige lokale Behandlung (Nystatin oder Amphotericin B) oder in schweren Fällen eine systemisch wirksame Prophylaxe, z. B. mit Fluconazol oder Itraconazol.

14.15.2 Cryptococcus neoformans

Cryptococcus neoformans ist ein ubiquitär verbreiteter Sprosspilz, der vor allem über Taubenkot übertragen wird. Bei immungeschwächten Individuen kann er systemische Mykosen hervorrufen. Nach aerogener Aufnahme der Sporen kommt es zu einer klinisch milden granulomatösen Pilzpneumonie und von dort aus zum ZNS-Befall mit chronisch verlaufender Meningoenzephalitis.

Die **Diagnose** wird durch mikroskopischen Erregernachweis im Liquor gesichert (Tuschefärbung), eine kulturelle Anzüchtung ist möglich. Sehr hilfreich ist der serologische Test auf Kryptokokken-Antigen, der bei der Kryptokokken-Meningitis auch im Serum positiv ist.

Die **Therapie** erfolgt mit liposomalem Amphotericin B und 5-Flucytosin, gefolgt von einer Erhaltungstherapie mit hoch dosiertem Fluconazol oder Itraconazol.

14.15.3 Aspergillose

Aspergillus-Arten sind ubiquitär verbreitete Pilze (➤ Abb. 14.43), die vor allem in verrottenden Blättern und Bäumen zu finden sind. Die Infektion erfolgt über Inhalation der Sporen. Die Krankheitsmanifestation hängt von der Sporendosis und von der Abwehrlage des Wirtes ab.

Klinik

Vier Krankheitsformen werden unterschieden:

- Auslösung einer **allergischen Antwort** bei entsprechend disponierten Patienten ohne Infektion oder Besiedelung der Luftwege (allergisches Asthma)
- **Allergische bronchopulmonale Aspergillose (ABPA):** Besiedelung der Luftwege mit nachfolgender allergischer, IgE-vermittelter Entzündungsantwort; häufig bei strukturellen Luftwegsveränderungen (schweres Asthma, Bronchiektasen, zystische Fibrose). Klinisch bestehen ein reversibler Bronchospasmus und rezidivierende Lungeninfiltrate. Im Sputum ist meist *Aspergillus fumigatus* nachweisbar. Darüber hinaus finden sich evtl. eine Eosinophilie im Blutbild und eine IgE-Erhöhung. IgG- und IgE-Antikörper gegen *A. fumigatus* können mittels

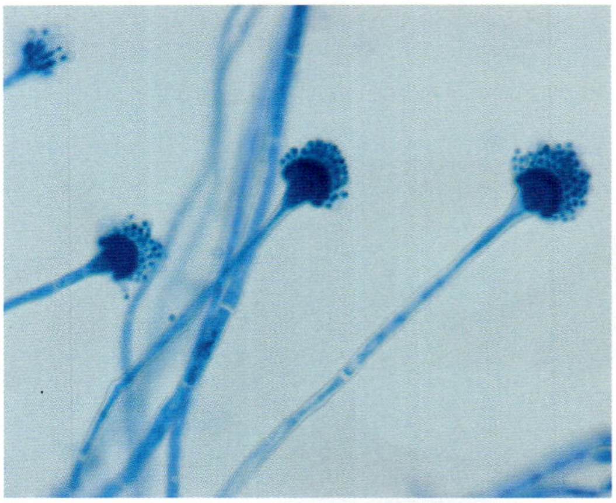

Abb. 14.43 Mikroskopisches Präparat mit *Aspergillus fumigatus*. Typisch sind die distelblütenähnlichen Fruchtkörper. [F282-003]

ELISA nachgewiesen werden. Therapeutisch werden Glukokortikoide eingesetzt, zusätzlich kann eine antibiotische Therapie, z. B. mit Itraconazol, erwogen werden.

- **Aspergillome:** Hier kommt es auf dem Boden vorbestehender Lungenschädigungen zur Bildung lokaler „Pilzbälle" (Myzetome), z. B. in Lungenkavernen, also Orten mit lokal gestörter Immunkompetenz.
- **Invasive Aspergillose:** Diese Form kommt ausschließlich bei immungeschwächten Patienten vor, die bei Infektion eine fulminante Pneumonie, Meningitis oder Hirnabszesse entwickeln können. Ebenfalls möglich sind Leberbefall und Endokarditiden bei vorgeschädigten Herzklappen oder Augenbefall.

Diagnostisches Vorgehen und Therapie

Die Diagnose der beiden letzten Formen erfolgt röntgenologisch (Aspergillom, ➤ Abb. 14.44), durch direkten Erregernachweis, Biopsien und Kulturen oder durch serologischen Antikörpernachweis. Die Therapie ist bei Aspergillomen primär chirurgisch als kurativer Ansatz. Ist dies nicht möglich, erfolgt bei Aspergillomen – auch als Bridging bis zu einer OP – ebenso wie bei der invasiven Aspergillose eine Behandlung mit Voriconazol, Caspofungin oder mit Lipidformulierungen von Amphotericin B und/oder Itraconazol. Die Behandlung der ABPA erfolgt durch die Gabe oraler Glukokortikoide (➤ 6.3.4).

14.15.4 Dimorphe Pilze

Erkrankungen durch die obligat-pathogenen sog. dimorphen Pilze (z. B. *Histoplasma capsulatum, Coccidioides immitis,* ➤ Tab. 14.29) kommen in Europa lediglich als „Importkrankheiten" vor, da diese Erreger in Nord- und Südamerika sowie Afrika endemisch sind, bei uns (fast) nicht vorkommen und eine Übertragung von Mensch zu Mensch nicht stattfindet. Die Infektion erfolgt meist aerogen durch Inhalation erregerhaltiger Stäube und ruft entweder lokale granulomatöse Entzündungen oder – vorwiegend bei Immungeschwächten – eine Systemmykose hervor.

14.16 Wichtige Protozoenerkrankungen

M. Stoll, G. M. N. Behrens

Protozoen sind einzellige Endoparasiten, deren genetisches Material (im Unterschied zu dem der Bakterien) in einem membranumschlossenen Zellkern liegt (Eukaryonten). Für ihre Übertragung bilden manche Protozoen Dauerstadien (Zysten), die lange im Freien überleben können, bis sie von einem Wirt oral aufgenommen werden. Andere bedienen sich eines Zwischenwirts (z. B. blutsaugender Arthropoden). Eine Übersicht gibt ➤ Tab. 14.30.

14.16.1 Malaria

Über 3 Milliarden Menschen leben in Malaria-Endemiegebieten (➤ Abb. 14.45). Pro Jahr sind etwa 200 Millionen Neuerkrankungen zu verzeichnen, von denen über 500.000 tödlich verlaufen, mehrheitlich betreffen diese Todesfälle Kinder unter 5 Jahren. Nur COVID-19, Tuberkulose und HIV/AIDS fordern gegenwärtig damit weltweit mehr Opfer als die Malaria.

Erreger

Während im Mittelalter die schlechte Luft (*mal aria*) in den Sumpfgebieten als Ursache galt, ist die Übertragung durch Parasiten seit 1880 bekannt. Erreger der Malaria sind die Plasmodienarten *Plasmodium vivax* und *ovale, Plasmodium malariae* und *Plasmodium falciparum.* Sie werden durch die weibliche Anopheles-Mücke übertragen, in seltenen Fällen auch kongenital oder gelegentlich auch über eine Bluttransfusion.

Einteilung nach Fieberverlauf

Je nach Generationszeit der Plasmodien-Arten im Blut können drei verschiedene Fiebertypen und damit Malaria-Typen unterschieden werden:

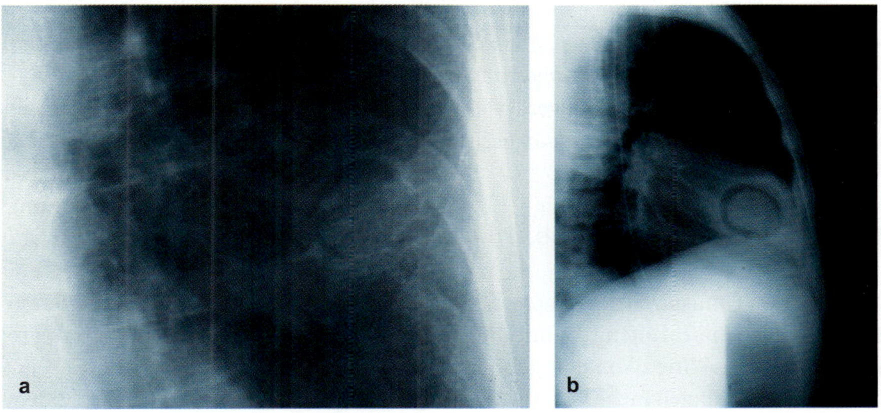

Abb. 14.44 Aspergillom der Lunge in der Zielaufnahme (a) und in der Tomografie (b) [T170]

14

Tab. 14.30 Übersicht wichtiger Protozoonosen (modifiziert nach: Pulverer G: Lehrbuch der medizinischen Mikrobiologie, 8. Aufl., 2001)

Parasit	Krankheitsbezeichnung	Verbreitung	Minimale Inkubationszeit	Klinik
Flagellaten				
Trichomonas vaginalis	Trichomoniasis	Weltweit	3 Tage	• Kolpitis, Prostatitis, Balanitis, Urethritis • Bei 8–12 % der Frauen im gebärfähigen Alter nachweisbar
Giardia lamblia	Lamblien-Ruhr	Weltweit	3 Tage	• Meist asymptomatisch • Bei massivem Befall schwere, meist wässrige Diarrhöen
Trypanosoma cruzi	Chagas-Krankheit	Südamerika	7 Tage	• Bei Kindern akutes Stadium mit Fieber, Lymphadenopathie und Hepatosplenomegalie • Bei Erwachsenen protrahierter chronischer Verlauf mit zunehmender Herzinsuffizienz
Trypanosoma brucei (ssp. gambiense oder rhodesiense)	Schlafkrankheit	Afrika	5 Tage	• Zunächst Fieber und Lymphknotenschwellungen, dann Befall des ZNS mit unbehandelt letalem Ausgang
Leishmania donovani	Kala-Azar	Mittelmeerraum, Asien, Südamerika, Afrika	10 Tage	• Oft blander Verlauf • In schweren Fällen Befall von Milz, Leber und Knochenmark mit Anämie, Leukopenie und Thrombopenie
Leishmania tropica/major	Hautleishmaniose	Mittelmeerraum, Asien, Afrika	6 Tage	• Über mehrere Wochen entstehende lokal umschriebene Schwellung und Rötung, mit nachfolgend ulzerierender Papel (Orient-, Bagdad- oder Aleppo-Beule) • Spontane Abheilung nach mehreren Monaten bis Jahren
Rhizopoden				
Entamoeba histolytica	Amöbenruhr	Weltweit	6 Tage	• Bei massivem Befall zahlreiche Geschwüre im Kolon mit Leibschmerzen, druckschmerzhafter Bauchdecke und Diarrhöen
Sporozoen				
Isospora belli	Kokzidiose	Weltweit	1 Tag	• Hartnäckige Diarrhöen
Toxoplasma gondii	Toxoplasmose	Weltweit	7 Tage	• Meist subklinisch; sonst Fieber um 39 °C, Lymphknotenschwellungen (➤ 14.16.2)
Plasmodium falciparum	Malaria tropica	Tropen	7–25 Tage	• Schwerwiegende Form der Malaria, kann innerhalb weniger Tage zum Tod führen • Unregelmäßiger Fieberrhythmus • Selbstlimitierend nach max. 18 Monaten (➤ 14.16.1)
Plasmodium vivax und ovale	Malaria tertiana	Tropen, Subtropen	8–27 Tage	• Leichtere Form der Malaria • Fieberschübe alle 2 Tage – bei 2 Parasitengenerationen, die um 24 h verschoben sind, auch täglich • Spontanheilung nach max. 5 Jahren möglich (➤ 14.16.1)
Plasmodium malariae	Malaria quartana	Tropen, Subtropen	16–56 Tage	• Leichtere Form der Malaria • Fieberschübe alle 3 Tage • Keine definitive Spontanheilung (➤ 14.16.1)

- **Malaria tertiana** (alle 48 h oder jeden „dritten" Tag Fieber, d. h. an Tag 1, 3, 5 etc.) bei *Plasmodium vivax* und *ovale*
- **Malaria quartana** (Fieber alle 72 h oder jeden „vierten" Tag, d. h. an Tag 1, 4, 7 etc.) bei *Plasmodium malariae*
- **Malaria tropica** (unregelmäßiger Fieberverlauf, schwerere Krankheitsbilder) bei *Plasmodium falciparum*

Generationszyklus (➤ Abb. 14.46)

Während der Blutmahlzeit der Anopheles-Mücke überträgt diese die fadenförmigen **Sporozoiten** (die infektiöse Form des Parasiten) in die Blutbahn des Wirtes. Von dort gelangen die Erreger hämatogen innerhalb von Minuten in die Leber, wo sie in die Leberparenchymzellen eindringen. In der Leberzelle entsteht durch ungeschlechtliche Vermehrung aus jedem Sporozoiten ein sog. Schizont**,** der wiederum mehrere tausend **Merozoiten** enthält.

Innerhalb von weniger als einer Woche platzt der Schizont (mitsamt der Leberzelle). Die freigesetzten Merozoiten befallen nun zirkulierende Erythrozyten. Dort kommt es erneut zur Vermehrung durch ungeschlechtliche Teilung (der Schizont enthält diesmal allerdings nur etwa 20 Merozoiten). Nach der typischen Generationszeit (z. B. 48 h für *P. vivax)* platzen die befallenen Erythrozyten und setzen eine neue Generation von Merozoiten frei. Diese Hämolyse ist jeweils von hohen Fieberzacken durch Freisetzung pyrogener Stoffwechsel- und Abbauprodukte der Parasiten gekennzeichnet. Die freigesetzten Merozoiten befallen wiederum andere Erythrozyten, wo sie sich vermehren, nach 2–3

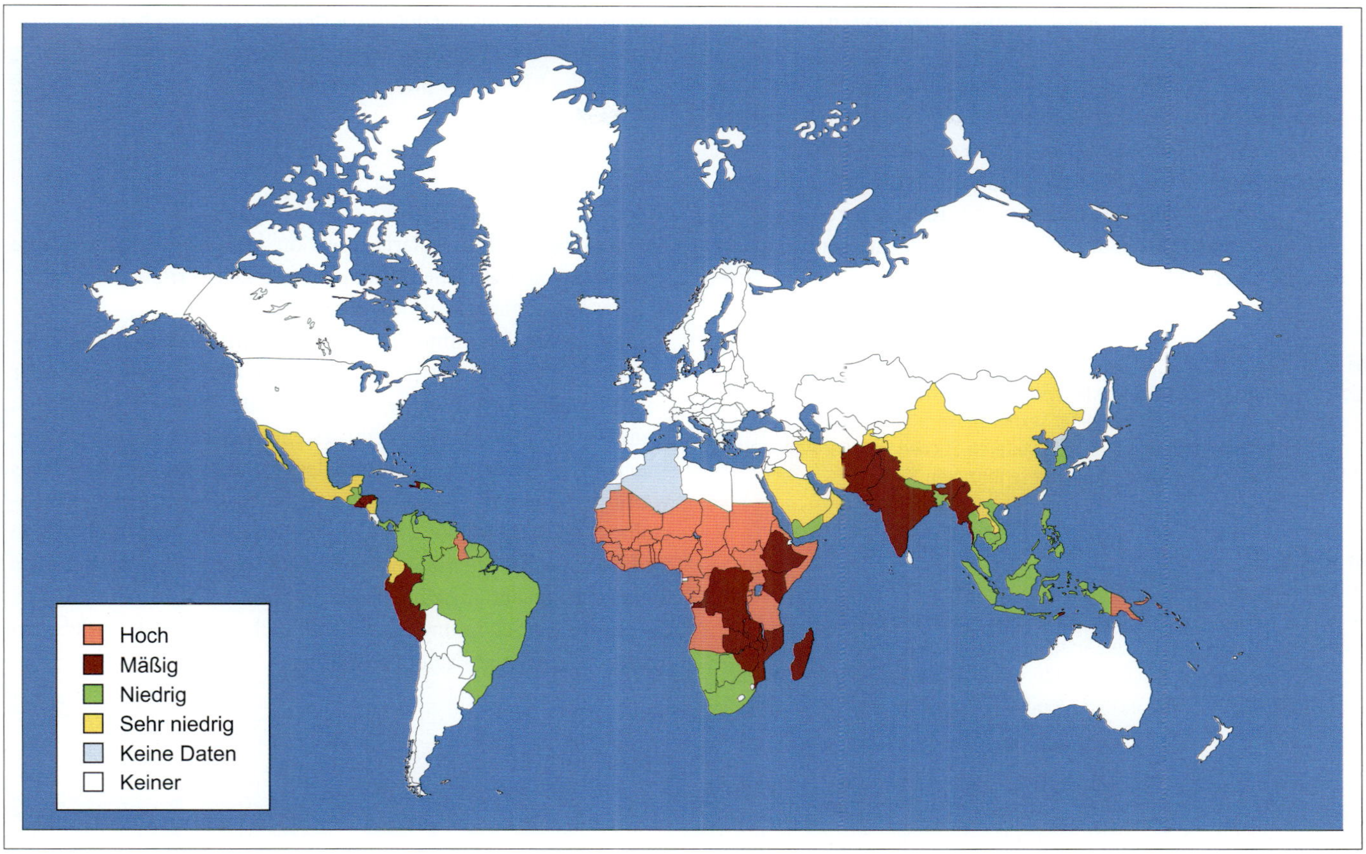

Abb. 14.45 Das Risiko für das Auftreten der Malaria hat Konsequenzen für die Chemoprophylaxe. In Ländern mit hohem Risiko empfiehlt sich eine Chemoprophylaxe plus Expositionsprophylaxe (P), bei geringem Risiko eine notfallmäßige Selbstbehandlung (NSB), und bei minimalem Risiko eine Expositionsprophylaxe (EP). Das Risiko kann sich in Ländern regional erheblich unterscheiden und ist auch über die Zeit unterschiedlich. [L143]

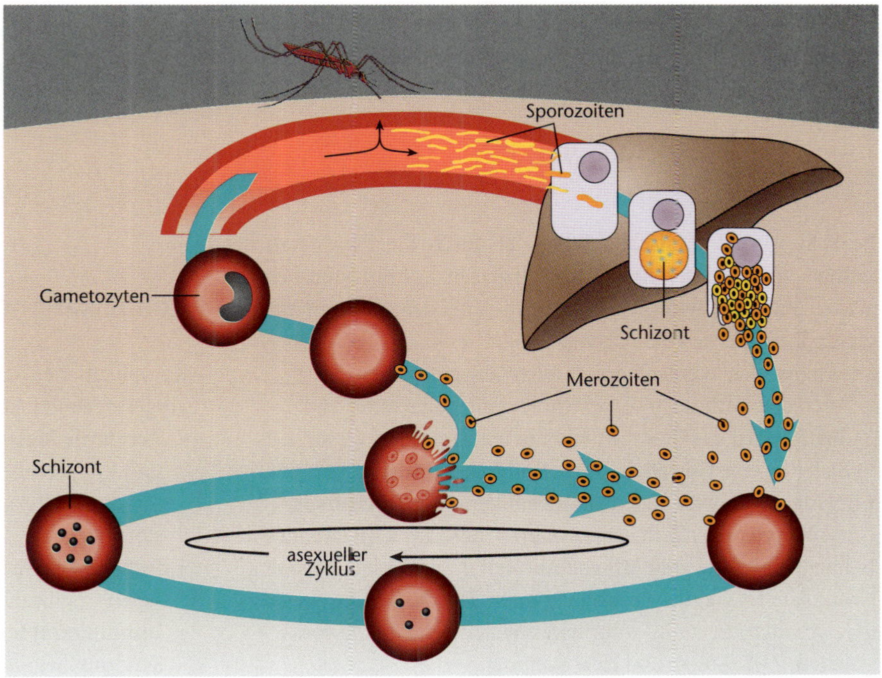

Abb. 14.46 Systematische Darstellung des Lebenszyklus von Plasmodium vivax [L157]

Tagen eine neue „Ernte“ von Parasiten (Merozoiten) freisetzen etc.

Eine solche Synchronisation des Generationszyklus der Plasmodien findet nur bei den Plasmodien der Malaria tertiana und quartana statt, fehlt dagegen bei der wesentlich gefährlicheren und häufigeren Malaria tropica, weshalb hier die typischen „pathognomischen“ periodischen Fieberzacken mit Temperaturen bis 40 °C, Schüttelfrost und Schweißausbrüchen sowie nachfolgenden symptomfreien Tagen fehlen.

MERKE

Jeweils ein Teil der Merozoiten entwickelt sich in den Erythrozyten nicht zu Schizonten weiter, sondern zu einer sexuellen Form (männliche oder weibliche **Gametozyten**), die dann bei weiteren Stichen von der Anopheles-Mücke aufgenommen werden und diese infizieren.

MERKE

Die Anopheles-Mücke kommt auch hierzulande und sogar noch in Grönland vor, für eine Vermehrung der Gametozyten ist es aber (meist) nicht warm genug. In sehr warmen Sommern mit durchgehend warmen Nächten über mehr als 2 Wochen könnte die Malaria aber auch hier wieder endemisch werden. Dies war 1947 in Norddeutschland einmal der Fall.

Die Infektion der Leber nimmt bei *P. falciparum* und *P. malariae* innerhalb von < 4 Wochen ein spontanes Ende, sodass die Vermehrung der Parasiten dann nur noch in den Erythrozyten stattfindet. Somit kann bei diesen Formen eine länger als 4 Wochen bestehende Infektion allein durch gegen die erythrozytären Formen gerichtete Medikamente geheilt werden. *P. vivax* und *P. ovale* dagegen persistieren lange Zeit in der Leber, sodass eine Heilung nur durch gegen die Leberformen **und** die Blutmerozoiten gerichtete Medikamente gelingt.

Unbehandelt, kann die Malaria spontan ausheilen: *P. falciparum* verschwindet in der Regel nach 6–8 Monaten (max. 1,5 Jahren); *P. vivax* und *P. ovale* persistieren bis zu 5 Jahren und *P. malariae* bis zu 50 Jahre!

Pathogenese

Die Schwere des klinischen Bildes ist durch die Parasitendichte bedingt. Während der Anteil der infizierten Erythrozyten bei den meisten Verläufen unter 2 % liegt, kann er bei der schweren Malaria tropica 30 % und mehr erreichen.

Krankheitszeichen entstehen vor allem auf drei Wegen:

- Durch den Verbrauch von erythrozytärem Sauerstoff und Glukose wird das Gewebe nicht mehr ausreichend versorgt, es entstehen eine **Gewebehypoxie** und **Laktazidose.**
- Bei Malaria tropica treten zusätzlich Veränderungen an der Erythrozytenoberfläche auf, wodurch diese am Kapillarendothel „hängen bleiben“ und **Mikroembolien** in sämtlichen Organen, vor allem im Gehirn, auslösen können. Durch die konsekutive Gewebehypoxie kann es zur irreversiblen Schädigung von Nieren, ZNS, Lunge und Herz kommen.
- Durch die Zerstörung der infizierten Erythrozyten kommt es zur **hämolytischen Anämie,** durch den Leberbefall und die Hyperplasie des RES zur **Hepatosplenomegalie.**

Immunität

Eine durchgemachte Malaria-Infektion hinterlässt eine teilweise Immunität, die wahrscheinlich auf eine T-Zell-vermittelte Stimulation der Makrophagen zurückzuführen ist.

Eine natürliche Immunität gegen *P. vivax* besitzen Individuen mit Duffy-negativer Blutgruppe (fast alle nativen Bewohner der Subsahara-Afrika-Region); hier fehlt der von den Merozoiten benutzte Rezeptor auf der Erythrozytenoberfläche. Bestimmte Veränderungen des Hämoglobins und des erythrozytären Stoffwechsels vermitteln ebenfalls Immunität gegenüber *P. falciparum:* Hämoglobin S, Glukose-6-phosphat-Dehydrogenase-Mangel, Thalassämie und Pyruvat-Kinase-Mangel. Dies sind eindrucksvolle Beispiele dafür, dass in der Auseinandersetzung mit Infektionskrankheiten die „Krone der Schöpfung“ auch heute noch unter einem wirksamen Selektionsdruck der Evolution steht.

Klinik

Etwa ein Drittel der Fälle verläuft leicht; dies sind die durch *Plasmodium vivax, ovale* oder *malariae* bedingten Formen. Hier stehen die Schwächung des Patienten durch die **Fieberschübe** und vor allem die **hämolytische Anämie** im Vordergrund.

In zwei Dritteln der Fälle treten die schwerwiegenden Formen der **Malaria tropica** auf: Zusätzlich zu Kopf- und Gliederschmerzen, Hepatomegalie und Splenomegalie bestimmen hier oft Komplikationen das klinische Bild (s. u.).

MERKE

Fieberschübe bei Malaria

- Kalte Phase: Über 30–60 min steigt das Fieber rasch bis zu 41 °C an.
- Heiße Phase: über 2–6 h persistierendes Fieber, ein Delirium kann auftreten.
- Entfieberung mit ausgeprägtem Schwitzen und Müdigkeit

Komplikationen

Komplikationen, die v. a. bei der durch *Plasmodium falciparum* hervorgerufenen Malaria tropica auftreten, sind:

- **Zerebrale Malaria:** Diese mit Benommenheit, Krampfanfällen und Koma einhergehende Komplikation entsteht aufgrund der mit der Erythrozytensequestration verbundenen Zirkulationsstörungen.
- **Intravaskuläre Hämolyse** mit Hämoglobinurie und Nierenversagen („Schwarzwasserfieber“)
- **Immunkomplexglomerulonephritis** mit nephrotischem Syndrom bei *Plasmodium malariae*

- **Leuko- und Thrombopenien** mit Blutungskomplikationen, schwere **Anämie**
- **Hypoglykämie** (vor allem bei Kindern)
- **Lungenödem** (ARDS, ➤ 6.8)
- Massive **Splenomegalie** (tropisches Splenomegaliesyndrom), evtl. mit Milzruptur

Diagnostisches Vorgehen

Die Diagnosestellung erfolgt durch mikroskopischen Erregernachweis im Blutausstrich oder im sog. **Dicken Tropfen** (ein Tropfen Blut wird dabei auf ca. Eurostückgröße „verrührt" und nach Giemsa gefärbt), in vielen Laboren aber inzwischen auch – mit gleicher Sensitivität wie im Dicken Tropfen – im konventionellen **Blutausstrich.** Zur Artdiagnostik muss ohnehin ein dünner Ausstrich begutachtet werden. Serologische Nachweise sind prinzipiell möglich, jedoch von geringer klinischer Relevanz, weil eine Serokonversion erst nach einigen Wochen erfolgt, die Therapie aber sofort beginnen muss, um tödliche Verläufe (ca. 4 % bei Malaria tropica!) zu verhindern.

Differenzialdiagnostisch ist an alle hochfieberhaften Infektionen durch andere Erreger (z. B. Ebola) zu denken, Fehldiagnosen sind deshalb leider häufig.

Therapie

Die medikamentöse Therapie der Malaria ist wegen **vielfältiger Resistenzen** der *Falciparum*-Plasmodien und unterschiedlicher Wirksamkeit der Medikamente gegen die verschiedenen Plasmodienarten und -entwicklungsstadien unübersichtlich. Es sollten deshalb stets die aktuellen **Empfehlungen der Deutschen Tropenmedizinischen Gesellschaft** berücksichtigt werden (Leitlinien und Adressen tropenmedizinischer Einrichtungen unter http://dtg.org). Wegen der raschen Veränderungen der lokalen Resistenzsituation empfiehlt es sich, Kontakt mit einer tropenmedizinisch oder infektiologisch erfahrenen Institution aufzunehmen. Im Folgenden seien einige Therapieprinzipien vorgestellt:

- Da das Leberreservoir von *P. falciparum* und *P. malariae* nach wenigen Wochen spontan abstirbt, reicht hier die Gabe von gegen die erythrozytären Schizonten gerichteten Medikamenten aus (sog. **blutschizontozide Medikamente**).
- *P. vivax* und *P. ovale* dagegen müssen stets auch mit **gewebeschizontoziden Medikamenten** behandelt werden, um die Leberformen abzutöten, die sonst ein Reservoir für endogene Neuinfektionen bilden.
- Schwere Malaria-Fälle werden initial parenteral behandelt, um rasch hohe Blutspiegel zu erreichen.

Infrage kommende Medikamente (Wirkmechanismen ➤ 14.4.7 mit ➤ Tab. 14.14):

- **Blutschizontozid:** 4-Aminoquinolone (Chloroquin, Amodiaquin), Cinchona-Alkaloide (Chinin, Chinidin), Atovaquon/Proguanil, Doxycyclin, Mefloquin, Halofantrin, Proguanil, Pyrimethamin sowie das inzwischen vom Markt genommene Fansidar (Pyrimethamin + Sulfadoxin)
- **Blutschizontozid und gametozid:** Artemisinin und seine Derivate (Artesunat, Artemether, Dihydroartemisinin)
- **Gewebeschizontozid:** Primaquin

Welche Medikamente die beste Wahl sind, hängt von der Art der Malaria und der Resistenzlage vor Ort ab. Entsprechende Therapieempfehlungen werden von der WHO regelmäßig aktualisiert und sind z. B. über die Tropeninstitute zu erfragen (www.dtg.org). Darüber hinaus muss bei der Wahl stets auch die vorige Medikamenteneinnahme berücksichtigt werden (eine Infektion trotz medikamentöser Malaria-Prophylaxe weist auf eine Resistenz hin, wenn nicht ein Einnahmefehler – am häufigsten: zu frühes Absetzen der Prophylaxe nach der Rückkehr – zu anamnestizieren ist).

Durch ihre überragende Wirksamkeit sind heute die **Artemisinin-Abkömmlinge** (soweit verfügbar) in Ländern mit nennenswerter Malaria-Resistenz Mittel der ersten Wahl gegen *P. falciparum.* Sie binden sich im Erythrozyten an Eisenverbindungen, wodurch freie Radikale produziert werden, welche die Membran des Parasiten schädigen. Sie wirken rasch, sind bisher auch gegen mehrfach resistente Plasmodien-Stämme wirksam, sind gut verträglich und reduzieren als einziger Anti-Malaria-Wirkstoff die Gametenmasse und somit das Übertragungspotenzial in der Bevölkerung. Sie werden immer mit einem anderen Medikament kombiniert (etwa Lumefantrin oder Amodiaquin), um einer Resistenzentwicklung vorzubeugen (die leider seit 2009 schon zu beobachten ist). In Gebieten mit geringer Resistenz kommen aber weiterhin Medikamente wie Atovaquon/Proguanil, Mefloquin, Chloroquin und Proguanil zum Einsatz. Gegen die durch *Plasmodium vivax* und *P. ovale* ausgelöste Malaria wird vor allem eine Kombination von Chloroquin mit Primaquin eingesetzt.

Die Artemisinin-Story

Die stetige Zunahme von resistenten Malaria-Stämmen vor allem in Afrika hat die Suche nach neuen Wirkstoffen angeheizt. Gefunden wurde ein Wirkstoff an ungewöhnlicher Stelle und nach ungewöhnlichen Anstrengungen: Ende der 1960er-Jahre bat der damalige Vietkong-Führer Ho Tschi Minh seinen sozialistischen „Bruder" Mao Tsedong um Hilfe bei der Entwicklung eines Mittels gegen Malaria, die die Vietkong-Truppen zu Tausenden dahinraffte. Die chinesische Führung begann darauf ein medizinarchäologisches Projekt, bei dem vor allem alte medizinische Texte nach Referenzen auf Malaria-Mittel durchforstet wurden: 500 Wissenschaftler unter der Leitung der Professorin Tu Youyou erstellten Steckbriefe zu 640 referenzierten traditionellen Rezepten und filterten daraus dann den besten Kandidaten heraus: die getrockneten Blätter des einjährigen Beifußbusches, *Artemisia annua,* als Aufguss seit etwa 2.000 Jahren in China gegen fieberhafte Erkrankungen eingesetzt. Nach den Wirren der Kulturrevolution begannen klinische Tests mit dem aus den Blättern isolierten Wirkstoff **Artemisinin** – mit Heilungsraten über 90 % überaus erfolgreich. Im Jahre 1982 wurde der neue Wirkstoff auf einer Konferenz der WHO vorgestellt.

Dann passierte 20 Jahre nichts – während sich die Resistenzlage weltweit immer dramatischer zuspitzte. Erst im Jahr 2004 wurde Artemisinin von der WHO offiziell in die Therapieempfehlungen als Medikament der ersten Wahl aufgenommen (in Kombination mit Lumefantrin oder Amodiaquin).

Woher die Verzögerung kam, ist im Detail nicht zu rekonstruieren. Eine Rolle spielten mehrere Faktoren:

- Skepsis gegenüber der vom Westen lange Zeit isolierten chinesischen Forschung – die dann auch noch mit einem traditionellen pflanzlichen Präparat aufwartete
- Der Wirkstoff ist nicht leicht zu gewinnen: Obwohl der Baum an vielen Standorten wachsen kann, produziert er Artemisinin nur unter spezifischen klimatischen Bedingungen und Anbautechniken. Engpässe in der Herstellung sind damit vorprogrammiert.
- Das neue Kombinationsmedikament Artemisinin/Lumefantrin ist etwa zehnmal teurer als die herkömmliche Monotherapie – meist unerschwinglich für die arme Bevölkerung Afrikas.

Die Situation heute

Die WHO und die meisten Länder Afrikas empfehlen inzwischen artemisininhaltige Therapieregimes gegen die Malaria tropica. Die flächendeckende Versorgung über den regulären Markt hat sich wegen des hohen Preises als utopisch erwiesen. Inzwischen liegt jedoch mit Coarsucam ein erstes Kombinationspräparat aus Artesunat und Amodiaquin vor, welches im Rahmen der u. a. von Médecins sans Frontières und der EU unterstützten „Neglected Disease Initiative" entwickelt wurde und welches für eine 3-Tage-Therapie für unter 1 US-$ abgegeben wird. Eine Zukunftsoption ist die gentechnische Herstellung des Wirkstoffs in Bakterien- bzw. Pilzkulturen.

Die Geschichte des Artemisinins ist eine Geschichte voller Hindernisse – mit einem hoffnungsvollen Ausklang. Denn zum ersten Mal ließ sich im großen Stil durch internationale Kooperationen ein Weg aus der „Marktfalle" finden, die bisher die Verbreitung neuer Medizinprodukte in arme Länder verhindert hat.

Die WHO empfiehlt eine der Resistenzlage angemessene Chemoprophylaxe und teilt die Malaria-Endemiegebiete in verschiedene Risikozonen P, NSB und EP ein (➤ Abb. 14.45). Die Empfehlungen sind inzwischen sehr differenziert. In den wenigen Regionen, in denen sicher mit Chloroquin-sensitiven Plasmodien gerechnet werden darf, wird Chloroquin als mitzunehmende Notfall-Selbstmedikation (Standby-Medikation), aber nicht zur Prophylaxe empfohlen. Mefloquin hat als Mittel zur Chemoprophylaxe an Bedeutung verloren gegenüber Atovaquon/Proguanil. In einigen Regionen wird bevorzugt statt der Chemoprophylaxe eine Standby-Medikation je nach lokaler Resistenzlage auch mit Artemisinin empfohlen. Um weitere Resistenzentwicklung zu vermeiden, soll die Malaria nach WHO-Empfehlung bevorzugt mit Kombinationschemotherapien erfolgen.

Vorsorge

Durch effektiven Mückenschutz und durch Chemoprophylaxe kann das Risiko, an einer Malaria zu erkranken, bei Reisen in Endemiegebiete deutlich gesenkt werden. Auch die Chemoprophylaxe sollte generell mit einem Tropeninstitut abgestimmt werden; dabei sind neben dem Reiseziel auch die Länge des Aufenthalts, die Reisesaison und die Art des Tourismus (Standardtourismus oder Extremtourismus) zu beachten. Dort wo eine Chemoprophylaxe empfohlen wird, sollte diese bevorzugt bestehen aus Atovaquon/Proguanil oder aus dem in Deutschland dafür nicht zugelassenen Doxycyclin und nur noch ausnahmsweise aus Mefloquin (➤ Abb. 14.45).

Eine 100-prozentige Sicherheit ist jedoch auch durch prophylaktische Maßnahmen nicht zu erreichen: Circa 1.000–1.500 Malariafälle werden jährlich nach Deutschland eingeschleppt. Ein Impfstoff steht bislang nicht zur Verfügung, befindet sich jedoch in der Entwicklung.

MERKE

Der harmlos klingende Begriff der Malaria-Prophylaxe ist streng genommen etwas irreführend – es handelt sich eigentlich um eine vorsorglich präexpositionell eingenommene, erst postinfektionell wirksam werdende blutschizontozide Therapie, die erst nach Infektion und Erregervermehrung in der Leber in den Erythrozyten wirksam wird, also eigentlich eine vorbeugende Einnahme eines Frühtherapeutikums.

PRAXISBEZUG

Angesichts nicht unbeträchtlicher Nebenwirkungen einer Prophylaxe und der trotzdem bestehenden substanziellen Gefahren einer Malaria-Erkrankung sollten ratsuchende Reisewillige auch auf die banale Möglichkeit hingewiesen werden, dass der Verzicht auf die Reise oder die Wahl eines anderen Reiseziels derzeit die effektivste Möglichkeit der Malaria-Prävention darstellt. Dieser Gedanke stößt allerdings oft auf dasselbe Unverständnis wie die Vermittlung der Tatsache, dass die Malaria-Prophylaxe zwar rezeptpflichtig, aber nicht durch die Krankenkasse erstattungsfähig ist.

14.16.2 Toxoplasmose

Der Großteil der hiesigen Bevölkerung hat im Laufe seines Lebens eine – zumeist symptomlose – Toxoplasmose durchgemacht, die Durchseuchung beträgt 50 % bei den 40-Jährigen. Die Übertragung erfolgt vorzugsweise durch Katzen.

Erreger

Die Toxoplasmose ist durch das Sporozoon *Toxoplasma gondii* bedingt, das weltweit verbreitet ist und meist zu inapparenten Infektionen führt. Die Übertragung erfolgt durch orale Aufnahme von Zysten mit der Nahrung (v. a. über nicht ausreichend gekochtes Fleisch) oder durch Aufnahme von Oozysten, die von Katzen mit dem Kot ausgeschieden und erst nach einer kurzen Reifungszeit von mindestens 1–2 Tagen im Erdboden (oder Katzenklo) infektiös werden. *Toxoplasma gondii* kann jedoch auch diaplazentar sowie durch Bluttransfusionen oder Organtransplantationen übertragen werden.

Nach oraler Aufnahme vermehren sich die Parasiten in Zellen des retikuloendothelialen Systems des Wirtes, die dadurch zerstört werden. Die zelluläre und humorale Immunantwort begrenzt bei guter Abwehrlage eine weitere Ausbreitung, sodass die Erreger nur noch geschützt in ihren Zysten vorliegen, die lebenslang im Körper verbleiben.

Die Erkrankung bei immunsupprimierten Patienten erfolgt meist durch Reaktivierung einer latenten Infektion.

Klinik

Selten kommt es nach einer Inkubationszeit von 4–21 Tagen zu unspezifischen Symptomen wie Fieber, Halsschmerzen, Müdigkeit und Muskelschmerzen sowie vor allem zervikaler Lymphadenopathie. Ein mononukleoseähnliches Krankheitsbild mit Hepatosplenomegalie und einem fleckigen Hautausschlag kann auftreten. Extrem selten sind Myokarditis, Perikarditis und Pneumonitis.

Bei Immunschwäche (Malignom, AIDS) kann es zur weitgehend ungehemmten Reaktivierung und Vermehrung der Sporozoen vor allem ins ZNS mit Hemiparesen, Aphasie, Verwirrung und Krampfanfällen kommen; vor Einführung der antiretroviralen Therapie entwickelten ca. 30 % der für Toxoplasmen seropositiven AIDS-Patienten eine aktive Toxoplasmose.

Eine Sonderform stellt die **kongenitale Toxoplasmose** mit Chorioretinitis, intrazerebralen Verkalkungen und Zeichen der systemischen Infektion dar, die eine ungünstige Prognose hat. Die kongenitale Toxoplasmose kann sich –vorwiegend mit rein okulärer Beteiligung – auch erst relativ spät bei Jugendlichen oder jungen Erwachsenen manifestieren.

Diagnostisches Vorgehen

Bei der histologischen Untersuchung der Lymphknoten findet sich ein typisches Bild mit **Piringer-Kuchinka-Lymphadenitis.** Die Bestätigung der Diagnose erfolgt serologisch durch Nachweis von Antikörpern im Sabin-Feldman-Test. Aussagekräftig sind vor allem IgA-Antikörper – IgM-Antikörper sind weniger spezifisch, weil sie oft noch für Jahre nachweisbar bleiben. Hingegen persistieren IgG-Antikörper lebenslang und sind dadurch bei ca. 50 % der über 40-Jährigen aufgrund durchgemachter, klinisch inapparenter Infektion positiv, also nicht unbedingt hinweisend auf eine frische Infektion (➤ Abb. 14.47).

Bei der opportunistischen Infektionserkrankung in Form der ZNS-Toxoplasmose des Immunkompromittierten zeigt das MRT in den betroffenen Organen meist mehrere ringförmige Läsionen mit einem charakteristischen Kontrastmittel-Enhancement. Die Serologie ist ohne jeden Wert, und auch der Liquor zeigt, wenn überhaupt,

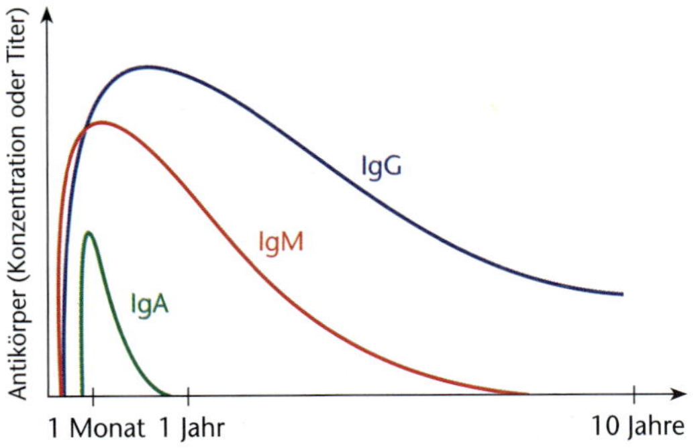

Abb. 14.47 Titerverlauf bei Toxoplasma-Infektion [L157]

nur unspezifische Veränderungen. Die Diagnose der **zerebralen Toxoplasmose** wird deshalb allein aufgrund der Bildgebung und der klinischen Situation gestellt. Nur bei begründetem Zweifel wird eine Hirnbiopsie angestrebt.

Therapie

Asymptomatische Infektionen Immungesunder werden nicht behandelt. Die symptomatische Infektion Immungesunder dagegen wird so lange behandelt, bis der Patient klinisch gesundet ist und sich serologisch ein signifikanter Antikörperanstieg nachweisen lässt.

Immungeschwächte Patienten (z. B. bei AIDS) mit Zeichen einer aktiven Erkrankung werden entweder lebenslang behandelt oder so lange, wie ein schwerer Immundefekt fortbesteht. Eine primäre Chemoprophylaxe ist für immungeschwächte, seropositive Patienten angezeigt: Zur **Prophylaxe** geeignet ist **Cotrimoxazol** und zwar schon in der verblüffend niedrigen Dosierung von 3 × 960 mg pro Woche. Eine nachgewiesene oder wahrscheinliche Erstinfektion während der Schwangerschaft ist ebenfalls eine Indikation zur Behandlung. Therapie der Wahl ist **Pyrimethamin** (Hemmung des Folsäure-Metabolismus) in Kombination mit einem Sulfonamid oder mit Clindamycin. Der unter dieser Therapie entstehenden Leukopenie und Anämie sollte mit **Folinsäure** (aber nicht mit Folsäure!) vorgebeugt werden. Weitere Therapieoptionen sind die hochdosierte Gabe von Cotrimoxazol, auch Atovaquon ist als Monotherapie (Wellvone®-Saft) wirksam.

14.17 Wichtige Erkrankungen durch Würmer

M. Stoll, G. M. N. Behrens

Infektionen durch verschiedene Gattungen von Helminthen zeigen im klinischen Verlauf meist relativ milde Symptome. Oft handelt es sich bei der Diagnose um einen Zufallsbefund. Prinzipiell können Würmer jedoch mechanische und toxisch-allergische Schädigungen des Wirts sowie durch „Nahrungskonkurrenz" im Darmlumen bedingte Mangelerscheinungen verursachen. Da einige der Wurmarten in ihrem Entwicklungszyklus auf bestimmte Zwischenwirte angewiesen sind, ist ihre Verbreitung vielfach an bestimmte geografische Gebiete gebunden. So spielen zahlreiche tropische Wurminfektionen bei uns lediglich als Krankheitsimport eine – allerdings zunehmende – Rolle.

Einen Überblick über die wichtigsten Wurmerkrankungen gibt ➤ Tab. 14.31. Zur anthelminthischen Therapie ➤ 14.4.6.

Tab. 14.31 Übersicht wichtiger Helminthen

Parasiten	Krankheitsbezeichnung	Verbreitung	Minimale Präpatenzzeit**	Klinik
Trematoden (Saugwürmer)				
Schistosoma haematobium	Blasenbilharziose	Afrika	70 Tage, IKZ* 50 Tage	Starke lokale entzündliche Reaktion im Bereich der Harnblase (Abszess)
Schistosoma mansoni	Darmbilharziose	Afrika, Südamerika	40 Tage, IKZ* 15 Tage	Diarrhö mit Blut- und Schleimbeimengung, Lebergranulome mit portalem Hochdruck bei massivem Befall
Schistosoma japonicum	Darmbilharziose	Ostasien	20 Tage, IKZ* 14 Tage	Schwerere Verlaufsform als bei *Sch. mansoni*
Zestoden (Bandwürmer)				
Diphyllobothrium latum	Fischbandwurmbefall	Weltweit	21 Tage	Meist keine Klinik, selten makrozytäre Anämie
Taenia saginata	Rinderbandwurmbefall	Weltweit	60 Tage	Leichte gastrointestinale Beschwerden
Taenia solium	Schweinebandwurmbefall, Zystizerkose	Weltweit	60 Tage	Leichte gastrointestinale Beschwerden bei Befall mit *T. solium;* bei Aufnahme der Eier multiple (verkalkte) Larven in allen Organen
Echinococcus granulosus	Zystische Echinokokkose	Weltweit	–	Befall von Leber (60 %) und Lunge (25 %), selten des Gehirns; Klinik entspricht der eines verdrängend wachsenden Tumors
Echinococcus multilocularis	Alveoläre Echinokokkose	Mitteleuropa, Nordasien, Nordamerika	–	Befall der Leber; Klinik entspricht der eines infiltrativ wachsenden Tumors
Nematoden (Rundwürmer)				
Enterobius vermicularis	Madenwurmbefall	Weltweit	35 Tage	Oft symptomlos
Ascaris lumbricoides	Spulwurmbefall	Weltweit	58 Tage	Bei massiver Eiaufnahme Dyspnoe, Husten, Hämoptoe, Fieber während Lungenpassage; Nausea, Erbrechen, Resorptionsstörungen, wegen Neigung zur Knäuelbildung Gefahr des Ileus
Ancylostoma duodenale, Necator americanus	Hakenwurmbefall	Tropen, Subtropen	35 Tage	Eisenmangelanämie (ca. 0,25 ml Blutverlust pro Wurm und Tag), Eiweißverlustsyndrom
Strongyloides stercoralis	Zwergfadenwurmbefall	Weltweit	17 Tage	Meist gutartig, bei Immunsuppression letale Verläufe möglich; während Lungenpassage bei massivem Befall Hämorrhagien, Bronchopneumonie, bei Massenbefall der Mukosa schwere Gastroenteritis
Trichinella spiralis	Trichinellose	Weltweit	IKZ* 5 Tage	Bei massivem Befall Gastroenteritis; rheumaartige Schmerzen, Fieber, Muskelschmerzen und Gesichtsödem bei Eindringen in die Muskulatur
Filarien (Fadenwürmer), Untergruppe der Nematoden				
Loa loa	Loiasis	Afrika	180 Tage, IKZ* 60 Tage	Subkutane Schwellungen, Lymphödem, Arthritis, Chorioretinitis
Wuchereria bancrofti, Brugia malayi	Lymphatische Filariose	Tropen	250 Tage, IKZ* 90 Tage	Oft symptomlos; beim Mann ggf. Funikulitis, Epididymitis und Hydrozele; Spätstadium Elephanthiasis v. a. von Extremitäten, Mammae, Skrotum
Onchocerca volvulus	Flussblindheit (Onchozerkose)	Afrika, Südamerika	360 Tage	Entzündungen der Haut mit starkem Juckreiz, Atrophie und Hyperkeratose bei langem Bestehen; Depigmentierungen; Keratitis, Iridiozyklitis und gelegentlich Uveitis mit Einsprossen von Gefäßen und Bindegewebe mit Visusminderung

*IKZ = Inkubationszeit
**Präpatenzzeit = Zeitraum zwischen Inokulation eines Parasiten und Nachweis seiner Vermehrungsprodukte (modifiziert nach Pulverer G: Lehrbuch der medizinischen Mikrobiologie, 8. Aufl., 2001)

14.17.1 Infektionen durch Zestoden (Bandwürmer)

Erwachsene Bandwürmer bestehen aus dem **Kopf (Skolex)** und einer langen **Gliederkette (Proglottiden),** deren distale Glieder nach Ausreifung der in ihnen enthaltenen Eier mit dem Stuhl ausgeschieden werden. Erwachsene Bandwürmer leben im Gastrointestinaltrakt von Wirbeltieren, während ihre Larven in den Körpergeweben von Wirbel-, aber auch wirbellosen Tieren leben.

Insgesamt sind etwa acht Bandwurmarten von klinischer Bedeutung: der bis zu 25 m lange Rinderbandwurm, der Fischbandwurm (10 m), der Schweinebandwurm (bis 7 m) sowie eine Reihe kleinerer Bandwürmer: der Zwergbandwurm (*Hymenolepsis nana,* 2–4 cm), der Nagetierbandwurm (*Hymenolepsis diminata,* 20–60 cm) und der Hundebandwurm (*Dipylidium caninum,* 10–70 cm).

Daneben sind zwei *Echinococcus*-Arten klinisch wichtig; eine davon wird ebenfalls durch den Hund übertragen und im deutschen Sprachraum auch als „Kleiner Hundebandwurm" bezeichnet.

Aufgrund der gebräuchlichen Freilandhaltung sind Rinderbandwürmer bei uns am häufigsten, Fischbandwurminfektionen wegen der mitteleuropäischen Verzehrgewohnheiten (Tiefkühlfisch) am seltensten. Je nach Rolle des Menschen im Vermehrungszyklus des Wurmes treten unterschiedliche klinische Erscheinungen auf (➤ Abb. 14.48).

Rinderbandwurm (Taenia saginata)

Der Mensch nimmt durch „Genuss" ungekochten, befallenen Fleisches lebensfähige Larven (sog. **Finnen**) auf, die sich im Darm zu ausgereiften Bandwürmern entwickeln. Diese verursachen eine relativ unspezifische Klinik (vage epigastrische oder abdominelle Schmerzen, gelegentlich Nausea und Erbrechen; Gewichtsverlust ist ungewöhnlich). Der Mensch ist in diesem Fall Endwirt.

Schweinebandwurm (Taenia solium)

Bei Infektionen mit *Taenia solium* kann der Mensch End- oder Zwischenwirt sein. Die Klinik bei Aufnahme von Finnen gleicht der Symptomatik bei *T.-saginata*-Befall (s. o.) Klinisch relevanter und gefährlicher sind jene Infektionen, in denen der Mensch oral **Bandwurmeier** aufnimmt (gründedüngter Salat oder Gemüse). Die entstehenden Larven **(Zystizerken)** können dann hämatogen in die Körpergewebe gelangen. In diesem Fall ist der Mensch Zwischenwirt. Letztere Form wird als **Zystizerkose** bezeichnet.

Nach hämatogener Verbreitung der Larven entstehen in Augen-, Muskel- oder zentralem Nervengewebe kleine verkalkende Bandwurmfinnen, die durch neurologische Ausfälle oder Krampfanfälle symptomatisch werden können.

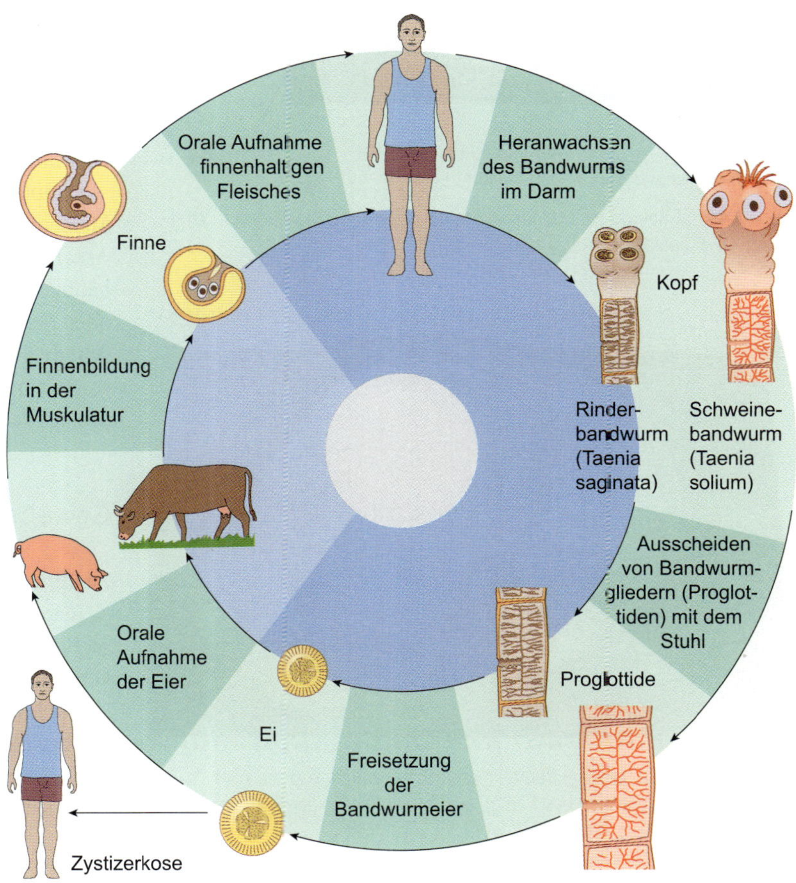

Abb. 14.48 Entwicklungszyklus des Rinder- und Schweine(finnen)bandwurms [L190]

Hunde- und Fuchsbandwurm: Echinokokkosen

Besonders schwerwiegend ist die Symptomatik bei der von Hunden und Füchsen durch den Hunde- bzw. Fuchsbandwurm übertragenen **Echinokokkose.** Während der Kleine Hundebandwurm *(Echinococcus granulosus)* in Europa praktisch nicht mehr vorkommt, ist der Kleine Fuchsbandwurm *(Echinococcus multilocularis)* v. a. in Süddeutschland und den Alpenländern endemisch: Füchse fressen infizierte Mäuse und scheiden die Eier mit dem Stuhl aus, die der Mensch etwa an Waldbeeren aufnehmen kann. Häufigster Lokalisationsort der in das Gewebe eindringenden Larven ist hier die Leber, gefolgt von Lunge und Gehirn. Während die Larve des Hundebandwurms eine verdrängend wachsende, flüssigkeitsgefüllte Zyste bildet (sog. **zystische Echinokokkose,** ➤ Abb. 14.49 und ➤ Abb. 14.50), verursachen die Larven des Fuchsbandwurms schwammartige („alveoläre"), gekammerte bzw. laminierte, infiltrativ wachsende Zysten, die ähnlich wie bösartige Tumoren auch lymphogen oder hämatogen metastasieren können (sog. **alveoläre Echinokokkose).**

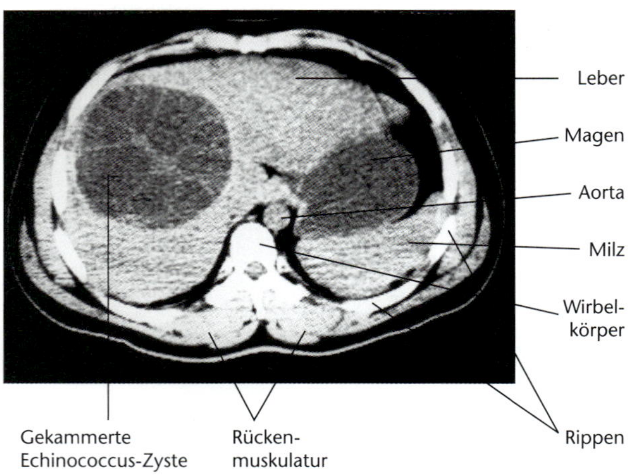

Abb. 14.49 CT-Befund bei Echinokokkose der Leber mit ausgedehnter Zystenbildung. OP-Präparat ➤ Abb. 14.50. [M489]

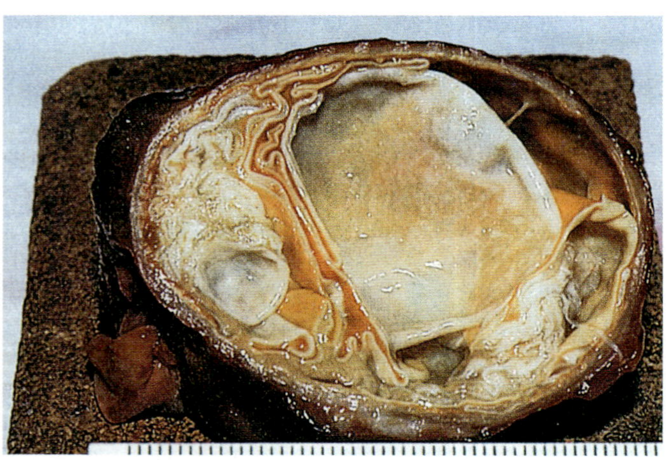

Abb. 14.50 Aus der Leber entfernte, mehrfach gekammerte Zyste. Wird die Zyste bei der Entfernung beschädigt, können Würmer in den Bauchraum gelangen und sich dort absiedeln. [O544]

Zum Leberbefall (➤ 8.1.10). Eine kurative Resektion ist nur in 25 % möglich, anschließend wird über Jahre bis lebenslang mit Albendazol behandelt.

14.17.2 Infektionen durch Nematoden

Synonym: Rund- oder Fadenwürmer

Darmnematoden

Die Erkrankungen durch Darmnematoden sind in Mitteleuropa dank der guten hygienischen Verhältnisse (v. a. Kläranlagen) selten geworden. Ihre Aufnahme erfolgt als Eier, aus denen sich nach Durchlaufen des Larvenstadiums die erwachsenen Würmer entwickeln.

Vor allem bei Kindern ist die Infestation (Besiedlung) mit **Madenwürmern** (*Enterobius vermicularis,* **„Oxyuren"**) noch immer häufig; die 5–10 mm langen Würmchen verursachen vor allem einen analen Juckreiz und sind durch eine einfache orale Dosis von Mebendazol leicht zu behandeln.

Auch der weitaus seltenere **Spulwurm** *(Ascaris lumbricoides)* verursacht meist keine nennenswerten Symptome; er wird erst entdeckt, wenn er als bis zu 25 cm langes bleistiftdickes Gebilde nach Beendigung seines Lebenszyklus ausgeschieden wird. Askariden-Larven wandern etwa 10 Tage nach Aufnahme der Eier hämatogen oder lymphogen durch die Lunge und verursachen dort vorübergehende Infiltrate (sog. Löffler-Infiltrate) und pneumonieähnliche Beschwerden sowie eine Bluteosinophilie. Die Larven steigen entlang dem Tracheobronchialbaum auf und werden verschluckt, um sich im Gastrointestinaltrakt zu den erwachsenen Würmern weiterzuentwickeln.

Symptomatisch werden können Nematoden vor allem durch Massenbefall des Darmes: So sind z. B. Darmverschlüsse durch Askariden oder Blutungsanämien durch die in der Dritten Welt häufigen, etwa 1 cm langen **Hakenwürmer** *(Ancylostoma duodenale* oder *Necator americanus)* möglich. Auch die bis 5 cm langen **Peitschenwürmer** *(Trichuris trichiura)* können eine Blutungsanämie sowie einen durch den erschwerten Stuhlgang bedingten Rektumprolaps verursachen.

Gewebenematoden (Filariosen)

Zu klinisch schwerwiegenderen Symptomen führen gewebeständige Nematodeninfektionen, bei denen es zur Einwanderung der Würmer in verschiedene Körpergewebe mit entsprechenden Symptomen kommt. Diese kommen fast ausschließlich in den Tropen vor, z. B.

- **Onchozerkiasis** durch *Onchocerca volvulus,* den Verursacher der **Flussblindheit;** die Besiedlung des Auges führt zu Konjunktivitis, Iridozyklitis, Chorioretinitis, Glaukom und Atrophie des N. opticus.

- **Loiasis** durch *Loa loa:* befällt vor allem das subkutane Gewebe, kann jedoch auch ein Lymphödem, Arthritis und Chorioretinitis auslösen.
- Sog. **lymphatische Filariosen** durch *Wuchereria bancrofti* und *Brugia malayi,* die Verursacher der **Elephantiasis** durch Besiedelung der Lymphgefäße und nachfolgenden Lymphstau.

Trichinellose (Trichinose)

Die Trichinellose ist in Europa dank konsequenter Fleischbeschau selten geworden, nimmt aber durch Lockerung der EG-Richtlinien wieder zu. Verursacht wird sie durch *Trichinella spiralis,* die durch sog. Muskeltrichinen (enthalten im Muskelgewebe infizierter fleischfressender Tiere) übertragen wird.

Die Parasiten gelangen in den Darm, wenn nicht ausreichend erhitztes Fleisch, z. B. rohes Schweinefleisch (Mett), verzehrt wird, das Muskeltrichinen enthält. Diese werden im Darmlumen freigesetzt und entwickeln sich innerhalb von 2 Tagen zu erwachsenen Würmern. Nach der Befruchtung dringen die Weibchen in die Mukosa des Darmes ein und beginnen 5 Tage nach Ingestion lebende Larven abzugeben, die sich über Lymphgefäße und Blutwege im Körper verteilen. Ihr Ziel ist die quergestreifte Skelettmuskulatur, in die die Larven eindringen und eine Muskelfaser zu einer Riesenzelle umbauen. Diese wird gemeinsam mit der Larve in einer Kapsel eingeschlossen. Die so entstandene Muskeltrichine bleibt ein Leben lang in der Muskulatur und wartet auf den nächsten Wirt.

Klinik

Nach Ingestion können Magen-Darm-Beschwerden auftreten. Nach dem Einnisten der Larven in der Muskulatur kann es zu „rheumatischen" Schmerzen mit Fieber und begleitendem Gesichtsödem kommen. Ist das Zwerchfell betroffen, sind Atmung und Sprechen oft schmerzhaft eingeschränkt. Charakteristisch ist die Erhöhung der Eosinophilen im Blut auf bis zu 90 % etwa 2–3 Wochen nach der Infektion.

Diagnostisches Vorgehen und Therapie

Die **Diagnose** wird durch die Muskelbiopsie vorzugsweise des M. deltoideus gestellt. Eine weitere Möglichkeit ist der serologische Nachweis von Antikörpern im Blut.

Eine zuverlässige **Therapie** existiert nicht. Versuchsweise können Mebendazol oder Albendazol gegeben werden, um noch freie Larven und erwachsene Tiere im Darmlumen abzutöten. Bei schweren Symptomen kommen Steroide zum Einsatz.

14.17.3 Infektionen durch Saugwürmer (Trematoden)

Diese gehören durch technisch vergrößerte Lebensräume (Staudämme und Bewässerung) der Parasiten und ihrer Zwischenwirte (Wasserschnecken) zu den weltweit im Zunehmen begriffenen Infektionen. Insgesamt sind 200 Mio. Menschen betroffen. Die weitaus häufigste und wichtigste Trematoden-Infektion ist die durch Schistosomen verursachte **Bilharziose (Schistosomiasis).**

Weltweit kommen drei wichtige Arten von Schistosomen vor, die wegen der unterschiedlichen Verbreitung ihres Zwischenwirts (Wasserschnecken) jeweils in unterschiedlichen Gegenden zu finden sind. Die Infektion erfolgt über von Wasserschnecken ins Wasser abgegebene Larven (Zerkarien), die die Haut des Menschen durchdringen und von dort in ihre venösen Zielgebiete gelangen. Die Eier der geschlechtsreifen Weibchen wandern dann durch die Darm- bzw. Blasenwand in das jeweilige Hohlorganlumen und lösen dort eine Entzündung aus. Je nach befallenem Venensystem werden zwei Formen unterschieden:

- **Darmbilharziose** durch *S. mansoni* und *S. japonicum:* Hier treten im Rahmen einer Darmentzündung Fieber, (z. T. blutige) Durchfälle und Abdominalschmerzen auf. Nicht selten entwickelt sich eine granulomatöse Hepatitis.
- **Blasenbilharziose** durch *S. haematobium:* Leitsymptom ist die Hämaturie; später kommt es zu Obstruktion der Harnwege, chronischer Pyelonephritis und Nierenversagen.

Spätsymptome sind ein portaler und pulmonaler Bluthochdruck, da ein Teil der Eier hämatogen in die Leber und Lunge gelangt und dort zu einer granulomatösen Entzündung mit Kapillargefäßverschlüssen führt.

14.18 Akzidentelle Nadelstichverletzungen

M. Stoll, G. M. N. Behrens

Pro Jahr verletzen sich mehrere hunderttausend der im Gesundheitswesen Arbeitenden an Kanülen oder anderem scharfen Instrumentarium. Während die dabei entstehenden kleineren Schnitt- oder Stichwunden meist harmlos sind, sind eine mögliche Übertragung von Hepatitis B oder C (schätzungsweise 200 Fälle in Deutschland pro Jahr) oder eine HIV-Infektion eine reale Gefahr. Deshalb ist jede Nadelstichverletzung ein potenzieller infektiologischer Notfall.

Zu beachten ist, dass das statistische Risiko für die beiden bisher nicht impfpräventablen Virusinfektionen, Hepatitis C bzw. HIV-Infektion, gering ist. Es liegt bei Nadelstichverletzungen an kontaminierten Nadeln von virämischen Personen, die also nachweislich zu diesem Zeitpunkt eine replikative HIV- oder HCV-Infektion hatten, im Bereich von unter 1 Promille bis zu wenigen Prozent – auch wenn keine Maßnahmen ergriffen werden.

Die beste Therapie ist die Prophylaxe.

PRAXISBEZUG

Kanülenverletzung verhindern

- Gebrauchte Kanülen dürfen nicht in die Schutzkappen zurückgesteckt werden, denn beim Einführen wird häufig der Finger getroffen (häufigste Verletzungsursache!).
- Alle gebrauchten Kanülen müssen sofort in den Kanülenwegwerfbehälter (Plastikkanister) geworfen werden; gebrauchte Kanülen niemals im Patientenzimmer herumliegen lassen.

- Bei möglichem Kontakt mit Blut sollten grundsätzlich immer Handschuhe getragen werden.
- Jeder, der unmittelbar mit kranken Menschen arbeitet, sollte gegen Hepatitis B geimpft sein!
- Die Kanülenwegwerfbehälter sollten regelmäßig geleert werden (Gefahr durch herausstehende Kanülen).
- Es sollten vorwiegend neu entwickelte „verletzungssichere" Punktionsnadeln zum Einsatz kommen.
- Jede im Gesundheitswesen beruflich tätige Person sollte sich vorab über die Möglichkeiten einer Postexpositionsprophylaxe informieren und grundsätzlich für die eigene Akzeptanz im Falle einer Exposition einmal durchdenken. Insbesondere sollte auch die dann notwendige rasche Verfügbarkeit von aktuellen Leitlinien und kompetenten Ansprechpartnern geklärt werden sowie die jederzeitige rasche Erreichbarkeit von ggf. indizierten Impfstoffen oder antiretroviralen Medikamenten, deren Einnahme bei gegebener Indikation zeitsensitiv ist.

Bei erfolgter Nadelstichverletzung gilt:

- Die Verletzung wird möglichst rasch mit einem Desinfektionsmittel desinfiziert. Das „Ausmelken" des Stiches ist kontraindiziert.
- Möglichst rasch geht der Betroffene zum Arzt (Betriebsarzt oder D-Arzt). Die Dringlichkeit ergibt sich daraus, dass die Übertragung von Krankheitserregern nur in den ersten Stunden bis Tagen verhindert werden kann. (Zudem ist gegenüber der Unfallkasse das D-Arzt-Verfahren im Grundsatz auf einen akuten Notfall – hier die Stichverletzung – gegründet. Somit ist ein elektives Hinauszögern der Meldung sachlich schwer zu begründen und kann potenziell die Beweisführung einer Kausalität zwischen Unfallereignis und Unfallfolgen nachträglich erschweren.)
- In jedem Fall ist sofort nach der Verletzung beim Betroffenen eine **Blutuntersuchung** (Hepatitis-B-, -C- und HIV-Antikörperstatus) durchzuführen. Ist die Nadel einem bestimmten Patienten **(Indexpatienten)** zuzuordnen, sollten bei beruflicher Exposition auch dessen Hepatitis-B-, -C- und HIV-Status, soweit nicht bekannt, bestimmt werden. (Hier ist zu beachten, dass diese Untersuchungen eines **Einverständnisses des Indexpatienten** unterliegen, also keine „Duldungspflicht" besteht).
- Ist die Herkunft der Nadel unbekannt und besitzt der Verletzte **keinen ausreichenden Schutz gegen Hepatitis B** (Anti-HbS-Titer), wird er möglichst rasch gegen Hepatitis B geimpft und erhält ggf. zudem Hepatitis-B-Immunglobulin (passive Impfung). Ist die Quelle der Nadel bekannt und hat der Indexpatient keine Hepatitis B, ist eine Infektion ausgeschlossen. Stellt sich heraus, dass der Indexpatient Hepatitis-B-positiv ist, wird wie bei unbekannter Herkunft der Nadel vorgegangen. Sechs, zwölf (und fakultativ 24) Wochen nach dem Unfall sollte das Blut des Verletzten dann daraufhin untersucht werden, ob er sich trotz der Schutzmaßnahmen angesteckt hat.
- Gegen **Hepatitis C** gibt es bisher keine Impfung. Um eine Übertragung zu erkennen, wird das Blut des Verletzten 6, 12 (und fakultativ 24) Wochen nach dem Unfall untersucht. Zeigt sich dabei eine Ansteckung, ist in der Regel durch medikamentöse Behandlung mit den gegen Hepatitis C verfügbaren Virostatika (DAA – *directly acting antivirals*) eine Ausheilung zu erreichen.
- Ist die Nadel einer **HIV-positiven Person** zuzuordnen, wird innerhalb von Stunden immer dann mit einer antiretroviralen Therapie begonnen, wenn die Indexperson nicht nachweislich durch eine antiretrovirale Kombinationstherapie (ART) eine supprimierte Virusreplikation aufweist. Ziel der Postexpositionsprophylaxe (PEP) ist es, die Vermehrung der HI-Viren zu hemmen. Das Risiko für eine HIV-Serokonversion wird dadurch um ca. 80 % vermindert, diese ist damit aber nicht völlig ausgeschlossen. Ist die Herkunft der Nadel unbekannt, wird keine PEP empfohlen und das Blut des Verletzten nach 6, 12 (und fakultativ 24) Wochen untersucht.

14.19 COVID-19

M. Stoll, G. M. N. Behrens

Coronaviren sind RNA-Viren, die schon in den 1960er-Jahren aufgrund der Größe und der an eine Krone erinnernden Spike-Proteine an der Oberfläche der Virushülle auffielen, der ihnen ihren Namen gab (lat. *corona* = Krone). Zahlreiche Verteter aus der Familie der Coronaviridae (➤ Tab. 14.2) sind wichtige Krankheitserreger, die sowohl Menschen als auch Tiere infizieren. Als Erreger von meist harmlosen katarrhalischen Infekten des Respirationstrakts (Pharyngitis, Common Cold; ➤ 14.9) und des Gastrointestinaltrakts (Enteritis; ➤ 14.10) sind mehrere Coronaviren weltweit verbreitet. Hohe Aufmerksamkeit haben die Coronaviren seit Anfang des neuen Jahrtausends mehrfach dadurch erregt, dass sie Ursache von Ausbrüchen neuartiger Erkrankungen waren, die auf den Übertritt von Coronaviren aus dem Tierreich auf den Menschen zurückzuführen sind (Anthropozoonosen; ➤ 14.11). Diese Erkrankungen waren:

- 2002/2003: SARS-Pandemie, hervorgerufen durch SARS-CoV[-1] (*Severe acute respiratory syndrome coronavirus* 1), mit weltweit ca. 8.000 bestätigten Fällen und 774 Todesfällen, bevor die Ausbreitung im Juli 2003 endete und die Erkrankung im Mai 2004 von der WHO für beendet erklärt wurde.
- 2012: MERS-Epidemie durch MERS-CoV (*Middle East respiratory syndrome coronavirus*), mit 2.574 Erkrankungen und 886 Todesfällen (Stand: April 2021)
- Seit 2019: COVID-19-Pandemie durch SARS-CoV-2 (*Severe acute respiratory syndrome coronavirus* 2), mit fast 200 Mio. Fällen und über 4 Mio. Todesfällen (Stand: 19. Juli 2021)

SARS-CoV-2 wurde Ende 2019 in Wuhan, einer Stadt in der chinesischen Provinz Hubei, als Ursache für eine Anhäufung von Lungenentzündungsfällen identifiziert. Zunächst wurde es als 2019-nCoV bezeichnet (2019-nCoV steht für: neue Variante eines Coronavirus in 2019). Es breitete sich schnell aus, führte zu einer Epidemie in ganz China, gefolgt von einer globalen Pandemie ab dem Frühjahr 2020. Im Februar 2020 bezeichnete die Weltgesundheitsorganisation die Krankheit als COVID-19, was für Coronavirus-Krankheit 2019 steht.

Kenndaten für COVID-19

- Erreger: SARS-CoV-2 (*Severe acute respiratory syndrome coronavirus 2*)
- Erstbeschreibung des Virus: 31.12.2019
- Übertragungswege: Tröpfchen und Aerosole, Kontaktinfektionen
- Wichtige klinische Symptome: Husten, Fieber, Schnupfen, Störung des Geruchs- und/oder Geschmacksinns (Ageusie), Pneumonie, Mitbeteiligung zahlreicher anderer Organe möglich bis zum Multiorganversagen, Mikrozirkulationsstörungen
- Risiko für hohe Morbidität und Mortalität: höheres Lebensalter, Vorerkrankungen, insbesondere Stoffwechsel-, Herz-, Lungen- oder Lebererkrankungen, Malignome, Autoimmunerkrankungen
- Inkubationszeit: im Mittel 4–6 Tage (95 %-Perzentile bei 10–14 Tagen)
- ManifestationsIndex: 55–85 %
- Dauer des Krankenhausaufenthalts (Median): 8–10 Tage
- Behandlungsoptionen: Remdesivir, Dexamethason
- Impfung verfügbar (https://www.rki.de/DE/Content/InfAZ/N/Neuartiges_Coronavirus/Steckbrief.html;jsessionid=41EA80A27B09F22DACA093BA9451858C.internet071?nn=13490888 - Start)

14.19.1 Übertragungswege/Präventionsmaßnahmen

Wie bei einem zur Pandemie fähigen Erreger zu erwarten, ist die respiratorische Aufnahme virushaltiger Partikel, die beim Atmen, Husten, Sprechen, Singen und Niesen entstehen, der wichtigste Übertragungsweg. Es überwiegt die **Tröpfcheninfektion,** also die Übertragung von nicht alveolengängigen, etwas größeren Tröpfchen, welche mit Mund-Nasen-Schutz recht effektiv filtrierbar sind und nicht sehr lange in der Luft schweben. Ein Teil der Übertragungen wird auch durch **Aerosole** mit kleinerer Partikelgröße bedingt, die in die kleineren Luftwege vordringen. Deswegen werden in Situationen mit erhöhter Aerosolexposition, vorwiegend im professionellen Bereich, z. B. bei Intubation oder Absaugung beatmeter COVID-19-Fälle, FFP2-Masken statt normalem Mund-Nasen-Schutz verwendet. Um eine Inokulation über die Konjunktiven auszuschließen, kommen in diesem Setting auch Schutzbrillen oder Visiere zum Einsatz, jedoch gibt es bisher keine Belege, dass die Konjunktiven tatsächlich auch als Eintrittspforte fungieren können.

Kontaktübertragungen sind möglich, insbesondere im direkten Kontakt zu ansteckungsfähigen Personen. Dieser Weg spielt aber eine geringe Rolle im Ausbreitungsgeschehen. Hier schützt normales Händewaschen mit Seifen/Tensiden sehr effektiv, weil das Virus gegenüber Detergenzien – wie auch gegen alle üblichen Desinfektionsmittel – sehr empfindlich ist.

Vor Tröpfchenübertragungen schützt die Beachtung der in der Pandemie geübten **AHAL-Regel** (Abstand halten, Atemmaske, Lüften). Der Abstand reduziert die Aerosolexposition ebenso wie den direkten Kontakt. Der Atemschutz verhindert zudem auch effektiv, dass mit der eigenen Hand die Schleimhäute an Mund und Nase unbedacht kontaminiert werden.

Im Pandemiegeschehen wurde zur Verminderung des Übertragungsrisikos zudem auf eine schnelle Erkennung auch von asymptomatischen Infizierten durch Testaktionen gesetzt und folgerichtig die Isolierung aller positiv getesteten Personen.

Vakzinierung

Es gehört zu den beispiellosen Erfolgen der translationalen Grundlagenforschung und einer bedarfs- und anwendungsorientierten medzinischen Forschung, dass von der Erstbeschreibung des bis dahin unbekannten Virus bis zur Verfügbarkeit von wirksamen Impfstoffen weniger als ein Jahr verging: Ab Dezember 2020 begannen in Deutschland Impfungen, die sich zunächst an Personen mit definiert erhöhten Risiken für COVID-19 richteten. Diese „Priorisierungsgruppen" richteten sich einerseits nach der Vulnerabilität (i. e.: erhöhte Morbidität oder Mortalität, s. o. ➤ Risikofaktoren), andererseits nach erhöhtem Expositionsrisiko und Tätigkeit in systemrelevanten Berufsgruppen (u. a. der Bereich der medizinischen Versorgung, Ordnungskräfte, Feuerwehr). Bis zum Sommer 2022 standen in Deutschland bereits fünf hoch wirksame Impfstoffe zur Verfügung:

- m-RNA-Impfstoffe der Firmen Moderna und BioNTech/Pfizer
- Vektorimpfstoffe, basierend auf einem inaktivierten adenoviralen Vektor von den Firmen AstraZeneca und Johnson & Johnson
- Ein Proteinimpfstoff der Firma Novavax

Alle Impfstoffe konnten impftypische Reaktionen hervorrufen, vorwiegend vorübergehende Lokalreaktionen oder Allgemeinsymptome. Darüber hinaus wurden aber auch seltene, bedrohliche unerwünschte Wirkungen berichtet, u. a. ungewöhnliche Formen von Thrombosen nach Gabe eines Vektorimpfstoffs oder Myokarditiden nach Impfung mit einem mRNA-Vakzin.

Weltweit waren zu diesem Zeitpunkt weitere Impfstoffe zugelassen, u. a. solche aus Russland und China. Eine deutlich zweistellige Anzahl von Impfstoffkandidaten befand sich in klinischer Prüfung und/oder im Zulassungsverfahren.

Die Impfstoffentwicklung, die zuvor meist 10 Jahre oder mehr benötigte, wurde u. a. durch logistische Optimierung der Zulassungsverfahren, beschleunigtes Rollout mit großen Probandenzahlen und vorläufige, sog. „Notfall"-Zulassungen noch vor der Auswertung der abschließenden Studienergebnisse vorangetrieben. Insofern resultierte auch nach Zulassung eine weitere – nicht von allen Seiten nur systematische – Aufarbeitung und Bewertung der sich ständig erweiternden Daten zu Wirksamkeit und Sicherheit durch die zuständigen Behörden – und teilweise parallel dazu auch durch interessierte Kreise in der Öffentlichkeit. Daraus folgten lebhafte und zuweilen kontroverse Diskussionen um die richtigen Impfstrategien. Das Resultat waren teilweise Empfehlungen, die (zunächst) nicht im Einklang mit der Zulassung standen, z. B. Verlängerungen der Impfabstände oder „heterologe Sequenzimpfungen", also die Durchführung der Auffrischimpfung mit einem anderen Impfstoff als bei der Erstimpfung.

Einzelne Länder, ausschließlich solche mit hohem Bruttoinlandsprodukt, sicherten sich große Mengen Impfstoffe und erreichten frühzeitig hohe Impfquoten, während Länder mit geringem Pro-Kopf-Einkommen Schwierigkeiten hatten, Impfstoffe zu importieren.

14.19.2 Ausbreitung, Diagnostik und Klinik

SARS-CoV-2 traf seine potenzielle Wirtspopulation, sprich: die Weltbevölkerung, immunologisch naiv vor. Insofern spielte im

Beginn der Pandemie die **Basisreproduktionszahl R0** eine Rolle in der Abschätzung des Gefährdungspotenzials (➤ 13.1.3). Diese wurde für den Wildtyp des SARS-CoV-2 mit 2,8 bis 3,8 angegeben. Danach haben sich andere Virusvarianten gegen das ursprüngliche Wildtypvirus weltweit durchgesetzt, die mutmaßlich alle höhere R0-Werte aufweisen, die aus methodischen Gründen aber nicht genau bestimmbar sind.

Die **Inkubationszeit** liegt meist bei 5–6 Tagen, kann aber kürzer oder mit bis zu 14 Tagen auch länger sein (➤ 14.1.3). Nicht alle Personen erkranken symptomatisch, der Manifestationsindex (MI; ➤ 14.1.3) wurde mit 55–85 % angegeben, wobei aber methodische Überschätzungen in der Frühphase der Pandemie diskutiert werden. Der MI liegt zudem möglicherweise für die später vorherrschenden Virusvarianten niedriger, also wäre somit der Anteil symptomloser und symptomarmer Fälle höher.

Direktnachweis von Virusgenom

Goldstandard der Diagnostik ist der Virusnachweis in respiratorischem Material mittels **Genamplifikationstechniken** (PCR, TMA und andere). Diese Tests sind hoch sensitiv. Im Praxisalltag erfolgt der Nachweis zumeist mittels Abstrichtechniken aus dem tieferen Nasen-Rachen-Bereich. Hierzu sind ausreichend lange und flexible Abstrichtupfer erforderlich, um bis in den Rachenbereich vorzudringen. Zur Steigerung der Sensitivität wurde ein kombinierter Abstrich zunächst peroral von der Rachenhinterwand und anschließend mit demselben Tupfer pernasal ebenfalls bis zur Rachenhinterwand mit leichten Drehbewegungen durchgeführt. Diese Technik erfordert eine gewisse Übung und wird von den Probanden nicht als besonders angenehm empfunden.

MERKE
Ein positives Testergebnis ist zwar hoch spezifisch, beweist aber nicht das Vorliegen von replikationsfähigem Virus.

Schnelltests

In der Pandemie hat sich ein Massenmarkt von verschiedensten **Point-of-Care (POC)-Tests** entwickelt, die preiswert im Einzelhandel für jedermann verfügbar wurden. Diese basieren auf sehr heterogenen Nachweismethoden, meist auf einem Virusantigennachweis. Auch die empfohlenen Abstrichtechniken variierten stark. Sie wiesen recht unterschiedliche Sensitivitäten und Spezifitäten auf. Diese für den Laiengebrauch bestimmten Tests werden an dieser Stelle nicht weiter dargestellt.

Antikörpernachweisverfahren

Für den direkten Infektionsnachweis sind Antikörpernachweise grundsätzlich ungeeignet. Dennoch haben die Tests in der Pandemie in Deutschland eine beträchtliche Verbreitung auch außerhalb wissenschaftlicher Fragestellungen erfahren und wurden vor allem zur Abschätzung des Impferfolgs oder zur Fragestellung nach einer **stillen Feiung,** also einer unbemerkt überstandenen COVID-19-Infektion eingesetzt. Auch hier besteht eine große Heterogenität an Tests, die unterschiedliche Antikörperspezifitäten und -isotypen messen und somit untereinander auch im Verlauf nicht vergleichbar sind.

MERKE
Solange noch keine klaren Indikationen für die Antikörperbestimmung erarbeitet sind, werfen die Ergebnisse der Antikörperbestimmung meist mehr Fragen auf, als sie beantworten, sodass die Indikation zurückhaltend gestellt werden sollte. Bisher liegen insbesondere keine Daten zu einer Titerschwelle vor, die eine Auffrischimpfung gegen SARS-CoV-2 auslösen sollte.

Hier ist ohnehin die Frage offen, ob der Impferfolg überhaupt an den Nachweis einer B-Zell-Immunantwort gebunden ist, weil durch die Infektion oder Impfung auch eine zelluläre Immunantwort ausgelöst wird.

Laborbefunde

Typische Laborbefunde bei hospitalisierten Patienten mit COVID-19 sind:

- Lymphopenie (relativ [< 20 %] und absolut [< 1.500/µl])
- Leukozytenzahl normal, ↑ oder ↓
- Thrombozytenzahl normal oder ↑
- Transaminasen ↑
- Laktatdehydrogenase (LDH) ↑
- Proinflammatorische Marker: Ferritin ↑, C-reaktives Protein (CRP) ↑, Blutsenkungsgeschwindigkeit (BSG) ↑, jedoch meist normale Procalcitonin-Serumspiegel)
- D-Dimere ↑
- Fibrinogen ↑

CAVE!
Bei Leukozytose und CRP-Erhöhung ist eine Viruspneumonie nicht ausgeschlossen!

Bildgebung

Röntgen-Thoraxaufnahmen können bei einer frühen oder leichten Erkrankung häufiger normal ausfallen. Häufige abnorme Röntgenbefunde sind Konsolidierung und Milchglastrübungen mit bilateralen, vorwiegend peripheren und basalen Lungenzonenveränderungen. Die Lungenveränderungen nehmen im Krankheitsverlauf zu, wobei unkomplizierte Verläufe ein Maximum meist 10–12 Tage nach Symptombeginn aufweisen.

Die **Thorax-CT** zeigt pathologische Veränderungen mit höherer Sensitivität als die Übersichtsaufnahmen (➤ Abb. 14.51). Einige CT-Thorax-Befunde sind charakteristisch für COVID-19, jedoch ist keine der Veränderungen als spezifisch für COVID-19 anzuse-

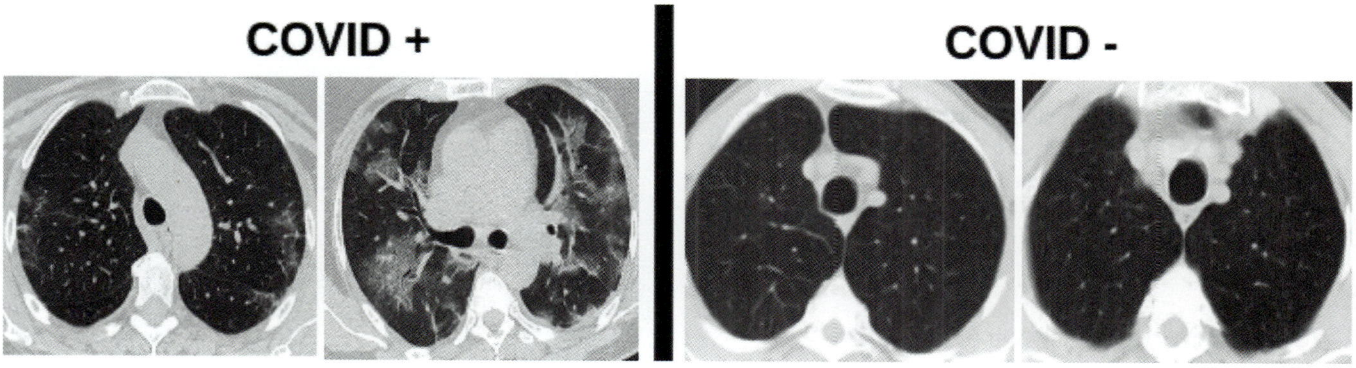

Abb. 14.51 Thorax-CT eines an COVID-19 Erkrankten mit schwerem Befall (links) und einer gesunden Kontrolle (rechts). Typisch für COVID-19 sind Unterlappen- und peripher betonte, multiple, beidseitige Herde von Milchglastrübungen. [H263-002]

hen. Am häufigsten finden sich im CT Milchglastrübung mit oder ohne konsolidierende Anomalien, wie diese auch bei einer viralen Pneumonie anderer Genese vorkommen können. Eine Studie [Bao C et al. Coronavirus Disease 2019 (COVID-19) CT Findings: A Systematic Review and Meta-analysis. J Am Coll Radiol. 2020; 17(6): 701] beschrieb folgende Veränderungen:

- Milchglasartige Trübungen 83 %
- Milchglasartige Trübungen mit Konsolidierungen 58 %
- Periphere Infiltrate mit Pleuraverdickungen 52 %
- Interlobuläre Septumverdickung 48 %
- Positives Bronchopneumogramm 46 %

Das Muster der Röntgen-Thorax-Bilder erlaubt auch Hinweise auf die Prognose bei schweren Verläufen von COVID-19, die stationär behandelt werden mussten: Überlebende Fälle zeigten häufiger milchglasartige Verschattungen; bei Nichtüberlebenden waren Konsolidierungen die vorherrschenden Lungenveränderungen. Zudem fanden sich bei Nichtüberlebenden häufiger Pleuraergüsse, Pleuraverdickungen, Lymphadenopathie, positives Pneumobronchogramm und Erweiterungen der Bronchioli.

Klinisches Krankheitsbild

Mehr als die Hälfte der Infizierten entwickelt einige Tage nach Ansteckung ein akutes Krankheitsbild (s. o.; ➤ Ausbreitung und Inkubationszeit). Frauen und Männer sind gleich häufig betroffen.

Die häufigsten Symptome sind Husten, Fieber, Schnupfen sowie Anosmie und Ageusie (Geruchs- und Geschmacksverlust) (➤ Tab. 14.32). Der Krankheitsverlauf ist interindividuell höchst variabel. Die Mortalitätsraten für SARS-CoV-2-Infektionen wurden mit 2–3 % angegeben (Datenstand im Juli 2021 für Deutschland und weltweit). Höheres Lebensalter, chronische Erkrankungen, Übergewicht und männliches Geschlecht waren mit schweren Verläufen assoziiert. COVID-19 kann nicht nur die Lunge (Pneumonie, ARDS), sondern auch fast alle anderen Organsystemen durch direkte zytopathische Effekte, überschießende Immunreaktionen und Mikrozirkulationsstörungen im Kontext einer Hyperkoagulabilität schädigen. Insbesondere wurden beschrieben:

- Neuropsychiatrische Symptome: Enzephalopathien, Schlaganfälle, Guillain-Barré-Syndrom

Tab. 14.32 Vom RKI erfasste Symptome* für COVID-19-Fälle in Deutschland (Stand: Juli 2021)

Symptom	Häufigkeit
Husten	42 %
Fieber	26 %
Schnupfen	31 %
Störung des Geruchs- und/oder Geschmackssinn	19 %
Pneumonie	1,0 %

*Weitere typische Symptome: Halsschmerzen, Atemnot, Kopf- und Gliederschmerzen, Appetitlosigkeit, Gewichtsverlust, Übelkeit, Bauchschmerzen, Erbrechen, Durchfall, Konjunktivitis, Hautausschlag, Lymphknotenschwellung, Apathie, Somnolenz

- Kardiovaskuläre Erkrankungen: erhöhte Herzenzyme, Troponin, Myokardinfarkt, Herzinsuffizienz, Kardiomyopathie, Rhythmusstörungen, thromboembolische Ereignisse
- Nierenerkrankungen: akutes Nierenversagen, meist sekundär bei ARDS und schwerem COVID-19-Verlauf
- Hautbeteiligung: verschiedenste Exantheme mit und ohne Pruritus, akrale Durchblutungsstörungen bis hin zu Nekrosen
- Hyperinflammatorisches Syndrom: meist bei schweren Verläufen als krisenhafter zweiter Krankheitsgipfel, 1–2 Wochen nach Symptombeginn

MERKE

Typisch ist die **„stille Hypoxämie":** Der Patient erscheint nicht luftnötig, ist nicht wesentlich tachypnoisch, war vielleicht sogar noch fußläufig mit großem Gepäck in die Notaufnahme gekommen – aber ist in der Pulsoxymetrie oder Blutgasanalyse schwerst hypoxämisch und somit sauerstoffpflichtig.

- Einige Patienten mit schwerem Krankheitsverlauf entwickeln 8–15 Tage nach Erkrankungsbeginn eine Verschlechterung im Sinne eines **Hyperinflammationssyndroms,** in dessen Folge es zu Multiorganversagen kommen kann, das mit einer hohen Mortalität assoziiert ist.
- Eine seltene, aber charakteristische Sonderform von COVID-19 bei Kindern ist das **MIS-C** (*Multisystem Inflammatory Syndrome*

in Children), Synonym: **PIMS/TCC** (*Paediatric Inflammatory Multisystem Syndrome/Toxic Shock Syndrome*). MIS-C alias PIMS-TSS erinnert klinisch und histologisch an das Kawasaki-Syndrom. Es laufen weltweite Kohortenstudien zu Behandlungsstrategien mit Kortikosteroiden und Immunglobulingaben. Zwei bisher vorliegende Studien mit vierstelligen Fallzahlen zeigen, dass beide Konzepte – allein und kombiniert – wirksam sind. Die Prognose des PIMS ist gut.

Risikoabschätzung für schwere Verläufe

Der Krankheitsverlauf von COVID-19 ist ausgesprochen variabel. Eine hohe Anzahl der Fälle verläuft symptomarm oder asymptomatisch. Ein nicht geringer Teil der Fälle bedarf der Hospitalisierung mit oft wochenlangem Verlauf, also hoher Morbidität und auch Mortalität. Die Prognoseabschätzung – insbesondere in einem pandemischen Geschehen – ist daher von zentraler Bedeutung (➤ Tab. 14.33)

Die Vorhersage von Individualverläufen ist mit großen Unsicherheiten belastet: Schwere Verläufe können auch bei jüngeren Personen und ohne Risikofaktoren oder Vorerkrankung auftreten – und umgekehrt. Für den Individualfall – ohne Kenntnis von Klinik und Untersuchungsbefund – ist keine schematisierten Vorgehensweisen aus dem Score zu rechtfertigen.

PRAXISBEZUG

Wichtige, bisher bekannte Risikofaktoren für schwere Krankheitsverläufe von COVID-19

- Alter (steigendes Risiko ab etwa 50–60 Jahren; Altersmedian der Verstorbenen in Deutschland: 82 Jahre)
- Männliches Geschlecht
- Übergewicht (BMI > 30) und schwere Adipositas (BMI > 35)
- Personen mit bestimmten Vorerkrankungen:
  - Herz-Kreislauf-System (z. B. koronare Herzerkrankung und Bluthochdruck)
  - Chronische Lungenerkrankungen (z. B. COPD; Nebenbemerkung: Nikotingebrauch allein erhöht das Risiko nur wenig)
  - Chronische Nieren- und Lebererkrankungen
  - Psychiatrische Erkrankungen (z. B. Demenz)
  - Stoffwechselerkrankungen, insbesondere Diabetes mellitus
  - Bösartige Tumorerkrankungen, insbesondere solche unter systemischer Therapie
  - Patienten mit geschwächtem Immunsystem: primäre Immundefekte oder sekundäre Immundefekte durch Begleiterkrankungen (HIV, Eiweißverlustsyndrom) oder durch die regelmäßige Einnahme von immunsuppressiven Medikamenten, wie z. B. Kortikosteroide
  - Down-Syndrom (Trisomie 21)

Koinfektionen

Symptomatische COVID-19-Fälle – insbesondere die schwereren Fälle – präsentieren sich vorwiegend mit einer pulmonalen Symptomatik, häufig mit einer **Pneumonie.** Diese Fälle sind weder klinisch oder klinisch-chemisch, noch radiologisch sicher von einer bakteriellen Pneumonie abzugrenzen. Mit dem meist schnell zu erhaltenen Ergebnis der SARS-CoV-2-PCR lässt sich einigermaßen sicher die Differenzialdiagnose COVID-19 entweder verwerfen oder erhärten. Schwer erkrankte COVID-19-Patienten können unter weiteren Infektionen leiden, aber diese Koinfektionen sind bei Diagnosestellung extrem selten. Das unterscheidet COVID-19 von anderen Viruspneumonien, insbesondere von der Influenza. Wenn bakterielle Superinfektionen im späteren Verlauf auftreten, dann meist erst ab dem 10. Tag einer stationären Behandlung. Beschrieben wurden Koinfektionen mit Mykoplasmen, *Candida,* Aspergillen und auch mit multiresistenten Erregern.

Tab. 14.33 Variablen und Bedeutung der Prognosebeurteilung

Parameter	Ziele	Individualprognose	Pandemieverlauf
Definition des Hochrisikoscore	Morbiditätsabschätzung Mortalitätsabschätzung Impfpriorisierung	+++ ++ +	+++ +++ ++
Verlaufsprogression	Indikation zur stationären Überwachung (*silent hypoxemia*) Indikation für antivirale Therapie	+++ ++	+/– –
Definition des Niedrigrisiko-Score	Morbiditätsabschätzung Mortalitätsabschätzung Impfpriorisierung	(+) (+)/0 +	+++ + ++

Langzeitfolgen: Long-COVID und Post-COVID

So vielfältig wie das „akute" Gesicht der SARS-CoV-2-Pandemie sind auch die von ihr ausgelösten chronischen Folgen. Tatsächlich erinnert die COVID-19-Pandemie daran, welche **Vielzahl an lang andauernden oder gar bleibenden Gesundheitsschäden Infektionskrankheiten verursachen können:**

- Die Rekonvaleszenzphase kann sich selbst bei Erkrankten, die wieder komplett geheilt werden oder die initial einen milden Verlauf hatten, über Wochen und Monate hinziehen.
- Die akute Erkrankung oder deren Behandlung kann Organschädigungen auslösen, von chronischen interstitiellen Lungenerkrankungen, über Myokarditiden, Lebererkrankungen, Niereninsuffizienz bis hin zu Herzinfarkten und Schlaganfällen und neurodegenerative Erkrankungen. Immerhin etwa 12,5 % der COVID-19-Todesfälle gehen auf solche Spätfolgen zurück!
- Die Notsituation, in der sich die Erkrankten befinden, sowie deren Behandlung auf Intensivstationen kann eine posttraumatische Belastungsstörung, aber auch Angststörungen und eine Depression nach sich ziehen. Nach intensivmedizinischer Behandlung muss neben dem PICS (*post intensive care*) in bis zu einem Drittel der Fälle mit einer posttraumatischen Belastungsstörung gerechnet werden! Auch die antipandemischen Maßnahmen können psychosomatische Reaktionen auslösen oder begünstigen.

- Wie andere Infektionskrankheiten auch kann SARS-CoV-2 aber auch ganz neue, immunologisch vermittelte Krankheiten auslösen, wie etwa eine Myalgische Enzephalomyelitis/Chronisches Fatigue-Syndrom, das oft lebenslang persistiert (➤ 14.20). Betroffen sind hier auch Patienten mit milden akuten Verläufen. Daneben kann die Infektion Auslöser oder Verursacher von Autoimmunerkrankungen sein, etwa des meist akut und selbstlimitierend verlaufenden Guillain-Barré-Syndroms. Auch chronische (Auto-)Immunkrankheiten könnten begünstigt oder ausgelöst werden, wie etwa eine Parkinson-Erkrankung, Typ-1-Diabetes, Multiple Sklerose oder Lupus erythematodes. Leider ist gerade bei diesen immunologisch vermittelten Verläufen die Pathogenese noch immer unklar. Vermutet wird z. B., dass SARS-CoV-2 oder Bestandteile davon in Geweben und bestimmten Zelltypen persistieren könnte. Ein solches Viren- bzw. Proteinreservoir (*viral ghosts*) könnte dann chronische Entzündungsprozesse und/oder Autoimmunprozesse unterhalten, die z. B. das Gehirn und/oder das Gefäß- bzw. Kapillarsystem betreffen.

Berücksichtigt man dieses Potenzial vor dem Hintergrund, dass sich im Zuge der SARS-CoV-2 Pandemie in weiten Teil des Globus womöglich ein Viertel der Bevölkerung mit einem extrem immunogenen Virus angesteckt hat, dann sind die Sorgen nachvollziehbar, dass die SARS-CoV-2-Pandemie eine Spur chronischer Erkrankungen hinterlassen wird, die selbst gut aufgestellte Gesundheitssysteme über Jahre schwer belasten wird.

Wie hoch diese Last genau sein wird, ist derzeit (Ende 2021) nur grob abzuschätzen. In etwa kann damit gerechnet werden, dass mindestens 10 % der mit SARS-CoV-2 Infizierten noch 3 Monate nach Infektion mit gesundheitlichen Einschränkungen zu kämpfen haben; der Anteil der über ein Jahr (bis Jahre oder gar lebenslang) anhaltenden Verläufe (wie etwa die Myalgische Enzephalomyelitis/Chronisches Fatigue-Syndrom) dürfte bei mindestens 2 %, möglicherweise aber auch deutlich höher liegen.

Dass dies bisher nur grobe Schätzungen sind, liegt auch daran, dass die Zuordnung der Beschwerden auf die oben genannten Kategorien wegen der Heterogenität der Langzeitbeschwerden oft nicht oder nur unzureichend möglich ist. Berichtet werden vor allem Fatigue (zu diesem komplexen Leitsymptom ➤ 14.20), eingeschränkte Belastbarkeit, Verschlimmerungen oder sogar regelrechte Zusammenbrüche nach Belastungen, Konzentrations- und Wortfindungsstörungen, Gedächtnislücken, Muskelschmerzen, Schlafstörungen, Panik- und Angststörungen, depressive Verstimmung, oft schwere orthostatische Kreislaufprobleme (teilweise mit erzwungener Bettlägerigkeit), aber auch Tinnitus, persistierende Hypo- bzw. Anosmie oder Dyspnoe. Ein signifikanter Teil dieser Störungen verläuft moderat bis schwer (dauerhafte Erwerbsunfähigkeit), schwer (*housebound* – Aktivitäten auf das häusliche Umfeld beschränkt) oder sehr schwer (*bedbound,* d. h. dauerhafte Bettlägerigkeit).

Während sich chronische Organschädigungen oft leicht objektivieren lassen, fehlen gerade für die mit Fatigue und neuropsychiatrischen Erscheinungen einhergehenden Langzeitverläufe bisher die diagnostischen Möglichkeiten in der Standarddiagnostik. Selbst ein MRT – das wird nicht selten vergessen – ermöglicht ja nur einen extrem begrenzten Blick auf die pathologischen Prozesse etwa im Gehirn. Die leider viel geübte Aussage: „Da ist nichts, weil wir nichts finden“ ist deshalb keine verantwortliche ärztliche Haltung. Wie viel Leid sie über PatientInnen bringen kann, zeigt die Geschichte etwa der Multiplen Sklerose oder auch der Myasthenia gravis, die von den meisten Ärzten als „Hysterie“ abgetan wurde, einfach, weil die damals als topmodern geltenden Röntgenuntersuchungen keine Befunde erbrachten. Immerhin werden derzeit noch nie dagewesene Summen für neue diagnostische Entwicklungen insbesondere im Bereich der Bildgebung und der Immundiagnostik investiert, die rasch Früchte tragen dürften.

Therapeutisch ist bei den Langzeitverläufen leider bisher guter Rat nicht nur teuer, sondern oft auch schlichtweg nicht verfügbar. Für chronische Organschädigungen sind noch am ehesten Therapieansätze etabliert. Für die chronischen Verläufe in der Kategorie ME/CFS sind Therapieprinzipien etabliert, die dann auch unbedingt berücksichtigt werden müssen (➤ 14.20). Hierzu gehört insbesondere die Berücksichtigung des Teufelskreislaufs zwischen Überlastung und einer weiteren Verschlimmerung (während die meisten chronischen Erkrankungen von Sport und körperlich aktivierender Therapie profitieren, führt eine Überschreitung der individuellen – oft sehr dürftigen – Belastungsgrenze bei ME/CFS zu oftmals schweren, anhaltenden Exazerbationen, die langfristig prognoserelevant sein können).

Umgang mit ansteckungsfähigen Personen/Meldepflichten

Für COVID-19 besteht auf zwei Ebenen eine ärztliche Meldepflicht: Zum einen die Labormeldepflicht nach §7 IfSG im Falle des (neuen) Nachweises von SARS-CoV-2 – zum anderen die Meldepflicht der Erkrankung nach §6 IfSG und zwar der Verdacht, die nachgewiesene Erkrankung und der Tod an/mit COVID-19.

Die Meldung erfolgt an das zuständige Gesundheitsamt, also das des Wohnorts des Patienten, bzw. im Verlauf an das Gesundheitsamt, welches die erste Meldung erhielt. Die Meldung hat unverzüglich zu erfolgen – das heißt in der Praxis nicht später als 24 h nach Kenntnis des Umstands. Widrigenfalls droht das IfSG erhebliche Bußgelder bis zu vier- oder gar fünfstelliger Höhe an.

MERKE

Für die Meldung von Verdachtsfällen wird empfohlen, sich an die Falldefinitionen des RKI für einen begründeten Verdachtsfall auf COVID-19 zu orientieren. Zu beachten ist auch, dass – unüblich bei anderen Erkrankungen mit Meldepflicht – auch gemeldet werden muss, wenn sich ein Verdachtsfall nicht bestätigt. Dies stößt immer dann auf praktische Hürden, wenn der Patient im Verlauf die Behandlungseinrichtung oder Teststelle gewechselt hat.

Wann und wie lange besteht Ansteckungsfähigkeit?

Die schlechte Nachricht: Der genaue Zeitraum, in dem Ansteckungsfähigkeit besteht, ist nicht eindeutig definiert.Die gute Nachricht: Das zuständige Gesundheitsamt legt die Dauer einer Absonderung (Quarantäne) fest. Somit gibt es bei allen erwartbaren Interessenskonflikten zur Einschränkung der persönlichen Freiheit und trotz aller akademischen Diskussionen über die Ansteckungsfähigkeit eine höchst verbindliche Schiedsrichterentscheidung.

Dazu braucht das Gesundheitsamt naturgemäß genaue Angaben vom behandelnden Arzt, der deswegen für Rückfragen zum Stand der Infektion verständnisvoll bereitstehen sollte:

Die Ansteckungsfähigkeit ist **wenige Tage/Stunden vor und nach Symptombeginn am größten.** Bei Immunkompetenten sinkt die Kontagiosität im Laufe der Erkrankung. Derzeit wird davon ausgegangen, dass Patienten mit leichter bis moderater Erkrankung 10 Tage (mit den neueren kontagiöseren Varianten 14 Tage?) nach Symptombeginn nicht mehr ansteckend sind, vorausgesetzt, sie sind bis dahin frei von akuten Symptomen. Schwere Krankheitsfälle (Hospitalisation oder ITS-Pflicht) sind länger infektiös. Hier fordern RKI-Empfehlungen und Gesundheitsamt zumeist negative PCR-Tests oder Werte unterhalb einer bestimmten Nachweisschwelle. Im Gegensatz zum replikationsfähigem Virus ist die RNA von SARS-CoV-2 bei vielen Patienten noch Wochen nach Symptombeginn mittels PCR-Untersuchung nachweisbar. Diese positiven PCR-Ergebnisse sind jedoch nicht mit Ansteckungsfähigkeit gleichzusetzen. Leider gilt dies für stark Immunkompromittierte (B-Zelldepletion, Stammzelltransplantation) nicht ohne Weiteres, denn hier sind Flairs mit hoch replikativer Virusausscheidung auch noch nach vielen Monaten mit Symptomfreiheit und negativer PCR beobachtet worden. In diesen Situationen muss ggf. repetitiv getestet werden.

MERKE

Nur das Gesundheitsamt kann eine Quarantäne anordnen und es entscheidet auch über deren Dauer. Der behandelnde und meldende Arzt sollte andererseits den ansteckungsfähigen Patienten über die Situation und die erfolgte Meldung aufklären. Dazu sollte er auch die „Notwendigkeit zur Absonderung" erklären und dies dokumentieren. Zur Meldung gehört die vollständige Angabe personenbezogener Daten des Patienten zur Kontaktaufnahme. Es ist empfehlenswert, den Patienten bereits darüber aufzuklären, eine namentliche Liste aller direkten Kontaktpersonen anzufertigen, rückwirkend für eine Woche mit Datum, Uhrzeit, Namen und Adresse und/oder Telefonkontakt der Kontaktperson/en.

14.19.3 Therapie

Mit hohen Erwartungen starteten frühzeitig interventionelle Therapiestudien zu COVID-19. Die Liste an therapeutisch wirksamen Kanditaten war dabei lang. Bereits für die coronabedingten Erkrankungen SARS und MERS waren pathophysiologische Konzepte zu deren hyperinflammatorischen Pathogenese entwickelt worden und gegen deren bereits beschriebenen Pathomechanismen gerichtete mögliche Interventionmechanismen postuliert. Außerdem gab es eine Reihe von – teilweise für andere Indikationen lange zugelassenen – Arzneimittel aus verschiedensten Substanzgruppe, für die direkte oder indirekte antivirale Wirkungen gegen Coronaviren in In-vitro-Studien oder Tierexperimenten gezeigt werden konnten. Insofern kam es binnen weniger Monate zu einer kaum noch überschaubaren, deutlich vierstelligen Anzahl klinischer Interventionsstudien mit hunderten von Wirkstoffkandidaten. Ein Großteil davon waren Kohortenstudien oder nicht kontrollierte Fallserien. Da eine Goldstandardtherapie einer Behandlung zunächst fehlte, kam oft eine Vielzahl solcher Substanzen gleichzeitig zum Einsatz, was eine systematische Auswertung und Hypothesenüberprüfung einschränkte bzw. unmöglich machte.

Im Wesentlichen lassen sich bisher drei Therapiekonzepte unterscheiden:

- **Optimierung etablierter supportiver Maßnahmen.** Hierzu zählen Sauerstoffgabe, spezifische Beatmungstechniken (Prognoseverbesserung bei Beatmung in Bauchlage) bzw. die differenzierten Indikationsstellungen für den Einsatz der extrakorporalen Membranoxigenierung, Bilanzierung des Flüssigkeits- und Elektrolythaushalts, (empirische) Behandlung von bestehenden oder vermuteten bakteriellen Ko-Infektionen.
- **Antikoagulation** zur Vorbeugung/Mitigierung der thromboembolischen Komplikationen
- **Antivirale Therapien:**
  - **Remdesivir,** ein ursprünglich zur Behandlung von hämorrhagischen Fiebererregern entwickeltes virostatisch wirksamer nukleosidaler RNA-Polymeraseinhibitor erhielt 2020 eine bedingte Zulassung zur Therapie von COVID-19 bei Patienten, die sich sowohl noch in einer frühen Erkrankungsphase befanden als auch schon eine sauerstoffpflichtige Pneumonie entwickelt hatten. Die Studiendaten waren uneinheitlich: Es zeigte sich zwar ein milderer Krankheitsverlauf, aber kein Überlebensvorteil.
  - Nirmatrelvir/Ritonavir kann in der Frühphase der Infektion die Mortalität bei Risikopatienten senken. Nirmatrevir ist ein Inhibitor der viraler Proteasen, Ritonavir verlangsamt dessen Abbau und erhöht damit die Wirkung.
  - Molnupiravir ist ein Prodrug, das zu einem Ribonukleosid-Analogon metabolisiert wird und die virale RNA-Polymerase inhibiert. Es kann bei ausgewählten Risikopatienten mit z.B. fehlendem Impfschutz den Infektionsverlauf günstig beeinflussen.
  - Verschiedene gegen den Erreger von COVID-19 gerichtete monoklonale Antikörper zeigten – wiederum insbesondere beim sehr frühzeitigen Einsatz, dass diese zur Senkung der Virusvermehrung führen und den klinischen Verlauf verbessern können (z.B. Casirivimab und Imdevimab). Rasch stellte sich heraus, dass eine monospezifische Therapie mit nur einem Antikörper im Verlauf der Pandemie nicht mehr alle zirulierenden Virusvarianten abdeckte, sodass Studien zu weiteren Antikörperkombinationen erfolgreich durchgeführt wurden. Sotrovimab ist so ein Antikörper, der aber durch die Omicron-Variante wieder eine verminderte Wirkung hat. Die Therapie mit Plasma von rekonvaleszenten COVID-19-

Patienten hatte, wenn frühzeitig gegeben und wenn er hochtitrige neutralisierende Antikörper enthielt, nur im ersten Jahr der Pandemie für Hochrisikopatienten einen Stellenwert.

- **Immunmodulation:** Von zahlreichen immunmodulatorisch wirksamen Arzneimitteln, die zur Behandlung von COVID-19 vorgeschlagen wurden, verblieben bis 2022 nur noch das Dexamethason mit der Indikation für Patienten mit einer SARS-CoV-2-Infektion mit Sauerstoffpflichtigkeit oder unter künstlicher Beatmung. Es gibt auch Hinweise, dass der Januskinase-Inhibitor Baricitinib oder der Interleukin-6 Rezeptor-Antikörper Tocilizumab diesen Patienten helfen kann.

Kollateralschäden der COVID-19-Pandemie-Kontrolle

Sind alternative Wahrheiten und Expertokratie die zwei Seiten derselben Medaille? Und wenn ja, sollten wir dann nicht besser auf beides verzichten?

Die Infektiologie ist stets ein Brennglas für soziale Misstände und gesellschaftliche Konflikte. Ein etwas näherer Blick auf unseren Umgang mit der COVID-19-Pandemie kann helfen, manche verstörende Entwicklung besser zu verstehen.

Aufgrund der immensen Dynamik der Ausbreitung mit hoher Morbidität und Mortalität in der älteren Bevölkerung kam es ab 2020 in zahlreichen Ländern zu einer Überlastung der medizinischen Versorgungssysteme. Dies betraf insbesondere die für die COVID-19-Pandemie unzureichenden Kapazitäten von Krankenhausbetten mit Sauerstoffversorgung, Intensivbetten und dort vornehmlich die Kapazitäten für Beatmungsplätze und extrakorporale Membranoxigenierung (ECMO). Dies führte zu dramatischen Zuständen selbst in Ländern mit hohem medizinischen Standard, wie beispielsweise in Norditalien, Spanien, Frankreich und in mehreren Metropolen der USA. Verschärft wurde die Situation durch den Ausfall medizinischen Personals, welches sich ebenfalls in signifikantem Umfang infizierte, auch weil zu Beginn der Pandemie einerseits Pandemiepläne und Hygieneregeln nicht schnell genug adaptiert wurden, andererseits weil es schlicht an einfachster persönlicher Schutzausrüstung wie medizinischen Masken, Schutzbrillen und Handschuhen fehlte. Deutschland war von dem Mangel an Intensivbetten – abgesehen von temporären Verlegungsproblemen in einzelnen Hotspots der Pandemie – praktisch nicht betroffen, weil hierzulande ein vergleichsweise hoher Bettenschlüssel für Intensivbetten vorhanden ist. Dem erklärten politischen Willen, diese vielen Intensivbetten in Deutschland drastisch abzubauen, kam das „Glück im Unglück" zuvor: COVID-19 kam schneller, als der politische Wille umgesetzt werden konnte.

Trotz der ungeheuren Informationsdichte zur Pandemie in Medien und politischer Diskussion bleibt der Beginn der Pandemie den meisten Menschen vor allem als ein kakophones Durcheinander von logistischen Unzulänglichkeiten, ungeklärten Zuständigkeiten und Regelungslücken in Erinnerung. Dies ist paradoxerweise auch darauf zurückzuführen, dass zuvor noch keine annähernd vergleichbar bedrohliche globale Herausforderung in einer solchen Intensität und Breite in den sozialen Medien reflektiert worden war. Die Wucht der kollektiven Erwartungen und die Unmittelbarkeit der mulitlateralen, ungeregelten Diskussionen nahm erkennbar den eigentlich zuständigen und politisch legitimierten Entscheidungsträgern zuweilen das Heft aus der Hand.

Ein frühes Beispiel auch zur Mitwirkung unserer Berufsgruppe soll die nicht ungefährlichen Kollateraleffekte illustrieren: Am 6. April 2020 hatte in einem kommunalen Alleingang eine Gemeinde in Thüringen erstmals eine „Maskenpflicht in der Öffentlichkeit" für die Bevölkerung beschlossen. Bis heute gibt es für diese Pioniertat viel Lob in Presse und Ärzteschaft. Festzustellen bleibt dennoch: Es gab zu der Zeit weder ausreichend viele medizinische Masken für ein solches Vorgehen noch bestand bereits wissenschaftliche Evidenz, dass das Maskentragen auf Bevölkerungsebene einen präventiven Nutzen erbringt. Zudem war die Inzidenz von COVID-19 zu diesem Zeitpunkt zwar im Anstieg, aber vergleichsweise niedrig, insbesondere in Thüringen. Die viel diskutierte Verordnung führte dazu, dass in nur drei Wochen in einem Dominoeffekt zunächst einzelne Kommunen und dann alle Bundesländer mit der Maskenpflicht nachzogen, ohne deren Bereitstellung sichern zu können. Der Einkaufspreis von medizinischen Masken stieg von zuvor 1–2 Cent zeitweise auf über 10 Euro pro Maske. Medizinische Masken waren damit fast über Nacht vom Markt verschwunden. Mandatsträger in der Politik vermittelten gegen sechsstellige Provisionen Masken aus China. Der Bund kaufte zu hohen Preisen Masken ein, die teilweise den Standards nicht entsprachen und die deswegen danach nicht verwendet wurden. Zahlreiche Arztpraxen, Pflegedienste und Altenheime mussten 2020 jedoch über Wochen und Monate ohne medizinische Masken auskommen. Das Fehlen führte zum Unterschreiten der Hygienestandards u. a. in Alten- und Pflegeheimen, in denen es kurz darauf Massenausbrüche mit vielen Toten gab.

Dieser vitalen Gefährdung wiederum begegnete die Politik mit faktisch kompletten Kontaktverboten für Bewohner von Alten- und Pflegeheimen. Nicht wenige Menschen in solchen Einrichtungen sind im Jahr 2020 vereinsamt. Betroffen waren insbesondere alte, demente, gebrechliche oder schwerstpflegebedürftige Menschen, davon etliche, die weder in der Lage waren, ihre Deprivierung durch die Beschneidung ihrer Grundrechte zu verstehen noch denen es möglich war, auf anderen Wegen Kontakt zu ihrem sozialen Umfeld zu halten. Hier sind mutmaßlich – im wörtlichen Sinne ungezählte – Todesfälle infolge eines Broken-Heart-Syndroms als Kollateralschaden der Pandemie zu beklagen.

Wir sollten daher als Lehre aus der Pandemie ziehen, dass auch hier ganz besonders die Regel gilt: „Gut gemeint ist oft das Gegenteil von gut gemacht"! Zugegeben ist es nicht möglich, in einer Notsituation immer völlig richtig zu entscheiden, allein weil es dort, wo keine sichere Evidenz besteht, nicht möglich ist, Erleuchtung aus künftigen Studien erst abzuwarten. Die in der Pandemie überaus vielfältig gefragten Experten aus Virologie, Epidemiologie und Infektiologie sollten sich ihrer Verantwortung aber bewusst sein, wenn sie – wie zuweilen geübt – in der Öffentlichkeit Forderungen aufstellen. Aufgabe des Experten kann bestenfalls die abwägende Analyse, vielleicht auch die Begründung oder Ablehnung einer von anderer Seite formulierten Forderung sein. Wenn diese Grenzwahrung sorgfältiger eingehalten wird, würde in Abgrenzung zur – ebenfalls legitimen, aber als solcher klar zu deklarierenden politischen Forderung – damit auch der Unkultur der „alternativen Wahrheiten" eine Grundlage entzogen.

14.20 Chronisches Fatigue-Syndrom

H. Renz-Polster, C. Scheibenbogen

Beim Chronischen Fatigue-Syndrom handelt es sich um eine komplexe, chronische Erkrankung unbekannter Ursache. Wegen der begleitenden Funktionsstörungen des zentralen und des autonomen Nervensystems wird sie von der WHO als neurologische Erkrankung geführt, und zwar unter dem Begriff **Myalgische Enzephalomyelitis/Chronisches Fatigue-Syndrom** (ME/CFS).

Da noch immer wenige Ärzte mit der Krankheit vertraut sind und es keinen eindeutigen diagnostischen Marker gibt, sind die Dunkelziffer und die Rate an Fehldiagnosen hoch. Aus demselben Grund kann die Prävalenz nur grob geschätzt werden, sie dürfte laut epidemiologischen Daten aus den Vereinigten Staaten bei etwa 0,3 % liegen. Es deutet sich an, dass im Zuge der SARS-CoV-2-Pandemie mit einer deutlichen Zunahme zu rechnen ist, da ein Teil der COVID-19-Langzeitverläufe in ein ME/CFS zu münden scheint.

ME/CFS kann in jedem Alter auftreten, mit einem Gipfel in der Adoleszenz und einem Erwachsenengipfel zwischen 30 und 35 Jahren. Frauen überwiegen Männer um das Doppelte.

14.20.1 Klinik

Im Mittelpunkt von ME/CFS steht eine neu auftretende, anderweitig unerklärbare, über mindestens 6 Monate persistierende, meist variable, weil belastungsabhängige **Fatigue**. Dieses Symptom tritt bei vielen internistischen Krankheiten auf. Bei ME/CFS kommen allerdings stets weitere Beschwerden hinzu, sie geben der Erkrankung ihr charakteristisches Profil. Dazu gehören:

- Eine generell **eingeschränkte körperliche Leistungsfähigkeit und Belastbarkeit.** Schwerer Betroffene sind an den Rollstuhl gebunden oder bettlägrig, leichter Betroffene können ihrer Arbeit (teilweise) nachgehen, moderat Betroffene verlieren bereits 50 % ihrer Leistungsfähigkeit.
- Kardinalsymptom ist die **postexertionelle Malaise** (engl.: *post exertional malaise;* Malaise ist ein altes Wort für Elend). Darunter versteht man eine nach (auch leichter) Anstrengung auftretende Verschlechterung der Beschwerden, die meist erst nach mehreren Stunden oder am Folgetag einsetzt und dann mindestens 14–24 h, oft aber mehrere Tage (bis Wochen) anhält. Auslöser können dabei sowohl körperliche, kognitive als auch seelische Belastungen sein.
- **Zentralnervöse bzw. „enzephalopathische" Beschwerden:** neurokognitive Störungen („klebriges" Denken [engl.: *brain fog],* Konzentrations- und Gedächtnisstörungen, Wortfindungs- und Artikulationsstörungen, verwaschene Sprache), Reiz-Überempfindlichkeit (vor allem gegen Licht und Geräusche), Schlafstörungen, nicht erholsamer Schlaf
- Weitere typische Begleiterscheinungen sind **Zeichen der Immunstimulation** (Grippegefühl, Halsschmerzen, druckschmerzhafte Lymphknoten), **Schmerzen** (Kopfschmerzen, Gliederschmerzen, aber auch generalisierte Muskelschmerzen) sowie **Zeichen einer autonomen Dysfunktion** (Tachykardie, Schwindel, orthostatische Intoleranz, Minderperfusion der Akren).

Wie diese Liste zeigt, handelt es sich bei ME/CFS um eine **Multisystemerkrankung.** Ältere Begriffe für diese Erkrankung (chronisches Erschöpfungssyndrom, chronisches Müdigkeitssyndrom) werden deshalb zunehmend verlassen – auch deshalb, weil die Verkürzung auf „Erschöpfung" und „Müdigkeit" lange Zeit dazu geführt hat, dass die Erkrankung nicht ernst genommen wurde und Patienten dadurch einem zusätzlichen Leidensdruck ausgesetzt waren.

Fatigue: mehr als Müdigkeit

Fatigue bezeichnet eine zu den vorausgegangenen Anstrengungen unverhältnismäßige, durch Schlaf nicht zu beseitigende Erschöpfung, die sowohl körperlicher als auch geistiger und/oder seelischer Art sein kann. Sie tritt bei vielen Erkrankungen auf, dazu gehören:

- Anämien, Eisenmangel
- Chronische Organerkrankungen (z. B. Herzinsuffizienz, Hypothyreose, Morbus Addison, Zöliakie), chronische Infektionskrankheiten (z. B. chronische Borreliose, chronische Hepatitiden, HIV)
- Tumorerkrankungen („Tumorfatigue": Sie kann auch durch Chemotherapie ausgelöst sein und nach erfolgreicher Tumortherapie persistieren.)
- Immunpathologische Ursachen: Autoimmunerkrankungen (v. a. Sjögren Syndrom), immunmodulatorische Behandlung mit Interferon oder Checkpoint-Inhibitoren
- Postinfektiöse Fatigue: Wochen bis Monate anhaltende Fatigue nach akuten Infektionskrankheiten (z. B. Pfeiffersches Drüsenfieber, COVID-19, Ebola)
- Schlafstörungen (z. B. Schlaf-Apnoe-Syndrom, ➤ 6.6)
- Neurologische und psychiatrische Erkrankungen, z. B. Multiple Sklerose, Myasthenia gravis, Morbus Parkinson, Depressionen (auch als Nebenwirkung von Antidepressiva)
- Fibromyalgie: chronische, diffuse Muskelschmerzen, Konzentrations- und Schlafprobleme bei oft stark verminderter Leistungsfähigkeit (in Abgrenzung zu ME/CFS allerdings ohne postexertionelle Malaise) (➤ 13.13.1)

14.20.2 Verlauf und krankheitsunterhaltende Faktoren

Meist beginnt die Erkrankung im Anschluss an eine Infektion, allerdings oft erst nach einem Intervall von mehreren Wochen. Sie setzt meist akut ein, oft in einer Phase körperlicher oder seelischer Überlastung. Ein schleichender Beginn ist ebenfalls möglich. Der Schweregrad variiert zwischen leicht (eine Erwerbstätigkeit ist dann teilweise möglich) bis sehr schwer mit konstanter Bettlägerigkeit und Pflegebedürftigkeit. Die Erkrankung verläuft chronisch, mit einem Auf und Ab von Exazerbationen infolge körperlicher, geistiger oder seelischer Überanstrengung oder auch Infektionen und Schlafmangel. Eine andauernde Überbelastung sowie mangelnde soziale Unterstützung kann den Krankheitsverlauf ungünstig beeinflussen und zu einer langfristigen Verschlechterung führen. Eine komplette Remission ist bei Erwachsenen sehr selten (im Bereich von 2–4 %). Besserungen im Verlauf kommen bei etwa 40–60 % der Betroffenen vor.

14.20.3 Ätiologie

Eine zweifelsfreie Ursache des ME/CFS ist bis heute nicht gesichert. Eine genetische Prädisposition ist anzunehmen. Bei über zwei Drittel der Betroffenen lässt sich ein zeitlicher Zusammenhang zwischen Symptomen und einem einschneidenden immunologischen Ereignis feststellen, zumeist einer Infektionskrankheit (z. B. Mononukleose, Dengue-Fieber, Chikungunya-Fieber, Q-Fieber, Borreliose, SARS-CoV, SARS-CoV-2). Bei anderen Betroffenen können einschneidende seelische Belastungen, Operationen, Halswirbelsäulen- oder Schädel-Hirn-Traumata sowie militärische Kampfeinsätze auslösend wirken (die als **Gulf War Syndrome** bezeichnete Multisystemerkrankung bei US-amerikanischen Soldaten wird von vielen Forschern als eine Form von ME/CFS verstanden).

14.20.4 Pathogenese

Während sich im Routinelabor und bei der regulären Bildgebung keine abnormen Befunde erheben lassen, zeigen sich in Forschungsarbeiten eindeutige pathologische Befunde, z. B. Fehlregulation des autonomen Nervensystems, ZNS-Veränderungen v. a. im Hirnstamm und im präfrontalen Kortex, Dysfunktion des zellulären Energiestoffwechsels, Durchblutungsstörungen der kleinen Gefäße sowie immunologische Veränderungen. Wie diese Störungen ursächlich zusammenhängen, ist bisher ungeklärt, diskutiert wird ein schwelender, vor allem gegen Rezeptoren des autonomen Nervensystems gerichteter Autoimmunprozess (entsprechende Autoantikörper lassen sich häufig nachweisen).

14.20.5 Diagnostisches Vorgehen und Differenzialdiagnose

Für ein ME/CFS gibt es in der Routinediagnostik **keinen zweifelsfrei bestätigenden Befund.** Die Diagnose basiert deshalb bisher auf einem klinischen Kriterienkatalog (etwa den „Kanadischen Konsenskriterien“; Canadian Consensus Criteria, CCC) sowie dem Ausschluss anderer mit Fatigue-assoziierter Erkrankungen (s. o.). Hierzu ist bei entsprechendem Verdacht eine neurologische, gastroenterologische oder kardiologische Abklärung sinnvoll. Eine Depression gilt es, v. a. bei schleichendem Krankheitsbeginn auszuschließen, die allermeisten Betroffenen leiden jedoch trotz ihrer existenzbedrohenden Erkrankung nicht an Depressionen.

MERKE

ME/CFS und Depression bzw. „Burnout“

Beide Erkrankungen treffen sich in der Kernsymptomatik der Fatigue sowie den Schlafstörungen. Deshalb ist eine Unterscheidung zur Vermeidung von Fehldiagnosen wichtig:

- Patienten mit Depression bzw. Burnout leiden unter einer ausgeprägten Antriebs- und Motivationsarmutarmut. Patienten mit ME/CFS dagegen müssen sich zumeist aktiv bremsen, um sich an ihren „normalen“ Tagen nicht zu überlasten.
- Patienten mit Depression bzw. Burnout geht es nach körperlicher Aktivität in der Regel besser, der Zustand von Patienten mit ME/CFS dagegen wird durch Sport regelmäßig verschlechtert.

Dennoch kann sich natürlich auch bei ME/CFS-Patienten (v. a. bei mangelnder psychosozialer Unterstützung) eine (reaktive) Depression entwickeln.

Bei der körperlichen Untersuchung findet sich meist eine leichte Ruhetachykardie, evtl. kalte, schwitzige Extremitäten und Blässe, teilweise ausgeprägte Licht- und Geräuschempfindlichkeit, Konzentrations-, vor allem Wortfindungsstörungen sind meist ersichtlich, bei etwa 15 % eine lageabhängige Tachykardie mit Schwindel beim Aufstehen (sog. posturales Tachykardiesyndrom, POTS). Weitere Anzeichen orthostatischer Intoleranz können im Stehen und Sitzen auftreten, wie Benommenheit, Palpitationen, Übelkeit, Zittern und verschwommene Sicht. Die verminderte Muskelkraft kann mit einem Hand-Dynamometer gemessen werden, eine 2-Tages-Ergospirometrie zeigt einen Abfall der maximalen Leistungsfähigkeit und anaeroben Schwelle bei Tests am Folgetag (spezialisierten Zentren vorbehalten).

14.20.6 Therapie

Eine ursächliche, durch Studien auf hohem Evidenzniveau abgesicherte Therapie ist bisher – auch mangels Investitionen in entsprechende Forschung – nicht etabliert. Zentral steht die symptomorientierte Therapie:

- **„Vorausschauendes“ Energiemanagement (sog. Pacing):** Belastungsgrenzen nicht überschreiten, ausreichend Schlaf und Ruhepausen einplanen, Steigerung der körperlichen Aktivität nur, wenn sie zu keiner postexertionellen Malaise (s. o.) führt. Dies ist essenziell, um eine Abwärtsspirale im Krankheitsverlauf zu vermeiden. ME/CFS ist eine der wenigen Erkrankungen, bei denen Sport mit einem Warnhinweis zu versehen ist!
- **Stresskontrolle (Coping):** Stressfaktoren vermeiden, Entspannungstechniken, Milderung der sensorischen Überempfindlichkeit (Gehörschutz, Sonnenbrille, Bildschirmschoner). Zentral steht die soziale Unterstützung, auch um der bei Exazerbationen oft ausgeprägten seelischen Erschöpfung, Traurigkeit und Ängstlichkeit zu begegnen.
- **Symptomatische Behandlung der begleitenden klinischen Problematik,** wie z. B. Schlafstörungen, Schmerzen, interkurrente Infektionen sowie Kreislaufdysregulation
- Neuere experimentelle Therapieansätze verfolgen vor allem immunmodulatorische Ansätze (Immunadsorption, Immunglobulin-Gabe, Cyclophosphamid für schwere Verläufe).

MERKE

Mehr zu dem Krankheitsbild auf der Webseite der Charité Berlin: https://cfc.charite.de/fuer_aerzte/

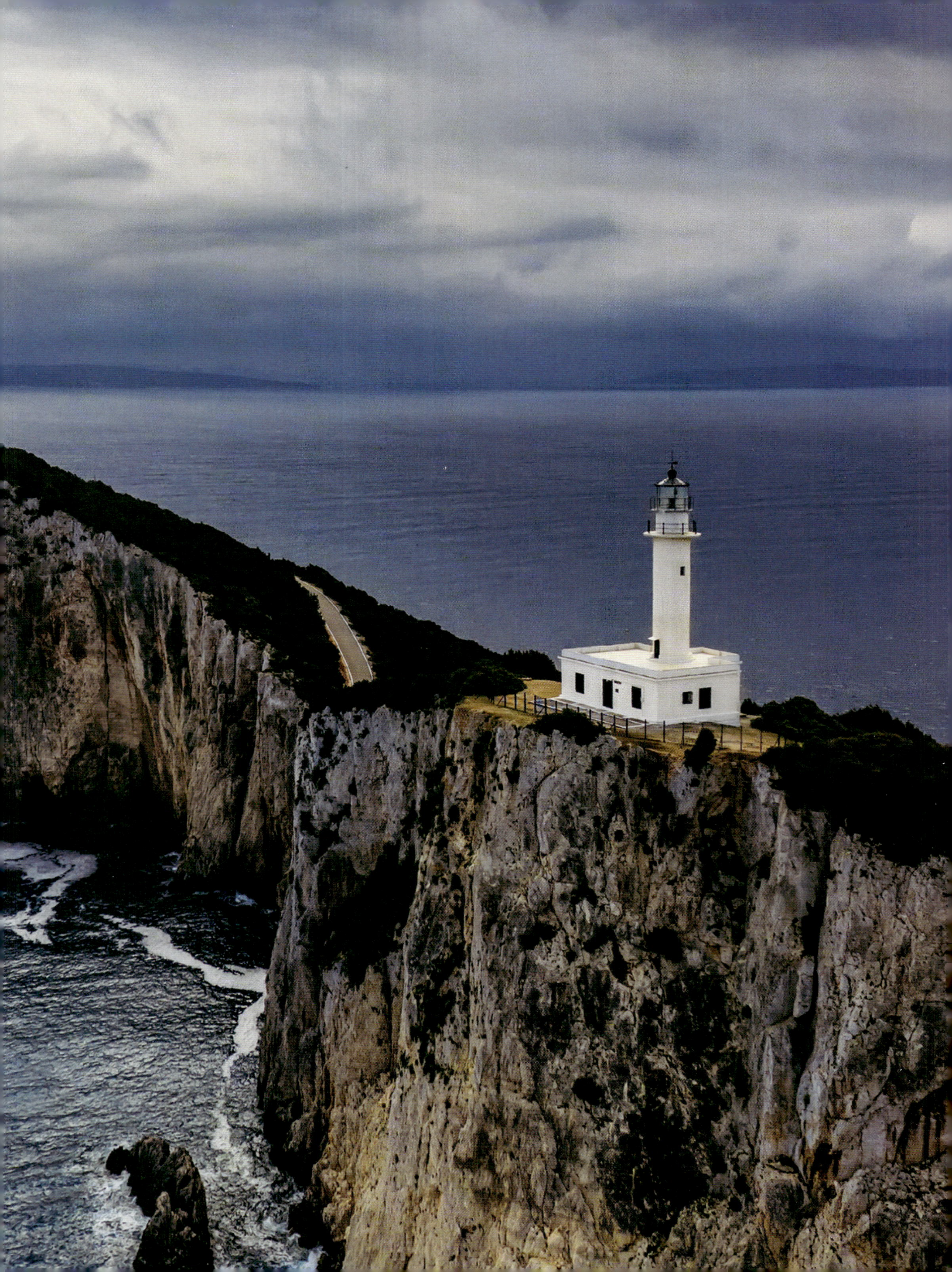

KAPITEL

15 Prävention, Palliation, seelische und soziale Gesundheit

H. Renz-Polster, J. Braun

Prüfungsschwerpunkte

+++	Alkoholsucht: Klinik, Labordiagnostik, Delir, Entzugssymptomatik, medikamentöse Therapie, körperliche Veränderungen/Schädigungen bei langer Alkoholkrankheit; Nikotin und andere Drogen: lang- und kurzfristige Auswirkungen
++	Arten von Prävention: primär, sekundär, tertiär; posttraumatische Belastungsstörung
+	Arzt-Patienten-Beziehung

Lehrbücher behandeln Krankheiten traditionell in einem an den Organen orientierten Raster – das erste Kapitel ist dabei meist für das Herz reserviert. (Warum das Herz an erster Stelle steht, ist nicht genau bekannt; es könnte aber etwas damit zu tun haben, dass das Herz seit alters auch als ein über die rein körperliche Dimension erhabenes Organ angesehen wurde – noch die Frau des ersten mit einer Herztransplantation behandelten Patienten etwa fragte dessen Herzchirurgen: „With his new heart, will he still be able to love me?")

In der medizinischen Praxis aber ist dieses Raster oft gar nicht wiederzuerkennen. Die meisten Patienten suchen ihren Arzt wegen organübergreifender Probleme auf. Da sind Erschöpfungssyndrome, bei denen eben nicht nur die Seele „ausgebrannt" ist, sondern auch der Körper mit Störungen reagiert (➤ 15.2.2). Da sind Patienten mit chronischen Schmerzen, deren Ausgangspunkt oft nicht greifbar ist (➤ 15.2.2). Da sind Suchterkrankungen (➤ 15.2.4), die früher oder später zwar auch für kaputte Organe sorgen, aber zunächst einmal irgendwo im biopsychosozialen Raum (➤ 15.2.1) entstehen. Und da sind – immer häufiger – traumatische Erfahrungen, die sich in körperlichen Störungen niederschlagen (➤ 15.2.3).

Ganz zu schweigen von den vielen Einflüssen, die **alle** Disziplinen der Medizin berühren und die mit Fug und Recht als **das** Fundament von Gesundheit anzusehen sind, wie etwa Ernährung und Bewegung. Menschen tragen wie jede andere Art eine evolutionär bedingte biologische „Beladung" mit sich – und die sorgt dafür, dass Menschen nur unter bestimmten, artgerechten Bedingungen gesund bleiben können. Dazu gehören ein gewisses Maß an körperlicher Aktivität (➤ 15.1.5), eine an den menschlichen Stoffwechsel angepasste Ernährung (➤ 15.1.4) und ein stärkendes „soziales Bindegewebe" (➤ 15.1.1).

Und damit verbunden wären da noch zwei Fragen, die alle Ärztinnen und Ärzte angehen, egal um welches Organ sie sich am liebsten kümmern. Zum einen die Frage nach der Prävention: Wie kann verhindert werden, dass Menschen überhaupt erkranken? Wie kann sich die Medizin dem immer drängender werdenden Dilemma stellen – nämlich, dass sie viele Krankheiten immer besser therapieren kann, aber trotzdem immer mehr Menschen zu Patienten werden? Jahr für Jahr steigt beispielsweise die Zahl der an Diabetes Erkrankten in Deutschland an – ihnen im Endstadium eine immer bessere Nierenersatztherapie anzubieten, ist wichtig, aber macht die Frage nach der Prävention nur umso akuter.

Zum Zweiten und Letzten: Jede Ärztin und jeder Arzt begegnet und begleitet – qua Amt, sozusagen – sterbende Menschen. Jede Ärztin und jeder Arzt sollte über ein Grundverständnis des Todes, dieses unverhandelbarsten Ereignisses im Leben eines Menschen, verfügen. Ein guter Tod macht einem Leben Ehre. Und ein guter Umgang mit dem Tod macht einer Gesellschaft – und ihren Ärztinnen und Ärzten – Ehre (➤ 15.3).

15.1 Prävention und Gesundheitsförderung

Vorbeugen ist besser als heilen. Jeder kennt diesen Spruch und er leuchtet spontan ein. Auch das dazugehörige Bild finden die meisten zwingend: Wenn aus einer engen Kurve immer wieder Autos herausgetragen werden, dann ist es richtig und wichtig, die Unfallopfer rasch zu bergen und medizinisch zu behandeln. Noch wichtiger aber wäre es, die Kurve zu entschärfen, das heißt, Vorbeugung zu betreiben.

15.1.1 Das Dilemma der Prävention

Das scheint aber so einfach nicht zu sein. Nehmen wir als Beispiel die wegen ihrer Häufigkeit auch als „Volks"-Krankheiten bezeichneten chronischen Erkrankungen wie Typ-2-Diabetes mellitus, Bluthochdruck oder koronare Herzerkrankung. Sie nehmen auch in diesem Buch einen breiten Raum ein, und das zu Recht: Ihre Behandlung ist langwierig und schwierig, Komplikationen und Folgeschäden kommen häufig vor und betreffen fast alle Organe. Sie kosten das Gesundheitswesen Unsummen an Geld und sie beschäftigen ein Heer von Ärzten und medizinischem Fachpersonal. Viele Gesundheitsökonomen sind überzeugt, dass die Kosten dieser Erkrankungen bald schon das übersteigen werden, was selbst produktive Gesellschaften schultern können (die ja nicht nur für Gesundheit, sondern auch für Bildung, Forschung, Verkehr, Verteidigung, sozialen Ausgleich zu sorgen haben – und schon das nur schaffen, weil sie einen immer größeren Schuldenberg für die künftigen Generationen anhäufen).

Da kommt eine gute Nachricht sehr gelegen: Die beschriebenen Erkrankungen sind allesamt verhinderbar. Der Weg zur Vorbeugung ist gut ausgeschildert, jedem verständlich und billig: Es würde genügen, dass die Menschen ein Minimum an dem betreiben, was seit dem Altertum als „gesunder Lebensstil" bekannt ist: sich mehr bewegen und vernünftig essen.

MERKE

Wer sich täglich etwa eine halbe Stunde so bewegt, dass er dabei ins Schwitzen kommt, reduziert sein Erkrankungsrisiko für Bluthochdruck, Typ-2-Diabetes oder KHK um mehr als die Hälfte (und er leidet zudem sehr viel seltener an vielen anderen Erkrankungen – von Rückenproblemen bis Krebserkrankungen). Wer zudem noch ein paar andere, gut bekannte Gesundheitsregeln beachtet (nicht zu viel Alkohol trinken und nicht rauchen etwa), bleibt mit über 90-prozentiger Wahrscheinlichkeit von den genannten „Volks"-Plagen verschont.

Erleichternd hinzu kommt, dass das nötige Wissen längst an jedem Kiosk ausliegt. Fragt man 100 Menschen auf der Straße, worin ein gesundes Leben besteht, so geben fast alle die richtige Antwort!

Die bekannten Volksleiden sind also nicht auf Unwissenheit zurückzuführen und sie sind auch nur zu einem kleinen Teil auf die in der Forschung gern in den Vordergrund gerückten erblichen Anlagen zurückzuführen. Sie sind vielmehr Ausdruck unseres Unvermögens, uns an ganz simple, wohlbekannte Gesundheitsregeln zu halten. Eine wahre Dummheit, könnte man folgern.

Das mag in manchen Fällen zutreffen – es gibt tatsächlich Patienten, die mit großem Aufwand den Lebensstil des Diabetikers pflegen, sich aber allenfalls körperlich bewegen, um sich neue Medikamente in der Apotheke zu besorgen. (Und es gibt leider noch immer sehr viele Ärzte und Ärztinnen, die an Diabetes Erkrankten alles Mögliche verordnen, nur eben keine Bewegung). Dass Dummheit oder menschliche Schwäche zur Erklärung des Präventionsdilemmas nicht ausreicht, zeigen aber zwei Beobachtungen.

- Zum einen schwankt die Häufigkeit dieser Erkrankungen von Gesellschaft zu Gesellschaft und von Generation zu Generation sehr stark. Noch vor wenigen Generationen etwa waren Übergewicht oder Typ-2-Diabetes selten. Es ist nicht anzunehmen, dass die Menschen damals weniger menschliche Schwächen hatten als heute (oder gar schlauer waren).
- Anlass zum Nachdenken gibt auch der Blick auf den eigenen Lebensstil: Nach Untersuchungen hält sich nur eine sehr kleine Minderheit von Menschen an die allseits bekannten Tipps für ein gesundes Leben. Und darunter sind auch nur sehr wenige Ärzte und Ärztinnen.

Die Determinanten von Gesundheit

Warum schaffen es nur die wenigsten von uns, gesund zu leben? Die Erklärung wurde im Kapitel „Heilen und Helfen" angesprochen: Was unsere Gesundheit angeht, so können wir nur in geringem Maße auf eine biologisch verankerte und von innen heraus belohnte Motivation zurückgreifen. Menschen stehen morgens nun einmal nicht auf, um gesund zu leben oder um zukünftigen Krankheiten vorzubeugen, sondern um ihren Lebensunterhalt zu verdienen, Kinder großzuziehen, Partner zu finden, soziale Verbindungen zu pflegen, ihren Alltag zu bewältigen und um sich schlicht und einfach „gut" zu fühlen. Für diese Ziele setzen sie im wahrsten Sinne des Wortes Himmel und Hölle in Bewegung. Ob sie dabei gesund bleiben oder nicht, entscheidet sich daran, **wie** sie diese Ziele erreichen können.

Gesundheit als Leitmotiv? Das Beispiel der Bewegung

Es gibt keinen Zweifel, dass eine halbe Stunde moderat anstrengender körperlicher Betätigung die beste Altersvorsorge ist – einmal am Tag ins Schwitzen kommen, verlängert das Leben, verbessert die Lebensqualität und beugt Krankheiten wie dem Schlaganfall und auch der Altersdemenz vor. Warum fällt es uns dann so schwer, uns auf Trab zu bringen? Sind wir nicht von Natur aus auf Bewegung gepolt?

Das wird immer wieder behauptet, ist aber ein Missverständnis. Was stimmt: Bewegung, einmal in Gang gekommen, wird durch die Ausschüttung von Glückshormonen im Gehirn belohnt – Jogger können das Hohelied von diesem „Runner's High" singen. Aber: belohnt wird Bewegung erst, wenn wir sie tun, wenn die Muskeln auf Hochtouren laufen.

Und was bringt uns dazu, erst einmal die Turnschuhe anzuziehen? Ein angeborener Bewegungstrieb? Leider nicht. Es geht uns Menschen wie anderen Säugetieren, die sich zwar häufig, grazil und mit vollem Einsatz bewegen – aber eben nur, wenn sie **müssen,** also wenn ein wichtiges Ziel lockt. Ansonsten sparen sie lieber ihre Energie und ruhen aus. Der Löwe ist ganz Bewegung, wenn er jagt – aber wenn er keinen Hunger hat, räkelt er sich doch lieber in der Sonne.

Immerhin gibt es eine Ausnahme und das bei allen Säugetieren inklusive Menschen: die Kinder. Ihr Bewegungsdrang ist über den

Spieltrieb motiviert und der ist schier unerschöpflich. Aber leider nicht sehr haltbar, denn mit dem Beginn der Geschlechtsreife ist kaum mehr etwas davon übrig.

Dass die Menschen in der Steinzeit im Schnitt 30 bis 40 km pro Tag zurücklegten und wir heutigen Menschen nicht einmal einen – es liegt nicht daran, dass unsere Vorfahren damals einen Bewegungsdrang ausgelebt hätten, der heute verschüttet ist. Dass sie so fit waren, lag daran, dass sie sich bewegen **mussten.** Und das gilt auch für die heutige Arbeitswelt: Früher kam man beim Arbeiten unweigerlich ins Schwitzen, heute gilt es an den allermeisten Arbeitsplätzen, dies tunlichst zu vermeiden.

Hindernisse und Ressourcen

Ob wir gesund sind oder nicht, entscheidet sich also auch daran, welche **Hindernisse** für einen gesunden Alltag uns begegnen. Viele (aber glücklicherweise nicht alle) dieser Hindernisse sind gesetzt: Unser Wohnumfeld etwa hat etwas mit dem uns verfügbaren Einkommen zu tun, unser Arbeitsplatz etwas mit unserer Bildung. Auch viele unserer sonstigen Lebensverhältnisse sind gesetzt, weil sie Teil der modernen Lebens- und Arbeitsbedingungen sind. Transport und Verkehr etwa erfordern nur noch selten Muskelkraft und auch die zunehmende Stressbelastung an vielen Arbeitsplätzen ist nicht durch bewusste Entscheidungen herbeigeführt, sondern Ausdruck des globalisierten Wettbewerbs („Globalisierungsstress“). Selbst die Änderungen der Ernährungsgewohnheiten haben etwas mit den für die Mehrheit geltenden Lebensbedingungen zu tun – Fast Food ist nun einmal Teil einer schneller gewordenen Welt.

Weitere Hindernisse stecken in uns selbst. Sie ergeben sich zum einen aus unserer jeweiligen psychischen Verfassung, zum anderen aus unserer biografischen Prägung. Gesund leben kann vor allem, wer in einem seelischen Gleichgewicht steht und aus seinem Alltag Aufwind bekommt. Depressionen, Selbstzweifel, ja sogar Schlafmangel oder Ärger am Arbeitsplatz rauben Energie und untergraben die Motivation – wer traurig ist, landet häufiger auf der Couch als beim Joggen im Wald.

Noch vertrackter ist es mit den biografischen Hindernissen. Spaß an Bewegung und Sport etwa setzen eine gewisse Körperbeherrschung voraus – nur wer in seinem Körper wirklich zu Hause ist, hat Freude an dessen Gebrauch. Und diese Körperkompetenz entwickelt sich zu einem guten Teil schon in der frühen Kindheit. Ist dieser Prozess, etwa durch frühes Übergewicht oder Bewegungsmangel, gehemmt, so fällt ein aktives Leben auch als Erwachsener schwerer.

Neben den Hindernissen stehen aber unsere Möglichkeiten zu einem gesunden Leben, also die psychischen, sozialen und körperlichen **Ressourcen,** über die wir verfügen.

MERKE

Die Psychologie identifiziert vor allem drei Ressourcen, die unsere Gesundheit und Zufriedenheit beeinflussen:
- Ob wir uns in unserem Leben als kompetent erfahren,
- ob wir sozial verankert sind (Psychologen nennen dies auch „Bezogenheit") und
- ob wir in unserem Leben selbstbestimmt (autonom) handeln können.

Das – individuell sehr unterschiedliche – **Verhältnis von (endogenen und exogenen) Hindernissen und Ressourcen** erklärt, warum es den einen Menschen gelingt, ein zufriedenes, gesundes Leben zu führen und den anderen nicht. Und damit erklären sich auch die beobachteten Muster der Krankheitsverteilung:
- Seit Jahrzehnten wissen Ärzte, dass sich praktisch alle Risikofaktoren für Krankheiten in zwei Gruppen von Menschen häufen: bei **psychisch belasteten** und bei **sozial benachteiligten Menschen** (wobei Ersteres häufig mit Zweiterem Hand in Hand geht).
- Soziologen zeigen, dass das Maß an Gesundheit in einer Gesellschaft gut mit dem dort herrschenden Maß an **sozioökonomischer Gleichheit** korreliert. So stehen Gesellschaften mit geringeren Einkommensunterschieden in allen gesundheitsrelevanten Indikatoren besser da als Gesellschaften mit großen Einkommensunterschieden. Dies gilt für die Lebenserwartung, die Prävalenz von Suchterkrankungen, die Kriminalitätsraten und sogar für die Säuglingssterblichkeit.
- Dieses Modell erklärt auch die Tatsache, dass **Einsamkeit, Isolation** und **Depression** genauso wichtige Krankheitsrisiken darstellen wie etwa Bewegungsmangel oder Fehlernährung.
- Und es erklärt, weshalb **Arbeitslosigkeit** einer der wichtigsten medizinischen Risiken überhaupt ist. Tatsächlich verliert ein langzeitig Arbeitsloser ja alle seine wichtigsten Schutzfaktoren gleichzeitig, wie etwa die Erfahrung von Kompetenz, Autonomie und Bezogenheit.

Diese Auflistung zeigt eines: Gesundheit ist primär keine medizinische Dienstleistung, sondern entsteht durch gelungenes Leben in allen Bereichen: in den Familien, den Kommunen, den Schulen, am Arbeitsplatz, in den Lebenswelten der Bürger. Wichtige Ressourcen für Gesundheit sind damit nicht nur das medizinische Versorgungssystem, sondern vor allem Bildung, Integration, soziale Gerechtigkeit und eine funktionierende Zivilgesellschaft. Kurz: Zu Gesundheit braucht es mehr als guten Willen, es braucht auch gesellschaftlichen Rückenwind.

Soziale Teilhabe – warum sie so wichtig ist

Die Befunde der Psychologie sind eindeutig: Menschen, die sich sozial beheimatet und wohlfühlen, sind eher bereit, sich für die Gemeinschaft einzusetzen, und das zahlt sich für alle aus – auch in der Währung „Gesundheit".

Das sei an einem Bild erklärt, das auch Wissenschaftler der Public Health gern benutzen: dem Bild des Gemeinguts oder, wie es früher hieß, der Allmende. Die Wiesen der Allmende wurden gemeinschaftlich genutzt, etwa um Herden zu weiden. Kein Wunder also, dass alle zusammenhielten, wenn es um Reparaturarbeiten an Zäunen oder Schnittarbeiten an Bäumen ging. Die Probleme beginnen dort, wo der Viehbestand auf der Weide sehr ungleich verteilt ist: Hat ein Bürger kein Vieh auf der gemeinschaftlichen Weide stehen, so wird er auch nicht motiviert sein, an den Zaunreparaturen im Frühling mitzumachen. Und er wird vielleicht auch nicht lange nachdenken, wenn er eine Zigarettenkippe oder etwas Abfall über den Zaun wirft: Es trifft ja „die anderen". Kurz: Egoistische Motive bekommen leicht die Oberhand.

Tatsächlich zeigen Statistiken in kaum zu überbietender Deutlichkeit: Mangelnde soziale Teilhabe schafft Reibungen. Und die sind schlecht für die Gesundheit der Gemeinschaft und die Gesundheit des Einzelnen – wer sich ausgeschlossen fühlt, wer kein eigenes Einkommen hat, wer seine Fähigkeiten nicht unter Beweis stellen kann und wer sich nicht fair behandelt fühlt, wird früher krank. Emotionale Probleme und Verhaltensstörungen sind in Familien mit niedrigem sozioökonomischem Status dreimal häufiger, Ähnliches gilt für chronische körperliche Erkrankungen. Die Lebenserwartung der Bürger in den weniger gut gestellten Schichten liegt etwa 6 Jahre unter der der gut Gestellten.

15.1.2 Strategien der Vorbeugung

Damit ist eines klar: Durch die Vermeidung von Krankheitsrisiken allein entsteht noch keine Gesundheit – es müssen auch Schutzfaktoren und Ressourcen gestärkt werden, damit Menschen ihre Potenziale entfalten und mit den unvermeidbaren Belastungen des Lebens positiv umgehen können. Dieser Ansatz schlägt sich auch in den Begriffen „Prävention" und „Gesundheitsförderung" nieder:

1. Als **Prävention** werden Maßnahmen bezeichnet, durch die Krankheiten verhindert oder eingedämmt werden.
   a) Die **primäre Prävention** setzt dabei vor Eintreten der Krankheit ein, richtet sich also im Grunde an Gesunde. Beispiele sind Impfungen oder Schulprogramme für eine bessere Ernährung.
   b) Die **sekundäre Prävention** setzt beim noch asymptomatischen Frühstadium einer Krankheit an, deren Fortschreiten verhindert werden soll. Beispiele sind die ärztlichen Früherkennungsuntersuchungen, durch die Erkrankungen wie etwa Haut-, Brust- oder Darmkrebs aufgespürt und möglichst frühzeitig behandelt werden sollen.
   c) Die **tertiäre Prävention** setzt am bereits manifest Erkrankten an. Sie soll Folgeschäden oder Rückfälle vermeiden. Beispiele sind die Rehabilitation nach Operationen oder auch die intensive Beratung und Behandlung von Diabetikern.
2. **Gesundheitsförderung** dagegen umfasst alle Maßnahmen, die die Ressourcen eines Menschen stärken, damit er gesund bleiben kann. Während die Prävention zumindest teilweise vom medizinischen Versorgungssystem getragen wird, ist Gesundheitsförderung eine Aufgabe fast aller gesellschaftlicher Teilbereiche und Institutionen (*health in all policies*). Dabei erhöhen nach Ansicht der Wissenschaft vor allem zwei Faktoren die gesundheitliche Widerstandskraft: Bildung und soziale Teilhabe (➤ 15.1.1).

Verhalten oder Verhältnisse ändern?

Bis heute hält die Diskussion an: Sollen für eine effektive Prävention und Gesundheitsförderung eher die **Verhältnisse** verändert werden – etwa durch Gesetze (Beispiel Tempolimit), Steuern (Beispiel Tabaksteuer), Fördermaßnahmen (Beispiel kostenfreie Entsorgung von Gefahrenmüll) – oder soll eher auf das **Verhalten** des Einzelnen abgezielt werden, etwa durch Werbung für Vorsorgeuntersuchungen, Kampagnen für Rauchentwöhnung und einen sicherheitsbewussten Fahrstil?

Tatsächlich sind die großen Erfolge der Prävention durch Änderung der Rahmenbedingungen, d.h. der Verhältnisse, zustande gekommen (sog. **Verhältnisprävention**): Beispielsweise sterben trotz dreifach höheren Verkehrsaufkommens heute dreimal weniger Menschen im Straßenverkehr als vor 30 Jahren – zu verdanken ist das vor allem Gurtpflicht, Tempolimits, Auflagen für Anfänger, sichereren Autos und einer besseren Verkehrsplanung. Auch das Beispiel des Zigarettenrauchens zeigt die Vorteile der Verhältnisprävention. So ist trotz aller Aufklärungskampagnen die Zahl der Raucher über Jahre auf dem gleichen hohen Niveau geblieben. Erst die vom Gesetzgeber erzwungene Einschränkung der Zigarettenwerbung, das Rauchverbot in Gaststätten und die Ausweispflicht beim Kauf von Zigaretten brachten deutliche Erfolge.

CAVE!

Gerade das Beispiel der Gurtpflicht oder auch von Tempolimits zeigen die Schwierigkeiten der Verhältnisprävention. So sträubten sich die Autohersteller jahrelang gegen die Gurtpflicht genauso hartnäckig, wie sie sich heute gegen ein Tempolimit auf der Autobahn starkmachen. Damals wie heute galt: Wer Verhältnisse ändern will, bekommt es rasch mit denen zu tun, die unter den gegeben Verhältnissen besser dastehen. Verhältnisprävention hat deshalb immer eine **politische** Dimension.

Andererseits wäre zum Beispiel die AIDS-Epidemie ohne eine schnelle Änderung des Verhaltens in den westlichen Ländern rasch eskaliert (sog. **Verhaltensprävention**). Bei wieder anderen Vorbeugungsschritten greifen Verhältnisse und Verhalten ineinander, etwa bei den Impfungen.

Dass die auf Aufklärung und Motivierung zu einem gesünderen Leben setzenden Ansätze der Verhaltensprävention oft verpuffen, liegt vor allem daran, dass sich die meisten Gesundheitsrisiken dort sammeln, wo am wenigsten Gesundheitsressourcen vorhanden sind und nur geringe Handlungsspielräume und Wahlmöglichkeiten bestehen: in den sozial schwachen Schichten (➤ Abb. 15.1). Gerade bei den von chronischen Krankheiten am meisten Betroffenen hinterlassen Aufklärungskampagnen deshalb oft wenig Spuren. Umgekehrt lässt sich zeigen, dass etwa die auf ein verändertes Verhalten zielenden Angebote der Krankenkassen (z.B. Bonusprogramme) vorzugsweise die gesündesten Kassenmitglieder erreichen.

Das gilt auch für die neueren, „technischen" Möglichkeiten der Verhaltensprävention, bei denen Patienten angehalten werden, über Apps und Wearables Daten über ihre Gesundheit zu sammeln und ihr Verhalten entsprechend auszurichten (von Schrittzählern bis zur Analyse der Herzfrequenzvariabilität). Sie werden oft von den besonders Gesundheitsbewussten genutzt, die gleichzeitig auch über

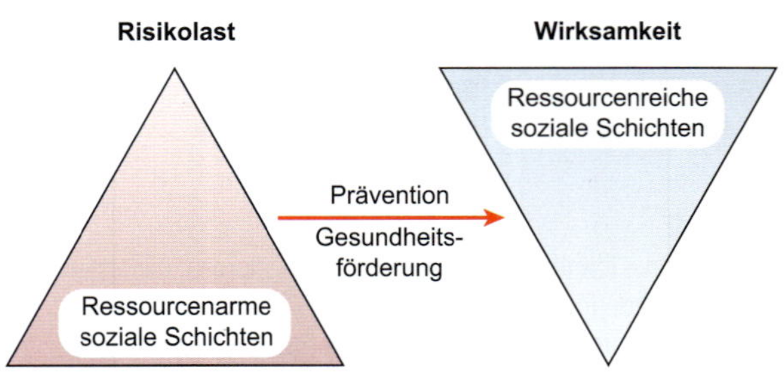

Abb. 15.1 Die umgekehrte Wirksamkeitspyramide: Die Ansätze der Verhaltensprävention erreichen vor allem die gesellschaftlichen Gruppen mit einem niedrigen Ausgangsrisiko. [L231]

Tab. 15.1 Von den deutschen Gesetzlichen Krankenkassen finanzierte Früherkennungsuntersuchungen für Erwachsene (Stand 2022 [4])

Was?	Für wen?	Wie oft?
Zahnprophylaxe (zahnmedizinische Individualprophylaxe)	Alle ab 18	Zweimal pro Jahr[1]. Nutzen ist bewiesen und unstrittig.
Screening auf genitale Chlamydieninfektion (Urinprobe)	Sexuell aktive Frauen unter 26	Einmal jährlich. Nutzen ist bewiesen.
Früherkennung Gebärmutterhalskrebs: Gebärmutterhals-abstrich, HPV Test	Frauen ab 20	Einmal jährlich. Nutzen ist bewiesen und unstrittig.
Früherkennung Brustkrebs I: ärztliche Brustuntersuchung mit Anleitung zur Selbstuntersuchung sowie Inspektion und Abtasten der Brust und der regionären Lymphknoten[3]	Frauen ab 30	Einmal jährlich. Nutzen ist neuerdings wissenschaftlich umstritten.
Check-up (Gesundheitsuntersuchung, Check-up)[2]	Alle ab 18	Einmalig bis 35, dann alle 3 Jahre. Nutzen ist nicht bewiesen.
Früherkennung Hautkrebs	Alle ab 35	Alle 2 Jahre. Nutzen ist bewiesen und unstrittig.
Früherkennung Brustkrebs II: Mammografie(-Screening)	Frauen zwischen 50 und 69	Alle 2 Jahre. Nutzen ist bewiesen und unstrittig.
Früherkennung Prostatakrebs: Tastuntersuchung der Prostata und der Geschlechtsteile sowie Hautuntersuchung[3]	Männer ab 45	Einmal jährlich. Nutzen ist unstrittig, strittig ist allerdings der in der Regel von Urologen dazu angebotene PSA-Test.
Früherkennung Darmkrebs: Darmspiegelung oder Test auf verborgenes Blut im Stuhl (Stuhlbluttest iFOBT)	Alle ab 50 bzw. 55	Entweder Darmspiegelung (zwei Untersuchungen im Abstand von 10 Jahren, Männer ab 50 J., Frauen ab 55 J.) oder Test auf verborgenes Blut im Stuhl (einmal jährlich, ab 55 J. alle 2 Jahre). Nutzen ist bewiesen und unstrittig.

[1]Pro Jahr sind für jeden gesetzlich Versicherten ab 18 Jahren zwei zahnmedizinische Kontrolluntersuchungen kostenfrei (Zahnsteinentfernung nur einmal jährlich von der gesetzlichen Krankenversicherung). Die Kontrolluntersuchungen werden sogar honoriert: Bei notwendigem Zahnersatz bekommt man als regelmäßiger „Teilnehmer" einen Bonus.
[2]Durch diesen alle 2 Jahre kostenlos möglichen Gesundheits-Check sollen Herz-Kreislauf-Erkrankungen, Nierenschäden und ein Diabetes frühzeitig erkannt werden. Der Arzt erhebt die Krankheitsgeschichte und führt eine körperliche Untersuchung sowie Bluttests (Gesamtcholesterin, Zucker), Urintests (Bestimmung von Eiweiß, Zucker, roten und weißen Blutkörperchen, Nitrit) und eine Blutdruckmessung durch. Der Check-up wurde wissenschaftlich nie auf seinen Nutzen überprüft; Experten machen geltend, dass er wenig effektiv ist.
[3]Zur Früherkennung von Hautkrebs.
[4]Quelle: Bundesministerium für Gesundheit (www.bmg.bund.de).

die Ressourcen für einen gesünderen Lebensstil verfügen. Zudem schielen die Krankenkassen mitunter auch darauf, mit diesen Daten Krankenkassenbeiträge zu „individualisieren" (also Risikoverhalten zu bestrafen, was noch nie als medizinisch effektiv erhärtet wurde).

Make the healthy choice the easy choice

Moderne Strategien im Bereich Public Health orientieren sich deshalb an dem Grundsatz: „*Make the healthy choice the easy choice.*" Gesunde Entscheidungen sollen dem Einzelnen möglichst leichtfallen – die Entscheidung zu mehr Bewegung etwa fällt leichter, wenn für nichtmotorisierte Verkehrsteilnehmer sichere Wege vorhanden sind und wenn sich die nichtmotorisierte Fortbewegung auch finanziell auszahlt. Gesundes Verhalten fällt auch dann leichter, wenn es Teil der routinemäßigen Abläufe in den alltäglichen Lebenswelten Kindergarten, Schule oder Arbeitsplatz ist. Immer gilt es, die einem gesunden Verhalten entgegenstehenden Hindernisse zu identifizieren und abzubauen: Mit dem Fahrrad zur Schule fahren fällt leichter, wenn die Fahrräder dort auch vor Diebstahl sicher geparkt werden können. Körperlich bewegt zur Arbeit zu kommen, fällt leichter, wenn dort Duschmöglichkeiten vorhanden sind.

CAVE!

Moral in Gesundheitsfragen

Die „Schuldfrage" hat sich für Lösungsansätze im Bereich Public Health als wenig produktiv erwiesen. Anstatt etwa Übergewicht als Versagen oder gar moralisch als Folge von Völlerei, Schlemmerei oder Couch-Sitzerei zu sehen, ist es erfolgversprechender zu fragen: Wo werden dem einzelnen Bürger Entscheidungen zu mehr Bewegung und zu einer besseren Ernährung leicht gemacht? Wo werden sie erschwert?

15.1.3 Ärztliche Prävention

Betrachtet man Prävention und Gesundheitsförderung, so wird nur ein relativ kleiner Teil davon von Ärzten und den anderen Berufsgruppen des Gesundheitswesens getragen. Im Budget des Gesundheitswesens liegen die Leistungen für Prävention weit unter 1 % (für etwa 3.000 Euro, die in die Diagnose und Behandlung von Krankheiten fließen, werden etwa 5 Euro für Gesundheitsförderung und Prävention ausgegeben). Das gesetzliche Vorsorgeprogramm wurde zwar immer wieder aufgestockt (➤ Tab. 15.1), plagt sich aber mit zwei fundamentalen Problemen:

- Zum einen erreicht es vor allem die gesundheitsbewusste Mittelschicht (und damit die Versicherten mit den a priori geringsten Gesundheitsrisiken). Das Vorsorgesystem wurde deshalb auch schon mit einem TÜV verglichen, bei dem die eher anfälligen, älteren Modelle nur selten auf den Prüfstand kommen.
- Zum Zweiten sind gerade die älteren Vorsorgeprogramme (wie etwa der Check-up für alle Versicherten über 35 Jahre) nicht auf ihre Effizienz überprüft und damit möglicherweise nutzlos. Auch wird in den Praxen der niedergelassenen Ärzte ein Wildwuchs vorgeblich präventiver Untersuchungen angeboten, die der Patient als „individuelle Gesundheitsleistungen" (IGeL)

aus eigener Tasche bezahlt, die aber in aller Regel aus wissenschaftlicher Sicht überflüssig sind. Dass diese Art der Boutiquen-Medizin, die dem Ansatz der evidenzbasierten Medizin Hohn spricht, inzwischen der am schnellsten wachsende Zweig der Medizin ist, ist bedauerlich.

Zudem wird immer klarer, dass auch präventive Leistungen nicht von dem Kosten-Nutzen-Dilemma der Medizin ausgenommen sind. Gerade bei der Früherkennung von Krankheiten stehen klare Vorteile auch unerwünschten Wirkungen gegenüber.

Mythos Früherkennung?

Zum Arzt zu gehen, **bevor** Beschwerden auftreten, das scheint immer eine vernünftige Strategie zu sein: Ist der Befund gut, sind wir beruhigt, wird etwas entdeckt, lässt es sich im frühen Stadium sicher besser heilen als später. Tatsache aber ist: Das beim Auto bewährte TÜV-Prinzip geht beim Menschen nicht immer auf. Vielmehr funktionieren Früherkennungstests eher wie Rauchmelder: Sind sie zu empfindlich eingestellt, geben sie oft falschen Alarm; sind sie zu unempfindlich, reagieren sie auch einmal bei einem Feuer nicht. In die Sprache des Patienten übersetzt: Je unempfindlicher ein Testverfahren, desto eher bleibt eine Krankheit unentdeckt, je empfindlicher, desto öfter werden eigentlich Gesunde zu Kranken. Risiken der Früherkennung bestehen damit insbesondere in:

- **Nebenwirkungen:** Manche der verwendeten Tests haben Nebenwirkungen – man denke an die zwar geringe, aber messbare Strahlenbelastung bei der Mammografie oder das zwar geringe, aber messbare Risiko von Darmverletzungen bei der Koloskopie.
- **Überdiagnosen:** Kein Früherkennungstest ist zu 100 % sensitiv und spezifisch, d. h., immer besteht das Risiko, dass ein Früherkennungstest fälschlicherweise eine Krankheit bescheinigt, die gar nicht besteht. Solche falsch positiven Ergebnisse rauben dem Betroffenen nicht nur den Schlaf, sondern ziehen auch weitere Tests und vielleicht auch Eingriffe nach sich, bei denen auch einmal etwas schiefgehen kann. Beispiele sind ein fälschlicherweise diagnostizierter Bluthochdruck („Weißkittel-Hypertonus" beim Arztbesuch) oder ein bei der Mammografie entdeckter gutartiger Tumor.
- **Irrelevante Diagnosen:** Im Rahmen der Früherkennung werden evtl. auch irrelevante Diagnosen gestellt – etwa Abweichungen von Blutwerten, die für den Betroffenen nicht nachteilig sind, jedoch eine (möglicherweise mit Nebenwirkungen verbundene) Behandlung nach sich ziehen. Beispiele sind Abweichungen der Blutfette, die bei den meisten Betroffenen keine Erkrankung auslösen („Medizin und Gesundheit" im Einleitungskapitel). Auch kann etwa ein Malignom entdeckt werden, das so langsam wächst, dass es in der Lebensspanne des Patienten gar nicht aufgefallen wäre – ein Riesenproblem beispielsweise bei der Früherkennung von Prostatakrebs.

Hinter der Früherkennung lauert also ein **Dilemma:** Das frühzeitige Erkennen einer schwerwiegenden Erkrankung bei einigen wenigen Menschen wird möglicherweise mit einer Vielzahl von zu Unrecht verängstigten oder sogar unnötigerweise therapierten Menschen bezahlt. So müssen zum Beispiel etwa 1.000 Frauen 35 Jahre lang zur Früherkennung gehen, um einen einzigen Todesfall durch Gebärmutterhalskrebs zu verhindern. 150 von diesen Frauen bekommen einen Verdacht auf Gebärmutterhalskrebs bescheinigt und immerhin etwa 50 von diesen werden – überflüssigerweise – operiert.

Ein Früherkennungstest kann deshalb nur empfohlen werden, wenn er wenige Nebenwirkungen hat, wenn er möglichst wenige falsche Verdachtsfälle ergibt und wenn der Test auch verlässlich die bereits Betroffenen aufspürt. Und wenn denen im frühen Stadium auch tatsächlich besser geholfen werden kann – Früherkennung soll schließlich nicht dazu beitragen, dass der Patient länger leidet, sondern dass er länger lebt! Kein Wunder, dass die wissenschaftliche Bewertung von Früherkennungsuntersuchungen zu den schwierigsten Themen der medizinischen Forschung überhaupt gehört.

Prävention von Behandlungsrisiken

Bei dem Begriff „Prävention" denken die meisten zunächst einmal an die vielen Krankheitsrisiken „dort draußen" – etwa im Verkehr, im häuslichen Umfeld oder am Arbeitsplatz in der Fabrik. Bedrohungen für die Gesundheit gehen jedoch auch vom Medizinsystem selbst aus. Tatsächlich braucht das medizinische Versorgungssystem heute genauso dringend einen präventiven Ansatz wie zu Zeiten von Ignaz Semmelweis, als dieser die Übertragung des Kindbettfiebers durch die Hände der Geburtshelfer zum Thema machte.

Wichtige Aufgaben für eine Prävention im Gesundheitssystem sind etwa:

- **Das Problem der Antibiotikaresistenz:** Durch den unkritischen Einsatz von Antibiotika in der Medizin und in der Viehmast wurden neue Erregerstämme selektiert, die zum einen schwere Krankheitsverläufe bedingen und zum anderen mit immer teureren Medikamenten behandelt werden müssen (als Beispiel seien die Methicillin-resistenten Staphylokokken und die Vancomycin-resistenten Enterokokken genannt).
- **Das Problem der nosokomialen Infektionen:** Nach Angaben der Deutschen Gesellschaft für Krankenhaushygiene ist davon auszugehen, dass in Deutschland pro Jahr etwa 500.000 Patienten an nosokomialen Infektionen erkranken und 30.000 Patienten daran versterben – das Problem nimmt zu und macht die medizinische Versorgung inzwischen zu einer der Hauptursachen von Sterblichkeit, noch vor Verkehrsunfällen oder Brustkrebs.
- **Das Problem der Multimedikation bei Älteren:** Patienten über 70 Jahren nehmen im Schnitt mehr als sechs verschiedene Medikamente pro Tag ein, deren Nebenwirkungen sich addieren und die zum Teil gefährliche Wechselwirkungen bedingen. Studien in Altersheimen zeigen, dass etwa 40 % der Bewohner durch ihre Mehrfachmedikation mehr Schaden als Nutzen hat.
- **Das Problem chirurgischer Überversorgung** am Beispiel der Kaiserschnitte: Seit Beginn der statistischen Erhebungen im Jahr 1991 steigt die Rate der Kaiserschnitte kontinuierlich an und hat sich inzwischen auf etwa 32 % mehr als verdoppelt. Dieser Trend

spiegelt nur teilweise medizinische Erfordernisse wider, ist aber mit klaren Risiken verbunden – etwa für das Neugeborene, das nach einer Kaiserschnittgeburt deutlich häufiger auf eine Intensivstation aufgenommen werden muss (z. B. zur Behandlung von Atemproblemen). Zudem gibt es wissenschaftliche Hinweise, dass eine Geburt durch Kaiserschnitt auch die immunologische Programmierung des Kindes beeinflusst und später etwa allergische Erkrankungen oder Typ-1-Diabetes begünstigen kann.

Diese Liste lässt sich für alle Bereiche der Medizin weiterführen. Die Abläufe und Anreize innerhalb des Systems müssen deshalb immer wieder neu auf den Prüfstand gestellt werden – leider fehlen hierzu aber oft die geeigneten Methoden, Strukturen und vor allem Anreize.

15.1.4 Ernährung

In kaum einem Gebiet werden mehr Mythen bewahrt und neu erfunden als auf dem Gebiet der Ernährung. Das liegt zum einen daran, dass sich Aussagen zur Ernährung aus methodischen Gründen **nicht auf robuste Wissenschaft stützen** können: Kontrollierte Experimente, wie sie etwa in der Arzneimittelforschung üblich sind, sind bei frei lebenden Individuen kaum durchführbar, ersatzweise werden „Erkenntnisse" dann aus epidemiologischen Daten oder unkontrollierten Kohortenstudien abgeleitet. Dies erklärt, weshalb sich Hunderte von (in ihren Annahmen vielfach widersprüchlichen) Diäten auf angeblich „wissenschaftliche" Erkenntnisse berufen und warum der regelmäßige Konsum von Kaffee in der einen Studie das Herz schützt, in der anderen aber das Leben verkürzt. Das Erkenntnisdilemma der Ernährungsmedizin erklärt zudem, weshalb die Halbwertszeiten selbst der offiziellen Empfehlungen zum Thema Ernährung traditionell recht kurz sind.

Zum Ernährungsdilemma tragen aber auch vielfältige **wirtschaftliche Interessen** bei. Nachdem jahrzehntelang Vitaminzusätze als gesunde Geldquelle benutzt wurden, setzt die Nahrungsmittelindustrie in den letzten Jahren verstärkt auf „funktionelle" Nährstoffe – von Omega-3-Fettsäuren über Präbiotika bis hin zu „Stoffwechselaktivatoren" –die dabei beim Kunden erzeugten Hoffnungen stehen in keinem Verhältnis zur wissenschaftlichen Evidenz.

Schwierig werden Aussagen zur richtigen Ernährung aber vor allem deshalb, weil eine gesunde, bedarfsgerechte Ernährung für jeden Menschen etwas anderes ist. Eine fett- und kalorienreiche Ernährung etwa, die für einen Holzfäller genau richtig ist, bringt einen Büromenschen todsicher um. Kein Wunder, dass das Wort „Diät" im ursprünglichen, von den Griechen der Antike geprägten Sinn nicht nur für Ernährung, sondern allgemein für Lebensführung stand.

Konsequenzen von Fehlernährung

Viele Ärzte verbinden mit der Ernährungswissenschaft lange Listen von empfohlenen Tagesdosen, Broteinheiten oder Standardportionen. Das ist verständlich, aber unglücklich, denn was wir essen, hat enorme medizinische Konsequenzen:

- Es wird geschätzt, dass etwa ein Drittel der tödlichen **Krebserkrankungen** ernährungsbedingt ist, vor allem Kolonkarzinom (faserarme Ernährung), Brustkrebs (Übergewicht, Östrogenzusätze in der Nahrung), Lungenkrebs (Raucher, die viel Früchte und Gemüse essen, haben ein geringeres Lungenkrebsrisiko) sowie Prostata- und Eierstockkarzinom.
- Auch die **kardiovaskulären Erkrankungen** sind letzten Endes ein unerwünschter biologischer Effekt einer quantitativ und qualitativ ungünstigen Ernährung. Die pathogenetischen Zusammenhänge gehen dabei weit über die ehemals populäre „Fett-Theorie" hinaus; die gut dokumentierten gefäßprotektiven Effekte von löslichen und unlöslichen Faserstoffen, von Antioxidanzien aus Gemüse und Früchten sowie von bestimmten ungesättigten Fettsäuren sprechen für komplexe Effekte verschiedener Nahrungsbestandteile. Dies wird durch die Beobachtung unterstützt, dass die Mittelmeerländer mit ihrem relativ hohen nutritiven Fettanteil eine geringere Last an kardiovaskulären Erkrankungen tragen als z. B. Deutschland oder die USA (*the French paradox*).
- Weitere stark ernährungsabhängige Erkrankungen sind Adipositas, Diabetes Typ 2, Gicht, viele Magen-Darm-Erkrankungen (z. B. Divertikulose, Obstipation) und Osteoporose.

15

Wodurch „wirkt" Ernährung?

Menschen können in allen Klimazonen – von der praktisch gemüsefreien Arktis bis zur afrikanischen Savanne – gesund leben. Sind bestimmte Mindestanforderungen an die Nährstoffe abgedeckt, scheint der Mensch extrem **flexibel** zu sein. So leben Menschen, die sich viel bewegen, mit der traditionell fettreichen mitteleuropäischen Ernährung recht gesund, während bewegungsarm lebende Menschen mit nachhaltigen Stoffwechselproblemen rechnen müssen. Zudem gehen viele der gesundheitsrelevanten Effekte der Ernährung von **funktionellen (nichtnutritiven) Nahrungskomponenten** aus und lassen sich nach dem Paradigma definierter Mindest- oder Höchstmengen nicht verstehen. Nahrung wirkt im Zusammenspiel ihrer Komponenten – die „Mittelmeerkost" (➤ Abb. 15.2) beispielsweise enthält genug Bestandteile, die im Labor als gesundheitsschädlich definiert wurden (z. B. das wegen seines Cholesteringehalts lange Zeit verrufene Hühnerei), und ist insgesamt dennoch eine empfehlenswerte Art der Ernährung.

Die Tatsache, dass sich viele Nahrungsmittel in ihren metabolischen Effekten beeinflussen, begrenzt auch die Interventionen mit Einzelfaktoren. Entsprechend verliefen Interventionsstudien mit z. B. Vitaminen zur Primär- oder Sekundärprophylaxe kardiovaskulärer Erkrankungen generell enttäuschend und auch die zusätzliche Zufuhr von Omega-3-Fettsäuren beeinflusst weder die Mortalität noch das Risiko für Krebs oder kardiovaskuläre Erkrankungen.

Komplexe Wirkungen

Im Folgenden sind die komplexen Wirkungen der Ernährung nach neueren Gesichtspunkten dargestellt:

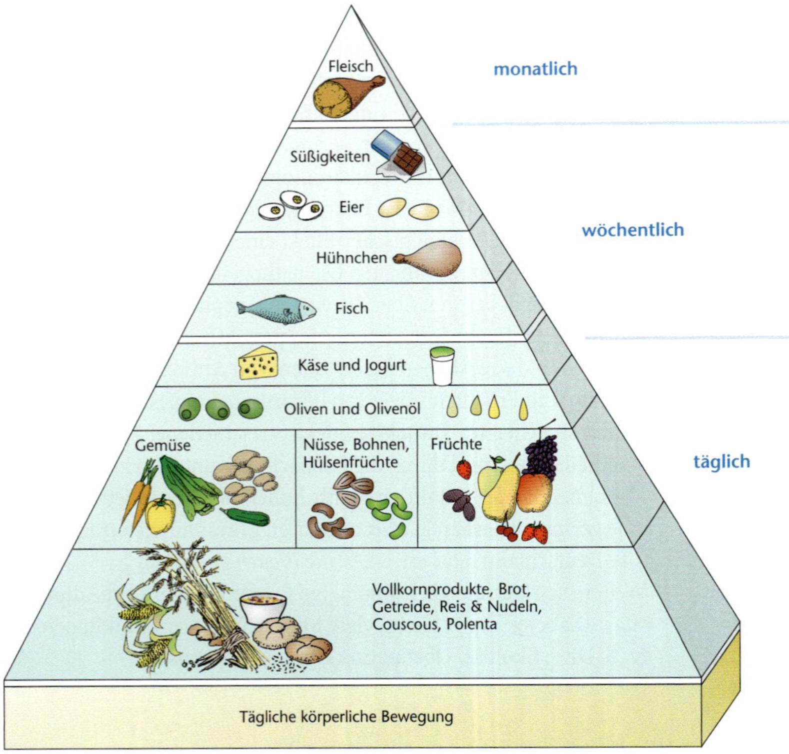

Abb. 15.2 Die mediterrane Essenspyramide. Die Darstellung gibt die traditionellen Essensgewohnheiten des Mittelmeerraums wieder, die sich durch eine niedrige Prävalenz ernährungsbedingter Zivilisationskrankheiten auszeichnet. Wegen des Reichtums an löslichen und unlöslichen Faserstoffen, des hohen Anteils an Olivenöl, des moderaten Fleischanteils und des Einschlusses von Käse, Joghurt und Wein gilt die mediterrane Pyramide heute als ernährungsphysiologisches Idealmodell, für das sich insbesondere gefäßprotektive Wirkungen nachweisen lassen. [L190]

- **Antientzündliche Wirkung:** Viele Nahrungsbestandteile wirken auf Entzündungsprozesse und beeinflussen damit Vorgänge wie die Atherogenese (➤ 2.3.1). So fördert z. B. ein ungünstiges Verhältnis von Omega-6- zu Omega-3-Fettsäuren ein proinflammatorisches Milieu am Gefäßendothel, während mehrfach ungesättigte Fettsäuren – besonders Omega-3-Fettsäuren – antientzündlich wirken. Die im Kolon nahrungsabhängig freigesetzten kurzkettigen Fettsäuren (➤ 7.1.2) beeinflussen die Fibrinogenbildung und andere Blutgerinnungsparameter und spielen damit ebenfalls bei der Atherogenese eine Rolle, ebenso wie auch die löslichen Faserstoffe (in Obst und Gemüse), die z. B. in epidemiologischen Studien besser mit dem Risiko für kardiovaskuläre Erkrankungen korrelieren als der quantitative Fettanteil der Nahrung.
- **Immunmodulation und antiproliferative Effekte:** Viele Nahrungsbestandteile haben direkte oder indirekte Wirkungen auf das Immunsystem. So korreliert z. B. die quantitative und qualitative Zusammensetzung der Darmflora mit der Zufuhr an Fructooligosacchariden (diese sog. Präbiotika kommen vor allem in frischem Gemüse und Obst vor) – die Darmflora wiederum hat weitreichende immunologische Fernwirkungen. Viele andere funktionelle pflanzliche Nahrungsbestandteile (sog. sekundäre Pflanzenstoffe) wirken antioxidativ und haben dadurch antiproliferative und möglicherweise antikanzerogene Effekte, z. B. Karotinoide (Beta-Karoten, Lutein, Lycopen), Phytoöstrogene (etwa in Kohl und Brokkoli), natürlich vorkommende Salizylate, Flavonoide (Anthocyanidin, Katechine, Flavone), Phenole (Kaffeinsäure, Ferulinsäure), Sulphoraphane und Saponine (alle in diversen Gemüsearten). Pflanzliche Faserstoffe beeinflussen zudem die Magen-Darm-Passagezeit und reduzieren möglicherweise die Karzinomentstehung durch eine schnellere Elimination potenziell karzinogener Substanzen.
- **Metabolische Modulation:** Viele Nahrungsbestandteile greifen direkt in den Lipoproteinstoffwechsel ein; z. B. haben Pflanzensterole (pflanzliche Cholesterinanaloga wie Sitosterol, z. B. in Nüssen), pflanzliche Sulfide (z. B. in Knoblauch) und lösliche Faserstoffe (z. B. Psyllium oder Pektine in Früchten) LDL-senkende Effekte. Selbst „unverdauliche" Nahrungsbestandteile (lösliche und unlösliche Faserstoffe) sind metabolisch wirksam: Über Art und Menge der durch die Darmflora in die Blutbahn eingetragenen kurzkettigen Fettsäuren beeinflussen diese Nahrungsbestandteile, z. B. den Fettstoffwechsel, sowie die Insulinsensitivität der Zielgewebe.
- **Neuropsychologische Effekte:** Die Gulaschkanone an Krisenorten dient nicht nur der Versorgung mit Kalorien und auch für viele Nahrungsbestandteile und Gewürzmittel sind neuroendokrine „Befindlichkeits"-Effekte nachgewiesen.

Fettsäuren und ihre physiologischen Effekte

Nach dem Grad ihrer „Sättigung" werden unterschieden:
- **Gesättigte** Fettsäuren: ausschließlich Einfachbindungen zwischen den Kohlenstoffatomen
- **Einfach ungesättigte** Fettsäuren (*monounsaturated fatty acids,* **MUFAs**): eine Doppelbindung
- **Mehrfach ungesättigte** Fettsäuren (*polyunsaturated fatty acids,* **PUFAs**): mehrere Doppelbindungen

Sie haben jeweils unterschiedliche Funktionen im Stoffwechsel. Während gesättigte Fettsäuren und MUFAs vor allem die Fluidität und damit Funktionen von zellulären Membranen regulieren, haben die mehrfach ungesättigten Fettsäuren auch steuernde Funktionen im Stoffwechsel,

die je nach Länge der Kohlenstoffkette und Zahl der Doppelbindungen differieren (s. u.).
Gesättigte Fettsäuren kommen vor allem in Nahrungsmitteln tierischer Herkunft vor, während ungesättigte Fettsäuren im Pflanzenreich überwiegen. Auch Fisch enthält allerdings besonders viele mehrfach ungesättigte Fettsäuren, was mit der kalten Funktionstemperatur seelebender Lebewesen zu tun haben könnte (je gesättigter ein Fett, desto höher der Schmelzpunkt). Der Körper kann aus gesättigten Fettsäuren einfach ungesättigte Fettsäuren bilden, die PUFAs Linolsäure und α-Linolensäure sind jedoch **essenziell.**

Nomenklatur
Die Fettsäuren werden entsprechend der Lokalisation der ersten Doppelbindung (vom Carboxylende aus gesehen) klassifiziert. Wichtige Fettsäuren sind z. B. **Ölsäure** (18 Kohlenstoffatome lang, eine Doppelbindung am 9. C-Atom vom Carboxylende [18:1 n-9]), **Linolsäure** (18:2 ω-6), **Linolensäure** (18:3 ω-6) und **α-Linolensäure** (18:3 ω-3). Viele von der Nahrungsmittelindustrie entwickelte Fettemulgate wie Margarine basieren vor allem auf Linolsäure; zur Erhöhung des Schmelzpunkts sind viele Fettkomponenten gehärtet (s. u.).
ω-3-Fettsäuren werden auch als **Omega-3-Fettsäuren,** ω-6-Fettsäuren auch als **Omega-6-Fettsäuren** bezeichnet. Omega-3-Fettsäuren kommen in Kaltwasserfischen (z. B. Hering), Nüssen, manchen Pflanzen (z. B. Soja-, Raps-, Leinöl) sowie im Fleisch wild lebender Tiere vor. Omega-6-Fettsäuren sind in den meisten Pflanzen (z. B. Leinöl), aber auch in Fleisch und Milchprodukten enthalten.

Fettsäuremetabolismus
Linolsäure und α-Linolensäure sind die Vorläufer für die 20-kettigen **Eikosanoide** (von griech. *eikos* = zwanzig) Arachidonsäure (AA; 20:4 ω-6), Di-homo-γ-Linolensäure (DGLA;; 20:3 ω-6) und Eicosapentaensäure (EPA; 20:5 ω-3). Die Omega-3- und Omega-6-Ausgangssubstanzen α-Linolensäure und Linolsäure konkurrieren dabei um dieselben Elongations- und Desaturierungsenzyme. Bei einem Überwiegen der Omega-6-Vorläufer kommt es deshalb zu einer „Bevorzugung" des Omega-6-Produkts Arachidonsäure; dagegen „zwingen" die Omega-3-Vorläufer den Fettsäurestoffwechsel in Richtung EPA, das weiter zu Docosahexaensäure (DHA; 22:6 ω-3) umgewandelt wird.
Die Aufteilung des Fettsäuremetabolismus in einen Omega-3- und einen Omega-6-Pfad geht jedoch noch weiter: AA nämlich ist das Ausgangsprodukt für Thromboxan-B sowie für Leukotriene der B_4- und Prostaglandine der E_2-Reihe, die u. a. proinflammatorische Fernwirkungen haben. Aus DHA dagegen werden die Leukotriene B_5 sowie Prostaglandine der E_3-Reihe gebildet, denen jeweils antientzündliche Wirkungen zukommen.
In Tiermodellen konnte gezeigt werden, dass die Verfütterung von Fischöl (reich an ungesättigten Omega-3-Fettsäuren) höhere Spiegel an Interferon-γ induziert als die „Normalfütterung", was die Immunwirkung von Fettsäuren unterstreicht. Es wird geschätzt, dass der Mensch über den überwiegenden Teil seiner Geschichte Fettsäuren in einem Verhältnis von zwei (ω-6) zu eins (ω-3) zu sich nahm, heute ist das Verhältnis etwa 15 : 1. Dies liegt teilweise auch daran, dass unter modernen Mastbedingungen der Omega-3-Fettsäuren-Gehalt des Fleisches weit unter dem der unter Freilaufbedingungen aufwachsenden Tiere liegt.

Trans-Fette
Viele industriell verwendeten Fette werden zur Erzielung einer besseren Haltbarkeit und festeren Konsistenz hydrogeniert **(gehärtet)** und ändern dabei ihre Konformation. Die so entstehenden Trans-Fette kommen vor allem in industriell hergestellten, fettreichen Lebensmitteln sowie in frittiertem Fast Food vor; andere Quellen sind Eiscreme, Snacks, Tütensuppe, Kekse und industrielle Süß- und Backwaren, insbesondere solche mit Creme-Füllungen. Trans-Fette erhöhen Serumtriglyzeride und LDL-Cholesterin, senken HDL-Cholesterin und erhöhen die Thrombozytenadhärenz. Es wird geschätzt, dass ein täglicher Konsum von mehr als 5 g das Risiko für Herzkranzgefäßerkrankungen um immerhin 25 % ansteigen lässt. Trans-Fette kommen auch natürlich in Nahrungsmitteln in niedriger Konzentration vor. Komplexen Trans-Fetten (z. B. konjugierter Linolsäure in Milch) werden positive Gesundheitseffekte zugeschrieben.

Ernährung – ein Kontinuum

Über Quantität und Qualität der zugeführten Nahrung hinaus hat die Ernährungswissenschaft ihren Blickwinkel auf die medizinischen Implikationen der **Nahrungsmittelproduktion** erweitert. So begrenzt die industrielle Herstellung und Verfeinerung inzwischen häufig den Wert von Nahrungsmitteln: Trans-Fette und Fruktosezusätze erhöhen zwar die Haltbarkeit bzw. die Kundenakzeptanz, haben aber ernst zu nehmende metabolische Nebenwirkungen. Dasselbe gilt für die landwirtschaftliche Erzeugung: Die industrielle Nahrungsproduktion verlässt sich nach wie vor auf gesundheitlich bedenkliche Produktionshilfen wie Pestizide sowie auf andere risikoreiche Praktiken wie die Verfütterung von Kadavern an Pflanzenfresser, Zusätze von Antibiotika als Mastfaktoren, Einsatz von östrogenhaltigen Mastprodukten und generell bedauerliche Lebensbedingungen für Schlachtvieh – alles Faktoren, die nicht erst seit der BSE-Krise (➤ 14.1.2) und diversen Dioxin-Skandalen mit nachteiligen Gesundheitseffekten für den Menschen in Verbindung gebracht wurden.

Die soziale Rolle der Ernährung

Ernährung ist in den letzten 30 Jahren immer stärker zu einem von Schicht zu Schicht unterschiedlichen Phänomen geworden. Die gebildete Mittelschicht isst „bio" oder mediterran, die bildungsfernen Schichten dagegen fettreich und ungesund. Bei unserer Ernährungsweise scheint es überhaupt immer stärker auch um **sekundäre Ziele** zu gehen, insbesondere um die Regulierung des Körpergewichts: Schlankheit ist unter den adipogenen Lebensbedingungen des 21. Jahrhunderts ein rares Gut geworden, mit dem immer öfter auch ein gehobener Status signalisiert wird. Angesichts dieser sozialen Beladung der Ernährung ist es kein Wunder, dass Essstörungen zu den am schnellsten zunehmenden Krankheiten gehören.

Die Rolle von Diäten

Jede fünfte Frau in Deutschland hat in ihrem Leben schon mehr als fünfmal versucht abzunehmen, jeder fünfte Mann hat mehr als drei Diätversuche hinter sich. So stark der Alltag vieler Menschen von Diäten (= von der gewohnheitsmäßigen Ernährung abweichenden Ernährungsformen) geprägt ist, so dünn sind die wissenschaftlichen Beweise, dass diese ihr Ziel (in der Regel eine Gewichtsreduktion, manchmal auch gesundheitliche Verbesserungen) erreichen. Diäten schneiden bei wissenschaftlichen Untersuchungen umso schlechter ab, je länger ihre Wirkung beobachtet wird – selbst auf eine Sicht von nur ein oder zwei Jahren erreichen sie bei den allermeisten Teilnehmern keine Änderungen des Ausgangsbefunds.

MERKE

Für keine der gängigen Diäten ist längerfristig ein überzeugender Erfolg nachgewiesen. Nachhaltige Gewichtsveränderungen bleiben praktisch immer eine Illusion. Diäten allein – das ist das Fazit aus der wissenschaftlichen Literatur der letzten 30 Jahre – sind keine ausreichende Antwort auf das heutige Übergewichtsproblem unserer Gesellschaft (➤ 10.3).

Ernährungsempfehlungen

Vielfach sind Ernährungsempfehlungen negativ formuliert („Essen Sie weniger Fett", „... weniger Zucker", „... weniger Eigelb" etc.) und werden isoliert verfolgt. Dies ist einer der Gründe, warum sich z. B. die Low-Fat-Welle in Amerika nicht in die erhofften gesundheitlichen Vorteile übersetzen konnte: Es wurde zwar weniger Fett konsumiert, dafür wurden aber mehr Kalorien aus anderen Quellen (v. a. Kohlenhydraten) gegessen, mehr industriell produzierte – d. h. an Trans-Fettsäuren und Fruktose reiche, an funktionellen Bestandteilen aber arme – Nahrung konsumiert, weniger Nahrung frisch zubereitet und vor allem ging trotz des propagierten Gesundheitsbewusstseins die durchschnittliche körperliche Bewegung weiter zurück. Bis heute hat sich keine der an der Quantität eines bestimmten Energieträgers orientierten Ernährungsformen (Low Fat, Low Carb, High Protein) als gesundheitlich überlegen erwiesen. So zeigte die Women's Health Initiative Study an fast 49.000 über 8 Jahre beobachteten Frauen, dass eine fettreduzierte Ernährung im Vergleich zur Normalkost keine Vorteile in Bezug auf Herzerkrankungen, Schlaganfall, Brust- und Kolonkarzinom bringt. Was die Studie auch zeigte: dass es für frei lebende Probanden praktisch unmöglich ist, langfristig ihren Fettkonsum nennenswert unter 30 % zu senken.

Ernährung ist ein komplexer Ablauf vom Anbau über die Zubereitung bis zum Verzehr, und isolierte Ernährungsempfehlungen tragen dem oft nicht Rechnung. Vernünftige Ziele seien im Folgenden kurz zusammengefasst. Sie finden sich heute am ehesten in der sog. mediterranen Ernährung (➤ Abb. 15.2) wieder, werden zunehmend aber auch in den „Richtlinien zur vollwertigen Ernährung" des amerikanischen Landwirtschaftsministeriums USDA und der Deutschen Gesellschaft für Ernährung berücksichtigt:

- **Mehr Gemüse, mehr Obst:** Durch ihren Gehalt an vielerlei funktionellen Nahrungsbestandteilen – wie löslichen und unlöslichen Faserstoffen, Pigmenten, Flavonoiden und Vitaminen – sind Obst und Gemüse ideale Nahrungsmittel. Viele epidemiologische Studien belegen ihren positiven Einfluss auf Blutfette und kardiovaskuläres Risiko.
- **Qualität der Fette beachten:** An ω-3-Fettsäuren reiche Nahrungsmittel (z. B. Fisch, Olivenöl, Nüsse) sollten bevorzugt, industrielle Trans-Fette vermieden werden (je länger die Haltbarkeit eines Produkts, desto verdächtiger der Inhalt).
- **Komplexe Kohlenhydrate bevorzugen,** z. B. Vollkorn
- **Hoch konzentrierte Fruktose vermeiden:** Mit Fruktosekonzentraten (z. B. Isoglukose oder High Fructose Corn Syrup [HFCS]) gesüßte Nahrungsmittel erhöhen die Triglyzeridspiegel im Serum und spielen wahrscheinlich bei der Induktion des metabolischen Syndroms (➤ 10.1.4) eine Rolle, indem sie die Leber zur Abgabe von Triglyzeriden stimulieren. Fruktose in Obst und Gemüse ist niedrig konzentriert und oft an komplexe Pflanzenfasern gebunden.
- **Frische Zubereitung bevorzugen,** um industrielle Verfremdung zu vermeiden (hoher Trans-Fettsäuren-, Salz- und Fruktose-Gehalt)
- **Kein permanentes Essen:** Das Essverhalten hat sich über die letzten Jahrzehnte stark verändert, weg vom traditionellen Boluskonzept (drei Mahlzeiten) hin zum „Snacken rund um die Uhr", was womöglich den antilipolytischen Effekt des Insulins unterläuft und zur Entwicklung des metabolischen Syndroms beiträgt (➤ 10.1.4).

PRAXISBEZUG

Empfehlungen zur vollwertigen Ernährung

In Anlehnung an die 2020 veröffentlichten Dietary Guidelines der USDA sehen die neuesten wissenschaftlichen Empfehlungen zur vollwertigen Ernährung u. a. Folgendes vor:

Energiebedarf
Hier werden inzwischen keine festen Angaben zum Bedarf mehr gemacht, vielmehr wird auf das Bilanzprinzip abgehoben: Die Menge der aufgenommenen Kalorien soll sich nach dem Ausmaß der Bewegung richten.

Kohlenhydrate
Kohlenhydratarme Diäten („low carb") werden nicht mehr empfohlen, da sie zu einer eingeschränkten Aufnahme von Obst und Gemüse führen und das Sterberisiko erhöhen.

Fette
Gesättigte Fette, wie sie etwa in Wurstwaren reichlich vorkommen, sollen begrenzt werden, und zwar auf unter 10 % der gesamten Kalorienzufuhr. Als geeignete Quellen gesunder Fette werden Fisch, Nüsse und Pflanzenöle mit einem hohen Gehalt an einfach und mehrfach ungesättigten Fettsäuren empfohlen. Trans-Fette sollen „so weit wie möglich" vermieden werden.

Eiweiß
Der Eiweißbedarf soll sowohl durch pflanzliches als auch durch tierisches Eiweiß abgedeckt werden. Für eine ausgewogene Ernährung reicht es aus, zweimal pro Woche Fisch oder Fleisch zu essen. Die restliche Proteinversorgung sollte aus pflanzlichem Eiweiß und Milchprodukten bestehen.

Obst und Gemüse
Anstatt wie bisher pauschal fünf Portionen von Obst oder Gemüse pro Tag zu empfehlen, wird in Anerkennung der neuen Erkenntnisse zu den sekundären Pflanzenstoffen genau aufgeführt: Es sollen täglich 2½ Portionen Gemüse (aus möglichst verschiedenen Gemüsegruppen) sowie 2 Portionen Früchte verzehrt werden.

Getreide
Raffinierte Getreideprodukte sollen durch Vollkorn ersetzt werden – Letzteres soll mindestens die Hälfte des Getreideverzehrs ausmachen.

Süßigkeiten
Süßes sollte – wenn überhaupt – nach den Mahlzeiten genossen werden. Zudem wird empfohlen, nicht nur den Zuckerkonsum, sondern auch kalorienhaltige Zuckeraustauschstoffe zu reduzieren – eine Breitseite gegen

Diätprodukte, in denen oft Zuckeraustauschstoffe wie Xylit, Sorbit und Mannit enthalten sind.

Bewegung
Die Rolle der Bewegung wird explizit betont: Zur Verhinderung chronischer Krankheiten werden „mindestens 30 Minuten Bewegung an den meisten Tagen der Woche" empfohlen, bei Gewichtsproblemen gar 60 Minuten.

15.1.5 Bewegung und Bewegungstherapie

Es wird angenommen, dass sich etwa drei Viertel der Deutschen weniger bewegen, als es für ihre Gesundheit richtig und wichtig wäre. Dabei wird immer deutlicher, welches präventive und therapeutische Potenzial in körperlicher Aktivität steckt.
Bewegung:
- unterstützt die kognitive Leistung und sorgt für eine stabilere Stimmungslage. Depressionen treten bei körperlich Aktiven seltener auf.
- wirkt vielfältig auf das Herz-Kreislauf-System: Blutdrucksenkung, Normalisierung der Blutfette, Verhinderung kardiovaskulärer Ereignisse.
- reguliert den Stoffwechsel: Zunahme der Insulinsensitivität, Reduktion von metabolischem Syndrom und Typ-2-Diabetes.
- beugt Krebserkrankungen vor: Körperlich Aktive haben eine insgesamt niedrigere Malignomrate, hormonabhängig wachsende Tumoren der Brust etwa sind um ca. 30 % seltener.
- beugt Osteoporose, degenerativen Erkrankungen des Halteapparats, Stürzen und Verletzung besonders im Alter vor.
- senkt das Körpergewicht.
- fördert das allgemeine Wohlbefinden.

Könnten diese Effekte durch ein Medikament, und sei es noch so teuer, erreicht werden, könnte sich dessen Hersteller vor Kunden ganz sicher nicht retten.

Wie wirkt Bewegung?

Regelmäßige Bewegung geht mit einer Komplettüberholung des Körpers einher, bei der sich das Verhältnis der schnellen und langsamen Muskelfasern zugunsten Letzterer verändert, Muskelstoffwechsel, Sauerstoffaufnahme, -transport und -abgabe effizienter werden, Organfunktionen erweitert und beschleunigt werden (z. B. erhöhte Vitalkapazität der Lunge, raschere Transitzeit des MD-Trakts), zelluläre Funktionen verbessert werden (z. B. verminderte Insulinresistenz) und z. B. Fett neu verteilt wird. Daneben hat Bewegung durch Beeinflussung des Prostaglandinmusters und des Hormonsystems (z. B. leichter Abfall des Testosterons) aber auch antientzündliche, antioxidative und antiproliferative Wirkungen.

Wie viel Bewegung?

Die skizzierten Effekte lassen sich vor allem durch Ausdauerbewegung mittlerer Intensität erreichen; hier werden aufgrund epidemiologischer Studien von unterschiedlichen Fachgesellschaften z. B. mindestens 30 Minuten moderater Intensität an mindestens 5 Tagen der Woche oder auch 45–60 Minuten moderater Ausdauer an mindestens 3–4 Tagen in der Woche empfohlen. Epidemiologische Vergleiche legen jedoch nahe, dass selbst schon die regelmäßige Unterbrechung sitzender Tätigkeit positive Gesundheitseffekte hat. Es gibt keinen Schwellenwert für gesundes Leben!

Umsetzung in der Praxis

Leider gehören die Förderung körperlicher Aktivität und die Verordnung von Bewegungstherapie (bisher) nicht zu den Schwerpunkten der medizinischen Ausbildung. Entsprechend häufig wird die Bewegungstherapie selbst bei auf Bewegungsmangel zurückzuführenden Grunderkrankungen (wie etwa Typ-2-Diabetes) einfach vergessen. Wird auf Bewegung als Therapieziel eingegangen, so dominieren in der Praxis handgestrickte, oft wenig effektive Maßnahmen („gehen Sie öfter mal spazieren!"). Erfolgversprechende Strategien sind u. a.
- **Regelmäßiges Follow-up und Verstärkung:** Bewegungsinterventionen sind deutlich erfolgreicher, wenn Patienten mit Bewegungsmessgeräten (Pedometer oder Akzelerometer) ausgerüstet sind und die Messungen regelmäßig ausgewertet und besprochen werden (z. B. Magdeburger ABC-Programm).
- **Anpassung an die individuellen Bedürfnisse:** Manche Patienten bevorzugen Bewegung in Gruppen (z. B. Nordic-Walking-Gruppe), andere gehen lieber morgens vor der Arbeit schwimmen. Wichtig ist deshalb die passgenaue Vermittlung von Angeboten vor Ort.
- **Bewegung nicht nur nebenbei erwähnen, sondern offiziell verordnen:** Dabei sollte auf die Bewegungsintensität eingegangen werden. Ziel ist eine Aktivität auf 50–70 % der maximalen Leistungsfähigkeit, das entspricht etwa dem landläufigen „Ins-Schwitzen-Kommen".
- Eine **sportmedizinische Untersuchung und Beratung** sollte erfolgen, wenn die Bewegungstherapie zur Sekundärprävention (insbesondere bei Erkrankungen mit erhöhtem kardiovaskulärem Risiko) eingesetzt wird.
- Begleitend ist gerade bei Übergewichtigen und bei älteren Patienten ein muskuläres Kräftigungstraining empfehlenswert (Sturzprophylaxe, Vorbeugung von Muskel-Skelett-Überbeanspruchungen).

15.2 Organübergreifende Gesundheit

15.2.1 Das biopsychosoziale System

Im letzten Jahrhundert wurden Krankheiten meist als entweder „seelisch bedingt" oder aber als „körperlich bedingt" klassifiziert. Dies hat sich als problematisch erwiesen. Denn zum einen ist heute bekannt, dass körperliche und seelische Phänomene in ein Netz neuronaler, immunologischer und endokriner Abläufe eingespannt sind, die isoliert voneinander nicht verstanden werden können: Der Körper wohnt in der Seele und die Seele im Körper. Zum Zweiten wurde immer klarer, dass dieses Duo Seele – Körper in eine dritte

15

Dimension eingehängt ist: die soziale Dimension. Die meisten der heute vorherrschenden Erkrankungen werden durch die soziale Lage des Betroffenen in erheblichem Maße beeinflusst: Arbeitslosigkeit, Migrationshintergrund und Zugehörigkeit zur Unterschicht sind starke Prädiktoren für Übergewicht, koronare Herzkrankheiten, Depressionen, Suchterkrankungen und Diabetes mellitus – um nur Beispiele zu nennen.

Die pathogenetische Verbindung zwischen sozialer Lage, Seele und Körper wird heute durch die Stressforschung immer klarer herausgearbeitet: So setzen unbefriedigende soziale Erfahrungen (Mangel an verlässlichen Bindungen, sozialer Resonanz, Autonomie und Kompetenzerfahrungen) langfristig immunologische und neuroendokrine Veränderungen im Körper in Gang, in deren Zentrum die Kortisolerhöhung steht. Hiervon ausgehend werden wiederum der Blutdruck, die Insulinresistenz, die Entzündungsbereitschaft und damit auch die Atherogenese beeinflusst.

Die immer besser verstandene Einheit von Seele, Körper und sozialem Umfeld mag auch die Erklärung für eine der großen Paradoxien der Moderne sein: Obwohl es der Mensch immer besser hat, will es ihm nicht besser gehen. Der wahrhaft traumhafte materielle Wohl**stand** unserer Gesellschaft hat nicht zu mehr Wohl**befinden** geführt. Im Gegenteil – psychosomatische Erkrankungen und Depressionen sind die am schnellsten wachsende Krankheitsgruppe und es wird geschätzt, dass Depressionen schon in wenigen Jahren die häufigste Diagnose überhaupt sein werden. Offenbar entsteht Glück aus Erfahrungen, die sich bei der Suche nach einem „besseren" Leben nur unter ganz spezifischen Bedingungen einstellen. Entscheidender als das Erreichen materiell definierbarer Ziele – so die Ergebnisse der Stressforschung – sind verlässliche Bindungen, soziale Resonanz, die Erfahrung der eigenen Kompetenz und die Möglichkeit, selbstbestimmt zu handeln. Diese Erfahrungen geraten durch diskontinuierliche Erwerbskarrieren, übermäßige Konkurrenz, Überforderung und soziale Vereinzelung immer stärker unter Druck.

Wegen dieses intimen Zusammenspiels sollten **alle** Krankheiten aus einem biopsychosozialen Blickwinkel betrachtet, das heißt aus ihrer biologischen, psychischen und sozialen Bedingtheit heraus verstanden werden. Auch „rein organisch" bedingte Erkrankungen haben Auswirkungen auf die Psyche und psychosoziale Faktoren wiederum können den Krankheitsverlauf positiv oder negativ verändern (z. B., indem sie die Compliance des Patienten beeinflussen, ➤ 15.2.5).

Die biologische Komponente: ein Erbe der Menschheitsgeschichte

Es zeigt sich immer deutlicher, dass der menschliche Körper bzw. das menschliche Gehirn nicht in beliebigen Freiheitsgraden arbeiten, sondern **spezifisch voreingestellt** ist. Welche Aufgaben etwa das Gehirn leicht oder weniger leicht schafft, wie es auf die Umwelt reagiert, was es leicht oder weniger leicht lernt, wird nicht nur durch die individuelle Variation der genetischen Ausstattung oder durch die jeweiligen biografischen (Umwelt-)Erfahrungen bestimmt, sondern folgt auch evolutionären Voreinstellungen (engl. *phylogenetic* oder *adaptive loading*). Diese „Beladung" sorgt dafür, dass unser Gehirn so funktioniert, wie es für das Überleben unserer Vorfahren nützlich war: 50 Meter nach vorne zu schauen, macht uns wenig Probleme; 50 Meter in die Tiefe zu schauen, löst dagegen eine ganze Kaskade von körperlichen Obacht-Reaktionen aus. Heute werden auch viele Befunde der Psychoneuroimmunologie vor diesem Hintergrund interpretiert: So können wir von unserer evolutionären Ausstattung her sehr wohl mit kurz dauerndem situativem Stress umgehen (davon hing unser Überleben ab); für lang anhaltenden, nicht an spezifische Auslöser gebundenen Stress dagegen bestand kein Selektionsdruck und wir sind darauf im wahrsten Sinne des Wortes nicht vorbereitet.

Die Schnittstellen von Seele, Körper und Umwelt

Schon im Altertum wurde über verbindende Elemente zwischen Soma und Psyche, d. h. zwischen Körper und Seele, spekuliert und der Seele wurde in praktisch allen Epochen eine wichtige Rolle bei der Entstehung körperlicher Krankheiten zugesprochen.

In einer 1975 veröffentlichten Studie wiesen Robert Ader und Nicholas Cohen erstmals die Konditionierbarkeit des Immunsystems durch Sinneseindrücke nach. In ihrem Versuch verfütterten sie Versuchstieren zunächst das immunsupprimierende Cyclophosphamid zusammen mit dem Süßstoff Saccharin. Nach dieser Konditionierung setzten sie der Nahrung nur Saccharin allein zu. Erneut beobachteten sie eine Immunsuppression. Der Befund legte nahe, dass reine Sinnesreize die Funktion des bis dahin als vom Gehirn unabhängig angenommenen Immunsystems mit beeinflussen.

Cohen und Ader begründeten damit eine neue Forschungsrichtung, die **Psychoneuroimmunologie,** die es sich zum Ziel setzte, die anatomisch-physiologische Grundlage von Immunmodulation, Stress- und anderen Adaptionsreaktionen zu verstehen. In fachübergreifenden Kooperationsprojekten versuchen seither Immunologen, Psychologen, Pharmakologen, Physiologen, Neurologen und Endokrinologen, die von der Psychosomatik lange postulierten Wechselbeziehungen zwischen Nervensystem, Stoffwechsel, Hormonsystem und Immunsystem zu verstehen.

15.2.2 Medizinisch unerklärte Symptome

Körperliche Symptome, denen vordergründig eine offensichtliche organische Basis fehlt, kommen bei 20–30 % der Patienten in einer allgemeinärztlichen Praxis vor; sie werden auch als **funktionelle Störungen**, **somatoforme Störungen** oder als **psychogene Organfunktionsstörungen** bezeichnet.

Leider sind die „unerklärten" Symptome auch ein Sammelbecken für Krankheiten, die entweder in ihrer pathobiologischen Basis noch nicht entschlüsselt sind (etwa, weil die Forschung noch nicht über die entsprechenden technischen Methoden verfügt). Oder es handelt sich um Erkrankungen, bei denen sich der behandelnde Arzt nicht gut genug auskennt, um die Krankheit dahinter zu kennen oder zu erkennen. Der Weg des geringsten Widerstands führt dann – leider – oft zwischen die Ohren: „Da muss etwas an der Psyche nicht stimmen!" Dieser Weg ist auch deshalb attraktiv (hierüber sollte sich jede Ärztin und jeder Arzt bewusst sein), weil mit dieser Zielrichtung auch die „Schuldfrage" auf sehr schlüssige Weise „gelöst" wird: „Dass ich hier mit meinem Latein am Ende bin, liegt nicht an mir, sondern am Patienten, in dessen Leben irgendetwas schief läuft. Kein Wunder, kommen wir hier nicht weiter!"

Tatsächlich wimmelt es in der Geschichte der Medizin von angeblich psychischen (oder zu „psychosomatisch" geadelten) Krankheiten, die dann aber urplötzlich zu „echten Krankheiten" wurden, als endlich der Pathomechanismus entschlüsselt war. Die **Myasthenia gravis** etwa galt von Anfang an als „Konversionsneurose", die **Migräne** (eine der scheußlichsten Krankheiten der Erde) als unbewusst (oder bewusst) simuliert (dass vor allem Frauen darunter zu leiden haben, erleichterte die kluge Erklärung). Ähnliches ist über lange Zeit mit dem **Chronischen Fatigue-Syndrom** passiert (➤ 14.20). Ein ebenfalls interessantes Beispiel ist das **Fibromyalgie-Syndrom** (➤ 13.13.1) – eine der häufigsten Erkrankungen überhaupt. Lange Zeit wurde über ihre Ursache gerätselt, was also bedeutete, dass hier übersensible Frauen nicht gut mit dem Leben klar kommen und deshalb Schmerzen empfinden. Bis im Jahr 2021 durch neue Labortechniken ein wirklich genialer Versuch gelang: Aus dem Serum von Fibromyalgie-Patientinnen gewonnene Immunglobuline wurden auf Mäuse übertragen. Diese entwickelten prompt die bekannten Symptome der Fibromyalgie. Mehr noch: In den Mäusen ließ sich eine Entzündungsreaktion in den dorsalen Spinalwurzelganglien unter Beteiligung der dortigen Satelliten-Neuroglia nachweisen. Und damit war erklärt, dass bei Fibromyalgie-Patienten schlichtweg die spinale Reizübertragung defekt ist.

Wir werden noch viele Krankheiten erleben, die der Bequemlichkeit halber falsch klassifiziert werden und müssen uns insbesondere auch bei vielen psychiatrischen Diagnosen fragen, ob sie nicht deshalb als „psychiatrisch" gelten, weil der Pathomechanismus dahinter noch unklar ist.

Kurz: Auch wenn in der klassischen Psychosomatik alle möglichen Erklärungen für alle möglichen Krankheiten gehandelt werden – Tatsache ist: Solange eine Krankheit unerklärt ist, weiß niemand, wie oder wo die medizinisch unerklärten Symptome entstehen. Wir sollten dann mit klugen Erklärungen sehr vorsichtig sein und die Erklärungen der Patienten für ihr Leiden nicht abtun.

Zum „psychosomatischen" Formenkreis gehören:
- Somatoforme Störungen: funktionelle Störungen von Organfunktionen, z. B. Tachykardie
- Schmerzsyndrome (s. u.)

In der Regel handelt es sich um länger bestehende Störungen, die die Lebensqualität erheblich beeinträchtigen. Manchmal entsteht die Störung aber auch akut oder ist vorübergehend.

Somatoforme Störungen

Synonyme: funktionelle Organstörungen, somatoforme autonome Funktionsstörungen; früher: psychovegetative Störungen, Somatisierungssyndrome, vegetative Dystonie.

Funktionelle Störungen sind Organfunktionsstörungen (z. B. Diarrhö) ohne pathologische Veränderungen an den Organen selbst (➤ Abb. 15.3). Teils sind sie von psychischen Symptomen oder Befunden (etwa Angst) begleitet, teils nicht. Für Patienten mit Dyspepsiesyndrom und Reizdarmsyndrom zum Beispiel können zwar eine abnorme Schmerzwahrnehmung nachgewiesen werden, der psychische Untersuchungsbefund dieser Patienten weicht jedoch nicht von dem des „gesunden" Kontrollkollektivs ab.

In anderen Fällen (z. B. bei der „Herzangst") lässt sich ein psychischer Auslöser klar feststellen, bei anderen Störungen nicht. Weil

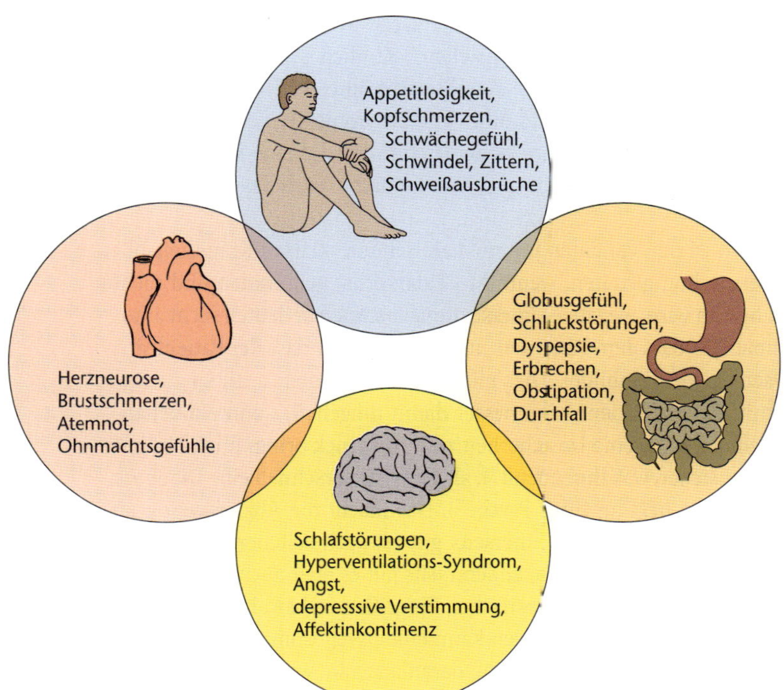

Abb. 15.3 Übersicht über somatoforme Störungen. Obwohl praktisch jedes medizinische Fachgebiet „seine" funktionelle Störung hat, sind Überlappungen in Bezug auf Patientenprofil und Ansprechen auf bestimmte Therapien häufig und legen eine gemeinsame Ätiologie nahe. [L157]

den häufig schwer leidenden Patienten oft nur bedingt geholfen werden kann und es keine sichere Erklärung dafür gibt, kann die Arzt-Patient-Beziehung schwierig sein, zumal wenn sie nach dem alten Muster angelegt ist („ich bin Arzt, ich weiß Bescheid").

Klinik

Die Patienten haben meist eine lange Krankengeschichte mit wechselnden Beschwerden und vielen diagnostischen Eingriffen, die typischerweise Normalbefunde oder nur minimale Auffälligkeiten erbringen. Am häufigsten sind der Gastrointestinaltrakt und das kardiovaskuläre System betroffen, grundsätzlich können jedoch alle Organsysteme einbezogen sein. Die Symptomatik kann auch wechseln:

- **Psychovegetatives Allgemeinsyndrom** mit vielfältigen und wechselnden Beschwerden, z. B. chronische Müdigkeit, Schlafstörungen, Angst, Schwindel- und Ohnmachtsgefühl, depressive Verstimmungen, Kopfschmerzen, Appetitlosigkeit, Zittern
- **Störungen des Gastrointestinaltrakts,** z. B. Globusgefühl, Schluckstörungen, Dyspepsie (➤ 7.4.2), Appetitstörungen, Reizdarmsyndrom (➤ 7.5.5)
- **Störungen des kardiovaskulären Systems:** „Herzangst" (Herzphobie) mit Herzklopfen, Herzstolpern (supraventrikuläre Extrasystolen), Herzrasen, Druckgefühl und Stechen in der Brust, Gefühl einer drohenden Ohnmacht, Hyperventilationssyndrom (➤ Kap. 6.1.2), Atemnot

Diagnostisches Vorgehen und Therapie

Entscheidend für einen Behandlungserfolg ist die frühe, fachkundige Abklärung. Werden organische Ursachen nicht gefunden, heißt das nicht, dass die Beschwerden psychisch bedingt sind. Dennoch kann die Suche nach seelischen Einflüssen hilfreich sein (zum Beispiel schon deshalb, weil sich psychische Belastungen oft als Folge chronischer Krankheiten einstellen). Ähnliches gilt für die Suche nach einer **spezifischen Auslösesituation** (z. B. Verschuldung, Verlust des Arbeitsplatzes, Ehe-/Partnerprobleme, Verlust nahestehender Personen). Sofern es keine Hinweise auf eine internistische Erkrankung gibt, ist die psychosomatische Fachdiagnostik angezeigt.

Oft ist den Patienten mit medizinisch unerklärten Krankheitsbildern schon geholfen, wenn ihr Leiden ernst genommen und nicht abgetan wird. Negative Untersuchungsbefunde bedeuten nicht automatisch, dass dem Patienten „nichts fehlt" oder dass der Patient sich sein Leiden einbildet. Dies gilt es, dem Patienten auch so zu vermitteln. Ein Patient kann besser damit umgehen, wenn ein behandelnder Arzt seine Unsicherheit zum Ausdruck bringt („ich bin mir nicht sicher, was Ihnen fehlt"), als wenn er vorschnell eine Diagnose stellt („es liegt an Ihrer Psyche"). Das macht die Abklärung oft zu einer Gratwanderung. Einerseits gilt es, auch seltenere organische Ursachen auszuleuchten, andererseits gilt es aber auch, den Patienten vor unnötigen diagnostischen Eingriffen zu bewahren.

Bei schwereren Störungen kann eine psychosomatische Behandlung empfehlenswert und eine daran anschließende kognitive Verhaltenstherapie erfolgreich sein. In leichteren Fällen (z. B. akute Belastungen bei an sich psychisch gesunden Patienten) und bei entsprechender Erfahrung des Arztes kann auch das ärztliche Gespräch ausreichend sein, um dem Patienten eine Perspektive im Umgang mit seiner Erkrankung zu öffnen. Unterstützende Maßnahmen können hilfreich sein, z. B. Bewegungstherapie (vegetativ ausgleichend), bei Schlafstörungen durchaus auch Hausmittel wie warme Milch oder ein warmes Fußbad vor dem Schlafengehen (hier sind die meisten Patienten oft selbst kundig). Eine medikamentöse Behandlung sollte der Krisenintervention vorbehalten sein.

Chronische Schmerzsyndrome

Chronische Schmerzsyndrome sind durch länger als sechs Monate bestehende Schmerzen gekennzeichnet, denen keine fassbare körperliche Störung zugrunde liegt; als neueres Synonym wird der Begriff der **anhaltenden somatoformen Schmerzstörung** verwendet. Chronische Schmerzsyndrome machen den größten Teil der psychosomatischen Erkrankungen aus, wie das Beispiel der Fibromyalgie zeigt, ist ihre Zuordnung in den psychosomatischen Krankheitszirkel jedoch in vielen Fällen zu bezweifeln. Ähnliches gilt für andere Schmerzsyndrome, wie etwa das **Complex Regional Pain Syndrome,** die heute alle als neurologische Erkrankungen zählen.

Das Phänomen Schmerz

Schmerzen sind ein schützendes und überlebensnotwendiges sensorisches Signal, das mechanische, chemisch-entzündliche oder thermische Gewebeveränderungen anzeigt. Das Schmerzsignal unterliegt vielfältigen Modifikationen, vor allem im ZNS, wo es durch Neurotransmitter, Hormone oder elektrische Signale entweder verstärkt oder gedämpft wird (➤ Abb. 15.4). Die Schmerzempfindung korreliert dadurch nur bedingt mit der Reizstärke.

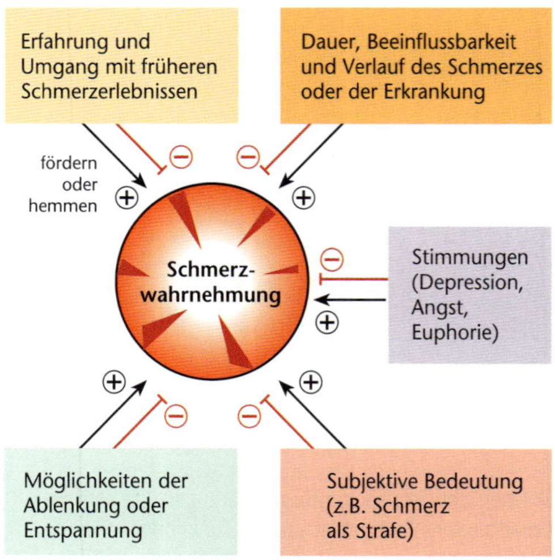

Abb. 15.4 Die Schmerzwahrnehmung beeinflussende Faktoren [L157]

CAVE!
Auch wenn organisch nichts zu finden ist – die Patientinnen und Patienten bilden sich ihre Schmerzen nicht ein, sie fühlen sie tatsächlich: „Was wir als wirklich ansehen, hat wirkliche Konsequenzen." (*Thomas und Znaniecki*).

Obwohl das Schmerzerleben psychisch beeinflussbar ist und psychische Erkrankungen nicht selten von Schmerzsyndromen begleitet sind, ist für viele Schmerzsyndrome eine psychische Verursachung nicht bewiesen. Dies heißt nicht, dass Schmerzsyndrome nicht zu psychischen Störungen führen können oder im Einzelfall ein psychopathologisches Phänomen sind, bei dem Autoaggression, sekundärer Krankheitsgewinn oder psychische Konflikte eine Rolle spielen können.

Diagnostisches Vorgehen

Die Abgrenzung von hauptsächlich organisch bedingten Schmerzen gegenüber hauptsächlich psychisch bedingten Schmerzen ist nicht leicht, oft auch unmöglich. Die drei diagnostischen Schritte sind:

- Umfassende **Schmerzanamnese:** Beginn, Art, Dauer, Intensität, Beeinflussbarkeit der Schmerzen, bisherige diagnostische und therapeutische Maßnahmen
- **Psychosomatische Anamnese:** Die Fragen nach Konflikten oder Problemen sind jedoch oft dadurch erschwert, dass Schmerzpatienten ihre Probleme nicht wahrnehmen. Sie haben „nur Schmerzen".
- Ggf. **Abklärung organischer Störungen**

Therapie

Die Therapie von Schmerzpatienten ist häufig schwierig, deshalb auch keine Aufgabe, der man sich ohne gute Weiterbildung stellen sollte. Günstig ist eine multimodale Behandlung mit Psychotherapie (etwa kognitive Verhaltenstherapie), Physiotherapie, Entspannungsübungen (autogenes Training oder progressive Muskelentspannung) und ggf. medikamentöse Therapie (je nach Ursache: entzündungshemmende Mittel, Spasmolytika, Analgetika, Lokalanästhetika, Psychopharmaka etc.). Durch die Kombination körperlicher mit anderen therapeutischen Maßnahmen kommt der Patient selbst in eine „führende" Rolle.

15.2.3 Reaktive Störungen

Reaktive Störungen (engl. *stress and adjustment disorders* oder *situational disorders*) sind seelische und/oder körperliche Erkrankungen, die durch eine akute oder chronische psychosoziale Belastung entstanden sind. Die Patienten waren dabei vor der Erkrankung meist psychisch gesund – dies grenzt die reaktiven Störungen z. B. gegen die neurotischen Störungen ab, denen eine langzeitige neurotische Entwicklung vorausgeht. Man unterscheidet **Belastungsreaktionen, posttraumatische Belastungsstörungen** und **somatopsychische Störungen.** Depressionen und Angsterkrankungen, die ebenfalls reaktive Störungen darstellen können, werden hier nicht behandelt.

Belastungsreaktionen

Belastungsreaktionen sind Störungen, die in einem direkten zeitlichen Zusammenhang mit einer akuten oder chronischen Belastung stehen und bei Beendigung oder Verarbeitung der Belastung auch wieder aufhören. Sie entstehen dann, wenn aufgrund von Art, Intensität oder Dauer der Belastung die psychischen Kräfte zur Verarbeitung nicht ausreichen (z. B. bei Tod eines Angehörigen, Scheidung oder chronischen beruflichen oder familiären Belastungen).

Die **Symptome** bei Belastungsreaktionen sind individuell sehr verschieden; sie können psychisch (z. B. Depressionen, Konzentrationsstörungen, Angst, Aggression) oder vegetativ (z. B. Schlafstörungen oder Hyperventilationssyndrom) sein oder sich beispielsweise auch in Arbeitsstörungen äußern. Öfter besteht auch Suizidalität.

Therapeutisch sind in den meisten Fällen beratende oder stützende psychotherapeutische Gespräche ausreichend. Zusätzlich kann die kurzfristige Verordnung von Tranquilizern erwogen werden (**Cave:** Abhängigkeitsentwicklung!).

15

Posttraumatische Belastungsstörungen

Posttraumatische Belastungsstörungen (engl.: *post-traumatic stress disorders*, PTSD) entwickeln sich nach einem schwerwiegenden seelischen Trauma (z. B. Krieg, Naturkatastrophe, Folter, sexueller Missbrauch, schwerer Unfall). Man unterscheidet eine akute Traumareaktion, die während und einige Zeit nach dem Trauma bestehen kann, von einer posttraumatischen Reaktion, die mit einer Latenzzeit von meist Wochen oder Monaten auftritt.

- Bei der **akuten Traumareaktion** besteht starke Angst oder Wut. Nicht selten wird auch eine Art seelischer Erstarrung (Unfähigkeit, Gefühle zu empfinden) beobachtet.
- Die **posttraumatische Reaktion** (posttraumatische Belastungsstörung) kann sich in einer Vielzahl von Symptomen äußern, z. B. in ständigem Wiedererleben, Erinnern und Träumen des Traumas, Schuldgefühlen (auch wenn das Opfer keinerlei Schuld hat), sozialem Rückzug, Konzentrations- und Arbeitsstörungen, psychischen Symptomen, wie Depressionen und Angstattacken, vegetativen Reaktionen, wie Schlafstörungen. Heute ist bekannt, dass diesen Fehlfunktionen zum Teil entzündliche Prozesse an der Neuroglia des ZNS zugrunde liegen **(Neuroinflammation).** Eine posttraumatische Reaktion kann – selbst wenn sie schon überwunden scheint – unerwartet und manchmal als **Flashback** (Erinnerungsblitz) wieder aufflackern, zum Beispiel wenn ein äußerer Anlass wie etwa eine Fernsehsendung an das Trauma erinnert.

Therapeutisch kann die Traumaverarbeitung durch speziell geschulte Psychotherapie und Selbsthilfegruppen unterstützt werden. Gelingt eine Traumaverarbeitung nicht, kann es zur bleibenden psychischen Beeinträchtigung kommen, auch Suizidalität ist dann ein Thema

Ärzte können in ihrem Beruf ebenso mit Traumata konfrontiert sein und eine posttraumatische Belastungsstörung entwickeln. Frühe Hilfe tut dann Not, die frühere Vorstellung, dass u. a. ein

Anatomiekurs bei der Angstverarbeitung hilft, ist (und war schon immer) absurd.

Somatopsychische Störungen

Unter somatopsychischen Störungen versteht man psychische oder körperliche Störungen, die als Reaktion auf eine körperliche Erkrankung entstehen. Man kann sie auch als eine Belastungsreaktion (s. o.) verstehen, bei der die körperliche Erkrankung zur psychosozialen Belastung analog ist. Die Symptome sind ähnlich.

15.2.4 Gesundheit und Sucht

Unsere belebte und unbelebte Umwelt enthält eine Vielzahl von neurotropen, also auf das Nervensystem wirkenden Substanzen. Viele Pflanzen bilden zum Schutz vor Insekten Nervengifte wie etwa Nikotin, Kokain, Koffein und Opium. Während Insekten durch die Giftwirkung so stark betäubt werden, dass sie von der entsprechenden Pflanze ablassen, kann der Mensch die Dosis so anpassen, dass subjektiv angenehme ZNS-Effekte entstehen. Es ist deshalb kein Wunder, dass in allen Kulturen und Gesellschaften psychoaktive Substanzen, insbesondere Alkohol, produziert und konsumiert wurden und werden (welche der Substanzen als legal und welche als illegal angesehen wurden, änderte sich je nach kultureller Großwetterlage). Es wundert auch nicht, dass Suchtverhalten im ganzen Reich der Säugetiere rasch induziert werden kann – sowohl bei Mäusen als auch bei Menschenaffen lassen sich innerhalb kurzer Zeit Sucht und Abhängigkeit auslösen.

Warum Sucht?

Die Wirkung von Sucht erzeugenden Substanzen und Verhaltensweisen kann nur verstanden werden, wenn wir die Funktion von Gefühlen allgemein betrachten: Warum haben wir überhaupt Gefühle und Emotionen? Entwicklungsgeschichtlich betrachtet sind positive Gefühle dazu da, um evolutionär sinnvolles (adaptives) Verhalten zu belohnen, negative Gefühle dienen umgekehrt dazu, evolutionär bedenkliches Verhalten unattraktiv zu machen. Deshalb entstehen positive Gefühle in zwei Situationen:

- In Situationen, die unser Überleben fördern: Dies ist der Grund, warum Essen, Trinken und körperliche Aktivität „belohnt" werden und weshalb unser Körper die Umwelt beständig bewertet (Kälte fühlt sich gut an, wenn es warm ist, schlecht dagegen, wenn es kalt ist …).
- In Situationen, die unserer Fortpflanzung dienen: Gute Gefühle entstehen bei allem, was mit Verlieben, Liebe, Sex und dem Großziehen von Kindern zu tun hat.

Nun gibt das Gehirn seine Belohnungen für adaptives Verhalten auf zwei getrennten Wegen ab: Der eine Weg (Typ „Mohrrübe vor der Nase") motiviert uns, hinauszugehen und die guten Dinge des Lebens zu holen (das sog. **Wanting-Modul:** Ich will das, weil ich das brauche). Seine Sprache ist Wunsch, Lust, Sehnsucht. Der zweite Weg (Typ „Zucker") belohnt uns dafür, die „richtigen" Ziele erreicht zu haben – das **Liking- Modul** (was ich brauche, erfüllt mich). Seine Sprache ist Freude, Zufriedenheit, Glücksgefühl.

Die beiden Belohnungswege benutzen unterschiedliche neuronale Schaltkreise und arbeiten mit jeweils unterschiedlichen Neurotransmittern – und können deshalb von unterschiedlichen exogenen Substanzen manipuliert werden:

- Das Wanting-Modul arbeitet mit dem Neurotransmitter Dopamin und ist vor allem im Hypothalamus verankert. Amphetamine, Kokain und Nikotin können auf seiner Klaviatur spielen.
- Das Liking-Modul ist strukturell weniger klar umrissen, es arbeitet vor allem mit Endorphinen als Neurotransmittern. Entsprechend kann es von Opiaten manipuliert werden.

Die beschriebenen Belohnungsstrategien machen auch verständlich, warum bestimmte Verhaltensweisen zur Sucht werden (etwa Spielsucht) oder mit rauschhaften Erfahrungen verbunden sein können (Kaufrausch, „Runner's High"). Auch erklären die beschriebenen Zusammenhänge, warum manche genetischen Polymorphismen des Dopamin-D_2-Systems (etwa eine verminderte Rezeptorendichte) mit Suchtgefährdung korrelieren.

Das Problem von Sucht und Abhängigkeit wurde erst zu einem breiten gesellschaftlichen Problem, als psychoaktive Substanzen isoliert, konzentriert und über längere Zeit gelagert werden konnten. Neben der Verfügbarkeit spielen beim Suchtverhalten auch genetische Faktoren, kulturelle Einflüsse und psychosoziale Faktoren eine Rolle (➤ Abb. 15.5).

Verhaltensgenetische Studien mit Zwillingen und Adoptivkindern zeigen, dass genetische Faktoren beim Suchtverhalten nicht unterschätzt werden dürfen, und inzwischen sind auch bestimmte Genvarianten identifiziert worden, die über Effekte im Neurotransmitterstoffwechsel eine Sucht wahrscheinlicher machen. Eine wichtige Rolle spielt zudem das soziale Umfeld: Suchterkrankungen sind deutlich häufiger in sozial angespannten Verhältnissen (niedriger

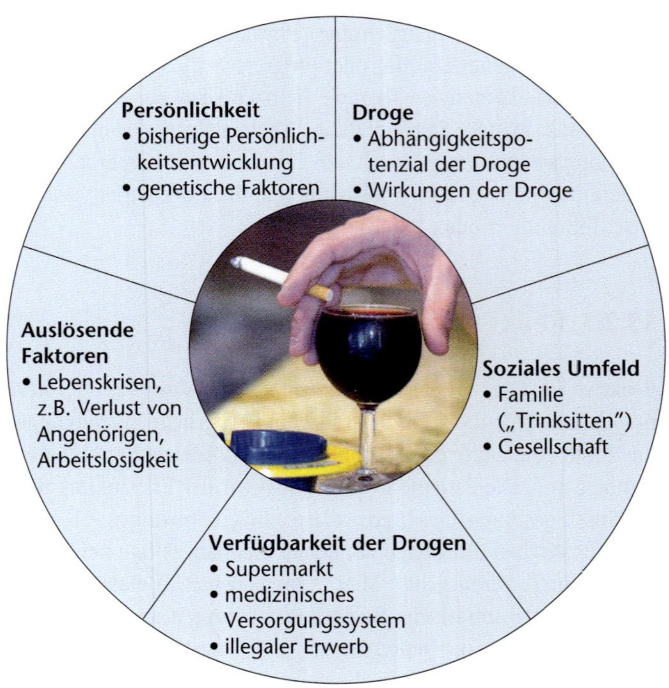

Abb. 15.5 Faktoren der Suchtentwicklung [Foto: K183]

sozialer Status, Arbeitslosigkeit, soziale Isolation sowie Dauerstress oder geringe Autonomie am Arbeitsplatz).

Definition

Beim **Suchtverhalten** besteht ein Drang, ständig oder periodisch eine Substanz (z. B. Alkohol, psychotrope Medikamente) zu konsumieren oder eine bestimmte Handlung (z. B. Glücksspiel) auszuführen.

Suchtverhalten wird vom **Risikogebrauch** und vom **sporadischen Gebrauch** abgegrenzt (➤ Abb. 15.6):

- **Sporadischer Gebrauch:** mit keinen nachteiligen Folgen verbundener gelegentlicher Gebrauch
- **Risikogebrauch** (*at-risk users*): Es besteht weder psychische noch körperliche Abhängigkeit, die betroffenen Personen konsumieren jedoch eine Substanzmenge, die in epidemiologischen Studien mit nachteiligen gesundheitlichen Effekten in Zusammenhang gebracht wird. Bei Nikotin ist der Gebrauch jedweder Substanzmenge ein Risikogebrauch.
- **Missbrauch** (*problem users*): Es besteht eine **psychische Abhängigkeit.** Eine Substanz wird trotz negativer sozialer oder körperlicher Folgen weiterhin zugeführt, weil auf die psychische Wirkung (z. B. Angstreduktion) nicht verzichtet werden kann.
- **Abhängigkeit** (*dependent users*): Es besteht **körperliche Abhängigkeit.** Bei Nichteinnahme der Substanz kommt es zu Entzugserscheinungen (z. B. Angst, Unruhe, Zittern, bei der Alkoholabhängigkeit evtl. zu Delirium tremens oder Krampfanfällen). Meist ist eine Toleranzentwicklung zu beobachten, d. h., der Abhängige muss die Dosis steigern, um die gleiche Wirkung zu erzielen.

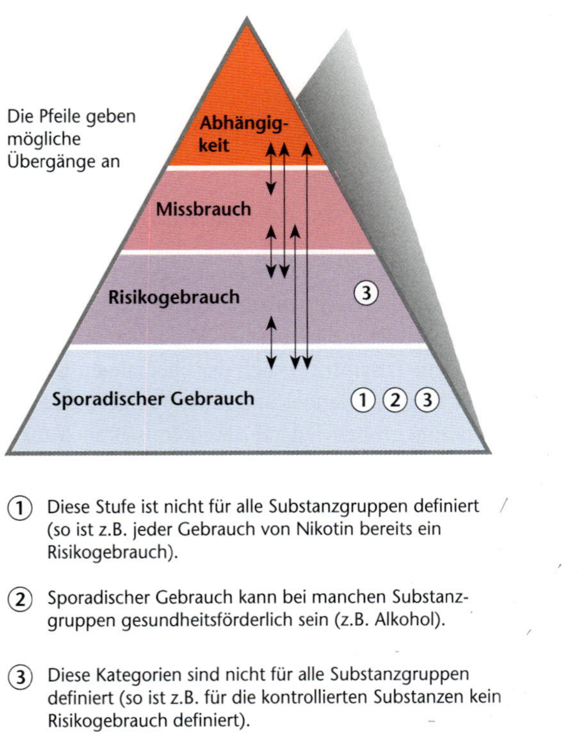

Abb. 15.6 Die vier Stufen des Substanzgebrauchs. Die Pfeile geben mögliche Übergänge an. Eine rasche, die anderen Stufen überspringende Abhängigkeitsentwicklung wird z. B. bei injizierten Opioiden gesehen. [L157]

Suchtpotenzial

Das Suchtpotenzial ist z. T. **nutzerspezifisch** (genetische Faktoren, psychosoziale Belastungsfaktoren), zum Teil aber auch **stoffspezifisch.** Bei fast allen psychotropen Substanzen besteht ein stoffspezifisches Abhängigkeitspotenzial, d. h., der Benutzer kann allein aufgrund der Einnahme der Substanz abhängig werden. Dieser Effekt beruht auf dem Homöostasepotenzial des Körpers: Bei Zufuhr einer psychotropen Substanz wird die Produktion der Antagonisten bzw. der Transmitter abbauenden Systeme an den Synapsen erhöht oder aber die Elimination der Substanz durch Hochregulierung von Enzymsystemen beschleunigt (z. B. Alkohol oder Barbiturate in der Leber). Um die gleiche Wirkung zu erzielen, müssen dann nach einiger Zeit höhere Mengen der Substanz eingenommen werden. Dies ist auch der Grund, weshalb sich die normalen Glückserfahrungen des täglichen Lebens so rasch abnutzen – der Glückseffekt eines Lottogewinns etwa ist innerhalb weniger Monate vollständig verpufft. Keine Gewöhnungseffekte sind bisher bei Neuroleptika beobachtet worden; der Gewöhnungseffekt bei Cannabis ist dagegen nicht mehr umstritten.

Rolle des Arztes

Entgegen landläufiger Meinung können Ärzte und Ärztinnen ihren Patienten und Patientinnen bei Suchtproblemen tatsächlich helfen – wenn sie die richtigen Techniken beherrschen und das Problem überhaupt erkennen (s. u.). Ihre Rolle stützt sich nach einem amerikanischen Merkschema auf das „sechsfache A" (➤ Abb. 15.7).

Prinzipien der Diagnostik

Ein erheblicher Prozentsatz von suchtkranken Patienten wird jahrelang in Allgemein- und Facharztpraxen behandelt, ohne dass das Suchtproblem jemals angesprochen wird.

- Grundsatz der Diagnostik ist deshalb: **Fragen.** Nur wer direkte, persönliche Fragen nach einer Suchtproblematik stellt, kann eine Bearbeitung initiieren. Hierzu wurden jeweils substanzspezifische Screening-Fragen entwickelt, welche eine Suchtproblematik mit zum Teil hoher Sensitivität und Spezifität erkennen (z. B. CAGE-Screening-Fragen bei Alkoholerkrankung, s. u.).
- Wenn möglich, sollte der Konsum quantifiziert werden: Wie oft? Wie viel? Unter welchen Umständen?
- Besteht der Verdacht auf eine Suchtproblematik, sollte nach Zeichen der körperlichen Abhängigkeit, nach begleitenden körperlichen oder psychischen Problemen sowie nach sozialen Schwierigkeiten (familiären, juristischen, Arbeitsplatzproblemen) gefragt werden.

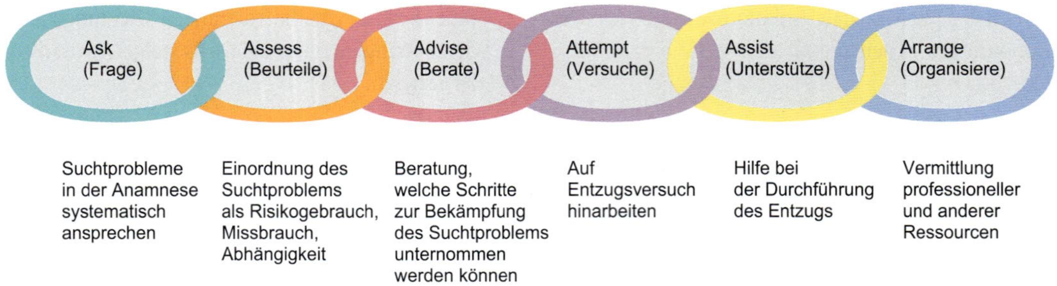

Abb. 15.7 Die Rolle des Arztes bei Suchtproblemen nach einem einfachen Merkschema [L157]

Prinzipien der Therapie

Die therapeutischen Maßnahmen hängen u. a. von der Schwere der Abhängigkeit, von der missbrauchten Substanz und von den möglichen Komplikationen beim Entzug ab (z. B. wird Nikotinentzug ambulant durchgeführt, bei Alkoholentzug ist dagegen oft eine stationäre Aufnahme erforderlich). Hierzu einige Anmerkungen:

- **Ziele der Therapie** sind körperliche Gesundung, psychische Stabilisierung und soziale Wiedereingliederung. Es wird im Allgemeinen eine Abstinenz von der Substanz angestrebt. Ausnahmen von dieser Regel werden neuerdings bei manchen Alkoholabhängigen und unter bestimmten Umständen (z. B. bei einer schweren körperlichen Erkrankung wie AIDS und mehreren erfolglosen Therapieversuchen) bei Heroinabhängigen gemacht.
- Bei der **Motivierung zur Therapie** hat der Hausarzt eine wichtige Funktion, indem er auf eine initiale Krankheitseinsicht hinwirkt, Hilfsmöglichkeiten anspricht und den Patienten weiter unterstützt, z. B. nach einem Termin in einer Beratungseinrichtung wiedereinbestellt.
- Die **Entgiftung** erfolgt stationär, wenn ein ambulanter Entzug, z. B. wegen der erwarteten Entzugssymptome, nicht aussichtsreich erscheint oder zu gefährlich ist (mögliche Komplikationen).
- **Psychotherapie und Soziotherapie:** Empfehlenswert ist meist eine Kombination aus Verhaltenstherapie, psychodynamischen und familienbezogenen Maßnahmen; alle psychotherapeutischen Ansätze folgen universalen Prinzipien. Darüber hinaus ist es wichtig, den Alltag und die sozialen Beziehungen im Hinblick auf die Sucht zu strukturieren. Dies umfasst auch die Beendigung sozialer Beziehungen, die im Drogenumfeld liegen (z. B. weinseliger Kegelklub). Die besten Bedingungen für einen erfolgreichen Entzug bieten Spezialeinrichtungen.
- Die Nachbetreuung sollte eine Teilnahme an Selbsthilfegruppen, eine fortgeführte Psychotherapie und engmaschige Kontakte mit dem Hausarzt beinhalten.

PRAXISBEZUG

Intervention bei „erlernten" Störungen

Die folgenden Prinzipien gelten sowohl für Süchte als auch für Essstörungen und andere verhaltensbedingte Probleme (z. B. Gewalt in der Partnerschaft) (➤ Abb. 15.8). Jeder einzelne dieser Schritte muss vom Patienten selbst gegangen werden; kein Therapeut kann und soll diese Schritte für seinen Patienten tun!

- **Verstehen, dass das betreffende Verhalten ein Problem darstellt:** Dies ist oft der schwierigste Schritt, da das Problem nicht selten verleugnet wird (z. B. „Mein Trinken tut mir nichts" bei Alkoholismus) bzw. nicht richtig eingeordnet wird (z. B. „Ich habe ihn provoziert" bei körperlichem Missbrauch in Partnerschaften).
  Rolle von Ärzten und Ärztinnen: Problemverhalten erfragen und diagnostizieren.
- **Einsehen, dass es einen Weg aus dem Problem gibt:** Dieser Schritt kann durch Selbsthilfegruppen und Freunde erheblich erleichtert werden.
  Rolle des Arztes: Beratung, Kontaktvermittlung.
- **Weg so vorbereiten, dass er individuell gangbar wird:** Dieser Schritt umfasst die Mobilisierung der individuellen und sozialen Ressourcen des Patienten sowie die Umstrukturierung des sozialen Umfelds.
  Rolle des Arztes: Beratung, evtl. medikamentöse Unterstützung (z. B. Nikotinpflaster), Vermittlung von Hilfspersonen.
- **Weg gehen:** Dieser Schritt braucht bisweilen mehrere Anläufe und meist tatkräftige „Wegbegleiter".
  Rolle des Arztes: empathische Nachsorge, bei Scheitern Analyse der für das Scheitern verantwortlichen Faktoren, Motivierung zu weiteren Versuchen.

Alkoholkrankheit

Epidemiologie und soziale Bedeutung

Alkoholmissbrauch und Alkoholabhängigkeit gehören zu den häufigsten Ursachen für psychische und körperliche Erkrankungen.

Die Lebenserwartung ist beim Alkoholiker um 15 Jahre reduziert. Nach dem Zusammenbruch der ehemaligen UdSSR sank die Lebenserwartung für Männer innerhalb weniger Jahre um mehr als 6 Jahre, was zum großen Teil auf Alkoholmissbrauch zurückgeführt wird. Häufige Todesursachen bei Alkoholkrankheit sind Herzerkrankungen, Krebserkrankungen, Suizide und Lebererkrankungen.

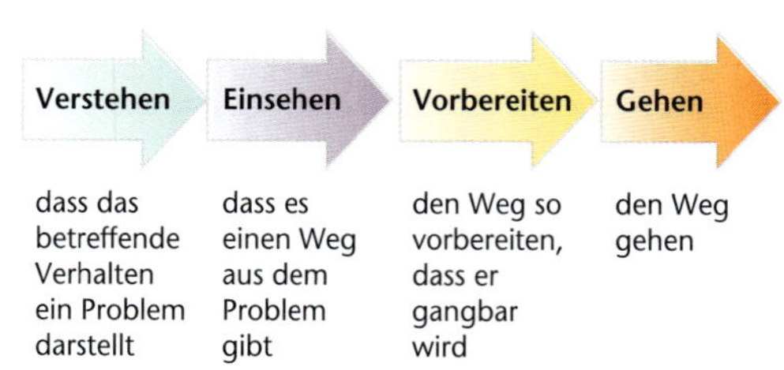

Abb. 15.8 Intervention bei „erlernten" Störungen [L157]

Hinzu kommen Unfälle, vor allem Verkehrsunfälle, bei denen in 60 % Alkohol ein mitverursachender Faktor ist.

Etwa 3 % der Bevölkerung sind alkoholabhängig, ebenso viele betreiben einen Alkoholmissbrauch. Mehr als 8 Millionen Bundesbürger praktizieren zudem einen riskanten Alkoholkonsum. Der Alkoholkonsum hat sich in den westlichen Ländern in den letzten 40 Jahren etwa verdoppelt (der Marktpreis von Alkoholika ist in dieser Zeit um die Hälfte gesunken).

Von der Alkoholkrankheit besonders betroffen sind die 25- bis 45-Jährigen sowie die Berufsgruppen der Selbstständigen und ungelernten Arbeiter. Viele Studien weisen außerdem darauf hin, dass das Risiko, alkoholabhängig zu werden, für Ärztinnen und Ärzte deutlich erhöht ist: Die Lebenszeitprävalenz für operativ tätige Mediziner bis zu 15%! Die Geschlechterverteilung M : F beträgt 2,5 : 1.

Die epidemiologische Datenlage weist dem Alkohol auch eine positive Rolle zu: Moderater Alkoholgenuss (10–30 g Alkohol pro Tag) ist demnach mit einem moderat erniedrigten kardiovaskulären Risiko verbunden, was das „französische Paradox" erklären könnte – die Tatsache, dass Franzosen trotz einer an gesättigten Fetten reichen Ernährung relativ selten an kardiovaskulären Erkrankungen leiden. Allerdings häufen sich die Hinweise, dass der beobachtete protektive Effekt auch ein Artefakt sein könnte, denn moderater Weinkonsum steht nun einmal auch für ein insgesamt ressourcenreiches und damit gesundheitsförderliches Leben.

Definition

Der früher gebräuchliche Begriff des Alkoholismus wurde zugunsten des weniger entwertenden Terminus Alkoholkrankheit aufgegeben. Man unterscheidet (die beiden ersten Kategorien werden heute auch etwas kompliziert als **„Störung durch Alkoholkonsum bzw. Alkoholkonsumstörung"** zusammengefasst):

- **Risikogebrauch:** Gebrauch von Alkohol in Mengen, die in epidemiologischen Studien mit gesundheitsschädlichen Effekten verbunden sind: bei Männern ab 40 g/d und bei Frauen ab 20 g/d. Dieser von der WHO festgelegte Grenzwert wird in Deutschland von 6,5 Millionen Menschen überschritten. Allerdings steht diese Definition auf schwachen Füßen, da in vielen Studien auch schon bei geringeren Mengen eine erhöhte Morbidität (Tumoren, Lebererkrankungen, Hypertonus) beobachtet wird. Zudem eignen sich epidemiologische Daten nicht, um sinnvolle Empfehlungen für den Einzelnen auszusprechen. Die Frage der „gesunden Dosis" bleibt deshalb weiterhin unklar.
- **Alkoholmissbrauch (= schädlicher Gebrauch = Alkoholabusus):** Trinkverhalten, welches körperliche und/oder psychosoziale Schäden nach sich zieht
- **Alkoholabhängigkeit** (➤ Abb. 15.9): Gebrauch, bei dem mindestens drei der folgenden acht Kriterien erfüllt sind:
  - Starker Wunsch/Zwang („kommt nach Hause, muss trinken")
  - Verminderte Kontrollfähigkeit zur Beendigung („kann nicht aufhören")
  - Entzugssymptome
  - Konsum mit dem Ziel, Entzugssymptome zu lindern (morgendlicher „Augenöffner")
  - Toleranzentwicklung („braucht immer mehr")
  - Trinken ohne Anlass
  - Vernachlässigung von Interessen
  - Konsum trotz schädlicher Folgen

Organische Veränderungen bei Alkoholkrankheit

Kardiovaskuläre Störungen

- **Dosisabhängige Blutdrucksteigerung:** Diese ist durch viele Faktoren bedingt: Aktivitätssteigerung des sympathischen Nervensystems, gesteigerte Funktion der Nebennierenrinde, erhöhte ADH-Sekretion, Störungen des extra- und intrazellulären Elektrolytstoffwechsels, verminderte Prostazyklinsynthese.
- **Dilatative Kardiomyopathie,** eventuell mit Rhythmusstörungen. Pathogenetisch spielen eine verminderte Synthese myokardialer Proteine und hämorrhagische Insulte am Herzmuskel infolge der besonders bei kurzfristiger exzessiver Alkoholaufnahme auftretenden systolischen Blutdruckerhöhung eine Rolle.

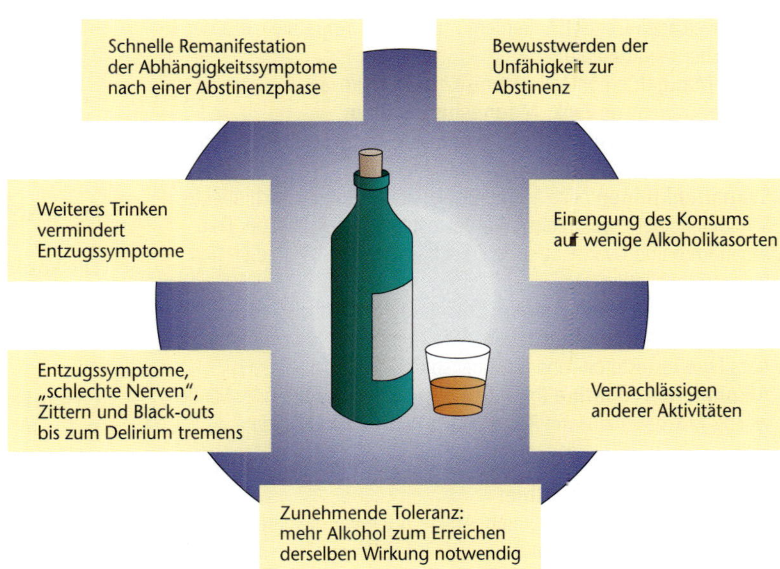

Abb. 15.9 Stationen der Alkoholabhängigkeit [L157]

Gastrointestinale Störungen
- **Magen-Darm-Trakt:** akute Ösophagitis, Gastritis, Duodenitis, selten Mallory-Weiss-Syndrom (➤ 7.3.9)
- **Pankreas:** akute und chronische Pankreatitis
- **Leber:** Schädigungen entstehen durch verschiedene Mechanismen, z. B. Anfall von lebertoxischem Azetaldehyd beim enzymatischen Abbau von Ethanol, Zunahme reduzierender Äquivalente durch Verschiebung des Redoxquotienten NADH/NAD^+ sowie Induktion von Zytochrom P450. Folgekrankheiten sind Fettleber (Fetteinlagerung in den Hepatozyten durch verminderte Fettsäureoxidation, gesteigerte Fettsäure- und Triglyzeridsynthese sowie gestörte Abgabe von Triglyzeriden als VLDL), Alkoholhepatitis (➤ 8.1.6) und Leberzirrhose (➤ 8.1.8). Es entwickeln sich die für Lebererkrankungen typischen Hautveränderungen wie Spider-Nävi und Palmarerythem. Eine Sonderform der alkoholtoxischen Leberschädigung ist das Zieve-Syndrom mit Ikterus, hämolytischer Anämie und Hyperlipoproteinämie (➤ 8.1.6).

Karzinome
Karzinome sind beim Alkoholkranken 10-mal häufiger als beim Nichtalkoholiker und betreffen vor allem HNO- und Gastrointestinaltrakt: Mund-, Rachen-, Kehlkopf-, Ösophagus-, Magen-, Kolon- und Leberkarzinom, aber auch Brustkrebs.

Hämatopoetisches System und Immunsystem
Auswirkungen in diesem System sind nur teilweise direkte Folge des Alkoholkonsums, sondern vielfach auch durch die im Zuge der Alkoholkrankheit entstehende Fehlernährung und Vitaminmangel bedingt:
- Leichte **Anämie** mit Erhöhung des MCV (Blutungen/Folsäuremangel)
- **Störungen der Immunfunktion:** Leukozytose, herabgesetzte Granulozytenmobilität und -adhärenz, Beeinträchtigung der zellulären Immunabwehr. Letztere kann sich in einem falsch negativen Tuberkulintest oder in einer erhöhten Infektanfälligkeit für Tbc und andere Pneumonien äußern.
- Leichte **Thrombozytopenie**

Stoffwechsel
- **Hypertriglyzeridämie:** Alkohol hemmt die β-Oxidation von Fettsäuren und fördert die Fettsäuresynthese in der Leber. Die überschüssigen Fettsäuren werden zu Triglyzeriden verestert.
- **Hyperurikämie:** Alkohol hemmt die renale Exkretion von Harnsäure.
- **Porphyria cutanea tarda** (➤ 10.6.3)

Weitere körperliche Veränderungen
- Akute alkoholische **Myopathie** mit Rhabdomyolyse und akutem Nierenversagen (selten); außerdem chronische Myopathie meist der Oberschenkelmuskulatur
- **Ca^{2+}-Mangel:** erhöhtes Frakturrisiko, Osteoporose
- Mangelzustände an **Zink, Magnesium, Kalium**
- **Hypoglykämien:** Alkohol hemmt die Glukoneogenese, außerdem bestehen oft reduzierte Leberglykogenreserven.
- **Sexualfunktionen** beim Mann: testikuläre Atrophie (durch direkte Schädigung der Leydig-Zellen und Testosteronausfall); bei der Frau Amenorrhö und Ovarienatrophie (durch verminderte Östradiol- und Progesteronbildung)
- **Hormonelle Veränderungen:** Erhöhung des Kortisolspiegels, Störung der Vasopressinsekretion, Abfall von Schilddrüsenhormonen, Abfall der Testosteron- und Östrogenspiegel
- **Alkoholembryopathie** (bis 0,5 % der Neugeborenen): u. a. Minderwuchs, Mikrozephalus mit Retardierung und Gesichtsstigmata

Neuropsychiatrische Folgeschäden der Alkoholerkrankung
- **Wernicke-Enzephalopathie:**
  - Klinik: Bewusstseinseintrübung, Ataxie, Augenmuskelparesen, Pupillenstörung, Nystagmus
  - Pathogenese: Thiamin-(Vitamin-B_1-)Mangel durch Mangelernährung und alkoholbedingte Resorptionsstörungen führt zu Nervenläsionen im Mittelhirn
  - Therapie: sofortige hoch dosierte parenterale Vitamin-B_1-Gabe
- Alkoholbedingte **Demenzerkrankungen:** Ca. 10 % der Demenzerkrankungen sind Folge chronisch-exzessiven Alkoholkonsums.
- **Korsakoff-Syndrom** (Sonderform der alkoholbedingten Demenz): atrophische Hirnveränderung mit Verlust des Alt- und Neugedächtnisses, Orientierungsstörungen
- **Alkoholhalluzinose:** Meist handelt es sich um akustische Halluzinationen, die bis zum Selbstmordversuch führen können.
- **Alkoholpolyneuropathie:** Bei 20 % der Patienten kommen, evtl. durch nutritiven Thiaminmangel bedingt, Parästhesien, Abschwächung der Muskeleigenreflexe an den Beinen, Paresen und/oder eine Störung der Schweißproduktion als Zeichen der autonomen Neuropathie vor.
- **Kleinhirnatrophie:** Gangataxie, Dysarthrie (Sprechstörung), Tremor

Klinik

Die Klinik ist – solange noch keine organischen Veränderungen aufgetreten sind – unspezifisch. Hinweise können z. B. gastrointestinale Symptome (Übelkeit am Morgen, Ösophagitis, Gastritis), Foetor aethylicus (Alkoholfahne), metabolische Hinweise wie Hypoglykämie oder erhöhte Serumtriglyzeride oder psychische Auffälligkeiten (z. B. Reizbarkeit, Depression, Schlafstörungen) sein.

Nur die wenigsten Alkoholkranken entsprechen dem Bild des „Penners". Die meisten sind sozial gut angepasst und unauffällig, manchmal auch übermäßig freundlich.

Man unterscheidet (nach Jelinek) fünf Arten von Trinkverhalten:

Einteilung des Trinkverhaltens nach Jelinek
- **α-Trinker** (Konflikt- und Erleichterungstrinker): ohne Kontrollverlust und ohne organische Veränderungen („Problemtrinker")
- **β-Trinker** („Stammtischtrinker", „sozialer Trinker"): kein regelmäßiger übermäßiger Alkoholkonsum, keine organischen Veränderungen
- **γ-Trinker** (süchtiger Trinker): schwere psychische und physische Abhängigkeit, häufige Räusche mit Bewusstseinsverlust (jedoch kein beständiges Trinken)
- **δ-Trinker** (Gewohnheitstrinker): mit ausgeprägter psychischer und physischer Abhängigkeit, aber ohne Kontrollverlust („Spiegeltrinker")
- **ε-Trinker** (periodischer Trinker): episodischer Alkoholexzess („Quartalssäufer")

Folgeschäden der Alkoholkrankheit

Die körperlichen Auswirkungen der Alkoholkrankheit sind immens (➤ Abb. 15.10). Sie umfassen organische und psychisch-neurologische Folgekrankheiten.

Organische Schäden

Fast alle Organsysteme können durch chronischen Alkoholkonsum gestört bzw. geschädigt werden. Einige Veränderungen sind zunächst reversibel, eine alkoholbedingte Leberverfettung kann sich beispielsweise zurückbilden. Eine bereits eingetretene Leberzirrhose ist jedoch irreversibel.

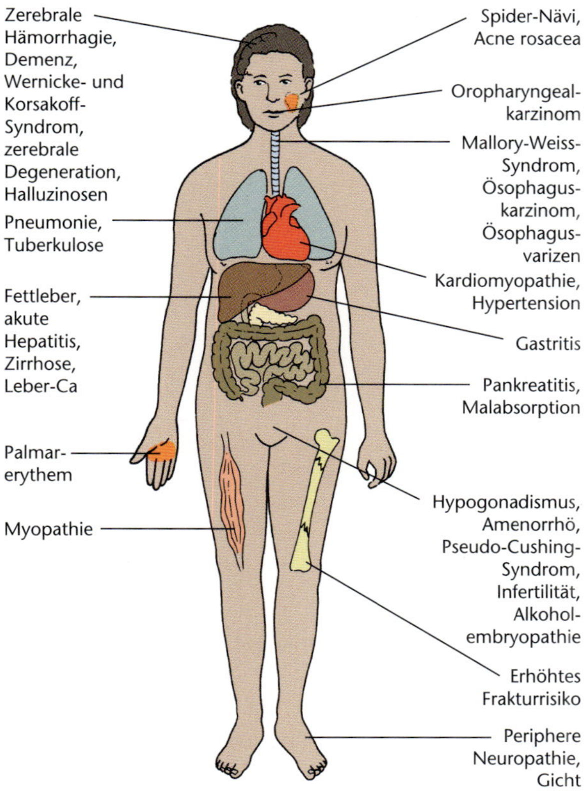

Abb. 15.10 Organische Veränderungen bei Alkoholkrankheit [L157]

Psychische und neurologische Veränderungen

Die häufigsten psychischen Veränderungen sind die akute Alkoholintoxikation (Rausch) sowie das Alkoholentzugssyndrom.

Alkoholintoxikation

Mäßiger Alkoholkonsum kann bekanntermaßen eine leichte Euphorie, Entspannung und erhöhtes Selbstvertrauen auslösen; z. T. kann eine leicht enthemmende oder auch aggressionsfördernde Wirkung beobachtet werden. Bei der eigentlichen Intoxikation kommt es zu deutlicheren affektiven Veränderungen (z. B. Enthemmung), neurologischen Symptomen wie Gangataxie, Dysarthrie und Endstellungsnystagmus sowie Störungen der Bewusstseinslage, die bei schwerer Intoxikation bis hin zu Koma und Tod reichen können (tödliche Blutalkoholkonzentration: meist > 5 ‰, wobei auch höhere Konzentrationen überlebt werden können).

Alkoholentzugssyndrom

Bei körperlicher Abhängigkeit kommt es im Falle einer plötzlichen Alkoholabstinenz zu Entzugserscheinungen, welche in drei Stadien auftreten können:

- **Entzugssyndrom ohne Delir** („vegetativer Entzug"): Brechreiz, Diarrhö, Schwitzen, Hypertonie, Tachykardie, feinschlägiger Tremor, Unruhe, dysphorische Verstimmung
- **Prädelir** („Tremolo"): Neben den vegetativen Erscheinungen besteht ein grobschlägiger Tremor. Der Patient ist schreckhaft, schlaflos, wird immer ängstlicher; Krampfanfälle und vereinzelte Halluzinationen können auftreten. Der Betroffene ist aber bei suggestivem Zureden noch örtlich orientiert.
- **Delirium tremens:** Der Patient ist wahnhaft bewusstseinsgestört, verliert die Orientierung und hat schwere, meist optische, gelegentlich aber auch akustische, olfaktorische oder taktile Halluzinationen. Seine psychomotorische Unruhe ist extrem (Nesteln), die Selbstgefährdung ist hoch. Das Delirium tremens tritt oft am 2.–3. Tag nach Alkoholentzug auf und dauert 3–10 Tage. Die Letalität liegt unbehandelt bei 20 %. Das Delirium tremens kann als Entzugsdelir, aber auch während einer starken Trinkphase als **Kontinuitätsdelir** auftreten.

Diagnostisches Vorgehen

Der alkoholkranke Patient kommt meist nicht wegen seines Alkoholmissbrauchs, sondern wegen anderer Erkrankungen oder wegen der alkoholbedingten Folgeerkrankungen (z. B. Magenbeschwerden) zum Arzt. Das Vorliegen einer Alkoholkrankheit sollte vermutet werden, wenn:

- eine oder mehrere mit Alkoholkrankheit assoziierte körperliche Erkrankungen (z. B. Leberzirrhose) vorliegen.
- eine „typische" soziale oder psychologische Konstellation vorliegt.
- die Vorgeschichte oder die körperliche Untersuchung bestimmte „typische" Merkmale zutage bringt (➤ Abb. 15.11).

Anamnese

Leider versagt die Kunst der Anamnese häufig, wenn es um unangenehme Fragestellungen geht. Eine Alkoholkrankheit kann jedoch nur dann diagnostiziert werden, wenn direkt und beharrlich danach gefragt wird. Art, Menge und Häufigkeit des Alkoholkonsums müssen gezielt erfragt werden (die Patienten untertreiben dabei aus naheliegenden Gründen meist erheblich).

Zusätzlich sollte gefragt werden nach:

- Folgen des Alkoholkonsums, z. B. Rauschzustände, Erinnerungslücken
- Trinkanlass: gewohnheitsmäßig oder in bestimmten Situationen
- Soziale Auswirkungen: z. B. Probleme am Arbeitsplatz, Führerscheinentzug
- Psychische Symptome wie Depressionen, Unruhe, Angst
- Entzugssymptome (s. o.) in der Vorgeschichte
- Hinweise auf körperliche oder psychiatrische Folgeerkrankungen, z. B. Magenbeschwerden oder Pankreatitis

Körperliche Untersuchung

Falls noch nicht geschehen, sollte stets eine gründliche körperliche und neurologische Untersuchung durchgeführt werden. Dabei ist besonders auf neurologische Störungen, Zeichen der Leberschädigung (z. B. Vergrößerung der Leber) und Herzschäden zu achten. Einen Anhalt bietet gelegentlich auch das allgemeine Erscheinungsbild des Patienten (z. B. aufgedunsenes rötliches Gesicht, Schwitzen, Palmarerythem, Spider-Nävi, Tremor).

Vielfach werden standardisierte Fragebögen eingesetzt, um Risikopatienten oder manifest Erkrankte zu identifizieren. Diese reichen von einfachen Screening-Fragen oder „*Alcohol use disorder identification test*" (AUDIT-C-Screening-Test) bis zu komplexen Testwerken

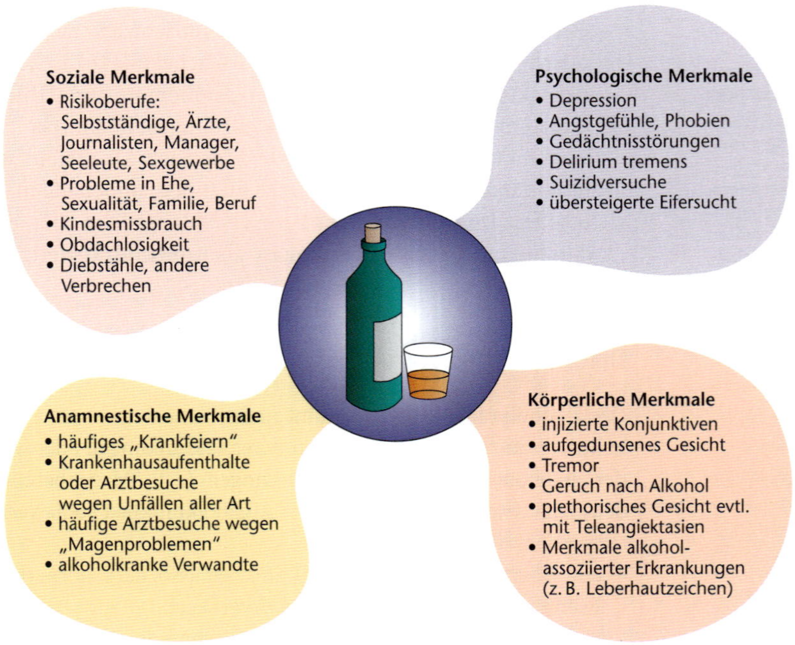

Abb. 15.11 „Typische" Merkmale der Alkoholkrankheit [L157]

wie dem Münchner Alkoholismus-Test (MALT) und dem Lübecker Alkoholabhängigkeits- und -missbrauchs-Screening-Test (LAST).

PRAXISBEZUG

Screening-Fragen bei Verdacht auf Alkoholkrankheit (CAGE-Fragen)

- **C***ut down:* Haben Sie jemals das Gefühl gehabt, dass Sie lieber weniger trinken sollten?
- **A***nnoyed:* Haben Sie sich schon einmal über Leute geärgert, die Sie wegen Ihres Alkoholkonsums kritisiert haben?
- **G***uilt:* Haben Sie jemals Schuldgefühle wegen Ihres Trinkens gehabt?
- **E***ye opener:* Haben Sie schon mal nach einem alkoholreichen Abend gleich morgens früh am nächsten Tag etwas getrunken, um damit einen „Kater" zu kurieren?

Labor

Laborwerte sind lediglich Hinweise, haben aber keinen Beweiswert für eine Alkoholerkrankung. Typische Veränderungen sind: γ-GT- (am empfindlichsten), GOT- und GPT-Erhöhung als Hinweis auf toxische Leberschädigung, MCV-Erhöhung, Harnsäureerhöhung durch verminderte renale Harnsäureausscheidung, Triglyzeriderhöhung.

Das kohlenhydratdefiziente Transferrin (*carbohydrate-deficient transferrin*, **CDT**) soll nach einer täglichen Alkoholaufnahme von mehr als 60 g an mindestens 7 aufeinanderfolgenden Tagen im Serum erhöht sein (Männer > 20 ng/l, Frauen > 28 ng/l). Bei schwerer Leberinsuffizienz oder cholestatischen Lebererkrankungen kann der Test jedoch falsch positiv sein.

Therapie

Oft wird die komplette Abstinenz als Therapieziel angesehen. Es hat sich jedoch gezeigt, dass dies womöglich nicht für alle Alkoholabhängigen die richtige Strategie darstellt. Für manche alkoholabhängigen Patienten kann das Erlernen des sog. reduzierten Trinkens eine therapeutische Option sein. In diesem Stadium können **Kurzinterventionen** (z. B. „10-Schritte-Programm zum selbstkontrollierten Trinken") mit nicht wertender Aufklärung, motivierender Gesprächsführung und Förderung der Problemauseinandersetzung zur Verhaltensänderung führen. Diese auch vom Hausarzt zu leistende Intervention veranlasst bis zu 50 % der Alkoholiker, ihren Konsum um etwa die Hälfte zu reduzieren. Für sehr starke, schwerstabhängige Konsumenten ist jedoch oft die komplette Abstinenz der bessere Weg.

Wie bei anderen Therapieformen, die auf eine tief greifende Verhaltensänderung zielen, ist immer das soziale Umfeld auf Schritt und Tritt einzubeziehen:

- Einbeziehung der unmittelbaren Familienangehörigen (Ehepartner) in die Therapie – nur so kann zum Beispiel das oft erhebliche Problem der Verleugnung durchbrochen werden.
- Integration in Selbsthilfegruppen: z. B. Anonyme Alkoholiker. Hier brechen allerdings bis zu zwei Drittel wegen der kompletten Abstinenzforderung die Mitgliedschaft ab.
- Modifikation des Arbeitsplatzes: keine Solo-Arbeit, Supervision, Reduzierung von Konkurrenz- und Stresssituationen
- Umgestaltung suchtfördernder sozialer Beziehungen („Stammtisch")

Behandlungsphasen und -dauer

Die Behandlung des abhängigen Alkoholkranken kann in mehrere Phasen gegliedert werden, die sich teilweise überschneiden:

- Die **Frühinterventions- und Motivationsphase** kann Wochen, Monate bis Jahre dauern. Sie dient der Klärung der Diagnose, der Motivation und dem Aufbau der Behandlungsbereitschaft des Patienten sowie seiner Sozialpartner. Häufig sind

Alkoholkranke erst dann bereit, sich ihrer Erkrankung „zu stellen" und überhaupt erst anzuerkennen, dass sie krank sind, wenn sie durch den Alkohol am Abgrund stehen (z. B. Verlust oder drohender Verlust des Arbeitsplatzes, Auseinanderbrechen der Familie). Kurzinterventionen durch den Hausarzt (s. o.) erhöhen die Motivation!

- Die **Entgiftungsphase** dauert Tage bis einige Wochen. Bei leichten Entzugserscheinungen kann sie evtl. ohne medikamentöse Behandlung ambulant begleitet werden; bei zu erwartendem schwererem Entzugssyndrom ist dagegen immer eine stationäre Therapie, evtl. mit medikamentöser Unterstützung, erforderlich. Mittel der Wahl bei schweren vegetativen Entzugssymptomen und beim Prädelir sind Clomethiazol (Distraneurin®) oder Benzodiazepine; sie wirken sedierend und erhöhen die Krampfschwelle. Ein Delirium tremens wird immer auf der Intensivstation behandelt.
- Die **Entwöhnungsphase** kann meist ambulant gestaltet werden; sie dauert mehrere Monate. Kernelement ist der regelmäßige Besuch von Selbsthilfegruppen.
- Die **Weiterbehandlungs- und Nachsorgephase** besteht in lebenslanger Zusammenarbeit mit Selbsthilfegruppe, behandelndem Arzt, Betriebsarzt bzw. Sozialarbeiter und Partner zur Stabilisierung des in der Entwöhnungsphase Erlernten.

Medikamentöse Begleittherapie

Die Rückfallquote liegt bei etwa 85 % der alkoholabhängigen Patienten; sie kann möglicherweise durch den Einsatz von sog. **Anticraving-Substanzen** verringert werden. Hierzu stehen der μ-Opiatrezeptor-Antagonist Naltrexon sowie der NMDA-Rezeptor-Antagonist Acamprosat (Campral®) zur Verfügung. Die Wirksamkeit dieses Therapieprinzips ist allerdings umstritten und allenfalls moderat. Beide Substanzen dürfen nur als Teil eines umfassenden Therapieprogramms eingesetzt werden.

Obwohl vom Prinzip her einleuchtend, ist die medikamentöse Aversionstherapie mit **Disulfiram** (Antabus®) nur sehr eingeschränkt hilfreich (Disulfiram hemmt die Alkoholdehydrogenase und führt damit zum Anfall toxischer Metaboliten mit nachfolgender Übelkeit und Erbrechen nach der Alkoholaufnahme).

Prognose

Zwei Jahre nach Intervention sind noch etwa 40–50 % der abhängigen Trinker trocken; diese Quote halbiert sich im Lauf der Zeit.

Während für ambulante Abstinenzgruppen (z. B. Anonyme Alkoholiker) ein prognoseverbessernder Einfluss nachgewiesen werden kann, ist immer noch unklar, ob die Therapie durch Spezialeinrichtungen den kombinierten Anstrengungen von Patient, Hausarzt, Familie und Arbeitgeber überlegen ist.

Medikamentenmissbrauch

Von den heute in Deutschland im Handel befindlichen Medikamenten haben ca. 5 % ein eigenes Missbrauchs- und Abhängigkeitspotenzial. Schätzungsweise 1,4 Millionen Menschen (mehr Frauen als Männer) sind in Deutschland medikamentenabhängig (das entspricht in etwa der Zahl der Alkoholabhängigen). Besonders verbreitet ist die Abhängigkeit von Benzodiazepinen, die nicht selten von Ärzten auf Privatrezept verordnet werden, um mögliche Kontrollen der Gesetzlichen Kassen zu vermeiden. Die Folgen trägt der Betroffene, aber auch die Allgemeinheit (bei bis zu 30 % der Verkehrsunfälle mit Personenschaden werden Benzodiazepine im Urin gefunden).

Medikamentenmissbrauch und -abhängigkeit werden häufig nicht oder erst spät diagnostiziert, da es keine typische Symptomatik gibt. Man unterscheidet:

- **Risikogebrauch** (s. o. unter „Definition"): Dieser wird bei jeder Einnahme stimmungsverändernder Medikamente über mehr als 3 Monate angenommen.
- **Missbrauch:** Wird besonders mit Analgetika, Laxanzien und Diuretika, aber auch mit leistungssteigernden Medikamenten (z. B. Hormonpräparaten) betrieben. Die verwendeten Medikamente machen nicht direkt körperlich abhängig – mit Ausnahme der Opioide. Bei chronischem Missbrauch führen aber die den ursprünglich zu bekämpfenden Symptomen sehr ähnlichen Nebenwirkungen (z. B. bei Analgetika der Arzneimittelkopfschmerz oder bei Laxanzien die hypokaliämische Darmlähmung) manchmal zu einer vermehrten Einnahme des Medikaments.
- **Abhängigkeit:** Abhängig machende Medikamente sind vor allem Tranquillanzien (Benzodiazepin-Derivate), Hypnotika (Barbiturate), alkoholhaltige Medikamente und Stimulanzien wie Amphetamine oder Ephedrin (in Expektoranzien). Neuroleptika und Antidepressiva besitzen dagegen praktisch kein Abhängigkeitspotenzial. Die neueren benzodiazepinähnlichen „Z-Drugs" (Zolpidem, Zopiclon, Zaleplon) besitzen wohl ein geringeres Abhängigkeitspotenzial, sollten aber nicht an Medikamentenabhängige verordnet werden.

CAVE!

Es wird geschätzt, dass etwa ein Drittel der Medikamente mit Abhängigkeitspotenzial de facto zur Aufrechterhaltung einer Sucht verordnet werden. Die Abhängigkeit wird dabei oft durch das Verordnungsverhalten von Ärzten unterhalten, die Medikamente mit bekanntem Suchtpotenzial länger verordnen, als in den Leitlinien vorgesehen. So ergab eine Analyse von 3,5 Millionen Kassenrezepten, dass allein aufgrund des Verschreibungsverhaltens etwa 130.000 Patienten zu Schwerstabhängigen gemacht werden!

Klinik

Wenn es nicht zu Intoxikationen oder Entzugssymptomen (s. u.) kommt, gibt es keine typische Klinik. Der Verdacht wird genährt durch:

- Die Forderung des Patienten nach „seinem" psychotrop wirkenden Medikament
- Häufigen Arztwechsel
- Psychovegetative Störungen wie Schlaflosigkeit, Konzentrationsschwäche, Unruhe, unspezifische Angst und Kopfschmerzen. Diese Symptome können der Grund für die Einnahme

15

von Schmerz- oder Beruhigungsmitteln sein. Andererseits treten beim Absetzen von Benzodiazepinen – auch wenn sie in niedriger Dosierung eingenommen wurden – Angst, Unruhe und Schlafstörungen auf (Rebound-Phänomen), welche wiederum durch die Einnahme von Beruhigungsmitteln kuriert werden.

Entzugssymptome

Bei Barbiturat- oder Benzodiazepinabhängigkeit entspricht die Entzugssymptomatik derjenigen des Alkoholentzugs (s. o.), ein Delir kann aber erheblich später (bis 8 Tage nach der letzten Einnahme) auftreten. Beim Entzug von Amphetaminen kommt es zu Schlafstörungen, depressiver Verstimmung und Erschöpfung.

Diagnostisches Vorgehen

Diagnostisches Mittel der Wahl ist das (wiederholte) Gespräch mit dem Patienten. Zur Diagnosesicherung und Therapiekontrolle kann auch ein Urin- oder Serum-Screening auf die missbrauchten Medikamente durchgeführt werden.

Therapie

Der Behandlungsbeginn sollte stationär erfolgen und gehört in die Hand von Spezialisten. Eine Übersicht über die Hilfsangebote bei der Deutschen Hauptstelle für Suchtfragen findet sich unter www.dhs.de. Je frühzeitiger eine Medikamentenabhängigkeit behandelt wird, desto besser sind die Heilungschancen.

Wesentliche prophylaktische Maßnahmen sind die Aufklärung des Patienten über das Abhängigkeitspotenzial der von ihm eingenommenen Medikamente sowie eine strenge Indikationsstellung bei der Verordnung psychotroper Medikamente.

CAVE!

Anmerkungen zur Verschreibung psychotroper Medikamente

- Medikamente ersetzen keine Gespräche oder Psychotherapie. Langzeitverschreibungen stellen Beihilfe zur Sucht dar.
- Lässt sich das gleiche Ziel auch anders erreichen – z. B. Entspannung durch autogenes Training oder ein pflanzliches Mittel?
- Benzodiazepine führen auch in niedriger Dosierung schon nach wenigen Monaten beim Absetzen zu einem Rebound-Phänomen. Für „Benzos" gilt deshalb die **4-K-Regel:** **k**lare Indikation, **k**leine Dosis, **k**urze Anwendungsdauer (maximal 14 Tage), **k**ein abruptes Absetzen.
- Für Barbiturate als Schlafmittel gibt es keine Indikation mehr. Neben dem hohen Abhängigkeitspotenzial spricht vor allem die hohe „Suizidtauglichkeit" gegen ihren Einsatz. Indiziert sind Barbiturate nur noch als Antiepileptika und in der Anästhesie.
- Für Schlafmittel gilt generell: Bei Patienten über 60 Jahre ist davon auszugehen, dass der Schaden (v. a. durch Verwirrtheit, Tagesmüdigkeit und vermehrte Stürze) den Nutzen überwiegt.

Nikotinabhängigkeit

Nikotin ähnelt chemisch dem Neurotransmitter **Acetylcholin** und bindet wie Letzteres an die Rezeptoren bestimmter Neurone, die daraufhin vermehrt das „Wohlfühlhormon" **Dopamin** sowie Noradrenalin, Serotonin und β-Endorphine ausschütten. Entsprechend vielfältig wirkt Nikotin: stressabbauend, entspannend, aber auch vigilanzsteigernd und appetithemmend.

Tabakkonsum ist die wichtigste Ursache verhütbarer Mortalität und Morbidität in den Industrieländern. Jeder zweite Raucher stirbt vorzeitig an einer durch das Rauchen bedingten Erkrankung und durchschnittlich verlieren Raucher etwa 7,5 Lebensjahre.

Rauchen ist der Hauptrisikofaktor für Lungenkrebs (14-fach erhöhtes Risiko bei Rauchern) und eine der wichtigsten Ursachen für Herz-Kreislauf-Erkrankungen. Weitere Folgen sind unter anderem Lungenemphysem, Blasenkrebs, Brustkrebs, Darmkrebs, Ösophaguskrebs, HNO-Tumoren, Katarakt, Makuladegeneration, Asthma, Osteoporose sowie bei den Kindern rauchender Mütter Frühgeburtlichkeit, Dystrophie, Anfälligkeit für Infekte der oberen Luftwege, ein vielfach gesteigertes Risiko für den plötzlichen Kindstod, Verhaltensstörungen (vor allem Aufmerksamkeitsdefizitsyndrom) und eine insgesamt erhöhte Mortalität. Es wird geschätzt, dass die durchschnittliche Lebenserwartung in den Industrieländern 3 Jahre länger wäre, würden alle Menschen mit dem Rauchen aufhören.

Es gibt keine Schwelle für sicheres Rauchen – selbst der Konsum von nur 1–4 Zigaretten pro Tag geht mit einem deutlich (2,5-fach) erhöhten Risiko für koronaren Herztod einher. Ansonsten steigt das Risiko von tabakassoziierten Folgeschäden mit dem Konsum in Pack Years (Produkt aus Schachteln pro Tag und Dauer des Rauchens in Jahren) an.

In Deutschland rauchen derzeit 27 % der erwachsenen Männer und 21 % der erwachsenen Frauen. Etwa 60 % davon gelten als tabakabhängig (der Grad der Abhängigkeit kann mit einem kurzen Selbstbeurteilungsfragebogen, dem Fagerström-Test, abgeschätzt werden). Die allermeisten von ihnen haben als Jugendliche mit dem Rauchen begonnen. Der Anteil der rauchenden Jugendlichen ist mit ca. 7 % der 12- bis 17-Jährigen derzeit auf dem niedrigsten Stand seit 1979.

MERKE

Die Schädlichkeit des Rauchens ist den meisten Rauchern bekannt. Dieses Wissen hält die meisten Konsumenten jedoch nicht vor weiterem Rauchen zurück. Aufgabe des Arztes ist es daher nicht nur, vor den Gefahren zu warnen, sondern vor allem Hilfestellung bei der Entwöhnung anzubieten.

Die Rolle des Passivrauchens wurde lange Zeit unterschätzt. Heute weiß man, dass der durch die Nase eingezogene Rauch nicht weniger schädlich ist als der durch den Mund eingezogene (*There is nothing passive about passive smoking*).

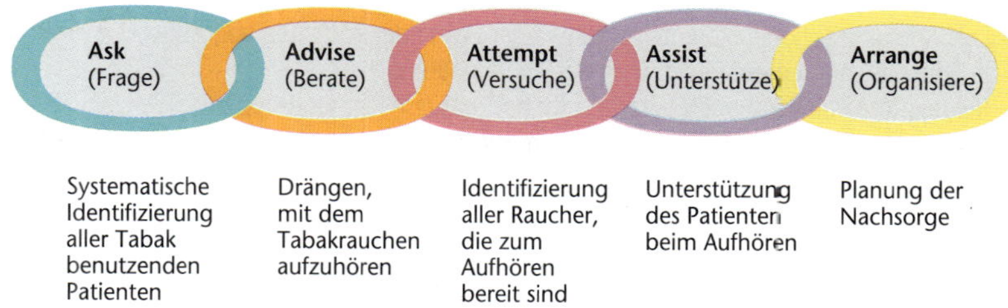

Abb. 15.12 Die „5 A" der Rauchentwöhnung. Im Vergleich zu dem in ➤ Abb. 15.1 vorgestellten Merkschema entfällt das *Assess* bei der Nikotinsucht, da jedes Maß an Nikotinkonsum problematisch ist. [L157]

Rauchentwöhnung

- Etwa die Hälfte der Deutschen, die jemals geraucht haben, haben damit aufgehört.
- 70 % der Raucher wollen mit dem Rauchen aufhören. Pro Jahr versucht etwa ein Viertel aller Raucher aufzuhören.
- 90 % der Raucher sind sich des mit dem Rauchen verbundenen Gesundheitsrisikos bewusst.
- Nur 50 % der wegen eines akuten Koronarsyndroms Behandelten geben das Rauchen auf.
- Die am häufigsten für die Rauchentwöhnung angegebenen Gründe sind:
  - Angst vor Krankheit – zu aktiven Schritten kommt es jedoch oft erst bei rauchbedingten oder als rauchbedingt angesehenen Symptomen (Husten, Kurzatmigkeit, Brustschmerzen) oder bei Erkrankungen enger Familienmitglieder.
  - Sozialer Druck von Familie, Arbeitsplatz und Freunden
- 90 % früherer Raucher geben an, ohne ärztliche Unterstützung aufgehört zu haben, die meisten davon durch abrupte Abstinenz.
- Etwa 3–6 % erreichen nach einem Aufhörversuch die mittelfristige Entwöhnung (rauchfrei nach einem Jahr). Das Aufhören gelingt mit professioneller Unterstützung etwa doppelt so oft wie ohne.
- Die Rolle alternativer Verfahren (z. B. Hypnose, Homöopathie) bei der Rauchentwöhnung ist umstritten. Einerseits erhöhen selbst Placebos den Entwöhnungserfolg um etwa 10 %. Andererseits hat sich gezeigt, dass etwa die Akupunktur keine spezifische Wirkung hat.

Therapie

Wie bei anderen Suchtproblemen auch sind Ärzte meist echte „Kavaliere", wenn es ums Rauchen geht: Nur ein Drittel der Raucher erhalten von ihrem Arzt jemals Ratschläge oder Unterstützung bei der Entwöhnung. Zudem ist der Kenntnisstand bezüglich geeigneter Strategien zur Rauchentwöhnung bestenfalls bescheiden. Dies ist äußerst bedauerlich, wenn man die gesundheitliche Tragweite der Nikotinsucht bedenkt. Es ist wissenschaftlich zweifelsfrei erwiesen, dass Nikotinabhängigkeit durch einfache Strategien erfolgreich zu behandeln ist und dass gerade Hausärzte dabei eine wichtige Rolle spielen – immerhin kann professionelle Unterstützung die Chance einer gelungenen Entwöhnung verdoppeln (Beratungsstrategie und-inhalte ➤ Tab. 15.2).

Es gibt keinen Grund, einem Raucher davon abzuraten, die Entwöhnung selbst zu versuchen – die meisten Raucher schaffen das Aufhören aus eigenem Antrieb, internetbasierte Angebote und Selbsthilfemanuale können dabei möglicherweise helfen. Traut der Raucher sich das nicht zu oder scheitert er dabei, können psychotherapeutische und/oder Medikamente zur Unterdrückung der Entzugssymptomatik den Erfolg möglicherweise erhöhen.

Zu den Aufgaben des Hausarztes bei der Planung der Rauchentwöhnung siehe ➤ Abb. 15.12 und ➤ Tab. 15.2.

Wichtig bei der Beratung ist die Information über die zu erwartenden Entzugssymptome: intensives Verlangen nach einer Zigarette, Reizbarkeit, Angst, Ungeduld und Zorn, Konzentrationsstörungen, Heißhunger sowie Schlafstörungen. Die Symptome beginnen innerhalb weniger Stunden nach der letzten Zigarette, kulminieren nach 2–3 Tagen und nehmen innerhalb von mehreren Wochen bis Monaten ab.

Als grobe Faustregel kann gelten, dass die Erfolgsquote der Rauchentwöhnung mit der Intensität der ärztlichen Beratung und psychosozialen Begleitmaßnahmen ansteigt. Das wichtigste Element scheint dabei zu sein, den Patienten Mut zu machen, dass sie den Ausstieg schaffen können. Die Rolle einer begleitenden pharmakologischen Therapie ist zunehmend umstritten. In manchen Studien kann der Entwöhnungserfolg durch Medikamente verdoppelt werden, andere Studien (und zwar gerade die von Herstellern unabhängig geplanten Studien) zeigen allenfalls einen marginalen Nutzen.

Pharmakologische Interventionen

Die Nikotinersatztherapie galt lange Zeit als wichtiger Baustein bei der Rauchentwöhnung. Allerdings wird dies zunehmend infrage gestellt: In einigen Studien ist der Erfolg der Rauchentwöhnung unter Nikotinersatztherapie nicht größer als ohne. Der Stellenwert der anderen beiden medikamentösen Strategien bei der Rauchentwöhnung ist wegen der damit verbundenen unerwünschten Wirkungen und der unbekannten Langzeiteffekte noch stärker umstritten, sie sind damit allenfalls Mittel der zweiten Wahl.

Nikotinersatztherapie

- Bei welchen Patienten die Anwendung von Nikotinpflastern, Nikotinkaugummis, Nikotinnasensprays oder -inhalatoren die Erfolgsrate der Rauchentwöhnung erhöht, ist in der Diskussion. Möglicherweise profitieren schwerstabhängige Raucher; bei den anderen scheint der Rat gerechtfertigt, es aus eigener Kraft zu versuchen. Die Auswahl der Applikationsart (z. B. Kaugummi oder Pflaster) sollte dem Patienten überlassen werden. Die Dosis muss entsprechend der Anzahl der gerauchten Zigaretten eingestellt werden.
- Die Ersatztherapie in festen Dosierungsintervallen (z. B. 1–2 Kaugummis jede Stunde) ist vermutlich erfolgreicher als eine Dosierung ad libidum (z. B. bei Entzugssymptomen – die Anflutung ist hierfür im Vergleich zur inhalativen Zufuhr zu langsam).
- Ist eine Ersatztherapie geplant, sollte sie auf die Dauer von 8–12 Wochen angelegt werden; dabei wird der Gebrauch allmählich reduziert. Ob eine Nikotinersatztherapie über 12 Wochen hinaus den Erfolg erhöhen kann, ist umstritten.
- E-Zigaretten können für manche Raucher als Brücke zum Entzug dienen.

15

- Lokale Hautreaktionen kommen bei etwa der Hälfte der Patienten vor; in 5 % erzwingen diese Reaktionen den Therapieabbruch.
- Relative Kontraindikationen bestehen für bestimmte Patientengruppen mit kardiovaskulären Erkrankungen (unmittelbare Postinfarktperiode, schwere Arrhythmien, schwere Angina pectoris).

Bupropion
Dieses Antidepressivum mit dopaminergen und noradrenergen Effekten kann den Erfolg der Rauchentwöhnung zumindest kurzfristig steigern und zwar unabhängig davon, ob eine begleitende Depression vorliegt oder nicht. Wegen nicht seltener Nebenwirkungen (Schlafstörungen, Mundtrockenheit, Kopfschmerzen, aber auch psychiatrische Störungen) und wegen der im Lauf der Zeit abnehmenden Wirksamkeit sind die Langzeiterfolge jedoch eher moderat (schwächer als Vareniclin). Deshalb wird dieses Medikament in Europa nur bei starken Rauchern und oft erst nach Versagen einer Nikotinersatztherapie eingesetzt.

Vareniclin
Dieser Wirkstoff ist ein partieller Agonist am Nikotinrezeptor, er wirkt also wie Nikotin. Dabei bleibt die durch die Rezeptorstimulation ausgelöste langsame Freisetzung von Dopamin erhalten, auf der die „belohnende" Wirkung von Nikotin beruht. Entzugssymptome werden damit abgemildert. Da Vareniclin mit Nikotin um die Bindung am Rezeptor konkurriert, tritt bei einem Rückfall eine weitere erwünschte Wirkung ein: die zusätzliche belohnende Wirkung der Zigarette entfällt. Nebenwirkungen sind recht häufig und bestehen in Übelkeit, Kopfschmerzen, Schlafstörungen, Geschmackstörungen sowie innerer Unruhe und Depressionen. Auch wenn die Häufigkeit schwerer Nebenwirkungen (wie erhöhte Suizidalität und Herzinfarktrisiko) umstritten ist, ist das Medikament trotz seiner in Studien dokumentierten guten Wirksamkeit für die Praxis eher zweite Wahl. Selbst in den Studien setzten immerhin ein Drittel der Versuchsteilnehmer das Medikament wegen unerwünschter Wirkungen ab.

Mehrfache Entwöhnungsanläufe sind jedoch auch bei gut „eingestellten" Rauchern nicht selten und sollten in der Gesamtstrategie eingeplant werden. Rückfälle sollten genau analysiert (Wann? Warum?) und die Strategie für die weiteren Versuche entsprechend modifiziert werden. Stets ist eine begleitende Alkoholerkrankung oder eine Depression zu bedenken, da diese eine Rauchentwöhnung erschweren.

Ein wichtiges Problem ist die bei 80 % der Entwöhnten auftretende Gewichtszunahme – in der Regel liegt diese bei etwa 2 kg, bei immerhin 15 % aber über 10 kg.

Gesundheitlicher Effekt der Rauchentwöhnung

Nach etwa **15 Jahren der Abstinenz** ist die Mortalitätsrate ehemaliger Raucher fast an die der lebenslangen Nichtraucher angeglichen. Schon nach einem Jahr der Abstinenz ist die Hälfte des rauchbedingten kardiovaskulären Risikos ausgeglichen, wohingegen 30–50 % des rauchbedingten Lungenkrebsrisikos selbst nach 10 Jahren Abstinenz weiterbestehen.

Dass sich allein durch eine **Reduktion des Rauchens** positive gesundheitliche Effekte einstellen, ist leider unwahrscheinlich. So lassen sich positive Effekte auf die mögliche Entwicklung einer COPD oder auf das kardiovaskuläre Risiko nicht nachweisen und auch das Risiko für ein Bronchialkarzinom reduziert sich allenfalls minimal.

15.2.5 Arzt und Patient

„To know what kind of person has a disease is as essential as to know what kind of a disease a person has."

(F. S. Smyth)

Arzt-Patient-Beziehung

Das medizinische Arsenal umfasst im positiven Falle lindernde und lebensverlängernde, im ungünstigen Fall toxische und lebensverkürzende Mittel und Methoden. Kein Wunder, dass Vertrauen zu den wichtigsten Zutaten der Patient-Arzt-Beziehung gehört. Wie elementar wichtig diese Beziehungsebene für den Patienten ist, wird Ärzten und Ärztinnen oft erst klar, wenn sie „auf der falschen Seite der Spritze" landen, also selbst Patienten sind.

Die Bedeutung der Beziehung von Arzt und Patient erklärt auch, weshalb Patienten einen Arzt zuerst nach seiner Persönlichkeit beurteilen. *Dave Sackett* (einer der „Erfinder" der Evidence-based Medicine) formuliert, was das für den Arzt und die Ärztin bedeutet: „The most powerful therapeutic tool you'll ever have is your own personality."

Wenn Ärzte von dem besonderen Vertrauensverhältnis sprechen, das zwischen ihnen und ihren Patienten bestehe, so beziehen sie sich oft auf die **Sachebene** des Informationsaustauschs („Nein, wir geben Ihre medizinischen Daten nicht an Dritte weiter"). Wenn der Patient von seinem Vertrauensverhältnis dem Arzt gegenüber spricht, so geht er eher von einem umfassenderen Vertrauensbegriff aus: Vertrauen, dass der Arzt seine Sorge als Patient ernst nimmt, dass er auf seine Fragen eingeht, und Vertrauen, dass er die Störung, an der er leidet, erkennen und effektiv behandeln kann. Die Patient-Arzt-Beziehung enthält also die Hoffnung auf Empathie und auf fachliche Kompetenz und umfasst somit zusätzlich zur Sachebene auch eine **Beziehungsebene.**

Helfersyndrom

Ein gutes Beispiel für Probleme in der Beziehungsebene ist das sog. Helfersyndrom. Dabei hat die Patientin oder der Patient die abhängige, der Helfer die überlegene, versorgende, fast omnipotente Rolle. Beide Seiten brauchen diese Rollenaufteilung zu ihrer psychischen Stabilisierung und unterstützen jeweils unbewusst die Rolle des anderen. Diese starre Rollenverteilung verhindert die Selbstständigkeit und Emanzipation der Patienten und fördert ein frühes „Burnout" der Ärztin oder des Arztes.

MERKE
Um solche oder ähnliche Konflikte zu durchschauen, empfiehlt sich z. B. eine Balint-Gruppe. In diesen Selbsterfahrungsgruppen für Ärztinnen und Ärzte können Gefühle im Umgang mit Patientinnen und Patienten reflektiert und interpretiert werden.

Unausgesprochene Fragen

Auch wenn sie oft nicht explizit angesprochen werden, schwingen in der Beziehung zwischen Arzt und Patient oft zwei Fragen mit: „Wer ist schuld?" und „Warum widerfährt mir dieses Schicksal?".

Tab. 15.2 Aufgaben des Hausarztes bei der Planung der Rauchentwöhnung*

Handlung	Strategie
Schritt 1 (*Ask*): systematische Identifizierung aller Tabakkonsumenten	
Jeden Patienten beim Arztbesuch nach seinem Nikotinkonsum fragen	Die praxisinterne **Dokumentation** jedes Patientenkontakts sollte den Tabakkonsum mit einbeziehen (z. B. Stempel oder Aufkleber).
Schritt 2 (*Advise*): Raten, mit dem Tabakrauchen aufzuhören	
Jeder Raucher sollte in klarer, eindringlicher und individueller Art aufgefordert werden, mit dem Tabakkonsum aufzuhören.	Die Beratung sollte sein: • **Klar:** „Es ist entscheidend für Sie, mit dem Rauchen aufzuhören, und zwar jetzt. Wenn Sie wollen, werde ich Ihnen dabei helfen." • **Eindringlich:** „Als Ihr Arzt sage ich Ihnen aus voller Überzeugung, dass das Aufhören mit dem Zigarettenrauchen der wichtigste Schritt für Ihre jetzige und zukünftige Gesundheit ist." • **Individuell:** Das individuelle Umfeld sollte mit angesprochen werden, z. B. Auswirkung des Rauchens auf Kinder und Ehepartner.
Schritt 3 (*Attempt*): Identifizierung aller Raucher, welche zum Aufhören bereit sind	
Jeder Raucher sollte gefragt werden, ob er zum gegebenen Zeitpunkt zu einem Entwöhnungsversuch bereit ist.	• Ist der Patient zu einem Aufhörversuch bereit ➤ **Hilfestellung** (s. Schritt 4) • Glaubt entweder der Patient oder sein Arzt, dass ein Aufhören nur im Rahmen einer intensiveren Behandlung möglich ist ➤ **Überweisung** an Spezialeinrichtungen. • Ist der Patient zu einem Aufhörversuch nicht bereit ➤ motivierende **Information.**
Schritt 4 (*Assist*): Unterstützung des Patienten beim Aufhören	
Hilfe beim Erstellen eines Entwöhnungsplans	• **Aufhördatum festlegen:** Einigung auf ein Datum, das innerhalb der nächsten 2 Wochen liegen sollte • Unterstützung des Patienten bei der **Vorbereitung auf das Aufhören** • Familie, Freunde und Arbeitskollegen informieren und um Unterstützung bitten • Vorbereitung der Umgebung: Entfernung von Zigaretten, kein Rauchen mehr in Räumen, in denen viel Zeit verbracht wird • Vorhergehende Aufhörversuche analysieren: Was half? Was führte zum Abbruch? • Die zu erwartenden Versuchungen nach dem Aufhören durchgehen und Ausweichstrategien besprechen
Kernpunkte der Beratung	• **Abstinenz:** Vollständige Abstinenz ist Voraussetzung, kein Zug nach dem Aufhördatum. • **Alkohol:** Alkoholgenuss während der Aufhörphase ist statistisch mit höheren Rückfallraten verbunden. Der Alkoholkonsum sollte entsprechend eingeschränkt werden. • **Andere Raucher** im Haushalt: Rauchen anderer im Haushalt, besonders des Ehepartners, ist mit geringeren Erfolgsraten verbunden.
Weitere Beratungsinhalte	• **Nikotinentzugssyndrom:** ist bei starken Rauchern zu erwarten. Das Nikotinentzugssyndrom wird durch Nikotinersatztherapie deutlich vermindert. • **Gewichtszunahme:** Raucher nehmen nach Entwöhnung im Schnitt 2,3 kg an Körpergewicht zu; starke Raucher sowie Frauen nehmen mehr zu als leichte Raucher bzw. Männer. Die Gewichtszunahme ist nur schwer zu verhindern und sollte stets angesprochen werden („Preis für mehr Gesundheit"). • **Kaffeekonsum:** Nikotin beschleunigt die Ausscheidung von Koffein. Während der Rauchentwöhnung sollte deshalb der Kaffeekonsum vermindert werden. • **Gemütserkrankungen:** Depressionen sind bei Rauchern häufiger als bei Nichtrauchern. Da der Erfolg einer Rauchentwöhnung bei zugrunde liegender Depression gering ist, sollte vor Rauchentwöhnung eine antidepressive Behandlung eingeleitet werden.
Psychotherapeutische und/oder pharmakologische Zusatztherapie	Verhaltensorientierte psychologische Beratungen sind nachweisbar wirksam (auch als Gruppentherapie). Die Rolle einer **Nikotinersatztherapie** wie auch die zusätzliche Gabe des Antidepressivums Bupropion oder des auf zentrale nikotinerge Rezeptoren wirkenden Vareniclin ist umstritten. Sowohl Bupropion als auch Vareniclin sind mit häufigen und teilweise schwerwiegenden Nebenwirkungen verbunden, sodass die Indikation in jedem Fall zurückhaltend gestellt werden sollte.
Zusatzmaterial	Viele Verbände und Gesellschaften geben alters-, bildungs- und kulturentsprechendes **Informationsmaterial** heraus. Auch Selbsthilfeprogramme im Internet können möglicherweise beim Entzug helfen.
Schritt 5 (*Arrange*): Planung der Nachsorge	
Vereinbarung der Nachsorgetermine, Begleitung während der Nachsorge	• Der erste **Nachsorgetermin** sollte innerhalb der ersten Woche nach dem Aufhördatum stattfinden, ein zweiter innerhalb des ersten Monats. • Erfolg sollte positiv verstärkt werden; bei fehlgeschlagenem Versuch muss eine Analyse der Faktoren erfolgen, die zum Misserfolg führten. Eventuell ist die Überweisung an eine Facheinrichtung oder Beratungsstelle angezeigt.

*Modifiziert nach: Fiore MC et al. Treating Tobacco Use and Dependence: 2008 Update. U.S. Department of Health and Human Services, 2008 (bphc.hrsa.gov/buckets/treatingtobacco.pdf).

15

Die Frage nach der Schuld hat tiefe Wurzeln. Gerade Angehörige neigen dazu, bei sich selbst ein Versagen zu suchen, weil sie sich selbst in einer „Schutzfunktion" sehen (besonders Eltern ihren Kindern gegenüber). Die Frage nach der Schuld ist aber auch ein kulturelles Phänomen. Wenn eine Beziehung scheitert, hat irgendjemand Schuld; wenn jemand krank wird, muss irgendjemand versagt haben oder sonst etwas schiefgelaufen sein (von den Erdstrahlen bis zu den Impfungen). Aus demselben Grund werden Krankheiten oft unter moralischen Gesichtspunkten gesehen: Jede Erkältung ist dann ein Beweis für einen „falschen" Lebensstil („bei **dem** Lebenswandel kein Wunder …"). Dahinter steht letzten Endes der moderne Glaube, dass wir alles im Griff hätten, solange wir uns nur genug anstrengen und ernsthaft genug bemühen. Solange jemand Schuld hat, gilt umgekehrt: Wenn wir nur alles richtig machen, kann nichts schieflaufen!

15

Dass dem nicht so ist, ist eine der intrinsischen Bedauerlichkeiten des Lebens. Und das führt zur zweiten Frage, die Patientinnen und Patienten oft stellen: Warum werden wir überhaupt krank? Hier können evolutionsmedizinische Überlegungen Anregungen geben, wie sie im folgenden Kasten zusammengefasst sind.

PRAXISBEZUG

Aus Patientensicht: Warum?

Eine häufige Frage von Patientinnen und Patienten – besonders von chronisch Kranken – heißt: Warum bin ich krank?
Müsste die Natur nicht Krankheiten und Leiden längst ausgemerzt haben? Zielt die Evolution nicht auf eine Auslese des Starken, Gesunden? Ja, repräsentieren Krankheiten nicht einen biologischen Konstruktionsfehler? Ungeachtet der Freiheit des Einzelnen, Gott oder die Natur moralisch zu definieren, sind bei diesen Fragen **evolutionsmedizinische Zusammenhänge** zu berücksichtigen, wie sie z. B. von R. Nesse und G. Williams herausgearbeitet wurden:

- Viele der **Krankheitszeichen,** unter denen wir leiden, sind keine Webfehler, sondern biologisch **sinnvolle Abwehrmechanismen,** so z. B. Schmerz und Fieber (Diskussion ➤ 14.5.1), Erbrechen (verhindert systemische Toxinaufnahme), Durchfall (spült Erreger und Toxine aus), Übelkeit (verhindert weitere Aufnahme eines Toxins), Husten (schützt die Luftwege vor Aspiration), Anämie bei chronischen Infektionen (Eisensequestration entzieht den Erregern einen Wuchsstoff), Angst (schützt vor Unfällen) oder Müdigkeit (schützt vor der übermäßigen Plünderung von Energiereserven). Komplexe Lebewesen können ohne diese evolutionären Mechanismen nicht überleben.
- Auch andere Krankheiten sind die Folge **adaptiver** und „im größeren Schema der Dinge" nützlicher **Prozesse:** So sind z. B. die Fähigkeit zur Fettspeicherung sowie ein asymmetrischer Appetit (Säugetiere essen mehr, als sie zur Aufrechterhaltung der kurzfristigen Energiebalance brauchen) ein enormer Vorteil unter den Bedingungen der Nahrungsknappheit. Heute, da der Mensch aus der Wildnis in die Nachbarschaft von McDonald's und Burger King umgezogen ist, hat sich diese Fähigkeit in einen oft mit Siechtum und Verkrüppelung assoziierten Nachteil verkehrt (Fehlanpassung bzw. **Mismatch**). Auch die Suchtkrankheiten stehen auf dem Boden äußerst vorteilhafter biologischer Netze: So wären wir ohne ein diversifiziertes endokrines Belohnungssystem aus endogenen Opioiden (Endorphinen), Katecholaminen und dopaminergen Überträgerstoffen weder motivierbar noch glücksfähig (➤ 15.2.4).
- Andere Krankheiten, wie etwa Infektionskrankheiten, können besser aus einem weniger anthropozentrischen Blickwinkel verstanden werden: Die Konkurrenz der Arten ist eine Tatsache des Lebens. So wie viele andere Arten „Nahrungsressource" des Menschen sind, so ist auch der Mensch seinerseits Nahrungsressource anderer Arten (von Bakterien bis hin zu Leoparden). Es ist diese (im Einzelfall bedauerliche) Tatsache der ineinander **verschränkten Ressourcen,** die den Lebewesen Vielfalt, Anpassungsfähigkeit, Resistenz gegen Umweltveränderungen – und damit letzten Endes Überlebensfähigkeit verleiht (➤ 14.1.1).
- Machen auch genetische Erkrankungen einen „Sinn"? Mutationen setzen sich dann durch, wenn sie einer Gruppe oder einer Art einen reproduktiven Nettogewinn ermöglichen. So ist die Sichelzellanämie für den homozygot Betroffenen zwar tödlich, für den heterozygoten Träger jedoch unter bestimmten Umweltbedingungen (endemische Malaria) ein Überlebensvorteil, der unter dem Strich den Nachteil an individueller Behinderung übersteigt. Dasselbe gilt für das möglicherweise mit einer besseren Resistenz gegen Durchfallerkrankungen assoziierte Mukoviszidose-Gen, die Hämochromatose und andere rezessive Erkrankungen. Viele **genetische Variationen** bieten damit Vorteile für Populationen, nicht jedoch für jedes Individuum.

Die Natur ist weder gut noch böse. Sie folgt nicht dem Gesetz der Perfektion und das Konzept von „Glück" ist ein neueres Produkt menschlicher Kulturleistung, kein evolutionärer Leitgedanke. Nicht, was perfekt ist, überlebt, sondern was in einer sich wandelnden Umwelt genetisch erfolgreich ist. Und biologischer Erfolg ist auf Kompromisse angewiesen: Der aufrechte Gang ermöglicht den Griff nach dem Apfel, aber er prädisponiert auch zu Rückenschmerzen. Durchfall schützt vor der Invasion des Körpers mit Toxinen – aber er setzt Einzelne dem Risiko der Dehydrierung aus. Fordern wir von der Natur individuelles Wohlergehen, so ist sie zur Bosheit verdammt.

Konzepte statt Rezepte

Eine der Erwartungen von Patientinnen und Patienten richtet sich darauf, von ihrer Ärztin oder ihrem Arzt ein **Rezept** zu bekommen. Dem gegenüber steht die Tatsache, dass die meisten Krankheiten in der westlichen Hemisphäre nicht durch Rezepte, sondern durch **Konzepte** zu behandeln sind. Gewichtsabnahme, mehr Bewegung, Stressreduktion, Vermeidung von Nikotin und zu viel Alkohol – zusammen für mehr als die Hälfte der chronischen Krankheiten verantwortlich – lassen sich nicht per Rezeptblock verordnen, sondern allenfalls durch neue Lebenskonzepte, die sich der Patient zu eigen macht. Hier bestehen zwar offensichtliche Grenzen, denn viele Gesundheitsrisiken sind mehr oder weniger stark in den modernen Alltag „einzementiert" (Einführungskapitel zu diesem Buch). Dennoch beginnt der Weg zu neuen Konzepten oft bei der **Anamnese**. Umfragen zeigen, dass weniger als die Hälfte der Patienten von ihren Ärzten nach den wichtigsten lebensstilassoziierten Risikofaktoren wie Bewegungsarmut, Zigarettenrauchen, Alkoholkonsum und Gewichtszunahme befragt werden.

Wenn die Journalistin Frau Karla Kolumna in die Praxis geweht kommt mit einem „Mein Heuschnupfen bringt mich noch um" auf den Lippen, dann liegt der Griff zum Rezeptblock zur Verordnung eines Antihistaminikums nur allzu nahe. Die Hauptbeschwerde des „Heuschnupfens" könnte aber auch eine gute Gelegenheit sein, sich mit der Patientin über eventuell mit ihren häufigen Luftwegsbeschwerden verbundene **Lebensstilfaktoren** zu unterhalten. Ein fiktiver Einstieg zu einem Dialog mit Frau K. wäre z. B.: „Eine chronisch verstopfte Nase kann zwar allergisch bedingt sein, ist jedoch bei Rauchern viel häufiger auf eine chronische Reizung der Schleimhäute durch den Zigarettenrauch zurückzuführen. Ich sehe in Ihrer Krankenakte, dass Sie seit Ihrem 20. Lebensjahr etwa eine Packung pro Tag rauchen. Hat sich daran seit unserem letzten Gespräch etwas geändert?"

Compliance und Non-Compliance

Von **Non-Compliance** (neuer Begriff: **Non-Adherence**) wird gesprochen, wenn der Patient nicht bereit oder in der Lage ist, den Therapieempfehlungen des Arztes zu folgen. Sie kann darin bestehen, dass ein Patient Medikamente nicht korrekt einnimmt, Medikamente absetzt oder entgegen ärztlichem Rat gesundheitsschädliche Praktiken weiterführt.

Non-Compliance ist ein äußerst weitreichendes Problem in der Medizin. Jeder zweite Patient ist non-compliant: Etwa ein Viertel der Patienten können kurzfristige Therapien für akute Erkrankungen nicht „umsetzen", ca. 30–50 % der verordneten Medikamente landen auf dem Müll, 50 % der Patienten mit chronischen Erkrankungen folgen den Therapieanweisungen nicht und 75% ignorieren die ärztlichen Empfehlungen zu Lebensstilveränderungen (z. B. Diätratschläge). Besonders betroffen sind ältere, arme und bildungsferne Patientinnen und Patienten.

Etwa die Hälfte der (volkswirtschaftlich nicht gerade billigen) ärztlichen Bemühungen nimmt damit nicht einmal die erste Hürde auf ihrem Weg zur Verbesserung der Gesundheitsbedingungen des Patienten. Wem die mangelhafte Compliance als ein skandalöses Versagen des Patienten erscheint, möge bedenken, dass es um die Compliance vonseiten der Ärzteschaft womöglich nicht besser bestellt ist: Ärzte sind als Patienten unter Kollegen gefürchtet und halten sich auch in der Wahl ihres Lebensstils nicht häufiger an die von ihnen selbst propagierten Gesundheitsratschläge als ihre Patienten (siehe auch Einleitungskapitel „Helfen und Heilen"). Zudem liegt die Compliance mit den von der Ärzteschaft selbst aufgestellten beruflichen Richtlinien ebenfalls weit unter 50 % – nur einer Minderheit der Ärzte sind etwa die in ihrem Fachgebiet geltenden, nach dem aktuellen Stand der Wissenschaft entwickelten Therapieleitlinien hinreichend bekannt.

Folgen der Non-Compliance

Aus der Non-Compliance resultieren zum Teil schwerwiegende Probleme:

- Gesundheitliche Schäden durch Über- oder Unterdosierung sowie durch unterlassene Therapie
- Fehldiagnosen und Verschreibung inadäquater Therapieformen durch die fälschliche Annahme eines „Versagens" der zunächst verordneten Therapie
- Verschleuderung gesellschaftlicher Ressourcen
- Unzufriedenheit und Frustration aufseiten des Arztes und des Patienten
- Unterminierung des Arzt-Patient-Verhältnisses

Gründe für Non-Compliance

Patienten (wie auch Ärzte) machen nur das, an was sie glauben und was innerhalb ihrer Möglichkeiten liegt. Zudem stellen Ärzte lediglich einen kleinen Teil der oft widersprüchlichen gesundheitsrelevanten Informationen, die auf einen Patienten täglich einströmen („Kakophonie der Gesundheitsinformationen", Robin DiMatteo). Unter den verfügbaren Informationen werden oft diejenigen ausgelesen, die von Vertrauenspersonen gegeben werden, verständlich sind und in die Erfahrungs- und Lebenswelt des Patienten passen. Gründe für Non-Compliance sind:

- **Widersprüchlichkeit von Informationen:** Die ärztliche Praxis ist noch immer wenig standardisiert; widersprüchliche Informationen von unterschiedlichen Ärzten sind für die Patienten die Regel.
- **Mangel an Vertrauen** in die gegebenen Ratschläge: Über die Hälfte der von Ärzten verordneten Maßnahmen oder Medikamente sind entweder nutzlos (z. B. Sekretolytika, Antitussiva) oder im individuellen Falle nicht indiziert (z. B. Antibiotika für Erkrankungen der oberen Luftwege). Die postulierte Wirksamkeit ärztlicher Therapien erfüllt sich also für den Patienten oft nicht.
- **Unzureichende Arzt-Patient-Kommunikation:** Etwa die Hälfte der Patienten kann sich nach einem Arztbesuch nicht mehr an die Ratschläge des Arztes erinnern. Die durchschnittliche „Kontaktzeit" von Arzt und Patient beträgt 6 Minuten pro Besuch, und nur der kleinere Teil hiervon vergeht im ärztlichen Gespräch. Die Art der Kommunikation zwischen Arzt und Patient nimmt dabei noch immer wenig Rücksicht auf die Bedürfnisse des Patienten. Kernprobleme beim ärztlichen Gespräch sind:
  - Das Fehlen einer gemeinsamen Sprache: Viele Ärztinnen und Ärzte sind unfähig oder unwillig, ihre Ratschläge in einer Sprache zu geben, die von den Patientinnen und Patienten verstanden werden kann. Auf schriftliche Ratschläge, die als Gedächtnisstütze dienen könnten, wird ebenfalls in der Regel verzichtet.
  - Mangelndes Eingehen auf die Fragen, Bedenken und das „Gesundheitsverständnis" der Patienten
  - Mangelnde Diskussion der erwünschten Wirkungen (z. B. „Erwarten Sie keine Wunder, alles, was dieses Medikament für Sie tun kann, ist …") sowie der Nebenwirkungen
- **Mangelnde Individualisierung der Therapievorschläge:** Die vorgeschlagenen Therapien passen oft nicht in die reale Lebenswelt der Patientin oder des Patienten, in der neben „Gesundheitsdingen" auch die Ansprüche der Familie, der Arbeitswelt und sonstige persönliche Ambitionen unterzubringen sind, die ihm nun einmal „sein Leben" bedeuten. Gerade bei chronischen Erkrankungen ist dies oft der entscheidende Punkt.

Auswege aus der Non-Compliance

Non-Compliance kann nur durch Verbesserung bzw. Umgestaltung der Arzt-Patient-Beziehung überwunden werden, z. B. durch (➤ Abb. 15.13):

- Effektive, akkurate und an die individuellen Verhältnisse des Patienten angepasste **Kommunikation:** Der Patient „trägt"

15

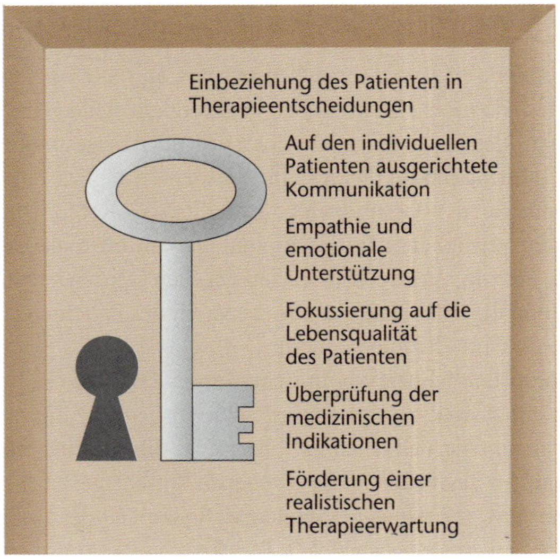

Abb. 15.13 Auswege aus der Non-Compliance [L157]

die Therapie, nicht der Hausarzt oder der Stationsarzt – es ist deshalb angemessen (wenn auch noch immer die Ausnahme), nicht nur den Hausarzt, sondern auch den Patienten nach einem Krankenhausaufenthalt brieflich über die erhobenen Befunde und die sich daraus ergebenden Empfehlungen zu informieren.

- **Einbeziehung des Patienten** in die Therapieentscheidungen (nichtdirektives Arzt-Patient-Verhältnis): Nur durch ein gemeinsames Finden der besten Therapieoptionen kann eine tragfähige, realistische und konfliktfähige „Therapiekoalition" zwischen Arzt und Patient entstehen, welche die vielen Hürden auf dem Weg zum Therapieziel nehmen kann.
- **Emotionale Unterstützung und Empathie:** Das Eingehen auf die Gefühle und individuellen Lebensumstände des Patienten schafft die für eine effektive Therapie unerlässliche Vertrauensbasis.
- **Überprüfung der medizinischen Indikationen:** Das Vertrauen in eine Therapie steigt mit ihrer Effektivität. Der wissenschaftlich begründete Verzicht auf eine Therapie kann deshalb langfristig für die Compliance besser sein als die Verordnung einer zweifelhaft wirksamen Therapieform.
- **Fokussierung auf die Lebensqualität des Patienten:** Das Ziel der Behandlung sollte nicht sein, einen vorgefertigten therapeutischen Plan des Arztes zu erfüllen, sondern zusammen mit dem Patienten eine Therapieform zu finden, die sich in die Lebensziele und -auffassung des Patienten einfügt. Unterschiedliche Therapiestrategien sollten deshalb diskutiert und Therapieziele abgestimmt werden (dies kann bisweilen den Verzicht auf Therapie beinhalten).

15.3 Sterben und Palliation

Umgang mit Erkrankung und Tod – Coping

Jede Erkrankung führt zu psychischen Belastungen (z. B. Angst, Verlusterlebnisse, Sorge um den Arbeitsplatz) und stellt den Patienten vor vielfältige Bewältigungsaufgaben. Das Bemühen, die Belastungen emotional, kognitiv oder durch Handeln zu bewältigen, wird als **Coping** bezeichnet. Möglichkeiten des Umgangs mit Belastungen sind z. B.:

- Aktive Auseinandersetzung und Problemanalyse. Hierzu gehört oft auch die Frage nach dem Warum („Warum bin ich krank?"; ➤ 15.2.5, Kasten „Aus Patientensicht: Warum?").
- Verdrängung, Verleugnung, Sich-Ablenken, Dissimulierung (die Beschwerden verharmlosen), Nichtwahrnehmen von Gefühlen
- Depressiver Rückzug, Resignation, Aggression

Die **Krankheitsbewältigung** kann Einfluss auf den **Krankheitsverlauf** sowie auf die Mitarbeit bei Behandlungsmaßnahmen **(Compliance)** haben. Der Krankheitsverlauf kann umgekehrt Einfluss auf das Bewältigungsverhalten haben. Welches Bewältigungsverhalten jeweils gewählt wird, hängt von vielen Faktoren ab, z. B. von der Bedrohlichkeit der Erkrankung, früheren Erfahrungen mit Krankheit, Persönlichkeit und soziokultureller Herkunft des Patienten sowie der Unterstützung durch das soziale Umfeld.

Aufgabe des behandelnden Arztes ist es, das jeweilige Bewältigungsverhalten zu eruieren, zu respektieren und – z. B. bei der Aufklärung des Patienten – darauf Rücksicht zu nehmen. Intervenieren sollte er nur, wenn es zu somatopsychischen Störungen (➤ 15.2.3) kommt (z. B. Resignation, Depression, Angst, Suizidalität oder vegetative Symptome wie Schlafstörungen) oder durch die Art der Bewältigung diagnostische und therapeutische Maßnahmen verhindert werden.

Palliation

Die Weltgesundheitsorganisation (WHO) definiert die palliative Medizin als einen „Ansatz zur Verbesserung der Lebensqualität von Patienten und ihren Familien, die mit Problemen konfrontiert sind, welche mit einer lebensbedrohlichen Erkrankung einhergehen. Dies geschieht durch Vorbeugen und Lindern von Leiden durch frühzeitige Erkennung, sorgfältige Einschätzung und Behandlung von Schmerzen sowie anderen Problemen körperlicher, psychosozialer und spiritueller Art." Bei der Palliation steht also nicht die Heilung des Patienten, sondern sein Wohlbefinden im Vordergrund.

Dieser Ansatz ist in Deutschland inzwischen auch im Sozialgesetzbuch als Recht verankert: Demnach haben Menschen mit einer „nicht heilbaren, fortschreitenden und weit fortgeschrittenen Erkrankung bei einer zugleich begrenzten Lebenserwartung" das Recht auf eine **Spezialisierte Ambulante Palliativversorgung** (SAPV). Diese kann vom betreuenden Arzt verordnet werden (damit z. B. ein todkranker Patient auf seinen Wunsch hin zu Hause sterben kann) und wird von einem sogenannten multiprofessionellen **Palliative-Care-Team** umgesetzt, welches Pflege, Schmerztherapie und psychosoziale Betreuung koordiniert.

Schwerpunkt Schmerztherapie

Bei etwa drei Viertel der terminal Erkrankten steht im letzten Lebensjahr das Symptom Schmerz im Vordergrund (➤ Abb.

15.14). Die adäquate Schmerztherapie ist damit eine der Kernaufgaben der palliativen Medizin.

Grundprinzipien der Schmerztherapie

- **Erfassung des Schmerzes:** Schmerzen bilden im Gehirn ein „Schmerzgedächtnis", sodass die Schmerzwahrnehmung bei chronischen Schmerzen oft zunimmt. Patienten sollen deshalb nicht versuchen, ihre Schmerzen „auszuhalten". Sie (oder ihre Angehörige) dokumentieren regelmäßig die Schmerzstärke, z. B. einmal täglich, etwa auf einer visuellen Analogskala von 0 bis 100. Mithilfe dieser Angaben wird die Schmerztherapie vorausschauend geplant.
- **Schmerztherapie ist mehr als die Gabe von Schmerzmitteln.** Schmerzen sind immer subjektiv, ihre Wahrnehmung und Auswirkung werden auch durch Zuwendung, positive Erlebnisse, Glücksempfindungen, Berührung, Entspannung usw. gedämpft. Wenn der Patient glaubt, dass ihm eine bestimmte Maßnahme hilft, erfährt er dadurch auch in aller Regel Linderung (umgekehrt gilt das Gegenteil).

WHO-Konzept der medikamentösen Schmerztherapie

Grundsätzlich gilt:

- **„By the mouth"** als erste Option, und zwar in geeigneter, „verzögernder" Galenik (Tabletten, Tropfen, Suppositorien, Pflaster)
- **„By the clock":** prophylaktische statt reaktive Gabe, Dauertherapie statt Therapie auf Verlangen
- **„By the ladder"**, also Wechsel zu höherer Stufe bei ungenügender Wirkung. Dabei gilt: Die Stufenleiter ist zum Aufsteigen, nicht zum Stehenbleiben gedacht (➤ Abb. 15.15).

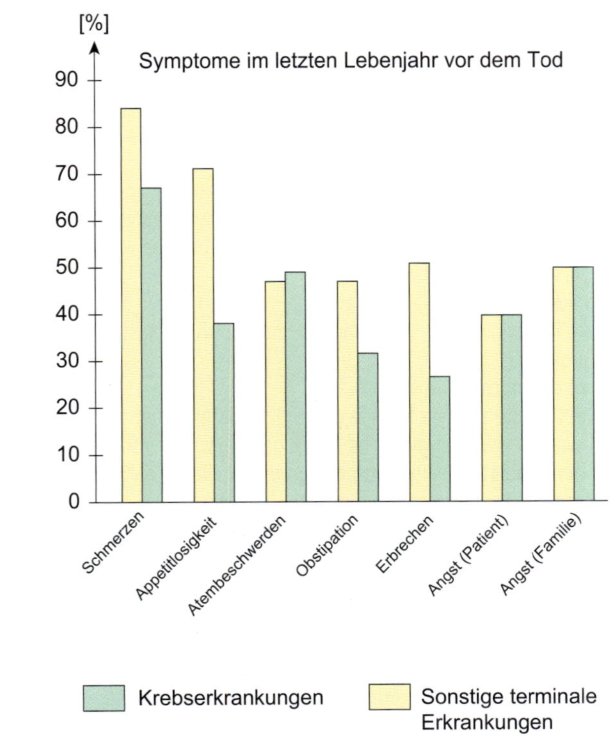

Abb. 15.14 Symptome im letzten Lebensjahr [L231]

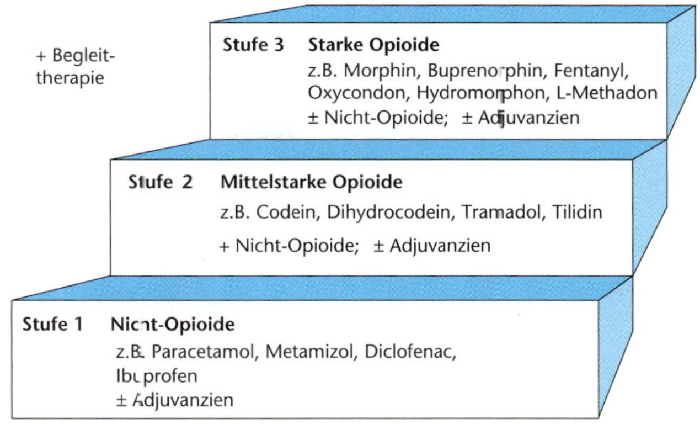

Abb. 15.15 Stufenschema der WHO zur Schmerztherapie. Auf jeder Stufe können Adjuvanzien (Antidepressiva, Neuroleptika oder Antiepileptika) zur Modulation des Schmerzempfindens zusätzlich verordnet werden. [L157]

Sterben und Tod

„Ein guter Tod macht einem ganzen Leben Ehre".

(Petrarch, 1304–1374)

Während die meisten Menschen noch vor wenigen Generationen eines raschen Todes durch Unfälle, Infektionen oder unheilbare Erkrankungen starben, ist heute der lange vorhersehbare Tod im Zuge von chronischen Erkrankungen die Regel.

Ob der Tod als bedeutsamer Abschluss eines Menschenlebens erlebt werden kann oder als bloßes Versagen biochemischer Reaktionen, hängt unter anderem von der Kompetenz des medizinischen Personals im Umgang mit dem Sterben ab. Leider wird der Tod im Krankenhaus oft genug als medizinischer Betriebsunfall gesehen, der Gefühle von Angst, Schuld und Versagen provoziert und in die Organisationsabläufe des Krankenhauses nicht hineinpasst.

Der Zeitpunkt des Todes ist wegen der häufigen Fluktuationen im Krankheitsverlauf vieler chronischer Erkrankungen selbst für erfahrene Ärzte nicht vorhersehbar. Eine vernünftige Empfehlung ist deshalb z. B. die, das Augenmerk dann von „bloßer Therapie" auf „Pflege am Lebensende" zu verschieben, wenn folgende Frage positiv beantwortet werden kann: „Ist dieser Patient oder diese Patientin so krank, dass es mich nicht überraschen würde, wenn er oder sie in den nächsten Monaten stirbt?" Solche Patienten verdienen ein spezielles Augenmerk auf Palliation und Sterbensbewältigung.

Psychodynamik

Während der Auseinandersetzung mit dem bevorstehenden Tod können emotional mehrere Stadien – z. T. auch mehrfach – durchlebt werden (➤ Abb. 15.16):

- Nichtwahrhabenwollen oder Verleugnung
- Wut
- Verhandeln
- Trauer
- Zustimmung, Akzeptanz

Die Gefühle, die der Patient zulassen kann, aber auch seine Kommunikation mit anderen werden davon beeinflusst, in welcher Phase

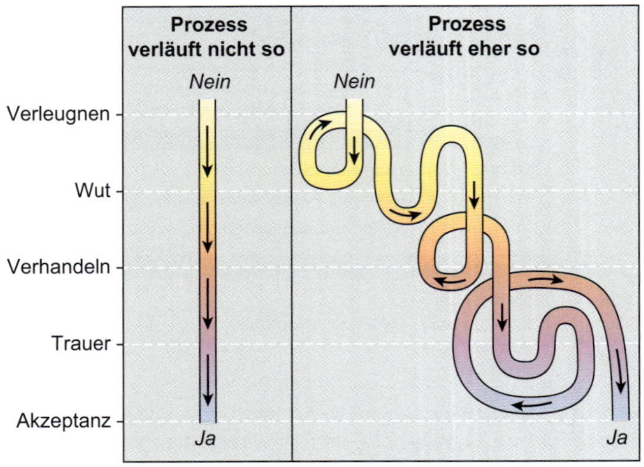

Abb. 15.16 Verarbeitung des bevorstehenden Todes [L231]

er sich gerade befindet. Er muss sich mit Ängsten vor Trennung (z. B. von seinen Angehörigen), mit der Angst vor dem, was kommt, mit der Sorge um seine Angehörigen, mit Trauer (um das, was er verliert; aber vielleicht auch um das, was er gerne noch in seinem Leben erreicht hätte) und auch mit Wut und Ohnmachtsgefühlen auseinandersetzen.

Angemessene Aufklärung

„Lügen nach Bedarf und eigenem Gutdünken" war lange Zeit der zwar nicht ausgesprochene, aber praktizierte Grundsatz vieler Ärzte, wenn es um die Mitteilung schlechter Nachrichten an den Patienten ging. Heute findet die Überlegung zunehmend Anerkennung, dass der Arzt dem Patienten die Möglichkeit vorenthält, sich auf seinen Tod vorzubereiten, wenn er ihn nicht aufklärt.
Die Beachtung der folgenden Grundsätze kann zu einer adäquaten Aufklärung beitragen:

- Es ist entscheidend, frühzeitig mit dem Patienten über das gewünschte Maß an ärztlicher Aufklärung zu reden und sich der psychischen Implikationen bewusst zu sein. (Klare Informationen kollidieren einerseits evtl. mit dem Bewältigungsmechanismus der „Verdrängung", schaffen andererseits jedoch häufig den Ausgangspunkt für eine reife und letztendlich entwicklungsfördernde Einstellung des Patienten).
- Nach Absprache mit dem Patienten sollten Angehörige oder Freunde zu Gesprächen hinzugezogen werden.
- Es kann eine behutsame Mitteilung in mehreren Schritten nötig sein. Nach der Mitteilung muss der Patient in mehreren Gesprächen die Möglichkeit haben, über die Konsequenzen der Diagnose, Behandlungsmaßnahmen und auch über die damit verbundenen Gefühle zu sprechen.
- Entgegen allgemeiner Befürchtungen steigt die Suizidalität nicht, wenn man den Patienten über sein Schicksal aufklärt.
- In seltenen Einzelfällen, etwa wenn der Patient psychisch dekompensiert ist oder aufgrund einer hirnorganischen Beeinträchtigung nicht in der Lage ist, die Information zu verarbeiten, wird der Arzt die Aufklärung (noch) nicht vornehmen können.

Sterbebegleitung

Der behandelnde Arzt teilt sich die Begleitung des Sterbenden mit Familie und Freunden des Patienten, mit Pflegepersonal und Seelsorger. Wichtige Aspekte der Sterbebegleitung sind:

- Angemessene Aufklärung
- Verbindliche Regelung über zu ergreifende „Notfallmaßnahmen" (Reanimation, Beatmung, Intensivmedizin)
- Angemessene Therapie von Schmerzen, Atemnot und evtl. Depression
- Angehörigen und Freunden die Möglichkeit geben, bei dem Sterbenden zu sein (auch außerhalb der Besuchszeiten!)
- Den Patienten emotional begleiten; ihm Gelegenheit geben, seine jeweiligen Gefühle auszudrücken, zu weinen. Es reicht manchmal, einfach nur zuzuhören oder die Hand des Patienten zu halten, um ihm das Gefühl zu geben, dass er nicht alleine ist.
- Wenn es zu erheblichen Schwierigkeiten im Bewältigungsprozess kommt – wenn der Sterbende beispielsweise nicht trauert, sondern depressiv oder von Todesangst überwältigt wird –, ist weitere Hilfe nötig (z. B. das Hinzuziehen eines psychiatrisch-psychosomatisch erfahreneren Kollegen).

PRAXISBEZUG

Aus Sicht eines Angehörigen: Alles tun

Ich wusste nichts über den Tod, bis ich meinen Vater sterben sah. Er litt an Amyotropher Lateralsklerose. Wie gemein diese Erkrankung ist, wurde mir erst klar, als ich sah, was sie meinem Vater antat. Bis er im Alter von 84 Jahren an Amyotropher Lateralsklerose erkrankte, arbeitete mein Vater noch ganztägig als Arzt und war ein robuster Mann mit einem großen Bauch und einem überschwänglichen Lächeln. Mit der Krankheit wurde er unbeweglich, niedergeschlagen und abhängig von anderen. Er bekam Schwierigkeiten mit dem Schlucken und nahm aus Angst sich zu verschlucken nur noch pürierte Speisen zu sich. Er verlor 45 Kilo an Gewicht.
Gegen Ende des Sommers rief mich meine Mutter aufgeregt an, um mir zu sagen, dass sich der Zustand meines Vaters verschlechtert hatte. Sie sagte, er könne plötzlich nicht mehr sprechen und würde weder essen noch trinken. Ich nahm den ersten Flug am nächsten Morgen und raste in einem Mietwagen vom Flugplatz. Als ich im Haus meiner Familie ankam und meinen Vater sah, war mir klar, dass er bald sterben würde. Er lag in einem Krankenbett im Wohnzimmer. Er antwortete nicht auf meine Stimme. Sein Atem ging schnell und sein Blick war trübe. Ich ging in die Küche, wo meine Mutter saß. Sie schaute mich ängstlich an. Ich war nun Arzt, nicht mehr nur ihr Sohn.
„Er ist sehr krank", sagte ich, „was willst du tun?"
„Was kann ich tun?", fragte sie zurück. Ihre Augen waren angespannt und das Zittern, das normalerweise auf ihre linke Hand beschränkt war, schien ihren ganzen Körper zu erfassen.
„Wir können ins Krankenhaus gehen."
„Er hasst Krankenwagen. Martinshörner machen ihm Angst. Was, wenn wir nicht gehen?"
„Dann wird er noch heute sterben."
„So bald?", sagte sie. Ihre Stimme war brüchig. Mein Vater war 86 Jahre alt und war seit zwei Jahren elend krank gewesen. Sein Tod hatte jeden Tag auf ihn gelauert, seit ein Elektromyogramm zu dieser Diagnose geführt hatte; dennoch war sie jetzt überrumpelt.
„Ich werde ihn mit dem Auto hinbringen", sagte ich.
„Danke", sagte sie weinend. „Ich bin noch nicht bereit für seinen Tod."
Ich ging ins Wohnzimmer, um meinen Vater zu holen. Wer sagt, dass die Pflege eines alten Menschen mit der eines Babys vergleichbar sei, irrt. Das Fleisch eines Babys ist weich und federnd. Das Fleisch eines alten Menschen ist zäh und mutlos. Mein Vater hatte keine Muskeln. Raue Haut bedeckte Knochen, die von Sehnen zusammengehalten wurden, welche durchgescheuert und steif erschienen. Ich hatte Angst, ihm einen Arm oder ein Bein auszureißen, wenn ich ihn falsch anfasste.

Ich nahm ihn über die Schultern, so wie man mir beigebracht hatte, Krankenhauspatienten im Falle eines Feuers zu evakuieren. Ich trug ihn ein Stück des Wegs zum Auto und hielt dann an, um mir sein Gesicht anzuschauen. Zu meinem Entsetzen sah er aus wie tot. Im Rückblick ist mir klar, dass ich ihm durch die Art, wie ich ihn trug, den venösen Rückstrom abgeklemmt hatte und sein Kreislauf versagt hatte. Mich schauderte vor dem Gedanken, meinen eigenen Vater in die Notaufnahme zu tragen, nachdem er auf der Rückbank eines protzig-roten, nach Zigaretten riechenden Autos gestorben war.

Ich trug meinen Vater zurück zu seinem Bett und sagte meiner Mutter, er habe mir zu verstehen gegeben, dass er zu Hause sein wolle. „Es ist besser so. Auf diese Weise können wir alle zusammen sein."

Während der nächsten Stunden kam meine Schwester an, ihr Mann, meine Nichte und meine Tante, um einen letzten Tag mit meinem Vater zu verbringen.

„Wir sind alle hier", sagte meine Mutter in meines Vaters Ohr und einen kurzen Moment lang dachte ich, dass sein Kopf sich zustimmend bewegte.

„Kann er hören?", fragte meine Tante. Mein Vater war ihr kleiner Bruder. Sie waren die letzten von sechs Geschwistern. Weil ich Arzt bin, nahm sie an, ich würde mich mit den Wundern des Bewusstseins auskennen. „Ich glaube, ja", sagte ich mit Autorität.

Als wir alle versammelt waren, saßen wir um das Bett meines Vaters herum, durch seine Gegenwart verbunden. Das Zimmer roch nach Vaseline und Baby-Wischtüchern. Dicker Staub lag in der Luft. Ich konzentrierte mich auf das Atemgeräusch meines Vaters und strengte mich an, daraus den weiteren Verlauf abzulesen, aber sein Atem ging regelmäßig, wie ein Flüstern.

Während des ganzen Morgens blieben wir alle still an seinem Bett sitzen, in Erwartung des Endes. Ich schaute auf meine Uhr und sah, dass wir schon zwei Stunden in der Stille des Zimmers verbracht hatten. Meine Mutter, die die ganze Nacht über wach gewesen war, hatte noch nichts gegessen aus Angst, mein Vater könnte ohne sie sterben, wenn sie ihn allein ließ. Ich wollte, dass sie etwas zu sich nahm und wurde deshalb für einen Augenblick wieder zum Arzt. Ich untersuchte meinen Vater. Seine Haut war warm. Er hatte eine Atemfrequenz von 30 Atemzügen pro Minute und durch mein Stethoskop hörte ich Rasselgeräusche in seinen oberen Luftwegen. Ich hörte sein Herz ab und war erstaunt über dessen Stärke. Die Herztöne waren kräftig, pulsierten aufbegehrend gegen seine Brust. Sein Herz machte sich über seine Erkrankung lustig. Es war das eiserne Pferd, zu einem neuen Rekord von Tagen und Tagen im Feld getrieben.

„Sein Herz ist gut", sagte ich zu meiner Mutter, „du kannst eine Pause einlegen."

„Das Leben geht so schnell dahin", sagte sie abwesend.

Während meine Mutter in den Hinterhof ging, um etwas zu essen und in der Sonne zu sitzen, nahm ich ihren Platz an meines Vaters Seite ein. Ich blieb dort fast eine Stunde lang sitzen, in der Zeit schwebend. Sein Atmen war stetig, beinahe beruhigend, aber als ich sein Gesicht anschaute, schien seine Haut schlaffer und seine Lippen marmoriert.

Ich ging, um meine Mutter zu holen. „Du solltest wieder reinkommen", sagte ich und nahm sie am Arm, um sie bei dem Gang zurück in das Krankenzimmer zu stützen.

Wir kamen alle im Wohnzimmer zusammen und ich verkündete: „Es ist Zeit, auf Wiedersehen zu sagen." Einer nach dem anderen, meine Schwester, mein Schwager, meine Nichte, meine Tante und ich gingen zu meinem Vater. Wir weinten alle. Wir küssten ihn alle. Wir sagten alle: „Ich liebe dich." Weil meine Frau und meine Kinder nicht mitgekommen waren, fügte ich hinzu: „Ingrid und die Kinder sagen auf Wiedersehen." Jahrelang hatte ich gesagt „Ingrid und die Kinder lassen dich grüßen", wenn ich mit meinem Vater telefonierte. Aber diesmal musste die Nachricht eine andere sein.

Dann sprach meine Mutter und mit Worten der Kraft und spröder Beredsamkeit erzählte sie von ihrem gemeinsamen Leben. Ich hörte von Freude, Liebe, Verletzung, Bedauern und einem schmerzhaften Wunsch, zusammenbleiben zu dürfen. „Wir werden uns wiedersehen", sagte sie und ihre Tränen liefen wieder und dann war sie still.

Meine medizinische Einschätzung war falsch. Mein Vater starb erst viel später an diesem Abend. Wenn ich auf diesen Tag zurückblicke, denke ich, dass mein Vater nur deshalb kurz auflebte, weil diese Stunden zu den reichsten Momenten gehörten, die er jemals verbracht hatte. Seine Familie, die er so sehr schätzte, erfüllte ihn mit ihrer Liebe, sagte ihm Dinge, die nur am Sterbebett gesagt werden konnten. Dinge, die er zu seiner Lebenszeit genossen hätte, aber die erst der Tod ihm gewährte.

„Dies könnte die ganze Nacht so weitergehen", sagte ich später an diesem Abend. Eine einzige Lampe warf ein gelb-graues Licht ins Zimmer.

„Warum die Eile?", fragte meine Mutter, traurig und ironisch.

Ich schloss meine Augen zum Geräusch seines Atems und Ruhe kam über mich. Die Zeit verlor ihre Grenzen. Ich muss eingeschlafen sein, denn das Nächste, an das ich mich erinnere, ist, dass meine Nichte sagte: „Er atmet anders. Was ist los?"

Sofort wachte ich auf, durch meine Assistenzarztzeit konditioniert. Ich schaute auf meine Uhr, es war zwei Uhr morgens. Ich schaute meinen Vater an. Er lag im Todeskampf.

Plötzlich wurde das Zimmer hektisch mit Geräuschen. Ich weckte meine Mutter auf, die in einem Stuhl eingeschlafen war neben meines Vaters Bett, ihre Hand auf der seinen.

„Wach lieber auf."

„Ist er tot?"

„Noch nicht."

„Hab ich es verpasst?"

„Nein. Er lebt noch. Er hat auf dich gewartet."

Keuchen. Stille Keuchen. Stille.

Stille und dann das Stöhnen meiner Mutter, geschockt, verletzt und verzweifelt.

Er war tot, und wir weinten alle erneut und sagten noch einmal auf Wiedersehen, dieses Mal zu einem Körper, dessen Fleisch steif geworden war und dessen Mund offen stand.

Um sechs Uhr morgens nahmen zwei Männer vom Bestattungsinstitut die Leiche meines Vaters mit. Die Haare des einen waren dick mit Pomade eingestrichen, der andere stotterte und trug ein T-Shirt mit einer Bierreklame unter einem dünnen Polyesterhemd. Sie schlugen meinen Vater in ein Tuch ein und fuhren ihn fort, im Fond eines Oldsmobil-Kombis. Es war vorbei.

Unter den vielen Gefühlen dieses Tages, die in meinem Gedächtnis zusammenfließen – Trauer, Traurigkeit, Schuld, Sehnsucht, Erleichterung – ist auch ein Anflug von Stolz, ja, sogar von Freude. Meine Familie ließ meinen Vater nicht im Stich zur Zeit seines Todes. Wir warfen ihn nicht aus dem Haus und lieferten ihn nicht dem Krankenhaus und seinen furchterregenden Maschinen aus. Wir ließen ihn dort, wo er sein wollte, in einem Zimmer, in dem wir Ed Sullivan und Marshal Dillon zugeschaut haben, wo wir Schulabschlussfeiern, Hochzeiten und Geburten gefeiert haben. Und so wie der Tod meinen Vater an diesem Tag in seinen Bann gezogen hat, so hat meine Familie den Tod in ihren eigenen Bann geschlagen.

Bald werde ich Fragen des Lebensendes mit den Familien von Patienten besprechen müssen, die alt sind, dem Tode nahe, von Krankheit besiegt. Ich werde in einem trostlosen Behandlungszimmer sitzen mit pastellfarbenen Wänden und Plastikmöbeln um mich herum. Ich werde die Bedeutung von kardiopulmonaler Wiederbelebung, Intubation und Kardioversion erklären und über all die Optionen reden, die für den Fall zur Verfügung stehen, dass das Herz zu schlagen aufhört, als ob Fragen solcher Komplexität in ein paar Sätze von zugänglicher Dimension destilliert werden könnten.

„Was sind die Wünsche der Familie?", würde ich fragen, während sie sich gegenseitig anschauen, um herauszufinden, wer etwas sagen würde. Und wenn irgendjemand sagt: „Doktor, wir wollen, dass Sie alles tun", dann weiß ich, was ich gerne sagen würde.

Ich würde gerne sagen: „Ihr in der Familie, nur ihr könnt alles tun. Nur ihr könnt von eurer Liebe erzählen und Küsse geben, bevor die Haut erkaltet. Nur ihr könnt von der Zukunft sprechen und von Träumen, die in Erfüllung gehen werden. Nur ihr könnt von der Vergangenheit reden, von damals, als das Leben prächtig war, weil die Zeit unendlich erschien."
Ich würde gerne sagen: „Ihr in der Familie, nur ihr könnt euch dem Fluss der Zeit entgegenstellen und einen letzten Tag zusammen genießen. Nur ihr könnt Frieden geben und Nahrung für die nächste Reise. Nur ihr könnt alles tun. Ich bin nur ein Arzt. Ich kann gar nichts tun."
David S. Pisetsky, MD, PhD; Durham Veterans Affairs Medical Center; Durham, NC 27707

Register

H

M

N

S

T

U

W

X

Y

Z